Princípios de Nefrologia e DISTÚRBIOS HIDRELETROLÍTICOS

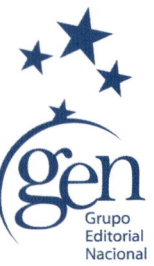

O GEN | Grupo Editorial Nacional – maior plataforma editorial brasileira no segmento científico, técnico e profissional – publica conteúdos nas áreas de ciências da saúde, exatas, humanas, jurídicas e sociais aplicadas, além de prover serviços direcionados à educação continuada e à preparação para concursos.

As editoras que integram o GEN, das mais respeitadas no mercado editorial, construíram catálogos inigualáveis, com obras decisivas para a formação acadêmica e o aperfeiçoamento de várias gerações de profissionais e estudantes, tendo se tornado sinônimo de qualidade e seriedade.

A missão do GEN e dos núcleos de conteúdo que o compõem é prover a melhor informação científica e distribuí-la de maneira flexível e conveniente, a preços justos, gerando benefícios e servindo a autores, docentes, livreiros, funcionários, colaboradores e acionistas.

Nosso comportamento ético incondicional e nossa responsabilidade social e ambiental são reforçados pela natureza educacional de nossa atividade e dão sustentabilidade ao crescimento contínuo e à rentabilidade do grupo.

Princípios de Nefrologia e Distúrbios Hidreletrolíticos

Miguel Carlos Riella

Médico. Diretor do Serviço de Nefrologia e Transplante Renal do Hospital Evangélico Mackenzie em Curitiba (HUEC). Professor Emérito da Faculdade Evangélica Mackenzie do Paraná. Ex-Professor Titular de Clínica Médica e Diagnóstico da Faculdade Evangélica Mackenzie do Paraná. Ex-Professor Titular de Clínica Médica da Pontifícia Universidade Católica do Paraná (PUCPR). Doutor em Nefrologia pela Universidade Federal de São Paulo (Unifesp). *Ex-Research Fellow* em Nefrologia da Universidade de Washington, Seattle, EUA. *Fellow* do American College of Physicians e da American Society of Nephrology. Fundador e Presidente da Fundação Pró-Renal Brasil. Editor do *Brazilian Journal of Nephrology*. Membro da Academia Nacional e da Academia Paranaense de Medicina.

7ª edição

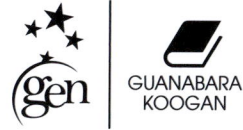

- O autor deste livro e a editora empenharam seus melhores esforços para assegurar que as informações e os procedimentos apresentados no texto estejam em acordo com os padrões aceitos à época da publicação, *e todos os dados foram atualizados pelo autor até a data do fechamento do livro*. Entretanto, tendo em conta a evolução das ciências, as atualizações legislativas, as mudanças regulamentares governamentais e o constante fluxo de novas informações sobre os temas que constam do livro, recomendamos enfaticamente que os leitores consultem sempre outras fontes fidedignas, de modo a se certificarem de que as informações contidas no texto estão corretas e de que não houve alterações nas recomendações ou na legislação regulamentadora.

- Data do fechamento do livro: 15/03/2024.

- O autor e a editora se empenharam para citar adequadamente e dar o devido crédito a todos os detentores de direitos autorais de qualquer material utilizado neste livro, dispondo-se a possíveis acertos posteriores caso, inadvertida e involuntariamente, a identificação de algum deles tenha sido omitida.

- **Atendimento ao cliente: (11) 5080-0751 | faleconosco@grupogen.com.br**

- Direitos exclusivos para a língua portuguesa
  Copyright © 2024 by
  Editora Guanabara Koogan Ltda.
  Uma editora integrante do GEN | Grupo Editorial Nacional
  Travessa do Ouvidor, 11
  Rio de Janeiro – RJ – CEP 20040-040
  www.grupogen.com.br

- Reservados todos os direitos. É proibida a duplicação ou reprodução deste volume, no todo ou em parte, em quaisquer formas ou por quaisquer meios (eletrônico, mecânico, gravação, fotocópia, distribuição pela Internet ou outros), sem permissão, por escrito, da EDITORA GUANABARA KOOGAN LTDA.

- Capa: Bruno Sales

- Imagem da capa: iStock (© Mohammed Haneefa Nizamudeen)

- Editoração eletrônica: Eramos Serviços Editoriais

- Ficha catalográfica

CIP-BRASIL. CATALOGAÇÃO NA PUBLICAÇÃO
SINDICATO NACIONAL DOS EDITORES DE LIVROS, RJ

R419p
7. ed.

    Riella, Miguel Carlos
        Princípios de nefrologia e distúrbios hidreletrolíticos / Miguel Carlos Riella. - 7. ed. - Rio de Janeiro : Guanabara Koogan, 2024.

        Inclui índice
        ISBN 978-85-277-4018-0

        1. Nefrologia. 2. Rins - Doenças. 3. Aparelho urinário - Doenças. I. Título.

24-88276   CDD: 616.61
                           CDU: 616.61

Gabriela Faray Ferreira Lopes - Bibliotecária - CRB-7/6643

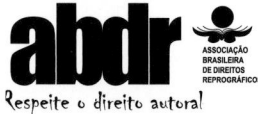

*Aos meus pais, Edith e Carlos, uma homenagem de gratidão.
À minha esposa, Marila, e aos meus filhos, Leonardo e Cristian,
pelo incentivo, pela compreensão e pelo apoio.*

Colaboradores

Adriano Miziara Gonzalez
Médico pela Faculdade de Medicina de Botucatu da Universidade Estadual Paulista (Unesp). Especialista, Mestre e Doutor em Cirurgia do Aparelho Digestivo pela Escola Paulista de Medicina da Universidade Federal de São Paulo (EPM-Unifesp). Professor Associado da Unifesp.

Alberto Elias Ribeiro David
Médico pela Faculdade de Medicina de Santo Amaro (Unisa). Residente em Clínica Médica pelo Instituto Prevent Senior (IPS).

Alexander J. Rouch
Associate Professor Retired. Engineering at United States Military Academy (USMA). Specialization in Physiology and Nephrology at Oklahoma State University Center for Health Sciences and in Life Sciences at University of Tennessee (USA). Associate Professor of Physiology in the Center for Health Sciences at Oklahoma State University. Member of American Physiological Society.

Aluízio Barbosa de Carvalho
Médico pela Faculdade de Ciências Médicas de Santos. Especialista em Nefrologia pela Universidade Federal de São Paulo (Unifesp). Doutor em Nefrologia pela Unifesp. Professor Afiliado da disciplina Nefrologia da Unifesp. Membro da Sociedade Brasileira de Nefrologia (SBN).

Américo Lourenço Cuvello-Neto
Médico pela Universidade Federal do Amazonas (UFAM). Especialista em Nefrologia pelo Hospital das Clínicas da Faculdade de Medicina da Universidade de São Paulo (HCFMUSP). Doutor em Nefrologia pelo HCFMUSP. Membro da Sociedade Brasileira de Nefrologia (SBN).

Ana Luíza Campanholo
Médica pela Universidade Federal do Pará (UFPA). Especialista em Endocrinologia pela Universidade Federal do Rio de Janeiro (UFRJ). Membro da Sociedade Brasileira de Endocrinologia e Metabologia do Paraná (SBEM-PR).

Anderson Ricardo Roman Gonçalves
Médico pela Universidade Federal do Paraná (UFPR). Especialista em Nefrologia pela Sociedade Brasileira de Nefrologia (SBN). Doutor em Nefrologia pela Faculdade de Medicina da Universidade de São Paulo (FMUSP).

Andrea C. Bauer
Médica pela Pontifícia Universidade Católica do Rio Grande do Sul (PUCRS). Especialista em Nefrologia pelo Hospital São Lucas da PUCRS. Doutora em Medicina Interna – área de Nefrologia – pela PUCRS e pela Universidade de Minnesota (EUA). Professora Adjunta da Universidade Federal do Rio Grande do Sul (UFRGS). Membro da Sociedade Brasileira de Nefrologia e da Sociedade Brasileira de Diabetes.

Andrea E. M. Stinghen
Professora. Graduada em Farmácia e Bioquímica pela Universidade Federal do Paraná (UFPR). Especialista em Bacteriologia pela UFPR. Mestre em Ciências Farmacêuticas pela UFPR. Doutora em Ciências da Saúde (Nefrologia, Toxicidade Urêmica) pela Pontifícia Universidade Católica do Paraná (PUCPR). Professora Associada da UFPR. Pós-Doutorado em Nefrologia (Toxicidade Urêmica) pela Université de Picardie Jules Verne.

Anna Carolina de Castro Rodrigues Ferreira
Médica pela Universidade Federal de Uberlândia (UFU). Especialista em Nefrologia pela Sociedade Brasileira de Nefrologia (SBN).

Antonio Carlos Seguro
Médico pela Faculdade de Medicina da Universidade de São Paulo (FMUSP). Especialista em Nefrologia pela FMUSP. Doutor em Fisiologia pelo Instituto de Ciências Biomédicas da Universidade de São Paulo (ICB-USP). Professor Livre-docente do Hospital das Clínicas da FMUSP (HCFMUSP).

Antonio J. Magaldi
Médico pela Faculdade de Medicina de Ribeirão Preto da Universidade de São Paulo (FMRP-USP). Especialista em Nefrologia pela Sociedade Brasileira de Nefrologia (SBN). Mestre em Clínica Médica pela FMRP-USP. Doutor em Nefrologia pela Faculdade de Medicina da Universidade de São Paulo (FMUSP). Membro da SBN.

Arnolfo Carvalho Neto
Médico e professor. Graduado em Medicina pela Universidade Federal do Paraná (UFPR). Especialista em Radiologia pelo Colégio Brasileiro de Radiologia e Diagnóstico por Imagem (CBR). Mestre em Radiologia

pela Universidade Federal de São Paulo (Unifesp). Doutor em Radiologia pela Universidade Federal do Rio de Janeiro (UFRJ). Professor Associado da UFPR. Membro do CBR.

Arthur Gus Manfro
Médico pela Universidade Federal do Rio Grande do Sul (UFRGS). Especialista em Clínica Médica pelo Hospital de Clínicas de Porto Alegre. Doutor em Psiquiatria e Ciências do Comportamento pela UFRGS.

Beatriz Amado Penedo Leite
Médica pela Fundação Técnico Educacional Souza Marques. Especialista em Nefrologia pela Universidade Federal do Rio de Janeiro (UFRJ). Mestre em Medicina Interna pela UFRJ. Membro da Sociedade Brasileira de Nefrologia (SBN).

Carolina Maria Pozzi
Médica pela Universidade de Vassouras. Especialista em Nefrologia pelo Hospital Beneficência Portuguesa de São Paulo. Membro da Sociedade Brasileira de Nefrologia (SBN), da Associação Brasileira de Transplante de Órgãos (ABTO) e da Câmara Técnica de Transplante de Rim e Rim-Pâncreas do Estado do Paraná. Responsável Técnica pelo Serviço de Transplante Renal do Hospital Universitário Evangélico Mackenzie de Curitiba.

Caroline Kelli Domingues dos Santos
Médica pela Universidade Estadual do Oeste do Paraná (Unioeste). Especialista em Nefrologia pelo Hospital Evangélico Mackenzie. *Fellowship* em Transplante Renal pelo Hospital Mackenzie de Curitiba.

Cibele Isaac Saad Rodrigues
Médica e professora. Graduada em Medicina pela Faculdade de Ciências Médicas e da Saúde da Pontifícia Universidade Católica de São Paulo (PUC-SP). Especialista em Nefrologia pela Sociedade Brasileira de Nefrologia (SBN) e pela Comissão Nacional de Residência Médica (CNRM). Mestre em Nefrologia pela Universidade Federal de São Paulo (Unifesp). Doutora em Nefrologia pela Unifesp. Professora Titular da Faculdade de Ciências Médicas e da Saúde da PUC-SP. Membro do Conselho Científico da Sociedade Brasileira de Hepatologia (SBH). Coordenadora acadêmica do Hospital Santa Lucinda. Diretora científica da Sociedade de Nefrologia do Estado de São Paulo (SONESP). Vice-coordenadora do Departamento de Hipertensão da SBN.

Claudia M. B. Helou
Médica pela Faculdade de Medicina da Universidade de São Paulo (FMUSP). Especialista em Nefrologia pelo Hospital das Clínicas da FMUSP (HCFMUSP) e pela Sociedade Brasileira de Nefrologia (SBN). Doutora em Nefrologia pela FMUSP. Professora Livre-docente da FMUSP. Membro da SBN.

Conrado Lysandro Rodrigues Gomes
Médico e professor. Graduado em Medicina pela Faculdade de Medicina de Campos. Especialista em Nefrologia pela Universidade do Estado do Rio de Janeiro (UERJ). Mestre em Medicina Interna pela Universidade Federal do Rio de Janeiro (UFRJ). Doutor em Ciências Médicas pela UERJ. Professor Adjunto da UERJ. Membro da Sociedade de Nefrologia do Estado do Rio de Janeiro (SONERJ).

Cristian V. Riella
Médico pela Universidade Federal do Paraná (UFPR). Especialista em Nefrologia pela Harvard Medical School (EUA). Especialista em Nefrologia e Genética pelo Beth Israel Deaconess Medical Center e pela Harvard Medical School. Membro da Beth Israel Deaconess Medical Center. Instrutor da Harvard Medical School.

Cristiane Bitencourt Dias
Médica pela Universidade do Estado do Pará (UEPA). Especialista em Nefrologia pelo Hospital das Clínicas de São Paulo. Doutora em Ciências – área de Nefrologia – pelo Hospital das Clínicas da Faculdade de Medicina da Universidade de São Paulo (HC-FMUSP). Orientadora de Mestrado e Doutorado pelo Programa de Nefrologia da Universidade de São Paulo (USP).

Cristina Martins
Nutricionista pela Universidade Federal do Paraná (UFPR). Especialista em Nutrição Clínica pela UFPR. Mestre em Nutrição Clínica pela New York University. Doutora em Ciências Médicas – área de Nefrologia – pela Universidade Federal do Rio Grande do Sul (UFRGS). Dietista-Nutricionista Registrada (RDN) pela Academy of Nutrition and Dietetics (EUA).

Daltro Zunino
Médico pela Universidade Federal do Paraná (UFPR). Especialista em Nefrologia Pediátrica pelo Hospital de Niños de Buenos Aires. Mestre em Pediatria pela UFPR. Professor Adjunto da UFPR. Membro da Sociedade Brasileira de Pediatria (SBP).

Dante Luiz Escuissato
Médico pela Universidade Federal do Paraná (UFPR). Especialista em Radiologia pela UFPR. Mestre em Medicina Interna pela UFPR. Doutor em Radiologia pela Universidade Federal do Rio de Janeiro (UFRJ). Professor Associado do Departamento de Clínica Médica da UFPR. Membro do Colégio Brasileiro de Radiologia.

David J. B. Machado
Médico pela Faculdade de Ciências Médicas de Volta Redonda. Especialista em Nefrologia pelo Hospital das Clínicas da Faculdade de Medicina da Universidade de São Paulo (HCFMUSP) e pela Sociedade Brasileira de Nefrologia (SBN). Especialista em Clínica Médica pela Sociedade Brasileira de Clínica Médica (SBCM). Especialista em Terapia

Intensiva pela Associação de Medicina Intensiva Brasileira (AMIB). Doutor em Ciências da Saúde pela Faculdade de Medicina da Universidade de São Paulo (FMUSP). Médico nefrologista do serviço de Transplante Renal do HCFMUSP. Médico intensivista do Hospital Alemão Oswaldo Cruz de São Paulo. Master in Business Administration em Gestão Saúde pelo Instituto de Ensino e Pesquisa (Insper). Coordenador de Nefrologia da Rede D'Or ABC de São Paulo.

Decio Mion Jr.
Médico pela Faculdade de Medicina da Universidade de São Paulo (FMUSP). Especialista em Nefrologia pelo Conselho Federal de Medicina (CFM). Doutor em Medicina pela FMUSP. Professor Livre-docente da FMUSP.

Dirce Maria T. Zanetta
Médica e professora. Graduada em Medicina pela Faculdade de Medicina da Universidade de São Paulo (FMUSP). Doutora em Ciências – área de Nefrologia – pela FMUSP. Professora Titular da Faculdade de Saúde Pública da Universidade de São Paulo (FSP-USP).

Domingos Candiota Chula
Médico pela Pontifícia Universidade Católica do Paraná (PUCPR). Especialista em Nefrologia pelo Hospital Universitário Evangélico de Curitiba. Mestre em Princípios da Cirurgia pela Faculdade Evangélica Mackenzie do Paraná. Doutorando do Programa de Pós-graduação em Medicina Interna e Ciências da Saúde da Universidade Federal do Paraná (UFPR).

Edivaldo Celso Vidal (*in memoriam*)
Médico. Professor Doutor da Faculdade de Medicina da Universidade Federal de Uberlândia (FAMED/UFU).

Elias A. Warrak
Médico e professor. Graduado em Medicina pela Universidade Federal Fluminense (UFF). Especialista em Nefrologia pelo Hospital Universitário Antonio Pedro, da UFF. Mestre em Nefrologia pela UFF. Professor Assistente da UFF. Membro da Sociedade Brasileira de Nefrologia (SBN).

Elias David-Neto
Médico. Especialista em Nefrologia pela Faculdade de Medicina da Universidade de São Paulo (FMUSP). Doutor em Nefrologia pela FMUSP. Professor Titular de Clínica Médica da Faculdade de Medicina de Jundiaí (FMJ). Professor Livre-docente da FMUSP.

Elieser H. Watanabe
Médico pela Universidade de São Paulo (USP). Especialista em Nefrologia pela USP. Doutor em Medicina (Ciências Médicas) pela USP. Médico assistente de Nefrologia do Hospital das Clínicas da Faculdade de Medicina da Universidade de São Paulo (HCFMUSP). Coordenador da Unidade de Nefropatias Hereditárias do serviço de Nefrologia da Divisão de Clínica Médica do HCFMUSP. Médico plantonista/nefrologista do Hospital Sírio-Libanês.

Elizabeth De Francesco Daher
Médica e professora. Graduada em Medicina pela Universidade Federal do Ceará (UFC). Especialista em Nefrologia pelo Hospital das Clínicas da Faculdade de Medicina da Universidade de São Paulo (HCFMUSP). Mestre em Nefrologia pela Universidade de São Paulo (USP). Doutora em Nefrologia pela USP. Professora Titular da UFC. Professora do Programa de Pós-graduação em Ciências Médicas do Departamento de Medicina Clínica da Faculdade de Medicina da UFC. Membro da Sociedade Brasileira de Nefrologia (SBN). Bolsista de Produtividade em Pesquisa do Conselho Nacional de Desenvolvimento Científico e Tecnológico (CNPq) – Nível 1D.

Elsa A. P. Gonçalves
Médica pela Universidade Federal de Pelotas (UFPeL). Especialista em Nefrologia pelo Hospital de Clínicas de Porto Alegre. Doutora em Ciências da Saúde pela Universidade Federal de São Paulo (Unifesp). Professora Adjunta da Universidade Federal de Mato Grosso do Sul (UFMS).

Emerson Quintino de Lima
Médico pela Universidade Federal do Espírito Santo (UFES). Especialista em Nefrologia e Terapia Intensiva pela Sociedade Brasileira de Nefrologia (SBN) e Associação de Medicina Intensiva Brasileira (AMIB). Doutor em Nefrologia pela Universidade de São Paulo (USP). Professor Adjunto da disciplina Clínica Médica da Faculdade de Medicina de São José do Rio Preto.

Emmanuel A. Burdmann
Médico pela Faculdade de Medicina da Universidade de São Paulo (FMUSP). Especialista em Nefrologia pelo Hospital das Clínicas da FMUSP (HCFMUSP). Doutor em Nefrologia pela FMUSP. Professor Associado da FMUSP. Membro da Sociedade Brasileira de Nefrologia (SBN).

E. Barsanulfo Pereira
Médico pela Universidade Federal de Mato Grosso do Sul (UFMS). Especialista em Nefrologia pela Universidade Federal do Paraná (UFPR). Doutor em Nefrologia pela Escola Paulista de Medicina da Universidade Federal de São Paulo (EPM-Unifesp). Professor Titular da Faculdade de Medicina da UFMS. Membro da Sociedade Brasileira de Nefrologia (SBN).

Fellype de Carvalho Barreto
Médico pela Universidade Federal do Ceará (UFC). Especialista em Nefrologia pela Universidade Estadual de Campinas (Unicamp). Mestre em Ciências da Saúde pela Universidade Federal de São Paulo (Unifesp). Doutor em

Ciência da Saúde pela Unifesp. Professor Adjunto de Nefrologia da Universidade Federal do Paraná (UFPR). Membro da Sociedade Brasileira de Nefrologia (SBN). Ex-Presidente da Sociedade Paranaense de Nefrologia (biênio 2021-2022).

Fernanda Teixeira Borges
Biomédica. Bacharel em Ciências Biológicas – Modalidade Médica – pela Universidade Federal de São Paulo (Unifesp). Mestre em Farmacologia pela Unifesp. Doutora em Ciências Básicas pela Unifesp. Professora Adjunta da Universidade Cruzeiro do Sul. Pós-doutorado pela Harvard University.

Fernando Antonio de Almeida
Médico e professor. Graduado em Medicina pela Escola Paulista de Medicina da Universidade Federal de São Paulo (EPM-Unifesp). Especialista em Nefrologia pela EPM-Unifesp. Doutor em Nefrologia pela EPM-Unifesp. Professor Titular da Pontifícia Universidade Católica de São Paulo (PUC-SP). Membro da Sociedade Brasileira de Nefrologia.

Fernando Meyer
Médico pela Universidade Federal do Paraná (UFPR). Especialista em Urologia pela Sociedade Brasileira de Urologia (SBU). Mestre em Cirurgia pela UFPR. Doutor em Cirurgia pela UFPR. Professor Titular de Urologia da Pontifícia Universidade Católica do Paraná (PUCPR). Membro da SBU, da Associação Americana de Urologia (AUA) e da Associação Europeia de Urologia (EAU). Chefe do Serviço de Urologia do Hospital Universitário Cajuru da PUCPR. Preceptor da Residência Médica em Urologia do Hospital Universitário Cajuru da PUCPR e do Hospital Nossa Senhora das Graças de Curitiba.

Flávia Silva Reis
Médica pela Escola Bahiana de Medicina e Saúde Pública (EBMSP). Especialista em Nefrologia pela Faculdade de Medicina da Universidade de São Paulo (FMUSP). Doutora em Nefrologia pela FMUSP. Professora Adjunta do Departamento de Clínica Médica da Faculdade de Medicina de Jundiaí (FMJ).

Gabriela Romaniello
Médica pela Universidade Federal do Paraná (UFPR). Especialista em Medicina Interna pelo Hospital de Clínicas da UFPR. Residente em Cardiologia pelo Hospital de Clínicas da UFPR. Mestranda no Programa de Pós-graduação em Medicina Interna e Ciências da Saúde da UFPR. Membro da Sociedade Brasileira de Cardiologia (SBC).

Geraldo Bezerra da Silva Junior
Médico pela Universidade Federal do Ceará (UFC). Especialista em Nefrologia pela UFC. Mestre e Doutor em Ciências Médicas pela UFC. Pós-Doutorado em Saúde Coletiva/Epidemiologia pela Universidade Federal da Bahia (UFBA). Professor Titular da Universidade de Fortaleza. Membro da Sociedade Brasileira de Nefrologia (SBN), da Sociedad Latinoamericana de Nefrología e Hipertensión (SLANH), da International Society of Nephrology (ISN), do Departamento de Epidemiologia e Prevenção de Doença Renal da SBN e do Programa Jovens Lideranças Médicas (JLM) da Academia Nacional de Medicina (ANM).

Giovanio Vieira da Silva
Médico pela Universidade Federal de Santa Catarina (UFSC). Especialista em Nefrologia pelo Hospital das Clínicas da Faculdade de Medicina da Universidade de São Paulo (HCFMUSP). Doutor em Nefrologia pela Faculdade de Medicina da Universidade de São Paulo (FMUSP).

Guilherme Augusto Bertoldi
Médico pela Universidade Federal do Paraná (UFPR). Especialista em Radiologia e Diagnóstico por Imagem pelo Hospital de Clínicas da UFPR. *Fellow* em Radiologia na Duke University Medical School (EUA). Membro do Colégio Brasileiro de Radiologia.

Gustavo Fernandes Ferreira
Médico pela Universidade Federal de Juiz de Fora (UFJF). Especialista em Nefrologia pela Universidade de São Paulo (USP). Doutor em Nefrologia pela USP. Membro da Santa Casa de Juiz de Fora. Presidente da Associação Brasileira de Transplante de Órgãos (ABTO).

Gustavo Lenci Marques
Médico pela Universidade Federal do Paraná (UFPR). Especialista em Cardiologia e Clínica Médica pela UFPR. Mestre em Medicina Interna pela UFPR. Doutor em Medicina Interna pela UFPR. Professor Adjunto da UFPR e da Pontifícia Universidade Católica do Paraná (PUCPR). Membro da Sociedade Brasileira de Cardiologia (SBC). Pós-Doutorado em Ciências da Saúde.

Heitor N. Sado
Médico pela Faculdade de Medicina da Universidade de São Paulo (FMUSP). Especialista em Medicina Nuclear e Radiologia pela Associação Médica Brasileira (AMB). Mestre e Doutor em Ciências da Saúde pela Universidade Federal do Paraná (UFPR). Professor colaborador da FMUSP. Membro do corpo clínico do Hospital das Clínicas da FMUSP (HCFMUSP).

Hugo Abensur
Médico pela Faculdade de Medicina da Universidade de São Paulo (FMUSP). Especialista em Nefrologia pelo Hospital das Clínicas da FMUSP (HCFMUSP). Doutor em Nefrologia pela FMUSP. Professor Livre-docente da FMUSP. Membro do Hospital das Clínicas e da Beneficência Portuguesa de São Paulo.

Humberto Rebello Narciso
Médico pela Universidade Federal do Paraná (UFPR). Especialista em Nefrologia pela UFPR. Mestre em Nefrologia pela Universidade Federal de São Paulo (Unifesp). Professor aposentado de Nefrologia e Clínica Médica da Universidade Regional de Blumenau (FURB). Membro da Associação Renal Vida – Blumenau.

Irene L. Noronha
Médica pela Santa Casa de São Paulo. Especialista em Nefrologia pelo Hospital das Clínicas da Faculdade de Medicina da Universidade de São Paulo (HCFMUSP). Doutora em Imunologia de Transplantes pela Universidade de Heidelberg (Alemanha). Professora Titular da FMUSP. Membro da Sociedade Brasileira de Nefrologia (SBN), da Associação Brasileira de Transplante de Órgãos (ABTO), da International Society of Nephrology (ISN), da European Renal Association (ERA) e da American Society of Nephrology (ASN). Membro do Comitê Executivo do Kidney Disease Improving Global Outcomes (KDIGO).

Janaina Luz Narciso Schiavon
Professora. Graduada em Medicina pela Universidade Federal de Santa Catarina (UFSC). Especialista em Gastroenterologia pela Universidade Federal de São Paulo (Unifesp). Doutora em Hepatologia pela Unifesp. Professora Associada da UFSC. Membro da Sociedade Brasileira de Hepatologia (SBH) e da Federação Brasileira de Gastroenterologia (FBG).

Jessica M. Stempel
Médica pela Universidad Central de Venezuela.

Jéssica Suller Garcia
Biomédica. Graduada em Ciências Biológicas – Modalidade Médica – pela Universidade Federal de São Paulo (Unifesp). Especialista em Nefrologia pela Unifesp e em Análises Clínicas pela Universidade Nove de Julho (UNINOVE). Doutora em Ciências Médicas – Nefrologia pela Unifesp.

João Regis Ivar Carneiro
Médico e professor. Graduado em Medicina pela Universidade Federal do Rio de Janeiro (UFRJ). Especialista em Endocrinologia e Metabologia pela Universidade do Estado do Rio de Janeiro (UERJ). Mestre em Endocrinologia e Metabologia pela UERJ. Doutor em Clínica Médica pela UFRJ. Professor Adjunto da UFRJ. Pós-Doutorado em Biologia Molecular pela Fundação Oswaldo Cruz (Fiocruz). Membro da Sociedade Brasileira de Diabetes (SBD).

Jocemir R. Lugon
Médico e professor. Graduado em Medicina pela Universidade Federal do Espírito Santo (Ufes). Especialista em Nefrologia pela Universidade do Estado do Rio de Janeiro (UERJ). Mestre em Nefrologia pela UERJ. Doutor em Nefrologia pela Universidade Federal de São Paulo (Unifesp). Professor Titular da Universidade Federal Fluminense (UFF). Ex-presidente da Sociedade Brasileira de Nefrologia (SBN).

Jorge Paulo Strogoff de Matos
Médico e professor. Graduado em Medicina pela Universidade Federal de Juiz de Fora (UFJF). Especialista em Nefrologia pela Universidade do Estado do Rio de Janeiro (UERJ). Doutor em Ciências da Saúde pela UERJ. Professor Associado da Universidade Federal Fluminense (UFF).

José Hermógenes Rocco Suassuna
Médico pela Faculdade de Ciências Médicas da Universidade do Estado do Rio de Janeiro (UERJ). Especialista em Nefrologia pela Sociedade Brasileira de Nefrologia (SBN) e em Medicina Intensiva pela Associação de Medicina Intensiva Brasileira (AMIB). Mestre em Nefrologia pela UERJ. Doutor em Ciências pela Universidade Federal do Rio de Janeiro (UFRJ). Professor Titular da Faculdade de Ciências Médicas da UERJ. Membro da Academia Nacional de Medicina (ANM).

José Luiz Monteiro
Médico. Professor Assistente da disciplina Nefrologia da Faculdade de Medicina da Universidade de São Paulo (FMUSP).

José Mauro Vieira Jr.
Médico pela Universidade Federal Fluminense (UFF). Especialista em Nefrologia pela Universidade de São Paulo (USP). Doutor em Medicina pela USP.

Karen Previdi Olandoski
Médica pela Faculdade Evangélica Mackenzie do Paraná. Especialista em Nefrologia Pediátrica pelo Hospital das Clínicas da Faculdade de Medicina de Ribeirão Preto – Universidade de São Paulo (HCFMRP-USP). Mestre em Ciências da Saúde pela USP. Professora Adjunta da Universidade Positivo.

Karla Petruccelli Israel
Médica pela Universidade Federal do Amazonas (UFAM). Especialista em Nefrologia pelo Hospital Universitário Evangélico de Curitiba e em Educação em Saúde pela Universidade de São Paulo (USP). Doutora em Doenças Tropicais e Infecciosas pela Fundação de Medicina Tropical Dr. Heitor Vieira Dourado – Universidade do Estado do Amazonas (UEA). Professora Colaboradora da UFAM. Membro da Sociedade Brasileira de Nefrologia (SBN). Preceptora da Residência Médica em Nefrologia do Hospital Universitário Getúlio Vargas (UFAM). Presidente da Regional Amazonas da SBN.

La Salete Martins
Médica e professora. Graduada em Medicina pela Universidade do Porto. Especialista em Nefrologia pelo Centro Hospitalar Universitário de Santo António (CHUPorto).

Doutora em Ciências Médicas pela Universidade do Porto. Professora Associada do Instituto de Ciências Biomédicas Abel Salazar (ICBAS) da Universidade do Porto.

Laís de Medeiros
Médica pela Universidade Federal do Paraná (UFPR). Especialista em Nefrologia pelo Hospital de Clínicas da UFPR.

Lectícia Jorge
Médica pela Universidade Federal Fluminense (UFF). Especialista em Nefrologia pela Universidade de São Paulo (USP). Doutora em Nefrologia pela USP.

Leonardo de Lucca Schiavon
Médico pela Universidade Federal de Juiz de Fora (UFJF). Especialista e Doutor em Gastroentereologia pela Universidade Federal de São Paulo (Unifesp). Professor Associado da Universidade Federal de Santa Catarina (UFSC). Coordenador do Serviço de Gastroentereologia do Hospital Universitário da UFSC.

Leonardo V. Riella
Médico pela Universidade Federal do Paraná (UFPR). Especialista em Nefrologia e Transplante pela Harvard Medical School, Massachusetts General Hospital e Brigham and Women's Hospital. Doutor em Imunologia do Transplante pela Universidade Federal de São Paulo (Unifesp). Professor da Harvard Medical School. Harold and Ellen Endowed Chair em Transplante e Diretor Médico de Transplante Renal do Massachusetts General Hospital. Diretor Associado do Centro Legorreta para Tolerância Clínica em Transplante.

Ligia Costa Battaini
Médica pela Faculdade de Medicina da Universidade de São Paulo (FMUSP). Especialista em Nefrologia e Clínica Médica pelo Hospital das Clínicas da FMUSP (HCFMUSP). Doutora em Nefrologia pelo HCFMUSP. Especialista em Terapia Intensiva pela Associação de Medicina Intensiva Brasileira (AMIB). Médica do Serviço de Nefrologia do Instituto do Coração do HCFMUSP.

Lucas Bastianelli
Médico pela Universidade Estadual de Campinas (Unicamp). Especialista em Nefrologia pela Faculdade de Medicina da Universidade de São Paulo (FMUSP). Doutorando em Nefrologia pela FMUSP.

Luciana Aparecida Reis
Enfermeira e professora. Graduada em Enfermagem pela Escola de Enfermagem Wenceslau Braz. Especialista em UTI pela Universidade de São Paulo (USP). Mestre e Doutora em Nefrologia pela Escola Paulista de Medicina da Universidade Federal de São Paulo (EPM-Unifesp). Pós-Doutorado em Nefrologia pela EPM-Unifesp.

Lucimary de Castro Sylvestre
Médica pela Universidade de Brasília (UnB). Especialista em Pediatria – área de atuação em Nefrologia Pediátrica – pela Sociedade Brasileira de Pediatria (SBP) e pela Sociedade Brasileira de Nefrologia (SBN). Mestre em Ciências da Saúde pela Pontifícia Universidade Católica do Paraná (PUCPR). Professora Adjunta da PUCPR. Membro da SBP, da SBN, da Associação Latino-Americana de Nefrologia Pediátrica e da International Pediatric Nephrology Association.

Luis Yu
Médico pela Pontifícia Universidade Católica de São Paulo (PUC-SP). Especialista em Nefrologia pelo Hospital das Clínicas da Faculdade de Medicina da Universidade de São Paulo (HCFMUSP). Doutor em Nefrologia pela FMUSP. Professor Associado da FMUSP. Membro do HCFMUSP.

Luiz Aparecido Bortolotto
Médico pela Faculdade de Medicina da Universidade de São Paulo (FMUSP). Especialista em Cardiologia pelo Instituto do Coração do Hospital das Clínicas da FMUSP. Doutor em Cardiologia pela FMUSP. Associado da FMUSP.

Luiz Estevam Ianhez
Médico pela Faculdade de Medicina da Universidade de São Paulo (FMUSP). Especialista em Nefrologia pela Associação Médica Brasileira (AMB) e Sociedade Brasileira de Nefrologia (SBN). Doutor em Clínica Médica pela FMUSP. Membro da SBN e da Associação Brasileira de Transplantes de Órgãos (ABTO).

Luiz Fernando Onuchic
Médico e professor. Graduado em Medicina pela Faculdade de Medicina da Universidade de São Paulo (FMUSP). Especialista em Nefrologia pela Johns Hopkins University School of Medicine. Doutor em Fisiologia Humana pelo Instituto de Ciências Biomédicas da Universidade de São Paulo (ICB-USP). Professor Titular da FMUSP. Membro da Sociedade Brasileira de Nefrologia (SBN).

Luiz Otávio de Mattos Coelho
Médico pela Universidade Federal do Paraná (UFPR). Especialista em Radiologia e Diagnóstico de Imagem pelo Hospital Universitário Evangélico de Curitiba. Membro do Colégio Brasileiro de Radiologia e Diagnóstico por Imagem (CBR), da Sociedade Brasileira de Neurorradiologia Diagnóstica e Terapêutica (SBNR), da Radiological Society of North America (RSNA), da American Society of Neuroradiology (ASNR), da American Society of Head & Neck Radiology (ASHNR) e da European Society of Head and Neck Radiology (ESHNR).

Luiz Sergio Santos
Médico pela Universidade Federal de Santa Catarina (UFSC). Especialista em Urologia pela Santa Casa de Curitiba. Mestre em

Princípios de Cirurgia pela Faculdade Evangélica de Medicina do Paraná. Doutor em Cirurgia pela Universidade Federal do Paraná (UFPR). Professor Associado de Urologia da UFPR. Membro da Sociedade Brasileira de Urologia (SBU).

Marcelo Langer Wroclawski
Médico pela Faculdade de Medicina do ABC (FMABC). Especialista em Urologia pela FMABC. Mestre em Ciências da Saúde pela FMABC. Urologista do Hospital Israelita Albert Einstein e da Beneficência Portuguesa de São Paulo.

Marcelo Mazza do Nascimento
Médico pela Universidade Federal do Paraná (UFPR). Especialista em Nefrologia pela Sociedade Brasileira de Nefrologia (SBN). Mestre em Medicina Interna pela UFPR. Doutor em Nefrologia pela Universidade Federal do Rio Grande do Sul (UFRGS). Professor Associado de Nefrologia da UFPR. Membro do Departamento de Ensino e Titulação da SBN. Ex-presidente da SBN.

Marcia Regina Gianotti Franco
Médica pela Universidade Federal do Estado do Rio de Janeiro (UNIRIO). Mestre em Nefrologia pela Universidade do Estado do Rio de Janeiro (UERJ). Doutora em Saúde pela Universidade Federal de Juiz de Fora (UFJF). Professora Adjunta da UFJF. Membro da Sociedade Brasileira de Nefrologia (SBN).

Marcus Gomes Bastos
Médico pela Universidade Federal de Juiz de Fora (UFJF). Especialista em Nefrologia pela Sociedade Brasileira de Nefrologia (SBN). Mestre em Ciências Médicas pela Universidade do Estado do Rio de Janeiro (UERJ). Doutor em Nefrologia pela Universidade Federal de São Paulo (Unifesp). Professor Titular aposentado da UFJF. Professor de Ultrassonografia *point of care* da Faculdade de Medicina do Centro Universitário Governador Ozanam Coelho (UNIFAGOC) e da Faculdade de Ciências Médicas e da Saúde de Juiz de Fora (SUPREMA).

Margarete Mara da Silva
Médica pela Universidade Federal do Paraná (UFPR). Especialista em Nefrologia pelo Hospital Universitário Evangélico Makenji. Mestre em Nefrologia pela Universidade Federal do Rio Grande do Sul (UFRGS).

Maria Aparecida Pachaly
Médica pela Universidade Federal do Paraná (UFPR). Especialista em Nefrologia pela UFPR. Mestre em Nefrologia pela Universidade Federal do Rio Grande do Sul (UFRGS). Doutora em Medicina Interna pela UFPR. Professora Adjunta da UFPR.

Maria Eugênia F. Canziani
Médica pela Universidade Federal do Paraná (UFPR). Especialista em Nefrologia pela Universidade Federal de São Paulo (Unifesp). Mestre e Doutora em Nefrologia pela Unifesp. Professora Adjunta da Unifesp.

Maria Izabel Neves de Holanda
Médica pela Universidade Federal Fluminense (UFF). Especialista em Nefrologia pela Universidade do Estado do Rio de Janeiro (UERJ). Mestre em Biologia Humana e Experimental – foco em Transplante Renal – pela UERJ. Doutora em Biologia Humana e Experimental – foco em Lúpus e Transplante Renal – pela UERJ. Membro do Comitê de Doenças Raras da Sociedade Brasileira de Nefrologia (SBN). Diretora Científica da Sociedade de Nefrologia do Estado do Rio de Janeiro. Médica nefrologista do Hospital Federal de Bonsucesso.

Mariana Faucz Munhoz da Cunha
Nefrologista pediátrica. Graduada em Medicina pela Universidade Federal do Paraná (UFPR). Especialista em Necrofilia pediátrica pela Sociedade Brasileira de Pediatria (SBP) e pela Sociedade Brasileira de Nefrologia (SBN). Pós-graduada em Saúde da Criança e do Adolescente pela UFPR.

Mario Abbud Filho
Médico pela Faculdade de Medicina de São José do Rio Preto (FAMERP). Especialista em Nefrologia pela Sociedade Brasileira de Nefrologia (SBN). Mestre em Medicina/Nefrologia pela Universidade do Estado do Rio de Janeiro (UERJ). Doutor em Medicina – Ciências da Saúde pela FAMERP. Professor Adjunto de Medicina da FAMERP. Membro da SBN, da Associação Brasileira de Transplante de Órgãos (ABTO), do The Transplantation Society (TTS) e da American Society of Transplantation (AST). Médico assistente estrangeiro do Hospital Necker (Paris) e Research Fellow in Medicine – Harvard Medical School (EUA).

Maristela Carvalho da Costa
Médica pela Faculdade de Medicina da Universidade de São Paulo (FMUSP). Especialista em Nefrologia pelo Hospital das Clínicas da FMUSP e em Terapia Intensiva pela Associação de Medicina Intensiva Brasileira (AMIB). Doutora em Nefrologia pela FMUSP.

Mauricio de Carvalho
Médico e professor. Graduado em Medicina pela Universidade Federal do Paraná (UFPR). Especialista em Nefrologia pela UFPR. Mestre e Doutor em Medicina Interna – área de Nefrologia – pela UFPR. Professor Titular de Nefrologia da Pontifícia Universidade Católica do Paraná (PUCPR) e Professor Associado de Clínica Médica do Hospital de Clínicas da UFPR. Membro da American Society of Nephrology (ASN) e da Fellow of American College of Physicians (FACP).

Mauricio Zapparoli
Médico pela Universidade Federal do Paraná (UFPR). Especialista em Radiologia pela UFPR. Mestre em Radiologia pela UFPR. Professor Adjunto da UFPR. Membro do Colégio Brasileiro de Radiologia e Diagnóstico por Imagem (CBR).

Maurilo Leite Jr.
Médico pela Universidade Federal Fluminense (UFF). Especialista em Nefrologia pela Santa Casa de Misericórdia do Rio de Janeiro. Mestre em Nefrologia pela Universidade Federal do Rio de Janeiro (UFRJ). Doutor em Ciências Biológicas pelo Instituto de Biofísica Carlos Chagas Filho – UFRJ. Professor Associado da UFRJ. Membro da Sociedade Brasileira de Nefrologia (SBN).

Miguel Luis Graciano
Médico pela Universidade Federal do Rio de Janeiro (UFRJ). Especialista em Nefrologia pela UFRJ. Mestre em Nefrologia pela UFRJ. Doutor em Nefrologia pela Universidade de São Paulo (USP). Pós-Doutorado em Fisiologia pela Tulane University, EUA. Professor Adjunto da Universidade Federal Fluminense (UFF). Membro da Sociedade Brasileira de Nefrologia (SBN), da American Society of Nephrology (ASN), da International Society of Nephrology (ISN) e da American Physiological Society (APS).

Natália M. S. Fernandes
Médica e professora. Graduada em Medicina pela Universidade Federal de Juiz de Fora (UFJF). Especialista em Nefrologia pela Escola Paulista de Medicina da Universidade Federal de São Paulo (EPM-Unifesp). Mestre em Nefrologia pela EPM-Unifesp. Doutora em Saúde Brasileira pela UFJF. Professora Associada da UFJF. Membro da Sociedade Brasileira de Nefrologia (SBN), da International Society of Peritoneal Dialysis (ISPD) e da Latino-America diálise domiciliar (LAC dd).

Nayda Parisio Poldiak
Pesquisadora científica. Graduada em Educação Física pela Universidade Federal de Alagoas (Ufal). Especialista em Ciência do Treinamento Desportivo pela Universidade Gama Filho. Mestre em Ciências Nefrológicas pela Universidade Federal de São Paulo (Unifesp). Doutora em Ciências pela Unifesp. Diretora de Pesquisa da Divisão do Atlântico Sul dos Estados Unidos pela HCA Healthcare (Grand Strand Health, Trident Health, Memorial Health University Medical Center, HCA Florida Orange Park Hospital, Memorial Satilla Health).

Nelia Antunes
Médica pela Fundação Souza Marques. Especialista em Nefrologia pela Santa Casa da Misericórdia do Rio de Janeiro. Mestre em Nefrologia pela Universidade Federal do Rio de Janeiro (UFRJ). Médica do Serviço de Nefrologia do Hospital Universitário Clementino Fraga Filho (HUCFF) da UFRJ. Médica do Serviço de Clínica Médica do Hospital Federal de Ipanema, no Rio de Janeiro. Médica nutróloga da Associação Brasileira de Nutrologia (ABRAN).

Nestor Schor (*in memoriam*)
Médico. Especialista em Nefrologia pela Escola Paulista de Medicina da Universidade Federal de São Paulo (EPM-Unifesp). Doutor em Nefrologia pela EPM-Unifesp. Professor Titular de Medicina e Nefrologia da EPM-Unifesp.

Nicolas C. Issa
Médico. Especialista em Doenças Infecciosas. Professor Assistente de Medicina na Harvard Medical School (EUA).

Oscar Pavão
Médico pela Escola Paulista de Medicina da Universidade Federal de São Paulo (EPM-Unifesp). Especialista em Nefrologia pela EPM-Unifesp. Mestre em Nefrologia pela EPM-Unifesp. Doutor em Nefrologia pela EPM-Unifesp. Professor Associado da EPM-Unifesp. Pós-Doutorado na Harvard Medical School. Livre-docente em Nefrologia pela EPM-Unifesp.

Paulo Novis Rocha
Médico pela Universidade Federal da Bahia (UFBA). Especialista em Nefrologia pela Duke University. Mestre em Ciências pela Cornell University. Doutor em Ciências da Saúde pela UFBA. Professor Associado da Faculdade de Medicina da Bahia da UFBA. Membro da Sociedade Brasileira de Nefrologia (SBN).

Rafael Fernandes Romani
Médico pela Universidade Federal de Santa Catarina (UFSC). Especialista em Nefrologia pelo Hospital Universitário Evangélico de Curitiba. Mestre em Medicina Interna pela Universidade Federal do Paraná (UFPR). Professor Assistente da Faculdade Evangélica Mackenzie do Paraná. Coordenador do Programa de Residência em Nefrologia do Hospital Universitário Mackenzie de Curitiba.

Regiane Stafim da Cunha
Professora. Graduada em Ciências Biológicas pela Universidade Federal do Paraná (UFPR). Mestre em Microbiologia, Parasitologia e Patologia pela UFPR. Doutora em Microbiologia, Parasitologia e Patologia pela UFPR.

Renata de Souza Mendes
Médica e professora. Graduada em Medicina pela Universidade Federal Fluminense (UFF). Especialista em Nefrologia pela Universidade do Estado do Rio de Janeiro (UERJ). Mestre em Clínica Médica pela UERJ. Doutora em Clínica Médica pela Universidade Federal do Rio de Janeiro (UFRJ). Professora Adjunta da UERJ.

Ricardo Portiolli Franco
Médico pela Pontifícia Universidade Católica do Paraná (PUCPR). Especialista em Nefrologia pelo Hospital Universitário Evangélico de Curitiba. Mestre em Medicina Interna pelo Hospital de Clínicas da Universidade Federal do Paraná (UFPR). Especialista em Ultrassonografia pelo Colégio Brasileiro de Radiologia (CBR). Coordenador do Centro de Nefrologia Intervencionista da Fundação Pró-Renal Brasil.

Richard J. Glassock
Médico. Ex-Chefe do Departamento de Medicina da Universidade de Kentucky e Harbor-UCLA Medical Center (EUA). Ex-Chefe de Nefrologia da Harbor-UCLA Medical Center. Editor-Chefe Emérito e Fundador do *NephSAP Journal of the American Society of Nephrology*. Professor Emérito da David Geffen School of Medicine at UCLA.

Rita de Cássia Cândido Ferreira
Médico pela Faculdade de Medicina de Itajubá (FMIT). Especialista em Oncologia Clínica pelo Hospital Amaral Carvalho. Membro da Sociedade Brasileira de Oncologia Clínica (SBOC) e do American Society of Clinical Oncology (ASCO).

Roberto Camargo Narciso
Médico pela Universidade Regional de Blumenau (FURB). Especialista em Nefrologia pela Universidade Federal de São Paulo (Unifesp). Mestre em Administração de Negócios pela Fundação Getulio Vargas (FGV). Doutor em Medicina pela Unifesp.

Roberto Ceratti Manfro
Médico e professor. Graduado em Medicina pela Universidade Federal do Rio Grande do Sul (UFRGS). Especialista em Nefrologia pela UFRGS. Mestre em Nefrologia pela UFRGS. Doutor em Nefrologia pela Universidade Federal de São Paulo (Unifesp). Professor Titular da Faculdade de Medicina da UFRGS (FAMED-UFRGS). Membro da UFRGS.

Roberto Zatz
Médico pela Universidade de São Paulo (USP). Mestre e Doutor em Fisiologia pela USP. Pós-Doutorado em Nefrologia pela Harvard University. Professor Titular da USP. Membro da Sociedade Brasileira de Nefrologia (SBN).

Rodrigo Hagemann
Médico e professor. Graduado em Medicina pela Universidade Federal do Paraná (UFPR). Especialista em Nefrologia pela Faculdade de Medicina de Botucatu da Universidade Estadual Paulista (FMB-Unesp). Mestre e Doutor em Fisiopatologia em Clínica Médica pela FMB-Unesp. Professor Adjunto da UFPR. Membro da Sociedade Brasileira de Nefrologia (SBN). Responsável pelo Ambulatório de Glomerulopatias da UFPR.

Rodrigo Peixoto Campos
Médico nefrologista. Graduado em Medicina pela Universidade Federal de Alagoas (Ufal). Especialista em Nefrologia pelo Hospital Universitário Evangélico Mackenzie. Mestre em Princípios da Cirurgia pela Faculdade Evangélica do Paraná. Doutor em Ciências da Saúde pela Pontifícia Universidade Católica do Paraná (PUCPR). Professor Adjunto da Ufal. Membro da Sociedade Brasileira de Nefrologia (SBN). Professor do Centro Universitário CESMAC e da Fundação Pró-Renal – Centro de Nefrologia Intervencionista.

Ronaldo Roberto Bérgamo
Médico pelo Centro Universitário Faculdade de Medicina do ABC (FMABC). Especialista em Nefrologia pela Sociedade Brasileira de Nefrologia (SBN). Doutor em Nefrologia pela Universidade Federal de São Paulo (Unifesp). Professor Titular da disciplina Nefrologia do FMABC. Membro da Sociedade Brasileira de Nefrologia (SBN). Pós-Doutorado pela University of California (UCLA), Los Angeles.

Rosa Marlene Viero
Médica e professora. Graduada em Medicina pela Faculdade de Medicina de Botucatu da Universidade Estadual Paulista (FMB-Unesp). Especialista em Patologia pela FMB-Unesp. Mestre e Doutora em Patologia pela FMB-Unesp. Professora Assistente Doutora da disciplina de Patologia do Departamento de Patologia da FMB-Unesp. Membro da FMB-Unesp. Pós-Doutorado em Patologia Renal – Department of Pathology and Laboratory Medicine – University of Cincinati-Ohio (EUA).

Rui Toledo Barros
Médico pela Universidade de São Paulo (USP). Especialista em Nefrologia pela Sociedade Brasileira de Nefrologia (SBN). Doutor em Nefrologia pela USP. Professor Doutor da USP. Membro da Sociedade Brasileira de Nefrologia (SBN).

Salmo Raskin
Médico pela Universidade Federal do Paraná (UFPR). Especialista em Genética Médica pela Vanderbilt University, Nashville, TN (EUA). Doutor em Genética pela UFPR. Professor Emérito da Faculdade Evangélica de Medicina do Paraná. Membro da Sociedade Brasileira de Genética Médica (SBGM) e da Sociedade Brasileira de Pediatria (SBP).

Sérgio Gardano Elias Bucharles
Médico pela Universidade Estadual de Londrina (UEL). Especialista em Nefrologia pela Associação Médica Brasileira e pelo Hospital Universitário Evangélico de Londrina, Paraná. Mestre e Doutor em Ciências da Saúde pela Pontifícia Universidade Católica do Paraná (PUCPR). Professor Adjunto de Nefrologia da Faculdade de Medicina da Universidade Federal do Paraná (UFPR). Membro do Departamento de Distúrbios do Metabolismo Mineral e Ósseo da Doença Renal Crônica da Sociedade Brasileira de Nefrologia (SBN).

Silvia Titan
MD-PhD. Graduada em Medicina pela Faculdade de Medicina da Universidade de São Paulo (FMUSP). Especialista em Nefrologia pela Sociedade Brasileira de Nefrologia/ Associação Médica Brasileira. Doutora em Nefrologia pela FMUSP. Senior Associate Consultant at Mayo Clinic, Rochester, MN (EUA).

Sophia Koo
Médica. Especialista em Medicina Interna e Doenças Infecciosas. Professora Assistente de Medicina na Harvard Medical School (EUA).

Thais Nemoto Matsui
Médica pela Escola Paulista de Medicina da Universidade Federal de São Paulo (EPM-Unifesp). Especialista em Nefrologia pela EPM-Unifesp.

Thiago J. Borges
Graduado em Ciências Biológicas pela Pontifícia Universidade Católica do Rio Grande do Sul (PUCRS). Mestre em Biologia Celular e Molecular pela PUCRS. Doutor em Biologia Celular e Molecular pela PUCRS. Instructor in Surgery do Mass General Hospital, Harvard Medical School.

Thyago Proença de Moraes
Médico e professor. Graduado em Medicina pela Faculdade de Medicina de Marília (FAMEMA). Especialista em Nefrologia pelo Hospital Universitário Evangélico de Curitiba. Mestre e Doutor em Ciências da Saúde pela Pontifícia Universidade Católica do Paraná (PUCPR). Professor Adjunto da PUCPR. Membro da Sociedade Internacional para Diálise Peritoneal (ISPD). Coordenador do Comitê de Estudos Internacionais da ISPD. Coeditor Chefe do *Brazilian Journal of Nephrology*. Bolsista Produtividade do Conselho Nacional de Desenvolvimento Científico e Tecnológico (CNPq).

Valter Duro Garcia
Médico pela Faculdade de Medicina da Universidade Federal do Rio Grande do Sul (UFRGS). Especialista em Nefrologia pela Sociedade Brasileira de Nefrologia (SBN) e pelo Conselho Federal de Medicina (CFM). Mestre em Nefrologia pela UFRGS. Doutor em Nefrologia pela Universidade de São Paulo (USP). Professor convidado da Universidade Federal de Ciências da Saúde de Porto Alegre (UFCSPA).

Vanda Jorgetti
Médica pela Faculdade de Medicina de Santo Amaro. Especialista em Nefrologia pelo Hospital das Clínicas da Faculdade de Medicina da Universidade de São Paulo (FMUSP). Doutora em Nefrologia pela FMUSP. Professora Livre-docente da FMUSP. Membro da Sociedade Brasileira de Nefrologia (SBN).

Vanessa dos Santos Silva
Médica pela Faculdade de Medicina de Botucatu da Universidade Estadual Paulista (FMB-Unesp). Especialista em Nefrologia pela FMB-Unesp. Doutora em Fisiopatologia em Clínica Médica pela FMB-Unesp. Professora Doutora da FMB-Unesp. Coordenadora da Comissão de Assuntos Estudantis (CAE) e do Programa de Mentoria da FMB-Unesp,

Verônica Torres da Costa e Silva
Médica pela Universidade Federal de Pernambuco (UFPE). Especialista em Nefrologia pela UFPE. Doutora em Nefrologia pela Universidade de São Paulo (USP). Membro da Sociedade Brasileira de Nefrologia (SBN). Pós-Doutorado em Nefrologia pela USP. Master's in Translational Science pela Tufts University.

Viktoria Woronik
Médica pela Faculdade de Medicina da Universidade de São Paulo (FMUSP). Especialista em Nefrologia pelo Hospital das Clínicas da FMUSP (HCFMUSP). Doutora em Nefrologia pela FMUSP. Professora Doutora da FMUSP. Membro da Sociedade Brasileira de Nefrologia (SBN).

Vinicius Bruce Souza
Médico pela Faculdade de Medicina de Itajubá (FMIT). Especialista em Urologia pelo Hospital Nossa Senhora das Graças.

Apresentação

1980-2024

É com grande satisfação que apresento a 7ª edição de *Princípios de Nefrologia e Distúrbios Hidreletrolíticos*, celebrando 44 anos desde o lançamento da 1ª edição. É um orgulho constatar que, apesar dos desafios enfrentados ao longo dessas mais de quatro décadas, conseguimos manter a obra atualizada, embora nem sempre na frequência ideal. O título se manteve o mesmo em todas as edições, refletindo nosso compromisso com a consistência e a qualidade do conteúdo, fundamentais na formação médica, especialmente para os nefrologistas.

Esta edição não apenas se expandiu em tamanho – passando de 30 capítulos e 656 páginas para 65 capítulos e mais de 1.000 páginas –, mas também em escopo, abordando tópicos emergentes como Genética em Nefrologia, Nefrologia Intervencionista e Células-Tronco em Nefrologia. O destaque fica por conta do Capítulo 65, *Um Futuro para a Nefrologia?*, escrito pelo estimado Prof. Richard J. Glassock, que nos oferece uma reflexão valiosa sobre as previsões do passado, do futuro e do atual estado da Nefrologia.

Meu papel como organizador foi marcado pela persistência e pela honra de trabalhar com distinguidos autores, sobretudo nefrologistas brasileiros, cuja expertise é indispensável para a riqueza deste trabalho. A minha gratidão a cada um desses colaboradores é imensa, por me ajudarem a manter a vitalidade deste projeto.

Um agradecimento especial ao Grupo GEN, em particular às editoras Tamiris Prystaj e Barbara Blanco Pozatto e à produtora Natália Cristina Araujo da Cunha, cujo suporte foi crucial.

Expresso também minha profunda gratidão à minha esposa, Marila, por sua dedicação incansável desde a primeira edição, numa época em que ainda não tínhamos as facilidades da tecnologia atual; e aos meus filhos nefrologistas, Cristian e Leonardo, dos quais espero que deem continuidade a este legado.

Miguel Carlos Riella
Curitiba, janeiro de 2024.

Prefácio

O prefácio de livros de não ficção normalmente é escrito por alguém que não é autor, mas isentei-me dessa regra geral (sou autor de um capítulo especulativo final) em virtude de meu grande interesse pelo tema e pelo gênero. O papel dos livros didáticos abrangentes e impressos no cosmos da educação e da aprendizagem tornou-se objeto de discussão e debate no ambiente em rápida mudança do século XXI.

Meu ponto de vista é que esses volumes ainda têm grande valor e que o seu desaparecimento previsto é muito forjado. Este livro específico oferece um compêndio diversificado de capítulos bem pesquisados e escritos de forma concisa, abrangendo todo o espectro de uma disciplina em constante mudança. Isso demonstra mais uma vez que esses trabalhos ainda são muito relevantes e atendem a um nicho claramente definido na literatura.

A mensagem principal intrínseca a esta monografia está contida no abraço da coleta de informações, não como títulos discretos, mas como um todo integrado, moldado pelas interpretações da experiência e do conhecimento dos autores. Todo o empreendimento pode ser visto como uma síntese/amálgama de conceitos e caminhos que levam inexoravelmente à melhor compreensão. Essa, acredito, é a essência subjacente às gerações de poder de atração exibido por esses tomos.

O livro *Princípios de Nefrologia e Distúrbios Hidreletrolíticos*, agora em seu 44º ano e sua 7ª edição, sintetiza as qualidades de uma obra acadêmica que cumpre sua promessa como fonte conveniente de informações integrativas sobre uma multiplicidade de tópicos contemporâneos organizados em 65 capítulos. O que torna este livro único é que o seu desenvolvimento, desde o início até esta edição, foi guiado pela liderança de um único indivíduo muito talentoso e altamente respeitado, Miguel Carlos Riella, apoiado consistentemente por uma grande equipe de colaboradores entusiasmados.

Assim como nas edições anteriores, a nacionalidade da maioria dos autores é brasileira, conferindo ao produto um sabor marcadamente regional, que deverá repercutir no seu público-alvo de estudantes de língua portuguesa e "aficionados" da Nefrologia, em todos os seus domínios. Naturalmente, o conteúdo evoluiu ao longo do tempo à medida que novos ramos e ramificações surgiram da ciência básica e aplicada. Este livro permanece em seu pedestal de excelência como ferramenta de referência para acesso seletivo e como visão geral completa e abrangente para quem busca uma introdução à maravilhosa variedade e à complexidade desafiadora da disciplina de Nefrologia.

Parabéns aos líderes e participantes deste empreendimento em curso. Meus melhores votos de sucesso contínuo ao editor e aos colaboradores na publicação deste livro confiável e exemplar, já em plena maturidade, que enriquece a mente dos devotos dos rins e dos fluidos corporais e seus distúrbios.

Richard J. Glassock
Califórnia, dezembro de 2023.

Sumário

PARTE 1 Estrutura e Função Renal

1 Anatomia Renal, *3*
Leonardo V. Riella • Cristian V. Riella • Miguel Carlos Riella

2 Circulação Renal, *20*
Claudia M. B. Helou • José Luiz Monteiro

3 Filtração Glomerular, *29*
Antonio Carlos Seguro • Luis Yu

4 Função Tubular, *34*
Claudia M. B. Helou • Antonio Carlos Seguro

5 Acidificação Urinária, *49*
Roberto Zatz • Alexander J. Rouch

6 Mecanismo de Concentração e Diluição Urinária, *59*
Antonio J. Magaldi

7 Peptídios Vasoativos e o Rim, *69*
Miguel Luis Graciano • Irene L. Noronha

PARTE 2 Distúrbios Hidreletrolíticos

8 Compartimentos Líquidos do Organismo, *93*
Miguel Carlos Riella • Maria Aparecida Pachaly • Leonardo V. Riella • Cristian V. Riella

9 Metabolismo da Água, *101*
Miguel Carlos Riella • Cristian V. Riella • Leonardo V. Riella

10 Metabolismo do Sódio e Fisiopatologia do Edema, *134*
Miguel Carlos Riella • Leonardo V. Riella • Cristian V. Riella

11 Metabolismo Ácido-Básico, *159*
Miguel Carlos Riella • Paulo Novis Rocha • Leonardo V. Riella • Cristian V. Riella • Maria Aparecida Pachaly

12 Metabolismo do Potássio, *186*
Miguel Carlos Riella • Leonardo V. Riella • Cristian V. Riella

13 Metabolismo do Cálcio, Fósforo e Magnésio, *211*
Mauricio de Carvalho • Miguel Carlos Riella

14 Metabolismo do Ácido Úrico, *236*
Mauricio de Carvalho

15 Terapia Parenteral: Reposição Hidreletrolítica, *248*
Miguel Carlos Riella • Leonardo V. Riella • Cristian V. Riella

PARTE 3 Patogenia das Nefropatias

16 Avaliação Clínica e Laboratorial da Função Renal, *263*
Miguel Carlos Riella • Leonardo V. Riella • Cristian V. Riella • Daltro Zunino

17 Marcadores da Taxa de Filtração Glomerular e de Proteinúria, *286*
Flávia Silva Reis • Alberto Elias Ribeiro David • Elias David-Neto

18 Investigação por Imagem do Aparelho Urinário, *299*
Arnolfo Carvalho Neto • Dante Luiz Escuissato • Guilherme Augusto Bertoldi • Heitor N. Sado • Luiz Otávio de Mattos Coelho • Mauricio Zapparoli

19 Injúria Renal Aguda, *342*
Oscar Pavão • Thais Nemoto Matsui • Nestor Schor (*in memoriam*)

20 Medicina Intensiva para o Nefrologista, *349*
José Hermógenes Rocco Suassuna • Renata de Souza Mendes • Paulo Novis Rocha

21 Glomerulonefrites Primárias, *376*
Vanessa dos Santos Silva • Rodrigo Hagemann • Rosa Marlene Viero

22 Glomerulopatias Secundárias, *402*
Rui Toledo Barros • Viktoria Woronik • Silvia Titan • Cristiane Bitencourt Dias • Lectícia Jorge

23 Nefropatia Tóxica e Tubulointersticial, *425*
José Mauro Vieira Jr. • Emerson Quintino de Lima • Edivaldo Celso Vidal (*in memoriam*) • Emmanuel A. Burdmann

24 Infecção do Trato Urinário, *459*
Daltro Zunino • Rafael Fernandes Romani

25 Lesão Renal Associada a Infecção do Trato Urinário e/ou Refluxo Vesicoureteral (Nefropatia do Refluxo), *473*
Lucimary de Castro Sylvestre • Karen Previdi Olandoski • Mariana Faucz Munhoz da Cunha

26 Doenças Vasculares dos Rins, 485
Conrado Lysandro Rodrigues Gomes • Maria Izabel Neves de Holanda • José Hermógenes Rocco Suassuna

27 Hipertensão Arterial na Mulher, 511
Anna Carolina de Castro Rodrigues Ferreira • Decio Mion Jr.

28 Doença Renal do Diabetes, 521
Margarete Mara da Silva • Sérgio Gardano Elias Bucharles • Ana Luíza Campanholo • Miguel Carlos Riella

29 Nefrolitíase, 543
Mauricio de Carvalho

30 Uropatia Obstrutiva, 561
Ronaldo Roberto Bérgamo • Marcelo Langer Wroclawski

31 Tumores Renais, 570
Fernando Meyer • Luiz Sergio Santos • Vinicius Bruce Souza • Rita de Cássia Cândido Ferreira

32 Nefropatia nas Doenças Tropicais, 589
Geraldo Bezerra da Silva Junior • Elizabeth De Francesco Daher • Karla Petruccelli Israel

33 Rim e Envelhecimento, 620
Miguel Carlos Riella

34 Rim e Obesidade, 631
Maurilo Leite Jr. • Beatriz Amado Penedo Leite • Nelia Antunes • João Regis Ivar Carneiro

35 Hipertensão Arterial Primária, 644
Fernando Antonio de Almeida • Cibele Isaac Saad Rodrigues

36 Hipertensão Arterial Secundária, 678
Hipertensão e Doença Renal Parenquimatosa | Doença Renal Hipertensiva, 678
Giovanio Vieira da Silva • Decio Mion Jr.

Doença Renovascular, 680
Luiz Aparecido Bortolotto • Giovanio Vieira da Silva • Decio Mion Jr.

Hiperaldosteronismo Primário, 684
Giovanio Vieira da Silva • Decio Mion Jr.

Feocromocitoma, 688
Giovanio Vieira da Silva • Decio Mion Jr.

Síndrome da Apneia-Hipopneia Obstrutiva do Sono, 690
Giovanio Vieira da Silva • Decio Mion Jr.

37 Onconefrologia, 694
Carolina Maria Pozzi • Caroline Kelli Domingues dos Santos • Laís de Medeiros • Verônica Torres da Costa e Silva • Miguel Carlos Riella

PARTE 4 Genética nas Nefropatias

38 Introdução à Genética das Nefropatias, 721
Salmo Raskin • Cristian V. Riella

39 Glomerulopatias Hereditárias, 740
Daltro Zunino • Rafael Fernandes Romani

40 Tubulopatias Hereditárias, 751
Daltro Zunino • Rafael Fernandes Romani

41 Doenças Renais Císticas, 774
Elieser H. Watanabe • Lucas Bastianelli • Luiz Fernando Onuchic

PARTE 5 Fisiopatologia da Doença Renal Crônica

42 Patogênese e Fisiopatologia da Doença Renal Crônica, 795
Roberto Zatz

43 Prevenção da Doença Renal Crônica, 804
Natália M. S. Fernandes • Marcia Regina Gianotti Franco • Marcus Gomes Bastos

44 Toxinas Urêmicas, 815
Fellype de Carvalho Barreto • Miguel Carlos Riella • Andrea E. M. Stinghen • Regiane Stafim da Cunha

45 Anemia na Doença Renal Crônica, 826
Hugo Abensur • Maria Eugênia F. Canziani

46 Interface entre a Doença Cardiovascular e a Doença Renal Crônica, 834
Marcelo Mazza do Nascimento • Gabriela Romaniello • Gustavo Lenci Marques

47 Fisiopatologia, Clínica e Tratamento do Distúrbio Mineral e Ósseo da Doença Renal Crônica, 842
Aluízio Barbosa de Carvalho • Fellype de Carvalho Barreto • Sérgio Gardano Elias Bucharles • Vanda Jorgetti

48 Hepatites Virais e Doença Renal Crônica, 860
Humberto Rebello Narciso • Janaina Luz Narciso Schiavon • Leonardo de Lucca Schiavon • Roberto Camargo Narciso

PARTE 6 Manejo Clínico do Paciente com Doença Renal Crônica

49 Diuréticos | Mecanismos de Ação e Uso Clínico, 879
Arthur Gus Manfro • Andrea C. Bauer • Roberto Ceratti Manfro

50 Uso de Medicamentos na Insuficiência Renal, 891
E. Barsanulfo Pereira • Elsa A. P. Gonçalves

51 Nutrição do Paciente com Doença Renal Crônica e Injúria Renal Aguda, 926
Cristina Martins • Miguel Carlos Riella

52 Fases da Doença Renal e seu Manejo Clínico, 939
Anderson Ricardo Roman Gonçalves

PARTE 7 Diálise

53 Hemodiálise, *957*
Jorge Paulo Strogoff de Matos • Elias A. Warrak • Jocemir R. Lugon

54 Métodos Hemodialíticos Contínuos para Tratamento da Injúria Renal Aguda, *990*
Ligia Costa Battaini • Maristela Carvalho da Costa • Américo Lourenço Cuvello-Neto • Luis Yu

55 Diálise Peritoneal, *1000*
Thyago Proença de Moraes

PARTE 8 Transplante Renal

56 Imunobiologia do Transplante Renal, *1017*
Thiago J. Borges • Leonardo V. Riella

57 Preparo do Doador e do Candidato a Receptor de Transplante Renal, *1034*
Mario Abbud Filho • Valter Duro Garcia

58 Uso de Medicamentos Imunossupressores e seus Mecanismos de Ação, *1054*
Leonardo V. Riella • Elias David-Neto

59 Manejo Clínico do Transplante Renal, *1071*
Gustavo Fernandes Ferreira • Leonardo V. Riella • David J. B. Machado • Luiz Estevam Ianhez

60 Transplante para o Paciente Diabético, *1087*
Irene L. Noronha • Adriano Miziara Gonzalez • La Salete Martins

61 Infecções Pós-Transplante, *1099*
Jessica M. Stempel • Sophia Koo • Nicolas C. Issa • Leonardo V. Riella

PARTE 9 Novas Perspectivas em Nefrologia

62 Nefrologia Intervencionista, *1113*
Domingos Candiota Chula • Ricardo Portiolli Franco • Rodrigo Peixoto Campos • Miguel Carlos Riella

63 Pesquisa Clínica em Nefrologia, *1140*
Verônica Torres da Costa e Silva • Dirce Maria T. Zanetta • Luis Yu

64 Células-Tronco em Nefrologia, *1156*
Jéssica Suller Garcia • Luciana Aparecida Reis • Fernanda Teixeira Borges • Nayda Parisio Poldiak • Nestor Schor (*in memoriam*)

65 Um Futuro para a Nefrologia?, *1163*
Richard J. Glassock

Índice Alfabético, *1167*

PARTE **1**

Estrutura e Função Renal

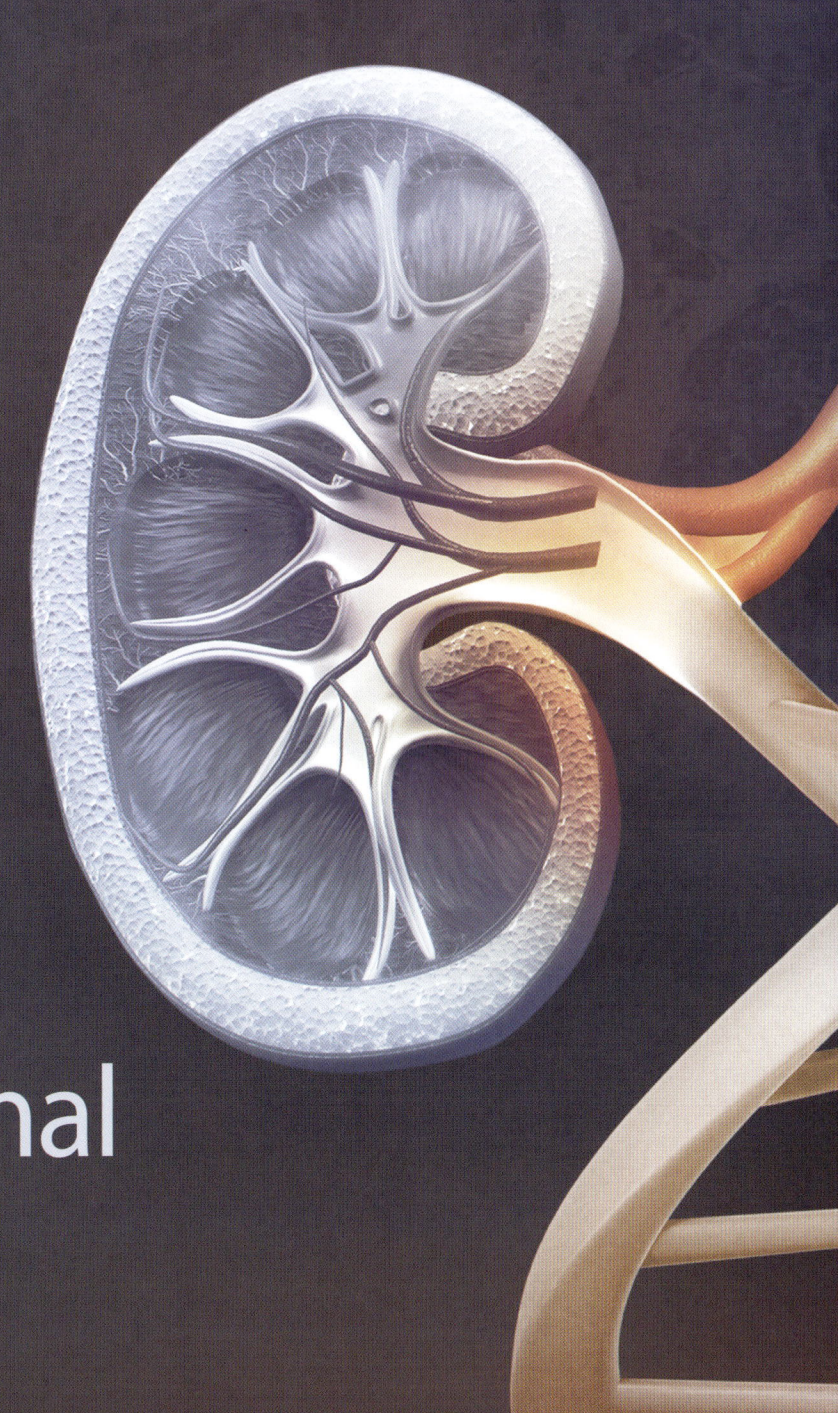

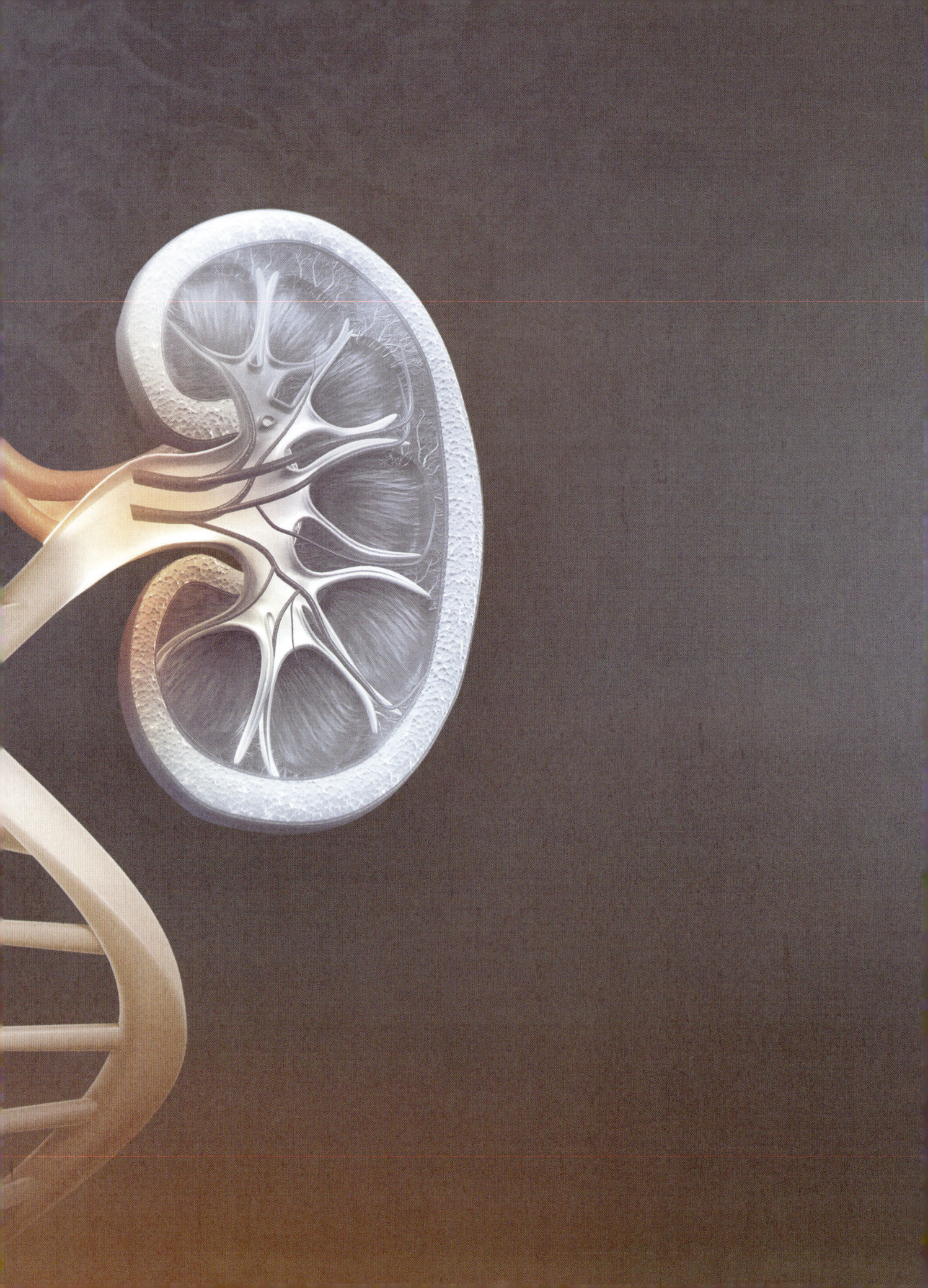

1 Anatomia Renal

Leonardo V. Riella • Cristian V. Riella • Miguel Carlos Riella

MACROSCOPIA

Os rins, em número de dois, são órgãos que lembram a forma de um grão de feijão, de coloração marrom-avermelhada, situados no espaço retroperitoneal, um de cada lado da coluna vertebral, de tal modo que seu eixo longitudinal corre paralelamente ao músculo psoas maior.

Na posição ortostática, sua margem superior está no nível da primeira vértebra lombar; e a inferior, da quarta vértebra lombar. Em decúbito dorsal, as margens superior e inferior dos rins elevam-se ao nível do bordo superior da 12ª vértebra torácica e da 3ª vértebra lombar, respectivamente.[1] Com a respiração, os rins podem deslocar-se cerca de 1,9 cm, chegando a 4,1 cm na inspiração profunda. Normalmente, o rim direito é 1 cm menor e encontra-se ligeiramente mais caudal em relação ao esquerdo (Figura 1.1).

O rim de um indivíduo adulto tem 11 a 13 cm de comprimento, 5 a 7,5 cm de largura e 2,5 a 3 cm de espessura, pesando entre 125 e 170 g, no homem, e 115 e 155 g, na mulher. Com o envelhecimento, há uma diminuição do peso renal.[3] Em recém-nascidos, esse peso varia de 13 a 44 g.[4] A variação do tamanho e do peso dos rins na população demonstrou estar mais relacionada com a superfície corporal do indivíduo, não sendo influenciada por sexo, idade ou raça, quando se leva em consideração o tipo de constituição corporal. Outros estudos demonstraram também que o nível de hidratação do organismo e a pressão arterial provocam variações no tamanho do rim.[5]

Na parte medial côncava de cada rim, localiza-se o hilo renal, no qual se encontram a artéria e a veia renal, os vasos linfáticos, os plexos nervosos e o ureter, que se expande dentro do seio renal formando a pelve. Toda a superfície do rim é envolvida por uma membrana fibroelástica muito fina e brilhante, denominada "cápsula renal", que se adere à pelve e aos vasos sanguíneos na região do hilo. No rim sadio, consegue-se destacar facilmente a cápsula renal do restante do órgão, mas isso não acontece no rim doente.

Ao redor dos rins, no espaço retroperitoneal, tem-se uma condensação de tecido conjuntivo, que representa a fáscia de Gerota ou fáscia renal. Ela divide-se em fáscias renais anterior e posterior, envolvendo um tecido adiposo, denominado "gordura perirrenal", que contorna o rim e a glândula adrenal de cada lado, constituindo o espaço perirrenal. Essa gordura é a responsável pela visualização radiológica da silhueta renal, por sua maior radiotransparência. A fáscia renal tende a limitar a disseminação de infecções renais, hemorragias ou extravasamento de urina e determina a divisão do retroperitônio em três compartimentos: espaços pararrenal anterior, perirrenal e pararrenal posterior.[1]

Ao corte, o parênquima renal apresenta uma porção cortical de cor avermelhada e uma porção medular de cor amarelo-pálida. Na região medular, observam-se várias projeções cônicas ou piramidais, de aspecto estriado, cujas bases estão voltadas para o córtex, enquanto seus ápices se dirigem ao hilo renal e se projetam na pelve renal. O conjunto formado pela pirâmide renal e seu córtex associado denomina-se "lobo renal". A parte do córtex que encobre a base é o córtex centrolobar, e a parte localizada lateralmente à pirâmide renal, o septo renal. A união de septos renais adjacentes constitui a formação das colunas renais ou de Bertin, que separam uma pirâmide da outra (Figura 1.1).

O rim humano contém, em média, 14 lobos, sendo seis no polo renal superior, quatro no polo médio e quatro no polo inferior. Outro estudo, feito por Inke, propõe que o rim se forma a partir de quatro protolobos, que se dividem de maneira desigual, resultando em um número variável de lobos, sendo geralmente oito.[6,7]

A medula é constituída somente por túbulos e divide-se em duas regiões. A zona medular interna contém os ductos coletores (DC), as partes ascendente e descendente dos segmentos delgados das alças de Henle e as *vasa recta*. A zona medular externa é formada por duas faixas: a externa, composta pela porção terminal reta dos túbulos contorcidos proximais, pelos segmentos espessos da alça de Henle e pelos DC; e a interna, contendo os ramos ascendentes espessos e descendentes delgados das alças de Henle e os DC (Figura 1.2).

Com cerca de 1 cm de espessura, o córtex contém túbulos e glomérulos. Nele, observam-se, a intervalos regulares, estriações denominadas "raios medulares". Esses raios originam-se das bases das pirâmides e contêm túbulos coletores, ramos ascendentes da alça de Henle e as porções retas terminais dos túbulos contorcidos proximais, cuja disposição em paralelo é responsável pelo aspecto estriado das pirâmides (Figura 1.1).

Cada raio medular ocupa o centro de um lóbulo renal, uma pequena e cilíndrica área de córtex delimitada por artérias interlobulares. O termo lóbulo renal, apesar de descrito, não é muito empregado, uma vez que não se consegue definir uma importância anatomofuncional para ele.

Parte 1 • Estrutura e Função Renal

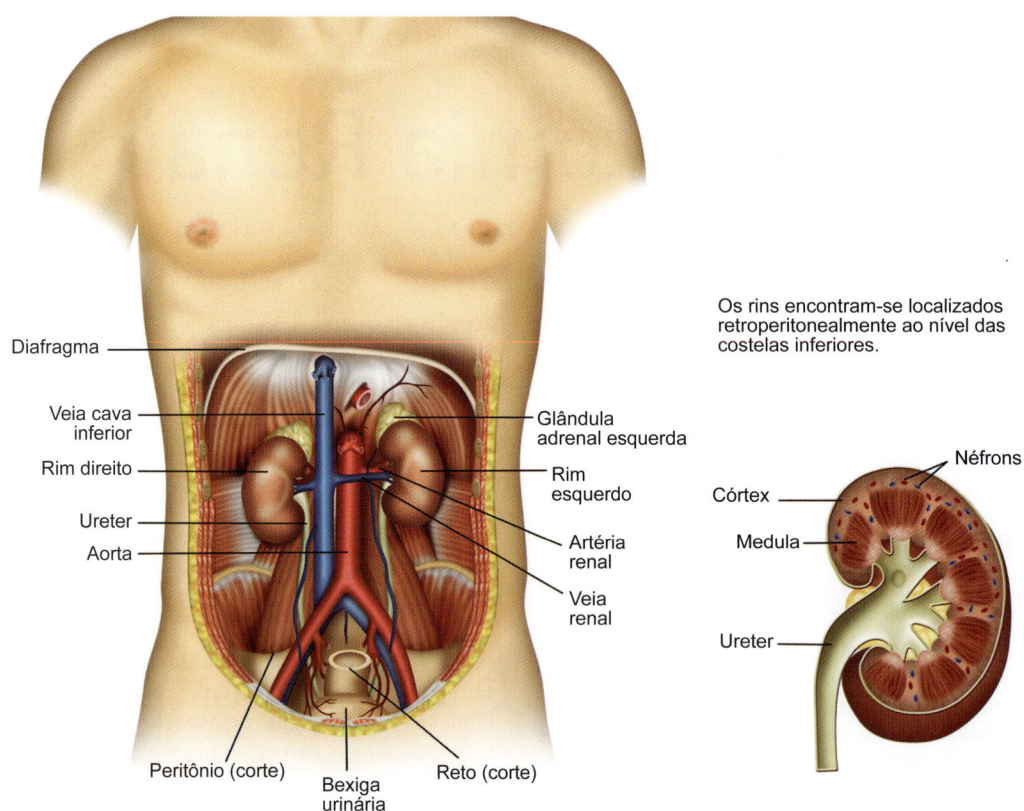

Figura 1.1 Relações anatômicas dos rins com a estrutura vascular. (Adaptada de Netter, 1973.)[2]

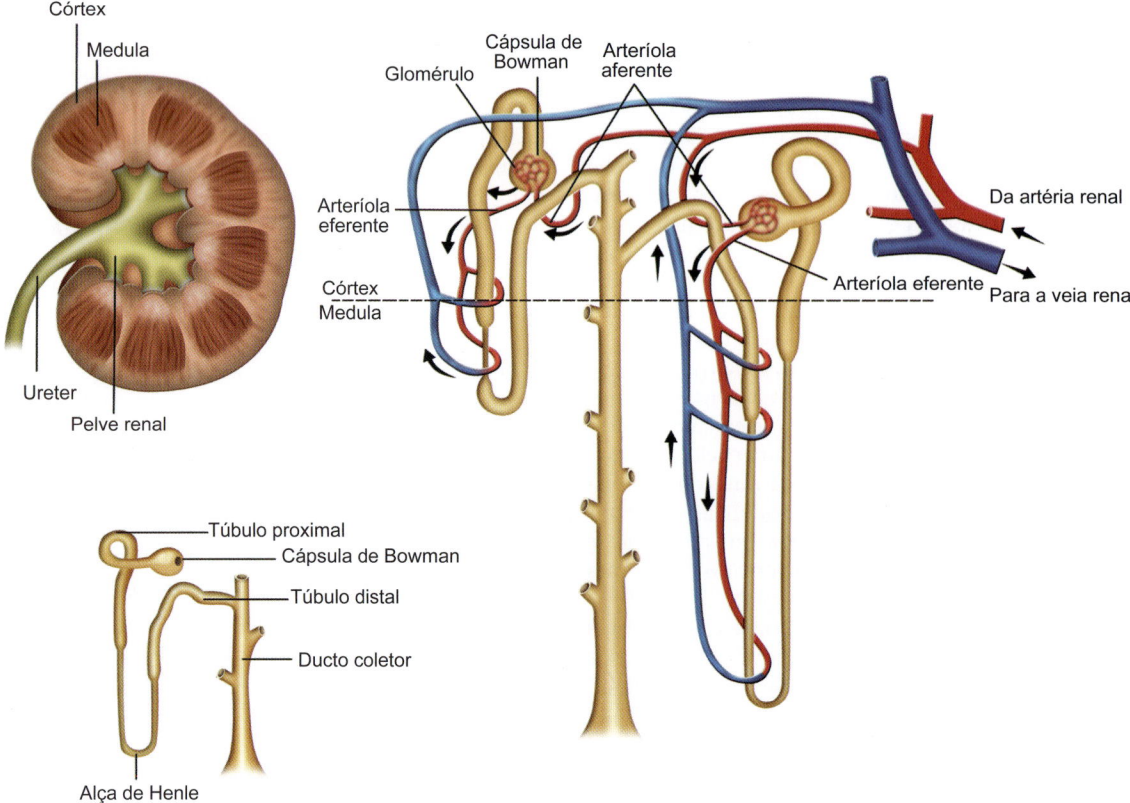

Figura 1.2 Relações entre os vários segmentos do néfron e o córtex e a medula renal. (Adaptada de Netter, 1973.)[2]

Alguns dos túbulos se unem para formar DC. Os DC maiores, ou ductos de Bellini, abrem-se no ápice da pirâmide, na papila renal, região que contém a área crivosa com cerca de 10 a 25 perfurações. A urina, que, a partir de então, drena, cai em um receptáculo chamado "cálice menor".

Até a 28ª semana de gestação, existem 14 cálices, de tal maneira que cada um deles se associa apenas a uma papila. Após esse período, dá-se início a um processo de fusão lobar, que pode prolongar-se até após o nascimento e que determina a diminuição do número de cálices e de papilas renais. O grau de fusão calicial é maior que o de fusão papilar, o que define o aparecimento de cálices compostos, ou seja, cálices que recebem mais de uma papila. Aparecem também papilas compostas, que drenam mais de um lobo. Esse processo mostra-se mais evidente nos polos superior e inferior do rim, e, na região central, predominam os cálices e as papilas simples.[6]

As papilas simples apresentam extremidades convexas, enquanto as compostas, dependendo do número de fusões, dispõem de um formato circular, rígido, achatado ou até mesmo côncavo, predispondo ao surgimento do fenômeno do refluxo intrarrenal, relacionado na etiologia da pielonefrite crônica e da nefropatia do refluxo. Sequelas de pielonefrite são mais observadas nos polos renais, locais de maior ocorrência de papilas compostas.[8]

A porção do cálice menor que se projeta para cima, ao redor da papila, é chamada "fórnix" e é importante porque os primeiros sinais de infecção ou obstrução ocorrem nesse nível (ver Figura 1.1).

Os cálices menores unem-se para formar os cálices maiores (dois a quatro). Comumente, apenas três cálices são vistos no urograma excretor (ver Capítulo 17, *Marcadores da Taxa de Filtração Glomerular e de Proteinúria*). Os cálices maiores, por sua vez, unem-se para formar um funil curvo, chamado "pelve renal", que se curva no sentido medial e caudal para tornar-se o ureter em um ponto denominado "junção ureteropélvica".

O ureter é um tubo muscular que se estende da pelve renal à bexiga urinária. Localiza-se no compartimento retroperitoneal e descende anteriormente ao músculo psoas. Em seu trajeto, apresenta algumas relações importantes com outras estruturas: é cruzado anteriormente pelos vasos gonadais; passa anteriormente à bifurcação da artéria ilíaca comum na entrada da pelve; e situa-se posteriormente ao ducto deferente no homem e posteriormente à artéria uterina na mulher. Essa última relação é especialmente importante nas cirurgias de histerectomia, em que o ureter pode ser inadvertidamente ligado ou clampeado com a artéria uterina. O ureter apresenta três segmentos nos quais a impactação de um cálculo é mais frequente: na junção ureteropélica; na porção ureteral anterior à bifurcação das artérias ilíacas comuns; e na junção ureterovesical.

VASCULARIZAÇÃO

Cada rim recebe uma artéria renal principal, que se origina da aorta no nível da primeira ou da segunda vértebra lombar (ver Capítulo 2, *Circulação Renal*). Em geral, a artéria renal direita se origina da aorta em um nível mais inferior em relação à esquerda e passa posteriormente à veia cava inferior. Em 20 a 30% dos casos, é possível haver artérias renais acessórias que, em geral, nutrem os polos inferiores dos rins. De modo geral, a artéria renal divide-se, no hilo, em um ramo anterior, que passa diante da pelve, e em um ramo posterior, que passa por trás. Esses ramos – anterior e posterior – dividem-se, por sua vez, em várias artérias segmentares que nutrirão

> **PONTOS-CHAVE**
>
> - Órgão retroperitoneal, localizado entre as vértebras L1 e L4, apresenta aproximadamente 12 cm de comprimento. Seu peso médio é de 150 g. A diminuição do tamanho renal está principalmente associada a nefropatia crônica
> - Macroscopicamente, pode ser dividido em córtex e medula. O córtex se constitui de glomérulos, túbulos contorcidos proximais e distais; já a medula contém as alças de Henle e os túbulos coletores, os quais se abrem nas papilas dos cálices menores
> - A gordura perirrenal, localizada entre o rim e a fáscia renal, é a responsável pela visualização radiológica da silhueta renal
> - Cálculos renais obstruem os ureteres principalmente em três regiões: junção ureteropiélica; porção anterior à bifurcação da artéria ilíaca comum; e junção ureterovesical
> - Na cirurgia de histerectomia, deve-se dar especial atenção ao momento de ligar a artéria uterina, por sua relação íntima com o ureter, o qual passa posteriormente à artéria.

os vários segmentos do rim (Figura 1.3). O ramo anterior divide-se em quatro artérias segmentares, que irrigarão o ápice do rim, os segmentos superior e médio da superfície anterior e todo o polo inferior, respectivamente. O ramo posterior nutre o restante do órgão. Essas artérias segmentares são artérias terminais, pois não há anastomoses entre seus ramos. Os ramos anteriores não se comunicam com os posteriores, oferecendo ao cirurgião uma linha de incisão no rim que sangra muito pouco. As artérias segmentares sofrem nova divisão, dando origem às artérias interlobares, as quais correm ao lado das pirâmides medulares e dentro das colunas renais. Na junção corticomedular, os vasos interlobares dividem-se para formar os vasos arqueados, que correm ao longo da base da pirâmide medular e dão origem às artérias interlobulares. Estas dirigem-se perpendicularmente em direção à cápsula do rim, e delas originam-se as arteríolas aferentes, que nutrem um ou mais glomérulos (Figuras 1.3 e 1.4).

As arteríolas aferentes dividem-se dentro de cada glomérulo, formando uma rede capilar. Em seguida, confluem-se e emergem do tufo capilar para formar as arteríolas eferentes, que deixam o glomérulo e dão origem aos capilares peritubulares, no caso dos néfrons corticais, ou às arteríolas retas (*vasa recta*), quando do dos néfrons justamedulares. As arteríolas retas são vasos paralelos, relativamente sem ramos colaterais, que se estendem até a medula renal, onde originam os plexos capilares. Anatomicamente, a circulação venosa costuma seguir paralelamente o trajeto do sistema arterial. As veias são formadas perto da superfície do rim por confluência dos capilares do córtex. Elas drenam nas veias interlobulares e tornam-se veias arqueadas na junção do córtex com a medula (Figura 1.4). As vênulas retas na medula também drenam nas veias arqueadas, que, então, formam as veias interlobares. Estas drenam em veias segmentares, as quais, eventualmente, formam as veias renais. A veia renal esquerda recebe a veia adrenal esquerda e a veia gonadal esquerda, e passa inferiormente à artéria mesentérica superior antes de entrar na veia cava inferior. As veias adrenal e gonadal direita entram diretamente na veia cava inferior. A veia renal direita é menor e situa-se dorsalmente ao duodeno.

Em virtude da migração dos rins durante seu desenvolvimento, a vascularização renal também apresenta um processo de transformação no qual as artérias mais inferiores regridem e novas artérias mais superiores surgem, acompanhando o trajeto renal. Quando as artérias inferiores não regridem, os rins podem apresentar artérias acessórias, as quais devem ser

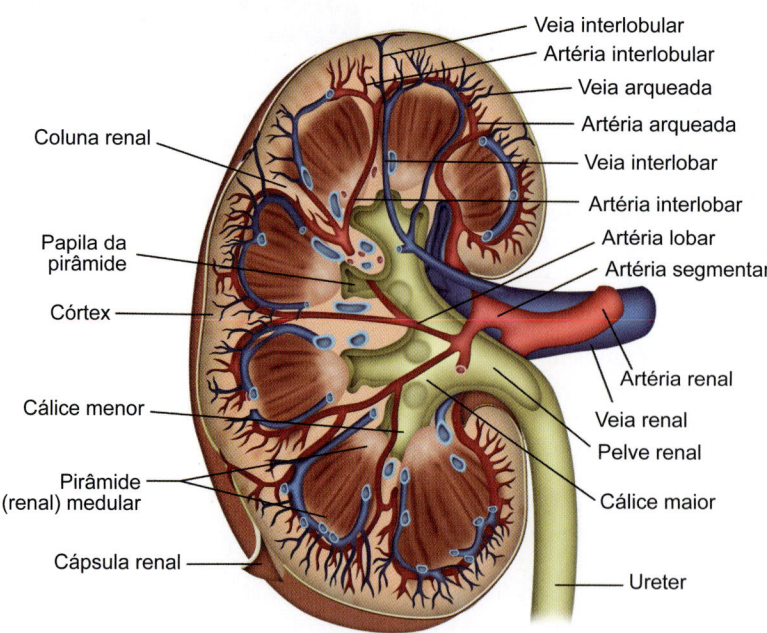

Figura 1.3 Corte longitudinal mostrando a vascularização renal em vista anterior. (Adaptada de Netter, 1973.)[2]

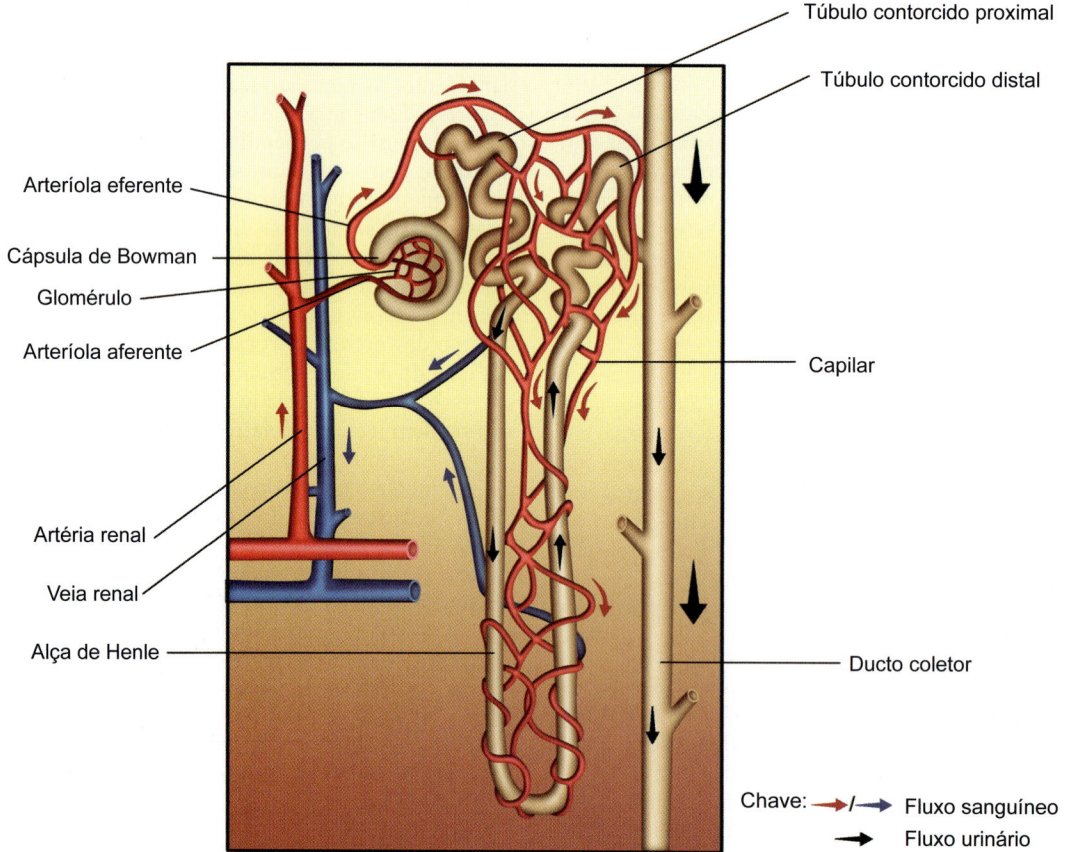

Figura 1.4 Representação esquemática da circulação renal. (Adaptada de www.colorado.edu)

identificadas pela angiografia tomográfica antes de um procedimento cirúrgico renal. Frequentemente, potenciais doadores de rim são submetidos a esse procedimento antes do transplante para a identificação precisa da vascularização renal e avalição quanto à presença de artérias renais acessórias, as quais, em grande quantidade, podem dificultar a realização do transplante via laparoscópica.

O fluxo sanguíneo renal refere-se à quantidade total de sangue que percorre os rins pelas artérias renais. Em adultos, aproximadamente 1.300 mℓ de sangue circulam pelos dois rins a cada minuto (cerca de 25% do débito cardíaco), apesar de ambos constituírem menos de 0,5% do peso corporal total. Como será visto nos capítulos seguintes, a manutenção da filtração glomerular depende diretamente da manutenção de um alto fluxo sanguíneo pelos rins.

CIRCULAÇÃO LINFÁTICA

Aparentemente, nos animais estudados, os linfáticos intrarrenais distribuem-se, de modo primário, ao longo das artérias interlobulares e arqueadas, não penetrando no parênquima propriamente. Os linfáticos corticais originam-se no nível do tecido conjuntivo que envolve as artérias interlobulares, drenam nos linfáticos arqueados na junção corticomedular e atingem os linfáticos do hilo pelos linfáticos interlobares. Há também uma rede linfática no interior e sob a cápsula renal, comunicando-se com os linfáticos intrarrenais.[9]

INERVAÇÃO

Basicamente originada do plexo celíaco, há, no entanto, contribuições do plexo hipogástrico superficial e de nervos intermesentéricos, esplâncnicos superiores e torácicos. A distribuição das fibras nervosas segue os vasos arteriais pelo córtex e pela medula externa. Parece não haver inervação nos túbulos renais (com exceção do aparelho justaglomerular) tampouco terminações nervosas nos glomérulos. Contudo, uma extensa inervação dos vasos arteriolares eferentes foi descrita. Há evidência da presença, no parênquima renal, de fibras nervosas colinérgicas e adrenérgicas. As fibras para a sensibilidade dolorosa, principalmente a partir da pelve renal e da parte superior do ureter, penetram na medula espinal por meio dos nervos esplâncnicos.[10]

> **! PONTOS-CHAVE**
> - A circulação renal apresenta uma característica única: duas redes capilares encontram-se em série em um mesmo órgão – redes capilar e peritubular
> - A artéria renal divide-se em ramos anterior e posterior. Algumas vezes, é possível encontrar artérias acessórias renais, as quais apresentam importância cirúrgica, por exemplo, na nefrectomia do doador renal
> - A inervação simpática renal atua principalmente nas arteríolas aferentes e eferentes e no aparelho justaglomerular; nesta, estimula a secreção de renina e, naquela, atua na musculatura lisa
> - A inervação aferente da dor também apresenta papel importante, pois pode ajudar a localizar a altura de um cálculo em migração. O rim distendido estimula as terminações nervosas da cápsula renal e provoca dor em região lombar agravada à punho-percussão. Já a dilatação ureteral por cálculo causa uma dor que segue o trajeto do ureter à medida que o cálculo desce, com irradiação para a genitália quando localizado principalmente no segmento inferior ureteral.

EMBRIOLOGIA

O desenvolvimento do sistema urinário está intimamente relacionado com o do sistema genital, sendo estes os últimos sistemas a se formarem durante a embriogênese. Ambos têm origem mesodérmica, e seus canais excretores penetram inicialmente em uma cavidade comum, denominada "cloaca". Durante o desenvolvimento embrionário, identificam-se três sistemas de excreção: pronefro, mesonefro, que são transitórios, e metanefro ou rim permanente. Esses sistemas originam-se do mesoderma intermediário ou do cordão nefrogênico.

Pronefro

Formado inicialmente por volta da 3ª semana de vida, cada pronefro é composto de aproximadamente sete túbulos. A porção cefálica degenera-se e forma nefrostomas, que se abrem na cavidade celômica (Figura 1.5 A). A porção caudal funde-se com a do lado oposto, dando origem ao ducto pronéfrico (mesonefro), que se abre na cloaca.

Na maior parte dos vertebrados adultos, o pronefro é vestigial ou nem sempre existe, embora, na lampreia, o mais inferior dos vertebrados, funcione como um rim permanente.

Mesonefro

Desenvolve-se a partir da 4ª semana de vida, em uma posição caudal à do pronefro. Cada túbulo mesonéfrico dispõe de uma estrutura glomerular proximal, um segmento tubular proximal e um distal, que se abre no ducto mesonéfrico (Figura 1.5 B). Nos peixes superiores e nos anfíbios, o mesonefro é o órgão excretor final. Nos répteis, aves e mamíferos, o mesonefro também degenera, formando o metanefro, em posição mais caudal.

No homem, os túbulos e ductos mesonéfricos originam vários componentes do sistema reprodutor masculino: epidídimo, ducto deferente e vesículas seminais. Na mulher, os mesonefros degeneram e os ductos de Müller, que aparecem na 8ª semana, formarão o útero, a vagina e as trompas.

Metanefro

Representa o desenvolvimento final do rim do mamífero. Sua formação resulta da interação entre o broto ureteral, que surge a partir do ducto metanéfrico por volta da 4ª e da 5ª semana, com o blastema metanéfrico, derivado da parte caudal do mesoderma intermediário (Figura 1.5 A). Estudos atribuem ao broto ureteral um papel importante como indutor da gênese renal, uma vez que, na ausência ou no distúrbio de sua interação com a massa metanéfrica, o metanefro não se forma, constituindo os casos de agenesia renal.

Após se dilatar e se subdividir em cálices primários e secundários, seguindo um padrão muito bem estudado por Osathanondh e Potter, o broto ureteral formará o sistema coletor do rim (pelve, cálices e os DC); enquanto o blastema originará o sistema excretor (corpúsculo renal, túbulos proximais e distais e alça de Henle).[11,12]

O blastema metanefrogênico origina-se de pequenos focos de mesênquima condensado, localizados ao lado do broto ureteral. As células do mesoderma metanefrogênico, estimuladas pelo epitélio da extremidade cega dilatada de cada DC, agregam-se ao redor desta (Figura 1.5 B), sofrem diversas mitoses e estágios de diferenciação, formando inicialmente uma vesícula que se alonga e se une à luz do DC. Essa vesícula alongada tem a forma de um S; uma depressão na extremidade do

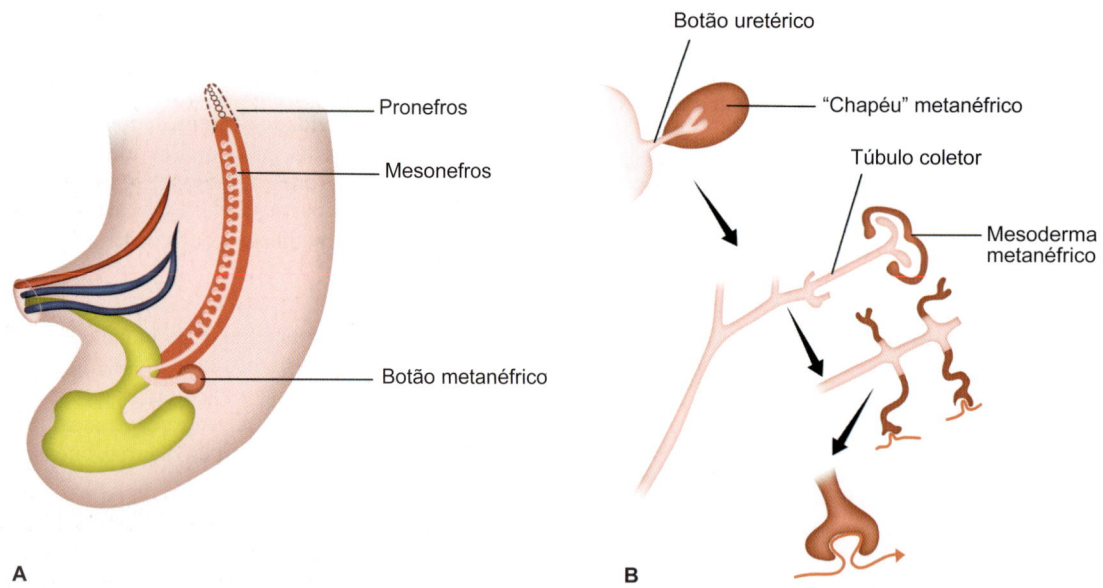

Figura 1.5 A. O rim começa com os pronefros, uma estrutura similar à encontrada em vertebrados primitivos, seguido pelos mesonefros, um sistema mais avançado encontrado em peixes e anfíbios, e, finalmente, forma os metanefros, que se transformam na forma humana final. **B.** Metanefros. O rim, na sua forma final, começa a se desenvolver na 5ª semana e está plenamente funcionante em torno da 9ª semana de gestação. O desenvolvimento inicia-se pelo crescimento de um botão na base do ducto metanéfrico. O botão metanéfrico ou uretérico cresce e transforma-se no mesoderma metanéfrico. Com o crescimento, o botão uretérico se alonga. O botão uretérico bifurca-se para formar os cálices maiores e, depois, subdivide-se para dar origem aos cálices menores e ductos coletores. O final de cada tubo metanéfrico se invagina para receber um glomérulo, enquanto outros se conectam com um ducto coletor.

S é o local do futuro glomérulo. Nessa depressão, aparecem células mesenquimais e, a seguir, forma-se uma membrana basal ao redor da estrutura em S. Algumas células tubulares da estrutura em S formarão as células epiteliais ou podócitos, e as células mesenquimais darão origem às células endoteliais e mesangiais. Outras células mesenquimais se diferenciam em células musculares lisas das arteríolas aferentes e eferentes.

Portanto, essa vesícula alongada em S origina, na sua porção inferior, o corpúsculo renal, e, na outra porção, os túbulos proximal e distal da alça de Henle.

Com o crescimento do sistema coletor e a indução do blastema metanéfrico simultaneamente, tem-se um padrão de crescimento centrífugo ao longo do córtex renal, de tal maneira que os primeiros néfrons passam a ocupar uma posição justamedular, enquanto os últimos encontram-se mais externamente no córtex.

Embora os néfrons do metanefro comecem a funcionar em torno da 11ª e da 12ª semana de gestação, a maturação renal continua após o nascimento. Alguns autores sugerem que o corpúsculo renal pode aumentar por 20 anos, e os túbulos contorcidos proximal e distal chegam a atingir um comprimento 10 vezes maior, desde o nascimento até a vida adulta.

Naturalmente, o que se descreveu é uma explicação simplificada do desenvolvimento do rim, sem envolver as várias teorias e os fatores existentes para explicar esse complexo processo. Não foram enfatizados aqui os mecanismos celulares e moleculares da formação renal. Segundo Clapp e Abrahamson, estes parecem estar relacionados também com os distúrbios genéticos primários do rim, o tipo de resposta e a recuperação renal frente às doenças, o que torna o seu entendimento de grande importância.[13]

Anomalias do desenvolvimento

Pode-se observar ausência congênita ou agenesia de um ou ambos os rins, além de hipoplasia renal. Quando presente, a agenesia bilateral é frequentemente observada em fetos natimortos. A agenesia unilateral é uma anomalia congênita, não muito rara, com uma incidência de 1/1.000. Hipoplasia renal verdadeira é uma condição bastante rara e de difícil diagnóstico. O rim Ask-Upmark é uma forma rara de hipoplasia renal caracterizada pela parada de desenvolvimento de um ou mais lóbulos renais e ectasia do cálice correspondente. Em geral, rins supranumerários são ectópicos e menores. Uma das malformações renais mais comuns (0,25% da população geral) refere-se à fusão dos polos inferiores dos rins, formando o rim em ferradura. Há um risco elevado de esses rins apresentarem infecção, além de estarem sujeitos à formação de cálculos, principalmente pela distorção ureteral.

NÉFRON

Unidade funcional do rim, o néfron é formado pelos seguintes elementos: o corpúsculo renal, representado pelo glomérulo e pela cápsula de Bowman; o túbulo proximal; a alça de Henle; o túbulo distal (TD); e uma porção do DC (ver Figura 1.2). Há aproximadamente 700.000 a 1,2 milhão de néfrons em cada rim.[14] Os néfrons podem ser classificados como superficiais, corticais e justamedulares. Existe uma segunda classificação que os divide segundo o comprimento da alça de Henle, existindo néfrons com alça curta e longa. A maior parte dos néfrons é cortical e dispõe de uma alça de Henle curta, com o ramo delgado curto ou praticamente não existente. Apenas 12,5% dos néfrons são justaglomerulares, com os glomérulos

> **PONTOS-CHAVE**
>
> - O sistema urinário tem origem no mesoderma intermediário. Durante a embriogênese, algumas estruturas regridem, sendo os metanefros os responsáveis pela formação do rim adulto
> - A agenesia renal bilateral, não compatível com a vida, deve ser suspeitada na presença de oligoidrâmnio por volta da 14ª semana de gestação
> - A doença policística da infância é outra grave enfermidade que leva a insuficiência renal e morte, quando da não realização de um transplante renal. Trata-se de uma doença autossômica recessiva, diferentemente da forma do adulto, a qual é autossômica dominante
> - A migração deficiente do rim pode levar à localização pélvica renal, de fundamental importância no diagnóstico diferencial de massa pélvica
> - O rim em ferradura é uma anormalidade relativamente comum causada pela fusão dos polos inferiores dos rins. O rim situa-se em região lombar baixa em virtude da incapacidade de migração superiormente à raiz da artéria mesentérica inferior.

na junção corticomedular, e têm longas alças de Henle, as quais apresentam longos ramos delgados (ver Figura 1.2). A alça de Henle forma-se pela porção reta do túbulo proximal (*pars recta*), o segmento delgado e a porção reta do TD. Em razão das partes específicas do néfron localizadas em vários níveis da medula, é possível, como já indicado, dividir a medula em zonas interna e externa, esta última ainda separada em faixas interna e externa. Essas divisões têm importância quando se relaciona a estrutura renal com a capacidade do rim em concentrar o máximo de urina. Acredita-se que a capacidade máxima de concentração urinária está associada ao comprimento do sistema multiplicador. Como, no mamífero, as alças de Henle atuam como sistema multiplicador, acredita-se em uma relação direta entre a capacidade máxima de concentração urinária e o comprimento da medula renal.[15]

Glomérulo

Essa porção do néfron se responsabiliza pela produção de um ultrafiltrado a partir do plasma. Forma-se por uma rede de capilares especializados (tufo glomerular) nutridos pela arteríola aferente e drenados pela arteríola eferente. Essa rede capilar projeta-se dentro de uma câmara que está delimitada por uma cápsula (cápsula de Bowman), que, por sua vez, dispõe de uma abertura comunicando a câmara diretamente com o túbulo contorcido proximal (Figura 1.6). No hilo do glomérulo, passa a arteríola aferente, que se divide em quatro a oito lóbulos, formando o tufo glomerular. Aparentemente, existem anastomoses entre os capilares de um lóbulo, mas não entre lóbulos. Os capilares reúnem-se para formar a arteríola eferente, que deixa o glomérulo pelo mesmo hilo.

O glomérulo apresenta cerca de 200 nm de diâmetro, e os glomérulos justamedulares, um diâmetro 20% maior em relação aos demais. Tem uma área de filtração ao redor de 0,136 mm². Entram na sua composição as células epiteliais dos folhetos parietal e visceral da cápsula de Bowman e as respectivas membranas basais, uma rede capilar com células endoteliais e uma região central de células mesangiais circundadas por um material denominado "matriz mesangial" (Figura 1.6).

A parede do capilar glomerular é formada por três camadas:

1. Células endoteliais, que dão origem à porção mais interna e representam uma continuação direta do endotélio da arteríola aferente. Esse prolongamento é também denominado "lâmina fenestrada", pela característica peculiar dos citoplasmas das células endoteliais (Figuras 1.7 e 1.8).
2. Uma membrana basal contínua que constitui a camada média.
3. Uma camada mais externa, formada de células epiteliais (podócitos), que constitui o folheto visceral da cápsula de Bowman (Figuras 1.7 e 1.8).

A membrana basal do capilar glomerular está formada por uma região central densa, denominada "lâmina densa", e por duas camadas mais finas, menos densas, chamadas "lâminas raras interna e externa" (Figura 1.8). A espessura total da membrana basal está em torno de 310 nm.[18] Em um estudo recente, verificou-se, em rins doados para transplante, uma espessura de 373 nm para membranas basais glomerulares nos rins de homens e de 326 nm nos de mulheres.[19] Não há evidência morfológica de que existam poros na membrana basal.

O principal componente da membrana basal é uma molécula apolar do tipo procolágeno associada a glicoproteínas, sendo a molécula procolágeno composta de cadeias alfa ricas em hidroxiprolina, hidroxilisina e glicina. Um segundo componente seria uma fração não colágena, polar, representada por unidades de polissacarídios ligados à asparagina.

O colágeno tipo IV representa o principal constituinte da fração colágena da membrana basal. Sua molécula, de aspecto helicoidal, forma-se pela união de três cadeias alfa, sendo duas delas idênticas entre si. Essa união inicia-se nas porções carboxiterminais dessas cadeias, por meio de pontes dissulfeto, onde não se tem o aspecto helicoidal, e continua em direção às porções aminoterminais em um formato de tripla hélice.[20] Uma vez formado, o colágeno tipo IV é secretado e incorporado à matriz extracelular, envolvendo as células.

Já foram identificados tipos diferentes de cadeias alfa formadoras de colágeno tipo IV. A cadeia alfa-1, codificada pelo gene *COL4A1*, e a cadeia alfa-2, codificada pelo gene *COL4A2*, ambos situados no cromossomo 13, aparecem no mesângio, na membrana basal glomerular (subendotelial), na cápsula de Bowman, na membrana basal tubular e nos vasos.[21] As cadeias alfa-3 (codificada pelo gene *COL4A3*), alfa-4 (*COL4A4*, no cromossomo 2) e alfa-5 (*COL4A5*, no cromossomo X) aparecem na membrana basal glomerular (lâmina densa), na cápsula de Bowman e na membrana basal do TD.[22,23]

Alterações nessas cadeias podem levar ao surgimento de alterações estruturais com consequências mórbidas, como a síndrome de Alport, na qual se detectou a ausência das cadeias alfa-3 e alfa-4 na membrana basal glomerular, por uma mutação do gene da cadeia alfa-5.[24,25] Essa mutação impede a formação do colágeno tipo IV, uma vez que as cadeias alfa-3 e alfa-4 necessitam da cadeia alfa-5 para formarem a tripla hélice. Como consequência, observam-se graus variados de malformação estrutural da membrana basal, com repercussões na filtração e na seletividade desta ao longo do tempo.

Ao contrário dos outros tipos de colágeno, o colágeno tipo IV apresenta nas suas cadeias numerosas sequências Gly-X-Y, em que X e Y representam outros tipos de aminoácidos, aumentando a flexibilidade da molécula.[26] Além disso, o colágeno tipo IV não perde sua porção carboxiterminal após ser secretado pela célula, o que possibilita três tipos diferentes de interações entre as moléculas: porção carboxiterminal de uma molécula com a porção carboxiterminal de outra (*head-to-head*); porção carboxiterminal de uma com porção lateral da tripla hélice de outra; e, finalmente, porção aminoterminal de uma com porção aminoterminal de outras três moléculas (*tail-to-tail*).[27]

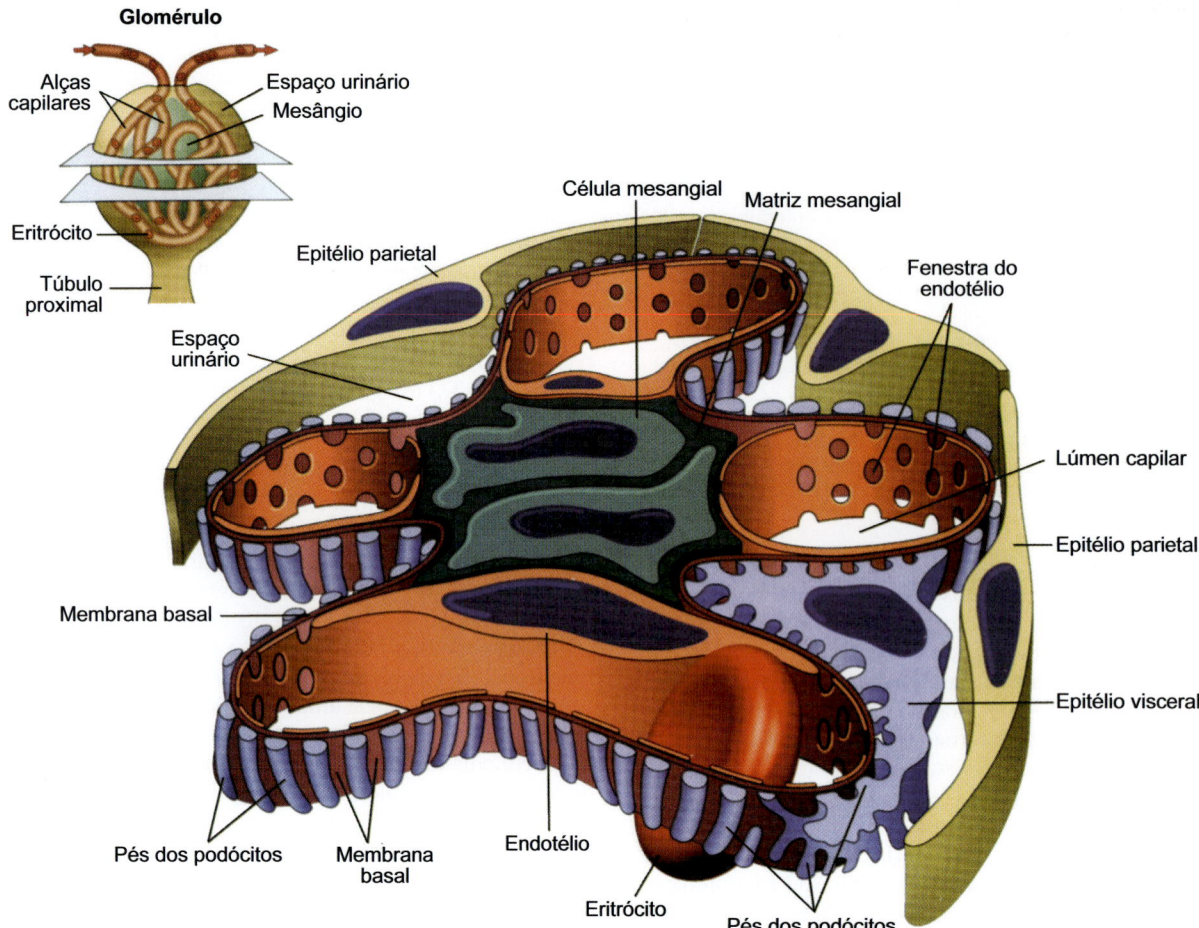

Figura 1.6 Estrutura do glomérulo e da cápsula de Bowman, que o envolve. A cápsula de Bowman se constitui de dois folhetos: o visceral (formado pelos podócitos – terceira camada da barreira de filtração); e o parietal (delimitador do espaço capsular – receptor do ultrafiltrado glomerular). Na mesma figura, ainda se observa o aparelho justaglomerular, composto pela mácula densa (túbulo distal) e pelas células justaglomerulares localizadas na arteríola aferente. (Adaptada de Kumar et al., 1997.)[16]

Com isso, tem-se a formação de uma rede poligonal, não fibrilar e flexível que servirá de arcabouço para o depósito de glicoproteínas e para a fixação das células.[28] Colágeno tipo V, laminina, fibronectina e entactina/nidógeno também foram identificados na membrana basal.[29-31] Dados recentes indicam que a membrana basal do glomérulo apresenta locais fixos de cargas negativas capazes de influenciar a filtração de macromoléculas.[32] Ela seria a principal responsável pela seletividade da filtração glomerular, possibilitando ou não a passagem de moléculas, de acordo com a carga elétrica e com o tamanho destas. Em um experimento, empregando-se o processo de digestão enzimática, retiraram-se os glicosaminoglicanos ricos em heparan sulfato, presentes no lado aniônico da membrana basal, e notou-se um aumento da permeabilidade à ferritina e à albumina sérica em bovinos.[33,34]

Os efeitos de danos glomerulares, alterando a seletividade e a permeabilidade da membrana basal, foram estudados utilizando-se o modelo experimental de nefrite causada por soro nefrotóxico.[35] Nessa situação experimental, evidenciou-se que há perda ou diminuição do conteúdo polianiônico da membrana basal, explicando um aumento na filtração de polianions circulantes, incluindo a albumina. Outros experimentos evidenciaram, também, que a perda de cargas negativas pode influenciar a localização e a magnitude da deposição de imunocomplexos, bem como a deposição de agregados circulantes não imunes no mesângio e na parede glomerular.[36] Esses agregados levam a um estímulo contínuo à produção de matriz mesangial, que, quando se estende por muito tempo, pode levar à esclerose nodular.

Células endoteliais

Revestem o lúmen dos capilares glomerulares. O núcleo e a maior parte do citoplasma estão no lado mesangial do capilar, e uma estreita faixa do citoplasma estende-se ao longo da parede capilar (ver Figura 1.6). Essa faixa de citoplasma é contínua, mas apresenta várias fenestras ou poros, cujo diâmetro aproximado é de 70 a 100 nm (Figura 1.8). Observaram-se membranas delgadas, ou diafragmas, entre poros. Alguns acreditam que esses diafragmas são altamente permeáveis e não constituem barreira à passagem de moléculas maiores.

Essas células apresentam uma superfície carregada negativamente em razão da presença de glicoproteínas polianiônicas, como a podocalixina.[37] Em sua membrana, são apresentados antígenos como os de grupo sanguíneo ABO e HLA de tipos I e II.

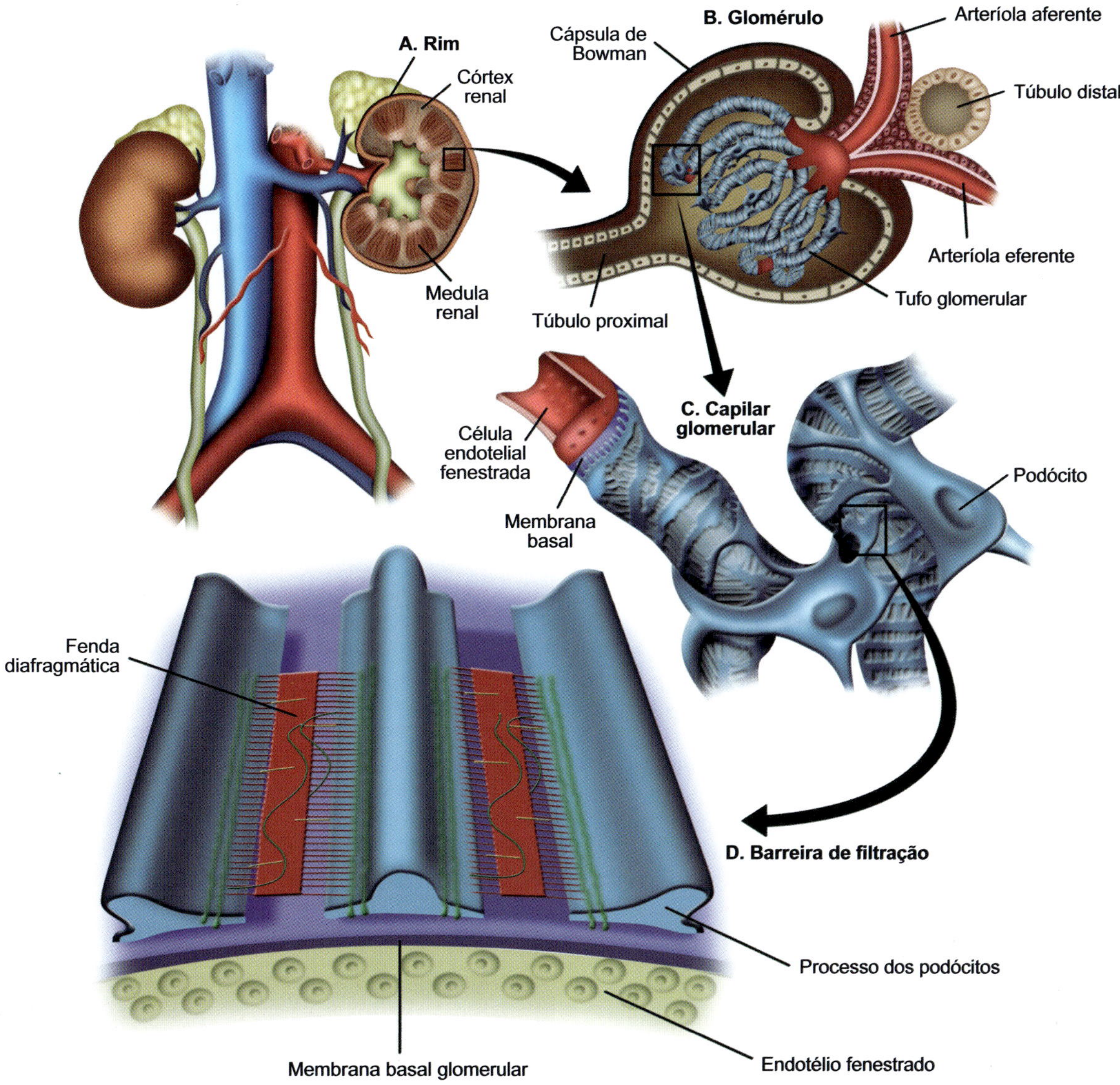

Figura 1.7 Sistema de filtração glomerular. **A.** Cada rim contém aproximadamente 1 milhão de glomérulos no córtex renal. **B.** Pode-se observar uma arteríola aferente penetrando a cápsula de Bowman e subdividindo-se, formando o tufo glomerular. Na realidade, as paredes dos capilares são os filtros. **C.** A barreira de filtração da parede capilar contém um endotélio fenestrado na parte interna, uma membrana basal glomerular e uma camada de podócitos. **D.** Um corte transversal pelo glomérulo mostra a camada endotelial fenestrada, a membrana basal glomerular com os podócitos. As fendas de filtração situam-se entre os processos dos podócitos. (Adaptada, com autorização, de Tryggvason et al., 2006.)[17]

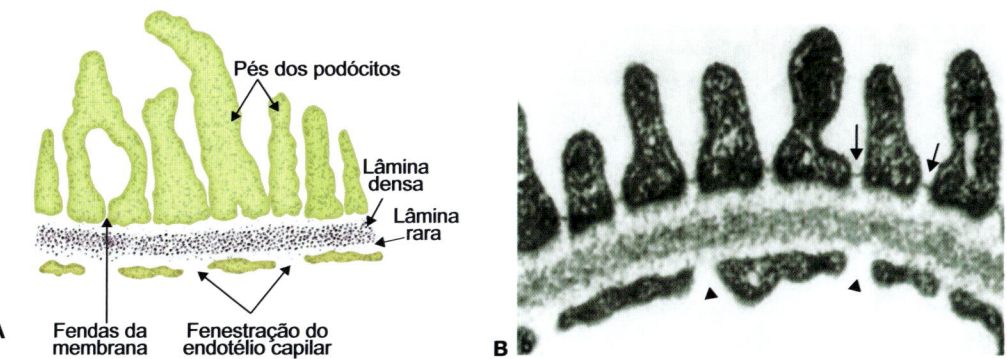

Figura 1.8 A. Representação esquemática da barreira de filtração. **B.** Microscopia eletrônica da barreira de filtração. As flechas mostram as fendas de filtração; e as setas, os espaços da célula endotelial.

Células mesangiais

Muitos acreditam que são de origem mesenquimal, pois apresentam certas propriedades características das células do músculo liso. As células têm forma irregular, com vários processos citoplasmáticos estendendo-se do corpo da célula. Na região paramesangial e ao longo dos processos citoplasmáticos mesangiais justamedulares, foi evidenciada uma extensa rede de microfilamentos, compostos, pelo menos em parte, por actina, alfa-actina e miosina.[38] Sua membrana plasmática apresenta receptores de B1-integrina para fibronectina e, talvez, também para laminina.[39]

O material que as circunda, aparentemente sintetizado pelas próprias células, chama-se "matriz mesangial" (ver Figura 1.6). Nela, encontram-se glicosaminoglicanos sulfatados, laminina e fibronectina.[40] Similar na aparência, não é idêntica à membrana basal do glomérulo. Ao conjunto formado por célula mesangial e matriz, dá-se o nome de "mesângio", o qual está separado da luz capilar pelo endotélio.

A função da célula mesangial não está bem definida, mas, além de oferecer suporte estrutural, provavelmente participa de mecanismos de fagocitose e da modulação da filtração glomerular, regulando o fluxo sanguíneo nos capilares glomerulares por meio de suas propriedades musculares de contração e relaxamento. A célula mesangial também produz muitos agentes vasoativos, sintetiza e degrada várias substâncias do tufo glomerular.[41]

Segundo Schlondorff, substâncias como vasopressina, angiotensina II, fator de ativação plaquetária, tromboxane, leucotrienos e fator de crescimento derivado de plaquetas atuam na indução da contração da célula mesangial.[41] A produção local de prostaglandina E2, pela própria célula mesangial, faria o papel contrário dos vasoconstritores anteriormente citados.

Acredita-se, no entanto, que esse mecanismo de contração seria mais para prevenir a distensão da parede capilar e elevar a pressão hidrostática intracapilar, e não tanto para servir de controle da filtração glomerular.[42]

Há evidências de que células mesangiais tenham propriedades de endocitose de imunocomplexos, fagocitose, bem como de produzir e ser alvo de substâncias reguladoras de crescimento celular, além de atuarem na modulação de dano celular glomerular.[41] A produção de prostaglandinas influencia a proliferação celular local, a produção de citocinas, a produção e a destruição de matriz mesangial e de membrana basal. A interação entre células mesangiais, prostaglandinas e citocinas deve fornecer pistas importantes para a compreensão da lesão glomerular presente nos processos patológicos.

Ademais, é provável que a célula mesangial possa transformar-se em célula endotelial quando houver necessidade da expansão da rede capilar.

Células epiteliais viscerais

Conhecidas também como "podócitos", são as maiores células do glomérulo. Apresentam lisossomos proeminentes, um aparelho de Golgi bem desenvolvido e muitos filamentos de actina. Do corpo da célula, estendem-se trabéculas alongadas, das quais se originam processos denominados "pedicelos" ou "pés dos podócitos", que ficam em contato com a lâmina rara externa da membrana basal do glomérulo (Figuras 1.6 e 1.9). Os podócitos permanecem aderidos à membrana basal glomerular por meio de moléculas de adesão, como o complexo integrina α3-β1 e a distroglicana. A distância entre os pés dos podócitos varia de 25 a 60 nm, no nível da membrana basal. Esse espaço é também referido como fenda de filtração ou, impropriamente, poro (ver Figura 1.8). Neste, está também localizado o diafragma ou a membrana delgada dos podócitos. Uma densidade central com um diâmetro de 11 nm é observada nesse diafragma. Essa densidade representa um filamento central contínuo conectado à membrana plasmática do pedicelo adjacente por pontes espaçadas regularmente com 7 nm de diâmetro e 14 nm de comprimento, dando uma configuração semelhante à de um zíper.[43] Essa estrutura apresenta papel fundamental na determinação da seletividade da barreira de filtração.

Com base no estudo de casos de proteinúria hereditária, identificou-se uma série de proteínas que constituem essa membrana delgada ou diafragma entre os pés dos podócitos. Entre elas, a Nephrin, as Neph1 e 2, as Fat1 e 2, a podocina e a proteína associada à CD2, que, então, interagem com o citoesqueleto do podócito por meio de proteínas ligantes (proteína ZO-1, Nck e cateninas).[43] Mutações nas proteínas que compõem esse diafragma levam a um distúrbio do citoesqueleto de actina, o qual resulta na fusão dos pés dos podócitos e proteinúria. O termo "fusão dos pés" é provavelmente uma expressão errônea, porque não se sabe se realmente há uma fusão, além de tudo indicar que alguns pés na verdade se retraem e os que permanecem expandem-se. Um distúrbio do citoesqueleto do podócito é necessário para que ocorra a fusão. Já o rearranjo desse citoesqueleto mostrou-se capaz de diminuir a proteinúria. Esse distúrbio do citoesqueleto pode ocorrer em quatro diferentes situações: lesão direta do podócito por toxina sistêmica ou infecção viral; anormalidades nas proteínas estruturais que constituem o citoesqueleto; lesão direta do diafragma; ou alterações na estrutura da membrana glomerular (mais detalhes na Parte 3 | *Patogenia das Nefropatias*).

Acredita-se que a célula epitelial visceral possa fazer endocitose, capturando proteínas e outros componentes do ultrafiltrado, e que também seja responsável, pelo menos em parte, pela síntese e manutenção da membrana basal do glomérulo, embora ainda se conheça pouco sobre a dinâmica desse processo.[44]

> **PONTOS-CHAVE**
>
> - O néfron, a unidade funcional do rim, é constituído pelo corpúsculo renal (glomérulo + cápsula de Bowman), o túbulo contorcido proximal, a alça de Henle, o túbulo contorcido distal e o DC
> - A barreira de filtração glomerular compõe-se de três camadas:
>   - Endotélio fenestrado do capilar glomerular
>   - Membrana basal
>   - Células epiteliais especializadas (podócitos), as quais circunscrevem os capilares com suas projeções citoplasmáticas, formando inúmeras fendas de filtração
> - Essa complexa barreira torna possível a passagem seletiva de água e pequenos solutos. Moléculas de carga negativa apresentam uma menor taxa de filtração em relação a cátions pela negatividade da barreira glomerular
> - Alterações estruturais na barreira podem levar a uma série de doenças renais, entre elas as glomerulonefrites primárias
> - A fusão dos pés dos podócitos está presente na nefrose lipoídica e na glomerulosclerose focal e segmentar, resultando em um quadro de síndrome nefrótica com proteinúria maciça
> - A nefropatia por IgA é uma doença glomerular extremamente comum caracterizada por hematúria recorrente, com frequência seguindo um quadro infeccioso. As imunoglobulinas A são depositadas no mesângio glomerular.

Células epiteliais parietais

Células escamosas que revestem a parede externa da cápsula de Bowman (ver Figura 1.6), dispõem de esparsas organelas,

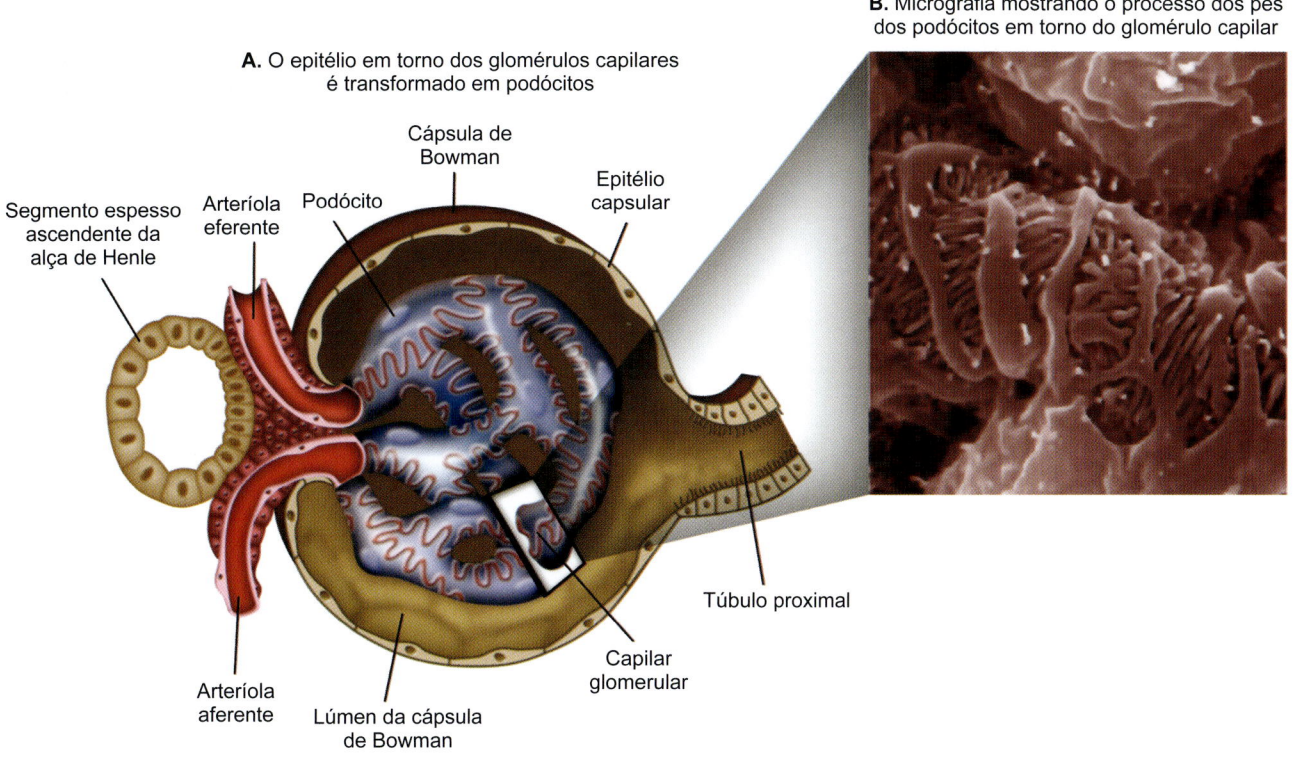

Figura 1.9 A. Representação esquemática de um corte do glomérulo e a relação das arteríolas aferente e eferente com o ramo ascendente da alça de Henle. **B.** Microscopia eletrônica de varredura mostrando os podócitos em torno do capilar glomerular.

pequenas mitocôndrias e numerosas vesículas. Apresentam microvilosidades de até 600 nm de comprimento na superfície livre e, frequentemente, em cada célula, encontra-se um longo cílio. Essas células são responsáveis pela manutenção da integridade da cápsula. Em algumas nefropatias, como na glomerulonefrite rapidamente progressiva, essas células parietais podem vir a proliferar, vindo a constituir um dos elementos das meias-luas ou crescentes. O estímulo para essa proliferação parece ser a presença de fibrina ou material proteináceo e hemácias no espaço urinário.

Aparelho justaglomerular

Situado no hilo do glomérulo, é formado pelos seguintes elementos:

- Porção terminal da arteríola aferente
- Mácula densa
- Uma região mesangial extraglomerular
- Arteríola eferente.

A região mesangial extraglomerular está localizada entre a mácula densa e as células mesangiais do tufo glomerular (Figuras 1.6 e 1.10). Nessa região, encontram-se dois tipos de células: agranulares e granulares.

As células agranulares ocupam o centro dessa região e são as mais abundantes. Já as granulares ou mioepiteliais (pois parecem representar células especializadas do músculo liso) estão localizadas principalmente no interior das paredes das arteríolas glomerulares aferentes e eferentes. Os grânulos representam o hormônio renina ou o seu precursor. Durante o desenvolvimento renal, a expressão da renina aparece ao longo de todas as arteríolas do glomérulo em formação. Especula-se que a alta expressão de renina esteja relacionada com a proliferação vascular.[45]

A mácula densa deriva de células epiteliais da borda superior da fissura vascular, que se estabelecem no segmento ascendente espesso da alça de Henle, parte do túbulo distal. O túbulo distal está em extenso contato com a arteríola eferente e com a região mesangial extraglomerular, e, menos extensamente, com a arteríola aferente. O corte transversal do TD, nesse nível, mostra que as células adjacentes do hilo se distinguem das demais: são colunares, com um núcleo apical (Figura 1.10). A microscopia eletrônica mostra interdigitações entre a base da célula e as células mesangiais extraglomerulares. O aparelho justaglomerular é a estrutura mais importante do sistema renina-angiotensina. Ele parece participar do mecanismo de *feedback* entre o TD e as arteríolas aferentes e eferentes, atuando ativamente na regulação da excreção de sódio pelo organismo (ver Capítulo 10, *Metabolismo do Sódio e Fisiopatologia do Edema*). Há duas teorias para explicar o mecanismo de liberação de renina pelo aparelho justaglomerular: a da mácula densa e a do receptor de volume.

A primeira infere que a concentração de cloreto de sódio, na mácula densa, controla a liberação de renina (especificamente, a do Cl^- tubular por meio do cotransportador Na-K-2Cl presente na membrana apical); a segunda, de que alterações no

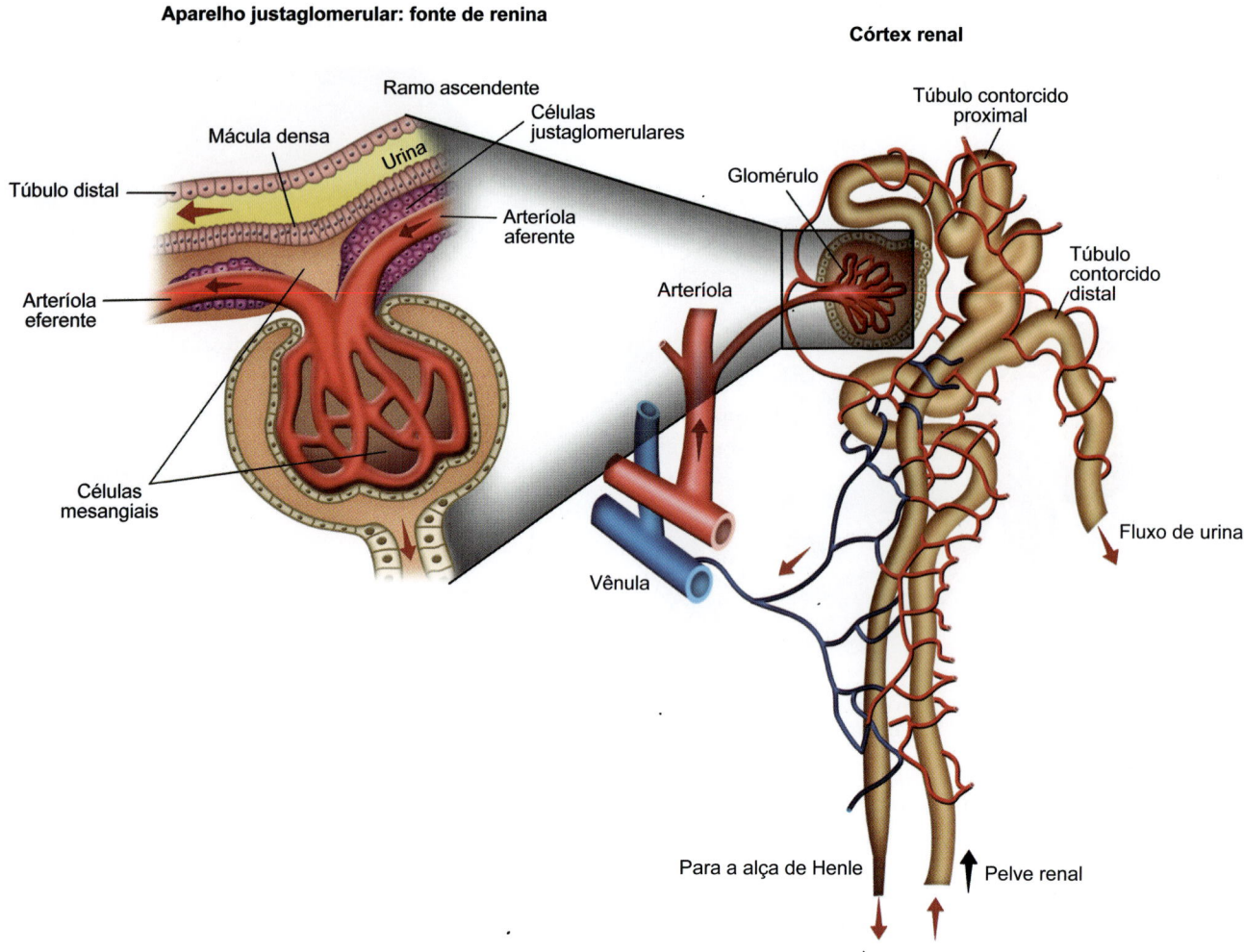

Figura 1.10 As células especializadas do aparelho justaglomerular situam-se em torno da arteríola aferente (basicamente), assim como na porção ascendente do túbulo contorcido distal. As células justaglomerulares percebem a pressão sanguínea na arteríola, enquanto as células da mácula densa no túbulo, a concentração urinária de Na e Cl. Essas células se comunicam e produzem renina quando a pressão sanguínea cai na arteríola, a adrenalina está elevada ou os íons urinários diminuem.

volume da arteríola aferente seriam responsáveis pelo fato.[46-48] Atualmente, sabe-se que ambos os fatores podem estimular a secreção de renina e que o sistema simpático também deve ser considerado um fator importante nesse processo.

Células peripolares

Acredita-se que sejam um componente adicional do aparelho justaglomerular. Encontram-se interpostas entre células epiteliais parietais e viscerais na origem do tufo glomerular da cápsula de Bowman, estando comumente separadas da arteríola aferente pela membrana basal da cápsula. Seu lado oposto é voltado para o espaço urinário ou espaço de Bowman.

As células peripolares apresentam grânulos eletrodensos considerados do tipo secretório. Evidenciaram-se exocitoses desse material granular em rins de ovelhas depletadas de sódio. Acredita-se que as células peripolares estejam envolvidas no controle da função do aparelho justaglomerular e especula-se que a liberação de seus fatores no espaço de Bowman afete o transporte de elementos distalmente do corpúsculo renal.[45-49]

Túbulo proximal

Com cerca de 14 nm de comprimento, inicia-se no polo urinário do glomérulo, forma vários contornos próximos ao glomérulo de origem e, depois, desce, sob a forma de segmento reto, em direção à medula. Em geral, o segmento inicial denomina-se *pars convoluta* e o mais distal, *pars recta*, constituindo estes últimos parte dos raios medulares. As células da *pars convoluta* são colunares e apresentam um bordo em escova, em virtude das projeções da membrana plasmática, denominadas "microvilos" (Figuras 1.11 e 1.12).

Há numerosas mitocôndrias alongadas, estendendo-se da base ao ápice da célula, com ramificações e anastomoses entre si.[50] Essas células também dispõem de numerosos processos interdigitais laterais de outras células, o que aumenta o espaço intercelular. A microscopia eletrônica revela numerosas mitocôndrias de forma alongada, situadas dentro desses compartimentos formados pelos processos interdigitais entre células adjacentes. Como resultado dessa extensa interdigitação lateral entre células adjacentes, forma-se um complexo compartimento extracelular, denominado "espaço intercelular lateral".

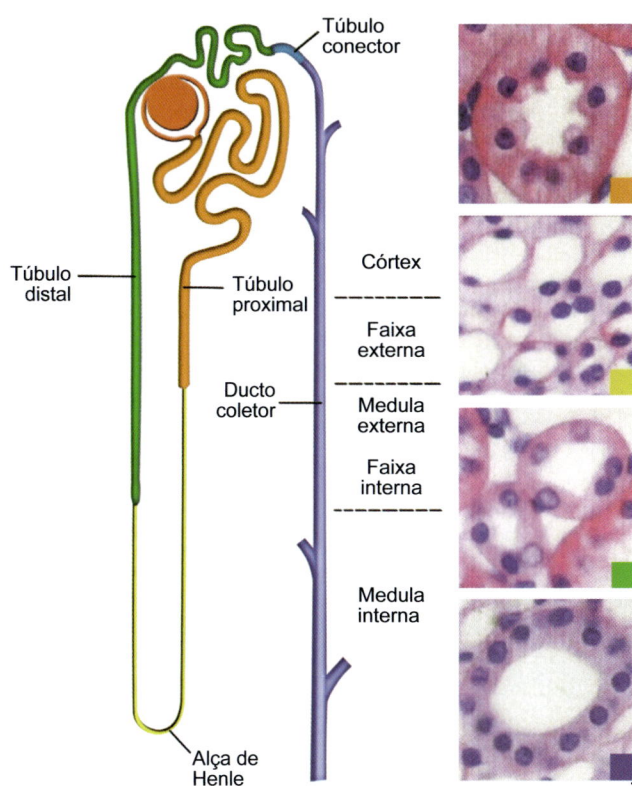

Figura 1.11 Representação esquemática da estrutura celular dos vários segmentos do néfron. (Adaptada de www.lab.anhb.uwa.edu.au; The University of Western Australia – School of Anatomy and Human Biology.)

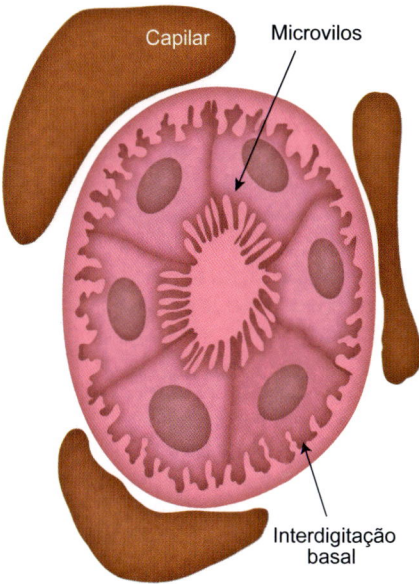

Figura 1.12 Representação esquemática do túbulo contorcido proximal.

Esse espaço intercelular está separado do lúmen tubular por uma estrutura especializada, localizada na parte superior do espaço e denominada *tight junction* ou *zonula occludens* (Figura 1.12). A importância desse espaço intercelular está na sua participação ativa na reabsorção de água e de solutos no túbulo proximal, assunto particularmente abordado no Capítulo 10. Além disso, a *pars convoluta* reabsorve várias substâncias proteicas (p. ex., albumina) e não proteicas (p. ex., carboidratos).

O epitélio da *pars recta* é geralmente cuboide. A superfície apical da célula é convexa e recoberta de microvilos. Trata-se de uma célula mais simples, com menos vesículas, vacúolos, mitocôndrias e interdigitações entre as células. Essa redução de complexidade morfológica sugere que essa região está menos envolvida no transporte ativo de sódio e água quando comparada à *pars convoluta*. Essa impressão é corroborada por estudos experimentais.

O túbulo proximal promove uma reabsorção, quase isosmótica, de dois terços do ultrafiltrado, acoplada a transporte ativo de sódio. Tanto o transporte transcelular quanto o paracelular são importantes no transporte de NaCl no túbulo proximal. Qualquer doença que afete essa região causa um desequilíbrio hidreletrolítico importante. As células do túbulo contorcido proximal apresentam um sistema vacúolo-lisossomal muito bem desenvolvido. Assim, são importantes funções da *pars convoluta* e, em menor grau, da *pars recta* a reabsorção e a degradação de várias macromoléculas, inclusive a albumina e as proteínas de baixo peso molecular do filtrado glomerular. As proteínas são reabsorvidas, levadas ao lisossomo e degradadas. A reabsorção dá-se com o transporte ativo de sódio, constituindo um transporte ativo secundário. Trata-se de um processo seletivo determinado pela carga elétrica e pela distribuição dessa carga na molécula, além do tamanho e da configuração moleculares da proteína.

Há evidências também de endocitose mediada por receptor nessas células.

O túbulo proximal é importante na formação de amônia e na secreção de íons de hidrogênio.

Foi bem estabelecido que bases fracas, como cloreto de amônio e cloroquina, acumulam-se nos compartimentos acídicos intracelulares, incluindo endossomos e lisossomos. Esse mecanismo talvez explique o acúmulo de fármacos catiônicos anfifílicos, como a cloroquina, os antidepressivos tricíclicos e os antibióticos aminoglicosídios. Metais pesados também se acumulam nos lisossomos, provavelmente porque estão ligados a proteínas.

Por muitos anos, sabe-se que a *pars recta* do túbulo proximal está envolvida na secreção de ácidos e bases orgânicas. Assim, essa porção é frequentemente lesada por compostos nefrotóxicos, incluindo várias drogas e metais pesados secretados por essa via de transporte.

Alça de Henle

A transição entre o túbulo contorcido proximal e o segmento delgado da alça de Henle é abrupta e marca a divisão entre as faixas externa e interna da zona externa da medula. As células do segmento delgado ascendente têm aspecto morfológico distinto do das células do segmento delgado descendente (ver Figura 1.11). Estas últimas são mais complexas, irregulares na configuração e apresentam extensas interdigitações entre si. Esse segmento delgado da alça de Henle tem grande importância no mecanismo de concentração da urina, participando do mecanismo de contracorrente e promovendo um interstício medular hipertônico (ver Capítulo 6, *Mecanismo de Concentração e Diluição Urinária*). O segmento ascendente é relativamente impermeável à água, mas bastante permeável ao sódio e ao cloro, enquanto, no segmento descendente, a água passa passivamente para o interstício hipertônico, e sódio e cloro praticamente não passam.[51] Não há evidências de que, nesses segmentos delgados, haja um transporte ativo de sódio e cloro. Estudos recentes indicam que a concentração de urina na medula interna é um processo puramente passivo, embora o debate ainda persista. Verificou-se que a saída de sódio e cloro do segmento ascendente é maior que a entrada de ureia, o que ajuda na formação do gradiente osmótico da medula interna.[52]

Túbulo distal

Constitui-se por meio do segmento ascendente espesso da alça de Henle (*pars recta*), da mácula densa e do túbulo contorcido distal (*pars convoluta*).

A *pars recta* atravessa a medula externa e sobe no raio medular do córtex até ficar em contato com o seu próprio glomérulo. Essa porção tubular contígua ao glomérulo forma a mácula densa. As células nesse segmento aumentam de altura, tornando-se cuboides na parte média do segmento (ver Figura 1.10). A transição entre o segmento ascendente delgado e o segmento espesso marca a divisão entre zona externa e zona interna da medula.

A *pars recta* apresenta um alto metabolismo, sendo especialmente sensível à isquemia.[52] Nos processos laterais de suas células e próximo à membrana basal, aparecem muitas mitocôndrias alongadas, contendo vários tipos de filamento e inclusões cristalinas. A principal função da *pars recta* encontra-se no transporte de cloreto de sódio (transporte ativo de sódio, ATPase sódio/potássio, e passivo de cloro) para o interstício, função muito importante para o mecanismo de contracorrente (ver Capítulo 9, *Metabolismo da Água*).[51] Além do cotransporte Na-K-2Cl, esse segmento dispõe de canais de potássio apicais e *tight junctions* seletivas a cátion, pelas quais a reabsorção de cálcio e magnésio procede. A *pars recta* tem sua atividade influenciada por hormônios, como paratormônio (PTH), vasopressina, calcitonina e glucagon, pela ativação do sistema adenilato ciclase. O PTH estimula a reabsorção de cálcio e magnésio no segmento ascendente, parte cortical.

A *pars convoluta* estende-se da mácula densa ao início do DC. As células desse segmento são muito semelhantes às da *pars recta*.

A relação entre a estrutura e a função nesse segmento do néfron é um pouco complicada, pela diferente terminologia usada por anatomistas e fisiologistas. Para os fisiologistas dedicados à micropunção, o TD é definido como aquela região do néfron que se inicia após a mácula densa e se estende até a junção com outro TD. Mas, em muitas ocasiões, o segmento cortical do ramo ascendente da alça de Henle se estende além da mácula densa, além de haver evidência anatômica para a presença de uma região de conexão ou transição entre a *pars convoluta* do TD e o DC. Dessa maneira, o TD pode ser formado por quatro tipos diferentes de epitélio.

Em geral, a porção inicial do TD corresponde ao túbulo contorcido distal ou *pars convoluta* do anatomista. Este tem a maior atividade sódio/potássio ATPase, em comparação aos demais segmentos. Apresenta, também, muitas mitocôndrias e está associado à reabsorção de cálcio e magnésio, apresentando, em estudos histoquímicos, uma elevada reatividade imunológica para uma proteína carreadora de cálcio, vitamina D-dependente. A porção mais distal do TD está representada pelo túbulo conector e pela primeira porção do DC, habitualmente referida como túbulo coletor inicial (ver Capítulo 4, *Função Tubular*).

O túbulo conector é uma região de transição e parece estar envolvido na secreção de potássio, pelo menos em parte, regulada por mineralocorticoides, e na secreção de íons H⁺.

Ducto coletor

Deriva-se do broto ureteral. De acordo com a sua localização no rim, costuma-se dividir o DC em três segmentos: segmento coletor cortical e segmentos medulares interno e externo. O segmento coletor cortical está formado, no início, pelo túbulo coletor, continuando, depois, com uma porção arqueada e medular. O segmento medular interno termina na papila.[9]

A célula mais abundante no DC é uma célula clara, contendo um núcleo central cercado por um citoplasma claro e um pequeno número de mitocôndrias (Figura 1.13).

Outro tipo de célula encontrado é uma célula escura ou intercalada, de citoplasma escuro com numerosas mitocôndrias. Estudos imuno-histoquímicos demonstraram altos níveis de atividade da anidrase carbônica nessas células, sugerindo que elas estejam envolvidas no processo de acidificação da urina.

As funções do DC são muitas, embora, às vezes, seja difícil separá-las das funções do túbulo contorcido distal. Juntos, DC e túbulo contorcido distal formam o néfron distal, no qual ocorrem vários processos fisiológicos: reabsorção de bicarbonato; secreção de hidrogênio; reabsorção e secreção de potássio; secreção de amônia; reabsorção de água etc. Uma evidência experimental documenta nitidamente que todo DC reabsorve água sob a influência de vasopressina (Figura 1.14).

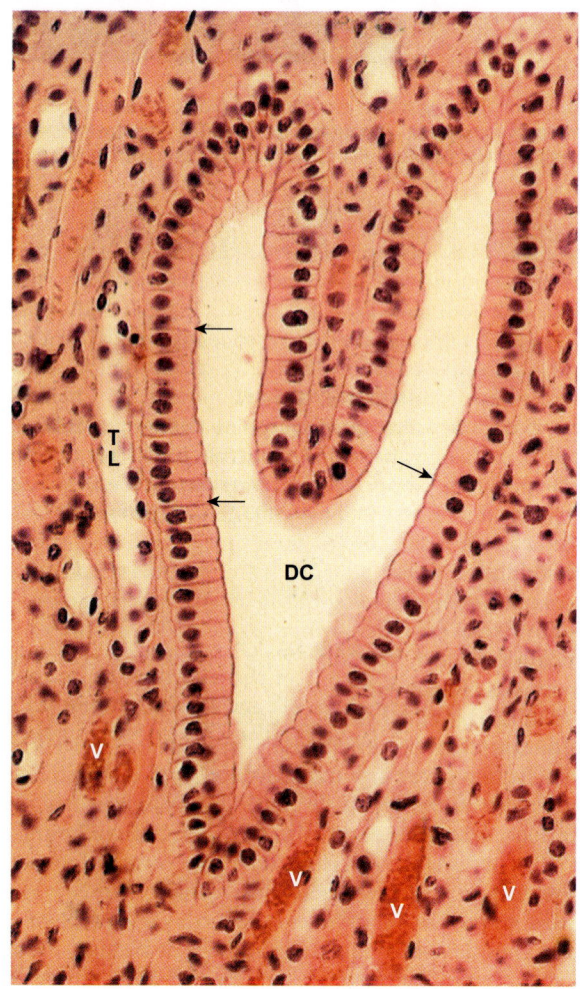

Figura 1.13 Microscopia óptica do ducto coletor (DC), segmento delgado da alça de Henle (TL) e algumas arteríolas retas (V). (Adaptada de Berman, 1998.)[53]

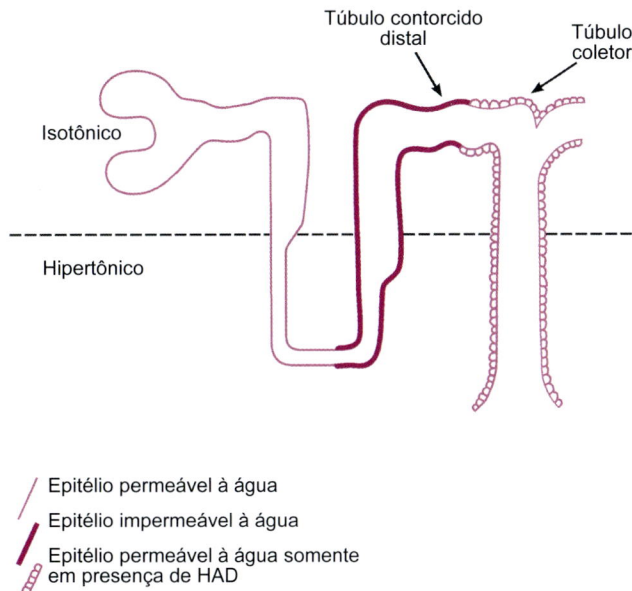

Figura 1.14 Representação esquemática do néfron procurando-se ressaltar as diferenças morfológicas e funcionais das porções inicial e distal do túbulo distal. Observa-se que o túbulo contorcido distal é impermeável à água, como o ramo ascendente da alça de Henle. A porção distal do TD (túbulo coletor) responde ao HAD, como todo o ducto coletor.

Na presença de vasopressina, sendo a água reabsorvida do interior do DC, há uma maior concentração de ureia no interior do DC, cujos segmentos cortical e medular são impermeáveis à ureia. Os segmentos medular interno e papilar são permeáveis à ureia, facilitando a passagem desta para o interstício medular, fato muito importante no mecanismo de concentração de urina (ver Capítulo 9, *Metabolismo da Água*). Além disso, há evidência de que o DC participa da reabsorção de cloreto de sódio, secreção ou reabsorção de potássio, secreção de íons hidrogênio e do processo de acidificação urinária, como já citado.

INTERSTÍCIO RENAL

Engloba tudo o que se encontra nos espaços extravascular e intertubular do rim, estando limitado pelas membranas basais dos vasos e túbulos. Segundo Lemley e Kriz[54], o interstício não se constitui de um simples espaço com elementos celulares e uma matriz extracelular que envolve as "estruturas funcionais dos rins", néfrons e túbulos. Há evidências de que ele não somente fornece suporte estrutural, mas também funciona como mediador ou, mais exatamente, como modulador de quase todas as trocas que ocorrem ao longo dos vasos capilares e túbulos do parênquima renal. Considera-se provável sua influência na filtração glomerular, por meio de seus efeitos no *feedback* tubuloglomerular. Ele também tem muita importância no crescimento e na diferenciação das células do parênquima renal, bem como na determinação da distribuição da microvasculatura peritubular e na circulação linfática. Além disso, produz fatores autacoides e hormônios de ação local, como a adenosina e a prostaglandina, e sistêmica, como a eritropoetina. Alterações no interstício renal contribuem para as manifestações clínicas da doença renal.

O interstício renal divide-se nos compartimentos cortical e medular, que, por sua vez, têm suas subdivisões. No córtex, há as partes peritubular, periarterial e especial, esta formada pelo mesângio glomerular e extraglomerular. Na medula, observam-se as faixas externa e interna da medula externa e a medula interna. Na região periarterial do interstício cortical, encontram-se os vasos linfáticos renais, particularmente abundantes ao redor das artérias arqueadas e corticais radiais ou interlobulares. Eles dispõem de um endotélio perfurado e sem membrana basal. Não existem vasos linfáticos na medula renal.

O volume do interstício em relação ao parênquima vai aumentando em direção à papila renal, a partir do córtex. Assim, há um volume relativo intersticial de 30 a 40% na medula interna de rins de animais de laboratório, enquanto a parte intersticial cortical tem apenas 7 a 9%. Em rins de adultos jovens normais, o volume relativo do interstício varia de 5 a 10% no córtex e aumenta com a idade.[55]

No córtex, identificam-se basicamente dois tipos de células intersticiais. O tipo mais frequente assemelha-se a fibroblastos, e o outro lembra células mononucleares (macrófagos). A produção de adenosina por células semelhantes a fibroblastos da parte cortical inibe a liberação de renina e diminui a reabsorção de sódio, tendo-se revelado parte do mecanismo de proteção renal frente a situações de hipóxia. Durante a hipóxia, há evidências de aumento de adenosina e de eritropoetina. Sugere-se que a síntese desta última é estimulada pela adenosina, representando a resposta celular a um sinal de diminuição do O_2 disponível.

Na medula, especialmente na medula interna, as células intersticiais são numerosas, e vários tipos foram identificados. Por meio de microscopia eletrônica, identificaram-se, inclusive, partículas de gordura em determinadas células, muito abundantes nessa região. Por meio de reações histoquímicas, revelou-se que essas partículas são compostas de ácidos graxos saturados e insaturados. Esses ácidos são precursores de prostaglandinas, formando, assim, a evidência de que essas células intersticiais medulares estejam envolvidas na síntese de prostaglandinas renais, sendo a medula o principal local

> **⚠ PONTOS-CHAVE**
>
> - O aparelho justaglomerular é principalmente formado pelas células granulares da arteríola aferente (secretoras da renina) e pela mácula densa (diferenciação celular do túbulo distal). Essa estrutura é a principal responsável pelo controle do sistema renina-angiotensina-aldosterona (SRAA), o qual tem como função regular o metabolismo de sódio
> - A estenose de artéria renal diminui o fluxo glomerular, atuando diretamente no aparelho justaglomerular. Ocorre, então, uma estimulação do SRAA, levando a um quadro de hipertensão arterial sistêmica de causa renovascular
> - O túbulo proximal é responsável pela reabsorção da maioria dos pequenos solutos filtrados, e, entre eles, têm-se os íons sódio, cloreto, potássio, cálcio e bicarbonato, assim como moléculas de aminoácidos e glicose. A água é permeável nesse segmento, sendo reabsorvida passivamente. Uma disfunção hereditária ou adquirida no túbulo proximal leva à síndrome de Fanconi
> - A alça de Henle tem grande importância na concentração da urina, participando na criação do mecanismo de contracorrente por meio da criação de um interstício medular hipertônico
> - Os túbulos distais, com os ductos coletores, formam os néfrons distais. Nesses segmentos, agem a aldosterona (reabsorção de sódio e secreção de potássio), o hormônio antidiurético (reabsorção de água) e o fator natriurético atrial (inibe reabsorção de sódio). Além disso, o ducto coletor tem papel importante na secreção de ácido por meio do amônio e no mecanismo de contracorrente com a ureia
> - A nefrite intersticial é um quadro de inflamação aguda do interstício renal provocada principalmente por medicamentos, como derivados da penicilina e anti-inflamatórios não esteroides.

de produção. Evidenciou-se também que elas participam da síntese de glicosaminoglicanos presentes na matriz do interstício e que têm uma função endócrina anti-hipertensiva.[56]

As células mononucleares têm a capacidade de fagocitose e estão frequentemente associadas às células dendríticas intersticiais, que não se diferenciam claramente das células semelhantes a fibroblastos e funcionam como excelentes apresentadoras de antígenos, como se observou em trabalhos experimentais.[57] Em humanos, as células homólogas a essas células dendríticas intersticiais encontram-se mais no parênquima, como células endoteliais, e expressam o antígeno comum leucocitário CD45.[58]

REFERÊNCIAS BIBLIOGRÁFICAS

1. Chapman WH, Dulger RE, Cutler RE, Stirker GE. The urinary system: an integrated approach. Philadelphia: W.B. Saunders Co.; 1973.
2. Netter FH. Anatomia, estrutura e embriologia. Seção I: Rins, ureteres e bexiga. v. 6. São Paulo/Rio de Janeiro: Ciba-Geigy/Guanabara Koogan; 1973.
3. Wald H. The weight of normal adult human kidneys and its variability. Arch Pathol Lab Med. 1937;23:493-500.
4. Emery JL, Mithal A. The weight of kidneys in late intra-uterine life and childhood. J Clin Pathol. 1960;13:490-3.
5. Kasiske BL, Umen AJ. The influence of age, sex, race and body habitus on kidney weight in humans. Arch Pathol Lab Med. 1986;110:55-60.
6. Sykes D. The morphology of renal lobulations and calyces, and their relationship to partial nephrectomy. Br J Surg. 1964;51:294-304.
7. Inke G The protolobar structure of the human kidney: its biologic and clinical significance. New York: Alan R. Liss; 1988.
8. Hodson CJ. Reflux nephropathy: a personal historical review. Am J Roentgenol. 1981;137:451-62.
9. Tisher CC, Madsen KM. Anatomy of the kidney. In: Brenner BM, Rector Jr FC. The Kidney. W.B. Saunders Co. 1986. p. 3.
10. Gardner E, Gray DJ, O'Rahilly R. Anatomia do corpo humano: estudo regional. 4. ed. Rio de Janeiro: Guanabara Koogan; 1988.
11. Osathanondh V, Potter EL. Development of human kidney as shown by microdissection: II. Renal pelvis, calyces, and papillae. Arch Pathol. 1963;76:277-89.
12. Osathanondh V, Potter EL. Development of human kidney as shown by microdissection: III. Formation and interrelationships of collecting tubules and nephrons. Arch Pathol. 1963;76:290-302.
13. Clapp WL, Abrahamson D. Development and gross anatomy of the kidney. In: Tisher CC, Brenner BM. Renal Pathology. 2. ed. Philadelphia: J.B. Lippincott Company; 1994. p. 3-59.
14. Dunnil MS, Halley W. Some observations on the quantitative anatomy of the kidney. J Pathol. 1973;110:113-21.
15. Bankir B, de Rouffignac C. Urinary concentrating ability: insights from comparative anatomy. Am J Physiol. 1985;249(Regulatory Integ. Comp. Physiol., 18):R643-66.
16. Kumar R, Cotran R, Robbins S. Basic pathology. 6. ed. Philadelphia: W.B. Saunders; 1997.
17. Tryggvason K, Patrakka J, Wartiovaara J. Hereditary proteinuria syndromes and mechanisms of proteinuria. N Engl J Med. 2006;354(13):1387-401.
18. Osterby R. Morphometric studies of the peripheral glomerular basement membrane in early juvenile diabetes: Development of initial basement membrane thickening. Diabetologia. 1972;8:84-92.
19. Steffes MW, Barbosa J, Basgen JM, Sutherland DER, Najarian JS, Mauer SM. Quantitative glomerular morphology of the normal human kidney. Lab Invest. 1983;49:82-6.
20. Weber S, Engel J, Wiedemann H, Glanville RW, Timpl, R. Subunit structure and assembly of the globular domain of basement membrane collagen type IV. Eur J Biochem. 1984;139:401-10.
21. Boyd CD, Toth-Fejel S, Gadi IK, Litt M, Condon MR, Kolbe M et al. The genes coding for human pro alpha 1(IV) and pro alpha 2(IV) collagen are both located at the end of the long arm of the chromossome 13. Am J Hum Genet. 1988;42:309-14.
22. Morrison KE, Germino GG, Reeders ST. Use of the polymerase chain reaction to clone and sequence a cDNA encoding the bovine alpha-3 chain of the type IV collagen. J Biol Chem. 1991;266:34-9.
23. Hostikka SL, Eddy RL, Byers MG, Hoyhtya M, Shows TB, Tryggvason K. Identification of a distinct type IV collagen alpha chain with restricted kidney distribution and assignment of its gene to the locus of X chromosome-linked Alport syndrome. Proc Natl Acad Sci (USA). 1990;87:1606-10.
24. Kleppel MM, Kashtan CE, Butkowski RJ, Fish AJ, Michael AF. Alport familial nephritis – absence of 28 kilodalton non-collagenous monomers of type IV collagen in glomerular basement membrane. J Clin Invest. 1987;80:263-6.
25. Antignac C, Dechenes G, Gros F, Knebelmann B, Tryggvason K, Gubler MC. Mutations in the COL4A5 gene in Alport syndrome. J Am Soc Nephrol. 1991;2:249.
26. Brazel D, Oberbaumer I, Dieringer H, Babel W, Glanville RW, Deutzmann R, Kuhn K. Completion of the amino acid sequence of the alfa-1 chain of human basement membrane collagen (type IV) reveals 21 non-triplet interruptions located within the collagenous domain. Eur J Biochem. 1987;168:529-36.
27. Tsilibary E, Charonis A. The role of the main noncol-lagenous domain (NC1) in type IV collagen assembly. J Cell Biol. 1986;103:2467-73.
28. Aumailley M, Timpl R. Attachment of cells to basement membrane collagen type IV. J Cell Biol. 1986;103:1569-75.
29. Martinez-Hernandez AS, Gay S, Miller EJ. Ultrastructural localization of type V collagen in rat kidney. J Cell Biol. 1982;92:343-9.
30. Madri JA, Roll FJ, Furthmayr H, Foidart JM. Ultrastructural localization of fibronectin and laminin in basement membranes of murine kidney. J Cell Biol. 1980;86:682-7.
31. Katz A, Fish AJ, Kleppel MM, Hagen SG, Michael AF, Butkowski RJ. Renal entactin (nidogen): isolation, characterization and tissue distribution. Kidney Int. 1991;40:643-52.
32. Farquhar MG. The glomerular basement membrane: a selective macromolecular filter. In: Hay ED. Cell biology of extracellular matrix. New York: Plenum Press; 1981. p. 335-78.
33. Kanvar YS, Linker A, Farquhar MG. Increased permeability of the glomerular basement membrane to ferritin after removal of glycosaminoglycans (heparan sulfate) by enzyme digestion. J. Cell Biol. 1980;86:688-93.
34. Rosenzweig LJ, Kanvar YS. Removal of sulfated (heparan sulfate) or nonsulfated (hyaluronic acid) glycosaminoglycans results in increased permeability of the glomerular basement membrane to 123I-bovine serum albumin. Lab. Invest. 1982;47:177-84.
35. Bohrer MP, Baylis C, Humes HD, Glassock RJ, Robertson CR, Brenner BM. Perm selectivity of the glomerular capillary wall: Facilitated filtration of circulating polycations. J Clin Invest. 1978;61:72-8.
36. Couser WG, Hoyer JR, Stilmant MM, Jermanovich NB, Belock S. Effect of aminonucleoside nephrosis on immune complex localization in autologous immune complex nephritis in the rat. J Clin Invest. 1978;61:561-72.
37. Horvat R, Hovoka A, Dekan G, Poczewski H, Kerjaschki D. Endothelial cell membranes contain podocalyxin – the major sialoprotein of visceral glomerular epithelial cells. J Cell Biol. 1986;102:484-91.
38. Drenckhahn D, Schnittler H, Nobiling R, Kriz W. Ultrastructural organization of contractile proteins in rat glomerular mesangial cells. Am J Pathol. 1990;137:1343-52.
39. Gehlsen KR, Dillner L, Engvall E, Ruoslahti E. The human laminin receptor is a member of the integrin family of cell adhesion receptors. Science. 1988;241:1228-9.
40. Laitinen L, Vartio T, Virtanen I. Cellular fibronectins are differentially expressed in human fetal and adult kidney. Lab Invest. 1991;64:492-8.
41. Schlondorff D. The glomerular mesangial cell: an expanding role for a specialized pericyte. FASEB J. 1987;1:272-81.
42. Kriz W, Elger M, Lemley K, Sakai T. Structure of the glomerular mesangium: a biomechanical interpretation. Kidney Int. 1990;38(suppl. 30):S2-9.
43. Lorenz JN, Weihprecht H, Schnermann J, Skott O, Briggs JP. Renin release from isolated juxtaglomerular apparatus depends on macula densa chloride transport. Am J Physiol. 1991 Apr;260:486-93.
44. Kurtz SM, Feldman JD. Experimental studies on the formation of the glomerular basement membrane. J Ultrastr Res. 1962;6:19-27.
45. Gomez RA, Pupilli C, Everett AD. Molecular aspects of renin during kidney ontogeny. Pediatr Nephrol. 1991;5:80-7.

46. Thurau K, Schnermann J, Nagel W, Horster M, Wahl M. Composition of tubular fluid in the macula densa segment as a factor regulating the function of the juxtaglomerular apparatus. Circ Res. 1967;20(suppl. 2):79.
47. Tobian L, Janecek J, Tomboulian A. Correlation between granulation of juxtaglomerular cells and extractable renin in rats with experimental hypertension. Proc Soc Exp Biol Med. 1959;100:94.
48. Barajas L. Renin secretion: an anatomical basis for tubular control. Science. 1971;172:485.
49. Rhodin JAG. Structure of the kidney. In: Disease of the kidney. 2. ed. Boston: Little, Brown and Co.; 1971.
50. Bergeron M, Guerette D, Forget J, Thiéry G. Three-dimentional characteristics of the mitochondria of the rat nephron. Kidney Int. 1980;17:175-85.
51. Rocha AS, Kokko JP. Sodium chloride and water transport in the medullary thick ascending limb of Henle: evidence for active chloride transport. J Clin Invest. 1973;52:612.
52. Allen F, Tisher CC. Morphology of the ascending thick limb of Henle. Kidney Int. 1976;9:8-22.
53. Berman, I. Color atlas of basic histology. 2. ed. Appleton & Lange; 1998.
54. Lemley KV, Kriz W. Anatomy of the renal interstitium. Kidney Int. 1991;39:370-81.
55. Junqueira LC, Carneiro J. Histologia básica. 8. ed. Rio de Janeiro: Guanabara Koogan; 1995.
56. Muirhead EE, Germain GS, Armstrong FB, Brooks B, Leach BE, Byers LW, Pitcock JA et al. Endocrine-type antihypertensive function of renomedullary interstitial cells. Kidney Int. 1975;8:S271-82.
57. Gurner AC, Smith J, Cattel V. The origin of Ia antigen-expressing cells in the rat kidney. Am J Pathol. 1984;127:169-75.
58. Alexpoulos E, Seron D, Hartley RB, Cameron JS. Lupus nephritis: correlation of interstitial cells with glomerular function. Kidney Int. 1990;37:100-9.

BIBLIOGRAFIA

Burkitt HG, Yuong B, Helath JW. Wheather's functional histology. 3. ed. Churchill Livingston; 1993.

Centon RA, Praetorius J. Anatomy of the kidney. In: Skorecki K, Chertow GM, Marsden PA, Yu ASL, Taal MW, editors. Brenner & Rector's The Kidney. V. 1. 10. ed. Philadelphia: Elsevier; 2016. p.42-82.

Heptinstall RH. Pathology of the kidney. 2. ed. Boston: Little, Brown and Co.; 1974.

Kappel B, Olsen S. Cortical interstitial tissue and sclerosed glomeruli in the human kidney related to age and sex: a quantitative study. Virchows Arch.(A). 1980;387:271-7.

Kashtan CE, Michael AF, Sibley RK, Vernier RL. Hereditary nephritis: Alport syndrome and thin glomerular basement disease. In: Tisher CC, Brenner BM. Renal pathology. 2. ed. Philadelphia: J.B. Lippincott Company; 1994. p. 1250.

Mariyama M, Kalluri R, Hudson BJ, Reeders ST. The alpha-4(IV) chain of basement membrane collagen: isolation of cDNAs encoding bovine alpha-4(IV) and comparison with other type of collagens. J Biol Chem. 1991;67:1253-8.

Pitts RF. Physiology of the kidney and body fluids. Year Book Medical Publishers; 1972.

Scott RP, Maezawa Y, Kreidberg J, Quaggin SE. Embriology of the kidney. In: Skorecki K, Chertow GM, Marsden PA, Yu ASL, Taal MW, editors. Brenner & Rector's The Kidney. V. 1. 10. ed. Philadelphia: Elsevier; 2016. p.2-41.

Tisher CC, Brenner BM. Structure and function of the glomerulus. In: Renal pathology. 2. ed. Philadelphia: J.B. Lippincott Company; 1994. p. 143-61.

2 | Circulação Renal

Claudia M. B. Helou • José Luiz Monteiro

INTRODUÇÃO

Os rins humanos pesam cerca de 300 g, o que representa aproximadamente 0,5% do peso corpóreo. Apesar desse aspecto, eles recebem de 20 a 25% do débito cardíaco, o que corresponde a 400 mℓ de fluxo por 100 g de tecido renal por minuto. Esse fluxo é 5 a 50 vezes maior do que o de outros órgãos também importantes, como o coração, o cérebro e o fígado. Em virtude de sua baixa resistência vascular, associada à grande capacidade filtrante, têm, portanto, o maior volume de perfusão entre todos os tecidos dos mamíferos.

A circulação renal apresenta certas características interessantes:

- A diferença arteriovenosa de oxigênio é baixa, o que indica que o alto fluxo sanguíneo é muito maior do que a necessidade metabólica renal, ainda que essencial para a formação da urina. Por sua vez, no estado de choque circulatório sistêmico, uma frequente complicação é a injúria renal aguda decorrente de isquemia
- Os vasos renais, em especial os pré-glomerulares, apresentam características de resistência, e não de meros condutores do fluxo sanguíneo. Essa característica possibilita a autorregulação da hemodinâmica renal a ponto de a filtração glomerular manter-se constante dentro de certos valores da pressão arterial sanguínea. Os vasos pós-glomerulares também apresentam resistência em seu segmento próximo ao glomérulo e, por isso, desempenham importante função no mecanismo da filtração glomerular. Contudo, outra importante característica das arteríolas eferentes são as múltiplas divisões e ramificações no seu leito distal que formam os plexos capilares implicados na reabsorção da água e de solutos. Assim, o rim dispõe de distintas redes de microcirculação, como a glomerular, a peritubular cortical e a que nutre e drena a medula. Esta última é constituída por vasos denominados "*vasa recta* descendente" e "ascendente". É importante salientar que essas distintas microcirculações estão relacionadas com a heterogeneidade morfológica dos vasos pós-glomerulares, como será descrito adiante
- As populações dos néfrons também apresentam heterogeneidade morfológica de acordo com a sua localização topográfica, diferindo também quanto ao fluxo sanguíneo renal (FSR) e à filtração glomerular
- As células endoteliais eram consideradas simples membranas semipermeáveis, que impediam a passagem principalmente de proteínas. Entretanto, as células endoteliais, em especial as da microcirculação renal, atuam como verdadeiros órgãos, dotados de propriedades metabólicas autócrinas e parácrinas, isto é, com síntese de moléculas vasomotoras com ação nas próprias células ou nos tecidos adjacentes. O óxido nítrico, as prostaglandinas e o fator hiperpolarizante derivado do endotélio (EDHF) são os principais exemplos de vasodilatadores, e a endotelina e o tromboxane, dos vasoconstritores. Então, esses agonistas sintetizados no endotélio exercem a sua função parácrina na musculatura lisa das arteríolas glomerulares.

> **! PONTOS-CHAVE**
> - Os rins são os órgãos que recebem o maior fluxo sanguíneo corrigido por grama de tecido no organismo
> - A circulação renal não é homogênea, reconhecendo-se distintas redes de microcirculação: a glomerular; a peritubular cortical; e a que nutre e drena a medula renal constituída pela *vasa recta* descendente e ascendente
> - As células endoteliais sintetizam e/ou liberam agonistas que modulam a tonicidade da musculatura lisa das arteríolas glomerulares.

ANATOMIA VASCULAR RENAL

As artérias renais originam-se diretamente da aorta e são, em geral, únicas. Elas se dividem junto ao hilo em um ramo anterior e outro posterior. O ramo anterior divide-se em quatro artérias segmentares responsáveis pela irrigação de todo o polo inferior, do ápice e dos segmentos superior e médio da face anterior renal. Os segmentos restantes são irrigados pelo ramo posterior. Não existem anastomoses entre esses ramos iniciais da artéria renal, subentendendo-se a partir de então que a obstrução de qualquer um desses ramos acarretará isquemia de todo o tecido para o qual o fluxo sanguíneo se distribui.

Essas artérias segmentares dividem-se em várias outras e originam as artérias interlobares, que se dirigem até a junção corticomedular, delimitando espaços lobos.

Na região corticomedular, as artérias interlobares assumem forma encurvada, originando-se, então, as artérias arqueadas. A partir destas, formam-se as artérias radiais corticais, que se dirigem perpendicularmente ao córtex superficial, dividindo-o em lóbulos, razão pela qual eram antigamente denominadas "artérias interlobulares".

Das artérias radiais corticais, têm origem as arteríolas aferentes, cuja porção distal penetra na cápsula de Bowman ramificando-se em múltiplos capilares, que convergem e formam as arteríolas eferentes (Figura 2.1). Essas arteríolas são importantes na regulação da resistência vascular glomerular por apresentarem estruturas esfinctéricas, modulando, então, a hemodinâmica renal e a filtração glomerular.

A rede capilar resultante das ramificações da arteríola aferente é coberta por células epiteliais, cápsula de Bowman, que emite prolongamentos cobrindo porções de cada capilar. As células desses prolongamentos epiteliais recebem o nome de podócitos. No interior da cápsula de Bowman encontra-se também um terceiro tipo de células: as mesangiais. A esse conjunto de estruturas vasculares, epiteliais e mesangiais é dado o nome de glomérulo. É importante salientar que as células mesangiais são responsáveis pela sustentação da matriz glomerular e também desempenham papel na regulação da filtração glomerular, porque possuem elementos contráteis que induzem variações da área filtrante.

Os diâmetros glomerulares são heterogêneos ao longo do córtex renal, sendo maiores os dos glomérulos próximos da região medular quando comparados aos da região superficial. Isso também implica maior filtração por cada unidade funcional renal, o néfron.

As arteríolas aferentes – os vasos pré-glomerulares – caracterizam-se por apresentarem parede espessa e regular em razão da distribuição homogênea das fibras circulares de músculo liso independentemente de sua localização cortical (Figura 2.2). O citoplasma da célula muscular apresenta dois prolongamentos laterais simétricos que envolvem o tubo endotelial, formando um anel de cada lado. É interessante salientar que, se, de um lado, a espiral formada é no sentido horário, no outro, é anti-horário (Figura 2.3). Dessa maneira, a contração da célula muscular induz redução do diâmetro luminal sem haver torção do vaso. Próximos ao glomérulo, dois tipos distintos de células compõem a parede das **arteríolas aferentes**: as **células musculares lisas** (já descritas) e as **justaglomerulares**, que se caracterizam por serem do tipo mioepitelial com a função de secretar renina. Essas células são mais abundantes nas **arteríolas aferentes** do córtex superficial em relação às do córtex justamedular.

As arteríolas eferentes, por sua vez, são heterogêneas ao longo do córtex renal (Figuras 2.3 a 2.7), caracterizando-se por apresentarem ramificações laterais que formarão um plexo capilar para envolver o túbulo contorcido proximal. Aliás, essa rede capilar não necessariamente envolve o túbulo de cujo glomérulo a arteríola eferente se originou. As arteríolas eferentes são também responsáveis pela irrigação da medula renal, que é realizada por longas arteríolas, localizadas no córtex justamedular. Estas, ao penetrarem na medula externa, formam a *vasa recta* por meio de suas múltiplas divisões (Figura 2.6). Dessa maneira, as **arteríolas eferentes** desempenham importante função na reabsorção de água e eletrólitos, além de sua participação na filtração glomerular, já referida aqui.

De modo geral, as **arteríolas eferentes** são mais finas que as respectivas *aferentes* e apresentam parede irregular pela distribuição descontínua de células de musculatura lisa. Aliás, a célula muscular das **arteríolas eferentes** tem forma totalmente irregular, não tornando possível o envolvimento total da camada endotelial e deixando fenestrações. Essa descrição é válida para todas as **arteríolas eferentes**, exceto para o grupo de localização justamedular responsável pela formação da *vasa recta*. Nesse grupo, observa-se que as **arteríolas eferentes** apresentam diâmetro igual ou até mesmo superior às suas respectivas **aferentes**. À microscopia óptica, a parede é regular e uniforme, em razão da camada contínua de musculatura lisa, e somente pela presença de ramificações é possível distingui-las das aferentes (Figura 2.6). Entretanto, à microscopia eletrônica também se observam fenestrações na parede muscular, uma vez que a irregularidade dos prolongamentos laterais dessas células não possibilita a formação de um anel contínuo muscular sobre o tubo endotelial (Figura 2.3).

No córtex superficial, as **arteríolas eferentes** são sempre finas (16 a 18 mm de diâmetro no rim do rato) e de parede irregular (Figura 2.4). Entretanto, elas podem mostrar padrão heterogêneo quanto ao local da ramificação. Algumas se ramificam de modo bem próximo ao glomérulo e, no caso de outras, as ramificações somente ocorrerão a partir de 100 a 200 mm. Ao local onde ocorrem as ramificações, dá-se o nome de *welling point*, ou "vaso estrelado", acesso utilizado nos estudos que aplicam a técnica de micropunção.

No córtex intermediário, as **arteríolas eferentes** também são finas e de parede irregular, mas extremamente curtas em virtude das múltiplas ramificações para formar o plexo capilar que envolve o túbulo contorcido proximal. Essa rede vascular é tão complexa que impede de distinguir o caminho individual de um capilar.

> **⚠ PONTOS-CHAVE**
>
> - As artérias renais são únicas e dividem-se sucessivamente até a formação do glomérulo (artéria renal → artéria segmentar → artéria interlobar → artéria arqueada → artéria radial cortical → arteríola aferente)
> - Em virtude da ausência de anastomoses entre as múltiplas divisões da artéria renal, a obstrução de uma dessas divisões ocasiona isquemia parcial do órgão
> - As arteríolas aferentes apresentam o mesmo padrão morfológico por todo o córtex renal
> - As arteríolas eferentes apresentam heterogeneidade morfológica e caracterizam-se pela presença de ramificações laterais formadoras dos plexos capilares que envolvem os túbulos. No córtex justamedular, as arteríolas eferentes espessas musculares penetram na medula e formam as *vasa recta* por meio de múltiplas divisões longitudinais
> - As arteríolas eferentes participam do controle da filtração glomerular, da irrigação medular e da reabsorção de água e eletrólitos por meio da formação dos plexos capilares e da *vasa recta*
> - O sangue retorna à circulação pela *vasa recta* ascendente, de anastomoses venosas entre os capilares peritubulares e as veias na região cortical que drenam para veias interlobulares → veias interlobares → veia renal → veia cava inferior.

No córtex profundo ou justamedular, também se observam arteríolas eferentes finas, com parede irregular e ramificações laterais situadas longe do glomérulo e, portanto, com aspecto morfológico semelhante ao daquelas do córtex superficial (Figura 2.5). Como já referido em parágrafos anteriores, nessa região se localizam as arteríolas eferentes espessas musculares (diâmetro de 23,0 ± 1,5 mm em ratos) que se dirigem à medula para formar a *vasa recta* (Figura 2.6). Além disso, nessa região também se reconhece outro tipo de arteríola eferente de diâmetro (19,3 ± 0,5 mm) e morfologia intermediária entre as eferentes finas e as espessas musculares (Figura 2.7).

Do plexo capilar oriundo da *vasa recta* descendente, formam-se a circulação venosa e a *vasa recta* ascendente. Esses capilares, além de suprirem as necessidades metabólicas locais, responsabilizam-se pela captação e remoção de água extraída dos ductos coletores durante o processo de formação da urina. Para manter a tonicidade do interstício, o fluxo sanguíneo medular desempenha importante função na formação de

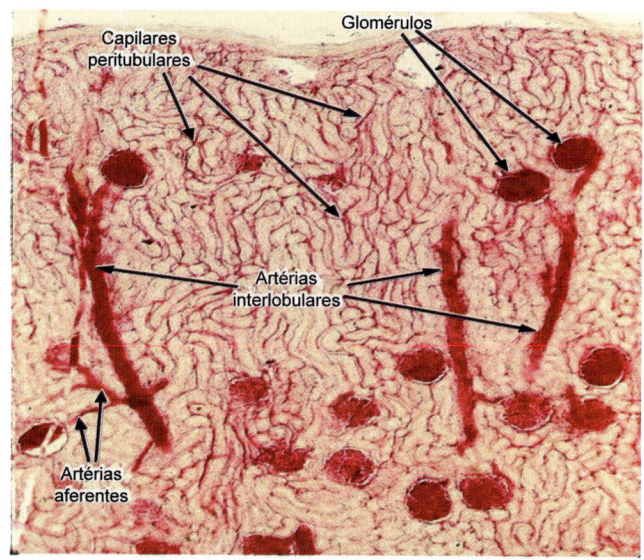

Figura 2.1 Microcirculação do córtex renal. (Imagem cedida pelo Dr. David King.)

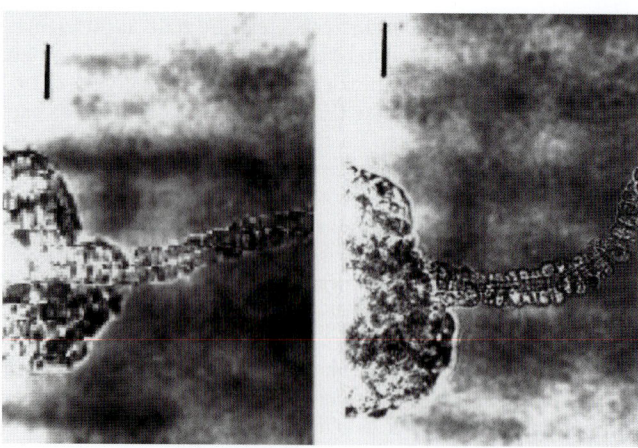

Figura 2.2 Fotomicrografia das arteríolas aferentes localizadas no córtex superficial (AA superficiais) e justamedular (AA justamedulares) com os seus respectivos glomérulos. O padrão morfológico é semelhante entre as AA superficiais e as AA justamedulares constituídas por parede muscular e regular. O traço indicando a escala corresponde a 25 mm. (Imagem cedida por C.M.B. Helou.)

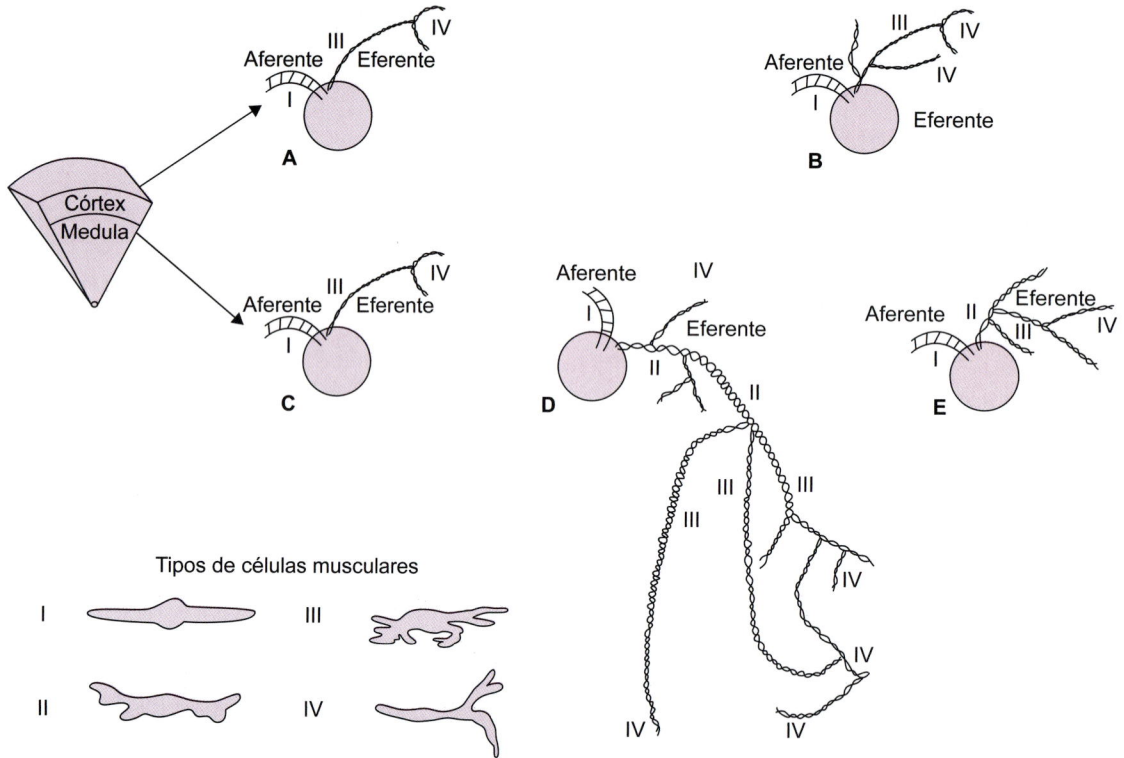

Figura 2.3 Esquema que demonstra a heterogeneidade morfológica das arteríolas eferentes. No córtex superficial, encontram-se dois tipos de arteríolas eferentes, que podem ser denominadas "eferentes superficiais finas", cujas ramificações são possíveis próximas (**A**) ou distantes do glomérulo (**B**). No córtex justamedular, observam-se três tipos de arteríolas eferentes: eferente justamedular fina (**C**); eferente justamedular espessa muscular (**D**), responsável pela formação das *vasa recta*; e eferente justamedular intermediária (**E**). A heterogeneidade morfológica das arteríolas eferentes decorre dos diferentes tipos de célula muscular lisa que compõem a túnica média dos microvasos renais. Enquanto as arteríolas aferentes se caracterizam por apresentarem parede muscular espessa, à custa da distribuição homogênea de células com citoplasma largo e prolongamentos laterais (I) que envolvem o tubo endotelial, as arteríolas eferentes apresentam uma parede constituída por células musculares cujo citoplasma é totalmente irregular (II), resultando em ocasionais junções entre as células. As arteríolas eferentes finas e as porções distais das arteríolas eferentes espessas musculares são formadas por células de morfologia mais irregular e denominam-se "pericitos" (III). Estes podem ser também do tipo delgado (IV), sendo observados principalmente nas ramificações e na formação dos capilares peritubulares.

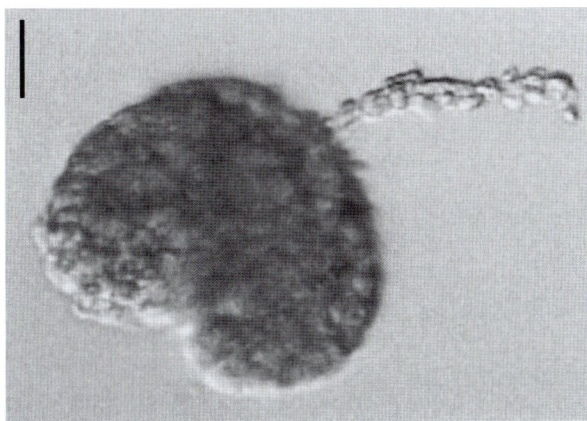

Figura 2.4 Fotomicrografia da arteríola eferente do córtex superficial (Ef superficial) com o seu respectivo glomérulo. O padrão morfológico é de parede fina e irregular. O traço indicando a escala corresponde a 25 mm. (Imagem cedida por C.M.B. Helou.)

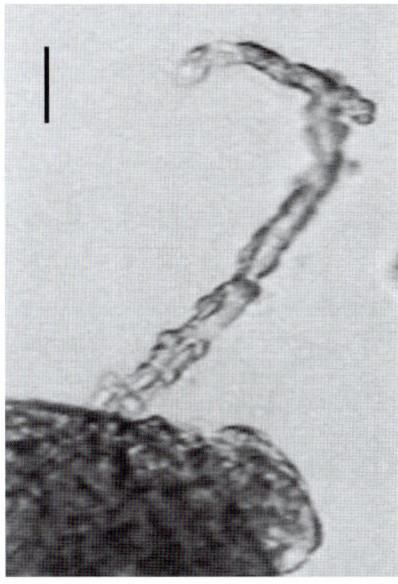

Figura 2.5 Fotomicrografia da arteríola eferente fina do córtex justamedular (Ef fina justamedular) com o seu respectivo glomérulo. O padrão morfológico é de parede fina e irregular semelhante à encontrada no córtex superficial. Observa-se também a presença de ramificação distal. O traço indicando a escala corresponde a 25 mm. (Imagem cedida por C.M.B. Helou.)

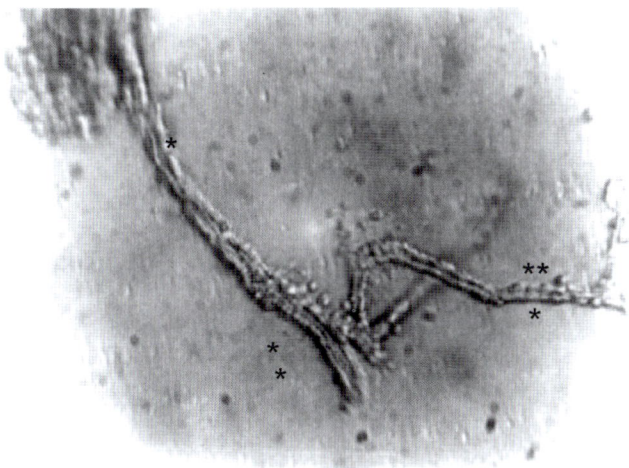

Figura 2.6 Fotomicrografia da arteríola eferente espessa muscular do córtex justamedular (Ef espessa muscular justamedular) com o seu respectivo glomérulo. Observa-se que o ramo principal apresenta células musculares semelhantes às arteríolas aferentes (*). Entretanto, o ramo principal se divide longitudinalmente (**) e as mudanças progressivas na morfologia são observadas em sua extensão (***), formando, assim, a *vasa recta*. A extensão deste exemplo é de aproximadamente 450 mm. O traço indicando a escala corresponde a 25 mm. (Imagem cedida por C.M.B. Helou.)

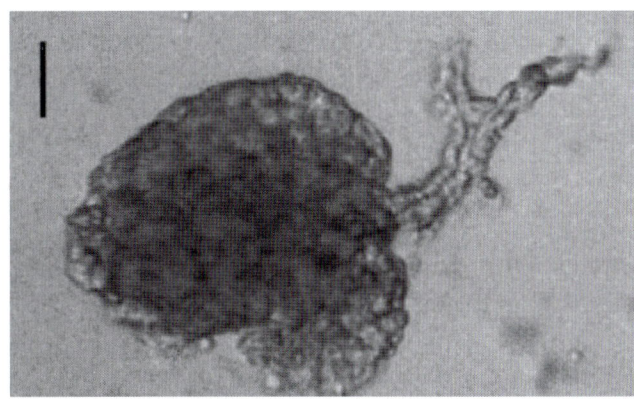

Figura 2.7 Fotomicrografia da arteríola eferente intermediária do córtex justamedular com o seu respectivo glomérulo. O padrão morfológico também é de parede muscular irregular e intermediário entre as arteríolas eferentes finas e as arteríolas espessas musculares. Observam-se também as ramificações laterais que caracterizam as arteríolas eferentes. O traço indicando a escala corresponde a 25 mm. (Imagem cedida por C.M.B. Helou.)

gradiente de solutos. A representação esquemática dessa microcirculação é mostrada na Figura 2.8.

Anastomoses venosas entre capilares peritubulares e veias são encontradas na região cortical. A circulação venosa inicia-se, então, por meio das veias corticais superficiais que formam as veias interlobulares. Estas, na região corticomedular, originam as veias arqueadas, que dão origem às veias interlobares, que formarão, finalmente, a veia renal principal, saindo do hilo renal em direção à veia cava inferior.

MEDIDAS DO FLUXO SANGUÍNEO RENAL

Como dito anteriormente, o fluxo sanguíneo renal (FSR) corresponde a um quarto do débito cardíaco, ou seja, em torno de 1.200 mℓ/min no homem adulto, sendo esses valores menores na mulher. Os valores do FSR correspondem à metade dos valores do adulto nas crianças com até 1 ano. Com o desenvolvimento infantil, a maturação renal é atingida por volta dos 3 anos, quando os valores se assemelham aos da idade adulta. Em muitos indivíduos, o FSR pode diminuir de maneira progressiva a partir da 4ª década, chegando à metade dos valores normais aos 80 anos. Com base no peso renal, o FSR total é de aproximadamente 4 mℓ/min/g de tecido. O fluxo cortical é cerca de 2,5 vezes maior em relação ao medular.

Métodos de medida

Clearance do ácido paramino-hipúrico

A aplicação do princípio de Fick tornou possível durante décadas a mensuração do FSR em humanos. Assim, se uma

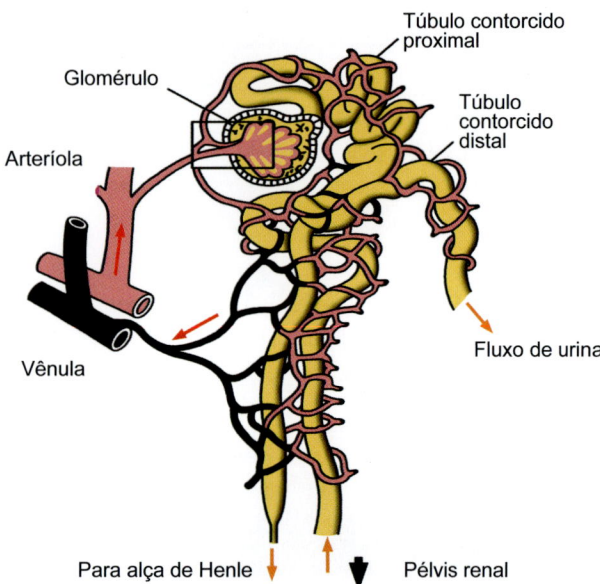

Figura 2.8 Representação esquemática da microcirculação renal e sua relação com a estrutura glomerulotubular. (Adaptada de K. Campbell.)

substância (s) não é sintetizada nem metabolizada dentro do rim, a sua passagem pelo órgão com o posterior aparecimento na urina poderá ser calculada por meio da equação:

$$U \times Vu = (A - V) \times FPR$$

Em que U = concentração do indicador na urina; Vu = fluxo urinário; A e V = concentração do indicador na artéria e na veia renal, respectivamente; e FPR = fluxo plasmático renal. Portanto:

$$FPR = \frac{U \times Vu}{A - V}$$

Designa-se essa remoção da substância do sangue arterial renal de "extração renal do referido indicador". O mais utilizado é o ácido paramino-hipúrico (PAH), ativamente secretado pelos túbulos proximais e cuja extração é cerca de 0,7 a 0,9 em humanos. Com a infusão constante exógena do PAH, assume-se que esse valor seja igual a 1 em humanos e, nessas condições, a segunda equação representaria o *clearance* de PAH. É importante salientar que esse método somente é válido quando a substância é administrada continuamente, com a manutenção de um bom fluxo urinário, e não seja sintetizada nem metabolizada pelos rins.

O FSR pode ser calculado por meio da correção pelo hematócrito (Ht):

$$FSR = FPR/1 - Ht$$

Ressonância magnética associada à marcação do fluxo por spin labelling arterial

A ressonância magnética tem propiciado um grande avanço na medicina quanto à avaliação estrutural dos órgãos. Então, técnicas estão sendo desenvolvidas para se obter a avaliação anatômica com a análise funcional dos órgãos. Entre elas, destaca-se a técnica de marcação do fluxo sanguíneo ao interior de um órgão por *spin labelling* arterial (ASL). Os prótons existentes na água podem ser "marcados" se o tecido receber pulso de radiofrequência. Então, o fluxo sanguíneo daquela região tecidual pode ser avaliado pela comparação entre a imagem obtida com e sem a estimulação da radiofrequência, e a visualização dessas imagens é captada pela ressonância magnética. Essa técnica tem sido muito aplicada no estudo do fluxo sanguíneo cerebral. Entretanto, a ressonância magnética associada à marcação do fluxo por *spins labelling* arterial ainda não está validada para o estudo da circulação renal, porque são necessárias padronizações, especialmente nas condições patológicas.

Doppler

O princípio do Doppler é utilizado na transmissão do som do sangue fluindo através dos vasos em uma frequência captada por um transdutor. As imagens detectadas quantificam o fluxo sanguíneo correspondente ao vaso específico, indicando também a direção do respectivo fluxo.

Essa técnica tornou possível a criação de um índice – o *renal resistive index* –, que possibilita quantificar as mudanças na resistência e na complacência vascular, bem como na área transversal renal. Assim, é possível avaliar áreas de fibrose e prever a gravidade de certas doenças, como a injúria renal aguda e a progressão da doença renal crônica.

A maior importância do uso do Doppler está relacionada com os estudos de anastomoses de vasos em transplante renal, tanto artérias quanto veias, por meio da identificação de possíveis estenoses ou oclusões. Nas outras situações, o uso do Doppler é considerado de baixa acurácia.

Microesferas fluorescentes

A aplicação de modelos de farmacocinética comportamental tem possibilitado o desenvolvimento de técnicas que permitem a mensuração do fluxo intrarrenal por meio da injeção de microesferas fluorescentes que podem ser visualizadas por aparelhos de tomografia ou de ressonância magnética.

Microesferas radioativas

Utilizadas especificamente em condições experimentais, as microesferas radioativas são partículas plásticas de dimensões uniformes de 15 ± 5 mm de diâmetro, com propriedades químicas inertes e densidade específica muito próxima à do sangue. Têm a vantagem de poderem ser marcadas com isótopos radioativos e extraídas pelo leito capilar de um órgão, distribuindo-se de acordo com seu fluxo sanguíneo. No rim, são captadas pelas arteríolas ou pelos capilares glomerulares, sem alterar a hemodinâmica local.

Quando injetadas no ventrículo esquerdo ou na aorta, distribuem-se homogeneamente por toda a circulação. A quantidade de microesferas que atingem o rim, ou seja, a medida da radioatividade renal total (Qt), é proporcional ao FSR, assim como a radioatividade por minuto de amostra de sangue coletada por aspiração na artéria femoral durante a administração das microesferas (qt) é proporcional ao fluxo sanguíneo (mℓ/min) na artéria femoral (Ff) coletado por bomba de aspiração contínua. Assim:

$$FSR = Qt \times Ff/qt$$

Fluxômetro eletromagnético

Esse método oferece a vantagem de realizar o monitoramento contínuo da perfusão do rim. Baseia-se na implantação de eletrodos circulares ao redor da artéria renal, sendo captadas ondas magnéticas oriundas do volume líquido em movimento nelas, registrando-se os valores em velocidade do FSR. Pode ser utilizado em condições experimentais e mesmo no ser humano, quando em cirurgias com acesso às artérias renais.

> **! PONTOS-CHAVE**
> - O desenvolvimento de técnicas associadas às imagens captadas por ressonância magnética poderão permitir a avaliação da circulação intrarrenal em humanos de maneira rotineira
> - O método do *clearance* de PAH torna possível estimar o FSR total em humanos, contudo, praticamente não tem sido mais empregado na clínica.

DISTRIBUIÇÃO INTRARRENAL DO FLUXO SANGUÍNEO

Fluxo sanguíneo cortical

A distribuição intrarrenal do fluxo sanguíneo e a função renal parecem não se correlacionar com os métodos de estudo até o momento realizados. São exemplos nesse sentido os resultados, principalmente após trauma e hemorragia, com as diferentes taxas de perfusão nas regiões internas do rim. Como dito anteriormente, existem populações heterogêneas de néfrons não só quanto à sua anatomia microvascular, como também quanto à função e à quantidade de perfusão de cada uma.

Técnica dos gases inertes

Baseia-se na administração intravenosa ou diretamente em artéria renal de um marcador (criptônio ou xenônio) com captação externa em região lombar com detector cintilográfico da passagem pelo rim desse marcador. Tenta correlacionar os vários componentes de uma curva multiexponencial, obtida com o detector, com as diversas regiões corticomedulares, com base em comparações autorradiográficas. São descritos quatro componentes: cortical; medular externo; medular interno e perirrenal; e gordura hilar. Em virtude de várias dificuldades técnicas associadas a esse método, como a distribuição do gás no tecido renal e o fato de a medida do fluxo ser dada por volume, praticamente não está mais sendo utilizado.

Método das microesferas marcadas com isótopos radioativos

Esse método é utilizado apenas experimentalmente. Consiste na injeção diretamente no ventrículo esquerdo ou aorta de microesferas marcadas com isótopos que se distribuem de maneira homogênea para todos os órgãos com difusão proporcional ao fluxo sanguíneo de cada um. No caso dos rins, as microesferas ficam impactadas nas arteríolas ou nos capilares glomerulares.

A medida do fluxo sanguíneo para diferentes regiões do rim pode ser determinada por meio de cortes paralelos no sentido horizontal da superfície para o córtex mais interno. Com a retirada de um fragmento do córtex, seccionando-se três fatias paralelas, da superfície externa para a interna, de igual espessura, designam-se, respectivamente, zona 1 (o córtex externo), zona 2 (o córtex médio) e zona 3 (o córtex interno). Determinando-se a radioatividade e o peso de cada zona, calcula-se a porcentagem de fluxo sanguíneo de cada zona (Pz) pela fórmula:

$$Pz = qz/qt$$

Em que qz é a radioatividade (contagens) por minuto por grama de determinada zona do córtex renal, e qt, a radioatividade das três zonas (qz1 + qz2 + qz3).

As críticas a esse método relacionam-se, na distribuição axial das microesferas, com a semelhança das hemácias. Dessa maneira, em vasos menores, tipo artéria interlobular, sua concentração mediana poderia estar superestimando o fluxo sanguíneo cortical superficial, local de maior população dessas artérias e das arteríolas aferentes.

Fluxo sanguíneo medular

A circulação medular provém das arteríolas pós-glomerulares dos néfrons justamedulares. O fluxo medular, mesmo menor que o cortical, assemelha-se ao de outros órgãos. Característica importante é a baixa pressão parcial de oxigênio nessa região, em torno de 10 a 20 mmHg, ao contrário da cortical, cerca de 50 mmHg. Acredita-se que a hipóxia medular tenha motivo fisiológico para que os rins tenham eficiência na concentração urinária. Se o fluxo sanguíneo for excessivo, rompe-se o gradiente osmolar do interstício, alterando o mecanismo de contracorrente multiplicador. Por outro lado, se o fluxo sanguíneo for baixo, pode ocorrer lesão isquêmica das células tubulares. Então, é necessário o equilíbrio entre a regulação do fluxo sanguíneo medular e a oferta de oxigênio para a demanda do trabalho tubular, conseguindo, assim, a concentração da urina.

As técnicas de medida do fluxo sanguíneo medular necessitam de estudos em conjunto, ou seja, avaliação do fluxo dos néfrons justamedulares combinados com estudos anatômicos detalhados da região medular. Os mais utilizados são os realizados por meio de indicadores não difusíveis, como albumina marcada com ^{131}I, eritrócitos marcados com ^{32}P e rubídio radioativo.

> **! PONTOS-CHAVE**
> - A distribuição do fluxo sanguíneo é heterogênea no rim, e 80% desse fluxo destina-se à região cortical
> - A medula renal apresenta baixa pressão parcial de oxigênio.

REGULAÇÃO DA CIRCULAÇÃO RENAL

Os vasos renais têm uma musculatura lisa em várias camadas, porém, a partir das arteríolas aferentes, elas se restringem a uma única camada.

A vasoconstrição/dilatação arteriolar manifesta-se dependendo de fatores físicos intrarrenais, humorais e neurogênicos que agem na arteríola aferente e/ou eferente. Esse aumento/diminuição da resistência vascular altera tanto a filtração glomerular quanto o FSR, desde que a pressão de perfusão não se altere.

A Figura 2.9 ilustra as várias mudanças que ocorrem no fluxo sanguíneo e na filtração glomerular quando há alteração da resistência das arteríolas glomerulares.

Inervação renal

No rim, são encontradas terminações nervosas simpáticas ao longo das arteríolas aferentes e eferentes até o complexo justaglomerular. Por meio de microscopia eletrônica, revelou-se a presença de vesículas granulares em nervos renais, típicas de fibras adrenérgicas, e vesiculares agranulares, provavelmente de natureza colinérgica. Entre os túbulos renais, existem também ocasionalmente nervos, que podem influenciar os processos da reabsorção tubular.

À estimulação do nervo renal, ocorre imediatamente contração da musculatura lisa dos vasos, com consequente queda do fluxo sanguíneo. Esse efeito pode ser minimizado com

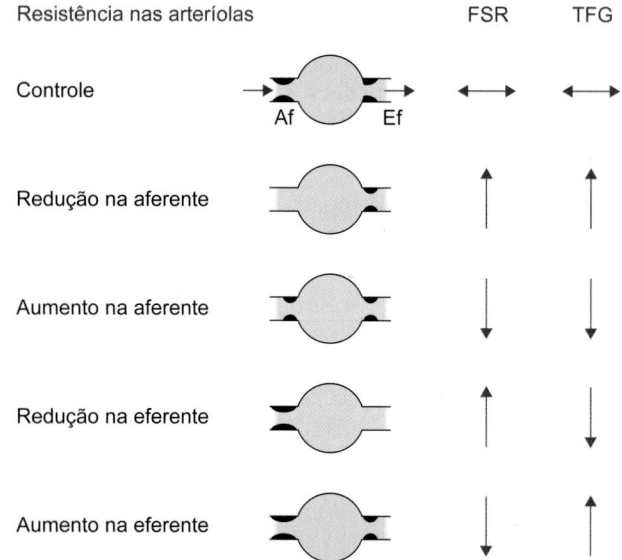

Figura 2.9 Efeito das alterações da resistência das arteríolas aferente e eferente sobre o fluxo sanguíneo renal (FSR) e a taxa de filtração glomerular (TFG), mantendo-se constante a pressão de perfusão.

pequenas doses de noradrenalina e totalmente abolido com agentes bloqueadores alfa-adrenérgicos. São encontrados também receptores beta-adrenérgicos e dopaminérgicos.

O efeito da estimulação do nervo renal sobre a microcirculação renal mostra um aumento na resistência arteriolar aferente e eferente, com grande redução do fluxo sanguíneo glomerular, com semelhantes alterações no coeficiente de ultrafiltração do capilar glomerular e dos vasos peritubulares.

Autorregulação do fluxo sanguíneo renal

A maioria dos órgãos é capaz de manter o fluxo sanguíneo quando ocorrem alterações da pressão de perfusão.

O fenômeno da autorregulação no rim é demonstrado com variações da pressão arterial entre 80 e 180 mmHg. Um aumento da pressão de perfusão é acompanhado por um equivalente aumento da resistência vascular, tornando-se inalterado o FSR total.

A autorregulação persiste mesmo após a denervação renal, como nos casos de rim isolado e perfundido *in vitro* com plasma e sem a medula adrenal para que não haja a produção de catecolaminas. Portanto, a autorregulação renal é um fenômeno intrínseco que ocorre dentro do rim e somente não está presente quando existem grandes alterações da pressão de perfusão arterial.

É importante salientar que a autorregulação do FSR também se aplica à filtração glomerular, de tal maneira que, no caso de alterações significativas da pressão de perfusão, também haverá alterações significativas da filtração glomerular. Por exemplo, quando se administra a papaverina, que é um vasodilatador, ocorre a abolição do efeito da autorregulação tanto do fluxo sanguíneo quanto da filtração glomerular.

As teorias descritas para explicar o processo da autorregulação são: a miogênica; o *feedback* tubuloglomerular; a mediada por metabólitos; e a regulação parácrina. Recentemente tivemos a descrição do *feedback* túbulo de conexão com o glomérulo ou o *crosstalk* entre o túbulo de conexão e a arteríola aferente.

Teoria miogênica

Segundo essa teoria, a musculatura lisa arteriolar contrai-se e relaxa-se em resposta ao aumento ou à redução da tensão na parede vascular, respectivamente. Perante uma elevação abrupta da pressão de perfusão, há um aumento do raio do vaso. Entretanto, quase imediatamente, a musculatura lisa se contrai, possibilitando que o fluxo sanguíneo se mantenha constante. O contrário existe quando há uma queda da pressão de perfusão. Acredita-se, atualmente, que o mediador desse processo de relaxamento e constrição vascular seja a entrada de cálcio nas células musculares lisas dos vasos. Nas situações de aumento de pressão intravascular, o estímulo mecânico exercido na parede do vaso deflagra a despolarização da membrana da célula muscular lisa. Os canais de cálcio operados por voltagem (VOCC) se abrem, tornando possível a entrada de cálcio do extracelular para o intracelular. A elevação desse íon no citosol deflagra a fosforilação das pontes de miosina, resultando na contração da célula muscular.

O mecanismo miogênico baseia-se na lei de Laplace, pela equação:

$$T = R / (Pi - Pe)$$

Em que T é a tensão na parede do vaso, R é o seu raio interno, Pi é a pressão hidrostática intravascular e Pe é a pressão hidrostática extravascular. Reduzindo-se o gradiente de pressão transmural (Pi – Pe), diminui a tensão na parede e a resistência vascular. Quando a pressão de perfusão renal cai, reduz a pressão transmural e também a tensão na parede do vaso. Como consequência dessas reduções, a resistência na arteríola aferente diminui e o FSR mantém-se constante.

Convém também lembrar que a regulação miogênica somente ocorre nos vasos pré-glomerulares, ou seja, na artéria interlobular e, principalmente, da arteríola aferente.

Teoria do *feedback* tubuloglomerular

A teoria do *feedback* tubuloglomerular (FTG) para a autorregulação do FSR envolve a filtração glomerular, o aporte da quantidade de Na^+Cl^- que chega à mácula densa e a resposta efetora na variação do tônus da musculatura lisa da arteríola aferente, ou seja, essa teoria envolve a participação do aparelho justaglomerular. Essa estrutura do néfron presente no córtex renal é composta por dois compartimentos que interagem entre si: o tubular que recebe a mensagem e transmite ao vascular para efetuar a função. O principal componente do compartimento tubular é a mácula densa, que é formada por células do início do túbulo distal e pelas células mesangiais extra-glomerulares. A mácula densa está anatomicamente em contato com o polo vascular glomerular, em especial à porção terminal da arteríola aferente.

Então, se o FSR aumenta devido à elevação da pressão arterial, esta repercute na pressão hidráulica do capilar glomerular, cujo resultado é o aumento da filtração glomerular. Por isso, grande quantidade de água e Na^+Cl^- que foi filtrada chega à macula densa, apesar de o túbulo proximal reabsorver ~60 a 80% da carga filtrada de água e Na^+Cl^- (balanço glomérulo-tubular) e de a porção espessa ascendente da alça de Henle reabsorver ~25 a 30% do Na^+Cl^- que chegar a ela. Entretanto, em cálculos quantitativos, o aporte de Na^+Cl^- que chega à mácula densa é alto e deflagra a resposta efetora imediata de vasoconstrição da arteríola aferente, que se traduz em aumento da resistência pré-glomerular. Assim, o FSR e a pressão no capilar glomerular reduzem e, por conseguinte, a filtração glomerular diminui e menor quantidade de água e Na$^+$Cl$^-$ é filtrada. Em consequência, o aporte quantitativo de Na$^+$Cl$^-$ que chega à mácula densa está reduzido e a resposta efetora imediata da arteríola aferente é de vasodilatação com diminuição da resistência pré-glomerular. Em continuação, o ciclo se repete para a manutenção do FSR.

Atualmente, o cloreto é considerado como o principal mediador da resposta da mácula densa para a alteração do tônus da musculatura lisa das arteríolas aferentes. As células da mácula densa possuem o cotransportador NKCC2 (Na$^+$-K$^+$-2Cl$^-$), que transporta o Cl$^-$ para o citosol. O aumento da concentração intracelular de Cl$^-$ modifica o potencial da membrana basolateral dessas células, que liberam a ATP. Esta molécula e o seu metabólito, a adenosina, interagem com os receptores purinérgicos P2X e adenosina A1 que estão localizados na musculatura lisa da arteríola aferente, cuja localização é adjacente à mácula densa. Entretanto, o mecanismo efetor pode ter também a participação da ativação do sistema renina-angiotensina, ou de algum prostanoide não ciclo-oxigenase (COX).

Convém salientar que tanto a resposta miogênica quanto o *feedback* tubuloglomerular são indispensáveis para que a autorregulação renal aconteça. Esses dois mecanismos não são apenas aditivos, pois existe uma interação complexa para que a autorregulação ocorra em sua eficiência máxima.

Teoria do *feedback* túbulo de conexão com o glomérulo ou *crosstalk* ("conversa") entre o túbulo de conexão e a arteríola aferente

O túbulo de conexão é o segmento do néfron que sucede o túbulo distal e está localizado no córtex renal vizinho à arteríola aferente. Assim, há uma interação entre o túbulo de conexão e a arteríola aferente que resulta no mecanismo que também regula o FSR e a filtração glomerular.

Como já descrevemos na teoria do *feedback* tubuloglomerular, o aumento do FSR acarreta maior filtração glomerular e do aporte de Na$^+$Cl$^-$ às porções distais do néfron. Então, nessa situação, a quantidade de Na$^+$Cl$^-$ no interior do túbulo de conexão é grande, o que acarreta o aumento da reabsorção do Na$^+$ via canal ENaC que está expresso na face luminal das células do túbulo de conexão. Em paralelo, observa-se pequena vasodilatação da arteríola aferente que está adjacente ao túbulo de conexão, ou a reversão da vasoconstrição quando esta é induzida por noradrenalina. Desse modo, se a filtração glomerular estiver reduzida pelo efeito do *feedback* tubuloglomerular, a redução da filtração glomerular poderá não ser tão intensa às custas da "conversa" do túbulo de conexão com a arteríola aferente, que também terá repercussão no FSR.

A "conversa" entre o túbulo de conexão e a arteríola aferente é controlada por regulação parácrina com a participação do óxido nítrico. Essa molécula interfere no *feedback* túbulo de conexão com o glomérulo porque diminui a reabsorção do Na$^+$ via ENaC e assim bloqueia-se a "conversa". Ficou demonstrado que o óxido nítrico não tem ação efetora direta no relaxamento da musculatura lisa da arteríola aferente adjacente ao túbulo de conexão, como inicialmente foi pensado.

Interessante salientar que o *feedback* túbulo de conexão com o glomérulo é um mecanismo com efeito oposto ao *feedback* tubuloglomerular. Os dois mecanismos são deflagrados por aumento do aporte de Na$^+$Cl$^-$ às porções distais do néfron.

Então, pode-se especular que o efeito das gliflozinas na redução inicial da filtração glomerular que desaparece após ~6 meses do uso em humanos, possa ser decorrente da ativação concomitante desses dois mecanismos. As gliflozinas inibem a ação do transportador SGLT2 que é responsável pela reabsorção da glicose acoplada ao Na$^+$ no início do túbulo proximal. Como o aporte distal do Na$^+$ aumenta no uso desses medicamentos, os dois mecanismos são deflagrados: *feedback* tubuloglomerular e o *crosstalk* entre o túbulo de conexão e a arteríola aferente. No momento inicial do uso das gliflozinas, o efeito do *feedback* tubuloglomerular predomina sobre o *crosstalk* entre o túbulo de conexão e a arteríola aferente, resultando na diminuição da filtração glomerular. Após 6 meses, o *crosstalk* entre o túbulo de conexão e a arteríola aferente provavelmente atenua o mecanismo do feedback tubuloglomerular, o que resulta no efeito benéfico da recuperação e manutenção da filtração glomerular.

Teoria da autorregulação mediada por metabólitos

A teoria da autorregulação mediada por metabólitos baseia-se no fato de que a diminuição do fluxo sanguíneo a um órgão causa o acúmulo de metabólitos locais. No caso do rim, há evidências de que o ATP e os seus metabólitos, como o difosfato de adenosina (ADP) e a adenosina, exerçam esse efeito.

Esse mecanismo faz parte da regulação parácrina, que será descrita a seguir.

Regulação parácrina

Além da ação dos hormônios circulantes, a microcirculação renal pode ser controlada néfron a néfron por meio de agonistas liberados pelo endotélio, pelo epitélio ou pelo interstício. Essa regulação local recebe o nome de regulação parácrina. Entre os vários sistemas que exercem essa função, é possível citar:

- Sistema renina-angiotensina intrarrenal
- Mediadores purinérgicos
- Metabólitos do ácido araquidônico
- Agonistas liberados ou sintetizados pelo endotélio (endotelina, óxido nítrico, fator hiperpolarizante derivado do endotélio).

Atualmente, reconhecem-se dois sistemas renina-angiotensina, que podem ser denominados "circulante" e "intrarrenal". No primeiro, a síntese de angiotensina II é realizada pela ação integrada do rim, do fígado e do endotélio pulmonar. No segundo, a angiotensina II é formada localmente no rim. Em ambas as situações, a angiotensina II exerce ação de constrição dos vasos pré e pós-glomerulares. Há indícios de que essa ação seja preferencial nas arteríolas aferentes em relação às eferentes no córtex superficial. Por sua vez, estudos vêm demonstrando ação semelhante entre as arteríolas aferentes e eferentes no córtex justamedular. Assim, a regulação da microcirculação renal feita pela angiotensina II não é homogênea, como se pensou durante tantos anos. E o conhecimento da regulação parácrina torna possível compreender melhor a heterogeneidade que existe na microcirculação renal.

Os compostos purinérgicos, em especial o ATP, vêm sendo citados como importantes reguladores parácrinos. A ação do ATP ou da adenosina dar-se-ia pela ativação dos receptores P$_2$ presentes apenas nas arteríolas aferentes induzindo a vasoconstrição. A hipótese aventada corresponde ao fato de que grandes quantidades de ATP seriam liberadas pela mácula densa em resposta a um aumento do aporte de Na$^+$Cl$^-$ aos segmentos distais do néfron. Assim, o ATP seria o mediador parácrino do *feedback* tubuloglomerular. Um dos argumentos para essa hipótese é o fato de as células da mácula densa serem ricas em mitocôndrias, e a atividade da Na^+-K^+-ATPase ser baixa em relação à quantidade de ATP gerada nessas células.

Importante ação parácrina é exercida pelos metabólitos do ácido araquidônico, também conhecidos como "eicosanoides". Esses metabólitos apresentam importante ação reguladora principalmente ao nível da arteríola aferente, mediando tanto a vasoconstrição quanto a vasodilatação. Atualmente, reconhecem-se três vias enzimáticas: a da ciclo-oxigenase (COX), a da lipooxigenase e a do citocromo P-450 (CYP450). Os eicosanoides podem ser originários das células endoteliais, epiteliais ou intersticiais. Entre os mediadores da vasoconstrição, é possível citar o tromboxane, os leucotrienes e os ácidos hidroxieicosatetraenoicos (HETE). Na vasodilatação, geralmente são descritas as ações das prostaglandinas PGE_2 e PGI_2 (prostaciclina), como também as dos ácidos epoxieicotrienoicos (11,12-EET).

E, por fim, outro importante sistema na regulação parácrina é representado pelos agonistas e/ou metabólitos gerados ou liberados pelo endotélio. Na vasoconstrição, as endotelinas exercem importante ação tanto nas arteríolas aferentes quanto nas eferentes. Na vasodilatação, o óxido nítrico, a bradicinina e o EDHF são os principais mediadores. A ação do óxido nítrico é evidente nas arteríolas aferentes, mas discutível nas eferentes. Provavelmente, o não reconhecimento a que grupo morfológico a arteríola eferente estudada pertença seja responsável pelos resultados contraditórios. Assim, o óxido nítrico exerce possivelmente ação vasodilatadora nas arteríolas eferentes que formam os vasos que compõem a *vasa recta* e não tem ação nos outros grupos morfológicos. Mais uma vez, o conhecimento da regulação parácrina torna possível compreender melhor a heterogeneidade existente na microcirculação renal.

Mecanismos de ativação em resposta a estímulo

Além da já mencionada heterogeneidade morfológica existente entre as arteríolas glomerulares, a microcirculação renal é dotada de distintos mecanismos de ativação em resposta a estímulos mecânicos ou induzidos por agonistas.

Assim, no córtex superficial, os canais de cálcio operados por voltagem (VOCC) participam dos mecanismos para a resposta vascular apenas nas arteríolas aferentes. Então, o aumento da concentração do cálcio citosólico ($[Ca^{2+}]i$) ocorre principalmente pela abertura dos VOCC presentes na membrana da musculatura lisa das arteríolas aferentes. Entretanto, outros mecanismos, como a liberação do cálcio estocado nas organelas, também contribuem para a elevação da $[Ca^{2+}]i$. As arteríolas eferentes do córtex superficial não expressam VOCC, e a sinalização via cálcio é feita preferencialmente por outros mecanismos de entrada desse cátion do extracelular para o intracelular, como também pela liberação desse íon estocado nas organelas citoplasmáticas. No córtex justamedular, os VOCC estão presentes tanto nas arteríolas aferentes quanto nas eferentes espessas musculares responsáveis pela formação da *vasa recta*. Consequentemente, a regulação da microcirculação renal deve ser heterogênea, ou seja, os fatores que influenciam o córtex superficial não necessariamente influenciam a região medular, e vice-versa.

> **(!) PONTOS-CHAVE**
>
> - A circulação renal é regulada por: 1) terminações simpáticas presentes nas arteríolas glomerulares; 2) ação dos agonistas circulantes; 3) regulação parácrina que são os agonistas sintetizados localmente no endotélio, no epitélio ou no interstício
> - O rim dispõe de um sistema de autorregulação de fluxo sanguíneo para que este permaneça constante, independentemente da variação da pressão arterial. A autorregulação renal ocorre quando a pressão arterial está entre 80 e 180 mmHg
> - A resposta miogênica exercida pelos vasos pré-glomerulares e o *feedback* tubuloglomerular são os principais fatores determinantes para que a autorregulação do FSR aconteça
> - Há também o *"crosstalk"* entre o túbulo de conexão e a arteríola aferente em localização adjacente. É possível que esse mecanismo seja um modulador à resposta do *feedback* tubuloglomerular
> - A microcirculação renal pode também ser regulada localmente, néfron a néfron, por meio de agonistas parácrinos: sistema renina-angiotensina; mediadores purinérgicos; metabólitos do ácido araquidônico; e agonistas liberados ou sintetizados pelo endotélio (endotelina, óxido nítrico, fator hiperpolarizante derivado do endotélio).

BIBLIOGRAFIA

Edwards A, Kurtcuoglu V. Renal blood flow and oxygenation. Pflügers Archives – European Journal of Physiology. 2022;474:759-70.

Gong R, Dworkin LD, Brenner BM, Maddox DA. The renal circulations and glomerular ultrafiltration. In: Brenner BM, editor. Brenner and Rector's the kidney. 8. ed. Philadelphia: W.B. Saunders Company; 2008. p. 91-129.

Grenier N, Merville P, Combe C. Radiologic imaging of the renal parenchyma structure and function. Nature Reviews. 2016;12:348-59.

Helou CMB, Marchetti J. Morphological heterogeneity of renal glomerular arterioles and distinct [Ca2+]i responses to ANG II. Am J Physiol. 1997;273:F84-F96.

Jensen BL, Friis UG, Hansen PB, Andreasen AD, Uhrenholt T, Schjerning J, Skøtt O. Voltage-dependent calcium channels in the renal microcirculation. Nephrol Dial Transplant. 2004;19:1368-73.

Navar LG. Integrating multiple paracrine regulators of renal microvascular dynamics. American Journal of Physiology. 1998;274:F433-F444.

Ren Y, Garvin JL, Liu R, Carretero AO. Crosstalk between the connecting tubule and the afferent arteriole regulates renal microcirculation. Kidney Int. 2007;71:1116-21.

Valtin H, Schafer JA. Renal hemodynamics and oxygen consumption. In: Valtin H, Schaffer JA, editors. Renal function. 3. ed. Boston: Little, Brown and Company; 1995. p. 95-114.

3 | Filtração Glomerular

Antonio Carlos Seguro • Luis Yu

INTRODUÇÃO

Os rins recebem normalmente 20% do débito cardíaco, o que representa um fluxo sanguíneo de 1.000 a 1.200 mℓ/min para um homem de 70 a 75 kg. Esse alto fluxo é ainda mais significativo se considerado pelo peso dos rins (cerca de 300 g). Assim, o fluxo sanguíneo por grama de rim é de cerca de 4 mℓ/min, um fluxo 5 a 50 vezes maior que em outros órgãos. Esse sangue que atinge o rim passa inicialmente pelos glomérulos, nos quais cerca de 20% do plasma é filtrado, totalizando uma taxa de filtração glomerular de 120 mℓ/min ou 170 ℓ/dia. Os estudos de micropunção mostraram que o líquido filtrado tem composição iônica e de substâncias cristaloides (glicose, aminoácidos etc.) idêntica à do plasma, porém sem a presença de elementos figurados do sangue (hemácias, leucócitos, plaquetas) e com quantidades mínimas de proteínas e macromoléculas, constituindo-se, portanto, em um ultrafiltrado do plasma.

DETERMINANTES DA FILTRAÇÃO GLOMERULAR

A passagem de água e moléculas pelo capilar glomerular é governada pelas mesmas forças que atuam em qualquer outro capilar do organismo.

Tomando-se determinado ponto do capilar glomerular, o ritmo de ultrafiltração (UF) nesse local é dado pela equação:

$$UF = K (\Delta P - \Delta \pi)$$

Em que K é o coeficiente de permeabilidade hidráulica do capilar glomerular; ΔP, a diferença entre a pressão hidrostática do capilar glomerular (Pcg) e a pressão hidrostática do fluido da cápsula de Bowman, que é igual à pressão intratubular (Pt); e $\Delta \pi$, a diferença entre a pressão oncótica do capilar glomerular (πcg), que é uma força que se opõe à ultrafiltração, e a pressão oncótica do fluido da cápsula de Bowman, esta última igual a zero, uma vez que esse fluido é um ultrafiltrado, portanto isento de proteínas. Assim, a equação pode ser estendida para:

$$UF = K (Pcg - Pt - \pi cg),$$

Em que Pcg – Pt – πcg = pressão de ultrafiltração (Puf).

Com a descoberta de uma raça mutante de ratos Wistar (ratos Wistar de Munique), que apresentam glomérulos na superfície renal, portanto acessíveis à micropunção, foi possível realizar medidas diretas da pressão capilar glomerular e estimar todos os determinantes da ultrafiltração.

Desse modo, a pressão capilar glomerular, em condições de hidropenia, tem um valor de 45 mmHg e se mantém praticamente constante ao longo do capilar glomerular. A pressão intratubular é em torno de 10 mmHg. A pressão oncótica no início do capilar glomerular é de 20 mmHg, igual à pressão oncótica da artéria renal. À medida que há saída de água ao longo do capilar glomerular, a concentração de proteína intracapilar aumenta, traduzindo-se por uma pressão oncótica mais elevada (Figura 3.1). A determinação direta da pressão oncótica do capilar glomerular no nível da arteríola eferente, por meio de ultramicrométodo, revela uma pressão em torno de 35 mmHg.

A Puf pode, então, ser calculada em dois pontos:

- Puf no início do capilar glomerular = 45 mmHg – 10 mmHg – 20 mmHg = 15 mmHg
- Puf no fim do capilar glomerular = 45 mmHg – 10 mmHg – 35 mmHg = 0 mmHg.

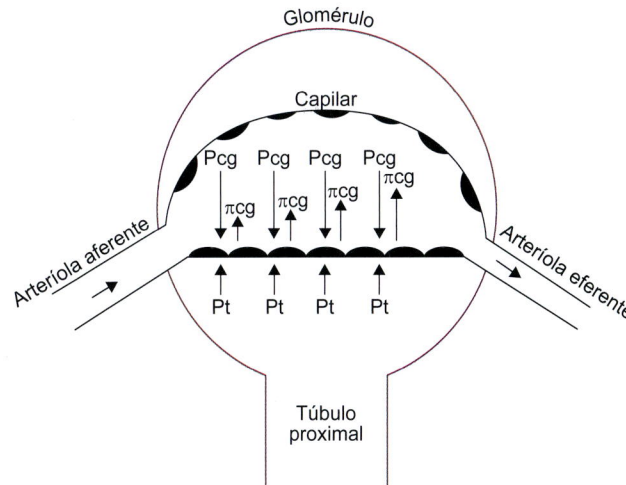

Figura 3.1 Determinantes da pressão de ultrafiltração. Representação esquemática de um capilar glomerular. Pcg é a pressão hidrostática do capilar glomerular, constante ao longo de toda a sua extensão. Pt é a pressão intratubular e πcg é a pressão oncótica das proteínas do capilar glomerular, que aumenta progressivamente, ao longo do capilar, à medida que a água é filtrada, concentrando-se as proteínas.

A essa condição observada em ratos e macacos, em que a Puf chega a zero no fim do capilar glomerular, dá-se o nome de equilíbrio de pressão de filtração.

A pressão de filtração, nessa condição de equilíbrio, não pode ser calculada, pois poderia ser 0 em qualquer ponto intermediário do capilar glomerular. A Figura 3.2 mostra duas das infinitas possibilidades de valores da Puf na condição de equilíbrio.

> **! PONTOS-CHAVE**
>
> - A pressão capilar glomerular é uma força que favorece a filtração glomerular
> - A pressão intratubular e a pressão oncótica do capilar glomerular são forças que se opõem à filtração
> - A filtração glomerular depende da permeabilidade do capilar glomerular.

FILTRAÇÃO GLOMERULAR POR NÉFRON

Considerando-se a filtração glomerular de um único glomérulo (RFGn), pode-se escrever:

$$RFGn = Kf \times Puf$$

Em que:

- Kf: coeficiente de permeabilidade glomerular, é igual ao produto de k e S
- k: coeficiente de permeabilidade hidráulica do capilar glomerular, anteriormente descrito
- S: área ou superfície filtrante de todo o glomérulo.

Vários estudos mostraram que a filtração glomerular por néfron nos ratos Wistar é altamente dependente do fluxo plasmático glomerular, isto é, o aumento do fluxo plasmático glomerular leva ao aumento da filtração glomerular por aumento da Puf, deslocando o ponto de equilíbrio para mais próximo do fim do capilar glomerular, como na Figura 3.2, levando da condição A para a condição B.

Por meio de infusões intravenosas isoncóticas de plasma em ratos, pode-se aumentar o fluxo plasmático glomerular em níveis três vezes maiores que o normal, até um ponto em que a pressão oncótica não se iguala à pressão hidrostática no fim do capilar glomerular, como pode ser visto na Figura 3.3.

Nessa condição, denominada "desequilíbrio de pressão de filtração", induzida no rato, porém encontrada normalmente no cão, pode-se calcular a Puf e, consequentemente, o Kf.

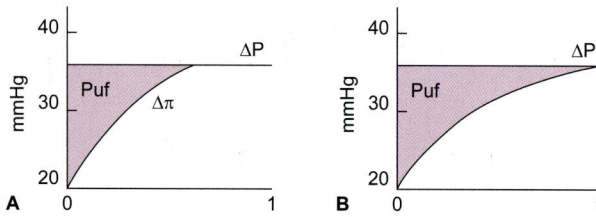

Figura 3.2 Equilíbrio da pressão de filtração. Na abscissa, está representada a distância do capilar glomerular. Zero corresponde ao início do capilar, e 1, ao fim. Nas ordenadas, os valores de pressão em mmHg. A diferença de pressão hidrostática (ΔP) é praticamente constante ao longo do capilar. A diferença de pressão oncótica (Δπ) aumenta progressivamente. A pressão de ultrafiltração (Puf) é representada pela área entre as duas curvas. Os gráficos A e B representam duas das infinitas possibilidades de valores de Puf em condição de equilíbrio de filtração. Em ambas (**A** e **B**), Δπ se iguala a ΔP antes do fim do capilar glomerular.

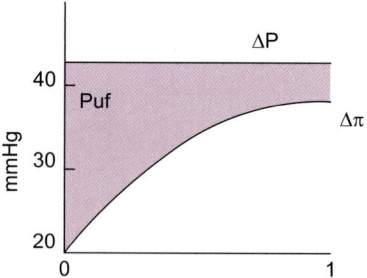

Figura 3.3 Desequilíbrio da pressão de filtração. Nessa condição, como visto, Δπ não se iguala a ΔP no fim do capilar glomerular, podendo-se calcular um único valor da pressão de ultrafiltração (Puf), correspondente à área entre as duas curvas.

Valores calculados de Kf são da ordem de 0,08 nℓ/s × mmHg. Tomando-se uma superfície média (S) de 0,0019 cm² do glomérulo do rato, obtém-se um coeficiente de permeabilidade hidráulica (k) em torno de 42,1 nℓ/(s × mmHg × cm²) para o capilar glomerular, coeficiente esse 10 a 100 vezes maior que qualquer outro capilar do organismo, o que possibilita ao capilar glomerular manter uma alta taxa de filtração, apesar de uma Puf baixa.

> **! PONTOS-CHAVE**
>
> - A filtração glomerular depende do coeficiente de permeabilidade glomerular (k), da superfície da membrana filtrante e da pressão de ultrafiltração
> - O Kf é o produto do coeficiente de permeabilidade glomerular e a área filtrante
> - A permeabilidade do capilar glomerular é 10 a 100 vezes maior do que a de qualquer outro capilar do organismo
> - A filtração glomerular por néfron depende diretamente do fluxo plasmático glomerular.

REGULAÇÃO HORMONAL DA FILTRAÇÃO GLOMERULAR

Em última análise, alterações da perfusão vascular são mediadas pelas células musculares lisas por meio de contração ou relaxamento, ocasionando modificações do diâmetro dos vasos e da resistência vascular. Toda a vasculatura está alinhada sobre uma camada contínua de células endoteliais que previnem a ocorrência de trombose intravascular e atuam como barreira na difusão de solutos e fluidos por meio dos capilares. As células endoteliais são unidades metabólicas dinâmicas que apresentam receptores e enzimas acopladas às suas membranas. Essas enzimas formam ou degradam substâncias vasoativas circulantes, como a angiotensina II (enzima de conversão), a bradicinina (cininase II), os adeninonucleotídios (nucleotidases) e a endotelina (metalopeptidase). Essas células participam diretamente dos mecanismos contráteis e dilatadores pela resposta a vários estímulos, e também formando e liberando substâncias vasoativas. Entre os fatores relaxadores, encontram-se o fator relaxador do endotélio (EDRF), identificado como o óxido nítrico, e a prostaciclina; entre os fatores contráteis, destacam-se a endotelina, o tromboxano, a angiotensina II e os radicais livres de oxigênio.

Além dos efeitos vasculares, a angiotensina II e o hormônio antidiurético, *in vitro*, ligam-se às células mesangiais, causando contração dessas células, pois elas têm microfilamentos intracelulares contráteis. É possível que esses hormônios, *in vivo*, provoquem contração das células mesangiais, causando diminuição da superfície glomerular filtrante (S) e consequente redução do Kf e da própria filtração glomerular.

Outros hormônios, como o da paratireoide e a prostaglandina E_2, não agem diretamente sobre a célula mesangial, porém aumentam, via AMP cíclico, a síntese local de angiotensina II. Dessa maneira, o paratormônio pode reduzir a filtração glomerular por diminuição do Kf. A prostaglandina E_2, apesar de aumentar o fluxo plasmático glomerular, não altera a filtração glomerular em virtude da diminuição do Kf, efeito este atribuído à liberação local de angiotensina II induzida pela prostaglandina.

Os hormônios glicocorticoides no ser humano aumentam a filtração glomerular. Estudos em ratos Wistar mostraram que essa ação dos glicocorticoides se faz seletivamente por aumento do fluxo plasmático renal. O fator atrial natriurético promove vasodilatação renal com aumento do fluxo plasmático glomerular e consequente aumento da filtração glomerular.

O óxido nítrico é produzido pelas células mesangiais, sendo importante na manutenção do fluxo plasmático renal e da filtração glomerular. O bloqueio da síntese de óxido nítrico aumenta a resistência das arteríolas aferente e eferente e diminui o Kf, causando queda da filtração glomerular. A filtração glomerular diminui com a infusão de endotelina-1. A endotelina-1 contrai a célula mesangial, diminuindo o Kf, e aumenta proporcionalmente as resistências das arteríolas aferente e eferente, reduzindo o fluxo plasmático renal sem alterar a pressão capilar glomerular.

Existem, portanto, várias evidências de que os hormônios têm um papel importante na regulação da filtração glomerular e podem também estar envolvidos nas alterações da filtração glomerular, sendo observados em condições patológicas ou induzidas por drogas.

O uso crônico da gentamicina induz queda da filtração glomerular. Estudos com ratos Wistar mostraram que essa queda ocorre principalmente pela redução do Kf, efeito este que pode ser atenuado por ingestão de dieta rica em sal ou pela administração crônica de captopril, situações que diminuem a geração de angiotensina II, sugerindo um papel desse hormônio na injúria renal aguda nefrotóxica causada por aminoglicosídios. A ciclosporina diminui a filtração glomerular por néfron em virtude do aumento das resistências das arteríolas aferente e eferente com diminuição do fluxo plasmático glomerular e do Kf.

Em modelos experimentais de obstrução renal parcial, demonstrou-se que a filtração glomerular por néfron pouco se altera, embora ocorra queda do Kf, e esta é contrabalançada por aumento do gradiente de pressão hidrostática (ΔP). Entretanto, se a síntese de prostaglandina for inibida pela indometacina, os valores da filtração glomerular por néfron no rim parcialmente obstruído caem intensamente, sugerindo que, durante a obstrução ureteral parcial, o efeito vasodilatador da prostaglandina antagoniza o efeito vasoconstritor simultâneo, provavelmente da angiotensina II.

Experimentalmente, tem-se demonstrado que, nas lesões glomerulares primárias, há mediação da angiotensina II. O aminonucleosídio puromicina, quando administrado em ratos, causa proteinúria, acompanhada por queda da filtração glomerular em decorrência principalmente da diminuição do Kf, que pode ser parcialmente revertida pela infusão de um antagonista da angiotensina II (saralasina).

Em resumo, a filtração glomerular é regulada por uma série de substâncias vasoativas sistêmicas ou localmente sintetizadas pelas células glomerulares, incluindo-se as células endoteliais e musculares lisas. A célula mesangial pode ser o alvo dessas substâncias por sua capacidade de contração, com consequente redução da área filtrante (S) e do Kf. Esses mecanismos reguladores podem estar afetados e contribuir para a queda da filtração glomerular observada em doenças renais.

> **⚠ PONTOS-CHAVE**
>
> - A angiotensina II e o hormônio antidiurético promovem contração das células mesangiais e redução do Kf
> - A endotelina-1 e o bloqueio do óxido nítrico diminuem o Kf
> - O fator atrial natriurético aumenta o fluxo plasmático glomerular
> - Os glicocorticoides aumentam o fluxo plasmático glomerular
> - A gentamicina diminui o Kf
> - A ciclosporina diminui o fluxo plasmático glomerular e o Kf.

PERMEABILIDADE SELETIVA GLOMERULAR

Os capilares glomerulares possibilitam a passagem livre de pequenas moléculas, como a água, a ureia, o sódio, os cloretos e a glicose, mas não a de moléculas maiores, como eritrócitos ou proteínas plasmáticas. O capilar glomerular comporta-se como uma membrana filtrante contendo canais aquosos localizados entre as células e a membrana basal do capilar glomerular. Além desses componentes, fazem parte dessa barreira filtrante as células epiteliais com seus podócitos. Estima-se que o diâmetro desses canais varie entre 75 e 100 Å pela permeabilidade seletiva que eles apresentam.

Vários estudos foram feitos, tanto em humanos quanto em animais, para analisar a permeabilidade seletiva do capilar glomerular. A maioria deles foi realizada utilizando-se macromoléculas, como a dextrana, uma substância homogênea quanto à estrutura química e forma molecular, porém encontrada em tamanhos diferentes, os quais podem ser empregados para o estudo da permeabilidade glomerular.

Uma vez filtrada, a dextrana não é reabsorvida nem secretada pelos túbulos renais. Pode-se comparar o *clearance* da dextrana com o da inulina, molécula pequena filtrada pelo rim, cuja concentração no fluido da cápsula de Bowman é a mesma do plasma, e também não é reabsorvida nem secretada pelos túbulos. Desse modo, a razão entre o *clearance* da dextrana e o da inulina é uma medida indireta da permeabilidade seletiva. Essa razão pode variar de 0 (zero), quando determinada molécula de dextrana não é filtrada pelo rim, até 1 (um), quando a molécula atravessa livremente o filtro glomerular (p. ex., a inulina).

A Figura 3.4 mostra a variação do *clearance* fracional de dextrana em razão do raio da molécula.

Verifica-se que não ocorre nenhuma restrição à passagem de dextrana com raio molecular até 20 Å (*clearance* fracional igual a 1). A partir desse valor, à medida que o raio molecular aumenta, a molécula vai sendo menos filtrada pelo rim até se tornar impermeável (raio de 42 Å).

Esses dados não explicam por que uma molécula como a albumina, de raio molecular de aproximadamente 36 Å, não é filtrada pelo rim, visto que uma molécula de dextrana de mesmo raio ainda atravessa o filtro glomerular.

Outros estudos mostraram que a permeabilidade glomerular não depende somente do tamanho da molécula, mas também da forma, da flexibilidade e, especialmente, da carga elétrica. A Figura 3.5 mostra as medidas do *clearance* fracional

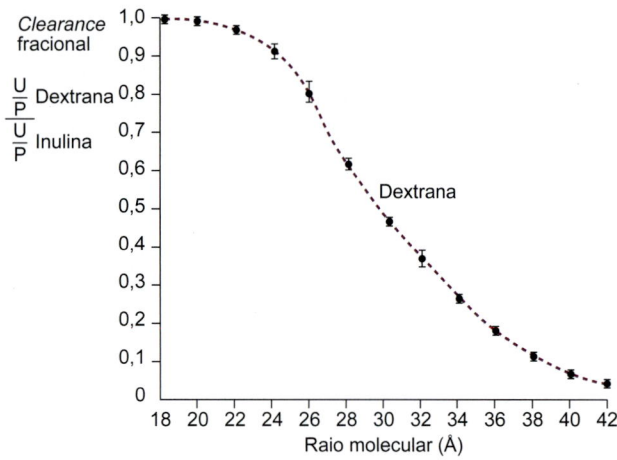

Figura 3.4 Na abscissa, está representado o raio molecular e, na ordenada, o *clearance* fracional de dextrana neutra (sem cargas elétricas). Como visto, não existe nenhuma restrição à filtração de moléculas com menos de 20 Å de raio. À medida que o tamanho da molécula aumenta, esta vai sendo menos filtrada até se tornar impermeável com 42 Å de raio. Por esta figura, observa-se que moléculas de raio de 36 Å ainda seriam parcialmente filtradas (*clearance* fracional = 0,2). (Adaptada de Brenner, 2000.)

de dextrana sulfato, portanto com cargas negativas, em animais normais. Verifica-se que, para moléculas de 18 Å de raio molecular, ocorre certa restrição à filtração, que aumenta mais acentuadamente do que o demonstrado na figura anterior, tornando-se impermeável para moléculas de 36 Å. Entende-se, então, o fato de a albumina ser pouco filtrada, já que se trata de uma molécula aniônica, isto é, carregada com cargas negativas como a dextrana sulfato.

Essa maior barreira às moléculas aniônicas se dá em virtude da presença de glicoproteínas carregadas negativamente, as sialoproteínas, que revestem todos os componentes do capilar glomerular, especialmente o endotélio, a membrana basal e os podócitos.

Esse conhecimento é de grande importância para a compreensão da proteinúria maciça, que ocorre na síndrome nefrótica. Vários estudos mostraram que a perda das cargas negativas da membrana glomerular pode ser a causa da proteinúria em algumas formas de glomerulonefrites.

Também na Figura 3.5, observando-se a curva do *clearance* fracional de dextrana sulfato em ratos com nefrite por soro nefrotóxico, constata-se maior *clearance* fracional de dextrana sulfato para qualquer raio molecular nos animais nefríticos, em comparação aos normais, sugerindo que as cargas negativas do filtro glomerular nos animais nefríticos podem estar diminuídas.

Além disso, cátions polivalentes, como as protaminas, podem produzir alterações estruturais nos podócitos, semelhantes às observadas na síndrome nefrótica de lesões mínimas. É interessante notar que essas alterações produzidas pelas protaminas podem ser revertidas ou normalizadas experimentalmente pela administração de um ânion polivalente, como a heparina.

Embora não haja um modelo definitivo quanto à natureza da barreira filtrante glomerular, muitos admitem que o endotélio atua como um filtro grosseiro que separa as células e controla o acesso ao filtro principal, a membrana basal. O epitélio se constitui em uma barreira adicional importante, podendo fagocitar macromoléculas que ultrapassarem a membrana basal. E, finalmente, as células mesangiais que envolvem as alças

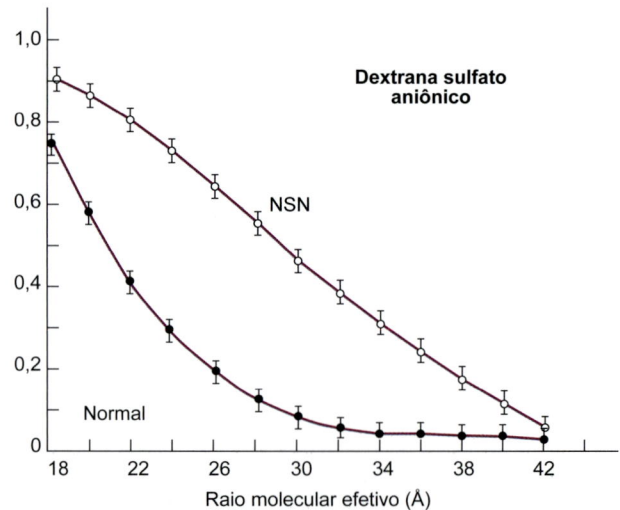

Figura 3.5 Nesta figura, está representado o *clearance* fracional da dextrana sulfato (carregado com cargas negativas) em razão do raio molecular, em ratos normais (•) e ratos com nefrite por soro nefrotóxico – NSN – (o). Como visto, nos ratos normais existe uma maior restrição à filtração de moléculas aniônicas, quando comparados à dextrana neutra (ver Figura 3.4). Os animais com nefrite por soro nefrotóxico apresentam maior *clearance* fracional de dextrana aniônica do que os normais para qualquer raio molecular. (Adaptada de Brenner, 2000.)

capilares podem influenciar o fluxo plasmático e, consequentemente, a filtração glomerular em virtude de suas propriedades contráteis.

> **⚠ PONTOS-CHAVE**
> - A permeabilidade seletiva da barreira glomerular depende do tamanho, da forma e, especialmente, da carga da molécula
> - A albumina tem raio molecular de 32 Å e é muito pouco filtrada por se tratar de molécula aniônica
> - Nas glomerulonefrites, a perda das cargas negativas da membrana glomerular aumenta a filtração de proteínas.

HIPERFILTRAÇÃO GLOMERULAR

A redução da massa renal, cirúrgica ou por lesão do parênquima renal, induz o aumento da filtração glomerular dos néfrons remanescentes, principalmente pelo aumento do fluxo plasmático glomerular e do gradiente de pressão hidrostática (ΔP). O aumento da filtração glomerular por néfron é tanto maior quanto mais elevada a redução da massa renal.

A hiperfiltração glomerular é também observada em crianças e adultos jovens com diabetes melito, e parece contribuir para o início e a manutenção da glomerulopatia frequentemente encontrada na doença. Estudos em ratos com diabetes induzido pela administração de estreptozotocina mostraram que esses animais apresentam aumento da filtração glomerular em decorrência do aumento do fluxo plasmático e da pressão capilar glomerular.

Outro fator que pode levar ao aumento da filtração glomerular é a ingestão proteica. Ratos mantidos em dieta com 35% de proteínas apresentam filtração glomerular 70% maior que aqueles mantidos apenas com 6% de proteínas na dieta. Esse efeito parece se dar em virtude da vasodilatação renal induzida pelas proteínas ou aminoácidos. Há evidências recentes sugerindo que esse efeito seja mediado via liberação de óxido nítrico.

Vários estudos sugerem que a hiperfiltração leva, ao longo do tempo, à lesão glomerular com aumento da permeabilidade glomerular às macromoléculas aniônicas, resultando no aparecimento de proteinúria. Esse aumento de proteínas no mesângio serve como estímulo para a proliferação das células mesangiais e maior produção de matriz mesangial, causando a glomeruloesclerose. A esclerose glomerular reduz ainda mais o número de néfrons funcionantes, com consequente maior redução de massa renal, conduzindo a uma progressão inexorável para a doença renal crônica terminal.

Tem-se demonstrado que a redução da ingesta proteica retarda a deterioração da função renal nessas condições, assim como a hiperfiltração do diabetes pode ser normalizada com um tratamento adequado com insulina.

> **⚠ PONTOS-CHAVE**
> - Na redução de massa renal, no diabetes melito e no aumento da ingestão proteica, ocorre hiperfiltração glomerular
> - Os aumentos do fluxo plasmático glomerular e da pressão capilar glomerular são os responsáveis pelo aumento da filtração glomerular por néfron.

MEDIDA DA FILTRAÇÃO GLOMERULAR

A quantidade de plasma filtrado por minuto pode ser determinada pela depuração plasmática de alguma substância livre no plasma, que não esteja ligada às proteínas plasmáticas, com diâmetro menor que 75 Å, sem cargas elétricas e que passe prontamente pela membrana capilar glomerular. Além disso, não deve ser reabsorvida, secretada nem metabolizada pelos túbulos renais. Uma dessas substâncias é a inulina, com um diâmetro aproximado de 30 Å. Assim, a filtração glomerular pode ser avaliada pela medida da depuração ou *clearance* da inulina, a qual é feita após infusão intravenosa contínua de inulina, envolvendo as seguintes etapas, conforme este exemplo em seres humanos:

1. Medida do fluxo urinário (V) em mℓ/min: 1,0 mℓ/min.
2. Medida da concentração urinária de inulina (Uin): 60 mg/mℓ.
3. Cálculo da quantidade de inulina excretada por minuto:

$$\text{Uin} \times V = 60 \text{ mg/m}\ell \times 1,0 \text{ m}\ell/\text{min} = 60 \text{ mg/min}$$

Uma vez que toda a inulina alcançou os rins por filtração e não foi secretada, reabsorvida nem metabolizada pelos túbulos renais, e que a concentração plasmática de inulina (Pin) medida foi de 0,5 mg/mℓ, pode-se afirmar que 120 mℓ de plasma foram filtrados por minuto para haver uma excreção urinária (Uin × V) de 60 mg/min, ou seja:

$$60 \text{ mg/min} \times 5 \text{ mg/m}\ell = 60 \text{ mg/min} \times 1 \text{ m}\ell/0,5 \text{ mg} = 120 \text{ m}\ell/\text{min}$$

Desse modo, em 1 min, 120 mℓ de plasma e os solutos foram separados por ultrafiltração do sangue e das proteínas plasmáticas. Essa medida da filtração glomerular é o *clearance* de inulina, cuja fórmula é:

$$\text{Cin} = \text{Uin} \times V/\text{Pin}$$

O resultado é expresso em mℓ/min/1,73 m² de superfície corpórea, significando o volume de plasma no qual toda a inulina é retirada em 1 min.

O *clearance* de inulina é muito utilizado para estudos experimentais e clínicos, porém pouco empregado na prática médica diária em razão da necessidade de infusão plasmática contínua da inulina. Por essa razão, geralmente se utiliza o *clearance* de creatinina – uma substância endógena e que não necessita de infusão venosa – para avaliação rotineira da filtração glomerular.

A creatinina não é um marcador ideal da filtração glomerular, pois existe uma pequena secreção tubular dessa substância. Como outras substâncias endógenas do plasma interferem na dosagem sérica de creatinina superestimando sua concentração plasmática, esses dois efeitos contrários acabam se compensando, o que faz o *clearance* de creatinina ser uma medida bastante razoável da filtração glomerular na clínica, exceto em pacientes com filtração glomerular muito baixa, situação na qual a secreção tubular de creatinina aumenta muito.

Outro composto endógeno, a cistatina C, tem se mostrado promissor como marcador da filtração glomerular. A cistatina C é produzida por todas as células nucleadas e seu ritmo de produção é constante. A cistatina C é livremente filtrada pelo glomérulo e totalmente metabolizada pelos túbulos renais. Os níveis plasmáticos da cistatina C já aumentam quando a filtração glomerular cai para 88 mℓ/min/1,73 m², sugerindo que a medida da cistatina C sérica pode ser importante na clínica para detectar a insuficiência renal inicial que acontece em uma série de doenças renais para as quais um tratamento precoce é crítico. Entretanto, os níveis séricos da cistatina C estão alterados no hiper e no hipotireoidismo, além de serem modificados pelo uso de corticosteroides, o que limita seu uso em pacientes transplantados. A cistatina C é também um marcador de inflamação que se correlaciona com a proteína C reativa.

Apesar desses achados, os níveis séricos da cistatina C correlacionam-se melhor com a filtração glomerular do que os de creatinina. Um fator limitante para seu uso é que poucos laboratórios dispõem da dosagem desse marcador.

BIBLIOGRAFIA

Boim MA, Zatz R, Teixeira VPC. Rim e compostos vasoativos. In: Zatz R, Seguro AC, Malnic G. Bases fisiológicas da nefrologia. São Paulo: Atheneu; 2012. p. 25-43.

Brenner BM. The Kidney. 6. ed. Philadelphia: W.B. Saunders; 2000.

Munger KA, Kost Jr CK, Brenner BM, Maddox DA. The renal circulation and glomerular ultrafiltration. In: Taal MW, Chertow GM, Marsden PA, Skorecki K, Yu ASL, Brenner BM. Brenner & Rector's The Kidney. 9. ed. Philadelphia: W.B. Saunders Co.; 2012. p. 94-137.

Pollak MR, Quaggin SE, Hoenig MP, Dworkin LD. The glomerulus: the sphere of influence. Clin J Am Soc Nephrol. 2014;9:1461-9.

Skorecki K, Chertow GM, Marsden PA, Yu ASL, Taal MW, editors. Brenner & Rector's The Kidney. 10. ed. Philadelphia: Elsevier; 2016.

Stevens LA, Levey AS. Measured GFR as a confirmatory test for estimated GFR. J Am Soc Nephrol. 2009;20:2305-13.

Zatz R. Bases anatômicas e funcionais das proteinúrias. In: Zatz R, Seguro AC, Malnic G. Bases fisiológicas da nefrologia. São Paulo: Atheneu; 2012. p. 315-31.

Zatz R. Filtração glomerular: dinâmica, regulação e avaliação clínica. In: Zatz R, Seguro AC, Malnic G. Bases fisiológicas da nefrologia. São Paulo: Atheneu; 2012. p. 1-24.

4 | Função Tubular

Claudia M. B. Helou • Antônio Carlos Seguro

INTRODUÇÃO

O rim é constituído por aproximadamente 1,2 milhão de unidades funcionais cujo trabalho integrado resulta na formação da urina. Cada unidade funcional recebe o nome de néfron, constituído por um corpúsculo (glomérulo) acoplado ao seu polo vascular e continuado por 15 segmentos tubulares compostos de células epiteliais. Importante destacar que os segmentos tubulares se diferenciam entre si pela morfologia e/ou pela característica funcional em relação ao mecanismo de transporte molecular a ser executado.

O sangue que chega ao rim é filtrado nos glomérulos, resultando em cerca de 100 a 120 mℓ/min de fluido no início do segmento tubular. Entretanto, apenas 1,2% desse volume é eliminado na forma de urina, porque a maior parte do filtrado é reabsorvida da luz tubular para o interstício e, a seguir, para o interior do capilar.

Concomitantemente ao intenso processo de reabsorção tubular, há também o de secreção tubular, o qual se caracteriza pelo transporte das substâncias do capilar que envolve os túbulos e/ou do interstício (espaço peritubular) para a luz tubular. O mecanismo de secreção tubular torna possível a excreção pela urina das substâncias que não passaram pela barreira dos capilares glomerulares (não filtradas), como macromoléculas ou moléculas ligadas a proteínas.

A formação de urina resulta, portanto, de três processos:

1. Filtração glomerular.
2. Reabsorção tubular.
3. Secreção tubular.

O túbulo renal é formado por uma camada epitelial simples polarizada que se assenta sobre a membrana basal birrefringente. A polarização desse epitélio decorre da atividade da enzima Na$^+$, K$^+$-ATPase localizada na membrana basal e lateral das células. A função dessa enzima é transportar ativamente três moléculas de Na$^+$ para fora da célula e duas moléculas de K$^+$ para dentro da célula, por isso antigamente era denominada "bomba de Na$^+$" (Figura 4.1). A atividade da Na$^+$, K$^+$-ATPase gera o gradiente eletroquímico que favorece o movimento das moléculas para o intracelular ou extracelular por intermédio de diversos mecanismos, como: canais, carreadores, transportadores, cotransportadores e trocadores (*antiporter*). A energia para o trabalho da Na$^+$, K$^+$-ATPase é oriunda da quebra da adenosina trifosfato, o ATP. Por isso, a distribuição da Na$^+$, K$^+$-ATPase nos segmentos do néfron é diretamente proporcional aos segmentos com maior quantidade de mitocôndrias (organelas importantes para a respiração celular e para a produção do ATP). O túbulo contorcido proximal e a porção espessa ascendente da alça de Henle são os segmentos do néfron que apresentam a maior distribuição quantitativa da Na$^+$, K$^+$-ATPase, além de reabsorverem maiores quantidades do Na$^+$ no néfron.

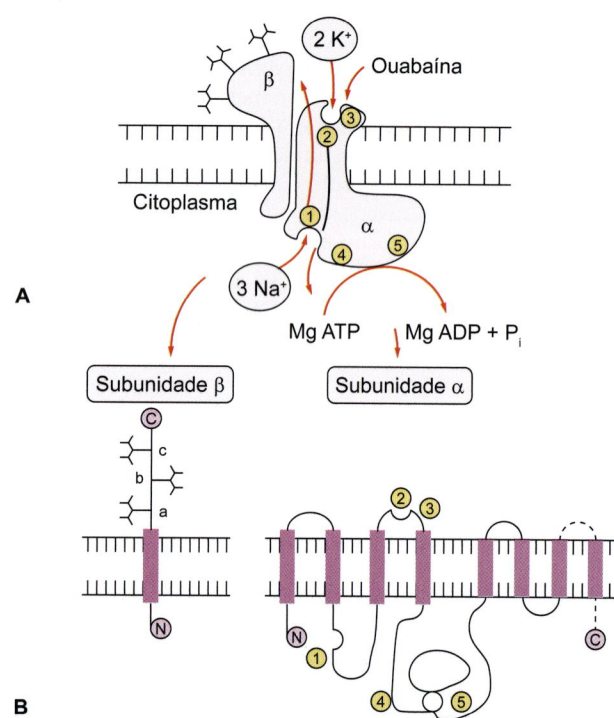

Figura 4.1 Estrutura da Na$^+$, K$^+$-ATPase, que transporta três íons de Na$^+$ para o extracelular e dois íons de K$^+$ para o intracelular. Essa enzima pode ser constituída por três subunidades distintas: α, β e γ. Nesta figura, a subunidade γ não está representada porque ela nem sempre está presente. A sua ação é para estabilizar a estrutura e também a afinidade iônica. **A.** A subunidade α é a que contém os sítios de ligação para o Na$^+$ (1), o K$^+$ (2), a ouabaína (3), o ATP (4) e a fosforilação (5). A subunidade β modula a ação enzimática. **B.** O painel inferior mostra a subunidade α atravessando a membrana sete a oito vezes e a subunidade β, que é glicosilada em sua porção extracelular, atravessando somente uma vez a membrana.

A maior parte do transporte dos solutos e da água no epitélio renal ocorre pela via transcelular: as moléculas movem-se pelo interior da célula da membrana apical para a basal, ou vice-versa. Contudo, o fluido e os solutos podem chegar à luz do capilar peritubular pela via paracelular, isto é, pela face lateral da célula. A união de uma célula com a sua vizinha é feita por um arcabouço proteico, denominado "junção celular". A família das claudinas pode fazer parte desse arcabouço, como também a ocludina e as moléculas de adesão. Atualmente são descritos 27 tipos de claudinas, que se diferenciam entre si em razão das características específicas para a seletividade iônica. A ocludina tem como função regular a permeabilidade da junção celular; o conjunto das moléculas de adesão, por sua vez, formam os desmossomos, estruturas puntiformes que oferecem força mecânica e estabilidade ao segmento em que estiver presente.

A resistência ao movimento molecular pela via paracelular pode ser de alta ou de baixa condutância. É a constituição proteica da junção celular que determina o tipo de resistência evidenciado ao movimento das partículas pela via paracelular.

O túbulo contorcido proximal é um exemplo de alta condutância, visto que cada célula está aderida à sua vizinha por um pequeno arcabouço proteico; sendo assim, é denominado "segmento epitelial de vazamento" (Figura 4.2).

Diferentemente do túbulo contorcido proximal, no ducto coletor, a célula epitelial é fortemente aderida uma à outra. Sendo assim, a junção celular é de baixa condutância e apresenta desmossomos. Dessa maneira, o ducto coletor é considerado o segmento do néfron com alta resistência (Figura 4.3).

> **(!) PONTOS-CHAVE**
>
> - A formação da urina inicia-se com a filtração glomerular e prossegue com o trabalho integrado de reabsorção e de secreção das substâncias presentes no sangue pelos segmentos tubulares
> - O transporte tubular é feito pelas vias transcelular ou paracelular, cujo movimento molecular se realiza pela junção celular, que apresenta características morfológica e funcional seletivas para o deslocamento da molécula em questão
> - A enzima Na^+, K^+-ATPase encontra-se inserida na membrana basolateral das células epiteliais tubulares renais. O transporte das três moléculas do Na^+ para o meio extracelular acoplado ao transporte das duas moléculas do K^+ para o intracelular gera o gradiente eletroquímico que permite os diversos transportes moleculares para o interior e o exterior do citoplasma, os chamados "transportes secundariamente ativos".

TRANSPORTE ATRAVÉS DA MEMBRANA EPITELIAL

O transporte de uma substância através da membrana epitelial pode ocorrer por mecanismos passivo e ativo.

Transporte passivo

No transporte passivo, o movimento transepitelial (reabsorção ou secreção) ocorre sem gasto da energia, obedecendo a forças físicas decorrentes de: 1) gradiente químico (p. ex., reabsorção da ureia); 2) pressão hidrostática (p. ex., filtração glomerular); 3) gradiente elétrico (p. ex., reabsorção do cloreto no túbulo contorcido proximal); 4) diferença de potencial eletroquímico (p. ex., transporte de algum íon); 5) movimento do arrasto do solvente (*solvent drag*). Dessa forma, o transporte passivo pode advir por difusão simples através da membrana ou por difusão facilitada por intermédio de carreadores ou de canais presentes na membrana.

A difusão simples de uma substância através da membrana epitelial geralmente se observa ao longo do néfron. Ela se efetua pela passagem molecular através da membrana (transmembrana) apenas sob a ação do gradiente químico, elétrico ou, então, do pH. Nesse processo de difusão, a quantidade da substância (molécula) a ser transportada depende apenas do gradiente existente e da maior ou menor permeabilidade da membrana em relação a essa molécula.

Com relação ao solvente, como a água, que também é reabsorvida em vários segmentos do néfron, o transporte passivo ocorre no túbulo renal por osmose: a água se movimenta do meio menos concentrado (com menor osmolalidade) para o mais concentrado (com maior osmolalidade). O coeficiente de reflexão do soluto, que pode variar de zero a um, é o que determina o movimento da água através da membrana. Quanto maior esse coeficiente, maior a capacidade do soluto de produzir um movimento da água através da membrana. Em outras palavras, o soluto com um alto coeficiente de reflexão exerce maior pressão osmótica para um mesmo gradiente de concentração. A osmose determina a reabsorção de 99% da água filtrada pelo glomérulo, e é esse o tipo de transporte que possibilita a formação da urina concentrada (alta osmolalidade).

O gradiente gerado por pH também pode induzir o transporte passivo de uma substância através da membrana epitelial. Provavelmente em razão da natureza hidrofóbica da membrana celular, as formas não ionizadas dos ácidos e das bases fracas penetram mais rapidamente do que as formas ionizadas. Considerando que em muitos segmentos do néfron o pH do fluido tubular difere do existente no espaço peritubular, a geração do gradiente do pH favorece a difusão dos ácidos e das bases fracas através do epitélio. Se o pH do fluido tubular for mais ácido, como geralmente se observa, o gradiente resultante favorece a reabsorção dos ácidos fracos do lúmen para o espaço peritubular. Isso ocorre mesmo se a concentração do ácido fraco for idêntica nos dois lados do epitélio, porque o baixo valor do pH luminal favorece a não dissociação do ácido e, portanto, a sua simples difusão do espaço luminal para o peritubular. Entretanto, se o pH luminal for mais elevado do que o pH do espaço peritubular, a dissociação do ácido é favorecida, resultando em menor reabsorção, pelo fato dessa conformação molecular ser menos permeável. O inverso acontece com as bases fracas. A acidificação do fluido tubular aumenta a dissociação das bases fracas, dificultando, assim, a sua simples difusão do lúmen para o espaço peritubular.

Resumidamente, a evidência do transporte passivo origina-se de duas observações básicas: 1) o desaparecimento do transporte quando se elimina ou anula o gradiente elétrico e/ou químico; e 2) quando se adicionam inibidores metabólicos e não se constata alteração no transporte da substância em estudo.

Transporte ativo

No caso do transporte ativo, a reabsorção/secreção de determinada substância se faz contra um gradiente elétrico e/ou químico, o que demanda gasto de energia. Nesse transporte, há uma dependência imediata do metabolismo celular, e a inibição do metabolismo interrompe o transporte.

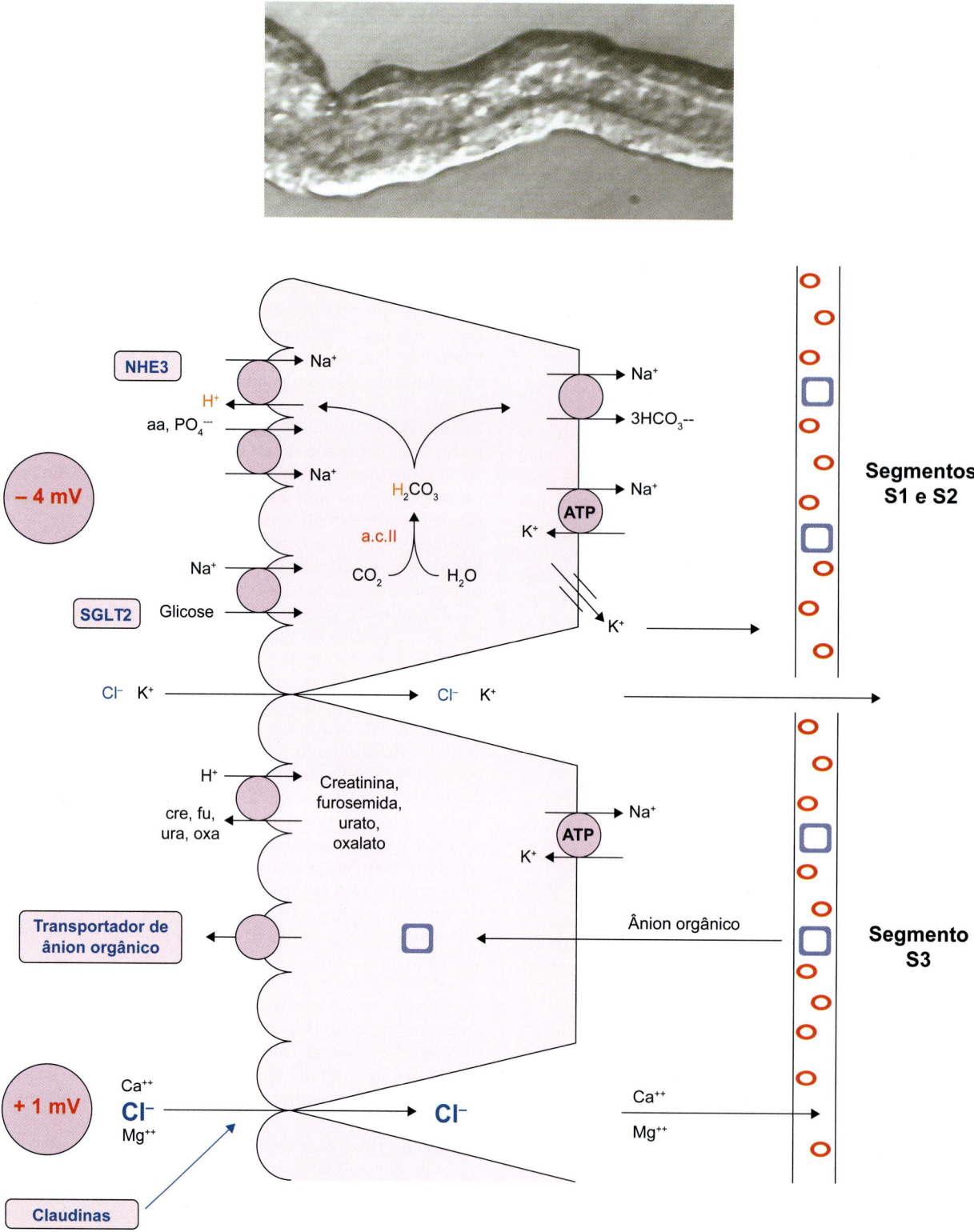

Figura 4.2 Microfotografia do túbulo contorcido proximal microdissecado do rim de um rato e ilustração do transporte das moléculas pelas vias transcelular e paracelular. O epitélio do túbulo contorcido proximal apresenta grande espaço entre as células, o que favorece a reabsorção da água e das moléculas por causa da baixa resistência. Dessa maneira, o túbulo contorcido proximal é reconhecido como "segmento epitelial de vazamento". As células do túbulo são polarizadas, uma vez que a localização da Na+, K+-ATPase (bomba de Na+) é na membrana basal. Na membrana luminal, encontram-se o trocador Na+-H+ (NHE3) e os cotransportadores do íon Na+ com os aminoácidos (aa), o fosfato, a glicose (SGLT2) e outras moléculas. A denominação "trocador" é utilizada quando as moléculas se movem em sentidos opostos, e "cotransportador", quando o movimento das moléculas é no mesmo sentido. Nos dois terços iniciais do túbulo proximal (segmentos S1 e S2) a luz tubular é negativa. No segmento final (S3), a luz se torna positiva, o que favorece a reabsorção do Cl- e dos cátions divalentes Ca++ e Mg++ pela via paracelular. A secreção dos vários compostos orgânicos é realizada no S3 (*pars recta*).

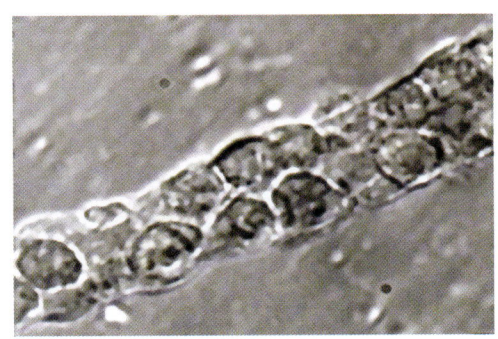

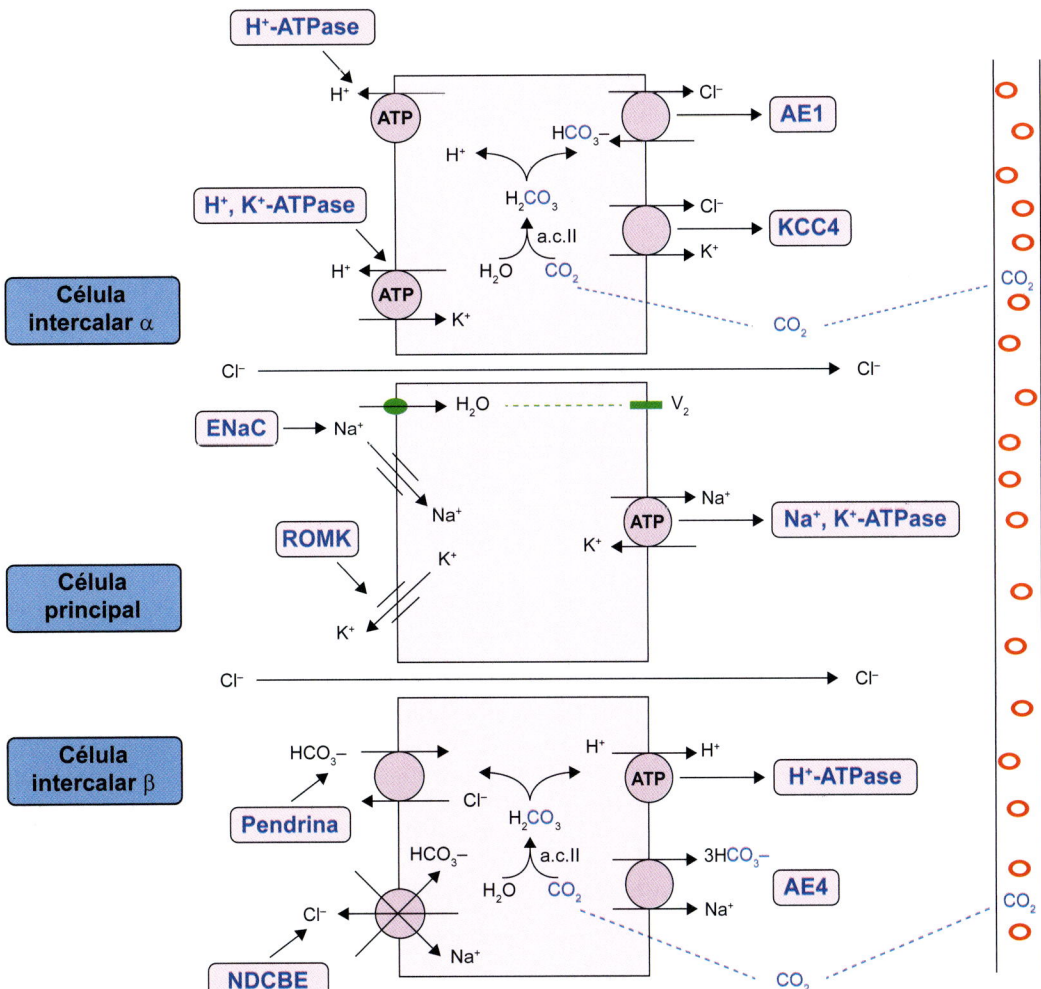

Figura 4.3 Microfotografia do ducto coletor microdissecado do rim de um rato mostrando a heterogeneidade das células (claras e escuras) e a representação dos três tipos das células desse segmento: principal e intercalada dos tipos α e β. A célula principal apresenta, na membrana basal, a Na^+, K^+-ATPase, que libera a energia para os demais transportadores. É o caso do canal epitelial do sódio (ENaC), situado na membrana apical, que é específico para a entrada do Na^+. Esse movimento iônico gera a diferença de potencial que favorece a saída do K^+ através do canal do potássio da medula externa do rim (ROMK, do inglês *renal outmedullary potassium channel*), também presente na membrana luminal dessa célula. Da mesma forma, esse gradiente elétrico também influencia a secreção de H^+ pela célula intercalada do tipo α que se encontra adjacente à célula principal. A célula intercalada do tipo α apresenta na membrana luminal duas ATPases que secretam H^+ para a luz tubular: a H^+-ATPase e a H^+, K^+-ATPase. Nas situações de depleção do K^+ no organismo, a H^+, K^+-ATPase é ativada para reabsorver o K^+. Na membrana basal dessa célula existem: o trocador Cl^--HCO_3^- (AE1), que propicia o movimento iônico em sentidos opostos, e o cotransportador K^+-HCO_3^- (KCC4), que promove o movimento iônico no mesmo sentido. O HCO_3^- transportado para o meio extracelular origina-se no processo de regeneração que se acopla à secreção luminal do H^+. A célula intercalada do tipo β tem importância funcional relevante na situação da alcalemia, eliminando o HCO_3^- através da ação da pendrina e retém o H^+ no organismo por causa da presença da H^+-ATPase na membrana basal. Outro destaque para essa célula é a presença do transportador NDCBE, que reabsorve os 20% restantes do HCO_3^- filtrado com o Na^+. O transporte do Cl^- no ducto coletor é predominantemente feito pela via paracelular por causa do gradiente elétrico e por causa das claudinas 4, 7 e 8 existentes nos complexos juncionais entre as células. A célula principal também é responsável pela reabsorção da água. Na membrana basal, está presente o receptor V_2 cuja ativação pelo hormônio anti-diurético (HAD) deflagra reações em cascata a fim de inserir os canais de água (aquaporina 2) na membrana luminal.

O transporte ativo primário utiliza diretamente a energia gerada pela fragmentação do ATP, que libera o ADP e o íon P. Como ele é feito por enzima que quebra o ATP, esse tipo de transporte recebe o nome do íon transportado acrescido da palavra ATPase. A Figura 4.1 ilustra o transporte ativo do Na^+ para o meio extracelular e o K^+ para o intracelular efetuado às custas do trabalho da Na^+, K^+-ATPase. Outro exemplo é a Ca^{2+}-ATPase, que transporta ativamente o Ca^{++} do meio intracelular, cuja concentração é de 100 a 150 nM, para o interstício, onde a concentração desse íon é aproximadamente 6.000 a 10.000 vezes maior (por volta de 1,5 mM).

As ATPases, também denominadas "bombas iônicas", podem ter acoplados ao seu funcionamento outros transportadores que utilizam a energia liberada pela quebra do ATP para efetuar os seus trabalhos. Nesse caso, o transporte ativo é denominado "secundário" e podem ser de dois tipos: 1) cotransporte, quando a direção das moléculas é feita no mesmo sentido; e 2) *antiporter* ou trocador, se a direção das moléculas ocorrer em posições opostas (ver Figuras 4.2 e 4.3).

Um importante transporte secundariamente ativo é o da reabsorção do Na^+ com a glicose nas células do túbulo proximal. A atividade da Na^+, K^+-ATPase presente na membrana basolateral dessas células origina o gradiente eletroquímico que é aproveitado pelo carreador SGLT2, encontrado na membrana luminal. O SGLT2 contém sítios específicos para a ligação com o Na^+ e com a glicose. A interação do Na^+ e da glicose com os seus respectivos sítios é feita em etapas. Primeiro, o Na^+ se liga ao seu respectivo sítio, o que resulta na alteração da estrutura proteica e permite a exposição do sítio da glicose. A seguir, a glicose se acopla ao seu nicho específico, e uma nova alteração na estrutura do SGLT2 se sucede; assim é feita a travessia para o meio intracelular tanto do Na^+ quanto da glicose. Portanto, o Na^+ e a glicose passam pela membrana lipoproteica utilizando a energia liberada pela atividade da Na^+, K^+-ATPase. As glifozinas são inibidoras do SGLT2, porque elas competem com a glicose pelo mesmo sítio de ligação e por isso não acontece a segunda alteração na proteína carreadora, impossibilitando a passagem transmembrana do Na^+ e da glicose para o citoplasma.

Em muitos segmentos do néfron, a secreção do H^+ ocorre por meio do transportador (trocador) Na^+-H^+ (NHE3), que também é secundariamente ativo devido ao gradiente eletroquímico gerado pela atividade da Na^+, K^+-ATPase. Assim, o H^+ é secretado para a luz tubular associado ao movimento contrário do Na^+, que ocorre da luz tubular para o intracelular (ver Figura 4.2).

Convém também citar um tipo especial de transporte ativo: a endocitose. Nesse caso, as macromoléculas passam para o intracelular por meio do envolvimento das moléculas com a membrana celular. Desse processo, surgem as invaginações da membrana celular com conteúdo, formando-se, assim, os vacúolos. Esse processo recebe o nome de "fagocitose" quando o conteúdo dos vacúolos é de substâncias sólidas; quando o vacúolo é formado por fluido, denomina-se "pinocitose". Uma vez no citoplasma, o material fagocitado pode sofrer ações enzimáticas, também chamadas "digestão". A extrusão do conteúdo vacuolar para o meio extracelular recebe o nome de exocitose; consiste na fusão da membrana vacuolar com a membrana celular e na consequente extrusão do conteúdo do vacúolo para o extracelular.

Nos túbulos renais, o transporte das macromoléculas é representado principalmente pela reabsorção das proteínas filtradas pelo glomérulo, e isso ocorre logo no primeiro segmento do túbulo contorcido proximal, o S1.

> ⓘ **PONTOS-CHAVE**
>
> - Transporte passivo ocorre por: a) difusão simples; b) difusão facilitada, que é realizada através dos canais ou dos carreadores; e c) *solvent drag*, que é o arraste molecular exercido pelo movimento do solvente
> - Transporte ativo ocorre pela ação das ATPases, enzimas que desfazem a ligação de uma molécula do P com a adenosina, liberando energia
> - O gradiente eletroquímico gerado pelas ATPases pode auxiliar no transporte secundário das outras moléculas
> - Se o transporte secundário transladar as substâncias para o mesmo sentido, o nome dado é de cotransporte
> - Se o transporte secundário transladar as substâncias para um lado e uma outra para o lado contrário, o nome dado é "trocador" ou "*antiporter*".

PROCESSOS REGULADORES DO TRANSPORTE ATRAVÉS DAS MEMBRANAS EPITELIAIS

Os processos reguladores do transporte através das membranas epiteliais podem ser divididos didaticamente em:

1. Fatores cinéticos.
2. Endocitoses-exocitoses.
3. Segundos mensageiros.
4. Fator tempo.

Fatores cinéticos

Modulam a velocidade do transporte de uma substância a ser efetuado através das membranas epiteliais, influenciando o translado do elemento, tanto no transporte ativo quanto no passivo, por um processo saturável ou insaturável.

O transporte classificado como saturável ocorre se a quantidade da substância a ser transportada aumenta até certo limite em um dado espaço de tempo. A partir dessa marca, não se consegue mais elevar a quantidade na transferência da substância, pois se alcançou o seu transporte máximo, o Tm. Ao se atingir o Tm de uma substância, nem a adição da energia (no caso do transporte ativo) tampouco o aumento do gradiente químico e/ou elétrico (no caso do transporte passivo) conseguem elevar a quantidade do translado da substância em questão através da membrana epitelial.

O Tm do tipo saturável pode ser processado por vários mecanismos, como o que ocorre em razão de:

- Existência de um carreador – nesse caso, o Tm da substância a ser transportada é determinado pela quantidade de carreadores existentes, ou, então, se o sítio da ligação do carreador de determinada substância apresenta afinidade com outro elemento, resultando em um processo de competição; a galactose, por exemplo, compete com a glicose pelos mesmos sítios presentes na proteína carreadora (SGLT2) expressa na face luminal das células do túbulo contorcido proximal
- Limite da energia para o transporte ativo – nesse caso, o Tm da glicose, por exemplo, pode ser diminuído por causa do transporte do fosfato ou dos aminoácidos, que competem com o SGLT2 na utilização da energia liberada pela atividade da Na^+, K^+-ATPase naquela célula
- Limite do gradiente eletroquímico originado pelo transporte ativo – esse é o caso da substância ou do íon transportado de um lado da membrana para o outro através de um mecanismo ativo; é de se esperar que a quantidade da substância

ou do íon transportado diminua progressivamente no local inicial. Se a quantidade da substância ou do íon estiver aumentando no novo destino, porque não há remoção concomitante e progressiva, esse acúmulo anula o trabalho ativo efetuado.

Endocitose-exocitose

Considera-se o processo da endocitose-exocitose como regulador do transporte transmembrana, porque, em condições de repouso, as proteínas envolvidas no mecanismo do transporte encontram-se, em sua maioria, armazenadas nas vesículas citoplasmáticas. Nesses casos, é necessário um estímulo específico para que haja: 1) liberação dessas proteínas implicadas no transporte molecular do interior das vesículas; e 2) inserção dessas proteínas na membrana da célula com a utilização do mecanismo da evaginação junto à membrana celular. É possível citar, por exemplo, a secreção do H^+ e a reabsorção da água no ducto coletor. Para que a célula intercalada do ducto coletor secrete o H^+, é necessário o trabalho da proteinoquinase A (PKA), enzima responsável pela liberação das unidades da H^+-ATPase do interior das vesículas citoplasmáticas, bem como pela inserção dessas unidades transportadoras na membrana celular, seguida da fosforilação da unidade catalítica para que se transforme na sua forma ativa. Então, uma sucessão de etapas em cascata é necessária para que a PKA exerça o seu trabalho; o início de todo esse mecanismo é deflagrado pela interação do ânion bicarbonato com o sensor específico para a ativação da adenilciclase (sAC) que existe no meio intracelular dessas células. Como a célula intercalada regenera o bicarbonato, o aumento da concentração intracelular desse ânion interage com o sAC, o que resulta na quebra do ATP e na liberação da adenosina 3',5'-monofosfato cíclico (AMPc), cuja função é ser o segundo mensageiro para tornar a PKA ativa. No caso da reabsorção da água, o estímulo é feito pela interação do hormônio antidiurético (HAD) com o receptor V_2 presente na membrana basal da célula principal do ducto coletor. Esse receptor também utiliza a cascata da adenilciclase para ativar a PKA, que, por sua vez, transcreve a síntese dos canais da água (aquaporina do tipo 2). Esses canais se encontram armazenados no interior das vesículas, abaixo da membrana apical, e o processo da fosforilação executado pela PKA desencadeia o mecanismo da exocitose e da inserção das aquaporinas do tipo 2 na membrana apical da célula. A PKA também é responsável por organizar o citoesqueleto celular, permitindo o caminho da água da membrana apical para a basal e a saída subsequente da água através das aquaporinas dos tipos 3 e 4.

Segundos mensageiros

A regulação do transporte por meio da ação de segundos mensageiros pode ocorrer pela geração do AMPc, GMPc, bem como pela variação da concentração do Ca^{++} iônico livre no meio intracelular. Esses segundos mensageiros são capazes de modular diretamente as proteínas transportadoras e/ou interferir na abertura de um canal iônico.

Fator temporal

É necessário citar o fenômeno da adaptação do mecanismo do transporte dependente do fator tempo. O melhor exemplo do regulador dependente do tempo é o efeito da aldosterona para estimular a reabsorção do Na^+ nas células principais do ducto coletor. A aldosterona, ao se ligar com o receptor mineralocorticoide presente no citosol da célula principal, induz a transcrição e a produção das proteínas cujas ações são: 1) regulação da abertura dos canais do Na^+ (ENaC) existentes na membrana luminal; e 2) aumento da síntese, da inserção e da ativação das unidades da Na^+, K^+-ATPase na membrana basal.

A aldosterona é um agonista que participa da adaptação da célula principal do ducto coletor para aumentar o transporte do Na^+ nesse segmento do néfron, mas necessita de tempo para atingir a eficiência, porque os efeitos requerem a elaboração da transcrição e da síntese proteica.

> **(!) PONTOS-CHAVE**
> - Alguns transportes são saturáveis; por esse motivo, atingem um transporte máximo (Tm) (p. ex., SGLT2)
> - O processo da endocitose torna possível estocar as proteínas (canais, carreadores e ATPases) nas vesículas citoplasmáticas
> - A exocitose é o processo inverso ao da endocitose, possibilitando a inserção das proteínas na membrana celular em condições do estímulo apropriado
> - Muitas tarefas celulares são efetuadas através da sinalização de um segundo mensageiro. Exemplo: cAMP, GMPc e a variação da concentração do Ca^{++} no intracelular.

TRANSPORTE DE SUBSTÂNCIAS E/OU ÍONS AO LONGO DOS DIFERENTES SEGMENTOS DO NÉFRON

Túbulo contorcido proximal

É a parte do néfron que se inicia junto ao glomérulo. É responsável pela reabsorção da maior parte das substâncias filtradas do sangue (60 a 70% da carga filtrada). Esse segmento do néfron desempenha importante papel no controle da eliminação e da homeostase dos diversos materiais orgânicos e inorgânicos do organismo. Assim, as pequenas alterações na intensidade da reabsorção no túbulo contorcido proximal podem causar variações significativas na excreção urinária de certas moléculas.

O túbulo contorcido proximal é a parte mais longa do néfron (cerca de 14 mm no rim humano) e é constituído por três segmentos. Os dois primeiros, denominados "S1" e "S2", correspondem à parte enrolada do túbulo, e a eles se segue a porção retificada, o S3, conhecida também como "*pars recta*".

A análise da composição química do fluido obtido no fim do túbulo proximal mostra que a concentração do Na^+ permanece idêntica à do plasma (140 mEq/ℓ), assim como a sua osmolaridade. Esses dados indicam, então, que a reabsorção do Na^+ nessa região do néfron é acompanhada pela reabsorção da água na mesma proporção. Portanto, a reabsorção do Na^+ no túbulo contorcido proximal é isotônica.

Como já referido nos parágrafos anteriores, a entrada do Na^+ pela membrana apical das células do túbulo contorcido proximal ocorre por meio de mecanismos a favor de um gradiente eletroquímico originado pela atividade da Na^+, K^+-ATPases expressa na membrana basal e lateral (ver Figura 4.2). Esses transportes são secundariamente ativos, pois utilizam a energia liberada pela quebra do ATP em ADP e P. A entrada do sódio na célula do túbulo contorcido proximal se faz por meio do:

- Cotransporte, que pode ser com a glicose (SGLT2), o fósforo (Na^+-Pi IIa) e os aminoácidos; esses processamentos ocorrem principalmente nos segmentos S1 e S2

- Trocador Na^+-H^+ (NHE3), que efetua a reabsorção do Na^+, liberando o H^+ do citosol para a luz tubular (secreção). O H^+ a ser secretado para a luz tubular provém das sucessivas reações químicas que envolvem a reabsorção do HCO_3^- filtrado. A molécula do CO_2 é hidratada no meio intracelular das células das porções S1 e S2 pela atuação da anidrase carbônica do tipo II. Então, se origina o ácido carbônico (H_2CO_3), que imediatamente se dissocia e libera os íons H^+ e HCO_3^-. O íon H^+ é secretado para a luz tubular por intermédio do trabalho efetuado pelo NHE3, e o HCO_3^- sai da célula pela membrana basolateral por intermédio do cotransporte acoplado ao Na^+ na proporção de um cátion para três ânions. O H^+ secretado para a luz tubular associa-se ao HCO_3^- filtrado e forma o H_2CO_3, que, pela ação da anidrase carbônica do tipo IV presente na membrana da borda em escova, se dissocia em CO_2 e água. O CO_2 difunde-se para o meio intracelular e um novo ciclo se origina (ver Figura 4.2).

No início do túbulo contorcido proximal, o gradiente elétrico entre a luz tubular e o espaço peritubular é da ordem de –2 a –4 mV. O lúmen negativo nos segmentos S1 e S2 sugere que a reabsorção do Na^+ é efetuada contra o gradiente elétrico. Nessa parte do néfron, o transporte do Na^+ é preferencialmente acompanhado pelos transportes de bicarbonato, fosfato, glicose, aminoácidos e sais dos ácidos orgânicos. Como já foi referido, esses transportes são secundariamente ativos à ação das unidades da Na^+, K^+-ATPase expressas na face basal e lateral dessas células. Provavelmente, surge o acúmulo do ânion Cl^- na luz tubular nas porções S1 e S2 porque não há a expressão dos transportadores do Cl^- acoplados ao Na^+ nessas células. A alta concentração do Cl^- na luz do S3 é a explicação para a diferença do potencial nesse local ser negativa (Figura 4.2).

No segmento final do túbulo contorcido proximal, o S3, entretanto, a diferença do potencial da luz tubular passa a ser de +1 a +2 mV. O lúmen positivo provavelmente decorre de grande quantidade de Cl^- que é reabsorvida nesse local. Conforme explicado anteriormente, a concentração do Cl^- aumenta progressivamente na luz tubular ao longo do túbulo contorcido proximal até atingir a concentração de 135 mEq/ℓ no segmento S3. Esse valor é muito superior ao encontrado tanto no plasma quanto no espaço peritubular, que é cerca de 105 mEq/ℓ. Em razão da alta concentração do Cl^- na luz tubular, esse ânion pode se difundir pela membrana apical da célula e sair através do canal específico (ClC-5), ou então o Cl^- utiliza a via paracelular para se difundir, porque há a expressão da claudina-10 no complexo juncional destas células, que é seletiva ao Cl^-. Desse modo, a alta difusão do Cl^- para o capilar peritubular no S3 provavelmente é a justificativa para o aparecimento da luz positiva nesse local do néfron. Como os complexos juncionais das células do S3 também expressam a claudina-2, a passagem dos cátions divalentes, especialmente o Ca^{++}, é verificada nesse local do néfron.

Quanto ao fosfato, este ânion é intensamente reabsorvido nos segmentos S1 e S2 por meio do cotransportador Na-Pi tipo IIa, que também é secundariamente ativo ao trabalho da Na^+, K^+-ATPase e modulado pelo paratormônio (PTH). Assim, a reabsorção do fosfato diminui se a quantidade do Na^+ a ser reabsorvida diminuir; e pode aumentar se a quantidade do Na^+ a ser reabsorvida se elevar. Além disso, a reabsorção do fosfato pode aumentar nas situações em que a concentração do PTH sanguíneo estiver elevada. A modulação do PTH no cotransportador Na-Pi utiliza o AMPc como segundo mensageiro.

Quanto ao transporte da água, este ocorre em quantidade significativa ao longo do túbulo contorcido proximal, apesar do gradiente osmótico existente entre a luz do túbulo e a do capilar neste local ser baixo, cerca de 2 a 5 mOsm/kg H_2O. A reabsorção da água acontece porque as membranas celulares da face apical e basolateral e os complexos juncionais são permeáveis a esse solvente. Por isso, como já referido anteriormente, esse epitélio é classificado como de vazamento, e a reabsorção da água se faz tanto pela via transcelular quanto pela paracelular. Convém destacar que o movimento paracelular da água propicia a reabsorção do potássio nesta região pelo mecanismo do arraste (*solvente drag*).

Eventualmente há pequena quantidade de proteína na luz tubular, ainda que em condições fisiológicas, o que é decorrente da sua passagem pela barreira da ultrafiltração glomerular. Essas moléculas são reabsorvidas por meio do mecanismo da endocitose-exocitose. A evaginação da membrana apical envolve o material proteico na luz tubular e promove a sua endocitose com a formação dos vacúolos, os quais, por sua vez, desaparecem com o processo da exocitose, que consiste na adesão dos vacúolos à membrana basal e a transferência do conteúdo para o interstício.

Ainda, em relação à reabsorção do Na^+ no túbulo contorcido proximal, é importante mencionar a existência do **balanço glomerulotubular**. Esse conceito se apoia na seguinte observação: a variação fisiológica da filtração glomerular associa-se à quantidade do Na^+ a ser reabsorvida no túbulo contorcido proximal. Dessa maneira, a quantidade do íon reabsorvido nesse segmento do néfron permanece constante em relação à sua carga filtrada, ou seja, à fração da reabsorção iônica se mantém inalterada. Essa "conversa" entre a filtração glomerular e a reabsorção molecular do túbulo contorcido proximal é em grande parte modulada pela alta pressão oncótica existente no capilar peritubular. A concentração proteica é elevadíssima na arteríola eferente por causa do ultrafiltrado volumoso, o que se traduz em elevada pressão oncótica no capilar peritubular, porque esse último advém das ramificações da arteríola eferente.

Há também o *feedback* **tubuloglomerular**, descrito no Capítulo 2, *Circulação Renal*, que associado ao **balanço glomerulotubular** constituem os dois mecanismos principais por meio dos quais o rim controla a homeostase (conservação ou eliminação) do sódio.

A *pars recta*, ou o segmento S3, do túbulo contorcido proximal inicia-se a partir da última alça da parte convoluta (final do segmento S2) no córtex renal e se direciona em linha reta para a medula renal, terminando na porção externa desta região do rim (*outer* medula). Os estudos histológicos, principalmente os efetuados com a aplicação da microscopia eletrônica, revelam que a *pars recta* é constituída por células epiteliais retangulares com grande quantidade de mitocôndrias situadas próximas à membrana basal e lateral, mas com menor número de invaginações dessa membrana.

No que tange à parte funcional da *pars recta*, os movimentos moleculares também se efetuam em decorrência da geração do gradiente eletroquímico induzido pela atividade das Na^+, K^+-ATPases expressas na membrana basal e lateral. É nesse segmento do néfron que se processa a secreção das várias moléculas, como creatinina, ácidos orgânicos, bem como diversos fármacos. Muitas dessas substâncias requerem o trabalho dos carreadores específicos com mecanismos saturáveis. Do ponto de vista clínico e farmacológico, a alta capacidade do segmento S3 em secretar moléculas constitui uma importante via excretória de muitos medicamentos, como ácido acetilsalicílico, antibióticos e certos diuréticos, por exemplo: a furosemida (ver Figura 4.2).

Outra função muito importante atribuída ao S3 é a sua capacidade de reabsorver o K^+ e a ureia. A *pars recta* participa, portanto, dos mecanismos da concentração urinária como elemento integrante na recirculação do K^+ e da ureia, contribuindo para o sistema da contracorrente ser multiplicado.

> ⚠ **PONTOS-CHAVE**
>
> - O túbulo contorcido proximal é o segmento mais longo do néfron (cerca de 14 mm); é responsável pela reabsorção de 60 a 70% da carga filtrada do Na^+
> - O Na^+ é reabsorvido na membrana luminal por meio de diferentes mecanismos: trocador Na^+-H^+ (NHE3), cotransporte com a glicose (SGLT2), fosfato (Na^+-Pi tipo II) e aminoácidos; todos esses transportadores são secundariamente ativos às custas da atividade da Na^+, K^+-ATPase expressa na membrana basal e lateral
> - O bicarbonato é preferencialmente reabsorvido nos segmentos S1 e S2 (85% da carga filtrada) por meio das ações do trocador Na^+-H^+ e da anidrase carbônica do tipo IV (luminal) e II (citosólica)
> - Na *pars recta* (segmento S3), ocorre a secreção dos ácidos orgânicos e a reabsorção do Cl^- principalmente pela via paracelular, por causa da presença da claudina-10 no complexo juncional
> - Os cátions divalentes (Ca^{++} e Mg^{++}) também são reabsorvidos no segmento S3 por causa da luz positiva gerada pela reabsorção do Cl^- e a presença da claudina-2 no complexo juncional.

Alça de Henle

Essa alça é constituída por quatro segmentos: o fino descendente, o fino ascendente, o espesso ascendente medular e o espesso ascendente cortical.

Segmento fino descendente e segmento fino ascendente

O segmento fino descendente é altamente permeável à água e pouco aos solutos. Aproximadamente 20% da água filtrada é reabsorvida nesse local. A diferença do potencial transtubular é próximo a zero com o lúmen negativo (–2 a –4 mV).

Entre o segmento fino descendente e o fino ascendente, há a curvatura; esse local é muito utilizado pelos micropuncionadores para o estudo da função dos néfrons justamedulares, uma vez que é possível a coleta do seu fluido intratubular por meio da inserção das micropipetas por punção intrapapilar.

O segmento fino ascendente apresenta como característica o epitélio impermeável à água, mas permeável ao Cl^- e ao Na^+, cujas reabsorções são por mecanismo passivo.

Segmento espesso ascendente

O segmento espesso ascendente da alça de Henle, tanto na região medular quanto na cortical, também é impermeável à água, e é responsável pela reabsorção de 25% da carga filtrada do sódio. A Na^+, K^+-ATPase que também está expressa na membrana basal das células desta porção do néfron gera o gradiente eletroquímico, o qual favorece a entrada do Na^+ para o meio intracelular pela membrana apical por meio do cotransportador Na^+, K^+-2Cl^- (NKCC2), como mostra a Figura 4.4.

Existem indícios de que o transportador NKCC2 obedece a uma sequência de ligações iônicas, resultando nas alterações da estrutura proteica para que as uniões subsequentes sejam realizadas. Primeiro, é o Na^+ que se acopla ao cotransportador, depois, um íon Cl^- e, por último, o K^+; somente então o segundo Cl^- se une ao seu sítio no NKCC2. A furosemida e a bumetanida podem inibir esse sistema de cotransporte ao ocuparem o lugar da segunda interação do Cl^- nessa proteína transportadora.

Uma vez no meio intracelular, o Na^+ é ativamente transportado para o interstício pela ação da Na^+, K^+-ATPase presente na membrana basal. O Cl^- sai da célula passivamente pela membrana basal através dos canais específicos (ClC-Ka ou ClC-Kb) ou junto ao K^+ pela ação do cotransportador K^+-Cl^-. Uma boa parte da quantidade do K^+ que entra na célula, todavia, retorna à luz tubular por um canal específico pertencente à família ROMK existente na membrana apical.

Com a saída dos íons Cl^- pela membrana basal, há o favorecimento da volta do K^+ à luz tubular pelo canal ROMK, o que propicia o desenvolvimento do potencial de cerca de +7 mV no lúmen. A diferença de potencial com valor positivo favorece a reabsorção passiva dos cátions pela via paracelular, sobretudo porque o complexo juncional existente nesse local é constituído por heterodímero proteico formado pelas claudinas-16 e -19 e modulado pela claudina-14. Assim, cerca de 20% do cálcio e 60% do magnésio filtrados são reabsorvidos nessa porção do néfron (ver Figura 4.4).

A eficiência do transportador NKCC2 é determinante para o início do mecanismo do sistema de contracorrente multiplicada, visto que enriquece o interstício com Na^+ Cl^-. A criação e o aumento progressivo do gradiente eletroquímico corticomedular permitem a eficiência da capacidade renal nos processos de concentração e de diluição urinária.

Na membrana basal das células do segmento espesso ascendente da alça de Henle existe também o receptor sensível ao cálcio (CaRS), cuja função é induzir o aumento da calciúria nas situações da hipercalcemia. Dessa maneira, se a concentração do Ca^{++} se elevar no sangue, o CaRS é ativado em decorrência dessa concentração no interior da *vasa recta*, cuja localização é contígua à membrana basal. O efeito imediato gerado pela ativação do CaRS é sobre o heterodímero das claudinas 16 e 19, que é desfeito, o que consequentemente destrói a passagem do Ca^{++} pela via paracelular. A ativação do CaRS também interfere na atividade do NKCC2 e do canal ROMK, fazendo com que a geração da luz positiva desse segmento fique prejudicada e impossibilitando a reabsorção do Ca^{++} pela via paracelular nesse local do néfron.

A membrana basal das células do segmento espesso ascendente da alça de Henle cortical tem receptores de certos hormônios, como os beta-adrenérgicos, os do PTH, glucagon e calcitonina. A ativação desses receptores hormonais gera o AMPc, que atua como segundo mensageiro para estimular o trabalho do cotransportador Na^+, K^+-2Cl^-. Por outro lado, a prostaglandina E2 e os compostos 20-HETE (metabólitos do ácido araquidônico produzidos por ação enzimática no citocromo P450) ativam a ação da fosfodiesterase, o que deflagra a destruição do AMPc.

Por último, o segmento espesso ascendente da alça de Henle também participa da acidificação urinária porque: 1) o NHE3 (trocador Na^+-H^+) também está presente na membrana luminal desse segmento – entretanto, há dúvidas sobre a ocorrência da reabsorção ou da regeneração do HCO_3^- nesse local; 2) o amônio (NH_4^+) sintetizado no túbulo contorcido proximal e secretado para a luz tubular pode ocupar o sítio do K^+ no cotransportador Na^+, K^+-2Cl^-.

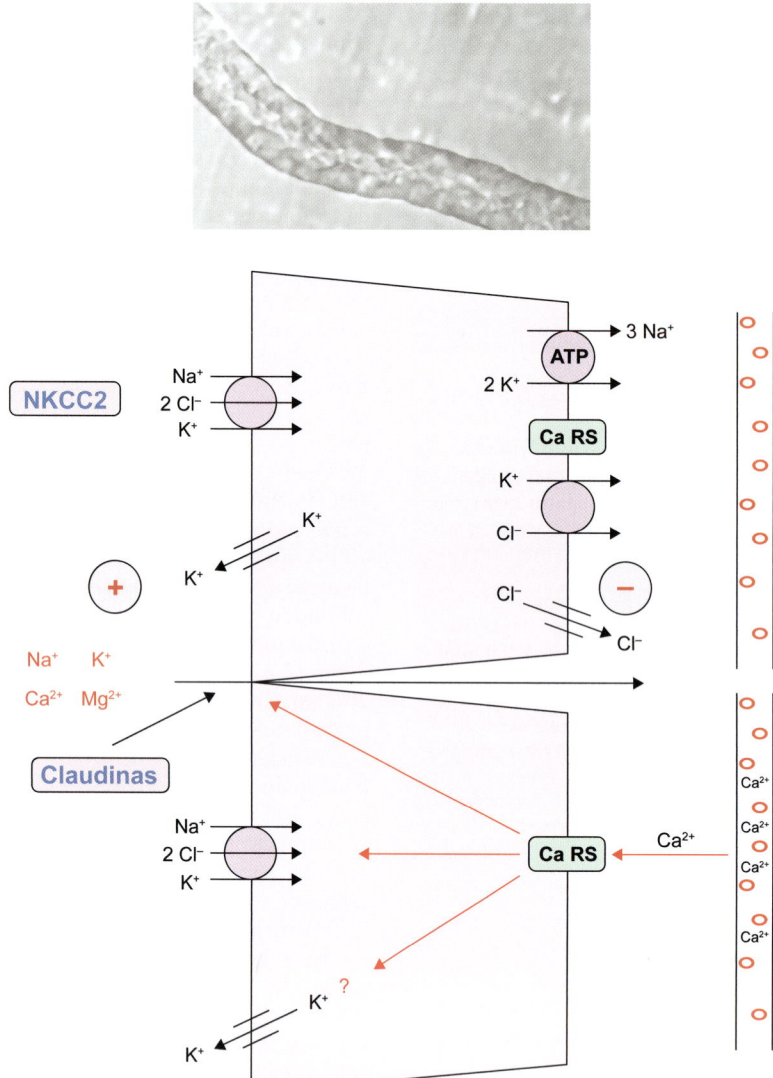

Figura 4.4 Microfotografia do segmento espesso ascendente da alça de Henle microdissecado do rim de um rato e a representação dos principais transportes nesse local. A ação da Na+, K+-ATPase presente na membrana basal é responsável pela energia necessária ao movimento iônico. O cotransportador Na+, K+-2Cl- (NKCC2) localizado na membrana luminal é responsável pelo início do sistema de contracorrente multiplicado. O canal ROMK permite a saída do K+ do interior da célula, o que garante eficiência ao NKCC2. A luz positiva e a presença das claudinas permeáveis aos cátions permitem a reabsorção paracelular principalmente do Ca++ e Mg++.

⚠ PONTOS-CHAVE

- A porção fina descendente da alça de Henle é permeável à água e muito pouco aos solutos, e o contrário se observa na fina ascendente
- Cerca de 25% da carga filtrada de Na+Cl- é reabsorvida no segmento espesso ascendente da alça de Henle
- O cotransportador Na+, K+-2Cl- (NKCC2) está presente na membrana luminal do segmento espesso ascendente da alça de Henle e ele é secundariamente ativo à ação da Na+, K+-ATPase expressa na membrana basal
- O NKCC2 é inibido pela furosemida
- Em razão da eficiência do transportador NKCC2, o mecanismo da contracorrente é gerado, e a sua multiplicação permite o estabelecimento do gradiente químico corticomedular para que a concentração ou a diluição urinária aconteça
- O trabalho do transportador NKCC2 acoplado à recirculação local do K+ ocasiona a positividade na luz do segmento espesso ascendente da alça de Henle; a associação da luz positiva à presença das claudinas 16, 19 e 14 no complexo juncional entre essas células favorece a passagem do Ca++ e do Mg++ pela via paracelular nessa região do néfron
- O receptor sensível ao cálcio (CaRS) encontra-se na membrana basal das células da porção espessa ascendente da alça de Henle; a sua ativação é feita quando há hipercalcemia, o que resulta no aumento da excreção urinária do Ca++. Uma vez acionado o CaRS, ocorre a modificação estrutural das claudinas 16 e 19 e da eficiência do NKCC2 e canal ROMK, impedindo a formação da luz positiva. Dessa maneira, a reabsorção do Ca++ fica prejudicada, resultando no aumento da excreção do Ca++ na urina
- Os receptores beta-adrenérgicos, os do PTH, glucagon e calcitonina estão presentes na porção cortical do segmento espesso ascendente da alça de Henle; a ativação desses receptores estimula o trabalho do NKCC2
- Por outro lado, há também os receptores da prostaglandina E2(PGE2) e dos metabólitos do ácido araquidônico (20-HETE), que inibem a função do NKCC2.

Túbulo contorcido distal

É o menor segmento do néfron (cerca de 5 mm no rim humano) e é identificado a partir da mácula densa até o túbulo de conexão. Apesar do seu pequeno comprimento, o túbulo contorcido distal é responsável pela reabsorção de 5 a 10% da quantidade de Na^+, Ca^{++} e Mg^{++} filtrada. Aliás, esse segmento do néfron é responsável pelo ajuste "fino" da reabsorção desses íons, cujos mecanismos ocorrem somente pela via transcelular.

O túbulo contorcido distal também é impermeável à água e se caracteriza por ter a presença do cotransportador Na^+-Cl^- (NCC) na sua membrana apical; esse co-transportador é inibido pelas tiazidas. O transporte do Na^+ e do Cl^- para o meio intracelular é secundariamente ativo às custas do trabalho executado pela Na^+, K^+-ATPase expressa na membrana basal. É necessário destacar que a quantidade do Na^+ que chega à luz do túbulo contorcido distal é um importante fator para regular a reabsorção iônica nesse segmento. Dessa maneira, se o aporte do Na^+ aumentar na luz do túbulo contorcido distal, as células desse segmento do néfron se hipertrofiam e passam a exibir maior quantidade de inserções do transportador NCC na membrana apical em associação à amplificação da atividade da Na^+, K^+-ATPase presente na membrana basal.

As células do túbulo distal contêm vesículas com grande armazenamento do cotransportador NCC, e a sua liberação seguida da sua inserção na membrana apical é modulada pelas proteínas WNK (do inglês *with-no-lysine kinase*). Ademais, o NCC também precisa se tornar ativo para executar a sua tarefa na reabsorção do Na^+ e do Cl^-. Em tal caso, duas fosforilações seguidas são necessárias, sendo executadas pelas quinases da família STE20 chamadas "SPAK" (do inglês *STE20-like proline-alanine rich kinase*) e "OSR1" (do inglês *oxidative stress responsive kinase* 1). Certos hormônios, como a aldosterona, a angiotensina II, a insulina e a vasopressina, são moduladores para a fosforilação do transportador NCC.

Embora na microscopia óptica não se observem diferenças morfológicas ao longo desse pequeno segmento do néfron, há distinções funcionais entre a primeira (DCT1) e a segunda (DCT2) metade dessa parte do néfron (Figura 4.5).

Na membrana apical do DCT1, encontra-se o canal específico para a entrada do Mg^{++} na célula, o TRPM6, que é modulado: 1) pela atividade do NCC para o desenvolvimento do gradiente elétrico – como já foi descrito anteriormente, o NCC é secundariamente ativo à ação da Na^+, K^+-ATPase existente na membrana basal; 2) pelo potencial da membrana criado na luz tubular consequente à secreção do K^+; e 3) pela ativação do receptor do fator de crescimento epidérmico (EGFR), que aumenta a inserção do TRPM6 na membrana apical (ver Figura 4.5 A).

Quanto à saída do Mg^{++} do meio intracelular do DCT1 para o interstício, o mecanismo ainda não foi identificado. Entretanto, vários estudos experimentais sugerem que a amilorida age nessa região e propicia o aumento da reabsorção desse cátion.

As tiazidas (diurético), o tracolimus (imunossupressor) e o cetuximabe (antineoplásico) são causas da hipomagnesemia, pois bloqueiam a entrada do Mg^{++} pelo TRPM6 e, dessa maneira, promovem a magnesúria. A ação das tiazidas no TRPM6 é de maneira indireta, porque as tiazidas impedem o trabalho do NCC, mas o efeito do tracolimus é diretamente no TRPM6, ocasionando o seu fechamento; já o cetuximabe inibe o EGFR, diminuindo, por conseguinte, a quantidade do TRPM6 na membrana apical do DCT1.

Na membrana apical do DCT2, existe o canal específico para a entrada do Ca^{++} na célula, o TRV5. Então, o movimento do Ca^{++} para o meio intracelular também é regulado pela atividade do cotransportador Na^+-Cl^-. O PTH, a vitamina D, o estrógeno e a proteína klotho regulam a quantidade e o funcionamento do TRPV5. Como o Ca^{++} desempenha também a função de segundo mensageiro para uma resposta funcional da célula, as células do DCT2 dispõem de uma proteína com alta afinidade ao Ca^{++}, a calbindina, para impedir variações na concentração intracelular do Ca^{++}. Assim, o Ca^{++} desloca-se da membrana apical para a membrana basal da célula do DCT2 sem que surja alteração na concentração intracelular do Ca^{++}. Por sua vez, a saída desse cátion divalente do meio intracelular para o interstício é realizada pela ação: 1) do trocador Na^+-Ca^{++}, o NCX1 e 2) da Ca^{++}-ATPase (ver Figura 4.5 B).

Importante salientar que as tiazidas inibidoras da ação do transportador NCC não causam calciúria; ao contrário, reduzem a excreção urinária do Ca^{++}. A possível explicação seria a redução da quantidade do Na^+ no intracelular consequente à inibição do NCC, o que promoveria a estimulação do trocador Na^+-Ca^{++} que se encontra inserido na membrana basal. A remoção contínua do Ca^{++} para o interstício promoveria uma maior entrada desse cátion pelos canais TRV5 presentes na membrana apical. Entretanto, essa hipótese não invalida o conceito de que a redução da calciúria exercida pelas tiazidas é consequente ao aumento da reabsorção do Ca^{++} no túbulo contorcido proximal.

> **PONTOS-CHAVE**
>
> - O ajuste "fino" da reabsorção de Na^+, Ca^{++} e Mg^{++} é realizado no túbulo contorcido distal e ocorre pela via transcelular
> - A presença do cotransportador Na^+-Cl^- (NCC) na membrana luminal é uma característica do túbulo contorcido distal; o NCC é inibido pelas tiazidas
> - O NCC é secundariamente ativo ao trabalho exercido pela Na^+, K^+-ATPase existente na membrana basal
> - No meio intracelular das células do túbulo contorcido distal, há vesículas que armazenam o cotransportador NCC
> - A liberação do cotransportador NCC das vesículas e a sua inserção na membrana apical é modulada pelas WNKs, que por sua vez ativam as quinases SPAK e OSR1, que fosforilam o cotransportador NCC, tornando-o ativo
> - Na primeira metade do túbulo contorcido distal, ocorre a reabsorção do Mg^{++} em decorrência da expressão dos canais TRPM6 presentes na membrana apical
> - Na segunda metade do túbulo contorcido distal, ocorre a reabsorção do Ca^{++} em decorrência da expressão dos canais TRV5 presentes na membrana apical

Túbulo de conexão

É a parte da transição entre o túbulo contorcido distal e o ducto coletor. No túbulo de conexão, vários segmentos reúnem-se para formar o ducto coletor. Como ilustra a Figura 4.6, esse túbulo é constituído por:

- Célula específica, que apresenta característica compatível com os transportes no fim do túbulo contorcido distal e com os realizados no início do ducto coletor; dessa maneira, a membrana apical das células específicas do túbulo de conexão apresenta os canais: 1) TRV5, para a reabsorção do

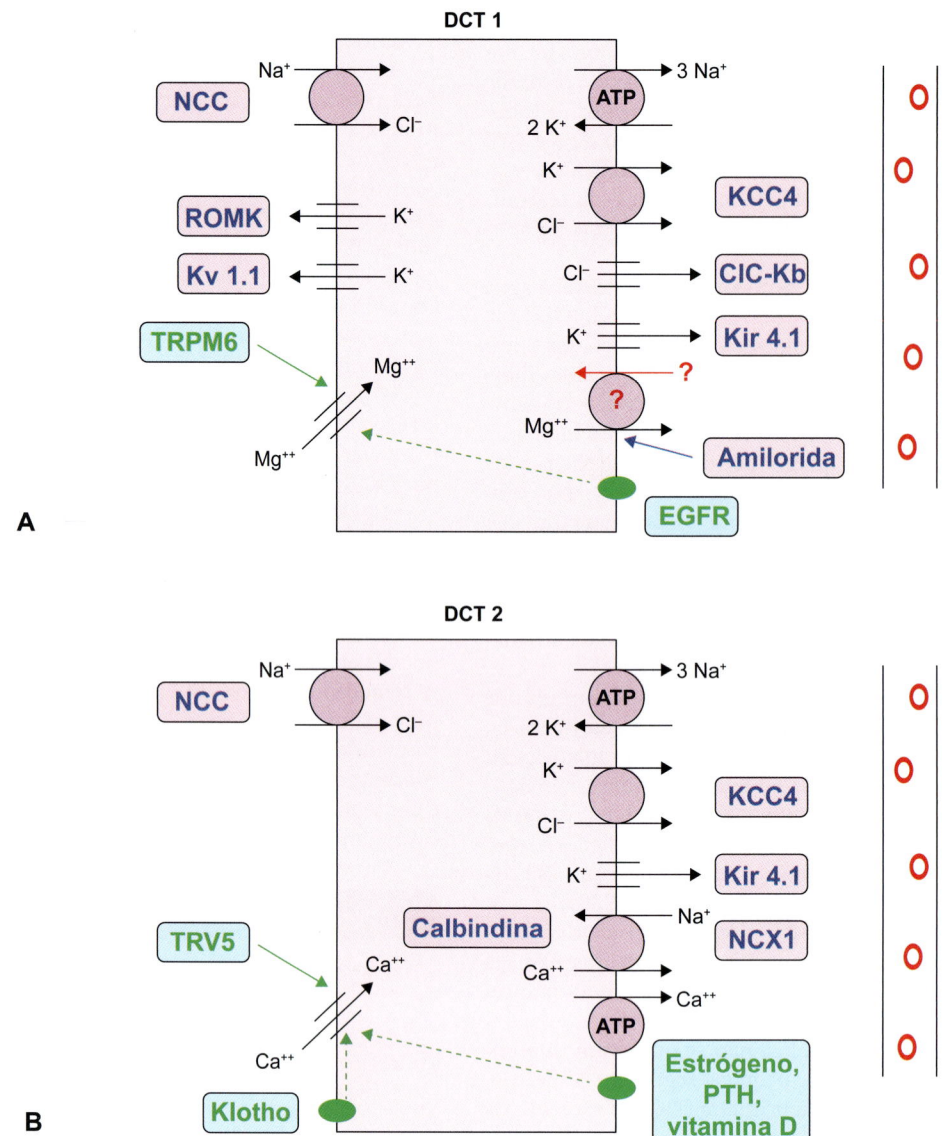

Figura 4.5 Túbulo contorcido distal (DCT) com a representação do transporte do Na+ acoplado ao Cl− (NCC) existente na membrana luminal desse segmento do néfron. Na membrana basal, encontra-se a Na+, K+-ATPase, cuja atividade libera energia aos demais transportadores iônicos por todo o DCT. Também aí se localiza o cotransportador K+-Cl− (KCC4) e o canal específico para o K+ (Kir 4.1). **A. DCT1** – A membrana luminal apresenta o canal específico para a entrada do Mg++ na célula, o TRPM6, que depende da voltagem decorrente da secreção do K+ pelos canais Kv1.1 e ROMK. O receptor do fator de crescimento epidérmico (EGFR) presente na membrana basal modula a transcrição, a ativação e a inserção do TRPM6. Na membrana basal, encontram-se o ClC-Kb (canal específico para o Cl−) e o transportador do Mg++ para o interstício, o qual ainda não foi identificado, mas se sabe que é ativado pelo amilorida. **B. DCT2** – A membrana luminal apresenta o canal específico para a entrada do Ca++ na célula, o TRV5, que é modulado pelo Klotho e por hormônios (estrógeno, PTH e a forma ativa da vitamina D). A proteína citoplasmática calbindina apresenta alta afinidade ao Ca++, de maneira que esse cátion movimenta-se da face luminal para a basal sem apresentar variação na sua concentração intracelular. Na membrana basal, existem a Ca++-ATPase e o trocador Na+-Ca++ (NCX1), que transportam o Ca++ para o interstício.

Ca++; 2) ENaC, para a reabsorção do Na+; 3) aquaporina, para a reabsorção da água; 4) ROMK, para a secreção do K+
- Célula intercalada do tipo α e do tipo β, semelhantes às que estão presentes no ducto coletor.

Na célula específica do túbulo de conexão, o Na+ é transportado desacompanhado de qualquer molécula para o meio intracelular pelo ENaC, que é secundariamente ativo ao trabalho efetuado pela Na+, K+-ATPase presente na membrana basal. Em decorrência da reabsorção apenas do Na+ nessa célula, gera-se, nesse local, o gradiente elétrico que permite a secreção do K+ pelo canal ROMK ou a secreção do H+ na célula intercalada do tipo α, cuja localização é contígua à célula específica. O amilorida é um diurético que tem a capacidade de fechar o ENaC, inibindo a secreção do K+ e do H+. Por outro lado, a aldosterona também atua na célula específica, porque ela contém o receptor mineralocorticoide no seu citosol. O estímulo desse receptor libera o mRNA, que, por sua vez, induz a síntese proteica para aumentar a quantidade e o funcionamento do ENaC e da Na+-K+-ATPase. Ademais, o estímulo do receptor mineralocorticoide deflagra a produção do ATP na mitocôndria, e isso resulta no incremento do trabalho enzimático. A espironolactona

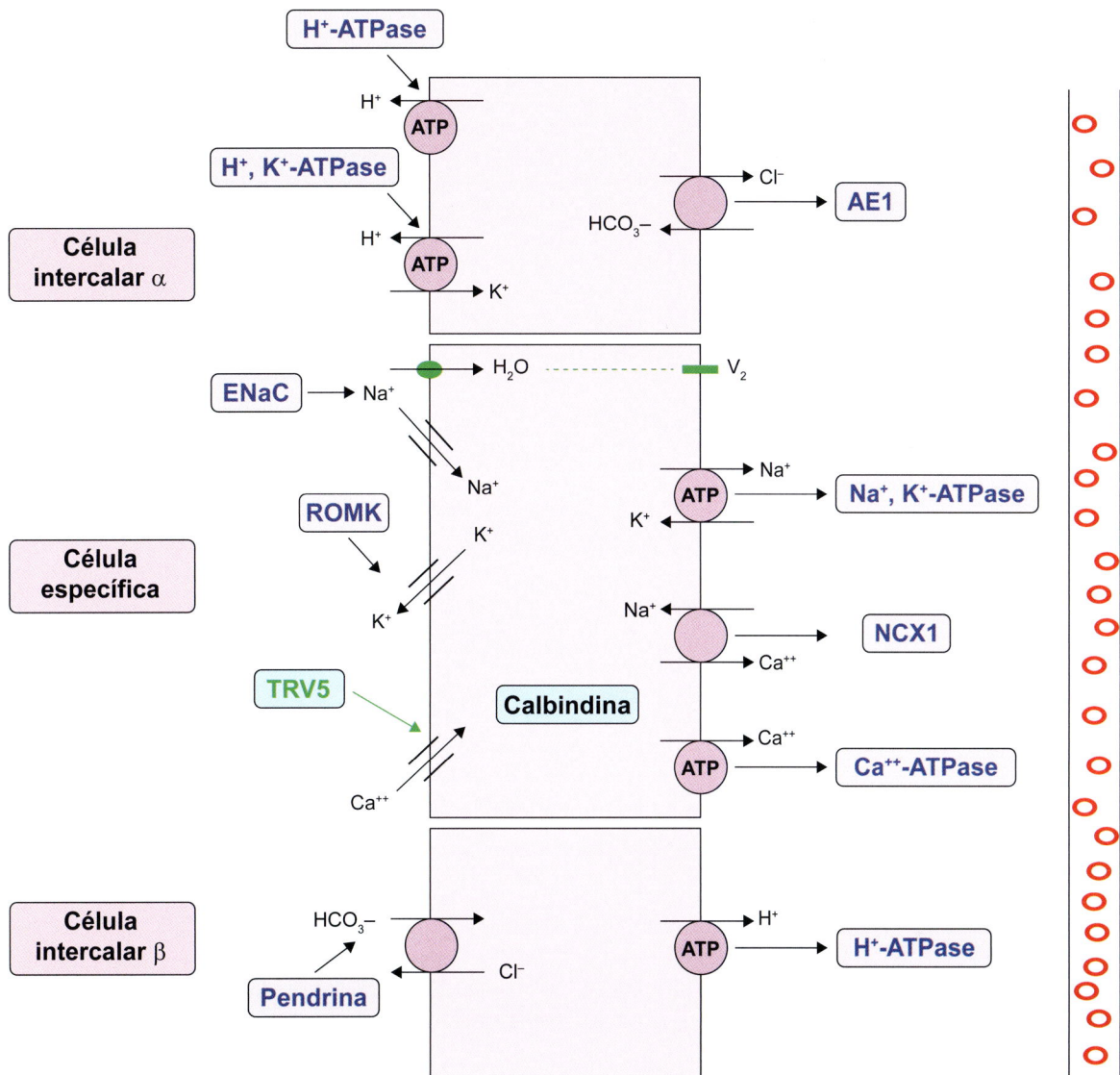

Figura 4.6 Túbulo de conexão e a representação dos três tipos das células nesse segmento: célula específica, intercalada do tipo α e β. A célula específica tem na membrana luminal o canal específico para o Na^+ (ENaC), o K^+ (ROMK) e o Ca^{++} (TRV5), que são secundariamente ativos à atividade da Na^+-K^+-ATPase presente na membrana basal. A calbindina faz a movimentação do Ca^{++} do lado apical para o basal, e a Ca^{++}-ATPase e o trocador Na^+-Ca^{++} (NCX1) transportam o Ca^{++} para o interstício. Na membrana basal, encontra-se o receptor V_2, que ao ser ativado pelo HAD insere o canal de água (aquaporina) na membrana luminal. A célula intercalada do tipo α apresenta na membrana luminal duas ATPases que secretam o H^+ para a luz tubular: a H^+-ATPase e a H^+, K^+-ATPase. Nas situações da depleção do K^+ no organismo, a H^+, K^+-ATPase é ativada para reabsorver o K^+. Na membrana basal dessa célula, existe o trocador Cl^--HCO_3^- (AE1). A célula intercalada do tipo β contém o trocador Cl^--HCO_3^- (pendrina) na membrana luminal e a H^+-ATPase na membrana basal.

interfere no sítio citoplasmático do receptor da aldosterona, impedindo a produção do mRNA, o que se traduz na inibição da reabsorção do Na^+, da secreção do K^+ e do H^+ nessa porção do néfron (ver Figura 4.6).

À semelhança da célula do DCT2, o Ca^{++} é reabsorvido através do canal TRV5, conduzido intracelularmente pela calbindina para que seja eliminado da célula em decorrência do trabalho da Ca^{++}-ATPase e do trocador Na-Ca^{++} presentes na membrana basal.

A reabsorção da água livre dos solutos inicia-se na célula específica e é deflagrada pela interação do HAD com o receptor V_2. O mecanismo em cascata que culmina com a inserção e ativação da aquaporina na membrana luminal será descrito em detalhe na seção a seguir, "Ducto coletor" (ver Figura 4.6).

A célula intercalada do tipo α dispõe de duas variedades de ATPase que secretam o H^+ na face luminal: 1) a H^+-ATPase e 2) a H^+, K^+-ATPase. O trabalho da H^+, K^+-ATPase é de extrema importância nas situações da depleção do K^+ no organismo, porque promove a reabsorção desse cátion associada à secreção do H^+. Entretanto, o trabalho da H^+, K^+-ATPase no ajuste do equilíbrio ácido-base varia de acordo com a circunstância.

Quanto à função da célula intercalada do tipo β, ela é de extrema relevância no ambiente da alcalemia metabólica, visto que expressa o trocador Cl^--HCO_3^- (pendrina) na membrana apical e a H$^+$-ATPase na membrana basal. Assim, o organismo elimina o excesso do HCO$_3^-$ ao mesmo tempo que conserva o Cl$^-$ e o H$^+$ no organismo. Entretanto, a maior quantidade do tipo de célula intercalada continua sendo a do tipo α, mesmo se a alcalemia não desaparecer. Então, ao longo do tempo, o rim se adapta de outras maneiras para ajustar o equilíbrio ácido-base. Entre essas, se verifica a diminuição na função do transportador NHE3 na célula do túbulo contorcido distal, a fim de impedir a secreção do H$^+$ e favorecer o retorno às condições do equilíbrio ácido-base.

Outra função relevante do túbulo de conexão é a sua participação na regulação da filtração glomerular por intermédio da quantidade do Na$^+$ que chega a essa parte do néfron. Como o túbulo de conexão é vizinho à arteríola aferente, essas duas estruturas apresentam o mecanismo do *crosstalk*. Dessa maneira, quando há aumento na quantidade do Na$^+$ atingindo a célula específica do túbulo de conexão, observa-se o relaxamento da musculatura lisa da arteríola aferente justaposta. Consequentemente, o fluxo sanguíneo renal aumenta, o que repercute no aumento da filtração glomerular. Esse *crosstalk* entre o túbulo de conexão e a arteríola aferente pode ser interpretado como um recurso atenuante ao *feedback* tubuloglomerular. É possível que esse mecanismo seja uma resposta do escape à redução da filtração glomerular causada pela ativação do *feedback* tubuloglomerular consequente ao aumento da carga filtrada do Na$^+$ (ver Capítulo 2, *Circulação Renal*).

> **! PONTOS-CHAVE**
> - O túbulo de conexão é a região da transição entre o túbulo contorcido distal e o ducto coletor
> - Esse túbulo de conexão contém três padrões de célula: a específica, a intercalada do tipo α e a do tipo β
> - A célula específica apresenta os canais: 1) TRV5, para a reabsorção do Ca^{++}; 2) ENaC, para a reabsorção do Na$^+$; 3) ROMK, para a secreção do K$^+$; e 4) aquaporina, para a reabsorção da água
> - O fato de a célula específica ser vizinha da célula intercalada do tipo α permite ao túbulo de conexão desempenhar papel relevante para a homeostase do K$^+$ e do H$^+$; isso ocorre porque o Na$^+$ é reabsorvido sozinho (via ENaC) nesse local, o que gera o gradiente elétrico favorável à secreção iônica
> - Na depleção do K$^+$, a prioridade do organismo passa a ser a reabsorção desse cátion; sendo assim, a expressão da H$^+$, K$^+$-ATPase na membrana luminal da célula intercalada do tipo α aumenta
> - O início da reabsorção da água é deflagrado na célula específica, porque ocorre a expressão o receptor V$_2$, que responde à ação do HAD, e, assim, a água livre dos solutos pode ser reabsorvida por meio de sua passagem pela aquaporina
> - A atuação da célula intercalada do tipo β ocorre no início da alcalemia metabólica, porque o rim consegue eliminar o HCO$_3^-$, conservar o Cl$^-$ e o H$^+$ de imediato; apesar de deflagrada a proliferação da célula intercalada do tipo β, a do tipo α persiste como majoritária mesmo na cronicidade da alcalemia
> - O túbulo de conexão também participa da regulação da filtração glomerular por meio do mecanismo de *crosstalk* com a arteríola aferente que está justaposta a ele; o aumento da quantidade do Na$^+$ que chega ao túbulo de conexão resulta na vasodilatação da arteríola aferente, o que repercute no aumento do fluxo sanguíneo renal (FSR) e, a seguir, da elevação da filtração glomerular.

Ducto coletor

É composto por sua porção cortical, medular externa e três segmentos da medular interna. Nos dois primeiros segmentos, existem três tipos de células: a principal e a intercalada do tipo α e do tipo β.

A célula principal caracteriza-se à microscopia óptica por ser cuboide e clara; à microscopia eletrônica, porém, se visualiza um cílio central que provavelmente funciona como um sensor ao fluxo do fluido intratubular. Acredita-se que o movimento ciliar deflagrado pela intensidade do fluxo intratubular auxilie na abertura dos canais luminares (ROMK) para a secreção do K$^+$. Da mesma maneira já descrita na seção "Túbulo de conexão", a reabsorção do Na$^+$ é realizada na célula principal de maneira semelhante ao que ocorre na célula específica. Idem para a regulação da homeostase do K$^+$ e do H$^+$ (ver Figura 4.3).

Outra função importante da célula principal é a homeostase da água. Na membrana basal dessa célula, encontra-se o receptor V$_2$ que tem a especificidade ao HAD. Uma vez estimulado o receptor V$_2$, a proteína G, que se encontra acoplada ao receptor, é clivada e, por sua vez, ativa a sequência da ação em cascata da adenilciclase, resultando na liberação do segundo mensageiro, o AMPc. Diante disso, são feitas a transcrição, a inserção e a fosforilação das aquaporinas. O AMPc também organiza a disposição dos microtúbulos citoplasmáticos para que facilitem o deslocamento da água do meio intracelular em direção à membrana basal. Entretanto, para que haja a eficiência na reabsorção da água livre dos solutos, é preciso haver gradiente osmolar no interstício no sentido corticomedular. Na região do córtex e da medula externa, o gradiente osmolar intersticial é obtido pela habilidade da porção espessa ascendente da alça de Henle de enriquecer esse espaço com o Na$^+$ Cl$^-$. No setor da medula interna, são os transportadores da ureia presentes na membrana basal das células do DCMI que tornam o interstício papilar com alta concentração de solutos. A eficiência do transporte da ureia nesse local é obtida pela interação do HAD com esses transportadores.

A célula intercalada do tipo α e do tipo β caracterizam-se por conter grandes quantidades de grânulos em seus citoplasmas; por isso, são visualizadas como células escuras à microscopia óptica. Como já foi descrito na seção "Túbulo de conexão", essas células transportam ativamente o H$^+$ para o meio extracelular por meio da H$^+$-ATPase, sendo que, na célula intercalada do tipo α, a enzima está na membrana apical; na célula intercalada do tipo β, a localização é na membrana basal. Essas ATPases é que liberam a energia para o funcionamento secundário dos outros transportadores. O movimento do H$^+$ para o meio extracelular é acoplado à regeneração do HCO$_3^-$ tanto nas células intercaladas do tipo α quanto nas do tipo β (ver Figura 4.3).

Na célula intercalada do tipo α, o HCO$_3^-$ regenerado é transportado para o interstício através do trocador Cl$^-$-HCO$_3^-$ (AE1) existente na membrana basal. O Cl$^-$, por sua vez, sai da célula acompanhado do K$^+$ em função do trabalho executado pelo cotransportador K$^+$-Cl$^-$ (KCC4) que está inserido na membrana basal dessas células. Como já foi descrito na seção "Túbulo de conexão", a célula intercalada do tipo α também pode expressar na membrana apical a H$^+$, K$^+$-ATPase, cuja função é primordial nas situações da depleção do K$^+$ no organismo (ver Figura 4.3).

Na célula intercalada do tipo β, existem: 1) o trocador Cl$^-$-HCO$_3^-$ (pendrina) e 2) o transportador Na$^+$-Cl$^-$-HCO$_3^-$ (NDCBE) na membrana apical. Além do importante desempenho da pendrina para eliminar o HCO$_3^-$ quando se desenvolve a alcalose metabólica, a pendrina também tem mostrado importante desempenho para a regulação do volume extracelular e da pressão arterial, visto que reabsorve o cloro. Da mesma forma, a via paracelular é relevante para a reabsorção do Cl⁻ no ducto coletor por causa da existência da claudina-4 entre as células. Na membrana apical da célula intercalada do tipo β, identificou-se o transportador Na^+-Cl^--HCO_3^- (NDCBE), cuja função é de suma importância para explicar a reabsorção de 20% do bicarbonato filtrado que não é reabsorvido no túbulo contorcido proximal. Antigamente, atribuía-se ao segmento espesso ascendente da alça de Henle essa função por causa da presença do trocador Na^+-H^+ (NHE3) nesse local. Todavia, é possível que o NH_3 desempenhe apenas o papel de regulador do volume celular nesse segmento do néfron.

A célula principal e a intercalada do tipo α também dispõem de um receptor sensível ao íon Ca^{++} (CaSR), mas a sua localização é na membrana luminal dessas células. A ativação do CaSR pelo aumento da quantidade do Ca^{++} na luz da célula principal reduz o montante da aquaporina na membrana apical, por conseguinte, cresce o fluxo urinário. Na célula intercalada do tipo α, o CaSR também está inserido na face luminal, e a ativação desse receptor aumenta a inserção da H^+-ATPase, o que deflagra maior acidificação da urina. Portanto, o aumento do fluxo urinário e menor pH urinário permitem a eliminação do excesso de cálcio sem causar calculose por fosfato de cálcio.

Em resumo, o mecanismo que explica o diabetes insípido nefrogênico decorrente de hipercalcemia deve-se à ativação consecutiva do receptor CaSR da célula: 1) da porção espessa ascendente da alça de Henle, que se traduz na inibição da reabsorção paracelular do Ca^{++} nesse segmento; 2) da célula principal do ducto coletor, que deflagra o processo da autofagia das aquaporinas, produzindo o aumento significativo na quantidade do solvente, o que diminui a chance da precipitação do Ca^{++}; 3) da célula intercalada do tipo α, que estimula a função das H^+-ATPase, diminuindo o pH urinário e, dessa maneira, reduzindo a afinidade iônica entre o cálcio e o fosfato.

O ducto coletor medular interno (DCMI) divide-se em três segmentos, por causa da heterogeneidade morfológica e funcional existente. As células que compõem o $DCMI_1$ são muito semelhantes às do ducto coletor medular externo, estando presentes as células do tipo principal e cerca de 10% das intercaladas. Entretanto, as porções $DCMI_2$ e $DCMI_3$ parecem representar um segmento distinto. Então, estudos recentes têm considerado que o DCMI apresenta dois segmentos funcionalmente distintos: a porção inicial, que corresponde ao $DCMI_1$, e a porção distal, com os segmentos $DCMI_2$ e $DCMI_3$.

O DCMI tem a sua relevância funcional porque é o último local do néfron para o ajuste da homeostase do sódio, potássio e água. Convém salientar que o DCMI é o único segmento do néfron com sítio para a ação dos peptídios atriais natriuréticos, o que significa que o Na^+ pode ser secretado para a urina quando houver circulação dos peptídios atriais natriuréticos. O DCMI também expressa o cotransporte Na^+-K^+-$2Cl^-$, o CaSR e a H^+, K^+-ATPase. Há indícios de que outros cátions, como o amônio (NH_4^+), possam ocupar o sítio do H^+ na H^+, K^+-ATPase existente no DCMI, por isso essa enzima poderia ser denominada "X^+, K^+-ATPase".

Quanto ao transporte da água, as células do DCMI apresentam os transportadores da ureia, o UTA1 e o UTA3 na membrana apical e basal, respectivamente. Assim, a ureia passa da luz do DCMI ao interstício para proporcionar a alta concentração osmolar na papila renal. O HAD é o responsável por ativar o UTA1 e o UTA3 mediante o processo em cascata da ativação da adenilciclase, que finaliza com a fosforilação proteica dos transportadores. Portanto, a eficiência do mecanismo da contracorrente multiplicado é obtida pelo trabalho do NKCC2, mecanismo já descrito acima na seção "Alça de Henle", integrado ao dos transportadores da ureia. Esses dois mecanismos trabalhando em conjunto são primordiais para criar o gradiente osmótico corticomedular no interstício renal. A alta concentração da ureia no interstício medular propicia o retorno dessa molécula à luz tubular, porque a célula da porção fina descendente da alça de Henle dispõe do transportador UTA2 na membrana basal. A ureia também recircula, porque existe o transportador UTB1 no início da *vasa recta* descendente, que, por sua vez, permite o seu acesso para a luz da *pars recta*. Dessa maneira, o aporte da ureia à luz do DCMI se intensifica e maior quantidade da ureia é adicionada à papila, permitindo a formação do gradiente osmolar corticomedular necessário para a reabsorção e conservação da água no organismo.

> **⚠ PONTOS-CHAVE**
>
> - Os transportes iônicos nas células do ducto coletor também são todos secundariamente ativos às custas do trabalho executado pela Na^+, K^+-ATPase presente na membrana basal ou pela atividade da H^+-ATPase e da H^+,K^+-ATPase
> - O ducto coletor é constituído pelos segmentos: cortical, medular externo e medular interno (DCMI)
> - Os segmentos cortical e medular apresentam 3 tipos distintos de células:
>   1. A principal, que dispõe dos canais ENaC e aquaporina (para reabsorver o Na^+ e a água) e do canal ROMK (para secretar o K^+), do receptor V_2 na membrana basal (para a reabsorção da água livre dos solutos deflagrado pelo HAD) e do CaSR na face luminal (para aumentar a diurese nas condições de aumento do aporte do Ca^{++}).
>   2. A célula intercalada do tipo α, para a acidificação urinária por meio do trabalho da H^+-ATPase e da H^+, K^+-ATPase inseridas na membrana luminal; entretanto, a função da H^+, K^+-ATPase é prioritária para a reabsorção do K^+ nas condições de depleção desse cátion no organismo.
>   3. A célula intercalada do tipo β, que se prolifera na situação da alcalemia para eliminar o HCO_3^- excedente por meio da ação da pendrina que, ao secretar a base, conserva o Cl⁻; essa célula tem a H^+-ATPase na membrana basal, o que impede a saída do H^+ do organismo
> - O DCMI é a porção final do néfron composto por três segmentos: o $DCMI_1$ faz o ajuste final da homeostase iônica, e o $DCMI_2$ e $DCMI_3$, o da água
> - A célula principal do ducto coletor e as células do DCMI apresentam o receptor V_2, que é ativado pelo HAD, resultando na reabsorção da água
> - No DCMI, o HAD age também nos transportadores UTA1 e UTA3, o que resulta no movimento da ureia para o interstício
> - O sistema da contracorrente é multiplicado pela competência do NKCC2 transportando o Na^+ Cl^- na porção espessa ascendente da alça de Henle, associada à recirculação da ureia, que é movimentada pelo UTA1 e UTA3, presentes respectivamente na luz e na membrana basal da célula do DCMI, e pelo UTA2 e UTB1, situados na membrana basal da célula da porção fina descendente da alça de Henle e da *vasa recta* descendente
> - O CaSR encontra-se na face luminal de todas as células do tipo principal e as do DCMI para deflagrar a autofagia da aquaporina, a fim de aumentar o volume urinário
> - O CaSR também se encontra na face luminal da célula intercalada do tipo α e aumenta a secreção do H^+
> - Assim, a ativação do CaSR na célula principal e intercalada do tipo α, devido ao aumento da quantidade do cálcio na luz tubular, impede a formação do cálculo por fosfato de cálcio.

CONSIDERAÇÕES FINAIS

Antes de finalizar este capítulo, é importante salientar dois aspectos sobre a função renal:

1. O rim não é constituído por uma população homogênea de néfrons. Há diferenças morfológicas e funcionais entre os néfrons localizados no córtex superficial em relação aos do córtex profundo (justamedular). Essas diferenças ocorrem de maneira gradual, à medida que se analisa a histologia da superfície em direção à região justamedular. As diferenças são também funcionais. Um importante destaque se faz quanto a maior capacidade dos néfrons justamedulares na homeostase do Na^+Cl^- frente à variação do volume extracelular (VEC). Em condições da depleção intensa do VEC, observa-se uma maior reabsorção do Na^+Cl^- pelos néfrons justamedulares, e, em condições da expansão do VEC, os néfrons justamedulares são os que apresentam a maior capacidade funcional de excreção do Na^+Cl^-.

2. O rim tem outras importantes funções, além do que foi descrito anteriormente neste capítulo sobre o seu crucial desempenho na homeostase da água e de íons. São elas: 1) síntese da glicose; 2) síntese da amônia; 3) síntese da renina; 4) inativação da insulina; 5) inativação do glucagon; 6) ativação da vitamina D; 7) síntese da eritropoetina; 8) regulação da pressão arterial; 9) atuação parácrina a vários hormônios.

BIBLIOGRAFIA

Seguro AC, Magaldi AJB, Helou CMB, Malnic G, Zatz R. Processamento de água e eletrólitos pelos túbulos renais. In: Zatz R, editor. Bases Fisiológicas da Nefrologia. São Paulo: Atheneu; 2011. p. 45-84.

Soeiro EMD, Helou CMB. Clinical, pathophysiological and genetic aspects of inherited tubular disorders in childhood. J Bras Nefrol. 2015;37(3):385-98.

Valtin H, Schafer JA. Tubular reabsorption. In Valtin H, Schafer JA, editors. Renal Function. 3. ed. Boston: Little, Brown and Company; 1995. p.62-93.

Zeidel ML, Hoenig MP. CJASN'S renal physiology for the clinician. Clin J Am Soc Nephrol. 2014; 9:1271-2242.

5 Acidificação Urinária

Roberto Zatz • Alexander J. Rouch

INTRODUÇÃO

As alterações do equilíbrio ácido-base são comuns na prática clínica, surgindo em pacientes com falência renal aguda ou crônica, internados em centros de tratamento intensivo, com doenças hereditárias, doenças pulmonares ou intoxicações exógenas, entre muitas outras situações. Para entender essas afecções, sua fisiopatologia e as bases para sua interpretação, diagnóstico diferencial e terapêutica, é essencial compreender como se estabelece e se mantém o equilíbrio ácido-base do organismo, além da crucial importância dos rins nesse processo (ver Capítulo 11, *Metabolismo Ácido-Básico*).[1]

CONCEITOS DE ÁCIDO E DE BASE

De acordo com o conceito de Brönsted-Lowry, o mais utilizado em Ciências Biológicas, ácidos são compostos capazes de "doar" prótons quando em solução; inversamente, bases são compostos que podem incorporar ou "aceitar" prótons. A adição ou remoção de prótons a uma solução complexa como o plasma ou o citosol afetam profundamente a conformação de suas proteínas. Por isso, é essencial aos organismos avançados controlar a concentração de prótons mantendo uma faixa estreita de pH, que se estende de 7,35 a 7,45 em condições normais.

Os organismos superiores produzem incessantemente dois tipos de ácido: o volátil e o fixo. O ácido volátil corresponde ao CO_2 originado pela oxidação de compostos de carbono, e que, por ser um gás, pode abandonar o sistema. Embora não seja ele próprio um doador de prótons, o CO_2 reage com a água, hidratando-se e dando origem ao ácido carbônico, que se dissocia rapidamente em um íon hidrogênio e um íon bicarbonato. O metabolismo humano origina entre 15.000 e 20.000 mmoles de CO_2 por dia. Já os ácidos fixos, como o nome indica, mantêm-se indefinidamente no sistema. Sua produção, que resulta principalmente do metabolismo de aminoácidos sulfurados ou catiônicos, é muito menor que a de CO_2: cerca de 1 mol/kg/dia ou 70 mmol/dia em um homem adulto.

A contínua produção de ácido pelo organismo precisa ser compensada, porque o acúmulo de qualquer das duas modalidades pode trazer sérias consequências e deve ser evitado a qualquer custo. No caso do CO_2, os pulmões dão conta facilmente de sua eliminação, variando a ventilação alveolar e mantendo constante – em torno de 40 mmHg – a pressão parcial de gás carbônico (pCO_2). No entanto, não é possível aos pulmões eliminar os ácidos fixos originados pelo metabolismo, como os ácidos sulfúrico e láctico. A neutralização desses ácidos é um processo bem mais complexo do que as trocas gasosas que ocorrem nos alvéolos, envolvendo três níveis de compensação.

TAMPÕES FIXOS | PRIMEIRA LINHA DE DEFESA CONTRA O ACÚMULO DE ÁCIDO

A primeira e mais simples linha de defesa contra o acúmulo de ácidos fixos é a neutralização por tamponamento químico. Uma série de moléculas – fosfatos, sulfatos, ânions orgânicos e, principalmente, proteínas plasmáticas – tem a capacidade de absorver ou ceder prótons em face de uma carga ácida ou alcalina, limitando, assim, a consequente variação do pH. Esses tampões, que podem denominar-se "tampões fixos", são sempre constituídos pela associação entre um ácido fraco (representado por HA) e o sal correspondente (representado por A^-). Representam exemplos de sistemas tampão a hemoglobina, a albumina plasmática, os fosfatos e os carbonatos ósseos – estes últimos especialmente em situações de acúmulo prolongado de ácidos fixos. A reação de um sistema tampão é a de *dissociação* do ácido fraco (o componente HA): $HA \leftrightarrow H^+ + A^-$. É fácil notar que se trata de uma reação reversível: quando a concentração de prótons $[H^+]$ aumenta, a forma dissociada (A^-) tende a se combinar com um próton, assumindo a forma não dissociada (HA). Ao contrário, quando a $[H^+]$ diminui, a forma HA libera um próton, voltando à forma A^-. A constante de equilíbrio (K) do HA é descrita como: $K = [H^+] \times [A^-]/[HA]$. Essa reação é comumente expressa, após uma transformação logarítmica, pela equação de Henderson-Hasselbalch: $pH = pK + \log([A^-]/[HA])$, cuja representação gráfica é dada na Figura 5.1.

O pK, uma característica fundamental de qualquer sistema tampão, é o cologaritmo da constante de equilíbrio (-logK), em analogia com o pH, definido como o cologaritmo da concentração de prótons ($-\log[H^+]$). O efeito tamponante do sistema é máximo quando as concentrações de HA e A^- são idênticas e, portanto, o pH do sistema é numericamente igual ao pK do tampão, já que, nesse caso, $\log([A^-]/[HA]) = 0$. Em pH distantes do pK, no entanto, o tampão se esgota e o pH responde de modo quase instantâneo à adição de ácido ou base ao sistema. Se se adicionar um excesso de ácido forte, predomina quase totalmente a forma HA – o tampão é **titulado** com ácido. Se o que se adiciona é um excesso de base forte (titulação com excesso de base), predomina a forma A^-. Como a soma das formas

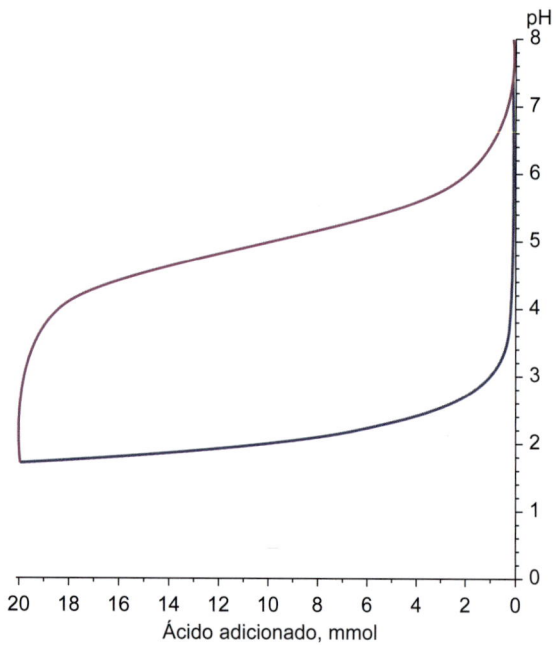

Figura 5.1 Efeito da adição de um ácido forte a uma solução tamponada. A *linha azul* indica o comportamento de uma solução não tamponada. (Adaptada de Zatz et al., 2011.)[2]

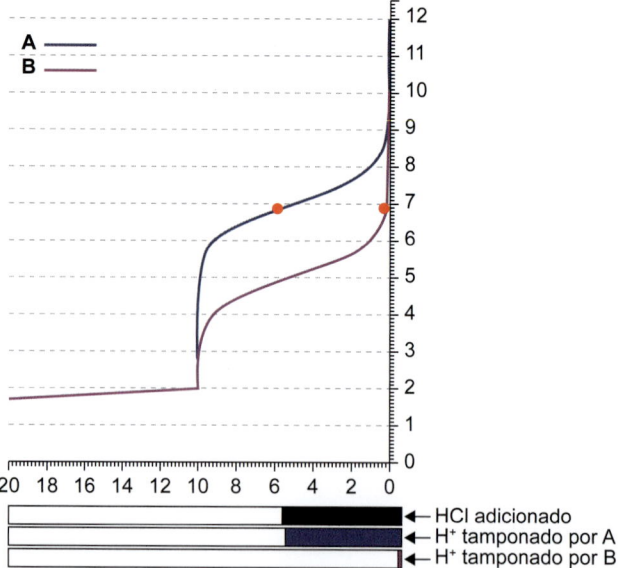

Figura 5.2 Titulação com ácido forte de uma associação de dois tampões fixos com pK distintos. Na situação representada, o sistema recebeu pouco menos de 6 mmol de HCl, mais de 95% dos quais foram neutralizados pelo tampão de pK mais alto (*curva azul*), enquanto o de pK mais baixo (*curva roxa*) encontra-se ainda quase todo sob a forma dissociada (A⁻). (Adaptada de Zatz et al., 2011.)[2]

ácida e alcalina (HA + A⁻) permanece constante, qualquer que seja a quantidade de ácido ou base fixa adicionada, esses tampões podem ser considerados tampões **fixos**, em contraste com sistemas como o HCO_3^-/CO_2, em que uma das fases é volátil.

Em todos os compartimentos do organismo, assim como na urina, há não apenas um, mas vários sistemas tampão (HA/A⁻), cada qual contribuindo para minimizar variações de pH conforme sua respectiva concentração e seu respectivo pK (Figura 5.2). Esse conceito, denominado **princípio iso-hídrico**, é fundamental para compreender a homeostase ácido-base e os mecanismos de acidificação urinária.

SISTEMA HCO_3^-/CO_2

O binômio HCO_3^-/H_2CO_3 é o mais importante sistema tampão do organismo, em virtude de uma característica especial: sua fase ácida (H_2CO_3) está em equilíbrio com o CO_2, que é facilmente eliminado pelos pulmões, mantendo assim constante a pCO_2 e, portanto, a concentração do próprio H_2CO_3.

Como o pK da reação $CO_2 + H_2O \leftrightarrow H^+ + HCO_3^-$ é 6,1 e a concentração de CO_2 no sangue é diretamente proporcional à pCO_2 (o que efetivamente se mede no laboratório), com uma constante de proporcionalidade 0,03, a equação de Henderson-Hasselbalch para o sistema HCO_3^-/CO_2 assume a forma pH = 6,1 + log ([HCO_3^-]/0,03 × pCO_2), representada na Figura 5.3. Como a concentração normal de HCO_3^- é de 24 mmol/ℓ, com uma pCO_2 de 40 mmHg, o pH calculado por meio dessa equação é 7,40, o pH sanguíneo normal.

O sistema HCO_3^-/CO_2 coexiste no organismo com vários tampões fixos, todos contribuindo conforme suas características específicas para minimizar os efeitos da adição ao organismo de ácido ou base fixa. Graças às suas propriedades, o sistema HCO_3^-/CO_2 absorve a maior parte dessa sobrecarga, restando apenas uma pequena fração para ser reabsorvida pelos tampões fixos (Figura 5.4). A razão para essa maior eficiência é precisamente o fato de que a fase ácida desse sistema (o H_2CO_3) é proporcional à pCO_2, a qual, por sua vez, se mantém constante graças à ventilação alveolar.

Vimos até aqui o efeito da adição de ácido fixo ou base fixa ao organismo. Tudo se passa de modo muito diferente quando o sistema é submetido a variações do ácido **volátil**, ou seja, em última análise, o CO_2. Considere-se inicialmente uma situação imaginária em que o único sistema tampão presente é o HCO_3^-/CO_2. Nesse caso, quando a pCO_2 sobe, a reação $CO_2 + H_2O \leftrightarrow H^+ + HCO_3^-$ é deslocada para a direita, trazendo, assim, mais íons H^+ ao sistema e, portanto, reduzindo o pH, sem alterar perceptivelmente a concentração de HCO_3^- (lembrando que a concentração de prótons no organismo humano é da ordem de *nano*moles/ℓ, enquanto a de HCO_3^- situa-se na faixa de *mili*moles/ℓ).

Em situações em que o sistema HCO_3^-/CO_2 interage com tampões fixos (p. ex., no organismo dos mamíferos), tem-se um comportamento mais complexo. Quando uma elevação da pCO_2 gera ácido, o sistema A⁻/HA age em sentido oposto, absorvendo parte do excesso de íons H^+, exatamente como no caso de uma sobrecarga de ácido fixo. Se a pCO_2 cair, o processo se inverte: o sistema A⁻/HA agora cede prótons, amenizando o efeito da queda de íons H^+. Portanto, os dois sistemas, que atuam no mesmo sentido quando há sobrecarga ou falta de ácido fixo, agem em sentidos contrários no caso de uma variação exclusiva da pCO_2 (ácido volátil). Em virtude dessa interação entre os tampões fixos e a associação HCO_3^-/CO_2, cada íon H^+ originado por um aumento da pCO_2 e neutralizado pelos tampões fixos (sistemas A⁻/HA) dá origem a uma molécula de HCO_3^-. O mesmo processo ocorre, com sinal invertido, em caso de queda da pCO_2. Assim, ao contrário do que acontece com um sistema HCO_3^-/CO_2 puro, um sistema contendo também tampões fixos gera ou consome uma certa quantidade de HCO_3^- (determinada pela concentração e pK desses tampões) quando submetido a uma variação da pCO_2.

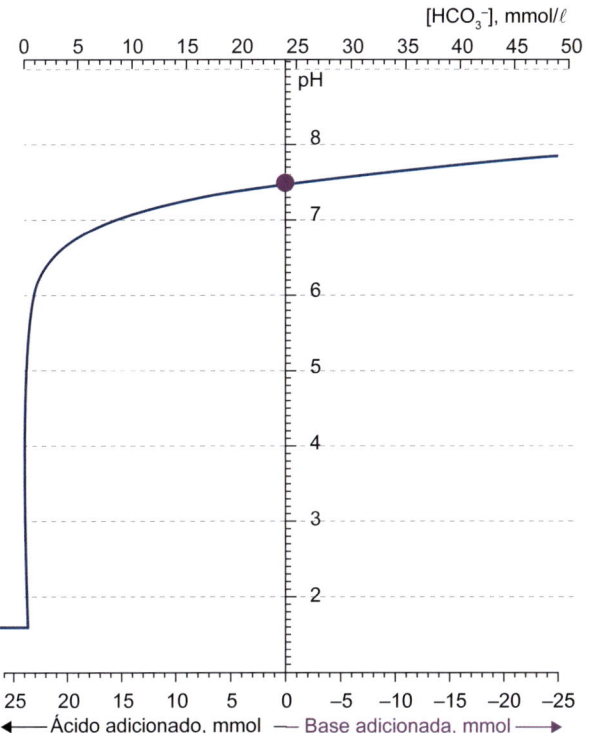

Figura 5.3 Curva de dissociação do binômio HCO_3^-/CO_2 em um sistema em que a $[HCO_3^-]$ é inicialmente 24 mmol/ℓ e a pCO_2 é fixada em 40 mmHg (valores normais no plasma humano). O pH inicial desse sistema é 7,40, em obediência à equação de Henderson-Hasselbalch. A condição inicial (normal) do sistema é representada pelo pequeno *círculo roxo*. (Adaptada de Zatz et al., 2011.)[2]

VENTILAÇÃO PULMONAR | SEGUNDA LINHA DE DEFESA CONTRA O ACÚMULO DE PRÓTONS (t1)

Considerando os mecanismos descritos nos parágrafos anteriores, é compreensível que o organismo utilize a ventilação alveolar como uma segunda linha de defesa no combate ao excesso ou à deficiência de ácido fixo. Se, por exemplo, o organismo receber uma carga ácida que faça cair a concentração de HCO_3^-, a queda do pH sanguíneo estimulará o centro respiratório, provocando hiperventilação e queda da pCO_2. Essa compensação respiratória não chega a trazer o pH sanguíneo ao valor normal, porque a queda da pCO_2 funciona como um freio, limitando a resposta do centro respiratório.

De modo análogo, a adição de álcali (ou a perda de ácido) evoca uma resposta hipoventilatória, com elevação da pCO_2. Também nesse caso, a compensação respiratória é parcial, porque o efeito depressor do pH alcalino sobre o centro respiratório é parcialmente neutralizado pela elevação da pCO_2 e pela queda da pO_2 provocadas pela hipoventilação.

Não é difícil constatar que tanto a resposta química (consumo de HCO_3^- e tampões fixos) quanto a ventilatória (alteração da ventilação alveolar) a um excesso de ácido ou álcali fixo são fisiologicamente inadequadas. A ação dos tampões não impede a variação do pH sanguíneo, apenas a atenua. Além disso, é limitada pelo estoque de tampões, que deve ser reposto. A resposta ventilatória também é imperfeita, porque interfere na função básica dos pulmões, a de promover trocas gasosas. É evidente, portanto, que a manutenção do equilíbrio ácido-base exige a operação de uma terceira – e mais poderosa – linha de defesa.

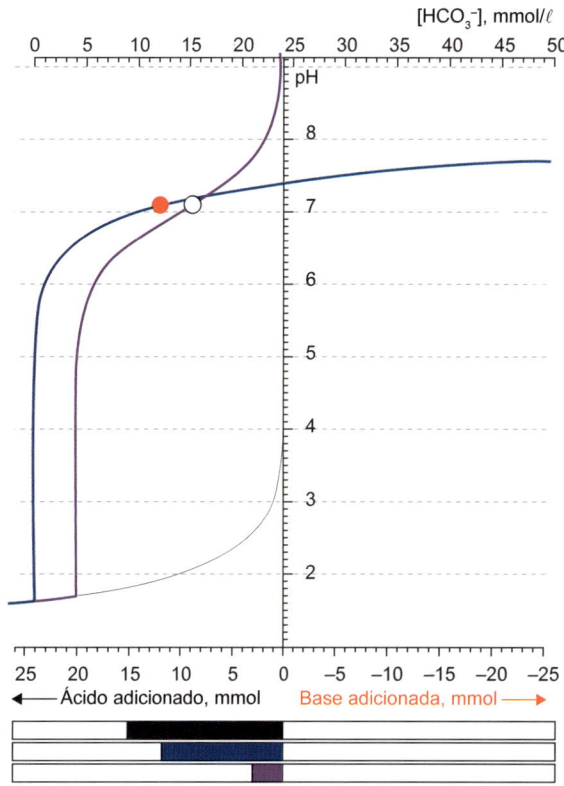

Figura 5.4 Curvas de dissociação do sistema HCO_3^-/CO_2 (*em azul*) e de um tampão fixo cujo pK é 7 (em roxo). O *círculo vermelho* representa a situação do sistema HCO_3^-/CO_2. O *círculo branco* representa a situação do tampão fixo. A pCO_2 do sistema é mantida constante em 40 mmHg. Após a adição de 15 mmol/ℓ de HCl, o pH caiu a 7,1, a $[HCO_3^-]$ foi a 12,1 e a relação A^-/HA do tampão fixo baixou a 1,26. Nota-se que cerca de 80% do ácido adicionado foi neutralizado pelo $[HCO_3^-]$ e apenas 20% foi pelo tampão fixo. (Adaptada de Zatz et al., 2011.)[2]

> **⚠ PONTOS-CHAVE**
> - O metabolismo dos organismos superiores dá origem a dois tipos de ácido: volátil e fixo
> - O ácido volátil (CO_2) é facilmente eliminado pelos pulmões, mas o fixo precisa ser neutralizado
> - A primeira linha de defesa contra o acúmulo de ácido fixo é representada pelos tampões fixos e pelo sistema HCO_3^-/CO_2
> - O sistema HCO_3^-/CO_2 neutraliza a maior parte de uma carga ácida produzida pelo organismo ou nele introduzida
> - Variações do pH sanguíneo causadas pelo eventual acúmulo de ácido ou base fixa são parcialmente compensadas por variações da ventilação alveolar.

OS RINS GARANTEM A MANUTENÇÃO DO BALANÇO DE ÁCIDOS FIXOS

Para que o equilíbrio ácido-base se mantenha no dia a dia, é imperioso que a contínua geração de ácido fixo pelo metabolismo seja em última instância compensada pela geração de base fixa. Inversamente, uma sobrecarga alcalina precisa ser neutralizada pela geração de ácido fixo (ou perda de base fixa).

Os rins são os únicos órgãos capazes de desempenhar essa complexa função de modo a um tempo preciso e consistente, lançando ao organismo íons HCO_3^-, que neutralizam o excesso de ácido e recompõem os estoques de tampão. Se houver uma sobrecarga de álcali, os rins reduzem a produção de HCO_3^- ou até mesmo excretam HCO_3^- na urina. A instalação de um balanço positivo de ácido fixo (a assim denominada **acidose metabólica**) ou base fixa (**alcalose metabólica**) ocorre quando a magnitude da sobrecarga é excessiva para a capacidade dos rins ou quando estes deixam de funcionar adequadamente.

A atuação dos rins não se limita a situações anômalas. Se os rins não fossem capazes de compensar ininterruptamente a carga ácida originada pelo metabolismo, o organismo acumularia em pouco tempo grande quantidade de ácido fixo, comprometendo seu funcionamento. É o que ocorre na injúria renal aguda e na doença renal crônica avançada, que levam a uma queda na produção renal de HCO_3^-. Na **acidose tubular renal**, a capacidade de neutralizar ácidos pode estar comprometida em virtude de uma disfunção tubular, mesmo na ausência de insuficiência renal (ver adiante).

A geração de HCO_3^- pelos rins reflete uma série de processos celulares que ocorrem ao longo de todo o néfron, levando à secreção incessante de prótons e à acidificação do fluido tubular, titulando continuamente os tampões ali presentes. A contribuição de cada segmento do néfron a esse processo é extremamente variável, quantitativa e qualitativamente.

MECANISMOS DE ACIDIFICAÇÃO NO TÚBULO PROXIMAL

Evidências experimentais indicam que o pH do fluido intratubular cai a cerca de 6,8 na porção final do túbulo proximal, uma queda modesta em relação ao ultrafiltrado glomerular, cujo pH é 7,4, como no plasma. Como nas porções mais distais do néfron, em especial no túbulo coletor, o pH intratubular cai a valores muito baixos, entre 5 e 6 (pH da urina final), poderia parecer que é nesses segmentos que ocorre a maior parte da acidificação urinária. No entanto, essa impressão se mostra equivocada ao se considerar que, no túbulo proximal, a capacidade tamponante do fluido intratubular é enorme em virtude da abundância de HCO_3^-, que neutraliza quase todo o H^+ secretado, e de tampões fixos, que contribuem em menor grau para essa neutralização. Na verdade, essa queda de pH, de 7,4 para 6,8, reflete uma redução da concentração de HCO_3^- de 24 para cerca de 6 mmol/ℓ. Como no túbulo proximal ocorre a reabsorção de dois terços do fluido filtrado nos glomérulos, conclui-se que 85% ou mais do HCO_3^- filtrado, algo como 3.500 mmol/dia, são reabsorvidos nesse segmento, indicando uma intensa atividade de acidificação, extremamente importante para o organismo, uma vez que cada íon HCO_3^- perdido na urina equivale à adição de um íon H^+ ao meio interno. Por essa razão, os rins precisam reduzir a quase zero a perda urinária de HCO_3^-. A maior parte dessa tarefa é executada pelo túbulo proximal.[3] O íon HCO_3^- não é reabsorvido como tal (Figura 5.5): a reabsorção proximal de HCO_3^- é, na verdade, uma consequência da secreção de H^+, que, no túbulo proximal, ocorre principalmente por permuta por Na^+ na membrana luminal, um exemplo de transporte ativo secundário, dependente da baixa concentração de Na^+ no citosol, mantida pela Na^+/K^+-ATPase situada na membrana basolateral.[4] O H^+ secretado combina-se com o HCO_3^- para gerar H_2CO_3 que, graças à abundância da anidrase carbônica (isoforma 4) na orla em escova, é rapidamente desidratado (na ausência dessa enzima, essa reação é extremamente lenta).[5] O CO_2 resultante difunde de imediato ao interior da célula, também rico em anidrase carbônica (isoforma 2), sendo reidratado

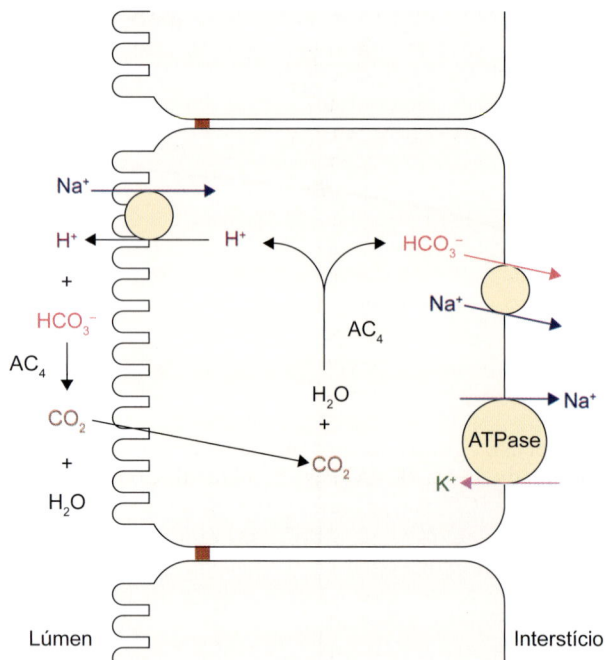

Figura 5.5 Representação esquemática e simplificada dos mecanismos celulares de transporte de H^+ e HCO_3^- no túbulo proximal. (Adaptada de Zatz et al., 2011.)[2]

e novamente originando H^+ e HCO_3^-, o qual abandona a célula através da membrana basolateral, em cotransporte com Na^+ ou em troca por Cl^-.[1] O resultado final desse processo é a adição ao meio interno de um íon HCO_3^- para cada íon HCO_3^- neutralizado no lúmen tubular pela reação com o íon H^+ – tudo se passa como se o túbulo proximal reabsorvesse, diretamente e intacto, um íon HCO_3^-.

AS PORÇÕES FINAS DA ALÇA DE HENLE NÃO PROMOVEM ACIDIFICAÇÃO

Os segmentos finos da alça de Henle contêm poucas mitocôndrias e não realizam transporte ativo em grande escala. Por essa razão, não contribuem para o processo de acidificação. No entanto, a porção fina descendente da alça de Henle é rica em aquaporina 1, o que lhe confere alta condutância hidráulica, possibilitando a reabsorção (passiva) de grandes quantidades de água em direção à medula renal, mais concentrada. Por essa razão, todos os solutos presentes no filtrado têm sua concentração aumentada. A de HCO_3^-, que havia caído a 6 mmol/ℓ no final do túbulo proximal, pode até mesmo retornar a 24 mmol/ℓ, levando o pH intraluminal de volta a 7,4. Essas alterações influenciam a reabsorção de HCO_3^- na porção espessa da alça de Henle e o processamento de amônio, como será visto adiante.

Na porção fina ascendente da alça de Henle, impermeável à água e ao HCO_3^-, não ocorrem acidificação do fluido tubular nem alteração significativa do pH intraluminal.

PORÇÃO ESPESSA DA ALÇA DE HENLE | MAIS RECUPERAÇÃO DE HCO_3^-

O fluido intraluminal chega à porção espessa da alça de Henle com uma concentração de HCO_3^- e um pH que podem chegar aos valores encontrados no plasma. Por sua vez, a concentração do principal tampão fixo que chega a esse segmento, o fosfato, é muito baixa, da ordem de 2 mmol/ℓ. Dessa maneira, o fluido com que a porção espessa da alça de Henle se depara assemelha-se, do ponto de vista da acidificação, ao ultrafiltrado glomerular: o HCO_3^- neutraliza quase todo o ácido secretado nesse segmento. Como esse segmento é também rico em anidrase carbônica, a acidificação do fluido intraluminal na porção espessa da alça de Henle resulta na recuperação de 70% do HCO_3^-, que escapa à reabsorção proximal (cerca de 10% da carga filtrada), reduzindo, assim, a carga intraluminal de HCO_3^- no final desse segmento a 5% da carga filtrada.

O mecanismo de "transporte" de HCO_3^- na porção espessa da alça de Henle é muito semelhante ao que age no túbulo proximal (Figura 5.6): um contratransportador Na^+/H^+, idêntico ao existente no túbulo proximal, promove a secreção de H^+ em troca por Na^+, graças ao enorme gradiente de Na^+ resultante da atividade da Na^+/K^+-ATPase basolateral. Como no túbulo proximal, o HCO_3^- não é transportado como tal – em vez disso, combina-se com o H^+ secretado gerando CO_2, que difunde ao interior da célula, reconstituindo o HCO_3^-, o qual deixa a célula através da membrana basolateral em troca por Cl^- (por meio de um permutador, o AE2). Como no túbulo proximal, esse processo requer a presença da anidrase carbônica.[6]

O pH intraluminal ao final da porção espessa da alça de Henle é ligeiramente inferior ao de seu início, o que significa que, como no túbulo proximal, uma pequena parte dos tampões fixos ali presentes é titulada, contribuindo assim, modestamente, à excreção urinária de ácidos fixos.

TÚBULO CONVOLUTO DISTAL, SEGMENTO DE CONEXÃO E DUCTO COLETOR

No túbulo convoluto distal (TCD), ocorre secreção de ácido, como no túbulo proximal e na porção espessa da alça de Henle, em troca por Na^+ na membrana luminal, embora a magnitude desse processo seja muito inferior à que ocorre naqueles segmentos. Já no segmento de conexão e no ducto coletor, há três tipos celulares: as células principais, responsáveis pela reabsorção final de sódio e pela secreção de potássio; as células intercaladas do tipo alfa; e as células intercaladas do tipo beta (Figura 5.7). As do tipo alfa acidificam o fluido tubular por transporte ativo primário: a secreção de H^+, que ocorre através da membrana luminal, utilizando uma H^+-ATPase, ou seja, uma bomba de prótons que converte diretamente a energia do ATP.[7] Como nos demais segmentos, a secreção de cada íon H^+ deixa para trás um íon HCO_3^-, que abandona a célula, pela membrana basolateral, em troca por Cl^-, por meio de um contratransportador Cl^-/HCO_3^- semelhante ao existente na membrana das hemácias e no túbulo proximal, o AE1. Há, ainda, a participação de uma H^+/K^+-ATPase semelhante à bomba de prótons existente na mucosa gástrica. Esse transportador secreta H^+, mas sua função é reabsorver K^+, entrando em funcionamento em situações de carência desse íon.

As células intercaladas do tipo beta assemelham-se às do tipo alfa, mas sua polaridade é invertida: em vez de H^+, essas células transportam HCO_3^- em direção ao lúmen, enquanto os íons H^+ são bombeados ao interstício. O permutador Cl^-/HCO_3^- apical existente nessas células difere das isoformas AE1 (túbulo proximal e hemácias) e AE2 (porção espessa da alça de Henle), sendo denominado **pendrina**. As células intercaladas beta são ativadas em estados de alcalose metabólica, quando o organismo necessita eliminar rapidamente base fixa.

Tal como no túbulo proximal e na porção espessa da alça de Henle, a secreção (e excreção) de cada íon H^+ no túbulo convoluto distal, segmento de conexão e ducto coletor acarreta necessariamente a geração de um íon HCO_3^-, que é adicionado ao meio interno. Há, porém, uma diferença fundamental: naqueles segmentos, a maior parte das moléculas de HCO_3^- assim originadas serve à recuperação do HCO_3^- filtrado, evitando, assim, a perda urinária de base. Já no túbulo convoluto distal, no segmento de conexão e no ducto coletor, há muito pouco HCO_3^-, uma vez que quase toda a carga filtrada do íon já foi reabsorvida. Assim, a quase totalidade da carga secretada de prótons é neutralizada por tampões fixos, sendo o principal deles o binômio $HPO_4^{2-}/H_2PO_4^-$. Essa secreção de ácido traduz-se essencialmente na geração de novos íons HCO_3^-, que são adicionados ao meio interno

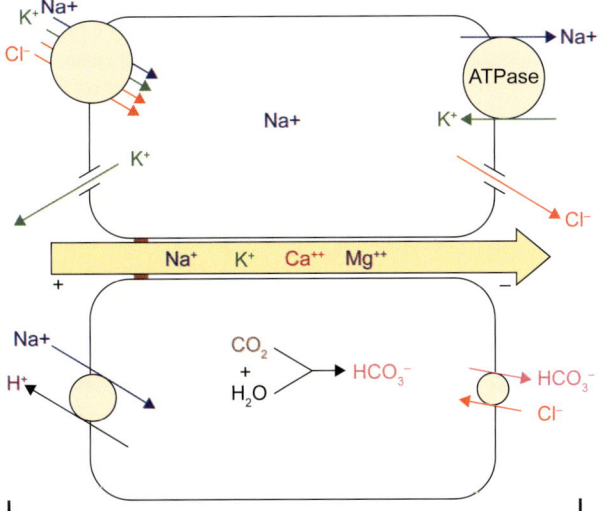

Figura 5.6 Representação esquemática e simplificada dos mecanismos celulares de acidificação na porção espessa da alça de Henle. Tal como no túbulo proximal, os prótons são bombeados para o lúmen em troca por sódio; em seguida, o HCO_3^- originado no interior da célula cruza a membrana basolateral em permuta por Cl^-. Esse mecanismo responde pela reabsorção de cerca de 10% da carga filtrada, deixando apenas 5% para serem reabsorvidos pelos segmentos subsequentes. L: lúmen; I: interstício. (Adaptada de Zatz et al., 2011.)[2]

> ⚠ **PONTOS-CHAVE**
>
> - No túbulo proximal, há intensa secreção de H^+ em troca por Na^+. A maior parte desse ácido resulta em recuperação de HCO_3^- filtrado
> - Esse processo continua, em menor escala, na porção espessa da alça de Henle
> - A partir do túbulo convoluto distal, o H^+ secretado é neutralizado quase exclusivamente por tampões fixos presentes no lúmen, principalmente o binômio $HPO_4^{2-}/H_2PO_4^-$
> - Em seu conjunto, o túbulo convoluto distal, o túbulo de conexão e o ducto coletor completam a reabsorção do pouco HCO_3^- que escapou aos segmentos precedentes, baixando o pH do fluido tubular
> - Diferentemente do observado no túbulo proximal, a maior parte do H^+ secretado nesses segmentos é utilizada para titular os tampões fixos ali presentes – o principal deles é o sistema $HPO_4^{2-}/H_2PO_4^-$
> - O HCO_3^- promovido nesses segmentos serve à neutralização de ácido fixo gerado pelo metabolismo – é a terceira linha contra o acúmulo de ácido fixo pelo organismo.

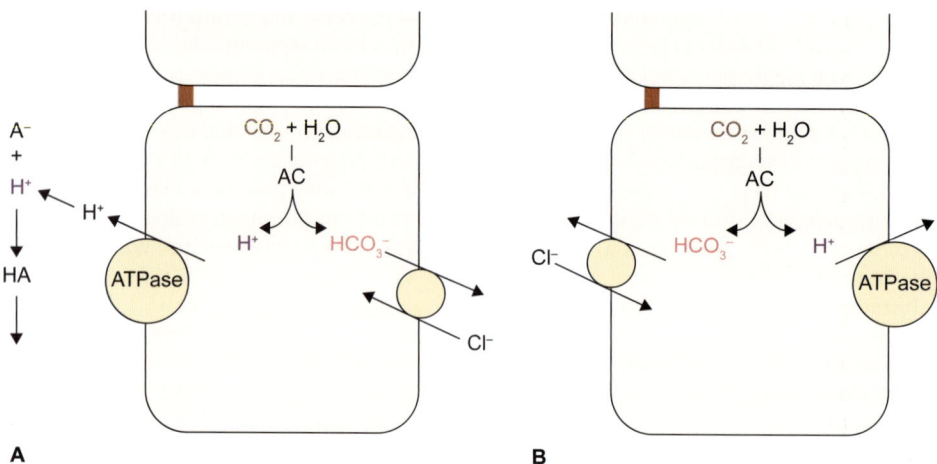

Figura 5.7 Representação esquemática dos mecanismos celulares de transporte de H^+ e HCO_3^- nas células intercaladas, presentes no segmento de conexão e ducto coletor. **A.** Células intercaladas do tipo alfa, que acidificam o fluido tubular, titulando os tampões fixos luminais, ao mesmo tempo que transportam HCO_3^- para o interstício em troca por Cl^-. **B.** Células intercaladas do tipo beta, que alcalinizam o fluido tubular, enquanto bombeiam H^+ para o interstício. (Adaptada de Zatz et al., 2011.)[2]

e neutralizam uma parcela substancial do ácido produzido pelo metabolismo. Aqui, fica mais evidente a atuação do que se definiu anteriormente como a terceira linha de defesa contra o acúmulo de ácido pelo organismo, diferente da ação de tampões e da compensação respiratória por ser definitiva: a geração de HCO_3^- pelos rins (como contrapartida à excreção urinária de H^+) neutraliza a produção de ácido fixo pelo metabolismo, contribuindo, assim, para a manutenção da homeostase.

POR QUE É NECESSÁRIA A PRESENÇA DE TAMPÕES FIXOS NA URINA | CONCEITO DE ÁCIDO TITULÁVEL

Graças à ação do trocador Na^+/H^+ e, especialmente, das H^+-ATPases, as células do túbulo convoluto distal, do segmento de conexão e do ducto coletor conseguem manter gradientes extremamente elevados de $[H^+]$. No entanto, há limite para esses gradientes: o pH mais baixo a que é possível chegar no fluido tubular (e na urina) é aproximadamente 4,5, correspondente a uma $[H^+]$ 800 vezes maior do que a do plasma. Mesmo que fosse possível atingir pH urinários muito mais baixos, como no estômago, o epitélio que reveste internamente as vias urinárias e o próprio epitélio tubular não teriam como resistir a tamanha acidez e seriam lesados. Como visto anteriormente, a concentração de íons H^+ nos fluidos do organismo é baixíssima, da ordem de nmol/ℓ. Na urina, mesmo em pH muito baixos, essa concentração ainda seria irrisória: em um pH de 4,5, a $[H^+]$ seria de $10^{-4,5}$ mol/ℓ, ou seja, algo como 0,03 mmol/ℓ. Se todo o H^+ excretado estivesse sob a forma livre, o volume de urina necessário para eliminar a carga diária de ácido fixo (cerca de 70 mmol/dia em um adulto normal) a um pH de 4,5 seria de 70/0,03 = 2.300 ℓ! É necessário, portanto, que o H^+ seja eliminado em ligação com tampões fixos, cujo componente dissociado (A^-) comporta-se como um receptor de prótons, possibilitando à urina carregar uma quantidade de $[H^+]$ muito maior do que a que seria possível sob a forma de $[H^+]$ livre.

Nas porções finais do néfron (segmento de conexão e ducto coletor), em que o fluido intratubular chega com pouquíssimo HCO_3^-, quase todo consumido nos segmentos anteriores, os tampões fixos passam a ser mais rapidamente titulados pelo H^+ secretado. Como observado, esses tampões são menos eficientes do que o sistema HCO_3^-/CO_2. Assim, o pH cai mais rapidamente do que no túbulo proximal ou na porção espessa da alça de Henle, embora essa queda ainda seja muito mais lenta do que o seria se o fluido não fosse tamponado. Portanto, a urina leva consigo, ao ser eliminada, determinada quantidade de ácido ligado a tampões fixos. Não é difícil determinar o valor dessa carga ácida, bastando adicionar base forte à urina até trazer seu pH de volta ao valor em que se iniciou o processo de acidificação, ou seja, 7,40 – pH do ultrafiltrado glomerular e, também, do plasma. Esse processo, denominado **titulação da urina**, torna possível conhecer – pela quantidade de base utilizada – o total de ácido que os túbulos adicionam à urina ligado a tampões fixos. Esse valor, denominado **ácido titulável** (também **acidez titulável**) e representado pela sigla AT, é, em média, cerca de 30 mmol/dia em indivíduos normais, representando assim uma parcela substancial do ácido fixo excretado pelos rins. A determinação do AT, apesar de importante conceitualmente e de possibilitar a avaliação da capacidade renal de excretar ácido fixo, é pouco utilizada na prática clínica, uma vez que, na grande maioria dos casos, o valor do pH urinário torna possível, desde que considerado no contexto clínico, inferir adequadamente a capacidade de acidificação renal.[8]

A cada vez que o pH cai, certa quantidade de ácido se liga aos tampões fixos presentes no fluido tubular. Portanto, quase todos os segmentos do néfron contribuem à geração de ácido titulável. Mesmo no túbulo proximal, no qual, como visto, quase todo o ácido secretado é utilizado na reabsorção de HCO_3^-, a aparentemente modesta queda do pH intratubular, de 7,4 para 6,8, corresponde à ligação de 10 mmol/dia de ácido a tampões fixos e, portanto, à geração de 10 mmol/dia de AT. Outros 5 mmol/dia de AT originam-se na porção espessa da alça de Henle, que reabsorve quase todo o HCO_3^- que escapa ao túbulo proximal. Nos segmentos seguintes – túbulo convoluto distal, túbulo coletor e ducto coletor –, nos quais a geração de AT se acompanha de queda progressiva do pH intratubular, são originados 15 mmol/dia de AT, completando os 30 mmol de H^+ excretados diariamente sob essa forma.

Do ponto de vista quantitativo, o binômio fosfato monoidrogênico/fosfato di-hidrogênico ($HPO_4^{2-}/H_2PO_4^-$) é o tampão urinário mais importante. O H^+ secretado combina-se com o HPO_4^{2-} para formar o $H_2PO_4^-$, excretado na urina. Outras bases orgânicas, como o acetato, o citrato (importante para prevenir a formação de cálculos) e até mesmo a creatinina, também participam da formação de AT, embora a contribuição dessas moléculas, mesmo tomadas em conjunto, seja modesta comparada à do sistema $HPO_4^{2-}/H_2PO_4^-$.

IMPORTÂNCIA DO SISTEMA AMÔNIA/AMÔNIO

Aqueles cerca de 30 mmol/dia de AT, correspondentes a 0,4 mmol/kg/dia em um adulto normal, são insuficientes para neutralizar todo o ácido promovido pelo metabolismo. Não há como o AT superar em muito esse valor. Não é difícil compreender por quê: a quantidade de tampão fixo presente no fluido tubular é limitada – não chega a 40 mmol/dia –, o que estabelece um limite para a excreção de AT. Além disso, no pH urinário habitual, que se situa entre 5,5 e 6,0, os tampões fixos urinários já estão quase completamente titulados (o pK do principal desses tampões, o sistema $HPO_4^{2-}/H_2PO_4^-$, é de 6,8), ou seja, há muito pouca margem para a acomodação adicional de H^+ sob a forma de AT. É evidente que os rins necessitam de um segundo mecanismo para conseguir excretar todo o H^+ necessário. O artifício desenvolvido pelos rins para completar essa tarefa é a produção de amônia (NH_3) pelo néfron.[9]

Com o amônio, NH_4^+, a NH_3 opera como um tampão, análogo ao sistema HCO_3^-/CO_2. Também aqui ocorre a hidratação de um gás não iônico extremamente difusível, a NH_3, e a formação de um produto intermediário, o hidróxido de amônio (NH_4OH), que se dissocia em NH_4^+ e OH^-. Assim como no caso do sistema HCO_3^-/CO_2, é possível representar esse conjunto de reações pela equação $NH_3 + H^+ \leftrightarrow NH_4^+$. Tudo se passa como se a NH_3 funcionasse diretamente como um receptor de prótons, ou seja, como uma base. Assim, a excreção urinária de um íon NH_4^+ equivale à eliminação de um íon H_4^+, sem baixar o pH urinário, driblando, assim, a restrição imposta pela disponibilidade limitada de tampões fixos na urina.

O sistema NH_3/NH_4^+ também pode ser descrito pela equação de Henderson-Hasselbalch, que no caso assume a forma $pH = pK + \log(NH_3/NH_4^+)$. Como o pK desse sistema é cerca de 9,2, a proporção entre NH_3 e NH_4^+ é sempre muito inferior a 1. Na Figura 5.8, está representada a proporção entre as concentrações de NH_3 e de NH_4^+ como função do pH – ela já é de apenas 1:63 no pH normal do plasma e do ultrafiltrado glomerular (7,4). No final do túbulo proximal (pH = 6,80), essa proporção cai a 1:250; no túbulo convoluto distal (pH = 6,40), vai a 1:630; e, na urina, final, em um pH de 5,40, há apenas 1 molécula de NH_3 para 6.300 de NH_4^+.

No néfron, a produção de NH_3 ocorre principalmente no túbulo proximal (em outros segmentos, a produção de NH_3 é fisiologicamente pouco relevante), tendo como substrato a glutamina, um aminoácido que ingressa nas células renais em cotransporte com sódio. Nas mitocôndrias, a glutamina sofre a ação da glutaminase, que libera NH_3 a partir de um de seus grupamentos $-NH_2$. Como visto, a proporção entre as moléculas de NH_3 e NH_4^+ é muito baixa no pH normal do plasma (e do compartimento intracelular), de tal modo que, em sua imensa maioria, as moléculas de NH_3 capturam um íon H^+ imediatamente após serem produzidas – tudo se passa como se a célula produzisse NH_4^+ diretamente.

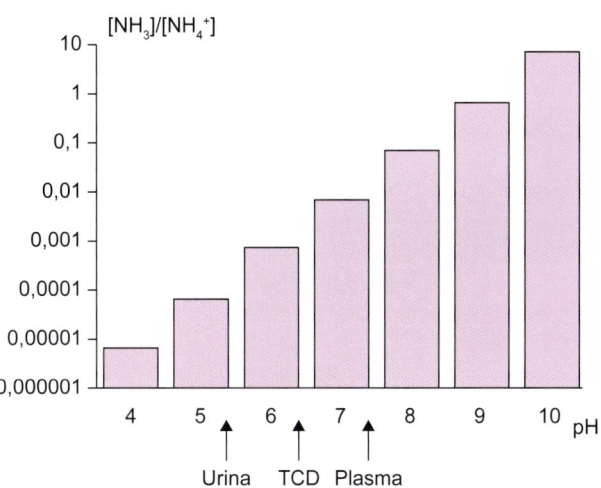

Figura 5.8 Proporção entre as concentrações de NH_3 e NH_4^+ como função do pH. No pH do plasma (7,4), essa relação é de 0,016, ou seja, 63 moléculas de NH_4^+ para 1 de NH_3. Em um pH de 6,4, próximo ao verificado no túbulo convoluto distal, essa relação é de 0,0016, ou 630 moléculas de NH_4^+ para 1 de NH_3. Em um pH de 5,4, tipicamente encontrado no ducto coletor e na urina final, essa proporção cai a 0,00016 (6.300 para 1). Inversamente, a relação tende a 1 quando o pH se aproxima do pK do sistema (9,2), extremamente distante do pH do plasma. TCD: túbulo convoluto distal. (Adaptada de Zatz et al., 2011.)[2]

Para cada molécula de NH_4^+ assim produzida, há a geração concomitante de 1 molécula de HCO_3^-, que atravessa a membrana basolateral em cotransporte com íons Na^+. Para todos os efeitos, trata-se de HCO_3^- novo, e não "reabsorvido", uma vez que não envolve a destruição de HCO_3^- filtrado. Portanto, a geração de um íon NH_4^+ corresponde à adição de um íon HCO_3^- ao meio interno, que contribuirá para neutralizar ácidos fixos produzidos pelo metabolismo, somando-se à AT.

A geração de HCO_3^- novo a partir da produção de NH_4^+ é apenas uma parte de um processo que requer, como contrapartida obrigatória, a eliminação pelo organismo desse mesmo NH_4^+, uma vez que, se permanecessem no organismo e chegassem ao fígado, os íons NH_4^+ seriam imediatamente transformados em moléculas de NH_3, enquanto os íons H^+, liberados no processo, seriam reincorporados ao meio interno, anulando os efeitos do HCO_3^- gerado no túbulo proximal. A eliminação de NH_4^+, desde sua produção no túbulo proximal até sua excreção na urina, é um processo complexo e tortuoso, ilustrado esquematicamente na Figura 5.9.

Como observado anteriormente, a proporção entre as concentrações de NH_3 e NH_4^+ é uma função do pH da solução (ver Figura 5.8). Desse modo, há sempre um amplo predomínio de íons NH_4^+. Uma vez produzidos nas células do túbulo proximal, os íons NH_4^+ chegam ao contratransportador Na^+/H^+, tomando o lugar do Na^+ e atingindo, através das membranas celulares, o lúmen tubular, onde tendem a permanecer por sua baixa difusibilidade. Assim, estabelece-se um fluxo contínuo de NH_4^+ do túbulo proximal em direção aos segmentos subsequentes. Na porção fina descendente da alça de Henle, no entanto, o fluido intratubular ainda carrega uma parcela substancial do HCO_3^- filtrado, que não é completamente reabsorvido no túbulo proximal. Pela abundância de aquaporina 1, há intensa reabsorção de água, que resulta em um aumento da concentração intraluminal de HCO_3^- (e de todos os demais solutos), enquanto a pCO_2 mantém-se próxima a 40 mmHg,

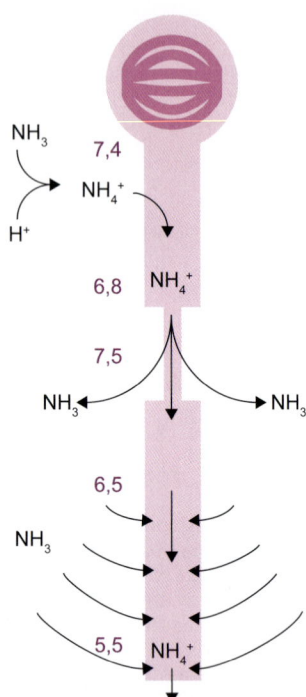

Figura 5.9 Representação esquemática da secreção e do transporte de NH_4^+ ao longo do néfron. Produzido no túbulo proximal, o gás NH_3 capta imediatamente um H^+ e se transforma em NH_4^+, que é transportado ao lúmen tubular, sendo arrastado aos segmentos subsequentes. Na porção fina da alça de Henle, onde o pH volta a subir, uma parte do NH_4^+ retorna à forma NH_3. Nas porções finais do néfron (túbulo convoluto distal, segmento de conexão e ducto coletor), o pH luminal cai progressivamente, o que faz a forma NH_3 praticamente desaparecer. A queda resultante da pNH_3 transforma essas regiões, em especial a porção final do ducto coletor, em um poderoso sorvedouro para o NH_3. Estabelece-se, assim, um fluxo contínuo de NH_3 desde as porções finas da alça de Henle até a região medular interna, onde o pH e a pNH_3 são mínimos, garantindo, assim, a excreção de NH_4^+ e, portanto, a adição de HCO_3^- ao meio interno. (Adaptada de Zatz et al., 2011.)[2]

graças à alta difusibilidade desse gás. Dessa maneira, o pH aumenta, podendo retornar a 7,4, no qual, como visto, a proporção NH_3/NH_4^+ é de 1:63. No ducto coletor, em que o pH é muito mais baixo, essa proporção é muito menor, entre 1:630 e 1:6300. Portanto, há um gradiente favorável à difusão de NH_3 da porção fina descendente da alça de Henle – altamente permeável a esse gás – em direção ao ducto coletor, justaposto às alças de Henle pelo peculiar arranjo anatômico da medula renal. Assim, uma parcela substancial da NH_3 que sai do túbulo proximal chega rapidamente ao ducto coletor, onde é imediatamente transformada em NH_4^+ pelo baixo pH que predomina nesse segmento, sendo, então, excretada com a urina.

A parcela do NH_4^+ que chega à porção fina descendente da alça de Henle e não se transforma em NH_4^+ segue pela porção fina ascendente da alça, atingindo a porção espessa da alça de Henle. Nesse segmento, a maior parte do NH_4^+ remanescente é reabsorvida pelo cotransportador $Na^+/K^+/2Cl^-$ da membrana luminal, ocupando ali o lugar do K^+. Chegando à membrana basolateral, o NH_4^+ atravessa canais para K^+ ou é trocado por H^+, ganhando o interstício, onde, encontrando um pH próximo a 7,4, dissocia-se em H^+ e NH_3. Esta difunde ao ducto coletor, no qual sua concentração é menor em virtude do baixo

pH local. Ali, a NH_3 volta a receber um próton, transformando-se em NH_4^+ e sendo rapidamente eliminada na urina.

É importante notar que, para que haja a eliminação de íons NH_4^+, é crucial que a secreção de H^+ no TCD, no segmento de conexão e no ducto coletor abaixe adequadamente o pH urinário, possibilitando a contínua captura do NH_3 resultante da dissociação de NH_4^+ na alça de Henle. Nos casos em que esse processo de acidificação é deficiente, essa captação fica limitada ou não ocorre, levando à instalação de uma forma de acidose tubular renal. Em outras palavras, a excreção de NH_4^+ depende em grande parte da geração adequada de AT.

> **PONTOS-CHAVE**
>
> - A excreção de ácido seria inviável se ocorresse apenas sob a forma de prótons livres, exigindo a presença na urina de tampões fixos
> - Os prótons excretados em ligação com tampões fixos constituem o assim denominado "ácido (ou acidez) titulável"
> - A quantidade de ácido titulável que pode ser excretada é limitada pela disponibilidade de tampões fixos presentes na urina, sendo insuficiente para neutralizar o ácido fixo produzido pelo metabolismo
> - A amônia sintetizada pelo túbulo proximal capta prótons imediatamente e se transforma em amônio, o que torna possível a excreção de uma quantidade adicional de ácido
> - A excreção de ácido sob a forma de amônio exige que o pH do fluido intratubular seja baixo (< 6) nas porções finais do néfron (e na urina).

REGULAÇÃO DA ACIDIFICAÇÃO URINÁRIA

Vários fatores influenciam a acidificação urinária, a começar pela carga filtrada de HCO_3^-: um aumento na taxa de filtração glomerular (TFG) resulta em elevação proporcional na taxa de reabsorção proximal de HCO_3^-, como no caso do sódio e de outros íons que atravessam livremente a barreira glomerular.

Como a troca Na^+/H^+ na membrana luminal do túbulo proximal é responsável pela maior parte da secreção de H^+ no túbulo proximal, fatores que regulam a reabsorção de Na^+ afetarão também a reabsorção de HCO_3^- nesse segmento. Talvez o fator mais importante seja o volume extracelular: quando o volume extracelular se expande, a reabsorção proximal de Na^+ diminui e, com ela, a "reabsorção" de HCO_3^-. Quando o volume extracelular se contrai, o processo se inverte: ambas, a reabsorção de Na^+ e a "reabsorção" HCO_3^-, aumentam. Esse efeito ajuda a explicar a instalação de alcalose metabólica em situações de contração do volume extracelular.

Os estados de depleção de K^+ também influenciam a acidificação urinária.[10] O mecanismo para esse efeito não está totalmente esclarecido. É possível que a hipocalemia aumente a concentração intracelular de H^+, estimulando, assim, a produção de NH_4^+. Outro possível mecanismo é o aumento da atividade da H^+-K^+-ATPase presente na membrana apical do segmento de conexão e do ducto coletor. A deficiência de K^+ aumenta a expressão dessa enzima, o que contribui para a conservação do íon. Em contrapartida, a enzima promove secreção obrigatória (e, portanto, inadequada) de H^+, o que ajuda a explicar a ocorrência de alcalose metabólica em associação à carência de K^+. Observam-se efeitos inversos em casos de hipercalemia, embora esta não seja considerada uma causa de acidose metabólica.

A aldosterona estimula a secreção de H^+ no segmento de conexão e no ducto coletor por dois mecanismos.

O primeiro deles é o aumento da reabsorção de Na^+ por meio de canais especializados (ENaC) na membrana luminal das células principais. Com isso, aumenta a diferença de potencial através dessa membrana, com o lúmen negativo, o que favorece a secreção de K^+, e também a de H^+ pelas células intercaladas. O segundo mecanismo pelo qual a aldosterona estimula a secreção de H^+ é sua ação direta sobre a H^+-ATPase presente na membrana luminal. Esses efeitos fisiológicos da aldosterona explicam a ocorrência de acidose metabólica na doença de Addison e de alcalose metabólica nos estados de hiperaldosteronismo.[11]

A angiotensina 2 aumenta a atividade do contratransportador Na^+/H^+ (NHE3) existente no túbulo proximal, contribuindo para intensificar a acidificação urinária, que pode tornar-se exagerada e favorecer a instalação e a perpetuação da alcalose metabólica associada a estados de depleção do volume extracelular, nos quais os níveis de angiotensina 2 podem se elevar consideravelmente.

Outros hormônios e compostos vasoativos que influenciam a acidificação urinária incluem o paratormônio, os glicocorticoides, as catecolaminas, a endotelina e a adenosina, embora a relevância fisiológica desses efeitos seja ainda pouco conhecida.

RESPOSTA RENAL A SOBRECARGAS ÁCIDAS OU ALCALINAS

Pode-se resumir o complexo processo descrito nos parágrafos anteriores expressando a taxa de excreção urinária de ácido fixo (EAF) como a soma de dois componentes: o AT, que responde por cerca de 40 a 50% do total (30 a 35 mmol/dia); e a excreção de NH_4^+, que garante a eliminação de 35 a 40 mmol/dia de H^+ (50 a 60% do total). Perdas urinárias de HCO_3^- ($EHCO_3^-$) devem ser deduzidas desse total, pois equivalem à retenção de H^+. É óbvio também que, para que o organismo se mantenha em balanço, a EAF deve compensar exatamente a taxa de produção endógena de ácido fixo (PAF), somada a qualquer sobrecarga exógena (SE). É possível, assim, escrever:

$$EAF = PAF + SE = AT + NH_4^+ - EHCO_3$$

Quando, por qualquer razão, ocorre uma produção excessiva de ácido fixo (ou seja, um aumento na PAF), ou ganho de ácido exógeno (SE), os rins precisam aumentar a EAF até atingir um novo balanço. Há, em princípio, três maneiras de fazê-lo: aumentando a AT, aumentando a taxa de excreção de NH_4^+ ou diminuindo a de HCO_3^-. No entanto, como visto, a excreção de HCO_3^- é desprezível em condições normais. Observou-se também que a capacidade renal de aumentar a AT é limitada pela disponibilidade de tampões fixos no fluido tubular e pelo fato de que, em um pH urinário inferior a 6, esses tampões já estão próximos a uma titulação completa, deixando uma margem estreita para um aumento da AT. Chega-se, assim, a uma conclusão importante: a adaptação renal a uma sobrecarga ácida exige um aumento da secreção tubular de NH_4^+.

A capacidade de aumentar a excreção de NH_4^+ possibilita aos rins adaptarem-se com eficiência a uma sobrecarga ácida, multiplicando sua capacidade de excretar H^+. No entanto, essa capacidade não é infinita e pode ser suplantada no caso de uma sobrecarga ácida maciça. Mais importante, como a produção de NH_4^+ está condicionada a uma série de mecanismos complexos, como o transporte de glutamina e a indução de enzimas, essa resposta não é imediata, requerendo um prazo de 3 ou 4 dias para estabilizar-se. Por essa razão, os rins podem não conseguir compensar uma sobrecarga ácida que se estabeleça de modo excessivamente rápido, especialmente se a perfusão renal estiver comprometida, como em casos de choque circulatório (acúmulo de ácido láctico) ou de hipoventilação aguda (retenção de CO_2). É evidente ainda que pode ocorrer acúmulo de ácido fixo se a capacidade de acidificação urinária estiver limitada por alterações funcionais (p. ex., nas acidoses tubulares renais) ou por destruição do parênquima renal (p. ex., na doença renal crônica avançada).

Os rins são também capazes de adaptar-se a uma sobrecarga alcalina, ou seja, a um excesso de base (ou deficiência de ácido). Fazem-no diminuindo a excreção de AT e NH_4 e, se necessário, até mesmo livrando-se de HCO_3^-, por meio da secreção desse íon pelas células intercaladas beta. Como no caso do acúmulo de ácido, a adaptação renal não é instantânea, requerendo alguns dias para se estabilizar. Assim, uma sobrecarga alcalina que se desenvolva velozmente pode superar, ainda que temporariamente, a capacidade adaptativa renal e resultar em retenção de álcali pelo organismo. É importante notar ainda que esse acúmulo também pode ser causado e/ou perpetuado por uma disfunção dos próprios rins, como em estados de depleção de cloreto e/ou potássio.

Os mecanismos pelos quais os rins percebem alterações do pH sanguíneo e promovem respostas adequadas não estão totalmente esclarecidos. Sabe-se, no entanto, que as alterações do equilíbrio ácido-base levam a alterações da concentração intracelular de H^+, acelerando ou retardando a secreção do íon tanto por transporte passivo (pela troca Na^+/H^+) quanto ativo (pela H^+-ATPase). Por sua vez, alterações do pH peritubular podem estimular ou inibir, conforme o caso, a inserção de transportadores de H^+ na membrana apical do túbulo proximal e no ducto coletor. No caso das acidoses, essas adaptações não bastam para suprir as necessidades do organismo, uma vez que envolvem a capacidade de originar AT, que, como visto, é naturalmente limitada. Conforme já observado, o mecanismo principal de adaptação renal nesses casos é o aumento da produção de NH_4^+, também ela influenciada por alterações do pH intracelular, que podem modificar a atividade de enzimas envolvidas no processamento de glutamina no túbulo proximal, bem como seu transporte ao interior das células desse segmento. Mecanismos análogos estão envolvidos na adaptação a alcaloses.

> **PONTOS-CHAVE**
> - A massa de ácido eliminada diariamente pelos rins é constituída pela soma do ácido titulável com a taxa de excreção de amônio, deduzidas as eventuais perdas urinárias de HCO_3^-, normalmente desprezíveis
> - Uma série de fatores afeta a excreção urinária de ácidos, incluindo o volume extracelular, o balanço de potássio e os níveis circulantes de aldosterona
> - A excreção de ácido titulável tem pouca margem de manobra para aumentar, em virtude da limitada quantidade de tampões fixos presentes na urina. Portanto, uma adaptação renal a uma sobrecarga ácida apenas é possível se a excreção de amônio aumentar
> - A produção de amônio é um processo complexo, que requer tempo para se adaptar a uma sobrecarga ácida. Portanto, a adaptação renal a essa situação não pode ser imediata
> - Os rins são também capazes de adaptar-se a uma sobrecarga alcalina, reduzindo a excreção de ácido titulável e de amônio, além de poderem secretar HCO_3^- utilizando as células intercaladas do tipo beta

Ao leitor interessado, recomenda-se a leitura de duas excelentes revisões, nas quais os conceitos descritos neste texto são revistos em profundidade.[12,13]

REFERÊNCIAS BIBLIOGRÁFICAS

1. Zatz R. Fundamentos de equilíbrio ácido-base e mecanismos de acidificação urinária. In: Zatz R. Bases fisiológicas da nefrologia. Rio de Janeiro: Atheneu; 2011. p. 197-221.
2. Zatz R, Malnic G, Seguro AC. Bases fisiológicas da nefrologia. Rio de Janeiro: Atheneu; 2011.
3. Alpern RJ. Cell mechanisms of proximal tubule acidification. Physiol Rev. 1990;70:79-114.
4. Murer H, Hopfer U, Kinne R. Sodium/proton antiport in brush-border membrane vesicles isolated from rat small intestine and kidney. Biochem J. 1976;154:597-604.
5. Dobyan DC, Bulger RE. Renal carbonic anhydrase. Am J Physiol. 1982;243:F311-F324.
6. Giebisch G, Windhager E, Aronson PS. Transport of acids and bases. In: Boron WF, Boulpaep EL. Medical physiology. 3. ed. Philadelphia: Elsevier; 2017. p. 821-35.
7. Wagner CA, Finberg KE, Stehberger PA, Lifton RP, Giebisch GH, Aronson PS, Geibel JP. Renal vacuolar H+-ATPase. Physiol Rev. 2004;84:1263-314.
8. Malnic G. Regulação do pH do meio interno. In: Aires MM. Fisiologia. 3. ed. Rio de Janeiro: Guanabara Koogan; 2008. p. 197-210.
9. Good DW, Burg MA. Ammonia production by individual segments of the rat nephron. J Clin Invest. 1984;73:602-10.
10. Nakamura S, Wang Z, Galla JH, Soleimani M. K+ depletion increases HCO3- reabsorption in OMCD by activation of colonic H+-K+-ATPase. Am J Physiol. 1998;274:F687-F92.
11. Dubose TDJ, Caflisch CR. Effect of selective aldosterone deficiency on acidification in nephron segments of the rat inner medulla. J Clin Invest. 1988;82:1624-32.
12. Hamm LL, Nakhoul N, Hering-Smith KS. Acid-base homeostasis. Clin J Am Soc Nephrol. 2015;10:2232-42.
13. Imenez Silva, PH, Mohebbi, N. Kidney metabolism and acid-base control: back to the basics. Pflugers Arch. 2022;474(8): 919-934.

6 | Mecanismo de Concentração e Diluição Urinária

Antonio J. Magaldi

INTRODUÇÃO

O estudo dos mecanismos de concentração e diluição urinária constitui um dos capítulos mais fascinantes da fisiologia renal. Os recentes avanços na metodologia de pesquisa e as admiráveis descobertas acerca da secreção e do mecanismo de ação do hormônio antidiurético (HAD) mostram como o rim, com um mínimo gasto de energia, consegue variar a osmolaridade da urina e a excreção de água de acordo com as necessidades do organismo.

A eliminação de urina concentrada resulta da reabsorção de água no ducto coletor (ver Capítulo 9, *Metabolismo da Água*). Para que essa reabsorção aconteça, são necessários dois fatores:

1. Formação de medula hipertônica em relação ao fluido do ducto coletor.
2. Permeabilidade do ducto coletor à água aumentada pelo HAD.

Portanto, a análise do mecanismo de concentração e diluição urinária resume-se ao estudo do processo pelo qual o rim acumula solutos no interstício medular durante os estados hidropênicos e o modo de ação do HAD.

> ⚠ **PONTOS-CHAVE**
>
> Condições para a reabsorção de água no ducto coletor medular:
> • Formação de uma medula hipertônica
> • Ação do hormônio antidiurético.

FORMAÇÃO DA MEDULA HIPERTÔNICA

O estudo da medula renal de animais em estado de restrição aquosa mostra que a hipertonicidade aí existente decorre, fundamentalmente, do acúmulo da ureia e de solutos, principalmente NaCl. O mecanismo pelo qual esses solutos se depositam no interstício medular foi genialmente idealizado em 1942 por Werner e Kuhn, com a hipótese da existência de um sistema de contracorrente multiplicador nos ramos em "U" da alça de Henle. Esse sistema produziria um aumento progressivo da osmolaridade da medula renal do córtex em direção à papila, com pouco gasto de energia. Esse modelo foi baseado no sistema multiplicador de calor, utilizado na indústria, no qual uma fonte constante de calor aquece o fluido em um ponto na alça de um tubo em forma de "U", promovendo um aumento progressivo da temperatura desse fluido, sem grande consumo de energia. Esse tubo dobrado e justaposto um ao lado do outro faz com que exista um fluxo do mesmo fluido em sentidos opostos, proporcionando troca de calor contínua a partir do ponto que recebe o calor, formando um gradiente de temperatura (Figura 6.1). Um sistema semelhante existe nos membros inferiores das aves pernaltas, que ficam com os pés mergulhados em águas de baixa temperatura, nas quais a artéria descendente se justapõe às veias ascendentes, ajudando a aumentar gradualmente a temperatura do sangue que se dirige dos pés ao coração. No rim, esse tubo dobrado corresponde às alças descendentes e ascendentes de Henle.

O sistema de contracorrente multiplicador inicialmente idealizado e aplicado à medula renal é apresentado na Figura 6.2. A energia inicial que movimentaria esse sistema seria dada pelo transporte ativo de NaCl da luz tubular para o interstício medular na porção ascendente da alça de Henle. Esse transporte de NaCl é o que, aumentando a osmolaridade do interstício, promoveria a reabsorção de água no ramo

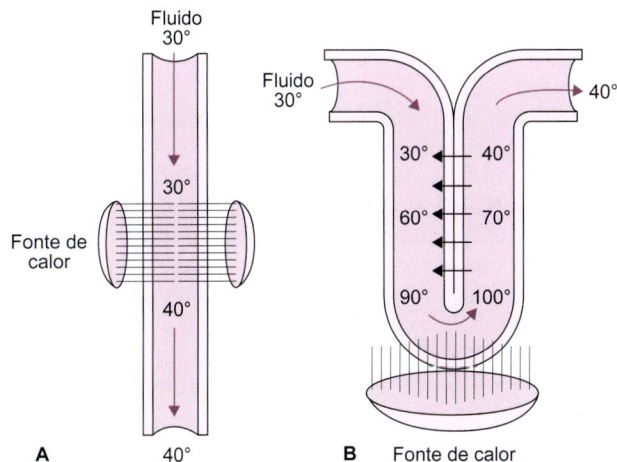

Figura 6.1 Princípio da contracorrente. Tanto no sistema reto (**A**) quanto no sistema dobrado (**B**) a fonte de calor produz a mesma quantidade de calorias; no entanto, no modelo **B** forma-se um gradiente de temperatura em decorrência da conformação de dois tubos justapostos com fluxos inversos. Este modelo em U explica a formação de gradiente de osmolaridade que ocorre na medula renal com a conformação idêntica à existente na alça de Henle. (Adaptada de Berliner et al., 1958.)[1]

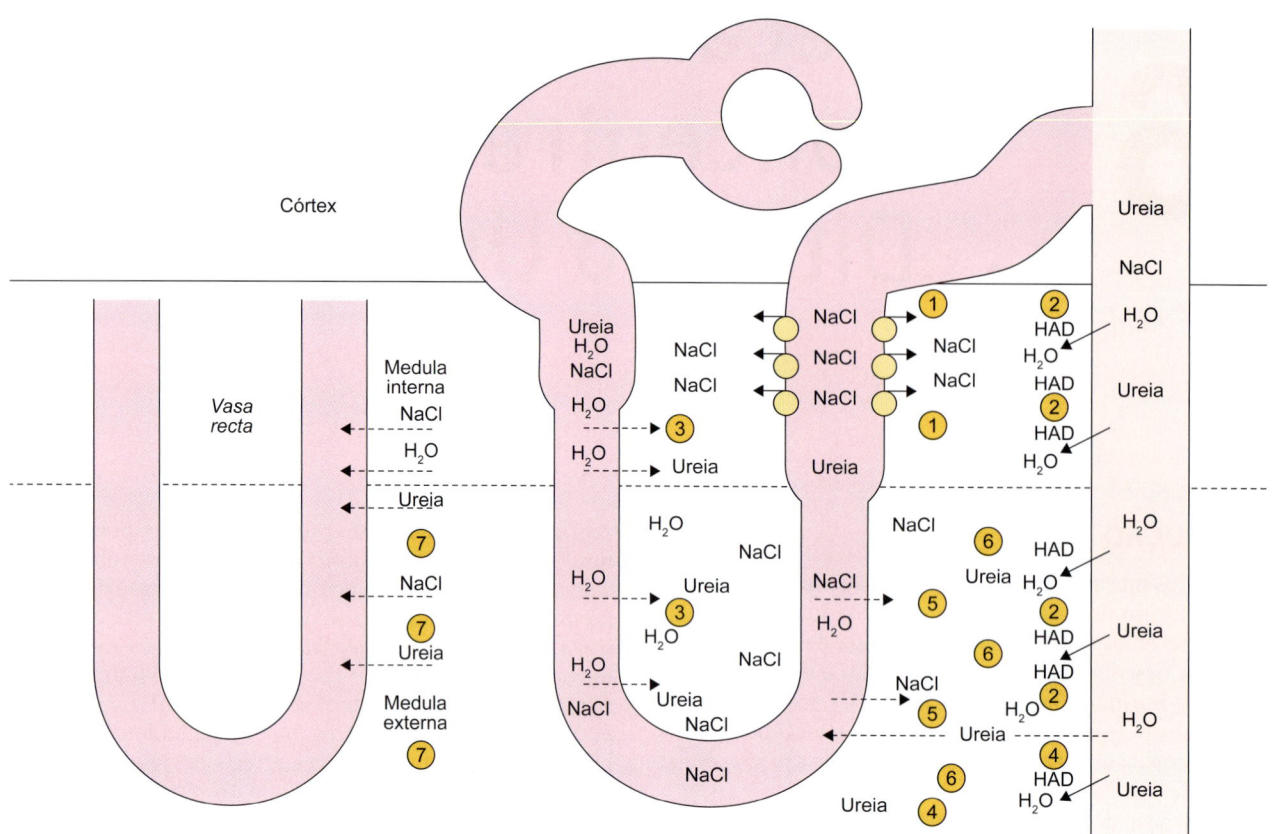

Figura 6.2 Mecanismo de concentração urinária. (1) Transporte ativo de cloreto de sódio no ramo ascendente espesso da alça de Henle – efeito inicial –, aumentando a quantidade de sódio no interstício. (2) Reabsorção de água no ducto coletor cortical, medular externo e interno, na presença de hormônio antidiurético (HAD) ocasionado pelo gradiente osmótico resultante do transporte ativo de NaCl na porção espessa ascendente. (3) Reabsorção de água na alça descendente de Henle frente ao gradiente osmótico entre a luz tubular e a medula. (4) Adição de ureia à medula interna na presença de HAD. (5) Efluxo de NaCl da porção fina ascendente, na ausência de transporte de água, aumentando a osmolaridade medular e multiplicando o efeito inicial. (6) Aumento da reabsorção de água no ducto coletor medular interno, decorrente do aumento da tonicidade intersticial dado pelo sistema multiplicador. (7) Reabsorção de solutos e de água pelas *vasa recta*, fazendo a recirculação de ureia e mantendo a medula hipertônica.

descendente da alça, com consequente aumento progressivo da osmolaridade do seu fluido tubular em direção à papila. Esse efeito inicial seria multiplicado e o gradiente osmótico então criado determinaria maior reabsorção de água no ducto coletor.

Alguns estudos experimentais que se seguiram à proposta do sistema de contracorrente multiplicador na medula renal foram compatíveis com a sua existência. Assim, observou-se que o fluido no início do túbulo distal é hipotônico (100 mOsm/kg H_2O) em relação ao filtrado glomerular (289 mOsm/kg H_2O) e que está de acordo com a existência de uma reabsorção ativa de NaCl, na ausência de transporte de água no ramo ascendente da alça de Henle. Observou-se, também, que o aumento da osmolaridade da medula externa em direção à papila é diretamente proporcional ao comprimento da alça de Henle do animal em estudo. Assemelham-se às osmolaridades dos fluidos coletados das *vasa recta* e da porção fina descendente da alça de Henle.

A maioria das proposições para explicar o mecanismo de contracorrente foi elucidada por meio de estudos efetuados com a técnica de microperfusão em porções isoladas do néfron de coelhos, que tornaram possível a análise direta das características de permeabilidade e de transporte nos segmentos medulares do néfron. Os estudos funcionais da porção espessa da alça de Henle, tanto da região medular quanto da cortical (segmento diluidor), mostraram que esses segmentos são impermeáveis à água, mesmo na presença de hormônio antidiurético.

Nesse segmento, na membrana luminal, ocorre uma reabsorção de Na acoplado a Cl e K em um cotransporte Na:K:2Cl, secundariamente ativo ao transporte de Na ativo pela Na^+-K^+-ATPase na membrana basolateral. Esse transporte ativo propicia um gradiente eletroquímico favorável à entrada de Na na célula. A passagem de Na da luz tubular para o interstício, retirando Na do fluido filtrado e adicionando-o ao interstício, constitui o chamado "efeito unitário" do mecanismo de contracorrente multiplicador. Esse cotransportador Na:K:2Cl já foi clonado e sequenciado pela técnica de biologia molecular. A porção espessa ascendente da alça de Henle é uma região importante para o mecanismo de concentração urinária e corresponde ao local de ação dos chamados "diuréticos de alça", como a furosemida e a bumetanida, que, ligando-se ao sítio do íon Cl^-, promovem a inibição do cotransportador Na:K:2Cl.

Os ramos finos da alça de Henle, tanto ascendentes quanto descendentes, são formados por um epitélio simples escamoso, que repousa sobre uma membrana basal, e o citoplasma de suas células é escasso em mitocôndrias. Esse padrão morfológico corresponde a um epitélio favorável ao equilíbrio osmótico entre o lúmen e o interstício, e não a um transporte ativo com gasto de energia.

O estudo funcional da porção fina descendente da alça de Henle mostra que esse ramo é altamente permeável à água e pouco ao sódio e a outros solutos, sugerindo que o equilíbrio osmótico com o interstício medular ocorra à custa da reabsorção de água, com consequente aumento da concentração de cloreto de sódio, ureia e outros solutos no fluido tubular, em direção à papila renal, como está apresentado na Figura 6.2.

A porção fina ascendente da alça de Henle apresenta características opostas às já descritas aqui para o ramo descendente. Observa-se que a porção ascendente é impermeável à água e altamente permeável a Na^+ e Cl^-, e o movimento transtubular de cloretos deve ocorrer por um mecanismo passivo facilitado.

Nessas condições, a mudança de características de permeabilidade a água e solutos nos ramos finos descendentes e ascendentes torna possível que o acúmulo de NaCl na porção descendente da alça de Henle por reabsorção de água se desfaça, pelo menos em parte, na porção fina ascendente, como ilustra a Figura 6.2. No entanto, nesse segmento ascendente, o equilíbrio osmótico com o interstício medular dá-se à custa do efluxo de NaCl rápido e influxo de ureia mais lento, o que resulta na formação de um fluido tubular com menor concentração de NaCl que o interstício. Esse fluido, agora atingindo a porção espessa ascendente onde ocorre grande reabsorção de NaCl ativamente, ficará cada vez mais hipotônico, podendo a sua osmolaridade atingir valores inferiores a 100 mOsm/kg H_2O no início do túbulo distal. Esse segmento é por isso chamado "segmento diluidor". Vê-se, portanto, que apenas as características opostas de permeabilidade dos ramos finos, descendentes e ascendentes, proporcionam um meio genial de adicionar soluto (NaCl) na região medular interna e formar um fluido tubular hipotônico à custa, unicamente, da reabsorção ativa de NaCl da região medular externa, como está esquematizado na Figura 6.2.

Esses dados sobre as características de transporte de Na^+, Cl^-, H_2O e de ureia nas várias porções da alça de Henle são capazes de explicar, pelo menos qualitativamente, o acúmulo de NaCl e ureia no interstício papilar. Como já descrito anteriormente, a hipertonicidade medular se faz pela presença de NaCl e ureia na papila, e a formação do gradiente tubulointersticial desse soluto (ureia) é também o resultado de diferenças nas características de permeabilidade dos vários segmentos medulares e, principalmente, das diversas porções do túbulo coletor.

O papel importante da ureia no mecanismo de concentração urinária já era conhecido de longa data pelas observações de que animais submetidos a dieta pobre em proteínas tinham menor capacidade de formar urina hipertônica. Contudo, somente recentemente as investigações acerca do transporte de solutos nos vários segmentos do néfron trouxeram a explicação para esse fato.

O mecanismo de conservação de ureia no rim é dado por vias de recirculação indicadas na Figura 6.3. A ureia filtrada pelo glomérulo e não reabsorvida pelo túbulo contorcido proximal junta-se à secretada pela *pars recta* antes de atingir a porção fina descendente da alça de Henle. Nesse segmento, o equilíbrio osmótico com o interstício se faz, principalmente, em decorrência da saída de água e do aumento da concentração de solutos do fluido tubular. No rato, a permeabilidade à ureia aí existente possibilita que, em parte, ocorra influxo desse soluto, elevando ainda mais a concentração luminal. A seguir, no ramo fino ascendente, relativamente permeável à ureia, impermeável à água e altamente permeável a Na^+ e Cl^-, o equilíbrio osmótico com o interstício se faz à custa de saída rápida de NaCl e entrada lenta de ureia. Vê-se, portanto, que, na porção fina ascendente da alça de Henle, há adição de ureia

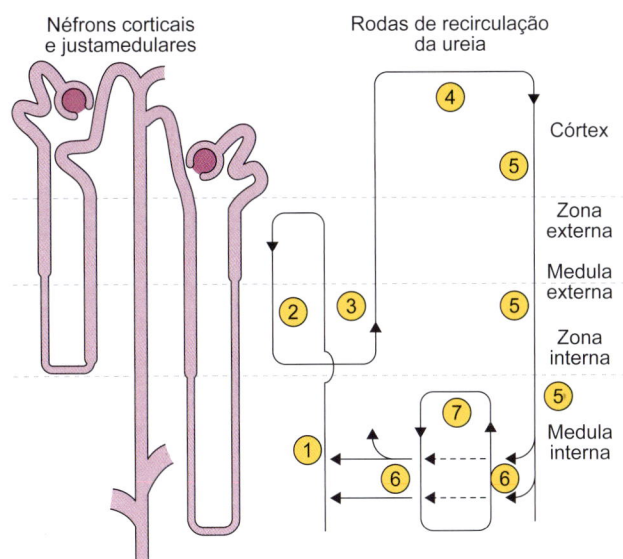

Figura 6.3 Recirculação da ureia. Mecanismo pelo qual uma alta concentração de ureia é mantida na medula à custa da sua difusão da luz do ducto coletor medular interno para a papila e reabsorção no nível da porção fina ascendente da alça de Henle (etapas 1 a 7) e em virtude de sua retirada do interstício pelas *vasa recta*, sendo novamente filtrada e lançada na luz tubular. (Adaptada de Valtin e Schafer, 1995.)[2]

ao fluido tubular. Por sua vez, no ramo espesso ascendente, no túbulo distal e no túbulo coletor cortical, não se tem nenhum movimento transtubular de ureia. No túbulo coletor distal, a reabsorção de água na presença de HAD determina elevação na concentração luminal de ureia até atingir o coletor papilar. Nessa porção final do coletor, existe permeabilidade transtubular à ureia, que possibilita o efluxo desse soluto mais concentrado na luz tubular para o interstício papilar. Essa ureia adicionada ao interstício medular promoverá maior reabsorção de água no ramo fino descendente da alça de Henle, acionando, ainda mais, o mecanismo de contracorrente multiplicador passivo. O equilíbrio osmótico medular é obtido pela circulação sanguínea lenta e pela entrada de ureia, novamente, para a alça fina ascendente, conservando-a dentro do néfron.

Segundo alguns autores, o epitélio que separa a papila renal da pelve se constitui por células relativamente permeáveis à ureia, que possibilitariam a retrodifusão de uma parte desse soluto eliminado pela urina para a papila renal, constituindo outro mecanismo para a conservação de soluto dentro da medula renal.

No processo de formação da medula hipertônica, as *vasa recta* têm um papel importante, pois deve existir uma troca intensa entre o interstício medular e a luz dos vasos que penetram nesse interstício para que se mantenha o gradiente de concentração medular (Figura 6.4). Cerca de 5% do fluxo renal plasmático se dirige para os vasos da medula externa e interna, e, como o fluxo plasmático renal é alto, o fluxo plasmático, nas *vasa recta* descendente e ascendente, é cerca de 10 vezes mais intenso que o fluxo do fluido tubular no começo do ducto coletor medular externo, isto é, entra 10 vezes mais plasma que fluido tubular em uma mesma região da medula. A alta permeabilidade à água e a solutos de suas paredes, em associação à sua disposição em forma de *hairpin*, como a alça de Henle, possibilita a remoção de água e solutos do interstício medular

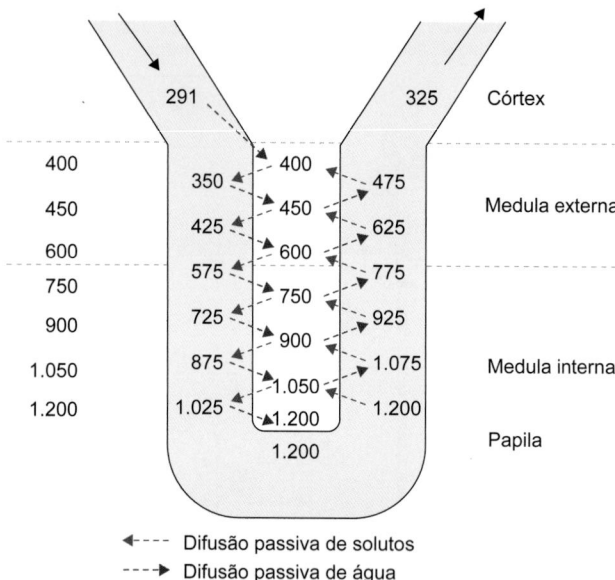

Figura 6.4 Contracorrente nas *vasa recta*. Os números referem-se às osmolaridades (mOsm/kg) no sangue e no fluido intersticial. Nota-se que esses vasos propiciam a retirada da medula de parte dos solutos (principalmente NaCl e ureia) e da água, ajudando na formação e na manutenção da medula hipertônica. (Adaptada de Berliner et al., 1958.)[1]

também por meio de um mecanismo de troca em contracorrente sem alterar a formação do gradiente de concentração medular e auxiliando diretamente o mecanismo de contracorrente multiplicador que ocorre na luz tubular. Trabalhos publicados recentemente evidenciaram, nesses vasos, a existência de receptores dos tipos V1 e V2 do hormônio antidiurético (vasopressina), mostrando que esse hormônio também pode regular o fluxo medular – a estimulação do receptor V1 diminui o fluxo medular, enquanto a estimulação do receptor V2 aumentaria esse fluxo –, além de canais de água do tipo aquaporina 1 nas *vasa recta* descendentes.

Observa-se, portanto, que, esquematicamente, a formação de uma medula hipertônica consta de duas partes:

- Uma relacionada com as diferenças de permeabilidade ao NaCl e à água nos ramos finos da alça de Henle, o que leva à adição de NaCl ao interstício papilar a partir da reabsorção de NaCl na porção espessa ascendente
- Outra que determina a adição de ureia ao interstício papilar, resultante das diferenças de permeabilidade à ureia entre o túbulo coletor cortical e o ducto coletor papilar. Essa ureia adicionada à papila constitui uma segunda força que promove a reabsorção de água no ramo fino descendente da alça de Henle, acelerando o mecanismo de contracorrente multiplicador passivo ali localizado.

As ideias aqui apresentadas com base nos estudos experimentais constituem o modelo de contracorrente multiplicador atualmente aceito, esquematizado na Figura 6.2.

> **PONTOS-CHAVE**
> - Heterogeneidade tubular
> - Efeito unitário na porção espessa da alça de Henle
> - Sistema de contracorrente multiplicador
> - Recirculação da ureia.

AÇÃO DO HORMÔNIO ANTIDIURÉTICO

O conhecimento a respeito dos eventos celulares envolvidos na ação do HAD expandiu-se consideravelmente nos últimos anos. O HAD é um hormônio capaz de induzir alterações estruturais na parede luminal das células principais, determinando um aumento da permeabilidade à água e à ureia. O HAD, que evoca a resposta celular, é o "primeiro mensageiro", e o seu efeito intracelular é mediado por um "segundo mensageiro", produzido como resultado da interação do hormônio com o seu receptor específico. Os dois mais importantes sistemas de "segundos mensageiros" conhecidos são os sistemas da adenosina monofosfato cíclico (cAMP) e o do Ca^{++}. O HAD exerce seu efeito hormonal estimulando dois tipos de receptores – V1 e V2 –, os quais utilizam, respectivamente, o Ca^{++} e o cAMP como "segundos mensageiros". Esses receptores estão localizados na membrana basolateral da célula principal e, quando estimulados, determinam alterações bioquímicas intracelulares, que, por sua vez, acarretam modificações na membrana luminal modulando ou regulando a permeabilidade à água, como mostra a Figura 6.5.

O receptor V2 do HAD é uma estrutura inserida na membrana que contém sete domínios intramembranosos, quatro extracelulares e quatro intracelulares, formando quatro alças intracelulares. Uma vez estimulado pela inserção do HAD no seu lócus específico, o receptor promove o estímulo do complexo proteína G, que contém três unidades: unidades α, β e γ, formando um complexo heterotrimérico. Existe uma família de proteínas G, e a proteína G acoplada ao receptor V2 é do grupo s. Esse complexo de proteína-G_s, por meio da unidade α, pode se ligar na guanidina trifosfato (GTP), formando a G_sα-GTP, que, por sua vez, auxiliada pelas unidades βγ, estimulará uma enzima chamada "adenilciclase" (AC). A AC tem uma estrutura complexa também inserida na membrana celular e que contém 12 domínios intramembranosos divididos em dois grupos de seis domínios, mais oito domínios extracelulares e oito domínios intracelulares. A AC que atua na cascata do HAD é a de número IV e pertence a uma família de nove componentes. A ação da AC é catalisar a passagem da adenosina trifosfato (ATP) para adenosina monofosfato cíclico (cAMP, 3',5',cAMP), já referida aqui como o segundo mensageiro do HAD. A quantidade de cAMP intracelular é regulada pela fosfodiesterase, uma enzima que o transforma em uma forma inativa, o 3'cAMP. Prosseguindo na ativação da cascata do HAD, o cAMP estimulará a proteinoquinase A (PKA), uma proteína multimérica que contém, na sua forma inativa, duas subunidades catalíticas e duas subunidades reguladoras. A unidade reguladora compõe-se de quatro tipos de proteína (α I e II e β I e II), enquanto a unidade catalítica, de três tipos (α, β e γ). Quando o cAMP se liga nas unidades reguladoras, estas se dissociam das unidades catalíticas, resultando na atividade quinásica das subunidades catalíticas. Então, a PKA fosforilará canais de água que se encontram inseridos na superfície de microvesículas livres do citoplasma. Proteínas dos microtúbulos (dineínas e dinactinas) e dos microfilamentos, que são sistemas motores citosólicos, e receptores localizados na superfície dessas vesículas (VAMP-2, sintaxina-4, NSF) participam do processo de *trafficking* e *docking*, isto é, de translocação dessas vesículas em direção à membrana celular e que, por um processo de exocitose, termina com a sua

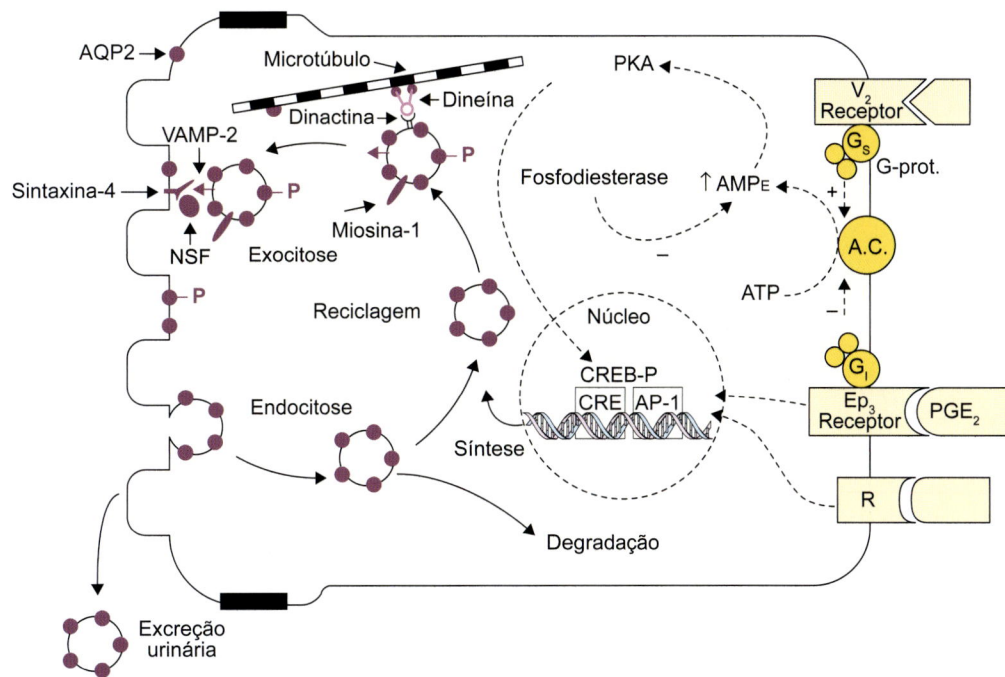

Figura 6.5 Esquema mostrando uma célula principal do ducto coletor e a translocação das vesículas contendo aquaporina (AQP). A cascata do hormônio antidiurético (HAD) promove a formação de proteinoquinase A (PKA) que fosforilará a AQP contida nas vesículas. Proteínas motoras dos microtúbulos (dineínas e dinactinas) e receptores localizados nas vesículas (VAMP-2, sintaxina-4 e NSF) participam da fixação das vesículas na membrana luminal. Acredita-se que o PKA também agiria no núcleo celular, fosforilando fatores nucleares (CREB-P e AP-1), aumentando a transcrição gênica de AQP, o que resultaria na sua síntese e na sua liberação para o citosol, e entrando no processo de *trafficking* e *docking*. (Adaptada de Nielsen et al., 1999.)[3]

inserção na membrana apical da célula, expondo finalmente os canais de água na superfície luminal, aumentando a permeabilidade à água (ver Figura 6.5).

No modelo da Figura 6.6, a AC estaria ligada a dois receptores de naturezas opostas: um deles a estimularia (Rs), enquanto o outro a inibiria (Ri), por meio das unidades reguladoras da proteína G, respectivamente Gs e Gi. Esses receptores ativariam (Gs) ou inibiriam (Gi) a adenilciclase quando o receptor estimulador ou inibidor fosse ocupado, respectivamente. O receptor do HAD é o receptor estimulador (Rs), enquanto o receptor ocupado pelos agentes α-2-adrenérgicos seria inibidor (Ri), uma vez que esses agentes inibem o transporte de água. Esse processo, no entanto, pode ser modulado intracelularmente, como já dito aqui, pela atividade da cAMP fosfodiesterase (que transformaria o cAMP na sua forma inativa, a 5'adenosina monofosfato cíclico, 5'cAMP), bem como por autacoides, como as prostaglandinas, e por outras substâncias, como o Ca^{++} e a proteinoquinase C (PKC). No Quadro 6.1, é possível observar várias substâncias envolvidas na geração do cAMP e na sua modulação.

Recentemente, foi descrita a presença de receptores do tipo V1 nas células principais dos túbulos distais (ver Figura 6.5). Esse receptor, quando ocupado pelo HAD, desencadeia uma reação em cascata da seguinte forma: ativação de uma fosfolipase C (PLC) de membrana que clivaria o fosfatidilinositol 4,5-bifosfato (PIP_2) em dois segundos mensageiros – o diacilglicerol (DAG) e o inositol trifosfato (ITP). Com os Ca^{++}, o DAG ativaria uma PKC, e o ITP estimularia a liberação de cálcio das organelas para o citosol. O aumento do cálcio intracelular e a PKC regulariam a atividade da AC, exercendo sobre ele um efeito inibitório.

O HAD também estimula uma fosfolipase A de membrana que, agindo sobre o ácido araquidônico (AA), transforma-o em prostaglandina (PGE_2), que, por sua vez, tem um efeito inibitório sobre a AC, constituindo, desse modo, um sistema de *feedback* negativo modulando a ação do próprio HAD.

Quadro 6.1 Eventos que envolvem a geração de adenosina monofosfato cíclico (cAMP).

Em nível de receptor
Ocupação do receptor V2
Agonistas – DDAVP (desmopressina)
Antagonistas – d (CH2) 5 Tyr (Et) VAVP etc.*
[Ca^{++}] sérico
Ocupação do receptor V1 – ativação da via do fosfoinositol
AVP
Agentes α_1-adrenérgicos
Somatostatina
Acetilcolina
Carbacol
Modulação do complexo adenilciclase
Em nível da proteína reguladora
Guanidina trifosfato (GTP)
Toxina da cólera (Ns)
Toxina *pertussis* (Ni)
Prostaglandina (Ns)
Bradicinina (Ni)
Agentes α_2-adrenérgicos
Em nível da unidade catalítica (adenilciclase)
Forskolin (Ni)
Calmodulina (?)
Em nível ainda não determinado
Fator atrial natriurético

*Atualmente são conhecidos inúmeros agonistas e antagonistas do hormônio antidiurético. (Adaptado de Abramow et al., 1987.)[5]

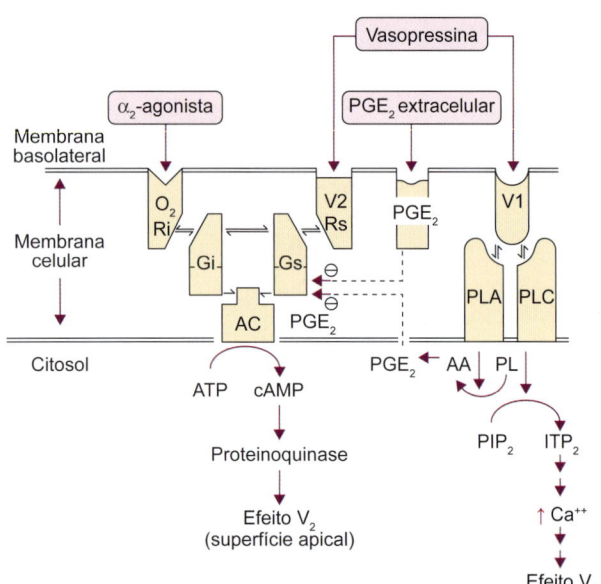

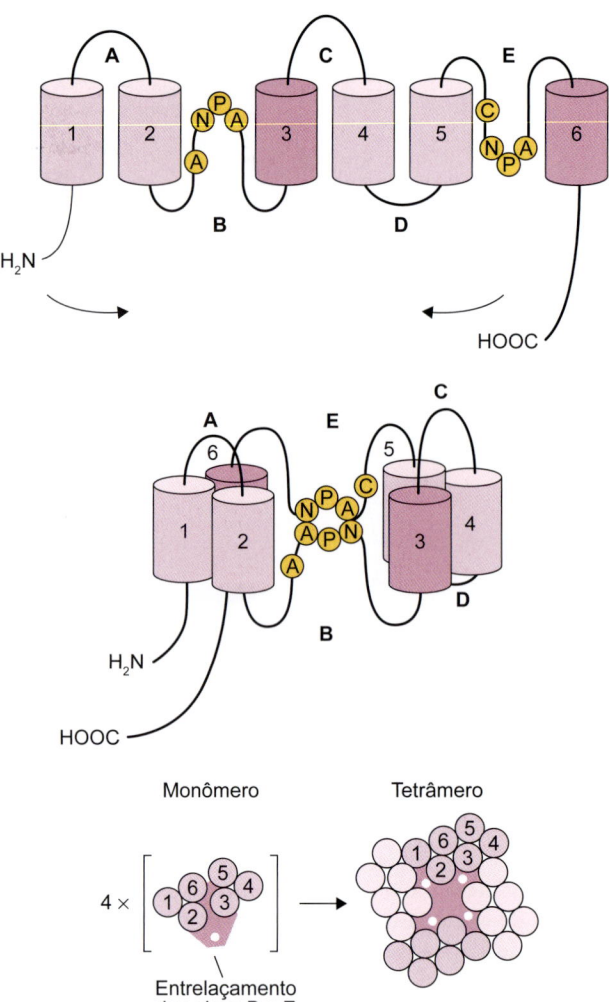

Figura 6.6 Representação esquemática dos efeitos da vasopressina nas células do ducto coletor medular interno. AA: ácido araquidônico; AC: unidade catalítica adenilciclase; ATP: adenosina trifosfato; Ca^{++}: cálcio citosólico livre; cAMP: adenosina monofosfato cíclico; Gs e Gi: unidades guanina reguladora, estimuladora e inibidora; ITP: inositol trifosfato; PGE_2: prostaglandina E_2; PIP_2: fosfatidilinositol-4-5bifosfato; PL: *pool* de fosfolipídios; PLA: fosfolipase A; PLC: fosfolipase C; Rs e Ri: receptores para agentes estimuladores e inibidores, agindo sobre a adenilciclase; V1 e V2: subtipo de receptores. (Adaptada de Kinter et al., 1988.)[4]

Com a técnica recente da biologia molecular, demonstrou-se que existem vários tipos de canais de água no reino animal. Muitos são proteínas de baixo peso molecular (25.000 a 30.000 dáltons) que pertencem a famílias de canais de água chamadas "MIP 26" (*membrane integral protein*, com PM de 26.000 dáltons). São encontrados em grande variedade em tecidos transportadores de fluidos (p. ex., plexo coroide, cristalino, alvéolos pulmonares, rim), bem como em leveduras e vegetais. O primeiro canal de água identificado foi no eritrócito, chamado "CHIP 28" (*chanel-forming integral protein*, com PM de 28.000 dáltons). Esse canal pode transportar uma grande quantidade de água e tem a denominação genérica de aquaporina (AQP). Até o momento, já foram identificados 13 tipos de AQP, sendo os de número 1, 2, 3, 4, 6, 7 e 8 expressos no rim. A AQP2 é o canal de água dependente da ação do HAD.

A AQP é uma estrutura de alta complexidade com seis domínios intramembranosos, três alças extracelulares (A, C e E) e duas intracelulares (B e D). As alças B e E contêm uma sequência de aminoácidos NPA-asparagina-prolina-alanina, que, quando combinadas de modo entrelaçados, formam o poro de água. Essa disposição da molécula é conhecida pelo nome de "ampulheta" (*hourglass model*) (Figura 6.7). Uma unidade de AQP2 (monômero) se associa a mais três, formando um tetrâmero com quatro canais conjuntos (Figura 6.8). Estudos recentes mostraram que a prostaglandina E_2 também tem uma ação, por meio de um receptor na membrana celular, sobre a síntese de AQP no núcleo celular (ver Figura 6.5).

Como já dito, as células principais do ducto coletor medular interno têm a AQP2 na membrana basolateral e, nas membranas basolaterais, as AQP 3 e 4, os canais responsáveis pela saída de água da célula para o interstício. Em outros segmentos do néfron, as AQP 1, 3, 4, 6, 7 e 8 presentes garantem a passagem

Figura 6.7 Aquaporina – modelo *hourglass* (ampulheta). Acima: CHIP-AQP mostrando os domínios intramembranosos, intra e extracelulares, e as sequências NPA nas duas alças, B e E. As *setas horizontais* indicam a direção do dobramento da molécula com a justaposição dos terminais NH_2 e COOH, resultando na estrutura em forma de ampulheta e na formação do poro para a passagem da água entre as duas sequências NPA entrelaçadas. Abaixo: oligomerização de quatro subunidades assimétricas formando um tetrâmero contendo quatro poros aquosos. (Adaptada de Preston e Agre, 1991.)[6]

de água sem a necessidade da ação do HAD e participam ativamente no mecanismo de concentração do fluido tubular.

O HAD também tem efeito sobre a permeabilidade à ureia no ducto coletor medular interno, função de extrema importância exercida pelo receptor V2. A ureia é um elemento essencial na formação da hipertonicidade medular, um dos dois fatores fundamentais para a reabsorção de água no ducto coletor. No mecanismo de concentração urinária, a ureia é reabsorvida no ducto coletor e localiza-se no interstício. Do interstício, parte dessa ureia é retirada pelas *vasa recta* e eritrócitos e será novamente filtrada, voltando para os túbulos, e parte passa diretamente para o lúmen das alças de Henle descendente e ascendente, aumentando a sua concentração na luz tubular (ver recirculação da ureia antes e na Figura 6.3). A permeabilidade do ducto coletor à ureia é regulada pelo HAD por meio do receptor V2 que, gerando PKA, estimula transportadores de ureia (UT) localizados na membrana apical da célula

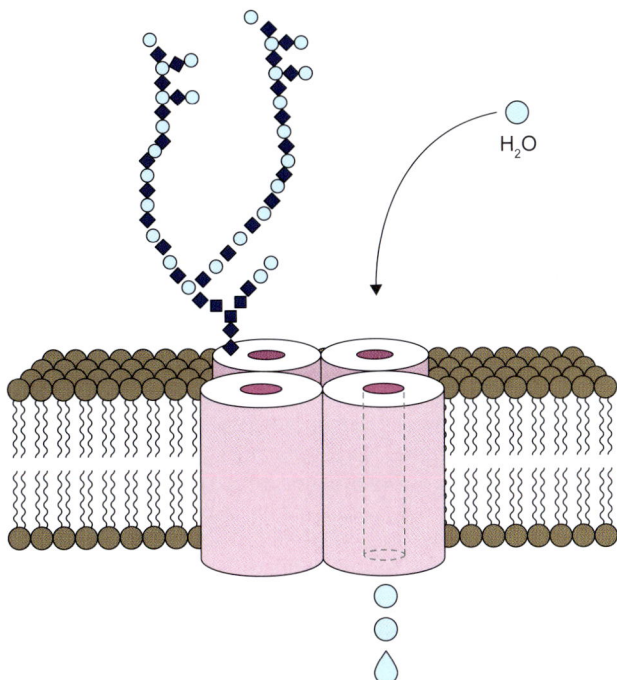

Figura 6.8 Modelo esquemático representando o CHIP-aquaporina inserido na membrana de bicamada lipídica, compreendendo um complexo homotetramérico com uma subunidade de polilactosaminoglicano e possíveis canais de água individuais dentro de cada subunidade. (Adaptada de Agre et al., 1993.)[7]

tubular, determinando um transporte facilitado. Dois tipos de transportadores de ureia já foram clonados e sequenciados. O UT-A é expresso nos segmentos tubulares e apresenta quatro isoformas: UT-A1, UT-A2, UT-A3 e UT-A4. O UT-B é expresso nos eritrócitos e nas células endoteliais das *vasa recta*. O UT-A1 se expressa no ducto coletor e é regulado pelo HAD. O UT-A2 está presente na alça fina descendente de Henle, e os UT-A3 e UT-A4 não têm ainda bem definido os papéis que efetuam, apesar de serem expressos no ducto coletor.

A ureia corresponde ao produto final do metabolismo das proteínas e o seu excesso deve ser eliminado pelo rim. Esse processo de secreção se dá principalmente no terço final do ductor coletor medular interno (DCMI) e não depende da ação do HAD, envolvendo um mecanismo de transporte secundariamente ativo acoplado ao sódio, um contratransporte na membrana apical das células desses segmentos.

Estudos com animais *knockout* de vários transportadores iônicos mostraram que o HAD tem participação importante na expressão desses transportadores ao longo do néfron, os quais participam do mecanismo de concentração e diluição urinárias, aumentando a osmolaridade do interstício e facilitando a reabsorção de água.

Cotransportador Na:K:2Cl-. Transportador localizado na porção medular e cortical da alça de Henle ascendente fina, é responsável pela grande reabsorção de sódio de potássio e de cloro nesse segmento, promovendo uma diluição do fluido luminal. Chamado "NKCC2", regula-se pelo HAD, que aumenta a sua expressão na membrana luminal.

Cotransportador Na-Cl-. Transportador localizado no túbulo coletor distal sensível às tiazidas, é conhecido como "NCC" e tem a sua expressão aumentada pelo HAD.

Canal de sódio amiloride-sensível. Está localizado nos túbulos conectores, nos túbulos coletores iniciais e nos ductos coletores corticais. Com o nome de ENaC, suas subunidades α e β têm as suas expressões aumentadas pela ação do HAD.

Canal de cloro. Existem dois tipos de canais de cloro, conhecidos como "ClC-K1" e "ClC-K2", localizados ao longo do néfron. O HAD é capaz de aumentar a condutância de cloro na porção fina ascendente da alça de Henle, provavelmente aumentando a condutância do ClC-K1.

Canal de potássio. Localizado na porção espessa da alça de Henle, no túbulo convoluto distal, no túbulo de conexão e nos ductos coletores, chama-se de canal ROMK (do inglês *renal outer medullary potassium channel*) e é expresso predominantemente na membrana apical. Na porção espessa da alça de Henle, o HAD aumenta a sua expressão colaborando com a reabsorção de NaCl. No túbulo coletor e nos ductos coletores, esse canal se responsabiliza pela secreção de potássio e é também regulado pela ação do HAD. A secreção de potássio é também uma consequência indireta da ação do HAD na reabsorção de sódio pelo canal ENaC nesse segmento do néfron, como já referido aqui.

> **PONTOS-CHAVE**
>
> - Receptor V2-membrana basolateral
> - Geração de cAMP-segundo mensageiro
> - Inserção da AQP2 na membrana luminal.

BALANÇO HÍDRICO

O balanço de água do organismo é dado pela quantidade de água ingerida comparada à quantidade de água excretada. Sob condições basais, as perdas hídricas e a ingesta aquosa variam em torno de 2 a 2,5 ℓ. Assim, o balanço aquoso pode ser mantido por longos períodos sem a intervenção de mecanismos reguladores específicos. No entanto, essa condição ideal pode ser rompida pela atividade física, por alterações climáticas, por variação de dieta ou outras alterações ambientais. Sempre que tais desvios ocorrem, um poderoso mecanismo homeostático entra em ação, aumentando ou diminuindo a ingesta ou a excreção de água e solutos. Essa homeostase se faz pela regulação da secreção de HAD (eliminação) e pela regulação da sede (ingestão).

> **PONTOS-CHAVE**
>
> - Água ingerida
> - Perdas hídricas.

SECREÇÃO DE HORMÔNIO ANTIDIURÉTICO

O principal meio pelo qual o organismo elimina a água sem movimento resultante de solutos ocorre no rim, pela ação do HAD nos túbulos renais, como já mencionado.

Quimicamente, o HAD, na maioria dos mamíferos, é a arginina-vasopressina. Nos suínos, constitui-se pela lisina vasopressina. Ambos são octapeptídios de aproximadamente 1.100 dáltons. Nos animais vertebrados mais inferiores, o HAD é a arginina vasotocina. Já foram identificados sete octapeptídios na neuro-hipófise de vertebrados e mais de 200 análogos já foram sintetizados. O grande progresso obtido na química desse hormônio trouxe a descoberta de compostos sintéticos de variável potência, tempo de ação prolongada, fácil absorção etc., o que é de extrema importância para o tratamento substitutivo nos casos de portadores de diabetes insípido.

O HAD, ou arginina-vasopressina nos mamíferos, é secretado pelos corpos celulares dos neurônios existentes nos núcleos supraópticos e paraventriculares do hipotálamo em forma de grânulos. Há uma estreita correlação entre o número desses grânulos nas células nervosas secretoras e o estado de hidratação do animal. O HAD está como "empacotado" nesses grânulos, que percorrem o axoplasma dos nervos em direção à glândula pituitária posterior (Figura 6.9). Dentro desses grânulos, o HAD está ligado a uma proteína específica chamada "neurofisina A" ou "neurofisina II", formando um complexo. Ambos, tanto o hormônio quanto a neurofisina, podem originar-se de um mesmo precursor biológico. As células secretoras da ocitocina na neuro-hipófise também têm grânulos nos quais a ocitocina está ligada a uma outra proteína carregadora, a neurofisina B ou neurofisina I. As neurofisinas são cadeias de polipeptídios contando 90 a 100 aminoácidos de aproximadamente 10.000 dáltons. Estudos com a técnica de *freeze-fracture* e eletromicroscópicos mostraram que a secreção na neuro-hipófise ocorre por exocitose. Tem-se sugerido que, na neuro-hipófise, existem dois *pools* de HAD: um pronto para ser liberado e outro de estoque. Os grânulos prontos para serem liberados estariam próximos à membrana plasmática das células.

O estímulo para exocitose de grânulos depende, em parte, de alterações da membrana plasmática pelo cálcio. Parece provável que a estimulação das áreas quimiossensitivas para produção de HAD no hipotálamo por fibras colinérgicas resulte em uma excitação celular, uma despolarização parcial e um subsequente potencial de ação. Essa despolarização da membrana aumentaria a permeabilidade ao cálcio, o qual, por mecanismo não identificado, ativaria a exocitose dos grânulos neurossecretores e a liberação de HAD e neurofisina na circulação.

A secreção de HAD pelo hipotálamo é determinada por dois fatores: tonicidade plasmática e volemia. Em estado de hipovolemia ou hipertonicidade, há estímulo para secreção do hormônio. A grande sensibilidade na dosagem de arginina-vasopressina pelo método de radioimunoensaio possibilitou correlacionar os níveis plasmáticos desse hormônio com a osmolaridade do sangue. Na Figura 6.10, observa-se que, após 280 ± 65 mOsm/kg H_2O (limiar osmótico), ocorre um aumento linear de vasopressina plasmática em relação à osmolaridade, a qual é tão constante individualmente que, em um mesmo animal, se pode calcular a osmolaridade plasmática a partir dos níveis de vasopressina com um erro menor que 1%.

Tanto a arginina quanto a lisina vasopressina existem no plasma de forma livre não ligada a proteínas e, por seu baixo peso molecular, são filtradas facilmente por meio dos capilares glomerulares. A extração plasmática desses hormônios se dá principalmente pelo fígado e pelo rim, mas outros tecidos, como o cérebro, podem também quebrar sua molécula. A excreção urinária é o segundo método de eliminação e a sua concentração urinária correlaciona-se perfeitamente com a sua concentração plasmática. Em indivíduos com diabetes insípido nefrogênico familiar (nos quais o túbulo coletor é incapaz de responder ao HAD), há alta concentração de vasopressina na urina. A destruição tecidual e a eliminação renal dão um *clearance* de HAD de 2 a 4 mℓ/min, o que determina uma meia-vida curta para esse hormônio (10 a 40 min). Essa observação indica que, em indivíduos normais, a supressão da secreção de HAD resulta em alterações detectáveis na diurese em aproximadamente 20 a 30 minutos.

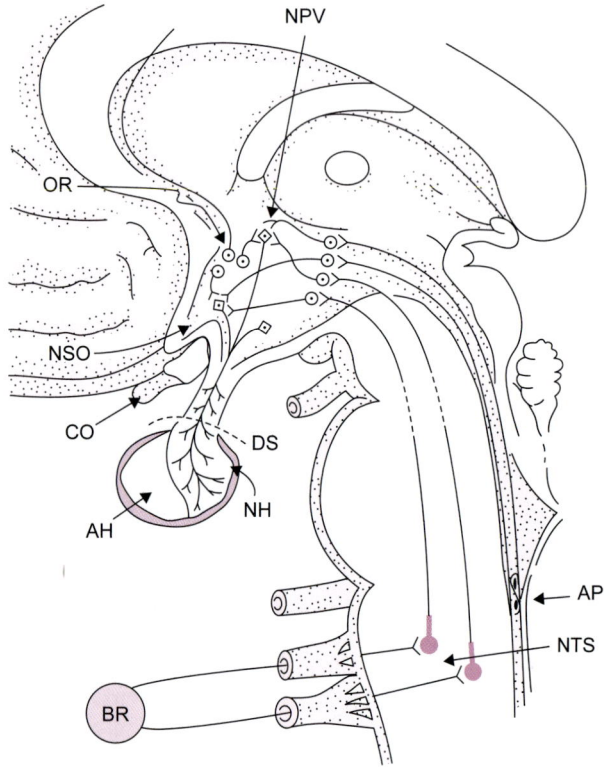

Figura 6.9 Esquema da neuro-hipófise e das suas relações anatômicas. AH: adeno-hipófise; AP: área postrema; BR: barorreceptores; CO: quiasma óptico; DS: diafragma da sela; NH: neuro-hipófise; NSO: núcleo supraóptico; NPV: núcleo paraventricular; NTS: núcleo do trato solitário; OR: osmorreceptores. (Adaptada de Robertson e Berl, 1991.)[8]

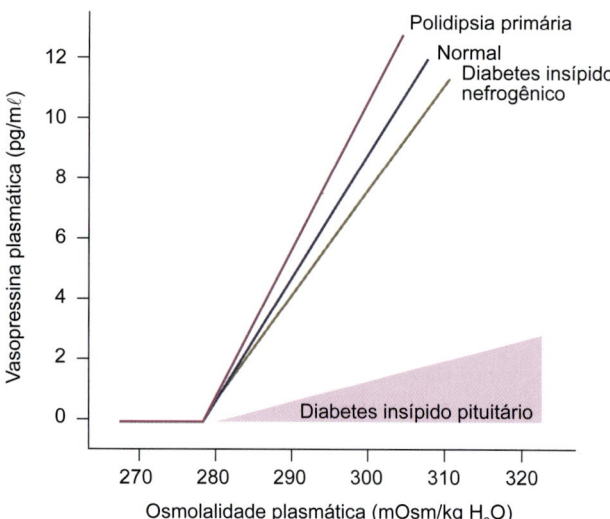

Figura 6.10 Relação entre níveis plasmáticos de vasopressina e osmolaridade do plasma em indivíduos normais e em diferentes tipos de poliúria.

Como dito, a secreção de HAD e, consequentemente, seus níveis plasmáticos são determinados por dois fatores:

1. Fator osmótico: tonicidade plasmática. O aumento da osmolaridade plasmática por solutos impermeáveis à célula determina aumento na secreção de vasopressina. Os osmorreceptores são: as próprias células dos núcleos supraóptico e paraventricular; e os osmorreceptores intracardíacos (localizados na artéria carótida e auricular), que, por via vagal, estimulam os centros hipotalâmicos. É interessante notar que o aumento da osmolaridade por solutos permeáveis por meio das membranas celulares e, portanto, que penetram no interior das células dos núcleos hipotalâmicos não determina elevação da secreção de HAD. Assim, por exemplo, tanto a infusão de ureia quanto o aumento da glicemia no diabetes melito (em ausência de hipovolemia e desidratação), apesar de aumentarem a osmolaridade do plasma, não acarretam aumento da secreção de HAD. Ao contrário, a hiperglicemia (na ausência de hipovolemia) determina uma diminuição na liberação de vasopressina, o que indica ser a poliúria do diabetes melito o resultado de, pelo menos, dois fatores: diurese osmótica e inibição do HAD, causando uma menor reabsorção de água no túbulo e ducto coletor.
2. Fatores não osmóticos: volemia. Em condições de depleção de volume, o fator volemia é mais importante como estímulo que a osmolaridade plasmática. Assim, em condições de hipovolemia, mesmo com hipotonicidade do plasma, observa-se um aumento na secreção de HAD. Ao contrário, em condições de hipertonicidade (osmolaridade plasmática acima de 280 mOsm/kg H_2O), o fator tonicidade predomina, observando-se aumento da secreção do hormônio mesmo em condições de expansão do volume extracelular. Os receptores de volume para secreção de HAD podem ser divididos em: de baixa pressão (localizados no setor venoso – aurícula direita) e de alta pressão (localizados no setor arterial – aurícula esquerda, carótida etc.). As vias aferentes desses receptores são o vago e o glossofaríngeo. O sistema de baixa pressão é mais sensível que o de alta pressão, bastando ocorrer uma depleção de volume de 10%, mesmo sem alterações da pressão arterial, para que se observe um aumento de seis vezes na secreção de HAD por meio de estímulos recebidos no sistema de baixa pressão.

Além desses fatores volêmicos e osmóticos, outros, como a ação de vasoativos, levam a alterações na secreção desse hormônio. É comum a observação de antidiurese durante a infusão de isoproterenol em animais em diurese aquosa. Também a infusão de noradrenalina, em pequenas doses, pode determinar aumento da diurese por aumento da pressão arterial ou menor reabsorção de água no túbulo coletor.

Inúmeros trabalhos têm chamado a atenção para a participação do sistema renina-angiotensina na regulação da excreção urinária de urina. Estudos têm demonstrado que a administração sistêmica ou intracerebral (liquórica) de angiotensina II determina aumento na secreção de HAD. Por sua vez, a administração de HAD exógeno a ratos Brattleboro, que apresentam diabetes insípido hipotalâmico hereditário, produz diminuição da secreção renal e de níveis plasmáticos de renina. Verificou-se, também, que o sistema renina-angiotensina pode desempenhar um papel importante no centro regulador da sede.

Recentemente, descreveu-se que um heptapeptídio formado diretamente da angiotensina I sem a participação da enzima conversora, denominado "angiotensina 1-7", apresenta efeitos semelhantes aos do HAD, isto é, é capaz de aumentar a permeabilidade à água no ducto coletor medular interno.

É importante salientar que, em certas condições patológicas, observa-se um quadro de oligúria (antidiurese) em presença de hipotonicidade plasmática, mesmo com volemia normal ou aumentada, como nos casos de:

1. Síndrome de secreção inapropriada de HAD, que ocorre associada a tumores, patologias pulmonares, lesões cranianas etc.
2. Decorrente da administração de drogas que estimulam a produção de HAD, como morfina, barbitúricos e clofibrato, ou mesmo daquelas que mimetizam a atividade do hormônio, como clorpropamida, carbamazepina, ecstasy, fluoxetina, sildenafil, entre outras.
3. Endocrinopatias, como o mixedema, no qual os fatores responsáveis pela incapacidade de eliminar urina diluída ainda não foram esclarecidos, e na doença de Addison, em que se observa também uma insuficiente excreção de água consequente à falta de glicocorticoides.

A combinação da excreção de urina hipertônica e da hipotonicidade do sangue ocorre em condições de hipovolemia, depleção ou má distribuição de volume. Observa-se, também, em condições de redução da pressão na aurícula esquerda durante a comissurotomia mitral, ventilação pulmonar prolongada, insuficiência cardíaca grave e cirrose hepática avançada.

> **PONTOS-CHAVE**
> - Fator osmótico
> - Fator volêmico
> - Outros fatores – secreção inapropriada de HAD.

REGULAÇÃO DA INGESTA | MECANISMO DA SEDE

A sede é a maior defesa do organismo contra a depleção dos fluidos corporais, definida como a sensação que compele o indivíduo a beber água. É estimulada pelas mesmas variáveis que estimulam o HAD, ou seja, o aumento da osmolaridade plasmática ou a diminuição da volemia, mas a hipertonicidade do plasma parece ser mais potente que a hipovolemia. No ser humano, um aumento apenas de 2 a 3% acima do nível basal produz um desejo intenso de ingestão de água. O nível efetivo de osmolaridade plasmática que provoca um desejo urgente consciente de ingestão de água é chamado "limiar da sede", ligeiramente diferente de indivíduo para indivíduo e que varia em torno de 295 mOsm/kg. O limiar para o estímulo da sede é ligeiramente abaixo do limiar para o estímulo de liberação do HAD. As vias neuronais que mediam a dipsogênese osmótica não estão ainda bem definidas, mas parece que envolvem osmorreceptores localizados na área ventromedial do hipotálamo próximo àquelas que regulam a secreção de HAD e devem ter uma representação no córtex cerebral, a fim de possibilitar que o indivíduo tenha consciência da necessidade de ingerir líquidos. Além dos fatores já descritos, o sistema renina-angiotensina e, mesmo, o próprio HAD exercem uma mediação parcial sobre a dipsogênese.

> **PONTOS-CHAVE**
> - Fator osmótico
> - Fator volêmico.

REFERÊNCIAS BIBLIOGRÁFICAS

1. Berliner RW, Lewinsky NG, Davidson DG, Eden M. Dilution and concentration of the urine and the action of antidiuretic hormone. Am J Med. 1958;24:730-44.
2. Valtin H, Schafer JA. Renal function. Boston: Little, Brown and Company; 1995.
3. Nielsen S, Kwon TH, Christensen BM, Promeneur D, Frøkiaer J, Marples D. Physiology and pathophysiology of renal aquaporins. J Am Soc Nephrol. 1999;10(3):647-63.
4. Kinter LB, Huffman WF, Stassen FL. Antagonist of the antidiuretic activity of vasopressin. Am J Physiol. 1988;254:F165-77.
5. Abramow M, Beauwens R, Cogan E. Cellular events in vasopressin action. Kidney Int Suppl. 1987;21:S56-66.
6. Preston GM, Agre P. Isolation of the cDNA for erythrocyte integral membrane protein of 28 kilodaltons: member of an ancient channel family. Proc Natl Acad Sci USA. 1991;88(24):11110-4.
7. Agre P, Preston GM, Smith BL, Jung JS, Raina S, Moon C, et al. Aquaporin CHIP: the archetypal molecular water channel. Am J Physiol. 1993;265:F463-76.
8. Robertson GL, Berl T. Pathophysiology of water metabolism in the kidney. In: Brenner BM Rector FC, editors. The Kidney. Philadelphia: WB Saunders Co.; 1991. p. 677-736.

BIBLIOGRAFIA

Agabe EI, Rohrscheib M, Tzamaloukas AH. The renal concentrating mechanism and the clinical consequence of its loss. Niger Med J. 2013;53(3):109-15.

César KR, Magaldi AJ. Thiazide induces water absorption in the inner medullary collecting duct of normal and Brattleboro rats. Am J Physiol. 1999;277(5):F756-60.

de Bragança AC, Moyses ZP, Magaldi AJ. Carbamazepine can induce kidney water absorption by increasing aquaporin 2 expression. Nephrol Dial Transplant. 2010;25(12):3840-5.

Kovács L, Lichardus B. Vasopressin: disturbed secretion and its effects. Dordrecht: Kluwer Academic Publishers; 1989.

Magaldi AJ, Cesar KR, de Araújo M, Simões e Silva AC, Santos RA. Angiotensin-(1-7) stimulates water transport in rat inner medullary collecting duct: evidence for involvement of vasopressin V2 receptors. Pflugers Arch. 2003;447(2):223-30.

Moyses ZP, Nakandakari FK, Magaldi AJ. Fluoxetine effect on kidney water reabsorption. Nephrol Dial Transplant. 2008;23(4):1173-8.

Nielsen S, Frøkiaer J, Marples D, Kwon TH, Agre P, Knepper MA. Aquaporins in the kidney: from molecules to medicine. Physiol Rev. 2002;82(1):205-44.

Sands JM, Layton HE. The physiology of urinary concentration: na update. Semin Nephrol. 2009;29(3):178-95.

Sands JM, Timmer RT, GunnRB. Urea transporters in the kidney and erythrocytes. Am J Physiol. 1997;273(3 Pt 2):F321-39.

Sands JM. Regulation of urea transporters. J Am Soc Nephrol. 1999;10(3):635-46.

Sanches TR, Volpini RA, Massola Shimizu MH, Bragança AC, Oshiro-Monreal F, Seguro AC, Andrade L. Sildenafil reduces polyuria in rats with lithium-induced NDI Am J Physiol Renal Physiol. 2012;302(1):F216-25.

Santos RA, Simões e Silva AC, Magaldi AJ, Khosla MC, Cesar KR, Passaglio KT, Baracho NC. Evidence for a physiological role of angiotensin-(1-7) in the control of hydroelectrolyte balance. Hypertension. 1996;27(4):875-84.

Taal MW, Chertow GM, Marsden PA, Skorecki K, Yu ASL, Brenner BM. Brenner & Rector's The Kidney. 9. ed. Philadelphia: W.B. Saunders Co.; 2012.

7 | Peptídios Vasoativos e o Rim

Miguel Luis Graciano • Irene L. Noronha

INTRODUÇÃO

Quando se questiona por que os nefrologistas devem estudar peptídios vasoativos, a resposta é imediata: porque os peptídios vasoativos estão implicados tanto na fisiopatologia quanto no tratamento de síndromes comumente avaliadas pelos nefrologistas, como injúria renal aguda, doença renal crônica, sepse, edema e síndrome nefrótica, hipertensão arterial, insuficiência cardíaca, nefropatia diabética, síndrome hepatorrenal, entre outras.

Os efeitos dos peptídios vasoativos nessas grandes síndromes podem ser de dois tipos: vasomotores e de regulação da excreção de sódio, ligados à regulação da volemia; e celulares, como os efeitos pró-inflamatórios e pró-fibróticos da angiotensina II, ligados ao desenvolvimento histopatológico das doenças.

Neste capítulo, será feita uma discussão geral a respeito do controle da volemia e da perfusão dos tecidos, com o intuito de situar o assunto em uma perspectiva mais global, e cada peptídio será descrito em particular, destacando os principais efeitos hemodinâmicos, efeitos celulares, participação no desenvolvimento da fisiopatologia de doenças e, finalmente, seu uso terapêutico.

REGULAÇÃO DA VOLEMIA

Para a manutenção de todas as funções vitais, é imprescindível que haja adequada perfusão dos diversos órgãos e sistemas, o que se garante pelo funcionamento correto da bomba de sangue (coração), pela conservação do volume de sangue circulante e pelo controle da resistência das arteríolas à passagem de sangue. Aqui, está a chave para a compreensão deste capítulo em uma perspectiva de fisiologia integrada: os peptídios vasoativos agem tanto na conservação de volume quanto no controle da resistência arterial.

O controle da volemia está ligado à quantidade de sal no organismo. Pelo fato de a bomba de Na^+/K^+-ATPase estar universalmente presente nas células do organismo, existem mais sódio no extracelular e mais potássio no intracelular. O sódio é o representante da grande força osmótica do líquido extracelular (LEC) e principal determinante do volume, pois, dos cerca de 290 mOsm/kg totais presentes nesse compartimento corporal, em torno de 280 mOsm/kg (ou seja, a maior parte) resulta do sódio. Além desse motivo físico-químico, existe um segundo, de ordem fisiológica, necessário ao correto entendimento da ligação entre sódio e volemia. O organismo reage às variações de volemia com conservação ou excreção de sódio. Assim, sensores de volume espalhados pelo corpo (átrio, seio carotídio, arco aórtico, aparelho justaglomerular etc.) detectam alterações no volume do LEC e, via uma série de diferentes mecanismos efetores (neurais e hormonais), determinam maior ou menor eliminação de sódio pelo rim.

REGULAÇÃO DA PERFUSÃO

A perfusão dos tecidos está intimamente ligada ao controle vasomotor, o qual, por sua vez, é influenciado por uma série de fatores sistêmicos e locais. Conforme mencionado, detecta-se a diminuição da volemia (ou da perfusão) por uma série de sensores estrategicamente distribuídos pelo organismo. Uma vez detectada a hipoperfusão, o organismo responde por meio de mediadores neuro-humorais, que promovem aumento da atividade simpática, liberação de renina pelo aparelho justaglomerular renal e de catecolaminas pela medula suprarrenal. Esses agentes vasopressores induzem o aumento da resistência periférica, garantindo, assim, a perfusão de órgãos essenciais à vida, como coração e cérebro.

No caso específico do rim, existe uma autorregulação ligada à preservação do fluxo sanguíneo renal (FSR) e da taxa de filtração glomerular que opera por meio de dois mecanismos básicos: o reflexo miogênico e o *feedback* tubuloglomerular (FTG). No caso do mecanismo miogênico, à medida que o fluxo aumenta, as arteríolas aferentes são distendidas e reflexamente se contraem, reduzindo, por consequência, o fluxo. No caso do FTG, se houver aumento da quantidade de sódio, atingindo a mácula densa, ocorre uma sinalização (via ATP extracelular e adenosina) com vasoconstrição reflexa da arteríola aferente.

Um ponto importante a se ressaltar no controle da hemodinâmica glomerular decorre da particularidade da existência no rim de um sistema porta arterial, ou seja, a presença de um leito capilar (o glomérulo) situado entre duas arteríolas (aferente e eferente). Como os diversos peptídios vasoativos podem ter efeitos diferentes nas duas resistências, é de suma importância entender o que pode ocorrer nas quatro combinações possíveis de constrição ou dilatação simples dos dois vasos, como apresentado na Figura 7.1.

No caso de vasoconstrição aferente com tônus eferente mantido, há diminuição tanto do FSR quanto da pressão de filtração (ΔP). Já se houver dilatação exclusiva da arteríola aferente, a consequência será aumento do FSR e da ΔP.

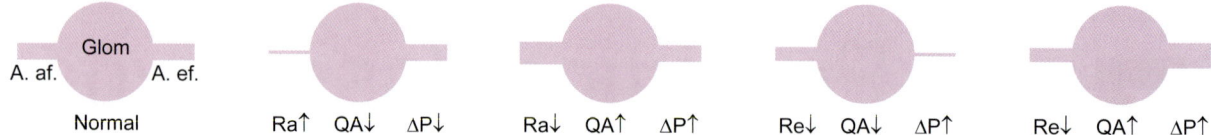

Figura 7.1 Efeitos na hemodinâmica renal de variações seletivas nas resistências arteriolares glomerulares. A. af.: arteríola aferente; A. ef.: arteríola eferente; Glom: glomérulo; Ra: resistência arteriolar aferente; Re: resistência arteriolar eferente; QA: fluxo sanguíneo glomerular; ΔP: pressão transcapilar glomerular.

No caso da arteríola eferente, há disjunção entre os efeitos no fluxo e na filtração. De fato, na vasoconstrição eferente com tônus aferente mantido, ocorre diminuição do FSR com aumento da ΔP e, finalmente, na vasodilatação isolada de arteríola eferente, há aumento do fluxo com diminuição da filtração. Isso ocorre porque toda vasodilatação determina aumento de fluxo, e toda constrição, diminuição de fluxo. Quanto às pressões, deve-se observar que a maior abertura da arteríola aferente corresponde a uma diminuição da pressão do glomérulo a montante, enquanto a vasodilatação da arteríola eferente determina queda da pressão a jusante. No caso de constrição, ocorre o oposto. Ao se tratar os efeitos de cada peptídio em particular, será considerada sua ação na hemodinâmica glomerular, em que os equivalentes no nível de um único glomérulo de FSR e da taxa de filtração glomerular são QA e SNGFR. Além disso, outros determinantes da hemodinâmica glomerular são diferença de pressão hidráulica entre o capilar glomerular e a cápsula de Bowman (ΔP), diferença de pressão oncótica entre o capilar glomerular e a cápsula de Bowman (Δπ), coeficiente de filtração glomerular (Kf), resistência arteriolar aferente (Ra) e resistência arteriolar eferente (Re).

Em resumo, o perfeito funcionamento dos sistemas que envolvem os peptídios vasoativos garante a manutenção da pressão arterial, a perfusão dos tecidos e a adequada filtração glomerular.

EFEITOS CELULARES

Peptídios vasoativos apresentam uma série de efeitos celulares envolvidos na patogênese de diversas doenças, como nefropatia diabética, arteriosclerose, hipertrofia do ventrículo esquerdo e doença renal crônica. Cabe ressaltar que vasoconstritores são, em geral, agentes antinatriuréticos, proliferativos e pró-fibróticos, enquanto os vasodilatadores representam, comumente, agentes natriuréticos, antiproliferativos, antifibróticos. Ao longo da descrição de cada peptídio, quando pertinente, será feita uma discussão mais ampla desses efeitos celulares.

MECANISMOS DE AÇÃO

Os vasoconstritores agem por meio de um mecanismo comum no qual o peptídio se liga a um receptor de superfície acoplado à proteína G. A partir dessa interação, ocorrem a ativação da fosfolipase C e a consequente produção de diacilglicerol (DAG) e inositol trifosfato (IP3). O DAG ativa a proteinoquinase C, que, então, fosforila proteínas-alvo. Por sua vez, o IP3 ativa a liberação de cálcio de estoques intracelulares, resultando, entre outros efeitos, em contração de músculo liso e vasoconstrição. Deve-se notar que os vasoconstritores podem exercer seus efeitos celulares pela ativação de outras vias intracelulares, como por meio das MAPQuinases, Src e Rho.

De modo semelhante, os vasodilatadores agem geralmente por uma via comum que está ligada à produção de GMP cíclico (GMPc) e óxido nítrico. É interessante notar que o aumento da produção de GMPc pode determinar a ativação de proteinoquinase G, a qual, por sua vez, pode mediar efeitos celulares pela fosforilação de proteínas, pela regulação de canais iônicos e pelos efeitos no genoma.

Um terceiro mecanismo de ação pode ser observado com o peptídio vasoconstritor arginina-vasopressina (AVP), também conhecido como hormônio antidiurético no seu efeito tubular de aumento da permeabilidade hidráulica. Nesse caso, a AVP, ao se ligar ao seu receptor na superfície basolateral das células do túbulo coletor, determina a ativação de adenilato ciclase, a produção de AMP cíclico (cAMP), a ativação de fosfoquinase A e a consequente incorporação de canais de aquaporina 2 à membrana luminal. É interessante observar que a ação vascular da vasopressina se dá pela via vasoconstritora comum, envolvendo proteína G e IP3, como mencionado.

SISTEMA RENINA-ANGIOTENSINA-ALDOSTERONA

Tem como importante função a regulação da pressão arterial e do volume intravascular, controle possível graças à ação da angiotensina II, que promove uma potente vasoconstrição na musculatura lisa dos vasos (aumentando, assim, a resistência vascular periférica), além de diminuir a excreção renal de sódio (mediado pela aldosterona). Desse modo, mantém uma adequada perfusão capilar principalmente quando ocorrem alterações do volume de água corporal.

> **⚠ PONTOS-CHAVE**
>
> - São efeitos dos peptídios vasoativos: vasomotores e de regulação da excreção de sódio, ligados à regulação da volemia; e celulares, como os efeitos pró-inflamatórios e pró-fibróticos da angiotensina II
> - O sódio é o representante da grande força osmótica do LEC e principal determinante do volume
> - O organismo reage às variações de volemia com conservação ou excreção de sódio
> - No rim, existe uma autorregulação ligada à preservação do fluxo sanguíneo renal e da taxa de filtração glomerular que opera por meio de dois mecanismos básicos: o reflexo miogênico e o FTG

A atividade do sistema renina-angiotensina-aldosterona (SRRA) é regulada pela renina, produzida e armazenada no aparelho justaglomerular renal e liberada em resposta a uma série de sinais. A renina é uma enzima proteolítica que quebra o angiotensinogênio existente no plasma, formando o decapeptídio angiotensina I. Biologicamente inativo, esse peptídio é convertido pela enzima conversora formando o hormônio ativo angiotensina II. Esta é clivada por aminopeptidases, formando a angiotensina III, subsequentemente quebrada em fragmentos inativos.[1-3] Atualmente, tem-se cada vez mais conhecido o papel fisiológico de metabólitos das angiotensinas, como a ação vasodilatadora da angiotensina (1-7).[4]

A seguir, serão apresentados os componentes do SRAA.

Angiotensinogênio

O angiotensinogênio plasmático corresponde a uma glicoproteína de peso molecular que varia de 52 a 60 kDa, produzido primariamente no fígado. No entanto, mRNA para angiotensinogênio também foi encontrado no cérebro, no rim, na suprarrenal, no coração, no pulmão, nos vasos e no trato gastrintestinal, demonstrando que o angiotensinogênio pode ser produzido em diversos tecidos extra-hepáticos.[5] O sítio de produção do angiotensinogênio pode ter relevância fisiopatológica, uma vez que pode contribuir para a formação local de angiotensina II, que, por sua vez, pode ser importante na regulação local de diversas funções nos tecidos.

Renina

Biossíntese da renina

Renina foi o nome dado em 1898 por Tigerstedt e Bergamann[6,7] à substância com capacidade pressora extraída de rins de coelhos. Trata-se de uma protease que quebra especificamente a ligação Leu-Val da região aminoterminal do angiotensinogênio, formando a angiotensina I. O gene da renina humana (localizado no cromossomo 1) codifica uma proteína precursora de 45 kDa, chamada "PRÉ-PRÓ-renina", que, rapidamente, é quebrada formando a PRÓ-renina. Tanto a PRÉ-PRÓ-renina quanto a PRÓ-renina são completamente inativas. A PRÓ-renina é clivada formando a enzima ativa de 40 kDa denominada "renina".

Apesar de o rim ser a principal fonte da produção de renina, existem diversos órgãos capazes de sintetizá-la: fígado, cérebro, próstata, testículo, baço, timo e pulmão.[5]

Estrutura do aparelho justaglomerular

O aparelho justaglomerular, situado no hilo glomerular, é formado pelas células justaglomerulares, pela mácula densa e por um tecido situado entre eles – o mesângio extraglomerular, um prolongamento do mesângio glomerular. As células justaglomerulares são células modificadas da musculatura lisa encontradas na parede da arteríola aferente. A renina é produzida e armazenada nas células justaglomerulares, que aparece à microscopia eletrônica como grânulos eletrodensos, sendo secretada por exocitose. Utilizando-se imuno-histoquímica, foi possível demonstrar que os grânulos intracelulares contêm renina e angiotensina II.[8-10]

Estudos que empregaram hibridização *in situ* demonstraram claramente uma grande concentração de grânulos negros, que correspondem ao mRNA para renina, localizados no hilo renal (Figura 7.2). Tal localização corresponde à topografia das arteríolas aferentes, o que é confirmado por imuno-histoquímica (Figura 7.3). A mácula densa é a parte espessa da alça ascendente de Henle situada próximo à região da arteríola aferente.

Controle da secreção de renina

Inúmeros fatores estão envolvidos no controle da secreção da renina (Quadro 7.1). Os estímulos primários para a liberação de renina renal dependem, basicamente, da redução da pressão de perfusão renal e da restrição da ingestão de sódio ou perda de sódio. O grau de estimulação do eixo renina-angiotensina depende do grau de depleção de volume.[1,3]

A diminuição da pressão de perfusão renal pode decorrer de hemorragia aguda, estenose crônica de artéria renal ou depleção do fluido de volume extracelular (resultado da restrição de sódio ou da administração de diuréticos). Além disso, situações clínicas que cursam com baixa perfusão renal, como é o caso da ICC descompensada e da cirrose hepática, estão frequentemente associadas ao aumento da liberação renal de renina. Ao contrário, a expansão de volume e a dieta rica em sódio levam à supressão da liberação de renina.[6,11]

Assim, a liberação de renina responde inversamente a alterações da perfusão renal, o que parece ser mediado por mecanismo barorreceptor renal localizado nas células justaglomerulares da arteríola aferente, sensíveis a pequenas alterações de pressão transmural e de estiramento da parede da arteríola. O aumento da pressão de perfusão estira a parede da arteríola aferente, induzindo diminuição da secreção de renina, enquanto a redução da pressão de perfusão renal aumenta a secreção de renina.

Existe também uma relação inversa entre a ingestão de sódio e a atividade da renina. Em virtude da disposição anatômica especial da alça de Henle (no local da mácula densa) com as células justaglomerulares produtoras de renina (na arteríola aferente), a concentração de cloreto de sódio do fluido tubular é detectada pela mácula densa, regulando a secreção de renina. Dieta rica em sódio e expansão do volume estão associadas a baixos níveis plasmáticos de renina, enquanto dieta pobre em sal e depleção de volume são acompanhadas por baixos níveis de sódio e cloro no fluido tubular distal, que estimula a renina.[6,11]

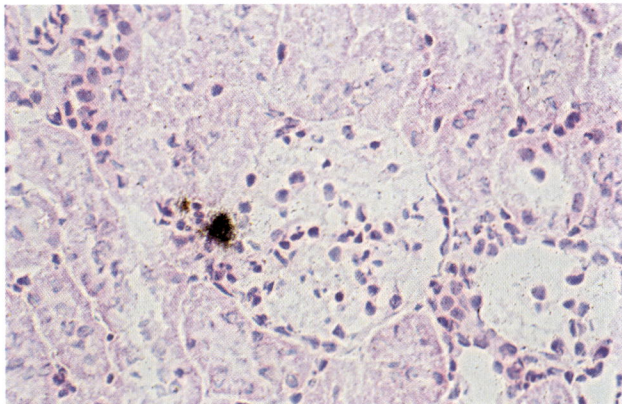

Figura 7.2 Expressão de mRNA para renina utilizando hibridização *in situ* em rim de rato submetido à restrição de sódio na dieta em associação ao uso de diurético de alça (furosemida). Nota-se a grande concentração de grânulos negros que correspondem ao mRNA para renina localizados no hilo renal.

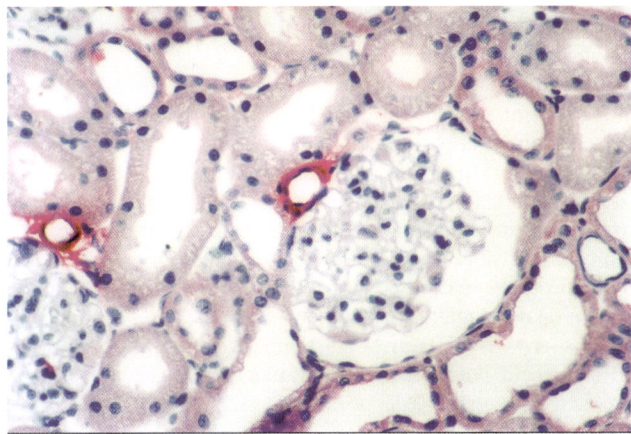

Figura 7.3 Expressão de renina em arteríola aferente. Imuno-histoquímica. Notar a arteríola marcada em vermelho.

Quadro 7.1 Condições que alteram os níveis da renina.

Aumentam a secreção de renina	Diminuem a secreção de renina
Dieta pobre em sódio	Dieta rica em sódio
Depleção de volume	Expansão de volume
Perda de sódio (diurético)	–
Hipovolemia funcional (cirrose, insuficiência cardíaca congestiva, síndrome nefrótica)	–
↑ Pressão de perfusão renal	↓ Pressão de perfusão renal
Estímulo adrenérgico	Inibição adrenérgica
Inibição da angiotensina II	Angiotensina II

Representou objeto de grande discussão o fato de o conteúdo de sódio ou de cloro do fluido tubular ser o responsável ou não pela sensibilização da mácula densa. A favor da possibilidade do cloro como principal modulador da secreção de renina, os estudos de Hackenthal et al. demonstraram que a infusão de sais de sódio (outros que não o cloreto de sódio) não consegue diminuir a liberação de renina, enquanto a infusão de variadas concentrações de cloro produz alterações da secreção de renina.[11]

No entanto, é importante observar que esse padrão de resposta é idêntico ao que se observa na alça ascendente espessa de Henle quando se estuda o comportamento do transportador sensível à furosemida (Na-K-2 Cl). Na verdade, as células da mácula densa são células da alça de Henle, e o fato de ser o canal Na-K-2 Cl o mediador do sinal para a secreção de renina explica por que o uso de furosemida aumenta em grande monta a secreção desse hormônio. Isso ocorre porque, quanto menor o transporte de NaCl na mácula densa, maior é a liberação de renina pelas células justaglomerulares.[12]

O estímulo adrenérgico desempenha um papel relevante na regulação da secreção de renina. As células justaglomerulares são inervadas por fibras simpáticas e apresentam receptores adrenérgicos. Diversos estudos demonstraram que a estimulação elétrica dos nervos renais ou infusões de concentrações farmacológicas de adrenalina e noradrenalina estimulam diretamente a secreção de renina, sem alterar o fluxo sanguíneo renal nem a excreção de sódio.[13,14] A dopamina também influencia a secreção de renina, uma vez que existe inervação dopaminérgica específica no aparelho justaglomerular. A infusão intrarrenal de dopamina produz um aumento da secreção de renina, dose-dependente e bloqueada por medicações bloqueadoras dopaminérgicas.

A secreção de renina pode ser influenciada de maneira significativa por substâncias circulantes e por substâncias produzidas localmente. Nesse contexto, destaca-se a participação da angiotensina II, que inibe diretamente a liberação de renina.[11] Assim, a inibição de angiotensina II por qualquer modalidade (p. ex., inibidores da enzima de conversão) é um potente estímulo para a liberação de renina. Prostaglandinas, tais como PGE2 ou PGI2, estimulam a secreção de renina, e a inibição da síntese de prostaglandinas bloqueia a liberação de renina.[15] As cininas são vasodilatadores que também estimulam a liberação de renina. O hormônio antidiurético (HAD) inibe a liberação de renina estimulada, porém não está claro se essa inibição decorre de uma ação direta nas células justaglomerulares ou da expansão do volume plasmático. A ação do peptídio natriurético atrial (ANP, do inglês *atrial natriuretic peptide*) na secreção de renina é controversa. Na maioria dos estudos, o ANP diminui a atividade da renina plasmática. O óxido nítrico pode tanto inibir quanto estimular a secreção de renina.[16] Como a mácula densa tem grande quantidade de sintetase do óxido nítrico do tipo b (bNOS), uma das enzimas que sintetizam óxido nítrico, é bastante provável que o óxido nítrico participe do sinal para a produção de renina gerado na mácula densa.

Alterações nas concentrações extracelulares de diversos íons podem também alterar a liberação de renina. O cálcio tem um papel central no controle da secreção de renina: a diminuição do cálcio citosólico estimula a secreção de renina, enquanto o aumento do cálcio intracelular está associado à diminuição da liberação de renina.[11] Tanto a quelação do cálcio com EDTA quanto o uso de bloqueadores de canais de cálcio estimulam a secreção de renina. O aumento da concentração de magnésio estimula a secreção de renina provavelmente por hiperpolarização da membrana celular, que inibe o influxo de cálcio. Existe uma correlação entre potássio e liberação de renina. Aumento de potássio despolariza a membrana celular, eleva a permeabilidade da célula ao cálcio e, assim, possibilita um aumento do influxo de cálcio.

A adenosina parece ser um sinal adicional inibindo a liberação de renina. A adenosina exógena, *in vivo*, leva a uma vasoconstrição renal passageira, com redução da taxa de filtração glomerular e inibição da secreção de renina. Estudos com bloqueadores do receptor da adenosina mostraram que a adenosina é um mediador parcial da liberação de renina dependente da mácula densa.[17] Assim, seus efeitos na secreção de renina podem também ser secundários às alterações na hemodinâmica renal.

Mais recentemente, tem-se analisado o papel dos fatores de crescimento na hemodinâmica renal e sistêmica. O fator de necrose tumoral (TNF) e a interleucina-1 (IL-1) são potentes indutores da secreção de renina, mas inibem a secreção de aldosterona. Essas citocinas foram implicadas na síndrome do hipoaldosteronismo hiper-reninêmico observada em pacientes graves. Concentrações fisiológicas de insulina e fator de crescimento semelhante à insulina (IGF) também estimulam a renina. Os fatores transformadores do crescimento β1 e β2 (TGF-β1 e TGF-β2) estimulam a renina e, aparentemente, seus efeitos são mediados via prostaglandinas. A privação de água aumenta a expressão de TGF-β com elevação da atividade da renina plasmática. Ao contrário, o fator de crescimento epidérmico (EGF) (que apresenta muitas propriedades em comum com a angiotensina II) é mais potente inibidor de renina que de angiotensina II.

Receptor de renina

Até pouco tempo, considerava-se que a renina desempenhava um papel crucial na biologia do SRAA tanto por ser a etapa limitante da secreção de angiotensina II quanto por ser o agente secretado em resposta imediata à sinalização de redução da volemia. No entanto, recentemente, descobriu-se um papel insuspeito da renina com a descoberta dos receptores para a enzima.[18]

A ligação da renina a seu receptor pode ativar a cascata de MAPKinases (ERK1 e ERK2) e, também, facilitar a ação enzimática da renina sobre o angiotensinogênio, com consequente produção de angiotensina no nicho específico da superfície celular.[18]

A descoberta do inibidor direto de renina e anti-hipertensivo de uso clínico aliskireno possibilitou novas oportunidades no tratamento da hipertensão arterial por meio do bloqueio do SRAA, mas faltam estudos clínicos para que desfechos como mortalidade sejam analisados.[19-23]

Quantificação da atividade da renina

A renina plasmática circulante é constituída por sua forma precursora inativa (PRÓ-renina) e sua forma ativa (renina). A atividade da renina plasmática é determinada pela medida da taxa de geração de angiotensina I a partir do angiotensinogênio plasmático endógeno. A quantidade de angiotensina I produzida durante determinado período é medida por radioimunoensaio e expressa em unidade de nanogramas/mℓ/min.

A coleta de sangue de veia renal para dosagem de renina é realizada para auxiliar o diagnóstico de estenose de artéria renal unilateral (hipertensão arterial renovascular). Nos pacientes com suspeita de estenose de artéria renal, a administração de inibidores de enzima de conversão ressalta a secreção de renina no rim afetado.

A medida da atividade da renina periférica pode ser um importante parâmetro para avaliar a participação do SRAA em determinadas situações fisiopatológicas. Uma vez que a secreção de renina é altamente influenciada pela ingestão de sódio na dieta e pelo estado do volume extracelular, a determinação de renina plasmática deve estar correlacionada com o balanço de sódio.

> **⚠ PONTOS-CHAVE**
> - O SRAA tem como importante função a regulação da pressão arterial e do volume intravascular pela ação da angiotensina II
> - A angiotensina II promove uma potente vasoconstrição na musculatura lisa dos vasos, além de diminuir a excreção renal de sódio (mediado pela aldosterona).

Enzima conversora de angiotensina

Propriedades bioquímicas

A enzima conversora de angiotensina (ECA) é uma carboxipeptidase com peso molecular de 120 a 180 kDa que converte angiotensina I para angiotensina II e, adicionalmente, inativa a bradicinina.

Distribuição tecidual

A ECA encontra-se totalmente distribuída no organismo, mais abundantemente, no endotélio, mas também na borda em escova (p. ex., rim, duodeno e íleo) e em órgãos sólidos, como útero e coração. Além disso, a ECA está presente no sistema nervoso central e em células mononucleares.[24] Originalmente, o endotélio pulmonar foi responsabilizado como principal local da conversão de angiotensina I para angiotensina II. No entanto, a formação de angiotensina II em tecidos periféricos pode ser igualmente importante. No rim, a ECA está localizada nas células endoteliais e na borda em escova do túbulo proximal.[25] Uma vez que o túbulo proximal pode produzir angiotensina II isoladamente, a ECA produzida pelas células da borda em escova nesses túbulos deve participar da ativação local do SRAA, importante na regulação da reabsorção do fluido tubular proximal.[26]

Angiotensina II

Trata-se de um peptídio que tem um papel-chave na regulação da pressão arterial e no balanço de sódio e água em resposta a alterações do volume extracelular ou da pressão sanguínea sistêmica. Essas ações são resultado de uma ação direta no rim, na vasculatura extrarrenal e nos túbulos renais, e indireta pelos efeitos na suprarrenal e no sistema nervoso central.[1-3]

Ações em vasos

A angiotensina II é um potente vasoconstritor, fundamental para manter a homeostase da pressão sanguínea. Sua infusão aumenta a resistência periférica total, principalmente na circulação renal, mesentérica e da pele, mas não no músculo esquelético.[27] O sistema nervoso central responde à angiotensina II aumentando a descarga simpática e diminuindo o tônus vagal.

Ações renais

No rim, existe um SRAA completo que promove angiotensina II localmente. Assim, as ações da angiotensina II nesse órgão podem ser derivadas de angiotensina II da circulação ou da produção local. A angiotensina II tem ações importantes no rim, que incluem modificar a resistência vascular com consequente alteração da função glomerular, influir de maneira marcante na reabsorção de sódio, além de efeitos pró-inflamatórios e pró-fibróticos.

A angiotensina II também diminui o fluxo sanguíneo renal e a taxa de filtração glomerular pelo aumento da resistência vascular.[28] Tanto a arteríola aferente quanto a eferente contraem-se sob a ação da angiotensina II.[29] Entretanto, existe uma maior sensibilidade na arteríola eferente. A angiotensina II induz, ainda, a contração de células mesangiais, levando, assim, à redução da superfície de filtração glomerular, reduzindo o coeficiente de permeabilidade hidráulica transglomerular (Kf). Um resumo das ações hemodinâmicas da angiotensina II pode ser visto em destaque no Quadro 7.2. A angiotensina II afeta, ainda, o tamanho do poro da membrana basal glomerular, influenciando, assim, a proteinúria: aumento do tamanho do poro induzido por aumento dos níveis locais de angiotensina II resulta em proteinúria. Por sua vez, inibidores de angiotensina II diminuem a proteinúria na síndrome nefrótica. No túbulo proximal, a angiotensina II estimula a reabsorção de sódio, água e bicarbonato.

Ações na suprarrenal

A angiotensina II estimula a síntese de aldosterona na zona glomerulosa do córtex suprarrenal. Dessa maneira, o SRAA mantém a homeostase de sódio, água e potássio.

Ações no sistema nervoso central

A angiotensina II age aumentando a sede e o apetite ao sal, contribuindo, assim, para o aumento do volume extracelular (VEC).

Ações celulares da angiotensina II

A angiotensina II pode promover crescimento e hipertrofia celular, além de induzir uma resposta hipertrófica em células

Quadro 7.2 Efeitos hemodinâmicos renais da angiotensina II.

Ra ↑
Re ↑↑
QA ↓
ΔP ↑
Kf ↓
SNGFR ↔

Ra: resistência arteriolar aferente; Re: resistência arteriolar eferente; QA: fluxo sanguíneo glomerular; ΔP: pressão transcapilar glomerular; Kf: coeficiente de permeabilidade hidráulica transglomerular; SNGFR: filtração glomerular em néfron isolado.

mesangiais em cultura e a produção de fatores de crescimento, como fator de crescimento derivado de plaquetas (PDGF) e TGF-β, levando ao aumento da produção de matriz extracelular.[30]

A angiotensina II também modula o crescimento celular das células da musculatura lisa dos vasos e dos miócitos cardíacos, devendo, assim, ter participação no desenvolvimento da hipertrofia cardíaca que acompanha algumas formas de hipertensão arterial.[31]

Particularmente no rim, vários efeitos celulares da angiotensina II foram estudados detalhadamente. Seja em modelos de hipertensão por infusão crônica de angiotensina II, seja em modelos de ratos transgênicos com produção regulável de renina, detectaram-se alterações como transformação de célula mesangial para um fenótipo semelhante ao fibroblasto. Assim, as células mesangiais adquirem características de células produtoras de matriz e contráteis, com expressão de α-actina.[32,33] Além disso, nesses modelos, observam-se hipertrofia de arteríolas aferentes e lesões tubulointersticiais compatíveis com o desenvolvimento de hipertensão crônica (Figura 7.4).[32,33]

Receptores para angiotensina II e mecanismo de ação celular

As células respondem à angiotensina II por meio de receptores altamente específicos presentes na membrana celular.[34] Duas classes principais de receptores para a angiotensina II foram identificadas: AT1 e AT2. O receptor AT1 é o mediador de quase todas as funções fisiológicas conhecidas da angiotensina II (vasoconstrição, secreção de aldosterona, sede, crescimento e reabsorção tubular de sódio). O losartana é um antagonista do receptor AT1, e o PD-123,319, o antagonista do receptor AT2.

Os receptores para angiotensina II, particularmente AT1, foram demonstrados no sistema nervoso central, nos vasos, no fígado, no suprarrenal, no rim, no ovário, no baço, no pulmão e no coração. Os receptores vasculares para angiotensina II concentram-se nas células da musculatura lisa dos vasos. No rim, receptores para angiotensina II estão localizados nos vasos, nos glomérulos, nos túbulos proximais e distais, na mácula densa e na medula renal.[35,36]

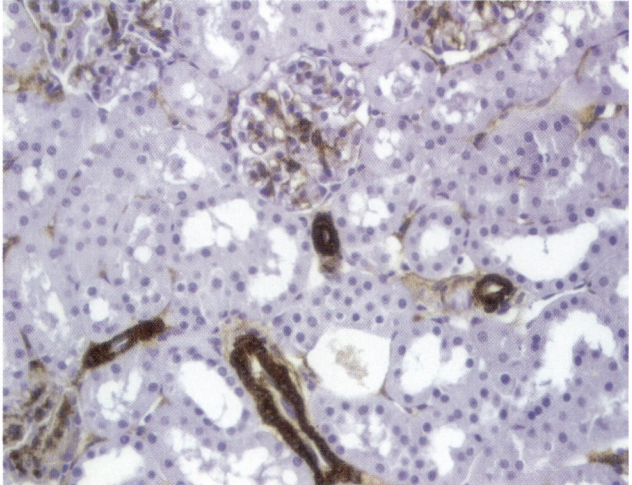

Figura 7.4 Surgimento de miofibroblastos intersticiais (em *marrom*, entre os túbulos) no interstício renal de ratos com infusão crônica de angiotensina II. Imuno-histoquímica para α-actina de músculo liso. Também estão marcadas as células mesangiais (patológico) e a camada muscular de arteríolas (constitucional). (Fonte: Graciano et al., 2004.)[49]

Após a interação da angiotensina II com seus receptores, há a ativação de uma cascata de eventos regulada principalmente pelas proteínas G associadas ao receptor. Essas proteínas reguladoras ativam enzimas presentes na membrana celular, como a fosfolipase C, levando à alteração da concentração de componentes intracelulares ("segundos mensageiros"), como o aumento do IP3 e DAG e a diminuição dos níveis de AMP cíclico (cAMP). Esse mecanismo de ativação promove tanto a contração das células da musculatura lisa dos vasos quanto a de células mesangiais, além de agir como estímulo mitogênico.[37]

Angiotensinases e peptídios derivados das angiotensinas

A inativação da angiotensina II e da angiotensina III ocorre por hidrólise, causada por angiotensinases não específicas que constam no sangue e nos tecidos. A degradação da angiotensina ocorre nos diferentes órgãos, incluindo o rim. No entanto, alguns peptídios derivados da degradação das angiotensinas não são biologicamente inertes. Os mais conhecidos são angiotensina (1-7), angiotensina (2-8) ou angiotensina III e angiotensina (3-8) ou angiotensina IV. Esses peptídios são gerados pela ação de angiotensinases, conforme mostrado na Figura 7.5.

Angiotensina (1-7)

Derivado da angiotensina, tem ações fisiológicas, na maior parte das vezes, antagônicas às da angiotensina II. Grande parte dos conhecimentos adquiridos sobre esse peptídio deriva de descobertas feitas no Brasil, pelo grupo do Prof. Robson Santos, de Belo Horizonte. A angiotensina (1-7) foi inicialmente isolada do tronco encefálico de cachorro e, depois, em outros tecidos.[38,39]

Acreditava-se tratar de um produto de degradação da angiotensina II sem efeitos fisiológicos, entre outros motivos pela ausência de uma via enzimática específica para a produção de angiotensina II. Esse problema foi contornado graças à descoberta da enzima conversora da angiotensina II (ECA II), que pode metabolizar preferencialmente angiotensina II em angiotensina (1-7).[40] Outros avanços importantes na compreensão da função da angiotensina (1-7) foram a descoberta de um receptor específico, conhecido como "MAS", e de um inibidor não peptídio.[41-43]

Entre as ações mais bem estudadas da angiotensina (1-7), é possível citar vasodilatação, antiangiogênese, antifibrogênese miocárdica e vascular, antitrombogênese, antiproliferação, facilitação do barorreflexo e da liberação de AVP e vasodilatação renal; o efeito sobre a natriurese é controverso.[39] É importante citar que, embora o receptor AT2 tenha sido sugerido como antagonista dos efeitos clássicos da angiotensina II mediados pelo receptor AT1, sua presença é escassa no adulto. Ao contrário, o eixo ECA 2/angiotensina (1-7)/MAS aumenta sua expressão durante a vida adulta, adequando-se melhor ao papel de regulador do SRAA.

Angiotensina III

Determina os mesmos efeitos da ativação do receptor AT1 da angiotensina II, tendo sido, inclusive, questionado se os efeitos fisiológicos da angiotensina II não seriam mediados por angiotensina III. Desses efeitos, parece que a angiotensina III realmente é a responsável pela liberação de vasopressina, uma vez que, quando se bloqueia a conversão angiotensina II-angiotensina III, o efeito não é mais observável. Além disso, a angiotensina III pode ter um papel importante na inflamação e na fibrose glomerulares.[44]

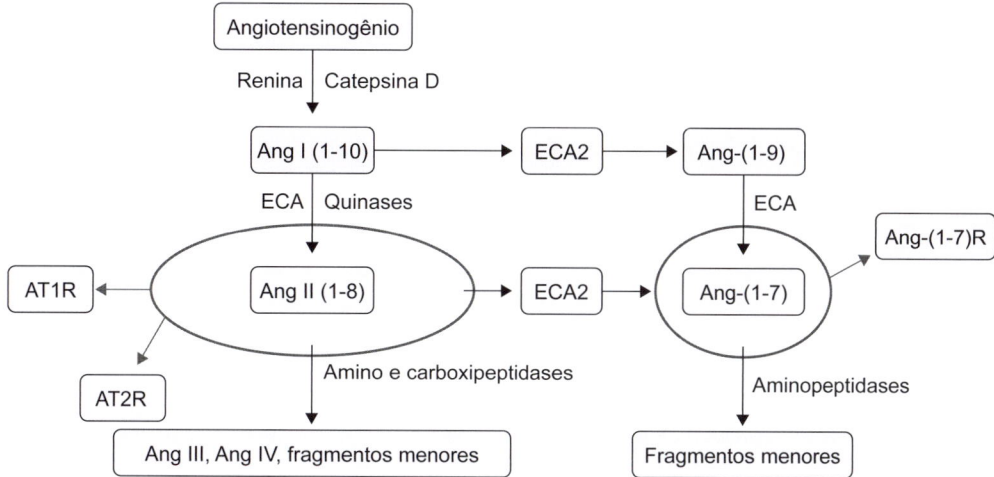

Figura 7.5 Metabolismo das angiotensinas. Ang: angiotensina; AT1R: receptor da angiotensina II do tipo 1; AT2R: receptor da angiotensina II do tipo 2; ECA: enzima conversora da angiotensina I; ECA2: isoforma 2 da ECA.

Angiotensina IV

Está envolvida nos mecanismos de recordação de memória, vasodilatação encefálica e crescimento celular da adeno-hipófise. O receptor da angiotensina IV está distribuído em vários locais anatômicos do sistema nervoso central, mas também está presente em outros órgãos e tecidos, como coração, suprarrenais e músculo liso vascular. Sua ação nesses alvos ainda está sob investigação.[45]

Sistema renina-angiotensina intrarrenal

Várias evidências mostraram que, paralelamente à existência do SRAA sistêmico ligado ao controle da volemia, existe também um SRAA local.[46] Esses sistemas locais caracterizam-se por expressão local de vários componentes, como renina, enzima conversora e angiotensinogênio, fora dos seus sítios tradicionais ou produção local de enzimas alternativas à ECA ou à renina. Além disso, foram bem caracterizados por produção local de angiotensina II acima dos níveis encontrados na circulação sistêmica e desvinculados da regulação sistêmica.

Esses sistemas locais foram descritos em vários sítios e, entre os mais bem caracterizados, estão o coração, os vasos e o rim. Particularmente no rim, descreveu-se a presença de angiotensinogênio em túbulo proximal, enzima conversora em borda em escova do túbulo proximal e renina ou a enzima alternativa catepsina D em túbulo distal.[25,47-50] Ainda no rim, comprovou-se que as concentrações de angiotensina II encontradas no interstício renal e túbulo proximal são incompatíveis com a produção sistêmica.[26,49,51,52] Finalmente, foi observado que a produção intersticial de angiotensina II pode estar desvinculada da regulação da volemia e ligada a fenômenos inflamatórios em um modelo de doença renal.[49] Na Figura 7.6, pode se observar a expressão de componentes do SRAA fora de seus sítios anatômicos usuais no rim.

SISTEMA CALICREÍNA-CININA

As cininas compreendem peptídios vasodilatadores, sendo o mais conhecido a bradicinina, descoberta por um cientista brasileiro, o Prof. Rocha e Silva.[53] A participação do sistema calicreína-cinina na função renal, com ações primordialmente vasodilatadoras,

> **! PONTOS-CHAVE**
>
> - No rim, a ECA está localizada nas células endoteliais e na borda em escova do túbulo proximal
> - A angiotensina II é um potente vasoconstritor, fundamental para manter a homeostase da pressão sanguínea
> - A angiotensina II diminui o fluxo sanguíneo renal e a taxa de filtração glomerular pelo aumento da resistência vascular
> - As células respondem à angiotensina II por meio de receptores presentes na membrana celular: AT1 e AT2.

continua pouco definida. No entanto, existem fortes evidências de que essas substâncias atuem na regulação do fluxo sanguíneo renal e no controle da excreção renal de sódio e água.[1-2,54]

Componentes do sistema renal calicreína-cinina

Assim como existe um sistema vasoconstritor (sistema renina-angiotensina) cujo elemento ativo é um peptídio (angiotensina II, com oito aminoácidos), há um sistema vasodilatador cujo agonista ativo mais comum é outro peptídio (bradicinina, com nove aminoácidos). Do mesmo modo que o SRAA, o sistema calicreína-cinina tem um zimogênio precursor (cininogênio), quebrado para gerar os peptídios ativos pela ação de uma enzima ativadora (calicreína). Além disso, os peptídios são degradados por enzimas proteolíticas (cininases).[55] A bradicinina é gerada na circulação, mas, nos tecidos, produz-se um decapeptídio chamado "calidina", uma molécula de bradicinina acrescida de uma lisina em sua porção aminoterminal, sendo, portanto, uma lisil-bradicinina. Uma pequena quantidade da calidina pode ser convertida à bradicinina por uma aminopeptidase (Figura 7.7).

Cininogênios

Trata-se de glicoproteínas de cadeia simples sintetizadas primariamente no fígado e, depois, secretadas e transportadas no plasma. O gene do cininogênio humano (localizado no cromossomo 3q26) codifica a produção de dois cininogênios: um cininogênio de alto peso molecular – HMW (88 a 120 kDa) – e outro cininogênio de baixo peso molecular – LMW (50 a 68 kDa). Na circulação sistêmica, a calicreína quebra o cininogênio de alto

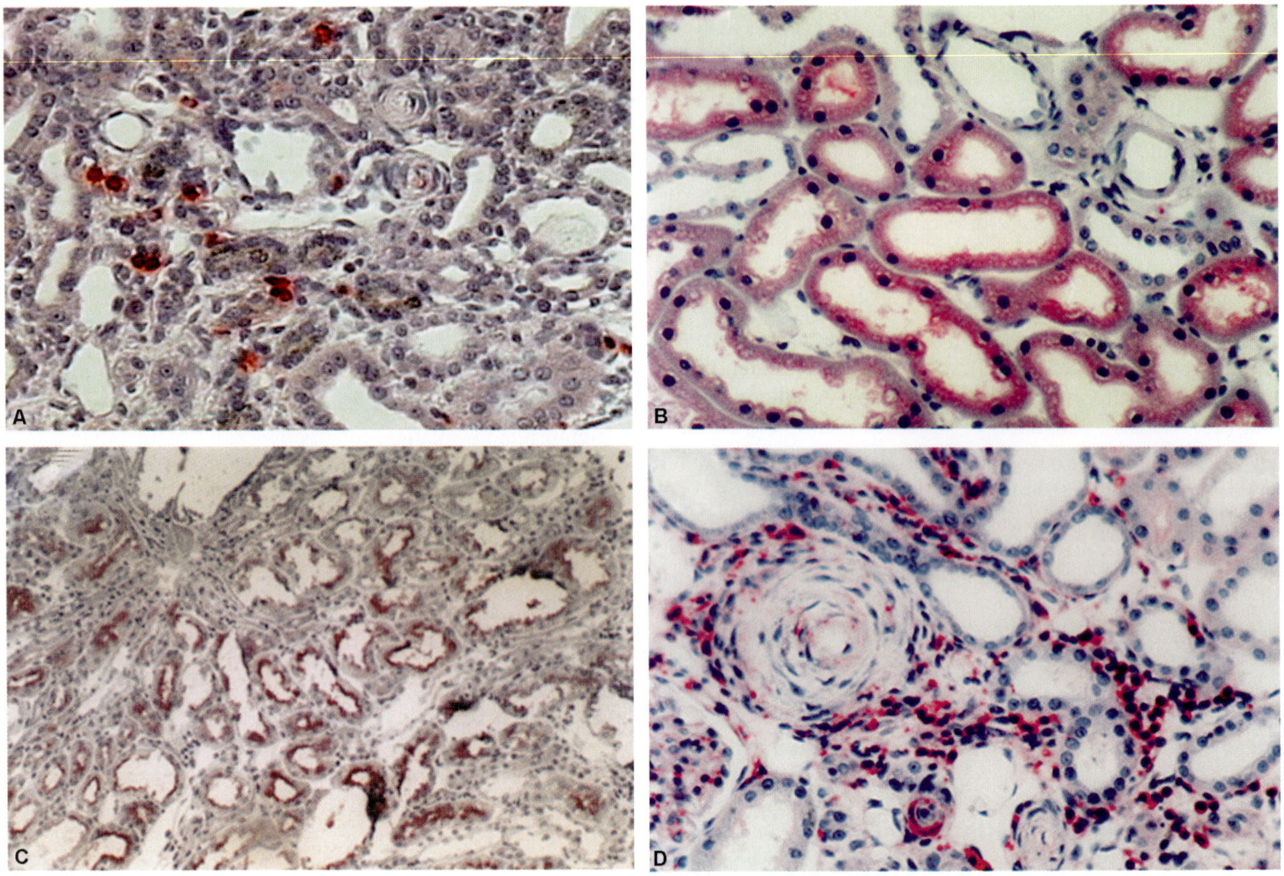

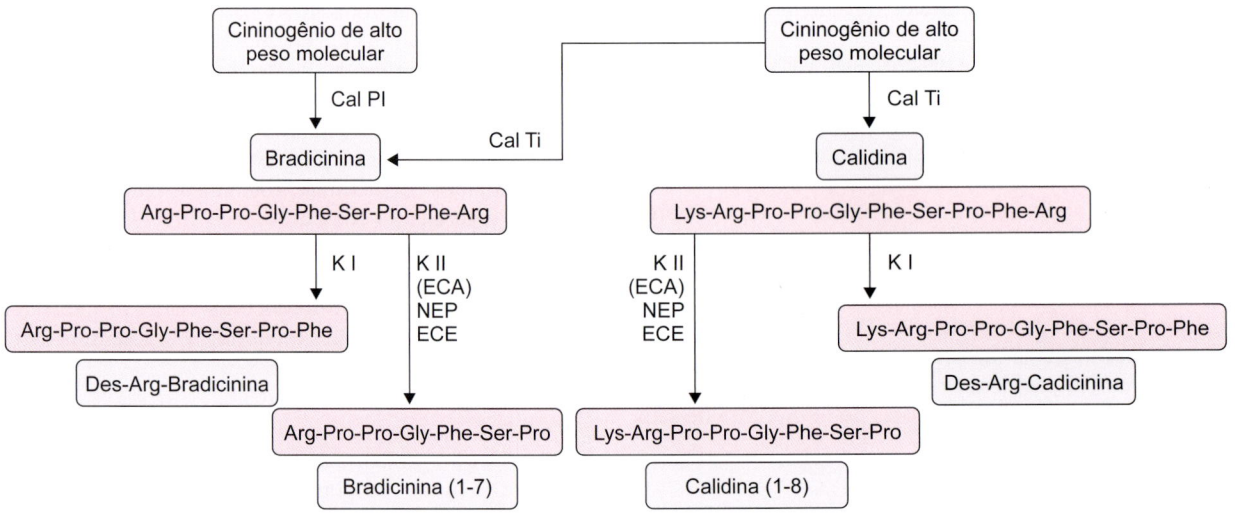

Figura 7.6 Sistema renina-angiotensina-aldosterona intrarrenal. **A.** Células intersticiais contendo angiotensina II. **B.** Células tubulares proximais contendo angiotensinogênio. **C.** Enzima conversora da angiotensina em borda em escova de células proximais. **D.** Células intersticiais infiltrantes contendo receptor AT1 da angiotensina II. Imuno-histoquímica com marcação positiva em vermelho; modelo da inibição crônica da síntese de óxido nítrico. (Fonte: Graciano et al., 2004.)[49]

Figura 7.7 Metabolismo das cininas. Cal Pl: calicreína plasmática; Cal Ti: calicreína tissular; ECE: enzima conversora de endotelina; K I: cininase I; K II: cininase II, mais conhecida como "ECA" (enzima conversora de angiotensina); NEP: endopeptidase neutra.

peso molecular e, nos tecidos, age sobre os dois tipos de cininogênio. Os cininogênios estão também presentes na membrana das plaquetas, nos neutrófilos e no endotélio vascular. No rim, LMW-cininogênio (o substrato preferido para calicreína tecidual renal) é detectado tanto no córtex quanto na medula renal.

Calicreínas

São proteases que existem em duas grandes formas, a plasmática e a tecidual, diferindo entre si estrutural e funcionalmente. A calicreína plasmática (100 kDa) participa da cascata de coagulação e libera cininas (principalmente bradicinina) do cininogênio de alto peso molecular, mas não do LMW-cininogênio. A calicreína plasmática não é encontrada no rim, sendo pouco provável que afete a função renal. No entanto, pela liberação de bradicinina, um potente vasodilatador, podem ocorrer efeitos vasculares periféricos. A calicreína tecidual (24 a 45 kDa), também chamada "calicreína glandular", está presente em glândulas endócrinas e exócrinas e no rim. Diversas proteinases são capazes de ativar a PRÓ-calicreína. Uma vez ativada, a calicreína renal quebra, em geral, o LMW-cininogênio, liberando a lisil-bradicinina (calidina).

A atividade enzimática das calicreínas teciduais pode ser inibida pela aprotinina (6,5 kDa), que está disponível comercialmente e é amplamente empregada como inibidor tecidual de calicreína, ainda que não seja específica para esse fim.

O gene humano da calicreína renal localiza-se no cromossomo 19 (q13.2 a 13.4) e denomina-se "hKLK1". Foi observado que existe homologia, tanto no nível genômico DNA quanto no proteico, entre a calicreína tecidual e o hKLK3, que codifica o antígeno prostático específico (PSA). O PSA está presente na próstata e é relevante na detecção do carcinoma de próstata. Na verdade, o PSA pertence, do ponto de vista estrutural, à família das calicreínas, embora não tenha função correlata a elas. Outras proteínas também têm essa característica, como a tonina, que, embora se assemelhe às cininas, gera angiotensina II a partir do angiotensinogênio.

Cininas

Têm uma meia-vida extremamente curta, de 10 a 30 segundos, o que dificulta e limita o estudo dessas substâncias. A concentração de cininas em fluidos biológicos também é muito baixa, da ordem de pg/mℓ. A cinina formada no rim é detectada na urina, no fluido intersticial renal e, em algumas circunstâncias, no sangue venoso renal.

Receptores para cininas

As cininas agem nas células-alvo por meio de receptores, denominados "BK1" e "BK2".[56] Os receptores BK2 são os principais mediadores das cininas. Os receptores BK1 são menos proeminentes que os BK2 e exercem efeitos quando induzidos por inflamação, como no choque endotóxico induzido por endotoxina de E. coli, situação na qual há marcante vasodilatação e hipotensão.

Cininases

As cininas são rapidamente inativadas pelas cininases (cininases I e II) e pelas endopeptidases neutras (NEP), todas presentes no sangue nos tecidos.[57] A cininase I é uma carboxipeptidase específica que remove o aminoácido carboxiterminal das cininas (arginina). A cininase II e a endopeptidase neutra NEP 24.11 quebram a ligação Pro-Phe da bradicinina.[58] A cininase II também quebra a ligação His-Leu da angiotensina I, levando à formação da angiotensina II, sendo também conhecida como "enzima conversora" da angiotensina I. Os rins são muito ativos em degradar cininas, pois 90% do hormônio é inativado e 1% excretado na urina.[59]

Localização renal dos componentes do sistema calicreína-cinina

Utilizando técnicas de imuno-histoquímica e de hibridização *in situ*, podem-se localizar os componentes do sistema calicreína-cinina ao longo do néfron. LMW-cininogênio foi identificado no néfron distal, particularmente nos túbulos distais medulares e corticais e nos ductos coletores.[60,61]

A imunorreatividade para calicreína e a atividade enzimática foram demonstradas predominantemente no túbulo de conexão no córtex renal.[60,62] Técnicas de imunocitoquímica sugerem que a calicreína é encontrada predominantemente na membrana plasmática, cuja reatividade é maior do lado luminal. A calicreína é secretada para a luz do túbulo distal, e parte vai para o espaço peritubular, onde pode agir no cininogênio plasmático e formar bradicinina. A calicreína urinária consiste predominantemente em calicreína secretada pelo rim, embora uma pequena parte possa resultar de calicreína filtrada.

Tanto a calidina quanto a bradicinina são excretadas na urina. Provavelmente, os túbulos coletores compreendem o principal sítio de produção de cinina e de sua ação. A bradicinina extrarrenal filtrada não alcança esse local porque ocorre degradação no néfron proximal.

A cininase II está localizada nas células endoteliais, nas células epiteliais do túbulo proximal (borda em escova) e do túbulo distal e no glomérulo. A endopeptidase neutra está localizada na borda em escova do túbulo proximal. Assim, os rins são muito ativos em degradar. As cininas circulantes filtradas pelo rim são degradadas rapidamente pela cininase II na borda em escova do túbulo proximal, e, se elas entram na circulação pós-glomerular, são inativadas pela cininase II das células endoteliais ou, então, degradadas no pulmão.[54] Uma vez que a atividade das cininases é tão abundante no túbulo proximal e em vasos, pouco provavelmente as cininas circulantes consigam modular a função renal. Por isso, a geração endógena parece ser necessária para a ativação da cinina *in vivo*.[54]

Receptores para bradicinina estão presentes em alta densidade nos túbulos coletores corticais e medulares e em células intersticiais; mais recentemente, foram detectados também em células mesangiais em cultura.[63]

Em resumo, a localização do cininogênio e da calicreína e os locais específicos de ligação para cininas no néfron distal sugerem que essa região corresponda ao principal local de produção e de ação das cininas renais.

Ações do sistema calicreína-cinina

Desde 1909, quando foram constatadas as propriedades hipotensoras da urina (agora reconhecidas como decorrentes de excreção renal de calicreína), discute-se o papel do sistema calicreína-cinina na função renal, no controle da pressão arterial e na regulação da excreção de sódio e água. No entanto, até hoje a contribuição isolada do sistema calicreína-cinina isoladamente ainda não foi estabelecida. Os dados que demonstram um alto *turnover* diário da taxa de calicreína renal em humanos, além da presença de altas concentrações de cininases renais e da identificação de receptores para cininas em túbulos, células intersticiais e células mesangiais, falam a favor da ação local desse sistema. Contudo, estudos mais recentes indicam que o sistema calicreína-cinina parece agir como parte de um complexo sistema de regulação que envolve também as prostaglandinas, a renina, a angiotensina II e outros peptídios vasoativos.

Efeitos na hemodinâmica renal

Os primeiros estudos sobre a ação das cininas na função renal foram realizados em 1964, por Webster et al.[64], e em 1965, por Gill et al.[65] Demonstrou-se que a infusão aguda de doses farmacologicamente ativas de cininas induzia um importante efeito de vasodilatação renal, com aumento do fluxo sanguíneo renal e da excreção de sódio e água. Esses resultados sugerem que as cininas sejam fatores capazes de regular o fluxo sanguíneo renal.

Já a administração crônica de bradicinina na artéria renal mostrou que, embora a vasodilatação renal permaneça, o aumento na excreção de sódio e água não se mantém ao longo do tempo.[66]

Esses achados falam contra a possibilidade de as cininas terem um papel natriurético cronicamente. Todos esses resultados devem ser analisados criteriosamente, pois infusões desses peptídios podem não refletir verdadeiramente os efeitos da bradicinina promovida endogenamente. É pouco provável que, *in vivo*, as cininas circulantes modulem a função renal, pois, como já discutido aqui, em virtude da abundante atividade das cininases nos vasos e no túbulo proximal, essas substâncias são rapidamente degradadas. Assim, a geração endógena parece ser necessária para a ação de cinina *in vivo*.

A bradicinina tem um potente efeito relaxante na arteríola glomerular, promovendo vasodilatação tanto da arteríola aferente quanto da eferente.[67] De acordo com essas observações, também se observou, em estudo com medidas diretas em cães, que a bradicinina aumenta o FSR, além de manter a filtração glomerular e o FSR. Conforme esperado, a pressão hidrostática transglomerular e a pressão efetiva de filtração não se alteram na infusão de bradicinina. Um resumo dos efeitos hemodinâmicos da bradicinina pode ser observado no Quadro 7.3.[68]

Efeitos na excreção de sódio e água

As cininas induzem o aumento da excreção de sódio e água, porém o exato mecanismo desse efeito continua controverso. Muitos autores correlacionam a natriurese com os efeitos vasodilatadores das cininas. Desde os experimentos de Webster e Granger, tem-se documentado que a infusão de bradicinina na artéria renal induz natriurese sem alterar a taxa de filtração glomerular, sugerindo efeito direto no transporte tubular de sódio.[64,66]

A favor dessa possibilidade, estão os estudos de microperfusão de porções distais do túbulo proximal com soluções suprafisiológicas de bradicinina, nos quais há aumento da excreção de sódio, provavelmente por ação direta no epitélio urinário.[57,69]

Quadro 7.3 Efeitos hemodinâmicos renais da bradicinina.

Ra ↓
Re ↓
QA ↑
ΔP ↔
Kf ↔
SNGFR ↔

Ra: resistência arteriolar aferente; Re: resistência arteriolar eferente; QA: fluxo sanguíneo glomerular; ΔP: pressão transcapilar glomerular; Kf: coeficiente de permeabilidade hidráulica transglomerular; SNGFR: filtração glomerular em néfron isolado.

A inibição do eixo calicreína-bradicinina endógeno, usando anticorpos específicos antibradicinina ou utilizando aprotinina, acaba com o efeito natriurético e diurético da infusão salina.[57] Esses resultados indicam que as cininas endógenas podem agir como substâncias natriuréticas.

A cinina produzida endogenamente, seja pelo uso de inibidores de cininases renais (captopril), seja pelo tratamento crônico com desoxicorticosterona (que aumenta os níveis de cininas endógenas), aumenta o fluxo sanguíneo papilar, a diurese e a excreção de sódio. Nesse modelo, o uso de bloqueadores específicos de receptores de cininas BK2 consegue atenuar ou mesmo abolir esses efeitos. Assim, fica claro que a cinina produzida endogenamente afeta significativamente a hemodinâmica renal e a função excretora.[54]

Relações entre o sistema calicreína-cinina e outros sistemas

Provavelmente, as cininas exercem seus efeitos moduladores na função renal por interação com outros hormônios vasoativos, incluindo o SRAA, as prostaglandinas e a vasopressina.[54]

Sistema renina-angiotensina-aldosterona

A relação entre o sistema calicreína-cinina e o SRAA é complexa e não está compreendida completamente. No entanto, tem-se reconhecido bem alguns aspectos. Há evidências de que a bradicinina pode estimular diretamente a liberação de renina no glomérulo.[70] Por sua vez, a ECA é eficiente em inativar cininas. Por esse motivo, parte do efeito anti-hipertensivo dos inibidores da ECA pode ser uma consequência da diminuição da destruição de cinina, mantendo os seus efeitos vasodilatadores. Possivelmente, o uso de bloqueadores do receptor AT1 da angiotensina II conduz a efeitos semelhantes, pois, com o bloqueio desses receptores, há aumento da concentração de angiotensina II e, consequentemente, maior ativação dos receptores AT2. Existe a suspeita de que os receptores AT2 possam ativar o sistema calicreína-cinina.[56]

É interessante que, em algumas situações, os dois sistemas parecem ter comportamentos opostos e paradoxais. Por exemplo, dietas pobres em sódio e outras alterações sistêmicas, como depleção de volume, estimulam a síntese de renina e aumentam os níveis de angiotensina II e aldosterona, com os objetivos de reter sódio e água e aumentar a pressão arterial em defesa da homeostase circulatória. Contudo, esses mesmos estímulos aumentam a calicreína renal e a produção de cinina, que têm ações vasodilatadoras e objetivam uma defesa local do fluxo sanguíneo renal e da taxa de filtração glomerular.

Eicosanoides

O sistema calicreína-cinina ativa a síntese de eicosanoides no rim. Diversos estudos demonstram que a cinina estimula a liberação do ácido araquidônico e a subsequente síntese de eicosanoides na vasculatura renal, nas células intersticiais e nas células epiteliais. Isso tudo parece ocorrer via ativação de receptor BK2 e liberação de ácido araquidônico mediada por fosfolipase A2.

A estimulação da produção de PGE2 ocorre em resposta à cinina em células dos ductos coletores, assim como em arteríolas glomerulares e células mesangiais. A síntese de PGI2 vascular é poderosamente estimulada pela cinina, assim como a síntese de tromboxane A2.

Vasopressina

Estimula a liberação de calicreína renal e a produção de cininas, ainda que as últimas inibam a reabsorção de sódio e água induzida por vasopressina nos ductos coletores, provavelmente via produção de PGE2 nesse local. Assim, é possível que existam alças de *feedback* negativo local entre cininas, eicosanoides e vasopressina no néfron distal.

Peptídio natriurético atrial

A calicreína tecidual pode formar peptídio natriurético atrial (ANP) a partir de seu precursor e catabolizar a atividade dos eupeptídios *in vitro*. A administração de ANP afeta a excreção urinária de calicreína. A endopeptidase neutra NEP 24.11 degrada tanto as cininas quanto os peptídios natriuréticos; assim, os efeitos farmacológicos de sua ação são inespecíficos. Fato semelhante ocorre com o bloqueio da ECA, que tanto impede a formação de angiotensina II quanto a degradação das cininas.

Óxido nítrico

Trata-se de um mediador implicado na vasodilatação induzida por cinina. A vasodilatação produzida pela administração de bradicinina é significativamente, mas não de modo total, dependente da síntese de óxido nítrico e pode ser marcadamente atenuada por inibidores da óxido nítrico sintetase.

> **! PONTOS-CHAVE**
> - As cininas são peptídios vasodilatadores
> - Assim como existe um sistema vasoconstritor (SRAA), cujo elemento ativo é um peptídio (angiotensina II), há um sistema vasodilatador cujo agonista ativo mais comum é outro peptídio (bradicinina).

PEPTÍDIOS NATRIURÉTICOS

Existe uma família de peptídios natriuréticos conhecidos, todos com fórmula estrutural semelhante, consistindo em um anel de 17 aminoácidos ligados por uma ponte de dissulfeto. No momento, quatro desses peptídios já foram razoavelmente estudados: ANP, BNP, CNP e urodilatina. O ANP e a urodilatina são codificados pelo mesmo gene, e o BNP e o CNP, cada um por seu próprio gene.

Peptídio natriurético atrial

Primeiro peptídio natriurético descrito, é um potente hormônio natriurético produzido principalmente pelos miócitos do átrio cardíaco em resposta à distensão local da parede atrial. Dessa maneira, representa uma substância que tem uma participação importante na regulação da homeostase de volume do organismo. De Bold et al.[71] foram os primeiros a demonstrar que a injeção intravenosa de extratos de átrio em ratos produzia um efeito potente e imediato de aumentar a excreção renal de sódio e de água. Sua infusão resulta, concomitantemente, em uma diminuição da pressão arterial. Subsequentemente, demonstrou-se que os grânulos localizados no átrio armazenavam uma substância natriurética. Esse peptídio foi inicialmente chamado "fator natriurético atrial".

O ANP age principalmente nos rins, nos vasos e nas glândulas suprarrenais por meio de receptores específicos. Os principais efeitos do ANP incluem inibição do transporte de sódio e supressão da liberação de renina e aldosterona, além do relaxamento da musculatura lisa dos vasos. Por esses mecanismos, leva à natriurese, diurese e diminuição da pressão arterial, com consequente diminuição do volume extravascular.[72,73]

Síntese e estrutura

O gene humano que codifica o PRÉ-PRÓ-ANP está localizado no braço curto do cromossomo 1 e contém 3 éxons (ver Figura 7.4). O produto do gene é o PRÉ-PRÓ-ANP, formado por 151 aminoácidos. A quebra da molécula resulta em PRÓ-ANP, a principal forma de armazenamento, como grânulos nos miócitos cardíacos. No momento da liberação do átrio cardíaco, o PRÓ-ANP é convertido ao peptídio ativo ANP (composto por 28 aminoácidos), a forma do hormônio que se encontra na circulação com importantes funções fisiológicas.[72,73]

Utilizando-se anticorpos específicos anti-PRÉ-PRÓ-ANP, foi possível localizar imunorreatividade nos grânulos secretórios do átrio cardíaco.[74] Uma pequena quantidade do pró-hormônio também é produzida no ventrículo esquerdo, e essa produção está muito aumentada na hipertrofia do ventrículo esquerdo. Também se encontrou expressão de mRNA para ANP em cérebro, pituitária, hipotálamo, arco aórtico, pulmão, medula adrenal e rim, confirmando a produção desse peptídio em outros tecidos. No entanto, a quantidade de ANP sintetizada nesses locais é bem menor que a encontrada em átrio e parece não contribuir de maneira significativa para o hormônio circulante.

Regulação da secreção do peptídio natriurético atrial

O estímulo mais importante para a liberação de ANP é o estiramento cardíaco, que pode resultar de vários fatores, como: sobrecarga de sal; sobrecarga aguda e crônica de volume; estados clínicos associados ao aumento da pressão intra-atrial (ICC, injúria renal aguda e doença renal crônica); aldosteronismo primário; e síndrome da produção inapropriada do HAD.[75] Finalmente, endotelina, acetilcolina, adrenalina, vasopressina e glicocorticoides aumentam a secreção de ANP[72,73,75], a qual pode ser controlada basicamente pelos seguintes mecanismos: primeiro, a conversão de PRÓ-ANP em ANP (e liberação de ANP armazenado) e aumento da síntese de mRNA (levando ao aumento de PRÓ-ANP e ANP). O primeiro mecanismo está principalmente envolvido na liberação de ANP, quando ocorrem estímulos agudos de aumento da pressão intra-atrial. Já estímulos crônicos promovem a secreção de ANP, via aumento da síntese.[2,76]

Receptores para o peptídio natriurético atrial

Para exercer seus efeitos fisiológicos, o ANP tem que se ligar a receptores específicos presentes na membrana das células-alvo.[73] Os receptores constam no rim, na suprarrenal, no cérebro e nos vasos. No rim, localizam-se principalmente nos vasos renais, no glomérulo e na medula e na papila renal. Há três tipos de receptores para ANP: NPRA e NPRB (guanilato ciclase e ativos) e NPRC (receptor catabólico).

Os receptores NPRA e o NPRB são biologicamente ativos, além de mediadores das ações do ANP e dos outros peptídios natriuréticos, apresentando um domínio citosólico com atividade enzimática associada à proteína G. O ANP age via receptor NPRA. Quando o hormônio se liga ao receptor na superfície da membrana celular, a atividade da guanilato ciclase é estimulada e, dessa maneira, GMPc (que é o mediador dos efeitos do ANP) é sintetizado. Os receptores NPRC não apresentam atividade enzimática e são receptores de *clearance*, servindo para depurar o ANP da circulação e regular, assim, o nível circulante de ANP.[2] O ANP tem uma outra importante via de catabolismo, que ocorre pela ação da endopeptidase neutra NEP 24.11.

Ações do peptídio natriurético atrial

A ação do ANP é imediata e de curta duração. A meia-vida do ANP exógeno injetado intravenoso é de 2 a 4 minutos.[77,78] A administração intravenosa de ANP ou a injeção em artéria renal produzem imediata diurese e natriurese, porém de duração muito curta.[71]

O aumento da excreção de sódio e água é acompanhado por aumento importante da excreção de cálcio, magnésio e cloro.[2]

Efeitos na hemodinâmica renal e na indução de natriurese

O exato mecanismo pelo qual o ANP induz natriurese é multifatorial. No rim, ele aumenta a taxa de filtração glomerular.[79] Estudos de micropunção demonstraram que o ANP dilata a arteríola aferente e leva à vasoconstrição da arteríola eferente, resultando em aumento da pressão hidráulica do capilar glomerular. Outros estudos mostraram que o Kf aumenta significativamente após infusão de ANP.[80] De modo efetivo, o aumento da filtração glomerular pode levar ao aumento da natriurese.[72,73] Um resumo dos efeitos hemodinâmicos do ANP pode ser observado no Quadro 7.4. A diminuição da hipertonicidade medular também contribui para o efeito natriurético.[72,73]

Apesar de essas ações hemodinâmicas serem importantes, aparentemente a principal ação natriurética do ANP corresponde ao efeito direto nos túbulos, inibindo o transporte de sódio nos ductos coletores.[72,73,81] O principal local de ação do ANP são as células do ducto coletor da medula interna. O ANP estimula a produção de GMPc nessas células, e estudos de microperfusão *in vitro* demonstraram que a reabsorção de sódio é inibida pelo ANP nesse segmento. Uma observação global dos efeitos do ANP no rim mostra claramente que sua função é adequada à sinalização que promove a sua secreção, ou seja, o excesso de volume intravascular. De fato, a combinação do perfil filtrante decorrente das ações glomerulares (dilatação da aferente e constrição de eferente), do aumento da permeabilidade hidráulica do capilar glomerular e da inibição da reabsorção medular de sódio caracteriza um ambiente extremamente propício à diurese e à perda de volume.

Efeitos no sistema renina-angiotensina-aldosterona, vasopressina e endotelina

A infusão de ANP diminui significativamente a secreção de renina e aldosterona.[82,83] A inibição da secreção de renina pode resultar do aumento da carga filtrada de cloreto de sódio que alcança a mácula densa, a qual responde diminuindo a secreção de renina.[84] Existe também um efeito inibitório direto do ANP na secreção de renina.[85] O ANP inibe a secreção de aldosterona, indiretamente pela diminuição da secreção de renina e diretamente afetando as células da camada glomerulosa do córtex adrenal, que secretam a aldosterona.[86] O ANP inibe a liberação de vasopressina, levando ao aumento do *clearance* de água livre.[72,73] E, também, diminui a liberação de endotelina, um peptídio vasoconstritor.[87]

Efeitos nos vasos sanguíneos

O ANP causa relaxamento da musculatura lisa dos vasos, levando à vasodilatação. Infusão de doses farmacológicas de ANP em indivíduos normais e hipertensos induz uma rápida e mantida diminuição da pressão arterial média. Os mecanismos pelos quais o ANP diminui a pressão sanguínea incluem ANP em situações fisiopatológicas.

Peptídio natriurético cerebral

Inicialmente detectado em cérebro de porco (daí o nome em inglês, *brain natriuretic peptide*), seu principal sítio de produção, no entanto, é no ventrículo cardíaco, secretado de maneira constitutiva e não regulada.

O peptídio natriurético cerebral (BNP) tem 32 aminoácidos e é estruturalmente semelhante ao ANP, pois também apresenta um anel de 17 aminoácidos ligados por ponte de dissulfeto. A sequência está localizada na parte carboxiterminal de um transcrito de 134 aminoácidos (PRÉ-PRÓ-BNP). Após a remoção de 26 aminoácidos, obtém-se uma molécula de 108 aminoácidos, o PRÓ-BNP, do qual se forma o peptídio ativo, após clivagem proteolítica.

A secreção de BNP aumenta enormemente na hipertrofia do ventrículo esquerdo, condição em que o pró-hormônio também é liberado na circulação, ainda que não esteja provado que este possa funcionar como uma reserva periférica de BNP.

Os efeitos biológicos do BNP são os mesmos do ANP: natriurese e diurese; hipotensão arterial e diminuição do volume intravascular; e diminuição de renina e aldosterona. Tal panorama é esperável, uma vez que os dois peptídios agem por meio do mesmo receptor, isto é, via NPRA.

Como descrito anteriormente, o ANP não tem um efeito diurético importante na insuficiência cardíaca. Entretanto, o BNP mantém seu efeito natriurético mesmo na ICC. Isso se deve ao fato de que o BNP tem menos afinidade pelas vias de degradação dos peptídios natriuréticos, seja pelos CR, seja pela endopeptidase neutra NEP 24.11, e, portanto, tem uma meia-vida maior (sua meia-vida é de 8 a 22 minutos, comparada a 1 a 4 minutos do ANP).[76,87]

Peptídio natriurético do tipo C

Apresenta 22 aminoácidos e foi inicialmente isolado de cérebro de porco. Parece estar restrito ao cérebro, mais exatamente ao tálamo, cerebelo e hipotálamo. O peptídio natriurético do tipo C (CNP) se liga ao receptor NPRB, cuja sinalização intracelular e efeitos biológicos desencadeados são diferentes do receptor que liga os peptídios ANP e BNP.

A injeção sistêmica de CNP provoca hipotensão arterial e diminuição do débito cardíaco; entretanto, o peptídio é completamente desprovido de efeitos renais. Além disso, o CNP é antimitogênico para vasos estimulados por diversos fatores de crescimento (FGF, PDGF, EGF) e pode estar envolvido no controle da fibrose vascular induzida por hipertensão arterial. Uma analogia pode ser traçada aqui com o SRAA. Um dos motivos pelos quais o bloqueio do SRAA se mostrou superior terapeuticamente, quando comparado, por exemplo, à hidralazina, é o fato de que esse tratamento inibe a proliferação e a fibrose

---

Quadro 7.4 Efeitos hemodinâmicos renais do peptídio natriurético atrial.

Ra	↓
Re	↑
QA	↔
ΔP	↑
Kf	↑
SNGFR	↑↑

Ra: resistência arteriolar aferente; Re: resistência arteriolar eferente; QA: fluxo sanguíneo glomerular; ΔP: pressão transcapilar glomerular; Kf: coeficiente de permeabilidade hidráulica transglomerular; SNGFR: filtração glomerular em néfron isolado.

induzidas pela angiotensina II. De modo semelhante, o CNP (ou possíveis agonistas do receptor NPRB) tem uma vantagem terapêutica teórica, ainda não comprovada, sobre os peptídeos que agem no receptor NPRA, pois inibiria a proliferação induzida por fatores de crescimento (FGF, PDGF, EGF).[87]

> **! PONTOS-CHAVE**
> - O ANP é um potente hormônio natriurético produzido principalmente pelos miócitos do átrio cardíaco em resposta à distensão local da parede atrial
> - Principais efeitos do ANP: inibição do transporte de sódio e supressão da liberação de renina e aldosterona; relaxamento da musculatura lisa dos vasos levando à diurese; e diminuição da pressão arterial
> - Os efeitos biológicos do BNP (produzido no ventrículo cardíaco) são os mesmos do ANP: natriurese e diurese; hipotensão arterial e diminuição do volume intravascular; e diminuição de renina e aldosterona
> - O peptídeo CNP é completamente desprovido de efeitos renais.

Urodilatina

Em 1988, foi identificado um peptídeo natriurético na urina humana praticamente idêntico ao ANP, exceto pela adição de quatro aminoácidos suplementares à extremidade aminoterminal. Na verdade, esse peptídeo é codificado pelo mesmo gene do ANP e produzido pela clivagem da molécula precursora em um local diferente do local de clivagem do ANP. Tal peptídeo foi denominado "urodilatina".[88]

A urodilatina é produzida no córtex renal no néfron distal (túbulos contorcido distal, de conexão e coletor cortical) e age preferencialmente no ducto coletor medular interno, local onde se dá a regulação fina da excreção de sódio. Deve-se ressaltar que muito pouco do que é filtrado de peptídeos natriuréticos alcança o ducto coletor medular interno pela luz tubular, uma vez que há uma grande quantidade de endopeptidases neutras no túbulo contorcido proximal. Essas endopeptidases virtualmente extinguem qualquer traço de peptídeos natriuréticos no fluido tubular. Assim, a urodilatina é o peptídeo capaz de impedir a absorção de sódio agindo na superfície luminal do ducto coletor medular interno, onde há, de fato, receptores para o peptídeo. A urodilatina age nesse sítio bloqueando a absorção de sódio via canal de sódio sensível ao amiloride.[89] Entretanto, os outros peptídeos natriuréticos também podem estimular as células do ducto coletor medular interno, ainda que atingindo o rim via sistêmica, ativando receptores na superfície basolateral.

A urodilatina tem variação circadiana concomitantemente à excreção de sódio, do que se infere sua importância na regulação fisiológica na excreção desse íon. Outro papel importante da urodilatina corresponde ao fato de que ela é o principal modulador da natriurese após infusão salina. Essas funções permanecem ativas mesmo na denervação do coração, podendo ocorrer independentemente da secreção de ANP.

Os efeitos biológicos da urodilatina, assim como os do ANP, são mediados por receptores GC-A, mas a urodilatina é um natriurético mais potente que o ANP, mesmo quando os dois peptídeos agem sob uma mesma pressão de perfusão.

Embora a urodilatina não esteja aumentada na ICC, ela pode ser benéfica nessa patologia, uma vez que sua infusão em pacientes com tal síndrome leva à natriurese e diurese, efeitos não observados na infusão de ANP.[90] O mesmo pode ocorrer na injúria renal aguda.[88,89]

OUTROS PEPTÍDEOS VASOATIVOS

Endotelina

Substância produzida pelo endotélio vascular, apresenta um potente efeito vasoconstritor.[91] A família das endotelina (ET) é composta por três peptídeos de 21 AA: endotelina-1 (ET-1); endotelina-2 (ET-2); e endotelina-3 (ET-3). A expressão das três ET é diferente nos diversos tecidos. A ET-1 é a única ET expressa pelas células do endotélio vascular e foi também detectada em cérebro, rim e pulmão. ET-1 é a forma clássica de ET e a única forma do peptídeo identificada na circulação humana. ET-2 e ET-3 são produzidas no cérebro, no rim, na suprarrenal e no intestino. Todas as isoformas de ET são potentes vasoconstritores.

Biossíntese e estrutura

Três genes para ET humana foram identificados, cada um deles codificando um produto diferente.[92] A ET-1 humana é derivada de PRÉ-PRÓ-endotelina, um precursor de 210 resíduos.[93] A PRÉ-PRÓ-endotelina-1 é convertida em pré-endotelina intermediária, também chamada "ET-1 grande", a qual, por sua vez, é convertida em ET-1 ativa pela enzima conversora de ET.

A secreção de ET-1 por células endoteliais é controlada em nível transcripcional, e essas células não armazenam ET-1 para liberação. A expressão de mRNA da PRÉ-PRÓ-endotelina aumenta, induzida por trombina, adrenalina, estresse na parede do vaso, TGF-β, IL-1 e AII.[94,95] No rim, a ET é produzida pelas células endoteliais renais, pelo glomérulo e, também, pelas células tubulares renais.[94]

Receptores para endotelina e mecanismo de ação celular

Receptores específicos para ET foram identificados em diversos tecidos.[96] Existem dois subtipos de receptores para ET – receptor tipo A (ET-RA) e receptor tipo B (ET-RB) –, que apresentam afinidades diferentes para as várias isoformas de ET. O ET-1 age principalmente no ET-RA. A afinidade para ET-RA das diferentes ET é: ET-1 > ET-2 > ET-3. Já o ET-RB tem afinidade semelhante para as três isoformas.

O ET-RA está expresso nas células da musculatura lisa dos vasos. O ET-RB está presente nas células endoteliais e parece ser o responsável pela liberação de prostaciclina e óxido nítrico. A esse respeito, é curioso notar que, na infusão de ET, inicialmente ocorre uma vasodilatação fugaz seguida de vasoconstrição sustentada.

A ligação da ET com seu receptor leva à ativação da via do fosfatidil inositol, com estimulação da fosfolipase C, que aumenta o cálcio intracelular pela elevação do influxo de cálcio através dos canais de cálcio.[96] A ET leva à liberação de ácido araquidônico por ativação da fosfolipase A2. Além disso, age despolarizando o potencial de membrana e aumentando a bomba de Na+/H+, e, assim, alcaliniza o interior da célula e inibe a Na+/K+-ATPase.

No rim, receptores para ET foram identificados principalmente na vasculatura renal, incluindo as alças capilares glomerulares, os capilares peritubulares, a *vasa recta*, e no endotélio das artérias e veias arqueadas, assim como nas arteríolas renais; em menor intensidade, nas células mesangiais, nos túbulos proximais e nos ductos coletores.[95,96]

Ações da endotelina no rim

A ET é um vasoconstritor renal potente, 30 vezes mais potente que a angiotensina II.[95] A injeção de ET intravenosa leva a uma resposta pressora bifásica caracterizada inicialmente por uma resposta vasodilatadora periférica e diminuição da pressão sanguínea de curta duração, provavelmente pela liberação de óxido nítrico e prostaciclina e diminuição de liberação de noradrenalina. Em seguida, ocorre uma resposta de vasoconstrição que leva ao aumento da pressão arterial sistêmica.

No rim, o ET-1 produz vasoconstrição renal também precedida de uma resposta vasodilatadora de curta duração. Em resposta ao ET-1, há vasoconstrição tanto nas arteríolas aferentes quanto nas eferentes. Infusões de ET diretamente na artéria renal causam primariamente constrição da arteríola aferente, enquanto a administração intravenosa de doses maiores resulta em um maior efeito no vaso eferente.[95] A infusão intravenosa de ET-1 em humanos leva à diminuição do fluxo sanguíneo renal (dose-dependente) com diminuição da taxa de filtração glomerular. A ET causa uma diminuição do Kf, o qual pode ser explicado, pelo menos em parte, pela contração da célula mesangial induzida pela ET-1. Os efeitos hemodinâmicos da ET podem ser observados no Quadro 7.5.

Em doses que não diminuem a taxa de filtração glomerular, a ET é natriurética[93], efeito abolido se a pressão de perfusão renal for mantida constante, o que sugere, pelo menos em parte, que a natriurese está relacionada com a pressão. Entretanto, também há evidências de um efeito tubular direto.[93] É discutível se a liberação de ANP induzida por ET participa da resposta natriurética.

A ET tem outros efeitos que podem ser importantes na homeostase do fluido e de eletrólitos. O ET-1 estimula a liberação adrenal de catecolaminas e aldosterona. Apesar de inibir a liberação de renina das células justaglomerulares *in vitro*, a ET, quando administrada via sistêmica, aumenta a atividade da renina plasmática.[93,97] Os níveis plasmáticos de ANP aumentam com a infusão de ET-1.

A ET pode ter um papel na inflamação glomerular pelo efeito mitogênico. A ET tem ação mitogênica nas células da musculatura lisa dos vasos, nas células mesangiais e nos fibroblastos. As células mesangiais humanas em cultura expressam mRNA para ET-1 e a expressão do gene de ET-1 aumenta com a incubação com certos mediadores inflamatórios.[98]

Vasopressina

Trata-se de um nonapeptídio secretado pela neuro-hipófise em resposta a variações da osmolaridade plasmática. Desse modo, será discutida em maior detalhe nos capítulos deste livro dedicados à regulação da água e aos distúrbios da concentração de sódio (ver Capítulos 9, *Metabolismo da Água*, e 10, *Metabolismo do Sódio e Fisiopatologia do Edema*). No entanto, a vasopressina, ou AVP, tem ação vasoconstritora mediada pelos receptores V1, conforme mencionado. De fato, a vasopressina pode ser secretada independentemente da osmolaridade em situações de baixa perfusão tecidual, quando, então, ajuda a manter a pressão arterial por meio do efeito vasoconstritor. Assim, a AVP está aumentada em situações como hemorragias e desidratações, e, também, em insuficiência cardíaca, cirrose hepática e choque séptico.[99]

Efeitos na hemodinâmica renal

A vasopressina aumenta tanto a resistência aferente quanto a eferente, bem como diminui o Kf por meio de sua ação mediada pelos receptores V1.[100,101] Em consequência, tanto a Pcg quanto a ∆P são aumentadas, e a SNGFR e o fluxo sanguíneo glomerular, bastante reduzidos.[100] Posteriormente, observou-se que existe um receptor V2 em vaso e que, pela sua ativação, a AVP pode promover vasodilatação renal.[101] No entanto, o efeito V1 é predominante. Um resumo desses efeitos pode ser visto no Quadro 7.6.

Quadro 7.5 Efeitos hemodinâmicos renais da endotelina.

Ra ↑
Re ↑
QA ↓
∆P ↑
Kf ↓
SNGFR ↓

Ra: resistência arteriolar aferente; Re: resistência arteriolar eferente; QA: fluxo sanguíneo glomerular; ∆P: pressão transcapilar glomerular; Kf: coeficiente de permeabilidade hidráulica transglomerular; SNGFR: filtração glomerular em néfron isolado.

Quadro 7.6 Efeitos hemodinâmicos renais da vasopressina.

Ra ↑
Re ↑
QA ↓
∆P ↑
Kf ↓
SNGFR ↓

Ra: resistência arteriolar aferente; Re: resistência arteriolar eferente; QA: fluxo sanguíneo glomerular; ∆P: pressão transcapilar glomerular; Kf: coeficiente de permeabilidade hidráulica transglomerular; SNGFR: filtração glomerular em néfron isolado.

Adrenomedulina e peptídio relacionado com o gene da calcitonina

A adrenomedulina é um peptídio vasodilatador de 52 aminoácidos, inicialmente isolado de amostras de feocromocitoma, mas que está presente na medula adrenal normal. Também é encontrada em outros tecidos, como cérebro, coração e pulmões. No rim, o peptídio é expresso no glomérulo e nos túbulos coletores, corticais e medulares. A adrenomedulina deriva de um PRÉ-PRÓ-hormônio de 185 aminoácidos, codificado por um gene no cromossomo 11. Inicialmente, essa molécula precursora é convertida em PRÓ-hormônio de 164 aminoácidos e, então, na molécula ativa.[102]

Seus efeitos renais incluem natriurese e diurese e decorrem do aumento da taxa de filtração glomerular e da diminuição da reabsorção de sódio. A concentração plasmática da adrenomedulina está aumentada quando de hipertensão arterial, doença renal crônica e ICC. Inicialmente, esse achado foi interpretado como um possível mecanismo compensador à vasoconstrição e à retenção de sal e água comuns nessas doenças. No entanto, tem-se reinterpretado o papel da adrenomedulina na ICC, uma vez que, além do seu conhecido efeito vasodilatador, a adrenomedulina é encontrada no coração e aumenta a contratilidade miocárdica.[103] Além disso, sabe-se que a adrenomedulina sanguínea está aumentada na ICC e que se correlaciona com o grau de falência cardíaca.[104] Esse peptídio já foi utilizado em ensaios clínicos, nos quais mostrou ser capaz de aumentar o débito cardíaco e redução da pressão capilar pulmonar.[105]

O CGRP ou peptídio relacionado com o gene de calcitonina, do inglês *calcitonin gene related peptide*, é um peptídio que contém 37 aminoácidos, presente na inervação de vasos renais e com efeitos semelhantes aos da adrenomedulina. Desse modo, ele causa vasodilatação renal, aumento no FSR e na filtração glomerular, além de vasodilatação sistêmica.[106] O CGRP difere da calcitonina, que não apresenta nenhum desses efeitos e, portanto, tem individualidade funcional.[107]

Urotensina

A urotensina II é um dodecapeptídio inicialmente descoberto em peixe, mas que, pelo rápido desenvolvimento de ferramentas de biologia molecular, teve seu papel na fisiologia e fisiopatologia humanas rapidamente compreendido. De fato, já se conhece que esse peptídio é vasoconstritor independente e vasodilatador dependente de endotélio, causa vasodilatação renal e natriurese e identifica precursores, enzima de conversão, receptor ativado via mecanismo de ação mediado por proteína G, proteinoquinase C, calmodulina e fosfolipase C. Além disso, ativa MAPQuinases do tipo ERK e e Rho quinase. Finalmente, já se desenvolveu um bloqueador não peptídio – o palosuran –, cujo uso tem efeito protetor na nefropatia diabética.[108]

> **⚠ PONTOS-CHAVE**
> - A urodilatina é o peptídio capaz de impedir a absorção de sódio agindo na superfície luminal do ducto coletor medular interno
> - A ET é uma substância produzida pelo endotélio vascular que apresenta um potente efeito vasoconstritor, inclusive renal, sendo mais potente que a angiotensina II
> - A vasopressina compreende um nonapeptídio secretado pela neuro-hipófise em resposta a variações da osmolaridade plasmática.

Guanilina e uroguanilina

As guanilinas são peptídios que se assemelham (15 e 16 aminoácidos) e que têm efeito sobre a mucosa intestinal causando diarreia semelhante à provocada pela enterotoxina estável ao calor da *E. coli* (toxina ST). Em um estudo pioneiro e apresentado pela primeira vez no mundo por Lima e Fonteles no Congresso Brasileiro de Fisiologia em São Lourenço, demonstrou-se que essa toxina era capaz de promover natriurese em rim isolado e perfundido.[109] Posteriormente, foi verificado que tanto o efeito renal quanto o intestinal eram mediados pelos receptores da guanilina pela ativação de guanilato ciclase.[110]

Curiosamente, observou-se que a ingestão de sódio em grande quantidade determina natriurese mediada pelas guanilinas – estava inaugurado o eixo intestino-renal. Esse eixo operaria à semelhança do ANP e do coração, e, nesse sentido, não seria errado denominá-las "enteropeptinas". De qualquer modo, fica definido que o intestino tem participação ativa na regulação do sódio.

Papel dos peptídios vasoativos em situações patológicas selecionadas

Doença renal crônica proteinúrica e nefroproteção

No diabetes melito, associado ou não a hipertensão arterial, os níveis de renina estão diminuídos, provavelmente como resultado da expansão de volume, da função anormal do sistema nervoso autônomo e da baixa produção renal de PGI2. Como consequência, há baixa produção de aldosterona, levando à hipercalemia.

Curiosamente, apesar de a atividade do SRAA ser baixa no diabetes, a angiotensina II compreende um importante mediador das alterações fisiopatológicas da nefropatia diabética. A angiotensina II leva ao aumento da pressão intraglomerular (por vasoconstrição da arteríola eferente) e induz hipertrofia da célula mesangial com aumento da produção de matriz. O uso de inibidores da ECA (IECA) e, mais recentemente, dos antagonistas do receptor AT1, diminui a proteinúria e retarda a progressão da nefropatia diabética, tanto em modelos experimentais quanto em humanos.

Em diversas outras formas de nefropatia não diabética, demonstrou-se a atividade do SRAA, que, por mecanismos mediados via angiotensina II, pode levar ao aumento da pressão capilar intraglomerular e da proteinúria. Assim, os IECA têm sido utilizados como agentes antiproteinúricos e nefroprotetores. No entanto, o efeito antiproteinúrico é variável: a resposta parece ser melhor em pacientes normotensos e quando se associa à restrição de sal na dieta. Além desses efeitos, o bloqueio do SRAA pode ser nefroprotetor por inibir a formação de fibrose intersticial.

Ainda pode ser que exista um papel para os inibidores da endotelina nas nefropatias crônicas. Como a endotelina é um potente vasoconstritor e agente fibrogênico, é natural conceber seu uso para o tratamento de doença renal crônica. Estudos preliminares com o inibidor seletivo ETA atrasentana mostraram eficácia em diminuir a creatinina em pacientes em risco cardiovascular e de proteinúria em diabéticos.[111,112] No entanto o estudo de fase III ASCEND, que empregou o antagonista menos seletivo avosentan, foi interrompido por retenção de fluido e maior número de eventos cardiovasculares.[113] Outros estudos estão em andamento.

A abordagem mais detalhada desse tema foge do escopo deste capítulo e pode ser encontrada nos Capítulos 28, 42 e 52.

Hipertensão arterial sistêmica

Não há dúvida de que a infusão de angiotensina II leva à hipertensão arterial por induzir vasoconstrição, além de aumentar o volume intravascular mediado pela aldosterona. Existem formas de hipertensão arterial classicamente renina-dependentes, como é o caso da estenose de artéria renal e do tumor secretor de renina. No entanto, a hipertensão maligna também está associada à hiperatividade do SRAA. Já nas formas de hipertensão arterial essencial, os níveis de renina encontram-se dentro da faixa de normalidade em 60% dos casos e elevados em 15%.

As principais formas de inibir o SRAA se dão pela utilização de IECA, que bloqueiam a formação de angiotensina II, e dos antagonistas dos receptores AT1, que impedem a ação da angiotensina II. Trata-se de medicamentos usados na terapêutica da hipertensão arterial e da ICC, situações nas quais há excessiva retenção de sal.

A inibição da ECA está associada ao aumento das cininas, que também contribuem para o efeito terapêutico, ainda que sejam responsáveis pelo aparecimento da tosse seca como efeito colateral. Os antagonistas dos receptores AT1 diminuem a pressão arterial e inibem os efeitos mitogênicos mediados pela angiotensina II.

Deve-se observar, em virtude dos efeitos celulares da angiotensina II já mencionados aqui, e, também, por sua geração local, de forma parácrina, que a inibição do SRAA pode estar associada à melhora da hipertensão ou da lesão de órgãos-alvo mesmo na ausência de renina elevada no plasma.

Os papéis do SRAA tanto na gênese quanto na manutenção da hipertensão essencial, bem como sua participação nas lesões de órgão alvo, são amplamente conhecidos. Consequentemente, empregam-se os inibidores do SRAA no tratamento da hipertensão arterial sistêmica (HAS), seja como monoterapia, seja como terapia combinada. Vale ressaltar que os IECA são considerados primeira linha de tratamento em todos os pacientes com insuficiência cardíaca ou com disfunção de ventrículo esquerdo, em todos os pacientes com infarto do miocárdio com elevação de segmento ST ou nos casos sem elevação de ST, mas em infarto repetido, no diabetes e em pacientes com doença renal crônica proteinúrica (ver Capítulo 35, *Hipertensão Arterial Primária*).

Sepse e choque séptico

Um importante uso clínico de peptídeos vasoativos consiste no tratamento do choque, sobretudo na terapia do choque séptico. Como embasamento, pode ocorrer deficiência de vasopressina pela exaustão dos estoques hipofisários de AVP e por sua rápida metabolização no choque.[114] No entanto, independentemente do estoque de AVP, seu emprego farmacológico é eficaz no choque séptico. Embora diretrizes universalmente aceitas para tratamento do choque recomendem o uso de noradrenalina como primeira escolha como agente vasoativo para o tratamento da sepse, a vasopressina pode ser empregada tanto como agente "poupador" de noradrenalina quanto como adjuvante da maneira nas formas mais graves de choque. Essas recomendações se baseiam parcialmente nos resultados do estudo VASST, no qual a adição de vasopressina na dose de 0,03 UI/min confere menor mortalidade quando da dose de noradrenalina menor que 15 g/min.[115] Doses de vasopressina maiores que 0,03 UI/min estão associadas a episódios graves de isquemia cardíaca, esplâncnica ou de extremidades e devem ser evitadas a não ser em casos muito graves.[116] O estudo VANISH é particularmente importante para nefrologistas, pois, embora não tenha detectado diferenças em mortalidade na incidência de injúria renal aguda em uma comparação direta entre noradrenalina e vasopressina, mostrou que o grupo que fez uso de vasopressina necessitou de terapia renal substitutiva em um menor número de casos.[117]

Insuficiência cardíaca congestiva

Em decorrência do baixo débito e má perfusão de órgãos vitais, a Insuficiência cardíaca congestiva (ICC) causa uma série de respostas neuro-humorais que visam a corrigir essa deficiência circulatória. Essas adaptações acarretam vasoconstrição periférica e aumento da pressão arterial com realocação do fluxo de sangue para órgãos nobres, aumento da frequência cardíaca e da contratilidade miocárdica e expansão do volume do LEC. Essas modificações mencionadas decorrem da percepção da diminuição do volume arterial efetivo por sensores localizados no território arterial, como arco aórtico, seio carotídeo e aparelho justaglomerular, e ativam sistemas efetores vasoconstritores e antinatriuréticos. No entanto, a percepção de aumento do volume venoso percebido, por exemplo, no átrio direito, determina secreção de peptídeo natriurético atrial cujos efeitos principais são vasodilatação e natriurese. Outros vasodilatadores e natriuréticos, como as cininas e as prostaglandinas, também são ativados, porém a resposta vasoconstritora se sobrepõe à vasodilatadora e, no somatório dos efeitos, observam-se vasoconstrição e conservação de sódio e volume.

Evidentemente, parte dessa adaptação neuro-humoral tem consequências deletérias, como a congestão pulmonar e a fibrose miocárdica. O fato de a inibição do SRAA diminuir a mortalidade na ICC indica que, no longo prazo, essas adaptações são deletérias.

Sistema renina-angiotensina-aldosterona

Na ICC, o SRAA encontra-se estimulado, pois os três principais determinantes da secreção sistêmica de renina estão ativos na falência cardíaca: há diminuição do relaxamento das arteríolas aferentes, diminuição da liberação de cloro para a mácula densa e aumento da atividade-1-adrenérgica no aparelho justaglomerular.[118] Além dessa ativação sistêmica, na ICC ocorre ativação local do SRRA com aumento da produção local de angiotensina e aldosterona.[119,120]

Peptídios natriuréticos

Uma vez que ANP é secretado em resposta ao estiramento atrial, não causam surpresa os achados de níveis plasmáticos elevados de ANP em pacientes com ICC. Na ICC com hipertrofia ventricular, detectou-se síntese aumentada de ANP também pelos ventrículos.[72]

Há correlação entre os níveis plasmáticos de ANP e a gravidade da ICC, e o tratamento da insuficiência cardíaca acompanha-se por diminuição de ANP. No entanto, em fases avançadas de descompensação cardíaca, os efeitos do sistema nervoso simpático e do SRAA passam a dominar, levando a um estado refratário ao ANP, contribuindo com a retenção de sal e água.

O PRÓ-ANP está presente no sangue de pacientes com ICC classe I (assintomática), e o BNP se correlaciona com o grau de disfunção miocárdica avaliado pela ecocardiografia. Assim, os peptídios natriuréticos são marcadores da disfunção cardíaca.[76,87]

Um ponto de grande importância do ANP na fisiopatologia da insuficiência cardíaca é que ele induz aumento da permeabilidade não somente do capilar glomerular, mas também do capilar sistêmico.[121] Como na ICC, conforme mencionado, há resistência renal aos efeitos natriuréticos do ANP, esse hormônio é incapaz de determinar maior excreção de sódio e volume. No entanto, por seu efeito de aumento de permeabilidade capilar, ele contribui para que o excesso de líquido retido pelo rim extravase para o interstício, ou seja, contribui para a formação de anasarca.

Embora essas observações levassem a descrédito sobre um eventual uso de ANP na ICC, dados mais recentes mostram que camundongos *knockout* para NPRA evoluem com hipertensão arterial e fibrose miocárdica.[122] Assim, uma via de oportunidade para pesquisa e, eventualmente, terapêutica foi aberta para os peptídios natriuréticos na insuficiência cardíaca, pois eles parecem ter importância protetora contra a instalação crônica da doença cardíaca. É relevante ressaltar que tais ações independem da capacidade de o ANP aumentar agudamente a excreção de sódio nessa síndrome.

Vasopressina

Na ICC com comprometimento da função sistólica, ocorre má perfusão tecidual. Conforme mencionado anteriormente, essa má perfusão do tecido leva à ativação de mecanismos retentores de sal, como a liberação de renina, angiotensina e aldosterona. Na ICC, há liberação de vasopressina graças ao mecanismo de liberação não osmótica de HAD. Nesse caso, apesar de haver normonatremia, ocorre secreção do hormônio em resposta ao estímulo hipotensivo preponderante. O preço a pagar é a hiponatremia. Essa resposta da AVP é tão consistente com o grau de disfunção cardíaca que a concentração plasmática de AVP consiste em um excelente marcador de mortalidade na falência miocárdica. Outra consequência observável dessa elevação dos níveis de AVP é o aumento da resistência vascular periférica (RVP), para o qual também contribui o aumento da atividade simpática e da angiotensina II.

O estudo clínico EVEREST mostrou que o uso do antagonista V2 seletivo (apenas efeito tubular renal) pode reduzir o peso, aumentar a excreção de água livre e aumentar a natremia, mas sem consequência nos desfechos de morte ou internação hospitalar.[123,124] Esse resultado não é surpreendente quando se considera que a hiponatremia e a secreção de HAD, nesse caso, constituem apenas um marcador do grau de disfunção sistólica e, consequentemente, má perfusão tecidual. A redução extra de volume do LEC em decorrência da excreção exclusiva de água não chegou a modificar o prognóstico. A observação mais recente de que o uso inibidor seletivo V2 tolvaptana pode causar dano hepático levou a Food and Drug Administration (FDA) norte-americana a emitir um aviso de não recomendação de uso por mais de 30 dias do medicamento no tratamento da hiponatremia.[125]

Outro ponto de ataque no tratamento da ICC, relacionado com a vasopressina, seria o uso de antagonistas V1 para redução da RVP. No entanto, não existe uma medicação disponível de uso seguro com esse perfil de seletividade, e o uso do antagonista combinado V1/V2 levou a resultados conflitantes.[126,127]

Diretrizes e tratamento

Em relação à insuficiência cardíaca, as diretrizes norte-americana e europeia podem ser encontradas em Yancy[128] e Ponikowski[129], respectivamente. De maneira bem sintética, na ICC com redução de fração de ejeção, os medicamentos de primeira escolha são os IECA associados a um betabloqueador. No caso de persistência de sintomas ou de fração de ejeção menor que 35%, deve-se introduzir um antagonista de receptor de mineralocorticoide e, se ainda for necessário e o paciente tolerar a inibição do SRAA, trocá-lo por um inibidor de neprilisina e de receptor de angiotensina II. O medicamento testado em estudos clínicos é o sacubitril/valsartana. Os bloqueadores de receptor de angiotensina podem ser usados no lugar dos IECA em casos de angioedema ou tosse, mas são inúteis como alternativa nos casos de hipercalemia ou piora da função renal. Finalmente, vale a pena acrescentar que a dosagem de BNP ou pró-BNP N-terminal têm utilidade diagnóstica nas prevenções primárias e secundárias da insuficiência cardíaca e guardam relação prognóstica tanto na admissão quanto na alta desses pacientes. Deve-se observar que o NT-pró-BNP aumenta desproporcionalmente ao BNP na insuficiência renal.[130] Vários estudos clínicos abordaram o uso de inibidores da endotelina na insuficiência cardíaca; contudo, em nenhum caso mostrou-se benefício com o uso dessa classe de medicamentos.

Injúria renal aguda

Por serem vasodilatadores e promoverem excreção de sódio, os peptídios natriuréticos evidentemente apresentam efeitos farmacológicos que poderiam ter utilidade no tratamento da injúria renal aguda, sobretudo por esta estar frequentemente associada à vasoconstrição renal e à retenção de sódio. Estudos clínicos realizados para testar a eficácia do ANP nessa síndrome mostraram que, embora o anaritide – um análogo do ANP – fosse capaz de aumentar o intervalo livre de diálise em pacientes com injúria renal aguda, o peptídio não alterava o prognóstico dos pacientes, mesmo quando analisados separadamente oligúricos de não oligúricos.[131] Uma metanálise incluindo pequenos estudos em cirurgia cardíaca mostrou, em uma análise de subgrupo, menor necessidade de terapia renal substitutiva no braço que recebeu ANP.[132] Um estudo posterior multicêntrico e randomizado feito no Japão também revelou menor necessidade de diálise com o uso de ANP em cirurgia cardíaca.[133] No entanto, a diretriz do KDIGO para injúria renal aguda não recomenda o uso desses medicamentos na prevenção ou no tratamento da injúria renal aguda, por considerar a evidência insuficiente para a recomendação de seu uso.[134]

Cirrose e síndrome hepatorrenal

Pacientes com cirrose hepática apresentam aumento da excreção urinária de calicreína. Quando esses pacientes evoluem para a síndrome hepatorrenal, ocorre uma diminuição drástica dessa excreção, sugerindo que a incapacidade de produzir cininas possa contribuir para a gênese da injúria renal aguda na síndrome hepatorrenal ou que as cininas contribuem para a baixa resistência vascular observada na cirrose compensada.

Na cirrose hepática avançada, há retenção de sódio e água, situação na qual existe a possibilidade do envolvimento do ANP. Em pacientes com ascite, os níveis plasmáticos de ANP estão elevados. Entretanto, como na ICC, parece existir uma falta de resposta do rim ao ANP, provavelmente por predomínio do estado de vasoconstrição induzido por ativação do SRAA e do sistema nervoso simpático, impedindo a ação do ANP em induzir diurese e natriurese. A infusão de ANP em pacientes cirróticos com ascite resultou em modesta natriurese transitória e diurese. Adicionalmente, causou hipotensão arterial grave como efeito colateral.

A síndrome hepatorrenal caracteriza-se por intensa vasoconstrição renal em um paciente com vasodilatação sistêmica. Como a vasopressina e os seus agonistas, particularmente a terlipressina, reduzem a vasodilatação esplâncnica, eles são candidatos naturais para tratar essa grave complicação da cirrose hepática. De fato, os análogos da vasopressina reduzem a vasodilatação esplâncnica característica da síndrome hepatorrenal e aumentam a filtração glomerular quando administrados com albumina para expandir o volume do LEC. A terlipressina é o agente de escolha, uma vez que a ornipressina pode causar isquemia renal.[135] Estudos clínicos iniciais já mostravam que a terlipressina diminui significativamente a mortalidade e melhora a função renal.[136-138] Coerentemente, vários novos estudos mostram a superioridade da terlipressina associada à infusão de albumina no tratamento da síndrome hepatorrenal tanto em comparação ao não tratamento quanto a outras modalidades de terapia.[139,140] Deve-se observar, no entanto, que no ambiente de terapia intensiva, o uso de noradrenalina é preferível ao de terlipressina, pois está associado a um menor número de complicações.[141] É importante observar que, mesmo que haja retorno à síndrome hepatorrenal na retirada da terlipressina, seu uso constante pode permitir a manutenção do paciente com função renal estável por meses, o tempo suficiente para a realização de um transplante hepático curativo.

Na impossibilidade de se usar terlipressina fora da unidade de terapia intensiva, a alternativa no tratamento da síndrome hepatorrenal consiste no uso da associação de midodrina (um agonista alfa-1 adrenérgico e vasopressor sistêmico) e octreotídio (inibidor da somatostatina e da vasodilatação endógena).[142-144]

Hipertensão pulmonar

A endotelina é um vasoconstritor encontrado em altas concentrações em pacientes com hipertensão pulmonar tanto idiopática quanto associada a doença cardíaca ou esclerodermia.[145]

Pacientes com hipertensão pulmonar podem se beneficiar do uso de inibidores da ET, que sabidamente está elevada no tecido pulmonar nessa doença.[145] São candidatos ao uso os pacientes com classes funcionais II, III ou IV da Organização Mundial da Saúde que apresentem teste de reatividade vascular negativo para os quais os bloqueadores de canal de cálcio são ineficazes.

Nesses casos, os inibidores da endotelina podem ser empregados tanto como monoterapia quanto em associação ao inibidor da fosodiesterase.[146,147] A maior parte desses pacientes tinha hipertensão pulmonar idiopática ou associada à colagenose. Nota-se que os inibidores da endotelina são indicados para os casos de hipertensão pulmonar do tipo 1 (hereditárias, idiopática, associada a medicamentos e a colagenoses), do tipo 3 (doença pulmonar), tipo 4 (tromboembolismo crônico) e tipo 5 (multifatorial), mas não para os do tipo 2 (falência ventricular esquerda).

REFERÊNCIAS BIBLIOGRÁFICAS

1. Hsueh WA, Antonipillai I. Renin-angiotensin system. In: Massry SG, Glassock RJ, editors. Textbook of nephrology, 3. ed. Baltimore: Williams & Wilkins; 1995. p. 197.
2. Ballermann BJ, Zeidel ML, Gunning ME, Brenner BM. Vasoactive peptides and the kidney. In: Brenner BM, editors. The kidney. 5. ed. vol. 1. Philadelphia: W.B. Saunders Co.; 1986. p. 510.
3. Rabkin R, Dahl DC. Hormones and the kidney. In: Schrier RW, Gottschalk CW, editors. Diseases of the kidney. 5. ed. Little, Brown and Company; 1993. p. 283.
4. Santos RAS, Passaglio KT, Pesquero JB, Bader M, Simões E, Silva AC. Interactions between angiotensin-(1-7), kinins, and angiotensin II in kidneys and blood vessels. Hypertension. 2001;38:660-4.
5. Paul M, Wagner J, Dzau VJ. Gene expression of the renin angiotensin system in human tissues. Quantitative analysis by the polymerase chain reaction. J Clin Invest. 1993;91:2058-64.
6. Laragh JH, Sealey JE. The renin-angiotensin-aldosterone system for normal regulation of blood pressure and sodium and potassium homeostasis. In: Laragh JH, Brenner BM, editors. Hypertension: pathophysiology, diagnosis and management. 2. ed. New York: Raven Press; 1995. p. 1763.
7. Marks LS, Maxwell LH. Tigerstedt and the discovery of renin. An historical note. Hypertension. 1979;1:384-8.
8. Celio MR. Angiotensin II immuno-reactivity coexisting with renin in the human juxtaglomerular epithelioid cells. Kidney Int. 1982;22(suppl. 12):S30-32.
9. Cantin M, Gutkowska J, Lacasse J. Ultrastructural immunocytochemical localization of renin and angiotensin II in the juxtaglomerular cells of the ischaemic kidney in experimental renal hypertension. Am J Pathol. 1984;115:212-24.
10. Taugner R, Kim SJ, Murakami K, Waldherr R. The fate of prorenin during granulopoiesis in epithelioid cells. Histochemistry. 1987;86:249-53.
11. Hackenthal E, Paul M, Ganten D, Taugner R. Morphology, physiology, and molecular biology of renin secretion. Physiol Rev. 1990;70:1067-116.
12. Briggs JP, Schnermann J. Control of renin release and glomerular vascular tone by the juxtaglomerular apparatus. In: Laragh JH, Brenner BM, editors. Hypertension: pathophysiology, diagnosis and management. 2. ed. New York: Raven Press; 1995. p. 1359.
13. Dibona GF. Neural control of renal function: Cardiovascular implications. Hypertension. 1989;13:539-48.
14. Tidgren B, Hjemdahl P. Renal responses to mental stress and epinephrine in humans. Am J Physiol. 1989;257:F682-F68.
15. Beierwaltes WH. Possible endothelial modulation of prostaglandin-stimulated renin release. Am J Physiol. 1990;258:F1363-F1371.
16. Bachmann S, Oberbäumer I. Structural and molecular dissection of the juxtaglomerular apparatus: new aspects for the role of nitric oxide. Kidney Int. 1998;(suppl. 54):S29-S33.
17. Lorenz JN, Weinprecht H, Schnermann J, Skøtt O, Briggs JP. Characterization of the macula densa for renin secretion. Am J Physiol. 1990;259:F186-F193.
18. Nguyen G, Delarue F, Burcklé C, Bouzhir L, Giller T, Sraer JD. Pivotal role of the renin/prorenin receptor in angiotensin II production and cellular responses to renin. J Clin Invest. 2002;109:1417-27.
19. Pool JL, Schmieder RE, Azizi M, Aldigier JC, Januszewicz A, Zidek W et al. Aliskiren, an orally effective renin inhibitor, provides antihypertensive efficacy alone and in combination with valsartan. Am J Hypertens. 2007;20:11-20.
20. Oh BH, Mitchell J, Herron JR, Chung J, Khan M, Keefe DL. Aliskiren, an oral renin inhibitor, provides dose-dependent efficacy and sustained 24-hour blood pressure control in patients with hypertension. J Am Coll Cardiol. 2007;49:1157-63.
21. Villamil A, Chrysant SG, Calhoun D, Schober B, Hsu H, Matrisciano-Dimichino L, Zhang J. Renin inhibition with aliskiren provides additive antihypertensive efficacy when used in combination with hydrochlorothiazide. J Hypertens. 2007;25:217-26.
22. Shafiq MM, Menon DV, Victor RG. Oral direct renin inhibition: premise, promise, and potential limitations of a new antihypertensive drug. Am J Med. 2008;121:265-71.
23. Oparil S, Yarows SA, Patel S, Fang H, Zhang J, Satlin A. Efficacy and safety of combined use of aliskiren and valsartan in patients with hypertension: a randomised, double-blind trial. Lancet. 2007;370:221-29.
24. Chai SY, Johnston CI. Tissue distribution of angiotensin-converting enzyme. In: Laragh JH, Brenner BM, editors. Hypertension: pathophysiology, diagnosis and management. 2. ed. New York: Raven Press; 1995. p. 1683.
25. Metzger R, Bohle RM, Katharina P. Angiotensin-converting enzyme in non-neoplastic kidney diseases. Kidney Int. 1999;56:1442-54.
26. Braam B, Mitchell KD, Fox J, Navar LG. Proximal tubular secretion of angiotensin II in rats. Am J Physiol. 1993;264:F891-F898.
27. Forsyth RP, Hoffbrand BI, Melmon KL. Hemodynamic effects of angiotensin in normal and environmentally stressed monkeys. Circulation. 1971;44:119-29.
28. Rosivall L, Navar LG. Effects on renal hemodynamics of intra-arterial infusions of angiotensins I and II. Am J Physiol. 1983;245:F181-F187.
29. Ichikawa I, Harris RC. Angiotensin actions in the kidney: Renewed insight into the old hormone. Kidney Int. 1991;40:583-96.
30. Mezzano SA, Ruiz-Ortega M, Egido J. Angiotensin II and renal fibrosis. Hypertension. 2001;38:635-8.
31. Morgan HE, Baker KM. Cardiac hypertrophy: Mechanical, neural, and endocrine dependence. Circulation. 1991;83:13-25.
32. Graciano ML, Nishiyama A, Jackson K, Seth DM, Ortiz RM, Prieto-Carrasquero MC et al. Purinergic receptors contribute to early mesangial cell transformation and renal vessel hypertrophy during angiotensin II-induced hypertension. Am J Physiol Renal Physiol. 2008;294:F161-F1619.
33. Graciano ML, Mouton CR, Patterson ME, Seth DM, Mullins JJ, Mitchell KD. Renal vascular and tubulointerstitial inflammation and proliferation in Cyp1a1-Ren2 transgenic rats with inducible ANG II-dependent malignant hypertension. Am J Physiol Renal Physiol. 2007;292:F1858-F1866.
34. Gunther S, Alexander RW, Atkinson WJ, Gimbrone MA Jr. Functional angiotensin II receptors in cultured vascular smooth muscle cells. J Cell Biol. 1982;92:289-98.
35. Miyata N, Park F, Li XF, Cowley AW. Distribution of AT1 and AT2 receptors subtypes in the rat kidney. Am J Physiol. 1999;277:F437-F446.
36. Harrison-Bernard LM, Gabriel Navar L, Ho MM, Vinson GP, El-Dahr SS. Immunohistochemical localization of ANG II AT1 receptor in adult rat using a monoclonal antibody. Am J Physiol. 1997;273:F170-F177.
37. Siragy HM. AT1 and AT2 receptors in the kidney: role in disease and treatment. Am J Kidney Dis. 2000;36(suppl. 1):S4-S9.
38. Block CH, Santos RA, Brosnihan KB, Ferrario CM. Immunocytochemical localization of angiotensin-(1-7) in the rat forebrain. Peptides. 1988;9:1395-401.
39. Santos RA, Ferreira AJ, Simões E, Silva AC. Recent advances in the angiotensin-converting enzyme 2-angiotensin(1-7)-Mas axis. Exp Physiol. 2008;93:519-27.
40. Donoghue M, Hsieh F, Baronas E, Godbout K, Gosselin M, Stagliano N et al. A novel angiotensin-converting enzyme-related carboxypeptidase (ACE2) converts angiotensin I to angiotensin 1-9. Circ Res. 2000;87:E1-E9.
41. Santos RA, Simões e Silva AC, Maric C, Silva DM, Machado RP, de Buhr I et al. Angiotensin-(1-7) is an endogenous ligand for the G protein-coupled receptor Mas. Proc Natl Acad Sci USA. 2003;100:8258-63.
42. Ferreira AJ, Jacoby BA, Araujo CA, Macedo FA, Silva GAB, Almeida AP et al. The nonpeptide angiotensin-(1-7) receptor Mas agonist AVE 0991 attenuates heart failure induced by myocardial infarction. Am J Physiol Heart Circ Physiol. 2007;292:H1113-H1119.
43. Ferreira AJ, Oliveira TL, Castro MC, Almeida AP, Castro CH, Caliari MV et al. Isoproterenolinduced impairment of heart function and remodeling are attenuated by the nonpeptide angiotensin-(1-7) analogue AVE 0991. Life Sci. 2007;81:916-23.

44. Ruiz-Ortega M, Lorenzo O, Egido J. Angiotensin III upregulates genes involved in kidney damage in mesangial cells and renal interstitial fibroblasts. Kidney Int. 1998;54(suppl. 68):S41-S45.
45. Moeller I, Allen AM, Chai S-Y, MEndelson FAO. Bioactive angiotensin peptides. J Human Hypertens. 1998;12:289-93.
46. Noronha IL, Graciano ML. O sistema renina-angiotensina intrarenal. In: Cruz J, Barros RT, Cruz HMM. Atualidades em nefrologia. 7. ed. São Paulo: Sarvier; 2002. p. 62-72.
47. Kobori H, Harrison-Bernard LM, Navar LG. Expression of angiotensinogen mRNA and protein in angiotensin II dependent hypertension. J Am Soc Nephrol. 2001;12:431-9.
48. Darby IA, Sernia C. In situ hybridization and immunohistochemistry of renal angiotensinogen in neonatal and adult rat kidneys. Cell Tissue Res. 1995;281:197-206.
49. Graciano ML, Cavaglieri RC, Dellê H, Dominguez WV, Casarini DE, Malheiros DM, Noronha IL. Intrarenal Renin-Angiotensin system is upregulated in experimental model of progressive renal disease induced by chronic inhibition of nitric oxide synthesis. J Am Soc Nephrol. 2004;15:1805-15.
50. Prieto-Carrasquero MC, Harrison-Bernard LM, Kobori H, Ozawa Y, Hering-Smith KS, Hamm LL, Navar LG. Enhancement of collecting duct renin in angiotensin II-dependent hypertensive rats. Hypertension, 2004;44:223-9.
51. Navar LG, Lewis L, Hymel A, Braam B, Mitchell KD. Tubular fluid concentrations and kidney contents of angiotensins I and II in anesthetized rats. J Am Soc Nephrol. 1994;5:1153-8.
52. Nishiyama A, Seth DM, Navar LG. Renal interstitial fluid concentrations of angiotensins I and II in anesthetized rats. Hypertension. 2002;39:129-34.
53. Rocha e Silva M, Beraldo WT, Rosenfeld G. Bradykinin, a hypotensive and smooth muscle stimulating factor released from plasma globin by snake venoms and by trypsin. Am J Physiol. 1949;156:261-73.
54. Margolius HS. Kallikrein-kinin system. In: Massry SG, Glassock RJ (eds.). Textbook of nephrology. 3. ed. Baltimore: Williams & Wilkins; 1995. p. 203.
55. Bhoola KD, Figueroa CD, Worthy K. Bioregulation of kinins: kallikreins, kininogens, and kininase. Pharmacol Rev. 1992;44:1-80.
56. Campbell DJ. Towards understanding the kallikrein-kinin system: insights from measurements of kinin peptides. Braz J Med Biol Res. 2000;33:665-77.
57. Scicli AG, Carretero OA. Renal kallikrein-kinin system. Kidney Int. 1986;29:120-30.
58. Ura N, Carretero OA, Erdos EG. Role of renal endopeptidase 24.11 in kinin metabolism in vitro and in vivo. Kidney Int. 1987; 32:507-13.
59. Nasjletti A, Colessa-Chorerio J, McGiff JC. Disappearance of bradykinin in the renal circulation of dogs: Effects of kininase inhibition. Cir Res. 1975;37:59-65.
60. Figueroa CD, MaClver AG, Mackenzie JC, Bhoola KD. Localization of immunoreactive kininogen and tissue kallikrein in the human nephron. Histochemistry. 1988;89:437-42.
61. Xiong W, Chao L, Chao J. Renal kallikrein mRNA localization by in situ hybridization. Kidney Int. 1989;35:1324-9.
62. Carretero OA, Scicli AG. The kallikrein-kinin system as a regulator of cardiovascular and renal function. In: Laragh JH, Brenner BM (eds.). Hypertension: pathophysiology, diagnosis and management. 2. ed. New York: Raven Press; 1995. p. 983.
63. Bascands JL, Pecher C, Rouaud S, Edmond C, Tack JL, Bastie MJ et al. Evidence for existence of two distinct bradykinin receptors on rat mesangial cells. Am J Physiol. 1993;264:F548.
64. Webster ME, Gilmore JP. Influence of kallidin-10 on renal function. Am J Physiol. 1964;206:714-8.
65. Gill JR, Melmon KL, Gillespie L, Bartter FC. Bradykinin and renal function in normal man: Effects of adrenergic blockade. Am J Physiol. 1965;209:844-8.
66. Granger JP, Hall JE. Acute and chronic actions of bradykinin on renal function and arterial pressure. Am J Physiol. 1985;248:F87-F92.
67. Edwards RM. Response of isolated renal arterioles to acetylcoline, dopamine and bradykinin. Am J Physiol. 1985;248:F183-F189.
68. Thomas CE, Bell PD, Navar LG. Influence of bradykinin and papaverine on renal and glomerular hemodynamics in dogs. Ren Physiol. 1982;5:197-205.
69. Kauker ML. Bradykinin action on the efflux of luminal 22
70. Na in the rat nephron. J Pharmacol Exp Ther. 1980;214:119-23.
71. Beierwaltes WH, Schryver S, Sanders E. Renin release selectively stimulated by prostaglandin PGI2 in isolated rat glomeruli. Am J Physiol. 1982;243:F276-F283.
72. de Bold AJ, Borenstein HB, Veress AT, Sonenberg A. A rapid and potent natriuretic response to intravenous injection of atrial myocardial extract in rats. Life Sci. 1981;28:89-94.
73. Brenner BM, Ballermann BJ, Gunning ME, Zeidel ML. Diverse biological actions of atrial natriuretic peptide. Physiol Rev. 1990;70:665-99.
74. Cogan MG. Atrial natriuretic peptide. Kidney Int. 1990;37:1148-60.
75. Tang J, Fei H, Xie CW. Characterization and localization of atriopeptin in rat atrium. Peptides. 1984;5:1173-7.
76. Inagami T. Atrial natriuretic factor. J Biol Chem. 1989;264:3043-6.
77. Suzuki T, Yamazaki T, Yakazi Y. The role of the natriuretic peptides in the cardiovascular system. Cardiovasc Res. 2001;51:489-94.
78. Luft FC, Lang RE, Aronoff GR. Atriopeptin III kinetics and pharmacodynamics in normal and anephric rats. J Pharmacol Exp Ther. 1986;236:416-8.
79. Yandle TG, Richards AM, Nicholls MG. Metabolic clearance rate and plasma half life of alpha human atrial natriuretic peptide in man. Life Science. 38:1827-33.
80. Yukimura T, Ito K, Takenaga T. Renal effects of synthetic human atrial natriuretic polypeptide in anesthetized dogs. Eur J Pharmacol. 1984;103:363-6.
81. Fried TA, McCoy RN, Osgood RW, Stein JH. Effect of atriopeptin II on determinants of glomerular filtration rate in the in vitro perfused dog glomerulus. Am J Physiol. 1986;250:F1119-1122.
82. Light DB, Schwiebert EM, Karlson KH, Stanton BA. Atrial natriuretic peptide inhibits a caption channel in renal inner medullary collecting duct cells. Science. 1989;243:383-5.
83. Oelkers W, Kleiner S, Bahr V. Effects of incremental infusions of atrial natriuretic factor on aldosterone, renin, and blood pressure in humans. Hypertension. 1988;12:462-7.
84. Maack T, Marion DN, Camargo MJ, Kleinert HD, Laragh JH, Vaughan ED Jr, Atlas SA. Effects of auriculin on blood pressure, renal function, and the renin-aldosterone system in dogs. Am J Medicine. 1984;77:1069-75.
85. Opgenorth TJ, Burnett JC Jr, Granger JP, Scriven TA. Effects of atrial natriuretic peptide on renin secretion in nonfiltering kidney. Am J Physiol. 1986;250:F798-F801.
86. Kurtz A, Della Bruna RD, Pfeilschifter J. Atrial natriuretic peptide inhibits renin release from juxtaglomerular cells by a cGMP-mediated process. Proc Natl Acad Sci (USA). 1986;83:4769-73.
87. Kudo T, Baird A. Inhibition of aldosterone production in the adrenal glomerulosa by atrial natriuretic factor. Nature. 1984;312:756-7.
88. Lewicki JA, Protter AA. Physiological studies of the natriuretic peptide family. In: Laragh JH, Brenner BM, editors. Hypertension: pathophysiology, diagnosis and management. 2. ed. New York: Raven Press; 1995. p. 1029-53.
89. Forssmann WG, Meyer M, Forssmann K. The renal urodilatin system: clinical implications. Cardiovasc Res. 2001;51:450-62.
90. Gunning M, Brenner BM. Urodilatin. In: Laragh JH, Brenner BM, editors. Hypertension: pathophysiology, diagnosis and management. 2. ed. New York: Raven Press; 1995. p. 1021-7.
91. Elsner D, Muders F, Müntze A, Kromer EP, Forssmann WG, Riegger GA. Efficacy of prolonged infusion of urodilatin [ANP-(95-126)] in patients with congestive heart failure. Am Heart J. 1995;129:766-73.
92. Yanagisawa M, Kurihara H, Kimura S. A novel potent vasoconstrictor peptide produced by vascular endothelial cells. Nature. 1988;332:411-5.
93. Rubanyi GM, Botelho LH. Endothelins. FASEB J. 1991;5:2713-20.
94. Marsden PA, Goligorsky MS, Brenner BM. Endothelial cell biology in relation to current concepts of vessel wall structure and function. J Am Soc Nephrol. 1991;1:931-48.
95. Luscher TF, Bock HA, Yang Z, Diederich D. Endothelin-derived relaxing and contracting factors: Perspectives in nephrology. Kidney Int. 1991;39:575-90.
96. King AJ, Brenner BM. Endothelium-derived vasoactive factors and the renal vasculature. Am J Physiol. 1991;260:R653-R662.
97. Simonson MS, Dunn MJ. Cellular signaling by peptides of the endothelin gene family. FASEB J. 1990;4:2989-3000.

98. Naicker S, Bhoola KD. Endothelins: vasoactive modulators of renal function in health and disease. Pharmacology & Therapeutics. 2001;90:61-88.
99. Simonson MS, Dunn MJ. Endothelin peptides: A possible role in glomerular inflammation. Lab Invest. 1991;64:1-4.
100. Sharshar T, Blanchard A, Paillard M, Raphael JC, Gajdos P, Annane D. Circulating vasopressin levels in septic shock. Crit Care Med. 2003;31:1752-8.
101. Weihprecht H, Lorenz JN, Briggs JP, Schnermann J. Vasoconstrictor effect of angiotensin and vasopressin in isolated rabbit afferent arterioles. Am J Physiol. 1991;261:F273-F282.
102. Tamaki T, Kiyomoto K, HE H, Tomohiro A, Nishiyama A, Aki Y, Kimura S, Abe Y. Vasodilation induced by vasopressin V2 receptor stimulation in afferent arterioles. Kidney Int. 1996;49:722-9.
103. Jougasaki M, Burnett JC. Adrenomedullin: potential in physiology and pathophysiology. Life Sci. 2000;66:855-72.
104. Szokodi I, Kinnunen P, Tavi P, Weckström M, Tóth M, Ruskoaho H. Evidence for cAMP-independent mechanism mediating the effects of adrenomedullin, a new inotropic peptide. Circulation. 1998;97:1062-70.
105. Nishikimi T, Saito Y, Kitamura K, Ishimitsu T, Eto T, Kangawa K et al. Increased plasma levels of adrenomedullin in patients with heart failure. J Am Coll Cardiol. 1995;26:1424.
106. Nagaya N, Satoh T, Nishikimi T, Uematsu M, Furuichi S, Sakamaki F et al. Hemodynamic, renal, and hormonal effects of adrenomedullin infusion in patients with congestive heart failure. Circulation, 101:498-503, 2000.
107. Amuchastegui CS, Remuzzi G, Perico N. Calcitonin gene-related peptide reduces renal vascular resistance and modulates ET-1-induced vasoconstriction. Am J Physiol. 1994;267:F839-F844.
108. Edwards RM, Trizna W. Calcitonin gene-related peptide: effects on renal arteriolar tone and tubular cAMP levels. Am J Physiol. 1990;258:F121-F125.
109. Clozel M, Hess P, Qiu C, Ding SS, Rey M. The urotensin-II receptor antagonist palosuran improves pancreatic and renal function in diabetic rats. J Pharmacol Exp Ther. 2006;316(3):1115-21.
110. Lima AAM, Fonteles MC. Efeitos das toxinas do V. cholera e da E. coli no rim perfundido. XVIII Congresso Brasileiro de Fisiologia. São Lourenço, MG; 1983. p. S31.46.
111. Currie MG, Fok KF, Kato J, Moore RJ, Hamra FK, Duffin KL, Smith CE. Guanylin: an endogenous activator of intestinal guanylate cyclase. Proc Natl Acad Sci USA. 1992;89:947-951.
112. Raichlin E, Prasad A, Mathew V, kent B, Holmes Jr DR, Pumper GM et al. Efficacy and safety of atrasentan in patients with cardiovascular risk and early atherosclerosis. Hypertension. 2008;52:522-8.
113. de Zeeuw D, Coll B, Andress D, Brennan JJ, Tang H, Houser M et al. The endothelin antagonist atrasentan lowers residual albuminuria in patients with type 2 diabetic nephropathy. J Am Soc Nephrol. 2014;25:1083-93.
114. Mann JF, Green D, Jamerson K, Ruilope LM, Kuranoff SJ, Littke T et al. Avosentan for overt diabetic nephropathy. J Am Soc Nephrol. 2010;21:527-35.
115. Robin JK, Oliver JA, Landry DW. Vasopressin deficiency in the syndrome of irreversible shock. J Trauma. 2003;54:S149-S154.
116. Russell JA, Walley KR, Singer J, Gordon AC, Hébert PC, Cooper J et al; VASST Investigators. Vasopressin versus norepinephrine infusion in patients with septic shock. N Engl J Med. 2008; 358:877-87.
117. Dünser MW, mayr AJ, Tür A, Pajk W, Barbara F, Knotzer H et al. Ischemic skin lesions as a complication of continuous vasopressin infusion in catecholamine-resistant vasodilatory shock: incidence and risk factors. Crit Care Med. 2003;31:1394-8.
118. Gordon AC, Mason AJ, Thirunavukkarasu N, Perkins GD, Cecconi M, Cepkova M et al; VANISH Investigators. Effect of early vasopressin vs norepinephrine on kidney failure in patients with septic shock: the VANISH Randomized Clinical Trial. JAMA. 2016;316:509-18.
119. Dzau VJ, Colucci WS, Hollenberg NK, Williams GH. Relation of the renin-angiotensin-aldosterone system to clinical state in congestive heart failure. Circulation, 63:645. 1981.
120. Dzau VJ. Tissue renin-angiotensin system in myocardial hypertrophy and failure. Arch Intern Med. 1993;153:937.
121. Mizuno Y, Yoshimura M, Yasue H, Sakamoto T, Ogawa H, Kugiyama K et al. Aldosterone production is activated in failing ventricle in humans. Circulation. 2001;103:72.
122. Curry FR. Atrial natriuretic peptide: an essential physiological regulator of transvascular fluid, protein transport, and plasma volume. J Clin Invest. 2005;115(6):1458-61.
123. Vellaichamy E, Khurana ML, Fink J, Pandey KN. Involvement of the NF-kappa B/matrix metalloproteinase pathway in cardiac fibrosis of mice lacking guanylyl cyclase/natriuretic peptide receptor A. J Biol Chem. 2005;280:19230-42.
124. Gheorghiade M, Konstam MA, Burnett JC JR, Grinfeld L, Maggioni AP, Swedberg K et al. Short-term clinical effects of tolvaptan, an oral vasopressin antagonist, in patients hospitalized for heart failure: the EVEREST Clinical Status Trials. JAMA. 2007; 297:1332-43.
125. Konstam MA, Gheorghiade M, Burnett JC Jr, Grinfeld L, Maggioni AP, Swedberg K et al. Effects of oral tolvaptan in patients hospitalized for worsening heart failure: the EVEREST Outcome Trial. JAMA. 2007;297:1319-31.
126. SAMSCA (Tolvaptan): Drug Safety Communication – FDA Limits Duration and Usage Due To Possible Liver Injury Leading to Organ Transplant or Death. http://www.fda.gov/Safety/MedWatch/SafetyInformation/SafetyAlertsforHumanMedicalProducts/ucm350185.htm. Acesso em 20 maio 2013.
127. Goldsmith SR, Gheorghiade M. Vasopressin antagonism in heart failure. J Am Coll Cardiol. 2005;46:1785-91.
128. Udelson JE, Smith WB, Hendrix GH, Painchaud CA, Ghazzi M, Thomas I et al. Acute hemodynamic effects of conivaptan, a dual V1A and V2 vasopressin receptor antagonist in patients with advanced heart failure. Circulation. 2001;104:2417-23.
129. Yancy CW, Jessup M, Bozkurt B, Butler J, Casey DE, Colvin MM et al. 2017 ACC/AHA/HFSA Focused Update of the 2013 ACCF/AHA Guideline for the Management of Heart Failure. Published ahead of print. JACC. 2017; DOI: 10.1016/j.jacc.2017.04.025.
130. Ponikowski P, Voors AA, Anker SD, Bueno H, Cleland JG, Coats AJ et al. 2016 ESC Guidelines for the diagnosis and treatment of acute and chronic heart failure. European Heart Journal. 2016;37:2129-200.
131. Anwaruddin S, Lloyd-Jones DM, Baggish A, Chen A, Krauser D, Tung R et al. JR. Renal function, congestive heart failure, and amino-terminal pro-brain natriuretic peptide measurement: results from the ProBNP Investigation of Dyspnea in the Emergency Department (PRIDE) Study. J Am Coll Cardiol. 2006;47:91-7.
132. Allgren RL, Marbury TC, Rahman SN, Weisberg LS, Fenves AZ, Lafayette RA et al. Anaritide in acute tubular necrosis. Auriculin Anaritide Acute Renal Failure Study Group. N Engl J Med. 1997;336(12):828-34.
133. Nigwekar SU, Hix JK. The role of natriuretic peptide administration in cardiovascular surgery-associated renal dysfunction: a systematic review and meta-analysis of randomized controlled trials. J Cardiothorac Vasc Anesth. 2009;23:151-60.
134. Sezai A, Hata M, Niino T, Yoshitake I, Unosawa S, Wakui S et al. Results of low-dose human atrial natriuretic peptide infusion in nondialysis patients with chronic kidney disease undergoing coronary artery bypass grafting: the NUHIT (Nihon University working group study of low-dose HANP Infusion Therapy during cardiac surgery) trial for CKD. J Am Coll Cardiol. 2011;58:897.
135. KDIGO Clinical Practice Guideline for Acute Kidney Injury. Kidney Int Suppl. 2012;2:124-38.
136. Guevara M, Ginès P, Fernández-Esparrach G, Sort P, Salmerón JM, Jiménez W et al. Reversibility of hepatorenal syndrome by prolonged administration of ornipressin and plasma volume expansion. Hepatology. 1998;27:35-41.
137. Gluud LL, Kjaer MS, Christensen E. Terlipressin for hepatorenal syndrome. Cochrane Database Syst Rev. 2006;CD005162.
138. Martin-Llahi M, Pepin MN, Guevara M, Díaz F, Torre A, Monescillo A et al. Terlipressin and albumin vs albumin in patients with cirrhosis and hepatorenal syndrome: a randomized study. Gastroenterology. 2008;134:1352.
139. Sanyal AJ, Boyer T, Garcia-Tsao G, Regenstein F, Rossaro L, Appenrodt B et al. A randomized, prospective, double-blind, placebo-controlled trial of terlipressin for type 1 hepatorenal syndrome. Gastroenterology. 2008;134:1360-8.

140. Gluud LL, Christensen K, Christensen E, Krag A. Terlipressin for hepatorenal syndrome. Cochrane Database Syst Rev. 2012;CD005162.
141. Cavallin M, Kamath PS, Merli M, Fasolato S, Toniutto P, Salerno F et al. Terlipressin plus albumin versus midodrine and octreotide plus albumin in the treatment of hepatorenal syndrome: A randomized trial. Hepatology. 2015;62:567-74. 141. Nassar Junior AP, Farias AQ, D' Albuquerque LA, Carrilho FJ, Malbouisson LM. Terlipressin versus norepinephrine in the treatment of hepatorenal syndrome: a systematic review and meta-analysis. PLoS One. 2014;9:e107466.
142. Esrailian E, Pantangco ER, Kyulo NL, Hu KQ, Runyon BA et al. Octreotide/Midodrine therapy significantly improves renal function and 30-day survival in patients with type 1 hepatorenal syndrome. Dig Dis Sci. 2007;52:742-8.
143. Kalambokis G, Economou M, Fotopoulos A, Al Bokharhii J, Pappas C, Katsaraki A, Tsianos EV. The effects of chronic treatment with octreotide versus octreotide plus midodrine on systemic hemodynamics and renal hemodynamics and function in nonazotemic cirrhotic patients with ascites. Am J Gastroenterol. 2005;100:879-85.
144. Angeli P, Volpin R, Gerunda G, Craighero R, Roner P, Merenda R et al. Reversal of type 1 hepatorenal syndrome with the administration of midodrine and octreotide. Hepatology. 1999;29:1690-7.
145. Channick RN, Sitbon O, Barst RJ, Manes A, Rubin LJ. Endothelin receptor antagonists in pulmonary arterial hypertension. J Am Coll Cardiol. 2004;43:62S-67S.
146. Galiè N, Olschewski H, Oudiz RJ, Torres F, Frost A, Ghofrani HA et al. Ambrisentan for the treatment of pulmonary arterial hypertension: results of the ambrisentan in pulmonary arterial hypertension, randomized, double-blind, placebo-controlled, multicenter, efficacy (ARIES) study 1 and 2. Circulation. 2008;117:3010-9.
147. Galiè N, Barberà JA, Frost AE, Ghofrani H-A, Hoeper MM, McLaughlin VV et al. Initial use of ambrisentan plus tadalafil in pulmonary arterial hypertension. N Engl J Med. 2015;373:834-44.

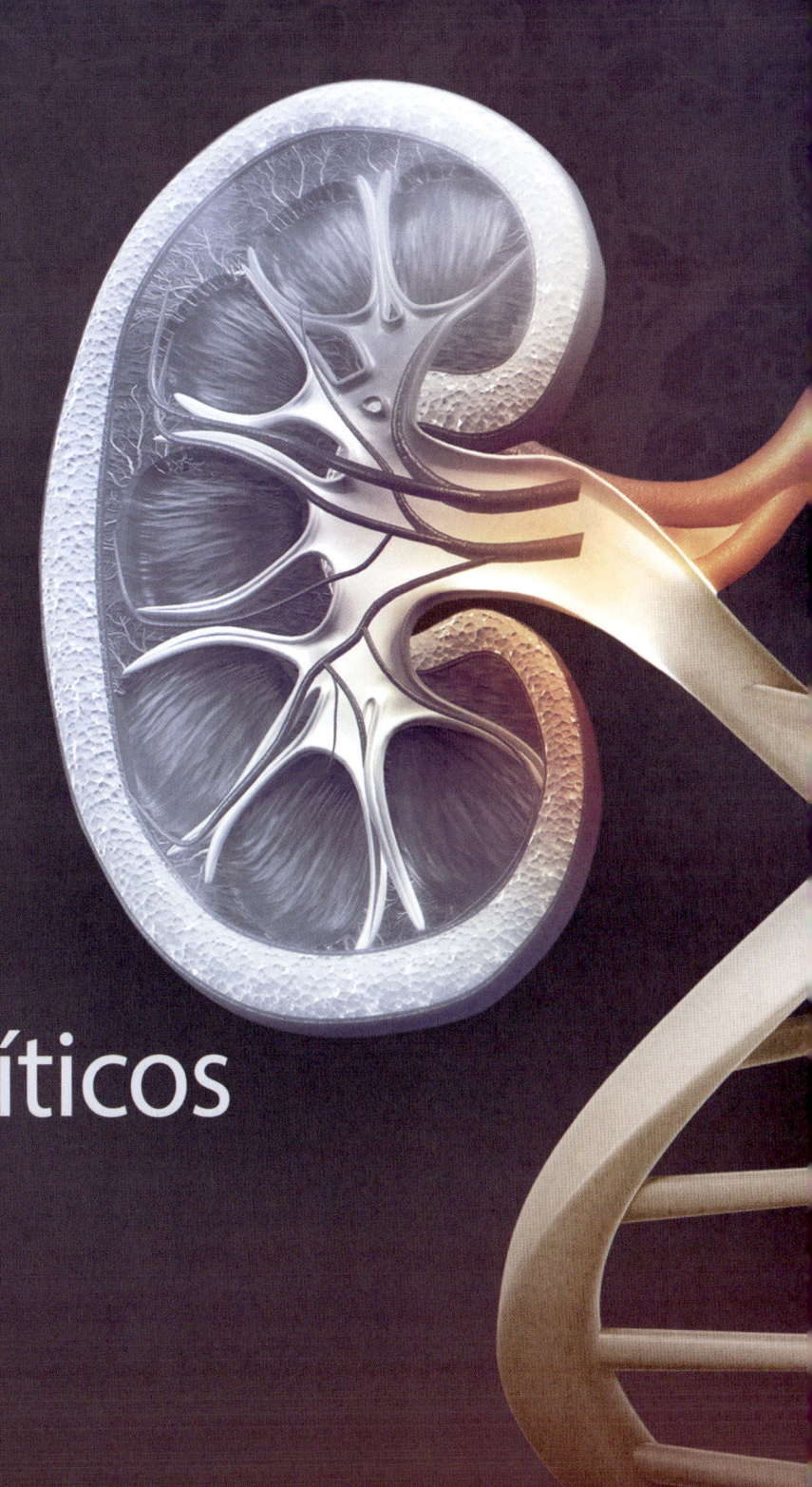

PARTE 2

Distúrbios Hidreletrolíticos

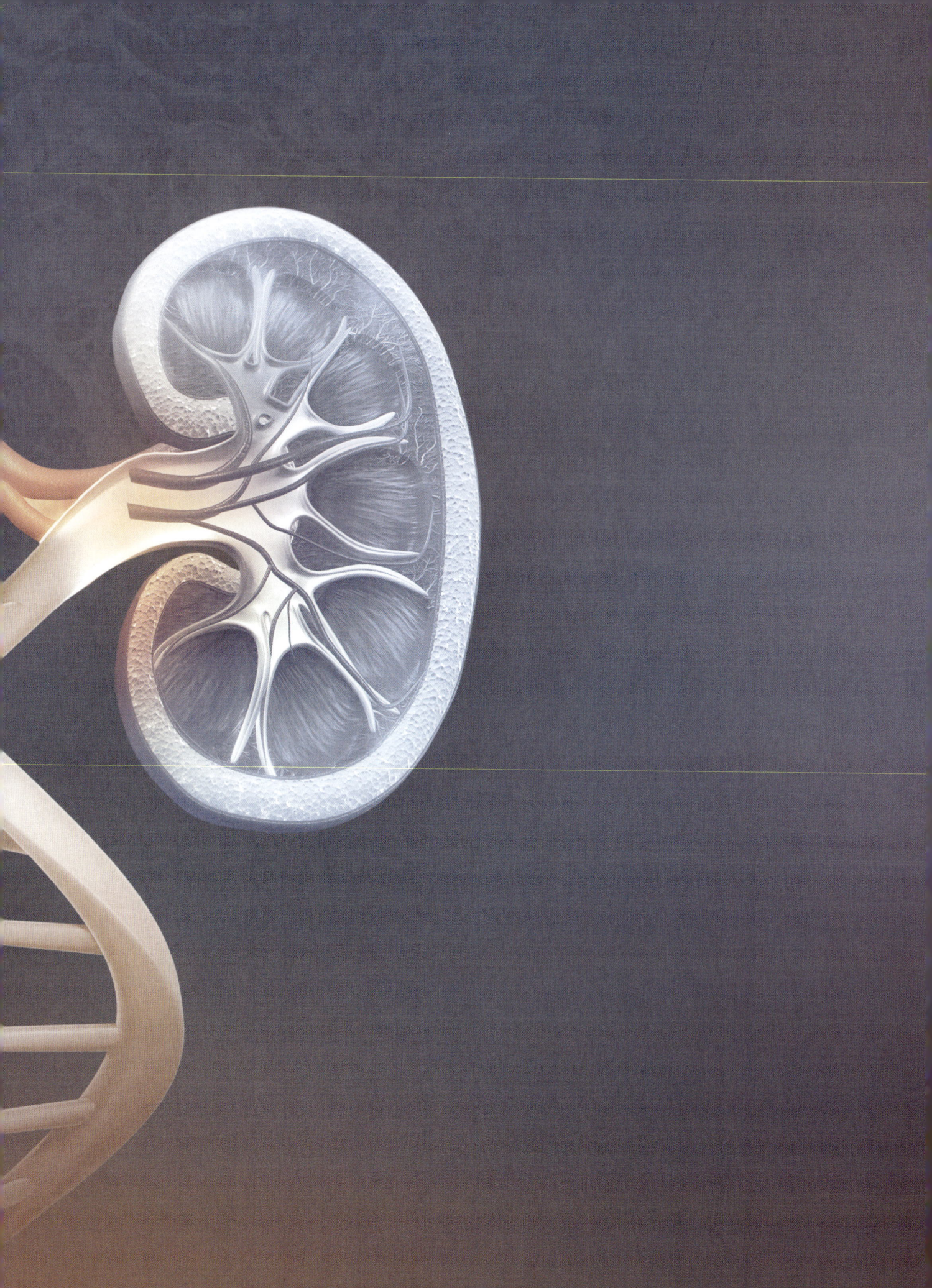

8 | Compartimentos Líquidos do Organismo

Miguel Carlos Riella • Maria Aparecida Pachaly • Leonardo V. Riella • Cristian V. Riella

INTRODUÇÃO

Os líquidos do corpo humano podem ser conceitualmente divididos em compartimentos que, embora não se constituam, literalmente, compartimentos anatômicos, representam uma divisão de como água, solutos e outros elementos em solução se segregam.

A água representa o principal constituinte do corpo humano e de todos os organismos vivos. O próprio organismo é uma solução aquosa na qual estão dissolvidos vários íons e moléculas. Em circunstâncias normais, mesmo havendo variações na dieta, o conteúdo de água e eletrólitos se mantém estável por meio de modificações na excreção urinária.[1]

A distribuição dessa solução aquosa e de seus vários constituintes no organismo corresponde a um objeto de discussão nas próximas páginas.

UNIDADES DE MEDIDA DE ÁGUA E DE ELETRÓLITOS

O corpo humano é formado por uma solução aquosa que representa 45 a 60% do peso corporal.[2] Nessa solução, o solvente é a água e o soluto está representado por substâncias orgânicas e inorgânicas. Para melhor compreender as unidades que expressam a concentração dos solutos, os conceitos apresentados a seguir são importantes.

Peso atômico

Compreende o peso total de um átomo ou a média das massas dos isótopos naturais de um elemento químico. O peso de um átomo de oxigênio é 16 e serve como referência para o peso atômico de todas as substâncias. Assim, o peso atômico do potássio é 39, em relação ao peso atômico do oxigênio.[1]

Peso molecular

Corresponde à soma dos pesos atômicos de todos os elementos encontrados na fórmula de uma substância. O peso molecular expresso em gramas é igual a **mol** e, em miligramas, a **milimol** (Quadro 8.1).[1]

Equivalente eletroquímico

Partículas com carga positiva são chamadas "cátions" (p. ex., Na^+ e K^+), e com carga negativa, "ânions" (Cl^- e HCO_3^-).

Quadro 8.1 Exemplo de peso molecular de uma substância.

Substância	Fórmula	Peso molecular	Mol	Milimol
Cloreto de potássio	KCl	39 + 35,5 = 74,5	74,5 g	74,5 mg

Quando cátions e ânions se combinam, fazem-no de acordo com sua carga iônica (valência), e não conforme o seu peso.[1]

Equivalência eletroquímica refere-se ao poder de combinação de um íon. Um equivalente é definido como o peso em gramas de um elemento que se combina com ou substitui 1 g de íon hidrogênio (H^+). Também se obtém o equivalente de determinada substância dividindo-se o peso molecular por sua valência.[1] Para íons monovalentes, 1 mol é igual a 1 equivalente. Para íons divalentes, 1 mol é igual a 2 equivalentes.

$$1\ Eq = \frac{peso\ molecular}{valência\ iônica}$$

Como 1 g de H^+ é igual a 1 mol de H^+ (contendo aproximadamente $6,02 \times 10^{23}$ partículas), um mol de qualquer ânion monovalente (carga –1) se combinará com H^+ e será igual a 1 equivalente (Eq).

1 mol H^+ (1 g) + 1 mol Cl^- (35,5 g) → 1 mol HCl (36,5 g)

Do mesmo modo, 1 mol de um cátion monovalente (carga +1) também é igual a 1 equivalente, pois pode substituir o H^+ e combinar-se com 1 equivalente de algum ânion.

1 mol Na^+ (23 g) + 1 mol Cl^- (35,5 g) → 1 mol NaCl (58,5 g)

Já o cálcio ionizado (Ca^{++}) é um cátion divalente (carga +2). Por exemplo, no cloreto de cálcio, 1 mol de Ca^{++} combina-se com 2 moles de Cl^- e é igual a 2 equivalentes.[1]

1 mol Ca^{++} (40 g) + 2 mol Cl^- (71 g) → 1 mol $CaCl_2$ (111 g)

Por sua pequena concentração no organismo, os eletrólitos são comumente expressos em miliequivalentes (mEq). Um miliequivalente é igual a 10^{-3} equivalentes.

Pressão osmótica, osmol e miliosmol

Outra maneira de expressar o número de partículas de soluto presentes se dá por meio da pressão osmótica, que determina a distribuição de água entre os compartimentos.

A pressão osmótica é proporcional ao número de partículas por unidade do solvente e não se relaciona com a valência ou o peso das partículas.[1] As unidades utilizadas são o **osmol** (Osm) e o **miliosmol** (mOsm). Um osmol é o número de íons por mol ou a quantidade de substância que se dissocia em solução para formar um mol de partículas osmoticamente ativas. Por exemplo, 1 mol de NaCl tem 2 osmóis de soluto, pois se dissocia em Na e Cl. Um mol de glicose contém apenas 1 osmol de soluto, pois a glicose não é ionizável.

A pressão osmótica determina a distribuição de água entre os espaços intra e extracelular, como será discutido ao se abordar **tonicidade** a seguir:

- Concentração molar ou molaridade (M): número de moles do soluto por litro de solução, a uma dada temperatura
- Concentração molal ou molalidade (m): número de moles do soluto por 1.000 g do solvente.

DIFUSÃO E OSMOSE

A difusão é dividida em dois subtipos: a simples e a facilitada. Na difusão simples, a passagem de íons ou moléculas por uma membrana ocorre em virtude do movimento cinético aleatório dessas partículas, sem a necessidade de ligação com proteínas de transporte. A taxa de difusão simples depende da quantidade de substância disponível, da velocidade de movimento cinético e do número de aberturas na membrana celular pelas quais as moléculas ou íons podem se mover. Na difusão facilitada, há necessidade de interação com uma proteína transportadora, a qual se liga quimicamente às moléculas e facilita sua passagem por meio da membrana.[3]

A osmose ocorre quando duas soluções de concentrações diferentes se encontram separadas por uma membrana semipermeável. Há, então, um movimento de água da solução menos concentrada para a mais concentrada, a qual sofre uma diluição progressiva até que as duas soluções atinjam um equilíbrio.

OSMOLALIDADE E TONICIDADE

É importante diferenciar os conceitos de osmolalidade, determinada pela concentração total de solutos em determinada solução ou compartimento, e tonicidade, que corresponde à capacidade que os solutos têm de promover uma força osmótica que provoca o movimento de água de um compartimento para outro.[4,5] Para que a tonicidade aumente no espaço extracelular, por exemplo, é necessário que solutos permaneçam confinados nesse espaço sem atravessar livremente as membranas celulares e sem migrar para os demais compartimentos. Isso provocará o movimento de água do compartimento intracelular para o extracelular (osmose) para estabelecer um equilíbrio osmótico, promovendo também diminuição do volume das células. Alguns dos solutos capazes de produzir esse movimento de água (osmóis efetivos) são sódio, glicose, manitol e sorbitol. O sódio permanece no espaço extracelular sem movimentar-se para outros compartimentos em razão da ação da bomba sódio-potássio ATPase, que continuamente bombeia o sódio para fora das células.

A glicose é um osmol efetivo, mas é normalmente metabolizada no interior das células; desse modo, não contribui significativamente para a tonicidade sob circunstâncias normais. No diabetes melito descontrolado, a concentração elevada de glicose no plasma pode levar a um aumento significativo da osmolalidade e da tonicidade, causando movimento de água para dentro do espaço extracelular. A ureia contribui para a osmolalidade, mas atravessa livremente as membranas e não influi no movimento de água entre compartimentos.[4,5]

Soluções isotônicas, hipertônicas e hipotônicas

As soluções isotônicas apresentam a mesma tonicidade que o plasma, e, consequentemente, não induzem movimento de água pelas membranas celulares e não provocam variação do volume celular. São exemplos de solução isotônica a solução salina a 0,9% e a solução glicosada a 5%.

Soluções hipertônicas dão início ao movimento de água em direção ao espaço extracelular, provocando diminuição do volume celular (p. ex., solução salina em concentração superior a 0,9%).

Já as soluções hipotônicas provocam o movimento de água em direção ao compartimento intracelular, provocando edema celular[3] (p. ex., solução salina em concentração inferior a 0,9%). A Figura 8.1 exemplifica os efeitos descritos.

Soluções isosmóticas, hiperosmóticas e hiposmóticas

A osmolalidade de uma solução é determinada pela quantidade total de partículas dissolvidas, incluindo os solutos que atravessam as membranas celulares. Os termos "isosmótico", "hiperosmótico" e "hiposmótico" referem-se a uma comparação com o fluido extracelular normal. Por exemplo, a solução salina a 0,9% é, ao mesmo tempo, isotônica (não provoca movimento de água) e isosmótica (apresenta o mesmo número de partículas de soluto) em relação ao espaço extracelular.

> **⚠ PONTOS-CHAVE**
>
> - A osmolalidade depende do número total de solutos em uma solução ou um compartimento
> - Tonicidade é a capacidade que os solutos têm de provocar movimento de água de um compartimento para outro. Essa propriedade define o que são soluções isotônicas, hipotônicas e hipertônicas.

ÁGUA TOTAL DO ORGANISMO

Varia entre 45 e 60% do peso corporal, de acordo com a idade, o sexo e a composição corporal do indivíduo.[4,6] Essa proporção variável resulta das diferentes quantidades de gordura presentes no organismo, pois, em gordura neutra, quase não existe água. Assim, indivíduos obesos, embora mais pesados, apresentam menos água no organismo. Do mesmo modo, por apresentarem maior quantidade de gordura no organismo, as mulheres têm menor proporção de água corporal (50%). Já os idosos, por apresentarem menor massa muscular, têm um menor conteúdo de água.[4] Nas crianças, a água corporal total equivale a cerca de 70 a 80% do peso, pois apresentam menor conteúdo de tecido adiposo.

Para efeitos práticos de cálculo, considerar-se-á a água total sendo 60% do peso corporal, independentemente das variações já mencionadas.

Determinação da água corporal total

O método laboratorial que determina a água total do organismo baseia-se na **técnica de diluição**, fundamentada no princípio de que, quando se adiciona uma quantidade conhecida de soluto a um volume desconhecido de solvente, e dosa-se a concentração

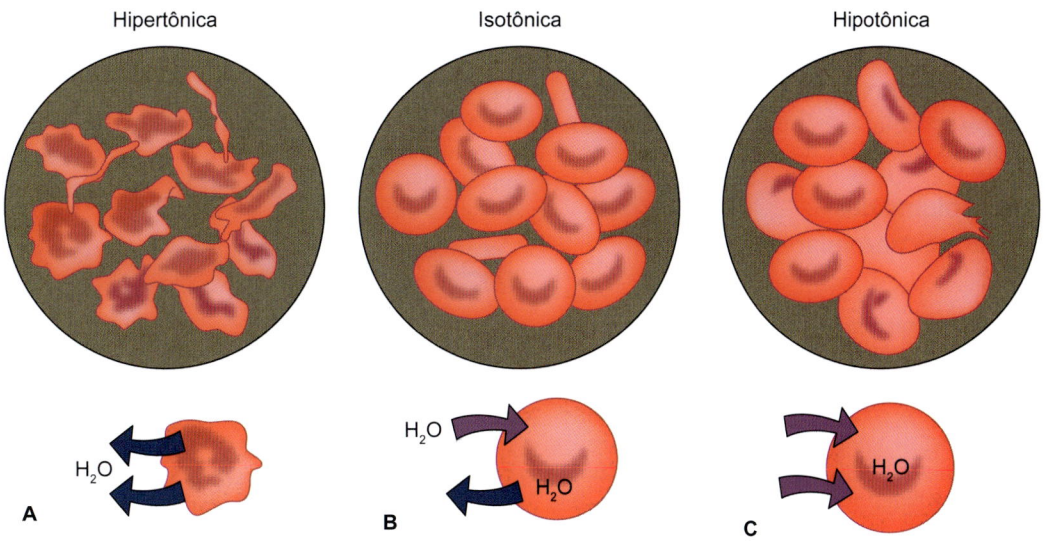

Figura 8.1 Efeito do contato de diferentes soluções com hemácias. **A.** Solução hipertônica. **B.** Solução isotônica. **C.** Solução hipotônica.

final da substância, é possível calcular o volume do solvente.[3,7] Por exemplo, adicionando 1 kg (1.000 mg) de uma substância a um volume de solvente, e obtendo-se uma concentração final de 100 mg/ℓ, chega-se à conclusão de que o volume do solvente é igual a 10 ℓ. Acompanhe com a fórmula a seguir:

$$Ci/Vf = Cf \text{ e } Vf = Ci/Cf$$

Em que:

- Ci: concentração (quantidade) inicial da substância adicionada
- Cf: concentração final da substância adicionada
- Vf: volume final da solução.

$$1.000 \text{ mg}/Vf = 100 \text{ mg}/\ell$$

$$Vf = 1.000/100 = 10 \ \ell$$

A determinação da quantidade de água do organismo *in vivo* só foi possível após o emprego de isótopos da água: estáveis (deutério) ou radioativos (trítio). Um desses compostos é injetado na circulação, aguardando-se determinado período para que haja equilíbrio no plasma. Naturalmente, a quantidade da substância metabolizada e excretada durante esse período de equilíbrio deve ser considerada. A antipirina compreendeu também uma substância bastante utilizada na determinação da água total do organismo.

COMPARTIMENTOS LÍQUIDOS

A água do organismo se distribui em **compartimentos**, em parte em razão das diferentes composições iônicas (Figura 8.2). No entanto, esses compartimentos não são estanques, havendo um constante intercâmbio hidreletrolítico. Basicamente, identificam-se dois grandes compartimentos: intracelular e extracelular.

O compartimento intracelular é composto pela água existente no citoplasma de todas as células. Já o compartimento extracelular, como o próprio termo indica, refere-se a toda a água externa às células e tem subcompartimentos: plasma, líquido intersticial e linfa, água dos ossos e líquidos transcelulares (Figura 8.2).

Os líquidos transcelulares representam coleções de líquidos que não são simples transudatos, mas sim líquidos secretados,

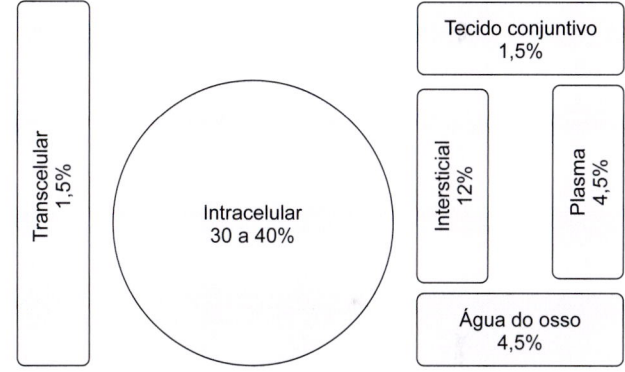

Figura 8.2 Compartimentos líquidos do organismo (percentual do peso corporal).

incluindo secreções das glândulas salivares, pâncreas, fígado e árvore biliar, além dos líquidos nas cavidades pleurais, oculares, peritoneal, no lúmen do trato gastrintestinal e no líquido cefalorraquidiano.[5]

Terceiro espaço é um termo proposto por Randall, em 1952, para descrever a situação na qual o líquido extracelular é perdido ou sequestrado em uma área do corpo em que não participa das trocas, e, consequentemente, não satisfaz às necessidades hídricas do paciente (p. ex., líquido no intestino na presença de íleo, líquido peritoneal na peritonite, líquido peripancreático na pancreatite aguda e o edema do queimado). Assim, por exemplo, no paciente com obstrução intestinal ou íleo intenso, vários litros de fluidos ricos em eletrólitos podem estar confinados ao intestino, sem que o paciente possa utilizá-los, mesmo que esteja hipovolêmico.

Determinação do volume extracelular

O método utilizado também se baseia no princípio da técnica de diluição, preferindo-se uma substância que seja excluída das células e permaneça no espaço extracelular. Várias substâncias têm sido utilizadas: ^{36}Cl, sulfato, tiossulfato e tiocianato, além de certos sacarídios (manitol, inulina e sacarose).[7] Nenhuma dessas substâncias é considerada ideal. Elas variam quanto à sua capacidade de penetração nas células, e os resultados da determinação do volume extracelular (VEC) são, portanto, diversos, variando de 16 a 28%. Na prática, considera-se que o VEC corresponde a 20% do peso corporal.[3]

Determinação do volume dos subcompartimentos extracelulares

Plasma

O volume plasmático é determinado a partir do emprego de substâncias que ficam confinadas ao leito vascular. Albumina ou eritrócitos podem ser utilizados. A albumina marcada com ^{131}I é a mais empregada, e o volume de distribuição determinado está em torno de 4,5% do peso corporal. Entretanto, alguma ^{131}I-albumina escapa do leito vascular para o interstício. Quando se empregam eritrócitos, são previamente marcados com crômio-51 (^{51}Cr).

Volume intersticial-linfático

Calculado indiretamente, pela subtração do volume plasmático do volume extracelular, aproximando-se de 20% da água total ou 12% do peso corporal.

Volume dos líquidos transcelulares

Calculado pela soma das várias secreções e aproxima-se de 1,5% do peso corporal ou 2,5% da água total (Quadro 8.1).

Determinação do volume intracelular

O volume intracelular (VIC) não pode ser determinado diretamente e é calculado subtraindo-se o VEC da água corporal total. Na prática, considerando-se a água total do organismo 60% do peso corporal e o VEC 20%, conclui-se que o VIC corresponde a 40% do peso total.[3]

COMPOSIÇÃO ELETROLÍTICA DOS COMPARTIMENTOS LÍQUIDOS

A composição eletrolítica do plasma e dos líquidos intersticial e intracelular pode ser observada na Quadro 8.2.

No líquido extracelular, o cátion mais abundante é o sódio, e o cloro representa seu principal ânion. Em menor concentração no líquido extracelular, observam-se K^+, Ca^{++} e Mg^{++} e os ânions HPO_4^{-2} (base conjugada), $H_2PO_4^-$ (ácido conjugado) e SO_4^{-2}. Além disso, há muitos ácidos orgânicos (láctico, pirúvico, cítrico) no líquido extracelular, como ânions, que podem estar elevados em diversas enfermidades.[3] O sódio no líquido extracelular representa a metade de sua osmolalidade.

No líquido intracelular, o cátion mais abundante é o potássio, e os ânions prevalentes representam compostos orgânicos, como os fosfatos, os sulfatos e as proteínas. Observam-se, ainda, Mg^{++}, Ca^{++} e os ânions inorgânicos Cl^- e HCO_3^-. Nota-se que o total de íons intracelulares excede o do plasma, no entanto, as osmolalidades intra e extracelular são as mesmas. Acredita-se que alguns desses íons intracelulares sejam osmoticamente inativos, isto é, ligados a proteínas e a outros constituintes celulares. Metade da osmolalidade do líquido intracelular é dada pelo K^+.

A determinação de eletrólitos no interior das células é tecnicamente difícil, além de variar de acordo com a origem do tecido estudado. Por exemplo, apesar da possibilidade de acesso às hemácias do sangue periférico, a dosagem dos eletrólitos nessas células, que não apresentam núcleos e mitocôndrias, pode não refletir o que ocorre no tecido muscular.[9]

O líquido intersticial é um ultrafiltrado do plasma. Assim, não contém os elementos celulares (hemácias, leucócitos, plaquetas), e sim um líquido ultrafiltrado que praticamente

> **(!) PONTOS-CHAVE**
> - Regra 60:40:20
> - Água corporal total = 60% do peso corporal
> - Compartimentos:
>   - Intracelular = 40% do peso corporal
>   - Extracelular = 20% do peso corporal.

Quadro 8.1 Distribuição da água total em um adulto jovem.

Compartimento	% do peso corporal	% da água total
Plasma	4,5	7,5
Líquido intersticial linfático	12,0	20,0
Tecido conjuntivo denso e cartilagem	4,5	7,5
Água do osso (inacessível)	4,5	7,5
Transcelular	1,5	2,5
Extracelular total	27,0	45,0
Extracelular funcional*	21,0	—
Água total	60,0	100,0
Água intracelular	33,0	55,0

*O líquido extracelular funcional representa o extracelular total menos a água do osso e do líquido transcelular. (Modificada de Edelman e Leibman, 1959.)[8]

Quadro 8.2 Composição iônica do plasma e dos líquidos intersticial e intracelular.

Íons	Plasma mEq/ℓ	Plasma mEq/kg/H_2O	Líquido intersticial mEq/ℓ	Líquido intracelular mEq/kg/H_2O
Cátions				
Sódio (Na^+)	142,0	151,0	144,0	± 10,0
Potássio (K^+)	4,0	4,3	4,0	156,0
Cálcio (Ca^{++})	5,0	5,4	2,5	± 3,3
Magnésio (Mg^{++})	3,0	3,2	1,5	26,0
Total	154,0	163,9	152,0	195,3
Ânions				
Cloro (Cl^-)	103,0	109,7	114,0	± 2,0
Bicarbonato (HCO_3^-)	27,0	28,7	30,0	± 8,0
Fosfato (HPO_4^{-2})	2,0	2,1	2,0	95,0
Sulfato (SO_4^{-2})	1,0	1,1	1,0	20,0
Ácidos orgânicos	5,0	5,3	5,0	—
Proteínas	16,0	17,0	0,0	55,0
Total	154,0	163,9	152,0	180,0

não apresenta proteínas. Nota-se que a soma total de íons no plasma é maior que a do líquido intersticial. A explicação está dada na **distribuição de Gibbs-Donnan** (Figura 8.3):[3,6,10]

- Quando há um ânion pouco difusível em um dos lados da membrana (no caso, as proteínas no lado vascular), a concentração de um íon positivo difusível será maior nesse lado, e a concentração de um ânion difusível será menor
- O número total de íons difusíveis será maior no lado que contiver o ânion pouco difusível.

A diferente concentração iônica nos diversos compartimentos não resulta de uma impermeabilidade iônica entre um compartimento e outro. A diferença é o resultado de uma acumulação ativa de certos íons dentro das células e de uma eliminação ativa de outros íons do interior da célula. Assim, a concentração de sódio no líquido extracelular é alta, e no interior das células é baixa, porque o sódio é ativamente eliminado das células por meio de bombas iônicas.

> **! PONTOS-CHAVE**
> - Os solutos dissolvidos na água não se distribuem igualmente no intracelular e no extracelular, em razão da ação de bombas iônicas
> - Partículas restritas a um compartimento determinam seu volume. Por exemplo, o sódio, restrito ao espaço extracelular por meio de bombas iônicas, determina o volume desse espaço. O mesmo vale para o potássio em relação ao espaço intracelular.

DISTRIBUIÇÃO DA ÁGUA ENTRE COMPARTIMENTOS

As membranas celulares possibilitam o livre movimento de água em qualquer direção, o qual depende da distribuição dos íons. É a quantidade de soluto, e não de solvente, que define o volume do compartimento. Cada compartimento líquido no organismo tem um soluto que, por seu confinamento àquele espaço, determina o volume do compartimento: proteínas séricas para o volume intravascular; sódio para o compartimento extracelular; e potássio para o intracelular. A rápida distribuição proporcional de água entre os compartimentos assegura concentrações osmolares intra e extracelular essencialmente idênticas.

A osmolalidade plasmática de um indivíduo normal está em torno de 289 mOsm/kg H_2O, atribuída principalmente ao sódio e aos ânions ureia e glicose. A osmolalidade plasmática é igual a duas vezes a concentração plasmática do sódio, mais a osmolalidade da ureia, mais a osmolalidade da glicose. A osmolalidade plasmática poderá ser deduzida, considerando-se as seguintes concentrações normais: sódio plasmático – 140 mEq/ℓ; ureia plasmática – 30 mg/100 mℓ; e glicemia – 90 mg/100 mℓ.

$$\text{Osmolalidade plasmática} = (Na \times 2) + \frac{(\text{Ureia} \times 10)}{60} + \frac{(\text{Glic.} \times 10)}{180}$$

$$Na^+ = 2 \times 140 \text{ mEq}/\ell = 280 \text{ mOsm/kg } H_2O$$

$$\text{Ureia: } \frac{30 \text{ mg/100 m}\ell}{60} \times 10 = 5 \text{ mOsm/kg } H_2O$$

$$\text{Glicemia: } \frac{90 \text{ mg/100 m}\ell}{180} \times 10 = 5 \text{ mOsm/kg } H_2O$$

Então, a osmolalidade plasmática estimada com os dados anteriores é de 290 mOsm/kg H_2O.

Para o cálculo da contribuição da ureia para a osmolalidade, divide-se a concentração plasmática da ureia por 60, o seu peso molecular. Do mesmo modo, divide-se a glicose por seu peso molecular, que é 180. Multiplicam-se ambos os cálculos por 10, a fim de converter mg/100 mℓ em mg/ℓ. Quando não se dispõe das concentrações de ureia e glicose, a osmolalidade do plasma pode ser estimada multiplicando-se a concentração de sódio por dois e somando 10 (a qual estima a normalidade dos demais componentes).

Alguns líquidos transcelulares têm uma osmolalidade muito diferente da dos outros compartimentos. Isso decorre do fato de estarem separados dos outros compartimentos por uma camada de células e uma membrana pouco permeável à água. Dessa maneira, as secreções gastrintestinais e o suor são hiposmóticos.

Como a osmolalidade é a mesma dentro e fora das células, a passagem de água do interior para fora das células, ou vice-versa, só ocorre se houver mudança de osmolalidade e tonicidade. As seguintes circunstâncias, ilustradas na Figura 8.4 e baseadas na discussão de Robert Pitts, traduzem situações em que se alteram a osmolalidade e o volume dos compartimentos extra e intracelular.[11]

Equilíbrio

A Inicial	B		A Final	B
5 Na⁺	10 Na⁺		9 Na⁺	6 Na⁺
	10 Cl⁻		4 Cl⁻	6 Cl⁻
5 Pr⁻			5 Pr⁻	

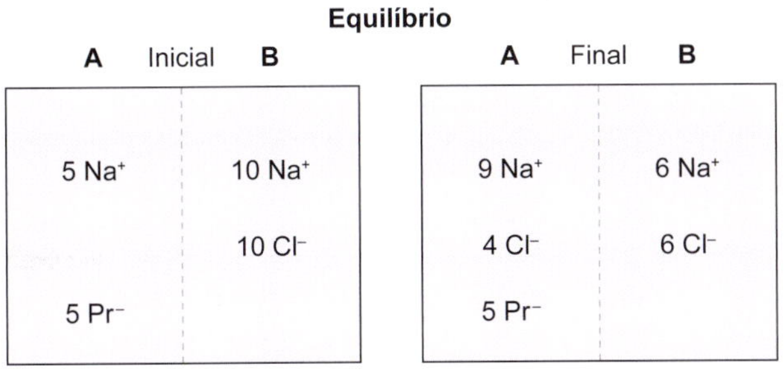

Figura 8.3 Equilíbrio de Gibbs-Donnan. No diagrama, os compartimentos A e B estão separados por uma membrana permeável ao Na⁺ e Cl⁻, mas impermeável à proteína. Após o equilíbrio final, observa-se que: 1º) O produto da concentração de íons difusíveis em um compartimento é igual ao produto dos mesmos íons no outro compartimento (94 no compartimento A e 66 no compartimento B); 2º) Em cada compartimento, a soma dos cátions deve ser igual à soma dos ânions (9 Na⁺ e 4 Cl⁻ + 5 Pr⁻ no compartimento A; 6 Na⁺ e 6 Cl⁻ no compartimento B); 3º) A concentração de cátions difusíveis será maior no compartimento que contém a proteína (carga negativa) não difusível que no outro compartimento, e a concentração de ânions difusíveis será menor no compartimento A que no B; 4º) A osmolalidade é maior no compartimento A, que contém a proteína. (Adaptada de Valtin, 1995.)[10]

> **! PONTOS-CHAVE**
> - Osmolalidade plasmática =
> $(Na \times 2) + \frac{(\text{Ureia} \times 10)}{60} + \frac{(\text{Glic.} \times 10)}{180}$
> - Osmolalidade plasmática normal ≅ 290 mOsm/kg H_2O

Adição de água ou solução hipotônica

Se se administrar água ou solução hipotônica a um indivíduo, seja VO ou IV, considerar-se-á que não haverá diurese durante o período do estudo, com a água distribuindo-se rápida e proporcionalmente entre os dois compartimentos.

Observam-se uma redução uniforme na osmolalidade e um aumento no volume dos dois compartimentos (aumento maior no intracelular por ser maior que o extracelular) (Figura 8.4).[3,6]

Adição de solução hipertônica de NaCl

A infusão IV de uma solução hipertônica de NaCl expande o compartimento extracelular e provoca um movimento passivo de água do compartimento intracelular (osmolalidade menor) para o extracelular (osmolalidade maior em virtude da solução adicionada), até que ambos os compartimentos se equilibrem e se tornem isosmóticos. A saída de água reduz o volume do compartimento intracelular e, consequentemente, aumenta a osmolalidade desse compartimento. No final, ambos os compartimentos terão uma osmolalidade maior que a inicial (Figura 8.4).[3,6]

Adição de solução isotônica de NaCl

Como o sódio permanece principalmente no compartimento extracelular, há uma expansão do volume desse compartimento, mas não ocorre alteração nas osmolalidades intra e extracelular e, tampouco, no VIC (Figura 8.4).[3,6] Quando se administra uma solução salina a 0,9% IV, ela se distribui uniformemente pelo espaço extracelular. Como este é constituído de 75% do espaço intersticial, apenas 25% do volume final infundido permanece no compartimento intravascular (ver Capítulo 15, *Terapia Parenteral | Reposição Hidreletrolítica*).

> **(!) PONTOS-CHAVE**
> - Soluções de diferentes tonicidades provocam variações no volume dos compartimentos intra e extracelular
> - Soluções isotônicas de sódio aumentam o extracelular, pois o sódio se mantém nesse compartimento
> - Soluções hipotônicas e água se distribuem no intra e extracelular (maior proporção no intracelular)
> - Soluções hipertônicas causam movimento de água do intra para o extracelular, diminuindo o primeiro e aumentando o segundo.

TROCAS LÍQUIDAS ENTRE PLASMA E INTERSTÍCIO

A nutrição das células e a remoção dos produtos do metabolismo celular somente são possíveis pela existência de uma circulação capilar, a qual possibilita uma rápida troca de nutrientes entre a circulação e as células pelo líquido intersticial. O transporte dos nutrientes e catabólitos pelo sangue depende da adequação da função circulatória e do volume líquido circulante. Portanto, manter o volume plasmático é essencial.

A pressão hidrostática determinada pela bomba cardíaca em um compartimento (vascular) altamente permeável à água e aos solutos poderia determinar a passagem de todo o líquido intravascular rapidamente para o interstício. Isso não ocorre porque, a essa pressão hidrostática, opõe-se uma outra pressão – a pressão osmótica determinada pelas proteínas, principalmente albumina, também conhecida como "pressão coloidosmótica" ou "pressão oncótica". A pressão oncótica está em torno de 25 mmHg. Já o líquido intersticial tem pouca proteína, com uma pressão oncótica em torno de 5 mmHg.[2] A diferença, portanto, entre a pressão osmótica do plasma e a do interstício é de 20 mmHg, e essa força se opõe à pressão hidrostática.[3,6]

Foi Starling quem primeiro formulou o mecanismo de distribuição de líquido entre os compartimentos vascular e intersticial (Figura 8.5). Segundo ele, o sangue chega aos capilares com certa força (pressão hidrostática), capaz de determinar o retorno venoso ao coração. A pressão hidrostática é determinada pela pressão mecânica promovida pelo coração. A pressão média nas grandes artérias é de 95 mmHg, mas, quando o sangue chega ao leito capilar, a pressão hidrostática cai para 40 a 45 mmHg, a qual determina a passagem de líquido intravascular para o interstício, opondo-se a ela a pressão oncótica das proteínas, em torno de 25 a 30 mmHg, e uma pressão do turgor intersticial de 2 a 5 mmHg. Dessa maneira, o balanço dessas forças resulta em uma pressão de filtração positiva (em torno de 10 a 15 mmHg).[3]

Uma pequena quantidade de proteínas atravessa os capilares, mas quase tudo retorna à circulação pelo sistema linfático. No entanto, uma fração permanece no interstício e é responsável pela pressão oncótica intersticial de 3 mmHg. Quando a coluna de sangue atinge o lado venoso do capilar, a pressão hidrostática está reduzida a 10 a 15 mmHg e o balanço das forças é negativo, determinando a reabsorção do líquido filtrado no lado venoso capilar.[3]

> **(!) PONTOS-CHAVE**
> - A pressão hidrostática é a principal força que provoca o movimento de líquido para fora da luz do capilar
> - A pressão coloidosmótica ou oncótica (determinada principalmente pela albumina) é a principal força que se opõe à hidrostática e provoca o movimento de líquido para dentro da luz do capilar sanguíneo.

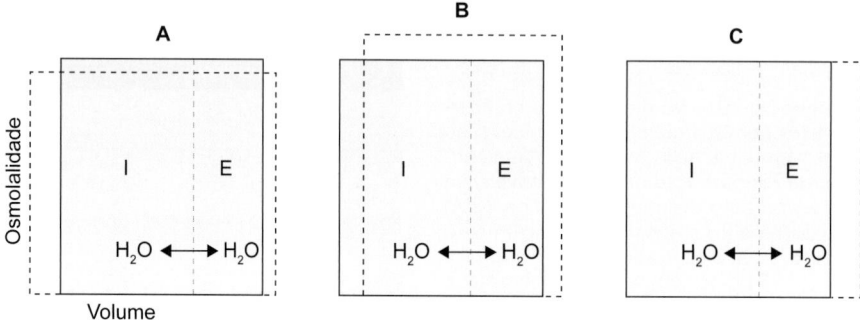

Figura 8.4 Alterações no volume e na osmolalidade dos compartimentos intra e extracelular, quando se adicionam: (**A**) apenas água ao organismo; (**B**) uma solução salina hipertônica; e (**C**) uma solução salina isotônica. O estado inicial dos compartimentos intracelular (I) e extracelular (E) está representado pelas *linhas contínuas* e, no final, por *linhas pontilhadas*. A altura do compartimento representa a osmolalidade; e a largura, o volume. (Adaptada de Pitts, 1974.)[11]

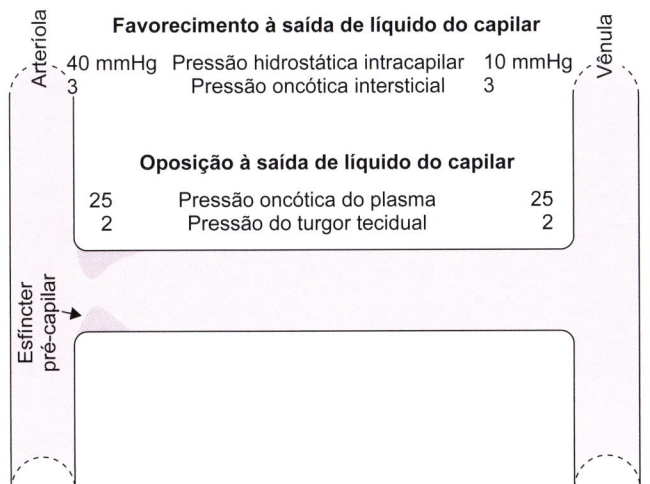

Figura 8.5 Hipótese de Starling para troca de líquido entre o plasma e o interstício. Os fatores que determinam essa troca são denominados "forças de Starling". (Adaptada de Valtin, 1995.)[10]

Acredita-se que o principal mecanismo que altera a pressão hidrostática intracapilar não seja a resistência ao longo do capilar, mas sim a atividade de esfíncteres pré-capilares (ver Figura 8.5). Quando há um relaxamento do esfíncter, a pressão hidrostática intracapilar aumenta, favorecendo a filtração ao longo do capilar; quando o esfíncter se contrai, a pressão hidrostática cai, e talvez só haja reabsorção ao longo do capilar. Também é importante a área de superfície dos capilares. Quando o esfíncter se contrai, muitos capilares são desviados da circulação arterial, reduzindo a área de superfície capilar; quando o esfíncter se relaxa, ocorre o inverso.

Além disso, o ritmo de fluxo líquido através do capilar endotelial não depende somente das forças de Starling, mas também do coeficiente de filtração, expresso pela seguinte fórmula:[10]

$$q = Kf(Pc - Pt) - (pp - pt)$$

Em que:

- q = ritmo de fluxo através do capilar
- Kf = coeficiente de filtração
- Pc = pressão hidrostática intracapilar
- Pt = pressão do turgor tecidual
- pp = pressão oncótica do plasma
- pt = pressão oncótica intersticial.

Conclui-se que, se a pressão hidrostática for excessiva, ou a pressão oncótica do plasma reduzida, haverá um excesso de filtração de líquido para o interstício; e, se for ultrapassada a capacidade de remoção pelos linfáticos, haverá edema.

> **! PONTOS-CHAVE**
>
> - O volume dos compartimentos extracelular e intracelular é determinado pelo número de osmóis nesses compartimentos
> - Os dois principais fatores que determinam a distribuição do volume do compartimento extracelular entre os seus subcompartimentos (volume plasmático e volume intersticial) são a pressão hidrostática nos capilares e a concentração plasmática de albumina
> - Salvo algumas exceções, a concentração plasmática de sódio determina o volume de líquido do compartimento intracelular, que aumenta na hiponatremia e diminui na hipernatremia
> - A homeostasia da água e do íon Na^+ é regulada por diferentes sistemas de controle
> - A quantidade de Na^+ no compartimento líquido extracelular é regulada pela taxa de reabsorção de Na^+ pelos rins
> - O balanço de água resulta da inter-relação entre a sede e a ação renal da vasopressina (hormônio antidiurético).

Exercícios

1. Adulto jovem de 70 kg. Calcular a água corporal total, o espaço extracelular, volume plasmático e o volume intracelular.
2. Em relação à proporção de água corporal total, que diferenças existem em pacientes obesos, mulheres, crianças e idosos?
3. Qual a osmolalidade plasmática de um paciente que apresenta as seguintes dosagens plasmáticas: ureia = 240 mg/dℓ; glicose = 360 mg/dℓ; sódio = 133 mEq/ℓ.
4. Diante da osmolalidade encontrada na questão anterior, o que ocorre com os compartimentos intra e extracelular?
5. O que ocorre com as forças de Starling quando da presença de hipoalbuminemia?
6. Cite um exemplo de solução intravenosa que deve ser administrada quando se deseja aumentar o volume do espaço extracelular.
7. Cite um exemplo de solução intravenosa que se administra para expandir o espaço extracelular e contrair o espaço intracelular.

Respostas

1. Em um adulto jovem de 70 kg:
   a) Água corporal total = 60% de 70 kg = 42 ℓ
   b) Volume do espaço extracelular = 20% de 70 kg = 14 ℓ
   c) Volume plasmático = 4,5% de 70 kg = 3,15 ℓ
   d) Volume do espaço intracelular = 40% de 70 kg = 28 ℓ
2. A água corporal total está diminuída (menos de 60% do peso corporal) em pacientes obesos e mulheres, pelo maior conteúdo de gordura que apresentam. Os idosos apresentam menor massa muscular e, consequentemente, menor proporção de água em relação ao peso. As crianças apresentam conteúdo de gordura reduzido; assim, a proporção de água corporal total é maior em relação ao peso.
3. Osmolalidade plasmática =

    $$(Na \times 2) + \frac{(Ureia \times 10)}{60} + \frac{(Glic. \times 10)}{180}$$

    Osmolalidade plasmática = $(133 \times 2) + (240/60 \times 10) + (360/180 \times 10) = 326$ mOsm/kg H_2O

4. No exemplo anterior, com o aumento da osmolalidade e tonicidade do plasma (a osmolalidade normal oscila entre 280 e 290 mOsm/kg H_2O), ocorre a passagem de água do espaço intracelular para o extracelular até haver um equilíbrio osmótico entre os dois compartimentos. Como resultado final, o volume do espaço intracelular sofre redução (pela perda de água) e o extracelular sofre o acréscimo de água, inclusive diluindo o sódio do intravascular.
5. Havendo hipoalbuminemia, a pressão oncótica diminui, o que favorece a filtração de líquido para o interstício no lado venoso do capilar e dificulta a reabsorção de líquido intersticial no lado venoso do capilar; caso seja ultrapassada a capacidade de absorção pelos linfáticos, isso resultará em edema.
6. Solução salina a 0,9% (chamada "solução salina isotônica").
7. Solução salina hipertônica (concentração maior que 0,9%).

REFERÊNCIAS BIBLIOGRÁFICAS

1. Rose B, Post TW. Units of solute measurement. UpToDate. 2000;9(1).
2. Hays RM. Dynamics of body water and electrolytes. In: Morton HM, Kleeman CR, editors. Clinical disorders of fluid and eletrolyte metabolism. New York: McGraw-Hill Book; 1972.
3. Guyton AC, Hall JE. Textbook of medical physiology. Philadelphia: W.B. Saunders; 1996. The body fluid compartments: extracellular and intracellular fluids; interstitial fluid and edema. p. 297-313.
4. Preston RA. Acid-Base, fluids and electrolytes made ridiculously simple. Miami: MedMaster; 1997. p. 3.
5. Oh MS, Carroll HJ. Regulation of intracellular and extracellular volume. In: Arieff AI, DeFronzo RA, editors. Fluid, electrolyte and acid-base disorders. New York: Churchill Livingstone; 1995.
6. Halperin ML, Kamel KS. Fluid, electrolyte and acid-base physiology: a problem-based approach. 5. ed. Philadelphia: W.B. Saunders; 2016. Sodium and water physiology. p. 215-64.
7. Zatz R, Seguro AC, Malnic G. Bases fisiológicas da nefrologia. São Paulo: Atheneu; 2011.
8. Edelman IS, Leibman J. Anatomy of body water and electrolytes. Am J Med. 1959;27:256-77.
9. Maffly RH. The body fluids: volume, composition and physical chemistry. In: Brenner BM, Rector FC Jr, editors. The kidney. 5. ed. Elsevier; 1976. p. 65-103.
10. Valtin H, Schafer JA. Renal function. The body fluid compartments. 3. ed. Boston: Little, Brown and; 1995. p. 17.
11. Pitts RD. Physiology of the kidney and body fluids. 3. ed. Year Book Medical Publishers; 1974. p. 11.

9 Metabolismo da Água

Miguel Carlos Riella • Cristian V. Riella • Leonardo V. Riella

INTRODUÇÃO

Como abordado no Capítulo 8, a água é o elemento mais abundante do corpo humano e constitui aproximadamente 60% da massa corporal (massa magra, *lean body mass*); esse percentual pode variar de 45 a 60%, dependendo das proporções relativas de músculo e gordura no corpo. Em torno da metade da água corporal total está localizada nos compartimentos intra e extracelular do músculo esquelético, o maior órgão do corpo humano. Ao se relacionar a água corporal total com o peso de um indivíduo, deve-se levar em consideração a proporção relativa de músculo e gordura; nesse ponto, é importante destacar que gordura neutra não se dissolve na água, e triglicerídios são armazenados nas células gordurosas sem água.

O balanço hídrico no organismo humano é mantido pelo equilíbrio entre a ingestão e a excreção de água. O balanço positivo de água se dá por três mecanismos: ingestão de água, consumo de água contida nos alimentos, e produção de água por meio da oxidação de carboidratos, proteínas e lipídios.[a,1] As perdas obrigatórias de água (por meio da pele, do trato gastrintestinal e da urina) correspondem a aproximadamente 1.600 mℓ/dia, e a água proveniente dos alimentos e sua oxidação representam aproximadamente 1.200 mℓ de água por dia. Logo, um indivíduo adulto deve ingerir pelo menos 400 mℓ de água por dia para manter o balanço hídrico.

Para evitar variações na osmolalidade plasmática, determinada principalmente pela concentração plasmática de sódio, devem-se fazer ajustes adequados na ingestão e na excreção de água. Esses ajustes são realizados mais significativamente por meio de mecanismos, como: controle da sede, secreção do hormônio antidiurético (HAD), também conhecido como arginina-vasopressina (AVP), e os mecanismos renais de conservação ou eliminação de água.[1] Esses são os componentes do sistema de controle do balanço hídrico.

Quando existe déficit de água no organismo, os rins participam de um sistema de retroalimentação com osmorreceptores e HAD, minimizando a perda de água (ver Capítulo 6). Quando há excesso de água no organismo, esses mecanismos promovem maior excreção de água pelos rins.[2]

MECANISMO DA SEDE

Para equilibrar as perdas diárias de água, é necessário haver ingesta de líquido, regulada pelo mecanismo da sede. Define-se sede como o desejo consciente de ingerir água (ver Capítulo 6).[2]

Acredita-se que os estímulos para a sede se originam tanto no compartimento intracelular quanto no extracelular. A sensação de sede origina-se no **centro da sede**, localizado nas porções anterior e ventromedial do hipotálamo. Na verdade, os neurônios que compõem o **centro da sede** são especializados na percepção de variações de pressão osmótica do plasma; por isso, são denominados "osmorreceptores". Um dos mais importantes estímulos para a sede é o aumento da osmolaridade do líquido extracelular, e o "limiar" para o surgimento da sede é em torno de 290 mOsm/ℓ. Nessa situação, os osmorreceptores sofrem certo grau de desidratação, promovendo impulsos conduzidos por neurônios especializados até os centros corticais superiores, onde, então, a sede se torna consciente.[2,3] Esse mecanismo é ativado nas situações em que há aumento da osmolalidade do plasma, como no déficit de água e na administração de soluções hipertônicas cujos solutos não penetram nas células.

Déficits no volume extracelular e na pressão arterial também desencadeiam a sede, por vias independentes das estimuladas pelo aumento da osmolaridade do plasma. A depleção do volume extracelular (diarreia, vômitos) e a perda de sangue por hemorragia, por exemplo, estimulam a sede mesmo sem haver modificação na osmolaridade do plasma. O mecanismo para que isso ocorra está relacionado com o estímulo de **barorreceptores**, receptores de pressão existentes na circulação torácica.[2] Um terceiro importante estímulo à sede é a **angiotensina II**. Fitzsimons[4] acredita que a angiotensina e outras substâncias vasoativas atuam em estruturas vasculares periventriculares (seriam receptores mecânicos da sede no cérebro), reduzindo o volume vascular a esse nível e, por conseguinte, causando sede. A hipovolemia e a baixa pressão arterial também estimulam a angiotensina II, cujas ações renais provocam efeito sobre a sede, a qual auxilia na restauração do volume sanguíneo e da pressão arterial por meio da redução da excreção de fluidos.[2]

Alguns outros fatores influenciam a ingesta de água. Mesmo que a sede seja regulada pelo centro da sede, é percebida perifericamente pela sensação de boca seca. A falta de umidade da mucosa oral e do esôfago desencadeia a sensação

---
[a] O termo diurese refere-se a um fluxo de urina maior que o normal, isto é, superior a 1 mℓ/min no adulto; antidiurese corresponde a um fluxo urinário reduzido, geralmente inferior a 0,5 mℓ/min no adulto.

de sede. A saciedade (cessar a sede) também é mediada inicialmente na periferia por receptores mecânicos na orofaringe que são estimulados pela ingesta relativa de grandes volumes de líquido. Nessa situação, a ingestão de água pode provocar alívio imediato da sede, mesmo antes de ter ocorrido a absorção da água no trato gastrintestinal ou qualquer modificação na osmolaridade do plasma. Entretanto, esse alívio da sede tem curta duração, e o desejo de ingerir água é efetivamente interrompido apenas quando a osmolaridade plasmática ou o volume extracelular volta ao normal. De modo geral, a água é absorvida e distribuída no organismo cerca de 30 a 60 minutos após a ingestão. O alívio imediato da sede, apesar de temporário, compreende um mecanismo responsável por impedir que a ingestão de água prossiga indefinidamente, o que levaria ao excesso de água e à diluição excessiva dos fluidos corporais.[2]

Estudos experimentais demonstraram que os animais não ingerem quantidades de água superiores às necessárias para restaurar a osmolaridade plasmática e a volemia ao normal.[2] Em seres humanos, a quantidade de água ingerida varia de acordo com a dieta e a atividade do indivíduo, em geral excessiva em relação às necessidades diárias. Essa ingestão excessiva, que não é induzida por um déficit de água e de mecanismo desconhecido, é extremamente importante, pois assegura o atendimento às necessidades futuras do indivíduo.

Habitualmente, a sede e a ingesta líquida representam uma resposta normal a um déficit de água, como ocorre nos exemplos já mencionados: vômitos, diarreia, diabetes insípido, diabetes melito, hipocalemia, hipercalcemia etc. No entanto, em algumas situações, o paciente tem sede, mas não há um déficit de água. Esse estado patológico pode decorrer da irritação contínua dos neurônios da sede por tumor, traumatismo ou inflamação, ingestão compulsiva de água, hiper-reninemia etc.

Hipodipsia (diminuição ou ausência de sede) é, em geral, causada por um tumor (p. ex., craniofaringioma, glioma, pineloma ectópico etc.) ou traumatismo. Além de afetarem o centro da sede, esses exemplos podem ocasionar lesão do sistema supraóptico-hipofisário, causando diabetes insípido, o que agrava o déficit de água e dificulta o manejo clínico.

ARGININA-VASOPRESSINA (HORMÔNIO ANTIDIURÉTICO)

A arginina-vasopressina (AVP), ou HAD, interage com porções terminais do néfron, aumentando a permeabilidade desses segmentos à água e, desse modo, a conservação da água e a concentração urinária (ver Capítulo 6).

Além do aumento da permeabilidade à água nos ductos coletores, a vasopressina tem uma importante participação na recirculação da ureia entre o ducto papilar e a porção ascendente fina da alça de Henle, pois aumenta a permeabilidade do ducto coletor à ureia, mecanismo que auxilia na manutenção da hipertonicidade da medula renal.[5]

A vasopressina é um hormônio sintetizado no hipotálamo por grupos de neurônios que formam os núcleos supraóptico e paraventricular, localizados próximo ao centro da sede. Após a síntese, esse decapeptídeo (arginina-vasopressina em humanos) é armazenado em grânulos e transportado ao longo dos axônios, em direção à neuro-hipófise (lobo posterior da hipófise).[3] A clivagem enzimática do pró-hormônio vasopressina não somente produz vasopressina, mas também **neurofisina** e **copeptina** (também chamada "C-terminal proarginina-vasopressina"). Visto que a **copeptina** é mais estável, pode ser mais facilmente dosada. A copeptina pode ser usada, portanto, como marcador substituto da vasopressina.[6]

Além da copeptina plasmática, dois marcadores circulantes adicionais foram avaliados em pacientes com hiponatremia: apelina e **meio-regional proatrial peptídeo natriurético** (MR-proANP). Fisiologicamente, a apelina e a vasopressina são reguladas em direções opostas pelos estímulos volêmicos e osmóticos. A apelina não apenas inibe a liberação central de vasopressina, como também contra-ataca o efeito antidiurético no rim.[7-9]

A liberação da vasopressina está condicionada a estímulos, que podem ser **osmóticos** ou **não osmóticos**.

O **estímulo osmótico** refere-se a uma alteração da osmolalidade. Quando há déficit de água no organismo, há um aumento na osmolalidade, o que reduz o volume das células por desidratação celular (inclusive das células dos núcleos supraóptico e paraventricular), estimulando, assim, a liberação do HAD. É necessário ressaltar que os osmorreceptores são estimulados apenas por variações reais da tonicidade plasmática, isto é, por solutos que não atravessam as membranas. Solutos que atravessam as membranas celulares, como a ureia (e glicose nas células cerebrais), não aumentam a secreção de vasopressina/HAD.[5,10]

Contudo, quando há excesso de água no organismo, a hiposmolalidade que se estabelece inibe a liberação do HAD. Tudo indica que a alteração do volume celular altera a atividade elétrica dos neurônios dos núcleos hipotalâmicos, afetando, assim, a liberação de vasopressina.

A sensibilidade desse mecanismo osmorregulador pode ser vista na Figura 9.1. À medida que a osmolalidade plasmática aumenta, eleva-se a concentração plasmática de HAD (Figura 9.1 A). Com pressões osmóticas plasmáticas superiores a 280 mOsm/ℓ (**limiar osmótico**), a concentração plasmática de HAD aumenta de modo linear à pressão osmótica. Mesmo com variação de 1 mOsm ou menos, a secreção de HAD varia.[3,11] A sensibilidade desse mecanismo osmorregulador pode ser ainda mais bem avaliada quando se examina a relação entre o HAD plasmático e a osmolalidade urinária. A Figura 9.1 B permite observar, que, para cada aumento de uma unidade na concentração plasmática de HAD, a osmolalidade urinária aumenta, em média, 25 mOsm/kg. Isso significa que pequenas alterações na osmolalidade plasmática são rapidamente seguidas por grandes alterações na osmolalidade urinária. Assim, uma alteração na osmolalidade plasmática de 1 mOsm/kg normalmente acarreta uma alteração na osmolalidade urinária de 95 mOsm/kg, o que é muito importante, visto que que o organismo é capaz de alterar rapidamente o volume urinário, compensando a variação na ingesta líquida e mantendo, assim, a água total constante. Desse modo, a tonicidade da água total do organismo é preservada dentro de uma estreita margem, cujo limite superior é regulado pelo osmorreceptor da sede, e o inferior, pelo osmorreceptor do HAD. Dentro desses limites (280 a 294 mOsm/kg), a tonicidade da água total ainda é regulada por ajustes na excreção de **água livre** controlada pelo HAD.

A liberação de HAD pode ser desencadeada por estímulos não osmóticos, como: diminuição da pressão arterial; diminuição da tensão da parede do átrio esquerdo e das veias pulmonares; dor, náuseas, hipóxia, hipercapnia, hipoglicemia, ação da angiotensina e estresse emocional; aumento da temperatura do sangue que perfunde o hipotálamo; e medicações – colinérgicas e beta-adrenérgicas (acetilcolina e isoproterenol,

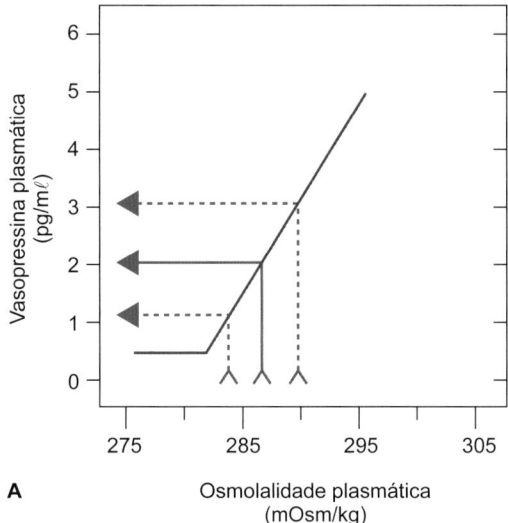 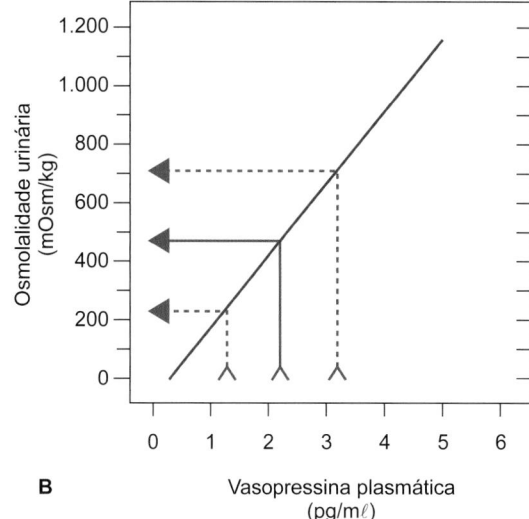

Figura 9.1 A. Representação esquemática dos efeitos de pequenas alterações na osmolalidade plasmática sobre os níveis plasmáticos de vasopressina. **B.** Repercussões de alterações na vasopressina plasmática sobre a osmolalidade urinária. (Adaptada de Robertson et al., 1976.)[10]

respectivamente), bem como morfina, nicotina, ciclofosfamida, barbitúricos etc.[2,11] Entre os estímulos **não osmóticos** para a liberação de HAD, estão os provenientes de áreas em que se encontram receptores de pressão (barorreceptores): seio carotídeo, átrio esquerdo e veias pulmonares. Eles respondem a variações da pressão sobre a parede do órgão receptor, emitindo impulsos nervosos que modulam a liberação hipotalâmica de HAD. Quando há uma menor tensão na parede do órgão, estímulos são transmitidos para a liberação central de HAD. Isso pode ocorrer, por exemplo, na contração do volume extracelular ou do volume circulante efetivo e na hipotensão arterial.[12]

A liberação não osmótica **apropriada** de arginina-vasopressina resulta da hipovolemia ou do volume sanguíneo arterial efetivo baixo. Ambos ativam os barorreceptores e causam liberação de arginina-vasopressina. No caso de diuréticos tiazídicos, esperava-se que a hiponatremia se originasse da hipovolemia causada pela saliurese; no entanto, parece se tratar da combinação entre polidipsia e comprometimento da excreção de água mediada pela ureia.[13,14]

Em geral, a liberação **inapropriada** de arginina-vasopressina é causada pelo efeito de uma enfermidade subjacente ou medicamentos nos osmorreceptores centrais. A vasopressina também pode ser produzida de maneira ectópica (p. ex., no câncer pulmonar de pequenas células).

Ao contrário, uma inibição não osmótica da liberação de HAD ocorre quando há elevação da pressão arterial, aumento da tensão da parede do átrio esquerdo e das veias pulmonares, diminuição da temperatura do sangue que perfunde o hipotálamo e uso de algumas medicações (noradrenalina, clonidina, haloperidol, difenil-hidantoína, álcool).[2]

Arginina-vasopressina e doença renal crônica

Nefropatia pelo estresse do calor (nefropatia mesoamericana)

A partir de uma evidência não tão recente, constatou-se que desidratação recorrente, sobretudo quando relacionada com o calor (*heat stress*), pode levar à doença renal crônica (DRC). Isso foi observado inicialmente na América Central, entre os operários cortadores de cana, mas outras epidemias de DRC com características similares foram descritas em outras regiões do mundo. A desidratação é um potente estímulo para liberação de vasopressina. Embora sempre se tenha observado a vasopressina como um hormônio benéfico para evitar a perda de água, mais recentemente ela vem sendo implicada como mediadora de lesão renal e efeitos agudos, incluindo hiperfiltração glomerular e albuminúria. Há também evidência experimental de que a supressão de vasopressina pode retardar a progressão da DRC, reconhecendo-se, assim, o papel dessa substância como mediadora da DRC associada ao estresse pelo calor.[15-18]

Copeptina

Pode-se deduzir do exposto até aqui que a dosagem sérica de vasopressina seria útil no diagnóstico diferencial de estados disnatrêmicos e poliúricos. Entretanto, a dosagem da vasopressina é desafiadora em razão de sua baixa concentração plasmática, da instabilidade à temperatura ambiente, bem como de outros desafios técnicos (ela se liga a plaquetas, e os testes comerciais são pouco sensíveis para baixas concentrações). Por isso, não representa um exame disponível rotineiramente. Por esses motivos, podemos nos basear na osmolalidade urinária que reflete com precisão a atividade da vasopressina.

Diante disso, a determinação da copeptina foi recentemente proposta como exame substituto. Como citado anteriormente, a copeptina é um segmento C-terminal da arginina-vasopressina, constituído de 39 aminoácidos glicopeptídios e liberado em quantidades equimolares com a vasopressina. A copeptina é estável em temperatura ambiente e, do ponto de vista técnico, trata-se de um exame mais simples. O nível de copeptina se correlaciona bem à concentração de vasopressina e varia conforme alterações de tonicidade e volume.[19]

Mecanismo de ação do hormônio antidiurético | Aquaporinas

O HAD modifica a membrana luminal das células principais dos túbulos distal final e coletor, causando aumento da permeabilidade à água, e interage com receptores específicos da superfície (receptores V1 e V2), localizados na membrana basolateral. Essa interação produz efeitos sobre o cálcio e o cAMP intracelulares, que, por sua vez, modificam a permeabilidade da membrana luminal à água. O receptor V1 existe também no músculo liso vascular, sendo responsável pelo efeito vasoconstritor do HAD, que, por isso, também é denominado "vasopressina" (ver Capítulo 6).[5,11]

Atualmente, sabe-se da existência de uma família de proteínas de membrana que exercem a função de canais de água em tecidos transportadores de fluidos (p. ex., no cristalino, nos túbulos renais etc.); esses canais de água são atualmente conhecidos como **aquaporinas**.[3,20] Já foram identificadas cinco aquaporinas que se expressam nos rins (AQP 1, 2, 3, 4 e 6).[21] Nas células principais dos túbulos distais e dos ductos coletores, está presente a **aquaporina 2**, um canal de água sensível ao HAD. Na presença de HAD, o receptor V2 é estimulado e ativa a adenilciclase e o cAMP. Desse modo, vesículas específicas no citoplasma movem-se e se fundem com a membrana apical (luminal). Essas vesículas contêm a aquaporina 2, que, uma vez inserida na membrana luminal das células principais dos túbulos distais e coletores, torna possível a passagem de água para dentro da célula.[22] No bordo basolateral das células principais, estão presentes as **aquaporinas 3 e 4**, que possibilitam o transporte de água de dentro da célula para o interstício, ainda que, nesse ponto, sem a participação do HAD.[5] As **aquaporinas 1 e 6** estão relacionadas com a absorção de água, mas em outros segmentos tubulares, também sem dependência do HAD.[21]

O HAD compreende o principal hormônio atuante na regulação da excreção de água. No entanto, outros hormônios afetam essa excreção, como poderá ser observado na próxima seção.

> **⚠ PONTOS-CHAVE**
>
> - A sede e a liberação de HAD são desencadeadas por um aumento da osmolalidade plasmática e têm por objetivo manter a osmolalidade estável
> - Além disso, o HAD é secretado em situações de baixo volume circulante efetivo
> - No rim, o HAD ativa a fusão de canais de água (aquaporina 2) com a membrana luminal dos túbulos coletores, tornando possível a reabsorção de água. A água é reabsorvida até que a osmolalidade efetiva do líquido no lúmen dos segmentos distais do néfron seja igual à osmolalidade do líquido intersticial que circunda os túbulos renais. Isso resulta em um pequeno volume de urina concentrada
> - Quando a água é ingerida em quantidade suficiente para causar uma queda da concentração plasmática de sódio e edema das células do osmorreceptor hipotalâmico (receptor de tonicidade), há diminuição da sede e inibição da liberação de vasopressina. Também ocorre excreção de urina diluída.

OUTROS HORMÔNIOS

Catecolaminas

As catecolaminas afetam a excreção de água por meio de um mecanismo intrarrenal e outro extrarrenal. No mecanismo intrarrenal, os agentes adrenérgicos alteram a resposta da membrana tubular renal ao HAD. Assim, os agonistas alfa-adrenérgicos, como a noradrenalina, causam aumento do volume urinário por diminuírem o efeito do HAD sobre a permeabilidade da membrana tubular renal à água. Já a estimulação beta-adrenérgica aumenta a permeabilidade tubular à água, causando diminuição do volume urinário.[23]

No mecanismo extrarrenal, a ação das catecolaminas promove alterações na liberação de HAD, como já mencionado. Várias outras substâncias vasoativas (angiotensina II, prostaglandina E1, nicotina) têm efeitos sobre os barorreceptores atriais, alterando a liberação de HAD.

Hormônio tireoidiano

Sabe-se que, em pacientes hipotireóideos, a capacidade de excretar uma carga de água está comprometida. Contudo, são desconhecidos os mecanismos pelos quais o hormônio tireoidiano facilita a excreção de água. Uma das hipóteses é a de que esse hormônio altere a sensibilidade do túbulo renal ao HAD. Há evidência de que a maioria dos pacientes com hipotireoidismo e hiponatremia têm elevada concentração plasmática de HAD. Como o hipotireoidismo cursa com débito cardíaco habitualmente diminuído, nesses casos a liberação de HAD pode estar sendo estimulada pela redução associada do volume arterial efetivo.[24] Também se encontrou queda da taxa de filtração glomerular (TFG) nesses pacientes, o que é revertido com a terapia hormonal apropriada.[25]

Hormônios adrenocorticais

Na insuficiência adrenal, pode-se observar um comprometimento na excreção de água, cuja causa não está esclarecida. Alguns autores acreditam que a deficiência de glicocorticoides seja responsável pela deficiente excreção de água. Segundo eles, essa deficiência produziria alguns efeitos hemodinâmicos sistêmicos (taquicardia, diminuição do volume sistólico), que estimulariam o mecanismo barorreceptor de estímulo ao HAD, causando retenção de água.

Também se tem investigado a participação da deficiência dos mineralocorticoides na diminuição da excreção de água existente na insuficiência adrenal. Acredita-se que os mineralocorticoides influenciam a secreção de HAD indiretamente, pois, ao manterem o volume extracelular, evitam a liberação não osmótica de HAD observada na depleção de volume.

Sistema renina-angiotensina

Também participa no controle da secreção de HAD, principalmente quando a osmolalidade plasmática está aumentada. A angiotensina estimula a liberação de HAD e aumenta a sensibilidade do sistema de osmorregulação.[12]

MECANISMO RENAL DE REGULAÇÃO DA ÁGUA

O extraordinário progresso nesse campo resulta, basicamente, da aplicação de técnicas de micropuntura *in vivo* no rim de mamíferos, principalmente de ratos, e, mais recentemente, do avanço da Biologia Molecular (ver Capítulo 6).

Para que seja mantida a homeostase do organismo, é necessário que o rim apresente a capacidade de variar o volume urinário de modo a reter ou eliminar água, ou seja, concentrar ou diluir a urina.

Diariamente, o organismo humano necessita eliminar produtos tóxicos resultantes do metabolismo (p. ex., ureia, ácidos orgânicos) e solutos em excesso (sódio, potássio, cálcio, magnésio). A média diária a ser eliminada é de cerca de 750 mOsm/dia. Com a ingestão usual de água (2 a 2,5 ℓ/dia), a osmolaridade urinária encontra-se entre 400 e 450 mOsm/ℓ, o que requer um volume urinário de 1,5 ℓ/dia.

Caso a ingestão de água seja deficiente, a osmolaridade da urina pode subir até 1.300 mOsm/ℓ; com isso, o volume urinário variará correspondentemente da seguinte maneira: 750 mOsm a serem eliminados ÷ osmolaridade de 1.300 = volume urinário de 0,6 ℓ.[3] Essa variação decorre do efeito do HAD, conforme já discutido, causando a reabsorção de água no ducto coletor.

Do mesmo modo, a capacidade de diluir a urina é importante para que o organismo elimine excessos de água. Isso é obtido pela redução da osmolaridade da urina até valores como 50 mOsm/ℓ.[3]

Para melhor compreender os mecanismos de concentração e diluição da urina, vale a pena relembrar alguns conceitos anatômicos, descritos a seguir.

Considerações anatômicas

Como já conhecido, cada néfron (unidade funcional básica do rim) é constituído pelo glomérulo e por uma formação tubular longa, em que os sucessivos segmentos apresentam diferentes características quanto à estrutura e função. Em sua maior parte, os néfrons são superficiais, contendo alças de Henle curtas e sem ramo ascendente delgado. Os néfrons restantes são justamedulares, e seus glomérulos estão situados próximo à junção corticomedular, com longas alças de Henle e com ramo ascendente delgado (Figura 9.2).

Os trabalhos experimentais mostraram que o transporte de água e solutos no néfron distal ocorre em pelo menos cinco segmentos morfologicamente distintos:

- Ramo ascendente espesso da alça de Henle
- Mácula densa
- Túbulo contorcido distal
- Ductos coletores corticais
- Ductos coletores papilares.

O ramo ascendente espesso da alça de Henle estende-se da medula externa até a mácula densa. Esse segmento reabsorve NaCl por meio de uma membrana impermeável à água, gerando, portanto, um líquido hipotônico.

A mácula densa é um segmento mais curto, cujas células parecem agir como sensoras no mecanismo regulador do *feedback* tubuloglomerular (ver Capítulo 10).

Na mácula densa, inicia-se o túbulo contorcido distal. O túbulo distal **clássico** sempre foi considerado o segmento que se estende da mácula densa até a junção com outro túbulo distal. Posteriormente, mostrou-se que esse segmento, na verdade, está formado por dois segmentos distintos: **segmento proximal**, cujo epitélio é similar ao do ramo ascendente espesso; e **segmento distal** (também denominado "túbulo coletor"), cujo epitélio se assemelha ao do ducto coletor cortical (ver Capítulo 1).[26]

O segmento distal (ducto coletor) do túbulo contorcido distal somente responde à ação do HAD em algumas espécies de animais. Já o segmento cortical do ducto coletor tem uma permeabilidade alta à água na presença de HAD e uma permeabilidade baixa na ausência deste.

A permeabilidade à ureia do segmento cortical do ducto coletor é baixa, mesmo na presença de HAD. O segmento medular internopapilar do ducto coletor tem uma permeabilidade à ureia mais alta que a do segmento cortical e, na presença de HAD, aumenta mais. A permeabilidade desse segmento medular internopapilar à água é alta na presença de HAD e baixa na ausência deste.

Vascularização da medula renal

A medula renal pode ser dividida em externa, com uma faixa externa e outra interna (a faixa externa é também conhecida como zona subcortical), e interna (ver Figura 9.2).

O sangue chega à medula renal pelas arteríolas eferentes de glomérulos justamedulares. Esses vasos dividem-se na zona subcortical para formar as *vasa recta* arteriais, que atravessam a medula em feixes em forma de cone e, às vezes, os deixam para suprir um plexo capilar adjacente. Os plexos capilares são drenados por *vasa recta* venosas que entram em um desses feixes e ascendem até a base do cone, na zona subcortical (Figura 9.3).

No rato, uma secção transversal da medula externa mostra três zonas concêntricas: (a) área central, contendo *vasa recta* arterial e venoso; (b) anel periférico, contendo *vasa recta* venosos e a maioria dos ramos descendentes das alças de Henle; e (c) por fora do anel, o ramo ascendente da alça de Henle, o ducto coletor e o plexo capilar.[27]

Acredita-se que as *vasa recta* tenham a função de remover o líquido absorvido dos ductos coletores e do segmento descendente da alça de Henle. O fluxo de plasma na parte terminal das *vasa recta* ascendentes é maior que aquele na entrada das *vasa recta* descendentes, diferença que é igual ao ritmo de absorção de líquido do segmento descendente da alça de Henle e do ducto coletor. Isso é necessário, pois não se conhece nenhuma outra via pela qual a água reabsorvida possa chegar da medula à circulação sistêmica. Na verdade, existem mais ramos ascendentes do que descendentes da *vasa recta*, e os primeiros têm orifícios grandes (chamados "fenestra") para acelerar o processo de difusão.

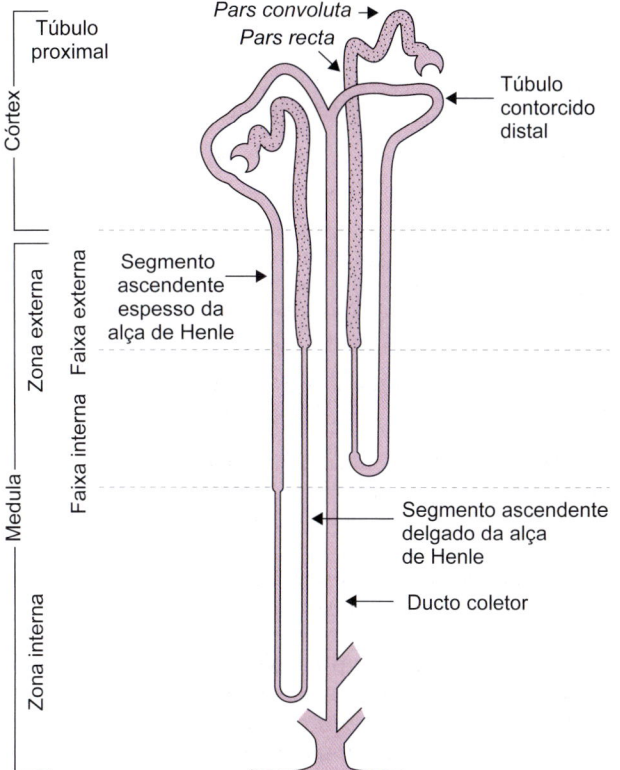

Figura 9.2 Relação dos vários segmentos do néfron com o córtex e a medula renal.

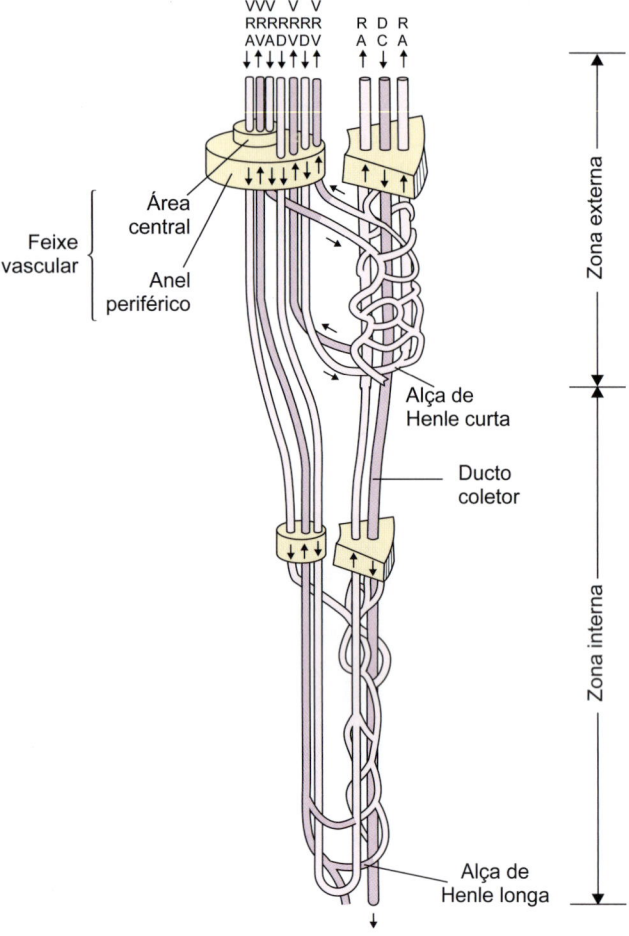

Figura 9.3 Esquema da estrutura da medula renal no rato (zonas interna e externa). DC: ducto coletor; RA: ramo ascendente da alça de Henle; RD: ramo descendente da alça de Henle; VRA: *vasa recta* arteriais; VRV: *vasa recta* venosos. (Adaptada de Kriz e Lever, 1969.)[27]

> **! PONTOS-CHAVE**
>
> São fatores que possibilitam que o rim conserve água e excrete urina hipertônica:
> - *Vasa recta*: sistema único de irrigação que funciona como um trocador contracorrente, impedindo a saída significativa de osmóis do interstício medular
> - Inserção de canais de água (aquaporina 2) na membrana luminal do túbulo distal. Como resultado, as células principais dos ductos coletores ficam altamente permeáveis à água
> - Geração de uma elevada osmolalidade no interstício medular. Isso ocorre pela reabsorção ativa de íons Na^+ e Cl^- sem água do ramo ascendente espesso da alça de Henle (impermeável à água).

Concentração da urina | Mecanismo de contracorrente

Conforme visto, 180 ℓ de líquido são filtrados pelos rins diariamente, dos quais apenas 1,5 ℓ é excretado na urina; isso significa que, em um adulto, aproximadamente 100 mℓ de filtrado glomerular chegam aos túbulos proximais a cada minuto. A maior parte da água filtrada (60 a 70%) é reabsorvida no túbulo contorcido proximal, acompanhando a reabsorção de NaCl. Portanto, nesse segmento, a absorção de água é passiva.

Cerca de 10% são reabsorvidos na *pars recta* do túbulo proximal pelo mesmo mecanismo. No ramo descendente delgado da alça de Henle, ocorre a reabsorção (10 a 15%) de água livre (sem soluto), em razão do gradiente osmótico existente entre o túbulo e o interstício medular. Esse gradiente osmótico se estabelece graças a um sistema de contracorrente multiplicador (ver a seguir). O restante é reabsorvido nos ductos coletores, sob a influência do HAD. O líquido que atinge o túbulo contorcido distal é sempre hipotônico, e a eliminação de urina concentrada ou diluída depende da reabsorção de água nos ductos coletores (ver Capítulo 6).

Inicialmente, observou-se, em vários mamíferos, que o grau de concentração urinária por eles alcançado estava relacionado com o comprimento do segmento delgado das alças de Henle. Posteriormente, comprovou-se que apenas mamíferos e alguns pássaros podiam elevar a concentração de urina acima da concentração do plasma, e que esses animais tinham alças de Henle medulares (portanto, longas). Esse fato sugeriu que a concentração de urina deveria ocorrer no interior das alças de Henle.

A hipótese do **sistema de contracorrente multiplicador** para explicar a concentração de urina ao longo dos túbulos foi sugerida, em 1942, por Werner Kuhn, com base na configuração em U da alça de Henle. Ele observou que, em decorrência dessa configuração, o líquido tubular fluiria em ramos adjacentes, mas em direções opostas. Sendo um físico-químico familiarizado com termodinâmica, ele sabia que um fluxo contracorrente poderia estabelecer grandes gradientes de temperatura ao longo do eixo longitudinal de canais adjacentes, ao passo que são pequenos os gradientes de temperatura entre canais transversais (ver Figura 9.5 mais adiante).[28] Transportando esses princípios para a pressão osmótica, ele imaginou que pequenas diferenças na concentração de solutos entre os dois ramos da alça de Henle poderiam resultar em grandes diferenças de concentração ao longo dos túbulos. Além disso, achou que essas grandes diferenças de concentração poderiam ser transmitidas ao interstício que cerca os túbulos, criando, assim, um aumento progressivo na concentração de soluto, paralelamente aos túbulos.

Haveria necessidade, no entanto, de três fatores básicos para que o sistema de contracorrente multiplicador funcionasse:

- Fluxo contracorrente (proporcionado pela alça de Henle)
- Diferenças de permeabilidade entre os túbulos (o ramo ascendente é praticamente impermeável à água)
- Fonte de energia (atualmente atribuída ao transporte ativo de cloro no ramo ascendente espesso).

Quando da existência desses elementos, o líquido tubular seria concentrado da seguinte maneira (Figura 9.4):

1. No segmento ascendente espesso da alça de Henle, há uma reabsorção **ativa** de cloro, a qual cria uma diferença transtubular de potencial elétrico, responsável pela remoção passiva de sódio.
2. O segmento ascendente espesso tem uma baixa permeabilidade à água, o que possibilita que o fluido tubular nesse segmento se torne hiposmótico em relação ao do interstício. No entanto, a ureia permanece no interior do túbulo, pois esse segmento tem uma permeabilidade baixa à ureia.
3. No ducto coletor cortical, já existe ação do HAD, e, na presença deste, a água é reabsorvida, tornando o líquido tubular isosmótico com o sangue. A permeabilidade desse segmento à ureia é baixa, e, com a perda de água, a concentração intraluminal de ureia aumenta ainda mais.

4. Na medula externa, o interstício hiperosmolar (osmolalidade determinada em parte pela reabsorção de NaCl no segmento ascendente espesso) retira mais água do líquido tubular, aumentando ainda mais a concentração de ureia.
5. Na medula interna, tanto a água quanto a ureia são reabsorvidas do ducto coletor na presença do HAD. Esse segmento (medular interno do ducto coletor) tem uma permeabilidade mais alta à ureia que o segmento cortical do ducto coletor; essa permeabilidade aumenta mais quando há HAD. Esse segmento apresenta uma permeabilidade alta à água na presença de HAD e baixa em sua ausência.
6. O NaCl e a ureia no interstício exercem uma força osmótica para retirar água do segmento descendente delgado da alça de Henle. Esse segmento é relativamente impermeável à ureia e ao NaCl. Essa perda de água faz aumentar a concentração de NaCl no ramo descendente delgado de tal modo que, na curva da alça, a concentração de NaCl será maior no interior do túbulo do que no interstício. No entanto, o líquido tubular nesse nível é isosmótico com o interstício papilar, cuja concentração total de soluto é constituída, em sua maior parte, pela ureia.
7. Quando o líquido tubular atinge o ramo ascendente delgado da alça de Henle (segmento impermeável à água e permeável ao NaCl), o NaCl entra **passivamente** para o interstício (em razão do gradiente de concentração). Como a permeabilidade desse segmento é mais alta para o NaCl do que para a ureia, o NaCl sai do túbulo para o interstício mais rapidamente que a ureia quando esta passa do interstício para o interior do túbulo. Com o aumento da concentração de NaCl no interstício, ocorre maior absorção de água na porção fina descendente da alça, com consequente maior hipertonicidade do fluido tubular, o que promove um fluxo maior de Na^+ e Cl^- no ramo ascendente delgado da alça de Henle, constituindo, assim, um sistema de contracorrente multiplicador, aparentemente passivo na medula interna, que foi iniciado e mantido pelo transporte de Na^+ e Cl^- na porção espessa da alça na região medular externa.
8. O ramo ascendente espesso recebe, portanto, um fluido diluído, que se tornará ainda mais diluído por causa da reabsorção de NaCl nesse segmento.

A urina final pode alcançar uma concentração próxima, mas não exceder a concentração do interstício medular. No ser humano, em condições de antidiurese, a concentração urinária máxima alcançada é de aproximadamente 1.200 a 1.300 mOsm/kg, ou seja, quatro vezes a osmolalidade do plasma.

Apesar do progresso alcançado nos últimos anos pelos estudos sobre os mecanismos de concentração da urina, muitos aspectos ainda permanecem sem solução. Atualmente, aceita-se que a alça de Henle representa o elemento multiplicador no sistema de contracorrente e que o segmento delgado da alça é o multiplicador na medula interna.[18] Pouca dúvida resta também a respeito de que o segmento delgado ascendente da alça é a fonte de NaCl responsável pelo aumento na concentração de NaCl desde a base da medula interna até a papila.[29] A incerteza permanece em relação ao mecanismo de reabsorção do NaCl no segmento delgado ascendente: se ativo ou passivo. Nos últimos anos, vários modelos experimentais tentaram solucionar o problema, como os de Stephenson[30] e, ainda, o de Kokko e Rector[31], bem como de Kokko e Tisher.[32] A descrição utilizada anteriormente para o mecanismo de concentração do líquido tubular baseou-se no modelo de Kokko e Rector,

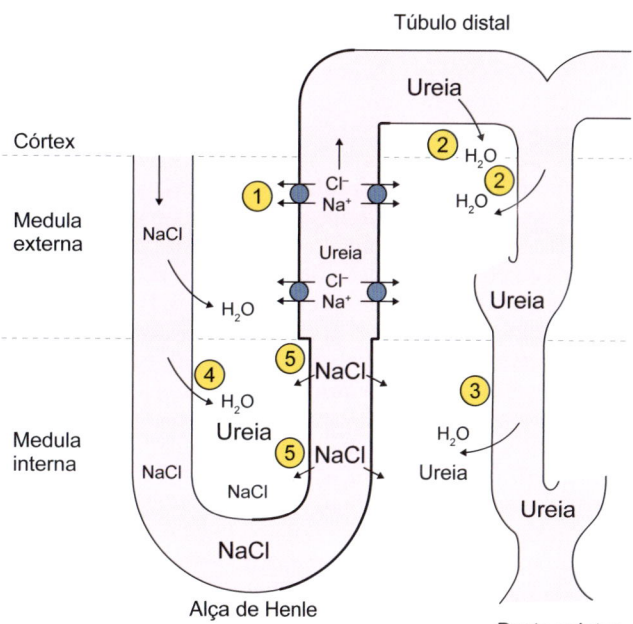

Figura 9.4 Sistema de contracorrente multiplicador. O diagrama mostra os ramos descendente e ascendente da alça de Henle, o túbulo distal e o ducto coletor. O contorno mais espesso do ramo ascendente da alça de Henle indica que esse ramo é impermeável à água. **1.** Reabsorção ativa de cloro e passiva de sódio: mecanismo que dilui o líquido tubular e torna o interstício medular hiperosmótico. **2.** No segmento distal (ducto coletor) do túbulo distal (em algumas espécies de animais), ocorre reabsorção de água por meio de um gradiente osmótico. A presença de HAD facilita esse transporte passivo. Com a reabsorção de água, ocorre concentração intratubular da ureia. **3.** Na medula interna, a água e a ureia são reabsorvidas. O acúmulo da ureia no interstício medular cria o gradiente osmótico para a reabsorção passiva de água no ramo descendente da alça de Henle (**4**) e, assim, concentra o NaCl no ramo descendente da alça de Henle (**5**). O tamanho das letras dos solutos indica a concentração relativa. (Fonte: Stephenson, 1972; Kokko e Rector, 1972.)[30,31]

que parte do pressuposto de que **não** há um transporte ativo na medula interna (segmento delgado ascendente), no que diz respeito ao mecanismo de concentração.

FLUXO SANGUÍNEO MEDULAR

Como já mencionado, acredita-se que as *vasa recta* têm a função de remover o líquido absorvido nos ductos coletores e no segmento descendente da alça de Henle. Naturalmente, o fluxo sanguíneo medular deve ser de tal ordem que os solutos do interstício não sejam excessivamente removidos, o que eliminaria o gradiente osmótico medular, tão importante na concentração urinária. Sabe-se, pois, que a concentração osmolar na ponta da papila é inversamente proporcional ao fluxo sanguíneo para essa área.

A manutenção do interstício hiperosmolar dá-se em razão de:

- Baixo fluxo sanguíneo medular (apenas 5% do fluxo plasmático renal passa pelas áreas medular e papilar)
- Presença das *vasa recta*, responsáveis por um sistema de contracorrente **trocador**. A disposição anatômica da circulação capilar na medula tem todas as características de um sistema de contracorrente trocador.

O princípio desse sistema, conhecido em Termodinâmica, tem sido aplicado a sistemas biológicos e está ilustrado na Figura 9.5. Suponha-se um tubo ao qual se fornece água a 30°C e a um fluxo de 10 mℓ/min (Figura 9.5 A). Essa água passa por uma fonte de calor e recebe 100 calorias/min. Logo, a água que sai do tubo está a uma temperatura de 40°C. A seguir, dobra-se o tubo, introduzindo, portanto, um fluxo contracorrente no sistema e mantendo a fonte de calor no mesmo local (Figura 9.5 B). O sistema é montado de tal maneira que o fluxo de saída passa próximo do fluxo de entrada, propiciando a troca de calor entre os dois fluxos (entrada e saída). Dessa maneira, a água aquecida (que está saindo) encontra a água fria (que está entrando) e perde calor para ela. Portanto, a temperatura da água que entra se eleva **antes** de atingir a fonte de calor. O processo continua até que se atinja um estado de equilíbrio. A temperatura máxima alcançada no sistema de contracorrente é maior que no fluxo retilíneo.

As mesmas considerações são válidas para a adição de soluto em vez de calor (Figura 9.5 C). O soluto (NaCl) é adicionado ao interstício, e o equilíbrio entre os capilares se faz por meio do interstício. A finalidade desse sistema de capilares é facilitar ao máximo a transferência de uma molécula permeável entre canais adjacentes, evitando o movimento das moléculas ao longo desses canais.

A arquitetura vascular da medula renal facilita a troca de água e solutos entre as *vasa recta* ascendentes e descendentes, minimizando a entrada de água e a saída de soluto da medula renal da seguinte maneira (Figura 9.6):[33]

1. O sangue circula pelas *vasa recta* por meio do interstício medular, progressivamente mais hiperosmolar em direção à papila. A pressão hidrostática transcapilar favorece a saída de líquido do capilar, e a pressão oncótica transcapilar favorece a entrada de líquido para o capilar. Como o sangue circula rapidamente, não há tempo para um equilíbrio osmótico entre o capilar e o interstício.
2. Como a concentração dos solutos no interstício é maior, a pressão osmótica transcapilar favorece a saída de água do capilar descendente, aumentando a concentração das proteínas plasmáticas.
3. Como os capilares são permeáveis a NaCl e ureia, e a concentração destes no interstício é maior que no capilar, eles entram no capilar descendente.
4. Quando o sangue atinge o capilar ascendente, a concentração de solutos no plasma excede a do interstício (que se torna progressivamente menos hiperosmolar em direção ao córtex), e os solutos, então, deixam o capilar.
5. Do mesmo modo, a pressão oncótica (determinada pelas proteínas plasmáticas) está elevada quando o sangue atinge o capilar ascendente. A soma da pressão oncótica e da pressão osmótica (determinada pelos solutos não proteicos) determina a entrada de líquido no capilar.
6. A quantidade de líquido que entra no capilar ascendente é maior que a de líquido removida do capilar descendente, e a diferença é igual ao volume de líquido reabsorvido no ramo descendente da alça de Henle e nos ductos coletores.
7. Em resumo, as *vasa recta* preservam os solutos e removem a água, mantendo a hiperosmolalidade da medula renal.

Papel da ureia no mecanismo de concentração urinária

A ureia é o produto final do metabolismo proteico nos mamíferos, sendo excretada quase unicamente pelos rins. Além da água e dos gases sanguíneos, a ureia é a substância mais difusível no organismo.

Investigações anteriores já haviam demonstrado que a presença de ureia era essencial para a obtenção de uma osmolalidade urinária máxima. Se um animal deficiente em proteínas recebia ureia, a capacidade de concentração urinária aumentava.

Recirculação medular da ureia

1. Uma quantidade mais ou menos constante de ureia é reabsorvida no túbulo proximal, independentemente do balanço de água.
2. No ducto coletor cortical (e, em algumas espécies, no túbulo coletor), sob a influência do HAD, a água é reabsorvida, o que determina um aumento da concentração intraluminal de ureia (ver Figura 9.4).

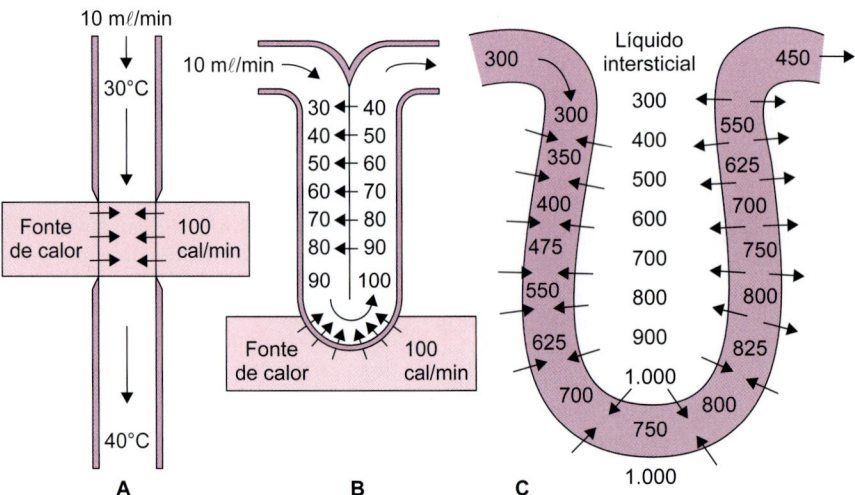

Figura 9.5 Princípios do sistema de contracorrente trocador. Observa-se que a temperatura máxima obtida no sistema de contracorrente (**B**) é maior que a obtida no sistema de fluxo linear (**A**). Em **C**, está representada uma alça capilar em contato com o líquido intersticial. Nota-se que, no início (*setas*), os sais de sódio penetram no capilar e, no fim, retornam para o interstício. (Adaptada de Berliner et al., 1958.)[28]

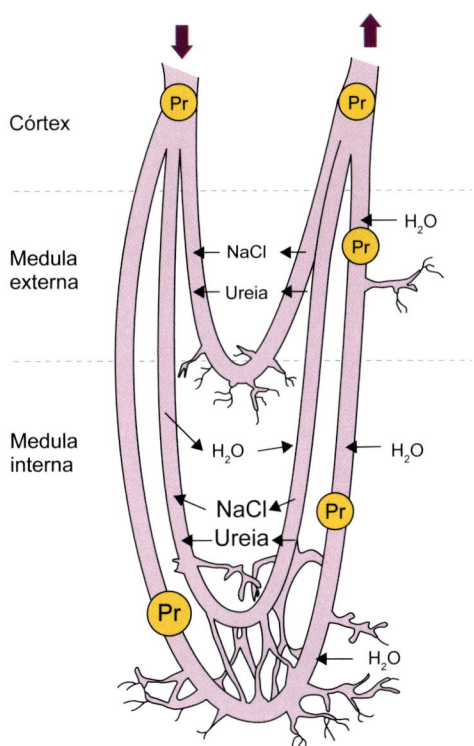

Figura 9.6 Sistema de contracorrente trocador pelas *vasa recta*. Pr: proteína plasmática. O tamanho das letras dos solutos indica a concentração relativa de cada soluto com relação à sua localização na medula (ver texto para detalhes de funcionamento do sistema). (Adaptada de Jamison e Maffly, 1976.)[33]

3. No segmento medular internopapilar do ducto coletor, a permeabilidade à ureia aumenta mesmo na ausência do HAD; na presença deste, parece aumentar ainda mais essa permeabilidade. Dessa forma, pela diferença transtubular da concentração de ureia, esta se difunde para o interstício medular.
4. A ureia, então, torna a entrar no túbulo renal na *pars recta* do túbulo proximal ou no ramo descendente de néfrons superficiais e justamedulares. Como a alça delgada justamedular está em uma região que contém uma alta concentração de ureia no interstício, entra mais ureia no néfron justamedular do que no superficial. Portanto, o fluxo de ureia que deixa o túbulo distal justamedular é maior em comparação ao que deixa o néfron superficial.

> **! PONTOS-CHAVE**
> - Quando existe déficit de água, os rins reabsorvem mais água pelo mecanismo de concentração urinária, estimulado pelo HAD
> - A concentração urinária depende da manutenção de uma medula renal hipertônica pelo mecanismo de contracorrente e recirculação de ureia.

Diluição da urina

Não importa se a urina final será hiper ou hipotônica: o líquido tubular que chega ao túbulo contorcido distal será **sempre** hipotônico. Os ductos coletores (segmentos cortical e medular internopapilar) e o segmento distal do túbulo contorcido distal são sensíveis à ação do HAD. Quando há uma redução ou cessação na liberação de HAD, esses segmentos tornam-se relativamente impermeáveis à água. Consequentemente, no sistema coletor, o líquido hipotônico permanece hiposmótico em relação ao plasma. No segmento medular internopapilar do ducto coletor, há reabsorção de água, pois o segmento ainda é permeável à água (embora menos) na ausência de HAD.

A permeabilidade à ureia do segmento medular internopapilar do ducto coletor diminui na ausência de HAD; logo, a reabsorção de ureia também diminui. Além disso, como há redução geral na reabsorção de água, o gradiente transtubular de ureia também diminui (é importante lembrar que é a reabsorção de água dos segmentos pouco permeáveis à ureia que determina o aumento de sua concentração intratubular), e logo diminui a recirculação medular do sistema coletor para a alça de Henle. Como já exposto, a ureia exerce um papel fundamental no sistema de contracorrente.

A capacidade de um indivíduo ingerir grande quantidade de água, sem acarretar excesso de água no organismo, traduz a capacidade renal de excretar grande quantidade de urina diluída. A osmolalidade mínima que pode ser alcançada pelo rim humano é de aproximadamente 50 a 60 mOsm/kg, tornando possível volumes de urina de 15 a 20 ℓ/dia.

É necessário frisar alguns pontos importantes no mecanismo de diluição da urina e expor os conceitos de *clearance* osmolar e *clearance* de água livre (Quadro 9.1).

Baseando-se no que já foi exposto anteriormente, conclui-se que a formação e a excreção de uma urina diluída dependem de três fatores básicos:

- Oferta adequada de líquido tubular ao segmento diluidor do néfron
- Reabsorção adequada de soluto no segmento diluidor do néfron
- Impermeabilidade do segmento diluidor do néfron à água.

Ao analisar a urina, observa-se que ela é constituída por uma fase aquosa na qual vários solutos estão dissolvidos. Os solutos são ânions e cátions não voláteis e os produtos do metabolismo nitrogenado. Se for relacionada à concentração desses solutos na urina (ou seja, a osmolalidade urinária) com a osmolalidade plasmática, serão possíveis três tipos de tonicidade urinária: isotônica, hipotônica e hipertônica em relação ao plasma (Figura 9.7). Foi Homer Smith quem originalmente considerou a urina como contendo dois **volumes virtuais**: um volume contendo uma quantidade de soluto excretado em uma concentração igual à do plasma (isotônica) e outro, água **sem** soluto.[34]

Quadro 9.1 Mecanismos renais necessários para o *clearance* de água.

A. Produção de um gradiente osmótico
1. Número suficiente de néfrons funcionantes
2. Oferta suficiente de NaCl aos segmentos medulares
3. Transporte suficiente de NaCl nos segmentos medulares
4. Conservação suficiente de ureia na medula renal
B. Utilização do gradiente osmótico
1. Fluxo sanguíneo renal apropriado
2. Ação apropriada da vasopressina nos ductos coletores
3. Resposta apropriada da vasopressina pelos ductos coletores
4. Fluxo urinário apropriado

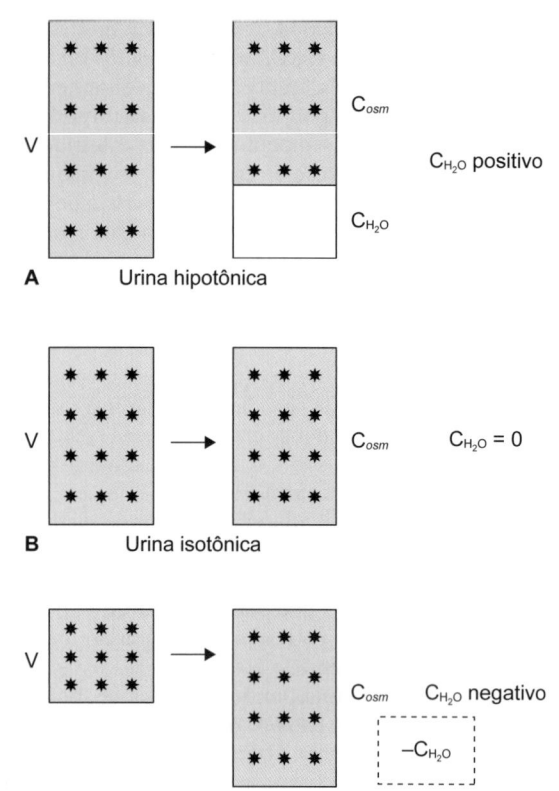

Figura 9.7 A a C. Relação do *clearance* de água livre com a tonicidade da urina. (Adaptada de Hays e Levine, 1976.)[35]

Quando se considera o fluxo urinário (mℓ de urina por minuto), o volume de urina que contém os solutos em uma concentração igual à do plasma é denominado "*clearance* osmolar", e o volume de urina sem solutos refere-se ao *clearance* de água livre. O termo "*clearance* de água livre" é errôneo, pois, na verdade, não indica a depuração de uma substância e não é calculado pela fórmula clássica

$$U \times V/P$$

Mas por:

$$C_{H_2O} = V - C_{osm}$$

Em que:

- C_{H_2O}: *clearance* de água livre
- V: volume de urina (fluxo urinário em mℓ/min)
- C_{osm}: *clearance* osmolar.

Considerando de outra maneira, pode-se dizer que o *clearance* de água livre se refere à quantidade de água livre (água sem solutos) que precisa ser adicionada ou retirada da urina para que esta se torne isosmótica em relação ao plasma.

Conforme indica a Figura 9.7 B, quando a urina é isotônica, isto é, tem a mesma concentração osmolar que o plasma, o *clearance* de água livre é zero. Já na urina hipotônica, o *clearance* de água livre é positivo e, na hipertônica, negativo. Costuma-se empregar a expressão TC_{H_2O} quando o *clearance* de água livre for negativo. A letra C indica que a reabsorção ocorre nos ductos coletores. Portanto, $TC_{H_2O} = -C_{H_2O}$.

O *clearance* **osmolar**, que se refere ao volume de urina necessário para excretar todos os solutos urinários em uma proporção isosmótica, é calculado pela fórmula clássica do *clearance*:

$$C_{osm} = \frac{U_{osm} \times V}{P_{osm}}$$

Em que:

- C_{osm}: osmolalidade urinária (mOsm/ℓ)
- V: fluxo urinário (mℓ/min)
- P_{osm}: osmolalidade plasmática (mOsm/ℓ)

Os exemplos a seguir mostram o cálculo do *clearance* osmolar e o do *clearance* de água livre:

1. Calcular o C_{osm} de um paciente que apresenta osmolalidade plasmática de 300 mOsm/ℓ, osmolalidade urinária de 100 mOsm/ℓ e fluxo urinário de 5 mℓ/min:

$$C_{osm} = \frac{100 \times 5}{300} = 1,66 \, \ell/min$$

2. Calcular o *clearance* de água livre de um paciente cuja urina apresenta osmolalidade de 600 mOsm/ℓ, osmolalidade plasmática de 300 mOsm/ℓ e fluxo urinário de 1 mℓ/min:

$$C_{H_2O} = 1 - \frac{600 \times 1}{300} = -1 \text{ (significa urina hipertônica)}$$

Observação: é importante lembrar que a osmolalidade urinária pode estar elevada pela presença de um osmol inefetivo: a ureia. Nesse caso, o *clearance* de água livre pode ser negativo e interpretado de forma errada como decorrente da retenção renal de água livre (p. ex., azotemia pré-renal). A eliminação de ureia aumenta o fluxo urinário, podendo causar hipernatremia, mas a osmolalidade urinária está alta pela presença de ureia.

Interpretação do *clearance* osmolar e do *clearance* de água livre

Obviamente, variações na ingesta e na excreção osmolar não causarão alterações na osmolalidade plasmática (pois a fração osmolar é sempre isosmótica). No entanto, para que se mantenha a osmolalidade, a fração de água livre ingerida deverá ser igual ao *clearance* de água livre. Se a ingestão de água livre exceder o *clearance* de água livre, haverá uma diminuição da osmolalidade plasmática. Fica claro, portanto, a importância do mecanismo renal de diluição da urina (excreção de água livre) na preservação da osmolalidade plasmática (Figura 9.8).

> **(!) PONTOS-CHAVE**
>
> - A diluição urinária é resultado da impermeabilidade dos ductos coletores à água na ausência de HAD
> - A excreção dos excessos de água é realizada por meio da elaboração de urina final diluída.

DISTÚRBIOS CLÍNICOS DO METABOLISMO DA ÁGUA

A integração do sistema sede-HAD-rim possibilita que, mesmo com grandes variações na ingesta líquida, a osmolalidade no organismo se mantenha mais ou menos constante.

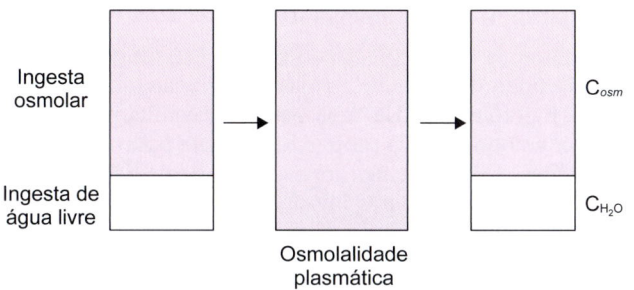

Figura 9.8 Relação entre a osmolalidade plasmática e a ingesta e excreta osmolar e de água livre. Como a fração osmolar é sempre uma fração isotônica, não há alterações na osmolalidade plasmática quando da modificação da ingesta ou excreta da fração osmolar. No entanto, variações na ingesta ou excreta de água livre modificam a osmolalidade plasmática. (Adaptada de Hays e Levine, 1976.)[35]

Quando há déficit de água, a osmolalidade no organismo aumenta, o que estimula a sede e a liberação de HAD, além de alterar a permeabilidade do epitélio do ducto coletor, tornando possível uma maior conservação de água. Quando há excesso de água, ocorre o inverso: hipo-osmolalidade, ausência de sede e menor liberação de HAD e consequente menor permeabilidade à água no ducto coletor, causando, portanto, maior diurese. Daí se deduz que alterações no mecanismo de concentração e diluição da urina provocam distúrbios no metabolismo da água: a hipernatremia e a hiponatremia, respectivamente.

É importante também relembrar que os distúrbios do metabolismo da água estão relacionados com alterações na osmolalidade plasmática e se evidenciam pela dosagem do sódio plasmático, o qual estará concentrado ou diluído no plasma, de acordo com a água corporal total do indivíduo. Já os distúrbios do metabolismo do sódio são verificados pela avaliação do estado do espaço extracelular, por meio do exame físico (ver Capítulos 8 e 10).[36]

O termo "desidratação" refere-se à perda de água que resulta em uma elevação do sódio plasmático e um déficit de água intracelular em decorrência do movimento de água das células para o líquido extracelular. Já "depleção de volume" corresponde à diminuição do volume extracelular ocasionada pela perda de sódio e água, como ocorre nas diarreias.[36,37]

DÉFICIT DE ÁGUA | HIPERNATREMIA | ESTADO HIPEROSMOLAR

A hipernatremia, que ocorre quando a concentração plasmática de sódio está acima de 145 mEq/ℓ, representa um dos distúrbios eletrolíticos mais comuns em pacientes hospitalizados. Chega a ser preocupante o fato de que, nessa população, uma importante causa de hipernatremia seja a iatrogenia por reposição inadequada das perdas em pacientes com acesso restrito à água.[38]

Um déficit de água no organismo é acompanhado por um aumento na concentração plasmática de sódio. Como já abordado no Capítulo 8, o sódio é o principal íon determinante da osmolalidade no compartimento extracelular, de modo que a hipernatremia tem grande importância clínica, por sua associação à hiperosmolaridade e a consequentes efeitos sobre o conteúdo celular de água. A hipernatremia é a principal causa de hiperosmolaridade.

Uma série de adaptações se dá em todo o organismo para minimizar o efeito da hiperosmolaridade sobre a estrutura e a função da célula, especialmente no cérebro. Os sintomas de hiperosmolaridade aparecem quando esses mecanismos de adaptação são ultrapassados.[39]

A membrana celular é, de modo geral, altamente permeável à água, o que torna o volume intracelular muito suscetível às variações da osmolaridade do extracelular. A hiperosmolalidade induz um movimento de água do intracelular para o extracelular, reduzindo o volume celular. Essa alteração no volume celular leva a mudanças no volume e na função celulares.

Por motivos anatômicos, o cérebro é especialmente vulnerável às alterações no volume celular. Reduções agudas no volume cerebral podem levar a uma separação entre o cérebro, as meninges e o crânio, com ruptura de vasos sanguíneos e hemorragia. Contudo, no cérebro, os astrócitos conseguem restaurar o volume cerebral ao normal após transtornos osmóticos. No caso da hipernatremia, após algum tempo, essas células respondem com um aumento na concentração intracelular de vários solutos osmoticamente ativos, incluindo o sódio, o potássio e o cloro. Além desses, progressivamente há acúmulo dos chamados "osmóis idiogênicos", que abrangem aminoácidos (glutamato, glutamina, taurina, ácido gama-aminobutírico), creatina, fosfocreatina, mioinositol e glicerofosforilcolina. Na hipernatremia aguda, por não ter havido tempo suficiente para o acúmulo dessas substâncias que manteriam o volume celular, é mais provável ocorrer variação do volume celular cerebral, com manifestações clínicas importantes. Na hipernatremia crônica, esses osmóis acumulados no interior das células levam à manutenção do volume celular, com menor sintomatologia.[39]

Os demais mecanismos de adaptação à hipernatremia são a liberação de HAD e a ativação do mecanismo da sede.[39] Normalmente, o centro da sede é muito sensível mesmo a pequenos aumentos da osmolalidade, da ordem de 1 a 2%. No entanto, mesmo que o mecanismo da sede seja ativado, muitos pacientes podem não expressar a sede adequadamente ou não ter acesso à água. Isso é observado em crianças e em adultos com alterações do nível de consciência, principalmente idosos. Além disso, a capacidade de concentração urinária e a de conservação de água diminuem com a idade, e, nos idosos, a osmolalidade urinária máxima pode ser apenas de 500 a 700 mOsm/kg.[40-42] Então, vários fatores tornam esses indivíduos mais propensos ao desenvolvimento de hipernatremia significativa.

> **! PONTOS-CHAVE**
>
> - Hipernatremia é diagnosticada quando a concentração plasmática de sódio é maior que 145 mEq/ℓ
> - Hipernatremia produz hiperosmolalidade, uma vez que o sódio é o principal determinante da osmolalidade plasmática
> - Como o volume de líquido intracelular tem relação inversa com o sódio plasmático, a hipernatremia aguda está associada a uma diminuição do volume das células no corpo
> - O órgão mais afetado é o cérebro, que encolhe, podendo romper os vasos sanguíneos com consequentes hemorragias (intracerebral, subaracnoide).

Causas de hipernatremia e estado hiperosmolar

No Quadro 9.2, podem ser observadas as principais causas de hipernatremia. Uma abordagem também bastante didática baseia-se na determinação do estado do volume extracelular nos pacientes com hipernatremia, agrupando as causas mais prováveis do distúrbio de acordo com a volemia do paciente e o sódio urinário (Figura 9.9).[43]

Quadro 9.2 Causas de hipernatremia.

Perda de água
Perdas insensíveis (respiração e sudorese)
Hipodipsia
Deficiência de arginina-vasopressina (diabetes insípido central)
Resistência à arginina-vasopressina (diabetes insípido nefrogênico)

Perda de fluido hipotônico
Perdas renais
Diurese osmótica
Diuréticos de alça
Fase poliúrica de necrose tubular aguda (NTA)
Diurese pós-obstrutiva
Perdas gastrintestinais
Vômitos, sondagem nasogástrica
Diarreia
Catárticos osmóticos
Perdas cutâneas
Queimaduras

Sobrecarga de sódio
Administração de soluções hipertônicas de sódio
Enemas ricos em sódio
Hiperaldosteronismo primário
Síndrome de Cushing

A hipernatremia representa uma das causas de estado hiperosmolar, o qual também pode ser ocasionado por ureia, glicose e etanol.

Hipernatremia com hipovolemia

Hipernatremia com depleção do volume extracelular e hipovolemia pode decorrer de perdas extrarrenais ou renais de fluidos hipotônicos.[31] Há uma perda concomitante de água e sódio, embora ocorra proporcionalmente uma maior perda de água. Clinicamente, observam-se sinais de contração de volume: veias jugulares invisíveis, hipotensão ortostática, taquicardia, pobre turgor da pele, bem como mucosas secas. A hemoconcentração resulta em hematócrito e proteínas plasmáticas elevados.

Perdas extrarrenais podem resultar de sudorese excessiva ou diarreia, particularmente em crianças. Em alguns tipos de diarreia, sobretudo nas osmóticas, ocorre perda de fluido hipotônico em relação ao plasma, provocando aumento na concentração plasmática de sódio. Isso pode ser observado também em crianças, em que o fluido de reposição é hipertônico. Como resposta às perdas, os rins são estimulados a conservar água e sódio, a urina mostra-se hipertônica e a concentração urinária de sódio é baixa (menor que 20 mEq/ℓ).[43]

Por sua vez, perda de fluidos hipotônicos pelos rins pode ser observada durante a diurese osmótica, como ocorre na administração de manitol e no paciente diabético descompensado, com glicosúria. A glicosúria constitui a principal causa de diurese osmótica em pacientes ambulatoriais. Não se evidencia conservação renal de água e sódio, pois a urina é justamente a fonte de perda. A urina pode ser iso ou hipotônica, e o sódio urinário é maior que 20 mEq/ℓ. Em pacientes hospitalizados, há outras causas de diurese osmótica: alimentação hiperproteica (a ureia age como agente osmótico), expansão

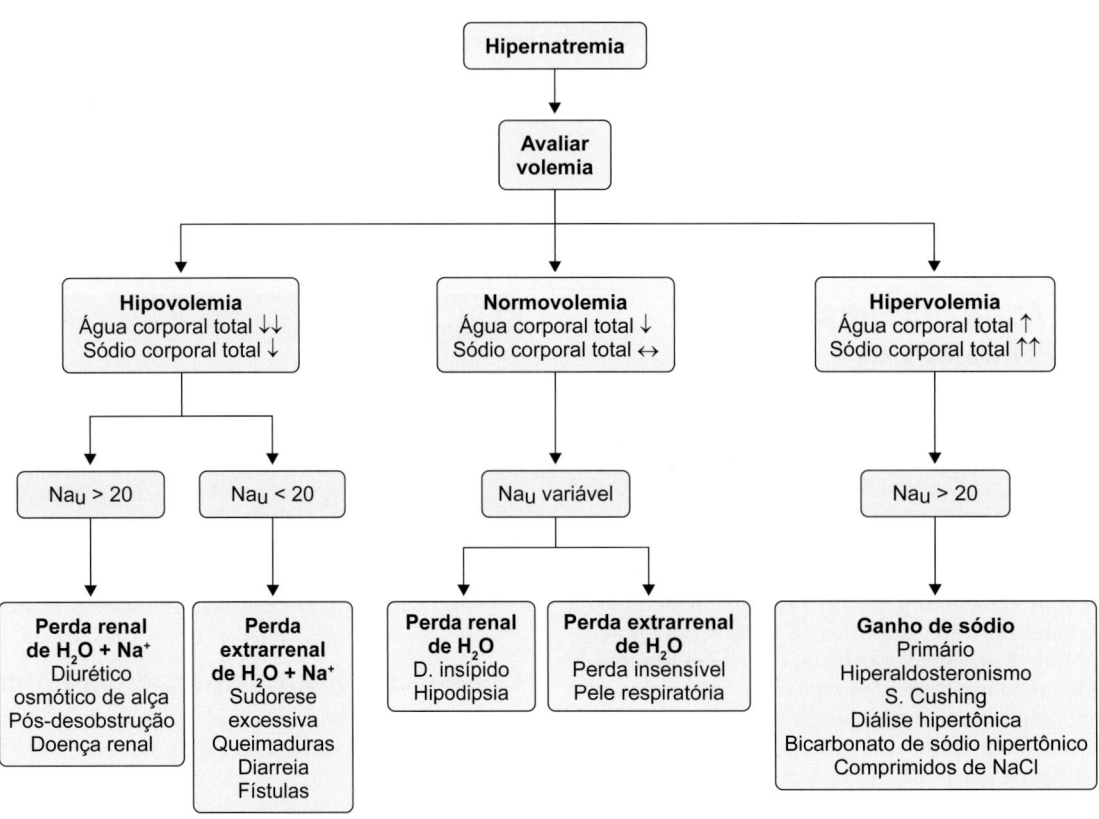

Figura 9.9 Diagnóstico diferencial da hipernatremia. Na$_U$: sódio urinário (mEq/ℓ). (Adaptada de Schrier, 1994.)[43]

do volume por solução salina, além de liberação de obstrução urinária bilateral. Nessas situações, a osmolalidade urinária está geralmente acima de 300 mOsm/kg, ao contrário da urina diluída da diurese aquosa. Além disso, a excreção de solutos (osmolalidade da urina × volume de urina em litros em 24 horas) é normal na diurese aquosa (600 a 900 mOsm/kg/dia) e aumentada na diurese osmótica.

Hipernatremia com hipervolemia

Pouco frequente, costuma ocorrer em pacientes que receberam grandes quantidades de cloreto ou bicarbonato de sódio hipertônico. Ao exame físico, há sinais do excesso de volume extracelular, como congestão pulmonar e ingurgitamento dos vasos do pescoço.[43]

Hipernatremia com volemia aparentemente normal

Tipo mais frequente de hipernatremia, resulta de perdas de água sem eletrólitos. Ao exame, o volume extracelular pode ser considerado normal. Em razão da permeabilidade das membranas celulares à água, um terço da água perdida provém do meio extracelular, e dois terços, do intracelular. Por isso, a principal consequência da perda de água é a hipernatremia, e não a depleção do extracelular.[43]

Hipernatremia com volemia normal pode decorrer de perdas insensíveis pelo suor e pela respiração, que, se não apropriadamente repostas, elevam a concentração plasmática de sódio. Em geral, essas perdas somam 0,6 mℓ/kg/h, mas aumentam muito em casos de queimaduras, febre, taquipneia e exercícios intensos.[44]

É causada principalmente por distúrbios que prejudicam os mecanismos normais de conservação renal de água, por baixa concentração plasmática de HAD (deficiência de arginina-vasopressina [diabetes insípido pituitário ou central]) ou por comprometimento da resposta renal a níveis máximos de HAD (resistência à arginina-vasopressina [diabetes insípido nefrogênico]).

Se a perda líquida se der pela pele e o trato respiratório, a urina será hipertônica. A quantidade de sódio urinário é variável e reflete a ingesta diária. Se a perda líquida for de origem renal (diabetes insípido central ou nefrogênico), a urina será hipotônica, e a quantidade de sódio urinário, também variável.

> **(!) PONTOS-CHAVE**
> - Hipernatremia pode cursar com volume extracelular normal, diminuído ou aumentado
> - O mecanismo da sede previne a hipernatremia em pacientes com funções cognitivas intactas com acesso à água.

Deficiência de arginina-vasopressina (diabetes insípido pituitário ou central)

Em 2022, várias sociedades de endocrinologia propuseram a alteração nos nomes dos distúrbios diabetes insípido central e diabetes insípido nefrogênico. Atualmente, "deficiência de arginina-vasopressina" é o novo nome para "diabetes insípido central", ao passo que "resistência à arginina-vasopressina" é o novo nome para diabetes insípido nefrogênico.[46]

A deficiência de arginina-vasopressina (AVP-D) caracteriza-se por uma alteração central na síntese ou secreção de HAD, limitando a capacidade renal de concentrar a urina, o que causa graus variados de poliúria e polidipsia. A falta de HAD pode ser induzida por distúrbios em um ou mais locais de secreção desse hormônio: osmorreceptores hipotalâmicos, núcleos supraópticos ou paraventriculares, ou a porção superior do trato supraóptico hipofisário. Contudo, lesão do trato abaixo da eminência média ou da parte posterior da hipófise produz apenas uma poliúria transitória; nesses casos, o HAD produzido no hipotálamo ainda pode ser secretado na circulação sistêmica por meio dos capilares portais da eminência média.

Causas

As cirurgias de hipófise, tumores suprasselares primários ou secundários, doenças infiltrativas como histiocitose celular de Langerhans e traumatismo craniano são causas de AVP-D (Quadro 9.3).[33]

As neoplasias primárias ou secundárias do cérebro que envolvem a região pituitária-hipotalâmica podem cursar com AVP-D (diabetes insípido central), o que ocorre mais frequentemente com metástases de câncer de pulmão, leucemia ou linfoma. A incidência de diabetes insípido varia de acordo com a extensão da lesão: 10 a 20% na remoção transesfenoidal de adenoma hipofisário restrito à sela; e até 60 a 80% nos casos de grandes tumores que requerem hipofisectomia total. Alguns pacientes apresentam um **padrão trifásico** de polidipsia-poliúria no pós-operatório: na primeira fase, imediata à cirurgia, apresentam polidipsia-poliúria; a segunda fase caracteriza-se por 4 a 5 dias de antidiurese; e, após vários dias, uma terceira fase, na qual a poliúria reaparece. Acredita-se que, na primeira fase, ocorra uma lesão aguda dos núcleos hipotalâmicos e que, portanto, não haja síntese e liberação de vasopressina. Já a segunda fase ocorreria em decorrência da liberação de vasopressina pelo tecido neuro-hipofisário necrosado; nessa fase, entre os dias 6 e 11, ingestão excessiva de água pode causar hiponatremia. Pacientes com lesões menos graves podem ter uma AVP-D (diabetes insípido central) transitória que começa 24 a 48 horas depois da cirurgia e melhora em 1 semana. Além disso, nem todos os pacientes passam pelas três fases. É importante frisar que a maioria dos casos de poliúria após neurocirurgia não decorre de AVP-D (diabetes insípido central), mas de um excesso de líquidos durante a cirurgia e da diurese osmótica ocasionada pelo uso de manitol e corticosteroides para minimizar o edema cerebral (que podem causar hiperglicemia e glicosúria). A diferenciação pode ser feita pela osmolalidade urinária, a resposta à restrição de água e a administração exógena de HAD (Quadro 9.4).

Quadro 9.3 Causas de diabetes insípido pituitário.

Pós-hipofisectomia

Idiopático

Pós-traumático

Tumores supra e intrasselares: metastáticos (p. ex., mama), craniofaringioma, pinealoma

Cistos

Granulomas: tuberculose, sarcoidose

Vasculares: aneurismas, trombose, síndrome de Sheehan

Infecciosas e imunológicas: meningite, encefalite, síndrome de Guillain-Barré.

Quadro 9.4 Diferenciação de distúrbios poliúricos por desidratação e administração exógena de vasopressina.

Parâmetros	U$_{osm}$ antes*	U$_{osm}$ depois**
Normal (N = 9)	1.067 ± 68,7	987 ± 79,4
Diabetes insípido# (N = 18)	168 ± 13	445 ± 52
Diabetes insípido incompleto## (N = 12)	437 ± 33,6	548 ± 28,2
Polidipsia primária (N = 7)	738 ± 52,9	779,8 ± 73,1

N: indica o número de casos estudados em cada grupo; U$_{osm}$: osmolalidade urinária.
*Ao término do período de privação líquida e antes de receber vasopressina.
**Após a administração de vasopressina. # Deficiência de arginina-vasopressina.
##Deficiência parcial de arginina-vasopressina. (Adaptado de Berl et al.,1976[41] após adaptação do trabalho de Miller et al., 1970.)[45]

Aproximadamente 30% dos casos de AVP-D (diabetes insípido central) têm natureza idiopática, por um processo autoimune com inflamação linfocítica da haste hipofisária e da parte posterior. Uma causa mais rara é a AVP-D familiar (diabetes insípido central familiar), habitualmente transmitido como um traço autossômico dominante e que parece estar associado a uma mutação do gene que controla a síntese de HAD: pré-provasopressina-neurofisina II. O precursor não é clivado em HAD, acumulando-se localmente e causando a morte de células produtoras de HAD.

A encefalopatia hipóxica (ou isquemia grave, como ocorre na parada cardiocirculatória ou no choque) causa uma diminuição da liberação de HAD. A gravidade do defeito pode ser variável, desde uma discreta e assintomática poliúria até uma forma mais evidente (p. ex., síndrome de Sheehan, em que a secreção de HAD é subnormal, mas a manifestação clínica é discreta).

Após um quadro de taquicardia supraventricular, pode ocorrer poliúria transitória pela liberação aumentada do fator atrial natriurético e secreção diminuída de HAD. As alterações hormonais parecem surgir em decorrência da ativação de receptores locais de volume pelo aumento da pressão no átrio esquerdo e da pressão sistêmica.

Na anorexia nervosa, a liberação de HAD é subnormal ou errática, talvez em razão da disfunção cerebral. Trata-se de um defeito geralmente discreto, e, quando ocorre poliúria, esta decorre do aumento na sede.

Resistência à arginina-vasopressina (diabetes insípido nefrogênico)

Refere-se à diminuição da capacidade de concentração urinária que resulta da resistência à ação do HAD (arginina-vasopressina). Isso pode refletir uma resistência no local de ação do HAD nos ductos coletores ou interferência no mecanismo contracorrente pela lesão medular ou diminuição na reabsorção de NaCl no segmento medular espesso ascendente da alça de Henle.

Causas

As principais causas de resistência à arginina-vasopressina são:

- Congênita
- Adquirida:
  - Nefropatia crônica
  - Doença policística
  - Doença cística medular
  - Amiloidose
  - Pielonefrite
  - Uropatia obstrutiva
  - Anemia de células falciformes
  - Distúrbios eletrolíticos (hipercalcemia, hipocalemia)
  - Alterações na dieta
  - Redução na ingesta de proteína e sódio
  - Ingestão crônica excessiva de água
  - Agentes farmacológicos: lítio, metoxifluorano, demeclociclina etc.

Trata-se de um distúrbio incomum que resulta em graus variados de resistência ao HAD. Há dois receptores diferentes para o HAD: os receptores V1 e V2. A ativação dos receptores V1 induz vasoconstrição e aumento da liberação de prostaglandinas, já os receptores V2 relacionam-se com a resposta antidiurética, a vasodilatação periférica e a liberação do fator VIII e do fator de von Willebrand das células endoteliais. A transmissão é ligada ao sexo (X-linked). Como a mutação se dá no receptor V2, as respostas antidiuréticas, vasodilatadoras e do fator de coagulação estão comprometidas, ao passo que os efeitos vasoconstritores e nas prostaglandinas, intactos. A herança ligada ao sexo significa que os homens têm poliúria significativa, e as mulheres variam de um estado portador a uma importante poliúria. Há também uma forma autossômica recessiva descrita na qual o receptor V2 está intacto, assim como as respostas sobre a vasodilatação e a coagulação; o defeito está nos "canais de água" coletores (aquaporina 2). Esses canais, normalmente armazenados no citosol, sob influência do HAD, movem-se e fundem-se com a membrana luminal, possibilitando a reabsorção de água.

A resistência à arginina-vasopressina adquirida é mais comum que a congênita e também menos grave, visto que a capacidade renal de concentrar a urina até a osmolalidade do plasma está preservada. Assim, a polidipsia e a poliúria são moderadas: 3 a 5 ℓ por dia. As principais causas de resistência à arginina-vasopressina são abordadas a seguir.

As nefropatias crônicas podem causar resistência à arginina-vasopressina (diabetes insípido nefrogênico), com comprometimento da capacidade renal de concentração máxima da urina (geralmente quando TFG < 60 mℓ/min). Embora se possa encontrar hipostenúria (osmolalidade urinária menor que a plasmática) em nefropatias crônicas avançadas, uma poliúria sintomática é rara. No entanto, a evidência mais precoce e mais grave desse comprometimento na concentração urinária se dá em enfermidades que afetam a região medular e papilar do rim, como doença policística, doença cística medular, amiloidose, pielonefrite, uropatia obstrutiva, anemia de células falciformes etc. As causas desse defeito na concentração urinária são múltiplas: destruição, na medula renal, das relações anatômicas entre a alça de Henle, *vasa recta* e ducto coletor; talvez a presença de toxinas urêmicas na circulação, que antagonizam a ação da vasopressina; e a diurese osmótica a que são submetidos os néfrons remanescentes.

Alterações na dieta podem causar resistência à arginina-vasopressina (diabetes insípido nefrogênico). Em reduções crônicas na ingesta proteica, a concentração máxima da urina está comprometida, o que parece estar relacionado com a menor formação de ureia, que representa mais ou menos 50% da tonicidade do interstício medular. Do mesmo modo, a restrição de sódio compromete o mecanismo de concentração, pois o primeiro passo no mecanismo de contracorrente multiplicador é a reabsorção ativa de cloro (e passiva de sódio) no segmento espesso ascendente da alça de Henle.

A restrição de cloreto de sódio resulta em aumento da reabsorção proximal desses íons, sendo assim, a quantidade que chega à alça de Henle é menor. Por fim, a ingestão crônica de excesso de água, como ocorre nos bebedores compulsivos de água (polidipsia primária), reduz a tonicidade do interstício medular e compromete a capacidade de concentração máxima da urina.[44]

Alguns distúrbios eletrolíticos também causam resistência à arginina-vasopressina (diabetes insípido nefrogênico), como a hipercalcemia e a hipocalemia. O mecanismo pelo qual a hipercalcemia compromete a concentração urinária ainda não está esclarecido. A deposição de cálcio na medula renal e a contração de volume que geralmente acompanha a hipercalcemia são fatores a serem considerados. Uma ação direta no nível celular capaz de alterar o equilíbrio osmótico também tem sido considerada. O defeito na concentração torna-se clinicamente aparente quando a concentração plasmática de cálcio está persistentemente acima de 11 mg/dℓ. Com concentração plasmática de potássio persistentemente abaixo de 3 mEq/ℓ, há indícios de que haja redução da reabsorção de NaCl no segmento ascendente espesso da alça de Henle e uma menor resposta do túbulo coletor ao HAD. Tanto na hipercalcemia quanto na hipocalemia, o defeito no mecanismo de concentração é discreto, e, para explicarem a ingesta líquida às vezes superior a 3 a 5 ℓ, alguns autores sugerem um efeito desses eletrólitos no mecanismo da sede.

Uma outra causa de resistência à arginina-vasopressina (diabetes insípido nefrogênico) é a anemia de células falciformes, em que há uma tendência das hemácias a adquirir a forma de foice no ambiente hipertônico e de baixa tensão de oxigênio na medula renal. Essa alteração na forma das hemácias compromete a circulação das *vasa recta* e causa edema e infartos da papila renal, ocasionando a incapacidade de concentrar adequadamente a urina.

Alguns medicamentos interferem na ação renal do HAD, prejudicando a reabsorção de água, como, em destaque, o lítio, a dimetilclortetraciclina, o metoxifluorano e as sulfonilureias. O lítio é uma medicação muito usada em Psiquiatria no manejo de psicose maníaco-depressiva. Aparentemente, ele inibe a ação da vasopressina na formação de cAMP e induz poliúria reversível.[47] Pacientes com acne tratados com doses altas de dimetilclortetraciclina (demeclociclina) podem apresentar poliúria e polidipsia, visto que esse medicamento inibe a ação da vasopressina, possivelmente por meio de uma interferência na geração e na ação de cAMP.[48] Ela também se liga a uma proteína específica da célula epitelial, que é importante na ação do HAD. O metoxifluorano constitui um agente anestésico que pode causar resistência a arginina-vasopressina (diabetes insípido nefrogênico) por induzir redução da permeabilidade do ducto coletor ou diminuição da tonicidade do interstício medular.[49]

Manifestações clínicas da deficiência ou da resistência à arginina-vasopressina (diabetes insípido central e nefrogênico)

Além da poliúria, noctúria e da polidipsia, que pode chegar a 15 ℓ ao dia, a maior parte dos pacientes com deficiência de arginina-vasopressina (diabetes insípido central) apresenta níveis de sódio plasmático normal ou pouco aumentado, uma vez que o mecanismo da sede está intacto, repondo pelo menos parcialmente a perda de água. No entanto, pode ocorrer hipernatremia no diabetes insípido central em que o paciente não tenha acesso à água ou que tenha seu mecanismo da sede alterado. Com o tempo, pode ocorrer grande dilatação vesical e dos ureteres, a ponto de não haver mais **noctúria**.

> ⚠ PONTOS-CHAVE
>
> - Deficiência de arginina-vasopressina (diabetes insípido central) é causada por alteração da produção e/ou liberação do HAD
> - Resistência à arginina-vasopressina (diabetes insípido nefrogênico) decorre da insensibilidade renal ao HAD.

Diagnóstico da deficiência ou da resistência à arginina-vasopressina (diabetes insípido central, nefrogênico) e outras formas de poliúria

Além de poliúria, polidipsia e hipernatremia com volemia normal, na deficiência de arginina-vasopressina a densidade da urina é bastante baixa (1,001 a 1,005), embora formas parciais de diabetes insípido, na vigência de desidratação intensa, possam formar urina hipertônica. Há alguns testes para o diagnóstico de diabetes insípido, como a restrição de água, a administração de solução salina hipertônica e a administração exógena de HAD, como se verá a seguir.

A restrição simples de água compreende o teste mais utilizado e determina a capacidade de o paciente produzir HAD em resposta à hipertonicidade do plasma. O paciente é pesado, a seguir, restringe-se a água por 12 a 16 horas ou até que perca 3 a 5% do peso corporal. Cada amostra de urina é coletada para determinação do volume e da densidade urinária e/ou osmolalidade. Em um indivíduo normal, o volume urinário reduz para menos de 0,5 mℓ/min e a osmolalidade urinária aumenta (superior a 800 mOsm/kg). O paciente com diabetes insípido mantém um alto volume urinário e uma osmolalidade urinária em torno de 200 mOsm/kg. Alguns autores preferem um teste mais curto (6 a 8 horas) e comparam a osmolalidade sérica e urinária inicial com a final. Um longo período de restrição líquida deve ser evitado, pois há risco de depleção de volume e hipernatremia; outros autores sugerem períodos de restrição de água ainda menores, apenas de 2 a 3 horas. O volume e a osmolalidade urinária são determinados a cada hora, e o sódio plasmático, a cada 2 horas.

Com a administração de solução salina hipertônica (300 mℓ de NaCl a 5%), há aumento da osmolalidade plasmática e, nos indivíduos normais, uma liberação de HAD e consequente redução do volume urinário. Esse teste não tem sido rotineiramente aplicado.

O aumento da osmolalidade plasmática em indivíduos normais conduz a uma elevação progressiva da liberação do HAD e, por conseguinte, da osmolalidade urinária. Quando a osmolalidade plasmática atinge 295 a 300 mOsm/kg (normal 275 a 290 mOsm/kg), a ação endógena do HAD no rim é máxima. Nesse ponto, administrar HAD não eleva a osmolalidade urinária, a menos que haja um problema central na liberação de HAD, ou seja, deficiência de arginina-vasopressina (diabetes insípido central). O teste de restrição da água continua até que: a osmolalidade urinária atinja um nível normal (acima de 600 mOsm/kg), indicando liberação e ação intactas do HAD; a osmolalidade urinária fique estável em duas medidas consecutivas, apesar de um aumento na osmolalidade plasmática; ou a osmolalidade plasmática exceda 295 a 300 mOsm/kg. Nessas duas últimas situações, administra-se HAD exógeno (10 mg de desmopressina por *spray* nasal) e monitoram-se o volume e a osmolalidade urinária. Os padrões de resposta à restrição de água e à administração de desmopressina são distintos, dependendo da causa do diabetes insípido.[39,50]

Na deficiência de arginina-vasopressina (diabetes insípido central), geralmente parcial, a liberação de HAD e a osmolalidade urinária podem aumentar com a elevação da osmolalidade plasmática. Entretanto, como a liberação de HAD é inadequada, a concentração urinária obtida não é máxima, caso em que o HAD exógeno leva a um aumento significativo da osmolalidade urinária e a queda no débito urinário.

Na resistência à arginina-vasopressina (diabetes insípido nefrogênico), a restrição de água causa elevação submáxima na osmolalidade urinária. O aumento da osmolalidade plasmática estimula a liberação de HAD, mas, como os pacientes com resistência à arginina-vasopressina (diabetes insípido nefrogênico), de modo geral, são parcialmente resistentes ao HAD, pode haver apenas um aumento pequeno na osmolalidade urinária. A administração de HAD exógeno não eleva a osmolalidade urinária, ou a altera apenas muito pouco.

Na polidipsia primária, a restrição de água aumenta a osmolalidade urinária. Como a liberação de HAD está normal, não há resposta ao HAD exógeno. A capacidade de concentração urinária está diminuída, pois a poliúria e a polidipsia crônicas retiram solutos da medula renal, diminuindo o gradiente intersticial medular.[45]

Progressos recentes

As várias causas de poliúria podem ser distinguidas com o teste de privação de água associado à medida direta ou indireta dos níveis plasmáticos de vasopressina. Como há dificuldades técnicas para dosar a vasopressina, a copeptina, um fragmento estável do C-terminal do pró-hormônio vasopressina, tem sido utilizada no lugar da vasopressina. Acredita-se que a copeptina constitua um teste diagnóstico promissor na investigação da síndrome poliúria-polidipsia, melhorando significativamente a acurácia do teste de privação de água. No entanto, ainda hoje, níveis confiáveis de vasopressina estão disponíveis apenas em alguns laboratórios, e testes confiáveis de copeptina não estão disponíveis em muitos locais, inclusive nos EUA. A dosagem da copeptina também ainda não está comercialmente disponível no Brasil e não tem valor provado quanto à avaliação de distúrbios do balanço de água em pacientes agudamente enfermos, sobretudo quando há comprometimento da função renal. Isso porque a liberação de vasopressina por estímulos não osmóticos promove confusão quanto à interpretação, e pacientes com comprometimento da função renal têm níveis plasmáticos elevados de copeptina, possivelmente refletindo o fato de que esta é eliminada principalmente pelos rins.

> **! PONTOS-CHAVE**
>
> • O diagnóstico diferencial entre deficiência ou resistência à arginina-vasopressina (diabetes insípido central ou nefrogênico) e outras formas de poliúria é realizado por meio da história clínica e dos testes de restrição de água e administração de HAD.

Tratamento da deficiência de arginina-vasopressina (diabetes insípido central)

O objetivo do tratamento é diminuir o débito urinário por meio de aumento na atividade do HAD e reposição adequada das perdas líquidas. O diabetes insípido central é tratado com a administração do HAD ou o uso de outros medicamentos não hormonais.[51]

Atualmente, está disponível a desmopressina, que tem efeito antidiurético potente, sem efeito vasopressor. A desmopressina é apresentada na forma líquida e pode ser utilizada via intranasal, aplicada por meio de um pequeno tubo plástico ou na forma de *spray*. Inicia-se com dose de 5 mg à noite; dependendo dos efeitos sobre a noctúria, pode ser aumentada em 5 mg e, depois, acrescentadas doses diurnas. Nos EUA, está disponível uma apresentação oral de desmopressina, mas com potência de apenas de 10 a 20% da forma nasal.[42] Os efeitos adversos do fármaco são: retenção de água e hiponatremia, já que, sob o efeito dessa medicação, o paciente é incapaz de excretar normalmente a água ingerida.

Para pacientes que apresentam resposta incompleta à desmopressina, pode ser necessário acrescentar medicamentos que aumentem a liberação de HAD, elevem o efeito do HAD no rim (em diabetes insípido central parcial) ou diminuam o débito urinário de maneira independente do HAD. Entre eles, podem ser utilizados clorpropamida, clofibrato, paracetamol e tegretol, diuréticos tiazídicos, carbamazepina e anti-inflamatórios não hormonais.

A clorpropamida compreende uma medicação utilizada no manejo do diabetes melito, mas também é eficaz no tratamento do diabetes insípido central, pois consegue reduzir o volume urinário e elevar a osmolalidade urinária. Acredita-se que potencialize os efeitos do HAD circulante, talvez sensibilizando o túbulo renal à ação do HAD. Ainda não está esclarecido se a clorpropamida tem uma ação central (estimulando a liberação de HAD). Após o diagnóstico, administram-se 250 mg de clorpropamida 1 ou 2 vezes/dia, e o efeito será observado entre o 3º e o 7º dia após a administração. Não é efetiva na forma nefrogênica do diabetes insípido e é menos efetiva quanto mais grave o diabetes insípido. O maior problema corresponde à hipoglicemia causada por esse medicamento, sobretudo em crianças.

O clofibrato (fármaco usado no tratamento de dislipidemias) parece aumentar a secreção pituitária de vasopressina e não ter nenhuma ação sensibilizante no nível de túbulo renal. Por não ter efeitos colaterais (como a hipoglicemia da clorpropamida), pode ser utilizado no manejo do diabetes insípido parcial. A dose de 500 mg a cada 6 horas pode reduzir a poliúria em diabetes insípido central. A carbamazepina (usada no tratamento da epilepsia) parece aumentar a resposta tubular ao HAD. A carbamazepina é utilizada em uma dose de 100 a 300 mg 2 vezes/dia. A clorpropamida, o clofibrato e a carbamazepina podem reduzir o débito urinário no diabetes insípido central em até 50%.[52]

A indução de discreta depleção de volume com uma dieta baixa em sódio e diuréticos tiazídicos (hidroclorotiazida, 25 mg 1 ou 2 vezes/dia) representam medidas eficazes no tratamento do diabetes insípido, reduzindo o débito urinário em cerca de 50%. A hipovolemia induzida aumenta a reabsorção proximal de água e sódio, reduzindo, assim, a oferta de água aos locais HAD-sensíveis dos ductos coletores.[42]

Os anti-inflamatórios não hormonais (principalmente o ibuprofeno) causam inibição da síntese de prostaglandinas renais, o que aumenta a capacidade de concentração urinária, já que as prostaglandinas normalmente antagonizam a ação do HAD. Podem reduzir o débito urinário em 25 a 50%.[42]

Tratamento da resistência à arginina-vasopressina (diabetes insípido nefrogênico)

O objetivo do tratamento é corrigir a doença de base e a diminuição da poliúria. Os pacientes com resistência à arginina-vasopressina (diabetes insípido nefrogênico) não se beneficiam da administração de HAD ou de medicamentos que aumentam sua secreção ou resposta renal, pois o defeito é justamente uma resistência renal (parcial ou completa) ao HAD. Em vez disso, apresentam efeitos favoráveis no tratamento da resistência à arginina-vasopressina (diabetes insípido nefrogênico): diuréticos tiazídicos, anti-inflamatórios não hormonais, além de dieta hipossódica e baixa em proteínas.

Como já mencionado, os diuréticos tiazídicos induzem uma depleção do meio extracelular, aumentando a reabsorção proximal de sódio e água; com isso, ocorre diminuição da oferta de água aos locais sensíveis ao HAD nos túbulos coletores. Essa resposta é potencializada com o uso concomitante de amilorida ou outro diurético poupador de potássio. Os diuréticos de alça induzem uma resistência relativa ao HAD e não devem ser usados.[52]

Os anti-inflamatórios não hormonais apresentam na resistência à arginina-vasopressina (diabetes insípido nefrogênico) os mesmos efeitos já discutidos com relação ao tratamento da deficiência de arginina-vasopressina (diabetes insípido central).

O débito urinário na resistência à arginina-vasopressina (diabetes insípido nefrogênico) pode, ainda, ser reduzido com a utilização de uma dieta com pouco sal e pouca proteína, que resulta em uma diminuição na excreção de solutos (sal e ureia) e no volume de água necessário para excretá-los.

Para pacientes com resistência parcial à arginina-vasopressina (diabetes insípido nefrogênico parcial), talvez a utilização de níveis suprafisiológicos de HAD possa aumentar a resposta renal a esse hormônio. Desse modo, a desmopressina pode ser utilizada em pacientes com poliúria persistente após as outras medidas.

Pacientes com deficiência ou resistência à arginina-vasopressina devem ser monitorados com muita atenção quando submetidos a procedimentos com anestesia geral, pois o acesso restrito à água associado a alta diurese pode levar à hipernatremia aguda. A administração intravenosa de soluções hipotônicas deve ser realizada de acordo com o grau de diurese.

> **! PONTOS-CHAVE**
> - O tratamento da deficiência de arginina-vasopressina (diabetes insípido central) consiste na utilização de análogos do HAD (desmopressina); também são úteis clorpropamida, clofibrato, carbamazepina, tiazídicos e anti-inflamatórios não hormonais
> - Na resistência à arginina-vasopressina (diabetes insípido nefrogênico), recomendam-se dieta com baixo teor de sal e proteínas, bem como uso de tiazídicos e anti-inflamatórios não hormonais.

Manifestações clínicas de hipernatremia

As manifestações clínicas de um estado hiperosmolar dependem da existência ou não de alterações no volume dos compartimentos líquidos. Isso, por sua vez, depende do fato de a substância que determina o estado hiperosmolar ter livre acesso à água intracelular. O estado hiperosmolar pode ser classificado em dois grupos: resultado da substância com fácil acesso à água intracelular (ureia, etanol) e do acúmulo de solutos habitualmente excluídos do compartimento intracelular (glicose, sódio).[53] Como já mencionado, a hipernatremia compreende uma das causas mais importantes de estado hiperosmolar.

Como a ureia é altamente difusível, alterações em sua concentração plasmática não são acompanhadas de mudanças no volume dos compartimentos líquidos. A ureia pode causar um gradiente osmótico transcelular e produzir mudanças nos compartimentos líquidos apenas quando administrada rapidamente e em grandes doses. A ingestão de etanol representa uma causa comum de hiperosmolalidade, mas, da mesma maneira que a ureia, tem fácil acesso à água intracelular, portanto não causa mudanças no volume dos compartimentos líquidos. Apenas o álcool etílico pode causar um aumento da osmolalidade de significação clínica, pois cada 100 mg/100 mℓ eleva a osmolalidade em 22 mOsm/ℓ.

A glicose, por sua vez, é uma substância **osmoticamente ativa**, pois atravessa as membranas celulares muito lentamente. Diabetes melito e diálise peritoneal com glicose hipertônica são situações clínicas comuns de hiperosmolalidade plasmática. Durante a **fase inicial** de descompensação do diabetes melito, ocorre hiperglicemia sem glicosúria, enquanto o limiar renal de excreção da glicose não foi excedido. Essa hiperglicemia inicial causa um aumento da osmolalidade plasmática, e o desvio da água do compartimento intracelular para o extracelular torna os dois compartimentos isosmóticos. O resultado final é: aumento da osmolalidade nos dois compartimentos, elevação do volume do compartimento extracelular e hiponatremia pela diluição do sódio no extracelular ocasionada pela água proveniente do compartimento intracelular. Na **segunda fase** de descompensação do diabetes melito, a hiperglicemia excede o limiar de excreção renal e surge glicosúria; nessa fase, ocorre uma diurese osmótica, com grandes perdas urinárias de água e cloreto de sódio e consequente contração do volume plasmático. No coma diabético hiperglicêmico não cetótico, a depleção de água pode ser tão grande que, apesar da hiperglicemia (1.000 mg/100 mℓ), o sódio plasmático está normal ou elevado. O organismo reage à contração do volume plasmático desviando líquido do interstício e, sobretudo, das células para expandir o compartimento extracelular. A água intracelular sai, acompanhada de eletrólitos (K^+, Cl^-, HPO_4^-), para que a isosmolalidade transcelular se mantenha. O manejo desses pacientes requer, além da administração de insulina, a administração de líquidos e eletrólitos. Se a osmolalidade inicial não for muito elevada, administra-se solução salina isotônica, a fim de restaurar o volume plasmático. Particular atenção deve ser dada à reposição de potássio, pois, mesmo na presença de hipercalemia, a administração de insulina e líquido é seguida de rápida queda na concentração plasmática de potássio. Quando a osmolalidade plasmática inicial for muito elevada, recomenda-se a administração de uma solução salina hipotônica (NaCl a 0,45%).

O sódio tem um acesso limitado ao compartimento intracelular, e o estado hiperosmolar que acompanha a hipernatremia reflete um déficit de água total, sobretudo da água intracelular. Esse déficit de água pode ser acompanhado de um déficit de sódio, mas sempre em menor quantidade que a perda de água (Quadro 9.5; ver Figura 9.9).[41] Além da associação à hipovolemia, é possível encontrar hipernatremia com volemia

Quadro 9.5 Interpretação e manejo da hipernatremia.

Distúrbio básico	Sódio total do organismo	Causas clínicas	Osmolalidade urinária e Na_U	Tratamento
Perda de água e sódio	Sódio total reduzido	Perdas renais: diurese osmótica Perdas extrarrenais: sudorese	Urina iso ou hipotônica; Na_U < 20 mEq/ℓ Urina hipertônica Na_U > 10 mEq/ℓ	Solução salina isotônica
Perda de água	Sódio total normal	Perdas renais: diabetes insípido, central ou nefrogênico Perdas extrarrenais: pele e trato respiratório	Urina iso, hipo ou hipertônica Na_U variável Urina hipertônica Na_U variável	Água ou soro glicosado a 5%
Adição de sódio	Excesso de sódio total	Hiperaldosteronismo primário; síndrome de Cushing; diálise hipertônica; bicarbonato de sódio hipertônico	Urina iso ou hipertônica Na_U > 20 mEq/ℓ	Água ou soro glicosado a 5% + diuréticos

Na_U: concentração urinária de sódio. (Adaptado de Berl e Robertson, 2000.)[12]

normal ou aumentada. É necessário avaliar o volume extracelular por meio de um cuidadoso exame físico, conforme será abordado no Capítulo 10.

Entre as manifestações clínicas da própria hipernatremia, predominam aquelas que refletem disfunção do sistema nervoso central, principalmente se o aumento na concentração do sódio se fez rapidamente, ao longo de algumas horas. A maior parte dos pacientes não internados que apresentam hipernatremia é muito jovem ou idosa. Esses grupos etários apresentam alterações do mecanismo da sede, redução da capacidade de concentração máxima da urina e falha na resposta normal ao HAD.[54]

Em crianças, são comuns hiperpneia, fraqueza muscular, inquietude, choro, insônia, letargia e até mesmo coma; essa população geralmente não apresenta sintomas até que a concentração plasmática de sódio exceda 160 mEq/ℓ. Se o indivíduo estiver consciente, a sede pode ser intensa. O nível de consciência correlaciona-se à gravidade da hipernatremia. Convulsões não ocorrem, a menos que o paciente receba sobrecarga de sódio ou reidratação muito intensa.

Entre os pacientes hospitalizados, as manifestações podem não ser tão nítidas, pois muitos deles apresentam doença neurológica preexistente. Na maior parte das vezes, há alterações sensoriais, como confusão mental, estupor e, eventualmente, coma. Pode haver hipotensão, taquicardia e até mesmo hipertermia. O volume urinário é pequeno, a menos que haja uma diurese osmótica ou uma síndrome poliúrica. A concentração plasmática das proteínas está elevada e, se houver um déficit de sódio associado, verifica-se uma elevação da hemoglobina e do hematócrito. O líquido cefalorraquidiano pode ser xantocrômico ou sanguinolento, em razão de um aumento da permeabilidade ou mesmo ruptura dos capilares cerebrais em decorrência da redução de volume do cérebro.

> **PONTOS-CHAVE**
> - As principais manifestações da hipernatremia relacionam-se com o sistema nervoso central e dependem da idade do paciente e da rapidez de instalação
> - Os sintomas são mais intensos na hipernatremia aguda, em comparação à crônica, pois o mecanismo de compensação (ganho intracelular de osmóis) não está ativado.

Manejo do paciente com hipernatremia

Linhas gerais

O melhor manejo da hipernatremia é evitá-la. Seu tratamento depende de dois fatores importantes: volume do compartimento extracelular e ritmo de aparecimento da hipernatremia (ver Quadro 9.5).

Na hipernatremia associada à depleção do volume extracelular, o primeiro objetivo é restaurar a volemia com soro fisiológico. Se houver sinais de colapso circulatório pela contração de volume, deve-se administrar a solução salina isotônica até que a instabilidade hemodinâmica seja corrigida. Posteriormente, podem ser utilizados soro glicosado a 5% ou uma solução hipotônica (0,45%) de cloreto de sódio. Se não houver instabilidade hemodinâmica inicial, inicia-se a administração simultânea de soro glicosado a 5% e solução salina isotônica. Quando se dispuser de uma solução salina hipotônica (NaCl 0,45%), esta será preferida.

O manejo de pacientes com hipernatremia associada a um excesso de volume extracelular baseia-se na reposição de água por via oral ou parenteral e na remoção do sódio com diuréticos de alça. Quando há insuficiência renal, hipernatremia e excesso de volume são manejados por meio de diálise.

Finalmente, em pacientes com hipernatremia e volemia normal, o manejo baseia-se na interrupção da perda continuada de líquido e na administração de água sob a forma de soro glicosado a 5%. A administração de líquido pode ser feita por via oral, sonda nasogástrica ou via parenteral.[55]

Cálculo do déficit de água

Considere um paciente com peso usual de 70 kg, apresentando sódio plasmático atual de 155 mEq/ℓ (sódio normal = 140 mEq/ℓ):

1º passo. Calcular a água total normal do paciente: 70 kg × 60% = 42 ℓ (alguns autores consideram a água total do homem 60% do peso corporal e 50% na mulher, por terem mais tecido adiposo e, logo, menos água. Além disso, consideram a água total atual menor em pacientes hipernatrêmicos e que estão com déficit de água; sendo assim, usam, em vez de 60 e 50%, valores de 50 e 40% para homens e mulheres, respectivamente).

2º passo. Calcular a quantidade de água total que esse paciente tem com o sódio em 155 mEq/ℓ.

$$\text{Água atual} = \frac{\text{Água normal} \times \text{sódio normal}}{\text{Sódio atual}} = \frac{42 \times 140}{155} = 38\ \ell$$

3º passo. Calcular o déficit de água.

Água atual − Água normal = 38 a 42 = 4 ℓ de déficit de água.

Trata-se da quantidade de fluido hipotônico que o paciente necessita receber para que seu sódio plasmático retorne a 140 mEq/ℓ.

Outra maneira de calcular o déficit de água seria por meio da seguinte fórmula:

$$\text{Déficit de água} = \text{Água corporal total} \times \frac{\text{Sódio plasmático atual}}{\text{Sódio plasmático normal}} - 1$$

Normalmente, a água corporal total corresponde a 60% do peso corporal para homens e 50% para mulheres, considerando-se a massa corporal magra.

Em pacientes idosos, é até mesmo mais baixa (50 e 45% para homens e mulheres, respectivamente).

Assim, aplicando-se essa fórmula ao caso anterior:

$$\text{Déficit de água} = 60\% \times 70 \text{ kg} \times 155/140 - 1$$

Em outras palavras:

$$\text{Déficit de água} = 42 \times 1{,}1 - 1 = 42 \times 0{,}1 = 4{,}2 \; \ell$$

Portanto, pela fórmula anterior, o déficit seria de 4 ℓ e, por esta segunda, de 4,2 ℓ.

Tipo de fluido

A escolha do fluido a ser infundido para corrigir a hipernatremia depende da via de administração e da necessidade de corrigir outro distúrbio hidreletrolítico coexistente. Para uso enteral, pode-se utilizar a água destilada ou soluções eletrolíticas hipotônicas.[39]

Para reposição intravenosa, o fluido ideal é aquele que não contém osmóis efetivos nem ocasione o risco de hemólise por exposição dos eritrócitos a um fluido excessivamente hipotônico. Em geral, utilizam-se soluções glicosadas a 5%, também recomendadas nas situações em que existe possibilidade de sobrecarga de volume com a infusão de fluidos contendo sódio (p. ex., na insuficiência cardíaca).[39]

Em alguns casos, a solução salina a 0,9%, contendo 154 mEq de sódio por litro, pode ser útil. Isso é verdadeiro quando coexiste depleção do volume extracelular com a hipernatremia. Essa solução (154 mEq/ℓ) terá ainda certo efeito diluidor sobre o plasma em condições de hipernatremia muito intensa. Na maior parte das vezes, entretanto, a correção de hipernatremia somente com solução salina isotônica representa um procedimento inadequado. É preferível repor uma solução salina a 0,45%, o que pode se obter pela infusão simultânea de volumes iguais de soro glicosado 5% (ou água destilada) e solução salina isotônica (a 0,9%).[39]

Ritmo de correção

Uma correção rápida da hipernatremia é perigosa, pois pode ocorrer edema cerebral devido à entrada de água nas células cerebrais e causar uma encefalopatia traduzida por convulsões, lesão neurológica ou morte. Com a hipernatremia, ocorre saída de líquido das células cerebrais. Em 1 a 3 dias, o volume cerebral é restaurado pelo líquido cefalorraquidiano (aumentando o volume intersticial) e pela entrada de solutos nas células (atraindo água para o interior das células e, assim, restaurando o volume). Em casos de hipernatremia aguda, que se desenvolve em algumas horas, a correção rápida é relativamente segura e eficaz.

Contudo, nas hipernatremias que se instalam ao longo de várias horas ou dias, é necessária uma abordagem mais cautelosa. Nessa situação crônica, uma correção rápida causa movimento osmótico de água para dentro do cérebro, aumentando o seu volume.[39] Esse edema cerebral pode causar convulsões, lesão neurológica irreversível e morte. Há evidência de que existe segurança com um ritmo de correção entre 0,5 e 0,7 mEq/ℓ por hora, acima do qual ocorrem reações adversas.[56]

Nenhuma reação adversa surge quando o ritmo de correção não excede 0,5 mEq/ℓ por hora. Assim, se sódio plasmático de 168 mEq/ℓ, o excesso de 28 mEq/ℓ (168 a 140) deve ser corrigido em 56 horas (28 ÷ 0,5 mEq).[39]

Essas recomendações baseiam-se em modelos animais e estudos observacionais em humanos, não havendo estudos prospectivos em humanos para validá-las. Acredita-se que hipernatremia aguda (< 48 horas) possa ser corrigida mais rapidamente porque as adaptações cerebrais ocorrem de modo mais lento (dias). Recomenda-se, na hipernatremia aguda, uma correção de 1 mEq/ℓ por hora, sem necessidade de correção gradual (2 a 3 dias). Isso porque aumento agudo do sódio plasmático pode causar lesão neurológica irreversível. Essa lesão pode ser, em parte, devida à desmielinização osmótica semelhante à lesão causada pela rápida elevação do sódio plasmático no tratamento da hiponatremia crônica.[57] Além disso, a lesão neurológica em pacientes com hipernatremia aguda pode ser resultado da hemorragia cerebral.[58]

Algumas vezes, a taxa de correção não se iguala àquela calculada. Isso provavelmente resulta de perdas continuadas de fluidos hipotônicos. Nessas circunstâncias, o tratamento da doença de base deve ser revisado, e todas as perdas fluidas, reavaliadas e acrescentadas à reposição já calculada. Idealmente, deve ser feito um monitoramento laboratorial a cada 4 a 6 horas para avaliar a eficácia do tratamento.[39]

A piora do quadro neurológico durante a reposição de fluido hipotônico pode significar desenvolvimento de edema cerebral e requer reavaliação imediata e interrupção temporária da reposição.[54]

Evolução

Aparentemente, a morbidade e a mortalidade causada pela hipernatremia relacionam-se principalmente com a rapidez de instalação do distúrbio, e não com sua intensidade. Mesmo com o tratamento, a mortalidade em adultos ultrapassa 40%, o que, em parte, pode ser consequência da doença de base. Muitos dos pacientes que sobrevivem desenvolvem algum grau de dano cerebral permanente.[39]

Além disso, alguns autores relatam a possibilidade de a hipernatremia crônica acionar um processo catabólico sistêmico. A hipótese é de que a diminuição do volume das células hepáticas e musculares pela hipernatremia desencadearia um processo de catabolismo proteico, caquexia e degradação tecidual.[39]

> **⚠ PONTOS-CHAVE**
> - O tratamento da hipernatremia é feito com soluções hipotônicas
> - Para evitar edema cerebral, a correção dos níveis plasmáticos de sódio não deve exceder 0,5 mEq/ℓ por hora.

EXCESSO DE ÁGUA | HIPONATREMIA | ESTADO HIPO-OSMOLAR

A hiponatremia representa o distúrbio eletrolítico mais comum na prática clínica, ocorrendo em 15 a 30% dos pacientes hospitalizados aguda e cronicamente. A hiponatremia não é uma doença, mas um processo patofisiológico indicativo de um distúrbio da homeostasia da água. Embora a maioria dos casos seja discreta e relativamente assintomática, a hiponatremia é importante, do ponto de vista clínico, porque:

- Hiponatremia aguda grave pode causar substancial morbimortalidade; se a hiponatremia ocorreu em um período inferior a 48 horas, ela é denominada "aguda"
- Quanto mais aguda a hiponatremia, maior o risco de complicações como edema cerebral e convulsões e maior necessidade de uma terapia agressiva; a mortalidade é elevada em pacientes com um amplo quadro clínico de enfermidades associadas
- Hiponatremia crônica quando estiver presente por mais de 48 horas; quanto mais crônica a hiponatremia e menor a concentração do sódio plasmático, maior o risco de complicações decorrentes da terapia agressiva e maior a necessidade de monitoramento para evitar supercorreção. É importante lembrar que a correção rápida da hiponatremia crônica pode causar déficits neurológicos e morte.

Em condições normais, a concentração plasmática de sódio dentro de limites estreitos (135 a 145 mEq/ℓ) é mantida pela regulação da sede e adequada secreção e ação do HAD. A capacidade de o rim excretar água sem solutos (controlada pelo HAD) é um ponto fundamental no controle da tonicidade do organismo. A osmolalidade efetiva (ou tonicidade) refere-se à contribuição de solutos que não podem atravessar livremente todas as membranas celulares (como o sódio e a glicose), induzindo, assim, desvios transcelulares de água (ver Capítulo 8).[58,59]

A dificuldade na excreção de água livre compreende uma das causas mais comuns de hiponatremia ou estado hipo-osmolar encontrado no paciente hospitalizado, correspondendo a 1 a 2% dos pacientes admitidos por doença aguda ou crônica. Os idosos apresentam diminuição da capacidade de eliminação de uma carga de água, o que pode explicar em parte a suscetibilidade desse grupo ao desenvolvimento de hiponatremia.[54]

Conceito e classificação de hiponatremia

Com base na concentração plasmática de sódio (normal = 135 a 145 mEq/ℓ), pode-se ter as seguintes situações:

- Hiponatremia discreta: sódio plasmático entre 130 e 135 mEq/ℓ
- Hiponatremia moderada: sódio plasmático entre 125 e 129 mEq/ℓ
- Hiponatremia profunda: sódio plasmático < 125 mEq/ℓ.

A hiponatremia deve ser classificada para oferecer direções para o diagnóstico e o tratamento (Quadro 9.6). Essas classificações ilustram que a hiponatremia compreende um distúrbio muito heterogêneo:

- Hiponatremia aguda: quando existir por menos de 48 horas
- Hiponatremia crônica: quando existir por 48 horas ou mais.

A hiponatremia aguda pode estar associada a condições clínicas e a certos medicamentos, como:

- Pós-operatório
- Pós-ressecção de próstata
- Pós-ressecção endoscópica de útero
- Polidipsia
- Exercício
- Prescrição recente de diurético tiazídico

Quadro 9.6 Classificação das hiponatremias.

Classificação	Critérios	Limitações de utilidade
Moderada (125 a 129 mE/ℓ) versus grave/profunda (< 125 mEq/ℓ)	Concentração de S_{Na} absoluta	Sintomas nem sempre se correlacionam com o grau de hiponatremia
Aguda versus crônica	Tempo de desenvolvimento (corte em 48 h)	Tempo de desenvolvimento nem sempre conhecido
Sintomática versus assintomática	Presença de sintomas	Muitos sintomas não específicos; hiponatremia crônica pode ser assintomática
Hipotônica, isotônica ou hipertônica	Osmolalidade sérica medida	Osmóis não efetivos (i. e., ureia, etanol) são também medidos
Hipovolêmica, euvolêmica, hipervolêmica	Avaliação clínica da volemia	Avaliação clínica da volemia tem baixa sensibilidade e especificidade

S_{Na}: sódio sérico. (Adaptado de Hoorn e Zietse, 2017.)[60]

- Preparação de colonoscopia
- Administração de ciclofosfamida intravenosa
- Uso de ocitocina
- Terapia com desmopressina recém-iniciada
- Início recente de vasopressina, terlipressina.

Diagnóstico diferencial da hiponatremia

No início, é importante diferenciar entre hiponatremia hipotônica e não hipotônica, visto que o manejo de ambas se distingue.

Hiponatremia não hipotônica é geralmente causada por hiperglicemia, mas pode sê-lo também pela administração de manitol ou contraste radiológico hipertônico, bem como, ainda, por pseudo-hiponatremia. Nessas situações, o manejo é comumente conservador.

As diretrizes dos EUA dividem, ainda, a hiponatremia hipotônica em hipovolêmica, euvolêmica e hipervolêmica. As diretrizes europeias ponderam que as hiponatremias hipovolêmicas e euvolêmicas são difíceis de serem diferenciadas com base no exame físico. Em geral, a hiponatremia hipervolêmica é clinicamente óbvia (presença de edema ou ascite).

Há evidência na literatura de que os clínicos com frequência classificam erroneamente a hiponatremia quando usam algoritmos que se iniciam pela avaliação da volemia. O desempenho é melhor quando se utilizam no algoritmo a osmolalidade urinária (U_{osm}) e a concentração do sódio urinário (U_{Na}).

Os rins geralmente respondem a hipovolemia ou baixo volume arterial sanguíneo efetivo com retenção de sódio (U_{Na} < 30 mmol/ℓ); por isso, o sódio urinário pode ser usado para identificar hiponatremia hipovolêmica e hipertônica. No entanto, deve-se considerar que: o U_{Na} pode estar baixo em pacientes com dieta pobre em sal; o recente uso de diuréticos pode aumentar o U_{Na}; pacientes com DRC têm dificuldade em reabsorver sódio. Além disso, na DRC, há dificuldades quanto à excreção de água, o que complica a avaliação do papel da vasopressina no balanço da água.

As diretrizes europeias propõem um algoritmo que prioriza U_{osm} e U_{Na}, em vez da volemia (Figura 9.10).

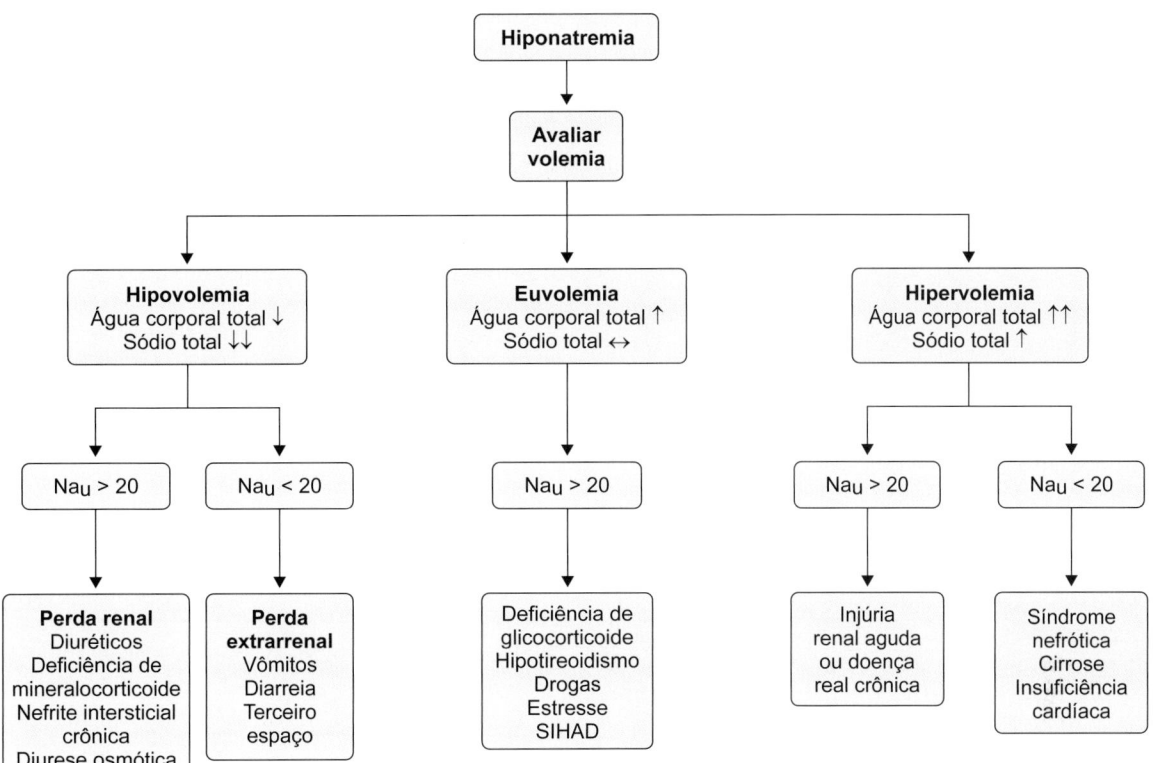

Figura 9.10 Diagnóstico para hiponatremia. Na_U: sódio urinário (mEq/ℓ); SIHAD: secreção inapropriada de hormônio antidiurético. (Adaptada de Schrier, 1994.)[43]

Existem, ainda, dois testes diagnósticos adicionais a considerar:

1. Teste de expansão de volume com soro fisiológico: causa um aumento do sódio sérico e indica o diagnóstico de hiponatremia hipovolêmica. Há algumas exceções, como na síndrome de secreção inapropriada de hormônio antidiurético (SIHAD) e quando ocorre uma piora da hiponatremia (**dessalinização**).
2. Excreção fracional de ácido úrico, quando > 12%, tem a mais alta sensibilidade no diagnóstico de SIHAD com ou sem uso de diurético. A excreção fracional de ácido úrico (FEUA, do inglês *fractional excretion of uric acid*) está elevada na SIHAD, mas é normalizada durante o tratamento.[61]

Causas de hiponatremia

As principais situações clínicas associadas à hiponatremia estão apresentadas no Quadro 9.7.

A hiponatremia pode resultar de liberação excessiva de HAD, anormalidades na diluição urinária e/ou distúrbios do mecanismo da sede.

A hipernatremia sempre implica hipertonicidade e hiperosmolalidade; por sua vez, a hiponatremia pode cursar com tonicidade baixa, normal ou aumentada.[62]

A hiponatremia **dilucional** ou **hipotônica** (também chamada "hiponatremia real"), a forma mais comum de hiponatremia, é causada por retenção de água e cursa com osmolalidade plasmática menor que 275 mOsm/kg. Se a ingesta ou o aporte de água é superior à capacidade de excreção renal, haverá diluição dos solutos do organismo,

Quadro 9.7 Situações clínicas associadas à hiponatremia.

1. Pseudo-hiponatremia
2. Insuficiência cardíaca congestiva
3. Cirrose hepática avançada
4. Síndrome nefrótica
5. Doença renal crônica
6. Concentração de volume intravascular ou extravascular (sangramento, diarreia ou vômito)
7. Estresses emocional e físico
8. Distúrbios endócrinos (hipotireoidismo, insuficiência adrenal e gravidez)
9. Agentes farmacológicos
10. Síndrome de secreção inapropriada de vasopressina

Fonte: Berl e Robertson, 2000.[12]

resultando em hipo-osmolalidade e hipotonicidade. São causas desse tipo de hiponatremia: insuficiência cardíaca, SIHAD e depleção do espaço extracelular.[63,64] A hiponatremia **hiperosmolar** ou **hipertônica** ocorre na hiperglicemia e na infusão de manitol, cursando com osmolalidade plasmática habitualmente superior a 290 mOsm/kg.[63] Por fim, a hiponatremia **isosmolar** ou **isotônica** é causada por hiperproteinemia ou hiperlipidemia graves (pseudo-hiponatremia) e cursa com osmolalidade plasmática normal, de 275 a 290 mOsm/kg.[63]

A hiponatremia também pode ser classificada de acordo com sua duração: denomina-se aguda quando dura menos que 48 horas; e crônica quando ultrapassa esse período.[65]

Pseudo-hiponatremia

Tanto a hiperproteinemia (p. ex., no mieloma múltiplo) quanto a hiperlipidemia podem resultar em dosagens aparentemente baixas de sódio, em razão do espaço que essas substâncias ocupam na fase aquosa de uma amostra de sangue.[66] Se grandes quantidades de macromoléculas ou lipídios estão presentes, a quantidade de água por unidade de volume de plasma está diminuída. Os laboratórios apresentam os resultados da dosagem de sódio por unidade de volume de plasma. Entretanto, a concentração real de sódio refere-se à quantidade (mEq) em uma unidade de volume (1 ℓ) de plasma dividida pela porcentagem de água no plasma (cerca de 93%). Os 7% restantes do plasma correspondem às proteínas e aos lipídios. Uma vez que os íons sódio estão dissolvidos somente na fase aquosa do plasma, uma concentração de sódio de 143 mEq/ℓ no plasma total equivale a uma concentração de 154 mEq/ℓ na água do plasma (143 ÷ 0,93). Para evitar avaliações errôneas, o plasma pode ser centrifugado para separar e remover as proteínas e os lipídios, ou a dosagem pode ser feita diretamente com eletrodos sensíveis a íons, os quais reconhecem apenas a quantidade de sódio dissolvido na água do plasma.

A redução na dosagem de sódio causada por hipertrigliceridemia pode ser calculada multiplicando-se a concentração plasmática dos triglicerídios (mg/dℓ) por 0,002. Por exemplo, para uma concentração de triglicerídios de 5.000 mg/dℓ, a concentração de sódio diminuiria de 144 para 134 mEq/ℓ.[67] Para pacientes com hiperproteinemia, calcula-se a repercussão sobre a dosagem plasmática de sódio multiplicando-se a quantidade de elevação da proteína total acima de 8 g/dℓ por 0,25. Por exemplo, para uma concentração plasmática de proteína de 17 g/dℓ, a concentração de sódio diminui apenas 2,25 mEq/ℓ. A pseudo-hiponatremia é tratada com a correção da doença que ocasiona o distúrbio.[67]

Em todo caso, para uma conclusão correta sobre uma baixa concentração de sódio, é prudente verificar que método está sendo utilizado pelo laboratório para dosar esse íon.

Redistribuição de água | Hiponatremia isotônica ou hipertônica

Outra causa de hiponatremia em que a diminuição na concentração de sódio não está associada a uma diminuição na osmolalidade plasmática também merece um comentário especial. Quando está presente no plasma grande quantidade de um soluto (que não o sódio) que não se difunde livremente pelas membranas celulares, cria-se um gradiente osmótico que favorece o movimento de água do meio intracelular para o extracelular, resultando em hiponatremia com hipertonicidade.

A causa mais comum desse tipo de hiponatremia é a hiperglicemia, mas também tem sido relatada durante terapia com manitol hipertônico ou contrastes radiográficos. Ao contrário do que ocorre com a hiperlipidemia e a hiperproteinemia, a baixa concentração de sódio nessas circunstâncias representa um reflexo real da concentração de sódio no espaço extracelular. O que acontece é a passagem de água do meio intracelular para o extracelular, diluindo o sódio do plasma. O tratamento desse tipo de hiponatremia deve ser dirigido à correção das concentrações elevadas de glicose ou manitol, o que resultará no movimento de água para o intracelular, com restauração da concentração do sódio plasmático ao normal.[67]

Outra causa é a irrigação, durante a cirurgia de próstata, com grandes volumes de manitol, sorbitol, glicina ou água destilada, que acabam sendo absorvidos por meio do leito cirúrgico cruento. Inicialmente, o soluto absorvido fica confinado ao espaço extracelular, trazendo água do intracelular, a qual dilui o sódio plasmático, resultando em um estado de hiponatremia isotônica. O manitol é imediatamente excretado na urina, mas o sorbitol e a glicina são metabolizados, o que causa grave hipotonicidade e desvio de água para o meio intracelular. Sintomas neurológicos graves podem ocorrer, especialmente com a glicina, em razão da neurotoxicidade direta do aminoácido e dos níveis elevados de amônio gerados durante seu metabolismo.[66]

Para calcular a contribuição da glicose ou do manitol para a osmolalidade plasmática, basta dividir a concentração plasmática (mg/100 mℓ) pelo peso molecular da substância (glicose e manitol têm peso molecular de 180). Multiplica-se a concentração plasmática da substância por 10 para transformar mg/100 mℓ em mg/ℓ. Por exemplo: se a concentração plasmática da glicose for 180 mg/100 mℓ, a contribuição para a osmolalidade será 180 × 10 ÷ 180 = 10 mOsm/ℓ.

Pode-se também considerar que, para cada 100 mg/dℓ de elevação na glicemia acima de 200 mg/dℓ, há uma redução de 1,6 mEq/ℓ no sódio plasmático. Por exemplo: a glicemia passou de 200 a 1.200 mg/dℓ. A concentração de sódio plasmático deve cair de 140 para 124 mEq/ℓ sem alteração no conteúdo total de água ou de eletrólitos, mas apenas com desvio de água do meio intracelular para o extracelular (1,6 mEq/ℓ × 10 = 16 mEq).

Intoxicação aguda por água

A hiponatremia pode desenvolver-se agudamente em pacientes que ingerem grandes quantidades de fluido hipotônico, o que ocorre em três situações: pacientes com TFG normal que ingerem grandes quantidades de água (polidipsia psicogênica); pacientes com TFG muito reduzida que ingerem quantidades moderadas de água; e pacientes que bebem cerveja.[67]

A polidipsia psicogênica, ou ingestão compulsiva de água, é relatada em pacientes psiquiátricos, e parte deles desenvolve hiponatremia sintomática. A ingesta aguda de líquidos pode exceder 15 a 20 ℓ ao dia, superando a capacidade máxima do rim em eliminar a sobrecarga de água. De modo geral, a interrupção da ingesta excessiva e uma diurese volumosa são suficientes para corrigir a hiponatremia. No entanto, um grupo de pacientes psiquiátricos desenvolve hiponatremia sintomática; em relação a esses casos, estudos demonstraram sensibilidade aumentada ao HAD, defeito na diluição urinária independente do HAD ou mesmo níveis elevados de HAD. Alguns fatores, como a própria psicose, náuseas, nicotina e várias drogas psicotrópicas, estimulam a secreção de HAD.[67]

Pacientes com intoxicação por água autoinduzida podem ter um declínio no sódio plasmático inicial devido ao retardo na absorção da água ingerida. Nesses pacientes, ocorre uma expansão de volume circulante, o que aumenta a excreção de sódio na urina. Se os níveis de HAD estiverem elevados em razão de estímulos não osmóticos como náuseas, a excreção de sódio em uma urina concentrada causará queda no sódio plasmático, e esse fenômeno tem sido chamado "dessalinização".[68]

Hiponatremia é bem descrita em indivíduos que ingerem grandes quantidades de cerveja, sem aporte nutricional adequado. Nessa situação, há redução da quantidade de urina diluída que pode ser formada, pois há poucos solutos na urina.

Na insuficiência renal, a diluição urinária não está comprometida, mas a quantidade total de urina que pode ser excretada está muito reduzida pelo comprometimento da TFG. Por exemplo, em um paciente com TFG de 5 ℓ ao dia, apenas 30% do filtrado glomerular alcança os segmentos diluidores do néfron, resultando em 1,5 ℓ de urina ao dia. Mesmo que os níveis de HAD estivessem completamente suprimidos, e que os 5 ℓ de filtrado alcançassem o segmento diluidor, o volume urinário não poderia exceder 5 ℓ. Então, no paciente com insuficiência renal grave, a ingestão excessiva de água pode facilmente exceder a capacidade do rim de excretar uma carga de água, mesmo que o mecanismo de diluição esteja intacto.[67]

No passado, corredores de maratona ingeriam grandes quantidades de água livre de eletrólitos e desenvolviam hiponatremia com edema cerebral. Hoje, a reposição é geralmente feita com soluções eletrolíticas e com fontes de energia (frutose, sacarose etc.). A infusão de grandes quantidades de soro glicosado 5% (água livre) no pós-operatório pode acarretar hiponatremia, sobretudo em pacientes jovens com pouca massa muscular. A infusão de líquido hipotônico na irrigação vesical durante a prostatectomia transuretral também pode causar hiponatremia em decorrência da reabsorção desse líquido.

Hiponatremia crônica

A abordagem racional do paciente com hiponatremia envolve uma avaliação correta do sódio corporal total e do espaço extracelular (por meio do exame físico), da osmolalidade urinária e do sódio urinário (ver Figuras 9.10 e 9.11).[31] A avaliação e a classificação do paciente hiponatrêmico com base na volemia têm sido utilizadas desde a década de 1960.

Hiponatremia com sódio corporal total aumentado | Hiponatremia hipervolêmica

Todos os distúrbios associados à hiponatremia hipervolêmica manifestam formação de edema em decorrência da retenção renal de sódio e água.

Observa-se hiponatremia com um aumento no sódio corporal em três situações: cirrose, síndrome nefrótica, e insuficiência cardíaca congestiva. O exame físico desses pacientes demonstra sinais de sobrecarga e excesso do extracelular (ver Capítulo 10). O denominador comum entre essas condições é um volume circulante efetivo diminuído, ao qual o rim responde como se estivesse sendo hipoperfundido, com menor TFG, retendo sódio proximalmente. Essa diminuição do volume circulante efetivo ativa a liberação não osmótica de HAD, o sistema renina-angiotensina-aldosterona e o sistema simpático. A concentração urinária está aumentada como resultado da secreção excessiva de HAD e pelo menor fluxo urinário, o que ocasiona maior tempo de contato com o epitélio do ducto coletor, possibilitando maior retrodifusão passiva de água para o interstício. Com o aumento da gravidade da cirrose, da síndrome nefrótica ou da insuficiência cardíaca congestiva, perde-se a capacidade de concentrar a urina; assim, é produzida uma urina isotônica com o plasma e com alto teor de sódio. Deve-se tomar cuidado ao avaliar a dosagem de sódio urinário nos pacientes que recebem diuréticos, particularmente os diuréticos de alça, pois também produzem urina hipotônica e com sódio alto.[47]

Insuficiência cardíaca congestiva

O tratamento convencional da insuficiência cardíaca congestiva inclui restrição de sódio, diuréticos e bloqueio neurohormonal. Os agentes mais efetivos consistem em uma combinação de diuréticos de alça, inibidores da enzima conversora da angiotensina e antagonistas beta-adrenérgicos. No momento, o tratamento da hiponatremia na insuficiência cardíaca congestiva é empírico. A restrição hídrica compreende a conduta mais empregada, mas, para ser efetiva, tem que ser drástica (< 1 ℓ/dia), o que geralmente não se tolera muito bem.

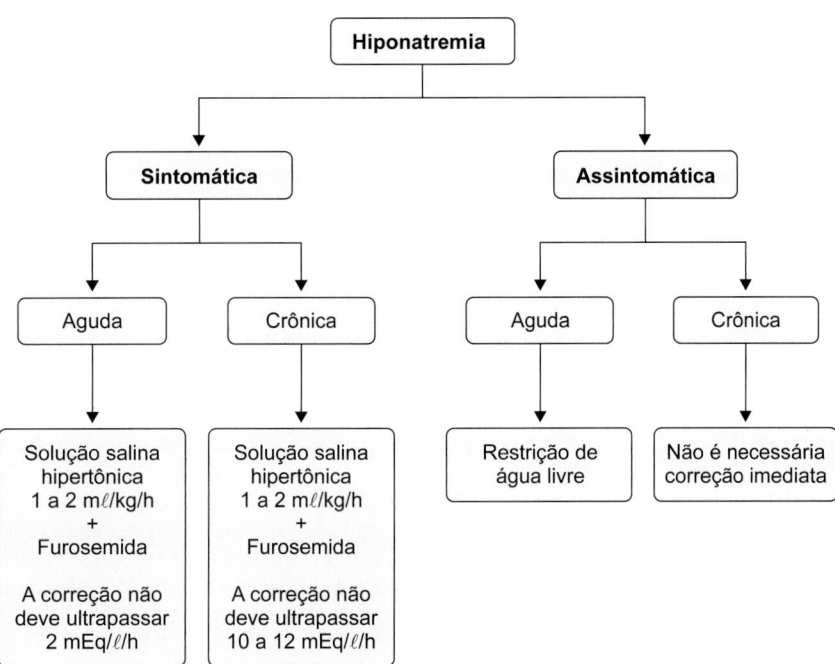

Figura 9.11 Tratamento da hiponatremia, com base na duração e nos sintomas. (Adaptada de Berl, 1998.)[65]

Cirrose

Atualmente, não existem orientações para o manejo da hiponatremia decorrente da cirrose hepática. O aparecimento de ascite indica progressão da cirrose e está associado a uma taxa de 50% de sobrevida de 2 anos. O tratamento convencional da ascite inclui restrição de sódio, diuréticos e paracentese. A combinação mais efetiva de diuréticos consiste em poupadores de potássio, como a espironolactona e os diuréticos de alça. A alternativa para o tratamento da hiponatremia nesse caso habitualmente se restringe à restrição hídrica.

Síndrome nefrótica, doença renal aguda e crônica

Quando há injúria renal aguda e doença renal crônica e TGF < 20 mℓ/min, o manejo da hiponatremia visa a um balanço de água livre negativo pela restrição hídrica em quantidades inferiores a perdas insensíveis + diurese.

Hiponatremia com sódio corporal total diminuído | Hiponatremia hipovolêmica

Hiponatremia associada à diminuição do volume do espaço extracelular pode ocorrer por perdas renais ou não renais. A semiologia evidencia sinais de contração do espaço extracelular (ver Capítulo 10). Na dúvida, uma amostra de urina com sódio urinário < 30 mEq/ℓ é compatível com depleção do volume extracelular, a menos que o rim seja o local de perda de sódio. Persistindo a dúvida, pode-se tentar uma expansão do volume extracelular com 0,5 a 1 ℓ de solução salina isotônica. Na depleção, ocorre correção da hiponatremia sem sinais de hipervolemia. Contudo, em pacientes com SIHAD, o sódio urinário aumentará, mas o sódio plasmático permanece inalterado ou diminui, já que a água administrada (no soro fisiológico) é retida, e a carga de sódio administrada é excretada em um volume menor de urina concentrada.

As perdas não renais incluem as: gastrintestinais (diarreia e vômitos), cutâneas excessivas (queimaduras, raramente sudorese) ou acúmulo de terceiro espaço (ver Capítulo 8) (pancreatite, peritonite, queimaduras, esmagamento muscular). Em todas essas situações, a redução do espaço extracelular resulta em hipoperfusão renal e diminuição da TFG. Isso provoca aumento da reabsorção de sódio no túbulo proximal, com menos sódio disponível para os segmentos diluidores distais. Também existe um estímulo ao HAD, com maior reabsorção de água. Recentemente, tem-se descrito a síndrome de hiponatremia dos maratonistas, em que os atletas perdem grandes quantidades de sódio pelo suor e, de modo geral, ingerem fluidos de reposição que contêm água, glicose e pouco sódio.[67,69,70]

Perdas renais de sódio são observadas com o uso de diuréticos, doença renal intersticial crônica e deficiência de aldosterona. Todos os diuréticos, independentemente de seu local de ação, induzem um balanço negativo de sódio. Essa depleção de sódio, por sua vez, desencadeia a liberação não osmótica de HAD. Na nefrite intersticial crônica, há lesão direta das células tubulares nos segmentos diluidores distais e alteração da arquitetura renal normal. Disso, resultam em perda renal de sódio e diminuição do *clearance* de água livre. Por fim, na deficiência de aldosterona, o defeito na diluição urinária está relacionado com o balanço negativo de sódio, que resulta em diminuição do sódio que chega aos segmentos diluidores distais, e a liberação não osmótica de HAD induzida pela depleção do espaço extracelular.[67]

Síndrome cerebral perdedora de sal (*cerebral salt-wasting*)

Ocorre após traumatismo craniano ou procedimento neurocirúrgico. O evento inicial é a perda de sódio e cloro na urina, a qual resulta em diminuição do volume intravascular, causando retenção de água e hiponatremia por uma secreção de HAD mediada por um estímulo barorreceptor. Superficialmente, assemelha-se à SIHAD: ambas apresentam hiponatremia observada após traumatismo craniano com taxas relativamente altas de osmolalidade e sódio urinário, além de níveis plasmáticos de HAD inapropriados para a osmolalidade plasmática. Entretanto, na síndrome cerebral perdedora de sal (SCPS), o aumento no HAD é secundário à depleção de volume, ao passo que, na SIHAD, os níveis elevados de HAD são o evento primário e os pacientes estão euvolêmicos ou têm um modesto aumento do volume plasmático pela retenção de água.

Não se sabe a causa dessa síndrome. Possíveis causas propostas referem-se a uma atividade simpática anormal no rim com natriurese por pressão e uma secreção anormal de peptídio atrial natriurético. O diagnóstico diferencial entre SCPS e SIHAD baseia-se na observação de um período de perda urinária de sódio e depleção de volume precedendo a hiponatremia.[67,71]

Hiponatremia com sódio corporal aparentemente normal | Hiponatremia euvolêmica

Hiponatremia em um paciente com o espaço extracelular aparentemente normal pode resultar de SIHAD ou de um reajuste de osmostato.[45]

Síndrome de secreção inapropriada de hormônio antidiurético

Causa mais comum de hiponatremia euvolêmica na Medicina Clínica, foi inicialmente descrita em 1957.[72] É assim chamada porque a secreção de HAD não decorre de um estímulo osmótico ou não osmótico. Tem como características: hiponatremia, hipotonicidade, urina inapropriadamente concentrada, sódio urinário elevado e, frequentemente, ácido úrico plasmático em níveis baixos.[69-73] O sódio urinário é muito útil nesses casos: geralmente, o sódio urinário em uma amostra de urina é > 30 mEq/ℓ. As causas dessa síndrome podem ser observadas no Quadro 9.8. O mecanismo básico da SIHAD é atividade HAD ou HAD-símile excessiva, causando aumento da reabsorção de água no ducto coletor, o que resulta em expansão do espaço extracelular. Como apenas um terço da água retida é distribuído no espaço extracelular, sinais de hipervolemia, como edema ou ingurgitamento das veias do pescoço, não estão presentes. Contudo, uma discreta expansão do meio intravascular resulta em aumento do fluxo plasmático renal e TFG, além de diminuição da reabsorção proximal de sódio. Como a secreção de aldosterona é normal ou tende a ser suprimida pela expansão crônica de volume, uma quantidade significativa de sódio deixa de ser reabsorvida na alça de Henle e no túbulo distal. Consequentemente, quantidades aumentadas de sódio chegam ao túbulo coletor, que tem capacidade limitada de absorver sódio, e a excreção de sódio está aumentada.[46] A hipouricemia encontrada na SIHAD resulta de uma menor reabsorção proximal de ácido úrico.[74]

O diagnóstico de SIHAD continua sendo um diagnóstico de exclusão, e a ausência de outras causas potenciais de hipoosmolalidade devem sempre ser verificadas.

Quadro 9.8 Situações clínicas associadas à síndrome de secreção inapropriada de hormônio antidiurético.

Produção excessiva de HAD por tumor
- Pulmão, gastrintestinal, timo, próstata, linfoma

Aumento da liberação hipotálamo-hipofisária de secreção do hormônio antidiurético (HAD)
- Doença pulmonar:
  - Tuberculose, pneumonia, abscesso
- Doenças do sistema nervoso central:
  - Traumatismo, convulsões, meningite, encefalite, abscesso
  - Tumor
  - Hemorragia subdural, subaracnoide, aneurisma
  - Acidente vascular encefálico
- Doenças endócrinas:
  - Deficiência de glicocorticoides
  - Mixedema
- Drogas:
  - Opiáceos e barbitúricos
  - Ecstasy
  - Sulfonilureias (clorpropamida, tolbutamida)
  - Nicotina
  - Clofibrato
  - Antidepressivos tricíclicos
  - Inibidores seletivos da recaptação de serotonina (fluoxetina, sertralina)
  - Carbamazepina
  - Medicações antineoplásicas (vincristina, vimblastina)
  - Tiazídicos
- AIDS

Administração exógena de HAD

Medicamentos que potencializam o efeito do HAD ou têm efeito HAD-símile
- Clorpropamida
- Ciclofosfamida
- Ocitocina

Os critérios para diagnóstico de SIHAD continuam os mesmos, com as seguintes considerações:

1. Verdadeira hipo-osmolalidade do líquido extracelular deve estar presente, sendo necessário excluir a hiponatremia secundária à pseudo-hiponatremia ou hiperglicemia.
2. A osmolalidade urinária deve ser inapropriada para a hipo-osmolalidade plasmática. Isso não requer que a osmolalidade urinária seja maior que a osmolalidade plasmática, mas simplesmente que seja maior que a sua diluição máxima (i. e., > 100 mOsm/kg de água em adultos).
3. Euvolemia clínica precisa estar presente, diagnóstico que não pode ser feito em pacientes com hipovolemia ou edema.
4. Excreção urinária de sódio. Uma excreção urinária de sódio elevada geralmente ocorre em pacientes com SIHAD, mas a sua presença não confirma o diagnóstico, tampouco a sua ausência exclui o diagnóstico.
5. Excreção fracional de ácido úrico, quando > 12%, tem a mais alta sensibilidade no diagnóstico de SIHAD com ou sem uso de diurético. A FEUA está elevada na SIHAD, mas é normalizada durante o tratamento.[61]

Cabe aqui um comentário a respeito da hiponatremia em pacientes com AIDS: a hiponatremia é encontrada em 35 a 55% dos portadores do HIV internados, geralmente causada por SIHAD relacionada com pneumonia, neoplasia ou infecção do sistema nervoso central. Eventualmente, perdas por diarreia podem causar depleção de volume circulante efetivo, ativando a liberação de HAD pelos mecanismos já descritos.

Uma causa menos comum de hiponatremia em pacientes com AIDS é a insuficiência de adrenais, relacionada com infecção por citomegalovírus, micobactérias, pelo próprio HIV ou, ainda, por infiltração e hemorragia por sarcoma de Kaposi.[75]

Deficiência de glicocorticoide

Na suspeita de insuficiência adrenal primária ou secundária, glicocorticoides devem ser administrados imediatamente após um rápido teste de estimulação com hormônio adrenocorticotrófico ou corticotropina (ACTH). Uma rápida diurese aquosa apoia o diagnóstico de deficiência de glicocorticoide, mas a sua ausência não invalida o diagnóstico, já que, às vezes, vários dias de terapia são necessários.

Hipotireoidismo

Hiponatremia com hipotireoidismo não é frequente e tem magnitude discreta. Uma simples restrição hídrica geralmente é o suficiente.

Hiponatremia associada ao exercício

A hiponatremia associada ao exercício (HAE) pode ser grave e apresentar risco de morte em decorrência do edema cerebral e do edema pulmonar não cardiogênico. Existem orientações para a ingestão apropriada de líquido durante as maratonas.[76] Em geral, recomenda-se que os corredores, quando com sede, ingiram entre 400 e 800 mℓ/h. A quantidade é maior para corredores rápidos e em temperaturas mais altas e menor para os mais lentos em temperaturas mais baixas. A hiponatremia que ocorre durante o exercício é aguda, e o tratamento deve ser rápido. No fim da corrida, os corredores geralmente estão cansados, com "cabeça-leve", em pré-síncope ou tontos. Convulsões, ataxia, sinais neurológicos focais e alteração do nível de consciência alertam para uma hiponatremia mais grave, exigindo tratamento urgente.

Com o comprometimento do sistema nervoso central, solução salina hipertônica deve ser logo iniciada, enquanto se aguarda o exame de sódio plasmático. A infusão deve continuar até que o sódio plasmático atinja 125 mEq/ℓ ou os sintomas desapareçam.

Baixa ingestão de solutos

Corrige-se hiponatremia por baixa ingestão de solutos com nutrição apropriada, com mais soluto na forma de eletrólitos e proteína.

Polidipsia primária

A ingestão de líquidos em pacientes com causas psicogênicas de polidipsia é motivada por fatores psiquiátricos que respondem variavelmente a mudanças de comportamento e terapia farmacológica, como a medicação antipsicótica clozapina. A redução da ingestão de líquidos pode ser difícil, pela resistência dos pacientes. Medidas alternativas ajudam, como molhar a boca com pedaços de gelo e balas azedas para aumentar o fluxo salivar.

Reajuste do osmostato

Hiponatremia em decorrência do reajuste do osmostato pode ser observada em qualquer das causas de SIHAD e responde por 25 a 30% de todos os casos. O reajuste do osmostato para baixo também pode ocorrer em: estados hipovolêmicos (quando o estímulo barorreceptor para liberação de HAD é superposto à função osmorreceptora); quadriplegia (na qual a redução efetiva do volume resulta do acúmulo de sangue venoso nas pernas); psicose; tuberculose; e desnutrição crônica.[67,75] A hiponatremia não é progressiva e melhora espontaneamente com a resolução da doença de base.[67]

Os pacientes com um quadro compatível com reajuste do osmostato têm um limiar de osmorregulação em torno de uma hipo-osmolalidade plasmática. Esses pacientes conseguem suprimir o HAD adequadamente quando a osmolalidade plasmática está baixa e a diluição urinária adequada. Em situação de hipertonicidade, há aumento apropriado na secreção de HAD e da concentração urinária.

Reajuste do osmostato deve ser suspeitado em qualquer paciente com aparente SIHAD e que apresente hiponatremia discreta (habitualmente, entre 125 e 135 mEq/ℓ), que esteja estável há vários dias apesar de variações na ingestão de água e sódio. O diagnóstico pode ser confirmado clinicamente observando a resposta a uma carga de água (10 a 15 mℓ/kg dados por via oral ou via intravenosa). Pacientes normais e aqueles com reajuste do osmostato devem excretar mais do que 80% da carga de água em 4 horas, já na SIHAD, a excreção está comprometida.

É importante reconhecer essa situação porque a função osmorreceptora é normal nessa nova linha de base, e tentativas para aumentar o sódio plasmático causarão um aumento dos níveis de HAD e farão o paciente ter sede; portanto, serão ineficientes.

> **⚠ PONTOS-CHAVE**
> - A hiponatremia é diagnosticada com concentrações plasmáticas de sódio < 135 mEq/ℓ
> - Hiponatremia pode cursar com volemia normal, aumentada ou diminuída
> - Na hiponatremia euvolêmica sem causa aparente, é importante excluir o hipotireoidismo e a insuficiência adrenal.

Manifestações clínicas de hiponatremia

O nível de hiponatremia que pode causar sinais e sintomas varia de acordo com o ritmo de queda do sódio plasmático e com a idade do paciente. Em geral, um paciente mais jovem tolera melhor determinado nível de hiponatremia em comparação a um paciente mais idoso. Entretanto, a hiponatremia aguda pode determinar importantes sinais e sintomas do sistema nervoso central: depressão do nível de consciência, convulsões e morte, mesmo com níveis de sódio plasmático entre 125 e 130 mEq/ℓ. Essas manifestações são atribuídas principalmente a um edema cerebral causado pela rápida redução na concentração plasmática de sódio.[63] Isso ocorre porque não há tempo para as células cerebrais eliminarem partículas osmoticamente ativas do seu interior, reduzindo, assim, o edema celular. Contudo, esse mecanismo protetor contra o edema cerebral é muito efetivo na hiponatremia crônica, de modo que um paciente pode estar assintomático com um sódio plasmático inferior a 110 mEq/ℓ.

Os sinais e sintomas correlacionam-se ao grau de edema cerebral. Náuseas e mal-estar compreendem sintomas precoces e podem ser observados quando a concentração plasmática de sódio cai para 125 a 130 mEq/ℓ. Em seguida, ocorrem cefaleia, letargia, obnubilação e, eventualmente, convulsões, coma e parada respiratória, caso o sódio caia para 115 a 120 mEq/ℓ.[77] Outros sinais e sintomas incluem cãibras e anorexia, diminuição dos reflexos tendinosos profundos, reflexos patológicos, hipotermia e paralisia pseudobulbar. São particularmente suscetíveis ao edema cerebral mulheres jovens em pós-operatório, mulheres idosas usando diuréticos tiazídicos, crianças e pacientes hipoxêmicos.[65]

Estão presentes também sinais e sintomas relacionados com a doença de base que ocasionou a hiponatremia.[67]

Hiponatremia e mortalidade

Está bem estabelecido que essa disnatremia está associada a um significativo aumento da mortalidade em pacientes hospitalizados com enfermidades agudas. Estudos mais recentes analisaram a relação de uma hiponatremia moderada, mas prolongada, em pacientes ambulatoriais com graus variados de função renal.

Esses estudos confirmaram a observação de que a hiponatremia em pacientes hospitalizados está associada de maneira independente a uma maior mortalidade quando comparada a pacientes ambulatoriais.[78]

Hiponatremia e risco de fraturas

Atualmente, há uma considerável evidência na literatura que sugere que a hiponatremia crônica aumenta as chances de quedas e fraturas no idoso.[79]

As fraturas de quadril representam um sério risco na saúde do idoso, aumentando substancialmente a morbidade e a mortalidade. A hiponatremia parece contribuir para quedas e fraturas por dois mecanismos: **primeiro**, produz um discreto comprometimento cognitivo, resultando em marcha instável e quedas, o que provavelmente ocorre por perda de glutamato (um neurotransmissor envolvido na função da marcha), como um osmol durante a adaptação do cérebro à hiponatremia crônica. Em **segundo lugar**, a hiponatremia contribui diretamente para a osteoporose e aumenta a fragilidade óssea pela indução de reabsorção óssea aumentada para mobilizar depósitos de sódio no osso. Sódio extracelular baixo estimula diretamente a osteoclastogênese e a atividade reabsortiva do osso por meio da diminuição da captação celular de ácido ascórbico e indução de estresse oxidativo.

Pacientes com hiponatremia apresentam níveis circulantes elevados de vasopressina, a qual age em dois receptores expressos em osteoblastos e osteoclastos, Avpr1 e Avpr2, aumentando a reabsorção óssea e diminuindo a osteoblastogênese.[80]

> **⚠ PONTOS-CHAVE**
> - Hiponatremia em pacientes hospitalizados está independentemente associada a uma maior mortalidade quando comparada a pacientes ambulatoriais
> - Hiponatremia crônica aumenta as chances de quedas e fraturas no idoso
> - Clínicos devem estar alertas para hiponatremia em idosos, especialmente aqueles que recebem medicações que possam causar hiponatremia
> - Idosos com marcha instável e/ou confusão mental devem ser avaliados para a presença de hiponatremia discreta
> - Idosos com lesão ortopédica devem ter uma dosagem de sódio sérico e a hiponatremia corrigida, se presente.

Diagnóstico de hiponatremia

Na avaliação de um paciente hiponatrêmico, a história clínica tem grande importância, assim como a verificação do balanço hídrico, das perdas e do aporte de fluidos nos dias precedentes.[64]

Além da dosagem do sódio plasmático e do sódio urinário, a osmolalidade plasmática, a osmolalidade urinária, o potássio plasmático e a gasometria têm utilidade no diagnóstico diferencial das hiponatremias.

A osmolalidade plasmática encontra-se diminuída na maior parte dos pacientes hiponatrêmicos, uma vez que é basicamente determinada pela concentração plasmática de sódio. Mas, em alguns casos, a osmolalidade (e não a tonicidade) do plasma está normal (como na hiperlipidemia e na hiperproteinemia) ou elevada (hiperglicemia, administração de manitol). Quando há osmolalidade plasmática elevada, ocorre movimento osmótico de água para fora das células, e a concentração de sódio no plasma diminui por diluição.[74]

A resposta renal apropriada quando há excesso de água é excretar urina maximamente diluída. Quando isso não ocorre, deve-se suspeitar de que exista ação do HAD ou anormalidade renal.[77] Na urina, a osmolalidade auxilia na diferenciação entre uma alteração na capacidade de excretar urina diluída (presente na maior parte dos casos) e a polidipsia primária, na qual a excreção de água é normal, mas a ingesta é tão volumosa que ultrapassa a capacidade de excreção. Na polidipsia primária, a resposta à hiponatremia é a supressão do HAD, resultando em uma urina com osmolalidade abaixo de 100 mOsm/kg e densidade menor que 1,003. No restante dos casos, a secreção de HAD continua apesar da hiponatremia, prejudicando a diluição urinária e mantendo a osmolalidade urinária superior ou igual a 300 mOsm/kg.[74]

Concentrações urinárias de sódio menores que 30 mEq/ℓ sugerem a participação de perdas não renais de sódio na gênese da hiponatremia, ao passo que concentrações superiores a 40 mEq/ℓ apontam SIHAD.[70] Uma exceção consiste na alcalose metabólica, por exemplo, consequente ao vômito, na qual o aumento da excreção de bicarbonato para corrigir a alcalose leva à excreção de sódio pela urina para manutenção da eletroneutralidade. A dosagem do potássio e a verificação do estado ácido-básico podem auxiliar a diferenciar algumas situações: por exemplo, alcalose metabólica e hipocalemia indicam uso de diuréticos ou vômitos; acidose metabólica e hipocalemia sugerem diarreia ou uso de laxantes; e acidose metabólica e hipercalemia apontam insuficiência adrenal.[74]

Tratamento da hiponatremia

Linhas gerais

Com exceção da pseudo-hiponatremia e da hiperglicemia, a hiponatremia implica um desvio de água para dentro das células e edema das células. Esse desvio é particularmente importante no sistema nervoso central, uma vez que o cérebro está alojado no espaço inextensível da caixa craniana, e o edema cerebral causa sintomas graves.[81]

A idade do paciente, a rapidez de instalação da hiponatremia, a osmolalidade urinária e a concentração do sódio urinário são muito importantes para o planejamento terapêutico dos pacientes com hiponatremia (Quadro 9.9 e ver Figura 9.10).[64-67] Como frisado anteriormente, a avaliação do volume do compartimento extracelular, embora importante, muitas vezes é difícil de ser feita clinicamente. A doença de base deve ser avaliada e tratada adequadamente. Deve-se interromper o uso de qualquer agente farmacológico que interfira no manejo renal da água.[67]

A maioria dos pacientes hiponatrêmicos é assintomática e apresenta concentração plasmática de sódio maior do que 120 mEq/ℓ. Nesses casos, a correção da hiponatremia pode ser feita de modo mais lento e gradual, pela restrição de água livre, quando o tratamento com solução salina hipertônica não é indicado.[65-67] Com a restrição de água livre para menos de 1 ℓ ao dia, ocorre balanço negativo de água, e o sódio plasmático é corrigido lentamente. Em pacientes que se alimentam normalmente (por via oral), a taxa de correção do sódio com a restrição de água raramente excede 1,5 mEq/dia. Já aqueles que não estão recebendo nutrição por via oral, mantidos apenas com fluidos intravenosos, o balanço entre as perdas insensíveis e a reposição pode estar próximo de zero, e será ainda mais difícil obter um balanço negativo de água.[67]

Em um paciente hiponatrêmico com depleção do meio extracelular concomitante, a solução salina isotônica (154 mEq de sódio por litro) é a solução escolhida. A solução salina causa repleção do extracelular, interrompendo o estímulo para a liberação de HAD, o que possibilita a eliminação da água em excesso. Além disso, a solução salina também auxilia na

Quadro 9.9 Interpretação e manejo da hiponatremia.

Distúrbio básico	Compartimento extracelular	Causas clínicas	Concentração urinária de sódio (Na_U)	Tratamento
Déficit de água total e déficit maior de sódio total	Depleção do volume extracelular	Perdas renais: excesso de diuréticos Deficiência de mineralocorticoide Nefrite perdedora de sal Acidose tubular renal com bicarbonatúria Perdas extrarrenais: vômitos, diarreias, terceiro espaço; queimaduras, pancreatite	$Na_U > 20$ mEq/ℓ $Na_U < 10$ mEq/ℓ	Solução salina isotônica
Excesso de água total	Discreto excesso de volume extracelular (sem edema)	Deficiência de glicocorticoide Hipotireoidismo Dor, emoção, drogas Síndrome da SIHAD	$Na_U > 20$ mEq/ℓ	Restrição de água
Excesso de sódio total e maior excesso de água total	Excesso do volume extracelular (edema)	Síndrome nefrótica Insuficiência cardíaca Cirrose hepática Injúria renal aguda e doença renal crônica	$Na_U < 10$ mEq/ℓ $Na_U > 20$ mEq/ℓ	Restrição de água

NaU: sódio urinário (mEq/ℓ). (Fonte: Berl e Robertson, 2000.)[12]

correção da hiponatremia por apresentar uma concentração de sódio mais elevada (154 mEq/ℓ) que o plasma hiponatrêmico.[62] A administração de 1 ℓ de solução salina isotônica aumenta o sódio plasmático em 1 mEq/ℓ. Os diuréticos, se em uso, deverão ser suspensos, e potássio deverá ser administrado se houver hipocalemia. No caso da insuficiência de adrenal, deve-se realizar a adequada reposição hormonal.

Se o paciente apresenta excesso do extracelular concomitantemente, ou se o paciente estiver perdendo o sódio infundido pela urina, pode ser administrado diurético de alça com a salina hipertônica. Nessa situação, é necessário avaliar a dosagem do sódio na urina, após o início do tratamento, para que esse sódio seja reposto, ao menos parcialmente. Se a correção do sódio plasmático for menor que a esperada, deve-se reajustar a infusão.[67]

Mas, em geral, nas enfermidades associadas à formação de edema, a restrição dietética de sódio e diuréticos constitui a base do manejo nesses casos.

Na hiponatremia que ocorre no diabetes, a correção da hiperglicemia fará a água retornar para o interior das células, normalizando a concentração plasmática de sódio.

A hiponatremia associada a um excesso de sódio total no organismo se dá em casos de insuficiência cardíaca, insuficiência renal, cirrose ou síndrome nefrótica. O manejo desses pacientes com excesso de água e sal baseia-se na restrição de água e sal e no uso apropriado de diuréticos. Considerar hemodiálise nos casos de concomitante insuficiência cardíaca congestiva ou síndrome nefrótica refratária a diuréticos.

Nos pacientes com hiponatremia e sem sinais de alteração do sódio total do organismo, como ocorre na SIHAD e no reajuste do osmostato, o manejo básico é a restrição líquida, que geralmente normaliza a concentração plasmática do sódio. Há necessidade de uma correção mais rápida (estupor, coma, convulsões) apenas quando há sintomas de intoxicação aquosa. Em caso de necessidade de uso de solução contendo sódio, considerar que o manejo renal do sódio na SIHAD está intacto, ao contrário da depleção do extracelular, em que o sódio é retido. Isso significa que o sódio administrado será eliminado na urina, e, para isso, necessitará de um volume de água. Por exemplo, ao se administrar 1 ℓ de solução salina isotônica (300 mOsm), o sódio será eliminado com cerca de 500 mℓ de água. Os 500 mℓ restantes terminarão por diluir ainda mais o plasma hiponatrêmico. Se for administrada uma solução hipertônica a 3% (1.026 mOsm/ℓ), o sódio será eliminado pela urina, mas, para isso, necessita de um volume maior de água, o que produz um balanço negativo de água, colaborando para a correção da hiponatremia. Concluindo, na hiponatremia sintomática da SIHAD, a osmolalidade do fluido administrado deve exceder a osmolalidade da urina (que, nessa síndrome, geralmente é superior a 300 mOsm/ℓ). Portanto, a solução salina 0,9% tem pouca utilidade nessa situação. Pode haver benefício também com a administração de diurético de alça, o qual inibe a reabsorção de cloro no ramo ascendente espesso da alça de Henle, visto que interfere no mecanismo de contracorrente e induz um estado de resistência ao HAD. A demeclociclina e o lítio diminuem a responsividade do túbulo coletor ao HAD e aumentam a excreção de água, mas, em decorrência da nefrotoxicidade, são raramente utilizados.[78]

É necessário lembrar, no entanto, que, quando há retenção de água induzida pelo HAD, ocorre inicialmente uma expansão do volume circulante, o que leva à ativação secundária de mecanismos natriuréticos, resultando em perda de água e sódio e restauração da euvolemia. É por isso que, em um estado **crônico** de SIHAD, a perda de sódio é muito mais proeminente que a retenção de água. Na hiponatremia grave, há também uma perda de potássio. Aparentemente, quando ocorre o aumento da célula por entrada de água, a célula perde potássio e outros solutos na tentativa de restaurar o volume celular. Portanto, a hiponatremia decorre da retenção de água e da perda secundária de sódio e potássio.[1]

Para pacientes hiponatrêmicos com insuficiência cardíaca, cirrose ou SIHAD, uma alternativa é a utilização de antagonistas seletivos dos receptores V2 do HAD (tolvaptana e conivaptana), atualmente disponíveis nas formas intravenosa e oral, respectivamente. O uso desses agentes produziria um balanço negativo de água sem produzir mudanças na excreção de sódio e potássio. A necessidade de monitoramento frequente no início da administração acompanhado do seu elevado custo ainda limita sua aplicação clínica. Mas melhoras cognitivas após a correção da hiponatremia foram relatadas com ambas as medicações, sendo necessários ainda mais estudos para o esclarecimento de suas indicações específicas.[82,83]

> **! PONTOS-CHAVE**
>
> Correção da hiponatremia na SIHAD:
> - Restrição de água
> - Administração de sal
> - A gravidade dos sintomas neurológicos determina o ritmo inicial de correção
> - Evitar correção rápida, pois pode causar complicações neurológicas pela desmielinização osmótica
> - A maioria dos pacientes com a síndrome de SIHAD e a hiponatremia crônica moderada (sódio sérico 120 a 129 mEq/ℓ) é assintomática, recomendando-se a correção lenta da hiponatremia
> - A taxa máxima de correção de uma hiponatremia crônica deve ser menor que 10 a 12 mEq/ℓ nas 24 horas e menor que 18 mEq/ℓ nas 48 horas.[67]

Cálculo do excesso de água

Calcular o excesso de água em um paciente de 70 kg, com sódio plasmático de 120 mEq/ℓ:

1º passo. Calcular qual seria a água total normal desse paciente.

$$70 \text{ kg} \times 60\% = 42 \ell$$

2º passo. Calcular a quantidade de água total de que esse paciente dispõe com o sódio em 120 mEq/ℓ.

$$\text{Água atual} = \frac{\text{Água normal} \times \text{Sódio normal}}{\text{Sódio atual}} = \frac{42 \times 140}{120} = 49 \ell$$

3º passo. Calcular excesso de água.

$$\text{Água atual} - \text{Água normal} = 49 - 42 = 7 \ell \text{ de excesso de água}$$

Tratamento da hiponatremia sintomática

A hiponatremia sintomática compreende uma emergência médica, e, muitas vezes, os pacientes necessitam de suporte avançado de vida, dada a intensidade do edema cerebral. Os sinais neurológicos e sintomas já foram descritos. Essa síndrome pode ocorrer em qualquer estado hipo-osmolar, a despeito do volume extracelular do paciente. Mesmo pacientes com hiponatremia e grave depleção de volume podem desenvolver edema cerebral.

Nessas circunstâncias, é necessária correção mais ágil do distúrbio (ver Figura 9.11). Por isso, a restrição de água não é considerada terapia adequada para a hiponatremia sintomática, uma vez que promove correção lenta do sódio plasmático.[80-84] Nos indivíduos com hiponatremia sintomática, o tratamento de escolha corresponde à administração de solução salina hipertônica (a 3%).

O cálculo da quantidade de sódio necessária para elevar a concentração plasmática a determinado valor é feito com a seguinte fórmula:

Na necessário (mEq) = Água corporal normal ×
(Na desejado – Na atual)

Por exemplo, quantos mEq de sódio são necessários para elevar o sódio plasmático de 110 para 120 mEq/ℓ em um paciente de 70 kg?

Na necessário (mEq) = 42 ℓ × (120 – 110) = 420 mEq

Então, são necessários 420 mEq de sódio.

Uma vez que a solução salina a 3% contém aproximadamente 514 mEq de sódio por litro, serão necessários cerca de 800 mℓ dessa solução para atingir o objetivo, o que pode causar sobrecarga de volume, sobretudo nos pacientes com baixa reserva cardíaca. Quando a solução salina a 3% não estiver disponível, pode ser preparada a partir da solução salina isotônica a 0,9%, acrescentando-se 10 mℓ de cloreto de sódio a 20% para cada 100 mℓ de salina isotônica. Observa-se que, no exemplo anterior, a correção de 10 mEq estaria dentro do limite de segurança para as 24 horas, mas, na presença de sintomas, a correção inicial pode chegar a 1,5 a 2 mEq nas primeiras 3 a 4 horas, até a melhora destes (ver Figura 9.11).

Esse modo de correção não deve ser empregado para restaurar o sódio plasmático a níveis normais. A utilização da salina hipertônica visa à melhora dos sintomas neurológicos mais graves.

Durante o intervalo da correção da hiponatremia sintomática, devem ser monitorados os eletrólitos plasmáticos, até que o paciente esteja neurologicamente estável.[64-67] Além disso, há necessidade de monitorar a volemia, se possível com medida da pressão central venosa (considerando suas limitações potenciais) ou pressão em capilar pulmonar com o cateter de Swan-Ganz.

Em 1973, Hantman et al.[85] propuseram o emprego de furosemida no manejo da hiponatremia, o qual se aplica sobretudo a pacientes que não podem tolerar uma expansão do compartimento extracelular. A administração intravenosa de furosemida induz um balanço negativo de água, quando, ao mesmo tempo, se repõem as perdas eletrolíticas (sódio e potássio) por meio de uma solução mais concentrada. Os autores propõem a administração inicial de 1 mg/kg de furosemida. A concentração urinária de sódio e potássio é determinada a cada hora, e a quantidade excretada é reposta por meio de uma solução salina hipertônica (3%) com a quantidade apropriada de potássio. Nessa circunstância, a infusão de salina hipertônica deve ser igual às perdas de sódio, potássio e cloro. O balanço negativo de água assim obtido é a diferença entre o fluxo urinário e a quantidade de solução hipertônica administrada. Doses subsequentes de furosemida são administradas para manter o balanço líquido negativo.

No caso de haver uma correção muito rápida e ser prontamente reconhecida, deve-se suspender temporariamente a correção da hiponatremia e administrar desmopressina para os pacientes com osmolalidade urinária baixa, pois o HAD é suprimido pela hiponatremia. No caso da SIHAD, suspender a salina hipertônica. Os dados obtidos experimentalmente sugerem que há benefício nesse tipo de abordagem quando o tratamento for iniciado antes do aparecimento de sintomas neurológicos, ou seja, nas primeiras 24 horas. Também é alternativa a administração de dextrose 5% para impedir a acelerada correção. Não há benefício se a desmielinização já se instalou.

Ritmo de correção

Na hiponatremia profunda (Na plasmático < 125 mEq/ℓ), situação em que existe risco de edema cerebral ou síndrome da desmielinização osmótica (SDO), a discussão reside no ritmo de correção da hiponatremia.[82-86] Não se sabe ao certo com que rapidez se deve corrigir uma hiponatremia grave. Em pacientes assintomáticos, considerava-se adequado corrigir cerca de 10 a 12 mEq/dia (0,5 mEq/h). Nos últimos anos, surgiu o consenso de que o limite recomendado seria de 10 mEq/ℓ de aumento no sódio sérico por dia para ambas, hiponatremia aguda e crônica. Algumas diretrizes, como as norte-americanas, recomendam 8 mEq/ℓ como limite diário e alguns autores mais conservadores limitam em 4 a 6 mEq/ℓ por dia.

Na hiponatremia de maratonistas associada a sintomas neurológicos graves (convulsão, confusão ou coma), recomenda-se o uso empírico de 100 mℓ de solução hipertônica a 3% em 10 minutos, mesmo antes da disponibilidade dos resultados do sódio plasmático.[87]

Desmielinização osmótica

A adaptação que possibilita a sobrevida na hiponatremia crônica também torna o cérebro vulnerável à lesão quando adotado um tratamento muito agressivo. Pacientes com maior risco são os com sódio plasmático ≤ 105 mEq/ℓ e aqueles com hipocalemia, alcoolismo, desnutrição, hepatopatia e possivelmente hipofosfatemia. Nesses casos, o cérebro não pode recapturar os osmólitos orgânicos, e a desmielinização osmótica ocorre. Inicialmente, os pacientes melhoram com a correção da hiponatremia, mas 1 ou alguns dias depois apresentam déficits neurológicos muitas vezes permanentes. Vários estudos demonstram que essa complicação pode ser evitada se a correção da hiponatremia crônica é limitada a < 10 a 12 mEq/ℓ nas 24 horas ou < 18 mEq/ℓ nas 48 horas.

Tratamento da hiponatremia crônica

Baseia-se na redução da ingestão de água livre (sem eletrólitos) e/ou no aumento da excreção renal de água livre (Quadro 9.10). A base da terapia para a hiponatremia crônica é uma restrição hídrica de < 1 ℓ/dia. Há evidência de que, na SIHAD, a restrição hídrica é efetiva em 59% dos pacientes. Em razão disso, terapia farmacológica geralmente é necessária para aumentar a excreção renal de água livre. Isso pode ser alcançado com o uso de diuréticos de alça, ureia, antagonistas do receptor de vasopressina (vaptanas) ou demeclociclina.

Antagonistas do receptor da vasopressina

Esses antagonistas foram muito aguardados por se anteciparem de maneira mais eficiente ao tratar a hiponatremia, seletivamente, aumentando a excreção renal de água livre sem soluto e, desse modo, aumentando o sódio plasmático.

Quadro 9.10 Manejo da hiponatremia: comparação entre as diretrizes norte-americanas e europeias.

Tópico	Diretriz dos EUA	Diretriz da Europa
Hiponatremia aguda ou sintomática	Sintomas graves: solução salina a 3% em *bolus* (100 mℓ em 10 min × 3 se necessário) Sintomas moderados: infusão contínua de solução salina a 3% (0,5 a 2 mℓ/kg/h)	Sintomas graves: solução salina a 3% *bolus* (150 mℓ em 20 min 2 a 3 × se necessário) Sintomas moderados: solução salina a 3% *bolus* (150 mℓ 3% em 20 min uma vez)
Hiponatremia crônica na SIHAD	Restrição de líquidos Demeclociclina, ureia ou vaptan	Restrição de líquidos Ureia ou diuréticos de alça + NaCl oral Não recomendam ou recomendam contra vaptan* Não recomendam lítio ou demeclociclina
Hiponatremia hipovolêmica	Solução salina isotônica	Solução salina isotônica ou solução cristaloide balanceada
Hiponatremia hipervolêmica	Restrição de líquidos Vaptanas**	Restrição de líquidos Não recomendam vaptanas
Ritmo de correção	Mínimo: 4 a 8 mmol/ℓ por dia 4 a 6 mmol/ℓ por dia (se risco alto de SDO) Limites: 10 a 12 mmol/ℓ por dia 8 mmol/ℓ por dia (risco alto de SDO)	Sem mínimo Limite: 10 mmol/ℓ por dia
Manejo da supercorreção	Sódio sérico basal > 120 mmol/ℓ: iniciar a redução com água sem eletrólitos ou desmopressina depois que a correção excedeu 6 a 8 mmol/ℓ por dia	Consultar um especialista para discutir a infusão de água sem eletrólitos (10 mℓ/kg) com ou sem desmopressina 2 mg IV

*Não recomendado quando o sódio sérico for < 130 mmol/ℓ; contraindicado quando o sódio sérico estiver < 125 mmol/ℓ. **Em um caso de cirrose hepática, restringir para paciente no qual o benefício em potencial sobrepuja a piora da função hepática. IV: intravenoso; SDO: síndrome de desmielinização osmótica; SIHAD: secreção inapropriada de hormônio antidiurético.

Há muitos receptores para vasopressina (HAD): V1a, V1b e receptores V2. Os receptores V2 basicamente promovem a resposta antidiurética, já os receptores V1a e V1b causam vasoconstrição e promovem a liberação de adrenocorticotropina, respectivamente. As vaptanas bloqueiam os receptores tipo 2 nas células principais dos ductos coletores e, assim, induzem a aquarese.

O aumento da diurese que ocorre com antagonistas de receptor V2 é quantitativamente equivalente a com diuréticos de alça, como a furosemida, mas qualitativamente distinto porque apenas água livre é excretada, sem aumento significativo na excreção de solutos, como sódio e potássio:

- Apresentações para administração por via oral (VO): tolvaptana, satavaptana e lixivaptana são seletivas para o receptor V2
- Apresentação para administração intravenosa (IV): conivaptana bloqueia ambos os receptores V2 e V1a, sendo útil em pacientes hospitalizados, administrada isoladamente ou com a solução salina hipertônica em pacientes com hiponatremia grave sintomática.

Tolvaptana e conivaptana já estão disponíveis no mercado norte-americano (não disponíveis ainda no Brasil) e são aprovadas para o tratamento da hiponatremia secundária à SIHAD.

A tolvaptana pode ser útil no manejo ambulatorial de pacientes com SIHAD nos quais a restrição de água e o aumento da ingestão de solutos tenha sido insuficiente. No entanto, existe a recomendação de que o paciente no início do tratamento seja hospitalizado em decorrência do pequeno risco (2%) de correção muito rápida da hiponatremia.

As recentes diretrizes norte-americanas e europeias concordam que não há lugar para as vaptanas no manejo de hiponatremia aguda sintomática quando a solução salina hipertônica é o tratamento de escolha. Entretanto, esse não é o caso na hiponatremia crônica. As diretrizes norte-americanas colocam as vaptanas como uma opção quando há falha da restrição hídrica. Já as diretrizes europeias não recomendam as vaptanas na hiponatremia moderada.[57]

Ureia

Tanto as diretrizes norte-americanas quanto as europeias citam a ureia como alternativa para o tratamento da hiponatremia crônica em decorrência da SIHAD. A ureia induz a diurese osmótica, aumentando a excreção renal de água livre. Uma de suas desvantagens é o paladar desagradável, mas já existe no mercado norte-americano uma formulação que combina ureia com bicarbonato de sódio, ácido cítrico e sacarose: ure-Na™.[88]

Complicações do tratamento

A adaptação que preserva o volume cerebral na hiponatremia crônica protege contra o aparecimento de edema cerebral, mas cria problemas durante o tratamento, pois um aumento rápido na concentração de sódio no plasma durante a correção pode levar à mielinólise pontina central (ou SDO).

Atualmente, reconhece-se que o termo "mielinólise pontina central" pode não ser o mais adequado, uma vez que a desmielinização é geralmente mais difusa e, muitas vezes, não envolve a ponte. Essas alterações podem ocasionar graves repercussões neurológicas, que permanecem transitória ou definitivamente após o tratamento.

Na hiponatremia crônica (desenvolve-se em mais de 48 horas), há perda de osmóis intracelulares como proteção contra o edema cerebral. No entanto, esses osmóis não podem ser rapidamente repostos quando o cérebro diminui de volume durante a elevação do nível de sódio no sangue. Como resultado, o volume do cérebro diminui durante a correção rápida da hiponatremia. Nas áreas em que o reacúmulo de osmóis é mais lento, as lesões de mielinólise são mais intensas. Um mecanismo possível consiste na diminuição de volume dos axônios induzida pela variação osmótica, o que produz a desmielinização pela ruptura de conexões dos axônios com sua bainha de mielina.[77]

De maneira geral, as manifestações clínicas de desmielinização osmótica ocorrem 2 a 6 dias após a correção dos níveis de sódio. Os sintomas incluem disartria, disfagia, letargia, paraparesia ou quadriparesia e até mesmo coma. Esses sintomas podem não ser reversíveis.[78] Evidências demonstram que é a rapidez de correção nas primeiras 24 horas que determina a ocorrência de lesões desmielinizantes. Essas lesões são mais frequentes quando a correção ultrapassa 20 mEq/dia ou quando o sódio se eleva para mais de 140 mEq/ℓ, e mais raras com correções abaixo de 0,5 mEq/h ou 10 a 12 mEq/dia. Não se observam lesões desmielinizantes quando a correção é mais lenta.[82]

A tomografia computadorizada e a ressonância magnética detectam as lesões de desmielinização, sendo este último método o preferido.[86] Às vezes, são necessárias até 4 semanas para que se detectem as lesões.[82]

Encontram-se em maior risco para o desenvolvimento da desmielinização osmótica: mulheres na fase pré-menopausa usando tiazídicos, etilistas, desnutridos, queimados, pacientes depletados em potássio; pré-púberes e pacientes com insuficiência respiratória.[82] De modo geral, em pacientes psiquiátricos que desenvolvem polidipsia com hiponatremia corrige-se rapidamente a hiponatremia, sem sequelas.[77,82]

> **! PONTOS-CHAVE**
>
> - O tratamento da hiponatremia depende da gravidade dos sintomas e da rapidez de instalação; os sintomas mais graves decorrem do edema cerebral
> - A hiponatremia sintomática é corrigida com a administração de solução salina hipertônica a 3%
> - Uma vez resolvidos os sintomas neurológicos, a correção da hiponatremia não deve ultrapassar 0,5 mEq/ℓ/h ou 10 mEq em 12 horas.

Exercícios

Observação: nestes exercícios, será utilizado 60% como a porcentagem de água em relação ao peso corporal. No entanto, lembre-se: na prática, deve-se reduzir esse valor para 55% quando da aplicação em mulheres.

1. Um jovem de 35 anos sofreu traumatismo cranioencefálico grave e foi internado em coma, escala de Glasgow 5, evoluindo para Glasgow 3. Seu débito urinário nos primeiros 2 dias foi de aproximadamente 7 ℓ/dia. Além de receber 2 ℓ de solução salina isotônica e 1 ℓ de solução glicosada a 5% a cada dia, manitol era administrado na dose de 70 mℓ a cada 8 horas. Seus exames atuais demonstraram: Na^+ = 165 mEq/ℓ. Responda:
   a. Existe distúrbio hidreletrolítico? Qual?
   b. Qual a causa mais provável para esse distúrbio hidreletrolítico?
   c. Como você corrigiria esse distúrbio?
2. Para um sódio plasmático de 150 mEq/ℓ, em um paciente de 70 anos, com 60 kg e assintomático:
   a. Qual a água normal?
   b. Qual a água atual?
   c. Como corrigir esse distúrbio?
3. Mulher de 55 anos, usuária de fluoxetina, internada por broncopneumonia. Na admissão, espaço extracelular aparentemente normal, comunicando-se adequadamente. Na^+ = 128 mEq/ℓ. Durante a internação atual, tornou-se confusa e progressivamente sonolenta. Na^+ = 117 mEq/ℓ. Peso = 55 kg.
   a. Existe distúrbio hidreletrolítico? Qual?
   b. Qual a causa mais provável?
   c. Como tratar?
4. Homem portador de síndrome nefrótica, em anasarca, internado por tromboflebite em membro inferior. Sem outros sintomas. Peso = 72 kg. Na^+ = 125 mEq/ℓ.
   a. Qual a água normal?
   b. Qual a água atual?
   c. Qual o tratamento?

Respostas

1. 35 anos, traumatismo cranioencefálico, sódio = 165 mEq/ℓ.
   a. Existe distúrbio hidreletrolítico? Sim. Qual? Hipernatremia.
   b. Qual a causa mais provável? Esse paciente apresenta pelo menos três causas em potencial para o desenvolvimento de hipernatremia. A primeira é o traumatismo cranioencefálico, que pode causar dano à secreção ou à liberação de HAD, tornando o paciente incapaz de concentrar a urina, o que explicaria a poliúria apresentada. Em segundo lugar, a administração de manitol induz a produção de urina hipotônica. Por último, as perdas de água livre pela respiração e pela urina não estão sendo adequadamente repostas.
   c. Para corrigir essa hipernatremia, deveria ser reposta uma solução hipotônica. O déficit de água que o paciente apresenta é de:

   Sódio atual × água atual = sódio normal × água normal
   Água atual = 140 × (70 × 0,6)/165 = 35,6 ℓ

   Déficit de água = água atual − água normal = 35,6 a 42 = 6,36 ℓ

   Portanto, para que o sódio retorne ao normal (140 mEq/ℓ), é necessário administrar 6,36 ℓ de solução salina hipotônica ou soro glicosado 5%. A correção não deve ultrapassar 0,5 mEq/ℓ/h, em pelo menos 50 horas (a dosagem de sódio está 25 mEq/ℓ acima do normal; 25 ÷ pela taxa de 0,5 = 50 horas).

2. 70 anos de idade, 60 kg, sódio = 150 mEq/ℓ.
   a.
   Água normal = 60% do peso = 60 × 0,6 = 36 ℓ
   b.
   Sódio atual × Água atual = Sódio normal × Água normal
   Água atual = 140 × 36/150 = 33,6 ℓ
   Déficit de água = 33,6 − 36 = 2,4 ℓ
   c. Deve ser administrada solução salina hipotônica (2,4 ℓ) em 20 horas (a dosagem de sódio está 10 mEq/ℓ acima do normal; 10 ÷ pela taxa de 0,5 = 20 horas).

3. 55 anos, broncopneumonia, sódio = 117 mEq/ℓ.
   a. Trata-se de hiponatremia.
   b. Existem algumas possibilidades: a primeira é de que a paciente tenha uma SIHAD pela broncopneumonia, daí a impossibilidade de eliminar urina diluída. Em segundo lugar, está em uso de fluoxetina, que pode induzir aumento na liberação de HAD. Nesse caso, deveria ser cuidadosamente verificado o balanço de fluidos dos dias antecedentes, para excluir a participação de uma reposição excessiva de soro glicosado a 5%.
   c. Como a paciente tornou-se agudamente sintomática, deve receber solução salina hipertônica (3%). A quantidade de sódio necessária para elevar o sódio plasmático para 125 mEq é:

Sódio necessário = Água corporal normal × (Sódio desejado − Atual)

Sódio necessário = (55 × 60%) × (125 − 117) = 33 × 8 = 264 mEq

Sabendo que a solução salina hipertônica tem 514 mEq/ℓ, serão necessários aproximadamente 500 mℓ dessa solução. Nas primeiras 3 a 4 horas, o ritmo de correção pode ser mais rápido (1,5 a 2 mEq/h), e, depois, manter 0,5 mEq/h.

Observa-se que, em 264 mℓ dessa solução, há tanto sódio quanto em 1.700 mℓ de salina isotônica. Além de corrigir a hiponatremia sintomática, esse sódio provocará expansão do meio extracelular, com risco de congestão circulatória.

4. Paciente com síndrome nefrótica, em anasarca, sódio = 125 mEq/ℓ.
  a.

  Água normal = (72 × 0,6) = 43 ℓ.

  b.

  Água atual = 43 × 140/125 = 48 ℓ.

  c. Esse paciente apresenta excesso de 5 ℓ de água e está assintomático. Devem-se restringir a ingestão de água e administrar diurético, pois apresenta extracelular aumentado.

REFERÊNCIAS BIBLIOGRÁFICAS

1. Sterns RH, Hoorn E. General principles of disorders of water balance (hyponatremia and hypernatremia) and sodium balance (hypovolemia and edema). UpToDate; 2023.
2. Guyton AC, Hall JE. Regulation of extracellular fluid osmolarity and sodium concentration. In: Guyton AC, Hall JE (eds). Textbook of Medical Physiology. Saunders; 1996. p. 349-65.
3. Seguro AC, Magaldi AJB, Helou CMB, Malnic G, Zatz R. Processamento de água e eletrólitos pelos túbulos renais. In: Zatz R, Seguro AC, Malnic G, editores. Bases fisiológicas da Nefrologia. Atheneu; 2011. p. 45-84.
4. Fitzsimons JT. The physiological basis of thirst. Kidney Int. 1976;10(1):3.
5. Magaldi AJB, Seguro, AC, Zatz, R. Mecanismos de concentração e diluição da urina, regulação do balanço de água e distúrbios da tonicidade do meio interno. In: Zatz R, Seguro AC, Malnic G, editores. Bases fisiológicas da Nefrologia. Atheneu; 2011. p. 85-111.
6. Christ-Crain M, Fenske W. Copeptin in the diagnosis of vasopressin-dependent disorders of fluid homeostasis. Nat Rev Endocrinol. 2016;12:168-76.
7. Blanchard A, Steichen O, De Mota N, Curis E, Gauci C, Frank M et al. An abnormal apelin/vasopressin balance may contribute to water retention in patients with the syndrome of inappropriate antidiuretic hormone (SIADH) and heart failure. J Clin Endocrinol Metab. 2013;98:2084-9.
8. Nigro N, Winzeler B, Suter-Widmer I, Schuetz P, Arici B, Bally M et al. Mid-regional pro-atrial natriuretic peptide and the assessment of volaemic status and differential diagnosis of profound hyponatraemia. J Intern Med. 2015;278:29-37.
9. Hus-Citharel A, Bodineau L, Frugière A, Joubert F, Bouby N, Llorens-Cortes C. Apelin counteracts vasopressin-induced water reabsorption via cross talk between apelin and vasopressin receptor signaling pathways in the rat collecting duct. Endo crinol. 2014;155:4483-93.
10. Robertson GL, Shelton RL, Athar S. The osmoregulation of vasopressin. Kidney Int. 1976;10(1):25.
11. Rose BD, Post TW. Antidiuretic hormone and water balance. Chap. 6B. UpToDate. 2001;9:(3).
12. Berl T, Robertson GL. Pathophysiology of water metabolism. In: Brenner B, Rector F, editors. The Kidney. Saunders; 2000. p. 866-924.
13. Friedman E, Shadel M, Halkin H, Farfel Z. Thiazide-induced hyponatremia. Reproducibility by single dose rechallenge and an analysis of pathogenesis. Ann Intern Med. 1989;110:24-30.
14. Frenkel NJ, Vogt L, De Rooij SE, Trimpert C, Levi MM, Deen PM, van den Born BJ. Thiazide-induced hyponatraemia is associated with increased water intake and impaired urea-mediated water excretion at low plasma antidiuretic hormone and urine aquaporin-2. J Hypertens. 2015;33:627-33.
15. García-Arroyo FE, Tapia E, Blas-Marron MG, Gonzaga G, Silverio O, Cristóbal M et al. Vasopressin mediates the renal damage induced by limited fructose rehydration in recurrently dehydrated rats. Int J Biol Sci. 2017;13:961-75.
16. Bouby N, Fernandes S. Mild dehydration, vasopressin and the kidney: animal and human studies. European journal of clinical nutrition. 2003;57(suppl. 2):S39-46.
17. Bardoux P, Bichet DG, Martin H, Gallois Y, Marre M, Arthus MF et al. Vasopressin increases urinary albumin excretion in rats and humans: involvement of V2 receptors and the renin-angiotensin system. Nephrology, dialysis, transplantation: official publication of the European Dialysis and Transplant Association – European Renal Association. 2003;18:497-506.
18. Bardoux P, Martin H, Ahloulay M, Schmitt F, Bouby N, Trinh-Trang-Tan MM et al. Vasopressin contributes to hyperfiltration, albuminuria, and renal hypertrophy in diabetes mellitus: study in vasopressin-deficient Brattleboro rats. Proceedings of the National Academy of Sciences of the United States of America. 1999;96:10397-402.
19. Morgenthaler NG, Struck J, Alonso C, Bergmann A. Assay for the measurement of copeptin, a stable peptide derived from the precursor of vasopressin. Clin Chem. 2006;52:112-9.
20. Knepper MA, Verbalis JG, Nielsen S. Role of aquaporins in water balance disorders. Nephrology and Hypertension – Curr Opin Nephrol Hypertens. 1997;6(4):367-71.
21. Kwon TH, Hager H, Nejsum LN, Andersen MLE, Frokiaer J, Nielsen S. Physiology and pathophysiology of renal aquaporins. Semin. Nephrol. 2001;21(3):231-8.
22. Zeidel ML. Recent advances in water transport. Semin Nephrol. 1998;18(2):167-77.
23. McDonald KM, Miller PD, Anderson RJ, Berl T, Schrier RW. Hormonal control of renal water excretion. Kidney Int. 1976;10(1):38.
24. Sterns RH, Hoorn E. Causes of hyponatremia in adults. UpToDate. 2023.
25. Capasso G, De Tommaso G, Anastasio P. Glomerular hemodynamics and renal sodium handling in hypothyroid and hyperthyroid patients. J Am Soc Nephrol. 1998;9:68A.
26. Woodhall PB, Tisher CC. Response of the distal tubule and cortical collecting duct to vasopressin in the rat. J Clin Invest. 1975;52:3095.
27. Kriz W, Lever AF. Renal countercurrent mechanisms: structure and function. Am Heart J. 1969;78(1):101-18.
28. Berliner RW, Levinsky NG, Davidson DG, Eden M. Dilution and concentration of the urine and the action of antidiuretic hormone. Am J Med. 1958;24:730.
29. Berliner RW. The concentrating mechanism in the renal medulla. Kidney Int. 1976;9(2):214.
30. Stephenson JL. Concentration of urine in a central core of the renal counterflow system. Kidney Int. 1972;2:85.
31. Kokko JP, Rector Jr FC. Countercurrent multiplication system without active transport in inner medulla. Kidney Int. 1972;2:214.
32. Kokko JP, Tisher CC. Water movement across nephron segments involved with the countercurrent multiplication system. Kidney Int. 1976;10(1):64.
33. Jamison RL, Maffly RH. The urinary concentrating mechanism. N Engl J Med. 1976;295:1059.
34. Ayus JC. Hypo and hypernatremia – Pathogenesis and diagnosis. Part 1 and 2. American Society of Nephrology Board Review Course, sep. 1998 (slide and audio symposium – www.hdcn.com).
35. Hays RM, Levine SD. Pathophysiology of water metabolism. In: Brenner BM, Rector Jr FC, editors. The Kidney. W.B. Saunders Co.; 1976. p. 553.
36. Rose BD, Post TW. Volume regulation versus osmoregulation. Chap. 8D. UpToDate. 2001;9(3).

37. Mange K, Matsuura D, Cizman B, Soto H, Ziyadeh FN, Goldfarb S, Neilson EG. Language guiding therapy: the case of dehydration *versus* depletion. Ann Intern Med. 1997;127(9):848-53.
38. Palevsky PM, Bhagrath R, Greenberg A. Hypernatremia in hospitalized patients. Ann Intern Med. 1996;124:197-203.
39. Ayus JC, Brennan S. Hipernatremia. In: De Fronzo, R, Arieff AI, editors. Fluid, Electrolyte, and Acid-Base Disorders. Churchill Livingstone; 1995. p. 304-17.
40. Rose BD, Post TW. Renal water excretion and reabsorption. Chap. 9B. UpToDate. 2001;9(3).
41. Berl T, Anderson RJ, McDonald KM, Schrier RW. Clinical disorders of water metabolism. Kidney Int. 1976;10(1):117.
42. Sterns RH, Hoorn E. Causes of hypernatremia. UpToDate. 2023.
43. Schrier R. The patient with hyponatremia or hypernatremia. In: Manual of Nephrology. Little, Brown; 1994. p. 20-36.
44. Fried LF, Palevsky PM. Hyponatremia and hypernatremia. Med Clin N Am. 1997;81(3):585-609.
45. Miller M, Dalakos T, Moses AM, Fellerman H, Streeten DH. Recognition of partial defects in antidiuretic hormone secretion. Ann Inter Med. 1970;73:721.
46. Arima H, Cheetham T, Christ-Crain M, Cooper D, Drummond J, Gurnell M et al. Working Group for Renaming Diabetes Insipidus J Clin Endocrinol Metab. 2022;108(1):1.
47. Singer I, Forrest Jr JN. Drug-induced states of nephrogenic diabetes insipidus. Kidney Int. 1976;10(1):82.
48. Cox M, Singer I. Lithium and water metabolism. Am J Med. 1975;59:153.
49. Miller M, Moses AM. Drug-induced states of impaired water excretion. Kidney Int. 1976;10(1):96.
50. Mazze RI, Shue GL, Jackson SH. Renal dysfunction associated with methoxyflurane anesthesia: a randomized, prospective clinical evaluation. JAMA. 1971;216:278.
51. Bichet DG. Diagnosis of polyuria and diabetes insipidus. UpToDate. 2023
52. Bichet DG. Treatment of central diabetes insipidus. UpToDate. 2023
53. Bichet DG. Treatment of nephrogenic diabetes insipidus. UpToDate. 2023.
54. Loeb JN. The hyperosmolar state. The New Engl J Med. 1974;290:118.
55. Kugler JP, Hustead T. Hyponatremia and hypernatremia in the elderly. Am Fam Phys. 2000;61:3623-30.
56. Adrogué HJ, Madias NE. Hypernatremia. N Engl J Med. 2000;342(20):1493-9.
57. Sterns RH, Hoorn E. Treatment of hypernatremia. UpToDate. 2023.
58. Mastrangelo S, Arlotta A, Cefalo MG, Maurizi P, Cianfoni A, Riccardi R. Central pontine and extrapontine myelinolysis in a pediatric patient following rapid correction of hypernatremia. Neuropediatrics. 2009;40(3):144-7.
59. Campbell NRC, Train EJ. A Systematic Review of Fatalities Related to Acute Ingestion of Salt. A Need for Warning Labels? Nutrients. 2017;9(7).
60. Hoorn EJ, Zietse R. Diagnosis and treatment of hyponatremia: compilation of the guidelines. J Am Soc Nephrol. 2017;28:1340-9.
61. Nigro N, Winzeler G, Suter-Widmer I, Schuetz P, Arici B, Bally M et al. Evaluation of copeptin and commonly used laboratory parameters for the diferential diagnosis of profound hyponatrmia in hospitalized patients: "The Co-MED Study". Clin Endocrinol (Oxf). 2017;86(3):456-62.
62. Adrogué HJ, Madias NE. Hyponatremia. N Engl J Med. 2000;342(21):1581-9.
63. Fall PJ. Hyponatremia and hypernatremia. A systematic approach to causes and their correction. Postgrad Med. 2000;107(5):75-82.
64. Preston RA. Hyponatremia. In: Preston RA. Acid-Base, Fluids and Electrolytes Made Ridiculously Simple. MedMaster, Inc.; 1997. p. 39-64.
65. Berl T. Therapy of hypo and hypernatremia. Parts 1, 2, 3. American Society of Nephrology Board Review Course, sep. 1998 (slide and audio symposium – www.hdcn.com).
66. Sterns RH. Causes of hyponatremia. UpToDate. 2023.
67. Arieff AI. Disorders of sodium metabolism: hyponatremia. In: Arieff AI, DeFronzo RA (eds). Fluid, electrolyte, and acid-base disorders. Churchill-Livingstone; 1995. p. 255-303.
68. Steele A, Gowrishankar M, Abrahamson S, Mazer CD, Feldman RD, Halperin ML. Postoperative hyponatremia despite near-isotonic saline infusion: a phenomenon of desalination. Ann Intern Med. 1997;126(1):20.
69. Davis DP, Videen JS, Marino A, Vilke GM, Dunford JV, Van Camp SP et al. Exercise-associated hyponatremia in marathon runners: a two-year experience. J Emerg Med. 2001;21(1):47-57.
70. Speedy DB, Noakes TD, Schneider C. Exercise-associated hyponatremia: a review. Emerg Med. 2001;13(1):5-6.
71. Verbalis JG, Goldsmith SR, Greenberg A, Schrier RW, Sterns RH. Hyponatremia treatment guidelines 2007: expert panel recommendations. Amer J Med. 2007;120:S1.
72. Scwartz WB, Bennett W, Curelop S, Bartter FC. Syndrome of renal sodium loss and hiponatremia probably resulting from inappropriate secretion of antidiuretic hormone. Am J Med. 1957;23:529.
73. Sterns RH. Causes of the SIADH. UpToDate. 2023.
74. Sterns RH. Diagnosis of hyponatremia. UpToDate. 2023.
75. Sterns RH. Electrolyte disturbances with HIV infection. UpToDate. 2023.
76. Noakes T. Fluid replacement during marathon running. Clin J Sport Med. 2003;13:309.
77. Sterns RH. Treatment of hyponatremia: SIADH and reset osmostat. UpToDate. 2023.
78. Sterns RH. Symptoms of hyponatremia and hypernatremia. UpToDate. 2023
79. Gankam-Kengne F, Ayers C, Khera A, de Lemos J, Maalouf NM. Mild hyponatremia is associated with an increased risk of death in an ambulatory setting. Kidney Int. 2013;83:700-6.
80. Hoorn EJ, Rivadeneira F, van Meurs JB, Ziere G, Stricker BH, Hofman A et al. Mild hyponatremia as a risk factor for fractures: The Rotterdam Study. J Bone Miner Res. 2011;26:1822-8.
81. Negri AL, Ayus JC. Hiponatremia e doença óssea. Rev Endocr Metab Disord. 2017;18(1):67-78.
82. Kamel KS, Halperin ML. Salt and water (Section 2). In: Kamel KS, Halperin ML (eds). Fluid, electrolyte and acid-base physiology. A problem-based approach. Elsevier; 2017. p. 215-358.
83. Sterns RH. Treatment of hyponatremia. UpToDate. 2023.
84. Schrier RW, Gross P, Gheorghiade M, Berl T, Verbalis JG, Czerwiec FS et al. Tolvaptan, a selective oral vasopressin V2-receptor antagonist, for hyponatremia. N. Engl J Med. 2006;355(20):2099-112.
85. Hantman D, Rossier B, Zohlman R, Schrier R. Rapid correction of hyponatremia in the syndrome of inappropriate secretion of Antidiuretic Hormone. An alternative treatment to hypertonic saline. Ann Intern Med. 1973;78:870.
86. Pirzada NA. Central pontine myelinolysis. Mayo Clin Proc. 2001;76(5):559-62.
87. Siegel AJ, Verbalis JG, Clement S, Mendelson JH, Mello NK, Adner M et al. Hyponatremia in marathon runners due to inappropriate arginine vasopressin secretion. Am J Med. 2007;20(5):461.e11-7.
88. Sterns RH, Silver SM, Hix JK. Urea for hyponatremia? Kidney Int. 2015;87: 268-70.

BIBLIOGRAFIA

Seifter JL. Electrolytes and acid-base disorders. In: NephSAP Nephrology Self-Assessment Program. 2022;20(2).

Spasovski G, Vanholder R, Allolio B et al. Hyponatraemia Guideline Development Group: Clinical practice guideline on diagnosis and treatment of hyponatraemia. Nephrol Dial Transplant. 2014;29[suppl. 2]:i1-i39.

Stern RH. General principles of disorders of water balance (hyponatremia and hypernatremia) and sodium balance (hypovolemia and edema). UpToDate Inc. 2023.

Stern RH. Manifestations of hyponatremia and hypernatremia in adults. UpToDate Inc. 2023.

Verbalis JG, Goldsmith SR, Greenberg A, Korzelius C, Schrier RW, Sterns RH et al. Diagnosis, evaluation, and treatment of hyponatremia: Expert panel recommendations. Am J Med. 2013;126[suppl. 1]: S1-S42.

10 Metabolismo do Sódio e Fisiopatologia do Edema

Miguel Carlos Riella • Leonardo V. Riella • Cristian V. Riella

INTRODUÇÃO

O sódio é o íon mais abundante do compartimento extracelular, sendo a substância que determina seu volume. O sódio e seus dois principais ânions, o cloro e o bicarbonato, constituem 90% ou mais da quantidade de soluto no líquido extracelular. Contudo, a quantidade de sódio no líquido intracelular é pequena, em decorrência de mecanismos que ativamente eliminam o sódio das células.

A concentração de solutos é a mesma nos compartimentos intra e extracelular, em razão da livre movimentação da água pelas membranas celulares, em resposta a um gradiente osmótico. Portanto, se há retenção de sódio no líquido extracelular, a pressão osmótica desse compartimento aumenta, e a água intracelular move-se para o compartimento extracelular até que haja equilíbrio osmótico. A hiperosmolalidade do líquido extracelular também pode estimular a sede e a liberação do hormônio antidiurético (HAD), também denominado "vasopressina", fatores que determinam um balanço positivo de água. Então, o resultado final de um aumento de sódio no líquido extracelular corresponde à elevação do volume extracelular. Do mesmo modo, uma diminuição da quantidade de sódio no líquido extracelular determina uma redução desse volume. Tudo indica, portanto, que o sistema que controla o balanço de sódio integra o sistema responsável por controlar o volume extracelular. Entretanto, embora exista alguma evidência de estímulo à ingestão de sal quando há uma diminuição do volume do compartimento extracelular, este não representa um elemento importante no controle da homeostasia do Na^+. Na realidade, o balanço do íon Na^+ é regulado basicamente pelo ajuste na taxa de excreção de Na^+ em resposta a sinais oriundos do grau de expansão do **volume sanguíneo arterial efetivo (VSAE)**.

Tendo em vista que a maior parte do volume líquido extracelular corresponde à água, seria legítimo supor que a regulação desse volume fosse realizada por intermédio dos mecanismos que controlam o balanço de água.[1] No entanto, as alterações na liberação de HAD e na excreção de água são mediadas principalmente pela tonicidade dos líquidos no organismo, controlada pelo sistema osmorregulador, e não pelo sistema de controle do volume extracelular. Como o balanço de sódio é preservado, o controle da tonicidade serve para manter o volume de líquido extracelular constante.

Contudo, em algumas situações, a excreção de água é regulada primariamente pelo volume, e não pela tonicidade. Isso ocorre, por exemplo, quando há uma intensa contração do volume extracelular, caso em que a água é continuamente reabsorvida (apesar da hipotonicidade que se estabelece), na tentativa de restaurar o volume extracelular. Nessa situação, a regulação do volume tem preferência sobre a osmorregulação.

Em um indivíduo normal, o volume de líquido extracelular e o balanço de sódio variam dentro de limites estreitos, mesmo em face de grandes variações na ingesta e na excreção renal de água e sal. O rim é o responsável por manter o volume extracelular constante, modulando a excreção de sódio. Assim, qualquer distúrbio que reduza o volume do compartimento extracelular é acompanhado de uma redução da excreção de sódio, ao passo que um aumento de volume do compartimento extracelular determina aumento na excreção de sódio.

Ao determinar a osmolalidade plasmática ou sérica, obtém-se a relação da soma dos solutos osmoticamente ativos (intra e extracelulares) com o volume de água nesses compartimentos. Como o sódio é o principal soluto no líquido extracelular, a concentração do sódio no plasma ou no soro indica a relação existente entre a quantidade total de soluto e água no organismo.

Normalmente, a excreção de sódio na urina não depende da concentração plasmática de sódio, o que foi demonstrado por vários experimentos. Quando se expande o volume extracelular com solução salina isotônica, por exemplo, a excreção urinária de sódio aumenta. Da mesma maneira, a ingestão de água, combinada à administração de vasopressina, causa retenção de água, o que, eventualmente, acarreta expansão do volume extracelular. Com o volume extracelular expandido, há aumento na excreção urinária de sódio, apesar da hiponatremia causada pela administração simultânea de água e vasopressina. Outro exemplo: quando o organismo só perde água, há uma diminuição do volume extracelular e, consequentemente, diminuição da excreção urinária de sódio, apesar da hipernatremia.

BALANÇO DO SÓDIO

A ingestão média de cloreto de sódio em um adulto normal é de 9 g ou 150 mEq por dia.[1] Para manter o equilíbrio, a mesma quantidade deve ser excretada.[2] Ao contrário da água, cuja ingestão é controlada pela sede, não existe no ser humano um apetite específico para sódio.

Uma vez absorvido, o íon sódio distribui-se no organismo da seguinte maneira: 45% para o líquido extracelular; 7% para o líquido intracelular; e 48% para o esqueleto. O sódio do esqueleto apresenta-se sob dois modos: permutável (50%) e não permutável (50%). Essa divisão baseia-se na maior ou menor facilidade com que o sódio se liberta do osso para a circulação. O sódio não permutável integra áreas firmemente mineralizadas, sendo menos acessível à circulação; portanto, dificilmente é liberado do esqueleto. O sódio permutável pode ser liberado do osso em condições especiais, como a acidose metabólica, em que o carbonato de sódio dos cristais depositados na matriz óssea neutraliza o íon H^+, trocando-o pelo sódio.[1]

A concentração plasmática de sódio está entre 135 e 145 mEq/ℓ, sendo a concentração intracelular em torno de 10% da concentração plasmática. O sódio é eliminado do organismo na urina, nas fezes e no suor. Para efeito de balanço, o que importa é a excreção urinária de sódio. A eliminação pelo suor adquire importância somente em casos de sudorese profusa, pois a concentração de sódio no suor é baixa. Da mesma forma, diarreias graves podem determinar perdas consideráveis de sódio nas fezes.

Resposta do rim às alterações na ingestão de sódio

Quando se altera a ingestão de sódio, a adaptação na excreção renal de sódio é lenta, podendo levar muitos dias para igualar-se à ingesta.[3] Na Figura 10.1, observa-se que, quando a ingestão de NaCl aumenta, apenas uma parte desse incremento é eliminada no 1º dia. O restante é retido, com a água, resultando em uma expansão do volume extracelular. Essa expansão estimula progressivamente um aumento na excreção de sódio, até que a quantidade excretada se iguale à ingerida. Contudo, se a ingesta de sódio for reduzida abruptamente, levará muitos dias para que a excreção de sódio seja reduzida a uma quantidade igual à da ingesta.

O mecanismo pelo qual alterações no volume extracelular modificam a excreção de sódio não está totalmente esclarecido e será abordado a seguir. Normalmente, a quantidade de sódio excretado na urina está em torno de 0,5% da quantidade filtrada pelo rim. Na Figura 10.2, um único néfron representa a função total de ambos os rins. Considerando uma filtração glomerular de 125 mℓ/min e um sódio plasmático de 140 mEq/ℓ, o sódio total filtrado por dia será de 25.200 mEq. Aproximadamente 67% do sódio filtrado é reabsorvido no túbulo contorcido proximal e 10% na parte reta do túbulo proximal. Isso significa que a reabsorção proximal de sódio está em torno de 80% da carga filtrada, enquanto 20% do sódio filtrado é reabsorvido em segmentos distais ao túbulo proximal.

Considerando-se um fluxo urinário normal de 1 mℓ/min (1.440 minutos em 24 horas), o volume urinário estará em torno de 1.500 mℓ. Se a concentração urinária de sódio for de 100 mEq/ℓ, a excreção urinária diária de sódio será em torno de 150 mEq ou 0,6% do sódio total filtrado.

> **(!) PONTOS-CHAVE**
>
> - A quantidade de sódio no organismo é o principal determinante do volume extracelular
> - A concentração plasmática de sódio (135 a 145 mEq/ℓ) reflete o balanço de água, e não o volume extracelular
> - A adaptação renal às variações na ingestão de sódio é lenta
> - Em uma dieta estável, a excreção urinária diária de sódio deve ser equivalente à quantidade ingerida
> - Em condições estáveis, apenas 0,6% de todo o sódio filtrado é eliminado na urina.

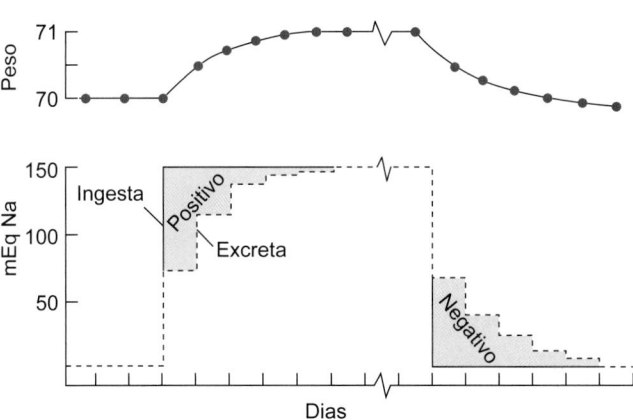

Figura 10.1 Balanço de sódio no ser humano. Observa-se que, quando a ingesta de sódio é subitamente elevada, apenas cerca da metade do incremento aparece na urina no 1º dia. O restante do incremento fica retido no organismo e aumenta o volume de líquido extracelular, que se traduz em aumento de peso. Nos dias subsequentes, uma fração menor de sódio é retida, e a excreção de sódio aumenta progressivamente, até que, em 3 a 5 dias, a excreção se iguala à ingestão. O estímulo para o aumento na excreção de sódio decorre da expansão do volume extracelular. Observa-se também que, quando a ingesta é reduzida abruptamente, a diminuição na excreção de sódio é, do mesmo modo, gradual, e os mesmos mecanismos operam, só que inversamente. (Adaptada de Earley, 1972.)[3]

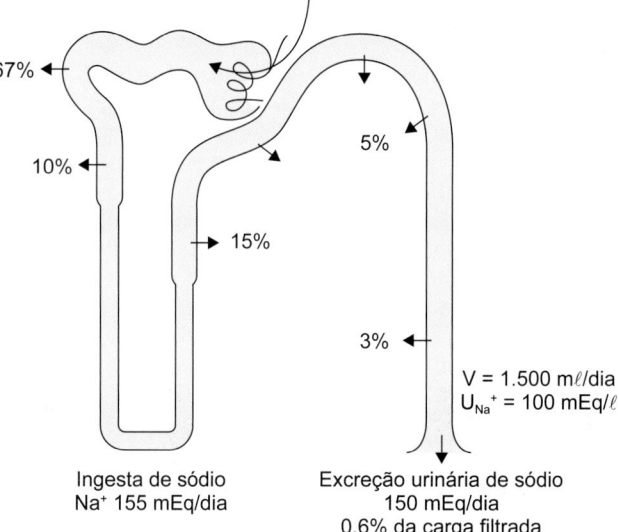

Figura 10.2 Filtração e excreção diárias de sódio em um adulto normal. No diagrama, o néfron representa toda a população de néfrons de ambos os rins. Observa-se que cerca de 80% do sódio filtrado é reabsorvido no néfron proximal e que, no final, apenas 0,6% da carga filtrada aparece na urina. Verifica-se, também, que a quantidade excretada é mais ou menos igual à quantidade ingerida, o que indica que há um balanço. TFG: taxa de filtração glomerular. (Adaptada de Valtin, 1973.)[4]

Pelo exposto, seria possível deduzir que uma alteração na filtração glomerular ou na reabsorção tubular de sódio pode comprometer o balanço de sódio e, consequentemente, o volume dos compartimentos líquidos do organismo.

ELEMENTOS REGULADORES DE ALTERAÇÕES DO VOLUME EXTRACELULAR

A homeostase dos fluidos é essencial para manter a estabilidade circulatória. Pequenas modificações no volume extracelular devem ser prontamente identificadas e corrigidas, para a manutenção do equilíbrio.[4] Existem estruturas no organismo que agem como receptores de volume e, por meio de mecanismos nervosos, humorais e hormonais, provocam adaptações funcionais em vários órgãos e fornecem aos rins os elementos para corrigir os desvios no volume extracelular (Quadro 10.1).[1] A expansão de volume, por exemplo, ativa uma sequência de sinais provenientes de vários desses receptores, aumentando a excreção de sódio. Ao contrário, a resposta à depleção de volume é a conservação renal de sal e água.[5] Um conceito importante a ser lembrado corresponde ao de VSAE, citado anteriormente, que pode ser definido como a parte do volume líquido do compartimento extracelular que está localizado no sistema sanguíneo arterial e que efetivamente perfunde os tecidos. Ele representa apenas 20% do volume intravascular, mas alterações no VSAE são percebidas por barorreceptores localizados em grandes vasos sanguíneos arteriais (seio carotídeo e arco aórtico) e arteríolas glomerulares aferentes – estes são receptores que detectam alterações na pressão interna dos vasos. Geralmente, mas nem sempre, há uma boa correlação entre o VSAE e o volume líquido do compartimento extracelular, proporcional ao conteúdo total do íon Na^+ no organismo. A sobrecarga do íon Na^+ expande o VSAE, ao passo que a perda de íons Na^+ leva a uma depleção do VSAE. Entretanto, há várias situações em que essa correlação é perdida – por exemplo, um paciente com insuficiência cardíaca congestiva (ICC). Uma redução do débito cardíaco causa uma diminuição da pressão de perfusão nos barorreceptores (percepção de um VSAE reduzido), acarretando retenção renal do íon Na^+ e expansão do volume líquido extracelular, mas um reduzido VSAE. Contudo, a retenção de íon Na^+ e a expansão do volume líquido extracelular podem levar a edema periférico e pulmonar.

A redistribuição interna do volume intravascular, mesmo sem mudança no volume circulante, provoca alteração na excreção de sódio. Quando um indivíduo se deita, por exemplo, a excreção de sódio aumenta, e, quando fica em pé, ela diminui.[3]

Quadro 10.1 Receptores mecânicos sensíveis a alterações regionais da volemia.

Receptores de volume intratorácicos
Aurículas
Ventrículo direito
Capilares pulmonares
Receptores de volume no sistema arterial
Artérias carótidas
Arco aórtico
Outros
Receptores de volume no rim
Receptores de volume no sistema nervoso central
Receptores de volume no fígado

Isso significa que a postura influencia a excreção de sódio. Epstein et al.[6] verificaram que, quando se comprimia externamente uma fístula arteriovenosa grande, a excreção de sódio na urina aumentava. No caso da fístula arteriovenosa, a compressão externa impede a passagem do sangue arterial para o sistema venoso, causando aumento do volume arterial efetivo, o que sugere que o volume arterial efetivo exerce controle sobre o volume extracelular.

Há receptores de volume, no leito vascular venoso e pulmonar (intratorácicos), capazes de perceber reduções no retorno venoso e ativar uma diminuição na excreção urinária de sal.[7] Isso ocorre, por exemplo, quando o indivíduo fica muito tempo em pé, quando se aplicam torniquetes nas pernas ou em indivíduos em ventilação com pressão positiva. De modo inverso, o aumento do retorno venoso torácico eleva a excreção urinária de sódio, como se observa em indivíduos em decúbito dorsal.

O tônus simpático e a secreção de adrenalina e noradrenalina são ativados quando existe queda no débito cardíaco ou queda de pressão arterial. Essa redução na pressão ativa os receptores cardíacos e arteriais, aumentando as descargas no tronco encefálico, que, por sua vez, aumentam o tônus simpático, dando início a eventos que levam à normalização da perfusão, entre eles um aumento da reabsorção tubular de sódio.[8]

Talvez a demonstração mais convincente da influência da volemia intratorácica e dos receptores cardiopulmonares na natriurese derive de estudos com indivíduos normais imersos em água até o pescoço. A pressão hidrostática do líquido de imersão ocasiona a redistribuição do fluido intravascular e do interstício dos membros inferiores para o tórax. O consequente aumento no volume circulante central provoca natriurese e aumento da diurese. Resposta similar é obtida em pacientes cirróticos, que excretam pouco sódio em condições basais.[8]

Foram identificados receptores de volume localizados nos átrios, no seio carotídeo e no arco aórtico. São esses receptores que ativam, conforme visto, o tônus simpático e a secreção de adrenalina e noradrenalina quando há queda na pressão arterial ou no débito cardíaco. Além disso, esses receptores estão associados ao controle da liberação de HAD (ver Capítulo 9).

A liberação de HAD e a sede, mecanismos de restauração do déficit de água, podem também ser estimuladas por aumento da osmolalidade plasmática e pela contração isosmótica do volume extracelular por meio do sistema renina-angiotensina-aldosterona (SRAA).

O rim percebe alterações no volume e na pressão intravascular por meio de um sistema barorreceptor localizado no aparelho justaglomerular da arteríola aferente e de células da mácula densa no túbulo distal (ver Capítulo 7). Esses receptores influenciam a atividade do SRAA, da endotelina e do óxido nítrico.[8] Uma redução na pressão de perfusão renal promove liberação de renina do aparelho justaglomerular, com formação de angiotensina II, liberação de aldosterona e retenção de sódio.

A administração de soluções distintas causa diferentes taxas de excreção de sódio. Uma expansão do compartimento intravascular com a administração de plasma ou sangue, por exemplo, causa natriurese menos significativa que a obtida com quantidades equivalentes de solução salina isotônica. Todavia, a administração de uma solução hipertônica de albumina expande o intravascular e contrai o compartimento intersticial, podendo não modificar a excreção de sódio. Isso indica que outros estímulos, além da expansão absoluta do volume extracelular, são importantes na excreção de sódio.[3]

Há sugestões de que o fígado também disponha de receptores especiais e participe da regulação da excreção de água e sal. Estudos demonstraram que a infusão de solução salina isotônica ou hipertônica no sistema porta causa uma natriurese mais significativa em comparação à infusão da mesma solução em uma veia sistêmica.[9]

> **! PONTOS-CHAVE**
> - Para manter a estabilidade circulatória, o volume extracelular deve ser adequadamente controlado
> - Em virtude da importância dessa função, vários sensores distribuídos pelo organismo são responsáveis por controlar o balanço de sódio, principalmente nos rins, nos seios carotídeos e no coração
> - O volume arterial efetivo, essencial para a perfusão dos órgãos, é o principal determinante desse balanço.

REGULAÇÃO INTRARRENAL DA EXCREÇÃO DE SÓDIO

Em um indivíduo sadio, a quantidade reabsorvida de sódio é superior a 99% da quantidade filtrada. Como a quantidade filtrada excede em muito a excretada, torna-se claro que o rim deve apresentar um sistema de conservação de sódio altamente desenvolvido.

Autorregulação renal

Vários mecanismos mantêm a quantidade de sódio filtrada relativamente constante. Os rins conseguem manter a taxa de filtração glomerular (TFG) constante, mesmo que haja amplas variações da pressão de perfusão renal – esse fenômeno é chamado "autorregulação renal". Respostas na musculatura lisa das arteríolas aferentes são diretamente proporcionais a mudanças na pressão de perfusão renal, mantendo estáveis o fluxo sanguíneo renal, a TFG e o sódio filtrado.[10]

No entanto, somente modificações na TFG não são suficientes para explicar os ajustes na excreção de sódio.[5]

Filtração glomerular | Balanço glomerulotubular

Observou-se que uma diminuição da filtração glomerular, causada por hemorragia ou constrição da artéria renal, diminuía a excreção de sódio. Já um aumento na filtração glomerular causado pela administração de solução salina era acompanhado de aumento na excreção de sódio, o que demonstra um paralelo entre filtração glomerular e excreção de sódio.

Entretanto, De Wardener et al.[11] demonstraram que o aumento na excreção de sódio que ocorre com a expansão do volume extracelular permanece mesmo quando se reduz a filtração glomerular e, consequentemente, a quantidade de sódio filtrada. Contudo, ao se produzir um aumento na filtração glomerular, mas sem expandir o volume extracelular, a excreção de sódio permanece inalterada ou aumenta muito pouco. Isso tudo indica que as alterações na filtração glomerular não são essenciais para o rim regular o volume extracelular.[7] O ponto principal na regulação do equilíbrio de sódio é o controle de sua reabsorção, como se verá a seguir.[2]

Numerosas investigações demonstraram que alterações na filtração glomerular são acompanhadas de alterações proporcionais na reabsorção de líquido no túbulo proximal, de modo que a fração do volume filtrado reabsorvida pelo túbulo proximal permanece mais ou menos constante.[1] Normalmente, 80% do filtrado glomerular é reabsorvido pelo túbulo proximal.

O fenômeno pelo qual alterações na TFG são acompanhadas de modificações correspondentes na reabsorção tubular de sódio é chamado "balanço glomerulotubular" (Quadro 10.2), o qual evita alterações excessivas na excreção de sódio quando a filtração é abruptamente aumentada ou diminuída.[1,2] Os principais mecanismos responsáveis por esse balanço, descritos a seguir, são: pressão oncótica e hidrostática peritubulares, fatores humorais intrarrenais, velocidade do fluxo tubular e volume do túbulo proximal.[12]

Reabsorção e propriedades físicas no capilar peritubular

Pressão oncótica peritubular

Alterações na concentração de albumina e pressão oncótica nos capilares peritubulares afetam o movimento transtubular de sódio. A concentração de albumina no capilar peritubular é determinada pela concentração plasmática de albumina na arteríola eferente e pela fração de filtração (FF) – porção do fluxo plasmático renal filtrada. Portanto, um aumento na TFG aumenta a fração de filtração e forma o ultrafiltrado (plasma sem proteínas), retirando água e eletrólitos do capilar glomerular e aumentando a concentração relativa de albumina no capilar peritubular. Esse aumento da pressão oncótica favorece a reabsorção de sal e água. A diminuição da filtração glomerular tem efeito oposto.

Brenner et al.[13,14] demonstraram que a diminuição da reabsorção de sódio no túbulo proximal, durante a expansão do volume extracelular com solução salina isotônica, decorre da diminuição da pressão oncótica do capilar peritubular. Quando os autores perfundiam o capilar peritubular com uma solução de albumina, normalizando a pressão oncótica, corrigia-se a inibição da reabsorção de sódio.

Pressão hidrostática no capilar peritubular

Earley e Fiedler[15] sugeriram que alterações na pressão hidrostática do capilar peritubular seriam responsáveis por modificações na reabsorção de sal e água. Um aumento da pressão capilar peritubular causaria natriurese, e a diminuição da pressão capilar teria um efeito oposto. O mesmo grupo de investigadores demonstrou que a natriurese induzida por aumento na pressão hidrostática do capilar peritubular poderia ser inibida por aumento da pressão oncótica do plasma. Essas observações levaram o grupo a postular que o ritmo de reabsorção de sódio pode ser influenciado pelo balanço das forças de Starling (ver Capítulo 8).

Existem importantes diferenças no movimento transcapilar de líquido entre os capilares periféricos, glomerulares e peritubulares. As forças de Starling que norteiam a troca de

Quadro 10.2 Balanço glomerulotubular.

Filtração glomerular (mℓ/min)	Reabsorção proximal (mℓ/min)	Fração de reabsorção (%)	Volume não reabsorvido (mℓ/min)
150	120	80	30
100	80	80	20
50	40	80	10

líquido no capilar periférico já foram abordadas no Capítulo 8, e as forças que governam a filtração glomerular foram no Capítulo 3.

No capilar peritubular, são muito distintas as forças responsáveis pela troca de líquido. A arteríola eferente, funcionando como um vaso de resistência, contribui para reduzir a pressão hidrostática entre o glomérulo e o capilar peritubular. Além disso, como o capilar peritubular recebe sangue do glomérulo, a pressão oncótica plasmática é alta no início do capilar, em razão do ultrafiltrado glomerular (líquido sem proteína). Logo, quanto maior a TFG em relação ao fluxo plasmático (fração de filtração [FF]), maior a concentração proteica na arteríola eferente. Assim, ao contrário do capilar periférico e glomerular, o capilar peritubular caracteriza-se por valores elevados de pressão oncótica que excedem em muito a pressão hidrostática, resultando em absorção de líquido. Apesar de a pressão oncótica no capilar peritubular diminuir ao longo do capilar, à medida que o líquido é reabsorvido, essa pressão permanece maior que a pressão hidráulica.

Balanço glomerulotubular e fatores humorais intrarrenais

A participação de um fator luminal na reabsorção de sódio foi sugerida por Leyssac,[16] segundo o qual um aumento na reabsorção tubular proximal reduz a pressão intraluminal e, consequentemente, aumenta as forças que promovem a filtração glomerular. Uma maior TFG aumenta a quantidade de líquido ofertado ao túbulo proximal, restaurando o balanço glomerulotubular. Uma diminuição na reabsorção tubular aumentaria a pressão intraluminal, a qual diminuiria a filtração glomerular.

Thuray e Schnermann,[17] por sua vez, propuseram um mecanismo diferente para explicar a relação entre a filtração glomerular e a reabsorção tubular de sódio. Segundo esses autores, a quantidade de sódio que atinge a mácula densa do néfron pode, por um mecanismo de *feedback* (controle retrógrado), controlar a filtração glomerular desse néfron por meio da liberação local de renina e promoção de angiotensina II, um potente constritor de músculo liso.

Um aumento na filtração glomerular aumenta a quantidade de sal e água que chega à mácula densa, o que promove a liberação de renina e formação de angiotensina II. A angiotensina II causa constrição da arteríola aferente, diminuindo a filtração glomerular e restaurando, assim, o balanço glomerulotubular. Uma redução da filtração glomerular resulta em diminuição da quantidade de sal e água que atinge a mácula densa, havendo, então, redução na liberação de renina. Com isso, menos angiotensina II é formada, resultando em vasodilatação da arteríola aferente, o que causa aumento na filtração glomerular. Especificamente, a mácula densa é capaz de perceber variações no aporte de cloreto tubular por meio do co-transportador Na-K-2Cl presente na membrana apical. Além de promover a liberação de renina, controla diretamente a resistência da arteríola aferente, via produção de óxido nítrico.

Reabsorção dependente da velocidade do fluxo de líquido tubular

Alguns estudos mostram que a reabsorção de líquido é maior no segmento inicial do túbulo contorcido proximal (TCP) do que nos segmentos mais distais. Postulou-se, então, que o acúmulo de um soluto pouco reabsorvível nos segmentos iniciais do túbulo contorcido proximal (acúmulo em decorrência da reabsorção de água, que progressivamente concentra esse soluto) inibiria a reabsorção de sal nos segmentos mais distais. Entretanto, túbulos isolados e perfundidos *in vitro* não exibiram essa característica de reabsorção aumentada no segmento inicial do TCP; quando o líquido perfundido utilizado foi um ultrafiltrado do plasma, detectou-se novamente essa relação entre fluxo e reabsorção de sódio.[18] Conclui-se que essa relação fluxo/reabsorção ainda requer demonstração mais convincente.

Reabsorção dependente do volume do túbulo proximal

De acordo com essa teoria, o ritmo de absorção de líquido do túbulo proximal é diretamente proporcional ao volume tubular. Segundo os proponentes dessa teoria, a variação do volume tubular é importante, pois expõe o filtrado glomerular a uma maior ou menor área de reabsorção e possibilita um maior tempo de contato do líquido intratubular com as paredes do túbulo proximal.[19] Assim, um aumento na filtração glomerular proporciona um volume maior de filtrado e, consequentemente, maior volume tubular, que é acompanhado de aumento na sua capacidade de reabsorção. Uma redução da filtração glomerular reduz o volume de filtrado e, por conseguinte, o volume tubular, reduzindo a capacidade reabsortiva. Em face de outras investigações, que concluíram que o volume tubular não constitui fator importante no balanço glomerulotubular, a hipótese original não é aceita de modo unânime.

> **⚠ PONTOS-CHAVE**
> - O ponto principal na regulação do balanço do sódio é o controle de sua reabsorção
> - Balanço glomerulotubular é um mecanismo de ajuste na reabsorção de sódio determinado pelo fluxo tubular de cloreto percebido pela mácula densa
> - Variações nas pressões oncótica e hidrostática peritubulares, assim como pressão e volume tubulares e fatores hormonais, afetam a excreção de sódio.

Em resumo, pode-se afirmar que alterações na filtração glomerular podem ou não ser acompanhadas de alterações na excreção de sódio. Tudo depende de como se alterou a filtração glomerular. Se o volume extracelular não é alterado, um aumento na filtração glomerular é acompanhado de pouco ou nenhum aumento na excreção de sódio. Por sua vez, uma expansão do volume extracelular sempre causa aumento na excreção de sódio, mesmo que não se reduza a filtração glomerular.

TIPOS DE TRANSPORTE DE SÓDIO

O transporte ativo de Na^+ por meio de tecidos epiteliais representa o processo fisiológico primário responsável pela manutenção do balanço de sal em vertebrados.

O conhecimento que se tem sobre o transporte tubular de sódio advém do estudo de segmentos isolados do néfron por meio da técnica de micropunção em animais, como o rato (Quadro 10.3). Nessa técnica, obtêm-se amostras do líquido tubular por meio de micropipetas. Além disso, os segmentos do néfron podem ser isolados e perfundidos *in vitro*, observando-se sua função. A evolução das técnicas de micropunção (*patch-clamp*) e a biologia molecular trouxeram grandes progressos no entendimento do transporte de íons e solutos pelas membranas biológicas.

Quadro 10.3 Transporte de NaCl e permeabilidade de diferentes segmentos do néfron a H_2O e NaCl.

Transporte	Absorção ativa	Permeabilidade	
		H_2O	NaCl
Proximal			
Contorcido	Na^+	+++	+++
Pars recta	Na^+	++++	+++
Segmento delgado/alça de Henle			
Descendente	Nenhuma	++++	+
Ascendente	Nenhuma	±	++++
Distal			
Segmento diluidor	Cl^-	±	+++
Contorcido	Na^+	±	+
Segmento coletor			
Ducto coletor	Na^+	± HAD +++	+
Ducto papilar	Na^+	±	+

HAD: hormônio antidiurético.

Pela técnica *patch-clamp*, uma pipeta cheia de líquido é colocada contra a superfície da célula, aplicando-se leve sucção, o que possibilita o estudo do movimento de íons pelos canais existentes nessa área. É possível até mesmo obter dados de um único canal e saber quanto tempo permanece aberto ou fechado (*gating*).

Os mecanismos de entrada de sódio nas células tubulares compreendem:

1. Via canais de sódio: entrada característica do túbulo distal (contorcido) e do ducto coletor, dando-se pela membrana apical. Esses canais são especificamente bloqueados pelo diurético amilorida.
2. Acoplada ao movimento de outros íons ou solutos: esses sistemas de cotransporte são encontrados em todo o néfron e representam as vias predominantes de transporte apical de Na^+ no túbulo proximal e no ramo ascendente espesso da alça de Henle. Os sistemas de cotransporte são classificados em *symporters* ou *antiporters*. Os *symporters* operam o movimento de Na^+ e o íon ou soluto acoplado na mesma direção (p. ex., o transportador de Na^+/glicose, em que ambos são transportados para dentro da célula). Já os *antiporters* trocam o Na^+ por outro íon ou soluto (p. ex., o cotransporte de Na^+/H^+).
3. Transporte via paracelular: além dos mecanismos já referidos, no tecido epitelial tubular há uma via adicional para o movimento de íons entre células por meio das *tight junctions*; essa via é conhecida como **via paracelular**. O transporte paracelular é passivo e depende da magnitude e da direção de gradientes químicos e elétricos transepiteliais.

REABSORÇÃO NOS DIFERENTES SEGMENTOS DO NÉFRON

Túbulo contorcido proximal

O túbulo contorcido proximal (TCP) é constituído de um segmento contorcido proximal e uma parte reta (*pars recta*). Cada célula do túbulo proximal tem uma membrana luminal (apical) e uma membrana peritubular (basolateral). As células adjacentes estão ligadas na borda apical por uma estrutura denominada *zonula occludens* ou *tight junction* (Figura 10.3; ver Capítulo 1). O transporte realizado pela membrana apical é chamado "transcelular"; e aquele realizado pela membrana basolateral, "paracelular".

A permeabilidade do túbulo proximal à água, sódio e cloro é muito alta. Cerca de 67% do sódio filtrado é reabsorvido no TCP e 10% na *pars recta*. A reabsorção de líquido no túbulo proximal é isosmótica, isto é, mesmo após a reabsorção de dois terços do líquido filtrado, o líquido remanescente no lúmen do túbulo proximal tem a mesma osmolalidade do plasma. Portanto, a concentração do sódio em condições normais permanece constante em toda a extensão do túbulo proximal. Como há aquaporina 1 no TCP, quando os íons Na^+ e Cl^- são absorvidos, a água também o é, de modo que o líquido absorvido é isotônico em relação ao plasma.

A reabsorção de líquido está acoplada ao transporte ativo de sódio. Isso significa que, se o sódio é substituído por outro cátion, a reabsorção de líquido cessa.[20] O principal ânion que acompanha a reabsorção do sódio nesse segmento é o bicarbonato. Além do sódio e do bicarbonato, a glicose, os aminoácidos e outros substratos orgânicos, como o lactato, são reabsorvidos nesse segmento. Observa-se também aqui que,

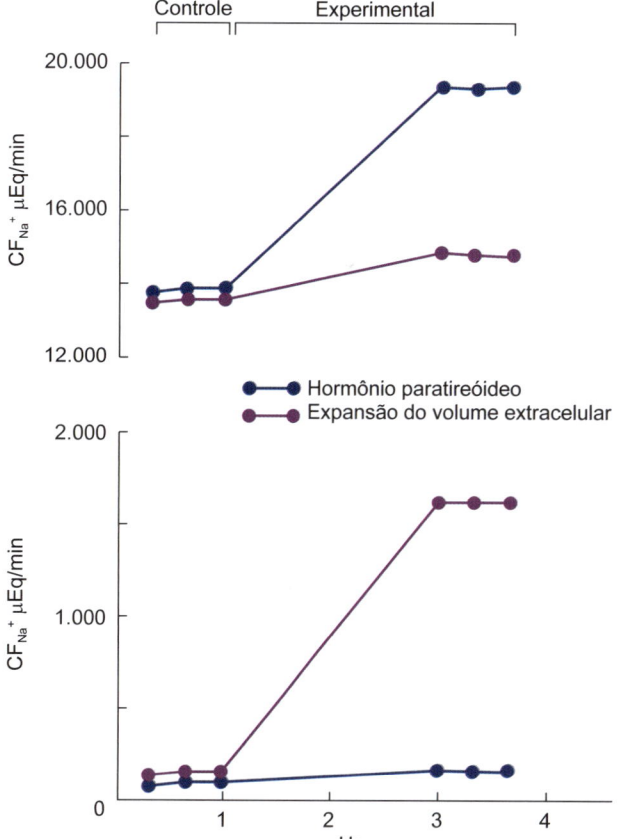

Figura 10.3 Repercussões sobre a excreção urinária de sódio quando se aumenta a taxa de filtração glomerular, com ou sem expansão simultânea do volume extracelular, por meio de solução salina isotônica e hormônio paratireóideo (PTH), respectivamente. Observa-se que, quando se administra PTH, a carga filtrada de sódio (CF_{Na}) aumenta aproximadamente 6.000 mEq/min, ao passo que a excreção de sódio ($U_{Na}V$) somente 100 mEq/min. Durante a expansão do volume, a CFNa aumentou 1.200 mEq/min com uma natriurese significativa (1.600 mEq/min). (Adaptada de Slatopolski et al., 1968.)[21]

se esses substratos são retirados do líquido tubular, a reabsorção diminui.[20]

Na porção inicial do túbulo proximal (S1), o sódio é reabsorvido com o HCO_3^- e com vários solutos orgânicos, como glicose e aminoácidos. Como resultado dessa reabsorção preferencial de ânions não cloro, a concentração luminal de cloro aumenta. Nas outras porções do túbulo proximal (S2 e S3), a reabsorção de Na^+ e Cl^- é acoplada. A membrana apical das células S1 contém um sistema de cotransporte para açúcares acoplado ao sódio.

A atividade do cotransportador sódio-glicose (SGLT) controla o transporte de sódio e glicose por meio de membranas celulares. O cotransporte é movido pela extrusão ativa de sódio pela Na^+, K^+-ATPase basolateral, facilitando, assim, a entrada de glicose contra um gradiente intracelular mais alto. Basolateralmente, a glicose sai da célula por meio do transportador 2 facilitador da glicose. Em humanos, seis isoformas de SGLT foram identificadas. SGLT1 é responsável pela absorção de glicose no intestino delgado e pela reabsorção de quase 3% da carga de glicose filtrada no segmento 3 (S3) do túbulo renal proximal. Já SGLT2 é responsável pela reabsorção de glicose nos segmentos S1 e S2 do túbulo proximal, onde reabsorve mais do que 90% da carga de glicose filtrada.[22] Recentemente, passou-se a dispor de inibidores de SGLT2 no manejo de diabetes melito (ver Capítulo 28).

O cotransportador (*symporter*[a]) Na/glicose transporta um Na^+ com uma molécula de glicose. Há também sistemas de transporte acoplados ao Na^+ para aminoácidos, ácidos orgânicos e íons inorgânicos, como fosfato e sulfato. Como já frisado, uma grande parte do Na^+ é reabsorvida durante o processo de "resgate" do HCO_3^- filtrado, em razão da atividade do *antiporter* Na^+/H^+ na membrana apical da célula. A entrada de Na^+ na célula, favorecida pelo gradiente eletroquímico, promove uma força secundária para o transporte de H^+ para o lúmen (secreção), o qual titulará o HCO_3^-, gerando CO_2 e H_2O.

Essa interação entre os substratos orgânicos (glicose, aminoácidos) e o sódio também é encontrada no intestino delgado, onde o transporte ativo desses substratos aumenta a entrada de sódio nas células absortivas do intestino. Com o transporte de sódio, há um transporte adicional de ânions e líquido. Esse mecanismo tem sido aproveitado na prática no manejo de pacientes portadores de cólera, condição na qual a diarreia é profusa, e grandes quantidades de líquidos e eletrólitos precisam ser administradas.[23] Naturalmente, a administração por via oral (VO) é mais prática e mais econômica, no entanto a administração de uma solução de água e eletrólitos é acompanhada de uma reabsorção intestinal pequena, insuficiente para corrigir as perdas – ou seja, se a solução eletrolítica contiver glicose, ocorre aumento na reabsorção intestinal de sódio e, consequentemente, de outros ânions e líquido.

Do total de NaCl reabsorvido, estima-se que dois terços se movem via **transcelular** e um terço via **paracelular**. Como a concentração intracelular de sódio é baixa, a entrada de sódio do lúmen para a célula depende de um gradiente eletroquímico. Já a principal via de saída do Na^+ da célula se dá pela membrana basolateral, por meio da Na^+-K^+-ATPase. Além disso, o Na^+ sai através do *symporter* 1 Na^+/3 HCO_3^-. O transporte de sódio para fora da célula é ativo (Figura 10.4).

O transporte paracelular de NaCl é passivo e movido por gradientes químicos e elétricos transepiteliais (transporte difuso) ou por fluxo de líquido por meio do epitélio (transporte convectivo ou *solvent drag effect* – efeito arrastão). A via paracelular tem uma alta permeabilidade a NaCl e água. Conforme mencionado anteriormente, a composição do líquido tubular é diferente nas porções iniciais e finais do túbulo proximal. Assim, no segmento inicial do túbulo proximal, há uma queda drástica na concentração de HCO_3^-, glicose e aminoácidos, além de um aumento concomitante no cloreto. Na parte final do túbulo proximal, esse cloreto se difunde passivamente para o interstício, e a geração de voltagem proporciona a força para a reabsorção difusa de Na^+.

A reabsorção de água pelo túbulo proximal proporciona um mecanismo adicional para o transporte paracelular de NaCl. Com a reabsorção de solutos, o líquido luminal fica um pouco hipotônico em relação ao interstício. Esse pequeno gradiente osmótico é suficiente para causar a reabsorção de grande quantidade de água e levar junto o NaCl pelo efeito arrastão.

O sódio parece entrar passivamente na célula, pela membrana apical, e é transportado para o espaço intercelular. Isso causa aumento na concentração (osmolalidade) nesse espaço, o que atrai água passivamente em razão do gradiente osmótico. Com a chegada de água, a pressão hidrostática aumenta no espaço intercelular, e o líquido é forçado a sair por meio da membrana basal (Figura 10.5). Portanto, a pressão hidrostática elevada do espaço intercelular cria um gradiente de pressão entre esse espaço e o interstício, fazendo com que esse líquido passe para o interstício. Daí para o capilar, há outro gradiente de pressão determinado pela pressão hidrostática intracapilar (que favorece a saída de líquido) e pela pressão oncótica do plasma (que se opõe à filtração do líquido). Os solutos orgânicos transportados para o espaço intercelular aumentam a osmolalidade, explicando em parte a razão pela qual eles, quando presentes no líquido tubular, aumentam a reabsorção de líquido. Naturalmente, o líquido tubular contém vários íons, e o movimento de sódio altera o ritmo de absorção desses íons. Quando o ambiente hiperosmolar do espaço intercelular criado pela reabsorção ativa de sódio atrai água, também atrai

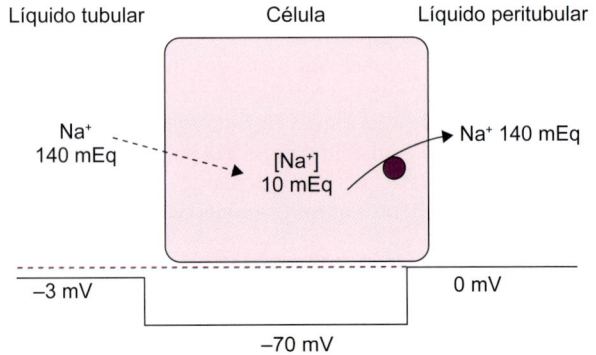

Figura 10.4 Transporte de sódio por meio da célula tubular proximal. Observa-se que a entrada de sódio na célula é passiva, em razão do gradiente de potencial eletroquímico. Para sair da célula e atingir o sangue, o sódio deve vencer um gradiente de potencial eletroquímico, necessitando, para isso, ser ativamente eliminado por meio de uma **bomba** de sódio. (Adaptada de Burg, 1976.)[20]

---

[a]*Symporter* é uma proteína na membrana celular envolvida no transporte de diferentes moléculas por meio da própria membrana celular. Trata-se de um tipo de cotransportador. É chamado *symporter* porque as moléculas caminham na mesma direção em relação a cada uma – isso em contraste ao transportador *antiport* (*antiporter*), que possibilita que moléculas se movam contra um gradiente de concentração.

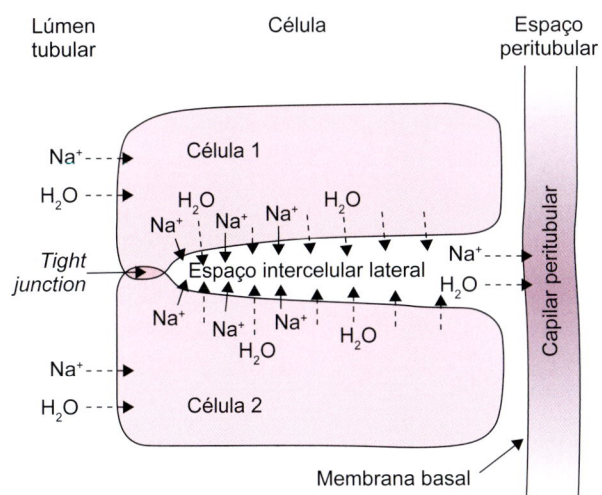

Figura 10.5 Mecanismo proposto para o transporte isosmótico de líquido através de membranas epiteliais. (Adaptada de Valtin, 1973.)[4]

outros solutos (**efeito arrastão**). Isso explica por que, quando se expande o volume extracelular e se reduz a reabsorção proximal de sal e água, também se percebe diminuição na reabsorção de potássio, cloro, bicarbonato, cálcio e fosfato.

O balanço dos gradientes de pressão oncótica e hidrostática é o que determina a força que move o líquido do interstício para o capilar peritubular. Se a pressão hidrostática aumentar, ou a pressão oncótica diminuir, menos líquido passará do interstício para o capilar. A presença de mais líquido no interstício aumenta a pressão hidrostática no local. Haverá, então, inversão do gradiente de pressão no espaço intercelular e fluxo retrógrado de sal e água para o lúmen tubular. Além disso, poderá haver redução no transporte ativo de sódio para o espaço intercelular em decorrência do movimento lento de líquido no espaço, tornando possível o aumento na concentração de sódio, o qual, por sua vez, limita o transporte de sódio das células, em razão de um elevado gradiente de concentração entre as células e o espaço intercelular.

Todavia, um aumento na pressão oncótica ou uma diminuição na pressão hidrostática dos capilares peritubulares aumentam o transporte do líquido do interstício para o capilar.

Esse modelo oferece a explicação provável para algumas interações importantes entre fluxos de diferentes solutos por meio do túbulo proximal e a ligação com o transporte de sódio. O espaço intercelular compreende o local provável dessa ligação.

O processo ativo de transporte do sódio também envolve alguma forma de troca com o íon hidrogênio.[24] Afirma-se frequentemente que, ao longo do néfron e, mais especificamente, no túbulo proximal, o hidrogênio secretado é **trocado** pelo sódio, implicando certa ligação direta no movimento desses dois íons. Mais recentemente, identificou-se a família dos Na^+/H^+ *exchangers*, entre eles o isótipo 3 (NHE3), localizado na membrana apical das células tubulares, responsável por essa troca no túbulo proximal.[25] O Na^+/H^+ *exchanger* utiliza o gradiente elétrico negativo criado pela bomba de Na^+-K^+-ATPase, o qual favorece a entrada passiva de sódio pela membrana apical e a concomitante secreção de hidrogênio.[25] Nos segmentos mais distais do TCP, o transporte ativo de sódio ainda é o processo básico responsável pela absorção de líquido.

Como, no segmento proximal do TCP, a reabsorção de bicarbonato foi mais rápida que a de cloro (em razão do processo de acidificação), nesse segmento distal a concentração de bicarbonato no líquido tubular é menor, e a do cloro, maior, sendo possível que o transporte de cloro nesse segmento seja passivo, em razão do gradiente de concentração entre o lúmen e o sangue. Alguns autores acreditam que a difusão do cloro, por meio desse gradiente químico, possa ser a força primária na reabsorção de água e sal nesses segmentos mais distais do TCP. Por causa da extensa reabsorção no segmento inicial do TCP, a concentração de glicose, aminoácidos e outros substratos orgânicos diminui no segmento distal, e, consequentemente, o ritmo de absorção de líquido também diminui. A *pars recta* é relativamente inacessível à micropuntura, razão pela qual tem sido estudada em preparações *in vitro*. O transporte de sódio é ativo, e o de cloro, provavelmente passivo.

> ⚠ **PONTOS-CHAVE**
>
> - Recentemente, a disponibilidade de inibidores do SGLT2 (cotransportador 2 de sódio/glicose) no túbulo proximal possibilitou a introdução de uma nova estratégia no tratamento de pacientes diabéticos.

Segmentos delgados da alça de Henle

As características de permeabilidade dos segmentos delgados à água e a solutos são bastante importantes para compreender o transporte desses elementos.[20]

No segmento delgado descendente, a permeabilidade à água é alta, ao passo que, no segmento delgado ascendente, baixa. A permeabilidade ao sódio e à ureia é maior no segmento delgado ascendente do que no descendente. No segmento ascendente, a permeabilidade ao sódio excede à da ureia.

A evidência atual é de que não há transporte ativo de NaCl nos segmentos delgados da alça de Henle, e as características de permeabilidade anteriormente descritas explicam o transporte passivo de NaCl e ureia nos segmentos delgados da alça de Henle.

No segmento descendente, ocorre concentração de soluto pela saída passiva de água, determinada pelo gradiente osmótico. Alguns autores sugeriram que o aumento na concentração de soluto também se dá em decorrência da entrada de soluto do interstício para o lúmen tubular (pelo gradiente osmótico), embora em menor proporção que a saída de água. Na curva da alça, o líquido é hiperosmolar e tem a mesma osmolalidade que o interstício, mas a concentração de NaCl é superior à do interstício. A isosmolalidade é dada pela ureia, cuja concentração no interstício é maior que a do lúmen tubular. Em razão dessas características de concentração e de permeabilidade do segmento ascendente delgado, o NaCl difunde-se do lúmen para o interstício. A ureia não se difunde tão rapidamente do interstício para o lúmen, porque o segmento é mais permeável ao sódio do que à ureia.

Desse modo, ocorrem a reabsorção de NaCl e a diluição do líquido tubular no segmento ascendente delgado da alça de Henle (ver Capítulo 4).

Segmento ascendente espesso da alça de Henle

Esse segmento, considerado segmento diluidor, estende-se do ramo ascendente delgado à mácula densa. A permeabilidade à água é baixa, e a reabsorção de sal em excesso (em relação à água) promove um fluido tubular diluído. No segmento ascendente espesso, a reabsorção ativa de cloro leva a uma diferença de potencial capaz de reabsorver passivamente o sódio.

O ritmo de reabsorção de NaCl no segmento diluidor depende da quantidade absoluta de NaCl que chega. Por sua vez, o ritmo de transporte de NaCl no segmento diluidor depende da concentração de NaCl no lúmen. Se a quantidade absoluta do NaCl que chega ao segmento diluidor aumenta, a concentração de NaCl no segmento também aumenta, elevando, portanto, a reabsorção de NaCl. Se a reabsorção de NaCl no túbulo proximal diminui, há aumento da quantidade de NaCl que chega ao segmento diluidor e, logo, da reabsorção de NaCl, minimizando as alterações na quantidade de NaCl ofertada ao túbulo contorcido distal.

Esse segmento normalmente absorve 20% da carga filtrada de NaCl. A entrada de Na^+ e Cl^- ocorre por meio da membrana apical por um *symporter* eletroneutro: 1 Na^+:1 K^+:2 Cl^- – diuréticos de alça são inibidores específicos desse transportador. O gradiente de Na^+ do lúmen para a célula promove um grande componente da força propulsora para reabsorção desses íons. O gradiente de Na^+ é mantido pela Na^+-K^+-ATPase na membrana basolateral, que, ativamente, elimina o Na^+ do interior da célula. Além da *via transcelular*, o Na^+ é reabsorvido *via paracelular*. Como, durante o transporte transcelular, gera-se uma voltagem transepitelial, a absorção de Na^+ se faz via paracelular (aproximadamente 50% da reabsorção de Na^+).

Túbulo contorcido distal

Aproximadamente 7% da carga filtrada de NaCl é reabsorvida no túbulo contorcido distal (TCD), que se estende da mácula densa até a junção com outro túbulo contorcido, formando, a partir de então, o ducto coletor cortical. É nessa porção que são feitos os "ajustes finos" na reabsorção de vários íons, como Na^+, Ca^{++} e Mg^{++} (ver mais detalhes no Capítulo 4).

A reabsorção de sal continua nesse segmento, e a reabsorção de água depende da resposta desse segmento ao HAD. O líquido tubular que chega ao TCD é hiposmótico em decorrência da reabsorção de NaCl no segmento diluidor. Em algumas espécies de animais, como o cão e o macaco, o líquido permanece hiposmótico porque a parte distal do TCD (túbulo coletor) não responde à ação do HAD. Em outras espécies animais, a osmolalidade do líquido aumenta porque o segmento distal do TCD responde à ação do HAD.

Acredita-se que Na^+ e Cl^- entram na célula por um sistema de transporte eletroneutro e que a força propulsora seja o gradiente de Na^+ do lúmen para a célula. O gradiente é mantido pela atividade da Na^+-K^+-ATPase na membrana basolateral. A reabsorção de cloro ocorre de modo ativo e passivo.

Túbulo de conexão

É a parte da transição entre o túbulo contorcido distal e o ducto coletor. (Ver com mais detalhes o Capítulo 4). Esse segmento faz contato com a arteríola aferente de seu próprio glomérulo. Esse contato permite a "conversa" (*cross-talk*) entre o túbulo de conexão e a vasculatura renal, a qual regula a perfusão renal além do mecanismo clássico de balanço glomerulotubular.

O túbulo conector contribui para a reabsorção de sódio, cálcio e água via proteínas específicas expressadas nas células do túbulo conector.

Ducto coletor

Normalmente, esse segmento reabsorve 3% da carga filtrada de sódio. Entretanto, é nessa porção que existem os maiores gradientes de concentração entre sangue e urina e ajustes para excreção de vários íons.

Os ductos coletores vão desde o córtex externo até a ponta da papila, dividindo-se em três segmentos. O primeiro segmento (ducto coletor cortical) estende-se do córtex externo até a junção corticomedular e contém dois tipos de células: a célula principal, o local de reabsorção de Na^+ e K^+; e a célula intercalada, que está envolvida na acidificação da urina. A reabsorção ativa de Na^+ ocorre em decorrência da atividade da Na^+-K^+-ATPase localizada na membrana basolateral. Com essa atividade, estabelece-se um grande gradiente eletroquímico para a entrada do Na^+ na célula por meio de um canal seletivo de Na^+, sensível à amilorida. O segundo segmento (ducto coletor medular externo) vai da junção corticomedular até a junção das medulas interna e externa. O transporte de Na^+ parece ser o mesmo do ducto coletor cortical. O terceiro (ducto coletor medular interno) é um segmento muito ramificado, com um único tipo de célula, e pouco se sabe sobre o transporte de íons nesse segmento.

> **⚠ PONTOS-CHAVE**
>
> - O túbulo proximal (parte contorcido e parte reta) é o principal local de reabsorção do sódio filtrado – cerca de 77% do sódio filtrado é reabsorvido nesse túbulo
> - O restante do sódio é reabsorvido nos segmentos distais ao túbulo proximal.

OUTROS FATORES QUE REGULAM A EXCREÇÃO DE SÓDIO

A regulação da excreção de sódio depende, em última análise, do controle da diferença entre a quantidade de sódio filtrada e a quantidade reabsorvida. Teoricamente, a excreção de sódio pode ser regulada por alterações na filtração glomerular ou reabsorção tubular. A filtração glomerular, porém, não representa uma peça crítica na excreção de sódio, sendo assim, alterações na excreção resultam de alterações da reabsorção tubular. Os fatores que parecem ter um papel importante na regulação da excreção de sódio são apresentados a seguir.[12]

Redistribuição do filtrado glomerular

O rim do mamífero é formado por uma população heterogênea de néfrons. Aproximadamente 85% dos néfrons são superficiais, localizados próximo ao córtex (néfrons corticais), e têm alças de Henle curtas. Os néfrons restantes – mais ou menos 15% – estão localizados na junção do córtex com a medula (néfrons justamedulares) e apresentam alças de Henle longas.

A excreção renal de sódio pode ser influenciada por uma redistribuição de filtrado glomerular entre os néfrons corticais e justamedulares – os néfrons corticais (alça curta) teriam mais chances de deixar o sódio escapar que os justamedulares (alça longa). Contudo, uma redistribuição do filtrado dos néfrons corticais para os justamedulares facilitaria a retenção de sódio. Embora seja uma hipótese atraente, ainda faltam dados mais convincentes para aceitá-la.

Angiotensina II

Produzida quando a renina é liberada pelo aparelho justaglomerular, a angiotensina II integra o SRAA (ver Capítulo 7). Uma diminuição do volume circulante efetivo estimula a produção de renina, que promove angiotensina; essa última, por sua vez, estimula a secreção de aldosterona, que, por conseguinte, aumenta a reabsorção tubular de sódio, tentando restaurar o volume circulante.

O principal efeito renal da angiotensina II é estimular a reabsorção de $NaHCO_3^-$ no TCP. Como o fluido deve permanecer isosmótico nesse local, a água é reabsorvida, e o cloro intraluminal aumenta. Esse aumento cria uma diferença de concentração que leva à reabsorção passiva de cloro (arrastando sódio pela eletroneutralidade e água pela isosmolalidade). A angiotensina II é também um potente vasoconstritor seletivo de arteríolas eferentes. Com isso, ocorre aumento na FF, alterando a reabsorção proximal em decorrência de fatores físicos.[2]

Aldosterona

Hormônio secretado pela zona glomerulosa das glândulas adrenais, é capaz de estimular o transporte de eletrólitos por células epiteliais de glândulas salivares, trato gastrintestinal e túbulos renais. A aldosterona tem um papel importante na manutenção da homeostase do Na^+, chegando a ser responsável por 5% da reabsorção total de sódio.

A secreção de aldosterona é estimulada por: angiotensina, concentração de potássio plasmático e hormônio adrenocorticotrófico (ACTH). Aparentemente, a aldosterona entra na célula por difusão, migra até o núcleo e induz a síntese de proteínas, entre elas a de canais de sódio, que se deslocam da membrana apical e aumentam a entrada de sódio do meio externo para o meio intracelular.

Consequentemente, a aldosterona induz, no epitélio tubular, o aumento da permeabilidade da membrana apical ao sódio e, ao mesmo tempo, a excreção de potássio. Após ser absorvido, o sódio é então removido para o capilar peritubular pela **bomba de sódio**. Esse transporte também está vinculado ao de potássio. À medida que o sódio é expulso da célula, aumenta-se a concentração intracelular de potássio, o qual, pelos gradientes químico e elétrico criados pela saída de sódio do lúmen, sai passivamente da célula em direção ao lúmen tubular (ver Capítulo 12).[1]

Fatores físicos e volume do espaço extracelular

Como já abordado, há evidência de que fatores físicos influenciam o ritmo de absorção de líquido do TCP, sendo os principais: hematócrito; concentração plasmática de proteínas; e as pressões hidrostáticas na artéria renal, na veia renal e no ureter.[26]

O papel das pressões oncótica e hidrostática do capilar peritubular já foi comentado. Com relação à pressão venosa renal, demonstrou-se que um aumento nela diminui a reabsorção de sódio no néfron proximal, desde que não haja redução da filtração glomerular. Quando o volume do espaço extracelular está reduzido, a urina eliminada contém quantidades muito pequenas de sódio. O inverso ocorre quando o espaço extracelular está expandido. Nos indivíduos euvolêmicos, o rim excreta a carga diária de NaCl. Então, não há valores "normais" definidos para o sódio na urina, pois esses valores devem ser avaliados de acordo com o estado fisiológico e a ingesta do paciente.[2]

Quanto ao hematócrito, sua redução ocasiona aumento na excreção de sódio e redução da FF e da resistência vascular renal. Esses efeitos podem ser mediados pela alteração da viscosidade do sangue na circulação pós-glomerular, a qual, alterando a FF e a resistência vascular renal, muda as pressões peritubulares oncótica e hidrostática, respectivamente.

Hormônio natriurético

Observações experimentais conduziram ao conceito da existência de um regulador da bomba Na^+-K^+-ATPase há mais de 30 anos.[11] As experiências de De Wardener et al.[11] demonstraram que a natriurese decorrente da infusão de solução salina não dependia dos dois fatores até então considerados importantes no controle da excreção de sódio, isto é, TFG e aldosterona. Os experimentos iniciais foram feitos com circulação cruzada entre animais, um dos quais tinha o volume extracelular expandido.[11] Os efeitos natriuréticos da expansão do espaço extracelular em um animal também ocorriam no segundo animal. A expansão do intravascular com solução salina provocava diurese ativa, sem modificações na pressão de perfusão renal, na TFG ou na atividade mineralocorticoide. Presumiu-se que a natriurese decorria de uma substância circulante que exercia seus efeitos diretamente nos processos de reabsorção tubular de sódio.

Experimentos posteriores confirmaram que extratos do plasma, da urina e de certos tecidos eram natriuréticos in vivo e apresentavam um efeito direto no transporte transepitelial do sódio. Entre os vários fatores natriuréticos (FNA) isolados, o fator isolado por Bricker et al.[27] parece apresentar a melhor correlação com a manipulação renal de sódio, também sendo encontrado no sangue e na urina de pacientes urêmicos.[27,28] Essas substâncias apresentam características semelhantes aos digitálicos. A descoberta dessas substâncias nos tecidos dos mamíferos e a existência de isoformas de Na^+-K^+-ATPase com diferentes afinidades pelos glicosídeos cardíacos sugerem que a bomba Na^+-K^+-ATPase é endogenamente regulada por esse composto. Contudo, ainda não foi esclarecido se o hormônio natriurético e o inibidor digital-*like* da bomba Na^+-K^+-ATPase compreendem a mesma molécula. Cogita-se que essa substância se origina nas adrenais.[29,30]

O hormônio natriurético induz:

- Natriurese *in vivo*
- Inibição do transporte ativo de sódio *in vitro*
- Inibição da Na^+-K^+-ATPase
- Inotropismo positivo
- Reatividade vascular aumentada (pode estar envolvido na gênese da hipertensão essencial).

Recentemente, a estrutura química do inibidor endógeno da Na^+-K^+-ATPase foi caracterizada como um isômero do glicosídeo cardíaco ouabaína. É possível que mais de um composto digital-*like* esteja presente em seres humanos.[29]

Outros hormônios conhecidos afetam a excreção de sódio. A ocitocina pode aumentar a excreção de sódio, mas não há evidência de que normalmente participe da regulação da excreção de sódio. A vasopressina, quando administrada por muito tempo, pode aumentar a excreção de sódio, o que parece ocorrer por expansão do volume extracelular, em decorrência da retenção de água.

A angiotensina, quando administrada em doses capazes de elevar a pressão arterial, pode aumentar a excreção de sódio na ausência de uma elevação da filtração glomerular. O efeito parece resultar de um aumento na pressão hidrostática do capilar peritubular.

Peptídios natriuréticos

Na década de 1960, estudos demonstraram a presença de grânulos nos miócitos atriais; já em 1981, confirmou-se que esses grânulos produzem substâncias com importante participação na regulação do volume extracelular. A investigação inicial verificou que a administração por via intravenosa de um extrato atrial causava abrupta diurese, natriurese, caliurese e uma diminuição da pressão arterial. Mais recentemente, verificou-se que o FNA compreende um peptídio, cuja sequência de aminoácidos já foi identificada e sintetizada. Em seres humanos, esse peptídio reduz a pressão arterial média, eleva a TFG, o fluxo urinário e a excreção de sódio e potássio. A elevação da TFG produzida é acompanhada de fluxo plasmático renal inalterado ou diminuído.[30,31]

O mecanismo pelo qual o fator atrial eleva a filtração glomerular não está elucidado. É possível que exerça efeito vasoconstritor aferente e eferente, elevando a pressão capilar glomerular e, portanto, o ritmo de filtração.[30] Outras hipóteses seriam: redistribuição da filtração glomerular para néfrons mais profundos; e elevação do coeficiente de filtração. O peptídio natriurético atrial (PNA) também diminui a reabsorção de sódio no túbulo proximal, pela liberação local de dopamina e pela inibição da liberação de renina pelo rim, inibição da liberação de aldosterona pelas adrenais e inibição da reabsorção proximal mediada pela angiotensina II.[30,31] O declínio da secreção de renina pode ser resultante, em parte, de um aumento na carga de sódio para a mácula densa promovida pela elevação da TFG. No músculo liso de grandes artérias isoladas e pré-constritas, leitos vasculares periféricos e músculo liso intestinal, o peptídio produz relaxamento.

Aparentemente, o estiramento das paredes dos átrios cardíacos é o principal estímulo à síntese do PNA, como ocorre na sobrecarga de volume.[29] Entretanto, as células ventriculares podem ser recrutadas para a sua produção.[27] Em pacientes com doença cardíaca ou pulmonar, o PNA pode ser utilizado como marcador de prognóstico, pois existe correlação entre os níveis de FNA circulantes e as pressões de átrio direito e esquerdo.[29]

A principal forma circulante de PNA é um peptídio de 28 aminoácidos, consistindo nos aminoácidos 99 a 126 da extremidade C da pró-PNA. Além dessa forma, já foram isolados e descritos outros tipos de agentes natriuréticos, que podem ter importância similar ou superior ao PNA em termos de natriurese.[30] Essas substâncias diferem do PNA pela sequência de aminoácidos envolvida: além de, pelo menos, quatro subtipos de FNA, existem, ainda, o peptídio natriurético cerebral (BNP) e o peptídio natriurético atrial tipo C (CNP). O local de produção varia de um tipo para outro, mas essas substâncias mantêm funções similares às do FNA.[30,31]

Esses agentes natriuréticos e diuréticos, com certo efeito vasodilatador renal seletivo, têm potencial terapêutico em algumas situações clínicas, como injúria renal aguda, síndrome hepatorrenal e ICC. Além disso, podem ser úteis no manejo da retenção de sódio e da sobrecarga de volume na doença renal crônica.[30,31]

Fatores derivados do endotélio

O endotélio é importante fonte de substâncias capazes de regular o tônus vascular, como a endotelina, o óxido nítrico – antes conhecido como fator de relaxamento derivado do endotélio (FRDE) – e a prostaciclina. Essas substâncias estão envolvidas no equilíbrio do sódio e da água, pois têm propriedades vasodilatadoras e vasoconstritoras que regulam a pressão de perfusão dos rins, do coração e da vasculatura.[5]

A endotelina tem efeitos vasoconstritores, com redução do fluxo sanguíneo renal e da TFG e retenção de sódio e água. O óxido nítrico pode ser produzido na mácula densa e tem efeito vasodilatador aferente, com aumento da natriurese por inibição da Na^+-K^+-ATPase e aumento da diurese.[5,32]

Prostaglandinas

Têm efeitos sobre o fluxo sanguíneo renal e sobre o manejo tubular de água e sal. Aparentemente, os resultados finais da estimulação da síntese de prostaglandinas pelo rim são vasodilatação da arteríola aferente, aumento da perfusão renal, natriurese e facilitação da excreção de água. Quando se bloqueia a ciclo-oxigenase com anti-inflamatórios não hormonais, ocorrem diminuição da excreção de sódio, aumento da resposta vasoconstritora renal à angiotensina II e queda da TFG.[5]

Sistema nervoso simpático

O tônus simpático aumenta a reabsorção de sódio pelos túbulos por um efeito direto e pela secreção de angiotensina II e aldosterona.[8]

Diurese pressórica

Em indivíduos normais, mesmo pequenas elevações da pressão arterial são acompanhadas de um aumento na excreção renal de sódio e água, por diminuição da reabsorção no túbulo proximal e na alça de Henle. Possivelmente, o aumento da pressão arterial sistêmica é transmitido ao interstício, desencadeando essas alterações. As prostaglandinas e o óxido nítrico podem estar envolvidos.[33]

> **! PONTOS-CHAVE**
>
> - O aumento ou a diminuição da excreção renal de sódio resultam de uma ampla rede de eventos, em que participam fatores físicos, hemodinâmicos, humorais e hormonais
> - Na regulação hormonal, o FNA e o SRAA têm funções opostas no controle do sódio – o primeiro aumenta a excreção de sódio e causa vasodilatação sistêmica quando o volume extracelular está expandido, e o segundo estimula a retenção de sódio e a vasoconstrição sistêmica em situações de depleção do volume extracelular.

DISTÚRBIOS CLÍNICOS DO METABOLISMO DO SÓDIO

Distúrbios do equilíbrio do sódio são diagnosticados por meio de uma avaliação do volume extracelular. Um déficit de sódio total no organismo causa **depleção do volume extracelular**, cuja magnitude das manifestações clínicas é variável. Um excesso de sódio total no organismo expande o volume extracelular e, se a expansão for considerável, poderá manifestar-se clinicamente por **edema**.

O termo "desidratação", frequentemente empregado, pode causar confusão. Os autores deste capítulo partilham da opinião de outros estudiosos, segundo os quais as expressões **excesso** ou **depleção do volume extracelular** refletem melhor a ideia de que distúrbios do sódio são distúrbios de volume e envolvem déficit ou excesso de uma solução isotônica de sódio, o que tem também implicações terapêuticas.[34] Os pacientes com depleção do extracelular perderam sal e água, e a concentração plasmática de sódio é, de modo geral, normal.

Ao contrário, os distúrbios do balanço de água são distúrbios da osmolalidade plasmática, traduzida por alterações na concentração de sódio plasmático e indicados pela terminologia **déficit** ou **excesso** de água. Talvez o termo "desidratação" seja mais bem empregado em situações em que existe déficit de água, como nas hipernatremias.[35] É preciso salientar que os distúrbios do balanço de água dependem somente da quantidade **relativa** de água (em relação à quantidade de soluto), e não da quantidade absoluta de água. Assim, um paciente com edema pode ter aumento na água total do corpo, mas, desde que o sódio e a água retidos no extracelular sejam isotônicos, não haverá alteração na água intracelular e, portanto, não ocorrerá distúrbio do balanço de água.

> **! PONTOS-CHAVE**
>
> - A avaliação e o diagnóstico dos distúrbios clínicos do metabolismo do sódio e do espaço extracelular são realizados por meio da história clínica e do exame físico, detectando-se a depleção ou o excesso (edema)
> - Já o diagnóstico de distúrbios do metabolismo da água é feito pela dosagem do sódio plasmático.

Depleção de sódio ou do volume extracelular

As causas de depleção do volume extracelular estão listadas no Quadro 10.4, sendo divididas basicamente em perdas renais e extrarrenais.

Habitualmente, grande parte do volume secretado na luz do trato gastrintestinal é reabsorvida, resultando em um volume fecal de cerca de 100 a 200 mℓ/dia. No entanto, em situações nas quais a reabsorção está diminuída, como nas diarreias e na sondagem gástrica, perdas significativas de fluido extracelular podem ocorrer, resultando em depleção.[36]

Os rins são dotados de um sistema de ajuste para equilibrar excreção e ingesta. Quando esse sistema falha e a excreção é excessiva, pode se instalar a depleção. São exemplos disso situações como o uso de diuréticos, nefropatias perdedoras de sal e o hipoaldosteronismo.[36]

Quadro 10.4 Causas de depleção de sódio.

Perdas renais
Ausência de doença renal
• Diurese osmótica (glicosúria, manitol etc.)
• Diuréticos (tiazídicos, furosemida etc.)
• Insuficiência adrenal (primária)
• Secreção inapropriada de HAD (primária)
Enfermidades renais
• Nefropatia crônica (particularmente doença medular cística e nefrite intersticial)
• Fase diurética da necrose tubular aguda
• Uropatia pós-obstrução
Perdas extrarrenais
• Gastrintestinal: vômitos, diarreia, fístulas etc.
• Pele: sudorese, queimaduras
• Iatrogênicas: paracentese, toracocentese
• Terceiro espaço: pancreatite aguda, fraturas, esmagamentos, íleo

HAD: hormônio antidiurético. (Adaptado de Chapman et al., 1973.)[34]

Não existe método laboratorial **prático** para determinar o volume extracelular. O diagnóstico baseia-se na história clínica, no exame físico e em alguns exames laboratoriais. O dado mais importante no diagnóstico é a **história de perda de líquido** que contém sódio.

Na história clínica, o paciente relata vômitos e/ou diarreia, sudorese profusa, poliúria etc. O diagnóstico de depleção do volume extracelular, na ausência de história de perda de líquido que contém sódio, demanda questionamento e revisão do diagnóstico. Isso porque, se a ingesta de sódio cessa, o mecanismo renal de conservação do sódio é tão eficiente que um déficit de sódio não se estabelecerá.

Inicialmente, o paciente pode apresentar fraqueza, anorexia e náuseas, a seguir, tonturas, síncope e, finalmente, um estado de colapso circulatório.

Os **sintomas** resultam de um inadequado volume circulante e dependem de quatro fatores principais[5]:

- Magnitude da perda de volume
- Velocidade na perda de volume
- Natureza do fluido perdido (se somente água, água com sódio ou sangue)
- Resposta vascular à redução de volume.

Por exemplo, a perda aguda de 1 ℓ de sangue por hemorragia gastrintestinal resulta em oligúria e manutenção do hematócrito, com pouca contribuição do fluido intersticial para expandir o intravascular. A perda mais lenta da mesma quantidade de sangue possibilita a transferência de fluido do intersticial para o intravascular, com queda consequente do hematócrito. Com a parcial restauração do volume sanguíneo, o volume de urina e a resposta hemodinâmica à contração de volume podem estar pouco afetados.[5]

Os achados clínicos também dependem do tipo de fluido perdido. A perda de 1 ℓ de água sem eletrólitos em um paciente de 70 kg reduz o volume sanguíneo em 2,5%, e a hemodinâmica renal e a sistêmica são pouco afetadas. A perda de 1 ℓ de fluido extracelular reduz o volume de sangue em 6,6%, instalando-se oligúria e taquicardia discretas com o paciente deitado. A perda de 1 ℓ de sangue reduz o volume em 20%, resultando em oligúria grave e choque.[5]

Entre os sinais mais sensíveis no diagnóstico de um inadequado volume circulante, destacam-se as alterações ortostáticas de pressão arterial e a determinação simultânea do pulso periférico. Portanto, determinam-se a pressão arterial e o pulso com o paciente deitado, sentado no leito, com os pés para fora da cama, bem como em pé quando possível. Fazê-lo sentar-se no leito, sem que os pés fiquem pendentes para fora da cama, pode não ser suficiente para produzir uma queda ortostática da pressão arterial. Normalmente, quando o paciente muda da posição deitada para a sentada ou em pé, sua pressão sistólica quase não se altera, e a pressão diastólica aumenta 5 ou 10 mmHg. Se há um inadequado volume circulante, as pressões sistólica e diastólica caem 10 mmHg ou mais, notando-se aumento da frequência cardíaca ou do pulso periférico. Uma queda ortostática da pressão arterial também pode ocorrer independentemente do volume circulante e estar relacionada com comprometimento do sistema nervoso autônomo periférico, como ocorre no diabetes melito, doença renal crônica ou com o uso de medicamentos, especialmente bloqueadores adrenérgicos. É necessário salientar que pressão arterial aparentemente normal pode ser encontrada em indivíduos previamente hipertensos que estejam depletados.[36]

Os chamados sinais clássicos de depleção do volume extracelular, como diminuição do turgor da pele, diminuição do volume da língua ou diminuição do tônus ocular, têm pouco valor clínico. Quando esses sinais são detectáveis, o grau de depleção do volume extracelular é de tal ordem que o paciente está quase em choque. Por sua vez, obesos, jovens ou pessoas com depleções leves podem apresentar turgor de pele normal.[36]

Outro sinal clínico bastante útil é a avaliação do enchimento venoso no pescoço. Quando um paciente está em decúbito dorsal, as veias jugulares são visíveis até quase o ângulo da mandíbula. Se as veias jugulares não forem visíveis ou mostrarem pobre enchimento, suspeita-se de depleção do volume extracelular. É necessário, no entanto, salientar que, em alguns indivíduos normais, as veias jugulares são invisíveis e, em outros, são cheias por apresentarem válvulas ou alterações da elasticidade, sem refletirem o volume circulante. Desse modo, em alguns casos, necessita-se da determinação direta da **pressão venosa central (PVC)**.

Quando a depleção de volume é intensa, o débito cardíaco cai, o mesmo ocorre com a pressão venosa sistêmica intratorácica. Portanto, a determinação da PVC poderia ser um indicador sensível de redução no retorno venoso e débito cardíaco. Entretanto, como os limites de normalidade são muito amplos em indivíduos diferentes, é impossível definir hipovolemia em uma única determinação. Uma única determinação do volume sanguíneo não dá ideia do grau de deficiência e de como o coração tolerará a restauração do volume. Quando se correlacionaram o volume sanguíneo e a PVC em pacientes em choque, observou-se que a correlação era pobre (Figura 10.6).[37] Talvez o melhor guia para adequação do volume sanguíneo circulante não seja uma única determinação da PVC ou do volume sanguíneo, e sim a observação da resposta cardiovascular à expansão do volume (ver próxima seção). Para uma boa interpretação da PVC, os seguintes princípios são importantes:[37]

- Uma PVC reduzida não torna possível uma conclusão evidente de que o volume sanguíneo está reduzido
- Em um paciente com insuficiência circulatória (choque), uma PVC baixa indica que uma expansão do volume será benéfica; no entanto, uma PVC alta não contraindica uma expansão do volume sanguíneo, mas deve permanecer a mesma ou cair à medida que o volume sanguíneo aumenta. Contudo, se a PVC inicial é elevada e continua a elevar-se, à medida que a expansão de volume prossegue, a infusão deve ser suspensa
- Uma elevação da PVC acima do normal, durante a expansão, indica que a expansão está sendo excessiva.

É preciso lembrar que o controle da PVC fornece uma ideia mais ou menos precisa da pressão de enchimento do ventrículo direito, mas não esclarece nada sobre a função do ventrículo esquerdo. Em um indivíduo normal, a expansão de volume eleva simetricamente as pressões de átrio direito e esquerdo, o que não ocorre em indivíduos com insuficiência ventricular esquerda. A pressão venosa intratorácica, normalmente, não deve exceder 8 cmH$_2$O de água, podendo ser determinada por meio de um cateter em veia cava superior e tomando-se o zero do manômetro na altura da linha axilar média.

Dados laboratoriais

Entre os exames de laboratório, a elevação do hematócrito e da concentração plasmática das proteínas acompanha a depleção

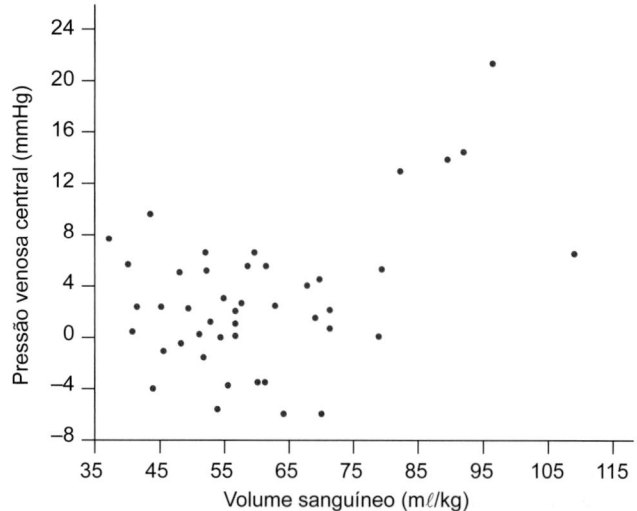

Figura 10.6 Comparação entre a pressão venosa central (PVC) e o volume sanguíneo em 46 pacientes em choque. Embora exista uma correlação grosseira, observa-se que alguns pacientes com volume sanguíneo baixo têm PVC elevada. (Adaptada de Cohn, 1967.)[37]

do volume extracelular, pois ambos estão confinados ao espaço intravascular. Ureia e creatinina podem estar elevadas, dependendo do grau de redução da TFG.[36]

A determinação urinária do sódio ou do cloro também é um guia útil para as necessidades de sódio. Quando há função renal normal e depleção do volume extracelular, a concentração urinária de sódio e cloro geralmente é inferior a 10 e 50 mEq/ℓ, respectivamente. A densidade urinária acima de 1,015 é consistente com uma urina concentrada, encontrada nas situações de depleção do espaço extracelular. Além disso, a urinálise é praticamente normal.[36]

Dependendo da causa da depleção do espaço extracelular, podem ser encontradas anormalidades na concentração plasmática de potássio e do sódio, bem como no estado ácido-básico.[36]

Consequências da depleção do volume extracelular

Como consequência da depleção do espaço extracelular, há queda da TFG, aumento moderado da FF e diminuição proporcional do fluxo sanguíneo medular em relação ao cortical. Se a depleção for grave, a FF se reduz, e o fluxo sanguíneo medular se eleva.[1]

Observa-se aumento da reabsorção proximal de sódio, com a liberação de um menor volume de fluido isotônico para as porções distais do néfron. Há, também, maior produção de aldosterona e de HAD. Consequentemente, há redução da diurese e da natriurese, e a urina final é hipertônica.

Se a depleção for intensa, a pressão osmótica da urina se aproxima da plasmática. Isso ocorre porque, com o aumento do fluxo sanguíneo medular, dissipa-se o gradiente osmótico corticopapilar. Como a concentração urinária de sódio é baixa, não explica a hipertonicidade da urina, que decorre da concentração urinária elevada de ureia.[1]

Quando a depleção de volume é significativa, o sistema nervoso simpático entra em atividade. Ocorre venoconstrição, mobilizando sangue da periferia para a circulação central, o que assegura o enchimento cardíaco. A estimulação cardíaca aumenta a frequência e a força de contração do miocárdio.

A vasoconstrição arterial mantém a pressão arterial e a perfusão de áreas críticas. A resposta final traduz-se em taquicardia, oligúria e vasoconstrição cutânea.

Tratamento da depleção

Tipo de solução

O tipo de solução a ser administrado depende do tipo de fluido perdido e da existência de outros distúrbios hidreletrolíticos (ver Capítulo 15).[38]

O tratamento da depleção do espaço extracelular deve ser feito com uma solução que contenha sódio, preferencialmente a solução salina isotônica (1 ℓ de solução salina a 0,9% contém 154 mEq de sódio e 154 mEq de cloro). Após a administração de 1 ℓ de solução salina isotônica, 300 mℓ permanecem no intravascular.[5]

A repleção do espaço extracelular também pode ser feita com a solução de Ringer com lactato (1 ℓ contém 130 mEq de sódio, 109 mEq de cloro, 4 mEq de potássio, 3 mEq de cálcio e 28 mEq de lactato).[39] Em situações em que a quantidade a ser reposta é muito grande, essa solução apresenta benefícios, pois o lactato é convertido a bicarbonato no fígado e ameniza ou evita uma acidose dilucional. Não deve ser utilizada em pacientes hipercalêmicos e com função renal comprometida.

As soluções coloides (plasma, albumina) expandem principalmente o intravascular, pois suas grandes moléculas não ultrapassam o endotélio capilar. Esse tipo de fluido deve ser reservado para situações graves, nas quais a expansão do intravascular necessita ser rápida e efetiva, como em queimaduras extensas e choque – não se justifica a administração dessas soluções em outros casos. Devem também ser levados em consideração fatores como o alto custo e a meia-vida curta dessas soluções.[5] Mais recentemente, tem sido utilizado o amido hidroxietílico (*hetastarch*), cujas moléculas têm cerca de 200.000 dáltons e que permanece por até 24 a 36 horas no compartimento intravascular. No Brasil, estão disponíveis as apresentações a 6 e 10% (Haes-steril®), que em 1 ℓ contém 60 a 100 g do amido e 154 mEq de sódio.

Ao se administrar sangue, esse permanece inteiramente no intravascular. Deve ser empregado quando hemorragia tiver sido a causa da depleção e das alterações hemodinâmicas já mencionadas.[5] O hematócrito não deve ser elevado acima de 35%.[40]

A administração de solução glicosada a 5% não é adequada no tratamento da depleção do extracelular, pois equivale à administração de água sem sódio, que se distribui uniformemente na água corporal total e não permanece em volume suficiente no intravascular; por exemplo, após a administração de 1 ℓ de solução glicosada a 5%, permanecem no intravascular apenas 75 a 100 mℓ.

Portanto, para a maioria dos pacientes, uma solução salina isotônica com 154 mEq/ℓ de cloreto de sódio é efetiva e barata como líquido inicial em uma reanimação para manejo de pacientes com hipovolemia e choque hipovolêmico não causado por sangramento. Embora soluções coloides causem expansão do volume plasmático mais efetivamente do que soluções cristaloides, vários estudos e meta-análises relatam que os desfechos clínicos são similares.[41]

Escolha entre solução salina isotônica (0,9%) e soluções balanceadas

A solução salina isotônica é hiperclorêmica em relação ao plasma, de forma que grandes volumes de reanimação podem acarretar acidose metabólica hiperclorêmica. Por isso tem sido sugerido o uso de soluções isotônicas com menor concentração de cloro quando houver necessidade de infusão de grandes volumes de solução salina isotônica. Essas soluções têm sido denominadas "tamponadas", "balanceadas" ou "cristaloides cloro-restritivas". Entre essas soluções destacam-se o Ringer com lactato ou solução de Hartmann, solução salina a 0,45% com 75 mmol/ℓ de bicarbonato de sódio ou Plasma-Lyte.[41]

Líquidos a serem evitados: soluções coloidais hiperoncóticas

Essas soluções (p. ex., pentastarch, soluções para perfusão contendo hidroxietilamido [HES]) não são recomendadas para pacientes com hipovolemia devido a riscos associados à injúria renal aguda e mesmo a maior mortalidade.[41]

Velocidade de administração

A velocidade de administração da solução salina depende da magnitude da insuficiência circulatória. Desde que não haja cardiopatia, pode-se administrar 1 ℓ de solução salina por hora ou até em menor intervalo, em casos graves. Não há necessidade de que todo o déficit de volume seja corrigido em poucas horas. O importante é que os sinais de hipovolemia grave desapareçam. A partir de então, a reposição de volume pode ser mais lenta.

Um dos elementos muito importante no manejo clínico é o controle dos fatores precipitantes, como sangramento, vômitos, diarreia etc. Não havendo mais perdas, uma maior parcela do líquido administrado permanecerá no espaço extracelular, restaurando o seu volume.

Volume a ser infundido (grau de depleção)

O grau de depleção do volume extracelular pode ser estabelecido pela história clínica e por achados de exame físico, sendo o cálculo aproximado. Por exemplo, um indivíduo de 70 kg tem 14 ℓ, aproximadamente, de volume extracelular (20% do peso corporal).

Uma depleção **leve** (10 a 15% de redução do volume extracelular [VEC]) não cursa com sinais clínicos muito significativos, mas há história de perda. Uma depleção **moderada** está entre 20 e 30% de redução no volume extracelular.[42] O paciente pode apresentar, em decúbito dorsal, pressão arterial normal, mas, ao mesmo tempo, ter taquicardia, perfusão capilar pobre e diminuição da temperatura da pele (em razão da vasoconstrição). Uma determinação dos sinais vitais, na posição sentada ou em pé, aumenta os sinais de insuficiência circulatória. Considerando o paciente supracitado, o déficit seria de 2,8 a 4,2 ℓ de solução salina isotônica (ver Capítulo 15).

Uma depleção **intensa** representa 40 a 50% de redução do volume extracelular.[41] Clinicamente, o indivíduo apresenta hipotensão arterial mesmo em decúbito dorsal ou já está em choque. O déficit de volume extracelular será, portanto, de 5,6 a 7 ℓ. Além disso, pacientes em choque hipovolêmico apresentam intensa ativação adrenérgica, caracterizada por taquicardia, extremidades frias com enchimento capilar lento, cianose de extremidades, oligúria, agitação e confusão mental, que decorrem da diminuição do fluxo sanguíneo cerebral.[36]

Monitoramento do tratamento

Em pacientes com reserva cardíaca normal, o efeito de um desafio líquido pode ser monitorado pela avaliação do pulso, a pressão arterial e o fluxo urinário. Em pacientes com função cardíaca comprometida, a determinação seriada da PVC ou, preferencialmente, da pressão capilar pulmonar (PCap) e do débito cardíaco por meio de um cateter de Swan-Ganz possibilita o diagnóstico precoce de sobrecarga de volume secundária ao desafio hídrico. Essas medidas devem ser seriadas, e sua avaliação, dinâmica, ou seja, deve ocorrer à medida que o volume circulante se expande. Administra-se rapidamente um volume de 100 mℓ e observam-se as mudanças na PVC e na PCap. Durante a expansão de volume, a PVC ou a pressão em capilar pulmonar podem inicialmente subir para, depois, cair. Essa elevação inicial resulta da infusão de fluidos em um leito vascular vasoconstrito.[5] Enquanto persistirem o choque, a hipotensão ou a PVC não se elevar, a expansão do volume é considerada inadequada.

> **PONTOS-CHAVE**
>
> - Compreendem sinais sensíveis para o diagnóstico de depleção do volume extracelular alterações ortostáticas da pressão arterial e do pulso, enchimento das jugulares e débito urinário
> - A depleção pode ser classificada como leve, moderada e intensa, dependendo das alterações encontradas no exame físico
> - O tratamento geral da depleção do extracelular consiste na administração de solução isotônica contendo sódio.

Outro dado útil na avaliação da adequação do volume sanguíneo é o **volume urinário/horário**. Se, durante a reposição do volume, o volume urinário aumentar de 0 a 10 mℓ/h para 50 mℓ/h ou mais, isso indica um adequado plano de reposição. Por sua vez, a queda do volume urinário indica que a reposição não está sendo suficientemente rápida.

EXCESSO DE VOLUME EXTRACELULAR | EDEMA

Um excesso de sódio total no organismo é acompanhado de expansão do volume extracelular, que, se considerável, se manifestará por edema. Edema corresponde ao acúmulo anormal de fluido em qualquer parte do organismo. Geralmente, isso ocorre em pacientes com cardiopatia, nefropatia, hepatopatia ou hipoproteinemia.

Fisiopatologia do edema

Edema significa um acúmulo excessivo de líquido no compartimento intersticial, ou seja, na parte não vascular do compartimento líquido extracelular. A passagem para o interstício de fluido ultrafiltrado do plasma (sem proteínas), decorrente da alteração das forças de Starling, denomina-se **transudação**.[42] São exemplos desse mecanismo os edemas decorrentes de obstrução venosa, insuficiência cardíaca e edema pulmonar cardiogênico.

Outro tipo de edema ocorre por aumento da permeabilidade dos capilares a determinados solutos, como as proteínas, em um mecanismo de **exsudação**.[43] Esse mecanismo de formação de edema é observado em queimaduras, traumatismo, abscessos e infecções sistêmicas.

O edema pode ser bem localizado, como em uma pequena inflamação, ou generalizado, como na insuficiência cardíaca.

Edema localizado

Resulta de fatores inflamatórios ou físicos que aumentam a formação de líquido intersticial ou diminuem a remoção desse líquido em uma região do corpo.[10] O mecanismo de formação do edema localizado pode ser adequadamente explicado com base em uma alteração das forças de Starling que controlam a troca de líquido entre o plasma e o interstício. Essas forças estão relacionadas na seguinte expressão:[44]

$$\dot{q} = K_f [(P_c - P_t) - (p_p - p_t)]$$

> **PONTOS-CHAVE**
>
> Mecanismos básicos na formação do edema:
> - Alteração na hemodinâmica capilar, favorecendo o movimento de líquido do espaço vascular para o interstício
> - Retenção de sódio e água pelos rins
> - Edema não se torna aparente do ponto de vista clínico até que o volume intersticial aumente pelo menos 2,5 a 3 ℓ.

Em que:

- $\dot{q}$ = ritmo do fluxo de líquido pela parede capilar
- K_f = coeficiente de filtração (proporcional à permeabilidade capilar e à área do leito capilar)
- P_c = pressão hidrostática intracapilar
- P_t = pressão do turgor tecidual
- p_p = pressão oncótica do plasma
- p_t = pressão oncótica intersticial.

O edema localizado ocorre quando as alterações nas forças de Starling estão restritas a um órgão ou a determinado território vascular. Normalmente, o balanço de forças de Starling na porção arteriolar do capilar é de tal ordem que ocorre filtração de líquido para o interstício. Com isso, ocorrem diminuição da pressão hidráulica capilar e aumento da pressão coloidosmótica do plasma (ver Capítulo 8). De acordo com a visão clássica de distribuição de líquido transcapilar, a reversão do balanço das forças de Starling se dava na porção terminal venosa do capilar, havendo, então, reabsorção do líquido filtrado. Assim, se existir equilíbrio entre o líquido filtrado e o reabsorvido, apenas uma pequena quantidade deveria retornar ao sistema vascular via linfáticos. No entanto, recentemente, demonstrou-se que a pressão hidráulica transcapilar excede a pressão coloidosmótica do plasma em toda a extensão do capilar, de sorte que a filtração ocorre ao longo de todo o capilar.[45] O líquido filtrado retorna à circulação via linfáticos. Desse modo, a circulação linfática passa a ter um papel importante no controle da formação do edema.

Também existe vasodilatação, que aumenta a saída de líquido do capilar, principalmente pelo aumento da pressão hidrostática intracapilar e do coeficiente de filtração. O K_f aumenta em razão da abertura de novos capilares, da dilatação dos capilares e do aumento da permeabilidade. Uma diminuição da p_p e um aumento da p_t também contribuem para a saída de líquido do capilar (Quadro 10.5).

Edema generalizado

Principal manifestação clínica da expansão do volume líquido do compartimento extracelular, está invariavelmente associado à retenção renal de sódio. Trata-se de uma manifestação comum em certas situações clínicas, como insuficiência cardíaca, cirrose hepática e síndrome nefrótica, em que a retenção renal de sódio é apenas uma resposta renal a um distúrbio hemodinâmico determinado pela enfermidade de base (Quadro 10.6).

Quadro 10.5 Principais causas de edema de acordo com o mecanismo primário.

Pressão hidráulica capilar aumentada

Volume plasmático aumentado devido à retenção renal de sódio

- Insuficiência cardíaca, incluindo *cor pulmonale*
- Retenção primária de sódio
  - Nefropatia, incluindo síndrome nefrótica
  - Edema da realimentação
  - Cirrose hepática inicial
- Gravidez e edema pré-menstrual
- Edema idiopático, quando induzido por diurético
- Sobrecarga de sódio ou hídrica: antibióticos por via parenteral ou outros medicamentos com grande quantidade de sódio, bicarbonato de sódio ou reposição de líquidos muito rápida ou excessiva.

Obstrução venosa ou insuficiência

- Cirrose ou obstrução venosa hepática
- Edema agudo de pulmão
- Obstrução venosa local
  - Trombose venosa
  - Estenose venosa
- Insuficiência venosa crônica – síndrome pós-trombose

Vasodilatação arteriolar

- Medicamentos*: Frequente – vasodilatadores (hidralazina, minoxidil, diazoxida), bloqueadores de canais de cálcio (di-hidropiridona e não di-hidropiridona), simpatolíticos (metildopa).
- Edema idiopático

Hipoalbuminemia

Perda proteica

- Síndrome nefrótica
- Enteropatia perdedora de proteína

Síntese reduzida de albumina

- Hepatopatia
- Desnutrição

Permeabilidade capilar aumentada

- Edema idiopático
- Queimaduras
- Traumatismo
- Inflamação ou sepse
- Reações alérgicas, incluindo algumas formas de angioedema
- Síndrome do desconforto respiratório agudo
- Diabetes melito
- Terapia com interleucina-2
- Ascite por câncer

Obstrução linfática ou pressão oncótica intersticial elevada

- Dissecção de linfonodos
- Aumento de linfonodos por câncer
- Hipotireoidismo

Outros medicamentos:* (mecanismo incerto)

- Anticonvulsionantes: gabapentina, pregabalina
- Antineoplásicos: docetaxel, cisplatina
- Antiparkinsonianos: pramipexole, ropinirole

*Pacientes com diminuição do débito cardíaco, insuficiência renal preexistente e/ou recebendo doses maiores estão mais sujeitos a edema. (Baseado e modificado de Stern, 2023.)[46]

A distribuição do edema generalizado é afetada por fatores locais e gravitacionais. Assim, o líquido intersticial em excesso pode acumular-se nos membros inferiores de pacientes ambulatoriais e na região pré-sacral de pacientes acamados. A baixa pressão do turgor tecidual nas regiões periorbital e escrotal pode acentuar o edema nessas áreas.[10]

Quadro 10.6 Causas de edema generalizado.

Enfermidades renais

- Glomerulonefrite aguda
- Síndrome nefrótica
- Injúria renal aguda
- Doença renal crônica

Insuficiência cardíaca

- Baixo débito
- Alto débito (anemia, beribéri, tireotoxicose, sepse etc.)

Enfermidades hepáticas

- Cirrose
- Obstrução da drenagem hepática venosa

Condições restritas a mulheres

- Gravidez
- Toxemia gravídica
- Síndrome da tensão pré-menstrual
- Edema cíclico idiopático

Enfermidades vasculares

- Fístulas arteriovenosas
- Obstrução das veias do tórax
- Veia cava inferior
- Veia cava superior

Distúrbios endócrinos

- Hipotireoidismo
- Excesso de mineralocorticoides
- Diabetes melito

Drogas

- Estrógenos, anticoncepcionais orais
- Agentes anti-hipertensivos

Outras condições

- Hipocalemia crônica
- Anemia crônica
- Edema nutricional
- Síndrome da permeabilidade capilar elevada

O edema classifica-se em dois tipos: duro e mole.[47] O edema mole revela o **sinal de cacifo**, ou sinal de Godet, quando a pressão digital deixa uma depressão transitória na pele, como ocorre na insuficiência cardíaca. O edema duro não apresenta esse sinal, pois a pressão digital não consegue mobilizar o líquido intersticial em decorrência de: obstrução linfática (linfedema); fibrose do tecido subcutâneo, como pode ocorrer na obstrução venosa crônica; ou aumento da matriz intersticial, como no mixedema.[48]

É importante salientar que pode haver um acúmulo de 4 a 5 ℓ de líquido no compartimento extracelular antes que o paciente ou o médico percebam o edema com **sinal de cacifo**. Há, no entanto, sinais e sintomas sugestivos do excesso de líquido no organismo: ganho de peso; flutuações diárias no peso (mais pesado à noite); redução da diurese; noctúria; tosse ou dispneia ao deitar-se; e dispneia aos esforços.

A intensidade do edema é graduada em cruzes (+, ++, +++ ou ++++/4+), dependendo da profundidade da depressão criada com a compressão digital e, também, de acordo com a extensão do edema. Por exemplo, um paciente com síndrome nefrótica com edema moderado de membros inferiores até os joelhos tem um edema de ++/2+. Já um paciente com edema até a raiz das coxas, edema de parede abdominal e sinais de ascite tem um edema de ++++/4+ e anasarca.[47]

A fisiopatogenia do edema em situações clínicas diversas será abordada na próxima seção.

> **PONTOS-CHAVE**
> - Um dos principais sinais de excesso de sódio no organismo é o edema
> - O edema pode ser localizado ou generalizado, formando-se por transudação ou exsudação.

Fisiopatologia do edema em situações clínicas específicas

Insuficiência cardíaca congestiva

ICC ocorre quando o coração falha na sua função de bomba, estando habitualmente associada a uma retenção renal de sal e água e a edema pulmonar ou periférico. Há muito tempo se discutem os fatores que estariam envolvidos na retenção renal de sódio na insuficiência cardíaca. A teoria de "insuficiência retrógrada" propõe que, à medida que o coração falha, as pressões venosas periféricas e centrais aumentam, elevando a pressão hidráulica transcapilar, o que, consequentemente, promove a transudação de líquido no espaço intersticial, edema e contração do volume circulante. A teoria da "insuficiência anterógrada" afirma que, com o comprometimento da função cardíaca e do ventrículo esquerdo, a região periférica, incluindo o rim, passa a ser mal perfundida, o que estimula mecanismos renais e intrarrenais para a retenção renal de sódio. É provável que haja uma interdependência entre as duas teorias, tendo como acontecimento primário a retenção renal de sódio, e a transudação transcapilar, um evento secundário.

Na insuficiência cardíaca, os rins estão funcionando adequadamente e retêm sódio em uma tentativa de restaurar o volume circulante efetivo. Esse mecanismo, denominado "subpreenchimento" (*underfilling*), é também observado na cirrose hepática e na síndrome nefrótica.[43]

Volume sanguíneo arterial efetivo

Na ICC, há um distúrbio na relação normal do volume intravascular (volume efetivo) e da capacidade do leito vascular. Há sugestões de que o aumento da reabsorção tubular renal de sódio decorra de alterações circulatórias percebidas por sensores de volume nos átrios cardíacos e nos grandes vasos torácicos. Como já mencionado, talvez os efeitos na excreção renal de sódio sejam oriundos da estimulação mecânica dos átrios cardíacos pela liberação de um PNA e por reflexos neurais bem-estabelecidos.

A importância do fluxo sanguíneo no circuito arterial para controle da volemia foi demonstrada pela resposta renal à abertura e ao fechamento de uma fístula arteriovenosa.[6] O fechamento da fístula acarretava uma rápida natriurese sem alteração na TFG, já a abertura da fístula novamente reduzia a excreção de sódio. Nessas circunstâncias, as pressões hidráulicas nos átrios e na circulação pulmonar diminuíam com a abertura da fístula e aumentavam com o fechamento da fístula.

A percepção arterial ocorre em vários locais do leito vascular arterial. Existem os barorreceptores carotídeos e os barorreceptores intrarrenais no aparelho justaglomerular. Uma redução da pressão de perfusão renal estimula a liberação de renina do aparelho justaglomerular, resultando na formação de angiotensina II, aldosterona e retenção de sódio (Figura 10.7), o último sendo, na verdade, um mecanismo protetor para preservar a adequação do volume circulante.

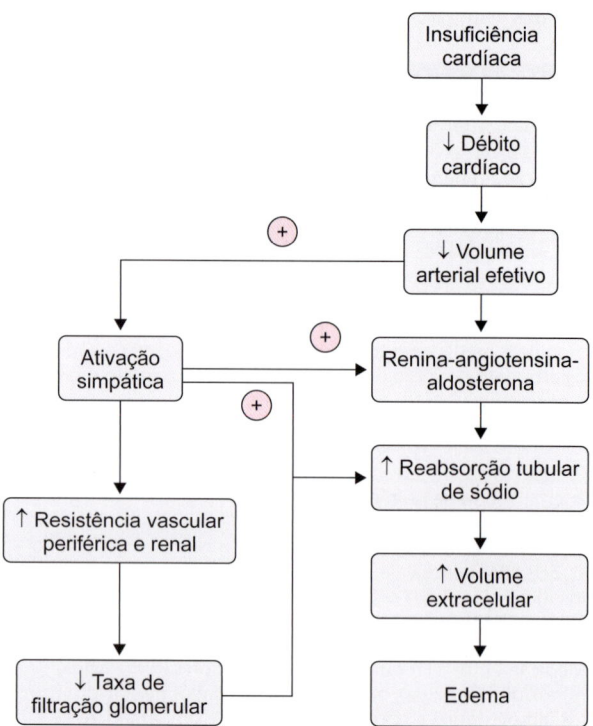

Figura 10.7 Esquema dos mecanismos envolvidos na retenção de sódio e no edema da insuficiência cardíaca.

Papel do rim na retenção de sódio

Na ICC, há aumento do tônus simpático e das catecolaminas circulantes, responsáveis pelo aumento da resistência vascular periférica. No rim, também ocorrem aumento da resistência vascular e, frequentemente, redução da TFG. A redução do ritmo de filtração glomerular não é a responsável pela retenção de sódio, pois esta ocorre mesmo na ausência de qualquer alteração na TFG. Na ICC, os néfrons apresentam elevada FF, decorrente do aumento da resistência arteriolar eferente. Com a elevação da FF, há aumento da pressão oncótica pericapilar tubular, alterando as forças peritubulares de Starling e acarretando aumento da reabsorção de sódio no nível do túbulo proximal (Figura 10.8).

Outras alterações hemodinâmicas intrarrenais podem estar envolvidas: talvez o aumento do tônus simpático no rim cause uma redistribuição do fluxo sanguíneo para néfrons justamedulares (alças de Henle longas), que podem reabsorver sódio mais avidamente que os néfrons corticais.

Sistema renina-angiotensina-aldosterona

Como já frisado, a diminuição da perfusão renal estimula a liberação de renina com formação de angiotensinas I e II e aldosterona. A manutenção da pressão arterial em face de uma redução do volume sanguíneo arterial é explicada pela elevação da angiotensina II. A retenção renal de sódio decorre da ação hemodinâmica da angiotensina II (vasoconstrição da arteríola glomerular eferente e aumento da fração de filtração), da sua ação direta no túbulo proximal e do hiperaldosteronismo.

Prostaglandinas

Mesmo que haja variação no volume plasmático, a interação entre angiotensina II e prostaglandinas mantém o fluxo sanguíneo renal quase constante. A inibição da síntese da

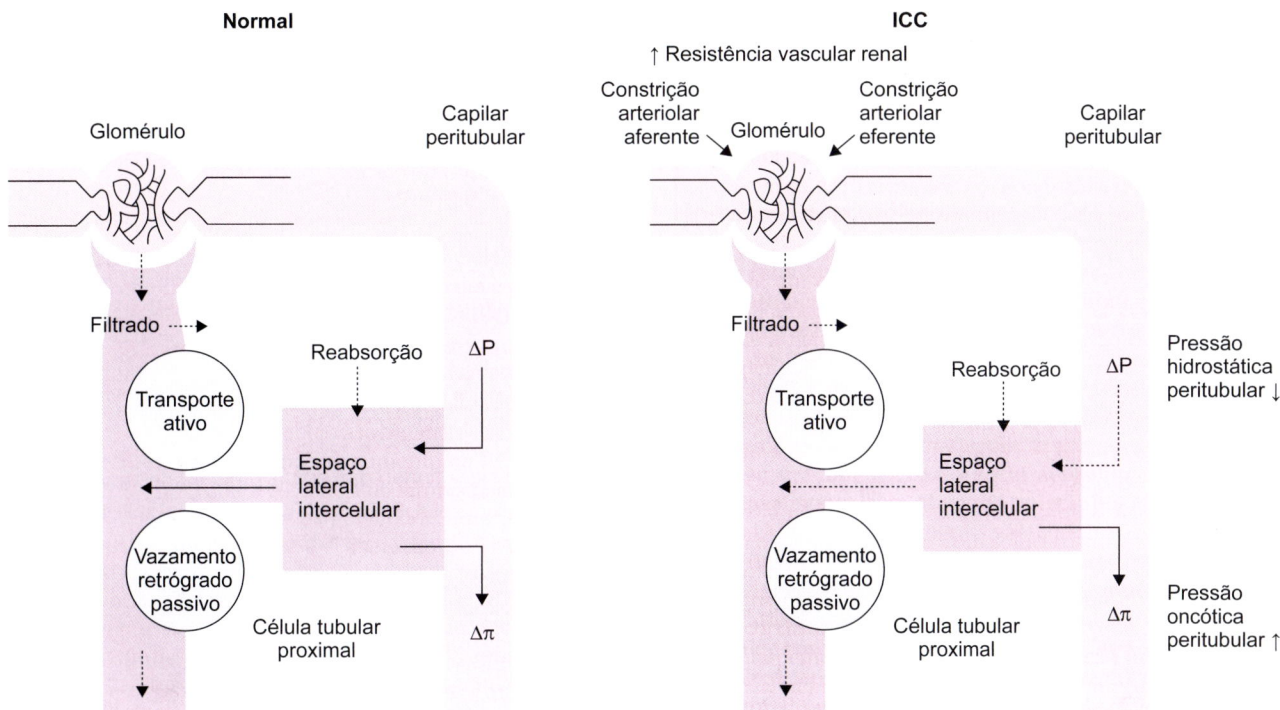

Figura 10.8 Controle peritubular da reabsorção de líquido do túbulo proximal. A elevação da resistência vascular renal na ICC reduz a Δπ. O aumento da fração de filtração na ICC aumenta a Δπ. As alterações em ambas as pressões aumentam a reabsorção proximal de sódio. ΔP: Pressão hidráulica transcapilar; Δπ: pressão oncótica transcapilar; ICC: insuficiência cardíaca congestiva.

prostaglandina em animais normovolêmicos não compromete a filtração glomerular, mas, quando há depleção de volume e níveis elevados de angiotensina II, o bloqueio da síntese de prostaglandinas reduz o fluxo sanguíneo renal e a filtração glomerular. Da mesma maneira, a inibição da síntese de prostaglandinas somente reduz a excreção de sódio se houver concomitante depleção de volume ou comprometimento intrínseco da função renal.

Em resumo, os níveis elevados de substâncias vasoconstritoras, especialmente angiotensina II e catecolaminas, têm um importante papel na preservação de um adequado fluxo sanguíneo renal na ICC.

Fator natriurético atrial

A infusão contínua do fator natriurético atrial (FNA) causa redução da pressão arterial média, com elevação da TFG, do fluxo urinário e da excreção de sódio e potássio. A influência do FNA na pressão arterial relaciona-se com sua capacidade de suprimir níveis plasmáticos de renina e de relaxar diretamente os vasos sanguíneos. Como o FNA pode aumentar a filtração glomerular em doses que diminuem a pressão arterial e o fluxo sanguíneo renal, pode vir a ser útil no tratamento agudo do coração insuficiente.[49]

Ao estudarem as anormalidades na excreção de sódio e água na ICC, Mettaurer et al.[50] verificaram que os principais fatores determinantes na excreção de sódio eram a ativação do sistema renina-angiotensina e a função ventricular. Com relação à excreção de água, os fatores mais importantes foram os níveis plasmáticos de vasopressina e noradrenalina, a função renal e o grau de comprometimento da função ventricular esquerda. Um dos principais mecanismos de que o organismo lança mão para compensar a queda do débito cardíaco é a ativação de sistemas neuro-humorais. Na ICC, a secreção de vasopressina e a ativação dos sistemas simpático e renina-angiotensina servem para otimizar a pré-carga e aumentar a contratilidade do miocárdio.

Cirrose hepática

As alterações hepáticas estruturais terminam por causar obstrução à drenagem venosa hepática, hipertensão portal e *shunt* sanguíneo portossistêmico. Além dessas alterações hemodinâmicas, a função hepatocelular está comprometida, o que causa redução na síntese de albumina e fatores de coagulação. Há comprometimento na excreção de sal e água e redução da TFG. De modo semelhante à insuficiência cardíaca, a retenção renal de sódio e água não resulta de uma anormalidade intrínseca aos rins, mas de mecanismos extrarrenais que regulam a excreção renal desses elementos.

Alguns autores propõem que um mecanismo de *overflow* esteja presente ao menos nas fases iniciais da cirrose. De acordo com esse conceito, uma retenção de sódio pelo rim, não dependente de volume, é o distúrbio primário na homeostase do sódio em pacientes com cirrose. Segundo essa teoria, a retenção de sódio e a expansão plasmática resultam da ausência do "escape" de mineralocorticoides e antecedem o "subpreenchimento". A predileção pelo acúmulo de líquido no peritônio, sob forma de ascite, decorre das alterações localizadas das forças de Starling, pela hipertensão portal. Aqueles autores demonstraram aumento no volume efetivo de sangue nas fases iniciais da cirrose. A retenção de sódio ocorreu independentemente de débito cardíaco, pressão arterial média, fluxo sanguíneo esplâncnico e hepático, TFG, fluxo sanguíneo renal, níveis de aldosterona, estrógenos e progesterona ou atividade simpática.

Há várias outras influências independentes do volume sistêmico que sustentam a hipótese de *overflow*. A obstrução da drenagem venosa hepática e elevada pressão hepática intrassinusoidal, percebida por meio de uma via neural reflexa, podem ser importantes mecanismos na retenção renal de sal e água, efetivada pelo aumento na atividade simpática renal e cardiopulmonar (Figura 10.9).[51]

Mesmo que o volume plasmático total esteja elevado na cirrose, o enchimento relativo do leito vascular arterial estará reduzido pela redução da resistência vascular periférica, incluindo comprometimento dos reflexos vasomotores autônomos e diminuição da resposta pressórica à angiotensina II e às catecolaminas.[51,52] Isso resulta em um leito vascular dilatado, hiporreativo a alterações de volemia e comprometido na sua capacidade de regular o tônus. Assim, pacientes cirróticos ficam muito vulneráveis e sujeitos a um colapso hemodinâmico quando sofrem uma perda de volume aguda, como em uma hemorragia ou uma diurese agressiva.[51] A percepção por sensores intratorácicos e arteriais da redução do volume sanguíneo arterial efetivo promove a retenção de sódio. A redução da resistência vascular periférica observada em cirrose hepática avançada está relacionada, pelo menos em parte, com *shunts* arteriovenosos, mas talvez um vasodilatador (produzido ou não inativado pelo fígado) tenha alguma participação. A sequestração venosa esplâncnica secundária à hipertensão portal também contribui para a redução da volemia.

Com a obstrução da drenagem hepática venosa, os sinusoides hepáticos (altamente permeáveis a proteínas) tornam possível a passagem, para o interstício, de um elevado fluxo de filtrado rico em proteínas, resultando em aumento da formação de linfa hepática, principal responsável pela ascite em cirróticos. Quando o ritmo de formação da linfa hepática excede o ritmo de retorno do líquido extracelular à circulação via ducto torácico, o volume intravascular diminui.[51] O sucesso de certos procedimentos, como o *shunt* peritônio-venoso nos cirróticos com ascite, parece estar relacionado com uma rápida elevação do volume intravascular. Além disso, a hipoalbuminemia frequentemente presente nos cirróticos e a resultante redução da pressão coloidosmótica do plasma contribuem para a transudação de líquido no compartimento intersticial e na cavidade abdominal.

Em conjunto, esses fatores levariam a um "subpreenchimento" da árvore arterial, com ativação do SRAA e do eixo simpático e liberação de vasopressina, eventos que causariam a retenção de sódio e água pelo rim em fases mais avançadas da cirrose hepática.[5]

Função renal na cirrose hepática

Os distúrbios característicos de função renal na cirrose são a retenção de sódio e o comprometimento no *clearance* de água livre.[51] A retenção renal de sódio pode ocorrer na cirrose na vigência de uma TFG normal. Com a redução do volume intravascular efetivo, há um aumento na reabsorção tubular proximal de sódio e uma redução da oferta de líquido aos túbulos distais, sendo esta última a causa da redução do *clearance* de água livre.

Renina-angiotensina-aldosterona

Embora as causas de diminuição do volume sanguíneo arterial efetivo sejam distintas na cirrose e na insuficiência cardíaca, assemelham-se aos eventos subsequentes que causam retenção renal de sódio e água. A resistência vascular renal está elevada nos cirróticos com ascite. A angiotensina II determina aumento da resistência da arteríola glomerular eferente, causando elevação da FF, aumento da pressão oncótica pericapilar tubular e, consequentemente, aumento da reabsorção de sódio no nível do túbulo proximal. O aldosteronismo secundário ocorre pela elevação de angiotensina II, a qual procura preservar a pressão arterial. Portanto, diante de uma redução do volume intravascular, a ativação do eixo renina-angiotensina-aldosterona serve para preservar a pressão arterial em uma situação em que a capacidade vascular está muito aumentada. Além da estimulação da angiotensina II sobre a produção de aldosterona, a redução do fluxo sanguíneo hepático compromete a degradação da aldosterona e contribui ainda mais para a elevada atividade da aldosterona na cirrose. Entretanto, como na insuficiência cardíaca, antagonistas da aldosterona não são efetivos em aumentar a excreção de sódio no tratamento do edema e da ascite do cirrótico.[10]

Na síndrome hepatorrenal, existe caracteristicamente uma pronunciada redução do fluxo sanguíneo renal com isquemia cortical e elevada resistência vascular renal, provavelmente em decorrência da ação de substâncias vasoconstritoras (p. ex., angiotensina II e noradrenalina).

Prostaglandinas

A função das prostaglandinas na cirrose descompensada é, provavelmente, a mesma de outros estados hipovolêmicos: manutenção do fluxo sanguíneo renal e TFG por meio do antagonismo aos efeitos pressóricos da angiotensina II e outros vasoconstritores na microvasculatura renal.

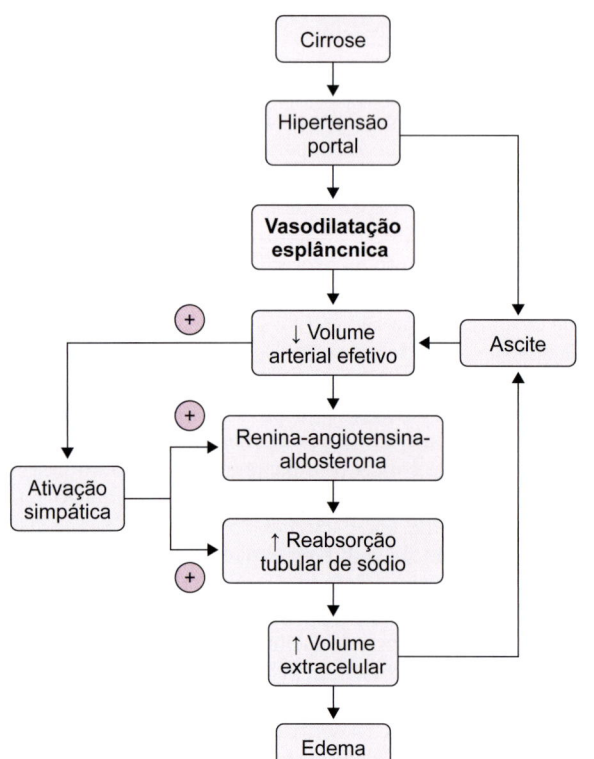

Figura 10.9 Esquema dos mecanismos envolvidos na retenção de sódio e no edema na cirrose hepática.

Síndrome nefrótica

Pacientes com síndrome nefrótica apresentam proteinúria maciça, hipoalbuminemia, edema periférico ou generalizado (anasarca) e hipercolesterolemia.[53] O fenômeno primário na síndrome nefrótica compreende a perda maciça de proteínas pelo rim.

Estudos iniciais revelam uma correlação entre a concentração sérica de albumina e o grau de edema em pacientes nefróticos. Em face dessas observações, achava-se que a hipoalbuminemia, pela redução da pressão oncótica do plasma, era responsável pela saída de líquido do compartimento intravascular para o intersticial. Entretanto, investigações experimentais não corroboraram essa hipótese: diminuições da concentração plasmática de proteína nos humanos e em animais eram acompanhadas de volume plasmático constante ou elevado. Logo, ponderou-se que, com ajustes nos mecanismos de troca transcapilar periférico, deveriam ocorrer queda da pressão oncótica do líquido intersticial, aumento na pressão hidráulica do líquido intersticial e aumento do fluxo linfático e proliferação linfática.[54]

Outros estudos recentes demonstraram que a permeabilidade do capilar periférico à albumina varia de forma diretamente proporcional às alterações na concentração sérica de albumina e inversamente às alterações do volume plasmático.[46,55] Portanto, há certos mecanismos protetores contra a formação de edema em estados hipoalbuminêmicos:[53]

- Elevada drenagem linfática
- Vasoconstrição pré-capilar
- Diluição da proteína do líquido intersticial
- Baixa complacência do tecido intersticial
- Ajustes da permeabilidade da parede capilar à albumina.

Parece, então, que o grau de edema não está tão relacionado com o grau de hipoalbuminemia *per se*, mas com alterações de mecanismos renais de controle do volume extracelular. Na síndrome nefrótica por lesões mínimas na criança, a hipoalbuminemia tem um papel importantíssimo na formação do edema, quando a redução do volume intravascular ativa a retenção renal de sódio (mecanismo de *underfilling*). A sequência de eventos que determinam aumento na reabsorção renal de sódio pode ser observada na Figura 10.10, semelhante à que ocorre na insuficiência cardíaca e na cirrose.

Entretanto, convém salientar que muitos pacientes com síndrome nefrótica podem ter volume plasmático elevado. O perfil renina-angiotensina-aldosterona também tem variado de acordo com o volume plasmático. A ativação do eixo renina-angiotensina-aldosterona é encontrada nos casos de volume plasmático reduzido, e supressão do eixo, nos casos de volume plasmático elevado. Logo, parece não haver um único mecanismo para explicar a retenção renal de sal na síndrome nefrótica.

Como na insuficiência cardíaca e na cirrose hepática, a atividade simpática e o nível de catecolaminas circulantes estão elevados, o que reflete em um aumento de resistência vascular renal. Entretanto, o fluxo sanguíneo renal e a TFG não estão uniformemente diminuídos na síndrome nefrótica e, em algumas circunstâncias, o segundo está elevado. Essa filtração elevada resulta da hipoalbuminemia, que diminui a pressão oncótica do capilar glomerular e, portanto, tende a aumentar a pressão de filtração glomerular. Contudo, em situações de importante hipoalbuminemia, a vasoconstrição da arteríola aferente do glomérulo pode diminuir a pressão hidrostática do capilar glomerular e reduzir o aumento da TFG.

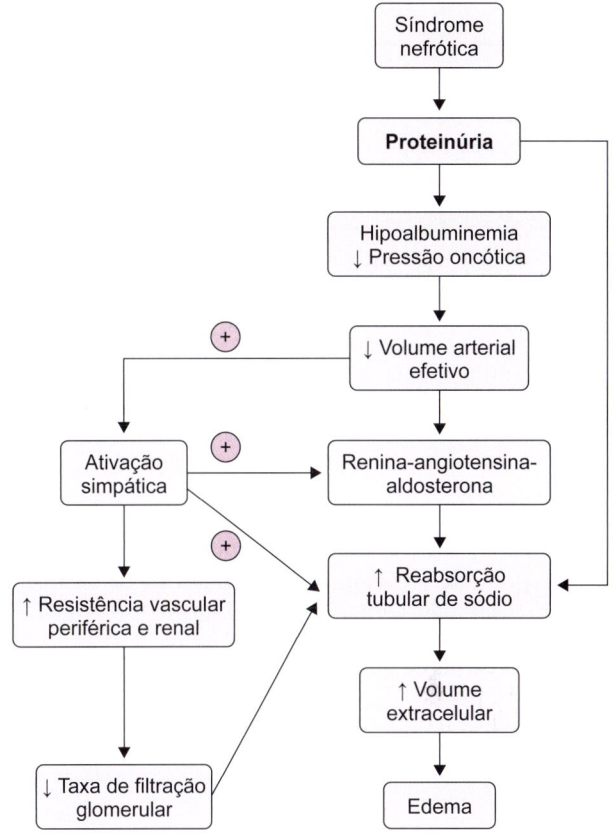

Figura 10.10 Esquema dos mecanismos atuantes na retenção de sódio e no edema da síndrome nefrótica.

Assim, na síndrome nefrótica, a TFG pode estar normal, elevada ou reduzida, dependendo do balanço entre o efeito da redução da pressão oncótica do plasma, a resistência vascular renal e a pressão de filtração glomerular.

Outro aspecto do edema nefrótico, quando comparado ao cirrótico ou cardíaco diz respeito a uma maior diminuição na reabsorção tubular proximal de sódio e água ocasionada pela redução da pressão oncótica peritubular decorrente da hipoalbuminemia. Além disso, quando se bloqueia a reabsorção distal de sódio com diuréticos, os nefróticos excretam uma fração maior da carga filtrada de sódio. Logo, nefróticos podem responder melhor que cardíacos e cirróticos a diuréticos que agem no néfron distal. Esses achados sugerem que o principal local de retenção de sódio na síndrome nefrótica está no néfron distal. Não se sabe se a elevada atividade da aldosterona explica esse achado. Mais recentemente, identificou-se que certas proteínas filtradas pelo glomérulo afetado chegam ao túbulo distal e podem, diretamente, ativar canais de sódio na membrana apical das células tubulares, levando à reabsorção de sódio. Essa ativação é mediada pela proteólise das subunidades α e γ desses canais. Isso explica a relação entre proteinúria e retenção de sódio na síndrome nefrótica. Um exemplo de proteína identificada e geralmente ausente no filtrado glomerular é a plasmina, a qual é capaz de clivar a subunidade γ.[56]

Em certos casos de síndrome nefrótica causada por glomerulonefrites do tipo membranosa e membranoproliferativa, pode existir lesão renal que afete a capacidade intrínseca do rim de excretar sódio, resultando em retenção líquida e edema pelo mecanismo de *overflow*.[43]

Glomerulonefrite aguda e outras formas de lesão glomerular aguda

Podem causar retenção de sódio e água, bem como formação de edema sem muitas alterações na concentração plasmática de albumina. Esse balanço positivo de sódio e água aumenta o volume sanguíneo e a pressão arterial. Se houver elevação também da pressão hidráulica capilar, ocorre desequilíbrio nas forças de Starling, com passagem de fluido intravascular para o interstício. Se as defesas do interstício forem vencidas (aumento do fluxo linfático, características físicas do interstício), há edema. Esse mecanismo de retenção de líquido decorrente de uma incapacidade renal de excretar sódio e água é conhecido como "transbordamento" (*overflow*), que também pode ser observado na doença renal crônica.[43] Os mecanismos envolvidos na retenção de sódio na glomerulonefrite aguda (Figura 10.11) são discutidos a seguir.

Comprometimento do coeficiente de ultrafiltração

A lesão glomerular compromete o **coeficiente de ultrafiltração (K_f)**, causando redução da TFG, que leva à redução na excreção de sódio. Havendo manutenção da ingestão normal de sódio, ocorrerá balanço positivo de sódio com expansão do volume extracelular. Em condições normais, essa expansão do volume extracelular acarretaria uma série de reações que alterariam a reabsorção tubular de sódio, aumentando a excreção fracional desse elemento e restaurando o balanço. Por motivos desconhecidos, na glomerulonefrite aguda essas adaptações na reabsorção de sódio não ocorrem.

Alterações na função tubular renal

Não é surpresa que lesões obstrutivas e inflamatórias dos capilares glomerulares resultem em alterações significativas das forças de Starling do capilar peritubular, modificando o ritmo de absorção tubular.

Um achado característico na glomerulonefrite aguda é uma queda da FF, acompanhada de diminuição da pressão oncótica capilar, a qual, transmitida ao capilar peritubular, resulta em uma redução de reabsorção de líquido no túbulo proximal. Há, no entanto, pouca evidência de que as alterações na reabsorção proximal de sódio compreendam o principal mecanismo na retenção de sódio da glomerulonefrite aguda. Existem evidências de que o néfron distal participe ativamente na reabsorção de sódio da nefrite aguda. Com a redução do coeficiente de ultrafiltração e da TFG, ocorre a diminuição da oferta distal de sódio e, consequentemente, cai a excreção absoluta e fracional de sódio.

A atividade plasmática da renina está reduzida, em face da expansão do volume extracelular, e a secreção de aldosterona habitualmente não está elevada.

Insuficiência cardíaca

A insuficiência cardíaca que pode ocorrer na glomerulonefrite aguda, tanto pela elevação da pré-carga (volume) quanto da pós-carga (hipertensão arterial), acaba sendo mais um mecanismo que determina a retenção de sódio.

O edema na glomerulonefrite aguda resulta de uma expansão do volume extracelular e elevação da pressão intracapilar sistêmica, alterando as forças de Starling nos capilares periféricos. Com isso, há saída de sódio e água para o interstício, e, dependendo do grau de volume e pressão do líquido intersticial, haverá evidência clínica de edema.

Edema em mulheres

Edema da gravidez

Em uma gravidez normal, há aumento na retenção renal de sódio, expansão do volume plasmático e ganho de peso. Há também aumento significativo da TFG, do fluxo plasmático renal e do débito cardíaco. Essa retenção de sódio na gravidez é considerada fisiológica para satisfazer as necessidades do feto, o aumento da capacidade vascular materna e a sequestração de líquido na cavidade amniótica. Alguns dos fatores importantes na retenção de sódio da gravidez são:[33,58]

- Obstrução ureteral em decorrência de útero grávido
- Efeitos da postura na taxa de filtração glomerular e na perfusão renal
- Efeitos da postura na sequestração venosa nos membros inferiores
- Possível aumento no apetite por sal
- Mecanismos responsáveis pela retenção tubular renal de sódio:
    - Níveis elevados de aldosterona e outros mineralocorticoides
    - Níveis elevados de estrógenos
    - Presença de fatores humorais retentores de sódio
    - Diminuição da resistência vascular periférica
    - Aumento anatômico da capacidade vascular.

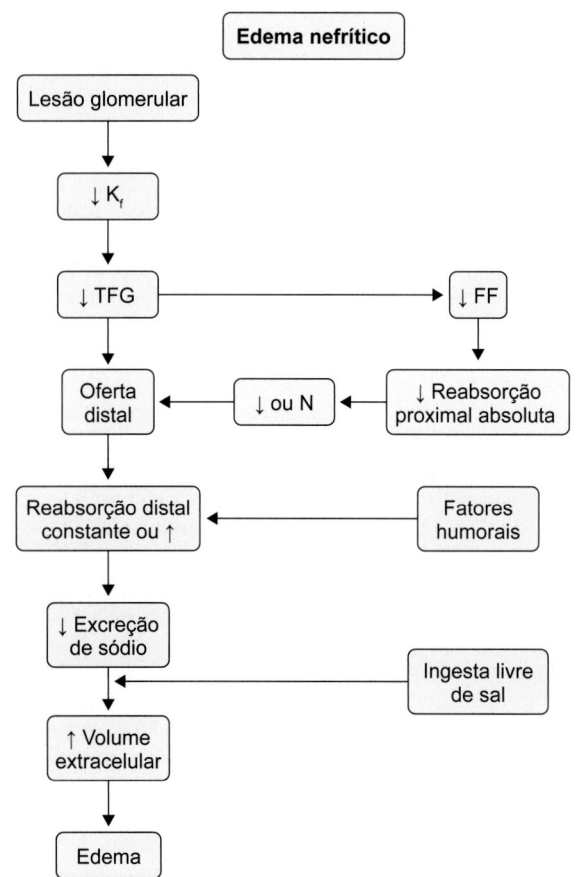

Figura 10.11 Fisiopatologia do edema nefrítico. FF: fração de filtração; K_f: coeficiente de ultrafiltração; N: normal; TFG: taxa de filtração glomerular. (Adaptada de Glassock et al., 1981.)[57]

Alterações de fatores físicos atuantes no túbulo renal parecem ser importantes na retenção de sódio. A TFG está mais elevada que o fluxo plasmático renal, resultando em um aumento da FF.[47,48] Edema localizado nas extremidades inferiores surge em 75% das gestantes, ocorrendo por várias razões:

- Efeito mecânico do útero aumentando a pressão venosa nos membros inferiores
- Perfusão elevada nas pernas em decorrência de aumento no débito cardíaco e da diminuição da resistência vascular periférica
- Aumento do volume plasmático e redução da pressão oncótica do plasma.

Edema generalizado pode ocorrer em até 20% das gestantes e, na ausência de toxemia, é considerado até mesmo fisiológico.

Toxemia gravídica

Os fatores responsáveis pela elevada retenção de sódio na toxemia são desconhecidos. Os níveis de renina-angiotensina-aldosterona diminuem com o aparecimento da toxemia, assim como reduzem a TFG e o fluxo sanguíneo renal. Postula-se que a retenção de sódio pode resultar de um comprometimento do balanço glomerulotubular decorrente de uma hiper-reabsorção do filtrado, a exemplo do que ocorre em uma glomerulonefrite proliferativa aguda, pois, na toxemia, há importante lesão endotelial com deposição de material fibrinoide.

Edema cíclico idiopático

Trata-se de uma síndrome observada predominantemente em mulheres obesas, adultas, que ainda não entraram na menopausa. A síndrome caracteriza-se por períodos de edema, cefaleia, irritabilidade e distensão abdominal. A investigação não revela alterações cardíacas, renais ou hepáticas.

Como a maioria dessas pacientes apresenta boa diurese e natriurese quando em repouso no leito, questiona-se se a elevada reabsorção de sódio não estaria associada à posição ortostática. Além do componente ortostático de retenção de líquido, há considerável evidência de que essas pacientes apresentam diminuição do volume plasmático.

Entre outros fatores aventados para explicar o edema, destacam-se o defeito na permeabilidade capilar e os elevados níveis de prolactina. Muitas pacientes usam ou usaram diuréticos. Como os diuréticos causam contração do volume circulante, há um estímulo à retenção de sódio com elevação dos níveis de renina-angiotensina-aldosterona e participação de outros mecanismos. O edema parece ocorrer principalmente após a cessação do uso dos diuréticos. A magnitude do ganho de peso está aumentada com uma dieta alta em sal e carboidratos.

Edema pré-menstrual

Geralmente, o edema faz parte da síndrome pré-menstrual, caracterizada por nervosismo, irritabilidade e cefaleia. A causa da retenção de sódio não é conhecida, mas, provavelmente, decorre de um distúrbio endócrino, como uma alteração na relação estrógeno/progesterona, ou, como sugerido mais recentemente, uma elevação dos níveis plasmáticos de prolactina.[59]

Causas diversas de edema

Síndrome da permeabilidade capilar elevada

Há relatos sobre pacientes que apresentaram angioedema generalizado recorrente em razão de elevada permeabilidade capilar, cuja causa é desconhecida, constituindo uma das únicas anormalidades detectadas, sendo a presença de paraproteína uma das únicas anormalidades detectadas.[59] Nesses casos, é importante excluir a existência de deficiência do inibidor C1, a qual pode ser hereditária ou adquirida, e sendo identificada ao medir os níveis de complemento.[60]

Hipocalemia crônica

Alguns pacientes com depleção crônica de potássio podem apresentar edema periférico. Não se conhece a causa da elevada reabsorção tubular de sódio.

Medicamentos

Várias substâncias administradas podem determinar um aumento na reabsorção de sódio: estrógenos (anticoncepcionais); diazóxido; hidralazina; anlodipino; minoxidil e outras medicações simpatolíticas (p. ex., metildopa, guanetidina e clonidina). Mais recentemente, anti-inflamatórios não esteroides foram incluídos nesse grupo de fármacos.

O mecanismo da retenção de sódio dos estrógenos não é conhecido, mas provavelmente se relaciona com uma ação em nível tubular.

Os vasodilatadores utilizados na hipertensão arterial reduzem a resistência vascular periférica, alterando a relação volume plasmático/capacitância vascular.

Microangiopatia capilar do diabetes melito

Há relatos sobre diabéticos com função renal normal que apresentam edema idiopático. Para esses casos, tem-se sugerido que, na posição ereta, pode haver uma passagem excessiva de líquido para o interstício em decorrência de uma microangiopatia capilar, com consequentes retenção de sódio e edema.

> **! PONTOS-CHAVE**
>
> - A fisiopatogênese do edema em casos de insuficiência cardíaca, cirrose, síndrome nefrótica e síndrome nefrítica tem a participação dos mecanismos de **subpreenchimento** e/ou **transbordamento**
> - O tratamento medicamentoso do edema é realizado com diuréticos.

Princípios gerais no tratamento do edema

Tratamento da doença de base

Como a redução do volume sanguíneo arterial efetivo é um denominador comum na retenção de sódio na insuficiência cardíaca, cirrose hepática e síndrome nefrótica, o manejo clínico deve se dirigir para a correção desse distúrbio básico. Assim, na insuficiência cardíaca, melhorar o débito cardíaco restaura o volume circulante efetivo. Na síndrome nefrótica por lesões mínimas, o uso de corticosteroides reduz a proteinúria e, consequentemente, a hipoalbuminemia e a reabsorção de sódio.

Adequação da ingesta de sal e água

Embora a restrição de sódio seja efetiva na prevenção do aumento do edema, ela não causa um balanço negativo de sódio. A diurese de pacientes cardíacos hospitalizados e colocados em dietas hipossódicas está mais relacionada com o efeito benéfico do repouso no débito cardíaco que com o resultante da dieta hipossódica.

Pacientes que estão formando edema retêm uma fração da ingesta diária de sal a fim de restaurar o volume sanguíneo arterial efetivo. A excreção urinária diária de sódio desses pacientes reflete a capacidade de excreção renal. Conhecendo-se a oferta de sódio na dieta, a determinação da excreção de sódio nas 24 horas possibilita saber se o balanço de sódio é positivo ou negativo. Concentrações urinárias de sódio da ordem de 10 a 15 mEq/ℓ geralmente indicam um balanço positivo, ou seja, que uma maior quantidade de sódio está sendo reabsorvida nos túbulos renais.

A maior parte dos pacientes edemaciados tem um comprometimento na excreção renal de água. A ingesta diária de líquido deve ser ajustada para as perdas insensíveis (500 a 700 mℓ) por dia mais as perdas urinárias.

Mobilização do edema

O repouso no leito pode induzir diurese em decorrência da redução da sequestração venosa na periferia, aumentando, assim, o volume sanguíneo arterial efetivo. As meias elásticas apresentam efeito similar.

Indução de balanço negativo de sódio

É possível induzir balanço negativo de sódio com a utilização de diuréticos (ver Capítulo 49). Com a eliminação de sódio provocada por esses medicamentos, há redução do volume circulante, diminuição da pressão capilar e consequente movimentação de fluido do interstício para o intravascular, pela modificação das forças de Starling. O fluido assim trazido ao intravascular torna-se disponível para a filtração glomerular.[43]

Deve-se salientar, porém, que a redução no volume intravascular obtida com os diuréticos pode provocar hipovolemia e insuficiência renal. Recomenda-se que, nos pacientes em uso de diuréticos, seja feito cuidadoso monitoramento diário do peso, do volume urinário e da pressão arterial com o paciente deitado, sentado e em pé.[42] Além disso, é essencial conhecer a potência, o local de ação e as complicações do uso de diuréticos (ver Capítulo 49).

Edema *per se* não é uma indicação de uso de diuréticos. Em geral, o uso dos diuréticos deve ficar restrito a certas situações, como comprometimento da função cardíaca e/ou respiratória, desconforto físico em decorrência do acúmulo excessivo de líquido e liberalização do sal na alimentação de pacientes que toleram pouco dietas hipossódicas. Os princípios gerais no tratamento do edema são:

- Avaliação da adequação do tratamento da doença de base responsável pelo edema
- Avaliação do grau de ingesta de água e sal
- Mobilização do edema
- Avaliação da indicação do uso de diuréticos:
  - Comprometimento da função respiratória
    - Edema pulmonar
    - Ascite com elevação dos diafragmas e associada a atelectasias
  - Comprometimento da função cardiovascular secundária a sobrecarga de volume
  - Excesso de líquido comprometendo a atividade física e causando desconforto
  - Possibilitar maior liberação do sal na dieta, aumentando o sabor dos alimentos
  - Indicação cosmética.

> **(!) PONTOS-CHAVE***
>
> - Edema agudo de pulmão é a única forma de edema que requer terapia imediata por risco de morte
> - A administração de diuréticos a pacientes com insuficiência cardíaca aguda ou crônica frequentemente causa uma redução do débito cardíaco
> - A diminuição do volume sanguíneo arterial efetivo que ocorre com o uso de diuréticos em alguns pacientes pode comprometer a perfusão tecidual: na insuficiência cardíaca grave com baixo volume sanguíneo arterial efetivo e na rápida remoção de líquido na cirrose.
> - A adequação da perfusão tecidual após o uso de diuréticos pode ser avaliada pela concentração plasmática de ureia e creatinina; se os níveis permanecerem constantes, não há comprometimento da perfusão tecidual
> - Em pacientes com anasarca, remoção de 2 a 3 ℓ de edema em 24 horas geralmente não causa redução significativa do volume plasmático
> - Em situações de anasarca, a terapia diurética é geralmente iniciada com diurético de alça, como furosemida
> - Monitorar complicações eletrolíticas nos pacientes em uso de diuréticos: hipocalemia, alcalose metabólica, hiponatremia e sinais de hipoperfusão
> - Em pacientes com cirrose, espironolactona e um diurético de alça são a melhor escolha inicial; a espironolactona evita a hipocalemia, que pode precipitar o coma hepático
> - Em casos de edema resistente, diuréticos de alça em altas doses intravenosas e uma combinação de diuréticos agindo em diferentes locais do néfron podem ser necessários
> - Furosemida, bumetanida e torsemida são os diuréticos de alça mais utilizados
> - Em indivíduos com função renal normal uma dose de 10 mg de furosemida induz diurese, e o efeito máximo é visto com 40 mg por via intravenosa; acima dessa dose há pouco efeito e aumenta o risco de efeitos adversos
> - A dose efetiva de diurético é maior em pacientes com insuficiência cardíaca, cirrose avançada e insuficiência renal.
>
> *Baseados nas recomendações de Sterns, 2023.[63]

Exercícios

1. Em um indivíduo de 70 kg, qual é o volume do espaço extracelular?

Nos exercícios 2 e 3, responda às seguintes perguntas:
   a) Qual é o distúrbio do extracelular que esse paciente apresenta?
   b) Qual é a intensidade desse distúrbio (em porcentagem aproximada)?
   c) Que tipo de solução administrar?
   d) Qual é a quantidade de solução a infundir?
   e) Em quantas horas deve ser administrada essa solução?

2. Tome como exemplo o indivíduo de (1), com história de 2 dias de evolução com vômitos e diarreia profusa. Ao exame físico, apresenta queda de 15 mmHg na pressão sistólica e diastólica quando fica em pé. A mucosa oral está seca e as jugulares têm enchimento lento.

3. Considere uma paciente de 60 kg, que permaneceu internada por 3 dias em outra cidade, com quadro de encefalite, com drenagem por sonda nasogástrica de aproximadamente 2 ℓ de estase ao dia, utilizando manitol e recebendo solução glicosada 2.000 mℓ/dia. Essa paciente é admitida no hospital onde você é plantonista com pressão arterial (PA) = 60 × 30 mmHg, frequência cardíaca (FC) = 132 bpm, extremidades frias e perfusão periférica comprometida, enchimento capilar lento, jugulares colabando com a inspiração e anúria. Além disso, encontra-se confusa e sonolenta. Assim que a paciente chega, você punciona uma veia jugular e encontra uma PVC de 3 cmH$_2$O.

Respostas

1. Espaço extracelular = 20% do peso. Paciente de 70 kg = 14 ℓ.
2. Paciente de 70 kg com diarreia e queda de PA e aumento da FC ortostáticas.
   a) Depleção do espaço extracelular.
   b) 20 a 30% de depleção.
   c) Solução salina isotônica.
   d) 70 kg = 14 ℓ de EEC; 20-30% de DEEC = 14; 0,2 a 0,3 = 2,8 a 4,2 ℓ de solução a infundir, pois este é o déficit apresentado.
   e) Na 1ª hora, infundir volume suficiente para que os sinais hemodinâmicos encontrados melhorem; o restante do volume deve ser infundido nas próximas horas.
3. Paciente de 60 kg com história de perda por sonda gástrica e uso de diurético osmótico.
   a) Essa paciente apresenta um grau avançado de depleção do espaço extracelular, com sinais de choque hipovolêmico.
   b) Depleção de 40 a 50% do espaço extracelular.
   c) Solução salina isotônica.
   d) 60 kg = 12 ℓ de EEC; 40-50% de DEEC = 12; 0,4 a 0,5 = 4,8 a 6 ℓ de solução a infundir, pois esse é o déficit apresentado.
   e) Na 1ª hora, é importante infundir volume suficiente para que os sinais de comprometimento hemodinâmico desapareçam. O monitoramento da diurese auxilia a verificar a adequação da reposição; continuar monitorando a PVC, avaliando esse parâmetro sem se esquecer de suas limitações.

REFERÊNCIAS BIBLIOGRÁFICAS

1. Zatz R, Seguro AC, Malnic G. Bases fisiológicas da nefrologia. Atheneu; 2011.
2. Kamel KS, Halperin ML. Fluid, electrolyte and acid-base physiology – a problem based approach. 5. ed. Elsevier; 2017.
3. Earley LE. Sodium metabolism. In: Maxwell MH, Kleeman CR, editors. Clinical disorders of fluid and electrolyte metabolism. McGraw-Hill Book Co.; 1972. p. 95-119.
4. Valtin H. Renal function: mechanisms preserving fluid and solute balance in health. Little, Brown and Co.; 1973. p. 114.
5. Slotki IN, Skorecki KL. Disorders of sodium balance. page 390 In: Yu, Alan S., L. et al. Brenner and Rector's The Kidney. Available from: Elsevier eBooks+, (11th Edition). Elsevier – OHCE; 2019.
6. Epstein FH, Post RS, McDowell M. Effects of an arteriovenous fistula on renal hemodynamics and electrolyte excretion. J Clin Invest. 1953;32:233.
7. Dirks JH. Control of extracellular fluid volume and the pathophysiology of edema formation. In: Brenner and Rector's the kidney. W.B. Saunders Co.; 1976, p. 495-552.
8. Rose BD, Post TW. Regulation of the effective circulating volume. UpToDate. 2001;9(3).
9. Haberich FJ. Osmoreception in the portal circulation. Fed Proc. 1968;27:1.137.
10. Schrier RW. Renal sodium excretion, edematous disorders, and diuretic use. In: Schrier RW, editor. Renal and electrolyte disorders. 7. ed. Little, Brown and Co.; 2010.
11. de Wardener HE, Mills IH, Clapham WF, Hayter CJ. Studies on the efferent mechanism of the sodium diuresis, which follows the administration of intravenous saline in the dog. Clin Sci. 1961;21:249.
12. Klahr S, Slatopolsky E. Renal regulation of sodium excretion. Function in health and in edema-forming states. Arch Intern Med. 1973;131:780.
13. Brenner BM, Troy JL. Postglomerular vascular protein concentration: evidence for a causal role in governing fluid reabsorption and glomerulotubular balance by the renal proximal tubule. J Clin Invest. 1971;50:336.
14. Brenner BM, Troy JL, Daugharty TM, MacInnes RM. Quantitative importance of changes in postglomerular colloid osmotic pressure in mediating glomerulotubular balance in the rat. J Clin Invest. 1973;52:190.
15. Earley LE, Fiedler RN. The effect of combined renal vasodilatation and pressor agents on renal hemodynamics and the tubular reabsorption of sodium. J Clin Invest. 1966;45:542.
16. Leyssac PP. Dependence of GFR on proximal tubular reabsorption of salt. Acta Physiol Scand. 1963;58:236.
17. Thuray, K.; Schnermann, J. Die Natriumkonzentration an den Macula Densa-Zellen als regulierender faktor für das glomerulumfiltrat (Mikropunktions-versuche). Klin. Wochenschr. 1965;43:410.
18. Bartoli E, Earley LE. Evidence for the intraluminal action of plasma factors on proximal sodium reabsorption. Clin Res. 1972;20:586.
19. Brunner FP, Rector FC, Seldin DW. Mechanism of glomerulotubular balance: II. Regulation of proximal tubular reabsorption by tubular volume, as studied by stopped-flow microperfusion. J Clin Invest. 1966;54:603.
20. Burg MB. The renal handling of sodium chloride. In: Brenner BM, Rector Jr. FC, editors. The kidney. W.B. Saunders Co.; 1976. p. 272-98.
21. Slatopolski E, Elkan IO, Weerts C, Bricker NS. Studies on the characteristics of the control system governing sodium excretion in uremic man. J Clin Invest. 1968;47:521.
22. Poulsen BS, Fenton RA, Rieg T. Sodium-glucose cotransport. Opin Nephrol Hypertens. 2015;24(5):463-9.
23. Peirce NF, Sack RB, Mitra RC, Banwell JG, Brigham KL, Fedson DS, Mondal A. Replacement of water and electrolyte losses in cholera by an oral glucose-electrolyte solution. Ann Inter Med. 1969;70:1.173.
24. Giebisch G. Coupled ion and fluid transport in the kidney. The New Engl J Med. 1972;287:913.
25. Donowitz M, Li X. Regulatory binding partners and complexes of NHE3. Physiol. 2007;87(3):825-72.
26. Schrier RW, de Wardener HE. Tubular reabsortion of sodium ion: influence of factors other than aldosterone and glomerular filtration. N Engl J Med. 1971;285:1231-92.

27. Bricker NS, Zea L, Shapiro M, Sanclemente E, Shankel S. Biologic and physical characteristics of the non-peptidic, non-digitalis-like natriuretic hormone. Kidney Int. 1993;44:937.
28. Bougoignie JJ, Hwang KH, Ipakchi E, Bricker NS. The presence of a natriuretic factor in urine of patients with chronic uremia. J Clin Invest. 1974;53:1559.
29. Haupert GT. Natriuretic hormones. In: Cecil Textbook of Medicine. W.B. Saunders Co.; 2000. p. 1194-8.
30. Rose BD. Natriuretic hormones: atrial peptides and ouabain-like hormone. UpToDate. 2001;9(3).
31. Levin ER, Gardner DG, Samson WK. Natriuretic peptides. The New Engl J Med. 1998;339(5):321-8.
32. Post TW, Rose BD. Clinical manifestations and diagnosis of volume depletion. UpToDate. 2001;9(3).
33. Rose BD, Post TW. Regulation of renal Na+ excretion. UpToDate. 2001;9(3).
34. Chapman WH. The urinary system. An integrated approach. W.B. Saunders Co.; 1973.
35. Post TW, Rose BD. Dehydration is not synonymous with hypovolemia. UpToDate. 2001;9(3).
36. Post TW, Rose BD. Clinical manifestations and diagnosis of volume depletion. UpToDate. 2001;9(3).
37. Cohn JN. Central venous pressure as a guide to volume expansion. Ann Intern Med. 1967;66:1283.
38. Rose BD. Fluid replacement in volume depletion. UpToDate. 2001;9(3).
39. Preston RA. IV solutions and IV orders. In: Preston RA, editors. Acid-Base, Fluids and Electrolytes Made Ridiculously Simple. MedMaster, Inc.; 1997. p. 31-8.
40. Sterns RH. Treatment of severe hypovolemia or hypovolemic shock. UpToDate. 2023.
41. Mandel J, Palevski PM. Treatment of severe hypovolemia or hypovolemic shock in adults. UpToDate. 2023.
42. Scribner BH. Apostila para o curso de Equilíbrio Hidreletrolítico (Syllabus). Nephrology Division, University of Washington, Seattle; 1953.
43. Seguro AC, Helou CMB, Zatz R. Fisiopatologia do edema. In: Zatz R, editor. Bases Fisiológicas da Nefrologia. São Paulo: Atheneu; 2011.
44. Valtin H. Na+ and H2O transport. Na+ balance. In: Valtin H, Schafer JA. Renal Function. 3. ed. Little, Brown and Co.; 1995. p. 115.
45. Intaglietta ME, Zweifach BW. Microcirculatory basis of fluid exchange. Adv Biol Med Phys. 1974;15:11.
46. Stern RH. Pathophysiology and etiology of edema in adults. UpToDate Inc. 2023.
47. Porto & Porto. Exame físico geral. In: Porto CC. Semiologia Médica. Rio de Janeiro: Guanabara Koogan; 2019.
48. Bakris GL, Stein JH. Sodium metabolism and maintenance of extracellular fluid volume. In: Arieff AI, DeFronzo RA, editors. Fluid, electrolyte and acid-base disorders. Churchill-Livingstone; 1995. p. 29-49.
49. Needleman P, Greenwald JE. Atriopeptin: a cardiac hormone intimately involved in fluid, electrolyte and blood pressure homeostasis. New Engl J Med. 1986;314:828.
50. Mettaurer B, Rouleau JL, Bichet D, Juneau C, Kortas C, Barjon JN et al. Sodium and water excretion abnormalities in CHF. Ann Intern Med. 1986;105:161.
51. Seifter JL, Skorecki KL, Stivelman JC, Hauper G, Brenner BM. Control of extracellular fluid volume and pathophysiology of edema formation. In: Brenner BM, Rector Jr FC, editors. The Kidney. W.B. Saunders Co.; 1986.
52. Lunzer MR, Newman SP, Bernard AG, Manghani KK, Sherlock SPV, Ginsburg J. Impaired cardiovascular responsiveness in liver disease. Lancet. 1975;2:382.
53. Sterns RH. Clinical manifestations and diagnosis of edema in adults. UpToDate. 2023.
54. Skorecki KL, Nadler SP, Badr KF, Brenner BM. Renal and systemic manifestations of glomerular diseases. In: Brenner BM, Rector Jr FC, editors. The kidney. W.B. Saunders Co.; 1986. p. 891.
55. Wright EP. Capillary permeability of protein as a factor in the control of plasma volume. J Physiol. 1974;237:39.
56. Hughey RP, Carattino MD, Kleyman TR. Role of proteolysis in the activation of epithelial Na+ channels. Curr Opin Nephrol Hypertens. 2007;16:444-50.
57. Glassock RJ, Cohen AH, Bennet CM, Martinezmaldonado M. Primary glomerular diseases. In: Brenner BM, Rector Jr FC, editors. The kidney. W.B. Saunders Co.; 1981.
58. Levy M, Seely JF. Pathophysiology of edema formation. In: Brenner BM, Rector Jr FC, editors. The kidney. W.B. Saunders Co.; 1981. p. 723.
59. Halbreich U, Assael M, Ben-David M, Bornstein R. Serum prolactin in women with premenstrual syndrome. Lancet. 1976;2:654.
60. Atkinson JP, Waldmann TA, Stein SF, Gelfand JA, Macdonald WJ, Heck LW et al. Systemic capillary leak syndrome and monoclonal IgG gammopathy. Medicine. 1977;56:225.

BIBLIOGRAFIA

Agostoni A, Cicardi M. Hereditary and acquired C1-inhibitor deficiency: biological and clinical characteristics in 235 patients. Medicine (Baltimore). 1992;71:206.

Hoom EJ, Zietse R. Diagnosis and Treatment of Hyponatremia: Compilation of the Guidelines. J Am Soc Nephrol. 2017;28(5):1340-9.

Khan S, Floris M, Pani A, Rosner MH. Sodium and volume disorders in advanced chronic disease. Adv Chronic Dis. 2016;23(4):240-6. Review.

Pedergraft III WF, Nachman PH, Jennette JC, Falk RJ. Primary glomerular disease. In: Brenner & Rector's Kidney (Editors). 10. ed. Philadelphia: Elsevier; 2016.

Seifter JL. Electrolytes and acid-base disorders. In nephSAP Nephrology Self-Assessment Program. Vol 20(2) January 2022.

Sterns RH. Disorders of plasma sodium – causes, consequences, and correction. N Engl J Med. 2015;372:55-65.

Sterns RH. General principles of the treatment of edema in adults. UpToDate, Inc. 2023.

Zulkifli AH, Suridanda DS. Tolvaptan: a novel diuretic in Heart Failure Management. J Tehran Heart Cent. 2016;11(1):1-5. Review.

11 Metabolismo Ácido-Básico

Miguel Carlos Riella • Paulo Novis Rocha • Leonardo V. Riella •
Cristian V. Riella • Maria Aparecida Pachaly

INTRODUÇÃO

Para que a estabilidade do meio interno seja mantida, deve haver um equilíbrio entre a produção e a remoção de íons hidrogênio (H^+) no organismo humano. Os rins são fundamentais na eliminação do H^+, mas o controle da concentração desse íon envolve ainda outros mecanismos, como o tamponamento realizado pelo sangue, pelas células e pelos pulmões.[1]

A quantidade de íon H^+ é mantida dentro de limites estreitos, em um processo extremamente sensível, uma vez que a quantidade de hidrogênio no extracelular (40 nanoequivalentes/litro = 0,00004 mEq/ℓ) é cerca de 1 milionésimo das concentrações de sódio, potássio ou cloro.[2]

A manutenção dessa baixa concentração hidrogeniônica é essencial para a função celular normal. Os íons H^+ são altamente reativos, particularmente com porções de moléculas proteicas com carga negativa.[2] Assim, variações na concentração de hidrogênio produzem grande impacto sobre as funções celulares, pois quase todos os sistemas enzimáticos do organismo e as proteínas envolvidas na coagulação e contração muscular são influenciados pela concentração de íons H^+.[2,3]

CONCEITOS E PRINCÍPIOS QUÍMICOS

Ácido

Substância capaz de doar íons H^+ (prótons). Exemplos: H_2CO_3, NH_4^+, HCl. Um ácido forte como o HCl se dissocia rapidamente e libera grandes quantidades de H^+. Os ácidos fracos tendem menos à dissociação, liberando H^+ com menor intensidade. O acúmulo excessivo de íons H^+ é chamado "acidose".[1,4]

Base

Substância (íon ou molécula) capaz de receber íons H^+. Exemplos: HCO_3^-, NH_3, HPO_4^-. Uma base forte (p. ex., o OH^-) reage rápida e intensamente com o H^+, removendo-o de uma solução. Uma base fraca reage de maneira pouco intensa. O termo **base** é usado como sinônimo de álcali. **Álcali** refere-se a uma molécula formada pela combinação de um metal alcalino (p. ex., sódio, potássio) com um íon fortemente básico, como o íon hidroxila (OH^-). Os íons hidroxila reagem rapidamente com os íons hidrogênio, portanto trata-se de bases típicas. A remoção excessiva de íons H^+ dos líquidos corporais é chamada "alcalose". No equilíbrio ácido-básico normal, a maior parte dos ácidos e das bases existentes no espaço extracelular é fraca.[1]

Sistema tampão

Formado por um ácido e uma base a ele conjugada, sua finalidade é minimizar alterações na concentração hidrogeniônica [H^+] de uma solução. Em outras palavras, uma base fraca se liga aos H^+ dissociados de um ácido forte para formar um ácido fraco pouco dissociável, tamponando e, portanto, minimizando as alterações na concentração de H^+. Além disso, um sistema tampão pode doar H^+ (Figura 11.1).[5]

pH

Como a concentração hidrogeniônica [H^+] é muito baixa, torna-se mais simples expressar essa concentração em escala logarítmica, utilizando as unidades de pH. O pH é inversamente proporcional à concentração hidrogeniônica. Um baixo pH corresponde a uma alta concentração de íons hidrogênio, ao

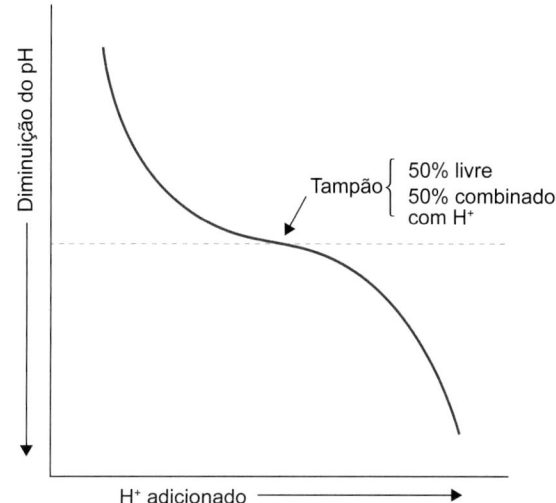

Figura 11.1 Alteração no pH de uma solução-tampão à medida que um ácido é adicionado à solução. Observa-se que, quando o tampão estiver 50% livre e 50% combinado com H^+ (pK do tampão), haverá pouca alteração do pH. Portanto, o tampão será mais eficiente em soluções com um pH nessa faixa. (Fonte: Makoff, 1972.)[6]

passo que um pH alto, a uma concentração hidrogeniônica baixa. Portanto, a atividade dos íons H⁺ em uma solução determina a sua acidez.[1,7]

$$pH = \log 1/H^+ = -\log [H^+]$$

Para a [H⁺] normal de 40 mEq/ℓ, o pH é:

$$pH = -\log [0,00000004] = 7,4$$

Nos líquidos corporais e nos diferentes tecidos, existe uma ampla variação de pH. O pH arterial médio é 7,40, sendo um pouco menor no sangue venoso e no interstício (7,35), em razão da quantidade de CO_2 que se difunde dos tecidos. O pH urinário pode variar de 4,5 a 8, dependendo do estado ácido-básico do fluido extracelular. No estômago, a produção de HCl pode reduzir o pH para 0,8.[1]

Considera-se o pH arterial normal se estiver entre 7,35 e 7,45. Os limites de pH arterial tradicionalmente considerados compatíveis com a vida são 6,8 a 8,[1] mas há relato de indivíduos jovens que sobreviveram a desequilíbrios mais extremos.[8,9]

Lei de ação das massas

Estabelece que a velocidade de determinada reação química é proporcional à concentração dos reagentes. Por exemplo, na reação a seguir, a velocidade com que ela ocorre para a direita ou para a esquerda é uma constante que depende da concentração dos substratos.

$$HPO_4^{--} + H^+ \leftrightarrow H_2PO_4^-$$

Em equilíbrio, são iguais as constantes para cada lado da equação. Contudo, se houver maior quantidade de substrato em um lado, a reação se dirige para o lado oposto. A lei de ação das massas é útil para descrever a dissociação de todos os ácidos e bases do organismo. Por exemplo, para a dissociação de um ácido HA em H⁺ + A⁻:[10]

$$Ka = \frac{[H^+] \leftrightarrow [A^-]}{[HA]}$$

Em que:
Ka = constante de dissociação para esse ácido (há um valor para cada ácido).

Equação de Henderson-Hasselbalch

A equação anteriormente descrita pode ser reorganizada dando origem à equação de Henderson-Hasselbalch. Essa equação, quando aplicada ao sistema tampão ácido carbônico-bicarbonato, um dos mais importantes do organismo humano, define a relação entre pH, PCO_2 e HCO_3^-. Nesse caso, pK é a constante de dissociação do ácido carbônico. Fica assim demonstrado que o pH do sangue é determinado pela concentração de bicarbonato e pela tensão de CO_2.[7,10]

$$pH = \frac{pK + \log [HCO_3^-]}{\log [H_2CO_3]}$$

Eletroneutralidade

Trata-se do princípio segundo o qual não pode haver acúmulo de quantidades significativas de cargas elétricas em sistemas biológicos, pois isso promoveria diferenças muito altas de potencial elétrico nos tecidos. Então, ao ser absorvido um cátion, necessita-se que seja reabsorvido um ânion, ou eliminado outro cátion, de modo que resulte no mesmo número de cargas positivas e negativas.[11]

METABOLISMO ÁCIDO-BÁSICO

O metabolismo de gorduras e carboidratos origina CO_2 e H_2O. Aproximadamente 20.000 mEq de CO_2 são produzidos diariamente. Ao observar a reação a seguir, percebe-se que, se o CO_2 não fosse eliminado, a reação se dirigiria no sentido de produção do H_2CO_3, que se dissociaria e aumentaria a quantidade de hidrogênio no organismo, resultando em acidose. A eliminação do CO_2 é realizada pelos pulmões; por esse motivo, o CO_2 é chamado "ácido volátil".[2]

$$CO_2 + H_2O \leftrightarrow H_2CO_3 \leftrightarrow H^+ + HCO3^-$$

Além da produção de ácido volátil, são produzidos outros ácidos no metabolismo. A dieta ocidental contém aminoácidos e outras substâncias ácidas. Por exemplo: o cloreto de lisina é metabolizado em ácido clorídrico e ureia; a hidrólise de proteínas e ácidos nucleicos forma ácido fosfórico; e a oxidação de aminoácidos que contêm enxofre promove ácido sulfúrico. Desse modo, produz-se uma carga ácida diária da ordem de 1 mEq/kg. Além disso, a oxidação incompleta da glicose pode originar 20 a 30 mEq de ácidos orgânicos por dia.[12]

A produção endógena de ácidos representa um processo normal, mas pode estar aumentada em razão de certas influências hormonais, substratos exógenos ou interrupção das vias de controle. Alguns estados patológicos se caracterizam por aumento significativo na produção de ácidos orgânicos, como os cetoácidos formados no diabetes melito descompensado, no alcoolismo ou em jejum prolongado. Medicamentos e toxinas podem acelerar a produção de ácidos orgânicos, como o ácido fórmico a partir do metanol, ácido oxálico a partir do etilenoglicol e ácido salicílico a partir do ácido acetilsalicílico. Outro mecanismo que leva ao acúmulo de ácido ocorre quando há comprometimento de seu metabolismo e sua excreção. Exemplo disso é o acúmulo de ácido láctico – caso sua conversão para glicose (ciclo de Cori) seja interrompida por algum motivo; como o tecido muscular produz imensas quantidades desse ácido todos os dias, ele rapidamente se acumularia.[12] Ao contrário do CO_2, que pode ser eliminado pelos pulmões, os demais ácidos são denominados "ácidos não voláteis" ou "fixos" e devem ser eliminados pelo rim.

Em uma perspectiva dietética, frutas e vegetais resultam na promoção de substâncias alcalinas, ao passo que carne, cereais e produtos derivados do leite geram ácidos. Em um indivíduo sadio que ingere uma dieta típica "ocidental", existe uma adição de ácido ao organismo. Essa produção endógena de ácido resulta em uma perda equivalente de bicarbonato que precisa ser restaurado. Felizmente, os rins excretam ácido, mas, no processo, **geram** bicarbonato, mantendo o balanço sistêmico ácido-básico.

Além do ganho diário de ácidos voláteis e não voláteis, o organismo humano deve compensar as perdas fisiológicas de substâncias alcalinas, de cerca de 20 a 30 mEq de bicarbonato por dia. Em algumas doenças diarreicas, essa perda pode aumentar 10 vezes.[1]

Diante de todos os dados apresentados, percebe-se que, no organismo humano, predominam mecanismos que levam a um excesso de ácidos. A manutenção de um pH normal nos fluidos corporais frente a uma carga ácida requer a integração de mecanismos fisiológicos que impedem que haja variações muito intensas na concentração de hidrogênio.

A primeira linha de defesa que atua na manutenção de um pH fisiológico frente à adição de ácidos são os tampões (bicarbonato e outros tampões extracelulares), que agem instantaneamente (Figura 11.2). Já a segunda envolve o sistema respiratório e consiste na variação da PCO_2 de acordo com a $[H^+]$ em minutos a horas. Por último, há a terceira linha de defesa, que abrange o sistema renal por meio do controle da concentração de bicarbonato. A eficácia máxima desse último sistema é atingida 24 a 48 horas após o início do desequilíbrio.[2,13]

Dessa maneira, e voltando à equação de Henderson-Hasselbalch, pode-se compreender que o organismo atua na normalização do pH agindo nas variáveis que determinam o pH: PCO_2 e HCO_3^-.

O desvio do pH arterial abaixo de 7,35 ou acima de 7,45 é referido como **acidemia** e **alcalemia**, respectivamente. Os processos que tendem a reduzir ou elevar o pH denominam-se **acidose** e **alcalose**. Dessa maneira, são possíveis quatro alterações primárias do estado ácido-básico:

- Acidose metabólica: quando a alteração primária resultar em queda na concentração de HCO_3^- ou aumento na concentração de H^+
- Alcalose metabólica: quando a alteração primária resultar em aumento na concentração de HCO_3^- ou queda na concentração de H^+
- Acidose respiratória: quando a alteração primária resultar em aumento na PCO_2
- Alcalose respiratória: quando a alteração primária resultar em queda na PCO_2.

Entretanto, há situações em que duas ou mais anormalidades estão presentes, o que caracteriza os distúrbios ácido-básicos mistos.[2]

> **(!) PONTOS-CHAVE**
> - Os ácidos voláteis e não voláteis produzidos diariamente são eliminados pelos pulmões e rins, respectivamente
> - pH arterial normal = 7,35 a 7,45. Para preservar as funções celulares, variações de pH devem ser corrigidas, por meio das seguintes linhas de defesa:
>   - 1ª (instantânea): sistemas tampão, principalmente bicarbonato
>   - 2ª (minutos): componente respiratório, variando a PCO_2
>   - 3ª (horas a dias): componente renal (lento), reabsorve o bicarbonato filtrado e regenera o bicarbonato consumido pela produção de ácido.

SISTEMAS TAMPÃO

A manutenção de um pH relativamente constante no organismo resulta da integração renal-respiratória, já mencionada, e da atuação de sistemas tampão (componente químico), que minimizam as variações de pH decorrentes de uma carga ácida ou alcalina.

De modo geral, como já dito, os sistemas tampão são formados por ácidos fracos (e o sal correspondente ou base), que **não** se dissociam completamente e, portanto, têm a capacidade de receber ou doar H^+ quando a concentração de H^+ se altera. Por exemplo, quando um ácido forte é introduzido no sangue, ele se dissocia **completamente** e aumenta a concentração de H^+. Ao entrar em contato com o sistema tampão, o hidrogênio dissociado do ácido forte liga-se ao sal do sistema tampão, reduzindo a atividade de H^+. Assim, o ácido forte é substituído por um ácido fraco, de dissociação menos intensa.[1,14]

Ácido forte + base fraca → sal neutro + ácido fraco

Exemplo: $HCl + Na_2HPO_4 \rightarrow NaCl + NaH_2PO_4$

Ao acrescentar uma base forte a um sistema tampão, ela é substituída por seu sal de base e um ácido fraco.[1,14]

Base forte + ácido fraco → base fraca + água

Exemplo: $NaOH + NaH_2PO_4 \rightarrow Na_2HPO_4 + H_2O$

A capacidade de o sistema tampão resistir às alterações do pH depende da concentração e do pK do sistema tampão (ver Figura 11.1). Quanto mais próximo do pK do sangue estiver o pK do tampão, maior será a sua capacidade de tamponamento.

Quando se adiciona ácido (H^+) ao organismo, parte dele é tamponada quimicamente no líquido extracelular e parte difunde-se para dentro das células (ver Figura 11.2). Aproximadamente 60% são tamponados nas células e nos ossos, em um processo que envolve troca de H^+ por Na^+ ou K^+. Os 40% restantes são tamponados no líquido extracelular pelos tampões existentes. Quando se adiciona uma substância alcalina, aproximadamente 70% são tamponados em líquido extracelular e o restante nas células.[15] O movimento de H^+, OH^- ou HCO_3^- pela membrana celular é importante para o tamponamento de variações de pH que ocorrem no extracelular ou intracelular.[13]

No organismo, os seguintes sistemas tampão são importantes: bicarbonato; proteínas plasmáticas (extracelulares) e hemoglobina; fosfato; complexos organofosfatados; amônio; proteínas intracelulares; e cristais de apatita do osso. De acordo com o **princípio iso-hídrico**, todos os tampões em uma solução estão em equilíbrio com a mesma concentração de hidrogênio.

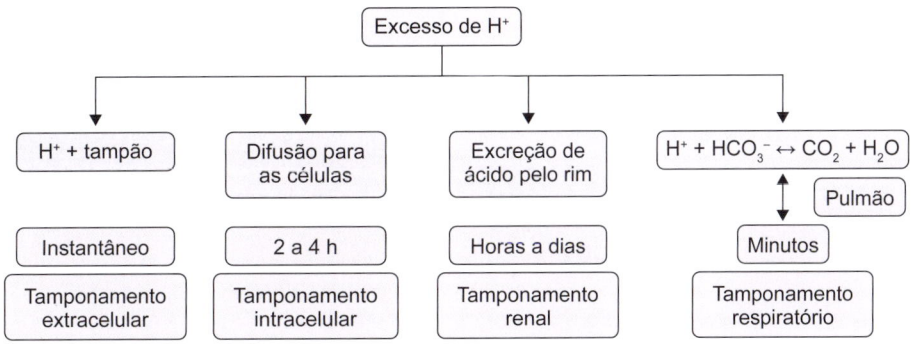

Figura 11.2 Mecanismos de defesa frente a um excesso de ácido.

Esses vários sistemas tampão não agem isoladamente, mas atuam ao mesmo tempo, cada qual com seu pK e sua concentração. Quando há uma variação na concentração de hidrogênio, ocorrem modificações em todos os sistemas tampão. Qualquer condição que modifique o equilíbrio de um sistema tampão altera o equilíbrio de todos os outros.[1,11]

Sistema tampão ácido carbônico-bicarbonato

Principal sistema tampão do organismo. Observa-se que suas reações químicas obedecem à quantidade existente de substrato e acontecem ao mesmo tempo no sangue e nos túbulos renais. Quando íons H^+ são adicionados ao organismo, combinam-se com o HCO_3^- do plasma, formando H_2CO_3, que se dissocia em água, e CO_2, que pode ser removido pelos pulmões. Nesse sistema, o pH do líquido extracelular é controlado pela eliminação ou recuperação de HCO_3^- pelos rins e pela remoção de CO_2 pelos pulmões.

$$H^+ + HCO_3^- \rightarrow H_2CO_3 \leftrightarrow CO_2 + H_2O$$

Por sua importância no equilíbrio ácido-básico, o sistema tampão ácido carbônico-bicarbonato será abordado mais detalhadamente ao longo deste capítulo.

Proteínas plasmáticas e intracelulares

As proteínas e os aminoácidos do sangue e intracelulares são tampões importantes, pois têm grupos químicos capazes de receber ou liberar H^+, comportando-se como ácidos ou bases. As proteínas apresentam numerosos grupos carboxila (–COOH), que podem perder um próton e formar –COO$^-$. Também apresentam grupos amino (–NH$_2$), capazes de receber um próton e formar NH$_3$.[13] A ação tamponante de uma proteína pode ser observada na Figura 11.3.

A carga elétrica das proteínas varia de acordo com o pH do extracelular. Para uma dada proteína, a carga é determinada pelo equilíbrio entre seus grupos de carga negativa e positiva. Uma proteína pode ser caracterizada por seu ponto isoelétrico, isto é, o pH em que não apresenta cargas negativas. Para as proteínas plasmáticas, o ponto isoelétrico está em torno de 5,1 a 5,7, ou seja, bem abaixo do pH arterial normal. Por isso, de modo geral, as proteínas plasmáticas se comportam como poliânions.[13]

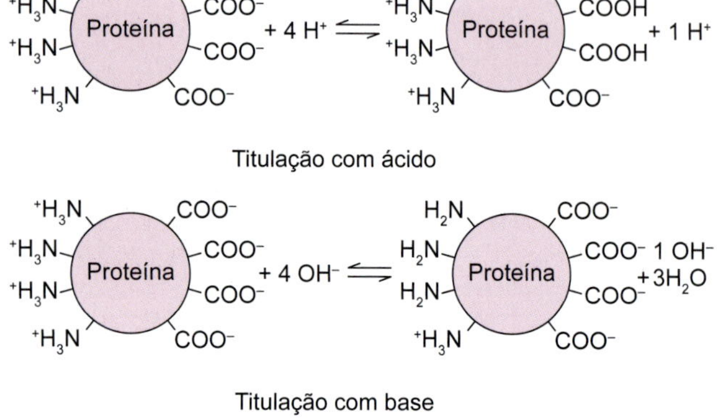

A albumina realiza uma parte significativa da ação tamponante do plasma não executada pelo bicarbonato, pois há vários grupos imidazol em sua molécula. Sua capacidade tamponante é superior à da globulina.[13]

As proteínas localizadas no espaço intracelular também contribuem para o tamponamento do H^+. Por exemplo: as proteínas intracelulares do músculo esquelético colaboram com 60% do tamponamento não realizado pelo bicarbonato, sendo os 40% restantes realizados por fosfatos orgânicos e inorgânicos.[13]

Hemoglobina

É responsável pela maior parte do tamponamento não realizado pelo bicarbonato, por sua alta concentração nas hemácias e sua grande capacidade de tamponamento, além de ter vários grupos ácidos ou básicos em sua molécula: carboxila (–COOH); amino (–NH$_2$); e amônia (–NH$_3$).

O CO_2 proveniente do metabolismo tecidual difunde-se para dentro das hemácias. A hemoglobina reduzida, presente no nível tecidual, tem máxima afinidade por radicais ácidos, favorecendo a captação e o transporte de CO_2. Dentro das hemácias, apenas uma pequena parte do CO_2 permanece dissolvida. A maior parte do CO_2 que adentra a célula sofre hidratação, por ação da anidrase carbônica (que consta em grandes quantidades nas hemácias), formando H_2CO_3, que se dissocia em H^+ e HCO_3^-. Assim, o hidrogênio liberado é tamponado por grupos amino da hemoglobina, a qual se transforma em H-Hb.[13]

$$CO_2 + H_2O \rightarrow H_2CO_3 \leftrightarrow H^+ + HCO_3^-$$
$$\uparrow$$
$$\text{anidrase carbônica (AC)}$$

Com o aumento da concentração intraeritrocitária de bicarbonato, este se difunde para o plasma em razão do gradiente de concentração. Portanto, é nas hemácias que se forma parte do bicarbonato plasmático. Com a saída de HCO_3^-, o Cl^- adentra a célula, a fim de manter a eletroneutralidade.[13]

No sangue que transita pelos pulmões, a reação química anterior sofre uma inversão, e o CO_2 é eliminado.[13]

Tamponamento nos ossos

Os ossos contêm cerca de 60% do CO_2 do organismo, sendo a maior parte sob a forma de carbonato, formando complexos com cálcio, sódio e outros cátions. O restante existe sob a forma de bicarbonato, associado à hidroxiapatita. Evidências demonstram que, na acidose crônica (como na doença renal crônica), a necessidade de tamponamento leva à dissolução óssea, com liberação de tampões fosfato e carbonato, em um mecanismo possivelmente mediado pelo paratormônio (PTH).[13]

Figura 11.3 Representação esquemática da ação tamponante de uma proteína.

> ⚠ **PONTOS-CHAVE**
>
> - Tampões são substâncias capazes de doar ou receber íons hidrogênio, atenuando variações de pH
> - Os principais tampões existentes no organismo humano são ácido carbônico-bicarbonato, proteínas plasmáticas e intracelulares, hemoglobina e ossos
> - Cerca de 95% dos ácidos voláteis são tamponados no intracelular. Dos ácidos fixos, 50% são tamponados no intracelular e 50% no extracelular.

CONTROLE RESPIRATÓRIO DA PCO₂

A segunda linha de proteção contra distúrbios ácido-básicos é o controle da concentração de CO_2 pelos pulmões. A equação de Henderson-Hasselbalch demonstra que a variação da PCO_2 pela respiração é uma importante maneira de normalizar o pH. Assim, quando há aumento da concentração de H^+, este se combina com o bicarbonato, formando ácido carbônico (H_2CO_3), que se dissocia em H_2O e CO_2. O CO_2 continuamente produzido pelo metabolismo e resultante das reações dos sistemas tampão é rapidamente eliminado pelos pulmões.

$$H^+ + HCO_3^- \rightarrow H_2CO_3 \leftrightarrow H_2O + CO_2 \rightarrow \text{respiração}$$
$$\uparrow$$
$$\text{metabolismo}$$

Além disso, a ventilação alveolar é estimulada ou inibida por variações na [H^+]. Quando a concentração hidrogeniônica está elevada, o centro respiratório é estimulado, aumentando a amplitude dos movimentos respiratórios (hiperventilação alveolar) e eliminando mais CO_2. Uma inibição do centro respiratório (hipoventilação alveolar) ocorre se a concentração de hidrogênio está baixa, por um mecanismo de *feedback*.[1]

CONTROLE RENAL DO EQUILÍBRIO ÁCIDO-BÁSICO

Apesar da eficiência dos sistemas tampão e do controle respiratório, esses mecanismos proporcionam proteção temporária, minimizando alterações do pH quando ácidos ou bases fortes são adicionados ao organismo ou quando a concentração de CO_2 se altera.

Um mecanismo mais duradouro é realizado pelos rins, por meio da reabsorção de quase todo o bicarbonato filtrado e a recuperação do HCO_3^- consumido no processo de tamponamento de ácidos fixos. Esse último processo é obtido pela excreção de uma quantidade equivalente de H^+ na urina.[3] Para cada molécula de bicarbonato consumida, o rim reabsorve ou regenera uma nova molécula de bicarbonato.[11] A urina torna-se ácida pela reabsorção das substâncias alcalinas ou pela adição de ácido ao fluido tubular.[16]

Reabsorção tubular do bicarbonato filtrado

Como o sódio e outros solutos, o bicarbonato é filtrado livremente pelo glomérulo. Em adultos, cerca de 4.500 mEq de bicarbonato é filtrado por dia. Se houvesse perdas de bicarbonato, mesmo que pequenas em relação ao total, os estoques seriam rapidamente esgotados. Isso é evitado pela existência de uma grande avidez tubular pela reabsorção de bicarbonato, que ultrapassa 99,9% do bicarbonato filtrado, ou seja, apenas 2 mEq de bicarbonato é excretado por dia (Figura 11.4).[3]

Secreção tubular de H⁺

Os estudos de Pitts e outros investigadores demonstraram que grande parte do ácido excretado chega até a urina não por filtração glomerular, mas por secreção tubular. Dentro das células tubulares, a água está em equilíbrio com H^+ e OH^-. O hidrogênio é secretado para a luz tubular principalmente por dois mecanismos: (1) um processo ligado à entrada passiva de sódio filtrado para a célula (troca de Na^+/H^+); e (2) um processo ativo por uma bomba iônica (H^+-ATPase).[16-18] A presença e a importância de cada um desses mecanismos na secreção de H^+ variam nos diferentes segmentos tubulares. Nos ductos coletores, há um terceiro mecanismo, que ocorre por meio de uma bomba H^+-K^+-ATPase.[3]

A maior capacidade secretora de H^+ se dá no túbulo proximal (80 a 90%), na alça de Henle e no túbulo contorcido distal (10 a 20%), e apenas uma pequena fração no túbulo coletor. No entanto, os segmentos proximais conseguem pequenas alterações de pH urinário; as maiores alterações são obtidas no ducto coletor.

Vários fatores interferem na secreção de hidrogênio na luz tubular, como PCO_2, níveis de potássio e hormônios adrenais. A secreção de hidrogênio aumenta quando há retenção de CO_2. Se a PCO_2 cair, aumenta o pH intracelular e diminui a secreção de H^+.

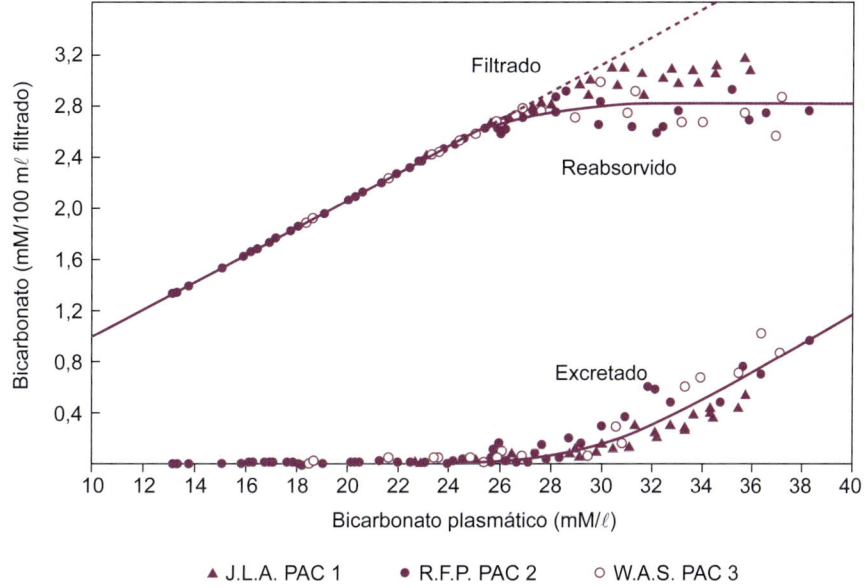

Figura 11.4 Filtração, reabsorção e excreção de bicarbonato de acordo com a concentração plasmática. Observa-se que todo o bicarbonato será reabsorvido quando a concentração plasmática for inferior a 25 a 26 mM/ℓ. (Adaptada de Pitts, 1974.)[17]

O potássio também interfere na secreção de H^+. Quando existe depleção de potássio, ocorre aumento na concentração intracelular de H^+, com aumento de sua secreção e da reabsorção de bicarbonato. Quando existe excesso de potássio, diminuem a concentração intracelular e a secreção de hidrogênio, reduzindo também a reabsorção de bicarbonato.

A elevação dos níveis circulantes de hormônios adrenais leva a um aumento na reabsorção de HCO_3^-, principalmente quando houver deficiência de potássio. Quando não há déficit de potássio, a aldosterona parece atuar apenas nas porções mais distais do néfron, aumentando sua capacidade de secretar H^+. Aldosterona causa expansão do extracelular, diminuindo sua capacidade de reabsorção proximal de HCO_3^- e contrabalançando o aumento que causa na secreção distal de H^+. Então, em presença de potássio normal, não há nem alcalose nem acidose. No entanto, quando existe hipocalemia, o déficit de potássio aumenta a reabsorção proximal de bicarbonato, suplantando o efeito supressor da expansão do extracelular sobre a reabsorção do bicarbonato e, ainda, secretando mais hidrogênio. Como resultado, estabelece-se uma alcalose metabólica.

Outro fator que interfere na secreção do H^+ é a presença de ânions não reabsorvíveis em alta concentração no túbulo distal, como carbenicilina e penicilina. Isso aumenta o fluxo e a eletronegatividade intraluminal, favorecendo a secreção de hidrogênio e potássio, o que resulta em alcalose metabólica.[19,20]

Uma vez na luz tubular, o hidrogênio secretado se combina com HCO_3^- filtrado, formando H_2CO_3, que é convertido em CO_2 e H_2O. No túbulo proximal e no ramo ascendente espesso da alça de Henle (mas não em segmentos mais distais), essa reação ocorre em milissegundos, sob influência da **anidrase carbônica**, enzima presente na membrana luminal das células e que não existe no fluido tubular. Encontrada na porção contornada do túbulo proximal, na porção ascendente espessa da alça de Henle e no túbulo contorcido distal, sua inibição (p. ex., pela acetazolamida) bloqueia a reabsorção de bicarbonato e acidificação urinária.

O CO_2 assim formado dentro do lúmen se difunde para dentro da célula, onde se combina com o OH^-, como resultado da dissociação da água, e, novamente, sob ação da anidrase carbônica, forma-se HCO_3^-. O HCO_3^-, então, difunde-se passivamente para o fluido peritubular e o sangue. Em muitos segmentos do néfron, o HCO_3^- atravessa a membrana basolateral por difusão facilitada, acompanhando o Na^+ (por um cotransportador) ou em troca por Cl^-. Apesar de algum Na^+ que acompanha o HCO_3^- atravessar a célula passivamente, a maior parte é transportada de forma ativa para o fluido peritubular e o sangue, pela bomba Na^+-K^+-ATPase. Assim, para cada H^+ secretado, um HCO_3^- retorna ao fluido peritubular e ao sangue, e praticamente todo o bicarbonato filtrado é recuperado. Nota-se que esse não se trata de um mecanismo puro de secreção de hidrogênio, pois o CO_2 formado dentro dos túbulos pelo H^+ secretado retorna à célula, formando mais H^+ por hidroxilação. Até aqui, não houve secreção verdadeira de hidrogênio.[3]

Como se observa na Figura 11.5, a maior parte da reabsorção de bicarbonato (70 a 85%) ocorre nos segmentos iniciais do túbulo proximal e em proporções variáveis na alça de Henle, no túbulo distal e no ducto coletor.[3]

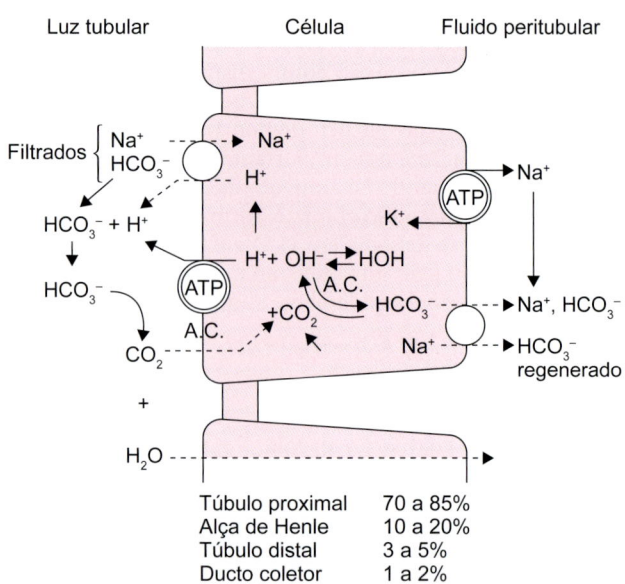

Figura 11.5 Mecanismo de reabsorção do bicarbonato filtrado. ATP: trifosfato de adenosina. (Adaptada de Valtin e Schafer, 1995.)[3]

Fatores que influenciam na reabsorção do bicarbonato filtrado

A proporção de bicarbonato que retorna ao sangue é afetada por fatores que interagem entre si, como:

- Quantidade de bicarbonato apresentada aos túbulos
- Volume do espaço extracelular
- PCO_2 arterial.

É possível que esses fatores alterem a reabsorção de bicarbonato principalmente por meio de modificações na ativação ou no número de trocadores Na^+/K^+ e H^+-ATPases. Alguns hormônios e substâncias vasoativas (PTH, hormônios adrenais, angiotensina II, catecolaminas e dopamina) afetam a reabsorção de bicarbonato por mecanismos ainda não muito compreendidos. Outros fatores, como a deficiência de potássio e cloro, exercem influência importante apenas quando há doença.[3]

1. A quantidade de bicarbonato filtrado e apresentado aos túbulos varia de acordo com a concentração plasmática de bicarbonato e a taxa de filtração glomerular (TFG). Se as outras variáveis estiverem constantes (p. ex., o volume do extracelular), a quantidade de bicarbonato reabsorvido é quase igual à quantidade filtrada. O mecanismo desse efeito ainda não está esclarecido, mas a taxa de reabsorção parece estar ligada à reabsorção de sódio, sobretudo no túbulo proximal. Isso pode decorrer, em parte, da necessidade de conservar sódio e manter o espaço extracelular.[3,16]
2. Efeito do volume do extracelular: quando o volume está bastante expandido, a reabsorção de bicarbonato filtrado diminui; o oposto ocorre quando o extracelular está contraído. Novamente, o mecanismo parece estar ligado a modificações na reabsorção de sódio impostas pelas variações no volume extracelular.[3]
3. Influência de modificações prolongadas na PCO_2: quando ocorre diminuição da PCO_2 (p. ex., por hiperventilação crônica), a reabsorção do bicarbonato diminui; quando há elevação da PCO_2, ocorre o aumento da reabsorção de

bicarbonato. Dois mecanismos parecem estar envolvidos nessa variação de reabsorção:
- Mudança na quantidade de bicarbonato filtrado e apresentado aos túbulos (isso só ocorre em distúrbios crônicos, pois, nos agudos, a concentração plasmática de bicarbonato muda muito pouco)
- Efeito direto da PCO_2 sobre a atividade da H^+-ATPase e H^+-K^+-ATPase.

Como já mencionado, a dieta ocidental, rica em proteínas, produz vários ácidos não voláteis (**fixos**), como o sulfúrico, o fosfórico e os orgânicos. Esses ácidos são tamponados nos seguintes tipos de reação:

$$2 H^+ + SO_4^{--} + 2 Na^+ + 2 HCO_3^- \leftrightarrow 2 Na^+ + SO_4^{--} + 2 H_2O + 2 CO_2$$

$$2 H^+ + HPO_4^{--} + 2 Na^+ + 2 HCO_3^- \leftrightarrow 2 Na^+ + HPO_4^{--} + 2 H_2O + 2 CO_2$$

Nesses exemplos, o CO_2 assim produzido é eliminado pelos pulmões, e os dois sais neutros, Na_2SO_4 e Na_2PO_4, filtrados pelo glomérulo. Se esses sais fossem excretados pela urina, o organismo ficaria em déficit de bicarbonato de sódio ($NaHCO_3$), o principal tampão extracelular utilizado na neutralização dos ácidos fixos. Os rins evitam esse déficit de bicarbonato de sódio pela excreção de NH_4^+ e de acidez titulável. Em ambas as operações, o bicarbonato recém-formado nas células tubulares renais é absorvido para o sangue peritubular com o sódio que foi filtrado.[3]

Excreção de acidez titulável

Considerando uma urina com pH de 5,2, pode-se adicionar a ela uma substância alcalina até que seu pH se iguale ao pH do sangue, ou seja, 7,4. A quantidade de substância alcalina (em mℓ) necessária para **titular** a urina até se igualar ao pH do sangue é equivalente à quantidade de H^+ ligada aos tampões filtrados. Essa quantidade de ácido assim excretada é calculada e denominada "acidez titulável" (AT).

Com a reabsorção de bicarbonato, a urina nos túbulos renais torna-se ácida. O hidrogênio secretado para a luz tubular combina-se com outros tampões que foram filtrados. Como parte desse último processo, o sal neutro Na_2HPO_4 é convertido no sal ácido $NaH_2PO_4^-$, principal maneira de excreção de acidez titulável. Outros tampões filtrados, como ânions orgânicos, citrato, acetato e 3-hidroxibutirato, são também titulados, mas, de modo geral, contribuem pouco para a AT, em decorrência de sua baixa concentração e seu baixo pK.[3]

O esquema de formação da AT urinária é mostrado na Figura 11.6 (notar as semelhanças com a Figura 11.5). A principal reação que gera o hidrogênio secretado parece ser a dissociação da água; o OH^- simultaneamente liberado combina-se com o CO_2 intracelular, sob ação da anidrase carbônica. Forma-se HCO_3^-, que é adicionado ao fluido peritubular e ao sangue. No lúmen tubular, o H^+ secretado combina-se com Na^+ e HPO_4^{--}, formando $NaH_2PO_4^-$, que é excretado como ácido titulável na urina. Essas reações ocorrem no túbulo proximal, no túbulo distal e nos ductos coletores. O efeito aqui obtido é reabastecer o sangue com um bicarbonato para cada bicarbonato consumido no processo de tamponamento de um ácido fixo.[3]

Excreção de amônio (NH_4^+)

Se a formação de AT fosse o único mecanismo para excretar H^+, a quantidade de hidrogênio eliminado na urina seria muito limitada pela quantidade de fosfato e outros tampões

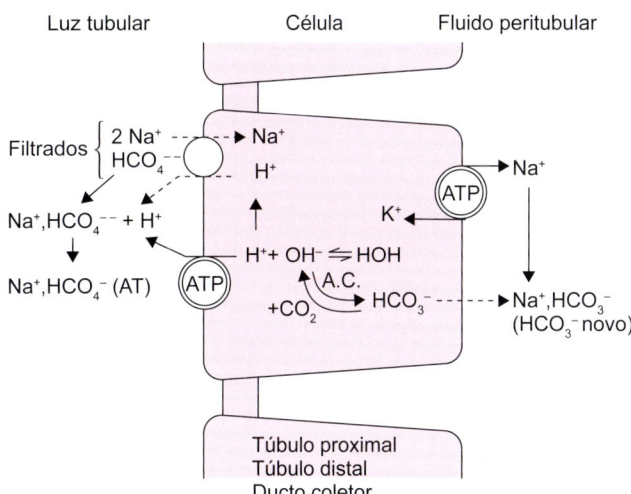

Figura 11.6 Mecanismo de formação de acidez titulável. ATP: trifosfato de adenosina. (Adaptada de Valtin e Schafer, 1995.)[3]

filtrados. A observação de que, na acidose, existe um aumento não só da AT, mas também do NH_4^+ na urina, levou à hipótese de que o NH_4^+ pudesse constituir um mecanismo adicional. Nota-se que o NH_4^+ aparece na urina sob forma de sais neutros (p. ex., cloreto de amônio – NH_4Cl), o que serve para excretar H^+ sem maior diminuição no pH urinário.[3]

O provável mecanismo para a excreção de NH_4^+ é demonstrado nas Figuras 11.7 e 11.8, consistindo em três etapas:[3]

1. Produção e secreção de NH_4^+ nos túbulos proximais.
2. Mecanismo de contracorrente multiplicador de NH_4^+ nas alças de Henle, resultando no desenvolvimento de um gradiente corticopapilar para NH_4^+/NH_3 dentro do interstício medular.
3. Difusão não iônica de NH_3 para dentro dos ductos coletores.

Embora tradicionalmente se achasse que NH_3/NH_4 entravam no ducto coletor por difusão não iônica, motivada pelo pH ácido luminal, uma evidência recente mostrou que as glicoproteínas não eritroides RhBg e RhCg estão envolvidas na secreção de amônia no ducto coletor.[21]

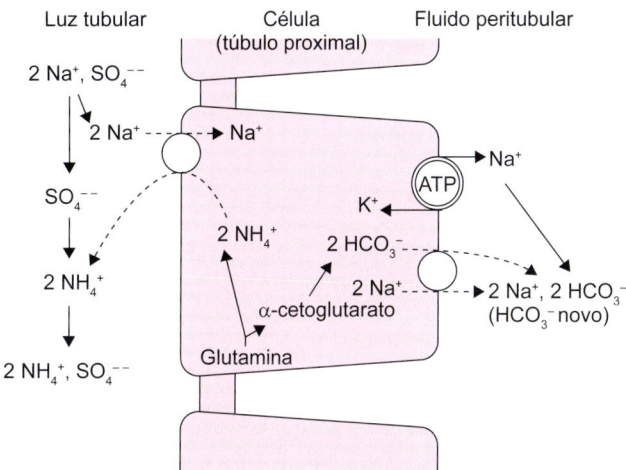

Figura 11.7 Produção de amônio (NH_4^+) nos túbulos proximais, a partir da glutamina. ATP: trifosfato de adenosina. (Adaptada de Valtin e Schafer, 1995.)[3]

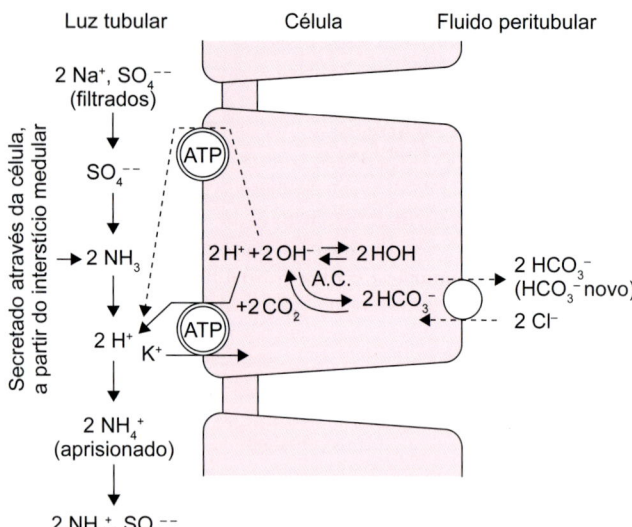

Figura 11.8 Produção de amônio nas células intercaladas α dos ductos coletores. ATP: trifosfato de adenosina. (Adaptada de Valtin e Schafer, 1995.)[3]

Produção proximal e secreção de NH_4^+

Essa primeira etapa se dá predominantemente nas células tubulares proximais, nas quais a desaminação da glutamina produz dois íons NH_4^+ e um íon de alfa-cetoglutarato. O metabolismo do último para glicose, ou para CO_2 e água, produz dois novos íons HCO_3^-. Assim como na excreção de AT, essa reação adiciona um HCO_3^- para cada H^+ excretado – nesse caso, como parte do NH_4^+. O sódio que acompanha o HCO_3^- pode adentrar o fluido peritubular por meio da Na^+-K^+-ATPase ou via cotransportador HCO_3^-. Em muitas circunstâncias, o NH_4^+ produzido no túbulo proximal é responsável por quase todo o NH_4^+ excretado na urina.[3] É importante lembrar que, nos quadros de acidose metabólica, há um aumento significativo na produção de NH_3 a partir da glutamina, tornando-se a molécula de NH_4^+ o principal meio de excreção dos íons H^+ na urina. Além disso, a hipocalemia aumenta a produção de NH_4^+, o que acarreta maior secreção de H^+ para o lúmen tubular.

Gradiente intersticial corticopapilar para NH_4^+/NH_3

Nas alças de Henle, há um mecanismo contracorrente multiplicador de NH_4^+ que produz um gradiente para NH_4^+/NH_3 no interstício medular. Nos segmentos ascendentes espessos, o NH_4^+ é reabsorvido principalmente por transporte ativo secundário, substituindo o K^+ no cotransportador Na:K:2Cl, que se localiza na membrana apical.

Nos segmentos ascendentes delgados, a reabsorção de NH_4^+ pode ser passiva. A secreção de NH_4^+ nos ramos descendentes pode ocorrer mais por secreção paralela de H^+ e NH_3 que por secreção de NH_4^+. O efeito final é o mesmo, e a consequência importante corresponde ao fato de a concentração intersticial de amônia total (i. e., NH_4^+ e NH_3) se elevar com a proximidade da papila.[3]

Secreção de amônia nos ductos coletores

O segmento distal dos túbulos coletores e o ducto coletor são constituídos por, pelo menos, dois tipos de células, uma das quais, a célula intercalada α, secreta H^+, mas não reabsorve Na^+. Nessa célula, o H^+ derivado da dissociação da água é secretado na luz tubular por dois cotransportadores, H^+-ATPase e H^+-K^+-ATPase. O H^+ secretado combina-se com o NH_3 para formar NH_4^+, que é, então, excretado sob a forma de sais neutros, como NH_4Cl ou $(NH_4)_2SO_4$. O NH_3 pode difundir-se passivamente do interstício, onde é gerado pelo mecanismo de contracorrente multiplicador, por meio da célula, para a luz tubular.[3]

O HCO_3^- formado pela dissociação da água cruza a membrana basolateral para o fluido peritubular por difusão facilitada, por meio de um trocador HCO_3^-/Cl^-. Então, como na excreção de AT e com o mecanismo do NH_4^+ dos túbulos proximais, o resultado da reação nos ductos coletores é a recuperação de um HCO_3^- para cada H^+ excretado, ou seja, exatamente o que é preciso após um HCO_3^- ter sido consumido no tamponamento de um H^+ adicionado. O sódio filtrado é reabsorvido pelas células principais.[3]

Difusão não iônica

O NH_3 é um gás que atravessa a membrana celular com grande facilidade, por ser lipossolúvel, e pode difundir-se do interstício para o lúmen tubular. Praticamente todo o NH_3 que se difunde é transformado em NH_4^+, pois o fluido tubular é ácido. Quanto mais ácida a urina, maior é essa transformação. Em razão da impermeabilidade do segmento, o NH_4^+ formado não pode difundir-se novamente pelo epitélio, tendo que ser, então, excretado. Mais de 98% da amônia total ($NH_3 + NH_4^+$) está sob a forma de NH_4^+, pois o pH urinário se encontra na faixa de 4,4 a 7,4.[3]

A excreção ácida total corresponde à soma da AT e do amônio urinário menos o bicarbonato restante na urina (AT + NH_4^+ – HCO_3^- urinário).[22]

> **(!) PONTOS-CHAVE**
>
> O controle renal do equilíbrio ácido-básico é realizado por meio dos seguintes mecanismos:
>
> - Reabsorção do HCO_3^- filtrado e regeneração de HCO_3^- pela excreção de H^+ ligado a tampões (AT) e na forma de NH_4^+
> - Os mecanismos descritos possibilitam a excreção de H^+ na urina sem uma acidez excessiva.

DISTÚRBIOS CLÍNICOS DO METABOLISMO ÁCIDO-BÁSICO

Antes de abordar especificamente os distúrbios clínicos do metabolismo ácido-básico, é importante destacar que o estado ácido-básico é avaliado por meio da gasometria arterial, pois há diferenças significativas entre uma amostra arterial ou venosa com relação ao pH, ao bicarbonato e ao PCO_2. No sangue arterial, é ainda possível avaliar as variáveis de oxigenação, como a PCO_2 e a saturação arterial de oxigênio, que possibilitam tecer considerações sobre a ventilação do paciente. Para isso, é necessário heparinizar a seringa adequadamente. Além disso, após a coleta do sangue, é preciso homogeneizar o conteúdo, eliminar as bolhas de ar e vedar a seringa, encaminhando a amostra imediatamente para o laboratório ou mantendo-a refrigerada até o momento da análise. A demora em processar a amostra promove o consumo de oxigênio e a produção de CO_2, modificando os resultados.[23,24]

Como mencionado anteriormente, a observação da equação de Henderson-Hasselbalch indica que quatro distúrbios primários do metabolismo ácido-básico podem ocorrer: acidose metabólica, acidose respiratória, alcalose metabólica e alcalose respiratória. Em princípio, pode parecer que o diagnóstico de anormalidade **metabólica** ou **respiratória** seja possível apenas conhecendo-se o bicarbonato plasmático e a PCO_2, respectivamente. Na realidade, isso não é verdade, pois cada distúrbio ácido-básico primário produz uma reação compensatória secundária. Além das reações compensatórias normais, podem surgir distúrbios ácido-básicos mistos, como se poderá observar nas próximas seções.

Acidose metabólica

Distúrbio no qual há aumento na concentração de hidrogênio, o que promove um pH baixo no fluido extracelular. O bicarbonato encontra-se diminuído, por estar sendo consumido no tamponamento do excesso de ácido (H^+). O hidrogênio em excesso estimula o centro respiratório, provocando hiperventilação como mecanismo compensatório e eliminando mais CO_2.[24]

A acidose metabólica pode ser aguda (duração de minutos a dias) ou crônica (duração de semanas a anos) (Quadro 11.1).

Mecanismos de lesão e disfunção celular na acidose metabólica aguda

Há uma diminuição do pH sistêmico intracelular (pHi) e, presumivelmente, do pH intersticial (pHe). A redução do pHi afeta a função de enzimas importantes, causando disfunção celular. O ambiente ácido do interstício parece afetar também as funções celulares.[25]

A produção de acidose metabólica pela infusão de ácido láctico em animais reduz o pH de 7,4 para 7,2, mas não produz alterações cardíacas. Entretanto, quando o pH cai para 7,1 a 7,2, a contratilidade e o débito cardíacos são reduzidos. A mortalidade é mais alta em pacientes gravemente enfermos quando o pH é de 7,2. Esses dados levaram os clínicos a usarem o valor de pH 7,2 como parâmetro para iniciar uma terapia agressiva no tratamento da acidose metabólica.[26,27]

A natureza do distúrbio associado à acidose metabólica, além da disfunção celular, influencia o desfecho clínico. Por exemplo, a mortalidade da acidose láctica pode chegar a 60%, ao passo que a mortalidade da cetoacidose geralmente é de 5%. Além disso, em pacientes com acidose láctica, quanto maior o lactato sérico, pior o desfecho clínico. Um maior nível de lactato sérico pode refletir em um distúrbio celular mais grave.[28-30]

A mortalidade na acidose hiperclorêmica (sem ânion *gap*) é 2 a 3 vezes menor que na acidose láctica, talvez pelo menor grau de acidose metabólica. Esse tipo de acidose comumente se dá pela administração agressiva de solução salina (soro fisiológico). Apesar dessa menor mortalidade, a hipercloremia não é benigna e tem sido associada a uma diminuição da TFG.[31-34]

Acidose metabólica crônica

Em geral menos grave que a acidose metabólica aguda, nessa condição crônica o bicarbonato sérico é raramente < 14 mEq/ℓ e o pH sanguíneo costuma ser > 7,30. Tem-se postulado que uma redução do pHe contribui para um aumento da produção de aldosterona, endotelina e angiotensina II, fatores que promovem fibrose intersticial no rim.[25]

A produção de amônia está aumentada na acidose metabólica, o que pode ativar o complemento e contribuir para a fibrose intersticial no rim. A diminuição do pHi aumenta a atividade de certas enzimas importantes que contribuem para o aumento da produção de amônia. Além disso, a produção celular de citocinas pró-inflamatórias é estimulada pela exposição ao meio ácido. O sistema musculoesquelético também está afetado na acidose metabólica. O meio ácido estimula a reabsorção óssea ou causa uma dissolução mineral óssea direta. Nos músculos, a acidose estimula a proteólise.[35-38]

Causas

A acidose metabólica pode resultar de um aumento na produção ou da diminuição na excreção renal de ácido ou, ainda, da perda de bicarbonato (Quadro 11.2).

Produção aumentada de ácido

Quando existe aumento na produção de ácidos, pode ocorrer acidose grave, causando uma significativa diminuição no bicarbonato plasmático. São exemplos disso a acidose láctica, a cetoacidose diabética ou alcoólica e a intoxicação por algumas medicações (p. ex., ácido acetilsalicílico).[24]

Acidose láctica. Normalmente, o ácido láctico é produzido no organismo humano, sendo quase todo convertido em glicose ou piruvato no fígado e nos rins. O lactato acumula-se quando sua produção está aumentada ou sua utilização diminuída.[24] A produção desse ácido aumenta em situações nas quais a oferta de oxigênio para os tecidos é inferior às necessidades, como na hipoperfusão presente nos choques hipovolêmico, cardiogênico ou séptico. Nessas circunstâncias, além de o piruvato ser preferencialmente convertido a lactato, sua utilização diminui, em razão das alterações na perfusão do fígado e dos rins.[24] Menos frequentemente, a produção de ácido láctico pode aumentar ou seu metabolismo diminuir, por doenças hepáticas ou deficiências enzimáticas hereditárias.[39] A disfunção das mitocôndrias também pode levar à acido-

Quadro 11.1 Características da acidose metabólica aguda e crônica.

Parâmetro	Acidose metabólica aguda	Acidose metabólica crônica
Duração	Minutos a dias	Semanas a anos
Gravidade	Moderada a grave pH < 7 a 7,3 para 7,4	Moderada pH > 7,3
Efeitos adversos	Débito e contratilidade cardíacos reduzidos; dilatação arterial periférica; arritmias cardíacas; predisposição à hipotensão; inflamação aumentada; supressão da resposta imune; mortalidade aumentada	Exacerbação de doença óssea; perda de massa muscular; aceleração da progressão da doença renal; mortalidade aumentada; predisposição à hipoalbuminemia com inflamação aumentada
Efeito da terapia com $NaHCO_3$	Sem melhora da função cardíaca ou diminuição na mortalidade	Melhora nos indicadores de doença óssea e função muscular; retardo na progressão da doença renal crônica

Baseado em Kraut, 2015.[25]

Quadro 11.2 Causas de acidose metabólica.

Produção ácida aumentada
• Acidose láctica
▪ Hipoperfusão tecidual
▪ Metformina
▪ Etilismo
▪ Doenças malignas
▪ Infecção pelo HIV e antirretrovirais
▪ Acidose D-láctica
▪ Linezolida
• Cetoacidose
▪ Diabetes melito
▪ Etilismo
• Toxinas ingeridas
▪ Ácido acetilsalicílico
▪ Etilenoglicol
▪ Metanol
▪ Ácido piroglutâmico (5-oxoprolinúria)
Perda de bicarbonato por urina ou fezes
• Diarreia
• Fístulas pancreáticas, biliares
• Acidose tubular renal proximal (tipo 2)
• Reconstrução urinária (troca de Cl⁻ por HCO_3^-)
Redução na excreção renal de ácido
• Insuficiência renal
• Acidose tubular renal tipo 1
• Acidose tubular renal tipo 4 (hipoaldosteronismo)
Outras
• Dilucional

Adaptado de Rennke e Denker, 2014.[2]

se láctica e pode constar no quadro de sepse ou associada a certas medicações que afetam as mitocôndrias. Entre elas, a metformina (usada no diabetes melito), a linezolida (antibiótico) e os inibidores da transcriptase reversa em pacientes com AIDS. Além disso, pacientes com AIDS podem desenvolver acidose láctica em razão da doença hepática ou da deficiência de riboflavina presentes.[40] Eventualmente, pacientes etilistas apresentam acidose láctica, causada por hipoperfusão ou diminuição da utilização hepática de lactato.[40] Nas doenças malignas, o metabolismo anaeróbio dentro de massas celulares malvascularizadas pode ocasionar acidose láctica. A acidose D-láctica ocorre em pacientes submetidos a *bypass* jejunoileal, ressecção de intestino delgado ou outras causas de síndrome do intestino curto. Nessas situações, quando há crescimento exagerado de bactérias anaeróbicas, o cólon converte glicose e amido em ácido D-láctico, que é absorvido pela circulação. A desidrogenase L-láctica, que metaboliza o L-lactato fisiológico em piruvato, não atua sobre o ácido D-láctico. Os pacientes apresentam anormalidades neurológicas semelhantes à intoxicação por etanol, particularmente após uma refeição rica em carboidratos.[41]

Cetoacidose. A cetoacidose diabética compreende um distúrbio em que a deficiência de insulina e o excesso de glucagon produzem aumento da síntese hepática de cetoácidos, principalmente ácido beta-hidroxibutírico e ácido acetoacético.[24] O jejum prolongado também pode produzir cetoacidose, mas, de modo geral, os ácidos gerados não consomem mais que 3 a 4 mEq de bicarbonato/ℓ. Em etilistas, a associação de um aporte deficiente de carboidratos aos efeitos do álcool inibindo a gliconeogênese e estimulando a lipólise também pode produzir cetoacidose. Diabetes agrava essa condição.[42]

Ingestão de toxinas. No organismo, o ácido acetilsalicílico é convertido em ácido salicílico. A intoxicação por altas doses desse ácido produz acidose metabólica pela interferência no metabolismo oxidativo, levando ao acúmulo de ácidos orgânicos, como o lactato e os cetoácidos. Em doses menores, o ácido acetilsalicílico pode induzir alcalose respiratória, por estimulação direta do centro respiratório.[24,43] A intoxicação pelo metanol produz um quadro característico de sintomatologia do sistema nervoso central, ocular e abdominal. Agudamente, os pacientes apresentam sintomas de embriaguez, confusão mental, dor abdominal e vômitos, podendo evoluir com pancreatite. As alterações oculares, como hiperemia conjuntival, diplopia e amaurose, são acompanhadas e alteração da fundoscopia, que demonstra neurite óptica. O metabolismo do metanol produz ácido fórmico, responsável pela acidose e pelos sintomas visuais.[43,44] O etilenoglicol consta na composição de produtos anticongelantes e no fluido de radiador, além de ser utilizado em algumas etapas na indústria de bebidas. O etilenoglicol ingerido é metabolizado em compostos tóxicos, como o ácido oxálico, pela ação da desidrogenase alcoólica. Esses compostos tóxicos provocam disfunção neurológica aguda, com ataxia, confusão, convulsões e coma. Nos rins, determinam a deposição de cristais de oxalato de cálcio e injúria renal aguda.[44] A ingesta de paracetamol em grandes quantidades pode levar à acidose metabólica em situações de deficiência de glutationa (malnutrição) e/ou à insuficiência renal decorrente do acúmulo do ácido piroglutâmico. Pode-se mensurar a 5-oxoprolina na urina para comprovar essa etiologia.

Perda de bicarbonato

Para cada molécula de base perdida, um próton deixa de ser tamponado, resultando em acúmulo de ácido fixo.[39] A perda de secreções alcalinas do pâncreas e da árvore biliar e as diarreias induzidas ou não por laxantes podem causar acidose metabólica.[24] Os rins podem perder grande quantidade de bicarbonato na urina caso haja disfunção do túbulo proximal, como na acidose tubular renal (ATR) proximal tipo 2 (ver Capítulo 40, *Tubulopatias Hereditárias*).

Redução na excreção renal de ácido

Para que se mantenha o equilíbrio ácido-básico na insuficiência renal, são necessárias adaptações nos néfrons restantes. Inicialmente, há aumento da excreção de amônio (NH_4^+) por néfron. Entretanto, quando a TFG cai para menos de 30 a 40% do normal, começa a haver retenção da carga ácida diária; a acidose ocorre quando a massa renal remanescente estiver em torno de 20%. A diminuição da excreção ácida na falência renal é causada principalmente pela pequena quantidade de néfrons funcionantes. Aumento de PTH, expansão volêmica e diurese de solutos, observados na insuficiência renal, inibem a reabsorção de bicarbonato. Também há diminuição da produção de amônia (NH_3) (Figura 11.9). Como o bicarbonato está sendo consumido, outros tampões acabam se acumulando (sulfato e fosfato).[26] Os tampões plasmáticos são utilizados para neutralizar parte do ácido retido, mas o principal tamponamento nessa situação é feito dentro das células e nos ossos.[24]

As acidoses tubulares dos tipos 1 (distal) e 4 (hipoaldosteronismo) são raras. Na ATR tipo 1, o acúmulo de ácido resulta de uma incapacidade de diminuir o pH urinário para menos de 5,5. O pH urinário resultante impede os mecanismos de acidez titulável e o aprisionamento da amônia no lúmen tubular sob forma de amônio.[24] Na acidose distal tipo 4,

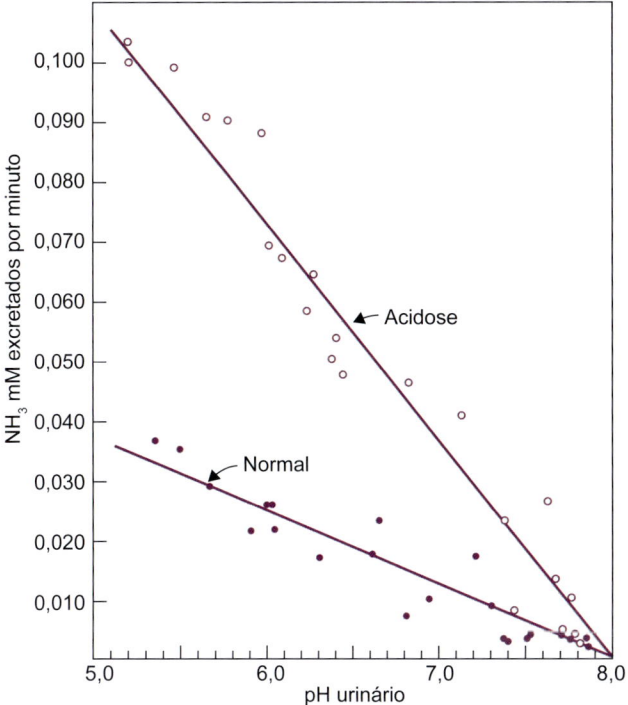

Figura 11.9 Relação entre o pH urinário e a excreção de NH$_3$. Observa-se que, quando o pH urinário diminui, a produção de NH$_3$ aumenta. (Fonte: Pitts, 1974.)[17]

a deficiência de aldosterona impede a secreção distal de hidrogênio e potássio, o que resulta em acidose metabólica e hipercalemia (ver Capítulo 40, *Tubulopatias Hereditárias*).[23]

Outras

Cabe aqui um comentário sobre a acidose dilucional: de modo geral discreta, essa acidose resulta da diluição do bicarbonato plasmático pela infusão rápida de grandes quantidades de fluido que não contém bicarbonato ou seus precursores (p. ex., o lactato). Habitualmente, a queda no bicarbonato não ultrapassa 10% e é rapidamente corrigida pelos rins.[23,44]

Manifestações clínicas e efeitos sistêmicos da acidose metabólica

As manifestações clínicas da acidose metabólica dependem da doença primária que está produzindo a acidose e da velocidade de instalação do distúrbio. Contudo, em circunstâncias graves, pode haver sintomas decorrentes da própria acidose metabólica.

Como já mencionado, a acidose metabólica produz uma hiperventilação, com movimentos respiratórios profundos (respiração de Kussmaul), observada ao exame físico, principalmente quando o pH é menor que 7,2.

Observam-se vômitos, dores pelo corpo e fadiga. Com o aumento da gravidade da acidose, geralmente com bicarbonato inferior a 10 mEq/ℓ, verificam-se diminuição da contratilidade miocárdica, dilatação arteriolar, venoconstrição periférica e arteriolar pulmonar. Consequentemente, há diminuição do débito cardíaco, hipotensão arterial, diminuição do fluxo sanguíneo para os rins e o fígado, maior sensibilidade a arritmias cardíacas e diminuição da responsividade cardiovascular às catecolaminas. A associação dessas manifestações promove um quadro propício para o desenvolvimento de insuficiência cardíaca congestiva.

Há também manifestações neurológicas, com progressiva diminuição do nível de consciência e até mesmo coma. Observam-se, ainda, maior degradação proteica e redução da densidade óssea, sobretudo nas acidoses crônicas.[45]

Achados laboratoriais

Caracteristicamente, a acidose metabólica causa diminuição do pH, do bicarbonato e da PCO$_2$. A **compensação respiratória** inicia-se na primeira hora e completa-se em até 24 horas. Essa compensação causa a queda de 1,2 mmHg na PCO$_2$ para cada redução de 1 mEq/ℓ na concentração de bicarbonato. A fórmula mais utilizada para estimar a correção do PCO$_2$ é a de Winter:[46]

$$PCO_2 = 1,5 \times [HCO_3^-] + 8$$

(podem ser aceitas diferenças de ± 2 mEq/ℓ)

Por exemplo, para um bicarbonato de 18 (redução de 6 em relação ao normal), a hiperventilação deverá trazer a PCO$_2$ para cerca de 35 (± 2). Se a PCO$_2$ estiver maior ou menor que esse valor, o paciente tem um distúrbio misto: além da acidose metabólica, acidose ou alcalose respiratória, respectivamente.[44,46]

Pode haver hipercalemia causada pelo **desvio iônico** desencadeado pela necessidade de tamponamento do excesso de hidrogênio dentro das células.[45] Um íon hidrogênio entra na célula, mas, ao mesmo tempo, para manter a eletroneutralidade, deve sair da célula outro íon de carga positiva – o potássio, principal cátion do intracelular. Talvez essa saída do potássio da célula resulte de uma inibição da bomba Na$^+$-K$^+$-ATPase celular pela acidose. Ao se corrigir a acidose, o potássio retorna para dentro das células, pois não existe mais necessidade de tamponamento intracelular.

Além dos dados da história clínica, uma medida que auxilia no diagnóstico causal da acidose metabólica é o cálculo do ânion *gap* (hiato iônico).[47] A necessidade de manter a eletroneutralidade faz o número de cátions no plasma ser igual ao número de ânions. Os cátions são representados principalmente pelo sódio (o potássio não é habitualmente incluído no cálculo, pois sua interferência é pequena), e os ânions, pelo cloro e bicarbonato. Todavia, há outros ânions não dosados habitualmente, mas que contribuem para a fração aniônica do plasma: proteínas (albumina), lactato, fosfato e sulfato. Essa fração de ânions é identificada ao se verificar que a soma dos ânions medidos não é igual à dosagem do sódio.[43]

$$\text{Ânion } gap = Na^+ - (Cl^- + HCO_3^-)$$

Utilizando as concentrações normais dos eletrólitos na fórmula precedente (Na = 140, HCO$_3^-$ = 24 e Cl$^-$ = 104), verifica-se que, entre cátions e ânions, existe uma diferença de 12 mEq/ℓ (podendo variar de 8 a 16), correspondente aos ânions que não foram medidos (ânions "não mensuráveis"), mas que estão presentes no plasma e contribuem para contrabalançar as cargas catiônicas.[39,43] Possivelmente, os ânions que constituem o hiato iônico são os tampões aniônicos do espaço extracelular.[39]

A fórmula-padrão ignora dois elementos que podem afetar o ânion *gap*. O potássio, como já frisado, é habitualmente ignorado porque as alterações na concentração sérica são, em geral, pequenas, mas alterações de 3,5 a 6,5 mEq/ℓ podem afetar de maneira significativa o ânion *gap*. Mais importante é a mudança na albumina sérica. Cada grama por decilitro contribui com 2,3 a 2,5 mEq/ℓ de carga negativa. Além disso, o ânion *gap* depende da calibração do autoanalisador para a medida do cloro. É importante conhecer a média normal e o desvio-padrão do ânion *gap* no seu próprio laboratório.

Observando-se a fórmula do hiato iônico: se a concentração de cloro se mantém constante na acidose metabólica, mesmo que haja queda no bicarbonato (usado no tamponamento do hidrogênio dissociado), a manutenção da eletroneutralidade se faz à custa do aumento de algum ânion que não o cloreto.[39] Os fosfatos e as proteínas não sofrem variações rápidas, existindo, assim, uma pequena possibilidade de que sejam os responsáveis pelo aumento. Então, a eletroneutralidade deve estar sendo mantida pelo aumento de algum ânion que, em condições normais, não está presente no plasma. Exemplos disso são:[22]

- Lactato, que se acumula na acidose láctica
- Beta-hidroxibutirato na cetoacidose
- Aumento dos ânions sulfato, fosfato e ácidos orgânicos, na doença renal crônica
- Ácido fórmico, na intoxicação pelo metanol; oxalato e glicolato, na intoxicação por etilenoglicol
- Lactato e cetonas, na intoxicação pelo ácido acetilsalicílico.

Esse tipo de acidose metabólica, em que o cloro permanece normal, é chamado "acidose normoclorêmica", ou "acidose com ânion *gap* (hiato iônico) aumentado".[22,39] O ânion *gap* na acidose metabólica tem um diagnóstico diferencial limitado e que pode ser facilmente identificado pela história, bem como por exame físico e exames laboratoriais. Em pacientes agudamente enfermos, deve-se sempre considerar a acidose láctica.

Ao contrário, nas acidoses causadas por perda de bicarbonato, como no caso de diarreias, não há retenção de ânions anômalos, e o hiato iônico praticamente não se altera, pois, à medida que se diminui o bicarbonato, pela perda intestinal, aumenta-se a reabsorção de cloro para manter a eletroneutralidade. Esse tipo de acidose, em que há perda de bicarbonato, com aumento do cloro, é chamado "acidose hiperclorêmica", ou "acidose com ânion *gap* normal" (Figura 11.10).[39]

Alguns autores[22] têm ressaltado o fato de que outros ânions e cátions, medidos rotineiramente ou não, podem alterar o cálculo do hiato iônico, e que, na verdade, o termo ânion *gap* não está correto. De fato, o hiato iônico seria a diferença entre os ânions e os cátions não mensuráveis (ânions não mensuráveis – cátions não mensuráveis). Assim, fica mais simples compreender o ânion *gap* aumentado em consequência de hipocalcemia, hipomagnesemia ou hiperalbuminemia na contração de volume, e o ânion *gap* diminuído em caso de hipercalemia ou hipoalbuminemia.[22] Contudo, rotineiramente, a interpretação tradicional do ânion *gap* é suficiente. No Quadro 11.3, observam-se as concentrações normais dos cátions e ânions não determinados.

As acidoses metabólicas podem ser classificadas de acordo com o ânion *gap* (Quadro 11.4), capaz de auxiliar principalmente quando há dificuldade em definir a causa da acidose metabólica, como em um paciente comatoso, cuja história clínica se desconhece; o cálculo do ânion *gap* possibilita situar as causas mais prováveis e, por consequência, uma abordagem apropriada para cada caso.

Em algumas situações, pode haver sobreposição de causas de ânion *gap* normal ou aumentado. Por exemplo, de modo geral, a cólera causa acidose com ânion *gap* normal, como ocorre nas outras diarreias. Entretanto, quando essa doença cursa com hipoperfusão (acidose láctica) e contração de volume (hiperalbuminemia), o ânion *gap* pode estar aumentado.[22]

Além dessas alterações laboratoriais, a acidose metabólica ocasiona leucocitose, hiperfosfatemia, hiperglicemia e hiperuricemia. A leucocitose, muitas vezes superior a 25.000 leucócitos, resulta de uma diminuição da marginação leucocitária, devendo ser excluídos processos infecciosos subjacentes.[43]

A acidose láctica hipóxica pode provocar degradação muscular e hiperfosfatemia. A acidose inibe a ação periférica da insulina, promovendo hiperglicemia. A competição de ânions orgânicos e uratos pela secreção leva a um aumento dos níveis de ácido úrico no sangue.[43,45]

Quadro 11.3 Concentrações normais dos cátions e ânions não mensurados rotineiramente.

Cátions não determinados	mEq/ℓ	Ânions não determinados	mEq/ℓ
K^+	4,5	Proteína	15
Ca^{++}	5	PO_4^{2-}	2
Mg^{++}	1,5	SO_4^{2-}	1
		Ácidos orgânicos	5
Total	11		23

Quadro 11.4 Causas de acidose metabólica de acordo com o ânion *gap*.

Ânion *gap* normal (hiperclorêmica)

Perdas de bicarbonato
- Gastrintestinal
  - Diarreia
  - Fístulas pancreáticas, biliares
- Renal
  - Inibidores da anidrase carbônica
  - Acidose tubular renal (ATR)
- Outras
  - Acidose dilucional
  - Nutrição parenteral

Ânion *gap* aumentado (normoclorêmica)

Produção ácida aumentada
- Cetoacidose diabética ou alcoólica
- Acidose láctica
- Erros inatos do metabolismo

Ingestão de substâncias tóxicas
- Intoxicação por salicilato
- Ingestão de metanol
- Ingestão de etilenoglicol

Falha na excreção ácida
- Injúria renal aguda ou doença renal crônica

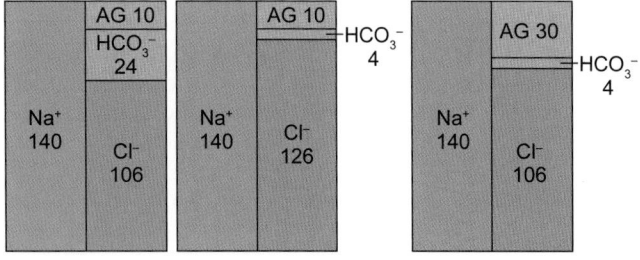

Figura 11.10 Classificação da acidose metabólica de acordo com o ânion *gap*. (Adaptada de Adrogué e Madias, 1998.)[45]

Adaptado de Shapiro e Kaehny, 1992.[23]

Tratamento

Dirige-se à doença de base, em algumas situações, à própria acidose metabólica, como se verá a seguir. No entanto, algumas considerações devem ser ressaltadas.

O tipo de acidose metabólica deve ser considerado na decisão terapêutica.

- As acidoses metabólicas hiperclorêmicas são caracterizadas por um déficit corporal total de bicarbonato. Por exemplo, existe perda de bicarbonato nas fezes e na urina, em casos de diarreia e de acidose tubular proximal, respectivamente. Os ácidos acumulados na acidose tubular distal e na insuficiência renal levam à perda irreversível de bicarbonato em reações de tamponamento. Logo, há certa liberalidade para administração de uma base nas acidoses metabólicas hiperclorêmicas. Se a causa for extrarrenal, como na diarreia, existe a possibilidade de os rins aumentarem a excreção de ácidos e corrigirem a acidose, mesmo sem administração exógena de base. Como esse processo leva alguns dias, a gravidade da acidose e a condição clínica do paciente devem ser avaliadas para determinar se é prudente aguardar essa correção espontânea. No entanto, quando a acidose hiperclorêmica é de origem renal, como nas acidoses tubulares, na injúria renal aguda e na doença renal crônica, a propensão a tratamento com administração de uma base é bem maior, visto que os únicos órgãos que poderiam corrigir o déficit de bicarbonato são, na verdade, os que estão causando o distúrbio
- Distintamente, as acidoses metabólicas com ânion *gap* elevado são caracterizadas por uma geração excessiva de ácidos orgânicos, sendo a queda do bicarbonato decorrente de reações de tamponamento que podem ser rapidamente revertidas com a correção da doença de base. Por exemplo, os ceatoácidos e o lactato podem ser rapidamente convertidos em bicarbonato após a administração de insulina e a correção da hipoperfusão tecidual, respectivamente. Por isso, o tratamento das acidoses metabólicas com ânion *gap* elevado deve focar na correção da doença de base, ficando a administração de uma base reservada para distúrbios muito graves (pH < 7,2), em que haja o receio de que o paciente venha a falecer em razão das consequências deletérias da acidemia, antes mesmo que se consiga corrigir a doença de base.

Com base na premissa de que a acidemia grave tem efeitos deletérios sobre o desfecho clínico, a administração de uma base, geralmente sob a forma de bicarbonato de sódio, tornou-se a base do tratamento da acidose metabólica. Entretanto, estudos iniciais em animais e humanos não mostraram benefícios da administração de bicarbonato no tratamento da cetoacidose e da acidose láctica. Essa ausência de benefícios foi atribuída a duas alterações:

- Queda no cálcio iônico, modulador do desempenho miocárdico, que ocorre com a elevação do pH
- Excesso de CO_2 durante o processo de tamponamento.

O CO_2, por ser mais permeável que o HCO_3^-, entra mais rapidamente nas células, o que causa hipercapnia intracelular, piorando a acidose intracelular e comprometendo a função celular. É importante salientar que nem todos os investigadores concordam que isso ocorra sistematicamente. Especula-se que, em pacientes com boa perfusão tecidual e função pulmonar, essa retenção intracelular de CO_2 não aconteça, embora seja possível em pacientes com comprometimento da perfusão tecidual e função pulmonar. Assim, seria possível reduzir os efeitos adversos da administração de bicarbonato se a queda do cálcio iônico e o acúmulo de CO_2 pudessem ser prevenidos ou minimizados.[25]

Contudo, a prevenção do acúmulo de CO_2 durante a administração de bicarbonato nem sempre é possível. Por isso, surgiram tampões que consomem ou não geram CO_2, como o tris-hidroximetil-aminometano (THAM), o qual demonstrou ser efetivo no aumento do pH, ainda que, para isso, precise ser excretado pelo rim, o que exige TFG adequada. Pode, no entanto, ser removido pela diálise. Na prática, tem sido evitado por efeitos adversos, como hipercalemia, vasodilatação com hipotensão e insuficiência respiratória paradoxal. Outros tampões além do THAM, que não geram CO_2, foram desenvolvidos. Carbicarb, uma mistura 1:1 de carbonato de sódio e bicarbonato de sódio, foi utilizada em humanos com acidose metabólica, mas com resultados não tão melhores que os do bicarbonato.[48]

Em 2018, o ensaio clínico BICAR-ICU, conduzido em 26 unidades de terapia intensiva na França, avaliou 389 pacientes com acidemia metabólica grave (pH ≤ 7,2, PCO_2 ≤ 45 mmHg e bicarbonato sérico ≤ 20 mEq/ℓ) e *Sequential Organ Failure Assessment* (SOFA) *score* ≥ 4 ou lactato arterial ≥ 2 mEq/ℓ. Ao todo, 195 pacientes foram randomizados a receber uma infusão de 125 a 250 mℓ de bicarbonato de sódio a 4,2% em 30 minutos com objetivo de manter o pH > 7,3; os 194 pacientes restantes compuseram o grupo controle. No geral, não houve diferença estatisticamente significante entre os grupos, mas, quando a análise foi restrita aos pacientes com injúria renal aguda grave (n = 182), a mortalidade em 28 dias foi significativamente menor no grupo bicarbonato que no grupo controle (46% *vs*. 63%, p = 0,028).[49]

A administração de uma base na acidose metabólica crônica reduz o consumo muscular e melhora a força muscular, a doença óssea e retarda a progressão da doença renal crônica. Mas não há evidência de que reduza a mortalidade associada à hipobicarbonatemia. Têm-se observado efeitos benéficos quando a fonte da base é bicarbonato de sódio, citrato de sódio ou frutas e vegetais. A redução da carga de ácido com a redução da ingesta proteica também é benéfica. Recomenda-se a administração de uma base quando o bicarbonato sérico é < 22 mEq/ℓ. Há evidência na literatura[50] de que a terapia é efetiva para reduzir a progressão da doença renal crônica mesmo quando os níveis de bicarbonato sérico estejam dentro da normalidade.

Tratamento da doença de base

A acidose metabólica refere-se à manifestação de uma doença primária, e o tratamento deve ser dirigido à correção dessa doença.

Na cetoacidose diabética, o ponto fundamental no tratamento compreende a administração de insulina e a correção dos distúrbios da água, sódio e potássio. Não se deve administrar álcali de rotina, pois o metabolismo dos cetoácidos retidos resulta em rápida regeneração do bicarbonato, com resolução parcial ou completa da acidemia. O álcali pode até mesmo retardar a recuperação, por aumentar a cetogênese hepática. As diretrizes mais recentes sugerem evitar o uso de bicarbonato de sódio até mesmo em pacientes com pH 6,9 a 7; para pacientes com pH < 6,9, não há evidências de que é seguro evitar o uso de bicarbonato, sendo recomendada administração de pequenas alíquotas de bicarbonato visando um alvo de pH > 7.[50]

A cetoacidose alcoólica é corrigida com a apropriada reposição de nutrientes e a interrupção da ingestão de etanol. A infusão de glicose estimula a secreção de insulina, mas inibe a secreção de glucagon, promovendo a regeneração dos estoques de bicarbonato a partir do metabolismo dos cetoácidos retidos.[45]

Nos casos de acidose láctica causada por oxigenação tecidual inadequada, o ponto essencial no tratamento é a correção desta, com repleção do volume circulante efetivo, suporte ventilatório, agentes inotrópicos e tratamento da septicemia. Na acidose láctica originada da intoxicação por metanol ou etilenoglicol, está indicada a utilização de fomepizol, um inibidor da enzima conversora álcool-desidrogenase, o qual inibe a conversão dos precursores em metabólitos tóxicos. A diálise para remoção das toxinas pode ser empregada em casos de acidemia grave e altos níveis de toxinas, além da administração de grandes quantidades de álcali. Etanol é outro antagonista do metabolismo do metanol passível de utilização em casos de intoxicação quando o fomepizol não está disponível.[45]

Tratamento da acidose metabólica

Para pacientes com acidemia leve ou moderada (pH > 7,2), ou caso o processo subjacente possa ser rapidamente controlado, muitas vezes a administração de álcali não é necessária. No entanto, em pacientes com acidose grave (pH < 7,2; bicarbonato < 8), quando já existem depressão miocárdica e disfunções enzimáticas significativas, a administração de bicarbonato de sódio **pode** ser benéfica. A acidose deve ser tratada caso esteja causando disfunções orgânicas graves.[45] Para calcular a quantidade necessária de bicarbonato a ser administrada, utiliza-se a fórmula a seguir:

$$Bic_{necessário} = (Bic_{desejado} - Bic_{atual}) \times espaço\ do\ Bic$$

Em que:

- $Bic_{necessário}$ = quantidade de bicarbonato de sódio a administrar (em mEq)
- $Bic_{desejado}$ = nível desejado de bicarbonato
- Bic_{atual} = bicarbonato dosado no sangue
- Espaço do Bic = 50% do peso corporal.

O espaço de bicarbonato refere-se a uma estimativa da capacidade total de tamponamento do organismo, que inclui o bicarbonato do extracelular, proteínas intracelulares e carbonato do osso. Com bicarbonato normal ou pouco reduzido, o excesso de hidrogênio é tamponado proporcionalmente na água corporal total, e o espaço aparente de bicarbonato é de 50% do peso magro do indivíduo.[23,49] Esse espaço aumenta na acidose metabólica grave, pois as células e o osso passam a contribuir cada vez mais para o tamponamento, podendo chegar a 70% do peso corporal quando a concentração de bicarbonato cai abaixo de 10 mEq/ℓ; com bicarbonato menor que 5 mEq/ℓ, o espaço pode ser de 100%.[45,51,52]

Por exemplo, um paciente de 70 kg tem um bicarbonato de 9 mEq/ℓ, que se deseja elevar para 15 mEq/ℓ. O espaço de bicarbonato é de 70 e 50% para essas concentrações, respectivamente. Considera-se, então, espaço de bicarbonato a média entre 70 e 50%, ou seja, 60%.

$$Bic_{necessário} = (Bic_{desejado} - Bic_{atual}) \times espaço\ do\ Bic$$

$$Bic_{necessário} = (15 - 9) \times (0,6 \times 70\ kg) = 6 \times 42 = 252\ mEq$$

Então, de acordo com esse cálculo, cerca de 250 mEq de álcali (geralmente bicarbonato de sódio intravenoso) pode ser administrado nas primeiras 4 a 6 horas. Alguns autores sugerem que sempre se utilize o valor de 50% para o espaço de bicarbonato, independentemente do valor do bicarbonato plasmático.[45] Deve ser assinalado que essa estimativa não é exata, tornando-se necessárias avaliações do pH extracelular pelo menos 30 minutos após o término da infusão. Alternativamente, pode-se optar por administrar o bicarbonato na dose de 1 a 2 mEq/kg e avaliar o seu efeito.

A solução a ser infundida pode ser hipertônica (8,4 ou 4,2%) ou isotônica. Para preparar uma solução a 4,2%, basta diluir o bicarbonato a 8,4% ao meio (p. ex., 125 mℓ de bicarbonato a 8,4% em 125 mℓ de água destilada). Para preparar uma solução isotônica, basta diluir 75 mℓ de bicarbonato a 8,4% em 425 mℓ de água destilada (ou 150 mℓ em 850 mℓ de água). Soluções hipertônicas costumam ser administradas em *bolus* de 30 minutos, já as soluções isotônicas geralmente são administradas em bomba de infusão contínua, em vazões semelhantes às utilizadas para soro fisiológico. Em uma acidose hiperclorêmica, o alvo do tratamento é a correção plena da acidose; já na acidose láctica, o objetivo é apenas atenuar a acidemia para ganhar tempo e margem de segurança enquanto se tenta reverter a doença de base. A maioria dos autores sugere tratar a acidose láctica visando um pH alvo > 7,2, mas o recente estudo BICAR-ICU utilizou pH alvo > 7,3.[49] Com o pH em nível mais seguro, pode-se prescindir da reposição intravenosa em pacientes com função renal adequada, pois os rins conseguirão regenerar o bicarbonato necessário.[51]

O tratamento da acidose metabólica é controverso, em razão dos potenciais efeitos deletérios do bicarbonato administrado.[23] A infusão de grandes quantidades de bicarbonato de sódio a 8,4% (1 mEq/mℓ) pode ocasionar hipernatremia, hiperosmolalidade, diminuição da fração ionizada do cálcio, hipocalemia e aumento da produção de ácidos orgânicos.[45] Outra complicação que surge sobretudo em pacientes cardiopatas ou nefropatas é a sobrecarga de volume ocasionada pelo sódio da solução, passível de evitar ou tratar com o uso de diuréticos de alça e, se necessário, diálise. Outro aspecto desfavorável é a possibilidade de alcalose muito abrupta, quando a correção da acidose se dá de forma muito agressiva.[45]

O tamponamento de prótons pelo bicarbonato libera CO_2 ($HCO_3^- + H^+ \leftrightarrow H_2CO_3 \leftrightarrow H_2O + CO_2$), elevando a PCO_2 nos líquidos corporais. Esse efeito pode ser prejudicial em pacientes com reserva ventilatória limitada, falência circulatória ou que estão sendo submetidos à reanimação cardiopulmonar. Nessas circunstâncias, paradoxalmente, pode ocorrer piora da acidose intra e extracelular, se a PCO_2 exceder a fração de HCO_3^-. No sistema nervoso central, isso traz consequências graves, pois o CO_2 em maior quantidade atravessa rapidamente a barreira do líquido cefalorraquidiano, elevando a PCO_2 desse líquido e piorando a acidose do sistema nervoso central.[45]

De acordo com os consensos mais recentes da American Heart Association, o uso de bicarbonato de sódio na parada cardiorrespiratória é considerado classe 3 (tratamento inadequado, sem evidência científica de validade, e que pode ser prejudicial). Todavia, em situações especiais, e sob monitoramento adequado, o bicarbonato de sódio pode vir a ser utilizado:

- Quando houver acidose grave (pH < 7,1) e hipercalemia comprovada (classe 1 – considerado tratamento útil e efetivo)

- No tratamento da acidose metabólica responsiva a bicarbonato (classe 2a – existência de evidências favoráveis ao seu uso)
- Para controle de acidose pós-circulação espontânea em parada cardiorrespiratória de longa duração e como coadjuvante na parada cardiorrespiratória desencadeada por antidepressivos tricíclicos (classe 2b – tratamento não validado em estudos clínicos, podendo ser útil em alguns doentes e, provavelmente, sem reações adversas).

Além disso, o bicarbonato pode ser útil nos casos de superdosagem de antidepressivos tricíclicos.[53]

Nas acidoses metabólicas crônicas, o bicarbonato de sódio pode ser administrado por via oral.[20] No Brasil, está disponível o bicarbonato de sódio em pó, contendo 12 mEq de bicarbonato e 12 mEq de sódio por grama. Na doença renal crônica, o uso de suplementos de bicarbonato de sódio, quando o nível de HCO_3^- está abaixo de 23, mostrou desacelerar a progressão da doença renal e melhorar o estado nutricional em pacientes com *clearance* de creatinina entre 15 e 30 mℓ/min.[54]

> ⓘ **PONTOS-CHAVE**
>
> - A acidose metabólica é classificada de acordo com o hiato iônico (ânion *gap*), que indica qual a causa mais provável: hiato iônico = $Na^+ - (HCO_3^- + Cl^-)$:
>   - Hiato iônico aumentado: acréscimo de ácido
>   - Hiato iônico normal: perda de bicarbonato
> - O mecanismo esperado de compensação é a eliminação de CO_2 pela hiperventilação
> - A administração de bicarbonato tem indicações precisas, e a quantidade é calculada pela fórmula:
>
> $$Bic_{necessário} = (Bic_{desejado} - Bic_{atual}) \times \text{espaço do Bic}$$

Como alternativa à administração de bicarbonato, que tem como inconveniente a produção de CO_2, poderia ser utilizada uma mistura de bicarbonato de sódio com carbonato de sódio (Carbicarb – ainda não disponível para uso clínico), que gera mais bicarbonato do que CO_2; além disso, o carbonato de sódio reage com o ácido carbônico, consumindo o CO_2. Essa solução não evita a hipervolemia e a hipertonicidade.[45]

Alcalose metabólica

Trata-se da situação clínica em que há pH elevado (alcalino), baixa concentração hidrogeniônica, aumento na concentração de bicarbonato e PCO_2 elevada.

A alcalose é um distúrbio ácido-básico relativamente comum, cuja importância pode ser mais bem avaliada quando se correlacionam mortalidade e grau de alcalose. Em um grupo de 177 pacientes cirúrgicos intensamente alcalóticos, verificou-se que, em um pH de 7,54 a 7,56, a mortalidade foi de 40% e, em um pH de 7,65 a 7,7, atingiu 80%.[55]

Normalmente, os rins têm uma grande capacidade de excretar HCO_3^-. Para haver um aumento do HCO_3^- no espaço extracelular, este precisa ser administrado de maneira exógena ou retido pelo organismo por algum motivo. Na maioria dos pacientes, a alcalose metabólica resulta de déficits de sais de Cl^- (HCl, KCl e/ou NaCl) (Figura 11.11).

Causas

Ao avaliar um paciente com alcalose metabólica, é necessário esclarecer dois pontos fundamentais: o motivo que levou ao aumento do bicarbonato (fase de **geração** da alcalose metabólica); e os fatores que evitaram a excreção de bicarbonato pelos rins, possibilitando a persistência da alcalose (fase de **manutenção**).[2,57] Deve-se avaliar o *status* do compartimento extracelular (volume), a pressão arterial, a concentração sérica de K^+ e o sistema renina-angiotensina-aldosterona (Quadro 11.5).

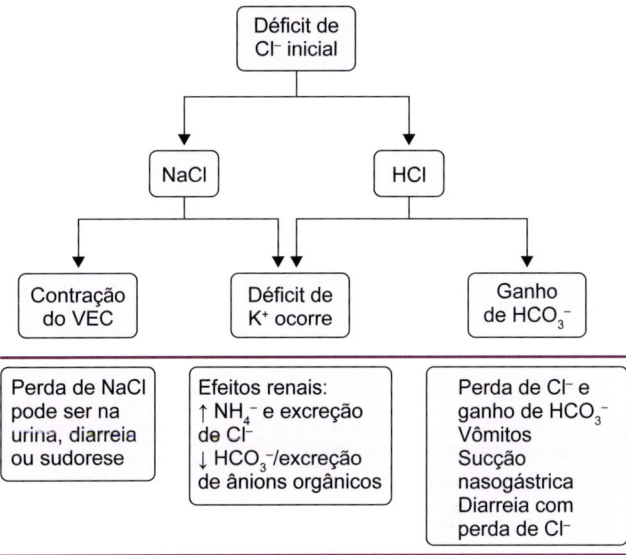

Figura 11.11 Fisiopatologia da alcalose metabólica em decorrência de déficit de sais de cloro. VEC: volume extracelular. (Adaptada de Kamel e Halperin, 2017.)[56]

Quadro 11.5 Causas de alcalose metabólica.

Contração do volume extracelular, hipocalemia e elevação secundária de renina e aldosterona
Distúrbios gastrintestinais
• Vômitos
• Aspiração gástrica
• Cloridorreia congênita
• Adenoma viloso do cólon
Origem renal
• Uso de diuréticos (posterior ao uso)
• Pós-hipercapnia
• Deficiência de Mg^{++}
• Deficiência de K^+
• Síndrome de Bartter
• Síndrome de Gitelman
• Administração de carboidratos após inanição (síndrome de realimentação)
• Ânions não reabsorvíveis: penicilina, carbenicilina
Volume extracelular expandido, hipertensão, hipocalemia e hipermineralocorticoidismo
Renina elevada
• Estenose de artéria renal
• Hipertensão arterial acelerada
• Tumor secretor de renina
• Terapia estrogênica
Renina baixa
• Aldosteronismo primário
• Defeitos enzimáticos na adrenal
• Síndrome de Cushing
Carga exógena de HCO_3^-
• Administração de álcali
• Síndrome alcalino-láctea (*milk-alkali syndrome*)

Adaptado de Dubose, 2000.[58]

Promoção da alcalose metabólica
Distúrbios gastrintestinais
Déficit de Cl⁻ e ganho de íons HCO₃⁻

O processo que adiciona íons H⁺ ao lúmen do estômago é eletroneutro porque existe uma secreção equivalente de H⁺ e Cl⁻.

Dentro da célula parietal gástrica que secreta HCl, a fonte de íons H⁺ e HCO_3^- é o ácido carbônico (H_2CO_3) formado por CO_2 e H_2O, em uma reação catalisada pela anidrase carbônica.

$$CO_2 + H_2O \times H_2CO_3 \times H^+ + HCO_3^-$$

Como o H⁺ e o HCO_3^- saem da célula, esse processo é eletroneutro. No compartimento líquido extracelular, a eletroneutralidade é mantida porque o HCO_3^- sai da célula e o Cl⁻ entra na célula via um trocador aniônico Cl⁻/HCO_3^-. Existe simplesmente uma troca de íons Cl⁻ por íons HCO_3^- no compartimento líquido extracelular (Figura 11.12).

Portanto, a perda de Cl⁻ por vômito ou sucção nasogástrica acaba promovendo e retendo HCO_3^- no compartimento extracelular, e não pela perda de H⁺.[3]

Há outras situações nas quais se perdem fluidos muito ricos em cloro, como a diarreia no adenoma viloso do cólon e a cloridorreia congênita (essa última consiste em um defeito raro na reabsorção intestinal de cloro e secreção de bicarbonato, com diarreia crônica). Nota-se que grande parte dos adenomas vilosos do cólon, que constituem 5% dos pólipos intestinais e têm potencial de malignidade, produz acidose metabólica hiperclorêmica, pela perda de grandes volumes de fluido contendo potássio e bicarbonato. Cerca de 10 a 20% desses tumores têm um padrão secretor diverso, com secreção preferencial de cloro. A depleção de K⁺ provavelmente é um importante fator contribuinte.[59]

O mecanismo da alcalose metabólica deficiente em cloro foi estudado por Schwartz et al.[60] por meio da indução de alcalose em animais e em humanos, demonstrando que a repleção de Cl⁻ por cloreto de sódio ou cloreto de potássio – mas não a repleção de Na⁺ e K⁺ sem cloro – corrigia totalmente a alcalose metabólica deficiente em cloro na fase de manutenção.

Posteriormente, demonstrou-se que a alcalose metabólica induzida no ser humano por furosemida + Na⁺,K⁺,citrato e restrição dietética de Cl⁻ era completamente corrigida por KCl oral apesar da restrição continuada de Na e da contração do volume plasmático medido pelo espaço de albumina com I¹³¹.[61]

Origem renal
Diuréticos

Possivelmente, o uso de diuréticos que inibem especificamente o transporte de Cl⁻ representa a causa mais comum de alcalose

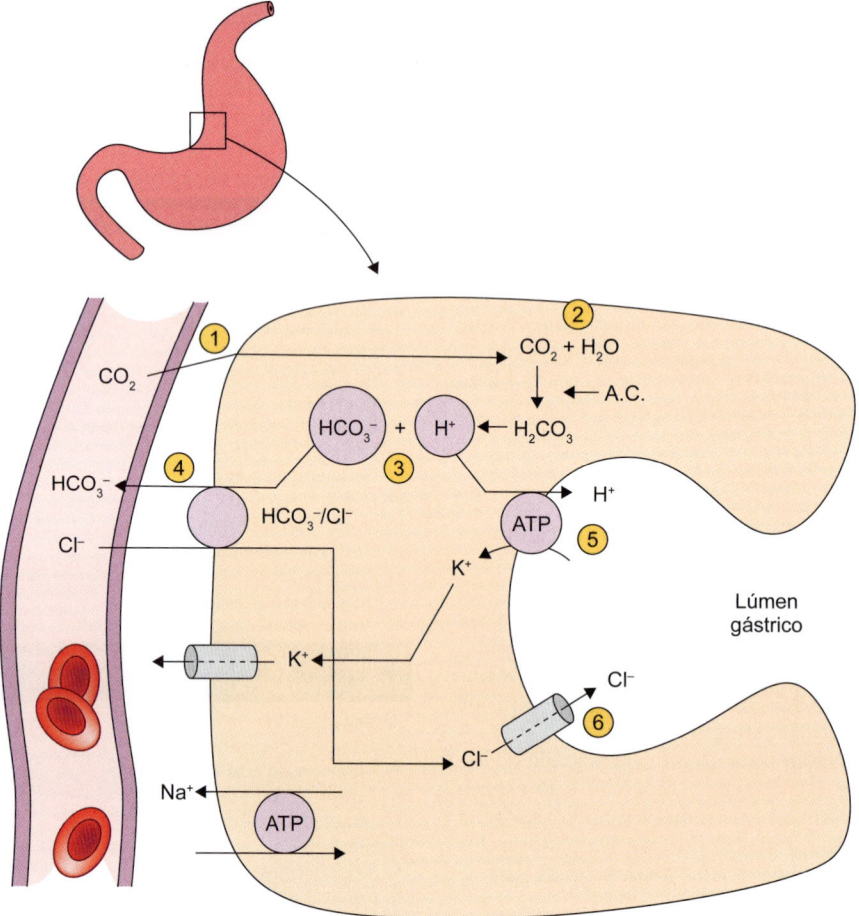

Figura 11.12 Mecanismos de secreção de HCl pela célula parietal gástrica. CO_2 se difunde para (**1**) a célula parietal e (**2**) na célula, $CO_2 + H_2O$ são convertidos em (**3**) H⁺ e HCO_3^- em uma reação catalisada pela enzima anidrase carbônica. (**4**) O Cl⁻ do compartimento extracelular entra na célula parietal em troca com o HCO_3^- pela ação do trocador aniônico HCO_3^-/Cl⁻. (**5**) H⁺ é secretado no lúmen do estômago pela H⁺-K⁺-ATPase. A perda gástrica de Cl⁻ acaba gerando HCO_3^-, que se acumula no líquido extracelular, enquanto o Cl⁻ (**6**) entra no lúmen gástrico via canais de Cl⁻. No fim, durante o vômito, há uma perda de Cl⁻ e ganho de HCO_3^- no organismo. ATP: trifosfato de adenosina.

metabólica. Os diuréticos tiazídicos, por exemplo, inibem o cotransportador Na^+/Cl^- na parte inicial do túbulo distal, e os diuréticos "de alça", como a furosemida, o transportador $Na^+/K^+/2Cl^-$ no ramo ascendente da alça de Henle. Ao inibir a reabsorção de Cl^-, há uma depleção de Cl^- que estimula a excreção de K^+ pelo aumento da oferta de Na^+ no ducto coletor. Em geral, a alcalose é discreta, e o maior problema corresponde à depleção de K^+.[57]

Quando se perdem sódio, cloro e pouco bicarbonato, como ocorre na administração de diurético de alça, há **contração do volume extracelular** com aumento relativo na concentração do bicarbonato. Em um artigo clássico, o termo "alcalose por contração" foi empregado pela primeira vez para descrever a alcalose metabólica que surgia após a administração do diurético ácido etacrínico, levantando a hipótese de que a contração do volume extracelular produzia alcalose.[62] Mais recentemente, demonstrou-se que a expressão é inadequada e que a depleção de cloro influencia a retenção renal de bicarbonato. O termo sugerido é "alcalose metabólica por depleção de Cl^-".[63]

Pós-hipercapnia

Na adaptação renal à hipercapnia crônica, há um aumento na reabsorção de HCO_3^- e uma diminuição na reabsorção de Cl^-. As perdas de Cl^- precisam ser restauradas para evitar uma alcalose metabólica persistente. Quando se reduz abruptamente a PCO_2 (p. ex., em ventilação mecânica), agrava-se a alcalose metabólica, por não ter havido tempo de os rins eliminarem o excesso de bicarbonato. Nessa situação, podem ocorrer graves anormalidades neurológicas, pois o pH no cérebro aumenta rapidamente com a diminuição da PCO_2. Essas complicações justificam a necessidade de redução gradual da PCO_2 em pacientes com acidose respiratória crônica.[57]

Hipocalemia e elevada atividade mineralocorticoide primária

A alcalose metabólica por elevada atividade mineralocorticoide primária se desenvolve quando os pacientes se tornam hipocalêmicos. Nesses casos, há uma expansão inicial do volume extracelular pela ação mineralocorticoide, a qual aumenta a reabsorção de Na^+. A depleção de íons K^+ está associada à acidificação do pH das células do túbulo contorcido proximal. Isso resulta em um aumento da excreção de NH_4 na urina com Cl^-, o que adiciona íons HCO_3^- ao organismo. O desvio de K^+ para fora das células é acompanhado por um desvio de H^+ para dentro das células. Portanto, há um ganho de NaCl e $NaHCO_3$ no compartimento extracelular, bem como uma perda de íons K^+ do compartimento intracelular, que ganha íons Na^+ e H^+. A presença de ânions não reabsorvíveis, como as penicilinas, também aumenta a secreção de H^+ no túbulo coletor.[58]

> **PONTOS-CHAVE**
> - A hipocalemia na alcalose metabólica tem origem renal.

Embora o excesso primário de mineralocorticoides curse com alcalose metabólica e, frequentemente, com hipertensão arterial, os pacientes com hiperaldosteronismo secundário (p. ex., na cirrose ou na insuficiência cardíaca) de modo geral não apresentam alcalose metabólica nem hipocalemia, pois o efeito estimulador da aldosterona é contrabalançado pelo menor aporte distal de sódio e pelo menor volume urinário. Esses fatores reduzem a quantidade de hidrogênio e potássio na urina final. Se um ânion não reabsorvível (p. ex., penicilina) for administrado na vigência de depleção de volume, a excreção desse ânion obriga à perda de H^+ ou K^+ para manter a eletroneutralidade, levando, então, a hipocalemia e alcalose metabólica.[57]

Síndromes de Bartter e Gitelman

A síndrome de Bartter é um distúrbio raro, herdado como um distúrbio autossômico recessivo. Esse distúrbio é diagnosticado principalmente em crianças e envolve um comprometimento da absorção de sal no ramo ascendente espesso da alça de Henle e uma maior oferta de sódio no túbulo distal, o que causa hipocalemia e alcalose metabólica resistente ao cloro (ver próximos tópicos). Os pacientes apresentam cloro urinário elevado, alcalose metabólica, hiperplasia do aparelho justaglomerular (inespecífica), gradiente transtubular de potássio inapropriadamente alto e hiperaldosteronismo hiperreninêmico, sem hipertensão arterial.[59]

A síndrome de Gitelman tem características semelhantes às da síndrome de Bartter: alcalose metabólica autossômica recessiva, resistente ao cloro e associada à hipocalemia, pressão arterial normal ou baixa, depleção de volume com hiperaldosteronismo hiper-reninêmico secundário e hiperplasia justaglomerular. Hipomagnesemia e hipocalciúria estão presentes e ajudam a distingui-la da síndrome de Bartter. É causada por alteração na função do cotransportador sódio/cloreto no túbulo contorcido distal. As síndromes de Bartter e Gitelman assemelham-se clinicamente ao uso de diurético de alça e tiazídico, respectivamente.[58]

Adição de bicarbonato ao líquido extracelular

A administração de bicarbonato ou de seus precursores, como lactato, citrato ou acetato, em um ritmo maior que a produção diária de ácido, elevará os níveis plasmáticos de bicarbonato. Se a função renal estiver normal, uma carga de bicarbonato é quase toda excretada, causando uma pequena variação no pH (ver Quadro 11.4). Entretanto, se a capacidade de excreção renal estiver ultrapassada, a alcalose metabólica se estabelece.

Outro fato a se considerar é que o lactato (na acidose láctica) e o beta-hidroxibutirato (na cetoacidose diabética) regeneram bicarbonato quando metabolizados. Nessas duas circunstâncias, a administração de bicarbonato exógeno representaria um excesso de álcali, resultando em alcalose metabólica.

O citrato utilizado na anticoagulação para hemodiálise em pacientes com risco de sangramento ou na anticoagulação de hemoderivados pode também ser convertido em bicarbonato. A administração de mais de oito unidades de sangue estocado ou plasma fresco congelado produz esse efeito.[57]

Outra causa de alcalose metabólica compreende o uso prolongado de leite e antiácidos. A frequência dessa síndrome tem aumentado em decorrência do uso de suplementos de cálcio (p. ex., carbonato de cálcio), sobretudo por mulheres para o tratamento ou a prevenção de osteoporose. A hipercalcemia e o excesso de vitamina D podem aumentar a reabsorção renal de HCO_3^-.

> **PONTOS-CHAVE**
>
> Basicamente, há três importantes causas de alcalose metabólica:
> - Depleção de Cl^- secundária a vômitos ou aspiração nasogástrica ou uso de diuréticos (mais comum)
> - Depleção de potássio (não hipocalemia secundária ao desvio intracelular de K^+ causado pela alcalose metabólica)
> - Administração exógena de álcali, especialmente em casos de injúria renal aguda e doença renal crônica graves (menos comum)

Manutenção da alcalose metabólica

Como já mencionado, normalmente os rins são capazes de excretar os excessos de bicarbonato.

Quando a função renal está normal, o aumento ou a manutenção da reabsorção de bicarbonato pelos rins decorrem de, pelo menos, um dos seguintes fatores:[57]

- Depleção do volume circulante efetivo (queda da TFG)
- Depleção de cloro
- Hipocalemia (causa acidose intracelular no túbulo contorcido proximal)
- Hipoventilação e hipercapnia.

Os fatores supramencionados são responsáveis pela manutenção da alcalose metabólica, pois impedem a atuação dos mecanismos renais fisiológicos de eliminação de maiores quantidades de bicarbonato que levariam à normalização do bicarbonato no plasma.

Volume extracelular

A depleção de volume aumenta a reabsorção de sódio e o resgate de bicarbonato no túbulo proximal. No túbulo distal, também ocorre um aumento na reabsorção de sódio (mediada por mineralocorticoide) em troca da secreção de H^+ ou K^+. Com um aumento da secreção de H^+, promove-se a regeneração do bicarbonato.

Um aumento na reabsorção distal de sódio também pode ocorrer na ausência de depleção de volume extracelular, pelo excesso de mineralocorticoide, como no hiperaldosteronismo primário. A elevada reabsorção distal de sódio pode gerar e manter uma concentração elevada de bicarbonato se os hormônios mineralocorticoides estimularem a secreção de H^+.[23]

Deficiência de cloro

Para que se mantenha a eletroneutralidade, quando a concentração plasmática de bicarbonato se eleva, a concentração de cloro deve reduzir-se. No entanto, com a perda de sódio e a consequente contração do volume extracelular, o estímulo para restaurar o volume extracelular supera o estímulo para aumentar a excreção de bicarbonato. O papel do cloro é crucial nessa situação, pois se trata do único outro ânion, além do bicarbonato, que pode acompanhar a reabsorção de sódio. Portanto, para se elevar ou manter a reabsorção de sódio enquanto, simultaneamente, se eleva a excreção de bicarbonato, um ânion reabsorvível (cloro) precisa estar presente para acompanhar a reabsorção de sódio. Se há deficiência de cloro, os rins reabsorvem outro ânion, o bicarbonato, perpetuando a alcalose metabólica.[20]

Depleção de potássio

Em condições normais, o Na^+ no lúmen tubular é reabsorvido com um ânion, no caso o Cl^-, ou secretando H^+ e K^+. Na vigência de hipocloremia, a concentração de Cl^- no filtrado glomerular coloca um novo limite na quantidade de sódio que pode ser reabsorvida com o ânion. O rim então reabsorve o sódio sem cloro por meio da troca Na^+/K^+ e/ou Na^+/H^+. Essas alterações na função tubular explicam o aumento do limiar de absorção do bicarbonato e o balanço negativo de K^+. A concomitante contração do volume extracelular quando presente aumenta a aldosterona plasmática, que, por sua vez, aumenta a perda de K^+.[60] Atualmente, está muito claro que a perda seletiva de K^+ *per se* pode produzir alcalose metabólica em indivíduos normais. Está demonstrado em humanos, com adequado volume extracelular, que uma dieta deficiente em K^+ induz um pequeno, mas significativo, aumento no HCO_3^- plasmático. Se, concomitantemente, o Cl^- for restringido, a alcalose é quatro vezes maior. A depleção de cloro promove a secreção de K^+ no néfron distal por vários mecanismos.[3]

> **! PONTOS-CHAVE**
>
> - A depleção de K^+ talvez seja o fator mais importante na produção e na manutenção das formas de alcalose metabólica resistente ao cloro.

Quando a concentração de H^+ intracelular aumenta, inclusive nas células tubulares renais, haverá mais H^+ (acidose intracelular) para secreção e maior será o resgate de bicarbonato. Além disso, em presença de hipocalemia, as bombas H^+-K^+-ATPase (que promovem reabsorção de potássio e secreção de hidrogênio) e a síntese de NH_3 são estimuladas, resultando em eliminação de maiores quantidades de H^+, na forma de NH_4^+.[23,57]

Hipoventilação e hipercapnia

Do mesmo modo que a depleção de potássio, a hipercapnia aumenta a concentração intracelular de H^+ disponível para a secreção e, portanto, para o resgate de bicarbonato.

Mecanismos de defesa do pH na alcalose metabólica

Com a elevação do bicarbonato plasmático por um dos três mecanismos básicos já mencionados, os mecanismos de defesa do organismo entram em ação, na tentativa de normalizar o pH.

Sistema tampão

A fase de tamponamento é controlada pelo imediato tamponamento químico. Aproximadamente um terço do excesso de bicarbonato é tamponado pelo H^+ intracelular, que sai das células para o líquido extracelular (p. ex., a saída de lactato das células musculares para tamponar o espaço extracelular).

Compensação respiratória

A segunda fase do mecanismo de defesa do pH é controlada pelo sistema respiratório. Para que o pH retorne ao normal, em face de uma elevação na concentração de bicarbonato, a PCO_2 deve ser elevada. Isso ocorre por meio da hipoventilação alveolar, com retenção de CO_2 e elevação da PCO_2. O grau de compensação é limitado pelas necessidades de O_2, já que a PO_2 será reduzida com a hipoventilação. O limite superior de elevação compensatória da PCO_2 é geralmente aceito como 55 mmHg, mas há relatos de elevação de até 60 a 75 mmHg em indivíduos normais. Em razão desses fatores, a compensação respiratória na alcalose metabólica é menos intensa que na acidose metabólica.

Correção renal

Em condições normais, a reabsorção de $NaHCO_3$ no túbulo contorcido proximal ocorre indiretamente via secreção de H^+. Nesse processo, o rim resgata quase todo o bicarbonato filtrado.

Quando ocorre uma retenção de $NaHCO_3$, por exemplo durante a fase ativa do vômito, existe uma adição contínua de HCO_3^- ao plasma em troca pelo cloro (ver Figura 11.12).

A concentração plasmática de bicarbonato aumenta para um nível que excede a capacidade reabsortiva do túbulo proximal. Além disso, com o aumento da concentração plasmática de HCO_3^-, há uma queda recíproca da TFG em decorrência da depleção do volume extracelular. Isso ocorre porque o volume de distribuição do Cl^- é aproximadamente igual ao volume extracelular, e a depleção do volume extracelular, seria, então, equivalente à depleção do cloro. A deficiência de Cl^- ou K^+ pode aumentar a reabsorção renal de HCO_3^- mesmo com uma TFG normal e uma carga filtrada elevada de HCO_3^-.

A TFG também pode diminuir pela depleção de K^+. Acredita-se que resulte da produção aumentada dos vasoconstritores angiotensina II e tromboxano B2. A queda na TFG pode manter a alcalose metabólica. Acreditava-se que esse estado de manutenção da alcalose associada à depleção de Cl^- era mantido pela contração do volume extracelular. Contudo, esse conceito hoje é questionável, pois se reconhece uma enormidade de trocadores de Cl^--HCO_3^- e canais de Cl envolvidos no transporte transepitelial de solutos.[64]

O excesso de bicarbonato de sódio entra no túbulo distal no qual, sob influência dos níveis elevados de aldosterona, há estimulação à secreção de H^+ e K^+. A hipocalemia promove um aumento na secreção de H^+ (independentemente da carga de HCO_3^- ofertada) pela estimulação da H^+-K^+-ATPase no túbulo coletor medular. Em razão da contração do volume extracelular e da hipocloremia, o rim conserva avidamente o cloro, refletindo-se nas baixas concentrações de cloro urinário. Células intercaladas tipo B no túbulo coletor secretam HCO_3^- por meio do trocador pendrina HCO_3^--Cl^-. Em face de um pH sistêmico alcalino, esse trocador promove a secreção de bicarbonato, evitando uma alcalose mais grave. Correção da contração do volume extracelular com solução salina pode ser suficiente para reverter essa situação, com normalização do pH sanguíneo.

Manifestações clínicas

Na maioria das vezes, os sinais e sintomas da enfermidade de base dominam o quadro clínico, dificilmente podendo ser separados. Não há sintomas nem sinais patognomônicos. A avaliação do volume extracelular fornece dados muito importantes. Em um paciente depletado, com deficiência de potássio, a causa provável da alcalose metabólica é a perda renal (diuréticos) ou gastrintestinal (vômitos). Além desses sintomas, há os referentes à hipocalemia, como fraqueza ou paralisia muscular, distensão abdominal, íleo (consequência de uma obstrução intestinal) e arritmias cardíacas, poliúria e aumento da produção de amônia (que aumenta o risco de encefalopatia em hepatopatas).[45] Um extracelular expandido, com hipertensão arterial e hipocalemia, leva à suspeita de hiperaldosteronismo.[58]

O elevado risco de intoxicação digitálica, intervalo QT prolongado e ondas U são complicações conhecidas da alcalose. A resistência vascular cerebral é sensível à PCO_2, e a hipocapnia compreende uma potente força vasoconstritora cerebral. Um fluxo sanguíneo cerebral reduzido pode justificar muitos sinais e sintomas neurológicos observados, como cefaleia, convulsões, letargia, *delirium* e estupor.[45]

Dados laboratoriais

O padrão diagnóstico no sangue arterial refere-se à elevação do pH, da concentração de bicarbonato e do PCO_2. O padrão eletrolítico é de hipocloremia e hipocalemia. A hipocalemia decorre basicamente da perda urinária de potássio, que se deve, por sua vez, a uma elevada secreção distal.

Como o mecanismo de compensação da alcalose corresponde à retenção de CO_2 pela hipoventilação, em alguns casos observa-se hipóxia, dependendo da função pulmonar prévia do paciente.

A concentração urinária de cloro é muito útil na avaliação inicial da alcalose metabólica. Concentração de cloro em uma amostra de urina inferior a 10 mEq/ℓ indica que o rim está reabsorvendo sódio avidamente, compatível com situações associadas à depleção de volume e que respondem à infusão de cloreto de sódio ("sensíveis" ao cloreto de sódio).

Concentração urinária de cloro superior a 20 mEq/ℓ demonstra que não há depleção de volume e que o cloro não é um elemento crucial na manutenção da alcalose; esse perfil geralmente corresponde às alcaloses *resistentes* ao cloreto de sódio (Quadro 11.6). O sódio urinário não é útil nessas circunstâncias porque pode estar elevado durante períodos de bicarbonatúria.

Como a alcalemia estimula a glicólise anaeróbica e aumenta a produção de ácido láctico e cetoácidos, pode haver moderada elevação no ânion *gap*.

A alcalemia aguda reduz a liberação de oxigênio para os tecidos, por aumentar a afinidade entre o oxigênio e a hemoglobina. A alcalemia crônica anula esse efeito, aumentando a concentração de ácido 2,3-difosfoglicérico nas hemácias.[45]

Tratamento

Pelo exposto, fica evidente a necessidade de corrigir os mecanismos que impedem os rins de excretar quantidades maiores de bicarbonato. Será abordado a seguir o tratamento da alcalose metabólica de acordo com sua classificação.

Alcalose metabólica responsiva ao cloro

Apesar de a correção do déficit de Cl^- ser essencial, a seleção do cátion que o acompanha em solução (sódio, potássio ou

Quadro 11.6 Diagnóstico de alcalose metabólica.

Alcalose responsiva a solução salina Cl urinário < 10 mEq/ℓ
Normotensiva
• Vômitos
• Aspiração nasogástrica
• Uso de diuréticos (há mais tempo)
• Pós-hipercapnia
• Adenoma viloso
• Tratamento com bicarbonato de acidose orgânica
• Deficiência de K^+
Hipertensiva
• Síndrome de Liddle
Alcalose não responsiva a solução salina **Cl urinário > 15 a 20 mEq/ℓ**
Normotensiva
• Deficiência de Mg^{++}
• Deficiência grave de K^+
• Síndrome de Bartter
• Síndrome de Gitelman
• Uso de diurético (recente)
Hipertensiva
• Aldosteronismo primário
• Síndrome de Cushing
• Estenose de artéria renal
• Insuficiência renal + terapia com álcali

Adaptado de Dubose, 2000.[58]

próton) depende do estado do volume extracelular, da presença e do grau de depleção de potássio associada, bem como do grau e da reversibilidade de qualquer diminuição da TFG. Quando a função renal é normal, ao se repor cloro, o excesso de bicarbonato será eliminado pelos rins.[59]

Se existe depleção de Cl^- e do volume extracelular concomitantemente (a situação mais comum), a administração de solução salina isotônica (NaCl 0,9%) é adequada e corrige os dois déficits. Quando há sinais de depleção do volume extracelular, a quantidade a ser administrada está em torno de 3 a 5 ℓ de solução salina isotônica. Contudo, se não há sinais de depleção do extracelular, o déficit de cloro pode ser calculado pela seguinte fórmula:

0,2 × peso (kg) × aumento desejado no cloreto plasmático (mEq/ℓ)

As perdas constantes de cloro e potássio devem ser calculadas e acrescentadas à reposição. Como se instala diurese alcalina com a correção do cloro, recomenda-se acrescentar cerca de 10 a 20 mEq de potássio por litro de solução administrada (aproximadamente 1 a 2 ampolas de 10 mℓ de KCl a 10% ou 1/2 a 1 ampola de 10 mℓ de KCl a 19,1%), para evitar que ocorra também uma hipocalemia.[59] Quando há sobrecarga de volume, esses 10 a 20 mEq de potássio podem ser diluídos em quantidades menores de NaCl 0,9% (em 100 a 250 mℓ, se por veia central, ou 250 a 500 mℓ, se por veia periférica). A velocidade de administração de potássio não deve ultrapassar 10 mEq/h em enfermarias, mas pode chegar até cerca de 40 mEq/h em casos selecionados, em unidades de terapia intensiva. Importante lembrar que a velocidade de infusão de qualquer solução intravenosa contendo potássio deve ser rigorosamente controlada por bombas de infusão (jamais em equipos de gotas/min).

Indica-se o HCl apenas se o NaCl ou KCl não puderem ser usados, ou se houver necessidade de correção imediata, por exemplo, se o pH for maior que 7,55, ou na presença de encefalopatia hepática, arritmia cardíaca, intoxicação digitálica ou alteração do estado mental. A quantidade necessária de HCl, administrado como solução 0,1 ou 0,2 M, é calculada pela seguinte fórmula:

0,5 × peso (kg) × redução desejada no bicarbonato plasmático (mEq/ℓ)

O objetivo do tratamento com HCl é reverter uma alcalose grave, devendo-se, inicialmente, calcular uma correção parcial do bicarbonato, e não total. Pode-se preparar uma solução isotônica de HCl adicionando-se 150 mℓ de ácido clorídrico 1 N em 1 ℓ de água destilada. A infusão de 1 a 2 ℓ dessa solução, em 24 horas, corrige a alcalose na maioria dos casos.[59] (Observação: solução 0,1 a 0,2 M é a solução contendo 100 a 200 mEq de hidrogênio por litro.)[45]

O HCl deve ser administrado em ambiente de terapia intensiva, por cateter central de grande calibre, sendo a posição do cateter necessariamente confirmada por radiografia, já que a administração de HCl fora do vaso provocaria graves repercussões.[59] A velocidade de infusão pode chegar a 25 mℓ/h. Knutsen[65] mostrou a possibilidade de se administrar, por uma veia periférica, ácido clorídrico 0,15 N em uma solução de aminoácidos e emulsão lipídica.

Compreendem alternativas ao HCl o cloreto de amônio (NH_4Cl) e a arginina mono-hidrocloreto. O cloreto de amônio (374 mEq de hidrogênio por litro) pode ser administrado por veia periférica, em quantidade não superior a 300 mEq nas 24 horas; é contraindicado na insuficiência renal ou hepática.[59]

A arginina mono-hidrocloreto (475 mEq de H^+ por litro) pode causar hipercalemia grave em pacientes com insuficiência renal, sobretudo se houver doença hepática concomitante.[45]

Se a TFG for adequada, o uso de acetazolamida, um diurético inibidor da anidrase carbônica, na dose de 250 a 500 mg/dia por via oral, aumenta significativamente a excreção renal de bicarbonato e potássio. É benéfico para pacientes que tenham sobrecarga de volume e particularmente útil para aqueles em que se necessita manter eliminação de sódio ou quando o potássio estiver elevado. Se houver hipocalemia, deve-se repor o potássio primeiro para que não haja piora do quadro; se o potássio sérico estiver normal, é aconselhável a administração concomitante de KCl, pela alta probabilidade de se desenvolver hipocalemia na vigência de diurese alcalina.[23,59]

No paciente com disfunção renal grave, a diálise corrigirá a alcalose metabólica. Além da hemodiálise, pode-se realizar diálise peritoneal de emergência com solução salina isotônica, sendo a manutenção de potássio, cálcio e magnésio feita por via intravenosa.[59]

No caso de a alcalose resultar de perdas continuadas de suco gástrico, são úteis os antieméticos e os inibidores da bomba de prótons, como o omeprazol, pois o líquido perdido não será tão ácido. Em casos de gastrocistoplastia, os inibidores da bomba de prótons também podem reduzir a secreção de ácidos pela mucosa gástrica da neobexiga.

Alcalose metabólica resistente ao cloro

Quando a hipocalemia estiver associada a uma alcalose discreta a moderada, a administração por via oral de 40 a 60 mEq de KCl 4 vezes/dia é, de modo geral, suficiente. No entanto, se houver arritmia cardíaca ou situação de ameaça à vida, o KCl pode ser administrado por via venosa na velocidade de 40 mEq/h, em concentrações não superiores a 60 mEq/ℓ, sob monitoramento eletrocardiográfico. Como já dito acima, a glicose deve ser inicialmente omitida da solução de reposição, pois a secreção de insulina pode diminuir ainda mais a concentração de potássio. Uma vez iniciada a reposição de potássio, a presença de glicose na solução auxilia na repleção celular de potássio.[59]

Quando a causa for um excesso de mineralocorticoide, o tratamento se dirige à remoção cirúrgica ou ao bloqueio da fonte. Vale lembrar que a administração exógena de corticoides (hidrocortisona, prednisona e, menos comumente, dexametasona) também causa alcalose metabólica e hipocalemia. Os efeitos do mineralocorticoide sobre o sódio, o potássio e o bicarbonato podem ser revertidos com a espironolactona, diurético poupador de potássio. Além disso, podem ser úteis a restrição de sódio e o acréscimo de potássio na dieta.[59]

Nas síndromes de Bartter e Gitelman, o principal objetivo do tratamento é diminuir a perda urinária de potássio. Na síndrome de Bartter, o uso da espironolactona bloqueia a atuação da aldosterona. Como a síntese de prostaglandinas está elevada nessa síndrome, e pode contribuir para as perdas de sódio, cloro e potássio, inibidores da prostaglandina sintetase também podem melhorar a alcalose metabólica. Na síndrome de Gitelman, os diuréticos poupadores de potássio e a suplementação dietética de potássio são necessários.[59]

Acidose respiratória

Ocorre quando há uma retenção de CO_2 (hipercapnia) no organismo e traduz-se por uma elevação da PCO_2 no sangue. Isso se dá quando os pulmões são incapazes de eliminar o CO_2 produzido nos tecidos.

> **PONTOS-CHAVE**
>
> - A alcalose metabólica apresenta as fases de promoção e manutenção; na fase de manutenção, a eliminação de bicarbonato pelos rins está prejudicada
> - Classificação: responsiva ou resistente ao cloro de acordo com a concentração urinária de cloro
> - O tratamento se baseia na correção do volume extracelular, bem como da deficiência de potássio e deficiência de cloro.

Causas

Mais comumente, são distúrbios neuromusculares (lesões do sistema nervoso central, da parede torácica e miopatias) ou enfermidades pulmonares (asma, enfisema etc.). O denominador comum é uma hipoventilação alveolar, que pode ser causada por uma simples obstrução das vias aéreas superiores (Quadro 11.7).

Consequências clínicas

Clinicamente, há uma diferença entre o estabelecimento rápido (acidose respiratória aguda) e o gradual (acidose respiratória crônica) da retenção de CO_2. Os pacientes se adaptam melhor quando a elevação é gradual, pois, nesses casos, dá tempo para a resposta renal compensatória (retenção de bicarbonato) se instalar, minimizando a queda no pH.

A retenção de CO_2 pode causar confusão mental, tremor do tipo *flapping* e coma. O único sinal clínico fidedigno de hipercapnia é a demonstração de PCO_2 elevada no sangue. Geralmente, a PCO_2 venosa é 6 mmHg mais elevada que a arterial.

Quadro 11.7 Causas de acidose respiratória (aguda e crônica).

Acidose respiratória aguda
Anormalidades neuromusculares
• Lesão neurológica (tronco, medula alta)
• Síndrome de Guillain-Barré, miastenia *gravis*
• Drogas
Obstrução de vias aéreas
• Corpo estranho
• Edema ou espasmo de laringe
• Broncospasmo grave
Distúrbios toracopulmonares
• Tórax instável
• Pneumotórax
• Pneumonia grave
• Inalação de fumaça
• Edema pulmonar
Doença vascular pulmonar
• Embolia pulmonar maciça
Ventilação mecânica controlada
• Parâmetros inadequados (frequência, volume corrente)
• Espaço morto aumentado
Acidose respiratória crônica
Anormalidades neuromusculares
• Paralisia diafragmática
• Síndrome de Pickwick
Distúrbios toracopulmonares
• Doença pulmonar obstrutiva crônica
• Cifoescoliose
• Doença pulmonar intersticial terminal

Adaptado de Kaehny, 2010.[66]

Consequências fisiológicas

Os tampões celulares desempenham o papel principal na resposta a alterações agudas da concentração de CO_2. Quando a PCO_2 aumenta, eleva-se também a concentração de H_2CO_3 e, portanto, a concentração de H^+. O H^+ entra na célula em troca por Na^+ e K^+ e é tamponado pelas proteínas celulares, deixando o bicarbonato no líquido extracelular. Esse tamponamento celular é responsável por aproximadamente 50% do aumento agudo na concentração plasmática de bicarbonato.[67]

Ao mesmo tempo, parte do CO_2 entra na hemácia, formando H_2CO_3, o qual, ao se dissociar, libera H^+ e HCO_3^-. O íon H^+ é tamponado pela hemoglobina, e o bicarbonato entra no líquido extracelular em troca de cloro. Esse mecanismo é responsável por aproximadamente 30% do aumento agudo na concentração plasmática de bicarbonato. No ser humano, a magnitude do aumento na concentração de bicarbonato plasmático é pequena, sendo inferior a 5 mEq quando a PCO_2 aumenta gradualmente de 40 para 80 mmHg.[67,68]

Quando a hipercapnia continua, a capacidade de tamponamento se esgota rapidamente. A necessidade de compensação leva a um aumento na excreção de H^+ e na reabsorção e produção de bicarbonato.

Schwartz et al.[69] mostraram, em cães expostos a uma atmosfera de CO_2, que o rápido aumento ocorrido nas primeiras 24 horas no bicarbonato plasmático não era acompanhado de um aumento na excreção urinária de H^+. Mas, entre 3 e 6 dias, o bicarbonato plasmático continuava aumentando, até atingir um platô. Os autores, então, demonstraram que este último aumento no bicarbonato estava associado a um aumento na excreção urinária de H^+, sob a forma de NH_4^+, e, durante essa fase, o rim restaurou os tampões celulares e extracelulares consumidos durante a fase aguda, gerando um **novo** bicarbonato (ver Figura 11.8). Portanto, na retenção crônica de CO_2, o limiar da reabsorção de bicarbonato está elevado, assim como há uma excreção elevada de cloro. É preciso mencionar que, no ser humano com retenção crônica de CO_2, não há uma compensação completa (Quadro 11.8).

Tratamento

É dirigido à causa da hipoventilação alveolar (p. ex., desobstrução das vias aéreas superiores, alívio do broncospasmo do asmático etc.).

Quadro 11.8 Roteiro de diagnóstico dos distúrbios ácidos-básicos: aplicar as fórmulas para verificar se a compensação está adequada.

Acidose metabólica	$PCO_2 = 1{,}5 \times [HCO_3^-] + 8$ ou $D[HCO_3^-] = 1{,}2 \times D[CO_2]$ Variação aceita nos distúrbios simples: ± 2 mEq/ℓ
Alcalose metabólica	$PCO_2 = 40 + 0{,}7 \times [HCO_3^-\ \text{atual} - HCO_3^-\ \text{normal}]$ Variação aceita nos distúrbios simples: ± 5 mEq/ℓ
Acidose respiratória	Aguda: $[HCO_3^-]$ aumenta 1 mEq para cada 10 mmHg de aumento na PCO_2 Crônica: $[HCO_3^-]$ aumenta 3,5 mEq para cada 10 mmHg de aumento na PCO_2
Alcalose respiratória	Aguda: $[HCO_3^-]$ diminui 2 mEq para cada 10 mmHg de queda na PCO_2 Crônica: $[HCO_3^-]$ diminui 5 mEq para cada 10 mmHg de queda na PCO_2

Adaptado de Preston, 1997.[70]

Alcalose respiratória

Ocorre quando há uma redução de CO_2 no organismo e traduz-se por uma diminuição da PCO_2 no sangue. Essa situação é conhecida como hipocapnia e refere-se ao resultado de uma hiperventilação alveolar.

Causas

Qualquer condição que estimule a ventilação pulmonar poderá ocasionar uma redução da PCO_2. Exemplos: dor, ansiedade, salicilatos, tumores cerebrais ou acidentes vasculares encefálicos, estados de hipóxia (cardiopatias cianóticas, altitudes, insuficiência cardíaca congestiva, anemia etc.), estados infecciosos (septicemias), estados hipermetabólicos (febre, *delirium tremens*), insuficiência hepática, estados conversivos etc.[66]

Consequências clínicas

Clinicamente, a hiperventilação pulmonar, além das manifestações clínicas da enfermidade de base, pode ser acompanhada de outros sintomas e sinais, possivelmente relacionados com o pH do sangue, a circulação cerebral e o nível de cálcio iônico: parestesias nas extremidades e na região perioral; alteração na consciência; e espasmos carpopedais.

Consequências fisiológicas

Quando há redução da PCO_2 (hipocapnia), há reações em sentido inverso ao daquelas mencionadas durante a retenção de CO_2. Os tampões intracelulares liberam H^+ e trocam cloro e bicarbonato na direção oposta.[42] Esses processos causam redução do bicarbonato plasmático, principalmente quando a alcalose respiratória é. Há também redução do limiar de reabsorção renal de bicarbonato e retenção de cloro pelo rim.

Tratamento

Dirige-se ao distúrbio que originou a hiperventilação alveolar. No entanto, a PCO_2 pode ser rapidamente elevada, fazendo com que o paciente respire uma mistura de gás carbônico a 5%, ou aumentando o espaço morto e diminuindo o volume minuto quando em uso de ventilador.

Distúrbio ácido-básico misto

Define-se pela ocorrência de dois ou mais distúrbios ácido-básicos simultaneamente no mesmo paciente. Se os distúrbios tiverem direções opostas, eles podem mascarar uns aos outros, resultando em pH relativamente normal. Nesses casos, distúrbios ácido-básicos graves podem passar despercebidos, a menos que se realize uma abordagem passo a passo na avaliação das gasometrias.[71] Por outro lado, se os distúrbios forem na mesma direção, podem gerar alterações muito acentuadas no pH, levando à acidemia ou alcalemia críticas.

Diagnóstico dos distúrbios ácido-básicos

Devem-se realizar história clínica e exame físico completos, verificando antecedentes de perdas fluidas, uso de medicamentos e estado do espaço extracelular. Observar os valores encontrados na gasometria (arterial de preferência) e compará-los com os valores normais (Quadro 11.9).

Alguns autores sugerem que, antes de iniciar a avaliação dos resultados da gasometria, é necessário verificar a validade interna dos dados obtidos, por meio da fórmula de Henderson:

$$[H^+] = 24 \times PCO_2/[HCO_3^-]$$

A concentração hidrogeniônica (em mEq/ℓ) para cada pH é encontrada no Quadro 11.10. Os valores intermediários podem ser calculados por interpolação. Caso não haja correspondência entre a $[H^+]$ e o pH, há um erro na medida de uma das variáveis, no registro dos dados ou, ainda, as amostras foram obtidas em momentos diferentes.[72] Alternativamente, pode-se usar a fórmula de Henderson-Hasselbalch:

$$pH = 7,1 + \log{([HCO_3^-]/0,03 \times PCO_2)}$$

Assim, elimina-se a necessidade de conversão do pH obtido na gasometria em $[H^+]$.

Quadro 11.10 pH e concentração hidrogeniônica correspondente.

pH	6,8	6,9	7	7,1	7,2	7,3	7,4	7,5	7,6	7,7	7,8
$[H^+]$	160	125	100	80	63	50	40	32	26	20	16

Roteiro para interpretação dos distúrbios ácidos-básicos

1. Primeira etapa: por meio do pH, da PCO_2 e do HCO_3^-, identificar o distúrbio mais aparente (Quadro 11.11).
    a) Se pH menor que 7,35 = acidemia = acidose metabólica ou acidose respiratória. Se o HCO_3^- estiver baixo, é uma acidose metabólica. Se a PCO_2 estiver alta, trata-se de uma acidose respiratória.
    b) Se pH maior que 7,45 = alcalemia = alcalose metabólica ou alcalose respiratória. Se o HCO_3^- estiver alto, é uma alcalose metabólica. Se a PCO_2 estiver baixa, trata-se de uma alcalose respiratória.
    c) Se o pH estiver normal (7,35 a 7,45), mas algum outro parâmetro da análise ácido-base (ânion *gap*, HCO3- e/ou a PCO_2) estiver alterado, estamos diante de um distúrbio misto, com acidose(s) e alcalose(s) puxando o pH para lados opostos, resultando em um pH normal. Até três distúrbios podem coexistir: um respiratório e até dois metabólicos. Não é possível ter dois distúrbios respiratórios ao mesmo tempo, pois não é possível hiperventilar e hipoventilar simultaneamente. Do mesmo modo, não é possível haver coexistência de acidose metabólica hiperclorêmica e alcalose metabólica, pois a primeira implica déficit de bicarbonato e a segunda, excesso. No entanto, uma acidose metabólica com ânion *gap* elevado – que representa um excesso de ácidos orgânicos – pode coexistir tanto com uma acidose metabólica hiperclorêmica quanto com uma alcalose metabólica. Por exemplo,

Quadro 11.9 Valores normais para a gasometria em sangue arterial e venoso.

Tipo de sangue	pH	HCO_3^-	PCO_2	PO_2
Sangue arterial	7,35 a 7,45	22 a 26 mEq/ℓ	35 a 45 mmHg	80 a 100 mmHg
Sangue venoso	0,05 unidade menor	Igual ao arterial	6 mmHg maior	50% menor

Quadro 11.11 Roteiro de diagnóstico dos distúrbios ácido-básicos: identificação do distúrbio mais evidente, por meio do pH, da PCO_2 e do HCO_3^-.

Distúrbio	pH	PCO_2	HCO_3^-
Acidose metabólica	Diminuído	Diminuída (secundária)	Diminuído (primário)
Alcalose metabólica	Aumentado	Aumentada (secundária)	Aumentado (primário)
Acidose respiratória	Diminuído	Aumentada (primária)	Aumentado (secundário)
Alcalose respiratória	Aumentado	Diminuída (primária)	Diminuído (secundário)

Adaptado de Preston, 1997.[44]

pH = 7,40; PCO_2 = 60; $HCO3^-$ = 36. Tanto a PCO_2 quanto o $HCO3^-$ estão alterados. Como o pH está normal nesse caso, trata-se de um distúrbio misto de alcalose metabólica e acidose respiratória.[70]

2. Aplicar as fórmulas para verificar se a compensação está adequada (ver Quadro 11.8). Uma vez identificado um distúrbio, a aplicação da fórmula específica possibilita identificar um eventual segundo distúrbio. A pergunta deve ser: a compensação está adequada para o que era previsto? Por exemplo: para os distúrbios metabólicos, qual deveria ser a PCO_2 após a compensação? Para os distúrbios respiratórios, qual deveria ser a concentração de bicarbonato após a compensação? As fórmulas mostram aproximadamente a compensação esperada. Se a compensação não foi consistente com o que se previa, então um segundo distúrbio está presente.[70] Uma medida auxiliar no diagnóstico dos distúrbios ácidos-básicos corresponde ao mapa ácido-básico idealizado por Arbus (Figura 11.13).[73]

3. Calcular o ânion *gap*. Isso torna possível classificar a acidose metabólica, como discutido anteriormente. Ânion *gap* entre 16 e 20 pode ser causado por outras situações além da acidose metabólica. Valores acima de 30 sempre significam acidose metabólica com ânion *gap* aumentado. Para valores acima de 20, existe alta probabilidade de se tratar de uma acidose metabólica com ânion *gap* aumentado.[70] É importante corrigir o ânion *gap* se a albumina sérica for menor que 4. Para cada redução de 1 unidade de albumina, deve-se aumentar o valor do ânion *gap* mensurado em 2,5. Por exemplo: com uma albumina de 2, se o ânion *gap* mensurado foi de 7, esse valor deve ser corrigido para 12. A presença de imunoglobulinas monoclonais em alta concentração (mieloma) pode diminuir o ânion *gap* por suas características catiônicas. Observação: os elementos BE (*base excess*) e BD (*base deficit*) da gasometria refletem o excesso de álcalis na alcalose e a falta de bases na acidose metabólica. Valores normais: BE = +2 mEq/ℓ; BD = –2 mEq/ℓ. Na alcalose metabólica, encontra-se valor positivo de BE e valor negativo de BD. Na acidose metabólica, valor negativo de BE e valor positivo de BD. Não se julga aconselhável utilizar os conceitos de déficit ou excesso de base como ferramentas principais de diagnóstico dos distúrbios ácido-básicos. De fato, entre 152 pacientes

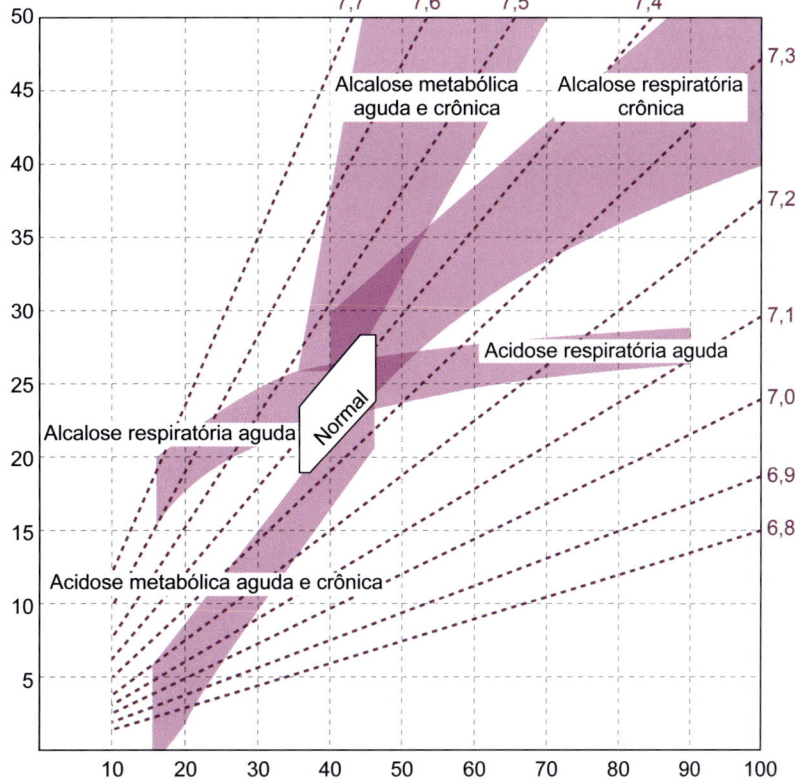

Figura 11.13 Mapa ácido-básico. A área central representa a área de normalidade. Conhecendo-se pelo menos duas das variáveis (PCO_2, pH e HCO_3^-), traça-se uma linha pelos respectivos valores, e o ponto de encontro de duas linhas indica o distúrbio ácido-básico e a possível variação normal de compensação. Se o ponto de encontro das linhas cair fora das áreas sombreadas, as chances são de um distúrbio ácido-básico misto. (Fonte: Arbus, 1973.)[73]

estudados por Fencl et al.,[74] o BE deixou de diagnosticar distúrbio ácido-básico grave em um sexto dos pacientes.

4. Por fim, em pacientes com acidose metabólica com ânion *gap* elevado, deve-se calcular a relação delta ânion *gap*/delta bicarbonato para tentar detectar a presença de uma acidose metabólica hiperclorêmica ou de uma alcalose metabólica associada.

$$\text{Delta ânion } gap/\text{Delta bicarbonato} =$$
$$(\text{Ânion } gap \text{ do paciente} - 12)/(24 - \text{Bicarbonato do paciente})$$

O numerador dessa equação é o delta ânion *gap*, calculado da seguinte maneira: ânion *gap* do paciente − 12. Esse valor mostra o quanto o ânion *gap* do paciente se elevou em relação ao ânion *gap* normal (que é aproximadamente 12 mEq/ℓ) e reflete a magnitude do acúmulo de ânions não mensurados (ácidos orgânicos como cetoácidos e lactato). Por exemplo, um paciente com ânion *gap* = 30 tem um delta ânion *gap* = 18, refletindo a presença de um excesso de 18 mEq/ℓ de ácidos orgânicos. Esse excesso de ácidos será então tamponado pelos nossos sistemas tampão. Se todo o excesso de ácidos fosse tamponado no líquido extracelular pelo bicarbonato, o bicarbonato sérico cairia 18 mEq/ℓ, de 24 mEq/ℓ para 6 mEq/ℓ. O denominador da equação, o delta bicarbonato, é quem capta essa reação de tamponamento: 24 − bicarbonato do paciente. No exemplo acima, se o paciente tem um bicarbonato de 6 mEq/ℓ, o delta bicarbonato é 18. Assim, a relação delta ânion *gap*/delta bicarbonato seria 18/18 = 1. No entanto, parte do excesso de ácidos também é tamponado no líquido intracelular, fazendo com que nas acidoses com ânion *gap* elevado essa relação delta ânion *gap*/delta bicarbonato fique entre 1 e 2. Quando a relação está < 1, o paciente tem uma acidose metabólica hiperclorêmica associada; quando a relação está > 2, o paciente tem uma alcalose metabólica associada.

- Delta ânion *gap*/delta bicarbonato entre 1 e 2 = acidose metabólica com ânion *gap* elevado pura, sem outro distúrbio metabólico associado
- Delta ânion *gap*/delta bicarbonato < 1 = acidose metabólica com ânion *gap* elevado + acidose metabólica hiperclorêmica
- Delta ânion *gap*/delta bicarbonato > 2 = acidose metabólica com ânion *gap* elevado + alcalose metabólica.

Exemplo 1

Paciente com os seguintes valores na gasometria arterial:

1. pH = 7,15; HCO_3^- = 6 mEq/ℓ; PCO_2 = 18 mmHg.
2. Na^+ = 135 mEq/ℓ; Cl^- = 117 mEq/ℓ; K^+ = 4,5.
    - Etapa 1: com pH baixo e bicarbonato baixo = acidose metabólica
    - Etapa 2: qual deveria ser a PCO_2 para essa acidose metabólica?

$$PCO_2 = (1,5 \times 6) + 8 = 17$$

Então, a PCO_2 esperada seria de 17 mmHg, e está em 18. Como os valores estão muito próximos e a variação não é superior a 2 mmHg, considera-se que se trata de uma acidose metabólica pura (simples).

- Etapa 3: ânion *gap* = $[Na^+] - [Cl^- + HCO_3^-]$ = 135 − (117 + 6) = 12. Portanto, o ânion *gap* está normal. Nesse caso, suprime-se a etapa 4, pois ela só é realizada quando o ânion *gap* está elevado.

Diagnóstico final: acidose metabólica simples, com ânion *gap* normal.

Exemplo 2

1. pH = 7,08; HCO_3^- = 10 mEq/ℓ; PCO_2 = 35 mmHg. Ânion *gap* = 10.
    - Etapa 1: com pH baixo e bicarbonato baixo = acidose metabólica
    - Etapa 2: qual deveria ser a PCO_2 para essa acidose metabólica?

$$PCO_2 = (1,5 \times 10) + 8 = 23$$

Então, a PCO_2 esperada seria de 23 mmHg, e está em 35, ultrapassando muito a variação aceitável. O paciente deveria ter tido uma hiperventilação suficiente para que sua PCO_2 caísse até 23 mmHg, mas ela permaneceu em torno de 35. Pode-se concluir que o paciente hipoventilou, e não eliminou CO_2. Então, o distúrbio apresentado é uma acidose metabólica com acidose respiratória.

- Etapa 3: ânion *gap* = 10. Portanto, o ânion *gap* está normal. Novamente, fica suprimida a etapa 4.

Diagnóstico final: acidose mista, metabólica e respiratória, com ânion *gap* normal.

Exemplo 3

1. pH = 7,36; HCO_3^- = 23 mEq/ℓ; PCO_2 = 42 mmHg; Na^+ = 140 mEq/ℓ; Cl^- = 85 mEq/ℓ; albumina 4,0 g/dℓ.
    - Etapa 1: com pH normal, só há duas opções possíveis: ausência de distúrbio ácido-básico ou um distúrbio misto. Como os valores de bicarbonato e PCO_2 também estão na faixa normal, a primeira impressão seria de ausência de distúrbio ácido-básico
    - Etapa 2: como ainda não detectamos um distúrbio ácido-básico metabólico ou respiratório, não há fórmulas a aplicar para avaliação de mecanismos compensatórios
    - Etapa 3: ânion *gap* = 32. Como a albumina está normal, não há necessidade de corrigir o ânion *gap*. Esse valor de ânion *gap* denuncia que há uma acidose metabólica com ânion *gap* elevado
    - Etapa 4: o delta ânion *gap*/delta bicarbonato é o ânion *gap* do paciente − o ânion *gap* normal dividido pelo bicarbonato normal − bicarbonato do paciente = (32−12)/(24−23) = 20/1 = 20. Como o delta ânion *gap*/delta bicarbonato é > 2, fica claro que há uma alcalose metabólica associada.

Diagnóstico final: distúrbio misto (acidose metabólica com ânion *gap* elevado e alcalose metabólica).

No Quadro 11.12, estão resumidos alguns exemplos de distúrbios ácidos-básicos.

Quadro 11.12 Quadro gasométrico resumido dos principais distúrbios ácido-básicos.

Distúrbio ácido-básico	pH	PCO_2	$[HCO_3^-]$	$[Cl^-]$	$[Na^+]$	Hiato iônico
Normal	7,4	40	24	104	140	12
Acidose metabólica com hiato iônico normal	7,31	29	14	114	140	12
Acidose metabólica com hiato iônico aumentado	7,2	21	8	92	130	30
Alcalose metabólica	7,49	49	36			
Acidose respiratória aguda	7,21	70	27			
Acidose respiratória crônica	7,36	70	38			
Alcalose respiratória aguda	7,62	20	20			
Alcalose respiratória crônica	7,5	20	15			

Adaptado de Zatz, 2000.[75]

Exercícios

Nos exercícios a seguir, avalie os dados clínicos e laboratoriais, e, utilizando o roteiro sugerido, responda: (a) Qual o distúrbio ácido-básico? (b) Qual a compensação esperada? (c) Qual o hiato iônico (ânion *gap*)?

1. pH = 7,52; PCO_2 = 53; HCO_3^- = 42; Na^+ = 141; K^+ = 3,1; Cl^- = 88.
2. pH = 7,29; PCO_2 = 26; HCO_3^- = 12; Na^+ = 142; K^+ = 3,6; Cl^- = 100.
3. pH = 7,16; PCO_2 = 32; HCO_3^- = 11; Na^+ = 140; K^+ = 3,8; Cl^- = 117.
4. pH = 7,32; PCO_2 = 32; HCO_3^- = 16; Na^+ = 141; K^+ = 3,1; Cl^- = 88.
5. pH = 7,26; PCO_2 = 65; HCO_3^- = 28; Na^+ = 137; K^+ = 4,3; Cl^- = 95. Paciente enfisematoso, internado com extensa broncopneumonia. Creatinina = 4,5 mg/dℓ.

Respostas

1. pH = 7,52; PCO_2 = 53; HCO_3^- = 42.
   a) Distúrbio ácido-básico: pH alto, bicarbonato alto, PCO_2 alta → alcalose metabólica.
   b) A compensação esperada para a alcalose metabólica é a hipoventilação alveolar, com aumento na PCO_2, como se observa nesta gasometria. Aplicando a fórmula para verificar se a compensação da alcalose metabólica é adequada:

   (PCO_2 = 40 + 0,7 × [HCO_3^- atual − HCO_3^- normal]) → 53 = 40 + 0,7 × (42-24) R → 53 = 52,6

   Portanto, a compensação está dentro do que se esperava, tratando-se de um distúrbio simples.
   c) Ânion *gap* = Na^+ − (HCO_3^- + Cl^-) → ânion *gap* = 11.

2. pH = 7,29; PCO_2 = 26; HCO_3^- = 12; Na^+ = 142; K^+ = 3,6; Cl^- = 100.
   a) Distúrbio ácido-básico: pH baixo, bicarbonato baixo, PCO_2 baixa → acidose metabólica.
   b) A compensação esperada para a acidose metabólica é a hiperventilação alveolar, com diminuição na PCO_2, como se observa nesta gasometria. Aplicando a fórmula para verificar se a compensação da acidose metabólica é adequada:

   PCO_2 = 1,5 × [HCO_3^-] + 8 → 26 = (1,5 × 12) + 8 → 26 = 26

   Portanto, a compensação está adequada: a acidose estimulou a hiperventilação, reduzindo a PCO_2 ao nível esperado.
   c) Ânion *gap* = Na^+ − (HCO_3^- + Cl^-) → AG = 142 − (12 + 100) → ânion *gap* = 30. O ânion *gap* está aumentado. Verificar quais as causas prováveis. Uma maneira de memorizar as principais causas pode ser feita pela sigla CLIR (**C**etoacidose, acidose **L**áctica, **I**ngesta de toxinas e insuficiência **R**enal). Delta ânion *gap*/delta bicarbonato = (30 − 12)/ (24 − 12) = 18/12 = 1,5. Como a relação está entre 1 e 2, trata-se de uma acidose metabólica com ânion *gap* elevado pura, sem nenhum outro distúrbio metabólico associado.

3. pH = 7,16; PCO_2 = 32; HCO_3^- = 11; Na^+ = 140; K^+ = 3,8; Cl^- = 117.
   a) Distúrbio ácido-básico: pH baixo, bicarbonato baixo, PCO_2 baixa → acidose metabólica.
   b) Compensação esperada para a acidose metabólica é a hiperventilação alveolar, com diminuição na PCO_2, como se observa nesta gasometria. Aplicando a fórmula para verificar se a compensação da alcalose metabólica é adequada:

   PCO_2 = 1,5 × [HCO_3^-] + 8 → 32 = (1,5 × 11) + 8 → 24,5 ≠ 32.

   O mecanismo de compensação foi insuficiente e não reduziu a PCO_2 aos níveis esperados. Portanto, trata-se de uma acidose mista (acidose metabólica + acidose respiratória).
   c) Ânion *gap* = Na^+ − (HCO_3^- + Cl^-) → AG = 140 − (11 + 117) → AG = 12. O ânion *gap* está normal. Verifique as causas prováveis − perdas renais e gastrintestinais de bicarbonato estão entre as principais.

4. pH = 7,32; PCO_2 = 32; HCO_3^- = 16; Na^+ = 141; K^+ = 3,1; Cl^- = 88.
   a) Distúrbio ácido-básico: pH baixo, bicarbonato baixo, PCO_2 baixa → acidose metabólica.
   b) Aplicando a fórmula de Winter, PCO_2 = 1,5 × [HCO_3^-] + 8 → 32 = (1,5 × 16) + 8 → 32 = 32. Como a PCO_2 do paciente é igual à calculada pela fórmula, não há distúrbio respiratório. Pode-se dizer que o paciente hiperventilou adequadamente para o grau de acidose metabólica. Pérola: a "regra da coincidência" diz que quando os últimos dois dígitos do pH coincidem com o valor da PCO_2, a resposta respiratória foi adequada, tratando-se, portanto, de distúrbio metabólico simples.
   c) AG = Na^+ − (HCO_3^- + Cl^-) → ânion *gap* = 37. Diante de uma acidose metabólica com ânion *gap* elevado, devemos sempre executar o cálculo da relação delta ânion *gap*/delta bicarbonato para avaliar se a queda no bicarbonato foi proporcional à elevação no ânion *gap*. Delta ânion *gap*/delta bicarbonato = (37 − 12)/(24 − 16) = 25/8 = 3,1. Como a relação está > 2, existe uma alcalose metabólica associada à acidose metabólica com ânion *gap* elevado.

5. pH = 7,26; PCO_2 = 65; HCO_3^- = 28; Na^+ = 137; K^+ = 4,3; Cl^- = 95. Paciente enfisematoso, internado com extensa broncopneumonia. Creatinina = 4,5 mg/dℓ.
   a) Distúrbio ácido-básico: pH baixo, bicarbonato alto, PCO_2 alta → acidose respiratória.

b) Compensação esperada para a acidose respiratória é a retenção de bicarbonato pelo rim. Aplicando a fórmula de acidose respiratória (crônica) (ver Quadro 11.8) para verificar se a compensação é adequada: [HCO_3^-]. Deve aumentar 3,5 mEq para cada 10 mmHg de aumento na PCO_2. Como a PCO_2 aumentou 25 mmHg, o bicarbonato deveria estar em torno de 32,75. Observe que o bicarbonato se elevou pouco, frente ao que era esperado, talvez em razão do comprometimento de função renal que esse paciente apresenta. Então, o distúrbio apresentado por ele é uma acidose mista (metabólica + respiratória).

c) Ânion *gap* = Na^+ − (HCO_3^- + Cl^-) → ânion *gap* = 14.

REFERÊNCIAS BIBLIOGRÁFICAS

1. Guyton AC, Hall JE. Regulation of acid-base balance. In: Guyton AC, Hall JE, editors. Textbook of medical physiology. Philadelphia: W.B. Saunders; 1996. p. 385-403.
2. Rennke HG, Denker BM. Acid-base physiology and metabolic alkalosis. In: Renal pathophysiology – the essentials. 4. ed. Philadelphia: Lippincott, Williams & Wilkins; 2014.
3. Valtin H, Schafer JA. Role of kidneys in acid-base balance: renal excretion of H+ and conservation of HCO3. 3. ed. Boston: Little, Brown and Co.; 1995.
4. Rector Jr FC. Renal acidification and ammonia production; chemistry of weak acids and bases; buffer mechanisms. In: Brenner BM, Rector Jr FC, editors. The Kidney. Philadelphia: W.B. Saunders Co.; 1976. p. 318.
5. Scribner BH. Teaching syllabus for the course on fluid and electrolyte balance. 7. ed. University of Washington; 1969.
6. Makoff DL. Acid-base metabolism. In: Maxwell MH, Kleeman CR, editors. Clinical disorders of fluid and electrolyte metabolism. New York: McGraw-Hill Book Co.; 1972. p. 297.
7. Chapman WH et al. The urinary system. An integrated approach. Philadelphia: W.B. Saunders Co.; 1973.
8. Opdahl H. Survival put to the acid test: extreme arterial blood acidosis (pH 6.33) after near drowning. Crit Care Med. 1997 Aug;25(8):1431-6.
9. Spencer C, Butler J. Survival after cardiac arrest and severe lactic acidosis (pH 6.61) due to haemorrhage. Emerg Med J. 2010 Oct;27(10):800-1.
10. Emmet M, Palmer BF. Simple and mixed acid-base disorders. Introduction. UpToDate; 2017.
11. Zatz R, Rebouças NA, Malnic G. Fundamentos do equilíbrio ácido-base e mecanismos de acidificação urinaria. In: Zatz R, Seguro AC, Malnic G, editors. Bases fisiológicas da Nefrologia. São Paulo: Atheneu; 2011. p. 210.
12. Weiner ID, Verlander JW. Renal acidification mechanisms. In: Brenner and Rector's the kidney. 10. ed. Phildelphia: Elsevier; 2016. p. 234.
13. Bidani A, Dubose TD Jr. Cellular and whole-body acid-base regulation. In: Arieff AI, DeFronzo RA, editors. Fluid, electrolyte, and acid-base disorders. London: Churchill Livingstone, 1995. p. 69-103.
14. Zatz R, Seguro AC. Acidoses e alcaloses. In: Zatz R, Seguro AC, Malnic G, editors. Bases fisiológicas da Nefrologia. São Paulo: Atheneu; 2011. p. 223-50.
15. Swan, R.C.; Pitts, R.F. Neutralization of infused acid by nephrectomized dogs. J Clin Invest. 1955;34:205.
16. Rector Jr FC. Acidification of the urine. In: Geiger SR, editor. Handbook of physiology. Baltimore: Waverly Press, Inc.; 1973.
17. Pitts RF. Physiology of the kidney and body fluids. 3. ed. Year Book Medical Publishers Inc.; 1974.
18. Pitts RF, Alexander RS. The nature of the renal tubular mechanism for acidifying the urine. Am J Physiol. 1945;144:239.
19. Clapp JR, Rector FC Jr, Seldin DW Effects of unreabsorbed anions on proximal and distal transtubular potentials in rats. Am J Physiol. 1962;202:781.
20. Schwartz WB, Hays RM, Polak A, Haynie GD. Effect of chronic hypercapnia on electrolyte and acid-base equilibrium. II. Recovery with special reference to the influence of chloride intake. J Clin Invest. 1961;40:1238.
21. Karim Z, Szutkowska M, Vernimmen C, Bichara M: Recent concepts concerning the renal handling of NH3/NH4. J Nephrol. 2006;19[suppl. 9]:S27-S32.
22. Emmet M, Palmer BF. Urine anion and osmolal gaps in metabolic acidosis. UpToDate; 2017.
23. Shapiro JI, Kaehny WD. Pathogenesis and management of metabolic acidosis and alkalosis. In: Schrier RW, editor. Renal and electrolyte disorders. Boston: Little, Brown; 1992. p. 161-210.
24. Rennke HG, Denker BM. Metabolic acidosis. In: Renal pathophysiology – the essentials. 4. ed. Williams & Wilkins; 2014.
25. Kraut JA. Editorial: Treatment of metabolic acidosis: controversies and challenges. In: Rastegar A, Soleimani M, editors. Fluid, electrolytes and acid-base disturbances. NephSAP. 2015;14(1).
26. Wildenthal K, Mierzwiak DS, Myers RW, Mitchell JH. Effects of acute lactic acidosis on left ven¬tricu¬lar performance. Am J Physiol. 1968;214:1352-9.
27. Schotola H, Toischer K, Popov AF, Renner A, Schmitto JD, Gummert J et al. Mild metabolic acidosis impairs the beta-adrenergic response in isolated human failing myocardium. Crit Care. 2012;16:R153.
28. Stacpoole PW, Wright EC, Baumgartner TG, Bersin RM, Buchalter S, Curry SH et al. DCA- Lactic Acidosis Study Group: Natural history and course of acquired lactic acidosis in adults. Am J Med. 1994;97:47-54.
29. Wagner A, Risse A, Brill HL, Wienhausen-Wilke V, Rottmann M, Sondern K, Angelkort B. Therapy of severe diabetic ketoacidosis. Zero mortality under very-low-dose insulin application. Diabetes Care. 1999;22:674-7.
30. Husain FA, Martin MJ, Mullenix PS, Steele SR, Elliott DC. Serum lactate and base deficit as predictors of mortality and morbidity. Am J Surg. 2003;185:485-91.
31. Sessler D, Mills P, Gregory G,Litt L, James T. Effects of bicarbonate on arterial and brain intracellular pH in neonatal rabbits recovering from hypoxic lactic acidosis. J Pediatr. 1987;111:817-23.
32. Kimmoun A, Ducrocq N, Sennoun N, Issa K, Strub C, Escanye JM et al. Efficient extra- and intracellular alkalinization improves cardiovascular functions in severe lactic acidosis induced by hemorrhagic shock. Anesthesiology. 2014;120:926-34.
33. Gehlbach BK, Schmidt GA. Bench-to-bedside review: Treating acid-base abnormalities in the intensive care unit – the role of buffers. Crit Care. 2004;8:259-65.
34. Hoste EA, Colpaert K, Vanholder RC, Lameire NH, De Waele JJ, Blot SI, Colardyn FA. Sodium bicarbonate *versus* THAM in ICU patients with mild metabolic acidosis. J Nephrol. 2005;18:303-7.
35. Gennari FJ, Hood VL, Greene T, Wang X, Levey AS. Effect of dietary protein intake on serum total CO2 concentration in chronic kidney disease: modification of diet in renal disease study findings. Clin J Am Soc Nephrol. 2006;1:52-7.
36. Bailey JL, England BK, Long RC Jr, Weissman J, Mitch WE. Experimental acidemia and muscle cell pH in chronic acidosis and renal failure. Am J Physiol. 1995;269:C706-C712.
37. Wesson DE, Simoni J. Acid retention during kidney failure induces endothelin and aldosterone production which lead to progressive GFR decline, a situation ameliorated by alkali diet. Kidney Int. 2010;78:1128-35.
38. Goraya N, Wesson DE: Does correction of metabolic acidosis slow chronic kidney disease progression? Curr Opin Nephrol Hypertens. 2013;22:193-7.
39. Zatz R, Rebouças NA, Malnic G. Fundamentos do equilíbrio ácido-base e mecanismos de acidificação urinaria. In: Zatz R, Seguro AC, Malnic G, editors. Bases fisiológicas da Nefrologia. São Paulo: Atheneu; 2011. p. 197.
40. Emmet M, Szerlip H. Causes of lactic acidosis. UpToDate; 2017.
41. Emmet M, Palmer BF. D-lactic acidosis. UpToDate; 2017.

42. Mehta A, Emmet M. Fasting ketosis and alcoholic ketoacidosis. UpToDate; 2017.
43. Narins RG. Introduction to metabolic acidosis, part 1, 2 and 3. American Society of Nephrology Board Review Course; 1998. Disponível em: www.hdcn.com.
44. Preston RA. Metabolic acidosis. In: Preston RA. Acid-base, fluids, and electrolytes made ridiculously simple. Miami, FL: MedMaster Inc.; 1997. p. 97-115.
45. Adrogué HJ, Madias NE. Management of life-threatening acid-base disorders. Part I. N Engl J Med. 1998;38(1):26-34.
46. Ratnam S, Kaehny W, Shapiro JI. Pathogenesis and management of metabolic acidosis and alkalosis. In: Schrier RW. Renal and electrolyte disorders. 7. ed. Philadelphia: Lippincot (Wolters Kluwer Health); 2010.
47. Oh MS, Carrol HJ. Current concepts: the anion gap. New Engl J Med. 1977;297:814.
48. Rehm M, Finsterer U. Treating intraoperative hyperchloremic acidosis with sodium bicarbonate or tris-hydroxymethyl aminomethane: a randomized prospective study. Anesth Analg. 2003;96:1201-8.
49. Jaber S, Paugam C, Futier E, Lefrant JY, Lasocki S, Lescot T, Pottecher J, Demoule A, Ferrandière M, Asehnoune K, Dellamonica J, Velly L, Abback PS, de Jong A, Brunot V, Belafia F, Roquilly A, Chanques G, Muller L, Constantin JM, Bertet H, Klouche K, Molinari N, Jung B; BICAR-ICU Study Group. Sodium bicarbonate therapy for patients with severe metabolic acidaemia in the intensive care unit (BICAR-ICU): a multicentre, open-label, randomised controlled, phase 3 trial. Lancet. 2018 Jul 7;392(10141):31-40.
50. Kitabchi AE, Umpierrez GE, Miles JM, Fisher JN. Hyperglycemic crises in adult patients with diabetes. Diabetes Care. 2009 Jul;32(7):1335-43.
51. Emmet M, Szerlip H. Approach to the adult with metabolic acidosis. UpToDate; 2017.
52. Garella S, Dana CL, Chazan JA. Severity of metabolic acidosis as a determinant of bicarbonate requirements. New Engl J Med. 1973;289:121.
53. International Liaison Committee on Resuscitation. 2005 International Consensus on Cardiopulmonary Resuscitation and Emergency Cardiovascular Care Science with Treatment Recommendations. Part 4: Advanced life support. Resuscitation. 2005;67:213.
54. De Brito-Ashurst I, Varagunam M, Raftery MJ, Yaqoob MM. Bicarbonate supplementation slows progression of CKD and improves nutritional status. J Am Soc Nephrol. 2009;20(9):2075-84.
55. Wilson RF, Gibson D, Percinel K, Ali MA, Baker G, LeBlanc LP, Lucas C. Severe alkalosis in critically ill surgical patients. Arch Surg. 1972;105:197.
56. Kamel K, Halperin M. Acid-base (Section 1). In: Fluid, electrolyte and acid-base physiology. A problem-based approach. Phildelphia: Elsevier; 2017. p. 3-211.
57. Black RM, Alfred HJ, Fan PY, Stoff JS. Metabolic alkalosis. In: Rose & Black's problems in Nephrology. Boston: Little, Brown and Co.; 1996. p. 64-73.
58. Dubose TD Jr. Disorders of acid-base. In: Brenner & Rector's. 10. ed. Phildelphia: Elsevier; 2016.
59. Galla JH. Metabolic alkalosis. J Am Soc Nephrol. 2000;11:369-75.
60. Schwartz WB, van Ypersele de Strihou, Kassirer JP. Role of anions in metabolic alkalosis and potassium deficiency. N Engl J Med. 1968;279:630-9.
61. Rosen RA, Julian BA, Dubovsky EV, Galla JH, Luke RG. On the mechanism by which chloride corrects metabolic alkalosis in man. Am J Med. 1988;84:449-58.
62. Cannon PJ, Heinemann HO, Albert MS, Laragh JH, Winters RW. Contraction alkalosis after diuresis of edematous patients with ethacrynic acid. Ann Intern Med. 965;62:979-90.
63. Galla JH. Editorial: we come to bury "contraction alcalosis", not to praise it. NephSAP. 2011;10(2).
64. Dorwort M, Shcheynikov N, Yang D, Muallem S. The solute carrier 26 family of proteins in epithelial ion transport. Physiology (Bethesda). 2008;23:104-14.
65. Knutsen OH. New method for administration of hydrochloric acid in metabolic alkalosis. Lancet. 1983;2:953.
66. Rastegar A, Thiers SO. Physiologic consequence and bodily adaptations to hyper- and hypocapnia. Chest. 1972;62:283.
67. Kaehny WD. Pathogenesis and management of respiratory and mixed acid-base disorders. In: Schrier RW. Renal and electrolyte disorders. 7. ed. Philadelphia: Wolters Kluwer; 2010.
68. Brackett NC Jr, Cohen JJ, Schwartz WB. Carbon dioxide titration in man. New Engl J Med. 1965;272:6.
69. Schwartz WB, Brackett NC Jr, Cohen JJ. The response of extracellular hydrogen ion concentration to grade degree of chronic hypercapnia: the physiologic limit of the defense of pH. J Clin Invest. 1965;44:291.
70. MCcurdy DK. Mixed metabolic and respiratory acid-base disturbance: diagnosis and treatment. Chest. 1972;62:35S.
71. Fall PA. Stepwise approach to acid-base disorders. Postgrad Med. 2000;107(3):249-63.
72. Preston RA. Mixed acid-base disorders. In: Preston RA. Acid-base, fluids, and electrolytes made ridiculously simple. Miami, FL: MedMaster Inc.; 1997. p. 125-43.
73. Arbus GS. An *in vivo* acid-base nomogram for clinical use. Can Med Assoc J. 1973;109:291.
74. Fencl V, Jabor A, Kazda A, Figge J. Diagnosis of metabolic acid-base disturbances in critically ill patients. Am J Respir Crit Care Med. 2000;162(6):2246-51.
75. Zatz R. Fisiopatologia renal. V.2. São Paulo: Atheneu; 2000.

12 Metabolismo do Potássio

Miguel Carlos Riella • Leonardo V. Riella • Cristian V. Riella

INTRODUÇÃO

O potássio é o cátion intracelular mais abundante, cuja influência se observa em diversos processos metabólicos. Quase todas as células têm uma bomba iônica sódio-potássio-ATPase (Na^+-K^+-ATPase) que transporta Na^+ para fora e K^+ para dentro, originando um gradiente de K^+ ($K^+_{in} > K^+_{out}$) por meio da membrana celular, que é parcialmente responsável pela manutenção da diferença de potencial por meio da membrana. Essa diferença é primordial na função das células, particularmente em tecidos excitáveis, como os nervos e os músculos.

A função neuromuscular e os potenciais de membrana dependem criticamente da relação entre a concentração de potássio intracelular e extracelular.[1-5] Em vista disso, os mecanismos que regulam a concentração de potássio devem ser bastante precisos. Embora a concentração de potássio no líquido extracelular seja reduzida, quando comparada à concentração intracelular, a variação é pequena (3,5 a 5 mEq/ℓ). No entanto, as repercussões clínicas de pequenas variações nessa concentração extracelular de potássio são dramáticas.

Cabe ao rim grande parte da responsabilidade pelo controle da concentração de potássio. Alcança-se a manutenção da homeostasia do potássio a longo prazo por alterações na excreção renal em resposta a variações na ingestão. O manejo das alterações clínicas do metabolismo do potássio requer o conhecimento dos fatores que influenciam sua distribuição interna e o *clearance* renal.

DISTRIBUIÇÃO DO POTÁSSIO NO ORGANISMO

O potássio total do corpo está em torno de 50 mEq/kg; portanto, em um indivíduo de 70 kg, há aproximadamente 3.500 mEq de potássio, sendo pelo menos 90% intracelulares e 10% extracelulares (Figura 12.1). Contudo, apenas 2% do potássio extracelular está no plasma e no fluido intersticial (50 a 70 mEq). A concentração normal de K^+ no líquido extracelular é de 3,5 a 5 mEq/ℓ; grandes desvios nesses valores não são compatíveis com a vida.

A maior parte do potássio intracelular (em torno de 3.000 mEq) está no interior das células musculares, o que não implica um acúmulo relativo de potássio no músculo, mas reflete a preponderância da massa muscular em relação à corporal. A acentuada diferença de concentração entre os espaços intra e extracelular se mantém pela bomba iônica Na^+-K^+-ATPase, que transporta ativamente o potássio para dentro das células e o sódio para fora.[4]

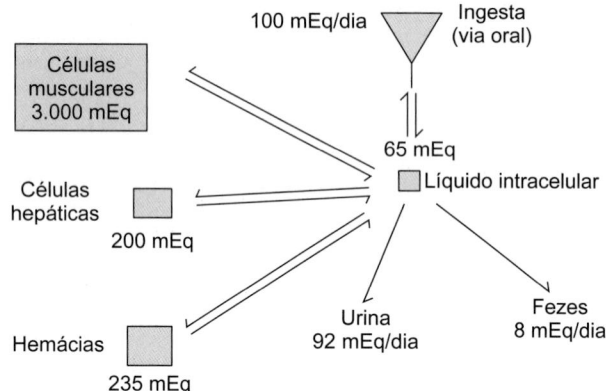

Figura 12.1 Distribuição do potássio em um adulto pesando 70 kg. Observa-se que a maior parte do potássio está contida nas células musculares. (Adaptada de Black, 1972.)[6]

O papel do potássio intracelular com relação à água é análogo ao papel do sódio no líquido extracelular, isto é, cada um é o principal determinante da osmolalidade do seu compartimento, e a quantidade absoluta de cada um está relacionada com o volume do compartimento intra ou extracelular.[5]

Há uma correlação entre a quantidade de potássio no plasma e a quantidade total de potássio no organismo de um indivíduo normal.[7] Embora alguns estudos não tenham mostrado uma correlação entre a concentração plasmática de potássio e o potássio total do organismo, há muitas evidências na literatura que demonstram como a concentração plasmática de potássio reflete a quantidade total de potássio no organismo.[8]

INTERPRETAÇÃO DO POTÁSSIO PLASMÁTICO

Scribner e Burnell[9] desenvolveram a ideia de que a depleção e o excesso de potássio devem ser definidos em face das alterações do potássio total do organismo, tomando-se um ponto de referência. Os autores acreditavam que um ponto de referência era essencial, uma vez que alterações no potássio total, *per se*, não tinham significado. Isso era exemplificado com o paciente em jejum, que perde potássio, mas não se torna deficiente nesse mineral, porque, ao mesmo tempo, destrói massa proteica (em decorrência do jejum).

O ponto de referência escolhido foi denominado "capacidade total do potássio" (*total potassium capacity*), que se refere à soma de todos os ânions e outros grupos químicos fora do líquido extracelular e capazes de reter íons K⁺ ou ligar-se a eles. A capacidade do potássio teria vários componentes (Figura 12.2) e as células musculares contribuiriam com a maior parcela, além do fígado, do glicogênio, das hemácias e dos ossos.

Desse modo, define-se **depleção de potássio** como uma diminuição do potássio total em relação à sua capacidade (p. ex., depleção de potássio em virtude de perdas gastrintestinais ou renais, sem ingesta adequada).

Já o **excesso de potássio** é definido como um aumento na relação potássio total/capacidade do potássio. Como os rins excretam rapidamente um excesso de potássio, a causa mais comum dessa condição refere-se a uma diminuição da capacidade do potássio, e não a um aumento no potássio total. Um exemplo representativo é o paciente com injúria renal aguda: geralmente, ele não se alimenta, então o potássio total permanece constante, pois o rim cessou a excreção; no entanto, por causa do jejum, ele passa a destruir massa celular em busca de fontes de energia, consome as reservas de glicogênio e, assim, a capacidade do potássio se reduz.

Quando existe um quadro de caquexia ou jejum prolongado, não há depleção de potássio, pois o potássio total e a capacidade do potássio decrescem simultaneamente. Entretanto, conforme apresentado a seguir, há fatores que afetam a distribuição transcelular de potássio (Quadro 12.1) sem alterar a quantidade total de potássio no organismo.

Estado ácido-básico. A acidose determina a saída de potássio das células, enquanto a alcalose age no sentido inverso, determinando redução na concentração sérica do potássio.

Quadro 12.1 Alterações no potássio sérico.

Distribuição transcelular alterada

1. Ácido-básico:
   - Acidose: para cada 0,1 unidade de pH que cai, o potássio se eleva em 0,6 mEq/ℓ
   - Alcalose: para cada 0,1 unidade de pH que sobe, o potássio diminui em 0,4 mEq/ℓ
2. Insulina
3. Aldosterona
4. Agentes beta-adrenérgicos (adrenalina)
5. Tonicidade plasmática

Alteração das reservas de potássio

1. Depleção: 1 mEq/ℓ de redução para um déficit de 200 a 300 mEq
2. Retenção: 1 mEq/ℓ de aumento reflete um excesso de 200 mEq

Isso é o que se chama de desvio iônico (Figura 12.3 A), embora, na verdade, não ocorra um desvio (Figura 12.3 B).

Insulina. Promove a entrada de potássio nas células (deficiência de insulina aumenta o potássio no extracelular).

Aldosterona. Modifica a excreção urinária de potássio (deficiência de aldosterona provoca retenção de potássio e aumento do potássio no extracelular).

Agentes adrenérgicos. A adrenalina, por exemplo, promove a entrada de potássio nas células.

Tonicidade plasmática. A hiperglicemia causa um movimento de água do intra para o extracelular, favorecendo o efluxo de K⁺ da célula.

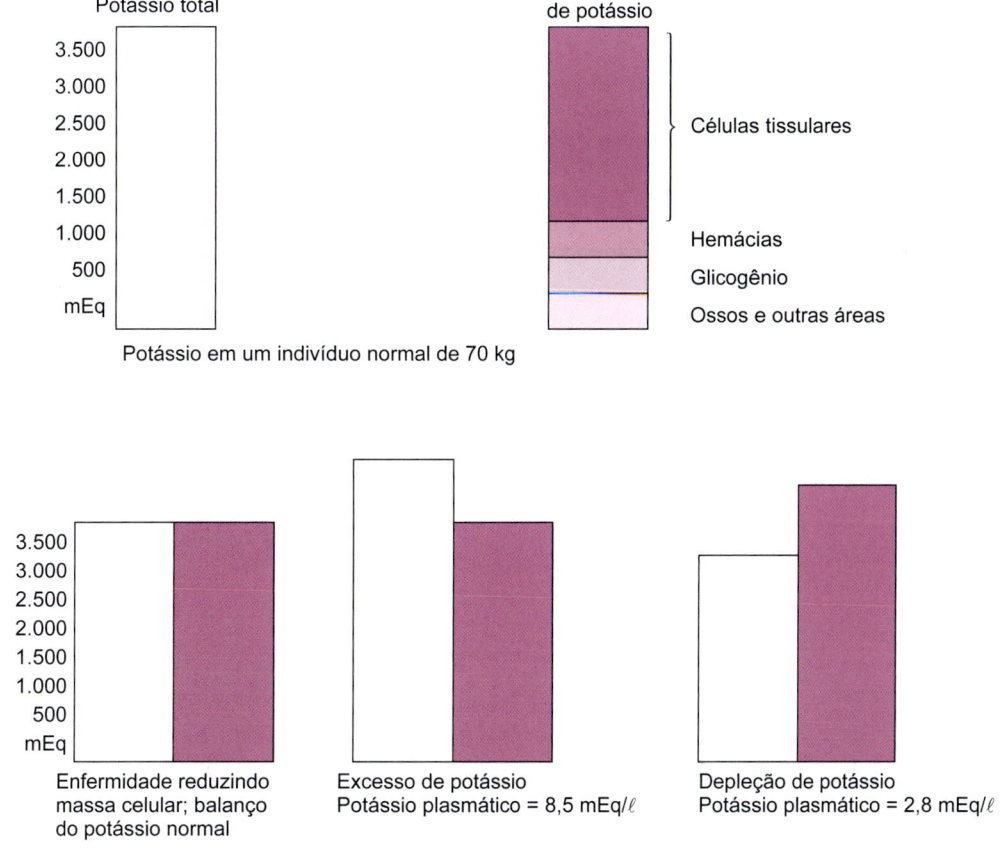

Figura 12.2 Relações entre o potássio total e a capacidade do potássio. (Adaptada de Chapman et al., 1973.)[10]

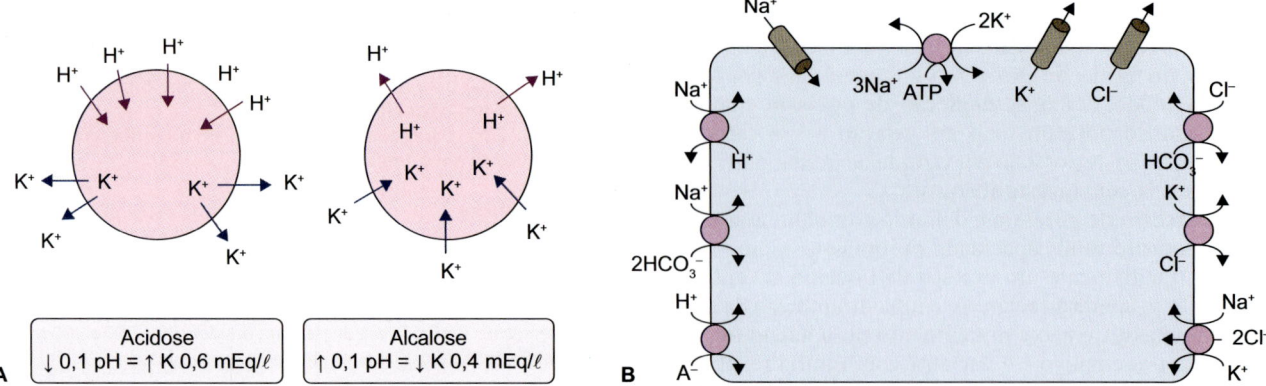

Figura 12.3 A. Desvio iônico do potássio em presença de acidose e alcalose. Na acidose, para cada 0,1 de queda no pH, há uma elevação de 0,6 mEq/ℓ no potássio sérico. Na alcalose, para cada 0,1 de aumento no pH, o nível do potássio sérico cai 0,4 mEq/ℓ. **B.** Múltiplas vias de transporte iônico que direta ou indiretamente afetam o fluxo de K^+ nas células do músculo esquelético. ATP: trifosfato de adenosina. (Adaptada de Aronson e Giebisch, 2011.)[11]

Se nenhum dos fatores precedentes estiver atuando, a concentração sérica de potássio reflete o potássio total. Para avaliar a magnitude da depleção a partir do potássio sérico, pode-se utilizar a seguinte regra prática: a redução de 1 mEq/ℓ no potássio sérico corresponde a uma perda aproximada de 200 a 300 mEq do potássio total.

Outra maneira de interpretar a magnitude do déficit leva em consideração o nível sérico de potássio: valor entre 2,5 e 3,5 mEq/ℓ significa uma redução de aproximadamente 10% (200 a 400 mEq) no potássio total. Esse déficit geralmente não acarreta sintomas e pode ser manejado com reposição oral de potássio. Já um nível sérico inferior a 2,5 mEq/ℓ indica 15 a 20% ou mais de depleção do potássio total (400 a 700 mEq), podendo exigir uma reposição mais agressiva, dependendo das manifestações clínicas. É difícil imaginar o déficit quando o nível sérico é inferior a 1,8 a 2 mEq/ℓ. Em caso de hipercalemia, um aumento de 1 mEq/ℓ no potássio sérico reflete pelo menos 200 mEq de excesso de potássio total.

> ⓘ **PONTOS-CHAVE**
>
> - Potássio normal = 3,5 a 5 mEq/ℓ
> - O nível de potássio no sangue deve ser avaliado com base na capacidade calêmica total
> - O potássio pode redistribuir-se entre os compartimentos extra e intracelular, e vice-versa, de acordo com o estado ácido-básico, a insulina e o estímulo adrenérgico.

BALANÇO DO POTÁSSIO

Ingesta e excreta

Normalmente, a quantidade diária de potássio ingerida varia entre 50 e 150 mEq. A quantidade de potássio excretada pela pele por meio do suor é pequena, cerca de 16 a 18 mEq/ℓ. A excreção de potássio nas fezes é da ordem de 5 a 10 mEq/dia, mas perdas consideráveis ocorrem em caso de diarreias, esteatorreias e quando do uso de laxantes.[1-5]

Em vista da pequena excreção cutânea e intestinal de potássio, fica claro que a maior responsabilidade pela excreção do potássio cabe ao rim.[1-5]

Excreção renal de potássio

A excreção renal de potássio depende de três processos:

- Taxa de filtração glomerular do potássio, igual à taxa de filtração glomerular × concentração plasmática de potássio
- Taxa de transporte de potássio do lúmen tubular para o sangue (reabsorção)
- Taxa de transporte do potássio do sangue para o lúmen tubular (secreção).

Em condições habituais, a taxa de filtração do potássio é mantida constante, e a maior parte do potássio excretado não resulta do processo de filtração glomerular, mas sim do processo de secreção tubular. Em circunstâncias nas quais a taxa de filtração glomerular está reduzida, como na insuficiência renal, pode haver acúmulo de potássio com graves repercussões clínicas.[1-5]

De maneira geral, as porções iniciais do néfron reabsorvem o potássio e as mais distais o secretam. No entanto, alguma excreção também ocorre nos segmentos proximais e alguma reabsorção se dá no ducto coletor. Cerca de 65% do potássio filtrado é reabsorvido no túbulo proximal e 25 a 30% na alça de Henle, sobretudo no ramo ascendente espesso. Como esses segmentos tubulares mais proximais executam primordialmente processos de reabsorção de potássio, a maior parte da variação em sua excreção é causada por ajustes na secreção nos segmentos tubulares mais distais, sobretudo pelas células do túbulo conector e células principais do túbulo coletor cortical os túbulos distais (TD) e coletores.[1,12]

Transporte tubular renal de potássio

Canais de potássio

O movimento passivo de íons e água pelas membranas biológicas é facilitado por um grupo de proteínas conhecidas como "canais". Canal de íon é definido como uma proteína transmembrana com um orifício ou poro por meio do qual os íons podem passar por eletrodifusão.

Canais de K^+ constituem um grupo de proteínas de membrana que facilitam o movimento passivo (guiado pelo gradiente eletroquímico para K^+) de K^+ pelas membranas celulares. Um ou mais tipos de canais de K^+ podem ser detectados virtualmente em todas as células de mamíferos.

Os canais de K⁺ que se abrem e fecham em resposta a alterações na voltagem da membrana são chamados "canais voltagem-dependentes" (Kv). Uma subclasse de canais Kv necessita de cálcio para ativação – são os chamados "maxicanais K⁺". Verificou-se também que canais Kv têm papel crucial na regulação da contração vascular da musculatura lisa e, portanto, na resistência vascular periférica e pressão arterial.

Os íons K⁺ atravessam as membranas fundamentalmente por dois mecanismos: via canais ou via carregadores. A força propulsora do movimento de potássio através do canal é a diferença de potencial eletroquímico. O transporte de potássio mediado por carregador envolve a ligação com uma proteína específica carregadora, e a alteração na conformação dessa proteína é necessária para atravessar a barreira celular.

Embora a importância fisiológica de canais Kv não possa ser imediatamente óbvia no epitélio renal, está claro que vários desses genes se expressam no rim e que os Kv podem ter um papel na secreção de potássio no ducto coletor cortical e na reciclagem de K⁺ na medula interna.[1]

TÚBULO PROXIMAL

Após a filtração, 60 a 70% do potássio no líquido tubular é reabsorvido no túbulo contorcido proximal (Figura 12.4), que funciona como um epitélio de baixa resistência no qual ocorre uma extensa reabsorção de água, sódio, potássio e outros íons.

Duas forças passivas promovem reabsorção transepitelial de potássio:

- Um movimento de líquido por meio de junções intercelulares, que provoca um arrasto de potássio no mesmo sentido (*solvent drag effect*). A reabsorção ativa de Na⁺ é responsável pela reabsorção de líquido no túbulo proximal e, por sua vez, promove a reabsorção de potássio pelo mecanismo de arrasto.
- Uma força eletroquímica determinada por uma diferença de potencial transepitelial que varia de valores positivos no túbulo proximal, favorecendo a reabsorção, os valores negativos nos segmentos distais (túbulo coletor) e a secreção de potássio, ocorrendo uma reabsorção passiva por eletrodifusão.[1-5]

Além dessas forças passivas, há evidência de uma via transcelular ativa para reabsorção de potássio. Essa informação deriva de experimentos em que a reabsorção de líquido e sódio é marcadamente reduzida e a reabsorção de potássio continua.

A saída de potássio da célula para o líquido peritubular e capilar peritubular é exclusivamente passiva. Isso ocorre pelo gradiente eletroquímico e pela alta permeabilidade da membrana celular basolateral.

> ⚠ **PONTOS-CHAVE**
>
> - Aproximadamente 90% do potássio filtrado é reabsorvido ao longo do túbulo proximal e ramo ascendente da alça de Henle, independentemente da ingestão de potássio
> - A excreção urinária de potássio resulta basicamente da secreção de potássio ao longo do néfron distal sensível à aldosterona.

Ramo descendente da alça de Henle

Atualmente, acredita-se que o potássio seja secretado no líquido tubular no ramo descendente da alça de Henle (RDAH) do néfron. Jamison et al.[14] mostraram que, no final desse segmento, a quantidade de potássio excede a quantidade filtrada, concluindo que esse potássio secretado provém daquele absorvido no ramo ascendente da alça de Henle (RAAH) e que o ritmo de secreção depende do gradiente existente entre o interstício medular e o lúmen tubular. Portanto, o mecanismo de transporte parece ser passivo.

Ramo ascendente da alça de Henle

Está bem estabelecido que a reabsorção de potássio pela membrana luminal se dá contra um gradiente eletroquímico e por meio de um mecanismo de cotransporte, de maneira que um Na⁺, um K⁺ e dois Cl⁻ são translocados simultaneamente. Esse processo eletricamente neutro constitui o transporte ativo secundário de potássio. A força promotora origina-se da extrusão ativa de sódio por meio da membrana basolateral da célula. A saída de potássio da célula se faz pela membrana basolateral, por difusão, por meio de canais de potássio, ou acoplado a íons cloro, via um cotransportador KCl.

Há, ainda, evidências de que o potássio reabsorvido com sódio e cloreto retorne parcialmente ao lúmen tubular por um canal apical de potássio, processo que tem por objetivo manter a absorção de Na⁺ e Cl⁻, os quais se encontram em maior quantidade no lúmen em comparação ao potássio e, consequentemente, criam um gradiente negativo que favorece a reabsorção de outros cátions (cálcio e magnésio).

Túbulo distal

A porção do TD responsável pela secreção de potássio parece estar restrita à parte final do segmento entre a mácula densa e a confluência de dois TD: a parte mais distal do TD e o túbulo coletor cortical. A parte convoluta do TD (parte inicial) não participa funcionalmente do transporte de potássio.

Há dois tipos de células no TD que participam do transporte de potássio: as células principais (**claras**), mais numerosas e responsáveis pela reabsorção e secreção de potássio; e as células intercaladas (**escuras**), que regulam a reabsorção de potássio e a secreção de íons H⁺ (Figura 12.5).[4]

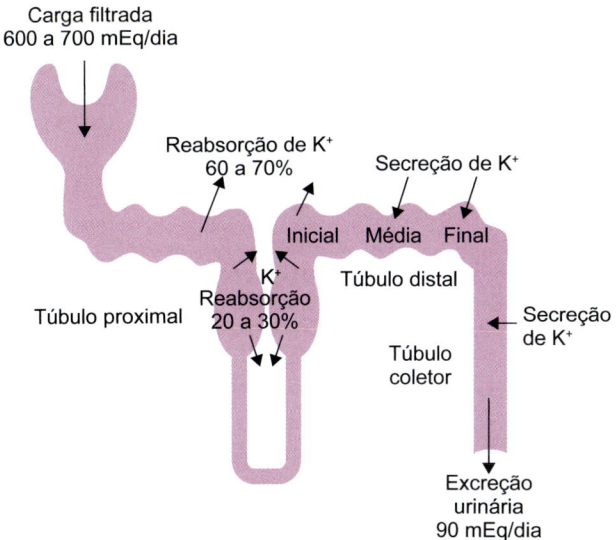

Figura 12.4 Reabsorção tubular de potássio nos diferentes segmentos do néfron. (Adaptada de DeFronzo e Smith, 1995.)[13]

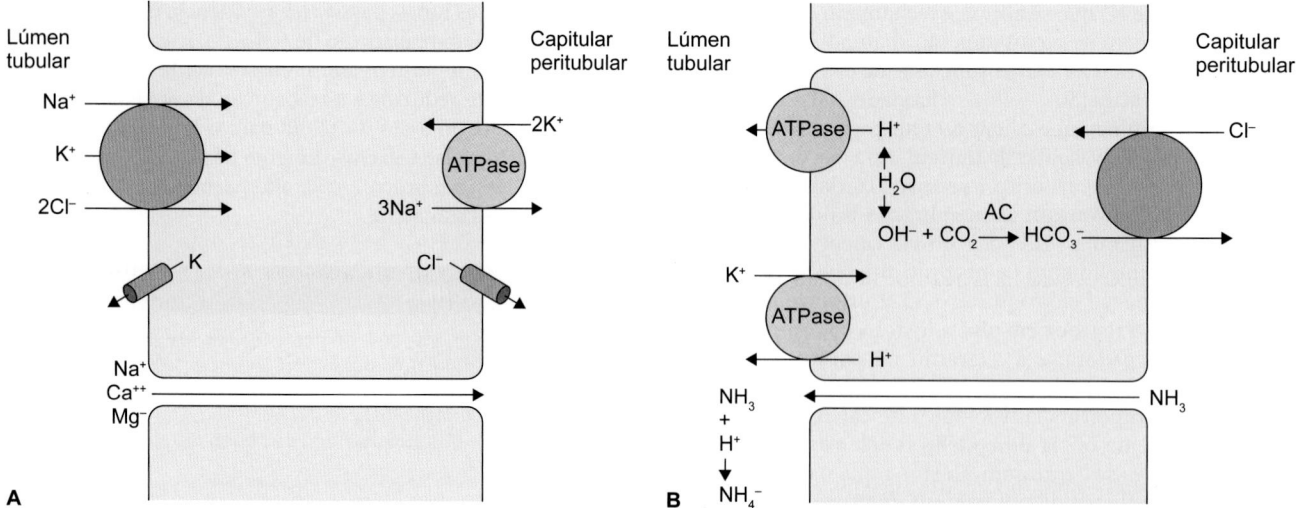

Figura 12.5 **A.** Representação esquemática do mecanismo de transporte no ramo ascendente espesso da alça de Henle. A entrada nas células do NaCl filtrado é mediada por um cotransportador neutro Na-K-2Cl na membrana apical (lumenal). A energia para esse processo provém do gradiente eletroquímico favorável à entrada de Na^+ na célula. O Na^+ reabsorvido é bombeado para fora da célula por meio da bomba Na^+-K^+-ATPase na membrana basolateral (peritubular). Os diuréticos de alça inibem a reabsorção de Na^+, K^+ e Cl^- (e Ca^{++} e Mg^-), pois competem com o sítio de ligação do Cl^- no transportador. **B.** Mecanismo de transporte envolvido na secreção de hidrogênio e na reabsorção de HCO_3^- e K^+ nas células intercaladas do tipo A dos túbulos coletores corticais, bem como nas células dos túbulos coletores corticais da medula externa.

A célula principal transporta o K^+ por meio da membrana basolateral pela atividade Na^+-K^+-ATPase. O movimento preferencial do K^+ se faz para o lúmen, o que ocorre pelo gradiente elétrico criado pela difusão de sódio do lúmen para a célula pela membrana apical por meio de canais de sódio. A secreção de potássio pode ser poderosamente influenciada por qualquer fator que altere a entrada de sódio (íons) na célula pela membrana apical. A aldosterona eleva o número de canais de sódio e estimula a bomba Na^+-K^+-ATPase, resultando no aumento da reabsorção de sódio pela membrana apical associado a um incremento da secreção de potássio para o lúmen tubular.

Um segundo tipo de reabsorção de potássio se dá nos ductos coletores medulares, local no qual se realiza o transporte de potássio e hidrogênio por uma bomba de troca H^+/K^+, a qual secreta H^+ e reabsorve K^+.

Reciclagem medular de potássio

Há evidências de que o transporte de potássio entre os néfrons superficiais (corticais) e os profundos (justamedulares) é diferente. A base da alça de Henle contém mais K^+ do que está presente no filtrado glomerular e esse K^+ adicionado à alça de Henle provém do ducto coletor medular. Assim, o K^+ sofre uma reciclagem na medula renal, similarmente ao que ocorre com a ureia.

A alta concentração medular de K^+ dá origem a um gradiente que favorece a secreção passiva de potássio na *pars recta* e no ramo descendente delgado da alça de Henle. A reciclagem de K^+ proporciona ótimas condições para o néfron distal excretar K^+. Quando há uma alta ingesta de K^+, a urina deve excretar o excesso. Assim, a alta concentração de K^+ no ducto coletor não se dissipa para o interstício em virtude da alta concentração de K^+ na medula.

Fatores que influenciam a secreção de potássio nos túbulos distal e coletor

Ingesta de potássio

A secreção de potássio aumenta quando o potássio dietético se eleva e diminui quando este é reduzido. O efeito do aporte de potássio sobre a secreção é mediado por alterações na concentração plasmática de potássio, aumentando ou diminuindo a atividade da enzima Na^+-K^+-ATPase da membrana basolateral. Além disso, a elevação dos níveis de potássio estimula a secreção de aldosterona, que aumenta a secreção de potássio.[1-5]

Fluxo de líquido tubular distal e concentração intracelular

Se o fluxo é maior, a secreção de potássio aumenta.[3] Todavia, a secreção depende também da concentração intracelular de potássio – mesmo que haja um aumento de fluxo tubular, se a concentração intracelular de potássio for baixa, sua secreção não aumenta.[1-5,15]

Aporte de sódio aos segmentos distais

A concentração de sódio intraluminal nesse nível pode modificar potencialmente o ritmo de secreção de potássio. A entrada de sódio pela membrana luminal das células principais diminui a negatividade intracelular, favorecendo a secreção de potássio. Com o aumento da concentração intracelular de sódio, a atividade da Na^+-K^+-ATPase basolateral também aumenta, o que eleva o potássio intracelular e, também, sua secreção. Então, quando a concentração de sódio do túbulo coletor distal aumenta, a secreção de potássio também aumenta.[16] Isso explica a razão pela qual situações em que existe aumento da oferta de sódio às porções finais do TD (p. ex., uso de diuréticos) podem levar a um déficit de potássio.[1-5] Quando se remove o sódio do lúmen, a secreção de potássio diminui.[16]

Aldosterona

A aldosterona produzida pelas glândulas adrenais atua em parte aumentando o número de canais de sódio "abertos" na membrana luminal do túbulo distal. Como a concentração luminal de sódio é habitualmente maior do que a concentração intracelular de sódio, um aumento maior dos canais de sódio "abertos" resulta em uma maior reabsorção de sódio do lúmen tubular para a célula tubular. O sódio reabsorvido é depois transportado para fora da célula e para dentro dos capilares peritubulares. Isso ocorre na troca por potássio pela bomba Na^+-K^+-ATPase localizada na membrana basolateral da célula.[12] (Ver seção "Ação da aldosterona" adiante.)

Ânions não absorvíveis na luz tubular

O gradiente transepitelial distal é lúmen-negativo em razão da contínua reabsorção ativa de sódio. Ânions, como bicarbonato, sulfato e fosfato, ajudam a manter negativa a diferença de potencial elétrico entre luz e interstício, favorecendo a secreção de potássio. Quanto mais negativo for o gradiente, maior será a secreção de potássio.[1-5]

Modificações agudas no estado ácido-básico

A alcalose e a acidose aguda aumentam e diminuem, respectivamente, a secreção de potássio. É possível que, com elevações na concentração de íons H^+ (acidose), haja diminuição da atividade da Na^+-K^+-ATPase das células, levando ao acúmulo de potássio no extracelular. Além disso, o pH ácido aumenta a atividade da bomba de troca H^+/K^+, resultando na secreção de H^+ e na reabsorção de K^+. Nas alcaloses, a redução da secreção de H^+ leva a uma consequente excreção aumentada de potássio, podendo causar hipocalemia.[1-5]

> **⚠ PONTOS-CHAVE**
> - A principal forma de excreção do potássio se dá por meio de secreção nos segmentos mais distais do néfron
> - A excreção renal de potássio sofre a influência dos níveis plasmáticos do íon, da aldosterona, do fluxo tubular, do aporte de sódio ao néfron distal e do estado ácido-básico.

SISTEMAS ATUANTES NA HOMEOSTASIA DO POTÁSSIO

A regulação da concentração do potássio extra e intracelular e da sua excreção pelo rim parece ser influenciada por vários sistemas hormonais e não hormonais, os quais se inter-relacionam de maneira a garantir a existência de um mecanismo de segurança contra falhas. Quando da elevação dos níveis de potássio, todo o sistema é acionado, procurando reduzir sua concentração (ver Quadro 12.1).

Balanço interno de potássio

Os rins são responsáveis pela manutenção do potássio corporal total, mantendo a ingestão igual à excreção de K^+. No entanto, os ajustes pelo rim na excreção de K^+ levam horas para ocorrer, por isso alterações na concentração extracelular de potássio são ajustadas pelos movimento de K^+ para dentro ou para fora do músculo esquelético. Os fatores mais importantes na regulação desse movimento em condições normais são a insulina e as catecolaminas.[1]

Insulina

Após uma refeição, a liberação de insulina não apenas regula a glicemia, mas também leva o K^+ da dieta para dentro das células, até que os rins excretem a carga de potássio, restabelecendo sua homeostasia.[1,17]

Esses efeitos são mediados pela ligação da insulina a receptores na superfície da célula, os quais estimulam a entrada de glicose em tecidos responsivos a ela, a partir da inserção de uma proteína transportadora de glicose GLUT4.[1,17]

Um aumento da atividade da Na^+-K^+-ATPase media a entrada de potássio. Em pacientes com síndrome metabólica ou doença renal crônica, a captação de glicose mediada pela insulina está comprometida, mas a captação celular de K^+ encontra-se normal, demonstrando a regulação diferente da captação de glicose mediada pela insulina e a captação de K^+.[1,16] Portanto, a insulina provoca a entrada de potássio para dentro das células, independentemente de sua ação sobre o metabolismo da glicose.[1-5]

A interação insulina-receptor também ativa um contra-transportador Na^+-H^+, que resulta em entrada de sódio na célula e que estimula ainda mais a Na^+-K^+-ATPase, com os efeitos já descritos. Além disso, a hipercalemia aguda estimula a liberação de insulina pelo pâncreas.[1,3]

Há muito tempo, acreditava-se que a administração de glicose reduzia a concentração de potássio no plasma e na urina. Hoje, sabe-se que a insulina liberada pela hiperglicemia promove a transferência de potássio para muitos tecidos, sobretudo fígado e músculo esquelético. Essa capacidade da insulina em transferir potássio para dentro das células pode ser clinicamente observada durante o tratamento da cetoacidose diabética e tem uma extraordinária importância prática na terapêutica da hipercalemia.[3,18]

Uma discreta hipercalemia em um indivíduo normal é acompanhada de uma liberação de insulina, o que faz pressupor que um indivíduo com deficiência de insulina seria mais propenso a desenvolver hipercalemia. Contudo, os mecanismos de defesa contra uma hipercalemia não dependem somente da insulina, mas também da aldosterona, a qual tem uma ação mais retardada. A implicação prática dessa inter-relação consiste na propensão de pacientes diabéticos a desenvolver hipercalemia quando fazem uso de um medicamento que interfere na ação da aldosterona (p. ex., triantereno).[18,19]

Assim como a alteração no metabolismo dos carboidratos provoca mudanças no metabolismo do potássio, o inverso também é verdadeiro. Na literatura, há evidências de que uma deficiência de potássio compromete o metabolismo dos carboidratos. Demonstrou-se que o uso de diuréticos tiazídicos, em pacientes com curva anormal de tolerância à glicose, poderia causar diabetes melito sintomático.[18,20] Essa intolerância à glicose que se desenvolve em pacientes que recebem tiazídicos pode ser corrigida com suplementação de potássio. A implicação prática corresponde ao fato de que uma intolerância aos carboidratos clinicamente importante associada a diuréticos ocorre mais provavelmente em pacientes diabéticos ou com diabetes melito latente. Talvez pela deficiência de insulina, pode não haver hipocalemia, o que contribui para que o médico não suspeite de um déficit de potássio.

Catecolaminas

Os efeitos das catecolaminas na concentração de potássio do espaço extracelular são complexos e dependem do tipo de receptor estimulado. Os estímulos aos receptores beta-2-adrenérgicos estimulam o movimento de potássio para dentro das células, provavelmente via Na$^+$-K$^+$-ATPase, podendo causar hipocalemia.[1,3] Esse mecanismo pode envolver um aumento no AMP cíclico e, como resultado, fosforilação e ativação da Na$^+$K$^+$-ATPase. As catecolaminas também podem atuar de modo indireto, estimulando a glicogenólise, que leva à hiperglicemia e liberação de insulina pelas células beta do pâncreas. A insulina, por sua vez, promove a entrada de potássio nas células.

Com a estimulação beta-adrenérgica, há passagem de potássio para dentro das células do músculo esquelético, cujas implicações são:[18]

- Alguns agentes com atividade estimuladora de receptor beta-adrenérgico podem ser úteis no tratamento da hipercalemia aguda
- Agentes betabloqueadores como o propranolol, que evitam a entrada de potássio no músculo esquelético, podem ser úteis em estados hipocalêmicos nos quais a entrada de potássio no músculo está acelerada (p. ex., paralisia periódica)
- Pacientes que recebem betabloqueadores podem desenvolver hipercalemia pelo menos em cinco situações: deficiência de insulina; insuficiência renal; exercício; administração de KCl; e quando ingerem simultaneamente medicamentos que interferem na ação da aldosterona (p. ex., espironolactona).

Em condições normais, o exercício está associado ao movimento do K$^+$ intracelular para o espaço intersticial no músculo esquelético. O acúmulo de K$^+$ representa um fator limitante da excitabilidade e força contrátil do músculo, explicando o desenvolvimento de fadiga. Além disso, o aumento do K$^+$ intersticial causa uma rápida vasodilatação, possibilitando um aumento do fluxo sanguíneo no músculo em exercício. Durante o exercício, a liberação de catecolaminas por beta-2 estimulação limita o aumento do K$^+$ extracelular que ocorre pela liberação normal de K$^+$ pelo músculo em contração.[21-23]

A infusão intravenosa de adrenalina ou noradrenalina pode causar uma hipercalemia aguda transitória que parece se dar por liberação de potássio do fígado.[24] A adrenalina aumenta a produção de glucagon pelas células alfa do pâncreas e estimula a produção de glicose pelo fígado. Ambos os mecanismos podem estimular a liberação de insulina, que, como já mencionado, é capaz de reduzir o potássio plasmático.

A estimulação alfa-adrenérgica causa efeitos opostos, podendo dar origem à hipercalemia pela saída de potássio das células e inibição da liberação de insulina pelo pâncreas.[15]

Glucagon

A administração de doses farmacológicas de glucagon pode causar hiperglicemia e hipercalemia agudas. O glucagon tem efeito glicogenolítico potente, responsável pela hiperglicemia. A hipercalemia provém da liberação de potássio pelo fígado.[25]

Tonicidade plasmática

Alterações na tonicidade plasmática também influenciam o balanço interno de K$^+$. Hiperglicemia causa um movimento de água do intra para o extracelular, movimento que favorece o efluxo de K$^+$ da celular por meio do processo de *solvent drag* ("arrasta solvente").[1]

Distúrbios ácido-básicos

A acidose mineral, mas não orgânica, pode configurar uma causa de mudança celular do K$^+$. Na acidose, a causa de saída de K$^+$ das células não advém de um efeito direto na troca K$^+$-H$^+$ (desvio iônico), mas do acoplamento resultante dos efeitos da acidose nos transportadores que normalmente regulam o pH celular no músculo esquelético.[1,4,5] Mais especificamente, na acidose metabólica por ânions inorgânicos (acidose mineral), a diminuição do pH extracelular diminui a taxa de troca Na$^+$-H$^+$ e inibe a taxa de entrada do cotransportador Na$^+$-3 HCO$_3^-$. A resultante queda no Na$^+$ intracelular reduz a atividade da Na$^+$-K$^+$-ATPase, causando uma perda de K$^+$ intracelular. Além disso, a queda do HCO$_3^-$ extracelular aumenta o movimento para dentro de Cl$_2$ pela troca Cl-HCO$_2$, aumentando ainda mais o efluxo de K$^+$ pelo cotransporte K$^+$-Cl$_2$.[1,4,5]

A perda de K$^+$ da célula é muito menor em magnitude na acidose metabólica causada por acidose orgânica onde ocorre um fluxo para dentro da célula de ânions orgânicos e H$^+$ por meio do transportador monocarboxilato. O acúmulo de ácido resulta em uma queda maior do pH intracelular, estimulando o movimento de Na$^+$ para dentro pela troca Na$^+$-H$^+$ e pelo cotransporte Na$^+$-3 HCO$_3^-$. O acúmulo de Na$^+$ intracelular mantém a atividade da Na$^+$-K$^+$-ATPase, minimizando, assim, qualquer alteração na concentração extracelular de K$^+$ (ver Figura 12.3 B).[1,4,5]

Acidose associada a ácidos minerais. Acidose respiratória, acidose urêmica, NH$_4$Cl ou CaCl$_2$.
Acidose associada a ácidos orgânicos. Acidose diabética e alcoólica, acidose láctica, metanol, etilenoglicol, para-aldeído, intoxicação por salicilatos.

Hormônios adrenocorticais

A aldosterona é um dos mais potentes mineralocorticoides naturais, com participação importantíssima na regulação da quantidade de sódio e potássio no organismo. Atuando nos túbulos renais, esse hormônio aumenta a reabsorção de sódio e a secreção de potássio. Embora as ações sejam opostas, o balanço de sódio permanece estável, mesmo quando a ingesta de potássio varia muito, e vice-versa.

Um aumento de 0,3 mEq/ℓ na concentração de potássio é suficiente para produzir um aumento significativo na secreção de aldosterona.[26,27] A administração de potássio aumenta a secreção de aldosterona, ao passo que a depleção a diminui. Além dos níveis de potássio, outro fator de estímulo à síntese de aldosterona pelas adrenais são os níveis de angiotensina II.

A depleção de volume ou de sódio ativa a secreção de renina pelas células dos aparelhos justaglomerulares dos rins. A renina age sobre um substrato plasmático chamado "angiotensinogênio", convertendo-o em angiotensina I, o qual, sob o efeito da enzima conversora no pulmão, converte-se em angiotensina II. Esta estimula a secreção de aldosterona, que causa secreção tubular de potássio e reabsorção de sódio, restaurando a volemia, a qual inibe o estímulo inicial para a produção de renina. Como se pode observar, esses fatores não atuam isoladamente, e o conjunto recebe o nome de sistema renina-angiotensina-aldosterona (SRAA).[1,4,5]

Uma concentração elevada de potássio estimula a secreção de aldosterona, a qual, atuando nos túbulos renais, aumenta a excreção de potássio, normalizando o potássio plasmático. Quando a concentração de potássio plasmático cai, desaparece o estímulo para secreção de aldosterona, completando-se um sistema fechado de controle retrógrado. Simultaneamente, o potássio plasmático elevado inibe diretamente a secreção de renina, e vice-versa.

Ação da aldosterona

Estudos mostram que a aldosterona e os mineralocorticoides atuam no túbulo coletor cortical, e não no túbulo contorcido distal, como se pensava anteriormente. Acredita-se que a aldosterona entra na célula pelo lado sanguíneo e se ligava a um receptor de proteína no citoplasma, o qual se unia com o núcleo para promover síntese proteica. As proteínas assim sintetizadas poderiam aumentar a permeabilidade da membrana plasmática apical ao sódio pela mobilização de canais de sódio à membrana apical, aumentando o aporte de sódio para o lado sanguíneo da célula (local do transporte ativo). A bomba de sódio na face peritubular, estimulada pela maior síntese proteica, aumenta a extrusão de sódio da célula para o espaço extracelular. Esse maior transporte de sódio determina maior gradiente elétrico transtubular, criando condições para a maior secreção de potássio.[7] A entrada de potássio pela membrana peritubular em troca pelo sódio é mediada pela Na^+-K^+-ATPase. Cargas de potássio aumentam a atividade de Na^+-K^+-ATPase, independentemente da secreção de aldosterona.

Paradoxo da aldosterona

A aldosterona é estimulada por depleção de volume e hipercalemia. A estimulação por volume ocorre pela ativação do SRAA, enquanto a hipercalemia estimula diretamente a secreção de aldosterona na zona glomerulosa da glândula adrenal.

Na depleção de volume, a aldosterona aumenta a reabsorção de sódio no néfron distal sem aumentar a secreção de K; na hipercalemia sem depleção de volume, a aldosterona aumenta a secreção de K sem elevar a reabsorção de Na – a isso se dá o nome de **paradoxo da aldosterona**. Com a depleção, há aumento da reabsorção proximal de Na e menor oferta ao TD (local de troca Na^+/K^+ e sensível à aldosterona), que é mediado em grande parte pela angiotensina II, a qual aumenta na depleção, mas não na hipercalemia.

Na hipercalemia, a oferta distal de Na^+ é suficiente para estimular a secreção de K^+ pelo aumento da aldosterona. Hipercalemia sem depleção de volume tem baixos níveis de angiotensina e oferta normal de Na+ para o local de troca Na^+/K^+, quando a secreção de K+ ocorre por ação da aldosterona.[1-5]

Para entender melhor esse **paradoxo da aldosterona**, vale lembrar que o néfron distal é composto de túbulo contorcido (TCD), que é dividido em um primeiro segmento (TCD1) e depois em segmento (TCD2), túbulo conector (TCN) e o túbulo coletor (TC). No néfron distal, a reabsorção de sódio ocorre a partir de duas vias: cotransportador $Na^+:Cl^-$ tiazídico-sensível, que se expressa apenas no TCD com maior expressão no segmento TCD1, e canal epitélio de sódio amilorida-sensível, cuja expressão é maior no TCD2, sobretudo no TCN e TC. Os efeitos da aldosterona no néfron distal estão restritos ao segmento específico do néfron distal conhecido como néfron distal aldosterona-sensível (ASND) e compreende os segmentos TCD2, TCN e TC.

Evidência recente indica que a diferença de sensibilidade hormonal entre o TCD1 e ASND pode ser atribuída à ausência de 11-β-*hydroxisteroid desidrogenase tipe 2* (11-beta-HSD2) no TCD1 e sua presença no ASND. Isso explica a regulação diferencial do transporte de Na^+ e K^+ entre os dois segmentos e sugere ser o principal mecanismo do **paradoxo da aldosterona**.

> **PONTOS-CHAVE**
>
> - A insulina e os estímulos beta-2-adrenérgicos estimulam a captação do potássio pelas células
> - A aldosterona atua no túbulo coletor cortical, aumentando a reabsorção de sódio e a secreção de potássio.

Adaptação a níveis elevados de potássio

Atualmente, aceita-se a existência de um mecanismo de adaptação que explica a tolerância de animais a doses elevadas de potássio. Por exemplo, quando se administram IV doses elevadas de potássio em animais submetidos a uma alta ingestão desse íon, há uma rápida secreção urinária dele. Igualmente, na doença renal crônica, os néfrons remanescentes aumentam sua capacidade de excretar potássio.[28]

Adaptação renal ao potássio

Em vista do que já foi apresentado, conclui-se que o rim tem uma capacidade intrínseca de responder a uma carga de potássio, excretando mais potássio na urina. O mecanismo responsável por essa secreção elevada reside na atividade das células do néfron distal, como abordado anteriormente.

Revelam-se um pouco contraditórios os dados experimentais com relação ao local no néfron responsável pela adaptação ao potássio. Parece não haver dúvida de que o TD tem um papel crítico na secreção de potássio, mas a participação do sistema coletor não está definida. Wright et al.[29], por exemplo, mostraram que, em ratos submetidos à ingestão crônica de potássio, somente o TD era responsável pela excreção elevada de potássio. No entanto, se os animais não recebiam sódio, o sistema coletor contribuía significativamente para a excreção de potássio. Estudos mostraram que o epitélio do sistema coletor é potencialmente capaz de secretar potássio.

Adaptação extrarrenal ao potássio

Em situações de excesso de potássio, outros órgãos podem contribuir para a homeostase desse elemento. Há várias evidências de que a aldosterona age em outros tecidos de modo semelhante ao observado nos túbulos renais.[1] Por exemplo, o cólon pode aumentar a excreção de potássio em um mecanismo mediado pela aldosterona. No tecido muscular, a aldosterona parece deslocar o potássio para o intracelular.[3] Experimentalmente, a entrada de potássio nas células é maior em animais submetidos à ingestão elevada crônica de potássio (e, presumivelmente, com níveis elevados de aldosterona) do que em animais submetidos a uma ingesta normal de potássio.[30]

Novos conceitos

A visão tradicional de homeostasia do potássio (mecanismo de *feedback*) propõe que aumentos na concentração de K^+ extracelular após ingestão de dieta rica em K ativariam uma cascata de eventos que estimulariam a secreção de K no ducto coletor vias aldosterona-dependentes ou não. Essa mesma visão propunha que, em caso de restrição de K, a concentração de K no extracelular diminuiria, o que reduziria a excreção de K por meio do bloqueio da secreção no ducto coletor via inibição da liberação de aldosterona.

Estudos em carneiros mostraram que a ingestão de uma dieta rica em K causava um aumento da excreção de K sem que houvesse aumento do potássio extracelular. Isso sugere que o mecanismo não envolve aldosterona, que leva de horas a dias para produzir algum efeito, mas que os níveis de K na dieta são percebidos pelo intestino, o qual ativa um fator intestinal até então não identificado e modula as respostas renal e extrarrenal independentemente do potássio sérico.[31]

Papel do balanço ácido-básico

Há evidência de que a produção de amônia está intimamente relacionada com a homeostase do potássio.[32,33] Assim, durante uma depleção de potássio, dá-se um aumento na excreção de amônio (NH_4^+), possivelmente pelo aumento na produção renal de amônia (NH_3). Simultaneamente, observa-se um aumento no pH urinário, o que levou alguns autores a postularem a possível coexistência de um defeito no gradiente de hidrogênio.

Existe ainda certa controvérsia quanto ao distúrbio ácido-básico produzido por uma depleção de potássio. Alguns investigadores demonstraram que, no cão, a depleção de potássio causa acidose sistêmica, a qual seria responsável pela produção aumentada de amônia.[34] Já no rato, ocorre alcalose metabólica e, no ser humano, não há alteração ou dá-se discreta alcalose metabólica. Em vista dessa discrepância, acredita-se, no momento, que não seja o estado ácido-básico sistêmico que influa sobre a produção de amônia e pH urinário.[32]

Em face de um excesso de potássio, ocorre uma diminuição na excreção de amônio.

O metabolismo do sódio parece estar intimamente relacionado com a homeostase potássio/ácido-básica. A inter-relação, embora ainda controversa, dar-se-ia da seguinte maneira: a **depleção de potássio** aumenta a atividade da renina plasmática e diminui a secreção de aldosterona.[26] Parece também resultar em um aumento da reabsorção de sódio no néfron proximal e em uma diminuição da reabsorção do néfron distal.[35] É provável que a diminuição da reabsorção de sódio no néfron distal seja mediada pela diminuição na secreção de aldosterona.

O **excesso de potássio** diminui a atividade da renina e estimula a secreção de aldosterona. Além disso, reduz a reabsorção proximal de sódio e estimula a sua reabsorção distal. O aumento da secreção de aldosterona contribui para a reabsorção distal elevada de sódio.

Esses ajustes na reabsorção de sódio servem para manter a homeostase do sódio e do potássio quando da modificação da ingesta de potássio. Assim, na presença de um déficit de potássio, como há um aumento na reabsorção proximal de sódio, menos sódio chega ao néfron distal, onde normalmente ocorre a troca Na^+-K^+, e, como a secreção de aldosterona também está diminuída, a reabsorção distal de sódio igualmente se reduz. Assim, o balanço de sódio é mantido, enquanto a excreção de potássio diminui. Quando há um excesso de potássio, ocorre o inverso.

Várias observações indicam que a reabsorção de sódio também influencia a excreção de hidrogênio no néfron distal.[36] Acredita-se que a produção de amônia possa minimizar as alterações ácido-básicas quando da modificação da reabsorção de sódio.

Se existe menos amônia para tamponar o H^+ no lúmen, o pH urinário cai muito, elevando o gradiente transtubular para a secreção de H^+ e, portanto, diminuindo a excreção de ácido.[31]

Na presença de uma **depleção de potássio**, há uma diminuição na reabsorção distal de sódio e um aumento na produção de amônia. A amônia tampona o H^+ no lúmen, transformando-se em amônio (NH_4^+). Com isso, o pH no lúmen não cai muito e, por conseguinte, o gradiente transtubular para a secreção de H^+ também não é muito grande; logo, a excreção de ácido não é reduzida. Portanto, o papel da amônia é manter a excreção de ácido na vigência de uma diminuição na reabsorção distal de sódio, a qual, como já mencionado, acompanha-se de uma diminuição na excreção de ácido.[31]

Uma das implicações práticas do aumento na produção de amônio foi dada em 1963. É clássico o conceito de que hipocalemia pode precipitar coma hepático. Como em pacientes cirróticos muitas vezes se administram diuréticos, estes podem causar hipocalemia, a qual aumenta a produção de amônia, e o paciente com disfunção hepática pode ser incapaz de metabolizar a amônia, o que predispõe a instalação de coma hepático.[37]

A secreção de K^+ e H^+ depende muito da concentração intracelular desses íons. Por exemplo, em uma alcalose aguda (respiratória ou metabólica), o potássio passa do líquido extracelular para o interior das células, e, em uma acidose (respiratória ou metabólica), o potássio sai das células (ver Figura 12.3). O mecanismo desse movimento transcelular não está bem esclarecido. Portanto, na alcalose, a concentração intracelular de potássio aumenta (inclusive na célula tubular renal), e mais potássio está disponível para secreção. Na acidose, ocorre o contrário. Uma observação importante é que a queda do pH nas situações de acidose láctica e cetoacidose não eleva tanto o potássio por esse mecanismo quando em comparação à acidose hiperclorêmica. A razão disso é incerta, mas dois fatores parecem contribuir: a habilidade de ácidos orgânicos de acompanhar o íon hidrogênio para dentro da célula e diferentes efeitos na secreção de insulina e glucagon. No entanto, a cetoacidose diabética está comumente associada a hipercalemia em virtude de outro mecanismo – a deficiência de insulina.

Uma alcalose sistêmica aumenta a perda urinária de potássio, enquanto uma acidose sistêmica diminui a excreção renal de potássio. Na verdade, porém, o potássio e o hidrogênio não competem pela secreção, e os dados experimentais mostram que, enquanto a secreção de hidrogênio aumenta, a de potássio também aumenta, e vice-versa.[16]

HOMEOSTASIA DO POTÁSSIO NA DOENÇA RENAL

A manutenção do balanço de potássio durante a instalação da doença renal crônica reflete a participação progressiva de mecanismos de adaptação.[38] A concentração plasmática de potássio aumenta apenas na fase terminal da doença renal crônica, o que implica que, à medida que cai a taxa de filtração glomerular, a fração do potássio secretado aumenta.

Bank et al.[39] demonstraram que, em ratos com insuficiência renal causada por nefrectomia subtotal, não havia alteração na fração de reabsorção de potássio ao longo do túbulo distal (quando comparados ao grupo-controle), mas aumentava muito a secreção de potássio no ducto coletor.

Tanto na insuficiência renal quanto na ingestão crônica de potássio, a adaptação renal resulta de um aumento de atividade da Na^+-K^+-ATPase.

Papel do sistema renina-angiotensina-aldosterona

A aldosterona é um estimulador potente da secreção tubular de potássio. A evidência baseada em dados experimentais corresponde ao fato de que uma produção elevada de aldosterona não é indispensável para a manutenção do equilíbrio de potássio na uremia.

Muitos autores mostraram que a concentração plasmática de aldosterona na insuficiência renal terminal é normal, desde que a renina e o potássio plasmático estejam dentro da normalidade. Quando aumenta a concentração plasmática de potássio e/ou renina, a concentração de aldosterona se eleva.[40]

A conclusão é de que há necessidade, pelo menos, de níveis normais de aldosterona, pois, se uma insuficiência renal se complica com hipoaldosteronismo, ocorre hipercalemia.[41]

Excreção gastrintestinal de potássio

Normalmente, a quantidade de potássio excretada nas fezes representa uma quantidade pequena da ingesta diária (ver Figura 12.1). No entanto, o intestino compreende potencialmente uma fonte de perda de potássio, como ocorre nas diarreias. Estudos em indivíduos normais e urêmicos, em uma dieta normal de potássio, mostraram que, enquanto nos indivíduos normais a excreção fecal era de 12% da ingesta, em urêmicos era de 34%.[35] Entretanto, os relatos de Hayes et al.[42,43] de que a excreção de K correspondia a aproximadamente 50 mEq/dia nunca foram confirmados. Embora a excreção de K aumente em comparação a indivíduos normais, esse aumento é pequeno e parece que a excreção de K na doença renal crônica avançada está entre 10 e 15 mEq/dia.

Em uma revisão da literatura, Agarwal et al.[44] concluíram que a adaptação colônica na doença renal crônica não se configurava em grande contribuidor ao balanço total de K.

Outro conceito comum é de que a diarreia aquosa promove grandes perdas de K. Entretanto, quando ela ocorre, a concentração de K nas fezes cai acentuadamente.[45]

Tolerância celular ao potássio

Quando se administra potássio a urêmicos, o potássio sérico aumenta muito mais que em pacientes normais. Isso indica que a tolerância celular ao potássio diminui na insuficiência renal.

> 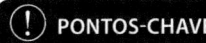 **PONTOS-CHAVE**
>
> Na insuficiência renal, existe uma adaptação aos níveis elevados de potássio, com aumento da excreção renal e intestinal, frente às cargas de potássio, pela ação da aldosterona.

AÇÃO DOS DIURÉTICOS

Um dos fatores determinantes do ritmo de secreção distal de potássio é o fluxo de urina pelo segmento do néfron. Portanto, quanto maior é o fluxo de urina pelo TD cortical, maior é a excreção de potássio. E os diuréticos são agentes que aumentam o fluxo de urina.[17]

Como alguns diuréticos inibem a reabsorção proximal de sódio, uma maior quantidade de sódio chega ao néfron distal, no qual se localizam as áreas secretoras de potássio sensíveis à aldosterona. Além disso, o diurético geralmente eleva a aldosterona em virtude da hipovolemia, aumentando ainda mais a perda de potássio. Consequentemente, o potássio deve ser monitorado durante as primeiras 2 semanas após iniciar o diurético ou alterar a dose. Depois desse período, o organismo entra em equilíbrio, sem perdas adicionais (ver Capítulo 49, *Diuréticos | Mecanismos de Ação e Uso Clínico*).

DISTÚRBIOS CLÍNICOS DO METABOLISMO DO POTÁSSIO

Depleção de potássio | Hipocalemia

Refere-se a uma diminuição do potássio total em relação à capacidade do potássio ou resultado de uma distribuição transcelular, traduzindo-se habitualmente por uma redução na sua concentração plasmática (hipocalemia < 3,5 mEq/ℓ). A alcalose é a causa mais comum de alteração na distribuição transcelular. Um déficit real de potássio resulta geralmente de perdas gastrintestinais ou renais.

Causas

A hipocalemia pode ocorrer durante um período de ingesta reduzida de potássio, não compensada por uma redução na excreção de potássio. Isso não é frequente, pois, quando a ingesta diminui por letargia, anorexia, coma etc., a excreção também diminui. Portanto, depleção de potássio por falta de ingesta apenas se dá se os rins forem impedidos de conservar potássio.

A causa mais comum de depleção de potássio constitui em uma perda elevada de potássio do corpo. Como a perda de potássio pela pele é desprezível (exceto em caso de sudorese profusa), restam o rim e o trato gastrintestinal como vias importantes na perda de potássio.

Desvio transcelular ou redistribuição

Apenas uma pequena fração do potássio corporal total está localizada no espaço extracelular, e pequenos desvios para o intracelular produzem grandes variações na concentração plasmática de potássio. Esses desvios podem ser causados por (ver Quadro 12.1):

- **Alterações do estado ácido-básico**: na alcalose metabólica ou respiratória, íons hidrogênio saem das células para minimizar as mudanças no pH do extracelular. A necessidade de manter a eletroneutralidade entre os compartimentos leva à entrada de potássio nas células. Esse efeito produz um aumento de 0,6 mEq/ℓ no potássio do extracelular para cada 0,1 unidade de pH que cai, no caso da acidose metabólica, e 0,4 mEq/ℓ no nível plasmático de potássio, no caso de alcalose metabólica.[1] Há, no entanto, uma ressalva a essa estimativa, por ter sido embasada em somente 5 pacientes com uma variedade de distúrbios e a variação ter sido muito ampla (0,2 a 1,7 mEq/ℓ). Esta variabilidade no aumento ou queda do potássio plasmático em resposta a alterações no pH extracelular foi confirmada em estudos subsequentes.[46]

No entanto, do ponto de vista prático nos parece útil esta relação 0,6 K^+/0,1 pH, a partir da qual ajustes podem ser feitos

- **Ação da insulina**: como já comentado, a insulina promove a entrada de potássio nas células musculares e hepáticas, reduzindo os níveis plasmáticos. Esse efeito pode ser observado após a administração de insulina na hiperglicemia grave ou na cetoacidose diabética[1]

- **Infusão de glicose:** a concentração plasmática de potássio diminui com a administração de glicose, por mecanismo similar ao da insulina[1]
- **Atividade beta-adrenérgica:** a estimulação de receptores beta-2-adrenérgicos promove a entrada de potássio nas células. Então, hipocalemia transitória pode ser observada em situações em que há liberação de adrenalina, como intoxicação por teofilina e isquemia coronariana. A infusão de aminas vasoativas também pode provocar esse efeito, podendo ser empregada terapeuticamente na hipercalemia: a administração de um agonista beta-adrenérgico (como a terbutalina e o albuterol) reduz os níveis de potássio em cerca de 0,5 a 1 mEq/l[1]
- **Paralisia periódica hipocalêmica:** raro distúrbio caracterizado por ataques recorrentes de paralisia flácida desde a infância, acompanhados de hipocalemia em decorrência de uma redistribuição do potássio para o interior das células. Uma forma adquirida se desenvolve em pacientes com hipertireoidismo, frequentemente precipitada pela ingesta de carboidratos, estresse ou exercício físico, os quais elevam a liberação de insulina ou adrenalina[1-5]
- **Envenenamento por bário (carbonato de bário):** pode produzir paralisia flácida e hipocalemia em virtude de um bloqueio dos canais de potássio na membrana, que, normalmente, tornam possível a passagem de potássio para o extracelular. O sulfato de bário utilizado em exames radiográficos não acarreta risco para os pacientes[1]
- **Tratamento de anemias graves:** resulta em rápida assimilação do potássio para dentro das hemácias que estão sendo produzidas, levando à hipocalemia. Esse efeito habitualmente é observado 2 dias após o início do tratamento da anemia[1-5]
- **Outras causas:** hipotermia, intoxicação por teofilina, cloroquina.[1-5]

Perdas gastrintestinais

As principais causas gastrintestinais de hipocalemia estão enumeradas no Quadro 12.2 e descritas a seguir:

- **Aporte dietético insuficiente:** pode ocorrer em pacientes idosos e etilistas, em que a ingesta de potássio é inadequada, e em pacientes em fase de rápida síntese celular, como os que se submetem à hiperalimentação
- **Diarreias:** normalmente, a excreção de potássio para um volume fecal habitual de 200 ml não excede 10 mEq/dia, mas pode elevar-se muito em certas situações, como nas diarreias agudas ou crônicas e quando se abusa de laxativos. As hipocalemias causadas pelas diarreias podem cursar também com acidose metabólica pela perda de bicarbonato. A acidose provoca um desvio iônico que, mesmo em vigência de hipocalemia, provoca a saída de potássio de dentro das células, mascarando os níveis plasmáticos de potássio. Em geral, a resposta à perda de potássio pelo intestino é a conservação renal de potássio, por meio da diminuição de sua secreção tubular, porém essa resposta sofre um efeito antagônico (como a diarreia provoca depleção de sódio e hipovolemia, que ocasionam maior produção de aldosterona, a secreção de potássio pode estar elevada)[1-5]
- **Ureterossigmoidostomia:** resulta em absorção anormal de cloreto de sódio em associação a secreção de potássio e bicarbonato para a luz da alça intestinal. Causa também acidose metabólica hiperclorêmica[2]
- **Vômitos:** o teor de potássio no suco gástrico não é elevado, mas os vômitos ou a drenagem nasogástrica podem ocasionar hipocalemia. Isso decorre mais da perda de ácido clorídrico que da perda de potássio.[1-5] A perda de ácido leva à alcalose metabólica, a qual produz um desvio iônico de potássio para dentro das células e secreção de potássio pelas células tubulares distais. Também está ativo o SRAA, pela perda de água e sódio, o que acelera a perda de potássio pelos rins.[1-5]

Perdas renais

Há muitas evidências da importância do rim como via final de controle da homeostase do potássio. Muitas vezes, a resposta renal é apropriada pela interferência dos mecanismos de controle do balanço de potássio. Outras vezes, a resposta renal indica uma nefropatia ou um distúrbio na ação dos mecanismos de controle, como ocorre com o uso de diuréticos.

Diuréticos

O uso de diuréticos talvez represente a causa mais frequente de hipocalemia na prática clínica. Todos os diuréticos provocam excreção de potássio, exceto os chamados "poupadores de potássio" (ver Capítulo 49, *Diuréticos | Mecanismos de Ação e Uso Clínico*).

Os tiazídicos causam maior perda de potássio porque aumentam o fluxo de urina pelos segmentos corticais do néfron distal, além de, em parte, serem inibidores da anidrase carbônica.[15]

A furosemida e o ácido etacrínico inibem a reabsorção ativa de sódio-cloreto-potássio no RAAH. Ademais, além de produzirem maior fluxo de urina, esses agentes parecem inibir a reabsorção proximal de potássio, promovendo caliurese.[14]

Os inibidores da anidrase carbônica, tipo acetazolamida, não afetam o transporte proximal de potássio, mas aumentam a secreção de potássio no néfron distal. O mecanismo parece ser duplo: a inibição da secreção de H^+ no néfron distal causa hiperpolarização transtubular, uma força para o movimento passivo do potássio da célula para a urina; e, como esses agentes inibem a reabsorção proximal de bicarbonato, mais bicarbonato chega ao néfron distal e, sendo ele pouco reabsorvível, induz um aumento do fluxo de urina, como fazem outros agentes.[15]

Os diuréticos osmóticos, tipo manitol, também aceleram a excreção de potássio por elevarem o fluxo de líquido tubular no néfron distal.

Hiperaldosteronismo

A produção excessiva de aldosterona por tumor ou hiperplasia adrenais (hiperaldosteronismo primário) ou por hipovolemia

Quadro 12.2 Causas gastrintestinais da depleção de potássio.

- Diarreia
  - Fezes líquidas: cólera, síndrome de Zollinger-Ellison
  - Fezes formadas: esteatorreia, pós-gastrectomia
- Secreção de tumores: adenoma viloso
- Exsudato inflamatório: colite ulcerativa
- Vômito e diarreia: gastrenterite
- Vômito: estenose pilórica
- Aspiração gástrica contínua
- Fístulas: biliar, pancreática, gastrocólica
- Outras: uso abusivo de purgativos, enemas

e hipoperfusão renal (hiperaldosteronismo secundário) determina um aumento na excreção de potássio pelos mecanismos já abordados, com consequente hipocalemia. O mesmo ocorre com a estenose de artéria renal.[1-5]

O alcaçuz (*Glycyrrhiza glabra*, elemento utilizado na fabricação de laxantes e na indústria de doces, tabaco e cervejarias) contém um esteroide, o ácido glicirrízico, o qual inibe uma enzima que converte o cortisol em cortisona (11-beta-HSD2). Dessa maneira, o cortisol acumulado apresenta atividade mineralocorticoide e, consequentemente, leva a uma aumentada reabsorção de sódio e secreção de potássio.[1-5] Similar apresentação clínica ocorre na síndrome aparente de mineralocorticoide em excesso (SAME), na qual há um defeito hereditário da enzima 11-beta-HSD2, em vez de adquirido, resultando também no acúmulo de cortisol e, consequentemente, em hipertensão, hipocalemia e alcalose. Por meio da administração de cortisol, pode-se inibir a produção de cortisol, o que auxilia no diagnóstico dessa condição. Por fim, o aldosteronismo remediável por glicocorticoide (GRA) é uma doença autossômica dominante em que a produção de aldosterona está parcialmente controlada pela secreção de ACTH. Pacientes jovens apresentam história familiar de hipertensão precoce associada a hipertensão e hipocalemia. A administração de corticosteroide pode, mais uma vez, auxiliar no diagnóstico, pois inibe a produção ACTH e, consequentemente, reduz a secreção da aldosterona.

Alterações tubulares

Como as estruturas tubulares do néfron distal excretam a maior parte do potássio ingerido, é fácil compreender que alterações tubulares podem levar a uma excreção excessiva de potássio (p. ex., acidose tubular renal, síndrome de Fanconi, pielonefrite, fase poliúrica da necrose tubular aguda e medicações nefrotóxicas para os túbulos, principalmente a anfotericina, a gentamicina e a cisplatina).[1]

Alterações genéticas

A **síndrome de Bartter** compreende um distúrbio raro que se manifesta na infância e cursa com hipocalemia, alcalose metabólica, hiper-reninemia, hiperaldosteronismo, hiperplasia do aparelho justaglomerular e, algumas vezes, hipomagnesemia. São comuns poliúria, polidipsia, hipercalciúria e, mais raramente, ocorre hipomagnesemia. Também existe aumento na liberação renal de prostaglandinas vasodilatadoras, o que pode explicar a pressão arterial normal. Resulta de anormalidades na função tubular, primariamente no transporte de Na-K-2Cl na porção espessa da alça de Henle. Com isso, ocorre uma discreta depleção de volume, que ativa o SRAA. A combinação de hiperaldosteronismo com aumento do fluxo distal (pelo defeito reabsortivo) eleva a secreção de potássio e hidrogênio nos túbulos coletores, levando à hipocalemia e alcalose metabólica. Já foram identificadas aproximadamente cinco diferentes mutações que podem resultar em apresentação clínica semelhante, explicando variações no espectro dessa síndrome.[45]

A **síndrome de Gitelman** cursa com os mesmos achados da síndrome de Bartter, porém o defeito se dá no cotransportador Na-Cl do segmento inicial do TD.[3] Nessa síndrome, a perda de magnésio é mais comum, podendo ocorrer tetania e fadiga. Geralmente, é diagnosticada em crianças maiores ou adultos jovens, sendo menos grave que a síndrome de Bartter.[45] Para memorizá-la, basta lembrar que a síndrome de Bartter se apresenta com manifestações clínicas similares às do uso de Lasix, e a de Gitelman, às do uso de hidroclorotiazida.

A **síndrome de Liddle** é uma doença autossômica dominante caracterizada por um ganho de função do canal de sódio sensível à amilorida (ENaC) no túbulo coletor. Seu quadro se caracteriza por hipertensão, hipocalemia e alcalose associados a níveis baixos de renina e aldosterona em paciente com história familiar de hipertensão precoce. Seu diagnóstico pode ser confirmado com um teste paragenético, e seu tratamento não responde à espironolactona, mas sim a bloqueadores diretos dos canais de ENaC, como a amilorida e o triantereno.

A paralisia periódica familiar hipocalêmica (PPFH) é um distúrbio autossômico dominante transmitido com penetrância incompleta.[43,44] Os pacientes com essa doença têm episódios de paralisia flácida associada à profunda hipocalemia. A prevalência na comunidade é de 1:100.000 habitantes. Apesar de ser uma doença genética autossômica dominante, ocorre mais frequente e gravemente em homens, que apresentam sintomas nas primeiras duas décadas de vida. Quando os sintomas aparecem em mulheres, são mais moderados e tardios. Os ataques de paralisia ocorrem durante a noite ou nas primeiras horas do dia, mas podem ser também precipitados por exercício intenso, após ingestão de dietas ricas em carboidratos, exposição ao frio ou administração de glicose, insulina ou corticosteroides. Qualquer desses estímulos promove um desvio intracelular de K^+. Os músculos respiratórios e cardíacos são habitualmente poupados. Um ataque discreto pode durar horas a dias. Embora se achasse que o defeito genético estivesse em um canal de cálcio, surpreendentemente as análises genéticas de famílias identificaram a mutação mais comum em um gene que codifica um canal de cálcio muscular (50 a 70% dos casos). Em 10% dos casos, o defeito está em um gene que codifica o canal de sódio no músculo.[45]

A paralisia periódica hipocalêmica tireotóxica é uma forma hereditária de PPFH muito mais comum. Ocorre em pacientes com hipertireoidismo e obtém cura quando a doença tireoidiana é efetivamente tratada. Acomete 0,1% de homens caucasianos, é muito comum em homens asiáticos e em grau menor em homens latino-americanos com hipertireoidismo. Recentemente, relataram-se mutações no gene que codifica um canal de K no músculo, o qual tem um elemento que responde ao hormônio tireoidiano em sua região promotora.[45]

Ânions não reabsorvíveis

Normalmente, o gradiente elétrico negativo no túbulo coletor, promovido pela reabsorção de sódio, é equilibrado pela reabsorção de cloreto. Em algumas situações, o sódio chega ao néfron distal acompanhado de um ânion não reabsorvível (p. ex., bicarbonato devido a vômitos, acidose tubular renal proximal, beta-hidroxibutirato na cetoacidose diabética, hipurato após o uso de tolueno (cheiradores de cola) ou derivados da penicilina em pacientes recebendo altas doses de penicilina).[46]

Nesses casos, parte do sódio será reabsorvida em troca com o potássio, aumentando sua excreção.[1-5]

Hipomagnesemia

Grande parte dos pacientes com hipocalemia apresenta hipomagnesemia, principalmente em decorrência de causas similares (por uso de diuréticos, diarreia). A hipomagnesemia induz a perda renal de potássio por mecanismos complexos.

É comum encontrar hipomagnesemia em pacientes nos quais existe dificuldade para correção da hipocalemia; nesses casos, só se conseguirá corrigir o potássio após a reposição de magnésio.[1-5]

Formas adquiridas[45,47]

Envenenamento por paracetamol

A hipocalemia está relacionada com o nível de paracetamol, ocorrendo em 80% dos casos de envenenamento grave, geralmente por tentativa de suicídio. Em alguns casos, a hipocalemia inicial é discreta, agravando-se nas primeiras 24 horas da hospitalização. Acredita-se que a caliurese inapropriada surja por toxicidade tubular, já que, paralelamente, ocorrem hipofosfatemia e fosfatúria.

Altas doses de penicilina

Na década de 1960, observou-se que altas doses de penicilina sódica podem causar uma grande carga de sódio, de maneira que a molécula penicilina pode agir como um ânion "pouco reabsorvível" no túbulo renal distal. Isso pode promover uma caliurese inapropriada, assim como uma diurese osmótica.

Posteriormente, hipocalemia e alcalose metabólica foram descritas em pacientes que receberam outros derivados da penicilina (carbenicilina, ticarcilina, oxacilina, dicloxacilina, flucloxacilina e, mais recentemente, meropeném). Como a carga de sódio nesses derivados é baixa, outros mecanismos podem contribuir para a hipocalemia e/ou alcalose metabólica, como uma toxicidade tubular renal.

> **⚠ PONTOS-CHAVE**
>
> - A hipocalemia (potássio < 3,5 mEq/ℓ) pode ser causada por redistribuição, perdas gastrintestinais e renais
> - A correção da hipomagnesemia é essencial para o sucesso da reposição do potássio na hipocalemia.

Manifestações clínicas

Metabólicas

A hipocalemia pode afetar o metabolismo proteico e promover dificuldade em obter balanço nitrogenado positivo durante a nutrição parenteral (Figura 12.6). Testes de tolerância à glicose podem estar alterados, possivelmente por uma menor resposta das células beta do pâncreas à glicose. Além disso, encontra-se comprometida, também, a liberação de aldosterona e hormônio de crescimento.[2]

Cardiovasculares

Ocorrem irregularidades do ritmo cardíaco, caracterizadas por batimentos ectópicos e alterações eletrocardiográficas: alargamento do QRS; depressão do segmento ST; diminuição de ondas T; e, eventualmente, o aparecimento de ondas U após as ondas T (Figura 12.7). Essas alterações refletem o impacto da hipocalemia sobre o potencial de membrana. A depleção de potássio também aumenta o risco de arritmias em pacientes recebendo digital. Esses pacientes costumam receber diuréticos e uma dieta pobre em sal, o que aumenta a propensão para um déficit de potássio.

Também se relata a associação de hipocalemia ao desenvolvimento de hipotensão arterial ortostática pelos efeitos sobre o sistema nervoso autônomo e a diminuição da resistência vascular sistêmica.[2]

Neuromusculares

Em geral, os sinais e sintomas de depleção de potássio não aparecem até que a deficiência seja significativa. A hipocalemia diminui a excitabilidade neuromuscular. Os sintomas podem ir desde apatia, fraqueza, parestesias até tetania. Uma depleção grave causa fraqueza no músculo esquelético e, eventualmente, paralisia flácida. Uma das consequências da hipocalemia sobre o músculo esquelético é a rabdomiólise, por diminuição do fluxo sanguíneo para o músculo, redução dos depósitos de glicogênio e diminuição da Na^+-K^+-ATPase e potencial de membrana.[2]

Em pacientes portadores de doença hepática grave, a hipocalemia pode precipitar ou exacerbar a encefalopatia, aumentando a concentração de amônia no tecido cerebral e no líquido cefalorraquidiano.[2]

Digestivas

Podem ocorrer sintomas digestivos, como náuseas e distensão abdominal e de alças intestinais (íleo paralítico).

Renais

Como consequência da hipocalemia, os mecanismos de conservação de potássio encontram-se ativados, e a concentração urinária de potássio está diminuída.

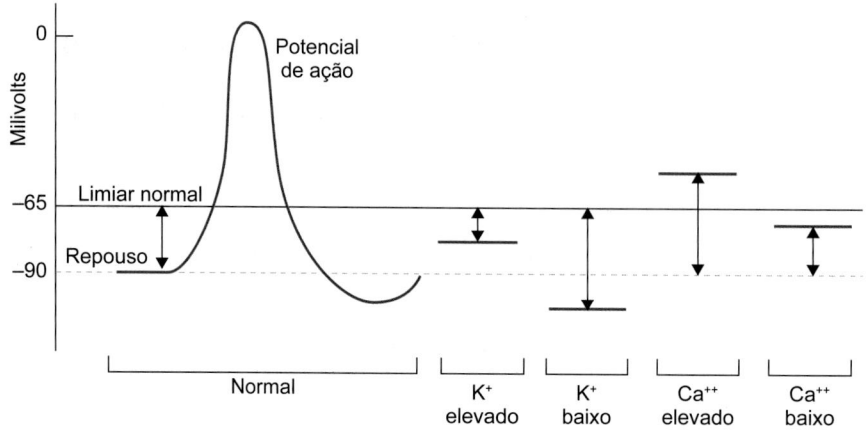

Figura 12.6 Efeitos do potássio e cálcio séricos nos potenciais de membrana. (Adaptada de Leaf e Cotran, 1980.)[48]

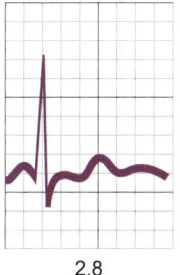 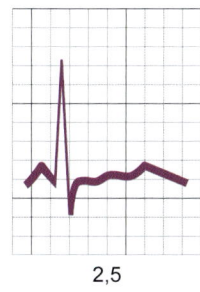 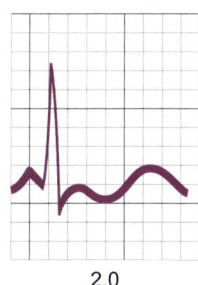 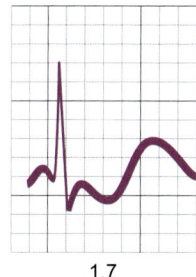

2,8　　　2,5　　　2,0　　　1,7

Figura 12.7 Alterações eletrocardiográficas sequenciais na hipocalemia. Depressão do segmento ST, diminuição da amplitude da onda T e aparecimento da onda U após a onda T.

Além disso, vários estudos, em humanos e animais, demonstraram que a depleção de potássio está associada a uma vacuolização das células epiteliais tubulares, mais pronunciada no túbulo proximal, todavia, também observada no túbulo contorcido distal. Tudo indica que as lesões são reversíveis, pelo menos nas fases iniciais da depleção.[42] Contudo, a hipocalemia prolongada pode levar a mudanças mais graves, incluindo a fibrose intersticial, a atrofia tubular e a formação de cistos.

Podem ocorrer, ainda, polidipsia, por estímulo da sede, e poliúria, pela incapacidade de concentrar maximamente a urina, como um diabetes insípido nefrogênico. Aparentemente, a hipocalemia causa uma dificuldade de o hormônio antidiurético (HAD) formar o segundo mensageiro, o AMP cíclico.[1-5]

Diagnóstico diferencial

Naturalmente, para determinar a causa da hipocalemia, deve-se verificar se ela resulta de uma **redistribuição** do potássio ou se representa realmente um déficit. As causas de alteração na distribuição (alcalose, insulina, aldosterona e medicações betaadrenérgicas) já foram abordadas. Se a causa da hipocalemia não estiver na redistribuição do potássio, estar-se-á frente a um déficit real de potássio, devendo-se determinar se a perda de potássio é renal ou extrarrenal (Figura 12.8).

Pela própria história clínica, é possível ter uma ideia da causa do distúrbio, porém alguns dados laboratoriais, além da dosagem do potássio plasmático, são capazes de fornecer significativas informações. Por exemplo, a dosagem do potássio em urina de 24 horas pode auxiliar a determinar se a causa da hipocalemia corresponde a uma perda urinária ou não. Caso o potássio urinário esteja acima de 20 mEq/ℓ, suspeita-se de perda renal. Se menor que 20 mEq/ℓ, demonstra que a conservação renal de potássio está ocorrendo, e a causa da hipocalemia é extrarrenal. A dosagem de potássio em amostra aleatória de urina pode ser usada, ainda que menos precisa.[1-5]

Caso as perdas de potássio sejam renais, a avaliação do volume e da pressão arterial ajuda a distinguir entre as possíveis causas. Também a gasometria venosa, além de demonstrar a possibilidade de desvio iônico, pode evidenciar uma causa provável para o distúrbio (p. ex., vômitos e síndrome de Bartter cursam com alcalose e alguns distúrbios tubulares renais e cetoacidose diabética cursam com acidose; Quadro 12.3).

A pseudo-hipocalemia é rara, mas pode ocorrer em condições de alto número de leucócitos após a coleta sanguínea, em virtude da entrada do potássio para dentro das células.

Caso as perdas sejam renais, a avaliação da volemia, da pressão arterial e do pH sanguíneo pode ajudar na diferenciação.

> **! PONTOS-CHAVE**
> - A dosagem de potássio na urina pode auxiliar na diferenciação entre perdas renais (UK > 20) ou extrarrenais (UK < 20)

Tratamento da hipocalemia

Está indicada a reposição de potássio para pacientes que apresentem hipocalemia cuja causa não seja a redistribuição entre compartimentos.[1-5]

Raramente, a hipocalemia representa uma emergência, e, sempre que possível, a via oral (VO) deverá ser empregada para reposição de soluções de potássio, preferencialmente sob a forma de cloreto.[1-5] No Brasil, estão disponíveis as seguintes apresentações de cloreto de potássio: drágeas de 500 mg; drágeas de liberação lenta contendo 600 mg; e xarope contendo 900 mg em 15 mℓ. Na prática, a correção de hipocalemia somente pela ingestão de alimentos com alto teor de potássio não é adequada.

A via IV apenas será empregada se houver necessidade de uma administração mais rápida ou se o paciente não puder ingerir o medicamento. A urgência na administração do potássio depende basicamente das repercussões cardíacas e neuromusculares. Pacientes com envolvimento muscular significativo ou alterações eletrocardiográficas deverão receber quantidades maiores e em menor tempo.

A maior parte da literatura indica que não mais de 40 mEq de potássio devam ser colocados em cada litro de solução salina para uso IV e que a administração não deve ser inferior a 60 minutos. Hamill[50] sugere que a infusão de até 0,5 mEq/kg em 1 hora é segura para pacientes gravemente doentes. As quantidades de potássio a se administrar serão tanto maiores

> **! PONTOS-CHAVE**
> - Uma vez detectada a hipocalemia, deve-se procurar na história clínica e nos achados laboratoriais uma possível causa desta, a qual é geralmente aparente pela história (vômitos, diarreia, uso de diuréticos)
> - Avaliar as manifestações funcionais da hipocalemia (avaliação da força muscular e eletrocardiograma, com atenção ao intervalo QT)
> - Estimar o déficit de potássio
> - A urgência na terapia depende do grau de hipocalemia e condições comórbidas e ritmo do declínio do potássio sérico
> - O risco de hipocalemia é maior em idosos, pacientes com cardiopatia e pacientes em uso de digoxina ou medicamentos antiarrítmicos

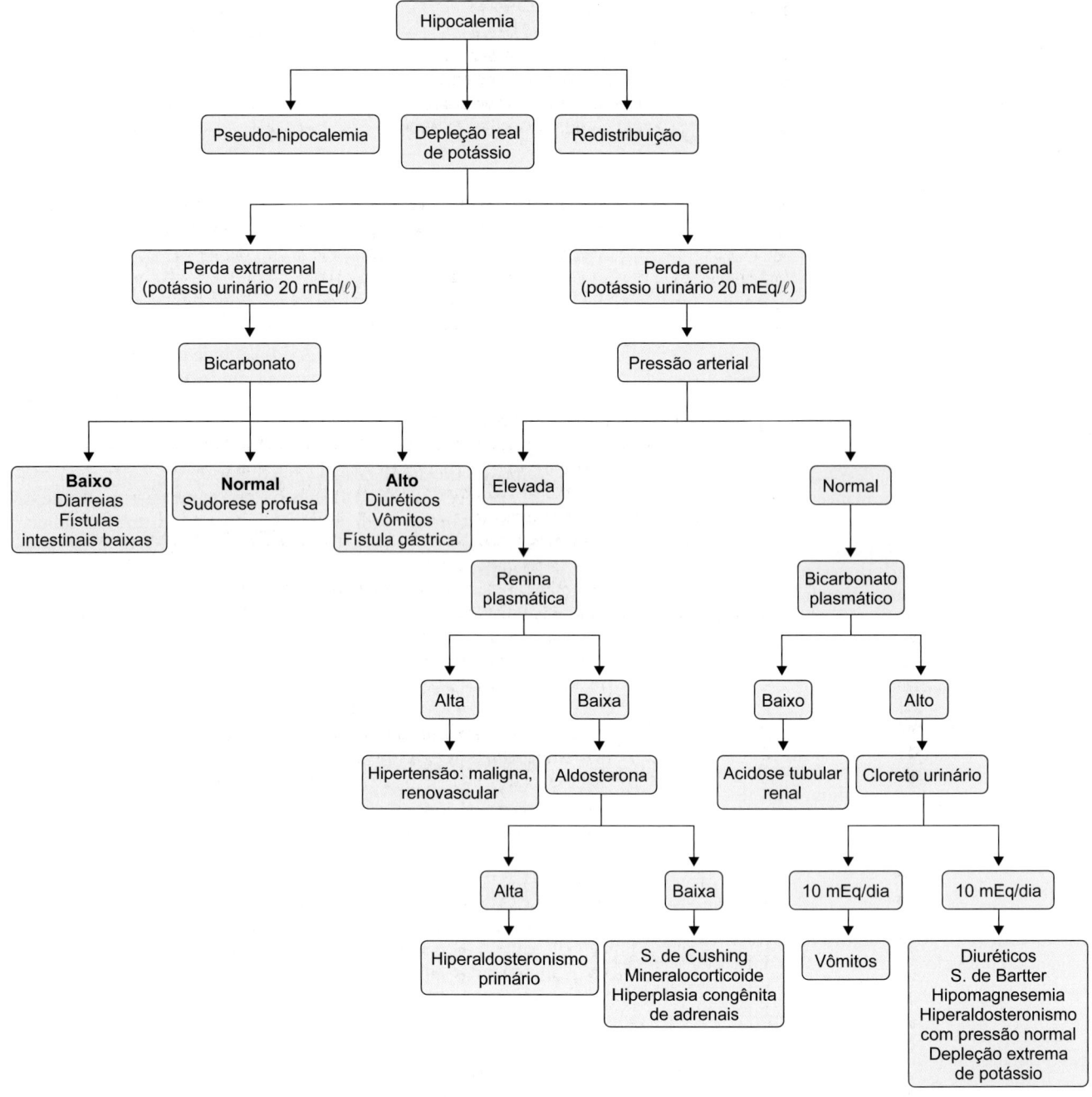

Figura 12.8 Diagnóstico da hipocalemia. (Adaptada de Narins et al.)[49]

quanto maior for a depleção, pois primeiro o potássio adentra as células e refaz os estoques intracelulares, para, em seguida, iniciar a normalização dos níveis no extracelular. É importante lembrar que a administração de potássio em solução que contenha glicose pode reduzir ainda mais os níveis de potássio; se possível, a reposição inicial deve ser feita em solução salina isotônica.[1-5]

Em uma hipocalemia grave (< 2 mEq/ℓ) e associada a arritmias cardíacas, até 80 a 100 mEq deverão ser administrados em 1 hora para suprimir a irritabilidade cardíaca. O fator limitante nessas altas doses é a dor no trajeto venoso durante a infusão. Uma solução para esse problema seria a administração por meio de dois acessos periféricos, com cada infusão contendo 40 a 50 mEq/ℓ. Se houver problema de excesso de volume, pode-se concentrar a solução, mas se deve, então, utilizar uma veia de alto fluxo, como a femoral ou a jugular. Sempre que a reposição de potássio for urgente, deverá ser efetuada sob controle eletrocardiográfico.

No Brasil, a apresentação de cloreto de potássio mais utilizada para uso IV é na concentração de 19,1%, em que cada mℓ tem 2,5 mEq de potássio e 2,5 mEq de cloro.

Os riscos da utilização de potássio dependem da via de administração, da idade e da existência de comorbidades, como a insuficiência renal. Mesmo administrado por via oral,

Quadro 12.3 Diagnóstico diferencial de hipocalemia.

I – Perda extrarrenal (K+ urinário < 20 mEq/dia)

A. Ácido-básico normal	**B. Acidose metabólica**

1. Ingesta inadequada
  a. anorexia nervosa
  b. dieta de chá com torradas
2. Pele
  a. suor
	1. Perdas gastrintestinais
	  a. diarreia
	  b. fístula
	  c. adenoma viloso
	  d. uso abusivo de laxativos

II – Perda renal (K+ urinário > 20 mEq/dia)

A. Acidose metabólica	**B. Ácido-básico variável**

1. Acidose tubular renal
  a. distal (tipo I)
  b. proximal (tipo II)
2. Diamox
3. Cetoacidose diabética
4. Enterostomia ureteral
  a. ureterossigmoidostomia
  b. ureteroileostomia
	1. Síndrome de Fanconi
	2. Fase diurética (NTA, pós-obstrução)
	3. Nefrite intersticial
	4. Leucemia
	5. Antibióticos (penicilina, carbenicilina)
	6. Depleção de magnésio
	  a. adquirida
	  b. perda renal hereditária

C. Alcalose metabólica

Cloro urinário baixo (cloro urinário < 10 mEq/dia)	Cloro urinário elevado (cloro urinário < 10 mEq/dia)

1. Vômitos ou perda gástrica
2. Diuréticos
3. Pós-hipercapnia
4. Diarreia perdedora de Cl (congênita)
	Excesso de mineralocorticoide (hipertensão arterial)
	↓ Renina
	1. Hiperaldosteronismo primário
	  a. adenoma
	  b. hiperplasia
	↑ Renina
	1. Hipertensão renovascular
	2. Hipertensão maligna
	3. Tumor secretor de renina
	↑ Aldosterona
	Aldosterona N ou ↓
	1. Excesso de corticosterona ou DOC
	2. Alcaçuz
	3. Síndrome de Liddle
	4. Síndrome de Cushing
	5. ACTH ectópico
	Outros: diuréticos, síndrome de Bartter, depleção grave de K+

ACTH: hormônio adrenocorticotrófico; DOC: deoxicorticosterona; NTA: necrose tubular aguda. (Adaptado de Naris et al., 1995.)[49]

o potássio pode ocasionar parada cardíaca por hipercalemia, sendo esse fato mais observado em pacientes idosos, com insuficiência renal, que recebem simultaneamente potássio VO e IV e aqueles que recebem potássio e diuréticos poupadores de potássio.[51]

As drágeas de potássio para liberação entérica eventualmente provocam ulceração do intestino delgado. Já as preparações líquidas de potássio não têm bom paladar, mas raramente causam ulcerações intestinais.

Cálculo do déficit de potássio

Na ausência de um distúrbio ácido-básico, a magnitude do déficit pode ser estimada em 150 a 200 mEq de déficit de potássio, quando o potássio sérico está entre 3 e 3,5 mEq/ℓ, e de 200 a 400 mEq, quando entre 2 e 3 mEq/ℓ (Quadros 12.4 e 12.5).

Quando se usa o potássio plasmático como guia da terapêutica, há necessidade de uma estimativa grosseira da influência do distúrbio ácido-básico na relação entre o potássio plasmático e o intracelular. Essa relação é exposta na Figura 12.9, que indica a influência do pH sanguíneo na concentração do potássio plasmático sem que haja alteração no potássio total (Figura 12.10). Pode-se verificar que, para cada alteração no pH de 0,1 unidade, ocorre uma alteração no potássio plasmático de 0,6 mEq/l. Portanto, tendo-se o pH,

Quadro 12.4 Estimativa da capacidade do potássio.

Massa muscular	Potássio total (mEq/kg)	
	Homens	Mulheres
Normal	45	35
Perda moderada	32	25
Perda acentuada	23	20

Quadro 12.5 Estimativa do déficit de potássio.

Déficit de potássio	Potássio sérico (mEq/ℓ)
150 a 200 mEq	3 a 3,5
200 a 400 mEq	2 a 3

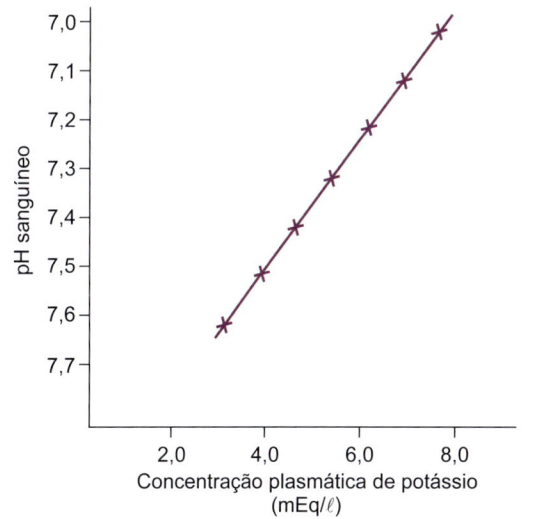

Figura 12.9 Relação entre o pH sanguíneo e a concentração plasmática de potássio. (Adaptada de Chapman et al., 1973.)[10]

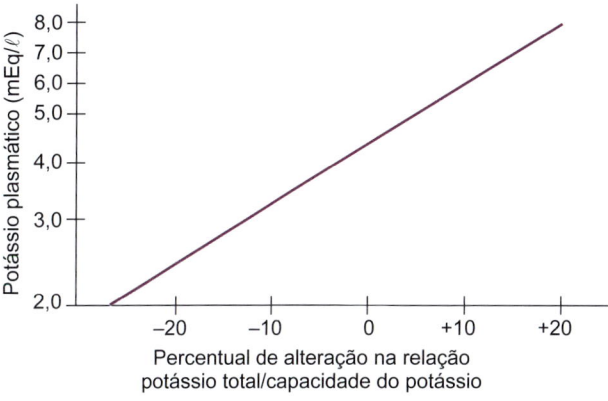

Figura 12.10 Relação entre a concentração plasmática e o potássio total. (Adaptada de Chapman et al., 1973.)[10]

pode-se deduzir o potássio plasmático, como se não houvesse distúrbio ácido-básico (ver "Exercícios" adiante). Mas como ressaltado anteriormente, há ressalvas a essa estimativa, por ter sido baseada em somente 5 pacientes com uma variedade de distúrbios e a variação ter sido muito ampla (0,2 a 1,7 mEq/l). Essa variabilidade no aumento ou na queda do potássio plasmático em resposta a alterações no pH extracelular foi confirmada em estudos subsequentes.[46]

REPOSIÇÃO DE POTÁSSIO EM SITUAÇÕES ESPECIAIS

Hipocalemia

Em pacientes não edemaciados e que desenvolvem hipocalemia durante a administração de diuréticos tiazídicos, pode-se normalizar o potássio plasmático administrando-se 60 mEq de cloreto de potássio por dia.[51] Apenas alguns permanecem hipopotassêmicos, mesmo que se administrem 100 mEq/dia.[52] O uso de diuréticos que poupam potássio normaliza o potássio plasmático durante a terapia com diuréticos tiazídicos ou de alça, mas a experiência clínica mostra que a administração de cloreto de potássio em quantidades suficientes tem o mesmo efeito. O bom senso atual indica que, em pacientes não edemaciados recebendo diuréticos de modo crônico, não há necessidade de administrar potássio profilaticamente. Nesses pacientes, recomenda-se um controle laboratorial de 2 a 3 semanas após o início do diurético ou a mudança da dose, assim como a cada 4 a 6 meses. Se a concentração plasmática do potássio chegar a menos de 3 mEq/ℓ, administra-se uma solução de potássio a 10% VO, proporcionando-se 50 a 60 mEq/dia. O acompanhamento desses pacientes é essencial para verificar a quantidade necessária de reposição a longo prazo.[49]

O emprego de sais de potássio ou diuréticos poupadores de potássio em pacientes edemaciados está particularmente indicado naqueles que recebem digital ou que são suscetíveis ao desenvolvimento de coma hepático. Em geral, a administração diária de 40 a 80 mEq de uma solução de potássio é suficiente. Se a administração de sais de potássio VO não corrige o déficit, pode-se empregar agentes bloqueadores da secreção de potássio no néfron distal. A espironolactona é eficiente e recomendada em pacientes com insuficiência cardíaca e cirrose hepática. Ainda que de menor custo, o triantereno é menos eficiente. Em pacientes apenas com hipertensão, o uso de amiloride constitui uma boa alternativa.

Em pacientes com alcalose metabólica e hipocalemia, a administração de sais de potássio, sob a forma de acetato, gluconato ou lactato, não corrige o déficit de potássio, a não ser que o déficit de cloro seja corrigido por meio da administração de cloreto de potássio ou da administração simultânea de um desses sais de potássio e outra fonte de cloro (bicarbonato de potássio; ver Capítulo 11, *Metabolismo Ácido-Básico*).

Por fim, o tratamento preferencial da síndrome de Bartter envolve o uso de anti-inflamatórios e espironolactona, em virtude da elevação primária de prostaglandina e aldosterona em sua patogênese. Já a síndrome de Liddle deve ser manejada com um bloqueador da aldosterona (p. ex., espironolactona).

Diabetes descontrolado. Na hiperglicemia não cetótica ou na cetoacidose diabética, a hiperosmolalidade e a deficiência de insulina favorecem a saída do potássio das células. A administração de insulina e a hidratação tendem a reduzir o potássio sérico. Logo, devemos ter atenção especial para os pacientes com diabetes descontrolado e hipocalemia. Esses pacientes requerem uma reposição agressiva de potássio (20 a 30 mEq/h). A insulina deve ser postergada, pois a administração da mesma piora a hipocalemia e pode acarretar arritmias cardíacas e fraqueza dos músculos respiratórios.[53]

Manejo de pacientes com paralisia periódica familiar hipocalêmica (PPFH)[43,54]

A **acetazolamida** é um inibidor da anidrase carbônica que promove acidose metabólica e hipocalemia como resultado de uma diurese de $NaHCO_3$ e hiperaldosteronismo secundário. Inicialmente, foi usada, com sucesso, para tratar pacientes com paralisia periódica hipercalêmica.

Como causa hipocalemia, sua eficácia potencial nesses pacientes parece óbvia, mas seu uso em PPFH é contraintuitivo. Apesar disso, foi empregada nesses pacientes e mostrou-se eficaz, sendo reconhecida como o medicamento profilático mais efetivo no manejo de PPFH.

Sua eficácia parece estar relacionada com a promoção de uma acidose metabólica crônica, que causa movimentação de prótons para dentro das células musculares. No entanto, pacientes com mutação no gene de canal de cálcio no músculo respondem bem, enquanto aqueles com mutação de canal de sódio no músculo não respondem e podem até mesmo piorar.

Os sintomas na PPFH podem melhorar com uma dieta rica em K e baixa em Na e carboidratos. Os ataques agudos de paralisia são tratados com sais de potássio VO ou parenteral. A dose oral de K recomendada é de 0,2 a 0,4 mmol/kg a cada 15 a 30 minutos durante várias horas. Se o paciente não puder ser tratado com K oral, recomenda-se KCl via IV: 20 a 40 mEq diluídos em 1 ℓ de manitol a 5% – não se deve utilizar glicose a 5%, visto que esta pode desviar K para dentro das células e agravar a paralisia.

Quando o nível sérico de K estiver próximo do normal, deve-se interromper a administração de K mesmo que a paralisia persista, pois não há um déficit de K; além disso, casos fatais de hipercalemia já foram relatados.

Manejo da paralisia periódica hipocalêmica tireotóxica[45,54]

O tratamento de emergência é idêntico ao de ataques da paralisia aguda da PPFH, acrescentando-se bloqueio beta-adrenérgico para antagonizar a atividade simpática provocada pelo hipertireoidismo. Sem dúvida, porém, a terapia definitiva exige o restabelecimento do estado eutireoideo. Esses pacientes têm maior risco de "hipercalemia de rebote" e arritmias; é uma complicação da terapia com potássio na hipocalemia por redistribuição.[55]

Excesso de potássio | Hipercalemia

O excesso de potássio é definido como um aumento na relação potássio total/capacidade de potássio ou decorrente de uma redistribuição transcelular, sendo geralmente identificado por um aumento da concentração plasmática acima dos valores normais (hipercalemia > 5 mEq/ℓ).

As situações que mais comumente resultam em hipercalemia são aquelas em que o rim não consegue mais excretar o potássio ingerido ou proveniente de uma liberação endógena. A capacidade de excreção renal do potássio é muito grande, e, em indivíduos normais, a ingestão excessiva de potássio não produz um excesso de potássio (Quadro 12.6).

Quadro 12.6 Principais causas de hipercalemia.

Liberação aumentada de potássio das células
- Pseudo-hipercalemia
- Acidose metabólica
- Deficiência de insulina, hiperglicemia e hiperosmolalidade
- Catabolismo tissular elevado
- Betabloqueadores
- Exercício
- Paralisia periódica hipercalemica
- Outras
  - Excesso de *digitalis* ou glicosídios *digitalis* relacionados
  - Transfusão de hemácias
  - Succinilcolina
  - Hidrocloreto de arginina
  - Ativação de canais de potássio ATP-dependentes (inibidores da calcineurina, diazoxide, minoxidil e alguns anestésicos voláteis)

Excreção reduzida de potássio urinário
- Excreção reduzida de aldosterona
- Resposta reduzida da aldosterona
- Redução da oferta distal de sódio e água
  - Depleção do volume sanguíneo arterial efetivo
- Doença renal aguda e crônica
- Outras
  - Comprometimento seletivo da secreção de potássio
  - Síndrome de Gordon
  - Ureterojejunostomia

Adaptado de Mount, 2023.[58]

A hipercalemia é rara em indivíduos normais porque as respostas celular e urinária evitam o acumulo de potássio no líquido extracelular. A eficiência da excreção de potássio é aumentada quando a ingestão de potássio aumenta. Esse fenômeno é chamado "adaptação do potássio" e ocorre por conta da rápida excreção de potássio na urina.[56]

> **PONTOS-CHAVE**
> - O aumento da ingestão de potássio não é uma causa comum de hipercalemia a menos que ocorra agudamente
> - Hipercalemia persistente requer uma excreção urinária de potássio comprometida e geralmente está associada à redução na secreção ou resposta da aldosterona, doença renal aguda ou crônica e/ou menor oferta de sódio e água nas porções distais secretoras de potássio.

Pseudo-hipercalemia

Trata-se de um fenômeno *in vitro* que resulta da liberação mecânica de K das células durante uma flebotomia ou manipulação da amostra de sangue. Geralmente, está relacionado com trauma durante a coleta, quando o garrote é mantido por muito tempo antes da punção venosa, o punho está cerrado durante a coleta ou quando há demora no processamento da amostra, resultando em liberação de potássio das hemácias por hemólise.[1-3,5,6] Compreendem outras causas o uso de agulhas de pequeno calibre e a exposição do sangue a baixas temperaturas durante o transporte (p. ex., colocar a amostra no gelo). Aumento do K também pode ocorrer por contaminação da amostra pelo K-EDTA, usado, às vezes, como anticoagulante no tubo de coleta. Deve ser suspeitado quando a amostra também revelar uma baixa concentração de cálcio.

Leucócitos acima de 100.000/mm^3 ou plaquetas acima de 400.000/mm^3 podem resultar em pseudo-hipercalemia, pois essas são células ricas em potássio, que pode ser liberado durante o processo de coagulação.[1-3]

A eletrocardiografia pode ser útil na diferenciação entre a hipercalemia verdadeira e a factícia, pois alterações só ocorrem na primeira.

Potássio também pode sair das hemácias após a coleta de sangue em pacientes com pseudo-hipercalemia hereditária (familiar) por conta de um aumento na permeabilidade passiva de potássio das hemácias.

Ingesta excessiva

Com uma função renal normal, é difícil a ingesta de K causar hipercalemia. Entretanto, pode se tratar de uma causa em pacientes com baixa função renal.

Melão, sucos cítricos e substitutos de sal são fontes de K.

Deficiência de insulina, hiperglicemia e hiperosmolalidade

No diabetes descontrolado, a combinação de deficiência de insulina (por menor secreção ou resistência à insulina) e hiperosmolalidade geralmente causa hipercalemia, embora possa ter havido grandes perdas de potássio na urina por conta de diurese osmótica.[56]

Jejum. Está associado a uma redução apropriada nos níveis de insulina, o que pode causar uma elevação no potássio plasmático. Isso pode ser um problema em pacientes em diálise.[56] Além da hipercalemia induzida por deficiência de insulina, a hipercalemia induzida pela hiperosmolalidade tem sido descrita na hipernatremia, uso de meios de contraste e administração de manitol hipertônico. A maioria dos pacientes tinha insuficiência renal.[56]

Catabolismo tissular aumentado. Qualquer destruição de tecido pode levar à hipercalemia pela liberação do potássio intracelular, particularmente na presença de insuficiência renal. Exemplos: traumatismo, rabdomiólise, fármacos citotóxicos ou radioterapia em pacientes com linfoma ou leucemia e hipotermia acidental grave.[56]

Betabloqueadores. Estes interferem com a facilitação beta-2-adrenérgica na entrada de potássio nas células. Isso ocorre sobretudo com betabloqueadores não seletivos, como propanol e labetalol. Bloqueadores beta-1-seletivos, como atenolol, têm pouco efeito sobre o potássio sérico, pois a atividade do receptor beta-2 permanece intacta.[56]

Exercício. Potássio normalmente e liberado das células musculares durante exercício, mas raramente tem significância clínica. Um dos mecanismo é o aumento do número de canais de potássio "abertos" na membrana celular durante o exercício intenso.[56]

Redistribuição

A entrada de íons de hidrogênio em excesso pelas células, como ocorre nas acidoses, leva a um movimento de potássio para fora das células com o objetivo de manter a eletroneutralidade. Para cada 0,1 unidade de pH que cai, o potássio extracelular sobe 0,6 mEq/ℓ (com certa ressalva, como já indicado anteriormente).

Entretanto, como já mencionado, há uma diferença entre a acidose mineral e a acidose orgânica na causa da hipercalemia. Na acidose associada a ácidos minerais (acidose respiratória, urêmica na doença renal crônica terminal, induzida por NH_4Cl ou $CaCl_2$), a acidemia resulta em um aumento previsível na concentração sérica de potássio. Já na acidose por ácidos orgânicos (acidose diabética e alcoólica, láctica, metanol e outras formas menos comuns, como etilenoglicol, paraaldeído e intoxicação por salicilatos), a concentração sérica de K permanece dentro do normal em casos não complicados. Por exemplo, na cetoacidose diabética, o que causa a hipercalemia é a falta de insulina e a hipertonicidade causada pela hiperglicemia, e não a acidose *per se*. O fato da hipercalemia que ocorre por desvio do potássio do intra para o extracelular na acidose não ocorrer na acidose láctica e cetoacidose diabética parece estar relacionado a capacidade do ânion orgânico e íon hidrogênio entrarem na célula via cotransportador sódio-ânion orgânico.[57]

A acidose respiratória não produz efeito significativo no potássio plasmático. Os mecanismos responsáveis por esse menor efeito no potássio na acidose respiratória quando comparada com a acidose metabólica, não estão bem definidos.[58]

Uma liberação rápida de potássio pode se dar também em casos de destruição celular maciça após cirurgia, traumatismo com esmagamento e lesão muscular (rabdomiólise), infecções extensas ou hemólise maciça.[41] Esses quadros geralmente se acompanham de um comprometimento da função renal e consequente redução na excreção de potássio.

Outras causas de hipercalemia por redistribuição seriam uso de betabloqueadores, intoxicação digitálica, inibidores da calcineurina, paralisia periódica familiar hipercalêmica, exercícios extenuantes e administração de succinilcolina.[1]

Redução na excreção urinária de potássio[56]

A excreção urinária de potássio é mediada principalmente pela secreção de potássio nas células principais do segmento conector e túbulo coletor cortical. A secreção de potássio nesses locais depende de: secreção adequada de aldosterona, resposta adequada à aldosterona e oferta distal adequada ao sódio e à água. A hipercalemia pode ocorrer se a secreção de aldosterona for reduzida, se houver resistência à ação da aldosterona e menor oferta distal de sódio e água (redução do volume sanguíneo arterial efetivo) e doença renal crônica quando um ou mais desses fatores citados estiver presente.

Secreção de aldosterona reduzida

Hipoaldosteronismo hiporeninêmico ou certos medicamentos podem diminuir a eficiência da secreção de potássio e causar hipercalemia e acidose metabólica (acidose tubular renal tipo 4). Medicamentos comumente implicados são os inibidores de angiotensina, anti-inflamatórios não hormonais, inibidores da calcineurina e heparina. Inibidores da calcineurina, como ciclosporina e tacrolimus, podem induzir o hipoaldosteronismo hiporeninêmico e também podem interferir com o efeito da aldosterona nas células secretoras de potássio no segmento conector e túbulo coletor cortical.

Resposta reduzida (resistência) à aldosterona

A causa mais comum é a administração de diuréticos poupadores de potássio e doença renal aguda e crônica na qual outros fatores podem contribuir.

Quando há uma redução na secreção de aldosterona ou resistência à aldosterona, o aumento do potássio plasmático estimula diretamente a secreção de potássio, contornando parcialmente a ausência relativa de aldosterona. O efeito é uma pequena elevação do potássio plasmático em pacientes com função renal normal, mas importante na presença de insuficiência renal.

Oferta distal reduzida de sódio e água

Mesmo na presença de níveis plasmáticos normais ou aumentados de aldosterona, a excreção urinária de potássio pode estar comprometida quando a oferta distal de sódio e água estiver reduzida. A principal causa de oferta distal reduzida de sódio e água é a redução do volume sanguíneo arterial efetivo. A medida da concentração do sódio urinário com a resposta terapêutica a hidratação salina pode ajudar a confirmar a fisiopatologia.

A depleção do volume sanguíneo arterial efetivo pode ser consequência de qualquer causa de depleção de volume (perdas renais, gastrintestinais), assim como insuficiência cardíaca e cirrose, que diminuem a perfusão tecidual por redução do débito cardíaco e vasodilatação, respectivamente.

Injúria renal aguda e doença renal crônica

Na injúria renal aguda, há uma redução importante na excreção do potássio, pois se estabelece um quadro de oligúria ou anúria, geralmente com destruição celular em um paciente hipercatabólico, diminuindo a capacidade do potássio e lançando na circulação o potássio liberado das células. Hipercalemia em doença renal crônica não é comum, por motivos já abordados neste capítulo. Cumpre apenas salientar que vários estudos mostram que a secreção de potássio na doença renal crônica está aumentada, talvez pelo maior aporte de sódio ao néfron distal. De modo geral, pacientes renais crônicos sem aporte excessivo de potássio podem manter-se sem hipercalemia enquanto o *clearance* de creatinina estiver acima de 5 a 10 mℓ/min.[1-3,5,45,47]

Diuréticos poupadores (retentores) de potássio

Espirolactona, eplerenona, amilorida e triantereno podem causar hipercalemia, sobretudo se empregados em pacientes com insuficiência renal. A espirinolactona e eplerenona inibem diretamente o receptor da aldosterona, enquanto a amilorida e o triantereno inibem o canal epitelial de sódio (ENaC), que apresenta um papel essencial na secreção de potássio.

A administração de diuréticos poupadores de potássio a pacientes diabéticos os predispõe à hipercalemia. Fatores de risco para hipercalmemia em pacientes tratados com diuréticos poupadores de potássio: insuficiência renal, hipoaldosteronismo hiporeninêmico, tratamento com inibidores da enzima conversora da angiotensina (iECA) e bloqueadores dos receptores de angiotensia (BRAs).

Ureterojejunostomia

O jejuno absorve o potássio existente na urina, provocando elevação dos níveis sanguíneos desse íon.

Doenças hereditárias

A **síndrome de Gordon**, ou pseudo-hipoaldosteronismo tipo II, é um distúrbio hereditário caracterizado pelo ganho de função dos canais de Na-Cl do túbulo distal. Esses canais são os mesmos bloqueados pelos diuréticos tiazídicos, e esse distúrbio é o oposto da síndrome de Gitelman, já descrita, em que há perda da função desse receptor. De caráter autossômico dominante, duas mutações nos genes *WNK1* e *WNK4* já foram identificadas nos cromossomos 12 e 17. A apresentação clínica inclui hipertensão, hipercalemia, acidose e hipercalciúria. Já o pseudo-hipoaldosteronismo tipo I caracteriza-se por uma perda de função dos ENaC ou mutações disfuncionais no receptor da aldosterona. Consequentemente, o quadro clínico é muito similar ao de deficiência ou resistência à aldosterona, com hipercalemia, acidose metabólica e ausência de hipertensão.

Paralisia periódica hipercalemica. É uma doença autossômica dominante na qual episódios de fraqueza ou paralisia são precipitados por exposição ao frio, repouso após exercício, jejum e ingestão de pequenas quantidades de potássio.[56]

Outras causas

A trimetoprima e a pentamidina inibem os canais epiteliais de sódio do TD (ENaC), causando retenção de potássio por mecanismo semelhante ao dos diuréticos poupadores de potássio. Anti-inflamatórios não esteroides também podem elevar o potássio pelo bloqueio da prostaglandina, importante estimulante da secreção da renina. Por fim, os sais com teor reduzido de sódio, geralmente utilizados para cozinhar, contêm altos níveis de potássio e devem ser empregados com cuidado em pacientes predispostos à hipercalemia.

> **⚠ PONTOS-CHAVE**
> - As principais causas de hipercalemia (potássio > 5,0 mEq/ℓ) são redistribuição, insuficiência adrenal e insuficiência renal
> - É raro ocorrer hipercalemia sem disfunção renal
> - Várias medicações afetam o metabolismo do potássio e devem ser verificadas nos casos de hipercalemia.

Diagnóstico diferencial

Ao se identificar uma hipercalemia, é preciso fazer a diferenciação entre uma falsa determinação laboratorial (pseudo-hipercalemia), um fenômeno de redistribuição e um aumento real do potássio total (Figura 12.11). Mais uma vez, a história clínica e a correlação com a gasometria arterial são importantes na determinação correta da etiologia do distúrbio.[42] Além disso, a determinação do gradiente transtubular do potássio (TTKG) é muito útil para diferenciar entre causas renais ou extrarrenais de hipercalemia. Esse teste mede a quantidade de potássio secretado pelo túbulo distal, corrigido pela absorção de água no túbulo coletor. Sua fórmula consiste em:

$$TTKG = \frac{(\text{Potássio urinário/Potássio sérico})}{(\text{Osmolaridade urinária/Osmolalidade sérica})}$$

Seu valor normal está entre 6 e 10. Na hipercalemia, um valor > 10 sugere atividade normal da aldosterona e uma causa provável extrarrenal de hipercalemia. Em contraste, respostas inadequadas dos rins (como no hipoaldosteronismo ou insuficiência renal) são associadas à diminuída excreção de potássio urinário (< 20 mEq/dia) e a um TTKG < 6. Nessa situação, a administração de um mineralocorticoide (fludrocortisona 0,05 mg) pode diferenciar entre uma deficiência de aldosterona ou uma resistência à aldosterona. Nesta última, não ocorrerá um aumento da excreção urinária após administração do mineralocorticoide.

Manifestações clínicas

Podem estar ausentes, mas, quando ocorrem, são intensificadas pela presença concomitante de hiponatremia, hipocalcemia ou acidose. As manifestações neuromusculares assemelham-se às da hipocalemia, e as parestesias podem

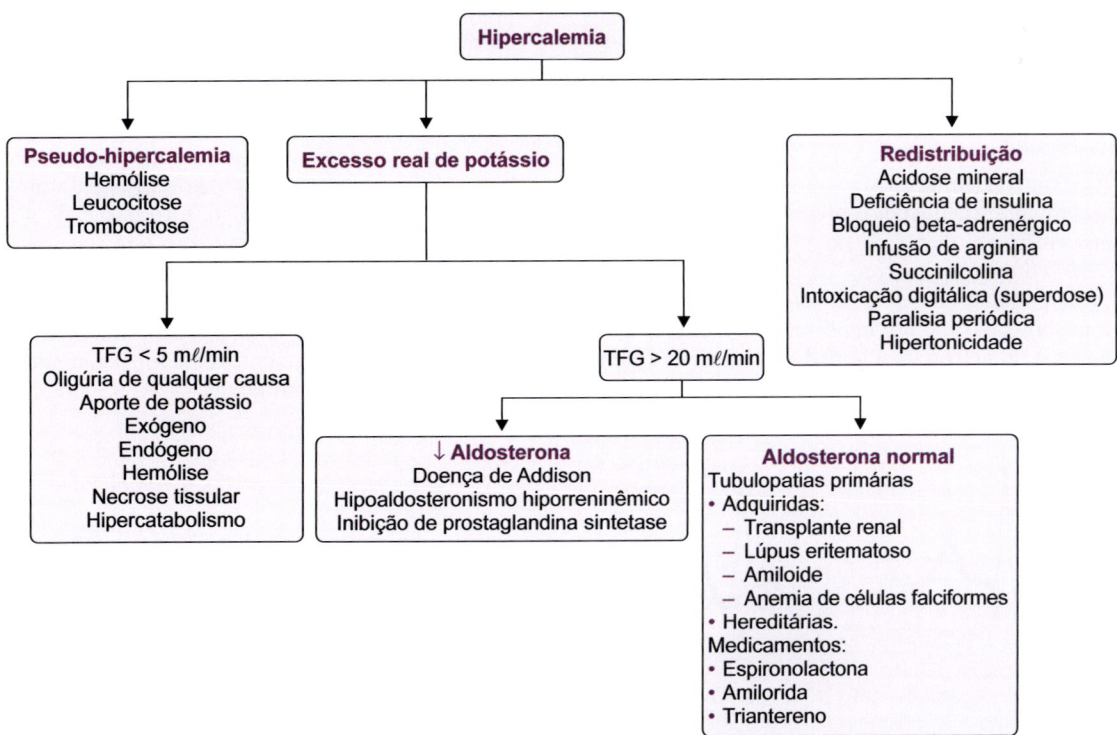

Figura 12.11 Diagnóstico diferencial de hipercalemia. TFG: taxa de filtração glomerular. (Adaptada de Narins et al., 1995.)[49]

caracterizar manifestações mais precoces. Outras manifestações neuromusculares são fraqueza, arreflexia e paralisia muscular ou respiratória.

Neuromusculares

A facilidade em promover um potencial de ação (chamada "excitabilidade de membrana") depende da magnitude do potencial de repouso e do estado de ativação dos canais de sódio da membrana. A abertura desses canais de sódio leva à difusão passiva de sódio do extracelular para o interior das células. De acordo com a equação de Nernst, o potencial de repouso depende da relação entre o potássio intra e o extracelular. Uma elevação do potássio extracelular diminui essa relação e parcialmente despolariza a membrana das células musculares (torna o potencial de repouso menos eletronegativo). Entretanto, o efeito final no paciente é que a despolarização persistente inativa os canais de sódio da membrana, produzindo uma diminuição na excitabilidade, o que clinicamente se manifesta como alteração na condução cardíaca ou fraqueza e paralisia musculares. As repercussões sobre o sistema nervoso central são pequenas.

Cardiovasculares

As manifestações cardíacas são frequentes quando a concentração plasmática do potássio ultrapassa 8,0 mEq/ℓ, mas incomuns quando a concentração é inferior a 6 a 7 mEq/ℓ. As repercussões cardíacas incluem bradicardia, hipotensão, fibrilação ventricular e parada cardíaca. As manifestações eletrocardiográficas sequenciais (Figura 12.12) são: ondas T altas e pontiagudas nas derivações precordiais (pela despolarização mais rápida); segmento ST deprimido; diminuição de amplitude das ondas R; prolongamento do intervalo PR, ondas P diminuídas ou ausentes e alargamento do complexo QRS com prolongamento do intervalo QT. Pode ocorrer a fusão de um complexo QRS com uma onda T, formando uma configuração ondulada ou sinusoidal. Arritmias ventriculares ou parada cardíaca podem acontecer, indicando grave risco de vida para o paciente.[38,41]

Hormonais e renais

Em resposta à hipercalemia, há aumento da insulina e aldosterona, que efetuam mecanismos protetores, como entrada de potássio nas células e aumento da excreção por meio do TD. Se há número reduzido de néfrons, há um sensível aumento na secreção de potássio pelo sistema coletor. Portanto, o sistema coletor sobressai como um importante órgão de reserva, colocado no final do néfron para impedir uma intoxicação de potássio no organismo.[12]

> **! PONTOS-CHAVE**
> - A hipercalemia é um distúrbio grave, principalmente por suas repercussões sobre a condução cardíaca
> - Eletrocardiografia (ECG) sempre deve ser solicitada na hipercalemia
> - Os achados no ECG determinam a rapidez com que deve ser tratada a hipercalemia.

Tratamento

Princípios gerais

A primeira etapa consiste em confirmar a dosagem de potássio com uma nova coleta, dessa vez sem garrote. Como regra geral, deve-se suspender qualquer medicação que forneça ou retenha potássio.[37]

O tratamento empregado (antagonizar os efeitos do potássio, desviar o potássio para dentro das células ou remover o potássio do organismo) depende da gravidade da hipercalemia refletida pela concentração plasmática de potássio e presença de alterações eletrocardiográficas. Portanto, toda vez que se identifica um paciente hipercalêmico, um eletrocardiograma deve ser obtido. Se o paciente apresentar potássio < 6,5 mEq/ℓ e não houver alterações eletrocardiográficas, pode ser suficiente diminuir a ingesta e suspender os medicamentos que diminuam a excreção de potássio.

Se houver alterações eletrocardiográficas ou se o potássio for > 6,5 mEq/ℓ, medidas mais agressivas devem ser tomadas: cálcio intravenoso, insulina e glicose, além de terapias que removem o potássio do organismo, como hemodiálise, quelantes intestinais do potássio ou diuréticos (Quadro 12.7). Alguns pacientes podem se enquadrar nesse grupo se tiverem uma hipercalemia moderada (> 5,5 mEq/ℓ), mas também uma insuficiência renal, destruição tecidual (rabdomiólise ou síndrome da lise tumoral) ou absorção contínua de potássio como nos sangramentos gastroeintestinais.[58] Outros pacientes não se enquadram em uma emergência terapêutica mas no entanto necessitam a redução do potássio dentro de 6 a 12 horas. Por exemplo, pacientes em hemodiálise crônica que se apresentam fora de hora por perda do dia de dialise, ou em um pré-operatório. Nesses casos, medidas como uma infusão de bicarbonato de sódio isotônico, soro glicosado a 5% em um paciente em jejum para estimular a liberação de insulina ou mesmo hemodiálise, são apropriadas. Medidas adicionais podem ser o uso de quelantes do fósforo por via oral ou soro fisiológico com diuréticos para induzir a excreção de potássio.[58]

E, por fim, temos pacientes com hipercalemia crônica, discreta (5,5 mEq/ℓ) ou moderada (5,5 a 6,5 mEq/ℓ) por conta

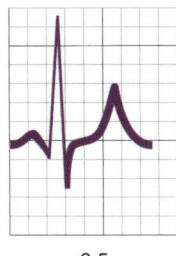
6,5

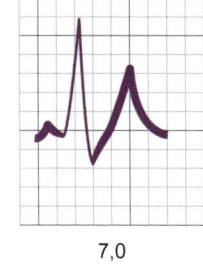
7,0

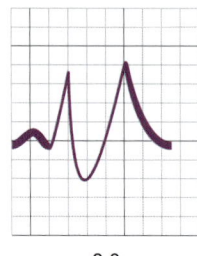
8,0

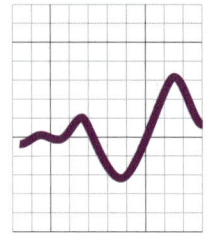
9,0

Figura 12.12 Alterações eletrocardiográficas sequenciais na hipercalemia. Onda T elevada e apiculada, seguida de alargamento do QRS e perda da onda P.

Quadro 12.7 Terapêutica da hipercalemia aguda.

Manejo inicial

- Excluir pseudo-hipercalemia
- Eletrocardiograma e monitoramento cardíaco contínuo
- Pacientes com hipercalemia emergencial são os que apresentarem:
  - Manifestações clínicas e/ou eletrocardiográficas
  - Potássio sérico > 6,5 mEq/ℓ
  - Potássio sérico > 5,5 mEq/ℓ + insuficiência renal + lise tecidual contínua ou absorção de potássio
- Em pacientes com hipercalemia emergencial:
  - Alterações no ECG e/ou potássio sérico > 6,5 mEq/ℓ: administrar gluconato de cálcio 1.000 mg (10 mℓ de solução a 10%) ou cloreto de cálcio 500 a 1.000 mg IV em 2 a 3 min para estabilizar as membranas cardíacas
  - Para todas as situações de hipercalemia emergencial: administrar insulina e glicose para o desvio intracelular de K+. Na presença de glicemia > 250 mg/dℓ, administrar apenas insulina
  - Opção: insulina regular 10 unidades em *bolus*, seguida de 50 mℓ de glicose a 50% IV durante 5 min. Depois, manter glicose a 10% IV em um ritmo de 50 a 75 mℓ/h e monitorando a glicemia a cada hora por 5 a 6 h

Remoção de potássio do organismo

- Hemodiálise em pacientes com DRC terminal ou grave
- Diuréticos de alça (em pacientes hipervolêmicos) ou soro fisiológico IV com diuréticos de alça: 40 mg de furosemida cada 12 h em pacientes não ligúricos e sem comprometimento da função renal
- Resinas de troca: ciclossilicato de zircônio sódico 10 g VO ou patiromer 8,4 g oral, especialmente em pacientes com insuficiência renal sem possibilidades de hemodiálise imediata. Poliesterenossulfonato de cálcio deve ser evitado.

ECG: eletrocardiograma; IV: intravenoso; DRC: doença renal crônica. (Adaptado de Mount, 2023.)[58]

de doença renal crônica ou e/ou uso de inibidores do sistema renina-angiotensina-aldosterona. Esses pacientes podem ser manejados com restrição dietética, correção de acidose metabólica, redução ou suspensão dos inibidores do SRAA ou resinas de troca do potássio.[58]

Medidas emergenciais

Cálcio

A administração por via intravenosa de cálcio não reduz o potássio plasmático, mas antagoniza os efeitos tóxicos do potássio na célula muscular cardíaca. O aumento do cálcio no extracelular restaura a diferença normal entre o potencial de repouso e o limiar, tornando normal a excitabilidade. Sempre que a eletrocardiografia apresentar sinais de hipercalemia, o cálcio será a primeira medicação a se utilizar, pois sua ação é imediata. Contraindica-se seu uso no paciente digitalizado, pois pode precipitar a intoxicação digitálica.[38] Sob controle eletrocardiográfico, 10 a 20 mℓ de gluconato de cálcio a 10% são injetados lentamente na veia. Ao mesmo tempo, prepara-se uma solução de manutenção, contendo 500 mℓ de soro glicosado a 5% e 10 mℓ de gluconato de cálcio a 10%, a qual deve ser infundida continuamente na veia, em velocidade suficiente para manter a eletrocardiografia normal.

O efeito do cálcio intravenoso ocorre em minutos, mas dura de 30 a 60 minutos. Por isso, a terapia com cálcio deve ser combinada com terapias que movem o potássio para o intracelular. A administração de cálcio intravenoso pode ser repetida cada 30 a 60 minutos se a emergência persistir. O cálcio pode ser administrado sob a forma de gluconato de cálcio ou cloreto de cálcio. Geralmente, prefere-se o gluconato de cálcio, porque o cloreto de cálcio causa irritação ou necrose no local de injeção.[58]

Quando a hipercalemia ocorre em pacientes tratados com *digitalis*, o cálcio deve ser administrado pelas mesmas indicações de pacientes sem *digitalis*, mas se deve utilizar uma solução diluída de 10 mℓ de gluconato de cálcio a 10% em 100 mℓ de soro glicosado a 5% de forma lenta, em 20 a 30 minutos para evitar hipercalcemia aguda.[59]

O cálcio não deve ser administrado em soluções contendo bicarbonato, pois ocorre precipitação de carbonato de cálcio.[38]

Infusão de glicose-insulina

A insulina desvia o potássio para dentro das células, causando rápida redução do potássio plasmático a partir do aumento da bomba de Na-K-ATPase no músculo esquelético. Na ausência de hiperglicemia, glicose é administrada geralmente com a insulina para prevenir hipoglicemia. Administra-se 10 unidades de insulina regular seguida imediatamente de 50 mℓ de glicose a 50%. A redução da hipercalemia é rápida, havendo uma queda do potássio sérico de aproximadamente 1 mEq/ℓ. Para evitar a hipoglicemia, recomenda-se a infusão continua de glicose a 10% (50 a 75 mℓ/h) e monitoramento da glicemia a cada hora por 5 a 6 horas. É necessária cuidadosa observação para sinais de hipoglicemia, como sonolência, sudorese e taquicardia.[58]

Remoção de potássio do organismo

Como as medidas terapêuticas implementadas têm caráter transitório na redução do potássio sérico, as três modalidades disponíveis para remoção do potássio são: diuréticos, resinas de troca (patiromer, poliestirrenosulfonato de sódio e ciclosssilicato de zircônio) e diálise.

Diuréticos de alça (na ausência de insuficiência renal grave)

São efetivos para aumentar a excreção urinária de potássio em pacientes com função renal normal ou moderadamente comprometida e, sobretudo, se combinados com hidratação salina para manter a oferta distal de sódio e água. Em pacientes euvolêmicos ou hipovolêmicos com função renal normal, recomenda-se a infusão contínua de uma solução salina isotônica e a administração por via intravenosa de 40 mg de furosemida a cada 12 horas ou infusão contínua de furosemida. Em pacientes hipervolêmicos com função renal normal, recomenda-se o mesmo esquema, mas sem infusão de solução salina isotônica.

Resinas de troca

Removem o potássio do organismo, mas atuam mais lentamente. As resinas são substâncias que, administradas por via oral ou via retal promovem a troca de sódio ou cálcio (dependendo da resina empregada) pelo potássio plasmático. Elas podem remover 1 mEq de potássio por grama de resina. É importante lembrar que as resinas que trocam sódio por potássio (1,7 a 2,5 mEq de Na+/mEq de K+) podem acarretar um excesso de sódio no organismo e, consequentemente, determinar sobrecarga cardiovascular. No Brasil, até recentemente, a única resina disponível era uma à base de poliestireno sulfonato de cálcio apresentada em envelopes de 30 g. Nos EUA está disponível o poliestireno sulfonato de sódio.

As resinas de troca podem ser administradas por via oral (2 horas para início da ação) ou via retal por meio de um enema com sorbitol para induzir diarreia (30 a 60 minutos). Devem ser evitadas no pós-operatório imediato pelo risco de necrose intestinal, principalmente relacionado com o sorbitol. Um modo de evitar essa complicação consiste na lavagem por enema após 1 hora da administração da resina sem sorbitol.

Muitos autores não recomendam o uso de poliestireno sulfonato de cálcio ou poliestireno sulfonato de sódio se patiromer ou se ciclossilicato de zircônio sódico estiver disponível (ver a seguir). Isso ocorre em razão de complicações como necrose intestinal, sobretudo se utilizado com sorbitol. Mesmo que a diálise não seja possível imediatamente, deve-se evitar o uso de poliestireno sulfonato particularmente em pacientes no pós-operatório e naqueles com íleo ou obstrução intestinal.

Novas resinas de troca
Patiromer
Trata-se de uma nova opção no manejo da hipercalemia aprovada pela FDA em 2015 para tratamento em caráter ambulatorial de pacientes com doença renal crônica e em uso de inibidores do SRAA. Patiromer é um pó para dissolução em água para administração oral. O ingrediente ativo é o cálcio sorbitex, o qual contém patiromer, um polímero não absorvível que se liga ao K aumentando a excreção fecal de K. Não deve ser usado em emergências por hipercalemia.

Deve-se evitá-lo em pacientes com constipação intestinal grave e obstrução intestinal. Como pode se ligar ao magnésio no colo, há possibilidade de surgir hipomagnesemia. Além da ligação com cátions, o patiromer pode se ligar a medicamentos no trato gastrintestinal. Internações importantes do ponto de vista clínico são com ciprofloxacino, tiroxina e metformina. Esses medicamentos devem ser administrados 3 horas antes ou depois do patiromer. Essa nova medicação já está disponível no mercado norte-americano, mas ainda não foi aprovada no mercado brasileiro.

Ciclossilicato de zircônio sódico hidratado
Trata-se de um composto insolúvel, não absorvível designado para capturar íons K. Formulação em pó para dissolução em água e uso oral, liga-se ao K em troca por sódio e íons H no trato gastrintestinal. O maior declínio do potássio sérico ocorre nas primeiras 4 horas de terapia, sugerindo um efeito agudo na secreção intestinal de potássio, e não apenas em uma redução na absorção de potássio. É também eficiente no manejo da hipercalemia de pacientes em diálise crônica. Aprovado pela FDA em 2018 nos EUA e no Brasil pela Anvisa em 2020.

Diálise
Em pacientes com função renal muito comprometida com hipercalemia, a hemodiálise está indicada e tem preferência sobre os quelantes de potássio, a menos que não possa ser realizada nas próximas horas (6 horas).

Outras terapias
Bicarbonato de sódio
No manejo da hipercalemia aguda, não é mais recomendado pela eficácia limitada em reduzir o potássio sérico, mesmo que haja acidose metabólica presente. A indicação foi baseada em pequenos estudos não controlados. Vários estudos subsequentes mostraram que a infusão de bicarbonato de sódio em pacientes em hemodiálise não teve efeito sobre o potássio sérico. A racionalidade do uso de bicarbonato de sódio se baseia no princípio de que, aumentando-se o pH sistêmico, há liberação de íons hidrogênio das células e movimento de potássio para dentro das células para se manter a eletroneutralidade. Se o bicarbonato de sódio for utilizado no manejo da hipercalemia aguda, recomenda-se o uso de uma solução isotônica (150 mEq em 1 ℓ de soro glicosado a 5%) em 2 a 4 horas, desde que o paciente possa tolerar a carga de volume.[58]

Agonistas beta-adrenérgicos
A administração por via intravenosa ou inalatória desses agentes também provoca uma redistribuição do potássio para o intracelular. Estudos foram feitos com o uso de albuterol, 10 a 20 mg via inalatória em 4 mℓ de solução salina, ou 0,5 mg IV. No Brasil, o albuterol é conhecido como salbutamol (ventolin sulfato é o genérico). Também pode ser utilizada a adrenalina IV (0,05 mg/kg/min). Deve-se lembrar que a absorção via inalatória é errática e a administração por via intravenosa é potencialmente arritmogênica. Outros efeitos incluem taquicardia e angina de peito em indivíduos suscetíveis. Então, esses agentes devem ser evitados em pacientes com doença coronariana. Em pacientes renais crônicos, que muitas vezes apresentam doença coronariana subclínica, deve-se fazer monitoramento cuidadoso.[38]

> **(!) PONTOS-CHAVE**
> - Repetir a dosagem de K sérico para excluir pseudo-hipercalemia em pacientes com eletrocardiografia normal e sem fator de risco para hipercalemia
> - A hipercalemia observada em cetoacidose diabética é causada por deficiência de insulina e estado de hipertonicidade, e não pela acidose orgânica
> - Hipercalemia crônica é o resultado de comprometimento na excreção renal de K, e não por desvio iônico.

Exercícios
1. Um homem de 70 kg e sem perda aparente de massa muscular chega ao hospital após um quadro de gastrenterite; a investigação laboratorial mostra um potássio plasmático de 2,8 mEq/ℓ. Calcular o potássio total e a porcentagem de déficit.
2. Um paciente chega ao hospital após 3 dias de vômitos e a investigação mostra um pH de 7,6 e um potássio plasmático de 3,0 mEq/ℓ. Qual seria a concentração de potássio com pH de 7,4?
3. Um paciente etilista, com quadro de vômitos há 3 dias, é levado ao pronto-socorro. Seu espaço extracelular está reduzido em 20%. Potássio = 2,3 mEq/ℓ; pH de 7,52; e bicarbonato de 40 mEq/ℓ. Qual é o distúrbio de potássio que apresenta e a causa?
4. Ao ser chamado para avaliar uma paciente diabética, renal crônica, com potássio de 6,8, qual é a sua conduta?
5. Paciente de 27 anos é admitido na unidade de terapia intensiva em mal epiléptico após superdosagem de cocaína.

pH = 6,9; bicarbonato = 12 mEq/ℓ; potássio = 8,5 mEq/ℓ. Urina acastanhada, positiva para hemoglobina. Enzimas musculares elevadas. Explique os motivos pelos quais esse paciente apresenta hipercalemia, determinando qual é o potássio real para um pH de 7,4.

Respostas

1. Com a ajuda do Quadro 12.4, obtém-se: 45 mEq × 70 kg = 3.150 mEq. Como não há distúrbio ácido-básico, verifica-se, na Figura 12.8, que um potássio plasmático de 2,8 corresponde a um déficit de aproximadamente 13% do potássio total, ou seja, em torno de 400 mEq.
2. Na Figura 12.9, verifica-se que, se não houver alteração no potássio total, a concentração normal de potássio para um pH de 7,6 seria 3,0 mEq/ℓ. Isso significa que, se o pH fosse corrigido para 7,4, o potássio plasmático seria de 4,5 mEq/ℓ.
3. Esse paciente apresenta hipocalemia (potássio < 3,5 mEq/ℓ), que provavelmente resulta de perda renal de potássio, uma vez que a depleção do volume extracelular ativa o SRAA, aumentando a excreção renal de potássio. Além disso, o bicarbonato age como um ânion pouco reabsorvível, carregando sódio para o túbulo coletor, o que também aumenta a secreção de potássio na luz tubular. A alcalose metabólica que esse paciente apresenta pode ter ocasionado um desvio iônico de cerca de 0,6 mEq/ℓ de potássio para o intracelular; seu potássio real deve ser em torno de 2,3 + 0,6 = 2,9 mEq/ℓ.
4. Interromper qualquer administração de potássio. Obter uma eletrocardiografia. A presença de ondas T apiculadas confirma a hipercalemia verdadeira. Nesse caso, é necessária intervenção imediata para antagonizar os efeitos tóxicos do potássio sobre a fibra cardíaca (administrar cálcio IV). Prosseguir com as outras etapas de tratamento da hipercalemia: cálcio, glicose-insulina, agentes beta-2-adrenérgicos, resinas de troca e diálise. Afastar a possibilidade de redistribuição, bem como de pseudo-hipercalemia.
5. Esse paciente apresenta dados compatíveis com rabdomiólise, possivelmente decorrente das convulsões prolongadas. Além disso, tem acidose metabólica, que pode ter sido causada pelo metabolismo anaeróbio induzido pela hipoxemia e por convulsões. O potássio dosado é de 8,5 para um pH de 6,9. O potássio real desse paciente para um pH de 7,4 é de 5,5. Nesse caso, as causas da hipercalemia poderiam ser redistribuição, pela acidose metabólica, e destruição de células musculares, principal reservatório de potássio no organismo. Deve-se realizar uma eletrocardiografia imediatamente e tratar a hipercalemia de acordo com a sequência já mencionada.

REFERÊNCIAS BIBLIOGRÁFICAS

1. Palmer BF. Regulation of Potassium Homeostasis. Clin J Am Soc Nephrol. 2015;10(6):1050-60.
2. Schrier RW. Renal and electrolyte disorders. 7. ed. Philadelphia: Wolters Kluwer/Williams & Wilkins; 2010.
3. Kamel K, Halperin M. Fluid, electrolyte, and acid-base physiology. 5. ed. New York: Elsevier; 2017.
4. Palmer BF. A physiologic-based approach to the evaluation of a patient with hypokalemia. Am J Kidney Dis. 2010;56(6):1184-90.
5. Palmer BF. A physiologic-based approach to the evaluation of a patient with hyperkalemia. Am J Kidney Dis. 2010;56(2):387-93.
6. Black DAK. Potassium metabolism. In: Maxwell MH, Kleeman CR, editors. Clinical disorders of fluid and electrolyte metabolism. Philadelphia: McGraw-Hill; 1972.
7. Boddy K, Hume R, White C, Pack A, King PC, Weyers E et al. The relation between potassium in body fluids and total body potassium in healthy and diabetic subjects. Clin Sci Mol Med. 1976;50(6):455-61.
8. Patrick J. Assessment of body potassium stores. Kidney Int. 1977;11(6):476-90.
9. Scribner BH, Burnell JM. Interpretation of the serum potassium concentration. Metabolism. 1956;5(4):468-79.
10. Chapman WH, Bulger RE, Cutler RE. The urinary system. Philadelphia: W.B. Saunders; 1973.
11. Aronson PS, Gie' isch G. Effects of pH on potassium: new explanations for old observations. J Am Soc Nephrol. 2011;22(11):1981-9.
12. Emmett M, Kelepouris E. Overview and pathophysiology of renal tubular acidosis and the effect on potassium balance. UpToDate Inc. 2023.
13. DeFronzo RA, Smith JD. Disorders of potassium metabolism. In: Arieff AI, De Fronzo RA, editors. Fluid, electrolyte, and acid-base disorders. Churchill Livingstone; 1995.
14. Jamison RL, Lacy FB, Pennell JP, Sanjana VM. Potassium secretion by the decending limb or pars recta of the juxtamedullary nephron in vivo. Kidney Int. 1976;9(4):323-32.
15. Khuri RN, Strieder WN, Giebisch G. Effects of flow rate and potassium intake on distal tubular potassium transfer. Am J Physiol. 1975;228(4):1249-61.
16. Mount DB. Disorders of potassium balance. In: Brenner & Rector's the kidney. 10. ed. Elsevier; 2016.
17. Ho K. A critically swift response: insulin-stimulated potassium and glucose transport in skeletal muscle. Clin J Am Soc Nephrol. 2011;6(7):1513-6.
18. Knochel JP. Role of glucoregulatory hormones in potassium homeostasis. Kidney Int. 1977;11(6):443-52.
19. Walker BR, Capuzzi DM, Alexander F, Familiar RG, Hoppe RC. Hyperkalemia after triamterene in diabetic patients. Clin Pharmacol Ther. 1972;13(5):643-51.
20. Shapiro AP, Benedek TG, Small JL. Effect of thiazides on carbohydrate metabolism in patients with hypertension. N Engl J Med. 1961;265:1028.
21. Clausen T, Nielsen OB. Potassium, Na+,K+-pumps and fatigue in rat muscle. J Physiol. 2007;584(Pt 1):295-304.
22. McKenna MJ, Bangsbo J, Renaud JM. Muscle K+, Na+, and Cl disturbances and Na+-K+ pump inactivation: implications for fatigue. J Appl Physiol (1985). 2008;104(1):288-95.
23. Clifford PS. Skeletal muscle vasodilatation at the onset of exercise. J Physiol. 2007;583(Pt 3):825-33.
24. Craig AB Jr, Mendell PL. Blockade of hyperkalemia and hyperglycemia induced by epinephrine in frog liver and in cats. Am J Physiol. 1959;197(1):52-4.
25. Ellis S, Becketts SB. Mechanism of the potassium mobilizing action of epinephrine and glucagon. J Pharmacol Exp Ther. 1963;142:318-26.
26. Sealey JE, Laragh JH. A proposed cybernetic system for sodium and potassium homeostasis: coordination of aldosterone and intrarenal physical factors. Kidney Int. 1974;6(5):281-90.
27. Boyd JE, Palmore WP, Mulrow PJ. Role of potassium in the control of aldosterone secretion in the rat. Endocrinology. 1971;88(3):556-65.
28. Silva P, Brown RS, Epstein FH. Adaptation to potassium. Kidney Int. 1977;11(6):466-75.
29. Wright FS. Relation of electrical potential difference to potassium secretion by the distal renal tubule. Int Congr Physiol Sci. 1974;11:115.
30. Alexander EA, Levinsky NG. An extrarenal mechanism of potassium adaptation. J Clin Invest. 1968;47(4):740-4.
31. Youn JH. Gut sensing of potassium intake and its role in potassium homeostasis. Semin Nephrol. 2013;33(3):248-56.
32. Tanner RL. Relationship of renal ammonia production and potassium homeostasis. Kidney Int. 1977;11(6):453.
33. Pitts RF. Control of renal production of ammonia. Kidney Int. 1972;1:297-305.

34. Burnell JM, Teubner EJ, Simpson DP. Metabolic acidosis accompanying potassium deprivation. Am J Physiol. 1974;227(2):329-33.
35. Brandis M, Keyes J, Windhager EE. Potassium-induced inhibition of proximal tubular fluid reabsorption in rats. Am J Physiol. 1972;222(2):421-7.
36. Schwartz WB, Jenson RL, Relman AS. Acidification of the urine and increased ammonium excretion without change in acid-base equilibrium: sodium reabsorption as a stimulus to the acidifying process. J Clin Invest. 1955;34(5):673-80.
37. Baertl JM, Sancetta SM, Gabuzda GJ. Relation of acute potassium depletion to renal ammonium metabolism in patients with cirrhosis. J Clin Invest. 1963;42(5):696-706.
38. van Ypersele de Strihou C. Potassium homeostasis in renal failure. Kidney Int. 1977 Jun;11(6):491-504.
39. Bank N, Aynedjian HS. A micropuncture study of potassium excretion by the remnant kidney. J Clin Invest. 1973;52(6):1480-90.
40. Weidman P, Maxwell MH, Lupu AN. Plasma aldosterone in terminal renal failure. Ann Intern Med. 1973;78(1):13-18.
41. Gerstein AR, Kleeman CR, Gold EM, Franklin SS, Maxwell MH, Gonick HC et al. Aldosterone deficiency in chronic renal failure. Nephron. 1968;5(2):90-105.
42. Hayes CP Jr, Robinson RR. Fecal potassium excretion in patients on chronic intermittent hemodialysis. Trans Am Soc Artif Int Organs. 1965;11:242-6.
43. Hayes CP Jr, McLeod ME, Robinson RR. An extraveal mechanism for the maintenance of potassium balance in severe chronic renal failure. Trans Assoc Am Physicians. 1967;80:207-16.
44. Agarwal R, Afzalpurkar R, Fordtran JS: Pathophysiology of potassium absorption and secretion by the human intestine. Gastroenterology. 1994;107(2):548-71.
45. Sterns RH, Emmett M. Fluid, electrolyte, and acid-base disturbance. Nephrology Self-Assessment Program (NephSAP). American Society of Nephrology. Journal of the American Society of Nephrology. 2013;12(3).
46. Mount DB. Potassium balance in acid-base disorders, Uptodate Inc. 2023.
47. Rastegar A, Soleimani M. Fluid, electrolyte, and acid-base disturbance. Neph Self-Assessment Program. 2015;14(1).
48. Leaf A, Cotran RS. Renal pathophysiology. 2. ed. New York: Oxford University Press; 1980.
49. Narins RG, Heilig CW, Kupin WL. The patient with hypokalemia or hyperkalemia. In: Schrier RW, editor. Manual of nephrology. 4. ed. Boston: Little, Brown & Company; 1995.
50. Hamill RJ. Efficacy and safety of potassium infusion therapy in hypokalemia critically ill patients. Critical Care Medicine. 1991;19(6):694-9.
51. Kassirer JP, Harrington JT. Diuretics and potassium metabolism: a reassessment of the need, effectiveness and safety of potassium therapy. Kidney Int. 1977;11(6):505-15.
52. Schwartz AB, Swartz CD. Dosage of potassium chloride elixir to correct thiazide-induced hypokalemia. JAMA. 1974;230(5):702-4.
53. Mount DB. Clinical manifestations and treatment of hypokalemia in adults. Uptodate Inc. 2023.
54. Packham DK, Rasmussen HS, Lavin PT, El-Shahawy MA, Roger SD, Block G et al. Sodium Zirconium Cyclosilicate in hyperkalemia. N Engl J Med. 2015;372(3):222-31.
55. Lu KC, Hsu YJ, Chiu JS, Hsu YD, Lin SH. Effects of potassium supplementation on the recovery of thyrotoxic periodic paralysis. Am J Emerg Med. 2004;22(7):544-7.
56. Mount DB. Causes and evaluation of hyperkalemia in adults. UpToDate Inc. 2023.
57. Aronson PS, Giebisch G. Effects of pH on potassium: new explanations for old observations. J Am Soc Nephrol. 2011;22(11):1981-9.
58. Mount DB. Treatment and prevention of hyperkalemia in adults. UpToDate Inc. 2023.
59. Mount DB. Disorders of potassium balance. In: Yu A, Chertow G, Luyckx V et al. (Eds). Brenner and Rector's The Kidney. 11. ed. Philadelphia: W.B. Saunders & Company; 2020. p. 537.

13 | Metabolismo do Cálcio, Fósforo e Magnésio

Mauricio de Carvalho • Miguel Carlos Riella

CÁLCIO

O corpo humano contém aproximadamente 25 a 30 g de cálcio ao nascimento, quantidade que aumenta para 1.000 a 1.500 g na idade adulta por meio da dieta, pela regulação da absorção intestinal e por mecanismos de conservação desse íon. Nesse sentido, o cálcio é um nutriente essencial, mesmo depois da conclusão da fase de crescimento esquelético.[1,2]

A manutenção da homeostase do cálcio depende da regulação integrada que acontece no trato gastrintestinal, nos rins e nos ossos. A regulação fina do cálcio sérico faz-se pelo próprio cálcio, por meio de receptores nos órgãos-alvo (CaSR – receptor sensor de cálcio), e por diversos hormônios, dos quais os mais importantes são o paratormônio (PTH) e a vitamina D.[3]

A participação do cálcio na cascata da coagulação, em diversas reações enzimáticas e na transmissão neuromuscular dá a dimensão de sua importância e ressalta a necessidade da regulação precisa da calcemia.

Homeostase do cálcio

Distribuição

Um indivíduo normal de 70 kg tem aproximadamente 1,2 kg de cálcio (Figura 13.1). O esqueleto abriga mais de 99% do cálcio corporal total, predominantemente sob a forma de cristais de hidroxiapatita $[Ca_{10}(PO_4)_6(OH)_2]$. Aproximadamente 1% do cálcio contido nos ossos é livre e rapidamente intercambiável com o líquido extracelular. O restante do cálcio corporal total está distribuído nos tecidos moles, nos dentes e no líquido extracelular.[4]

A concentração de cálcio ionizado no compartimento intracelular se mantém em níveis extremamente baixos (em geral, 3 a 4 ordens de magnitude menor do que no fluido extracelular, 10^{-6} M versus 10^{-3} M, respectivamente). Além desse gradiente de concentração, existe um gradiente elétrico (interior da célula negativo, ao redor de −50 mV) que favorece a entrada de cálcio na célula. As principais defesas contra o fluxo excessivo de cálcio para o interior das células incluem trocadores Na^+-Ca^{++}, bombas Ca^{++}-ATPases e captação de cálcio livre citoplasmático por organelas, como mitocôndrias e retículo endoplasmático. A principal função do cálcio intracelular é servir como segundo mensageiro, conectando diversas respostas intracelulares a sinais originados fora da célula.[5]

O cálcio sérico total é a soma de três componentes: cálcio livre; cálcio ligado a proteínas; e cálcio na forma de complexos.

O cálcio livre (ou ionizado), que representa cerca de 50% do cálcio total, é a fração mais importante do ponto de vista biológico, pois desempenha o papel de íon regulador em muitos processos metabólicos. Sua concentração plasmática é de 5 mg/dℓ. Aproximadamente 40% do cálcio plasmático está ligado de modo reversível a proteínas, principalmente à albumina. Assim, alterações nos níveis séricos de albumina determinam alterações na concentração do cálcio total. Por exemplo, a diminuição em 1,0 g/dℓ na concentração de albumina reduz a concentração de cálcio total em 0,8 mg/dℓ. Alterações dos níveis de globulinas determinam variações menores na concentração de cálcio total (1,0 g/dℓ de globulina para 0,12 mg/dℓ de cálcio total). Além disso, a ligação do cálcio à albumina é pH-dependente. Quando o pH aumenta, íons hidrogênio dissociam-se da albumina, o que favorece a ligação de cálcio à molécula. O resultado é uma diminuição do cálcio livre. O inverso ocorre na acidose, com menor ligação de íons cálcio à albumina. A variação de 0,1 unidade no pH sérico modifica a ligação albumina-cálcio em 0,12 mg/dℓ, aproximadamente. Finalmente, 10% do cálcio total forma complexos com ânions, como bicarbonato, citrato, fosfato, lactato e sulfato.[6]

A concentração de cálcio no plasma (ou soro) no Brasil é expressa habitualmente em mg/dℓ. Como o peso molecular do cálcio é 40 e apresenta valência 2, o fator de conversão entre as diferentes unidades de medida é: mg/dℓ de cálcio × 0,25 = mmol/ℓ de cálcio × 2 = mEq/ℓ de cálcio.

Os níveis séricos para o cálcio total e iônico dependem do laboratório utilizado e do método empregado para a análise. No passado, utilizava-se como limite superior de cálcio total sérico o valor de 11 mg/dℓ. Atualmente, reconhece-se que ele deve ser considerado entre 10,2 e 10,3 mg/dℓ. Os valores utilizados mais frequentemente são 8,0 a 10,5 mg/dℓ (2,0 a 2,6 mmol/ℓ) para cálcio total, e 4,4 a 5,2 mg/dℓ (1,1 a 1,3 mmol/ℓ) para o cálcio ionizado.

Ingestão e absorção, metabolismo ósseo e excreção do cálcio

Ingestão e absorção intestinal

A necessidade de cálcio varia conforme a faixa etária, sendo maior em períodos de rápido crescimento, como a adolescência (1.300 mg/dia). Nessas etapas, há crescimento ósseo e aumento do depósito mineral, até que o pico de massa óssea seja alcançado por volta da 3ª década de vida. Na idade adulta,

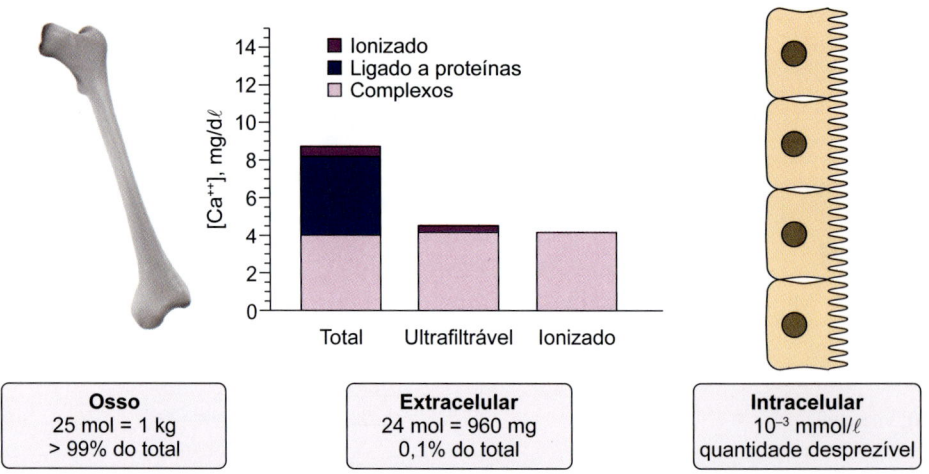

Figura 13.1 Conteúdo e distribuição de cálcio (adulto com 70 kg).

a necessidade diária de cálcio é em torno de 1.000 mg. Nos períodos em que a absorção intestinal de nutriente está diminuída ou a taxa de reabsorção óssea aumentada, como na pós-menopausa, a necessidade de cálcio novamente se eleva (1.200 a 1.300 mg/dia).[7] Entretanto, a grande maioria da população brasileira não ingere quantidades adequadas desse elemento, contido principalmente nos laticínios (leite e derivados, como iogurte e queijo) e nas hortaliças, como brócolis, couve-flor, couve, repolho e verduras verde-escuras (com exceção do espinafre, em virtude do alto teor de ácido oxálico). Segundo dados de consumo alimentar obtidos pelo estudo BRAZOS (*Brazilian Osteoporosis Study*) de 2007, 90% dos entrevistados ingerem apenas um terço (400 mg) do valor preconizado de cálcio.[8]

O cálcio é absorvido no intestino delgado, primordialmente no duodeno e no jejuno proximal e, em menor quantidade, no íleo (Figura 13.2). Depois de 4 horas da ingestão oral, a absorção de cálcio é praticamente completa. Em torno de 70% do cálcio ingerido está ligado a compostos como sulfatos, fitatos, oxalatos e fosfatos, e não pode ser absorvido, sendo, então, excretado nas fezes. Além disso, a idade, a fase do crescimento, a quantidade de cálcio ingerido e o nível de vitamina D influenciam a taxa de absorção.

O cálcio é absorvido pelo trato digestivo por meio de transporte ativo e passivo. O transporte ativo, transcelular, que ocorre predominantemente no duodeno e no jejuno proximal, envolve três passos distintos:

- Transporte do cálcio presente na luz intestinal para dentro da célula pelo canal epitelial de cálcio TRPV6 (do inglês *transient receptor potential vanilloid member 6*)
- Movimento intracelular no sentido apical-basolateral, conectado (mais de 90%) à proteína ligadora de cálcio calbindina D_{9k}
- Saída pela membrana basolateral no espaço extracelular, realizada principalmente pela bomba de membrana Ca^{++}-ATPase (PMCA1b), mas também pelo trocador sódio-cálcio (NCX1).

A expressão do TRPV6, da calbindina D_{9k} e da bomba Ca^{++}-ATPase é estimulada pela vitamina D. O aumento da demanda corporal por cálcio ativa ao máximo o transporte transcelular. O transporte passivo não é saturável, ocorre principalmente no jejuno distal e no íleo, e predomina quando existe concentração elevada de cálcio solúvel na luz intestinal, favorecida pela diferença de gradiente gerada entre a luz e a serosa.[9]

Metabolismo ósseo

Além de exercer função estrutural, de sustentação para o corpo humano, o esqueleto funciona como reservatório de cálcio. Este não é estático e, durante o dia, mais ou menos 500 mg são reabsorvidos e 500 mg acrescentados aos ossos (Figura 13.2). As principais células do tecido ósseo são os osteoblastos, os osteócitos e os osteoclastos. Os osteoblastos têm origem mesenquimatosa, localizam-se na superfície óssea e responsabilizam-se pela formação do osso, dando origem a novos cristais de hidroxiapatita. Os osteócitos constituem o estágio final de diferenciação dos osteoblastos, localizam-se no interior da matriz óssea e são responsáveis por traduzir a força mecânica imposta ao osso em sinais bioquímicos que regulam o remanejamento (*turnover*) ósseo. Os osteoclastos são células grandes, multinucleadas, de origem hematopoiética e que também se localizam na superfície óssea. São responsáveis pela reabsorção óssea.[10]

A interação entre osteoclastos e osteoblastos é complexa e muito bem regulada. Os precursores de osteoclastos apresentam em sua superfície o receptor ativador do fator nuclear kB (RANK). Os osteoblastos expressam o ligante do receptor ativador do fator nuclear kB (RANKL) e também a osteoprotegerina (OPG). O sistema RANK-RANKL-OPG controla a diferenciação dos osteoclastos. O RANKL liga-se ao RANK e estimula a diferenciação dos precursores dos osteoclastos em osteoclastos maduros. A OPG funciona como um inibidor competitivo (*decoy*) para o RANKL, impedindo a interação RANKL-RANK e a posterior maturação dos osteoclastos. O calcitriol estimula a expressão do RANKL e reprime a expressão da OPG. O PTH e algumas prostaglandinas também estimulam a expressão do RANKL (Figura 13.3).[11]

Excreção renal de cálcio

Filtração glomerular

A fração ionizável (50%) e a fração "complexada" com vários sais (10%) são livremente filtradas. A maioria do cálcio filtrado (98 a 99%) é reabsorvida pelo néfron. A carga filtrada de cálcio refere-se ao produto da taxa de filtração glomerular pela concentração sérica filtrável de cálcio, que fica ao redor de 10.000 mg/dia.[5]

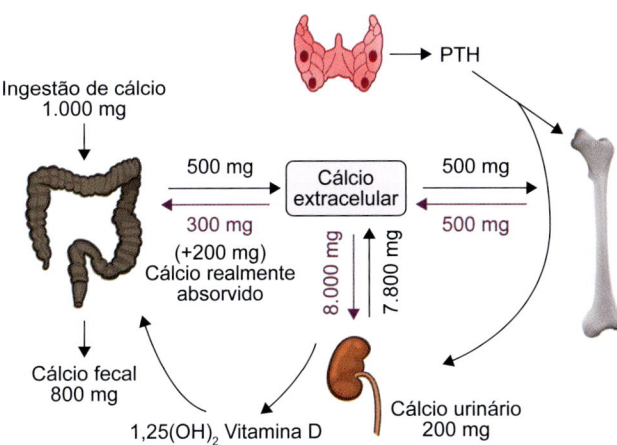

Figura 13.2 Balanço normal de cálcio. PTH: paratormônio.

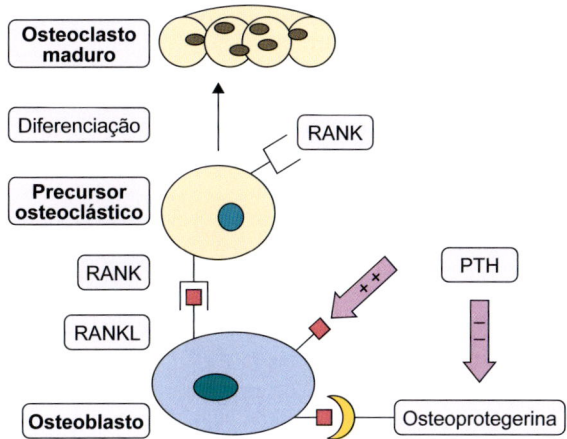

Figura 13.3 Sistema RANK-RANKL-osteoprotegerina. Também está demonstrado o efeito do paratormônio sobre o sistema. PTH: paratormônio; RANK: receptor ativador do fator nuclear kB; RANKL: ligante do receptor ativador do fator nuclear kB.

Reabsorção tubular

A reabsorção do cálcio filtrado ocorre passivamente (paracelular) no túbulo contorcido proximal e no ramo espesso ascendente da alça de Henle, e ativamente (transcelular) no túbulo contorcido distal e no túbulo coletor. Estes dois últimos segmentos sofrem influência do PTH e da vitamina D.

No túbulo contorcido proximal, o cálcio segue a reabsorção ativa do sódio e 60% do cálcio filtrado é reabsorvido. Quando há expansão do volume extracelular, a excreção urinária de cálcio aumenta. Nos casos de depleção de volume extracelular, ocorre o oposto, com maior reabsorção. No ramo espesso ascendente da alça de Henle, outros 20 a 35% do cálcio filtrado são reabsorvidos. A reabsorção é paracelular, guiada pelo cotransportador Na-K-2Cl. Diuréticos de alça, como a furosemida, promovem maior excreção de cálcio ao diminuírem a voltagem luminal positiva criada por esse transportador.[12] Além disso, a membrana basolateral das células desse segmento da alça de Henle tem receptores sensores de cálcio (CaSR). Quando há aumento do cálcio peritubular, ocorre estímulo do CaSR, que reduz a voltagem luminal positiva e, consequentemente, a reabsorção de cálcio. Também no segmento espesso ascendente da alça de Henle, estão localizadas as proteínas juncionais firmes (*tight junction*), chamadas "claudina-16" (paracelina-1) e "claudina-19". Mutações nessas proteínas causam defeitos seletivos na reabsorção de cálcio e magnésio.

A reabsorção do cálcio regula-se nos túbulos contorcido distal (5 a 10% do total) e coletor (3%). Nesses segmentos, o cálcio é absorvido contra um gradiente eletroquímico e o transporte paracelular passa a não ser possível porque as junções intercelulares são impermeáveis ao cálcio. Como descrito na absorção intestinal de cálcio, a reabsorção aqui também ocorre em três passos (Figura 13.4):

- Transporte do cálcio luminal para o interior da célula por meio do canal epitelial de cálcio TRPV5 (do inglês *transient receptor potential vanilloid member 5*)
- Movimento intracelular no sentido apical-basolateral ligado à calbindina D_{28k}
- Extrusão pela membrana basolateral no espaço extracelular pelo trocador sódio-cálcio (NCX1, quantitativamente mais importante) e pela bomba de membrana Ca^{++}-ATPase (PMCA1b).[13]

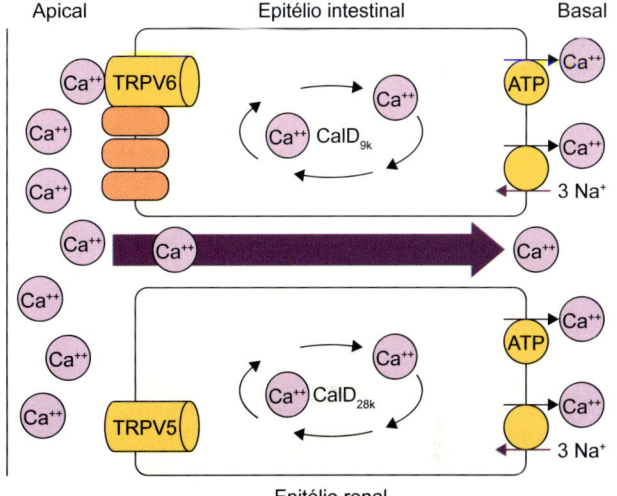

Figura 13.4 Transporte epitelial de cálcio. ATP: adenosina trifosfato.

> **⚠ PONTOS-CHAVE**
>
> - Correção do cálcio total na presença de hipoalbuminemia:
>   - [Ca] corrigido = [Ca] medido + 0,8 × (4,5 − [albumina])
>   - [Ca] e albumina medidos em mg/dℓ
>   - Exemplo: [Ca] = 7,6 mg/dℓ; albumina 2,5 g/dℓ
>   - [Ca] corrigido = 7,6 + 0,8 × 2 = 9,2 mg/dℓ
> - No túbulo contorcido proximal, o cálcio é reabsorvido com o sódio e, na presença de depleção extracelular, sua reabsorção aumenta
> - A regulação da reabsorção do cálcio se dá no túbulo contorcido distal, de modo transcelular, pelo canal epitelial de cálcio TRPV5.

Fatores que regulam a homeostase do cálcio

Vitamina D

A vitamina D, que, na realidade, não é uma vitamina, e sim um hormônio secosteroide, tem grande importância para a regulação do metabolismo mineral. Mais recentemente, o reconhecimento de que a maioria dos tecidos e das células apresenta as enzimas necessárias para sua ativação trouxe novas e potenciais funções para esse hormônio. Estuda-se o papel da vitamina D na prevenção de tumores (p. ex., cólon, mama e próstata), na diminuição da prevalência de algumas doenças crônicas (p. ex., diabetes melito e esclerose múltipla) e até mesmo um efeito regulador na pressão arterial, ao diminuir a síntese de renina no aparelho justaglomerular.[14]

A vitamina D tem duas formas: ergocalciferol ou vitamina D_2, sintetizada em plantas a partir do precursor ergosterol; e colecalciferol ou vitamina D_3 (Figura 13.5), esta produzida na pele pela irradiação ultravioleta (UVB, 290 a 315 nm) do 7-di-hidrocolesterol (7-DHC, pró-vitamina D_3). As vitaminas D_2 e D_3 diferem minimamente em sua estrutura química (uma ligação dupla entre os carbonos 22 e 23 e um grupo metil adicional na D_2). Apesar de pequenas, essas diferenças alteram o metabolismo e fazem a D_2 ser menos potente que a vitamina D_3.

A exposição solar é responsável por 80 a 90% dos estoques de vitamina D. Indivíduos de pele negra, idosos (menor concentração cutânea de 7-DHC) e moradores de países de alta latitude geográfica apresentam menor síntese cutânea de vitamina D. Peixes com alto teor de gordura, ovos e leite enriquecido constituem as principais fontes de vitamina D provenientes da dieta.

Quando exposto ao raio ultravioleta B (UVB), o 7-DHC sofre uma clivagem fotoquímica dando origem à pré-vitamina D_3. Essa molécula termolábil, em um período de 48 horas, sofre um rearranjo molecular dependente da temperatura, o que resulta na formação da vitamina D_3 (colecalciferol). A pré-vitamina D_3 também pode originar produtos biologicamente inativos (luminosterol e taquisterol), para evitar superprodução de vitamina D após períodos de prolongada exposição ao sol.[15]

Quando a vitamina D_3 é formada na pele ou se ingere a vitamina D_2, elas penetram na circulação, ligam-se a uma proteína transportadora específica (a1-globulina, DBP, do inglês *vitamin D binding protein*) e são transportadas ao fígado. No fígado, a vitamina D (D_2 ou D_3 têm a mesma metabolização a partir desse ponto) é convertida em 25-hidroxivitamina D (25(OH)D, calcidiol) pela enzima 25-D-hidroxilase, do grupo das enzimas citocromo P-450. A 25(OH)D é um produto com pouca atividade metabólica, mas constitui a principal forma circulante da vitamina D.

A 25(OH)D é transportada até os rins, onde é filtrada e liga-se, na membrana apical do túbulo proximal, ao complexo megalina-cubilina, um receptor endocítico, que promove sua reabsorção. Nesse segmento tubular, a 25(OH)D é, então, convertida pela enzima 1α-hidroxilase (CYP27B1, também do grupo das enzimas citocromo P-450) em 1,25-di-hidroxivitamina D (1,25(OH)$_2$D, calcitriol), a forma ativa da vitamina D.[16]

O efeito biológico da 1,25(OH)$_2$D é desencadeado pela ligação com receptores celulares específicos (VDR, do inglês *vitamin D receptor*), predominantemente nucleares e que têm afinidade mil vezes maior pela 1,25(OH)$_2$D do que pela 25(OH)D. A 1,25(OH)$_2$D, após ligar-se ao VDR, junta-se ao receptor X do ácido retinoico para formar um complexo heterodimérico. Esse complexo atua nos elementos responsivos à vitamina D (VDRE, do inglês *vitamin D response element*). Essa interação leva à transcrição dos genes seguida da síntese de mRNA para várias proteínas, como osteocalcina, fosfatase alcalina nos osteoblastos e a calbindina D_{9k}.[17]

As ações mais importantes da vitamina D são a regulação e a manutenção dos níveis plasmáticos de cálcio e de fósforo, aumentando a captação intestinal, minimizando a perda renal e estimulando a reabsorção óssea, quando necessário.

Paratormônio

Hormônio polipeptídico produzido pelas células principais das paratireoides, sua função principal é controlar minuto a minuto os níveis séricos do cálcio. Sintetizado como pré-pró-PTH com 115 aminoácidos, ao ser clivado, origina o pró-PTH, com 90 aminoácidos. Essa molécula fica estocada no complexo de Golgi e, quando liberada, perde seis aminoácidos, transformando-se no PTH, com composição final de 84 aminoácidos. A meia-vida do PTH é curta (2 a 5 minutos) e a excreção, realizada pelo rim. O fragmento C-terminal, biologicamente inativo, fica presente na circulação por um período muito mais longo ($T_{1/2} > 30$ minutos), resultando em concentrações de C-terminal aproximadamente 5 a 10 vezes mais altas que concentrações de fragmentos N-terminal ou de PTH intacto.[18]

O PTH atua em um receptor acoplado à proteína G (receptor clássico ou tipo 1), que está presente nos rins, nos ossos e nos condrócitos da placa de crescimento. A ligação do PTH ao receptor resulta na ativação da adenilciclase ou da fosfolipase C, com aumento da concentração intracelular do segundo mensageiro – AMP cíclico ou Ca^{++}, respectivamente. Além do PTH, esse receptor possibilita a ligação com o PTHrP (*PTH related peptide*), visto que essas duas moléculas são homólogas em sua porção aminoterminal. Os genes do PTH e do PTHrP são relacionados, ambos derivando da duplicação de um gene ancestral comum. O PTHrP é expresso em uma variedade de tecidos. Tem ações endócrinas, especialmente durante a vida fetal, e autócrinas e parácrinas, ao participar na formação da placa endocondral normal, na diferenciação e proliferação de órgãos (p. ex., glândula mamária), na regulação do tônus do músculo liso e na regulação de transporte de cálcio transepitelial. O PTHrP aumenta na hipercalcemia humoral associada à malignidade, sendo produzido por grande número de neoplasias malignas, especialmente das linhagens epiteliais.[19]

As paratireoides dispõem de CaSR, autênticos sensores que detectam pequenas oscilações do cálcio desencadeando respostas que inibem ou promovem a expressão do gene do pré-pró-PTH; desse modo, reduzem ou aumentam a secreção de PTH. A curva que relaciona a produção de PTH com os níveis de cálcio ionizado é inversa e sigmoidal, com a maior

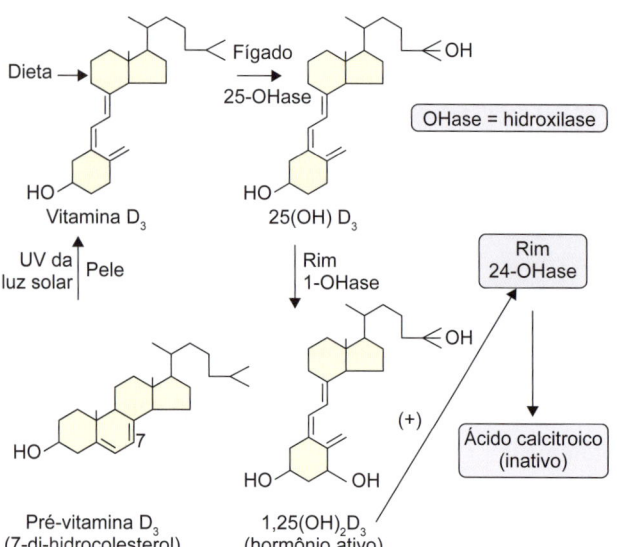

Figura 13.5 Fotobiossíntese da vitamina D_3 e seu metabolismo.

declividade centralizada ao redor do ponto de equilíbrio (*set-point*) de 4,88 mg/dℓ (1,22 mmol/ℓ) de cálcio ionizado, no nível normal fisiológico e que corresponde a cerca de 50% da secreção máxima do PTH (Figura 13.6). Compreende-se assim que pequenos desvios dentro dessa faixa motivem amplas variações do PTH e um rápido e eficaz reajuste da calcemia.[20]

O PTH tem uma grande variedade de ações biológicas, relacionadas principalmente com a prevenção da hipocalcemia. No rim, o PTH apresenta três funções importantes:

1. Estimula a reabsorção de cálcio por via transcelular por meio do TRPV5 no túbulo distal.
2. Inibe a reabsorção tubular de fósforo no túbulo proximal, ao diminuir a síntese e aumentar a internalização e a degradação lisossomal dos transportadores de fosfato Na-Pi-IIa e do Na-Pi-IIc (ver adiante, metabolismo do fósforo).
3. No túbulo proximal, estimula a enzima 1α-hidroxilase e inibe a 24-hidroxilase, o que aumenta a formação da 1,25(OH)$_2$D e reduz sua degradação. Como consequência, a absorção intestinal de cálcio e fósforo aumenta.

No osso, o PTH aumenta a reabsorção óssea ao ligar-se ao RANKL presente nos osteoblastos, indiretamente promovendo a formação de osteoclastos. Além disso, diminui a produção de osteoprotegerina (ver Figura 13.3).

Calcitonina

Peptídio com 32 aminoácidos, é sintetizado nas células parafoliculares (células C) da tireoide, originado pela clivagem da pró-calcitonina. Existem diferenças entre as espécies na importância da calcitonina como fator regulador da homeostase do cálcio. Nos peixes, nos roedores e em alguns animais domésticos, a calcitonina parece ter papel significativo na redução dos níveis plasmáticos de cálcio, efeito obtido pela inibição da reabsorção óssea, por ação direta nos osteoclastos.

Enquanto doses farmacológicas de calcitonina comprovadamente afetem a morfologia e a função osteoclástica em humanos, parece improvável que esses efeitos sejam fisiologicamente importantes. Portanto, a calcitonina tem, na melhor das hipóteses, um papel secundário na regulação sérica do cálcio. Evidências para essa afirmação incluem a noção de que estados crônicos de aumento de calcitonina (como no carcinoma medular de tireoide) ou de supressão da calcitonina (como na tireoidectomia total) não cursem com hipocalcemia. Além disso, a calcitonina não diminui o cálcio sérico em indivíduos normocalcêmicos. Recomenda-se o uso médico da calcitonina quando existe hipercalcemia por excessiva reabsorção óssea, como acontece na doença de Paget óssea.[21]

Receptor sensor de cálcio

Clonado por Brown e Hebert em 1993, a partir de extratos de glândula paratireoide bovina, o CaSR corresponde a um receptor de superfície acoplado à proteína G, que se liga a íons cálcio e possibilita que as células se adaptem ao cálcio extracelular.[22] Além do cálcio, o CaSR pode ser ativado pelo magnésio e por alguns aminoácidos aromáticos. O CaSR é considerado o "calciostato" do organismo, variando a secreção do PTH e a calciúria, para manter a calcemia dentro de valores rigidamente controlados.[23]

Nas paratireoides, o CaSR regula a secreção do PTH em resposta a alterações na calcemia. Também é fortemente expresso no rim, no qual regula a reabsorção de cálcio. O CaSR participa da regulação do remanejamento ósseo, da produção renal de 1,25(OH)$_2$D e da absorção intestinal de cálcio. Quando ativado, inibe a secreção do PTH e a reabsorção renal de cálcio.

Hipocalcemia

Definição

A maioria dos laboratórios fornece a dosagem de cálcio total. Entretanto, este deve ser analisado em conjunto com a albumina sérica, conforme discutido anteriormente. Portanto, a hipocalcemia verdadeira é mais bem conceituada como queda no cálcio livre ou ionizado, habitualmente abaixo de 4,0 mg/dℓ (1,0 mmol/ℓ), o que corresponde a um cálcio total de 8,0 mg/dℓ (2,0 mmol/ℓ). Além disso, esses valores podem ser ligeiramente diferentes, dependendo da técnica de mensuração utilizada pelo laboratório.

Causas de hipocalcemia

A hipocalcemia resulta, com mais frequência, da falta de mobilização do cálcio no osso. Em geral, essa situação envolve defeito ou deficiência de PTH ou do sistema da vitamina D. A deposição de cálcio nos tecidos ou a formação de complexos com outros íons, como o fosfato, também podem causar hipocalcemia, se essas condições ocorrerem mais rapidamente que a capacidade de mobilização do cálcio ósseo. Por último, a hipocalcemia transitória é comum em pacientes graves em uso de múltiplas medicações.

São inúmeras as causas de hipocalcemia, sendo as principais na prática clínica apresentadas no Quadro 13.1.

Causas dependentes de paratormônio[24]

Destruição das paratireoides

Pós-cirúrgico. A forma mais comum de hipoparatireoidismo é aquela resultante de cirurgia na região cervical. Pode ser transitória ou permanente, esta definida por PTH insuficiente para manter normocalcemia 12 meses após a cirurgia. Acontece após remoção inadvertida das paratireoides ou lesão no suprimento vascular dessas glândulas durante tireoidectomia total (0,5 a 2% dos casos com cirurgiões experientes), paratireoidectomia ou dissecção cervical radical. Reoperação, bócio subesternal, doença de Graves ou câncer aumentam o risco de hipoparatireoidismo pós-cirúrgico. A dosagem do PTH sérico 12 a 24 horas após tireoidectomia total é recomendada como forma de predizer quais pacientes desenvolverão hipoparatireoidismo pós-cirúrgico. Níveis de PTH > 10 pg/mℓ indicam que o hipoparatireoidismo permanente é improvável.

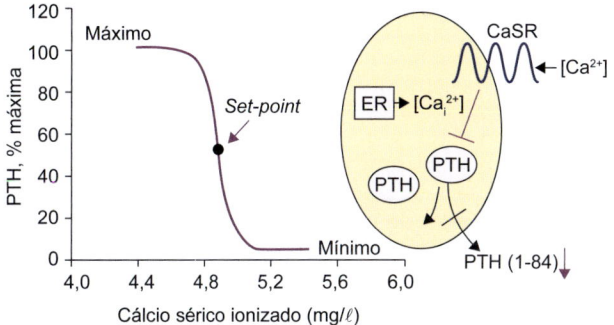

Figura 13.6 Curva cálcio-paratormônio e *set-point* para o cálcio na paratireoide. CaSR: receptor sensor de cálcio; ER: retículo endoplasmático; PTH: paratormônio.

Quadro 13.1 Causas de hipocalcemia.

Dependentes de paratormônio	Dependentes de vitamina D	Outras causas

• Destruição das paratireoides
    ▪ Pós-cirúrgico
    ▪ Irradiação cervical
    ▪ Infiltração das paratireoides
    ▪ Doença autoimune poliglandular
• Desenvolvimento deficiente das paratireoides
    ▪ Síndrome de DiGeorge
    ▪ Hipoparatireoidismo familiar isolado
• Deficiência na secreção de PTH
    ▪ Hipo ou hipermagnesemia
    ▪ Hipocalcemia familiar com hipercalciúria
• Resistência à ação do PTH
    ▪ Pseudo-hipoparatireoidismo
    ▪ Tipo 1a
    ▪ Tipo 1b
    ▪ Tipo 2
	• Deficiência na produção ou absorção
	    ▪ Diminuição da síntese cutânea
	    ▪ Diminuição da ingestão
	    ▪ Diminuição na absorção e aumento da perda
	• Deficiência de hidroxilação
	    ▪ Deficiência de 25-hidroxilação
	    ▪ Deficiência de 1α-hidroxilação
	    ▪ Raquitismo dependente da vitamina D tipo I
	• Resistência em órgão-alvo
	    ▪ Raquitismo dependente da vitamina D tipo II
		• Deposição tecidual e formação de complexos
		    ▪ Síndrome do osso faminto
		    ▪ Formação de complexos
		• Hipocalcemia do paciente criticamente enfermo
		• Medicações e outros agentes terapêuticos
		    ▪ EDTA
		    ▪ Foscarnet
		    ▪ Cisplatina
		    ▪ Bisfosfonatos
		    ▪ Cinacalcete

EDTA: ácido etilenodiaminotetracético; PTH: paratormônio.

Irradiação cervical. Pode lesar irreversivelmente as células atingidas e acarretar insuficiência tanto da paratireoide quanto das células tireoidianas. Observada apenas em pacientes com irradiação extensa de pescoço e mediastino, é considerada uma complicação muito rara.

Infiltração das paratireoides. O hipoparatireoidismo pode advir de doenças de acúmulo de metal, como nos depósitos de ferro na hemocromatose ou em pacientes com talassemia, nos de cobre na doença de Wilson, ou, ainda, por infiltração granulomatosa (p. ex., sarcoidose) ou metastática.

Doença autoimune poliglandular. O hipoparatireoidismo pode ser isolado ou associado a outras deficiências endócrinas, como na síndrome de falência endócrina múltipla autoimune tipo I. Essa condição caracteriza-se por pelo menos duas das seguintes alterações: hipoparatireoidismo, insuficiência adrenal e candidíase mucocutânea crônica. Anticorpos antiparatireoide são encontrados em até 40% dos casos. É causada por mutações do gene regulador do sistema autoimune (AIRE), que codifica a transcrição do regulador da molécula apresentadora de antígenos.[25]

Desenvolvimento deficiente das paratireoides

Síndrome de DiGeorge. Também chamada "síndrome velocardiofacial", tem incidência de 1/4.000 nascidos vivos e é a mais comum deleção gênica em humanos. Representa a segunda maior causa de defeitos congênitos cardíacos infantis. Causada por microdeleção no braço longo do cromossomo 22, suas manifestações clínicas incluem malformações cardíacas, aplasia tímica, anormalidade craniofacial, hipocalcemia (pela hipoplasia ou aplasia da paratireoide), insuficiência velofaríngea e fissura do palato.

Hipoparatireoidismo familiar isolado. Pode haver disgenesia das paratireoides por mutações no gene do pré-pró-PTH ou por mutações em vários fatores de transcrição que controlam o crescimento das glândulas. A herança pode ser autossômica dominante ou recessiva, ou, ainda, ligada ao cromossomo X.

Deficiência na secreção de paratormônio

Hipo ou hipermagnesemia. A depleção ou o excesso de magnésio podem causar hipocalcemia por induzirem hipoparatireoidismo funcional. A hipomagnesemia, geralmente em níveis menores que 1 mg/dℓ, reduz a liberação de PTH e inibe a reabsorção óssea por ação direta ou de bloqueio da ação do PTH. Frequentemente existe hipocalemia associada. Nessa situação, a hipocalcemia somente será corrigida com reposição de magnésio. O magnésio pode também ativar o CaSR e suprimir a liberação de PTH. Pode-se observar essa condição quando o magnésio atinge concentrações séricas ao redor de 6 mg/dℓ. Exemplos incluem o uso parenteral em terapia tocolítica, na eclâmpsia ou pré-eclâmpsia, ou quando o magnésio se acumula no plasma, em casos de insuficiência renal.

Hipocalcemia familiar com hipercalciúria. Anormalidade de herança autossômica dominante, caracteriza-se por hipocalcemia com concentração de PTH inapropriadamente baixa e hipercalciúria relativa. Pode cursar com nefrolitíase e nefrocalcinose, principalmente após tratamento com cálcio ou vitamina D. A causa é mutação ativadora no gene do CaSR, que inibe a secreção de PTH e a reabsorção de cálcio, apesar da hipocalcemia.

Resistência à ação do paratormônio

Pseudo-hipoparatireoidismo. Este termo descreve um grupo de doenças raras, caracterizadas por hipocalcemia, hiperfosfatemia e PTH elevado, o que indica falta de resposta ao PTH nos tecidos-alvo. Os níveis de magnésio e de 25(OH)D são normais. No pseudo-hipoparatireoidismo do tipo 1a (osteodistrofia hereditária de Albright), existem alterações somáticas características, como baixa estatura, face arredondada, pescoço alargado, retardo mental, braquidactilia e hipoplasia dentária. De herança autossômica dominante, tem transmissão materna do fenótipo bioquímico. Caracteristicamente, os pacientes não apresentam ativação de AMP cíclico (cAMP) urinário em resposta à administração de PTH. A maioria dos pacientes tem mutações inativadoras no gene *GNAS*, responsável pela expressão da unidade à da proteína G estimuladora, que é acoplada ao receptor de PTH. No pseudo-hipoparatireoidismo tipo 1b, o fenótipo é normal, porém as alterações bioquímicas se assemelham ao tipo 1a. Um defeito do *imprinting* na região promotora do éxon 1A do gene *GNAS* parece justificar o quadro, que pode ser definido como resistência renal isolada ao PTH. O pseudo-hipoparatireoidismo tipo 2 é menos comum que os subtipos anteriores. O perfil bioquímico é o mesmo e o fenótipo é normal. Desconhece-se a causa da resistência ao PTH. Os pacientes apresentam valores normais de cAMP urinário, porém com ausência de fosfatúria à infusão de PTH.[25]

Causas dependentes de vitamina D

Deficiência na produção ou absorção

Diminuição da síntese cutânea. A maioria dos seres humanos depende da exposição solar para manter níveis adequados de vitamina D. Estações do ano, latitude, hora do dia, idade, pigmentação da pele e uso de protetores solares, entre outros fatores, interferem na produção de 25(OH)D pela pele. Na ausência de exposição ao sol, recomenda-se a ingestão dessa vitamina de, no mínimo, 800 a 1.000 UI/dia.

Diminuição da ingestão. A principal fonte de vitamina D é a produção endógena na pele, mediada pela exposição à luz solar. A ingestão de vitamina D é uma fonte de menor importância (< 100 UI/dia). Peixes com alto teor de gordura, ovos e leite enriquecido constituem suas principais fontes provenientes da dieta. O melhor indicador funcional do *status* da vitamina D é a concentração sérica de 25(OH)D, mais acurada que a informação da quantidade ingerida.

Diminuição na absorção e aumento da perda. Por ser lipossolúvel, a vitamina D necessita formar micelas com sais biliares conjugados para se manter em suspensão na luz intestinal. A absorção da vitamina D está prejudicada nas doenças que apresentam alterações do fluxo biliar (colestase hepática, cirrose biliar primária, doença do íleo terminal, alça cega etc.) e nas doenças com má absorção intestinal (doença celíaca, doença de Crohn, síndrome do intestino curto etc.). Aproximadamente 20% dos usuários crônicos de medicações anticonvulsivantes apresentam aumento do metabolismo e consequente diminuição dos níveis séricos da vitamina D.

Deficiência de hidroxilação

Deficiência de 25 e 1α-hidroxilação. Na doença hepática crônica, têm sido encontradas concentrações normais de 25(OH)D. Apenas em casos de doença muito grave (Child-Pough C), há diminuição dos níveis séricos, principalmente por dois fatores: diminuição da atividade da enzima 25-D-hidroxilase e diminuição de proteína ligadora de 25(OH)D. Nefropatias crônicas, com taxa de filtração glomerular ao redor de 30 a 40 ml/min, causam deficiência na 1α-hidroxilase, diminuição da absorção intestinal de cálcio e hipocalcemia. A deficiência hereditária da 1α-hidroxilase é responsável pelo raquitismo dependente da vitamina D tipo I. Essa doença tem herança autossômica recessiva, causada por mutações inativadoras no gene da enzima 1α-hidroxilase. Há redução na formação do calcitriol, hipocalcemia, hipofosfatemia e hiperparatireoidismo secundário. Em crianças, notam-se raquitismo, osteomalácia e até mesmo convulsões. Deve ser tratada com doses fisiológicas (0,25 a 2 μg/dia) de calcitriol.

Resistência em órgão-alvo

Raquitismo dependente da vitamina D tipo II. Também chamado "raquitismo hereditário resistente à vitamina D", trata-se de uma anormalidade rara, com herança autossômica recessiva. Causado por mutações inativadoras do gene do receptor nuclear da vitamina D, que determina resistência à vitamina D, caracteriza-se por hipocalcemia, hipofosfatemia, hiperparatireoidismo secundário e níveis elevados de calcitriol. Além do raquitismo, o fenótipo se caracteriza pela presença de alopecia total em até dois terços dos pacientes. O tratamento, nem sempre efetivo, consiste na administração de doses elevadas de calcitriol (5 a 10 μg/dia) e de cálcio.[24,25]

Outras causas

Deposição tecidual e formação de complexos

Síndrome do osso faminto (*hungry bone syndrome*). Conceituada como a captação óssea acelerada de cálcio e fósforo, após paratireoidectomia, em pacientes com hiperparatireoidismo primário ou secundário grave, com alto grau de reabsorção óssea. Geralmente ocorre nas primeiras horas pós-paratireoidectomia, podendo persistir por vários dias. Um quadro semelhante pode ser visto em algumas neoplasias com metástases osteoblásticas, como no câncer de próstata ou mama.

Formação de complexos. Pode haver formação de complexos teciduais com o fósforo quando o produto iônico $[Ca^{++} \times PO^{4-}]$ for maior que 70 $mg^2/d\ell^2$. Exemplos incluem infusão de enemas contendo fosfato, liberação maciça de fósforo durante quimioterapia de tumores com rápido *turnover* celular (p. ex., leucemias agudas) e em rabdomiólise grave. Hipocalcemia aguda por formação de complexos intravasculares e quelação do cálcio podem ocorrer em transfusões maciças de sangue contendo citrato ou em tratamentos com plasmaférese. Depósitos de cálcio podem se formar na pancreatite aguda grave, em decorrência da associação do cálcio com ácidos graxos circulantes, necrose do tecido pancreático e saponificação no tecido pancreático. Níveis elevados de calcitonina parecem também contribuir.

Hipocalcemia do paciente criticamente enfermo

A hipocalcemia é comum em pacientes que requerem internação em unidades de terapia intensiva (UTI), tendo sido relatada com frequência de 15 a 88% em pacientes críticos.[26] Vários estudos epidemiológicos encontraram associação direta entre hipocalcemia e mortalidade. Entretanto, parece mais provável que a hipocalcemia seja apenas um marcador de gravidade da doença subjacente. Além disso, não existem dados que demonstrem que o tratamento da hipocalcemia *per se* altere a mortalidade. Pelo contrário, alguns trabalhos sugerem que a reposição de cálcio nessa condição possa prejudicar a função miocárdica. Vários mecanismos têm sido sugeridos para explicar a hipocalcemia no doente crítico: citocinas inflamatórias que aumentem a resistência à ação do PTH; excesso de catecolaminas circulantes; inibição da secreção do PTH; e redistribuição intra e extracelular do cálcio.[27] A dosagem do cálcio ionizado deve ser preferida como método diagnóstico para evitar fatores confundidores, como hipoalbuminemia e alterações do pH.

Medicações e outros agentes terapêuticos

A hipocalcemia pode estar associada à quelação de cálcio na infusão de ácido etilenodiaminotetracético (EDTA) e no uso do antiviral foscarnet. Agentes quimioterápicos, como cisplatina, 5-fluoruracila e leucovorina, e o antibiótico gentamicina podem causar hipomagnesemia e hipocalcemia secundária. O uso de bisfosfonatos IV pode raramente cursar com hipocalcemia. O cinacalcete, fármaco calcimimético, aumenta a sensibilidade do CaSR e inibe a secreção do PTH. Casos de pseudo-hipocalcemia foram descritos associados ao uso de contrastes à base de gadolínio (gadodiamida e gadoversetamida, este último com prevalência de até 20%) em exames de ressonância magnética. Nessa situação, o contraste se liga ao reagente indicador usado em métodos colorimétricos empregados para medir o cálcio total e produz leituras falsamente baixas. O diagnóstico incorreto dessa situação clínica pode resultar em tratamento inapropriado com cálcio intravenoso ou oral.[28]

Quadro clínico

A hipocalcemia crônica, leve a moderada, pode ser totalmente assintomática. Já a aguda em geral é sintomática. As principais manifestações clínicas encontradas na hipocalcemia têm caráter neuromuscular.[25]

> **! PONTOS-CHAVE**
> - A hipocalcemia está frequentemente relacionada com distúrbios do PTH ou da vitamina D
> - A hipocalcemia resistente ao tratamento pode ser secundária à hipomagnesemia e apenas melhora com a correção dos níveis séricos de magnésio
> - A hiperfosfatemia inibe a atividade da 1α-hidroxilase, o que diminui a produção de calcitriol e a reabsorção intestinal de cálcio.

Neuromuscular

Parestesias, especialmente das mãos, dos pés e periorais, são frequentes. Laringospasmo, tetania e convulsões representam as manifestações mais graves. A tetania latente pode ser demonstrada pelo sinal de Chvostek (encontrado em 10% da população normal) ao se percutir o nervo facial após sua saída do canal auditivo (Figura 13.7). O teste é positivo quando se observa contração da musculatura da hemiface ipsilateral ao estímulo. O sinal de Trousseau consiste no espasmo do carpo provocado por isquemia. Realiza-se a pesquisa insuflando-se o manguito de um esfigmomanômetro 10 mmHg acima da pressão arterial sistólica por 3 a 10 minutos. O sinal pode ser negativo em até um terço dos pacientes com hipocalcemia crônica de grau leve.

Neuropsiquiátrico e ocular

Eventualmente, observam-se irritabilidade, labilidade emocional, alucinações e depressão. Em alguns estudos, a complicação prevalente é a catarata, presente em até 17% dos indivíduos. O hipoparatireoidismo idiopático pode estar associado a calcificações intracerebrais nos gânglios da base. Parecem estar relacionadas com a hiperfosfatemia crônica e apresentam significado clínico incerto.

Cardiovascular

Hipotensão arterial e arritmias (prolongamento do intervalo QT e alterações de onda T na eletrocardiografia) têm sido descritas, principalmente em pacientes que fazem uso de digital.

Gastrintestinal e renal

Constipação intestinal e dor abdominal podem fazer parte do quadro. Raramente observa-se diarreia acompanhada de deficiência de absorção de vitamina B_6 e gorduras. Complicações renais, principalmente nefrolitíase e nefrocalcinose, podem surgir e parecem estar relacionadas com a reposição de cálcio e vitamina D.

Diagnóstico

Baseia-se na medida do cálcio sérico, requisitado como avaliação de rotina ou em resposta à sintomatologia já descrita. Pela relação variável do cálcio total com a albumina sérica e o pH, a dosagem do cálcio iônico por eletrodo específico é recomendada, como discutido anteriormente, sobretudo em pacientes criticamente enfermos.

O comportamento dos níveis séricos de fósforo pode auxiliar na investigação da etiologia da hipocalcemia. A hiperfosfatemia sugere hipoparatireoidismo, pseudo-hipoparatireoidismo e insuficiência renal ou lise celular. De modo oposto, observa-se hipofosfatemia nos casos de hiperparatireoidismo secundário (diminuição na produção renal de calcitriol) e em outros distúrbios da vitamina D.

O magnésio deve também ser requisitado, pois valores muito baixos (< 1 mg/dℓ) desse íon diminuem a secreção de PTH ou causam resistência óssea à ação do PTH. Como a doença renal crônica reduz a síntese de calcitriol, diminui a excreção de fósforo e pode levar à hipocalcemia, a creatinina sérica deve sempre ser medida.

Medidas do PTH intacto devem ser coletadas simultaneamente com o cálcio sérico e variam conforme a causa de hipocalcemia. Pacientes com hipomagnesemia podem ter PTH elevado, normal ou baixo. No hipoparatireoidismo, o PTH é habitualmente diminuído e, no pseudo-hipoparatireoidismo, apresenta-se aumentado. Os distúrbios do metabolismo da

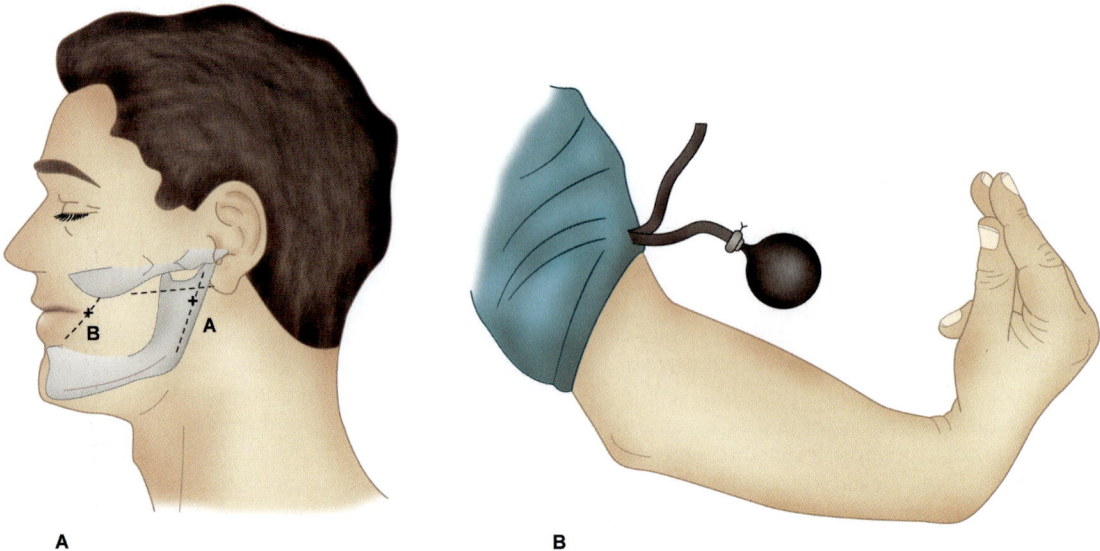

Figura 13.7 Sinais clínicos da hipocalcemia. **A.** Pontos faciais para percussão na pesquisa do sinal de Chvostek. **B.** Pesquisa do sinal de Trousseau positiva, com verificação de espasmo carpopedal.

vitamina D apresentam concentrações de PTH elevadas, caracterizando hiperparatireoidismo secundário. O cAMP urinário aumenta no hipoparatireoidismo primário após infusão de PTH (teste de Ellsworth-Howard) e não se altera no pseudo-hipoparatireoidismo.

Os estoques de vitamina D podem ser aferidos por meio da dosagem sanguínea de uma de suas frações. Geralmente, dosa-se a 25(OH)D, que melhor reflete as reservas corporais e tem concentração plasmática muito mais elevada (até 1.000 vezes maior) do que a 1,25(OH)$_2$D. É importante manter os níveis séricos de 25(OH)D acima de 30 ng/mℓ. Baixa ingestão, déficit de absorção e diminuição na produção cutânea causam deficiência de 25(OH)D. A 1,25(OH)$_2$D estará diminuída (mesmo com concentração normal de 25(OH)D) em pacientes com insuficiência renal, portadores de deficiência de 1α-hidroxilase (raquitismo dependente da vitamina D tipo I) e em pacientes com hipoparatireoidismo. Níveis elevados de 1,25(OH)$_2$D são observados no raquitismo dependente da vitamina D tipo II.[6]

Tratamento

Deve-se tratar a hipocalcemia quando o valor corrigido de cálcio sérico total é inferior a 7 mg/dℓ e naqueles pacientes cujos sintomas neuromusculares (tetania, parestesias, convulsões) estão presentes.

Hipocalcemia aguda

A situação clínica mais urgente dessa forma de apresentação é pós-paratireoidectomia. A abordagem inicial é a administração IV, em mais ou menos 10 minutos, de 1 a 2 g de gluconato de cálcio a 10% (100 a 200 mg de cálcio elementar), com monitoramento clínico e eletrocardiográfico. Após o desaparecimento dos sintomas agudos, deve-se manter infusão de 0,5 a 1,5 mg/kg/h, até atingir concentração sérica de cálcio total ao redor de 8,0 mg/dℓ. Alguns cuidados devem ser tomados durante a infusão de cálcio: pacientes usuários de digital devem ser observados atentamente, pois o cálcio aumenta a sensibilidade miocárdica e predispõe à intoxicação digitálica; pode haver irritação venosa e flebite química se a solução for muito concentrada; na mesma veia, não devem ser administradas soluções que contenham bicarbonato ou fosfato, pois formam complexos insolúveis com o cálcio; hipocalemia e hipomagnesemia concomitantes devem ser corrigidas. Neste último caso, aplicar 2 g (16 mEq) de sulfato de magnésio a 10%, em 10 minutos, seguido de infusão de 1 g/h até a melhora dos sintomas ou correção bioquímica.

Hipocalcemia crônica

Em geral, a suplementação de cálcio e de vitamina D é necessária na hipocalcemia crônica, independentemente da etiologia. Deve-se administrar o cálcio em dose inicial de 1 a 2 g de cálcio elementar ao dia, idealmente junto das refeições para melhor absorção e para quelar o fósforo alimentar. As formas mais comuns de cálcio oral incluem carbonato de cálcio (comprimidos de 500 mg com 200 mg de cálcio elementar) e acetato de cálcio (comprimidos de 350 mg com 87,5 mg de cálcio elementar). A administração de vitamina D deve ser orientada pela etiologia da hipocalcemia. Variam a dose inicial, a preparação a ser utilizada e o tempo de uso. A terapia de reposição hormonal com o PTH 1-84 (ainda não disponível no Brasil) pode ser indicada quando houver controle inadequado com a terapia convencional (definido pela presença de hipocalcemia sintomática, hiperfosfatemia, insuficiência renal ou hipercalciúria); baixa qualidade de vida; baixa adesão ou intolerância ao tratamento convencional; má absorção do cálcio e do calcitriol e necessidade de altas doses de cálcio (> 2 g/dia) ou de calcitriol (> 2 mcg/dia).

> **⚠ PONTOS-CHAVE**
>
> - Hipocalcemia: Ca^{++} < 8,0 mg/dℓ
> - Utilizar cálcio total corrigido ou, de preferência, cálcio ionizado. São úteis para o diagnóstico dosagens simultâneas de fósforo, PTH e 25(OH)D
> - As principais manifestações clínicas da hipocalcemia são neuromusculares
> - O tratamento inicial da forma aguda consiste na infusão de gluconato de cálcio a 10% lentamente. A correção concomitante do magnésio e do potássio sérico pode ser necessária.

Hipercalcemia

Definição

A hipercalcemia se define por níveis de cálcio total maiores que 10,5 mg/dℓ (2,62 mmol/ℓ). Frequentemente, é diagnosticada em exames de rotina, realizados com outros propósitos. Os sintomas associados são relativamente inespecíficos, mas o conjunto de sinais e sintomas pode sugerir o diagnóstico.

Causas de hipercalcemia

As principais etiologias desse distúrbio serão descritas a seguir (Quadro 13.2). As causas mais raras de hipercalcemia foram objeto de revisão.[29]

Relacionadas com o paratormônio

Hiperparatireoidismo primário (HPT1º). Terceira patologia endócrina mais comum (atrás apenas do diabetes melito e do hipotireoidismo), apresenta incidência aproximada de 27 a 30 casos

Quadro 13.2 Causas de hipercalcemia.

Relacionadas com o paratormônio
• Hiperparatireoidismo primário (HPT1º)
• Carbonato de lítio
• Hipercalcemia hipocalciúrica familiar (FHH)
Relacionadas com a malignidade
• Hipercalcemia humoral da malignidade
• Metástases ósseas
• Produção de vitamina D
Relacionadas com a vitamina D
• Intoxicação por vitamina D
• Doenças granulomatosas
Relacionadas com maior remanejamento ósseo
• Hipertireoidismo
• Imobilização
• Intoxicação por vitamina A
Relacionadas com a insuficiência renal
• Hiperparatireoidismo secundário grave
• Síndrome do cálcio (leite) alcalino
Relacionadas com o uso de medicamentos
• Tiazídicos
• Aminofilina
• Estrógenos

por 100.000 pessoas-ano, aumenta progressivamente com a idade e é duas vezes mais comum nas mulheres do que nos homens.[30]

Aproximadamente 85% dos casos de HTP1º têm como causa principal o adenoma simples de uma das quatro glândulas da paratireoide. Irradiações prévias de cabeça e pescoço podem ser fatores predisponentes. A hiperplasia das paratireoides está presente em 10 a 15% dos casos, mais frequentemente de modo esporádico. Entretanto, pode fazer parte das síndromes de neoplasia endócrina múltipla (MEN, do inglês *multiple endocrine neoplasia*). Na MEN 1 (síndrome de Werner), o HPT1º está presente (95% dos casos) associado a tumores de hipófise (50%), de pâncreas (30%) e, também, à síndrome de Zollinger-Ellison. O gene responsável pela MEN 1, denominado "menina", produz uma proteína supressora tumoral, que está defeituosa na MEN 1. A MEN 2A é caracterizada por feocromocitoma, carcinoma medular de tireoide e HPT1º. Os pacientes com MEN 2 apresentam mutações ativadoras do protooncogene *RET*. Em menos de 1% dos casos, o HPT1º pode ser causado por carcinoma da paratireoide. Glândulas ectópicas podem estar presentes (5 a 15%) no mediastino, ao redor do esôfago e acima do ângulo da mandíbula.[31]

Em torno de 70 a 80% dos pacientes com HPT1º não apresentam sinais ou sintomas característicos, com detecção acidental de hipercalcemia em exames de rotina. Isso é particularmente verdadeiro em países que adotaram analisadores bioquímicos multicanais para dosagem de eletrólitos, nos quais o cálcio está incluído. No Brasil, o diagnóstico é mais tardio, dependente de manifestações clínicas, como hipercalciúria, nefrolitíase (mais comum) e osteoporose. Com menor frequência, observam-se miopatia proximal, pancreatite aguda e sintomas psiquiátricos (depressão, demência, confusão). As crises hipercalcêmicas agudas, que se caracterizam por depleção do espaço extracelular e diabetes insípido nefrogênico, são observadas com níveis de cálcio sérico superior a 12 mg/dℓ.[32]

Na presença de hipercalcemia, o PTH elevado fecha o diagnóstico de HPT1º. Entretanto, níveis inapropriadamente normais de PTH na presença de hipercalcemia também são fortemente sugestivos de HPT1º. Outros achados laboratoriais que acompanham o HPT1º incluem hipofosfatemia (fósforo sérico inferior a 2,5 mg/dℓ) e excreção urinária de cálcio e fósforo aumentada.

A cirurgia com remoção do tecido anormal da paratireoide é o tratamento de escolha, indicada para todos os pacientes sintomáticos. As atuais recomendações de paratireoidectomia para o HPT1º assintomático incluem:[33]

- Idade menor que 50 anos
- Concentração sérica de cálcio acima de 1 mg/dℓ do limite superior da normalidade
- Taxa de filtração glomerular < 60 mℓ/min; nefrocalcinose ou nefrolitíase; calciúria > 250 mg/dia em mulheres ou 300 mg/dia em homens
- Densitometria óssea (DXA) com T escore abaixo de –2,5 em qualquer sítio, ou fratura vertebral detectada por raios X ou DXA.

Deve-se indicar a cirurgia quando pelo menos um dos critérios acima estiver presente. Nos indivíduos com indicação cirúrgica, podem ser utilizados para localização do adenoma ultrassom de alta resolução, cintilografia de paratireoide com Tc^{99m}-sestamibi ou tomografia computadorizada 4D com contraste.[33] Cirurgiões experientes, mesmo sem exames localizatórios, obtêm cura cirúrgica em mais de 95% dos casos.

Carbonato de lítio. Têm sido descritos casos de hipercalcemia em pacientes (em torno de 5%) usuários dessa medicação. O carbonato de lítio pode induzir aumento do limiar de supressão do PTH pelo cálcio na paratireoide, o que desvia o *set-point* do PTH para a direita (ver Figura 13.6). A prevalência de hiperparatireoidismo em pacientes que usam lítio por mais de 10 anos é de aproximadamente 10 a 15%, em estudos retrospectivos. Na maioria dos casos, a suspensão do medicamento faz com que haja retorno dos níveis de cálcio sérico aos valores normais.[34]

Hipercalcemia hipocalciúrica familiar (FHH, do inglês *familial hypocalciuric hypercalcemia*). Patologia de herança autossômica dominante, caracteriza-se pela presença de hipercalcemia, níveis inapropriadamente normais de PTH e diminuição na excreção de cálcio (menor que 100 mg/g de creatinina ou relação *clearance* de cálcio/creatinina < 0,01). Na FHH, mutações inativadoras do gene do CaSR levam à resistência generalizada ao cálcio. Como o CaSR também está presente no rim e regula a absorção de cálcio na alça de Henle, a FHH leva ao aumento da reabsorção tubular de cálcio, o que explica a hipocalciúria. A existência de familiares com esse distúrbio auxilia no diagnóstico. A maioria dos pacientes não requer tratamento.[35]

Relacionadas com a malignidade

Causa mais comum de hipercalcemia em pacientes internados, a hipercalcemia associada à malignidade é descrita em 20 a 30% dos pacientes com câncer em alguma etapa da doença.[36] Geralmente, traduz mau prognóstico, com mortalidade de aproximadamente 50% após 30 dias do diagnóstico. Comumente, classifica-se a hipercalcemia relacionada com a malignidade em:

- Hipercalcemia osteolítica local: decorrente de intensa reabsorção óssea, é causada por fatores ativadores de osteoclastos. Associada principalmente a tumores de mama, pulmão e rim
- Hipercalcemia humoral da malignidade (HHM): responsável por 80% dos casos de hipercalcemia associados a neoplasias. Causada pela produção de PTHrP pelo tumor, que ocupa o receptor PTHR1.[37] Um terço dos casos está relacionado com carcinomas escamosos (pulmão, esôfago, cabeça e pescoço, cérvice etc.), e o restante, com carcinoma renal, de mama, ovário, bexiga e pâncreas. Pacientes com HHM apresentam nível sérico baixo de PTH, a não ser que haja HPT1º concomitante
- Hiperparatireoidismo ectópico: muito raro, refere-se à produção de PTH por outros tumores que não os da paratireoide
- Produção de 1,25(OH)$_2$D pelo tumor: os linfomas Hodgkin ou não Hodgkin são os tumores mais comumente envolvidos.

Relacionadas com vitamina D

Intoxicação por vitamina D. A maior parte das ocorrências desenvolve-se durante o tratamento com vitamina D, em casos de hipoparatireoidismo, doenças ósseas ou tentativas de bloquear os efeitos dos corticosteroides sobre o esqueleto. Geralmente, está associada a doses maiores que 40.000 a 100.000 UI/dia de vitamina D por vários meses. De acordo com a Academia Nacional de Medicina dos EUA, o limite superior seguro para a ingestão de vitamina D é de 4.000 UI/dia. A hipercalcemia decorre tanto do aumento na reabsorção óssea quanto de um aumento na absorção intestinal. Pode haver hiperfosfatemia, diminuição da função renal (habitualmente associada à nefrocalcinose) e deposição tecidual de cálcio. A intoxicação pode persistir por semanas após a parada do uso da vitamina D, pelo depósito que ocorre no tecido gorduroso.[38]

Doenças granulomatosas. A hipercalcemia pode ser observada na tuberculose, histoplasmose, candidíase, hanseníase e sarcoidose, entre outras. A hipercalcemia tem origem em macrófagos presentes nos órgãos afetados, que produzem de modo autônomo a enzima 1α-hidroxilase. Com isso, adquirirem a capacidade de converter o calcidiol em calcitriol, o que ocasiona aumento da absorção intestinal de cálcio e fósforo e supressão do PTH.

Relacionadas com maior remanejamento ósseo

Hipertireoidismo. Pode causar hipercalcemia, habitualmente de grau leve, em até 10 a 20% dos pacientes. O hormônio tireoidiano age diretamente no osso, acelerando o *turnover* ósseo. O tratamento do hipertireoidismo é eficaz para a normalização dos níveis de cálcio.

Imobilização. A imobilização prolongada pode causar hipercalcemia e hipercalciúria em adultos, porém está habitualmente associada a outro distúrbio do remanejamento ósseo como, por exemplo, a doença de Paget. Em crianças, pode ocorrer isoladamente, após quadros de paraplegia ou quadriplegia. O mecanismo corresponde ao desequilíbrio entre o aumento da reabsorção óssea e a diminuição relativa da formação óssea, em virtude de menor estímulo gravitacional.

Intoxicação por vitamina A. A vitamina A estimula a atividade osteoclástica. Quando ingerida em doses superiores a 50.000 a 100.000 UI/dia (10 a 20 vezes do requerimento mínimo diário), pode causar hipercalcemia. Um aspecto radiológico característico é a calcificação laminar periosteal, passível de visualização na radiografia das mãos. Como na intoxicação por vitamina D, a administração de corticosteroides (p. ex., 100 mg de hidrocortisona) normaliza o cálcio sérico.[38]

Relacionadas com insuficiência renal

Hiperparatireoidismo secundário grave. Denominado por alguns autores "hiperparatireoidismo terciário", representa um estado de função autônoma da paratireoide, caracterizado por hiperparatireoidismo hipercalcêmico. Em geral, representa o resultado de hiperparatireoidismo secundário de longa data, associado à doença renal crônica pré-dialítica ou dialítica (estágios 4 ou 5, respectivamente). Fisiologicamente, existe diminuição no número de receptores para vitamina D e para o CaSR nas paratireoides. Clinicamente, nota-se ausência de supressão do PTH aos níveis séricos de cálcio ou ao uso de análogos da vitamina D.

Síndrome do cálcio ou do leite alcalino (*calcium or milk-alkali syndrome*). Causada pela ingestão de grandes quantidades de cálcio com substâncias alcalinas, como carbonato de cálcio ou bicarbonato de sódio, habitualmente em forma de antiácidos ou em tratamentos para osteoporose. A tríade característica é a presença de hipercalcemia associada a alcalose e insuficiência renal. A forma crônica da doença (síndrome de Burnett) está associada a dano renal irreversível.

Relacionadas com o uso de medicamentos

Tiazídicos. A administração crônica desses medicamentos leva à hipercalcemia por redução da excreção renal de cálcio. Esse efeito hipocalciúrico parece estar relacionado com a maior reabsorção tubular proximal de sódio. Especula-se também um efeito potencializador do PTH nos rins. Geralmente, a calcemia não é maior que 11 mg/dℓ, sendo prontamente corrigida com a suspensão do tiazídico. Elevações maiores do cálcio sérico devem levar à suspeita de outras doenças subjacentes, em especial o hiperparatireoidismo.

Aminofilina. A toxicidade por aminofilina é causa rara de hipercalcemia. Os níveis de PTH são normais, o que sugere diminuição da sensibilidade das paratireoides ao cálcio ionizado.

Estrógenos. A administração de estrógenos pode levar à hipercalcemia grave em pacientes com câncer de mama e metástases ósseas.

> **⚠ PONTOS-CHAVE**
>
> - HPT1º e malignidades são as principais causas de hipercalcemia
> - Neoplasias de pulmão e mama são as neoplasias mais frequentemente associadas à hipercalcemia
> - Hipercalcemia com hipofosfatemia sugere hiperparatireoidismo ou malignidade
> - Hipercalcemia com hiperfosfatemia sugere causa relacionada com a vitamina D.

Quadro clínico

A hipercalcemia pode apresentar manifestações clínicas diversas, desde formas assintomáticas até graves crises hipercalcêmicas. Além do valor do cálcio sérico, deve-se levar em consideração a etiologia, a velocidade de elevação da calcemia, a idade e a condição clínica do paciente e o comprometimento ósseo e de outros sistemas (p. ex., o rim). Em geral, a necessidade de tratamento urgente se dá quando o nível de cálcio está acima de 12 mg/dℓ.

Geral

Em sua forma leve, a hipercalcemia pode não apresentar sintomas. Entretanto, nos quadros mais graves são observados sintomas como anorexia, náuseas, vômitos, obnubilação, cefaleia, poliúria e noctúria.

Neuropsiquiátrico

Embora os mecanismos não estejam completamente estabelecidos, o aumento do cálcio livre no sistema nervoso central pode diminuir a velocidade de condução nervosa e causar ansiedade, depressão, letargia e, em casos mais graves, confusão mental e coma.

Cardiovascular

Pode haver hipertensão arterial, principalmente por aumento da reatividade vascular periférica. No coração, o cálcio provoca aumento da contratilidade cardíaca. As alterações eletrocardiográficas mais comuns são: encurtamento do espaço PR e do QT; bloqueio AV de primeiro grau; e alterações da onda T. Os pacientes em uso de digital são particularmente sensíveis, uma vez que o potencial arritmogênico desse medicamento aumenta quando há hipercalcemia.

Gastrintestinal

Além de seu efeito sobre a produção de gastrina, a ação do cálcio na musculatura lisa e na condução nervosa explica as principais manifestações clínicas – constipação intestinal, anorexia, náuseas, vômitos e úlcera duodenal. Raramente se observa pancreatite aguda.

Renal

Os efeitos renais incluem polidipsia e poliúria, resultantes de diabetes insípido nefrogênico. Este pode ser explicado por interferência aguda com a ação da vasopressina, diminuição crônica da expressão de aquaporina 2 no túbulo coletor cortical e inibição direta ou indireta (via prostaglandinas) da reabsorção de sódio no segmento espesso ascendente da alça de Henle. Apesar da diminuição de incidência nos últimos anos, a nefrolitíase (secundária à hipercalciúria) ainda é observada em 15 a 20% dos pacientes com HPT1º. Nefrocalcinose também pode estar presente. A injúria renal aguda desenvolve-se nos casos mais graves e está associada a vasoconstrição renal, depleção do espaço extracelular, depósitos parenquimatosos de cálcio e obstrução tubular.

> **PONTOS-CHAVE**
> - Hipercalcemia pode acarretar depleção do volume extracelular e contribuir para aumentar a reabsorção proximal de cálcio
> - Em geral, a necessidade de tratamento urgente se dá quando o nível de cálcio está acima de 12 mg/dℓ.

Diagnóstico

O HPT1º é a causa mais comum de hipercalcemia em pacientes ambulatoriais, enquanto a HHM representa a causa mais comum de hipercalcemia intra-hospitalar. Mais de 90% dos casos de hipercalcemia estão relacionados com essas duas condições clínicas.

Quando há hipercalcemia, a concentração sérica elevada de PTH praticamente fecha o diagnóstico de HPT1º (valor aproximado de referência para PTH intacto: 10 a 65 pg/mℓ). Em 85 a 90% dos pacientes portadores de HPT1º, os níveis de PTH estarão elevados. Entretanto, níveis inapropriadamente normais de PTH na presença de hipercalcemia também são fortemente sugestivos de HPT1º.

A HHM tem instalação abrupta e a neoplasia associada, na maioria das vezes, é clinicamente evidente. Nesses pacientes, a sobrevida é de apenas poucos meses. Os níveis de PTH estão muito baixos ou até mesmo indetectáveis. Apenas se necessita da dosagem de PTHrP circulante quando a origem da hipercalcemia não pode ser definida com base nos exames clínicos.

A hipofosfatemia acompanha a elevação do PTH sérico, como no hiperparatireoidismo, ou do PTHrP, como na HHM, já que esses hormônios aumentam a excreção de fósforo pelos rins. A hiperfosfatemia estará associada à hipercalcemia nas outras situações, como nas doenças granulomatosas, na intoxicação por vitamina D, na síndrome do leite alcalino e na tireotoxicose, entre outras.[6]

A dosagem do cálcio urinário é um importante auxílio diagnóstico, principalmente na FHH, quando a dosagem de cálcio na urina menor que 100 mg/g de creatinina possibilita o diagnóstico.

Alterações radiológicas características da osteíte fibrosa, como reabsorção subperiosteal falangiana, lesões císticas claviculares e imagens em "sal e pimenta" no crânio, são observadas em menos de 10% dos casos de hiperparatireoidismo, exclusivamente naqueles de diagnóstico muito tardio.

O aumento da 25(OH)D sugere intoxicação por vitamina D, doenças granulomatosas, linfomas e produção renal aumentada no HPT1º.

Tratamento

O tratamento da hipercalcemia é direcionado principalmente aos pacientes sintomáticos. De modo geral, seus objetivos são: diminuição da absorção intestinal; aumento na excreção urinária; diminuição na reabsorção óssea; e quelação do cálcio ionizado.[30,35]

A crise hipercalcêmica, cursando com calcemias superiores a 14 mg/dℓ, é uma emergência endócrina. O tratamento inicia-se por medidas de repleção do espaço extracelular, com hidratação oral e solução salina IV, com infusão de até 2.500 a 4.000 mℓ/dia. Geralmente, necessita-se repor também magnésio e potássio. Em seguida, depois de corrigido o volume do espaço extracelular, pode-se iniciar a infusão intermitente de furosemida, que bloqueia a reabsorção tubular renal de cálcio e promove calciurese.

A calcitonina é útil na estabilização da calcemia, pois causa inibição da atividade osteoclástica, com efeito máximo bastante rápido, logo após a administração da primeira dose. Seu uso contínuo, entretanto, leva ao fenômeno da taquifilaxia. O emprego de bisfosfonatos (p. ex., pamidronato ou ácido zoledrônico) tem sido amplamente recomendado para o tratamento da hipercalcemia, por sua inibição potente e prolongada da reabsorção óssea. O efeito máximo dos bisfosfonatos se dá entre o 2º e o 5º dia. Os corticosteroides são utilizados em pacientes com hipercalcemia causada por maior absorção de cálcio intestinal, como nos casos de excesso de atividade ou produção de vitamina D. Na sarcoidose e em outras doenças granulomatosas, têm efeito direto sobre a atividade da doença. O efeito máximo é obtido em 7 a 10 dias. A hemodiálise está reservada àqueles pacientes que apresentem insuficiência cardíaca ou renal, nos quais haja contraindicação de infusão de grandes volumes de solução salina. Agentes calcimiméticos, como o cinacalcete, representam uma opção terapêutica na hipercalcemia e podem ser utilizados em pacientes que não podem ser submetidos à paratireoidectomia. Os calcimiméticos ligam-se ao CaSR e suprimem a liberação de PTH.

> **PONTOS-CHAVE**
> - O tratamento da hipercalcemia inicia-se por medidas de repleção do espaço extracelular, com solução salina IV
> - A adição do diurético de alça furosemida inibe a reabsorção de cálcio, mas somente deve ser usado após a correção da depleção do volume extracelular.

FÓSFORO

Presente principalmente na forma de fosfato inorgânico, o fósforo é o ânion mais abundante no organismo humano. Tem papel de grande importância em várias funções biológicas, é um componente essencial da membrana celular e dos ácidos nucleicos, além de atuar na sinalização celular, no transporte de oxigênio, na manutenção do equilíbrio ácido-básico e na mineralização óssea. Condições que levam à hipofosfatemia estão associadas a raquitismo e osteomalácia. Por sua vez, a hiperfosfatemia associada à doença renal crônica tem relação com risco cardiovascular aumentado. Além disso, alguns estudos demonstraram que níveis de fosfatemia no limite superior da normalidade podem estar associados a maior mortalidade, mesmo em indivíduos com função renal normal.[39]

A homeostase do fósforo depende da interação entre o aparelho digestivo, os ossos e os rins, cabendo ao PTH, à vitamina D e ao fator de crescimento fibroblástico 23 (FGF23) a sua regulação.

Homeostase do fósforo

Distribuição

O fósforo representa 1% do peso corporal total, o que significa, em um adulto médio, mais ou menos 700 g (Figura 13.8). Distribui-se do seguinte modo: 85% do total encontra-se nos ossos e dentes; 14% nos tecidos moles; e apenas 1% no fluido extracelular. Embora o fósforo participe de inúmeras reações bioquímicas envolvidas na geração e transferência de energia, sua concentração intracelular é baixa (10^{-4} M). Dentro das células, localiza-se principalmente nas mitocôndrias. A maioria do fosfato intracelular está na forma de creatina-fosfato, ATP e 2,3-difosfoglicerato.[40]

O fósforo é medido no sangue principalmente na forma de ortofosfatos inorgânicos, dos quais 10% estão ligados a proteínas, 5% formam complexos com cálcio e magnésio e 85% se apresentam como ortofosfatos livres – $H_2PO_4^-$ e HPO_4^{2-}, em proporção de 4:1, respectivamente (Figura 13.8). Teoricamente, existem mais duas formas possíveis de apresentação dos ortofosfatos, H_3PO_4 e PO_4^{3-}. No entanto, em pH fisiológico, são desprovidos de significância clínica, pela ínfima quantidade presente no plasma (p. ex., menos de 0,01% existe na forma de PO_4^{3-}).[41]

O fósforo sérico varia com a idade, o período do dia (níveis mais baixos próximos do meio-dia), a estação do ano e o jejum.[42] No Brasil, a concentração plasmática de fósforo é expressa habitualmente em mg/dℓ e varia no adulto de 2,5 a 4,5 mg/dℓ. Já em crianças, são mais altos, em torno de 6 a 7 mg/dℓ aos 2 anos de idade, por exemplo. Para conversão em mmol/ℓ, deve-se multiplicá-lo por 0,323 (ou seja, mmol/ℓ = mg/dℓ × 0,323).

Ingestão e absorção, metabolismo ósseo e filtração e excreção renal

Ingestão e absorção intestinal

A ingestão diária de fósforo elementar se dá ao redor de 20 mg/kg/dia ou aproximadamente 1.200 mg em um homem de 60 kg. A maior parte do fósforo, cerca de 60%, vem de alimentos como leite, carne bovina, aves, peixes e ovos. Outros alimentos ricos em fósforo são cereais, leguminosas, frutas, chás e café (Figura 13.9).

A absorção do fósforo dietético é de 60 a 70%, principalmente no nível do duodeno e do jejuno proximal. No duodeno, a absorção ocorre por meio de transporte ativo, por cotransportadores sódio-fosfato tipo IIb (Na-Pi-IIb, SLC34A2, Npt2b), localizados na membrana apical dos enterócitos. A expressão dos Na-Pi-IIb se regula por fatores hormonais, principalmente pela vitamina D, mas também pelo FGF23, em resposta às necessidades orgânicas. Por exemplo, quando o aporte dietético de fósforo é reduzido, ocorre um aumento na eficiência absortiva. Essa resposta adaptativa ao fósforo dietético é específica do Na-Pi-IIb. Em situações de ingestão aumentada de fósforo, a absorção intestinal acontece principalmente de maneira passiva, paracelular. Os segmentos envolvidos são o jejuno e o íleo, e a absorção é diretamente proporcional à concentração de fósforo nesses segmentos. Aproximadamente 200 mg do fósforo absorvido é secretado na bile e na saliva.

Estudos recentes, a maioria deles realizada em ratos, demonstraram que a infusão de fosfato no duodeno promove um aumento rápido da excreção urinária de fosfato sem alterações no PTH ou no FGF23. Além disso, a infusão de extratos homogeneizados de duodeno aumentou a excreção urinária de fosfato. Esses dados levaram à hipótese de que o intestino dispõe de um sensor de fosfato que regula a secreção de uma fosfatonina ainda desconhecida.

Metabolismo ósseo

A concentração intra e extracelular do íon fosfato é necessária tanto para o metabolismo sistêmico quanto para a formação e a mineralização óssea. A inadequada mineralização da matriz óssea pode resultar em raquitismo, doença resultante da inadequada mineralização do osso em crescimento, ou osteomalácia, que decorre da inadequada mineralização do osso cortical e trabecular, onde não existe placa de crescimento.[21]

A parte inorgânica do tecido ósseo, responsável pela mineralização do tecido osteoide, é composta pelos íons cálcio e fosfato agrupados na forma de cristais de hidroxiapatita. A enzima fosfatase alcalina estimula a mineralização por aumento da concentração local de fosfato, a partir da hidrólise de ésteres de fosfato.[21]

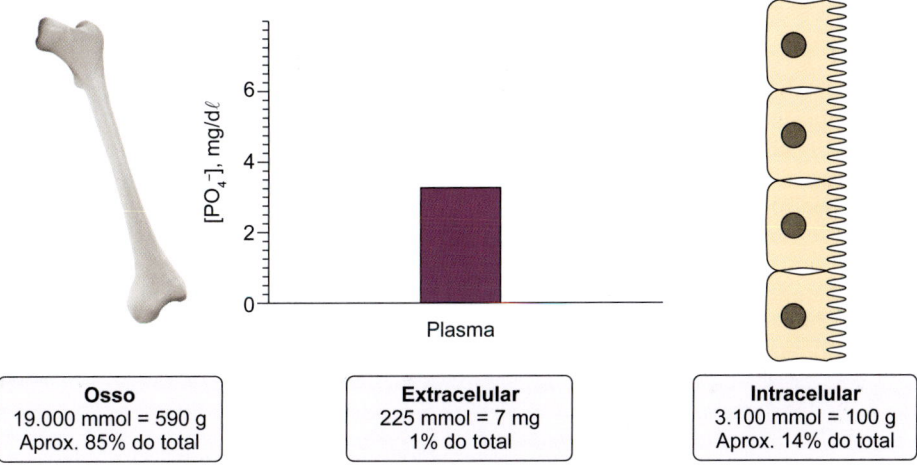

Figura 13.8 Conteúdo e distribuição de fósforo (adulto com 70 kg).

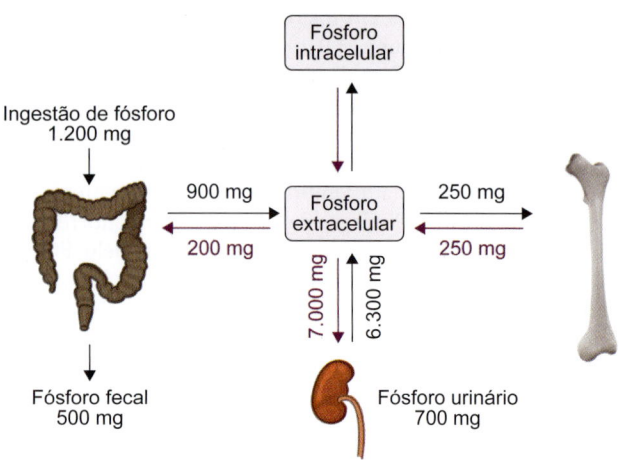

Figura 13.9 Balanço normal de fósforo.

Filtração e excreção renal

O fósforo é livremente filtrado (ver Figura 13.9). Em um adulto normal, cerca de 6,0 g de fósforo inorgânico é filtrado diariamente. Desse total, 80 a 90% são reabsorvidos nos túbulos renais, sob controle hormonal (ver adiante). No túbulo contorcido proximal, acontecem 80% da reabsorção, via transcelular. A reabsorção é quase nula na alça de Henle e de pequena monta (5 a 10%) no túbulo contorcido distal. O fósforo não é secretado pelos túbulos renais e aproximadamente 10% da carga filtrada é excretada.

Dois tipos de cotransportadores sódio-fosfato, denominados "Na-Pi-IIa" (SLC34A1, Npt2a) e "Na-Pi-IIc" (SLC34A3, Npt2 c), são encontrados na membrana apical das células do túbulo proximal. Estudos em camundongos com *knockout* genético para os cotransportadores Na-P revelaram que aproximadamente 80% da reabsorção proximal de fósforo é mediada pelo cotransportador Na-Pi-IIa, que carrega três íons sódio para cada fosfato transportado. O Na-Pi-IIc reabsorve 20% do fósforo filtrado e transporta duas moléculas de sódio para cada molécula de fósforo reabsorvida. Em contraste, estudos com análises de ligação (*linkage analysis*) sugeriram que, em humanos, o Npt2a e Npt2c contribuem igualmente para a reabsorção de fosfato.[43] Desconhece-se o transportador de fósforo na membrana basolateral.[44] Alguns trabalhos sugerem que seja um cotransportador Na-Pi do tipo III.

Fatores que regulam a homeostase do fósforo

Vitamina D

A absorção de fosfato intestinal, principalmente no duodeno e no jejuno proximal, é regulada pela vitamina D (em especial o calcitriol). A vitamina D modula o número de cotransportadores Na-Pi-IIb na membrana luminal dos enterócitos e promove maior entrada de fósforo nas células. Além do calcitriol, a baixa ingestão de fósforo aumenta o número de cotransportadores Na-Pi-IIb na luz intestinal. Por sua vez, a nicotinamida diminui a expressão desses transportadores. De fato, observou-se que o tratamento de doentes renais crônicos hiperfosfatêmicos com nicotinamida diminuiu os níveis séricos de fósforo.

Paratormônio

O PTH liga-se ao receptor PTHR1, também presente nas células tubulares renais proximais, e estimula a síntese de cAMP e a via da fosfolipase C. Isso aumenta a internalização e a degradação lisossomal dos cotransportadores Na-Pi-IIa e, muito provavelmente, também dos Na-Pi-IIc, o que causa diminuição da reabsorção de fósforo e promove fosfatúria.

O funcionamento adequado do Na-Pi-IIa depende de sua localização correta na membrana celular apical. Para isso, ele se associa a uma proteína, denominada "fator regulador do trocador sódio-próton tipo 1" (NHERF1). Vários trabalhos demonstraram que o NHERF1 se liga também ao PTHR1 na membrana basolateral das células do túbulo proximal e controla a internalização dos cotransportadores Na-Pi.[44] Animais *knockout* para o gene do NHERF1 estão associados à hiperfosfatúria, fenótipo similar a animais *knockout* para o transportador Na-Pi-IIa.[45]

Vários estudos demonstraram que níveis elevados de fosfato extracelular aumentam a expressão do gene *PTH* e sua secreção. No entanto, o mecanismo pelo qual as células da paratireoide percebem as alterações na fosfatemia ainda é desconhecido.

Fator de crescimento fibroblástico 23

O papel principal do PTH em adultos é manter a calcemia, e não a concentração de fósforo sérico. O PTH causa fosfatúria, mas situações de hipofosfatemia com fosfatúria inapropriada podem ocorrer na ausência de hiperparatireoidismo. Esse fato sugeriu que deveriam existir substâncias que promovem fosfatúria independentemente do PTH. Nas últimas décadas, vários desses fatores foram identificados e denominados coletivamente "fosfatoninas".[46] O FGF23 é o principal deles (Figura 13.10).

O FGF23 é um peptídio de 251 aminoácidos, sintetizado por osteócitos e osteoblastos em resposta a elevada ingestão de fósforo, hiperfosfatemia ou aumento nos níveis séricos de calcitriol. O FGF23 diminui a expressão dos cotransportadores Na-Pi-IIa e Na-Pi-IIc no rim, levando à fosfatúria. Ele também inibe a 1α-hidroxilase e estimula a 24-hidroxilase no túbulo proximal, o que diminui a síntese de calcitriol e, em consequência, a absorção intestinal de fosfato. Em ratos, o bloqueio do gene do FGF23 causa hiperfosfatemia, reabsorção

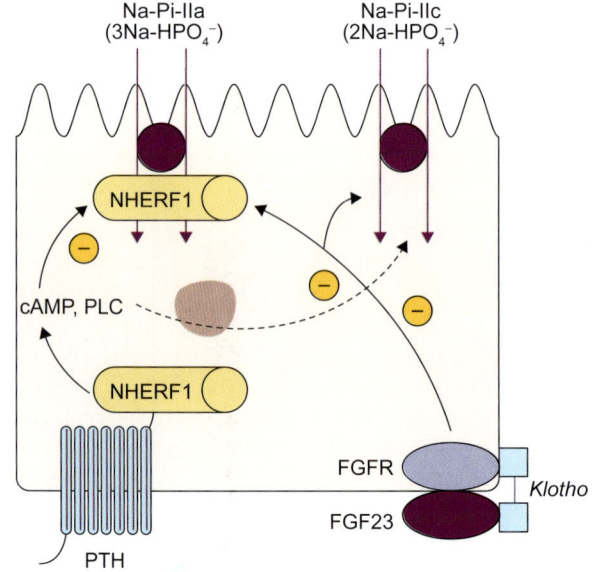

Figura 13.10 Reabsorção renal de fósforo. (–): inibição. cAMP: AMP cíclico; FGF23: fator de crescimento fibroblástico 23; PLC: fosfolipase C; PTH: paratormônio.

aumentada de fósforo pelo rim, hipercalcemia, supressão do PTH, aumento do calcitriol sérico, calcificações em partes moles e enfisema pulmonar.[47]

Os níveis séricos de FGF23 aumentam na insuficiência renal. Contudo, o papel do rim na metabolização do FGF23 ainda não é conhecido. O FGF-23 é degradado por endopeptidases. Nesse processo, uma proteína codificada pelo gene *PHEX* [gene regulador do fósforo (P) com homologia (H) para as endopeptidases (E) localizado no cromossomo X] parece exercer um papel importante. A estabilidade do FGF23 mantém-se por meio da glicosilação da molécula. Mutações nos sítios de glicosilação ou na enzima responsável pela glicosilação (GALNT3) resultam em calcinose tumoral ou na síndrome de hiperfosfatemia-hiperostose.[48]

Klotho e receptores FGF

Em 1997, Kuro-O et al.[49], no Japão, identificaram um novo gene envolvido na supressão de vários sinais e sintomas ligados ao envelhecimento. Esse gene foi denominado *klotho*, em alusão às três irmãs da mitologia grega (Klotho, Lachesis e Átropos), filhas de Zeus e Themis, que cuidariam do destino dos humanos. Klotho seria a responsável por tecer o fio da vida e controlar a longevidade.

O produto do gene *klotho* é uma proteína de membrana que apresenta similaridades estruturais com as enzimas b-glicosidases. O seu domínio extracelular, quando clivado, pode ser detectado no plasma e no líquido cefalorraquidiano, o que caracteriza a proteína klotho como um hormônio. O gene *klotho* localiza-se em 13q12, e sua expressão é observada no túbulo contorcido distal, nas paratireoides e no plexo coroide.

Logo após a descoberta do *klotho*, notou-se que ratos submetidos à ablação do gene *FGF23* também apresentavam envelhecimento precoce, sugerindo que as proteínas FGF23 e klotho tivessem efeitos semelhantes. As características dos ratos submetidos à ablação do gene do FGF23 ou do gene *klotho* incluem: redução da expectativa de vida; diminuição do peso e do crescimento; cifose; redução da atividade física e alteração da marcha; perda dos pelos; atrofia do timo, do baço, da musculatura, da pele e do intestino; hipogonadismo; infertilidade; presença de aterosclerose e calcificações ectópicas; alteração da mineralização esquelética, com raquitismo e osteomalácia; enfisema; aumento da expressão renal do Na-Pi-IIa, com consequente redução da fosfatúria; elevação do calcitriol, do fosfato e do cálcio sérico e redução do PTH.[23,50]

O FGF23 interage com vários receptores do FGF (p. ex., FGFR 1c, 2c, 3c e 4), mas com baixa afinidade. Admite-se que a proteína klotho, por meio de seu domínio extracelular, é um correceptor que aumenta especificamente a sensibilidade dos receptores FGF ao FGF23. A proteína klotho parece ser capaz de converter o "FGFR genérico" em um receptor específico para o FGF23.[23,51]

Outras fosfatoninas

A fosfoglicoproteína da matriz extracelular (MEPE, do inglês *matrix extracellular phosphoglycoprotein*) é uma proteína expressa no osso que, ao ser clivada, libera um peptídio ácido (ASRM, *acid-rich motif peptide*). A infusão desse peptídio produz fosfatúria, hipofosfatemia e desmineralização óssea. Entretanto, esse efeito parece ser mediado pelo FGF23, o que torna questionável seu papel como fosfatonina. Outra proteína envolvida na homeostase do fósforo é a DMP-1 (proteína 1 da matriz da dentina, do inglês *dentin matrix protein 1*).

É produzida por osteócitos e odontoblastos e participa na degradação do FGF23. Mutações na DMP-1 cursam com hipofosfatemia, fosfatúria e aumento do FGF23. A sFRP-4 (do inglês *secreted frizzled related protein 4*) e o fator de crescimento fibroblástico 7 (FGF7) estão aumentados em diversos distúrbios hipofosfatêmicos.[48]

> ⚠ **PONTOS-CHAVE**
>
> - Em torno de 80% do fósforo filtrado é reabsorvido no túbulo contorcido proximal
> - Dois tipos de cotransportadores sódio-fosfato, localizados na membrana apical das células do túbulo proximal, denominados "Na-Pi-IIa" e "Na-Pi-IIc", fazem o transporte de fósforo no túbulo proximal
> - O PTH e o FGF23 são importantes reguladores da reabsorção tubular de fósforo.

Hipofosfatemia

Definição

Apenas 1% do fósforo está presente no espaço extracelular. Desse modo, pode-se ter depleção do fósforo corporal total com concentrações séricas "normais". Observa-se a hipofosfatemia em aproximadamente 2% dos pacientes hospitalizados, podendo ser classificada como leve quando os níveis de fósforo estão em torno de 2 a 2,5 mg/dℓ (0,65 a 0,8 mmol/ℓ) e grave quando essa concentração se encontra abaixo de 1,5 mg/dℓ (0,5 mmol/ℓ).

Causas de hipofosfatemia

A hipofosfatemia pode ocorrer por um ou mais dos três seguintes mecanismos: diminuição da ingestão e da absorção intestinal; redistribuição do fósforo extracelular para o esqueleto e tecidos moles; e aumento das perdas urinárias. As principais causas de hipofosfatemia estão listadas no Quadro 13.3.

Diminuição da ingestão e absorção intestinal[40]

Alcoolismo e abstinência alcoólica aguda. Causa comum de hipofosfatemia grave. Apesar de haver ingestão diminuída e má absorção intestinal, esses pacientes também apresentam

Quadro 13.3 Causas de hipofosfatemia.

- Diminuição da ingestão e absorção intestinal
    - Alcoolismo e abstinência alcoólica aguda
    - Anormalidades do metabolismo da vitamina D
    - Jejum prolongado
    - Má absorção intestinal
- Redistribuição interna
    - Síndrome de realimentação
    - Alcalose respiratória
    - Cetoacidose diabética
    - Leucemia aguda
    - Síndrome do osso faminto
- Associadas ao uso de medicamentos
    - Corticosteroides
    - Imatinibe
    - Tenofovir
- Aumento da excreção urinária
    - Hiperparatireoidismo
    - Síndrome de Fanconi
    - Hipofosfatemias hereditárias associadas a raquitismo
    - Hipofosfatemias hereditárias associadas a nefrolitíase ou a osteoporose
    - Osteomalácia induzida por tumor ou oncogênica

excreção urinária aumentada de fósforo. Episódios de cetoacidose alcoólica (desvio intracelular; ver a seguir) também podem causar hiperfosfatúria.

Anormalidades do metabolismo da vitamina D. Dietas deficientes em vitamina D podem levar ao raquitismo em crianças e à osteomalácia no adulto. Ocorre hipofosfatemia e pode haver hipocalcemia leve associada. Nos raquitismos resistentes à vitamina D (ver discussão a respeito do metabolismo de cálcio no início do capítulo), as características bioquímicas principais são níveis elevados de vitamina D, hipofosfatemia, hipocalcemia e aumento de fosfatase alcalina óssea.

Jejum prolongado. Raramente, por si só, causa deficiência de fósforo, já que, nessa situação, há diminuição dos níveis séricos de insulina e aumento do catabolismo celular, liberando fósforo da célula. Além disso, a reabsorção renal de fosfato aumenta.

Má absorção intestinal. Pode ocorrer em várias condições, como na doença de Crohn, síndrome do intestino curto, doença celíaca, entre outras. O uso crônico (várias tomadas ao dia) de antiácidos à base de alumínio também é responsável pela diminuição na absorção intestinal de fósforo.

Redistribuição interna

Síndrome de realimentação (*refeeding syndrome*). Pode acontecer em pacientes submetidos a jejum prolongado, em nutrição enteral ou parenteral ou em decorrência de distúrbios alimentares, como a anorexia nervosa ou bulimia. No processo de realimentação desse grupo de pacientes, há consumo maior de fósforo intracelular, causado por síntese aumentada de ATP, de 2,3-DPG e de CPK. No caso de fornecimento inadequado de fósforo e administração de grandes quantidades de carboidrato (que estimula a liberação de insulina e desvia o fósforo para dentro da célula), pode haver hipofosfatemia aguda.

Alcalose respiratória. Na alcalose respiratória, existe diminuição compensatória do CO_2 intracelular e consequente aumento do pH intracelular. Esse aumento do pH no interior das células ativa a via glicolítica (fosfofrutoquinase) e desloca o fósforo do extra para o intracelular, principalmente para dentro das células musculares. A alcalose respiratória é a causa mais comum de hipofosfatemia em pacientes hospitalizados. Situações clínicas como sepse, síndrome de abstinência alcoólica e encefalopatia hepática podem levar à alcalose e à hipofosfatemia.

Cetoacidose diabética. O uso de insulina na cetoacidose está relacionado com desvio de fósforo para o intracelular. A hipofosfatemia é mais acentuada algumas horas após o início do tratamento. Outros fatores contribuintes podem estar presentes, como desnutrição prévia, níveis elevados de catecolaminas e alcalose respiratória.

Leucemia aguda. Nas leucemias agudas, geralmente com contagens de leucócitos superiores a 100.000/mm³, pode haver sequestro de fósforo pela intensa proliferação celular e hipofosfatemia.

Síndrome do osso faminto (*hungry bone syndrome*). A deposição de cálcio e fósforo nos ossos após paratireoidectomia pode levar à hipocalcemia e à hipofosfatemia agudas, conforme discutido anteriormente a respeito do metabolismo do cálcio.

Associadas ao uso de medicamentos

Os corticosteroides diminuem a absorção intestinal e aumentam a excreção renal de fósforo. O mesilato de imatinibe é um inibidor de tirosinoquinase altamente efetivo no tratamento da leucemia mieloide crônica. O imatinibe inibe tirosinoquinases nos osteoclastos e osteoblastos, reduzindo a proliferação dessas células. Pode haver queda de até 40% na fosfatemia e no hiperparatireoidismo secundário à hipocalcemia. Em pacientes HIV-positivos tratados com tenofovir, um inibidor da transcriptase reversa, observou-se hipofosfatemia em aproximadamente 20% dos casos. Em pacientes com carcinoma renal tratados com sorafenibe, foi notada hipofosfatemia, de provável origem renal. Antiácidos, catecolaminas, agonistas beta-adrenérgicos, bicarbonato de sódio e acetazolamida são agentes terapêuticos de uso comum e que, frequentemente, contribuem para o surgimento de hipofosfatemia.[52]

Aumento da excreção urinária

Hiperparatireoidismo. O aumento da excreção urinária de fósforo ocorre no hiperparatireoidismo primário e, também, no hiperparatireoidismo secundário, nesse caso associado a hipocalcemia e, necessariamente, com função renal normal. O mecanismo envolve a internalização e a degradação intracelular dos cotransportadores Na-Pi-IIa. A hipersecreção de PTHrP produz efeito semelhante. No HPT1º, a fosfatemia raramente é menor que 2 mg/dℓ.

Síndrome de Fanconi. Disfunção tubular proximal que, além da hiperfosfatúria, cursa com glicosúria, aminoacidúria, hiperuricosúria e bicarbonatúria. Pode estar presente no adulto, geralmente em decorrência de gamopatias monoclonais ou intoxicação por metais pesados, e na criança, mais comumente por cistinose ou doença de Wilson.

Hipofosfatemias hereditárias associadas a raquitismo. Várias doenças herdadas manifestam-se com hipofosfatemia, fosfatúria, retardo do crescimento, raquitismo e/ou osteomalácia. O raquitismo hipofosfatêmico autossômico dominante (ADHR, do inglês *autosomal dominant hypophosphatemic rickets*) resulta de mutações ativadoras no gene do FGF23 que tornam a molécula resistente à clivagem por endopeptidases. O raquitismo hipofosfatêmico ligado ao cromossomo X (XLHR, do inglês *X-linked hypophosphatemic rickets*) é causado por mutações inativadoras na endopeptidase PHEX, expressa na superfície dos osteoblastos, que causam aumento nos níveis séricos do FGF23. O raquitismo hipofosfatêmico autossômico recessivo (ARHR, do inglês *autosomal recessive hypophosphatemic rickets*) resulta de mutações inativadoras do gene da proteína DMP-1, que leva a aumento do FGF23, por mecanismos ainda desconhecidos.[53]

Hipofosfatemias hereditárias associadas a nefrolitíase ou a osteoporose. Decorrem de mutações no cotransportador Na-Pi-IIa, Na-Pi-IIc ou no NHERF-1 (ver Figura 13.10). Nessas condições, ocorrem hiperfosfatúria e hipofosfatemia, com níveis de FGF23 normais. Como consequência, os níveis séricos de vitamina D e PTH aumentam e causam hipercalciúria, nefrolitíase e aumento da reabsorção óssea.[54]

Osteomalácia induzida por tumor ou oncogênica. Trata-se de uma condição adquirida na qual tumores, habitualmente de origem mesenquimal, benignos, pequenos e de difícil localização, secretam fosfatoninas (principalmente o FG23) e induzem perda renal de fosfato. A hipofosfatemia é solucionada em horas ou dias após a ressecção tumoral.[41]

Quadro clínico

Geralmente os pacientes sintomáticos apresentam níveis de fósforo abaixo de 1,0 mg/dℓ. As condições clínicas mais associadas à sintomatologia são: alcoolismo crônico; hiperalimentação sem fosfato; e ingestão crônica de antiácidos. A cetoacidose diabética e a hiperventilação causam hipofosfatemia grave, porém com menor repercussão clínica.[55]

Hematológico

A diminuição intracelular do ATP e do 2,3-DPG provoca maior rigidez do eritrócito e pode causar hemólise. Entretanto, esta somente é observada clinicamente quando de concentrações de fósforo muito baixas, inferiores a 0,5 mg/dℓ. Pelo mesmo motivo, podem existir defeitos na fagocitose e trombocitopenia.

Neuropsiquiátrico

Pode haver encefalopatia metabólica, com sintomas de irritabilidade, confusão mental, estupor e até mesmo coma. Polineuropatia, convulsões e mielinólise pontina central também foram descritas, especialmente com fosfatemias menores que 1 mg/dℓ.

Muscular

Os músculos necessitam de grande quantidade de ATP a fim de manter a energia necessária para a contração e para preservar o potencial de repouso da membrana celular. Esses mecanismos são prejudicados na hipofosfatemia. Pode haver miopatia proximal, por comprometimento da musculatura esquelética, ou até mesmo disfagia, por alteração da musculatura lisa.

A rabdomiólise está associada a hipofosfatemia grave, e a maioria dos casos tem relação etiológica com o alcoolismo. Nesse caso, a combinação de fosfatúria inapropriada, desvio intracelular e aumento de perda intestinal é um fator importante. A elevação da CPK confirma o diagnóstico. Acometimento da musculatura diafragmática, insuficiência respiratória e dificuldade de retirada da ventilação mecânica podem acontecer em casos graves de hipofosfatemia.

Ósseo

A hipofosfatemia leva a aumento do calcitriol e do PTH, maior reabsorção óssea e hipercalciúria. Quando prolongada, pode causar raquitismo ou osteomalácia.

Cardiopulmonar

A depleção de ATP prejudica a contratilidade miocárdica, levando à insuficiência cardíaca de baixo débito, principalmente com nível sérico de fósforo menor que 1,0 mg/dℓ.

Diagnóstico

Na maioria das vezes, a causa da hipofosfatemia é aparente, pelos dados de história e exame físico. Alguns exames laboratoriais são bastante úteis, como a dosagem de cálcio sérico e urinário, a medida da fosfatase alcalina (de preferência a isoenzima óssea) e a dosagem de PTH e vitamina D.

Quando a depleção de fosfato se estabelece, a reabsorção renal é máxima. Portanto, o cálculo da reabsorção tubular de fósforo (RTF) é muito importante para o diagnóstico diferencial. A RTF se calcula da seguinte maneira:

$$RTF = (1 - \text{fração de excreção de fosfato}) \times 100$$

Ou seja:

$$(1 - Pu \times Crp/Pp \times Cru) \times 100$$

Em que Pu, Cru, Pp e Crp: concentração de fosfato e creatinina na urina e no plasma, respectivamente. Uma RTF acima de 85% ou concentração urinária menor que 100 mg na urina de 24 horas afasta o diagnóstico de perda renal de fosfato. Nesse caso, as etiologias a serem pesquisadas correspondem às que cursam com desvio intracelular de fósforo ou diminuição da absorção intestinal.

Tratamento

Na terapêutica da hipofosfatemia, vários fatores devem ser levados em consideração. Etiologia subjacente, gravidade, tempo de duração, função renal e sintomas associados são importantes na decisão do tratamento mais adequado.

A hipofosfatemia grave (< 1 mg/dℓ), em pacientes criticamente doentes, sob ventilação mecânica ou com complicações relacionadas com hipofosfatemia (p. ex., hemólise), deve ser tratada IV. Soluções de fosfato de sódio ou de potássio são administradas em dose inicial de 2,5 mg/kg na hipofosfatemia recente e não complicada, e 5mg/kg se for prolongada ou de múltiplas causas, diluídos em SF, em 2 a 6 horas. Deve-se monitorar cuidadosamente os níveis séricos de cálcio e fósforo. É prudente evitar um produto cálcio-fósforo maior que 50 para minimizar o risco de calcificação heterotópica. Se houver hipocalcemia, ela deve ser corrigida antes de administrar o fosfato IV.

Em situações de hipofosfatemia leve ou moderada (1,5 a 2,5 mg/dℓ), o tratamento pode ser feito com fosfato VO, com ingestão de alimentos ricos em fósforo (1 mg de fósforo/mℓ de leite de vaca) ou de cápsulas de fosfato de sódio ou potássio (2 a 3 g/dia). Doses mais elevadas podem causar flatulência e diarreia.

A hipofosfatemia associada à deficiência de vitamina D habitualmente responde à terapêutica com cálcio e vitamina D. As hipofosfatemias hereditárias ADHR, XLHR, ARHR e a osteomalácia oncogênica são manejadas com fosfato oral, geralmente associado a vitamina D e cálcio, para prevenir hiperparatireoidismo secundário. Nesse caso, tiazídicos são utilizados para evitar hipercalciúria e nefrocalcinose.

Recentemente, o burosumabe, um anticorpo contra FGF-23, foi aprovado como uma nova terapia para crianças e adultos com hipofosfatemia ligada ao cromossomo X e para a osteomalácia oncogênica. Nesta, o tratamento ótimo é a remoção do tumor. A localização tumoral pode ser feita com radiografias ou cintilografias ósseas ou com cintilografia com sestamibi ou octreotídio – este último pode ser utilizado também como tratamento.

> **(!) PONTOS-CHAVE**
> - Hipofosfatemia: fósforo < 2,5 mg/dℓ
> - A hipofosfatemia é frequente em alcoólatras
> - A reabsorção tubular de fósforo (RTF) é igual a [(1 − Pu × Crp/Pp × Cru) × 100], e auxilia muito o diagnóstico da hipofosfatemia
> - A hipofosfatemia grave (< 1 mg/dℓ), em pacientes criticamente doentes, deve ser tratada IV, com soluções de fosfato de sódio ou de potássio.

Hiperfosfatemia

Definição

Na maior parte das vezes, a hiperfosfatemia resulta da incapacidade dos rins em excretar o fosfato de maneira eficiente. Em indivíduos normais, elevações na ingestão de fósforo não acarretam elevações persistentes na fosfatemia. A hiperfosfatemia é diagnosticada quando o nível plasmático de fósforo se encontra acima de 4,5 mg/dℓ.

Causas de hiperfosfatemia

As principais causas de hiperfosfatemia são consequências de diminuição da excreção renal ou de desvios de fósforo para o extracelular (Quadro 13.4).

Quadro 13.4 Causas de hiperfosfatemia.

- Aumento da ingestão e absorção intestinal
  - Aumento do aporte de fósforo
  - Nefropatia aguda pelo fosfato
- Diminuição da excreção renal
  - Insuficiência renal
  - Hipoparatireoidismo
  - Acromegalia/hipertireoidismo
  - Calcinose tumoral
- Desvios transcelulares de fósforo
  - Síndrome de lise tumoral
  - Rabdomiólise
  - Pseudo-hiperfosfatemia

Aumento da ingestão e absorção intestinal

Aumento do aporte de fósforo. Soluções de nutrição parenteral total contendo excesso de fósforo e administração de doses farmacológicas de vitamina D podem resultar em hiperfosfatemia, principalmente em pacientes com diminuição concomitante de excreção de fósforo.

Nefropatia aguda pelo fosfato. Trata-se de nefrocalcinose de instalação aguda, com formação de cristais de fosfato de cálcio, sobretudo em túbulos distais e coletores. É desencadeada por hiperfosfatemia transitória, após sobrecarga oral de fosfato, geralmente associada ao emprego de soluções para limpeza intestinal para realização de colonoscopia. Constituem fatores de risco para o seu desenvolvimento: idade ≥ 60 anos; depleção do espaço extracelular; doença renal prévia e/ou tratamento com fármacos que alteram a função renal (diuréticos anti-inflamatórios não esteroides, inibidores da enzima de conversão ou antagonistas dos receptores da angiotensina). As manifestações clínicas incluem alteração aguda da função renal (instalada de 3 dias a 2 meses após a colonoscopia) associada a proteinúria subnefrótica e sedimento urinário pouco alterado. O diagnóstico definitivo requer biopsia renal.[56]

Diminuição na excreção renal

Insuficiência renal. Na doença renal crônica, para manter a homeostase, a fração excretora de fósforo aumenta para 60 a 90% da carga filtrada. Entretanto, com a diminuição progressiva do número de néfrons (e, principalmente, se não houver redução concomitante da ingestão), passa a existir hiperfosfatemia, geralmente detectável com taxas de filtração glomerular entre 20 e 25 mℓ/min.

Hipoparatireoidismo. As situações clínicas de deficiência na produção ou resistência na ação do PTH (pseudo-hipoparatireoidismo) levam à hiperfosfatemia. O mecanismo envolve a maior expressão dos cotransportadores Na-Pi na membrana luminal do túbulo proximal. A diferenciação entre essas duas situações clínicas se dá pela medida dos níveis de PTH (que se encontram elevados no pseudo-hipoparatireoidismo) e pela medida do cAMP urinário (diminuído no hipoparatireoidismo).

Acromegalia/hipertireoidismo. Cerca de 33% dos pacientes com hipertireoidismo podem apresentar hiperfosfatemia leve, em razão da maior reabsorção tubular e óssea de fósforo. Na acromegalia, por ação do hormônio de crescimento, ocorre maior reabsorção tubular de fósforo, na maioria das vezes de maneira discreta, sem repercussão clínica.

Calcinose tumoral. Grupo raro de doenças genéticas, de herança autossômica recessiva, nas quais a ação do FGF23 está deficiente por mutações na enzima GALNT3, responsável por glicosilar e estabilizar a molécula do FGF23. Caracteriza-se por hiperfosfatemia, baixos níveis de FGF23, aumento de calcitriol e da absorção intestinal de cálcio, supressão do PTH e hiperostose focal, com calcificações periarticulares, principalmente em ombros e quadris. Mutações no gene *klotho* também foram descritas em alguns casos de calcinose tumoral.[57]

Desvios transcelulares de fósforo

Como o fósforo é o ânion predominante no espaço intracelular, o intenso catabolismo celular torna possível a passagem de fósforo do interior da célula para o meio extracelular. Situações clínicas que provocam necrose celular, como hepatite fulminante, hipertermia maligna e síndrome de esmagamento com rabdomiólise, causam hiperfosfatemia.

A terapia citotóxica em doenças hematológicas, como leucemia linfoblástica aguda e linfomas, provoca a chamada "síndrome de lise tumoral", caracterizada por hiperfosfatemia, hipocalcemia, hiperuricemia e hipercalemia. Quando existe precipitação de ácido úrico nos túbulos renais, acontece a insuficiência renal, o que agrava a hiperfosfatemia.

Pseudo-hiperfosfatemia

Situações como hemólise durante a coleta de sangue ou a presença de gamopatias monoclonais (provoca maior ligação do fósforo com as paraproteínas) podem causar falsas elevações dos níveis séricos de fósforo.

Quadro clínico

As manifestações clínicas da hiperfosfatemia podem ser divididas em agudas – hipocalcemia e tetania –, que acontecem após sobrecargas exógenas ou endógenas de fósforo, e crônicas, que incluem calcificações de tecidos moles e hiperparatireoidismo secundário.[1,55]

Hipocalcemia e tetania

As elevações rápidas do fósforo podem causar hipocalcemia e tetania, mesmo com valores de fósforo moderadamente elevados, ao redor de 6 mg/dℓ. A hiperfosfatemia altera o produto cálcio × fósforo e causa deposição de cálcio nos tecidos quando ultrapassa o valor de 70 mg^2/dℓ^2. Além disso, a hiperfosfatemia inibe a atividade da 1α-hidroxilase renal, o que causa inibição da síntese de calcitriol, diminuição da absorção intestinal de cálcio e contribui para o agravamento da hipocalcemia.

Calcificação vascular e de outros tecidos

A hiperfosfatemia é a condição mais importante para desencadear calcificação de partes moles, a qual se dá nos vasos sanguíneos, no pulmão, nas córneas, nos rins, na pele e nas mucosas. Os pacientes com doença renal crônica, diabetes e aterosclerose constituem o grupo de maior risco (Figura 13.11). A síndrome do olho vermelho, em decorrência da calcificação da córnea, e a deposição periarticular, atingindo articulações de dedos, costelas e ombros, representam os achados clínicos frequentes.

Tem-se reconhecido o excesso de fosfato como um fator crítico na patogênese de distúrbios minerais e ósseos associados à doença renal crônica. Recentemente, também vêm sendo demonstrados efeitos tóxicos do fosfato no sistema cardiovascular e participação desse íon no processo de envelhecimento. Evidências convincentes sugerem que o aumento do FG23 e o PTH em resposta a um balanço positivo de fosfato também contribuem para resultados clínicos adversos.[58]

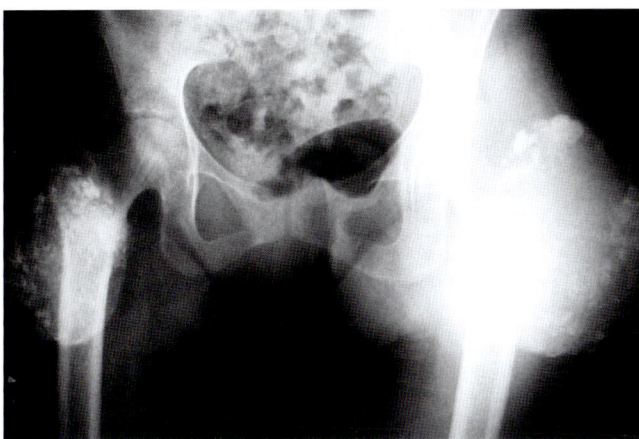

Figura 13.11 Calcificação bilateral, periarticular, em quadris. Paciente tratado por hemodiálise, com osteodistrofia renal. A biopsia óssea revelou osteomalácia.

> **PONTOS-CHAVE**
> - A insuficiência renal é a principal causa de hiperfosfatemia
> - Como o fósforo representa o principal ânion intracelular, situações clínicas de destruição celular (p. ex., rabdomiólise) são acompanhadas de hiperfosfatemia
> - Os principais achados clínicos da hiperfosfatemia são hipocalcemia e tetania (agudos) e calcificação de tecidos moles e vasos (crônicos).

Tratamento

Os princípios do tratamento da hiperfosfatemia visam a diminuir o aporte e a absorção gastrintestinal e a promover a maior excreção renal do fósforo.[55]

A prevenção da nefropatia aguda pelo fosfato inclui medidas como: evitar dose excessiva de solução oral ou enema contendo fosfato; não repetir a preparação intestinal com agente contendo fosfato em intervalo menor que 7 a 10 dias; hidratação adequada durante todo o processo de limpeza intestinal; e monitoramento cuidadoso da função renal e de eletrólitos, antes e depois da realização da colonoscopia, principalmente nos doentes de risco.[56]

Na síndrome de lise tumoral, a diurese vigorosa induzida por infusão de solução salina e o uso de acetazolamida, diurético proximal que promove fosfatúria, são eficazes na eliminação de fósforo.

Nos pacientes portadores de doença renal crônica, quando a taxa de filtração glomerular atinge 20 a 25 mℓ/min, deve-se restringir a ingestão de fósforo para 600 a 900 mg/dia. A utilização de substâncias que se liguem ao fósforo na luz intestinal (quelantes) e impeçam sua absorção também é necessária.

O hidróxido de alumínio reduz rapidamente os níveis séricos de fósforo. Entretanto, o seu uso foi praticamente abolido, visto poder causar encefalopatia, osteomalácia resistente à vitamina D, anemia e miopatia.

O carbonato de cálcio, quando ingerido junto às refeições, liga-se ao fosfato na luz intestinal e inibe de maneira eficaz a absorção do fósforo. A dose de carbonato de cálcio é aumentada gradualmente até o fósforo plasmático atingir uma concentração entre 4,5 e 5,5 mg/dℓ. Entretanto, uma porcentagem do cálcio ingerido é absorvida, causando maior risco de calcificação metastática em alguns pacientes. Hipercalcemia também é uma complicação comum a partir do uso de carbonato de cálcio, ocorrendo mais frequentemente quando se associam preparações de vitamina D (calcitriol).

O sevelamer (cloridrato ou carbonato) é um polímero catiônico que promove quelação do fósforo por troca iônica. Também se constatou um efeito na redução dos níveis de colesterol total e do colesterol LDL. O uso do sevelamer apresenta algumas limitações, como alto custo, efeitos gastrintestinais adversos, grande número de comprimidos como dose efetiva e quelação de outras substâncias presentes na luz intestinal (p. ex., ácidos biliares e algumas vitaminas).

O carbonato de lantânio é um quelante de fósforo aprovado pela Food and Drug Administration (FDA), mas ainda não disponível no Brasil. Trata-se de um medicamento que reduz rapidamente os níveis de fósforo e que não contém cálcio nem alumínio. Efeitos colaterais determinam a suspensão da medicação em até 14% dos casos. Biopsias ósseas em pacientes tratados por até 2 anos não demonstraram acúmulo de lantânio.

Uma opção mais recente, também não disponível no Brasil, é o oxi-hidróxido sucroférrico (Velphoro®), um ligante de fosfato à base de ferro, constituído por uma mistura de oxi-hidróxido de ferro (III) polinuclear, sacarose e amidos. O oxi-hidróxido sucroférrico demonstrou ser tão eficaz quanto o sevelamer na redução da fosfatemia, com um perfil de segurança semelhante e uma menor carga de comprimidos. Estudos experimentais e clínicos documentaram uma porcentagem mínima de absorção de ferro sem induzir toxicidade.[59]

> **PONTOS-CHAVE**
> - Hiperfosfatemia: fósforo > 4,5 mg/dℓ
> - O quadro clínico é semelhante ao da hipocalcemia. Podem existir depósitos nos tecidos moles quando produto cálcio × fósforo > 70
> - No tratamento, devem-se prescrever restrição dietética de fósforo e utilizar quelantes intestinais, como sais de cálcio e sevelamer.

MAGNÉSIO

Quarto íon mais abundante do organismo e o segundo mais comum no espaço intracelular, o magnésio é responsável, com o cálcio, pela regulação da atividade neuromuscular no espaço extracelular. No espaço intracelular, liga-se à ATP e é um importante cofator para várias enzimas, transportadores e ácidos nucleicos, regulando o funcionamento celular e o metabolismo energético. A homeostase do magnésio é controlada pela interação dinâmica entre absorção intestinal, reabsorção óssea e excreção renal.[60]

Homeostase do magnésio

Distribuição

Um adulto normal apresenta aproximadamente 24 g de magnésio corporal total. Destes, 60% estão nos ossos, 39% no espaço intracelular (músculos e tecidos moles) e 1% no espaço extracelular (Figura 13.12). No plasma, cerca de 60% do magnésio se encontram livres (fração iônica), 35% ligados às proteínas e 5 a 10% formando complexos com bicarbonato, citrato e fosfato.[60]

Na prática clínica, utiliza-se mais comumente a medida do magnésio sérico total. A concentração do magnésio pode

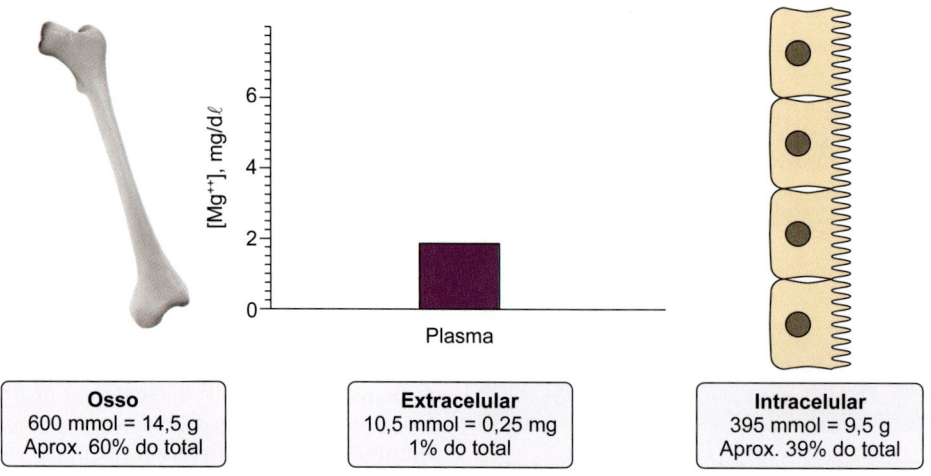

Figura 13.12 Conteúdo e distribuição de magnésio (adulto com 70 kg).

ser apresentada em três unidades: mg/dℓ, mmol/ℓ e mEq/ℓ. O peso molecular do magnésio é 24, e a valência, 2. Logo, 1 mmol = 2 mEq = 24 mg de magnésio. O valor definido como normal para o magnésio sérico é de 1,7 a 2,8 mg/dℓ (0,70 a 1,15 mmol/ℓ). A determinação da magnesemia não se correlaciona com a reserva corporal total. Portanto, pode haver hipomagnesemia com quantidade total de magnésio inalterada. O mesmo pode ser observado em relação à hipermagnesemia.

Ingestão e absorção, metabolismo ósseo e filtração e excreção renal

Ingestão e absorção intestinal

A ingestão habitual de magnésio é de aproximadamente 4 mg/kg/dia (300 a 360 mg/dia). Suas principais fontes são vegetais de folhas escuras, granola, aveia, farelo de trigo, arroz integral, amêndoa, amendoim, banana e leite. Desse total, mais ou menos 120 mg (a absorção pode variar de 25 a 60% da quantidade ingerida) são absorvidos no intestino delgado. Os mecanismos envolvidos nesse processo são difusão passiva paracelular (predominante) e difusão facilitada transcelular.[61] Esta acontece quase exclusivamente no cólon, pelo canal denominado "TRPM6" (do inglês *transient receptor potential melastatin 6*).

O movimento ativo de absorção de sódio direciona a absorção intestinal passiva de água e magnésio no intestino delgado. Além disso, proteínas e carboidratos na luz intestinal e a vitamina D estimulam a absorção, enquanto o fosfato inibe a absorção intestinal de magnésio. A quantidade de magnésio na dieta é de fundamental importância para a quantidade absorvida do íon. Dietas com baixo teor de magnésio aumentam a capacidade de absorção intestinal em até 90% do total ingerido. A excreção diária fecal normal de magnésio é em torno de 30 a 40 mg/dia. Condições como diarreia ou fístulas biliares podem aumentar consideravelmente esses valores.

Metabolismo ósseo

O magnésio deposita-se no esqueleto, como parte da estrutura cristalina da hidroxiapatita. Do mesmo modo que o cálcio, o osso funciona como um reservatório para evitar grandes variações na concentração plasmática de magnésio. Apesar de o mecanismo que regula a incorporação de magnésio no osso pelos osteoblastos ainda não estar esclarecido, trabalhos experimentais demonstram que em animais alimentados com dietas pobres em magnésio a concentração óssea do íon diminuiu em até 30 a 40%, causando diminuição de densidade óssea. Apesar de não conclusivos, alguns dados sugerem que a deficiência de magnésio possa se associar à osteoporose também em humanos.

Filtração e excreção renal

Aproximadamente 70% do magnésio plasmático é filtrado pelo glomérulo. Em circunstâncias normais, a fração excretora do magnésio corresponde a 3 a 5%. Entretanto, na presença de hipomagnesemia, a reabsorção pode chegar a 99 a 99,5% da carga filtrada. De modo inverso, na hipermagnesemia até 80% da taxa filtrada pode ser excretada.

O magnésio difere de outros íons pelo fato de o túbulo contorcido proximal não ser o principal responsável por sua reabsorção, e sim o ramo ascendente espesso da alça de Henle (Figura 13.13). Do total de 2.400 mg/dia de magnésio filtrado, aproximadamente 20% são reabsorvidos no túbulo contorcido proximal (via paracelular, de modo passivo, dependente de sódio) e 10% no túbulo distal. Os 70% restantes são reabsorvidos na alça de Henle.[62]

Na alça de Henle, a reabsorção também é paracelular. A ação do cotransportador Na-K-2Cl e o potencial elétrico positivo criado pela saída do potássio via ROMK (do inglês *renal outer-medullary K⁺ channel*), da célula para a luz tubular, são as forças motrizes para a reabsorção de magnésio. Essa reabsorção é mediada por proteínas de junção firme (*tight-junction proteins*), denominadas "claudina-16" (também conhecida como "paracelina-1"), "claudina-19" e "claudina-14". Essas proteínas estão presentes no segmento espesso ascendente da alça de Henle e são necessárias para a condutância paracelular seletiva do magnésio. A claudina-14 é regulada positivamente após o aumento da ingestão de cálcio, levando à sua ligação física, à claudina-16 e à inibição do complexo claudina-16/19. Além disso, o CaSR, localizado na membrana basolateral, é um importante regulador da homeostasia do magnésio nesse segmento. O CaSR, em situações de hipomagnesemia ou de hipocalcemia, aumenta a permeabilidade da via paracelular, estimula o cotransportador Na-K-2Cl e favorece a saída de potássio pelo ROMK apical. Isso aumenta a eletropositividade do lúmen e favorece maior reabsorção de magnésio e cálcio. O oposto acontece em situações de hipermagnesemia e hipercalcemia.[63]

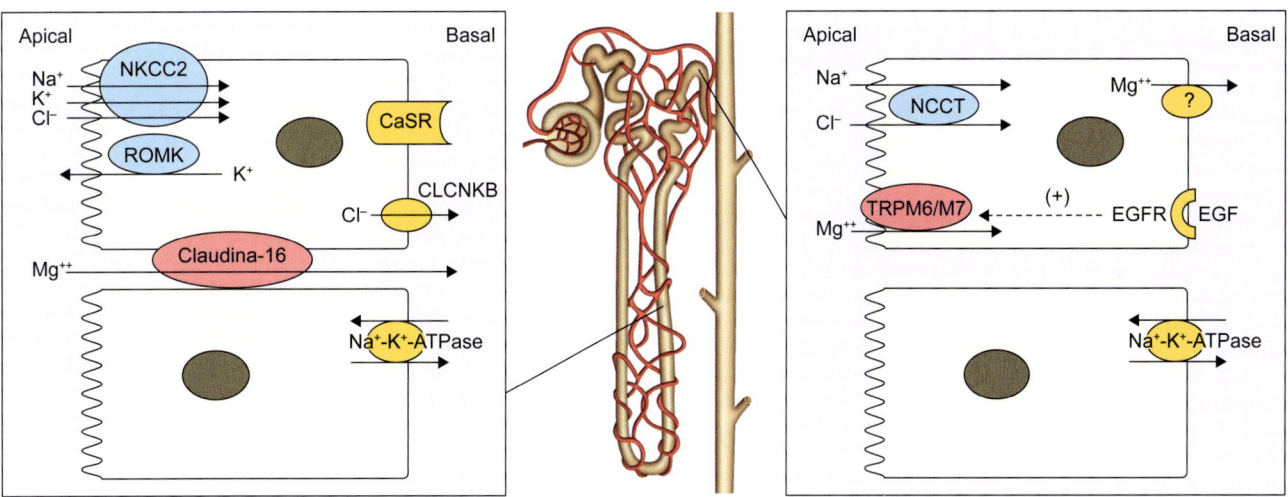

Figura 13.13 Reabsorção renal de magnésio. CaSR: receptor sensor de cálcio; CLCNKB: canal de cloro Kb; EGF: fator de crescimento epidérmico; EGFR: receptor do fator de crescimento epidérmico; NCCT: cotransportador Na-Cl; NKCC2: cotransportador Na-K-2Cl; ROMK: canal de potássio medular externo renal.

Aproximadamente 10% do magnésio é reabsorvido via transcelular, de maneira ativa, no túbulo contorcido distal. A entrada do magnésio se dá por meio do canal TRPM6. Este está presente na membrana apical do túbulo contorcido distal e, também, no cólon, como visto anteriormente. A interação com outro canal, TRPM7 (do inglês *transient receptor potential melastatin 7*), parece ser necessária para o bom funcionamento do TRPM6. Também são necessários para a adequada ativação do TRPM6 e reabsorção de magnésio o EGF e seu receptor, EGFR (do inglês *epidermal growth factor* e *epidermal growth factor receptor*, respectivamente), localizados na membrana basolateral do túbulo contorcido distal.[64,65]

Depois de alcançar o interior da célula, o magnésio deve, então, ser transportado para o interstício, contra um gradiente eletroquímico. Postula-se a existência de um canal Na-Mg e/ou de uma bomba Mg-ATPase, que seriam responsáveis pela saída do magnésio.

> **! PONTOS-CHAVE**
> - A reabsorção de magnésio acontece principalmente no segmento espesso ascendente da alça de Henle (70 a 75%), via paracelular, mediada pela claudina-16/19
> - Aproximadamente 10% do magnésio é reabsorvido via transcelular, de maneira ativa, no túbulo contorcido distal, por meio do canal TRPM6.

Fatores que regulam a homeostase do magnésio

Diferentemente de outros eletrólitos, o controle da reabsorção do magnésio não está especificamente ligado a um hormônio. O PTH, a calcitonina, a vitamina D, o glucagon, o hormônio antidiurético (HAD), a aldosterona, os esteroides sexuais e os agonistas beta-adrenérgicos podem afetar o metabolismo do magnésio, mas não se conhece a real importância clínica de cada um desses fatores.

Hipo e hipermagnesemia. A concentração de magnésio sérico é a principal responsável pela excreção urinária. A hipermagnesemia diminui e a hipomagnesemia aumenta a reabsorção do magnésio. Na hipomagnesemia, existe maior expressão de TRPM6 no túbulo contorcido distal.

Hipo e hipercalcemia. A hipercalcemia aumenta a excreção de magnésio, visto que o cálcio compete com o transporte passivo de magnésio. Por sua vez, a hipocalcemia pode aumentar a reabsorção de magnésio.

PTH. O PTH, pela sinalização do CaSR, aumenta a reabsorção de magnésio, principalmente na alça de Henle.

Diuréticos. Os diuréticos de alça e os tiazídicos causam hipermagnesiúria, por diminuírem a reabsorção de sódio e cloro na alça de Henle e no túbulo contorcido distal, respectivamente.

Expansão de volume. Causa diminuição na reabsorção de sódio, água e magnésio, por aumentar o fluxo tubular que chega à alça de Henle. Isso dá origem a um menor gradiente elétrico transtubular, o que compromete a reabsorção.

Hipomagnesemia

Definição

Define-se hipomagnesemia como a concentração sérica de magnésio menor que 1,7 mg/dℓ (0,7 mmol/ℓ). Com frequência, a hipomagnesemia é assintomática e os níveis séricos de magnésio não são determinados rotineiramente, o que torna difícil o estudo da prevalência dessa condição clínica e a frequência das diversas causas. Alguns estudos relatam que aproximadamente 12% dos pacientes hospitalizados podem apresentar hipomagnesemia. Em UTI, essa prevalência pode chegar a 65%. Evidências sugerem que a presença de hipomagnesemia está associada a aumento de morbidade e mortalidade.

Causas de hipomagnesemia

Há três mecanismos principais que levam à hipomagnesemia: redução na absorção intestinal; aumento da perda urinária; e desvio intracelular do íon. As causas principais de hipomagnesemia são apresentadas no Quadro 13.5.

Perdas gastrintestinais

A diminuição da ingestão representa uma causa rara de hipomagnesemia, visto que muitos alimentos são ricos em magnésio e, também, porque a conservação renal, como visto anteriormente, é muito eficiente. Uma exceção é a hipomagnesemia passível de observação em pacientes alimentados exclusivamente por nutrição parenteral total (NPT), à qual não seja adicionado magnésio.

Quadro 13.5 Causas de hipo e hipermagnesemia.

Hipomagnesemia	Hipermagnesemia
• Perdas gastrintestinais 　▪ Diarreia crônica 　▪ Pancreatite aguda 　▪ Hipomagnesemia com hipocalcemia secundária (HHS) • Perdas renais 　▪ Diuréticos 　▪ Nefrotoxinas e outros medicamentos 　▪ Álcool 　▪ Leptospirose 　▪ Causas hereditárias renais • Redistribuição transcelular 　▪ Síndrome do osso faminto 　▪ Síndrome de realimentação 　▪ Alcalose metabólica	• Insuficiência renal 　▪ Injúria renal aguda 　▪ Doença renal crônica • Aumento do aporte de magnésio (Mg^{++}) 　▪ Pré-eclâmpsia grave 　▪ Eclâmpsia 　▪ Abuso de laxativos ou enemas que contenham magnésio • Outras causas 　▪ Insuficiência suprarrenal 　▪ HPT1º 　▪ Hipercalcemia hipocalciúrica familiar (FHH) 　▪ Acidose metabólica 　▪ Feocromocitoma 　▪ Estados hipercatabólicos

A excreção diária fecal normal de magnésio é pequena, ao redor de 30 a 40 mg/dia. Contudo, pode aumentar muito quando de fístulas biliares, ressecção intestinal e diarreias crônicas. Nesses casos, ácidos graxos não reabsorvidos permanecem na luz intestinal e se combinam com o magnésio, em um processo denominado "saponificação", o que dificulta a absorção do íon. Em pancreatites agudas graves, pelo mesmo motivo (saponificação no tecido necrótico), a hipomagnesemia está presente, muitas vezes associada à hipocalcemia.

A hipomagnesemia com hipocalcemia secundária (HHS) é um transtorno raro, autossômico recessivo, causado por mutações no TRPM6. Essas mutações causam defeito na absorção transcelular de magnésio no cólon e no túbulo contorcido distal, onde também está presente o TRPM6. Crianças com essa doença apresentam convulsões e tetania, causadas por níveis séricos muito baixos de magnésio. A hipocalcemia é atribuída à inibição da síntese e liberação do PTH causada pela hipomagnesemia.[63]

Perdas renais

As perdas renais de magnésio ocorrem por defeitos tubulares específicos no transporte de magnésio ou por defeitos tubulares no transporte de sódio.

Diuréticos. Os diuréticos de alça inibem o cotransportador Na-K-2Cl e o potencial elétrico positivo criado pela saída do potássio via canal ROMK. Isso resulta em hipercalciúria e hipermagnesiúria. Os tiazídicos inibem a reabsorção de magnésio provavelmente por aumentarem o conteúdo de sódio na luz tubular. A diurese osmótica, provocada por estados de hiperglicemia, e a diurese pós-obstrutiva aumentam o fluxo tubular de água e sódio e, também, causam perdas de magnésio na urina.

Nefrotoxinas e outros medicamentos. Os aminoglicosídios causam hipomagnesemia por perda urinária aumentada de magnésio, a qual é habitualmente dose-dependente e reversível com a suspensão do medicamento. A cisplatina causa hipomagnesemia em até 50% dos pacientes. A incidência aumenta com a dose acumulada e a hipermagnesiúria pode persistir por meses após a suspensão do fármaco. A anfotericina B causa acidose tubular renal e hipomagnesemia leve. A ciclosporina e o tacrolimus diminuem a transcrição do gene do TRPM6 no túbulo coletor distal e causam hipermagnesiúria. A pentamidina e o foscarnet também podem ocasionar perda renal de magnésio. O cetuximabe e o panitumumabe são anticorpos monoclonais quiméricos anti-EGFR, usados no tratamento de várias neoplasias, como no câncer colorretal. A hipomagnesemia é um dos efeitos colaterais comuns observados com essas medicações, porque, conforme discutido anteriormente, o EGF e o EGFR são necessários para o adequado funcionamento do TRPM6.[66]

Álcool. Vários mecanismos estão envolvidos na hipomagnesemia associada ao uso crônico de álcool: baixa ingestão; vômitos; diarreia; e efeito direto do álcool no túbulo renal, causando perda urinária de magnésio.

Leptospirose. Hipermagnesiúria e hipomagnesemia graves, inclusive com necessidade de reposição de doses altas de magnésio, têm sido relatadas em injúria renal aguda não oligúrica causada por leptospirose. O mecanismo é desconhecido, mas parece estar relacionado com fluxo elevado de sódio na alça de Henle.[67]

Causas hereditárias renais. Várias doenças raras, herdadas, estão associadas à perda renal de magnésio. Recentemente, a base genética para muitas delas foi esclarecida.[68] O Quadro 13.6 resume os principais achados clínicos, os defeitos moleculares e o perfil bioquímico dessas condições.

Redistribuição transcelular

Algumas vezes, a redistribuição do magnésio do compartimento extra para o intracelular pode levar à hipomagnesemia. Entretanto, mais frequentemente, a redistribuição desmascara algum déficit ou perda crônica de magnésio. Na síndrome do osso faminto (*hungry bone syndrome*) pós-paratireoidectomia, ocorre maior deposição de magnésio no osso. Na síndrome de realimentação (*refeeding syndrome*), o mecanismo é semelhante ao da hipofosfatemia, ou seja, hiperinsulinemia e desvio de

Quadro 13.6 Hipomagnesemias hereditárias renais.

Localização/Doença	Herança	Defeito(s)	Mg^{++} Sérico	Ca^{++} Sérico	K^+ Sérico	Mg^{++} Urina	Ca^{++} Urina
AH/hipomagnesemia familiar com hipercalciúria	AR	Claudina-16	↓	↓	↓, N	↑	↑
AH/síndrome de Bartter	AR	NKCC2, ROMK, CLCNKB, Bartina	↑, N	↓	↓	↑, N	↑
AH/hipoparatireoidismo autossômico dominante	AD	Ativação do CaSR	↓	↓	N	↑	↑
TCD/síndrome de Gitelman	AR	Gene *SLC12A3*, que codifica o NCCT	↓	N	↓	↑	↓
TCD/hipomagnesemia isolada dominante	AD	Subunidade g da Na^+-K^+-ATPase	↓	N	N	↑	↓
TCD/hipomagnesemia isolada recessiva	AR	?	↓	N	N	↑	N
TCD/hipomagnesemia intestinal primária	AR	TRPM6 no TCD e no intestino	↓	↓	N	↑, N	N

AH: alça de Henle; CaSR: receptor sensor de cálcio; CLCNKB: canal de cloro Kb; NCCT: cotransportador Na-Cl; NKCC2: cotransportador Na-K-2Cl; ROMK: canal de potássio medular externo renal; TCD: túbulo contorcido distal.

magnésio para o intracelular. A redistribuição também é responsável por hipomagnesemia na alcalose metabólica e em situações associadas a níveis elevados de catecolaminas.

Quadro clínico

A hipomagnesemia leve a moderada, que se desenvolve lentamente, pode ser completamente assintomática. Entretanto, a hipomagnesemia é aguda e grave se associada a vários sinais e sintomas. A sintomatologia costuma aparecer com concentrações séricas inferiores a 1 mg/dℓ. O quadro clínico da hipomagnesemia é acompanhado, na maior parte das vezes, por outros distúrbios metabólicos, como hipocalemia, hipocalcemia e alcalose metabólica.[1]

Neuromuscular

A hipomagnesemia aumenta a contração e retarda o relaxamento muscular. Portanto, os pacientes podem apresentar sinais de irritabilidade neuromuscular. A tetania é um achado comum, principalmente quando associada à hipocalcemia. O sinal de Chvostek é mais comum que o de Trousseau na hipomagnesemia. Convulsões, tremores e mioclonia também podem surgir. Essas manifestações neuromusculares são mais comuns em etilistas e pacientes com má absorção intestinal.

Cardiovascular

A diminuição do magnésio presente no citoplasma das células miocárdicas leva a diminuição do potencial de ação e aumento de taquiarritmias, principalmente as de origem ventricular. Incluem-se nesse grupo as torções de ponte, a taquicardia ventricular monomórfica e a fibrilação ventricular. A hipomagnesemia e os digitálicos inibem a bomba Na$^+$-K$^+$-ATPase, o que reduz o potássio intracelular. Portanto, a associação de digital com hipomagnesemia multiplica a toxicidade cardíaca de cada substância isoladamente. As alterações eletrocardiográficas (similares às da hipocalemia) incluem depressão do segmento ST, achatamento das ondas T, prolongamento de QT/QTc e aumento da excitabilidade atrial e ventricular.

Anormalidades eletrolíticas

A hipomagnesemia grave suprime a secreção e aumenta a resistência óssea à ação do PTH, causando hipocalcemia. A deficiência de magnésio está frequentemente associada à diminuição do potássio sérico. A hipomagnesemia pode agravar a hipocalemia e torná-la refratária à terapêutica com potássio. O mecanismo parece estar relacionado com a diminuição do magnésio intracelular, a qual causa liberação da inibição do canal ROMK exercida pelo magnésio e consequente aumento da secreção de potássio. Além disso, o aumento do fluxo distal de sódio ou da aldosterona parece contribuir para essa condição clínica.

Diagnóstico

Deve-se suspeitar de hipomagnesemia quando de diarreia crônica, uso de diuréticos, hipocalcemia, hipocalemia refratária e arritmias ventriculares complexas. É preciso lembrar que, apesar de os termos hipomagnesemia e deficiência de magnésio serem usados sinonimicamente, nem sempre têm o mesmo significado. Isso porque o magnésio sérico representa apenas 1% do magnésio total e pode haver depleção grave de magnésio corporal total antes de se estabelecer hipomagnesemia.

Após o diagnóstico de hipomagnesemia, deve-se diferenciar a causa subjacente, se renal ou gastrintestinal. Na situação de conservação renal normal de magnésio, a fração excretora de magnésio diminui dos habituais 3% (100 mg/dia) para aproximadamente 0,5% (12 mg/dia). Portanto, excreção de magnésio em urina de 24 horas maior que 20 a 30 mg/dia sugere perda renal. A fração excretora de magnésio é calculada por meio da fórmula: FE Mg = magnésio urinário × creatinina plasmática/(0,7 × magnésio plasmático) × creatinina urinária. A concentração plasmática de magnésio é multiplicada por 0,7, porque apenas 70% do magnésio se encontra livre no plasma. A FE Mg pode ser calculada com amostra única de urina, e valores maiores que 3% sugerem perda renal.[64]

Tratamento

A hipomagnesemia leve (níveis em torno de 1,4 a 1,7 mg/dℓ) pode ser tratada com reposição oral de magnésio. Nesse caso, deve-se dar preferência ao óxido ou a sais de gluconato, cloreto ou estearato, uma vez que o sulfato e o hidróxido de magnésio têm efeito laxante muito acentuado.

Na hipomagnesemia grave (< 1,4 mg/dℓ) acompanhada de arritmias, convulsões ou tetania, deve-se utilizar o magnésio IV. O sulfato de magnésio, na forma de sulfato heptaidratado (MgSO$_4$ × 7 H$_2$O; 1 g do sal contém 8 mEq de magnésio), em dose de 1 a 2 g, deve ser administrado em 15 minutos. Após esse *bolus* inicial, administra-se infusão de 4 a 6 g/dia (32 a 48 mEq), que deve ser continuada por 1 a 2 dias após a normalização do magnésio sérico, para equilibrar as concentrações entre os compartimentos intra e extracelular.

Efeitos adversos associados ao magnésio IV incluem *flush* facial, hiporreflexia, hipotensão, bloqueio atrioventricular e hipocalcemia.

> **(!) PONTOS-CHAVE**
>
> - Deve-se suspeitar de hipomagnesemia quando de diarreia crônica, uso de diuréticos, hipocalcemia concomitante, hipocalemia refratária e arritmias ventriculares complexas
> - A cisplatina causa hipomagnesemia em até 50% dos pacientes
> - Na hipomagnesemia grave (< 1,4 mg/dℓ) acompanhada de arritmias, convulsões ou tetania, deve-se utilizar o magnésio IV.

Hipermagnesemia

Definição

Define-se hipermagnesemia quando os níveis de magnésio são superiores a 2,8 mg/dℓ (1,15 mmol/ℓ). Trata-se de um distúrbio eletrolítico pouco frequente e a hipermagnesemia sintomática é menos comum ainda. No entanto, a hipermagnesemia grave pode ser potencialmente fatal.

Causas de hipermagnesemia

A hipermagnesemia grave é observada apenas em duas situações clínicas: diminuição da eliminação renal; e aporte de magnésio além da capacidade excretora (ver Quadro 13.5).

Insuficiência renal

Como visto anteriormente, o rim tem grande capacidade de excretar magnésio. Dessa maneira, a hipermagnesemia somente é observada nos portadores de doença renal grave, com taxa de filtração glomerular menor que 20 mℓ/min.

Mesmo assim, isso ocorre mais comumente quando submetidos a sobrecarga exógena com sais de magnésio ou misturas de antiácidos que contenham magnésio.

Aumento do aporte de magnésio

Em pacientes com função renal normal, a administração excessiva de magnésio VO, retal ou IV pode ser responsável pelo aumento dos níveis de magnésio no plasma.

Induz-se hipermagnesemia para diminuir a irritabilidade neuromuscular em gestantes com pré-eclâmpsia grave ou eclâmpsia. Doses elevadas de sulfato de magnésio são administradas muito rapidamente, o que excede a capacidade de eliminação renal. São observados níveis séricos de magnésio de 6 até 8,5 mg/dℓ.

Hipermagnesemia grave com função renal normal pode ocorrer com ingestão maciça de magnésio VO. Essa situação clínica é observada na ingestão acidental por crianças ou em uso abusivo de laxativos ou de enemas que contenham magnésio.

Outras causas

A insuficiência suprarrenal e o HPT1º têm sido implicados como causas de hipermagnesemia, por provocar contração de volume plasmático pelo efeito direto do PTH, que aumenta a reabsorção tubular de magnésio ao interagir com o CaSR na alça de Henle. Na FHH, a ausência do efeito inibitório do cálcio no túbulo renal provoca hipermagnesemia leve. O desvio de magnésio para o extracelular pode ocorrer em casos de acidose, feocromocitoma, estados hipercatabólicos e síndrome de lise tumoral.

Quadro clínico

A gravidade e a presença dos sintomas variarão de acordo com a intensidade do distúrbio, que, quando leve (magnésio sérico menor que 3,6 mg/dℓ), causa poucos sintomas.[69]

Neuromuscular

O aumento dos níveis de magnésio diminui o impulso nervoso por meio da junção neuromuscular, o que causa um efeito curare-símile. Há diminuição dos reflexos profundos quando a magnesemia é superior a 5 mg/dℓ. Com níveis plasmáticos mais elevados, observam-se letargia, alteração do sensório, quadriplegia flácida e paralisia respiratória.

Cardiovascular

O magnésio bloqueia canais de cálcio e de potássio no coração. Isso resulta em efeito inotrópico negativo e diminuição do limiar para arritmias, principalmente quando sua concentração sérica atinge níveis superiores a 7 mg/dℓ. Pode haver hipotensão arterial, bradicardia, prolongamento do intervalo PR e do complexo QRS na eletrocardiografia até bloqueio atrioventricular total e parada cardíaca.

Eletrolítico

Nível de magnésio maior que 6 mg/dℓ pode inibir a secreção de PTH, o que reduz transitoriamente a concentração de cálcio, na maior parte das vezes sem causar sintomas. A hipermagnesemia provoca o bloqueio dos canais de secreção de potássio (ROMK) e pode causar hipercalemia.

Diagnóstico

Níveis de magnésio sérico acima de 2,8 mg/dℓ são diagnósticos. A hipocalcemia pode estar presente com níveis de magnésio maiores que 6 mg/dℓ.

Tratamento

Pode-se prevenir a hipermagnesemia em pacientes com déficit de função renal evitando-se o uso de produtos que contenham magnésio. Quando a função renal é normal, a interrupção do aporte de magnésio (oral ou intravenoso) determina a resolução do distúrbio.

Nos pacientes com hipermagnesemia grave e sintomática, a infusão de gluconato de cálcio a 10% (100 a 200 mg, 1 a 2 ampolas), administrados em 5 a 10 minutos, antagoniza os efeitos do magnésio. Se houver depleção de espaço extracelular, a administração de solução salina isotônica aumenta a excreção de magnésio. Os diuréticos de alça também aumentam a magnesiúria ao bloquearem o cotransportador Na-K-2Cl na alça de Henle. Nos pacientes em hemodiálise, recomenda-se o tratamento com dialisado sem magnésio.

REFERÊNCIAS BIBLIOGRÁFICAS

1. Pollak MR, Yu ASL. Clinical disturbances of calcium, magnesium and phosphate metabolism. In: Brenner BM, Rector Jr FC, editors. The kidney. Philadelphia: W.B. Saunders; 2004. p. 1041-76.
2. Heaney RP. Calcium intake and disease prevention. Arq Bras Endocrinol Metab. 2006;50:685-93.
3. Awumey EM, Bukoski RD. Cellular functions and fluxes of calcium. In: Weaver CM, Heaney RP, editors. Calcium in human health. New Jersey: Humana Press; 2006. p. 13-35.
4. Black RM, Alfred HJ, Fan PY, Stoff JS. Disorders of calcium, phosphorus, and magnesium. In: Rose D, Black RM, editors. Clinical problems in nephrology. New York: Little, Brown and Company; 1995. p. 96-120.
5. Favus MJ, Bushinsky DA, Lemann JJR. Regulation of calcium, magnesium, and phosphate metabolism. In: Favus MJ, editor. Primer on the metabolic bone diseases and disorders of mineral metabolism. Washington, D.C.: Cadmus Professional Communications; 2006. p. 76-83.
6. Nascimento MM, Riella MC, Vieira MA. Metabolismo do cálcio, fósforo e magnésio. In: Riella MC, organizador. Princípios de nefrologia e distúrbios hidreletrolíticos. Rio de Janeiro: Guanabara Koogan; 2003. p. 213-37.
7. Pereira GAP, Genaro PS, Pinheiro MM, Szejnfeld VL, Martini LA. Cálcio dietético: estratégias para otimizar o consumo. Rev Bras Reumatol. 2009;49:164-80.
8. Pinheiro MM, Schuch NJ, Genaro PS, Ciconelli RM, Ferraz MB, Martini LA. Nutrient intakes related to osteoporotic fractures in men and women – The Brazilian Osteoporosis Study (BRAZOS). Nutr J. 2009;8:6.
9. Topala CN, Bindels RJM, Hoenderop JGJ. Regulation of the epithelial calcium channel TRPV5 by extracellular factors. Curr Opin Nephrol Hypertens. 2007;16:319-24.
10. Corrêa PHS, Bonatto R, Leite MOR. Regulação, síntese e ações fisiológicas do paratormônio, calcitonina e vitamina D. In: Carvalho MB, organizador. Tratado de tireoide e paratireoides. Rio de Janeiro: Rubio; 2007. p. 61-70.
11. Rogers A, Eastell R. Circulating osteoprotegerin and receptor activator for nu-clear factor kB ligand: Clinical utility in metabolic disease assessment. J Clin Endocrinol Metab. 2005;90:6323-31.
12. Hoenderop JG, Nilius B, Bindels RJ. Calcium absorption across epithelia. Physiol Rev. 2005;85:373-422.
13. Schlatter E. Who wins the competition: TRPV5 or calbindin-D28 k? J Am Soc Nephrol. 2006;17:2954-6.
14. Wu-Wong JR. Vitamin D receptor: a highly versatile nu¬clear receptor. Kidney Int. 2007;72:237-9.
15. Dantas AT, Duarte ALBP, Marques CDL. A vitamina D na artrite reumatoide e no lúpus eritematoso sistêmico. Temas de Reumatologia Clínica. 2009;10:53-9.
16. Holick MF. Vitamin D deficiency. N Engl J Med. 2007;357:266-81.
17. Holick MF. Resurrection of vitamin D deficiency and rickets. J Clin Invest. 2006;116:2062-72.
18. Yu ASL. Renal transport of calcium, magnesium and phosphate. In: Brenner, BM, Rector Jr FC, editors. The kidney. Philadelphia: W.B. Saunders; 2004. p. 535-72.

19. Gracitelli MEC, Vidoris AAC, Luba R, Lazaretti-Castro M. Paratormônio e osteoporose: encontrando o fio da meada. Bases fisiológicas para utilização do PTH no tratamento da osteoporose. Arq Bras Endocrinol Metab. 2002;46:215-20.
20. Reis LM, Jorgetti V. Distúrbios do cálcio e do fósforo. In: Zatz R, organizador. Fisiopatologia renal. São Paulo: Atheneu; 2000. p. 245-60.
21. Deftos L. Calcitonin. In: Favus MJ, editor. Primer on the metabolic bone diseases and disorders of mineral metabolism. Washington, D.C.: Cadmus Professional Communications; 2006. p. 115-7.
22. Brown EM, Gamba G, Riccardi D, Lombardi M, Butters R, Kifor O, et al. Cloning and characterization of an extracellular Ca(2+)-sensing receptor from bovine parathyroid. Nature. 1993;366:575-80.
23. Menezes Filho HC, Setian N, Damiani D. Raquitismos e metabolismo ósseo. Pediatria (São Paulo). 2008;30:41-55.
24. Gafni RI, Collins MT. Hypoparathyroidism. N Engl J Med. 2019; 380:1738-47.
25. Saraiva GL, Lazaretti-Castro M. Hipocalcemias: diagnóstico e tratamento. In: Bandeira F, Graf H, Griz L, Faria M, Lazaretti-Castro M, editores. Endocrinologia e diabetes. Rio de Janeiro: Medbook Editora Científica; 2009. p. 410-5.
26. Zivin JR, Gooley T, Zager RA, Ryan MJ. Hypocalcemia: a pervasive metabolic abnormality in the critically ill. Am J Kidney Dis. 2001;37:689-98.
27. Iqbal M, Rehmani R, Hijazi M, Abdulaziz A, Kashif S. Hypocalcemia in a Saudi intensive care unit. Ann Thorac Med. 2008;3:57-9.
28. Moore CD, Newman RC, Caridi JG. Spurious hypocalcemia after gadodiamide-enhanced magnetic resonance imaging: A case report and review of the literature. Rev Urol. 2006;8:165-8.
29. Jacobs TP, Bilezikian JP. Rare causes of hypercalcemia. J Clin Endocrinol Metab. 2005;90:6316-22.
30. Fraser WD. Hiperparathyroidism. Lancet. 2009;374:145-58.
31. Raue F, Frank-Raue K. Primary hyperparathyroidism – what the nephrologist should know – an update. Nephrol Dial Transplant. 2007;22:696-9.
32. Levine MA. Primary hyperparathyroidism: 7,000 years of progress. Cleve Clin J Med. 2005;72:1084-98.
33. Bilezikian JP, Khan AA, Silverberg SJ, Fuleihan GE, Marcocci C, Minisola S et al. International Workshop on Primary Hyperparathyroidism. Evaluation and Management of Primary Hyperparathyroidism: Summary Statement and Guidelines from the Fifth International Workshop. J Bone Miner Res. 2022;37:2293-2314.
34. Khairallah W, Fawaz A, Brown EM, Fuleihan GE-H. Hypercalcemia and diabetes insipidus in a patient previously treated with lithium. Nat Clin Pract Nephrol. 2007;3:397-404.
35. Goldfarb S. Disorders of calcium balance: hipercalcemia & hypocalcemia. In: Lerma EV, Berns JS, Nissenson AR, editors. Current diagnosis & treatment – nephrology & hypertension. New York: McGraw-Hill; 2009. p. 60-8.
36. Goldner W. Cancer-related hypercalcemia. J Oncol Pract. 2016;12:426-32.
37. Mundy GR, Edwards JR. PTH-related peptide (PTHrP) in hipercalcemia. J Am Soc Nephrol. 2008;19:672-5.
38. Cordeiro L, Saraiva W, Marinho C, Griz L. Hipercalcemias não-paratireoidianas. In: Bandeira F, Graf H, Griz L, Faria M, Lazaretti-Castro M, editores. Endocrinologia e diabetes. Rio de Janeiro: Medbook Editora Científica; 2009. p. 401-9.
39. Tonelli M, Sacks F, Pfeffer M, Gao Z, Curhan G. For the cholesterol and recurrent events (CARE) trial investigators. Relation between serum phosphate level and cardiovascular event rate in people with coronary disease. Circulation. 2005;112:2627-33.
40. Amanzadeh J, Reilly Jr RF. Hypophosphatemia: an evidence-based approach to its clinical consequences and management. Nat Clin Pract Nephrol. 2006;2:136-48.
41. Rastegar A. New concepts in pathogenesis of renal hypophosphatemic syndromes. Iran J Kidney Dis. 2009;3:1-6.
42. Becker GJ, Walker RG, Hewitson TD, Pedagogos E. Phosphate levels: time for a rethink? Nephrol Dial Transplant. 2009;24:2321-4.
43. Blaine J, Chonchol M, Levi M. Renal control of calcium, phosphate, and magnesium homeostasis. Clin J Am Soc Nephrol. 2015;10:1257-72.
44. Prié D, Torres PU, Friedlander G. Latest findings in phosphate homeostasis. Kidney Int. 2009;75:882-9.
45. Levi M, Bruesegem S. Renal phosphate-transporter regulatory proteins and nephrolithiasis. N Engl J Med. 2008;359:1171-3.
46. Sommer S, Berndt T, Craig T, Kumar R. The phosphatonins and the regulation of phosphate transport and vitamin D metabolism. J Steroid Biochem Mol Biol. 2007;103:497-503.
47. Liu S, Quarles LD. How fibroblast growth factor 23 works. J Am Soc Nephrol. 2007;18:1637-47.
48. Shaikh A, Berndt T, Kumar R. Regulation of phosphate homeostasis by the phosphatonins and other novel mediators. Pediatr Nephrol. 2008;23:1203-10.
49. Kuro-O M, Matsumura Y, Aizawa H, Kawaguchi H, Suga T, Utsugi T, et al. Mutation of the mouse klotho gene leads to a syndrome resembling ageing. Nature. 1997;390:45-51.
50. Torres PU, Prié D, Molina-Blétry V, Beck L, Silve C, Friedlander G. Klotho: an antiaging protein involved in mineral and vitamin D metabolism. Kidney Int. 2007;71:730-7.
51. Drueke TB, Prié D. Klotho spins the thread of life – what doe Klotho do to the receptors of fibroblast growth factor-23 (FGF23)? Nephrol Dial Transplant. 2007;22:1524-6.
52. Martin S, Goldfarb S. Renal bone disease, disorders of divalent ions, and nephrolithiasis. Neph SAP. 2008;7:326-35.
53. Negri AL. Hereditary hypophosphatemias: new genes in the bone-kidney axis. Nephrology. 2007;12:317-20.
54. Karim Z, Gérard B, Bakouh N, Alili R, Leroy C, Beck L et al. NEHERF1 mutations and responsiveness of renal parathyroid hormone. N England J Med. 2008;359:1128-35.
55. Hrusha KA. Disorders of phosphate balance: hypophosphatemia & hyperphosphatemia. In: Lerma EV, Berns JS, Nissenson AR, editors. Current diagnosis & treatment – nephrology & hypertension. New York: McGraw-Hill; 2009. p. 69-78.
56. Hurst FP, Abbott KC. Acute phosphate nephropathy. Curr Opin Nephrol Hypertens. 2009;18(6):513-8.
57. Ichikawa S, Imel EA, Kreiter ML, Yu X, Mackenzie DS, Sorenson AH, et al. A homozygous missense mutation in human Klotho causes severe tumoral calcinosis. J Clin Invest. 2007;117:2684-91.
58. Komaba H, Fukagawa M. Phosphate-a poison for humans? Kidney Int. 2016;90:753-63.
59. Cernaro V, Santoro D, Lacquaniti A, Costantino G, Visconti L, Buemi A, Buemi M. Phosphate binders for the treatment of chronic kidney disease: role of iron oxyhydroxide. Int J Nephrol Renovasc Dis. 2016;9:11-9.
60. Moe SM. disorders involving calcium, phosphorus, and magnesium. Prim Care. 2008;35:215-vi.
61. Musso CG. Magnesium metabolism in health and disease. Int Urol Nephrol. 2009;41:357-62.
62. Waldman M, Kobrin S. Disorders of magnesium balance: hypomagnesemia & hypermagnesemia. In: Lerma EV, Berns JS, Nissenson AR, editors. Current diagnosis & treatment – nephrology & hypertension. New York: McGraw-Hill; 2009. p. 79-87.
63. Alexander RT, Hoenderop JG, Bindels RJ. Molecular determinants of magnesium homeostasis: insights from human disease. J Am Soc Nephrol. 2008;19:1451-8.
64. Angelow S, Yu ASL. Claudins and paracellular transport: an update. Curr Opin Nephrol Hypertens. 2007;16:459-64.
65. Muallem S, Moe OW. When EGF is offside, magnesium is wasted. J Clin Invest. 2007;117:2086-9.
66. Izzedine H, Bahleda R, Khayat D, Massar C, Magné N, Spano JP, Soria JC. Electrolyte disorders related to EGFR-targeting drugs. Crit Rev Oncol Hematol. 2010;73(3):213-9.
67. Spichler A, Athanazio DA, Furtado J, Seguro A, Vinetz JM. Case report: severe symptomatic hypomagnesemia in acute leptospirosis. Am J Trop Med Hyg. 2008;79:915-7.
68. Naderi ASA, Reilly Jr RF. Hereditary etiologies of hypomagnesemia. Nat Clin Pract Nephrol. 2008;4:80-9.
69. Rude RK. magnesium depletion and hypermagnesemia. In: Favus MJ, editor. Primer on the metabolic bone diseases and disorders of mineral metabolism. Washington, D.C.: Cadmus Professional Communications; 2006. p. 230-3.

14 Metabolismo do Ácido Úrico

Mauricio de Carvalho

INTRODUÇÃO

O catabolismo de ácidos nucleicos promove a formação de purinas, que, ao serem degradadas, dão origem ao ácido úrico. Em espécies como répteis, pássaros e insetos, utiliza-se o ácido úrico para excreção de nitrogênio (uricotelismo). No ser humano, essa função é desempenhada primordialmente pela ureia (ureotelismo).[1] A maioria dos mamíferos apresenta níveis séricos de ácido úrico entre 0,5 e 1 mg/dℓ, em razão da presença da enzima uricase, que converte o ácido úrico em alantoína. A espécie humana é única no desenvolvimento de hiperuricemia. Provavelmente durante o período Miocênico, há 20 a 30 milhões de anos, várias mutações nos ancestrais hominídeos silenciaram essa enzima.[2]

O ácido úrico é um ácido orgânico fraco, com peso molecular de 158 Da e duas constantes de dissociação (pKa1 de 5,4 e pKa2 de 10,3). No pH fisiológico de 7,4 do espaço extracelular, a concentração do íon urato, em sua forma monossódica, é 50 vezes maior do que a do ácido úrico não ionizado.[3] Neste capítulo, os termos "ácido úrico" e "urato" serão usados de modo sinonímico.

O balanço entre a produção e a excreção do ácido úrico determina sua concentração sérica. Apesar de haver síntese e degradação de purinas em todos os tecidos, uratos são produzidos apenas no fígado e no intestino delgado pela enzima xantina oxidase. Normalmente, dois terços a três quartos do ácido úrico são excretados pelos rins, e o restante, pelo intestino (Figura 14.1).

As crianças apresentam uricemia média de 3 a 4 mg/dℓ, níveis que aumentam durante a puberdade, atingindo valores entre 6 e 6,5 mg/dℓ no homem. Na mulher, os níveis de ácido úrico situam-se ao redor de 5 mg/dℓ, aproximando-se daqueles do homem adulto após a menopausa.[4]

O ácido úrico é particularmente problemático por sua baixa solubilidade. Quadros clínicos associados a hiperuricemia e hiperuricosúria, como gota, nefropatia aguda por ácido úrico e nefrolitíase úrica, são bastante frequentes. Por sua vez, situações associadas à hipouricemia são pouco conhecidas, porém não tão raras na prática clínica. Além disso, nos últimos anos, o ácido úrico tem sido relacionado com uma variedade de afecções cardiovasculares, como hipertensão arterial, síndrome metabólica, doença arterial coronariana e pré-eclâmpsia, entre outras.

É objetivo deste capítulo revisar a síntese e a excreção do ácido úrico, as patologias decorrentes das alterações do seu metabolismo, as principais manifestações clínicas e a abordagem terapêutica dessas condições.

METABOLISMO DAS PURINAS E SÍNTESE DO ÁCIDO ÚRICO

No homem, o *pool* ou reservatório total de ácido úrico varia de 800 a 1.500 mg; na mulher, de 500 a 1.000 mg. Cerca de 60% dessa quantidade renova-se diariamente. A síntese continuada e o *turnover* endógenos das purinas mantêm a excreção urinária do ácido úrico em torno de 300 a 600 mg/dia, o que independe até mesmo da ausência de purinas na dieta.[5]

O ácido úrico é sintetizado no fígado a partir de bases purínicas (adenina, guanina, xantina e hipoxantina), em reação catalisada pela enzima xantina oxidase. As bases purínicas provêm da dieta ou do catabolismo dos ribonucleotídios endógenos (compostos de uma base purínica associada à pentose e ao fosfato).

A Figura 14.2 resume o metabolismo intracelular das purinas e a formação de ácido úrico. A síntese de nucleotídios purínicos envolve vias bioquímicas reguladas, denominadas **de novo** (novas purinas) e **de resgate** (também chamada "via de salvação" ou "de reciclagem"). A síntese de ácido úrico engloba uma terceira via, denominada "via de degradação".[6]

Na biossíntese **de novo**, ocorre a união da ribose-5-fosfato com ATP, que forma fosforribosilpirofosfato (PRPP), reação catalisada pela enzima PR-sintase. O PRPP liga-se, então, a substâncias simples, principalmente à glutamina, por ação da enzima

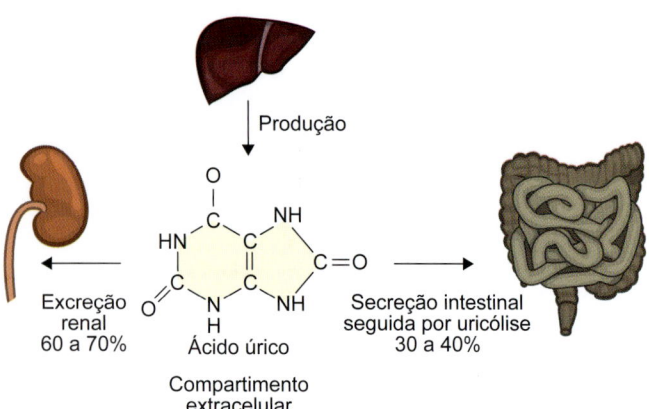

Figura 14.1 Principais determinantes da homeostasia do ácido úrico.

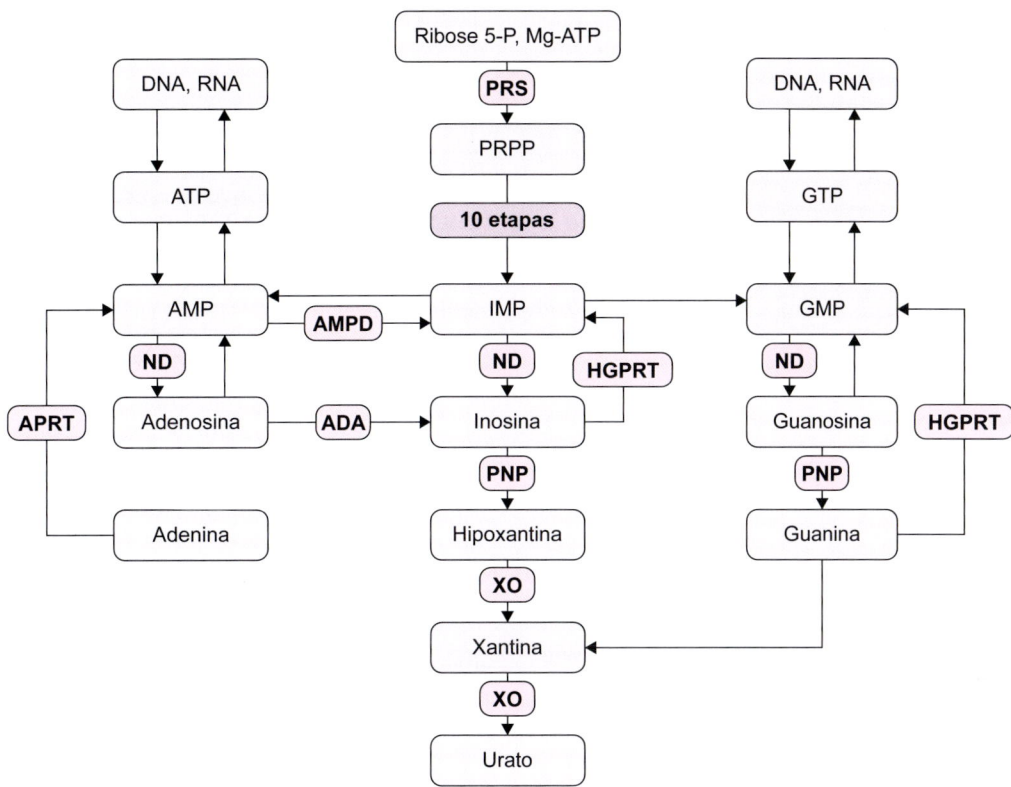

Figura 14.2 Metabolismo das purinas. ADA: desaminase de adenosina; AMP: monofosfato de adenosina; AMPD: AMP desaminase; ATP: trifosfato de adenosina; APRT: adenina-fosforribosiltransferas; DNA: ácido desoxirribonucleico; GMP: guanosina monofosfato; GTP: trifosfato de guanosina; HGPRT: hipoxantina-guanina-fosforribosiltransferase; IMP: inosina monofosfato; ND: 5'-nucleotidase; PNP: fosforilase de nucleosídeo de purina; PRPP: fosforribosilpirofosfato; PRS: fosforibosilpirofosfato sintetase; RNA: ácido ribonucleico; XO: oxidase de xantina (oxidoredutase).

amidofosforribosiltransferase (PRPP amidotransferase), e dará origem à inosina monofosfato (IMP). Esse representa o ponto central do metabolismo das purinas, em que o anel purínico é formado. A síntese pode aumentar com excesso de PRPP ou glutamina e diminuir pelo aumento de ribonucleotídios purínicos, principalmente a IMP, em uma retroalimentação negativa. A partir desse ponto, a biossíntese se ramifica, e a IMP gera adenosina e guanosina monofosfato (AMP e GMP, respectivamente).

A via ou síntese *de resgate* representa o ponto de equilíbrio entre maior geração de purinas (e, consequentemente, de ácido úrico) ou de preservação de nucleotídios. A AMP dá origem à adenosina, a GMP forma guanosina e a IMP produz inosina e, posteriormente, hipoxantina. Quando a via de resgate for favorecida, a guanina e a hipoxantina ligam-se ao PRPP, por ação da hipoxantina-guanina-fosforribosiltransferase (HGPRT), e ressintetizam GMP e IMP, respectivamente. A adenosina também pode ligar-se ao PRPP, pela ação da enzima adenina-fosforribosiltransferase (APRT), e gerar AMP.

Na via de degradação, que ocorre no fígado, há transformação das purinas em ácido úrico. A hipoxantina dá origem à xantina, a qual se transforma em ácido úrico, ambas reações catalisadas pela enzima xantina oxidase (ver Figura 14.2).

Vale ressaltar o papel central da concentração intracelular do PRPP. Uma maior atividade da enzima PRPP-sintase implicará concentração maior de PRPP e consequente biossíntese acelerada de purinas, com maior formação de ácido úrico. Outra forma possível de aumento do PRPP seria por deficiência ou menor atividade da enzima HGPRT, responsável pela conversão da hipoxantina em IMP e da guanina em GMP. Acredita-se que cerca de 10% dos pacientes com produção aumentada de ácido úrico teriam como causa principal deficiência parcial de HGPRT. Tanto essa alteração quanto a hiperatividade da PRPP-sintase são defeitos familiares de herança ligada ao cromossomo X.[7]

> **⚠ PONTOS-CHAVE**
>
> - A maioria dos mamíferos tem níveis séricos muito baixos de urato, visto que há conversão do ácido úrico em alantoína, reação catalisada pela enzima uricase
> - Em humanos, o ácido úrico é o produto final do metabolismo das purinas, e as principais manifestações clínicas relacionadas com hiperuricemia decorrem da insolubilidade e da tendência à precipitação do ácido úrico
> - A concentração aumentada de PRPP e a maior atividade da enzima PRPP-sintase promovem aumento de ácido úrico.

EXCREÇÃO DE ÁCIDO ÚRICO

A eliminação do ácido úrico ocorre principalmente pelo rim, que excreta aproximadamente dois terços da produção diária (300 a 600 mg na urina de 24 horas). A degradação do ácido úrico por bactérias intestinais (uricólise) é a segunda fonte de eliminação (um terço ou um quarto do total). Perdas pelo suor e pelas glândulas salivares são irrelevantes.

Gastrintestinal

A eliminação de urato pelo intestino ocorre por um processo passivo, variável de acordo com sua concentração sérica.

As bactérias do trato intestinal podem degradar o ácido úrico em dióxido de carbono e amônia, pela ação das uricases, alantoinases, alantoicases e ureases, em um processo denominado "uricólise intestinal".[8] A quantidade de ácido úrico encontrada nas fezes, apesar de pequena, poderá estar aumentada em algumas situações, como na insuficiência renal.

Renal

Filtração glomerular

Praticamente todo o ácido úrico é filtrado, já que apenas uma pequena porção (5%) circulante está ligada a proteínas, principalmente globulinas.

Transporte tubular

O transporte renal de ácido úrico é complexo e utiliza várias etapas que acontecem nos limites do túbulo proximal. O ácido úrico entra na luz tubular em sua forma iônica (urato), mas, por ser hidrofílico, necessita de transportadores específicos para transitar pelas células tubulares. Normalmente, 90% do ácido úrico filtrado é reabsorvido, o que resulta em fração excretora de aproximadamente 10%.

Identificaram-se vários transportadores como participantes no transporte renal de urato.[9] Pode-se dividi-los didaticamente em relacionados com a reabsorção ou com a secreção, localizados na membrana luminal ou basolateral.

O URAT1 (gene *SLC22A12*), transportador urato-aniônico, o OAT4 (gene *SLC22A11*) e o OAT10 (gene *SLC22A13*), transportadores ânion-orgânicos dicarboxilatos, são mediadores da reabsorção de urato (Figura 14.3). Localizado na face luminal tubular, o URAT1 é fundamental na homeostase do ácido úrico e tem sido relacionado com até 50% da reabsorção de urato. A atividade do URAT1 depende de transportadores de sódio-aniônicos e dos carreadores SMCT1 e SMCT2 (codificados pelos genes *SLC5A8* e *SLC5A12*, respectivamente), que fornecem ânions necessários para seu funcionamento. Variações genéticas e polimorfismos do URAT1 demonstraram influenciar os níveis séricos de ácido úrico. Medicamentos uricosúricos, como probenecide, salicilatos em altas doses, benzobromarona, lesinurade e losartana, inibem diretamente o URAT1 na luz tubular (*cis*-inibição). Por sua vez, agentes antiuricosúricos, como lactato, pirazinamida, nicotinato e outros ácidos orgânicos aromáticos, atuam intracelularmente estimulando a troca aniônica e a consequente reabsorção de urato (*trans*-estimulação). O OAT4 e o OAT10, também localizados na membrana luminal, têm baixa atividade e/ou afinidade pelo transporte do urato quando comparados ao URAT1.

O GLUT9, membro da família dos transportadores de hexose (glicose e frutose), codificado pelo gene *SLC2A9*, localiza-se na membrana basolateral do túbulo proximal e participa da reabsorção de urato.[10] Está fortemente ligado à gota e hiperuricemia, conforme demonstrado por vários estudos sobre associação genômica ampla (GWAS). O GLUT9 apresenta duas isoformas: uma curta, denominada "GLUT9S", que se localiza exclusivamente na membrana apical do ducto coletor e tem sido relacionada com a reabsorção de urato; e outra longa, "GLUTL", de localização basolateral, que parece ser responsável pelo transporte de urato do intracelular para o sangue.[11] A constatação de que o GLUT9 transporta ácido úrico e frutose sugere uma via comum na ingestão excessiva de frutose e no desenvolvimento de gota.

Para a secreção luminal do urato, isto é, a condução do urato da célula tubular proximal para a luz tubular, os transportadores ânion-orgânicos voltagem-regulados NPT1 (*SLC7A1*) e NPT4 (*SLC17A3*) e o transportador de resistência multidroga proteína 4 (MRP4) são os principais envolvidos (ver Figura 14.3). Os transportadores ABCG2 e ABCC4 também favorecem a secreção do urato.[12]

Embora se saiba muito pouco sobre a passagem basolateral do urato, dois trocadores ânion-orgânicos dicarboxilatos, OAT1 e OAT3, parecem funcionar como transportadores, favorecendo a secreção do urato do interstício para a célula.[11]

HIPERURICEMIA, GOTA E HIPOURICEMIA

Em anos recentes, a hiperuricemia e a gota têm se tornado mais frequentes e complexas, com um aumento de 70% na prevalência total, 40% entre as idades de 65 a 74 anos e 100% a mais em indivíduos com idade superior a 75 anos.[13] Vários fatores vêm contribuindo para essa tendência, incluindo longevidade populacional, hipertensão, síndrome metabólica, obesidade, uso de diuréticos, modificações dos padrões alimentares, doenças renal e cardiovascular, e, finalmente, limitações terapêuticas.

As concentrações séricas de urato são mais elevadas no homem do que na mulher; desse modo, gota é mais comum no sexo masculino. Todavia, o mecanismo de iniciação de gota aguarda completa elucidação, uma vez que somente uma pequena proporção de indivíduos com hiperuricemia desenvolve gota. Define-se hiperuricemia por concentrações séricas de urato maiores que 7 mg/dℓ (> 420 μmol) em homens e mulheres, pelo método automático enzimático (uricase). A concentração sérica de 7 mg/dℓ coincide aproximadamente com o início de precipitação de cristais de urato, ainda que o ácido úrico se sature entre as concentrações de 6,4 a 6,8 mg/dℓ. Em relação aos níveis séricos elevados de ácido úrico, 22% dos homens com níveis maiores que 9 mg/dℓ desenvolvem gota durante um período de 5 anos, uma proporção bem maior do que nos homens com níveis séricos menores que 9 mg/dℓ, de acordo com o Normative Aging Study.[14] Desse modo, emerge o conceito de que hiperuricemia predispõe à gota ainda que não a cause. Nesse mesmo estudo, a incidência anual de

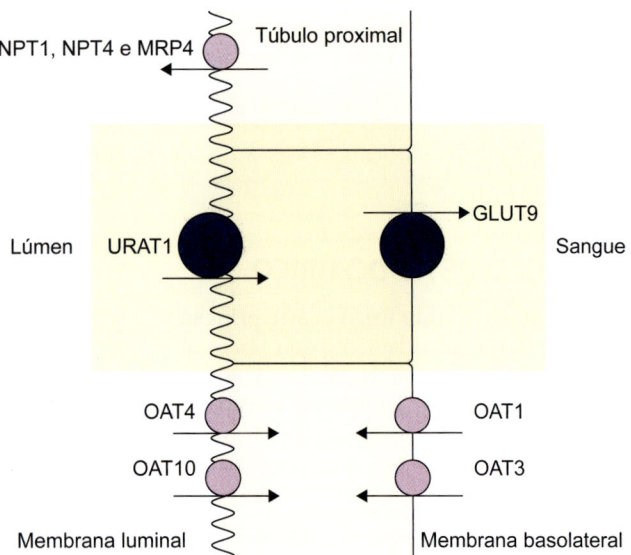

Figura 14.3 Excreção de ácido úrico.

gota foi somente de 0,1%, em indivíduos com níveis de urato (AU) sérico inferiores a 7 mg/dℓ; de 0,5%, com níveis entre 7 e 8,9 mg/dℓ; e de 4,9%, com níveis mais elevados que 9 mg/dℓ. Em uma revisão sistemática, a incidência de gota por 1.000 pessoas-ano variou de 0,8 (AU ≤ 6 mg/dℓ) a 70,2 casos (AU ≥ 10 mg/dℓ). O risco de gota recorrente variou de 12% (AU ≤ 6 mg/dℓ) a 61% (AU ≥ 9 mg/dℓ) entre aqueles que receberam terapia hipouricemiante.[15]

Em outro extremo, a hipouricemia é arbitrariamente definida como uma concentração de urato sérico menor que 2 mg/dℓ, ainda que o valor de 2,5 mg/dℓ represente a escolha de alguns autores.[16] Trata-se de uma condição relativamente frequente, e concentrações séricas menores que 2,5 mg/dℓ foram encontradas em 1,24% de pacientes internados em uma clínica de medicina interna.[17] Em outro estudo, observou-se a hipouricemia em 0,34% dos indivíduos normais e em 2,54% dos pacientes hospitalizados.[18]

> **PONTOS-CHAVE**
> - A excreção do ácido úrico é predominantemente renal
> - Cerca de 90% do ácido úrico filtrado é reabsorvido na luz do túbulo proximal, o que resulta em fração excretora de aproximadamente 10%
> - O transportador URAT1 promove a reabsorção de urato e é inibido pelas principais medicações uricosúricas.

Fatores de risco para hiperuricemia e gota

Existem fatores contribuintes que se confundem, por vezes, com fatores de risco, não necessariamente dependendo dos níveis de ácido úrico, mas que, combinados à hiperuricemia, colaboram para a deposição de cristais e consequentes reações inflamatórias que caracterizam a gota. Entre eles, há trauma ou irritação, como o estresse mecânico observado na primeira articulação metatarsofalangeana ou no cotovelo, locais onde ocorre predisposição à deposição de cristais. Adicionalmente, baixas temperaturas favorecem deposição de cristais, como exemplificado pela localização em orelhas e nos pés. Finalmente, doença articular prévia, como representada pelos nódulos de Heberden, pode apresentar exacerbação de dor e edema, pela superposição de gota em uma articulação osteoartrítica.[19] Além disso, a combinação de vários fatores de risco pode explicar o desenvolvimento de gota, mesmo em níveis séricos de urato considerados "normais", somado aos fatores predisponentes anteriormente citados. Assim, são fatores adicionais para a iniciação de crise gotosa: hipertensão; uso de diuréticos; obesidade; ingestão alcoólica exagerada; dieta com elevado conteúdo de purinas; infecção; radiocontraste intravenoso; acidose; e situações de grande variação da uricemia (p. ex., casos de traumatismo, cirurgia, exacerbações de psoríase, iniciação de quimioterapia e interrupção ou início de tratamento com alopurinol).

Fatores genéticos na hiperuricemia e na hipouricemia

Hoje, pela importância dos transportadores de AU descritos recentemente (ver Figura 14.3), considera-se que o urato secretado contribui minimamente para a quantidade total excretada. Assim, a uricosúria é representada principalmente pelo urato filtrado que escapa à reabsorção.[20,21]

Ainda que os avanços sejam significativos e rapidamente alcançados nesse campo, os mecanismos que determinam a concentração de ácido úrico pela contribuição de secreção ou reabsorção nos túbulos proximais ainda aguardam desenvolvimentos adicionais. Todavia, é possível aceitar a afirmação de que a contribuição herdada para a concentração sérica de ácido úrico é da ordem de 63%, o que demonstra a importância das variações genéticas nesse parâmetro.[22]

Em razão da complexidade das alterações genéticas que afetam os transportadores de urato no túbulo renal proximal, é necessário reforçar que a hipouricemia familiar mais frequente tem uma apresentação autossômica recessiva que resulta de várias mutações inativadoras do URAT1, codificado pelo gene *SLC22A12*, particularmente em japoneses e em judeus iraquidianos.[22,23] Além da predisposição à injúria renal aguda, alguns desses pacientes têm litíase urinária.[24] Essa última resulta provavelmente da combinação de hipercalciúria e hiperuricosúria, encontrada em vários dos pacientes. Por sua vez, injúria renal aguda induzida por exercício pode resultar da precipitação maciça de ácido úrico por degradação acelerada de ATP. Eventualmente, é possível que haja participação de estresse oxidativo nos rins, associado a exercício e repouso na sequência.[25]

Existem, como referido, outros transportadores de urato, como OAT1, OAT3, OAT4, NPT1 e MRP4, em que o efeito de medicamentos não está bem definido. Demonstrou-se também que mutações no gene *SLC2A9* (GLUT9) podem ser causas de hipouricemia ou de hiperuricemia e gota, com redução da excreção urinária de ácido úrico.[26-28]

Hipouricemia

Não existem evidências que associem baixos níveis de ácido úrico à redução de sobrevida ou ao comprometimento secundário por doenças que não litíase urinária e injúria renal aguda. Todavia, níveis baixos de ácido úrico são encontrados em algumas doenças neurológicas, como esclerose múltipla, doença de Parkinson, Alzheimer e neurite óptica, em que a participação de espécies reativas de oxigênio e de nitrogênio tem sido cogitada.[4] Mais comumente, hipouricemia é uma complicação em algumas situações que devem ser abordadas individualmente.

As principais causas de hipouricemia são:

- Deficiência adquirida de xantina oxidase (p. ex., alopurinol)
- Doença hepática
- Síndrome de Fanconi
- Diabetes (com glicosúria)
- Tubulopatias proximais associadas à nefrotoxicidade
- Disfunção tubular proximal em acidose tubular distal tubular idiopática
- Síndrome da antidiurese inapropriada (SIAD)
- Hiperalimentação parenteral total
- Medicamentos uricosúricos:
  - Ácido acetilsalicílico (> 2 g/dia)
  - Contraste radiológico
  - Ácido ascórbico
  - Calcitonina
  - Tetraciclina com data de vencimento ultrapassada
  - Glicerilguaiacolato
  - Sulfametoxazol-trimetoprima
  - Losartana

- Benzobromarona
- Atorvastatina
- Fenofibrato
- Hipouricemia familiar: mutações de *SLC22A12* e *SLC2A9*
- Xantinúria hereditária: autossômica recessiva e cálculos de xantina
- Síndrome da imunodeficiência adquirida
- Nefrite intersticial aguda
- Síndrome da ativação macrofágica: em doenças reumáticas
- Diabetes melito
- Doença intracraniana
- Síndrome perdedora de sal cerebral (*cerebral salt-wasting syndrome*).

Hiperuricemia e condições clínicas associadas

O espectro clínico possível da hiperuricemia abrange a fase assintomática, gota aguda, nefropatia hiperuricêmica familiar juvenil, nefropatia aguda e a nefrolitíase por ácido úrico (Figura 14.4).

Hiperuricemia assintomática

Como mencionado anteriormente, trata-se de uma situação relativamente frequente. Não constitui propriamente doença e tem uma multiplicidade de causas e associações, como vistas no Quadro 14.1. Evidentemente, em situações em que se identifica um fator causal ou uma associação, o tratamento deve ser dirigido ao distúrbio de base, considerando a modificação de fatores de risco e de estilo de vida e ajustes terapêuticos em casos de medicamentos, para citar as situações mais comuns.

Mesmo que se considere o ácido úrico um fator de risco para doença cardiovascular e associado a dislipidemia, hipertensão, acidente vascular encefálico e pré-eclâmpsia/eclâmpsia, não existem evidências para indicar tratamento hipouricemiante. Em pacientes jovens, o achado de hiperuricemia pode levantar a suspeição de distúrbio genético na síntese de ácido úrico ou na excreção deste, desde que outras causas sejam eliminadas. Todavia, este poderá ser cogitado quando houver história familiar significativa para gota, urolitíase ou nefropatia por ácido úrico. Tratamento também deve ser considerado em pacientes programados para quimioterapia ou radioterapia, sobretudo quando há risco mais acentuado para lise tumoral, com outras medidas terapêuticas. Em pacientes com níveis extremamente elevados de ácido úrico, como 10 a 11 mg/dℓ em homens e 10 mg/dℓ em mulheres, o tratamento pode ser indicado ainda que sem evidências definitivas, pelo risco muito aumentado de crise aguda de gota. O mesmo pode ser aplicado aos indivíduos que apresentam excreção urinária maior que 1.000 mg/dia, quando outras medidas não levam a uma resposta satisfatória. Nesses casos, é sempre prudente investigar neoplasias, doença linfoproliferativa, síndrome de lise tumoral, litíase ou artrite gotosa. Entre as medidas de modificação de estilo de vida, deve-se adotar redução de peso, redução do consumo de álcool ou mesmo abstinência e restrição de alimentos com alto conteúdo de purinas no plano terapêutico, antes ou concomitantemente ao tratamento farmacológico. O Quadro 14.2 indica o conteúdo de purinas em alguns alimentos.[29]

Quadro 14.1 Causas de hiperuricemia.

Com excreção reduzida
- Idiopática
- Nefropatia hiperuricêmica familiar juvenil: mutação de uromodulina
- Insuficiência renal
- Síndrome metabólica
- Medicamentos:
  - Diuréticos tiazídicos
  - Diuréticos de alça
  - Inibidores da calcineurina: ciclosporina A e tacrolimus
  - Salicilato em baixas doses
  - Pirazinamida
  - Etambutol
  - Levodopa
  - Ácido nicotínico
  - Metoxifluorano
- Hipertensão
- Acidose: láctica, cetoacidose, cetoacidose alcoólica, cetoacidose de jejum prolongado
- Pré-eclâmpsia e eclâmpsia
- Hipotireoidismo
- Hipertireoidismo
- Sarcoidose
- Intoxicação crônica por chumbo
- Trissomia 21
- Mutação de genes de transportadores de urato no túbulo proximal: *SLC22A12* e *SLC2A9*

Com produção aumentada
- Idiopática
- Deficiência de hipoxantina-guanina-fosforribosiltransferase (HGPRT): síndrome de Lesch-Nyhan
- Deficiência parcial de HGPRT: síndrome de Kelley-Seegmiller
- Atividade aumentada de 5-fosforribosilpirofosfato (PRPP)
- Glicogenoses tipos III, IV e VII, por excessiva degradação de ATP do músculo esquelético
- Dieta com alto conteúdo de purinas: carnes, tecidos viscerais, legumes, mariscos (frutos do mar)
- Dieta hipossódica
- Depleção de volume do espaço extracelular
- Dieta com alto conteúdo de frutose: xarope de milho, açúcar, mel
- Aumento do metabolismo dos ácidos nucleicos: anemia hemolítica, doenças malignas hematológicas (p. ex., linfomas, mieloma e leucemia), policitemia vera
- Síndrome da lise tumoral

Causas combinadas
- Álcool
- Exercício vigoroso
- Hipóxia (sistêmica ou tecidual)
- Deficiência de aldolase B (frutose-1-fosfato aldolase): hereditária, relativamente frequente, que pode resultar em gota
- Deficiência de glicose-6-fosfato: glicogenose tipo I, doença de von Gierke (autossômica recessiva)

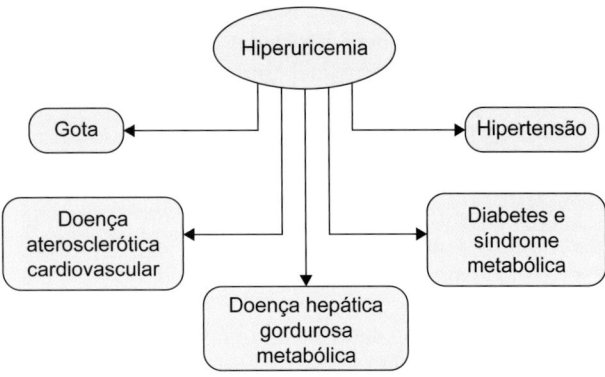

Figura 14.4 Hiperuricemia e condições clínicas associadas.

Quadro 14.2 Conteúdo de purinas nos alimentos.

Alimentos com baixo conteúdo de purina

- Cereais refinados e seus produtos: flocos de milho, arroz branco, massas, araruta, sagu, farinha de milho, bolos, pães, fubá, tapioca
- Leite e seus derivados, ovos
- Açúcar, doces, gelatina
- Manteiga, margarina poli-insaturada, outras gorduras
- Tomate, vegetais de folhas verdes (com exceções)
- Frutas, nozes, manteiga de amendoim
- Sopas ou cremes feitos com vegetais permitidos e sem carne ou extrato de carne
- Água, sucos de frutas, bebidas carbonatadas, chá, café, chocolate

Alimentos com alto conteúdo de purina

- Todos os tipos de carnes
- Extratos e molhos de carne
- Fermento e derivados, cerveja, algumas bebidas alcoólicas
- Feijão, ervilha (seca), lentilha, grão-de-bico, espinafre, aspargo, couve-flor, soja, cogumelos
- Cereais integrais (arroz, trigo, centeio, aveia)
- Coco, castanha-do-pará, castanha-de-caju

Apesar da influência de fatores genéticos na concentração sérica de ácido úrico, a maneira mais objetiva de classificar hiperuricemia é em relação à excreção reduzida ou produção aumentada, ou uma combinação de ambas, como demonstrado no Quadro 14.1.

Entre os vários fatores que contribuem para hiperuricemia, o álcool (etanol) é talvez o mais importante. A patogênese de hiperuricemia induzida por álcool reside no aumento da produção de ácido úrico e na redução de sua excreção. A metabolização de álcool aumenta a degradação de adenina nucleotídio e o nível sanguíneo de lactato, com a hiperuricemia consequente, o que pode se acentuar pela cetoacidose e por eventual depleção de espaço extracelular, particularmente em condições de jejum prolongado. Adicionalmente, cetoácidos competem com urato na secreção e propiciam maior reabsorção ao ativar a função do URAT1 na troca de ânions orgânicos. Bebidas alcoólicas, principalmente a cerveja, contêm purinas, que contribuem para a hiperuricemia. Finalmente, o uso de álcool tem o potencial de reduzir a conversão de alopurinol ao seu maior metabólito ativo, oxipurinol, reduzindo o seu potencial terapêutico.[30,31] Assim, confirma-se a importância da abordagem de estilos de vida em hiperuricemia assintomática, que se estende à síndrome metabólica, obesidade, hipertensão e a outros fatores contribuintes anteriormente referidos. Em várias situações, investigação racional e tratamento da doença de base, quando possível, podem ser resolutivos.

Hiperuricemia e progressão de doença renal crônica

Existem evidências clínicas e experimentais ligando hiperuricemia à doença renal crônica (DRC), incluindo maior albuminúria, diminuição da taxa de filtração glomerular (TFG) e progressão para doença renal crônica. Do ponto de vista fisiopatológico, a relação dúbia entre o aumento dos valores séricos de ácido úrico e a redução da TFG cria um cenário complexo, em que a hiperuricemia pode ser promotora ou simplesmente consequência de lesão renal. Embora dados longitudinais apontem a hiperuricemia como preditor independente de diminuição da TFG, a uricemia é influenciada por muitos fatores que podem confundir os resultados desses trabalhos. Somente estudos de intervenção que demonstrem efeitos benéficos da redução do ácido úrico em desfechos renais podem finalmente resolver o problema e garantir ao ácido úrico o *status* de um fator de risco real. Nos últimos anos, alguns estudos randomizados,[32,33,34] duplo-cegos e controlados por placebo foram projetados especificamente para testar a hipótese de que as terapêuticas de redução do ácido úrico retardariam a progressão da DRC, em pacientes diabéticos (DM) ou não. O objetivo era tentar resolver a incerteza sobre o papel da diminuição da uricemia em termos de nefroproteção. O Quadro 14.3 sintetiza três principais desses estudos.

Em resumo, as evidências atuais não suportam o uso de terapia uricofrenadora com inibidores da xantina oxidase para diminuir a progressão da DRC. No entanto, a possibilidade de que alterações farmacológicas induzidas no ácido úrico sérico possam melhorar os resultados em relação aos desfechos renais permanece em aberto, devido a alguns pontos de controvérsia nesses ensaios. Por exemplo, o estudo CKD-FIX teve um recrutamento muito lento, apenas 276 (de 620 planejados) pacientes completaram o estudo e houve também alta taxa de desistência, o que diminuiu seu poder estatístico. Além disso, muitos pacientes possuíam uricemia normal ou apenas discretamente aumentada.

Gota

Artrite mais comum, afeta 1 a 2% dos homens adultos em países ocidentais e tem apresentado uma crescente incidência e prevalência em termos globais.[35,36] Nos EUA, gota foi diagnosticada recentemente em mais de 10 milhões de adultos, o que

Quadro 14.3 Estudos sobre terapêuticas de redução do ácido úrico para evitar progressão da doença renal crônica.

Critérios	Estudo FEATHER[32]	Estudo PERL[33]	Estudo CKD-FIX[34]
Ano de publicação	2018	2020	2020
Pacientes	DRC estágio 3	DM tipo 1 com doença renal precoce a moderada	DRC estágio 3 a 4, alto risco
Idade (anos)	≥ 20	51,1 ± 10,9	62,4 ± 12,7
TFG (mℓ/min)	45,2 ± 9,5	68 ± 16,9 (40 a 99)	31,7 ± 12 (15 a 59)
Uricemia média (mg/dℓ)	7,8 ± 0,9	6,1 ± 1,5	8,2 ± 1,8
Intervenção	Febuxostate	Alopurinol	Alopurinol
Duração do seguimento	2 anos	3 anos	2 anos
Objetivo primário	Curva (*slope*) da TFG	TFG medida por iohexol	Variação da TFG
Resultado	Sem diferença × placebo	Sem diferença × placebo	Sem diferença × placebo

DM: diabetes melito; DRC: doença renal crônica; TFG: taxa de filtração glomerular.

contribuiu para o aumento de visitas ambulatoriais relacionadas à doença e para maior número de hospitalizações.[37]

O curso clínico da gota pode se desenvolver em etapas, como hiperuricemia assintomática, gota aguda intermitente e gota tofácea crônica. Em geral, a artrite gotosa aguda intermitente corresponde à primeira manifestação da doença, conhecida desde a primeira referência escrita em 2600 a.C., quando os egípcios descreveram a podagra ou artrite gotosa. Classicamente, é descrita como uma monoartrite bastante dolorosa que se desenvolve em um período de 6 a 12 horas, com aumento de volume da articulação e eritema, quase sempre facilmente reconhecida (Figura 14.5). O paciente pode apresentar calafrios, febre e leucocitose, sendo, desse modo, obrigatório afastar a possibilidade de artrite séptica, em geral pela aspiração de líquido sinovial e demonstração de cristais de urato monossódico fagocitados por neutrófilos.

Pode acometer várias articulações nas extremidades inferiores, comumente a primeira metatarsofalangeana, o tarso, os tornozelos ou os joelhos. Adicionalmente, é capaz de causar bursite aguda ou tenossinovite de estruturas periarticulares. Critérios e recomendações diagnósticas para gota foram estabelecidos e atualizados recentemente pela European League Against Rheumatism (EULAR 2018), úteis para a definição diagnóstica (Quadro 14.4).[38,39]

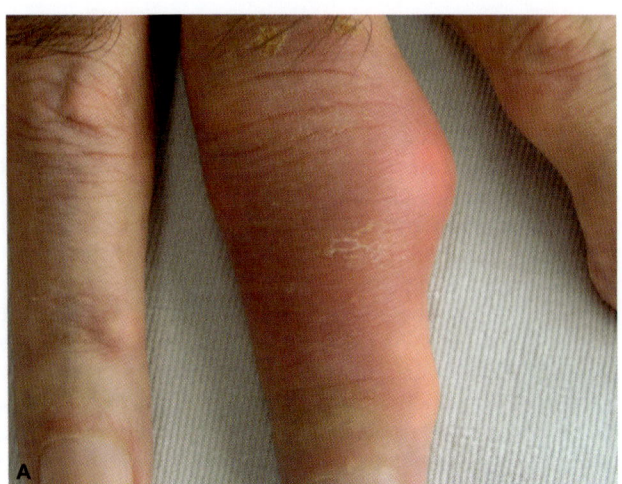
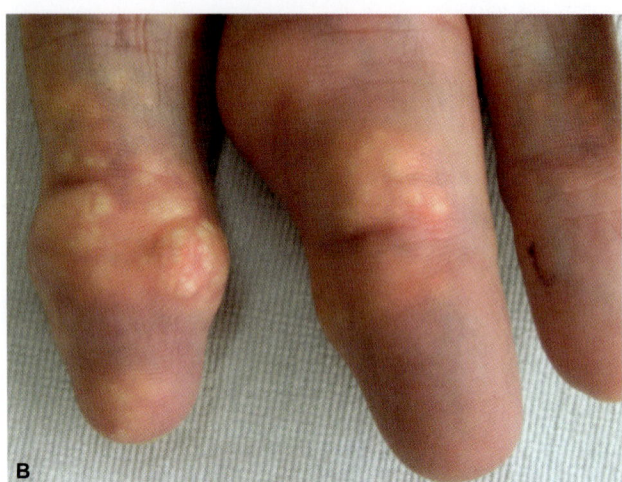

Figura 14.5 **A** e **B.** Gota tofácea com superposição de gota aguda no 3º quirodactilo esquerdo.

Quadro 14.4 Critérios e recomendações diagnósticas para gota.

Recomendações*	Nível de evidência	Grau de recomendação*
1. A pesquisa de cristais no líquido sinovial ou aspirados de tofo é recomendada em todos os indivíduos com suspeita de gota, porque a demonstração de cristais de monourato de sódio (MSU) permite o diagnóstico definitivo de gota.	2b	B
2. A gota deve ser considerada no diagnóstico diferencial de qualquer artrite aguda em adultos. Quando a análise do líquido sinovial não é viável, o diagnóstico clínico de gota é apoiado pelas seguintes características: envolvimento monoarticular do pé (especialmente da primeira metatarsofalangeana) ou do tornozelo; episódios prévios semelhantes de artrite aguda; início rápido de dor intensa e edema (pico da dor em < 24 h); eritema; sexo masculino, doenças cardiovasculares associadas e hiperuricemia. Essas características são altamente sugestivas, mas não específicas para gota.	2b	B
3. É fortemente recomendado que a aspiração do líquido sinovial e o exame de cristais sejam realizados em qualquer paciente com artrite inflamatória sem diagnóstico definitivo.	3	C
4. O diagnóstico de gota não deve ser feito apenas pela presença de hiperuricemia.	2a	B
5. Quando o diagnóstico clínico de gota é incerto e a identificação de cristais não é possível, os pacientes devem ser investigados por imagem para procurar deposição de cristais de MSU e características de qualquer outro diagnóstico alternativo.	1b	A
6. As radiografias simples são indicadas para procurar evidências de deposição de cristais de MSU, mas têm valor limitado para o diagnóstico de crise aguda de gota. A ultrassonografia pode ser mais útil para o diagnóstico na suspeita de crise aguda ou artrite gotosa crônica, pela detecção de tofos não evidentes no exame clínico ou pelo sinal de duplo contorno nas superfícies articulares, que é altamente específico para depósitos de urato nas articulações.	1b	A
7. Fatores de risco para hiperuricemia crônica devem sempre ser pesquisados na suspeita de gota, especificamente: doença renal crônica; excesso de peso, medicamentos (incluindo diuréticos, ácido acetilsalicílico em baixa dosagem, ciclosporina, tacrolimus); consumo excessivo de álcool (principalmente cerveja e destilados), refrigerantes não dietéticos, carne e frutos do mar.	1a	A
8. Recomenda-se avaliação sistemática de comorbidades associadas à gota, incluindo obesidade, doença renal crônica, hipertensão, cardiopatia, diabetes e dislipidemia.	1a	A

*Nível de evidência: 1a – Metanálise de estudos de coorte; 1b – Metanálise de estudos de caso-controle; 2a – Estudos de coorte; 2b – Estudos de caso-controle; 3 – Estudos descritivos não comparativos; 4 – Opinião de especialistas. Grau de recomendação: A – Evidência de categoria 1; B – Evidência de categoria 2 ou recomendações extrapoladas da categoria 1; C – Evidência de categoria 3 ou recomendação extrapolada da categoria 1 ou 2; D – Evidência de categoria 4 ou recomendação extrapolada da categoria 2 ou 3.

Em relação ao sexo e à idade, homens têm níveis de urato sérico mais elevados do que mulheres, o que leva a um risco maior de apresentar gota. Antes dos 30 anos, a incidência de gota é mais frequente em homens.[40-42] O pico de prevalência em homens ocorre com o avanço da idade, entre 78 e 84 anos.[43] Aos 60 anos, a incidência de gota é similar em homens e mulheres. Assim, o diagnóstico em mulheres deve ser considerado particularmente após a menopausa. Em mulheres e homens jovens, o diagnóstico de gota deve considerar doença genética, como a nefropatia hiperuricêmica familiar juvenil ou outro distúrbio genético.[44]

Apesar da alta prevalência de gota e da aparente simplicidade do diagnóstico, observa-se claramente que os desfechos clínicos não são abordados de forma adequada, mesmo considerando os avanços fisiopatológicos e patogenéticos. Podem ser citados como responsáveis por isso: baixa acurácia diagnóstica, número restrito de diretrizes diagnósticas e terapêuticas, pouca adesão dos pacientes às recomendações de tratamento, múltiplas comorbidades e interferências de medicamentos (polifarmácia), grupos de pacientes com risco aumentado para evolução para gota tofácea crônica e alternativas terapêuticas hipouricemiantes limitadas.[45]

Realiza-se a avaliação laboratorial de pacientes com gota a partir dos seguintes testes:

1. Determinação dos níveis de ácido úrico sérico.
2. Hemograma: pode haver leucocitose na crise aguda de gota; eventualmente, hemólise, doenças hematológicas malignas ou intoxicação por chumbo podem causar hiperuricemia.
3. Avaliação de função renal e de eletrólitos séricos.
4. Testes de função hepática: tanto para doenças metabólicas quanto neoplasias, como para avaliação basal pré-terapêutica com alopurinol e benzobromarona.
5. Glicemia e perfil lipídico: associação frequente de gota com diabetes melito e dislipidemia.
6. Níveis séricos de cálcio e fósforo: associação de hiperuricemia com doença renal crônica, hiperparatireoidismo, sarcoidose e mieloma.
7. Hormônio tireoestimulante (TSH): na suspeita de doença tireoidiana.
8. Excreção urinária de ácido úrico: recomendada em jovens hiperuricêmicos (ou hipouricêmicos), em mulheres na pré-menopausa, com valores de ácido úrico acima de 11 mg/dℓ, em pacientes com gota. Geralmente se obtém a depuração de creatinina endógena concomitantemente à coleta de urina de 24 horas.
9. Punção articular: o líquido sinovial de pacientes com gota se caracteriza pela presença de cristais de ácido úrico intra e extracelular visualizados por meio de luz polarizada, apresentando birrefringência negativa, podendo, ainda, ser aspirados diretamente de tofos. O líquido tende a ser inflamatório, com celularidade entre 10 mil e 50 mil células e com predominância neutrofílica.
10. Estudos de imagem: podem revelar aumento do volume articular, cistos subcorticais ou erosões marginais (Figura 14.6). A radiografia tem sido empregada para confirmar a suspeita de gota, porém as imagens clássicas, como erosões em saca-bocado e margens escleróticas, dão-se mais tardiamente no processo. A ultrassonografia pode ser utilizada para avaliar pacientes com sinovites, derrames articulares e erosões. Cristais podem ser observados com aparências variáveis, como o aspecto em duplo-contorno, que reflete a deposição do urato na cartilagem hialina e apresenta alta especificidade. Para detectar precocemente a doença, a tomografia computadorizada com dupla energia (DECT) revelou-se útil na identificação de cristais de ácido úrico em diferentes sítios, como os rins e as articulações, demonstrando boas sensibilidade e especificidade em comparação à punção articular.[46]

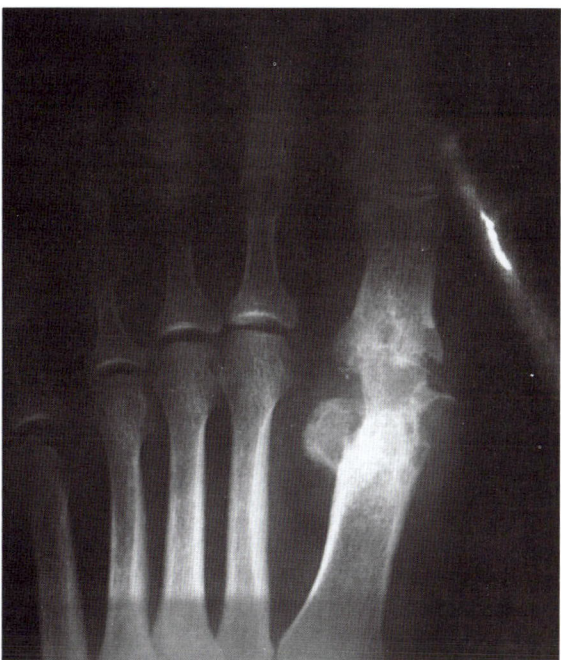

Figura 14.6 Imagem radiológica da 1ª articulação metatarsofalangeana esquerda, com erosão óssea, em gota associada à nefropatia hiperuricêmica familiar juvenil.

Um escore probabilístico de diagnóstico pode visto ser no Quadro 14.5.

Os distúrbios que devem ser incluídos no diagnóstico diferencial são: artrite séptica, traumatismo, doença de deposição de cristais de pirofosfato de cálcio (pseudogota) e celulite.

O tratamento da crise aguda gotosa tem como objetivo a resolução rápida da dor e a restauração da função articular. As terapêuticas de primeira linha devem ser individualizadas com base em condições clínicas preexistentes e incluem

Quadro 14.5 Probabilidade de gota na ausência de líquido sinovial e análise de cristais.[47]

Critérios	Pontos
Sexo masculino	2
Episódio prévio de artrite aguda	2
Início dentro de 24 h	0,5
Eritema articular	1
Acometimento da 1ª articulação metatarsofalangeana	2,5
Hipertensão arterial ou mais de um fator de risco cardiovascular	1,5
Ácido úrico sérico > 5,88 mg/dℓ	3,5

- ≤ 4: baixa probabilidade de gota
- > 4 e < 8: probabilidade intermediária (se possível, análise de líquido sinovial ou avaliação radiológica)
- ≥ 8: alta probabilidade de gota

colchicina, anti-inflamatórios não esteroides (AINEs) e glicocorticoides, estes administrados por via oral, parenteral ou por injeção intra-articular.[48]

A colchicina deve ser utilizada na dose de 1 a 1,5 mg ao primeiro sinal de crise de gota, seguido de mais uma dose de 0,5 mg após 1 hora. Um esquema alternativo seria de 0,5 mg, 3 vezes/dia no primeiro dia da crise. Do segundo dia em diante, recomenda-se 0,5 mg, 1 ou 2 vezes/dia até 7 a 10 dias pós-crise. A cirrose hepática, doença renal crônica grave (eTFG < 20 a 30 ml/min), uso concomitante de medicamentos que inibem fortemente o citocromo P450 3A4 ou P-glicoproteína (p. ex., claritromicina) são contraindicações para o uso da colchicina.[48]

Os anti-inflamatórios podem ser utilizados em doses habituais, como diclofenaco 50 mg administrados por via oral 2 vezes/dia, por 7 a 10 dias. Os vários obstáculos para utilização dos AINEs são bem conhecidos e incluem úlcera péptica, doença renal crônica, doença cardiovascular grave, anticoagulação concomitante e hipersensibilidade aos salicilatos.

Os corticoides são habitualmente prescritos em dose inicial de 0,5 mg/kg de peso corporal de prednisona ou equivalente por dia, administrado por via oral ou intravenosa, seguido de redução gradual ao longo de 7 a 10 dias. As contraindicações incluem diabetes melito descompensado e infecção ativa. Para injeção intra-articular, utiliza-se principalmente a triancinolona, betametasona, dexametasona e metilprednisolona, na dose de 40 mg com lidocaína para articulação maior e 10 a 20 mg para pequenas articulações ou para bursites.

Nas crises agudas recidivantes ou quando houver contraindicações para as medicações citadas, bloqueadores de interleucina-1β, como a ananquira ou o anticorpo monoclonal canaquinumabe, podem ser alternativas terapêuticas.[48,49,50]

Na gota crônica, o primeiro cuidado é observar se o paciente está em período de remissão (6 semanas), por mais difícil que seja caracterizar a extensão desse período. A abordagem a longo prazo consiste na diminuição dos níveis séricos de ácido úrico, com duas metas a atingir: reduzir os níveis circulantes de urato abaixo do ponto de saturação, com níveis menores do que 6 mg/dl e prevenir a formação de novos cristais. Para isso, duas classes de medicamentos são utilizadas: inibidores da xantina oxidase, representados principalmente pelo alopurinol e pelo febuxostato (não disponível no Brasil) e fármacos uricosúricos, como benzobromarona e lesinurade. Excepcionalmente, em adultos com gota refratária ao tratamento, a pegloticase, uma uricase peguilada recombinante que transforma o ácido úrico em alantoína, pode ser utilizada.[48]

O alopurinol pode ser utilizado inicialmente na dose de 50 a 100 mg/dia, com ajuste gradual até 800 a 900 mg/dia. Riscos associados ao seu uso incluem, ainda que raramente, síndrome de hipersensibilidade, que pode se manifestar como farmacodermia associada à eosinofilia e sintomas sistêmicos (DRESS, do inglês *drug reaction or rash with eosinophilia and systemic symptoms*), necrólise epidérmica tóxica e síndrome de Stevens-Johnson. Fatores de risco para toxicidade incluem uso concomitante de azatioprina ou mercaptopurina, insuficiência renal preexistente ou uso de diuréticos e positividade para pelo menos um alelo HLA:5801. Este, segundo o Colégio Americano de Reumatologia (ACR), deveria ser pesquisado antes da prescrição de alopurinol em pacientes afrodescendentes e asiáticos, principalmente de ascendências coreana, tailandesa e chinesa Han.[51]

Medicamentos uricosúricos podem ser usados em pacientes com função renal normal ou moderadamente comprometida (TFG acima de 25 ml/min/1,73 m²), sobretudo em hipoexcretores, sem história de nefrolitíase. Probenecida é o medicamento-padrão, na dose de 500 mg/dia até 1 a 2 g/dia.[48] Outro fármaco uricosúrico é a benzobromarona, utilizada em doses de 50 a 100 mg/dia, em pacientes com função renal normal. Superior à probenecida em seus efeitos uricosúricos, seu uso, contudo, exige seguimento de enzimas hepáticas, uma vez que hepatotoxicidade pode ser associada ao medicamento.[52] Em 2016, o uricosúrico lesinurade foi aprovado no Brasil para ser utilizado em combinação com um inibidor da xantina oxidase. Trata-se de um inibidor do URAT1, maior responsável pela reabsorção renal do ácido úrico, e do OAT4, um transportador associado à hiperuricemia relacionada com diuréticos. É contraindicado em pacientes com *clearance* de creatinina estimado < 30 ml/min.

NEFROPATIA HIPERURICÊMICA FAMILIAR JUVENIL

Nefropatia hiperuricêmica familiar juvenil (NHFJ) é uma situação rara, com herança autossômica dominante, que se caracteriza por excreção reduzida de urato, gota, doença renal crônica e hipertensão, tendo como acompanhante anatomopatológico a nefrite tubulointersticial. A NHFJ tem características em comum com a doença medular cística renal tipo 2. Análises genéticas demonstraram que ambas as doenças apresentam mutações no gene da uromodulina (UMOD), que codifica a glicoproteína de Tamm-Horsfall.[53-55] Cogita-se que resposta imune à proteína mutante no local da secreção possa ser o fator desencadeante para o desenvolvimento da nefrite intersticial.[56]

NEFROPATIA AGUDA POR ÁCIDO ÚRICO

É representada por duas situações principais, uma delas já referida, associada a hipouricemia familiar e exercício vigoroso, e a segunda, a síndrome de lise tumoral (SLT). Em ambas as situações, a característica principal corresponde à instalação de injúria renal aguda oligúrica ou anúrica decorrente da precipitação intratubular de ácido úrico.[57,58] A SLT é desencadeada por quimio ou radioterapia, raramente por necrose espontânea de tumor de grande volume, com a liberação de produtos intracelulares (ácido úrico, fosfatos, cálcio e potássio). Habitualmente, é acompanhada de hiperuricemia, distúrbios eletrolíticos (hipercalcemia, hiperfosfatemia, hipocalcemia), injúria renal aguda, bem como envolvimento cardíaco (arritmias) e do sistema nervoso central (crises convulsivas). Pacientes com alto risco de desenvolver SLT apresentam as seguintes características:

- Comorbidades, como depleção de espaço extracelular ou hiponatremia, doença renal preexistente (inclusive pela própria doença a ser tratada) e uropatia obstrutiva
- Fatores relacionados com a doença a ser tratada, como resposta intensa e rápida à terapêutica antineoplásica, doença com grande volume tumoral, tumor metastático de células germinais, linfomas, leucemia linfoblástica aguda e lactato desidrogenase (LDH) elevada
- Fatores relacionados com a terapêutica: poliquimioterapia intensiva (cisplatina, citosina arabinosídeo, etoposídeo, metotrexato).

Aparentemente, em alguns casos, a injúria renal aguda pode ser associada à precipitação intrarrenal de cálcio e fosfato e toxicidade tubular direta de fosfato.[59] Os níveis de ácido úrico em geral ultrapassam 15 mg/dℓ, sendo comum que os pacientes apresentem dor lombar ou em flanco. O tratamento inclui hospitalização, monitoramento, plano parenteral vigoroso (> 2 ℓ/m²/dia) quando diurese presente, alopurinol e, quando disponível, terapêutica com uricase (rasburicase, inclusive profilaticamente, para tornar os níveis de ácido úrico sérico mais baixos), abordagem dos distúrbios eletrolíticos, alcalinização urinária e hemodiálise.[60,61] É conveniente recordar que uma complicação eventual refere-se à precipitação de xantina e hipoxantina, cujas solubilidades se reduzem em pH alcalino, o que acarreta ressalvas ao uso de bicarbonato. Em casos de oligúria e hipercalemia persistentes, acidose metabólica grave, excesso de volume e sinais e sintomas urêmicos, hemodiálise é decisiva na remoção de potássio, ácido úrico e fosfato, podendo ser indicada diariamente, de acordo com o seguimento laboratorial.

NEFROLITÍASE POR ÁCIDO ÚRICO

A prevalência da litíase úrica está relacionada diretamente com a população estudada, influenciada por características nutricionais, genéticas e ambientais. Nos EUA e na Europa, sua prevalência é de aproximadamente 8 a 10% do total de casos relatados de nefrolitíase. No Brasil, um estudo multicêntrico observou hiperuricosúria em aproximadamente 30% dos litiásicos.[62] Estudos têm demonstrado maior prevalência de cálculos de ácido úrico em pacientes com síndrome metabólica e diabetes tipo 2. Similarmente, a obesidade parece estar associada à nefrolitíase por ácido úrico (NAU).

Três anormalidades urinárias favorecem a NAU. Primeiro, baixo volume urinário aumenta a concentração urinária do íon. Em segundo lugar, nos túbulos coletores renais, onde o pH urinário pode cair abaixo de 5, existe formação favorecida de ácido úrico em detrimento de urato, que é muito mais solúvel. Indivíduos com NAU excretam menos tampão amônia na urina, o que contribui diretamente para o pH urinário mais baixo. Finalmente, a chance de formar cálculo aumenta em relação direta com a uricemia e uricosúria.[63] A prevalência de cálculo em pacientes com gota é de aproximadamente 20%. Contudo, um estudo demonstrou que 35% dos pacientes com gota e excreção de ácido úrico de 700 a 1.100 mg/dia apresentaram NAU.[64]

Aproximadamente 80% dos cálculos são constituídos exclusivamente de ácido úrico. Nos demais casos, observa-se presença de oxalato ou fosfato de cálcio circundando um núcleo central de urato. A NAU é mais comum em homens, geralmente mais idosos que os portadores de nefrolitíase por oxalato de cálcio. As manifestações clínicas podem variar de cólica nefrética típica até situações de hematúria isolada ou eliminação de urina de textura arenosa (*gravel*), de cor alaranjada.[65]

O diagnóstico laboratorial é sugerido por hiperuricosúria ou pH urinário persistentemente ácido. Os cálculos puros de ácido úrico são radiotransparentes à radiografia simples de abdome. Ultrassonografia ou tomografia de rins e vias urinárias poderão identificar a presença do cálculo. Cálculos de xantina, 2,8-di-hidroxiadenina ou de matriz são também radiotransparentes e fazem parte do diagnóstico diferencial, apesar de muito menos frequentes.[66]

Os objetivos do tratamento da NAU incluem manter débito urinário de 2 a 3 ℓ/dia, para diminuir a concentração urinária de ácido úrico.[66] Procura-se alcalinizar a urina, com bicarbonato de sódio ou, preferencialmente, citrato de potássio, utilizando-se doses de 0,5 a 1,5 mEq/kg/dia, com o objetivo de manter pH urinário entre 6 e 6,5. Nos portadores de hiperuricosúria acentuada (maior que 1 g/dia), a restrição dietética de purinas é importante e pode-se indicar o uso contínuo de alopurinol. Agentes uricosúricos são banidos.

ÁCIDO ÚRICO E RISCO CARDIOVASCULAR

No final do século 19, observou-se que a hiperuricemia é frequente em portadores de hipertensão arterial, síndrome metabólica, obesidade, doença renal e aterosclerose.[67] Nos últimos anos, principalmente a partir da década de 1960, houve um maior interesse nessa associação. Desde então, vários estudos têm apontado o ácido úrico não somente como marcador de risco cardiovascular, mas também como agente causal. Diversas teorias tentam explicar os mecanismos fisiopatológicos.[68]

A hiperuricemia está presente em até 25% de pacientes hipertensos não tratados. Durante a terapêutica anti-hipertensiva, essa prevalência pode aumentar para 40 a 50% dos casos. A hiperuricemia assintomática também pode preceder o diagnóstico clínico de hipertensão arterial, mesmo com níveis normais de função renal.[69] De fato, foi demonstrado que o tratamento da hiperuricemia pode reduzir a pressão arterial. Em um estudo randomizado, com *design crossover*, Feig et al.[70] administraram alopurinol (400 mg/dia) ou placebo para 30 adolescentes com diagnóstico recente de hipertensão arterial, por um período de 4 semanas. Houve diminuição significativa nos níveis de pressão arterial e na carga pressórica, redução semelhante às obtidas com anti-hipertensivos convencionais. Dos 30 pacientes tratados com alopurinol, 20 (66%) tiveram a pressão arterial normalizada.

Uma metanálise com 28 estudos, que incluiu 6.458 indivíduos e analisou 506 desfechos cardiovasculares maiores e 266 eventos renais, demonstrou que terapias uricoredutoras não foram capazes de diminuir mortalidade cardiovascular (risco relativo 0,93, I.C = – 0,74 a 1,18), mortalidade geral (risco relativo 1,04, I.C = – 0,78 a 1,39) e risco de insuficiência renal (0,97, I.C = – 0,61 a 1,54).[71]

O ALL-HEART foi um estudo multicêntrico, prospectivo, randomizado, realizado em 18 centros regionais na Inglaterra e na Escócia, com pacientes recrutados em 424 clínicas de cuidados primários. Os pacientes elegíveis tinham ≥ 60 anos, com doença cardíaca isquêmica, mas sem histórico de gota. Foram randomizados para receber alopurinol titulado para uma dose de 600 mg/dia (300 mg/dia em participantes com insuficiência renal moderada no início do estudo) ou para continuar os cuidados habituais. O objetivo primário foi um desfecho cardiovascular composto de infarto do miocárdio não fatal, acidente vascular encefálico não fatal ou morte cardiovascular. Após um *follow-up* médio de 4,8 anos, não houve diferença de eventos entre os grupos, 314 (11%) nos participantes do grupo de alopurinol (2,47 eventos por 100 pacientes-ano) e 325 (11,3%) no grupo de cuidados habituais (2,37 eventos por 100 pacientes-ano), p = 0,65.[72]

Em síntese, os efeitos cardiovasculares da terapia com inibidores da xantina oxidase em portadores de doenças cardiovasculares permanecem obscuros. No entanto, o tratamento da hiperuricemia desempenha papel crucial na redução de crises agudas de gota. Dada a ligação patológica entre ácido úrico, gota e doenças cardiovasculares, mais pesquisas são necessárias para determinar uma estratégia terapêutica ideal, de acordo com o risco cardiovascular de cada indivíduo.

Recentemente foi demonstrado que os inibidores do transportador sódio-glicose 2 (iSGLT2) reduziram consistentemente as concentrações séricas de ácido úrico e eventos relacionados com a hiperuricemia em pacientes com insuficiência cardíaca e fração de ejeção reduzida. Considerando os robustos benefícios dessa classe de medicamentos em pacientes com insuficiência cardíaca, a utilização dessas medicações pode representar uma nova via terapêutica para essas condições clínicas.[73]

As principais evidências e críticas ao papel do ácido úrico na patogênese da hipertensão arterial são:

- Prós:
  - Hiperuricemia consistentemente prevê o desenvolvimento de hipertensão arterial sistêmica (HAS)
  - Ácido úrico elevado é observado em 25 a 40% dos hipertensos não tratados
  - Hiperuricemia causa HAS em ratos
  - Diminuição do ácido úrico com inibidores da xantina oxidase torna a pressão arterial mais baixa em adolescentes com HAS de início recente
- Contras:
  - Inclusão em estudos de hipertensos com doença cardiovascular manifestada
  - Medida basal única de ácido úrico
  - Falta de avaliação de outras variáveis clínicas ou de medidas terapêuticas
  - Valorização excessiva da associação, e não da causalidade
  - Multicolinearidade de variáveis clínicas (variáveis altamente correlacionadas).

REFERÊNCIAS BIBLIOGRÁFICAS

1. Brobeck JR. Fisiologia das purinas e pirimidinas. In: Best CH, Taylor NB. As bases fisiológicas da prática médica. 9. ed. Rio de Janeiro: Guanabara Koogan; 1976. p. 116-24.
2. Moe OW. Uric acid nephrolithiasis: proton titration of an essential molecule? Curr Opin Nephrol Hypertens. 2006;15:366-73.
3. Cameron MA, Sakhaee K. Uric acid nephrolithiasis. Urol Clin N Am. 2007;34:335-46.
4. Kutzing MK, Firestein BL. Altered uric acid levels and disease states. J Pharmacol Exp Ther. 2008;324:1-17.
5. Terkeltaub R, Bushinsky DA, Becker MA. Recent developments in our understanding of the renal basis oh hyperuricemia and the development of novel antihyperuricemic therapeutics. Arthritis Res Ther. 2006;8(suppl. 1):S4.
6. Terkeltaub R. Crystal deposition diseases. In: Goldman L, Ausiello D. Cecil medicine. 23. ed. Philadelphia: Saunders Elsevier; 2008. p. 2069-78.
7. Seda H. Gota. In: Seda H. Reumatologia I. Rio de Janeiro: Cultura Médica; 1979. p. 157-201.
8. Mejias E, Maldonado MM. Disturbances of uric acid metabolism. In: Maldonado MM. Handbook of renal therapeutics. New York: Plenum Medical Book Co.; 1983. p. 155-71.
9. Anzai N, Kanai Y, Endou H. New insights into renal transport of urate. Curr Opin Rheumatol. 2007;19:151-7.
10. García-Nieto VM, Claverie-Martín F, Moraleda-Mesa T, Perdomo-Ramírez A, Tejera-Carreno P, Cordoba-Lanus E et al. La gota asociada a reducción de la excreción renal de ácido úrico. Esa tubulopatía que no tratamos los nefrólogos. Nefrologia. 2022;42:273-79.
11. Merriman TR. An update on the genetic architecture of hyperuricemia and gout. Arthritis Res Ther. 2015;17:98.
12. Hyndman D, Liu S, Miner JN. Urate handling in the human body. Curr Rheumatol Rep. 2016;18:34.
13. Wallace KL, Riedel AA, Joseph-Ridge N, Wortmann R. Increasing prevalence of gout and hyperuricemia over 10 years among older adults in a managed care population. J Rheumatol. 2004;31:1582-7.
14. Campion EW, Glynn RJ, Delabay LO. Asymptomatic hyperuricemia. Risks and consequences in the Normative Aging Study. Am J Med. 1987;82:421-6.
15. Shiozawa A, Szabo SM, Bolzani A, Cheung A, Choi HK. Serum uric acid and the risk of incident and recurrent gout: a systematic review. J Rheumatol. 2017;44:388-96.
16. Hisatome I, Ogino K, Kotak H, Ishiko A, Saito M, Hasegawa J et al. Cause of persistent hypouricemia in outpatients. Nephron. 1989;51:13-6.
17. Bairaktari ET, Kakafika AL, Pritsivelis N, Hatzidimou KG, Tsianos EV, Seferiadis KL et al. Hypouricemia in individuals admitted to an inpatient hospital based facility. Am J Kidney Dis. 2003;41:1225-32.
18. Ogino K, Hisatome I, Saitoh M, Miyamoto J, Ishiko R, Hasegawa J et al. Clinical significance of hypouricemia in hospitalized patients. J Med. 1991;22:76-82.
19. Schumacher Jr R. The pathogenesis of gout. Cleve Clin J Med. 2008;75 (suppl. 5):52-4.
20. Rafey MA, Lipkowitz MS, Leal-Pinto E, Abramson RG. Uric acid transport. Curr Opin Nephrol Hypertens. 2003;12:511-6.
21. Roch-Ramel F, Guisan B. Renal transport of urate in humans. News Physiol Sci. 1999;14:80-4.
22. Yang Q, Guo CY, Cupples LA, Levy D, Wilson PW, Fox CS. Genome-wide search for genes affecting serum uric acid levels: the Framingham Heart Study Metabolism. 2005;54:1435-41.
23. Komatsuda A, Iwamoto K, Wakui H, Sawada K-I, Yamaguchi A. Analysis of mutations in the urate transporter 1 (URAT1) gene of Japanese patients with hypouricemia in Northern Japan and review of the literature. Ren Fail. 2006;28:223-7.
24. Wakida N, Tuyen DG, Adachi M, Miyoshi T, Noroguchi H, Oka T, et al. Mutations in human urate transporter 1 gene in presecretory reabsorption defect type of familial renal hypouricemia. J Clin Endocrin Metab. 2005;90:2169-74.
25. Sperling O. Hereditary renal hypouricemia. Mol Genet Metab. 2006;89:14-8.
26. Matsuo H, Chiba T, Nagamori S, Nakayama A, Domoto H, Nakamura T et al. Mutations in glucose transporter 9 gene SLC2A9 cause renal hypouricemia. Am J Hum Genet. 2008;83:744-51.
27. Caulfield MJ, Munroe PB, O'neill D, Witkowska K, Charchar FJ, Doblado M et al. SLC2A9 as a high-capacity urate transporter in humans. PLoS Med. 2008;5:e197.
28. Vitart V, Rudan I, Hayward C, Gray NK, Floyd J, Palmer CN et al. SLC2A9 is a newly identified urate transporter influencing serum urate concentration, urate excretion and gout. Nat Genet. 2008;40:437-42.
29. Fraxino PH, Riella MC. Metabolismo do ácido úrico. In: Riella MC. Princípios de nefrologia e distúrbios hidroeletrolíticos. 4. ed. Rio de Janeiro: Guanabara Koogan; 2003. p. 238-53.
30. Lee SJ, Terkeltaub RA, Kavanaugh A. Recent developments in diet and gout. Curr Opin Rheumatol. 2006;18:193-8.
31. Yamamoto T, Moriwaki S, Takahashi S. Effect of ethanol on metabolism of purine bases (hypoxanthine, xanthine, and uric acid). Clin Chim Acta. 2005;356:35-57.
32. Kimura K, Hosoya T, Uchida S, Inaba M, Makino H, Maruyama S FEATHER Study Investigators. Febuxostat Therapy for Patients with Stage 3 CKD and Asymptomatic Hyperuricemia: A Randomized Trial. Am J Kidney Dis. 2018;72:798-810.
33. Doria A, Galecki AT, Spino C, Pop-Busui R, Cherney DZ, Lingvay I, PERL Study Group. Serum Urate Lowering with Allopurinol and Kidney Function in Type 1 Diabetes. N Engl J Med. 2020;382:2493-2503.
34. Badve SV, Pascoe EM, Tiku A, Boudville N, Brown FG, Cass A, CKD-FIX Study Investigators. Effects of Allopurinol on the Progression of Chronic Kidney Disease. N Engl J Med. 2020;382:2504-2513.
35. Terkeltaub RA. Gout. N Engl J Med. 2003;349:1647-55.
36. Kim KY, Schumacher R, Hunsche E, Wertheimer AI, Kong SX. A literature review of the epidemiology and treatment of acute gout. Clin Ther. 2003;25:1593-617.

37. Russell MD, Yates M, Bechman K, Rutherford AI, Subesinghe S et al. Rising incidence of acute hospital admissions due to gout. J Rheumatol. 2020;47:619-23.
38. Neogi T, Jansen TL, Dalbeth N, Fransen J, Schumacher HR, Berendsen D et al. 2015 Gout Classification Criteria: an American College of Rheumatology/European League Against Rheumatism collaborative initiative. Arthritis Rheumatol. 2015;67:2557-68.
39. Richette P, Doherty M, Pascual E, Barskova V, Becce F et al. 2018 updated European League Against Rheumatism evidence-based recommendations for the diagnosis of gout. Annals of the Rheumatic Diseases. 2020;79:31-38.
40. Roubeno FF, Klag MJ, Mead LA, Liang KY, Seidler AJ, Hochberg MC. Incidence and risk factors for gout in white men. JAMA. 1991;266:3004-7.
41. Lawrence RC, Helmick CG, Arnett FC, Deyo RA, Felson DT, Giannini EH et al. Estimates of the prevalence of arthritis and selected musculoskeletal disorders in the United States. Arthritis Rheum. 1998;41:778-99.
42. Rott KT, Agudelo CA. Gout. JAMA. 2003;289:2857-60.
43. Mikuls TR, Farrar JT, Bilker WB, Fernandes S, Shumacher HR Jr, Saag KG. Gout epidemiology: results from the UK General Practice Research Database, 1990-1999. Ann Rheum Dis. 2005;64:267-72.
44. Carvalho JGR, Heinig ME, Oliveira MM, Mulinari RA, Almeida RV. Nefropatia hiperuricêmica familial juvenil. J Bras Nefrol. 2002; 24:56-9.
45. Becker MA, Chohan S. We can make gout management more successful now. Curr Opin Rheumatol. 2008;20:167-72.
46. Keenan RT. Limitations of the current standards of care for treating gout and crystal deposition in the primary care setting: a review. Clin Ther. 2017;39:430-41.
47. Kienhorst LB, Janssens HJ, Fransen J, Janssen M. The validation of a diagnostic rule for gout without joint fluid analysis: a prospective study. Rheumatol. 2015;54:609-14.
48. Mikuls TR. Gout. N Engl J Med. 2022; 387:1877-87.
49. Terkeltaub R. Gout in 2006. The perfect storm. Bull NYU Hosp Jt Dis. 2006;64:82-6.
50. Richette P, Doherty M, Pascual E, Barskova V, Becce F, Castañeda-Sanabria J et al. 2016 updated EULAR evidence-based recommendations for the management of gout. Ann Rheum Dis. 2016;76:29-42.
51. FitzGerald JD, Dalbeth N, Mikuls T, Brignardello-Petersen R, Guyatt G, Abeles AM et al. 2020 American College of Rheumatology guideline for the management of gout. Arthritis Rheumatol 2020; 72: 879-95.
52. Neogi T. Clinical practice. Gout. N Engl J Med. 2011;364:443-52.
53. Kamatani N, Moritani M, Yamanaka H, Takeuchi F, Hosoya T, Itakura M. Localization of a gene for familial hyperuricemic nephropathy causing underexcretion-type gout to 16 p12 by genomic-wide linkage analysis of a large family. Arthritis Rheum. 2000;43:925-9.
54. Stiburkova B, Majewski J, Sebesta I, Zhang W, Ott J, Kmoch S. Familial juvenile hyperuricemic nephropathy: localization of the gene on chromosome 16 p11.2 and evidence for genetic heterogeneity. Am J Hum Genet. 2000;66:1989-94.
55. Hart T, Gorry, M, Hart P, Woodard A, Shihabi Z, Sandhu J et al. Mutations of the UMOD gene are responsible for medullary cystic disease 2 and familial juvenile hyperuricaemic nephropathy. J Med Genet. 2002;39:882-92.
56. Jennings P, Aydin S, Kotanko P, Lechner J, Lhotta K, Williams S et al. Membrane targeting and secretion of mutant uromodulin in familial juvenile hyperuricemic nephropathy. J Am Soc Nephrol. 2007;18:264-73.
57. Kjellstrand CM, Campbell DC, von Hartitzsch B, Buselmeier TJ. Hyperuricemic acute renal failure. Arch Intern Med. 1974;133:349-59.
58. Krimski WS, Behrens RJ, Kerkvliet GJ. Oncologic emergencies for the internist. Clev Clin J Med. 2002;69:209-22.
59. Humphreys BD, Soiffer RJ, Magee CC. Renal failure associated with cancer and its treatment: an update. J Am Soc Nephrol. 2005;16:151-61.
60. Tosi P, Barosi G, Lazzaro C, Liso V, Marchetti M, Morra E et al. Consensus conference on the management of tumor lysis syndrome. Haematologica. 2008;73:1877-85.
61. Alakel N, Middeke JM, Schetelig J, Bornhäuse RM. Prevention and treatment of tumor lysis syndrome, and the efficacy and role of rasburicase. Onco Targets Ther. 2017;10:597-605.
62. Laranja SMR, Heilberg IP, Coelho STSN, Novoa CG, Schor N. Estudo multicêntrico de litíase renal no Brasil (Multilit). In: Schor N, Hielberg IP. Calculose renal: fisiopatologia, diagnóstico e tratamento. São Paulo: Sarvier; 1995. p. 295-8.
63. Sakhaee K, Maalouf NM. Metabolic syndrome and uric acid nephrolithiasis. Semin Nephrol. 2008;28:174-80.
64. Riese RJ, Sakhaee K. Uric acid nephrolithiasis: pathogenesis and treatment. J Urol. 1992;148:765-71.
65. Asplin JR. Uric acid stones. Semin Nephrol. 1996;16:412-24.
66. Sakhaee K. Recent advances in the pathophysiology of nephrolithiasis. Kidney Int. 2009;75:585-95.
67. Davis N. The cardiovascular and renal relations and manifestations of gout. JAMA. 1897;29:261-2.
68. Feig DI, Kang D-H, Johnson RJ. Uric acid and cardiovascular risk. N Engl J Med. 2008;359:1811-21.
69. Carvalho JGR. Atualização em hipertensão arterial: hiperuricemia e hipertensão. J Bras Nefrol. 2000;22:181-5.
70. Feig DI, Soletsky B, Johnson RJ. Effect of allopurinol on blood pressure of adolescents with newly diagnosed essential hypertension. JAMA. 2008;300:924-32.
71. Chen Q, Wang Z, Zhou J, Chen Z, Li Y, Li S et al. Effect of Urate-Lowering Therapy on Cardiovascular and Kidney Outcomes: A Systematic Review and Meta-Analysis. Clin J Am Soc Nephrol. 2020;15:1576-1586.
72. Mackenzie IS, Hawkey CJ, Ford I, Greenlaw N, Pigazzani F, Rogers A, ALL-HEART Study Group. Allopurinol *versus* usual care in UK patients with ischaemic heart disease (ALL-HEART): a multicentre, prospective, randomised, open-label, blinded-endpoint trial. Lancet. 2022;400:1195-1205.
73. Tanaka A, Node K. Xanthine oxidase inhibition for cardiovascular disease prevention. Lancet. 2022;400:1172-73.

15 Terapia Parenteral: Reposição Hidreletrolítica

Miguel Carlos Riella • Leonardo V. Riella • Cristian V. Riella

INTRODUÇÃO

O desenvolvimento da terapia parenteral iniciou-se por volta de 1616, quando William Harvey descobriu a circulação do sangue. Contudo, foi somente em 1818 que Blundell realizou a primeira transfusão humana. No início, as complicações foram muitas. Os grupos sanguíneos não eram conhecidos e as reações fatais se mostravam frequentes, a ponto de a troca de sangue humano ter sido proibida por lei.

Atribuiu-se a Thomas Latta, da Escócia, em 1831, o mérito de ter sido o primeiro a empregar a terapia parenteral racionalmente. Ele administrou uma solução salina a pacientes com cólera e diarreia intensa.

Quando Karl Landsteiner descobriu os grupos sanguíneos em 1901, reavivou-se o interesse pela transfusão de sangue e terapia parenteral. Contudo, os problemas com as infecções e as reações pirogênicas continuavam desencorajando os investigadores. Apenas quando Florence Seibert descobriu por que havia substâncias pirogênicas na água destilada, o progresso da terapia parenteral tornou-se mais rápido.

No entanto, a grande utilidade da terapia parenteral no pós-operatório foi restrita durante muitas décadas, pelo fato de o paciente cirúrgico apresentar uma intolerância ao sal. Isso se baseava na observação de que, no pós-operatório, a excreção urinária de sódio diminuía muito, chegando a quase zero quando se administravam *pequenas* quantidades de soluções salinas. Na época, acreditou-se que essa condição refletia uma incapacidade do rim, pós-cirurgia, de tolerar grandes quantidades de sal. Por essa razão, pacientes no pós-operatório receberam, por muitos anos, apenas uma solução de água e glicose. É evidente que, em uma análise retrospectiva, muitas das complicações pós-operatórias, como íleo prolongado, insuficiência renal, hipotensão, catabolismo excessivo etc., podem ser atribuídas a déficits de volume e sódio.[1] Apenas quando se evidenciou que a redução de sódio urinário no pós-operatório era uma resposta compensatória, passaram a ser administradas soluções mais balanceadas.

Nas últimas décadas, observaram-se grandes progressos nessa área. Técnicas mais sofisticadas tornaram possível uma análise da composição corporal, de seus vários compartimentos líquidos e de seus constituintes. Determinaram-se as necessidades básicas diárias do organismo com relação a água, eletrólitos, minerais, vitaminas e, inclusive, necessidades energéticas (calorias) e suas fontes – lipídios, carboidratos e proteínas. Assim, tornou-se possível modificar a necessidade básica para corrigir déficits decorrentes de perdas anormais de água, solutos e fontes de energia.

O suporte nutricional e a nutrição parenteral passaram a ter um lugar de destaque na terapia parenteral, complementando a terapia hidreletrolítica. A escolha entre a reposição hidreletrolítica e a de agentes nutritivos (nutrição parenteral) passou a depender do período de jejum do paciente. A reposição de água e eletrólitos não deverá prolongar-se por mais de 7 dias (em média), sem um suporte nutricional. A partir de então, a nutrição parenteral poderá atender às necessidades básicas de água, eletrólitos e substratos energéticos.

Este capítulo integra os conhecimentos adquiridos nos capítulos anteriores sobre a fisiologia e os distúrbios dos compartimentos líquidos, água, sódio, potássio e equilíbrio ácido-básico, abordando os princípios da reposição hidreletrolítica.

COMO SE FORMULA O PLANO PARENTERAL DIÁRIO?

A etapa inicial para a formulação do plano parenteral é obter todos os dados possíveis da história clínica, do exame físico e dos dados laboratoriais.[2]

Na **história**, alguns sintomas podem sugerir distúrbios hidreletrolíticos específicos. Por exemplo, se o paciente relatar que está vomitando, provavelmente ele apresenta uma alcalose metabólica e um déficit de sódio e potássio. Se ele tiver sintomas de insuficiência cardíaca congestiva, poderá apresentar um excesso de sódio. Em geral, mudanças rápidas no peso traduzem ganho ou perda líquida. As informações sobre ingesta e excreta são extremamente úteis.[2]

Há necessidade de uma anotação diária do volume de líquido administrado e da quantidade excretada sob a forma de urina, perdas gastrintestinais, drenagem etc. A determinação diária do peso, quando possível, pode servir como guia para as necessidades diárias de sódio (ver a seguir).

As determinações das concentrações plasmáticas de sódio, potássio, cloro, bicarbonato, glicose, ureia e creatinina já representam uma rotina na maioria dos hospitais e, como se verá, são de extrema valia no diagnóstico e na correção dos distúrbios hidreletrolíticos.

O método delineado para reposição hidreletrolítica apresentado a seguir foi idealizado e aperfeiçoado pelo Dr. Belding H. Scribner, da Universidade de Washington, em Seattle, nos EUA.[2] Ele acreditava que o método era útil porque possibilitava a formulação de um plano parenteral diário para *cada* paciente. Portanto, o plano é individualizado, de acordo com as necessidades do paciente naquele momento. Acredita-se, particularmente, que a sua grande utilidade também está em proporcionar um plano de trabalho para o diagnóstico e o tratamento de problemas **complexos**.

Uma vez obtida toda a informação possível do paciente, a formulação do plano obedece à seguinte ordem:

1. Cálculo da necessidade básica: refere-se à quantidade de líquidos e eletrólitos que se prevê como perdas para o paciente nas próximas 24 horas. Essas perdas incluem perdas urinárias, digestivas e perdas sensíveis e insensíveis (pele e pulmão).
2. Cálculo das correções hidreletrolíticas em face dos distúrbios detectados por meio de uma avaliação clínica e laboratorial.
3. O balanço entre a necessidade básica e as correções indica o total de líquido e eletrólitos a ser administrado.

CÁLCULO DA NECESSIDADE BÁSICA

O plano parenteral básico tem por objetivo repor perdas de fluidos e eletrólitos ocorridas em 24 horas, pela pele, os pulmões, a urina e outros fluidos corporais.

A necessidade básica de líquidos e eletrólitos corresponde ao somatório das perdas que se deram nas últimas 24 horas. Os volumes e a quantidade de eletrólitos necessários estão expostos no Quadro 15.1. As estimativas baseiam-se em valores médios de populações saudáveis. No entanto, quando o paciente está internado, com monitoramento da diurese ou da dosagem dos eletrólitos urinários, esses valores são mais exatos e devem ser utilizados.

Recomenda-se que se utilize o Quadro 15.4, apresentado mais adiante, para organizar a anotação dos volumes das perdas líquidas e eletrolíticas de cada paciente. Uma vez tabulados todos os dados sistematicamente, torna-se muito mais fácil calcular os subtotais, assegurando que todas as perdas sejam consideradas e repostas.

Perdas urinárias

Volume

O volume urinário para um indivíduo normal varia entre 500 mℓ (em condições de restrição hídrica intensa) e 2.500 mℓ/dia. O volume urinário de 1.500 mℓ, utilizado para cálculo, representa um valor médio entre os volumes urinários mínimo e máximo excretados habitualmente. Desse modo, se o volume líquido administrado for excessivo em relação às necessidades do paciente, o rim excretará o excesso, e se, porventura, for insuficiente, ele conservará o máximo possível de líquido.

Quadro 15.1 Necessidades básicas diárias.

Perdas	Água (mℓ/dia)	Eletrólitos (mEq/dia)		
		Sódio	Potássio	Cloro
Urina	1.500	75	40	115
Sensível e insensível	1.000	0	0	0
Gastrintestinal*	**			
pH < 4		50 mEq/ℓ	10 mEq/ℓ	100 mEq/ℓ
pH > 4		100 mEq/ℓ	10 mEq/ℓ	100 mEq/ℓ

*A secreção gástrica contém ainda 90 mEq de H$^+$ por litro. **Indica-se o volume perdido no dia anterior.

É necessário lembrar também que a urina contém dois componentes líquidos: um corresponde à água sem eletrólitos, e o outro, à água que veicula eletrólitos. Por exemplo, em um volume urinário de 1.500 mℓ, com sódio de 75 mEq/ℓ, conclui-se que cerca de 500 mℓ são suficientes para a eliminação do sódio sob a forma de uma solução isotônica, enquanto os restantes 1.000 mℓ correspondem à água livre.

Quando o paciente apresenta um distúrbio da função renal, os rins não conseguem variar a excreção de água e eletrólitos de acordo com a ingesta. Por exemplo:

- Se o paciente apresenta oligúria em decorrência de um comprometimento orgânico do rim, haverá uma incapacidade do rim em regular o balanço de água. A administração excessiva de líquido em relação ao volume excretado causará um excesso de água no organismo. Nesses casos, o volume urinário da necessidade básica deverá ser igual ao volume de urina excretada
- Do mesmo modo, a presença de edema implica um excesso de volume extracelular e, portanto, de sódio total. É preciso, então, reduzir a necessidade básica de sódio a zero.

É necessário lembrar que o metabolismo de proteínas, gorduras e carboidratos produz a chamada "água endógena", em um volume de cerca de 400 mℓ/dia. O metabolismo de 1 g de lipídios promove 1 mℓ de água; de 1 g de glicose, 0,64 mℓ de água; e de 1 g de proteína, 0,4 mℓ de água. Esse volume de água pode, em algumas circunstâncias especiais, como a insuficiência renal anúrica, contribuir para o aparecimento de hiponatremia diluicional.

Sódio

A ingesta média diária de sódio é de 135 a 170 mEq (8 a 10 g de sal) (Quadro 15.2). Os rins conseguem conservar ou excretar mais sódio quando de modificações da dieta, em um processo de adaptação efetivo após alguns dias (ver Capítulo 10, *Metabolismo do Sódio e Fisiopatologia do Edema*). Visando a atender às necessidades básicas, costuma-se administrar 50 a 75 mEq diários de sódio, possibilitando ao rim eliminar uma maior ou menor quantidade, de acordo com as necessidades.[3]

Quadro 15.2 Conversões comumente utilizadas.

	mEq do ânion ou cátion/g de sal	mg de sal/mEq
NaCl	17*	58
NaHCO$_3$	12	84
Lactato de sódio	9	112
NaSO$_4$ · 10H$_2$O	6	161
KCl	13	75
Acetato de potássio	10	98
Gluconato de potássio	4	234
CaCl$_2$ · 2H$_2$O	14	73
Gluconato$_2$ de cálcio · 1H$_2$O	4	224
Lactato$_2$ de cálcio · 5H$_2$O	6	154
MgSO$_4$ · 7H$_2$O	0,8	123
NH$_4$Cl	19	54

*Lembrar que, em uma dieta, 1 g de Na$^+$ contém 43 mEq, enquanto 1 g de sal (NaCl) apresenta 17 mEq de Na$^+$. Dessa forma, uma dieta contendo 4 g de sódio tem a mesma quantidade de sódio que uma com 10 g de sal. (Adaptada de Boedecker e Dauber, 1974.)[5]

Potássio

A perda diária habitual pela urina e fezes é de 40 mEq (ver Capítulo 12, *Metabolismo do Potássio*).[3] Na necessidade básica, esses 40 mEq são administrados observando-se que caberá ao rim modular a excreção desse íon, de acordo com as necessidades.

Cloro

A necessidade básica de cloro é deduzida pela soma da necessidade dos dois cátions – Na^+ e K^+.

Sensível e insensível

Habitualmente, para a necessidade básica, considera-se uma perda líquida diária pela pele e pelos pulmões da ordem de 1.000 mℓ. A perda diária pela pele está em torno de 400 mℓ, mas aumenta muito por sudorese profusa, febre, ambientes quentes e de pouca umidade. As perdas eletrolíticas na sudorese e na respiração são desprezíveis (ver Quadro 15.1: zero nas colunas de sódio, potássio e cloro), e a reposição se faz apenas com água. Caso haja febre, acrescentar mais 100 mℓ de água para cada grau acima de 38°C. Em presença de taquipneia, adicionar 100 a 200 mℓ para cada quatro movimentos respiratórios por minuto acima de 20 no homem e 16 na mulher. Quando de sudorese excessiva, haverá perdas eletrolíticas que deverão ser repostas.

Perdas gastrintestinais

Volume

No plano parenteral básico, consideram-se as perdas ocorridas pela drenagem de fluidos corporais, por meio de sondas e fístulas. Procura-se fazer uma estimativa antecipada do volume a ser eliminado nas próximas 24 horas, baseando-se nas perdas ocorridas em dias anteriores, isto é, se um paciente vem eliminando 1.000 mℓ de suco gástrico ao dia, é natural esperar que ele elimine a mesma quantidade nas próximas 24 horas. No entanto, é importante salientar que, se uma avaliação ao final das primeiras 8 horas revela um volume eliminado próximo do esperado para as 24 horas, há necessidade de revisar o plano terapêutico traçado.

Eletrólitos

Sem dúvida, o melhor meio de avaliar as perdas eletrolíticas em determinado fluido do trato gastrintestinal é proceder à análise bioquímica do líquido. Como isso não é realizado rotineiramente, utilizam-se algumas regras práticas. No caso do suco gástrico, costuma-se empregar o seguinte raciocínio: suco gástrico de pH superior a 4 tem uma concentração de sódio em torno de 100 mEq/ℓ, ou 10% do volume eliminado; se o pH for inferior a 4, a concentração de sódio será de 50 mEq/ℓ, ou 5% do volume eliminado. De modo geral, considera-se que o suco gástrico eliminado apresenta pH menor que 4. Por exemplo: volume de suco gástrico eliminado = 1.500 mℓ, com pH = 6; quantidade provável de sódio eliminado: 10% de 1.500 = 150, ou seja, 150 mEq de sódio.

A perda de potássio no suco gástrico é pequena e não varia com a acidez do líquido. Em geral, faz-se o cálculo na base de 10 mEq/ℓ, ou 1% do volume eliminado. A concentração habitual de cloro está em torno de 100 mEq/ℓ (Quadro 15.3).

Para as demais secreções do trato gastrintestinal, o Quadro 15.3 demonstra as concentrações eletrolíticas médias nos fluidos pancreáticos, biliares, intestinais etc. Essas perdas também devem ser repostas no plano básico.

Quadro 15.3 Conteúdo eletrolítico dos fluidos corporais (mEq/ℓ).

Líquido	Na^+	K^+	Cl^-	HCO_3^-	Volume (ℓ/dia)
Saliva	30	20	35	15	1 a 1,5
Suco gástrico – pH < 4	50	10	100	—	2,5
Suco gástrico – pH > 4	100	10	100	—	2
Bile	145	5	110	40	1,5
Duodeno	140	5	80	50	—
Pâncreas	140	5	75	90	0,7 a 1
Íleo	130	10	110	30	3,5
Ceco	80	20	50	20	—
Cólon	60	30	40	20	—
Suor	50	5	55	—	0 a 3
Ileostomia – recente	130	20	110	30	0,5 a 2
Ileostomia – adaptada	50	5	30	25	0,4
Colostomia	50	10	40	20	0,3

CÁLCULO DAS CORREÇÕES

A segunda fase do plano parenteral tem por objetivo corrigir os distúrbios encontrados em cada uma das categorias enumeradas a seguir: água; sódio; ácido-básico; potássio; e sangue e plasma. Deve ser rotineiramente verificada a presença de distúrbios em cada um desses elementos, o que será extremamente útil na abordagem dos distúrbios hidreletrolíticos mais complexos.

Na folha de reposição hidreletrolítica, há uma seção específica para correções (Quadro 15.4). Se não houver distúrbios a corrigir, deve-se colocar um zero na coluna apropriada. Um sinal de adição (+) ou subtração (–) indica se a quantidade deverá ser adicionada ou subtraída do plano parenteral.

Correções para a água

Naturalmente, as considerações feitas no Capítulo 9 são valiosas para a análise e a compreensão dos distúrbios do metabolismo da água. Como frisado, a maneira mais prática de avaliar a necessidade de água é determinar o sódio plasmático, que reflete a osmolalidade plasmática. O objetivo é administrar uma quantidade de água que mantenha o sódio plasmático entre 135 e 140 mEq/ℓ.

Considerando que a água corporal total (ACT) equivale a cerca de 60% do peso corporal, o déficit ou o excesso de água podem ser calculados pela fórmula a seguir. Ao se comparar a água corporal normal à atual, será possível verificar a magnitude do excesso ou déficit.

$$\text{Água atual} = \frac{\text{Água normal} \times \text{Sódio normal}}{\text{Sódio atual}}$$

Por exemplo: um paciente de 65 anos, que em geral pesa 70 kg, chega ao hospital com um quadro de gastrenterite, queixando-se de sede. A determinação do sódio plasmático revela uma concentração de 154 mEq/ℓ. Com base no sódio plasmático, o diagnóstico inicial é de hipernatremia (déficit de água livre). Que quantidade de água livre deve ser administrada no plano parenteral de correção? Observa-se o cálculo, empregando a fórmula anterior.

Quadro 15.4 Folha de reposição hidreletrolítica.

Plano básico				
Fonte	Volume	Na+	K+	Cl-
Urina				
Sensível × insensível				
Gastrintestinal				
Total – básico (A)				

Plano de correções					
Fonte	Volume	Na+	K+	Cl-	Bic
Água					
Sódio					
Potássio					
Ácido-básico					
Sangue e plasma					
Total – correções (B)					
Total (A + B)					

Prescrição médica:
1.
2.
3.
4.

Adaptado de Scribner, 1969.[2]

Água corporal total normal = 60% de 70 kg = 42 ℓ.

$$\text{Água atual} = \frac{\text{Água normal} \times \text{Sódio normal}}{\text{Sódio atual}}$$

$$\text{Água atual} = \frac{42 \times 140}{154} = 38$$

Portanto, se a água normal é 42 ℓ e a atual é 38 ℓ, existe déficit de 4 ℓ de água livre. Na coluna de correção para a água, anotar-se-á 4.000 mℓ.

CORREÇÕES PARA O SÓDIO

Os dados importantes de história e exame físico para uma avaliação das necessidades de sódio já foram abordados no Capítulo 10, no qual se mencionou a possibilidade de estimar o déficit de sódio por meio de uma avaliação criteriosa dos sinais físicos e da pressão arterial e de pulso nas três posições (deitada, sentada e de pé). A ausência de sinais ao exame físico, mas com história de perdas fluidas, possibilita o diagnóstico de depleção de, pelo menos, 10%. A variação da pressão e pulso tornou possível caracterizar graus mais intensos de déficit de sódio: 20 a 30% ou 40 a 50% do volume extracelular. Algumas estimativas podem ser observadas também no Quadro 15.5. Existem ainda outras maneiras de estimar as necessidades de sódio levando-se em conta o peso corporal, o catabolismo e a quantidade de líquido intracelular. Para mais detalhes sobre esse cálculo, ler o Apêndice deste capítulo. A correção para sódio implica a administração de uma solução isotônica de água e sódio (solução salina isotônica). Se se chegar à conclusão de que há um déficit de sódio da ordem de 1.000 mℓ, coloca-se na coluna de volume o valor de 1.000 mℓ precedido do sinal (–).

Nas colunas do sódio e cloro, coloca-se o valor 150 mEq, que se refere à quantidade de sódio e cloreto existente por litro de solução salina isotônica (ver Quadro 15.8 mais adiante).

Quando há edema e, portanto, excesso de sódio no organismo, nenhuma solução contendo sódio será administrada, e a coluna de Na+ terá apenas zeros.

Terceiro espaço

Esse termo foi criado para descrever um compartimento físico ou fisiológico no qual líquidos do organismo, especialmente o extracelular, acumulam-se em decorrência de uma lesão e não participam mais do volume circulante.[1,4] Seria talvez mais preciso imaginar esse líquido como um volume sequestrado internamente e oriundo do líquido extracelular. Desse modo, pode haver uma enorme diminuição no volume extracelular, sem que haja alteração do peso. Como dito, esse líquido localiza-se mais comumente em tecidos lesados, como na pele, após queimaduras; na superfície peritoneal, após uma agressão química ou bacteriana; na massa muscular esquelética, após trauma ou esmagamento; no acúmulo intraluminal de secreções digestivas no caso de uma obstrução intestinal e o próprio líquido ascítico. Até que a integridade celular dos tecidos lesados se restabeleça, esse líquido acumulado não tem valor funcional. É importante relembrar que, como esse líquido se origina do extracelular, inicialmente há uma redução do volume extracelular, e o organismo responde com retenção de água e sal, que se traduz por aumento do peso.

A redução da excreção de sódio urinário que se dá no pós-operatório, por muitos anos interpretada como uma intolerância do rim ao sódio (ver "Introdução"), nada mais é que uma resposta fisiológica face a uma redução do volume extracelular, decorrente de uma sequestração de líquido (terceiro espaço)

Quadro 15.5 Perda estimada de líquido e sangue de acordo com os dados clínicos iniciais do paciente.

	Classe I	Classe II	Classe III	Classe IV
Perda de sangue (mℓ)	Até 750	750 a 1.500	1.500 a 2.000	> 2.000
Perda de sangue (% volume sanguíneo)	Até 15%	15 a 30%	30 a 40%	> 40%
Pulso (bpm)	< 100	> 100	> 120	> 140
Pressão de pulso (mmHg)	N ou ↑	↑	↑	↑
Freq. respiratória (mrm)	14 a 20	20 a 30	30 a 40	> 35
Diurese (mℓ/h)	> 30	20 a 30	5 a 15	Desprezível
Estado mental/sistema nervoso central	Ansiedade leve	Ansiedade moderada	Ansiedade e confusão	Confusão e letargia
Reposição volêmica (regra 3:1)	Cristaloide	Cristaloide	Cristaloide e sangue	Cristaloide e sangue

na área de incisão cirúrgica, na área de dissecção e nos espaços manipulados, como ocorre com o edema das alças intestinais pós-manipulação.

Sangue e plasma

Se houver uma redução importante do volume globular ou evidência de sangramento ativo, pode estar indicada a administração de sangue. Da mesma maneira, nos processos inflamatórios intraperitoneais (peritonites) ou no grande queimado, a perda de plasma é significativa, e a sua reposição será importante para a manutenção de um bom volume circulante.

É importante salientar que o volume plasmático e o volume extracelular podem variar em direções opostas. Por exemplo, quando há hipoproteinemia e edema, o volume extracelular está aumentado e o volume plasmático reduzido, podendo surgir sinais de hipovolemia.

Ácido-básico

O processo diagnóstico de um distúrbio ácido-básico já foi abordado no Capítulo 11. Ficou explícito que, quando de uma alcalose metabólica, a correção da depleção do volume extracelular e do déficit de potássio, em geral, será suficiente. Raramente, há necessidade da administração de ácidos minerais.

Se o diagnóstico é de acidose metabólica, calcula-se a quantidade de bicarbonato de sódio a se administrar (ver Capítulo 11, *Metabolismo Ácido-Básico*) e anota-se na coluna do sódio. Deve-se lembrar de anotar, na coluna de volume, a quantidade de líquido que será utilizada para administrar o bicarbonato. Também é fundamental deduzir, da necessidade básica ou da correção para sódio, a quantidade de sódio administrada com o bicarbonato de sódio.

Potássio

O potássio plasmático oferece uma ideia do potássio total do organismo. Uma vez determinado o déficit (ver Capítulo 12, *Metabolismo do Potássio*), anota-se o valor na coluna do potássio e do cloro. Outro modo de fazer um cálculo aproximado do déficit de potássio é o seguinte:[3]

1. Se K$^+$ sérico > 3 mEq/ℓ: para elevar o K$^+$ sérico em 1 mEq/ℓ, há necessidade de administrar 100 a 200 mEq de potássio.
2. Se K$^+$ sérico < 3 mEq/ℓ: para elevar o K$^+$ sérico em 1 mEq/ℓ, há necessidade de administrar 200 a 400 mEq de potássio.
3. Para cada alteração no pH de 0,1 unidade, há uma alteração *inversa* de 0,6 mEq/ℓ na concentração sérica de K$^+$. Por exemplo: pH = 7,3; K$^+$ = 4,6 mEq/ℓ. Como houve uma **redução** de 0,1 no pH, o K$^+$ sérico se **elevou** em 0,6 mEq/ℓ. Com a correção do pH para 7,4, o K$^+$ sérico voltará a 4,0 mEq/ℓ.

PRINCÍPIOS GERAIS DO PLANO PARENTERAL

1. É necessário que se faça apenas uma estimativa da magnitude do distúrbio, a qual servirá de guia para a reposição. Uma determinação exata não é possível, tampouco necessária.
2. À medida que se corrige o distúrbio, o plano terapêutico seguinte deverá aproximar-se da necessidade básica e possibilitar que o próprio rim faça os ajustes finais.
3. Nunca há necessidade de corrigir o distúrbio **completamente** nas primeiras 24 horas.
4. Cálcio, magnésio e fósforo normalmente não são acrescentados às soluções hidrossalinas, que se destinam a uma reposição hidreletrolítica de poucos dias de duração, porém são essenciais na nutrição parenteral. No Capítulo 13, são apresentadas as diretrizes para o diagnóstico e o tratamento dos distúrbios relacionados com esses elementos.

PLANO DE ADMINISTRAÇÃO

Na folha de reposição hidreletrolítica, determinam-se os totais combinados de volume e eletrólitos da necessidade básica e correções.

Sódio. Administrado sob a forma de solução salina isotônica, na qual cada 1.000 mℓ tem 150 mEq de sódio. Se a quantidade de sódio a se determinar for de 300 mEq, são necessários 2.000 mℓ de solução salina isotônica (soro fisiológico). Esse volume (2.000 mℓ) é deduzido do volume total do líquido previsto na reposição.

Água. Administrada sob a forma de uma solução de glicose a 5% (isotônica). Soluções de glicose mais concentradas (10, 20 ou 50%) poderão ser utilizadas, mas por veia central, já que, em veia periférica, soluções hipertônicas causam flebite.

Potássio. Encontrado sob a forma de cloreto de potássio, acetato de potássio e fosfato de potássio. Na reposição hidreletrolítica, geralmente utiliza-se o cloreto de potássio. As demais formas de apresentação são reservadas para a nutrição parenteral. O KCl 19,1% (ampolas de 10 mℓ) contém 2,5 mEq de K$^+$ por mℓ. A quantidade de potássio prevista na reposição é distribuída preferencialmente pelos frascos de soro glicosado a 5%. Evita-se a colocação de potássio em soro fisiológico porque, em uma emergência (p. ex., choque), o líquido a ser administrado rapidamente é o soro fisiológico, e nunca o soro glicosado. Se o soro fisiológico contiver K$^+$, sua administração rápida poderá causar sérias arritmias cardíacas. Deve-se evitar uma concentração de K$^+$ superior a 30 mEq/ℓ, pois concentrações maiores causam irritação e dor ao longo da veia. Se o paciente se apresenta oligúrico ou com retenção nitrogenada, prefere-se não adicionar potássio ao primeiro frasco de solução. Se houver boa diurese em resposta à reposição líquida, adiciona-se potássio aos demais frascos.

PRESCRIÇÃO MÉDICA

A prescrição do plano parenteral:

1. Especifica a solução básica a se administrar: soro fisiológico, soro glicosado a 5% etc.
2. Especifica o volume de cada solução básica: 1.000 mℓ, 3.000 mℓ etc.
3. Identifica os frascos de cada solução por um número consecutivo: por exemplo, soro fisiológico, 3.000 mℓ; frascos 1, 2 e 3.
4. Indica os aditivos a serem usados na solução: por exemplo, adicionar 10 mℓ de KCl 19,1% aos frascos 4, 5, 6 e 7 de soro glicosado a 5%.
5. Indica a velocidade de infusão ou gotejamento por minuto. Aproximadamente, utilizando-se equipos comuns de infusão, a seguinte relação é válida:

Gotas/min	mℓ/h	ℓ/24 h
6	21	0,5
12	42	1
18	63	1,5
24	84	2

EXEMPLOS

Exemplo 1

Uma jovem de 28 anos é submetida a uma colecistectomia e, 24 horas depois, apresenta-se bem, apenas com sede. Dados vitais: pressão arterial 140/80 mmHg, deitada; pulso: 80 bpm; temperatura: 36,2°C; frequência respiratória: 10 mrm; peso: 60 kg; diurese das 24 horas: 600 mℓ; sódio e potássio plasmáticos: 147 mEq/ℓ e 3,9 mEq/ℓ, respectivamente; drenagem nasogástrica: 2.500 mℓ (pH = 6,0). Formular o plano parenteral para as próximas 24 horas (Quadro 15.6).

- 1ª etapa - cálculo do plano básico:
  - Perda por diurese = 600 mℓ, com 30 mEq de Na$^+$; 15 mEq de K$^+$ e 45 mEq de cloreto
  - Perdas sensível e insensível = 1.000 mℓ (sem eletrólitos)
  - Perda gastrintestinal = 2.500 mℓ (prevê-se um volume de perda igual ao do dia anterior). Como o pH do suco gástrico é elevado, a perda de sódio equivale a 10% do volume eliminado, ou seja, 250 mEq; a perda de potássio geralmente é de 1% do volume eliminado: 25 mEq.
- 2ª etapa - cálculo do plano de correções:
  - Água: a análise desse caso mostra que há um déficit de água (traduzido por hipernatremia). No cálculo do déficit, verifica-se que a água corporal normal dessa paciente deveria ser 36 ℓ; porém, com sódio plasmático de 147 mEq/ℓ, a água corporal (atual) se encontra em 34,2 ℓ. Existe, portanto, um déficit de 1.800 mℓ
  - Sódio: não são evidenciados sinais de depleção nem de excesso do extracelular, apesar de certa redução no débito urinário em relação ao esperado para um adulto normal. Observa-se que os dados de pressão arterial e pulso estão normais. Não é necessária correção
  - Potássio: o potássio sérico está normal. Não é necessária correção
  - Ácido-básico: não há dados
  - Sangue e plasma: não há dados.

Exemplo 2

Um homem de 35 anos é levado ao serviço de emergência do hospital após ter sido encontrado por amigos em um estado

Quadro 15.6 Plano parenteral: exemplo 1.

Plano básico				
Fonte	Volume	Na$^+$	K$^+$	Cl$^-$
Urina	600	30	15	45
Sensível × insensível	1.000	0	0	0
Gastrintestinal	2.500	250	25	275
Subtotal – básico	4.100	310	40	320

Plano de correções					
Fonte	Volume	Na$^+$	K$^+$	Cl$^-$	Bic
Água	+1.800	0	0	0	0
Sódio	0	0	0	0	0
Potássio	0	0	0	0	0
Ácido-básico	0	0	0	0	0
Sangue e plasma	0	0	0	0	0
Subtotal – correções	1.800	0	0	0	0
TOTAL	5.900	310	40	320	0

Do total de 5.900 mℓ, qual volume de soro fisiológico (SF) é necessário para repor 310 mEq de sódio? Em 1 ℓ de SF, há 150 mEq de sódio e 150 mEq de cloreto. Por uma regra de três, conclui-se que são necessários aproximadamente 2.000 mℓ de SF. O restante do volume será reposto sob forma de soro glicosado a 5% (SG 5%). São necessários, ainda, 40 mEq de potássio, ou seja, 16 mℓ de KCl 19,1%. O cloreto é veiculado com o sódio (NaCl) e com o potássio (KCl).

Prescrição médica para o exemplo 1:
1. Soro fisiológico: 2.000 mℓ (frascos 1 e 2); IV, 24 gotas/min.
2. Soro glicosado a 5%: 4.000 mℓ (frascos 3, 4, 5 e 6); IV, 48 gotas/min.
3. KCl 19,1% – acrescentar 4 mℓ em cada frasco de soro glicosado a 5% (frascos 3, 4, 5 e 6).

semiestuporoso. Segundo os amigos, ele vinha bebendo muito nos últimos dias. A história médica pregressa era irrelevante, a não ser por um tratamento ambulatorial de úlcera péptica. Ao exame físico, ele se apresentava obnubilado, com os seguintes dados vitais:

- Pressão arterial (deitado): 100/60 mmHg
- Pressão arterial (sentado): 40/? mmHg
- Pulso (deitado): 100 bpm
- Pulso (sentado): 140 bpm
- Frequência respiratória: 18 mrm
- Temperatura = 38°C
- Peso: 60 kg.

As veias jugulares não eram visíveis em decúbito dorsal. O exame do abdome acusou dor epigástrica e ruídos hidroaéreos hipoativos. Não havia edema. Os exames de laboratório revelaram: hematócrito = 45%; 10.500 leucócitos com 75% de polimorfonucleares; glicemia = 120 mg/100 mℓ; sódio plasmático = 125 mEq/ℓ; potássio plasmático = 3,0 mEq/ℓ; cloro plasmático = 75 mEq/ℓ; bicarbonato plasmático = 25 mEq/ℓ; creatinina = 1,8 mg/100 mℓ; pH arterial = 7,41; pCO_2 = 38 e pO_2 = 60. Formular o plano parenteral para as próximas 24 horas (Quadro 15.7).

- 1ª etapa – cálculo do plano básico:
  - Perda por diurese = desconhecida – considerar 1.500 mℓ, com 75 mEq de Na^+; 40 mEq de K^+ e 115 mEq de cloreto
  - Perdas sensível e insensível = 1.000 mℓ (sem eletrólitos)
  - Perda gastrintestinal = não houve.
- 2ª etapa – cálculo do plano de correções:
  - Água: a hiponatremia apresentada significa excesso de água. A água normal desse paciente de 60 kg deveria ser 36 ℓ.

O cálculo da água atual demonstra um valor atual de cerca de 40 ℓ. Portanto, o excesso de água é de 4 ℓ. Não há necessidade de fazer a correção total nas primeiras 24 horas. Além disso, se se retirar os 4 ℓ, não haverá volume para administrar sódio. Portanto, na coluna para volume, coloca-se +2.000 mℓ
- Sódio: há diminuição da pressão arterial e aumento da frequência cardíaca com a mudança da posição deitada para sentada, e jugulares invisíveis. Isso possibilita fazer o diagnóstico de uma depleção do espaço extracelular de cerca de 20 a 30%. Como o espaço extracelular equivale a 20% do peso corporal, a depleção apresentada nesse caso corresponde a 2.400 a 3.600 mℓ. Opta-se, então, por reposição de 3.600 mℓ, pois a pressão arterial e o pulso em decúbito dorsal poderiam ser considerados alterados
- Potássio: o potássio sérico encontra-se diminuído (2,5 mEq/ℓ). Como não há distúrbio ácido-básico nem desvio iônico, a necessidade de potássio desse paciente está entre 200 e 400 mEq. Um potássio de cerca de 3,0 mEq/ℓ geralmente reflete uma deficiência de 10% do potássio total. Calculando o potássio total (45 mEq/kg = 45 × 60 = 2.700 mEq), conclui-se que o déficit é de 270 mEq. Não há necessidade de corrigir esse déficit nas primeiras 24 horas, e, ademais, como se está restringindo água livre, não há volume para administrar o potássio, pois não se deseja ultrapassar a concentração de 30 mEq/ℓ. Em vista disso, opta-se pela correção apenas de um terço do déficit total e anota-se 90 mEq na coluna do potássio e cloro
- Ácido-básico: sem distúrbios
- Sangue e plasma: sem distúrbios.

Quadro 15.7 Plano parenteral: exemplo 2.

Plano básico				
Fonte	Volume	Na^+	K^+	Cl^-
Urina	1.500	75	40	115
Sensível × insensível	1.000	0	0	0
Gastrintestinal	0	0	0	0
Subtotal – básico	2.500	75	40	115

Plano de correções					
Fonte	Volume	Na^+	K^+	Cl^-	Bic
Água	–2.000	0	0	0	0
Sódio	3.600	540	0	540	0
Potássio	0	0	90	90	0
Ácido-básico	0	0	0	0	0
Sangue e plasma	0	0	0	0	0
Subtotal – correções	1.600	540	0	630	0
TOTAL	4.100	615	130	745	0

Do total de 4.100 mℓ, qual volume de soro fisiológico (SF) é necessário para repor 615 mEq de sódio? Cerca de 4.000 mℓ. Percebe-se que, nessa situação, todo o volume a ser administrado para o paciente será composto por soro fisiológico. São necessários 130 mEq de potássio (52 mℓ), que, pela ausência de SG 5% no plano, serão fracionados entre os frascos de SF.

Prescrição médica para o exemplo 2:
1. Soro fisiológico: 4.000 mℓ (frascos 1, 2, 3 e 4); IV, 48 gotas/min.
2. KCl 19,1%: acrescentar 13 mℓ em cada frasco de soro fisiológico (frascos 1, 2, 3 e 4).

REPOSIÇÃO PARENTERAL DE LÍQUIDOS EM PACIENTES GRAVES

A reposição de líquidos por meio de soluções cristaloides e coloides em pacientes gravemente enfermos representa uma rotina atualmente no manejo de pacientes graves e tem suscitado debates sobre qual o melhor líquido de reposição (ver Capítulo 20, *Medicina Intensiva para o Nefrologista*). Isso porque o tipo e a dose do líquido de reposição afetam o desfecho clínico. O líquido ideal não existe, mas deveria aumentar o volume intravascular, ter uma composição próxima à do líquido extracelular e ser completamente metabolizado e excretado sem acumulação nos tecidos, sem produzir efeitos adversos e ser custo-efetivo.[6]

A albumina representa a solução coloide de referência, mas seu custo limita a sua utilização e, embora tenha sido muito usada com segurança em pacientes graves, pode ter um lugar no início da sepse. Seu uso em lesão cerebral traumática tem sido associado a maior mortalidade.

Soluções de hidroxietilamido (HAES-steril®) foram associadas a um aumento de necessidade de diálise em pacientes em unidade de terapia intensiva. Não há evidência para recomendar o uso de outras soluções semissintéticas de coloides.

Soluções salinas balanceadas têm sido a escolha na reposição inicial de líquidos. Mas o uso, por exemplo, de solução salina isotônica tem sido associado ao aparecimento de acidose metabólica e injúria renal aguda. Todos os fluidos de reposição podem contribuir para a formação de edema, particularmente em condições inflamatórias.

Soro fisiológico *versus* soluções cristaloides

Embora a solução salina isotônica (soro fisiológico, cloreto de sódio 0,9%) tenha sido, ao longo do tempo, a solução mais utilizada em pacientes gravemente enfermos, há um debate na literatura se soluções cristaloides balanceadas (quando a concentração de sódio e cloro são similares ao plasma) teriam um melhor desfecho clínico. Um estudo recente de Zampieri et al., realizado no Brasil em 75 UTIs e envolvendo 11.052 pacientes, comparou o uso de solução salina isotônica e de solução balanceada (Plasma-Lyte®) para expansão do volume plasmático. Não houve diferença na mortalidade aos 90 dias pós-tratamento. No entanto, a controvérsia persiste.

São considerações específicas de acordo com a situação clínica:[6]

- Pacientes com sangramento requerem controle da hemorragia e transfusão de hemácias e componentes sanguíneos
- Na maioria dos pacientes gravemente enfermos, a reposição inicial deve se dar com soluções salinas isotônicas
- Considerar solução salina em pacientes com hipovolemia e alcalose
- Considerar albumina no início da reposição em pacientes com sepse grave
- Solução salina ou de cristaloides isotônicos está indicada em pacientes com lesão cerebral traumática
- Albumina não é indicada nos pacientes com lesão cerebral traumática
- Hidroxietil-amido não é recomendado em pacientes com sepse com risco de injúria renal aguda
- A segurança de outros coloides semissintéticos não tem sido comprovada, portanto não são recomendados
- A segurança de solução salina hipertônica não foi comprovada
- O tipo e a dose de líquido de reposição no paciente queimado não foram ainda estabelecidos.

APÊNDICE

Soluções cristaloides

Trata-se de soluções verdadeiras em que sólidos cristalinos estão dissolvidos em água, sob a forma de íons ou moléculas [p. ex., solução salina isotônica (SSI) e solução de Ringer com lactato]. Uma lista comparando a composição das principais soluções utilizadas na terapia hidreletrolítica é apresentada no Quadro 15.8. Os cristaloides são infundidos no espaço intravascular, mas distribuem-se em todo o espaço extracelular e, eventualmente, para o intracelular. Como 75% do espaço extracelular está localizado no interstício, a solução cristaloide expande predominantemente o interstício em vez do volume plasmático, como se pode observar no Quadro 15.8.[7]

1. Solução salina a 0,9% – isotônica (SSI): denomina-se "isotônica" por apresentar tonicidade semelhante à do plasma. É utilizada quando se necessita expandir o espaço extracelular, pois o sódio é o principal cátion desse espaço,

Quadro 15.8 Composição* das principais soluções utilizadas em terapia hidreletrolítica.

Fluido	Na⁺	Cl⁻	K⁺	Ca⁺⁺	Osm	pH	PCO
Soro glicosado a 5%	0	0	0	0	252	5,0	0
Solução salina a 0,9%	154	154	0	0	308	5,7	0
Solução salina a 3%	513	513	0	0	1.025	5,8	0
Ringer com lactato**	130	109	4	3	275	6,5	0
Albumina 5%	130 a 160	130 a 160	0	0	308	6,9	20
Albumina 25%	130 a 160	130 a 160	0	0	1.500	6,9	100
Plasma fresco	140	100	4	0	300	6,7 a 7,3	20
Hidroxietil-amido (6%)	154	154	0	0	310	5,5	70
Dextrana 70 (6%)	154	154	0	0	287	3 a 7	60

*Eletrólitos em mEq/ℓ. **Contém 28 mEq de lactato por litro. Osm: osmolaridade (mOsm/ℓ); PCO: pressão coloidosmótica (mmHg). (Adaptado de Kumar e Wood, 1997.)[9]

determinando o seu volume. Uma solução que contenha sódio tende a se distribuir no espaço de distribuição do sódio, ou seja, no extracelular. Soluções hipotônicas contêm um maior teor de água livre, que se distribuirá parte para o extracelular e parte para o intracelular. A solução salina isotônica é adequada para a correção de depleção do espaço extracelular, o manejo líquido em pós-operatório (em que soluções hipotônicas causariam hiponatremia) e a correção inicial do choque, de hemorragias e de queimaduras. Por ser isotônica, essa solução não provoca significativos desvios de líquido entre compartimentos. Em 1 ℓ dessa solução, há aproximadamente 150 mEq de sódio. Uma das principais complicações dessa solução é a acidose metabólica hiperclorêmica, que pode ocorrer após a infusão de grandes quantidades de SSI.[7,8]

2. Ringer com lactato: solução levemente hipotônica que contém sódio, potássio, cálcio e lactato (Quadro 15.8). Sua utilização atenua a acidose metabólica hiperclorêmica que poderia ocorrer em situações nas quais é necessária a reposição de grandes volumes de solução salina isotônica. No fígado, o lactato é convertido em bicarbonato. Em pacientes com insuficiência hepática, pode ocorrer leve acúmulo de lactato. No entanto, os níveis séricos de lactato não se elevam significativamente. O cálcio presente nessa solução pode se ligar a certos medicamentos e reduzir seus efeitos. Anfotericina, ampicilina e thiopental não devem ser infundidos com o Ringer com lactato.

3. Solução salina a 3%: solução cristaloide hipertônica que promove desvios de água do intracelular para o intravascular. É utilizada no tratamento da hiponatremia sintomática.

Soro glicosado a 5%

Trata-se de uma solução hipotônica, que veicula água e pequena quantidade de glicose. Em condições normais, a glicose é assimilada pelas células e não causa alterações na glicemia do paciente. No entanto, no diabetes melito, pode desenvolver-se hiperglicemia. Em um paciente não diabético, ao se administrar soro glicosado a 5% (SG 5%) com SSI, a SSI permanecerá no espaço extracelular, a glicose será metabolizada e a água livre se distribuirá nos espaços extra e intracelular. É útil no tratamento da hipernatremia, como forma de administração de água livre, veículo para a administração de medicamentos e manutenção de acessos venosos permeáveis. Soluções mais concentradas de glicose (10, 20 ou 50%) podem ser utilizadas, embora causem flebite quando infundidas em veias periféricas. Como não contém sódio, não é adequada para repleção do extracelular.[8] Em pacientes em jejum por menos de 24 horas, o SG 5% pode ser utilizado como fonte de caloria não proteica, limitando o catabolismo proteico estimulado pelo jejum. Um litro de SG 5% contém 50 g de dextrose, o que equivale aproximadamente a 170 kcal. Como visto no Quadro 15.3, o soro glicosado expande principalmente o espaço intracelular.

Soluções coloides

Compreendem suspensões de partículas muito grandes, que não atravessam membranas semipermeáveis. Sua presença em um dos lados da membrana exerce uma força de atração (pressão oncótica) proporcional à sua concentração. Os coloides são utilizados para manter o volume plasmático, produzindo uma expansão efetiva do volume circulante, com pouca ou nenhuma perda para o interstício, como observado no Quadro 15.9. A permanência dessas soluções no intravascular

Quadro 15.9 Expansão inicial de volume (< 3 horas) com alguns fluidos intravenosos (mℓ).*

Fluido	EIC	EEC	EIT	PL
Soro glicosado a 5%	600	40	255	85
Solução salina a 0,9%	–100	1.100	825	275
Solução salina a 3%	–2.950	3.950	2.690	990
Ringer com lactato	0	1.000	670	330
Albumina 5%	0	1.000	100	900
Albumina 25%	0	1.000	–3.500	4.500
Papa de hemácias	0	1.000	130	870
Plasma fresco	0	1.000	0	1.000
Sangue total	0	1.000	0	1.000
Dextrana 70 (6%)	0	1.000	–1.000	2.000
HAES-steril®	0	1.000	–500	1.500

*Após infusão de 1 ℓ de solução. EEC: espaço extracelular; EIC: espaço intracelular; EIT: espaço intersticial; PL: volume plasmático. (Adaptado de Carlson et al., 1990.)[10]

(quando o endotélio está íntegro) aumenta a duração de sua ação. Se o endotélio estiver lesado, pode haver escape de solução coloide para o interstício. Em virtude das características da distribuição dessas soluções, doses menores de coloide causam maior expansão do intravascular que os cristaloides. De modo geral, na ausência de lesão endotelial significativa, são necessários três volumes de solução cristaloide para promover um efeito equivalente a um volume de solução coloide em expansão do intravascular ("regra 3:1"). Essa distribuição modifica-se muito no choque séptico. São exemplos de coloides a albumina, o hidroxietilamido, os dextrans e as gelatinas.[8]

Albumina (albumina humana 20%)

Principal proteína do soro, contribuindo com 80% da pressão oncótica do plasma, está disponível em solução a 20%. Doses acima de 20 mℓ/kg causam maior aumento no intravascular que o volume infundido, pois o incremento na pressão oncótica provoca movimento de líquido para o intravascular. A meia-vida intravascular da albumina é de 16 horas. Representa um efetivo expansor de volume em situações de trauma e choque. São argumentos contra seu uso a possibilidade de transmissão de doenças infecciosas (hepatite e AIDS), a ocorrência de eventuais reações anafiláticas e o relativo custo elevado quando comparado à SSI.[7] Seu principal benefício parece se dar em pacientes com hipovolemia associada à baixa albumina.

Em 1998, o Grupo Cochrane publicou uma metanálise comparando os efeitos da albumina com os dos cristaloides em pacientes com hipovolemia, queimaduras ou hipoalbuminemia, concluindo que a administração de albumina estava associada a um aumento significativo na mortalidade.[11]

Posteriormente, em 2004, investigadores na Austrália e na Nova Zelândia publicaram os resultados do estudo SAFE (do inglês *Saline versus Albumin Fluid Evaluation*).[12] Os autores pesquisaram o efeito da albumina 4% em comparação à solução salina. Não houve diferença com relação à mortalidade. Entretanto, observou-se uma maior mortalidade aos 2 anos de pacientes com lesão cerebral traumática, o que foi atribuído ao aumento da pressão intracraniana durante a 1ª semana de tratamento. Contudo, houve uma menor mortalidade de pacientes com sepse que fizeram uso de albumina no início do tratamento.

Tudo indica que os efeitos hemodinâmicos e os resultados finais do uso da albumina se equivalem aos da solução salina.

Coloides semissintéticos

Surgiram em razão da pouca disponibilidade e do alto custo da albumina humana. Em nível mundial, a hidroxietilamido (HAES-steril®) compreende a solução mais utilizada. Outras soluções utilizadas são as gelatinas (Haemacel® e Hisocel®) e as soluções de dextrana, estas últimas abandonadas pelo uso das soluções semissintéticas.

Soluções de HAES com alto peso molecular prolongam a expansão intravascular e aumentam a chance de acúmulo no tecido reticuloendotelial, como pele (resulta em prurido), fígado e rins, além de causarem alterações na coagulação. Soluções a 10% foram associadas a maior mortalidade, injúria renal aguda e necessidade de diálise.[13-15] Atualmente, as concentrações das soluções de HAES foram reduzidas para 6%. A dose máxima diária recomendada é de 33 a 50 mℓ/kg. Entretanto, a associação à mortalidade de HAES a 6% é controversa. Um estudo observacional recente relatou o risco de injúria renal aguda com soluções de gelatina.[16]

Em conclusão, em razão da falta de evidência de benefício clínico, da nefrotoxicidade potencial e do custo elevado, é difícil justificar o uso de coloides semissintéticos na reposição de líquidos em pacientes graves.[6]

Outras soluções e aditivos para uso parenteral

Cloreto de potássio a 19,1% (KCl 19,1%)

Aditivo utilizado para repor as perdas e as deficiências de potássio, principalmente em pacientes intolerantes ao potássio administrado VO. A dose prescrita deve ser cuidadosamente observada. O potássio representa um agente irritante para as veias, dependendo de sua diluição (se maior que 30 mEq/ℓ). Mais importante, porém, é o fato de que pacientes com disfunção renal podem desenvolver hipercalcemia fatal.[8] Nesse caso, prefere-se não adicionar potássio ao primeiro frasco de solução. Se houver boa diurese em resposta à reposição líquida, adiciona-se potássio aos demais frascos. O potássio pode ser administrado com o soro glicosado ou com solução salina isotônica. Como apresentado no Capítulo 12, a infusão com soro glicosado causa a entrada de potássio mais rapidamente nas células, em virtude da liberação de insulina, o que dificultaria a correção do potássio no sangue. Contudo, após a correção de uma hipocalemia grave, evita-se colocar o potássio em soro fisiológico, pois, em uma emergência (p. ex., o choque), o líquido a se administrar rapidamente é o soro fisiológico, e nunca o soro glicosado. Se o soro fisiológico contiver potássio, sua administração poderá causar complicações cardíacas. Cada 10 mℓ dessa solução contém 25 mEq de potássio (Quadro 15.10).

Bicarbonato de sódio

Está disponível a solução de bicarbonato de sódio a 8,4%, que contém 1 mEq de bicarbonato e 1 mEq de sódio por mℓ. Logo, para a reposição de solução isotônica de bicarbonato, misturam-se 150 mℓ da solução em 1 ℓ de soro glicosado a 5%. Essa solução é utilizada em casos graves de acidose com risco de vida.

Cálculo alternativo do déficit de sódio

Uma ou outra vez, poderá haver dúvidas quanto às reais necessidades de sódio. Nesse sentido, é possível lançar mão de outra maneira de avaliar as necessidades de sódio, com base na interpretação das alterações do peso corporal. Essas alterações podem refletir mudanças no volume extracelular e, portanto, alterações no sódio total. Contudo, para que o peso reflita o volume extracelular, duas correções são necessárias: uma para o catabolismo e outra para a água intracelular.

Essas correções são necessárias, pois é óbvio que, se um indivíduo perdeu 2 kg nas últimas 48 horas, parte pode ter sido em decorrência uma diminuição do volume extracelular, parte de um déficit de água, e o restante, do catabolismo por jejum, infecção etc. Atribui-se ao catabolismo uma perda diária de peso (massa proteica e gordurosa) entre 0,3 e 0,5 kg, dependendo do grau de catabolismo. A seguinte equação indica os fatores que causam alterações no peso:

Δ peso = Δ VEC + Δ LIC – perda de massa proteica e gordurosa

Em que:
- Δ peso: diferença entre o peso inicial e final
- Δ VEC: diferença entre o volume de líquido extracelular inicial e final
- Δ LIC: diferença entre a quantidade de líquido (água) intracelular inicial e final

Quadro 15.10 Principais aditivos utilizados.

Aditivos	Eletrólitos – mEq/mℓ					
	Na+	K+	Cl–	Ca++	Mg++	HCO$_3$–*
NaCl 20%	3,4	—	3,4	—	—	—
KCl 19,1%	—	2,5	2,5	—	—	—
Gluconato de cálcio 10%	—	—	—	4,8	—	4,8
CaCl$_2$ 10%	—	—	13,6	13,6	—	—
Sulfato de Mg 10%	—	—	—	—	8,1	—
NaHCO$_3$ 10%	1,2	—	—	—	—	1,2
NH$_4$Cl 20%	—	—	3,75	—	—	—

*Incluídos lactato, gluconato, acetato. (Adaptada de Faintuch, 1978.)[17]

- Perda de massa proteica e gordurosa: diferença na massa celular em razão do catabolismo diário.

A água intracelular equivale a 40% do peso corporal, e supõe-se que alterações na água intracelular reflitam alterações na osmolalidade plasmática e, consequentemente, alterações no sódio plasmático. Desse modo, a diferença no líquido intracelular será:

$$\Delta LIC = LIC \times P_{Na}$$

Em que:

- P_{Na}: diferença entre o sódio plasmático inicial ($P_{Na}i$) e o sódio plasmático final ($P_{Na}f$) em relação ao sódio plasmático inicial.

Pode-se também usar a porcentagem de alteração no sódio plasmático (= % Δ Na). Logo, $\Delta LIC = (0,4 \times peso) \times (P_{Na}i - P_{Na}f)/P_{Na}i$.

A equação final será:

$$\Delta peso = \Delta VEC + (0,4 \times peso) \times (P_{Na}i - P_{Na}f)/P_{Na}i - (0,3 \times n^o \, dias)$$

Ou, substituindo $(P_{Na}i - P_{Na}f)/P_{Na}i$ por % Δ Na:

$$\Delta peso = \Delta VEC + (0,4 \times peso) \times \% \, \Delta Na - (0,3 \times n^o \, dias)$$

Por exemplo: um paciente de 60 kg é submetido a uma gastrectomia total, recebendo apenas água e eletrólitos via parenteral. No 10º dia de pós-operatório, seu peso é de 58 kg. O sódio plasmático inicial e agora, no 10º dia, é o mesmo: 140 mEq/ℓ. Qual foi a alteração no volume extracelular?

Aplicando a equação anterior, têm-se:

$$-2 \, kg = \Delta VEC + (24 \, \ell \times 0 - 3 \, kg)$$

$$-2 \, kg = \Delta VEC + (0 - 3 \, kg)$$

$$-2 \, kg = \Delta VEC - 3 \, kg$$

$$\Delta VEC = +1 \, \ell$$

Comentário: a análise dos dados desse paciente possibilita deduzir que, no 10º dia de pós-operatório, ele deveria ter perdido 3 kg à custa do catabolismo. No entanto, ele perdeu somente 2 kg, e, como não houve variação no sódio plasmático, deduz-se que não houve variação na água intracelular. Portanto, o aumento de 1 kg se deu em razão de um aumento no volume extracelular.

Suponha-se agora que, no mesmo exemplo anterior, o sódio plasmático esteja em 126 mEq/ℓ no 10º dia de pós-operatório. Veja-se, agora, qual é a alteração no volume extracelular.

$$\Delta peso = \Delta VEC + (0,4 \times peso) \times (P_{Na}i - P_{Na}f)/P_{Na}i - (0,3 \times n^o \, dias)$$

$$-2 \, kg = \Delta VEC + (0,4 \times 60) \times (140 - 126)/140 - 0,3 \times 10$$

$$-2 \, kg = \Delta VEC + 24 \times 10\% - 3$$

$$-2 \, kg = \Delta VEC + 2,4 - 3$$

$$-2 \, kg = \Delta VEC - 0,6$$

$$\Delta VEC = -1,4 \, \ell$$

Comentário: como houve uma redução do sódio plasmático da ordem de 10% (140 − 126 = 14 ou 10% de 140), esse paciente ganhou 10% do volume de água intracelular (24 ℓ), ou seja, 2,4 ℓ. Como, no final de 10 dias, ele deveria ter perdido 3 kg em virtude do catabolismo e adquirido 2,4 kg pelo ganho de água, a redução de peso deveria ser apenas de 0,6 kg. Mas, como ele perdeu 2 kg, isso significa que o volume extracelular foi reduzido em 1,4 ℓ, como já deduzido.

A correção para sódio implica a administração de uma solução isotônica de água e sódio. Se se chegar à conclusão de que há um déficit de sódio da ordem de 1.000 mℓ, coloca-se na coluna de volume o valor de 1.000 mℓ precedido do sinal (−). Nas colunas do sódio e cloro, insere-se o valor 150 mEq, que se refere à quantidade de sódio e cloreto existente por litro de solução salina isotônica.

Na presença de edema e, portanto, de excesso de sódio no organismo, nenhuma solução contendo sódio será administrada, e a coluna de Na$^+$ terá apenas zeros.

REFERÊNCIAS BIBLIOGRÁFICAS

1. Duke JH Jr, Bowen JC. Fluids and electrolytes: basic concepts and recent developments. Contemporary Surgery. 1975;7:19.
2. Scribner BH. Teaching syllabus for the course on fluid and electrolyte balance. Seattle: University of Washington, 1969.
3. Arief AI. Principles of parenteral therapy and parenteral nutrition. In: Maxwell MM, Kleeman CR, editors. Clinical disturbance of fluid and electrolyte metabolism. Columbus: McGraw-Hill; 1972. p. 567.
4. Chapman WH, et al. The urinary system: an integrated approach. W.B. Saunders; 1973.
5. Boedecker EC, Dauber JH. Manual of medical therapeutics. 21. ed. Boston: Little, Brown and Co.; 1974.
6. Myburgh JA, Mythem MG. Resuscitation fluids. N Engl J Med. 2013;369(25):2462-3.
7. McCunn M, Karlin A. Nonblood fluid resuscitation. Anesth Clin North America. 1999;17(1):107-23.
8. Preston RA. IV solutions and IV orders. In: Preston RA. Acid-base, fluids, and electrolytes made ridiculously simple. Miami: MedMaster; 1997. p. 31-8.
9. Kumar A, Wood KE. Hemorrhagic and hypovolemic shock. In: Parrillo JE. Current therapy in critical care medicine. St. Louis: Mosby; 1997. p. 96.
10. Carlson RW, Rattan S, Haupt M. Fluid resuscitation in conditions of increased permeability. Anesth Rev. 1990;17(suppl. 3):14.
11. Cochrane Injuries Group Albumin Reviewers. Human albumin administration in critically ill patients: systematic review of randomised controlled trials. BMJ. 1998;317(7153):235-40.
12. The SAFE Study Investigators. A comparison of albumin and saline for fluid resuscitation in the intensive care unit. N Engl J Med. 2004;350:2247-56.
13. Hartog CS, Reuter D, Loesche W, Hofmann M, Reinhart K. Influence of hydroxyethyl starch (HES) 130/0.4 on hemostasis as measured by viscoelastic device analysis: a systematic review. Intensive Care Med. 2011;37:1725-37.
14. Schortgen F, Lacherade JC, Bruneel F, Cattaneo I, Hemery F, Lemaire F, et al. Effects of hydroxyethylstarch and gelatin on renal function in severe sepsis: a multicentre randomised study. Lancet. 2001;357(9260):911-6.
15. Brunkhorst FM, Engel C, Bloos F, Meier-Hellmann A, Ragaller M, Weiler N, et al. Intensive insulin therapy and pentastarch resuscitation in severe sepsis. N Engl J Med. 2008;358(2):125-39.
16. Bayer O, Reinhart K, Sakr Y, Kabisch B, Kohl M, Riedemann NC, et al. Renal effects of synthetic colloids and crystalloids in patients with severe sepsis: a prospective sequential comparison. Crit Care Med. 2011;39:1335-42.
17. Faintuch J. Hidratação no pós-operatório. In: Faintuch J, Machado MCC, Raia AA, editores. Manual de pré e pós-operatório. Barueri: Manole; 1978.

BIBLIOGRAFIA

Gilbert SJ, Weiner DE, editors. National Kidney Foundation's primer on kidney diseases. 7. ed. Philadelphia: Elsevier; 2017.

Self WH, Semler MW, Wanderer JP, et al. Balanced crystalloids versus saline in noncritically ill adults. N Engl J Med. 2018;378(9):819-828.

Semler MW, Self WH, Wanderer JP, et al. Balanced crystalloids versus saline in critically illadults. N Engl J Med. 2018;378(9):829-839.

Stern RH. Maintenance and replacement fluid therapy in adults. UpToDate Inc.; 2023.

Yunos NM, Bellomo R, Hegarty C, et al. Association between a chlorideliberal vs chloride-restrictive intravenous fluid administration strategy and kidney injury in critically ill adults. JAMA. 2012;308(15):1566-1572.

Zampieri FG, Ranzani OT, Azevedo LC, et al. Lactated ringer is associated with reduced mortality and less acute kidney injury in critically ill patients: a retrospective cohort analysis. Crit Care Med. 2016;44(12):2163-2170.

Zampieri FZ, Machado FR, Biondi RS et al. Effect of Intravenous Fluid Treatment With a Balanced Solution vs 0.9% Saline Solution on Mortality in Critically Ill Patients: The BaSICS Randomized Clinical Trial. JAMA. 2021;326(9):818-829.

PARTE **3**

Patogenia das Nefropatias

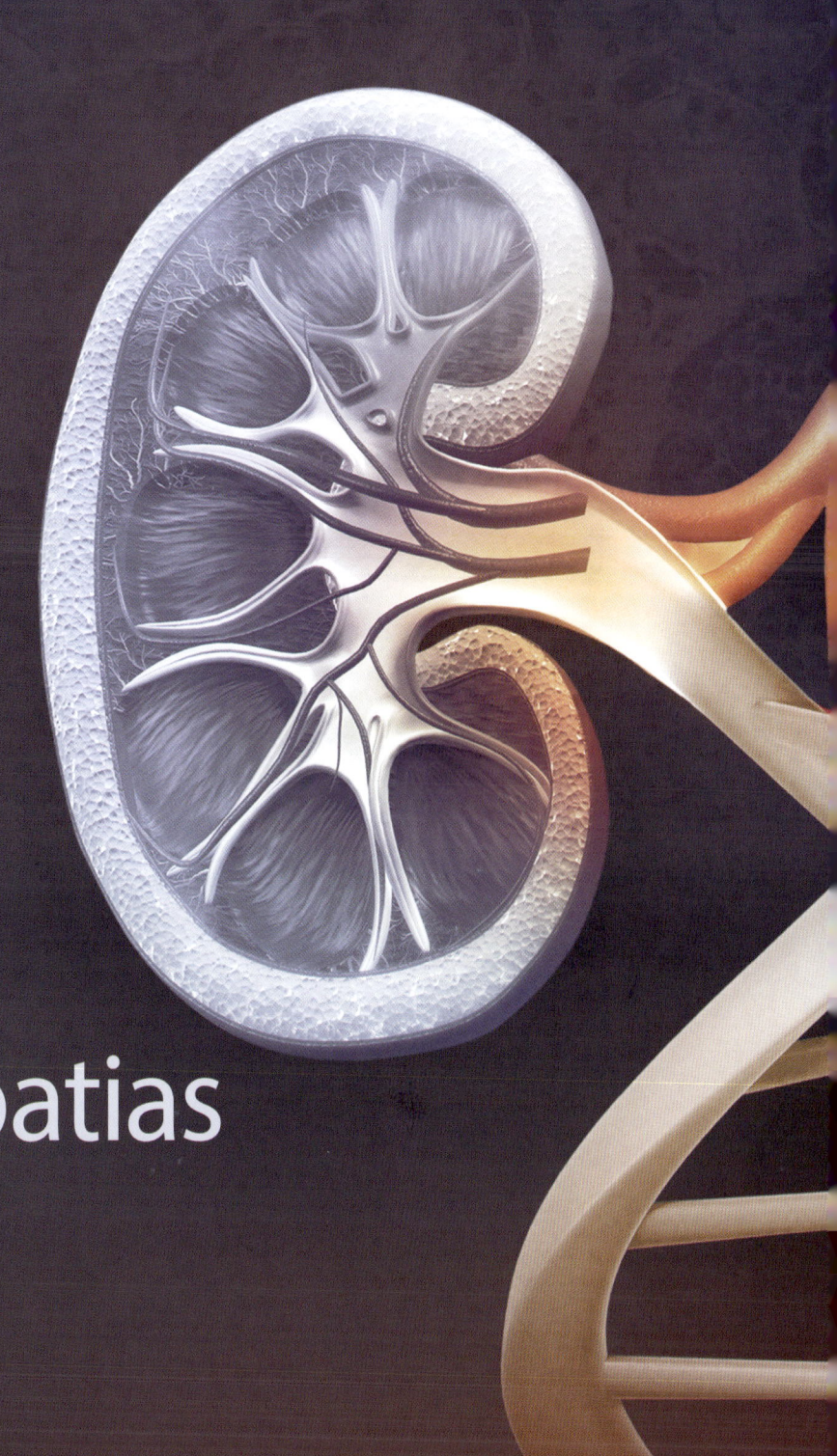

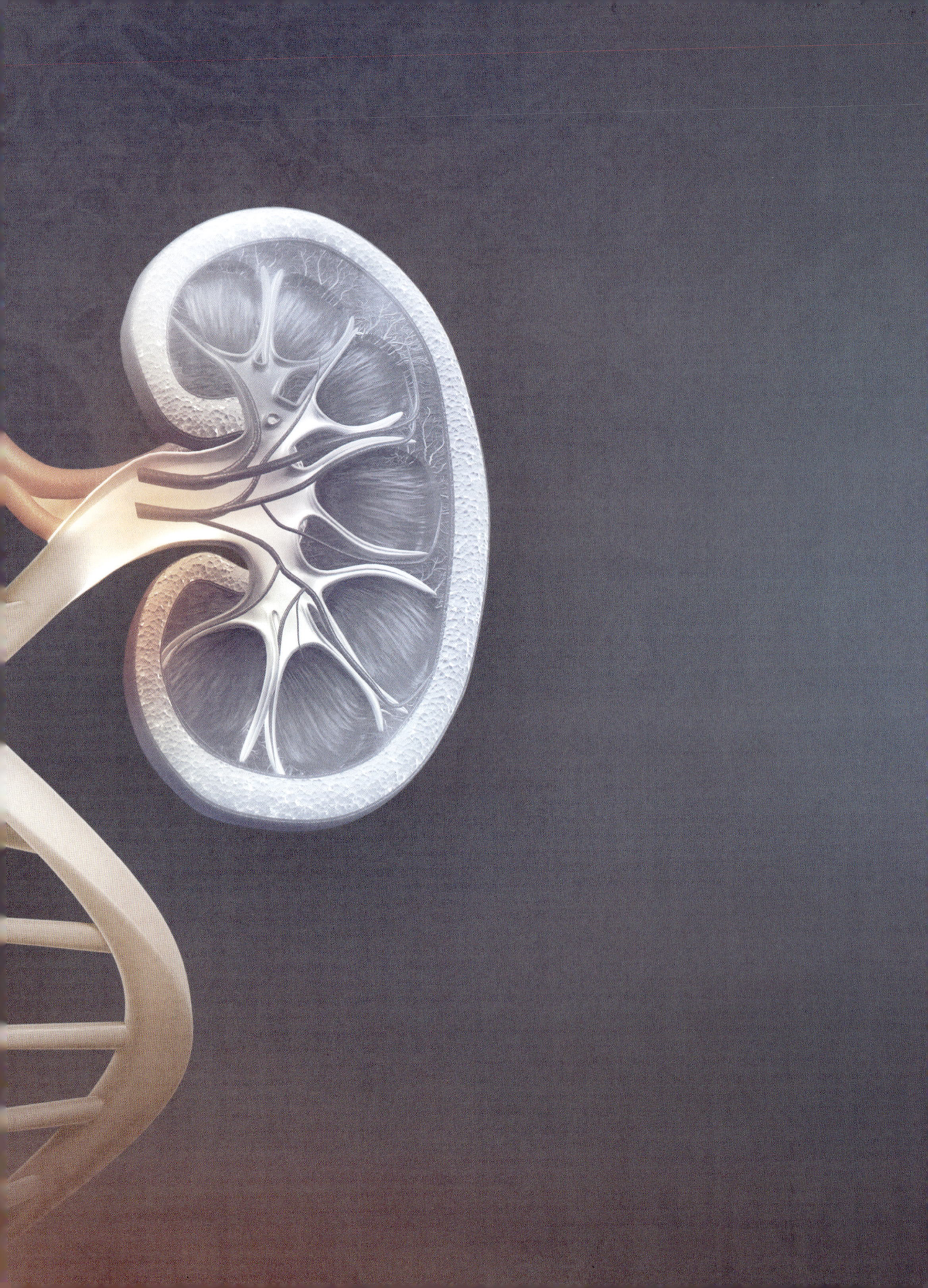

16 | Avaliação Clínica e Laboratorial da Função Renal

Miguel Carlos Riella • Leonardo V. Riella • Cristian V. Riella • Daltro Zunino

INTRODUÇÃO

O diagnóstico de uma enfermidade do aparelho urinário depende dos dados subjetivos fornecidos pelo paciente, da história clínica e dos dados objetivos obtidos por meio do exame físico e de testes laboratoriais.

DADOS SUBJETIVOS

Alterações na micção

Uma pessoa saudável urina a cada 4 a 6 horas durante o dia e, normalmente, não o faz à noite. Entre as alterações miccionais mais importantes, destacam-se:

- Polaciúria: aumento da frequência miccional, com eliminação de pequenos volumes de urina. Trata-se de um sintoma de irritação vesical
- Urgência miccional: sensação de necessidade impreterível de urinar
- Disúria: dor, ardência ou desconforto à micção. Frequentemente, os sintomas de urgência miccional, disúria e polaciúria ocorrem juntos e são secundários a processos inflamatórios da bexiga, da próstata ou da uretra[1]
- Nictúria: inversão do ritmo miccional, em que a diurese predomina no período noturno. Normalmente, o indivíduo não acorda à noite para urinar, em virtude de uma queda no ritmo de formação da urina. A nictúria pode refletir uma perda da capacidade de concentração urinária, como nas fases precoces da doença renal crônica. Trata-se de um sintoma anormal, mas não específico, e pode ocorrer também nos casos de hipertrofia prostática benigna, diabetes melito, infecções do trato urinário, hepatopatias e insuficiência cardíaca congestiva. Nestas duas últimas circunstâncias, o excesso de líquido retido na periferia durante o dia retorna à circulação com o decúbito, aumentando a taxa de filtração glomerular nesse período[1]
- Incontinência urinária: perda involuntária de urina, que pode ocorrer após esforços (evacuação, tosse, levantar peso). Surge com mais frequência em mulheres multíparas e está comumente associada à cistouretrocele. Outro tipo de incontinência urinária é a paradoxal, que consiste na perda involuntária de urina por extravasamento, decorrente da retenção urinária crônica. Pode ocorrer por obstrução de uretra, como na hiperplasia prostática benigna, ou secundariamente à bexiga neurogênica
- Retenção urinária: resulta da incapacidade de esvaziar a bexiga, mesmo quando da produção normal de urina pelos rins (normal). Pode instalar-se agudamente, causando um quadro de dor suprapúbica intensa. Na retenção urinária crônica, pode não haver a dor, mas o paciente apresenta dilatação da bexiga e, eventualmente, dos ureteres e das pelves renais, sendo esta uma causa de doença renal crônica. As causas mais comuns de retenção urinária são hiperplasia e neoplasia de próstata, estenose de uretra e bexiga neurogênica. Raramente em crianças pode ocorrer a síndrome da bexiga neurogênica não neurogênica (síndrome de Hinman), de origem neuropsicológica, podendo evoluir para doença renal crônica. Na história clínica do paciente, devem ser objetivamente investigados os sintomas que possam sugerir doença prostática, como dor perineal, redução da força e calibre do jato urinário, hesitação para iniciar o jato urinário, esforço para urinar e gotejamento quando o indivíduo termina a micção.[1,2]

Alterações no volume urinário

No adulto, o volume urinário diário varia entre 700 e 2.000 mℓ. As alterações de volume urinário podem ser assim subdivididas:

- Oligúria: volume urinário igual ou inferior a 400 mℓ/dia. A oligúria pode decorrer de uma resposta normal do rim, como nos estados hipovolêmicos (contração do volume extracelular, choque etc.) e nos estados de volume arterial efetivo diminuído (insuficiência cardíaca congestiva, cirrose hepática etc.), ou de uma lesão renal – glomerular (glomerulonefrite difusa aguda, necrose cortical bilateral), tubular (necrose tubular; ver Capítulo 19) ou obstrutiva
- Poliúria: volume urinário igual ou superior a 2.500 mℓ/dia. Pode ser observada quando de ingesta líquida grande (p. ex., polidipsia psicogênica), quando existe um estado hiperosmolar no plasma (p. ex., hiperglicemia do diabetes melito) causando diurese osmótica ou quando a capacidade de concentração renal está comprometida (doença renal crônica, anemia de células falciformes etc.). Além disso, a poliúria é observada no diabetes insípido, causado por deficiência na produção ou na liberação neuroendócrina de hormônio antidiurético (HAD) (diabetes insípido central) ou por falta de resposta dos túbulos renais a esse hormônio (diabetes insípido nefrogênico; ver Capítulo 9)

- Anúria: volume urinário igual ou inferior a 100 mℓ/dia. A anúria pode refletir uma obstrução do trato urinário, impedindo a passagem da urina, ou uma súbita interrupção da perfusão renal, como ocorre na trombose das artérias renais. Além disso, pode estar associada à injúria renal aguda (orgânica) grave e, por vezes, à necrose cortical do rim. A determinação do volume urinário diário é utilizada como um importante parâmetro de função renal, em várias situações clínicas: pós-operatório, insuficiência cardíaca congestiva grave, choque etc. Toda vez em que a diurese nas 24 horas for inferior a 400 mℓ, é possível afirmar que há um comprometimento funcional ou orgânico do rim. Contudo, uma diurese normal não indica, de maneira alguma, função renal normal e integridade orgânica do rim. Frequentemente, observa-se injúria renal aguda (orgânica) com diurese normal ou até mesmo poliúria, apesar da elevação dos níveis plasmáticos de creatinina e ureia, os quais indicam redução da filtração glomerular. Mesmo na doença renal crônica o volume urinário pode ser normal, principalmente se a propriedade absortiva dos túbulos está comprometida nos poucos glomérulos ainda filtrantes.

Alterações na cor da urina

A cor da urina pode variar desde o amarelo-claro, quando diluída, até o amarelo-escuro, quando concentrada. Quando o paciente não está ingerindo medicamentos ou alimentos que contenham corantes, as alterações na cor da urina podem indicar doenças nas quais há certos pigmentos na urina, como hemoglobina, mioglobina, porfirina etc. Urina turva geralmente resulta da presença de fosfatos e uratos amorfos (normal) ou leucócitos e bactérias (anormal); de coloração alaranjada é observada na bilirrubinúria e com o uso de rifampicina; a esverdeada pode ser causada pelo uso de fenazopiridina ou por infecções urinárias por *Proteus*; e a de cor preta é vista na alcaptonúria, na porfiria aguda intermitente e com o uso de imipeném, nitrofurantoína e levodopa.[3]

Urina turva

Geralmente indica piúria secundária a uma infecção. Outras vezes, pode decorrer da precipitação de sais de fosfatos amorfos (pH alcalino) ou uratos amorfos (pH ácido). Uma discreta acidificação da urina (1 a 2 gotas de ácido clorídrico) determina o desaparecimento da turvação causada por fosfatúria, o que não acontece se a turvação foi causada pela presença de leucócitos.

Urina avermelhada

A urina pode estar avermelhada pela presença de sangue (hematúria), hemoglobina (hemoglobinúria) ou mioglobina (mioglobinúria).

A **hematúria macroscópica** é aquela reconhecida a olho nu, com urina de cor vermelha ou marrom, dependendo da acidez da urina e da quantidade de sangue. Uma mínima quantidade de sangue (1 mℓ) em 1,5 ℓ de urina é suficiente para produzir hematúria macroscópica. Em urinas ácidas, o sangue adquire coloração acastanhada, e, em urina alcalina, o tom avermelhado é mantido por mais tempo.[1] Já a **hematúria microscópica** somente se detecta ao microscópio e pelas tiras reagentes. Geralmente a urina de cor vermelha nítida indica hematúria não glomerular, enquanto a urina com aspecto de chá forte ou mate indica hematúria glomerular, a serem confirmadas pela urinálise. Costuma-se, ainda, classificar a hematúria de acordo com a fase da micção em que ocorre: hematúria inicial ou final está em geral associada às doenças do trato urinário baixo, já a hematúria durante toda a micção pode originar-se do rim, do ureter ou da bexiga.

Nas mulheres, a urina pode ter coloração avermelhada pelo contato com o sangue menstrual. A urina também pode adquirir cor vermelha pela ingestão de medicamentos e alimentos com pigmentos vermelhos (p. ex., beterraba).[2]

Hemoglobinúria pode ocorrer, por exemplo, na hemólise intravascular induzida por medicamentos ou transfusões sanguíneas incompatíveis. A mioglobinúria consiste na ocorrência de um pigmento de origem muscular (mioglobina) na urina, o qual a torna avermelhada. Esse pigmento é liberado quando há grande destruição de massa muscular, por necrose induzida por isquemia, infecção ou queimaduras extensas.

Dor renal

A dor renal característica situa-se no flanco ou na região lombar, entre a 12ª costela e a crista ilíaca, com ocorrência, às vezes, de irradiação anterior. Ela parece surgir por distensão da cápsula renal, que se dá quando da obstrução do fluxo urinário (p. ex., cálculo ureteral) ou em condições que causam edema do parênquima renal (p. ex., pielonefrite aguda). Uma irritação da pelve renal ou do ureter causa dor no flanco e no hipocôndrio, com irradiação para a fossa ilíaca ipsilateral e, frequentemente, para o testículo ou os grandes lábios. Essa irradiação reflete a distribuição cutânea da inervação renal.

Edema

Trata-se de uma manifestação comum em nefropatias. Qualquer que seja a causa do edema, ele significa excesso de água e sal, o qual resulta em aumento do componente intersticial do volume extracelular. Em geral, percebe-se o edema nas regiões periorbitárias (tecido celular subcutâneo frouxo) e nas extremidades inferiores (ação da gravidade); no paciente em decúbito dorsal, o edema é facilmente observado na região sacral e no dorso (ver Capítulo 10).

Existem quatro situações clínicas em nefrologia comumente acompanhadas de edema: glomerulonefrite aguda, síndrome nefrótica, injúria renal aguda e doença renal crônica. Na prática, é possível caracterizar dois tipos de edema renal:

- Generalizado (anasarca): os pacientes apresentam edema de face, de extremidades superiores e inferiores e acúmulo de líquido nas cavidades pleural e abdominal. Esse tipo de edema é habitualmente encontrado em portadores de síndrome nefrótica, que se caracteriza por proteinúria intensa e hipoalbuminemia. Acredita-se que um dos principais mecanismos do edema na síndrome nefrótica sejam a proteinúria e a consequente ativação dos canais de sódio na membrana apical das células tubulares pelas proteínas filtradas, levando à reabsorção de sódio. Além disso, a hipoalbuminemia causa diminuição no volume plasmático efetivo, desencadeando, também, aumento da reabsorção tubular de sódio e água, na tentativa de restaurar o volume plasmático ao normal. Com isso, há uma expansão do volume extracelular, que, em condições normais, seria suficiente para inibir a reabsorção de sódio aumentada. Entretanto, a ativação dos canais de sódio não responde normalmente aos processos fisiológicos de controle de volume. Assim, tem-se um indivíduo com edema e volume extracelular expandido, mas que continua a reabsorver sal e água avidamente enquanto a proteinúria persistir (ver Capítulo 10)
- Um edema de menor intensidade, que atinge predominantemente o rosto, pode ser observado nas doenças renais,

como as glomerulonefrites agudas. Nessas situações, há redução do sódio excretado, por aumento na reabsorção tubular, mas sem a hipoalbuminemia observada no item anterior. Também na injúria renal aguda e na doença renal crônica, o edema é de menor intensidade e resulta de uma redução do sódio filtrado por redução do número de néfrons funcionantes. No Capítulo 10, são discutidos os outros fatores que participam da gênese do edema em diversas situações clínicas.

PROCEDÊNCIA E HISTÓRIA PREGRESSA

A procedência do paciente é uma informação importante. Pacientes provenientes de regiões endêmicas de malária ou esquistossomose podem apresentar nefropatia decorrente de uma infecção por esses parasitas (ver Capítulo 32).

Além disso, os dados da história pregressa do paciente podem sugerir a etiologia da doença renal, como será visto a seguir.

Hipertensão arterial

A época da detecção da hipertensão arterial é útil para o esclarecimento da gênese e da evolução de determinada nefropatia. Se a hipertensão arterial já existia anteriormente, é possível que, com o decorrer dos anos, ela tenha lesado o parênquima renal, causando nefropatia crônica. Contudo, o aparecimento mais tardio de hipertensão arterial pode indicar que se trata de uma consequência de uma nefropatia crônica (p. ex., glomerulonefrite crônica) com instalação lenta e progressiva (ver Capítulos 35 e 36).

Doenças sistêmicas

A nefropatia diabética indica uma complicação grave em pacientes diabéticos. A incidência cumulativa de nefropatia no diabetes melito tipo 1 é de 10 a 20% ao ano, em um período de 10 a 15 anos, sendo rara nos 5 primeiros anos da doença. Uma proporção maior de pacientes do tipo 2 apresenta-se com microalbuminúria ou proteinúria logo após o diagnóstico, tanto pelo fato de o diabetes estar presente por muitos anos antes do diagnóstico quanto porque a albuminúria pode ser menos específica para a ocorrência de nefropatia diabética (ver Capítulo 28).[4]

Doenças autoimunes e imunológicas, como o lúpus eritematoso sistêmico (LES), a poliarterite nodosa e a esclerodermia, podem comprometer os rins de modo variado. Alguns dados podem ser bastante sugestivos de algumas dessas doenças. Por exemplo, o LES predomina em mulheres jovens, e o encontro de síndrome nefrótica ou nefrítica nessa população deve aumentar o índice de suspeita dessa doença (ver Capítulo 22).

Distúrbios bioquímicos

A hipercalcemia e a hiperuricemia podem levar à precipitação de cristais no parênquima renal ou no lúmen tubular, causando nefrite intersticial ou nefrolitíase (ver Capítulos 13 e 14).

Infecções

As infecções de orofaringe ou pele causadas pelo estreptococo beta-hemolítico podem causar glomerulonefrite aguda. Além disso, várias infecções bacterianas, como o *Staphylococcus aureus* (abscessos, pneumonia, endocardite etc.), uma patologia ascendente, podem dar origem a comprometimento renal, geralmente de caráter imunológico (ver Capítulos 21 e 22).

Traumatismo e cirurgia prévia

Traumatismo lombar ou abdominal pode produzir um hematoma intra ou perirrenal, que, eventualmente, será o responsável por uma hipertensão arterial futura.

Também são importantes todos os dados que se puder obter a respeito de uma cirurgia prévia. Em virtude da multiplicidade de fatores envolvidos (desde agentes anestésicos utilizados, hipovolemia, transfusão de sangue até ligadura acidental dos ureteres), uma análise detalhada poderá orientar o médico na descoberta do agente causal de uma oligúria ou anúria.

Além disso, alguns procedimentos com instrumentação das vias urinárias (p. ex., sondagem vesical) podem originar infecção urinária, uma das mais frequentes causas de infecção hospitalar. O ateroembolismo pode ocorrer após o cateterismo coronariano e levar a manifestações sistêmicas, como eosinofilia, livedo reticular e cianoses distais, assim como elevação da creatinina associada à diminuição dos complementos C3 e C4.

HISTÓRIA FAMILIAR

A identificação de uma doença renal em familiares do paciente pode orientar quanto à caracterização da enfermidade em estudo. Assim, por exemplo, a nefrite hereditária, ou **síndrome de Alport**, é uma forma hereditária de nefropatia e, clinicamente, indistinguível de uma glomerulonefrite crônica. O achado radiológico de **rim em esponja medular** pode ser observado em gerações sucessivas, embora sem evidência de transmissão genética; a **doença policística** do rim é transmitida geneticamente por um gene autossômico dominante. Esses são alguns exemplos que ilustram a contribuição de uma boa história familiar para a elucidação diagnóstica.

DADOS OBJETIVOS

A sistemática utilizada na avaliação dos dados objetivos é a mesma aplicada habitualmente no exame de qualquer paciente. Na avaliação do paciente renal, os pontos apresentados a seguir são pertinentes.

Hálito

No paciente urêmico, o hálito apresenta odor descrito comumente como amoniacal. Costumava ser detectado com mais frequência na era pré-diálise, quando observar pacientes renais debilitados representava uma rotina, com estomatite, gengivite e ulcerações da cavidade oral. A flora bacteriana oral hidrolisa a ureia (de concentração elevada na saliva), dando origem à amônia, efeito que também ocorre pela presença de tártaro dentário.

Atualmente, com o tratamento dialítico e melhores condições de higiene oral e tratamento odontológico, não se observa mais essa característica amoniacal no hálito dos pacientes renais. Descreve-se que, pela existência de substâncias como a di e a trimetilamina, pode ser percebido no hálito certo **odor de peixe**.[5]

Pele

Em pacientes renais crônicos, frequentemente se observa pele pálida (por anemia normocrômica e normocítica; ver Capítulo 52) e de tom amarelado (decorrente da retenção de urocromos). Escoriações resultantes de prurido intenso são também encontradas em doença renal crônica e atribuídas, em parte, ao hiperparatireoidismo secundário estabelecido, causando hiperfosfatemia e formação de complexos insolúveis com o cálcio, os quais se depositam no subcutâneo (ver Capítulo 52). Púrpura e lesões equimóticas, principalmente na superfície extensora dos membros, também fazem parte da síndrome urêmica. Nos pacientes intensamente urêmicos, pode haver deposição de cristais de ureia na face, descrita como **orvalho urêmico**. Hoje, com a diálise e o diagnóstico precoces, raramente o paciente torna-se tão intensamente urêmico.

Unhas

Aproximadamente 10% dos pacientes portadores de doença renal crônica apresentam unhas cuja metade proximal é pálida e a metade distal rósea (*half and half nails of Lindsay*).[6] Além disso, na síndrome nefrótica, os pacientes podem apresentar nas unhas a linha de Muehrcke, uma única linha branca transversal.

Pressão arterial

Quando a média de três determinações de pressão arterial em pelo menos três consultas médicas excede 140 mmHg (sistólica) ou 90 mmHg (diastólica), caracteriza-se quadro de hipertensão arterial, que, como frisado anteriormente, muitas vezes está associada às nefropatias, como causa ou consequência.[7]

Na determinação da pressão arterial, é importante colocar o paciente em três posições: deitado, sentado e em pé. Além de tornar possível uma avaliação do volume circulante (ver Capítulo 10), a pressão arterial consegue refletir a integridade do sistema nervoso autônomo. Por exemplo, pacientes urêmicos ou diabéticos muitas vezes apresentam queda ortostática da pressão arterial (na ausência de medicamentos), em virtude de um comprometimento do sistema nervoso autônomo. Nesses pacientes, deve-se evitar o uso de medicamentos anti-hipertensivos que agravam a queda ortostática da pressão arterial.

Por ocasião da primeira visita do paciente, é imprescindível palpar os pulsos periféricos de membros superiores e inferiores. Quando se detectam pulsos femorais de pequena amplitude, ou em atraso em relação aos braquiais, em associação à hipertensão em ambos os membros superiores, é necessário medir a pressão arterial também nos membros inferiores. O objetivo é excluir a coarctação da aorta, que, de modo geral, está acompanhada de pressão arterial elevada nos membros superiores e baixa ou indetectável nos membros inferiores. Existem outros padrões anatômicos de coarctação de aorta em que o pulso braquial esquerdo ou os pulsos dos quatro membros podem estar diminuídos.[8]

Fundo de olho

O exame de fundo de olho deve ser rotina em qualquer exame clínico. De grande importância na área de Nefrologia, trata-se de um exame que possibilita uma avaliação da repercussão sistêmica e microvascular de doenças como a hipertensão arterial e o diabetes melito, comumente envolvidos na gênese das nefropatias crônicas.

Na classificação de Keith-Wagener-Barker, as retinopatias hipertensivas são agrupadas em quatro tipos, de acordo com a gravidade e a presença de alterações ateroscleróticas:

- KWB – I. Estreitamento ou esclerose arteriolar mínimos
- KWB – II. Alargamento do reflexo dorsal da arteríola (aspecto de **fio de cobre**); estreitamento localizado e generalizado das arteríolas; alterações nos cruzamentos arteriovenosos; hemorragias arredondadas ou em forma de "chama de vela" e alguns exsudatos pequenos. Pode haver oclusão vascular
- KWB – III. Retinopatia angioespástica (espasmo arteriolar localizado, hemorragias, exsudatos, edema da retina e corpos citoides)
- KWB – IV. KWB – III e edema de papila.

Para uma boa interpretação desses achados, são pertinentes as seguintes considerações:

- Reflexo dorsal da arteríola: normalmente, a parede arteriolar é transparente e o que se observa, na realidade, é a coluna de sangue no interior do vaso. O reflexo de uma luz sobre a coluna de sangue aparece como uma delgada luz amarela, de espessura de um quinto da largura da coluna de sangue. Quando ocorrem alterações escleróticas, as paredes das arteríolas ficam infiltradas com lipídios e colesterol. Gradualmente, os vasos perdem a sua transparência e tornam-se visíveis. A coluna de sangue e o reflexo dorsal parecem mais largos. A coloração amarela dos lipídios, com a cor vermelha do sangue, é responsável pela coloração de **fio de cobre** e reflete uma arteriosclerose moderada. Com o agravamento da esclerose, o reflexo dorsal se assemelha a um **fio de prata**
- Espasmo vascular: há um estreitamento da coluna de sangue de maneira irregular, indicando hipertensão
- Corpos citoides: manchas esbranquiçadas, de um quinto do tamanho do disco papilar, e que representam um grupo de células gliais edemaciadas, resultantes de um infarto isquêmico da arteríola terminal na camada de fibras nervosas
- Exsudatos duros: representam a fração não absorvida do soro após um edema de retina
- Alterações nos cruzamentos arteriovenosos: nas áreas de cruzamentos arteriovenosos, as paredes de ambos os vasos estão muito próximas. Com o espessamento da parede arteriolar, a veia, menos resistente, é comprimida
- Edema de papila: reconhecido pela perda da nitidez do contorno papilar, indica (compreende) um achado sério na hipertensão arterial maligna. Pode estar associado a um aumento da pressão intracraniana, pelas alterações na circulação cerebral. Em geral, as seguintes alterações no fundo de olho, decorrentes da hipertensão arterial, são reversíveis: espasmo vascular, edema de retina, hemorragias, corpos citoides e edema de papila. Já as alterações decorrentes da arteriosclerose são relativamente irreversíveis: alterações do reflexo dorsal da arteríola, compressão venosa nos cruzamentos arteriovenosos, exsudatos e oclusão de vasos da retina de maior calibre.

Aparelho cardiopulmonar

O exame dos pulmões é inespecífico. Os achados de derrame pleural ou congestão pulmonar são comuns a várias doenças. No entanto, pode-se detectar um atrito pleural evanescente e recorrente em pacientes urêmicos, que parece fazer parte do quadro de polisserosite observado nesses pacientes, os quais muitas vezes apresentam também sinais de pericardite ou ascite (ver Capítulo 52).

No exame do coração, os sinais clássicos de sobrecarga de volume circulante ou de pericardite urêmica também podem ser encontrados. Um sopro diastólico de insuficiência aórtica pode ser observado em pacientes com insuficiência renal e parece estar relacionado com o excesso de volume circulante que faz dilatar o anel aórtico. A remoção do volume excedente, por exemplo, pelo tratamento dialítico, faz desaparecer esse sopro.[9] Entretanto, Barrat et al.[10] concluíram que o sopro diastólico precoce, associado à insuficiência renal, frequentemente não decorre da insuficiência aórtica funcional e pode se tratar de um som de origem pericárdica.

Exame dos rins

Palpação

O paciente é colocado em decúbito dorsal, com os joelhos levemente fletidos. Coloca-se a mão posteriormente, debaixo do rebordo costal, fazendo-se pressão para cima. A outra mão é colocada anteriormente, debaixo do rebordo costal na linha clavicular média. Com a inspiração, o rim se desloca para baixo, possibilitando a palpação. Pode ser importante também colocar o paciente em decúbito lateral. O rim tende a se deslocar para baixo e medialmente. Tumores renais benignos são raros e, em geral, pequenos demais para serem palpáveis. O tumor de Wilms é maligno, ocorre em crianças menores de 5 anos e, frequentemente, se manifesta por uma massa palpável no flanco.

Rins policísticos são normalmente bilaterais e contêm múltiplos cistos. À medida que os cistos aumentam, massas podem ser palpáveis nas áreas renais. Obstrução urinária, independentemente da localização, aumenta a pressão hidrostática no sistema coletor do rim. Quanto mais alta a obstrução, maior a repercussão no rim. Com a persistência da obstrução, o rim aumenta de volume e pode ser palpado.

Ausculta

Útil na verificação de sopros abdominais, como ocorre na estenose da artéria renal. Utiliza-se o diafragma do estetoscópio para a ausculta do mesogástrio e dos hipocôndrios.

Percussão

Dor renal pode ser pesquisada com a mão fechada, fazendo-se leve percussão nos ângulos costovertebrais (ângulo formado entre a 12ª costela e a musculatura paravertebral).

> **⚠ PONTOS-CHAVE**
>
> - O diagnóstico das doenças renais fundamenta-se em uma boa história clínica e um cuidadoso exame físico do paciente, que inclui a avaliação do fundo de olho
> - É importante considerar as alterações subjetivas na micção, no volume urinário e na cor da urina, assim como a existência de dor renal ou edema
> - A existência de doenças prévias, como hipertensão arterial, diabetes, vasculites, infecções ou história de trauma, procedimento ou cirurgia, muitas vezes torna possível estabelecer uma relação causa-efeito com as doenças renais
> - Dados laboratoriais, biopsia renal e exames de imagem complementam o raciocínio clínico construído com os dados de história e exame físico.

Exames laboratoriais

Urinálise (exame de urina)

O exame de urina compreende uma avaliação qualitativa de certos constituintes químicos e o exame microscópico do sedimento urinário. A urina para exame deverá ter sido recém-emitida, preferencialmente sem cateterismo vesical. Para a coleta de urina na mulher, a genitália externa deverá ser cuidadosamente limpa. Em homens e mulheres, o jato miccional inicial é desprezado, coletando-se o jato intermediário. Essa amostra de urina deve ser avaliada no máximo 60 a 120 minutos após a coleta, desde que mantida em geladeira a 4°C. Vale ressaltar que, desde a década de 1960, utilizamos uma única tira reativa para realizar a urinálise, pelos resultados totalmente confiáveis na leitura visual; importante destacar que na leitura automatizada eventualmente ocorrem erros, que comprometem o raciocínio clínico.

Grande parte dos dados em um exame de urina pode ser obtida por meio das fitas reativas, de qualidade comprovada, ainda que estas não substituam a realização do exame microscópico da urina.[11]

pH

Embora seja determinado rotineiramente, não identifica nem exclui enfermidade renal. O pH urinário varia de 4,5 a 8, mas o pH urinário normal geralmente está entre 5 e 6 na primeira urina da manhã. Uma urina alcalina (pH ≥ 7) pode sugerir infecção urinária ou proliferação de bactérias que desdobram a ureia, como ocorre quando há demora em realizar o exame. O pH urinário também pode estar elevado pelo uso de diuréticos, dieta vegetariana, succção gástrica, vômitos e terapia com substâncias alcalinas. Contudo, nas acidoses e em dieta rica em carne, a urina produzida é ácida.[12] Nas acidoses tubulares renais, condições nas quais há alteração na reabsorção do bicarbonato filtrado ou incapacidade para acidificar apropriadamente a urina, devem-se efetuar testes mais precisos.

Bilirrubina e urobilinogênio

Apenas a bilirrubina conjugada (direta) é hidrossolúvel e passa para a urina. Na estase biliar por obstrução ou fármacos, a pesquisa de bilirrubina na urina é positiva. Em condições de hemólise, em que a bilirrubina indireta (não conjugada) aumenta na circulação, a pesquisa de bilirrubina na urina é negativa.

Esterase leucocitária e nitrito

O método da esterase baseia-se na liberação de esterase por granulócitos urinários que sofreram lise. A reação com o sal de diazônio da fita resulta em uma cor rosa a roxa. Resultados falso-positivos ocorrem quando há contaminação vaginal. A reação pode ser inibida quando a urina contiver muita glicose, albumina, ácido ascórbico, tetraciclina, cefalexina, cefalotina ou ácido oxálico.

Algumas bactérias (principalmente Enterobacteriaceae) convertem o nitrato urinário em nitrito. O nitrito reage na fita com uma substância que, no fim, resulta em uma cor rosa. Resultados falso-negativos podem ocorrer quando de demora para a realização do exame, o que causa degradação dos nitritos. Também deve ser levado em consideração o fato de que alguns patógenos não convertem nitrato em nitrito, como o *Streptococcus faecalis*, a *Neisseria gonorrhoeae* e o *Mycobacterium tuberculosis*.

Glicose

A maior parte das fitas usa o método glicose oxidase/peroxidase, que, em geral, detecta níveis baixos de glicose urinária (50 mg/dℓ). Como o limiar renal de glicose é de 160 a 180 mg/dℓ, glicose na urina com frequência indica glicemia superior a 210 mg/dℓ. Grandes quantidades de corpos cetônicos, ácido ascórbico e metabólitos da fenazopiridina podem interferir na reação. Como teste de *screening* para diabetes, a pesquisa de glicosúria em jejum tem uma especificidade de 98%, mas uma sensibilidade apenas de 17%.

A glicosúria também pode ocorrer com níveis normais de glicemia, como nas tubulopatias, isoladamente (glicosúria renal primária) ou como parte de um distúrbio tubular complexo, que envolve também alterações na reabsorção de aminoácidos, fósforo, ácido úrico e outros elementos (síndrome de Fanconi).[11]

Corpos cetônicos

Acetoacetato e acetona podem aparecer na urina em jejum prolongado e em caso de cetoacidose alcoólica ou diabética.

Geralmente, são detectados com a reação de nitroprussiato. Entretanto, o beta-hidroxibutirato (frequentemente 80% dos corpos cetônicos em cetose) não é detectado pelo nitroprussiato.

Hemoglobina e mioglobina

A fita reagente utiliza a atividade peroxidase-*like* da hemoglobina para catalisar a reação. A presença de hemácias, hemoglobina ou mioglobina produz uma reação positiva. Quando a capacidade da haptoglobina do plasma em se ligar à hemoglobina livre é excedida, a hemoglobina aparece na urina. A principal causa de hemoglobina livre é a hemólise. Rabdomiólise produz mioglobinúria. O teste positivo para hemoglobina na urina na ausência de hemácias sugere hemólise (com hemoglobinúria) ou rabdomiólise (com mioglobinúria). A presença de hemoglobina ou mioglobina também se caracteriza pela manutenção da coloração avermelhada no sobrenadante de uma amostra de urina após centrifugação, circunstâncias nas quais o aspecto do plasma pode auxiliar na diferenciação entre hemoglobinúria e mioglobinúria: na hemoglobinúria, o plasma tem coloração avermelhada e, na mioglobinúria, cor normal.[11]

Um resultado negativo na fita reativa afasta com segurança hematúria, hemoglobinúria e mioglobinúria. Urina vermelha, com reação negativa na fita, pode representar a excreção de pigmentos após a ingestão de medicamentos (p. ex., fenazopiridina), alimentos (beterraba) ou a presença de porfiria.[11]

Densidade urinária

Trata-se de uma medida da concentração urinária definida como o peso da solução comparada a um volume similar de água destilada – o valor normal é de 1.003 a 1.030. A concentração de solutos na urina pode ainda ser determinada pelo índice de refração ou osmolalidade urinária. A relação entre a densidade e a osmolalidade urinária está ilustrada na Figura 16.1. No entanto, é importante salientar que a osmolalidade representa uma medida mais exata da concentração urinária, pois não é afetada pela presença de moléculas grandes, como a glicose e o radiocontraste, que podem modificar a densidade, mas não a osmolalidade.

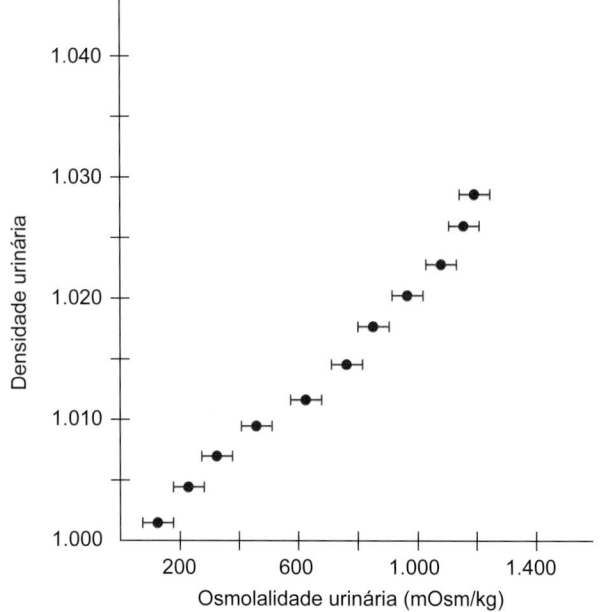

Figura 16.1 Relação entre a osmolalidade e a densidade urinária. Pode-se observar que a relação não é linear.

O dado isolado de densidade ou osmolalidade da urina tem pouco valor, a menos que se conheça o estado de hidratação do paciente. Terá valor uma osmolalidade maior que 700 mOsm/ℓ ou densidade superior a 1,023, pois esse grau de concentração indica boa função renal.

A osmolalidade urinária pode ser estimada a partir da densidade da urina (sem glicose, manitol ou proteína), multiplicando-se por 35 os algarismos decimais do valor da densidade.[13] Por exemplo: densidade = 1,010: osmolalidade urinária = 35 × 10 = 350 mOsm/kg.

Em geral, a capacidade de concentração urinária pode ser determinada após um período de privação hídrica ou pela administração exógena de HAD (ver Capítulo 9).

Proteinúria (ver Capítulo 17)

Normalmente, são filtrados 180 ℓ de plasma a cada dia pelos glomérulos, cada um contendo 70 g de proteína. No entanto, graças a um eficiente mecanismo de reabsorção efetuado principalmente pelos túbulos proximais, menos de 150 mg de proteína aparece por dia na urina. De modo geral, as proteínas que aparecem na urina têm baixo peso molecular.

Dos 150 mg de proteínas excretadas por dia, 30 a 50 mg são de uma mucoproteína (Tamm-Horsfall) de alto peso molecular, a qual se forma na superfície epitelial do ramo ascendente espesso da alça de Henle e parte inicial do túbulo contorcido distal, e representa a maior constituinte dos cilindros hialinos. A eletroforese de urina normal revela que o restante da proteína se constitui de globulinas e muito pouca albumina (menos que 30 mg/dia).

Em algumas situações, é possível observar proteinúria transitória sem que haja nenhuma lesão glomerular ou tubular – chamada "proteinúria funcional", nela talvez exista um aumento da permeabilidade glomerular pela ação de angiotensina II ou noradrenalina (p. ex., infecção urinária, febre, exposição ao frio e calor, convulsões e exercício intenso).[12,14]

Além disso, existem algumas condições clínicas em que a presença intermitente de proteinúria não se associa a doença renal (histologia normal) e não acarreta repercussões clínicas, como foi evidenciado em estudos com até 50 anos de seguimento. Exemplo disso é a **proteinúria postural (ortostática)**, geralmente inferior a 1 g/dia, e que ocorre em 3 a 5% dos jovens sadios. Sua característica é ser detectada durante o dia, desaparecendo durante a noite, em posição supina. Para esse diagnóstico, necessita-se coletar a urina em dois períodos de 12 horas, um diurno e um noturno. Nesses casos, o aumento da permeabilidade glomerular está relacionado com a ativação neuro-humoral e a alteração da hemodinâmica glomerular.[14]

Mostra-se fundamental uma cuidadosa observação para diferenciar esses casos daqueles em que os pacientes aumentam a proteinúria com a posição ortostática por apresentarem um comprometimento renal.[12]

Pacientes com **proteinúria persistente** mais frequentemente apresentam doença renal ou sistêmica, como diabetes, insuficiência cardíaca ou hipertensão arterial.[14]

Mecanismos

Durante sua formação, o filtrado glomerular atravessa três camadas: uma camada fenestrada de células endoteliais, cujos poros têm um diâmetro de 700 Å; a membrana basal (espessura total de 3.000 Å), composta de uma lâmina densa entre uma lâmina rarefeita interna e outra externa (**lâmina rara interna e externa**); uma camada de células epiteliais (podócitos), constituída de processos interdigitados denominados "pés dos podócitos" ou "pedicelas", originários de prolongamentos das células epiteliais. Os **pés dos podócitos** estão separados nas bases por poros de 250 a 500 Å. Além dessa barreira baseada no tamanho dos poros, existe uma que depende da carga negativa da parede glomerular, repelindo a passagem de proteínas de carga negativa.[14]

Em geral, o glomérulo normal impede seletivamente a passagem de moléculas do tamanho da albumina plasmática [peso molecular (PM) = 40.000 dáltons] ou maiores. O *clearance* de proteínas plasmáticas é inversamente proporcional ao seu diâmetro efetivo. A perda da seletividade, com aparecimento de grandes moléculas na urina, reflete a gravidade da lesão. Assim, em pacientes com síndrome nefrótica e com lesões glomerulares importantes, a relação do *clearance* de moléculas maiores (p. ex., α_2-macroglobulina) com o *clearance* de moléculas menores (p. ex., albumina) é relativamente mais alta que em pacientes proteinúricos com lesões glomerulares mínimas. Entre as frações plasmáticas não detectáveis na urina normal pelo seu diâmetro elevado, estão α_2-lipoproteínas, β_2-lipoproteínas e β-macroglobulinas.

Quantidades anormais de proteínas podem aparecer na urina por mecanismos variados, como será visto resumidamente a seguir:

- Dano da parede capilar glomerular, possibilitando a passagem de proteínas de alto PM em quantidades que superam a capacidade de reabsorção tubular. Essa proteinúria é chamada "proteinúria glomerular".[12] Em casos de proteinúria glomerular intensa, a albumina constitui 60 a 90% da proteinúria total. Quantidades menores das quatro maiores frações de globulinas também são excretadas. De modo geral, considera-se que proteinúrias acima de 1 g/dia muito provavelmente têm origem **glomerular**. Quando, no seguimento de um paciente com proteinúria glomerular, observa-se redução da excreção de proteína, isso pode decorrer de uma melhora da lesão glomerular, da progressão da destruição glomerular (menos proteína é filtrada) ou da diminuição significativa dos níveis de albumina. No entanto, existem algumas condições em que, apesar da piora da função renal, não há redução proporcional da proteinúria: diabetes melito, amiloidose renal e nefropatia membranosa
- Disfunções ou lesões tubulares proximais podem impedir a reabsorção normal de proteínas nesse local, resultando no aparecimento de proteínas, principalmente de baixo PM (geralmente globulinas – α_2-microglobulina e β_2-microglobulina) na urina. A esse tipo denomina-se "proteinúria tubular", a qual não excede 1 a 2 g/dia.[12] Também pode haver aumento de produção de proteínas pelos túbulos (pouco frequente)
- Proteínas normais ou anormais produzidas em maior quantidade, ultrapassando os mecanismos de reabsorção proximal.[12] Essa condição é chamada "proteinúria de hiperfluxo".[14] Em algumas enfermidades, a excreção de globulinas excede a de albumina (p. ex., mieloma múltiplo). Em pacientes com mieloma, as globulinas detectadas na urina são proteínas de cadeia leve, de baixo PM: 22.500 a 45.000 (Bence-Jones). Essas proteínas são estrutural e antigenicamente idênticas às cadeias leves das proteínas miomatosas IgG e IgA e têm uma característica térmica: coagulam ao serem aquecidas entre 45 e 55°C e novamente se solubilizam ao ferver-se a urina. Esse simples teste de aquecimento é útil no diagnóstico inicial de discrasias de células plasmáticas, mas somente é positivo em 50 a 60% dos casos. Albuminúria elevada em mieloma múltiplo significa aumento da permeabilidade glomerular, secundária à infiltração por amiloide.

Determinação qualitativa

Existem vários métodos cujos resultados são, em geral, expressos em cruzes (0 a ++++), dependendo da intensidade da reação. É importante salientar que, com esses métodos, há necessidade de obter simultaneamente a densidade da urina para melhor interpretação da proteinúria. Isso porque, com fluxos urinários muito elevados (o que em geral significa uma urina diluída), a concentração de proteína pode ser baixa e não ser detectada pelos métodos habituais.

- Calor e ácido acético: algumas gotas de ácido acético são adicionadas à urina, a qual é, então, fervida. A presença de proteína torna a urina opalescente
- Ácido sulfossalicílico a 3%: adicionam-se algumas gotas de ácido sulfossalicílico a 5 mℓ de urina, que se turva na presença de proteína[11]
- Tiras de papel: nesses testes, as tiras reativas são impregnadas com tetrabromofenol azul, que tem grande afinidade por proteínas de carga negativa (como a albumina) e menor afinidade por proteínas de carga positiva (como as imunoglobulinas de cadeias leves).[12] Apenas quando há uma quantidade superior a 300 a 500 mg de proteínas ao dia, a tira torna-se verde, em intensidade que depende da quantidade de proteína. O teste detecta albumina em quantidades maiores, mas não outras proteínas, como as cadeias leves de imunoglobulinas e proteínas de Bence-Jones. O teste da fita reativa pode ser falso-positivo para proteínas por cerca de 24 horas em pacientes que receberam agentes de contraste radiográfico. As tiras comuns também não detectam microalbuminúria (30 a 300 mg/dia), um evento precoce na evolução da nefropatia diabética. Para essa finalidade, poderiam ser usadas fitas específicas (Micral-test®, Albustix®, Microbumintest®), que detectam quantidades baixas de albumina na urina.[12] As limitações das tiras de papel são:
  - Na maior parte dos casos, albuminúria moderadamente elevada, na faixa de 30 a 300 mg/dia (antes chamada "microalbuminúria"), não pode ser detectada pela fita
  - Um paciente com albuminúria grave normalmente detectada pela fita (mais o que 300 mg/dia, antes chamada de "macroalbuminúria") pode ter um teste da fita negativo se a urina estiver muito diluída
  - Mesmo com uma fita positiva, as categorias semiquantitativas de albuminúria (traço, 1+, 2+ e 3+) não são necessariamente confiáveis. Uma urina diluída subestima o grau de albuminúria; por sua vez, uma urina concentrada que registre 3+ pode não indicar albuminúria importante
  - Exposição recente a contrastes iodinados pode induzir a albuminúria transitória, o que não se observa com os novos agentes não iônicos.

Determinação quantitativa

Útil na identificação e no seguimento de certos tipos de nefropatias, geralmente se faz a avaliação quantitativa coletando-se urina de 24 horas e determinando-se o conteúdo de proteína, pelo método de precipitação, que detecta grande parte das proteínas. Como já mencionado, a quantidade normal de proteínas na urina não ultrapassa 150 mg/dia. Quantidades superiores a esse limite representam grandes modificações na permeabilidade glomerular. Proteinúria acima de 3 g/dia é considerada proteinúria em faixa nefrótica.[15] O maior problema na coleta de urina de 24 horas é assegurar que a coleta seja completa. Para verificar se toda a urina foi adequadamente coletada, pode-se basear na quantidade de creatinina presente na urina: para homens entre 20 e 50 anos, a excreção urinária de creatinina nas 24 horas é de 18,5 a 25 mg/kg/dia, e, para mulheres de mesma idade, 16,5 a 22,4 mg/kg/dia. Para homens e mulheres de 50 a 70 anos de idade, os valores seriam 15,7 a 20,2 mg/kg/dia e 11,8 a 16,1 mg/kg/dia, respectivamente. Valores inferiores podem evidenciar coleta incompleta da urina. É importante frisar que pacientes desnutridos e com massa muscular reduzida têm menor excreção de creatinina.[12]

A quantificação também é utilizada como *screening* em algumas situações especiais. Por exemplo, albuminúria entre 30 e 300 mg/dia em pacientes diabéticos indica nefropatia diabética, mesmo com excreção urinária de proteínas nas 24 horas aparentemente normal. A albuminúria pode estar transitoriamente elevada em situações como hiperglicemia, febre, exercício e insuficiência cardíaca.[16] São maneiras de quantificar a albumina urinária o radioimunoensaio, a imunoturbidimetria, a nefelometria e a ELISA imunoensaio – todos métodos com precisão similar.[12]

Em vez de usar a urina de 24 horas, pode-se determinar a quantidade de proteína em relação à creatinina em uma amostra de urina eliminando-se o fator tempo e o grau de diluição urinária. Como é possível observar na Figura 16.2, existe uma boa correlação entre a proteinúria de 24 horas e a proteinúria determinada em amostra aleatória, dividindo-se a concentração proteica pela concentração da creatinina urinária. Normalmente, a razão proteína/creatinina na urina é menor que 0,1. Uma razão maior que 3,0 a 3,5 indica excreção proteica superior a 3,0 a 3,5 g/24 horas, e menor que 0,2 indica menos de 0,2 g em 24 horas. Esse cálculo pode ser feito também em diabéticos: um valor acima de 0,03 sugere que a excreção de albumina é superior a 30 mg/dia, e que albuminúria está presente. Deve ser considerado o fato de que, em diabéticos, existe variação na excreção de proteínas na urina ao longo do dia, e que, preferencialmente, deve ser utilizada uma amostra coletada logo pela manhã.[16]

Todavia, a razão proteína/creatinina (RPC) apresenta algumas limitações, como o fato de subestimar a excreção de proteínas em indivíduos musculosos, com maior excreção de creatinina, e superestimá-la em indivíduos caquéticos, com menor excreção de creatinina. Além disso, a avaliação em amostra isolada de urina não é apropriada para o diagnóstico de proteinúria ortostática ou postural (ver Capítulo 17).[15]

> **! PONTOS-CHAVE**
> - O exame de uma amostra de urina com as fitas reativas possibilita a avaliação qualitativa dos constituintes da urina, como pH, glicose, nitrito, esterase leucocitária, hemoglobina, densidade e proteínas
> - A avaliação quantitativa da albuminúria pode ser feita na urina de 24 horas ou com a razão albumina/creatinina em uma amostra aleatória de urina.

Determinação quantitativa da albuminúria

As orientações atuais recomendam a determinação da albumina urinária pela necessidade de detectar níveis mais baixos de proteína, por terem mais significância clínica. Vários estudos mostraram que pequenas quantidades de albumina na urina (entre 30 e 300 mg/dia) têm importância prognóstica: quanto maior a albuminúria, maior o risco de morte e mortalidade cardiovascular, injúria renal aguda e doença renal terminal.

Grandes aumentos relativos de albuminúria podem ocorrer sem causar elevação mensurável na proteinúria total. Medidas da albumina urinária são mais específicas e sensíveis para alterações na permeabilidade glomerular que medidas da proteinúria total. No entanto, basear-se na albuminúria pode fazer com que não se detecte proteinúria "tubular" e de "hiperfluxo". Se proteinúria tubular constituir-se uma hipótese, é melhor avaliar por ensaios imunológicos dirigidos especificamente a uma proteína tubular como alfa-1-microglobulina ou cadeias monoclonais.

Razão albumina/creatinina em amostra isolada de urina

Tem sido recomendada em vez da RPC em decorrência de sua maior capacidade de padronizar a determinação da albumina urinária *versus* proteinúria total e o fato de que a albumina é a proteína predominantemente perdida na urina.

Obtém-se a razão albumina/creatinina (RAC) dividindo-se a concentração da albumina urinária pela concentração de creatinina urinária e expressando os resultados em mg/mmol ou mg/g. O valor de referência para RAC é de 30 mg/g. A determinação da creatinina urinária torna possível corrigir os efeitos da concentração urinária na proteinúria. A variabilidade pode ser reduzida usando-se a primeira urina da manhã. Apesar do bom desempenho da RAC na estimativa da proteinúria de 24 horas, há algumas limitações, como a variabilidade na excreção diária de creatinina no próprio indivíduo e entre indivíduos, e as flutuações na excreção de proteína que ocorrem durante o dia.

Sedimento urinário

Embora o exame microscópico do sedimento urinário não ofereça uma ideia da função renal, pode indicar a presença de uma nefropatia e, muitas vezes, a natureza e a extensão das lesões. Normalmente, um pequeno número de células e outros elementos formados podem ser detectados na urina (Quadro 16.1). Quando da existência de uma enfermidade, o número desses elementos aumenta (Figura 16.3).

Células

As células encontradas no sedimento urinário podem provir de descamação do epitélio e do trato urinário ou dos elementos celulares do sangue. Nas nefropatias, as células epiteliais degeneram e são excretadas em grande número, particularmente quando há proteinúria intensa. Quando desta última

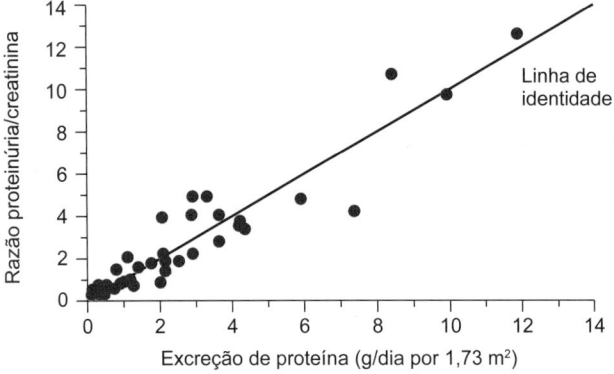

Figura 16.2 É evidente a estreita relação entre a excreção diária total de proteína na urina e a razão proteína/creatinina urinária em uma amostra aleatória de urina. (Fonte: Ginsberg et al., 1983.)[17]

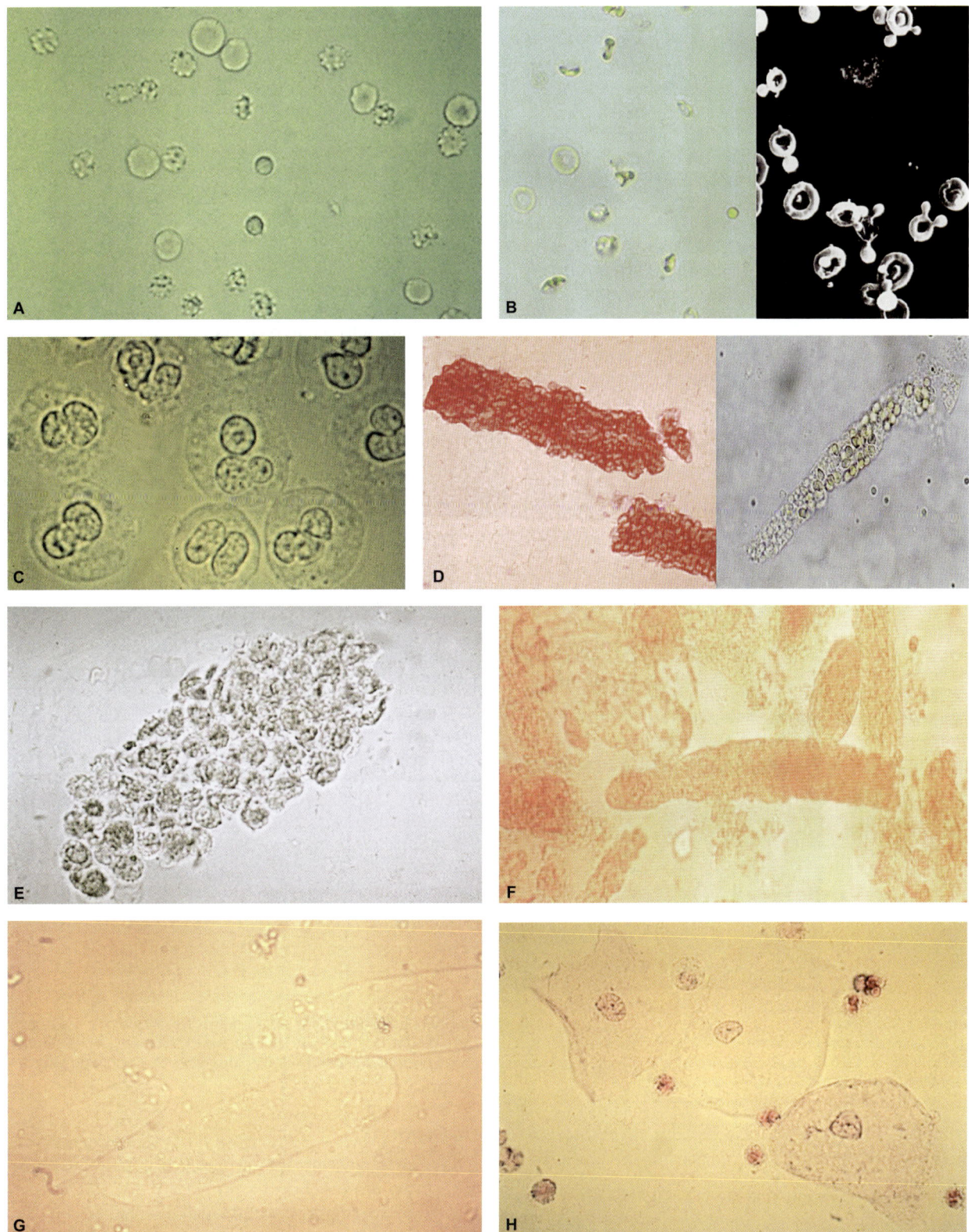

Figura 16.3 Principais elementos formados no sedimento urinário. **A.** As hemácias na urina aparecem como discos refráteis. Com a hipertonicidade da urina, as hemácias começam a ter uma aparência crenada. **B.** À esquerda, observa-se na microscopia a presença de hemácias dismórficas com projeções vesiculares (acantócitos), que podem ser mais bem identificadas usando a microscopia eletrônica (*painel da direita*). **C.** Os leucócitos na urina têm núcleos lobulados e grânulos citoplasmáticos refráteis e são maiores que as hemácias. **D.** Imagens de cilindros hemáticos na urina. **E.** Cilindro leucocitário, sugestivo de pielonefrite aguda. **F.** Cilindro granuloso sugestivo de necrose tubular aguda. **G.** Cilindro hialino. **H.** Células epiteliais escamosas de aspecto grande e poligonal. (Fonte: Library Med Utah, 2017.)[18] (*continua*)

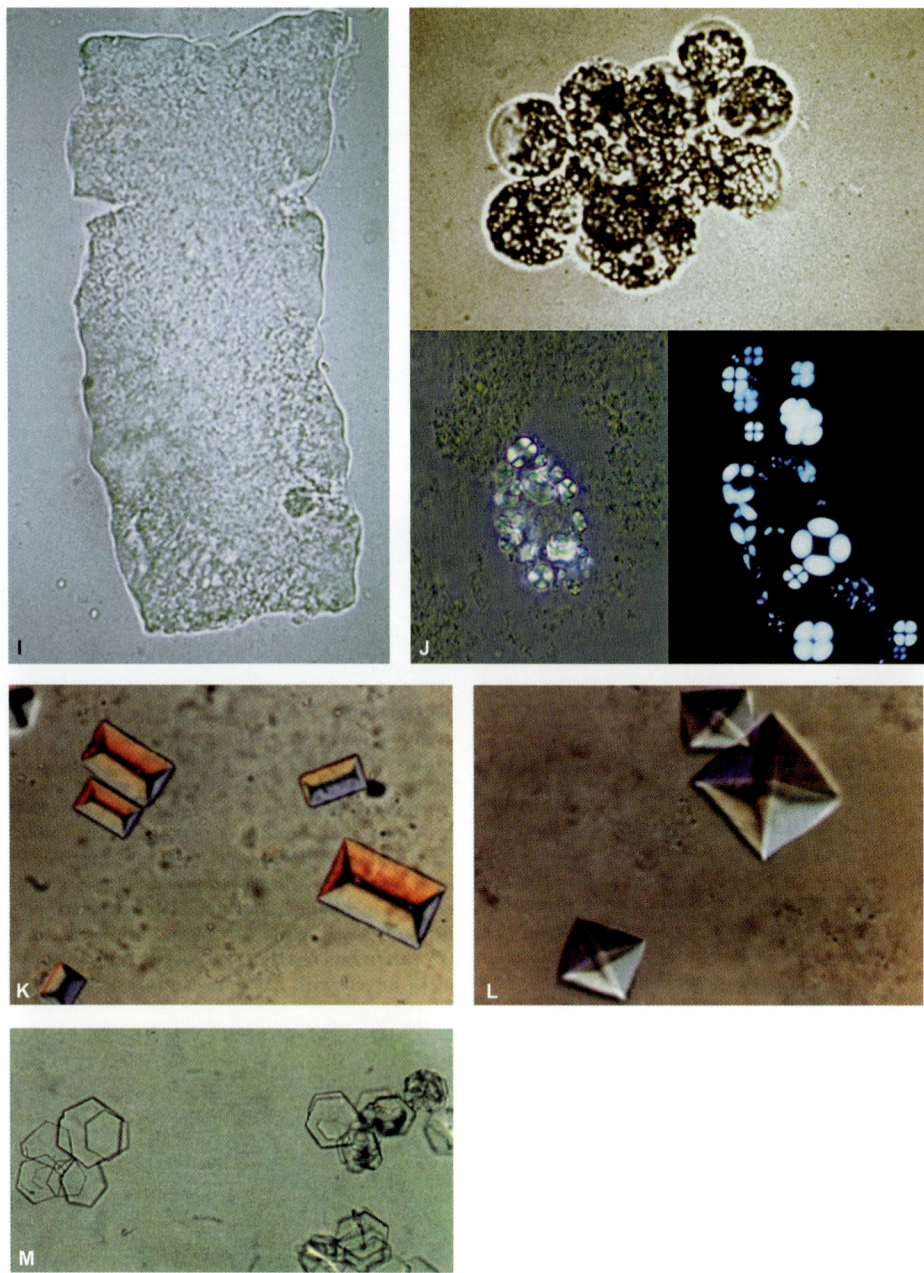

Figura 16.3 (*Continuação*) Principais elementos formados no sedimento urinário. **I.** Cilindro céreo (aéreo), largo. Notar que os bordos são nítidos e que há "rachaduras". **J.** Células tubulares degeneradas com corpúsculos ovais de gordura, que, sob a luz polarizada (abaixo), demonstram a típica "cruz de malta". **K.** Cristais de estruvita associados a bactérias que desdobram a ureia. **L.** Cristais de oxalato de cálcio. **M.** Cristais de cistina. (Fonte: Library Med Utah, 2017.)[18]

possibilidade, os processos exacerbados de reabsorção de proteína levam a uma degeneração gordurosa das células epiteliais tubulares, com aparecimento de gotículas de gordura no citoplasma. As células epiteliais tubulares repletas de gordura são denominadas "corpúsculos ovais de gordura" e são encontradas em grande número na síndrome nefrótica, em que o número de corpúsculos parece ser proporcional ao grau de proteinúria.

Leucócitos e hemácias presentes na urina podem ser originários dos rins, assim como de qualquer outra parte do trato urinário. Apenas quando inclusos em cilindros, pode-se ter certeza de sua origem renal.

Cilindros

Elementos do sedimento urinário de grande importância na distinção entre nefropatia primária e doenças do trato urinário baixo, compreendem massas alongadas (cilíndricas) de material aglutinado, formadas, em geral, nas partes distais dos néfrons, onde a urina se concentra. A largura dos cilindros é determinada pela largura do túbulo em que se formam. Por exemplo, os cilindros mais largos são aqueles formados nos ductos coletores. Os cilindros geralmente se formam por uma matriz proteica, na qual células podem se aglutinar. Aumento da concentração do líquido tubular e urina ácida favorecem a formação de cilindros.

Quadro 16.1 Elementos formados encontrados na urina.

Células do sangue
Eritrócitos
Leucócitos
Linfócitos
Células plasmáticas etc.
Células do trato urinário
Rim: células tubulares
Trato inferior: células transicionais, escamosas
Células estranhas
Bactérias
Fungos
Parasitas
Células neoplásicas
Cristais
Oxalato
Fosfatos
Uratos
Medicamentos etc.

- Cilindro hialino: formado pela precipitação de proteína no lúmen tubular. Basicamente, constitui-se pela mucoproteína de Tamm-Horsfall (ver Figura 16.3).
- Cilindro epitelial: cilindro celular formado por células epiteliais tubulares, com pouca matriz proteica. No início, as células podem ser identificadas facilmente no cilindro epitelial. À medida que o cilindro permanece no túbulo ou se move em direção à pelve renal, as células começam a se desintegrar. Há dispersão do material nuclear e aparecem vários fragmentos (cilindros granulosos). Com a progressão do processo de desintegração, os grânulos tornam-se menores (cilindros finamente granulosos), passando a ser, no final, massas homogêneas (cilindros céreos)
- Cilindro leucocitário: cilindro hialino contendo leucócitos
- Cilindro gorduroso: cilindro hialino impregnado com gotículas de gordura
- Algumas vezes, percebem-se cilindros cujo diâmetro é maior do que o habitual. Chamados de cilindros largos, são formados nos ductos coletores e resultam de estase urinária (ver Figura 16.3). Em geral, trata-se de cilindros epiteliais ou céreos. Como geralmente a estase urinária reflete diminuição da função renal, eles são observados na lesão renal. No entanto, consideram-se os cilindros céreos não específicos. Aparentemente resultam da degeneração de cilindros celulares e podem ser observados em várias nefropatias
- Cilindros hemáticos: nesse tipo, as hemácias dismórficas estão incluídas no cilindro hialino, sendo sua presença patognomônica de glomerulopatia.

Cristais

Podem ser observados na urina cristais de diferentes morfologias e significados (ver Figura 16.3). Os cristais se formam na urina na dependência de vários fatores, que serão abordados com mais detalhes no capítulo sobre litíase urinária (ver Capítulo 29). A presença de cristais de ácido úrico, fosfato ou oxalato de cálcio na urina pode não ter significado diagnóstico, pois é possível ocorrer cristalização na amostra, de acordo com a temperatura ambiente, o pH e outras características da urina. Uma grande quantidade desses cristais nos túbulos renais pode causar injúria renal aguda, como na síndrome de lise tumoral. Os cristais de fosfato amoníaco-magnesiano (estruvita) podem ser encontrados em litíase associada a infecções urinárias por bactérias produtoras de urease, como *Proteus* e *Klebsiella*. A presença de cristais de cistina também é anormal e significa doença.[11]

Exame microscópico da urina

É interessante ressaltar que a urina deve ser examinada pelo próprio médico interessado, quando há suspeita de uma nefropatia. Há duas razões específicas para essa recomendação: propicia um exame cuidadoso por um indivíduo competente e familiarizado com o quadro clínico e possibilita a realização do exame logo após a coleta da urina.

Amostras de urina enviadas ao laboratório central podem permanecer várias horas à temperatura ambiente antes de serem processadas. Essa espera, aliada por vezes à infecção da urina com organismos que desdobram a ureia, eleva o pH da urina. Já se demonstrou que há uma correlação inversa, altamente significativa, entre o número de cilindros e o pH urinário. Dessa maneira, à medida que o pH urinário se torna mais alcalino, detecta-se um menor número de cilindros em razão do processo de degradação que se desenvolve. Assim, sugere-se que, se a urina não puder ser examinada logo após a micção, deverá ser preservada com uma gota de formol a 10%, para prevenir a degradação de cilindros.[19]

A urina para exame deverá ser coletada com os devidos cuidados de higiene, em frasco estéril. A seguir, centrifugam-se 10 a 15 mℓ de urina a 3.000 rpm por 5 minutos. Então, o sobrenadante é descartado e o sedimento, ressuspendido. Uma gota do sedimento é colocada em uma lâmina sob lamínula e examinada ao microscópio sob iluminação reduzida. O número de cilindros, hemácias e células brancas e epiteliais é avaliado em, pelo menos, 10 campos (400×).

No serviço de nefrologia do Hospital Universitário Evangélico Mackenzie de Curitiba, os autores deste capítulo realizam como rotina a análise microscópica de uma amostra de urina não centrifugada na câmara de Neubauer (Figura 16.4).

Logo após a coleta adequada, a urina é homogeneizada com movimentos rotatórios, sendo preenchida a câmara, sob lamínula, com uma pipeta pequena. Para a contagem dos elementos figurados (leucócitos, hemácias, cilindros), deve-se utilizar a objetiva de 400×, sob iluminação reduzida. A seguir, procede-se à contagem dos elementos figurados, inclusos nas linhas triplas, em dois dos grandes retículos da câmara, diametralmente opostos, multiplicando-se o resultado por 5, obtendo-se a contagem por mm^3.

Para a quantificação das bactérias (que podem ser facilmente visualizadas pelo observador experiente sem necessidade de coloração pelo Gram), adota-se a seguinte sistematização: (1) raras, quando visualizadas esparsamente nos dois retículos; (2) +, até 10 bactérias por campo de 400×; (3) ++, até 100 bactérias por campo; (4) +++, mais de 100 bactérias por campo. Com a experiência, é muito difícil a confusão com uratos ou fosfatos amorfos (que podem ser eliminados com técnicas adequadas) ou partículas com movimentos brownianos. Esse método possibilita, em qualquer local (enfermaria, ambulatório, consultório), a quantificação dos elementos urinários como leucócitos, hemácias, cristais, cilindros e bactérias (tanto bacilos quanto cocos). Associando esses dados aos obtidos pelas tiras reagentes, com frequência é possível o diagnóstico de glomerulopatias ou infecções urinárias. Eventualmente, se houver poucos elementos, pode-se proceder à centrifugação do material em ambientes com essa facilidade.

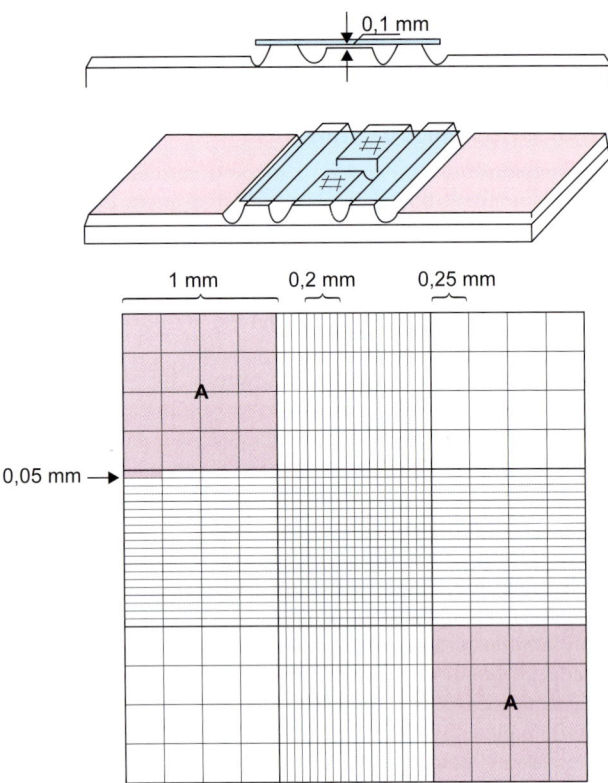

Figura 16.4 Câmara de Neubauer: aspecto lateral, superior; do retículo. Nas áreas sombreadas (A), realiza-se a contagem, sendo esse resultado multiplicado por 5, obtendo-se o número de células por milímetro cúbico (mm³).

Estando presente hematúria, é fundamental a análise da morfologia eritrocitária (perfeitamente possível sob microscopia óptica, não havendo necessidade da microscopia de fase). Hemácias **isomórficas**, com forma íntegra ou crenada, de tamanhos pouco diversos, com quantidade apropriada de hemoglobina, refringentes, semelhantes às observadas em esfregaços de sangue periférico, são características de doenças de origem não glomerular, como neoplasia, litíase renal, traumatismo do aparelho urinário, infecção urinária etc. Já as hemácias **dismórficas**, com vários tamanhos e formas, algumas com apêndices em suas membranas (acantócitos), com pouca hemoglobina e, por isso, difíceis de visualizar (*ghost cells*), indicam doença glomerular (ver Figura 16.3). Basta a análise cuidadosa da morfologia das hemácias, neste último caso, para afirmar, mesmo quando da não ocorrência de cilindros ou proteinúria, que o paciente apresenta glomerulonefrite. É importante observar que crenócitos não são hemácias dismórficas de origem glomerular, e sim apenas hemácias que sofreram o efeito de imersão em solução hipertônica (urina) por algumas horas. Como visto na Figura 16.3, elas não apresentam as projeções vesiculares características dos acantócitos.

Outros elementos importantes no diagnóstico de doenças renais são os eosinófilos urinários, que, quando detectados pela coloração de Giemsa ou Wright, podem evidenciar uma nefrite intersticial aguda.[11]

Interpretação do sedimento urinário em nefropatias

A associação de certas características na urinálise, sob a forma de padrões, sugere doenças renais específicas, facilitando e dirigindo o raciocínio diagnóstico:

- Como já mencionado, cilindros no sedimento urinário têm uma importância fundamental, pois são formados no parênquima renal. Do mesmo modo, as células que podem estar inclusas no cilindro indicam que elas também se originam no parênquima renal. Assim, a presença de hematúria não sugere ao médico o local de sangramento no trato urinário, se não se analisar a morfologia das hemácias. No entanto, a presença de células vermelhas no interior do cilindro (cilindro hemático) indica a sua origem como glomerular (p. ex., como ocorre nas glomerulonefrites). Cilindros largos indicam que há lesão renal e geralmente refletem um mau prognóstico. No entanto, podem ser vistos também na fase de diurese franca da necrose tubular aguda e na recuperação de glomerulonefrite aguda grave
- Numerosos cilindros granulosos e de células epiteliais, além de células epiteliais livres, são encontrados na urina de pacientes com necrose tubular aguda ou em injúria renal aguda. Sua ocorrência na urina resulta do desprendimento dessas células de sua membrana basal em consequência a uma lesão isquêmica ou tóxica[11]
- Leucocitúria pode ser encontrada em qualquer nefropatia. Quando os leucócitos se apresentam em grande quantidade ou agregados, e associados à bacteriúria, geralmente indicam infecção do trato urinário. A única maneira de identificar que os leucócitos têm origem renal é a existência de cilindros em que os leucócitos estejam inclusos (cilindros leucocitários). Os cilindros leucocitários podem ser encontrados nas glomerulonefrites, com outros cilindros. Contudo, quando somente os cilindros leucocitários estiverem presentes, na ausência de outros cilindros, podem sugerir o diagnóstico de pielonefrite. Piúria associada a cilindros leucocitários ou céreos, com proteinúria discreta ou ausente, sugere doença tubular ou intersticial ou, ainda, obstrução urinária. Leucócitos e cilindros leucocitários também são observados na glomerulonefrite aguda pós-infecciosa, ainda que nesta também estejam presentes outros sinais de doença glomerular, como hematúria dismórfica, cilindros hemáticos e proteinúria. Piúria isolada sugere a contaminação com secreções vaginais (com células epiteliais vaginais), infecções urinárias, doença tubulointersticial e tuberculose do aparelho urinário.[11] O achado de bacteriúria em urina coletada e processada adequadamente possibilita o diagnóstico de infecção urinária de imediato, seja assintomática (**bacteriúria assintomática**), seja associada a sintomas e sinais característicos (**bacteriúria sintomática**). O diagnóstico de infecção urinária é facilitado pela análise do aspecto e do odor da urina, bem como pelos resultados das fitas reagentes
- Gotículas de gordura dispersas na urina ou no interior das células, como já referido, assinalam (compreendem) uma característica de nefropatias que se acompanham de proteinúria importante (síndrome nefrótica)
- A associação de hematúria a cilindros hemáticos, hemácias dismórficas, proteinúria maciça ou lipidúria sugere doença glomerular ou vasculite. Hemácias e piócitos, com tipos variados de cilindros, indicam doença glomerular, vasculite, nefrite intersticial, obstrução ou infarto renal. Como já mencionado, a eosinofilúria pode ser encontrada na nefrite intersticial aguda. A ausência de eosinófilos na urina não afasta esse diagnóstico. Hematúria isolada, sempre analisando sua morfologia, sugere litíase urinária, nefropatia por IgA, doença da membrana basal fina, nefrite hereditária, doença renal policística, tumores e doença prostática[11]

- Parcial de urina com poucas alterações (poucas células, ausência ou pequena quantidade de cilindros e proteinúria) pode resultar das seguintes condições: doença renal aguda do tipo pré-renal; alguns casos de necrose tubular aguda; obstrução do trato urinário; hipercalcemia, rim do mieloma (teste do ácido sulfossalicílico fortemente positivo); nefroesclerose benigna; e doenças tubulares.[11]

> **! PONTOS-CHAVE**
> - O exame microscópico de amostra de urina recente faz parte essencial da avaliação do paciente com suspeita de doença renal
> - Hemácias dismórficas e cilindros hemáticos sugerem origem glomerular.

Provas de função renal

Avaliação da função glomerular (ver Capítulo 17)

A ureia e a creatinina são substâncias basicamente excretadas pelo rim pela filtração glomerular; desse modo, sua concentração plasmática depende da filtração glomerular. Avalia-se a função de filtração glomerular pela concentração plasmática e a capacidade de depuração renal (*clearance*) dessas substâncias.

A determinação da excreção de proteína na urina é também um importante método de avaliação da função glomerular. Como uma das funções do glomérulo é fornecer um ultrafiltrado do plasma praticamente sem proteína, um excesso de proteína na urina significa uma disfunção glomerular. E, como a avaliação da excreção de proteína pelo rim já foi abordada, agora restringir-se-á aos métodos de avaliação da depuração renal.

Entre as funções mais significativas dos rins, encontra-se a de retirar do sangue algumas substâncias, pela filtração glomerular. A taxa de filtração glomerular (TFG) corresponde ao somatório das taxas de filtração de cada néfron. Então, a TFG fornece uma estimativa do número de néfrons funcionantes, o que é de fundamental importância quando se avalia a repercussão de uma doença sobre a função renal. Por exemplo, TFG reduzida demonstra comprometimento da função renal, enquanto TFG aumentando progressivamente demonstra melhora funcional.[20]

Essa função renal de limpar, depurar, é conhecida como *clearance*. Considere-se uma substância livremente filtrada pelos glomérulos, que não se ligue às proteínas plasmáticas e que não seja secretada nem reabsorvida pelos túbulos renais. O *clearance* dessa substância é igual à filtração glomerular, ou seja, é a quantidade removida do plasma dividida pela concentração plasmática média em determinado período. O *clearance* é interpretado como o volume de plasma que pode ser depurado (limpo) de certa substância na unidade de tempo.[12]

Creatinina plasmática e *clearance* da creatinina endógena

A creatinina é um produto do metabolismo da creatina e da fosfocreatina musculares. Sua produção e liberação pelo músculo são constantes e dependem pouco da atividade física, da ingesta e do catabolismo proteico usuais. Normalmente, os níveis séricos de creatinina variam no homem de 0,8 a 1,3 mg/100 mℓ e na mulher de 0,6 a 1,0 mg/100 mℓ. Há pouca variação durante o dia e de um dia para o outro.[12]

Algumas circunstâncias podem elevar agudamente os níveis de creatinina no sangue, como a ingesta de grande quantidade de carne em uma refeição ou a destruição muscular extensa (p. ex., na rabdomiólise). Além disso, certos medicamentos podem aumentar o nível plasmático de creatinina, como trimetoprima, cimetidina, probenecid, amiloride, espironolactona e triamtereno, que são cátions que competem com a creatinina e inibem sua secreção tubular.[21] Outras substâncias, por serem cromógenas, elevam em até 20% os níveis de creatinina por interferência em alguns testes de dosagem que se baseiam em colorimetria. São exemplos disso glicose, frutose, piruvato, acetoacetato (na cetoacidose diabética), ácido úrico, ácido ascórbico, cefalosporinas e fluocitosina.[3,12,21]

Após sua liberação pelo músculo, a creatinina é excretada exclusivamente pelo rim. Como essa substância é livremente filtrada (não se liga a proteínas), não é reabsorvida pelos túbulos renais e apenas uma pequena fração é secretada (15%); a quantidade filtrada será praticamente igual à quantidade excretada. O *clearance* de creatinina reflete, portanto, com bastante aproximação, a filtração glomerular. Observe a fórmula utilizada para o cálculo do *clearance* de creatinina:

$$\textit{Clearance de creatinina (m}\ell\textit{/min)} = \frac{Cr_{Ur} \times V}{Cr_{Pl}}$$

Em que:

- Cr_{Ur}: creatinina urinária (mg/100 mℓ)
- Cr_{Pl}: creatinina plasmática ou sérica (mg/100 mℓ)
- V: volume urinário por minuto (mℓ/min).

No entanto, com o desenvolvimento da doença renal e a consequente elevação da concentração plasmática de creatinina, a fração secretada aumenta muito. Isso acarreta, na avaliação do *clearance* de creatinina, um resultado mais elevado que o da filtração glomerular renal real. Por exemplo, em um paciente urêmico, o *clearance* de creatinina pode ser de 20 mℓ/min, e a filtração glomerular efetiva, de 15 mℓ/min – na verdade, essa discrepância não importa do ponto de vista prático.

Qualquer redução na filtração glomerular reduz a excreção de creatinina. Como a liberação da creatinina pelo músculo é constante, quando há queda da TFG, ocorrem um acúmulo dessa substância e elevação de sua concentração sérica. O acúmulo de creatinina é progressivo, até que a quantidade diária produzida seja igual à quantidade excretada (filtrada; Figura 16.5).

A quantidade de creatinina excretada também varia em razão da massa muscular, isto é, quanto maior a massa muscular, maior a excreção. No homem, a excreção de creatinina é de 20 a 26 mg/kg/dia, e, na mulher, de 14 a 22 mg/kg/dia.[22] No envelhecimento natural do ser humano, nas doenças renais crônicas (DRC) e em pacientes que sofreram amputação ou paralisia de membros, a massa muscular também diminui, e a relação entre a concentração plasmática de creatinina e o *clearance* de creatinina se altera.[3,23] O *clearance* de creatinina então diminui, sem que haja um aumento proporcional de creatinina plasmática.

Do ponto de vista prático, uma redução de 50% na filtração glomerular dobra a concentração sérica de creatinina (Figura 16.6). Um pequeno aumento de creatinina acima do normal significa uma grande alteração percentual da função glomerular. Contudo, quando a creatinina já estiver moderadamente elevada, um aumento comparável representa uma alteração percentual muito menor da função renal. Por exemplo, quando a creatinina sérica aumenta de 1 para 2 mg/100 mℓ, isso equivale a uma diminuição de 50% da função glomerular. No entanto, um aumento de 7 para 8 mg/100 mℓ implica uma perda de somente 2 a 3% da função glomerular (Figura 16.6). Em indivíduos idosos, a elevação da creatinina plasmática de

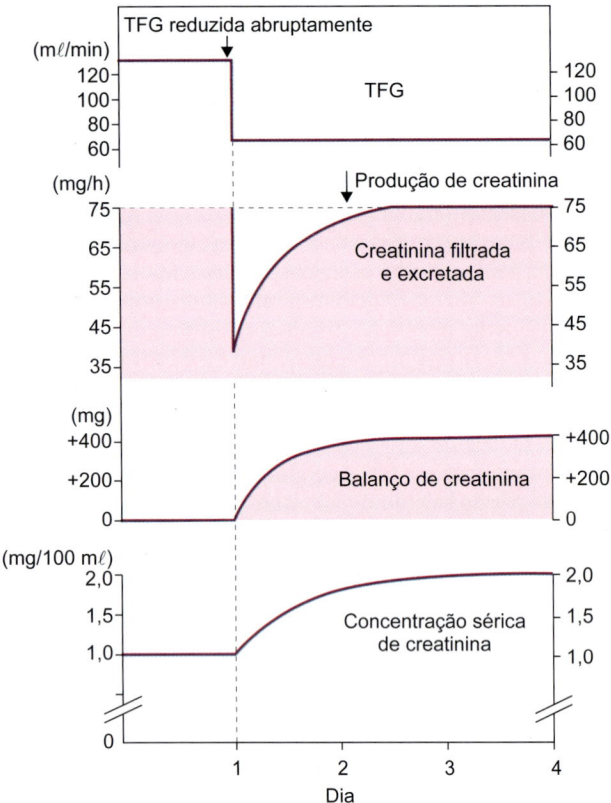

Figura 16.5 Alterações na creatinina sérica quando a taxa de filtração glomerular (TFG) é abruptamente reduzida. Observa-se que, entre os dias 0 e 1, toda a creatinina produzida é excretada. Uma redução de 50% na TFG no dia 1 reduz abruptamente a quantidade de creatinina filtrada e excretada. Como a produção diária de creatinina é constante (seta), haverá um aumento na concentração de creatinina. Com o aumento da creatinina sérica, a quantidade filtrada e excretada também aumenta. Quando a quantidade de creatinina excretada se igualar à creatinina produzida, alcança-se um novo estado de equilíbrio. (Adaptada de Kassirer, 1971.)[22]

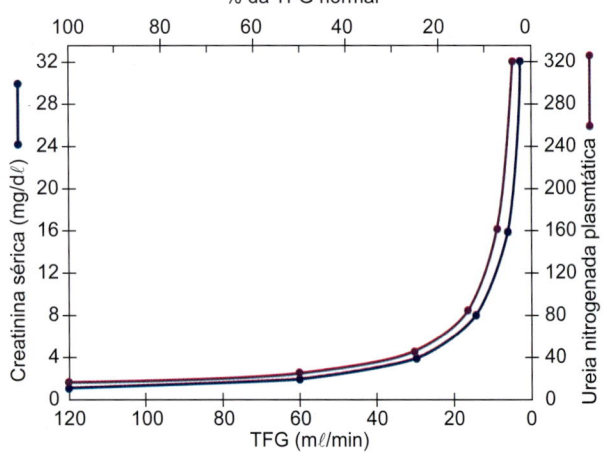

Figura 16.6 Relação entre a creatinina sérica, ureia nitrogenada plasmática e taxa de filtração glomerular (TFG). Observa-se que, para cada redução de 50% na TFG, a concentração sérica de creatinina é o dobro. Em outras palavras, um aumento na creatinina sérica de 1 para 2 mg/100 mℓ implica uma redução de 50% da função renal. Verifica-se, no entanto, que, se o aumento na creatinina sérica for de 7 para 8 mg/100 mℓ, isso indicará uma redução na função apenas de 1 a 3%. (Adaptada de Kassirer, 1971.)[22]

0,6 mg/100 mℓ para 1,2 mg/100 mℓ significa uma redução do *clearance* de creatinina de 50%, mesmo que o nível sérico esteja dentro da faixa considerada normal.

Em um indivíduo jovem e sadio, níveis normais de creatinina indicam TFG normal, mas, em um idoso, podem significar redução de 50% na TFG, em virtude de uma redução da massa muscular.[12]

Apesar de o *clearance* de creatinina ser um exame relativamente fácil de realizar, existem algumas desvantagens, razão pela qual a concentração sérica da creatinina é mais utilizada rotineiramente para avaliar a função glomerular.

Entre as desvantagens do *clearance* de creatinina, está o fato de que alguns métodos de determinação da creatinina sérica são inespecíficos, pois, além da creatinina, detectam outros cromógenos. Em razão disso, os valores séricos podem ser 10 a 40% mais elevados que os obtidos por métodos mais específicos. Além disso, pode haver erro na determinação do *clearance* de creatinina em razão de coleta inadequada da urina (p. ex., esvaziamento incompleto da bexiga). Existe uma margem de erro de 10% na determinação da creatinina, mesmo nos melhores laboratórios.

Técnica para determinação do *clearance* de creatinina

É necessária a coleta de urina durante um período aproximado de 24 horas. Ao iniciá-lo, deve-se esvaziar completamente a bexiga pela manhã, desprezando essa micção e anotando a hora. A partir de então, toda a urina é coletada em frascos apropriados (inclusive a da madrugada, caso se levante para urinar), incluindo a primeira micção da manhã, novamente marcando a hora, completando, assim, o período máximo de 24 horas. Então, a urina é enviada ao laboratório, com os horários anotados.

A seguir, observam-se as etapas para o cálculo do *clearance* de creatinina. Exemplo: calcular o clearance de creatinina de uma paciente de 60 kg, 1,60 m de altura, quando o volume urinário das 24 horas é de 1.440 ml e as concentrações da creatinina urinária e plasmática são 70 mg/100 ml e 7 mg/100 ml, respectivamente.

1. Determinar a superfície corporal do paciente (com tabelas ou fórmulas apropriadas) e o fluxo urinário/min:
   - Superfície corporal: 1,62 m^2

$$\text{Fluxo urinário/min:} \frac{1.400 \, m\ell}{1.400 \, \text{min (24 h)}} = 1 \, m\ell/\text{min}$$

2. Aplicar a fórmula de *clearance*:

$$\text{ClCr} = \frac{70 \, \text{mg}/100 \, m\ell \times 1 \, m\ell/\text{min}}{7 \, \text{mg}/100 \, m\ell} = 10 \, m\ell/\text{min}$$

3. Corrigir o *clearance* (Cl) obtido para a superfície corporal do paciente em questão. (O *clearance* obtido refere-se a uma superfície corporal de 1,73 m^2. Como o *clearance* varia com a superfície corporal (SC), é necessário corrigi-lo para a SC da paciente, que é apenas de 1,62 m^2.) O *clearance* de creatinina corrigido será:

$$\text{Cl}_{\text{CrCorrigido}} = \frac{\text{Cl}_{\text{CrObtido}} \times 1,73}{\text{SC do paciente}}$$

$$\text{Cl}_{\text{CrCorrigido}} = \frac{10 \, m\ell/\text{min} \times 1,73}{1,62} = 10,7 \, m\ell/\text{min}$$

Tradicionalmente, a correção da TFG tem sido feita linearmente de acordo com a superfície corporal. Entretanto, nos últimos anos, alguns autores vêm chamando a atenção para o fato de que a TFG seria determinada fundamentalmente pela taxa de metabolismo basal. Indivíduos de diferentes superfícies corporais são diferentes entre si também com relação a sua taxa metabólica basal, TFG, fluxo sanguíneo renal e excreção de produtos nitrogenados. Assim, como os organismos não são isométricos entre si, mesmo quando apresentam padrões corporais similares, dever-se-ia utilizar as escalas alométricas (não isométricas), que caracterizariam melhor a relação entre TFG e taxa metabólica.[24-26]

Já que a secreção tubular de creatinina interfere nos resultados do *clearance* de creatinina, superestimando a função renal, é possível obter um *clearance* mais exato bloqueando a secreção tubular de creatinina. Esse bloqueio pode ser realizado, por exemplo, com a cimetidina, um antagonista do receptor de histamina H2. A cimetidina é um cátion orgânico que, por competição, diminui a secreção tubular de creatinina.[12]

Outro fato a ser considerado é a influência que o processo normal de envelhecimento poderia ter sobre a função renal, mesmo que a massa muscular se mantivesse inalterada. Utilizando a correlação entre idade e *clearance* de creatinina, alguns autores demonstraram que a taxa de declínio fisiológico da função renal seria em torno de 0,75 mℓ/min por ano.[27] Em um paciente idoso, também deve-se considerar se há comorbidades, como a insuficiência cardíaca, que pode agravar a função renal.[20,28,29] Vale a pena checar os valores de referência normais fornecidos por Wetzels et al.[30] para correta estimação da TFG calculada em pacientes idosos, frente à significativa queda da função renal nessa população, mesmo na ausência de doença renal primária.

Ureia plasmática e *clearance* da ureia

A ureia é o produto final do metabolismo nitrogenado, cuja concentração plasmática depende de muitos fatores que afetam o metabolismo do nitrogênio: ingesta calórica e proteica; catabolismo proteico aumentado, relacionado com trauma, infecção e febre; uso de corticosteroides; absorção de sangue do trato gastrintestinal; depleção do espaço extracelular; e ingestão de quantidades excessivas de proteínas. Desse modo, ao contrário da creatinina, a concentração plasmática de ureia pode variar muito, sem que haja alteração do *clearance* da ureia.

Aproximadamente metade da ureia filtrada é reabsorvida no túbulo proximal, independentemente da presença ou da ausência do HAD e do fluxo urinário. No entanto, nos segmentos distais do néfron, a reabsorção de ureia acompanha a reabsorção de água. Quando o fluxo urinário é baixo, a reabsorção de água nos segmentos distais do néfron aumenta a concentração intratubular de ureia, o que favorece sua reabsorção. Esta também é favorecida pela presença de HAD nesses segmentos; por esse motivo, verifica-se um aumento desproporcional de ureia em relação à creatinina plasmática em um paciente com depleção do volume extracelular, com débito urinário reduzido. Quando o fluxo urinário é alto, o segmento distal do néfron torna-se relativamente impermeável à ureia, o que aumenta a sua excreção (Figura 16.7).

Portanto, para a determinação precisa do *clearance* de ureia, deve-se estabelecer inicialmente um fluxo urinário alto (pelo menos 2 mℓ/min). Como há uma variação diária da ureia plasmática, o teste deverá ser realizado por um curto período, minimizando os erros.

Os erros causados por uma coleta de urina imprecisa e um esvaziamento incompleto da bexiga são maiores quando o tempo de coleta é menor, como no *clearance* de creatinina. Esses problemas, aliados à reabsorção proximal de ureia (50%)

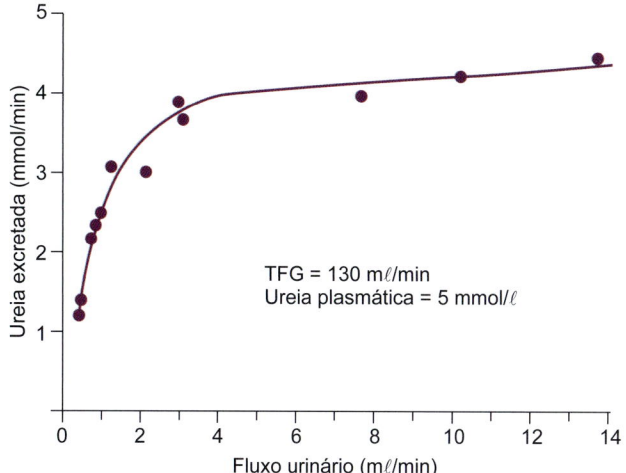

Figura 16.7 Influência do fluxo urinário sobre a excreção de ureia. TFG: taxa de filtração glomerular.

e à necessidade de manter um alto fluxo urinário, durante o teste, fazem do *clearance* da ureia um teste menos preciso, subestimando a função renal.

Cabe ressaltar que, na maior parte da literatura nefrológica de língua inglesa, utiliza-se o nitrogênio ureico do sangue (BUN) em vez da ureia. Para utilizar apropriadamente os dados, é necessário realizar a conversão numérica a seguir.

$$\text{Ureia (mg/100 m}\ell) = \frac{\text{BUN}}{2,14}$$

Média dos *clearance* de creatinina e ureia

Como o *clearance* de creatinina superestima e o de ureia subestima a filtração glomerular (os desvios para mais e para menos seriam de magnitudes comparáveis), alguns investigadores sugerem que a média dos dois *clearance* seria uma estimativa razoável da filtração glomerular, pelo menos em pacientes com creatinina plasmática acima de 4 mg/100 mℓ.[20,31,32]

$$\text{TFG} = \frac{Cl_{Cr} + Cl_{Ur}}{2}$$

Estimativa da taxa de filtração glomerular (ver Capítulo 17)

Em virtude das dificuldades inerentes à determinação do *clearance* de creatinina (demorado e sujeito a erros pela perda de amostras de urina) e da necessidade, muitas vezes, de estimar a TFG, tem-se recorrido a fórmulas.

Fórmula de Cockcroft-Gault. Estima o *clearance* de creatinina, mas atualmente é obsoleta em razão de outras estimativas da TFG baseadas em radioisótopos. Em mulheres, pelo fato de a massa muscular ser proporcionalmente menor que nos homens, o resultado dessa fórmula deve ser multiplicado por 0,85.[20]

$$Cl_{Cr} \text{ (m}\ell/\text{min)} = \frac{140 - \text{idade} \times \text{inserir peso corporal magro (kg)}}{Cr_{Pl} \text{ (mg/100 m}\ell) \times 72}$$

Fórmula *modified diet in renal disease* (MDRD). Surgida em 1999 a partir de um estudo que verificou o papel da quantidade de proteína ingerida na progressão da DRC. A TFG foi determinada pelo radioisótopo iotalamato. Vários coeficientes foram incorporados na fórmula para compensar diferenças de massa corporal e dieta em populações de diferentes etnias. Mais recentemente, a fórmula MDRD foi substituída pela equação

CKD-EPI. As limitações da fórmula MDRD tendem a subestimar a TFG e pouca precisão relativa em TFG mais altas.

Fórmula CKD-EPI. Aumentou-se novamente o número de indivíduos na validação e o iotalamato foi utilizado para determinar a TFG. A fórmula é menos tendenciosa e tem mais precisão que a MDRD, sobretudo em TFG mais altas. Fórmulas CKD-EPI também foram obtidas para cistatina-C e para a combinação entre cistatina-C e creatinina. Utilizando-se a estimativa da taxa de filtração glomerular (eTFG) com cistatina C e creatinina, tem-se melhor precisão de cada marcador isoladamente. A eTFG que usa apenas cistatina C não é superior à eTFG usando creatinina. Pode-se determinar a eTFG por aplicativos da Apple Store e da Google Play Store: *eGFR calculators*. Basta fornecer dados como creatinina sérica, idade, sexo e raça para obter a TFG.

Cistatina C plasmática

Como existem variações na produção e na secreção de creatinina, tem-se estudado outras substâncias endógenas capazes de fornecer uma avaliação mais precisa da TFG. Uma substância que apresenta esse potencial é a **cistatina C plasmática**, uma proteína de baixo peso molecular, produzida em uma taxa constante pelas células nucleadas.

A cistatina C é livremente filtrada pelos rins e não secretada. O túbulo proximal reabsorve e cataboliza a cistatina C filtrada, de maneira a ser pouco excretada na urina. Portanto, embora a cistatina C plasmática seja usada na eTFG, não pode ser considerada um marcador excretor urinário para cálculo da TFG. Na verdade, trata-se de um marcador de lesão renal. Embora tenha sido dito que a concentração plasmática de cistatina C independe de sexo, idade (após os 12 anos) ou massa muscular, há outros fatores que comprometem sua validade. Os níveis de cistatina C podem ser afetados por fatores independentes da função renal, como corticosteroides, obesidade, disfunção tireoidiana, diabetes, tabagismo e alto valor da proteína C reativa. Logo, não seria útil nos transplantes renais em que os pacientes apresentam inflamação subclínica e fazem uso de corticosteroides. No entanto, os níveis plasmáticos de cistatina C correlacionam-se melhor com a TFG que a creatinina. Estudos utilizando o ^{125}iodo-iotalamato para medir a TFG demonstram que os níveis plasmáticos de cistatina C começam a se elevar com TFG mais altas, enquanto os de creatinina aumentam a partir de TFG mais baixas (88 mℓ/min/1,73 m^2 e 75 mℓ/min/1,73 m^2, respectivamente). Isso possibilitaria detectar pequenas modificações da função renal mais precocemente que com a tradicional dosagem dos níveis de creatinina.[12,20,31] Em indivíduos idosos com creatinina aparentemente normal, a cistatina C também parece compreender um marcador melhor de disfunção renal.[28]

Inulina

Por muito tempo, a inulina foi considerada o marcador exógeno-padrão para a determinação da TFG. Contudo, o alto custo e a dificuldade técnica tornaram-na um marcador pouco utilizado na rotina.

A inulina é um polímero da frutose, de baixo peso molecular (PM 5.200 dáltons), encontrado em alguns vegetais. Trata-se de uma substância que reúne as características de um marcador ideal da TFG, pois não se liga às proteínas, distribui-se no espaço extracelular, é filtrada pelo glomérulo e não é reabsorvida nem secretada pelos túbulos renais. Além de cateterizar a bexiga, é necessário administrar uma quantidade de água VO antes e no decorrer do teste, e, a seguir, iniciar a infusão constante de inulina. Amostras seriadas de sangue e urina são coletadas.[12]

Radioisótopos e meios de contraste

A TFG pode ser medida com segurança e precisão também após a injeção intravenosa de um marcador radioisotópico. A quantidade de radiação recebida pelos pacientes durante esse tipo de avaliação da TFG é inferior àquela feita na maior parte dos procedimentos radiológicos comuns. Contudo, representam métodos mais caros e de acesso limitado. Os marcadores passíveis de utilização são: o ^{51}Cr-EDTA (ácido etileno-diamino-tetracético marcado com ^{51}cromo); o I-iotalamato; e o ^{99}Tc-DTPA (ácido dietileno-triamino-pentacético ligado ao tecnécio marcado). Após a injeção intravenosa, amostras de sangue venoso são coletadas para medir o *clearance*.[12]

O ^{51}Cr-EDTA tem moléculas de baixo PM e pequena ligação com proteínas, sendo filtradas livremente pelos glomérulos. Estudos em seres humanos demonstraram que o *clearance* do ^{51}Cr-EDTA é cerca de 10% mais baixo que o da inulina, quando da medição simultânea de ambos.[12]

O I-iotalamato é um composto utilizado como radiocontraste. Também tem baixo PM e *clearance* semelhante ao da inulina. O *clearance* de I-iotalamato é considerado uma maneira segura de avaliar a TFG.[12]

Além da avaliação da TFG, a cintilografia com o ^{99}Tc-DTPA fornece informações sobre fluxo sanguíneo renal, captação renal e excreção. Em casos de suspeita de obstrução, é possível complementar o exame com a administração intravenosa de um diurético de alça, acompanhando a curva de eliminação do radioisótopo. Na suspeita de estenose de artéria renal, a complementação é feita com a administração de captopril. Já o ^{99}Tc-DMSA (ácido dimercapto-succínico) é utilizado para avaliar a superfície dos rins e detectar cicatrizes renais corticais.

Mais recentemente, tem-se empregado o ioexol para medir a TFG, evitando-se o uso de radioisótopos. O ioexol é um meio de contraste de baixa osmolalidade e propriedades não iônicas, portanto de baixa toxicidade, mas que não pode ser utilizado em pacientes alérgicos ao iodo. Aparentemente, representa um bom método para medir TFG reduzidas, tornando possível determinar a função renal residual de pacientes em diálise.[12]

Para a avaliação do *clearance* pelos métodos do ioexol e do I-iotalamato, é necessária a cromatografia líquida de alta eficiência, de alto custo.

> **! PONTOS-CHAVE**
> - Os métodos mais comumente utilizados no dia a dia para avaliar a TFG são creatinina sérica e *clearance* de creatinina
> - Para uma rápida estimativa da TFG, recomenda-se usar a fórmula CKD-EPI baseada na creatinina sérica
> - O KDIGO recomenda que, se a eTFG pela fórmula CKD-EPI baseada na creatinina sérica estiver entre 45 e 59 mℓ/min/1,73 m^2, a TFG deve ser confirmada com CKD-EPI derivada da cistatina C.

Avaliação da função tubular

Considerando as múltiplas funções dos túbulos renais, é difícil obter um único teste capaz de avaliar a função tubular, especialmente se se considerar que as funções dos segmentos proximais do néfron diferem das funções dos segmentos distais. Os testes que avaliam predominantemente a função tubular são os testes de densidade e osmolalidade urinárias (já mencionados em urinálise), os de concentração e diluição da urina, o de acidificação urinária, de excreção urinária de eletrólitos e de secreção de algumas substâncias, como se verá a seguir.

Concentração urinária

Os detalhes do mecanismo renal de concentração e diluição da urina já foram expostos nos Capítulos 6 e 9. Na prática, a concentração máxima de urina é obtida após um período determinado de restrição líquida. Em indivíduos normais, são necessárias, pelo menos, 12 horas de restrição líquida para alcançar 90% ou mais da concentração urinária máxima. Um indivíduo adulto pode concentrar sua urina até quatro vezes a osmolalidade do plasma (em torno de 1.200 a 1.400 mOsm/kg/H_2O).

A tonicidade urinária é habitualmente avaliada por dois métodos: o primeiro é a determinação da osmolalidade pela verificação do ponto de congelamento da urina com o osmômetro, que, infelizmente, não está disponível em todos os laboratórios; o segundo é a determinação da densidade urinária, que, pela simplicidade de sua determinação (com um urodensímetro ou tiras reativas), representa o teste mais comumente usado na prática.

Tanto a densidade quanto a osmolalidade urinária dependem da quantidade de água excretada com os solutos na urina. A densidade urinária representa apenas um resultado aproximado em relação à osmolalidade (ver Figura 16.1) e depende do número e da natureza das partículas em solução. Partículas maiores e mais densas, como a glicose e a proteína, e alguns contrastes radiológicos aumentam a densidade urinária. Um aumento de 10 g de proteínas por litro de urina eleva a densidade em 0,003; 0,01 g/dℓ de glicose aumenta a densidade em 0,004.[33]

A osmolalidade urinária compreende uma determinação mais precisa da capacidade de concentração urinária e reflete apenas o número de partículas ou íons osmoticamente ativos e capazes de dissociação iônica por unidade de solvente. Não é necessário fazer correções da osmolalidade pela ocorrência de glicosúria ou proteinúria. Valores de densidade na primeira urina da manhã iguais ou superiores a 1,023 demonstram que o mecanismo de concentração é apropriado. Valores abaixo de 1,023 exigem melhor avaliação, com restrição de líquido e, eventualmente, administração de um análogo do HAD, como a desmopressina.[34]

Diluição da urina

A capacidade de diluir a urina e eliminar grandes quantidades de água também é uma prova de função renal. Após a administração de 1.000 a 1.500 mℓ de água durante aproximadamente 30 minutos, indivíduos normais conseguem excretar mais da metade desse volume em 3 horas, e a densidade urinária de, no mínimo, uma das amostras cai para 1,003 ou menos (correspondendo a 80 mOsm/kg ou menos).

A capacidade de concentração da urina pode estar alterada na fase inicial de uma nefropatia, muito antes de a concentração plasmática de creatinina ou ureia indicar qualquer disfunção – portanto, trata-se de um teste sensível. No entanto, alguns fatores fisiológicos são capazes de alterar essa capacidade de concentração (ver Capítulos 6 e 9), como a excreção de soluto, o fluxo sanguíneo medular, a ingesta proteica etc. A alteração da concentração urinária pode ser detectada em várias nefropatias, o que reflete a falta de especificidade do método.

A avaliação da capacidade de diluição tem menor aplicação clínica, pois está alterada em diversas enfermidades não renais, como hepatopatias, insuficiência cardíaca ou adrenal etc., e pelo risco de intoxicação aquosa nos nefropatas.

Prova de acidificação urinária

Os mecanismos de acidificação da urina já foram abordados com detalhes nos Capítulos 5 e 11. Em condições normais, a ingesta diária resulta em uma produção de ácido em torno de 50 mEq/dia (íon H^+). Tanto as células quanto o líquido extracelular dispõem de sistemas-tampões capazes de minimizar as variações no pH sanguíneo. Um dos principais sistemas-tampão no plasma é o sistema ácido carbônico-bicarbonato. Quando o HCO_3^- se combina com o H^+ livre, há a formação de CO_2, que, por ser volátil, é rapidamente eliminado da circulação pelos pulmões:

$$H^+ + HCO_3^- \leftrightarrow H_2CO_3 \leftrightarrow H_2O + CO_2$$

Portanto, caso se adicione H^+ ao organismo, essa reação se desvia para a direita, havendo redução do bicarbonato plasmático (consumido no tamponamento do H^+) e aumento na produção de CO_2, que é eliminado pelos pulmões. Mas, mesmo com essa participação rápida do pulmão, ainda resta um excesso de H^+ na circulação e um bicarbonato plasmático reduzido. Caberá ao rim eliminar o excesso de hidrogênio e restaurar o bicarbonato plasmático. Normalmente, o rim restaura o bicarbonato plasmático, resgatando, no túbulo proximal, quase todo o bicarbonato filtrado. Esse resgate se dá indiretamente. O HCO_3^- combina-se na luz tubular com o H^+, formando H_2CO_3, o qual origina CO_2 e água. A difusão do CO_2 para dentro da célula e a sua combinação com H_2O originam $H^+ + HCO_3^-$. O bicarbonato assim formado retorna à circulação. Esse H^+ que se combinou com o bicarbonato chega à luz tubular por meio de um processo de troca com o Na^+ (Figura 16.8).

No néfron distal, o H^+ é secretado e tamponado na luz tubular por tampões filtrados, como o fosfato (HPO_4^-), ou tamponado pela amônia (NH_3), formando o amônio (NH_4^+). Cada H^+ excretado dessa forma origina HCO_3^- em quantidades equimolares (Figura 16.8). Há aqui, portanto, formação de novo bicarbonato, o qual, na circulação, restaurará o bicarbonato plasmático reduzido. Pode-se calcular essa quantidade de H^+ excretado com os tampões, tipo fosfato. Basta titular a urina final, desde o seu pH ácido até o pH do sangue, ou seja, 7,4. A quantidade de substância alcalina necessária para chegar ao pH 7,4 é igual à quantidade de H^+ excretada, e a isso costuma-se denominar "acidez titulável".

Quando o bicarbonato plasmático é reduzido, menos HCO_3^- chega ao túbulo proximal e, logo, menos H^+ se combina com o HCO_3^-, porém mais H^+ será excretado por meio de combinações com HPO_4^- e NH_3. Quando a concentração plasmática de HCO_3^- aumenta, a excreção de H^+ diminui e a de bicarbonato aumenta. Portanto, fica claro que, se o desejo é avaliar a capacidade renal de excretar H^+, deve-se reduzir o bicarbonato plasmático.

Na prática, para avaliar a capacidade renal de excreção de ácido, dispõe-se de provas de acidificação. Observa-se o comportamento do rim (a sua capacidade de reduzir o pH urinário e aumentar a acidez titulável e a excreção de NH_4^+) em face da ingestão de uma carga de ácido. Uma das provas mais utilizadas é a prova de Wrong e Davies[32], que avalia a resposta renal frente a uma única dose de cloreto de amônio (0,1 g/kg). Entre 3 e 8 horas após a ingestão do ácido, determinam-se o pH urinário, a acidez titulável e a excreção de NH_4^+. A prova, quando comparada aos demais testes descritos na literatura, tem as seguintes vantagens: é realizada durante um curto período (8 horas); não há necessidade de hospitalização nem de restrição dietética; e a dose de cloreto de amônio administrado é menor, reduzindo o risco de acidose grave. Wrong e Davies[32] mostraram que, após a ingestão do ácido, o pH urinário dos pacientes reduz de 4,49 a 5,24. A prova mostra que a capacidade do rim em reduzir o pH urinário e a sua capacidade em excretar NH_4^+ estão comprometidas de modo independente por diferentes

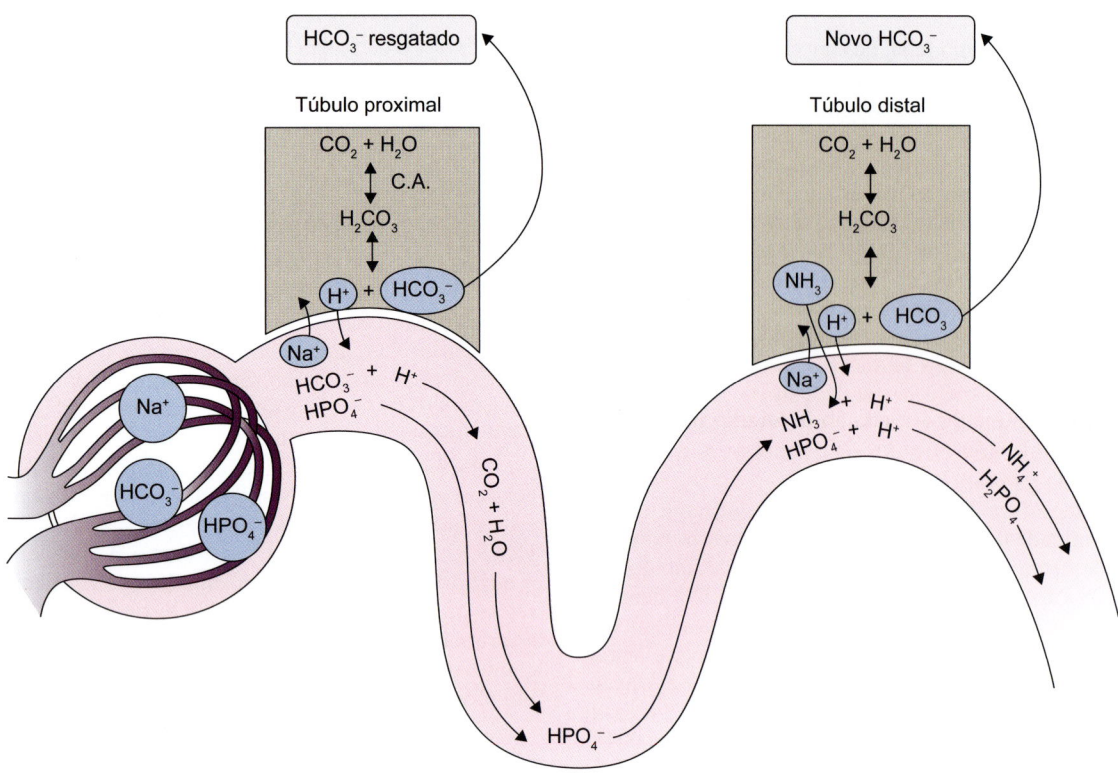

Figura 16.8 Resgate do bicarbonato filtrado e regeneração do novo bicarbonato. (Adaptada de Papper, 1978.)[35]

formas de nefropatias.[32] Por exemplo, na doença renal crônica (filtração glomerular baixa), o rim consegue excretar uma urina ácida, mas a excreção de ácido titulável está reduzida (em razão da redução na excreção do tampão fosfato), e a excreção de NH_4^+ está reduzida ainda mais. No Quadro 16.2, são mostrados os resultados da prova de acidificação realizada em um paciente com doença renal crônica, comparados aos de um indivíduo normal. A análise baseia-se nos comentários de Malnic e Marcondes.[36]

No nefropata crônico, antes da carga de ácido, a excreção de H^+ se fazia predominantemente sob a forma de acidez titulável (16,83 mEq/min) e muito pouco era excretado como NH_4^+ (4,77 mEq/min). Contudo, no indivíduo normal, a quantidade de H^+ eliminada com NH_4^+ (27,61 mEq/min) era maior que a excretada como acidez titulável (19,92 mEq/min). Após a carga ácida, o indivíduo normal aumenta a excreção de H^+ principalmente como NH_4^+. Já o nefropata crônico não eleva a excreção de NH_4^+, e o aumento da acidez titulável é discreto.

Testes mais prolongados que essa prova de 8 horas são mais úteis para demonstrar a anormalidade na excreção de NH_4^+, visto que a produção enzimática de NH_3 aumenta com a duração do estímulo ácido. A grande utilidade dessa prova curta está na avaliação da capacidade do indivíduo em reduzir o pH urinário, uma anormalidade detectável na acidose tubular renal. Nessa doença, há um defeito na acidificação da urina, sem ou com mínima redução da massa renal quando determinada pela filtração glomerular. A síndrome clínica do distúrbio na acidificação da urina caracteriza-se por não retenção ou discreta retenção sanguínea de substâncias nitrogenadas, acidose hiperclorêmica, pH urinário inapropriadamente elevado, bicarbonatúria e excreção reduzida de acidez titulável e NH_4^+ (ver Capítulo 11).

Quadro 16.2 Prova de acidificação renal em indivíduo normal e nefropata crônico.

Análise	Normal		Nefropatia	
	Antes	Depois	Antes	Depois
pH urinário	6,20	4,75	5,90	5,20
Acidez titulável	19,92	41,74	16,83	21,33
NH_4^+	27,61	95,82	4,77	4,02

Adaptado de Malnic e Marcondes, 1972.[36]

Excreção de eletrólitos

A excreção urinária de alguns eletrólitos nas 24 horas (ou em amostra de urina) pode ser utilizada como teste de avaliação de funções tubulares. Normalmente, os mecanismos de reabsorção do sódio filtrado são muito eficientes. Quando há dano renal parenquimatoso bilateral (agudo ou crônico), a capacidade de reabsorção tubular de sódio diminui, e a concentração urinária de sódio aumenta. Por sua vez, uma urina com baixo teor de sódio (inferior a 20 mEq/ℓ) demonstra que os mecanismos de reabsorção tubular desse íon estão íntegros. Isso é o que ocorre, por exemplo, na injúria renal aguda do tipo pré-renal.[37]

Outra maneira de avaliar essa capacidade funcional tubular é por meio do cálculo da *fração excretada* (FE) de uma substância; com a fórmula a seguir, calcula-se a FE do sódio (porcentagem de sódio excretado em relação ao sódio filtrado):

$$FE_{Na} = \frac{(Na_{Ur} \times Cr_{Pl})}{Na_{Pl} \times Cr_{Ur}} \times 100$$

Em que:

- FE_{Na}: fração excretada de sódio (%)
- Na_{Ur}: concentração urinária de sódio (mEq/ℓ)
- Na_{Pl}: concentração plasmática de sódio (mEq/ℓ)
- Cr_{Pl}: concentração plasmática de creatinina (mEq/ℓ)
- Cr_{Ur}: concentração urinária de creatinina (mEq/ℓ).

Valores de FE_{Na} abaixo de 1% indicam insuficiência renal do tipo pré-renal, e valores acima de 2% apontam necrose tubular aguda.[38] Uma dificuldade a se considerar quanto à avaliação da concentração urinária de sódio e FE_{Na} é o fato de que a administração de diuréticos, solução salina ou medicamentos vasoativos modifica o padrão de excreção de eletrólitos. Por esse motivo, é necessária cautela na interpretação dos resultados.[37] O uso da FE_{Na} é principalmente útil na avaliação da injúria renal aguda em pacientes com função renal prévia normal, pois a presença de DRC pode afetar a reabsorção de sódio e, consequentemente, alterar o resultado dessa razão. A FE de vários eletrólitos (potássio, magnésio, fósforo, bicarbonato) pode ser calculada com essa fórmula, substituindo o sódio pelo eletrólito a ser estudado.

Excreção de outras substâncias

A ocorrência na urina de quantidades elevadas de substâncias livremente filtradas pelos glomérulos, normalmente reabsorvidas nos túbulos renais, pode indicar lesão tubular proximal, já que, nos túbulos distais, não ocorre reabsorção de proteínas nem de aminoácidos. Entre as substâncias que podem ser dosadas para evidenciar disfunções tubulares, é possível mencionar alfa-1-microglobulina, beta-2-microglobulina, aminoácidos e proteína ligadora do retinol (RBP, do inglês *retinol binding protein*).[3,38]

Outra substância, a N-acetil-betaglicosaminidase (NAG), é uma enzima de alto PM não filtrada por glomérulos íntegros e que se origina principalmente no túbulo proximal. A excreção de NAG aumenta na lesão tubular, em situações como a nefrite intersticial, a nefrotoxicidade por fármacos e a rejeição de transplantes renais. É útil para o diagnóstico de lesões tubulares, com glomérulos normais. No caso de nefrotoxicidade por fármacos, a excreção de NAG na urina pode estar elevada antes mesmo do aparecimento de beta-2-microglobulina na urina.[3]

> **! PONTOS-CHAVE**
> - A função tubular renal é avaliada pelas capacidades de concentração, diluição e acidificação urinária
> - Além disso, a FE de vários eletrólitos e a excreção de outras substâncias podem demonstrar outros aspectos da função tubular.

Biopsia renal

Contribuição de importância extraordinária na avaliação das nefropatias, não deve ser encarada como exame diagnóstico definitivo, mas como um exame complementar que pode auxiliar o nefrologista no diagnóstico final. Na verdade, poucas são as enfermidades que apresentam um aspecto histológico renal característico. Esse fato deve ser salientado, em face da frustração de muitos nefrologistas quando o patologista não indica o diagnóstico da enfermidade. Sem dúvida, cabe ao patologista descrever os achados histoimunológicos, mas caberá ao nefrologista associar esses achados à clínica e, assim, formular o diagnóstico mais provável.

Indicações

Hoje, utiliza-se a biopsia renal sempre que se faz necessário elucidar a natureza e a magnitude de lesões renais, assim como na orientação do nefrologista para a terapêutica e o prognóstico da enfermidade renal. Biopsias seriadas podem caracterizar a história natural da nefropatia. Striker et al.[39] categorizaram as nefropatias de acordo com a utilidade clínica desse procedimento (Quadro 16.3).

Quando se tem uma ideia acurada da natureza das lesões renais e da evolução da doença (p. ex., na glomerulonefrite aguda pós-estreptocócica ou na síndrome nefrótica primária na criança responsiva ao tratamento habitual inicial), não há necessidade de efetuar uma biopsia renal, a não ser que a evolução não seja a esperada e haja suspeita de lesão renal mais grave, implicando uma conduta terapêutica diversa.

Em outras circunstâncias, a investigação laboratorial pode não acusar nenhuma anormalidade renal. Por exemplo, no lúpus eritematoso disseminado, em razão da frequente associação à lesão renal e importância de seu reconhecimento precoce, têm sido biopsiados pacientes sem evidência clínica de nefropatia. Nesses indivíduos, é possível detectar alterações na microscopia óptica, imunofluorescência e microscopia eletrônica.

De modo geral, a biopsia está indicada em situações de síndrome nefrótica, LES, glomerulonefrite rapidamente progressiva, disfunção de rim transplantado, nefrite intersticial aguda e doença renal ateroembólica. Normalmente, não se biopsiam pacientes com nefropatia diabética. Entretanto, indica-se a biopsia renal naqueles pacientes diabéticos que apresentem proteinúria maciça apesar de terem diagnóstico de diabetes há pouco tempo e naqueles em que não existem outros sinais de doença microvascular, o que leva à suspeita de outra doença glomerular associada. Também não seria necessária a biopsia de filhos de paciente diagnosticado com doença da membrana fina, por exemplo, que apresentem hematúria glomerular assintomática.

Quadro 16.3 Indicações para biopsia renal.

Muito útil
- Síndrome nefrótica
- Colagenoses (p. ex., lúpus eritematoso disseminado)
- Doença tubulointersticial de início agudo
- Proteinúria de origem desconhecida
- Hematúria de origem desconhecida
- Transplante renal
- Pesquisa
Provavelmente útil
- Glomerulopatia de início agudo, com ou sem progressão rápida
- Doença tubulointersticial de progressão lenta
Possivelmente útil
- Doença vascular de início agudo
- Nefropatia da gravidez
- Nefropatia gotosa
- Nefropatia diabética
Inútil
- Fase final de nefropatia
- Lesão policística
- Nefropatia infecciosa
- Síndrome hepatorrenal

Fonte: Striker et al., 1978.[39]

Contraindicações

Basicamente, procura-se evitar a biopsia quando há apenas um rim, um distúrbio da coagulação sanguínea (contraindicação absoluta) ou hipertensão arterial grave – estas duas últimas situações clínicas aumentam o risco de sangramento renal pós-biopsia. Entretanto, nos últimos anos, a experiência obtida com biopsia de rim transplantado (rim único) tem possibilitado a indicação de biopsia de rim único primitivo com mais segurança.

Contudo, rins pequenos, contraídos, raramente são biopsiados. Nesses casos, o aspecto histológico invariavelmente demonstra graus variados de esclerose, sem que se possa discernir a enfermidade básica – este se trata do aspecto geralmente encontrado nas fases terminais da doença renal crônica, a despeito do agente causador. Outras contraindicações relativas associadas a uma maior morbidade pós-biopsia são tumores renais, grandes cistos renais, hidronefrose, abscessos perinefréticos e um grau avançado de uremia.

PREPARO DO PACIENTE E MATERIAL NECESSÁRIO

Inicialmente, faz-se um estudo da coagulação sanguínea (tempo de coagulação e sangramento, tempo de atividade da protrombina e contagem de plaquetas). No passado, obtinha-se uma radiografia simples do abdome após o devido preparo intestinal. Essa radiografia possibilitava saber se havia um ou dois rins e fornecia a localização deles (Figura 16.9). Hoje, com a ultrassonografia, trata-se de um exame dispensável (ver Capítulo 18).

O paciente poderá ser biopsiado no próprio quarto, em uma sala de pequena cirurgia ou no próprio setor de ultrassonografia. Caso haja necessidade de anestesia geral (eventualmente em crianças), a biopsia será realizada no centro cirúrgico. Deve-se ressaltar que um dos autores deste capítulo realiza esse procedimento em crianças com sedação, e não com anestesia. Em crianças a partir dos 12 anos, explica-se o procedimento e, com o aceite dela, realiza-se o procedimento com anestesia local.

É necessária uma agulha especial para retirar um fragmento do rim. No passado, utilizava-se a agulha de Franklin-Silverman. Posteriormente, surgiram agulhas descartáveis do tipo Trucut e, mais recentemente, as agulhas acopladas a um dispositivo tipo "pistola". A agulha de biopsia e os outros materiais necessários (campos esterilizados, seringa, agulhas, lâmina de bisturi, pinça de assepsia e gaze) são acondicionados em uma bandeja e levados para o local em que a biopsia será realizada, com o aparelho portátil de ecografia.

Técnica da biopsia renal percutânea

Geralmente, não há necessidade de uma sedação prévia, a não ser nos pacientes adultos mais apreensivos. Em crianças, geralmente com menos 12 anos, haverá necessidade de sedação com midazolam e cetamina IV. O paciente é colocado em decúbito ventral com um coxim sob o abdome, procurando-se, assim, corrigir a lordose lombar (Figura 16.10). Com o auxílio da ecografia, escolhe-se o rim a ser biopsiado (geralmente o esquerdo). Naturalmente, escolhe-se o rim cujos contornos estejam mais bem delineados. Para pessoas destras, é mais confortável biopsiar o rim esquerdo. Somente na presença de esplenomegalia, dá-se preferência ao rim direito.

A seguir, faz-se a assepsia da pele e colocam-se os campos esterilizados, delimitando-se a área de punção. Feita a anestesia local no ponto escolhido ecograficamente para a introdução da agulha, faz-se uma pequena incisão da pele, paralela à linha das apófises espinhosas, o que possibilitará uma livre movimentação da agulha com a respiração. Estando a agulha de biopsia localizada no tecido renal (sob visão ecográfica ou pela movimentação com a respiração), dispara-se o mecanismo da pistola ou procede-se aos movimentos manuais para obtenção do fragmento de tecido. No serviço em que os autores do capítulo atendem, após a obtenção dos fragmentos, colocados em lâmina com diminuta quantidade de soro fisiológico para não ocorrer ressecamento, estes são observados ao microscópio óptico com aumento de 40×, para se ter certeza da presença de glomérulos nas amostras obtidas. Os fragmentos são então colocados em líquido de Bouin por 2 a 4 horas e, posteriormente, transferidos para a formalina tamponada (para a microscopia óptica). Para a imunofluorescência, o fragmento é colocado em solução de Michel (se for transportado para locais distantes, estável por 3 a 5 dias) ou mantido em soro fisiológico gelado e, depois, congelado até o processamento (se enviado para o Serviço de Patologia local). Se houver necessidade e dependendo da rotina do serviço, um fragmento é colocado em glutaraldeído a 2,5%, para microscopia eletrônica.

Até algum tempo atrás, o paciente era mantido em repouso absoluto por 24 horas, sendo a pressão arterial e o pulso controlados seguidamente. Observava-se o aspecto da urina emitida após a biopsia, durante as próximas 24 horas. A finalidade era detectar hematúria macroscópica. Hoje, já é possível ser mais liberal e fazer a biopsia renal em caráter ambulatorial. Entretanto, Marwah et al.[40] estudaram o momento em que as complicações pós-biopsia ocorrem e o período ideal de observação. Em todos os casos (98%), as complicações foram aparentes em 24 horas. De maneira geral, as complicações foram

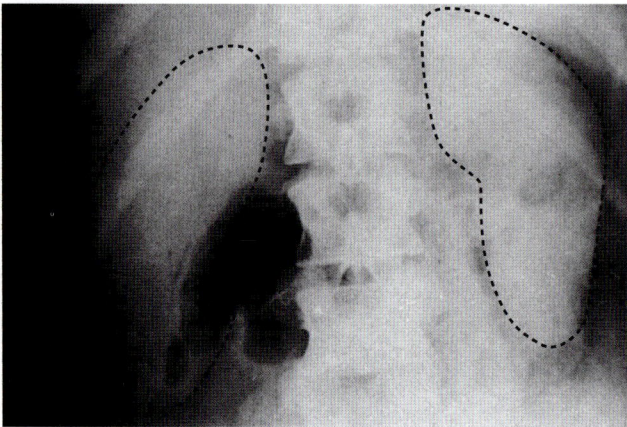

Figura 16.9 Tomografia renal. Os contornos renais estão delineados por uma *linha pontilhada*.

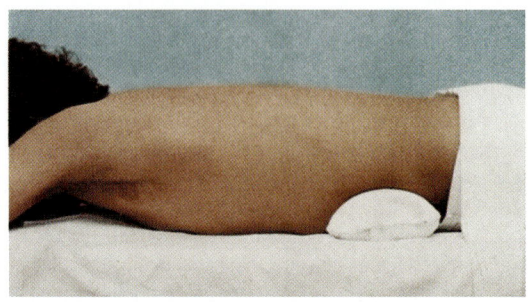

Figura 16.10 Correção da lordose pelo coxim.

identificadas em períodos inferiores a 12, 8 e 4 horas, em 95%, 82% e 50% dos pacientes, respectivamente. Complicações menores foram identificadas em 12 horas ou menos em 100% dos pacientes. Portanto, observação por 24 horas é o ideal, mas o período mínimo, após a biopsia, deve ser de 12 horas.[40]

Complicações

Durante o procedimento, pode haver uma queda da pressão arterial, com sudorese e vômitos, decorrente do estado emocional, e/ou dor intensa. A complicação mais frequente é a hematúria microscópica, que ocorre em praticamente todos os pacientes; a hematúria macroscópica se dá em cerca de 10% dos casos. A hematúria geralmente é resolvida em 48 a 72 horas[12], seguindo-se o hematoma perirrenal e a fístula arteriovenosa intrarrenal (15 a 18%). Muito menos frequentes, ocorrem sangramento renal exigindo transfusão sanguínea (0,1 a 3% dos pacientes) ou cirurgia (0,3%), obstrução do fluxo urinário por coágulo, infecção, laceração de vísceras. A mortalidade é muito baixa (0,12% em 14.492 biopsias).[12]

> **PONTOS-CHAVE**
> - Conhecer a natureza de uma doença renal pela biopsia possibilita considerar adequadamente o prognóstico e o melhor manejo terapêutico
> - A biopsia renal pode ser realizada à beira do leito, com anestesia local, compreendendo um procedimento com baixo índice de complicações.

Radioisótopos e o rim

Os procedimentos de investigação com radioisótopos têm como principais vantagens a rapidez, a precisão, o fato de não serem invasivos e utilizarem uma dose baixa de radiação (ver Capítulo 18). A contribuição dos radioisótopos no estudo da fisiologia e da fisiopatologia renal tem sido extraordinária. Esses métodos tornam possível uma avaliação geral da integridade do sistema urinário (ver Capítulo 19) e podem ser utilizados em determinações de filtração glomerular, fluxo sanguíneo renal e fluxo plasmático renal efetivo, bem como na avaliação da morfologia renal e na investigação da uropatia obstrutiva, inclusive possibilitando a determinação do volume urinário residual pós-miccional, assim como na detecção de refluxo vesicoureteral e na avaliação do rim transplantado.

COMO DIAGNOSTICAR UMA NEFROPATIA?

No início deste capítulo, frisou-se que o processo diagnóstico em Medicina se baseia nos seguintes elementos: dados subjetivos (dados de história do paciente); dados objetivos (obtidos no exame físico); e dados fornecidos pelos exames complementares. Nas páginas precedentes, abordaram-se detalhadamente as principais queixas urinárias que um paciente pode apresentar, os sinais passíveis de detectar ao exame físico e os principais exames laboratoriais utilizados para a avaliação da função renal.

Determinados sintomas e sinais discutidos são comuns a várias enfermidades que podem acometer o trato urinário. O processo diagnóstico torna-se mais fácil quando, por meio do agrupamento desses sintomas, sinais e anormalidades de laboratoriais, algumas síndromes nefrológicas são reconhecidas. Inicialmente, Black enumerou oito síndromes que indicavam a existência de uma nefropatia. Posteriormente, Coe modificou um pouco a conceituação dessas síndromes e incluiu mais duas, perfazendo, então, um total de 10 síndromes nefrológicas:[33,37]

- Injúria renal aguda
- Doença renal crônica
- Síndrome nefrítica aguda
- Síndrome nefrótica
- Anormalidades urinárias assintomáticas
- Infecção urinária
- Obstrução do trato urinário
- Síndromes tubulares renais
- Hipertensão arterial
- Nefrolitíase

Portanto, o primeiro passo no processo diagnóstico é a identificação de um grupo sindrômico. Veja-se, a seguir, quais são as características essenciais de cada síndrome e quais hipóteses podem surgir de seu reconhecimento.

Injúria renal aguda

Costuma-se suspeitar de injúria renal aguda (IRA) quando existe redução abrupta da função renal, caracterizada por anúria ou oligúria. No entanto, é oportuno lembrar que pode haver IRA com poliúria (ver Capítulo 19). Algumas vezes, é difícil diferenciar IRA de DRC e somente uma redução rápida da creatinina sérica ou da taxa de filtração glomerular pode indicar o caráter agudo do processo.

Os elementos diagnósticos de uma IRA podem ser assim resumidos: redução abrupta do volume urinário; retenção de ureia e creatinina; tendência à hipercalemia e acidose metabólica; expansão do volume extracelular; e consequente tendência à hipertensão arterial e sobrecarga cardíaca. O exame do sedimento urinário também pode ser útil. Quando ocorre necrose tubular aguda, caracteristicamente observam-se cilindros granulares escuros e células epiteliais livres ou inclusas em cilindros. Na IRA funcional, podem estar presentes cilindros hialinos ou finamente granulosos. A ausência de elementos formados na urina pode alertar para uma obstrução.

Doença renal crônica

Ao contrário da IRA, na DRC a redução na função renal é um processo lento, possibilitando ao organismo lançar mão de mecanismos de adaptação. Isso explica o fato de que é possível encontrar pacientes com DRC avançada completamente assintomáticos, sendo o diagnóstico realizado em virtude de uma intercorrência, como infecção ou trauma.

Outras vezes, a intercorrência precipita um agravamento abrupto na função renal residual (agudização da DRC), tornando o paciente sintomático (p. ex., redução do volume extracelular em decorrência de vômitos e diarreia).

Naturalmente, os sintomas de uma DRC dependem da doença básica, dos hábitos alimentares e do grau de redução da função renal. A retenção nitrogenada pode causar uremia, sendo esta responsável pela ocorrência de anorexia, náuseas e vômitos. Há palidez amarelada da pele, decorrente da anemia e retenção de urocromos. O volume urinário é variável, podendo até mesmo surgir poliúria, sendo a urina de cor clara, com uma densidade baixa (1,003 a 1,005). Edema, hipertensão arterial e insuficiência cardíaca podem coexistir, refletindo um distúrbio no metabolismo do sódio. A presença de rins pequenos e contraídos à ultrassonografia e os sinais de osteodistrofia renal representam elementos indicativos da cronicidade do processo (ver Capítulo 18).

Síndrome nefrítica aguda

O quadro clássico é facilmente diagnosticável por hematúria macroscópica, edema, hipertensão arterial e moderada retenção nitrogenada, elementos que refletem um processo inflamatório do néfron. A hematúria por si só não é indicativa da localização do processo inflamatório, pois pode originar-se de qualquer parte do trato urinário. No entanto, na presença de dismorfismo eritrocitário ou cilindros hemáticos, não resta dúvida de que o processo inflamatório se localiza no néfron. O exemplo clássico da síndrome nefrítica aguda é a glomerulonefrite difusa aguda pós-estreptocócica (ver Capítulo 21). Entre os principais testes sorológicos realizados em pacientes suspeitos de uma síndrome nefrítica aguda, incluem-se ANA, dsDNA, ANCA, anti-GBM, crioglobulinemia, anticorpo contra HCV e complementos.

Síndrome nefrótica

Classicamente, refere-se à presença de proteinúria maciça (superior a 3,5 g/1,73 m²/dia), acompanhada de hipoalbuminemia, hiperlipidemia e edema. Hoje, aceita-se o diagnóstico de síndrome nefrótica quando da ocorrência de proteinúria maciça, mesmo que não haja hipoalbuminemia, hiperlipidemia e edema, e desde que a proteína na urina seja principalmente albumina. Esta última ressalva é feita porque, em discrasias de células plasmáticas (mieloma múltiplo), mesmo sem comprometimento renal, globulinas anormais podem aparecer na urina, visto serem pequenas e poderem atravessar um glomérulo normal.

Geralmente, não há hipertensão arterial, tampouco retenção nitrogenada. Hipertensão arterial pode refletir uma lesão renal grave ou ser secundária ao uso de medicamentos, como os corticosteroides. Moderada retenção nitrogenada pode ser observada em decorrência de uma diminuição da perfusão renal, resultado de uma diminuição do volume circulante efetivo causado pela hipoalbuminemia (ver Capítulo 21).

Anormalidades urinárias assintomáticas

Proteinúria, hematúria ou piúria podem ser consideradas anormalidades assintomáticas, desde que não estejam associadas a uma síndrome nefrítica, nefrótica, infecção urinária etc. Geralmente, uma proteinúria superior a 1 g/dia indica um envolvimento glomerular. Proteinúria inferior a 1 g/dia sugere nefrite intersticial (pielonefrite), nefroesclerose, hipercalcemia, tumor etc. Proteinúria intensa exige uma biopsia renal para complementar a investigação. Uma proteinúria moderada (1 a 3 g/dia), especialmente se assintomática, poderá ser observada clinicamente, sem que se faça uma biopsia renal. Hematúria não glomerular isolada requer investigação urológica para localização da origem do sangramento. Habitualmente, tumores, cálculos ou mesmo lesões de tuberculose podem ser responsáveis por hematúria assintomática não glomerular. A associação de hematúria dismórfica e proteinúria superior a 1 g/dia indica uma lesão glomerular, e uma biopsia renal poderá, então, mostrar glomerulonefrite focal proliferativa, proliferação mesangial difusa ou uma lesão mínima inespecífica.

Infecção urinária

Trata-se de uma das síndromes mais comuns encontradas na prática nefrológica. A presença de dor lombar, febre, disúria e polaciúria é indicativa de uma infecção renal. Mas a ocorrência apenas de sintomas de irritação vesical (disúria, polaciúria) e a ausência de febre e dor lombar refletem geralmente uma infecção baixa (vesical) do trato urinário. Os critérios para diagnóstico de uma infecção urinária já estão atualmente bem estabelecidos: mais de 100.000 colônias de bactérias por mℓ de urina. Em mulheres com disúria, mesmo 100 colônias/mℓ podem indicar infecção. Em geral, o sedimento urinário apresenta numerosos leucócitos ou piócitos e bacteriúria, sendo esse diagnóstico facilitado com os dados obtidos pelas tiras reagentes (ver Capítulo 24).

Obstrução do trato urinário

O aparecimento abrupto de anúria requer sempre a exclusão de uma obstrução do trato urinário – trata-se de uma das considerações no diagnóstico diferencial de injúria renal aguda. As obstruções unilaterais do trato urinário, frequentemente por cálculos, costumam apresentar-se de maneira dramática, com dor lombar tipo cólica, bastante intensa, mas de prognóstico bom na maioria das vezes. As obstruções de aparecimento mais insidioso podem comprometer a parte alta ou baixa do trato urinário. Na obstrução alta, o aparecimento de doença renal crônica implica um comprometimento bilateral do trato urinário, como se verifica em uma fibrose retroperitoneal ou por tumores retroperitoneais. O diagnóstico é estabelecido por meio de ultrassonografia, urografia excretora e tomografia, demonstrando dilatação do sistema coletor acima da obstrução, ou por pielografia retrógrada. Uma obstrução baixa do trato urinário é habitualmente secundária à hipertrofia prostática, que se manifesta por resíduo pós-miccional, diminuição do jato urinário etc. (ver Capítulo 30).

Síndromes renais tubulares

As anormalidades dos túbulos renais são classicamente divididas em anatômicas e funcionais. Anormalidades anatômicas referem-se a nefropatias císticas, rins policísticos, doença medular cística e rim espongiomedular. Geralmente, o diagnóstico é estabelecido por meio de urografia excretora, pielografia retrógrada ou arteriografia renal.

As tubulopatias funcionais referem-se a anormalidades nos mecanismos de secreção ou reabsorção tubular ou a um comprometimento na concentração ou diluição urinária – por exemplo, uma anormalidade na secreção de H$^+$ pelo néfron distal (ver Capítulo 40). Distúrbios no mecanismo de reabsorção podem causar hipouricemia, hipofosfatemia, aminoacidúria ou glicosúria. São essas manifestações, como acidose, glicosúria, poliúria ou anormalidades bioquímicas, que possibilitam o diagnóstico.

Hipertensão arterial

O diagnóstico baseia-se na observação, pelo menos por três vezes consecutivas, de uma pressão sistólica superior a 140 mmHg ou de uma pressão diastólica acima de 90 mmHg. A hipertensão arterial pode ser tanto decorrente de uma nefropatia primária quanto causar uma nefropatia secundária. A investigação inicial procura encontrar causas potencialmente curáveis, como estenose de artéria renal, feocromocitoma ou excesso de mineralocorticoide. Quando uma causa curável não é encontrada, o que ocorre em 95% dos casos, institui-se uma terapêutica médica farmacológica e não farmacológica a longo prazo (ver Capítulos 35 e 36).

Nefrolitíase

É bastante frequente o quadro de cólica nefrética secundária a um cálculo que obstrui o sistema coletor de urina. As causas de urolitíase são múltiplas (ver Capítulo 29) e vão desde estados hipercalcêmicos (como hiperparatireoidismo primário), hipercalciúricos (como hipercalciúria idiopática), hiperuricosúria, cistinúria e até processos inflamatórios do intestino.

Uma vez reconhecida a síndrome, procede-se à avaliação funcional e à identificação específica da enfermidade.

> **(!) PONTOS-CHAVE**
>
> - A análise dos dados da história clínica, do exame físico e dos exames complementares possibilita a identificação das grandes síndromes nefrológicas, facilitando o diagnóstico de doenças específicas.

REFERÊNCIAS BIBLIOGRÁFICAS

1. Porto CC. Semiologia médica. Rio de Janeiro: Guanabara-Koogan; 2013.
2. Gilbert SJ, Wener DE. Primer on kidney diseases. National Kidney Foundation. Elsevier; 2017.
3. Johnson RJ, Feehally J, Floege J. Comprehensive clinical nephrology. 5. ed. Saunders Co., 2014.
4. Fineberg D, Jandeleit-Dahm K, Cooper ME. Diabetic nephropathy: diagnosis and treatment. Nature Reviews Endocrinology. 2013;9:713-23.
5. Simenhoff ML, Burke JF, Saukkonen JJ, Ordinario AT, Doty R. Biochemical profile of uremic breath. N Engl J Med. 1977;297:132.
6. Daniel CR III, Bower JD, Daniel CR Jr. The half and half fingernail. A clue to chronic renal failure (abstract). Clinical Dialysis and Transplant Forum. New York: National Kidney Foundation; 1975.
7. James PA, Oparil S, Carter BL, Cushman WC, Dennison-Himmelfarb C, Handler J, et al. 2014 Evidence-based guideline for the management of high blood pressure in adults. Report from the panel members appointed to the 8th Joint National Committee. JAMA. 2014;311(5):507-20.
8. Agarrwala BN, Bacha E, Cao QL, Hijazi ZM. Clinical manifestations and diagnosis of coartaction of the aorta. UpToDate. 2017.
9. Matalon R, Moussalli A, Nidus BD, Eisinger RP. Functional aortic insufficiency: a feature of renal failure. N Engl J Med. 1971;285:1522.
10. Barrat LJ, Robinson MA, Whitford JA, Lawrence JR. The diastolic murmur of renal failure. N Engl J Med. 1976;295:121.
11. Wald R. Urinalysis in the diagnosis of kidney disease. UpToDate. 2017
12. Chau K, Hutton H, Levian A. Glomerular filtration rate, urinalysis and proteinuria. In: Karl Skorecki MD, Chertow GM, Marsden PA, Taal MW. Brenner & Rector's the kidney. 10. ed. Elsevier; 2016.
13. Arrambide K, Toto RD. Tumor lysis syndrome. Sem Nephrol. 1993; 13:273-80.
14. Rovin BH. Assessment of urinary protein excretion and evaluation of isolated non-nephrotic proteinuria in adults. UpToDate. 2017.
15. Bakris GL, McCulloch DK. Moderately increased albuminuria (microalbuminuria) in type 2 diabetes mellitus. UpToDate. 2017.
16. Kelepouris E, Rovin BH. Overview of heavy proteinuria and the nephrotic syndrome. UpToDate. 2017.
17. Ginsberg JM, Chang BS, Matarese RA. Use of single voided urine samples to estimate quantitative proteinuria. N Engl J Med. 1983;309:1543-6.
18. Library Med Utah. Urinalysis. [Acesso em 25 out. 2017] Disponível em: http://library.med.utah.edu/WebPath/TUTORIAL/URINE/URINE.html.
19. Burton JR, Rowe JW. Quantitation of casts in urine sediment. Ann Int Med. 1975;83:518.
20. Perrone RD, Inker LA. Assessment of kidney function. UpToDate. 2017.
21. Perrone RD, Inker LA. Drugs that elevate the serum creatinine concentration. UpToDate. 2017.
22. Kassirer JP. Clinical evaluation of kidney function-glomerular filtration. N Engl J Med. 1971;285:385.
23. Cockcroft DW, Gault MH. Prediction of creatinine clearance from serum creatinine. Nephron. 1976;16:31.
24. Singer MA. Of mice and men and elephants: metabolic rate sets glomerular filtration rate. American Journal of Kidney Diseases. 2001;37(1):164-78.
25. Turner ST, Reilly SL. Fallacy of indexing renal and systemic hemodynamic measurements for body surface area. Am J Physiol. 1995;268(4, part 2):978-88.
26. Pachaly JR, Brito HFV. Interspecific allometric scaling. In: Fowler ME, Cubas ZS. Biology, medicine and surgery of South American wild animals. Iowa State: University Press; 2001. p. 475-81.
27. Feinfeld DA, Keller S, Somer B. Serum creatinine and blood urea nitrogen over a six-year period in the very old. Creatinine and BUN in the very old. Geriatric Nephrology and Urology. 1998;8(3):131-5.
28. Fliser D, Franek E, Joest M., Block S, Mutschler E, Ritz E. Renal function in the elderly: impact of hypertension and cardiac function. Kidney Int. 1997;51(4):1196-204.
29. Fliser D, Franek E, Ritz E. Renal function in the elderly – is the dogma of inexorable decline of renal function correct? Nephrol Dial Transplant. 1997;12:1553-5.
30. Wetzels JF, Kiemeney LA, Swinkels DW, Willems HL, den Heijer M. Age- and gender-specific reference values of estimated GFR in caucasians: the nijmegen biomedical study. Kidney Int. 2007;72:632-7.
31. Coll E, Botey A, Alvarez L, Poch E, Quintó L, Saurina A, et al. Serum cystatin C as a new marker for noninvasive estimation of glomerular filtration rate and as a marker for early renal impairment. American Journal of Kidney Diseases. 2000;36(1):29-34.
32. Wrong O, Davies HEF. The excretion of acid in renal disease. Quart J Med. 1959;28(110):259.
33. Black D. Renal disease. 3. ed. London: Blackwell; 1972.
34. Ravel R. Urinalysis and renal disease. In: Clinical Laboratory Medicine. Mosby-Year Book; 1995. p. 147-66.
35. Papper S. Clinical Nephrology. 2. ed. Little Brown and Co.; 1978.
36. Malnic G, Marcondes M. Fisiologia renal. São Paulo: Edart, Livraria Editora Ltda.; 1972.
37. Coe FL. The clinical and laboratory assessment of the patient with renal disease. In: Brenner BM, Rector Jr FC, editors. The kidney. Philadelphia: W. B. Saunders Co.; 1986. p. 703.
38. Ravel R. Renal function tests. In: Clinical Laboratory Medicine. Mosby-Year Book; 1995. p. 166-78.
39. Striker GE, et al. Use and interpretation of renal biopsy. v. 8. W. B. Saunders; 1978.
40. Marwah D, Korbet S. Timing of complications in percutaneous renal biopsy: what is the optimal period of observation. JASN. 1995;6:427.

17 | Marcadores da Taxa de Filtração Glomerular e de Proteinúria

Flávia Silva Reis • Alberto Elias Ribeiro David • Elias David-Neto

INTRODUÇÃO

Os rins desempenham várias funções, como: excreção de ácidos não voláteis; manutenção do volume do líquido extracelular e da osmolalidade plasmática; produção de hormônios, a exemplo do princípio ativo da vitamina D (calcitriol), da eritropoetina, da renina, entre outras. A função largamente utilizada como medida de todas as funções renais é a filtração glomerular. Geralmente, aceita-se que, à medida que a taxa de filtração glomerular (TFG) declina, as demais funções também diminuem, proporcionalmente. Utiliza-se a medida da TFG para excluir ou diagnosticar doenças renais com alteração funcional, bem como para avaliar a resposta à terapia prescrita ou a progressão da doença renal (ver Capítulo 16, *Avaliação Clínica e Laboratorial da Função Renal*).

A National Kidney Foundation, em seu *Kidney Disease Outcome Quality Initiative,* no ano de 2002, definiu os limites da TFG que classificam os diferentes estágios de doença renal crônica, em estágios de 1 a 5. Uma atualização do protocolo de condutas Kidney Disease Improving Global Outcomes (KDIGO), no *guideline* intitulado *Clinical Practice Guideline for the Evaluation and Management of Chronic Kidney Disease*, de 2012, publicado no ano de 2013, subclassificou o estágio 3 em estágios 3a e 3b, acrescentando mais um parâmetro à antiga classificação – a albuminúria –, com as categorias A1, A2 e A3, correspondentes às nomenclaturas anteriormente utilizadas de normoalbuminúria, microalbuminúria e macroalbuminúria, respectivamente.

Assim, o KDIGO apresentou as recomendações para avaliar indivíduos com risco de desenvolver doença renal crônica (DRC) com base em dois parâmetros: (1) a TFG, a ser estimada por meio de uma equação que utiliza a creatinina sérica (CrS), e, eventualmente, a cistatina C como uma segunda confirmação da TFG; (2) a albuminúria, que reflete dano renal. As anormalidades de um ou dos dois desses parâmetros devem se apresentar de modo persistente, por tempo superior a 3 meses, documentando-se o caráter crônico da disfunção renal. A avaliação em conjunto desses dois parâmetros não somente classifica a DRC como também sinaliza o risco de progressão da DRC para estágios finais. O Quadro 17.1 exibe a classificação da DRC com base nas novas recomendações do KDIGO 2012.[1,2]

Indivíduos com TFG maior que 90 mℓ/min sem nenhuma evidência de dano renal são classificados como normais. Pacientes com evidência de lesão estrutural renal já são portadores de DRC em seus vários estágios. O dano renal pode ser evidenciado pela presença de albuminúria, por sedimento urinário anormal ou por alterações de parênquima renal observadas por meio de exame simples de ultrassonografia renal, que constata, por exemplo, múltiplos cistos renais, ou por meio de biopsia renal.

Na prática clínica, é necessário entender sobre os diferentes métodos de determinação da TFG, assim como conhecer os marcadores endógenos (creatinina e cistatina C) e exógenos (inulina, radioisótopos e contrastes), utilizados para estimar ou medir, respectivamente, a TFG. Dentre os métodos, o mais utilizado na prática clínica é a estimativa da TFG por uma equação matemática, a fim de classificar e/ou acompanhar adequadamente pacientes com DRC. Os diferentes métodos para medir ou estimar a TFG apresentam particularidades e erros sistemáticos, que devem ser conhecidos por todos para uma correta avaliação e interpretação da função renal.

Neste capítulo, serão descritos os marcadores endógenos da TFG, os métodos de depuração urinária e plasmática com marcadores exógenos e endógenos, em geral utilizados para a medida da TFG (mTFG), além de algumas das equações que estimam a TFG (eTFG).

TAXA DE FILTRAÇÃO GLOMERULAR

Taxa de filtração glomerular (TFG) é considerada o melhor índice de função renal. A técnica mais utilizada para sua avaliação é a medida da depuração urinária ou renal de certos compostos, endógenos ou exógenos, pelos rins. A taxa de depuração (*clearance*) define-se como a quantidade de plasma clareada de uma substância na unidade de tempo por meio de sua excreção renal. A determinação rigorosa da TFG requer a medida da depuração de um marcador que não seja reabsorvido nem secretado pelo túbulo, sendo excretado na urina apenas por filtração glomerular (ver Capítulo 16, *Avaliação Clínica e Laboratorial da Função Renal*).

O padrão-ouro da medida da TFG corresponde à técnica de infusão intravenosa contínua de inulina, com coletas de urina e sangue a intervalos regulares. Seu valor é obtido por meio da seguinte equação:

$$\text{TFG (m}\ell\text{/min)} = \frac{U \times V}{P}$$

Em que:

- U = concentração urinária do marcador excretado
- V = volume urinário em mℓ/min
- P = concentração plasmática do marcador
- U e P devem ser expressos na mesma unidade.

Quadro 17.1 Classificação da doença renal crônica de acordo com o KDIGO (2012).

Classificação e prognóstico de doença renal crônica de acordo com categorias de taxa de filtração glomerular e albumina/creatinina urinária			Categorias de albuminúria persistente		
			A1	A2	A3
			Normal ou aumento leve	Aumento moderado	Aumento acentuado
			< 30 mg/g	30 a 300 mg/g	> 300 mg/g
Categorias TFG (mℓ/min/1,73 m²)	G1	Normal ou alto ≥ 90	1, se DRC	1	2
	G2	Levemente reduzido 60 a 89	1, se DRC	1	2
	G3a	Leve a moderadamente reduzido 45 a 59	1	2	3
	G3b	Moderado a gravemente reduzido 30 a 44	2	3	3
	G4	Gravemente reduzido 15 a 29	3	3	4
	G5	Falência renal < 15	4	4	4

DRC: doença renal crônica; TFG: taxa de filtração glomerular. O número dentro das células coloridas indica a frequência anual de monitoramento clínico e laboratorial. Verde: baixo risco de evolução para doença renal crônica terminal (DRCT); amarelo: risco moderado; laranja: risco alto; vermelho e vermelho escuro: risco muito alto de progressão. (Adaptado de KDIGO, 2012.)[2]

A TFG também pode ser medida pela técnica de injeção intravenosa de um marcador, sem coleta de urina, caracterizando a depuração plasmática de um marcador. Por esse método, determina-se a depuração plasmática, calculada a partir da dose injetada, dividida pela área sob a curva de decaimento plasmático de determinada substância que é somente eliminada por filtração glomerular, de acordo com as fórmulas expressas a seguir.

$$TFG (m\ell/min) = Q/A$$

Em que:

- Q = quantidade do marcador injetado
- A = área sob a curva de decaimento no plasma do marcador (Figura 17.1).

$$TFG (m\ell/min) = V \times k$$

Em que:

- V = volume de distribuição do marcador
- k = constante de clareamento.

Entretanto, para calcular a área sob a curva, de maneira acurada, são necessárias várias amostras no plasma da concentração ou atividade do marcador. Assim, a estimativa dessa área se baseia, em virtude do tempo, em equações matemáticas que calculam a inclinação da curva ou a constante de clareamento plasmático.

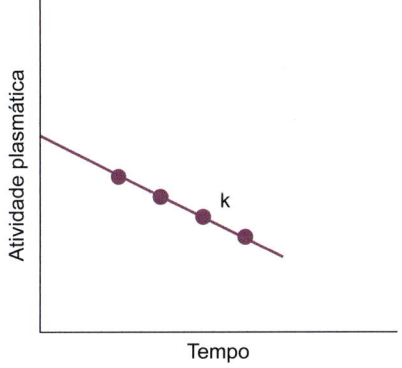

Figura 17.1 Curva de decaimento no plasma do marcador.

A depuração plasmática pode estimar a depuração renal, assumindo-se que: o volume de distribuição da substância e sua excreção renal sejam constantes ao longo do tempo, bem como não exista excreção extrarrenal desta.

Marcadores como creatinina e inulina, os radioisótopos ^{51}Cr-EDTA, ^{99m}Tc-DTPA e ^{125}I-iotalamato, além dos contrastes ioexol e iotalamato, são os mais utilizados para medir a TFG, seja por depuração plasmática, seja por depuração renal.

MÉTODOS DE DEPURAÇÃO RENAL MAIS FREQUENTEMENTE UTILIZADOS

Os métodos de depuração renal requerem a coleta de urina em períodos cronometrados, devendo-se garantir um fluxo urinário > 1 mℓ/min, com tempo de exame que pode variar até de 1 a 24 horas, uma vez que o resultado se dá em mℓ/min para um *clearance* de creatinina. Para um *clearance* de inulina ou outro marcador exógeno, esse tempo é de 4 a 6 horas e, em média, são quatro períodos de 1 hora/período; obtém-se o resultado final do *clearance* pela média dos quatro períodos. Essa necessidade de coleta urinária pode trazer à medida da depuração urinária alguns erros, como:

- Não coletar adequadamente a urina (p. ex., perdas durante evacuação, banho etc.)
- Não registrar adequadamente o tempo de coleta
- Coletar a primeira urina que deveria ser desprezada
- Não coletar a última urina que deveria ser coletada
- Urinar um volume menor do que 1 mℓ/min e, ainda, não esvaziar adequadamente a bexiga.

Esses aspectos tornam os métodos de depuração urinária mais difíceis de serem bem realizados em crianças, idosos e mulheres ou pacientes que exijam supervisão, bem como em pesquisa clínica. Na prática, se esses aspectos não são levados em consideração, podem promover erros de resultados que inutilizam a medida.

Os métodos de depuração renal mais frequentemente usados são o da depuração de inulina, de creatinina e, recentemente, de iotalamato.

Depuração de inulina

A inulina é um polímero de frutose com peso molecular de 5,2 Kd, encontrada na natureza em poucas espécies de plantas, como a alcachofra-de-jerusalém, a dália e a chicória. A apresentação farmacêutica da inulina utilizada é o polifructosan, uma forma sintética de inulina comercializada com nome Inutest 25% (Fresenius®). Esse polímero de frutose tem elevada solubilidade e conveniência para administração intravenosa, com equivalente permeabilidade na membrana basal glomerular.

A inulina, ou seu derivado sintético, dispõe de todos os atributos de um marcador ideal de filtração glomerular: não se liga às proteínas plasmáticas; distribui-se no fluido extracelular; é livremente filtrada pelos glomérulos e inerte ao túbulo, não sofrendo reabsorção nem secreção pela célula tubular renal. A depuração renal de inulina é o padrão-ouro de medida da TFG, e, desde que descrita em 1938 por Homer Smith, pouca mudança sofreu quanto à técnica original. A necessidade de realização do exame em condições padronizadas, com infusão intravenosa contínua do marcador, o elevado custo do produto para uso intravenoso em humanos, além dos aspectos pouco práticos da dosagem laboratorial, trazem limitações ao uso desse método na prática clínica, restringindo-o, praticamente, ao ambiente de pesquisa científica.

Depuração de creatinina endógena

Por décadas, na prática clínica, a depuração urinária de creatinina endógena (Cr) foi a metodologia mais utilizada para medir a TFG. No passado, atribuiu-se à Cr todas as propriedades de um excelente marcador de TFG. Mais tarde, verificou-se que a creatinina, um cátion de baixo peso molecular (113 kd), é eliminada por excreção renal a partir de dois mecanismos: filtração glomerular, um processo passivo de filtração do plasma através dos capilares glomerulares; e secreção tubular, um transporte ativo. Estima-se que o componente secretório seja responsável por 10 a 40% da eliminação de creatinina, mas na vigência de DRC e redução moderada a grave da TFG, esse percentual pode se elevar para até 50 a 60%.[3] Isso faz com que a depuração de creatinina superestime a TFG, especialmente quando esta estiver abaixo de 60 mℓ/min/1,73 m^2.

Para melhorar a acurácia da depuração de creatinina em estimar a TFG, alguns investigadores têm proposto a inibição da secreção de creatinina por cimetidina.[4] Ressalta-se que são necessárias doses elevadas do medicamento cimetidina, de 1.200 a 2.400 mg/dia, para reduzir o transporte tubular de creatinina, medida a qual, na prática clínica, não é habitualmente utilizada. Para entender melhor esse propósito, vale lembrar que a creatinina atinge a célula tubular proximal via transportador OCT2, que transporta cátions orgânicos e alguns fármacos, e o transportador de ânions orgânicos 2 (OAT2). Uma vez dentro da célula tubular, creatinina atinge o lúmen urinário através dos transportadores apicais MATE 1 (do inglês *multidrug and toxin extrusion protein 1*) e MATE 2 K, ambos transportam tanto medicamentos catiônicos como compostos orgânicos. MATE1 é altamente expresso nos rins, fígado, adrenal, músculo esquelético e vários outros tecidos, ao passo que MATE2 K é expresso especificamente no tecido renal.

Depuração de contrastes radiológicos

Contrastes radiológicos, como marcadores de filtração glomerular, têm sido empregados com a técnica de injeção única ou, menos frequentemente, infusão contínua.

Iotalamato (iônico) e *ioexol* (não iônico) têm perfil cinético semelhante. São livremente filtrados pelo glomérulo e não sofrem reabsorção nem secreção tubular. Além disso, apresentam elevada precisão e acurácia diagnósticas, com alto coeficiente de correlação com a depuração de inulina. A concentração plasmática dessas substâncias é determinada por cromatografia líquida de alta *performance* (HPLC) ou eletroforese capilar. O elevado custo dessa metodologia, bem como sua pouca disponibilidade em vários centros, ainda caracteriza um fator limitante para o emprego dessas substâncias na prática clínica.

Depuração plasmática de isótopos radioativos

No Brasil, o uso de isótopos radioativos para medida de filtração glomerular é cada vez mais difundido. A depuração plasmática de ^{51}Cr-EDTA (ácido etilenodiaminotetracético marcado com cromo-51) e a de ^{99m}Tc-DTPA (ácido dietilenotriamino pentacético marcado com tecnécio-99m) são as mais utilizadas e têm se mostrado métodos simples e seguros.

Na Europa, utiliza-se com maior frequência o ^{51}Cr-EDTA, e nos EUA, o ^{125}I-iotalamato.

A depuração plasmática de ^{51}Cr-EDTA foi descrita pela primeira vez por Garnett et al.,[5] em 1967. Desde então, houve necessidade de simplificar a técnica, com tendência de substituição do modelo multicompartimental, que requer várias amostras de sangue para a feitura da curva de decaimento do marcador no plasma, pelo modelo unicompartimental, que torna possível construir a curva apenas com duas ou três amostras, ou até mesmo com amostra única coletada após 2 horas da infusão do radiofármaco, desde que a TFG seja acima de 30 mℓ/min.[6]

A determinação da TFG por ^{51}Cr-EDTA e inulina apresenta resultados comparáveis com elevados coeficientes de correlação entre os métodos. Bröchner-Mortensen et al.,[7] em 1969, encontraram coeficiente de correlação de 0,97. Em 1976, Bröchner-Mortensen e Rodbro[8] avaliaram a influência na reprodutibilidade da técnica de vários tempos de coleta das amostras de sangue (entre 0 e 5 horas) e do número de amostras, em pacientes com função renal normal (n = 13) e com doença renal (n = 14), com o objetivo de determinar o método mais prático e adequado para sua aplicação em todos os níveis de função renal. Os autores concluíram que, para pacientes com Cr sérica normal, duas amostras de sangue coletadas em 180 e 240 minutos eram suficientes, e, para todos os níveis de função renal, a depuração de ^{51}Cr-EDTA era mais precisa com uma coleta adicional, mais tardia, aos 300 minutos após a infusão do radioisótopo.

Valores de referência para a depuração plasmática de ^{51}Cr-EDTA foram definidos por Granerus e Aurell,[9] a partir de uma revisão de 10 trabalhos publicados, totalizando 503 indivíduos saudáveis, 358 homens e 145 mulheres, com idade entre 17 e 75 anos. Mediu-se a depuração de ^{51}Cr-EDTA diretamente por meio da técnica de infusão única do radioisótopo pela equação de Bröchner-Mortensen, comparando-a à depuração de inulina (total de 225 pacientes). A depuração plasmática de ^{51}Cr-EDTA correlacionou-se com a de inulina pela equação:

TFG ^{51}Cr-EDTA = (depuração renal de inulina/1,1) + 3,7

Não foram encontradas diferenças entre os sexos nesse método.

Rydström et al.[10] mediram a TFG em 15 pacientes para testar a confiabilidade da técnica de amostra única na determinação da depuração de ^{51}Cr-EDTA, em comparação ao método-padrão de múltiplas amostras de sangue. A correlação encontrada foi de 0,99 (r) entre medidas de depuração de uma e várias amostras pelo mesmo marcador ^{51}Cr-EDTA.

Mais recentemente, em 2009, os autores deste capítulo avaliaram a precisão da depuração plasmática de ^{51}Cr-EDTA medindo simultaneamente a depuração de inulina em 44 pacientes transplantados renais e em 22 doadores de rim. A média da depuração de inulina foi de 44 ± 18 mℓ/min/1,73 m². Houve uma excelente correlação entre esses dois métodos quando se obteve a **depuração plasmática** de ^{51}Cr-EDTA com quatro amostras, mas também com duas amostras coletadas às 4 e 6 horas após a injeção do radiofármaco.[11] Os limites de concordância e de erro avaliados pelo método de Bland e Altman[12] foram somente de ± 2,8 e ± 2,7 mℓ/min, respectivamente. Esse método é atualmente o padrão-ouro para medida da TFG na Unidade de Transplante Renal do Hospital das Clínicas da Faculdade de Medicina da Universidade de São Paulo (FMUSP), em São Paulo. Sua desvantagem consiste na necessidade de ter disponível um setor de Medicina Nuclear.

> **! PONTOS-CHAVE**
>
> - A TFG é considerada o melhor índice de função renal
> - A depuração renal de inulina é o padrão-ouro de medida da TFG
> - A medida da TFG pela depuração plasmática de ^{51}Cr-EDTA, ioexol ou iotalamato tem elevados coeficientes de correlação quando comparada à depuração urinária de inulina

MARCADORES ENDÓGENOS PARA ESTIMAR A TAXA DE FILTRAÇÃO GLOMERULAR

Para utilizar uma substância endógena como marcador da TFG, ela deve ser livremente filtrada pelos glomérulos, e não ser secretada nem reabsorvida pelos túbulos renais. Além disso, a taxa de produção diária dessa substância precisa ser constante, de tal forma que a sua concentração plasmática reflita um balanço entre a produção e a filtração glomerular. Na atualidade, empregam-se duas substâncias endógenas para estimar a TFG: a creatinina sérica (CrS) e a cistatina C.

Creatinina sérica

Trata-se do parâmetro endógeno mais comumente utilizado para estimar a TFG. O inverso da creatinina (1/creatinina) reflete razoavelmente a TFG para TFG acima de 80 mℓ/min/1,73 m². Embora acessível na maioria dos centros, com técnica simples e rápida de dosagem, a CrS apresenta limitações quanto à acurácia dos resultados, especialmente por variações em sua produção e eliminação. A creatinina é formada a partir da hidrólise não enzimática da creatina e da fosfocreatina muscular. Após síntese no fígado, a partir dos aminoácidos glicina e arginina, cerca de 98% dessa produção é estocada no músculo. A outra fonte de creatina é a ingestão de carne. Um percentual de 1,6 do *pool* de creatina é convertido em creatinina a cada dia. São determinantes da concentração sérica de creatinina, não somente por filtração glomerular, como também e altamente a massa muscular do indivíduo, que varia com o peso, a idade e o sexo, a presença de doenças musculares e a ingestão proteica.

Embora no passado se acreditasse que a CrS era somente filtrada pelos glomérulos, hoje se sabe que também se secreta esse marcador pelos túbulos, de tal forma que a concentração e o volume de distribuição da CrS refletem não somente a filtração glomerular, mas também a secreção tubular como já mencionado anteriormente. Isso indica que a maioria dos métodos que utilizam a CrS como a principal variável da equação deve superestimar a TFG. Além disso, a secreção tubular aumenta consideravelmente à medida que a filtração glomerular diminui, de modo que, quanto menor a TFG, maior a superestimativa que a CrS fará sobre a TFG.

Um problema importante com relação à comparação de resultados de dosagens de CrS corresponde à metodologia com que esta foi dosada. Muitos constituintes do plasma podem interferir na medida da creatinina quando se utiliza método colorimétrico por reação de Jaffé – os chamados "cromógenos não creatinina" podem elevar a CrS em até 20%. Ácido ascórbico, ácido úrico, acetoacetato, frutose, glicose e proteínas plasmáticas representam exemplos de cromógenos endógenos que conduzem a uma falsa elevação da creatinina. As cefalosporinas também podem interferir na reação de Jaffé. Medidas como desproteinização de amostras e uso de métodos enzimáticos tentam remover esses interferentes. Os ensaios enzimáticos não detectam esses cromógenos, ofertando resultados mais baixos de CrS. Atualmente, recomenda-se que todos os métodos de creatinina se tornem rastreáveis a um método de referência com base na espectrometria de massa de diluição de isótopos (IDMS). É importante que os bioquímicos clínicos tenham uma boa compreensão do desempenho relativo dos seus métodos de dosagem de creatinina de rotina, usando um novo material de referência com rastreabilidade IDMS, uma calibração dos métodos com base em padrões internacionais (*isotope dilution mass spectrometry*).

Um outro aspecto quanto à utilização da CrS como marcador da TFG é que ela não se eleva no volume de distribuição (incluindo o plasma) até que a filtração glomerular caia abaixo de 50 a 60 mℓ/min (Figura 17.2). Esse dado já era bastante conhecido desde os estudos de Levey.[13] Recentemente, essa análise foi revalidada, uma vez que a dosagem de CrS pelo método enzimático passou a ser mais constante com variações menores que 5 a 8%. No entanto, a mesma observação de que a creatinina não se eleva até que a TFG decaia abaixo de 60 mℓ/min permaneceu em um estudo com mais de 2 mil pessoas sadias (Figura 17.2).[14]

Apesar do conhecimento das variáveis biológicas que determinam a creatinina sérica, para um mesmo indivíduo, mantidos a massa muscular e o peso, CrS continua sendo um parâmetro muito utilizado para o seguimento de pacientes com doença renal. Importante reforçar que a avaliação da função renal por meio do valor isolado da CrS pode, como visto na Figura 17.2, não ser um parâmetro capaz de demonstrar decréscimos da filtração glomerular, conforme explicado anteriormente.

Diante dessas variáveis que determinam o valor de CrS além da filtração glomerular, nas últimas décadas, tem-se estudado equações que possam estimar a TFG a partir de CrS, em modelos matemáticos que incluem as variáveis demográficas como sexo, idade, raça, com o intuito de reduzir erros sistemáticos. Na população americana, dados do National Institute of Diabetes and Digestive and Kidney Disease mostraram que CrS tem valores mais altos entre adultos negros quando comparados a adultos brancos hispânicos.[15] Mais recentemente, em 2021, o estudo Chronic Renal Insufficiency Cohort (CRIC), em um subgrupo de 1.423 participantes, mostrou que, independentemente de idade, sexo e da medida da TFG por ^{125}I-iotalamato, a raça negra esteve associada a valores de

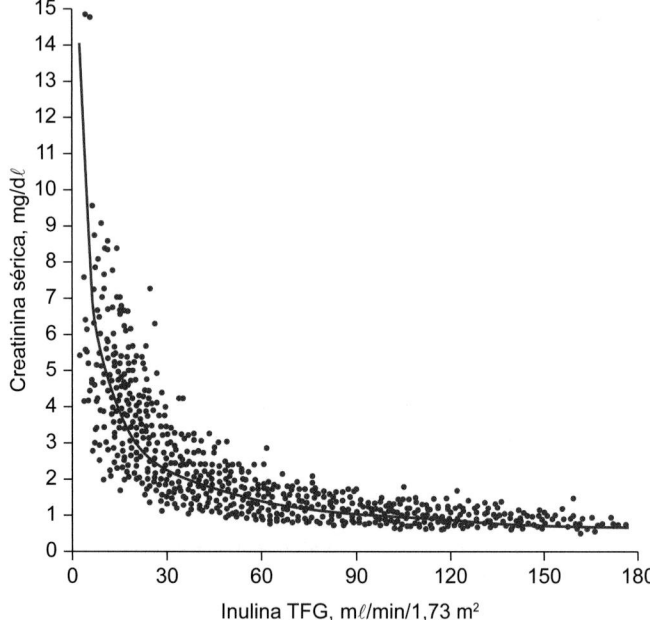

Figura 17.2 Relação entre a creatinina sérica e a taxa de filtração glomerular (TFG) medida pelo *clearance* de inulina.

creatinina de 10,7% mais elevados em relação a indivíduos de outras raças; além disso, mostrou que, para cada 10% de aumento no percentual de ancestralidade africana, mensurado por estudo de genotipagem, há um aumento da CrS em 1,3%.[16]

Cistatina C

Cistatina C (CysC) é uma proteína não glicosilada, com peso molecular de 13,35 dáltons, constituída de uma cadeia polipeptídica de 120 aminoácidos, com duas pontes de enxofre: entre os resíduos 73 e 83, bem como entre 97 e 117 – o ponto isoelétrico é de 9,3 e tem carga positiva.[17] A cistatina C é livremente filtrada pelo glomérulo e degradada quase completamente pela célula tubular proximal quando a função tubular está normal. Entretanto, a CysC na urina atingiu valores detectáveis em crianças e adolescentes com diversas patologias renais, assim como em pacientes adultos com injúria renal aguda.[18,19]

Inicialmente descoberta no líquido cefalorraquidiano por Clausen,[20] em 1961, a CysC foi descrita por Butler e Flynn[21] como uma proteína isolada de amostras de urina fresca em 193 pacientes com diversas patologias renais. Somente em 1984, Barrett et al.[22] descreveram a função biológica dessa proteína como inibidora de cisteína proteinase, sendo proposto o nome CysC por sua similaridade estrutural e funcional com cistatinas descobertas em ovos de galinha. Em 1985, Simonsen et al.[23] correlacionaram a concentração sérica de CysC com a filtração glomerular medida por ^{51}Cr-EDTA, e, desde então, a CysC vem sendo utilizada como marcador de função renal.

Produzida por todas as células nucleadas a uma taxa constante, a CysC é um inibidor de proteinases cisteínicas, uma das cinco classes de proteinases: 1) metaloproteases; 2) proteases de serina; 3) treonina; 4) ácido aspártico; e 5) cisteína protease. As proteinases ou proteases são enzimas que atuam no processo de degradação proteica e que estão envolvidas em várias reações metabólicas. As atividades dessas enzimas são reguladas por seus inibidores, os quais podem proteger a célula de uma proteólise inapropriada e/ou controlar os mecanismos responsáveis pela degradação proteica intra e extracelular.

CysC tem sido proposta como marcador de função renal superior à creatinina por ter uma taxa de produção constante e concentração sérica independente de fatores distintos da filtração glomerular (p. ex., a massa muscular). Não está claro se as variáveis clínicas como disfunção tireoidiana, neoplasias e uso de corticosteroide podem ser limitantes ao uso da CysC como marcador de função renal. Nas diversas populações em que tem sido estudada, a CysC revela-se, ao menos, igual à CrS.

Dharnidharka et al.,[24] em metanálise, analisaram 46 artigos publicados e 8 resumos, os quais compararam a eficácia de CysC e CrS a um método-padrão de medida de TFG, como inulina, contraste ou radioisótopos; o coeficiente de correlação de 1/cistatina foi significativamente maior que 1/creatinina (r = 0,816 e 0,742, respectivamente); na análise de curva ROC (do inglês *receiver operating characteristic curve*), a AUC (do inglês *area under the curve*) de 1/cistatina foi superior à de 1/creatinina (média de 0,926 e 0,837, respectivamente, com intervalo de confiança [IC] de 95% e p < 0,001).

Ensaios automatizados, mais rápidos e de maior precisão, que fizeram uso da técnica de nefelometria e turbidimetria, possibilitaram a expansão do uso da dosagem de CysC na prática clínica.[25] A dosagem de CysC com base na técnica de nefelometria foi descrita por Finney et al.,[26] em 1997; em um estudo envolvendo 309 doadores de sangue, os autores estabeleceram intervalo de referência para CysC, medidos por nefelometria, de 0,53 a 0,92 mg/dℓ, para indivíduos com idade inferior a 50 anos, e 0,58 a 1,02 mg/dℓ, para aqueles com mais de 50 anos.[26]

A concentração sérica de CysC tem sido relatada como independente da massa muscular, do sexo, da raça ou da superfície corpórea. O intervalo de referência entre homens e mulheres é de 0,03 mg/ℓ, considerado sem relevância clínica; o intervalo de normalidade foi de 0,51 a 1,02 mg/ℓ com o emprego de ensaio nefelométrico. Utilizando-se a medida de TFG por iotalamato, em pacientes com TFG acima de 84 mℓ/min/1,73 m^2, a concentração de CysC obtida foi de 0,61 a 1,21 mg/ℓ; os coeficientes de variação (CV) intraensaio para CysC e creatinina foram, respectivamente, de 2,7 e 3%; já o CV interensaio, 3,5 e 5,7.[27,28]

Todos os trabalhos revelam um comportamento paradoxal entre CysC e CrS, tanto no estado hipo quanto no hipertireóideo. O que não está claro em definitivo na literatura é se as alterações vistas nesses marcadores se corroboram por mudanças na TFG. Jayagopal et al.[29] mediram a CysC e a CrS em pacientes com hipotireoidismo e com diagnóstico recente de hipertireoidismo; a média de creatinina foi mais alta entre os hipotireóideos, em comparação aos hipertireóideos, e, após tratamento, houve queda de 13% no primeiro grupo e elevação de 22% no grupo com hipertireoidismo. Já a CysC apresentou valores mais baixos no hipotireoidismo e mais altos no hipertireoidismo, e, após tratamento, houve elevação de 14% e queda de 21%, respectivamente.

À luz do conhecimento da função tireoidiana sobre a hemodinâmica circulatória, o achado de valores mais baixos de creatinina no hipotireoidismo estaria concordante com uma redução de fluxo plasmático renal e consequente redução da TFG.[30] Nesse aspecto, a CrS seria um melhor marcador de função renal do que a CysC, na condição clínica específica de hipotireoidismo.

As proteases têm sido relacionadas com a progressão de tumores malignos, e acredita-se que sua ação é requerida para degradação de matriz extracelular, levando à invasão e à disseminação do tumor. O desenvolvimento de metástases parece depender do balanço entre atividade proteolítica e concentração dos inibidores de proteases, dos quais a CysC é um potente inibidor extracelular da cisteína proteinase. Existem evidências de que a CysC possa estar elevada no soro na vigência de processos neoplásicos metastáticos.[31,32]

Em diabéticos, a CysC parece ser também um bom marcador de TFG. Um estudo longitudinal, com seguimento de 4 anos e com medida de CysC, foi relatado por Perkins et al.[33] em 30 pacientes índios Pima do Arizona (EUA), com diagnóstico de diabetes melito. Todos os pacientes foram submetidos a uma medida anual de depuração renal por iotalamato, CysC e CrS. Por meio de regressão linear, determinou-se a tendência anual da função renal ao longo do tempo: a tendência de 1/CysC e iotalamato foi fortemente correlacionada ($r = 0,77$), quando comparada à de 1/creatinina ($r < 0,35$), demonstrando a validade preditiva de seriadas medidas de CysC em detectar declínio na função renal ao longo do tempo em pacientes diabéticos.

O envelhecimento ocasiona redução na TFG de 0,75 a 1 mℓ/min/1,73 m^2/ano, a partir dos 60 anos. A despeito disso, nessa população, o nível sérico de creatinina pode ser normal, face à menor geração de creatinina pela reduzida massa muscular. Em um estudo longitudinal envolvendo idosos, o nível sérico de CysC foi diretamente associado a maior risco de morte e evento cardiovascular, quando comparado à CrS.[34] Em um estudo de coorte com 3.659 idosos sem doença renal, o nível sérico de CysC também foi forte preditivo de risco para DRC.[35] Do mesmo modo, detectou-se declínio da TFG mais frequentemente que a CrS nessa população.[36]

Desse modo, a CysC parece ser um melhor marcador de função renal e pode ter implicação prognóstica entre indivíduos idosos e sem diagnóstico de DRC, pelos critérios clássicos de medidas de CrS e depuração de creatinina. Discute-se, entretanto, se a predição do evento cardiovascular é maior, por ser a CysC, de fato, um melhor marcador de função renal que a CrS, ou se seu nível sérico estaria aumentado por fatores outros independentes da filtração glomerular. Com base no claro conhecimento de que a disfunção renal está associada à inflamação e maior mortalidade cardiovascular, a CysC poderia ser preditiva de risco cardiovascular por talvez ser mais sensível em reconhecer estágios iniciais da DRC em idosos.[37] Atualmente, não parece haver evidência concreta de outra associação de CysC a risco cardiovascular além de sua relação com a TFG.

Outra população em que a CysC poderia ser útil é a pediátrica. A determinação da função renal em crianças é particularmente difícil pelas mudanças no desenvolvimento renal, em especial no 1º ano de vida. A creatinina é o marcador mais utilizado, mas mudanças na massa muscular com o crescimento influenciam os níveis de CrS, independentemente do nível da TFG; além disso, nessa população, interferências laboratoriais com bilirrubinas são importantes, face à prevalência de icterícia neonatal, além de hemólise, *in vitro*, que pode ocorrer com coleta de pequenas amostras.

Finney et al.[38] estabeleceram intervalos de referência para CysC na população pediátrica; a CysC não sofre influência de variáveis biológicas, como peso e massa muscular, que aumentam com o crescimento; além disso, é mais alta em prematuros e neonatos a termo e gradualmente declina até a idade de 1 ano, quando passa a ser constante e atinge valores da idade adulta. Já a CrS tem comportamento semelhante nos primeiros meses de vida, porém os níveis séricos crescem gradualmente na infância e adolescência, o que poderia acobertar um dano renal subjacente.

Podracka et al.[39] encontraram maior variabilidade intraindividual de CysC (CV = 10,3 ± 4,9%) comparada à creatinina (CV = 7,7 ± 4,2%), em um total de 178 medidas simultâneas dos dois marcadores, em 20 crianças com transplantes de órgãos sólidos.

Em pacientes com cirrose hepática, a dosagem sérica de creatinina e a depuração urinária de creatinina, estimada ou por medida direta, são de valor limitado para estimar a função renal. Woitas et al.[40] relataram a correlação entre concentração sérica de CysC e CrS e a TFG determinada por inulina em 44 pacientes com diagnóstico de cirrose em diferentes estágios da classificação de Child. Apenas 1/cistatina C, mas não 1/creatinina, foi significativamente correlacionada com a TFG.

A acurácia da CysC e de CrS em distinguir redução de TFG, considerada abaixo de 72 mℓ/min/1,73 m^2 e medida por inulina, foi avaliada em 36 pacientes cirróticos e 56 controles. A sensibilidade da CysC foi de 73% no grupo-controle e de 88% no grupo de cirróticos; os valores para CrS foram de 23 e 64%, respectivamente. Pacientes cirróticos, com TFG acima de 72 mℓ/min, exibiram os valores mais baixos de CrS.[41]

Pöge et al.[42] estimaram a filtração glomerular de 44 pacientes a partir de fórmulas que utilizam CysC (Hoek; Larsson) ou CrS (MDRD; CockcroftGault) como variável, comparando-a à depuração de inulina. A média da TFG por inulina foi de 28,3 mℓ/min/1,73 m^2 e, embora todos os quatro cálculos tenham superestimado a verdadeira medida de função ($p < 0,0001$), o menor *erro* foi encontrado com as fórmulas de CysC.

Um dos problemas da dosagem de CysC refere-se a seu custo muito mais elevado, em comparação à creatinina, além de sua rara padronização de dosagem na maioria dos laboratórios.

Finalmente, o que se deve considerar é que a utilização e a interpretação isolada da dosagem sérica de creatinina e/ou de cistatina C representam simples marcadores de TFG com uma acurácia baixa; além disso, particularmente para a CrS, essa afirmação é verdadeira quando se espera uma TFG < 60 mℓ/min/1,73 m^2. Dito isso, sempre o médico deverá solicitar a dosagem sérica desses marcadores para aplicar o respectivo valor encontrado em uma equação que estime a TFG, como será descrito a seguir.

> **! PONTOS-CHAVE**
>
> - A CrS é o marcador endógeno mais comumente utilizado para estimar a TFG
> - Quanto menor a TFG, maior a superestimativa que a CrS fará sobre a TFG
> - Cistatina C tem sido proposta como marcador de função renal superior à creatinina por ter uma taxa de produção constante e concentração sérica independente de fatores distintos da filtração glomerular
> - A concentração sérica de cistatina C tem sido relatada como independente de massa muscular, sexo, raça ou superfície corpórea; no entanto, parece haver outras dificuldades quanto à sua utilização como marcador de TFG, como na doença oncológica metastática, na disfunção tireoidiana sem controle e durante pulsoterapia com metilprednisolona
> - Resultados de CrS ou Cistatina C devem sempre ser aplicados em uma equação para se calcular o valor da estimativa da TFG

EQUAÇÕES ABREVIADAS PARA ESTIMAR A TAXA DE FILTRAÇÃO GLOMERULAR

Tem-se preconizado a utilização de equações para estimar a TFG, em vez do uso isolado da concentração sérica de creatinina e/ou cistatina C. Essas equações ou fórmulas apresentam o propósito de reduzir os erros sistemáticos nessa estimativa da TFG e que são atribuídos às variáveis que determinam a concentração sérica desses marcadores, sem relação com a TFG, em especial para a creatinina sérica, como o peso, a altura, a idade, o sexo, a raça, a dieta e o método analítico laboratorial utilizado.[43]

É sabido, como já citado anteriormente, que negros possuem maior massa muscular e valores mais elevados de CrS para uma mesma faixa de medida da TFG, razão da incorporação da raça nessa estimativa da TFG, pois, do contrário, se teria uma subestimação da verdadeira TFG em indivíduos de raça negra. Obtém-se, assim, valores mais elevados na TFG estimada quando se especifica a raça negra nas calculadoras disponíveis nos aplicativos e *sites* médicos.

Recentemente, tem-se questionado a incorporação da raça nos métodos de desenvolvimento dessas equações, a partir do racional de que raça é uma construção social e não puramente biológica, além da argumentação de que incorporar a raça a um indicador médico pode gerar segregação racial, refletida por disparidades no acesso ao sistema de saúde, como retardo no referenciamento ao nefrologista, no ingresso em programas de terapia dialítica e em listas de espera por transplante renal.

Além disso, outras importantes decisões médicas são tomadas com base na estimativa da TFG, como a indicação e o ajuste de doses de medicamentos,[44] indicação de exames radiológicos contrastados, a avaliação de risco de complicações cirúrgicas e o estadiamento prognóstico da DRC (que sabidamente tem progressão mais rápida nos indivíduos de raça negra). Assim, no ano de 2020, a National Kidney Foundation (NFK) e a American Society of Nephrology estabeleceram uma força-tarefa composta por representantes de diversas áreas da saúde e da sociedade, incluindo representação dos pacientes, para reavaliar as evidências científicas que justifiquem a inclusão da raça no diagnóstico e estadiamento da doença renal, bem como rever quais as possíveis implicações clínicas e em acurácia diagnóstica que se teria ao excluir a raça na estimativa da TFG, trazendo clareza e sugerindo recomendações que garantam equidade na abordagem e nas decisões médicas, independentemente da raça do indivíduo.[45,46]

Nas últimas 5 décadas, várias equações foram desenvolvidas, e as mais utilizadas na prática clínica, ao longo desse tempo, e em épocas distintas, são apresentadas a seguir.

Equação de Cockroft-Gault

A fórmula proposta por Donald W. Cockroft e Henry Gault, em 1976, foi uma das primeiras tentativas de se determinar a função renal sem a necessidade de coleta de urina de 24 horas. A equação foi derivada da relação encontrada, por regressão linear, entre idade e excreção urinária de creatinina/kg, em 249 pacientes homens, entre 18 e 92 anos, que tinham duas medidas prévias de depuração de creatinina de 24 horas.[47] A redução de 15% para mulheres baseou-se em estudos prévios com depuração de creatinina que observaram valores cerca de 10 a 20% mais baixos no sexo feminino. O coeficiente de redução (de 0,85) para mulheres foi, então, escolhido arbitrariamente. Essa equação serve para estimar a depuração de creatinina, e não a TFG, e ainda superestima a filtração glomerular nas diversas populações em que tem sido aplicada.

$$CG = [(140 - IDADE_{anos}) \times PESO_{kg} \times (0,85 \text{ se MULHER})]/(72 \times CrS_{mg/d\ell})$$

Como visto anteriormente, a depuração de creatinina superestima a TFG quando esta se encontra abaixo de 60 mℓ/min/1,73 m², comportamento que se reproduz na equação de CG. Recentemente, propôs-se a equação de CG modificada para a superfície corpórea para estimar a TFG:[48]

$$CG \text{ modificada} = (1,73 \text{ m}^2 \times CG)/\text{superfície corpórea em m}^2$$

Importante ressaltar que essa equação foi derivada a partir de uma amostra de dados com limitações, dada a ausência de representatividade do sexo feminino e de outras raças além da raça branca.

Equação MDRD

Em 1999, Levey et al.,[49] desenvolveram uma nova equação para estimar a filtração glomerular a partir da concentração sérica de creatinina, variáveis demográficas, níveis séricos de albumina e ureia, comparando-a à TFG medida pela depuração de ^{125}I-iotalamato. A análise de regressão múltipla foi aplicada aos dados obtidos de 1.070 pacientes incluídos no estudo Modification of Diet in Renal Disease Study (MDRD), que objetivou avaliar o efeito da restrição proteica e do estrito controle pressórico na progressão da DRC. Portanto, essa equação foi desenvolvida em pacientes com TFG reduzida. Posteriormente, validou-se a fórmula em outros 558 pacientes desse mesmo estudo, dos quais apenas 12% eram negros e 6% diabéticos não insulinodependentes, não sendo incluídos pacientes transplantados nem diabéticos tipo 1. O percentual de erro em predizer a verdadeira TFG (medida por iotalamato) foi de 19,8% para a equação de Cockroft-Gault e de 11,5% para a equação do MDRD.[49] A equação de MDRD foi revista em 2006 com os novos ensaios para dosar CrS que fornecem resultados 5% mais baixos.[50] A equação de TFG estimada (eTFG) é:

$$eTFG = 175 \times (CrS_{mg/d\ell})^{-1,154} \times (idade_{ano})^{-0,203} \times (0,742, \text{ se os pacientes são do sexo feminino}) \times (1,212, \text{ se pacientes negros})$$

A equação MDRD têm menor acurácia para estimar a TFG em populações sem DRC, ou seja, com TFG acima de 60 mℓ/min/1,73 m², assim como em diabetes tipo 1 sem microalbuminúria e doadores renais. Em média, quando o resultado da TFG nessa população é 90 mℓ/min/1,73 m², o resultado é mais baixo do que a TFG medida, com diferenças variando entre −29 e 3,3 mℓ/min/1,73 m², o que pode levar a diagnósticos de DRC em não portadores dessa doença, mas com TFG levemente diminuída. Por esse motivo, os laboratórios devem relatar a TFG estimada por essas equações somente quando o resultado é < 60 mℓ/min/1,73 m². Quando o resultado for maior, devem relatar que a "TFG é 60 mℓ/min/1,73 m² ou mais".[51-52]

Equação CKD-EPI

Em 2009, concebeu-se a equação denominada *chronic kidney disease epidemiology collaboration* (CKD-EPI)[53] a fim de se alcançar maior acurácia na estimativa de TFG em indivíduos com filtração glomerular acima de 60 mℓ/min, sendo tão acurada quanto a MDRD em indivíduos com filtração abaixo de 60 mℓ/min. Anteriormente, e por décadas, MDRD foi a equação mais usada pelos laboratórios norte-americanos, que a empregavam com maior frequência ao relatarem a TFG atrelada ao resultado da dosagem sérica de creatinina. MDRD usa as mesmas quatro variáveis (idade, sexo, raça e nível de CrS) da equação CKD-EPI, mas essa última foi desenvolvida a partir de uma amostra populacional mais abrangente, que incluiu doadores renais, e parece apresentar maior precisão. Por exemplo, a MDRD pode subestimar a TFG de pacientes com DRC e TFG > 60 mℓ/min, o que pode levar a considerar esses pacientes com inadequado risco de progressão de DRC e/ou de mortalidade com base na TFG estimada pela MDRD, como já explicado anteriormente.

Em outro estudo, a TFG foi estimada inicialmente por MDRD para classificar a DRC em mais de 1 milhão de participantes residentes em 40 países ou regiões, que foram reclassificados por CKD-EPI. A TFG estimada foi classificada em seis categorias (> 90, 60 a 89, 45 a 59, 30 a 44, 15 a 29 e < 15 mℓ/min/1,73 m^2) por ambas as equações.

Em comparação à equação de MDRD, 24,4% e 0,6% dos participantes de coortes da população geral foram reclassificados para uma categoria de TFG estimada maior e menor, respectivamente, pela equação CKD-EPI. A prevalência de estágios de DRC 3 a 5 foi reduzida de 8,7% para 6,3%. Na TFG estimada de 45 a 59 mℓ/min/1,73 m^2 pela MDRD, 34,7% dos participantes foram reclassificados para TFG estimada de 60 a 89 mℓ/min/1,73 m^2 pela equação CKD-EPI e apresentaram menores taxas de incidência (por 1.000 pessoas) para os desfechos de interesse (9,9 versus 34,5 para mortalidade por todas as causas, 2,7 versus 13 para mortalidade cardiovascular e 0,5 versus 0,8 para DRC terminal) em comparação àqueles não reclassificados. Em resumo, a equação de CKD-EPI classificou menos indivíduos como tendo DRC e categorizou mais precisamente o risco de mortalidade e DRCT do que a equação MDRD. A seguir, é apresentada a equação:

$$eTFG_{ckd\text{-}epi} = 141 \times \min(CrS/k,1)^{\alpha} \times \max(CrS/k,1)^{-1,209} \times 0,993^{idade} \times 1,018 \text{ (se feminino)} - 1,159 \text{ (se raça negra)}$$

Em que:
- CrS = creatinina sérica (mg/dℓ)
- κ = 0,7 para as mulheres e 0,9 para os homens
- α = – 0,329 para mulheres e –0,411 para homens
- mín = mínimo de CrS/k ou 1
- máx = máximo de CrS/k ou 1.

Em 2012, propôs-se uma equação que utilizou a CrS e a CysC em conjunto, ajustadas para idade, sexo e raça, encontrando-se elevada acurácia para estimar a TFG.[54] Em 2012/2013 o guideline KDIGO passou a recomendar a aplicação da CKDEPI$_{cistatina\ C}$ como método confirmatório de TFG < 60 mℓ/min na ausência de fatores de risco que expliquem a redução da TFG, e, assim, havendo redução sustentada por mais do que 3 meses, confirma-se a presença de DRC. Mais recentemente, após o parecer da Task Force 2020/2021 anteriormente citado,[46] em novembro de 2021, a CKD-EPI foi reeditada sem ajuste para a raça.[55]

$$eTFG_r = 142 \times \min(CrS/\kappa, 1)^{\alpha} \times \max(CrS/\kappa, 1)^{-1,200} \times 0,9938^{idade} \times 1,012 \text{ [se mulher]}$$

Em que:
- CrS = Creatinina Sérica (mg/dℓ)
- κ = 0.7 para mulheres e 0.9 para homens
- α = –0.241 para mulheres e para homens –0.302

- mín = mínimo de CrS/k ou 1
- máx = máximo de CrS/k ou 1
- Idade (anos).

Equações BIS-1 e BIS-2

Com o envelhecimento da população mundial, cada vez mais indivíduos atingem a faixa dos 70 aos 90 anos ou mais. As populações dos estudos que deram origem às equações mais utilizadas para calcular a TFG, como a MDRD e a CKDEPI, continham poucos pacientes nessa faixa etária. Como idade, peso corpóreo e creatinina são indicadores indiretos da massa muscular do indivíduo, bem como são variáveis dessas equações, elas podem não ter o mesmo desempenho em estimar adequadamente a TFG em idosos, em comparação a indivíduos mais jovens e com maior percentual de massa muscular. Isso indica que tais equações devem ser validadas em população de idosos ou que novas sejam desenvolvidas para essa faixa etária acima dos 70 anos.

Recentemente, duas novas equações, a BIS-1 e BIS-2, foram desenvolvidas a partir de dados de um estudo longitudinal nomeado *Berlin Initiative Study*, que incluiu 2.073 idosos, caucasianos, com idade igual ou maior que 70 anos. As equações foram derivadas por regressão múltipla, a partir de uma amostra com 600 indivíduos que foram submetidos à medida da TFG por *clearance* plasmático de iohexol, além de dados demográficos e nível sérico de creatinina e cistatina C. A equação BIS-2 tem melhor acurácia utilizando ambos os marcadores séricos (creatinina e cistatina C).[56] No ano de 2019, um estudo francês retrospectivo e transversal, que envolveu 2.247 participantes idosos, com média de idade de 71,5 anos, e medida da TFG por depuração renal de inulina, a *performance* da CKDEPI$_{(2009)}$ não diferiu significativamente da BIS-1 ou da equação Full Age Spectrum (FAS), descrita a seguir, na análise global; e ainda que se tenha encontrado algumas diferenças, como uma maior acurácia da BIS-1 no subgrupo acima de 75 anos e medida da TFG abaixo de 45 mℓ/min/1,73 m^2, os autores concluem não haver diferenças significativas de *performance* das equações na população estudada.[57]

Equações *full age spectrum*

Até o advento da equação *full age spectrum* (FAS), a estimativa da TFG era calculada por equação específica para cada fase da vida, a exemplo da equação de Schwartz para crianças e adolescentes, MDRD e CKD-EPI para adultos e BIS para idosos. Em todas essas, o valor da creatinina sérica era ajustado para sexo, idade e raça, por motivos discutidos anteriormente.

Em 2016, Pottel et al.[58] propuseram uma equação de espectro de idade amplo, em que a creatinina sérica é ajustada ao seu valor mediano, encontrado em uma amostra populacional que englobava indivíduos nas faixas etárias desde os 3 anos aos idosos acima de 70 anos, tendo como base um banco de dados de estudos transversais em que todos os voluntários foram submetidos a uma medida da TFG por inulina, ioxehol ou iotalamato. De acordo com a categorização pela TFG medida, FAS se mostrou a melhor equação para crianças e adolescentes (< 18 anos) para todas as faixas de TFG, sendo equivalente à CKD-EPI$_{(2009)}$ para adultos de 18 a 70 anos para todas as faixas de TFG; além disso, se mostrou superior à CKD-EPI nos idosos acima de 70 anos na faixa de TFG < 60 mℓ/min.

$$FAS\ eTFG = 107,3/(CrS/Q) \text{ para } 2 \leq \text{idade} \leq 40 \text{ anos}$$

$$FAS\ eTFG = 107,3/(CrS/Q) \times 0,988^{(Idade - 40)} \text{ para idade} > 40 \text{ anos}$$

Em que:

- CrS = creatinina sérica (mg/dℓ)
- Q = mediana da creatinina para idade e sexo
- 107,3 = considerado o valor médio da TFG medida na amostragem de crianças, adolescentes e adultos jovens do estudo
- 0,988 $^{(Idade - 40)}$ = declínio da TFG esperado a partir dos 40 anos, de cerca de 1 mℓ/min/1,73 m²/ano.

> **PONTOS-CHAVE**
>
> - As equações mais utilizadas para estimar a TFG em adultos são MDRD, CKD-EPI e FAS
> - CKD-EPI$_{2021}$ tem elevada acurácia e pode ser aplicada em TFG > ou < 60 mℓ/min/1,73 m²
> - Há uma tendência em não se utilizar a raça na estimativa da TFG
> - Em check up e triagem de DRC deve-se empregar CKD-EPI$_{Creatinina\ 2021}$
> - CKD-EPI$_{cistatina\ C}$ deve ser aplicada como método confirmatório
> - MDRD deve ser aplicada apenas em indivíduos com conhecida TFG < 60 mℓ/min/1,73 m²
> - Em idosos acima de 70 anos com DRC e TFG < 60 mℓ pode-se aplicar FAS ou BIS-2
> - Em indivíduos de raça negra, há uma tendência em recomendar a estimativa da TFG por CKD-EPI$_{cistatina\ C}$.

PROTEINÚRIA

A barreira glomerular, formada pelo endotélio do capilar glomerular, a membrana basal glomerular e os processos podocitários da célula epitelial visceral ou podócito, é uma estrutura altamente seletiva e de carga iônica negativa, características essenciais à manutenção da homeostase, constituindo-se uma excelente barreira à passagem de proteínas para o espaço urinário de Bowman. Se assim não o fosse, em razão do alto fluxo plasmático renal e do grande volume diário de filtrado glomerular, grandes quantidades de proteínas seriam perdidas na urina.

A barreira glomerular é: impermeável às moléculas grandes, de peso molecular acima de 150 Kd, como IgM (900 Kd), IgG (150 Kd) e fibrinogênio (340 Kd); e altamente permeável a pequenos solutos, de peso molecular abaixo de 60 Kd, como glicose, ureia, cadeias leves de imunoglobulinas, hemoglobina, mioglobina, aminoácidos etc. Já para as moléculas de peso molecular intermediários (entre 60 e 150 Kd), a passagem ao ultrafiltrado no espaço de Bowman dependerá da carga; como a barreira tem carga negativa, proteínas de carga negativa como albumina (69 Kd) e transferrina (88 Kd) têm sua passagem impedida.

Algumas proteínas e polipeptídios do plasma filtrados, presentes no ultrafiltrado, são absorvidos e metabolizados no túbulo proximal. Por esse motivo, a quantidade total de proteínas que aparecem na urina é pequena. Existe na urina uma pequena quantidade de outro tipo de proteína, fruto da produção/secreção dos túbulos, a proteína de Tamm-Horsfall. Outras proteínas, que não somente albumina, contribuem para o total da proteinúria. É largamente aceito que uma proteinúria de até 150 mg/dia seja considerada normal, montante no qual a quantidade de albumina deve ser inferior a 30 mg/dia. Na gestação, é considerada normal uma excreção de proteínas de até 300 mg/dia em razão da elevação fisiológica na TFG.

Proteinúria anormal, associada ou não à redução da TFG, é considerada a maior evidência de doença renal subjacente, sobretudo de origem glomerular, mas também tubular. A filtração e, consequentemente, a presença de proteínas em valor anormal no líquido tubular renal promovem inflamação, atrofia tubular e fibrose intersticial renal e podem constituir, muitas vezes, um problema maior do que a própria doença que determinou o aparecimento de proteinúria.

Cerca de 25% dos pacientes com DRC em estágio 3 apresentam micro ou macroalbuminúria.[59-61] Mesmo em estudos epidemiológicos na população geral, quanto maior a albuminúria, maior o risco de haver declínio da filtração glomerular e de ser necessária diálise no futuro. No momento do diagnóstico da DRC, a quantidade de proteínas na urina está diretamente relacionada com o mau prognóstico da DRC e sua evolução para progressiva perda funcional. A incidência de DRCT é aproximadamente 100 vezes maior quando um paciente com determinada TFG também apresenta proteinúria. Mesmo pacientes com DRC nos estágios 1 ou 2, e que também apresentam proteinúria, têm um maior risco de DRCT quando comparados a pacientes em estágios 3 ou 4 sem proteinúria.[62]

No estudo *Multiple Risk Factor Intervention Trial* (MRFIT), o risco de chegar à DRCT para um paciente do sexo masculino em estágio 3 de DRC sem proteinúria foi somente 2,4 vezes maior que o risco da população geral. No entanto, se, no estágio 3 de DRC, o paciente apresentasse proteinúria, mesmo que pequena, a chance de progressão era 44 vezes maior.[63]

Os dados do estudo *Prevention of Renal and Vascular End stage Disease* (PREVEND) mostraram um declínio da TFG de 0,45 ± 1,6 mℓ/min/1,73 m²/ano. A taxa de perda foi maior para cada aumento na albuminúria, efeito validado em ambos os sexos.[64] No entanto, albuminúria como preditor de má evolução renal ocorreu em homens, ainda que isso tenha acontecido em mulheres somente quando ajustado para a idade.[65]

A albuminúria está também relacionada com maior mortalidade cardiovascular em doenças desse sistema, como a hipertensão arterial sistêmica e a síndrome metabólica.

É costumeiro dizer, embora sem muito suporte, que a macroalbuminúria está relacionada com dano glomerular, já a microalbuminúria, com dano endotelial. A microalbuminúria definida pela excreção de albumina em quantidades superiores a 20 mcg/min (21 a 300 mcg/min) tem sido utilizada como marcador de disfunção endotelial em doença cardiovascular.[66,67] No entanto, a micro ou a macroalbuminúria estão ambas relacionadas com mau prognóstico cardiovascular. No estudo *Heart Outcomes Prevention Evaluation* (HOPE), a microalbuminúria aumentou o risco relativo de eventos cardiovasculares maiores (RR: 1,83), mortalidade por todas as causas (RR: 2,09) e hospitalização por insuficiência cardíaca congestiva (RR: 3,23) em indivíduos com e sem diabetes melito. Para cada aumento de 0,4 mg/mmol na relação albumina/creatinina, o risco relativo ajustado para eventos cardiovasculares importantes aumentou para 5,9% (95% IC, 4,9 a 7%). Esses dados indicam que qualquer grau de albuminúria (mesmo em níveis menores que aqueles definidos como limite para a presença de microalbuminúria) representa um fator de risco cardiovascular em indivíduos com e sem diabetes melito, indicando que a avaliação para albuminúria, além do risco de progressão da DRC, pode identificar indivíduos em risco para doença cardiovascular.[68,69]

No diabetes melito tipo 1 ou 2, o aparecimento de microalbuminúria ou albuminúria acima de 30 mg/g representa uma evidência precoce de nefropatia diabética.

A diminuição ou o controle da proteinúria obtida, seja pelo uso dos inibidores da enzima de conversão da angiotensina (IECA), seja pelo emprego de bloqueadores dos receptores da angiotensina II (BRA) ou bloqueadores da ação da aldosterona (p. ex., espironolactona e eplerenona), têm sido usados como critérios de sucesso em tratamentos de doenças que cursam com proteinúria. De fato, pacientes que respondem a esses tratamentos, com diminuição ou abolição da proteinúria, apresentam evolução renal mais favorável a longo prazo.[70-73]

O estudo *Angiotensina II Antagonist Losartana* (RENAAL) demonstrou que uma redução na albuminúria resultou em redução do risco cardiovascular. Houve 18% de redução no risco cardiovascular para cada 50% de redução na albuminúria e 27% de redução em insuficiência cardíaca para cada 50% de redução na albuminúria.[74]

No estudo *PREVEND Intervention Trial* (PREVEND IT), o tratamento com fosinopril, em indivíduos com microalbuminúria, levou a uma significativa redução da microalbuminúria e esteve associado à redução de eventos cardiovasculares.[75]

Por esses motivos, a correta quantificação da proteinúria e sua adequada interpretação são fundamentais para o diagnóstico das doenças renais primárias, no acometimento renal nas doenças sistêmicas e no manejo dos pacientes com diabetes melito ou com doença cardiovascular que cursam com proteinúria.

Avaliação da proteinúria

Exame de urina em amostra isolada

A proteinúria pode ser detectada por leitura manual utilizando fita ou tira reagente contendo papel absorvente impregnado pelo reagente azul de tetrabromofenol, que tem afinidade por proteínas de carga negativa (p. ex., albumina) e pouca afinidade por proteínas de carga positiva (p. ex., globulinas de cadeias leves). Nesse método, a fita de plástico contendo quadrados de papel absorvente com diversos reagentes químicos é imersa em uma amostra de urina, e compara-se a coloração do papel atingida a um padrão de cores. Em geral, as fitas dispõem de um limiar de detecção de albuminúria elevado, não sendo capazes de identificar níveis de albuminúria abaixo de 300 mg/dℓ. A leitura das tiras pode ser manual e, assim, ser feita à beira do leito, ou automatizada em aparelhos nos laboratórios.[76]

Proteinúria de 24 horas

O método mais tradicional de avaliar a proteinúria é quantificá-la na urina coletada por 24 horas. Isso possibilita avaliar corretamente a quantidade diária excretada e homogeneíza as variações que podem ocorrer durante o dia, por exercício físico ou ingestão proteica, e as noturnas. Para a coleta, inicia-se desprezando a primeira micção, em determinado horário, por exemplo, às 7 horas da manhã, e coletando todas as demais micções até a última, também coletada, encerrando-se após 24 horas (nesse exemplo, às 7 horas da manhã do dia seguinte).

Em geral, a urina é coletada em um frasco em que se armazena todo o volume do período. Os pacientes podem urinar diretamente nesse frasco, como no caso dos homens, ou em um recipiente, como no caso de mulheres e crianças, devendo-se, depois, transferir a urina para o frasco do laboratório, a cada micção. Os pacientes devem ser orientados a coletar a urina antes de evacuar, e as crianças, antes de banhar-se, para evitar perdas de urina. Em pacientes prostáticos, com dificuldade de esvaziamento vesical total ou em casos de incontinência urinária ou não controle de micções, como em crianças pequenas, a coleta de 24 horas pode ser inviabilizada.

Por todos esses motivos, a proteinúria de 24 horas tem sido reservada atualmente somente a estudos nos quais sua medida mais apurada possa acrescentar informações científicas, bem como em avaliações clínicas e terapêuticas das doenças glomerulares. A proteinúria é dosada em nefelômetro, considerando-se seu valor normal quando abaixo de 150 mg/dia. Valor de proteinúria acima de 3.500 mg/24 horas é tido como proteinúria grave ou, também, denominada "proteinúria em faixa nefrótica".

Nas demais condições, especialmente nas avaliações de rastreio de doença renal, a proteinúria de 24 horas pode ser substituída, na prática clínica, pela coleta de amostra isolada de urina, determinando-se a excreção urinária de proteína ajustada para a excreção urinária de creatinina (U_{alb}/Creat), sendo considerados anormais valores acima de 30 mg/g.

PROTEÍNA/CREATININA EM AMOSTRA ISOLADA DE URINA

Contrariamente à coleta de urina de 24 horas, a relação proteinúria por creatinina urinária em amostra isolada de urina (U_{prot}/U_{Creat}) representa um método fácil de estimar a proteinúria de 24 horas. Ela é avaliada em uma amostra isolada de urina que, em geral, se coleta na primeira urina da manhã, mas também em outra hora do dia com precisão similar. A relação é calculada dosando-se a concentração de proteína e de creatinina em uma mesma unidade de concentração (p. ex., em mg/dℓ) e realizando-se a razão dessas dosagens. Resultados são considerados normais quando abaixo de 0,03. As proteínas são dosadas pelo método do vermelho de pirogalol, e a creatinina, pelo método colorimétrico.

Em crianças, pela maior incidência de doenças congênitas e tubulares e menor incidência de doenças glomerulares, o teste de escolha é proteinúria/creatinina (U_{prot}/U_{creat}) em amostra e não albuminúria/creatinúria.

A U_{prot}/U_{creat} tem uma excelente correlação (0,82 a 0,93) com a proteinúria de 24 horas, mesmo em diferentes estágios de disfunção renal, porém mais especificamente válida quando a TFG é maior que 10 mℓ/min.[77-81]

Albuminúria

Mesmo quando não é possível documentar a presença de proteinúria na urina de 24 horas, pode-se detectar quantidades muito pequenas de albumina na urina, anteriormente denominada "microalbuminúria" e definida como a excreção de quantidades maiores que 30 mg/min e menores que 300 mg/min, e atualmente referida apenas como albuminúria, que pode ter excreção normal (< 30 mg), ou excreção anormal moderada (entre 30 e 300 mg) ou acentuada (acima de 300 mg). A albumina na urina é dosada pela técnica de imunonefelometria. A urina pode ser coletada em amostra isolada ou em um período definido (p. ex., em 12 horas), em geral noturno, o que facilita a coleta e diminui a influência da atividade física sobre a microalbuminúria.

Como dito anteriormente, a coleta em períodos de 24 horas pode gerar erros por: coleta inadequada, perdas, esvaziamento incompleto da bexiga etc. A amostra isolada de urina é ajustada pela concentração de creatinina e os resultados expressos em mg/g de creatinina. Valores de até 30 mg/g da razão albumina/creatinina urinária (uACR) são considerados normais. Outro fator que pode provocar falsa elevação da microalbuminúria é a atividade física nos dias que precederam a coleta. Por esse motivo, recomenda-se abster-se de exercícios físicos por pelo menos 48 horas.

A microalbuminúria é largamente utilizada para monitorar precocemente o desenvolvimento de nefropatia diabética. Sua incidência, em geral, indica nefropatia diabética incipiente. Na hipertensão arterial, do mesmo modo, a presença de microalbuminúria pode indicar que existe agressão renal.

Em uma análise transversal da população do estudo *The African Prospective Study on the Early Detection and Identification of Cardiovascular Disease and Hypertension* (African-PREDICT), em amostra de 1.105 participantes e dosagens urinárias e séricas de marcadores relacionados com o metabolismo do óxido nítrico, os autores encontraram uma associação inversa entre a uACR e a síntese de óxido nítrico em jovens adultos de raça negra, que pode refletir a vulnerabilidade ao desenvolvimento de hipertensão.[82]

A utilização de IECA ou BRA ou antagonistas do receptor mineralocorticóide, isolados ou em combinação, resulta em diminuição da microalbuminúria. Esses agentes têm sido usados em pacientes diabéticos para inibir a progressão da doença renal e reduzir albuminúria. Doses efetivas desses medicamentos reduzem microalbuminúria e proteinúria, mas podem causar hipercalemia, que particularmente se apresenta quando há moderada a grave redução na TFG. Ressalta-se que IECA e BRA não podem ser utilizados juntos, em associação.

> **! PONTOS-CHAVE**
>
> - É largamente aceito que uma proteinúria de até 150 mg/dia seja considerada normal
> - A presença de proteínas em valor anormal no líquido tubular renal promove inflamação, atrofia tubular e fibrose intersticial renal
> - A presença de albuminúria está também relacionada com maior mortalidade decorrente de doença cardiovascular
> - A macroalbuminúria está relacionada com dano glomerular, e a microalbuminúria com dano endotelial
> - A atividade física pode provocar falsa elevação da microalbuminúria
> - A utilização de IECA ou BRA, isolada ou em combinação a um antagonista do receptor mineralocorticoide, em pacientes com diabetes melito tipo 2, resulta em diminuição da albuminúria.

REFERÊNCIAS BIBLIOGRÁFICAS

1. Levey AS, Eckardt KU, Tsukamoto Y, Levin A, Coresh J, Rossert J et al. Definition and classification of chronic kidney disease: a position statement from Kidney Disease: Improving Global Outcomes (KDIGO). Kidney Int. 2005;67(6):2089-100.
2. Kidney Disease Improving Global Outcomes – Clinical Practice Guideline for the Evaluation and Management of Chronic Kidney Disease. Kidney Int. 2013;3(1):1-163.
3. Levey AS, Perrone RD, Madias NE. Serum creatinine and renal function. Annu Rev Med. 1988;39:465-90.
4. Kemperman FA, Surachno J, Krediet RT, Arisz L. Cimetidine improves prediction of the glomerular filtration rate by the cockcroft-gault formula in renal transplant recipients. Transplantation. 2002;73(5):770-74.
5. Garnett ES, Parsons V, Veall N. Measurement of glomerular filtration rate in man using a 51Cr/Edetic-acid complex. The Lancet. 1967;289(7494):818-19.
6. Blaufox MD, Aurell M, Bubeck B, Fommei E, Piepsz A, Russell C et al. Report of the Radionuclides in Nephrourology Committee on renal clearance. J Nucl Med. 1996;37(11):1883-90.
7. Bröchner-Mortensen J, Giese J, Rossing N. Renal inulin clearance versus total plasma clearance of 51Cr-EDTA. Scand J Clin Lab Invest. 1969;23(4):301-5.
8. Bröchner-Mortensen J, Rodbro P. Selection of routine method for determination of glomerular filtration rate in adult patients. Scand J Clin Lab Invest. 1976;36(1):35-43.
9. Granerus G, Aurell M. Reference values for 51Cr-EDTA clearance as a measure of glomerular filtration rate. Scand J Clin Lab Invest. 1981;41(6):611-6.
10. Rydström M, Tengstrom B, Cederquist I, Ahlmen J. Measurement of glomerular filtration rate by single-injection, single-sample techniques, using 51Cr-EDTA or iohexol. Scand J Urol Nephrol. 1995;29(2):135-9.
11. Medeiros FS, Sapienza MT, Prado ES, Agena F, Shimizu MH, Lemos FB et al. Validation of plasma clearance of 51Cr-EDTA in adult renal transplant recipients: comparison with inulin renal clearance. Transpl Int. 2009;22(3):323-31.
12. Bland JM, Altman DG. Statistical methods for assessing agreement between two methods of clinical measurement. The Lancet. 1986;8:307-10.
13. Levey AS. Measurement of renal function in chronic renal disease. Kidney Int. 1990;38(1):167-84.
14. Botev R, Mallie JP, Couchoud C, Schuck O, Fauvel JP et al. Estimating Glomerular Filtration Rate: Cockcroft–Gault and Modification of Diet in Renal Disease Formulas Compared to Renal Inulin Clearance. Clin J Amer Soc Nephrol. 2009;4(5):899-906.
15. Jones CA, McQuillan GM, Kusek JW, Eberhardt MS, Herman WH, Coresh J et al. Serum creatinine levels in the US population: third National Health and Nutrition Examination Survey. Am J Kidney Dis. 1998;32(6):992-9.
16. Hsu C, Yang RV, Parikh AH, Anderson TK, Chen DL, Cohen J et al., for the CRIC Study Investigators. Race, Genetic Ancestry, and Estimating Kidney Function in CKD. N Eng J Med. 2021;385:1750-60.
17. Janowski R, Kozak M, Abrahamson M, Grubb A, Jaskolski M. 3D domain-swapped human cystatin C with amyloidlike intermolecular betassheets. Proteins. 2005;61(3):570-8.
18. Hellerstein S, Berenbom M, Erwin P, Wilson N, Dimaggio S. The ratio of urinary cystatin C to urinary creatinine for detecting decreased GFR. Pediatr Nephrol. 2004;19(5):521-5.
19. Herget-Rosenthal S. Can serial measurements of cystatin C accurately detect early renal function decline? Nat Clin Pract Nephrol. 2005;1(2):68-9.
20. Clausen J. Proteins in normal cerebrospinal fluid not found in serum. Proc Soc Exp Biol Med. 1961;107:170-2.
21. Butler EA, Flynn FV. The occurrence of post-gamma protein in urine: a new protein abnormality. Journal of Clinical Pathology. 1961;14:172-178.
22. Barrett AJ, Davies ME, Grubb A. The place of human gamma-trace (cystatin C) amongst the cysteine proteinase inhibitors. Biochem Biophys Res Commun. 1984;120(2):631-6.
23. Simonsen O, Grubb A, Thysell H. The blood serum concentration of cystatin C (gamma-trace) as a measure of the glomerular filtration rate. Scand J Clin Lab Invest. 1985;45(2):97-101.
24. Dharnidharka VR, Kwon C, Stevens G. Serum cystatin C is superior to serum creatinine as a marker of kidney function: a meta-analysis. Am J Kidney Dis. 2002;40(2):221-6.
25. Filler G, Bokenkamp A, Hofmann W, Le Bricon T, Martinez-Bru C, Grubb A. Cystatin C as a marker of GFR – history, indications, and future research. Clin Biochem. 2005;38(1):1-8.
26. Finney H, Newman DJ, Gruber H, Merle P, Price CP. Initial evaluation of cystatin C measurement by particle-enhanced immunonephelometry on the Behring nephelometer systems (BNA, BN II). Clin Chem. 1997;43(6 Pt 1):1016-22.
27. Finney H, Newman DJ, Price CP. Adult reference ranges for serum cystatin C, creatinine and predicted creatinine clearance. Ann Clin Biochem. 2000;37 (Pt 1):49-59.
28. Coll E, Botey A, Alvarez L, Poch E, Quinto L, Saurina A et al. Serum cystatin C as a new marker for noninvasive estimation of glomerular filtration rate and as a marker for early renal impairment. Am J Kidney Dis. 2000;36(1):29-34.
29. Jayagopal V, Keevil BG, Atkin SL, Jennings PE, Kilpatrick ES. Paradoxical changes in cystatin C and serum creatinine in patients with hypo- and hyperthyroidism. Clin Chem. 2003;49(4):680-1.

30. Claus T, Elitok S, Schmitt R, Luft FC, Kettritz R. Thyroid function and glomerular filtration – a potential for Grave errors. Nephrol Dial Transplant. 2005;20(5):1002-3.
31. Finney H, Williams AH, Price CP. Serum cystatin C in patients with myeloma. Clin Chim Acta. 2001;309(1):1-6.
32. Lamb EJ, Stowe HJ, Simpson DE, Coakley AJ, Newman DJ, Leahy M. Diagnostic accuracy of cystatin C as a marker of kidney disease in patients with multiple myeloma: calculated glomerular filtration rate formulas are equally useful. Clin Chem. 2004;50(10):1848-51.
33. Perkins BA, Nelson RG, Ostrander BE, Blouch KL, Krolewski AS, Myers BD et al. Detection of renal function decline in patients with diabetes and normal or elevated GFR by serial measurements of serum cystatin C concentration: results of a 4-year follow-up study. J Am Soc Nephrol. 2005;16(5):1404-12.
34. Shlipak MG, Sarnak MJ, Katz R, Fried LF, Seliger SL, Newman AB et al. Cystatin C and the risk of death and cardiovascular events among elderly persons. N Engl J Med. 2005;352(20):2049-60.
35. Shlipak MG, Katz R, Sarnak MJ, Fried LF, Newman AB, Stehman-Breen C et al. Cystatin C and prognosis for cardiovascular and kidney outcomes in elderly persons without chronic kidney disease. Ann Intern Med. 2006;145(4):237-46.
36. Shlipak MG, Katz R, Kestenbaum B, Fried LF, Newman AB, Siscovick DS et al. Rate of kidney function decline in older adults: a comparison using creatinine and cystatin C. Am J Nephrol. 2009;30(3):171-8.
37. Shlipak MG, Katz R, Cushman M, Sarnak MJ, Stehman-Breen C, Psaty BM et al. Cystatin C and inflammatory markers in the ambulatory elderly. Am J Med. 2005;118(12):1416.
38. Finney H, Newman DJ, Thakkar H, Fell JM, Price CP. Reference ranges for plasma cystatin C and creatinine measurements in premature infants, neonates, and older children. Arch Dis Child. 2000;82(1):71-5.
39. Podracka L, Feber J, Lepage N, Filler G. Intraindividual variation of cystatin C and creatinine in pediatric solid organ transplant recipients. Pediatr Transplant. 2005;9(1):28-32.
40. Woitas RP, Stoffel-Wagner B, Flommersfeld S, Poege U, Schiedermaier P, Klehr HU et al. Correlation of serum concentrations of cystatin C and creatinine to inulin clearance in liver cirrhosis. Clin Chem. 2000;46(5):712-5.
41. Orlando R, Mussap M, Plebani M, Piccoli P, De Martin S, Floreani M et al. Diagnostic value of plasma cystatin C as a glomerular filtration marker in decompensated liver cirrhosis. Clin Chem. 2002;48(6 Pt 1):850-8.
42. Pöge U, Gerhardt T, Stoffel-Wagner B, Klehr HU, Sauerbruch T, Woitas RP. Calculation of glomerular filtration rate based on cystatin C in cirrhotic patients. Nephrol Dial Transplant. 2006;21(3):660-4.
43. Stevens LA, Coresh J, Greene T, Levey AS. Assessing kidney function – measured and estimated glomerular filtration rate. N Engl J Med. 2006;354(23):2473-83.
44. Stevens LA, Nolin TD, Richardson MM, Feldman HI, Lewis JB, Rodby R et al. Comparison of drug dosing recommendations based on measured GFR and kidney function estimating equations. Am J Kidney Dis. 2009;54(1):33-42.
45. Delgado C, Baweja M, Burrows NR et al. Reassessing the inclusion of race in diagnosing kidney diseases: an interim report from the NKF – ASN task force. JASN. 2021;32:1305-17.
46. Delgado C, Baweja M, Crews DC et al. A Unifying Approach for GFR Estimation: Recommendations of the NKF-ASN Task Force on Reassessing the Inclusion of Race in Diagnosing Kidney Disease. AJKD. 2022;79(2):268-88.
47. Cockcroft DW, Gault MH. Prediction of creatinine clearance from serum creatinine. Nephron. 1976;16(1):31-41.
48. Rostoker G, Andrivet P, Pham I, Griuncelli M, Adnot S. A modified Cockcroft-Gault formula taking into account the body surface area gives a more accurate estimation of the glomerular filtration rate. J Nephrol. 2007;20(5):576-85.
49. Levey AS, Bosch JP, Lewis JB, Greene T, Rogers N, Roth D. A more accurate method to estimate glomerular filtration rate from serum creatinine: a new prediction equation. Modification of Diet in Renal Disease Study Group. Ann Intern Med. 1999; 130(6):461-70.
50. Levey AS, Coresh J, Greene T, Stevens LA, Zhang YL, Hendriksen S et al. Using standardized serum creatinine values in the modification of diet in renal disease study equation for estimating glomerular filtration rate. Ann Intern Med. 2006;145(4):247-54.
51. Poggio ED, Wang X, Greene T, van Lente F, Hall PM. Performance of the modification of diet in renal disease and Cockcroft-Gault equations in the estimation of GFR in health and in chronic kidney disease. J Am Soc Nephrol. 2005;16(2):459-66.
52. Froissart M, Rossert J, Jacquot C, Paillard M, Houillier P. Predictive performance of the modification of diet in renal disease and Cockcroft-Gault equations for estimating renal function. J Am Soc Nephrol. 2005;16(3):763-73.
53. Levey SA, Stevens LA, Schmid CH, Zhang YL, Castro 3rd AF, Feldman HI et al., CKD-EPI (Chronic Kidney Disease Epidemiology Collaboration). A new equation to estimate glomerular filtration rate. Ann Intern Med. 2009;150(9):604-12.
54. Inker LA, Schmid CH, Tighiouart H, Eckfeldt JH, Feldman HI, Greene T et al. Estimating Glomerular Filtration Rate from Serum Creatinine and Cystatin C. N Engl J Med. 2012; 367:20-9.
55. Inker LA, Eneanya ND, Coresh J, Tighiouart H, Wang D, Sang Y et al. New creatinine and cystatin C -based equations to estimate GRF without race. N Engl J Med. 2021;385(19):1737-49.
56. Schaeffner ES, Ebert N, Delanaye P, Frei U, Gaedeke J, Jakob O et al. Two novel equations to estimate kidney function in persons aged 70 years or older. Ann Intern Med. 2012;157:471-81.
57. Selistre LS, Rech DL, Souza V, Iwaz J, Lemoine S, Dubourg L. Diagnostic Performance of Creatinine-Based Equations for Estimating Glomerular Filtration Rate in Adults 65 Years and Older. JAMA Intern Med. 2019;179(6):796-804.
58. Pottel H, Hoste L, Dubourg L, Ebert N, Schaeffner E, Eriksen BO et al. An estimated glomerular filtration rate equation for the full age spectrum. Nephrol Dial Transplant. 2016;31:798-806.
59. Coresh J, Selvin E, Stevens LA, Manzi J, Kusek JW, Eggers P et al. Prevalence of chronic kidney disease in the United States. JAMA. 2007;298(17):2038-47.
60. Jong PE, Gansevoort RT. Fact or fiction of the epidemic of chronic kidney disease – let us not squabble about estimated GFR only, but also focus on albuminuria. Nephrol Dial Transplant. 2008;23(4):1092-5.
61. Van der Velde M, Halbesma N, de Charro FT, Bakker SJ, de Zeeuw D, de Jong PE et al. Screening for albuminuria identifies individuals at increased renal risk. J Am Soc Nephrol. 2009;20(4):852-62.
62. Iseki K, Kinjo K, Iseki C, Takishita S. Relationship between predicted creatinine clearance and proteinuria and the risk of developing ESRD in Okinawa, Japan. Am J Kidney Dis. 2004;44(5):806-14.
63. Ishani A, Grandits GA, Grimm RH, Svendsen KH, Collins AJ, Prineas RJ et al. Association of single measurements of dipstick proteinuria, estimated glomerular filtration rate, and hematocrit with 25-year incidence of end-stage renal disease in the multiple risk factor intervention trial. J Am Soc Nephrol. 2006;17(5):1444-52.
64. Halbesma N, Kuiken DS, Brantsma AH, Bakker SJ, Wetzels JF, de Zeeuw D et al. Macroalbuminuria is a better risk marker than low estimated GFR to identify individuals at risk for accelerated GFR loss in population screening. J Am Soc Nephrol. 2006;17(9):2582-90.
65. Halbesma N, Brantsma AH, Bakker SJ, Jansen DF, Stolk RP, de Zeeuw D et al. Gender differences in predictors of the decline of renal function in the general population. Kidney Int. 2008;74(4):505-12.
66. Go AS, Chertow GM, Fan D, MCculloch CE, Hsu CY. Chronic kidney disease and the risks of death, cardiovascular events, and hospitalization. N Engl J Med. 2004;351(13):1296-305.
67. Hillege HL, Fidler V, Diercks GF, van Gilst WH, de Zeeuw D, van Veldhuisen DJ et al. Urinary albumina excretion predicts cardiovascular and noncardiovascular mortality in general population. Circulation. 2002;106(14):1777-82.
68. Gerstein HC, Mann JF, Yi Q, Zinman B, Dinneen SF, Hoogwerf B et al. Albuminuria and risk of cardiovascular events, death, and heart failure in diabetic and nondiabetic individuals. JAMA. 2001;286(4):421-6.
69. Boersma C, Postma MJ, Visser ST, Atthobari J, de Jong PE, de Jong van den Berg LT et al. Baseline albuminuria predicts the efficacy of blood pressure-lowering drugs in preventing cardiovascular events. Br J Clin Pharmacol. 2008;65(5):723-32.
70. Gaede P, Lund-Andersen H, Parving HH, Pedersen O. Effect of a multifactorial intervention on mortality in type 2 diabetes. N Engl J Med. 2008;358(6):580-91.

71. Parving HH, Hovind P, Rossing P. Telmisartana vs. enalapril in type 2 diabetes. N Engl J Med. 2005;352(8):835-6.
72. Parving HH, Persson F, Lewis JB, Lewis EJ, Hollenberg NK. Aliskiren combined with losartana in type 2 diabetes and nephropathy. N Engl J Med. 2008;358(23):2433-46.
73. Zeeuw D, Remuzzi G, Parving HH, Keane WF, Zhang Z, Shahinfar S et al. Albuminuria, a therapeutic target for cardiovascular protection in type 2 diabetic patients with nephropathy. Circulation. 2004;110(8):921-7.
74. Brenner BM, Cooper ME, Zeeuw D, Keane WF, Mitch WE, Parving HH et al. Effects of Losartana on Renal and Cardiovascular Outcomes in Patients with Type 2 Diabetes and Nephropathy. N Engl J Med 2001;345:861-9.
75. Asselbergs FW, Diercks GFH, Hillege HL, van Boven AJ, Janssen WMT, Voors AA et al. PREVEND IT: Prevention of Renal and Vascular Endstage Disease Intervention Trial. Effects of fosinopril and pravastatina on cardiovascular events in subjects with microalbuminuria. Circulation. 2004;110(18):2809-16.
76. Konta T, Hao Z, Takasaki S, Abiko H, Ishikawa M, Takahashi T et al. Clinical utility of trace proteinuria for microalbuminuria screening in the general population. Clin Exp Nephrol. 2007;11(1):51-5.
77. Steinhauslin F, Wauters JP. Quantitation of proteinuria in kidney transplant patients: accuracy of the urinary protein/creatinine ratio. Clin Nephrol. 1995;43(2):110-5.
78. Gai M, Motta D, Giunti S, Fop F, Masini S, Mezza E et al. Comparison between 24-h proteinuria, urinary protein/creatinine ratio and dipstick test in patients with nephropathy: patterns of proteinuria in dipstick-negative patients. Scand J Clin Lab Invest. 2006;66(4):299-307.
79. Morales JV, Weber R, Wagner MB, Barros EJ. Is morning urinary protein/creatinine ratio a reliable estimator of 24-hour proteinuria in patients with glomerulonephritis and different levels of renal function? J Nephrol. 2004;17(5):666-72.
80. Gonsales Valerio E, Lopes Ramos JG, Martins-Costa SH, Muller AL. Variation in the urinary protein/creatinine ratio at four different periods of the day in hypertensive pregnant women. Hypertens Pregnancy. 2005;24(3):213-21.
81. Xin G, Wang M, Jiao LL, Xu GB, Wang HY. Protein-to-creatinine ratio in spot urine samples as a predictor of quantitation of proteinuria. Clin Chim Acta. 2004;350(1 a 2):35-9.
82. Craig A, Mels CMC, Schutte AE, Bollenbach A, Tsikas D, Schwedhelm E et al. Urinary albumina-to-creatinine ratio is inversely related to nitric oxide synthesis in young black adults: the African-PREDICT study. Hypertens Res. 2021;44(1):71-9.

18 | Investigação por Imagem do Aparelho Urinário

Arnolfo Carvalho Neto • Dante Luiz Escuissato • Guilherme Augusto Bertoldi • Heitor N. Sado • Luiz Otávio de Mattos Coelho • Mauricio Zapparoli

INTRODUÇÃO

As técnicas de investigação por imagem, introduzidas nos últimos 40 anos, modificaram profundamente a maior parte das especialidades médicas, incluindo a Nefrologia.

Os métodos de imagem estão em constante evolução, apresentando, a cada ano, inovações importantes. Assim, a tomografia computadorizada (TC) obtida corte a corte dos anos de 1980 é completamente diferente da tomografia helicoidal *multislice* e dos equipamentos *dual-energy* dos dias de hoje, que, em segundos de aquisição, oferecem imagens em qualquer plano, com incrível detalhe e em diferentes fases da excreção do contraste. O aparelho urinário, em especial, apresenta características favoráveis à utilização de quase todos os métodos de imagem, possibilitando uma demonstração anatômica rica em detalhes e, consequentemente, a detecção de doenças em fases mais precoces.

A partir de agora, tentar-se-á apresentar, de maneira extremamente simplificada, o que se julga ser a sequência mais adequada de investigação das doenças comuns do aparelho urinário hoje em dia. Como os métodos de imagem são basicamente ferramentas para demonstrar a anatomia, estão principalmente indicados em doenças que causam alterações morfológicas dos órgãos. Nos casos em que a análise funcional torna-se necessária, os exames da Medicina Nuclear poderão ser agregados, bem como técnicas funcionais que utilizam ressonância magnética (RM), as quais podem estimar o fluxo sanguíneo renal de maneira não invasiva, empregando *arterial spin labeling*, podendo auxiliar na avaliação de pacientes com doenças renais crônicas.

Vale lembrar também que, como é impossível para o clínico dominar a utilização dessas técnicas, fica cada vez mais importante trabalhar em equipe, contando com o apoio de profissionais com maior conhecimento técnico em cada área (neste caso, o especialista em diagnóstico por imagem), que, em cada caso especificamente, poderão sugerir o melhor exame, além de esclarecer dificuldades em relação à valorização de achados e à capacidade de o exame complementar confirmar ou excluir a suspeita clínica.

Por isso, em muitas situações, é difícil definir qual o melhor exame de imagem. Como sempre, deve-se escolher a técnica mais segura para o paciente e menos onerosa, capaz de oferecer as respostas que possibilitarão ao médico tomar as decisões terapêuticas ou definir melhor o prognóstico.

ULTRASSONOGRAFIA

Trata-se do primeiro método utilizado na investigação dos rins (Figura 18.1) e da bexiga, por seu baixo custo e pelo fato de as ondas mecânicas sonoras não causarem dano aos tecidos, ao contrário das radiações ionizantes. A posição retroperitoneal do rim possibilita acesso fácil à técnica pelo feixe sonoro, com demonstração detalhada do parênquima e do seio renal. O mesmo acontece com a bexiga, que ainda serve de janela acústica para o restante da pelve. Os órgãos genitais internos na mulher e a próstata nos homens também são muito bem demonstrados pela ultrassonografia.

As ondas sonoras produzidas pelo transdutor do aparelho de ultrassom, quando atingem o corpo humano, podem sofrer três situações: reflexão, refração e absorção. A resultante desses acontecimentos é chamada "atenuação do som". Cada tecido do corpo humano se comporta de maneira particular frente às ondas sonoras, ou seja, apresenta uma atenuação específica ao som. Dependendo da frequência da onda, da viscosidade do meio e do tempo médio de relaxamento acústico do tecido, têm-se alterações dessas atenuações, o aparelho interpreta essas propriedades físicas e converte-as em uma imagem. Desse modo, pode-se analisar a composição dos tecidos, a

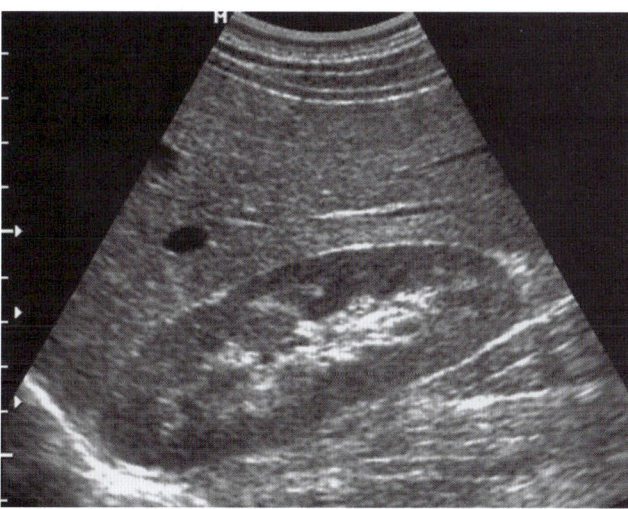

Figura 18.1 Aspecto normal do rim à ultrassonografia, com seio renal hiperecoico central e parênquima renal menos ecogênico ao redor. Os cálices não são identificados.

profundidade e a distância entre os órgãos e suas eventuais alterações. Por exemplo, o ar reflete cerca de 99,9% da onda sonora do feixe de ultrassom, o que impossibilita a análise por meio de estruturas gasosas (p. ex., alças intestinais), dificultando a análise do ureter, que não pode ser demonstrado em todo o seu trajeto.

A incorporação da técnica de Doppler aos equipamentos modernos (Figura 18.2), ao registrar as variações da frequência dos sons causadas pelo movimento (fluxo sanguíneo), acrescentou informações importantes à avaliação dos tumores, às doenças vasculares e às avaliações de transplantes renais.

RADIOGRAFIA SIMPLES

Método mais antigo, mais amplamente disponível e com menor custo para investigar aparelho urinário. A grande limitação do método reside no fato de que ele consegue identificar apenas quatro densidades básicas: ar, água, gordura e cálcio. Como todos os órgãos sólidos são ricos em água, sua densidade se assemelha nos exames radiográficos.

Por isso, a formação das imagens depende da identificação das interfaces de contato entre estruturas com densidades distintas. Por exemplo, os rins têm gordura ao seu redor, o que possibilita identificar, pelo menos parcialmente, os seus contornos nas radiografias simples de boa qualidade, o que é suficiente para avaliar suas dimensões (Figura 18.3).

Outra grande limitação da avaliação radiográfica é o fato de que se está projetando estruturas tridimensionais do corpo humano em uma imagem bidimensional (radiografia), causando, inevitavelmente, sobreposição de estruturas. Na pesquisa dos cálculos urinários, por exemplo, a sobreposição de ossos e alças intestinais prejudica a identificação destes. Para minimizar esse problema, a maioria das clínicas radiológicas efetua um preparo intestinal nesses pacientes, com realização de radiografias com diferentes incidências do feixe de raios X (frente, perfil e oblíquas).

A maior parte dos cálculos urinários são compostos de oxalato de cálcio e, portanto, radiopacos. Cálculos de ácido úrico, por sua vez, são radiolucentes e não são identificados em estudos radiográficos. Mesmo cálculos radiopacos, entretanto, podem não ser identificados, especialmente quando pequenos ou sobrepostos a estruturas de densidade semelhante.

RADIOLOGIA CONTRASTADA

Os meios de contraste iodado foram introduzidos nas radiografias para possibilitar uma melhor avaliação de diversas regiões do corpo humano, constituindo-se, praticamente, em uma quinta densidade. Eles podem ser utilizados via venosa ou por injeção direta nas vias excretoras, para melhor delimitá-las. Há várias modalidades de exames, como descrito a seguir.

Urografia excretora

A aquisição de radiografias antes e após a injeção IV de contraste iodado, excretado e concentrado nos rins, possibilita uma boa avaliação dos rins, dos ureteres e da bexiga. Tanto a morfologia quanto a função renal podem ser avaliadas.

São injetados cerca de 50 a 100 mℓ de contraste iodado IV e obtidas radiografias localizadas (Figura 18.4) e panorâmicas seriadas, em diferentes posições (Figura 18.5), demonstrando cada etapa da filtração glomerular e excreção do meio de contraste. Após a opacificação do sistema coletor, normalmente aplica-se uma compressão sobre o abdome, dificultando a passagem do contraste pelos ureteres, que, assim, aparecerão cheios pelo contraste nas sequências mais tardias.

Esse método perdeu gradativamente sua aplicabilidade com a evolução da técnica TC multidetectores (urotomografia), que apresenta maior acurácia para identificação de patologias do trato urinário e riscos semelhantes de exposição ao contraste iodado e radiação ionizante.

Uretrocistografia miccional

Exame ainda muito utilizado para a avaliação do trato urinário inferior tanto em crianças quanto em adultos.

Nos pacientes adultos do sexo masculino, um equipamento preso à glande do pênis possibilita a injeção do contraste

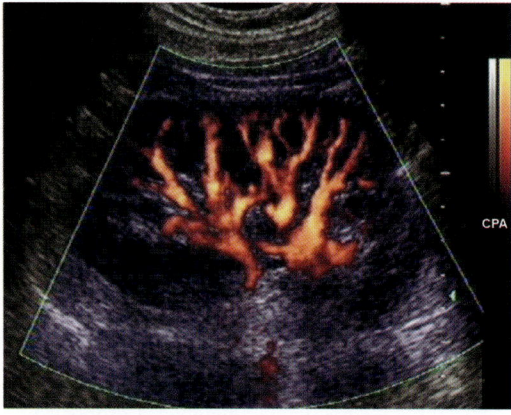

Figura 18.2 Ecodoppler mostrando os vasos renais.

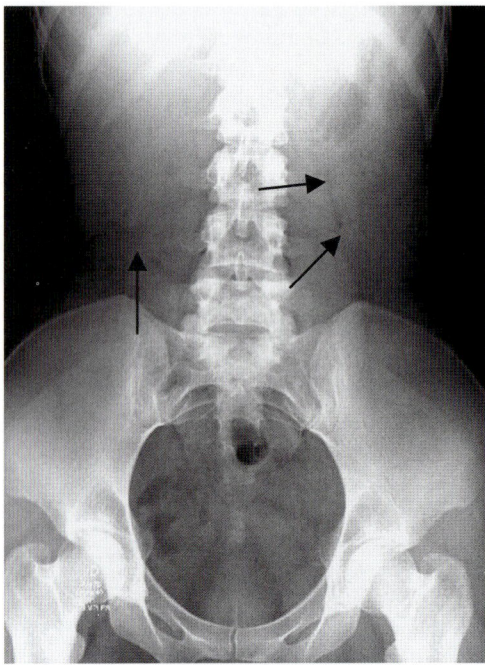

Figura 18.3 Radiografia simples de abdome. Ver as silhuetas renais parcialmente identificadas devido à gordura perirrenal (*setas*).

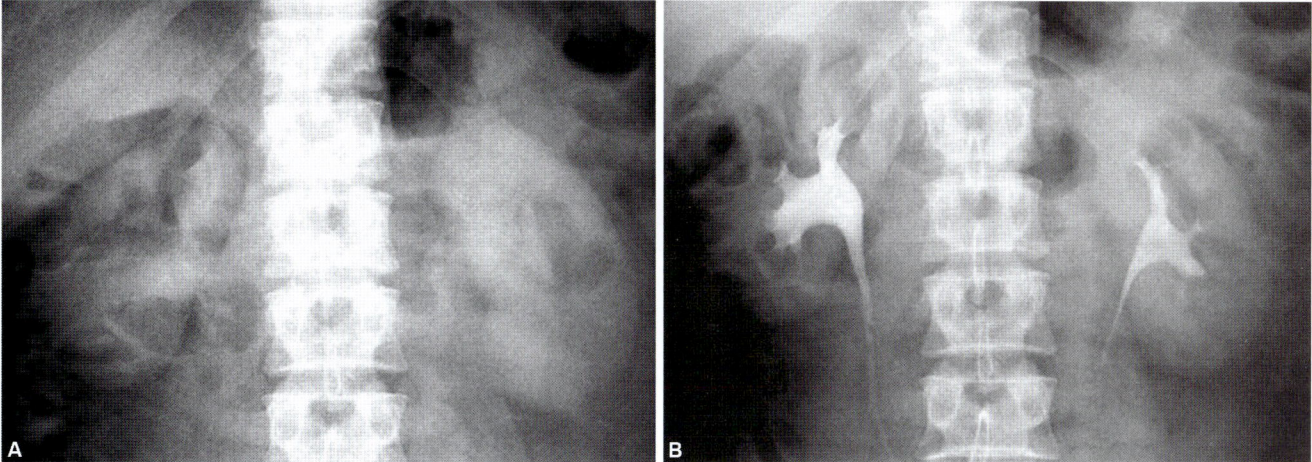

Figura 18.4 Urografia excretora; radiografias localizadas dos rins na fase nefrográfica (**A**) e excretora (**B**).

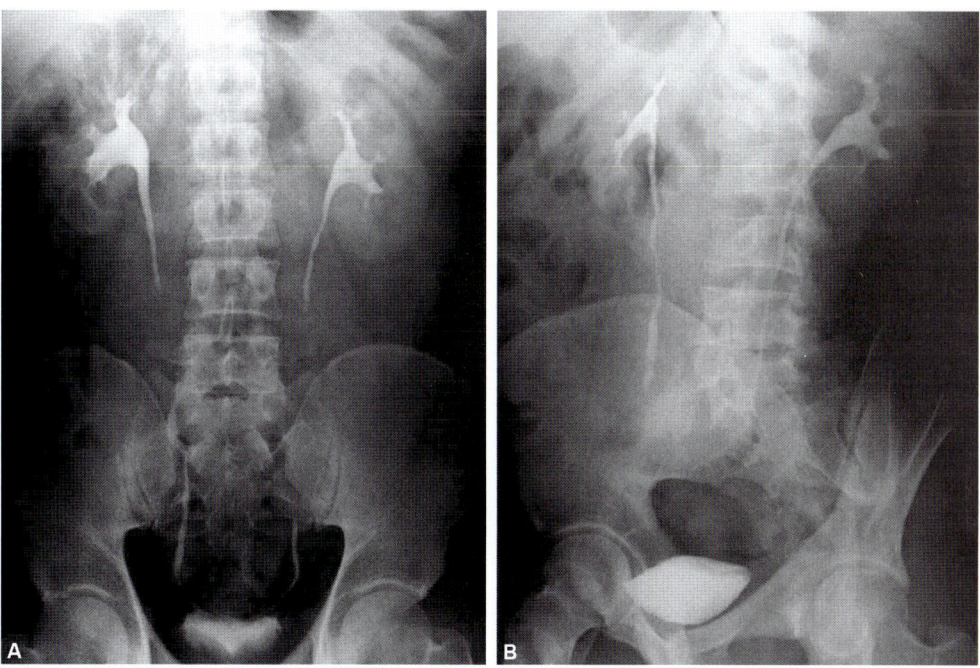

Figura 18.5 Urografia excretora; radiografias panorâmicas na fase excretora de frente (**A**) e oblíqua (**B**).

retrogradamente pela uretra, obtendo a uretrografia retrógrada; em seguida, obtém-se imagens focadas da bexiga, sendo o exame completado com imagens durante a micção (uretrografia miccional; Figura 18.6).

Nas crianças e nas mulheres, realiza-se uma sondagem vesical, com repleção da bexiga por contraste diluído, obtendo-se radiografias da bexiga e miccionais.

As principais indicações desse método de imagem são: alterações anatômicas uretrais; disfunções miccionais; e pesquisa de refluxo vesicoureteral, principalmente nas crianças com infecções de repetição no trato urinário.

Pielografia

Por punção direta, cateterismo ou na presença de uma sonda, é possível injetar contraste diretamente na pelve ou no ureter. Exame muito invasivo, somente é utilizado por especialistas.

RADIOSCOPIA

O estudo radioscópico torna possível uma avaliação dinâmica ideal para guiar a maioria dos procedimentos intervencionistas no aparelho urinário. Como as doses de radiação são altas tanto para o paciente quanto para o médico, é muito importante que todos que trabalhem com esses procedimentos conheçam a respeito de radioproteção e portem medidores para monitorar as doses de radiação.

> **⚠ PONTOS-CHAVE**
> - A ultrassonografia é um método muito utilizado na investigação inicial de patologias do trato urinário
> - Uretrocistografia miccional representa o melhor método de imagem para investigar as obstruções urinárias baixas no adulto e na criança
> - TC é o padrão-ouro na investigação de urolitíase

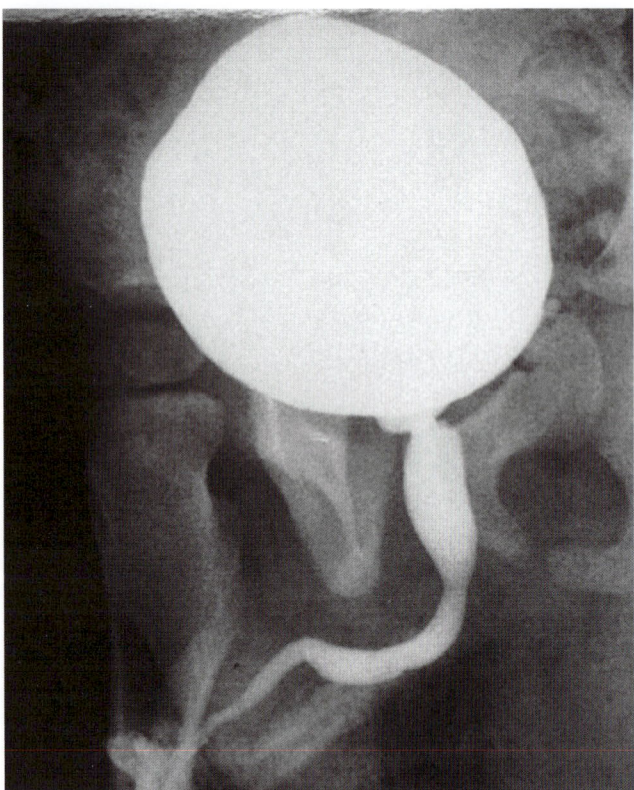

Figura 18.6 Uretrocistografia miccional.

TOMOGRAFIA COMPUTADORIZADA

A TC utiliza radiografias e computadores para obter imagens em corte do corpo humano. Nos equipamentos helicoidais, obtém-se um volume grande de cortes finos durante uma excursão da mesa de exame. Essas imagens transversais (axiais) podem ser reconstruídas pelo computador em qualquer plano desejado, e as séries, repetidas antes do contraste e em diversas fases após sua injeção (corticomedular, tubulointersticial e excretora), tornando possível o estudo detalhado da fisiologia e da morfologia renal, bem como do sistema pielocalicial, dos ureteres e da bexiga (Figura 18.7). Quando o estudo por TC é realizado com utilização de contraste endovenoso, incluindo uma fase excretora, é denominado "urotomografia".

A grande vantagem da TC frente à radiologia convencional é que as imagens são obtidas em cortes, o que elimina as sobreposições de estruturas, aumentando muito a sensibilidade do método e a análise espacial das estruturas. Como os cálculos são facilmente identificados na TC, esta passou a ser o padrão-ouro para identificá-los, bastando uma série sem contraste para demonstrar sua presença e estabelecer o grau de hidronefrose. Mesmo cálculos de ácido úrico são identificados como estruturas densas em estudos por TC, e equipamentos utilizando técnica de dupla energia (*dual-energy*) possibilitaram também a identificação mais precisa dos componentes minerais dos cálculos urinários, o que permite melhor planejamento terapêutico.

Além disso, pela boa capacidade de contraste entre os tecidos, a TC é excepcional para o diagnóstico e o estadiamento de tumores, pielonefrites complicadas e doenças vasculares, com possibilidade de obter arteriografias de excelente qualidade (angiotomografia).

RESSONÂNCIA MAGNÉTICA

Trata-se de um método de imagem que utiliza a interação de um forte campo magnético e pulsos de radiofrequência com os núcleos de átomos (na vasta maioria das aplicações médicas, o hidrogênio) para formação de imagens do corpo humano. Desde a sua introdução clínica, avanços em equipamentos e *software* tornaram possível a aquisição de imagens de modo cada vez mais rápido e com maior qualidade, possibilitando a aplicação da RM para demonstração da anatomia e de processos patológicos em diferentes órgãos e sistemas, incluindo a região abdominal.

A aquisição de imagens por RM exige uma sofisticada e complexa interação de equipamentos e componentes eletrônicos. Diferentes tecidos apresentam características distintas de sinal em estudos por RM, o que torna possível a sua distinção. As duas características teciduais principais responsáveis pela definição do contraste em imagens de RM são denominadas "T1" e "T2". Por meio da manipulação de parâmetros de aquisição, é possível obter as imagens nas quais as características T1 ou T2 dos tecidos predominem, alterando sua aparência e possibilitando sua caracterização. A água, por exemplo, apresenta baixa intensidade de sinal em imagens ponderadas em T1 e alta em imagens ponderadas em T2. É também possível obter imagens com a anulação do sinal proveniente da gordura, o que pode ser muito útil para detecção de lesões constituídas por tecido adiposo ou para tornar mais conspícuas lesões que apresentem alta intensidade de sinal, especialmente em imagens ponderadas em T1.

Na avaliação por RM do aparelho urinário, normalmente se utilizam sequências de imagens ponderadas em T1 e T2 de rápida aquisição, que podem ser obtidas no período de uma apneia, reduzindo a incidência de artefatos de movimento respiratório. A obtenção de imagens ponderadas em T1, em diferentes fases após a administração IV de meios de contraste à base de gadolínio, é também importante para demonstrar o padrão normal de realce dos rins e aumentar a sensibilidade e especificidade na detecção e caracterização de lesões no aparelho urinário.

As principais vantagens da RM são a excelente resolução de contraste tecidual, a não utilização de radiação ionizante, a aquisição de imagens em diferentes planos e a utilização de meios de contraste IV seguros, à base de gadolínio. Suas principais desvantagens para a avaliação do aparelho urinário consistem em baixa sensibilidade para detecção de litíases, especialmente renais, necessidade de longo tempo para realização do exame, suscetibilidade a artefatos de movimento, especialmente em pacientes debilitados, e menor resolução espacial quando comparada à TC.

Na década de 2010, a técnica de urografia por RM (urorressonância) foi introduzida e tem sido utilizada, em conjunto com as sequências de RM convencionais, para fornecer uma avaliação completa do aparelho urinário. A urorressonância pode ser útil na avaliação de uropatias obstrutivas, pacientes com hematúria e em anomalias congênitas, especialmente quando há contraindicação para utilização de contrastes iodados utilizados na TC ou é preciso evitar a exposição à radiação ionizante, como em gestantes ou crianças. As duas principais técnicas de urorressonância consistem na utilização de sequências ponderadas em T2 (urorressonância estática) e de imagens ponderadas em T1 obtidas na fase excretora após a administração IV de gadolínio (urorressonância excretora), sendo a utilização de diuréticos durante o exame um fator importante para melhorar a

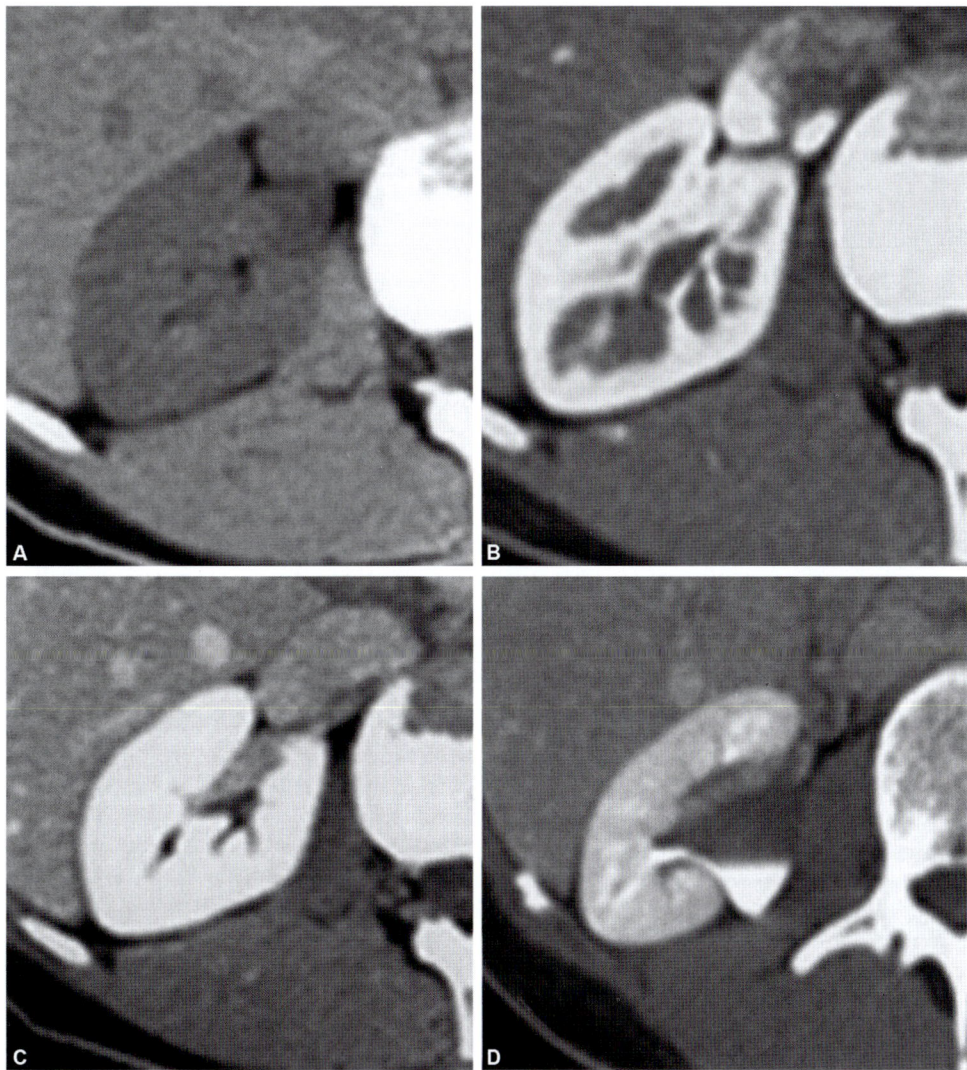

Figura 18.7 Tomografia computadorizada helicoidal mostrando rim direito pré-contraste (**A**) e as três fases da excreção do contraste: arterial (**B**); venosa ou parenquimatosa (**C**); e tardia (**D**).

demonstração da anatomia de sistemas coletores não dilatados. Pesquisas com técnicas funcionais de RM que avaliam a difusão da água e o fluxo sanguíneo renal (através do *arterial spin labeling*) também vêm sendo realizadas para avaliar dano tecidual em pacientes com doenças renais crônicas.

MEDICINA NUCLEAR

Os exames de medicina nuclear (MN), genericamente conhecidos como "cintilografias", possibilitam a análise perfusional e funcional dos rins, assim como a dinâmica da excreção urinária. Por utilizarem radiofármacos em concentrações traçadoras, em vez de meios de contraste, os exames de MN apresentam risco quase nulo de reações adversas, sendo associados à baixa dose de radiação, ideais para diagnóstico e seguimento, principalmente nos indivíduos com antecedente alérgico e pacientes pediátricos, junto aos quais a preocupação com a exposição à radiação deve ser priorizada.

A partir de 2001, a tomografia por emissão de pósitrons (PET), associada à tomografia computadorizada (PET-TC), introduziu o conceito das imagens "anatomofuncionais",

> ⓘ **PONTOS-CHAVE**
>
> - A RM apresenta baixa sensibilidade para cálculos urinários não obstrutivos
> - A RM apresenta melhor resolução de contraste, fornecendo mais informações no estudo de lesões focais
> - RM não utiliza radiação ionizante, sendo preferida em gestantes e crianças.

agregando a alta sensibilidade da PET à alta resolução da TC, especialmente no estadiamento e no seguimento de neoplasias. Além do custo, sua meia-vida extremamente curta dos radiofármacos emissores de pósitrons caracteriza uma desvantagem, limitando seu uso a locais em que o cíclotron, aparelho utilizado na produção desses radioisótopos, esteja próximo.

Ao solicitar um procedimento de MN, deve-se sempre associar as diversas situações clínicas aos diferentes radiofármacos disponíveis. Os principais exames e radiofármacos empregados nacionalmente serão abordados em seus respectivos tópicos.

RADIOLOGIA VASCULAR E INTERVENCIONISTA

O estudo por imagem das doenças renais pode ser realizado por métodos não invasivos, pouco invasivos e invasivos ou intervencionistas.

A ultrassonografia com Dopplerfluxometria (ultrassonografia Doppler) é um método não invasivo bastante utilizado para avaliação inicial das artérias renais, as quais são adequadamente analisadas em cerca de 95% dos estudos.

Para identificar as estenoses, há necessidade de avaliar as formas das ondas e as velocidades de fluxos, obtidas quando colocado o cursor na região de interesse (no caso, a artéria renal). Outra análise passível de obtenção por esse método é o índice de resistência, útil para estimar doença parenquimatosa renal subjacente.

A ultrassonografia Doppler apresenta algumas limitações, como o biotipo do paciente, a interposição de alças intestinais com gás formando sombras acústicas na região de interesse, além da dificuldade da avaliação de artérias renais acessórias, as quais são frequentes.

Importante salientar que, como a ultrassonografia convencional, a ultrassonografia Doppler é um exame que depende essencialmente da qualificação técnica do operador, devendo ser realizada por profissional habilitado e experiente na área.

A angiotomografia computadorizada (ATC) é considerada um método pouco invasivo, pois, apesar de realizada em situação ambulatorial, requer a injeção de meio de contraste iodado não iônico. Esse exame se baseia na injeção do meio de contraste em veia calibrosa em alto fluxo (entre 4 e 5 mℓ/s) e aquisição das imagens na fase arterial, ou seja, quando a coluna de contraste atinge os maiores valores de medida de densidade nas estruturas de interesse, a aorta e as artérias renais.

A ATC é um excelente método para avaliação vascular renal. Com o advento dos tomógrafos com multidetectores (*multislice*), com vários cortes simultâneos durante a rotação do tubo, tornou-se possível obter aquisição extremamente rápida, com consequente fase arterial ótima, além de excelente resolução espacial, com definição de estruturas de até 0,5 mm. Esse tipo de exame possibilita, por meio de técnicas de pós-processamento das imagens adquiridas, a realização de reconstruções tridimensionais, demonstrando muito bem as relações anatômicas das estruturas vasculares.

As limitações da ATC estão principalmente relacionadas com a presença de placas ateromatosas com calcificações muito densas, as quais, na TC, produzem artefatos de atenuação dos feixes de raios X, podendo, eventualmente, superestimar o grau de estenose determinado por essa placa.

A angiorressonância magnética (ARM) pode ser considerada um método pouco invasivo, pois, na maioria das vezes, requer a administração do agente paramagnético (gadolínio) IV, para melhor avaliação vascular renal. A técnica de exame com uso do gadolínio assemelha-se à da ATC, sendo o agente administrado via IV, com aquisição rápida de imagens em diversas fases.

Atualmente, outras técnicas de ARM que dispensam o uso do gadolínio, baseadas somente na movimentação dos prótons no interior dos vasos sanguíneos, estão disponíveis para uso clínico, porém fornecem menos detalhes anatômicos que o estudo utilizando contraste IV.

A ARM apresenta algumas limitações técnicas, sendo a mais importante a impossibilidade de avaliação das endopróteses vasculares renais (*stents*), as quais, pela presença de material metálico em sua estrutura, determinam artefatos de suscetibilidade magnética na região onde estão posicionadas. Outra limitação é o tempo relativamente maior de exame e de aquisição de sequências, o que, em alguns casos, pode levar à degradação das imagens ao movimento.

A angiografia convencional é um método invasivo para estudo vascular renal. Para a avaliação das artérias renais, inicialmente se realiza a punção arterial, seguida da introdução de guias e cateteres, que tornam possível a injeção do meio de contraste diretamente na luz do vaso. Em geral, realiza-se aortografia com a injeção de contraste iodado, para localizar as artérias renais e estudar a anatomia aórtica, em busca de condições associadas, como aneurismas e estenoses. A seguir, é realizada a cateterização seletiva dos vasos renais. As imagens hoje em dia são adquiridas por meio de subtração digital. O exame obtido é considerado padrão-ouro, por sua excelente resolução espacial, ainda que extremamente dependente da experiência do médico realizador. Além disso, a grande vantagem desse método está na possibilidade de realizar procedimentos terapêuticos, como angioplastias, embolizações e colocação de *stents*.

Além dos estudos vasculares, a radiologia intervencionista tem papel importante na avaliação do rim e de vias urinárias em exames como a pielografia, em que o meio de contraste iodado é injetado diretamente no sistema pielocalicial orientado por radioscopia (anterógrada), ou no ureter após sua cateterização com auxílio de cistoscopia (retrógrada). Hoje, esses exames têm uso clínico bastante limitado, sendo realizados basicamente em ambiente hospitalar. Os exames de imagem, especialmente a ultrassonografia e a TC, podem também guiar procedimentos percutâneos, como nefrostomias e biopsias renais.

> **! PONTOS-CHAVE**
> - Cintilografia pode acrescentar informações sobre a função renal e a patência do sistema coletor com doses baixas de radiação
> - PET-TC com FDG (análogo da glicose marcada) representa método disponível em grandes centros, indicada no estadiamento e seguimento de alguns tipos de neoplasias
> - Na investigação das doenças vasculares, os métodos não invasivos (Doppler, angiotomografia e angiorressonância) são indicados inicialmente
> - A angiografia por cateter é mais utilizada para procedimentos de tratamento (intervenção).

MEIOS DE CONTRASTE RADIOLÓGICO

Os meios de contraste referem-se a medicamentos utilizados para criar contraste nas imagens médicas, possibilitando demonstrar órgãos ou regiões onde o contraste natural é insuficiente ou, então, adicionando informações a esses exames. Embora várias substâncias sejam consideradas meios de contraste radiológico, as que interessam aqui são os contrastes iodados (usados nas radiografias contrastadas e na TC) e o gadolínio (utilizado na RM). Embora não sejam contrastes propriamente ditos, serão abordados resumidamente os principais radiofármacos utilizados pela MN na investigação do aparelho urinário.

Os meios de contraste compõem-se de uma porção ativa, que interfere na radiação usada no exame, e uma porção carreadora, responsável pelas propriedades farmacodinâmicas.

Como essa porção carreadora é semelhante nos contrastes iodados e no gadolínio, ambos os contrastes, embora substâncias completamente diferentes, têm muitas propriedades em comum, como o fato de serem macromoléculas e atravessarem os poros endoteliais, exceto no sistema nervoso central, havendo a equalização das concentrações entre intravascular e extracelular em poucos minutos. Exceto por tipos específicos de contraste a base de gadolínio que apresentam parte de sua excreção através da árvore biliar, os meios de contraste para TC e RM são filtrados pelos glomérulos renais, com meia-vida de 30 a 60 minutos.

Contrastes iodados

Reações agudas

A porção ativa dos contrastes iodados é o iodo, um dos poucos metais relativamente bem tolerados pelo organismo em injeção IV na concentração suficiente para aparecer nas radiografias. Sua ação corresponde à atenuação do feixe de raios X, pelo seu alto peso molecular. Para que se perceba esse efeito nas imagens, esses contrastes devem ter alta concentração, além de cada molécula conter vários átomos de iodo (3 a 6).

Em termos gerais, ocorriam reações adversas agudas em 5 a 8% dos pacientes em que se utilizava agentes de contraste de alta osmolalidade convencionais, mas com os contrastes de baixa osmolalidade utilizados atualmente esta incidência foi significativamente reduzida para 0,2 a 0,7%. A maioria delas é leve e não requer tratamento.

Reações adversas sérias aos meios de contraste iodados de baixa osmolalidade, que requerem tratamento, são raras, estimadas em até 0,04%, com mortalidade inferior a 2,1 casos por milhão de estudos contrastados.

As reações capazes de colocar a vida do paciente em risco podem ser classificadas em anafilactoides e fisiológicas.

Reações anafilactoides. Imprevisíveis, independem da quantidade ou da concentração do contraste utilizado. Em geral, assemelham-se a reações alérgicas de hipersensibilidade, porém não se decorrem da interação antígeno-anticorpo, sendo o edema de glote uma das reações mais temidas. Reação prévia ao uso de contraste iodado endovenoso é hoje o fator de risco mais importante para um novo episódio, estimado entre 10 e 35% nesses casos, sendo a única indicação atualmente para o uso de pré-medicação profilática, que poderá reduzir este risco de recorrência para até cerca de 10%.

Reações quimiotóxicas ao contraste intravenoso. Resultam de efeitos físico-químicos decorrentes da injeção do agente nos órgãos e vasos do indivíduo. Essas reações são diretamente dependentes da dose e da concentração do agente administrado. Logo, a velocidade e o local de infusão configuram importantes fatores da intensidade e natureza do evento. Fatores físico-químicos envolvidos incluem a hiperosmolalidade do contraste (p. ex., hipervolemia e vasodilatação), o potencial quelante do cálcio (p. ex., arritmias) e a natureza e concentração de seus cátions (p. ex., sódio ou meglumina). Dentro desse grupo, a injúria renal aguda induzida pelo contraste (IRA-IC) – anteriormente conhecida como "nefropatia induzida por contraste" (NIC) – merece especial consideração.

Injúria renal aguda induzida pelo contraste

A injúria renal aguda associada ao contraste (IRA-AC) se refere à deterioração da função renal que ocorre dentro de 48 horas após a utilização intravascular de contraste iodado, independente da causa, podendo não estar relacionada com o uso do contraste em si, mas com outros fatores que ocorrem coincidentemente após o seu uso. Já a IRA-IC se refere a um subgrupo da IRA-AC, em que a deterioração da função renal é causada especificamente pela administração intravascular de meios de contraste iodados, anteriormente conhecida como "NIC". Na prática, é muito difícil a distinção entre a IRA-IC e a IRA-AC não causada pelo meio de contraste, mas estudos recentes mostram que a incidência e o risco de IRA-IC foram superestimados no passado, sendo atualmente considerada uma entidade rara. Sua fisiopatologia ainda não é bem conhecida. Na imensa maioria dos casos, a disfunção renal é transitória, na qual o aumento máximo do valor da creatinina ocorre em 3 a 5 dias após a administração do contraste, voltando aos valores normais após 7 a 10 dias.

O American College of Radiology (ACR) recomenda a utilização dos critérios do *Kidney Disease Improving Global Outcomes* (KDIGO) para o diagnóstico de IRA-AC, definidos como o acontecimento dentre um dos seguintes até 48 horas após a administração intravascular de contraste iodado: aumento da creatinina sérica $\geq 0,3$ mg/dℓ ou 1,5 vez acima da linha de base, ou redução do volume urinário para $\leq 0,5$mℓ/kg/h por pelo menos 6 horas. Esses critérios são recomendados para definir IRA, independentemente da causa, não sendo possível a separação entre IRA-AC de IRA-IC.

Insuficiência renal prévia, com taxa de filtração glomerular estimada (TFGe) ≤ 30 mℓ/min/1,73 m2, é o fator de risco mais importante de IRA-IC. Esse limiar não deve, entretanto, constituir uma contraindicação absoluta ao uso de contraste iodado endovenoso, devendo ser considerada a relação risco/benefício de seu uso caso a caso.

Medidas para prevenção da IRA-IC podem ser consideradas nos grupos de pacientes com maior risco, sendo as principais a utilização de meios de contraste iodados de baixa osmolalidade, assegurar hidratação adequada antes e após o exame através do uso de solução salina intravascular, cujo uso deve ser individualizado para evitar sobrecarga de volume, e a suspensão de medicamentos nefrotóxicos. O uso de N-acetilcisteína, diuréticos ou hemodiálise não demonstrou benefícios na profilaxia de IRA-IC em estudos mais recentes.

> **⚠ PONTOS-CHAVE**
>
> - Os meios de contraste iodados de baixa osmolalidade utilizados atualmente são muito seguros, com baixa incidência de reações adversas
> - Reação prévia ao uso de contraste iodado endovenoso é o principal fator de risco para um novo episódio, sendo a única indicação de pré-medicação profilática atualmente
> - A IRA-IC (anteriormente conhecida como "NIC") teve sua incidência superestimada no passado, e seu principal fator de risco é insuficiência renal prévia com TFGe ≤ 30 mℓ/min/1,73 m^2
> - Em pacientes de maior risco para IRA-IC, os meios de contraste iodados podem ser utilizados se o benefício superar o risco potencial, e a hidratação com solução salina constitui a principal medida preventiva.

Contrastes para ressonância magnética

Apenas os sais do gadolínio, uma terra rara, são utilizados como meio de contraste na RM. Eles promovem uma perturbação do campo magnético ao seu redor, o que, nas concentrações habituais, provoca um encurtamento dos tempos de relaxamento T1, ou seja, as estruturas que se impregnam pelo gadolínio ficam mais brancas nas imagens ponderadas em T1 e praticamente não alteram as imagens baseadas em T2.

Esses contrastes são muito mais seguros que os iodados, pois praticamente não originam reações anafilactoides e têm índice muito baixo de reações quimiotóxicas (não são nefrotóxicos). Em 2006, foi relatado um efeito colateral em pacientes com insuficiência renal grave, especialmente quando se utiliza uma dose alta do gadolínio, a fibrose sistêmica nefrogênica (FSN).

A FSN caracteriza-se por infiltração da pele e de outros tecidos orgânicos (pulmões, músculo esquelético, coração, fígado, diafragma e esôfago) por processo fibroso, relacionado com a dissociação dos íons de gadolínio de seu quelante e deposição tecidual devido ao tempo prolongado para sua eliminação e outros fatores metabólicos em pacientes com insuficiência renal. O curso da doença é muito variável, mas o tempo da exposição ao gadolínio ao início dos sintomas varia de 2 a 75 dias, com uma média de 25 dias. Em geral, os pacientes apresentam espessamento cutâneo com rigidez, edema e hiperpigmentação das extremidades. Contraturas dolorosas das articulações podem, progressivamente, resultar em redução da mobilidade e estar associadas a parestesias e prurido intenso. Hoje se sabe que a FSN está associada ao uso de formulações específicas de gadolínio, com moléculas de configuração linear que são mais instáveis e propensas à dissociação dos íons de gadolínio, em pacientes com insuficiência renal acentuada (TFGe ≤ 30 mℓ/min/1,73 m²). Em contrapartida, formulações de gadolínio mais estáveis, com moléculas de configuração macrocíclica, são consideradas seguras e podem ser utilizadas nesses pacientes quando houver claro benefício diagnóstico. Pacientes com TFGe ≥ 30 mℓ/min/1,73 m² não apresentam risco significativo para desenvolvimento de FSN, não havendo necessidade de precauções especiais quanto ao tipo de gadolínio utilizado neste grupo.

Mais recentemente foi relatada a deposição de gadolínio no tecido cerebral de pacientes que receberam múltiplas doses de gadolínio durante suas vidas, mesmo sem evidência clínica de insuficiência renal. Até hoje nenhum efeito adverso desse achado foi encontrado, e seu possível significado clínico continua sendo investigado.

Radiofármacos para medicina nuclear

Basicamente, os radiofármacos utilizados na MN constituem-se de um radioisótopo, o qual torna possível seu rastreamento por meio do aparelho de MN ("gamacâmara" ou câmara de cintilação), ligado a um fármaco, que, por sua vez, é responsável pela especificidade biológica do traçador. Por exemplo, no radiofármaco DMSA-^{99m}Tc (ácido dimercaptossuccínico marcado com tecnécio-99 metaestável), o DMSA é o fármaco responsável pela fixação do traçador aos túbulos renais funcionantes, enquanto o ^{99m}Tc representa o radioisótopo emissor de radiação a ser detectada e localizada pela câmara de cintilação.

Em geral, os radiofármacos empregados na investigação do aparelho urinário são administrados via IV, com volume muito pequeno (dependente apenas da diluição de cada serviço, podendo variar de 1 a 10 mℓ) e mínima incidência de reação adversa (frequência menor que 0,01%), sendo a mais comum o rubor cutâneo transitório. Os principais radiofármacos utilizados na avaliação renal são:

- DTPA-^{99m}Tc (ácido dietilenotriamino pentacético marcado com tecnécio-99 metaestável): traçador da taxa de filtração glomerular, com imagens precoces, fornecendo informações sobre perfusão renal, e imagens sequenciais tardias, trazendo informações sobre a função de filtração glomerular e patência do sistema coletor. De custo acessível e amplamente disponível no Brasil, é utilizado no estudo renal dinâmico ("renograma"), podendo ser associado ou não ao diurético furosemida. Apresenta como desvantagem sua ligação com proteínas plasmáticas (cerca de 10%), podendo subestimar a taxa de filtração glomerular, principalmente em rins imaturos ou na insuficiência renal de base (Figura 18.8)

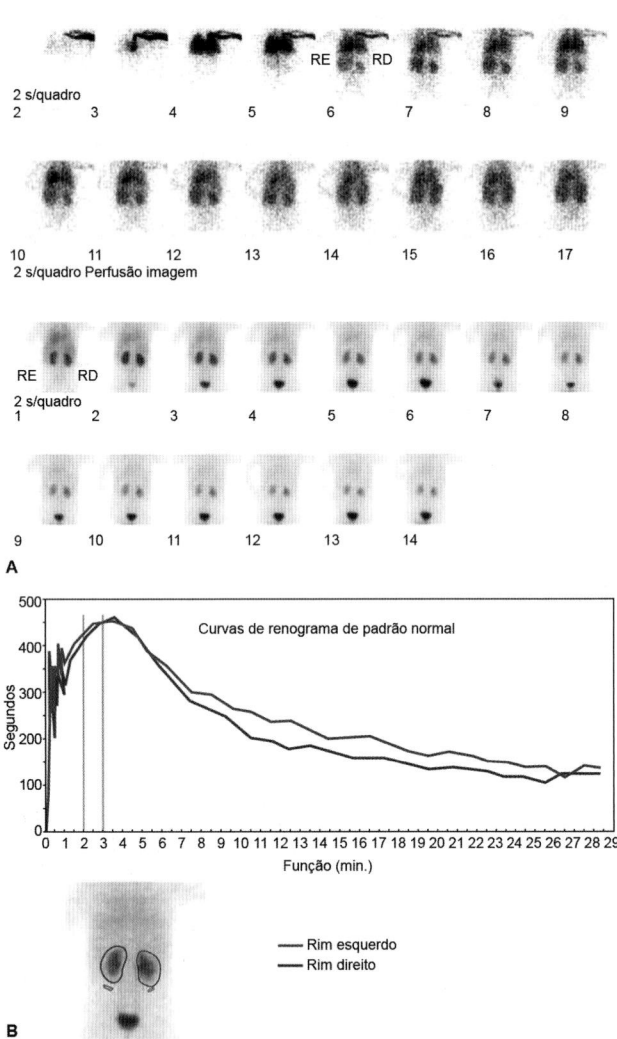

Figura 18.8 Exemplo de estudo renal dinâmico com DTPA-^{99m}Tc normal. **A.** Vista posterior com sequência de imagens adquiridas imediatamente após a injeção do radiofármaco. Acima: sequência inicial a cada 2 segundos demonstrando fase de fluxo sanguíneo renal simétrico, com chegada do radiofármaco em tempos e intensidades normais. Abaixo: sequência a cada 2 minutos demonstrando filtração glomerular, acúmulo renal e excreção do radiofármaco pelo sistema coletor de padrão normal. **B.** Renograma: curva atividade x tempo das regiões de interesse (ROI) desenhadas em cada rim, demonstrando padrão de curva normal e T1/2 menor que 10 minutos. RD: rim direito; RE: rim esquerdo.

- MAG3-^{99m}Tc (mercaptoacetiltriglicina marcada com tecnécio-99 metaestável): traçador de função tubular, com alta taxa de ligação a proteínas plasmáticas, não sendo adequado para avaliar a filtração glomerular. Sua secreção tubular ativa, independente da taxa de filtração glomerular, torna o MAG3-^{99m}Tc o radiofármaco de escolha para estudo renal dinâmico ("renograma") em pacientes com imaturidade renal, insuficiência renal ou obstrução de base. Apresenta como desvantagem a falta de disponibilidade nacional (necessita de importação) e, portanto, seu maior custo
- DMSA-^{99m}Tc: utilizado no exame de cintilografia renal estática, trata-se de um traçador de função tubular, com acúmulo e fixação predominantes no córtex renal, sendo radiofármaco de escolha na identificação de defeitos corticais (fibrose, tumor etc.), localização de rins ectópicos ou aberrantes e no diferencial de pseudotumores renais (ver tópicos específicos). O DMSA-^{99m}Tc representa um radiofármaco amplamente disponível e utilizado no Brasil, principalmente na faixa pediátrica. Apresenta como desvantagem a mínima taxa de excreção renal, sendo, portanto, inadequado para avaliar o sistema coletor, além de reduzir sua concentração renal em situações como acidose tubular renal (Figura 18.9)
- Outros: existem radiofármacos pouco utilizados nacionalmente, pela pequena disponibilidade, pelo alto custo ou pelo isótopo utilizado. O Hippuran marcado com iodo-123 ou iodo-131, por sua alta taxa de extração plasmática de primeira passagem, com rápida filtração glomerular e secreção tubular, representa o radiofármaco ideal para estimar o fluxo plasmático renal efetivo, por meio de estudo renal dinâmico. O GHA-^{99m}Tc (gluco-heptonato marcado com tecnécio-99 metaestável) é um radiofármaco peculiar por apresentar características de secreção tubular, como o do MAG3, e captação cortical, como o do DMSA, podendo ser utilizado tanto para estudo do sistema coletor (estudo renal dinâmico) quanto para avaliação do córtex renal, com a vantagem de não ser influenciado por distúrbios do equilíbrio ácido-básico.

> **PONTOS-CHAVE**
>
> - Os contrastes da RM não são nefrotóxicos e têm baixo índice de reação alérgica
> - FSN está associada ao uso de algumas formulações de gadolínio com estrutura molecular linear em pacientes com insuficiência renal acentuada. Formulações de gadolínio com estrutura molecular macrocíclica são seguras e podem ser utilizadas nesses pacientes
> - Os radiofármacos utilizados na MN não apresentam risco de nefrotoxicidade, com risco mínimo de reação adversa (< 0,01%) e doses pequenas de radiação.

AVALIAÇÃO POR IMAGEM DAS PATOLOGIAS DO TRATO URINÁRIO NO ADULTO

Cálculos urinários

A incidência de cálculos é muito alta na população; em torno de 5% e em um período de 5 anos, cerca de metade desses indivíduos apresentará manifestações clínicas. A composição química dos cálculos define a sua densidade radiográfica, dependendo, principalmente, da quantidade de cálcio.

Os principais tipos de cálculos são:

- 75%: oxalato de cálcio ou fosfato de cálcio
- 15%: estruvita
  - Fosfato de magnésio e amônia (70% dos cálculos relacionados com infecção do trato urinário)
  - Geralmente, a estruvita está misturada com fosfato de cálcio
- 2%: cistina
- 8%: ácido úrico, xantina, cálculo com matriz de mucoproteína.

Achados radiográficos

1. Dos cálculos urinários, 95% são radiopacos, portanto identificados pelas radiografias e pela TC. Pela sobreposição de estruturas e a maior sensibilidade, a TC detecta um número muito maior de cálculos, inclusive de ácido úrico.
2. Na urografia excretora, os cálculos radiotransparentes aparecem como falhas de enchimento no sistema coletor.
3. Na ultrassonografia, o aspecto independe da composição dos cálculos, os quais aparecem como estruturas sólidas, altamente refringentes, muitas vezes acompanhadas de sombra acústica. A ultrassonografia tem grande sensibilidade para cálculos acima de 5 mm e é um importante método na avaliação da hidronefrose associada. Sua grande limitação é a avaliação dos ureteres, pois, ao longo do seu curso retroperitoneal, há grande sobreposição de alças intestinais, que impedem a passagem do feixe sonoro (Figura 18.10).
4. A RM tem baixa sensibilidade na detecção de calcificações, o que praticamente inviabiliza a sua utilização na pesquisa de cálculos.

Como investigar

1. Com o advento da TC *multislice*, tornaram-se possíveis cortes submilimétricos com alta resolução espacial, avaliando-se, desse modo, todo o trato urinário apenas em alguns segundos. Reconstruções multiplanares também são possíveis, o que aumenta ainda mais a sensibilidade do método. Hoje, na maioria dos grandes centros médicos, a TC *multislice* sem a utilização de contraste iodado é o padrão-ouro na avaliação de litíase urinária (Figura 18.11).
2. A urotomografia corresponde a uma variação técnica da TC, na qual a injeção do contraste IV é seguida de aquisições de imagens em diferentes fases da excreção do

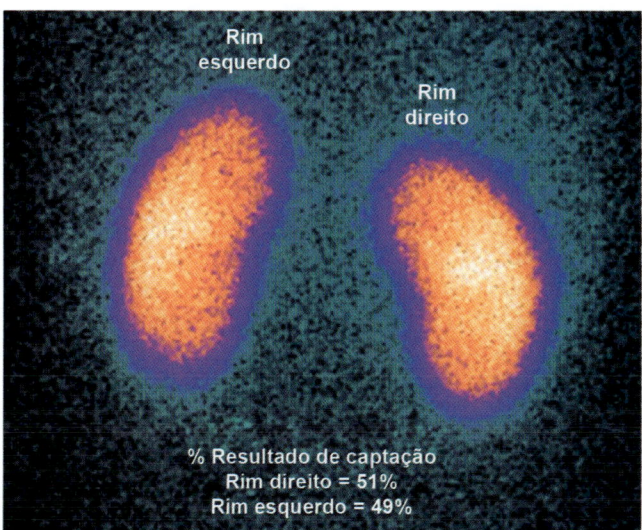

Figura 18.9 Exemplo de estudo renal estático com DMSA-^{99m}Tc normal. Vista posterior de imagem tardia (cerca de 4 horas) após a injeção do radiofármaco, demonstrando concentração simétrica e homogênea do traçador no córtex renal.

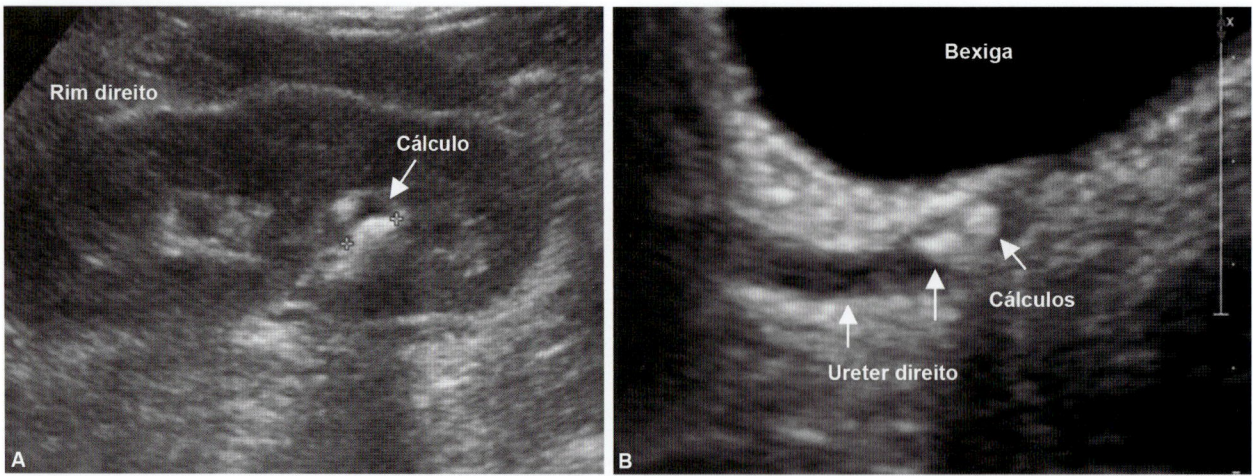

Figura 18.10 Ultrassonografia mostrando cálculos com sombra acústica no rim direito (**A**) e no ureter terminal (**B**).

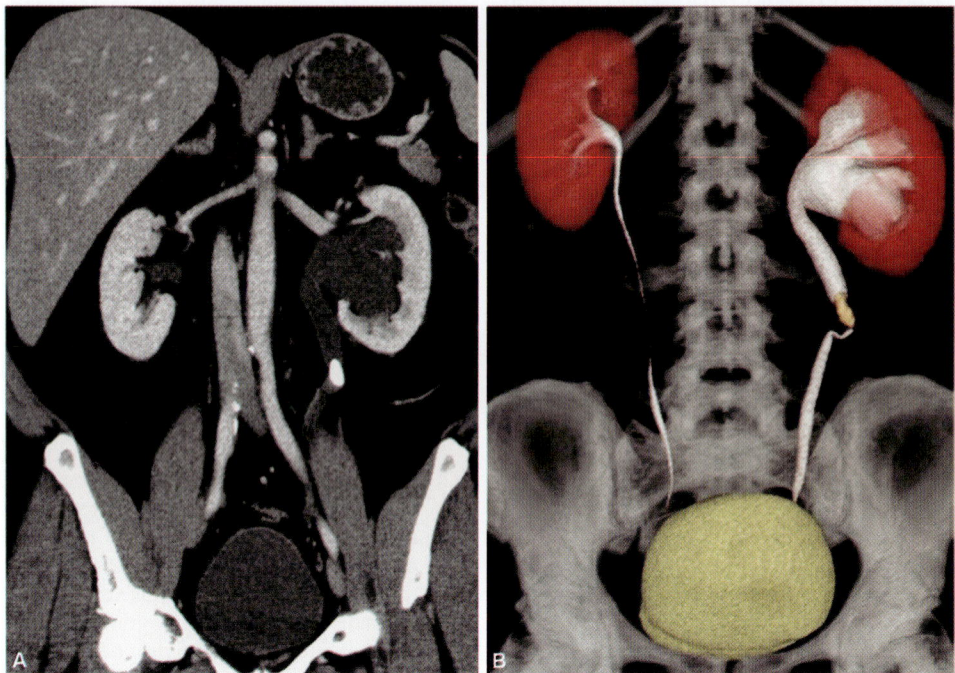

Figura 18.11 Cálculo em ureter causando hidronefrose. Tomografia computadorizada *multislice* em reconstrução multiplanar coronal (**A**) e 3D (**B**).

contraste, o que possibilita não apenas avaliar a litíase, mas também identificar o grau de perda funcional do rim com a hidronefrose e qualquer outra patologia associada.

3. A medida da densidade dos cálculos pela TC possibilita antever a resposta do cálculo frente ao tratamento de litotripsia. Cálculos com densidade menor do que 500 unidades Hounsfield (UH) apresentam boa resposta com a litotripsia extracorpórea (LECO); cálculos com densidade entre 500 e 1.000 UH apresentam resposta parcial com formação de resíduos, enquanto cálculos com densidade maior do que 1.000 UH não respondem bem à litotripsia. Recentemente, equipamentos de TC com técnica de dupla energia (*dual-energy*) tornaram possível a identificação mais precisa da composição mineral dos cálculos urinários.

Nefrocalcinose

Existem outras calcificações relacionadas com o aparelho urinário além dos cálculos. Na nefrocalcinose, as calcificações estão no parênquima renal, seja cortical, seja medular (Figura 18.12).

> **PONTOS-CHAVE**
> - Cerca de 95% dos cálculos urinários são radiopacos
> - TC helicoidal detecta um número muito maior de cálculos, representando o padrão-ouro
> - Em alguns casos, pode-se utilizar a associação da ultrassonografia com radiografias simples para acompanhar a evolução dos cálculos, reduzindo custos e radiação.

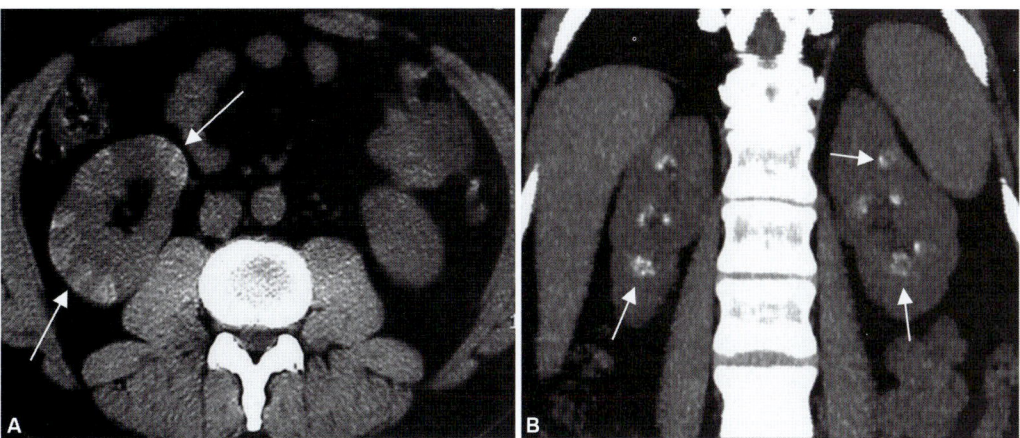

Figura 18.12 Tomografia computadorizada sem contraste mostrando nefrocalcinose (*setas*) cortical (**A**) e medular (**B**).

Nefrocalcinose cortical

Em geral, trata-se de calcificações distróficas. As principais causas são:

- Glomerulonefrite crônica
- Necrose cortical; nefropatia relacionada com AIDS (glomeruloesclerose, calcificação punctata, micobacteriose)
- Outras: rejeição ao transplante renal, hipercalcemia crônica, oxalose, síndrome de Alport.

Achados radiográficos

1. Calcificações lineares na radiografia e na TC com região medular poupada.
2. Calcificações relacionadas com as colunas de Bertin.
3. Aumento da ecogenicidade da cortical na ultrassonografia.

Nefrocalcinose medular

Suas principais causas são:
- Hiperparatireoidismo (40%)
- Acidose tubular renal (20%)
- Rim esponjomedular (20%)
- Necrose papilar
- Outras: toxicidade por medicamentos (anfotericina B), pielonefrite crônica etc.

No rim esponjomedular, há dilatação displásica dos ductos coletores dos rins (ductos de Bellini), sem causa definida e, na maioria das vezes, assintomática, sendo encontrada em adultos jovens. Em alguns casos, pode haver infecção ou hematúria.

Uropatia obstrutiva

A obstrução do trato urinário é um diagnóstico de urgência, para que se evite o dano ao parênquima renal. A lesão do parênquima renal ocorre em virtude de um somatório de fatores; o principal se deve ao fato de que, com a obstrução da via excretora, há um aumento da pressão no seu interior, transmitida ao parênquima e aos vasos nutridores renais, o que leva ao sofrimento vascular.

Pode ser dividida em aguda ou crônica. Em geral, a obstrução aguda é a mais sintomática e tem como principal causa a litíase urinária. Já a obstrução crônica apresenta clínica mais insidiosa, porém as consequências podem ser graves, com perda da função renal.

Achados radiográficos e como investigar

Os exames de imagem demonstram a dilatação do sistema coletor renal (cálices, pelve e ureteres), podendo variar em grau e topografia, além de identificarem complicações (Figura 18.13).

1. O método de escolha para o diagnóstico de uropatia obstrutiva é a ultrassonografia, que apresenta sensibilidade de 60% nos casos agudos e 90% nos crônicos. A grande limitação da ultrassonografia está na análise dos ureteres, o que pode exigir a utilização de TC ou RM.
2. Quando se suspeita de outras causas para obstrução que não a litíase (tumores, coágulos, edema etc.), a urotomografia ou a urorressonância são os métodos de escolha, destacando-se aqui a alta sensibilidade na detecção de realce pelo contraste e a grande flexibilidade de contraste entre os tecidos da RM.
3. A MN, pelo uso da cintilografia renal dinâmica (sinteticamente conhecida como "renograma" – termo que designa apenas a curva gráfica do exame), associada ao diurético furosemida, representa um exame estabelecido na abordagem inicial de pacientes com dilatação do sistema coletor e no *follow-up* de hidronefrose. Na prática clínica, o "renograma com diurético" é o método de escolha na diferenciação de dilatação pielocalicinal não obstrutiva, dita "estase funcional" (Figura 18.14), de estenose verdadeira, contribuindo no manejo de pacientes com hidronefrose por meio da avaliação simultânea do fluxo urinário e da função de filtração renal, com aplicação principal na faixa pediátrica, em que a maioria apresenta hidronefrose assintomática ou detectada no pré-natal.

> **⚠ PONTOS-CHAVE**
>
> - O método de escolha para o diagnóstico de uropatia obstrutiva é a ultrassonografia
> - Cintilografia renal dinâmica (renograma) associada a furosemida é útil para excluir estase funcional e no *follow-up* de hidronefrose
> - Na suspeita de obstrução que não a litíase, a urotomografia ou a urorressonância devem ser solicitadas.

No adulto, a MN é mais indicada nos casos de dilatação pielocalicinal em pacientes com fibrose retroperitoneal ou derivações urinárias (p. ex., alça ileal), situação na qual existe risco de obstrução assintomática, sendo indicado manejo por meio de exames seriados de cintilografia renal dinâmica com diurético, com o objetivo de diagnosticar processo obstrutivo "oculto" de maneira precoce e não invasiva, com baixa dose de radiação e sem necessidade de uso de meio de contraste.

Obstrução do trato urinário baixo

Trata-se de uma condição quase exclusiva do sexo masculino, principalmente pela diferença anatômica da uretra, que é longa no homem.

Sua principal causa é a redução do calibre da uretra posterior originada do aumento do volume da glândula prostática, o qual, por sua vez, resulta, na maioria das vezes, de uma hiperplasia glandular nas porções centrais da próstata, comprimindo e reduzindo o calibre da uretra no segmento prostático. O volume normal aproximado da próstata é de 30 cm^3 ou 30 g.

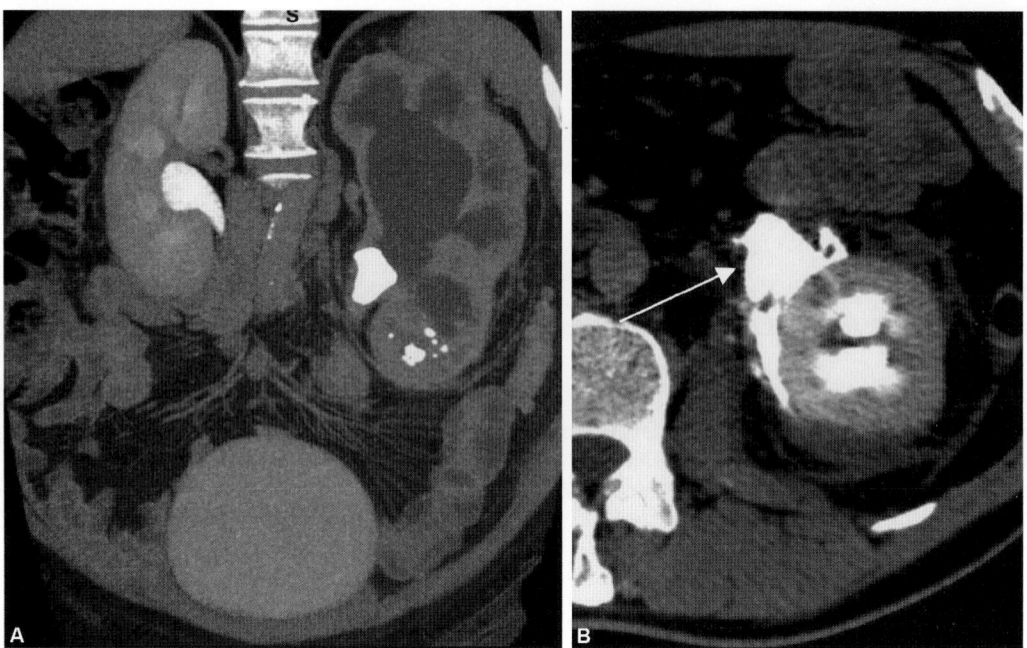

Figura 18.13 Tomografia computadorizada *multislice* mostrando (**A**) cálculo coraliforme causando hidronefrose com retardo da excreção do contraste e (**B**) ruptura de sistema coletor com extravasamento de contraste.

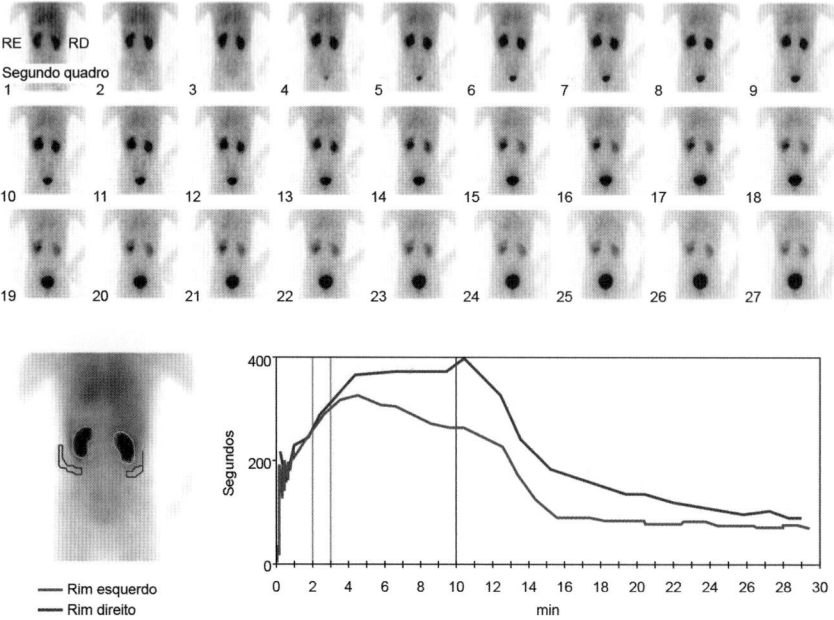

Figura 18.14 Exemplo de estudo renal dinâmico com diurético com *"estase funcional" de padrão não obstrutivo bilateral*, mais evidente à esquerda. Acima: sequência de imagens a cada 1 minuto demonstrando estase progressiva do radiofármaco em sistema coletor bilateral, com boa excreção após estímulo com diurético no 10º minuto do estudo. Abaixo: mesmo estudo representado pelo *renograma de padrão não obstrutivo ("estase funcional")*: observa-se a curva característica do rim esquerdo, de aspecto ascendente e atingindo platô, com queda imediata e adequada excreção após a injeção do diurético aos 10 minutos do estudo (T1/2 menor que 15 minutos). RD: rim direito; RE: rim esquerdo.

Achados radiográficos

- Alongamento com redução do calibre da uretra prostática na uretrocistografia miccional
- Elevação do assoalho vesical
- Aumento nas dimensões da próstata associado à sua heterogeneidade na ultrassonografia
- Espessamento das paredes vesicais (bexiga de esforço)
- Uretero-hidronefrose bilateral
- Globo vesical e resíduo pós-miccional.

Como investigar

- A ultrassonografia é o método de escolha para o diagnóstico de uropatia obstrutiva, definindo se esta é alta ou baixa
- Uma vez definido a obstrução do trato urinário baixo, a ultrassonografia pode avaliar as possíveis causas, entre elas a glândula prostática. Se esta for normal, é preciso avaliar a uretra por meio de uretrocistografia miccional.

Infecção

A maioria das infecções urinárias no adulto não exige investigação por imagem, sendo diagnosticadas clínica e laboratorialmente. Os exames de imagem ficam reservados àqueles que não respondem ao tratamento, têm clínica atípica ou nos casos muito graves ou com complicações. A maioria das infecções é ascendente, mas também pode ser hematogênica.

Pielonefrite bacteriana aguda

Somente se indica a investigação por imagem nos seguintes casos: naqueles que não respondem ao tratamento em 72 horas (5%); na procura de alteração estrutural ou complicação que exija tratamento cirúrgico; e como procedimento auxiliar no diagnóstico em pacientes de alto risco (p. ex., diabéticos, imunossuprimidos e idosos).

Em geral, a urografia excretora é normal. Os achados positivos somente se dão em cerca de 22% dos casos, podendo mostrar aumento de volume do rim, nefrograma tardio com estriações, retardo no enchimento dos cálices e indefinição de seus contornos.

Na ultrassonografia, a nefrite intersticial não costuma apresentar alterações, a não ser que exista um fator predisponente, como obstrução por cálculos ou malformações. Nos casos mais graves, pode haver redução difusa da ecogenicidade e perda da diferenciação corticomedular por edema. A bexiga deve ser sempre avaliada também à procura de resíduo pós-miccional volumoso ou sinais de bexiga de esforço.

A TC é o padrão-ouro na pielonefrite bacteriana. Nas imagens obtidas sem contraste IV, cálculos podem ser facilmente detectados, assim como a presença de gás e hidronefrose. Imagens pós-contraste são capazes de demonstrar nefrograma estriado ou áreas de redução da perfusão do parênquima renal, caracterizadas por faixas de redução da impregnação em forma de cunha (Figura 18.15). Esse achado não é específico, e alterações semelhantes podem também ser observadas em nefrites não infecciosas, como as relacionadas com medicamentos ou doenças imunes. A TC é também um excelente método de imagem para demonstrar sinais secundários, como estriações perirrenais, espessamento da fáscia de Gerota, aumento de volume do rim ou complicações, com abscessos. É importante notar que, exceto pelos abscessos, a maioria dessas alterações secundárias é inespecífica, também comumente observadas nas uropatias obstrutivas agudas, mesmo na ausência de processo infeccioso associado.

Em alguns casos, o processo pielonefrítico agudo pode ser focal, caracterizado por uma área localizada de edema e redução da perfusão no parênquima renal, podendo simular lesões nodulares, especialmente na ultrassonografia. Nesses casos, a correlação com dados clínicos e laboratoriais é imprescindível para o correto diagnóstico, que pode ser confirmado por exames de controle, que demonstram regressão da lesão com o tratamento apropriado. Áreas de processo infeccioso focal podem progredir para a formação de abscessos, que aparecem na TC como áreas nodulares, sem captação de contraste no centro, cercadas por pseudocápsulas que apresentam intenso realce. Na ultrassonografia, os abscessos renais geralmente aparecem como massas heterogêneas, e estudos por Doppler colorido podem auxiliar no diagnóstico, demonstrando ausência de fluxo no interior da lesão. Em alguns casos,

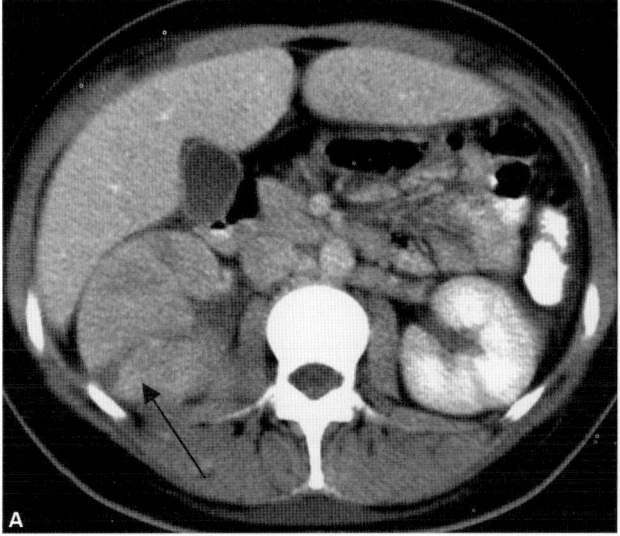
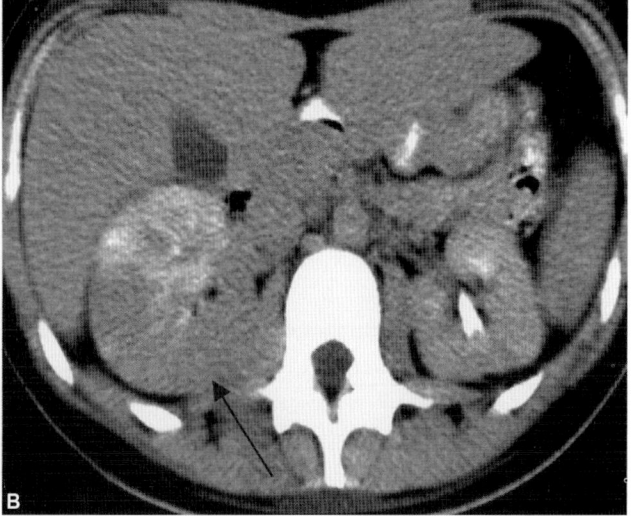

Figura 18.15 Cortes axiais de tomografia computadorizada nas fases nefrográfica (**A**) e excretora (**B**) após contraste. O rim direito apresenta dimensões difusamente aumentadas, com redução da perfusão, padrão de nefrograma estriado e algumas áreas hipodensas, em forma de cunha, no parênquima (*setas*).

o processo pode ser estendido para o espaço perirrenal, com formação de abscessos ao redor do rim, demonstrados como coleções líquidas, por vezes heterogêneas e contendo gás.

No caso específico de abscesso renal, a MN pode eventualmente contribuir com marcadores de processos inflamatórios, como a cintilografia com gálio-67 ou leucócitos marcados. Esses radiofármacos apresentam desvantagens, por não serem específicos para processo inflamatório séptico e por sua excreção via renal (podendo mascarar processos focais), além da necessidade de manipulação sanguínea e alto custo da cintilografia com leucócitos marcados. Portanto, a MN não apresenta papel central na investigação de abscessos renais, com uso reservado para casos de febre de origem indeterminada ou abscessos perirrenais, principalmente abscesso de psoas.

A RM é uma alternativa à TC para avaliação de complicações de pielonefrite aguda, especialmente em pacientes que apresentem contraindicações para a utilização de meios de contraste iodados, demonstrando achados semelhantes, porém com baixa sensibilidade para detecção de cálculos, especialmente quando não obstrutivos. A RM, utilizando sequências ponderadas em difusão, pode também auxiliar no diagnóstico de abscessos renais, demonstrando restrição da difusão da água nessas lesões.

> **⚠ PONTOS-CHAVE**
> - Somente se utiliza exame de imagem na pielonefrite aguda nos casos que não respondem ao tratamento em 72 horas e nos pacientes com alto risco
> - A TC é o método de escolha. A RM pode ser alternativa nos pacientes que não possam ser submetidos à TC
> - Atenção a sinais de obstrução e formação de abscesso, que podem exigir mudanças no tratamento.

Pielonefrite crônica

Episódios recorrentes ou persistentes de pielonefrite podem resultar em alterações progressivas no parênquima renal, caracterizadas pela presença de áreas de dano irreversível, com perda cortical. Os achados de imagem mostram áreas de atrofia, irregularidade e afilamento cortical, comumente associadas a dilatação e deformidade dos cálices renais adjacentes. Também pode haver hipertrofia do parênquima renal normal ao redor dessas áreas, formando imagens pseudotumorais. Essas alterações não são específicas para pielonefrite crônica, e achados semelhantes podem também ser observados na nefropatia por refluxo e em doenças vasculares. Imagens de ultrassonografia (Figura 18.16), TC e RM obtidas imediatamente após a injeção IV de contraste demonstram claramente essas alterações, definindo a extensão da perda cortical. A MN tem uso estabelecido na avaliação de cicatrizes renais após pielonefrite e refluxo vesicoureteral, principalmente na faixa pediátrica, agregando informações sobre a função tubular relativa, possibilitando seguimento e sugerindo o melhor momento de intervenção cirúrgica.

Pielonefrite enfisematosa

Infecção grave necrosante, caracteriza-se pela formação de gás dentro do rim e ao seu redor. A maioria (90%) dos pacientes tem diabetes mal controlada. As radiografias simples podem mostrar o acúmulo de gás na fossa renal ou, em forma crescente, ao longo da fáscia de Gerota. Uma forma menos agressiva é a pielite enfisematosa, com gás apenas no interior do sistema coletor. É importante notar que a presença de gás no sistema coletor nem sempre representa infecção, podendo também ser observada após instrumentações cirúrgicas do trato urinário ou em casos de fístulas com a pele ou vísceras ocas.

Na ultrassonografia, o gás é demonstrado como áreas de maior ecogenicidade, devendo ser diferenciado de cálculos

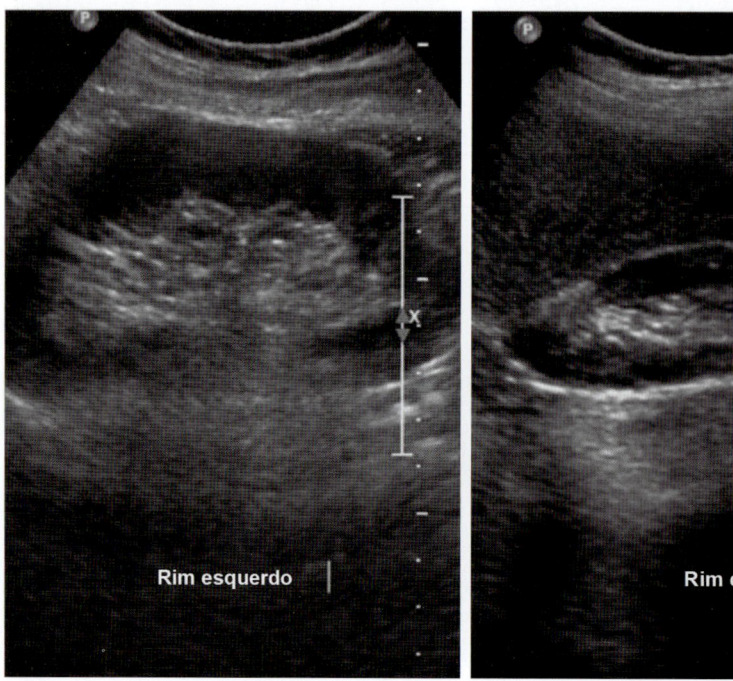

Figura 18.16 Ultrassonografia mostrando rim esquerdo normal e rim direito com redução de tamanho e área de retração e hiperecogenicidade, compatível com pielonefrite crônica.

pela sua posição e pelo aspecto da sombra acústica posterior, denominada "sombra 'suja'". A TC é a modalidade de escolha para avaliação, demonstrando aumento de volume do rim, com áreas de destruição e acúmulo de gás no parênquima renal.

Pionefrose

Infecção em um rim obstruído, hidronefrótico, independentemente da causa (cálculo, tumor, estenose de junção ureteropélvica etc.), pode levar a acúmulo de pus na pelve e cálices renais, o que é denominado "pionefrose". A ultrassonografia tem sensibilidade de 90%, especificidade de 97% e acurácia de 96% para o diagnóstico, demonstrando dilatação de todo o sistema coletor ou de um segmento deste, cujo conteúdo apresenta ecos (*débris*), nível líquido ou gás. A TC pode mostrar o espessamento das paredes do sistema coletor envolvido, além das alterações no parênquima renal, mas tem mais dificuldade de distinguir hidronefrose de pionefrose. Na RM, a sequência ponderada em difusão é capaz de demonstrar restrição da difusão da água, indicando a presença de material purulento.

Pielonefrite xantogranulomatosa

Processo granulomatoso crônico destrutivo, provavelmente decorre de uma resposta imune atípica a uma infecção bacteriana subaguda. Um grande cálculo coraliforme está presente na maioria (cerca de 80%) dos casos. Inicialmente, o rim pode estar aumentado, com áreas císticas no parênquima, geralmente com acentuada redução na concentração e eliminação do meio de contraste IV. O aumento renal pode ser global (forma difusa) ou ocorrer de modo localizado (forma focal), simulando tumores. Com a progressão da doença, normalmente há atrofia renal.

Embora a ultrassonografia possa mostrar as alterações, a TC é o melhor método (Figura 18.17), pois, além de exibir as alterações renais, possibilita o estadiamento pré-operatório. No estágio 1, as alterações estão confinadas ao parênquima renal. No estágio 2, existem alterações no espaço perirrenal e, no 3, existem alterações nos espaços pararrenais, que também podem comprometer a parede abdominal. As alterações no espaço perirrenal caracterizam-se por proliferação reacional de tecido fibroadiposo, demonstrado na TC por densificação e áreas em que há proeminência de tecido adiposo ao redor do rim comprometido. O diagnóstico diferencial inclui lesões neoplásicas infiltrativas e abscessos renais.

> **⚠ PONTOS-CHAVE**
> - Áreas de atrofia cortical, associadas à dilatação e deformidade dos cálices renais adjacentes, são características da pielonefrite crônica
> - A presença de gás na pielonefrite enfisematosa é mais bem demonstrada pela TC, mas também pode ser suspeitada na ultrassonografia e na radiografia simples
> - A ultrassonografia é o melhor método para a pionefrose
> - A TC é o melhor método para demonstrar a pielonefrite xantogranulomatosa.

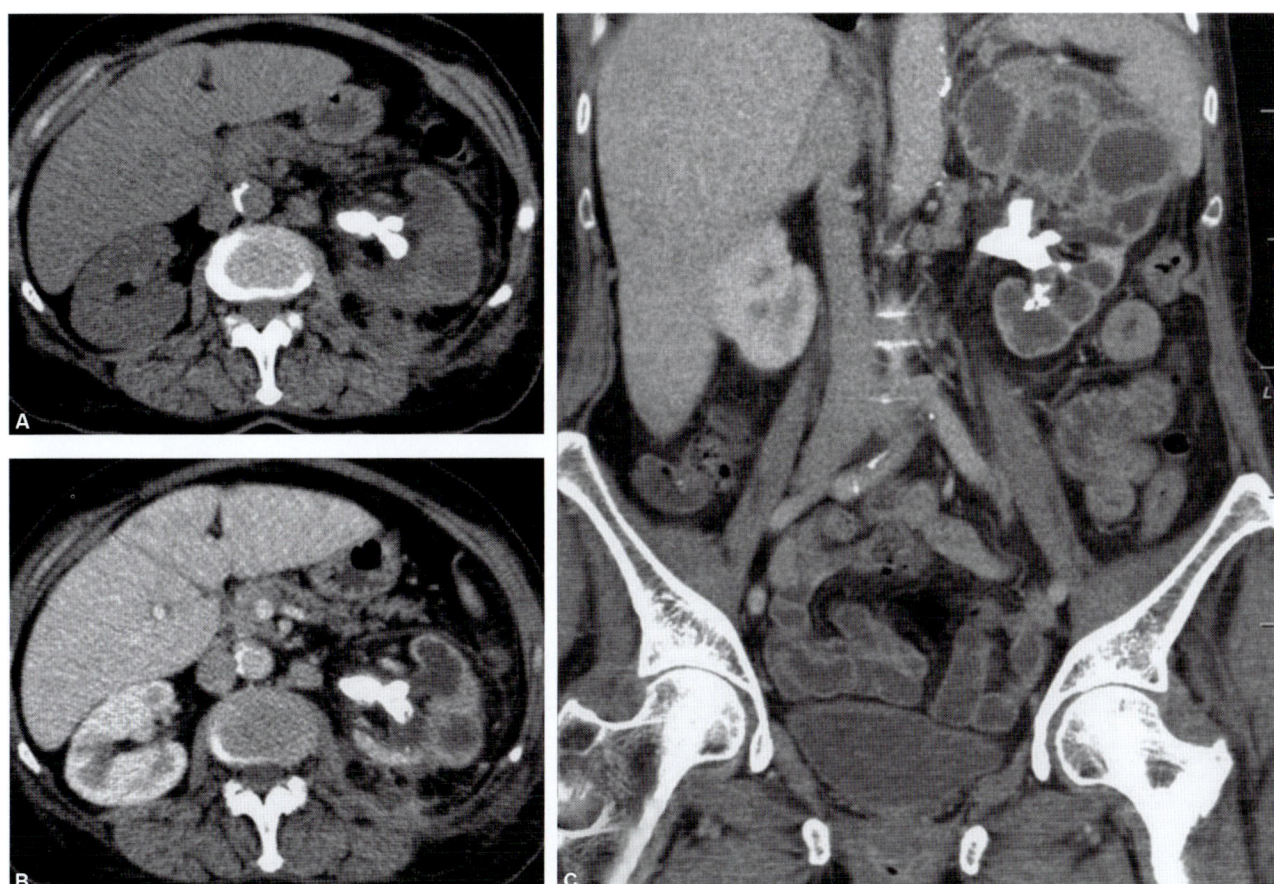

Figura 18.17 Pielonefrite xantogranulomatosa. **A.** Axial pré-contraste. **B.** Axial pós-contraste. **C.** Coronal pós-contraste. Rim esquerdo de dimensões aumentadas, apresentando retardo funcional, cálculo coraliforme na pelve e áreas hipodensas, sugestivas de coleções, no parênquima, associadas a densificação e proeminência do tecido adiposo perirrenal.

Tuberculose

O trato urinário é o local extrapulmonar mais frequente da tuberculose pós-primária, que o alcança via hematogênica, embora menos de 50% dos pacientes tenham sinais de tuberculose pulmonar. Normalmente, a reativação ocorre na junção corticomedular, e os achados de imagem decorrem da necrose papilar e da destruição do parênquima que a sucede. No sistema coletor, há espessamento, ulceração e fibrose, com formação de estenoses que prejudicam a drenagem de urina.

A urografia excretora pode demonstrar achados clássicos de estenose dos infundíbulos calicinais com caliectasias. Áreas de estenose podem também ser identificadas na junção ureteropélvica (JUP) e nos ureteres. Cálices obstruídos podem levar à formação de abscessos caseosos, com destruição do parênquima renal. Eventualmente, essas áreas podem cicatrizar e calcificar, tornando-se não funcionantes.

A ultrassonografia e a TC demonstram achados semelhantes, com caliectasias e, eventualmente, hidronefrose, associadas a áreas de perda cortical e calcificações parenquimatosas. Quando as alterações ocorrem isoladamente, o diagnóstico diferencial inclui outras causas de caliectasia, entre as quais a mais importante é o carcinoma de urotélio.

Infecções fúngicas

Infecções fúngicas do aparelho urinário são raras, podendo ocorrer por disseminação hematogênica ou de maneira ascendente (estas normalmente associadas ao uso prolongado de cateteres urinários) em pacientes imunocomprometidos. Casos de disseminação hematogênica geralmente são caracterizados por múltiplos abscessos medulares e corticais, com características semelhantes aos abscessos piogênicos. Áreas de destruição do parênquima se dão especialmente nas papilas renais, o que possibilita que a infecção se dissemine para o sistema coletor, com a formação de "bolas fúngicas" que aparecem como falhas de enchimento, frequentemente múltiplas, identificadas durante a fase de eliminação do meio de contraste em estudos por urografia excretora, TC ou RM. Na ultrassonografia, as "bolas fúngicas" correspondem a lesões arredondadas, hiperecogênicas, no sistema coletor.

Malacoplaquia

A leucoplaquia e a malacoplaquia são doenças raras associadas à infecção crônica do trato urinário, podendo ocorrer em qualquer parte do urotélio, mais comuns na bexiga. Caracterizam-se pela presença de múltiplas "placas" de tecido inflamatório crônico, podendo evoluir para metaplasia escamosa, uma condição pré-maligna. Em estudos de imagem, essas alterações são demonstradas como múltiplas pequenas falhas de enchimento coalescentes em imagens obtidas durante a fase de eliminação do meio de contraste. Na ultrassonografia, são demonstradas como pequenos nódulos mal definidos e heterogêneos. Ocasionalmente, essas lesões podem se apresentar como massa no sistema coletor, sendo indistinguíveis de lesões neoplásicas em estudos por imagem.

> **! PONTOS-CHAVE**
>
> - O trato urinário é o local extrapulmonar mais frequente da tuberculose
> - A urografia excretora pode demonstrar estenose dos infundíbulos calicinais e caliectasias, além das lesões dos ureteres e da bexiga
> - Infecções fúngicas são raras, normalmente por disseminação hematogênica em paciente imunodeprimido, com formação de múltiplos abscessos medulares e corticais

RESUMO DA INVESTIGAÇÃO POR IMAGEM NAS INFECÇÕES

As radiografias simples e a urografia excretora são limitadas na avaliação de pacientes com infecções urinárias, tendo baixas sensibilidade e especificidade para o diagnóstico de complicações. A ultrassonografia é o melhor método para demonstrar sinais de pionefrose e pode mostrar alterações decorrentes de uropatia obstrutiva, como hidronefrose. Pielonefrites focais e abscessos podem simular lesões tumorais, devendo ser mais bem investigados por meio de TC ou RM para caracterização. A ultrassonografia também apresenta menor sensibilidade que a TC para detecção de cálculos, especialmente ureterais.

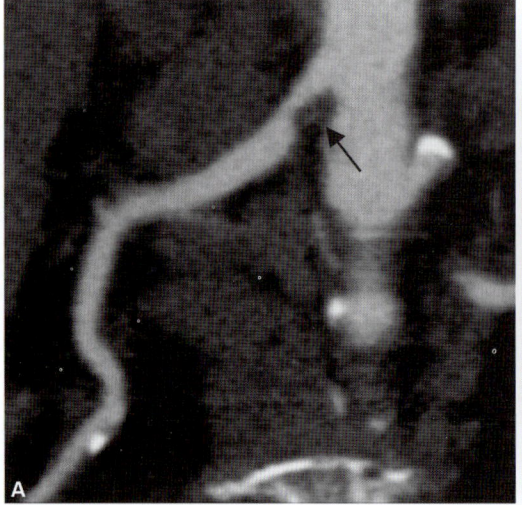
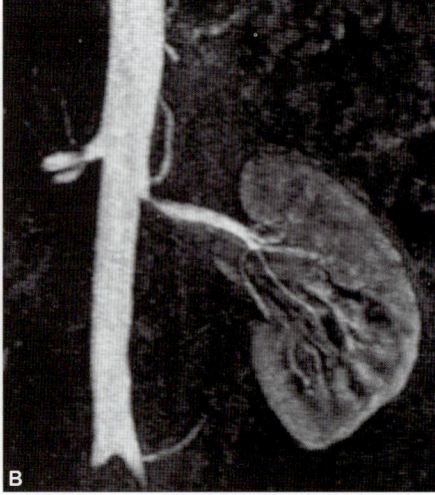

Figura 18.18 Estenose de artéria renal. **A.** Imagem de angiotomografia, com reconstrução curvilinear ao longo do trajeto da artéria renal direita, mostrando a placa ateromatosa excêntrica na origem (*seta*), determinando estenose moderada da luz. **B.** Outro caso, com a angiorressonância mostrando estenose da artéria renal esquerda na região ostial. Artéria renal direita não demonstrada nessa imagem.

A TC, especialmente com equipamentos *multislice* e técnicas de urotomografia, é o melhor método para demonstrar fatores predisponentes (como alterações da anatomia e cálculos), possibilitando, também, o diagnóstico de complicações, como os abscessos. Trata-se, também, do melhor método para detectar gás no parênquima renal, indicando o diagnóstico de pielonefrite enfisematosa, e para o diagnóstico e estadiamento da pielonefrite xantogranulomatosa. A RM é uma opção à TC em pacientes que apresentem contraindicações para a utilização de contrastes iodados, sendo especialmente útil para melhor caracterização de lesões focais no parênquima renal, principalmente os abscessos.

Doenças vasculares

Doença arterial oclusiva

As causas mais frequentes de lesões obstrutivas das artérias renais são aterosclerose (90%) e displasia fibromuscular, que podem causar hipertensão arterial secundária ou insuficiência renal.

A hipertensão arterial secundária causada por estenose da artéria renal é denominada "renovascular", encontrada em 1 a 5% dos pacientes com hipertensão. Seu diagnóstico é importante, pois os pacientes podem obter melhora significativa após o tratamento da lesão arterial obstrutiva.

As estenoses ateroscleróticas encontram-se tipicamente localizadas no segmento inicial da artéria renal, causadas pela presença de placa ateromatosa aórtica estendendo-se à origem do vaso (lesão do óstio; Figura 18.18); entretanto, uma pequena parte das lesões pode comprometer somente a artéria renal. Importante salientar que cerca de metade dos pacientes com estenose em uma artéria renal apresentarão lesão na artéria contralateral.

Em geral, a hipertensão causada por displasia fibromuscular (DMF) é encontrada em pacientes jovens. A DMF pode ser classificada em fibroplasia intimal, DMF medial e fibroplasia adventícia, com o tipo medial compreendendo 90% de todos os tipos de DMF. O aspecto angiográfico característico é a presença de múltiplas estenoses segmentares, alternadas com dilatações, denominadas "aspecto em contas de rosário". Formam-se múltiplas pequenas membranas, que obstruem o fluxo arterial, determinando a hipertensão. Comumente, as lesões localizam-se nas porções distais das artérias renais principais e nas artérias segmentares, com aproximadamente 50% dos pacientes apresentando lesões bilaterais (Figura 18.19).

Outras causas de hipertensão renovascular menos frequentes incluem dissecção aórtica estendendo-se para a artéria renal, vasculites, neurofibromatose e compressão extrínseca da artéria.

Para determinar a escolha terapêutica adequada, devem ser descritos o grau, a localização, a configuração anatômica e o impacto hemodinâmico da estenose da artéria renal.

Quando realizada de maneira adequada, a ultrassonografia por Doppler pode detectar as estenoses que comprometem mais de 60% da luz das artérias renais. Tanto a ARM quanto a ATC apresentam sensibilidade e especificidade excelentes na avaliação das estenoses proximais. Entretanto, na avaliação das lesões distais, como a displasia fibromuscular, deve-se dar preferência a métodos com maior resolução espacial, como a ATC por multidetectores.

A radiologia vascular intervencionista tem papel no tratamento de lesões obstrutivas da artéria renal, sendo a angioplastia e a utilização de *stents* as técnicas percutâneas mais frequentemente empregadas no tratamento de estenoses da artéria renal.

A avaliação após colocação de *stent* na artéria renal merece consideração. Pela presença de conteúdo metálico na estrutura do *stent*, a ARM fica prejudicada por artefatos que impossibilitam a análise adequada (Figura 18.20).

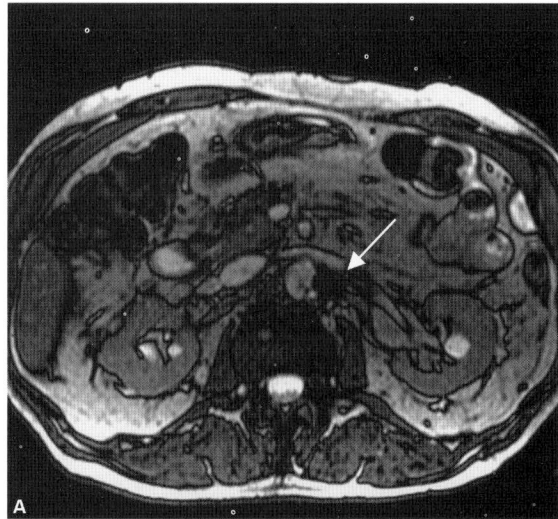

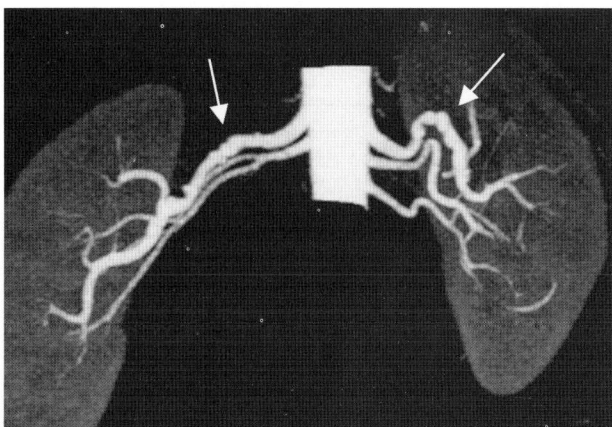

Figura 18.19 Angiotomografia renal com reconstrução tridimensional, demonstrando a presença de múltiplas estenoses segmentares nas artérias renais (*setas*), seguidas de pequenas dilatações focais, com aspecto em "contas de rosário", característica de displasia fibromuscular.

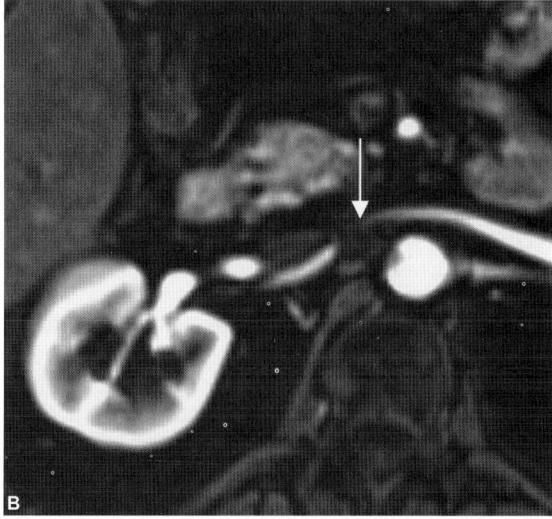

Figura 18.20 A e **B.** Ressonância magnética de dois pacientes nos quais foram colocados *stents*, demonstrando em sua localização artefatos, com importante hipossinal, impossibilitando a sua avaliação (*setas*).

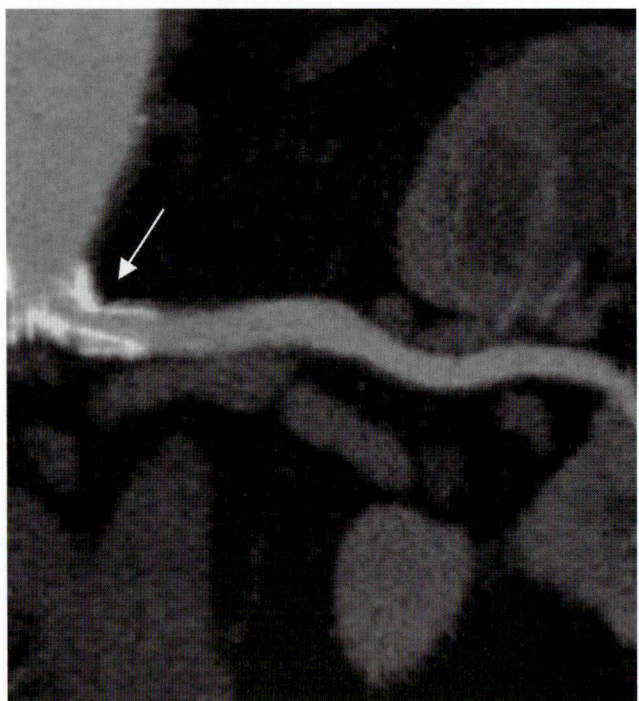

Figura 18.21 Angiotomografia mostrando *stent* (*seta*) na origem da artéria renal esquerda, permeável.

Nesses casos, deve ser dada preferência à ATC por multidetectores, que possibilita uma ótima avaliação da estrutura e da permeabilidade da luz do *stent* (Figura 18.21). A complicação mais frequente após esse procedimento é a hiperplasia neointimal, com resultante reestenose.

> **! PONTOS-CHAVE**
> - A ATC e a ARM têm alta sensibilidade e especificidade para demonstrar a doença vascular renal. ATC por multidetectores mostra com maior detalhe os vasos distais
> - A lesão aterosclerótica causa estenose junto ao óstio, enquanto a displasia fibromuscular causa estenoses em segmentos médio e distal
> - Os *stents* prejudicam a avaliação, principalmente da ARM.

Hipertensão renovascular

Apesar de não existir consenso estabelecido, o fluxograma recomendado para avaliação não invasiva de hipertensão arterial renovascular inicia-se pelos métodos anatômicos. Dependendo da disponibilidade e da experiência de cada centro, pode-se iniciar a investigação por ultrassonografia Doppler (não utiliza radiação ionizante ou contraste iodado), ATC (melhor resolução espacial e mais rápida que a RM) ou ARM (não utiliza radiação ionizante ou contraste iodado). Nos casos de resultado negativo nos exames anatômicos iniciais, pode-se excluir estenose de artéria renal de maneira satisfatória, não sendo necessária investigação adicional. Já nos casos de resultado positivo para estenose de artéria renal aos exames anatômicos iniciais, a MN, por meio do estudo renal dinâmico com inibidores da enzima de conversão da angiotensina (IECA), geralmente o captopril, pode ser indicada para selecionar ou programar tratamento com uso da angiografia renal, uma vez que apresenta capacidade de detectar a fisiopatologia básica envolvida na hipertensão renovascular, ou seja, a ativação do sistema renina-angiotensina-aldosterona (SRAA).

Ainda, o estudo renal dinâmico com IECA é capaz de predizer sucesso terapêutico após angioplastia nos pacientes hipertensos com displasia fibromuscular, podendo ser indicado na seleção, por exemplo, contraindicando revascularização nos casos de acentuado déficit funcional basal, nos quais o tratamento invasivo não apresentaria benefícios.

Apesar de a cintilografia renal dinâmica com IECA estar sendo substituída pelos métodos anatômicos, tal método da MN se diferencia por sua contribuição na programação terapêutica, principalmente nos casos de estenose de artéria renal bilateral, nos pacientes com displasia fibromuscular ou nos casos de rim funcionante único, como modo de selecionar aqueles que se beneficiariam com uso de IECA sem o risco de desencadear insuficiência renal.

O padrão clássico de hipertensão renovascular ao estudo renal dinâmico é a queda da função renal na vigência do IECA, uma vez que se bloqueia o sistema compensatório de vasoconstrição da arteríola eferente secundário ao déficit perfusional pela estenose da artéria renal, reduzindo, consequentemente, a TFG e a secreção tubular, dependendo do radiofármaco utilizado. Nos casos de estudo com IECA de padrão funcional normal e simétrico, pode-se excluir hipertensão arterial renovascular com segurança, desde que o preparo e a técnica de exames tenham sido adequados. Já nos casos com assimetria da função renal, recomenda-se avaliação complementar com estudo renal dinâmico basal (sem IECA), com o objetivo de afastar nefropatia crônica avançada (independentemente do SRAA).

> **! PONTOS-CHAVE**
> - A ultrassonografia Doppler serve como rastreamento das estenoses das artérias renais
> - Emprega-se a MN para avaliação funcional e ativação do SRAA por meio do estudo renal dinâmico com IECA
> - A ATC e a ARM têm altas sensibilidade e especificidade
> - A angiografia digital (por cateter) é o padrão-ouro, ainda que invasiva e somente usada para intervenção.

Vasculites

Nas artérias renais, as vasculites podem se apresentar como estenoses ou aneurismas. Na poliarterite nodosa, os rins são acometidos em 90% dos casos. A ARM ou, preferencialmente, a ATC por multidetectores conseguem demonstrar microaneurismas nas bifurcações das artérias interlobares e arqueadas (Figura 18.22).

O lúpus eritematoso sistêmico (LES) apresenta envolvimento renal em cerca de 50% dos casos. A glomerulonefrite membranosa induzida pelo LES com subsequente síndrome nefrótica é responsável por 30% de tromboses de veia renal, achado característico do comprometimento renal pelo LES.

A arterite de Takayasu, doença granulomatosa de grandes vasos, pode ser estudada tanto por ARM quanto por ATC. Esses métodos apresentam vantagem sobre a angiografia convencional, pois, além de avaliarem o grau de estenose da luz arterial, trazem informações sobre o envolvimento da parede do vaso pelo processo inflamatório, demonstrando o

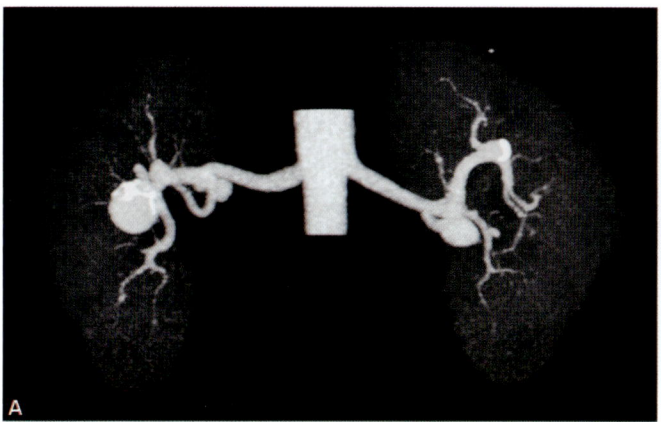 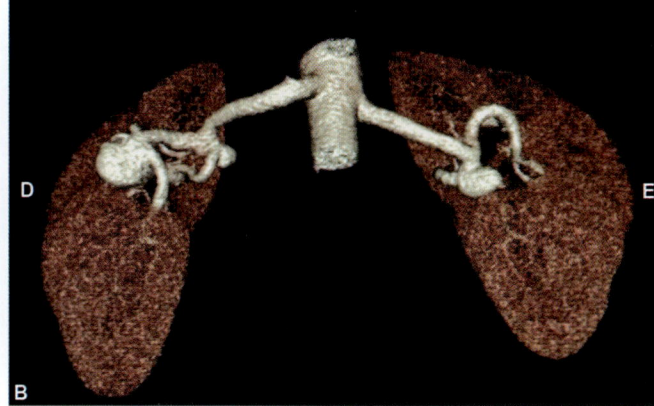

Figura 18.22 A e B. Reconstruções tridimensionais de angiotomografia de paciente com diagnóstico de poliarterite nodosa, mostrando múltiplos aneurismas renais bilateralmente. D: direito; E: esquerdo.

espessamento e o realce da parede após injeção do meio de contraste. Em geral, essas alterações inflamatórias precedem o surgimento de lesões estenóticas.

Aneurismas das artérias renais

São encontrados em aproximadamente 0,1 a 1% dos pacientes submetidos à angiografia. Em geral, observam-se os aneurismas degenerativos ou relacionados com displasia fibromuscular em localização extraparenquimatosa, enquanto os relacionados com vasculites (p. ex., poliarterite nodosa) são mais comuns em situação intraparenquimatosa. Alguns aneurismas apresentam calcificações em suas paredes, fator este considerado protetor quanto ao risco de ruptura.

Neoplasias

O papel dos métodos de imagem vascular no diagnóstico das massas renais baseia-se principalmente na caracterização do tamanho do tumor e na avaliação de sinais de infiltração dos órgãos e estruturas vasculares adjacentes. A ATC e a ARM podem ser realizadas com o objetivo de auxiliar no planejamento cirúrgico, delimitando a anatomia arterial e demonstrando o número e o calibre das artérias nutridoras da lesão, e, também, de detectar invasão da veia renal e da veia cava inferior (VCI), sendo a avaliação venosa mais bem realizada por RM. A angiografia convencional pode realizar a embolização pré-operatória da lesão, na tentativa de reduzir as dimensões de um volumoso tumor.

> **⚠ PONTOS-CHAVE**
> - Grau I: pequenas contusões corticais, hematomas subcapsulares, pequenas lacerações renais com mínimo hematoma perirrenal ou pequeno infarto cortical
> - Grau II: lacerações renais maiores com extensão à medular e infarto renal segmentar
> - Grau III: lesões renais catastróficas, com múltiplas lacerações renais e lesões vasculares, com envolvimento do pedículo renal
> - Grau IV: lesões da JUP.

Trauma

Observam-se lesões renais em aproximadamente 8 a 10% dos casos de trauma abdominal fechado ou penetrante. A TC é a modalidade de escolha para avaliação do trauma renal, pois possibilita identificar com precisão a laceração renal, determinar a presença e a localização de hematoma renal, sem ou com sangramento arterial ativo, demonstrar extravasamento urinário, além de avaliar a presença de segmentos renais desvascularizados, sendo sobretudo utilizada para diferenciar lesões renais triviais daquelas que requerem intervenção.

As lesões renais traumáticas podem ser classificadas em quatro categorias com base nos achados de imagem, conforme mostrado a seguir.

Malformações e fístulas arteriovenosas

Malformações congênitas renais são raras na população geral. As fístulas arteriovenosas são quase sempre adquiridas, embora muitas vezes os pacientes não se recordem de um evento específico. Em sua maioria, as malformações e fístulas são assintomáticas. A embolização percutânea com micromolas corresponde ao tratamento de escolha na maioria das lesões sintomáticas.

Estenose da junção ureteropélvica

Vasos aberrantes podem causar obstrução da JUP. Entre 29 e 45% das estenoses da JUP podem ser atribuídas a vasos que cruzam essa região. Os estudos de imagem, como a ATC, são importantes para a descrição exata da localização e do número dos vasos em relação à pelve renal, para o correto planejamento cirúrgico. Presença de artéria renal dominante com trajeto próximo ao polo inferior do rim está frequentemente associada à estenose da JUP; já a compressão por veia é muito mais rara (Figura 18.23).

Trombose da veia renal

A trombose venosa costuma afetar a veia renal esquerda, provavelmente por sua maior extensão até a VCI. São causas mais frequentes os estados de hipercoagulabilidade, como desidratação, síndrome nefrótica e distúrbios de fatores de coagulação, além da trombose venosa em pacientes com tumores de células claras renais.

Caso não seja possível estabelecer o diagnóstico com ultrassonografia Doppler, poderá ser realizada ATC ou ARM. Além da presença do trombo, outros achados típicos são edema do rim afetado na fase aguda e retração do rim nos casos de trombose crônica. Realce após injeção IV do meio de contraste no interior do trombo é altamente sugestivo de malignidade.

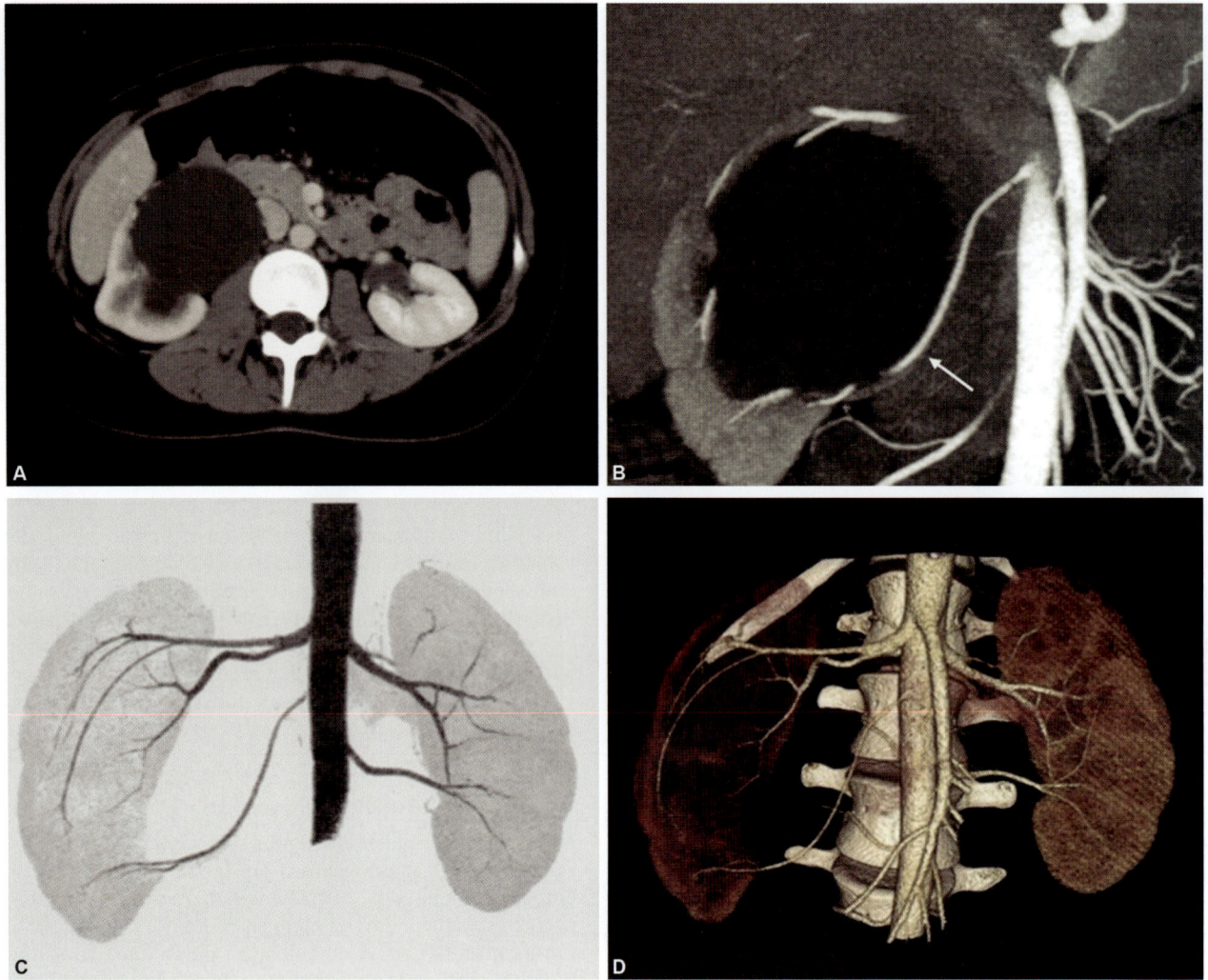

Figura 18.23 Estudo por angiotomografia de paciente com estenose da JUP, mostrando em (**A**) dilatação da pelve renal e, em (**B**), a presença de artéria renal acessória (*seta*) e sua relação com a pelve renal desse lado. (**C**) e (**D**) são reconstruções tridimensionais; nota-se a presença de artérias renais polares no rim oposto.

Síndromes compressivas vasculares

A compressão extrínseca das artérias renais pode ocorrer em várias condições, ainda que sua prevalência seja rara. Essas condições incluem aneurismas da aorta ou de seus ramos, pseudoaneurismas, hematomas, pseudocistos pancreáticos, linfonodomegalias, massas renais e adrenais, fibrose retroperitoneal, entre outras.

O diagnóstico diferencial para compressão das veias renais é bastante semelhante ao do comprometimento arterial. Entretanto, outra entidade conhecida é a chamada "síndrome de 'quebra-nozes'", na qual existe compressão da veia renal esquerda pela artéria mesentérica superior, na porção da veia que cruza o segmento proximal da artéria.

O aumento da pressão intravenosa pode levar a refluxo sanguíneo às veias gonadais. Os estudos vasculares podem demonstrar a veia renal esquerda com calibre aumentado, assim como dilatação das veias gonadais.

Insuficiência renal

Os métodos de imagem são importantes para a investigação da injúria renal aguda obstrutiva (pós-renal), em que a ultrassonografia e, em alguns casos, a TC e a RM podem definir a causa e o local da obstrução.

Na injúria renal aguda (IRA), a imagenologia tem função mais limitada, e deve-se evitar o uso de contraste iodado e de gadolínio ao máximo. Normalmente, a ultrassonografia, independentemente da causa, mostra rins aumentados de volume com perda da definição do parênquima. O exame serve também para sugerir um quadro crônico ainda não reconhecido, exibindo rins pequenos e hiperecoicos bilateralmente ou doença policística.

> **⚠ PONTOS-CHAVE**
> - Poliarterite nodosa causa múltiplos aneurismas das artérias renais
> - Trauma renal – TC para avaliar vasos, pelve e hematomas retroperitoneais
> - A ATC ou a ARM são os melhores métodos para a avaliação das arterites, malformações vasculares, síndromes compressivas vasculares e trombose venosa.

Avaliação do transplante renal

Compreende a avaliação do doador vivo e do enxerto.

Avaliação do doador vivo

Para a análise de um possível doador vivo de rim, é necessária uma adequada análise anatômica dos vasos renais, do parênquima renal e do sistema coletor. Essa avaliação busca variações anatômicas que inviabilizem a doação ou modifiquem o planejamento cirúrgico, principalmente se a via de acesso for laparoscópica.

A maior parte dos serviços utiliza como métodos pré-operatórios a ATC ou a ARM, combinadas com TC e RM convencionais, fornecendo informações sobre o parênquima renal e o sistema coletor, além das estruturas vasculares. No que diz respeito à anatomia vascular do rim, os dados mais importantes a se avaliar nos candidatos a doadores renais são a descrição da anatomia venosa e arterial, importando o número de artérias renais (presença de artérias acessórias) (Figura 18.24) e o padrão de segmentação da artéria, pois, em casos em que a bifurcação da artéria renal situa-se a menos de 2 cm da sua origem na aorta abdominal, o procedimento cirúrgico pode ser contraindicado.

Avaliação do enxerto

Pode-se obter a análise por imagem do enxerto de acordo com a evolução clínica do paciente. A primeira avaliação pode ser feita ainda no centro cirúrgico, por meio da ultrassonografia Doppler para demonstrar as anastomoses vasculares.

As indicações do estudo vascular do rim transplantado incluem perda da função renal e hipertensão. O exame inicial a ser realizado na maioria dos casos também é a ultrassonografia Doppler, podendo ser complementada com a ARM. Deve-se evitar a ATC pela nefrotoxicidade do contraste iodado. A angiografia por cateter é empregada principalmente para fins terapêuticos (angioplastia).

A ultrassonografia pode demonstrar complicações como hematomas, linfoceles, urinomas, coleções, hidronefrose etc. Outras complicações, como rejeição hiperaguda ou crônica, necrose tubular aguda, nefrotoxicidade pela ciclosporina, cursam com alterações morfológicas e ecogênicas do parênquima renal, situações nas quais a análise do Doppler também contribui, mostrando, na maioria dos casos, aumento do índice de resistividade ($> 0,7$).

A estenose da artéria renal ocorre normalmente no local da anastomose; entretanto, pode surgir estenoses distais relacionadas com rejeição crônica. Outras complicações possíveis são o pseudoaneurisma e a fístula arteriovenosa intraparenquimatosa, resultantes de biopsias percutâneas, frequentemente realizadas nesses pacientes (Figura 18.25).

A MN contribui para a avaliação das complicações urinárias, como obstrução ou fístula. No pós-operatório imediato, o fluxo

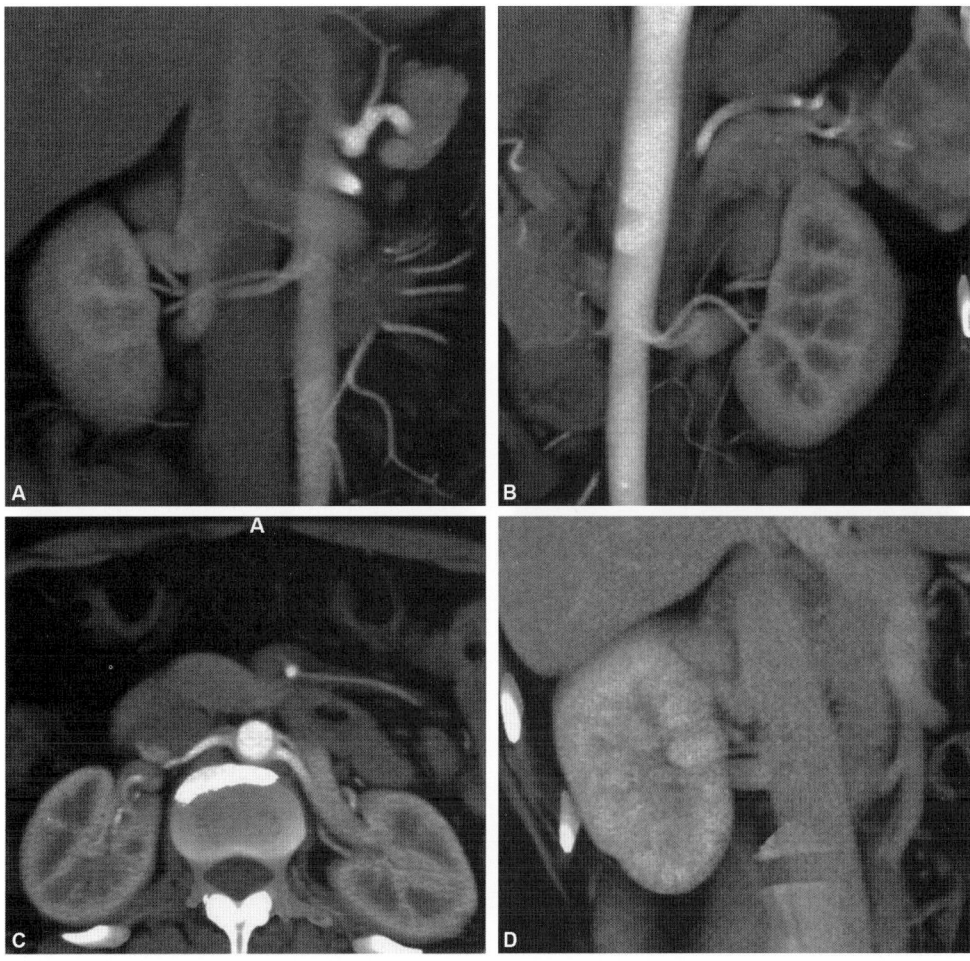

Figura 18.24 Angiotomografia – planos coronal (**A** e **B**) e axial (**C**) – de candidato a doador renal, mostrando duas artérias renais de cada lado, com origem próxima na aorta, além de duas veias renais à direita (**D**), drenando na veia cava inferior.

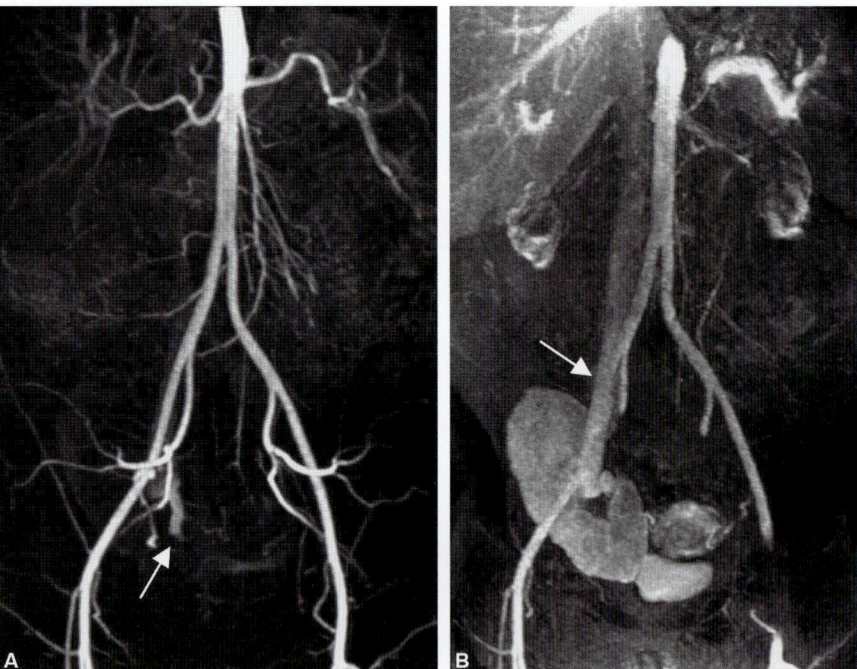

Figura 18.25 A e B. Angiorressonância em paciente pós-transplante renal, mostrando área de realce após injeção do gadolínio com opacificação precoce das veias ilíaca comum (seta) e cava inferior, compatível com fístula arteriovenosa.

urinário pode estar reduzido, diminuindo a sensibilidade de métodos como ultrassonografia ou TC. Entretanto, em virtude da alta atividade por unidade de volume urinário, a cintilografia renal dinâmica torna possível a detecção das complicações urinárias com alta sensibilidade e especificidade, mesmo nos casos de redução da função do enxerto renal. A MN pode ser empregada também no seguimento tardio dos pacientes com rim transplantado, com o objetivo de monitorar a função renal e, principalmente, detectar anormalidades potencialmente tratáveis causadoras de azotemia abrupta, como complicações urinárias, refluxo vesicoureteral ou estenose da artéria renal. Por último, caso disponível e utilizada em caráter de urgência, a MN pode contribuir para traçar prognóstico, uma vez que a não visualização do enxerto no pós-operatório imediato, ao estudo renal dinâmico, representa importante sinal de disfunção irreversível.

> **PONTOS-CHAVE**
> - No doador vivo, é necessária uma análise anatômica dos vasos renais, do parênquima renal e do sistema coletor
> - A TC e RM são empregadas no pré-operatório, combinadas com a ATC ou a ARM
> - Para avaliar o enxerto, ainda no centro cirúrgico, utiliza-se a ultrassonografia Doppler
> - A MN pode contribuir para avaliar o fluxo urinário.

Tumores

A identificação de tumores no aparelho urinário tornou-se relativamente fácil com a introdução dos métodos de imagem seccionais, a tal ponto que aproximadamente metade das lesões tumorais renais na prática atual não decorrem da existência de sintomas específicos, como palpação de massa, dor ou hematúria, mas são achados incidentais durante exames realizados para outros fins. Como se identificam lesões cada vez menores, sua caracterização passou a ser muito importante, para evitar que um número excessivo de pacientes com lesões benignas acabe sendo submetido a biopsia ou mesmo cirurgia.

Para fins didáticos, as lesões tumorais do aparelho urinário foram aqui divididas em: pseudotumores renais; lesões tumorais renais; lesões neoplásicas de bexiga e ureteres; e neoplasia prostática.

Pseudotumores renais (variações anatômicas)

A coluna de Bertin, variação frequentemente encontrada, caracteriza-se por uma área de parênquima renal proeminente, em geral observada na transição dos terços superior e médio do rim, e bilateral. A persistência do padrão de lobulação fetal é outra variação anatômica que se dá em cerca de 5% da população, na qual o contorno lobulado dos rins, normalmente observado ao nascimento, persiste na vida adulta. Essas alterações no formato dos rins não têm significado clínico, porém podem ser confundidas com lesões nodulares sólidas, quando demonstradas incidentalmente em exames de imagem, como a urografia excretora ou ultrassonografia.

Como investigar

Em muitos casos, o estudo cuidadoso por ultrassonografia consegue demonstrar que essas áreas apresentam a mesma ecogenicidade do parênquima renal normal, com diferenciação corticomedular preservada. Entretanto, por limitações técnicas e fatores relacionados com o biotipo do paciente, a ultrassonografia pode não ser conclusiva. Nesses casos, pode-se prosseguir a investigação por RM ou TC que, utilizando meios de contraste IV, demonstram, definitivamente, que a área suspeita se constitui de parênquima renal normal, excluindo a presença de lesões nodulares. A RM apresenta a vantagem adicional de poder demonstrar a diferenciação corticomedular do parênquima renal normal mesmo sem a utilização de contraste IV.

A MN, por meio da cintilografia renal estática com DMSA-^{99m}Tc, representa opção de menor custo e sem uso de contrastes para diferenciar lesões tumorais renais que ocupam espaço previamente detectadas pela ultrassonografia. Caso a lesão concentre o DMSA-^{99m}Tc (captante), tal pseudotumor pode ser considerado benigno, na maioria das vezes correspondendo à hipertrofia da coluna de Bertin. Apesar de raros relatos de captação do radiotraçador renal em oncocitoma e nefroma mesoblástico, em virtude da baixa frequência dessas neoplasias na rotina clínica, pode-se considerar a presença de captação na prática um indicador de benignidade. Na situação oposta, caso se identifique área "fria"/defeito hipocaptante, tal lesão é patológica, podendo representar qualquer causa de substituição do córtex normal, desde cistos a carcinoma de células renais, devendo correlacioná-la com achados de métodos anatômicos (TC, RM) ou prosseguir a investigação (biopsia, cirurgia).

> **! PONTOS-CHAVE**
>
> - As pseudolesões mais frequentes na ultrassonografia são a "hipertrofia" da coluna de Bertin e a persistência de lobulações fetais
> - A TC ou a RM com uso de contraste IV podem ser empregadas para afastar a presença de lesões.

Lesões tumorais renais

Cistos

Cistos renais podem estar relacionados com um grupo heterogêneo de doenças hereditárias ou adquiridas, tendo importância clínica por sua alta prevalência na população e por representarem um diagnóstico diferencial das neoplasias renais. É possível dividi-los em cistos simples e complexos.

Cistos simples. Lesões renais mais comuns no adulto, podem ser únicos ou múltiplos, com frequência bilaterais. Esses cistos se caracterizam por apresentarem paredes lisas, finas e bem definidas, além de conteúdo líquido homogêneo e seroso. À ultrassonografia, cistos simples são estruturas arredondadas, bem delimitadas, com conteúdo anecoico e reforço acústico posterior. A TC mostra imagens arredondadas, hipodensas, bem delimitadas, com paredes imperceptíveis e que não apresentam realce pelo meio de contraste IV, cuja utilização é fundamental para a adequada caracterização dessas lesões (Figura 18.26). A RM mostra lesões bem delimitadas, de paredes finas, com conteúdo homogêneo e apresentando características de sinal iguais às da água (hipointenso em T1 e hiperintenso em T2), sem áreas de realce pelo meio de contraste. Múltiplos cistos simples na região peripiélica são achados benignos, de provável origem linfática, que podem exercer discreta compressão sobre a pelve e os cálices renais adjacentes. Cistos peripiélicos também podem simular hidronefrose em métodos de imagem seccionais, como ultrassonografia, TC e RM. A diferenciação se dá pela demonstração de que os cistos peripiélicos não apresentam comunicação uns com os outros nem com os cálices renais adjacentes. Caliectasias e divertículos calicinais aparecem como pequenas cavidades preenchidas por líquido no parênquima renal, podendo simular cistos renais em ultrassonografia, TC ou RM. Tanto para cistos peripiélicos quanto para caliectasias e divertículos calicinais, exames que utilizam meios de contraste IV, como urografia, TC ou RM, obtidos na fase excretora, são úteis para melhor demonstrar a relação dessas estruturas com o sistema coletor.

Cistos complexos. Não preenchem critérios de imagem para sua classificação como cistos simples. Nesses casos, o diagnóstico diferencial com lesões de natureza neoplásica pode ser difícil. A classificação de Bosniak, introduzida em 1986 e recentemente atualizada (versão 2019), é utilizada na avaliação de cistos renais auxiliando a tomada de decisões clínicas, sobretudo quanto à conduta conservadora ou cirúrgica dessas lesões. Embora tenham sido inicialmente elaborados para exames de TC, os critérios utilizados podem ser aplicados também na avaliação de cistos renais por RM, sendo mais bem definidos na última atualização (Figura 18.27).

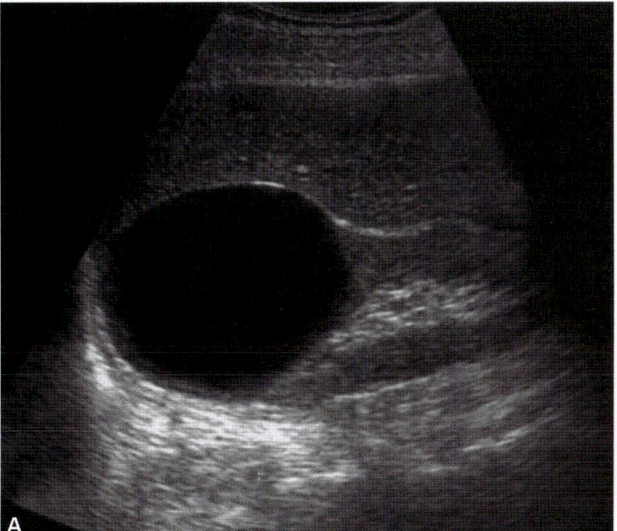 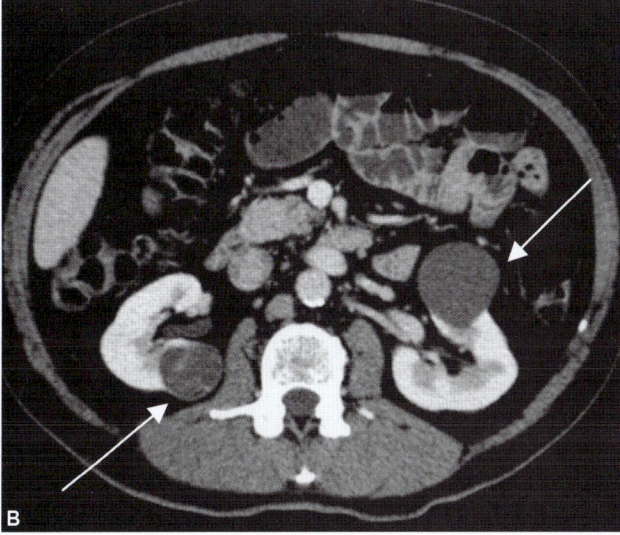

Figura 18.26 A. Ultrassonografia mostrando as características típicas do cisto simples (Bosniak I). **B.** Tomografia computadorizada axial pós-contraste (*setas*): imagem arredondada exofítica, contendo septos espessos e que apresentam realce por meio de contraste, localizada no terço médio do rim direito, compatível com cisto complexo (Bosniak III). No rim esquerdo, cisto exofítico, de conteúdo hipodenso homogêneo, sem realce pelo meio de contraste, compatível com cisto simples (Bosniak I).

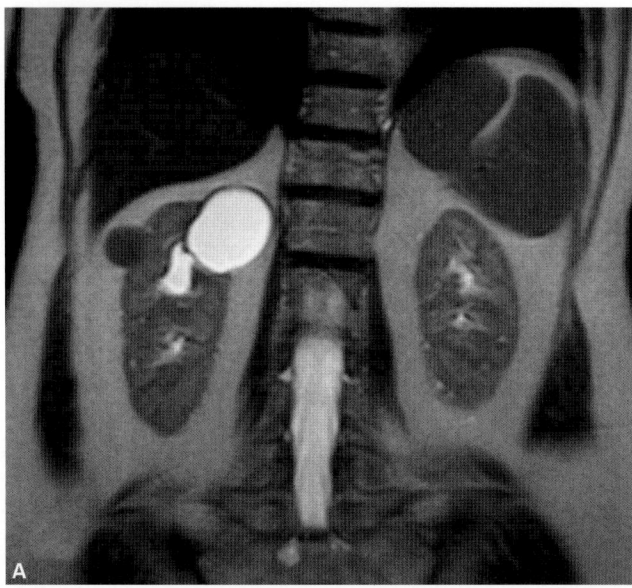 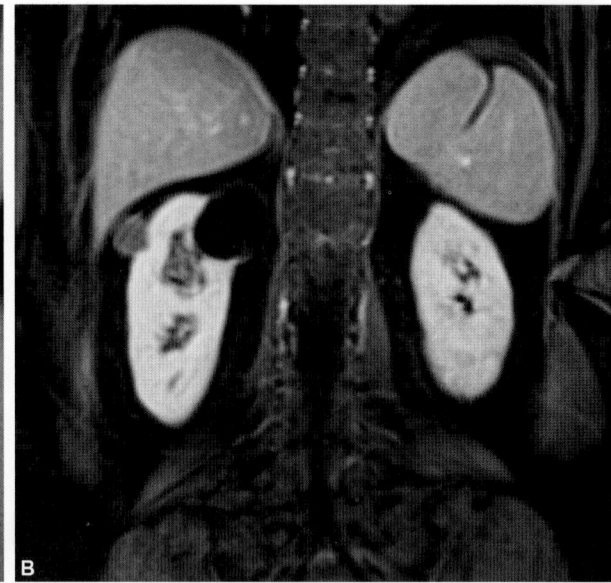

Figura 18.27 Ressonância magnética coronal T2 "HASTE" (**A**) e T1 pós-contraste (**B**): duas imagens arredondadas, exofíticas, bem delimitadas, localizadas no terço superior do rim direito, a maior parte delas com conteúdo hiperintenso em T2, hipointenso em T1, sem realce por meio de contraste, compatível com cisto simples (Bosniak I); e a menor com conteúdo hipointenso em T2 e hiperintenso em T1, compatível com cisto de conteúdo hemorrágico (Bosniak II).

Bosniak classificou as lesões renais em quatro categorias principais, em que o risco de malignidade é progressivamente maior:

- Categoria I: cistos simples; não apresentam potencial de malignidade e, quando o diagnóstico é confirmado por métodos de imagem seccionais, não requerem acompanhamento
- Categoria II: cistos que apresentam até três finas (≤ 2 mm) septações e tênues calcificações parietais ou nos septos, sem impregnação significativa por meio de contraste endovenoso. Cistos hiperdensos na TC (em virtude de hemorragia ou infecção) também são incluídos nessa categoria se apresentarem todas as características de um cisto categoria I, exceto pelo conteúdo homogeneamente denso. Cistos minimamente complicados, mas que não preenchem adequadamente todos os critérios para lesões categoria II, são classificados como IIF (*follow-up*) e devem ser acompanhados semestralmente pelo risco baixo, porém presente, de malignidade
- Categoria III: lesões císticas com parede ou septos espessos, áreas de realce por meios de contraste, calcificações irregulares no interior ou padrão multilocular com múltiplas septações, que apresentam realce por meios de contraste. Essas lesões são indeterminadas e normalmente exigem intervenção cirúrgica, embora muitas sejam confirmadas como benignas. Cistos hiperdensos que não preenchem todos os critérios para lesões categoria II também podem ser incluídos
- Categoria IV: lesões císticas que apresentam características de malignidade, como parede espessa e irregular, com áreas nodulares sólidas que demonstram realce por meios de contraste. Cerca de 90% dessas lesões são confirmadas como neoplasias malignas.

Lesões neoplásicas benignas

Angiomiolipoma

Tumor benigno composto de quantidades variáveis de três componentes: estruturas vasculares; musculatura lisa; e adipócitos maduros. As características dos angiomiolipomas em exames de imagem dependem da proporção dos diferentes tecidos que os compõem. Na maioria dos casos, o componente de gordura predomina, possibilitando o diagnóstico não invasivo. Aproximadamente 5% dos casos, entretanto, podem não conter componente significativo de gordura, sendo indistinguíveis de outras lesões sólidas renais. Como as paredes dos vasos dos angiomiolipomas carecem da camada elástica, há tendência de formação de pseudoaneurismas e hemorragia em lesões grandes. Na ultrassonografia, essas lesões geralmente são bastante hiperecogênicas, podendo apresentar discreta sombra acústica posterior. Quando não apresentam quantidade significativa de gordura, podem ser iso ou hipoecoicas e, quando existe hemorragia associada, podem ter o aspecto de lesão cística complexa ou coleção. Como carcinomas renais pequenos também podem apresentar-se como nódulos homogeneamente hiperecogênicos na ultrassonografia, é necessário prosseguir a investigação por meio de TC ou RM, capazes de demonstrar ou excluir a presença de gordura no interior da lesão de maneira mais precisa. Em exames de TC, a presença de gordura é demonstrada por áreas de baixa densidade (< 10 UH). Na RM, lesões que contêm gordura apresentam intensidade de sinal idêntica ao

> **! PONTOS-CHAVE**
> - O cisto simples na ultrassonografia é anecoico, tem reforço acústico posterior, paredes lisas, sem septações
> - Na TC, o cisto simples é homogêneo com densidade igual à da água, sem realce após o contraste, e suas paredes não são identificadas
> - Todos os demais cistos são chamados "complexos" e devem ser classificados segundo Bosniak, para definir o risco de malignidade e o acompanhamento exigido
> - Cistos complexos identificados na ultrassonografia merecem investigação adicional por meio de TC ou RM.

tecido adiposo das demais regiões do abdome em todas as sequências utilizadas, sendo aquelas obtidas com técnicas de supressão da gordura fundamentais para confirmar o diagnóstico. Equipamentos atuais de TC, empregando tecnologia com múltiplos detectores, e RM, utilizando técnicas de aquisição tridimensional de imagens, apresentam resolução espacial adequada para detectar angiomiolipomas com dimensões inferiores a 10 mm, com altas sensibilidade e especificidade.

Adenoma

Em geral, apresenta-se como pequeno nódulo sólido no parênquima renal, podendo revelar realce precoce e intenso pelo meio de contraste em estudos por RM ou TC, sendo indistinguível do carcinoma.

Oncocitoma

Subtipo do adenoma, é o mais comum dos tumores benignos sólidos que não contêm gordura, podendo representar até 20% das neoplasias renais com dimensões inferiores a 4 cm. Em estudos por TC ou RM, essas lesões são classicamente encapsuladas e bem delimitadas, às vezes com uma cicatriz estrelada central e realce precoce por meios de contraste IV com padrão descrito como em "roda de carroça", em virtude da presença de artérias orientadas radialmente na lesão. Esses achados, entretanto, não são específicos o suficiente para tornar possível a diferenciação de carcinomas.

Tumor de células justaglomerulares (reninoma)

Tumor produtor de renina que representa uma causa rara de hipertensão em adultos jovens, predominando em mulheres. O diagnóstico pode ser considerado em pacientes que apresentem hiper-reninemia na ausência de estenose de artéria renal. Os aspectos de imagem são inespecíficos, geralmente se apresentando como lesão sólida, hipovascularizada, localizada nas porções centrais do rim em estudos por TC ou RM.

Leiomioma e tumor fibroso solitário

São tumores raros de origem mesenquimal. Leiomiomas, em geral, referem-se a lesões benignas pequenas de origem na musculatura lisa presente no sistema coletor, nos vasos corticais ou na cápsula, sendo esta última localização a mais comum. O tumor fibroso solitário tem origem na cápsula renal, podendo ser maligno em 12 a 23% dos casos. Essas lesões têm características variáveis e simulam carcinomas de células renais em exames de imagem. Em estudos por RM, em geral são bem delimitadas e classicamente apresentam intensidade de sinal baixa em sequências ponderadas em T2. Esses achados, entretanto, também podem ser observados nos carcinomas, sobretudo papilíferos.

Hematopoese extramedular

O envolvimento renal por hematopoese extramedular é raro, podendo causar insuficiência renal. Em exames de imagem, esses casos se apresentam como massas que envolvem o sistema coletor, sendo indistinguíveis de lesões neoplásicas que também podem apresentar-se dessa forma, como o carcinoma de células transicionais e o linfoma. O diagnóstico pode ser considerado no contexto clínico apropriado.

> **⚠ PONTOS-CHAVE**
> - O angiomiolipoma é um tumor não calcificado, contendo gordura, caracterizado pela densidade negativa na TC e pelas técnicas de supressão de gordura na RM
> - As demais neoplasias benignas, como o adenoma e o oncocitoma, não podem ser distinguidas do carcinoma por exames de imagem
> - A RM fornece mais informações em relação à TC na caracterização de lesões sólidas renais

Lesões neoplásicas malignas

Carcinoma de células renais

Representa cerca de 90% das neoplasias primárias dos rins, predominando entre a 6ª e a 7ª décadas de vida. Esses tumores são solitários, em 95% dos casos, quase sempre têm crescimento expansivo, formando massas que deformam os contornos renais, e, na maioria dos casos, são muito vascularizadas, o que as torna mais conspícuas na fase nefrográfica de estudos por TC ou RM (Figuras 18.28 e 18.29). Na fase excretora, a invasão e a distorção de cálices e da pelve renal são mais bem demonstradas. Geralmente, as lesões pequenas são homogêneas e as grandes podem ser heterogêneas, com áreas de necrose central. Visualizam-se calcificações em até 30% dos casos. Raramente essas lesões podem apresentar gordura, porém, diferentemente dos angiomiolipomas, constituídos predominantemente por gordura distribuída de modo uniforme na lesão, o componente de gordura em carcinomas, quando presente, é geralmente pequeno e a lesão apresenta aspecto mais heterogêneo. Além disso, como calcificações são muito raras em angiomiolipomas, sua ocorrência em uma lesão que apresente componente de gordura deve levantar a suspeita de carcinoma. Das lesões neoplásicas, o carcinoma de células renais (CCR) é a segunda causa mais frequente de hematoma perirrenal espontâneo, imediatamente atrás dos angiomiolipomas. Hematoma pode obscurecer a lesão que o originou, sendo importante a realização de exames de controle após sua resolução ou drenagem para melhor avaliação do parênquima renal. O tipo histológico de células claras representa mais de 80% dos casos de CCR, enquanto o papilífero, que compreende 10 a 15%, pode ser hipovascularizado e simular cistos renais, especialmente em estudos por TC. Como citado anteriormente, o CCR pode também se apresentar como lesão cística complexa. Metástases são mais frequentes para linfonodos regionais, pulmão, fígado e ossos. Pode haver também invasão vascular, caracterizada pela presença de trombo tumoral no interior da veia renal ou VCI (Figura 18.30), sendo a utilização de meios de contraste IV, em estudos por TC ou RM, muito importante para a avaliação da patência desses vasos. Em lesões avançadas, pode ocorrer também invasão direta de órgãos adjacentes.

Carcinoma de urotélio

Segunda neoplasia primária mais comum no rim (10%) e a mais frequente do aparelho excretor. No rim, corresponde ao protótipo da lesão infiltrativa, sendo mal delimitada e hipoatenuante na fase nefrográfica em estudos por TC. Imagens de RM ponderadas em T2 demonstram falhas de enchimento na pelve e nos cálices renais, sem planos de clivagem com o parênquima renal adjacente. A utilização de meios de contraste IV é também importante para demonstrar a presença de realce no interior de falhas de enchimento identificadas no

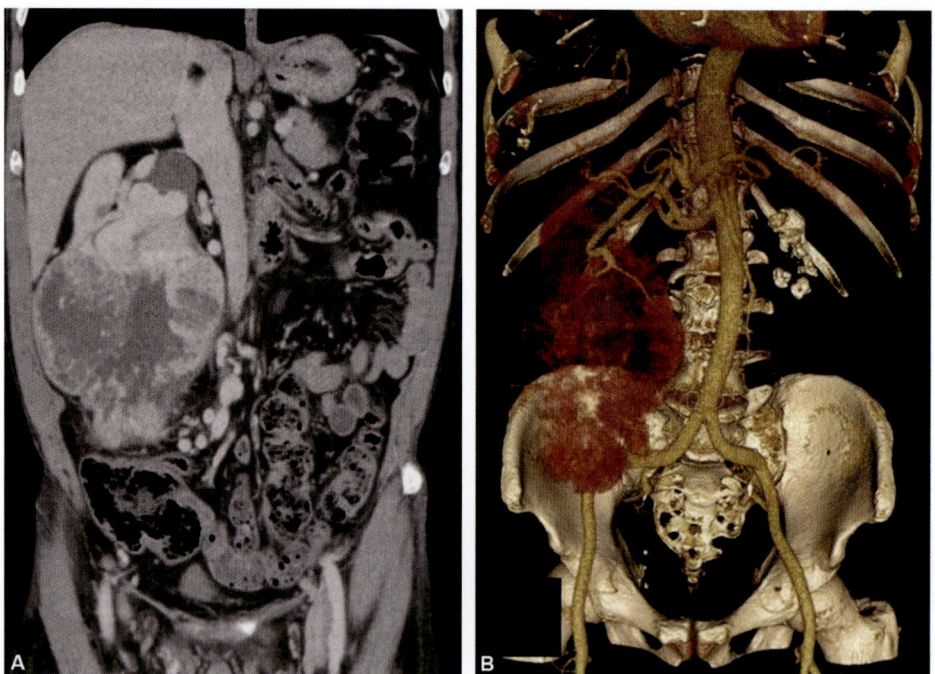

Figura 18.28 A e B. Tomografia computadorizada coronal pós-contraste e reconstrução tridimensional com técnica angiográfica. Massa heterogênea, hipervascularizada, exofítica, no polo inferior do rim direito, com densificação de planos adiposos perirrenais, sem invasão da veia cava inferior.

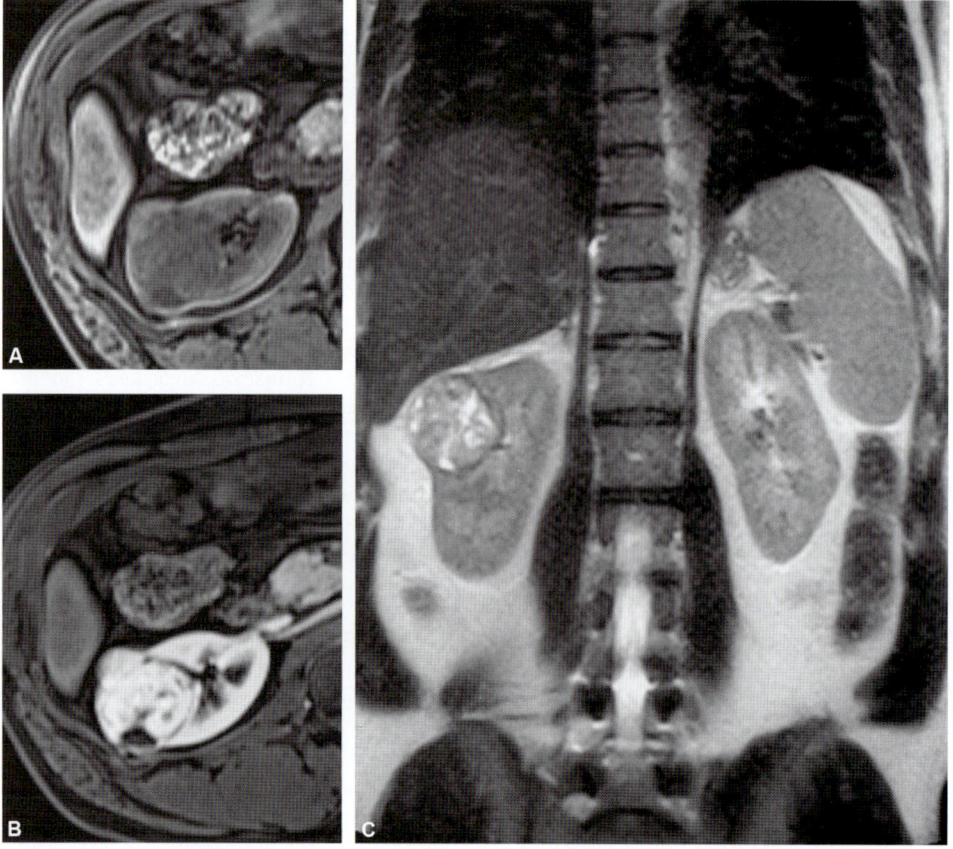

Figura 18.29 Massa exofítica, bem delimitada, com intensidade de sinal, heterogênea em T2 e intenso realce pelo meio de contraste, localizada no terço médio do rim direito. Ressonância magnética (**A**) axial T1 3D pré-contraste, (**B**) pós-contraste e (**C**) coronal T2 "HASTE".

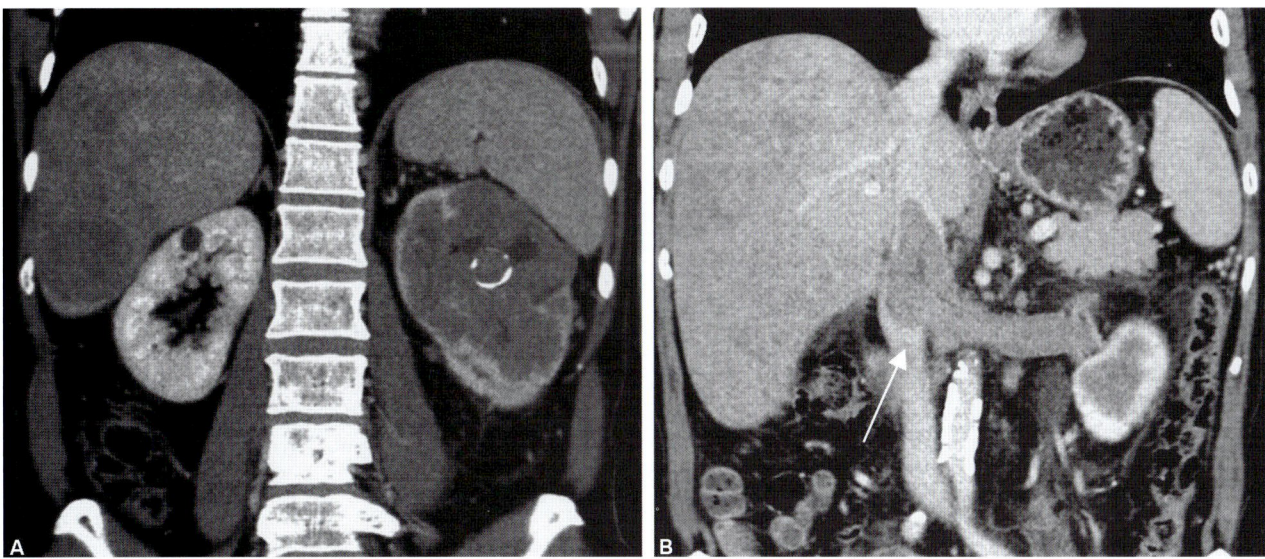

Figura 18.30 Coronais pós-contraste de tomografia computadorizada. **A.** Massa de limites mal definidos comprometendo a metade superior do rim esquerdo. **B.** Falha de enchimento e dilatação da veia renal esquerda, estendendo para a veia cava inferior (seta), compatível com trombo tumoral.

sistema coletor, o que é bastante sugestivo de lesão neoplásica, diferenciando-a de outras causas de falha de enchimento, como coágulos, que não apresentam realce. Essas lesões podem determinar hidrocálice, amputação calicinal e deformidades pela infiltração do parênquima pericalicinal na fase excretora do exame, mais bem demonstradas nas reconstruções multiplanares da TC *multislice* ou em imagens obtidas no plano coronal de estudos por RM. Pela alta prevalência de lesões sincrônicas, o restante do sistema coletor deve ser cuidadosamente avaliado. Essas lesões causam falhas de enchimento na luz de ureteres ou bexiga, também mais bem demonstradas na fase excretora. A disseminação hematogênica é menos comum do que em casos de CCR, porém metástases via linfática ocorrem precocemente.

Carcinoma medular

Neoplasia rara de origem na medular renal, na sua interface com a papila, tem normalmente caráter infiltrativo, semelhante ao observado no carcinoma de urotélio. Ocorre quase exclusivamente em adultos jovens portadores de traço falciforme, sendo a história clínica fundamental para o diagnóstico. Trata-se de uma lesão bastante agressiva, com o desenvolvimento precoce de metástases. Existe predileção pelo rim direito e por pacientes do sexo masculino.

Linfoma

Geralmente, o linfoma renal ocorre por invasão de doença disseminada, via hematogênica ou extensão local, especialmente a partir do retroperitônio, sendo os linfomas não Hodgkin mais comuns. Lesões primárias são raras. O aspecto de imagem é bastante variável. A forma mais comum de apresentação (60%) corresponde à presença de uma ou mais massas homogêneas e hipovascularizadas no parênquima renal. A segunda forma mais comum de apresentação (25 a 30%) consiste no envolvimento renal direto por massa retroperitoneal. O padrão infiltrativo é o menos comum e pode determinar aumento difuso dos rins, sem alterações no contorno renal. O envolvimento perirrenal é incomum, mas, quando ocorre, sugere fortemente linfoma. Em estudos por TC, as lesões decorrentes de linfoma são iso ou hipoatenuantes em relação ao restante do parênquima. Na RM, essas lesões são em geral discretamente hipointensas em T1 e T2 e apresentam discreto realce após a administração de contraste IV (Figura 18.31).

Metástases

Metástases para os rins são mais frequentemente identificadas em necropsias, geralmente pequenas e múltiplas. Muito frequentes nas neoplasias disseminadas, quando identificadas em estudos de imagem, normalmente se apresentam como múltiplos pequenos nódulos, bilaterais, com características semelhantes às dos carcinomas renais. Uma vez que já se conhece a neoplasia primária, essas lesões raramente representam problema diagnóstico. As neoplasias que mais frequentemente originam metástases para os rins são os cânceres de mama, de pulmão e do trato gastrintestinal, melanoma e linfoma.

> **(!) PONTOS-CHAVE**
>
> - O CCR mais comum é o de células claras. De crescimento expansivo, abaúla o contorno renal e invade órgãos vizinhos e a VCI
> - O carcinoma de urotélio é infiltrativo, causando dilatação, falhas de enchimento e distorções em cálices, pelve, ureteres e bexiga. Com frequência, é multicêntrico, o que exige avaliação de todo o sistema excretor.

Como investigar

O primeiro passo da investigação de uma lesão focal renal é classificá-la como sólida ou cística. As císticas, extremamente frequentes, devem preencher os critérios de benignidade já descritos aqui para serem consideradas achados de exame; caso contrário, exigirão exames mais sofisticados para melhor caracterização e, eventualmente, acompanhamento periódico. Se a chance de neoplasia for grande, o estadiamento da lesão passa a ser necessário para definir o tipo de cirurgia e o prognóstico.

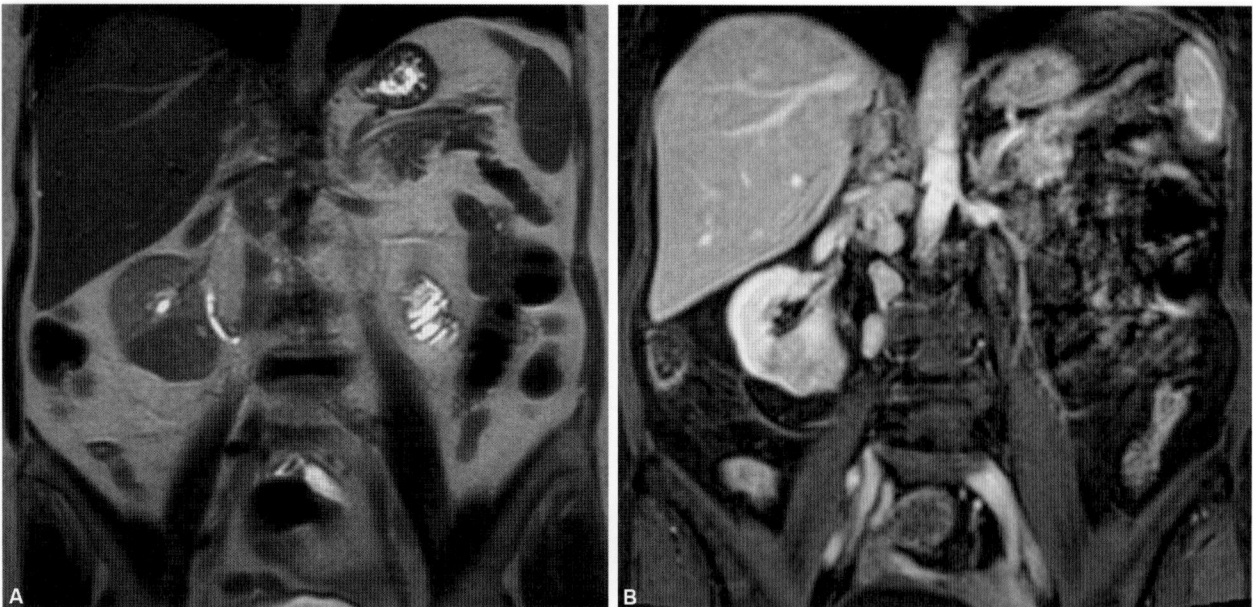

Figura 18.31 Ressonância magnética coronal T2 "HASTE" (**A**) e coronal T1 3D pós-contraste (**B**). Paciente em tratamento por linfoma não Hodgkin com massa exofítica no polo inferior do rim direito, com baixa intensidade de sinal em T2 e realce por meio de contraste.

A caracterização por imagem das lesões sólidas é bem mais difícil. O primeiro passo refere-se à identificação de gordura no interior da lesão, o que reduz muito a possibilidade de carcinoma e aumenta a de lesão benigna (angiomiolipoma). Lesões sólidas benignas que não apresentam gordura não podem ser diferenciadas de lesões malignas. Portanto, para efeitos práticos, toda lesão renal sólida que não apresente conteúdo uniforme de gordura deve ser considerada um possível CCR.

Outra abordagem é a divisão das lesões em expansivas e infiltrativas. As expansivas, como os carcinomas de células renais, têm forma arredondada, costumam ser bem separadas do parênquima normal e promovem deformidade dos contornos renais. Já as infiltrativas, como os carcinomas uroteliais, são mais difíceis de individualizar, conservando a forma do rim, podendo causar deformidade do sistema excretor.

Na investigação de tumores, as radiografias simples e contrastadas não têm mais importância. Normalmente, a ultrassonografia representa a primeira técnica utilizada para identificação de nódulos e, principalmente, a caracterização de lesões císticas quanto ao risco de representarem neoplasia. Esse exame pode exibir com grande confiança as características de um cisto renal e, quando demonstra que a lesão representa um cisto simples, esta não requer investigação adicional. Lesões muito pequenas podem, entretanto, não ser identificadas ou caracterizadas por esse método de imagem.

Nos casos de pacientes com hematúria com ultrassonografia normal ou inconclusiva, ou em situações em que lesões indeterminadas, lesões sólidas, lesões císticas complexas ou lesões muito sugestivas de neoplasia são identificadas na ultrassonografia, a investigação prossegue para TC ou RM.

A TC tem a vantagem de ser um método mais disponível, de execução mais rápida e de demonstrar melhor as calcificações; porém, essa informação nem sempre é importante no diagnóstico, além de esse método envolver a utilização de radiação ionizante e contraste iodado. A RM, além de não utilizar radiação ionizante e dispor de meios de contraste mais seguros, apresenta melhor resolução de contraste em relação à TC, tendo melhor capacidade de avaliar a estrutura interna das lesões renais, especialmente lesões císticas complexas e cistos de conteúdo denso, tornando possível uma caracterização mais precisa. A RM também apresenta maior acurácia para demonstrar impregnação pelo meio de contraste em lesões hipovasculares, especialmente com a utilização de técnicas de subtração, em que se exclui a informação obtida na fase pré-contraste da imagem pós-contraste por meio de *software* específico, resultando em uma imagem na qual somente áreas de realce são demonstradas, tornando-se especialmente útil na caracterização de cistos hemorrágicos e do carcinoma de células renais papilífero. Entretanto, o grau de colaboração do paciente que se necessita para realizar os estudos por RM é maior do que para a TC; assim, quando de pacientes debilitados, pode resultar em exames de menor qualidade. Tanto a TC quanto a RM apresentam boa sensibilidade para detecção de CCR menores que 1 cm.

Em relação à Medicina Nuclear, estudos iniciais, sem a utilização da tecnologia híbrida PET-TC, demonstraram bons resultados da PET com FDG-^{18}F (análogo da glicose) na determinação de malignidade de massa renal primária, com acurácia de 94%, equivalente à TC, porém com sensibilidade não tão alta, de cerca 77%. Na prática clínica, o método PET-TC, por seu alto custo e pela excreção fisiológica do FDG-^{18}F pelo sistema urinário, apresenta uso limitado no diagnóstico primário do câncer renal e, principalmente, do urotélio, entre eles o câncer de bexiga, em que a TC e a RM ainda representam métodos de escolha na avaliação inicial e no estadiamento, apesar de suas limitações, como a de valorizar adenomegalias inflamatórias e a inabilidade em diferenciar tumor residual de fibrose após terapia.

Estadiamento

A TC e a RM são excelentes métodos para o estadiamento das neoplasias renais, alcançando acurácia de até 91% e 93%, respectivamente, com a maioria dos erros ligada à estimativa do grau de extensão do tumor para a gordura perirrenal. Para identificação de linfonodomegalias retroperitoneais, a TC e a RM são equivalentes. É também importante identificar metástases para pulmões e fígado, além da invasão da VCI.

A utilização de contrastes IV é fundamental para a avaliação de estruturas vasculares. Trombos venosos caracterizam-se por falhas de enchimento no interior dos vasos em imagens obtidas após a administração IV de contraste. A TC e a RM são equivalentes na detecção de trombos venosos, porém a RM apresenta ligeira vantagem na diferenciação de trombos tumorais de não tumorais. Além da detecção, é importante avaliar a extensão do trombo, particularmente no interior da VCI, sendo as reconstruções multiplanares de estudos por TC *multislice* ou imagens obtidas no plano coronal em estudos por RM muito úteis para esse fim.

A MN, por meio da PET com FDG-^{18}F, especialmente utilizando a tecnologia híbrida PET-TC, pode ser empregada na investigação de recidiva do carcinoma renal e do câncer de bexiga, mas não é utilizada rotineiramente na avaliação e no estadiamento iniciais do carcinoma de células renais devido ao baixo metabolismo glicolítico que grande parte dessas lesões apresenta.

> **PONTOS-CHAVE**
> - O primeiro passo da investigação de uma lesão focal renal é classificá-la como sólida ou cística; nas sólidas, procurar componente de gordura (angiomiolipomas)
> - As lesões sólidas sem gordura podem ter aspectos sugestivos do tipo histológico, mas o diagnóstico por imagem nunca é definitivo
> - A ultrassonografia é a primeira técnica utilizada para identificar nódulos e na caracterização de lesões císticas. No caso de cistos complexos ou lesões sólidas, é necessário prosseguir a investigação por meio de TC ou RM
> - A RM apresenta maior resolução de contraste em relação à TC, possibilitando melhor caracterização de lesões
> - O estadiamento se dá por TC ou RM. PET-TC com FDG-^{18}F pode ser indicado na avaliação de recidiva dos carcinomas renal e de urotélio.

Lesões neoplásicas de bexiga e ureteres

O carcinoma de bexiga representa a neoplasia mais comum do trato urinário, sendo cerca de 90% dos casos carcinomas de urotélio. Essas lesões normalmente se apresentam como áreas de espessamento focal da parede ou como lesões vegetantes para o lúmen vesical, podendo ser multifocais em cerca de 30% dos casos. Em cerca de 2% dos casos, há associação com lesões do trato urinário superior; por isso, a detecção de uma lesão vesical requer a avaliação cuidadosa de todo o sistema coletor.

A urografia excretora demonstra essas lesões como falhas de enchimento, achado não específico, e outras causas, como coágulos, cálculos e compressões extrínsecas, podem ter aspecto semelhante. A ultrassonografia demonstra lesões vegetantes vesicais como estruturas sólidas, de ecogenicidade variável, podendo também demonstrar a presença de fluxo sanguíneo no interior da lesão por meio de estudos por Doppler colorido. Ocasionalmente, essas lesões podem ser calcificadas e simular cálculos vesicais na ultrassonografia, tornando-se importante a realização do exame com variação de decúbito para confirmar que não existe mobilidade.

A TC demonstra áreas de espessamento da parede ou lesões vegetantes vesicais, com densidade semelhante à da musculatura, que normalmente apresentam importante realce pelo meio de contraste, diferenciando-se de outras alterações, como coágulos, que não apresentam realce. Em estudos por RM, as vegetações vesicais, em geral, são discretamente hiperintensas em relação à musculatura em T2 e isointensas em T1, com importante realce pelo meio de contraste. De modo semelhante, as lesões ureterais podem se apresentar como vegetações ou áreas de espessamento parietal, que apresentam realce por meios de contraste. Hidronefrose é o achado mais frequente em lesões ureterais, e a dilatação ureteral pode ser identificada até o nível de obstrução.

Como investigar

A avaliação de pacientes com hematúria requer a análise de todo o urotélio e do parênquima renal para a identificação de lesões neoplásicas e cálculos. Exames de imagem têm um papel importante na avaliação de neoplasias do sistema coletor, especialmente na pelve renal e nos ureteres, em que o acesso por meio de estudos endoscópicos é mais difícil. Independentemente do método utilizado, para otimizar a detecção de lesões na bexiga é necessário que os pacientes apresentem adequada repleção desta durante o exame.

Embora amplamente utilizada, por ser não invasiva e estar facilmente disponível, a ultrassonografia apresenta papel limitado na avaliação de pacientes com hematúria, com boa sensibilidade para detecção de lesões vesicais, porém baixa sensibilidade para detecção de lesões ureterais, podendo, em alguns casos, demonstrar apenas hidronefrose secundária à obstrução.

A TC (urotomografia) substituiu a urografia excretora para a avaliação inicial de pacientes com hematúria, apresentando melhores sensibilidade e especificidade, especialmente para detecção de litíase e lesões renais e na avaliação de lesões em rins não funcionantes. A urotomografia possibilita melhor avaliação da extensão dessas lesões, bem como da presença de linfonodomegalias e comprometimento secundário de outros órgãos, reunindo todas as informações necessárias também para o estadiamento.

A RM, utilizando técnicas urográficas (urorressonância), é equivalente à urotomografia para detectar lesões neoplásicas no sistema coletor, porém apresenta baixa sensibilidade para encontrar litíase. Esse fator, associado a menores resolução espacial e disponibilidade, bem como maiores complexidade e tempo para realização do exame, limitou a utilização desse método na investigação de hematúria, permanecendo em segundo plano em relação à TC. No entanto, a melhor resolução de contraste obtida pela RM torna possível a identificação mais fácil de áreas de realce em lesões ureterais e vesicais, e sequências ponderadas em T2 podem permitir a melhor avaliação da profundidade de lesões na parede vesical e facilitar a diferenciação entre áreas de fibrose pós-tratamento de recidivas tumorais, tornando-se útil em casos nos quais a TC pode não ser conclusiva.

Estadiamento

A TC e a RM possibilitam a avaliação da extensão das lesões uroteliais, bem como a avaliação de linfonodos e outros órgãos para identificar metástases, sendo utilizadas em conjunto com os estudos endoscópicos e a biopsia para o estadiamento. Embora a TC e RM não possibilitem a distinção precisa entre tumores não invasivos de lesões que apresentam invasão da camada muscular, é possível, na maioria dos casos, a diferenciação entre lesões precoces, confinadas pela parede do sistema coletor, de lesões avançadas, que apresentam extensão extraluminal ou metástases, sendo este um dado muito importante para o planejamento cirúrgico. Atualmente, protocolos e critérios de RM multiparamétrica específicos para estadiamento de neoplasias vesicais, definidos pelo *Vesical Imaging-Reporting and Data System* (VI-RADS), permitem melhor estratificação do risco de invasão da camada muscular, sendo muito úteis para o planejamento terapêutico.

Uma das causas mais comuns de erros na avaliação do grau de extensão extraluminal é a realização de exames logo após biopsias ou ressecções endoscópicas, devendo-se, sempre que possível, realizar a TC ou RM 1 a 3 semanas após esses procedimentos para obter melhores resultados.

> **⚠ PONTOS-CHAVE**
> - Os carcinomas de urotélio são os mais comuns. Podem ser multifocais na bexiga e se dar no restante das vias excretoras
> - A hematúria é manifestação frequente
> - Podem aparecer como espessamento da parede vesical, vegetações ou hidronefrose
> - A investigação começa com ultrassonografia e é complementada pela urotomografia ou urorressonância, que também fazem o estadiamento
> - O estadiamento se dá por TC ou RM. PET-TC com FDG-¹⁸F é indicada no estadiamento linfonodal do carcinoma renal e, principalmente, na avaliação de recorrência/recidiva do carcinoma renal.

Neoplasia prostática

O diagnóstico precoce do adenocarcinoma prostático, que compreende cerca de 95% das lesões neoplásicas nessa glândula, baseia-se em dados clínicos, dosagens do antígeno prostático específico (PSA) e resultados de biopsias obtidas por meio de ultrassonografia transretal. A biopsia aleatória por ultrassonografia transretal realizada em pacientes com aumento de PSA, entretanto, está sujeita a erros de amostragem, podendo identificar lesões não significativas ou não detectar neoplasias de alto risco em localizações menos acessíveis da glândula, além de poder apresentar complicações. A TC apresenta baixas sensibilidade e especificidade para avaliação do parênquima prostático, sendo pouco utilizada nesse contexto.

A RM utilizando técnicas funcionais (RM multiparamétrica) tornou-se um importante método de imagem para triagem pré-biopsia na suspeita de neoplasia prostática por apresentar alta sensibilidade (> 90%) para lesões clinicamente significativas (escore de Gleason ≥ 4+3, maior volume tumoral ≥ 0,5 mℓ ou extensão extraprostática) e baixa sensibilidade para lesões de baixo risco, além de servir como guia para a realização de biopsia guiada por ultrassonografia, que pode agora se valer de técnicas de fusão de imagens para eliminar o risco de não amostragem de uma área suspeita identificada na RM. Essa abordagem reduz o número de biopsias desnecessárias e aumenta a acurácia daquelas realizadas.

Na RM multiparamétrica, as sequências convencionais ponderadas em T2 são capazes de demonstrar o volume e a anatomia zonal da próstata com grande acurácia, tendo alta sensibilidade para detecção de lesões focais. As técnicas funcionais demonstram o padrão de vascularização (estudos perfusionais) e a celularidade (estudos por difusão) da glândula, aumentando a especificidade para lesões neoplásicas. Quanto maior a restrição à difusão da água observada em uma lesão, especialmente na zona periférica, maior sua celularidade, o que apresenta correlação com a agressividade/graduação Gleason identificada posteriormente em estudos anatomopatológicos (Figura 18.32).

Atualmente, critérios definidos pelo *Prostate Imaging and Data Reporting System* (PIRADS) foram incorporadas ao relatório radiológico, tornando possível a padronização da interpretação de lesões e melhorando a comunicação entre diferentes especialidades no manejo desses pacientes. Essa escala de 1 a 5 designa as características que devem ser observadas nos estudos por RM para classificar as lesões como de baixa probabilidade (graduações 1 e 2), achados equívocos (graduação 3) ou lesões de alta probabilidade (graduações 4 e 5) para neoplasias clinicamente significativas. Atualmente, o uso de bobinas endorretais para melhorar a qualidade de imagem da RM multiparamétrica não é necessário na maioria dos equipamentos modernos de RM, especialmente quando utilizam campos magnéticos de 3 T. Os estudos por espectroscopia prostática também demonstraram ser pouco reprodutíveis e de menor importância para caracterização de lesões em relação às outras sequências utilizadas, além de implicarem longos tempos de aquisição.

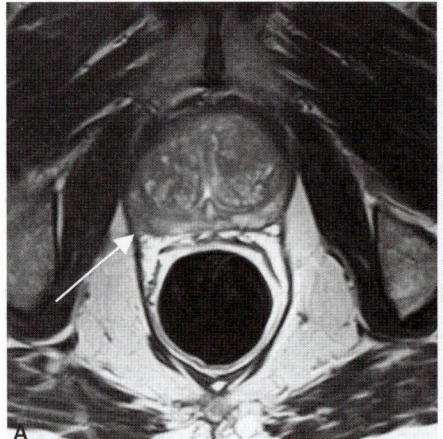 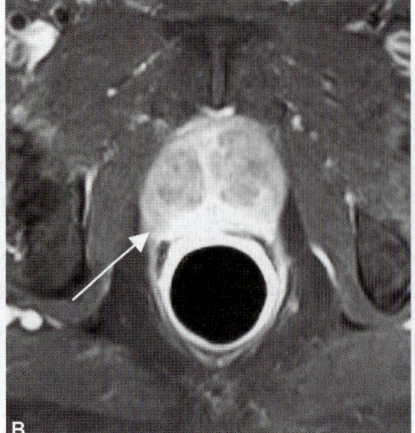 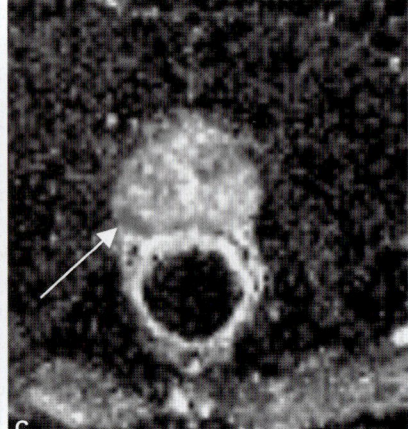

Figura 18.32 Axial FSE T2 (**A**), axial FSE T1 pós-contraste (**B**) e ADC (**C**): a próstata apresenta dimensões aumentadas em virtude da zona de transição, a qual tem intensidade de sinal heterogênea. Observa-se área hipointensa em T2, de limites mal definidos, com restrição da difusão da água (demonstrada pela redução do sinal no mapa ADC), na zona periférica à direita, havendo abaulamento e assimetria do contorno prostático, com indefinição da cápsula prostática nessa região, indicando extensão extraprostática.

Além da triagem pré-biopsia, a RM multiparamétrica possibilita o estadiamento do adenocarcinoma prostático, avaliando a presença de extensão extraprostática e linfonodomegalias, e a pesquisa de recidiva em pacientes prostatectomizados que apresentem recaída bioquímica. Sinais que sugerem extensão extraprostática incluem áreas de espessamento ou abaulamento do contorno prostático e indefinição dos feixes vasculonervosos. Quando se realiza a RM no período pós-biopsia, as áreas de hemorragia podem prejudicar a avaliação de lesões prostáticas, levando a erros de estadiamento, devendo-se, sempre que possível, adiar a realização do exame em 6 semanas.

As metástases ósseas do adenocarcinoma prostático apresentam aspecto esclerótico nas radiografias, porém o método mais sensível para sua detecção é a cintilografia óssea, que, ainda, apresenta a vantagem de avaliar todo o esqueleto em um único exame, embora apresente baixa especificidade.

Os principais critérios para indicar cintilografia óssea são: pacientes sintomáticos (dor óssea ou fratura patológica); níveis de PSA elevados (valor limítrofe controverso, podendo ser indicada com PSA $\geq$ 10 ng/dℓ, e devendo ser indicada com PSA $\geq$ 20 ng/dℓ); fosfatase alcalina > 90 UI/ℓ, e escore de Gleason $\geq$ 7.

A MN também contribui para o tratamento paliativo de dor óssea metastática por meio do uso do radiofármaco EDTMP-[153]Samário, desde que as lesões apresentem atividade osteoblástica, previamente comprovada na cintilografia óssea. A terapia com Samário-153 promove controle parcial ou total da dor em cerca de 80% dos casos, com duração média da resposta de 2 a 4 meses e possibilidade de repetir o tratamento desde que não existam contraindicações, sobretudo plaquetopenia e leucopenia, considerando o principal efeito colateral do tratamento a mielotoxicidade. A vantagem dessa modalidade terapêutica é a possibilidade de aplicação ambulatorial, além da ampla disponibilidade e relativo baixo custo desse radiofármaco no território nacional.

Nos últimos anos, exames de PET-TC ou PET-RM utilizando *prostate-specific membrane antigen* (PSMA) mostraram ter alto potencial para se tornarem ferramentas valiosas no estadiamento da neoplasia prostática de alto risco e na pesquisa de recidiva pós-prostatectomia. O PSMA é um marcador de alta sensibilidade e especificidade para detectar neoplasia prostática primária ou metastática, podendo demonstrar disseminação óssea ou linfonodal com grande acurácia, cuja principal limitação atualmente é seu alto custo.

> **PONTOS-CHAVE**
> - A RM multiparamétrica pode ser utilizada como método de triagem pré-biopsia de pacientes com suspeita de neoplasia prostática, possibilitando, também, o estadiamento de lesões
> - A ultrassonografia transretal representa o método mais utilizado para biopsia prostática, podendo se valer de técnicas de fusão de imagens para orientar a amostragem de lesões identificadas em estudos por RM
> - A cintilografia é usada para pesquisar metástases ósseas, porém apresenta baixa especificidade
> - Estudos por PET-TC ou PET-RM utilizando PSMA têm alto potencial de utilização na pesquisa de metástases, especialmente em pacientes prostatectomizados com recidiva bioquímica

Envolvimento sistêmico em doenças do aparelho urinário

Em muitas ocasiões, o paciente portador de doença do aparelho urinário também apresenta envolvimento de outros órgãos. A seguir, resumidamente, será abordada a melhor forma de investigação por imagem em cada segmento.

Tórax

Pulmão

A TC é o padrão-ouro para a avaliação dos pulmões, seja nas lesões focais (p. ex., metástases e pneumonias), seja nas lesões difusas. As radiografias simples, embora menos sensíveis, são muito úteis, por seu menor custo e ampla disponibilidade, tornando-se, assim, o primeiro método utilizado em todas as investigações, exceto na pesquisa de metástases. A RM não serve para investigar os pulmões, pois a presença de ar cria artefatos que encobrem as lesões pequenas. O ar também reflete totalmente o feixe de ultrassom, impedindo a utilização desse método nas doenças dos pulmões.

Os pulmões são o local mais comum das metástases do carcinoma de células renais, encontrado em 50 a 60% das necropsias. As metástases são mais frequentes quando de doença abdominal mais extensa, especialmente com infiltração de VCI. Mesmo após a nefrectomia radical, 20 a 30% dos pacientes apresentam metástases a distância, principalmente para os pulmões. Com sua maior sensibilidade, a TC é utilizada tanto para o estadiamento inicial quanto para o controle pós-tratamento.

Outras doenças que podem causar lesões nos pulmões, como processos infecciosos (p. ex., tuberculose) e enfermidades relacionadas com hemorragia pulmonar difusa, são investigadas inicialmente com radiografias do tórax, reservando-se a TC para os casos em que seja necessária uma melhor caracterização das lesões pulmonares ou para avaliar o envolvimento difuso dos pulmões.

Mediastino e vasos pulmonares

Quando há suspeita de lesões no mediastino ou de embolia pulmonar, a TC é o método de eleição. Algumas vezes, especialmente nos pacientes alérgicos a contrastes iodados, pode-se empregar a RM. Ainda, tanto nos pacientes alérgicos a contrastes quanto em gestantes ou mulheres com alto risco de câncer de mama, a cintilografia de perfusão pulmonar pode ser indicada na suspeita de embolia pulmonar, principalmente quando associada à radiografia de tórax normal.

Sistema musculoesquelético

Doenças do tecido conjuntivo (como o LES, esclerose sistêmica progressiva – forma difusa – e síndrome de Sjögren), artropatias por depósito de cristais, distúrbios das paratireoides e osteodistrofia renal, assim como algumas enfermidades por depósito (p. ex., doença de Erdheim-Chester), podem apresentar envolvimento renal e do sistema musculoesquelético. Nesses casos, as radiografias simples representam a primeira linha na investigação por imagem, conseguindo demonstrar anormalidades relacionadas com as articulações e os ossos, bem como a presença de eventuais calcificações de partes moles e de cartilagens. A RM caracteriza-se por excelente resolução espacial e de contraste, possibilitando, desse modo, excelente levantamento anatômico e identificação de lesões, antes mesmo de estas poderem ser visualizadas nos exames radiográficos. A densitometria pode ser empregada na avaliação periódica da massa óssea dos pacientes renais crônicos ou nas nefropatias acompanhadas da perda de cálcio e fósforo.

Abdome

Fígado

O fígado pode ser bem examinado por ultrassonografia, TC e RM. Por ter menor custo e não trazer nenhum dano, a ultrassonografia é a primeira a ser utilizada, ficando a RM ou a TC helicoidal reservada para os casos inconclusivos. A RM é o método de eleição para identificar e caracterizar lesões focais no parênquima hepático.

Retroperitônio

Certas áreas do retroperitônio não podem ser estudadas pela ultrassonografia em virtude da interposição de alças intestinais ou ossos. Nesses casos, a TC e a RM são empregadas conforme a disponibilidade e as particularidades do paciente.

Aorta e veia cava

Embora a ultrassonografia utilizando o Doppler possa resolver os problemas mais simples, a qualidade das imagens de ATC a torna o melhor método não invasivo para estudo dos vasos abdominais.

Pelve

Os órgãos pélvicos são estudados pela ultrassonografia externa ou intracavitária. Nos casos que exigem uma demonstração anatômica mais detalhada, a RM representa o método de escolha.

Encéfalo

As alterações mais comuns no encéfalo dos pacientes com doença renal são aquelas relacionadas com hipertensão arterial, que promovem o sofrimento dos vasos perfurantes, levando a múltiplas áreas de desmielinização, apoptose e infartos lacunares, em seu conjunto chamados "doença de pequenos vasos". Nesses casos, a RM é o método mais sensível para demonstrar as lesões, quantificá-las e demonstrar ocorrência de infartos recentes, pela técnica de difusão. Quando a hipertensão arterial leva à hemorragia intraparenquimatosa em núcleos da base e ponte, a TC passa a ser o exame de eleição, pois pode demonstrar o hematoma com grande facilidade.

Os pacientes renais crônicos podem sofrer desequilíbrios metabólicos e nutricionais, mais bem demonstrados pela RM, exceto quando há depósitos de cálcio, para os quais a TC é muito sensível. Já os transplantados renais têm períodos de imunossupressão, quando então são sujeitos a diversas infecções oportunistas, também mais bem demonstradas pela RM.

> **PONTOS-CHAVE**
>
> Melhor método de imagem:
> - Pulmão: TC
> - Artérias pulmonares: ATC/MN
> - Mediastino: TC/RM
> - Fígado: RM
> - Retroperitônio: RM/TC
> - Encéfalo: RM/TC

AVALIAÇÃO POR IMAGEM DAS PATOLOGIAS DO TRATO URINÁRIO NA CRIANÇA

Anomalias congênitas do trato urinário

Podem ser divididas da seguinte maneira:

- Anomalias renais:
  - Número
  - Posição
  - Forma
- Anomalias do trato urinário
- Doença cística renal.

Anomalias renais

Número

Na agenesia renal, o diagnóstico é comumente feito ainda intraútero, confirmado no período pós-natal com ultrassonografia. Pode haver dificuldade no diagnóstico diferencial com um rim extremamente hipoplásico (Figura 18.33) ou atrófico, necessitando assim de avaliação com outros métodos (TC, RM ou MN).

Posição

A má rotação é a anomalia de posição mais comum, ocorrendo principalmente no eixo axial. Todo rim mal posicionado é também mal rodado. Pode haver dificuldade na avaliação ultrassonográfica, devendo ser suspeitada sempre que a anatomia renal não estiver adequadamente avaliada por esse método. Na ectopia renal, a localização mais comum é a pélvica. Na maioria das vezes assintomática, o rim, contudo, é mais suscetível a traumas e infecções. O diagnóstico é feito por ultrassonografia, tratando-se, na maioria das vezes, de um achado de exame. Pode ser confirmado por um dos demais métodos seccionais e MN (em geral, com uso do DMSA-^{99m}Tc). Na ectopia renal cruzada, o rim está localizado no lado oposto à inserção do ureter na bexiga. Geralmente, o rim mais inferior é o ectópico, apresentando má rotação (Figura 18.34 A). Em 90% dos casos, há fusão dos rins.

Forma

O rim "em ferradura" é a anomalia de forma mais comum (Figura 18.35). Há fusão parenquimatosa ou fibrosa dos polos inferiores dos rins na linha média. Em 50% dos casos, há anomalias associadas (obstrução de JUP, duplicidade ureteral, anomalias genitais, síndrome de Turner etc.). No rim "em panqueca", há fusão dos rins na cavidade pélvica, em geral junto à bifurcação aórtica. O desenvolvimento incompleto do rim resulta em rim hipoplásico, pequeno e que apresenta as estruturas histológicas em menor número, porém com função normal.

Anomalias do trato urinário

Duplicidade ureteral

Ocorre quando dois ureteres drenam o mesmo rim. A incidência é de 1:150 nascimentos e pode se dar de duas maneiras: duplicidade ureteral incompleta (ureter em "y") ou duplicidade ureteral completa (os dois ureteres drenam separadamente na bexiga, podendo haver ectopia de um deles) (Figura 18.34 B e C).

Capítulo 18 • Investigação por Imagem do Aparelho Urinário

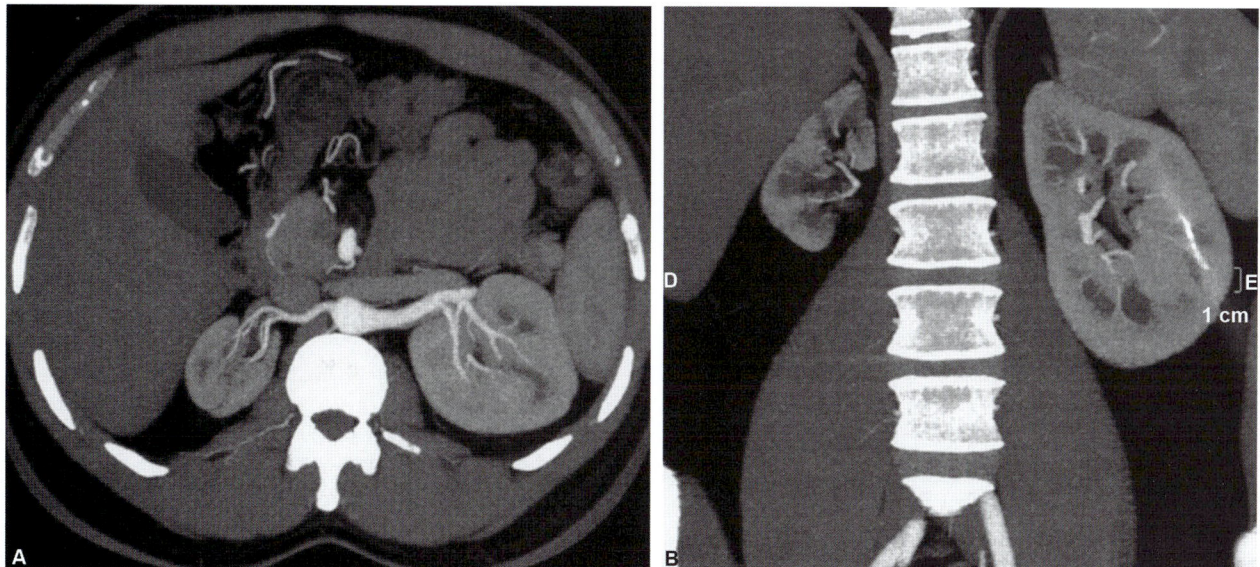

Figura 18.33 Hipoplasia renal. Tomografia computadorizada *multislice* pós-contraste, fase arterial, reconstruções axial (**A**) e coronal (**B**). D: direito; E: esquerdo.

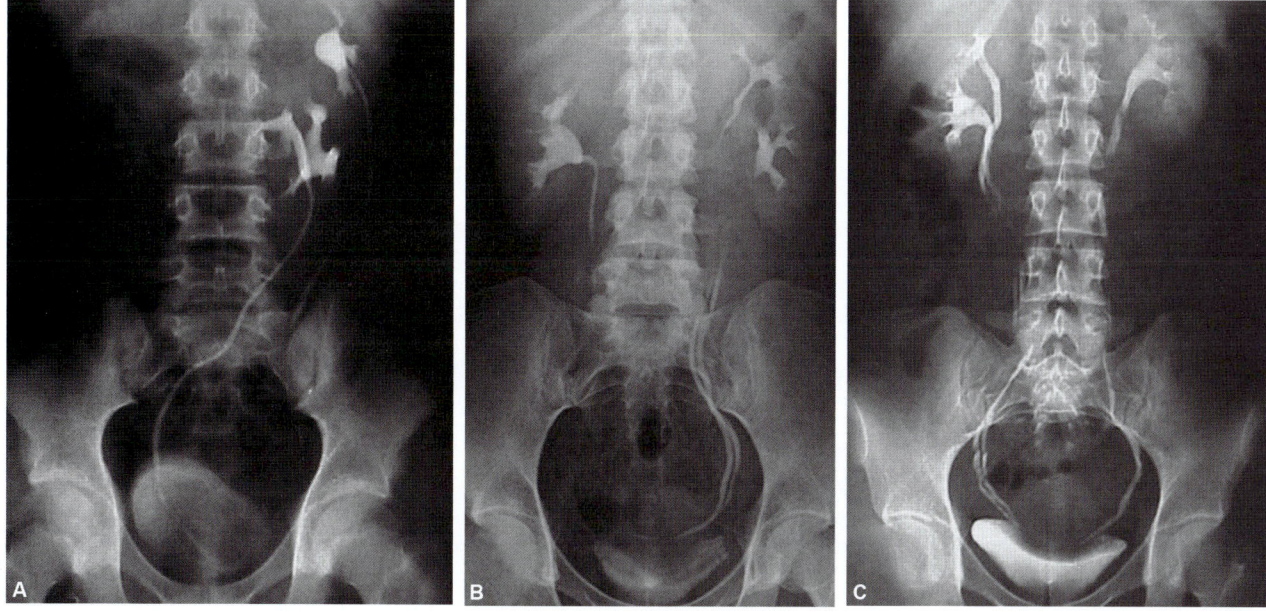

Figura 18.34 Urografias excretoras mostrando (**A**) ectopia renal cruzada, (**B**) duplicidade pielocalicial e ureteral incompleta, e (**C**) duplicidade completa.

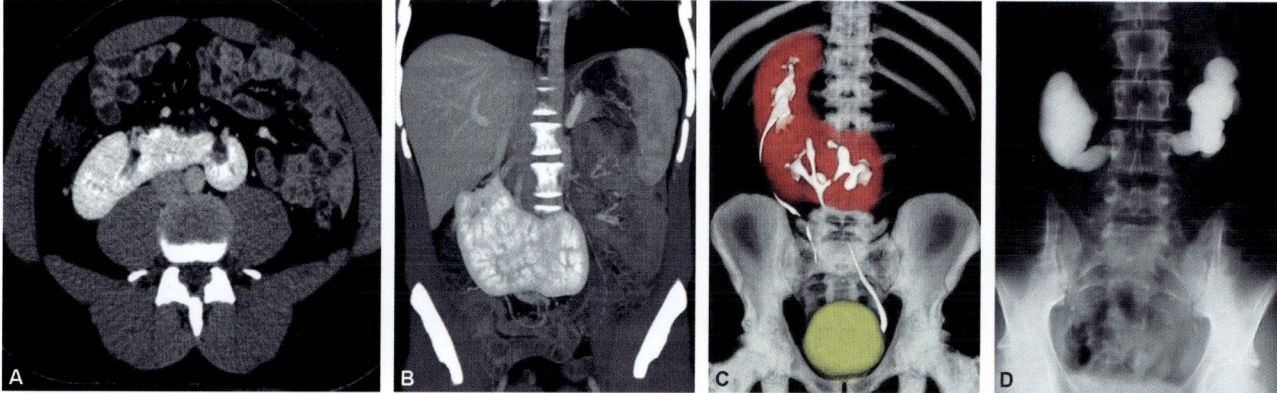

Figura 18.35 Rim "em ferradura". Tomografia computadorizada – cortes tardios pós-contraste reconstruídos nos planos axial (**A**), coronal (**B**) e 3D (**C**). **D.** Urografia excretora.

O ureter do polo inferior é ortotópico, drenando na região do trígono vesical, enquanto o ureter do polo superior é ectópico, drenando mais inferior e medialmente na bexiga (regra de Weigert-Meyer) ou mesmo em outro órgão (como vagina e uretra). Pode haver estenose com dificuldade de drenagem desse ureter. As principais complicações são: refluxo vesicoureteral no ureter ortotópico, com infecções de repetição e nefropatia do refluxo; e hidronefrose no ureter ectópico.

Achados radiográficos

1. Aumento da distância do polo superior do rim para a coluna vertebral.
2. Anomalia do eixo do sistema coletor.
3. Bordo superior côncavo da pelve renal.
4. Diminuição do número de cálices.
5. Deslocamento lateral do rim.
6. Curso espiralado do ureter.
7. Falha de enchimento na bexiga (ureterocele).

Ureterocele

Herniação do ureter distal para o interior da bexiga (Figura 18.36), pode ser de dois tipos: simples (25%), com ureter em posição normal, geralmente assintomática em adultos e sintomática em crianças; e ectópica (75%), com ureter em posição ectópica. Quase sempre associada à duplicidade, 80% é unilateral. Pode obstruir o trato urinário. Em meninas com incontinência urinária, deve-se pesquisar a presença de duplicidade com ureter ectópico sem ureterocele.

Achados radiográficos

1. Falha de enchimento no interior da bexiga na urografia excretora.
2. Estrutura cística na ultrassonografia.
3. A ureterocele pode estar distendida, colapsada ou evertida, aparecendo como um divertículo.
4. Complicações: cálculo e obstrução do ureter contralateral.

> **! PONTOS-CHAVE**
>
> - A ultrassonografia gestacional pode identificar várias malformações do aparelho urinário
> - O rim "em ferradura" e a duplicidade ureteral representam as malformações mais comuns
> - Ultrassonografia e urografia excretora são suficientes para diagnosticar a maioria das malformações.

Estenose da junção ureteropélvica

Anomalia congênita mais comum do trato urinário em recém-nascidos, pode ser bilateral em 20% dos casos. Quanto à causa, é intrínseca em 80%, por defeito na camada muscular circular da pelve renal, e extrínseca em 20% (compressão vascular) (Figura 18.37).

Achados radiográficos

1. Efeito de massa nas radiografias simples.
2. Retardo no nefrograma na urografia excretora, na TC e na RM, dependente do grau de obstrução e dilatação do sistema pielocalicial com mudança abrupta na região da JUP. O ureter tem calibre normal.
3. À ultrassonografia, observa-se dilatação da pelve renal de forma desproporcional à dilatação dos cálices, com mudança abrupta do calibre na região da JUP.
4. A ultrassonografia com Doppler pode demonstrar a presença de vaso acessório na região polar renal, determinando a obstrução; mudanças no índice de resistividade definem obstrução.

Emprega-se a MN para dois propósitos:

- Demonstrar a presença de hidronefrose, que pouco se altera com a utilização de diurético e hidratação, por meio do achado de "renograma de padrão obstrutivo" (Figura 18.38)
- Seguimento da função renal e quantificação das alterações na função renal e no grau de obstrução, pela cintilografia renal dinâmica (DTPA) e/ou pelo cálculo da função tubular relativa por meio da cintilografia renal estática (DMSA).

> **! PONTOS-CHAVE**
>
> - O melhor método de imagem é a ultrassonografia, que pode fazer o diagnóstico até mesmo no período pré-natal
> - A MN define o grau de obstrução e determina a necessidade de intervenção cirúrgica ou drenagem percutânea.

Megaureter

Dilatação congênita do ureter distal de causa funcional (não mecânica), possivelmente por alteração do desenvolvimento da camada muscular ou acalasia ureteral. É bilateral em 20% dos casos. Comumente assintomático, pode causar dor, massa ou infecção do trato urinário (ITU). Em 95% dos casos, trata-se de um achado isolado, enquanto, em 5%, apresenta condições associadas ipsilaterais (divertículo calicial e necrose

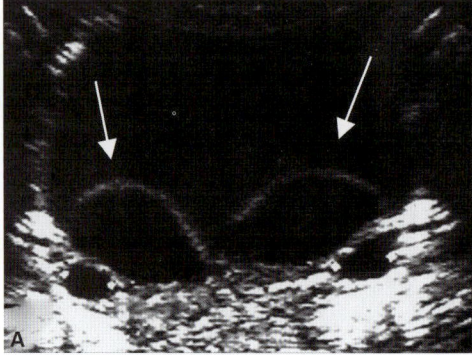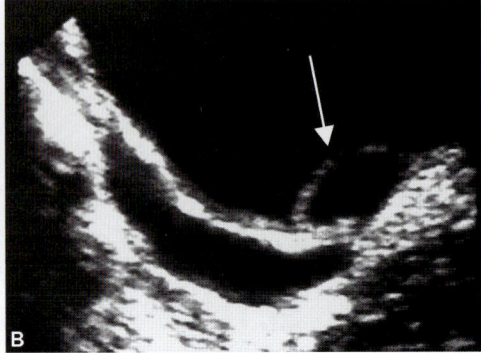

Figura 18.36 Ureterocele mostrada por ultrassonografia. Cortes transversal (**A**) e sagital (**B**).

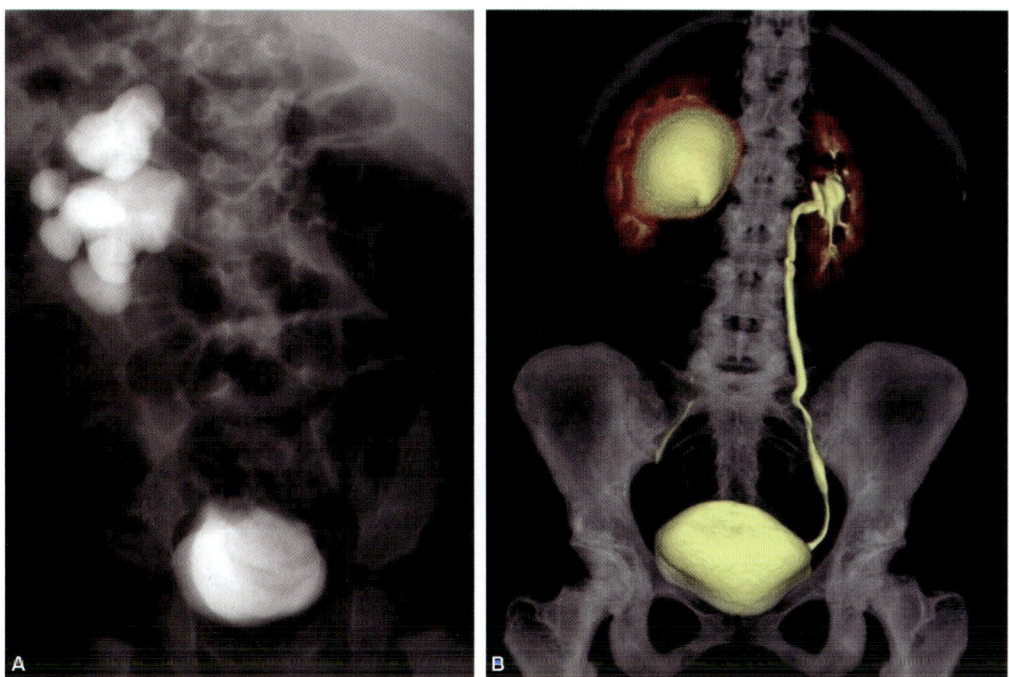

Figura 18.37 Estenose de JUP. **A.** Urografia excretora tardia. **B.** Tomografia computadorizada – cortes tardios pós-contraste em reconstrução 3D.

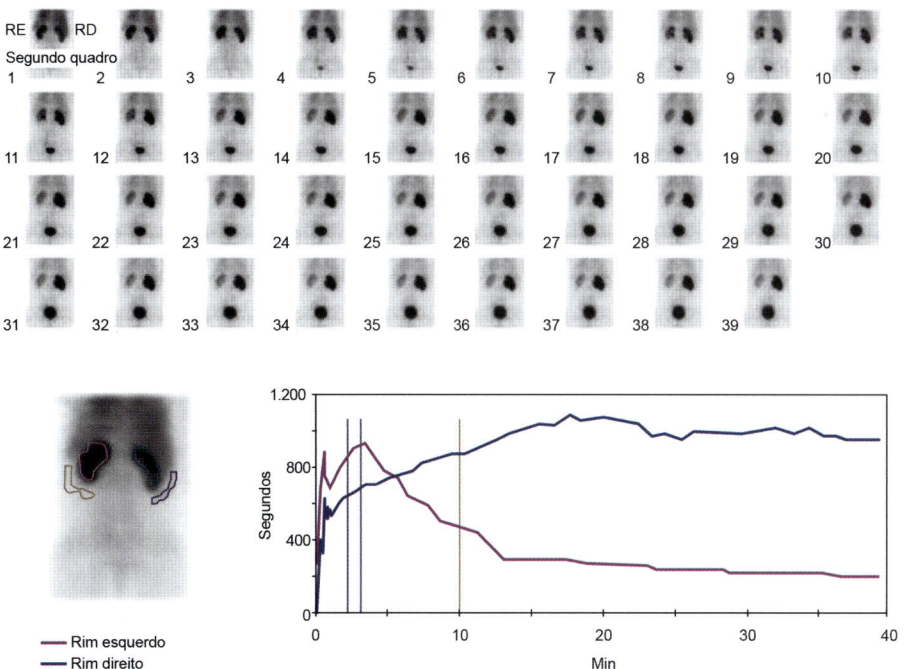

Figura 18.38 Exemplo de estudo renal dinâmico com diurético de **padrão obstrutivo** (estenose de JUP à direita). Acima: sequência de imagens a cada 1 minuto demonstrando hipocaptação na margem medial do rim direito que se preenche no decorrer do estudo, porém sem excreção adequada mesmo após estímulo com diurético, correspondendo ao sistema coletor dilatado e obstruído. Abaixo: mesmo estudo representado pelo **renograma de padrão obstrutivo**: observa-se a curva ascendente representando a atividade acumulada no sistema coletor direito obstruído, sem excreção adequada mesmo após a injeção do diurético aos 10 minutos do estudo (T1/2 maior que 20 minutos). Comparar com o renograma de padrão normal do rim esquerdo. RD: rim direito; RE: rim esquerdo.

papilar) ou contralaterais (refluxo, ureterocele, duplicidade ureteral, ectopia ou agenesia renal e obstrução da JUP).

Achados radiográficos

1. Dilatação do segmento distal do ureter com término por afilamento em "ponta de lápis".
2. Persistência da dilatação após a micção.
3. Pode ser normal à uretrocistografia miccional ou apresentar refluxo.
4. MN com MAG3-^{99m}Tc ou DTPA demonstra acúmulo intrarrenal e ureteral do radiofármaco, com *clearance* retardado após diurético.

Como investigar

1. Cintilografia renal com MAG3 e diurético.
2. Urografia excretora para análise anatômica.

Complexo epispádia/extrofia vesical

Defeito na parede abdominal anterior, na região púbica, da parede anterior da bexiga e da região dorsal da uretra. O defeito causa abertura da bexiga, com continuidade da mucosa com a pele. Está sempre associado a epispádia. No homem, a uretra termina na região dorsal do pênis, enquanto, na mulher, trata-se de uma fenda em toda a uretra dorsal.

Achados radiográficos

1. Diástase da sínfise púbica à radiografia.
2. Onfalocele confluente com extrofia vesical.
3. Criptorquidia.
4. Hérnia inguinal.
5. Prolapso retal.
6. Anomalias uterinas.
7. Anomalias da coluna vertebral.
8. Obstrução adquirida da junção ureterovesical.

Síndrome de Prune-Belly

Distúrbio não hereditário que se caracteriza pela tríade:

- Afastamento importante dos músculos retoabdominais (pele da barriga assume aspecto de casca de ameixa)
- Uretero-hidronefrose (ureteres gigantes e tortuosos, porém não obstrutivos)
- Criptorquidia (distensão vesical não possibilita o descenso dos testículos).

São anomalias associadas: rim displásico; oligoidrâmnio; hipoplasia pulmonar; atresia de uretra; patência do úraco; e hipoplasia prostática.

Achados radiográficos

1. Grande distensão da bexiga urinária, podendo ser diagnosticada na fase pré-natal.
2. Refluxo vesicoureteral.
3. Patência do úraco.
4. Criptorquidia.

Válvula de uretra posterior

Membranas congênitas localizadas na uretra posterior, de modo próximo à porção distal do vero montano. É causa comum de sintomas obstrutivos (hesitação, enurese etc.) e pode causar infecção (35%), bexiga ou rim palpável em recém-nascido (20%) e hematúria (5%) (Figura 18.39).

Achados radiográficos

1. Falha de enchimento na uretra posterior à uretrocistografia miccional.
2. Dilatação da uretra posterior.
3. Trabeculação da bexiga, hipertrofia do colo vesical e resíduo pós-miccional.
4. Refluxo vesicoureteral (E>D). Bilateral em 15%, unilateral em 35% e sem refluxo em 50%.
5. Achados intraútero: oligoidrâmnio, extravasamento de urina (urinoma ou ascite), hidronefrose e síndrome de Prune-Belly.

> **(!) PONTOS-CHAVE**
>
> - Uretrocistografia miccional é o método para diagnosticar a válvula de uretra posterior.

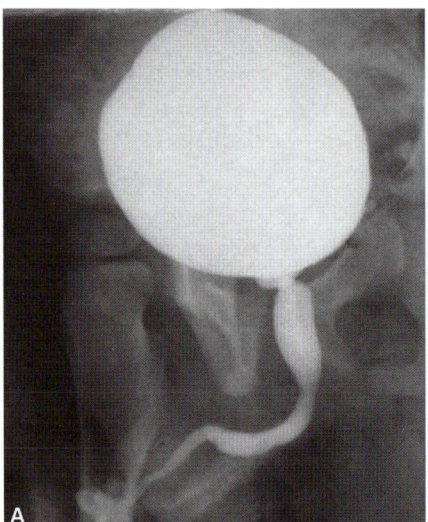 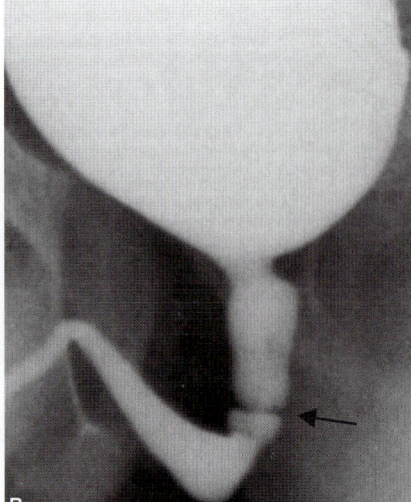 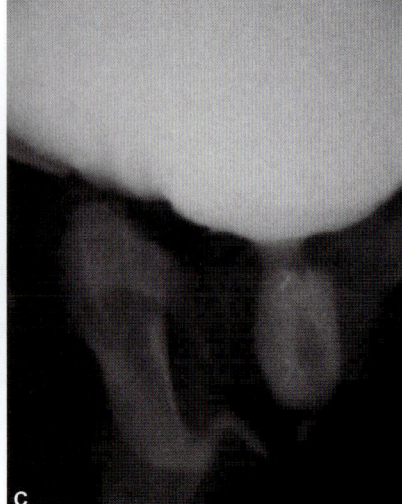

Figura 18.39 Uretrocistografia miccional normal (**A**) e com válvula de uretra posterior (**B** e **C**).

Hipospadia

O segmento distal da uretra é ectópico, estando o óstio uretral externo localizado na porção ventral do pênis, na bolsa escrotal ou no períneo. Pode estar associada a criptorquidismo (30%), hérnia inguinal (10%) ou anomalias do trato urinário.

Achados radiográficos

1. Uretrocistografia miccional é realizada em casos mais graves.
2. Aumento do utrículo prostático.

Anomalias do úraco

Persistência da comunicação total ou parcial do domo vesical com o umbigo, remanescente do alantoide fetal. Pode se apresentar da seguinte maneira:

- Patência ou fístula (canal aberto comunicando a bexiga com o umbigo, com perda urinária)
- Seio (persistência de uma porção superficial, abrindo para a pele)
- Divertículo (persistência de uma porção profunda comunicando com a bexiga)
- Cisto (persistência de porção intermediária com segmentos fibrosos fixando-a com a bexiga e o umbigo).

Achados radiográficos e como investigar

1. Melhor avaliação anatômica é obtida por meio da ultrassonografia.
2. Uretrocistografia miccional é útil para demonstrar patência.

Doença cística renal

Rim displásico multicístico

O rim não funcionante é substituído por múltiplos cistos e por tecido displásico. Pode variar de tamanho de 1 a 2 cm até 10 a 15 cm, sendo a segunda causa de massa abdominal em recém-nascido, logo após a hidronefrose. Existem dois tipos:

- Pieloinfundibular: mais comum, resultante de atresia do ureter ou da pelve renal. Os cistos representam remanescentes de dilatação calicial
- Hidronefrótico: resultante de atresia de parte do ureter, com os cistos representando todo o sistema pielocalicial.

Em 40% dos casos, há anomalias contralaterais, como estenose de JUP e/ou refluxo vesicoureteral. A maioria tende a regredir com o tempo, com diminuição dos cistos e permanecendo apenas um tecido residual.

O diagnóstico é feito pela ultrassonografia, na maioria das vezes no período neonatal (Figura 18.40). O grande diagnóstico diferencial é com hidronefrose, que pode ser diagnosticada com a utilização de métodos que analisem a excreção renal, como MN, TC e RM.

Achados radiográficos

1. Efeito de massa nas radiografias de abdome.
2. Na ultrassonografia, observam-se múltiplos cistos que não se comunicam, podendo haver faixas de parênquima interpostas. Posteriormente, há involução da massa cística.
3. Na TC e na RM, são achados múltiplos cistos agrupados, os quais não se comunicam e não são opacificados nas sequências tardias (fase excretora).

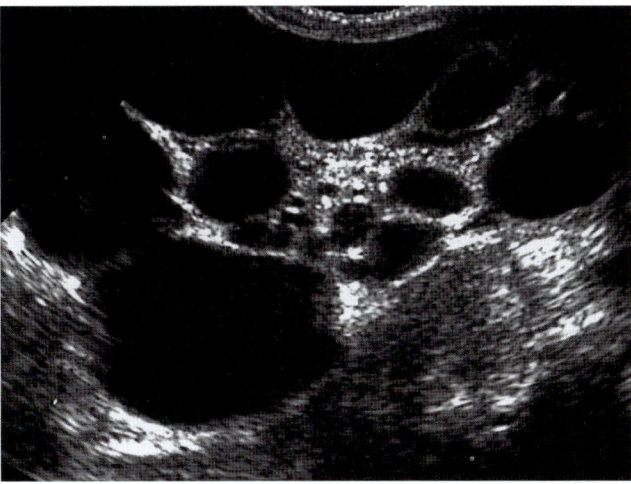

Figura 18.40 Ultrassonografia mostrando rim multicístico displásico.

Como investigar

Primeiro, com ultrassonografia para identificação e MN para documentar o rim não funcionante e avaliar a função do rim contralateral.

> **⊙ PONTOS-CHAVE**
>
> - O rim displásico multicístico aparece como uma massa no recém-nato ou é achado da ultrassonografia gestacional
> - O diagnóstico é feito pela ultrassonografia com auxílio da MN. O rim displásico involui espontaneamente.

Doença policística renal (DPCR)

DPCR recessiva. Distúrbio genético autossômico recessivo relacionado com o cromossomo 6 p. O gene é chamado "doença policística hepatorrenal 1" (*PKHD1*). Caracteriza-se por ectasia dos ductos coletores distais e dos túbulos renais, podendo ser dividida em quatro tipos:

- Antenatal: 90% dos túbulos são ectasiados. Oligoidrâmnio intraútero e morte por insuficiência renal e respiratória ao nascimento (75% em 24 horas)
- Neonatal: 60% dos túbulos ectasiados e mínima fibrose hepática. Insuficiência renal em 1 mês de vida. Em geral, morrem no 1º ano de vida
- Infantil: 20% dos túbulos ectasiados e moderada fibrose hepática. Sintomas aparecem com 3 a 4 meses de vida, e a morte ocorre por insuficiência renal, hipertensão portal e hipertensão arterial
- Juvenil: 10% dos túbulos ectasiados e grave fibrose hepática. Sintomas aparecem com 1 a 5 anos de vida, e a morte mais comumente resulta de hipertensão portal.

Achados radiográficos

1. Ultrassonografia obstétrica:
   - Não se identifica urina na bexiga
   - Rins aumentados de tamanho e hiperecogênicos
   - Oligoidrâmnio.
2. Ultrassonografia pós-natal:
   - Rins aumentados de tamanho e hiperecogênicos

- Cistos com 1 a 2 mm, somente visualizados com transdutores de alta frequência
- Fígado cirrótico com hipertensão portal.
3. Radiografias: hipoplasia pulmonar e pneumotórax.

Como investigar
Ultrassonografia (pré e pós-natal).

DPCR dominante. Distúrbio genético autossômico dominante (Figura 18.41) que determina anomalia da divisão dos túbulos renais e hipoplasia de segmentos tubulares, promovendo dilatações císticas da cápsula de Bowman, alça de Henle e túbulos contorcidos proximais, intercalando com parênquima normal. Três genes podem estar envolvidos: *PKD1* – braço curto do cromossomo 16 (90%); *PKD2* – braço longo do cromossomo 4 (10%); ou *PKD3* – gene indefinido.

Os cistos podem ser corticais, medulares ou subcapsulares. São anomalias associadas:

- Cistos em outros órgãos: fígado, pâncreas, baço, tireoide, pulmões, cérebro, gônadas e bexiga
- Doenças valvares cardíacas, coarctação da aorta e aneurismas
- Discreto aumento no risco de carcinoma renal
- 10% dos pacientes com DPCR dominante morrem por ruptura de aneurisma cerebral.

Achados radiográficos
1. Precoce: rins com dimensões normais, apresentando poucos cistos.
2. Tardio: rins aumentados de tamanho com inúmeros cistos.

Como investigar
1. Ultrassonografia: sensibilidade de 97%, especificidade de 100% e acurácia de 98%.
2. TC e RM podem ser utilizadas para avaliação dos cistos e eventuais lesões associadas (nódulos sólidos, cistos hemorrágicos, litíase etc.).

Nefroma cístico multilocular
Lesão renal congênita caracterizada por grandes cistos renais (> 10 cm) (Figura 18.42). Origina-se do blastema metanéfrico e caracteriza-se por massa cística parenquimatosa que protrui para o seio renal. Apresenta uma cápsula fibrosa e aspecto em "favo de mel". Os cistos são revestidos por epitélio cuboide. Os pacientes do sexo masculino são mais acometidos (75%) e a manifestação é mais precoce (antes dos 5 anos). Diagnóstico diferencial importante se dá com o tumor de Wilms cístico; portanto, o tratamento é cirúrgico.

Achados radiográficos
Massa cística multiloculada na cortical renal, com cápsula fibrosa definida.

Como investigar
Ultrassonografia, TC e RM com contraste.

Divertículo calicial
Eventração calicial para dentro do parênquima renal contendo urina, comunicando-se com o sistema coletor por fino colo (Figura 18.43).

Achados radiográficos
1. Calcificação renal, podendo ser em meia-lua ou mudar de posição ("leite de cálcio").
2. Divertículo enchendo nas incidências tardias (urografia excretora).
3. Imagem cística corticomedular que se opacifica nas sequências tardias (TC e RM).

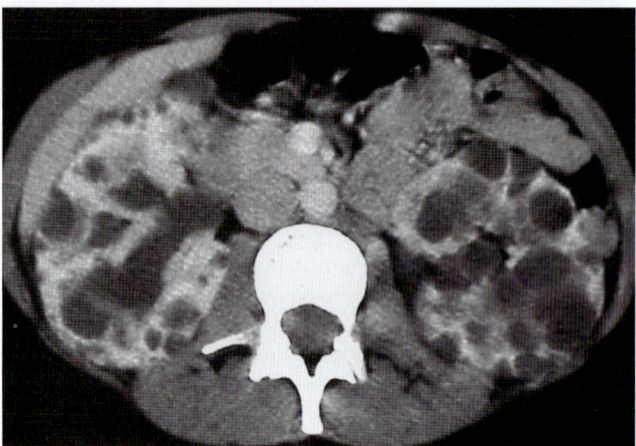

Figura 18.41 Tomografia computadorizada pós-contraste mostrando rins com doença policística renal dominante.

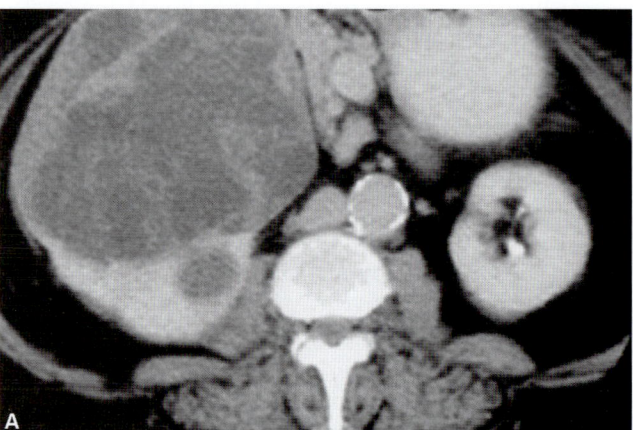
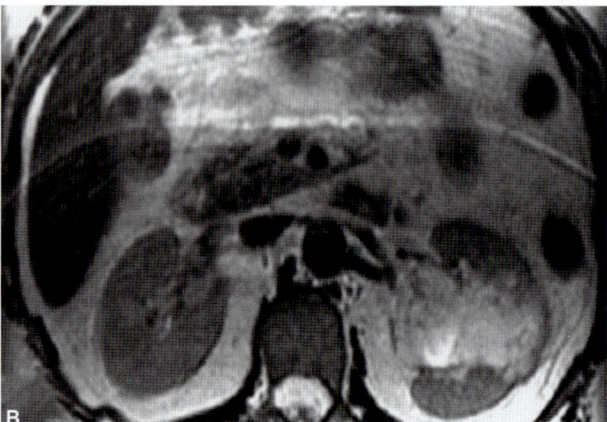

Figura 18.42 Pacientes diferentes com nefroma cístico em tomografia computadorizada (**A**) e ressonância magnética com imagem ponderada em T2 (**B**).

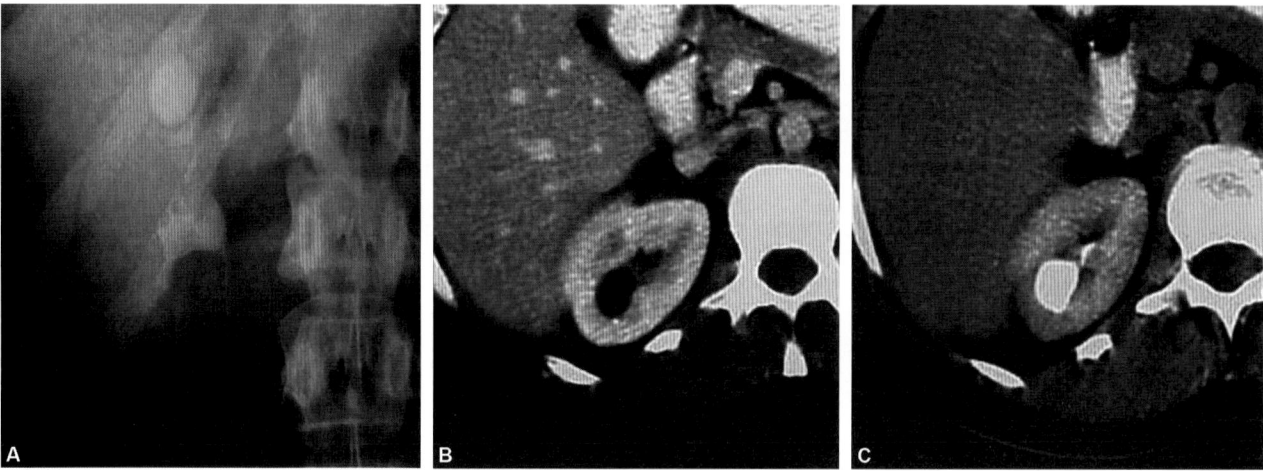

Figura 18.43 Divertículo calicial demonstrado por urografia excretora (**A**), tomografia computadorizada pré-contraste (**B**) e pós-contraste tardio (**C**).

Como investigar

Ultrassonografia seguida de urografia excretora ou TC com contraste.

> **(!) PONTOS-CHAVE**
>
> - À ultrassonografia, a DPCR recessiva apresenta rins aumentados de volume e hiperecogênicos já no período perinatal. Hipoplasia pulmonar associada é frequente
> - DPCR dominante costuma ter rins normais na infância. No adulto, os rins são aumentados e disfuncionais, com cistos grandes. Também é facilmente demonstrada pela ultrassonografia
> - Nefroma cístico multilocular, massa cística multiloculada na cortical renal, com cápsula fibrosa definida.

Infecção do trato urinário

Infecção na infância

Define-se ITU como a presença de mais de 100.000 organismos/mℓ de urina propriamente coletada. Múltiplas estruturas urinárias podem estar envolvidas:

- Bexiga: cistite
- Próstata: prostatite
- Túbulos renais: pielonefrite
- Uretra: uretrite.

Geralmente, a ITU corresponde a uma infecção ascendente, sendo a *E. coli* o principal agente causal. No diagnóstico de ITU em uma criança, deve-se fazer algumas perguntas:

1. Há alguma anomalia do trato urinário causando estase e predispondo à ITU?
2. Existe refluxo vesicoureteral primário?
3. Há pielonefrite aguda?
4. Há cicatrizes renais?

Com base nesses questionamentos, estabelecem-se alguns fluxogramas de investigação. Para essas perguntas, têm-se as seguintes respostas:

1. Ultrassonografia representa a modalidade de escolha para responder à pergunta 1, devendo ser realizada em toda criança com ITU pela primeira vez.
2. Existem dois modos de investigação para responder à pergunta 2, sendo a uretrocistografia miccional e a cistografia por radioisótopo (também conhecida como "cistocintilografia") as modalidades de escolha. A primeira, além do diagnóstico de refluxo, determina eventuais anomalias anatômicas. A segunda apresenta como vantagem menor dose de radiação e sensibilidade superior para refluxo intermitente, tornando-se método de escolha nos casos de seguimento. Devem ser realizadas em toda criança com < 4 anos com ITU e em crianças maiores com exame ultrassonográfico alterado, disfunção vesical ou ITU de repetição.
3. Cintilografia do córtex renal, também conhecida como "cintilografia renal estática com DMSA", é a modalidade de imagem com maior sensibilidade e especificidade para responder à pergunta 3, devendo ser realizada se o resultado modificar o manejo do paciente.
4. As cicatrizes renais são mais bem diagnosticadas com a cintilografia do córtex renal. Apenas grandes cicatrizes são identificadas pela ultrassonografia e pela urografia excretora. Recomenda-se intervalo de 6 meses após a ITU para a pesquisa de cicatrizes renais.

Refluxo vesicoureteral primário

Causado pela imaturidade ou pelo subdesenvolvimento do mecanismo de válvula antirrefluxo da junção ureterovesical. A imaturidade é secundária a um subdesenvolvimento das fibras musculares longitudinais da submucosa do ureter, que, com o crescimento da criança, pelo alongamento da submucosa do ureter, deveria tornar competente o mecanismo de válvula, porém isso não ocorre.

O refluxo secundário pode ter outras causas, como:

- Divertículo periureteral
- Ureterocele
- Duplicidade ureteral
- Obstrução vesical.

As principais complicações do refluxo vesicoureteral primário são cistite, pielonefrite, cicatrizes renais decorrente de refluxo intrarrenal de urina infectada e hipertensão com insuficiência renal terminal. Observa-se refluxo vesicoureteral primário em cerca de 30 a 50% das crianças com ITU (Figura 18.44).

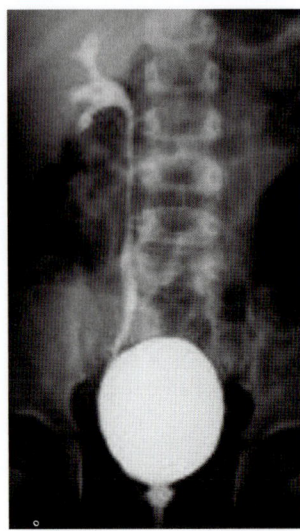

Figura 18.44 Uretrocistografia miccional mostrando refluxo ureteral.

Achados radiográficos

Graduação do refluxo vesicoureteral primário:

- Grau 1: refluxo para o ureter sem atingir o rim
- Grau 2: refluxo para o ureter, pelve e cálices sem dilatação
- Grau 3: refluxo para o ureter, pelve e cálices com dilatação discreta de cálices
- Grau 4: refluxo até os cálices com sua dilatação moderada
- Grau 5: refluxo até os cálices com sua acentuada dilatação e tortuosidade do ureter.

Como investigar a infecção do trato urinário

Ver as Figuras 18.45 e 18.46.

> **! PONTOS-CHAVE**
>
> - Nas crianças com infecções, deve-se afastar as malformações e o refluxo vesicoureteral
> - A ultrassonografia está indicada no primeiro episódio de infecção
> - Uretrocistografia miccional ou a cistografia por radioisótopo estão indicadas nos quadros de infecção repetida nas meninas ou no primeiro episódio em meninos
> - É importante graduar o refluxo vesicoureteral para definir o tratamento.

Tumores

Tumor de Wilms (nefroblastoma maligno)

Tumor maligno originário do blastema metanéfrico primitivo, trata-se da neoplasia abdominal mais comum em crianças entre 1 e 8 anos, além de terceiro tumor maligno da infância, atrás das leucemias e dos tumores do sistema nervoso central. O tumor de Wilms costuma disseminar-se pela penetração da cápsula renal para tecidos adjacentes, para linfonodos regionais, por invasão vascular renal, da VCI e do átrio direito, sendo os pulmões e fígado os locais mais

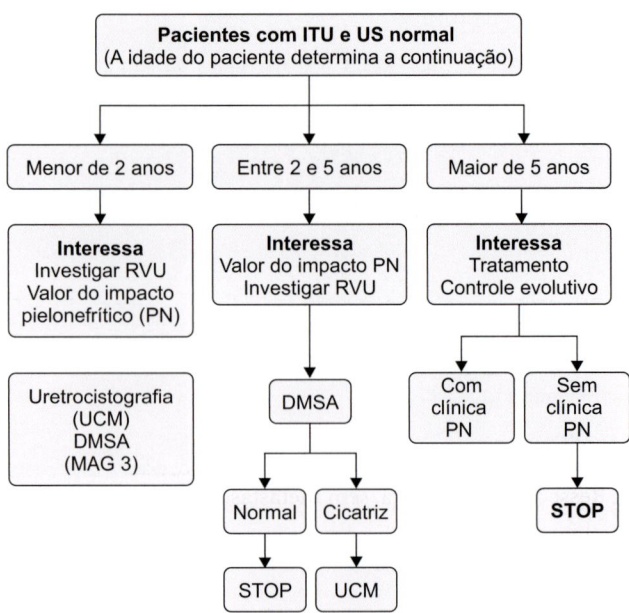

Figura 18.45 Esquema para investigação de infecção do trato urinário em paciente com ultrassonografia normal. DMSA: ácido dimercaptossuccínico (radioisótopo de vida curta); ITU: infecção do trato urinário; RVU: reflexo vesicoureteral; STOP: parar a investigação; UCM: uretrocistografia miccional; US: ultrassonografia.

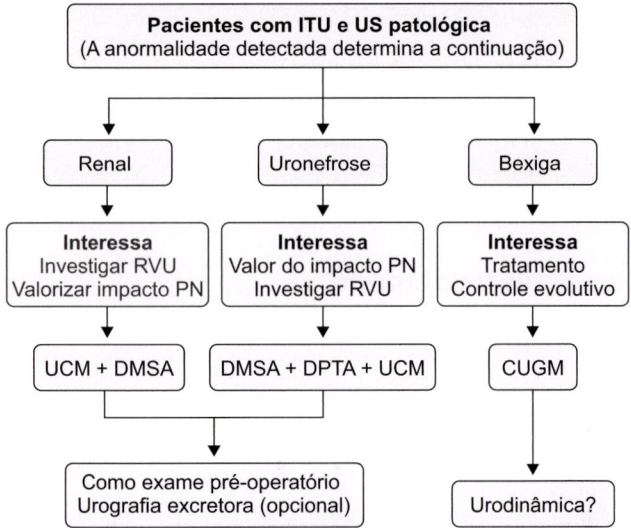

Figura 18.46 Esquema para investigação de infecção do trato urinário em paciente com ultrassonografia alterada. CUGM: cistouretrografia miccional; DMSA: ácido dimercaptossuccínico (radioisótopo de vida curta); DPTA: dietilenotriamina pentaacetato; ITU: infecção do trato urinário; RVU: reflexo vesicoureteral; UCM: uretrocistografia miccional; US: ultrassonografia.

frequentes de metástase. Algumas condições podem estar associadas:

- Anomalias do trato urinário
- Síndromes com crescimento exagerado (de Beckwith-Wiedemann, hemi-hipertrofia isolada)
- Aniridia esporádica
- Trissomia do 18
- Síndromes de Sotos, de Bloom, de Denys-Drash
- Síndrome de WAGR (tumor de **W**ilms, **A**niridia, anomalia **G**enitorinária e **R**etardo mental).

Achados radiográficos (Figura 18.47)

1. Massa heterogênea na TC ou na RM, com margens bem definidas, substituindo o tecido renal.
2. Calcificações em 15% dos casos.
3. Pode haver disseminação pelas veias renais e VCI.

Como investigar

1. Com frequência, a ultrassonografia representa o primeiro exame.
2. TC e RM para avaliação locorregional e do rim contralateral.
3. TC ou radiografia de tórax para estadiamento.

Estadiamento

I. Confinado ao rim, sendo completamente retirado.
II. Extensão local, sendo completamente retirado.
III. Ressecção incompleta, sem metástases.
IV. Metástases (pulmão, fígado, cérebro e osso).
V. Tumor sincrônico bilateral.

Nefroblastomatose

Refere-se a restos do blastema metanéfrico, que se localizam na região subcortical dos rins. É precursor do tumor de Wilms (Figura 18.48 A). A maioria apresenta regressão espontânea, mas 30 a 40% podem evoluir para tumor de Wilms. São possíveis síndromes associadas:

- Síndromes com crescimento exagerado (Beckwith-Wiedemann, hemi-hipertrofia isolada)
- Aniridia esporádica
- Trissomia do 18
- Síndromes de Sotos, Bloom, Denys-Drash
- Síndrome de WAGR.

Achados radiográficos

1. Massas ovoides ou em forma de meia-lua localizadas em situação subcortical nos rins, hipodensas na TC e isointensas em T1 e T2 (RM), realçando de maneira menos intensa que o parênquima renal.
2. À ultrassonografia, observam-se massas hipoecoicas de distribuição subcortical.

Como investigar

1. Geralmente, são assintomáticos e, portanto, devem ser suspeitados principalmente nos casos de síndromes relacionadas, com realização de ultrassonografia como *screening* a intervalos de 3 meses até os 7 anos de vida.
2. RM e TC com contraste nos casos com aumento de volume para diagnóstico diferencial com Wilms.

Nefroma mesoblástico

Tumor hamartomatoso renal composto de células fusiformes e fibroblastos. Geralmente benigno, encontrado em fetos ou recém-nascidos, pode determinar destruição do parênquima renal adjacente (Figura 18.48 B).

Achados radiográficos

1. Efeito de massa à radiografia.
2. Massa renal de contornos definidos na ultrassonografia.
3. TC e RM mostram massa com realce heterogêneo, apresentando hipersinal em T2 apesar do componente fibroso.

> **⚠ PONTOS-CHAVE**
> - Tumor de Wilms é o terceiro tumor maligno mais frequente na infância. O diagnóstico diferencial frequente se dá com neuroblastoma nas crianças pequenas
> - A investigação se inicia pela ultrassonografia, mas a TC ou a RM são importantes para o estadiamento
> - Deve-se acompanhar a nefroblastomatose com ultrassonografia a cada 3 meses e RM se houver crescimento das lesões.

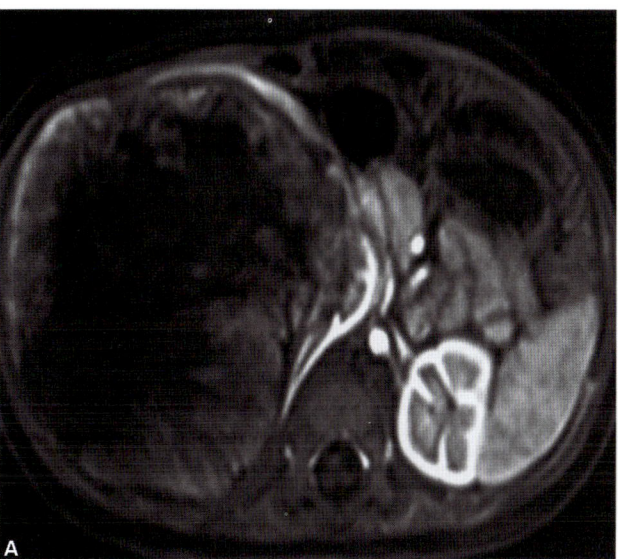
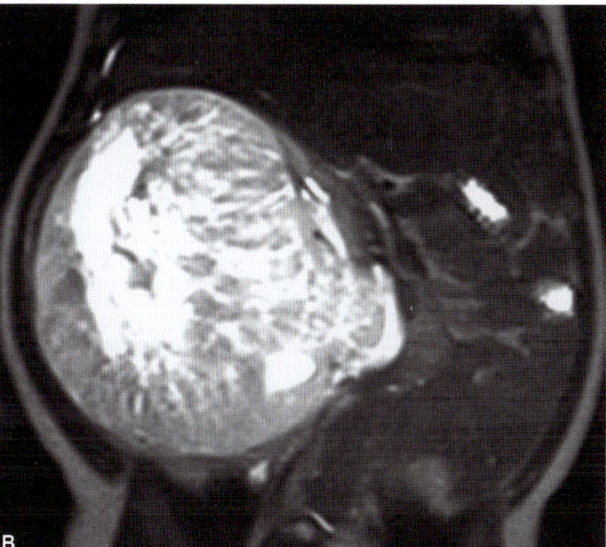

Figura 18.47 Tumor de Wilms. Ressonância magnética – corte axial T1 na fase nefrográfica (**A**) e coronal T2 (**B**).

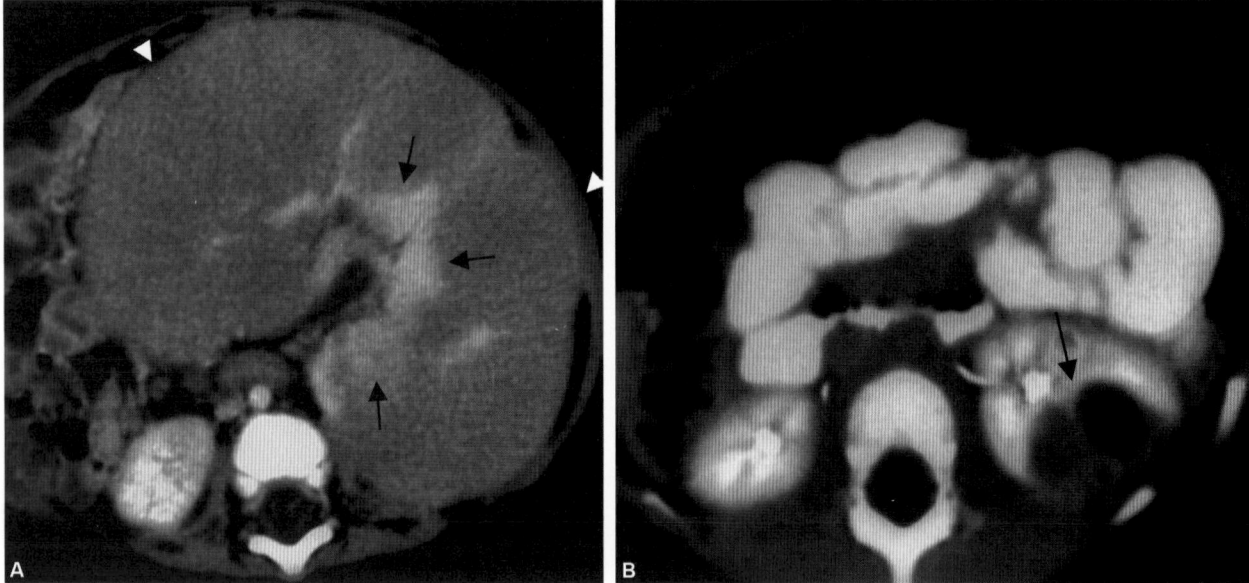

Figura 18.48 Tomografia computadorizada pós-contraste mostrando (**A**) nefroma mesoblástico e (**B**) nefroblastomatose.

BIBLIOGRAFIA

ACR manual on contrast media. Disponível em: https://www.acr.org/-/media/ACR/Files/Clinical-Resources/Contrast_Media.pdf. Acesso em: 01 out. 2022.

Afaq A, Batura D, Bomanji J. New frontiers in prostate cancer imaging: clinical utility of prostate specific membrane antigen positron emission tomography. Int Urol Nephrol. 2017;49(5):803-10.

Ahmed HU, El-Shater Bosaily A, Brown LC, Gabe R, Kaplan R, Parmar MK, et al. Diagnostic accuracy of multi-parametric MRI and TRUS biopsy in prostate cancer (PROMIS): a paired validating confirmatory study. Lancet. 2017;389(10071):815-22.

Barrett BJ, Parfrey PS. Clinical practive. Preventing nephropathy induced by contrast medium. N Engl J Med. 2006;354(4):379-86.

Boubaker A, Prior JO, Meuwly JY, Bischof-Delaloye A. Radionuclide investigations of the urinary tract in the era of multimodality imaging. Journal of Nuclear Medicine. 2006;47:1819-36.

Brown SCW. Nuclear medicine in the clinical diagnosis and treatment if obstructive uropathy. In: Ell PJ, Gambhir SS. Nuclear medicine in clinical diagnosis and treatment. China: Churchill Livingstone; 2004. p. 1581-602.

Browne RF, Meehan CP, Colville J, Power R, Torreggiani WC. Transitional cell carcinoma of the upper urinary tract: spectrum of imaging findings. Radiographics. 2005;25(6):1609-27.

Bush WH, Swanson DP. Acute reactions to intravascular contrast media: types, risk factors, recognition, and specific treatment. AJR. 1991;157:1153-61.

Craig WD, Wagner BJ, Travis MD. Pyelonephritis: radiologic-pathologic review. Radiographics. 2008;28:255-76.

Donnelli LF, editor. Diagnostic imaging: pediatric. Salt Lake City: AMIRSYS/Philadelphia: Elsevier; 2005.

Dyer R, Disantis JD, McClennan BL. Simplified imaging approach for evaluation of the solid renal mass in adults. Radiology. 2008;247(2):331-43.

Goldfarb CR, Srivastava NC, Grotas AB, Ongseng F, Nagler HM. Radionuclide imaging in urology. Urologic Clinics of North America. 2006;33:319-28.

Gordon I. Pediatric nephro-urology. In: Ell PJS, Gambhir S. Nuclear medicine in clinical diagnosis and treatment. China: Churchill Livingstone; 2004. p. 1569-80.

Hricak H, Choyke PL, Eberhardt SC, Leibel SA, Scardino PT. Imaging prostate cancer: a multidisciplinary perspective. Radiology. 2007;243(1):28-53.

Kanal E, Barkovich AJ, Bell C, Borgstede JP, Bradley WG, Froelich JW, et al. ACR guidance document for safe MR practices: 2007. AJR. 2007;88:1447-74.

Kawashima A, Sandler CM, Corl FM, West OC, Tamm EP, Fishman EK, Goldman SM. Imaging of renal trauma a comprehensive review. Radiographics. 2001;21:557-74.

Kawashima A, Sandler CM, Ernst RD, Tamm EP, Goldman SM, Fishman EK. CT Evaluation of renovascular disease. Radiographics. 2000;20:1321-40.

Leng S, Huang A, Cardona JM, Duan X, Williams JC, McCollough CH. Dual-energy CT for quantification of urinary stone composition in mixed stones: a phantom study. Am J Roentgenol. 2016;207(2):321-9.

Müller-Suur R, Prigent A. Radiopharmaceuticals: their intrarenal handling and localization. In: Ell PJ, Gambhir SS. Nuclear medicine in clinical diagnosis and treatment. China: Churchill Livingstone; 2004. p. 1501-15.

Panebianco V, Narumi Y, Altun E et al. Multiparametric Magnetic Resonance Imaging for Bladder Cancer: Development of VI RADS (Vesical Imaging Reporting And Data System). Eur Urol. 2018;74(3):294-306.

Perez-Rodriguez J, Lai S, Ehst BD, Fine DM, Bluemke DA. Nephrogenic systemic fibrosis: incidence, associations, and effect of risk factor assessment – Report of 33 cases. Radiology. 2009;250:371-7.

Piepsz A. Antenatally detected hydronephrosis. Seminars in Nuclear Medicine. 2007;37:249-60.

Ramdave S, Thomas GW, Berlangieri SU, Bolton DM, Davis I, Danguy HT, et al. Clinical role of F-18 fluorodeoxyglucose positron emission tomography for detection and management of renal cell carcinoma. J Urol. 2001 Sep;166(3):825-30.

Rossleigh MA. Renal infection and vesico-ureteric reflux. Seminars in Nuclear Medicine. 2007;37:261-8.

Rubin GD, Rofsky NM. CT and MR angiography: comprehensive vascular assessment. Philadelphia: Lippincott Williams & Wilkins; 2009.

Sebastià C, Quiroga S, Boyé R, Cantarell C, Fernandez-Planas M, Alvarez A. Helical CT in renal transplantation: normal findings and early and late complications. Radiographics. 2001;21:1103-17.

Seltzer M, Shvarts O. PET in bladder, renal, and prostate cancer. In: Oher P, Biersack HJ, Coleman RE. PET and PET-CT in oncology. Berlin: Springer-Verlag; 2004. p. 243-9.

Sheth S, Scatarige JC, Horton KM, Corl FM, Fishman EK. Current concepts in the diagnosis and management of renal cell carcinoma: role of multidetector CT and three-dimensional CT. Radiographics. 2001;21:S237-S254.

Silverman SG, Leyendecker JR, Amis Jr ES. What is the current role of CT urography and MR urography in the evaluation of the urinary tract? Radiology. 2009;250:309-23.

Silverman SG, Pedrosa I, Ellis JH, Hindman NM, Schieda N, Smith AD, Remer EM, Shinagare AB, Curci NE, Raman SS, Wells SA, Kaffenberger SD, Wang ZJ, Chandarana H, Davenport MS. Bosniak Classification of Cystic Renal Masses, Version 2019: An Update Proposal and Needs Assessment. Radiology. 2019;292(2):475-88.

Thomsen HS. How to avoid CIN: guidelines from the European Society of Urogenital Radiology. Nephrol Dial Transplant. 2005;20 (suppl. 1):i18-i22.

Urban BA, Ratner LE, Fishman EK. Three-dimensional volume-rendered CT angiography of the renal arteries and veins: normal anatomy, variants and clinical applications. Radiographics. 2001;21:373-86.

Zhang JL, Morrell G, Rusinek H, Sigmund EE, Chandarana H, Lerman LO, et al. New magnetic resonance imaging methods in nephrology. Kidney International. 2014;85:768-78.

19 | Injúria Renal Aguda

Oscar Pavão • Thais Nemoto Matsui • Nestor Schor (*in memoriam*)

INTRODUÇÃO

Anteriormente denominada "insuficiência renal aguda", a injúria renal aguda (IRA) representa um problema de saúde pública mundial com altas taxas de morbimortalidade, além de apresentar altos custos para a saúde, com maior tempo de internação e possibilidade de evolução para doença renal crônica em longo prazo.

A IRA caracteriza-se por redução abrupta (em horas a dias) da taxa de filtração glomerular, resultando na inabilidade de o rim exercer suas funções básicas de excreção das escórias nitrogenadas e manutenção da homeostase hidreletrolítica do organismo. Frequentemente, é reversível, podendo se manter por tempo variável.

Em países mais desenvolvidos, a IRA acontece predominantemente dentro do ambiente hospitalar, mais frequentemente nas unidades de terapia intensiva, atingindo pacientes mais idosos. Por outro lado, em países mais pobres, é muito comum a observação de IRA comunitária. A incidência da IRA em pacientes internados vem crescendo, sendo mais alta entre os pacientes graves. A despeito do avanço no conhecimento do mecanismo fisiopatológico da IRA e de seu tratamento, a mortalidade associada à doença ainda permanece elevada (entre 30 e 50%), particularmente se é acompanhada de importante elevação de biomarcadores.

ETIOLOGIA

A IRA pode ser de origem pré-renal, renal (ou intrínseca) ou pós-renal, a depender do nível de acometimento.

A IRA pré-renal resulta da redução da perfusão renal, isto é, de eventos que culminam em diminuição do volume circulante, como no caso de desidratação (p. ex., diarreia, vômitos, febre), sangramentos, uso de diuréticos e insuficiência cardíaca. Caracteriza-se por redução da excreção urinária de sódio e de água, com elevação da osmolaridade urinária. A IRA pré-renal é facilmente reversível, desde que os fatores precipitantes sejam rapidamente corrigidos.

A IRA renal é causada por fatores intrínsecos ao rim, sendo classificada de acordo com o principal local afetado: glomérulo; túbulos; interstício; e vasos. Sua etiologia mais comum é a lesão tubular, principalmente de origem isquêmica ou tóxica (ver Capítulo 23). No entanto, a principal e mais frequente causa de necrose tubular aguda (NTA) é isquêmica e o seu principal fator causal tem origem pré-renal, como consequência da redução do fluxo sanguíneo não revertida, especialmente se houver comprometimento suficiente para provocar a morte das células tubulares. Eventos isquêmicos mais graves (como nas complicações obstétricas e síndrome hemolítico-urêmica), sobretudo se ocorrer coagulação microvascular, podem resultar eventualmente em necrose cortical irreversível.

Depois das isquêmicas, as causas nefrotóxicas são as mais frequentes na IRA renal (ver Capítulo 23). Os agentes nefrotóxicos incluem principalmente antibióticos aminoglicosídios, contrastes radiológicos e quimioterápicos, além de pigmentos (p. ex., mioglobina) e venenos ofídicos. De modo geral, os medicamentos e os demais nefrotóxicos podem causar diversos tipos de danos por:

- Modificações hemodinâmicas
- Dano tubular direto
- Reação alérgica, causando a nefrite intersticial aguda
- Obstrução intratubular
- Desenvolvimento da síndrome hemolítico-urêmica.

Apesar da predominância de um mecanismo fisiopatológico, a IRA por fármacos nefrotóxicos é frequentemente causada por associação de um ou mais mecanismos, conforme sumarizado no Quadro 19.1.

A IRA por nefrite intersticial é mais frequentemente causada por reações alérgicas a medicamentos. Causas menos frequentes incluem doenças autoimunes (lúpus eritematoso) e agentes infecciosos, determinadas, por exemplo, pela leptospirose ou, ainda, pela pielonefrite aguda por bactérias, como *E. coli*, *Proteus* sp, *Klebsiella* sp, entre outras bactérias.

Outras causas de IRA renal incluem, ainda, as glomerulonefrites de rápida progressão, as doenças sistêmicas (como vasculites outras e lúpus eritematoso sistêmico) e infecções.

Em um levantamento realizado nos EUA, entre as etiologias de IRA renal, 62% decorrem de NTA consequente a causas isquêmicas (72%) e tóxicas (28%). As demais situações de IRA são motivadas por glomerulonefrites agudas (22%), nefrites intersticiais agudas (6%), necrose cortical (5%) e outras (5%). A principal apresentação clínica da NTA é oligúrica (74%), enquanto a forma não oligúrica (26%) tem no uso de antibióticos e contraste radiológico os seus principais responsáveis (41%).

Por fim, a IRA pós-renal ocorre na vigência de obstrução das vias urinárias, que pode ser observada em qualquer nível do

Quadro 19.1 Mecanismos fisiopatológicos da injúria renal aguda nefrotóxica associada a medicamentos e drogas.

Mecanismo predominante	Droga
Redução da perfusão renal e alteração na hemodinâmica renal	Ciclosporina, inibidores da enzima de conversão de angiotensina, anti-inflamatórios não hormonais, anfotericina B
Toxicidade tubular direta	Aminoglicosídios, contrastes radiológicos, cisplatina, ciclosporina, anfotericinas B, pentamidina, metais pesados, solventes orgânicos
Toxicidade tubular – rabdomiólise	Cocaína, etanol, estatinas
Obstrução intratubular	Aciclovir, sulfonamidas, etilenoglicol, quimioterápicos
Nefrite intersticial aguda	Penicilinas, cefalosporinas, sulfonamidas, ciprofloxacino, anti-inflamatórios não hormonais, diuréticos tiazídicos, furosemida, alopurinol, cimetidina
Síndrome hemolítico-urêmica	Ciclosporina, mitomicina, cocaína, quinino

trato urinário, porém, no acometimento de ureteres, depende da presença de obstrução bilateral. A obstrução pode ser causada por hiperplasia prostática benigna, neoplasia de próstata ou bexiga, distúrbios retroperitoneais, bexiga neurogênica, cálculos renais bilaterais, fibrose retroperitoneal, entre outros (ver Capítulo 30). A elevação da pressão hidráulica da via urinária (elevação da Pt – pressão intra-tubular na fórmula da filtração glomerular por néfron único), de maneira ascendente, resulta na ação de vasoconstritores locais, de modo que a obstrução prolongada tem como consequência a lesão parenquimatosa. Dessa forma, a reversibilidade da IRA pós-renal depende do tempo de duração da obstrução.

Vale ressaltar que, muitas vezes, sobretudo nos pacientes graves, podem coexistir múltiplas causas, de diferentes origens, para a IRA.

> **PONTOS-CHAVE**
> - IRA corresponde a uma redução abrupta da função renal
> - Índices de mortalidade elevados (cerca de 50%)
> - A IRA pré-renal é reversível e resulta da diminuição do volume circulante
> - Isquemia seguida de toxinas representam as causas mais comuns de dano tubular
> - A reversibilidade da IRA pós-renal se relaciona com o tempo de duração da obstrução.

FISIOPATOLOGIA

A fisiopatologia das lesões renais isquêmica e tóxica, origens mais comuns de IRA intrínseca (renal), envolve alterações estruturais e bioquímicas que resultam no comprometimento vascular e/ou celular. A partir dessas alterações, ocorrem vasoconstrição, alteração da função e morte celular, descamação do epitélio tubular e obstrução intraluminal, vazamento transtubular do filtrado glomerular e inflamação.

As principais alterações fisiopatológicas na IRA são:

- Vasoconstrição intrarrenal: causada pelo desequilíbrio entre os fatores vasoconstritores e vasodilatadores, tanto de ação sistêmica quanto local. Mecanismo particularmente importante na IRA por nefrotóxicos, com ativação de hormônios vasoconstritores (angiotensina II, endotelina, tromboxane etc.) e/ou inibição de vasodilatadores (prostaglandinas vasodilatadoras, óxido nítrico etc.)
- Lesão tubular: associada principalmente a uma redução dos níveis intracelulares de ATP e a lesões de reperfusão. A reversibilidade do dano às células tubulares dependerá da intensidade, do tempo de duração e do tipo do evento agressor.

A possibilidade de reversão da IRA decorre da capacidade de regeneração e diferenciação das células tubulares renais, restabelecendo um epitélio íntegro e funcionante. Mesmo em situações mais graves com destruição de 90% das células epiteliais do túbulo proximal, os 10% de células remanescentes podem entrar em processo de proliferação, estimulados por hormônios e fatores de crescimento, recompondo a epitélio tubular.

APRESENTAÇÃO CLÍNICA

Tradicionalmente, o curso clínico da IRA subdivide-se em quatro fases: inicial; oligúrica; poliúrica; e recuperação funcional.

A fase inicial começa a partir do momento de exposição ao insulto, isquêmico ou tóxico. Tem duração variável e depende do tempo de exposição ao agente agressor. Nessa fase, o volume urinário pode estar normal ou diminuído, porém o rim começa a perder a capacidade de excretar adequadamente os compostos nitrogenados.

A fase oligúrica da IRA também pode ter grau e duração variáveis. Um volume urinário inferior a 500 mℓ/dia é insuficiente para excretar as quantidades necessárias de soluto, já que a produção de produtos osmoticamente ativos se dá ao redor de 600 mOsm/dia e a capacidade máxima de concentração urinária é de 1.200 mOsm/ℓ. Assim, débito urinário inferior a 500 mℓ/dia caracteriza oligúria.

A maioria dos pacientes que se recuperam de uma IRA desenvolve aumento da diurese após 10 a 14 dias do início da oligúria. Ocasionalmente, não ocorre a fase de oligúria, caracterizando a chamada "IRA não oligúrica". Nesse caso, a presença de volume urinário normal é justificada pela grande redução na reabsorção tubular de líquido, apesar da pequena filtração glomerular, surgindo fluxo urinário não oligúrico. Essa situação frequentemente é observada em associação a nefrotóxicos, agentes anestésicos e sepse. Ocorre por menor ação do hormônio antidiurético (vasopressina).

A terceira fase, a fase poliúrica ou diurética, pode ser marcada por rápida elevação do volume urinário. A magnitude da diurese independe do estado de hidratação do paciente e, habitualmente, representa a incapacidade dos túbulos regenerados em reabsorver sal e água. No entanto, a excreção urinária dos compostos nitrogenados não acompanha o aumento da excreção de sal e água, de modo que a concentração plasmática de creatinina e ureia continua a aumentar, e os sintomas e a necessidade de terapia renal de substituição podem persistir.

A última fase, de recuperação funcional, ocorre após vários dias de diurese normal, com redução gradativa da ureia e creatinina.

Manifestações renais

Do ponto de vista renal, a IRA manifesta-se com uremia, pelo acúmulo dos compostos nitrogenados, e alterações hidreletrolíticas. Dessa maneira, são observadas:

- Alteração no balanço de água: sobretudo nos pacientes em oligúria, nos quais o balanço hídrico positivo acumulado muito elevado pode repercutir na respiração/ventilação e ter impacto na mortalidade (ver Capítulo 9)
- Alteração do balanço de sódio: durante a fase oligúrica, o balanço positivo de sódio pode levar à expansão de volume, hipertensão e insuficiência cardíaca. Nessa fase, acredita-se que a oferta de solução salina isotônica (300 mℓ/dia) associada a um controle rigoroso de peso é suficiente para equilibrar o balanço de sódio. Por sua vez, uma oferta menor de sódio, principalmente na fase poliúrica, pode provocar depleção de volume e hipotensão arterial (ver Capítulo 10)
- Alteração do balanço de potássio: a hipercalcemia é a principal causa metabólica que leva o paciente com IRA ao óbito. Considerando-se que somente 2% do potássio corporal total encontra-se fora da célula, pequenas alterações no conteúdo extracelular de potássio provocam profundos efeitos na excitabilidade neuromuscular. A elevação do potássio (K^+) sérico pode se dar na IRA por aumento do catabolismo endógeno de proteínas, por dano tecidual, sangramento intestinal e movimentação de K^+ do intra para o extracelular pelo mecanismo-tampão dos estados acidóticos. A complicação mais temível da hipercalcemia é a toxicidade cardíaca, manifestando-se com arritmias que, se não corrigidas, podem levar rapidamente à morte. Por essa razão, é necessário controle rigoroso do K^+ sérico nos pacientes com IRA (ver Capítulo 12)
- Outras alterações: alterações do balanço de cálcio (a hipocalcemia é o achado mais frequente), do balanço de fósforo (hiperfosfatemia é frequente) e acidose metabólica.

Manifestações extrarrenais

As infecções são as complicações extrarrenais mais frequentes no paciente com IRA, com incidência que varia entre 45 e 80%. Apesar do reconhecimento e do tratamento adequados, cerca de 20 a 30% dos óbitos na IRA resultam de processos infecciosos.

As complicações infecciosas são mais observadas na IRA pós-traumática ou pós-cirúrgica, particularmente quando há envolvimento gastrintestinal. As infecções urinárias são de grande importância nos pacientes com IRA, pela dificuldade de os antibióticos atingirem níveis teciduais ou urinários adequados. A presença de cateteres urinários, tanto de demora quanto intermitentes, representa fator predisponente para o desenvolvimento e a manutenção de infecção urinária, com seleção de agentes microbianos mais resistentes e de maior risco de disseminação.

Infecções broncopulmonares também são frequentes complicações da IRA. O diagnóstico pode se tornar difícil quando de edema pulmonar concomitante, porém outros sinais de hipervolemia devem ser levados em conta antes de considerá-lo exclusivamente congestão pulmonar.

Do ponto de vista cardiovascular, uma das complicações mais frequentes é a presença de pericardite fibrinosa (10%), geralmente associada a atrito pericárdico, podendo ser complicada por derrame pericárdico e eventual tamponamento. Insuficiência cardíaca congestiva (ICC) e hipertensão também podem estar presentes na IRA e correlacionam-se com a sobrecarga de volume. Ainda, acidose metabólica e distúrbios eletrolíticos podem contribuir para o surgimento de ICC, bem como de arritmias.

Complicações neurológicas também são comuns, uma vez que o sistema nervoso é o que menos tolera a redução rápida da função renal. Como resultado, a encefalopatia urêmica é a mais comum manifestação de IRA. As manifestações sensoriais mais precoces são as alterações cognitiva e de memória. Seguem-se as alterações motoras (asterixes, tremores/*flapping*, mioclonias) e, finalmente, convulsões e coma, que representam os eventos terminais graves e de maior risco clínico.

Quanto às complicações do trato gastrintestinal, ulcerações gástricas ou duodenais referem-se aos achados mais comuns. Obviamente, sangue no trato gastrintestinal contribui substancialmente para a elevação da concentração plasmática de ureia e potássio, com necessidade de adequação do programa dialítico.

> (!) **PONTOS-CHAVE**
>
> - As infecções são as complicações extrarrenais mais frequentes no paciente com IRA, com incidência variando entre 45 e 80%
> - A presença de cateteres urinários, tanto de demora quanto intermitentes, é fator predisponente para o desenvolvimento e a manutenção de infecção urinária
> - Pericardite fibrinosa representa uma das complicações mais frequentes (10%).

COVID E RIM

A doença coronavírus 2019 (covid-19) é uma doença infecciosa causada pelo SARS-CoV-2. A principal via de transmissão descrita é de pessoa a pessoa por meio de gotículas e aerossóis. Quando uma pessoa inala o vírus expelido de uma pessoa infectada, esse vírus encontra um ambiente propício para a sua entrada e replicação nas células através da ligação da proteína spike (S) viral em um receptor específico: enzima conversora da angiotensina2 (ECA2). Esse receptor é abundante nas vias aéreas, contudo, há outros sítios extrapulmonares que também o expressam: rim, intestino, coração e endotélio. A distribuição da ECA2 nesses tecidos pode contribuir para o comprometimento de múltiplos órgãos, o que foi observado em pacientes com a covid-19.

No rim, ECA2 está localizado principalmente nas células do túbulo proximal e também em estruturas celulares presentes no glomérulo chamadas "podócitos". Os podócitos participam do processo de regulação da capacidade de permeabilidade do rim. São eles os responsáveis pela característica de impermeabilidade à passagem de proteínas. Perder proteína pelo rim não é normal. Xu et al. (2020) mostraram que cerca de 44% dos pacientes admitidos em um Hospital Geral em Wuhan com infecção por covid-19 apresentavam proteinúria em um nível subnefrótico (menor que 3g/24 h). Já Cao et al. avaliaram 198 pacientes dos quais 36% apresentavam proteinúria na admissão. Acredita-se que essa perda de proteína seja decorrente de lesão podocitária diretamente causada pelo vírus, mas outras possibilidades seriam o depósito de imunocomplexos ou mecanismo imunológico específico do vírus, causando glomerulonefrite. Achados em biopsia renal por microscopia eletrônica demonstraram a presença de partículas virais compatíveis com o coronavírus em tecido renal.

Não apenas a presença de proteína na urina pode ser a anormalidade urinária presente nos indivíduos internados por covid-19. Hematúria também ocorre em 27% deles.

Esse fenômeno também pode acontecer como decorrência de glomerulopatia induzida pelo vírus.

Ambos os achados estão associados com pior desfecho clínico. A presença de proteinúria 1+ foi associada com risco de óbito cerca de quatro vezes maior, enquanto uma proteinúria de 2 ou 3+, com um risco 11 vezes maior de óbito. A hematúria está relacionada com cerca de 4,6 vezes mais chance de óbito na presença de 1+ e pouco mais de 12 vezes de chance de morte nas hematúrias 2 ou 3+.

Não se pode esquecer que essas alterações renais (proteinúria e/ou hematúria) podem estar presentes em decorrência de comorbidades que os pacientes apresentam, em especial diabetes e hipertensão, e que muitos estão recebendo diferentes tipos de tratamento (antivirais, antibacterianos, diuréticos, drogas vasoativas, corticoides, imunobiológicos etc) com algum potencial de nefrotoxicidade e, com isso, expressar as anormalidades urinárias observadas. O uso cada vez mais comum de doses algo mais elevadas de anticoagulante (por possível microangiopatia presente) também poderia concorrer para a hematúria identificada.

A presença de grande quantidade de ECA2 no túbulo proximal poderia nos levar a pensar em maior frequência de tubulopatia desse local (Síndrome de Fanconi adquirida). Porém, não se observou a presença de glicosúria ou fosfatúria nesses pacientes, fatores clássicos encontrados na síndrome. O que não se pode esquecer é a imensa participação do túbulo proximal nos mecanismos de IRA, particularmente na isquêmica, necrose tubular aguda.

A IRA, aqui definida de maneira simplista como a perda súbita da função renal, é uma variável classicamente associada a pior prognóstico em pacientes graves. Habitualmente esses indivíduos se encontram em ambiente de terapia intensiva. Há relatos de uma incidência de IRA em pacientes covid positivos, internados em UTI, variando de 5 a 25%. Se pensarmos na doença como entidade que apresenta múltiplas facetas (a saber: inflamatória, autoimune, microtrombótica, infecções associadas, rabdomiólise, nefrotóxica, repercussões hemodinâmicas diversas etc.), as possibilidades de vias de lesões estruturais renais diversas são imensas. Nas poucas biopsias renais relatadas, observa-se lesão em segmentos do túbulo proximal com presença, através de imunofluorescência, de proteínas virais no interior das células, além de, em 5% das biopsias, lesões microtrombóticas em capilares terminais. Desse modo, não se pode desprezar a possibilidade de a IRA ser um evento primário induzido pelo efeito citopático viral no rim.

A IRA no covid-19, documentada por elevação de creatinina plasmática, é mais comum em pessoas que já possuam déficit de função renal de base (11%), do que em indivíduos normais (5%). Lembrando que esses pacientes mais acometidos apresentam um grande número de comorbidades, corroborando para o maior risco de desenvolvimento da IRA. Como esperado, pacientes na UTI que desenvolveram a insuficiência renal têm muito mais chances de óbito, variando entre 3,5 a 10 vezes mais, conforme a intensidade da lesão. A primeira série publicada chegou a mostrar mortalidade de 100% quando da necessidade de diálise, porém esse número deve estar mais próximo dos 50%.

A presença do nefrologista, a indicação e a modalidade de diálise utilizada quando há necessidade de terapêutica substitutiva da função renal fazem diferença significativa no prognóstico. Nos indivíduos com maior instabilidade hemodinâmica, a utilização de um modo contínuo de diálise é indicada. Entre elas, a Hemodiafiltração veno-venosa contínua (CVVHDF), uma modalidade que permite a oferta de doses maiores de diálise (*clearance*), com fluxos sanguíneos mais baixos, permitindo melhor controle hídrico, eletrolítico e hemodinâmico. Ao se utilizar esse método extracorpóreo com anticoagulação por citrato, os riscos de sangramento são muito discretos.

DIAGNÓSTICO

Critérios diagnósticos

A dosagem da creatinina sérica como valor absoluto para estimar a taxa de filtração glomerular nas alterações agudas da função renal apresenta uma série de limitações, como o fato de a medida pontual não refletir uma situação em progressão (não representa o *steady state*), a ausência de um nível de corte definido e a estimativa subestimada em pacientes desnutridos e cirróticos.

Nos últimos anos, pesquisadores propuseram critérios para uniformizar o conceito e a classificação da IRA. Em 2004, foram estabelecidos a classificação e o diagnóstico da IRA segundo critérios abreviados, como RIFLE (abreviações de *Risk, Injury, Failure, Loss* e *ESRD*). Este combinava incrementos na creatinina plasmática e o débito urinário. Como contraponto aos critérios do RIFLE, em 2007, o Acute Kidney Injury Network (AKIN) sugeriu como consenso definir a IRA como uma redução abrupta (em até 48 horas) da função renal, caracterizada pelo aumento absoluto da creatinina sérica maior ou igual a 0,3 mg/dℓ, aumento percentual da creatinina maior ou igual a 50% (1,5 vez da creatinina basal) ou redução do débito urinário documentada menor que 0,5 mℓ/kg por hora por mais do que 6 horas. Esses critérios, bastante sensíveis, trazem a vantagem de alertar a equipe médica sobre esse importante evento, facilitando o diagnóstico precoce.

Os critérios KDIGO de 2012 utilizam somente alterações da creatinina sérica e a diurese, mas não mudanças na taxa de filtração glomerular para estadiamento (com exceção de crianças com idade inferior a 18 anos). Tal como acontece com os critérios de AKIN e RIFLE, KDIGO sugeriu que os doentes sejam classificados de acordo com critérios que resultam no estágio mais elevado (ou seja, mais grave) de IRA. Utilizando os critérios do KDIGO, a IRA pode ser classificada conforme o Quadro 19.2.

Sabe-se que a elevação da creatinina é um marcador tardio para a IRA, pois, ainda que muita específica, é pouco sensível. Vários marcadores têm sido testados para detecção mais precoce da IRA, como o NGAL (do inglês *neutrophil gelatinase-associate lipocalin*), a IL-18 e a KIM-1 (do inglês *kidney injury molecule-1*). No entanto, ainda não estão amplamente disponíveis para uso na prática médica.

Quadro 19.2 Estadiamento da injúria renal aguda segundo o KDIGO.

Estágio	Critério pela creatinina sérica	Critério pelo débito urinário
1	Aumento na CrS ≥ 0,3 mg/dℓ ou aumento de 1,5 a 1,9 vez da CrS basal	< 0,5 mℓ/kg por hora por mais de 6 h
2	Aumento de 2 a 2,9 vezes da CrS basal	< 0,5 mℓ/kg por hora por mais de 12 h
3	Aumento de 3 ou mais vezes da CrS basal, ou CrS ≥ 4 mg/dℓ, ou início de terapia de substituição renal	< 0,3 mℓ/kg por hora por mais de 24 h ou anúria por 12 h

Há a proposta de se acrescentar os biomarcadores em uma subclassificação nos critérios diagnósticos de IRA, com a presença desses marcadores em concentrações elevadas indicando maior gravidade.

Diagnóstico laboratorial

A dosagem de sódio, creatinina, ureia e osmolaridade, coletados simultaneamente na urina e no sangue, pode ser útil na distinção etiológica da IRA. Na IRA pré-renal, observam-se retenção de água e sódio (Na^+ urinário < 20 mEq/ℓ) e osmolaridade urinária elevada (> 500 mOsm), enquanto, na IRA renal, o sódio urinário apresenta-se elevado (> 40 mEq/ℓ) pela lesão tubular e a osmolaridade urinária tende a ser isosmótica ao plasma (< 350 mOsm). A fração de excreção de ureia (FEU) e de creatinina (FECr), calculadas pelas relações ureia plasmática/ureia urinária e creatinina plasmática/creatinina urinária, respectivamente, também podem ser utilizadas para auxiliar na diferenciação entre IRA pré-renal e renal. Nesse caso, na IRA pré-renal, pela maior reabsorção tubular de sódio e água, com consequente aumento da concentração urinária de ureia e creatinina, são observadas FEU e FECr frequentemente elevadas, maiores que 60 e 40, respectivamente. De modo inverso, na IRA renal, essas relações estão diminuídas (menor que 30 e 20, respectivamente), pelo dano tubular. É importante salientar que o uso de diuréticos pode invalidar a utilidade desses índices por até 24 horas.

A análise do sedimento urinário também pode ser útil na avaliação da IRA. Cilindros hialinos aparecem com mais frequência na IRA pré-renal, enquanto cilindros granulosos, discreta leucocitúria e grande quantidade de células tubulares podem ser observados na IRA renal. A presença de hemácias dismórficas e de cilindros hemáticos sugere a existência de glomerulonefrite aguda, podendo ser acompanhada de proteinúria moderada a acentuada. No entanto, proteinúria leve (traços) pode estar presente tanto na IRA pré-renal quanto na renal. A positividade para hemoglobina nas fitas reagentes urinárias, na ausência de hemácias, é capaz de indicar a presença de mioglobina, podendo sugerir presença de rabdomiólise, diagnóstico este fortalecido quando de CPK e aldolase elevadas no sangue. Além disso, leucocitúria com intenso predomínio de eosinófilos (eosinofilúria) associada a eosinofilia no sangue periférico sugerem o diagnóstico de nefrite intersticial.

Diagnóstico por imagem

A ultrassonografia de rins e vias urinárias é um procedimento simples e de grande importância na avaliação das alterações da função renal. O tamanho renal reduzido e a ecogenicidade aumentada com perda da diferenciação corticomedular podem indicar doença renal preexistente, tornando possível diferenciar entre a doença renal crônica e a IRA. A cintilografia renal também pode ser alternativa, auxiliando na avaliação da perfusão renal.

Ainda, a ultrassonografia é capaz de fornecer informação sobre a existência de obstrução das vias urinárias e de cálculos (se visíveis). No caso de evidência de obstrução sem fator causador visível, a tomografia computadorizada pode fornecer mais informações, sendo, na maioria das vezes, desnecessária a utilização de contraste, o que poderia agravar a IRA em curso. É extremamente incomum a necessidade de ressonância magnética (RM) no arsenal investigatório.

Biopsia renal

No contexto da IRA, indica-se a biopsia renal precoce (nos primeiros 5 dias) quando há suspeita de glomerulonefrite rapidamente progressiva (que pode decorrer de doenças sistêmicas, como as vasculites e o lúpus eritematoso), de nefrite intersticial aguda, de necrose cortical bilateral ou na ausência de diagnóstico clínico provável. A biopsia fornecerá bases para justificar uma terapêutica mais agressiva (p. ex., corticosteroides, agentes citotóxicos e plasmaférese), bem como uma indicação prognóstica, pela avaliação histológica de componentes inflamatórios e fibróticos.

> **! PONTOS-CHAVE**
> - Na IRA pré-renal, observam-se retenção de água e sódio (Na^+ urinário < 20 mEq/ℓ) e osmolaridade urinária elevada (> 500 mOsm)
> - Na IRA renal, o sódio urinário apresenta-se elevado (> 40 mEq/ℓ) pela lesão tubular e a osmolaridade urinária tende a ser isosmótica ao plasma (< 350 mOsm).

TRATAMENTO

O reconhecimento dos pacientes em risco de desenvolvimento de IRA ou com possível IRA antes da manifestação clínica apresenta melhores desfechos do que tratar a IRA estabelecida. Uma vez instalada a IRA, o objetivo do seu tratamento inclui tanto a redução da lesão (conforme sugerido na Figura 19.1) quanto das complicações relacionadas com a redução da função renal.

Na IRA pré-renal, deve-se realizar a reposição volêmica de modo a restabelecer a quantidade de líquido perdido, associando-se a adequada correção eletrolítica. Nas situações em que é decorrente da diminuição do volume sanguíneo efetivo (p. ex., na insuficiência cardíaca, na cirrose hepática e na síndrome nefrótica), orienta-se a terapêutica pela fisiopatologia da doença desencadeante.

Não há benefícios na utilização de diuréticos na IRA. Uma vez caracterizada, controle hidreletrolítico rigoroso deve ser mantido. A reposição de volume deve ser restrita a 400 mℓ/dia, acrescido do débito urinário. É necessário controlar o balanço de sódio por meio de dieta hipossódica (1 g/dia de NaCl) nos pacientes que não estão sendo submetidos à terapia renal de substituição (TRS). No caso de pacientes já em programa dialítico, admite-se maior liberdade na ingestão de sal (até 3 g/dia).

A manutenção dos níveis plasmáticos de potássio em valores normais é essencial pelo risco de óbito na hipercalemia. Medidas clínicas podem ser adotadas na vigência de hipercalemia, como uso de bicarbonato (na presença de acidose associada), uso de resinas trocadores de potássio (Sorcal® ou Kayexalate®), de solução polarizante (solução de insulina e glicose) e, na presença de alterações eletrocardiográficas, infusão IV de gluconato de cálcio (que exerce efeito temporário, de apenas alguns minutos). Na falência das medidas clínicas, a TRS frequentemente é necessária, reduzindo o conteúdo corporal do eletrólito.

Além da hipercalemia, outras situações que constituem urgência dialítica são: acidose metabólica refratária às medidas clínicas; hipervolemia não responsiva a diuréticos; e uremia com complicações neurológicas, cardíacas e ou digestivas.

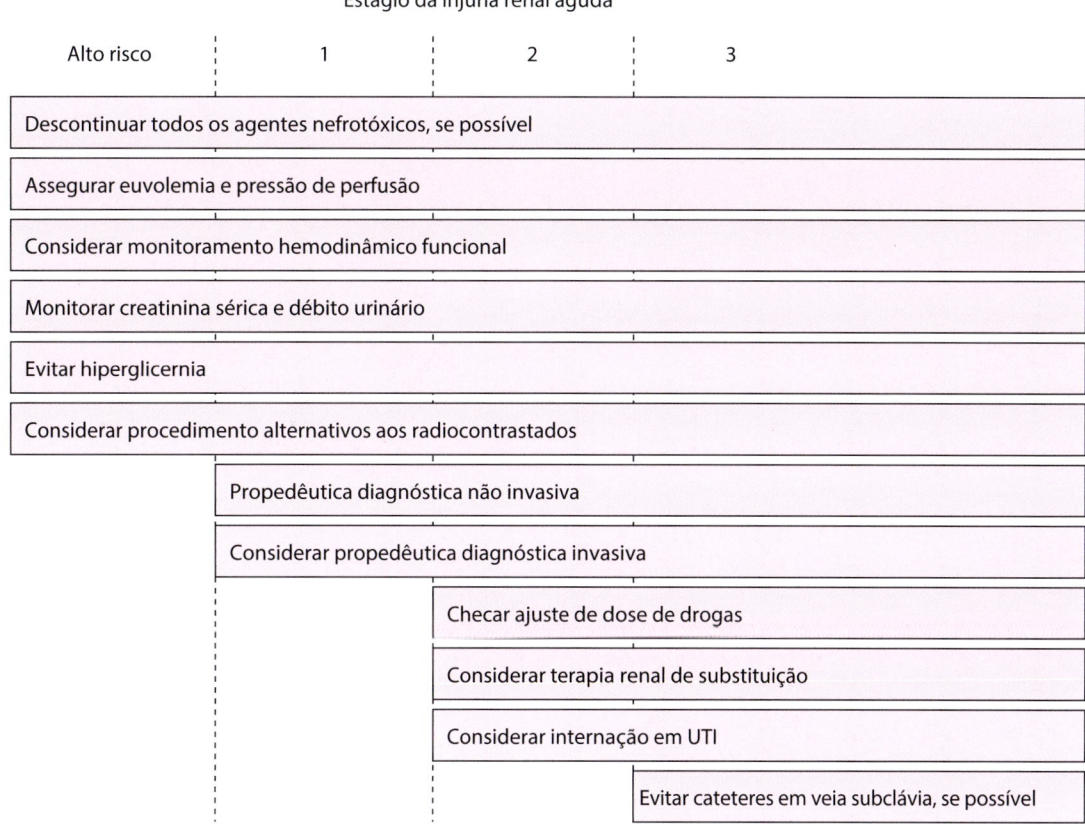

Figura 19.1 Manejo da injúria renal aguda baseada no seu estágio. (Fonte: KDIGO-AKI, 2012.)

Deve-se realizar o tratamento dialítico precoce e frequentemente, para manter a ureia plasmática abaixo de 180 mg/dℓ e a creatinina inferior a 8 mg/dℓ, níveis estes que previnem os sintomas clínicos da uremia, melhoram o estado nutricional do paciente e que podem diminuir o risco de sangramento e infecções (ver Capítulo 54).

Pacientes com significativa destruição tecidual (rabdomiólise, trauma, queimadura, septicemia, pós-operatório de cirurgias extensas) geralmente apresentam elevada produção de ureia e, com frequência, necessitam de TRS quando apresentam IRA. Nesses casos, a terapia é habitualmente realizada com frequência diária (ver Capítulo 54).

Com relação à modalidade dialítica, a escolha deve se adequar a cada situação e disponibilidade nos serviços de saúde. Nos últimos anos, no entanto, procedimentos dialíticos ditos "especiais e contínuos" têm ganhado grande espaço, como TSR na IRA. Os procedimentos de hemofiltração e hemodiafiltração, nos quais se utiliza o *clearance* convectivo, são frequentemente empregados para a reposição da função renal e o clareamento de substâncias tóxicas em pacientes graves. Diferentes opções técnicas de tratamento são utilizadas dependendo das condições dos pacientes; porém, quase sempre as diferentes modalidades o são de maneira contínua. Assim, é bastante comum o uso do termo "terapia contínua de reposição renal" (TCRR) (ver Capítulo 54).

BIBLIOGRAFIA

Bagshaw SM, George C, Bellomo R, ANZICS Database Management Committee. Early acute kidney injury and sepsis: a multicentre evaluation. Crit Care. 2008;12(2):R47.

Bonventre JV. Acute renal failure. In: Schrier RW. Essential atlas of nephrology. Philadelphia: Lippincott Williams & Wilkins; 2001. p. 39-85.

Denic A et al. Single-nephron glomerular filtration rate in healthy adults. N Engl J Med. 2017;376:349-57.

Doher MP, Torres de Carvalho FR, Scherer PF, Matsui TN, Ammirati AL, Caldin da Silva B et al. Acute Kidney Injury and Renal Replacement Therapy in Critically Ill Covid-19 Patients: Risk Factors and Outcomes: A Single-Center Experience in Brazil. Blood Purif. 2021;50(4-5):520-30.

dos Santos TOC, Oliveira MAS, Monte JCM, Batista MC, Pereira Junior VG, Dos Santos BFC, Santos OFP, Durão Junior MS. Outcomes from a cohort of patients with acute kidney injury subjected to continuous venovenous hemodiafiltration: The role of negative fluid balance. PLoS One. 2017;12(4).

Druml W, Mitch WE. Metabolism in acute renal failure. Sem Dial. 1996;9:484-90.

> **! PONTOS-CHAVE**
>
> - Não há benefícios na utilização de diuréticos na IRA
> - Diálise precoce e frequente deve ser utilizada para manter ureia abaixo de 180 mg/dℓ e creatinina inferior a 8 mg/dℓ
> - Pacientes com significativa destruição tecidual (rabdomiólise, traumatismo, queimadura, septicemia, pós-operatório de cirurgias extensas) têm elevada produção de ureia e, em geral, necessitam de hemodiálise quando se apresentam com IRA
> - Os procedimentos de hemofiltração e hemodiafiltração são utilizados frequentemente para a reposição da função renal e o clareamento de substâncias tóxicas em pacientes criticamente enfermos.

Ehrmann S et al. Nephrotoxic drug burden among 1001 critically ill patients: impact on acute kidney injury. Ann Intensive Care. 2019; 9(1)106.

Fish EM, Molitoris BA. Alterations in epithelial polarity and the pathogenesis of disease states. N Engl J Med. 1994;330:1580.

Hendersen LW. Hemofiltration: from the origin to the new wave. Am J Kidney Dis. 1996;28 (suppl. 3):100-4.

Kellum JA, Romagnani P, Ashuntantang G, Ronco C, Zarbock A, Anders HJ. Acute kidney Injury. Nature Reviews Disease Primers. 2021;7(52).

Kellum JA, Sileanu FE, Bihorac A, Hoste EA, Chawla LS. Recovery after acute kidney injury. Am J Respir Crit Care Med. 2017;195:784-91.

Kane-Gill SL, Meersch M, Bell M. Biomarker-guided management of acute kidney injury. Curr. Opin. Crit. Care.2020;26:556-62.

Kidney Disease: Improving Global Outcomes (KDIGO) Acute Kidney Injury Work Group. KDIGO Clinical Practice Guideline for Acute Kidney Injury. Kidney Int. 2012;(suppl. 2:1).

Kwon TH, Frokiaer J, Han JS, Knepper MA, Nielsen S. Decreased abundance of major Na(+) transporters in kidneys of rats with ischemia-induced acute renal failure. Am J Renal Physiol. 2000; 278(6):F925-39.

Liaño F, Pascual J. Epidemiology of acute renal failure: a prospective, multicenter, community-based study. Madrid Acute Renal Failure Study Group. Kidney Int. 1996;50(3):811-8.

Liaño F, Pascual J. Outcomes in acute renal failure. Semin Nephrol. 1998;18(5):541-50.

Mehta RL, Kellum JA, Shah SV, Molitoris BA, Ronco C, Warnock DG, Levin A. Acute Kidney Injury Network. Acute Kidney Injury network: report of an initiative to improve outcomes in acute kidney injury. Crit Care. 2007;11(2):R31.

Rabb H, Bonventre JV. Experimental approaches to acute tubular necrosis. In: Brady H, Wilcox C, editors. Therapy in nephrology and hypertension: comparison to Brenner and Rector's. The kidney. Philadelphia: PA Saunders; 1998. p. 72-80.

Rabb H, Wang Z, Postler G, Soleimani M. Possible molecular basis for changes in potassium handling in acute renal failure. Am J Kidney Dis. 2000;35(5):871-7.

Racusen LC. Pathology of acute renal failure: structure/functions correlations. Adv Renal Replacement Ther. 1997;4 (suppl. 2):3-16.

Saran R et al. US Renal Data System 2019 annual data report: epidemiology of kidney disease in the United States. Am. J. Kidney Dis. 2020;75:A6-A7.

Schor N. Acute renal failure and sepsis syndrome. Kidney Int. 2002; 61:764-76.

Schor N, Boim MA, Pavão dos Santos OF. Insuficiência renal aguda: fisiopatologia, clínica e tratamento. São Paulo: Sarvier; 1997.

Thadhani R, Pascual M, Bonventre JV. Acute renal failure. N Engl J Med. 1996;334(22):1448-60.

Wu I, Parikh CR. Screening for kidney diseases: older measures versus novel biomarkers. Clin J Am Soc Nephrol. 2008;3(6):1895-901.

Zuk A, Bonventre JV. Acute kidney disease. Annu Rev Med. 2016;67:293-307.

20 | Medicina Intensiva para o Nefrologista

José Hermógenes Rocco Suassuna • Renata de Souza Mendes • Paulo Novis Rocha

INTRODUÇÃO

A assistência a pacientes criticamente enfermos é uma das ocupações dominantes da prática nefrológica hospitalar. Cerca de 6% dos pacientes com doença crítica sofrem de injúria aguda renal (IRA) grave, passível de necessitar de suporte renal artificial (SRA)[1] e a maioria dos casos de IRA hospitalar ocorre em pacientes sob terapia intensiva.[2] O atendimento a esse grupo distinto de pacientes com IRA, que se associa frequentemente à disfunção de múltiplos órgãos e sistemas (DMOS), exige habilidades e conhecimentos oriundos tanto da nefrologia quanto da medicina intensiva. Por exemplo, o número de falências orgânicas associadas e a intensidade dessas disfunções contribuem para aumentar a mortalidade dos pacientes com IRA.[3] Evidências sugerem que o SRA não reduz a mortalidade da IRA de forma significativa, sugerindo serem necessárias abordagens adicionais, focadas em outros sistemas orgânicos. Em particular, a origem das disfunções dos rins e dos pulmões, fígado e sistema cardiovascular aparenta compartilhar aspectos fisiopatológicos.[3] Assim, para tratar de pacientes criticamente enfermos, aspectos adicionais à formação tradicional devem integrar o currículo nefrológico. Destacam-se entre esses os processos de infecção e sepse, a reposição da volemia, a síndrome de desconforto respiratório agudo e a avaliação e o tratamento de distúrbios da dinâmica cardiovascular, que serão discutidos neste capítulo.

INFECÇÃO, SEPSE E DISFUNÇÃO DE MÚLTIPLOS ÓRGÃOS E SISTEMAS

Definições, escalas e consensos

Infecções podem ser a causa da internação do paciente ou instalar-se ao longo da hospitalização, quando é considerada nosocomial. Nesses casos surgem, quase sempre, no contexto de uma doença primária grave, muitas vezes facilitada pela tecnologia de suporte à vida, que rompe barreiras tegumentares e permite a penetração de microrganismos. Os efeitos da interação deletéria entre microrganismos e hospedeiro, permanecem como o principal evento adverso, o principal alvo do tratamento e a principal causa de mortalidade em pacientes com doença crítica.

Bacteremia e fungemia descrevem o isolamento, respectivamente, de bactérias e fungos em hemoculturas. Já a sepse envolve a resposta do hospedeiro a infecções graves, associadas ou não ao isolamento microbiano, incluindo as alterações funcionais orgânicas que resultam desse processo.

A DMOS surgiu como entidade clínica quando a medicina incorporou avanços tecnológicos, farmacológicos e organizacionais que permitiram a sustentação da vida de pacientes com falências de órgãos vitais. Sob terapia intensiva, esses indivíduos passaram a sobreviver por tempo suficiente para a observação de uma nova nosologia, relacionada à resposta do hospedeiro ao trauma e à infecção. Desde as descrições iniciais, destacou-se o aspecto cumulativo e temporal da falência dos órgãos, definida como múltipla, progressiva e sequencial.[4] A princípio correlacionou-se o desenvolvimento de falências orgânicas com infecções não controladas, principalmente por germes gram-negativos.[5] Porém, em pouco tempo, notou-se sua ocorrência com infecções causadas por outros germes,[6] assim como em doenças graves não infecciosas, como queimaduras e pancreatite aguda.[7,8]

Eventualmente, o foco etiológico deslocou-se dos microrganismos para o hospedeiro. O elo comum seria uma resposta inflamatória disseminada, decorrente da ativação exacerbada de mediadores inflamatórios, após traumas graves, cirurgias de grande porte, infecções invasivas e outras enfermidades graves com grande destruição tecidual.[9] Percebeu-se que infecção, trauma ou choque nem sempre é a causa direta da falência orgânica, mas que desencadeava reações adversas, em série, que resultava em lesão endotelial, extravasamento vascular, comprometimento da extração periférica de oxigênio e disfunção sequencial dos sistemas orgânicos.

Não existe unanimidade em relação aos sistemas orgânicos que devem ser avaliados no contexto da falência de múltiplos órgãos e nem todos os pacientes desenvolvem a gama completa de falências, talvez porque a mortalidade já seja elevada após três ou mais sistemas comprometidos. Em geral, consideram-se seis sistemas: respiratório, renal, cardiovascular, hematológico, hepático e neurológico. A falência primária resulta de uma lesão orgânica específica (trauma, grande cirurgia, infecção grave). A falência orgânica secundária surge tardiamente no curso de uma doença arrastada.[10]

Uma das maiores dificuldades em relação ao estudo da DMOS é o grau de desajuste fisiológico necessário para caracterizar disfunção, insuficiência ou falência orgânica. Podem ocorrer formas frustras (p. ex., alterações na oxigenação pulmonar ou elevação de escórias nitrogenadas) que não necessitam de medidas de suporte, mas que já representam disfunção, mesmo com pouca repercussão clínica.[11] Alguns desses pacientes restabelecem-se, ao passo que outros evoluem para falência franca (p. ex., IRA que melhora com tratamento conservador ou evolui para necessidade de diálise). Por isso, favorecem-se sistemas dinâmicos de pontuação que permitem a gradação do comprometimento orgânico, descrevendo estados intermediários (como os nefrologistas utilizam em relação à doença renal crônica). Um maior desarranjo na função fisiológica de cada órgão corresponde a uma "nota" mais alta em uma escala. Ao final, obtém-se um valor agregado total que expressa a gravidade da DMOS.

Os sistemas de atribuição de gravidade são nomeados por acrônimos e podem ser divididos em sistemas gerais para a doença crítica e sistemas de gradação da DMOS. Entre os sistemas gerais, o mais utilizado atualmente é o SAPS (do inglês *Simplified Acquired Physiological Score*) III.[12] O sistema de gradação de DMOS mais utilizado é o SOFA (do inglês *Sequential Organ Failure Assessment*; Quadro 20.1).[13]

A primeira padronização de definições para a sepse e condições clínicas associadas foi publicada em 1992.[14] Na ocasião, criou-se o acrônimo SIRS (do inglês *Systemic Inflammatory Response Syndrome*) para descrever o quadro de taquicardia, taquipneia, hipo ou hipertermia, leucocitose e alterações circulatórias, observado em pacientes com resposta inflamatória exacerbada, com ou sem infecção associada. Essa inflamação excessiva foi identificada como uma característica fundamental da fisiopatologia da sepse, sendo definida como SIRS induzida por infecção e, portanto, como alvo terapêutico principal. Conceitualmente, o neologismo SIRS embutia duas mensagens principais: que o hospedeiro empregava o mesmo sistema de reconhecimento para detectar produtos de patógenos e para identificar sinais endógenos de dano celular, respondendo, portanto, de forma semelhante a estímulos nóxicos "estéreis" ou infecciosos; e que a sobrevida do paciente não dependia apenas da infecção *per se*, mas da intensidade e gravidade da sua resposta inflamatória. Esses novos critérios viabilizaram os estudos multicêntricos de intervenções dirigidas para controle da resposta inflamatória na sepse.[15] Entretanto, o tempo mostrou que intervenções anti-inflamatórias não melhoravam a sobrevida de pacientes com sepse.

O consenso mais recente, que recebeu o nome de Sepse-3, introduziu mudanças radicais.[16] O fenômeno da SIRS, antes considerado patológico, passou a ser visto como uma resposta fisiológica e apropriada às infecções ou a qualquer outro estímulo que resulte em inflamação sistêmica. Seu uso como critério definidor da sepse foi abandonado, assim como o termo sepse grave (Quadro 20.2).

Pelo consenso Sepse-3, a sepse passou a ser definida por incrementos no escore SOFA, ou seja, pela gravidade das disfunções orgânicas. Os pacientes agora diagnosticados com sepse são uma população diferente da identificada nos consensos anteriores, com possíveis impactos sobre a prática e a pesquisa clínica.

Epidemiologia

A sepse e a DMOS configuram epidemias silenciosas modernas e respondem pela maior parte das mortes em unidades de terapia intensiva (UTIs). Nas estatísticas do Centers for Disease Control and Prevention (CDC), 6% de todos os óbitos incluem a sepse entre as causas de morte sendo que, em ¼ dessas, a sepse é listada como causa principal.[17] Como certas doenças infecciosas são classificadas à parte (p. ex., pneumonia, AIDS etc.), e sendo a sepse um evento secundário em outras doenças de alta prevalência (p. ex., doenças cardíacas e cérebros-vasculares, neoplasias, acidentes, diabetes e doenças renais), é possível que a contribuição da sepse para mortalidade seja bem superior à relatada em estatísticas oficiais.[17]

Quadro 20.1 Variáveis e pontuação utilizadas no escore SOFA.[13]

Escore SOFA	1	2	3	4
Respiratório PaO_2 (mmHg)	< 400	< 300	< 200	< 100 (com suporte ventilatório)
Hematológico (plaquetas × 10^3 mm³)	< 150	< 100	< 50	< 20
Hepático (bilirrubinas – mg/dℓ)	1,2 a 1,9	2,0 a 5,9	6,0 a 11,9	> 12
Cardiovascular	PAM < 70 mmHg	Dopamina ≤ 5 ou dobutamina (qualquer dose)	Dopamina > 5 ou adrenalina ≤ 0,1 ou noradrenalina ≤ 0,1	Dopamina > 15 ou adrenalina > 0,1 ou noradrenalina > 0,1
Neurológico (GCS)	13 a 14	10 a 12	6 a 9	< 6
Renal (creatinina – mg/dℓ)	1,2 a 1,19	2 a 3,4	3,5 a 4,9 ou < 500 mℓ/dia	> 5 ou < 200 mℓ/dia

Dose das drogas vasoativas em μg/kg/min. GCS: escala de coma de Glasgow.

Quadro 20.2 Terminologia e definições para sepse.

Infecção	Processo patológico causado pela invasão de tecidos normalmente estéreis ou cavidade corporal ou compartimento líquido, por microrganismos patogênicos ou potencialmente patogênicos
Sepse	Disfunção orgânica, potencialmente letal, causada por desregulação da resposta do hospedeiro à infecção. Definida pela suspeita ou certeza de infecção associada a um aumento de ≥ 2 pontos na escala SOFA (configurando disfunção orgânica)
Choque séptico	Sepse acompanhada por anormalidades circulatórias e celulares/metabólicas, profundas o suficiente para aumentar a mortalidade de forma substancial. Definido pela associação de sepse com hipotensão que persiste após ressuscitação volêmica e que requer o emprego de vasopressores a fim de manter a pressão arterial média em 65 mmHg e resultando em lactato > 2 mEq/ℓ (18 mg/dℓ)
Critérios qSOFA	Preenchimento de pelo menos dois de três critérios: frequência respiratória ≥ 22/min, alteração do estado mental e pressão arterial sistólica < 100 mmHg

qSOFA: *Quick Sequential Organ Failure Assessment*.

Em uma análise, baseada em 750 milhões de internações, concluiu-se que a incidência de sepse aumenta 8,7% ao ano.[18] Ao longo dos 22 anos do estudo, o percentual de pacientes sépticos com DMOS aumentou de 19 para 34%. No mesmo período, observou-se redução na mortalidade, notadamente nos pacientes com menos de três insuficiências orgânicas. Porém, por conta da incidência crescente, a queda da mortalidade não resultou em diminuição do número absoluto de óbitos. Esse estudo também forneceu dados sobre a proporção de pacientes com cada tipo de falência orgânica. A falência pulmonar ocorreu em 18% e a renal em 15% dos pacientes com sepse. Em ordem decrescente de frequência, estiveram as falências cardiovascular (7%), hematológica (6%), endócrino-metabólica (4%) e neurológica (2%).

Aspectos fisiopatológicos

Resposta fisiológica à infecção

Um patógeno é definido como um organismo capaz de causar doença em outro ser vivo. A patogenicidade não depende apenas do microrganismo, mas também de características do hospedeiro. Na interação entre patógeno e hospedeiro, cada um interfere e modifica, de forma recíproca, as atividades e funções do outro. Organismos não patogênicos para uma espécie podem causar infecção em outra espécie ou se tornar patogênicos na eventualidade de comprometimento dos mecanismos de defesa.[19]

Todos os seres vivos vivem sob constante ataque de uma grande variedade de microrganismos. A sobrevida na natureza seria impossível sem uma "eterna vigilância" contra essas ameaças.[20,21] Quando uma lesão tissular determina morte celular, o desafio imediato do hospedeiro é definir se existe infecção associada. Se, de modo inverso, o hospedeiro detecta primeiramente uma invasão microbiana, é urgente determinar se existe dano tecidual associado.[22] Se ambos, dano celular e infecção, coexistem, configura-se uma situação de risco e o hospedeiro deflagra uma reação de pânico, que busca isolar o foco de agressão, mesmo ao custo de se infligir dano adicional.[22] A imunidade inata ou natural, cuja principal expressão é a resposta inflamatória, é um programa altamente conservado, encontrado em todos os organismos multicelulares, desencadeado em resposta à lesão tissular e à infecção.

A inflamação é uma resposta rápida e intensa que compreende a integração das mensagens moleculares de patógenos e dos tecidos danificados, a emissão de sinais para atração, migração e ativação de células de defesa, a eliminação do agente patogênico e das células danificadas e o insulamento do foco de agressão. A intensidade da inflamação é determinada por um sistema binário de informação, ou seja, baseia-se na integração de dois sinais independentes. O primeiro é constituído por mensagens de lesão que emanam de células necróticas ou em sofrimento. São "sinais internos de perigo" referidos como DAMPs (do inglês *Damage-Associated Molecular Patterns*).[22,23] DAMPs são frequentemente liberados em ambientes de trauma, isquemia ou dano tecidual, não necessariamente decorrentes de um processo infeccioso. O segundo tipo de mensagem é dado pela detecção de estruturas moleculares típicas de microrganismos patogênicos.[23,24] Esses "sinais externos de perigo" são conhecidos como "PAMPs" (do inglês *Pathogen-Associated Molecular Patterns*).[21] Isoladamente, não é possível distinguir clinicamente uma inflamação estéril daquela desencadeada por infecção. A ação conjunta da resposta imune inata e adaptativa objetiva a erradicação do invasor (sepse), o reparo tecidual (lesão tissular estéril) ou ambos. Análises de transcriptoma demonstraram que a rede de sinais deflagradas nos dois processos é similar.[25]

A imunidade inata depende da ligação de DAMPs/PAMPs a receptores que os reconhecem e que recebem o nome de PRRs (do inglês *Pattern-Recognition Receptors*). Os grupos mais significativos de PRRs expressos na superfície das células imunes inatas são a família dos receptores Toll-semelhantes (TLRs). Existem ainda receptores citosólicos, notadamente os NOD-semelhantes (NLRs),[25,26] e sensores humorais, com destaque para o sistema do complemento que reconhece PAMPs de bactérias e fungos.[24] As células que expressam PRRs incluem células do sistema imunes inato, como macrófagos, monócitos, células dendríticas e mastócitos, e, também células não imunes, como células epiteliais e fibroblastos.[27]

Os TLRs são expressos em tecidos linfoides e não linfoides, com variados padrões de expressão, na dependência da célula e do tecido particular. É interessante notar que TLRs também reconhecem sinais de dano celular (DNA e RNA extracelular, proteínas de choque térmico, citocinas pró-inflamatórias, células necróticas e componentes de matriz extracelular).[23,26] Nesse sentido, têm a capacidade única de integrar os sinais de endógenos de sofrimento com sinais exógenos de infecção.

A ativação dos TLRs desencadeia a cascata de ativação do NF-kB (*cytosolic Nuclear Factor-kB*). Uma vez ativado, este migra para o núcleo celular onde se liga a sítios de transcrição e ativa uma série de genes inflamatórios, como fator de necrose tumoral alfa (TNF-α), interleucina-1 (IL-1), molécula de adesão intercelular tipo 1 (ICAM-1), molécula de adesão a células vasculares tipo 1 (VCAM-1) e óxido nítrico (NO). Leucócitos polimorfonucleares (PMNs) são ativados e expressam moléculas de adesão que promovem sua agregação e marginalização ao endotélio vascular. Mediadores solúveis liberados por PMNs contribuem para as manifestações cardinais locais do processo inflamatório (dor, tumor, rubor e calor).[28]

Macrófagos são células fundamentais na resposta imune inata e na homeostase que, após ativados, apresentam dois fenótipos distintos.[29] A forma ativa clássica (fenótipo M1) caracteriza-se pela produção de citocinas pró-inflamatórias (IL-1, IL-6, TNF-α). Já o fenótipo M2 produz citocinas anti-inflamatórias (IL-4 e IL-10) e contribui para resolução da inflamação e do reparo tecidual.[30] Assim, o dano que decorre de uma infecção ou de um processo de necrose estéril resulta tanto na ativação imediata da inflamação, da coagulação e na eventual contenção de um patógeno, como também na ativação das vias de reparação tecidual que estabilizam e defendem o hospedeiro de lesões adicionais.

Conceito atual de sepse

Definições prévias da sepse apoiavam-se na SIRS resultante de uma infecção, sendo a sepse conceituada como uma resposta inflamatória excessiva. Eventualmente, percebeu-se que praticamente todos os pacientes agudamente enfermos preenchiam os critérios de SIRS, sendo a definição de sepse essencialmente a mesma de infecção.[16] Por exemplo, algumas manifestações definidoras de SIRS (taquicardia, hiperventilação e leucocitose) são inerentes à resposta do hospedeiro à infecção, mesmo quando não complicada.

Depois do consenso Sepse-3, a sepse passou a ser conceituada como uma disfunção orgânica, potencialmente letal, causada por desregulação da resposta do hospedeiro à infecção,[31] ou seja, a resposta inflamatória à infecção, assumiria um caráter deletério, que sem resolução espontânea, resultaria em disfunção orgânica. Na sepse, fenômenos inflamatórios e anti-inflamatórios coexistem, com o fenótipo clínico predominante, de inflamação exacerbada ou de imunossupressão, variando entre diferentes pacientes e, também, temporalmente no mesmo paciente. Tal como com as citocinas inflamatórias, a ação anti-inflamatória pode ser excessiva e resultar em imunodeficiência (ou imunoparalisia).[32,33]

O fundamento fisiopatológico dessa redefinição não seria mais apenas a inflamação isolada, mas um desequilíbrio na homeostase da resposta imunológica, com evolução para disfunção orgânica, frequentemente afetando múltiplos órgãos de forma simultânea (DMOS).[16]

Citocinas

Citocinas são peptídios solúveis de baixo peso molecular, responsáveis pela comunicação intercelular de curta distância, primariamente na resposta a enfermidades e infecções. As citocinas interagem com receptores específicos, que efetuam transdução de sinal intracelular, envolvendo a ativação sequencial de diversos genes. A maioria delas é produzida em situações de estresse celular e seus genes somente se expressam após algum estímulo, geralmente nocivo.[34]

Pode-se classificar as citocinas por seus efeitos sobre a reação inflamatória. Citocinas inflamatórias possuem efeitos inflamatórios diretos ou suprarregulam mediadores associados à inflamação. Elas apresentam padrão de ativação em cascata, com indução sequencial e amplificada de outros componentes.[34] Em concentrações ótimas, citocinas inflamatórias recrutam e ativam leucócitos circulantes (neutrófilos, basófilos, eosinófilos, monócitos, células NK e linfócitos). Citocinas inflamatórias podem agir de forma endócrina, autócrina ou parácrina.

As citocinas inflamatórias principais, TNF-α e IL-1, são estimuladas por DAMPs/PAMPs e desempenham papel chave na iniciação e propagação da inflamação. Ambas desempenham importantes efeitos biológicos como febre, hipotensão, liberação de proteínas de fase aguda, ativação de coagulação e da fibrinólise e geração de outras citocinas inflamatórias. Essas incluem IL-6, IL-8, IL-12, IL-17 e IL-18. A IL-6 é uma citocina pleiotrópica produzida por diversas populações celulares.[35] A IL-6 contribui com várias das manifestações clínicas de infecção, incluindo febre, caquexia, leucocitose, trombocitose, hipoalbuminemia, hiperglobulinemia, indução da síntese de proteínas de fase aguda, expressão endotelial de moléculas de adesão, diferenciação celular e ativação do eixo hipotálamo-hipofisário.[36]

As citocinas anti-inflamatórias inibem a produção de TNF-α e IL-1 e, dessa forma, deprimem a resposta imune inibindo a produção de citocinas pelas células mononucleares e células T auxiliares. Entretanto, seus efeitos podem não ser apenas anti-inflamatórios. Por exemplo, IL-10 e IL-6 aumentam a função das células B (proliferação e secreção de imunoglobulinas) e estimulam células T citotóxicas.[37]

O balanço entre mediadores inflamatórios e anti-inflamatórios regula a intensidade da inflamação incluindo aderência, quimiotaxia, fagocitose e destruição de patógenos e fagocitose de debris celulares. Por outro lado, a inflamação também não se resolve por esgotamento. O processo de cura é finamente regulado pela interação entre mediadores inflamatórios e anti-inflamatórios.[38,39] O controle do processo inflamatório depende da ação ativa de outros mediadores, cuja síntese é desencadeada pela própria inflamação.[40] É praticamente impossível dissociar a atividade inflamatória da sua supressão subsequente, uma vez que as mesmas moléculas que medeiam a inflamação também sinalizam o fim do processo e as fases posteriores de regeneração e remodelamento do tecido.[22] Citocinas como IL-4, IL-10, IL-11, IL-13, TGF-α, antagonistas naturais de citocinas (p. ex., IL-1Ra) e formas solúveis dos receptores de citocinas pró-inflamatórias (p. ex., sTNFR) são consideradas anti-inflamatórias por terem a capacidade de inibir a síntese ou a ação biológica das citocinas inflamatórias.

Ativação do complemento

A cascata de proteínas do complemento auxilia na eliminação do patógeno.[41,42] Há forte evidência que a ativação do complemento desempenha importante papel na sepse. A inibição da cascata inibe a inflamação e diminui a mortalidade em modelos de sepse. Experimentalmente, o uso de antagonista do receptor da fração C5 diminuiu a letalidade, a inflamação e permeabilidade vascular.[43] A inibição da fração C1 do complemento também se associou a diminuição de letalidade, inflamação e permeabilidade vascular.[44]

Resposta sistêmica à infecção

Infecções ou lesões graves induzem a produção de citocinas inflamatórias no tecido acometido. A intensidade da agressão pode resultar no "transbordamento" sistêmico de produtos bacterianos e mediadores.[45,46] Uma vez em circulação, constituintes microbianos e mediadores continuam o processo de interação com os PRRs. Admite-se que os mesmos mediadores envolvidos nas inflamações localizadas participem do processo da sepse. Além da disseminação sistêmica, é possível que a interação entre os mediadores ocorra de forma desarmoniosa.[47]

A resposta de fase aguda (RFA) descreve um conjunto de respostas a perturbações da homeostase orgânica, notadamente quando associadas à lesão tissular significativa. Considera-se que a IL-6 é o seu principal mediador e que a febre e a taquicardia são as manifestações clínicas cardinais da RFA.[48] A essas associam-se diversas manifestações fisiológicas e bioquímicas que incluem a depressão dos níveis séricos de ferro e zinco, alterações na gliconeogênese e no gasto energético e uma expressiva mudança nas prioridades metabólicas. A expressão mais dramática da RFA é a oscilação nas concentrações plasmáticas de mais de 40 substâncias, com ações pró e anti-inflamatórias, notadamente um grupo de proteínas sintetizadas pelo fígado.[49] O padrão característico é uma importante elevação dos níveis plasmáticos dessas proteínas, embora uma minoria, como a albumina, apresente comportamento oposto.

Atualmente, a proteína C reativa (PCR) é a proteína de fase aguda mais utilizada na prática médica. Em indivíduos normais, seus níveis plasmáticos são muito baixos (< 0,1 mg/dℓ), quase no limite de detecção dos ensaios. Em contrapartida, na vigência de inflamação sistêmica, observam-se aumentos de até 100 vezes o valor normal.[50] A conjunção da rápida resposta, curta meia-vida e a disseminação de ensaios imunoquímicos precisos contribuíram para a popularidade da mensuração clínica da PCR em diversas patologias inflamatórias. A procalcitonina (PCT), um propeptídio precursor da calcitonina desprovido de ação sobre o metabolismo do cálcio, é outro marcador de infecções graves.[51] Na comparação com a PCR, a PCT é apresentada como um marcador dotado de cinética mais elástica, melhor especificidade para a sepse e maior sensibilidade para detectar o controle da infecção.[52]

Mecanismos fisiopatológicos das principais disfunções orgânicas

Disfunção cardiocirculatória

O selo da dinâmica circulatória na doença crítica é o choque, definido como "a expressão clínica de uma falência circulatória, que resulta em utilização celular inadequada de oxigênio".[53] Do ponto de vista fisiopatológico,[53] o choque é dividido em quatro tipos, não exclusivos mutuamente: hipovolêmico, cardiogênico, obstrutivo e distributivo (Quadro 20.3). Os três primeiros tipos caracterizam-se por diminuição do débito cardíaco, aumento da resistência vascular periférica, diminuição da oferta tecidual de oxigênio e aumento de sua taxa de extração pelos tecidos. No choque distributivo, observa-se vasodilatação periférica, má distribuição da microcirculação com *shunts* arteriais e capilares e diminuição da extração periférica de oxigênio. Em geral, o débito cardíaco é inicialmente alto, mas pode tornar-se deprimido em fases mais avançadas, por depressão da função miocárdica, que, ao contrário da doença coronariana isquêmica, compromete os dois ventrículos simultaneamente.

O choque distributivo, tipificado pelo choque séptico, é responsável por virtualmente dois terços dos casos de choque.[53] Nesses casos, a hipotensão associa-se com liberação de citocinas e mediadores vasoativos. Esses mediadores incluem prostaciclinas e NO, derivados das células endoteliais. Em condições fisiológicas, o NO relaxa a musculatura vascular e inibe a agregação plaquetária. Já a endotelina-1 (EN-1) apresenta efeito vasoconstritor antagônico. Na sepse, o nível de ambos se eleva, possivelmente por perda da regulação mútua.[54]

O desequilíbrio entre mecanismos vasodilatadores e vasoconstritores resulta em vasodilatação intensa, que exacerba a transudação e a má distribuição do fluxo sanguíneo.[55] Fatores adicionais incluem redução da deformabilidade das hemácias, trombose microvascular, disfunção da integridade da barreira endotelial e disfunção mitocondrial.[56] Estabelece-se um ciclo autodestrutivo de inflamação e isquemia, secreção de novos mediadores e dano celular adicional, agravado ainda pela geração de radicais livres de oxigênio e outros mediadores secretados pelos próprios leucócitos ou durante a fase de reperfusão.[57] A amplificação e disseminação desse processo por vários órgãos é um dos principais determinantes do quadro de DMOS.

Quadro 20.3 Tipos de choque e principais causas associadas.

Tipo fisiopatológico	Causas
Hipovolêmico	Hemorragia, trauma, perdas gastrintestinais, perdas renais, perdas para um terceiro espaço
Cardiogênico	Infarto do miocárdio, cardiomiopatia, miocardite, doença orovalvar, arritmia com baixo débito
Obstrutivo	Embolia pulmonar, tamponamento cardíaco, pneumotórax hipertensivo, dissecção aórtica
Distributivo	Inflamação sistêmica asséptica ou infecciosa, anafilaxia, neurogênico

Disfunção pulmonar

Uma das manifestações mais comuns e precoces da sepse é a taquipneia, componente do critério Quick SOFA (qSOFA) desenvolvido para sua identificação precoce (Quadro 20.2). A ela associam-se hipoxemia e, inicialmente, alcalose respiratória (podendo, mais tardiamente, evoluir para acidose respiratória). A lesão endotelial pulmonar, induzida por mediadores vasoativos e da inflamação, aumenta a permeabilidade vascular e causa edema intersticial e alveolar, culminando com a síndrome de desconforto respiratório agudo (SDRA). A análise de tecidos pulmonares de modelos animais e de pacientes falecidos com SDRA demonstra rupturas nas junções de aderência endotelial e redução na expressão de VE-caderina.[58] Um foco terapêutico recente busca recuperar essas junções de aderência.[58]

Disfunção gastrintestinal

Acredita-se que o intestino tenha um papel relevante no desenvolvimento da DMOS da sepse. O comprometimento da função de barreira do revestimento intestinal permite a translocação de bactérias e toxinas para a circulação, exacerbando a resposta inflamatória e aumentando a prevalência de complicações infecciosas.[59] Recentemente, ampliou-se a percepção da contribuição dos eventos intestinais para a fisiopatologia da DMOS, ao se demonstrar que a hipoperfusão do intestino se associa com ativação imunoinflamatória, com liberação de mediadores na circulação linfática mesentérica que, ao atingirem a circulação sistêmica, determinam eventos inflamatórios secundários, notadamente injúria pulmonar aguda (IPA).[59]

A disfunção hepática da sepse é um dos componentes do escore SOFA, embora raramente resulte em falência hepática aguda. Ocorre lesão hepatocitária aguda, tanto primária, por isquemia, quanto secundária, por disfunção das células de Kupffer, com ativação da inflamação, lesão endotelial e colestase em decorrência do comprometimento do transporte hepatobiliar.[60]

Disfunção renal

Embora a IRA seja abordada em outras secções desta obra, vale ressaltar que o mecanismo de injúria da IRA da sepse, embora ainda não completamente compreendido, difere do da IRA isquêmica. Assim, o fluxo sanguíneo renal na sepse pode encontrar-se diminuído, normal ou até mesmo aumentado, havendo ainda heterogeneidade de fluxo da microcirculação, *shunts* intrarrenais e prejuízo seletivo do fluxo e da oxigenação da região medular, que determina sofrimento do epitélio tubular nessas áreas.[61,62] Notadamente em fases precoces, a IRA da sepse parece ser uma doença funcional e não estrutural,[61,62] já que as alterações histológicas são mínimas.[63] Essas observações podem ser consideradas como uma janela de oportunidade para intervenções terapêuticas precoces.[62] Além desses fatores, o tipo de solução de reposição, o uso de drogas nefrotóxicas e o ganho hídrico excessivo também podem contribuir para a disfunção renal na sepse.[62]

Disfunção do sistema nervoso central

A encefalopatia, que varia desde leve distúrbio da concentração até coma, é um achado clínico precoce e comum na sepse, sendo, por isso, incluído como um dos três componentes do critério qSOFA[16] (Quadro 20.2). A disfunção na barreira sanguínea cerebral em razão de mediadores inflamatórios pode justificar a disfunção do sistema nervoso central (SNC) na sepse. Essa disfunção permite o aumento da infiltração leucocitária, exposição a mediadores tóxicos e transporte ativo de citocinas através da barreira hematoencefálica.[64]

Longe de ser apenas alvo passivo da fisiopatologia da sepse, o sistema nervoso tem papel ativo, mediante o sistema nervoso parassimpático. Modelos de sepse já demonstraram que a estimulação aferente do vago aumenta a secreção do hormônio secretor de corticotropina (CRH), ACTH e cortisol.[65] A atividade parassimpática eferente, mediada pela acetilcolina, afeta ainda a termorregulação e induz um perfil de liberação de citocinas com atividade anti-inflamatória.[66]

Disfunção da coagulação

A sepse compromete o estado anticoagulante fisiológico que mantém a integridade da vasculatura. O sistema passa para um estado hipercoagulante, com desenvolvimento de trombos microvasculares, deposição de fibrina, formação de redes extracelulares de neutrófilos (NETs) e lesão endotelial.[57] Citocinas, como IL-1 e TNF-α, estimulam a geração de prostanoides e de PAF, assim como a produção das citocinas IL-6 e IL-8 que, por sua vez, intensificam e perpetuam a resposta inflamatória.[67] A IL-6 e o fator tissular, pela via do fator VIIIa, promovem ativação da trombina e formação de trombos intravasculares. A sepse afeta os três principais inibidores da coagulação intravascular: a antitrombina, o inibidor da ativação do fator tissular (TFPI) e o sistema anticoagulante dependente do complexo trombomodulina/proteína C da coagulação.[68] No endotélio, ocorre ativação celular e aumento da expressão de moléculas de adesão, que, com citocinas, quimiocinas e outros mediadores oriundos dos tecidos circunvizinhos, causam recrutamento, adesão e ativação de leucócitos. Isso resulta em aumento da permeabilidade vascular e transudação de plasma para os tecidos. Trombos de plaquetas e leucócitos bloqueiam a microcirculação, causando má distribuição do fluxo sanguíneo e isquemia adicional.

Resolução ou persistência da sepse

Após a resposta inflamatória e imunossupressora inicial, o paciente pode retornar ao estado da homeostase imunológica, que conduz ao reparo tecidual. Outros desenvolvem a doença crônica do paciente crítico ou a síndrome de inflamação-imunossupressão persistente e catabolismo (PICS, do inglês *Persistent Inflammation-Immunosuppression and Catabolism Syndrome*). A PICS consiste na incapacidade de o indivíduo restabelecer a homeostase do sistema imune, sem recuperação completa das disfunções adquiridas. Na PICS, há um estado de inflamação não resolvida, mesmo com suporte das disfunções orgânicas, havendo catabolismo proteico persistente, que leva a caquexia, dificuldade de cicatrização de feridas e predomínio de imunossupressão que, por sua vez, aumenta a suscetibilidade a infecções secundárias.[69]

ESTRATÉGIAS DE AVALIAÇÃO DE VOLEMIA NA DOENÇA CRÍTICA

Diagnóstico clínico de volemia e do estado da microcirculação

O diagnóstico do estado da volemia pode ser desafiador, principalmente nas situações em que o volume circulante efetivo (VCE) e o volume do compartimento extracelular (VEC) variam em direções opostas, como frequentemente ocorre na sepse. Além disso, e em contraste com outros estados de choque, a hipoperfusão tecidual não é o principal mecanismo responsável pela disfunção orgânica associada à sepse. Em vez da diminuição da oferta de oxigênio, os eventos primários incluem disfunção mitocondrial e redução da utilização de oxigênio.[70] Assim, a elevação do lactato sérico compõe um dos critérios de diagnóstico do choque séptico e sua dosagem recebeu recomendação consensual forte para avaliação inicial de todo paciente com suspeita de sepse. A hiperlactatemia é capaz de prever a mortalidade por sepse,[71] aparenta decorrer mais de disfunção mitocondrial e de produção excessiva induzida por catecolaminas, do que de produção anaeróbica em razão de hipóxia tecidual.[72]

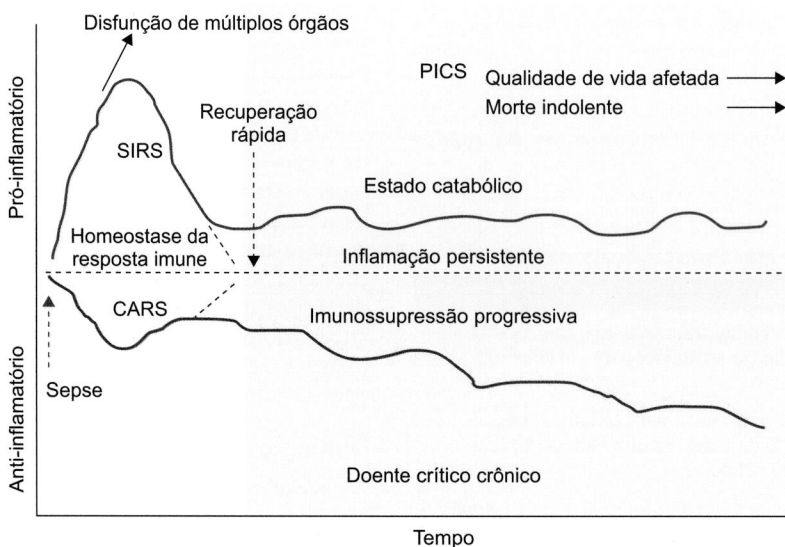

Figura 20.1 Modelo da fisiopatologia da sepse e da síndrome de inflamação-imunossupressão e catabolismo. CARS: síndrome da resposta anti-inflamatória compensatória; PICS: síndrome de inflamação-imunossupressão persistente e catabolismo; SIRS: síndrome da resposta inflamatória sistêmica.

Pelo exposto, depreende-se que a tomada de decisão clínica no choque séptico requer atenção às variáveis hemodinâmicas convencionais, como frequência cardíaca, pressão arterial e parâmetros hemodinâmicos globais, como discutido abaixo, mas também a apreciação de fatores microcirculatórios, celulares e metabólicos, dos quais dependem a perfusão tecidual e o bom funcionamento dos sistemas orgânicos.

Além da lactatemia, variáveis como perfusão cutânea, estado mental, frequência respiratória e débito urinário são parâmetros clínicos que podem ser obtidos à beira do leito e constituem elementos indispensáveis de avaliação nas fases iniciais da sepse. O tempo de enchimento capilar (TEC) é o intervalo de tempo necessário para que a ponta do dedo, geralmente o indicador, volte à coloração inicial depois da aplicação de uma pressão sobre ele. Ainda não há um consenso em relação ao valor normal do TEC, mas em adultos o limite superior situa-se em torno de 4,5 segundos. Um estudo prospectivo avaliou parâmetros de ressuscitação em pacientes com choque séptico que sobreviveram e receberam alta hospitalar. Houve excelente correlação entre sobrevivência e normalização do TEC; mais de 70% dos sobreviventes normalizaram o TEC dentro das primeiras 6 horas iniciais de ressuscitação, mesmo antes da normalização do lactato.[73] O moteamento cutâneo, tão comum em pacientes hipoperfundidos, é outro dado a ser observado. Há estudos mostrando que quanto maior a área de moteamento da pele ao redor dos joelhos nas primeiras 6 horas de ressuscitação, maior será a chance de morte, independentemente da PAM ou do débito cardíaco.[74] Outros parâmetros clínicos incluem a observação do nível de consciência e do débito urinário, e como variam em resposta à ressuscitação volêmica. O Quadro 20.4 relaciona diversos dados clínicos, laboratoriais e radiológicos que auxiliam no diagnóstico do estado de volemia do paciente.

No entanto, não existe um único dado de história, exame físico ou laboratório capaz de estabelecer a suficiência da volemia e o estado da microcirculação com precisão. Um exemplo é o que ocorre com o sódio urinário. Sabe-se que a resposta renal a alterações na volemia envolve retenção ou excreção de sódio. Seria de supor, então, que pacientes hipovolêmicos tenham sódio urinário baixo (geralmente < 20 mEq/ℓ). Embora frequentemente verdadeiro, isso pode não ajudar a conduta terapêutica. Um paciente com hemorragia digestiva e sódio urinário < 20 mEq/ℓ necessita de expansão volêmica. Já outro, com ICC, edemaciado e com edema pulmonar, precisa receber diurético, mesmo que o sódio urinário esteja baixo. Neste caso, a retenção renal de sódio representa uma resposta ao pobre desempenho cardíaco em perfundir tecidos e barorreceptores (redução no VCE). O Quadro 20.5 apresenta exemplos de situações clínicas em que o sódio urinário não se presta para avaliação de volemia.

Quadro 20.4 Dados clínicos e laboratoriais que auxiliam a detectar a adequação da volemia.

	Hipovolemia	Hipervolemia
História clínica	**Síndrome da doença de base** • Vômitos • Diarreia • Poliúria • Hemorragia **Sintomas de hipovolemia** • Fadiga • Sede • Câimbras • Tontura postural • Oligúria • Dor abdominal ou torácica **Sintomas dos DHEAB** • Fraqueza muscular: K^+ • Encefalopatia: Na^+	**Sintomas da doença de base** • Nefropatia: hematúria, oligúria, urina espumosa, edema facial • Cardiopatia: dispneia, ortopneia, DPN, edema • Hepatopatia: icterícia, colúria, ascite **Sintomas de hipervolemia** • Edema, anasarca • Ganho de peso
Exame físico	• Hipotensão • Taquicardia • Ressecamento de pele, língua e mucosas • Redução no turgor da pele • Tempo de enchimento capilar • Achatamento das veias do pescoço • Extremidades frias e cianóticas • Letargia, agitação, confusão • Débito urinário • Nível de consciência	**Sinais da doença de base** • Nefropatia: hipertensão, edema facial • Cardiopatia: presença de B3, crepitações, turgência jugular, hepatomegalia, ascite, edema de MIs • Hepatopatia: hipotensão, sinais periféricos de hepatopatia, ascite

Exames complementares simples	• Relação ureia/creatinina
	• Ácido úrico
	• pH, HCO_3
	• Lactato arterial
	• $ScvO_2$
	• Índices urinários
	  ▪ Na urinário
	  ▪ Fe_{Na}
	  ▪ Fe_U
	  ▪ Osmolalidade
		• BNP
		• Radiografia de tórax
		• Tomografia computadorizada de tórax
		• PaO_2

BNP: peptídio natriurético cerebral; DHEAB: distúrbios eletrolíticos e ácido-básicos; DPN: dispneia paroxística noturna; Fe_{Na}: fração de excreção de sódio; FE_U: fração de excreção da ureia; MIs: membros inferiores; PaO_2: pressão parcial arterial de oxigênio; $ScvO_2$: saturação venosa central.

Quadro 20.5 Situações clínicas comuns nas quais o sódio urinário não se presta para avaliação de volemia.

Sódio urinário baixo na AUSÊNCIA de hipovolemia
• Drogas que causam vasoconstrição renal: 　▪ Anti-inflamatórios não-esteroides 　▪ Inibidores de calcineurina 　▪ Contraste iodado • Glomerulonefrites • Estenose de artérias renais • Estados edematosos com diminuição do volume circulante efetivo 　▪ Insuficiência cardíaca 　▪ Síndrome nefrótica 　▪ Cirrose hepática
Sódio urinário alto na PRESENÇA de hipovolemia
• Necrose tubular aguda • Uso de diuréticos

Em que pese a multiplicidade de parâmetros, o diagnóstico clínico e laboratorial da volemia é impreciso. Por exemplo, considerando o cateter de artéria pulmonar (Swan-Ganz) como padrão-ouro, a sensibilidade da avaliação clínica em detectar hipervolemia em pacientes sob internação clínica é de 73%. No entanto, esta diminui para apenas 40% nos pacientes internados em UTI.[75]

Ressuscitação volêmica, responsividade e tolerância a volume

A administração intravenosa rápida e em alto volume de soluções cristaloides (30 mℓ/kg em 3 horas) é uma recomendação primária na abordagem inicial do paciente com choque séptico.[71] Em pacientes responsivos a volume, o procedimento de ressuscitação volêmica aumenta o débito cardíaco (DC) e a oferta de oxigênio aos tecidos (DO_2), restaurando a perfusão tecidual. No entanto, na ausência de um acompanhamento mais preciso, a infusão repetida e "às cegas" de alíquotas de reposição volêmica, pode até resultar em aumento transitório da diurese, mas embute o risco de positivação excessiva do balanço hídrico e de efeitos deletérios subsequentes.[76,77] Trata-se de uma margem terapêutica estreita: a restauração insuficiente da volemia perpetua a hipoperfusão, ao passo que, quando excessiva, resulta em translocação hídrica para o espaço intersticial com edema pulmonar e tissular. O acúmulo de líquido no interstício distorce a sua arquitetura, prejudica o fluxo capilar e linfático, compromete a difusão de oxigênio e de substratos metabólitos e perturba as interações entre as células.[78]

A congestão venosa sistêmica também impacta o perfeito funcionamento de diversos órgãos encapsulados, contribuindo para a disfunção orgânica da doença crítica.[79] Nos rins, em particular, o aumento da pressão subcapsular renal, diminui seu fluxo sanguíneo e reduz a taxa de filtração glomerular (TFG).[78] A percepção de que o acúmulo de líquido é um fator de risco para a piora de desfechos de pacientes graves tem levado ao conceito emergente de tolerância a volume, que procura equilibrar os riscos e benefícios da ressuscitação volêmica.[77] Essa concepção refere-se à capacidade do paciente tolerar volume adicional de reposição, sem evoluir com sobrecarga hídrica, sem impactar negativamente o funcionamento de órgãos e sem piorar o desfecho clínico.

Avaliação hemodinâmica na unidade de terapia intensiva

É integral à prática nefrológica moderna a necessidade de avaliar pacientes com IRA no contexto da anasarca, da sepse, do choque e da doença crítica prolongada. Essas situações geram uma série de dilemas terapêuticos: remover volume por meio de diálise ou induzir diurese farmacológica? Administrar volume para melhorar o desempenho hemodinâmico e a perfusão tecidual ou restringir volume para prevenir a síndrome de hiper-hidratação da doença crítica? Para minimizar a chance de tomar uma decisão incorreta, como iniciar uma diálise para ultrafiltrar um paciente que deveria estar sendo expandido, é imperativo que o nefrologista conheça as estratégias de avaliação de volemia na doença crítica.

Diante da dificuldade em estabelecer o estado da volemia apenas com base na avaliação clínica, deve-se recorrer a avaliações adicionais. A maioria dos pacientes internados em UTI necessita de um cateter venoso central (CVC) para administração de medicamentos e coleta de exames, e de um cateter arterial, para monitoramento direta da pressão arterial (PA) e coleta de exames laboratoriais. Esses cateteres serão suficientes para a avaliação hemodinâmica invasiva da maioria dos pacientes. Como discutido a seguir, uma série de estratégias adicionais podem ser utilizadas no ambiente de cuidados intensivos.

Medidas estáticas de pré-carga

Pressão venosa central

A pressão venosa central (PVC) é a medida mais simples para avaliação de volemia. Na fase precoce de ressuscitação volêmica do paciente séptico, as metas de PVC são de 8 a 12 mmHg para pacientes em ventilação espontânea. A meta eleva-se para 12 a 15 mmHg em paciente sob ventilação mecânica (VM), em que há aumento da pressão intratorácica ou naqueles com aumento da pressão intra-abdominal.[80]

Em indivíduos normais, a PVC reflete a pressão em átrio direito, que, por sua vez, é similar à pressão diastólica final do ventrículo direito que, por fim, reflete a pressão de enchimento do coração esquerdo. A pressão de enchimento, em geral, traduz o volume de enchimento. No entanto, a PVC não é uma medida fidedigna do volume de enchimento do coração esquerdo na presença de:

• Anormalidades no ventrículo direito
• Anormalidades no ventrículo esquerdo
• Anormalidades pulmonares.

Infelizmente, boa parte dos pacientes internados em UTI apresenta ao menos uma das anormalidades citadas, o que prejudica a utilização da PVC para avaliação de volemia. Uma revisão de estudos em pacientes com doença crítica, que compararam a PVC com medidas mais sofisticadas de avaliação do volume sanguíneo, observou uma correlação muito pobre.[81] Pacientes com PVC baixa podiam estar hipervolêmicos e pacientes com PVC alta podiam estar hipovolêmicos. A capacidade da PVC em prever quais pacientes respondem a um teste de volume também é limitada. A PVC de respondedores e não respondedores é semelhante, indicando que determinado valor de PVC não é capaz de prever quem responderá a volume.[82]

A presença de um cateter venoso central também permite avaliar a saturação de oxigênio venosa central ($ScvO_2$), que se aproxima da saturação de oxigênio mista do sangue venoso (SvO$_2$) que, por sua vez, é um reflexo instantâneo do equilíbrio entre consumo e oferta de O$_2$.[83] Mais do que o valor absoluto, o melhor uso desses parâmetros ocorre de forma dinâmica, avaliando como se alteram em resposta a intervenções terapêuticas.

Pressão de oclusão de artéria pulmonar

A determinação da pressão de oclusão de artéria pulmonar (POAP) requer a inserção e o posicionamento adequado de um cateter de Swan-Ganz, uma tarefa relativamente complexa. Como estudos de bom padrão não mostraram benefício e, alguns até sugeriram aumento da mortalidade com seu uso,[84] a utilização da POAP perdeu espaço na prática clínica. A POAP avalia a pressão de enchimento (como marcador de volume) das câmaras cardíacas esquerdas. À semelhança da avaliação pela PVC, a POAP não é capaz de prever quem responderá a um teste com volume, pois também há grande superposição entre respondedores e não respondedores.[85] O cateter de Swan-Ganz também permite a obtenção de amostras de sangue venoso misto, para aferição da SvO$_2$.[83]

Avaliação do débito cardíaco

Com inadequação das medidas estáticas de pré-carga para diagnóstico de volemia e para prever resposta à administração de volume, a tônica atual são formas alternativas de monitoramento hemodinâmico. Define-se resposta a volume como a capacidade do coração em aumentar o seu volume sistólico em resposta a expansão volêmica. Isso se deve ao mecanismo de Frank-Starling, expresso na Figura 20.2,[86] que postula que, quanto maior distensão do miocárdio na fase de enchimento, maior será a força de contração. Na terapia intensiva, define-se como resposta positiva à expansão volêmica (teste de volume positivo), um aumento ≥ 12% no índice cardíaco após infusão rápida de cristaloides.[87] No entanto, quando os limites fisiológicos são ultrapassados, distensões ainda maiores do miocárdio não resultam em melhor desempenho cardíaco. Percebe-se, então, a necessidade de inferir em qual parte da curva de Frank-Starling encontra-se o paciente, monitorando o DC antes e após a infusão de volume (Figura 20.2).

Cateter de Swan-Ganz

O padrão-ouro para monitoramento do DC na UTI continua a ser o método de termodiluição através do cateter de Swan-Ganz. Além de obter medidas estáticas de pré-carga, o monitoramento pode ser dinâmica, por exemplo, para avaliar o índice cardíaco antes e após uma prova com volume. Identificam-se, desse modo, aqueles pacientes que estão na fase ascendente da curva de Starling e ainda são capazes de melhorar a *performance* cardíaca em resposta a um aumento da pré-carga. No entanto, esse método é cada vez menos utilizado, em razão da ausência de melhora do prognóstico.[88] É preciso lembrar que o cateter pulmonar de Swan-Ganz é um instrumento diagnóstico e não terapêutico. Portanto, só poderíamos esperar impacto na sobrevida se as informações obtidas com seu uso resultassem em melhorias no manejo do paciente. A European Society of Intensive Care Medicine recomenda o uso do cateter de Swan-Ganz especificamente em casos de choque refratário associado à disfunção ventricular direita.[89] No entanto, a despeito de décadas de uso clínico, não há consenso sobre sua utilização diagnóstica nem sobre estratégias

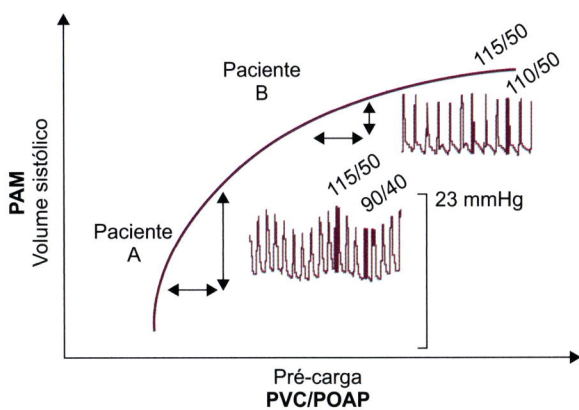

DeltaPP% = 100 × {(PPmáx − PPmín) ÷ [(PPmáx + PPmín) ÷ 2]}
Paciente A DeltaPP% = 100 × {(65 − 50) ÷ [(65 + 50) ÷ 2]} = 26%
Paciente B DeltaPP% = 100 × {(65 − 60) ÷ [(65 + 60) ÷ 2]} = 8%

Figura 20.2 Resposta a volume e a DeltaPP. Dois pacientes com choque em fases diferentes da curva de Frank-Starling: os traçados da PAM antes do teste com volume sugerem maior variação respiratória da pressão de pulso no paciente A que no B. Após impressão simultânea das curvas de PAM e pressão de vias aéreas (não mostrado), o DeltaPP pode ser calculado ao longo de um ciclo respiratório. Notar que, após o teste com quantidades idênticas de volume (mesma variação na pré-carga), apenas o paciente A apresenta aumento significativo no volume sistólico. Para tratar o choque do paciente A, deve-se investir em expansão volêmica; no paciente B, a preferência se dá por medicamentos vasoativos. PAM: pressão arterial média; PP: pressão de pulso. (Adaptada de Rocha et al., 2010.)[78]

terapêuticas a serem utilizadas em resposta às informações obtidas. Essa controvérsia vem favorecendo o desenvolvimento de formas menos invasivas (também chamadas "minimante invasivas") para determinação do DC.

Parâmetros dinâmicos

No monitoramento do débito cardíaco, é menos importante o valor absoluto em comparação à avaliação de tendências ao longo do tempo ou após intervenções como teste de volume ou aumento de vasopressores (testes dinâmicos). Os marcadores dinâmicos utilizam-se das variações do DC ou da PA que ocorrem em resposta às variações na pressão intratorácica com a VM. A pressão positiva da VM aumenta a pressão intratorácica na insuflação que, por sua vez, diminui o enchimento e a ejeção do ventrículo direito, reduzindo assim o seu desempenho. Quanto maior for o volume corrente (VC) e/ou a pressão positiva ao final da expiração (PEEP), mais intensos serão os efeitos da insuflação mecânica sobre o desempenho ventricular direito. A redução no débito do ventrículo direito na insuflação reduz a pré-carga, o volume sistólico e, consequentemente, o débito do ventrículo esquerdo na expiração. Portanto, a VM promove alterações cíclicas no débito cardíaco: aumento na insuflação e queda na expiração. Embora existam outros, os parâmetros dinâmicos mais utilizados são a variação do volume sistólico (SVV, do inglês *systolic volume variation*), que representa o percentual de mudança entre o volume sistólico máximo e mínimo ao longo de um intervalo predeterminado, e a variação na pressão de pulso ou DeltaPP (PPV, do inglês *pulse pressure variation*), que é a diferença entre a pressão de pulso máxima e a pressão de pulso mínima, dividido pela média das duas ao longo de um ciclo respiratório.

Para determinação da variação no volume sistólico, é necessário um monitor de débito cardíaco ou ecocardiografia. Os outros marcadores dinâmicos requerem apenas um cateter arterial periférico para análise do traçado do pulso arterial.

Variação na pressão de pulso

A pressão de pulso (PP) é dada pela diferença entre a PA sistólica e a diastólica. Ela é diretamente proporcional ao volume sistólico e inversamente proporcional à elastância aórtica. Como essa última mantém-se constante entre um batimento cardíaco e outro, a pressão de pulso pode ser utilizada como um marcador indireto do volume sistólico. A variação na pressão de pulso ao longo de um ciclo respiratório também pode ser utilizada na beira do leito para prever os efeitos hemodinâmicos adversos da PEEP[90] e como preditor de resposta a volume em pacientes com choque séptico.[91] A fórmula utilizada para cálculo da DeltaPP é:

DeltaPP(%) = 100 × {(PPmáx – PPmín)/[PPmáx + PPmín/2)]}

Uma DeltaPP ≥ 13% é um bom indicador de que o paciente responderá ao teste de volume.[91] A DeltaPP pode ser calculada manualmente ou de forma automática e contínua com monitores minimamente invasivos. Pré-requisitos para o cálculo confiável do DeltaPP incluem ausência de arritmia, de *shunt* intracardíaco ou de doença valvular significativa. Além disso, o paciente precisa estar sob VM, sedado e paralisado e com ventilação com volume controlado, com volume corrente (VC) superior a 8 mℓ/kg.

Como a estratégia de ventilação com VC baixo e PEEP alta é muito utilizada para pacientes sépticos com SDRA, testou-se a capacidade da DeltaPP em predizer resposta a volume nesses pacientes.[92] Um ponto de corte um pouco mais baixo, em 11,8%, é capaz de discriminar entre respondedores e não respondedores com uma sensibilidade de 68% e especificidade de 100%. Fica sugerido, portanto, que o VC baixo é "compensado"

pela PEEP alta, fazendo com que as alterações cíclicas do DC se tornem grandes o suficiente para avaliação da DeltaPP.

O teste de elevação passiva das pernas (EPP) a 45° não é propriamente um teste, mas uma manobra aplicada em associação com testes dinâmicos de avaliação de resposta a volume, e que pode ser repetido com a frequência que se desejar sem risco de indução de hipervolemia (Figura 20.3). Assim como a posição de Trendelenburg, a EPP é frequentemente utilizada na abordagem inicial do paciente em choque hipovolêmico. Trata-se de manobra simples que, ao "autotransfundir" o sangue das veias de capacitância das pernas em direção ao compartimento intratorácico, mimetiza, de forma temporária e reversível, uma infusão rápida de volume. Há poucas contraindicações à elevação passiva das pernas, como hipertensão intracraniana e hipertensão intra-abdominal. Em uma grande metanálise, após a EPP, um delta de DC · 10% teve sensibilidade de 85% e especificidade de 91% na previsão de uma resposta favorável a volume.[93]

Tecnologias minimamente invasivas

Doppler esofágico

O Doppler esofágico é uma técnica que afere a velocidade do fluxo sanguíneo na aorta descendente por meio de um transdutor localizado na ponta de uma sonda flexível. A sonda é introduzida por via oral e avançada até que sua ponta esteja localizada aproximadamente no nível médio do tórax; ela é então girada até que o transdutor esteja alinhado com a aorta e ajustado de maneira a obter o melhor sinal. O DC pode ser monitorado continuamente utilizando-se os princípios do Doppler e da ecocardiografia convencionais. Estudos de validação sugerem que estimativas do DC pelo Doppler esofágico são clinicamente úteis.[94] Embora a inserção e o posicionamento do aparelho sejam relativamente simples, há problemas de deslocamento da sonda com o passar do tempo e mobilização do paciente, o que pode resultar em mensurações aberrantes. Esse tipo de monitoramento encontra maior aplicação em pacientes sob anestesia operatória.[83]

Métodos baseados no princípio de Fick

O primeiro método para estimar o DC em humanos foi descrito por Fick em 1870. Ele postulou que o oxigênio captado pelos pulmões é inteiramente transferido para o sangue. Desse modo, o DC pode ser calculado como a razão entre o consumo de oxigênio (VO_2) e a diferença arteriovenosa de oxigênio ($DAVO_2$):

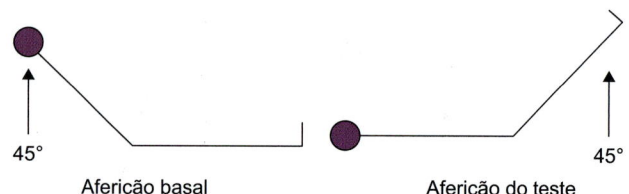

Figura 20.3 Teste de EPP com o paciente no leito, em posição semirrecumbente, com a cabeceira elevada a 45°. Com uma manobra rápida, posiciona-se o paciente com o tronco a 0° e pernas elevadas a 45°. A mobilização do sangue previamente acumulado nos membros inferiores corresponde a uma prova de volume, com a vantagem de não provocar edema adicional. Durante a manobra, o DC deve ser monitorado com uma técnica confiável.

> **! PONTOS-CHAVE**
>
> - Quadro clínico e medidas estáticas de pré-carga (PVC e POAP) não são capazes de determinar a volemia de pacientes criticamente enfermos, nem de identificar aqueles que responderão a um desafio por volume
> - A fim de integrar-se à equipe da UTI na condução do paciente com doença crítica, os nefrologistas necessitam aliar os conhecimentos próprios da especialidade com os da medicina intensiva, notadamente com as práticas de adequação da volemia
> - O método mais tradicional para determinação do DC na UTI é o da termodiluição, através do cateter de Swan-Ganz
> - O melhor indicador de resposta a um teste de volume é o aumento no DC, que reflete a dinâmica do estado cardiocirculatório
> - Marcadores dinâmicos, como a DeltaPP, avaliam, de forma indireta, variações cíclicas no DC que ocorrem em pacientes sedados e ventilados mecanicamente
> - Em pacientes ventilados com volume controlado e VC acima de 8 mℓ/kg, uma DeltaPP acima de 13% prevê uma resposta positiva a um teste de volume
> - Técnicas minimamente invasivas, capazes de avaliar a volemia e/ou prever responsividade a testes de volume, vêm sendo adotadas preferencialmente para determinação da adequação volêmica na UTI

$$\text{Débito Cardíaco de Fick} = \frac{VO_2}{DAVO_2}$$

Com isso, monitores capazes de medir o VO_2 podem ser utilizados para cálculo do DC. A técnica é limitada em casos de instabilidade hemodinâmica grave e quando a fração de oxigênio inspirado (FiO_2) é superior a 60%. Adicionalmente, há necessidade de coleta de sangue venoso central e arterial para cálculo da $DAVO_2$.

Análise da curva de pulso arterial (arterial pulse contour analysis)

A forma do traçado da curva arterial resulta da interação entre o volume sistólico e as características mecânicas da árvore arterial. Monitores modernos são capazes de estimar o DC a partir do formato do traçado da curva de pulso arterial e de modelos da circulação sistêmica. Exemplos incluem o PiCCO (*Pulsion Medical Systems*, Munique, Alemanha), o VolumeView (Edwards Lifesciences, EUA) e o LiDCOplus (LiDCO Ltd, Cambridge, Reino Unido). Os dois primeiros utilizam termodiluição transpulmonar, e o terceiro, a infusão de um pequeno volume de cloreto de lítio como técnica de diluição para calibração do DC médio. Calibrações frequentes (4/4 horas) podem ser necessárias para medidas acuradas. Os métodos com termodiluição transpulmonar apresentam *performance* satisfatória em pacientes com instabilidade hemodinâmica e são particularmente úteis em pacientes com SDRA por terem a capacidade de estimar a água pulmonar extravascular (EVLW, do inglês *extravascular lung water*), que representa uma medida quantitativa do edema pulmonar.[83] O sistema com lítio tem bom desempenho em pacientes relativamente estáveis, mas inferior na vigência de instabilidade hemodinâmica.[83] Traçados arteriais de má qualidade e arritmia cardíaca impossibilitam o uso dessas técnicas.

Tecnologias não invasivas

Técnicas introduzidas recentemente são capazes de monitorar o contorno da pressão de pulso arterial com sensores cutâneos colocados sobre artérias periféricas, como a radial ou as dos dedos da mão. Como esperado, esses métodos sofrem limitações na presença de movimentos, de edema periférico significativo e quando há vasoconstrição significativa, dificultando sua aplicação nos pacientes mais graves.[83] Técnicas como bioimpedância elétrica, biorreatância e tempo de trânsito da curva de pulso ainda são pouco aplicadas clinicamente.[83]

Ecocardiografia

Embora não seja propriamente um instrumento de monitoramento hemodinâmico e, sim, um método diagnóstico, já que não é capaz de fornecer dados hemodinâmicos de forma contínua, considera-se essencial a realização precoce da ecocardiografia em todo paciente hemodinamicamente instável,[89] se possível pelo próprio intensivista.[95] O exame permite aferir as funções sistólica e diastólica dos ventrículos, diagnostica choques de origem obstrutiva, permite avaliar o débito cardíaco de forma estática e também de forma dinâmica em resposta a intervenções terapêuticas.[96] Infelizmente, para extrair o máximo das informações potenciais com a ecocardiografia, é preciso equipamento sofisticado e caro e também um nível de competência raro entre intensivistas e nefrologistas.

Ultrassonografia convencional

Tradicionalmente, o treinamento básico em USG permite o diagnóstico de derrames cavitários, um dos corolários da sobrecarga de volume. A USG permite obter dois parâmetros aplicados de forma crescente na avaliação hemodinâmica na beira do leito: a avaliação das variações induzidas pela respiração na veia cava inferior e a ultrassonografia pulmonar.[97] O exame da cava inferior permite estimar a pré-carga e a avaliação do pulmão é capaz de detectar linhas B de Kerley na parede anterior do tórax, os chamados "cometas pulmonares", que surgem precocemente em relação à dispneia, sendo ferramenta de detecção precoce do edema pulmonar. Com a combinação dos dois métodos, pode-se definir mais precisamente as três condutas mais importantes no manejo da volemia em terapia intensiva: 1) expansão volêmica; 2) indefinição a ser respondida com um teste de volume; ou 3) restrição hídrica +/- remoção de volume.[97] Do ponto de vista nefrológico, pode-se usar o mesmo processo para definir a estratégia de ultrafiltração (UF) no SRA: UF generosa, teste de UF ou ausência de UF.

> **PONTOS CHAVE**
> - O diagnóstico preciso da volemia de um paciente criticamente enfermo é altamente desafiador
> - O objetivo de determinar a volemia com segurança é saber o que fazer com o doente: ofertar volume ou retirar volume
> - É importante ressaltar que, isoladamente, nenhuma medida é absolutamente precisa
> - A melhor estratégia é uma combinação de dados de história, exame físico, exames laboratoriais, medidas estáticas e medidas dinâmicas
> - Recomenda-se a definição de metas a serem reavaliadas com frequência, objetivando a modificação da conduta terapêutica
> - A taxa de ultrafiltração horária nos métodos de SRA idealmente deve ser guiada por métodos modernos de adequação da volemia e não por estimativas empíricas baseadas em critérios clínicos, na PVC ou na POAP.

Ultrassonografia à beira do leito

A USG à beira leito, também referida pelo acrônimo POCUS (do inglês *point-of-care ultrasonography*), vem tendo aplicação crescente na avaliação da responsividade/tolerância à expansão volêmica na UTI e representa um divisor de águas para o nefrologista, a ponto de poder ser considerada um complemento ao exame físico convencional.[98] O desenvolvimento de aparelhos portáteis ou ultraportáteis também facilita a repetição frequente dos exames, de maneira não invasiva, permitindo a calibração das condutas de expansão volêmica ou ultrafiltração em tempo real.

Por exemplo, é sabido que o número de linhas B se correlaciona com a água pulmonar e com a pressão de artéria pulmonar. Reavaliações repetidas com USG à beira leito permitem o acompanhamento dinâmico do edema pulmonar subclínico ou água pulmonar extravascular. No contexto da nefrologia, a técnica tem permitido acompanhar a redução dinâmica da água pulmonar durante a ultrafiltração da hemodiálise, visto que as linhas B desaparecem em tempo real, acompanhando a ultrafiltração.[99]

Outra estratégia para a avaliação da responsividade/tolerância a volume é a avaliação ultrassonográfica dos vasos cervicais de pacientes criticamente enfermos. O índice de distensibilidade da veia jugular interna [(diâmetro máximo – mínimo)/diâmetro mínimo] × 100 apresenta sensibilidade de 80% e especificidade de 95% na previsão da responsividade a volume.[100]

Um progresso mais recente é o protocolo VExUS (do inglês *Venous Excess Ultrasound*), inicialmente desenvolvido para a avaliação de congestão venosa no pós-operatório de cirurgia cardíaca.[79] O protocolo faz uso da USG com Doppler pulsado para estudar quatro territórios venosos viscerais: veia cava inferior, veia hepática, veia porta e veia intrarrenal. A partir dos achados em cada um desses leitos venosos, o paciente é classificado em quatro grupos em relação à presença e gravidade da congestão venosa (Figura 20.4), que se associa de forma crescente com maior incidência de IRA.[79]

O original que descreve o protocolo VExUS é ainda recente e há diversas questões a serem respondidas em relação à sua utilização, notadamente na sua aplicação em cenários clínicos diferentes da cirurgia cardíaca. Como a avaliação da congestão venosa pode ter impacto em outros contextos, aguarda-se o resultado de novos estudos para avaliar a utilidade dessa ferramenta em pacientes distintos do estudo original.

Os achados da USG pulmonar em associação com os do protocolo VExUS podem ajudar a tomada de decisão quanto a derressuscitação e a tolerância a volume nos pacientes com IRA sob SRA. A Figura 20.5 aborda as várias metodologias discutidas acima e apresenta um algoritmo simplificado para ser usado na avaliação inicial de pacientes com sepse e/ou choque circulatório. Ela incorpora o conceito fundamental de que nenhuma medida isoladamente consegue fornecer com segurança uma avaliação definitiva do estado hemodinâmico do paciente e a melhor estratégia é a combinação de informações. Testes dinâmicos também podem ser introduzidos.

COMPOSIÇÃO DAS SOLUÇÕES PARA REPOSIÇÃO VOLÊMICA

Quando há hipovolemia, faz-se necessária a utilização de soluções para reposição volêmica, visando restaurar as pressões de enchimento, o débito cardíaco e a perfusão tecidual. As soluções para reposição volêmica podem ser classificadas em cristaloides e coloides. Elas representam a primeira linha de tratamento em situações de hipovolemia verdadeira, como diarreia ou hemorragia digestiva, e na hipovolemia relativa, como a sepse.

Nesta seção, discutiremos as principais soluções cristaloides e coloides usadas para reposição volêmica e abordaremos duas controvérsias: conteúdo de cloro da solução cristaloide e uso de coloides *versus* cristaloides.

Cristaloides

As soluções cristaloides são uma mistura de água estéril e eletrólitos. O Quadro 20.6 mostra a composição química de três soluções cristaloides comercialmente disponíveis no Brasil; cloreto de sódio a 0,9% e Ringer com lactato são as mais comumente utilizadas, mas observa-se uso crescente da solução balanceada Plasma-Lyte.

Soro glicosado a 5% e as soluções salinas hipotônicas não serão comentadas, pois, pela ausência ou baixo conteúdo de sódio, não se prestam para as fases iniciais da reposição volêmica, mas sim para manejo de desidratação e/ou hipernatremia.

Cloreto de sódio a 0,9%

Cloreto de sódio a 0,9% contém 9 gramas de sal por litro ou 0,9 gramas em 100 mℓ. Essa solução também é chamada

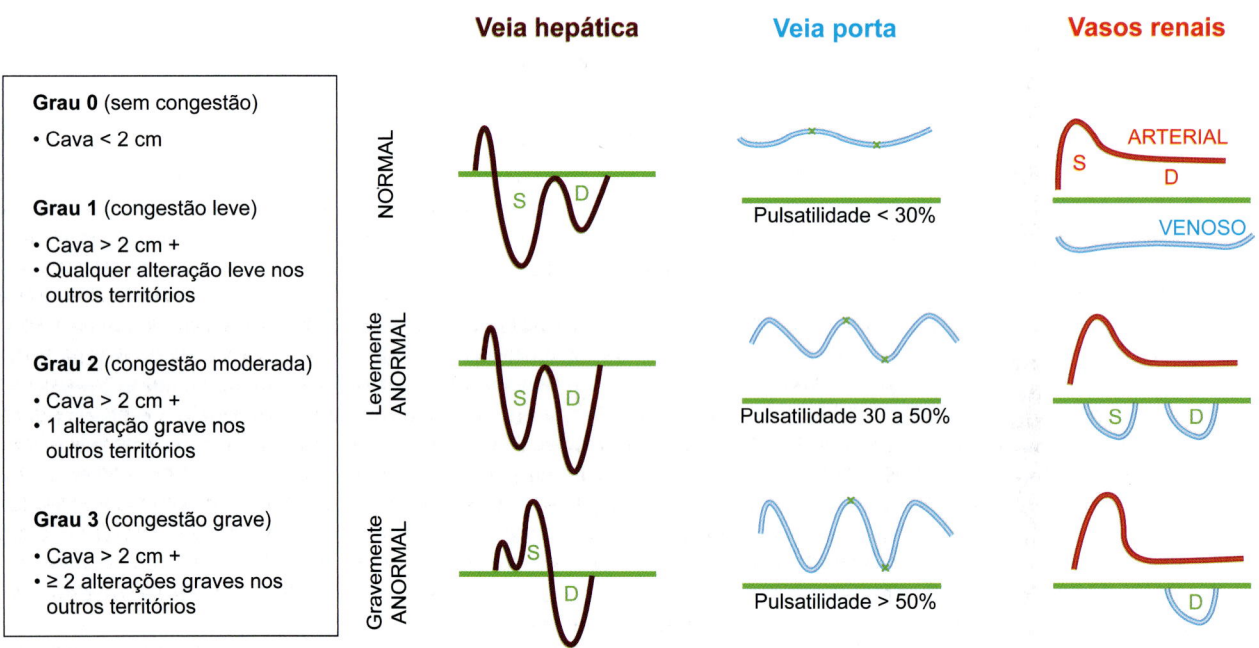

Figura 20.4 Classificação da congestão sistêmica pelo protocolo VExUS estudo. D: curva na diástole; dVCI: diâmetro da veia cava inferior; S: curva na sístole.

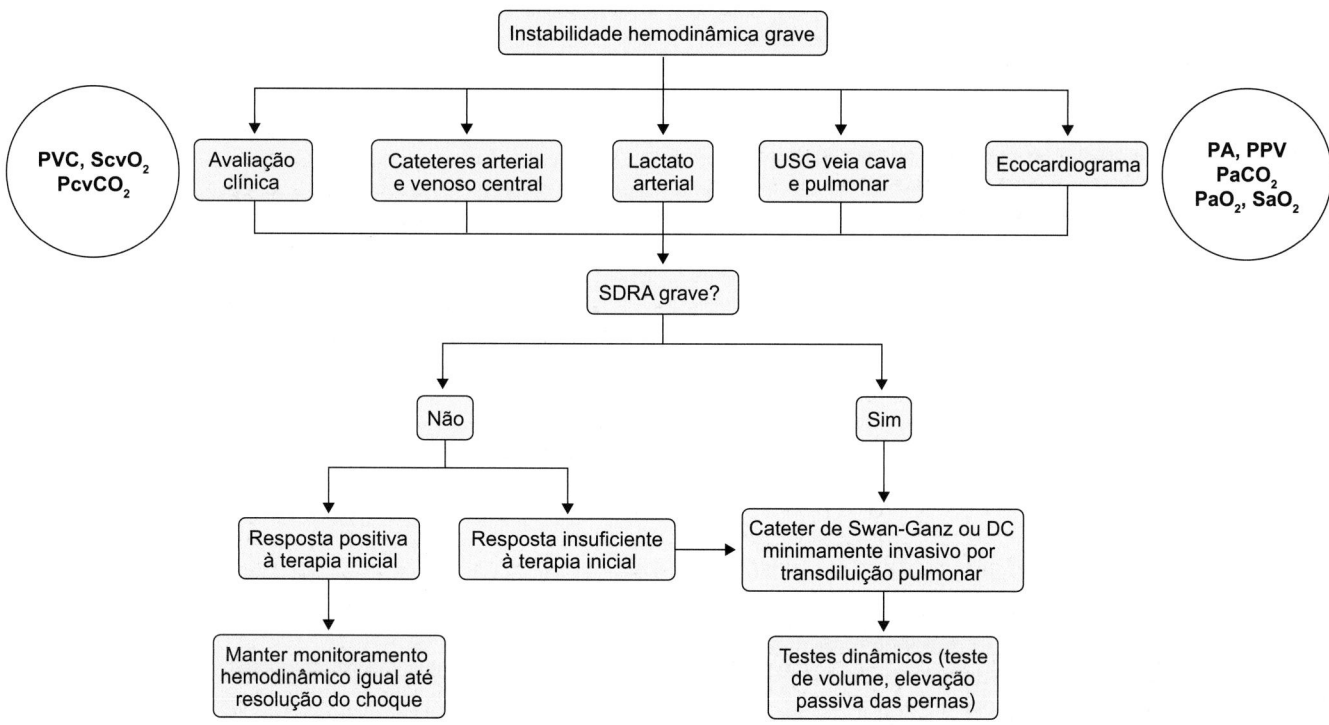

Figura 20.5 Algoritmo simplificado para escolha da avaliação hemodinâmica em pacientes com insuficiência circulatória aguda. PA: pressão arterial; PaCO$_2$: pressão de dióxido de carbono no sangue venoso central; PaO: pressão de oxigênio no sangue arterial; PcvCO: pressão de dióxido de carbono no sangue venoso central; PPV: variação da pressão de pulso; PVC: pressão venosa central; SaO$_2$: saturação de oxigênio no sangue venoso central; ScvO: saturação de oxigênio no sangue venoso central; SDRA: síndrome do desconforto respiratório agudo. (Adaptada de Teboul et al., 2016.)[75]

Quadro 20.6 Composição das soluções cristaloides comercialmente disponíveis no Brasil.

Solução	Na$^+$	Cl$^-$	K$^+$	Ca^{++}	Mg^{++}	Acetato	Lactato	Gluconato	Osm.
NaCl 0,9%	154	154	0	0	0	0	0	0	308
Ringer com lactato	130	108	4	3	0	0	28	0	273
Plasma-Lyte	140	95	5	0	3	27	0	23	294

Osm.: osmolalidade em mOsm/kg. As concentrações de Na$^+$, Cl$^-$, K$^+$, Mg^{++}, acetato, lactato e gluconato são apresentadas em mEq/ℓ.

"soro fisiológico" ou "salina isotônica", termos de certo modo imprecisos, visto que sua osmolalidade é de 308 mOsm/kg (154 mEq/ℓ Na + 154 mEq/ℓ Cl), ou seja, algo mais elevada que a osmolalidade plasmática, cujo valor de referência situa-se entre 285 e 295 mOsm/kg.

O uso de soluções salinas, inicialmente hipotônicas, teve início em 1831, para repor as enormes perdas líquidas de pacientes com cólera.[101] Dada a sua importância, o cloreto de sódio a 0,9% está na lista de medicações essenciais da Organização Mundial de Saúde (OMS). Além do manejo da hipovolemia, o cloreto de sódio a 0,9% também é utilizado para correção de distúrbios hidreletrolíticos (hiponatremia, hipercalemia, hipercalcemia) e do equilíbrio ácido-base (alcalose metabólica) e serve como diluente para outras medicações.

A posologia do cloreto de sódio a 0,9% varia muito de acordo com a situação clínica. Ele pode ser usado tanto em infusão rápida, em grandes quantidades, como no choque hipovolêmico, quanto em menor quantidade e gotejamento mais lento, em hipovolemias menos graves. Como mencionado acima, é comum a utilização de alíquotas de 250 a 500 mℓ de cloreto de sódio a 0,9% em infusão rápida durante testes volêmicos, para observar a resposta cardiovascular do paciente à expansão do volume intravascular.

Os efeitos adversos do cloreto de sódio a 0,9% são dose-dependentes, tendendo a ocorrer naqueles que receberam maiores volumes da solução. Os pacientes com disfunção cardíaca, hepática e renal, assim como os que apresentam hipoalbuminemia são os mais suscetíveis. Como toda solução cristaloide contendo sódio, a administração excessiva de cloreto de sódio a 0,9% pode expandir o volume intravascular em excesso, resultar em hipervolemia e em aumento da pressão hidrostática intracapilar sistêmica. Por não conter coloides, a pressão oncótica no capilar sistêmico diminui. Clinicamente, pode ocorrer congestão pulmonar, edema periférico e derrames cavitários. Em pacientes que não estejam criticamente enfermos e/ou vasoplégicos, também pode haver hipertensão arterial sistêmica.

Os outros efeitos adversos de cloreto de sódio a 0,9% guardam relação com a composição eletrolítica da solução, que não contém bases nem outros eletrólitos além do sódio e do cloro.

São eles: hipernatremia, hipocalemia, hipocalcemia, hipomagnesemia e acidose metabólica hiperclorêmica. Também pela ausência de bases, grandes quantidades de cloreto de sódio a 0,9% podem causar uma acidose metabólica hiperclorêmica "dilucional".[102] Os defensores do método de Stewart para análise do equilíbrio ácido-básico atribuem a acidose metabólica hiperclorêmica causada por cloreto de sódio a 0,9% à grande concentração de cloro, um íon forte, que levaria a uma redução na diferença de íons fortes (SID, do inglês *strong ion diference*).[103]

Independentemente da explicação mecanística, recomenda-se evitar o uso de grandes quantidades de cloreto de sódio a 0,9% em pacientes hipovolêmicos e que já apresentem acidose metabólica hiperclorêmica. Para esses casos, recomenda-se o uso de uma das soluções eletrolíticas balanceadas (ver adiante) ou a preparação de uma solução isotônica de bicarbonato de sódio, diluindo 150 mℓ de bicarbonato de sódio a 8,4% em 850 mℓ de água livre de eletrólitos.

Quanto aos distúrbios eletrolíticos, eles podem ser evitados ou corrigidos através da combinação de cloreto de sódio a 0,9% com soluções mais hipotônicas (para hipernatremia) ou do acréscimo de potássio, cálcio e/ou magnésio à solução a 0,9%, conforme discutido nos capítulos específicos. O uso de soluções eletrolíticas balanceadas também é uma alternativa, embora estas soluções também causem os seus próprios distúrbios no equilíbrio hidreletrolítico e ácido-básico.[104]

Soluções eletrolíticas balanceadas: Ringer com lactato e Plasma-Lyte

As soluções eletrolíticas balanceadas tentam mimetizar a composição eletrolítica e a osmolalidade do plasma. Além de menores concentrações de sódio e cloro que o cloreto de sódio a 0,9%, elas contêm uma base, potássio e outros eletrólitos, como cálcio ou magnésio (Tabela 20.1). Dois exemplos de soluções balanceadas utilizadas no Brasil são a de Ringer com lactato e o Plasma-Lyte.

A solução Ringer com lactato contém cloreto de sódio, lactato de sódio, cloreto de potássio e cloreto de cálcio, dissolvidos em água estéril. Em razão da presença do ânion lactato, a concentração de cloro é reduzida. Por conta da presença de potássio e cálcio, a concentração de sódio também é menor. Por ser levemente hipotônica, pode causar hiponatremia e, por conter cálcio, traz risco de precipitação quando infundida na mesma linha venosa em conjunto com sangue ou derivados.

A solução de Ringer com lactato foi criada em 1880 pelo médico e fisiologista britânico Sydney Ringer.[105] Cerca de 50 anos depois, o pediatra americano Alexis Hartmann modificou a solução, acrescentando o tampão lactato com o objetivo de obter uma correção mais suave e controlada da acidose metabólica.[105] Essa solução passou a ser chamada "Ringer com lactato" ou "solução de Hartmann".

O Plasma-Lyte é uma solução eletrolítica balanceada que também visa mimetizar o conteúdo eletrolítico do plasma (Tabela 20.1). Quando comparado ao Ringer com lactato, o Plasma-Lyte é uma solução mais isotônica em relação ao plasma, tem maior conteúdo de sódio, maior osmolalidade, menor conteúdo de cloro e não contém cálcio.[106] Também é considerada uma solução alcalinizante.

Por conter potássio, tanto o Ringer com lactato quanto o Plasma-Lyte devem ser administrados com cautela em pacientes com disfunção renal avançada. Essas soluções também devem ser evitadas em hepatopatias graves (pela dificuldade em metabolizar lactato ou acetato) e em pacientes com alcalose metabólica.

Controvérsia do cloro

Como mencionado anteriormente, defensores da abordagem físico-química de Stewart para análise do equilíbrio ácido-básico atribuem a ocorrência de acidose metabólica hiperclorêmica após o uso de grandes quantidades de cloreto de sódio a 0,9% ao conteúdo excessivo de cloro.[103] Posteriormente, o cloreto de sódio a 0,9% foi acusado formalmente de causar nefrotoxicidade. Em um estudo unicêntrico, conduzido em uma UTI australiana, a estratégia de restringir soluções intravenosas ricas em cloro melhorou desfechos renais, incluindo a incidência de IRA e a necessidade de SRA.[107] O maior risco de IRA foi atribuído à administração de soluções tradicionais, com quantidades "liberais" de cloro (*i. e.*, cloreto de sódio a 0,9%).[107]

O substrato experimental para essa hipótese adveio de dois estudos que documentaram vasoconstrição renal após a infusão de soluções altamente hipertônicas de cloreto de sódio (1,232 M), diretamente na artéria renal de cães Greyhound[108] ou na aorta suprarrenal de ratos Wistar.[109] A argumentação é controversa, pois os dados não permitem a inferência de que a infusão de uma solução 8 vezes mais diluída de cloreto de sódio a 0,9% (0,154 M), em uma veia periférica ou central de seres humanos, venha a causar vasoconstrição renal.

Outra evidência usada para defender a preferência por soluções balanceadas de eletrólitos, como Ringer com lactato e Plasma-Lyte, deriva de um estudo em 12 voluntários sadios. Em seu desenho, a ressonância magnética foi utilizada para aferir diferenças na perfusão cortical renal após infusão de 2 ℓ de cloreto de sódio a 0,9% *versus* Plasma-Lyte.[110] A infusão da solução salina causou maior expansão vascular, mas com redução transitória na perfusão cortical renal, que não se associou com diferença na excreção de NGAL urinário.[14]

As questões prementes consistem em saber se a diferença de cerca de 4 mEq/ℓ na concentração de cloro entre cloreto de sódio a 0,9% e as soluções balanceadas poderiam explicar por que apenas a primeira causaria vasoconstrição renal, se a vasoconstrição seria grave e prolongada o suficiente para causar IRA e aumentar a mortalidade e se os efeitos adversos do cloro não dependem da sua concentração na solução, mas do volume total infundido.

Uma compilação de 21 estudos observacionais, incluindo os mencionados, fizeram parte de uma metanálise em 2015.[111] Na comparação com soluções balanceadas, o uso de soluções ricas em cloro associou-se com maior risco de acidose metabólica hiperclorêmica e risco marginal para IRA, embora sem efeito sobre a letalidade.

Posteriormente, dois estudos prospectivos, SPLIT[112] e SALT,[113] foram publicados. Ambos foram relativamente pequenos. O estudo SPLIT foi criticado pelo baixo volume de infusão das soluções sob teste, em torno de 2000 mℓ, e resultou negativo para todos os desfechos estudados: letalidade, IRA e IRA dialítica. O estudo SALT também não observou diferença nos desfechos entre os dois grupos, mas sugeriu que o risco de IRA com cloreto de sódio a 0,9% poderia ser observado com grandes volumes de ressuscitação.

Um grande estudo retrospectivo adicionou mais um fator ao debate.[114] Enquanto a hipercloremia grave se associou a maior letalidade, o mesmo não ocorreu em relação à redução na diferença de íons fortes (SID), indicando que a acidose hiperclorêmica em si não afetaria a letalidade. No estudo, a hipercloremia se correlacionou com hipernatremia, um conhecido fator prognóstico adverso em pacientes sob terapia intensiva.[115]

Por fim, o estudo PLUS, multicêntrico, randomizado e duplo cego, incluiu 5.037 pacientes de 53 UTIs da Austrália e Nova Zelândia e comparou o emprego de solução balanceada *versus* cloreto de sódio a 0,9%. O desfecho primário foi morte por qualquer causa em 90 dias e incluiu a necessidade de SRA e a elevação da creatinina como desfechos secundários. O estudo foi negativo, não demonstrando maior risco de óbito e nem de IRA nos pacientes em uso de salina comparando com solução balanceada.[116] Também o número de eventos adversos, leves ou graves, não diferiu significativamente entre os grupos.

Em contrapartida, o *BEST-Fluids Trial*, apresentado recentemente em congresso internacional, concluiu que a expansão com solução cristaloide balanceada no pós-operatório de transplante renal com doador falecido é capaz de reduzir a incidência de retardo da função do enxerto em comparação com expansão exclusiva com solução salina.[117]

Coloides

Coloides são soluções que contêm cristaloides em associação com uma substância dotada de poder oncótico (que em condições normais não atravessa a membrana dos capilares sistêmicos). Nesse grupo estão a albumina humana e os coloides sintéticos, como amidos, gelatinas e dextranas. Hemoderivados como plasma e concentrado de hemácias também podem ser considerados coloides, no que tange às suas propriedades como expansores plasmáticos.

Os coloides preservam a pressão oncótica. Por isso, têm um efeito de expansão do plasma mais importante que os cristaloides, visto que um porcentual maior do volume infundido irá permanecer no compartimento intravascular.[118] Menores volumes de coloides do que cristaloides são necessários para atingir o mesmo resultado hemodinâmico. Uma metanálise comparou o volume de cristaloides e coloides infundido em 24 estudos e mostrou que a razão cristaloide/coloide foi de 1,5 (IC 95% 1,36 a 1,65).[119] No entanto, em pacientes criticamente enfermos, que apresentam perturbação do glicocálix endotelial e aumento de permeabilidade capilar, essa maior capacidade expansora dos coloides pode não ser observada.[120]

No Brasil, a albumina existe em apresentações a 5% (500 mℓ) e a 20% (50 mℓ). Trata-se da proteína plasmática natural, obtida a partir do plasma de diversos doadores. Por isso, é uma medicação cara e que pode produzir reações alérgicas, pirogenia e, potencialmente, doenças virais. O uso de albumina é indicado, em associação a uma cefalosporina de terceira geração, em pacientes com cirrose e peritonite bacteriana espontânea, na dose de 1,5 g/kg no momento do diagnóstico e 1,0 g/kg no terceiro dia de tratamento. Essa estratégia reduz a incidência de IRA e a letalidade em comparação ao antibiótico isoladamente.[121] Albumina também é indicada para prevenir disfunção circulatória durante paracenteses de grande volume (> 5 ℓ) em pacientes com cirrose e ascite tensa, em doses que variam de 5 a 10 gramas de albumina por litro de ascite removido.[122] Por fim, albumina (em conjunto com vasoconstritores) faz parte do tratamento da IRA em pacientes com cirrose.[123]

Os outros coloides disponíveis são os amidos hidroxietílicos, as gelatinas e os dextranos. Os amidos hidroxietílicos (conhecidos como HES, do inglês *hydroxyethyl starch* ou *hetastarch*) estão disponíveis em formulações comerciais contendo 6% de HES em cloreto de sódio a 0,9% (Voluven® e Hespan®). As gelatinas derivam do colágeno de bovinos. O Gelafundin® contém 4% de succinilgelatina, enquanto a poligelina é uma solução a 3,5% de polipeptídios de gelatina degradada unidos por pontes de ureia (Haemaccel®). A eficácia das gelatinas como expansores de plasma é semelhante à dos amidos. As dextranas são polímeros de glicose de alto peso molecular. Estão disponíveis dextran 40 a 10% e dextran 70 a 6%. Essas soluções podem causar pseudo-hiperglicemia e reações alérgicas.

Em 2007, um estudo internacional envolvendo 391 UTIs mostrou que cloreto de sódio a 0,9% e HES eram as soluções mais utilizadas para reposição volêmica.[124] Desde então, o uso de coloides sintéticos tem diminuído por conta da associação com distúrbios de coagulação, hemorragia intracraniana e maior perda de sangue em cirurgias, além de aumento na incidência de IRA e na letalidade em pacientes criticamente enfermos. Em 2014, um novo estudo multicêntrico internacional avaliou o padrão de uso de coloides e cristaloides em 84 UTIs de 17 países. O uso de cristaloides aumentou de 42,7% em 2007 para 72,3% em 2014, especialmente em razão da maior utilização de soluções balanceadas. Embora tenha havido aumento no uso de albumina no mesmo período, o uso de coloides diminuiu de 62,0% em 2007 para 30,9% em 2014, à custa de uma grande redução no uso de HES.[125]

As potenciais desvantagens dos coloides em relação aos cristaloides são:

- Alto custo
- Reações alérgicas
- Infecções virais
- Infecções por príons
- Restrição ao uso por algumas religiões
- Distúrbios de coagulação
- Injúria renal aguda
- Aumento na mortalidade
- Maior complexidade na manufatura, no transporte e no armazenamento

Controvérsia de décadas: coloides *versus* cristaloides

Albumina *versus* cloreto de sódio a 0,9%

O estudo SAFE (do inglês *Saline versus Albumin Fluid Evaluation*) avaliou 6.997 pacientes admitidos em UTI e comparou o efeito da ressuscitação volêmica com albumina 4% ou cloreto de sódio a 0,9%, sobre a letalidade em 28 dias.[126] O desfecho primário mostrou letalidade virtualmente idêntica (20,9% para albumina e 21,1% para cloreto de sódio a 0,9%). Também não houve diferença em quaisquer desfechos secundários. No entanto, uma análise *post hoc* do estudo SAFE observou que letalidade ao final de 2 anos de pacientes com traumatismo cranioencefálico foi de 33,2% no grupo albumina contra apenas 20,4% no grupo cloreto de sódio a 0,9% e a diferença foi ainda maior (41,8 *vs.* 22,2%) nos pacientes com lesões cerebrais mais graves.[127] Por outro lado, na análise pré-definida no subgrupo do SAFE com sepse grave, o uso de albumina não se associou com IRA ou qualquer outra falência orgânica e diminuiu o risco de morte.[128]

Em sequência ao SAFE, surgiram dois estudos randomizados adicionais: o estudo ALBIOS realizado na Itália[129] e o EARSS realizado na França.[130] Ambos não demonstraram benefício na ressuscitação com albumina, embora uma análise agrupada dos três estudos tenha identificado um benefício estatisticamente significativo para o emprego de albumina em pacientes com sepse grave e choque séptico.[131] Uma metanálise especificamente voltada para a necessidade de SRA na sepse não observou diferenças quando do uso de albumina *versus* cristaloides, embora a comparação entre os coloides tenha indicado a superioridade da albumina sobre os amidos.[132]

Mais recentemente, o estudo ALBICS (do inglês *Albumin in Cardiac Surgery*) envolveu 1.386 pacientes submetidos à cirurgia cardíaca com circulação extracorpórea, que foram randomizados para receber solução de albumina a 4% ou Ringer-acetato para *priming* do circuito extracorpóreo e para reposição intraoperatória e pós-operatória até 24 horas.[133] Novamente, não foram observadas diferenças no desfecho primário composto em 90 dias, que incluiu morte, injúria miocárdica, insuficiência cardíaca aguda, reesternotomia, acidente vascular cerebral, arritmia, sangramento, infecção e IRA. Interessante notar que, nas análises exploratórias desses componentes, admitidamente sem poder estatístico sujciente, o grupo albumina cursou com maior incidência de sangramento, reesternotomia e infecção e menor incidência de injúria miocárdica.

A exceção para a sequência de estudos negativos, e que talvez reflita a prática médica dominante, foi um estudo retrospectivo com ajuste por escore de propensão em pacientes com ressuscitação volêmica até 24 horas no tratamento de sepse. Na comparação entre o uso exclusivo de cristaloides e cristaloides+albumina, o grupo que recebeu a reposição combinada cursou com menor letalidade em 28 dias.[134]

Outros coloides *versus* cristaloides

Nos últimos anos, o uso dos coloides sintéticos tem sido objeto de intenso debate. Não apenas alguns estudos foram formalmente retirados por acusação de fraude, mas também outros foram publicados, que confirmaram suspeitas sobre efeitos colaterais significativos em relação à saúde renal. Por exemplo, o estudo CHEST, um ensaio clínico randomizado, multicêntrico, envolvendo 7.000 pacientes, comparou a letalidade em 90 dias após uso de Voluven® ou cloreto de sódio a 0,9%. Embora não houvesse diferenças em termos de letalidade, o grupo que recebeu amido apresentou mais efeitos adversos, principalmente IRA e maior necessidade de TRS.[135] Conclusões semelhantes foram obtidas por dois outros estudos multicêntricos,[136,137] mas não no estudo multicêntrico CRISTAL.[138] Este último comparou coloides variados (albumina, amidos, gelatinas) com cristaloides no tratamento do choque hipovolêmico, sem detectar diferença na letalidade em 28 dias (desfecho primário), mas com discreta superioridade dos coloides ao prazo de 90 dias (desfecho secundário).[138] O estudo também não demonstrou diferenças nos desfechos renais.

Uma metanálise do banco de dados Cochrane comparou coloides *versus* cristaloides para ressuscitação volêmica em pacientes criticamente enfermos e não evidenciou qualquer benefício dos coloides sobre a mortalidade. Pelo contrário, autores ainda manifestaram preocupação como o possível aumento de mortalidade com o uso de HES.[139] A metanálise mais recente incluiu 16.889 pacientes criticamente enfermos, no contexto de trauma e cirurgias. No quesito letalidade, não houve diferença entre coloides *versus* cristaloides (OR 0,99; IC 95% 0,92 a 1,06). No entanto, o uso de coloides aumentou em 35% a chance de IRA dialítica (OR 1,35; IC 95% 1,17 a 1,57). Em uma análise de subgrupo por tipo de coloides, evidenciou-se que a disfunção renal estava associada primariamente ao uso de amidos hidroxietílicos.[140] Dados semelhante já haviam sido obtidos em outra metanálise, especificamente voltada para risco de IRA dialítica associada ao uso de coloides.[132]

Conclusão

Não existe uma solução ideal para reposição volêmica que possa ser aplicada a todos os casos. A escolha da solução deve ser guiada pelo contexto clínico de cada paciente. Qualquer solução, coloide ou cristaloide, pode ser maléfica se administrada incorretamente. A dose deve ser guiada por protocolos de avaliação de responsividade a volume.

Considerando o maior custo e a preocupação com a maior incidência de lesão renal com os coloides sintéticos, os cristaloides continuam sendo a primeira opção para reposição volêmica na UTI. As evidências de superioridade dos cristaloides balanceados sobre o cloreto de sódio a 0,9% não são convincentes. O uso de albumina como solução isolada de reposição volêmica não encontra suporte na literatura atual, exceto nas situações específicas mencionadas anteriormente. É possível que seu uso judicioso em associação com cristaloides, como é prática comum nas UTIs do país, possa ser benéfica, particularmente em pacientes de maior gravidade.

SÍNDROME DE DESCONFORTO RESPIRATÓRIO AGUDO E INJÚRIA PULMONAR INDUZIDA PELA VENTILAÇÃO MECÂNICA

Da mesma forma que com a IRA, à medida que aumenta a gravidade da sepse[141] observa-se aumento progressivo de mortalidade de pacientes com a síndrome de desconforto respiratório agudo (SDRA). Quando IRA e insuficiência respiratória aguda (IRpA) se associam, o impacto sobre a mortalidade é ainda maior.[142] A apresentação clínica mais frequente da IRpA em pacientes com IRA é a dispneia, secundária ao edema pulmonar. Há quatro principais causas do edema pulmonar, sendo a sobrecarga de volume e a disfunção ventricular esquerda responsáveis pela formação de edema pulmonar cardiogênico, enquanto comprometimento da permeabilidade capilar por IPA causam em edema não cardiogênico associado à inflamação. Em pacientes com sepse e IRA, a vasodilatação arterial sistêmica e a endotoxemia causam edema pulmonar não cardiogênico, alteração da troca gasosa com hipóxia tissular, caracterizando a SDRA com evolução para DMOS, que cursa com letalidade de até 80%.[143]

Definições

A SDRA foi sistematicamente conceituada em 1967, por Ashbaugh et al.[144] A publicação havia sido recusada por diversas outras revistas, por revisores que consideraram tratar apenas de casos de falência cardíaca esquerda.[145] Os 12 pacientes do relato original apresentavam um padrão comum de dispneia, taquipneia, cianose, infiltrados alveolares difusos à radiografia de tórax e redução da complacência pulmonar e hipoxemia refratária ao aumento da fração inspirada de oxigênio (FiO_2). Nos pacientes submetidos à necropsia, chamava atenção a presença de membranas hialinas recobrindo os espaços alveolares, um achado histopatológico até então observado exclusivamente na síndrome do desconforto respiratório do recém-nascido. Foi cunhado assim o termo "síndrome da angústia respiratória aguda" (SARA), posteriormente alterado para síndrome do desconforto respiratório agudo (SDRA).

Após a descrição original, ocorreram refinamentos progressivos nos critérios diagnósticos e definições da SDRA. Em 1994, foram publicadas as definições consensuais das sociedades americanas e europeias de terapia intensiva, que obtiveram ampla difusão.[146] A SDRA passou a ser definida como uma síndrome de insuficiência respiratória, com instalação aguda, caracterizada pela presença de infiltrados pulmonares bilaterais na radiografia de tórax, hipoxemia grave, definida pela relação $PaO_2/FiO_2 \leq 200$, POAP $\leq$ 18 mmHg ou ausência de sinais clínicos ou ecocardiográficos de insuficiência cardíaca esquerda, e presença de um fator de risco para a lesão pulmonar. No mesmo documento foi proposto o termo IPA, cuja definição era a mesma da SDRA, considerando um menor grau de hipoxemia ($PaO_2/FiO_2 > 200$ e ≤ 300).

Ao mesmo tempo em que os critérios unificados permitiram a adoção de uma linguagem comum, refletida em diversas publicações científicas, algumas dúvidas, indefinições e limitações emergiram. Não era evidente qual o período para classificar a condição como aguda. Havia dúvidas em como ajustar os parâmetros ventilatórios, especificamente a PEEP e a FiO_2, para a determinação da relação PaO_2/FiO_2. Também era incerta a abordagem a infiltrados pulmonares discutíveis, principalmente quando ocorria discordância entre diferentes observadores. Por fim, com o uso decrescente dos cateteres de artéria pulmonar, nem sempre era possível avaliar hipertensão atrial esquerda com aferições da POAP, conforme a proposição do consenso.

Um novo processo de consenso da sociedade europeia de terapia intensiva resultou na definição de Berlin (Quadro 20.7), validada em uma base de dados com 4.457 pacientes.[147] Além disso, eliminou-se a IPA como critério, embora o conceito ainda tenha relevância do ponto de visto anatomopatológico e fisiopatológico. Também foi eliminada a necessidade de obtenção da POAP, sendo o julgamento clínico suficiente, quando existe um fator de risco evidente para SDRA. Na ausência de um insulto óbvio, também se pode recorrer a um método complementar, como a ecocardiografia, para excluir edema pulmonar hidrostático. Valores de complacência respiratória e de espaço morto foram incorporados como variáveis auxiliares; uma complacência do sistema respiratório < 40 mℓ/cm H_2O e uma $PaCO_2$ alta indicando maior volume de espaço morto guardam relação com a gravidade da SDRA e mortalidade.

Etiologia

Da mesma forma que a sepse, as manifestações clínicas e laboratoriais da SDRA são o reflexo de um processo inflamatório que pode ser deflagrado por variados insultos ao pulmão. Conforme destacado pela definição de Berlin, é essencial que seja identificada uma causa evidente de SDRA como parte da abordagem ao diagnóstico. A etiologia da SDRA (Quadro 20.8) pode ser classificada em direta, quando o pulmão é o órgão que sofre o primeiro insulto, ou indireta, situação na qual ocorre injúria pulmonar como parte de um processo sistêmico.[148,149] No presente, mais de 85% dos casos são associados à pneumonia, sepse e aspiração de conteúdo gástrico.[149] Na presença de um quadro clínico e radiológico sugestivo de SDRA e na ausência de um claro fator etiológico ou quando o curso é mais indolente que o usual, diagnósticos alternativos devem ser cogitados, como insuficiência cardíaca congestiva, doença intersticial pulmonar, doenças do tecido conjuntivo, hemorragia alveolar difusa, doença pulmonar induzida por drogas, neoplasias ou tuberculose endobrônquica.[149]

Fisiopatologia

Duas camadas formam a barreira alvéolo-capilar: o endotélio microvascular e o epitélio alveolar. Em indivíduos propensos geneticamente, agressões diretas ou indiretas à barreira deflagram uma intensa reação inflamatória. Fenômenos diversos, que se retroalimentam, ocorrem quase que simultaneamente.[149,150] Macrófagos alveolares ativados secretam citocinas inflamatórias (TNF-α, IL-6, IL-1β) que atraem neutrófilos e monócitos para a região. Neutrófilos atraídos à área de lesão secretam espécies reativas de oxigênio, elastases e mieloperoxidase, dentre outras substâncias. Células epiteliais alveolares (pneumócitos dos tipos I e II) sofrem necrose ou apoptose. Os alvéolos ficam desnudos, com exposição da membrana basal. Há comprometimento da produção de surfactante e aquele que já existe é inativado. Células endoteliais ativadas passam a expressar ICAM-1, atraindo mais leucócitos para a área. Ocorre também retração das células do endotélio, redução na expressão de VE-caderina[58] e surgem brechas endoteliais, que permitem a transudação do conteúdo intravascular. O dano à barreira alvéolo-capilar provoca acúmulo de um líquido proteináceo no interstício e nos alvéolos. Esse momento inicial, caracterizado por intensa reação inflamatória e por acúmulo de líquido no pulmão, compreende a fase exsudativa da SDRA.[151] Macroscopicamente, os pulmões se apresentam congestos, edemaciados, pesados e com hemorragias.[152]

Logo após o primeiro estágio, inicia-se um processo de reparo, marcado pela proliferação de células epiteliais alveolares do tipo II, a fase proliferativa.[149-151] Essas células se diferenciam em células do tipo I, que proliferam e voltam a revestir

Quadro 20.7 Definição de Berlin para a síndrome do desconforto respiratório agudo.[131]

Critério	Explicação
Início após 7 dias do insulto clínico ou sintomas respiratórios agravados ou novos	A maioria dos pacientes desenvolve SDRA dentro de 72 h após o insulto e virtualmente todos no prazo de 1 semana
Opacidades pulmonares "consistentes com edema pulmonar" na radiografia do TC de tórax	Para diminuir a discordância interobservador na interpretação dos infiltrados, estes não devem ser explicados por derrames, atelectasias, nódulos ou massas
Classificação da gravidade da SDRA em 3 faixas	$PaO_2/FiO_2 \leq 100$ mmHg (grave) PaO_2/FiO_2 101 a 200 mmHg (moderada) PaO_2/FiO_2 201 a 300 mmHg (antiga IPA, leve)
Aferição da PaO_2/FiO_2 com PEEP ou CPAP de 5 cm de água, para pacientes sob ventilação mecânica ou casos leves sob ventilação não invasiva, respectivamente	Maiores valores de PEEP não melhoram o valor preditivo das faixas de gravidade e aumentam a complexidade da aferição

CPAP: pressão positiva contínua da via aérea; IPA: injúria pulmonar aguda; PaO_2/FiO_2: relação entre pressão parcial arterial de oxigênio e fração inspirada de oxigênio; PEEP: pressão positiva ao final da expiração; SDRA: síndrome do desconforto respiratório agudo; TC: tomografia computadorizada.

Quadro 20.8 Etiologias e fatores de risco diretos e indiretos para a síndrome do desconforto respiratório agudo.[132-133]

Injúria pulmonar direta	Injúria pulmonar indireta
Pneumonia (bacteriana, viral, fúngica, oportunista)	Sepse (foco extrapulmonar)
Aspiração gástrica	Trauma grave
Contusão pulmonar	Choque de diversas etiologias
Embolia gordurosa	Pancreatite aguda
Injúria inalatória	Hemoderivados (TRALI)
Afogamento	Grandes queimaduras
Reperfusão após embolectomia ou transplante pulmonar	Circulação extracorpórea
	Abuso de drogas de adição

TRALI: acrônimo para injúria pulmonar aguda relacionada à transfusão (*Transfusion-Related Acute Lung Injury*).

internamente o alvéolo, restaurando a barreira epitelial. As células do tipo I expressam aquaporinas e canais iônicos em sua superfície, reabsorvendo o líquido que preencheu o alvéolo na fase anterior. As proteínas solúveis deixam o alvéolo por difusão paracelular e por endocitose efetuada pelas células epiteliais. Macrófagos alveolares deixam de promover inflamação e passam a fagocitar proteínas insolúveis e neutrófilos apoptóticos. A barreira no lado capilar também é recomposta por proliferação de células endoteliais. Caso o paciente receba suporte ventilatório e tratamento global adequados, a tendência é a recuperação e a evolução para a cura.

Em alguns pacientes, a fase proliferativa não conduz à cura.[149,150] Há evidências de que reações fibróticas surgem precocemente em pacientes com SDRA.[153] O caminho para a melhora ou para uma longa dependência da ventilação mecânica depende do mecanismo que se tornará predominante; ou a reconstituição da barreira alvéolo-capilar, como descrito anteriormente, ou um processo progressivo de fibrose. Na fase fibrótica não ocorrem os processos de reestruturação do alvéolo, não há a reabsorção do material proteináceo de seu interior, persiste a exposição da membrana basal, não se restabelece a produção de surfactante, fibroblastos proliferam no interstício e se diferenciam em miofibroblastos com alta capacidade de síntese de colágeno e ocorre a deposição extensa de matriz extracelular no interstício e dentro do alvéolo.

O edema pulmonar que caracteriza a fase inicial da SDRA é o responsável pela hipoxemia refratária ao aumento da FiO_2 e pelos infiltrados difusos vistos à radiografia de tórax. Ao contrário do que se observa na radiografia simples do tórax, a tomografia computadorizada (TC) de tórax revela de forma marcante uma heterogeneidade no parênquima pulmonar, com áreas de pulmão aerado, áreas de vidro fosco (densidade do parênquima aumentada, mas com margens broncovasculares identificáveis) e áreas de consolidação (densidade aumentada e obscurecimento das margens broncovasculares). A patogênese da doença afeta a sua expressão tomográfica. É comum, sobretudo na SDRA resultante de um insulto indireto, que ocorra um gradiente de densidade pulmonar anteroposterior, com áreas aeradas predominando na região anterior, áreas de vidro fosco na porção média, e áreas de consolidação nas porções dependentes do pulmão.[154] Esse padrão tomográfico (Figura 20.6) ocorre basicamente pelo fato de o pulmão edemaciado pesar sobre si mesmo, comprimindo as regiões dependentes. A Figura 20.6 também mostra que a área de pulmão disponível para acomodar o volume corrente torna-se acentuadamente reduzida; o pulmão efetivamente aerado do adulto passa a ter as dimensões do pulmão de bebê (*baby lung*).

Pacientes com SDRA recebem, em sua maioria, suporte ventilatório invasivo. É sabido de longa data que a VM é capaz, não somente, de acentuar o dano de pulmões doentes como determinar lesão em pulmões saudáveis. Esse dano em nada difere do ponto de vista histopatológico do que se observa na SDRA; infiltração de células inflamatórias, membranas hialinas e edema pulmonar. A lesão induzida pela ventilação mecânica (VALI, do inglês *Ventilator-Associated Lung Injury*) é determinada por uma série de mecanismos.[155,156] Em pacientes com SDRA, volumes correntes tidos como normais podem hiperdistender o *baby lung*, causando ruptura alveolar, por vezes, de magnitude suficiente para causar pneumotórax, pneumomediastino e enfisema subcutâneo. Mesmo quando não ocorre quebra da estrutura alveolar e vazamento de ar, ocorre lesão inflamatória biomecânica, associada à liberação de mediadores pró-inflamatórios e, também, necrose do endotélio pulmonar e do epitélio alveolar.[156]

As lesões produzidas por excesso de pressão e de volume de ar são definidas, respectivamente, como barotrauma e volutrauma. Muitas unidades alveolares, sobretudo nas áreas de transição entre zonas aeradas e colapsadas, encontram-se fechadas ao fim da expiração e abrem ao longo da inspiração. A abertura e o fechamento cíclico destas unidades (atelectrauma) são um mecanismo adicional, determinante da amplificação da inflamação. Lesões das células epiteliais alveolares e das endoteliais permitem o extravasamento dos mediadores inflamatórios para a circulação (biotrauma). Essa descompartimentalização da resposta inflamatória é o mecanismo subjacente à disfunção de múltiplos órgãos, frequentemente associada à SDRA.[155,157]

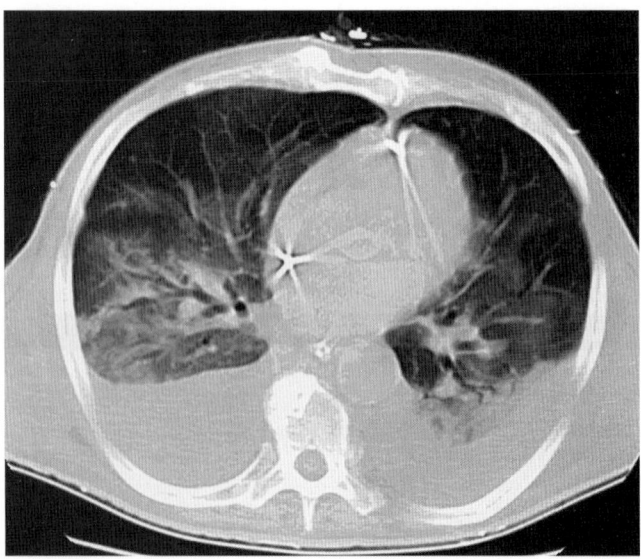

Figura 20.6 Tomografia computadorizada na SDRA. No corte, observa-se o gradiente de densidade pulmonar anteroposterior: áreas aeradas na região ventral, de vidro fosco na porção média, de consolidação nas porções dependentes do pulmão e derrame pleural. A redução da área de pulmão efetivamente aerado tem as dimensões de um pulmão de criança (*baby lung*).

Epidemiologia

Estudos epidemiológicos estimam que a incidência de SDRA varia de 10 a 86 casos por 100 mil pessoas, com as maiores taxas encontradas na Austrália e nos EUA.[158] Estima-se uma incidência anual de 190 mil casos de SDRA nos EUA, com mortalidade hospitalar de 38,5%.[159] Em um grande estudo multicêntrico, a prevalência de SDRA em pacientes de UTI foi de 10%, sendo identificada em 23% dos que se encontravam sob VM.[160] Fatores demográficos e culturais locais, além de subdiagnóstico, provavelmente determinam a disparidade de incidência.[158,160] Um estudo brasileiro, envolvendo mais de 7 mil admissões em UTIs da Região Metropolitana de Vitória (ES), detectou 130 casos de SDRA, sendo 37,7% classificados como leves, 52,3% como moderados e 10,0% como graves. A incidência anual foi baixa, de 10,1 casos por 100 mil habitantes.[161]

Tratamento e cuidados gerais

Até o presente, nenhuma intervenção farmacológica mostrou benefício no tratamento da SDRA.[149,162] Ainda assim, a identificação dos seus mecanismos determinantes é fundamental, já que a lesão pulmonar tende a se perpetuar caso não se abordem condições subjacentes tratáveis, como pneumonia, sepse ou pancreatite. Além disso, o conhecimento fisiopatológico é essencial para a implementação do suporte ventilatório e minimização da VALI. Estratégias adicionais, como excelência nos cuidados de suporte e postura conservadora na administração de líquidos, também são consideradas práticas essenciais.[149]

A aplicação de um volume corrente (VT) mais baixo sempre pareceu plausível com base no conceito do *baby lung*. Um estudo seminal, da rede de pesquisa *ARDS Network*, foi interrompido precocemente quando se verificou o grande impacto protetor de uma estratégia de VM com VT baixo, da ordem de 6 mℓ/kg, em associação com pressão de pausa em via aérea (*plateau pressure*) ≤ 30 cmH$_2$O, quando comparada com a estratégia convencional de 12 mℓ/kg de volume corrente.[163] Após estudos posteriores e uma metanálise confirmarem os achados,[164] o VT entre 4 e 8 mℓ/kg tornou-se padrão no tratamento de pacientes com SDRA.[165] Também há evidência de benefício em pacientes sem SDRA, quando ventilados com baixos volumes correntes.[166] É interessante notar que condutas relativamente simples, mesmo com tamanho impacto, muitas vezes demoram a ser incorporadas à prática clínica. Em uma coorte brasileira, realizada cerca de 7 anos após a publicação da *ARDS Network*, o VT médio aplicado ainda era de 9 mℓ/kg.[161]

Em relação ao uso do VT como alvo ventilatório, devemos salientar que mesmo volumes pequenos podem determinar uma grande tensão dinâmica no *baby lung*. Atenção crescente está se voltando para o delta de pressão ou pressão de distensão (*driving pressure*), pressão necessária para vencer a elastância do sistema respiratório à medida em que o volume corrente é acomodado nos pulmões. A pressão de distensão, obtida em doentes sem estímulo respiratório, é calculada pela diferença entre a pressão de pausa e a PEEP, e é o dado ventilatório que melhor traduz a tensão dinâmica imposta aos pulmões pela VM. Esse parâmetro parece ser melhor preditor de desfecho em pacientes com SDRA do que o VT ou a pressão de pausa, isoladamente.[167] O estudo LUNG SAFE testou esse conceito e observou que pacientes ventilados, desde o início da SDRA, com pressão de distensão ≤ 14 cmH$_2$O tiveram melhor prognóstico.[160]

O controle estrito de parâmetros ventilatórios, tão fundamental para a minimização da VALI, pode não ser alcançado se o paciente participa da ventilação. Pacientes sob ventilação espontânea podem alcançar valores indesejáveis de volume corrente e de pressão transpulmonar. A tendência é impedir a ventilação espontânea, por meio de sedação profunda e bloqueio neuromuscular, em pacientes com relação PaO$_2$/FiO$_2$ < 150. Parece haver benefício de sobrevida com o uso de cisatracúrio por 48 horas em pacientes com SDRA moderada a grave, sem que ocorra maior incidência de fraqueza muscular.[168] Dessa forma, a ventilação espontânea somente é considerada uma alternativa para pacientes com SDRA leve.[169]

No intuito de minimizar o colapso das unidades alveolares que se abriram durante a inspiração, é recomendado o uso de pressão positiva ao final da expiração (PEEP). A melhor PEEP seria aquela que impediria definitivamente a abertura e o fechamento cíclico das unidades alveolares, promovendo melhor complacência, melhor oxigenação e menor espaço morto, com um mínimo de hiperdistensão. Tal valor provavelmente não existe. O melhor método para selecionar a PEEP é motivo de grande debate e está fora do escopo deste capítulo. Como regra, deve-se selecionar um valor alto de PEEP em pacientes com SDRA moderada a grave, algo entre 15 e 20 cmH$_2$O.[170]

Um dos efeitos decorrentes do uso de baixos volumes correntes é o aumento da PaCO$_2$ e acidose respiratória. A estratégia compensadora para manter um volume minuto aceitável e remover o CO$_2$, é o aumento da frequência respiratória, uma estratégia utilizada no estudo LUNG SAFE.[160] Entretanto, há a preocupação de que essa conduta possa não ser tão inócua, havendo a possibilidade de um maior número de ciclos ventilatórios por unidade de tempo ser também um fator determinante de lesão pulmonar.[171] Uma estratégia de interesse para os nefrologistas, ainda sem estudos com desfechos relevantes, consiste na ventilação ultraprotetora em faixas ainda mais baixas de VT (entre 3 e 4 mℓ/kg). É quase inevitável que essa estratégia resulte em acidose respiratória grave, que é mitigada com a remoção extracorpórea de CO$_2$.

A colocação do paciente em posição de pronação (*prona* no jargão da UTI) reduz a pressão pleural nas regiões dorsais, frequentemente colapsadas. Com essa manobra, eleva-se a pressão transpulmonar nessas áreas, promovendo a sua abertura. A aeração da região proporciona distribuição mais uniforme da ventilação e, consequentemente, reduz o estresse e a tensão pulmonar. A ventilação em *prona*, quando aplicada por períodos prolongados (12 a 16 horas) a pacientes com PaO$_2$/FiO$_2$ < 150, reduz a mortalidade de forma significativa.[172]

Com o objetivo de reduzir a heterogeneidade da ventilação promovendo a abertura de áreas colapsadas, pode-se lançar mão das manobras de recrutamento. Elas consistem em elevações transitórias da pressão em vias aéreas. Quando pressões de insuflação de 30 cmH$_2$O são alcançadas, uma parte consistente do pulmão potencialmente recrutável (cerca de 15 a 30%) permanece fechada. Para abrir essas regiões, são necessárias pressões de 45 a 60 cmH$_2$O.[170] É sugerido que manobras de recrutamento sejam oferecidas a pacientes com SDRA, mas tais manobras só podem ser realizadas em pacientes que foram adequadamente ressuscitados e estejam suficientemente estáveis do ponto de vista hemodinâmico. Ensaios clínicos ainda não foram capazes de definir a população-alvo para a manobra, o melhor método e momento para a execução da manobra e a forma ótima de associar a PEEP a essa estratégia.[165] Em vista de estudos negativos recentes, até que essas questões possam ser respondidas de forma adequada, não se recomenda a aplicação sistemática das manobras de recrutamento.[173]

Uma abordagem possível em casos refratários às estratégias discutidas é a oxigenação extracorpórea por membrana (ECMO), que não parece ser aplicável a todos os pacientes com SDRA. Um ensaio randomizado multicêntrico apontou um risco relativo de morte menor, mas não estatisticamente significativo, na comparação entre ECMO venovenosa (ECMO VV) precoce e o tratamento convencional com resgate por ECMO VV.[174] A covid-19 trouxe a ECMO VV para a rotina de muitas UTIs, com grande aumento da experiência global.[175] Ao contrário do SRA, a ECMO não é uma terapia de destino, mas uma técnica de suporte orgânico temporário indicada para pacientes com doença de base reversível. Isso envolve alguma subjetividade. Em virtude dos recursos necessários para implementação rotineira da ECMO, é necessário reunir evidências mais concretas para definir indicações e manejo concomitante da VM e de outros suportes orgânicos, incluído o SRA. De qualquer forma, a ECMO pode ser utilizada como uma ponte até o diagnóstico ou para mitigar a progressão da doença, permitindo o ajuste das condutas de suporte. Em pacientes com SDRA relacionada à covid-19 e tratados com ECMO, alguns centros acumularam uma experiência favorável com o transplante pulmonar.[175] Casos considerados elegíveis (pacientes jovens com falência multiorgânica com possibilidade de reabilitação ativa) devem ser avaliados em um centro de transplante pulmonar.

A técnica estatística de análise de classe latente, com uso de variáveis clínicas, laboratoriais e demográficas, permitiu identificar dois subfenótipos da SDRA,[176] o que foi posteriormente confirmado em estudos adicionais.[156] Aproximadamente 30% dos pacientes com SDRA apresentam um subfenótipo hiperinflamatório, caracterizado por níveis plasmáticos elevados de biomarcadores inflamatórios (IL-6, IL-8, receptor solúvel de TNF 1), elevação da creatinina, diminuição da proteína C da coagulação e alta prevalência de choque e acidose metabólica. Já o subfenótipo hipoinflamatório acomete os 70% dos pacientes remanescentes e cursam com níveis mais baixos de biomarcadores inflamatórios, menos acidose e menos choque vasopressor-dependente. O subfenótipo hiperinflamatório responde melhor à PEEP e pior a uma estratégia liberal de reposição volêmica. A mortalidade do subfenótipo hiperinflamatório é mais elevado do que a do subfenótipo hipoinflamatório.[156]

Prognóstico

Desde o seu reconhecimento, a letalidade hospitalar da SDRA sempre foi elevada. Os estudos prospectivos atuais continuam a revelar alta letalidade, entre 40 e 50%. Aproximadamente 80% de todas as mortes ocorrem dentro de 2 a 3 semanas após o início da SDRA.[158] É importante salientar que, nesses pacientes, o principal determinante de morte é disfunção orgânica múltipla e não hipoxemia refratária.[157] Muitos indivíduos que conseguem sobreviver e receber alta hospitalar enfrentam incapacidades respiratórias, motoras e cognitivas. Mesmo pacientes jovens, com pouca ou nenhuma comorbidade prévia, podem apresentar limitações funcionais, cognitivas e psicológicas tardias e não se recuperar completamente anos após serem acometidos por SDRA.[177]

A conscientização de que a SDRA é uma condição associada a um prognóstico tão ruim é importante para que os profissionais de saúde estejam alertas para seu pronto diagnóstico e para a aplicação de um conjunto de boas práticas que comprovadamente reduzem a mortalidade e minimizem os danos respiratórios e sistêmicos.

ESTRATÉGIAS DE TRATAMENTO PARA A SEPSE E DISFUNÇÃO DE MÚLTIPLOS ÓRGÃOS E SISTEMAS

Considerações gerais

Por ser um evento sistêmico, o tratamento da doença crítica e, principalmente da sepse, envolve a atenção simultânea a múltiplos órgãos e sistemas. Os objetivos, que às vezes competem entre si, envolvem: (1) identificação e controle dos focos de infecção, mediante antimicrobianos, procedimentos e cirurgias; (2) correção da hipotensão, da hipoxemia e da oferta inadequada de oxigênio aos tecidos; (3) controle de focos de sangramento e/ou de lesões traumáticas; (4) correção de distúrbios metabólicos, eletrolíticos e ácido-básicos; e (5) proteção, manutenção e suporte dos sistemas orgânicos vitais. O objetivo final consiste em controlar o processo desencadeador e interromper a espiral patogênica da DMOS.

O atendimento multiprofissional ao paciente criticamente enfermo deve iniciar-se ainda na sala de emergência. Prioritariamente, busca-se a estabilização da via aérea e da ventilação e, na sequência, a adequação da perfusão tecidual. Por essa razão, a abordagem a qualquer caso suspeito em paciente não ventilado principia com a administração oxigênio e monitoramento por oximetria de pulso. Ocasionalmente, pode-se adiar/evitar a intubação com ventilação não invasiva, mas se deve intubar todo paciente com desconforto respiratório persistente, troca gasosa inadequada, fadiga respiratória iminente ou para proteção da via aérea em indivíduos com depressão do sensório (via aérea instável).

Pacientes criticamente enfermos podem estar hipovolêmicos sem apresentar hipotensão. Mais ainda, na sepse, notadamente na fase inicial, distúrbios da microcirculação e do metabolismo energético podem determinar hipoperfusão periférica e hipóxia tissular crítica na vigência de PA normal ou mesmo elevada.[178] Em alguns desses pacientes observam-se sinais clínicos clássicos de hipoperfusão como agitação e ansiedade, sudorese fria, cianose de extremidades, taquicardia e diminuição do débito urinário enquanto em outros revela-se a hipóxia tecidual pelo desenvolvimento de acidose láctica.

Embora a hipotensão seja um indicador inconteste de inadequação da perfusão tissular, o estado de choque prejudica a aferição não invasiva da PA. A inserção de um cateter arterial permite a aferição precisa e reprodutível da PA, o acompanhamento instantâneo da adequação da volemia e o monitoramento das variações do lactato sérico em resposta às intervenções terapêuticas.[178] Evidentemente, uma eventual dificuldade de canulação não deve atrasar o início imediato do tratamento.

Terapia antimicrobiana e controle do foco infeccioso

Como apresentado no Quadro 20.2, a sepse é atualmente definida por desregulação da resposta do hospedeiro à infecção.[16] Conclui-se prontamente que debelar a infecção é a base para o êxito terapêutico.

É prioritária a busca da identificação do foco infeccioso, com base na história, exame físico, laboratório e métodos de imagem. Pelo menos dois conjuntos de hemoculturas para microrganismos aeróbios e anaeróbios devem ser solicitados; culturas de outros materiais orgânicos serão realizadas de acordo com o sítio da infecção. A tentativa de isolamento do microrganismo causador da sepse é fundamental, pois, eventualmente, permitirá o descalonamento da terapia antimicrobiana de amplo espectro, iniciada por ocasião do diagnóstico da sepse. Há evidências de que essa prática é benéfica para o paciente, por guardar relação com melhores desfechos, além de ser salutar do ponto de vista institucional, por reduzir a resistência aos antibióticos de uma forma geral.[179]

Nada, em qualquer circunstância, deve atrasar a administração de antibióticos a pacientes com sepse. Está comprovado que cada hora de atraso na administração dos antibióticos relaciona-se com aumento significativo da mortalidade.[180,181] A administração dos antibióticos deve ser feita o mais rapidamente possível, dentro da primeira hora do seu reconhecimento.[182] A recomendação é usar drogas de largo espectro, em geral em combinação, sendo a escolha dos antibióticos determinada com base nos agentes infecciosos mais prováveis.

Após a ressuscitação inicial (ver adiante), e desde que o paciente apresente condições clínicas mínimas, deve-se buscar o controle de eventuais focos de infecção (p. ex., abscessos, colecistite, artrite séptica etc.), mediante intervenções cirúrgicas ou minimamente invasivas.[180] Um intervalo de tempo de 6 a 12 horas para o controle do foco é uma meta razoável na maioria dos pacientes.

Fase de ressuscitação

A identificação e o tratamento de pacientes com sepse e choque deve ser imediata e o choque séptico é a forma mais comum dessa condição no ambiente da UTI.[53] O diagnóstico de choque é evidente em pacientes que se apresentam com hipotensão arterial (PA sistólica < 90 mmHg ou PA média < 70 mmHg). Geralmente estão presentes sinais de hipoperfusão global, como mudanças na coloração e temperatura da pele, redução do nível de consciência e oligúria (débito urinário inferior a 0,5 mℓ/kg/h). A lactatemia sérica deve ser imediatamente solicitada, já que, em fases iniciais do choque, sua elevação é reflexo da hipoperfusão tissular.

Pacientes sépticos hipotensos e/ou com sinais clínicos e laboratoriais de hipoperfusão devem receber pelo menos 30 mℓ/kg de cristaloides nas primeiras 3 horas de reconhecimento do quadro clínico. O ideal é que logo após o diagnóstico do choque, enquanto a ressuscitação volêmica começa a ser efetuada por meio de um acesso venoso periférico, insira-se um cateter venoso profundo, preferencialmente na jugular interna ou na subclávia. A implantação de um cateter arterial fornece o valor da PA em tempo real e deve ser considerada em casos obviamente mais graves.

O objetivo primordial é a elevação da pressão arterial média (PAM), já que esta é o fator determinante da perfusão tecidual. O alvo é alcançar uma PAM de pelo menos 65 mmHg. Essa recomendação foi corroborada em um ensaio clínico que comparou dois alvos de PAM em pacientes com choque séptico: 65 a 70 mmHg *vs.* 80 a 85 mmHg. Não foi observada diferença de letalidade entre os dois grupos em 28 e em 90 dias, mas pacientes com hipertensão arterial crônica alocados no grupo de PAM 80 a 85 mmHg necessitaram de TRS com menor frequência.[183] O alvo de 65 mmHg é, portanto, apenas uma recomendação geral; o médico deve levar em consideração comorbidades individuais como hipertensão arterial sistêmica, doença renal crônica e doenças vasculares para particularizar o valor de PAM a ser alcançado.[184]

O foco inicial da ressuscitação recai sempre na administração de soluções de reposição, mas, no caso de hipotensão persistente, não se deve postergar o suporte com vasopressores. Não há, contudo, consenso quanto ao momento ideal para iniciar vasopressores na fase inicial do choque. O uso de vasopressor em pacientes hipovolêmicos, inadequadamente ressuscitados, pode piorar a perfusão global e predispor à disfunção orgânica. Um estudo retrospectivo sugeriu que o início de vasopressores na primeira hora de ressuscitação do choque séptico pode ser prejudicial.[185] Por outro lado, também há publicações que indicam que o início tardio de vasopressores em pacientes com hipoperfusão persistente pode piorar as disfunções orgânicas e se associar a maior mortalidade.[186]

Central para o tratamento moderno da sepse foi o conceito das "horas de ouro" no atendimento ao paciente criticamente enfermo, que enfatizava a importância de intervenções precoces na redução da morbimortalidade, e que derivou de uma publicação de 2001.[187] Por meio de uma série de ajustes predeterminados na pré-carga, pós-carga e contratilidade cardíacas (líquidos, vasopressores, hemotransfusão e dobutamina), investigadores do setor de emergência de um hospital urbano nos EUA obtiveram uma redução da letalidade de 46,5 para 30,5%, em pacientes com sepse grave ou choque séptico. O protocolo objetivava normalizar precocemente a saturação venosa central de oxigênio (ScvO$_2$), um parâmetro que refletia o equilíbrio entre a oferta e o consumo de oxigênio, obtida por meio de um cateter inserido em veia jugular ou subclávia.[187] Uma ScvO$_2$ < 70% indicaria que a oferta de oxigênio deveria ser aumentada, ou a demanda, reduzida. A maior novidade desse estudo foi o conceito da EGDT (do inglês *Early Goal-Directed Therapy*), ou seja, a precocidade das intervenções objetivo-dirigidas, ainda no setor de emergência e antes da transferência para a UTI, sob o argumento que a transição para a doença crítica e DMOS acontecia nas "horas de ouro" iniciais, quando intervenções terapêuticas teriam maior probabilidade de êxito. De fato, medidas semelhantes haviam falhado anteriormente em fase mais tardia da sepse, dias após a admissão dos pacientes na UTI.[188]

Entre 2014 e 2015, a EGDT foi reestudada de forma mais rigorosa, em três estudos multicêntricos.[189-191] Todos demonstraram que, em termos de mortalidade, a terapia objetivo-dirigida não diferia do cuidado usual prevalente. Além disso, uma metanálise indicou que a EGDT causava aumento do custo da hospitalização.[192] Entretanto, vale ressaltar o grande hiato de tempo entre o estudo inicial e os três ensaios multicêntricos, o que pode explicar, em parte, a discrepância de resultados. É natural supor que, em mais de 15 anos, o suporte aos pacientes tenha evoluído. Mais ainda, o conceito das "horas de ouro" que implicava em intervir precocemente nas primeiras horas após o diagnóstico de choque séptico, administrando antibióticos de amplo espectro e restaurando agressivamente a volemia, havia se tornado parte do "cuidado usual" aos pacientes.

Nas fases iniciais do choque, há uma correlação entre alterações macro-hemodinâmicas e os níveis de lactato, sendo sua dosagem um dos pilares para o diagnóstico da hipoperfusão. A hiperlactatemia (> 2 mmol/ℓ) é um marcador definitivo de hipóxia tissular e há forte relação entre mortalidade e lactatemia, particularmente quando maior que 4 mmol/ℓ. Por outro lado, a redução do lactato após a expansão volêmica relaciona-se com melhora da mortalidade.[193,194] Os estudos baseados no lactato para guiar a ressuscitação são limitados à fase aguda do choque, já que em fases posteriores um valor elevado do lactato passa a ser multifatorial, não necessariamente refletindo alterações perfusionais. Usar esse dado para guiar a reposição volêmica em outro momento que não a fase aguda do choque pode levar a edema.[195]

Fase de otimização

Caso se observe melhora dos parâmetros clínicos de perfusão e da lactatemia, normalização da PA e possibilidade de suspensão do vasopressor eventualmente iniciado na fase aguda, nada mais deve ser acrescentado e todo o foco recai no tratamento da infecção e na reavaliação contínua do paciente. Por outro lado, caso não tenha havido resposta à expansão volêmica inicial, persistência da hipotensão e necessidade continuada de vasopressores, surgem questões recorrentes na prática da medicina intensiva: cabe administrar mais volume? O paciente está em um ponto da curva de Frank-Starling em que o aumento da pré-carga aumentará o débito cardíaco e a perfusão tecidual? Que tipo de líquido usar? Qual vasopressor devo manter?

Mediante o monitoramento do DC, pode-se saber se há dependência de pré-carga. Isso é feito a partir dos testes de volume. Líquidos são administrados em curto período (5 a 10 minutos), em geral, cerca de 250 mℓ ou 3 mℓ/kg de cristaloides. Como mencionado anteriormente, a resposta é considerada positiva se o DC aumentar ≥ 12%.[87] O teste de volume pode ser repetido quando se julgar que o paciente ainda pode beneficiar-se de expansão volêmica. Por outro lado, a administração de volume deve ser interrompida quando o DC não se mostra mais responsivo. Estima-se que 50% dos pacientes com doença crítica não são respondedores a volume.[196] Como discutido anteriormente, um dos problemas relacionados à repetição dos testes de volume é o risco de produzir balanço hídrico positivo e agravar o edema.

O edema, tão comum entre os pacientes críticos, está associado a diversas disfunções orgânicas e desfechos desfavoráveis. O edema no parênquima pulmonar aumenta o trabalho respiratório por reduzir a complacência pulmonar e prejudica a troca gasosa. No interstício renal, é fator determinante de IRA. A absorção de nutrientes fica prejudicada e surge dismotilidade intestinal. Há estudos demostrando que um balanço hídrico positivo se relaciona a aumento da mortalidade.[197] Qualquer estratégia para evitar sobrecarga hídrica é bem-vinda. Em vez de realizar provas de volume, repetidamente, sem critérios, deve-se sempre buscar outros dados, como o teste de EPP, que possam predizer a resposta a volume sem "encharcar" os pacientes.

Para o grupo de pacientes que não se beneficiam com mais volume, a PAM deve ser mantida com vasopressores, que é um dos pilares terapêuticos da medicina intensiva. O Quadro 20.9 detalha as principais características dessas drogas. A noradrenalina é o vasopressor de primeira linha, com propriedades predominantemente alfa-adrenérgicas, mas com uma modesta ação beta-adrenérgica, o que ajuda a manter o DC. Embora ela cause intensa vasoconstrição na circulação renal normal, tal não ocorre na hipotensão associada à sepse. Ao contrário, por conta da melhora hemodinâmica sistêmica, observa-se aumento na pressão de perfusão renal e no fluxo plasmático renal.[198] Dopamina e noradrenalina já foram comparadas em um estudo duplo-cego, sendo observada uma maior taxa de arritmias nos pacientes tratados com dopamina.[199]

Quadro 20.9 Efeitos e doses de vasopressores e inotrópicos.

Fármaco	Receptor	DC	RVS	Dose (µg/kg/min)
Adrenalina	α1, β1, β2	++	++	0,02 a 2
Noradrenalina	α1, β1	0/+	+++	0,05 a 1
Dopamina	β2, DA, α1	+	+	1 a 20
Dobutamina	β1, β2	++	–	2 a 20
Fenilefrina	α1	0	+++	0,5 a 5
Dopexamina	β1, β2, DA	++	0/+	0,9 a 5
Vasopressina	VP1	0/–	+++	5 a 20

DC: débito cardíaco; RVS: resistência vascular sistêmica.

Apesar de pacientes com choque séptico comumente terem deficiência relativa de vasopressina (AVP), ainda há controvérsias em relação ao seu uso, como vasopressor de segunda linha, quando a dose de noradrenalina se torna excessiva.[200] Com base no efeito poupador da sobrecarga adrenérgica e em revisões sistemáticas, a Campanha de Sobrevivência na Sepse propõe iniciar o AVP no choque séptico quando a dose de noradrenalina estiver na faixa de 0,25 a 0,5 µg/kg/min.[71]

Não é recomendado o uso de hidrocortisona para tratar pacientes com choque séptico que foram adequadamente ressuscitados e responderam à terapia com vasopressor.[182] Não há medicamentos para o tratamento específico da sepse/choque séptico.

Não se pode perder de vista que a ressuscitação volêmica e o uso de vasopressores têm como objetivo primordial otimizar o fluxo sanguíneo aos tecidos e, consequentemente, garantir o transporte de oxigênio às células do corpo. A normalização dos parâmetros macro-hemodinâmicos está longe de ser uma garantia de normalização do fluxo da microcirculação e do metabolismo celular. Há dois determinantes principais do transporte de oxigênio a nível tecidual: o transporte convectivo das hemácias nos capilares e a difusão passiva do oxigênio em direção às células. Quanto maior for o grau de hipovolemia, mais lento será o transporte convectivo. A ressuscitação volêmica pode, portanto, ajudar a resolver esse lado do problema. Por outro lado, quanto mais edema tecidual por excesso na reposição volêmica, mais distante estará o oxigênio das mitocôndrias. Mesmo que haja fluxo suficiente nos capilares, o oxigênio chegará com dificuldade ao local em que é necessário. Um estudo avaliando o fluxo microcirculatório na região sublingual de pacientes hipovolêmicos mostrou que somente os indivíduos com redução do fluxo se beneficiaram do tratamento com expansão volêmica. É possível que no futuro a análise da microcirculação venha a ser usada para guiar a reposição volêmica, poupando os pacientes do seu excesso.[201]

Fase de estabilização e eliminação de líquidos

Nessa fase, o paciente está estável, com doses mantidas ou decrescentes de vasopressor, e não há evidências de hipoperfusão tissular. Deve-se manter o mesmo racional da fase anterior, devendo a administração de líquidos ser muito bem avaliada. Na ausência de sinais de hipoperfusão, ela deve ser sempre restrita. Quando o paciente estiver com doses mínimas estáveis ou sem vasopressor, chega o momento em que ele se beneficia da retirada de líquido e de um balanço hídrico negativo, seja por meio de diuréticos ou, quando em suporte renal, por ultrafiltração.[202]

Outras medidas

Nunca é demais ressaltar a importância de medidas corriqueiras, que não devem ser esquecidas na busca de terapias miraculosas, com maior visibilidade, mas dispendiosas e de benefício marginal.[203,204] É importante a atenção permanente aos padrões de higiene, lavagem cuidadosa e repetida das mãos, prevenção das úlceras por pressão, cuidados minuciosos com a esterilidade, não só durante a aspiração das vias aéreas e a inserção de cateteres, mas durante os curativos destes e de outros pontos de comprometimento das barreiras tegumentares.

Estratégias simples dotadas de impacto significativo sobre mortalidade incluem suporte nutricional precoce e adequado[205] e, como já abordado, ressuscitação volêmica rápida e a ventilação mecânica protetora. A sedação excessiva dos pacientes sob VM é deletéria.[206] A suspensão programada diária de sedativos abrevia o tempo até o desmame ventilatório e diminui o tempo de permanência na UTI,[207] enquanto a manutenção do tratamento fisioterápico, mesmo com o paciente sedado e não responsivo, aumenta sua capacidade de recuperação funcional.[208]

REFERÊNCIAS BIBLIOGRÁFICAS

1. Uchino S, Kellum JA, Bellomo R, Doig GS, Morimatsu H, Morgera S et al. Acute Renal failure in critically ill patients: a multinational, multicenter study. JAMA. 2005;294(7):813-8.
2. Liaño F, Junco E, Pascual J, Madero R, Verde E. The spectrum of acute renal failure in the intensive care unit compared with that seen in other settings. The Madrid Acute Renal Failure Study Group. Kidney Int Suppl. 1998;66:S16-24.
3. Doi K, Rabb H. Impact of acute kidney injury on distant organ function: recent findings and potential therapeutic targets. Kidney Int. 2016;89(3):555-64.
4. Tilney NL, Bailey GL, Morgan AP. Sequential system failure after rupture of abdominal aortic aneurysms: an unsolved problem in postoperative care. Ann Surg. 1973;178(2):117-22.
5. Fry DE, Pearlstein L, Fulton RL, Polk HC Jr. Multiple system organ failure. The role of uncontrolled infection. Arch Surg. 1980;115(2):136-40.
6. Wiles JB, Cerra FB, Siegel JH, Border JR. The systemic septic response: does the organism matter? Crit Care Med. 1980;8(2):55-60.
7. Aikawa N, Shinozawa Y, Ishibiki K, Abe O, Yamamoto S, Motegi M et al. Clinical analysis of multiple organ failure in burned patients. Burns Incl Therm Inj. 1987;13(2):103-9.
8. Marshall WG Jr, Dimick AR. The natural history of major burns with multiple subsystem failure. J Trauma. 1983;23(2):102-5.
9. Cerra FB. The systemic septic response: multiple systems organ failure. Crit Care Clin. 1985;1(3):591-607.
10. Bone RC, Balk RA, Cerra FB, Dellinger RP, Fein AM, Knaus WA et al. Definitions for sepsis and organ failure and guidelines for the use of innovative therapies in sepsis. The ACCP/SCCM Consensus Conference Committee. American College of Chest Physicians/Society of Critical Care Medicine. Chest. 1992;101(6):1644-55.
11. Barie PS, Hydo LJ, Fischer E. A prospective comparison of two multiple organ dysfunction/failure scoring systems for prediction of mortality in critical surgical illness. J Trauma. 1994;37(4):660-6.
12. Moreno RP, Metnitz PG, Almeida E, Jordan B, Bauer P, Campos RA et al. SAPS 3 - From evaluation of the patient to evaluation of the intensive care unit. Part 2: Development of a prognostic model for hospital mortality at ICU admission. Intensive Care Med. 2005;31(10):1345-55.
13. Vincent JL, Moreno R, Takala J, Willatts S, De Mendonca A, Bruining H et al. The SOFA (Sepsis-related Organ Failure Assessment) score to describe organ dysfunction/failure. On behalf of the working group on sepsis – related problems of the European Society of Intensive Care Medicine. Intensive Care Med. 1996;22(7):707-10.
14. Bone RC, Sibbald WJ, Sprung CL. The ACCP-SCCM consensus conference on sepse and organ failure. Chest. 1992;101(6):1481-3.
15. Bone RC. The sepsis syndrome. Definition and general approach to management. Clin Chest Med. 1996;17(2):175-81.
16. Singer M, Deutschman CS, Seymour CW, Shankar-Hari M, Annane D, Bauer M et al. The Third International Consensus Definitions for Sepse and Septic Shock (Sepse-3). JAMA. 2016;315(8):801-10.
17. Epstein L, Dantes R, Magill S, Fiore A. Varying Estimates of Sepsis Mortality Using Death Certificates and Administrative Codes – United States, 1999-2014. MMWR Morb Mortal Wkly Rep. 2016;65(13):342-5.
18. Martin GS, Mannino DM, Eaton S, Moss M. The epidemiology of sepse in the United States from 1979 through 2000. N Engl J Med. 2003;348(16):1546-54.
19. Mims CA. The pathogenesis of infectious diseases. 3 ed. London: Academic Press; 1987. 345 p.
20. Matzinger P. An innate sense of danger. Semin Immunol. 1998;10(5):399-415.
21. Janeway CA, Jr. Approaching the asymptote? Evolution and revolution in immunology. Cold Spring Harb Symp Quant Biol. 1989;54 Pt 1:1-13.
22. Nathan C. Points of control in inflammation. Nature. 2002;420(6917):846-52.
23. Matzinger P. The danger model: a renewed sense of self. Science. 2002;296(5566):301-5.
24. Medzhitov R, Janeway C Jr. Innate immune recognition: mechanisms and pathways. Immunol Rev. 2000;173:89-97.
25. Nathan C, Ding A. Nonresolving inflammation. Cell. 2010;140(6):871-82.
26. Takeda K, Kaisho T, Akira S. Toll-like receptors. Annu Rev Immunol. 2003;21:335-76.
27. Newton K, Dixit VM. Signaling in innate immunity and inflammation. Cold Spring Harb Perspect Biol. 2012;4(3):a00604.
28. Movat HZ, Cybulsky MI, Colditz IG, Chan MK, Dinarello CA. Acute inflammation in gram-negative infection: endotoxin, interleukin 1, tumor necrosis factor, and neutrophils. Fed Proc. 1987;46(1):97-104.
29. Lawrence T, Natoli G. Transcriptional regulation of macrophage polarization: enabling diversity with identity. Nat Rev Immunol. 2011;11(11):750-61.
30. Mosser DM, Edwards JP. Exploring the full spectrum of macrophage activation. Nat Rev Immunol. 2008;8(12):958-69.
31. Seymour CW, Liu VX, Iwashyna TJ, Brunkhorst FM, Rea TD, Scherag A et al. Assessment of Clinical Criteria for Sepsis: For the Third International Consensus Definitions for Sepsis and Septic Shock (Sepse-3). JAMA. 2016;315(8):762-74.
32. Bone RC. Immunologic dissonance: a continuing evolution in our understanding of the systemic inflammatory response syndrome (SIRS) and the multiple organ dysfunction syndrome (MODS). Ann Intern Med. 1996;125(8):680-7.
33. Volk HD, Reinke P, Docke WD. Clinical aspects: from systemic inflammation to 'immunoparalysis'. Chem Immunol. 2000;74:162-77.
34. Dinarello CA. Proinflammatory Cytokines. Chest. 2000;118(2):503-8.
35. Hirano T. Interleukin 6 and its receptor: ten years later. Int Rev Immunol. 1998;16(3-4):249-84.
36. Papanicolaou DA, Wilder RL, Manolagas SC, Chrousos GP. The pathophysiologic roles of interleukin-6 in human disease. Ann Intern Med. 1998;128(2):127-37.
37. Szabo G, Kodys K, Miller-Graziano CL. Elevated monocyte interleukin-6 (IL-6) production in immunosuppressed trauma patients. I. Role of Fc gamma RI cross-linking stimulation. J Clin Immunol. 1991;11(6):326-35.
38. Pruitt JH, Copeland EM 3rd, Moldawer LL. Interleukin-1 and interleukin-1 antagonism in sepsis, systemic inflammatory response syndrome, and septic shock [editorial]. Shock. 1995;3(4):235-51.
39. van der Poll T, Lowry SF. Tumor necrosis factor in sepse: mediator of multiple organ failure or essential part of host defense? Shock. 1995;3(1):1-12.
40. Ayala A, Chung CS, Grutkoski PS, Song GY. Mechanisms of immune resolution. Crit Care Med. 2003;31(8 Suppl):S558-71.
41. Walport MJ. Complement. Second of two parts. N Engl J Med. 2001;344(15):1140-4.
42. Walport MJ. Complement. First of two parts. N Engl J Med. 2001;344(14):1058-66.

43. Riedemann NC, Guo RF, Neff TA, Laudes IJ, Keller KA, Sarma VJ et al. Increased C5a receptor expression in sepsis. J Clin Invest. 2002;110(1):101-8.
44. Liu D, Lu F, Qin G, Fernandes SM, Li J, Davis AE 3rd. C1 inhibitor-mediated protection from sepsis. J Immunol. 2007;179(6):3966-72.
45. Cerra FB. The systemic septic response: concepts of pathogenesis. J Trauma. 1990;30(12 Suppl):S169-74.
46. Bone RC. Toward a theory regarding the pathogenesis of the systemic inflammatory response syndrome: what we do and do not know about cytokine regulation. Crit Care Med. 1996;24(1):163-72.
47. Bone RC. Sir Isaac Newton, sepsis, SIRS, and CARS. Crit Care Med. 1996;24(7):1125-8.
48. Gabay C, Kushner I. Acute-phase proteins and other systemic responses to inflammation. N Engl J Med. 1999;340(6):448-54.
49. Gauldie J, Richards C, Baumann H. IL6 and the acute phase reaction. Res Immunol. 1992;143(7):755-9.
50. Pepys MB, Hirschfield GM. C-reactive protein: a critical update. J Clin Invest. 2003;111(12):1805-12.
51. Assicot M, Gendrel D, Carsin H, Raymond J, Guilbaud J, Bohuon C. High serum procalcitonin concentrations in patients with sepsis and infection. Lancet. 1993;341(8844):515-8.
52. de Werra I, Jaccard C, Corradin SB, Chiolero R, Yersin B, Gallati H et al. Cytokines, nitrite/nitrate, soluble tumor necrosis factor receptors, and procalcitonin concentrations: comparisons in patients with septic shock, cardiogenic shock, and bacterial pneumonia. Crit Care Med. 1997;25(4):607-13.
53. Vincent JL, De Backer D. Circulatory shock. N Engl J Med. 2013;369(18):1726-34.
54. Wort SJ, Evans TW. The role of the endothelium in modulating vascular control in sepse and related conditions. Br Med Bull. 1999;55(1):30-48.
55. Lush CW, Kvietys PR. Microvascular dysfunction in sepsis. Microcirculation. 2000;7(2):83-101.
56. Angus DC, van der Poll T. Severe sepsis and septic shock. N Engl J Med. 2013;369(9):840-51.
57. Hotchkiss RS, Moldawer LL, Opal SM, Reinhart K, Turnbull IR, Vincent JL. Sepse and septic shock. Nat Rev Dis Primers. 2016;2:16045.
58. Gong H, Rehman J, Tang H, Wary K, Mittal M, Chaturvedi P et al. HIF2alpha signaling inhibits adherens junctional disruption in acute lung injury. J Clin Invest. 2015;125(2):652-64.
59. Sertaridou E, Papaioannou V, Kolios G, Pneumatikos I. Gut failure in critical care: old school versus new school. Ann Gastroenterol. 2015;28(3):309-22.
60. Iskander KN, Osuchowski MF, Stearns-Kurosawa DJ, Kurosawa S, Stepien D, Valentine C et al. Sepsis: multiple abnormalities, heterogeneous responses, and evolving understanding. Physiol Rev. 2013;93(3):1247-88.
61. Post EH, Kellum JA, Bellomo R, Vincent JL. Renal perfusion in sepse: from macro- to microcirculation. Kidney Int. 2017;91(1):45-60.
62. Bellomo R, Kellum JA, Ronco C, Wald R, Martensson J, Maiden M et al. Acute kidney injury in sepsis. Intensive Care Med. 2017.
63. Maiden MJ, Otto S, Brealey JK, Finnis ME, Chapman MJ, Kuchel TR et al. Structure and Function of the Kidney in Septic Shock. A Prospective Controlled Experimental Study. Am J Respir Crit Care Med. 2016;194(6):692-700.
64. Iacobone E, Bailly-Salin J, Polito A, Friedman D, Stevens RD, Sharshar T. Sepse-associated encephalopathy and its differential diagnosis. Crit Care Med. 2009;37(10 Suppl):S331-6.
65. Fleshner M, Goehler LE, Schwartz BA, McGorry M, Martin D, Maier SF et al. Thermogenic and corticosterone responses to intravenous cytokines (IL-1beta and TNF-alpha) are attenuated by subdiaphragmatic vagotomy. J Neuroimmunol. 1998;86(2):134-41.
66. Borovikova LV, Ivanova S, Zhang M, Yang H, Botchkina GI, Watkins LR et al. Vagus nerve stimulation attenuates the systemic inflammatory response to endotoxin. Nature. 2000;405(6785):458-62.
67. Blackwell TS, Christman JW. Sepse and cytokines: current status. Br J Anaesth. 1996;77(1):110-7.
68. Hack CE, Zeerleder S. The endothelium in sepsis: source of and a target for inflammation. Crit Care Med. 2001;29(7 Suppl):S21-7.
69. Mira JC, Gentile LF, Mathias BJ, Efron PA, Brakenridge SC, Mohr AM et al. Sepsis Pathophysiology, Chronic Critical Illness, and Persistent Inflammation-Immunosuppression and Catabolism Syndrome. Crit Care Med. 2017;45(2):253-62.
70. Preau S, Vodovar D, Jung B, Lancel S, Zafrani L, Flatres A et al. Energetic dysfunction in sepse: a narrative review. Ann Intensive Care. 2021;11(1):104.
71. Evans L, Rhodes A, Alhazzani W, Antonelli M, Coopersmith CM, French C et al. Surviving Sepse Campaign: International Guidelines for Management of Sepse and Septic Shock 2021. Crit Care Med. 2021;49(11):e1063-e143.
72. Garcia-Alvarez M, Marik P, Bellomo R. Stress hyperlactataemia: present understanding and controversy. Lancet Diabetes Endocrinol. 2014;2(4):339-47.
73. Hernandez G, Luengo C, Bruhn A, Kattan E, Friedman G, Ospina-Tascon GA et al. When to stop septic shock resuscitation: clues from a dynamic perfusion monitoring. Ann Intensive Care. 2014;4:30.
74. Ait-Oufella H, Lemoinne S, Boelle PY, Galbois A, Baudel JL, Lemant J et al. Mottling score predicts survival in septic shock. Intensive Care Med. 2011;37(5):801-7.
75. Duane PG, Colice GL. Impact of noninvasive studies to distinguish volume overload from ARDS in acutely ill patients with pulmonary edema: analysis of the medical literature from 1966 to 1998. Chest. 2000;118(6):1709-17.
76. Inkinen N, Pettilä V, Valkonen M, Serlo M, Bäcklund M, Hästbacka J et al. Non-interventional follow-up versus fluid bolus in RESPONSE to oliguria in hemodynamically stable critically ill patients: a randomized controlled pilot trial. Crit Care. 2022;26(1):401.
77. Kattan E, Castro R, Miralles-Aguiar F, Hernandez G, Rola P. The emerging concept of fluid tolerance: A position paper. J Crit Care. 2022;71:154070.
78. Prowle JR, Kirwan CJ, Bellomo R. Fluid management for the prevention and attenuation of acute kidney injury. Nature Reviews Nephrology. 2014;10(1):37-47.
79. Beaubien-Souligny W, Rola P, Haycock K, Bouchard J, Lamarche Y, Spiegel R et al. Quantifying systemic congestion with Point-of-Care ultrasound: development of the venous excess ultrasound grading system. Ultrasound J. 2020;12(1):16.
80. Dellinger RP, Carlet JM, Masur H, Gerlach H, Calandra T, Cohen J et al. Surviving Sepse Campaign guidelines for management of severe sepse and septic shock. Crit Care Med. 2004;32(3):858-73.
81. Marik PE, Baram M, Vahid B. Does central venous pressure predict fluid responsiveness? A systematic review of the literature and the tale of seven mares. Chest. 2008;134(1):172-8.
82. Marik PE, Monnet X, Teboul JL. Hemodynamic parameters to guide fluid therapy. Ann Intensive Care. 2011;1(1):1.
83. Teboul JL, Saugel B, Cecconi M, De Backer D, Hofer CK, Monnet X et al. Less invasive hemodynamic monitoring in critically ill patients. Intensive Care Med. 2016;42(9):1350-9.
84. Connors AF Jr., Speroff T, Dawson NV, Thomas C, Harrell FE Jr., Wagner D et al. The effectiveness of right heart catheterization in the initial care of critically ill patients. SUPPORT Investigators. JAMA. 1996;276(11):889-97.
85. Osman D, Ridel C, Ray P, Monnet X, Anguel N, Richard C et al. Cardiac filling pressures are not appropriate to predict hemodynamic response to volume challenge. Crit Care Med. 2007;35(1):64-8.
86. Rocha PN, Menezes JAVd, Suassuna JHR. Avaliação hemodinâmica em paciente criticamente enfermo. Jornal Brasileiro de Nefrologia. 2010;32:201-12.
87. Monnet X, Marik PE, Teboul JL. Prediction of fluid responsiveness: an update. Ann Intensive Care. 2016;6(1):111.
88. Shah MR, Hasselblad V, Stevenson LW, Binanay C, O'Connor CM, Sopko G et al. Impact of the pulmonary artery catheter in critically ill patients: meta-analysis of randomized clinical trials. JAMA. 2005;294(13):1664-70.
89. Cecconi M, De Backer D, Antonelli M, Beale R, Bakker J, Hofer C et al. Consensus on circulatory shock and hemodynamic monitoring. Task force of the European Society of Intensive Care Medicine. Intensive Care Med. 2014;40(12):1795-815.
90. Michard F, Chemla D, Richard C, Wysocki M, Pinsky MR, Lecarpentier Y et al. Clinical use of respiratory changes in arterial pulse pressure to monitor the hemodynamic effects of PEEP. Am J Respir Crit Care Med. 1999;159(3):935-9.

91. Michard F, Boussat S, Chemla D, Anguel N, Mercat A, Lecarpentier Y et al. Relation between respiratory changes in arterial pulse pressure and fluid responsiveness in septic patients with acute circulatory failure. Am J Respir Crit Care Med. 2000;162(1):134-8.
92. Huang CC, Fu JY, Hu HC, Kao KC, Chen NH, Hsieh MJ et al. Prediction of fluid responsiveness in acute respiratory distress syndrome patients ventilated with low tidal volume and high positive end-expiratory pressure. Crit Care Med. 2008;36(10):2810-6.
93. Monnet X, Marik P, Teboul JL. Passive leg raising for predicting fluid responsiveness: a systematic review and meta-analysis. Intensive Care Med. 2016;42(12):1935-47.
94. Berton C, Cholley B. Equipment review: new techniques for cardiac output measurement – esophageal Doppler, Fick principle using carbon dioxide, and pulse contour analysis. Crit Care. 2002;6(3):216-21.
95. Vincent JL, Orbegozo Cortes D, Acheampong A. Current haemodynamic management of septic shock. Presse Med. 2016;45(4 Pt 2):e99-e103.
96. Boyd JH, Sirounis D, Maizel J, Slama M. Echocardiography as a guide for fluid management. Crit Care. 2016;20:274.
97. Lee CW, Kory PD, Arntfield RT. Development of a fluid resuscitation protocol using inferior vena cava and lung ultrasound. J Crit Care. 2016;31(1):96-100.
98. Bastos MG. Lung ultrasound: an opportunity to increase the accuracy of the physical examination by the nephrologist. Rev Assoc Med Bras (1992). 2021;67(11):1729-34.
99. Noble VE, Murray AF, Capp R, Sylvia-Reardon MH, Steele DJR, Liteplo A. Ultrasound Assessment for Extravascular Lung Water in Patients Undergoing Hemodialysis: Time Course for Resolution. Chest. 2009;135(6):1433-9.
100. Guarracino F, Ferro B, Forfori F, Bertini P, Magliacano L, Pinsky MR. Jugular vein distensibility predicts fluid responsiveness in septic patients. Crit Care. 2014;18(6):647.
101. Cosnett JE. The origins of intravenous fluid therapy. Lancet. 1989;1(8641):768-71.
102. Gheorghe C, Dadu R, Blot C, Barrantes F, Vazquez R, Berianu F et al. Hyperchloremic metabolic acidosis following resuscitation of shock. Chest. 2010;138(6):1521-2.
103. Yunos NaM, Bellomo R, Story D, Kellum J. Bench-to-bedside review: Chloride in critical illness. Critical Care. 2010;14(4):226.
104. Wilkes NJ, Woolf R, Mutch M, Mallett SV, Peachey T, Stephens R et al. The effects of balanced versus saline-based hetastarch and crystalloid solutions on acid-base and electrolyte status and gastric mucosal perfusion in elderly surgical patients. Anesth Analg. 2001;93(4):811-6.
105. White SA, Goldhill DR. Is Hartmann's the solution? Anaesthesia. 1997;52(5):422-7.
106. Weinberg L, Collins N, van Mourik K, Tan C, Bellomo R. Plasma-Lyte 148: a clinical review. World J Crit Care Med. 2016;5(4):235-50.
107. Yunos N, Bellomo R, Hegarty C, Story D, Ho L, Bailey M. Association between a chloride-liberal vs chloride-restrictive intravenous fluid administration strategy and kidney injury in critically ill adults. JAMA. 2012;308(15):1566-72.
108. Wilcox CS. Regulation of Renal Blood Flow by Plasma Chloride. Journal of Clinical Investigation. 1983;71(3):726-35.
109. Bullivant EM, Wilcox CS, Welch WJ. Intrarenal vasoconstriction during hyperchloremia: role of thromboxane. American Journal of Physiology – Renal Physiology. 1989;256(1):F152-F7.
110. Chowdhury AH, Cox EF, Francis ST, Lobo DN. A randomized, controlled, double-blind crossover study on the effects of 2-L infusions of 0.9% saline and plasma-lyte® 148 on renal blood flow velocity and renal cortical tissue perfusion in healthy volunteers. Ann Surg. 2012;256(1):18-24.
111. Krajewski ML, Raghunathan K, Paluszkiewicz SM, Schermer CR, Shaw AD. Meta-analysis of high- versus low-chloride content in perioperative and critical care fluid resuscitation. Br J Surg. 2015;102(1):24-36.
112. Young P, Bailey M, Beasley R, Henderson S, Mackle D, McArthur C et al. Effect of a Buffered Crystalloid Solution vs Saline on Acute Kidney Injury Among Patients in the Intensive Care Unit: The SPLIT Randomized Clinical Trial. JAMA. 2015;314(16):1701-10.
113. Semler MW, Wanderer JP, Ehrenfeld JM, Stollings JL, Self WH, Siew ED et al. Balanced Crystalloids versus Saline in the Intensive Care Unit. The SALT Randomized Trial. Am J Respir Crit Care Med. 2017;195(10):1362-72.
114. Van Regenmortel N, Verbrugghe W, Van den Wyngaert T, Jorens PG. Impact of chloride and strong ion difference on ICU and hospital mortality in a mixed intensive care population. Ann Intensive Care. 2016;6(1):91.
115. Mendes RS, Soares M, Valente C, Suassuna JH, Rocha E, Maccariello ER. Predialysis hypernatremia is a prognostic marker in acute kidney injury in need of renal replacement therapy. Journal of Critical Care. 2015;30(5):982-7.
116. Finfer S, Micallef S, Hammond N, Navarra L, Bellomo R, Billot L et al. Balanced Multielectrolyte Solution versus Saline in Critically Ill Adults. N Engl J Med. 2022;386(9):815-26.
117. Collins MG, Fahim M, Pascoe E, Hawley C, Johnson DW, Clayton PA et al. The BEST-Fluids trial: a randomized controlled trial of balanced crystalloid solution vs. saline to prevent delayed graft function in deceased donor kidney transplantation. In: Nephrology ASo, editor. Kidney Week; Nov. 4, 2022; Orlando: American Society of Nephrology; 2022.
118. Lobo DN, Stanga Z, Aloysius MM, Wicks C, Nunes QM, Ingram KL et al. Effect of volume loading with 1-liter intravenous infusions of 0.9% saline, 4% succinylated gelatine (Gelofusine) and 6% hydroxyethyl starch (Voluven) on blood volume and endocrine responses: a randomized, three-way crossover study in healthy volunteers. Crit Care Med. 2010;38(2):464-70.
119. Orbegozo Cortes D, Gamarano Barros T, Njimi H, Vincent JL. Crystalloids versus colloids: exploring differences in fluid requirements by systematic review and meta-regression. Anesth Analg. 2015;120(2):389-402.
120. Zazzeron L, Gattinoni L, Caironi P. Role of albumin, starches and gelatins versus crystalloids in volume resuscitation of critically ill patients. Curr Opin Crit Care. 2016;22(5):428-36.
121. Sort P, Navasa M, Arroyo V, Aldeguer X, Planas R, Ruiz-del-Arbol L et al. Effect of intravenous albumin on renal impairment and mortality in patients with cirrhosis and spontaneous bacterial peritonitis. N Engl J Med. 1999;341(6):403-9.
122. Bernardi M, Caraceni P, Navickis RJ, Wilkes MM. Albumin infusion in patients undergoing large-volume paracentesis: a meta-analysis of randomized trials. Hepatology. 2012;55(4):1172-81.
123. Nadim MK, Garcia-Tsao G. Acute Kidney Injury in Patients with Cirrhosis. New England Journal of Medicine. 2023;388(8):733-45.
124. Finfer S, Liu B, Taylor C, Bellomo R, Billot L, Cook D et al. Resuscitation fluid use in critically ill adults: an international cross-sectional study in 391 intensive care units. Crit Care. 2010;14(5):R185.
125. Hammond NE, Taylor C, Finfer S, Machado FR, An Y, Billot L et al. Patterns of intravenous fluid resuscitation use in adult intensive care patients between 2007 and 2014: An international cross-sectional study. PLoS One. 2017;12(5):e0176292.
126. The SAFE Study Investigators. A Comparison of Albumin and Saline for Fluid Resuscitation in the Intensive Care Unit. New England Journal of Medicine. 2004;350(22):2247-56.
127. The SAFE Study Investigators. Saline or Albumin for Fluid Resuscitation in Traumatic Brain Injury. New England Journal of Medicine. 2007;357(25):2634-6.
128. The SAFE Study Investigators. Impact of albumin compared to saline on organ function and mortality of patients with severe sepsis. Intensive Care Med. 2011;37(1):86-96.
129. Caironi P, Tognoni G, Masson S, Fumagalli R, Pesenti A, Romero M et al. Albumina replacement in patients with severe sepsis or septic shock. N Engl J Med. 2014;370(15):1412-21.
130. Charpentier J, Mira J-P. Efficacy and tolerance of hyperoncotic albumin administration in septic shock patients: the EARSS study. Intensive Care Med. 2011;37(Suppl 1):S115.
131. Wiedermann CJ, Joannidis M. Albumin Replacement in Severe Sepsis or Septic Shock. N Engl J Med. 2014;371(1):82-3.
132. Rochwerg B, Alhazzani W, Gibson A, Ribic CM, Sindi A, Heels-Ansdell D et al. Fluid type and the use of renal replacement therapy in sepsis: a systematic review and network meta-analysis. Intensive Care Med. 2015;41(9):1561-71.

133. Pesonen E, Vlasov H, Suojaranta R, Hiippala S, Schramko A, Wilkman E et al. Effect of 4% Albumin Solution vs Ringer Acetate on Major Adverse Events in Patients Undergoing Cardiac Surgery With Cardiopulmonary Bypass: A Randomized Clinical Trial. JAMA. 2022;328(3):251-8.
134. Zhou S, Zeng Z, Wei H, Sha T, An S. Early combination of albumin with crystalloids administration might be beneficial for the survival of septic patients: a retrospective analysis from MIMIC-IV database. Ann Intensive Care. 2021;11(1):42.
135. Myburgh JA, Finfer S, Bellomo R, Billot L, Cass A, Gattas D et al. Hydroxyethyl starch or saline for fluid resuscitation in intensive care. N Engl J Med. 2012;367(20):1901-11.
136. Perner A, Haase N, Guttormsen AB, Tenhunen J, Klemenzson G, Aneman A et al. Hydroxyethyl starch 130/0.42 versus Ringer's acetate in severe sepsis. N Engl J Med. 2012;367(2):124-34.
137. Brunkhorst FM, Engel C, Bloos F, Meier-Hellmann A, Ragaller M, Weiler N et al. Intensive insulina therapy and pentastarch resuscitation in severe sepsis. N Engl J Med. 2008;358(2):125-39.
138. Annane D, Siami S, Jaber S, Martin C, Elatrous S, Declere AD et al. Effects of fluid resuscitation with colloids vs crystalloids on mortality in critically ill patients presenting with hypovolemic shock: the CRISTAL randomized trial. JAMA. 2013;310(17):1809-17.
139. Perel P, Roberts I, Ker K. Colloids versus crystalloids for fluid resuscitation in critically ill patients. Cochrane Database Syst Rev. 2013(2):Cd000567.
140. Qureshi SH, Rizvi SI, Patel NN, Murphy GJ. Meta-analysis of colloids versus crystalloids in critically ill, trauma and surgical patients. Br J Surg. 2016;103(1):14-26.
141. Angus DC, Linde-Zwirble WT, Lidicker J, Clermont G, Carcillo J, Pinsky MR. Epidemiology of severe sepse in the United States: analysis of incidence, outcome, and associated costs of care. Crit Care Med. 2001;29(7):1303-10.
142. Gomes CLR, Yamane TLC, Ruzany F, Rocco Suassuna JH. A real-world prospective study on dialysis-requiring acute kidney injury. PLoS One. 2022;17(5):e0267712.
143. Schrier RW, Wang W. Acute renal failure and sepsis. N Engl J Med. 2004;351(2):159-69.
144. Ashbaugh DG, Bigelow DB, Petty TL, Levine BE. Acute respiratory distress in adults. Lancet. 1967;2(7511):319-23.
145. Cutts S, Talboys R, Paspula C, Prempeh EM, Fanous R, Ail D. Adult respiratory distress syndrome. Ann R Coll Surg Engl. 2017;99(1):12-6.
146. Bernard GR, Artigas A, Brigham KL, Carlet J, Falke K, Hudson L et al. The American-European Consensus Conference on ARDS. Definitions, mechanisms, relevant outcomes, and clinical trial coordination. Am J Respir Crit Care Med. 1994;149(3 Pt 1):818-24.
147. ARDS Definition Task Force, Ranieri VM, Rubenfeld GD, Thompson BT, Ferguson ND, Caldwell E et al. Acute respiratory distress syndrome: the Berlin Definition. JAMA. 2012;307(23):2526-33.
148. Ware LB, Matthay MA. The Acute Respiratory Distress Syndrome. New England Journal of Medicine. 2000;342(18):1334-49.
149. Thompson BT, Chambers RC, Liu KD. Acute Respiratory Distress Syndrome. N Engl J Med. 2017;377(6):562-72.
150. Sweeney RM, McAuley DF. Acute respiratory distress syndrome. The Lancet. 2016;388(10058):2416-30.
151. Tomashefski JF Jr. Pulmonary pathology of acute respiratory distress syndrome. Clin Chest Med. 2000;21(3):435-66.
152. Rutledge FS, Sibbald WJ. Multiple Organ System Failure: a spectrum of risk and of disease. In: Sivak ED, Higgins TL, Seiver A, editors. The High-Risk Patient. Baltimore: Williams & Wilkins; 1995. p. 1291.
153. Papazian L, Doddoli C, Chetaille B, Gernez Y, Thirion X, Roch A et al. A contributive result of open-lung biopsy improves survival in acute respiratory distress syndrome patients. Crit Care Med. 2007;35(3):755-62.
154. Gattinoni L, Caironi P, Pelosi P, Goodman LR. What has computed tomography taught us about the acute respiratory distress syndrome? Am J Respir Crit Care Med. 2001;164(9):1701-11.
155. Slutsky AS, Ranieri VM. Ventilator-induced lung injury. N Engl J Med. 2013;369(22):2126-36.
156. Matthay MA, Zemans RL, Zimmerman GA, Arabi YM, Beitler JR, Mercat A et al. Acute respiratory distress syndrome. Nat Rev Dis Primers. 2019;5(1):18.
157. Del Sorbo L, Slutsky AS. Acute respiratory distress syndrome and multiple organ failure. Curr Opin Crit Care. 2011;17(1):1-6.
158. Villar J, Blanco J, Kacmarek RM. Current incidence and outcome of the acute respiratory distress syndrome. Curr Opin Crit Care. 2016;22(1):1-6.
159. Rubenfeld GD, Caldwell E, Peabody E, Weaver J, Martin DP, Neff M et al. Incidence and outcomes of acute lung injury. N Engl J Med. 2005;353(16):1685-93.
160. Bellani G, Laffey JG, Pham T, Fan E, Brochard L, Esteban A et al. Epidemiology, Patterns of Care, and Mortality for Patients with Acute Respiratory Distress Syndrome in Intensive Care Units in 50 Countries. JAMA. 2016;315(8):788-800.
161. Caser EB, Zandonade E, Pereira E, Gama AM, Barbas CS. Impact of distinct definitions of acute lung injury on its incidence and outcomes in Brazilian ICUs: prospective evaluation of 7,133 patients*. Crit Care Med. 2014;42(3):574-82.
162. Duggal A, Ganapathy A, Ratnapalan M, Adhikari NK. Pharmacological treatments for acute respiratory distress syndrome: systematic review. Minerva Anestesiol. 2015;81(5):567-88.
163. The Acute Respiratory Distress Syndrome Network. Ventilation with lower tidal volumes as compared with traditional tidal volumes for acute lung injury and the acute respiratory distress syndrome. The Acute Respiratory Distress Syndrome Network. N Engl J Med. 2000;342(18):1301-8.
164. Putensen C, Theuerkauf N, Zinserling J, Wrigge H, Pelosi P. Meta-analysis: ventilation strategies and outcomes of the acute respiratory distress syndrome and acute lung injury. Ann Intern Med. 2009;151(8):566-76.
165. Fan E, Del Sorbo L, Goligher EC, Hodgson CL, Munshi L, Walkey AJ et al. An Official American Thoracic Society/European Society of Intensive Care Medicine/Society of Critical Care Medicine Clinical Practice Guideline: Mechanical Ventilation in Adult Patients with Acute Respiratory Distress Syndrome. Am J Respir Crit Care Med. 2017;195(9):1253-63.
166. Serpa Neto A, Cardoso S, Manetta J et al. Association between use of lung-protective ventilation with lower tidal volumes and clinical outcomes among patients without acute respiratory distress syndrome: A meta-analysis. JAMA. 2012;308(16):1651-9.
167. Amato MB, Meade MO, Slutsky AS, Brochard L, Costa EL, Schoenfeld DA et al. Driving pressure and survival in the acute respiratory distress syndrome. N Engl J Med. 2015;372(8):747-55.
168. Papazian L, Forel JM, Gacouin A, Penot-Ragon C, Perrin G, Loundou A et al. Neuromuscular blockers in early acute respiratory distress syndrome. N Engl J Med. 2010;363(12):1107-16.
169. Guldner A, Pelosi P, Gama de Abreu M. Spontaneous breathing in mild and moderate versus severe acute respiratory distress syndrome. Curr Opin Crit Care. 2014;20(1):69-76.
170. Gattinoni L, Carlesso E, Cressoni M. Selecting the 'right' positive end-expiratory pressure level. Curr Opin Crit Care. 2015;21(1):50-7.
171. Dreyfuss D, Ricard JD, Gaudry S. Did studies on HFOV fail to improve ARDS survival because they did not decrease VILI? On the potential validity of a physiological concept enounced several decades ago. Intensive Care Med. 2015;41(12):2076-86.
172. Guerin C, Albert RK, Beitler J, Gattinoni L, Jaber S, Marini JJ et al. Prone position in ARDS patients: why, when, how and for whom. Intensive Care Med. 2020;46(12):2385-96.
173. Whittaker HR, Connell O, Campbell J, Elbehairy AF, Hopkinson NS, Quint JK. Eligibility for Lung Volume Reduction Surgery in Patients with COPD Identified in a UK Primary Care Setting. Chest. 2020;157(2):276-85.
174. Combes A, Hajage D, Capellier G, Demoule A, Lavoue S, Guervilly C et al. Extracorporeal Membrane Oxygenation for Severe Acute Respiratory Distress Syndrome. N Engl J Med. 2018;378(21):1965-75.
175. Supady A, Combes A, Barbaro RP, Camporota L, Diaz R, Fan E et al. Respiratory indications for ECMO: focus on covid-19. Intensive Care Med. 2022;48(10):1326-37.
176. Calfee CS, Delucchi K, Parsons PE, Thompson BT, Ware LB, Matthay MA et al. Subphenotypes in acute respiratory distress syndrome: latent class analysis of data from two randomised controlled trials. Lancet Respir Med. 2014;2(8):611-20.

177. Herridge MS, Tansey CM, Matte A, Tomlinson G, Diaz-Granados N, Cooper A et al. Functional disability 5 years after acute respiratory distress syndrome. N Engl J Med. 2011;364(14):1293-304.
178. Hollenberg SM, Ahrens TS, Annane D, Astiz ME, Chalfin DB, Dasta JF et al. Practice parameters for hemodynamic support of sepsis in adult patients: 2004 update. Crit Care Med. 2004;32(9):1928-48.
179. Joung MK, Lee JA, Moon SY, Cheong HS, Joo EJ, Ha YE et al. Impact of de-escalation therapy on clinical outcomes for intensive care unit-acquired pneumonia. Crit Care. 2011;15(2):R79.
180. Kumar A, Roberts D, Wood KE, Light B, Parrillo JE, Sharma S et al. Duration of hypotension before initiation of effective antimicrobial therapy is the critical determinant of survival in human septic shock. Crit Care Med. 2006;34(6):1589-96.
181. Ferrer R, Martin-Loeches I, Phillips G, Osborn TM, Townsend S, Dellinger RP et al. Empiric antibiotic treatment reduces mortality in severe sepsis and septic shock from the first hour: results from a guideline-based performance improvement program. Crit Care Med. 2014;42(8):1749-55.
182. Rhodes A, Evans LE, Alhazzani W, Levy MM, Antonelli M, Ferrer R et al. Surviving Sepsis Campaign: International Guidelines for Management of Sepsis and Septic Shock: 2016. Crit Care Med. 2017;45(3):486-552.
183. Asfar P, Meziani F, Hamel JF, Grelon F, Megarbane B, Anguel N et al. High versus low blood-pressure target in patients with septic shock. N Engl J Med. 2014;370(17):1583-93.
184. Saugel B, Vincent JL, Wagner JY. Personalized hemodynamic management. Curr Opin Crit Care. 2017;23(4):334-41.
185. Waechter J, Kumar A, Lapinsky SE, Marshall J, Dodek P, Arabi Y et al. Interaction between fluids and vasoactive agents on mortality in septic shock: a multicenter, observational study. Crit Care Med. 2014;42(10):2158-68.
186. Beck V, Chateau D, Bryson GL, Pisipati A, Zanotti S, Parrillo JE et al. Timing of vasopressor initiation and mortality in septic shock: a cohort study. Crit Care. 2014;18(3):R97.
187. Rivers E, Nguyen B, Havstad S, Ressler J, Muzzin A, Knoblich B et al. Early goal-directed therapy in the treatment of severe sepse and septic shock. N Engl J Med. 2001;345(19):1368-77.
188. Gattinoni L, Brazzi L, Pelosi P, Latini R, Tognoni G, Pesenti A et al. A trial of goal-oriented hemodynamic therapy in critically ill patients. Sv_{O2} Collaborative Group. N Engl J Med. 1995;333(16):1025-32.
189. ProCESS Investigators, Yealy DM, Kellum JA, Huang DT, Barnato AE, Weissfeld LA et al. A randomized trial of protocol-based care for early septic shock. N Engl J Med. 2014;370(18):1683-93.
190. Group AIACT, Peake SL, Delaney A, Bailey M, Bellomo R, Cameron PA et al. Goal-directed resuscitation for patients with early septic shock. N Engl J Med. 2014;371(16):1496-506.
191. Mouncey PR, Osborn TM, Power GS, Harrison DA, Sadique MZ, Grieve RD et al. Trial of early, goal-directed resuscitation for septic shock. N Engl J Med. 2015;372(14):1301-11.
192. Prism Investigators, Rowan KM, Angus DC, Bailey M, Barnato AE, Bellomo R et al. Early, Goal-Directed Therapy for Septic Shock – A Patient-Level Meta-Analysis. N Engl J Med. 2017;376(23):2223-34.
193. Jansen TC, van Bommel J, Schoonderbeek FJ, Sleeswijk Visser SJ, van der Klooster JM, Lima AP et al. Early lactate-guided therapy in intensive care unit patients: a multicenter, open-label, randomized controlled trial. Am J Respir Crit Care Med. 2010;182(6):752-61.
194. Gu WJ, Zhang Z, Bakker J. Early lactate clearance-guided therapy in patients with sepsis: a meta-analysis with trial sequential analysis of randomized controlled trials. Intensive Care Med. 2015;41(10):1862-3.
195. Kiyatkin ME, Bakker J. Lactate and microcirculation as suitable targets for hemodynamic optimization in resuscitation of circulatory shock. Curr Opin Crit Care. 2017;23(4):348-54.
196. Cecconi M, Parsons AK, Rhodes A. What is a fluid challenge? Curr Opin Crit Care. 2011;17(3):290-5.
197. Sirvent JM, Ferri C, Baro A, Murcia C, Lorencio C. Fluid balance in sepsis and septic shock as a determining factor of mortality. Am J Emerg Med. 2015;33(2):186-9.
198. Bellomo R, Kellum JA, Wisniewski SR, Pinsky MR. Effects of norepinephrine on the renal vasculature in normal and endotoxemic dogs. Am J Respir Crit Care Med. 1999;159(4 Pt 1):1186-92.
199. De Backer D, Biston P, Devriendt J, Madl C, Chochrad D, Aldecoa C et al. Comparison of dopamine and norepinephrine in the treatment of shock. N Engl J Med. 2010;362(9):779-89.
200. Russell JA, Walley KR, Singer J, Gordon AC, Hebert PC, Cooper DJ et al. Vasopressin versus norepinephrine infusion in patients with septic shock. N Engl J Med. 2008;358(9):877-87.
201. Ince C. The rationale for microcirculatory guided fluid therapy. Curr Opin Crit Care. 2014;20(3):301-8.
202. Grissom CK, Hirshberg EL, Dickerson JB, Brown SM, Lanspa MJ, Liu KD et al. Fluid management with a simplified conservative protocol for the acute respiratory distress syndrome. Crit Care Med. 2015;43(2):288-95.
203. Polderman KH, Girbes AR. Drug intervention trials in sepsis: divergent results. Lancet. 2004;363(9422):1721-3.
204. Cheng AC, West TE, Limmathurotsakul D, Peacock SJ. Strategies to reduce mortality from bacterial sepsis in adults in developing countries. PLoS Med. 2008;5(8):e175.
205. Georgieff M, Tugtekin IF. Positive role of immune nutrition on metabolism in sepsis and multiorgan failure. Kidney Int Suppl. 1998;64:S80-3.
206. Neveu H, Kleinknecht D, Brivet F, Loirat P, Landais P. Prognostic factors in acute renal failure due to sepsis. Results of a prospective multicentre study. The French Study Group on Acute Renal Failure. Nephrol Dial Transplant. 1996;11(2):293-9.
207. Kress JP, Pohlman AS, O'Connor MF, Hall JB. Daily interruption of sedative infusions in critically ill patients undergoing mechanical ventilation. N Engl J Med. 2000;342(20):1471-7.
208. Schweickert WD, Pohlman MC, Pohlman AS, Nigos C, Pawlik AJ, Esbrook CL et al. Early physical and occupational therapy in mechanically ventilated, critically ill patients: a randomised controlled trial. Lancet. 2009;373(9678):1874-82.

Endereços relevantes na internet

Acute Kidney Injury Network: http://www.akinet.org
Campanha de Sobrevivência na Sepse: http://www.survivingsepsis.org
Critical Care – Medscape: https://www.medscape.com/criticalcare
Critical Care Sonography 2021: https://www.criticalcare-sonography.com
EMCrit Project: https://emcrit.org
REBEL EM: https://rebelem.com
Tutorias em Medicina Intensiva: http://www.ccmtutorials.com

21 Glomerulonefrites Primárias

Vanessa dos Santos Silva • Rodrigo Hagemann • Rosa Marlene Viero

INTRODUÇÃO

As glomerulonefrites são a terceira principal causa de doença renal crônica (DRC) no mundo, responsabilizando-se por cerca de 13 a 15% de todos os casos de DRC terminal, atrás apenas da nefropatia diabética e das lesões renais associadas à hipertensão arterial. Em 2021, o Censo Geral dos centros de diálise, realizado pela Sociedade Brasileira de Nefrologia, mostrou que as glomerulopatias perfaziam 11% das doenças renais de base que levaram o paciente à necessidade dialítica, enquanto a hipertensão respondia por 32%, e a nefropatia diabética, por 30%. Quando se consideram as glomerulopatias como um todo, incluindo a nefropatia diabética, estas são a principal causa de DRC no mundo. Tendo em conta a DRC como um grave problema de saúde pública da atualidade (ver Capítulo 43), o manejo correto dos pacientes portadores de glomerulopatias é fundamental para a prevenção da DRC terminal. O papel do nefrologista é fundamental, pois, ao contrário dos casos de doença renal secundária ao diabetes e à hipertensão, a maioria dos casos de glomerulopatias deve ser encaminhada precocemente ao especialista, cabendo a ele realizar o diagnóstico e o tratamento adequados o mais rapidamente possível.

As glomerulopatias podem ser classificadas de acordo com a presença ou ausência de doença sistêmica, por sua apresentação clínica ou quanto ao seu modo de instalação e progressão.

Quando aparecem isoladamente, são classificadas como primárias e, quando associadas a doenças sistêmicas (p. ex., lúpus eritematoso sistêmico [LES], hepatites virais ou diabetes melito), secundárias. Neste capítulo, tratar-se-á principalmente das glomerulonefrites primárias.

Pacientes portadores de lesões glomerulares podem apresentar diferentes sinais e sintomas. As principais consequências da agressão glomerular são proteinúria, hematúria, cilindrúria, queda de filtração glomerular e retenção de sódio. Os sinais e sintomas em geral mais apresentados são edema, hipertensão, urina escura e uremia. Dependendo principalmente da intensidade e do tipo da agressão, pode haver predomínio de um sinal sobre outro, dando origem a diferentes apresentações clínicas: síndrome nefrítica, síndrome nefrótica e síndromes mistas (nefríticonefrótica), hematúria macroscópica, hematúria e proteinúria assintomáticas, e glomerulopatia rapidamente progressiva.

Descreve-se síndrome nefrítica como aparecimento súbito de edema, hipertensão arterial e hematúria, micro ou macroscópica. A glomerulopatia classicamente caracterizada por síndrome nefrítica é a glomerulonefrite difusa aguda pós-estreptocócica. Outras glomerulopatias também podem manifestar-se desse modo, como a nefropatia por IgA, a nefrite lúpica e a glomerulonefrite membranoproliferativa (GNMP).

Originalmente, a síndrome nefrótica foi definida como proteinúria de 24 horas acima de 3,5 g, acompanhada de hipoalbuminemia, hipercolesterolemia e edema. O entendimento de que as três últimas alterações referem-se apenas a uma consequência da intensidade da proteinúria levou à definição mais recente de síndrome nefrótica: proteinúria maciça, com hipoalbuminemia e tendência a edema e hipercolesterolemia. A glomerulopatia primária que melhor representa essa síndrome é a doença por lesões mínimas, mas a glomeruloesclerose segmentar e focal (GESF) e a nefropatia membranosa (NM) também se encaixam bem nesse grupo. Algumas vezes, as GNMP ou glomerulopatias de depósito também se manifestam como síndromes nefróticas.

Lesões glomerulares específicas podem levar à hematúria macroscópica recorrente ou hematúria microscópica assintomática, sem estarem necessariamente acompanhadas de proteinúria relevante. As principais causas de lesões desse tipo são nefropatia por IgA e doença de membrana fina ou glomerulopatias hereditárias, como síndrome de Alport.

Muitas glomerulopatias podem ser assintomáticas até fases tardias de sua evolução, detectadas precocemente apenas quando se solicita um exame de urina I, encontrando-se hematúria e/ou proteinúria. A nefropatia por IgA e a GESF podem se manifestar dessa forma.

Como será visto posteriormente, uma mesma glomerulonefrite pode ter diversas apresentações clínicas na população, e um mesmo indivíduo pode apresentar, durante a sua evolução, vários quadros clínicos diferentes.

Raramente, as glomerulonefrites podem evoluir para insuficiência renal terminal em questão de semanas ou meses; quando isso ocorre, elas são classificadas como glomerulonefrites rapidamente progressivas, independentemente do tipo histológico. Inicialmente, utilizou-se esse termo como sinônimo de glomerulonefrite crescêntica, porém o reconhecimento de que esta nem sempre apresenta deterioração rápida da função renal e de que outras glomerulonefrites podem evoluir rapidamente para insuficiência renal terminal fez com que esse uso fosse abandonado e o termo "glomerulonefrite crescêntica" ficasse restrito à caracterização de um tipo histológico (diagnóstico morfológico).

Essas classificações têm objetivo apenas didático e servem somente como orientação quando se está diante de um portador de glomerulonefrite.

FISIOPATOLOGIA DOS SINAIS E SINTOMAS DAS GLOMERULONEFRITES

Proteinúria (ver Capítulo 17)

Na fisiologia glomerular, proteínas de baixo peso molecular podem ser filtradas pela barreira de filtração, mas logo são reabsorvidas pelos túbulos proximais e não são identificadas em exames de urina. Quando há lesão da barreira, pode-se observar perda de proteínas na urina. O endotélio é uma barreira bastante permeável; já a membrana basal glomerular (MBG) corresponde a uma rede com carga elétrica negativa, que apresenta grande quantidade de poros pequenos, denominados "poros discriminantes", e baixa densidade de poros grandes, chamados "poros não discriminantes". Essas características fazem com que ela seja altamente permeável a água e moléculas pequenas, como ureia, creatinina, glicose etc., e praticamente impermeável a macromoléculas (p. ex., imunoglobulinas). O podócito, célula que recobre a MBG, tem pedicelos unidos por um diafragma, que são bastante seletivos à passagem de proteínas, constituindo-se a principal barreira à passagem de proteínas. Lesões nos podócito podem causar grandes proteinúrias.

Outro fator que influencia bastante a permeabilidade a proteínas é a carga elétrica negativa da barreira. A albumina plasmática, por exemplo, apresenta raio molecular de 33 Å e, quando em solução no plasma, tem carga negativa. Pelo seu tamanho, ela poderia atravessar a MBG; porém, o fato de apresentar carga negativa faz com que ela seja repelida pela MBG e sua passagem por essa membrana seja desprezível.

Nas glomerulopatias, tem-se demonstrado que existem perda de cargas aniônicas e aumento da densidade de poros não discriminantes da MBG, o que leva ao aumento da sua permeabilidade com consequente proteinúria. Nas glomerulopatias em que ocorrem apenas lesão podocitária e perda de carga (glomerulonefrite por lesões mínimas), as proteínas encontradas na urina são basicamente de baixo peso molecular, como a albumina e a transferrina, considerando-se a proteinúria seletiva, enquanto naquelas em que ocorre aumento da densidade de poros não discriminantes da MBG (NM, GNMP, GESF), além de albumina e transferrina, encontram-se também proteínas de maior peso molecular, como imunoglobulinas, constituindo-se proteinúria não seletiva.

A maior parte das glomerulonefrites é mediada pelo sistema imune, quer pela deposição de imunocomplexos circulantes, quer pela reação antígeno-anticorpo *in situ*. Essas reações podem ativar o sistema complemento, o que, direta ou indiretamente, leva ao aumento de permeabilidade da MGB, resultando em proteinúria.

Tem-se demonstrado que, nas diferentes glomerulonefrites experimentais, existe aumento da pressão hidrostática dentro do capilar glomerular, o qual representa outro fator importante na gênese da proteinúria.

Hematúria

O mecanismo da hematúria nas glomerulopatias tem sido muito pouco estudado. O conceito mais aceito atualmente refere-se ao fato de que, no curso da agressão renal, acabam ocorrendo soluções de continuidade na MBG que, associadas ou não a reação inflamatória local com vasodilatação, possibilitam a passagem de hemácias para o espaço de Bowman. Essa passagem se faz pela diapedese, o que provoca intensa alteração da sua forma e, por isso, a maior parte dos eritrócitos encontrados na urina de pacientes com glomerulopatias apresenta-se dismórfica. Codócitos e acantócitos representam os dismorfismos mais relacionados com lesão glomerular, assim como cilindros hemáticos, característicos de grandes lesões glomerulares. Lesões que cursam com ruptura da MBG, como é o caso das glomerulopatias crescênticas, podem apresentar hematúria não dismórfica e cilindros hemáticos.

Retenção de sódio, edema e hipertensão (ver Capítulo 10)

Outra alteração muito frequente nas glomerulopatias é a retenção de sódio, que se manifesta clinicamente por edema e hipertensão arterial.

O edema presente nos pacientes portadores de nefropatia tem sido explicado por dois mecanismos diferentes: *underfill* e *overflow*.

O mecanismo de *underfill* se dá nos pacientes portadores de síndrome nefrótica, nos quais ocorre proteinúria maciça acompanhada de hipoalbuminemia, a qual tem sido responsabilizada pela formação do edema. Nesses casos, há perda de proteínas pela urina, com consequente hipoalbuminemia e diminuição da pressão oncótica do plasma. Essa diminuição leva ao extravasamento de líquido do intravascular para o interstício, com formação de edema. A retração do intravascular, com hipovolemia relativa, ativa diferentes sistemas de retenção de sódio (sistema renina-angiotensina, sistema simpático e diminuição do fator natriurético), agravando o edema e formando um círculo vicioso. O paciente portador de edema secundário a esse mecanismo se apresenta com palidez cutânea e taquicardia (resultado da ativação simpática) e hipotensão postural (resultado da hipovolemia efetiva), além de hipoalbuminemia importante, frequentemente inferior a 2,5 mg/dℓ.

Nos pacientes portadores de nefropatia sem hipoalbuminemia importante, o edema se dá por mecanismo de *overflow*, ou seja, o edema tem sido imputado à retenção primária de sódio pelo rim lesado. O segmento tubular do rim doente que absorve mais sódio, comparado ao rim não lesado, é o distal e a reabsorção patológica está ligada à hiperatividade das fosfodiesterases e a menores índices celulares de GMP-cíclico. Com o sódio, há retenção de água, com aumento da volemia, aumento da pressão hidrostática intravascular e extravasamento de líquido para o interstício, com consequente aparecimento de edema. Nesses casos, os pacientes podem apresentar hipertensão, edema, hipervolemia e sinais de insuficiência cardíaca congestiva.

Nos últimos anos, têm surgido evidências de que se deva questionar a teoria do *underfill*. Algumas provas disso são que menos de 50% de pacientes portadores de analbuminemia congênita apresentam edema; a volemia de pacientes com síndrome nefrótica está normal ou aumentada em 70% dos casos; a concentração intersticial de albumina nos pacientes nefróticos encontra-se em níveis semelhantes à concentração plasmática e, portanto, não existe a diferença de pressão oncótica entre o intravascular e o interstício; e, nos pacientes que apresentam remissão da síndrome nefrótica, a excreção urinária de sódio antecede o aumento da albumina plasmática. Além disso, tem-se demonstrado que, em animais de experimentação com nefropatia unilateral, apenas há retenção de sódio no rim lesado. Por esses motivos, hoje se acredita que, mesmo nos pacientes com hipoalbuminemia, sobretudo nos adultos, na maioria dos casos a origem do edema está ligada a maior retenção tubular de sódio provocada pela própria lesão renal, e não como consequência das alterações sistêmicas.

Queda da filtração glomerular

A filtração glomerular depende de vários fatores, entre os quais a pressão intraglomerular, a área disponível para filtração e o coeficiente de permeabilidade da MBG (ver Capítulo 3). Nas glomerulonefrites experimentais, em que esses parâmetros podem ser quantificados, tem-se demonstrado que existem aumento da pressão hidrostática e queda do coeficiente de ultrafiltração. Estudos realizados em seres humanos, nos quais esses parâmetros são deduzidos, são compatíveis com esses achados.

Vários fatores, como a retração dos podócitos (que ocorre em pacientes com síndrome nefrótica, independentemente do tipo histológico), a infiltração de neutrófilos, os depósitos de imunocomplexos e as proliferações endocapilares, podem ocluir as fenestrações do endotélio e diminuir a área filtrante da MBG, o que explica a queda aguda do coeficiente de permeabilidade da MBG em algumas glomerulopatias. Proliferações extracapilares observadas nas glomerulonefrites crescênticas com colapso do tufo glomerular também podem ser responsáveis pela queda aguda da filtração glomerular por diminuírem a área total disponível para filtração.

As alterações lentas e progressivas da filtração glomerular observadas em alguns pacientes portadores de diferentes glomerulopatias podem se responsabilizar pelo desenvolvimento de doença renal crônica estágio 5 e estão geralmente mais relacionadas com o grau de lesão tubulointersticial do que com as lesões glomerulares.

Alterações metabólicas

O nível de albumina sérica do paciente com síndrome nefrótica refere-se ao resultado de um balanço em que os fatores mais importantes são a intensidade e a duração da perda urinária de proteína e a capacidade de síntese hepática.

Outro fator que influencia esse balanço é o aumento do catabolismo proteico. Em condições normais, a pequena quantidade de albumina filtrada é reabsorvida pelos túbulos proximais. Quando há aumento dessa filtração, ocorre também aumento da reabsorção tubular e de seu catabolismo. O catabolismo e a perda urinária contribuem para a hipoalbuminemia.

As alterações lipídicas encontradas na síndrome nefrótica decorrem de dois mecanismos principais. O primeiro relaciona-se diretamente com os níveis de albumina plasmática. A hipoalbuminemia é um estímulo para o aumento da síntese proteica pelo fígado, o que leva à maior síntese de lipoproteínas de baixa densidade e de muito baixa densidade. Como as primeiras são carreadoras de colesterol e as segundas de triglicerídios, ocorrem hipercolesterolemia e hipertrigliceridemia. O segundo mecanismo se deve à inibição da lipólise pela redução da atividade da lipase lipoproteica ou perda urinária dessa enzima, com consequente redução no catabolismo dos lipídios.

Outra alteração metabólica encontrada nos pacientes com doenças glomerulares é a hipocalcemia. Como parte do cálcio plasmático está ligada à albumina, pode-se explicar a hipocalcemia parcialmente pela queda da concentração plasmática dessa proteína. É possível observar também queda do cálcio iônico, explicada pela perda urinária de proteínas ligadas ao metabolismo desse íon: $1,25(OH)_2$ colecalciferol e $24,25(OH)_2$ colecalciferol.

Outras complicações relativamente comuns na síndrome nefrótica, como tromboses ou infecções repetidas, decorrem, pelo menos parcialmente, da perda urinária de fatores antitrombóticos e de imunoglobulinas, respectivamente. Atenção especial deve ser prestada à trombose de veia renal em pacientes portadores de glomerulopatia membranosa, cuja prevalência pode chegar a 48% dos casos.

Abordagem inicial do paciente com glomerulopatia

A abordagem inicial do paciente com suspeita de glomerulopatia tem os objetivos de confirmar que se trata de lesão glomerular, elaborar e descartar os possíveis diagnósticos diferenciais e, posteriormente, verificar se há alguma doença sistêmica contribuindo para o processo.

Pacientes que apresentem edema, hipertensão, hematúria, acompanhadas ou não de alteração da função renal, devem ser investigados quanto à presença de glomerulopatia. Inicialmente, essa investigação consiste em um simples exame de urina I acompanhado de creatinina sérica. A presença de proteinúria, hematúria e/ou cilindrúria favorece o diagnóstico de lesão glomerular. A quantificação da proteinúria de 24 horas também auxilia na formulação das hipóteses. A ocorrência de hematúria, especialmente macroscópica, obriga a abordagem dos possíveis diagnósticos diferenciais, como doenças neoplásicas do trato urinário (renais, vesicais ou prostáticas) e litíase renal. O achado de hematúria dismórfica direciona para uma investigação glomerular.

Outro diagnóstico diferencial importante é pielonefrite aguda. Nesses casos, a clínica de disúria e polaciúria, associada a exame físico com Giordano positivo, corrobora a hipótese de pielonefrite aguda, confirmada pela urocultura. Caso contrário, proteinúria, hematúria e leucocitúria podem ser consequências do dano glomerular. Nos casos de glomerulonefrite difusa aguda pós-estreptocócica, lombalgia com Giordano duvidoso pode estar presente por distensão da cápsula renal, consequência da inflamação glomerular.

Em se tratando de glomerulopatias, é importante o diagnóstico morfológico para a tomada de decisões terapêuticas. Duas situações especiais dispensam o diagnóstico histológico por biopsia renal: casos de síndrome nefrótica pura em crianças e síndrome nefrítica pós-estreptocócica. No primeiro caso, a principal hipótese diagnóstica é a doença por lesões mínimas. Espera-se que haja complemento sérico normal, ausência de hematúria e hipertensão e boa resposta a corticosteroide. No segundo caso, a hipótese de glomerulonefrite difusa aguda pós-estreptocócica se confirma com complemento sérico consumido inicialmente, com posterior recuperação, além do achado sorológico de infecção prévia por estreptococo. A melhora clínica é espontânea em cerca de 2 semanas, e o tratamento, apenas sintomático. No mais tardar, em 1 ano, a urina I deve estar normal. A evolução de acordo com a história natural da doença dispensa análise histológica, mas qualquer situação especial, como dosagem sérica de complemento normal inicial, ausência de melhora clínica nas primeiras semanas, insuficiência renal progressiva etc., torna fundamental a realização de biopsia renal.

A segunda parte da abordagem deve ser clínica e laboratorial, buscando evidências de doenças sistêmicas que possam evoluir com dano glomerular. As principais doenças a serem excluídas são LES, doenças virais (hepatites B e C, HIV), infecções subagudas e crônicas bacterianas (endocardite, infecções em *shunts*, sífilis, hanseníase, entre outras), doenças autoimunes não lúpus, neoplasias ginecológicas, do trato gastrintestinal, hematológicas, gamopatias monoclonais, entre outras (ver Capítulo 22). Muitas vezes, essa abordagem é difícil e a busca ativa do médico se limita a um completo interrogatório de diversos aparelhos durante a anamnese, complementado por sorologias para hepatites B e C, HIV, fator antinúcleo, dosagem sérica de complemento e eletroforese de proteínas séricas e urinárias. As demais investigações dependerão de achados clínicos sugestivos.

Pode-se iniciar o tratamento inespecífico dos pacientes com glomerulopatias logo que se faça o diagnóstico, e o encaminhamento precoce ao nefrologista para biopsia renal influencia positivamente o prognóstico.

Biopsia renal (ver Capítulo 16)

Fundamental para o diagnóstico da maioria das glomerulopatias, são muitas as suas indicações, entre elas:

- Síndrome nefrótica em adultos
- Síndrome nefrítica, com exceção das associadas a infecções
- Proteinúria assintomática, com ou sem alteração de função renal
- Glomerulonefrite rapidamente progressiva
- Disfunção renal com proteinúria em paciente não diabético
- Proteinúria nefrótica em paciente diabético sem retinopatia diabética
- Proteinúria significativa em paciente lúpico
- Hematúria dismórfica associada a proteinúria, hipertensão ou disfunção renal
- Injúria renal aguda (IRA) sem causa definida, com duração maior que 30 dias ou evidência de doença sistêmica associada.

A biopsia renal é um procedimento simples, normalmente guiado por ultrassonografia e realizado por nefrologistas, urologistas e radiologistas. Os principais riscos a ela associados são sangramentos locais e regionais, devendo-se suspender previamente qualquer medicação que interfira na hemostasia (antiagregantes plaquetários e anticoagulantes) e realizar coagulograma antes do procedimento.

O diagnóstico anatomopatológico associado a dados clínicos propicia fundamentos para a terapêutica específica. Até então, antes do diagnóstico morfológico, não se indica iniciar imunossupressão, priorizando o tratamento inespecífico, conforme descrito a seguir. Algumas exceções seriam síndrome nefrótica na criança e casos de glomerulonefrite rapidamente progressiva em centros onde não se realiza o procedimento. Nesses últimos casos, após suspeita clínica e exclusão de infecções ativas sem tratamento, iniciar-se-ia o tratamento com altas doses de corticosteroide e, assim que possível, encaminhar-se-ia o paciente para realização da biopsia.

Tratamento inespecífico

A abordagem inicial de pacientes com suspeita de glomerulopatias deve buscar o controle dos sintomas, a investigação de possíveis causas secundárias e o diagnóstico anatomopatológico.

São fundamentais o controle pressórico estrito, da pressão intraglomerular, do edema, da retenção de sódio, da hiperlipidemia e das demais alterações metabólicas consequentes à lesão glomerular.

Proteinúria e pressão intraglomerular

Como dito anteriormente, um dos possíveis mecanismos que contribuem para o aumento da proteinúria é a hipertensão intraglomerular (ver Capítulo 3), a qual depende basicamente do fluxo sanguíneo glomerular e da resistência que o glomérulo opõe a esse fluxo. O primeiro depende diretamente da pressão arterial sistêmica e, inversamente, da resistência da arteríola aferente.

Desse modo, inicialmente deve-se buscar o controle estrito da pressão arterial sistêmica, que influencia diretamente a pressão hidrostática intraglomerular. Esse controle deve ser feito com a redução da ingestão de sal, medicamentos anti-hipertensivos e modificações de estilo de vida.

A retenção de sal e o edema contribuem para o aumento da pressão arterial. A redução da ingestão de sal, com consequente diminuição da excreção urinária, associada ao uso de diuréticos tiazídicos ou mesmo de alça, pode reduzir a hipervolemia e a hipertensão intraglomerular, contribuindo para o controle pressórico e da proteinúria desses pacientes. Os diuréticos podem ser prejudiciais nos casos de síndrome nefrótica pura que cursam com hipovolemia efetiva. Seu uso indiscriminado leva à redução da volemia efetiva e da pressão de filtração glomerular, podendo resultar em IRA – então, sua prescrição deve ser cuidadosa.

Nos glomérulos, a angiotensina II induz vasoconstrição da arteríola eferente e das células mesangiais, levando ao aumento da pressão intraglomerular; portanto, quando a sua síntese é inibida, essa pressão diminui. Por esse motivo, os inibidores da enzima de conversão da angiotensina II (IECA) e os bloqueadores dos receptores de angiotensina (BRA) têm sido utilizados como medicamentos antiproteinúricos, com bons resultados. Dessa maneira, os IECA e os BRA são os anti-hipertensivos de escolha para o tratamento da hipertensão arterial sistêmica e intraglomerular desses pacientes. A introdução desses medicamentos deve ser gradual, já que podem induzir queda de filtração glomerular, reversível com a sua retirada. Em pacientes nos quais a filtração glomerular não se apresenta muito comprometida, um aumento da creatinina inferior a 30% do valor inicial pode não ser motivo para a suspensão do fármaco.

Outro mecanismo de diminuição da pressão intraglomerular e da proteinúria é a dieta hipoproteica, uma vez que esta promove vasoconstrição da arteríola aferente. Sua eficácia na redução da proteinúria a longo prazo, em seres humanos, ainda é discutível.

Edema

Deve ser tratado preferencialmente com diuréticos de alça, lentamente atingindo perdas diárias máximas de 1 mg/kg. Em paralelo ao uso de diuréticos de alça, é importante associar diuréticos que atuam em outros locais do néfron, potencializando o efeito do primeiro. Para que essa medida seja efetiva, é fundamental que o paciente reduza a ingestão de sódio e, muitas vezes, de líquidos também.

Essa associação de diferentes diuréticos pode se tornar uma estratégia interessante principalmente nos casos de edema refratário. Inibir ao mesmo tempo a reabsorção de sódio nos diferentes segmentos do túbulo renal potencializa sua ação terapêutica. As associações mais usadas são diuréticos de alça com tiazídicos (furosemida com hidroclorotiazida), diuréticos de alça com inibidores da aldosterona (furosemida com espironolactona), diuréticos tiazídicos e amiloride combinados com diuréticos de alça ou mesmo a associação dos três diuréticos com mecanismos de ação diferentes. Como efeitos adversos potencialmente graves, observam-se alterações da natremia e da perfusão renal.

Os diuréticos são substâncias catiônicas, de pequeno peso molecular que, após atingirem a corrente sanguínea, ligam-se à albumina. No rim, eles são captados pelas células do túbulo proximal e secretados para a luz tubular, onde agirão. Na síndrome nefrótica, em decorrência da hipoalbuminemia, parte do diurético que atinge a corrente circulatória não se liga à albumina e difunde-se para o interstício, diminuindo, assim, a sua concentração plasmática. Além disso, na luz tubular, o diurético pode se ligar à albumina, inibindo a sua ação. Por esses motivos, essas substâncias têm menor ação no paciente com síndrome nefrótica. Assim, é preferível que se administre diurético em altas doses de uma única vez, comparado a pequenas doses várias vezes ao dia. Em casos extremos, em regime hospitalar, outro meio para tentar aumentar a ação do diurético é administrá-lo associado a pequenas quantidades de albumina humana, mas essa estratégia apenas deve ser empregada quando da ineficácia da associação de diferentes diuréticos.

Diuréticos osmóticos, como manitol, podem ser usados isoladamente ou associados aos diuréticos de alça para aumentar, de modo temporário, a pressão oncótica plasmática, auxiliar na reabsorção de líquidos do interstício para o intravascular, aumentando a filtração glomerular e a natriurese, com eliminação mais eficiente de água.

Outra medida possível para potencializar a ação dos diuréticos é adotar a posição supina.

Expansores de volume tipo albumina, plasma humano ou dextrana conseguem potencializar os efeitos de diuréticos de alça em pacientes nefróticos, especialmente naqueles com hipovolemia, mas também podem piorar estados de hipervolemia quando mal indicados. Desse modo, esses aditivos devem ser restritos a pacientes refratários às terapias diuréticas isoladas ou associadas e avaliados cautelosamente.

O balanço negativo pode ser medido pelo peso diário, evitando perdas superiores a 0,5 kg/dia. Diureticoterapias intensas devem ser feitas em regime hospitalar e com controle diário de peso, avaliação sistemática de creatinina, ureia e eletrólitos.

Dislipidemia

A dislipidemia associada à síndrome nefrótica pode ser hipertrigliceridemia e/ou hipercolesterolemia. Dislipidemia, com doença renal, é responsável pelos altos índices de doença coronariana em pacientes nefróticos. O risco para doença cardiovascular aumenta 5,5 vezes nos pacientes nefróticos, em comparação a indivíduos não nefróticos do mesmo sexo e da mesma idade. O uso de medicamentos hipolipemiantes nesses casos é benéfico. As estatinas e os fibratos representam opções terapêuticas eficientes, devendo-se avaliar com periodicidade enzimas hepáticas e musculares, com o intuito de diagnosticar precocemente lesão por rabdomiólise.

Insuficiência renal

O desenvolvimento de IRA em pacientes com dano glomerular representa uma urgência médica. A piora progressiva da creatinina associada à proteinúria e hematúria sugere glomerulonefrite rapidamente progressiva, o que indica biopsia renal e tratamento de urgência. Nesses casos, o diagnóstico diferencial principal se faz com as outras causas de IRA (ver Capítulo 19). O encaminhamento precoce ao nefrologista é mandatório nesses casos e influencia diretamente o prognóstico do paciente.

Apesar do tratamento, uma porcentagem dos pacientes portadores de glomerulonefrite evolui para doença renal crônica ao longo dos anos. Distúrbios do metabolismo mineral ósseo, risco cardiovascular aumentado e anemia deverão sofrer abordagem específica, quando o tratamento conservador deve ser iniciado, conforme discutido no Capítulo 52. Com o seguimento da uremia, ao longo da evolução para insuficiência renal terminal, deve-se iniciar a avaliação da possibilidade de transplante renal. Encontrando-se doador vivo relacionado, pode-se realizar transplante renal preemptivo na maioria dos casos (ver Capítulo 57). Em situações nas quais essa terapia não é possível, a substituição renal por meio de diálise e, posteriormente, o transplante renal doador falecido representam opções terapêuticas.

Pacientes com doenças glomerulares submetidos a transplante renal podem apresentar recorrência da glomerulopatia de base ou desenvolvimento de uma nova glomerulonefrite (glomerulonefrite *de novo*), o que ocorre em 1 a 2% dos pacientes transplantados. Raramente, em cerca de 1 a 5% dos casos, essas glomerulopatias podem levar à perda do enxerto.

GLOMERULONEFRITE DIFUSA ASSOCIADA A INFECÇÕES

Até pouco tempo atrás, o termo "glomerulonefrite pós-infecciosa" referia-se tanto às infecções causadas por estreptococos quanto por qualquer outro agente (bacteriano, viral ou fúngico). Atualmente, tem-se preferido utilizar o termo "glomerulonefrite associada à infecção" e dividir a doença em dois grandes grupos, de acordo com o tempo em que ocorre a infecção e os eventos envolvidos.

O primeiro grupo seria composto pelas glomerulonefrites secundárias a processos infecciosos já resolvidos, com período de latência entre os dois processos e com grande participação da formação de imunocomplexos e estimulação de citocinas. Nele, entrariam as glomerulonefrites difusas agudas (GNDA) pós-estreptocócicas.

No segundo grupo, estariam as glomerulonefrites secundárias a processos infecciosos ativos, que responderiam ao uso adequado de antibióticos. Esse grupo é composto pela nefrite relacionada à infecção de *shunts*, glomerulonefrite relacionada à endocardite e glomerulonefrite relacionada à infecção com dominância de IgA. O principal agente etiológico envolvido neste último caso seria o estafilococo.

Glomerulonefrite difusa aguda pós-estreptocócica

Epidemiologia

A GNDA pós-estreptocócica pode ocorrer na forma epidêmica ou em casos isolados. Acomete mais os homens (2 a 3:1), com idade variando entre 6 e 10 anos, podendo, no entanto, incidir em qualquer faixa etária. Em geral, os adultos acometidos são portadores de comorbidades, como diabetes melito e alcoolismo. Em países em desenvolvimento, a incidência anual varia de 9,5 a 28,5 casos por 100 mil habitantes, podendo corresponder a 50 a 90% dos casos de síndrome nefrítica na infância. Até 21% das crianças admitidas em hospital por IRA têm como causa a GNDA pós-estreptocócica. A incidência em países desenvolvidos vem caindo com o passar dos anos. O Registro Paulista de Glomerulonefrites mostrou, em 2005, que 12,5% de todos os casos de glomerulonefrites secundárias eram de natureza pós-infecciosa.

Quadro clínico

Em geral, o aparecimento do quadro clínico é precedido, em 7 a 21 dias, por infecção estreptocócica (escarlatina, piodermite ou infecção de vias respiratórias superiores). Nem todos os estreptococos são nefritogênicos; o grupo A de Lancefield e, mais raramente, o grupo C ou G associam-se às lesões glomerulares.

A apresentação clínica é bastante variável, e as principais síndromes clínicas apresentadas são síndrome nefrítica aguda, síndrome nefrítica rapidamente progressiva e glomerulonefrite assintomática subclínica. Os quadros assintomáticos são quatro a nove vezes mais comuns que os sintomáticos.

Com frequência, o paciente apresenta início súbito de edema, hematúria macroscópica e hipertensão arterial, e, eventualmente, dor lombar. O edema geralmente é pré-tibial e/ou bipalpebral e de pequena a moderada intensidade. A hipertensão arterial geralmente é leve. Desse modo, a síndrome nefrítica representa a principal manifestação clínica. Quando a hematúria é intensa, o paciente pode apresentar queixa de disúria. Casos mais raros podem evoluir com hipervolemia, crise hipertensiva, edema agudo de pulmão ou encefalopatia hipertensiva com convulsões. Em geral, a função renal é normal ou discretamente alterada. Alguns pacientes podem evoluir com IRA grave, oligúria ou até mesmo anúria, necessitando de terapia renal substitutiva (diálise). Nesses casos, é preciso realizar biopsia renal com o intuito de descartar diagnósticos diferenciais, como glomerulonefrite crescêntica. A biopsia renal de casos como esses frequentemente mostra crescentes glomerulares e/ou necrose tubular aguda associados. O grau de acometimento renal está diretamente relacionado com o grau de proliferação e a porcentagem de crescentes na biopsia renal.

Laboratório

Em dois terços dos casos, é possível identificar a presença de marcadores de infecção pregressa por estreptococos, como antiestreptolisina O, anti-hialuronidase, antiestreptoquinase, entre outros. Esses marcadores estão presentes em pacientes que tiveram infecção estreptocócica, tenham eles glomerulonefrite ou não. O exame de urina revela hematúria, com hemácias dismórficas, cilindros hemáticos, leucocitúria e cilindros leucocitários. A proteinúria de 24 horas em 90% dos casos é menor que 3 g. Pode-se evidenciar o consumo de complemento pela diminuição de CH_{50} e C3 em praticamente 100% dos casos. Essa redução é transitória e os níveis voltam ao normal em 4 a 12 semanas.

Anatomia patológica

À microscopia óptica, a lesão glomerular é difusa, atingindo todos os glomérulos igualmente. Os glomérulos são grandes e hipercelulares, com luz capilar parcial ou completamente obstruída. O aumento da celularidade sobretudo decorre do acúmulo de polimorfonucleares na fase inicial da doença, evoluindo com proliferação mesangioendotelial e infiltração por células mononucleares (Figura 21.1). Por alguns meses, a hipercelularidade mesangial na fase de resolução do processo inflamatório pode persistir, com normalização do quadro clínico. Além desses achados, nos casos que cursam com queda da filtração glomerular e deterioração da função renal, podem ser observados crescentes e/ou necrose tubular aguda associados.

Na microscopia de imunofluorescência, observam-se, na maioria dos casos, depósitos de IgG e/ou C3 com padrão granular em alças capilares e mesângio. Depósitos de IgM e IgA são encontrados mais raramente. Dependendo da resposta imune individual e da fase da doença, a distribuição dos depósitos varia. Assim, depósitos finamente granulares de imunoglobulinas e complemento, em alças capilares e mesângio, caracterizam o padrão de "céu estrelado" comumente encontrado no início da doença (Figura 21.2).

Na fase de resolução, persistem depósitos granulares de IgG e C3, com predomínio de C3 no mesângio ("padrão mesangial").

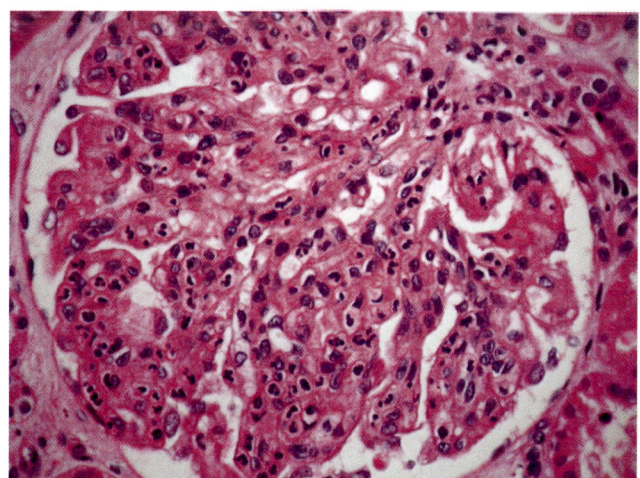

Figura 21.1 Glomerulonefrite pós-estreptocócica – glomérulo hipercelular com exsudato de neutrófilos (microscopia óptica, 400×).

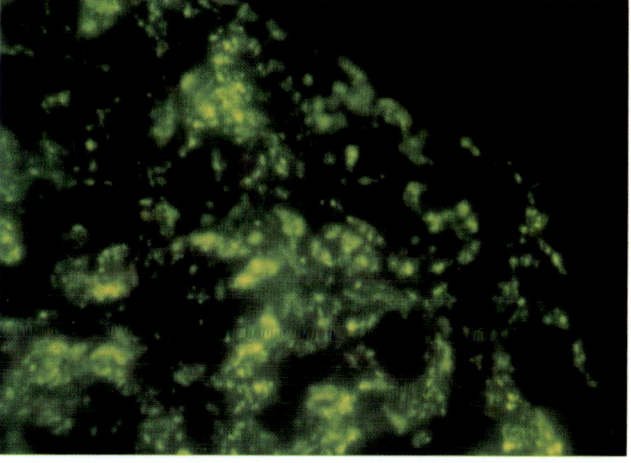

Figura 21.2 Deposição de complemento (C3) com padrão granular em alça capilar e mesângio, em paciente com glomerulonefrite pós-estreptocócica (microscopia de imunofluorescência, 400×).

No entanto, a presença de depósitos grandes, confluentes, de IgG e C3, em alças capilares, forma o padrão de "guirlanda" observado nos pacientes com proteinúria grave. Esse padrão se correlaciona com a ocorrência de numerosos depósitos eletrodensos subepiteliais denominados "corcovas" (*humps*) encontrados pela microscopia eletrônica.

O achado mais característico observado na ultraestrutura é a presença dos *humps* (Figura 21.3). Verificam-se, ainda, depósitos eletrodensos subendoteliais e mesangiais, hipercelularidade mesangial e endotelial e células circulantes.

Etiopatogenia

O estudo da etiopatogenia da glomerulonefrite pós-estreptocócica tem-se baseado nas observações de que apenas algumas cepas dos estreptococos são nefritogênicas e de que nem todos os indivíduos infectados por essas cepas desenvolvem a doença. Portanto, pode-se deduzir que, para o aparecimento dessa nefrite, é necessário haver tanto a cepa nefritogênica quanto a resposta imune específica do paciente.

Ainda não está estabelecido se a lesão renal é resultado de deposição de imunocomplexos circulantes ou da ligação de antígenos estreptocócicos ao rim com subsequente formação de imunocomplexos *in situ*. Mecanismos imunes diversos devem estar envolvidos na gênese da lesão renal pós-estreptocócica. Alguns estão listados a seguir:

- Reação imune cruzada: pode haver reação cruzada de anticorpos antiestreptococos contra componentes da própria MBG, especialmente laminina e colágeno. Foram encontrados determinantes antigênicos semelhantes entre a proteína M dos estreptococos e proteínas mesangiais, MBG e vimentina
- Autoimunidade: após a formação de IgG antiestreptococos, essa molécula sofre alterações (desialização ou ligação com proteínas dos estreptococos) que a faz ser reconhecida como antígeno. Forma-se uma IgG ou uma IgM anti-IgG. Esse imunocomplexo pode se depositar no rim e dar início à lesão glomerular
- Antígenos nefritogênicos dos estreptococos: já são reconhecidas estruturas da bactéria lesivas ao glomérulo (proteína M, NAPlr) ou, então, proteínas produzidas pelos estreptococos (estreptoquinase e SpeB) que se ligam ao glomérulo, ativando mecanismos imunes responsáveis pela lesão glomerular. O tempo de latência entre a infecção e a doença, a associação à infecção estreptocócica, a presença de imunocomplexos circulantes, de depósitos imunes no mesângio e na região subepitelial sugerem que a glomerulonefrite pós-estreptocócica decorra da interação de anticorpos antiestreptococos com antígenos dessa bactéria.

Seja qual for o mecanismo envolvido na formação dos depósitos glomerulares na glomerulonefrite pós-estreptocócica, os mecanismos imunes ativados incluem conversão do plasminogênio em plasmina ativa com posterior degradação da matriz extracelular por metaloproteinases, ativação da cascata do sistema complemento pela via alternativa e ativação da cascata de coagulação. Após a ativação do complemento, quimiotaxia para leucócitos, recrutamento de neutrófilos, macrófagos e linfócitos e reação inflamatória local completam a reação tecidual glomerular.

História natural e prognóstico

A maior parte dos pacientes apresenta remissão dos sinais e sintomas 2 a 3 semanas após o início do quadro. A hematúria microscópica, com maior frequência, e proteinúria discreta, mais raramente, podem levar vários meses para desaparecer, sem que isso tenha algum significado prognóstico. Normalmente, em 1 ano, a urina I volta a ser normal.

A glomerulonefrite pós-estreptocócica tem bom prognóstico, de modo geral. Nas últimas décadas, estudos a longo prazo (10 a 15 anos de evolução) têm demonstrado que pacientes que apresentaram GNDA pós-estreptocócica no passado evoluíram com maiores índices de hipertensão, DRC e alterações urinárias, em comparação à população geral. São alguns fatores de mau prognóstico: idade avançada, presença de síndrome nefrótica, insuficiência renal ou comorbidades (diabetes, alcoolismo) na apresentação, necessidade de hospitalização, crescentes em mais de 33% dos glomérulos e lesões inflamatórias intersticiais. Dessa maneira, recomenda-se que pacientes que apresentem nefrite na infância, associada a fatores de mau prognóstico, sejam rotineiramente reavaliados quanto a problemas renais.

Diagnóstico diferencial

Nos casos que evoluírem diferentemente do esperado, está indicada a biopsia renal, pois, possivelmente, não se trata de glomerulonefrite aguda pós-estreptocócica. Níveis baixos de complemento sérico por mais de 6 a 8 semanas podem indicar uma glomerulonefrite do C3 (consumo isolado de C3) ou uma nefrite lúpica (níveis persistentemente baixos de C3 e C4). Episódios prévios de hematúria macroscópica, desenvolvimento de glomerulonefrite 1 semana após infecção do trato respiratório superior e hematúria microscópica persistente (por mais de 6 meses) podem indicar uma nefropatia por IgA.

Se o paciente apresentar insuficiência renal já na primeira consulta ou queda rápida da filtração glomerular, devem ser levantadas as seguintes possibilidades: GNDA pós-estreptocócica com crescentes e/ou necrose tubular aguda associada; GNMP com crescentes; ou glomerulonefrite crescêntica propriamente dita em qualquer de seus tipos histológicos.

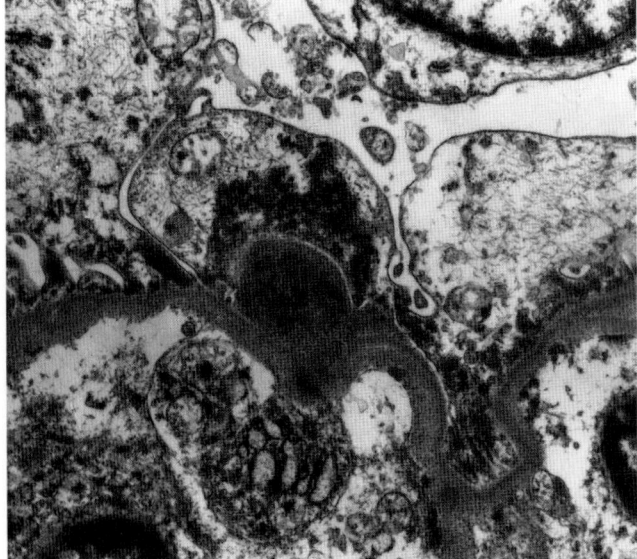

Figura 21.3 Depósito subepitelial em forma de corcova (*hump*) em paciente com glomerulonefrite pós-estreptocócica (microscopia eletrônica, 21.000×).

Tratamento

O tratamento é de suporte, ou seja, sintomático. Necessita-se diminuir a sobrecarga hidrossalina com restrição de sal da dieta e uso de diuréticos de alça. Situações especiais podem exigir associação de diferentes diuréticos e anti-hipertensivos. Quando o comprometimento da função renal é intenso, cursando com hipervolemia (edema agudo de pulmão e/ou convulsões), a terapia diurética deve ser intravenosa e a diálise indicada caso os diuréticos não tenham sido eficazes em promover natriurese e perda de peso. A infecção estreptocócica com antibioticoterapia deve ser tratada apenas nos casos em que ainda houver infecção ativa clinicamente. Como a incidência de recidiva é pequena e não há evidências de que um novo surto de glomerulonefrite leve ao pior prognóstico, tratamento profilático não está indicado.

Casos graves que cursem com IRA e necessidade de diálise devem ser avaliados cautelosamente, e a terapia com corticosteroides e/ou citostáticos pode ser indicada em casos individualizados, pois não há estudos controlados que evidenciem seu benefício.

> **(!) PONTOS-CHAVE**
>
> Glomerulonefrite pós-estreptocócica:
> - Início abrupto, 7 a 21 dias após infecção por cepas nefritogênicas do estreptococo
> - Acomete geralmente crianças
> - Apresentação: edema, hematúria e hipertensão arterial
> - Consumo transitório de complemento sérico e anticorpos antiestreptococos detectados no sangue
> - Biopsia renal indicada apenas para casos que apresentem história natural diferente da esperada
> - Lesão glomerular difusa, com exsudação leucocitária, hipercelularidade e presença de depósitos subepiteliais (humps) e mesangiais
> - Tratamento sintomático, não sendo indicada terapêutica profilática posteriormente
> - Prognóstico bom na maioria dos casos. Deve-se dar atenção especial aos idosos, diabéticos e pacientes com síndrome nefrótica ou insuficiência renal na apresentação pelo risco de sequelas renais.

Glomerulonefrite associada a infecções

Alguns agentes infecciosos podem levar a quadros associados de glomerulonefrites, com deposição de imunocomplexos, predominantemente de IgA. Entre eles, pode-se citar os estafilococos, o *Schistosoma mansoni*, os vírus da hepatite B e do HIV. O principal agente envolvido nessa categoria é o estafilococo que, diferentemente da glomerulonefrite pós-estreptocócica, apresenta um processo ativo de infecção, com antigenemia constante e estimulação de linfócitos B.

O *Staphylococcus aureus* está envolvido em 48% dos casos, sendo os pacientes na maioria do sexo masculino (66%) e com idade média de 56 anos. Os locais mais comumente envolvidos são pele (43%), pulmão (25%) e 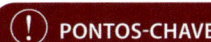 válvulas cardíacas (11%).

O depósito de imunocomplexos ocorre principalmente no mesângio (87%) e na região subepitelial (63%). Na maioria dos casos, há consumo de C3 e C4, mostrando também uma ativação da via clássica do complemento. A apresentação clínica se dá com edema em metade dos casos, porém síndrome nefrótica ocorre em apenas 28% das vezes.

Diagnóstico diferencial

Em razão dos depósitos predominantes de IgA, a nefropatia por IgA primária deve ser considerada diagnóstico diferencial. Contudo, na glomerulonefrite primária, os níveis séricos de complemento geralmente estão normais e os episódios geralmente são exacerbados por infecção do trato respiratório superior. Nos casos relacionados com infecção, com frequência há consumo de complemento, infecção de pele desencadeante e maior número de pacientes diabéticos envolvidos.

Outra doença que deve ser considerada é a glomerulonefrite do C3, condição na qual, entretanto, existe consumo isolado de C3 e não há resposta ao tratamento antibiótico.

Tratamento e prognóstico

O tratamento corresponde à erradicação do agente infeccioso. O prognóstico é melhor em pacientes sem diabetes e com idade inferior a 65 anos, com remissão completa em 56% dos casos.

> **(!) PONTOS-CHAVE**
>
> Glomerulonefrite associada a infecções:
> - Geralmente ocasionada por bactérias do grupo dos estafilococos
> - Acomete pacientes mais idosos e com comorbidades, principalmente diabetes, ao contrário da pós-estreptocócica
> - Consumo de complemento tanto da via alternativa quanto da clássica
> - O tratamento corresponde à erradicação do agente infeccioso
> - O prognóstico depende da idade e da ocorrência ou não de comorbidades.

GLOMERULONEFRITE CRESCÊNTICA

Também chamada "glomerulonefrite proliferativa extracapilar" ou "glomerulonefrite rapidamente progressiva", a glomerulonefrite crescêntica é considerada uma urgência dentro das glomerulopatias, além de um diagnóstico anatomopatológico. Seu equivalente clínico é a glomerulonefrite rapidamente progressiva, uma condição que pressupõe aumento progressivo da creatinina plasmática, em associação à proteinúria, e sedimento urinário rico: hematúria e/ou leucocitúria. Nem toda lesão glomerular com piora de creatinina é uma glomerulonefrite crescêntica, mas, na maioria dos casos, esta cursa com piora rápida e progressiva da função renal.

Os portadores de glomerulonefrite crescêntica têm, em média, 50 a 60 anos de idade, sendo os homens os mais acometidos (2:1). A instalação do quadro é aguda ou subaguda, podendo se apresentar de forma insidiosa e pouco sintomática, mas, por vezes, com edema e hematúria macro ou microscópica. Hipertensão arterial, quando presente, é leve. Síndrome nefrótica não é comum, mas, em alguns pacientes, trata-se da única manifestação clínica. Sinais gerais, como febre, astenia, perda de peso, dor muscular discreta e dor articular, ocorrem em mais de 90% dos casos, até porque, na maioria das vezes, há uma doença sistêmica como causa do acometimento glomerular e concomitância de lesões em outros órgãos e sistemas, como alterações pulmonares e cutâneas.

O exame de urina tipo I quase sempre revela hematúria (micro ou macroscópica). Esses achados são frequentes e consequência da ruptura das alças capilares com extravasamento de hemácias para a luz dos túbulos renais. Quando as alças se rompem, as hemácias passam sem esforços e podem se apresentar íntegras (dismorfismo negativo) na urina, mas, pelo montante de hemácias que chega ao espaço urinário, podem se acumular nos túbulos renais formando cilindros hemáticos. A proteinúria está presente em 100% dos casos, e a nefrótica, apenas em 10 a 30% destes. Hipertensão arterial ocorre em 10 a 20% dos casos, assim como síndrome nefrítica aguda. Oligúria e edema representam sintomas em cerca de 60% dos pacientes.

Geralmente, a creatinina plasmática está elevada já na primeira consulta, com aumento progressivo em dias ou semanas. A evolução da função renal depende do número e do tamanho das crescentes observadas. Pacientes com crescentes circunferenciais em 80 a 100% dos glomérulos comumente evoluem em poucas semanas ou meses para insuficiência renal, com necessidade de tratamento substitutivo. Casos com lesões menos agressivas podem levar alguns meses ou anos para necessitar de tratamento dialítico.

Como o quadro clínico das glomerulonefrites crescênticas é bastante variado, com piora progressiva da função renal característica, muitas vezes necessita-se fazer diagnóstico diferencial com outras causas de IRA, muito mais do que com outras glomerulonefrites. Exame de urina I com proteinúria e hematúria, associadas ou não à leucocitúria e cilindrúria em pacientes com IRA, deve sugerir a hipótese de glomerulonefrite crescêntica, quando a investigação adequada e o tratamento precoce devem ser priorizados. Pacientes anúricos também podem ser investigados para glomerulonefrite crescêntica quando não houver dados na história que caracterizem, com clareza, obstruções arteriais ou pós-renais (ver Capítulo 19).

Uma característica bastante relevante nos pacientes portadores de glomerulonefrites crescênticas é o fato de o acometimento renal geralmente estar associado a um quadro sistêmico. Nos três tipos etiopatogênicos definidos, há possibilidade de haver uma doença sistêmica de base levando ao comprometimento renal. Na glomerulonefrite por anticorpo anti-MBG (tipo I), pode se dar acometimento pulmonar grave, com hemorragia alveolar, insuficiência respiratória e anemia, caracterizando a síndrome de Goodpasture. Nas glomerulonefrites crescênticas por deposição de imunocomplexos (tipo II), a nefrite lúpica, a glomerulonefrite associada a infecção, a lesão renal da púrpura de Henoch-Schönlein e a crioglobulinemia representam exemplos de acometimento sistêmico com repercussão renal. Nos casos de glomerulonefrite crescêntica do tipo III, as vasculites sistêmicas pauci-imunes relacionadas com o ANCA (anticorpo anticitoplasma de neutrófilo) são a principal causa de lesão renal, especialmente a granulomatose com poliangiite (anteriormente denominada "granulomatose de Wegener") e a poliangiite microscópica. Vasculites não ANCA relacionadas também podem ser a causa das crescênticas do tipo III.

A presença de anticorpo circulante antimembrana basal glomerular sugere tipo I; o consumo de complemento (C3 e CH_{50}) e o achado de imunocomplexos circulantes são mais frequentes no tipo II; ANCA ocorrem em aproximadamente 80% dos pacientes com glomerulonefrite crescêntica tipo III.

Anatomia patológica

A glomerulonefrite crescêntica caracteriza-se pela presença de crescentes, lesão proliferativa que preenche o espaço de Bowman em forma de meia-lua (Figura 21.4). Resulta

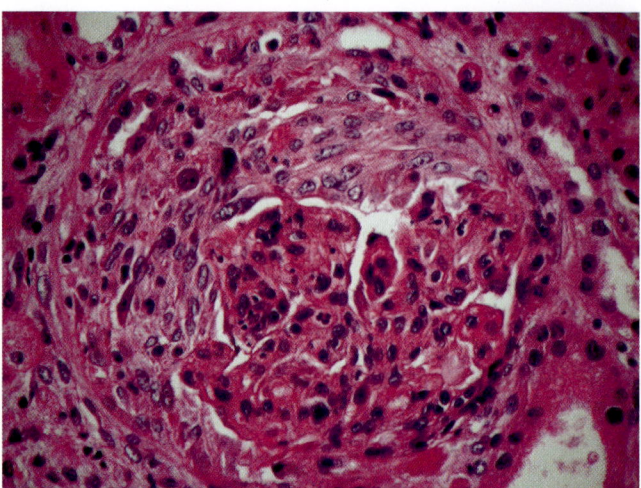

Figura 21.4 Crescente celular, em forma de meia-lua, em paciente portador de glomerulonefrite crescêntica (microscopia óptica, 400×).

da proliferação das células epiteliais da cápsula de Bowman e da infiltração por células mononucleares, como monócitos, macrófagos e linfócitos. Inicialmente, as crescentes são celulares, porém, de maneira progressiva, as células são substituídas por colágeno, assumindo aspecto fibrocelular e, posteriormente, fibroso. As crescentes podem ser pequenas ou comprometer toda a circunferência do glomérulo. O número é variável, e alguns autores consideram glomerulonefrite crescêntica quando há comprometimento de mais de 50% dos glomérulos. Geralmente, as glomerulonefrites crescênticas tipos I e III apresentam maior porcentagem de crescentes quando comparadas às do tipo II. O tamanho das crescentes, seu grau de fibrose e organização, e o percentual de glomérulos comprometidos são importantes para a avaliação do prognóstico.

As principais características histológicas dos tipos I e III são a presença de necrose fibrinoide do tufo glomerular com rupturas das alças capilares e cápsula de Bowman e inflamação periglomerular. Na glomerulonefrite crescêntica tipo II, por depósitos de imunocomplexos circulantes, predomina hipercelularidade mesangioendotelial com exsudato de polimorfonucleares. Necrose fibrinoide dos pequenos vasos pode estar presente na glomerulonefrite crescêntica pauci-imune (tipo III). No entanto, a diferenciação entre os três tipos de glomerulonefrites crescênticas se faz basicamente por meio da imunofluorescência. No tipo I, há deposição linear de IgG e complemento ao longo da membrana basal glomerular; no tipo II, os depósitos são granulares de imunoglobulinas e C3 em alças capilares e mesângio; e no tipo III, a imunofluorescência é negativa. A presença de fibrina nas crescentes é comum aos três tipos.

Pela microscopia eletrônica, observam-se basicamente depósitos eletrodensos no mesângio e nas alças capilares no tipo II. Nas glomerulonefrites crescênticas tipos I e III, os depósitos estão ausentes e pode-se observar soluções de continuidade da MBG.

Além das glomerulonefrites crescênticas, outras glomerulonefrites podem apresentar crescentes, sendo mais frequentes nas glomerulonefrites lúpica, membranoproliferativa e na púrpura de Henoch-Schönlein.

Etiopatogenia e mecanismo de formação de crescentes

O padrão de deposição de imunocomplexos na microscopia por imunofluorescência caracteriza o tipo etiopatogênico. O padrão linear com depósito ao longo da MBG reflete uma reação antígeno-anticorpo *in situ* e caracteriza a doença por anticorpo antimembrana basal glomerular. O achado de depósitos granulares e difusos associa-se ao mecanismo de deposição de imunocomplexos circulantes e é característico do tipo II. A ausência de imunodepósitos caracteriza a glomerulonefrite crescêntica pauci-imune, ou tipo III, refletindo alterações da imunidade celular.

No tipo I, demonstrou-se a presença de anticorpos contra antígenos da MBG. Esses anticorpos podem também reagir contra a membrana basal alveolar. O endotélio pulmonar não apresenta fenestrações, e a membrana alveolar pulmonar não está exposta; por sua vez, a MBG é recoberta por endotélio fenestrado, o que facilita o contato dos anticorpos circulantes com os antígenos presentes na MBG. Por esse motivo, a lesão renal ocorre mesmo na ausência de lesão pulmonar. A existência de lesão pulmonar associada à lesão glomerular caracteriza a síndrome de Goodpasture. Casos que apresentem associação com aspiração de vapores de hidrocarbonetos e outras causas de aumento da permeabilidade capilar pulmonar podem expor antígenos da membrana basal alveolar, com consequente acometimento pulmonar.

No tipo II, imunocomplexos no plasma e na MBG sugerem que essa lesão seja mediada pela deposição de imunocomplexos circulantes, embora os antígenos específicos não tenham sido identificados. Os principais representantes desse grupo de doenças são o LES, as glomerulonefrites associadas a infecções sistêmicas (bacterianas, virais) e a púrpura de Henoch-Schöenlein.

A ocorrência de ANCA e a imunofluorescência glomerular negativa levaram alguns autores a proporem que a glomerulonefrite crescêntica tipo III pode fazer parte do acometimento sistêmico das vasculites de pequenos vasos (granulomatose com poliangiite e a poliangiite microscópica). Entretanto, em alguns casos, não se verificam lesões sistêmicas associadas, estando o acometimento restrito ao rim.

Apesar de o mecanismo de lesão da MBG ser diferente nos três tipos, a patogênese da formação das crescentes não difere entre eles. Após a agressão à MBG, ocorre sua ruptura, o que torna possível a passagem de fibrinogênio para o espaço de Bowman. O fibrinogênio aí localizado se polimeriza e dá origem à fibrina, que estimula a proliferação das células epiteliais da cápsula de Bowman e a infiltração de células sanguíneas (linfócito T, macrófagos e fibroblastos). A fibrina também serve como arcabouço para a formação da crescente. O estímulo proliferativo para as células epiteliais parietais (cápsula de Bowman), associado à proliferação dos podócitos e infiltração de monócitos, dá origem ao aumento das camadas de células extracapilares que caracterizam a crescente. Posteriormente, os fibroblastos presentes nas crescentes passam a sintetizar colágeno, o que transformará a crescente celular em crescente fibrosa.

Tratamento

Casos de glomerulonefrites rapidamente progressivas devem ser considerados uma urgência médica pela necessidade de terapêutica agressiva e precoce. As crescentes glomerulares podem evoluir de celulares para fibróticas em poucos dias, alterando sobremaneira o prognóstico dos pacientes. Deve-se fazer um esforço no diagnóstico precoce por meio de biopsia renal. Casos extremos, em que não há disponibilidade de biopsia renal e se caracteriza um quadro de glomerulonefrite rapidamente progressiva, quando descartado causas infecciosas, o tratamento deve ser instituído com imunossupressão de indução, com posterior encaminhamento para diagnóstico morfológico.

A Sociedade Brasileira de Nefrologia recomenda imunossupressão com metilprednisolona e ciclofosfamida para todos os casos de glomerulonefrite crescêntica não associados a infecções, como terapia de indução. Esta consiste em pulsos de metilprednisolona (1 g IV por dia, durante 3 ou 4 dias consecutivos), seguidos de prednisona via oral (VO), associados a ciclofosfamida oral ou em pulsos intravenosos. É preciso instituir o tratamento rapidamente, assim que descartados os principais diagnósticos diferenciais com outras causas de IRA e, sobretudo, IRA séptica e nefrite intersticial aguda. O principal efeito colateral do tratamento é a ocorrência de infecções, especialmente em pacientes idosos, diabéticos ou com outras comorbidades. Nesses casos, deve-se estar muito atento a infecções pulmonares e renais. Os pacientes devem ser orientados quanto ao risco de infecções graves e à necessidade de procura precoce por cuidados médicos em casos suspeitos.

Nos pacientes com glomerulonefrite crescêntica tipo I, com comprometimento renal agudo isolado ou síndrome pulmão-rim com hemorragia alveolar, é preciso associar o uso de plasmaférese aos medicamentos imunossupressores precocemente. Recomenda-se que o tempo de tratamento, assim como os intervalos entre uma plasmaférese e outra, esteja de acordo com a dosagem sérica de anticorpo anti-MBG. Quando seus níveis estiverem abaixo do limite inferior, pode-se diminuir a terapia e, posteriormente, suspendê-la. A dosagem desse anticorpo não é realizada rotineiramente no Brasil, o que torna sua utilização pouco prática de rotina clínica, já que os resultados chegam a demorar mais de 1 semana para serem liberados. Assim, a resposta clínica é ainda o parâmetro utilizado para definir tempo de tratamento e intervalos.

A terapia de manutenção depende muito da etiologia da glomerulonefrite crescêntica. O uso de imunossupressores tende a ser reduzido ou suspenso com o passar dos primeiros 6 a 12 meses, com atenção especial às maiores chances de recidivas nas vasculites pauci-imunes. Imunossupressão mais intensa nem sempre está associada a melhora de função renal, mas aumenta em muito a morbidade, especialmente em idosos.

Pacientes que apresentam creatinina sérica inicial maior que 5 mg/dℓ têm pior prognóstico, o que reforça a necessidade de esforços em direção ao diagnóstico precoce e tratamento imediato.

Glomerulonefrite crescêntica e transplante

A recorrência de glomerulonefrite anti-MBG (tipo I) em rins transplantados é de aproximadamente 2%, na maioria dos casos apenas histológica, além de ser rara a perda do enxerto secundária a essa glomerulopatia. Quanto às glomerulonefrites crescênticas tipos II e III, existem poucos dados na literatura, porém a recorrência parece ser rara.

Pacientes portadores de síndrome de Alport, glomerulonefrite hereditária caracterizada por alterações na MBG por alterações da cadeia α3 do colágeno tipo IV, quando transplantados, raramente podem desenvolver glomerulonefrite crescêntica tipo I no enxerto. Quando esses pacientes entram em contato com o colágeno tipo IV, presente no enxerto, reconhecem-no como não próprio e produzem anticorpos, desenvolvendo assim a glomerulonefrite crescêntica tipo I *de novo*.

NEFROPATIA POR IMUNOGLOBULINA A

A nefropatia por imunoglobulina A (IgA), também denominada "nefropatia de Berger" e "nefropatia mesangial primária", apresenta incidência variável, representando a nefropatia mais comum na Ásia (40 a 50%) e na Europa (20 a 30%). Nos EUA e no Brasil, tem menor prevalência (em torno de 10 a 15%). Ainda não estão claramente estabelecidas as diferenças de incidência dessa glomerulopatia ao redor do mundo. Diferenças genéticas e ambientais poderiam explicar a variabilidade ou mesmo distinções quanto à indicação de biopsia. Assim, a indicação de biopsia renal para casos de hematúria glomerular isolada pode explicar a incidência elevada da nefropatia por IgA na Europa e na Ásia, podendo atingir até 50% das glomerulopatias primárias em países como Japão e Cingapura.

> **(!) PONTOS-CHAVE**
> - Instalação aguda com perda da função renal e sedimento urinário positivo
> - Na maior parte das vezes, é reflexo de uma doença sistêmica com acometimento renal
> - Divide-se em três tipos principais de acordo com o padrão da MIF: padrão linear (tipo I); padrão granular (tipo II); ou ausência de depósitos fluorescentes (tipo III)
> - Microscopia óptica: presença de crescentes celulares no espaço de Bowman
> - Idade: tipos I e II, jovens; tipo III, meia-idade
> - Sexo: tipo III, predominância em homens
> - Clínica: IRA, edema, hematúria e sinais gerais inespecíficos. Presença de acometimento sistêmico com lesão de vias respiratórias, pele ou neurológica é comum
> - Dados laboratoriais: aumento rápido da creatinina plasmática, hematúria e proteinúria
> - Tratamento: pulsoterapia com corticosteroide e ciclofosfamida. No tipo I, associar plasmaférese.

A nefropatia por IgA ocorre em qualquer faixa etária, sendo incomum em pacientes com idade inferior a 10 anos e superior a 50 anos; a idade média ao diagnóstico é de 20 a 30 anos. Há predomínio em homens, de aproximadamente 3:1, sendo incomum em indivíduos de pele negra.

A apresentação clínica mais frequente (30 a 50% dos casos) corresponde a surtos de hematúria macroscópica associada a infecções de vias respiratórias superiores ou ao exercício físico. O paciente pode apresentar quadro de mal-estar generalizado, com dores musculares discretas, acompanhados ou não de disúria. Os episódios de hematúria podem durar de algumas horas a alguns dias (em torno de 2 a 3 dias). Quase sempre ocorre repetição do quadro de hematúria macroscópica após infecções; entretanto, os indivíduos afetados podem apresentar o quadro sem fator desencadeante ou hematúria apenas uma única vez. No seguimento, entre os surtos de hematúria macroscópica, são comuns proteinúria discreta e hematúria microscópica. Tem-se descrito injúria renal aguda transitória associada a episódios de hematúria macroscópica, porém de ocorrência rara.

Outra forma comum de apresentação (30 a 40%) é a síndrome hematúria microscópica e proteinúria assintomáticas. Caracteriza-se por proteinúria não nefrótica associada a hematúria microscópica, que pode passar desapercebida por não apresentar clínica. O diagnóstico é feito por exames de urina, de rotina ou tardiamente, quando se apresenta com doença renal crônica. Essa forma de apresentação é mais comum em indivíduos mais velhos.

A síndrome nefrótica é rara (5% dos casos), e a hipertensão arterial, variável (10 a 25% dos casos).

Na avaliação laboratorial, há proteinúria em quase todos os pacientes com níveis frequentemente baixos, ao redor de 1 a 2 g em 24 horas. A hematúria é característica da nefropatia por IgA e ocorre em todos os casos, podendo variar de seis a oito hemácias por campo até incontáveis hemácias. O dismorfismo eritrocitário é positivo, o que ajuda na diferenciação com hematúrias de origem não glomerular. A presença de cilindros hemáticos é mais rara, porém estes denotam claramente glomerulopatia. Elevação da IgA plasmática se dá entre 20 e 50% dos casos. Biopsia de pele do antebraço revela que 25 a 50% dos pacientes apresentam deposição de IgA, C3 e fibrina nos capilares da derme. O complemento total e as frações C3 e C4 são normais.

O comprometimento da função renal é muito variável, representando uma nefropatia de evolução lenta que, na maioria dos casos, pode ser considerada de bom prognóstico. Após 20 anos de seguimento, observa-se que 20 a 30% dos casos desenvolvem doença renal crônica, porém alguns autores relatam taxas maiores de progressão nesse mesmo período (50% dos casos com DRC). Pacientes com surtos de hematúria macroscópica têm melhor evolução e costumam apresentar função renal estável. Observam-se evoluções desfavoráveis com progressão mais rápida para doença renal crônica nas seguintes situações: homens; idade superior a 35 anos ao diagnóstico da doença; pacientes com síndrome nefrótica persistente; presença de glomérulos esclerosados à biopsia renal; e hematúria microscópica e proteinúria assintomáticas.

Na maioria dos casos, a nefropatia por IgA é primária; entretanto, o clínico deve estar atento às causas secundárias mais frequentes associadas à nefropatia, como cirrose alcoólica, doença celíaca, dermatite herpetiforme, espondilite anquilosante, hemossiderose pulmonar, colite ulcerativa, doença de Crohn, psoríase, hanseníase, micose fungoide e infecção pelo HIV.

Anatomia patológica

A nefropatia por IgA é diagnosticada pelo encontro de depósitos granulares mesangiais de IgA pela imunofluorescência (Figura 21.5). Pode estar isolada ou, mais frequentemente, associada a depósitos de IgG, IgM e C3. A IgA é sempre a imunoglobulina predominante. C1q e C4 raramente são encontrados.

O aspecto à microscopia óptica mostra-se bastante variável. O mais comumente descrito é o de proliferação de células mesangiais com expansão da matriz. Essas alterações podem ser tanto difusas quanto focais.

Algumas vezes, observa-se acentuação focal e segmentar da proliferação celular. Em casos mais avançados, pode-se encontrar esclerose glomerular. Raramente, crescentes celulares podem ser observadas. Alguns pacientes apresentam glomérulos normais.

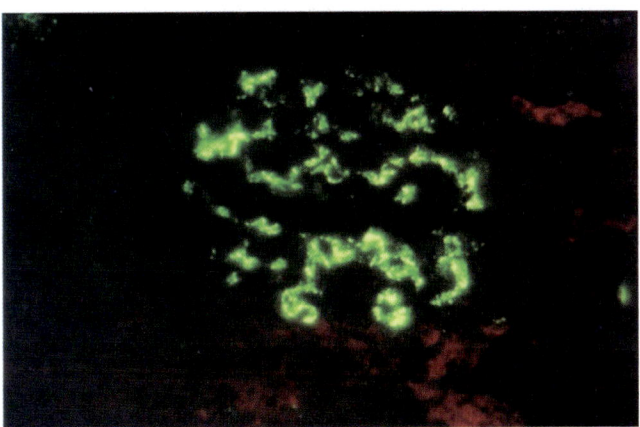

Figura 21.5 Deposição mesangial de IgA, em padrão granular, em paciente portador de nefropatia por IgA (microscopia de imunofluorescência, 400×).

Para avaliar de modo claro e reprodutível o prognóstico da nefropatia por IgA, propôs-se a classificação de Oxford, a qual leva em conta o grau de proliferação mesangial, a presença ou não de esclerose glomerular, a presença ou não de proliferação endocapilar, a porcentagem de atrofia tubular/fibrose intersticial e a presença ou não de crescentes.

A análise ao microscópio eletrônico revela a existência de depósitos eletrodensos, principalmente no mesângio e na região paramesangial.

Etiopatogenia

Pacientes portadores de nefropatia por IgA apresentam aumento dos níveis séricos dessa imunoglobulina, em razão tanto do aumento de sua síntese por linfócitos quanto da diminuição de sua depuração hepática e/ou esplênica. Outra alteração frequentemente descrita é a presença de imunocomplexos circulantes. Entretanto, apenas a produção aumentada, a depuração reduzida ou mesmo a formação de imunocomplexos não são suficientes para explicar a nefropatia por IgA. Em alguns casos de mieloma múltiplo e de AIDS, pode ocorrer grande produção de IgA associada a imunocomplexos, que, entretanto, não são capazes de causar nefropatia.

A maior parte da IgA sérica é da subclasse 1 (IgA_1 – 90%), e o restante, da subclasse 2 (IgA_2). Na nefropatia por IgA, existe IgA_1 polimérica com um defeito na glicosilação, o qual resulta em uma molécula com menos galactose e com potencial antigênico que estimula a formação de IgG anti-IgA. Assim, as IgA alteradas têm maior facilidade de se depositar no mesângio e produzir anticorpos IgG anti-IgA_1, levando à formação de imunocomplexos com posterior deposição renal.

A hipótese mais aceita atualmente é a de que a nefropatia por IgA decorra da deposição renal desses imunocomplexos circulantes. Alguns argumentos falam a favor dessa teoria – surtos de hematúria algumas horas a dias do episódio de infecção de vias respiratórias, IgA sérica elevada em até 50% dos casos e depósitos granulosos de IgA no mesângio, vistos pela imunofluorescência, são típicos de doenças por imunocomplexos. Outra hipótese é de que as moléculas de IgA_1 com a alteração de glicosilação causam, ao se aderirem ao mesângio, uma resposta inflamatória com produção de citocinas, migração de leucócitos e plaquetas, além de ativação do sistema de coagulação, causando a nefropatia. Em resumo, na etiopatogenia da nefropatia por IgA, a molécula de IgA_1 com defeito na glicosilação tem papel de destaque, seja pela maior facilidade de deposição no mesângio, seja pela formação de imunocomplexos anti-IgA_1.

Frente à sua semelhança histológica com a nefropatia observada na púrpura de Henoch-Schönlein, vários autores têm proposto que ambas seriam a mesma doença. Na visão deles, a púrpura de Henoch-Schönlein seria a doença manifesta de forma sistêmica, e a nefropatia por IgA, a doença isolada renal (ver Capítulo 22).

Diagnóstico diferencial

As glomerulonefrites secundárias às infecções, tratadas anteriormente, devem entrar no diagnóstico diferencial da nefropatia por IgA primária.

A doença da membrana basal fina também deve ser considerada no diagnóstico diferencial. Ocorre mais frequentemente em mulheres, apresenta-se como hematúria microscópica discreta e costuma ter evolução benigna. Proteinúria, quando presente, é discreta.

Outro diagnóstico diferencial é a doença de Alport. Observa-se hematúria microscópica, mas com acometimento familiar importante e, muitas vezes, associada a surdez e alterações do cristalino (lenticone). A doença costuma evoluir para perda de função renal e, em razão do padrão genético, é mais grave em pacientes do sexo masculino.

Tratamento

Todo paciente com nefropatia por IgA, com proteinúria maior que 1 g/dia deve receber tratamento inespecífico com IECA e/ou bloqueadores dos receptores da angiotensina (BRA). O alvo pressórico deve ser 130/80 mmHg para pacientes com proteinúria menor que 1 g/dia e 125/75 mmHg para aqueles com proteinúria maior que 1 g/dia. Segundo orientações do KDIGO, caso não se obtenha redução da proteinúria a níveis menores que 1 g/dia após 3 meses de tratamento otimizado, deve-se partir para o tratamento imunossupressor.

Para pacientes com taxa de filtração glomerular superior a 30 mℓ/min/1,73 m^2, utiliza-se prednisona por 6 meses. A associação com outros imunossupressores, como ciclofosfamida, azatioprina e micofenolato, não deve ser empregada, com exceção dos casos de glomerulonefrite rapidamente progressiva, nos quais se utiliza ciclofosfamida por 6 meses e, posteriormente, azatioprina associadas a prednisona.

O estudo STOP-IgAN foi realizado para comparar o tratamento inespecífico isolado ao tratamento inespecífico associado ao imunossupressor. Foram incluídos pacientes que mantiveram proteinúria em torno de 1 g e *clearance* de creatinina maior que 30 mℓ/min/1,73 m^2 após um período de 6 meses de uso de inibidores do sistema renina-angiotensina-aldosterona. Um grupo manteve o tratamento inespecífico e o outro recebeu imunossupressão com corticosteroides além do tratamento inespecífico. Não se observou benefício adicional nos pacientes do segundo grupo. Algumas críticas a esse estudo referem-se ao fato de que o tempo de seguimento, 36 meses, pode ter sido insuficiente para mostrar benefícios na sobrevida renal dos pacientes, além de não terem sido incluídos dados das lesões histológicas dos pacientes (classificação de Oxford). Entretanto, análise realizada 10 anos depois, com mediana de tempo de seguimento de 7,4 anos também não mostrou benefício da imunossupressão.

Diferentemente do estudo STOP-IgA, o estudo TESTING mostrou que pacientes que utilizaram corticoesteroides apresentaram menor redução da taxa de filtração glomerular (TFG) e menor mortalidade de causas renais. O estudo, entretanto, precisou ser interrompido em razão do elevado número de eventos adversos no grupo imunossupressão e foi retomado posteriormente com uso de doses menores de esteroides. O benefício do grupo imunossupressão se manteve e houve redução dos eventos adversos graves, mas esses ainda foram maiores do que no grupo controle. O resultado conflitante desses estudos pode estar na diferença da população estudada. Enquanto a maioria dos pacientes do STOP-IgA foi constituída por alemães brancos, 95% da população do estudo TESTING foi composta por asiáticos. Outro fator que poderia explicar essa diferença é o tempo de tratamento inespecífico, que foi de 6 meses no estudo STOP-IgA e apenas três no TESTING. O maior tempo no primeiro estudo pode ter possibilitado que mais pacientes conseguissem atingir o alvo de proteinúria menor que 0,75 a 1 g/dia e assim não se tornassem elegíveis para continuidade do estudo.

Para pacientes, portanto, que não atingirem proteinúria menor que 0,75 a 1 g/dia após controle pressórico com uso de inibidores do SRAA, perda de peso e outras medidas gerais, pode-se discutir possibilidade de imunossupressão com corticosteroides. Evitar utilizá-los naqueles com diabetes melito, obesidade, infecção latente, doença secundária, doença ulcerosa péptica, doença psiquiátrica não controlada e osteoporose grave.

O tratamento imunossupressor para pacientes com taxa de filtração glomerular inferior a 30 mℓ/min/1,73 m^2 deve ser realizado apenas em casos de glomerulonefrite rapidamente progressiva. De acordo com o KDIGO, tonsilectomia deve ser considerada apenas em pacientes japoneses e o micofenolato, como poupador de corticoesteroide, pode ser considerado em chineses.

Existem novas opções de tratamento em estudo, como inibidores duplos de endotelina A e receptor de angiotensina II, novos bloqueadores da aldosterona, inibidores do complemento e a budesonida. Os inibidores da SGLT2 podem vir a desempenhar importante papel nefroprotetor em breve. Subanálise do estudo DAPA-CKD comparou 137 pacientes com nefropatia por IgA que usaram dapagliflozina com 133 pacientes que não a utilizaram e mostrou que o uso dessa medicação reduziu o risco de progressão da DRC.

> **! PONTOS-CHAVE**
>
> Nefropatia por IgA:
> - Maior prevalência na Ásia e na Europa
> - Acomete pacientes jovens, geralmente do sexo masculino
> - Secundária à deposição renal de imunocomplexos de IgA circulantes
> - Apresentação: surtos de hematúria macroscópica associados a infecções virais do trato respiratório ou a exercício físico. Síndrome hematúria microscópica e proteinúria assintomáticas
> - Microscopia óptica: variável, com deposição predominante de IgA em mesângio à imunofluorescência
> - Tratamento: inibidores da ECA ou bloqueadores dos receptores da angiotensina II. Imunossupressores em casos com síndrome nefrótica ou insuficiência renal progressiva. Avaliar individualmente nos casos com função renal estável, porém proteinúria subnefrótica apesar de terapia otimizada por 3 a 6 meses. Considerar uso de iSGLT2 na otimização do tratamento não imunossupressor.

Nefropatia por imunoglobulina A (IgA) e transplante

A recorrência da nefropatia por IgA em rins transplantados varia, nas diversas séries, entre 25 e 50% dos casos. Na maior parte das vezes, a manifestação clínica da recidiva corresponde à presença de hematúria macro ou microscópica, sendo rara a síndrome nefrótica. O diagnóstico é feito, geralmente, no 1º ano pós-transplante; perda do enxerto em virtude da recorrência ocorre em menos de 10% dos casos.

GLOMERULONEFRITE PADRÃO MEMBRANOPROLIFERATIVO

A glomerulonefrite padrão membranoproliferativo (GNMP), também chamada "glomerulonefrite hipocomplementêmica", "glomerulonefrite lobular", "glomerulonefrite mesangial crônica", e "glomerulonefrite mesangiocapilar", ainda que os termos utilizados sejam "GNMP" ou "glomerulonefrite mesangiocapilar", caracteriza-se por alteração proliferativa mesangial com inflamação da alça capilar. Diferentemente das outras glomerulopatias, é secundária a outros processos sistêmicos na maioria dos casos, caracterizando-se pelo consumo persistente de complemento.

Por mais de 40 anos, o diagnóstico do padrão membranoproliferativo englobou uma série de manifestações renais de doenças infecciosas sistêmicas, doenças autoimunes e gamopatias monoclonais, além de causas consideradas idiopáticas. Com os avanços no conhecimento da cascata de ativação do sistema complemento e seus reguladores, propôs-se uma nova classificação das glomerulonefrites, antes conhecidas como GNMP, de acordo com o padrão de deposição na microscopia de imunofluorescência. Foram separadas em GNMP mediadas por imunocomplexos, aquelas que apresentam um padrão de deposição de imunocomplexos, com imunoglobulinas e frações do complemento; Glomerulopatias do C3, onde a ativação persistente da via alternativa do sistema complemento leva a deposição predominante de C3 e padrão membranoproliferativo sem deposição de complemento ou imunocomplexos, onde não positividade na imunofluorescência, geralmente associados a microangiopatias trombóticas, merecendo atenção especial na sua investigação etiológica e diagnósticos diferenciais.

Glomerulonefrite com padrão membranoproliferativo – mediada por imunocomplexos

Epidemiologicamente, a glomerulonefrite com padrão membranoproliferativo – mediada por imunocomplexos (GNMP-IC) acomete indivíduos jovens (em torno de 70% dos casos se dá em idades inferiores a 30 anos). Pode ser diagnosticada, no entanto, em qualquer faixa etária, com discreta predominância em mulheres (52 a 58%). Sua incidência vem caindo ao longo das últimas décadas, provavelmente pelo melhor controle das doenças infecciosas com as quais ela se associa (p. ex., hepatites virais).

O quadro clínico tem bastante variação: a síndrome nefrótica é frequente e ocorre entre 40 e 70% dos casos; cerca de 20% se apresentam com síndrome nefrítica; e sua frequência é maior em indivíduos jovens. A hematúria e a proteinúria assintomática são outra forma de apresentação, com frequência variando entre 15 e 30% dos casos. Uma menor parcela dos casos (entre 5 e 10%) procura atendimento médico em razão da hematúria macroscópica recorrente. A frequência de hipertensão arterial é elevada, podendo chegar até 95%.

Nos achados laboratoriais, observa-se proteinúria geralmente em níveis nefróticos (maiores que 3,5 g/24 h) em metade dos casos. O sedimento urinário revela-se "ativo" com presença de hematúria microscópica em quase todos os casos e macroscópica em um terço destes. A alteração da função renal representa um achado comum na GNMP-IC, e diminuição da filtração glomerular na primeira consulta ocorre em 40 a 60% dos pacientes. Uma das características mais importantes dessa glomerulopatia é a hipocomplementemia persistente, sobretudo pela queda de C3. Esse achado é importante para o diagnóstico diferencial, visto que as outras patologias que cursam com síndrome nefrótica geralmente apresentam nível sérico de C3 normal. A hipocomplementemia tem frequência variável, observando-se queda do C3 sérico em torno de 40 a 60% dos casos das GNMP-IC como um todo.

É muito comum a associação com doenças infecciosas subagudas ou crônicas, sistêmicas autoimunes e neoplásicas, constituindo, assim, formas secundárias da doença. Até 80% dos casos das GNMP estão associados a uma doença de natureza infecciosa, merecendo destaque a hepatite C. Assim, quando do diagnóstico do padrão membranoproliferativo, especialmente se associado a depósito de imunoglobulinas, deve-se pesquisar as doenças que, frequentemente, associam-se a essa patologia: hepatites B ou C; HIV, malária, esquistossomose, endocardite, LES, síndrome de Sjögren, crioglobulinemia mista, gamopatias monoclonais de significado renal, glomerulonefrite fibrilar, leucemias, linfomas e outras neoplasias.

A história natural é variável, porém a maior parte dos pacientes apresenta queda progressiva da função renal. Remissão completa da síndrome nefrótica se dá em 2 a 10% dos casos, e remissão parcial e transitória, em torno de um terço dos pacientes.

A GNMP-IC é uma das glomerulonefrites que mais evoluem para doença renal crônica, relatando-se uma sobrevida renal em 10 anos entre 54 e 64%. Crianças apresentam melhor prognóstico. As principais alterações que, quando presentes na primeira consulta, indicam pior prognóstico são: insuficiência renal, hipertensão arterial, síndrome nefrótica, presença de crescentes e lesão tubulointersticial. A atividade da doença e a evolução do paciente para insuficiência renal não são influenciadas pela presença de hipocomplementemia.

A etiopatogenia da GNMP-IC é complexa, pois se compreende que nesse padrão diferentes patogenias estão agrupadas. Nos casos de deposição de imunoglobulinas e frações do complemento, a hipótese mais provável corresponde ao fato de ser uma doença por deposição de imunocomplexos circulantes. Depósitos de imunoglobulinas e complemento no espaço subendotelial e no mesângio, alterações do sistema complemento e o relato de que pacientes portadores de infecções crônicas, neoplasias e colagenoses apresentam lesão histológica semelhante representam fatores que sugerem que a GNMP poderia ser mediada pelo sistema imune, provavelmente pela deposição renal de imunocomplexos circulantes.

O tratamento inespecífico deve ser realizado em todos os casos com a introdução de IECA associada a BRA, visando a obter proteinúria menor que 1,0 g/24 h. O alvo pressórico deverá ser menor que 130/80 mmHg.

Para pacientes com GNMP-IC, a busca por causas secundárias deve ser insistente, especialmente de infecções crônicas, gamopatias monoclonais, neoplasias e doenças autoimunes, podendo se dar concomitantemente ao início do tratamento inespecífico. Apenas casos considerados idiopáticos podem ser avaliados para possibilidade de tratamento específico.

Casos selecionados com síndrome nefrótico ou alteração da função renal com sedimento ativo podem ser selecionados para imunossupressão com corticoides, e a presença de crescentes celulares na biopsia renal e quadro clínico compatível com glomerulonefrite rapidamente progressiva podem ser tratados com associação de ciclofosfamida e corticoides. Pacientes que já apresentem alteração importante da função renal (TFGe < 30 mℓ/min) devem ser mantidos em terapia de suporte inespecífica e preparo para necessidade de terapia renal substitutiva, evitando exposição a imunossupressores.

Glomerulopatia mediada por complemento

A glomerulopatia do C3 é uma doença rara, com incidência anual estimada em 1 a 2 casos/1 milhão habitantes/ano, acometendo especialmente jovens caucasianos. A partir da análise da microscopia eletrônica, é possível dividir a glomerulopatia mediada por complemento (GPC3) em glomerulonefrite do C3 (GNC3) e doença de depósitos densos (DDD). O quadro clínico é variável, composto geralmente por um quadro de hematúria, proteinúria tendendo a nefrótica, hipertensão e alteração discreta de função renal. O consumo de complemento é comum, especialmente C3, e acontece na maioria dos casos (59 a 79%). Causas secundárias são raramente vistas e em alguns casos há relato de história familiar.

Na história natural da doença, a evolução para doença renal crônica com necessidade de substituição renal não é incomum, com taxas de sobrevida renal de 50% no intervalo de 6 a 8 anos. Em caso de transplante renal, as chances de recidivas são altas, chegando a 100% nos casos de DDD, comprometendo a sobrevida do enxerto.

A etiopatogenia da glomerulopatia do C3, seja a DDD, seja a GNC3, está relacionada a mutações, polimorfismos ou anticorpos contra proteínas reguladoras da via alternativa do sistema complemento, levando a uma ativação persistente dessa via, até a formação do C5b9, conhecido por um complexo de ataque à membrana, que causa lesão mesangiocapilar no glomérulo. As principais mutações conhecidas são dos fatores H, I e D, assim como do próprio C3. A fixação de complemento local sem a presença de imunoglobulinas é característica da doença, a qual se observa com clareza na microscopia de imunofluorescência.

O tratamento é ainda bastante controverso, e é necessário excluir gamopatias monoclonais que possam estar interferindo junto aos fatores reguladores da via alternativa do complemento. Após excluir estes casos, para pacientes com proteinúria significativa (> 1,0 g/24 h), o micofenolato mofetila é sugerido como o tratamento de primeira escolha. Ainda em estudos estão o eculizumabe e outros que possam bloquear a ativação da via alternativa do complemento, no nível do C5, evitando a formação do C5b9 e sua consequente lesão tecidual.

Anatomia patológica

À microscopia óptica, a glomerulonefrite com padrão membranoproliferativo caracteriza-se pela presença de hipercelularidade com expansão da matriz mesangial e espessamento das alças capilares, com duplicação da MBG. Em geral, a lesão é difusa, comprometendo todos os glomérulos homogeneamente. A hipercelularidade é predominantemente mesangial, porém, em alguns casos, pode-se encontrar também infiltração de polimorfonucleares e monócitos. Quando a proliferação celular e a expansão da matriz mesangial são muito intensas, ocorre acentuação dos lóbulos glomerulares (Figura 21.6). Quando os glomérulos são corados pelos sais de prata, observa-se que a MBG se apresenta como duas linhas pretas, separadas por zona clara, o que confere um aspecto de duplicação, envolvendo segmentos das alças capilares (Figura 21.7). Essa duplicação decorre da presença de depósitos imunes subendoteliais afastando o endotélio da membrana basal capilar; da interposição do mesângio nesse espaço, para fagocitar os depósitos; e da neoformação de uma membrana basal pelas células endoteliais e mesangiais. A duplicação da alça capilar é mais bem caracterizada pelo exame ultraestrutural, observando-se prolongamentos da célula mesangial, citoplasma da célula endotelial e depósitos eletrodensos entre a membrana basal original e a nova MBG. Além dos depósitos localizados no espaço subendotelial, podem-se verificar depósitos mesangiais, principalmente na fase inicial da doença (Figura 21.8). Crescentes pequenas e focais, ou grandes, afetando a maioria dos glomérulos, podem estar presentes em cerca de 10% dos casos.

O padrão de deposição na imunofluorescência possibilita melhor entendimento da patogenia. A deposição de imunocomplexos contendo imunoglobulinas e frações do complemento ou apenas imunoglobulinas é característica do padrão membranoproliferativo ainda conhecido como GNMP-IC, associado em cerca de 80% dos casos com doenças sistêmicas (infecciosas, autoimunes ou gamopatias monoclonais). Nesses casos, observam-se deposição de imunoglobulinas, principalmente IgG e IgM, e deposição de C3 em 100% dos casos; C1q e C4 são encontrados menos frequentemente. Esses depósitos localizam-se na MBG e no mesângio (Figura 21.9).

O padrão de depósitos à microscopia de imunofluorescência predominante ou somente de complemento caracteriza a glomerulopatia do C3 e podem ser divididos em glomerulonefrite do C3 e doença de depósitos densos (DDD).

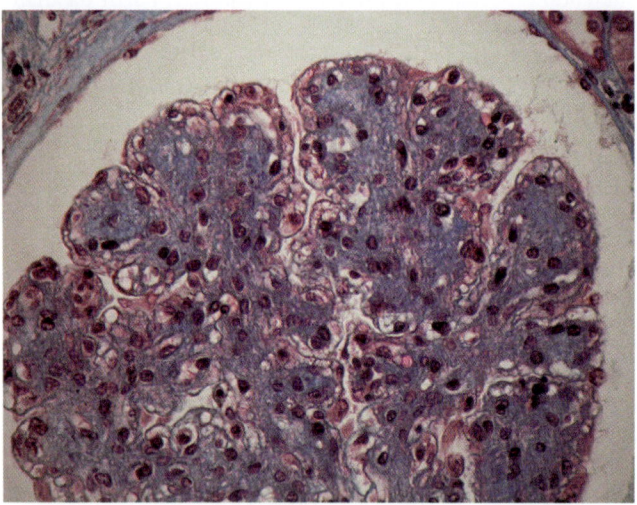

Figura 21.6 Acentuação da lobulação glomerular, aumento de celularidade e espessamento da membrana basal glomerular em paciente com glomerulonefrite membranoproliferativa (microscopia óptica, tricrômico de Masson, 400×).

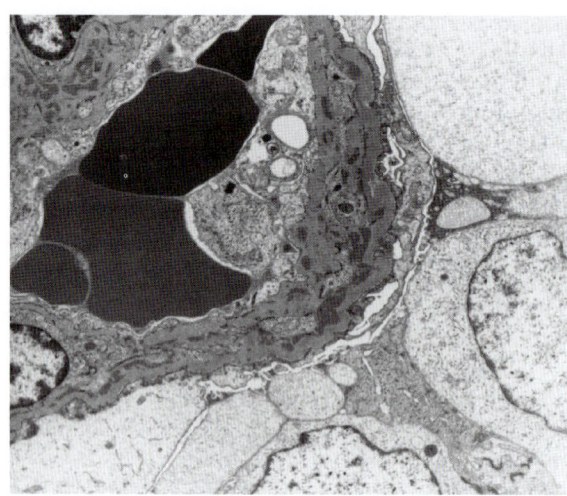

Figura 21.8 Duplicação de membrana basal e depósitos subendoteliais em paciente portador de glomerulonefrite membranoproliferativa tipo I (microscopia eletrônica, 8.000×).

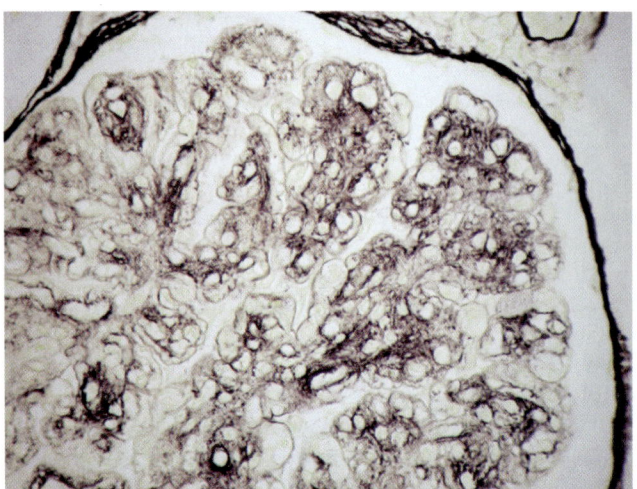

Figura 21.7 Duplicação da membrana basal glomerular em paciente portador de glomerulonefrite membranoproliferativa tipo I (microscopia óptica, impregnação pela prata, 400×).

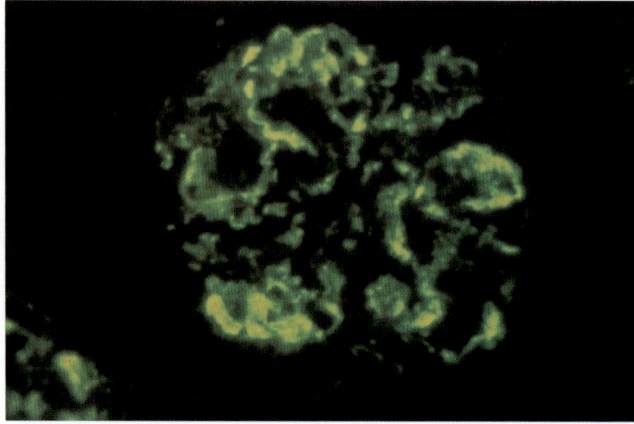

Figura 21.9 Depósitos granulares de C3 na alça capilar e no mesângio em paciente portador de glomerulonefrite membranoproliferativa (microscopia de imunofluorescência, 400×).

A principal diferença entre estas e a GNMP-IC é a deposição de imunoglobulinas, que acontece na GNMP-IC, mas não nos casos de glomerulopatia do C3. Na DDD, os glomérulos apresentam lesões semelhantes às tradicionais ao padrão membranoproliferativo, ou seja, hipercelularidade, expansão da matriz mesangial e espessamento de alças capilares. A duplicação da MBG é mais rara. Podem-se observar crescentes circunferenciais com maior frequência. O aspecto da microscopia eletrônica característica dessa lesão é a deposição linear, na lâmina densa, de uma substância com eletrodensidade várias vezes maior que os componentes normais da MBG (Figura 21.10). Na microscopia por imunofluorescência da glomerulonefrite do C3 ou da DDD, não deve haver deposição de imunoglobulinas e os depósitos observados são da fração de complemento, especificamente C3. Na membrana basal, os depósitos têm aspecto variável (p. ex., granular, linear, pseudolinear, rugoso e nodular). No mesângio, ocorre deposição sob a forma de grânulos esparsos que podem ou não ser confluentes. Entre os vários componentes do sistema complemento, depósitos de C3 se dão em praticamente 100% dos casos, o mesmo acontecendo com a properdina; os componentes iniciais do sistema complemento (C1q e C4) raramente estão presentes, pois estão mais ligados à ativação da via clássica do complemento.

Tratamento

GNMP-IC

Quanto ao tratamento específico, vários têm sido os esquemas propostos para o tratamento da GNMP, porém a maior parte dos estudos é retrospectiva, sem grupo-controle, o que torna difícil a análise dos resultados. Em casos de achado de qualquer causa secundária, o tratamento da causa base deve ser prioritário. Casos de GNMP-IC idiopáticos podem ser conduzidos conforme recomendações a seguir. Em crianças, há boa resposta com o tratamento com corticosteroides; já em adultos, a resposta aos imunossupressores mostra-se controversa. Sugerem-se os seguintes esquemas para o tratamento específico:

1. Para pacientes com filtração glomerular normal e proteinúria não nefrótica, tanto para crianças quanto para adultos, o tratamento com imunossupressores não tem benefícios, sendo recomendadas apenas as medidas inespecíficas de nefroproteção.
2. Para pacientes com filtração glomerular normal ou próxima do normal e proteinúria nefrótica, o tratamento com corticosteroide em crianças está indicado, com melhora significativa da sobrevida renal. Para adultos nessa situação, o uso de corticosteroide não se mostrou efetivo, sendo recomendadas medidas de nefroproteção.
3. Para pacientes com função renal alterada e proteinúria nefrótica, além do tratamento inespecífico, sugere-se o tratamento com corticosteroide e/ou outros imunossupressores (KDIGO, 2022). Casos que se comportem como glomerulonefrite rapidamente progressiva podem ser tratados com imunossupressores habitualmente usados nestas situações, com associação de corticoides e ciclofosfamida, porém ainda não há resultados consistentes.
4. Pacientes com TFG inferior a 30 mℓ/min cronicamente devem ser conduzidos com medidas de suporte, evitando exposição a imunossupressores.

Glomerulopatia C3

Pacientes portadores de Glomerulopatia do C3, após excluídas as gamopatias monoclonais, podem ser tratados com micofenolato mofetila, pois contribui para o retardo na progressão da DRC. Por se tratar de uma doença mediada pelo sistema complemento, o uso do eculizumabe tem sido avaliado em estudos clínicos, ainda sem recomendações firmadas.

Glomerulonefrite membranoproliferativa e transplante renal

A prevalência de recidiva na GNMP-IC varia de 20 a 30% e está mais ligada a casos com gamopatias monoclonais. Nas glomerulopatias por C3, a recorrência pós-transplante é alta (70 a 100%), podendo chegar a apresentar clínica de síndrome nefrótica, comprometendo a sobrevida do enxerto, com perda de 50% em 5 anos.

O diagnóstico de recorrência se dá, em média, 10 a 30 meses após o transplante na GNMP e, mais precocemente, na glomerulopatia do C3, ocorrendo síndrome nefrótica em um terço dos casos.

O nível sérico de complemento não parece predizer a recorrência; já a rápida evolução para insuficiência renal e a presença de extensos crescentes nos rins primitivos têm-se associado a maior frequência de recorrência.

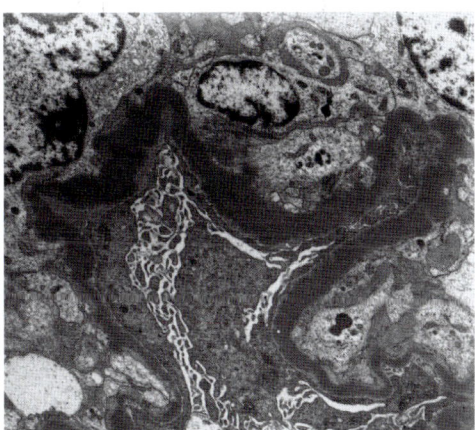

Figura 21.10 Transformação eletrodensa da membrana basal glomerular, com padrão linear, em paciente portador de doença de depósitos densos (microscopia eletrônica, 10.000×).

> **⚠ PONTOS-CHAVE**
>
> Glomerulonefrite padrão membranoproliferativo:
> - Acomete pacientes jovens
> - GNMP-IC secundária à deposição renal de imunocomplexos circulantes e associada a causas secundárias
> - Glomerulopatia do C3 secundária a desregulações da via alternativa do complemento por mutações, polimorfismos ou anticorpos antifatores da via
> - Apresentação: proteinúria e hipertensão arterial
> - Dados laboratoriais: queda de C3, hematúria microscópica e queda da taxa de filtração glomerular
> - Microscopia óptica: hipercelularidade, expansão da matriz mesangial e duplicação da MBG
> - Microscopia de imunofluorescência possibilita diferenciação dos padrões: GNMP-IC tem deposição de imunoglobulinas e complemento, enquanto o padrão de depósitos predominantes de Complemento caracteriza a GPC3.

GLOMERULOPATIA DE LESÕES MÍNIMAS

Também denominada "nefrose lipoídica" ou "doença dos processos podálicos", a glomerulopatia de lesões mínimas (GLM) é a causa mais comum de síndrome nefrótica em crianças (80 a 95%), respondendo, nos adultos, por aproximadamente 25% das nefropatias primárias que cursam com síndrome nefrótica. Ocorre principalmente na faixa etária entre 1 e 6 anos, porém tem sido descrita em todas as idades. Cerca de 70% das crianças acometidas são do sexo masculino. A maior parte dos casos se classifica como primária ou idiopática; entretanto, o clínico deve estar atento a alguns casos secundários de ocorrência mais comum, como os listados no Quadro 21.1. Pacientes com idade superior a 50 anos e síndrome nefrótica secundária a lesões mínimas devem ser investigados quanto à possibilidade de doenças neoplásicas associadas.

A apresentação clínica clássica corresponde à síndrome nefrótica sem hipertensão arterial ou hematúria, com função renal conservada, podendo ser precedida por infecção inespecífica de vias respiratórias. Em geral, o edema tem instalação rápida, levando à anasarca. É comum achado de sinal de Godet (cacifo) positivo em membros inferiores, mas o edema tem localização preferencial em região de face, pálpebras, sacral na posição de decúbito e, quando em posição ortostática, em membros inferiores. Podem acompanhar o quadro ascite e derrame pleural. Quando há hipoalbuminemia prolongada, podem ser encontradas nas unhas linhas horizontais opacas e brancacentas, com alterações do relevo em sua superfície, denominadas "linhas de Muehrcke". Hipertensão arterial diastólica está presente em torno de 10% das crianças e 30% dos adultos. Hipertensão sistólica é mais frequente, podendo chegar a 21% dos casos em crianças.

Na avaliação laboratorial, a proteinúria é nefrótica (> 3,5 g/24 h para adultos e > 50 mg/kg/dia para crianças) e seletiva, ou seja, constituída em sua maioria por albumina. A albumina plasmática encontra-se reduzida a valores inferiores a 2,5 g/dℓ. A hiperlipidemia acompanha o quadro de síndrome nefrótica, mas pode persistir por longos períodos. O sedimento urinário é geralmente normal. Infrequente, a hematúria microscópica pode ocorrer em cerca de 20% dos casos, e a macroscópica praticamente exclui o diagnóstico de lesões mínimas. Pode-se encontrar cilindros gordurosos ao exame do sedimento urinário, sendo mais bem observados ao microscópio de luz polarizada. Os níveis séricos dos componentes do complemento (C3 e C4) são normais. Inicialmente, pode haver elevação discreta da creatinina (em torno de 25 a 30% dos casos).

Na evolução dessa nefropatia, é raro o aparecimento de surtos de IRA. O mecanismo não é claro, porém tem-se proposto que ela seria consequência da obstrução intratubular por cilindros proteicos, da presença de edema intrarrenal ou secundária a hipoalbuminemia grave da síndrome nefrótica, levando à hipovolemia. Remissão espontânea da síndrome nefrótica também é relatada, porém, em geral, obtém-se remissão com uso de corticosteroides ou medicações citotóxicas.

Em torno de 30% dos pacientes apresentam recidiva da síndrome nefrótica, que pode ser desencadeada por infecção viral. Evolução para doença renal crônica é muito rara nos pacientes com lesões mínimas, a não ser que evoluam para GESF.

Etiopatogenia

Atribui-se a proteinúria intensa observada na lesão mínima à redução da carga negativa da barreira de filtração glomerular. Esta é constituída por três camadas: um revestimento interno de células endoteliais fenestradas; a MBG; e, externamente, as células epiteliais ou podócitos. Essa barreira de filtração impõe restrições à passagem de macromoléculas maiores que 4,5 nm e menores que esse diâmetro para moléculas aniônicas em virtude de sua carga negativa. Assim, a albumina, de raio de 3,6 nm, que, pelo tamanho, seria filtrada livremente, não o é, pois é carregada negativamente e repelida pela carga também negativa presente na barreira de filtração glomerular. Logo, a carga eletronegativa é mais um fator que confere seletividade à barreira de filtração glomerular e impede que moléculas como a albumina sejam filtradas para o espaço urinário na cápsula de Bowman. O componente da membrana responsável pela eletronegatividade é o sulfato de heparan localizado na MBG e na membrana plasmática dos podócitos.

Na lesão mínima, a maior parte da proteinúria é seletiva, ou seja, constituída por proteínas com raio menor que 4,5 nm, sugerindo que a lesão responsável por essa patologia tenha relação com a carga negativa da barreira de filtração glomerular. O fator que desencadeia a redução da eletronegatividade da parede do capilar glomerular ainda não está identificado. O desaparecimento da proteinúria associado ao uso de corticosteroide, a associação de recidiva a infecções virais e as alterações dos linfócitos circulantes encontradas em pacientes portadores de glomerulonefrite por lesões mínimas sugerem que essa nefropatia decorra de alterações do sistema imune, principalmente da imunidade celular. Como a proteinúria nessa lesão advém apenas da perda de carga elétrica da membrana basal, tem sido proposto que esses pacientes, frente a um estímulo ainda não determinado, produziriam linfocinas com cargas positivas, que se ligariam às cargas negativas da MBG, neutralizando-as e dando origem à proteinúria. Outra linha de pesquisa seria uma resposta imunológica deficiente, levando a lesão podocitária e aumento da permeabilidade glomerular e proteinúria.

A expressão de CD 80, também conhecida como B7-1, desempenha importante papel na patogênese da GLM. Trata-se de uma proteína transmembrana presente na superfície de células B e outras células apresentadoras de antígenos, com função de coestimular as células T. A excreção urinária de CD 80 aumenta durante a atividade da doença, fenômeno não observado nos casos de GESF. CD 80 também se expressa nos podócitos, promovendo lesão da barreira de filtração e perda dos processos podálicos. A principal alteração na GLM é a perda dos processos podálicos dos podócitos. Desse modo, alguns estudos têm salientado a importância dos podócitos na patogenia da doença, por meio da secreção de proteínas, como a angiopoetina-4, que promoveria redução da carga negativa da barreira de filtração glomerular.

Quadro 21.1 Possíveis causas de glomerulopatia de lesões mínimas secundárias.

Medicamentos	Neoplasias	Outras
• Anti-inflamatórios não esteroides • Lítio • Interferona • Rifampicina • Ampicilina • Bifosfonado	• Linfoma • Timoma	• Infecções virais • Esquistossomose • Lúpus eritematoso sistêmico

Anatomia patológica

À microscopia óptica, observa-se que os glomérulos são praticamente normais, podendo, no entanto, apresentar discreta hipercelularidade mesangial e hipertrofia dos podócitos. Gotículas de lipídios e grânulos hialinos nas células dos túbulos proximais representam achados frequentes, sendo decorrentes da reabsorção de proteínas e lipoproteínas filtradas pelos glomérulos. Já à microscopia eletrônica, observa-se apenas retração dos prolongamentos dos podócitos, não se detectando depósitos eletrodensos. À microscopia de fluorescência, não se encontram depósitos de imunoglobulinas e/ou complemento. Estudos de histoquímica mostram perda da carga negativa da MBG, porém sem alterações nos diferentes tipos de colágenos e outras proteínas da matriz mesangial e da MBG, como laminina, fibronectina ou sulfato de heparano. Também não foram encontradas alterações de podócitos, os quais mantêm diferenciação celular e citoesqueleto preservado com positividade para nefrina, podocina e actinina, entre outras.

As alterações descritas são encontradas em qualquer situação em que exista proteinúria intensa, não se tratando de critério diagnóstico conclusivo para essa patologia. O diagnóstico anatomopatológico se dá pela ausência de outras lesões glomerulares, sendo, portanto, um diagnóstico de exclusão.

Tratamento

Deve-se instituir tratamento inespecífico o mais brevemente possível no curso da nefropatia. As medidas para controle do edema são as mesmas discutidas no início deste capítulo. No episódio inicial de síndrome nefrótica, não estão indicados os usos de estatinas nem de IECA ou BRA para pacientes normotensos.

Na criança com síndrome nefrótica, a frequência de GLM é muito alta, tornando-se possível tratamento inicial sem biopsia com diagnóstico presuntivo. Assim, o episódio inicial deve ser tratado com prednisolona 60 mg/m²/dia (máximo de 80 mg/dia) até a remissão ou, no mínimo, por 4 semanas. Para os casos de corticorresistência (não resposta após 4 semanas de tratamento), deve-se proceder à biopsia renal.

Em adultos, a biopsia renal é mandatória antes do tratamento específico. A opção inicial deve por prednisona ou prednisolona, na dose diária de 1 mg/kg (máximo de 80 mg) ou 2 mg/kg em dias alternados (120 mg) por 4 a 16 semanas. Quando houver remissão da proteinúria, a dose deve ser reduzida gradualmente até a suspensão, em um período de 6 meses. Para pacientes com contraindicação relativa ao uso de corticosteroides, sugere-se uso de ciclofosfamida ou inibidores da calcineurina (ciclosporina ou tacrolimus).

Nos casos de recidivas frequentes e de corticodependência, sugere-se a administração de ciclofosfamida oral, 2 a 2,5 mg/kg/dia durante 8 semanas. Para os pacientes que desejarem preservar sua fertilidade ou que não responderem a ciclofosfamida, pode-se utilizar ciclosporina (3 a 5 mg/kg/dia) ou tacrolimus (0,05 a 0,1 mg/kg/dia) divididos em duas doses diárias, por um período de 1 a 2 anos. Para os intolerantes aos corticosteroides, à ciclofosfamida e aos inibidores da calcineurina, sugere-se micofenolato mofetila, 50 a 100 mg 2 vezes/dia, por 1 a 2 anos.

Os casos de recidiva frequente correspondem àqueles com dois episódios de proteinúria nefrótica 6 meses após resposta inicial ou quatro ou mais recidivas em 12 meses. Define-se corticodependência como a redução ou a remissão da proteinúria em 8 semanas do início da corticoterapia, com proteinúria recorrendo após diminuição da dose ou após 2 semanas da descontinuação da medicação.

O rituximabe, anticorpo monoclonal anti-CD 20, que inibe a proliferação e a diferenciação de células B, tem sido utilizado nos casos de recidivas frequentes e de corticodependência. Apesar de promissores, os estudos geralmente são observacionais e com um número pequeno de pacientes.

Entre os preditores de recidiva, destaca-se o nível de proteinúria basal superior a 7 g/dia.

Os casos de corticorresistência devem ser reavaliados para outras causas de síndrome nefrótica.

> **PONTOS-CHAVE**
>
> Glomerulonefrite de lesões mínimas:
> - Acomete principalmente crianças pré-escolares do sexo masculino
> - Apresentação: síndrome nefrótica
> - Dados laboratoriais: proteinúria seletiva, hipoalbuminemia e hiperlipidemia
> - Microscopia óptica: normal; microscopia de imunofluorescência: negativa; microscopia eletrônica: retração dos prolongamentos dos podócitos
> - Tratamento: primeira escolha – corticoterapia.

GLOMERULOSCLEROSE SEGMENTAR E FOCAL

O termo "glomeruloesclerose segmentar e focal" refere-se a uma descrição morfológica que se aplica a um grupo heterogêneo de doenças, englobadas como uma única síndrome, caracterizada por proteinúria (geralmente nefrótica), retração de processos podocitários e lesões escleróticas acometendo segmentos de parte dos glomérulos. A glomerulosclerose segmentar e focal (GESF) pode ser classificada como primária (idiopática), genética e secundária (algumas causas estão listadas no Quadro 21.2), responsável por aproximadamente 7 a 15% das síndromes nefróticas em crianças. Segundo o Registro Paulista de Glomerulonefrites, é a mais frequente das glomerulonefrites nos pacientes adultos submetidos à biopsia renal (29,7%). Quando se analisa apenas a população pediátrica, observa-se que a maioria dos casos ocorre em pacientes com idade inferior a 5 anos, enquanto, na população adulta, a maior parte dos pacientes apresenta síndrome nefrótica antes dos 40 anos de idade. Casos de pacientes com idade mais avançada (60 a 70 anos) também têm sido descritos.

Quadro clínico

A apresentação da GESF primária se dá com proteinúria, frequentemente levando à síndrome nefrótica. Também pode se manifestar com hipertensão (45% dos casos), hematúria (45%) e alteração da função renal (30%). É mais comum em homens e em negros. Nos casos de GESF secundária, a porcentagem de proteinúria não nefrótica com alteração da função renal é maior. Em geral, os casos de GESF genética manifestam-se com síndrome nefrótica grave durante a infância ou a adolescência.

Etiopatogenia

A etiopatogenia ainda é controversa. Existem autores que defendem que GLM e GESF representem variantes da mesma doença, caracterizada por lesão no podócito. O insulto ao

Quadro 21.2 Glomeruloesclerose segmentar e focal de causas genéticas e secundárias.

Genética
• NPHS1 – nefrina
• NPHS2 – podocina
• WT1 – tumor de Wilms 1
• ACTN4 – a-actina-4
• APOL1 – apolipoproteína1
Associada a vírus
• HIV – nefropatia do HIV (HIVAN)
• Parvovírus B19
Associada a drogas
• Pamidronato
• Interferona
• Sirolimo
• Heroína
• Lítio
Associada a mudanças hemodinâmicas adaptativas, hipertrofia e hipertensão glomerular
• Hipertensão
• Obesidade
• Anemia falciforme
• Ateroembolismo
• Agenesia renal unilateral
• Nefropatia do refluxo
• Nefropatia crônica do enxerto
• Doenças renais avançadas

podócito parece ser o componente central no desenvolvimento da GESF. Primeiro, porque se observou, em casos de GESF recorrente após transplante renal, que alterações visualizadas na microscopia eletrônica precediam o aparecimento de lesão na microscopia óptica. Outras evidências do papel central dos podócitos correspondem ao fato de que a lesão dessas células em modelos animais resulta em GESF e que a histologia da lesão e as manifestações clínicas são proporcionais ao número de podócitos lesados.

A recorrência precoce da proteinúria após transplante renal e a indução de proteinúria em modelos animais após administração de plasma de pacientes com GESF sugerem a hipótese da existência de fatores circulantes que contribuiriam para a etiopatogenia da doença. Um possível fator seria o *cardiotrophin-like cytokine-1* (CLC-1), uma citocina que pode acarretar aumento da permeabilidade glomerular, com redução da expressão de nefrina nos glomérulos.

Outro candidato a fator circulante para GESF primária seria o receptor solúvel de uroquinase (suPAR). Observou-se que, em um grupo de pacientes com GESF pré-transplante, os níveis séricos elevados de suPAR se correlacionaram positivamente com aumento de recorrência após o transplante renal. O fator circulante que parecia altamente promissor, entretanto, mostrou algumas limitações. No momento, sabe-se que seus níveis séricos são influenciados pela taxa de filtração glomerular, podem estar elevados também em casos de nefrite lúpica e nefropatia por IgA e que não são úteis para diferenciar GESF primária da secundária. Portanto, ainda são necessários mais estudos para avaliar se o suPAR desempenha papel relevante no desenvolvimento das lesões segmentares e focais e para avaliar sua especificidade em relação à GESF primária.

Outro aspecto interessante da etiopatogenia da GESF é o fato de o podócito ser uma célula bem diferenciada e com baixa capacidade de regeneração ou proliferação. Em razão disso, outra linha de pesquisa busca descobrir qual é o mecanismo de repopulação dos podócitos após lesão. Descobriu-se, então, que células epiteliais parietais da cápsula de Bowman podem migrar para substituir podócitos lesados. A detecção de células epiteliais parietais ativadas na cápsula de Bowman ou no tufo glomerular poderia auxiliar, então, no diagnóstico precoce de GESF.

Do ponto de vista genético, foi observado que alterações no gene APOL1 podem estar ligadas a pior prognóstico da GESF e a maior risco de evolução para DRC. Essas alterações são mais frequentes em afro-americanos e podem ser uma alteração adaptativa que proporcione maior proteção contra infecções tripanossômicas.

Anatomia patológica

A maior parte dos glomérulos apresenta-se histologicamente normal ou com discreta hipercelularidade mesangial. A doença é segmentar e focal porque somente alguns glomérulos estão alterados (focal), com lesões apenas localizadas (segmentar). Assim, em alguns glomérulos, observam-se, de maneira segmentar, aumento da matriz mesangial, hipercelularidade, colapso de alça capilar, depósitos de proteínas e aderências à cápsula de Bowman (Figura 21.11). Podócitos proliferados alinham-se em torno das lesões segmentares de esclerose e apresentam sinais de indiferenciação celular, com perda de proteínas normalmente presentes em podócitos maduros.

Essas lesões segmentares são mais comumente observadas na periferia dos glomérulos, junto ao túbulo contorcido proximal, podendo ocorrer também no polo vascular. Em casos mais avançados, podem ser observados glomérulos totalmente hialinizados. Acredita-se que os glomérulos justamedulares são os mais precocemente atingidos, em virtude do aumento de fluxo sanguíneo e pressão capilar a que esses glomérulos são submetidos. Lesões tubulointersticiais, como dilatação e atrofia tubular e fibrose intersticial, em geral desproporcionais à lesão glomerular, podem ser encontradas. À microscopia eletrônica, os glomérulos normais demonstram podócitos volumosos com retração dos processos podálicos e, em geral, com grandes vacúolos

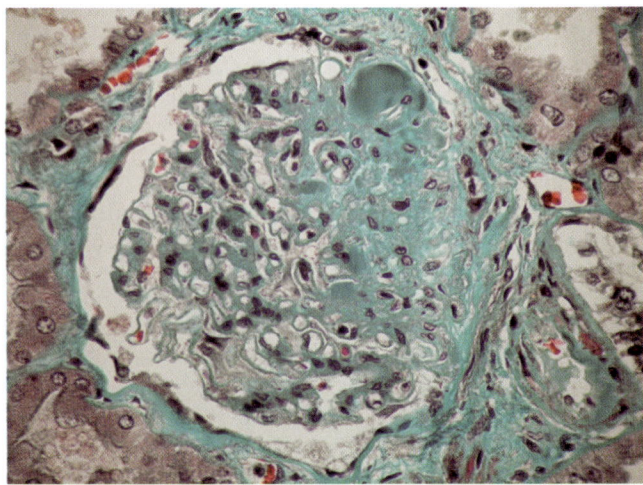

Figura 21.11 Colapso segmentar de alças capilares com expansão de matriz e aderência à cápsula de Bowman em paciente portador de glomeruloesclerose segmentar e focal (microscopia óptica, tricrômico de Masson, 400×).

intracitoplasmáticos. Observam-se com frequência podócitos desgarrados da MBG, o que leva ao colapso das alças capilares glomerulares. Os glomérulos normais costumam ser negativos à imunofluorescência, mas ocasionalmente apresentam pequena deposição de IgM e C3. Nas áreas em que existem lesões segmentares, encontra-se deposição de IgM e C3, que apresentam aspecto nodular; esses depósitos são interpretados como aprisionamento de imunorreagentes em áreas cicatriciais.

Como lesões do tipo esclerose glomerular podem ser consequência da evolução de praticamente todas as glomerulopatias, o achado de GESF por si só não é suficiente para firmar o diagnóstico.

Para padronizar a terminologia utilizada, em 2004 publicou-se uma classificação histológica da GESF, baseada nas alterações encontradas na microscopia óptica. A partir dela, foram se estabelecendo relações clínicas a cada tipo de lesão, resumidos Quadro 21.3.

Tratamento

Primeiro, devem ser excluídas as principais causas de GESF secundária, pois o tratamento imunossupressor está indicado apenas para os casos primários, com manifestações da síndrome nefrótica. Os testes genéticos não estão indicados rotineiramente. O tratamento inicial deve se dar com prednisona 1 mg/kg/dia (máximo de 80 mg) ou com 2 mg/kg em dias alternados (máximo de 120 mg), alta dose a ser mantida por um período de 4 a 16 semanas, ou até quando for tolerada ou até atingir a remissão completa. Sugere-se reduzir o uso de corticosteroide gradualmente após a remissão por um período de 6 meses.

Os inibidores da calcineurina podem ser considerados uma primeira opção para aqueles com contraindicações relativas ou intolerância a altas doses de corticosteroides, como nos casos de diabetes descontrolado, condições psiquiátricas e osteoporose grave.

As recidivas devem ser tratadas da mesma maneira que a GLM nos adultos, conforme discutido anteriormente.

Para os casos de GESF corticorresistentes, o KDIGO sugere utilização de ciclosporina 3 a 5 mg/kg/dia dividida em duas doses diárias ou tacrolimus 0,05 a 0,1 mg/kg/dia dividida também em duas doses diárias por ao menos 4 a 6 meses. Caso haja remissão parcial ou completa, o tratamento deve ser mantido por ao menos 12 meses, seguido por redução gradual da dose. Para os pacientes intolerantes à ciclosporina ou com alteração de função renal, o KDIGO sugere o tratamento combinado com micofenolato mofetila e alta dose de dexametasona.

Novas opções de tratamento estão sendo testadas, porém ainda sem evidências fortes para justificar seu uso rotineiro. Entre elas, podemos citar os inibidores de SGLT2 e antagonistas da endotelina tipo A e antagonista do receptor da angiotensina II (sparsentan).

Prognóstico

Variável, depende principalmente da resposta ao tratamento. Quanto maior for a proteinúria, maior será a chance de evolução para DRC terminal. Assim, pacientes tratados com remissão completa da síndrome nefrótica apresentam sobrevida renal em 5 anos de 100% e em 10 anos de 89%, enquanto aqueles que apresentam remissão parcial, 90 e 78% contra 68 e 40% para os que não remitiram, respectivamente. Remissão espontânea da síndrome nefrótica é rara.

Glomeruloesclerose segmentar e focal e transplante

A recorrência da GESF é de 20 a 40%. A recidiva, na maioria dos casos, ocorre no 1º mês pós-transplante, com apresentação clínica de síndrome nefrótica. Os fatores de risco para a recorrência são idade inferior a 15 anos, rápida evolução (menor que 3 anos) para DRC terminal e proliferação mesangial nos rins primitivos.

A frequência de perda do enxerto em virtude da recidiva varia na literatura de 10 a 50%, e, uma vez perdido o primeiro enxerto por recorrência, a frequência de recorrência em um segundo transplante é de 80%.

⚠ PONTOS-CHAVE

Glomeruloesclerose segmentar e focal:

- Acomete pacientes jovens, com maior prevalência em homens e afrodescendentes
- Apresentação: edema e hipertensão
- Dados laboratoriais: proteinúria e hematúria microscópica
- Microscopia óptica: lesões esclerosantes segmentares e focais; microscopia de imunofluorescência: ausência de depósitos imunes; microscopia eletrônica: lesões degenerativas dos podócitos
- Tratamento: 1ª escolha – corticoterapia
- Evolução para DRC depende principalmente da remissão da proteinúria
- A recorrência após transplante renal é de 20 a 40% dos casos.

Quadro 21.3 Classificação de Columbia e correlações clínicas.

Variante	Característica	Correlação clínica
Colapsante (COL)	Presença de ao menos um glomérulo com colabamento da membrana basal, circundado por podócitos hipertróficos e hiperplásicos	Infecções pelo HIV e parvovírus B19 Baixa resposta ao tratamento e pior prognóstico renal
Apical (Tip)	Esclerose do tufo glomerular conectado ao orifício de saída do túbulo proximal	Síndrome nefrótica grave Boa resposta ao tratamento e melhor prognóstico renal
Peri-hilar (PHI)	Hialinose peri-hilar em mais de 50% dos glomérulos lesados	Mais comum nas formas secundárias Menor frequência de síndrome nefrótica
Celular (CEL)	Presença de ao menos um glomérulo com hipercelularidade endocapilar envolvendo pelo menos 25% do tufo	Variante menos frequente
NOS	O diagnóstico exige a exclusão das outras quatro variantes	Variante mais comum Características clínicas intermediárias entre as variantes colapsante e apical

NEFROPATIA MEMBRANOSA

Também denominada "glomerulonefrite membranosa" (GNM), a nefropatia membranosa (NM) ocorre em 20 a 40% dos pacientes adultos com síndrome nefrótica. Segundo o Registro Paulista de Glomerulonefrites, representou a segunda glomerulopatia mais frequente, responsável por 20,7% dos casos biopsiados.

A NM é uma doença de instalação insidiosa que ocorre mais frequentemente em homens (60 a 70% dos casos), com idade média oscilando entre 45 e 50 anos, porém pode se dar em qualquer faixa etária. Parece haver predomínio em indivíduos de pele branca.

Sua apresentação clínica consiste em síndrome nefrótica em 70 a 80% dos casos, com proteinúria variando entre 5 e 10 g nas 24 horas. Casos mais insidiosos podem já apresentar alteração da função renal no momento do diagnóstico. Uma pequena porcentagem desses indivíduos (20 a 30%) pode, inicialmente, apresentar-se com proteinúria assintomática. Hematúria microscópica está presente em cerca de 30% dos adultos, porém, em crianças, sua frequência está próxima de 100%. Hematúria macroscópica característica está ausente. Os níveis séricos de creatinina costumam ser normais na primeira consulta, e hipertensão arterial ocorre em torno de 50 a 70% dos pacientes.

Na evolução, o dado que mais chama atenção é o alto índice de remissão espontânea, em cerca de um terço dos casos, dependendo do tempo de seguimento avaliado. A função renal permanece estável na maior parte dos pacientes, enquanto um pequeno grupo (25 a 30%) evolui para insuficiência renal após 10 a 20 anos; é raro que pacientes com NM apresentem progressão mais rápida para insuficiência renal terminal, e casos assim devem ser investigados quanto a possibilidade de diagnósticos diferenciais. Os dados que se associam a pior prognóstico são idade mais avançada, homens, síndrome nefrótica persistente, hipertensão arterial, queda de filtração glomerular na primeira consulta e presença de lesão tubulointersticial à biopsia renal.

Em cerca de 60 a 80% dos casos, não se pode determinar a etiologia da NM, que é, então, classificada como primária ou idiopática. As principais doenças associadas à NM são neoplasias sólidas (trato gastrintestinal, próstata, ginecológicas, renal, pulmão), doenças autoimunes (LES, tireopatias) e infecções crônicas (sífilis, hepatite B, hanseníase, parasitoses). Na investigação clínica, as causas secundárias devem ser descartadas antes de se concluir ser NM primária ou idiopática.

A trombofilia é uma complicação comum na NM, podendo se manifestar como trombose venosa profunda, embolia pulmonar ou, mais frequentemente, trombose de veia renal. A influência dessa complicação na evolução da função renal ainda não está definida.

Anatomia patológica

Na NM, a lesão é basicamente da MBG. Não se observa hipercelularidade (Figura 21.12). Lesões inespecíficas tubulointersticiais podem ser encontradas nos casos mais avançados.

O aspecto dos glomérulos à microscopia óptica é bastante variável, dependendo da duração da doença à época da biopsia. Observam-se diferentes estágios mais bem entendidos quando se estudam as lesões pelas técnicas de microscopias óptica, de imunofluorescência e eletrônica.

No estágio I, na fase inicial da doença, os glomérulos são normais pela microscopia óptica, porém a imunofluorescência mostra depósitos difusos granulares de IgG e C3 em alças capilares (Figura 21.13) e, na microscopia eletrônica, detectam-se depósitos eletrodensos entre a MBG e os podócitos (espaço subepitelial). As lesões evoluem e a membrana basal reage aos depósitos de imunocomplexos formando projeções de colágeno que tentam englobar os depósitos (Figura 21.14). Essas projeções, denominadas "espículas" e coradas em preto pela coloração com sais de prata, conferem à MBG o "aspecto de pente", caracterizando o estágio II da doença (Figura 21.15). Posteriormente, no estágio III, a membrana basal engloba de maneira total os depósitos, formando um padrão pela coloração da prata de espaços claros negativos pela prata ocupados pelos depósitos e linhas pretas representando a membrana basal espessada. Nesse estágio, a ultraestrutura mostra depósitos totalmente incorporados na MBG que se apresenta espessa na microscopia óptica. No estágio IV, grande parte dos depósitos já foi integrada à membrana basal e reabsorvida, aparecendo como halos claros na ultraestrutura; a imunofluorescência é negativa ou fracamente positiva, e a membrana basal mostra-se intensamente espessada pela microscopia óptica. Essas lesões podem coexistir na mesma biopsia (Figuras 21.12 e 21.13).

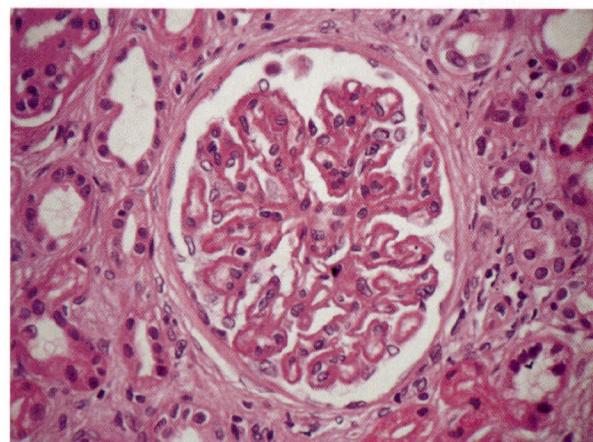

Figura 21.12 Espessamento difuso e homogêneo da membrana basal glomerular em paciente com glomerulonefrite membranosa (microscopia óptica, 400×).

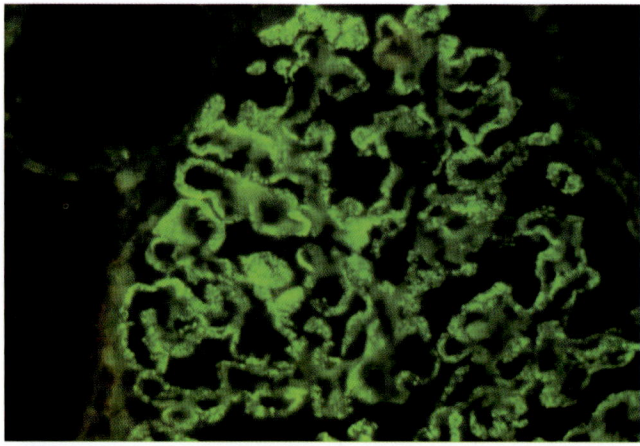

Figura 21.13 Depósitos granulares de IgG ao longo da membrana basal glomerular em paciente portador de glomerulonefrite membranosa (microscopia de imunofluorescência, 400×).

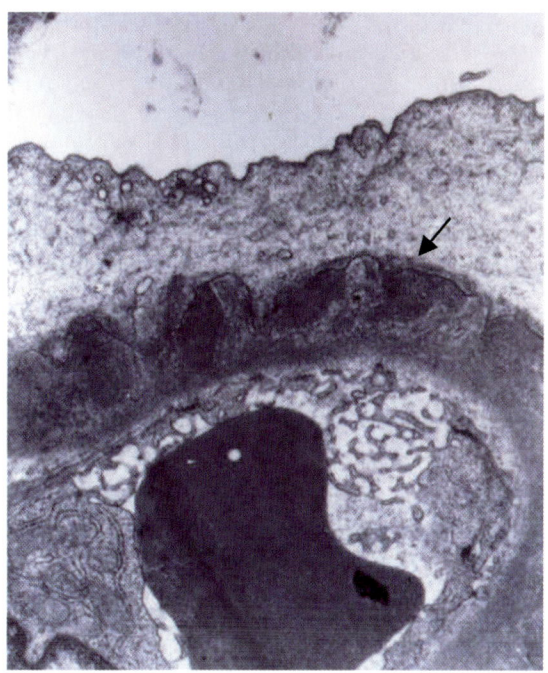

Figura 21.14 Depósitos subepiteliais de material eletrodenso (*seta*) em paciente portador de glomerulonefrite membranosa em estágio II (microscopia eletrônica, 27.500×).

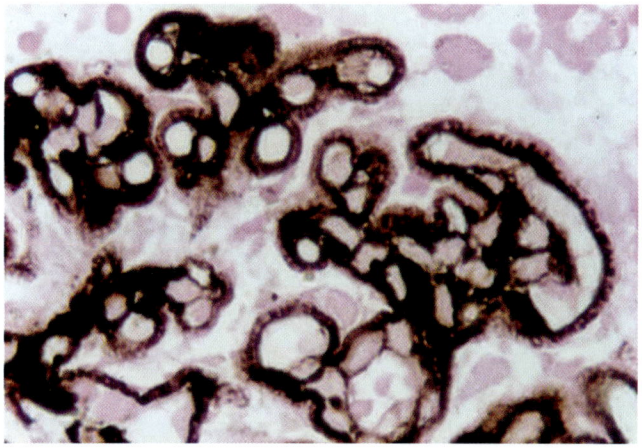

Figura 21.15 Espessamento difuso da membrana basal capilar, com presença de espículas (microscopia óptica, impregnação pela prata, 400×).

Na formação dos depósitos observados nas microscopias de imunofluorescência e eletrônica tem sido propostos vários antígenos exógenos infecciosos, e endógenos como neoplásicos e autoantígenos encontrados nas doenças autoimunes.

A descoberta de autoanticorpos anti-Receptor da Fosfolipase A2 (PLA2R) nos pacientes com NM idiopática determinou muitos avanços no entendimento da doença (Beck et al., 2009). Além de caracterizar a NM como doença autoimune, já que a fosfolipase é um componente normal da membrana citoplasmática do podócito, permitiu o diagnóstico diferencial entre as formas primária e secundária da doença e tem orientado o tratamento. Dessa forma, o autoantígeno PLA2R está presente nos depósitos subepiteliais observados nas microscopias de imunofluorescência e eletrônica em 70% dos pacientes com NM primária. A biopsia renal mostra a presença de autoanticorpos anti-PLA2R a partir de reação imunoistoquímica utilizando-se monoclonal específico. A reação positiva caracteriza-se pela presença de padrão granular ao longo da MBG semelhante ao observado na reação de imunofluorescência. A biopsia renal passou a ter papel fundamental no diagnóstico de NM primária em estudos retrospectivos ou em fases de remissão da doença quando a pesquisa de autoanticorpos circulantes anti-PLA2R no soro não é possível ou é negativa, respectivamente (Svobodova et al., 2013).

Etiopatogenia

Inicialmente, acreditava-se que a NM fosse consequência da deposição renal de imunocomplexos circulantes. Essa hipótese teve origem na observação de que tanto animais de experimentação quanto pacientes com essa glomerulopatia, além de apresentarem deposição de imunoglobulina e complemento nos glomérulos, reportavam imunocomplexos circulantes. Observações posteriores, no entanto, não confirmaram essa hipótese. Como já descrito, os depósitos na NM localizam-se na região subepitelial; quando se inoculam imunocomplexos pré-formados, estes se localizam principalmente nas regiões mesangial e subendotelial, e não na subepitelial. Em seres humanos, observou-se que não existe correlação entre a presença de imunocomplexo circulante e a atividade da doença.

Nas três últimas décadas, foram descritos dois modelos experimentais de NM que dependem basicamente da reação antígeno-anticorpo realizada *in situ*. No primeiro, demonstrou-se que a inoculação de anticorpos contra determinantes antigênicos presentes nos podócitos pode provocar o aparecimento de NM em animais de experimentação. Outro modo de promover essa nefropatia é a inoculação de proteínas estranhas catiônicas. Nesse segundo modelo, a proteína se fixa, pela interação eletrostática, à MBG. Como essa proteína não é reconhecida como própria, o organismo começa a produzir anticorpos contra ela, dando origem à reação antígeno-anticorpo, com consequente glomerulonefrite.

Em 2009, um estudo identificou o antígeno contra o qual são formados anticorpos em 70% das NM idiopáticas, o receptor de fosfolipase (PLA2R). Esse antígeno está localizado na membrana citoplasmática dos podócitos de pacientes com NM, e o anticorpo da classe IgG4 reage contra ele, desencadeando a lesão podocitária que ativa localmente o sistema complemento e dá origem à NM. Portanto, a etiopatogenia mais recentemente aceita é a de formação *in situ* de imunocomplexos.

Já é possível detectar a presença desses anticorpos no material da biopsia renal, por meio de imunofluorescência, o que sugere fortemente causa primária da NM.

O anticorpo anti-PLA2R no soro pode ter várias utilidades. Sua positividade é capaz de sugerir o diagnóstico da NM em pacientes com suspeita dessa glomerulopatia, mas que não tenham condições clínicas de ser submetidos à biopsia renal. A análise evolutiva, longitudinal e quantitativa desse anticorpo no soro pode auxiliar no entendimento da atividade imunológica da doença. Em casos em que o anticorpo esteja positivo com títulos cada vez menores, é possível que a doença esteja entrando em remissão, um tipo de paciente para o qual não seria interessante considerar tratamento específico. Por sua vez, pacientes que apresentem títulos altos ou crescentes de anticorpo anti-PLA2R no soro são fortes candidatos à terapêutica específica imunossupressora.

Tratamento

Inicialmente, os pacientes devem ser avaliados quanto a causas secundárias, descartando-se as principais etiologias, enquanto se ajusta o tratamento inespecífico, baseado habitualmente em diuréticos, renoprotetores e, em casos de síndrome nefrótico exuberante, anticoagulação profilática.

Como os pacientes portadores de NM apresentam altas taxas de remissão espontânea, e a deterioração da função renal geralmente acontece de forma lenta, é necessário avaliar risco de progressão para a tomada de decisão em relação a necessidade de tratamento específico, que deve estar reservado aos casos considerados primários ou idiopáticos.

O Quadro 21.4 mostra a classificação de risco e o tratamento sugerido para cada grupo de pacientes.

Em relação aos imunossupressores mais habitualmente usados, já se tornou consenso de que a monoterapia com corticosteroides não é eficaz nem na redução da proteinúria nem na preservação da função renal.

Quando indicado tratamento específico com inibidores de calcineurina, a dose inicial recomendada para o uso da ciclosporina é 3 a 4 mg/kg/dia divididos em duas tomadas de 12/12 horas e, no caso do tacrolimus, 0,1 mg/kg/dia, também dividido em duas tomadas de 12/12 horas. Em ambos os casos, deve-se monitorar o nível sérico da droga para evitar nefrotoxicidade.

No caso de indicação de rituximabe, é recomendado o uso de duas doses de 1,0 g com intervalo entre elas de 14 dias, com monitoramento de imunoglobulinas e contagem de células B periféricas, se possível. É importante ressaltar a necessidade do preparo do paciente para o tratamento com rituximabe, com checagem de carteira de vacinação, especialmente vacina meningocócica.

Quando a indicação de tratamento específico for a associação de corticoide com ciclofosfamida, há diversos esquemas anteriormente recomendados. Ponticelli et al. demonstraram que o uso de metilprednisolona IV 1 g/dia durante 3 dias seguidos de 0,5 mg/kg VO por 27 dias nos meses 1, 3 e 5, associado à ciclofosfamida VO na dose de 1,5 a 2,0 mg/kg por 30 dias nos meses 2, 4 e 6, aumentou significativamente a frequência de remissão da síndrome nefrótica e diminuiu o ritmo de queda da filtração glomerular.

Muitas adaptações a esse esquema têm sido propostas, e uma delas seria o uso de prednisona em dose alta (1 mg/kg) no primeiro mês, reduzindo pela metade no segundo mês e novamente para um quarto no terceiro mês, mantendo por 6 meses, associada a ciclofosfamida 1,5 a 2,0 mg/kg/dia desde o início do tratamento por até 14 semanas. É importante o monitoramento dos leucócitos em hemograma nos casos de uso de ciclofosfamida pela sua alta toxicidade em medula óssea.

Independentemente da medicação escolhida para o tratamento específico, é importante lembrar que a resposta da proteinúria é lenta e pode levar 6 a 12 meses para reduzir seus níveis. Esse dado pode estar relacionado com o fato de a MBG levar um tempo para se reestruturar, mesmo que já não exista atividade imunológica local.

Estudos recentes sugerem que a resposta imunológica com redução dos níveis do anticorpo antecede a redução da proteinúria em cerca de 4 meses. Assim, a dosagem evolutiva do anticorpo pode auxiliar no monitoramento do tratamento. A negativação da dosagem sérica do anticorpo sugere boa resposta ao tratamento com possibilidade de redução ou suspensão da terapêutica imunossupressora. O nível alto persistente do anticorpo no soro após 6 meses do início do tratamento sugere resposta pobre ao tratamento, podendo haver necessidade de revisão da proposta terapêutica ou mesmo troca do esquema de imunossupressão.

Nefropatia membranosa e transplante

A recidiva da NM varia em torno de 20 a 50%. A apresentação clínica caracteriza-se pela presença de síndrome nefrótica que se manifesta 10 meses em média após o transplante. A perda do enxerto em razão da recorrência é rara. Muitas vezes, a NM manifesta-se no rim transplantado como glomerulonefrite *de novo*. Sua incidência varia entre 1 e 2%. A apresentação clínica mais frequente refere-se à presença de proteinúria, que se manifesta em média 16 meses após o transplante; além disso, mais de 70% dos casos cursam com síndrome nefrótica. A perda do enxerto, decorrente da NM *de novo*, ocorre em torno de 30 a 40% dos casos, 3 a 4 anos após o diagnóstico.

Quadro 21.4 Classificação de risco e tratamento.

Baixo risco	Risco intermediário	Alto risco	Muito alto risco
Proteinúria < 3,5 g/24 h ou reduzindo progressivamente Função renal normal	Proteinúria acima de 3,5 g/24 h mesmo após 6 meses de tratamento inespecífico Função renal normal Nível de Ac. anti-PLA2R em redução progressiva	Proteinúria > 8 g/24 h e/ou taxa de filtração glomerular (TFG) < 60 mℓ/min por mais de 6 meses OU Proteinúria acima de 3,5 g/24 h mesmo após 6 meses de tratamento inespecífico Função renal normal + Hipoalbuminemia persistente ou Ac. anti-PLA2R elevado ou aumentando	Síndrome nefrótico-refratário ou alteração progressiva da função renal (não explicada por outra etiologia)
Tratamento inespecífico	Tratamento inespecífico por 6 meses, considerar iniciar tratamento específico com inibidores de calcineurina associados a baixas doses de corticoide ou rituximabe	Tratamento específico com inibidores de calcineurina associados a baixas doses de corticoide OU rituximabe OU ciclofosfamida com altas doses de corticoide	Tratamento específico com ciclofosfamida e altas doses de corticoide (exceto pacientes com TFG < 30 mℓ/min)

PONTOS-CHAVE

Nefropatia membranosa:
- Instalação insidiosa
- Acomete principalmente adultos entre 45 e 50 anos do sexo masculino
- Apresentação: síndrome nefrótica e hipertensão arterial
- Dados laboratoriais: proteinúria, hipoalbuminemia, micro-hematúria e creatinina normal. Dosagem do anticorpo antifosfolipase A2 (Ac. anti-PLA2R) pode ser útil no diagnóstico e no seguimento do paciente
- Microscopia óptica: espessamento global da MBG. Presença de espículas ou elo de corrente (prata); microscopia de imunofluorescência: deposição de IgG e C3 em alças capilares; microscopia eletrônica: depósitos eletrodensos subepiteliais
- Sinais de mau prognóstico: idade avançada, sexo masculino, síndrome nefrótica persistente, hipertensão arterial, queda de filtração glomerular na primeira consulta e presença de lesão tubulointersticial à biopsia renal
- Tratamento específico: tratar os pacientes com sinais de pior prognóstico, de acordo com classificação de risco e monitoramento da proteinúria, função renal e dosagem do Ac. anti-PLA2R (se possível) ao longo do tratamento.

BIBLIOGRAFIA

Alves MAR. Propedêutica da glomerulopatias. In: Barros RT, Alves MAVFR, Dantas M, Kirsztajn GM, Sens YAS, orgs. Glomerulopatias: patogenia, clínica e tratamento. 3. ed. São Paulo: Sarvier; 2012. p. 103-22.

Appel D, Kershaw DB, Smeets B, Yuan G, Fuss A, Frye B et al. Recruitment of podocytes from glomerular parietal epithelial cells. J Am Soc Nephrol. 2009 Feb;20(2):333-43.

Appel GB, Blum CB, Chien S, Kunis CL, Appel AS. The hyperlipidemia of the nephrotic syndrome. Relation to plasma albumin concentration, oncotic pressure, and viscosity. N Engl J Med. 1985;312(24):1544-8.

Barbour SJ, Coppo R, Zhang H, Liu ZH, Suzuki Y, Matsuzaki K et al. Evaluating a New International Risk-Prediction Tool in IgA Nephropathy. JAMA Intern Med. 2019;179(7):942-52.

Beck LH Jr, Bonegio RG, Lambeau G, Beck DM, Powell DW, Cummins TD et al. M-type phospholipase A2 receptor as target antigen in idiopathic membranous nephropathy. N Engl J Med. 2009;361(1):11-21.

Bolton WK, Wilkowski MJ. Treatment and prognosis of renal and systemic vasculitis. Contrib Nephrol. 1991;94:72-80.

Bu R, Li Q, Duan ZY, Wu J, Chen P, Chen XM, Cai GY. Clinicopathologic features of IgA-dominant infection-associated glomerulonephritis: a pooled analysis of 78 cases. Am J Nephrol. 2015;41(2):98-106.

Cameron JS, Healy MJ, Adu D. The Medical Research Council trial of short-term high-dose alternate day prednisolone in idiopathic membranous nephropathy with nephrotic syndrome in adults. The MRC Glomerulonephritis Working Party. Q J Med. 1990;74(274):133-56.

Cameron JS, Turner DR, Heaton J, Williams DG, Ogg CS, Chantler C et al. Idiopathic mesangiocapillary glomerulonephritis. Comparison of types I and II in children and adults and long-term prognosis. Am J Med. 1983;74(2):175-92.

Caravaca-Fontán F, Díaz-Encarnación MM, Lucientes L, Cavero T, Cabello V, Ariceta G et al. Mycophenolate Mofetil in C3 Glomerulopathy and Pathogenic Drivers of the Disease. Clin J Soc Nephrol. 2020;15(9):1287-1298.

Carvalho MFC, Soares VA. Glomerulopatias após o transplante renal. In: Barros RT, Alves MAR, Dantas M, Kirsztajn GM, Sens YAS, orgs. Glomerulopatias: patogenia, clínica e tratamento. 2. ed. São Paulo: Sarvier; 2006. p. 421-36.

Cattran DC, Delmore T, Roscoe J, Cole E, Cardella C, Charron R, Ritchie S. A randomized controlled trial of prednisone in patients with idiopathic membranous nephropathy. N Engl J Med. 1989;320(4):210-5.

Cattran DC, Greenwood C, Ritchie S, Bernstein K, Churchill DN, Clark WF et al. A controlled trial of cyclosporine in patients with progressive membranous nephropathy. Canadian Glomerulonephritis Study Group. Kidney Int. 1995;47(4):1130-5.

Chang JW, Pardo V, Sageshima J, Chen L, Tsai HL, Reiser J et al. Podocyte foot process effacement in postreperfusion allograft biopsies correlates with early recurrence of proteinuria in focal segmental glomerulosclerosis. Transplantation. 2012;93(12):1238-44.

Chen M, Li H, Li XY, Lu FM, Ni ZH, Xu FF et al. Tacrolimus combined with corticosteroids in treatment of nephrotic idiopathic membranous nephropathy: a multicenter randomized controlled trial. Am J Med Sci. 2010;339(3):233-8.

Chugh SS, Clement LC, Macé C. New insights into human minimal change disease: lessons from animal models. Am J Kidney Dis. 2012;59(2):284-92.

Chugh KS, Malhotra HS, Sakhuja V, Bhusnurmath S, Singhal PC, Unni VN et al. Progression to end stage renal disease in post-streptococcal glomerulonephritis (PSGN) – Chandigarh Study. Int J Artif Organs. 1987;10(3):189-94.

Cleper R, Davidovitz M, Halevi R, Eisenstein B. Renal functional reserve after acute poststreptococcal glomerulonephritis. Pediatr Nephrol. 1997;11(4):473-6.

Dantas M, Costa RS, Vaisbich MH. Glomerulopatia de lesões mínimas. In: Barros RT, Alves MAVFR, Dantas M, Kirsztajn GM, Sens YAS, orgs. Glomerulopatias: patogenia, clínica e tratamento. 3. ed. São Paulo: Sarvier; 2012. p. 83-90.

D'Agati VD, Alster JM, Jennette JC, Thomas DB, Pullman J, Savino DA et al. Association of histologic variants in FSGS clinical trial with presenting features and outcomes. Clin J Am Soc Nephrol. 2013;8(3):399-406.

D'Agati VD, Fogo AB, Bruijn JA, Jennette JC. Pathologic classification of focal segmental glomerulosclerosis: a working proposal. Am J Kidney Dis. 2004;43(2):368-82.

De Vriese AS, Glassock RJ, Nath KA, Sethi S, Fervenza FC. A Proposal for a Serology-Based Approach to Membranous Nephropathy. J Am Soc Nephrol. 2017;28(2):421-30.

Dias CB, Pinheiro CC, Silva V dos S, Hagemann R, Barros RT, Woronik V. Proteinuria predicts relapse in adolescent and adult minimal change disease. Clinics (Sao Paulo). 2012;67(11):1271-4.

Dias CB, Woronik V. Síndrome nefrótica: fisiopatologia, complicações e tratamento. In: Barros RT, Alves MAVFR, Dantas M, Kirsztajn GM, Sens YAS (orgs). Glomerulopatias: patogenia, clínica e tratamento. 3 ed. São Paulo: Sarvier; 2012. p.123-42.

Dillon JJ. Fish oil therapy for IgA nephropathy: efficacy and interstudy variability. J Am Soc Nephrol. 1997;8(11):1739-44.

Fliser D, Schröter M, Neubeck M, Ritz E. Coadministration of thiazides increases the efficacy of loop diuretics even in patients with advanced renal failure. Kidney Int. 1994;46(2):482-8.

Fliser D, Zurbrüggen I, Mutschler E, Bischoff I, Nussberger J, Franek E, Ritz E. Coadministration of albumin and furosemide in patients with the nephrotic syndrome. Kidney Int. 1999;55(2):629-34.

Friedman DJ, Pollak MR. APOL1 and Kidney Disease: From Genetics to Biology. Annu Rev Physiol. 2020;82:323-342.

Garin EH, Diaz LN, Mu W, Wasserfall C, Araya C, Segal M, Johnson RJ. Urinary CD80 excretion increases in idiopathic minimal-change disease. J Am Soc Nephrol. 2009;20(2):260-6.

Garin EH, Mu W, Arthur JM, Rivard CJ, Araya CE, Shimada M, Johnson RJ. Urinary CD80 is elevated in minimal change disease but not in focal segmental glomerulosclerosis. Kidney Int. 2010;78(3):296-302.

Geers AB, Koomans HA, Roos JC, Boer P, Dorhout Mees EJ. Functional relationships in the nephrotic syndrome. Kidney Int. 1984;26(3):324-30.

Geier P, Jurencák R, Zapletalová J. Treatment of the first episode of nephrotic syndrome in children. Pediatr Nephrol. 2006;21(11):1779-80; author reply 1781-2.

Glassock RJ, Alvarado A, Prosek J, Hebert C, Parijh S, Satoskar A et al. Staphylococcus-related glomerulonephritis and poststreptococcal glomerulonephritis: why defining "post" is important in understanding and treating infection-related glomerulonephritis. Am J Kidney Dis. 2015;65(6):826-32.

Holdsworth S, Boyce N, Thomson NM, Atkins RC. The clinical spectrum of acute glomerulonephritis and lung haemorrhage (Goodpasture's syndrome). Q J Med. 1985;55(216):75-86.

Hoxha E, Thiele I, Zahner G, Panzer U, Harendza S, Stahl RA. Phospholipase A2 receptor autoantibodies and clinical outcome in patients with primary membranous nephropathy. J Am Soc Nephrol. 2014;25(6):1357-66.

Ichikawa I, Rennke HG, Hoyer JR, Badr KF, Schor N, Troy JL et al. Role for intrarenal mechanisms in the impaired salt excretion of experimental nephrotic syndrome. J Clin Invest. 1983;71(1):91-103.

Jacobsen P, Andersen S, Rossing K, Jensen BR, Parving HH. Dual blockade of the renin-angiotensin system versus maximal recommended dose of ACE inhibition in diabetic nephropathy. Kidney Int. 2003;63(5):1874-80.

Jones G, Juszczak M, Kingdon E, Harber M, Sweny P, Burns A. Treatment of idiopathic membranoproliferative glomerulonephritis with mycophenolate mofetil and steroids. Nephrol Dial Transplant. 2004;19(12):3160-4.

Kanjanabuch T, Kittikowit W, Eiam-Ong S. An update on acute postinfectious glomerulonephritis worldwide. Nat Rev Nephrol. 2009;5(5):259-69.

Kerr PG, Nikolic-Paterson DJ, Atikins RC. Rapidly progressive glomerulonephritis. In: Schrier RW. Kidney & urinary tract. 8. ed. Philadelphia: Lippincott Williams & Wilkins; 2007. p. 1511-35.

Kidney Disease: Improving Global Outcomes (KDIGO) Glomerular Diseases Work Group. KDIGO 2021 Clinical Practice Guideline for the Management of Glomerular Diseases. Kidney Int. 2021;100(4S):S1-S276.

Kobrin S, Madaio MP. Acute poststreptococcal glomerulonephritis and other bacterial infection-related glomerulonephritis. In: Schrier RW. Kidney & urinary tract. 8. ed. Philadelphia: Lippincott Williams & Wilkins; 2007. p. 1464-77.

Korbet SM. Clinical picture and outcome of primary focal segmental glomerulosclerosis. Nephrol Dial Transplant. 1999;14 Suppl 3:68-73.

Lang CH, Brown DC, Staley N, Johnson G, Ma KW, Border WA, Dalmasso AP. Goodpasture syndrome treated with immunosuppression and plasma exchange. Arch Intern Med. 1977;137(8):1076-8.

Larsen CP, Messias NC, Silva FG, Messias E, Walker PD. Determination of primary versus secondary membranous glomerulopathy utilizing phospholipase A2 receptor staining in renal biopsies. Mod Pathol. 2013;26(5):709-15.

Levin A. Management of membranoproliferative glomerulonephritis: evidence-based recommendations. Kidney Int Suppl. 1999;70:S41-6.

Lim BJ, Yang JW, Do WS, Fogo AB. Pathogenesis of focal segmental glomerulosclerosis. J Pathol Transl Med. 2016;50(6):405-10.

Lima EQ, Omais WK, Barros RT, Woronik V, Prado EBA, Praxedes JN, Malheiros DMAC et al. Biopsia renal percutânea guiada por ultrassonografia em tempo real realizada pelo nefrologista. J Bras Nefrol. 1998;20:88.

Lv J, Wong MG, Jardine MJ, Hladunewich M, Jha V et al. Effect of oral methylprednisolone on clinical outcomes in patients with IgA nephropathy: the TESTING randomized clinical trial. JAMA. 2017;318(5):432-42.

Malafronte P, Mastroianni-Kirsztajn G, Betônico GN, Romão JE Jr, Alves MA, Carvalho MF et al. Paulista registry of glomerulonephritis: 5-year data report. Neprol Dial Transplant (Oxford). 2006;21(11):3098-105.

Marsh JB, Drabkiin DL. Experimental reconstruction of metabolic pattern of lipid nephrosis key role of hepatic protein synthesis in hyperlipidemia. Metabolism. 1960;9:946-55.

Martinez MG, dos S Silva, do Valle AP, Amaro CR, Corrente JE, Martin LC. Comparison of different methods of erythrocyte dysmorphism analysis to determine the origin of hematuria. Nephron Clin Pract. 2014;128(1-2):88-94.

Matsusaka T, Xin J, Kobayashi K, Akatsuka A, Hashizume H, Wang QC et al. Genetic engineering of glomerular sclerosis in the mouse via control of onset and severity of podocyte-specific injury. J Am Soc Nephrol. 2005;16(4):1013-23.

McCarthy ET, Sharma M, Savin VJ. Circulating permeability factors in idiopathic nephrotic syndrome and focal segmental glomerulosclerosis. Clin J Am Soc Nephrol. 2010;5(11):2115-21.

MCenery PT, McAdams AJ, West CD. Membranoproliferative glomerulonephritis: improved survival with alternate day prednisone therapy. Clin Nephrol. 1980;13(3):117-24.

Medjeral-Thomas NR, O'Shaughnessy MM, O'Regan JA et al. C3 glomerulopathy: clinicopathologic features and predictors of outcome. Clin J Am Soc Nephrol. 2014;9(1):46-53.

Meyer TW. Tubular injury in glomerular disease. Kidney Int. 2003;63(2):774-87.

Minutolo R, Andreucci M, Balletta MM, Russo D. Effect of posture on sodium excretion and diuretic efficacy in nephrotic patients. Am J Kidney Dis. 2000;36(4):719-27.

Moroni G, Pozzi C, Quaglini S, Segagni S, Banfi G, Baroli A et al. Long-term prognosis of diffuse proliferative glomerulonephritis associated with infection in adults. Nephrol Dial Transplant. 2002;17(7):1204-11.

Nasr S, Fidler ME, Valeri AM, Cornell LD, Sethi S, Zoller A et al. Postinfectious glomerulonephritis in the elderly. J Am Soc Nephrol. 2011;22(1):187-95.

Nasr S, Markowitz GS, Stokes MB, Said SM, Valeri AM, D'Agati VD. Acute postinfectious glomerulonephritis in the modern era: experience with 86 adults and review of the literature. Medicine (Baltimore). 2008;87(1):21-32.

Nerbass FB, Lima HDN, Thomé FS, Vieira Neto OM, Lugon JR, Sesso R. Brazilian Dialysis Survey 2020. J Bras Nefrol. 2022;44(3):349-357.

Ordenez JD, Hiatt RA, Killebrew EJ, Fireman BH. The increased risk of coronary heart disease associated with nephrotic syndrome. Kidney Int. 1990;37:243.

Papakrivopoulou E, Shendi AM, Salama AD, Khosravi M, Connolly JO, Trompeter R. Effective treatment with rituximab for the maintenance of remission in frequently relapsing minimal change disease. Nephrology (Carlton). 2016;21(10):893-900.

Polanco N, Gutiérrez E, Covarsí A, Ariza F, Carreño A, Vigil A et al. Spontaneous remission of nephrotic syndrome in idiopathic membranous nephropathy. J Am Soc Nephrol. 2010;21(4):697-704.

Ponticelli C, Altieri P, Scolari F, Passerini P, Roccatello D, Cesana B et al. A randomized study comparing methylprednisolone plus chlorambucil versus methylprednisolone plus cyclophosphamide in idiopathic membranous nephropathy. J Am Soc Nephrol. 1998;9(3):444-50.

Ponticelli C, Passerini P. Treatment of the nephrotic syndrome associated with primary glomerulonephritis. Kidney Int. 1994;46 (3):595-604.

Pozzi C, Andrulli S, Del Vecchio L, Mells P, Fogazzi GB, Altieri P et al. Corticosteroid effectiveness in IgA nephropathy: long-term results of a randomized, controlled trial. J Am Soc Nephrol. 2004;15(1):157-63.

Quintaes PS, Woronik V. Síndrome nefrótica: fisiopatologia, complicações e tratamento. In: Barros RT. Glomerulopatias: patogenia, clínica e tratamento. 2. ed. São Paulo: Savier; 2006. p. 82-9.

Radice A, Trezzi B, Maggiore U, Pregnolato F, Stellato T, Napodano P et al. Clinical usefulness of autoantibodies to M-type phospholipase A2 receptor (PLA2R) for monitoring disease activity in idiopathic membranous nephropathy (IMN). Autoimmun Rev. 2016;15(2):146-54.

Raff A, Hebert T, Pullman J, Coco M. Crescentic post-streptococcal glomerulonephritis with nephrotic syndrome in the adults: is aggressive therapy warranted? Clin Nephrol. 2005;63(5):375-80.

Rauen T, Eitner F, Fitzner C, Sommerer C, Zeier M, Otte B et al. Intensive supportive care plus immunosuppression in IgA nephropathy. N Engl J Med. 2015;3;373(23):2225-36.

Rauen T, Wied S, Fitzner C, Eitner F, Sommerer C, Zeier M et al. After ten years of follow-up, no difference between supportive care plus immunosuppression and supportive care alone in IgA nephropathy. Kidney Int. 2020;98(4):1044-52.

Reiser J, von Gersdorff G, Loos M, Oh J, Asanuma K, Giardino L et al. Induction of B7-1 in podocytes is associated with nephrotic syndrome. J Clin Invest. 2004;113(10):1390-4.

Remuzzi G, Chiurchiu C, Abbate M, Brusegan V, Bontempelli M, Ruggenenti P. Rituximab for idiopathic membranous nephropathy. Lancet. 2002;360(9337):923-4.

Resende AL, Testagrossa LA. Glomerulosclerose segmentar e focal. In: Barros RT, Alves MAVFR, Dantas M, Kirsztajn GM, Sens YAS, orgs. Glomerulopatias: patogenia, clínica e tratamento. 3. ed. São Paulo: Sarvier; 2012. p. 218-32.

Rodriguez-Iturbe B, Batsford S. Pathogenesis of poststreptococcal glomerulonephritis a century after Clemens von Pirquet. Kidney Int. 2007;71(11):1094-104.

Rodriguez-Iturbe B. Nephritis-associated streptococcal antigens: where are we now? J Am Soc Nephrol. 2004;15(7):1961-2.

Rovin BH, Adler SG, Barratt J, Bridoux F, Burdge KA, Chan TM et al. Executive summary of the KDIGO 2021 Guideline for the Management of Glomerular Diseases. *Kidney Int.* 2021;100(4):753-79.

Sampaio M, Balbi AL, Martin LC, Chiou CS, Cheide L, Pereira ACC et al. Glomerulonefrite membranosa idiopática: história natural e fatores prognósticos. Nefrologia Latinoamericana. 1995;2:175-83.

Schmitt H, Bohle A, Reineke T, Mayer-Eichberger D, Vogl W. Long-term prognosis of membranoproliferative glomerulonephritis type I. Significance of clinical and morphological parameters: an investigation of 220 cases. Nephron. 1990;55(3):242-50.

Silva VS, Hagemann R, Viero RM. Nefropatia membranosa. In: Barros RT, Alves MAVFR, Dantas M, Kirsztajn GM, Sens YAS, orgs. Glomerulopatias: patogenia, clínica e tratamento. 3. ed. São Paulo: Sarvier; 2012. p. 233-76.

Svobodova B, Honsova E, Ronco P, Tesar V, Debiec H. Kidney biopsy is a sensitive tool for retrospective diagnosis of PLA2R-related membranous nephropathy. Nephrol Dial Transplant. Jul;28(7):1839-44.

Sociedade Brasileira de Nefrologia. Censo de Diálise da Sociedade Brasileira de Nefrologia 2021 [update 2022]. Disponível em: http://www.sbn.org.br/pdf/censo2021.pdf. Acesso em: set. 2022.

Suwabe T, Ubara Y, Sogawa Y, Higa Y, Nomura K, Nakanishi S et al. Tonsillectomy and corticosteroid therapy with concomitant methylprednisolone pulse therapy for IgA nephropathy. Contrib Nephrol. 2007;157:99-103.

Teixeira VC. Aspectos celulares e moleculares do glomérulo. In: Barros RT, Alves MAVFR, Dantas M, Kirsztajn GM, Sens YAS, orgs. Glomerulopatias: patogenia, clínica e tratamento. 3. ed. São Paulo: Sarvier; 2012. p. 36-57.

Tesar V, Troyanov S, Bellur S, Verhave JC, Cook HT, Feehally J et al. Corticosteroids in IgA nephropathy: a retrospective analysis from the VALIGA study. J Am Soc Nephrol. 2015(9):2248-58.

Trachtman H, Nelson P, Adler S, Campbell KN, Chaudhuri A, Derebail VK et al. DUET: A phase 2 study evaluating the efficacy and safety of sparsentan in patients with FSGS. J Am Soc Nephrol. 2018;29(11):2745-54.

Trimarchi H, Barratt J, Cattran DC, Cook HT, Coppo R, Haas M et al. Oxford classification of IgA nephropathy 2016: an update from the IgA nephropathy classification group. Kidney Int. 2017;91(5):1014-21.

Troyanov S, Wall CA, Miller JA, Scholey JW, Cattran DC; Toronto Glomerulonephritis Registry Group. Focal and segmental glomerulosclerosis: Definition and relevance of partial remission. J Am Soc Nephrol. 2005;16(4):1061-8.

Tylicki L, Rutkowski P, Larczynski W, Aleksandrowicz E, Lysiak-Szydlowska W, Rutkowski B. Triple pharmacological blockade of the rennin-angiotensin-aldosterone system in nondiabetic-CKD an open-label crossover randomized controlled trial. Am J Kidney Dis. 2008;52(3):486-93.

Wagoner RD, Stanson AW, Holley KE, Winter CS. Renal vein thrombosis in idiopathic syndrome incidence and significance. Kidney Int. 1983;23(2):368-74.

Waldman M, Crew RJ, Valeri A, Busch J, Stokes B, Markowitz G et al. Adult minimal-change disease: clinical characteristics, treatment, and outcomes. Clin. J Am Soc Nephrol. 2007;2(3):445-53.

Wei C, Hindi SE, Li J, Fornoni A, Goes N, Sageshima J, Maiguel D et al. Circulating urokinase receptor as a cause of focal segmental glomerulosclerosis. Nat Med. 2011;17(8):952-60.

Wharram BL, Goyal M, Wiggins JE, Sanden SK, Hussain S, Filipiak WE et al. Podocyte depletion causes glomerulosclerosis: diphtheria toxin-induced podocyte depletion in rats expressing human diphtheria toxin receptor transgene. J Am Soc Nephrol. 2005;16(10):2941-52.

Wheeler DC, Toto RD, Stefánsson BV, Jongs N, Chertow GM, Greene T et al. A pre-specified analysis of the DAPA-CKD trial demonstrates the effects of dapagliflozin on major adverse kidney events in patients with IgA nephropathy. Kidney Int. 2021;100(1):215-24.

Wheeler DC, Jongs N, Stefansson BV, Chertow GM, Greene T, Hou F et al. Safety and efficacy of dapagliflozin in patients with focal segmental glomerulosclerosis: a prespecified analysis of the dapagliflozin and prevention of adverse outcomes in chronic kidney disease (DAPA-CKD) trial. Nephrol Dial Transplant. 2022;37(9):1647-56.

Working Group of the International IgA Nephropathy Network and the Renal Pathology Society; Cattran DC, Coppo R, Cook HT, Feehally J, Roberts IS et al. The Oxford classification of IgA nephropathy: rationale, clinicopathological correlations, and classification. Kidney Int. 2009;76(5):534-45.

Woronik V, Malheiros DMAC, Monteiro RC. Nefropatia por IgA e púrpura de Henoch-Schönlein. In: Barros RT, Alves MAVFR, Dantas M, Kirsztajn GM, Sens YAS, orgs. Glomerulopatias: patogenia, clínica e tratamento. 3. ed. São Paulo: Sarvier; 2012. p. 295-318.

Woronik V, Teixeira VPC. Classificação das síndromes glomerulares. In: Barros RT, Alves MAVFR, Dantas M, Kirsztajn GM, Sens YAS, orgs. Glomerulopatias: patogenia, clínica e tratamento. 3. ed. São Paulo: Sarvier; 2012. p. 83-90.

Zatz R. Distúrbios da filtração glomerular. In: Zatz R. Fisiopatologia renal. 2. ed. v. 2. São Paulo: Atheneu; 2002. p. 3-20.

Zäuner I, Böhler J, Braun N, Grupp C, Heering P, Schollmeyer P. Effect of aspirin and dipyridamole on proteinuria in idiopathic membranoproliferative glomerulonephritis: a multicentre prospective clinical trial. Collaborative Glomerulonephritis Therapy Study Group (CGTS). Nephrol Dial Transplant. 1994;9(6):619-22.

22 Glomerulopatias Secundárias

Rui Toledo Barros • Viktoria Woronik • Silvia Titan • Cristiane Bitencourt Dias • Lectícia Jorge

NEFRITE LÚPICA

A doença renal representa uma manifestação clínica frequente, acometendo entre 30 e 80% dos pacientes com lúpus eritematoso sistêmico (LES), que se instala por ocasião do diagnóstico ou durante seguimento clínico em médio prazo. A prevalência real da nefropatia, entretanto, deve ser maior que 90%, uma vez que a biopsia renal em pacientes sem qualquer evidência clínica dessa complicação pode revelar alterações glomerulares, especialmente depósitos de imunoagregados à microscopia de imunofluorescência (IF).

O diagnóstico de LES é definido pelo preenchimento de critérios clínicos e laboratoriais revistos e atualizados pela European League Against Rheumatism (EULAR)/American College of Rheumatology (ACR) em 2019, que definiu pontuações para as características clínicas e laboratoriais principais, como mostradas no Quadro 22.1.

Os novos critérios incluem a necessidade de fator antinúcleo (FAN) positivo ao menos em algum momento como critério obrigatório de entrada e o atingimento de no mínimo 10 pontos entre sete critérios clínicos e três imunológicos que não precisam estar presentes de forma simultânea. A sensibilidade é de 96,1%, e a especificidade, 93,4%.

Em várias séries da literatura mundial, a prevalência do LES na população varia de 14,6 a 50,8 casos por 100 mil habitantes, acometendo principalmente mulheres jovens. Vários fatores têm sido relatados no sentido de poderem influir na prevalência do LES e de suas manifestações renais. Fatores genéticos são importantes, tendo em vista os relatos do predomínio do LES em indivíduos afrodescendentes nos EUA, da frequência aumentada de alguns haplótipos do sistema HLA, do encontro de autoanticorpos em familiares de pacientes com LES e da maior suscetibilidade ao lúpus entre pacientes com deficiências congênitas de frações do sistema complemento. A etnia também é um importante critério prognóstico de gravidade da doença, como tem sido descrito em afro-americanos, latinos e asiáticos.

Patogênese

Múltiplos distúrbios imunológicos têm sido descritos em pacientes com LES, porém os fatores iniciantes ainda são desconhecidos. A patogênese da doença renal no LES é, do mesmo modo, complexa e com vários mecanismos envolvidos, os quais produzem amplo espectro de lesão renal. O envolvimento glomerular no LES tem sido considerado um exemplo de nefropatia humana induzida por imunocomplexos.

A formação de autoanticorpos no LES é consequência direta da hiperatividade de linfócitos B, a qual, por sua vez, poderia decorrer de distúrbios regulatórios de subpopulações de linfócitos T, da ativação autógena dos linfócitos B ou mesmo de disfunções mais complexas da imunorregulação. Os autoanticorpos produzidos incluem aqueles contra DNA de hélice simples (SS-DNA) ou hélice dupla (DS-DNA), contra ribonucleoproteínas, histonas e, em certas circunstâncias, contra proteínas da matriz extracelular (laminina, colágeno IV, heparan sulfato). A deposição crônica de imunocomplexos circulantes, em parte constituídos dos complexos DNA-anti-DNA, provavelmente assume grau de importância em certos padrões histológicos de nefrite lúpica, representados pelas lesões mesangiais e proliferativas endocapilares. A localização dos imunocomplexos nos glomérulos, por sua vez, é influenciada por vários fatores: tamanho, carga elétrica e avidez dos complexos; capacidade de clareamento do mesângio; ou, ainda, fatores hemodinâmicos locais. Uma vez depositados, os complexos ativam a cascata do sistema complemento e toda a série de eventos que daí decorre: ativação de fatores pró-coagulantes; infiltração de leucócitos; liberação de enzimas proteolíticas; e liberação de citocinas reguladoras da proliferação glomerular e da síntese de matriz extracelular. Também tem sido demonstrado que outros autoanticorpos circulantes podem se ligar a antígenos intrínsecos da membrana basal

Quadro 22.1 Critérios do American College of Rheumatology para a classificação do lúpus eritematoso sistêmico.

1. *Rash* malar
2. *Rash* discoide
3. Fotossensibilidade
4. Úlceras da mucosa oral
5. Artrite não deformante
6. Serosite (pleurite, pericardite)
7. Doença renal (proteinúria persistente, cilindrúria)
8. Envolvimento do sistema nervoso central
9. Alterações hematológicas (anemia, leucopenia, plaquetopenia)
10. Alterações imunológicas: células LE, anti-DNA, anti-Sm, VDRL falso-positivo
11. Fator antinúcleo positivo

(p. ex., laminina) ou, ainda, a antígenos "plantados" (p. ex., histonas, IgG catiônica, DNA), contribuindo para a patogênese da lesão glomerular do LES. Essas alterações se manifestam histologicamente pelo quadro de glomerulonefrite proliferativa (focal ou difusa) e, clinicamente, por um sedimento urinário ativo, proteinúria e, com frequência, redução aguda da função renal. Por sua vez, na glomerulopatia membranosa, a agressão imunológica provavelmente decorre da formação *in situ* de imunocomplexos no espaço subepitelial do capilar glomerular. Tais imunocomplexos seriam formados pela ligação de autoanticorpos com antígenos relacionados com as nucleoproteínas, previamente localizados no referido espaço. Essa forma de lesão também ativa o sistema complemento, com a formação do complexo de ataque à membrana C5b-C9; não ocorre, entretanto, influxo de células inflamatórias, já que a membrana basal se interpõe para impedir o acesso de mediadores celulares ao espaço subepitelial, resultando em uma inflamação local mais branda.

A infiltração de células inflamatórias constitui achado histopatológico comum na nefrite lúpica. Entre as células envolvidas, destacam-se os macrófagos/monócitos, que desempenham um papel importante, tanto no desenvolvimento quanto na progressão das doenças renais, como já bem demonstrado em modelos animais e em estudos com seres humanos. Os macrófagos/monócitos contribuem para a lesão renal por meio de vários mecanismos, como produção de espécies reativas de oxigênio, citocinas, como o fator de necrose tumoral-alfa (TNF-α), a interleucina-1beta (IL-1β) e a proteína quimiotática de monócito-1 (MCP-1). O TNF-α estimula a produção de endotelina-1 mesangial, um regulador hemodinâmico glomerular, cujo efeito é exercido principalmente pela contração das células mesangiais, enquanto a IL-1β estimula as células mesangiais a liberarem IL-6, um modulador da proliferação mesangial. A MCP-1, por sua vez, é fator fundamental da resposta inflamatória, atraindo células ao local da lesão. Os macrófagos produzem o fator transformador de crescimento beta (TGF-β) e o fator de crescimento derivado de plaquetas (PDGF), além de outros fatores de crescimento e proliferação celular que induzem a proliferação e a migração de fibroblastos, a neoformação de capilares sanguíneos e a síntese de componentes da matriz extracelular, como fibronectina, colágeno e proteoglicanos.

A lesão glomerular e vascular no LES pode ser amplificada pelos fenômenos locais decorrentes da coagulação intravascular. Nesse sentido, a participação dos anticorpos antifosfolipídios poderia potencializar a agressão imunológica descrita, provocando alterações nas funções endoteliais e plaquetárias. Em pacientes com injúria renal aguda, hipertensão grave e anemia hemolítica com esquizócitos circulantes, não é incomum encontrar microangiopatia trombótica associada à lesão glomerular do LES, com agravamento de seu prognóstico.

Os mecanismos envolvidos na patogênese da nefrite lúpica estão esquematizados na Figura 22.1.

> ⚠ **PONTOS-CHAVE**
> - A nefrite lúpica é uma complicação muito frequente encontrada em 50 a 80% dos pacientes com LES, o que acarreta relevantes implicações prognósticas
> - Fatores genéticos, ambientais e hormonais estão envolvidos de modo importante na patogênese da nefrite lúpica
> - A lesão glomerular ocorre pela deposição ou formação *in situ* de imunocomplexos
> - Anticorpos anti-DNA são formados pela hiperatividade de linfócitos B.

Patologia

A nefropatia do LES caracteriza-se pela heterogeneidade de sua apresentação histológica, pela frequente superposição das várias lesões e pelo potencial de transformação de determinada classe em outra que, em diferentes relatos, atingem de 15 a 40% dos pacientes. O envolvimento renal no LES se dá, em sua maioria, por meio de lesões glomerulares causadas pela deposição de imunocomplexos e que se traduzem em quatro padrões característicos: mesangial, proliferativo focal, proliferativo difuso e membranoso. A variabilidade histológica da nefropatia lúpica tem como principal implicação certa dificuldade na escolha da classificação morfológica que seja reproduzível e clinicamente relevante. Por esse motivo, até recentemente, adotou-se a classificação da Organização Mundial de Saúde (OMS), revista e modificada em 1995. No entanto, desde 2003, visando uniformizar opiniões clinicopatológicas, a International Society of Nephrology, em conjunto com a Renal Pathology Society (ISN/RPS), propôs uma nova classificação (Quadro 22.2).

Classes histológicas da nefropatia lúpica

Classe I – Glomerulonefrite mesangial mínima

Glomérulos normais à microscopia óptica, porém com depósitos imunes à IF. Na prática clínica e nos relatos de literatura, raramente se observa a classe I porque, de modo geral, não se indica biopsia nesses casos.

Classe II – Glomerulonefrite proliferativa mesangial

Pacientes com biopsias da classe II têm lesões glomerulares restritas ao mesângio e depósitos mesangiais de

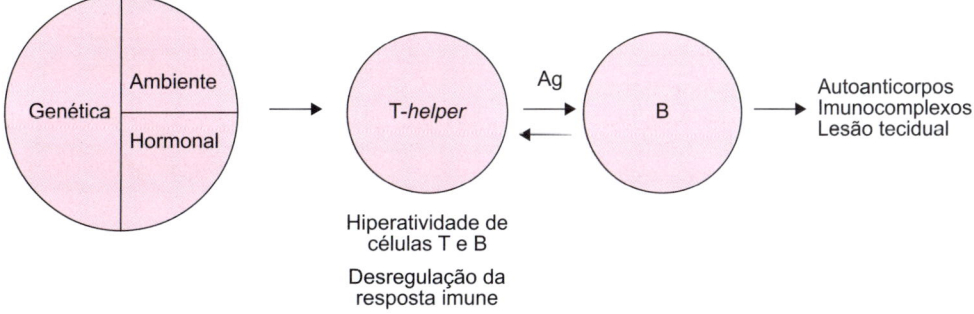

Figura 22.1 Patogênese do lúpus eritematoso sistêmico.

Quadro 22.2 Classificação da nefrite lúpica proposta pela International Society of Nephrology e pela Renal Pathology Society (2003).

Classe I: GN mesangial mínima
- Glomérulos normais à MO, porém com depósitos imunes na IF

Classe II: GN proliferativa mesangial
- Hipercelularidade mesangial de qualquer grau, ou expansão da matriz mesangial pela MO, com depósitos imunes no mesângio. Podem existir poucos e isolados depósitos subepiteliais visíveis pela IF ou ME, porém com MO normal

Classe III: GN lúpica focal
- GN focal, segmentar ou global, endo ou extracapilar, ativa ou inativa, que envolve < 50% dos glomérulos, com depósitos focais subendoteliais, com ou sem alterações mesangiais

Classe III (A) – com lesões ativas: GN proliferativa focal

Classe III (A/C) – com lesões ativas e crônicas: GN proliferativa focal e esclerosante

Classe III (C) – com lesões crônicas e inativas com esclerose glomerular: GN esclerosante focal

Classe IV: GN lúpica difusa
- GN difusa, segmentar ou global, endo ou extracapilar, ativa ou inativa, que envolve > 50% dos glomérulos, com depósitos difusos subendoteliais, com ou sem alterações mesangiais. Essa classe se subdivide em difusa segmentar, quando > 50% dos glomérulos apresentam lesões segmentares, e difusa global, quando > 50% dos glomérulos apresentam lesões globais.

Classe IV-S (A): GN proliferativa difusa segmentar, com lesões ativas

Classe IV-G (A): GN proliferativa difusa global, com lesões ativas

Classe IV-S (A/C): GN proliferativa e esclerosante difusa segmentar, com lesões ativas e crônicas

Classe IV-S (C): GN com lesões crônicas e inativas com esclerose segmentar

Classe IV-G (C): GN com lesões crônicas e inativas com esclerose global

Classe V: GN lúpica membranosa
- Presença de depósitos globais ou segmentares subepiteliais, ou sua sequela morfológica à MO, à IF e à ME, com ou sem alterações mesangiais. A classe V pode ocorrer em associação às classes III ou IV.

Classe VI: GN com esclerose avançada
- > 90% dos glomérulos têm esclerose global, sem atividade inflamatória residual

A: ativa; C: crônica; G: global; GN: glomerulonefrite; IF: imunofluorescência; ME: microscopia eletrônica; MO: microscopia óptica; S: segmentar.

imunocomplexos. Nessa classe, além dos depósitos referidos, há hipercelularidade mesangial, definida pela presença de mais de três células em regiões do mesângio distantes do polo vascular, assim como expansão de matriz mesangial. A nefropatia lúpica proliferativa mesangial é relativamente comum em pacientes ambulatoriais com função renal normal, proteinúria e hematúria discretas. Em geral, as alterações histológicas permanecem estáveis na maioria dos pacientes, ainda que, em aproximadamente 20% dos casos, possa haver transformação para a forma proliferativa difusa.

Classe III – Glomerulonefrite lúpica focal

Caracteriza-se pela proliferação endocapilar em virtude de células mesangiais, endoteliais, além de neutrófilos e monócitos que podem infiltrar o glomérulo. A denominação focal e segmentar é definida arbitrariamente pelo envolvimento de até 50% do total de capilares glomerulares com processo inflamatório. As lesões podem ser focais e segmentares, ou focais e globais, desde que o total da área glomerular envolvida seja menor que 50%. Com frequência, as lesões ativas da classe III incluem necrose fibrinoide, picnose nuclear e ruptura da membrana basal glomerular (MBG) com infiltração de neutrófilos. Crescentes epiteliais podem acompanhar as lesões mais ativas. A IF mostra depósitos de imunoglobulinas e frações do complemento, distribuídos difusamente no mesângio e nas alças capilares, de modo segmentar. Depósitos eletrodensos à microscopia eletrônica são visualizados no espaço subendotelial e na matriz mesangial. Existe uma forte tendência entre os pesquisadores da área em considerar a classe III da nefrite lúpica com os mesmos critérios prognósticos da classe IV, proliferativa difusa, uma vez que as diferenças entre essas lesões são apenas quantitativas, tornando-se frequentemente difícil a sua distinção.

Classe IV – Glomerulonefrite lúpica difusa

Nessa classe, o processo inflamatório acomete mais de 50% da superfície dos capilares glomerulares, com distribuição difusa e global. As lesões ativas incluem necrose fibrinoide, infiltração de neutrófilos, depósitos subendoteliais em "alça de arame", corpos hematoxilínicos e crescentes epiteliais (Figura 22.2). Por meio da IF e da microscopia eletrônica, detectam-se extensos imunodepósitos ao longo do espaço subendotelial do capilar glomerular e no mesângio (Figura 22.3). Além desses depósitos eletrodensos, à microscopia eletrônica podem ser observadas inclusões tubulorreticulares no citoplasma de células glomerulares e do endotélio vascular. Essas estruturas não são específicas do LES, sendo também encontradas em biopsias renais de pacientes com o vírus da imunodeficiência humana (HIV) e com outras infecções virais. Os depósitos eletrodensos ocasionalmente assumem a característica forma de impressão digital (*finger print*), com linhas curvas paralelas medindo de 10 a 15 nm de diâmetro. A IF é habitualmente rica, com presença de imunoglobulinas G, A e M (IgG, IgA, IgM, respectivamente) e frações do complemento — C1q, C4, C3, properdina e o complexo de ataque à membrana C5b-C9. A glomerulonefrite difusa é a classe histológica mais frequentemente encontrada no LES, manifestando-se, em geral, por proteinúria em nível nefrótico, hematúria e perda de função renal. Em alguns pacientes, o quadro clínico é o de insuficiência renal rapidamente progressiva, que, histologicamente, corresponde a lesões glomerulares necrosantes e com extensa formação de crescentes epiteliais.

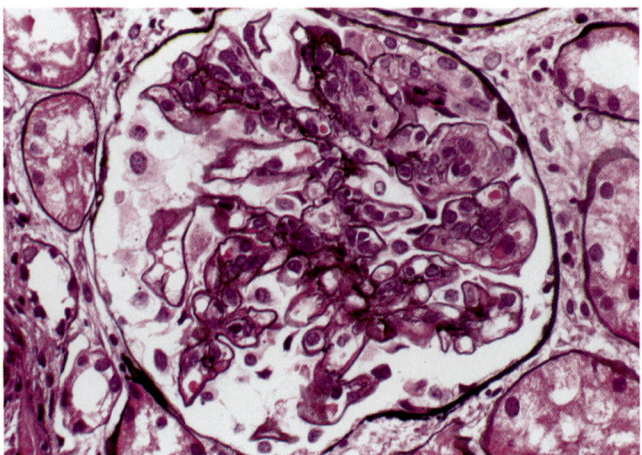

Figura 22.2 Observa-se a natureza segmentar da proliferação na nefrite lúpica proliferativa (classe IV – OMS) nesse glomérulo, no qual a metade do tufo está distorcida por proliferação endocapilar. Há depósitos mesangiais e subendoteliais eosinofílicos. Coloração de Jones por prata, 400×. (Imagem cedida pela National Kidney Foundation [Copyright© 1998].)

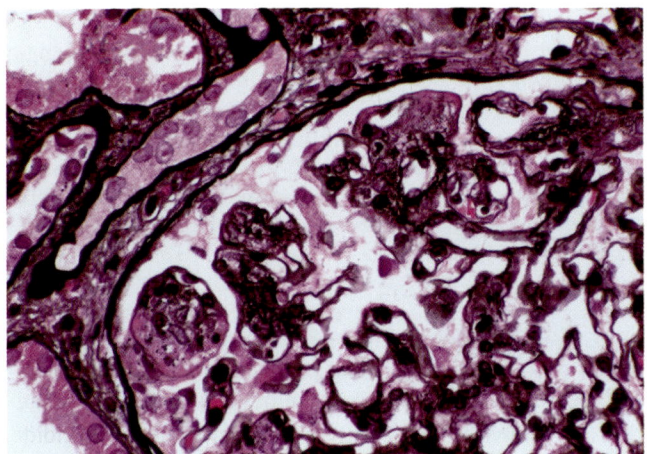

Figura 22.3 Notam-se alterações da membrana basal glomerular por extensos depósitos nesse caso de nefrite lúpica proliferativa difusa (classe IV – OMS). Há depósitos subendoteliais eosinofílicos e duplicação segmentar da membrana basal glomerular, assim como proliferação mesangial e endocapilar segmentar. Coloração de Jones por prata, 600×. (Imagem cedida pela National Kidney Foundation [Copyright© 1998].)

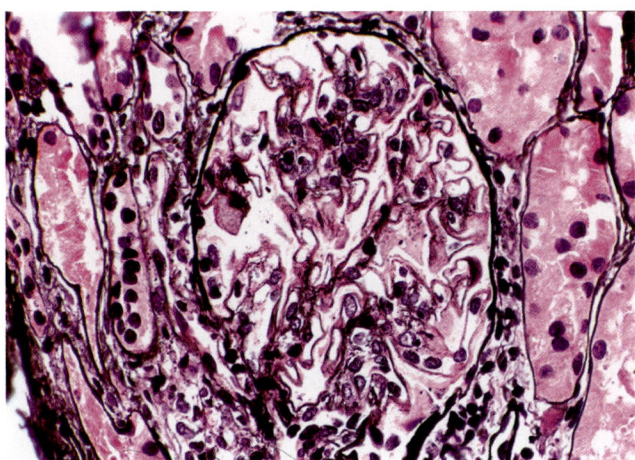

Figura 22.4 Nefrite lúpica membranosa com projeções em espículas da membrana basal. Há expansão mesangial em decorrência de depósitos (classes IV e V – OMS). Coloração de Jones por prata, 400×. (Imagem cedida pela National Kidney Foundation [Copyright© 1998].)

Classe V – Glomerulonefrite lúpica membranosa

Esse padrão histológico caracteriza-se pelos depósitos imunes predominantes no espaço subepitelial do glomérulo, em geral associados à hipercelularidade mesangial, com depósitos de imunoglobulinas e complemento nessa região. Nas fases iniciais do envolvimento renal, a membrana basal pode parecer normal à microscopia ótica; com a evolução da doença, a membrana basal torna-se espessada e revela a típica formação de espículas (*spikes*) quando se usa a coloração pela prata (Figura 22.4). Pacientes com glomerulonefrite membranosa habitualmente se apresentam com síndrome nefrótica e função renal preservada, mesmo na evolução a longo prazo.

Classe VI – Glomerulonefrite esclerosante avançada

Esse padrão se caracteriza pela presença de lesões cicatriciais e esclerosantes avançadas, em mais de 90% dos glomérulos que correspondem ao quadro clínico da doença renal crônica.

Outras formas de envolvimento renal no lúpus eritematoso sistêmico

Além das lesões glomerulares convencionais, descritas na classificação anteriormente citada, tem-se relatado em alguns pacientes a "podocitopatia lúpica", que se caracteriza pela fusão difusa de podócitos, na ausência de depósitos imunes nas alças capilares. Esses casos guardam grande semelhança com a doença de lesões mínimas e com a glomeruloesclerose segmentar e focal, tanto quanto com os achados histopatológicos, assim como a resposta aos corticosteroides. Um aspecto importante é que pacientes que têm uma nefrite lúpica classe II associado a uma síndrome nefrótica e fusão podocitária difusa podem ter lesão glomerular rotulada como podocitopatia do LES.

O envolvimento tubulointersticial constitui um importante componente da lesão renal global, sendo frequente sua associação às lesões glomerulares mais ativas e graves. Em casos mais raros, a nefrite intersticial isolada pode ser a única manifestação de nefropatia lúpica. Essa possibilidade deve ser lembrada sempre que pacientes com LES se apresentarem com insuficiência renal, exame de urina normal e, eventualmente, com alterações da função tubular, como acidose tubular renal do tipo distal e hipo ou hipercalemia.

As lesões vasculares renais do LES incluem os depósitos vasculares imunes, a vasculopatia necrosante não inflamatória, a microangiopatia trombótica e a arterite necrosante. Os depósitos imunes são vistos apenas à IF e à microscopia eletrônica, não alterando a estrutura morfológica do vaso. A vasculopatia não inflamatória caracteriza-se pela necrose fibrinoide de arteríolas pré-glomerulares na nefrite lúpica ativa da classe IV. Em outras situações mais raras, pode ocorrer arterite necrosante, semelhante à poliangiite microscópica sistêmica, ou limitada ao parênquima renal.

Microangiopatia trombótica tem sido descrita no LES, podendo estar presente em até 20% dos casos de biopsias renais de nefrite lúpica. A apresentação pode ser semelhante à síndrome hemolítico urêmica atípica (SHUa) ou púrpura trombocitopênica trombótica (PTT), ou ainda ocorrer marcadores sorológicos de síndrome anticorpo antifosfolipídios. É importante ressaltar que, em pacientes portadores do anticoagulante lúpico, trombos de fibrina podem ser encontrados nas pequenas artérias e nos capilares glomerulares. Essas lesões microvasculares podem ocorrer como doença primária ou se superpondo às formas de nefrite lúpica por imunocomplexos anteriormente descritas, independentemente dos fatores etiopatogênicos envolvidos. Em geral, a vasculopatia necrosante do LES se apresenta clinicamente com hipertensão grave e com alteração da função renal já na apresentação, além de uma forte tendência à perda progressiva da função renal.

Índices de atividade e cronicidade

Tendo em vista a grande variabilidade histológica encontrada na nefropatia lúpica, vários pesquisadores têm proposto um sistema semiquantitativo de graduação das lesões ativas, potencialmente reversíveis, e das lesões cronificadas, que representam dano renal irreversível. Um dos sistemas mais utilizados é o que classifica as lesões ativas e cronificadas em, respectivamente, seis e quatro parâmetros histológicos. Cada parâmetro pode receber uma nota na escala de 1 a 3, exceto as crescentes epiteliais e a necrose fibrinoide, que, por sua importância prognóstica, recebem notas de 2 a 6. Desse modo, o Índice de Atividade (IA) pode ter o valor de 0 a 24, e o Índice de Cronicidade (IC), de 0 a 12. Com a aplicação desses índices, alguns autores têm observado que pacientes com IC acima de 5 apresentam pior prognóstico em termos de sobrevida renal a longo prazo. Outros relatos, porém, não têm constatado tal valor prognóstico desses índices em estudos com casuísticas maiores. De todo modo, em casos individuais, esse sistema de avaliação histológica pode ser bastante útil, quando aplicado em biopsias sequenciais (Quadro 22.3).

Manifestações clínicas

As manifestações clínicas do envolvimento renal no LES dependem da natureza e da gravidade das lesões histológicas renais. De modo geral, as alterações urinárias ou funcionais são concomitantes a outros sintomas sistêmicos do LES e, de maneira mais rara, sinais de nefrite apresentam-se como manifestação inicial nessa doença. No Quadro 22.4, pode-se notar que existe uma boa correlação entre as classes histológicas da nefrite lúpica e os principais parâmetros do envolvimento renal.

> **PONTOS-CHAVE**
> - As lesões histológicas renais no LES são heterogêneas e sujeitas a transformações no decorrer do seguimento a longo prazo
> - A glomerulonefrite lúpica focal e a glomerulonefrite lúpica difusa são as formas mais graves de envolvimento renal
> - Necrose fibrinoide, lesões em "alça de arame", crescentes epiteliais e IF rica, com presença de várias imunoglobulinas e frações de complemento constituem achados típicos da nefrite lúpica.

Pacientes com as formas mais leves de lesões histológicas, confinadas à região mesangial (classes I e II da ISN 2003), em geral têm sedimento urinário inativo e proteinúria (presente em um terço) menor que 1 g ao dia, nunca atingindo níveis nefróticos. Os testes sorológicos, entretanto, podem estar alterados: é comum a ocorrência de títulos elevados de anti-DNA e baixo nível de complemento sérico, mesmo sem existir comprometimento da função renal.

As alterações clínicas renais são mais evidentes entre os pacientes com glomerulonefrite lúpica focal (classe III - ISN/RPS), constatando-se hematúria e cilindros hemáticos em metade desse grupo; a proteinúria está sempre presente, com características nefróticas em aproximadamente 30% dos casos.

Quadro 22.3 Índices de atividade e cronicidade.

Índices de atividade
Hipercelularidade endocapilar
Infiltração de leucócitos
Depósitos hialinos subendoteliais
Necrose fibrinoide e cariorréxis
Crescentes celulares
Infiltrado intersticial

Índices de cronicidade
Esclerose glomerular
Crescentes fibróticos
Atrofia tubular
Fibrose intersticial

Hipertensão arterial é muito frequente e a sorologia para LES costuma estar positiva no momento da biopsia renal.

Pacientes com glomerulonefrite lúpica difusa (classe IV - ISN/RPS) apresentam-se com a forma mais ativa, e frequentemente grave, de envolvimento renal. Em aproximadamente 75% dos casos, o sedimento urinário está alterado, e mais da metade apresenta síndrome nefrótica franca. Insuficiência renal moderada é bastante comum, podendo, entretanto, ocorrer perda rápida de função, até níveis dialíticos, em 20% dos pacientes.

Na glomerulonefrite membranosa do LES (classe V - ISN/RPS), o quadro clínico habitual é o da síndrome nefrótica com função renal preservada. Pode haver sedimento urinário ativo e hipertensão arterial de modo inconstante. A nefropatia membranosa lúpica pode estar associada à trombose da veia renal, como complicação da síndrome nefrótica e/ou por defeitos de coagulação da própria doença de base, como a ocorrência de anticorpos antifosfolipídicos. A trombose da veia renal pode ocorrer sem qualquer manifestação clínica ou, então, acompanhar-se de aumento da proteinúria, de redução da taxa de filtração glomerular, ou mesmo de tromboembolismo pulmonar. Pacientes com síndrome nefrótica "pura" (sedimento urinário inativo, função renal normal) ocasionalmente podem revelar à biopsia o padrão de podocitopatia do LES, conforme já descrito.

Nos seguimentos em médio e longo prazos de pacientes com nefropatia lúpica, é frequente a transformação de uma classe histológica para outra. As alterações mesangiais podem evoluir para lesões mais graves (classes III ou IV), situação que, quando ocorre, muda também o perfil laboratorial, que passa a se apresentar com sorologia positiva, sedimento urinário ativo, aumento da proteinúria e graus variados de disfunção renal.

> **PONTOS-CHAVE**
> - Síndrome nefrótica, hematúria e disfunção renal caracterizam habitualmente a glomerulonefrite lúpica difusa
> - Síndrome nefrótica, função renal normal e reduzida e atividade sorológica caracterizam a glomerulonefrite lúpica membranosa ou a podocitopatia do LES.

Cerca de 25% dos pacientes com nefrite lúpica, apesar de tratados adequadamente, poderão evoluir de modo progressivo para doença renal crônica. Na fase de tratamento dialítico, as manifestações clínicas e sorológicas, em geral, remitem. A mortalidade dos pacientes em diálise é semelhante à dos demais pacientes renais crônicos. O transplante renal costuma ser bem-sucedido, recomendando-se sua realização após um período mínimo de 12 meses de inatividade clínica do LES. Tem sido relatado recorrência de nefrite lúpica no rim transplantado, porém esse evento é bastante raro.

Avaliação laboratorial

Em geral, a nefrite lúpica representa uma doença de evolução a longo prazo, caracterizada por episódios de recidivas e períodos de remissão. Um dos aspectos mais importantes no seguimento desses pacientes é, portanto, a detecção precoce dos surtos de atividade renal, para o uso judicioso dos imunossupressores. Uma série de testes sorológicos está sabidamente alterada na atividade lúpica: velocidade de hemossedimentação;

proteína C reativa; frações do complemento; autoanticorpos; imunocomplexos; e várias citocinas. Do ponto de vista da atividade nefrítica do LES, entretanto, os testes com maior valor preditivo são os níveis séricos do complemento total (CH50), da fração C3 e dos títulos de anti-DNA. Hipocomplementemia persistente tem sido associada à progressão da doença renal no LES em alguns estudos prospectivos, porém nem sempre existe essa correlação. De todo modo, no seguimento de pacientes em remissão, as alterações sorológicas têm grande importância prognóstica porque podem preceder por meses as demais evidências de envolvimento clínico renal. O exame cuidadoso do sedimento urinário é extremamente útil, especialmente quando se pode comparar suas características a exames anteriores, em situações basais.

Os exames que avaliam a função renal, como creatinina sérica e depuração de creatinina endógena, são considerados indicadores pouco sensíveis das mudanças que ocorrem na filtração glomerular e, frequentemente, subestimam a gravidade das lesões. A correlação entre lesões histológicas e alterações clínico-laboratoriais pode ser vista no Quadro 22.4.

Prognóstico e tratamento

O prognóstico e o tratamento da nefropatia do LES dependem da lesão histológica subjacente, do grau de comprometimento da filtração glomerular e, em vários relatos, das notas atribuídas aos índices de atividade e cronicidade avaliados pela biopsia renal. Logo, a definição do tratamento imunossupressor deve ser avaliada a depender da classe histológica, da manifestação clínica e da presença de lesões ativas na biopsia.

Portadores de alterações renais mínimas ou leves, como ocorre habitualmente na classe II, não necessitam de tratamento específico para a nefropatia, mas apenas de suporte terapêutico direcionado às manifestações extrarrenais. Assim, corticosteroides em doses baixas, salicilatos ou antimaláricos geralmente controlam bem os surtos de atividade sistêmica que não acometem os órgãos vitais. Deve-se tomar cuidado com o uso de anti-inflamatórios não esteroides em doses altas, pelo risco de piora da função renal, mesmo que com evolução estável da nefropatia. A longo prazo, os pacientes com alterações urinárias leves (proteinúria < 1 g/dia, creatinina sérica normal) têm bom prognóstico, com sobrevida renal superior a 85% em 10 anos. Em 20 a 30% dos casos, o quadro clínico da classe II pode sofrer transformação para doença renal mais ativa, acompanhando, também, a transformação da lesão histológica, uma das mais marcantes características do envolvimento renal no LES. A exceção à regra seriam pacientes com nefrite lúpica classe II e apresentação clínica com síndrome nefrótica. Esses pacientes possivelmente têm uma podocitopatia lúpica e costumam responder bem aos corticosteroides. A resposta terapêutica das podocitopatias lúpicas é semelhante à das podocitopatias primárias.

De modo geral, pacientes com glomerulonefrite membranosa se apresentam com o quadro da síndrome nefrótica com função renal estável. O prognóstico a longo prazo é muito bom, havendo forte tendência à remissão total ou parcial da proteinúria nefrótica em mais de 50% dos pacientes no prazo de 5 anos. A conduta terapêutica para a classe V do LES é bastante controversa, mas, habitualmente, devemos tratar com imunossupressão apenas os pacientes com apresentação nefrótica, sendo possível, em muitas ocasiões, a opção por tratamentos menos agressivos que aqueles indicados nas formas proliferativas. Na prática, pacientes com nefrite lúpica e proteinúria subnefrótica devem ser tratados com controle pressórico, bloqueio do sistema renina-angiotensina-aldosterona, hidroxicloquina e imunossupressão guiada por atividades extrarrenais. Por outro lado, pacientes com apresentação nefrótica precisarão de imunossupressão, havendo opções de esquemas com corticoides associados a um segundo fármaco, tais como micofenalato mofetila, ciclofosfamida, inibidores de calcineurina, rituximabe e azatioprina. Vários relatos da literatura têm mostrado bons resultados com o uso prolongado de inibidores de calcineurina na nefropatia membranosa lúpica refratária às medidas convencionais; a maior limitação ao uso desse agente se refere à elevada taxa de recidiva da proteinúria, após sua suspensão.

As glomerulonefrites proliferativas focal (classe III) e difusa (classe IV) devem ser consideradas em conjunto, já que têm o mesmo prognóstico e manifestações clínicas semelhantes. Nesses casos, o tratamento será mais agressivo, com corticosteroides em doses elevadas e medicações citostáticas ou antiproliferativas administradas a longo prazo. É importante ressaltar uma forte tendência nos últimos anos a condutas mais poupadoras de corticosteroides no manejo desses pacientes, visando reduzir seus efeitos colaterais a longo prazo. O uso de metil-prednisolona sob forma de pulsos intravenosos continua indicado, preferencialmente em doses menores, de 0,25 a 0,5 g ao dia, por 3 dias, com o objetivo de reverter as atividades mais graves, tanto sistêmica como renal, especialmente se houver disfunção renal. A corticoterapia via oral (VO) é feita habitualmente com prednisona 0,6 a 1 mg/kg em doses que nunca excedam 80 mg/dia durante 2 semanas, com retirada progressiva. O uso de medicamentos citostáticos ou antiproliferativos está indicado para todos os pacientes com formas proliferativas e lesões ativas; as primeiras escolhas incluem o uso do micofenolato mofetila, na dose de 2 a 3 g/dia, e a ciclofosfamida intravenosa sob forma de pulsos mensais, na dose de 500 a 1000 mg em cada administração. Para pacientes com alteração importante da função renal e lesões histológicas graves, o tratamento citostático intravenoso continua sendo a opção entre os especialistas. Em casos refratários, com baixas taxas de remissão aos agentes de primeira escolha, pode ser tentado o anticorpo monoclonal rituximabe (anti-CD20), porém os resultados são inconstantes. Durante o tratamento dos

Quadro 22.4 Classes histológicas e quadro clínico-laboratorial da nefrite lúpica.

Classe ISN/RPS	Sedimento urinário ativo	Proteinúria	Síndrome nefrótica	Disfunção renal
I. Mesangial mínima	0	0	0	0
II. Mesangial proliferativa	< 25%	25 a 50%	0	< 15%
III. Proliferativa focal	50%	65%	25 a 30%	10 a 25%
IV. Proliferativa difusa	75%	95 a 100%	50%	> 50%
V. Membranosa	50%	95 a 100%	90%	10 a 20%

pacientes, seguimento próximo e bastante atento é necessário, visando acompanhar a resposta e minimizar efeitos adversos da imunossupressão, que devem ser percebidos e tratados precocemente quando esses ocorrerem.

Na fase de manutenção, utilizam-se medicamentos menos tóxicos, como a azatioprina e o micofenolato mofetila (MMF). Como conclusão referente aos agentes imunossupressores, podemos afirmar que o uso de MMF na fase de indução de tratamento da nefrite lúpica classe IV, tal como tem sido proposto em vários protocolos, conduz a bons resultados, especialmente quando os pacientes se apresentam com função renal relativamente preservada. Entretanto, não há ainda evidências conclusivas para seu uso na nefrite grave, com perda de função e/ou presença de crescentes na biopsia.

Cerca de 25% dos pacientes com nefrite lúpica, apesar de tratados adequadamente, poderão evoluir de modo progressivo para doença renal crônica. Na fase de tratamento dialítico, as manifestações clínicas e sorológicas, em geral, remitem. A mortalidade dos pacientes em diálise é semelhante à dos demais pacientes renais crônicos. O transplante renal costuma ser bem-sucedido, recomendando-se sua realização após um período mínimo de 12 meses de inatividade clínica do LES. Tem-se relatado recorrência de nefrite lúpica no rim transplantado, porém bastante rara.

A terapêutica adjuvante da nefrite lúpica tem também importante papel na prevenção da cronificação renal e da morbidade cardiovascular. Desse modo, o controle da hipertensão, da obesidade e da dislipidemia e a interrupção do tabagismo constituem medidas saudáveis no contexto de atuação multifatorial. Os medicamentos inibidores do sistema renina-angiotensina têm efeitos antiproteinúricos e possivelmente antiproliferativos, admitindo-se que possam atuar como moduladores negativos da reação inflamatória e como inibidores da síntese de citocinas fibrogênicas.

> **(!) PONTOS-CHAVE**
> - A glomerulonefrite lúpica difusa deve ser tratada com esquemas de imunossupressão prolongada (2 a 3 anos) e uma fase de indução de 3 a 6 meses, mais agressiva
> - O tratamento da glomerulonefrite lúpica membranosa é controverso, devendo-se evitar a imunossupressão agressiva
> - O tratamento das lesões mesangiais é desnecessário, indicando-se apenas o controle das manifestações extrarrenais.

VASCULITES SISTÊMICAS

O termo "vasculite renal" tem sido empregado na literatura médica em duas situações distintas:

- Para descrever o envolvimento dos rins nas vasculites sistêmicas
- Para descrever a ocorrência de glomerulonefrites crescênticas e necrosantes, sem depósitos imunes, com lesões glomerulares idênticas às vasculites microscópicas.

Esse padrão de glomerulonefrite crescêntica pauci-imune tem sido incluído no grupo das vasculites renais não somente pela semelhança histológica com as demais vasculites, mas também pelo fato de os pródromos clínicos serem da mesma ordem (febre, anemia, mialgias) e, em certas ocasiões, ocorrer a disseminação da doença, constatada até mesmo em necropsias. A glomerulonefrite crescêntica e necrosante, que ocorre sem evidência de vasculite sistêmica, vem sendo chamada "glomerulonefrite crescêntica idiopática" ou crescêntica pauci-imune com o sentido de que não pertence às categorias imunopatológicas conhecidas de glomerulonefrites crescênticas, quais sejam as decorrentes da localização tecidual de imunocomplexos e aquelas que resultam da lesão pelo anticorpo antimembrana basal glomerular (anti-MGB).

As vasculites renais podem ser causadas por uma série de entidades que se caracterizam por processo inflamatório em vasos de praticamente todos os calibres, incluindo artérias, arteríolas, capilares glomerulares e os vasos retos da medula renal. Um dos maiores problemas no estudo das vasculites sistêmicas corresponde à sua classificação: essas doenças podem ser descritas de acordo com o calibre do vaso envolvido, as síndromes orgânicas, os achados histopatológicos ou, ainda, segundo supostos mecanismos etiopatogênicos. Com o objetivo de superar essas dificuldades, a Conferência Internacional de Chappel Hill propôs uma classificação de consenso, na qual diversas vasculites conhecidas foram agrupadas conforme o calibre dos vasos predominantemente acometidos, como se pode observar no Quadro 22.5.

Etiologia e prevalência

A etiologia das vasculites sistêmicas é desconhecida. Em certas circunstâncias, tem sido possível identificar agentes causais representados por medicamentos, como alopurinol, rifampicina, penicilamina, hidralazina e sulfas. Em outras situações, tem-se incriminado agentes infecciosos: vírus B da hepatite; parvovírus B19; e infecções bacterianas. Parece existir predisposição genética em alguns casos de vasculites; em pacientes com deficiências hereditárias de alfa$_1$-antitripsina, tem sido descrita vasculite ANCA-positiva com anticorpo

Quadro 22.5 Classificação das vasculites, de acordo com a Conferência Internacional de Chapel Hill (2012).

1. Vasculites de grandes vasos
   - Arterite de células gigantes
   - Arterite de Takayasu
   Envolvimento renal infrequente: hipertensão renovascular, nefropatia isquêmica

2. Vasculites de vasos de médio calibre
   - Poliarterite nodosa
   Envolvimento renal infrequente: hipertensão renovascular, nefropatia isquêmica
   Doença de Kawasaki
   Envolvimento renal extremamente raro

3. Vasculites de pequenos vasos
   - Granulomatose com poliangiite (granulomatose de Wegener)
   Afeta capilares, vênulas e arteríolas: comum ocorrência de glomerulonefrite necrosante e positividade do ANCA
   - Poliangiite microscópica
   Afeta capilares, vênulas e arteríolas: comum ocorrência de glomerulonefrite necrosante e positividade do ANCA
   - Granulomatose eosinofílica com poliangiite (síndrome de Churg-Strauss)
   Afeta capilares, vênulas e arteríolas: envolvimento renal infrequente; positividade do ANCA
   - Púrpura de Henoch-Schönlein (vasculite por IgA)
   Comum ocorrência de glomerulonefrite mesangial com depósitos de IgA
   - Vasculite crioglobulinêmica
   Comum ocorrência de glomerulonefrite membranoproliferativa
   - Angiite cutânea leucocitoclástica
   Envolvimento renal muito raro

antiproteinase 3 (ANCA-C). Demonstrou-se recentemente que o antígeno de histocompatibilidade HLA-DQw7 está associado à vasculite ANCA-positiva, sugerindo forte caráter genético-hereditário nessas doenças.

A prevalência de doença renal nas vasculites sistêmicas ocorre em 50 a 90% dos casos. A forma de glomerulonefrite crescêntica necrosante pauci-imune corresponde a aproximadamente 50% de todas as glomerulonefrites rapidamente progressivas (GNRP). Na nefrite pauci-imune, ao redor de 80% dos pacientes apresentam vasculites sistêmicas e até 85% têm sorologia positiva para o ANCA. Na população geral, vasculites dos vasos de pequeno calibre afetam principalmente a faixa etária acima dos 50 anos, mas podem também acometer indivíduos mais jovens.

Patogênese

O mecanismo mais frequentemente envolvido na lesão vascular renal é o do processo inflamatório mediado por anticorpos; a imunopatogênese das vasculites, entretanto, ainda não é bem conhecida. A via final comum da inflamação inclui o recrutamento de neutrófilos e macrófagos junto à parede vascular, à qual essas células aderem e na qual penetram e liberam os radicais livres de oxigênio e as enzimas proteolíticas, como elastase, catepsinas, proteinase-3 (PR3) e mieloperoxidase (MPO). Vários mecanismos imunológicos têm sido propostos para explicar a reação inflamatória vascular:

- Deposição de imunocomplexos circulantes
- Formação *in situ* de imunocomplexos
- Interação de anticorpos com antígenos do endotélio
- Ativação de neutrófilos mediada pelo ANCA.

Os três primeiros mecanismos são os mais conhecidos e mais bem documentados, envolvendo basicamente a ativação de mediadores humorais, sobretudo o sistema do complemento, estando presentes em doenças mediadas por complexos antígeno-anticorpo. O quarto mecanismo ainda não está bem esclarecido, permanecendo no terreno das hipóteses, como se verá a seguir, e estaria presente nas vasculites ANCA-relacionadas.

A participação do ANCA como fator determinante da etiopatogênese das vasculites renais, de acordo com estudos recentes, comporta algumas possíveis explicações documentadas em estudos experimentais. Uma primeira possibilidade seria o efeito direto do ANCA na ativação de neutrófilos circulantes, promovendo sua adesão ao endotélio e lesão vascular. Já se demonstrou que, *in vitro*, o ANCA ativa neutrófilos e estes, por sua vez, produzem radicais livres de oxigênio e liberam enzimas proteolíticas de seus grânulos. Esse processo de ativação de neutrófilos pode estar facilitado quando essas células são previamente expostas à ação de citocinas, como o TNF e a interferona-alfa. Um segundo mecanismo proposto para as vasculites mediadas pelo ANCA seria a ligação desse anticorpo a antígenos depositados no endotélio, com a formação de imunocomplexos *in situ*. De acordo com essa hipótese, quando os neutrófilos fossem ativados por algum agente (fármacos, vírus, bactérias), os antígenos reconhecidos pelo ANCA (MPO e PR3) seriam liberados e, em vista de sua forte carga catiônica, localizados no endotélio vascular. O ANCA poderia, então, ligar-se a esses antígenos e formar imunocomplexos. Um dos argumentos contra essa hipótese é o fato de depósitos de imunoglobulinas e complemento não serem detectados por tecidos envolvidos na agressão inflamatória (daí, portanto, a denominação vasculites pauci-imunes).

Uma terceira hipótese quanto à imunopatogênese das vasculites necrosantes propõe que as células endoteliais têm a capacidade de expressar antígenos-alvo para o ANCA que, quando do efeito ativador de citocinas, poderia ligar-se a esses antígenos e formar imunocomplexos *in situ*. Nesse caso, mais uma vez, seria de esperar a demonstração de imunoglobulinas na parede vascular. Não se pode, entretanto, afastar a possibilidade de que uma pequena concentração de anticorpos patogênicos, não detectável pelas técnicas habituais, possa estar presente no local da lesão inflamatória.

> **! PONTOS-CHAVE**
>
> - As vasculites renais são causadas por diferentes formas de agressão imunológica
> - O anticorpo ANCA está envolvido na patogenia de muitas formas de vasculites que afetam os pequenos vasos, com mínima expressão tecidual de anticorpos e complemento (pauci-imunes).

Quadro clínico

A maioria dos pacientes com vasculites ANCA-positivas e envolvimento renal grave enquadra-se nos diagnósticos de poliangiite microscópica, granulomatose com poliangiite (previamente chamada "granulomatose de Wegener") ou, então, são portadores de glomerulonefrite crescêntica necrosante pauci-imune, sem evidências de vasculite extrarrenal. A síndrome de Churg-Strauss é bastante rara e poucos de seus portadores apresentam envolvimento renal importante.

As vasculites associadas ao ANCA acometem indistintamente ambos os sexos, com maior prevalência por volta dos 55 anos, com predileção para indivíduos de pele branca. Em geral, os pacientes se apresentam com febre, anorexia, emagrecimento e astenia, frequentemente precedidos por pródromos que simulam um quadro viral, com artralgias e mialgias.

As manifestações renais nas vasculites ANCA-positivas são polimórficas e incluem desde hematúria e proteinúria assintomáticas até o quadro grave da GNRP. A maioria dos pacientes tem hematúria micro ou macroscópica, proteinúria de 1 a 3 g por dia, cilindrúria hemática e creatinina sérica elevada. Hipertensão arterial ocorre em 25 a 50% dos pacientes, podendo ser grave ou mesmo apresentar características de hipertensão maligna. Outro quadro clínico menos frequente corresponde à perda lenta e progressiva da função renal em um período de meses ou anos, geralmente acompanhada de hematúria e proteinúria. A biopsia renal pode ser extremamente útil nesses casos, quando se torna importante diferenciar os pacientes que têm a forma aguda rapidamente progressiva daqueles portadores de lesões renais cronificadas de modo irreversível, que não se beneficiarão em nada do tratamento imunossupressor.

O envolvimento extrarrenal é bastante comum nas vasculites ANCA-positivas. Aproximadamente 50% dos pacientes com glomerulonefrite necrosante apresentam acometimento do sistema respiratório, com padrões histopatológicos da granulomatose com poliangiite (Wegener) ou da poliangiite microscópica. Nesses casos, as manifestações do sistema respiratório alto incluem sinusites, otite média, ulcerações nasais e rinorreia, além de o quadro pulmonar se traduzir por hemoptise, infiltrados evanescentes e nódulos com transformação cavitária. Alterações gastrintestinais são encontradas em um terço dos pacientes com nefropatia associada ao ANCA.

O quadro mais comum é o de gastrite, com sintomas semelhantes aos da úlcera péptica. As manifestações mais graves abrangem ulcerações decorrentes de isquemia da mucosa digestiva, perfurações e pancreatite aguda.

Outras manifestações extrarrenais das vasculites necrosantes estão relacionadas com a pele (púrpura palpável), o sistema nervoso periférico (mononeurites), o sistema nervoso central (encefalopatia, convulsões), o aparelho ocular (episclerite, uveíte) e o sistema musculoesquelético (artrite, miosite).

O exame laboratorial mais específico para as vasculites renais microscópicas é o teste do ANCA (anticorpo anticitoplasma de neutrófilos), encontrado em 80 a 90% dos pacientes. Achados menos específicos incluem velocidade de hemossedimentação e proteína C reativa elevadas, anemia, leucocitose e, ocasionalmente, trombocitose. Observa-se eosinofilia em pacientes com a granulomatose eosinofílica com poliangiite (síndrome de Churg-Strauss) e, menos frequentemente, naqueles com granulomatose de Wegener e poliangiite microscópica. O padrão de ANCA mais encontrado nas vasculites renais é o perinuclear (p-ANCA), geralmente específico para a mieloperoxidase (MPO-ANCA) e relacionado de modo predominante com poliangiite microscópica, glomerulonefrite crescêntica necrosante e, em alguns casos, granulomatose com poliangiite (Wegener). O padrão de ANCA citoplasmático (c-ANCA), relacionado com o antígeno proteinase-3 (PR3-ANCA), é o mais frequente em pacientes com granulomatose com poliangiite (Wegener), ocorrendo em 90% dos casos na fase ativa da doença.

O anticorpo p-ANCA pode estar presente em 10 a 20% dos pacientes com glomerulonefrite crescêntica associada ao anticorpo anti-MBG. Pacientes com p-ANCA e anti-MBG têm predisposição a apresentar vasculite extrarrenal, habitualmente não descrita na síndrome de Goodpasture (GP) clássica. Em 10 a 15% de doenças renais mediadas por imunocomplexos, o ANCA pode ser positivo, tomando-se como exemplos a transformação crescêntica de glomerulopatia primária (nefropatia membranosa) e o LES, em que 15% dos pacientes têm p-ANCA que reage com os antígenos citoplasmáticos elastase e lactoferrina.

Diagnóstico diferencial

As manifestações clínicas das vasculites renais associadas ao ANCA são similares às vasculites mediadas por imunocomplexos, como a púrpura de Henoch-Schönlein, a vasculite da crioglobulinemia essencial, a vasculite lúpica e as vasculites secundárias às infecções virais e bacterianas (vírus B, estreptococos). A análise sorológica adequada poderá ser útil na diferenciação entre essas doenças. A síndrome renal-pulmonar pode ser causada pelas vasculites associadas ao ANCA, pela doença anti-MBG (síndrome de GP) ou pelas doenças mediadas por imunocomplexos (lúpus, púrpura de Henoch-Schönlein, crioglobulinemia). Novamente, a sorologia será muito importante no diagnóstico diferencial.

O quadro clínico da vasculite sistêmica pode também se confundir com doenças renais sem vasculite e que levam à insuficiência renal rapidamente progressiva, como microangiopatia trombótica e nefropatia ateroembólica – nesse caso, a biopsia renal poderá levar ao diagnóstico definitivo.

A documentação histológica é imprescindível para o diagnóstico de vasculite necrosante. Apesar do elevado grau de especificidade do ANCA, sabe-se hoje que esse anticorpo pode ser positivo em doenças infecciosas (p. ex., endocardite), hepatopatias autoimunes e em algumas formas de enterocolopatias inflamatórias, sem qualquer relação com o envolvimento vascular. A biopsia renal estará indicada, portanto, para estabelecer o diagnóstico definitivo da vasculite renal e avaliar o grau de reversibilidade das lesões.

Patologia

O aspecto histológico dominante no parênquima renal de pacientes com vasculites é o da glomerulonefrite necrosante focal e segmentar, sem depósitos de imunoagregados ou evidências de proliferação celular intraglomerular (Figuras 22.5 e 22.6). Em 80% dos casos, formam-se crescentes epiteliais agudos ou em vários estágios de evolução. Em geral, existe boa correlação entre a creatinina sérica inicial e o percentual de glomérulos comprometidos com os crescentes.

Nas doenças por imunocomplexos, o aspecto histológico inclui proliferação mesangial, infiltrado celular à custa de neutrófilos e monócitos e típica IF nas diferentes entidades: o

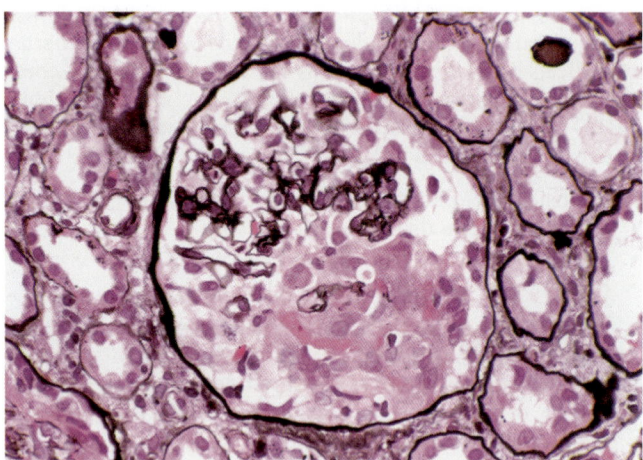

Figura 22.5 Necrose fibrinoide segmentar com formação crescêntica celular inicial sem proliferação endocapilar ou evidência de complexos imunes. Isso é visto na glomerulonefrite necrosante pauci-imune. Coloração de Jones por prata, 400×. (Imagem cedida pela National Kidney Foundation [Copyright© 1998].)

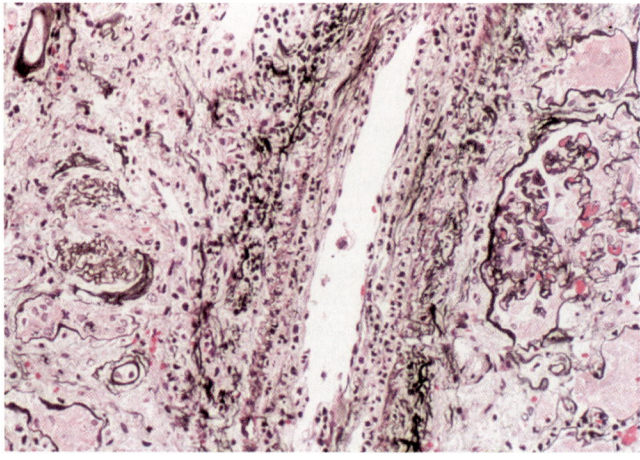

Figura 22.6 Há um intenso infiltrado linfocítico transmural e subendotelial nessa artéria de calibre médio. Coloração de Jones por prata, 100×. (Imagem cedida pela National Kidney Foundation [Copyright© 2000].)

predomínio de IgA na púrpura de HenochSchönlein; os depósitos maciços de agregados de IgM na crioglobulinemia; e a fluorescência rica com todos os isótipos de imunoglobulinas e componentes do complemento no LES. Na granulomatose de Wegener, pode ser encontrada, ocasionalmente, formação de granuloma periglomerular (Figura 22.7).

Infiltrado intersticial é achado frequente na vasculite renal, acompanhando, geralmente, nefrite crescêntica grave. Granulomas necrosantes intersticiais, com células gigantes multinucleadas, raramente são observados na granulomatose de Wegener.

O envolvimento vascular extraglomerular é pouco frequente: em apenas 30 a 50% das biopsias as arteríolas podem estar envolvidas pela vasculite. Esse fato provavelmente decorre de um erro de amostragem da biopsia renal, uma vez que vasculite arteriolar pode ser encontrada em praticamente todos os casos encaminhados para a necropsia.

A lesão vascular renal predominante é a de inflamação dos pequenos vasos com infiltrado perivascular constituído de neutrófilos, linfócitos e monócitos. Ocorre também necrose fibrinoide da parede e ruptura das lâminas internas e externas, com insudação de proteínas no interior da parede vascular e no tecido perivascular. Alguns pacientes com vasculites ANCA-positivas, especialmente granulomatose de Wegener, apresentam lesões necrosantes segmentares nos capilares peritubulares e nos vasos retos da medula renal. Granuloma de células gigantes e monócitos também podem ser observados em situação perivascular.

Tratamento

Antes do início da terapêutica imunossupressora, a sobrevida média dos pacientes com vasculite necrosante era de, no máximo, 6 meses. Atualmente, várias séries da literatura têm apontado para uma sobrevida de até 70% em 5 anos, com o uso intensivo de corticosteroides e ciclofosfamida. A corticoterapia isolada não previne as recidivas que frequentemente ocorrem nas vasculites necrosantes, sobretudo no que se refere à granulomatose de Wegener.

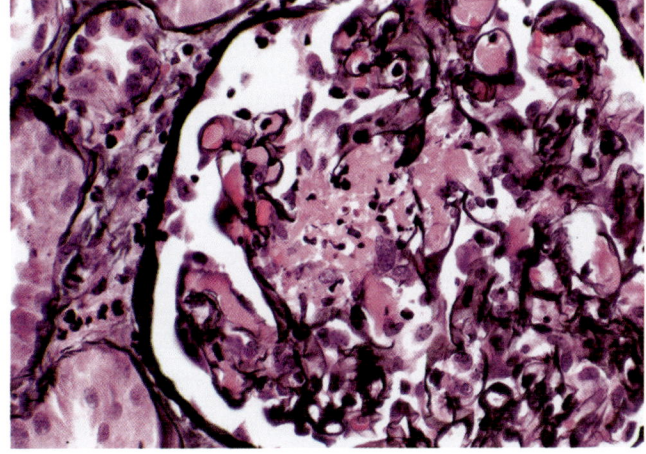

Figura 22.7 Necrose fibrinoide segmentar com débris nuclear e ruptura da membrana basal glomerular em uma granulomatose de Wegener. O diagnóstico diferencial morfológico é entre poliangiite microscópica e granulomatose de Wegener. Coloração de Jones por prata, 400×. (Imagem cedida pela National Kidney Foundation [Copyright© 2000].)

O tratamento das vasculites renais inclui duas importantes fases: a de indução e a da manutenção terapêutica a longo prazo. Na fase de indução, o medicamento de escolha é a metilprednisolona, administrada sob pulsos IV (1 g por 3 dias consecutivos), seguida de prednisona VO na dose de 0,5 a 1 mg/kg/dia. Ciclofosfamida deve ser acrescentada a esse esquema VO, na dose de 1 a 3 mg/kg/dia, dependendo da função renal, ou IV, de modo similar ao esquema utilizado na nefrite lúpica (classe IV). Em casos de vasculite extrarrenal grave, ou mesmo na perda rápida da função renal até o nível dialítico, tem-se proposto o uso de plasmaférese intensiva, com 7 a 10 trocas diárias de 4 λ de plasma e substituição por albumina. Esse método envolve alto custo e não está isento de complicações de ordem infecciosa. Após a etapa de indução terapêutica da doença aguda, que dura de 12 a 24 semanas, inicia-se a fase do tratamento de manutenção (24 a 36 meses) com azatioprina 2 mg/kg/dia, ou MMF na dose de 1 a 2 g/dia, acompanhados de prednisona, 10 a 20 mg/dia.

Novas modalidades de tratamento das vasculites renais têm sido recentemente sugeridas, como gamaglobulina IV em altas doses e anticorpos monoclonais, com destaque especial para o rituximabe (anti-CD20). Ainda não se demonstrou o real benefício desses procedimentos na doença renal grave, mas estudos clínicos recentes mostram resultados promissores. Alguns pacientes com granulomatose de Wegener, tratados com sulfatrimetoprima, apresentam menor índice de recidivas da doença, provavelmente pelo efeito profilático dessa associação no controle das infecções do sistema respiratório, que podem desencadear a atividade das vasculites necrosantes.

Na avaliação da resposta terapêutica a longo prazo, devem ser cuidadosamente pesquisados os sinais e sintomas clínicos das atividades sistêmica e renal. Entre os testes de laboratório mais empregados, a proteína C reativa, a velocidade de hemossedimentação, o sedimento urinário, a proteinúria quantitativa e a creatinina sérica devem ser habitualmente solicitados no seguimento. Na granulomatose com poliangiite (Wegener), a negativação do ANCA tem boa correlação com as fases inativas da doença, ainda que ANCA positivo possa ocorrer em até 25% dos pacientes com evolução assintomática.

Entre os pacientes que sobrevivem, a recuperação da função renal pode surgir após certo período de tratamento dialítico, que varia de 4 até 12 meses. Tão logo a função renal seja recuperada, é comum a ocorrência de proteinúria maciça e síndrome nefrótica que, posteriormente, sofre uma remissão lenta com o passar do tempo. As recidivas nas vasculites associadas ao ANCA são relativamente frequentes e estão relacionadas, de modo direto, com a menor intensidade e a menor duração do tratamento imunossupressor na fase de manutenção.

> **! PONTOS-CHAVE**
>
> - A histologia renal mais frequente nas vasculites é a da glomerulonefrite necrosante segmentar e focal pauci-imune, com crescentes
> - As vasculites associadas ao ANCA incluem granulomatose com poliangiite (Wegener), poliangiite microscópica e granulomatose eosinofílica com poliangiite (Churg-Strauss)
> - O tratamento das vasculites renais ANCA-positivas, na fase de indução, abrange os corticosteroides em doses elevadas e a ciclofosfamida VO ou IV
> - Na fase de manutenção (24 a 36 meses), o tratamento pode ser feito com azatioprina ou MMF

PÚRPURA DE HENOCH-SCHÖNLEIN (VASCULITE POR IgA)

Síndrome habitualmente manifestada como vasculite de pequenos vasos da pele, do sistema digestório, das articulações e do tecido renal, suas principais manifestações clínicas incluem púrpura em membros inferiores, artralgias, dor abdominal, sangramentos gastrintestinais e glomerulonefrite.

Existem poucos estudos sobre a prevalência da púrpura de Henoch-Schönlein na população. Trabalhos realizados por autores escandinavos relatam ocorrência de 18 casos por 100 mil crianças com até 14 anos e 0,8 caso por 100 mil habitantes, em população acima de 15 anos. Trata-se, portanto, de uma afecção que atinge especialmente crianças com menos de 10 anos, sendo incomum em adultos. O sexo masculino é mais acometido, em uma proporção de 2:1 em relação ao feminino.

Etiologia e patogênese

A maioria dos pacientes com púrpura de Henoch-Schönlein relata antecedente de infecção do trato urinário, precedendo o quadro clínico típico dessa síndrome. Vários agentes patogênicos têm sido implicados em sua etiologia, citando-se os estreptococos beta-hemolíticos, os estafilococos, as micobactérias, o *Haemophilus*, a *Yersinia* e numerosos vírus. Mais raramente, os episódios de vasculite podem surgir após a ingestão de medicamentos ou de alimentos.

Evidências clínicas e laboratoriais sugerem fortemente que fatores imunológicos estejam envolvidos na etiologia da púrpura de Henoch-Schönlein. Além dos antecedentes de exposição a antígenos já citados, depósitos de imunoglobulinas e frações do complemento estão invariavelmente presentes na pele e nos glomérulos renais. Em virtude das semelhanças histológicas com a nefropatia da IgA (doença de Berger), muitos pesquisadores admitem que a púrpura de Henoch-Schönlein seja a manifestação sistêmica daquela nefropatia. Nas duas entidades em questão, pode-se detectar aumento na concentração sérica de IgA-fibronectina, imunocomplexos e fatores reumatoides da classe IgA, além de maior número de linfócitos B secretores de IgA. Estudos recentes também têm demonstrado que na nefropatia da IgA e, possivelmente, na púrpura de Henoch-Schönlein, a estrutura da molécula da IgA estaria alterada quanto à composição de resíduos de carboidratos, via defeito genético. Essa alteração estrutural levaria a uma menor ligação aos receptores hepáticos, responsáveis por seu clareamento da circulação e, consequentemente, à maior deposição em outros tecidos, como o mesângio glomerular, no qual haveria maior expressão de certos receptores com grande afinidade pela IgA circulante.

Manifestações clínicas

A púrpura de Henoch-Schönlein pode ocorrer em qualquer faixa etária, porém há maior prevalência em crianças com menos de 10 anos, preferencialmente do sexo masculino (2:1). O antecedente mais comum costuma ser um episódio recente de infecção viral das vias respiratórias superiores, seguindo-se, então, o típico *rash* purpúrico na face de extensão dos membros inferiores, artralgias, dores abdominais, hematúria e proteinúria. Em geral, os sinais e os sintomas de cada surto purpúrico são autolimitados e duram até 3 meses, exceto a nefrite, passível de evolução e cronificação. Habitualmente, ocorrem duas a três recidivas da síndrome durante o primeiro ano, com tendência a remissões prolongadas, no seguimento a longo prazo. A evolução em crianças é mais benigna que em adultos.

A hematúria macroscópica é a manifestação mais comum do envolvimento renal na púrpura de Henoch-Schönlein (até 80% dos pacientes). Hematúria microscópica e síndrome nefrótica são bem menos frequentes. Ocasionalmente, as manifestações renais têm as características da síndrome nefrítica com edema, hipertensão e redução da filtração glomerular. Em pacientes adultos, tem-se descrito a variante da GNRP, que evolui quase sempre para a insuficiência renal terminal.

Alterações laboratoriais e diagnóstico diferencial

O diagnóstico da púrpura de Henoch-Schönlein é essencialmente clínico. *Rash* cutâneo, associado a artralgias, dor abdominal e hematúria, sugere fortemente o diagnóstico. Os testes laboratoriais podem ser vitais na exclusão de outros diagnósticos. Contagem de plaquetas e provas de coagulação habitualmente são normais, e o complemento sérico geralmente está normal; fator antinúcleo e fator reumatoide clássico são negativos, assim como o ANCA. A IgA sérica está elevada em aproximadamente 50% dos pacientes, e crioglobulinas podem estar presentes. Imunocomplexos circulantes contendo IgA polimérica ou IgA ligada à fibronectina podem ser demonstrados, especialmente nos períodos de atividade da doença.

Entre as manifestações renais, as mais características são a hematúria microscópica com dismorfismo moderado, cilindros granulosos e/ou hemáticos e proteinúria menor que 2 g nas 24 horas. O diagnóstico diferencial deve ser feito com glomerulonefrite difusa aguda (GNDA) pós-estreptocócica, LES e crioglobulinemia mista, possivelmente afastados pelo estudo sorológico adequado.

Alterações patológicas

A biopsia de pele nas áreas afetadas pelo quadro purpúrico mostra o aspecto típico de vasculite leucocitoclástica de pequenos vasos, com deposição de IgA. Em geral, o infiltrado inflamatório inclui neutrófilos, histiócitos e eosinófilos, com localização perivascular. Podem também estar presentes necrose fibrinoide da parede vascular, extravasamento de eritrócitos e débris nucleares, que resultam da desintegração de neutrófilos.

A biopsia renal de pacientes com púrpura de Henoch-Schönlein pode revelar desde proliferação mesangial leve até lesões mais graves de glomerulonefrite endocapilar difusa, com ou sem crescentes epiteliais. A presença de IgA no mesângio, demonstrada pela IF, representa o mais importante critério diagnóstico de envolvimento renal na púrpura de Henoch-Schönlein. Tendo em vista a semelhança dos achados histológicos nessa entidade e na nefropatia de IgA, pode-se supor que essas doenças apresentem a mesma base etiopatogênica.

Tratamento e prognóstico

Não há tratamento específico e eficaz para a púrpura de Henoch-Schönlein. Considerando-se que a maioria dos casos se resolve de modo espontâneo, recomenda-se, preferencialmente, a terapêutica de suporte, que inclui adequado balanço hidreletrolítico, pesquisa de eventual sangramento do sistema digestório, tratamento das infecções associadas e monitoramento da função renal.

A maioria dos pacientes tem envolvimento renal de pouca repercussão clínica, com hematúria microscópica, proteinúria leve e função renal conservada. Nesses casos, recomenda-se apenas o tratamento de suporte e, conforme a sugestão do grupo KDIGO 2021, introduzir inibidores do sistema renina-angiotensina quando ocorrer proteinúria maior que 500 mg/dia. Em pacientes com proteinúria maior que 1 g/dia e filtração glomerular acima de 50 mλ/min/1,73 m^2, a recomendação do mesmo grupo é adicionar corticosteroide por 6 meses. A glomerulonefrite crescêntica deve ser tratada de modo semelhante ao que preconizado na nefropatia da IgA com crescentes, usando-se imunossupressão dupla (corticosteroide e ciclofosfamida). A gamaglobulina IV e a plasmaférese podem ser indicadas em formas graves de vasculite com sangramento intestinal e pulmonar. A eficácia desses esquemas imunossupressores, no entanto, é bastante discutível.

O prognóstico renal da púrpura de Henoch-Schönlein depende basicamente do quadro clínico inicial e das lesões histológicas subjacentes. Pacientes com hematúria microscópica e proliferação mesangial evoluem muito bem, com morbidade menor que 10% ao final de 10 anos. Pacientes com síndrome nefrótica persistente, elevação da creatinina sérica e nefrite grave com mais de 50% de crescentes evoluem para doença renal crônica. O transplante renal tem sido indicado para os pacientes que chegam ao estágio de falência renal terminal, sendo frequente a recidiva da doença original. Perda do enxerto, entretanto, costuma ocorrer somente nos casos em que a doença inicial foi muito agressiva, caracterizada pela evolução para insuficiência renal em menos de 3 anos após o diagnóstico da síndrome.

> **! PONTOS-CHAVE**
> - Na púrpura de Henoch-Schönlein (ou vasculite por IgA), o quadro clínico corresponde a púrpura palpável de membros inferiores, artralgias, dor abdominal e glomerulonefrite (hematúria, proteinúria não nefrótica)
> - IF renal revela predomínio de IgA no mesângio, com depósitos ocasionais de outras imunoglobulinas e C_3
> - Realizar tratamento de suporte na hematúria assintomática e tratamento imunossupressor se ocorrer síndrome nefrótica ou GNRP.

SÍNDROME DE GOODPASTURE (GLOMERULONEFRITE ANTIMEMBRANA BASAL GLOMERULAR – GN ANTI-MBG)

Embora rara, a GN anti-MBG representa uma importante causa de uma forma grave de nefropatia manifestada com altos índices de morbidade e mortalidade. Apresenta-se, comumente, como síndrome pulmão-rim (ou síndrome de Goodpasture), caracterizada por um quadro de insuficiência renal com hemorragia pulmonar. Em outras situações, ainda que a lesão renal seja do tipo rapidamente progressiva (GNRP), com crescentes epiteliais à biopsia, não há comprometimento pulmonar. Raramente, observam-se formas leves de hematúria microscópica, sem manifestações clínicas. A síndrome pulmão-rim acomete indivíduos em qualquer idade, com dois picos distintos de prevalência, na 2ª e na 5ª década de vida. Essa síndrome predomina em jovens do sexo masculino, enquanto em mulheres acima de 50 anos, a forma GNRP sem acometimento pulmonar é mais frequente. Nos países do hemisfério Norte ocorre uma típica distribuição sazonal (mais comum na primavera) e étnica, com acometimento quase exclusivo de indivíduos de pele branca.

Quadro clínico

Exceto quando há hemorragia pulmonar, sugerindo a síndrome pulmão-rim (Goodpasture), o quadro clínico difere de outras formas de GNRP. A oligúria é quase uma constante, com insuficiência renal instalando-se em poucos dias, vindo 75% dos pacientes a necessitar de diálise. A anemia do tipo ferropriva é muito comum, provavelmente em decorrência do sangramento intra-alveolar. Fumo e inalantes hidrocarbonados podem precipitar a hemorragia pulmonar. Em geral, a queda de função renal acompanha esses fenômenos hemorrágicos. A hematúria microscópica, com dimorfismo eritrocitário, representa a alteração mais frequente, podendo, raramente, ser a única manifestação da doença. A proteinúria é discreta, sendo incomuns a síndrome nefrótica e a hipertensão. Alguns pacientes com envolvimento pulmonar exclusivo foram descritos, exigindo um diagnóstico diferencial com a hemossiderose pulmonar idiopática. Foram relatados casos em que a hemorragia precedeu a nefropatia em até alguns meses.

Outras glomerulonefrites, acompanhando doenças sistêmicas, podem cursar com hemorragia pulmonar. Entre elas, o LES e as vasculites, como a granulomatose de Wegener e a púrpura de Henoch-Schönlein. O diagnóstico diferencial da GN anti-MBG com as vasculites compreende a detecção de anticorpo antimembrana basal no soro de pacientes com essa doença e do ANCA em pacientes com granulomatose de Wegener e poliangiite microscópica. No entanto, em alguns casos, a diferenciação pode não ser tão simples, uma vez que se tem descrito vasculite extrarrenal na GN anti-MBG, com ANCA positivo em aproximadamente 10 a 20% dos pacientes.

Alterações patológicas

Do ponto de vista anatomopatológico, a IF é o principal indicador do diagnóstico da GN anti-MBG pelo característico padrão linear do depósito de IgG ao longo da parede capilar glomerular (Figura 22.8). Raramente, observam-se imunoglobulinas IgA e IgM. O mesmo padrão linear de IgG pode ser encontrado na membrana basal tubular. Depósito de C3 ocorre em dois terços dos pacientes, sendo geralmente linear, às vezes descontínuo ou de aspecto granular. Depósitos de fibrina são vistos nos crescentes epiteliais e em alças capilares. Outras patologias podem apresentar o padrão linear à IF, como é o caso de depósito de albumina e IgG no diabetes melito e de

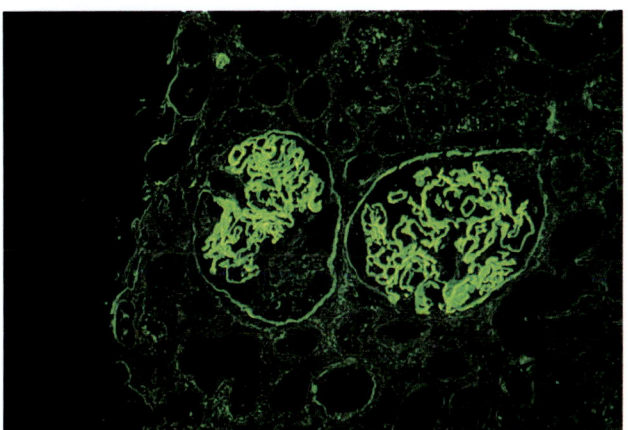

Figura 22.8 Imunofluorescência (anticorpo anti-IgG) com padrão linear na MBG e formação de crescente no glomérulo (200×). (Imagem cedida pela National Kidney Foundation [Copyright© 1998].)

IgG no LES. Falsa deposição linear de imunoglobulinas pode ser verificada em material de necropsia e após perfusão renal do doador durante o transplante, forma de apresentação da IF em que a isquemia possivelmente exerce um papel. Deve-se ressaltar que, nos estados muito avançados da doença, o depósito fluorescente poderá ser irregular, pela fragmentação da alça capilar.

Geralmente, a microscopia óptica revela uma glomerulonefrite proliferativa com crescentes epiteliais, sendo habitual estarem os glomérulos no mesmo estágio de lesão. Leucócitos e macrófagos podem estar abundantes na luz capilar e, raramente, há proliferação de células mesangiais. Edema e infiltrado inflamatório no interstício são vistos frequentemente (Figura 22.9).

A microscopia eletrônica mostra ausência de imunodepósitos, alargamento da MBG à custa de substância lucente na lâmina rara interna, presença de fibrina nos capilares e nas crescentes, e ruptura de segmentos da MBG e da cápsula de Bowman.

Patogênese

A partir do modelo experimental da nefrite nefrotóxica autoimune de Masugi, caracterizou-se a GN anti-MBG humana como imunologicamente mediada. A presença dos anticorpos anti-MBG pode ser demonstrada tanto no soro quanto em eluatos de rim de animais e seres humanos portadores da doença, sendo esse anticorpo capaz de produzir a lesão renal quando injetado em animais sadios.

Não se conhece o fator que desencadeia a formação do anticorpo. O primeiro paciente descrito por Goodpasture era portador de *influenza*, mas, posteriormente, essa associação não foi verificada. A doença surge, ocasionalmente, em pintores e em indivíduos que têm contato com poluentes orgânicos. Os indivíduos HLA DR2 são mais suscetíveis a desenvolver a patologia, porém não existe uma nítida relação com sua ocorrência em grupos familiares.

A MBG é composta de colágeno IV, laminina, entactina, glicosaminoglicanos e heparano sulfatos. No colágeno tipo IV, foram identificadas seis cadeias alfa; sua estrutura básica monomérica é formada por três cadeias arranjadas de modo helicoidal, com as tríplices cadeias se associando entre si para formar a supraestrutura do colágeno IV. Cada cadeia apresenta um longo domínio colágeno, alternado sequencialmente por curtos segmentos não colágenos (NC). A fração antigênica da GN anti-MBG encontra-se na porção não colágena da cadeia alfa 3, e o anticorpo contra essa fração é habitualmente uma IgG com predomínio da subclasse IgG1 (Figura 22.10). Pacientes com síndrome de Alport apresentam mutação genética na cadeia alfa 3. Alguns deles, quando submetidos a transplante renal, desenvolvem anticorpos contra a cadeia alfa 3, dando origem à glomerulonefrite da síndrome de Goodpasture.

Anticorpos contra outros componentes da MBG têm sido descritos em outras patologias, como doença de Chagas, leishmaniose tegumentar, LES, glomerulonefrite pós-estreptocócica e síndrome nefrótica idiopática. Alguns pacientes com glomerulonefrite membranosa foram descritos evoluindo com GNRP, sendo detectado o anticorpo anti-MBG no soro de 20% desses casos.

Em conclusão, é possível que uma agressão de qualquer natureza (infecciosa, traumática, química), que possa lesar à MBG, exponha o antígeno de Goodpasture, desencadeando o processo em indivíduos geneticamente predispostos à doença. A interação antígeno-anticorpo ocasiona a ativação do complemento, leucócitos e macrófagos, liberação de mediadores (leucotrienos, citocinas) e intensa lesão inflamatória.

Prognóstico e tratamento

O tratamento da glomerulonefrite anti-MBG depende da precocidade do diagnóstico e da gravidade da lesão à biopsia renal. Os casos leves, sem déficit de função renal, podem prescindir de uma terapêutica específica. Diversos autores são unânimes em afirmar que pacientes anúricos com creatinina > 6 mg/dℓ dificilmente poderão se beneficiar com a medicação imunossupressora, dado o caráter de rápida colagenização dos crescentes glomerulares.

A plasmaférese representa a terapêutica de escolha, especialmente quando houver hemorragia alveolar, com a finalidade de remover o autoanticorpo circulante. A troca de plasma diária (4 ℓ/dia) deve ser mantida por um período mínimo de 10 dias. Geralmente, em 8 semanas de tratamento, o anticorpo torna-se indetectável. A prednisona, como anti-inflamatório, e a ciclofosfamida (2 mg/kg/dia), que tem o efeito de inibir a síntese do anticorpo, devem ser associadas, a fim de manter a remissão. Na fase inicial do tratamento, poderá ser utilizada metilprednisolona IV na dose de 15 a 20 mg/kg/dia, em 3 dias consecutivos. Após a terceira dose, deve-se manter a corticoterapia VO, com dose inicial de 1 mg/kg/dia, e redução de acordo com a resposta terapêutica.

A hemorragia pulmonar é também um grande limitante da sobrevida. Quando isolada, poderá ser tratada com pulsos IV de metilprednisolona e plasmaférese. Não há contraindicação

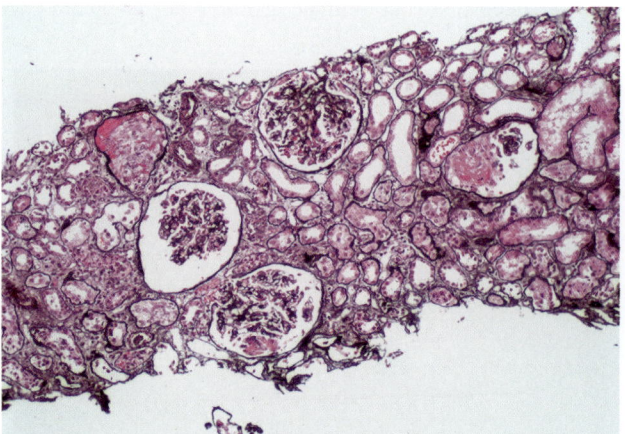

Figura 22.9 Necrose fibrinoide segmentar e focal e os demais glomérulos sem proliferação ou depósitos imunes. Trata-se de um caso de glomerulonefrite mediada por anticorpo antimembrana basal. Coloração de Jones por prata, 100×. (Imagem cedida pela National Kidney Foundation [Copyright© 1998].)

> ⓘ **PONTOS-CHAVE**
>
> - A síndrome de GP se caracteriza pelo quadro clínico de hemoptise e glomerulonefrite aguda com insuficiência renal
> - O diagnóstico diferencial deve ser feito com outras síndromes pulmão-rim, como vasculites ANCA-positivas, lúpus, púrpura de Henoch-Schönlein
> - O tratamento deve ser precoce, com plasmaférese, corticosteroides e ciclofosfamida.

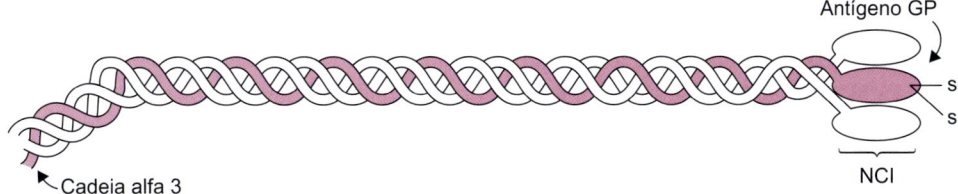

Figura 22.10 Representação esquemática da estrutura da membrana basal glomerular. O antígeno de GP está contido no segmento não colágeno (NC) da cadeia alfa 3.

ao transplante para pacientes com síndrome de GP que evoluem para doença renal crônica terminal, devendo-se tomar o cuidado de não o realizar enquanto houver anticorpo anti-MBG detectado na circulação.

PARAPROTEINEMIAS E DISPROTEINEMIAS

Constituem um grupo de doenças em que ocorre superprodução de imunoglobulina (Ig) monoclonal ou uma parte constituinte dela, também chamada "proteína M", detectada no sangue ou urina e produzida por um clone de células B ou plasmócitos. Essa Ig é mais frequentemente composta de um único tipo de cadeia leve (*kappa* ou *lambda*) e, mais raramente, por um tipo de cadeia pesada. A Ig monoclonal inteira ou seus fragmentos são tóxicos para todos os compartimentos renais, porém, neste capítulo, daremos ênfase ao glomérulo.

Entre as principais etiologias associadas à produção de paraproteínas e doenças renais incluem-se mieloma múltiplo, macroglobulinemia de Waldenström, amiloidose AL, linfomas, doenças de cadeias leve ou pesada e, mais recentemente, a descrita gamopatia de significado renal (GSR). De forma mais frequente a partir dos 50 anos, indivíduos assintomáticos podem apresentar uma proteína M sem que se detecte doença subjacente. Para esses casos, chamamos de gamopatia de significado indeterminado (GSI). Neste capítulo, além das disproteinemias mais frequentes, falaremos da GSR, seu diagnóstico e as diferenças com a GSI.

Na patogênese dessa doença renal, as alterações podem ser provocadas diretamente pelo depósito da Ig monoclonal inteira ou seus fragmentos, ou pela ativação da via alternativa do sistema complemento, ou pela produção de citoquinas ou pela precipitação da proteína ou fragmentos dela. Na Figura 22.11 resumimos dados de sua patogênese e espectro de apresentação clínica renal.

A eletroforese de proteínas é o método usado para identificar proteínas monoclonais. Por meio dele, as proteínas são classificadas de acordo com a posição que ocupam após a eletroforese (albumina, alfa-1, alfa-2, beta e gama). Essa classificação não se refere ao tipo de imunoglobulina, mas à mobilidade no meio de suporte do método. Assim, as proteínas monoclonais podem ser encontradas nas posições gama, beta e, às vezes, alfa-2. Podem ocorrer falso-positivos ou falso-negativos. A imunofixação deve complementar a eletroforese de proteínas quando ela for positiva e, nos casos em que for negativa, se a suspeita de uma doença monoclonal for evidente.

Amiloidose

A amiloidose é o resultado do enovelamento e da autoagregação de proteínas que se torcem para formar uma fibrila. Neste item do capítulo, a proteína precursora das fibrilas é

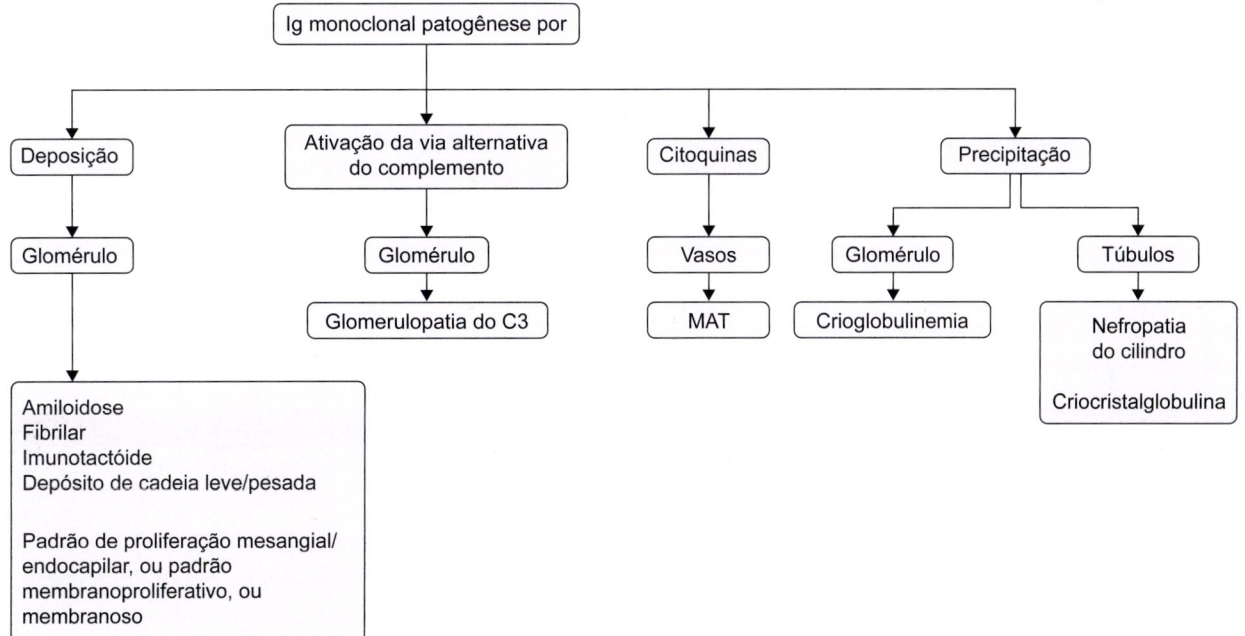

Figura 22.11 Mecanismos de doença renal nas disproteinemias. MAT: microangiopatia trombótica, geralmente associada à síndrome POEMS (polineuropatia, organomegalia, endocrinopatia, proteína M e alterações de pele).

uma Ig monoclonal, mais frequentemente representada pela cadeia leve (AL) *lambda*, responsável por 95% das amiloidoses por paraproteinemia, seguida pela amiloidose por Ig de cadeia pesada e leve (AHL) e de cadeia pesada (AH). Deve-se ter em mente que há outros tipos de precursores amiloides cujas proteínas originais são de outras etiologias, e que, portanto, indicam outras propostas de tratamento. Nesse grupo, destacam-se a amiloidose por proteína amiloide A (AA), que ocorre em doenças crônicas infecciosas (hepatite B) ou inflamatórias (febre familiar do Mediterrâneo, artrite reumatoide) ou neoplásicas, além das amiloidoses de causas genéticas, tais como as doenças causadas por mutações da transtirretina, da gelsolina, da apolipoproteína, entre outras.

As amiloidoses por paraproteínas têm sua maior incidência na faixa etária próxima aos 60 anos, com predomínio em homens, presença de proteinúria com síndrome nefrótica em 50 a 70% dos casos, além de alteração leve da função renal no momento do diagnóstico. O envolvimento cardíaco e dos nervos periféricos é muito frequente e concomitante com o acometimento renal, estando implicado com o quadro de hipotensão arterial ortostática, bastante característico desse tipo de amiloidose. Também podem ocorrer: envolvimento hepático em 16% dos casos, do sistema digestório, púrpura periorbital e macroglossia. A avaliação qualitativa da proteinúria revela que 75% ou mais de sua composição é albumina, o que auxilia no diagnóstico diferencial de causas de proteinúria por outras disproteinemias (Quadro 22.6). Essa avaliação qualitativa da proteinúria pode ser feita pela eletroforese de proteínas urinárias em urina de 24 horas ou pela comparação entre a quantidade de proteínas detectadas pelo método da proteinúria *versus* o da albuminúria.

A detecção de pico monoclonal à eletroforese de proteínas séricas pode ocorrer em 65% dos casos de amiloidose por paraproteínas, e a imunofixação costuma ser positiva para Ig monoclonal em 75% dos casos. No entanto, a dosagem da cadeias leves livres é o teste mais sensível, sendo positivo em 88% das pacientes com amiloidose AL. Apenas 20% dos pacientes com amiloidose AL estão associados ao mieloma múltiplo; a biopsia renal, portanto, constitui o principal meio diagnóstico dessa doença.

O depósito da fibrila amiloide no rim é bem visualizado como material eosinofílico depositado na MBG e no mesângio, com expansão dele, com tendência à formação de nódulos. O material amiloide não se cora pelo periodic acid-Shiff (PAS) ou pela prata (Figura 22.12). Além do glomérulo, pode haver depósito em vasos em aproximadamente 80% dos casos e no interstício em 60%. A fibrila amiloide cora-se pelo vermelho-Congo, resultando em cor verde-maçã quando observada sob luz polarizada. Esses achados vistos à microscopia óptica são comuns a qualquer tipo de amiloidose; a IF será definidora da etiologia, ocorrendo positividade somente para a cadeia leve *lambda* (mais frequente) ou *kappa* nos casos de amiloidose AL. Ocorrendo dificuldades no diagnóstico correto da proteína amiloide depositada, está indicada a espectrofotometria de massa com análise proteômica para detectar o tipo de proteína envolvida. Na microscopia eletrônica, observam-se fibrilas de 7 a 12 nm dispostas aleatoriamente, principalmente na região mesangial. Esses achados de microscopia eletrônica também são comuns aos diversos tipos de amiloidose.

O tratamento da amiloidose AL é habitualmente feito com agentes citostáticos, de modo similar aos esquemas usados para o mieloma múltiplo e que incluem o melphalan e bortezomibe, associados à dexametasona, muitas vezes seguidos de transplante de medula óssea. Mais recentemente, foi introduzido no tratamento da amiloidose AL o daratumumab, um anticorpo monoclonal anti-CD38 que tem por alvo a célula plasmocitária clonal. A resposta hematológica está associada com a melhora dos parâmetros renais; no entanto, a taxa de mortalidade dos pacientes nos primeiros 6 meses do diagnóstico da doença é de cerca de 20%, tendo por principal causa o envolvimento cardíaco.

> **! PONTOS-CHAVE**
>
> - Na amiloidose por paraproteínas, o quadro clínico mais comum é o da síndrome nefrótica em pacientes próximos aos 60 anos
> - A proteinúria é de predomínio de albumina. Proteínas monoclonais no soro são detectadas em cerca de 70% dos pacientes por meio da eletroforese de proteína sérica e imunofixação
> - A dosagem de cadeia leve livre é mais sensível e a cadeia *lambda* é a mais frequente.

Glomerulopatia fibrilar e imunotactoide

As glomerulopatias citadas anteriormente são raras e histologicamente se caracterizam pela deposição de fibrilas que não se coram como o depósito amiloide (vermelho-Congo negativas); na glomerulopatia imunotactoide, as fibrilas são grandes (10 a 90 nm), dispostas de forma paralela e organizadas, tanto no mesângio como nos espaços subepitelial e subendotelial. Na glomerulopatia fibrilar, a deposição é de fibrilas menores (16 a 24 nm), dispostas aleatoriamente no mesângio, na lâmina densa e no espaço subepitelial. Essas alterações são somente visualizadas na microscopia eletrônica da biopsia renal (Figura 22.13).

Quadro 22.6 Diferenças entre amiloidose, doença de cadeia leve e nefropatia do cilindro.

Entidade clínica	Apresentação clínica	Porcentagem de albuminúria em relação ao total de proteinúria	Cadeia leve monoclonal mais frequente	Associação com mieloma múltiplo
Amiloidose	Síndrome nefrótica com hipotensão arterial e leve alteração da função renal.	≥ 75%	*Lambda*	20%
Doença de cadeia leve	Proteinúria entre 1,5 e 4,1 g/dia com moderada alteração de função renal	Entre 25% e menos de 75%	*Kappa*	65%
Nefropatia do cilindro	Injúria renal aguda grave e proteinúria por cadeia leve	< 25%	*Kappa*	99,9%

Capítulo 22 • Glomerulopatias Secundárias

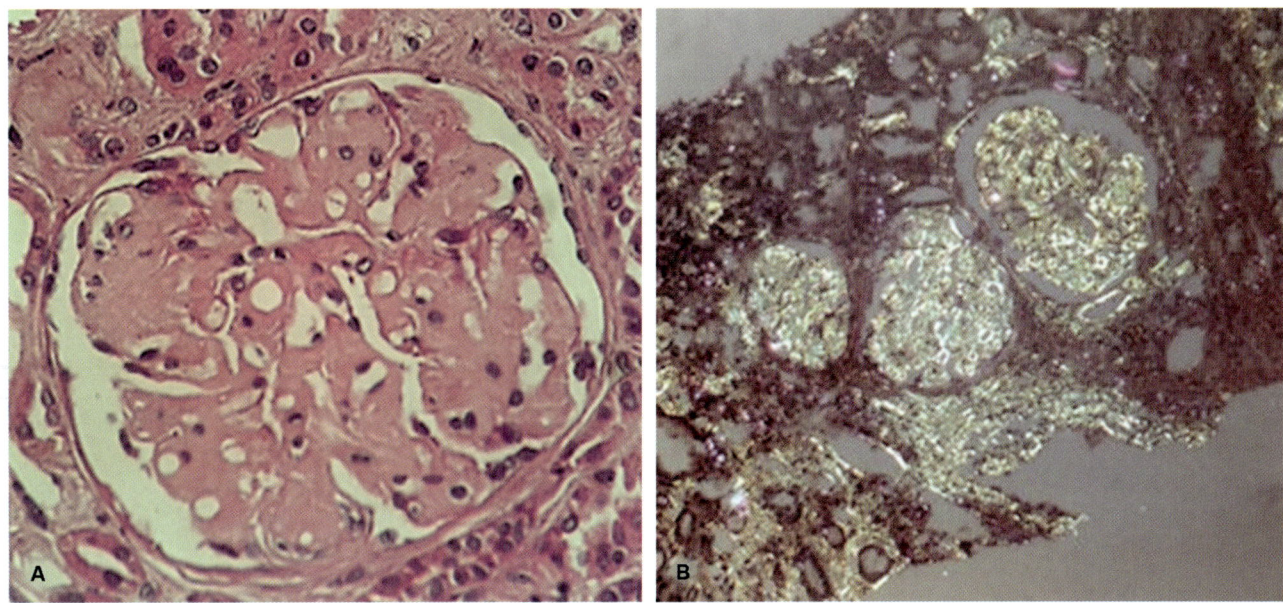

Figura 22.12 A. Imagens com expansão mesangial formando nódulos que não se coram pelo PAS. **B.** O padrão ouro para o diagnóstico de amiloidose é a positividade pelo vermelho-Congo, como se observa nesse caso que, além do glomérulo, há positividade em interstício e vaso. (Imagem do banco de dados do Serviço de Nefrologia e Patologia do Hospital das Clínicas da Faculdade de Medicina da Universidade de São Paulo – FMUSP.)

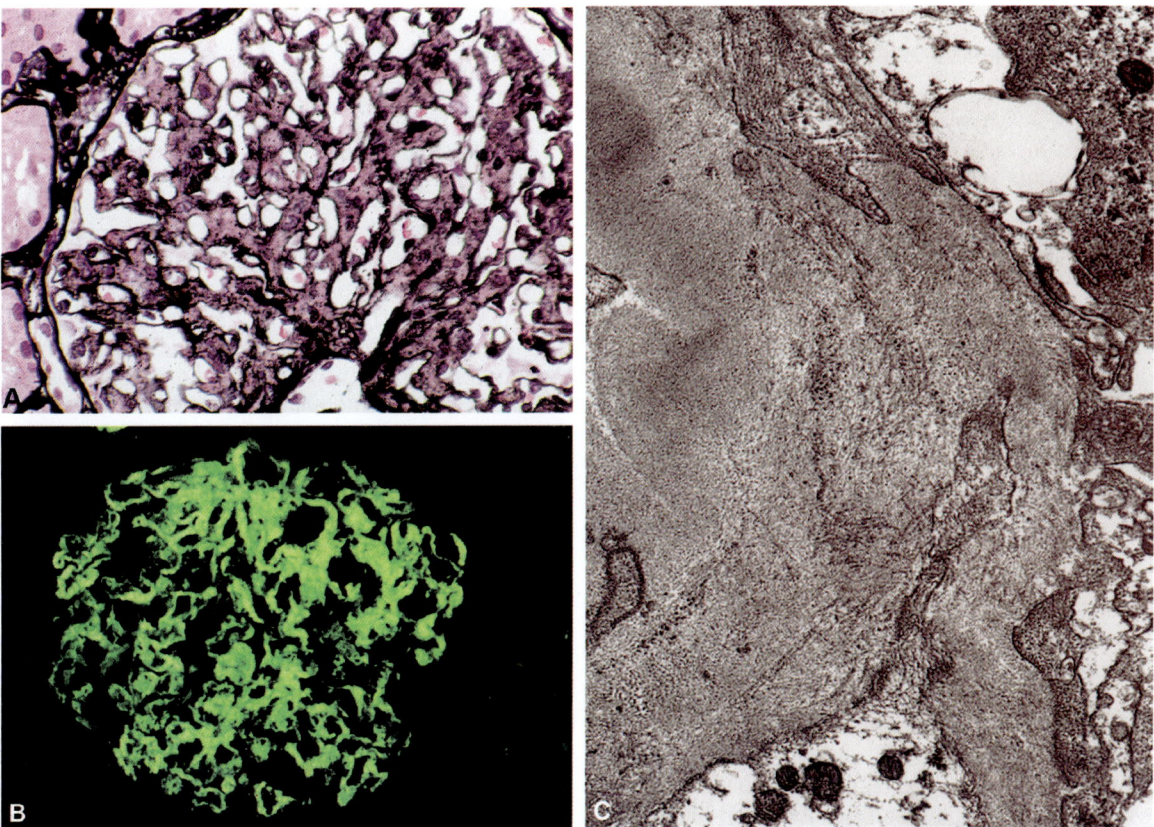

Figura 22.13 A. Glomerulonefrite fibrilar com graus variados de proliferação mesangial ou padrão membranoproliferativo. Coloração de Jones por prata, 400×. (Imagem cedida pela National Kidney Foundation [Copyright© 1998].) **B.** Imunofluorescência com aspecto característico de positividade borrada nas áreas mesangiais e capilares. A coloração mais típica se encontra com IgG (IF anti-IgG, 400×). (Imagem cedida pela National Kidney Foundation [Copyright© 1999].) **C.** Microscopia eletrônica mostrando fibrilas no mesângio e na membrana basal, neste caso de glomerulonefrite fibrilar. Um vermelho-Congo negativo afasta amiloide, que pode se assemelhar à glomerulonefrite fibrilar (51.250×). (Imagem cedida pela National Kidney Foundation [Copyright© 2001].)

A glomerulopatia fibrilar está associada à gamopatia monoclonal em 20% dos casos, tendo por demais etiologias as doenças infecciosas e autoimunes. A glomerulopatia imunotactoide está associada à gamopatia monoclonal que ocorre em doenças hematológicas em 80 a 90% dos casos, sendo a leucemia linfocítica crônica a mais frequente. Na associação com disproteinemias, ambas as entidades acometem principalmente o sexo masculino entre a quinta e sexta décadas, com achados de microscopia óptica muito variáveis, que podem incluir proliferação mesangial, membranoproliferativo, formação de crescentes ou padrão de nefropatia membranosa. A apresentação clínica laboratorial em geral é de síndrome nefrótica ou síndrome nefrítica na dependência do tipo histológico expresso na biopsia renal. A hipocomplementemia ocorre na imunotactoide, porém é muito rara na fibrilar.

A IF mostra aspectos interessantes nessas doenças. Na glomerulopatia fibrilar, a IgG é dominante, predominando a IgG4 policlonal, com presença dos dois tipos de cadeias leves. Os depósitos podem ser tão intensos que chegam a simular um quadro de glomerulonefrite anti-membrana basal glomerular. Além disso, ocorre positividade para uma proteína chaperona denominada "DNAJB9". Na glomerulopatia imunotactoide, a IgG é do tipo IgG1 e monoclonal, isto é, uma única cadeia leve presente. Além disso, podem ocorrer manifestações sistêmicas compondo a síndrome POEMS (polineuropatia, organomegalia, endocrinopatia, proteína monoclonal e lesões cutâneas).

O tratamento dessas glomerulopatias deve estar direcionado às respectivas doenças subjacentes.

Doença de cadeias leve/pesada

Outro tipo de comprometimento glomerular se refere à doença de deposição da Ig monoclonal por cadeias leves, neste caso, principalmente a *kappa*, e raramente deposição da Ig por cadeia pesada ou associação de leve e pesada. Nessa entidade, não há formação de fibrilas amiloides. A média de idade, à semelhança das demais paraproteinemias, também se situa entre 50 e 60 anos, preferencialmente em homens, sendo a proteinúria menor da que ocorre na amiloidose, entre 1,5 e 4,1 g/dia (ver Quadro 22.6), e maior disfunção renal, com creatininas entre 2,2 e 3,5 mg/dℓ. Hipertensão arterial e hematúria podem ocorrer. A lesão glomerular à microscopia óptica mais característica é a glomeruloesclerose nodular em 50% dos pacientes, muito semelhante à da nefropatia diabética, por corar-se pelo PAS e pela prata, e diferente da amiloidose que não se cora (Figura 22.14). Os pacientes que não apresentam lesões glomerulares do tipo nodular têm, com frequência, padrão membranoproliferativo, proliferativo endocapilar e, raramente, crescentes e padrão membranoso.

À IF, os depósitos caracterizam-se por deposição exclusiva de cadeia leve principalmente *kappa* em 90% dos casos, ou de Ig monoclonal, mais frequentemente IgG *kappa* e IgM *kappa*. A doença de cadeia pesada caracteriza-se pela presença da Ig com as cadeias leves ausentes, isto é, negativas à IF. Um padrão linear desses depósitos pode ocorrer e novamente a doença de cadeia pesada não deve ser confundida com a glomerulonefrite antimembrana basal glomerular. Por microscopia eletrônica, notam-se depósitos eletrodensos não fibrilares nos nódulos mesangiais ou nas regiões subendotelial e subepitelial, nos demais padrões histológicos. Embora os depósitos possam ocorrer em vários outros órgãos, a maioria dos pacientes apresenta envolvimento renal isolado.

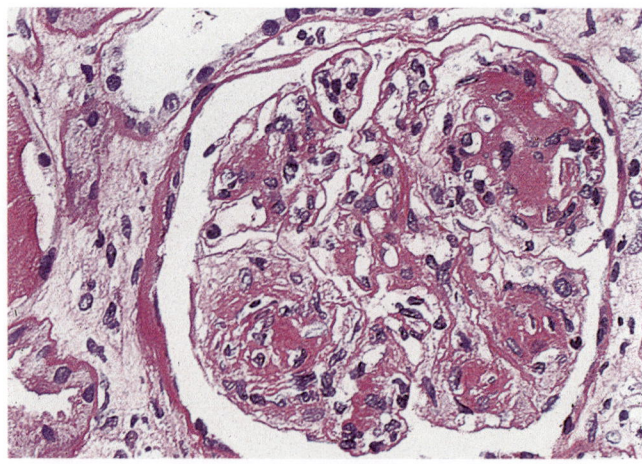

Figura 22.14 Aparência característica de doença por deposição de cadeias leves. Nota-se uma glomeruloesclerose nodular que se assemelha à nefropatia diabética (PAS, 400×). (Imagem cedida pela National Kidney Foundation [Copyright© 1998].)

Aproximadamente 65% dos pacientes deste grupo têm diagnóstico de mieloma múltiplo como doença subjacente. Nos demais, serão denominados "GSR". Tanto na associação com o mieloma múltiplo quanto nos casos rotulados como de GSR, o tratamento indicado inclui o uso de quimioterápicos (ver Quadro 22.6).

Crioglobulinemia

Crioglobulinemias são doenças causadas pelas crioglobulinas, ou seja, Ig que se precipitam com temperaturas abaixo de 37°C e se ressolubilizam quando reaquecidas. São classificadas em três tipos: na crioglobulinemia tipo I ocorre uma Ig monoclonal, mais frequentemente IgM, sendo responsável por 10% das crioglobulinemias, estando mais relacionada à neoplasia hematológica; as crioglobulinemias tipo II e tipo III, também chamadas "crioglobulinemias mistas", são compostas de uma Ig monoclonal (IgM) com atividade de fator reumatoide e uma policlonal (IgG) no caso da tipo II, ou ambas policlonais IgM (também com atividade de fator reumatoide) e IgG no caso da crioglobulinemia tipo III.

A crioglobulinemia tipo I está associada à doença linfoproliferativa em 90 a 100% dos casos. Em poucos relatos, foram descritas associadas ao mieloma múltiplo, à macroglobulinemia de Waldenström e à GSR. A crioglobulinemia tipo II também pode estar associada às gamopatias. A pele e o sistema nervoso são os órgãos mais afetados, porém o envolvimento renal pode ocorrer em 20 a 30% dos casos de crioglobulinemia tipo I.

O quadro clínico renal é de síndrome nefrítica, com proteinúria moderada, hipertensão grave e disfunção renal, ou síndrome mista. Em outras situações, entretanto, a evolução pode ser mais protraída, caracterizada por proteinúria persistente, hipertensão e hematúria. Entre os achados laboratoriais, além das crioglobulinas circulantes do tipo I ou II, podem ocorrer fator reumatoide positivo no caso do tipo II e hipocomplementemia, à custa do consumo dos componentes iniciais da via clássica.

As lesões glomerulares à microscopia óptica apresentam os padrões de glomerulonefrite membranoproliferativa, que é o mais frequente, glomerulonefrite proliferativa ou presença de crescentes. Podem ocorrer ainda depósitos eosinofílicos sob a forma de "trombos" na luz dos capilares glomerulares e que correspondem a crioglobulinas precipitadas. Esse achado é chamado "pseudotrombo", pois um trombo verdadeiro é composto de fibrina. A IF mostra depósito de IgM monoclonal isoladamente, no caso da tipo I, ou associada à IgG policlonal na tipo II. A microscopia eletrônica mostrará depósitos subendoteliais organizados em curvas ou retas. O tratamento das crioglobulinemias envolve o uso de corticosteroides, agentes alquilantes, plasmaférese e rituximabe (anticorpo monoclonal anti-CD20).

> **⚠ PONTOS-CHAVE**
>
> - As crioglobulinemias tipo I e II estão frequentemente associadas a gamopatias
> - As crioglobulinemias tipo III estão associadas a doenças autoimunes e infecções (p. ex., vírus da hepatite C)
> - A histologia renal mais frequente é o padrão membranoproliferativo com "pseudotrombos" de crioprecipitados no capilar glomerular, positivos para IgM.

Glomerulopatia do C3

Trata-se de uma glomerulopatia definida por sua patogênese, qual seja, a desregulação da via alternativa do complemento. A ativação da via alternativa do complemento, de um modo geral, ocorre em certas doenças genéticas, autoimunes, infecciosas ou nas gamopatias. O diagnóstico da glomerulopatia do C3 é feito pelo padrão da IF da biopsia renal: depósitos exclusivos de C3 ou C3 dominante (C3 maior que duas cruzes) em relação aos depósitos de Ig, se estes ocorrerem.

Diante do diagnóstico de glomerulopatia do C3 em paciente com 50 anos ou mais, é mandatória a pesquisa de proteína monoclonal por meio dos métodos disponíveis, tais como eletroforese de proteínas, imunofixação e dosagem de cadeias leves livres, no soro e na urina. Recente casuística da Mayo Clinic em estudo de 36 pacientes com diagnóstico de glomerulopatia do C3, com proteína monoclonal sérica ou urinária detectada, 72% receberam o diagnóstico de GSR; 19,5%, de mieloma múltiplo; 5,6%, de doença linfoproliferativa; e 2,8%, de crioglobulinemia tipo I. O tratamento nesses casos também deverá ser feito com o uso de quimioterápicos (ver Quadro 22.6).

Gamopatia de significado renal

Em 2003, o International Myeloma Working Group estabeleceu os critérios diagnósticos para GSI: presença de componente monoclonal < 3 g/dℓ em sangue e/ou urina, abaixo de 10% de plasmócitos monoclonais ao exame da medula óssea e ausência clínica de mieloma, linfoma ou amiloidose. A partir de 2012, os pacientes que preenchessem os critérios de GSI, porém tivessem acometimento renal relacionado a esse componente clonal, seriam chamados "GSR". A GSI e a GSR, apesar de serem consideradas oriundas de um clone não maligno, isto é, não capaz de proliferação e metástase, deverão ser tratadas de forma diferente. Na GSI, o paciente não recebe nenhum tratamento e segue em acompanhamento pelo risco anual de 1% de transformação maligna. Os pacientes com GSR, se não tratados, poderão evoluir para doença renal crônica dialítica e, se receberem transplante renal, poderão ter recidiva da doença no enxerto.

As principais glomerulopatias consideradas como GSR, e que já foram descritas nos parágrafos anteriores, são:

- Glomerulonefrites com depósito de Ig monoclonal, isto é, com restrição de cadeia leve ou presença somente de cadeia pesada, ambas vistas à IF. Na gamopatia monoclonal com restrição de cadeia leve haverá depósito de Ig, sendo a IgG mais frequente, seguida da IgM, com somente uma cadeia leve, isto é, apenas *kappa* ou *lambda*. Na gamopatia monoclonal por cadeia pesada, a IF irá mostrar somente a Ig, sem as cadeias leves. O padrão de microscopia óptica mais frequente é o padrão membranoproliferativo, mas pode ser encontrado também o proliferativo mesangial e/ou endocapilar, crescentes e o membranoso
- Glomerulonefrite associada a crioglobulinemias tipo I ou II, cujo padrão de microscopia óptica mais frequente será também o membranoproliferativo, podendo ainda haver crescentes ou só proliferação mensagial e/ou endocapilar
- Glomerulonefrites fibrilar ou imunotactoide: como já descrito, será necessário o uso da microscopia eletrônica para serem diagnosticadas. No caso da glomerulopatia fibrilar, a detecção no tecido renal da proteína DNAJB9 por técnica de imuno-histoquímica estará indicada
- Glomerulonefrite do C3 em pacientes na faixa etária acima de 50 anos, como já descrito nos parágrafos anteriores.

A partir de 2013, a International Kidney and Monoclonal Gammopathy Working Group publicou as orientações de tratamento para a GSR. Essas recomendações estão resumidas no Quadro 22.7.

Mieloma múltiplo

A forma como o mieloma múltiplo acomete os rins é multifatorial e inclui hipercalcemia e hipercalciúria, hiperuricemia, infiltração renal por células plasmáticas, manifestações glomerulares por doença de cadeia leve/pesada, amiloidose e a nefropatia do cilindro, que é o chamado "rim do mieloma". Na nefropatia do cilindro, as cadeias monoclonais se ligam à proteína tubular de Tamm-Horsfall e se precipitam no túbulo distal.

Quadro 22.7 Tratamento proposto para gamopatia de significado renal.

Doença	Tratamento
Glomerulonefrite com depósito de Ig monoclonal	DRC estágios 1 e 2 com proteinúria ≤ 1 g/dia: observação DRC 1 a 2 com proteinúria > 1 g/dia ou DRC progressiva ou DRC 3 a 4: - ciclofosfamida + bortezomibe + dexametasona se IgG ou IgA - rituximabe podendo associar ciclofosfamida + dexametasona se IgM - < 65 anos: melfalana doses altas seguido de transplante de progenitores hematopoiéticos DRC estágio V – candidatos a transplante renal: melfalana doses altas seguido de transplante de progenitores hematopoiéticos.
Glomerulonefrite fibrilar ou imunotactoide	Tratamento similar ao da LLC ou bortezomibe
Glomerulonefrite por crioglobulinas	Rituximabe ou bendamustina

DRC: doença renal crônica; LLC: leucemia linfocítica crônica. Nota: Em relação à glomerulopatia do C3, ainda são escassas as informações, porém o tratamento proposto é o mesmo das glomerulonefrites com depósito de Ig monoclonal.

A apresentação clássica é de uma injúria renal aguda com sedimento urinário pouco alterado; ao se realizar a pesquisa de proteinúria, ela é positiva às custas de cadeia leve, principalmente *kappa*, sendo a porcentagem de albumina inferior a 25% do total da amostra (ver Quadro 22.6).

> **! PONTOS-CHAVE**
>
> - O envolvimento renal no mieloma é multifatorial, tais como os decorrentes de hipercalcemia, hiperuricemia e por efeito direto da proteína M
> - O envolvimento glomerular ocorre por deposição de proteína amiloide AL e/ou de cadeias leves circulantes. A lesão tubulointersticial, mais grave, caracteriza o "rim do mieloma", ou nefropatia do cilindro.

NEOPLASIAS

As neoplasias que mais frequentemente se associam às glomerulopatias, sobretudo a nefropatia membranosa, são os carcinomas sólidos: broncogênicos, de cólon e reto, rim, mama e estômago. De um modo geral, a síndrome nefrótica se manifesta ao mesmo tempo em que a neoplasia se instala, mas, em algumas ocasiões, o quadro renal ocorre precedendo o diagnóstico clínico do tumor. Nefropatia membranosa é a glomerulopatia mais associada às síndromes paraneoplásicas de tumores sólidos, como os já citados. Em contrapartida, a lesão renal mais comumente associada à doença de Hodgkin é a nefropatia de lesões mínimas, e a glomerulonefrite membranoproliferativa (GNMP) representa a lesão mais encontrada na leucemia linfocítica crônica.

O mecanismo envolvido nas lesões glomerulares associadas às neoplasias não é totalmente conhecido, tendo-se proposto algumas teorias. Uma das possibilidades aventadas seria a participação de antígenos associados a tumores que se depositariam nos glomérulos, com formação de imunocomplexos *in situ*. Relatos isolados descrevem pacientes com carcinoma broncogênico que apresentavam reatividade do antígeno tumoral com anticorpos eluídos do tecido renal. Antígenos de adenocarcinoma de cólon e antígenos derivados de células tubulares renais também foram descritos no mesângio e nas alças capilares dos glomérulos.

Contudo, todos esses relatos, infelizmente, não constituem ainda prova conclusiva da associação entre carcinomas e glomerulopatias, uma vez que nos tumores existe antigenemia circulante, e essas proteínas podem depositar-se de modo inespecífico em vários tecidos. Deve também ser lembrado que a nefropatia membranosa é o tipo de lesão glomerular idiopática mais comum na população acima de 50 anos, exatamente a faixa etária de maior ocorrência dessas neoplasias.

O tratamento das glomerulopatias associadas às neoplasias depende do tipo e do estadiamento da condição maligna. A remissão da proteinúria pode ocorrer em pacientes com neoplasias sólidas tratadas cirurgicamente, porém não se pode afastar nesses casos uma remissão espontânea da própria doença glomerular, fato bastante conhecido na evolução da nefropatia membranosa. Em relação à doença de Hodgkin com síndrome nefrótica, o tratamento radioterápico e/ou quimioterápico guarda uma boa correlação de ordem temporal com a remissão da proteinúria. A recidiva da síndrome nefrótica, nesses casos, pode ser entendida como um parâmetro precoce de recidiva da neoplasia.

GLOMERULOPATIAS EM DOENÇAS HEPÁTICAS

As doenças hepáticas associam-se a diversas manifestações renais que podem se expressar como injúria renal aguda, doença renal crônica e glomerulopatias. Neste item, daremos ênfase às manifestações glomerulares associadas às diversas formas de hepatopatias. As glomerulopatias relacionadas a hepatopatias podem decorrer de diversos mecanismos etiopatogênicos: estímulo antigênico crônico causando desregulação imunológica e ativação de vias inflamatórias; estímulo sobre linfócitos B, promovendo a formação de crioglobulinas; efeito citopático direto do vírus em células residentes renais; defeito de clareamento da IgA, no caso de cirrose hepática e, mais raramente, por formação de material não amiloide, como ocorre na glomerulopatia fibrilar.

Vírus da hepatite C

Entre as hepatopatias, a infeção pelo vírus da hepatite C (VHC) é a principal causa de glomerulopatia. Com prevalência mundial em 2022 estimada em 56,8 milhões de pessoas com viremia, o VHC associa-se a uma morbimortalidade elevada em virtude de cirrose hepática e câncer hepático. Com os avanços atuais no tratamento antiviral (DAA, do inglês *direct-acting antiviral*) que possibilita taxas excelentes de cura com mínimos efeitos colaterais, espera-se reduzir drasticamente a prevalência da hepatite C no mundo. Alguns estudos atuais mostram que o tratamento do VHC reduz a taxa de progressão de declínio da função renal em indivíduos portadores de nefropatia previamente instalada.

Entre as manifestações extra-hepáticas da doença, incluem-se as glomerulonefrites e, entre essas, a mais comum é a GNMP. Nas décadas passadas, o surgimento do teste diagnóstico para VHC modificou a compreensão sobre a GNMP, uma vez que um grande percentual dos casos anteriormente tidos como idiopáticos mostrou-se relacionado à presença do vírus. A maior parte dos casos de GNMP associa-se à presença de crioglobulinas, e o VHC ainda é a causa mais comum de crioglobulinemia. Ocorre envolvimento renal em aproximadamente 20% dos casos de síndrome de crioglobulinemia mista, mas um número expressivo de pacientes apresenta crioglobulinemia, sem qualquer manifestação clínica. Clinicamente, a doença pode manifestar-se de diversas formas, variando desde quadros de hematúria e proteinúria isoladas até glomerulonefrite aguda associada ou não à proteinúria de níveis nefróticos ou síndrome nefrótica franca (esta correspondente a 30 a 40% dos casos de GNMP). Sintomas sistêmicos de crioglobulinemia, como artralgias, púrpura, neuropatia e vasculites, podem ocorrer, principalmente se há crioglobulinas em títulos elevados. Laboratorialmente, há consumo de complemento, com predomínio de ativação da via clássica, notando-se nível de C3 reduzido ou normal, CH50 reduzido e redução mais intensa de C4. A crioglobulinemia costuma ser do tipo II, caracterizada por Ig policlonal associada à IgG monoclonal com atividade contra porção Fc da IgG (portanto com positividade para fator reumatoide). Raramente, encontra-se crioglobulina do tipo III (IgG policlonal com IgM policlonal).

Histologicamente, nota-se um espectro de apresentações que se correlacionam com a magnitude das manifestações clínicas. Novamente, a GNMP é a mais comum, mas padrões proliferativos focais ou difusos também são descritos. Nestes, nota-se hipercelularidade mesangial, comumente acompanhada de infiltração leucocitária, com consequente aumento da matriz mesangial que pode adquirir aspecto nodular. Esses aspectos também estão presentes na GNMP, com a adição das alterações que justificam o termo "membranoproliferativo", em que se nota espessamento e desdobramento da membrana basal causados por depósito de imunocomplexos e depósito de matriz, formando aspecto de duplo contorno. Muitas vezes, nota-se a presença de material eosinofílico no lúmen capilar correspondendo à presença de trombos de crioglobulina ocluindo a luz do vaso. Aspectos de vasculite, com inflamação e infiltrado leucocitário nos capilares, também podem estar presentes. Aproximadamente 8% das lesões glomerulares associadas ao VHC manifestam-se com lesões crescentéricas. A IF costuma ser positiva para C3, IgG e IgM, de forma variável. A microscopia eletrônica revela a expansão da matriz mesangial e depósitos de crioglobulinas com aspecto microtubular ou, mais raramente, de criocristais, espessamento e duplicação da membrana basal glomerular e graus variados de apagamento dos processos podocitários.

Antes do advento do tratamento antiviral DAA, a conduta nas glomerulonefrites relacionadas ao VHC era baseada na apresentação clínica e na avaliação sobre a necessidade de tratamento imunossupressor. No entanto, com o excelente resultado das terapias antivirais atuais, houve uma mudança na abordagem terapêutica e o tratamento das glomerulonefrites associadas ao VHC atualmente deve ser feito visando à eliminação da viremia. A escolha do melhor regime antiviral segue os mesmos princípios das diretrizes gerais para tratamento de VHC, com especial atenção dada à função renal em questão. Entretanto, quando a glomerulonefrite se apresenta de forma agressiva, com risco de perda rápida de função, fibrose renal e progressão para nefropatia crônica, o tratamento imunossupressor faz-se ainda necessário. Além disso, a crioglobulinemia pode cursar com vasculite sistêmica grave (úlceras necrosantes, isquemia de dedos, AVC, neuropatia, entre outros) que também requer intervenções terapêuticas específicas. Para o tratamento das formas graves de crioglobulinemia, não há estudos sistemáticos, mas tem sido recomendado o uso de corticoesteroides associados ao rituximabe em vez do esquema anterior, de corticoesteroides associados a ciclofosfamida. Em casos graves, ou naqueles em que o crióscrito é muito elevado, deve-se considerar a adição de plasmaférese, apesar de não haver estudos sistemáticos com esse tipo de tratamento. Ciclofosfamida ainda é uma opção para casos refratários e não responsivos ao rituximabe, mas nessa opção ocorre risco maior de infecções e outros efeitos colaterais.

Em aproximadamente 8% dos casos de glomerulopatia relacionada ao VHC, nota-se a presença de nefropatia membranosa. Nesse caso, os imunocomplexos são observados na região subepitelial, junto ao apagamento dos processos podocitários. Outras formas de glomerulonefrite são descritas em associação com VHC, mas encontradas em menor frequência: nefropatia de IgA, glomeruloesclerose segmentar e focal, glomerulonefrite pós-infecciosa, microangiopatias trombóticas, glomerulopatia colapsante e glomerulopatia fibrilar. O tratamento dessas outras formas de glomerulonefrites também está direcionado para o uso de medicamentos antivirais.

Outras doenças hepáticas

O vírus da hepatite B (VHB) tem decrescido em importância como causa de glomerulonefrites, em virtude de medidas preventivas mundialmente adotadas, como a vacinação, o controle da infecção vertical e da infecção por via sexual. Entre as manifestações glomerulares descritas em associação ao VHB, as mais importantes são: nefropatia membranosa, GNMP e doença de lesões mínimas. Outras, como nefropatia de IgA, glomerulonefrite fibrilar e pós-infecciosa, também são descritas, porém mais raras. O tratamento dessas nefropatias envolve primordialmente o emprego de antivirais (p. ex., lamivudina) com consequente redução da carga viral. Eventualmente, as formas mais agressivas de glomerulonefrite, com síndrome nefrótica mais importante e atividade proliferativa mais intensa, são tratadas com doses variáveis de corticoterapia, associadas ou não a outro tipo de imunossupressão.

Em qualquer tipo de hepatopatia crônica, viral ou não, pode haver deposição de IgA no mesângio glomerular, sendo essa situação considerada uma das formas de nefropatia da IgA secundária. Apesar de não ter sua patogênese totalmente esclarecida, acredita-se que tais depósitos estejam associados a um defeito no clareamento hepático de imunocomplexos circulantes, causando o *trapping* glomerular desses imunoagregados. O tratamento é essencialmente clínico, exceto em casos nos quais a atividade proliferativa for muito intensa, associada à perda aguda e significativa da função renal. Mesmo nesses casos, deve-se ponderar o risco de tratamento imunossupressor, levando-se em consideração o estado clínico e nutricional do paciente.

Outra lesão hepática que apresenta intersecção com as doenças glomerulares é a esquistossomose. Ainda endêmica em algumas regiões do país, a esquistossomose, principalmente em sua forma hepatoesplênica, associa-se à GNMP. A lesão associada à esquistossomose mostra uma particularidade em sua IF: a presença de IgM e C3, em vez do padrão mais habitual de IgG e C3. A apresentação clínica é variável, podendo ocorrer hematúria, proteinúria subnefrótica ou nefrótica, hipertensão e perda de função renal. Níveis variados de hipocomplementemia podem estar presentes.

Além da GNMP, outras lesões têm sido descritas em associação à esquistossomose. A glomeruloesclerose segmentar e focal (GESF) é responsável por um percentual significativo da casuística egípcia, uma das maiores do mundo em esquistossomose. Outras formas ainda descritas são a doença de lesões mínimas, a glomerulonefrite membranosa, a nefropatia da IgA e a amiloidose renal (esta descrita apenas na casuística egípcia). O tratamento envolve habitualmente medidas de suporte clínico, em virtude da baixa taxa de sucesso da imunossupressão nas lesões proliferativas. Apesar de recomendado, o tratamento antiparasitário não parece ter um impacto significativo na evolução da glomerulonefrite.

GLOMERULONEFRITE PÓS-INFECCIOSA

A glomerulonefrite aguda pós-infecciosa é uma das formas mais comuns de glomerulonefrite aguda. Apesar de incidir preferencialmente em crianças (nas quais há predomínio da GNDA pós-estreptocócica), também ocorre em adultos. Sua forma clássica caracteriza-se por sinais de glomerulonefrite (hematúria, proteinúria, hipertensão arterial e perda variável de função renal), habitualmente 10 a 15 dias após a infecção de vias respiratórias superiores ou infecção cutânea. O microrganismo mais comumente envolvido na patogênese é o estreptococo beta-hemolítico do grupo A de Lancefield, mas outros germens podem causar o mesmo quadro, sobretudo em adultos (estafilococos, bactérias gram-negativas, HIV, além de vírus e protozoários). A glomerulonefrite pós-infecciosa também pode ocorrer em associação a quadros de endocardites (agudas ou subagudas) e outras formas de infecções crônicas, como infecção de *shunt* e abscessos crônicos. O quadro clínico pode ser, então, mais insidioso, com a presença de sintomas sistêmicos, como febre, artralgias, púrpura, petéquias, anemia, hepatoesplenomegalia discreta e emagrecimento, associado a sinais de glomerulonefrite aguda. Laboratorialmente, podem ocorrer hipocomplementemia tipicamente leve e às custas de C3, títulos baixos de fator antinúcleo, ANCA, crioglobulinas e positividade de fator reumatoide. Nos casos de infecção por estreptococos, pode-se identificar elevação de marcadores imunológicos de infecção estreptocócica como anticorpo antiestreptolisina O e anti-hialuronidase, entre outros.

A patogênese da glomerulonefrite pós-infecciosa não é totalmente esclarecida, mas acredita-se estar relacionada com depósitos de imunocomplexos circulantes ou com a formação de anticorpos que reagem contra peptídeos expressos no rim. Na sua forma pós-estreptocócica, acredita-se que alguns antígenos estreptocócicos sejam particularmente nefritogênicos, como o receptor de plasmina e exotoxina pirogênica B.

Em crianças com quadro clínico típico, a biopsia renal somente é necessária se não houver remissão do quadro, uma vez que a taxa de cura é superior a 90%. Por sua vez, a biopsia em adultos é quase sempre necessária, uma vez que permite o diagnóstico diferencial com outras glomerulopatias primárias que podem causar síndrome nefrítica aguda (nefropatia de IgA, GNMP, glomerulopatia por C3, doenças renais associadas a paraproteína, nefrite lúpica, entre outros). A microscopia ótica de pacientes com glomerulonefrite aguda pós-infecciosa mostra glomérulos volumosos, com hipercelularidade mesangial e endotelial difusa, associados a infiltrado neutrofílico. Na microscopia ótica e eletrônica, nota-se a presença de depósitos subepiteliais, conhecidos como "humps". Lesões mais intensas e persistentes podem apresentar padrão membranoproliferativo, com espessamento de membrana basal, depósitos subendoteliais e sinais de duplicação de membrana basal. Crescentes podem estar presentes, mas é rara a forma crescêntica (quando há crescentes em mais de 50% dos glomérulos). A IF evidencia depósitos de imunocomplexos em padrão granular difuso, sendo típico o achado de IgG e C3 no mesângio e nas alças capilares (padrão em "céu estrelado" ou em "guirlanda"). Duas variantes da glomerulonefrite pós-infeciosa atualmente reconhecidas são a glomerulonefrite aguda associada à infecção estafilocócica e a glomerulonefrite pós-infecciosa com predomínio de IgA. Na primeira, o quadro clínico e achados patológicos são semelhantes aos descritos para a forma clássica de GNDA pós-estreptocócica, com a diferença que a infecção de natureza estafilocócica costuma estar presente e ativa durante a manifestação da glomerulonefrite aguda, o que é distinto da forma pós-estreptocócica (na qual a glomerulonefrite tipicamente ocorre após a resolução da infecção estreptocócica). A IF costuma mostrar predomínio de C3 (o que torna muitas vezes difícil seu diagnóstico diferencial com glomerulopatia por C3), associado ou não a IgA e IgG. Já na forma com predomínio de IgA, também encontrada mais frequentemente em associação a infecções estafilocócicas, o diagnóstico diferencial com glomerulopatia por C3, nefropatia de IgA e GNDA pós-estreptocócica é muitas vezes difícil. Outra característica das glomerulonefrites associadas a estafilococos é a presença eventual de vasculite cutânea e/ou sistêmica. O tratamento das glomerulonefrites estafilocócicas é habitualmente de suporte, não havendo evidência clara do benefício de agentes imunossupressores.

Além disso, como a infecção encontra-se comumente ativa, há receio de agravamento do quadro infeccioso com o uso de tratamento imunossupressor. O prognóstico renal dessas formas tem sido descrito como pior, quando comparado com aquele observado na lesão estreptocócica clássica da criança.

O tratamento das glomerulonefrites agudas pós-infecciosas é eminentemente de suporte, com controle da hipertensão e edema. As formas mais graves de glomerulonefrites pós-estreptocócicas, principalmente quando há grande número de crescentes celulares e perda acentuada da função renal, podem ser tratadas com corticoterapia oral por curto período (3 a 6 meses). Faltam, entretanto, estudos que avaliem o impacto da corticoterapia sobre o prognóstico renal dessa forma habitualmente benigna de nefrite. O prognóstico da GNDA em adultos tende a ser pior do que aquele observado em crianças, mas infelizmente não há trabalhos sistemáticos sobre o efeito de tratamento imunossupressor em adultos, devendo-se sempre ponderar o risco de perda de função renal contra o risco de imunossupressão, principalmente se houver infecção ativa e outras comorbidades (frequentemente presentes na população adulta).

> **PONTOS-CHAVE**
>
> - A forma clássica de glomerulonefrite aguda pós-estreptocócica da criança apresenta bom prognóstico renal
> - Na população adulta, a glomerulonefrite pós-infecciosa é comumente causada por outros patógenos. As formas associadas a infecções estafilocócicas podem ser mais agressivas e costumam ocorrer concomitantemente à infecção ativa. O prognóstico renal é pior do que aquele observado na criança.

NEFROPATIA DO VÍRUS DA IMUNODEFICIÊNCIA HUMANA

O espectro de manifestações renais no vírus da imunodeficiência humana (HIV) é extenso. Além de causar injúria renal aguda pela toxicidade de medicamentos antivirais e antibióticos de uso terapêutico ou profilático, o vírus pode induzir diversas formas de glomerulopatias. As doenças glomerulares associadas ao HIV são classificadas em três tipos: a GESF colapsante, também conhecida como "nefropatia do HIV"; a síndrome hemolítico-urêmica (SHU); e as glomerulopatias mediadas por imunocomplexo.

A patogênese das glomerulopatias do HIV ainda é pouco conhecida. É possível que o vírus atue tanto pela promoção de efeitos citopáticos diretos sobre a célula renal, sobretudo em podócito (como na GESF), por desregulação imunológica sistêmica com aumento de citocinas inflamatórias, quanto pela formação de anticorpos circulantes e deposição de imunocomplexos (glomerulopatias mediadas por imunocomplexo).

A GESF do HIV, forma mais comum entre todas as glomerulopatias associadas ao vírus, caracteriza-se por síndrome nefrótica importante, frequentemente sem edema e hipertensão arterial, associada à perda rápida de função renal. Mais comum em afrodescendentes (a presença de variantes genéticas de APOL1 confere risco aumentado de diversas nefropatias, entre elas a GESF do HIV), tem prognóstico reservado, principalmente se não tratada. Histologicamente, notam-se lesões típicas de GESF, porém com a presença de isquemia intensa do glomérulo, colapso das alças capilares e dilatações microcísticas em túbulos (Figura 22.15). Essa forma agressiva

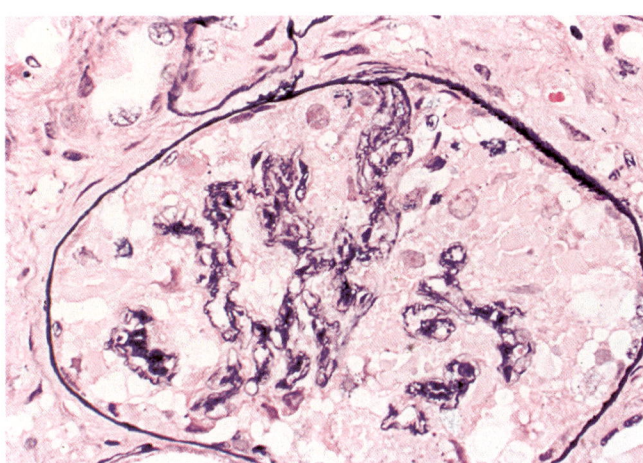

Figura 22.15 Neste caso de nefropatia pelo vírus da imunodeficiência humana (HIV), a aparência colapsante decorre da retração de cada um dos lóbulos individuais do glomérulo, com enrugamento da membrana basal glomerular. Coloração de Jones por prata, 400×. (Imagem cedida pela National Kidney Foundation [Copyright© 2000].)

de lesão é conhecida como "GESF colapsante" (não exclusiva da nefropatia do HIV). Outro achado praticamente invariável, tanto na GESF do HIV quanto nas outras formas de glomerulopatias associadas ao vírus, é a presença de inclusões tubulorreticulares virais. Apesar do nome, essas inclusões não são depósitos virais, e sim alterações que ocorrem em estados de hiperexpressão de moléculas inflamatórias, como TNF-α (Figura 22.16).

A SHU do HIV se caracteriza por quadro clínico decorrente de microangiopatia trombótica. Nota-se anemia hemolítica microangiopática com a presença de plaquetopenia e esquizócitos, com graus variados de hipocomplementemia, hematúria, proteinúria, hipertensão arterial e perda de função renal. Histologicamente, nota-se espessamento das paredes de arteríolas e capilares, com edema e lesão à camada endotelial. Os vasos encontram-se obstruídos pela presença de microtrombos de fibrina, e a arteríola frequentemente adquire o aspecto "em casca de cebola", secundário à proliferação miointimal intensa. O glomérulo pode adquirir aspecto isquêmico com desabamento de sua estrutura, ou apresentar lesão proliferativa mesangial e endotelial, com formação de duplos contornos (aspecto de lesão membranoproliferativa). Em sua fase de cicatrização, a microangiopatia trombótica pode resultar em achado de padrão membranoproliferativo ou de GESF, entendido então como GESF secundária. Com o uso de HAART, notou-se um declínio na incidência de SHU de HIV.

Entre as glomerulopatias mediadas por imunocomplexo, as formas mais comumente observadas incluem a GNMP, a nefropatia membranosa e a forma lúpus-símile (recebe esse nome pela presença de IF *full-house*, típica de LES). Outras formas menos comuns, mas também descritas, são a nefropatia de IgA, a GNDA e a glomerulonefrite fibrilar.

O tratamento de todas as formas de glomerulopatias associadas ao HIV inclui o emprego de terapia antiviral com o esquema HAART. A GESF do HIV também é tratada com o emprego de inibidores da enzima conversora de angiotensina e bloqueador do receptor da angiotensina (BRA), mas o sucesso do tratamento depende em muito de sua precocidade. O tratamento da SHU inclui a administração de plasma fresco e o controle da atividade hemolítica. Se iniciado precocemente, o tratamento da SHU também pode causar reversão, parcial ou total, da perda de função renal e evitar a necessidade de diálise. As formas de glomerulopatias mediadas por imunocomplexo costumam ser tratadas somente com o emprego de antivirais. O uso de esquemas imunossupressores nesses pacientes é pouco estudado e há receio de toxicidade importante, com o aumento da morbimortalidade infecciosa. Ainda assim, à semelhança de outras glomerulopatias, corticoterapia ou outros tratamentos, podem ser empregados em indivíduos em bom estado clínico e nutricional, nos quais a terapia antiviral não seja suficiente para controlar a manifestação glomerular e reduzir o risco de progressão para doença renal crônica.

> ⚠ **PONTOS-CHAVE**
>
> - O HIV apresenta três grandes grupos de manifestações glomerulares: a GESF do HIV (GESF colapsante), as glomerulonefrites por imunocomplexo e a microangiopatia trombótica
> - O tratamento dessas lesões consiste fundamentalmente no controle da viremia por meio do emprego de HAART, junto ao tratamento de suporte

BIBLIOGRAFIA

Appel GB, Radhakrishnam J, D'Agati V. Secondary glomerular diseases. In: Skorecki K, Chertow GM, Marsden PA, Yu ASL, Taal MW, editors. Brenner and Rector's The Kidney. 10th ed. Philadelphia: Elsevier; 2016. p. 1091-160.

Barros RT, Alves MAR, Dantas M, Kirsztajn GM, Sens YAS. Glomerulopatias: Patogenia, Clínica e Tratamento. 3. ed. São Paulo: Sarvier; 2012.

Cambier JF, Ronco P. Onco-nephrology: glomerular diseases with cancer. Clin J Am Soc Nephrol. 2012;7(10):1701-12.

Cui Z, Zhao MH. Advances in human antiglomerular basement membrane disease. Nat Rev Nephrol. 2011;7(12):697-705.

Dammacco F, Racanelli V, Russi S, Sansonno D. The expanding spectrum of HCV-related cryoglobulinemic vasculitis: a narrative review. Clin Exp Med. 2016;16(3):233-42.

Davin JC. Henoch-Schonlein purpura nephritis: pathophysiology, treatment and future strategy. Clin J Am Soc Nephrol. 2011;6(3):679-89.

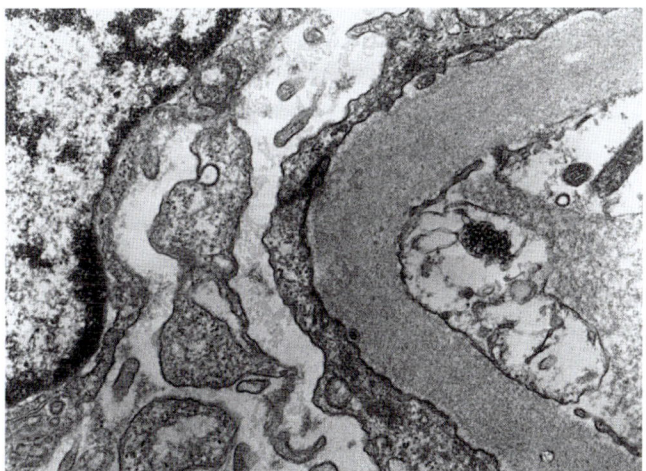

Figura 22.16 Microscopia eletrônica de biopsia renal de paciente com vírus da imunodeficiência humana (HIV) mostrando inclusões tubulorreticulares vírus-*like* em citoplasma de célula endotelial.

Fanouriakis A, Anders HJ, Houssiau FA, Jayne D, Boumpas DT et al. Update of the Join European League Against Rheumatism and European Renal Association – European Dialysis and Transplant Association (EULAR/ERA) recommendations for the management of lupus nephritis. Ann Rheum Dis. 2020;79(6):713-23.

Gupta A, Quigg RJ. Glomerular disease associated with hepatitis B and C. Adv Chronic Kidney Dis. 2015;22(5):343-51.

Hogan JJ, Alexander MP, Leung N. Dysproteinemia and the Kidney: Core Curriculum 2019. Am J Kidney Dis. 2019;74(6):822-36.

Jain K, Jawa P, Falk RJ. Treatment Updates in Antineutrophil Cytoplasmic Autoantibodies (ANCA) Vasculitis. Kidney360. 2021;2(4):763-70.

Jennette JC, Falk RJ. Pathogenesis of antineutrophil cytoplasmic antibody-mediated disease. Nat Rev Rheumatol. 2014;10(8):463-73.

Jennette JC, Falk RJ, Bacon PA, Basu N, Cid MC, Ferrario F, et al. Revised International Chapel Hill Consensus Conference Nomenclature of Vasculitis. Arthritis Rheum. 2013;65(1):1-11.

Neves PDMM, Jorge LB, Cavalcante LB, Malheiros D, Woronik V, Dias CB. Schistossomiasis-associated glomerulopathy: Clinical aspects, pathological characteristics, and renal outcomes. Clin Nephrol. 2020;93(5):251-61.

Rosenberg AZ, Naicker S, Winkler CA, Kopp JB. HIV-associated nephropathy: epidemiology, pathology, mechanisms, and treatment. Nat Rev Nephrol. 2015;11(3):150-60.

Rovin BH, Adler SG, Barrat J, Bridoux F, Burdge KA, Chan TM, et al. Executive summary of the KDIGO 2021 Guideline for the Management of Glomerular Diseases. Kidney Int. 2021;100(4):753-79.

Ruggenenti P, Cravedi P, Remuzzi G. Mechanisms and treatment of CKD. J Am Soc Nephrol. 2012;23(12):1917-28.

Sethi S, De Vriese A, Fervenza FC. Acute glomerulonephritis. Lancet. 2022;399(10335):1646-63.

Wadhwani S, Jayne D, Rovin BH. Lupus nephritis. In: Johnson RJ, Feehally J, Floege J, editors. Comprehensive Clinical Nephrology. 6th ed. Philadelphia: Elsevier Saunders; 2019. p. 306-19.

Wechalekar AD, Gillmore JD, Hawkins PN. Systemic amyloidosis. Lancet. 2016;387(10038):2641-54.

23 Nefropatia Tóxica e Tubulointersticial

José Mauro Vieira Jr. • Emerson Quintino de Lima •
Edivaldo Celso Vidal (*in memoriam*) • Emmanuel A. Burdmann

NEFROPATIA TÓXICA POR MEDICAMENTOS

Os rins apresentam características anatômicas e fisiológicas que os tornam particularmente vulneráveis à ação de substâncias químicas e agentes biológicos. Os mecanismos de transporte tubulares renais têm alto consumo energético, fazendo com que a queda do aporte de oxigênio ou as interferências nos sistemas celulares de geração de energia causem lesões funcionais e estruturais às células tubulares. A massa de tecido renal representa menos de 1% do peso corporal de um indivíduo, porém os rins recebem 25% do débito cardíaco em repouso. A extensa superfície endotelial glomerular é amplamente exposta a substâncias potencialmente tóxicas, quando presentes na circulação. O processo de filtração glomerular dessas moléculas, geralmente de pequeno peso molecular, causa grande oferta de potenciais toxinas por unidade de tempo ao tecido renal. Os processos de metabolização renal desacoplam substâncias tóxicas de seus carreadores proteicos ou geram produtos com capacidade lesiva. Além disso, os mecanismos de concentração urinária fazem com que níveis extremamente elevados dos agentes tóxicos, muitas vezes superiores aos encontrados na circulação sistêmica, constem na luz tubular. Finalmente, os mecanismos de transporte das membranas celulares promovem a entrada dessas substâncias do lúmen no interior das células tubulares. As substâncias nefrotóxicas podem causar lesão por meio de diferentes mecanismos, que podem ser simultâneos, como diminuição do fluxo sanguíneo renal, ação direta na membrana celular e geração intracelular de metabólitos tóxicos ou de radicais livres de oxigênio, causando danos às estruturas celulares e interferindo nos mecanismos enzimáticos vitais para a viabilidade celular.

> **! PONTOS-CHAVE**
>
> Vulnerabilidade renal a substâncias tóxicas:
> - Alto consumo energético
> - Alto fluxo sanguíneo
> - Grande área de superfície endotelial
> - Transporte transtubular de substâncias
> - Capacidade de gerar metabólitos tóxicos
> - Capacidade de desacoplar substâncias tóxicas das proteínas plasmáticas carreadoras
> - Capacidade de gerar níveis intratubulares muito elevados de agentes tóxicos pela concentração urinária.

As substâncias nefrotóxicas podem lesar os glomérulos, os túbulos, os vasos e os componentes do compartimento intersticial. Nefrotoxicidade pode se manifestar como queda da filtração glomerular (FG), proteinúria ou perda da homeostase de água, eletrólitos e do equilíbrio ácido-básico. O mesmo agente pode causar, simultaneamente, mais de um tipo de lesão, dependendo da dose, da duração de exposição e das características individuais da resposta do indivíduo afetado. Os mecanismos mais frequentes pelos quais as nefrotoxinas agridem os rins são as alterações da hemodinâmica renal e o desenvolvimento de lesões estruturais nas células tubulares. A manifestação clínica mais frequente da nefrotoxicidade é o desenvolvimento da síndrome de injúria renal aguda (IRA).

A oferta e o uso de medicamentos e agentes diagnósticos potencialmente nefrotóxicos têm aumentado constantemente, em paralelo à maior complexidade clínica e ao envelhecimento dos pacientes, bem como ao cuidado de indivíduos com várias comorbidades. O perfil dos medicamentos responsáveis pelos episódios de nefrotoxicidade também vem se alterando. Antibióticos, contraste iodado, anti-inflamatórios não hormonais (AINH), fármacos que bloqueiam a ação do sistema renina-angiotensina-aldosterona (SRAA), agentes bloqueadores da calcineurina, agentes antivirais e quimioterápicos usados no tratamento de câncer representam os principais agentes de nefrotoxicidade.

A IRA de origem exclusivamente nefrotóxica é mais frequente em pacientes não críticos e tem mortalidade menor que a IRA de origem isquêmica ou séptica. Em pacientes graves, IRA nefrotóxica está geralmente associada à ocorrência de IRA isquêmica/séptica. Por exemplo, a análise de 524 pacientes com IRA na unidade de terapia intensiva (UTI) do Hospital de Base da Faculdade de Medicina de São José do Rio Preto mostrou que a IRA de origem nefrotóxica isolada foi menos prevalente (11%) que a de origem isquêmica (51%) ou mista (38%). Os pacientes com IRA de origem nefrotóxica tiveram mortalidade de 38%, porcentagem inferior à daqueles de etiologia isquêmica (68%) ou mista (63%). Nefrotoxicidade por medicamentos foi causa de IRA em 14,4% de 1.032 pacientes críticos em um estudo multinacional envolvendo 97 centros. Atualmente, sabe-se que drogas são a causa principal ou o fator predisponente para a IRA em cerca de 20% dos pacientes com essa condição.

DIAGNÓSTICO DE LESÃO RENAL NEFROTÓXICA

Em geral, o diagnóstico de nefrotoxicidade é aventado somente quando o dano renal atinge proporções suficientes para causar diminuição da diurese e/ou da FG, dando origem a oligúria e aumento da creatinina sérica (CrS). A falta de padronização universal para o diagnóstico, a falta de sensibilidade da creatinina, a ausência de padronização na definição e a falta na prática de biomarcadores dificultam muito a avaliação da frequência real da lesão nefrotóxica e a comparação entre os diversos estudos.

Classicamente, define-se oligúria como diurese menor que 400 mℓ em 24 horas. Esse limite arbitrário se baseia no conceito de que 400 mℓ correspondem ao volume mínimo necessário para a eliminação dos solutos produzidos por um indivíduo saudável em condições de homeostase normal em 24 horas. A definição de IRA mais recente, publicada pelo Kidney Disease Improving Global Outcomes (KDIGO), considera oligúria como volume urinário < 0,5 mℓ/kg/h por 6 horas (ver Capítulo 19). Por sua vez, várias substâncias nefrotóxicas, como aminoglicosídeos, anfotericina e cisplatina, podem desencadear IRA não oligúrica, portanto volume urinário acima dos limites estabelecidos para oligúria não exclui o diagnóstico de nefrotoxicidade ou a ocorrência de lesão renal.

A dosagem de CrS ainda representa o método mais utilizado para a medida da FG na prática clínica (ver Capítulos 16 e 17). Trata-se de um biomarcador pouco sensível de lesão funcional renal, pois aumenta significativamente somente quando a FG cai para valores entre 30 e 50% abaixo do normal. A creatinina é promovida pela reação não enzimática da creatina e da fosfocreatinina musculares, e a sua produção diária é uma fração relativamente constante da quantidade total de creatina. Os seus níveis séricos são proporcionais à quantidade de massa muscular. Mulheres, idosos ou indivíduos com pouca massa muscular podem apresentar CrS pouco elevadas ou dentro da faixa considerada normal na vigência de queda significativa da FG. A depuração de creatinina, apesar de ser um método mais sensível e exato para a determinação da FG, também apresenta problemas quanto à sua interpretação. À medida que a FG cai, a secreção tubular de creatinina aumenta, fazendo com que a depuração de creatinina superestime a FG real. Além disso, o rim tem importante reserva funcional, que pode mascarar a lesão funcional renal, enquanto, simultaneamente, ocorre lesão estrutural irreversível. Um exemplo dessa situação é a nefrotoxicidade crônica causada pela ciclosporina A (CSA), que pode desencadear fibrose intersticial renal irreversível com a depuração de creatinina estável ou mesmo normal. As definições de IRA mais recentes valorizam aumentos pequenos e abruptos da CrS no diagnóstico dessa doença, pois tem se mostrado sua associação a desfechos desfavoráveis. O KDIGO postula aumento da CrS de 0,3 mg/dℓ em 48 horas ou de 50% em relação à CrS basal ocorrendo sabida ou presumidamente em 7 dias para o diagnóstico de IRA.

Alterações dos testes de capacidade de concentração e acidificação urinárias ocorrem precocemente na lesão renal nefrotóxica, mas sua determinação é trabalhosa e demorada, o que dificulta sua utilização rotineira. A excreção urinária de eletrólitos varia com a ingestão diária, tornando difícil a sua interpretação. Excreções urinárias inapropriadas de sódio, magnésio ou potássio em relação a níveis séricos e ingestão conhecidos sugerem lesão tubular renal. A análise qualitativa da urina deve sempre ser realizada, pois, apesar de pouco específica, fornece informações preciosas de maneira simples, com baixo custo, além de ser pouco invasiva. Por exemplo, densidade urinária baixa quando há desidratação ou pH urinário elevado na presença de acidose sistêmica sugerem a existência de lesão tubular. Proteinúria significativa indica lesão glomerular, aumento da presença de células tubulares se dá na necrose tubular aguda (NTA) e piúria estéril é sugestiva de nefrite intersticial aguda (NIA) por medicamentos.

Nos últimos anos, tem-se dado grande ênfase à pesquisa e ao desenvolvimento de novos biomarcadores séricos e urinários com capacidade para diagnosticar precocemente a IRA após agressões isquêmicas ou nefrotóxicas. As moléculas com maior número de estudos são a lipocalina ou NGAL (do inglês *neutrophil gelatinase-associated lipocalin*), o KIM-1 (do inglês *kidney injury molecule-1*), a interleucina 18, a cistatina C e a combinação do TIMP-2 e do IGFBP-8 – contudo, esses novos biomarcadores, embora promissores, ainda não foram incorporados aos critérios de definição de IRA e, no momento, são usados para identificar pacientes em risco de desenvolver IRA. Recentemente, micro-RNAs têm sido considerados como promissores biomarcadores para identificar nefrotoxicidade.

O uso de biopsia renal deve ser aventado em casos complexos, com etiopatogêneses múltiplas ou indefinidas para o quadro de IRA. Tal procedimento pode confirmar aspectos característicos sugestivos de lesão tóxica tubular e ajuda no prognóstico da lesão renal.

Deve-se manter em mente que os testes disponíveis para a detecção de nefrotoxicidade são pouco precisos e que a inexistência de um método diagnóstico absoluto resulta na necessidade do emprego simultâneo, precoce e dinâmico de testes diferentes. É altamente recomendável que se obtenha o valor de CrS previamente ao uso de um agente ou medicamento nefrotóxico, principalmente em indivíduos com maior risco de desenvolver IRA (idosos, indivíduos com doença renal crônica [DRC], cirrose, choque ou hipotensão, infecção etc.). Medidas seriadas da CrS e do volume urinário devem ser realizadas durante e após o uso do agente nefrotóxico. Alterações dos níveis de eletrólitos séricos e do sedimento urinário precisam ser pesquisadas como possíveis indicações de nefrotoxicidade.

> **! PONTOS-CHAVE**
> - Diurese acima dos valores considerados limite para oligúria não afasta a possibilidade de nefrotoxicidade
> - CrS < 1,5 mg/dℓ não afasta o diagnóstico de IRA
> - Deve-se obter o nível de CrS antes do uso de um agente nefrotóxico, principalmente em pacientes de risco
> - Deve-se medir de maneira seriada a CrS e monitorar o volume urinário durante e após o uso de um agente nefrotóxico

NEFROTOXICIDADE DE AGENTES ANTI-INFECCIOSOS

Agentes antibacterianos

Aminoglicosídeos

Os aminoglicosídeos (gentamicina, tobramicina, amicacina e netilmicina) são antibióticos bactericidas de uso parenteral, extremamente eficazes na terapia de infecções graves causadas por bactérias gram-negativas. Nos últimos anos, os aminoglicosídeos voltaram a ganhar novo destaque na prática clínica, apesar da sua conhecida toxicidade, com o advento e a disseminação de germes multirresistentes aos beta-lactâmicos e carbapenêmicos. Compostos policatiônicos, de pequeno peso molecular (aproximadamente 500 D), ligam-se muito pouco às proteínas plasmáticas e são excretados livremente por FG. Em virtude dessas características, a sua depuração reflete a FG medida pela depuração de inulina. Na luz do túbulo proximal, uma pequena parte da carga filtrada se liga a receptores fosfolipídicos aniônicos da membrana celular da região apical das células tubulares proximais e é transportada por pinocitose para o seu interior. No citoplasma, formam-se vesículas que se fundem com os lisossomos. A acidez do interior lisossomal faz com que os aminoglicosídeos assumam sua forma catiônica, aumentando sua ligação com as camadas de fosfolipídios e, presumivelmente, inibindo a função das fosfolipases A1 e A2. A interferência no funcionamento das fosfolipases altera o ciclo normal de renovação das membranas fosfolipídicas e forma lisossomos secundários contendo os corpos mieloides, que são estruturas lamelares eletrodensas formadas por membranas densamente compactadas e dispostas concentricamente. Esses mecanismos de transporte e acumulação intracelular fazem com que a concentração desses medicamentos no córtex renal supere de 10 até 100 vezes a plasmática. Após a concentração do aminoglicosídio no tecido renal, sua excreção é extremamente lenta, podendo durar meses.

Os mecanismos pelos quais os aminoglicosídeos provocam lesão renal têm sido extensamente estudados em modelos animais. Interferência no funcionamento dos lisossomos, lesões mitocondriais, produção excessiva de radicais livres de oxigênio, inibição competitiva das reações citosólicas mediadas por cálcio, ativação do processo de apoptose celular e diminuição do coeficiente de ultrafiltração glomerular vêm sendo apontadas como fatores etiopatogênicos da nefrotoxicidade desses medicamentos. Estudos experimentais indicam que há dissociação entre a acumulação tecidual do aminoglicosídio e sua nefrotoxicidade. Em modelos experimentais, a expansão do volume extracelular confere proteção contra a queda da FG e diminuição da acumulação cortical renal do antibiótico. No entanto, não há atenuação da lesão estrutural, ocorrendo necrose tubular mesmo com função renal relativamente preservada. Similarmente, o ácido poliaspártico preserva a FG e a estrutura do túbulo proximal, apesar de não impedir a deposição maciça do aminoglicosídio no tecido renal. Durante a administração experimental contínua, por meses, de doses nefrotóxicas de aminoglicosídio, ocorre recuperação da função renal na presença de concentrações corticais renais elevadas do antibiótico, com histologia mostrando focos de regeneração e de necrose tubular, acompanhados por áreas de fibrose intersticial focal. Aparentemente, a captação celular do medicamento é necessária, mas não suficiente, para o desencadeamento de toxicidade renal.

A lesão estrutural mais frequentemente encontrada na nefrotoxicidade causada pelos aminoglicosídeos é a NTA, mais bem estudada em modelos animais. Os poucos estudos clínicos disponíveis são de difícil interpretação, já que esses antibióticos são muito empregados em pacientes graves, nos quais frequentemente coexistem outros fatores lesivos ao rim e uso simultâneo de diferentes fármacos nefrotóxicos. Esses estudos mostram histologia compatível com NTA do tipo isquêmico em focos, com perda da borda em escova e vacuolização de túbulos proximais. Os corpos mieloides surgem no tecido renal mesmo após tratamentos pouco prolongados e não indicam obrigatoriamente nefrotoxicidade. Outras medicações catiônicas não nefrotóxicas, como cloroquina ou clorpromazina, também induzem à formação de corpos mieloides, considerados indicadores de nefrotoxicidade dos aminoglicosídeos somente quando acompanhados de necrose tubular. Em modelos experimentais, a gentamicina provoca necrose tubular de intensidade proporcional à dosagem empregada. O pico da lesão ocorre aproximadamente no 7º dia de administração; se interrompido o medicamento, há regeneração tubular. Com a administração de doses reduzidas do antibiótico, observa-se recuperação tubular, mesmo se o tratamento for mantido.

Os aminoglicosídeos representam causa frequente de nefrotoxicidade em pacientes hospitalizados. Provavelmente por sua estreita margem terapêutica, causam alterações renais clinicamente significativas em aproximadamente 10 a 20% dos pacientes. Em tratamentos prolongados, acima de 2 semanas, essa porcentagem é ainda maior, chegando a 50%. A forma clínica mais comum de apresentação de sua nefrotoxicidade é a IRA não oligúrica ao final da 1ª semana de tratamento. Além da queda de FG, os aminoglicosídeos causam disfunção tubular, que se manifesta como poliúria e perda da capacidade de concentração urinária, enzimúria, glicosúria, aminoacidúria e perdas urinárias inadequadas de eletrólitos, causando hipomagnesemia, hipopotassemia e hipocalcemia. O exame de urina é incaracterístico, podendo ocorrer leucocitúria, proteinúria e cilindrúria. Com a interrupção do uso do medicamento, em geral há recuperação lenta da função renal, que pode demorar semanas e não se completar. Os aminoglicosídeos podem provocar DRC grave em pacientes com doença renal prévia submetidos a tratamentos prolongados ou doses muito elevadas do medicamento. Um método sensível para o diagnóstico precoce da sua nefrotoxicidade é a detecção da elevação de seus níveis séricos de vale, que ocorre precocemente, antecedendo alterações da CrS.

Vários fatores de risco têm sido associados ao desenvolvimento de nefrotoxicidade por aminoglicosídeos, incluindo tratamento prolongado, administrações repetidas da medicação, depleção de volume extracelular, sexo masculino, obesidade, gravidez, redução de massa renal, doença renal prévia, uso simultâneo de outros agentes nefrotóxicos, uso de furosemida, hipopotassemia, hipomagnesemia, acidose, icterícia, idade avançada, choque e administração do medicamento durante o período de repouso noturno (Quadro 23.1).

Quadro 23.1 Fatores de risco para a nefrotoxicidade dos aminoglicosídeos.

Modificáveis
• Duração do tratamento
• Dose utilizada
• Número de doses
• Horário da administração
• Depleção de volume extracelular
• Uso simultâneo de outros agentes nefrotóxicos
• Uso de furosemida
• Hipopotassemia
• Hipomagnesemia
• Hipotensão
• Acidose

Não modificáveis
• Doença renal crônica
• Idade
• Obesidade
• Sexo masculino
• Gravidez
• Redução de massa renal
• Icterícia

Estudos experimentais demonstraram proteção renal com a administração do fármaco em dose única, expansão de volume intravascular com cloreto de sódio, uso simultâneo de ticarcilina, suplementação oral de cálcio, suplementação de cloreto de potássio, indução de diabetes, administração de ácido poliaspártico, alcalinização urinária, uso de bloqueadores de canal de cálcio, administração de hormônio tireoidiano e depleção de fosfato. Um metanálise que analisou estudos experimentais testando a eficácia de compostos para a prevenção da nefrotoxicidade dos aminoglicosídeos verificou que produtos antioxidantes, inibidores da reabsorção tubular dos aminoglicosídeos e bloqueadores dos canais de cálcio foram as manobras com maior potencial de nefroproteção, entretanto tais estratégias não estão indicadas na prática clínica.

A dose, o intervalo de administração e a duração do tratamento são os fatores de risco mais consistentemente associados ao surgimento de IRA clínica. Menor dose e tratamento mais curto compatíveis com o sucesso terapêutico representam o melhor modo de prevenir a nefrotoxicidade causada por esses antibióticos. A contrapartida dessa estratégia é o risco de utilização de doses terapeuticamente ineficazes.

As propriedades farmacocinéticas dos aminoglicosídeos levaram à formulação da hipótese de que a sua administração em dose única diária manteria a eficácia bactericida (que depende do pico sérico) e atenuaria a sua nefrotoxicidade (dependente da área sob a curva, pelas características do seu transporte tubular). Estudos isolados e metanálises têm demonstrado que o uso de uma dose única diária de gentamicina, em vez de doses fracionadas, previne a nefrotoxicidade sem inibir o efeito bactericida do antibiótico.

Demonstrou-se que a administração de gentamicina e tobramicina para pacientes com infecções graves durante o período de repouso noturno (da meia-noite às 7h30min da manhã) provocou maior nefrotoxicidade do que a administração dos aminoglicosídeos no período de atividade (8 horas às 23h30min).

As medidas complementares de proteção para evitar ou atenuar a nefrotoxicidade dos aminoglicosídeos são evitar depleção de volume extracelular e/ou hipotensão, não utilizar simultaneamente outros medicamentos nefrotóxicos, além de corrigir os níveis séricos de potássio, magnésio e bicarbonato.

A constatação de que alguns aminoglicosídeos apresentam menor nefrotoxicidade experimental do que outros não tem relevância clínica. Assim, embora a gentamicina seja considerada a mais nefrotóxica, é essencial assumir que todos os aminoglicosídeos podem provocar alguma forma de lesão renal na maior parte dos pacientes que fazem uso deles; portanto, o monitoramento contínuo de função renal e do nível sérico da droga deve ser obrigatório durante e após a sua administração. Se ocorrer IRA, a medida mais segura a se tomar é a substituição do aminoglicosídio por outro antibiótico. Se houver necessidade imperativa de manter o aminoglicosídio, deve-se aumentar o intervalo entre as administrações do medicamento, o que também é válido para pacientes com doença renal prévia.

Cefalosporinas

As cefalosporinas utilizadas clinicamente são derivados semissintéticos dos antibióticos produzidos pelo fungo *Cephalosporum acremonium*. Incorporadas pelas células tubulares renais pelo sistema de transporte basolateral de ácidos orgânicos, saem do meio intracelular pela difusão apical.

Os mecanismos de lesão renal das cefalosporinas foram mais bem estudados com a cefaloridina e a cefaloglicina, que têm modelos consistentes de IRA em coelhos. A molécula da cefaloridina é modificada no citoplasma da célula tubular, o que impede a sua secreção apical, causando significativo acúmulo intracelular do medicamento. No interior da célula, ela interfere na atividade do citocromo P450 e induz peroxidação lipídica, levando à necrose celular. A cefaloglicina interfere no funcionamento da maquinaria energética mitocondrial, causando, também, necrose celular. Assim, o potencial nefrotóxico desses medicamentos parece estar ligado à sua capacidade de promover acúmulo intracelular e à sua configuração molecular capaz de interferir nos mecanismos do metabolismo da célula.

Muito da fama de nefrotoxicidade das cefalosporinas decorre da cefaloridina, atualmente em desuso, que causa IRA e lesão tubular proximal dose-dependente mesmo quando empregada em doses terapêuticas. Apesar de todas as cefalosporinas serem consideradas potencialmente nefrotóxicas, a frequência de IRA causada pelos membros mais recentes dessa classe de antibióticos é muito pequena, indicando que eles apresentam grande margem terapêutica. A lesão renal pode se manifestar por quadros clínicos de IRA sugestivos de NTA ou por nefrite intersticial aguda (NIA). Nos casos descritos de NTA, o medicamento foi usado na maior parte das vezes em pacientes com infecções graves, em que coexistiam vários outros fatores potencialmente lesivos ao rim, tornando questionável o papel das cefalosporinas como agente isolado da lesão renal. Doses elevadas de cefalosporinas de primeira geração (cefalotina, cefalexina), uso simultâneo de aminoglicosídeos e depleção de volume extracelular são considerados fatores de risco para a nefrotoxicidade desses fármacos. As cefalosporinas das gerações mais recentes têm potencial nefrotóxico muito reduzido, causando ocasionalmente pequenas elevações da CrS em aproximadamente 2% dos pacientes. Demonstrou-se que o uso clínico de ceftazidima provoca pequena queda na FG, sem significado clínico.

As cefalosporinas podem provocar elevações da CrS sem alteração da FG por interferirem na reação de Jaffé, utilizada em vários laboratórios para determinar os níveis desse marcador de função renal.

> **⚠ PONTOS-CHAVE**
>
> - Aminoglicosídeos provocam nefrotoxicidade com grande frequência
> - Podem causam IRA não oligúrica
> - Em geral, a lesão renal é detectável a partir do 5º dia de tratamento
> - Sempre se deve medir a CrS antes de iniciar o tratamento e tentar limitar o tempo de tratamento (< 10 dias)
> - Em pacientes idosos, com DRC ou massa muscular reduzida, realizar depuração de creatinina pré-tratamento
> - Corrigir a administração do medicamento (aumentando intervalo entre as doses) pela estimativa de filtração glomerular
> - Monitorar a CrS e o nível sérico durante tratamento
> - Usar a estratégia de dose única diária, para prevenção de lesão renal.

> **⚠ PONTOS-CHAVE**
>
> - Evitar o uso de cefalexina ou cefalotina em associação a aminoglicosídeos
> - Cefalosporinas podem interferir na dosagem de creatinina
> - Cefalosporinas de terceira e quarta gerações são muito pouco nefrotóxicas.

Glicopeptídios

Vancomicina

Antibiótico extremamente efetivo contra bactérias gram-positivas, representa o medicamento de escolha para o tratamento de infecções por estafilococos resistentes à meticilina e diarreias causadas por *Clostridium difficile*. De excreção predominantemente renal, é pouco eliminada pelos métodos de diálise convencionais, mas atualmente, com filtros de alto fluxo e diálises mais eficientes, até 40% da vancomicina pode ser depurada após, por exemplo, SLED de seis horas com capilar de polisulfona. Quando foi introduzida na prática clínica, na década de 1960, provocou nefrotoxicidade significativa em até 25% dos pacientes. Esse importante efeito colateral foi atribuído a impurezas promovidas durante o processo de fermentação da medicação. A ocorrência de nefrotoxicidade com o uso isolado de vancomicina diminuiu com o aperfeiçoamento da purificação da sua molécula após 1980. Apesar de os relatos de lesão renal e NTA associados à vancomicina terem diminuído, esse medicamento é reconhecidamente nefrotóxico. Do ponto de vista fisiopatológico, vancomicina pode ter efeito tubular tóxico direto ou levar a mecanismos imunes de inflamação renal. Dessa maneira, quando se obtém biopsias de pacientes com diagnóstico de IRA, os achados são NTA, NIA ou NIA associada a graus variados de NTA. Recentemente, houve relato de que imuno-histoquímica com marcação para vancomicina no tecido renal pode revelar cilindros tubulares com a droga combinada à uromodulina. O significado desses cilindros na patogênese na lesão renal não está claro, nem tampouco se há oportunidade de intervenção terapêutica a partir desse achado. Estudos recentes ainda detectam elevações significativas de creatinina em até 10% dos pacientes recebendo o antibiótico. A combinação de vancomicina com aminoglicosídeos tem nítido sinergismo em termos de nefrotoxicidade em modelos animais. Clinicamente, a combinação desses antibióticos está associada ao desenvolvimento de IRA em até 35% dos casos, prevalência que é até sete vezes superior à encontrada para o uso de vancomicina isolada. A falta de grupos-controle adequados na maior parte dos estudos realizados e o fato de essa combinação de antibióticos ser frequentemente utilizada em pacientes com infecções graves, em que coexistem diversos mecanismos lesivos ao rim, tornam difícil avaliar com precisão o papel da vancomicina na gênese da lesão renal nesses casos. Outros fatores de risco que têm sido associados a maior incidência de nefrotoxicidade pela vancomicina são: nível sérico de pico maior que 40 µg/mℓ; nível sérico de vale maior que 10 µg/mℓ; idade (nefrotoxicidade por vancomicina é rara em crianças); duração do tratamento maior que 3 semanas; creatinina basal elevada; desidratação; e uso simultâneo de piperacilina/tazobactam. O monitoramento dos níveis séricos de vancomicina tem sido associado à diminuição de sua nefrotoxicidade. Tem-se observado diminuição da nefrotoxicidade quando a vancomicina é utilizada em infusão contínua, no entanto essa prática não se difundiu, pela falta de evidências mais robustas.

Teicoplanina

Esse antibiótico apresenta indicações terapêuticas semelhantes às da vancomicina, também sendo eliminado pelos rins, principalmente pela FG. Quando utilizada isoladamente, apresentou nefrotoxicidade em torno de 0,4% e, quando administrada simultaneamente com aminoglicosídeos, foi associada a menor nefrotoxicidade do que a associação vancomicina-aminoglicosídeos.

Dois novos antibióticos desenvolvidos para o tratamento de cocos gram-positivos resistentes, a linezolida e a quinupristina-dalfopristina, não se mostraram nefrotóxicos em estudos controlados. Ao contrário, a introdução do uso da linezolida em uma UTI foi associada à diminuição da frequência de IRA grave.

> **(!) PONTOS-CHAVE**
>
> - A vancomicina é nefrotóxica
> - Vancomicina apresenta sinergismo positivo de nefrotoxicidade com aminoglicosídeos e piperacilina/tazobactam
> - Corrigir dosagem do medicamento pela estimativa de filtração glomerular
> - Monitorar creatinina durante tratamento
> - Considerar monitorar os níveis séricos de vancomicina em pacientes de alto risco para IRA
> - Dar preferência a teicoplanina, linezolida ou quinupristina-dalfopristina em pacientes com lesão renal, quando possível.

Polimixinas

Essa classe de antibióticos é extremamente eficiente contra bactérias gram-negativas. Apesar de existirem cinco polimixinas (A, B, C, D e E), somente as polimixinas B e E (colistina), decapeptídios catiônicos com peso molecular de 1.200 D, são usadas clinicamente. O aparecimento de inúmeras cepas de bactérias gram-negativas multirresistentes na década de 1990 (especialmente *Pseudomonas aeruginosa* e *Acinetobacter baumannii*) aumentou de modo importante o seu uso. As polimixinas estão disponíveis para uso parenteral como colistimetato sódico (colistina) e sulfato de polimixina B. A maioria das informações disponíveis sobre o uso clínico desses medicamentos resulta de estudos com a colistina, que parece ser mais nefrotóxica do que a polimixina B. Além disso, a dosagem da colistina, mas não a da polimixina B, deve ser corrigida em pacientes com FG rebaixada, e o efeito da diálise na sua eliminação é mal estabelecido. Portanto, polimixina B é preferível à colistina (polimixina E) na prática clínica.

Nefrotoxicidade caracterizada por queda da depuração de creatinina ou aumentos de ureia e creatinina têm sido associados ao uso desses medicamentos, com incidência que alcança 20 a 60%. Entretanto, em estudos mais recentes, a frequência encontrada de nefrotoxicidade tem sido menor, além do fato de muitas vezes ser difícil segregar o papel individual da polimixina como causa da IRA, já que os pacientes que usualmente recebem esse fármaco são graves (sepse, politrauma, queimados etc.). Já se descreveram oligúria, hematúria, proteinúria e cilindrúria associadas ao uso de polimixinas, e hipomagnesemia tem sido um achado comum com o uso do fármaco. Atribui-se a fisiopatologia da lesão renal a alterações na permeabilidade da membrana celular que provocam edema e lise celular, e NTA já foi descrita em pacientes que fizeram uso de polimixina. Idade mais avançada, diabetes, DRC, duração e frequência da terapia intravenosa, doses posológicas altas, creatinina basal elevada, instabilidade hemodinâmica e abdome, pulmão, cateter ou corrente sanguínea como local de infecção são fatores de risco potencialmente associados ao desenvolvimento de nefrotoxicidade por polimixina.

Nos pacientes que recebem polimixinas, deve-se sempre medir a CrS antes do início da administração do antibiótico, e medidas frequentes e sequenciais da função renal precisam ser feitas durante o tratamento, com correção da dose, se necessário. O uso simultâneo de outros fármacos nefrotóxicos deve ser evitado, e os pacientes devem estar adequadamente hidratados antes e no decorrer do tratamento com as polimixinas. Normalmente, a disfunção renal das polimixinas é reversível.

Sulfonamidas

Quando esses medicamentos começaram a ser utilizados, na década de 1940, sua baixa solubilidade provocava casos de IRA por deposição intratubular de cristais ou mesmo por formação de cálculos, com quadros clínicos caracterizados por hematúria (micro ou macroscópica), cristalúria, oligoanúria e cólicas renais. O início do emprego de compostos mais solúveis fez com que esse tipo de lesão praticamente desaparecesse. No entanto, o uso recente de doses elevadas desses antibióticos no tratamento de doenças infecciosas ligadas à síndrome da imunodeficiência adquirida (AIDS) levou ao ressurgimento dessa forma de nefrotoxicidade, pois os metabólitos desses medicamentos podem precipitar em pH urinário inferior a 5,5. Essas alterações renais podem ser evitadas ou revertidas com hidratação adequada e alcalinização urinária, evitando-se a saturação e precipitação desses compostos na urina.

Sulfadiazina

É utilizada em conjunto com pirimetamina no tratamento de encefalite por *Toxoplasma*. Pode causar IRA por precipitação intratubular ou formação de cálculos radiolucentes do seu metabólito primário, a acetilsulfazina.

Sulfametoxazol/trimetoprima

Quando utilizado em doses elevadas no tratamento de infecção pulmonar por *Pneumocystis carinii*, pode provocar lesão renal por cristalúria e formação de cálculos a partir de seu metabólito pouco solúvel. O trimetoprima pode causar elevação da creatinina e hiperpotassemia na presença de FG normal, por interferir em processos tubulares de secreção de creatinina e transporte de potássio.

>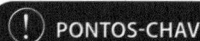
>
> Prevenção da nefrotoxicidade das sulfonamidas:
> - Manter hidratação adequada
> - Alcalinizar a urina.

Pentamidina

Administrada via intravenosa (IV) ou por aerossol, é utilizada no tratamento de pneumonias causadas por *Pneumocystis carinii*. Há complicação de IRA em 25 até 95% dos tratamentos IV e raramente naqueles por aerossol. O medicamento é pouco excretado pelos rins, mas se acumula no tecido renal após múltiplas doses. A IRA, geralmente não oligúrica, costuma ocorrer após a 1ª semana de tratamento e pode ser grave o bastante para necessitar de diálise. O exame de urina pode mostrar leucocitúria, hematúria e proteinúria com formação de cilindros. A interrupção do seu uso se associa a melhora progressiva da função renal. O mecanismo de nefrotoxicidade da pentamidina é desconhecido. Além de queda da filtração glomerular, o medicamento induz lesão tubular, provocando quadros clínicos de hipocalcemia, hipomagnesemia com fração de excreção de magnésio elevada e hiperpotassemia.

Agentes antifúngicos

Anfotericina B

Antibiótico produzido a partir do *Streptomyces nodosus*, age pela formação de complexos com as moléculas de esterol na membrana celular dos fungos, aumentando a sua permeabilidade e causando seu rompimento. Desde a sua introdução, nos anos 1950, permanece como o mais efetivo agente antifúngico disponível. Trata-se de um antibiótico de grande relevância clínica, pois, a partir da década de 1980, houve um aumento significativo da incidência de infecção intra-hospitalar por fungos, decorrente do surgimento da AIDS e do incremento do número de pacientes imunossuprimidos por transplantes de órgãos ou quimioterapia para tratamento de câncer.

As mesmas propriedades que tornam a anfotericina tão efetiva contra os fungos tornam-na tóxica para diversos tecidos, incluindo o rim. Os mecanismos fisiopatogênicos da nefrotoxicidade da anfotericina são múltiplos. O medicamento se liga às moléculas de esterol das células epiteliais, aumentando sua permeabilidade a água e solutos e provocando alterações estruturais e funcionais. Em modelos animais, causa vasoconstrição sistêmica e da arteríola aferente, que parece ocorrer independentemente da ativação do *feedback* tubuloglomerular. Essa ação vascular é endotélio-independente e cálcio-dependente, podendo ser bloqueada por teofilina, pelo peptídio atrial natriurético e por bloqueadores do canal de cálcio. Expansão com cloreto de sódio em ratos tratados com anfotericina previne as alterações glomerulares, mas não as tubulares, indicando a existência de mecanismos de nefrotoxicidade diferentes para as células vasculares e tubulares.

Nefrotoxicidade ocorre em até 80% dos pacientes tratados com anfotericina, se o tratamento for prolongado o suficiente. A ocorrência da lesão depende tanto da dose diária quanto da dose acumulada do medicamento. Doses cumulativas maiores que 2 a 3 g provocam invariavelmente disfunção renal (Quadro 23.2). Outros fatores de risco associados à nefrotoxicidade são idade avançada, sexo masculino, obesidade, DRC, uso simultâneo de outras medicações nefrotóxicas (especialmente ciclosporina e amicacina), uso simultâneo de diuréticos, depleção salina, hipopotassemia e hipomagnesemia. A anfotericina causa lesão tubular direta (perda da capacidade de concentração e acidificação urinárias e perda urinária excessiva de eletrólitos) e alterações da hemodinâmica renal (aumento da resistência vascular renal, queda da FG e do fluxo plasmático renal). Sua nefrotoxicidade se manifesta clinicamente por poliúria, hipopotassemia,

Quadro 23.2 Fatores de risco para a nefrotoxicidade por anfotericina.

Modificáveis
• Dose diária elevada
• Dose cumulativa elevada
• Depleção salina
• Uso simultâneo de diuréticos
• Uso simultâneo de outras medicações nefrotóxicas
• Hipopotassemia
• Hipomagnesemia

Não modificáveis
• Idade avançada
• Sexo masculino
• Doença renal crônica
• Obesidade

hipomagnesemia, acidose tubular distal e IRA não oligúrica. Em geral, o quadro se manifesta após alguns dias do início do uso do medicamento, porém pode ocorrer após semanas de tratamento. O exame de urina é pouco característico, podendo apresentar hematúria, leucocitúria, células tubulares, proteinúria e cilindros. O quadro histológico é de NTA tóxica, com dilatação tubular, necrose e calcificação dos túbulos proximais e distais e vacuolização inespecífica de pequenas e médias artérias e arteríolas. Geralmente, as alterações de função renal são reversíveis com a suspensão do medicamento. Essa melhora pode demorar meses, especialmente se doses cumulativas maiores que 4 g forem empregadas. Descreveu-se DRC em pacientes submetidos a repetidas exposições à anfotericina.

O uso frequente e a alta prevalência clínica de nefrotoxicidade do medicamento estimularam fortemente a pesquisa de medidas de proteção renal. O uso de manitol ou de furosemida em pacientes não se mostrou efetivo, a eficácia clínica dos bloqueadores de canal de cálcio não foi confirmada e o uso de n-acetilcisteína promoveu resultados contraditórios.

A manobra de proteção comprovadamente mais eficaz para pacientes em uso de anfotericina é a expansão de volume extracelular. Estudos clínicos mostraram prevenção e recuperação da queda da FG induzida por anfotericina com o uso de suplementação de cloreto de sódio IV ou com hidratação generosa por via oral. No entanto, essa manobra não previne as alterações tubulares, e pacientes em uso de solução salina apresentaram hipopotassemia mais pronunciada do que aqueles que não a utilizaram.

Outro modo de minimizar a nefrotoxicidade da anfotericina é a manipulação das formulações farmacológicas para sua administração. A anfotericina é extremamente hidrófoba, e o veículo em geral utilizado na sua preparação – o desoxicolato de sódio – é nefrotóxico. Trabalhos clínicos e modelos animais verificaram menor alteração hemodinâmica e tubular quando da diluição da anfotericina em soluções lipídicas em vez de soluções aquosas. Assim, desenvolveram-se novas formulações com o intuito de diminuir a toxicidade da anfotericina sem perda de sua eficácia, como anfotericina em complexo lipídico, anfotericina em dispersão coloidal e anfotericina em preparação lisossomal. Essas preparações são, de fato, menos tóxicas que a formulação convencional do antibiótico, mas apresentam custo expressivamente mais elevado.

Antifúngicos, como caspofungina, anidalofungina e voriconazol representam novos agentes antifúngicos com eficácia comparável à da anfotericina, para alguns agentes infecciosos, sem nefrotoxicidade significativa. A introdução do uso desses agentes associou-se de maneira independente à diminuição da necessidade de uso de terapia de reposição renal em UTI.

> **! PONTOS-CHAVE**
>
> - A nefrotoxicidade da anfotericina depende da dose diária e da dose total administrada
> - Causa hipopotassemia, hipomagnesemia, acidose e poliúria
> - Expansão salina previne queda da filtração glomerular, mas não a hipopotassemia
> - Existem fatores de risco modificáveis
> - Dissolução em lipídios pode atenuar a nefrotoxicidade
> - Preparação lipossomal é menos nefrotóxica, porém tem custo elevado

Agentes antivirais

Aciclovir e ganciclovir

Aciclovir é um nucleosídio análogo da guanosina fosforilado no interior da célula e que inibe seletivamente a DNA polimerase. É utilizado no tratamento de infecções por vírus da varicela-zoster e herpes simples, principalmente em doentes imunossuprimidos. O medicamento é excretado inalterado pelos rins, em parte pela FG e, principalmente, por meio de secreção tubular proximal. Sua concentração em tecido renal é até dez vezes superior à plasmática. Tem-se descrito nefrotoxicidade em 12 a 16% dos pacientes, manifestando-se geralmente como IRA não oligúrica, que se instala no 1º ou no 2º dia de tratamento. Podem ocorrer cólica renal, náuseas e vômitos, hematúria e leucocitúria. Embora alguns pacientes apresentem necessidade de diálise, o quadro é geralmente reversível com a interrupção do medicamento e hidratação do paciente. A ocorrência de lesão renal está associada à dose, velocidade e via de administração do fármaco, ao estado de hidratação e função renal prévia, bem como ao uso simultâneo de outros agentes nefrotóxicos. Infusões intravenosas rápidas, dosagens superiores a 500 mg/m^2, níveis séricos acima de 20 mg/mℓ e depleção de volume intravascular significam fatores de risco para a IRA associada ao aciclovir. A patogênese da lesão renal não está bem determinada. A baixa solubilidade do medicamento e a presença de cristalúria (cristais birrefringentes em forma de agulha) em pacientes tratados com aciclovir levou à hipótese de que a nefrotoxicidade seja causada por precipitação intraluminal da substância em ductos coletores renais. Descrições histológicas da lesão são raras e não comprovaram de forma definitiva a presença de cristais obstruindo a luz tubular. Modelos animais mostraram que o aciclovir pode causar lesão renal associada a alterações tubulares proximais e distais. O medicamento pode causar poliúria, fosfatúria e hipofosfatemia, natriurese e caliurese aumentadas e resistência à ação do hormônio antidiurético (HAD) sugerindo que a gênese da IRA seja mais bem mais complexa do que apenas obstrução intratubular. A prevenção clínica da lesão renal deve ser feita por meio de hidratação adequada anterior ao uso do medicamento, evitando-se infusões intravenosas rápidas (em menos de 60 minutos).

O ganciclovir é um agente estruturalmente similar ao aciclovir, mais efetivo contra o citomegalovírus, tendo sido demonstrado nefrotoxicidade bastante reduzida.

Cidofovir

Nucleosídio análogo da citosina ativo contra herpes-vírus, tem sido usado no tratamento de retinite por citomegalovírus em pacientes com AIDS. É excretado de maneira intacta por FG e secreção tubular. O seu maior efeito colateral é a nefrotoxicidade dose-dependente. O medicamento pode provocar elevação da creatinina, proteinúria e síndrome de Fanconi. Sua toxicidade pode ser atenuada por administração simultânea de solução salina e probenicida, que bloqueia a sua secreção tubular.

Foscarnet

Agente antiviral utilizado via IV em infecções por citomegalovírus em pacientes imunossuprimidos, pode ser usado localmente para tratamento de herpes genital. Age inibindo a DNA polimerase em herpes-vírus, a RNA polimerase dos vírus *influenza* e a transcriptase reversa dos retrovírus. O medicamento não é metabolizado, depositando-se no esqueleto e sendo excretado inalteradamente na urina. O foscarnet é extremamente nefrotóxico, causando IRA em até 66% dos pacientes tratados. O fato de ser utilizado em doentes graves, muitas vezes recebendo administração simultânea de outros agentes nefrotóxicos, pode estar relacionado com sua alta taxa de nefrotoxicidade. No entanto, um estudo retrospectivo envolvendo 56 pacientes demonstrou que 40% dos indivíduos que desenvolveram IRA com foscarnet não estavam utilizando outros agentes nefrotóxicos, o que confirma o seu alto índice de nefrotoxicidade. A lesão renal costuma se manifestar por elevação dos níveis de ureia e creatinina durante a 1ª semana de tratamento, podendo evoluir para IRA grave, necessitando de diálise em 10 a 15% dos pacientes. Foscarnet pode causar hipomagnesemia e acidose tubular renal, além de quadros de grande poliúria (7 a 8 ℓ/dia) já terem sido descritos, indicando lesão tubular. A interrupção do medicamento faz com que ocorra recuperação total ou parcial da função renal, que pode demorar meses. Os poucos resultados anatomopatológicos disponíveis mostram NTA grave ou fibrose intersticial e deposição de cristais no tufo glomerular. A etiopatogenia da disfunção renal causada pelo foscarnet não está esclarecida. Como ocorre com outros agentes nefrotóxicos, desidratação, doença renal prévia e uso simultâneo de outras medicações lesivas ao rim potencializam a ocorrência de IRA por foscarnet. Um estudo prospectivo mostrou que a administração de 2,5 ℓ/dia de salina isotônica antes e no decorrer da administração do medicamento reduziu a ocorrência de nefrotoxicidade.

Inibidores de protease

Esses medicamentos assumiram grande importância por seu sucesso na terapêutica de pacientes portadores da AIDS.

Indinavir é um inibidor de protease que tem sido muito utilizado. Aproximadamente 20% do medicamento é excretado inalteradamente na urina. O sal de indinavir é muito pouco solúvel em água, fazendo com que haja precipitação intrarrenal ou urinária, com formação de cristais. Essa cristalúria pode ser assintomática ou se apresentar clinicamente como dor lombar ou no flanco, litíase renal, cólica nefrética ou disúria e urgência miccional em até 12% dos casos. Os cálculos de indinavir não foram visualizados em radiografias abdominais ou tomografias computadorizadas em aproximadamente metade das vezes. IRA oligúrica (associada ou não a cálculos obstrutivos), elevação de creatinina, nefrite intersticial e proteinúria têm sido observadas raramente em pacientes utilizando esse medicamento. Biopsias renais desses casos revelaram fibrose e nefrite intersticial, atrofia tubular, preenchimento da luz tubular por cristais e hipercelularidade mesangial. Provavelmente, a etiopatogenia da lesão esteja ligada à precipitação do medicamento no parênquima renal. O fator de risco mais importante para a nefrotoxicidade do indinavir é a desidratação. Pacientes tratados com esse inibidor de protease devem ser orientados a beber 1 a 2 ℓ de fluido por dia, previamente à ingestão do fármaco, para prevenção da lesão renal. Outros fatores de risco associados à nefrotoxicidade do indinavir são redução de massa corporal magra, temperatura ambiente elevada, doses diárias de indinavir maiores do que 1 g, e HIV-1 RNA reduzido no início do tratamento.

Nefrotoxicidade também foi descrita com o ritonavir, ocorrendo precocemente (até 3 dias após a introdução do medicamento) e se manifestando por elevação de creatinina ou IRA dependente de diálise. Os mecanismos etiopatogênicos e a histologia dessa lesão renal são desconhecidos.

Tenofovir (fumarato) é um inibidor de protease de primeira linha, eficaz e largamente usado nos esquemas antirretrovirais, que tem sido associado à disfunção tubular e queda lenta da função renal. Lesão renal ocorre em 15% dos pacientes que fizeram uso do medicamento em longo prazo, e DRC prévia tem sido considerada o principal fator de risco para a sua nefrotoxicidade. Embora a função renal em geral seja recuperada após a suspensão do medicamento, descreveu-se recuperação incompleta da FG em até 36% dos pacientes em seguimento de 6 meses, associada a taxa de filtração basal mais elevada, taxa de filtração menor após descontinuação do medicamento e exposição mais prolongada ao antirretroviral. Pacientes medicados com tenofovir devem ter avaliação do sedimento urinário, glicosúria, proteinúria e filtração glomerular pelo menos a cada 6 meses. Diretrizes atuais recomendam a interrupção do fármaco (e substituição por outros esquemas, quando possível) em pacientes com infecção pelo HIV que tenham queda da FG > ou igual a 25%, sobretudo se estiverem abaixo de 60 mℓ/min, durante o uso de tenofovir, principalmente quando associada à disfunção tubular (vide abaixo).

Além desse aspecto de perda de função renal progressiva, associada ou não a proteinúria e hipertensão arterial, mais raramente o tratamento com tenofovir tem se associado a IRA, mesmo quando não há um fator de risco associado evidente. Por fim, síndrome de Fanconi é achado relativamente frequente em pacientes que utilizam tenofovir. Pesquisa de glicosúria, fosfatúria e dosagem de fósforo sérico devem fazer parte do acompanhamento destes pacientes. Uma nova apresentação do tenofovir (alafenamida) parece ser menos nefrotóxica, mas seu uso não foi ainda incorporado ao esquema TARV brasileiro, pois são necessários mais dados para atestar sua superioridade e recomendar utilização rotineira.

NEFROTOXICIDADE DO MEIO DE CONTRASTE RADIOLÓGICO

Meios de contraste iodado são amplamente utilizados em diversos procedimentos radiológicos, como angiografias, urorradiologia e tomografias computadorizadas. A incidência da nefrotoxicidade atribuída ao seu uso varia de 0 a 90%; essa ampla variação está ligada a particularidades inerentes à população estudada, a diferenças na definição de nefrotoxicidade, ao intervalo de tempo transcorrido entre o uso do contraste e o estudo da função renal e à sensibilidade dos métodos usados para avaliar as alterações renais. Se se considerar que cerca de 10 milhões de procedimentos com o uso de contraste intravascular são realizados anualmente nos EUA, mesmo a incidência de 0,1% significaria 10 mil casos de IRA associada ao contraste/ano. O estudo desse problema pela óptica do universo de pacientes com queda aguda da função renal mostra que historicamente o uso de contraste tem sido relacionado como fator etiopatogênico em 10 a 15% dos casos de IRA intra-hospitalar. Contudo, pesquisas mais recentes têm questionado a real incidência da IRA associada ao contraste, sugerindo que esta possa ter sido superestimada, pela ausência de grupos-controle adequados nos estudos observacionais e a constatação de flutuação da função renal independentemente do uso de contraste nas populações estudadas. Essa observação parece ser particularmente verdadeira quando do emprego de contrastes de baixo peso osmolar ou isomolares em pacientes com função renal normal. Estudos observacionais recentes apontam ser seguro o uso de contrastes modernos, por via endovenosa, para exames que exigem pouco volume, como tomografias, mesmo com taxa de filtração diminuída. O risco de IRA associada a contraste endovenoso parece ser maior com FG menor que 30 mℓ/min.

A fisiopatologia da nefrotoxicidade por contraste ainda não está totalmente definida. O rim normal é extremamente resistente à sua ação lesiva, e obtiveram-se modelos animais apenas quando outros mecanismos de agressão renal, como insuficiência cardíaca, desidratação, hipercolesterolemia ou uso de indometacina, foram somados à administração do medicamento. A lesão parece ser multifatorial, e os principais mecanismos aventados para a sua patogênese são alterações hemodinâmicas, lesão direta das células tubulares e obstrução intraluminal. A administração de contraste induz resposta bifásica na vasculatura renal. Há vasodilatação precoce e fugaz, seguida por vasoconstrição prolongada, queda do fluxo plasmático renal e da FG. Esse fenômeno parece depender do íon cálcio, pois pode ser bloqueado por bloqueadores de canal de cálcio, mas não por alfabloqueadores. O sistema das prostaglandinas também pode estar envolvido: estudos experimentais identificaram diminuição no nível de prostaglandinas vasodilatadoras, e a vasoconstrição é agravada pela indometacina. Outros possíveis mediadores são a adenosina, pois a teofilina previne a vasoconstrição induzida pelo contraste, e a liberação aumentada de endotelina, que tem sido demonstrada tanto em modelos animais quanto clinicamente após o uso de contraste. Há potencialização da nefrotoxicidade do contraste pelo bloqueio da formação de óxido nítrico e proteção com o uso de L-arginina em modelos experimentais. Os meios de contraste podem induzir alterações reológicas em hemácias, levando à sua agregação e potencializando a queda de fluxo sanguíneo na microcirculação. As evidências de lesão tubular direta são a produção de espécies reativas de oxigênio e a presença de enzimúria em pacientes e animais de experimentação e perturbações na respiração celular em modelos *in vitro*, induzidas pelo contraste. Outra forma de lesão tubular seria a decorrente da precipitação intraluminal de proteínas de Tamm-Horsfall, de cristais de oxalato ou de urato após a infusão de meio de contraste.

A alteração estrutural renal provocada pelo contraste é mal caracterizada, em virtude da ausência de estudos anatomopatológicos adequados. Vacuolização citoplasmática de células tubulares proximais (nefrose osmótica) foi observada em 20% das biopsias de pacientes submetidos a contraste iodado de alto poder osmótico – alteração que se deu tanto em pacientes com função renal rebaixada quanto naqueles com função renal normal; portanto, não parece ser específica para a nefrotoxicidade do contraste. Mais recentemente, foi descrita também após administração de contraste de baixa osmolalidade. Já se encontraram lesões compatíveis com NTA em pacientes com IRA associada ao contraste, e necrose da porção espessa ascendente medular da alça de Henle foi descrita em animais submetidos à infusão de meio de contraste.

A incidência da IRA associada ao contraste está intimamente ligada à existência de fatores de risco para o seu desenvolvimento, sendo o mais importante, entre eles, a DRC prévia (Quadro 23.3). O risco de desenvolvimento de nefropatia está diretamente correlacionado com o grau de insuficiência renal, isto é, quanto menor a função renal basal, maior a incidência de nefrotoxicidade. Diabetes também tem sido considerado um fator de risco independente para a nefropatia por contraste. No entanto, estudos prospectivos não observaram maior incidência de nefrotoxicidade em grupos de pacientes diabéticos com função renal normal quando comparados a não diabéticos. Por sua vez, o risco de nefrotoxicidade e a gravidade da lesão renal são maiores em diabéticos com função renal rebaixada. A incidência de nefropatia por contraste é de 9 a 40% em indivíduos diabéticos com DRC leve a moderada, podendo chegar até a 90% em pacientes diabéticos com DRC grave. Além disso, esses pacientes apresentam quedas da FG mais intensas para qualquer nível de elevação de creatinina pré-contraste em comparação aos não diabéticos. Outros fatores de risco que se têm associado ao desenvolvimento de nefrotoxicidade pelo contraste são idade avançada, depleção de volume intravascular, insuficiência cardíaca, infusão de volume de contraste maior que 125 mℓ, exposição repetida ao contraste, uso simultâneo de outras medicações nefrotóxicas, uso de diuréticos, proteinúria, hiperuricemia, hepatopatia e mieloma múltiplo.

Quadro 23.3 Fatores de risco para a nefrotoxicidade por contraste.

Definido
- Doença renal crônica prévia

Prováveis
- Diabetes
- Desidratação
- Episódio prévio de injúria renal aguda por contraste
- Mieloma
- Quantidade do contraste
- Insuficiência cardíaca

Possíveis
- Idade
- Vasculopatia
- Proteinúria
- Hiperuricemia
- Hepatopatia

O quadro clínico da nefrotoxicidade por contraste varia de alterações leves na função renal até IRA dependente de diálise. A lesão se manifesta por elevação da CrS 48 a 72 horas após a injeção do contraste, com volta aos valores basais entre o 7º e o 10º dia pós-exposição. Pode haver casos de IRA prolongada, com duração de 2 a 4 semanas. O exame de urina tem células do epitélio tubular, cilindros granulosos e, ocasionalmente, cristais de oxalato de cálcio ou de urato. A fração de excreção de sódio pode ser baixa (< 1%), assim como a concentração urinária de sódio. Em condições normais de função renal, o nefrograma deve ser mínimo ou ausente 6 horas após a infusão do meio de contraste. A persistência de nefrograma 24 a 48 horas após a administração de contraste é indicador sensível de que ocorreu algum grau de IRA por contraste. Por sua vez, a especificidade do nefrograma permanente para o diagnóstico de nefropatia por contraste é limitada, com aproximadamente 20% de resultados falso-positivos. A intensidade da lesão renal causada pelo contraste está relacionada com a existência de fatores de risco, especialmente a função renal basal do indivíduo. Indivíduos com função renal pré-contraste normal ou pouco alterada podem apresentar quedas da FG de até 30%, com elevações discretas ou moderadas da CrS, sem oligúria, necessidade de diálise ou outras repercussões clínicas. O que a literatura moderna sugere é que mesmo quando ocorre IRA associada ao contraste, na maioria das vezes trata-se de forma leve (KDIGO I ou II). Contudo, pacientes com DRC moderada a grave (FG <30 mℓ/min) e, particularmente, indivíduos diabéticos com grau avançado de DRC podem desenvolver IRA oligúrica e diálise-dependente. Raramente, nos indivíduos de maior risco, essa lesão pode ser irreversível, determinando a inclusão do paciente em programa crônico de diálise.

Prevenção da IRA associada ao contraste

Inúmeras medidas têm sido propostas para a prevenção da nefrotoxicidade por contraste. A mais óbvia é a sua não utilização. Em pacientes de alto risco, deve-se substituir os exames contrastados, sempre que possível, por outros métodos diagnósticos, embora estudos mais recentes tenham demonstrado a segurança de injeções de baixo volume para tomografia. Nesse sentido, são essenciais a identificação adequada dos pacientes com FG muito reduzida (< 30 mℓ/min) e o questionamento da real necessidade e utilidade do exame. É importante lembrar que pacientes com pouca massa muscular podem ter FG consideravelmente rebaixada na presença de valores de CrS dentro dos limites considerados normais.

É absolutamente fundamental se certificar de que indivíduos de risco para nefrotoxicidade pelo contraste estejam convenientemente hidratados antes da realização do exame. A medida ativa de prevenção da nefropatia por contraste mais consistentemente efetiva do ponto de vista clínico é a expansão do volume extracelular com solução salina IV ou por hidratação generosa por via oral (VO). Sugere-se que essa expansão seja feita com solução salina (0,5 a 1 mℓ/kg/h de NaCl 0,9% ou solução isotônica de bicarbonato de sódio), iniciando ao redor de 12 horas antes do procedimento, e mantida por aproximadamente 12 horas após a infusão do contraste. Nos casos em que o exame for de urgência, pode-se administrar 3 mℓ/kg em 1 hora e 1 mℓ/kg/h por 6 horas, das soluções acima. Obviamente, esses volumes e velocidades de infusão devem respeitar a tolerância cardiorrespiratória do paciente. Não parece haver benefício de uma solução EV sobre a outra. Os objetivos da expansão são tanto evitar a nefrotoxicidade quanto minimizá-la ao máximo em pacientes de alto risco, evitando-se a necessidade de diálise ou a instalação de lesão renal irreversível. Outras medidas universalmente preconizadas para pacientes de alto risco são a utilização da menor quantidade possível de contraste, evitar a exposição repetida em intervalos de tempo curtos ou enquanto a creatinina não retornar aos seus valores basais, e suspender a utilização de medicações nefrotóxicas com potencial de causar alterações hemodinâmicas renais, como AINH, IECA/BRAs, ciclosporina etc.

Os novos contrastes não iônicos, de baixa osmolalidade ou iso-osmolares, causam menos reações alérgicas e alterações cardiovasculares. Sua eficácia em relação à redução da incidência de nefrotoxicidade foi demonstrada de maneira significativa em pacientes diabéticos com DRC prévia.

Existem estudos clínicos e em modelos animais mostrando proteção contra a nefrotoxicidade do contraste pelo uso prévio ou simultâneo de dopamina, bloqueadores dos canais de cálcio (nifedipina, nitrendipina), antagonistas da adenosina (teofilina), fator atrial natriurético, prostaglandina E$_1$ IV, L-arginina, estatinas, uso de manobras de pré-condicionamento isquêmico a distância e ingestão de N-acetilcisteína VO. Um estudo clínico mostrou que o uso de bloqueadores dos receptores de endotelina em pacientes com DRC agravou, em vez de melhorar, a nefrotoxicidade induzida pelo contraste. A despeito dos resultados promissores dessas manobras em modelos experimentais, não houve benefício definitivamente comprovado de qualquer intervenção farmacológica para prevenir IRA associada ao contraste.

A N-acetilcisteína, um captador de radicais livres com propriedades vasodilatadoras, demonstrou efeito protetor contra a nefropatia por contraste radiológico em modelos animais e em ensaios clínicos. Metanálises posteriores revelaram resultados discordantes, ora positivos, ora neutros, e diversos estudos clínicos prospectivos de alta qualidade não evidenciaram supremacia de regimes com N-acetilcisteína comparados a manobras clássicas isoladas de expansão do volume extracelular. O estudo PRESERVE definitivamente não mostrou benefício no uso da NAC, mesmo em pacientes de risco, quando comparada ao placebo.

Tentativas de reduzir a nefrotoxicidade em pacientes com lesão renal prévia por retirada do meio de contraste em hemodiálise imediatamente após o seu uso não obtiveram resultados favoráveis consistentes, e, atualmente, não há indicação de qualquer forma de suporte renal artificial (com difusão ou convecção) para prevenir IRA do contraste.

> **PONTOS-CHAVE**
>
> - CrS pode se elevar 48 a 72 horas após o uso do contraste
> - Fator de risco mais bem definido: DRC prévia. Outros: ICC e cirrose
> - DRC prévia somada a diabetes aumenta o risco de nefrotoxicidade
> - Considerar o uso de exames sem contraste em pacientes de alto risco (FG < 30 mℓ/min)
> - Melhor medida preventiva: expansão do volume extracelular
> - Contraste não iônico: menor nefrotoxicidade em diabéticos com creatinina elevada
> - Evitar uso associado de diuréticos, IECA/BRA, CSA e AINH.

NEFROTOXICIDADE DOS ANTI-INFLAMATÓRIOS NÃO HORMONAIS

A alta eficácia dos AINH como agentes analgésicos e antirreumáticos faz com que esses medicamentos estejam entre os mais largamente utilizados no mundo. Os efeitos colaterais mais comuns dos AINH são gastrintestinais, porém a grande disseminação de seu uso também evidenciou seus efeitos nefrotóxicos. Vários trabalhos epidemiológicos bem conduzidos demonstraram que indivíduos que fazem uso de AINH têm risco significativamente aumentado para desenvolvimento de/ ou internação por IRA. Essas medicações podem determinar diferentes tipos de lesão renal, compreendendo desde alterações funcionais até lesões estruturais irreversíveis em tecido renal (Quadro 23.4).

Quadro 23.4 Lesões renais possíveis causadas por anti-inflamatórios não hormonais.

- Injúria renal aguda mediada por vasoconstrição renal
- Nefrite intersticial aguda acompanhada por síndrome nefrótica
- Dor lombar e hematúria
- Necrose cortical
- Síndrome nefrótica sem injúria renal aguda
- Necrose de papila
- Doença renal crônica
- Retenção de sódio
- Hiperpotassemia
- Hipertensão

Injúria renal aguda hemodinamicamente mediada

Trata-se da manifestação de nefrotoxicidade mais comumente associada aos AINH. Está ligada à capacidade de bloqueio da ciclo-oxigenase e à consequente diminuição da síntese renal de prostaglandinas, comum a todos os AINH. Em condições normais de volemia e fluxo sanguíneo renal, as prostaglandinas têm participação reduzida na manutenção da função renal. No entanto, quando substâncias vasoconstritoras intrarrenais, como angiotensina II, catecolaminas e HAD, são liberadas, a produção de prostaglandinas vasodilatadoras, particularmente PGI_2 e PGE_2, é essencial para a modulação do tônus vascular renal e a adequação da FG. Nessa situação, o bloqueio da síntese de prostaglandinas pelos AINH pode resultar em quedas dramáticas e abruptas da função renal, que podem se manifestar clinicamente como IRA.

Pode-se dividir as situações de risco para o desenvolvimento dessa forma de nefrotoxicidade por AINH esquematicamente em dois grandes grupos (Quadro 23.5). No primeiro, os episódios de aumento de atividade vasoconstritora estão ligados a circunstâncias em que o volume sanguíneo efetivo absoluto ou relativo está diminuído. Enquadram-se nessa categoria os pacientes com hipovolemia de causas diversas, desidratados, depletados em sal, em uso de diuréticos, hipotensos, com insuficiência cardíaca congestiva, cirróticos (principalmente com ascite), nefróticos, sépticos e em pós-operatório (quando, então, se somam os efeitos da anestesia com sequestros de volume em terceiro espaço). O segundo grupo engloba situações em que, apesar de o volume sanguíneo estar normal ou mesmo elevado, as prostaglandinas são importantes para a manutenção da função renal. Trata-se dos pacientes com DRC, idosos (mais de 65 anos), diabéticos, hipertensos, com quadros urológicos obstrutivos, em uso de outros agentes nefrotóxicos que provocam vasoconstrição renal (contraste, ciclosporina, tacrolimus) ou de medicamentos que interferem na hemodinâmica renal, como os bloqueadores de enzima de conversão, os bloqueadores de receptor AT_1 de angiotensina II e os bloqueadores de renina. O uso simultâneo de diuréticos, medicamentos que bloqueiam o SRAA e AINH, é particularmente perigoso.

Quadro 23.5 Fatores de risco para a nefrotoxicidade por anti-inflamatórios não hormonais.

Volume sanguíneo efetivo diminuído
• Hipovolemia
• Hipotensão
• Desidratação
• Depleção salina
• Insuficiência cardíaca
• Uso de diuréticos
• Cirrose
• Síndrome nefrótica
• Sepse
• Pós-operatório

Volume sanguíneo efetivo normal
• Doença renal crônica
• Idade avançada
• Obstrução urinária
• Hipertensão
• Diabetes
• Uso de contraste
• Uso de ciclosporina ou tacrolimus
• Uso de medicamentos que bloqueiam o sistema renina-angiotensina-aldosterona

A IRA desencadeada pelos AINH nessas situações se caracteriza por elevação abrupta dos níveis séricos de ureia e creatinina, oligúria, fração de excreção de sódio reduzida (< 1%) e sedimento urinário normal. Pode existir hiperpotassemia desproporcional ao nível de lesão renal. A função renal costuma melhorar rapidamente com a suspensão do AINH. Necessidade de diálise é incomum, mas pode se dar, assim como evolução para lesão renal irreversível. Existem descrições de IRA após uso IV, VO e mesmo tópico dos AINH.

Tem-se descrito casos de IRA e DRC irreversível em neonatos quando da administração de AINH durante a gravidez ou nos primeiros dias de vida.

Os anti-inflamatórios que bloqueiam especificamente a COX2 têm potencial nefrotóxico similar ao dos anti-inflamatórios não específicos, causando IRA em pacientes com função renal prévia normal ou comprometida. Os fatores de risco são semelhantes aos descritos para os AINH não específicos.

Injúria renal aguda por nefrite intersticial aguda com síndrome nefrótica

Apesar dessa forma de disfunção renal associada ao uso de AINH ser rara, o grande número de pacientes expostos a esses medicamentos fez com que mais de 100 casos com comprovação histológica já tenham sido descritos na literatura. Pelo menos 20 AINH diferentes foram associados a episódios de NIA, e é provável que esta seja característica comum a essa classe de medicamentos. Proteinúria nefrótica costuma ocorrer em mais de 80% desses pacientes, tendo sido associada com maior frequência ao uso de fenoprofeno, naproxeno e ibuprofeno. Existem relatos de casos associados aos inibidores específicos da COX2, da celecoxibe e da rofecoxibe. Quando IRA e proteinúria maciça se desenvolvem simultaneamente em pacientes que fazem uso de AINH, deve-se sempre suspeitar de nefrite intersticial. Os sintomas e sinais sistêmicos clássicos de NIA (febre, eosinofilia e lesão cutânea) estão presentes em menos de 20% das vezes. Os pacientes costumam ser idosos, do sexo feminino, com função renal basal normal ou alterada e em uso de AINH por meses. O nível de disfunção renal que acompanha essa síndrome é variável, compreendendo desde IRA leve até uremia grave, dependente de diálise. O sedimento urinário pode ser normal ou apresentar hematúria e leucocitúria, além de proteinúria. Manifestações extrarrenais são pouco frequentes, porém quadros de hepatite, vasculite, dor abdominal e diarreia já foram descritos. Em geral, ocorre resolução da IRA e da proteinúria com a suspensão do medicamento. Em alguns pacientes, essa remissão foi muito lenta, demorando meses. Embora, na maioria dos casos, a recuperação da função renal tenha sido completa, existem relatos de queda permanente de função renal e evolução para DRC grave. O resultado do uso de corticosteroides no tratamento desses pacientes é controverso, como em outros casos de NIA, devendo sua indicação ser analisada individualmente. Pode ocorrer recidiva da síndrome se o indivíduo for exposto novamente ao AINH causador da lesão ou a outras medicações da mesma classe.

A histologia renal típica desses pacientes mostra NIA aguda caracterizada por edema e infiltração focal ou difusa do interstício renal por linfócitos, macrófagos e eosinófilos. Os túbulos podem apresentar vacuolização, degeneração celular, atrofia e focos de necrose. A presença de granulomas e células gigantes tem sido descrita. O infiltrado celular é composto, em sua quase totalidade, por linfócitos do tipo T, predominantemente CD8. Os glomérulos são normais, exceto pela fusão de podócitos sempre presente nos pacientes com síndrome nefrótica. Raramente, observou-se leve proliferação mesangial ou depósitos mesangiais de material eletrodenso. Em alguns poucos casos, ocorreu a associação de glomerulonefrite membranosa, nefrite intersticial e NTA.

Os mecanismos causadores da associação de nefrite intersticial com lesão glomerular não são claros. A lesão intersticial tem sido atribuída à reação de hipersensibilidade tardia aos AINH. A necessidade de exposição prolongada ao medicamento, a baixa prevalência dos sinais clássicos de hipersensibilidade e a predominância de linfócitos T no infiltrado falam a favor dessa hipótese. A patogênese da alteração glomerular do tipo lesão mínima é ainda mais obscura. É possível que ocorram alterações de permeabilidade da membrana basal glomerular em decorrência da ação local de citocinas liberadas pelos linfócitos infiltrantes, em situação nas quais o efeito modulador negativo das prostaglandinas sobre a função dos linfócitos T está ausente. A inibição da ciclo-oxigenase poderia também estar desviando a metabolização do ácido araquidônico para o ciclo da lipo-oxigenase e aumentando a produção de leucotrienos, substâncias com importante ação pró-inflamatória.

Injúria renal aguda com dor lombar e hematúria

O uso de suprofeno foi associado ao desenvolvimento de IRA acompanhada de hematúria macroscópica e dor lombar de forte intensidade. Esse medicamento tem estrutura similar à do diurético uricosúrico ticrinafeno e, provavelmente, induz lesão renal por obstrução tubular causada por precipitação intraluminal de ácido úrico. O quadro de IRA pode ocorrer após algumas doses ou mesmo depois da primeira tomada do medicamento em indivíduos com função renal normal, sem a presença de fatores de risco para o desenvolvimento de nefrotoxicidade por AINH. Deve-se evitar o uso de suprofeno, pois existem diversas alternativas de AINH sem esse efeito colateral.

Injúria renal aguda por necrose cortical

Existem relatos de casos de necrose cortical associados ao uso de ibuprofeno em pacientes sem fatores de risco para o desenvolvimento de nefrotoxicidade por AINH. Os mecanismos dessa lesão são obscuros.

Síndrome nefrótica sem injúria renal aguda

Aproximadamente 10% dos pacientes que desenvolvem lesão renal com o uso de AINH podem apresentar quadros de síndrome nefrótica por glomerulopatia de lesões mínimas após meses de uso do medicamento, sem que haja nefrite intersticial ou IRA. O achado histopatológico é característico, mostrando glomérulos normais ou discreta hipercelularidade mesangial à microscopia óptica e fusão de podócitos à microscopia eletrônica. Diversos tipos de AINH podem provocar essa alteração. A interrupção do medicamento associa-se à remissão do quadro. Recidivas espontâneas e progressão para glomeruloesclerose focal, mesmo com a suspensão do AINH, têm sido descritas. A eficácia dos corticosteroides nessa forma de lesão é desconhecida.

Diclofenaco, fenoprofeno, cetoprofeno, ibuprofeno, tolmetina, piroxicam e sulindaco estão associados a casos de síndrome nefrótica quando do achado histológico de glomerulonefrite membranosa. A interrupção do uso do AINH resultou em diminuição progressiva da proteinúria, porém esta persistiu por meses em alguns pacientes.

Doença renal crônica

Estudos observacionais sugerem fortemente que pacientes que tenham feito uso prolongado de AINH apresentam maior probabilidade de desenvolver DRC. Essa associação foi demonstrada para os inibidores não seletivos e seletivos da ciclo-oxigenase, e o risco de desenvolvê-la é maior com o uso parenteral desses medicamentos. A lesão surge após meses ou anos de ingestão continuada do medicamento. Tem-se aventado idade avançada, sexo masculino, insuficiência cardíaca e hipoperfusão renal crônica como possíveis fatores de risco para sua instalação. Sua fisiopatologia é mal definida. É possível que mecanismos imunológicos desencadeados durante a fase aguda da nefrite intersticial causada pelos AINH continuem ativados cronicamente e, somados aos efeitos de fatores de crescimento e citocinas, produzam fibrose intersticial crônica. É altamente aconselhável evitar o uso prolongado e constante desses medicamentos.

Necrose de papila renal foi associada ao uso de AINH. Fenilbutazona e indometacina são os fármacos descritos na maior parte dos casos, porém existem relatos dessa lesão em pacientes que fazem uso de fenoprofeno, ibuprofeno, naproxeno, ácido mefenâmico e piroxicam. Muitos desses indivíduos tomavam simultaneamente ácido acetilsalicílico, fenacetina ou múltiplos agentes analgésicos e apresentavam alterações da função renal basal. Ao contrário dos usuários crônicos de fenacetina, há predomínio do sexo masculino, além do fato de terem tomado o medicamento segundo orientação médica e não apresentarem perfil psicológico característico. Isquemia da medula renal provocada pela diminuição do fluxo sanguíneo medular pela ruptura do equilíbrio do tônus vascular induzido pelo bloqueio da ciclo-oxigenase é considerada a alteração inicial na indução de necrose de papila associada ao uso de AINH. Esse fenômeno é ainda mais significativo quando há outras agressões à circulação medular, como lesão intersticial crônica prévia ou presença de pielonefrite. Necrose de papila pode também decorrer do acúmulo de metabólitos ativos dos AINH ou de fosfolipídios na região papilar.

Existem dados clínicos e experimentais que sugerem que o consumo elevado de cafeína pode potencializar os efeitos nefrotóxicos dos AINH. É importante lembrar que há cafeína em diversas das formulações de analgésicos utilizadas na prática diária.

Alterações eletrolíticas

As prostaglandinas inibem ativamente a reabsorção de sódio na alça de Henle, túbulo distal e ducto coletor medular e, atuando como vasodilatadores, aumentam a carga filtrada de sódio. Além disso, reduzem a hipertonicidade intersticial medular pelo aumento do fluxo sanguíneo medular, diminuindo a reabsorção de água na porção descendente da alça de Henle. Isso provoca diminuição da concentração intraluminal de sódio e, consequentemente, da reabsorção passiva de sódio na porção fina da alça de Henle, impermeável à água. Assim, não causa surpresa que o uso de AINH frequentemente provoque retenção de sódio, efeito geralmente pouco relevante do ponto de vista clínico. No entanto, alguns indivíduos podem desenvolver balanços positivos de sódio importantes, com repercussões sistêmicas significativas. Nesse sentido, pacientes com função cardíaca comprometida que fazem uso desse medicamento devem ser alvo de atenção especial. Os AINH podem também induzir resistência à ação de diuréticos, provavelmente por mecanismos vasopressores.

As prostaglandinas participam dos mecanismos de diluição renal, modulando os efeitos do HAD. O uso dos AINH pode alterar esse equilíbrio, provocando retenção de água livre e hiponatremia.

PGE_2 e PGI_2 são agonistas de renina e participam dos mecanismos que regulam a liberação de renina intrarrenal. O uso de AINH pode induzir balanço positivo de potássio por meio de um estado de hipoaldosteronismo hiporreninêmico, causando hiperpotassemia mesmo em pacientes com função renal normal. Em indivíduos diabéticos e em pacientes usando betabloqueadores, diuréticos poupadores de potássio ou inibidores do SRAA, há risco considerável de desenvolvimento de hiperpotassemias graves com a administração de AINH.

Hipertensão

Os AINH podem causar aumento da pressão arterial, provavelmente por seus efeitos vasopressores e de retenção de sódio e água. Esse aumento é geralmente modesto em pacientes normotensos e mais pronunciado naqueles previamente hipertensos. Os indivíduos com maior vulnerabilidade a esse efeito colateral são aqueles com hipertensão associada a baixa atividade de renina plasmática (p. ex., idosos e negros). Os AINH podem também interferir no controle medicamentoso da hipertensão, especialmente em pacientes recebendo betabloqueadores ou diuréticos. Hipertensos tratados com vasodilatadores, clonidina ou bloqueadores de canal de cálcio são menos suscetíveis aos efeitos hipertensores dos AINH. O efeito anti-hipertensivo dos inibidores da enzima de conversão parece ser pouco afetado por esses medicamentos; no entanto, já se descreveu deterioração da função renal após o uso concomitante desses agentes hipotensores e AINH.

> **⚠ PONTOS-CHAVE**
> - Evitar o seu uso quando existirem fatores de risco (cirrose, ICC, nefropatia crônica)
> - Medir a função renal basal
> - Evitar a depleção de sal e volume extracelular
> - Evitar outras medicações nefrotóxicas
> - Monitorar função renal: suspender o medicamento precocemente se houver alteração
> - Inibidores específicos da COX2 também são nefrotóxicos.

NEFROTOXICIDADE DOS BLOQUEADORES DO SISTEMA RENINA-ANGIOTENSINA-ALDOSTERONA

Os medicamentos em questão são muito utilizados no controle da hipertensão, no tratamento da insuficiência cardíaca congestiva e na prevenção da progressão da doença renal, sobretudo em pacientes diabéticos. Apesar de serem considerados nefroprotetores, podem estar associados ao desenvolvimento de IRA em um número significativo de casos.

A IRA desencadeada por esses agentes está relacionada com condições fisiopatológicas em que a manutenção da FG se torna dependente do SRAA. Trata-se de situações em que o fluxo sanguíneo renal está comprometido e a pressão do capilar glomerular preservada à custa de vasoconstrição da arteríola eferente induzida pela ação da angiotensina II. Se o SRAA for bloqueado quando houver diminuição importante do fluxo sanguíneo renal por obstrução arterial, hipotensão, hipovolemia ou vasoconstrição fixa da arteríola aferente, a pressão do capilar glomerular diminuirá pela falta de resposta adequada da arteríola eferente. Como consequência da perda desse mecanismo de autorregulação, pode acontecer queda dramática na FG.

A associação de hipotensão ou hipovolemia com qualquer dos outros fatores de risco listados no Quadro 23.6 é altamente sinérgica para o desenvolvimento da IRA associada a esses agentes. Existem relatos de aumento da frequência de IRA quando dois ou mais membros dessa classe de medicamentos são usados simultaneamente no mesmo paciente.

Sempre que ocorrer queda da função renal ou IRA após a introdução de um bloqueador do SRAA, deve-se suspeitar de alterações nas artérias renais de grande ou pequeno calibre.

Em indivíduos com risco aumentado para desenvolver nefrotoxicidade por esses fármacos, é preciso avaliar a função renal basal de modo cuidadoso anteriormente, imediatamente depois e de maneira seriada sequencialmente após a introdução desses medicamentos.

Tem-se aventado que a suspensão do uso de bloqueadores do SRAA poderia prevenir IRA em contextos clínicos específicos. Em pacientes com câncer de cabeça e pescoço tratados por radioterapia, o desenvolvimento de IRA se mostrou associado ao uso de inibidores da enzima de conversão da angiotensina. Um estudo randomizado objetivando analisar o efeito da suspensão de inibidores da enzima de conversão da angiotensina/bloqueadores de receptores de angiotensina II em pacientes com DRC moderada submetidos à cateterização cardíaca resultou em menor CrS pós-procedimento, mas não diminuiu a incidência de IRA. A associação entre o uso de bloqueadores do SRAA antes de grandes cirurgias e o desenvolvimento de IRA é controversa, com vários estudos mostrando risco aumentado, outros não demonstrando associação e alguns, ainda, verificando até mesmo proteção. Em outros estudos, a suspensão dessa classe de drogas determinou piores desfechos, como maior tempo de permanência hospitalar e até mortalidade. Assim, a decisão de manter ou suspender o uso de bloqueadores do SRAA em situações de risco para desenvolvimento de IRA deve ser tomada individualmente, pesando os prós e contras para cada paciente. Na síndrome cardiorrenal e na prevenção da IRA por contraste, parece ser questionada, mas a suspensão

Quadro 23.6 Situações associadas à nefrotoxicidade dos bloqueadores do sistema renina-angiotensina-aldosterona.

- Estenose significativa (maior do que 70%) bilateral de artérias renais, ou de artéria renal em rim único (anatômica ou funcionalmente) ou de artéria renal em rim transplantado
- Insuficiência cardíaca congestiva
- Nefroesclerose intrarrenal
- Idosos
- Doença renal crônica
- Uso simultâneo de medicamentos com ação vasoconstritora intrarrenal (ciclosporina, tacrolimus, anti-inflamatórios não hormonais, contraste iodado etc.)
- Hipotensão e/ou contração da volemia
- Uso de diuréticos
- Desidratação
- Grandes cirurgias

no pré-operatório de cirurgias cardíacas parece estar indicada. Estudos em andamento devem responder com relação ao risco de IRA com IECAs/BRAs, no cenário de cirurgias de grande porte não cardíacas.

O quadro clínico da nefrotoxicidade pelos bloqueadores do SRAA se caracteriza por queda abrupta da FG, em geral revertida rapidamente após a suspensão do medicamento, o que confirma o caráter funcional da lesão. No entanto, pacientes com DRC prévia podem apresentar perda irreversível da função renal. Em pacientes anúricos ou com recuperação insatisfatória da função renal, deve-se considerar a possibilidade de trombose de artéria renal. Os bloqueadores do SRAA podem causar hiperpotassemia grave em pacientes diabéticos, em indivíduos com DRC ou naqueles que usam betabloqueadores, AINH ou diuréticos poupadores de potássio. É preciso reduzir a dosagem dos bloqueadores do SRAA com excreção renal quando houver DRC, mas seu uso para a prevenção da progressão de DRC terminal parece estar indicado mesmo em fases avançadas de DRC, desde que com monitorização rigorosa, principalmente quanto ao risco de hiperpotassemia.

NEFROTOXICIDADE DE AGENTES IMUNOSSUPRESSORES E IMUNOMODULADORES

Ciclosporina A

Em 1970, uma nova cepa de fungos (*Tolypocladium inflatum* Gams) foi cultivada a partir de amostras de solo norueguês. Esses fungos produziam polipeptídios com baixa capacidade fungicida, porém com importantes propriedades imunossupressoras. Em 1972, as potentes propriedades imunossupressoras de um desses peptídios, a CSA, foram caracterizadas e descritas. A introdução da CSA na prática clínica em 1978 revolucionou o transplante de órgãos sólidos e de medula óssea. Seu uso se associou a grande melhora da sobrevida dos enxertos em curto e médio prazos pela grande diminuição da ocorrência de rejeição aguda, a possibilidade do uso de doses menores de corticosteroides e a redução das complicações agudas em transplante de medula. Posteriormente, sua eficácia foi também demonstrada no tratamento de doenças autoimunes, como uveítes, psoríase, asma brônquica, diabetes de início recente e síndrome nefrótica de etiologias diversas, aumentando imensamente o número de pacientes expostos à sua ação.

A CSA é um polipeptídio cíclico neutro, composto por 11 aminoácidos, lipofílico e com peso molecular de 1.202 dáltons. Suas propriedades imunossupressoras se dão pela inibição seletiva da ativação dos linfócitos T e dos eventos mediados pela interleucina-2 (IL2). No compartimento intracelular, a CSA se liga a uma imunofilina, a ciclofilina. O complexo CSA/ciclofilina inibe a enzima calcineurina, uma fosfatase cálciodependente responsável pela translocação dos fatores necessários para a transcrição dos genes da IL2. A molécula de CSA é extremamente hidrofóbica e lipofílica, característica responsável pelo seu largo volume de distribuição e acúmulo nos tecidos pancreático, hepático, renal, linfático e na gordura. A CSA cruza a barreira placentária e é secretada no leite materno. Aproximadamente 99% do medicamento ativo é metabolizado no fígado pelo sistema enzimático do citocromo P450, com a formação de mais de dez metabólitos com diferentes atividades biológicas. A eliminação dos metabólitos ocorre principalmente via biliar, com menos de 5% sendo excretado pela urina.

Em situações normais, os níveis de CSA inalterada encontrados na bile e na urina são muito reduzidos (menos que 5% da dose administrada). Pacientes com disfunção hepática necessitam de correção de sua dosagem, o que não é necessário no caso de insuficiência renal. Medicamentos que interferem no sistema do citocromo P450 podem alterar o metabolismo da CSA. Cetoconazol, eritromicina, verapamil e diltiazem, por exemplo, aumentam a sua concentração sanguínea por inibirem esse sistema enzimático. No sangue, a maior parte da CSA está ligada às hemácias (55 a 60%) e às lipoproteínas (30 a 50%), e apenas 5 a 10% circulam como fármaco livre (Quadro 23.7).

O principal efeito colateral da CSA é a nefrotoxicidade, que pode se manifestar de diversas maneiras: nefrotoxicidade aguda (função retardada do enxerto renal, disfunção renal reversível e síndrome hemolítico-urêmica – SHU); nefrotoxicidade crônica; hipertensão; e alterações eletrolíticas (hipomagnesemia, hiperpotassemia e hiperuricemia) (Quadro 23.8). As concentrações séricas de CSA não representam um parâmetro sensível ou específico para auxiliar o diagnóstico de nefrotoxicidade. Lesão renal pode ocorrer com níveis do medicamento considerados terapêuticos, sendo possível a não dissociação dos seus efeitos nefrotóxicos e imunossupressores. Quando se utilizam métodos sensíveis de avaliação da função renal, fica claro que o uso de doses clínica ou farmacologicamente relevantes de CSA está sempre associado a algum grau de alteração da hemodinâmica renal. O diagnóstico de nefrotoxicidade aguda deve ser empregado para situações em que o comprometimento renal induzido pela CSA tem natureza funcional e reversível, sem alterações histológicas significativas no tecido renal. A nefrotoxicidade crônica manifesta-se por queda da FG e lesões estruturais irreversíveis no parênquima renal, que podem evoluir para DRC estágios 4 ou 5.

Nefrotoxicidade aguda

Função retardada do enxerto renal

O uso de CSA foi associado a aumento da incidência de IRA oligoanúrica no período imediato pós-transplante, principalmente quando o tempo de isquemia renal era prolongado.

Quadro 23.7 Medicamentos que interferem no metabolismo da ciclosporina A, alterando os seus níveis sanguíneos.

Aumentam o nível	Diminuem o nível
• Verapamil	• Rifampicina
• Diltiazem	• Isoniazida
• Nicardipino	• Fenitoína
• Anlodipino	• Carbamazepina
• Eritromicina	• Barbitúricos
• Claritromicina	
• Cetoconazol	
• Fluconazol	
• Itraconazol	

Quadro 23.8 Formas de apresentação da nefrotoxicidade da ciclosporina A.

- Retardo no funcionamento do enxerto renal
- Elevação assintomática da creatinina sérica
- Injúria renal aguda
- Síndrome hemolítico-urêmica
- Doença renal crônica
- Alterações eletrolíticas (hipomagnesemia, hiperpotassemia, hipofosfatemia, hiperuricemia)
- Alterações da capacidade de concentração urinária
- Acidose hiperclorêmica
- Hipertensão

Notou-se também recuperação mais lenta da função renal pós-transplante do que a observada habitualmente com o uso de imunossupressão sem CSA. Essa lesão renal provavelmente estava ligada em muitos casos às altas doses de CSA utilizadas quando da introdução do medicamento na prática clínica. O manuseio clínico de pacientes com suspeita dessa forma de nefrotoxicidade pode obrigar a realização de biopsia renal para diferenciação com episódios de rejeição ou a teste terapêutico com diminuição ou suspensão do fármaco para confirmação da ocorrência de nefrotoxicidade. O uso de doses menores de CSA no período inicial do transplante e o desenvolvimento de protocolos de imunossupressão que aguardam o bom funcionamento do enxerto para iniciar sua administração têm minimizado esse problema.

Disfunção renal reversível

A forma mais comum de nefrotoxicidade aguda da CSA corresponde às elevações moderadas da CrS (ao redor de 25% do valor basal) em pacientes clinicamente assintomáticos. Quedas transitórias da FG e fluxo plasmático renal foram observadas após as doses diárias de CSA em recipientes de enxerto renal que recebiam cronicamente o medicamento. Do mesmo modo, notou-se melhora significativa da função renal em pacientes transplantados renais estáveis, sem evidências clínicas de nefrotoxicidade, que necessitaram suspender o uso de CSA por motivos de ordem econômica. Essa forma de alteração da função renal pode ser acompanhada por hipertensão, retenção hídrica, hiperpotassemia, hipomagnesemia e hiperuricemia. Apesar de raramente se observar toxicidade por CSA com níveis sanguíneos do medicamento inferiores a 200 ng/mℓ (radioimunoensaio monoclonal), quedas reversíveis da função renal podem ocorrer com níveis de CSA considerados terapêuticos. A suspensão do medicamento causa melhora significativa ou mesmo normalização da FG nessa situação, mesmo após administração prolongada de CSA.

Doses elevadas de CSA podem causar IRA com queda intensa da FG e da diurese. Embora muito rara atualmente, essa forma de nefrotoxicidade pode ocorrer em transplantes cardíacos, hepáticos, pulmonares ou de medula óssea, situações em que frequentemente coexistem outras medicações nefrotóxicas e condições hemodinâmicas adversas. Pode acontecer também quando a CSA é administrada em conjunto com outros fármacos nefrotóxicos ou que provocam alterações da hemodinâmica intrarrenal, como os AINH, os bloqueadores do SRAA, os aminoglicosídeos, a anfotericina B etc. Em geral, a IRA tem instalação abrupta, oligúrica, com sódio urinário reduzido e está associada a níveis sanguíneos elevados da CSA. A interrupção ou a diminuição do medicamento costumam causar rápida recuperação da função renal, confirmando o caráter funcional da lesão. A IRA que ocorre após a administração IV de CSA parece ser causada pela ação conjugada do medicamento e do seu veículo, cremofor. Dados experimentais mostraram que CSA dissolvida em solução de ácidos graxos, em vez de cremofor, não provocou queda da filtração glomerular, além de sua capacidade imunossupressora *in vitro* ter sido mantida.

Muitas vezes, é difícil estabelecer a diferenciação entre disfunção renal reversível causada pela CSA e rejeição aguda do enxerto renal. Parâmetros clínicos, como o intervalo de tempo entre o transplante e a elevação da creatinina, a intensidade dessa elevação, ganho de peso, a presença de febre e os níveis sanguíneos do medicamento podem ajudar, porém têm baixas sensibilidade e especificidade diagnóstica. Quando o episódio de disfunção renal ocorre nos primeiros 6 meses após o transplante, diversos grupos optam por tratá-lo inicialmente como rejeição. Se a resposta ao tratamento for insatisfatória, a dose de CSA é alterada. Outros centros optam pela realização de biopsia renal para tentar definir o diagnóstico. A histologia renal da IRA por CSA é pouco característica, sendo raros os casos com lesões compatíveis com NTA. Os parâmetros histológicos relacionados com a toxicidade aguda da CSA, como vacuolização isométrica tubular, microcalcificações e mitocôndrias gigantes, são inespecíficos. Podem ocorrer sem que exista alteração evidente da função renal e, por serem focais, não representar achados quando há nefrotoxicidade. Muitas vezes, o diagnóstico anatomopatológico de nefrotoxicidade aguda por CSA é feito por exclusão, afastando a presença de rejeição aguda na histologia renal. Pacientes tratados com CSA podem apresentar infiltrado intersticial inflamatório focal em enxertos renais com função estável. Para complicar ainda mais a situação, nefrotoxicidade aguda por CSA e rejeição podem coexistir. A identificação da entidade predominante na queda de função renal dependerá de teste terapêutico.

A etiopatogenia da nefrotoxicidade aguda da CSA está vinculada a alterações hemodinâmicas. A lesão tubular, quando presente, é discreta, a menos que doses extremamente altas de CSA sejam usadas. CSA causa vasoconstrição da arteríola aferente com consequentes aumento da resistência vascular renal, diminuição do fluxo sanguíneo renal e queda da FG. Evidências clínicas e experimentais sugerem a participação de diferentes mediadores nessa vasoconstrição, como aumento da produção de tromboxane A_2 e redução da síntese de prostaglandinas vasodilatadoras, ativação do SRAA, aumento da atividade do sistema nervoso simpático, aumento da liberação renal e sistêmica de endotelina, efeito direto do medicamento na musculatura lisa vascular, perturbações no relaxamento vascular dependente de óxido nítrico e geração de radicais oxidantes. Vários procedimentos têm sido usados na tentativa de bloquear as alterações hemodinâmicas agudas provocadas pela CSA em nível experimental e clínico: antagonistas de tromboxano; análogos de prostaglandina; ácido ômega 3; bloqueadores do SRAA; denervação renal; bloqueio farmacológico do sistema nervoso simpático; anticorpos antiendotelina e antagonistas competitivos dos receptores para endotelina; bloqueadores de canal de cálcio; doadores de óxido nítrico e L-arginina; antagonistas do fator ativador de plaquetas; e agonistas de receptores de dopamina, pentoxifilina e hormônio atrial natriurético. Algumas dessas manobras induziram melhoras parciais na hemodinâmica renal, mas nenhuma delas, de modo isolado, protegeu completamente contra as alterações de função renal induzidas pelo medicamento. É provável que a etiopatogênese da vasoconstrição causada pela CSA seja multifatorial, ocorrendo pela combinação de lesão endotelial e desequilíbrio entre os sistemas vasodilatadores e vasoconstritores. Clinicamente, o uso de bloqueadores de canal de cálcio, a manutenção de volume extracelular adequado, o monitoramento dos níveis séricos de CSA e o cuidado com o uso de associações de medicações potencialmente sinérgicas em termos de nefrotoxicidade representam as manobras que têm se mostrado mais efetivas na proteção contra essa forma de nefrotoxicidade induzida pela ciclosporina A.

Síndrome hemolítico-urêmica

Pacientes tratados com CSA podem apresentar quadros de vasculopatia aguda com características clínico-laboratoriais de SHU. Essa patologia foi inicialmente descrita em pacientes submetidos a transplante de medula óssea, porém logo surgiram casos em transplantes de fígado e de rim. O quadro clínico compreende IRA fulminante associada à trombocitopenia, com mau prognóstico em relação à evolução do enxerto em casos de transplante renal. A histologia renal é compatível com microangiopatia trombótica, podendo apresentar graus variados de trombose capilar glomerular e necrose fibrinoide e, na maioria das vezes, indistinguível de outras causas de microangiopatia trombótica. A etiopatogenia dessa lesão é incerta. A agressão ao endotélio tem sido relacionada com aumento da agregação plaquetária e síntese de tromboxano induzidos pela CSA. O desenvolvimento dessa situação dramática em pacientes transplantados cria o dilema da retirada da CSA ou de sua troca por outro agente imunossupressor. Existem relatos de casos em que se obteve a reversão da síndrome com a redução da dose de ciclosporina.

Nefrotoxicidade crônica

Pacientes tratados com CSA por tempo prolongado (meses a anos) podem apresentar perda progressiva da função renal, frequentemente acompanhada por hipertensão arterial, além de lesões estruturais irreversíveis no parênquima renal. Pode ocorrer evolução para DRC dependente de diálise. Essa lesão se confunde com a nefropatia crônica do enxerto em transplante renal, mas a sua ocorrência em recipientes de outros órgãos sólidos, como fígado e coração, e em pacientes portadores de doenças autoimunes indica de maneira inequívoca sua relação com o medicamento. Hoje sabe-se que, se observados por 10 anos ou mais, até 30% dos pacientes receptores de órgãos sólidos, usuários de inibidores de calcineurina, podem evoluir com DRC avançada. Os fatores de risco para essa patologia são mal definidos. Manutenção de níveis séricos e dosagem diária ou cumulativa do medicamento elevada e ocorrência de episódios repetidos de nefrotoxicidade aguda têm sido incriminados. No entanto, as lesões estruturais podem evoluir mesmo se a dose de CSA for diminuída, e tem-se descrito também nefrotoxicidade crônica em pacientes que receberam doses baixas de CSA.

Histologicamente, essa síndrome se caracteriza por atrofia e dilatação tubular, fibrose intersticial com aspecto em faixas, comprometendo os raios medulares, e alterações das camadas musculares e íntima das arteríolas aferentes e de pequenas artérias, que vão desde depósitos nodulares de material hialino até necrose de parede, causando diminuição do lúmen ou mesmo oclusão arteriolar. Os glomérulos estão inicialmente preservados, mas, à medida que a lesão evolui, surgem glomérulos hipertrofiados, com esclerose focal e mesmo hialinizados.

A patogênese da nefropatia crônica causada pela CSA não está completamente definida. A vasoconstrição mantida de arteríola aferente poderia ser responsável pela lesão por meio de isquemia do néfron e do tecido renal a jusante. Entretanto, estudos experimentais demonstraram haver dissociação dos mecanismos causadores das alterações de hemodinâmica glomerulares e das lesões estruturais desencadeadas pela medicação. O uso de bloqueadores de canal de cálcio ou de endotelina protegeu contra a queda de FG, porém não atenuou o aparecimento das lesões histológicas em ratos tratados com CSA. Do mesmo modo, o emprego de enalapril e/ou losartana preveniu de maneira significativa o desenvolvimento de fibrose intersticial sem impedir as alterações de hemodinâmica glomerular causadas pela CSA. Essa proteção estrutural pode decorrer da melhora do fluxo medular, regulado por receptores de angiotensina II na região das *vasa recta*, ou da inibição dos efeitos proliferativos da angiotensina II e da própria CSA. Diversos trabalhos mostram que a CSA estimula a proliferação celular e a produção de colágeno, tanto *in vivo* quanto *in vitro*, aumenta a produção de fibroblastos e matriz extracelular em vários tecidos, como o gengival, e estimula a produção *in vivo* e *in vitro* de TGF-β, citocina com importantes propriedades pró-fibróticas.

O fato de que mesmo doses reduzidas do medicamento, possivelmente sem efeito significativo na hemodinâmica renal, induzem alterações histológicas pode significar que essa forma de nefrotoxicidade talvez seja inevitável, e o preço a se pagar pela imunossupressão efetiva por CSA será algum grau de dano estrutural no parênquima renal. A introdução de novos agentes imunossupressores sem ação nefrotóxica, como sirolimus, everolimus e mofetil micofenolato, tem possibilitado a substituição da ciclosporina, com subsequente melhora da função renal. O uso de novos biomarcadores urinários de lesão estrutural renal mostra potencial de detectar precocemente a lesão renal associada ao uso de CSA em modelos animais e em pacientes.

> **PONTOS-CHAVE**
> - Nefrotoxicidade aguda:
>   - Hemodinamicamente mediada e reversível
>   - Má correlação com os níveis séricos do medicamento
>   - Histologia renal inespecífica
>   - Diagnóstico diferencial com rejeição
>   - Melhora com diminuição ou interrupção do medicamento.
> - Nefrotoxicidade crônica:
>   - Lesão estrutural (fibrose intersticial) irreversível
>   - Hialinização de arteríola aferente
>   - Pode evoluir para DRC grave.

Tacrolimus

Esse agente imunossupressor de estrutura semelhante à dos antibióticos macrolídios é produzido pelo fungo *Streptomyces tsukubaensis*. Extremamente lipofílico, tem metabolização hepática e, de modo similar à CSA, bloqueia a ativação dos linfócitos T por meio da ligação a uma imunofilina citoplasmática (a proteína ligadora de FK). O tacrolimus é 100 vezes mais potente do que a CSA *in vitro*, sendo empregado em transplantes de órgãos sólidos e no tratamento de doenças autoimunes. O perfil de nefrotoxicidade do tacrolimus é muito semelhante ao da CSA, exceto por induzir menos hipertensão. No entanto, alguns estudos sugerem que, a longo prazo, tacrolimus produz menor toxicidade renal do que CSA. Clinicamente, pode provocar alterações agudas da função renal e, quando usado por tempo prolongado, causa similarmente lesão arteriolar e fibrose intersticial. Pode também induzir hiperpotassemia, hipomagnesemia, alterações do metabolismo da glicose e neurotoxicidade. Casos de SHU também foram descritos com esse medicamento. Estudos em modelos animais de nefrotoxicidade por tacrolimus mostraram que bloqueadores de canal de cálcio e antagonistas de angiotensina II conferiram proteção parcial contra as alterações renais causadas pela medicação.

Interleucina 2

IL2 recombinante é utilizada no tratamento de melanomas, câncer de rim ou outros tumores refratários à terapia convencional. Seu emprego é frequentemente complicado por hipotensão, taquicardia, retenção de fluido, aumento de peso e IRA oligúrica com sódio urinário reduzido e fluxo plasmático renal preservado. O quadro sugere alteração funcional causada por alterações hemodinâmicas. Idade avançada, DRC prévia, doses elevadas e infusão rápida da IL2 representam fatores de risco associados à maior incidência de lesão renal. A suspensão do medicamento associa-se a melhora da função renal.

As alterações causadas pela IL2 têm sido atribuídas à síndrome de vazamento vascular, com passagem de proteínas para a região intersticial e diminuição do volume intravascular. Hipoalbuminemia e diminuição da pressão coloidosmótica já foram documentadas clinicamente após a infusão do medicamento. Estudos em modelos animais e *in vitro* não encontraram evidências de que a IL2 provoque lesão endotelial direta. Provavelmente, o vazamento associado a esse composto é consequência do aumento da permeabilidade vascular causada por ativação linfocitária e liberação de citocinas.

Ensaios clínicos mostraram prevenção da lesão renal induzida pela IL2 pela administração simultânea de noradrenalina ou dopamina. O uso de infusão contínua e lenta de IL2, em vez de injeções em *bolus*, diminuiu a intensidade da lesão renal. O uso simultâneo de AINH para minimizar os efeitos colaterais da IL2 pode contribuir para potencializar a queda de função renal, devendo ser evitado.

Interferona A

Interferona recombinante humano é utilizada no tratamento de tumores sólidos e hematológicos, bem como de hepatites B e C crônicas. Aproximadamente 20% dos pacientes apresentam proteinúria associada ao seu uso e pode ocorrer IRA grave, que, eventualmente, evolui para DRC. SHU, NIA, NTA, glomeruloesclerose focal e síndrome nefrótica já foram descritas em pacientes recebendo interferona A. Evidências obtidas a partir de culturas de células tubulares proximais humanas e a presença clínica de enzimúria sugerem a possibilidade de o medicamento ter efeitos tóxicos tubulares diretos.

Inibidores do fator de necrose tumoral

Em torno de 13 a 21% dos pacientes submetidos ao uso de inibidores do fator de necrose tumoral apresentam lesão renal. O mecanismo parece ser semelhante ao da IL2: vazamento vascular causando IRA hemodinamicamente mediada. O achado de enzimúria em 50% dos indivíduos que fazem uso do medicamento sugere lesão tubular direta.

OKT3

Anticorpo monoclonal anticélula T usado como agente imunossupressor, pode causar queda reversível da função renal, possivelmente associada à liberação de citocinas, por mecanismos semelhantes aos observados com IL2. Esse fenômeno desaparece após a administração da segunda ou da terceira dose do medicamento. A histologia renal de pacientes acometidos por essa forma de nefrotoxicidade não revelou NTA.

NEFROTOXICIDADE DE AGENTES ANTICANCERÍGENOS

Cisplatina

Medicação antineoplásica mais utilizada no tratamento de tumores sólidos, particularmente de células germinativas (testículos e ovários), de cabeça e pescoço, de bexiga e de pulmão (tumor de células pequenas), age pela inibição da síntese de DNA, e sua eficácia terapêutica é dose-dependente. Seu principal efeito colateral é a nefrotoxicidade, também dose-dependente, e atinge níveis de 20 a 30%.

O rim é o órgão mais importante para o metabolismo da cisplatina. Além de responsabilizar-se pela maior parte da excreção do medicamento, é o principal local de acúmulo e retenção desse antineoplásico (a concentração de cisplatina no córtex renal é aproximadamente seis vezes mais elevada do que a observada em qualquer outro tecido). Após infusão IV, mais de 90% do fármaco liga-se às proteínas plasmáticas. A fração livre, de peso molecular pequeno e carga elétrica neutra, é filtrada pelos glomérulos, não é reabsorvida pelos túbulos e aparece inalterada na urina. A cisplatina entra na célula tubular proximal, principalmente do segmento S3, pela região basolateral da membrana celular.

Os mecanismos pelos quais o medicamento provoca a lesão celular ainda não estão totalmente definidos. Os processos de transporte responsáveis pela acumulação da cisplatina na *pars recta* tubular parecem ser importantes para a sua toxicidade. De fato, essa é a região de maior lesão anatômica, e correlações clínicas positivas foram estabelecidas entre a concentração cortical do medicamento e lesão renal. Os possíveis mecanismos e mediadores da nefrotoxicidade da cisplatina referem-se à geração de metabólitos tóxicos (em nível sistêmico ou intrarrenal), à inibição de sistemas enzimáticos celulares (ATPase, gamaglutamil transpeptidase), à inibição da síntese de macromoléculas (DNA, RNA, proteínas), à geração de radicais livres de oxigênio, a perturbações no funcionamento mitocondrial e a alterações na homeostase do cálcio. A histologia renal tem mostrado predominantemente lesões tubulares. Pode-se encontrar gotas hialinas em células epiteliais proximais, degeneração da membrana basal tubular, áreas focais de necrose em túbulos proximais, distais e ductos coletores, dilatação tubular distal e cilindros. Atipias celulares com núcleos gigantes e formações sinciciais em ductos coletores indicam a ocorrência de alterações e bloqueio na síntese de DNA. Os glomérulos e vasos são geralmente poupados.

A nefrotoxicidade induzida pela cisplatina é dose-dependente e progressiva, mas queda significativa e abrupta da FG pode ocorrer após a administração da primeira dose do medicamento. Doses únicas de 2 mg/kg são suficientes para causar IRA em até 33% dos pacientes. A nefrotoxicidade da cisplatina tem caráter bifásico. A lesão inicial acontece no nível do túbulo proximal, na presença de FG e fluxo plasmático renal normais. Depois de 24 a 48 horas da administração do medicamento, ocorrem poliúria e diminuição da osmolalidade urinária, por diminuição da reabsorção tubular proximal de sódio e água. A poliúria responde à administração de HAD e pode ser bloqueada pelo ácido acetilsalicílico, o que sugere envolvimento das prostaglandinas em sua gênese. Enzimúria e proteinúria de origem tubular podem ser detectadas. Após 72 a 96 horas da infusão da medicação, há piora da poliúria associada a queda dramática da FG e do fluxo plasmático renal e aumento da resistência vascular renal. Estudos em modelos animais mostraram que os mecanismos de reabsorção tubular de sódio em túbulo proximal e na porção espessa ascendente da alça de Henle estão profundamente alterados quando de funcionamento normal do ducto coletor medular. Outras alterações relacionadas com a disfunção tubular são hipomagnesemia por magnesiúria exagerada, hipopotassemia, hiperfosfatúria e aminoacidúria. A alteração eletrolítica mais frequente e com maior importância clínica é a hipomagnesemia, que pode ocorrer mesmo na presença de FG normal. A lesão renal desencadeada pela medicação pode ser irreversível, determinando quedas permanentes de FG e tubulopatia persistente, que se manifesta por hipomagnesemia e hipocalcemia. Estudos clínicos e modelos animais mostram evolução silenciosa de fibrose intersticial progressiva com exposição repetida à cisplatina, a qual, por sua vez, pode causar também SHU grave.

A alta eficácia clínica da cisplatina motivou o desenvolvimento de técnicas para tentar minimizar a incidência e a gravidade da sua nefrotoxicidade. O uso de verapamil e bloqueadores de enzima de conversão foi ineficaz na prevenção da lesão, enquanto o fator atrial natriurético protegeu parcialmente contra a queda da FG. Infusão rápida do medicamento deve ser evitada, pois está claramente associada a maior incidência de nefrotoxicidade do que administração contínua e lenta. A dosagem do fármaco está associada à sua toxicidade: doses maiores que 33 mg/m²/semana causam invariavelmente efeitos colaterais. Outras medicações nefrotóxicas, como aminoglicosídeos, contraste iodado e AINH, não devem ser usadas simultaneamente à cisplatina. O emprego de hidratação vigorosa em associação à manutenção de alto volume urinário por meio de manitol e/ou furosemida tem possibilitado o uso de doses de cisplatina de até 100 mg/m², com minimização do efeito nefrotóxico da medicação. Recomenda-se manter infusão volêmica com solução salina antecedendo 6 a 12 horas a administração da droga e prolongando-se por mais 6 a 12 horas. O ritmo de infusão volêmica e de diurese deve ser mantido entre 100 e 200 mℓ/min. Esse procedimento precisa ser controlado cuidadosamente para não provocar alterações hidreletrolíticas. A hidratação não diminui o conteúdo cortical ou plasmático de cisplatina e não previne a necrose de segmento S3. Considerando-se que o transporte do medicamento se dá na parede basolateral, o fluxo urinário aumentado ou a sua diluição intraluminal não têm importância na sua captação intracelular. É possível que a proteção observada esteja ligada a fenômenos de vasodilatação intrarrenal.

A administração de tiossulfato de sódio, teofilina, manitol e N-acetilcisteína foram testados na prevenção da toxicidade por cisplatina, mas sem nenhuma recomendação robusta na prática clínica. Amifostina, um tiofosfato orgânico, diminuiu a nefrotoxicidade em estudos experimentais e em alguns poucos estudos clínicos, mas com as doses menores de cisplatina utilizadas atualmente e a possibilidade de usar a carboplatina, menos tóxica, seu emprego não está recomendado. A dose infundida de cisplatina deve ser reduzida em 25% em pacientes com depuração de creatinina entre 46 e 60 mℓ/min e em 50% para depuração de creatinina entre 31 e 45 mℓ/min.

As manobras conferem proteção contra os efeitos agudos da cisplatina, mas não tem a sua eficiência comprovada em relação à prevenção de desenvolvimento de lesão tubulointersticial crônica.

Carboplatina

Análogo da cisplatina desenvolvido especificamente para apresentar menor nefrotoxicidade e aprovado para uso clínico em 1989. Nefrotoxicidade tem menor incidência com o seu uso (aproximadamente 10%), ocorrendo com doses elevadas em pacientes que já haviam recebido cisplatina ou que estavam usando outros medicamentos nefrotóxicos. Os seus principais efeitos colaterais são supressão medular e trombocitopenia. Deve-se reduzir a dose em pacientes com depuração de creatinina menor do que 40 mℓ/min. Oxaliplatina é um análogo de platina de terceira geração que praticamente não apresenta nefrotoxicidade (aproximadamente 3%).

Metotrexato

Agente quimioterápico que age pela inibição da di-hidrofolato redutase, é efetivo em tumores de cabeça e pescoço, tumores de mama, sarcomas, linfomas não Hodgkin, tumores de bexiga, coriocarcinoma e leucemias linfocíticas agudas. Sua eliminação, assim como de seu principal metabólito (7-hidroximetotrexato), dá-se por FG e secreção tubular. Doses elevadas podem causar IRA não oligúrica em 10 a 30% dos pacientes. Essa nefrotoxicidade pode ser parcialmente decorrente de pouca solubilidade do metotrexato e do 7-hidroximetotrexato, acentuada pela acidez urinária e sua consequente precipitação intratubular. O medicamento parece também ser capaz de causar lesão tubular direta, pois induz enzimúria e proteinúria tubular. NTA já foi demonstrada sem a presença de depósitos intratubulares.

A manutenção de função renal adequada é crucial em pacientes recebendo metotrexato (MTX), pois, do contrário, pode haver acúmulo e intoxicação. A queda da FG resultará em um círculo vicioso extremamente perigoso: os níveis séricos do medicamento aumentarão, induzindo maior toxicidade (mielossupressão grave, mucosite, diarreia). Nessas situações, deve-se usar leucovorina como antídoto aos efeitos do fármaco. Métodos de diálise com filtros de alto fluxo e hemoperfusão podem ser alternativas para a redução das concentrações plasmáticas de MTX na presença de IRA. Outra opção para redução dos níveis séricos de MTX em pacientes com IRA é o uso da carboxipeptidase-G2 (glucarpidase), utilizada quando as medidas de prevenção e a leucovorina não resolveram. Essa enzima bacteriana hidrolisa o metotrexato em metabólitos inativos, podendo reduzir as concentrações plasmáticas do medicamento para níveis não tóxicos rapidamente. Existem várias diretrizes para indicação e dosagens da glucarpidase, baseadas nos níveis séricos de MTX, que fogem ao escopo desta revisão.

A lesão renal pode ser prevenida por expansão volêmica, manutenção de fluxo urinário elevado (maior do que 3 ℓ/dia) e alcalinização da urina. O uso simultâneo desse quimioterápico com outros agentes nefrotóxicos, como cisplatina e AINH, deve ser evitado; mesmo doses baixas de metotrexato causaram queda significativa da FG em pacientes com artrite reumatoide tratados com AINH.

> **! PONTOS-CHAVE**
>
> - Nefrotoxicidade dependente da dose diária e cumulativa
> - Pode causar lesão renal irreversível
> - Causa hipomagnesemia grave
> - Manter hidratação/diurese elevadas
> - Evitar uso simultâneo de outras medicações nefrotóxicas
> - Não infundir em *bolus,* usar infusão lenta
> - Não utilizar doses maiores do que 25 a 33 mg/m²/semana
> - Reduzir a dose infundida em pacientes com função renal rebaixada

Ifosfamida

Agente alcalinizante usado no tratamento de sarcomas e câncer de linhagem hematológica. Sua nefrotoxicidade, que ocorre em 5 a 30% dos casos, caracteriza-se por disfunção tubular proximal, que causa acidose hiperclorêmica, hipofosfatemia, glicosúria e aminoacidúria, poliúria associada a diabetes insípido nefritogênico e hipopotassemia. São fatores de risco: dose cumulativa > 50 a 100 g/m²; idade avançada, doença renal crônica e associação com cisplatina.

Gemcitabina

Análogo da pirimidina usado no tratamento de tumores sólidos. A forma clínica mais comum da sua nefrotoxicidade é SHU, que pode se manifestar tardiamente, até meses depois da última infusão do medicamento. Embora a frequência dessa forma de nefrotoxicidade seja baixa (entre 0,01 e 2%), está associada à mortalidade muito elevada (entre 40 e 90%). Caso ocorra SHU, a administração de gemcitabina deve ser imediatamente interrompida. Há recuperação completa em aproximadamente 28% dos indivíduos, e 48% estabilizam a função renal com a interrupção do uso do agente.

Mitomicina C

Antibiótico usado para o tratamento de câncer gastrintestinal, sua nefrotoxicidade manifesta-se por quadros potencialmente graves de SHU, que são dose-dependentes.

Inibidores do fator de crescimento endotelial vascular

Estas drogas (bevacizumabe, aflibercept, sunitinibe, sorafenibe, pazopanib, axitinib) agem bloqueando a angiogênese, interrompendo o crescimento tumoral e o desenvolvimento de metástases. Seu uso está associado ao desenvolvimento de hipertensão arterial e proteinúria (que em geral desaparece com a descontinuação do uso da droga), de forma dose-dependente. Caso ocorra síndrome nefrótica, IRA ou evidências de SHU, o uso da droga deve ser imediatamente interrompido.

Inibidores do *checkpoint* imune (imunoterapia)

Inibidores do *checkpoint* imune (anti PD-1, p. ex. nivolumabe e pembrolipumabe; anti-CTLA4, p. ex. ipilimumabe) são uma nova classe de fármacos que tem se mostrado de inestimável valor no tratamento de diversos tipos de câncer. Esses fármacos impedem que os tumores "enganem" nosso sistema imune. Uma revisão profunda dessa classe está fora do escopo deste capítulo, mas em resumo: células tumorais, através da ligação com receptores PD-1, ou células apresentadoras de antígeno, através da ligação com receptores CTLA-4, provocam anergia e/ou exaustão das células T, impedindo a resposta imune contra o câncer. No entanto, ao liberar a ativação imune linfocítica, por mecanismos ainda não totalmente claros (vide NIA abaixo), essas drogas podem permitir resposta imune intrarrenal, determinando IRA com substrato patológico de NIA. Inibidores do *checkpoint* imune cursam com NIA em até 2 a 10% dos pacientes, incidência que varia com o fármaco. O quadro clínico é o mesmo de uma NIA clássica (vide abaixo), mas nem sempre sinais e sintomas sistêmicos são evidentes, e alto grau de suspeita clínica deve estar presente, pois o tratamento com corticosteroide está indicado e ajuda na recuperação da função renal, desde que não interfira na resposta ao tratamento oncológico. Além disso, após a recuperação da função renal com corticoterapia, uma nova tentativa de administração do quimioterápico está autorizada, quando indicada. Dados da literatura sugerem que a maioria dos pacientes não recorre da IRA.

NEFROPATIAS TUBULOINTERSTICIAIS

Infiltrados intersticiais têm sido relacionados com medicamentos, infecções ou nefropatias primárias. A história das nefropatias tubulointersticiais inicia-se em meados do século XIX, quando se reconheceu anatomicamente o compartimento tubulointersticial como parte da estrutura renal. Em 1898, descreveu-se pela primeira vez um caso de NIA, e, em 1914, as nefrites intersticiais ganharam seu espaço na classificação das doenças renais. Na década de 1940, a expansão do uso de antibióticos associou-se ao aumento dos casos de nefrites intersticiais por medicamentos. Em 1953, houve o reconhecimento da nefropatia por analgésicos. Desde então, o número de medicações envolvidas na gênese de nefropatias tubulointersticiais aumentou de modo crescente.

A etiologia da lesão tubulointersticial tem sido mais bem compreendida nas últimas décadas, com o acúmulo de evidências principalmente derivadas de modelos animais e estudos *in vitro*, mostrando a importância da imunidade celular na produção de inflamação e lesão intersticial primária ou secundária a eventos glomerulares. Hoje, reconhece-se que agressões tóxicas ou infecciosas ao interstício são associadas a processos imunológicos caracterizados pela presença de infiltrado mononuclear que produz citocinas e outros mediadores de amplificação da inflamação. Dessa agressão inicial pode resultar lesão crônica irreversível, caracterizada por fibrose intersticial e atrofia tubular, e evolução para DRC grave.

A falta de correlação entre lesão glomerular e disfunção renal tem sido constatada há muito tempo. Em patologias em que o glomérulo é o alvo inicial (p. ex., glomerulonefrite membranosa e nefrite lúpica), a intensidade da lesão glomerular frequentemente não justifica o grau de comprometimento funcional renal. A morfologia glomerular também não guarda boa correlação com a evolução das nefropatias. Contudo, o grau de lesão tubulointersticial mostra boa correlação tanto com a gravidade como com o prognóstico das nefropatias. No estágio inicial de qualquer glomerulopatia, vários grupos celulares (principalmente monócitos e macrófagos) e mediadores (fatores de crescimento, complemento, citocinas, moléculas de adesão etc.) são ativados no interstício, levando a inflamação e fibrose renal.

Outra questão importante relaciona-se com o mecanismo por meio do qual uma lesão predominantemente tubulointersticial leva à queda da FG. Existem várias hipóteses, que não se excluem. Pode haver obstrução tubular, com aumento da pressão intratubular e queda mecânica da FG. Outra possibilidade é a de aumento da resistência vascular pós-glomerular, causada por edema e inflamação intersticial, levando à isquemia desse compartimento. Um terceiro mecanismo possível é o de insuficiência tubular consequente a atrofia tubular e inflamação intersticial, causando diminuição da absorção de solutos pelos segmentos tubulares mais comprometidos e consequente diminuição do gradiente osmótico renal, queda da reabsorção tubular de água e formação de urina hipo-osmolar. Essa insuficiência tubular seria compensada pela queda da FG, para evitar perda excessiva de fluido. Por fim, existe ainda a possibilidade de a atrofia tubular levar à exclusão de glomérulos do néfron, tornando-os glomérulos atubulares.

MECANISMOS DE LESÃO TUBULOINTERSTICIAL

A maior parte das informações sobre os mecanismos de lesão tubulointersticiais origina de trabalhos em modelos animais que utilizam diversos padrões de nefrite tubulointersticial aguda. Os mais comuns são aqueles de imunização com antígenos homólogos ou heterólogos da membrana basal tubular. Outros modelos utilizam a imunização com proteína de Tamm-Horsfall ou outros antígenos. A nefrite de Heymann, além de causar glomerulopatia membranosa, produz infiltrado mononuclear intersticial. Na maior parte desses modelos há predominância da imunidade celular, e o papel dos anticorpos é mal definido ou pouco importante. A etiopatogenia da nefrite tubulointersticial no contexto clínico parece também estar predominantemente relacionada com alterações da imunidade celular, embora o mecanismo exato e a importância dos diferentes tipos celulares no desenvolvimento da lesão sejam indefinidos.

A inflamação que ocorre nas patologias tubulointersticiais tem como alvos antígenos renais que se tornaram nefritogênicos após estímulo do tipo infeccioso ou tóxico. Várias medicações podem agir como hapteno, ligando-se ao parênquima (p. ex., em células tubulares), alterando sua estrutura e tornando-o imunogênico. Outros fármacos podem ter ação tóxica direta sobre estruturas intersticiais, formando novos antígenos. No caso das infecções, provavelmente ocorre mimetismo entre a estrutura renal e antígenos de determinados agentes infecciosos. Entretanto, para que haja lesão imunológica, o indivíduo deve perder a tolerância aos antígenos próprios do parênquima renal. Assim, outro aspecto vital da patogênese das lesões tubulointersticiais diz respeito aos genes de resposta imune, que estão associados à suscetibilidade às doenças. Vários trabalhos experimentais mostraram que a capacidade de um antígeno desencadear resposta imune depende, entre outras, da presença e da interação com moléculas do complexo maior de histocompatibilidade (CMH). Por exemplo, sabe-se que a função da célula T supressora é regulada por genes do CMH. Portanto, uma explicação possível para a autoagressão tubulointersticial a partir de determinado estímulo antigênico (p. ex., medicamentos) é a ausência em alguns indivíduos desse mecanismo regulador da resposta imune a antígenos próprios, determinada geneticamente.

NEFRITE INTERSTICIAL AGUDA

Os dados relativos à incidência de NIA na população provêm, na maior parte das vezes, de estudos observacionais retrospectivos. Na investigação de nefropatias inespecíficas (hematúria ou proteinúria), o diagnóstico histológico de NIA é raro. No entanto, quando o grupo avaliado é de pacientes com IRA, essa incidência pode alcançar aproximadamente 15 a 20%, principalmente naquelas coortes de IRA na qual foi indicada a biopsia renal. Em até 25% dos pacientes com DRC, o diagnóstico histológico renal corresponde a nefrite intersticial crônica, confirmando o dado anterior.

Existem diversos fatores etiológicos para o desenvolvimento de NIA, porém a causa mais frequente é o uso de medicamentos, respondendo por cerca de 80% dos casos comprovados de NIA (Quadro 23.9). Os antibióticos betalactâmicos (penicilinas, cefalosporinas), a rifampicina, as sulfonamidas, as quinolonas, a fenitoína, o alopurinol, a furosemida,

Quadro 23.9 Fármacos mais comumente associados a nefrite intersticial aguda.

- Penicilinas
- Cefalosporinas
- Sulfonamidas
- Rifampicina
- Quinolonas
- Vancomicina
- Teicoplamin
- Etambutol
- Aciclovir
- Aminoglicosídeos
- Tetraciclina
- Azitromicina
- Nitrofurantoína
- Piperacilina
- Minociclina
- Indinavir
- Quinino
- Anti-inflamatórios não hormonais
- Ácido 5-aminossalicílico
- Mesalazina
- Paracetamol
- Furosemida
- Tiazídicos
- Amilorida
- Inibidores da bomba de próton
- Cimetidina
- Ranitidina
- Famotidina
- Anlodipino
- Diltiazem
- Captopril
- Clozapina
- Fenitoína
- Fenobarbital
- Interferona
- Interleucina 2
- Estreptoquinase
- Ticlopidina
- Alopurinol
- Propiltiouracila

a cimetidina, os inibidores da bomba de próton e os AINH representam os medicamentos mais comumente implicados, porém esse grupo está em constante expansão, e a descrição recente da NIA relacionada com os quimioterápicos da classe de inibidores do *checkpoint* imune atesta esse fato. Entre as infecções, que se constituem causas importantes de NIA em pediatria, as mais importantes são difteria, infecções estreptocócicas e infecção pelo vírus Epstein-Barr. Outro grupo de doenças associadas à NIA engloba as patologias relacionadas com fenômenos autoimunes, como sarcoidose, síndrome de Sjögren, lúpus eritematoso sistêmico, síndrome anti-IgG4 e doença antimembrana basal tubular, além de uma síndrome composta de uveíte e nefrite intersticial. Finalmente, no grupo das NIA idiopáticas nenhum fator etiológico pode ser claramente identificado.

Manifestações clínicas

A apresentação clínica mais marcante da NIA é a IRA, de gravidade variável, geralmente relacionada com doença intercorrente ou uso de nova medicação. Muitas vezes, trata-se de casos de IRA em que a história, as manifestações clínicas e os exames laboratoriais não sugerem diagnósticos de IRA hemodinamicamente mediada, NTA ou glomerulonefrite aguda. Nesses casos, o uso de biopsia renal é essencial para a realização do diagnóstico.

Existem sintomas e sinais que sugerem NIA. No caso de NIA associada a medicamentos, manifestações cutâneas podem ocorrer em até 20 a 30% dos pacientes, febre em 30% e eosinofilia em 30%. A existência da tríade característica com esses três sintomas/sinais é rara, ocorrendo em menos de 10% dos casos. Algumas vezes, há dor lombar, provavelmente relacionada com edema e distensão da cápsula renal. A IRA pode ou não ser oligúrica, mas a fração de excreção de sódio é, em geral, maior que 1%. São possíveis, ainda, hipertensão, distúrbios hidreletrolíticos e do equilíbrio ácido-básico. Anormalidades tubulares graves são mais características em casos de nefrite intersticial crônica. O exame da urina revela, na maior parte das vezes, hematúria microscópica (60%), leucocitúria (80%), podendo ou não surgir cilindros leucocitários e proteinúria de pequena intensidade. Em até 20% dos casos comprovados o exame de urina pode ser normal. Eosinofilúria, demonstrada por colorações específicas, como a de Hansel, pode ocorrer. No entanto, a presença de eosinófilos na urina não é patognomônica de NIA, já que pode se dar também na prostatite, nas infecções urinárias, no câncer de bexiga e na glomerulonefrite rapidamente progressiva. Atualmente, não se recomenda mais a pesquisa de eosinofilúria para confirmação de NIA. À ultrassonografia, os rins são normais ou aumentados de tamanho, e a presença de hiperecogenicidade do parênquima renal sugere NIA, mas é um achado pouco sensível e específico. A função renal não costuma se recuperar após 2 ou 3 semanas do início do quadro de IRA em pacientes com NIA, ao contrário do que ocorre, em geral, na NTA. A cintilografia com gálio ou a tomografia por emissão de pósitrons (PET-*scan*) podem ser úteis para diferenciar NTA de NIA, pois podem ser negativos na primeira e positivos na segunda patologia, embora a evidência para a sua aplicação clínica é ainda incipiente. Em casos de IRA de etiologia obscura ou com quadro clínico atípico, a biopsia renal torna-se fundamental para um diagnóstico mais preciso. Mesmo em casos muito sugestivos de NIA, a avaliação histológica está indicada, por suas implicações terapêuticas e prognósticas.

> **PONTOS-CHAVE**
>
> - Sinais e sintomas clínicos: uso de medicamento suspeito, IRA prolongada (mais de 3 a 4 semanas), febre, dor articular e lesão cutânea
> - Diagnóstico laboratorial: eosinofilia e eosinofilúria pouco sensíveis e específicos
> - Cintilografia com gálio ou PET-*scan* positivo não confirma, mas sugere diagnóstico
> - Diagnóstico de certeza: histologia renal.

Patologia

A principal característica histológica das NIA é a presença de infiltrado inflamatório intersticial, composto de linfócitos T, monócitos e, ocasionalmente, plasmócitos e eosinófilos. Esse infiltrado varia em gravidade, podendo ser focal ou difuso. Em casos mais graves, observa-se ruptura da membrana basal tubular. Classicamente, as células tubulares são agredidas por linfócitos, processo conhecido como "tubulite". Não existe consenso quanto ao subtipo linfocitário predominante, se CD4 ou CD8, pois os níveis destes podem variar com o decorrer da agressão. Edema intersticial acompanha o infiltrado e, excetuando-se os casos relacionados com AINH, os glomérulos são poupados da lesão. A imunofluorescência raramente mostra imunoglobulina ou complemento. A ausência de depósitos imunes predomina nessas lesões. Em alguns casos de NIA, principalmente naqueles relacionados com medicamentos, granulomas não caseosos podem acompanhar o infiltrado inflamatório.

Tratamento e prognóstico

A primeira medida a ser tomada quando do diagnóstico ou da suspeita de NIA é a retirada das medicações potencialmente implicadas. Em alguns casos, apenas essa medida é suficiente para a melhora da função renal em dias. Contudo, a transição do processo inflamatório agudo para reparo inadequado, com fibrose, pode ocorrer rapidamente, com deposição importante da matriz extracelular em até 7 a 10 dias. Assim, se não houver resposta rápida da função renal à retirada do agente causal, deve-se instituir terapêutica baseada em agentes imunossupressores. A despeito da ausência de trabalhos clínicos prospectivos e controlados avaliando o uso desses medicamentos na NIA, diversos pesquisadores, com base em séries de casos, dados experimentais e na própria patogênese da lesão, sugerem que a terapêutica com corticosteroides deva ser iniciada o mais precocemente possível. Caso a resposta não seja satisfatória, pode-se iniciar associação com micofenolato mofetil (MMF). O tratamento deverá ser mantido por aproximadamente 4 a 6 semanas, se ocorrer resposta positiva.

Diretrizes mais recentes sugerem que, após cinco dias da suspensão da droga, deve-se considerar biopsia. Com a confirmação do diagnóstico e não havendo fibrose tubulointersticial > 50%, um ciclo de corticosteroide deve ser instituído (prednisona, 1 mg/kg/d), por pelo menos 4 a 8 semanas no caso de reposta positiva, após o que se inicia a retirada gradual. Nos casos em que não houver resposta em 2 a 3 semanas, considerar MMF ou retirada gradual do corticoide.

O prognóstico desse tipo de lesão depende da severidade e do tempo de duração da IRA que precede o diagnóstico e tratamento, o que se correlaciona com a evolução da lesão histológica. Lesão tubulointersticial ativa e prolongada antes do diagnóstico clínico aumenta a chance de evolução para fibrose intersticial irreversível. Atualmente, sabe-se que cerca de 35% dos pacientes acometidos por essa patologia evoluirão para DRC, e 65%, com a estratégia de tratamento descrita acima, apresentam algum grau de recuperação, ainda que parcial, da função renal.

NEFROPATIA TUBULOINTERSTICIAL CRÔNICA

Anteriormente denominada "nefrite intersticial", doença tubulointersticial e nefrite tubulointersticial, a nefrite tubulointersticial crônica (NTIC) é causa pouco reconhecida de DRC, sendo responsável em algumas casuísticas por até 10 a 40% dos casos de DRC. Existem diferenças regionais significativas quanto à sua frequência. Por exemplo, na Bélgica, até 18% dos pacientes com DRC grave podem ter tido como causa a chamada "nefropatia por analgésicos", enquanto na população europeia como um todo, a incidência é de apenas 3%. Recentemente, com o advento e a disseminação de estudos genéticos, também tem havido maior identificação de doenças hereditárias tubulares, como a doença renal tubulointersticial autossômica dominante, conhecida no passado como "doença cística medular", sendo a forma associada à hiperuricemia e dependente de mutações no gene da uromodulina sua forma mais comum.

Patologia

O quadro anatomopatológico da NTIC compreende atrofia de células tubulares com achatamento das células epiteliais e dilatação tubular, fibrose intersticial e áreas de infiltração de células mononucleares no espaço intersticial e entre os túbulos. A membrana basal tubular encontra-se frequentemente espessada. O infiltrado celular constitui-se basicamente de linfócitos e, ocasionalmente, de neutrófilos, plasmócitos e eosinófilos. A imunofluorescência pode revelar a presença de C3 e imunoglobulinas ao longo da membrana basal tubular, em geral em padrão linear. Nas fases iniciais da NTIC, o glomérulo permanece normal à microscopia óptica. Com a evolução da enfermidade, podem ser detectadas fibrose glomerular, esclerose segmentar e, por fim, esclerose global. Com frequência, a coloração do glomérulo é negativa à imunofluorescência, e excepcionalmente C3 e imunoglobulina M são detectados no segmento mesangial. As artérias de pequeno calibre e arteríolas mostram espessamento fibrointimal de grau variável.

Quadro clínico e laboratorial

Geralmente, os pacientes com NTIC apresentam os sintomas sistêmicos da doença primária associada à doença renal, ou sintomas inespecíficos de DRC, como fraqueza, náuseas, vômitos, nictúria, poliúria, isostenúria e distúrbios do sono. Em alguns casos, os exames de rotina revelam anormalidades no sedimento urinário e/ou elevação da CrS.

Pode haver envolvimento vascular e glomerular na NTIC, mas, nos estágios iniciais da doença, essas manifestações (refletidas clinicamente como proteinúria e hipertensão) são pouco evidentes, predominando a disfunção tubular. Nos estágios avançados da doença, com o surgimento da glomeruloesclerose, há declínio progressivo da FG, desenvolvimento de proteinúria glomerular e hipertensão volume-dependente. Quando comparadas às glomerulonefrites, as nefropatias tubulointersticiais apresentam hipertensão menos grave, menor velocidade de perda da função renal, mais anemia e menos edema.

A sintomatologia específica das NTIC varia de acordo com a porção do néfron acometida. Na acidose tubular renal proximal, pode ocorrer disfunção na reabsorção do bicarbonato pelo túbulo proximal, geralmente associada a hipopotassemia, em decorrência da perda de potássio pelo néfron distal. Na síndrome de Fanconi, caracterizada por disfunção generalizada do túbulo proximal, há prejuízo na absorção de bicarbonato, potássio, fósforo, aminoácidos, glicose e ácido úrico. Proteinúria constituída basicamente por proteínas de baixo peso molecular pode refletir disfunção tubular proximal. O acometimento do néfron distal pode se manifestar por acidose tubular renal distal tipo I, resultante de defeito na acidificação acompanhada de hipopotassemia, ou por acidose tubular renal do tipo IV, causada pela resistência do néfron distal a aldosterona ou, ainda, por hipoaldosteronismo hiporreninêmico, caracterizado por hiperpotassemia e acidose metabólica desproporcionalmente graves em relação ao grau de acometimento da função renal. Pode-se também encontrar perda de natriurese excessiva em decorrência de alteração da reabsorção distal de sódio e alteração na capacidade de concentração urinária, secundária a alteração na reabsorção de água pelo ducto coletor.

Causas de nefropatia tubulointersticial crônica

Fármacos

Diversos fármacos, como ciclosporina, cisplatina, lítio, nitrosureias, analgésicos e AINH, podem estar associados ao desenvolvimento de NTIC.

Analgésicos

O consumo excessivo e continuado de analgésicos tem sido associado ao desenvolvimento de NTIC e necrose de papila renal. Geralmente, os pacientes ingerem cumulativamente o total de mais de 3 kg de analgésicos-antipiréticos até a realização do diagnóstico. Este é de grande importância, já que a interrupção do uso dos medicamentos poderá retardar ou mesmo impedir a progressão da doença renal. A incidência de nefropatia por analgésicos varia nos diferentes países e entre diferentes áreas geográficas. Na Escócia, na Bélgica e na Austrália, é responsável por 10 a 20% dos casos de DRC grave.

A nefropatia por analgésicos acomete mais frequentemente (cinco a sete vezes mais) mulheres do que homens. Em geral, são pacientes que ingerem analgésicos para quadros crônicos de cefaleia, dores articulares inespecíficas e desconforto abdominal. As manifestações clínicas englobam nictúria, piúria estéril e hipertensão. A anemia pode estar presente como manifestação da DRC ou em decorrência de sangramento gastrintestinal. Ansiedade e distúrbios neuropsiquiátricos são frequentes. Esses pacientes têm maior incidência de neoplasias uroepiteliais, portanto presença de hematúria deve ser investigada com maior profundidade. Geralmente, é necessário haver a associação de analgésicos (ácido acetilsalicílico, paracetamol, fenacetina, cafeína ou codeína) para que ocorra a nefropatia, porém existem relatos em que apenas o paracetamol estava envolvido. O paracetamol (um metabólico hepático da fenacetina) apresenta grandes concentrações na papila renal, principalmente em situação de antidiurese. Posteriormente, é metabolizado pelo rim para vários metabólitos que podem ter sua ação potencializada pela ação de outros analgésicos, como ácido acetilsalicílico ou AINH.

As alterações histológicas da nefropatia por analgésicos são inespecíficas e comuns a todas as formas de NTIC. Com frequência, os rins se contraem, podendo haver ou não necrose de papila.

Lítio

Pode desencadear várias alterações renais, incluindo NTIC. As lesões renais associadas aos sais de lítio são diabetes insípido nefritogênico, alteração da capacidade de concentração renal, acidose tubular renal incompleta, doença tubulointersticial progressiva, microcistos em túbulo distal e IRA.

Alteração na capacidade de concentração urinária ocorre em 50% dos pacientes após terapêutica prolongada com lítio. Além disso, ele inibe a adenilciclase e diminui a concentração de AMP cíclico, que é o segundo mensageiro na ação do HAD. Cerca de 20% dos pacientes desenvolvem poliúria. Lesão tubulointersticial e, principalmente, dilatação tubular distal e microcistos são observados em pacientes que recebem terapêutica com lítio em longo prazo, porém não se pode descartar a possibilidade de que essas lesões já existiam anteriormente ao tratamento. A ação do lítio sobre a FG é controversa. Cerca de 85% dos pacientes submetidos ao uso do medicamento apresentam FG normal, e apenas 15% têm pequena diminuição da função glomerular após 10 a 15 anos de tratamento. A toxicidade do lítio é dose-dependente, portanto o monitoramento dos seus níveis séricos é vital na prevenção de toxicidade aguda e desenvolvimento de alterações na capacidade de concentração urinária. O manuseio renal do lítio é muito semelhante ao do sódio. Os seus níveis séricos podem aumentar em situações de doença renal, uso de diuréticos, desidratação e administração de AINH.

Metais pesados

Chumbo e cádmio são os metais pesados mais comumente relacionados com o desenvolvimento de NTIC. Arsênico, bário, bismuto, cobre, ouro, mercúrio e silicone também têm sido incriminados.

Chumbo

A exposição ao chumbo ocorre principalmente em pintores e restauradores de arte, pelo contato com tintas contendo chumbo, além de picheleiros. Fontes contínuas de exposição se dão em canos de água e moradias antigas, olarias e fábricas de cristais. Atualmente, as maiores fontes ambientais de poluição são gasolina, produção de aço e processamento de carvão de pedra.

O diagnóstico do excesso de exposição é difícil, porque a concentração sanguínea reflete somente a exposição recente. Sugere-se o diagnóstico por aumento (maior do que 0,6 mg) na excreção urinária de 24 horas do metal após duas doses de 1 g do agente quelante EDTA dissódico. O valor do teste é maximizado quando comparado a níveis basais de excreção urinária. O teste também pode ser usado em pacientes com doença renal. Quando há oligúria, recomenda-se período de coleta de vários dias. A fluorescência in vivo aos raios X é uma alternativa não invasiva para quantificar o chumbo nos ossos, especialmente nos pacientes com DRC.

A patogênese da nefropatia pelo chumbo não está esclarecida. O metal é depositado preferencialmente no segmento S3 do túbulo proximal. Inclusões nucleares dentro das células tubulares proximais são características da nefropatia por chumbo. Funcionalmente, ocorrem alterações da função tubular proximal (sobretudo em crianças), com defeito tubular isolado ou como síndrome de Fanconi. Essas alterações são potencialmente reversíveis, sendo incomum a evolução para DRC em crianças. Em adultos, a nefropatia pelo chumbo caracteriza-se por nefrite intersticial crônica, com fibrose intersticial, atrofia e nefroesclerose. Gota recorrente é frequente, e a maioria dos pacientes tem hiperuricemia e hipertensão.

O EDTA tem sido recomendado como opção terapêutica. Em alguns pacientes, pode interromper ou mesmo reverter a progressão da doença renal.

Cádmio

Muito utilizado nas indústrias, principalmente por trabalhadores de fundições, é absorvido tanto via gastrintestinal quanto pelo trato respiratório. Quando absorvido, sua meia-vida é superior a 10 anos e acumula-se nos rins e no fígado. Neste último, liga-se a uma proteína rica em cistina (metalotioneína) e é transportado pela corrente sanguínea para os rins, onde o complexo cádmio-metalotioneína é nefrotóxico. Adentra as células tubulares proximais por pinocitose, acumulando-se nos lisossomos. A concentração do cádmio na corrente sanguínea cai rapidamente em decorrência de sua deposição hepática. A excreção urinária não aumenta até que o limiar cortical renal de 100 a 300 ng/g seja atingido, o que corresponde aproximadamente a 160 a 170 mg de cádmio absorvido. A excreção urinária de 20 μg/ℓ ou 10 μg/g de creatinina significa excesso de cádmio corporal, mesmo com concentrações sanguíneas normais.

Clinicamente, a disfunção tubular causada por esse metal caracteriza-se por aminoacidúria, glicosúria, acidose tubular renal e por excreção de proteínas de baixo peso molecular, como β_2-microglobulina. Nefrolitíase (25% dos casos) e fraturas podem ocorrer. Evolução para DRC é incomum. O quadro histológico corresponde a nefrite intersticial. Na maior parte das vezes, a disfunção tubular é irreversível, mesmo quando o paciente é protegido contra novas exposições.

Não há nenhum tratamento específico para a toxicidade crônica pelo cádmio.

Ouro

Os sais de ouro, utilizados na terapêutica da artrite reumatoide, podem produzir síndrome nefrótica. A prevalência de proteinúria, geralmente menor que 3 g diários, é de 3%. A lesão mais frequentemente encontrada é a glomerulopatia membranosa, porém lesões mínimas e depósitos eletrodensos endoteliais e mesangiais também podem ocorrer. Em análises ultraestruturais, pode-se encontrar o metal em células tubulares. A interrupção de sua administração leva ao desaparecimento da proteinúria, geralmente no prazo de 6 a 12 meses.

A patogênese da nefropatia induzida pelo ouro é desconhecida. Proteinúria tubular, β_2-microglobulinúria e excreção de antígenos tubulares são comuns nos pacientes que recebem sais desse metal. Em modelos animais de exposição a sais de ouro via parenteral, ocorrem NTI autoimune e glomerulopatia por imunocomplexos com anticorpos para antígeno de células tubulares e membrana basal tubular. A nefrotoxicidade por ouro está fortemente associada aos antígenos de histocompatibilidade HLA-DR3 e HLA-B8, sugerindo ligação genética para a doença.

Doenças metabólicas

Alterações no metabolismo do oxalato, do urato, do cálcio, do potássio e da cistina são apontadas como causas de NTIC.

Uratos

Embora a nefropatia aguda e a nefrolitíase por ácido úrico sejam complicações conhecidas, é controverso que hiperuricemia crônica leve ou moderada isoladamente provoque DRC, embora existam dados epidemiológicos e até experimentais que sugiram essa associação causal. Em geral, a função renal é estável em pacientes gotosos assintomáticos, população na qual a ocorrência de doença renal está frequentemente relacionada com algum fator agravante, como diabetes melito, hipertensão, uso de AINH ou arteriosclerose. A principal lesão renal da hiperuricemia crônica refere-se ao depósito de material amorfo de cristais de urato no interstício renal. Essas lesões desencadeiam reação de células gigantes. Pode ocorrer precipitação de cristais de ácido úrico no ducto coletor, com consequentes obstrução tubular, dilatação, atrofia e fibrose intersticial. Em acompanhamentos prolongados, disfunção renal pode ser documentada apenas em homens que mantinham níveis séricos persistentemente elevados acima de 13 mg/dℓ e em mulheres com níveis séricos acima de 10 mg/dℓ. O tratamento com alopurinol em pacientes assintomáticos com níveis séricos inferiores a esses tem validade discutível. Atenção especial deve ser dada aos pacientes com hipertensão, hiperuricemia e disfunção renal que apresentam história pregressa de exposição ao chumbo. Infelizmente, estudos recentes prospectivos randomizados e controlados não evidenciaram papel benéfico da utilização do alopurinol como intervenção que atenue a progressão da DRC, independente da sua causa.

Cistinose

Rara alteração autossômica recessiva caracterizada por acúmulo excessivo de cistina em múltiplos órgãos, incluindo o rim. A cistina acumula-se principalmente dentro dos lisossomos, em virtude do defeito no transportador da cistina lisossomal. Existem vários tipos de cistinose, e o envolvimento renal é mais grave na forma infantil, com menor gravidade na forma intermediária (adolescente) e inexistente na adulta. As crianças são normais ao nascimento, e o diagnóstico geralmente se dá no 1º ano de vida pela detecção de defeito tubular proximal que precede a diminuição da FG e geralmente se manifesta por síndrome de Fanconi, raquitismo e retardo de crescimento. A evolução para DRC grave é inevitável, ocorrendo nas primeiras décadas de vida.

Realiza-se o diagnóstico pelo achado de depósitos de cristais de cistina na córnea e pelo aumento do conteúdo de cistina nos leucócitos. A cistinose é tratada por reposição de fluidos, correção das alterações eletrolíticas e uso de cisteamina. Esta atravessa a barreira dos lisossomos, liga-se à cisteína e esse complexo deixa os lisossomos pelo sistema de transporte de aminoácidos catiônicos. O transplante renal possibilita prolongar a sobrevida dos pacientes. Ocorre comprometimento de outros órgãos, podendo haver disfunção hepática importante. Após o transplante, a cistina reaparece no interstício, porém não em células tubulares, sem comprometer a função do enxerto.

Oxalato

As hiperoxalúrias podem ser primárias ou secundárias. A primária consiste em enfermidade autossômica recessiva de ocorrência rara, caracterizada por deficiência das enzimas hepáticas alanina, glioxilato aminotransferase e D-glicerato desidrogenase, acompanhadas por superprodução de oxalato. O quadro clínico inclui acúmulos renais e sistêmicos de oxalato, nefrocalcinose, obstrução tubular e NTIC. A oxalose sistêmica é invariavelmente fatal. Na hiperoxalúria primária, a DRC se desenvolve por volta dos 20 anos de idade. A forma secundária ocorre em adultos e geralmente traduz aumento da absorção de oxalato da dieta (má absorção de gorduras, seja devido a cirurgias gastrintestinais [intestino curto], ou doenças inflamatórias intestinais, pancreatite crônica etc.) ou grande ingestão de substâncias posteriormente metabolizadas para oxalato (xilitol, etileno glicol, ácido ascórbico, orlistat, intoxicação por carambola). Geralmente, a lesão se inicia no túbulo proximal, onde a substância é secretada, porém é mais grave na medula renal, região na qual ocorre precipitação de oxalato de cálcio. Nefrolitíase recorrente por cálculos de oxalato de cálcio também contribui para o desenvolvimento de NTIC, por causar obstrução.

Hipercalcemia e nefrocalcinose

A hipercalcemia persistente, independente da sua causa, promove degeneração focal e necrose do epitélio tubular, afetando, primariamente, a medula renal, onde o cálcio se concentra em meio tubular ácido. Os túbulos acometidos se atrofiam e obstruem, com consequente dilatação. As subsequentes calcificação e destruição da membrana basal tubular resultam em reação infiltrativa e proliferativa no interstício adjacente. O depósito de cálcio nas áreas lesadas leva à nefrocalcinose, a qual pode também ocorrer em situações de normocalcemia, configurando-se, basicamente, um fenômeno medular. Nefrocalcinose cortical pode se dar em associação a glomerulonefrites crônicas ou outras formas de DRC, em que o produto cálcio-fósforo encontra-se continuamente elevado. O tratamento é dirigido à doença de base e à normalização do cálcio sérico.

Depleção de potássio

A hipopotassemia associada à depleção do potássio total corporal, seja por perdas gastrintestinais, seja pelas renais, pode levar a alterações histológicas renais, principalmente em túbulo proximal. Essas lesões são caracterizadas por vacuolização, presença intracitoplasmática de grânulos PAS-positivos e cistos na medula renal. As anormalidades desaparecem com a reposição de potássio. Há defeito na concentração urinária, que provém, em parte, da resistência ao HAD. Aumentos na síntese de tromboxane podem explicar a diminuição do fluxo sanguíneo renal (FSR). Demonstrou-se experimentalmente que a ativação da via alternada do complemento pela amônia pode iniciar e sustentar a resposta inflamatória e a lesão tubulointersticial. A progressão para DRC é descrita em pacientes com hipopotassemia sustentada.

Doenças hematopoiéticas

As principais enfermidades hematopoiéticas associadas a NTIC são a anemia falciforme, a discrasia de células plasmáticas e as doenças linfoproliferativas.

Anemia falciforme

A lesão por doença hematopoiética é mais comum na anemia falciforme, porém pode ser encontrada também nos portadores do traço falciforme, de anemia falciforme com doença da hemoglobina C e talassemia. A hemoglobina S tende a se polimerizar em ambientes com baixa saturação de oxigênio, pH ácido e hipertônicos, como o encontrado na região medular renal. Com isso, eventos oclusivos ocorrerão nos vasos medulares levando à NTIC, principalmente na medula renal. Necrose de papila também é relativamente comum na anemia falciforme. Os pacientes apresentam defeitos tubulares, sobretudo deficiência de concentração urinária e acidose tubular renal do tipo IV. A evolução para DRC é rara, mas pode ser prevista pelo desenvolvimento de proteinúria e hipertensão refletindo glomerulopatia concomitante.

Discrasia de células plasmáticas

A patogênese do envolvimento renal na discrasia de células plasmáticas tem origem variada. IRA e DRC são comuns em pacientes com mieloma múltiplo e podem ser atribuídas à interação de múltiplos mecanismos, incluindo nefropatia de cilindros (rim do mieloma), depleção de volume, hipercalcemia, nefrocalcinose e nefropatia por ácido úrico. O acometimento renal ocorre em 50 a 70% dos pacientes com mieloma múltiplo, podendo se dar antes das manifestações extrarrenais.

As complicações renais do mieloma incluem IRA, defeitos tubulares (p. ex., alteração da acidificação ou síndrome de Fanconi), síndrome nefrótica secundária à amiloidose ou glomerulopatia de cadeia leve e DRC progressiva. A IRA é desencadeada pela desidratação ou hipercalcemia. A amiloidose ocorre em 15% dos pacientes. O rim do mieloma caracteriza-se histologicamente por cilindros intratubulares com obstrução e atrofia tubular, fibrose e células gigantes multinucleadas. Nefrocalcinose pode estar presente. Os cilindros contêm proteína de Tamm-Horsfall e de cadeias leves. A disfunção renal origina-se por obstrução tubular e pelo efeito tóxico direto das proteínas de Bence-Jones. A toxicidade da cadeia leve depende do tipo, do peso molecular, da carga filtrada e da carga elétrica. Deve-se sempre suspeitar do diagnóstico em pacientes com mais de 50 anos de idade que venham a apresentar disfunção renal e proteinúria inexplicada. Outros achados sugestivos incluem hipercalcemia e diminuição do ânion *gap*. O diagnóstico é embasado no encontro de cadeias leves na urina e no soro, além da confirmação do aumento de células plasmáticas na medula óssea. O tratamento deve ser dirigido contra a depleção de volume e a hipercalcemia, combinado com a quimioterapia. Diálise com filtros de *high cutoff* e a plasmaferese têm papel controverso. A diálise está indicada para a IRA, e certo número de pacientes pode apresentar recuperação funcional.

Doenças linfoproliferativas

Embora envolvimento renal seja observado em 40 a 50% dos casos de leucemias e linfomas em análise de material de necropsia, raramente provoca sintomas clínicos significantes. As manifestações linfomatosas envolvendo o rim incluem obstrução urinária e complicações resultantes da lise tumoral. A infiltração do rim por células malignas se dá basicamente no interstício e resulta em atrofia tubular com preservação do glomérulo, mimetizando o quadro de NTIC. É mais comum em doenças linfoproliferativas, especialmente em linfoma não Hodgkin e leucemias linfoblásticas. As leucemias podem provocar disfunção tubular proximal e manifestar-se por acidose tubular renal tipo II ou síndrome de Fanconi.

Hemoglobinúria paroxística noturna

Doença hemolítica rara na qual a deficiência de duas proteínas da membrana torna os eritrócitos sensíveis à lise mediada pelo complemento. A hemólise intravascular leva a hemoglobinemia e hemoglobinúria, que pode provocar IRA. Esses pacientes são suscetíveis a desenvolver microtrombos intrarrenais e necrose de papila. A histologia mostra doença tubulointersticial, com quantidades variáveis de hemossiderina no túbulo proximal. Pode ocorrer evolução para DRC.

Doenças imunológicas

A NTIC ocorre em diversas doenças sistêmicas, como lúpus eritematoso sistêmico, síndrome de Sjögren, amiloidose, crioglobulinemia, nefropatia por imunoglobulina A (IgA), e na AIDS. O mecanismo de lesão intersticial não está totalmente compreendido, embora existam evidências clínicas e experimentais de que seja imunomediado. No lúpus, na crioglobulinemia e na síndrome de Sjögren, encontram-se imunocomplexos consistindo em depósitos granulares constituídos por IgG e C3 depositados no interstício. No lúpus, também têm sido encontrados depósitos de DNA na membrana basal tubular, ao redor dos capilares peritubulares e no interstício.

A proteína de Tamm-Horsfall pode estar implicada certas formas de NTI clínica. Anticorpos contra essa proteína têm sido encontrados no soro de pacientes com refluxo vesicoureteral, pielonefrite e no interstício daqueles com nefrite hereditária, hidronefrose e doença cística medular.

Em certas formas de doenças imunológicas, como síndrome de Goodpasture, lúpus eritematoso sistêmico e rejeição de transplante, tem-se encontrado anticorpos contra a membrana basal tubular. O infiltrado celular intersticial é constituído principalmente por células T e, em menos de 20% das vezes, por células B. Esse perfil celular sugere lesão imunológica mediada por células. Diversas evidências clínicas e experimentais valorizam o papel do infiltrado celular na progressão da doença por citocinas, autacoides e fatores de crescimento que iniciam e perpetuam a lesão.

Infecções

O conceito clássico de que a pielonefrite crônica com alteração da função renal ocorreria em consequência de surtos de pielonefrite aguda, infecções urinárias recorrentes e bacteriúria assintomática carece de subsídios relevantes. A NTIC encontrada nesses pacientes (geralmente crianças ou adultos jovens) parece ser relacionada com refluxo vesicoureteral ou outras anomalias de desenvolvimento do trato urinário. Em mulheres com surtos de pielonefrite aguda de repetição, embora não se detecte perda funcional, lesões cicatriciais corticais podem ser encontradas por meio de exames de imagem.

Obstrução e anormalidades do desenvolvimento

A obstrução do trato urinário é causa relativamente comum de doença tubulointersticial, principalmente em adultos jovens, em virtude de anormalidades anatômicas ou do desenvolvimento. Em pacientes mais velhos, cálculos, aumento prostático e tumores pélvicos e abdominais representam as causas mais comuns de uropatia obstrutiva. Infiltrado celular mononuclear ocorre em obstrução do trato urinário superior, e, nos casos mais prolongados, podem sobrevir fibrose, atrofia e dilatação tubular. Inicialmente, o fluxo sanguíneo renal aumenta, porém diminui com a manutenção da obstrução. Os mecanismos responsáveis pelas alterações histológicas incluem lesão por aumento da pressão tubular, isquemia, substâncias humorais liberadas pelas células infiltrantes e, possivelmente, extravasamento da proteína de Tamm-Horsfall para o interstício. O paciente apresenta-se clinicamente com acidose tubular renal do tipo IV e diminuição da capacidade de concentração urinária pela resistência à ação do HAD. O diagnóstico de uropatia obstrutiva pode ser confirmado pela presença de resíduo vesical aumentado, constatado por cateterização vesical ou ultrassonografia ou pela presença de hidronefrose ao exame tomográfico ou à ultrassonografia. Pode ocorrer recuperação funcional após a remoção da obstrução.

O refluxo vesicoureteral está associado a NTI e pode evoluir para DRC mesmo após a sua correção cirúrgica. Nas fases avançadas, pode apresentar como complicações esclerose glomerular focal, proteinúria nefrótica e hipertensão arterial sistêmica.

Outras causas

Nefrite intersticial induzida pelo ácido aristolóquico (nefropatia endêmica dos Bálcãs)

Doença endêmica, restringe-se geograficamente às proximidades do Rio Danúbio, principalmente na Bulgária, nos países que compunham a Iugoslávia e na Romênia. Nessa região, estima-se que 100 mil pessoas estão sob risco da doença e 20 mil já estão acometidas, sendo que o quadro histológico é NTIC. Sua etiologia provável está associada à intoxicação por derivados de um vegetal do gênero *Aristolochia*, decorrente da contaminação do trigo dessas regiões. Fatores ambientais e familiares podem também contribuir para sua patogênese. Essa mesma intoxicação parece ser a causa da NTIC associada ao uso de ervas da medicina chinesa, presentes em chás para emagrecimento.

Nefropatia mesoamericana

Há cerca de duas décadas, a comunidade nefrológica tem reportado o aparecimento de DRC com aspectos de NTIC, de causa desconhecida, nas regiões Mesoamericanas (América Central) e sudeste da Ásia, principalmente em populações de trabalhadores rurais. É possível que fatores ambientais (toxinas como pesticidas) ou climáticos (repetidos episódios de *heat stroke*) possam estar por trás da patogênese desta condição ainda mal definida.

Sarcoidose e doenças granulomatosas

Sarcoidose, tuberculose, pielonefrite xantogranulomatosa, granulomatose de Wegener, candidíase renal, hipersensibilidade à hidantoína, oxalose e nefropatia dos dependentes de heroína podem evoluir para forma rara de NTIC acompanhada de reação granulomatosa intersticial.

Na sarcoidose, há envolvimento renal em até 10% dos casos, manifestando-se de várias maneiras. A hipercalcemia ocorre em 10 a 20% dos pacientes, enquanto a hipercalciúria, em 60% deles. Essa anormalidade decorre do excesso de 1,25-dihidroxivitamina D3 produzida por macrófagos ativados com localização extrarrenal. A hipercalcemia ou a hipercalciúria estão associadas a nefrocalcinose e nefrolitíase, situações que predispõem à doença intersticial e à DRC. O envolvimento renal granulomatoso, a hipercalcemia e a hipervitaminose D respondem ao tratamento com corticosteroides, ocorrendo, com frequência, completa reversão da doença renal. Fibrose intersticial residual, nefrocalcinose e cálculos renais podem prejudicar a normalização da função renal após o tratamento.

Nefrite de radiação

A lesão renal por radiação depende da dose total aplicada, do volume de rim irradiado e da dose por sessão de aplicação. Estima-se como dose tolerável 2.000 a 2.500 rads administrados por 3 a 5 semanas em todo o rim. Os rins de pacientes jovens são mais vulneráveis a lesões. As complicações da radiação incluem desenvolvimento de doença renal progressiva, proteinúria, perda de sódio com contração de volume, anemia e hipertensão. Após 1 ano da radiação, os rins podem estar contraídos. São possíveis, ainda, hipertensão arterial isolada e proteinúria. A lesão inicial é endotelial; o endotélio lesado permite a aderência e a agregação plaquetária, que liberam substâncias inflamatórias mitogênicas. Consequentemente à obstrução vascular, desenvolve-se atrofia tubular. Essas alterações estimulam a produção de renina, que exacerba a hipertensão arterial, com consequente agravamento da lesão endotelial. No glomérulo, há proliferação mesangial e mesangiólise. Em geral, as alterações tubulares e intersticiais como sequelas em longo prazo. A nefrite de radiação progride lentamente para DRC grave. A incidência dessa complicação tem diminuído em decorrência da melhora no equipamento utilizado, do fracionamento da dose de radiação e da proteção renal por bloqueio durante a aplicação.

BIBLIOGRAFIA

Nefropatia tóxica

Gerais

Awdishu L, Mehta RL. The 6R's of drug induced nephrotoxicity. BMC Nephrol. 2017;18(1):124.

Desai RJ, Kazarov CL, Wong A, Kane-Gill SL. Kidney Damage and Stress Biomarkers for Early Identification of Drug-Induced Kidney Injury: A Systematic Review. Drug Saf. 2022;45(8):839-52.

Ellis CL. HIV associated kidney diseases: clarifying concordance between renal failure in HIV infection and histopathologic manifestations at kidney biopsy. Semin Diagn Pathol. 2017 May 5. pii: S0740-2570(17)30054-0.

Gobe GC, Coombes JS, Fassett RG, Endre ZH. Biomarkers of drug-induced acute kidney injury in the adult. Expert Opin Drug Metab Toxicol. 2015;11(11):1683-94.

Hoste EA, Bagshaw SM, Bellomo R, Cely CM, Colman R, Cruz DN et al. Epidemiology of acute kidney injury in critically ill patients: the multinational AKI-EPI study. Intensive Care Med. 2015 Aug;41(8):1411-23.

Kidney Disease: Improving Global Outcomes (KDIGO) Acute Kidney Injury Work Group. KDIGO Clinical Practice Guideline for Acute Kidney Injury. Kidney Inter. 2012;suppl.; 2:1-138.

Pauekskon P, Fogo AB. Drug-induced nephropathies. Histopathology. 2017;70(1):94-108.

Santos WJ, Zanetta DM, Pires AC, Lobo SM, Lima EQ, Burdmann EA. Patients with ischaemic, mixed and nephrotoxic acute tubular necrosis in the intensive care unit-a homogeneous population? Crit Care. 2006;10:R68.

Shihana F, Barron ML, Mohamed F, Seth D, Buckley NA. MicroRNAs in toxic acute kidney injury: Systematic scoping review of the current status. Pharmacol Res Perspect. 2021;9(2):e00695.

Shihana F, Wong WKM, Joglekar MV, Mohamed F, Gawarammana IB, Isbister GK, Hardikar AA, Seth D, Buckley NA. Urinary microRNAs as non-invasive biomarkers for toxic acute kidney injury in humans. Sci Rep. 2021;11(1):9165.

Stillman IE, Lima EQ, Burdmann EA. Renal biopsies in acute kidney injury: who are we missing? Clin J Am Soc Nephrol. 2008;3:647-8.

Wang X, Bonventre JV, Parrish AR. The aging kidney: increased susceptibility to nephrotoxicity. Int J Mol Sci. 2014;15(9):15358-76.

Agentes anti-infecciosos

Aminoglicosídeos

Beauchamp D, Labrecque G. Aminoglycoside nephrotoxicity: do time and frequency of administration matter? Curr Opin Crit Care. 2001;7:401-8.

Bennett WM. Mechanisms of aminoglycoside nephrotoxicity. Clin Exp Pharmacol Physiol. 1989;16:1-6.

Bhatt J, Jahnke N, Smyth AR. Once-daily versus multiple-daily dosing with intravenous aminoglycosides for cystic fibrosis. Cochrane Database Syst Rev. 2019;9(9):CD002009.

Gilbert DN, Wood CA, Kohlhepp SJ, Kohnen PW, Houghton DC, Finkbeiner HC et al. Polyaspartic acid prevents experimental aminoglycoside nephrotoxicity. J Infect Dis. 1989;159:945-53.

Houghton DC, English J, Bennett WM. Chronic tubulointerstitial nephritis and renal insufficiency associated with long-term "subtherapeutic" gentamicin. J Lab Clin Med. 1988;112:694-703.

Lopez-Novoa JM, Quiros Y, Vicente L, Morales AI, Lopez-Hernandez FJ. New insights into the mechanism of aminoglycoside nephrotoxicity: an integrative point of view. Kidney Int. 2011;79:33-45.

Mingeot-Leclercq M-P, Tulkens PM. Aminoglycosides nephrotoxicity. Antimicrob. Agents Chemother. 1999;43:1003-12.

Nakajima T, Hishida A, Kato A. Mechanisms for protective effects of free radical scavengers on gentamicin-mediated nephropathy in rats. Am J Physiol. 1994; 226:F425-F431, 1994.

Oliveira JF, Silva CA, Barbieri CD, Oliveira GM, Zanetta DM, Burdmann EA. Prevalence and risk factors for aminoglycoside nephrotoxicity in the ICU. Antimicrob Agents Chemother. 2009;53(7):2887-91.

Oliveira JFP, Cipullo JP, Burdmann EA. Nefrotoxicidade dos aminoglicosídeos. Braz J Cardiovasc Surg. 2006;21:444-52.

Prins JM, Buller HR, Kuijper EJ, Tange RA, Speelman P. Once versus thrice daily gentamicin in patients with serious infections. Lancet. 1993;341:335-9.

Prins JM, Weverling GJ, van Ketel RJ, Speelman P. Circadian variations in serum levels and the renal toxicity of aminoglycosides in patients. Clin Pharmacol Ther. 1997;62:106-11.

Seguro AC, Monteiro JL, Rocha AS. Efeito imediato da administração de uma simples dose de gentamicina e cefalotina sobre a função renal. Rev Hosp Clin Fac Med S. Paulo. 1988;43:180-5.

Vicente-Vicente L, Casanova AG, Hernández-Sánchez MT, Pescador M, López-Hernández FJ, Morales AI. A systematic meta-analysis on the efficacy of pre-clinically tested nephroprotectants at preventing aminoglycoside nephrotoxicity. Toxicology. 2017 Feb 15;377:14-24.

Betalactâmicos

Ahmed I, Khan MA, Allgar V, Mohsen A. The effectiveness and safety of two prophylactic antibiotic regimes in hip-fracture surgery. Eur J Orthop Surg Traumatol. 2016 Jul;26(5):483-92.

Fiaccadori E, Maggiore U, Arisi A, Cabassi A, Beghi C, Campodonico R, Gherli T. Outbreak of acute renal failure due to cefodizime-vancomycin association in a heart surgery unit. Intensive Care Med., 27:1819-1822, 2001.

Rokushima M, Fujisawa K, Furukawa N, Itoh F, Yanagimoto T, Fukushima R, et al. Transcriptomic analysis of nephrotoxicity induced by cephaloridine, a representative cephalosporin antibiotic. Chem Res Toxicol. 2008 Jun;21(6):1186-96.

Glicopeptídios

Abdelmessih E, Patel N, Vekaria J, Crovetto B, SanFilippo S, Adams C, Brunetti L. Vancomycin area under the curve versus trough only guided dosing and the risk of acute kidney injury: Systematic review and meta-analysis. Pharmacotherapy. 2022;42(9):741-53.

Alshehri AM, Alzahrani MY, Abujamal MA, Abdalla MH, Alowais SA, Alfayez OM, Alyami MS, Almutairi AR, Almohammed OA. Comparative Risk of Acute Kidney Injury Following Concurrent Administration of Vancomycin with Piperacillin/Tazobactam or Meropenem: A Systematic Review and Meta-Analysis of Observational Studies. Antibiotics (Basel). 2022;11(4):526

Bhargava V, Malloy M, Fonseca R. The association between vancomycin trough concentrations and acute kidney injury in the neonatal intensive care unit. BMC Pediatr. 2017;17(1):50

Cohen E, Dadashev A, Drucker M, Samra Z, Rubinstein E, Garty M. Once-daily versus twice-daily intravenous administration of vancomycin for infections in hospitalized patients. J Antimicrob Chemother. 2002;49:155-60.

Colares VS, Oliveira RB, Abdulkader RC. Nephrotoxicity of vancomycin in patients with normal serum creatinine. Nephrol Dial Transplant. 2006;21(12):3608.

Costa e Silva VT, Marçal LJ, Burdmann EA. Risk factors for vancomycin nephrotoxicity: still a matter of debate. Crit Care Med. 2014;42(12):2635-6.

Eichhorn ME, Wolf H, Küchenhoff H, Joka M, Jauch KW, Hartl WH. Secular trends in severe renal failure associated with the use of new antimicrobial agents in critically ill surgical patients. Eur J Clin Microbiol Infect Dis. 2007;26(6):395-402.

Filippone EJ, Kraft WK, Farber JL. The Nephrotoxicity of Vancomycin. Clin Pharmacol Ther. 2017;102(3):459-69.

Frimat L, Hestin D, Hanesse B, Cao-Huu T, Kessler M. Acute renal failure due to vancomycin alone. Nephrol Dial Transplant. 1995;10:550-1.

Hammond DA, Smith MN, Li C, Hayes SM, Lusardi K, Bookstaver PB. Systematic Review and Meta-Analysis of Acute Kidney Injury Associated with Concomitant Vancomycin and Piperacillin/tazobactam. Clin Infect Dis. 2016. pii: ciw811. [Epub ahead of print]

Hidayat LK, Hsu DI, Quist R, Shriner KA, Wong-Beringer A. High-dose vancomycin therapy for methicillin-resistant Staphylococcus aureus infections: efficacy and toxicity. Arch Intern Med. 2006;166(19):2138-44.

Hirai T, Hosohata K, Ogawa Y, Iwamoto T. Clinical predictors of nephrotoxicity associated with teicoplanin: Meta-analysis and meta-regression. Basic Clin Pharmacol Toxicol. 2022;130(1):110-21.

Iwamoto T, Kagawa Y, Kojima M. Clinical efficacy of therapeutic drug monitoring in patients receiving vancomycin. Biol Pharm Bull. 2003;26(6):876-9.

van Hal SJ, Paterson DL, Lodise TP. Systematic review and meta-analysis of vancomycin-induced nephrotoxicity associated with dosing schedules that maintain troughs between 15 and 20 milligrams per liter. Antimicrob Agents Chemother. 2013;57(2):734-44.

Wicklow BA, Ogborn MR, Gibson IW, Blydt-Hansen TD. Biopsy-proven acute tubular necrosis in a child attributed to vancomycin intoxication. Pediatr Nephrol. 2006;21(8):1194-6.

Wood MJ. Comparative safety of teicoplanin and vancomycin. J Chemother. 2000;12(suppl. 5):21-5.

Polimixinas

AbdelRAouf K, Braggs KH, Yin T, Truong LD, Hu M, Tam VH. Characterization of polymyxin B-induced nephrotoxicity: implications for dosing regimen design. Antimicrob Agents Chemother. 2012;56(9):4625-9

Akajagbor DS, Wilson SL, Shere-Wolfe KD, Dakum P, Charurat ME, Gilliam BL. Higher incidence of acute kidney injury with intravenous colistimethate sodium compared with polymyxin B in critically ill patients at a tertiary care medical center. Clin Infect Dis. 2013;57(9):1300-3.

Dubrovskaya Y, Prasad N, Lee Y, Esaian D, Figueroa DA, Tam VH. Risk factors for nephrotoxicity onset associated with polymyxin B therapy. J Antimicrob Chemother. 2015;70(6):1903-7.

Falagas ME, Kasiakou SK. Toxicity of polymyxins: a systematic review of the evidence from old and recent studies. Crit Care. 2006;10(1):R27.

Fiaccadori E, Antonucci E, Morabito S, D'Avolio A, Maggiore U, Regolisti G. Colistin Use in Patients With Reduced Kidney Function. Am J Kidney Dis. 2016.

Kubin CJ, Ellman TM, Phadke V, Haynes LJ, Calfee DP, Yin MT. Incidence and predictors of acute kidney injury associated with intravenous polymyxin B therapy. J Infect. 2012;65(1):80-7.

Mendes CA, Burdmann EA. [Polymyxins – review with emphasis on nephrotoxicity]. Rev Assoc Med Bras. 2009;55(6):752-9.

Mendes CA, Cordeiro JA, Burdmann EA. Prevalence and risk factors for acute kidney injury associated with parenteral polymyxin B use. Ann Pharmacother. 2009;43(12):1948-55.

Oliveira MS, Prado GV, Costa SF, Grinbaum RS, Levin AS. Polymyxin B and colistimethate are comparable as to efficacy and renal toxicity. Diagn Microbiol Infect Dis. 2009;65(4):431-4.

Pogue JM, Lee J, Marchaim D, Yee V, Zhao JJ, Chopra T, et al. Incidence of and risk factors for colistin-associated nephrotoxicity in a large academic health system. Clin Infect Dis. 2011;53(9):879.

Pogue JM, Ortwine JK, Kaye KS. Are there any ways around the exposure-limiting nephrotoxicity of the polymyxins? Int J Antimicrob Agents. 2016;48(6):622-6.

Rigatto MH, Behle TF, Falci DR, Freitas T, Lopes NT, Nunes M, et al. Risk factors for acute kidney injury (AKI) in patients treated with polymyxin B and influence of AKI on mortality: a multicentre prospective cohort study. J Antimicrob Chemother. 2015;70(5):1552-7.

Sisay M, Hagos B, Edessa D, Tadiwos Y, Mekuria AN. Polymyxin-induced nephrotoxicity and its predictors: a systematic review and meta-analysis of studies conducted using RIFLE criteria of acute kidney injury. Pharmacol Res. 2021;163:105328

Zavascki AP, Goldani LZ, Cao G, Superti SV, Lutz L, Barth AL, et al. Pharmacokinetics of intravenous polymyxin B in critically ill patients. Clin Infect Dis. 2008;47(10):1298-304.

Zavascki AP, Nation RL. Nephrotoxicity of polymyxins: is there any difference between colistimethate and polymyxin B? Antimicrob Agents Chemother. 2017;61(3). pii: e02319-16.

Sulfonamidas e pentamidina

Briceland LL, Bailie GR. Pentamidine-associated nephrotoxicity and hyperkalemia in patients with AIDS. DICP. 1991;25(11):1171-4.

Fraser TN, Avellaneda AA, Graviss EA, Musher DM. Acute kidney injury associated with trimethoprim/sulfamethoxazole. J Antimicrob Chemother. 2012;67(5):1271-7.

Hein R, Brunkhorst R, Thon WF, Schedel I, Schmidt RE. Symptomatic sulfadiazine crystalluria in AIDS patients: a report of two cases. Clin Nephrol. 1993;39:254-6.

Marinella MA. Case report: reversible hiperkalemia associated with trimethoprim-sulfamethoxazole. Am J Med Sci. 1995;310:115-7.

Miller RF, Delany S, Semple SJG. Acute renal failure after nebulised pentaminidine. Lancet. 1989;1:1271-2.

Anfotericina B

Barquist E, Fein E, Shadick D, Johnson J, Clark J, Shatz D. A randomized prospective trial of amphotericin B lipid emulsion versus dextrose colloidal solution in critically ill patients. J Trauma. 1999;47:336-40.

Berdichevski RH, Luis LB, Crestana L, Manfro RC. Amphotericin B-related nephrotoxicity in low-risk patients. Braz J Infect Dis. 2006;10(2):94-9.

Botero Aguirre JP, Restrepo Hamid AM. Amphotericin B deoxycholate versus liposomal amphotericin B: effects on kidney function. Cochrane Database Syst Rev. 2015(11):CD010481.

Chen CY, Kumar RN, Feng YH, Ho CH, You JY, Liao CC, et al. Treatment outcomes in patients receiving conventional amphotericin B therapy: a prospective multicentre study in Taiwan. J Antimicrob Chemother. 2006;57(6):1181-8.

Deray G. Amphotericin B nephrotoxicity. J Antimicrob Chemother. 2002;49 (suppl. 1):37-41.

Dorea EL, Yu L, De Castro I, Campos SB, Ori M, Vaccari EM, et al. Nephrotoxicity of amphotericin B is attenuated by solubilizing with lipid emulsion. J Am Soc Nephrol. 1997;8:1415-22.

Echevarria J, Seas C, Cruz M, Chávez E, Campos M, Cieza J, et al. Oral rehydration solution to prevent nephrotoxicity of amphotericin B. Am J Trop Med Hyg. 2006;75(6):1108-12.

Harbarth S, Pestotnik SL, Lloyd JF, Burke JP, Samore MH. The epidemiology of nephrotoxicity associated with conventional amphotericin B therapy. Am J Med. 2011;111:528-34.

Johnson PC, Wheat LJ, Cloud GA, Goldman M, Lancaster D, Bamberger DM, et al. Safety and efficacy of liposomal amphotericin B compared with conventional amphotericin B for induction therapy of histoplasmosis in patients with AIDS. Ann Intern Med. 2002;137:105-9.

Karimzadeh I, Farsaei S, Khalili H, Dashti-Khavidaki S. Are salt loading and prolonging infusion period effective in prevention of amphotericin B-induced nephrotoxicity? Expert Opin Drug Saf. 2012 Nov;11(6):969-83.

Karimzadeh I, Khalili H, Dashti-Khavidaki S, Sharifian R, Abdollahi A, Hasibi M, et al. N-acetyl cysteine in prevention of amphotericin-induced electrolytes imbalances: a randomized, double-blinded, placebo-controlled, clinical trial. Eur J Clin Pharmacol. 2014 Apr;70(4):399-408.

Karimzadeh I, Khalili H, Farsaei S, Dashti-Khavidaki S, Sagheb MM. Role of diuretics and lipid formulations in the prevention of amphotericin B-induced nephrotoxicity. Eur J Clin Pharmacol. 2013;69(7):1351-68.

Nucci M, Loureiro M, Silveira F, Casali AR, Bouzas LF, Velasco E, et al. Comparison of the toxicity of amphotericin B in 5% dextrose with that of amphotericin B in fat emulsion in a randomized trial with cancer patients. Antimicrob. Agents Chemother. 1999;43:1445-8.

Sawaya BP, Briggs JP, Schnermann J. Amphotericin B nephrotoxicity: the adverse consequences of altered membrane properties. J Am Soc Nephrol. 1995;6:154-64.

Steimbach LM, Tonin FS, Virtuoso S, Borba HH, Sanches AC, Wiens A, Fernandez-Llimós F, Pontarolo R. Efficacy and safety of amphotericin B lipid-based formulations-A systematic review and meta-analysis. Mycoses. 2017;60(3):146-54.

Ullmann AJ, Sanz MA, Tramarin A, Barnes RA, Wu W, Gerlach BA, et al. Prospective study of amphotericin B formulations in immunocompromised patients in 4 European countries. Clin Infect Dis. 2006;43(4):e29-38.

Agentes antivirais

Barrios A, García-Benayas T, González-Lahoz J, Soriano V. Tenofovir-related nephrotoxicity in HIV-infected patients. AIDS. 2004;18(6):960-3.

Becker BN, Schulman G. Nephrotoxicity of antiviral therapies. Curr Opin Nephrol. Hypertens. 1996;5:375-9.

Benveniste O, Longuet P, Duval X, Le Moing V, Leport C, Vilde JL. Two episodes of acute renal failure, rhabdomyolysis, and severe hepatitis in an AIDS patient successively treated with ritonavir and indinavir. Clin Infect Dis. 1999;28:1180-1.

Berns JS, Cohen RM, Silverman M, Turner J. Acute renal failure due to indinavir crystalluria and nephrolithiasis: report of two cases. Am J Kidney Dis. 1997;30:558-60.

Campos SB, Seguro AC, Cesar KR, Rocha AS. Effects of acyclovir on renal function. Nephron. 1992;62:74-9.

Chatelain E, Deminiere C, Lacut JY, Potaux L. Severe renal failure and polyneuritis induced by foscarnet. Nephrol Dial. Transplant. 1998;13:2368-9.

Chugh S, Bird R, Alexander EA. Ritonavir and renal failure. N Engl J Med. 1997;336:138.

Deray G, Bochet M, Katlama C, Bricaire F. Nephrotoxicity of ritonavir. Presse Med. 1998;27:1801-3.

Deray G, Martinez F, Katlama C, Levaltier B, Beaufils H, Danis M, et al. Foscarnet nephrotoxicity: mechanism, incidence and prevention. Am J Nephrol. 1989;9:316-21.

Dieleman JP, van der Feltz M, Bangma CH, Stricker BH, van der Ende ME. Papillary necrosis associated with the HIV protease inhibitor indinavir. Infection. 2001;29:232-3.

Dos Santos M de F, dos Santos OF, Boim MA, Razvickas CV, de Moura LA, et al. Nephrotoxicity of acyclovir and ganciclovir in rats: evaluation of glomerular hemodynamics. J Am Soc Nephrol. 1997;8:361-7.

Jafari A, Khalili H, Dashti-Khavidaki S. Tenofovir-induced nephrotoxicity: incidence, mechanism, risk factors, prognosis and proposed agents for prevention. Eur J Clin Pharmacol. 2014;70(9):1029-40.

Jayaweera DT. Minimizing the dosage-limiting toxicities of foscarnet induction therapy. Drug Saf. 1997;16:258-66.

Jose S, Hamzah L, Campbell LJ, Hill T, Fisher M, Leen C, et al. Incomplete reversibility of estimated glomerular filtration rate decline following tenofovir disoproxil fumarate exposure. Journal of Infectious Diseases. 2014;210(3):363-73.

Milburn J, Jones R, Levy JB. Renal effects of novel antiretroviral drugs. Nephrol Dial Transplant. 2017;32(3):434-9.

Monteiro JL, de Castro I, Seguro AC. Hypophosphatemia induced by acyclovir. Transplantation. 1993;55:680-2.

Morales JM, Muñoz MA, Zataraín GF, García Cantón C, García Rubiales MA, Andrés A, et al. Reversible acute renal failure caused by the combined use of foscarnet and cyclosporin in organ transplanted patients. Nephrol Dial Transplant. 1995;10:882-3.

Mouton JP, Cohen K, Maartens G. Key toxicity issues with the WHO-recommended first-line antiretroviral therapy regimen. Expert Rev Clin Pharmacol. 2016;9(11):1493-503.

Olyaei AJ, deMattos AM, Bennett WM. Renal toxicity of protease inhibitors. Curr Opin Nephrol Hypertens. 2000;9:473-6.

Perazella MA. Crystal-induced acute renal failure. Am J Med. 1999;106:459-65.

Plosker GL, Noble S. Cidofovir: a review of its use in cytomegalovirus retinitis in patients with AIDS. Drugs. 1999;58:325-45.

Reilly RF, Tray K, Perazella MA. Indinavir nephropathy revisited: a pattern of insidious renal failure with identifiable risk factors. Am J Kidney Dis. 2001;38:E23.

Suzuki S, Nishijima T, Kawasaki Y, Kurosawa T, Mutoh Y, Kikuchi Y, et al. Effect of tenofovir disoproxil fumarate on incidence of chronic kidney disease and rate of estimated glomerular filtration rate decrement in HIV-1-infected treatment-naïve Asian patients: results from 12-Year Observational Cohort. AIDS Patient Care STDS. 2017 Mar;31(3):105-12.

Valle R, Haragsim L. Nephrotoxicity as a complication of antiretroviral therapy. Adv Chronic Kidney Dis. 2006;13(3):314-9.

Zanetta G, Maurice-Estepa L, Mousson C, Justrabo E, Daudon M, Rifle G, Tanter Y. Foscarnet-induced crystalline glomerulonephritis with nephrotic syndrome and acute renal failure after kidney transplantation. Transplantation. 1999;67:1376-8.

Meio de contraste radiológico

Akyuz S, Karaca M, Kemaloglu OZ T, Altay S, Gungor B, Yaylak B, et al. Efficacy of oral hydration in the prevention of contrast-induced acute kidney injury in patients undergoing coronary angiography or intervention. Nephron Clin Pract. 2014;128(1-2):95-100.

Alonso A, Lau J, Jaber B, Weintraub A, Sarnak MJ. Prevention of radiocontrast nephropathy with N-acetylcysteine in patients with chronic kidney disease: a meta-analysis of randomized, controlled trials. Am J Kidney Dis. 2004;43:1-9.

Andrade L, Campos SB, Seguro AC. Hypercholesterolemia aggravates radiocontrast nephropathy: protective role of L-arginine. Kidney Int. 1998;53:1736-42.

Bruce RJ, Djamali A, Shinki K, Michel SJ, Fine JP, Pozniak MA. Background fluctuation of kidney function versus contrast-induced nephrotoxicity. AJR Am J Roentgenol. 2009;192(3):711-8.

Cruz DN, Goh CY, Marenzi G, Corradi V, Ronco C, Perazella MA. Renal replacement therapies for prevention of radiocontrast-induced nephropathy: a systematic review. Am J Med. 2012;125(1):66-78.e3.

Dai B, Liu Y, Fu L, Li Y, Zhang J, Mei C. Effect of theophylline on prevention of contrast-induced acute kidney injury: a meta-analysis of randomized controlled trials. Am J Kidney Dis. 2012;60(3):360-70.

Ehrmann S, Quartin A, Hobbs BP, Robert-Edan V, Cely C, Bell C, Lyons G, et al. Contrast-associated acute kidney injury in the critically ill: systematic review and Bayesian meta-analysis. Intensive Care Med. 2017;43(6):785-794.

From AM, Bartholmai BJ, Williams AW, Cha SS, Pflueger A, McDonald FS, et al. Sodium bicarbonate is associated with an increased incidence of contrast nephropathy: a retrospective cohort study of 7977 patients at Mayo Clinic. Clin J Am. Soc Nephrol. 2008;3:10-8.

Gomes VO, Lasevitch R, Lima VC, Brito FS Jr, Perez-Alva JC, Moulin B, et al. Hydration with sodium bicarbonate does not prevent contrast nephropathy: a multicenter clinical trial. Arq Bras Cardiol. 2012 Dec;99(6):1129-34.

Hentschel M, Gildein P, Brandis M, Zimmerhackl LB. Endothelin (ET-1) is involved in the contrast media induced nephrotoxicity in children with congenital heart disease. Clin Nephrol. 1995;43(suppl. 1):S12-S15.

Hiremath S, Akbari A, Shabana W, Fergusson DA, Knoll GA. Prevention of contrast-induced acute kidney injury: is simple oral hydration similar to intravenous? A systematic review of the evidence. PLoS One. 2013;8(3):e60009.

Hogstrom B, Ikei N. Physicochemical properties of radiographic contrast media, potential nephrotoxicity and prophylaxis. Clin Exp Pharmacol Physiol. 2015;42(12):1251-7.

Inda-Filho AJ, Caixeta A, Manggini M, Schor N. Do intravenous N-acetylcysteine and sodium bicarbonate prevent high osmolal contrast-induced acute kidney injury? A randomized controlled trial. PLoS One. 2014;9(9):e107602.

Laranja SM, Ajzen H, Schor N. Nephrotoxicity of low-osmolality contrast media. Ren Fail. 1997;19:307-14.

Li H, Wang C, Liu C, Li R, Zou M, Cheng G. Efficacy of short-term statin treatment for the prevention of contrast-induced acute kidney injury in patients undergoing coronary angiography/percutaneous coronary intervention: a meta-analysis of 21 randomized controlled trials. Am J Cardiovasc Drugs. 2016;16(3):201-19.

Moon SS, Bäck S-E, Kurkus J, Nilsson-Ehle P. Hemodialysis for elimination of the nonionic contrast medium iohexol after angiography in patients with impaired renal function. Nephron. 1995;70:430-7.

Moraes SDS, Burdmann EA, Lobo ML, et al. Alterações da função renal após o uso de contraste iodado. Anais do VI Congresso Latino-Americano de Nefrologia; 1985. p. 107.

Mueller C, Buerkle G, Buettner HJ, Petersen J, Perruchoud AP, Eriksson U, et al. Prevention of contrast media associated nephropathy: randomized comparison of 2 hydration regimens in 1620 patients undergoing coronary angioplasty. Arch Intern Med. 2002;162:329-36, 2002.

Neilipovitz J, Rosenberg H, Hiremath S, Savage DW, Ohle R, Alaref A, Yadav K, Atkinson P. CJEM Debate Series: contrast-enhanced imaging should not be withheld for emergency department patients as contrast-induced acute kidney injury is very uncommon. CJEM. 2021;23(4):432-6.

Ozkok S, Ozkok A. Contrast-induced acute kidney injury: a review of practical points. World J Nephrol. 2017;6(3):86-99.

Poletti PA, Platon A, de Seigneux S, Dupuis-Lozeron E, Sarasin F, Becker CD, et al. N-acetylcysteine does not prevent contrast nephropathy in patients with renal impairment undergoing emergency CT: a randomized study. BMC Nephrol. 2013;14:119.

Quintavalle C, Donnarumma E, Fiore D, Briguori C, Condorelli G. Therapeutic strategies to prevent contrast-induced acute kidney injury. Curr Opin Cardiol. 2013;28(6):676-82.

Richter SK, Crannage AJ. Evaluation of N-acetylcysteine for the prevention of contrast-induced nephropathy. J Community Hosp Intern Med Perspect. 2015;5(3):27297.

Rose TA JR, Choi JW. Intravenous imaging contrast media complications: the basics that every clinician needs to know. Am J Med. 2015;128(9):943-9.

Rudnick MR, Goldfarb S, Wexler L, Ludbrook PA, Murphy MJ, Halpern EF, et al. Nephrotoxicity of ionic and nonionic contrast media in 1196 patients: a randomized trial. Kidney Int. 1995;47:254-61.

Safirstein R, Andrade L, Vieira JM. Acetylcysteine and nephrotoxic effects of radiographic contrast agents – a new use for an old drug. N Engl J Med. 2000;343:210-2.

Sketch MH Jr, Whelton A, Schollmayer E, Koch JA, Bernink PJ, Woltering F, Brinker J. Prostaglandin E1 Study Group. Prevention of contrast media-induced renal dysfunction with prostaglandin E1: a randomized, double-blind, placebo-controlled study. Am J Ther. 2001;8:155-62.

Solomon R, Werner C, Mann D, D'Elia J, Silva P. Effects of saline, mannitol, and furosemide on acute decreases in renal function induced by radiocontrast agents. N Engl J Med. 1994;331:1416-20.

Sterner G, Frennby B, Kurkus J, Nyman U. Does post-angiographic hemodialysis reduce the risk of contrast-medium nephropathy? Scand J Urol Nephrol. 2000;34:323-6.

Tepel M, van der Giet M, Schwarzfeld C, Laufer U, Liermann D, Zidek W. Prevention of radiographic-contrast-agent-induced reductions in renal function by acetylcysteine. N Engl J Med. 2000;343:180-4.

Wang A, Holcslaw T, Bashore TM, Freed MI, Miller D, Rudnick MR, et al. Exacerbation of radiocontrast nephrotoxicity by endothelin receptor antagonism. Kidney Int. 2000;57:1675-80.

Weinstein J-M, Heyman S, Brezis M. Potential deleterious effect of furosemide in radiocontrast nephropathy. Nephron. 1992;62:413-5.

Weisbord SD, Palevsky PM. Prevention of contrast-induced nephropathy with volume expansion. Clin J Am Soc Nephrol. 2008;3:273-80.

Wilhelm-Leen E, Montez-Rath ME, Chertow G. Estimating the Risk of Radiocontrast-Associated Nephropathy. J Am Soc Nephrol. 2017;28(2):653-9.

Wróbel W, Sinkiewicz W, Gordon M, Woźniak-Wiśniewska A. Oral versus intravenous hydration and renal function in diabetic patients undergoing percutaneous coronary interventions. Kardiol Pol. 2010;68(9):1015-20.

Yang Y, Lang XB, Zhang P, Lv R, Wang YF, Chen JH. Remote ischemic preconditioning for prevention of acute kidney injury: a meta-analysis of randomized controlled trials. Am J Kidney Dis. 2014;64(4):574-83.

Anti-inflamatórios não hormonais

Adhiyaman V, Asghar M, Oke A, White AD, Shah IU. Nephrotoxicity in the elderly due to co-prescription of angiotensin converting enzyme inhibitors and nonsteroidal anti-inflammatory drugs. J R Soc Med. 2001;94:512-4.

Ahmad SR, Kortepeter C, Brinker A, Chen M, Beitz J. Renal failure associated with the use of celecoxib and rofecoxib. Drug Saf. 2002;25:537-44.

Atta MG, Whelton A. Acute renal papillary necrosis induced by ibuprofen. Am J Ther. 1997;4:55-60.

Baccouche K, Alaya Z, Azzabi A, Ben Abdelkarim S, Belghali S, El Amri N, et al. Minimal-change disease and interstitial nephritis secondary to non-steroidal anti-inflammatory drugs (naproxen). Therapie. 2016;71(5):515-7.

Balestracci A, Ezquer M, Elmo ME, Molini A, Thorel C, Torrents M, Toledo I. Ibuprofen-associated acute kidney injury in dehydrated children with acute gastroenteritis. Pediatr Nephrol. 2015;30(10):1873-8.

Camin RM, Cols M, Chevarria JL, Osuna RG, Carreras M, Lisbona JM, Coderch J. Acute kidney injury secondary to a combination of renin-angiotensin system inhibitors, diuretics and NSAIDS: "The Triple Whammy". Nefrologia. 2015;35(2):197-206.

Chang YK, Liu JS, Hsu YH, Tarng DC, Hsu CC. Increased risk of end-stage renal disease (esrd) requiring chronic dialysis is associated with use of nonsteroidal anti-inflammatory drugs (NSAIDs): Nationwide Case-Crossover Study. Medicine (Baltimore). 2015;94(38):e1362.

Dreischulte T, Morales DR, Bell S, Guthrie B. Combined use of nonsteroidal anti-inflammatory drugs with diuretics and/or renin-angiotensin system inhibitors in the community increases the risk of acute kidney injury. Kidney Int. 2015;88(2):396-403.

Elia C, Graupera I, Barreto R, Solà E, Moreira R, Huelin P, et al. Severe acute kidney injury associated with non-steroidal anti-inflammatory drugs in cirrhosis: a case-control study. J Hepatol. 2015;63(3):593-600.

Enriquez R, Sirvent AE, Antolin A, Cabezuelo JB, Gonzalez C, Reyes A. Acute renal failure and flank pain after binge drinking and non-steroidal anti-inflammatory drugs. Nephrol Dial Transplant. 1997;12:2034-5.

Griffin MR, Yared A, Ray WA. Nonsteroidal antiinflammatory drugs and acute renal failure in elderly persons. Am J Epidemiol. 2000;151:488-96.

Harris RC Jr. Cyclooxygenase-2 inhibition and renal physiology. Am J Cardiol. 2002;89:10D-17D.

Henao J, Hisamuddin I, Nzerue CM, Vasandani G, Hewan-Lowe K. Celecoxib-induced acute interstitial nephritis. Am J Kidney Dis. 2002;39:1313-7.

Johnson GR, Wen S-F. Syndrome of flank pain and acute renal failure after binge drinking and nonsteroidal anti-inflammatory drug ingestion. J Am Soc Nephrol. 1995;5:1647-52.

Jung JH, Kang KP, Kim W, Park SK, Lee S. Nonsteroidal antiinflammatory drug induced acute granulomatous interstitial nephritis. BMC Res Notes. 2015;8:793.

Kalafutova S, Juraskova B, Vlcek J. The impact of combinations of non-steroidal anti-inflammatory drugs and anti-hypertensive agents on blood pressure. Adv Clin Exp Med. 2014;23(6):993-1000.

Krummel T, Dimitrov Y, Moulin B, Hannedouche T. Drug points: acute renal failure induced by topical ketoprofen. BMJ. 2000;320:93.

Landau D, Shelef I, Polacheck H, Marks K, Holcberg G. Perinatal vasoconstrictive renal insufficiency associated with maternal nimesulide use. Am J Perinatol. 1999;16:441-4.

Markowitz GS, Bomback AS, Perazella MA. Drug-induced glomerular disease: direct cellular injury. Clin J Am Soc Nephrol. 2015;10(7):1291-9.

Misurac JM, Knoderer CA, Leiser JD, Nailescu C, Wilson AC, Andreoli SP. Nonsteroidal anti-inflammatory drugs are an important cause of acute kidney injury in children. J Pediatr. 2013;162(6):1153-9, 1159.e1.

Musu M, Finco G, Antonucci R, Polati E, Sanna D, Evangelista M, et al. Acute nephrotoxicity of NSAID from the foetus to the adult. Eur Rev Med Pharmacol Sci. 2011 Dec;15(12):1461-72.

Nawaz FA, Larsen CP, Troxell ML. Membranous nephropathy and nonsteroidal anti-inflammatory agents. Am J Kidney Dis. 2013;62(5):1012-7.

Perazella MA, Tray K. Selective cyclooxygenase-2 inhibitors: a pattern of nephrotoxicity similar to traditional nonsteroidal anti-inflammatory drugs. Am J Med. 2011;111:64-7.

Rivosecchi RM, Kellum JA, Dasta JF, Armahizer MJ, Bolesta S, Buckley MS, et al. Drug Class Combination-Associated Acute Kidney Injury. Ann Pharmacother. 2016;50(11):953-72.

Rocha JL, Fernandez-Alonso J. Acute tubulointerstitial nephritis associated with the selective COX-2 enzyme inhibitor, rofecoxib. Lancet. 2001;357:1946-7.

Sturmer T, Elseviers MM, de Broe M.E. Nonsteroidal anti-inflammatory drugs and the kidney. Curr Opin Nephrol Hypertens. 2001;10:161-3.

Ungprasert P, Cheungpasitporn W, Crowson CS, Matteson EL. Individual non-steroidal anti-inflammatory drugs and risk of acute kidney injury: A systematic review and meta-analysis of observational studies. Eur J Intern Med. 2015;26(4):285-91.

Woywodt A, Schwarz A, Mengel M, Haller H, Zeidler H, Kohler L. Nephrotoxicity of selective COX-2 inhibitors. J Rheumatol. 2001;28:2133-5.

Zhao SZ, Reynolds MW, Lejkowith J, Whelton A, Arellano FM. A comparison of renal-related adverse drug reactions between rofecoxib and celecoxib, based on the World Health Organization/Uppsala Monitoring Centre safety database. Clin Ther. 2001;23:1478-91.

Bloqueadores do sistema renina-angiotensina

Adhiyaman V, AsghaR M, Oke A, White AD, Shah IU. Nephrotoxicity in the elderly due to co-prescription of angiotensin converting enzyme inhibitors and nonsteroidal anti-inflammatory drugs. J R Soc Med. 2001;94(10):512-4.

Alabdan N, Gosmanova EO, Tran NQ, Oliphant CS, Pan H, Broyles JE, Hudson JQ. Acute kidney injury in patients continued on renin-angiotensin system blockers during hospitalization. Am J Med Sci. 2017;353(2):172-7.

Anglada Pintado JC, Gallego Puerto P, Zapata Lopez A, Cayon Blanco M. Acute renal failure associated with irbesartan. Med Clin (Barc). 1999;113:358-9.

Bainey KR, Rahim S, Etherington K, Rokoss ML, Natarajan MK, Velianou JL, et al. Effects of withdrawing vs continuing renin-angiotensin blockers on incidence of acute kidney injury in patients with renal insufficiency undergoing cardiac catheterization: Results from the Angiotensin Converting Enzyme Inhibitor/Angiotensin Receptor Blocker and Contrast Induced Nephropathy in Patients Receiving Cardiac Catheterization (CAPTAIN) trial. Am Heart J. 2015;170(1):110-6.

Bridoux F, Hazzan M, Pallot JL, Fleury D, Lemaitre V, Kleinknecht D, Vanhille P. Acute renal failure after the use of angiotensin-converting-enzyme inhibitors in patients without renal artery stenosis. Nephrol Dial Transplant. 1992;7:100-4.

Cheungpasitporn W, Thongprayoon C, Srivali N, O'Corragain OA, Edmonds PJ, Ungprasert P, et al. Preoperative renin-angiotensin system inhibitors use linked to reduced acute kidney injury: a systematic review and meta-analysis. Nephrol Dial Transplant. 2015;30(6):978-88.

Coca SG, Garg AX, Swaminathan M, Garwood S, Hong K, Thiessen-Philbrook H, et al. Preoperative angiotensin-converting enzyme inhibitors and angiotensin receptor blocker use and acute kidney injury in patients undergoing cardiac surgery. Nephrol Dial Transplant. 2013;28(11):2787-99.

Cruz CS, Cruz LS, Silva GR, Marcílio de Souza CA. Incidence and predictors of development of acute renal failure related to treatment of congestive heart failure with ACE inhibitors. Nephron Clin Pract. 2007;105(2):c77-83.

Descombes E, Fellay G. End-stage renal failure after irbesartan prescription in a diabetic patient with previously stable chronic renal insufficiency. Ren Fail. 2000;22:815-21.

Devoy MAB, Tomson CRV, Edmunds ME, Feehall Y, Walls J. Deterioration in renal function associated with angiotensin converting enzyme inhibitor therapy is not always reversible. J Int Med. 1992;232:493-8.

Dionísio P, Valenti M, Caramello E, Bergia R, Cravero R, Berto IM, et al. Acute kidney failure and losartan: a recently observed event of antagonists of angiotensin II AT1 receptors. Minerva Urol Nefrol. 2000;52:123-5.

Garcia TM, da-Costa JA, Costa RS, Ferraz AS. Acute tubular necrosis in kidney transplant patients treated with enalapril. Renal Fail. 1994.16:419-23.

Hanevold CD. Acute renal failure during lisinopril and losartan therapy for proteinuria. Pharmacotherapy. 2006;26(9):1348-51.

Hricik DE, Dunn MD. Angiotensin-converting enzyme inhibitor-induced renal failure: causes, consequences and diagnostic uses. J Am Soc Nephrol. 1990;1:845-58.

Lamb RV, Walton T. Acute renal failure after administration of losartan. W V Med J. 1996;92:241.

Lee HY, Kim CH. Acute oliguric renal failure associated with angiotensin II receptor antagonists. Am J Med. 2001;111:162-3.

Lehmann K, Ritz E. Angiotensin-converting enzyme inhibitors may cause renal dysfunction in patients on long-term lithium treatment. Am J Kidney Dis. 1995;25:82-7.

Lim HJ, Lee HH, Kim AJ, Ro H, Kim HS, Chang JH, Chung W, Jung JY. Renin-angiotensin-aldosterone system blockade in critically ill patients is associated with increased risk for acute kidney injury. Tohoku J Exp Med. 2016;238(1):17-23.

Mandal AK, Markert RJ, Saklayen MG, Mankus RA, Yokokawa K. Diuretics potentiate angiotensin converting enzyme inhibitor-induced acute renal failure. Clin Nephrol. 1994;42:170-4.

Mansfield KE, Nitsch D, Smeeth L, Bhaskaran K, Tomlinson LA. Prescription of renin-angiotensin system blockers and risk of acute kidney injury: a population-based cohort study. BMJ Open. 2016;6(12):e012690.

Nakhoul F, Better OS. Acute renal failure following massive mannitol infusion and enalapril treatment. Clin. Nephrol. 1995;44:118-20.

Ostermann M, Goldsmith DJ, Doyle T, Kingswood JC, Sharpstone P. Reversible acute renal failure induced by losartan in a renal transplant recipient. Postgrad Med J. 1997;73:105-7.

Palevsky PM, Zhang JH, Seliger SL, Emanuele N, Fried LF; Va Nephron-D Study. Incidence, severity, and outcomes of AKI associated with dual renin-angiotensin system blockade. Clin J Am Soc Nephrol. 2016;11(11):1944-53.

Rabb H, Gunasekaran H, Gunasekaran S, Saba SR. Acute renal failure from multiple myeloma precipitated by ACE inhibitors. Am J Kidney Dis. 1999;33:E5.

Schepkens H, Vanholder R, Billiouw JM, Lameire N. Life-threatening hyperkalemia during combined therapy with angiotensin-converting enzyme inhibitors and spironolactone: an analysis of 25 cases. Am J Med. 2001;110:438-41.

Shah M, Jain AK, Brunelli SM, Coca SG, Devereaux PJ, James MT, Luo J, et al. Association between angiotensin converting enzyme inhibitor or angiotensin receptor blocker use prior to major elective surgery and the risk of acute dialysis. BMC Nephrol. 2014;15:53

Spiotto MT, Cao H, Mell L, Toback FG. Angiotensin-converting enzyme inhibitors predict acute kidney injury during chemoradiation for head and neck cancer. Anticancer Drugs. 2015;26(3):343-9.

Stirling C, Houston J, Robertson S, Boyle A, Norrie J, et al. Diarrhoea, vomiting and ACE inhibitors: an important cause of acute renal failure. J Hum Hypertens. 2003;17(6):419-23.

Terano C, Ishikura K, Miura M, Hamada R, Harada R, Sakai T, et al. Incidence of and risk factors for severe acute kidney injury in children with heart failure treated with renin-angiotensin system inhibitors. Eur J Pediatr. 2016;175(5):631-7.

Toto RD. Renal insufficiency due to angiotensin-converting enzyme inhibitors. Miner Electrolyte Metab. 1994;20(4):193-200.

van de Ven PJ, Beutler JJ, Kaatee R, Beek FJ, Mali WP, Koomans HA. Angiotensin converting enzyme inhibitor-induced renal dysfunction in atherosclerotic renovascular disease. Kidney Int. 1998;53:986-93.

Wynckel A, Ebikili B, Melin JP, Randoux C, Lavaud S, Chanard J. Long-term follow-up of acute renal failure caused by angiotensin converting enzyme inhibitors. Am J Hypertens. 1998;11:1080-6.

Yacoub R, Patel N, Lohr JW, Rajagopalan S, Nader N, Arora P. Acute kidney injury and death associated with renin angiotensin system blockade in cardiothoracic surgery: a meta-analysis of observational studies. Am J Kidney Dis. 2013;62(6):1077-86.

Agentes imunossupressores e imunomoduladores

Alves SA, Carlos CP, Mendes GE, Oliveira SM, Luz MA, Souza RP, et al. Previous exposure to cigarette smoke aggravates experimental cyclosporine-induced nephrotoxicity. Am J Nephrol. 2012;36(4):334-41.

Andoh TF, Burdmann EA, Bennett WM. Nephrotoxicity of immunosuppressive drugs: experimental and clinical observations. Semin. Nephrol. 1997;17:34-45.

Andoh TF, Burdmann EA, Lindsley J, Houghton DC, Bennett, W.M. Functional and structural characteristics of experimental FK506 nephrotoxicity. Clinical and Experimental Pharmacology and Physiology. 1995;22:646-54.

Assis SM, Monteiro JL, Seguro AC. L-Arginine and allopurinol protect against cyclosporine nephrotoxicity. Transplantation. 1997;63:1070-3.

Barros EJ, Boim MA, Ajzen H, Ramos OL, Schor N. Glomerular hemodynamics and hormonal participation on cyclosporine nephrotoxicity. Kidney Int. 1987;32:19-25.

Bemelman FJ, de Fijter JW, Kers J, Meyer C, Peters-Sengers H, de Maar EF, et al. Early conversion to prednisolone/everolimus as an alternative weaning regimen associates with beneficial renal transplant histology and function: the randomized-controlled MECANO trial. Am J Transplant. 2017;17(4):1020-30.

Bennett WM, Burdmann EA, Andoh TF, Houghton DC, Lindsley J, Elzinga LW. Nephrotoxicity of immunosuppressive drugs. Nephrol Dial Transplant. 1994;9(suppl 4):141-5.

Bennett WM. Therapeutic implications of arachidonic acid metabolism in transplant-associated acute renal failure. Ren Fail. 1992;14:261-5.

Bestetti R, Theodoropoulos TA, Burdmann EA, Filho MA, Cordeiro JA, Villafanha D. Switch from calcineurin inhibitors to sirolimus-induced renal recovery in heart transplant recipients in the midterm follow-up. Transplantation. 2006;81:692-6.

Bobadilla NA, Tapia E, Franco M, López P, Mendoza S, García-Torres R, et al. Role of nitric oxide in renal hemodynamic abnormalities of cyclosporin nephrotoxicity. Kidney Int. 1994;46:773-9.

Bonser RS, Adu D, Franklin I, McMaster P. Cyclosporin-induced haemolytic uraemic syndrome in liver allograft recipient [letter]. Lancet. 1984;2:1337.

Burdmann EA, Andoh TF, Franceschini N, Prado EAB, Fujihara C, Zatz R, et al. Renal, immunosuppressive and pharmacokinetic effects of the substitution of intralipid (LIP) for cremophor (CRE) as vehicle for parenteral cyclosporine (CSA) administration. J Am Soc Nephrol. 1995;6:995.

Burdmann EA, Andoh TF, Lindsley J, Houghton DC, Bennett WM. Effects of oral magnesium supplementation on acute experimental cyclosporin nephrotoxicity. Nephrol Dial Transplant. 1994;9:16-21.

Burdmann EA, Andoh TF, Nast CC, Evan A, Connors BA, Coffman TM, et al. Prevention of experimental cyclosporin-induced interstitial fibrosis by losartan and enalapril. Am J Physiol. 1995;269:F491-F499.

Burdmann EA, Andoh TF, Rosen S, Lindsley J, Munar MY, Elzinga LW, et al. Experimental nephrotoxicity, hepatotoxicity and pharmacokinetics of cyclosporin G versus cyclosporin A. Kidney Int. 1994;45:684-91.

Burdmann EA, Young B, Andoh TF, Evans A, Alpers CE, Lindsley J, et al. Mechanisms of cyclosporine-induced interstitial fibrosis. Transplant Proc. 1994;26:2588-9.

Camara NO, Matos AC, Rodrigues DA, Pereira AB, Pacheco-Silva A. Urinary retinol binding protein is a good marker of progressive cyclosporine nephrotoxicity after heart transplant. Transplant. Proc. 2001;33:2129-31.

Carlos CP, Mendes GE, Miquelin AR, Luz MA, da Silva CG, van Rooijen N, Coimbra TM, Burdmann EA. Macrophage depletion attenuates chronic cyclosporine A nephrotoxicity. Transplantation. 2010;89(11):1362-70.

Carlos CP, Sonehara NM, Oliani SM, Burdmann EA. Predictive usefulness of urinary biomarkers for the identification of cyclosporine A-induced nephrotoxicity in a rat model. PLoS One. 2014;9(7):e103660.

Chighizola CB, Ong VH, Meroni PL. The use of cyclosporine a in rheumatology: a 2016 Comprehensive Review. Clin Rev Allergy Immunol. 2017;52(3):401-23.

Curtis JJ, Luke RG, Dubovsky E, Diethelm AG, Whelchel JD, Jones P. Cyclosporin in therapeutic doses increases renal allograft vascular resistance. Lancet. 1986;2:477-9.

Damiano S, Ciarcia R, Montagnaro S, Pagnini U, Garofano T, Capasso G, et al. Prevention of nephrotoxicity induced by cyclosporine-A: role of antioxidants. J Cell Biochem. 2015;116(3):364-9.

Dauvergne M, Buob D, Rafat C, Hennino MF, Lemoine M, Audard V, Chauveau D, Ribes D, Cornec-Le Gall E, Daugas E, Pillebout E, Vuiblet V, Boffa JJ; French Nephropathology Group. Renal diseases secondary to interferon-β treatment: a multicentre clinico-pathological study and systematic literature review. Clin Kidney J. 2021;14(12):2563-72.

David-Neto E, Araujo LM, Lemos FC, David DS, Mazzucchi E, Nahas WC, et al. Introduction of mycophenolate mofetil and cyclosporin reduction in children with chronic transplant nephropathy. Pediatr Transplant. 2001;5:302-9.

De Mattos AM, Olyaei AJ, Bennett WM. Nephrotoxicity of immunosuppressive drugs: long-term consequences and challenges for the future. Am J Kidney Dis. 2000;35:333-46.

Dimitrov Y, Heibel F, Marcellin L, Chantrel F, Moulin B, Hannedouche T. Acute renal failure and nephrotic syndrome with alpha interferon therapy. Nephrol Dial Transplant. 1997;12:200-3.

Elzinga LW, Rosen S, Bennett WM. Dissociation of glomerular filtration rate from tubulointerstitial fibrosis in experimental chronic cyclosporine nephropathy: role of sodium intake. J Am Soc Nephrol. 1993;4:214-21.

Fabrizi F, Aghemo A, Fogazzi GB, Moroni G, Passerini P, D'Ambrosio R, Messa P. Acute tubular necrosis following interferon-based therapy for hepatitis C: case study with literature review. Kidney Blood Press Res. 2013;38(1):52-60.

Fernando M, Peake PW, Endre ZH. Biomarkers of calcineurin inhibitor nephrotoxicity in transplantation. Biomark Med. 2014;8(10):1247-62.

Feutren G, Mihatsch MJ. Risk factors for cyclosporine-induced nephropathy in patients with autoimmune diseases. International Kidney Biopsy Registry of Cyclosporine in Autoimmune Diseases. N Engl J Med. 1992;326:1654-60.

Finn WF. FK506 nephrotoxicity. Ren Fail. 1999;21:319-29.

Fioretto P, Steffes MW, Mihatsch MJ, Strm EH, Sutherland DER, Mauer M. Cyclosporine associated lesions in native kidneys of diabetic pancreas transplant recipients. Kidney Int. 1995;48:489-95.

Fujinaga S, Urushihara Y. Impact of interrupted cyclosporine treatment on the development of chronic nephrotoxicity in children with steroid-dependent nephrotic syndrome. Pediatr Nephrol. 2017;32(8):1469-70.

Gacka E, Życzkowski M, Bogacki R, Paradysz A, Hyla-Klekot L. The usefulness of determining neutrophil gelatinase-associated lipocalin concentration excreted in the urine in the evaluation of cyclosporine A nephrotoxicity in children with nephrotic syndrome. Dis Markers. 2016;2016:6872149.

Gardiner DS, Watson MA, Junor BJ, Briggs JD, More IA, Lindop GB. The effect of conversion from cyclosporin to azathioprine on renin-containing cells in renal allograft biopsies. Nephrol Dial Transplant. 1991;6:363-7.

Ghiggeri GM, Altieri P, Oleggini R, Valenti F, Ginevri F, Perfumo F, Gusmano R. Cyclosporine enhances the synthesis of selected extracellular matrix proteins by renal cells "in culture". Different cell responses and phenotype characterization. Transplantation. 1994;57:1382-8.

Grieff M, Loertscher R, Shohaib SA, Stewart DJ. Cyclosporine-induced elevation in circulating endothelin-1 in patients with solid-organ transplants. Transplantation. 1993;56:880-4.

Hadad SJ, Souza ER, Ferreira AT, Oshiro MEM, Boim MA, Razcickas CV, et al. FK506: effects on glomerular hemodynamics and on mesangial cells in culture. Kidney Int. 1995;48:56-64.

Hošková L, Málek I, Kopkan L, Kautzner J. Pathophysiological mechanisms of calcineurin inhibitor-induced nephrotoxicity and arterial hypertension. Physiol Res. 2017;66(2):167-80.

Issa N, Kukla A, Ibrahim HN. Calcineurin inhibitor nephrotoxicity: a review and perspective of the evidence. Am J Nephrol. 2013;37(6):602-12.

Jankauskiene A, Druskis V, Laurinavicius A. Cyclosporine nephrotoxicity: associated allograft dysfunction at low trough concentration. Clin Nephrol. 2001;56:S27-29.

Johnson RW, Kreis H, Oberbauer R, Brattstrom C, Claesson K, Eris J. Sirolimus allows early cyclosporine withdrawal in renal transplantation resulting in improved renal function and lower blood pressure. Transplantation. 2001;72:777-86.

Kahan BD. Potential therapeutic interventions to avoid or treat chronic allograft dysfunction. Transplantation. 2001;71(11 suppl.):SS52-57.

Kreis H. New strategies to reduce nephrotoxicity. Transplantation. 2001;72(12 suppl.):S99-104.

Lachance K, White M, de Denus S. Risk factors for chronic renal insufficiency following cardiac transplantation. Ann Transplant. 2015;20:576-87.

Lima R, Serone AP, Schor N, Higa EM. Effect of cyclosporin A on nitric oxide production in cultured LLC-PK1 cells. Ren Fail. 2001;23:43-52.

Memoli B, de Nicola L, Libetta C, Scialò A, Pacchiano G, Romano P, et al. Interleukin-2-induced renal dysfunction in cancer patients is reversed by low-dose dopamine infusion. Am J Kidney Dis. 1995;26:27-33.

Miranda-Guardiola F, Fdez-Llama P, Badia JR, Botey A, Estruch R, Darnell A, et al. Acute renal failure associated with alpha-interferon therapy for chronic hepatitis B Nephrol Dial Transplant. 1995;10:1441-3.

Myers BD, Sibley R, Newton L, Tomlanovich SJ, Boshkos C, Stinson E, et al. The long-term course of cyclosporine-associated chronic nephropathy. Kidney Int. 1988;33:590-600.

Nassar GM, Pedro P, Remmers RE, Mohanty LB, Smith W. Reversible renal failure in a patient with the hypereosinophilia syndrome during therapy with alpha interferon. Am J Kidney Dis. 1998;31:121-6.

Neumayer HH, Kunzendorf U, Schreiber M. Protective effects of calcium antagonists in human renal transplantation. Kidney Int. 1992;(suppl. 36):S87-S93.

Olyaei AJ, de Mattos AM, Bennett WM. Nephrotoxicity of immunosuppressive drugs: new insight and preventive strategies. Curr Opin Crit Care. 2001;7:384-9.

Orvain C, Augusto JF, Besson V, Marc G, Coppo P, Subra JF, Sayegh J. Thrombotic microangiopathy due to acquired ADAMTS13 deficiency in a patient receiving interferon-beta treatment for multiple sclerosis. Int Urol Nephrol. 2014;46(1):239-42.

Perico N, Ruggenenti P, Gaspari F, Mosconi L, Benigni A, Amuchastegui CS, et al. Daily renal hypoperfusion induced by cyclosporine in patients with renal transplantation. Transplantation. 1992;54:56-60.

Pescovitz MD, Govani M. Sirolimus and mycophenolate mofetil for calcineurin-free immunosuppression in renal transplant recipients. Am J Kidney Dis. 2001;38(4 suppl. 2):S16-21.

Platz KP, Mueller AR, Blumhardt G, Bechstein WO, Kahl, Neuhaus P, et al. Nephrotoxicity following orthotopic liver transplantation. A comparison between cyclosporine and FK506. Transplantation. 1994;58:170-8.

Plosker GL, Foster RH. Tacrolimus: a further update of its pharmacology and therapeutic use in the management of organ transplantation. Drugs. 2000;59:323-89.

Rosen S, Greenfeld Z, Brezis M. Chronic cyclosporine-induced nephropathy in the rat. A medullary ray and inner stripe injury. Transplantation. 1990;49:445-52.

Roullet JB, Xue H, Burdmann EA, Chapman J, McCarron DA, Bennett WM. Cardiovascular consequences of immunosuppressive drug treatment: a comparative study of cyclosporine A and cyclosporine G. Transplant Proc. 1995;27:346-7.

Schnuelle P, van der Heide JH, Tegzess A, Verburgh CA, Paul LC, van der Woude FJ, Fijter JW de. Open randomized trial comparing early withdrawal of either cyclosporine or mycophenolate mofetil in stable renal transplant recipients initially treated with a triple drug regimen. J Am Soc Nephrol. 2002;13:536-43.

Shehata M, Cope GH, Johnson TS, Raftery AT, El Nahas AM. Cyclosporine enhances the expression of TGF-b in the juxtaglomerular cells of the rat kidney. Kidney Int. 1995;48:1487-96.

Shimizu T, Tanabe K, Tokumoto T, Ishikawa N, Shinmura H, Oshima H, et al. Clinical and histological analysis of acute tacrolimus (TAC) nephrotoxicity in renal allografts. Clin Transplant. 1999;13(suppl 1):48-53.

Shrestha BM. Two decades of tacrolimus in renal transplant: basic science and clinical evidences. Exp Clin Transplant. 2017;15(1):1-9.

Stein DF, Ahmed A, Sunkhara V, Khalbuss W. Collapsing focal segmental glomerulosclerosis with recovery of renal function: an uncommon complication of interferon therapy for hepatitis C. Dig Dis Sci. 2001;46:530-5.

Stillman IE, Andoh TF, Burdmann EA, Bennett WM, Rosen S. FK506 nephrotoxicity: morphologic and physiologic characterization of a rat model. Lab Invest. 1995;73:794-803.

Vieira JM Jr, Noronha IL, Malheiros DM, Burdmann EA. Cyclosporine-induced interstitial fibrosis and arteriolar TGF-beta expression with preserved renal blood flow. Transplantation. 1999;68:1746-53.

Young B, Burdmann EA, Johnson RJ, Alpers CE, Giachelli CM, Eng E, et al. Cellular proliferation and macrophage influx precede interstitial fibrosis in cyclosporine nephrotoxicity. Kidney Int. 1995;48:439-48.

Young B, Burdmann EA, Johnson RJ, Andoh T, Bennett WM, Couser WG, Alpers CE. Cyclosporine A induced arteriolopathy in a rat model of chronic cyclosporine nephropathy. Kidney Int. 1995;48:431-8.

Zhang W, Fung J. Limitations of current liver transplant immunosuppressive regimens: renal considerations. Hepatobiliary Pancreat Dis Int. 2017;16(1):27-32.

Agentes anticancerígenos

Agraharkar M, Nerenstone S, Palmisano J, Kaplan AA. Carboplatin-related hematuria and acute renal failure. Am J Kidney Dis. 1998;32:E5.

Aronoff GR. Drug prescribing in renal failure: dosing guidelines for adults and children. 5. ed. Philadelphia: American College of Physicians; [London: Royal Society of Medicine, distributor]; 2007.

Berns JS, Ford PA. Renal toxicities of antineoplastic drugs and bone marrow transplantation. Semin Nephrol. 1997;17:54-66.

Bhat ZY, Cadnapaphornchai P, Ginsburg K, Sivagnanam M, Chopra S, Treadway CK, et al. Understanding the risk factors and long-term consequences of cisplatin-associated acute kidney injury: an observational cohort study. PLoS One. 2015;10(11):e0142225.

Brillet G, Deray, G, Jacquiaud C, Mignot L, Bunker D, Meillet D, et al. Long-term renal effect of cisplatin in man. Am J Nephrol. 1994;14:81-4.

Casanova AG, Hernández-Sánchez MT, López-Hernández FJ, Martínez-Salgado C, Prieto M, Vicente-Vicente L, Morales AI. Systematic review and meta-analysis of the efficacy of clinically tested protectants of cisplatin nephrotoxicity. Eur J Clin Pharmacol. 2020;76(1):23-33.

Cendron M. Reflux nephropathy. J Pediatr Urol. 2008;4(6):414-21.

Erdlenbruch B, Nier M, Kern W, Hiddemann W, Pekrun A, Lakomek M. Pharmacokinetics of cisplatin and relation to nephrotoxicity in paediatric patients. Eur J Clin Pharmacol. 2001;57:393-402.

Farry JK, FLombaum CD, Latcha S. Long term renal toxicity of ifosfamide in adult patients – 5 year data. Eur J Cancer. 2012;48(9):1326-31.

Ghahramani N. Silica nephropathy. Int J Occup Environ Med. 2010;1(3):108-15.

Greil J, Wyss PA, Ludwig K, Bonakdar S, Scharf J, Beck JD, Ruder H. Continuous plasma resin perfusion for detoxification of methotrexate. Eur J Pediatr. 1997;156:533-6.

Iff S, Craig JC, Turner R, Chapman JR, Wang JJ, Mitchell P, et al. Reduced estimated GFR and cancer mortality. Am J Kidney Dis. 2014;63(1):23-30.

Izzedine H, Isnard-Bagnis C, Launay-Vacher V, Mercadal L, Tostivint I, Rixe O et al. Gemcitabine-induced thrombotic microangiopathy: a systematic review. Nephrol Dial Transplant. 2006;21(11):3038-45.

Kaissling B, Le Hir M. The renal cortical interstitium: morphological and functional aspects. Histochem Cell Biol. 2008;130(2):247-62.

Kawabata K, Makino H, Nagake Y, Tokioka H, Matsumi M, Morita Y, et al. A case of methotrexate-induced acute renal failure successfully treated with plasma perfusion and sequential hemodialysis. Nephron. 1995;71:233-4.

Kepka L, De Lassence A, Ribrag V, Gachot B, Blot F, Theodore C, et al. Successful rescue in a patient with high dose methotrexate-induced nephrotoxicity and acute renal failure. Leuk Lymphoma. 1998;29:205-9.

Kintzel PE. Anticancer drug-induced kidney disorders. Drug Saf. 2001;24:19-38.

Knijnenburg SL, Mulder RL, Schouten-Van Meeteren AY, Bökenkamp A, Blufpard H, van Dulmen-den-Broeder E, et al. Early and late renal adverse effects after potentially nephrotoxic treatment for childhood cancer. Cochrane Database Syst Rev. 2013;(10):CD008944.

Kopecna L. Late effects of anticancer therapy on kidney function in children with acute lymphoblastic leukemia. Bratisl Lek Listy. 2001;102:357-60.

Kremer JM, Petrillo GF, Hamilton RA. Pharmacokinetics and renal function in patients with rheumatoid arthritis receiving a standard dose of oral weekly methotrexate: association with significant decreases in creatinine clearance and renal clearance of the drug after 6 months of therapy. J Rheumatol. 1995;22:38-48.

Lajer H, Daugaard G. Cisplatin and hypomagnesemia. Cancer Treat Rev. 1999;25:47-58.

Lameire N. Nephrotoxicity of recent anti-cancer agents. Clin Kidney J. 2014;7(1):11-22.

Li H, Xu J, Bai Y, Zhang S, Cheng M, Jin J. Nephrotoxicity in patients with solid tumors treated with anti-PD-1/PD-L1 monoclonal antibodies: a systematic review and meta-analysis. Invest New Drugs. 2021;39(3):860-70.

Malyszko J, Kozlowska K, Kozlowski L, Malyszko J. Nephrotoxicity of anticancer treatment. Nephrol Dial Transplant. 2017;32(6):924-936.

Mena AC, Pulido EG, Guillén-Ponce C. Understanding the molecular-based mechanism of action of the tyrosine kinase inhibitor: sunitinib. Anticancer Drugs. 2010;21(suppl. 1):S3-11.

Narins RG, Carley M, Bloom EJ, Harrison DS. The nephrotoxicity of chemotherapeutic agents. Sem Nephrol. 1990;10:556-64.

Oymak O. Contrast media induced irreversible acute renal failure in a patient treated with intraperitoneal cisplatin. Clin Nephrol. 1995;44:135-6.

Perazella MA. Onco-nephrology: renal toxicities of chemotherapeutic agents. Clin J Am Soc Nephrol. 2012;7(10):1713-21.

Persons DA, Garst J, Vollmer R, Crawford J. Tumor lysis syndrome and acute renal failure after treatment of non-small-cell lung carcinoma with combination irinotecan and cisplatin. Am J Clin Oncol. 1998;21:426-9.

Peters C, Rushton HG. Vesicoureteral reflux associated renal damage: congenital reflux nephropathy and acquired renal scarring. J Urol. 2010;184(1):265-73.

Sabath E, Robles-Osorio ML. Renal health and the environment: heavy metal nephrotoxicity. Nefrologia. 2012;32(3):279-86.

Sato K, Watanabe S, Ohtsubo A, Shoji S, Ishikawa D, Tanaka T, et al. Nephrotoxicity of cisplatin combination chemotherapy in thoracic malignancy patients with CKD risk factors. BMC Cancer. 2016;16:222.

Sauer M, Rydholm N, Piatkowski J, Lewis V, Steiner M. Nephrotoxicity due to intermediate-dose methotrexate without rescue in an obese adolescent with acute lymphoblastic leukemia. Pediatr Hematol Oncol. 2002;19:135-40.

Seguro AS, Shimizu MHM, Kudo LH, Rocha AS. Renal concentration defect induced by cisplatin – the role of thick ascending limb and papillary collecting duct. Am J Nephrol. 1989;9:59-65.

Soderland P, Lovekar S, Weiner DE, Brooks DR, Kaufman JS. Chronic kidney disease associated with environmental toxins and exposures. Adv Chronic Kidney Dis. 2010;17(3):254-64.

Troxell ML, Higgins JP, Kambham N. Antineoplastic treatment and renal injury: an update on renal pathology due to cytotoxic and targeted therapies. Adv Anat Pathol. 2016;23(5):310-29.

Widemann BC, Adamson PC. Understanding and managing methotrexate nephrotoxicity. Oncologist. 2006;11(6):694-703.

Nefropatia tubulointersticial

Ayasreh-Fierro N, Ars-Criach E, Lopes-Martín V, Arce-Terroba Y, Ruiz-Del Prado P, Ballarín-Castán J, Torra-Balcells R. Familial chronic interstitial nephropathy with hyperuricaemia caused by the UMOD gene. Nefrologia. 2013;33(4):587-92.

Bleyer AJ, Kidd K, Živná M, Kmoch S. Autosomal dominant tubulointerstitial kidney disease. Adv Chronic Kidney Dis. 2017;24(2):86-93.

Boor P, Ostendorf T, Floege J. Renal fibrosis: novel insights into mechanisms and therapeutic targets. Nat Rev Nephrol. 2010;6(11):643-56.

Border WA, Noble NA, Yamamoto T, Harper JR, Yamaguchi Yu, Pierschbacher MD, Ruoslahti E. Natural inhibitor of transforming grow factor-b protects against scarring in experimental kidney disease. Nature. 1992;360:361-4.

Boton R, Gaviria M, Batlle DC. Prevalence, pathogenesis and treatment of renal dysfunction associated with chronic lithium therapy. Am J Kidney Dis. 1990;10:329-45.

Butkowski RJ, Kleppel MM, Katz A, Michael AF, Fish AJ. Distribution of tubulointerstitial nephritis antigen and evidence for multiple forms. Kidney Int. 1991;40:838-46.

Cameron JS. Allergic interstitial nephritis: clinical features and pathogenesis. Q J Med. 1988;66:97-115.

Cameron JS. Immunologically mediated interstitial nephritis: primary and secondary. Adv Nephrol. 1989;18:207-48.

Cameron JS. Tubular and interstitial factors in the progression of glomerulonephritis. Pediatr Nephrol. 1992;6:292-303.

Dharmarajan TS, Yoo J, Russell RO, Boateng YA. Acute post streptococcal interstitial nephritis in an adult and review of the literature. Int Urol Nephrol. 1999;31:145-8.

Eddy AA. Experimental insights into the tubulointerstitial disease accompanying primary glomerular lesions. J Am Soc Nephrol. 1994;5:1273-87.

Eknoyan G, McDonald MA, Appel D, Truong LD. Chronic tubulointerstitial nephritis: correlation between structural and functional findings. Kidney Int. 1990;38:736-43.

Elseviers MM, de Broe ME. Diagnostic criteria of analgesic nephropathy in patients with end-stage renal failure. Renal Fail. 1993;15:435-7.

Evans M, Elinder CG. Chronic renal failure from lead: myth or evidence-based fact? Kidney Int. 2011 Feb;79(3):272-9.

Fisher AA, Le Couteur DG. Nephrotoxicity and hepatotoxicity of histamine H2 receptor antagonists. Drug Saf. 2001;24:39-57.

François H, Mariette X. Renal involvement in primary Sjögren syndrome. Nat Rev Nephrol. 2016;12(2):82-93.

González E, Gutiérrez E, Galeano C, Chevia C, de Seguera P, Bernis C, et al; Grupo Madrileño De Nefritis Intersticiales. Early steroid treatment improves the recovery of renal function in patients with drug-induced acute interstitial nephritis. Kidney Int. 2008;73(8):940-6.

Graham F, Lord M, Froment D, Cardinal H, Bollée G. The use of gallium-67 scintigraphy in the diagnosis of acute interstitial nephritis. Clin Kidney J. 2016;9(1):76-81.

Grünfeld JP, Rossier BC. Lithium nephrotoxicity revisited. Nat Rev Nephrol. 2009;5:270-6.

Haas M, Spargo BH, Wit EJ, Meehan SM. Etiologies and outcome of acute renal insufficiency in older adults: a renal biopsy study of 259 cases. Am J Kidney Dis. 2000;35:433-47.

Harris DC. Tubulointerstitial renal disease. Curr Opin Nephrol Hypertens. 2001;10:303-13.

Hewitson TD. Renal tubulointerstitial fibrosis: common but never simple. Am J Physiol Renal Physiol. 2009;296(6):F1239-44.

Hruska KA. Treatment of chronic tubulointerstitial disease: a new concept. Kidney Int. 2002;61:1911-22.

Järup L, Persson B, Edling C, Elinder CG. Renal function impairment in workers previously exposed to cadmium. Nephron. 1993;64:75-81.

Joaquim AI, Mendes GE, Ribeiro PF, Baptista MA, Burdmann EA. Ga-67 scintigraphy in the differential diagnosis between acute interstitial nephritis and acute tubular necrosis: an experimental study. Nephrol Dial Transplant. 2010;25(10):3277-82.

Josephson MA, Chiu MY, Woodle ES, Thistlethwaite JR, Haas M. Drug-induced acute interstitial nephritis in renal allografts: histopathologic features and clinical course in six patients. Am J Kidney Dis. 1999;34:540-8.

Kelly CJ, Neilson EG. Tubulointerstitial diseases. In: Brenner BM, editor. The kidney. v. 2. 5. ed. Philadelphia: W.B. Saunders; 1996. p. 1655-79.

Kelly CJ, Roth DA, Meyers CM. Immune recognition and response to renal interstitium. Kidney Int. 1991;39:518-30.

Kelly CJ. T cell regulation of autoimmune interstitial nephritis. J Am Soc Nephrol. 1990;1:140-9.

Krishnan N, Perazella MA. The role of PET scanning in the evaluation of patients with kidney disease. Adv Chronic Kidney Dis. 2017;24(3):154-61.

Kuncio GS, Neilson EG, Haverty T. Mechanisms of tubulointerstitial fibrosis. Kidney Int. 1991;39:550-6.

Leeaphorn N, Stokes MB, Ungprasert P, Lecates W. Idiopathic granulomatous interstitial nephritis responsive to mycophenolate mofetil therapy. Am J Kidney Dis. 2014;63(4):696-9.

Legendre M, Devilliers H, Perard L, Groh M, Nefti H, Dussol B, et al. Clinicopathologic characteristics, treatment, and outcomes of tubulointerstitial nephritis and uveitis syndrome in adults: a national retrospective strobe-compliant study. Medicine (Baltimore). 2016;95(26):e3964.

Leven C, HUDIER L, PICARD S, Longuet H, Lorcy N, Cam G, et al. [Prospective study of drug-induced interstitial nephritis in eleven French nephrology units]. Presse Med. 2014;43(11):e369-76.

Meeus F, Rossert J, Druet P. Cellular immunity in interstitial nephropathy. Renal Fail. 1993;15:325-9.

Michel DM, Kelly CJ. Acute interstitial nephritis. J Am Soc Nephrol. 1998;9:506-15.

Michielsen P, de Schepper, P. Trends of analgesic nephropathy in two high-endemic regions with different legislation. J Am Soc Nephrol. 2001;12:550-6.

Moledina DG, Perazella MA. PPIs and kidney disease: from AIN to CKD. J Nephrol. 2016;29(5):611-6.

Muriithi AK, Leung N, Valeri AM, Cornell LD, Sethi S, Fidler ME, Nasr SH. Biopsy-proven acute interstitial nephritis, 1993-2011: a case series. Am J Kidney Dis. 2014;64(4):558-66.

Muriithi AK, Leung N, Valeri AM, Cornell LD, Sethi S, Fidler ME, Nasr SH. Clinical characteristics, causes and outcomes of acute interstitial nephritis in the elderly. Kidney Int. 2015;87(2):458-64.

Muriithi AK, NAsr SH, Leung N. Utility of urine eosinophils in the diagnosis of acute interstitial nephritis. Clin J Am Soc Nephrol. 2013;8(11):1857-62.

Nast CC. Medication-Induced Interstitial Nephritis in the 21st Century. Adv Chronic Kidney Dis. 2017;24(2):72-9.

Nath KA. Tubulointerstitial damage as a major determinant in the progression of renal damage. Am J Kidney Dis. 1992;20:1-17.

Neilson EG. Pathogenesis and therapy of interstitial nephritis. Kidney Int. 1989;35:1257-70.

Ong ACM, Fine LG. Tubular-derived growth factors and cytokine in the pathogenesis of tubulointerstitial fibrosis: implications in human renal disease progression. Am J Kidney Dis. 1994;23:205-8.

Orantes-Navarro CM, Herrera-Valdés R, Almaguer-López M, López-Marín L, Vela-Parada XF, Hernandez-Cuchillas M, Barba LM. Toward a Comprehensive Hypothesis of Chronic Interstitial Nephritis in Agricultural Communities. Adv Chronic Kidney Dis. 2017;24(2):101-6.

Osuka MD, Lovita L, Crystal JT. Clinical manifestations and management of acute lithium intoxication. Am J Med. 1994;97:383-9.

Porter GA. Uric acid nephropathy. In: Bennett WM, editor. Drugs and renal disease. New York: Churchill-Livingstone; 1986. p. 142.

Powars DR, Elliott-Mills DD, Chan L, Niland J, Hiti AL, Opas LM, Johnson C, et al. Chronic renal failure in sickle cell disease: risk factors, clinical course and mortality. Annals Inter Med. 1991;115:614-20.

Praga M, Sevillano A, Auñón P, González E. Changes in the aetiology, clinical presentation and management of acute interstitial nephritis, an increasingly common cause of acute kidney injury. Nephrol Dial Transplant. 2015;30(9):1472-9.

Preddie DC, Markowitz GS, Radhakrishnan J, Nickolas TL, D'Agati VD, Schwimmer JA, et al. Mycophenolate mofetil for the treatment of interstitial nephritis. Clin J Am Soc Nephrol. 2006;1(4):718-22.

Prendecki M, Tanna A, Salama AD, Tam FW, Cairns T, Taube D, et al. Long-term outcome in biopsy-proven acute interstitial nephritis treated with steroids. Clin Kidney J. 2017;10(2):233-39.

Raghavan R, Shawar S. Mechanisms of Drug-Induced Interstitial Nephritis. Adv Chronic Kidney Dis. 2017;24(2):64-71.

Rossert J. Drug-induced acute interstitial nephritis. Kidney Int. 2001;60:804-17.

Sandler DP, Smith JC, Weinberg CR, Buckalew VM Jr, Dennis VW, Blythe WB, Burgess WP. Analgesic use and chronic renal disease. N Engl J Med. 1989;320:1238-43.

Schwarz A, Krause PH, Kunzendorf U, Keller F, Distler A. The outcome of acute interstitial nephritis: risk factors for the transition from acute to chronic interstitial nephritis. Clin Nephrol. 2000;54(3):179-90.

Shah S, Carter-Monroe N, Atta MG. Granulomatous interstitial nephritis. Clin Kidney J. 2015;8(5):516-23.

Silva Junior GB, Daher EDE F, Pires Neto RDA J, Pereira ED, Meneses GC, Araújo SM, Barros EJ. Leprosy nephropathy: a review of clinical and histopathological features. Rev Inst Med Trop Sao Paulo. 2015;57(1):15-20.

Stiborová M, Arlt VM, Schmeiser HH. Balkan endemic nephropathy: an update on it's a etiology. Arch Toxicol. 2016;90(11):2595-615.

Vanherweghem J-L, Abramowicz D, Tielemans C, Depierreux M. Effects of steroids on the progression of renal failure in chronic interstitial renal fibrosis: a pilot study in Chinese herbs nephropathy. Am J Kidney Dis. 1996;27:209-15.

Wedeen RP. Environmental renal disease: lead, cadmium, and Balkan endemic nephropathy. Kidney Int. 1991;34(suppl.):4-8.

Wilson CB. Nephritogenic tubulointerstitial antigens. Kidney Int. 1991;39:501-17.

Wolf G, Neilson EG. Molecular mechanisms of tubulointerstitial hypertrophy and hyperplasia. Kidney Int. 1991;39:401-20.

Woodruff AE, Meaney CJ, Hansen EA, Prescott GM. Azithromycin-induced, biopsy-proven acute interstitial nephritis in an adult successfully treated with low-dose corticosteroids. Pharmacotherapy. 2015;35(11):e169-74.

Zeisberg M, Neilson EG. Mechanisms of tubulointerstitial fibrosis. J Am Soc Nephrol. 2010;21(11):1819-34.

Zeisberg M, Strutz F, Muller GA. Renal fibrosis: an update. Curr Opin Nephrol. Hypertens. 2001;10:315-20.

Zuliani E, Zwahlen H, Gilliet F, Marone C. Vancomycin-induced hypersensitivity reaction with acute renal failure: resolution following cyclosporine treatment. Clin Nephrol. 2005;64(2):155-8.

24 Infecção do Trato Urinário

Daltro Zunino • Rafael Fernandes Romani

INTRODUÇÃO

A infecção do trato urinário (ITU) compreende a colonização bacteriana da urina e a infecção de várias estruturas que formam o aparelho urinário, desde a uretra até o parênquima renal. As ITUs estão entre as infecções bacterianas mais comuns, com alta recorrência.

A ITU abrange uma grande variedade de síndromes clínicas, desde quadros assintomáticos, praticamente sem sequelas, como a bacteriúria assintomática, até quadros graves, como a urosepse, com índices elevados de mortalidade.

Sobretudo, trata-se de uma doença de crianças, mulheres jovens e idosos. As crianças são as que apresentam maior risco em adquirir lesões graves e, eventualmente, com episódios repetidos e, quando de acometimento bilateral e associado a alterações como refluxo vesicoureteral (RVU) maciço, processos obstrutivos ou outros fatores de risco, evoluir com hipertensão arterial e doença renal crônica. Para que se possa evitar tal evolução, é necessário identificar as bactérias virulentas e os indivíduos suscetíveis.

O diagnóstico definitivo requer cultura positiva de amostra da urina, coletada com controle rígido de assepsia, mas deve ser antecipado com os dados clínicos, do exame físico e o exame microscópico da urina, associado às tiras reativas para o tratamento imediato.

O significado clínico e consequências das várias formas de ITU devem ser determinados pela história clínica, incluindo idade e sexo, exame físico, além de dados laboratoriais e de imagem, ainda que haja uma condição fundamental para todas as situações: diagnóstico e tratamento imediatos, possibilitando uma menor incidência de pacientes (crianças e adultos) com sequelas graves. E, para atingir essas finalidades, é essencial, cada vez mais, atuar decisivamente na cura da ITU, ameaçada pelo aumento "catastrófico" da resistência antimicrobiana, como assinala a Organização Mundial de Saúde (OMS).

Os vários aspectos da ITU, tanto no adulto quanto na criança, são, em sua grande maioria, similares e, dado que em muitos locais a criança, já a partir dos 12 anos de idade, é considerada "adulta", um equívoco evidente, torna-se importante que nefrologistas de adultos estejam familiarizados com os vários aspectos da ITU também nessa faixa etária.

O objetivo deste capítulo é oferecer a clínicos gerais, urologistas e nefrologistas uma visão do que o autor entende ser o manejo adequado da ITU quanto a seus aspectos de diagnóstico, prevenção e tratamento.

EPIDEMIOLOGIA

A ITU surge em ambos os sexos e em todas as idades. Nos jovens, é 20 a 30 vezes mais frequente na mulher que no homem. O padrão das infecções difere em homens e mulheres: naqueles são mais comuns nos extremos da vida e, nas mulheres, aumentam com a idade.

Infecções agudas não complicadas ocorrem como episódios de cistite, em vários milhões de pessoas, e de pielonefrite em aproximadamente 250 mil pessoas/ano, nos EUA. As infecções complicadas são associadas a uma grande variedade de doenças, responsabilizando-se por 5 em cada 100 internações hospitalares, frequentemente na grande maioria associadas à sondagem vesical de demora.

A bacteriúria assintomática ocorre em 1 a 2% dos recém-nascidos, sendo o sexo masculino mais acometido que o feminino, e não circuncidados apresentando risco ainda maior. Já depois do 1º ano de vida, as ITUs são mais frequentes (1,2%) em meninas, com prevalência entre 5 e 18 anos, e 0,03% em meninos. A incidência em meninas é de 0,4% ao ano, não afetada pela menarca. A frequência cumulativa de bacteriúria assintomática em mulheres jovens é de 5%, aumentando 1% a cada década, com acentuações no início da atividade sexual e na gravidez, variando nesta de 2 a 6%, com prevalência entre 3 e 7%, a partir dos 16 anos. Bem menos frequente em homens (0,008%), volta a ser mais comum em idosos de ambos os sexos (5,4 a 43% em mulheres e 1,5 a 21% em homens).

Pode-se prevenir a pielonefrite aguda (PNA) durante o 3º trimestre da gravidez pela triagem e o tratamento precoce da bacteriúria assintomática.

Infecções associadas ao cateter são muito frequentes e ocorrem em qualquer idade, devendo-se seguir normas estritas quanto a sua indicação e cuidados em sua manutenção para minimizar os riscos.

CONCEITOS E TERMINOLOGIA NAS INFECÇÕES DO TRATO URINÁRIO

Define-se infecção bacteriana pela localização e multiplicação, no trato urinário, de bactérias obtidas na cultura de urina, na maior parte das vezes com contagem $\geq 10^5$ UFC/mℓ de urina.

Em virtude do achado frequente e intermitente de contagens inferiores, estabeleceu-se, a partir de 1982, que o diagnóstico de ITU em mulheres jovens sintomáticas com leucocitúria seria definido com a contagem $\geq 10^2$ UFC/mℓ.

A Infectious Diseases Society of America (IDSA) define a presença de 10^3 UFC/mℓ para o diagnóstico de cistite e 10^5 UFC/mℓ para a pielonefrite. Contagens baixas podem ser encontradas em culturas positivas para o *Staphylococcus saprophyticus* e outras bactérias gram-positivas, que requerem maior tempo de crescimento, e, também, em amostras obtidas por cateterismo ou punção suprapúbica.

Para os homens que apresentam índices de contaminação mais baixos, contagem ≥ 10^3 UFC/mℓ de urina é compatível com cistite, e a IDSA define como pielonefrite uma contagem ≥ 10^5 UFC/mℓ. A colonização bacteriana em pacientes com sonda vesical de demora é comum, tornando-se difícil, por vezes, distingui-la de ITU sintomática, com necessidade de terapêutica. Também em crianças encontra-se bacteriúria com contagens menores a 10^5 UFC/mℓ, fato que parece não estar descrito na literatura.

Algumas situações contribuem para o crescimento menor de bactérias na urocultura na vigência de infecção, como:

- Uso de antibacterianos à época da realização da urocultura, antecedendo (3 a 4 dias), na vigência ou logo após o término de sua utilização
- Presença de bactérias com crescimento lento, como as gram-positivas
- Hiper-hidratação do paciente
- Coleta da amostra de urina pouco tempo após uma micção prévia
- Contaminação da urina com material utilizado na limpeza da genitália e da região periuretral.

As manifestações clínicas da ITU, aguda ou crônica, estão relacionadas com sua localização no trato urinário, os agentes etiológicos, a gravidade da infecção, possíveis alterações anatômicas ou neurológicas e a resposta do paciente.

Define-se a ITU como sintomática ou assintomática na dependência da existência ou não de sintomas e sinais clínicos mais ou menos específicos, acompanhando o diagnóstico bacteriológico. É aguda ou recorrente quando se está diante de um caso sintomático atual ou de outro com episódios repetidos (mais de três episódios no intervalo de 1 ano) e inequivocamente diagnosticados como infecção.

A PNA refere-se à infecção alta, ou seja, dos rins e da pelve, e a cistite, quando localizada na bexiga. A síndrome uretral não é mais incluída entre as ITUs, mas faz parte do complexo sindrômico cistite intersticial/síndrome da bexiga dolorosa, associada à dor pélvica crônica. A cura é indicada pela urocultura negativa e/ou normalização dos dados da urinálise, durante ou imediatamente após o término do tratamento.

Nas mulheres com ITU recorrente, é importante estabelecer esse diagnóstico, para evitar confusão com falha do tratamento não diagnosticada ou episódios imediatos de reinfecção ou recidiva. A falha no tratamento deve ser entendida como falha na erradicação da bacteriúria durante o tratamento, evitando-se confusão entre recidiva e recorrência. Essa possibilidade é rara, mesmo com a utilização inicialmente empírica da medicação adequada, conforme o padrão local de sensibilidade ou utilizando-se o antibiograma. Nessa situação, deve-se lembrar de fatores como aderência do paciente, ocorrência de vômitos, concentrações inadequadas do medicamento na urina, erro nos testes de laboratório e, mesmo, falha na absorção da medicação (incomum).

Afirma-se que há reinfecção quando esta ocorre após a cura aparente, com cepas diferentes. Quando a recorrência é do mesmo patógeno, por vezes torna-se impossível distinguir recidiva de reinfecção. A recidiva é definida pela recorrência da bacteriúria com o mesmo organismo nas 3 semanas após o tratamento durante o qual a urina era estéril; são necessárias, então, para esse diagnóstico, culturas anteriormente, no decorrer e depois do tratamento. Essas situações requerem avaliação para ITU complicada (cálculos, doenças císticas, prostatite, imunossupressão etc.).

Existe consenso quanto à necessidade de estabelecer inicialmente uma distinção clínica entre ITU complicada e não complicada, conforme a ausência ou presença de fatores de risco que, eventualmente, possam dificultar o tratamento ou provocar lesão renal com mais facilidade. No entendimento dos autores deste capítulo, essa distinção não é útil nem, por vezes, possível no paciente ao acaso, não sendo necessária uma investigação complementar na maioria dos pacientes incidentes, embora seja possível obter dados clínicos sobre vários fatores de risco, como diabetes melito, imunossupressão, história prévia de litíase etc. Contudo, a realização de ultrassonografia, aliada aos dados clínicos, com história e exame físico detalhados, deve ser realizada em pacientes com sinais de gravidade, sintomas persistentes após 48 a 72 horas de tratamento e na suspeita de obstruções do trato urinário. Esses dados podem definir, no atendimento de emergência, a necessidade, o tempo e a via de aplicação da medicação naquele episódio, frequentemente indicando a necessidade de outros procedimentos diagnósticos, intervenções urológicas e hospitalização.

> **! PONTOS-CHAVE**
>
> - A ITU é uma das infecções mais comuns na prática médica, surgindo mais frequentemente no sexo feminino
> - A ITU está associada a elevada morbidade em gestantes e em crianças e idosos, quando associada, nestes últimos, a anormalidades anatômicas do trato urinário
> - As ITUs não complicadas e complicadas, se diagnosticadas e tratadas de imediato, na maioria das vezes não causam lesão renal em adultos
> - Crianças estão particularmente sujeitas a lesões permanentes, dadas as dificuldades do diagnóstico em idade precoce e a consequente demora no tratamento, além de apresentarem, com maior frequência, anormalidades, como processos obstrutivos, funcionais ou orgânicos.

PATOGÊNESE

A interação entre bactéria infectante e as características do epitélio urinário representa a base da patogênese nessa doença. Diversos fatores relacionados com as bactérias predispõem ao desenvolvimento e à recorrência da ITU, incluindo colonização periuretral e virulência da bactéria. As bactérias uropatogênicas derivadas da microbiota fecal apresentam características que possibilitam a aderência, o crescimento e a resistência às defesas do hospedeiro, resultando em colonização e ITU. A *Escherichia coli* uropatogênica (ECUP) permanece o patógeno mais frequentemente isolado nos pacientes com ITU, além de a maioria dos dados bacterianos derivar de pesquisas com essa bactéria.

A ITU tem como origem:

- Colonização com infecção ascendente
- Disseminação hematogênica
- Via linfática, possível, mas controversa, e não suficientemente comprovada.

As enterobacteriáceas originam-se da microbiota fecal, colonizam as regiões perineal, vaginal, periuretral e uretral distal, e, facilitadas pela turbulência do jato urinário, localizam-se e multiplicam-se na bexiga. A via ascendente é a forma mais comum de infecção.

Múltiplos fatores bacterianos, genéticos, biológicos e comportamentais predispõem crianças e mulheres jovens, mais frequentemente, à ITU complicada e não complicada.

Fatores bacterianos

Os genes das ECUP codificam vários fatores de virulência – adesinas, protectinas, sideróforos e toxinas –, também sintetizando substâncias naturais que facilitam a colonização do trato urogenital. Esses fatores, atuando em cadeia, iniciando pela fixação ao urotélio e terminando pela lesão tecidual, devem se sobrepor aos mecanismos imunológicos de defesa do hospedeiro.

A maioria das bactérias causadoras de ITU tem a capacidade de aderir às células do epitélio urinário ou à uromucoide, prevenindo o *wash-out* e possibilitando a invasão bacteriana. Essa aderência está associada à existência de fímbrias ou *pilli*, filamentos proteicos que existem na superfície de bactérias gram-negativas uropatogênicas. As fímbrias são responsáveis pela aderência da bactéria ao urotélio e pela transmissão de informações genéticas para outras bactérias por meio dos plasmídios. As cepas tipo fimbriadas, tendo a manose ou a proteína de Tamm-Horsfall como receptores, e as cepas P_1 fimbriadas, ligadas ao grupo sanguíneo P em hemácias e células epiteliais, sendo o receptor parte de um glicoesfingolipídio (Gal-Gal), estão associadas à ocorrência de cistite e pielonefrite, respectivamente, como também à colonização vesical e resposta inflamatória.

Além desses elementos, as enterobacteriáceas dispõem de estruturas e substâncias flagelares (antígeno H), capsulares (antígeno K) e lipopolissacarídios (antígeno O), responsáveis pela motilidade, a resistência à fagocitose e a antigenicidade, respectivamente. Outros fatores que contribuem para a virulência bacteriana são a hemolisina, lisando hemácias, e a aerobactina, quelante do ferro, elemento importante para o desenvolvimento bacteriano. A permanência de algumas cepas de *E. coli* uropatogênicas e outras bactérias, em reservatórios intracelulares do urotélio na bexiga, formando um biofilme, poderia explicar a recorrência das infecções e a resistência à resposta imune do hospedeiro.

Fatores do hospedeiro

Com relação aos fatores comportamentais, já é conhecida a maior prevalência da ITU em mulheres, em relação ao início e à maior atividade sexual e à utilização de espermicidas. Também o uso pregresso, inadequado ou necessário de antibióticos, alterando a microflora vaginal normal constituída principalmente de lactobacilos e estafilococos, que estabelecem proteção à infecção com uropatógenos, facilita a colonização vaginal pela *E. coli*. No homem, o maior comprimento da uretra, o maior fluxo urinário e, também, o fator antibacteriano prostático contribuem para uma menor incidência de ITU. Eventualmente, pode haver persistência da infecção com a mesma bactéria a partir de um foco inaparente, como cálculo infectado ou próstata. A disfunção miccional, promovendo esvaziamento vesical incompleto, e a constipação intestinal, comprimindo e alterando o funcionamento normal da bexiga, favorecem a recorrência da ITU. Em qualquer período etário, tanto no sexo masculino quanto no feminino, toda e qualquer condição congênita ou adquirida, orgânica ou funcional, que promova, em maior ou menor grau, estase da urina, deve ser minuciosamente investigada, no intuito de diminuir o risco de lesões futuras.

Fatores genéticos

Entre eles, observou-se a capacidade da proteína de Tamm-Horsfall e de receptores uroteliais celulares de impedir a aderência da *E. coli* tipo fimbriada, constituindo-se em eficiente defesa contra a ITU causada por bactérias uropatogênicas. Pacientes não secretores de antígenos do grupo sanguíneo ABO mais frequentemente apresentam cistite recorrente. Mulheres e crianças com o fenótipo do grupo sanguíneo P_1 apresentam risco aumentado para pielonefrite recorrente, já que as células uroepiteliais dessas pacientes exibem aumento da aderência das ECUP em relação às não secretoras, com reações inflamatórias e imunológicas. Avanços recentes sugerem um risco genético para infecções recorrentes em humanos, podendo 6 dos 14 genes candidatos investigados estar associados.

Fatores biológicos

Fatores antibacterianos na urina e na mucosa vesical contribuem para uma maior proteção contra bactérias uropatogênicas – IgA secretória, pH ácido, concentração de ureia, osmolalidade e vários ácidos orgânicos evitam a multiplicação da maioria das bactérias no trato urinário. Por sua vez, anormalidades hormonais e metabólicas, como gravidez, diabetes melito e diminuição de estrógenos em pacientes idosas, representam fatores para maior incidência e recorrência da ITU. Quanto à gestação, evidências de que a gestação e o parto possam estar associados a um processo inflamatório e nascimento prematuro foram recentemente relatadas, utilizando a reação em cadeia da polimerase (PCR) e a análise dos clones do RNA de bactérias até então não cultivadas do líquido amniótico, o que resultou na possibilidade do tratamento com antibióticos nessas mulheres. Esse fato traz consequências para o futuro dessas crianças, já que se sabe há muitos anos da possibilidade futura do desenvolvimento de hipertensão arterial e doença renal crônica. Talvez essa técnica aplicada ao estudo das ITUs explique inúmeros aspectos ainda pouco conhecidos, como as recorrências e recidivas nos episódios sintomáticos e assintomáticos, observados com tanta frequência na prática diária.

DIAGNÓSTICO

Exames complementares

O diagnóstico definitivo requer urocultura positiva em coleta com assepsia rigorosa, mas o tratamento deve ser iniciado de imediato, empiricamente, com os dados clínicos, da urinálise e da tira reativa.

A obtenção da urina por outros métodos que não do jato médio (punção suprapúbica ou cateterismo vesical) deve ser realizada excepcionalmente, já que a urina obtida pelos outros métodos, inclusive saco coletor em crianças, se processada imediatamente ou mantida em geladeira a 4°C, é adequada tanto para a urinálise quanto para a cultura. Excepcionalmente, há necessidade de obtenção da primeira urina da manhã, como na suspeita de contagens bacterianas baixas (*Staphylococcus saprophyticus*) ou bacteriúria assintomática.

No paciente sintomático, a urina coletada em qualquer período do dia é satisfatória para a realização da urinálise e da cultura. Na prática diária, na clínica privada, a urina é frequentemente encaminhada ao laboratório horas após a coleta ou, no serviço público, aos postos de saúde, e, então, ao laboratório, habitualmente sem refrigeração adequada, sendo processada em seguida, o que leva a condutas absolutamente inaceitáveis, dadas as consequências do erro diagnóstico em decorrência da contaminação. É importante lembrar que o leucócito não prolifera na urina, ao contrário da bactéria. Além disso, é fundamental que o médico utilize algum tipo de controle do exame, o que se recomenda fazer pela urinálise. Ainda, é importante ressaltar que representa atitude no mínimo arriscada, pelo menos em países em desenvolvimento, guiar-se unicamente pelos resultados da urocultura para estabelecer o diagnóstico de ITU, prática ainda observada com frequência nos dias atuais.

Desde a década de 1960, tem-se como prática diária, durante a consulta do paciente (enfermaria, ambulatório, consultório), a realização da **urinálise** na câmara de Neubauer (UCN) em urina não centrifugada, com a utilização da tira reativa, tanto para o diagnóstico quanto para o seguimento da ITU.

A UCN corresponde a um procedimento sem as variáveis da urinálise tradicional, possibilitando com maior acurácia a quantificação das alterações observadas quando do diagnóstico e após o início do tratamento (ver Capítulo 16, *Avaliação Clínica e Laboratorial da Função Renal*). Nessa experiência, agilizando o diagnóstico, raras vezes houve necessidade de conhecer os resultados da cultura pela ocorrência de resistência bacteriana ao antibiótico inicialmente prescrito empiricamente, já que, periodicamente, os padrões de sensibilidade e resistência locais são revistos. A urinálise pode ser realizada até 2 horas após a coleta, mantendo-se a urina em geladeira (se por período maior, adicionar 1 gota de formol para conservação dos elementos figurados) e para a urocultura por até 24 horas e, depois, enviada ao laboratório em recipiente refrigerado. Para esse método, os valores considerados normais são 50 leucócitos/mm^3 para mulheres e 10 leucócitos/mm^3 para homens, com ausência de hemácias e bactérias. Estas podem ser facilmente visualizadas a fresco na urina recentemente coletada, sem necessidade de coloração pelo Gram. Contudo, infelizmente, muitos laboratórios não assinalam sua presença, mesmo quando visualizadas em grande quantidade. Por isso, quando se solicita a urinálise, deve-se incluí-la para a caracterização de bacilos e cocos, outro fato que deve ser modificado na rotina laboratorial, além da coleta ao acaso da urina para urinálise e cultura.

Com a urinálise, utilizam-se as tiras reativas para a detecção dos vários parâmetros presentes na ITU, como esterase leucocitária, nitrito, proteinúria e hematúria. Na avaliação da tira reativa, é importante lembrar que se devem analisar os resultados em seu conjunto com o quadro clínico. Assim, com quadro clínico sugestivo e nitrito negativo, por exemplo, ter-se-ão outros parâmetros para considerar, como esterase leucocitária e, eventualmente, hematúria e/ou proteinúria; e vice-versa, já que o achado isolado de nitrito positivo em urina recentemente coletada confirma o diagnóstico de ITU. O nitrito foi positivo em até 77% dos pacientes analisados pela equipe do autor, bem superior à média da literatura, devendo-se lembrar que a coleta de urina é realizada na hora da consulta, em qualquer período do dia. Dessa maneira, o paciente não retém a urina por muito tempo, ao contrário do preconizado na literatura: pelo menos um período de 2 horas sem urinar para otimizar os resultados com o nitrito.

No Quadro 24.1, estão assinalados os resultados observados em 722 episódios de ITU, sintomáticos (52%) e assintomáticos (48%), em 250 crianças, com tempo de seguimento médio de 373 dias (30 a 1.945), sendo 213 (85%) do sexo feminino e 37 (15%) do masculino, com idades entre 1 mês e 17 anos (x = 5,1 ± 3,5) e um total de 3.610 consultas

Quadro 24.1 Resultados positivos da câmara de Neubauer (UCN) e Combur 9-Test® em 722 episódios de infecção do trato urinário (ITU).

Dados	Uroculturas positivas (N = 604)	%	Uroculturas "acidentadas" (N = 118)	%	Total (N = 722)	%
Nitrito	480	79	78	66	588	77
Esterase leucocitária	515	85	97	82	612	85
Leucocitúria	539	89	105	89	644	89
Bacteriúria	601	99,5	116	98,3	717	99,3

(14,4/paciente). Também estão incluídas as uroculturas "acidentadas": contaminação, contagem < 10^5/mℓ, não realizadas e "negativas", mas consideradas ITU pelo conjunto dos dados clínicos e da tira reativa.

Nos resultados encontrados em 20 crianças com contagens < 10^5 UFC/mℓ, sendo 12 casos (60%) sintomáticos, não se observaram diferenças significativas em relação aos dados da urinálise e da tira reativa, comparados àqueles com uroculturas ≥ 10^5/mℓ.

Além da ITU, várias patologias (p. ex., tuberculose renal, nefrite intersticial, litíase com cálculo sem migração, rejeição de transplante renal) apresentam leucocitúria e devem ser levadas em consideração no diagnóstico diferencial, lembrando-se que a bacteriúria é o marcador de ITU, e não a leucocitúria isoladamente. Recentemente, descreveu-se a ocorrência em crianças de ITU febril sem leucocitúria, relacionada com determinadas bactérias, como as espécies *Enterococcus* e *Klebsiella* ou *P. aeruginosa*, contudo o diagnóstico, no entendimento do autor, pode ser realizado, para o início da terapêutica empírica, na ausência de leucocitúria, com a visualização das bactérias quer na UCN, quer na coloração com o Gram.

> **PONTOS-CHAVE**
> - Uma vez coletada, a urina deve ser imediatamente processada para análise e cultura ou mantida em geladeira a 4°C até a realização do exame
> - A urina coletada ao acaso é adequada tanto para a realização da urinálise quanto para a urocultura, não havendo necessidade de coleta da primeira urina da manhã, exceto para o diagnóstico de bacteriúria assintomática na gravidez ou na suspeita de bactérias com crescimento lento, como as gram-positivas
> - O diagnóstico definitivo da ITU é feito pela urocultura, mas o início da terapêutica deve se basear nos achados da urinálise e da tira reativa, além dos dados clínicos, para tratamento imediato
> - A contagem na câmara de Neubauer representa o padrão-ouro para a observação de leucócitos, hemácias e bactérias, sendo o método mais rápido, barato e eficaz para diagnosticar ITU, assim como para evidenciar a cura, 1 a 2 dias após o início do tratamento.

Agentes etiológicos das infecções do trato urinário

Dados da literatura mostram que, em mais de 80% dos casos, a *E. coli* permanece, ao longo dos anos, a bactéria mais frequentemente isolada em pacientes com ITU ambulatorial, sendo menor em pacientes hospitalizados, vindo, na sequência, *Klebsiella*, *Enterobacter*, *Proteus* e outras enterobacteriáceas menos comuns. Entre as gram-positivas, pode-se encontrar

Staphyloccus saprophyticus plasma-coagulase-negativo, *S. aureus*, *Enterococcus* sp etc. No Brasil, nos pacientes ambulatoriais, as ITU originam-se de bactérias gram-negativas em 85% dos pacientes, sendo as gram-positivas responsáveis pelos 15% restantes. Em ambiente hospitalar, no entanto, essa incidência reduz acentuadamente para cerca de 50%, com um aumento expressivo da *K. pneumoniae* (11%), ocorrendo também infecções por *P. mirabilis*, *E. aerogenes*, *S. marscecens*, principalmente em pacientes com intervenções e sondagens urológicas, enterococos. Entre as bactérias gram-positivas, ocorrem com maior frequência *S. agalactiae* e *S. faecalis*. Em levantamento de dados de 2022 no hospital de atuação dos autores deste capítulo, em pacientes hospitalizados, notam-se 79% das infecções por gram-negativos, sendo 58% *E. Coli*; entre os gram-positivos, 78% das bactérias isoladas são enterococos, bastante presente na população submetida à manipulação urológica. Dados semelhantes são encontrados em literatura realizada em outros centros nacionais.

O manejo adequado das ITU's tem sido dificultado pela utilização inadequada dos antibióticos em pacientes ambulatoriais e a falta de cuidados hospitalares na sua prevenção ao lado de procedimentos invasivos, levando ao aparecimento de bactérias multirresistentes. Há pouco mais de uma década, no Brasil, a sensibilidade das bactérias prevalentes aos medicamentos mais utilizados – amicacina, gentamicina, cefalosporinas de primeira geração, ácido nalidíxico e nitrofurantoina – situava-se na faixa de 88% a 96%. Atualmente, entre as bactérias gram-positivas, a sensibilidade está em torno de 75% e, entre as gram-negativas, de somente 34%. No ambiente hospitalar, há um grande aumento da ocorrência de *K. pneumoniae* multirresistente, produtora de betalactamase de espectro estendido (ESBL) e da enzima carbapenemase (KPC), com níveis de resistência de 70 e 80%, respectivamente. Também nos EUA e globalmente, descrevem-se atualmente aumentos significativos de resistência aos antibióticos em relação à *P. aeruginosa*, tanto multirresistente quanto resistente à carbapenemase, em crianças. Nos dados levantados em nosso hospital sobre pacientes hospitalizados, notamos alta resistência a cefalosporinas, com manutenção de boa sensibilidade à gentamicina e a beta-lactâmicos com inibidores de betalactamase (principalmente pela incidência de enterococos em pacientes com dispositivos urológicos). Há necessidade de utilizar adequadamente antimicrobianos no nível ambulatorial e ter cuidados intensivos intra-hospitalares na prevenção da ITU, para a redução da seleção de cepas cada vez mais resistentes.

> ⚠️ **PONTOS-CHAVE**
> - A maioria dos pacientes com ITU apresenta contagens ≥ 10^5 UFC/mℓ de urina, mas contagens menores são indicativas de ITU em pacientes sintomáticos, crianças e adultos com leucocitúria
> - A bacteriúria assintomática na gravidez exige duas contagens ≥ 10^5 UFC/mℓ, da primeira urina da manhã (coletada no laboratório), para evitar tratamento desnecessário
> - A coleta de rotina da primeira urina da manhã, em crianças, para a realização da urocultura é responsável por uma infinidade de erros diagnósticos, já que é realizada, frequentemente, em domicílio e encaminhada para processamento horas após a coleta, sem refrigeração adequada
> - Os antibióticos devem ser usados adequadamente para evitar o preocupante número de bactérias resistentes

Exames de localização da infecção urinária

Na prática diária, raramente se necessita de estudos de localização como guia terapêutico. A história clínica e o exame físico oferecem excelentes indicações com respeito à localização da infecção.

Apesar da existência de inúmeros exames para a tentativa da localização alta ou baixa da ITU, na prática diária eles não são úteis, dados seu custo e demora na realização.

Os exames que detectam imunoglobulinas, proteínas ou enzimas intracelulares originárias do processo inflamatório dos rins (interstício e túbulos), como bactérias recobertas de anticorpos, N-acetil-β-glucosaminidase, LDH, β-glucuronidase, $β_2$-microglobulina, interleucina-6, procalcitonina, fator de necrose tumoral alfa, alfa-1-microglobulina e outros, e não produzidos em episódios de cistite, são formas interessantes de pesquisa, não utilizáveis na prática diária. Outros métodos, como sondagem vesical com lavagem e posterior coleta de urina e, mesmo cateterização ureteral diferencial, não são em geral indicados. Na prática diária, os exames de rápida realização podem ser úteis, como a proteína C reativa ultrassensível e o hemograma com velocidade de hemossedimentação.

NORMAS PARA O MANEJO DA INFECÇÃO DO TRATO URINÁRIO

O manejo adequado da ITU, independentemente do tipo, da localização, da idade e do sexo, deve obedecer a algumas diretrizes básicas para diagnóstico, tratamento e acompanhamento:

1. Diagnósticos clínico e laboratorial corretos e imediatos, principalmente em crianças, podendo evitar, potencialmente, sequelas futuras graves.
2. Estabelece-se o diagnóstico de ITU com a presunção diagnóstica e a cultura de urina de coleta adequada, mas o tratamento deve ser iniciado com a suspeita clínica e a urinálise de modo a agilizar o tratamento.
3. Três condições são fundamentais na tentativa de evitar a possível evolução da ITU para pielonefrite crônica, hipertensão arterial e doença renal crônica: diagnóstico precoce; tratamento imediato; e seguimento adequado. E estas são particularmente importantes na criança, já que recém-nascidos e lactentes, sobretudo aqueles no primeiro ano de vida, apresentam sinais e/ou sintomas quase sempre inespecíficos.
4. Deve-se ter em mente os fatores de risco determinantes da lesão renal: idade precoce; tempo de doença; demora no início da terapêutica; virulência bacteriana; suscetibilidade individual; e fatores de risco existentes. O médico deve atuar decididamente sobre os três primeiros fatores, que dependem de sua atitude no manejo dos pacientes.
5. Como é necessário o início empírico do tratamento nos pacientes sintomáticos, a escolha do agente antibacteriano deve se basear em sua provável eficácia contra as bactérias uropatogênicas, nos mínimos efeitos colaterais e no custo. Com o conhecimento prévio dos padrões de sensibilidade locais, o médico pode utilizar de início o antibiótico mais adequado e mudá-lo posteriormente, se necessário, quando do conhecimento dos testes de sensibilidade, mas com a realização da UCN, já que pode haver cura com antibiótico presumivelmente inadequado.
6. Deve-se dar preferência aos antimicrobianos de eliminação renal, além de não utilizar aqueles cuja resistência seja superior a 20% na comunidade.

7. Caracterização da cura, adotando, de rotina, no manejo de crianças e adultos com ITU, a realização da urinálise com 24 a 48 horas do início do tratamento. Dessa maneira, precocemente, pode-se avaliar a sensibilidade *in vivo* da bactéria ao antibiótico prescrito, o que é particularmente importante nas ITUs complicadas. O critério de cura utilizado pelo autor é a ausência de bacteriúria na urinálise no dia seguinte ao início da terapêutica, sendo a leucocitúria, frequentemente, mais demorada na sua normalização. Melhora dos sintomas nem sempre indica cura da infecção, assim como a persistência, a falha. Parte-se daí a necessidade da realização da urinálise.
8. Quando se utiliza a via parenteral, geralmente 24 a 48 horas depois, pode-se mudar para via oral (VO) com o antibiótico adequado pelo antibiograma, na dependência da duração da febre ou da melhora clínica do paciente.
9. Deve-se lembrar que, quando se conhecem os estudos de imagem, existindo alterações estruturais ou funcionais, o tempo de tratamento pode ser prolongado para além dos 3 ou 7 dias geralmente propostos para cistites e pielonefrites, respectivamente. Assim, por exemplo, no paciente portador de RVU maciço (graus IV e V) ou mielomeningocele com bexiga neurogênica etc., seria prudente instituir tempo maior de tratamento, já que pela existência do refluxo ou da disfunção miccional, esse caso apresentará resíduo pós-miccional, o que eventualmente dificultaria a eliminação total de bactérias.
10. Não se costuma solicitar cultura de urina para estabelecer o diagnóstico ou para a documentação da cura nas ITUs não complicadas no sexo feminino, em pacientes já em acompanhamento, com estudos de imagens adequados, ao contrário das complicadas, já que as urinálises inicial e de controle e os dados clínicos representam critérios suficientes para essa finalidade.
11. Acompanhamento do paciente para verificar a ocorrência de recidiva ou recorrência e, se presentes, avaliação da necessidade de outros estudos de imagem, além da ultrassonografia, na identificação de fatores predisponentes.
12. Se a urinálise, realizada como controle na vigência do tratamento empírico, é normal, mas a bactéria é resistente pelo antibiograma ao medicamento prescrito, evidentemente não há necessidade de troca. Em até 11% dos casos, pode haver cura, sendo a bactéria "resistente", e o contrário, com a bactéria "sensível" ao antimicrobiano utilizado. Obviamente, não havendo cura, agora conhecido o antibiograma, este deve ser utilizado.
13. Analgésicos e antiespasmódicos estão indicados nos casos de dor lombar ou suprapúbica incômodas.
14. Em qualquer tipo de ITU, complicada ou não complicada, o manejo envolvendo a terapêutica inclui não somente aderência ao tratamento antimicrobiano, mas também medidas comportamentais para auxiliar no processo de cura e na diminuição das recorrências:
    - Aumento da ingesta líquida
    - Micções frequentes e completas, objetivando o esvaziamento completo da bexiga, com micções em dois tempos, principalmente em crianças com RVU ou nos pacientes em que se detecta resíduo pós-miccional
    - Regularização dos hábitos intestinais na ocorrência de constipação intestinal, tornando possível um melhor esvaziamento vesical
    - Evitar banhos de espuma e com adição de produtos químicos, com higiene íntima adequada
    - Esvaziamento vesical antes de ir para o leito à noite e após o ato sexual nas mulheres sexualmente ativas.

SÍNDROMES CLÍNICAS, QUADRO CLÍNICO E TRATAMENTO

Cistite aguda não complicada na criança

É importante relacionar os sinais e os sintomas de ITU com a idade dos pacientes, já que crianças apresentam risco mais elevado de evoluir com sequelas quando acometidas por ITU, além de serem mais difíceis de diagnosticar e, consequentemente, tratar de imediato. Recém-nascidos e lactentes, principalmente aqueles no 1º ano de vida, apresentam sinais e/ou sintomas quase sempre inespecíficos para o trato urinário, como falta de ganho de peso, irritabilidade, hipertermia sem foco, palidez, anorexia, apatia e, por vezes, icterícia (em recém-natos). E é nessa época que se estabelecem, com frequência, os danos renais observados evolutivamente, sempre irreversíveis.

Já nas crianças maiores, os sinais e sintomas de infecção baixa são mais específicos, como disúria, polaciúria com pequeno volume de urina às micções, odor forte ou fétido, desconforto suprapúbico, dor abdominal, em flanco (por paralisia ureteral pela toxina da bactéria gram-negativa), com pouca frequência hipertermia pouco elevada, raramente hematúria macroscópica (muito comum na microscopia e tira reativa) e, por vezes, reaparecimento de enurese.

As ITUs sintomáticas não complicadas do trato urinário inferior são tratadas com medicação oral, devendo-se dar preferência sequencialmente a cefalexina, ácido nalidíxico (em fase de retirada do mercado), cefadroxila, nitrofurantoína, amoxicilina-clavulanato, mantidos por 3 dias (Quadro 24.2). Se houver necessidade, pela ocorrência de resistência e consequente falha na cura, já conhecido o antibiograma, outras medicações poderão ser utilizadas. Alguns autores recomendam, em crianças até 5 ou 6 anos, após o tratamento do episódio agudo, principalmente na ocorrência de febre, manter profilaxia até a realização dos estudos de imagem, como a cistouretrografia miccional (CUGM), pela preocupação com o RVU. A avaliação inicial do autor para a indicação de estudos de imagem, discutida adiante, não se refere a uma conduta estereotipada de medicação em médio e longo prazos e exames de imagem logo no início do acompanhamento, que, em sua maioria, serão normais.

Cistite aguda não complicada na mulher jovem

Os sinais e sintomas são os mesmos dos da criança maior, porém, na mulher sexualmente ativa, deve-se incluir no diagnóstico diferencial outras causas, como uretrite por *Chlamydia trachomatis* e *Neisseria gonorrhoeae* e infecções pelo herpesvírus simples ou, ainda, vulvovaginite causada por *Candida* sp ou *Trichomonas vaginalis*.

Por vezes, os dados da história e do exame físico diferenciam essas infecções umas das outras, já que ocorrem alterações locais nas vulvovaginites, com a presença ocasional de secreção vaginal ou uretral. Infecções a vírus não causam leucocitúria, mais intensa na cistite que nas outras condições, ou ela é mínima, tornando-se a hematúria não glomerular um dado chamativo nas cistites virais, notadamente naquelas causadas por adenovírus. O diagnóstico definitivo é dado pela cultura de urina nas cistites, com resultado negativo nas outras condições. Nas cistites não complicadas, não se necessita de culturas de urina geralmente, já que a bactéria prevalente nessa condição é a *E. coli* e sua sensibilidade a antimicrobianos é previsível.

Quadro 24.2 Tratamento da infecção urinária por quadro clínico.

Quadro clínico	Antibiótico	Dose diária/intervalo Criança	Dose diária/intervalo Adulto
ITU não complicada	Fosfomicina	1 envelope/dia	—
	Amoxicilina	20 a 50 mg/kg/8 h	250 mg/8 h
	Amoxicilina/ácido clavulânico	50 mg/kg/8 h	500 mg/6 h
Oral	Cefalexina	50 mg/kg/8 h	500 mg/6 h
	Cefadroxila	25 a 50 mg/kg/12 h	1 a 2 g 12 h
	Ciprofloxacino	—	100 a 250 mg/12 h
	Levofloxacino	—	250 mg/24 h
	Ofloxacino	—	250 mg/24 h
	Trimetoprima/Sulfametoxazol	4/40 mg/kg/12 h	160 a 800 mg/12 h
	Nitrofurantoína	5 a 7 mg/kg/6 h	50 a 100 mg/4 a 6 h
ITU complicada e PNA não complicada	Amoxicilina	20 a 50 mg/kg/6 h	250 mg/6 h
	Cefalexima	50 mg/kg/8 h	500 mg/6 h
	Trimetoprima/Sulfametoxazol	—	160 a 800 mg/12 h
	Ciprofloxacino	—	500 mg/12 h
Oral	Ciprofloxacino	—	500 mg/24 h
	Levofloxacino	—	250 a 500 mg/24 h
	Ofloxacino	—	200 a 300 mg/12 h
ITU complicada e PNA não complicada	Gentamicina	5 a 7 mg/kg/24 h	3 a 5 mg/kg/24 h
	Ampicilina	50 mg/kg/6 h	1,0 g/6 h
	Ceftriaxona	75 mg/kg/6 h	1,0 a 2,0 g/24 h
	Cefalotina	60 a 100 mg/kg/6 h	0,5 a 1,0 g/6 h
	Cefepima	50 mg/kg/8/12 h	1,0 a 2,0 g/12 h
Parenteral	Ampicilina/Sulbactam	150 mg/kg/6/8 h	1,5 g/6 h
	Vancomicina	10 mg/kg/6 h	1,0 g/12 h
	Ciprofloxacino	—	200 a 400 mg/12 h
	Levofloxacino	—	250 a 500 mg/24 h
	Ofloxacino	—	200 a 400 mg/12 h
	Aztreonam	30 a 50 mg/kg/6 h	1,0 g/6/8 h
	Ertapeném	—	1,0 g/24 h
	Imipeném/Cilastatina	15 mg/kg/dose/6 h	25 a 500 mg/6/8 h
	Trimetoprima/Sulfametoxazol	—	16 a 800 mg/12 h

ITU: infecção do trato urinário; PNA: pielonefrite aguda.

As culturas de urina devem ser reservadas para infecções sintomáticas graves ou complicadas e, principalmente, para bactérias pouco comuns (p. ex., *Pseudomonas* sp). As fluoroquinolonas, pela recomendação da Food and Drug Administration (FDA), devem ser reservadas como última opção para o tratamento de qualquer condição infecciosa grave, em virtude de seus efeitos colaterais cumulativos e potencialmente persistentes, afetando tendões, músculos, articulações, nervos e o sistema nervoso central.

A medicação empírica a ser considerada inclui nitrofurantoína, cefalexina, fosfomicina, amoxicilina-clavulanato e sulfametoxazol-trimetoprima, se os testes de sensibilidade locais não indicarem resistência superior a 20% a esse último medicamento. Com relação à duração do tratamento, já está bem estabelecido que 3 dias são suficientes para a erradicação da bacteriúria.

Cistite aguda recorrente em mulheres

Aproximadamente 80% dos episódios de cistite recorrente em mulheres, adolescentes e meninas saudáveis se referem a reinfecções, na maioria das vezes pela mesma bactéria persistindo na microbiota fecal.

As ITUs recorrentes são tratadas da mesma maneira que os episódios isolados, com as medidas comportamentais de manejo já comentadas. Nessa situação, a decisão de iniciar ou não profilaxia com antibióticos em longo prazo deve ser tomada pelo paciente com seu médico, levando em consideração o número de recorrências (geralmente, quando há mais de três episódios ao ano), a morbidade de cada episódio, a eventual impossibilidade de manter atividades normais durante os episódios etc.

Os autores deste capítulo preferem investir nas medidas comportamentais e, na ocorrência de sinais e sintomas típicos, no autotratamento, eventualmente com consulta por telefone (ou internet) quando do início dos sintomas e logo após o término da medicação. Quando se estabelece o diagnóstico de ITU após a relação sexual, solicita-se esvaziamento vesical posterior com ingestão de um comprimido das medicações habituais. Optando-se pelo tratamento profilático, é preferível mantê-lo inicialmente por 3 a 6 meses para estabelecer, no paciente individual, o tempo necessário da profilaxia, e não por períodos mais prolongados, como relatado na literatura, o que facilita o aparecimento de candidíase oral e vaginal. Quando indicada, a profilaxia em adultos é geralmente feita com nitrofurantoína, sendo quinolonas, sulfametoxazol/ trimetoprim e cefalexina opções viáveis; em crianças, muitos autores optam pela cefalexina. Um problema a ser equacionado quando da profilaxia prolongada com antibióticos corresponde ao desenvolvimento de resistência bacteriana. Os pacientes são medicados à noite, após esvaziamento vesical e antes de irem para o leito, o período de maior permanência da urina na bexiga e, consequentemente, de multiplicação bacteriana.

Em crianças com RVU, quase nunca se adota profilaxia em longo prazo (até o desaparecimento do refluxo). Há muitos anos, têm-se como rotina, em controle estrito, o diagnóstico e o tratamento imediatos da infecção, evitando-se anos intermináveis de profilaxia.

Em mulheres após a menopausa, pelas alterações hormonais acarretando alteração na flora vaginal, a utilização intravaginal de estrógeno tem sido eficaz na diminuição dos episódios de ITU e, também, na normalização da flora original.

CISTITE INTERSTICIAL/SÍNDROME DA BEXIGA DOLOROSA E SÍNDROME URETRAL

A cistite intersticial/síndrome da bexiga dolorosa representa uma causa comum de doença pélvica crônica, caracterizada por dor infraumbilical com pelo menos 6 meses de duração e incômoda o suficiente para causar desconforto ou necessitar de tratamento. Ela se define por uma reação inflamatória da bexiga causando dor pélvica e bexiga irritável, disfuncional, com urgência miccional e polaciúria, sendo infrequente a incontinência urinária, podendo ser confundida com ITU, de patogênese ainda indefinida.

A síndrome uretral crônica apresenta os mesmos sintomas da cistite intersticial, mas a maioria dos especialistas não reconhece mais essa síndrome no diagnóstico diferencial da cistite intersticial/síndrome da bexiga dolorosa. Esta deve ser diferenciada de inúmeras causas de dor pélvica crônica de causas ginecológicas, urológicas, intestinais, musculoesqueléticas, posturais, dor crônica da parede abdominal, problemas psicológicos, somatizações comportamentais, adição a drogas, abuso físico e sexual, depressão, alterações do sono e dor abdominal (acima do umbigo).

O tratamento da cistite intersticial/síndrome da bexiga dolorosa, dada sua fisiopatologia pouco conhecida, é muito insatisfatório e, talvez, as melhores respostas sejam observadas com a utilização da amitriptilina, e da terapêutica física manual com identificação dos pontos dolorosos, com utilização de calor ou gelo e dos exercícios de Kegel (reforço do assoalho pélvico) para diminuir a urgência miccional e a polaciúria.

Pielonefrite aguda não complicada em mulheres

No quadro clínico da PNA não complicada, os sintomas podem variar de uma doença discreta a evolução para urossepse. Quando há comprometimento dos rins em meninas, adolescentes e adultas, observam-se hipertermia geralmente elevada, tremores, apatia, irritabilidade, náuseas, queda do estado geral com fácies tóxico, dor lombar, uni ou bilateral (Giordano positivo) mesmo com pressão leve. Eventualmente, sinais de infecção baixa, anterior ou posteriormente ao início do episódio de pielonefrite, podem ser observados. Menos frequentemente, em mulheres jovens submetidas anteriormente a tratamento de curto prazo ou em pacientes idosas, não se verificam esses sinais e/ou sintomas típicos, mas sim aqueles de ITU baixa, por vezes com dor abdominal indefinida, náuseas e vômitos.

Nesses casos, sempre serão solicitados urocultura e tratamento empírico, iniciado de imediato, com base nos dados da urinálise para a observação, a fresco ou em coloração pelo Gram, da presença de bacilos ou cocos, que podem influenciar na terapêutica. Na suspeita clínica de PNA não complicada, deve-se realizar exame de imagem, em geral a ultrassonografia, reservando-se para casos selecionados a tomografia computadorizada (TC), principalmente pela necessidade de contraste. A ultrassonografia de bom padrão mostrará aumento de tamanho do rim afetado e, eventualmente, áreas de aumento da ecogenicidade, configurando nefronia lobar, que, se presente, confirma o diagnóstico de PNA não complicada. A condição clínica do paciente indicará a necessidade ou não de internação e a via de administração da medicação. Várias medicações podem ser utilizadas, tanto VO quanto parenteral. Com quadro clínico discreto a moderado, pode-se utilizar antibióticos orais, semelhantes aos citados para cistite, sendo outros antibióticos empregados na sequência, se necessário, agora com conhecimento do antibiograma. A maioria dos autores mantém o tratamento por 7 a 14 dias, com tendência atual para 7 dias, na dependência da evolução clínica. Em crianças e mulheres, como a maioria das infecções se dá por gram-negativos, o uso de gentamicina ou cefalosporinas para adultos e gentamicina para crianças devem ser as medicações iniciais, se necessária a medicação parenteral. A associação gentamicina/ampicilina pode ser utilizada na criança, abrangendo infecção eventual por gram-positivo, na ausência dos dados da urinálise, coloração Gram e urocultura. Essa associação também se mostra efetiva em pacientes urológicos. A individualização para epidemiologia local deve ser estimulada.

Cistite aguda em adultos saudáveis

Assim como em homens ou mulheres com fatores de risco como diabetes ou gravidez, episódios de cistite aguda no sexo masculino devem ser considerados potencialmente complicados, já que podem estar associados a problemas renais ou prostáticos. Infecções sintomáticas ou assintomáticas ocorrem raramente em homens com menos de 50 anos, na ausência de instrumentação do trato urinário ou prostatite. O quadro clínico é semelhante ao da mulher jovem com cistite, devendo-se excluir uretrite, se suspeitada, pela coloração da secreção com o Gram ou avaliação da leucocitúria no jato inicial da urina. Deve-se solicitar urocultura de rotina e também após o tratamento, assim como ultrassonografia, tanto no homem quanto na mulher grávida, visto serem pacientes de risco pela baixa frequência da ITU e pelos riscos possíveis durante a gravidez, respectivamente, além de cuidados adicionais evolutivos.

O tratamento inclui os mesmos medicamentos utilizados na cistite aguda em mulheres, evitando-se as fluoroquinolonas em grávidas, por sua ação sobre a cartilagem de conjugação do concepto, além da notificação da FDA, como já referido.

Infecções complicadas

Por vezes, não se pode estabelecer no paciente isolado, no primeiro episódio de ITU, a existência de fatores de risco que tornem possível classificá-la nesse item e, a partir de então, adotar as medidas terapêuticas adequadas. A história clínica de pacientes com fator de risco evidente, como diabetes, transplante renal, idade avançada, cateteres ou doenças neurológicas, sugere infecção complicada. Contudo, eventualmente, outros fatores de risco não conhecidos, como obstrução funcional ou orgânica, assim como litíase (com cálculo sem migração), podem ser facilitados no seu diagnóstico em um primeiro episódio pela ultrassonografia. Assim, infecção com bactérias produtoras de urease (*Proteus, Providencia, Morganella*) também deve sugerir lesão calculosa no parênquima renal ou em outras estruturas do aparelho urinário. Nessas situações, não é importante saber se existe infecção alta ou baixa, e sim se há um fator de risco que, evolutivamente, possa levar à lesão dos rins. Frequentemente, não existem todos os sinais e/ou sintomas típicos de uma ITU. Assim, sintomas inespecíficos, como fadiga e náuseas, notadamente em pacientes idosos, neuropatas ou com doença renal crônica e dor abdominal ou em flanco, devem ser valorizados.

Com os diagnósticos de cistite ou PNA não complicada confirmados, as mesmas medicações já citadas para essas patologias são utilizadas por um período superior aos 3 a 7 dias preconizados, se necessário, pela presença do fator de risco. Nessa situação, bactérias como o *S. aureus* são mais comuns, devendo-se estabelecer o regime terapêutico adequado.

Infecções associadas ao cateter

Ainda que empregado para facilitar o cuidado médico de pacientes com obstrução anatômica ou funcional do trato urinário, quando utilizado de maneira imprópria, o cateter representa um fator de risco para o paciente, sendo a causa principal de ITU hospitalar e bacteremia por gram-negativo. Além da infecção extraluminal, surge infecção intraluminal, pela formação de um biofilme facilitando a entrada da bactéria. Deve-se lembrar também que, além de drenar a bexiga, ele obstrui a uretra e a si próprio, pela formação de cálculos, causando, por vezes, lesões importantes, como estenose, necrose, epididimite, orquite, prostatite e, em longo prazo, câncer de bexiga. Também o uso frequente e excessivo de antibióticos leva à seleção de cepas multirresistentes. Assim, o uso criterioso do cateter somente quando necessário, cateterismo intermitente se possível e aderência estrita a sistemas fechados, com a retirada logo que possível, são métodos que devem guiar a boa prática médica desse procedimento.

A incidência de ITU associada ao uso de cateter varia de 3 a 10% por dia de cateterização, tão mais frequente quanto maior o tempo de cateterismo, com sondagens superiores a 30 dias apresentando quase 100% de infecção. No paciente sintomático, pode-se instituir inicialmente terapêutica com cefalosporinas, gentamicina e considerar cobertura para germes gram-positivos conforme epidemiologia local; eventualmente, realizar modificação conforme antibiograma, com substituição do cateter e mudança para cateterismo intermitente, se possível. Há tentativas de diminuir a incidência de infecção utilizando cateterismo intermitente ou profilaxia em curto prazo nos pacientes que necessitem desse procedimento por períodos curtos, como transplantados, ou em cirurgia urológica e em gestantes. O uso de cateteres recobertos com antimicrobianos (nitrofurazona) ou com prata, controverso(s), parece oferecer resultados favoráveis em pacientes selecionados e em curto prazo. A terapêutica antimicrobiana em pacientes assintomáticos pode, temporariamente, reduzir a bacteriúria na bexiga, mas não erradica infecções naqueles com cateterismo permanente, não devendo ser instituída.

Lesão da medula espinal

Pacientes com essa lesão têm a dinâmica da micção alterada e necessitam de drenagem vesical com cateteres, eventualmente permanente se os fatores de risco não puderem ser removidos. Por vezes, diagnóstico de ITU é problemático, com sinais e sintomas inespecíficos, já que ocorre insensibilidade maior ou menor da bexiga. Mas a urinálise, que deve ser realizada de rotina nos pacientes sintomáticos e assintomáticos, e a urocultura estabelecem o diagnóstico. É discutível realizar tratamento e posterior profilaxia no paciente assintomático, contudo, eventualmente, se existir leucocitúria importante com urina turva pela grande quantidade de leucócitos e bactérias, acredita-se que o episódio deva ser tratado, assim como o paciente sintomático. Se este apresenta episódios sintomáticos e debilitantes, pode receber profilaxia, embora isso represente uma questão discutível na literatura, por 6 meses, na tentativa de estabelecer, no paciente individual, a frequência das recorrências e a real necessidade desse manejo. As medicações, quando indicado o tratamento, são aquelas utilizadas nos demais tipos de ITU. Contudo, no Brasil, pela ocorrência de cepas multirresistentes, sendo por vezes necessária a via parenteral, deve-se otimizar a utilização do antibiograma.

Prostatite

O diagnóstico de infecção prostática aguda apresenta sintomas como febre, polaciúria, disúria, dor perineal ou testicular, tremores, dificuldade para urinar e uma próstata aumentada e dolorosa. Em geral, as infecções recorrentes no homem são causadas por bactérias que persistem na próstata e colonizam intermitentemente a urina vesical. Esse processo ocorre pelo refluxo da urina infectada da uretra durante a micção para os ductos prostáticos. As infecções prostáticas são extremamente difíceis de erradicar, particularmente quando há cálculos prostáticos, uma complicação relativamente comum, podendo ocorrer uma nidificação de bactérias que oferecem proteção contra a ação de antimicrobianos.

A prostatite ocorre em 2 a 10% dos homens, mas é causada por infecção bacteriana aguda ou crônica em uma minoria. Os organismos mais comuns que dão origem à infecção são gram-negativos, como *E. coli, Proteus* sp, *Klebsiella* sp, *P. aeruginosa* e, menos frequentemente, *Enterococcus* e *S. aureus*.

Na prostatite crônica, os pacientes apresentam história de ITU recorrente com polaciúria e disúria ou sintomas mais especificamente relacionados com inflamação prostática, com dor perineal, suprapúbica, testicular ou lombar baixa e polaciúria variável ou dificuldade para urinar. Ocasionalmente, os pacientes são assintomáticos e o diagnóstico se dá na investigação de uma bacteriúria assintomática ou de oligospermia. A evidência de infecção prostática baseia-se na cultura quantitativa de amostras coletadas em separado pela expressão da secreção (não podendo ser realizada na vigência de cistite) ou pela excreção de leucócitos em amostras de urina coletadas antes e depois da massagem prostática. Essas manobras não devem ser realizadas quando se considera o diagnóstico de prostatite aguda, pelo risco de desenvolvimento de bacteremia.

O tratamento da prostatite aguda, geralmente ambulatorial, mas, por vezes, com necessidade de hospitalização na fase inicial, é realizado com ceftriaxona e, eventualmente, fluoroquinolona, por um período de 30 dias, na tentativa de evitar a cronicidade da afecção, havendo cura em 90% dos pacientes. Nos casos crônicos, somente excepcionalmente serão empregadas as fluoroquinolonas, mas por períodos maiores, de até 3 meses, segundo a maioria dos autores. Nessa situação, deve-se otimizar a utilização do antibiograma, dados os efeitos colaterais desse medicamento (vide as recomendações da FDA). Às vezes, o tratamento profilático em longo prazo é necessário em alguns pacientes com ITU recorrente. A cirurgia tem um papel muito limitado, dadas as suas consequências, com riscos significativos de incontinência urinária e lesão dos nervos sacrais adjacentes.

A prostatite não bacteriana é a condição mais comum associada a sintomas intermitentes ou persistentes da patologia, com maior ocorrência em homens jovens. Os achados clínicos e laboratoriais são similares àqueles da prostatite bacteriana, com ausência de ITU recorrente e de bactérias na secreção obtida da próstata. A relação com *C. trachomatis* e *U. urealyticum* é controversa, mas, se recuperados da secreção prostática, possivelmente devem ser tratados.

Eventualmente, a prostatite não bacteriana é confundida com a síndrome da dor pélvica crônica, um quadro complexo, igualmente ao que se observa na mulher, de etiologia não definida, no qual também não se detecta processo infeccioso prostático. Os sintomas por vezes são exacerbados pela atividade física ou pelo estresse.

Abscesso renal

Abscessos renais corticais, medulares e perirrenais surgem em 1 a 10% por 10 mil admissões hospitalares. Os abscessos corticais ocorrem por infecção hematogênica, em geral pelo *S. aureus* (carbúnculo renal), com foco em outro local do corpo. As fontes mais comuns de infecção são furúnculos, paroníquia ou queimaduras e, menos frequentemente, ossos ou válvulas cardíacas, iniciando-se dias ou semanas após o foco inicial ser detectado e, por vezes, não mais presente. São mais frequentes no homem, mais comumente na 2ª e 3ª décadas da vida. O quadro clínico se apresenta com torpor, febre e dor lombar ou em hipocôndrio, mas, por vezes, os sintomas estão ausentes se o abscesso não se comunica com o sistema coletor, ocorrendo unicamente febre de origem desconhecida. A apresentação clínica pode ser mais insidiosa e não específica, especialmente com abscessos perirrenais, que resultam de obstrução ou outro fator complicante, disseminação hematogênica ou de infecção contígua.

Bacteremia ao tempo do diagnóstico é mais comum com os abscessos corticomedulares e perirrenais. Em geral, os abscessos corticomedulares resultam de ITU ascendente associada a uma anormalidade como uropatia obstrutiva ou RVU, originada, com frequência, por *E. coli* ou outras enterobacteriáceas. Esses abscessos podem se estender e romper a cápsula renal, formando um abscesso perirrenal, estendendo-se para o espaço retroperitoneal ou subfrênico, com efusão pleural, e, raramente, para a cavidade peritoneal e o cólon. Em alguns pacientes, observam-se massa lateral no abdome superior e, por vezes, perda da concavidade normal da coluna lombar.

O tratamento com antimicrobianos sem drenagem é em geral eficaz quando de abscesso pouco extenso e se a anormalidade subjacente puder ser corrigida. A aspiração da coleção purulenta guiada por ultrassonografia ou TC, para confirmação diagnóstica e cultura, representa o método de escolha. O medicamento a ser utilizado é a vancomicina, por 7 dias, em seguida convertendo-se para fármaco antiestafilocócico oral. Outros antibióticos poderão ser empregados conforme o antibiograma. Por vezes, com quadro infeccioso grave, pode haver necessidade de nefrectomia.

Necrose de papila

Pode ser produzida por várias patologias além do diabetes, sua principal causa (50%), quase sempre associada à ITU, tornando-se por vezes difícil a diferenciação radiológica com a PNA. Suas demais causas incluem uso excessivo de analgésicos, anemia de células falciformes, amiloidose renal, alcoolismo crônico, obstrução etc. O quadro clínico é semelhante ao da PNA, podendo ocorrer obstrução ureteral, simulando cólica nefrítica unilateral, urossepse e insuficiência renal. Quando associada à pielonefrite, os achados urinários são os dessa patologia, podendo-se encontrar pedaços de papila na urina, e a cultura é positiva para bactérias típicas das ITUs complicadas.

O exame de imagem de escolha para o diagnóstico é a pielografia retrógrada, com achados típicos como irregularidade da porção superior da papila, com fórnix calicial dilatado, contraste intrarrenal e uma papila em crescente, conhecida como "sinal do anel". Na ocorrência de obstrução, pode haver necessidade de retirada do material papilar e, por vezes, nefrectomia parcial ou total nos casos graves. O tratamento se faz de maneira idêntica ao da PNA não complicada, com antibióticos de largo espectro.

Pielonefrite enfisematosa

Variante da PNA, rara e fulminante, com alta mortalidade, caracteriza-se pela presença de tecido renal necrótico contendo gás, quase sempre ocorrendo em pacientes diabéticos. É causada por bactérias formadoras de gás, como *E. coli*, *K. pneumoniae*, *P. aeruginosa* e *P. mirabilis*. O início pode ser insidioso, mas com frequência se mostra abrupto, com febre, tremores e dor em flanco, com fácies séptico, se o paciente estiver debilitado. O exame de urina mostra leucocitúria, e a hemocultura é em geral positiva para as mesmas bactérias encontradas no rim e na bexiga. A radiografia de abdome e a ultrassonografia mostram bolsas de gás no rim, muitas vezes se estendendo para a fáscia de Gerota, podendo produzir o sinal do crescente. A TC é diagnóstica e localiza de maneira mais eficaz a formação gasosa, podendo indicar prognóstico menos grave, porque o gás também pode formar-se em um sistema coletor obstruído infectado ou em um abscesso renal. A mortalidade é alta, a menos que o rim seja removido rapidamente ou o abscesso drenado. O tratamento médico é associado a mortalidade de 60 a 80%, que diminui para 20% com intervenção cirúrgica e utilização de antibióticos de largo espectro, como a ceftriaxona e a cefepima.

Malacoplaquia renal

Doença granulomatosa crônica que pode acometer crianças e idosos, mais comum nas mulheres e se caracteriza pela presença de placas amareladas moles ou nódulos infiltrando a bexiga, o local mais comum, o parênquima renal ou outras estruturas do rim.

Trata-se de uma reação inflamatória a uma variedade de infecções, caracterizada pelo acúmulo de macrófagos contendo grumos bacterianos calcificados, conhecidos como "corpos de Michaelis-Gutmann", possivelmente causados por um defeito no sistema bactericida monócito-macrófago. Essas estruturas parecem resultar da digestão intracelular incompleta de bactérias pelos macrófagos. A malacoplaquia pode ser encontrada em outros órgãos além do rim. O diagnóstico é feito pelo exame histológico do tecido envolvido. Em geral, a malacoplaquia vesical está associada a ITU por gram-negativos, com uma longa história de episódios recorrentes. Quando de localização renal, os pacientes apresentam-se com dor em flanco, anemia, febre e doença renal, se o processo é bilateral. Suspeita-se do diagnóstico pelo achado de rim aumentado, com diminuição funcional, presença de massa ou hidronefrose, com leucocitúria, hematúria e bacteriúria na urinálise. A TC mostra rins aumentados de volume com áreas de hipocaptação, podendo ser indistinguível de outras lesões inflamatórias ou neoplásicas, quando se estende para o espaço perinéfrico. Quando de doença bilateral, o prognóstico é muito reservado. O tratamento se faz com fluoroquinolona, mas, como comentado anteriormente, otimiza o antibiograma, sendo a nefrectomia recomendada para a doença renal unilateral.

Pielonefrite xantogranulomatosa

Forma rara e grave de infecção renal crônica associada à obstrução do trato urinário em, virtualmente, todos os casos. Pode ocorrer em todos os períodos etários, incluindo lactentes e crianças, afetando predominantemente mulheres. Existem antecedentes de ITU recorrente com cálculo renal por muitos anos. Há períodos prolongados de febre, anorexia, mal-estar, perda de peso e dor unilateral persistente em flanco e, ocasionalmente, massa palpável. A patogênese parece ser multifatorial, com infecção complicando a obstrução e levando a isquemia, destruição tecidual e acúmulo de depósitos lipídicos, com as características células espumosas. O diagnóstico diferencial inclui abscessos intrarrenais ou perinéfricos, tuberculose e carcinoma renal. A urinálise mostra leucocitúria, frequentemente hematúria e bacteriúria, em geral com cultura positiva para *E. coli* ou outras bactérias, como *P. mirabilis* ou, ainda, *S. aureus*. A ultrassonografia e a radiografia simples se complementam, mostrando cálculo e cálices dilatados cercados por parênquima hipoecoico espessado e rim aumentado de tamanho. Observam-se esses aspectos com mais detalhes na TC, sendo o rim não funcionante, com massas de baixa densidade (tecido xantomatoso) e, por vezes, envolvendo estruturas adjacentes. O tratamento se dá com antibióticos de largo espectro e, por vezes, nefrectomia parcial ou total.

Cistos renais infectados

A infecção de cisto isolado ou de um ou mais cistos, na doença policística dominante, em geral ocorre como complicação de ITU ascendente e, mais frequentemente, recidivante. Em geral, esses pacientes apresentam uma história de ITU recorrente, com sintomas urinários baixos. A ultrassonografia mostra coleção fluida, com ecos em seu interior, característicos de um cisto solitário complicado. O diagnóstico é confirmado por aspiração com agulha fina e cultura do fluido. A TC mostra área localizada de atenuação reduzida que não aumenta após o contraste intravenoso.

O diagnóstico é difícil em pacientes com doença policística dominante se ocorreu sangramento no interior do cisto. A diferenciação entre sangramento e cisto infectado pode ser impossível com ultrassonografia ou TC. Se pelo menos um cisto é atípico nos achados de imagem, pode-se aspirar o material e processá-lo para fins diagnósticos. O tratamento se faz como para a PNA, com aspiração da secreção purulenta.

> **PONTOS-CHAVE**
> - O quadro de pielonefrite aguda em pacientes idosos, com doença renal crônica ou neurológicos por vezes se manifesta com mal-estar, dor abdominal, vômitos e apatia, inexistindo, frequentemente, dor lombar e febre
> - Crianças estão particularmente sujeitas a lesões permanentes, dadas as dificuldades do diagnóstico em idade precoce e a consequente demora no tratamento e por apresentarem, com maior frequência, anormalidades como RVU e processos obstrutivos funcionais ou orgânicos.

Bacteriúria assintomática

Sua prevalência aumenta com a idade – de 2,7% para mulheres de 15 a 24 anos a 9,3% para mulheres com 65 anos ou mais. Acima dos 65 anos, a prevalência aumenta acentuadamente, sobretudo nos homens, em virtude da maior frequência de uropatia obstrutiva pelo aumento da próstata, a instrumentação urinária, a perda da atividade bactericida do líquido prostático e a ocorrência, em ambos os sexos, de dificuldade de esvaziamento da bexiga por diminuição da atividade muscular do assoalho pélvico, incontinência fecal e períodos prolongados de imobilidade.

O significado da bacteriúria assintomática, por vezes transitória, deve ser interpretado dentro de determinado contexto clínico. Dados de literatura afirmam que não existem evidências suficientes para sugerir que o tratamento da bacteriúria assintomática não complicada seja necessário em mulheres não grávidas. Elas podem se curar espontaneamente ou mudar a cepa bacteriana, unicamente, e outros estudos mostram que 30% delas desenvolverão ITU sintomática dentro de 1 ano, devendo ser alertadas dessa possibilidade e educadas em medidas comportamentais. Além disso, as bactérias causadoras dessas infecções são de baixa virulência e sua erradicação pode selecionar cepas de alta virulência, causando ITU sintomática. Possivelmente, a recorrência de ITU sintomática nessas pacientes esteja relacionada com a presença da leucocitúria, como marcador inflamatório precoce. Sua ocorrência indicaria maior possibilidade de ITU sintomática no futuro, ao contrário de sua ausência, que mostra unicamente colonização. Assim, possivelmente leucocitúria intensa, associada à bacteriúria realmente assintomática, deveria ser tratada pela inflamação associada, ao contrário da bacteriúria assintomática com leucocitúria mínima ou ausente. Pensa-se que também na bacteriúria assintomática complicada o dado a ser levado em consideração seja, mais uma vez, a presença da leucocitúria, e não unicamente possível trato urinário anormal ou outros fatores de risco (p. ex., diabetes). Em crianças com RVU, até os dias atuais persiste a dúvida, por exemplo, sobre a necessidade de tratamento da bacteriúria assintomática e, se realizado, de profilaxia. Pelo que é sabido, não existe na literatura investigação que leve em consideração a presença, além da bacteriúria, da leucocitúria (com viés de tratamento) ou sua ausência (sem viés de tratamento) e os possíveis benefícios ou danos para esses pacientes. Outros autores sugerem a necessidade de tratamento nos pacientes que desenvolvem ITU com bactérias produtoras de urease, como *P. mirabilis*, *Klebsiella* sp. e outras. Ainda não são suficientes os estudos baseados em evidências que indiquem a necessidade de triagem e tratamento da bacteriúria assintomática nessas populações.

As indicações de consenso para o tratamento da bacteriúria assintomática incluem gestantes, no pós-operatório do transplante renal, antes de manipulação urológica. Pode ser considerado também em ITU com recorrências múltiplas e na neutropenia. A triagem e o tratamento de bacteriúria assintomática em outras populações não têm embasamento na literatura atual.

Pacientes grávidas que tiveram ITU recorrente durante a infância e adolescência estão mais sujeitas a apresentar bacteriúria assintomática. Sua detecção e seu tratamento precocemente na gravidez previnem a PNA, que se desenvolve em 20 a 30% durante o último trimestre, e suas possíveis consequências, como fator de risco independente para retardo do crescimento intrauterino, parto prematuro, pré-eclâmpsia e parto cesáreo.

São controversas, mas provavelmente desnecessárias, as indicações de tratamento em crianças com RVU e diabéticas. O tratamento não está indicado em meninas e mulheres jovens saudáveis, idosos e pacientes com cateterismo intermitente, além de ser contraindicado em cateterismo de demora. Mas, se ocorre leucocitúria intensa, considera-se que qualquer paciente com bacteriúria assintomática deva ser tratado, em virtude do processo inflamatório associado à bacteriúria. Quando medicados, os antibióticos e o tempo de tratamento são os mesmos das cistites não complicadas.

O probiótico *E. coli* Nissle 1917 VO, utilizado há muitos anos em várias doenças do trato gastrintestinal, sem qualquer efeito colateral de monta, está sendo avaliado pela FDA com relação ao seu uso em pacientes com ITU sintomática de frequente recorrência. Estudos *in vitro* desse probiótico contra uropatógenos pediátricos indicam a possibilidade de erradicação dessas bactérias do trato gastrintestinal. Nesse sentido, pode-se pensar, desde já, sobre sua utilização intravesical, após estritos estudos controlados.

> **PONTOS-CHAVE**
> - Bacteriúria assintomática com leucocitúria acentuada deve ser tratada, existindo ou não fatores de risco.

ACOMPANHAMENTO DO PACIENTE COM INFECÇÃO DO TRATO URINÁRIO

Assim como a urinálise e as tiras reativas são indispensáveis para o diagnóstico inicial, possibilitando o tratamento imediato, também o são para o seguimento do paciente.

> **PONTOS-CHAVE**
> - A urina deve estar "estéril" na urinálise no dia seguinte ao início da terapêutica, corroborada pela ausência da bacteriúria e frequentemente da leucocitúria, que, por vezes, permanece por alguns dias
> - As infecções urinárias complicadas e não complicadas, se diagnosticadas e tratadas de imediato, embora associadas a considerável morbidade, na maioria das vezes não causam lesão renal
> - Mulheres com ITU recorrente apresentam um número de recorrências menor quando tratadas em curto prazo nos episódios sintomáticos

A primeira evidência de cura na UCN, após o início do tratamento, é a ausência de bacteriúria, já demonstrável algumas horas após o início do tratamento, como já observada várias vezes na prática clínica diária do autor, quando do antibiótico adequado. A observação de bacteriúria rara reflete, na maioria das vezes, bactérias da flora vaginal.

ESTUDOS DE IMAGEM E OUTROS PROCEDIMENTOS DIAGNÓSTICOS

Quando existem fatores de risco relacionados com processos obstrutivos, orgânicos ou funcionais, presença de litíase, patologias associadas etc., devem ser realizadas consulta e avaliação urológica para o manejo habitual do paciente com ITU em seus episódios agudos e recorrentes.

Com relação aos adultos, o tempo e os estudos extensos demonstraram que a ITU, com trato urinário anatômica e funcionalmente normal, raramente causa lesão renal, não havendo evidências, mesmo quando recorrentes, de que possam evoluir para sequelas como hipertensão arterial ou nefropatia crônica e, eventualmente, doença renal terminal. Estas são consequências observadas em longo prazo nas crianças, mesmo na ausência de infecção superajuntada, advindas de processos obstrutivos, como válvula de uretra posterior, estenose de junção pielo ou vesicoureteral, RVU maciço, por vezes associado a displasia renal ou episódios recorrentes de PNA com diagnóstico e tratamento retardados e acompanhamento inadequado. Daí decorre a necessidade de investigar com imagem pela ultrassonografia, o exame mais rápido, simples e útil, toda criança no seu primeiro episódio de ITU (ver Capítulo 18, *Investigação por Imagem do Aparelho Urinário*).

A avaliação urológica por imagem e as indicações e os resultados possíveis (Quadro 24.3) devem ser iniciados com a ultrassonografia, também nos adultos (ver Capítulo 18, *Investigação por Imagem do Aparelho Urinário*). Não se recomenda na literatura investigação em episódio isolado de ITU em mulheres jovens, mas sim quando de sua recorrência, ao contrário dos homens e crianças em qualquer idade. Deve-se lembrar que 40 a 50% das mulheres apresentarão recorrência da ITU e 5% destas apresentarão alguma anormalidade. Se bem realizada, já que se trata de um exame dependente do operador, pode identificar, com segurança, processos obstrutivos funcionais (RVU maciço, megaureter congênito etc.) ou orgânicos (estenose de junção pielo ou vesicoureteral, válvula de uretra posterior, urolitíase, tamanho da próstata, hidronefrose), abscesso perinéfrico e renal e outras anomalias, como tumor vesical. Em crianças de baixa idade, em seu primeiro episódio de ITU, é importante obter informações sobre a ultrassonografia obstétrica e possíveis alterações nos rins do concepto, que podem antecipar algum procedimento de imagem, precocemente.

COMPLICAÇÕES TARDIAS

Com relação às consequências tardias da ITU, podem-se observar hipertensão arterial, assim como doença renal crônica e terminal em pacientes pediátricos acompanhados em longo prazo, até a vida adulta, portadores de RVU maciço (graus IV e V, bilateral), mielomeningocele ou processos obstrutivos (p. ex., válvula de uretra posterior). Contudo, dependendo do comprometimento do médico, esse prognóstico sombrio pode ser retardado ou mesmo evitado. Já em pacientes adultos, é incomum que episódios recorrentes de ITU apresentem prognóstico reservado, a não ser naqueles com fatores de risco adquiridos, como diabetes melito, lesões medulares, litíase renal bilateral grave etc.

Quadro 24.3 Investigação por imagem na infecção do trato urinário.

Exame	Indicação	Utilidade
Ultrassonografia	Rotina	Obstrução, dilatação pieloureteral, tamanho e ecogenicidade, cálculos, abscessos, coleções perinéfricas, divertículos, tamanho da próstata, espessura do parênquima e da parede da bexiga, pielonefrite aguda e crônica
Radiografia simples de abdome	Litíase	Litíase renal, ureteral, vesical, tamanho dos rins, ar no aparelho urinário
Urografia excretora	Anteriores	Detalha anormalidades anteriores em relação a rins, ureteres e bexiga
Tomografia computadorizada	Anteriores	Detalha anormalidades anteriores, abscesso perinéfrico, alterações intra-abdominais, massas retroperitoneais
Cistouretrografia miccional	Anteriores	Válvula de uretra posterior, estenose de uretra, refluxo vesicoureteral, disfunção miccional e esvaziamento incompleto
Cintilografia estática	Anteriores	Forma e tamanho dos rins, pielonefrite aguda e cicatrizes de pielonefrite crônica, função renal em separado
Cintilografia dinâmica	Anteriores	Diferenciação de processos obstrutivos orgânicos e funcionais
Urorressonância	Anteriores	Imagens anatômicas detalhadas com avaliação funcional

BIBLIOGRAFIA

Albert X, Huertas I, Pereiró II, Sanfélix J, Gosalbes V, Perrota C. Antibiotics for preventing recurrent urinary tract infection in non-pregnant women. Cochrane Database Syst Rev. 2004;(3):CD001209.

American Academy of Pediatrics, Committee on Quality Improvement, Subcommittee on Urinary Tract Infection. Practice parameters: the diagnosis, treatment, and evaluation of the initial urinary tract infection in febril infants and young children. Pediatrics. 1999;103:843-52.

Bran JL, Levison ME, Kaye D. Entrance of bacteria into the female urinary bladder. New Engl J Med. 1972;286:626-9.

Buckley RM, McGukin M, MacGregor RR. Urine bacterial counts following sexual intercourse. New Engl J Med. 1978;298:321-4.

De Rossi P, Cimerman S, Truzzi JC, Cunha CA, Mattar R, Martinho MD, et al. Joint reporto f SBI (Brazilian Society of Infectious Diseases), FEBRASGO (Brazilian Federation of Gynecology and Obstetrics Associations, SBU (Brazilian Society of Urology) and SBPC/ML (Brazilian Society of Clinical Pathology/Laboratory Medicine): recommendations for the clinical management of lower urinary tract infecions in pregnant and non-pregnant women. Braz J Infect Dis. 2020;24(2):110-9.

Food Adminstration (FDA) . FDA updates warnings for fluoroquinolones antibiotics: Limits use for bacterial sinusitis, acute bacterial exacerbation of chronic bronchitis and uncomplicated urinaty tract infections. USA: FDA; 2018. Disponível em: https://www.fda.gov/news-events/press-announcements/fda-updates-warnings-fluoroquinolone-antibiotics. Acesso em: 18 set. 2023.

Fowley JE, Pulaski ET. Excretory urography, cystography and cystoscopy in the evaluation of women with urinary tract infection. New Engl J Med. 1981;304:462-70.

Grahan JC, Galloway A. The laboratory diagnosis of urinary tract infection. J Clin Pathol. 2001;54:911-9.

Hamber MJ, Asscher AW. Virulence of urinary pathogens. Kidney Int. 1985;78:717-21.

Hannan TJ, TOTSIka M, Mansfield KJ, Moore KH, Schembri MA, Hultgren SJ. Host-pathogen checkpoints and population bottlenecks in persistent and intracellular uropathogenic Escherichia coli bladder infection. FEMS Microbiol Rev. 2012;36 (3):616-48.

Hanson LA. Host parasite relationships in urinary tract infections. J Infect Dis. 1973;127:726-30.

Hanson S, Marinelli J, Stokland E, Jodal U. The natural history of bacteriuria in childhood. Infect Dis Clin North A. 1997;11(3):499-512.

Hoberman A, Charron M, Hickey RW, Baskin M, Kearney DH, Wald ER. Imaging studies after a first febril urinary tract infection in young children. N Engl J Med. 2003;348:195-202.

Hooton T. Urinary tract infections in adults. In: Feehally J, Floege J, Johnson RJ. Comprehensive clinical nephrology. 3. ed. Philadelphia: Mosby; 2007. p. 603-14.

Hooton TM, Scholes D, Stapleton AE, Roberts PL, Winter C, Gupta K, et al. A prospective study of asymptomatic bacteriuria in sexually active young women. New Eng J Med. 2000;343:992-7.

Jackson C. Urinary tract infections in children: knowledge updates and a salute to the future. Pediatrics in Review. 2015;36(4):153-66.

Jodal U, Smellie J, Lax H, Hoyer PF. Ten year results of randomized treatment of children with severe vesicoureteral reflux. Final report of the international reflux study in children. Pediatr Nephrol. 2006;21:785-92.

Källenius G, Svenson SB, Möllby R, Korhonen T, Winberg J, Cedergren B, et al. Carbohydrate receptor structors recognized by uropathogenic E. coli. Scand J Infect Dis. 1982;33(suppl.):52-60.

Kaye D. Antibacterial activity of human urine. J Clin Invest. 1968;47:2374-90.

Kunin CM. Urinary Tract Infection. Detection, Prevention, and Management. 5. ed. Baltimore: Williams & Wilkins; 1997.

Kunin CM, White LV, Hua TH. A reassessment of the importance of the "low-count" bacteriuria in young women with acute urinary tract symptoms. Ann Int Med. 1993;119(6):454-60.

Leffler H, Svanborg-Eden C. Glycolipid receptor for urophatogenic Escherichia coli on human erythrocytes and uroepithelial cells. Infect Immunity. 1981;34:920-9.

Logan LE, Gandra S, Mandal S, Klein EY, Levinson J, Weinstein RA, Laxminarayan R; Prevention Epicenters Program, US Centers for Disease Control and Prevention. Multidrug- and Carbapenem-Resistant Pseudomonas aeruginosa in Children, United States, 1999-2012. J Ped Infect Dis Soc. 2016 nov 16. [Epub ahead of print]

Lomberg H, Hanson LA, Jacobsson B, Jodal U, Leffler H, Svanborg-Eden C. Correlation of P blood group, vesicoureteral reflux, and bacterial attachment in patients with recurrent pyelonephritis. New Engl J Med. 1983;308:1189-92.

Martinelli R, Rocha H. Infecção do trato urinário. In: Riella MC. Princípios de nefrologia e distúrbios hidroeletrolíticos. 4. ed. Rio de Janeiro: Guanabara Koogan; 2003. p. 490-506.

Meiland R, Geerlings SE, Stolk RP, Netten PM, Schneeberger PM, Hoepelman AI. Assymptomatic bacteriuria in women with diabetes mellitus: effect on renal function after 6 years of follow-up. Arch Int Med. 2006;166:2222-7.

Michael M, Hodson EM, Craig JC, Martin S, Moyer VA. Short versus standard duration oral antibiotic therapy for acute urinary tract infection in children. Cochrane Database System Rev. 2003;1:CDOO3966.

Miller TE, North JD. Host response in urinary tract infections. Kidney Internat. 1974;5:179-86.

Mulholland SG. Lower urinary tract antibacterial defense mechanisms. Invest Urol. 1979;17:93-7.

Murray T, Goldberg MJ. Chronic interstitial nephritis: etiologic factors. Ann Intern Med. 1975;82:453-9.

Nicolle LE, Bradley S, Colgan R, Rice JC, Schaeffer A, Hooton TM; Infectious Diseases Society of America; American Society of Nephrology; American Geriatric Society. Infectious Diseases Society of America guidelines for the diagnosis and treatment of assymptomatic bacteriuria in adults. Clin Infect Dis. 2005;40:643-54.

Nicolle LE, Gupta K, Bradley SF, et al. Clinical Practice Guideline for the Management of Asymptomatic Bacteriuria: 2019 Update by the Infectious Diseases Society of America. Clin Infect Dis. 2019;68:e83.

Nicolle LE, Harding GKM, Preiksitis J, Ronald AR. The association of urinary tract infection with sexual intercourse. J Infect Dis. 1982;146:579-83.

Otto G, Braconier JH, Andreasson A, Svanborg C. Interleukin-6 and disease severity in patients with bacteremic and nonbacteremic urinary tract infection. J Infect Dis. 1999;179:172-9.

Parsons CL, Greenspan C, Mulholland SG. The primary antibacterial defense mechanism of the bladder. Invest Urol. 1975;13:72-6.

Platt R, Polk BF, Murdock B, Rosner B. Mortality associated with nosocomial urinary tract infection. N Engl J Med. 1982;307:637-42.

Roberts JA. Etiology and pathology of pyelonephritis. Am J Kid Dis. 1991;17:1-99.

Robert JA. Urinary tract infections. Am J Kid Dis. 1984;4:103-17.

Shah KJ, Cherabuddi K, Shultz J, et al. Ampicililin for the treatment of complicated urinary tract infections caused by vancomycin-resistant Enterococcus spp (VRE): a single center university hospital experience. Int J Antimicrob Agents. 2018;51:57.

Shaikh N, Shope TR, Hoberman H, Vigliotti A, Kurs-Lasky M, Martin JM. Association between uropathogen and pyuria. Pediatrics. 2016; 138(1):e 20160087.

Stamey TA. The role of introital enterobacter in recurrent urinary tract infections. J Urol. 1982;128:414.

Stamey TA, Fair WR, Timothy MM, Chong HD. Antibacterial nature of prostatic fluid. Nature. 1968;218:444-7.

Stamm WE. Measurement of pyuria and its relation to bacteriuria. Am J Med. 1983;75:53-8.

Stamm WE, Counts GW, Ronning KR. Diagnosis of coliform infection in acutely dysuric women. N Engl J Med. 1982;307:463-8.

Stamm WE, Hooton TM. Management of urinary tract infections in adults. New Engl J Med. 1993;329:1328-34.

Storm DW, Koff SA, Horvat DJ, Li B, Justice SS. In vitro analysis of the bactericidal activity of Escherichia coli Nissle 1917 against pediatric uropathogens. J Urol. 2011;186(4 suppl.):1678-83.

Telles JP, Arend L, Bail L, Ito C, Tuon F. The Challenge of Treating Community Associated Enterobacterales Infections in a Middle-income Country: data from SMART 2018-2019. Open forum infectious Diseases. November 2021; 8(Supplement 1): S733-4.

Warren JW, Abrutyn E, Hebel JR, Johnson JR, Schoeffer AJ, Stamm WE. Guidelines for antimicrobial therapy of uncomplicated acute bacterial cystitis and acute pyelonephritis in women. Clin Infect Dis. 1999;29:745-58.

Wassemar TM. Insights from 100 years of research with probiotic E. coli. Eur J Microbiol Immunol. 2016;29(3):147-61.

Weeler DM, Vimalachandra D, Hodson EM, Roy LP, Smith GH, Craig JC. Interventions for primary vesicoureteral reflux. Cochrane Database System Rev. 2004;3:CDOO1532.

Wennerström M, Hansson S, Jodal U, Sixt R, Tokland E. Renal function 16 to 26 years after the first urinary tract infection in childhood. Arch Pediatr Adolesc. 2000;154:339-45.

Winberg J, Bollgren I, Källenius G, Möllby R, Svenson SB. Clinical pyelonephritis and focal renal carring. A selected review of pathogenesis, prevention and prognosis. Pediatr Clin North Am. 1984;29:801-14.

Zunino D. Nefrourologia pediátrica na prática diária. Curitiba: UFPR; 1993. Infecção do trato urinário.

Zunino D. O papel do exame de urina. In: Freire LMS. Diagnóstico diferencial em pediatria. Rio de Janeiro: Guanabara Koogan; 2008. p. 667-71.

25 Lesão Renal Associada a Infecção do Trato Urinário e/ou Refluxo Vesicoureteral (Nefropatia do Refluxo)

Lucimary de Castro Sylvestre • Karen Previdi Olandoski • Mariana Faucz Munhoz da Cunha

INTRODUÇÃO

A infecção do trato urinário (ITU) é uma das principais infecções em pediatria, com incidência cumulativa de 2 a 8% até os 11 anos;[1,2] crianças com ITU febril têm um risco maior de ter anomalias do trato urinário, incluindo uropatia obstrutiva e refluxo vesicoureteral (RVU). A ocorrência de ITU associada ou não ao RVU pode evoluir com dano renal e apresentar consequências a longo prazo[3]; esse dano, há muitas décadas, foi denominado "nefropatia do refluxo" (NR).[4]

Nos últimos tempos, o termo "nefropatia de refluxo" tem entrado em desuso, pois as lesões renais (displasia ou cicatrizes) caracterizadas como sendo decorrentes da NR podem ocorrer mesmo sem o RVU. Por essa razão, modificamos o título do capítulo.

ITU, RVU e NR continuam sendo temas bastante debatidos mundialmente pelos profissionais envolvidos no tratamento dos pacientes que os apresentam, compreendendo desde especialistas em Medicina Fetal e Obstetrícia, médicos generalistas, pediatras, nefrologistas pediátricos, urologistas pediátricos, médicos nucleares e nefrologistas clínicos.

No Brasil, sempre houve uma grande preocupação sobre esse assunto, com participação ativa da Nefrologia Pediátrica Brasileira, com várias publicações internacionais, desde os estudos de avaliação diagnóstica por métodos de imagem, publicados por Goldraich et al., nas décadas de 1980 e 1990,[5,6] até as várias publicações do grupo da Nefrologia Pediátrica da Universidade Federal de Minas Gerais (UFMG).[7-12]

DEFINIÇÕES E HISTÓRICO

RVU é a passagem retrógrada de urina da bexiga para o trato urinário superior (ureteres e/ou rins), sendo classificado em graus, de acordo com a sua gravidade, baseado no sistema definido pelo International Reflux Study in Children,[13] conforme demonstrado no Quadro 25.1.

O RVU pode ser dividido em primário e secundário. O RVU primário é a forma mais comum de refluxo; representa uma das mais frequentes anomalias congênitas do trato geniturinário caracterizada por uma conexão imprópria entre o ureter distal e a bexiga durante a gestação.[14] Ocorre fechamento incompetente ou inadequado da junção ureterovesical (JUV), a qual contém um segmento de ureter dentro da parede vesical (ureter intravesical). Normalmente, o refluxo é prevenido durante a contração vesical por compressão do ureter intravesical e oclusão da junção com os músculos vesicais ao seu redor. No RVU primário, a falha desse mecanismo antirrefluxo deve-se ao curto segmento de ureter intravesical.

Já o RVU secundário é resultado de uma pressão vesical anormalmente alta, levando a falha no fechamento da JUV durante a contração vesical. O RVU secundário está frequentemente associado à obstrução anatômica (como ocorre na válvula de uretra posterior) ou funcional da bexiga (como ocorre na disfunção miccional e na bexiga neurogênica).[15]

O RVU primário está presente em cerca de 1% das crianças normais,[16] e, na maioria das vezes, é diagnosticado após episódio de ITU febril.[17] Na investigação dos pacientes com ITU febril, 20 a 40% dos casos terão RVU diagnosticado,[18-22] sendo 95% de grau leve a moderado (graus I a III).[18] O RVU também pode ser detectado na investigação de recém-nascidos e lactentes com diagnóstico de hidronefrose feito por ultrassonografia (USG) no pré-natal.[9,23] Cerca de 10% dos fetos com diâmetro da pelve renal maior que 5 mm por volta da 28ª semana de gestação terão RVU diagnosticado no exame pós-natal.[23] Outros casos são diagnosticados durante avaliação dos familiares de um caso índice, ocorrendo RVU em aproximadamente 30 a 50% dos casos.[24]

Em 1960, Hodson e Edwards demonstraram associação de RVU e cicatrizes renais,[25] com ocorrência das cicatrizes mesmo sem pielonefrite, e, em 1973, Bailey[4] criou o termo "nefropatia do refluxo", enfatizando o papel do RVU associado à ITU para a formação de cicatrizes renais, termo esse que veio substituir a então denominada "pielonefrite crônica atrófica". Posteriormente, estudos em porcos mostraram que as cicatrizes estavam em áreas em que ocorria refluxo intrarrenal. As cicatrizes ocorriam mesmo na ausência de infecção, mas desenvolviam-se mais rapidamente na presença desta.[26]

Quadro 25.1 Classificação do reflexo vesicoureteral e suas características.

Grau do refluxo vesicoureteral	Características
I	Ureter contrastado, mas não dilatado
II	Contraste do ureter e da pelve sem dilatação
III	Dilatação leve a moderada do ureter, pelve renal e cálices ureterais com mínimo baqueteamento dos cálices
IV	Moderada dilatação e tortuosidades da pelve e dos cálices
V	Grande dilatação do ureter, da pelve e dos cálices com perda das impressões papilares e presença de tortuosidade ureteral

Sequencialmente, Ransley e Risdon, utilizando um modelo semelhante, demonstraram que o RVU e a infecção eram pré-requisitos essenciais para o desenvolvimento de cicatrizes renais em um sistema de pressão vesical normal,[27] mas, quando a pressão intravesical era alta a ponto de causar descompensação da bexiga e dilatação do trato urinário superior, as cicatrizes ocorriam mesmo com refluxo de urina estéril.[28]

No momento do diagnóstico do RVU, estima-se que 30 a 40% das crianças já tenham cicatrizes no parênquima renal.[29,30]

Ao longo do tempo em que o RVU e a NR têm sido estudados, começaram a ser encontradas algumas diferenças de padrão de apresentação das cicatrizes renais e, hoje em dia, está claro que há dois grupos de pacientes em relação à origem das cicatrizes renais,[31,32] caracterizados a seguir.

Cicatrizes renais primárias ou congênitas

Ocorrem por diminuição da formação de parênquima renal normal durante o desenvolvimento fetal, sendo refletidas como hipoplasia/displasia. Em geral, esses pacientes já apresentam suspeita de alteração renal desde o pré-natal, por meio de exames ultrassonográficos que são feitos rotineiramente. Esse grupo é, quase exclusivamente, composto de meninos,[31] os quais apresentam comprometimento renal e evolução mais graves.[32-34] Muitos dos estudos mais antigos não citavam nem diferenciavam esse tipo de alteração pelo fato de a USG não fazer parte do protocolo de acompanhamento pré-natal. Nesses pacientes, as cicatrizes são detectadas mesmo antes de apresentarem qualquer evidência de ITU, como no estudo de Ismaili et al., em que três de 11 pacientes com RVU graus IV e V tinham evidência de cicatrizes primárias detectadas pela cintilografia renal com uma média de idade de 3 meses (variando de 2 a 8 meses).[23] Além disso, nessa população com cicatrizes primárias, o papel do RVU parece ser apenas um marcador de alteração renal, e não o causador propriamente dito. Na realidade, como veremos mais adiante, a etiopatogenia e a histologia desse tipo de lesão diferem da classicamente denominada "nefropatia do refluxo", e muitos têm questionado se essa nomenclatura ainda deve ser adotada para esse grupo de pacientes.[35]

Cicatrizes renais secundárias ou adquiridas

Referem-se à perda de parênquima renal relacionada à injúria pós-natal, sendo o diagnóstico feito, geralmente, após um episódio de ITU. Nesse grupo, há predominância de meninas e a lesão renal é determinada por vários fatores, incluindo a virulência do patógeno, a idade do paciente, as reações inflamatórias, o atraso no início do tratamento e a suscetibilidade genética.[31]

> **PONTOS-CHAVE**
> - Cicatrizes primárias estão relacionadas à hipoplasia/displasia na vida intrauterina; o RVU é apenas um marcador da alteração renal
> - Cicatrizes secundárias ocorrem após o nascimento, relacionadas à infecção urinária, associadas ou não ao RVU.

ETIOPATOGENIA

Há várias hipóteses para explicar a ocorrência das cicatrizes renais. Desde o início dos estudos sobre RVU e NR, várias questões foram levantadas em relação à ocorrência de cicatrizes em alguns pacientes e em outros não, como referido por Torres et al. em 1980.[36] Na ocasião, havia três grandes hipóteses para tal diferença:

1. As cicatrizes podem ser dependentes do grau do RVU com o seu efeito de "martelo d'água" no rim e refluxo intrarrenal[26]
2. Deve estar associado à presença de refluxo intrarrenal de urina infectada, favorecida pelas características anatômicas das papilas renais humanas[27]
3. Pode ser explicado por um defeito embriogênico comum, resultando em JUV defeituosa e displasia renal,[37] ou por uma doença renal intersticial primária de causa indeterminada.[38]

Mais uma vez, é necessário separar as cicatrizes congênitas das adquiridas para análise da etiopatogenia. A ênfase no estudo da gênese da NR sempre esteve centrada nos mecanismos adquiridos, e tem sido dado pouca atenção à contribuição para o dano renal de fatores embriogenéticos.[39]

CICATRIZES CONGÊNITAS (DISPLASIA)

Nos pacientes com cicatrizes congênitas, foi proposto que a doença renal crônica (DRC) resulta de uma formação diminuída do parênquima renal (cicatriz renal primária) associada ao desenvolvimento renal deficiente (hipoplasia e displasia). Nesses casos, o RVU pode ser apenas um marco do desenvolvimento anormal e não desenvolve nenhum papel na formação de cicatrizes.[9,40-42] Não há associação clara com infecção urinária, e a lesão anatomopatológica característica é de desenvolvimento metanéfrico anômalo.[43,44] No entanto, em vários pacientes também há evidência de cicatrizes segmentares, indicando que esses rins também podem ser sujeitos à patologia associada à infecção após o nascimento.[44]

Refluxo intrarrenal

Ransley e Risdon, por meio da utilização de um modelo suíno cuja morfologia renal é muito semelhante à humana, demonstraram que há diferentes tipos de papilas renais: as simples, que não permitem refluxo intrarrenal, e as compostas, que apresentam uma forma côncava, favorecendo o refluxo intrarrenal quando há aumento da pressão no sistema. Essas papilas compostas predominam nos polos renais, tornando-os áreas mais suscetíveis às cicatrizes.[27]

Por meio dessa demonstração, há a teoria de que existem rins suscetíveis a formar cicatrizes. Seriam aqueles que têm RVU, refluxo intrarrenal (papilas compostas) que, quando expostos à infecção urinária, desenvolverão as cicatrizes, independentemente da idade que tenham, mas, possivelmente, dependentes de quão rápido a infecção é tratada.[45]

Infecção urinária

No mesmo estudo em que caracterizaram os tipos de papila renal, Ransley e Risdon também demonstraram que, para a ocorrência de cicatrizes, além do refluxo intrarrenal, era essencial que houvesse infecção urinária associada.[27]

Em estudo posterior, demonstraram que essas cicatrizes ocorrem precocemente no curso de uma pielonefrite aguda (teoria do "*big-bang*"), indicando que quanto mais precoce a instituição de antibioticoterapia, melhor a prevenção.[28] Coulthard et al. referem que um atraso no diagnóstico e no tratamento de uma ITU em pacientes vulneráveis pode levar à formação de cicatrizes rapidamente, sendo preconizado que o tratamento seja iniciado dentro de 36 horas do início dos sintomas.[46]

A associação de cicatrizes renais após episódios de ITU foram a base das diretrizes iniciais de tratamento, que preconizavam a antibioticoterapia profilática nos pacientes com RVU. Coulthard et al. afirmam não ter uma idade limite para a ocorrência das cicatrizes, justificada pela avaliação de cicatrizes renais em rins transplantados com RVU e pielonefrite,[47] cujos doadores eram adultos, corroborando a teoria de que existem rins suscetíveis ou não à ocorrência de cicatrizes.

O papel da ITU na formação das cicatrizes está estreitamente ligado aos fatores inflamatórios que abordaremos a seguir.

Resposta imunológica e inflamatória

Resposta imunológica inata e adquirida[48] ocorre tanto na bexiga quanto nos rins, tentando prevenir a colonização ou adesão dos uropatógenos, sobretudo a *Escherichia coli* uropatogênica (UPEC), principal agente infeccioso das ITUs.

As células epiteliais da bexiga secretam imunoglobulina A (IgA) e peptídios antimicrobianos como as α-defensinas e catecilidina, que previnem a colonização da bexiga pela UPEC.[48]

A IgA se liga à superfície da *E.coli* recobrindo a sua parede para evitar a sua adesão às células epiteliais. Os peptídios antimicrobianos, por sua vez, contribuem para a lise da parede celular das bactérias com consequente morte.[48]

Receptores *toll-like* presentes nas superfícies dos macrófagos da bexiga reconhecem a presença da UPEC e liberam AMP-cíclico que estimula a via sinalizadora do NF-κβ, resultando em produção de citocinas pró-inflamatórias como as interleucinas 6 e 8 (IL-6 e IL-8). Inicialmente, a IL-6 e a IL-8 são produzidas pelos macrófagos locais, mas, se a infecção continua, há recrutamento de neutrófilos para o sítio da inflamação, e eles também passam a produzi-las.[48]

Os macrófagos da bexiga também produzem outras citocinas pró-inflamatórias, como a CXCL-1, a CCL2 e a CXCL-2, que atraem os neutrófilos e induzem a sua proliferação.

Nos rins, à semelhança do que acontece na bexiga, ocorre a liberação de IL-6, que é responsável por provocar febre e aumento da proteína C reativa (PCR). A IL-8 se eleva em resposta à IL-1 e ao fator de necrose tumoral α (TNF-α), promovendo a migração dos neutrófilos para o sítio da inflamação e provocando piúria. Já foram detectadas concentrações séricas elevadas de IL-6 e IL-8 em pacientes em vigência de ITU e em período sem ITU em crianças com RVU ou cicatrizes renais.[49]

O fator de crescimento transformador β1 (TGF-β1) é uma citocina anti-inflamatória e pró-fibrótica que reduz as concentrações de TNF-α, IL-1, IL-6 e IL-8; é um marcador de fibrose e influencia o desenvolvimento das cicatrizes renais. O TGF-β1 já foi encontrado em altas concentrações na urina de crianças com uropatia obstrutiva, DRC e ITU na fase aguda.[49]

Outros biomarcadores importantes, além do TGF-β1, que foram encontrados em níveis elevados na urina de crianças com RVU antes e depois da cirurgia são o fator de crescimento endotelial vascular (VEGF), que tem maior liberação em situação de hipóxia tecidual, e a proteína quimiotática de monócitos-1 (MCP-1).[50]

Os neutrófilos produzem as metaloproteinases da matriz (MMPs), que são um grupo de enzimas proteolíticas responsáveis pela degradação de matriz extracelular e membranas basais e desempenham vários papéis na inflamação e fibrose renais, principalmente a MMP-9.[51]

Os neutrófilos também são responsáveis pelo ataque às bactérias causadoras de ITU, e durante o processo inflamatório gerado pela sua ação de combate, há também a liberação de espécies reativas de oxigênio (ERO). A função das ERO é matar as bactérias; no entanto, pode haver liberação excessiva dessas substâncias, provocando danos no tecido renal em volta da bactéria.[48] Alguma perturbação durante o recrutamento dos neutrófilos que impeça o correto direcionamento deles para o local da infecção vai impedir a sua ação no local específico, favorecendo a inflamação sustentada e consequente cicatriz no local da infecção. Além disso, os neutrófilos podem ficar acumulados em outro sítio, como o compartimento subepitelial, ocorrendo liberação de ERO e inflamação local,[52] já tendo sido demonstrado em estudos em ratos.[53]

Os macrófagos M1 são responsáveis pela fagocitose das bactérias e liberam citocinas pró-inflamatórias, MMP-9 e ERO. Os macrófagos M2, por sua vez, terminam a fase inflamatória e começam a reparação tecidual por meio da secreção de IL-10 e fatores de crescimento.[54] Já foi demonstrado em ratos que a deficiência de IL-10 causa aumento da inflamação e cicatriz renal.[55]

A pentraxina 3 (PTX3) é uma proteína produzida em resposta a estímulos pró-inflamatórios por uma variedade de tipos celulares, como monócitos, macrófagos, neutrófilos, células endoteliais dos sistemas vascular e linfático, células epiteliais de rim, células do músculo liso, fibroblastos, condrócitos, adipócitos, células sinoviais, células do epitélio alveolar, células da granulosa, células da glia e células dendríticas mieloides. Ela é a representante principal das pentraxinas longas, enquanto a PCR e a proteína soro amiloide P (SAP) são as principais representantes das pentraxinas curtas. Becerir et al. avaliaram os níveis de PTX3 urinários e plasmáticos e encontraram níveis urinários e relação PTX3 urinária/creatinina urinária mais elevados em pacientes com cicatrizes renais associadas ou não ao RVU, quando comparados aos que não tinham cicatrizes. Referem, no entanto, que mais estudos precisam ser feitos avaliando esse marcador.[56]

Em relação à resposta imune adaptativa, ela é importante para o processo do clareamento da bactéria e para o término do processo inflamatório e a reparação tecidual por meio da indução das células *T-helper* tipo Th2.[48] Alguma perturbação nessa resposta pode favorecer a ocorrência das cicatrizes.

Pressão intravesical e disfunção miccional

A pressão intravesical tem papel primordial na gênese do RVU secundário. Todavia, ela também é importante no RVU primário em crianças com síndrome de disfunção das eliminações, que é um fator de risco para persistência do refluxo e formação de novas cicatrizes.[11,57]

Disfunção miccional e constipação intestinal são fatores de risco para infecção urinária em crianças mais velhas, o que pode contribuir para a formação de cicatrizes renais, especialmente em meninas com RVU.[58]

Fatores genéticos

As evidências de que o RVU primário possa ter origem genética surgiram de estudos em gemelares, demonstrando ocorrência de 80 a 100% de RVU em gêmeos monozigóticos, contra 35 a 50% nos dizigóticos.[59,60] Nos estudos feitos em famílias, já foram descritos vários padrões de herança: doença autossômica dominante com penetrância incompleta,[61-64] doença autossômica recessiva,[65] doença poligênica[66] e até ligada ao X.[67]

Conte et al., estudando famílias do sul da Itália, avaliaram diversos pacientes com refluxo primário associado ou não a outra anomalia do trato urinário ou síndrome (p. ex., coloboma renal, otobranquiorrenal), tendo ou não RVU e evidência de cicatriz renal na ocasião da avaliação. Identificaram alterações em vários *loci* nos cromossomos 1, 3, 4 e 22, concordando com a hipótese de que o RVU primário tem heterogenicidade genética.[68]

Estudos com engenharia genética confirmaram que distúrbios genéticos do sistema renina-angiotensina-aldosterona podem alterar o seu funcionamento e levar a anormalidades no desenvolvimento do trato urinário.[57]

Vários estudos têm demonstrado forte associação entre um polimorfismo de deleção da enzima conversora da angiotensina (ECA), sendo o genótipo DD um fator de risco independente para a formação de cicatrizes renais em crianças com RVU.[69-71] Outros autores, no entanto, não demonstraram a mesma associação.[72-76]

Alguns estudos já foram feitos a fim de serem identificados genes responsáveis pelo RVU primário. O maior estudo foi feito na China[77] e pesquisou causas genéticas em 379 pacientes com RVU primário, usando sequenciamento do exoma completo ou direcionado. Causa monogênica foi identificada em 28 pacientes (7,39%). Esses genes incluíram *PAX2* (n=4), *TNXB* (n=3), *GATA3* (n=3), *SLIT2* (n=3), *ROBO2* (n=2), *TBX18* (n=2) e os outros 11 genes (um gene para cada paciente). Os quatro principais genes foram responsáveis por 46,4% dos casos de RVU primário de causa monogênica e têm herança autossômica dominante.

No geral, 12,7% (48 de 379) das crianças apresentaram manifestações extrarrenais. As anomalias coexistentes mais comuns foram defeitos cardíacos congênitos, seguidos de anomalias ósseas, retardo mental e anomalias oculares. Pacientes com RVU sindrômico tiveram uma taxa maior de mutações genéticas do que pacientes sem complicações extrarrenais. Pacientes com variantes PAX2 apresentaram mais frequentemente.[77]

Mutações nos genes *RET*, *TNXB*, *COL4A1*, *SLIT2*, *GATA3*, *ITGA8*, *ROBO2* e *TBX18* foram identificadas como causadoras de RVU isolado não sindrômico. A presença de mutação no *PAX2* e no *TNXB* foi associada a um risco aumentado de progressão precoce para DRC terminal, o que não foi verificado na presença de mutação *GATA3* e *SLIT2*.[77]

A identificação das causas genéticas do RVU primário é difícil pelo seu fenótipo variável e pela penetrância genética multifatorial. Além disso, é difícil determinar com certeza se o progenitor portador da mesma mutação tinha RVU primário, visto que muitos pacientes são assintomáticos e o RVU se resolve espontaneamente com a idade.

Em relação à formação de cicatrizes, estudos sugerem uma suscetibilidade genética para a formação de cicatrizes em alguns indivíduos.[78,79]

Simões e Silva et al., em artigo sobre interação de citocinas e anomalias congênitas do rim e do trato urinário, chamam a atenção para alguns fatores que podem ajudar no entendimento dos mecanismos da NR e na detecção de pacientes com risco de desenvolver DRC.[80] Alguns dos estudos citados demonstraram associação de polimorfismos dos genes do TNF-α, do TGF-β e do VEGF com RVU.[81-85] Hussein et al. demonstraram associação de variantes específicas nas regiões promotoras dos genes que codificam o TGF-β e o VEGF com aumento do risco de desenvolver cicatrizes renais.[85]

DIAGNÓSTICO

A NR pode ser diagnosticada diretamente, por meio de estudo histopatológico de fragmento de biopsia renal, ou indiretamente, por métodos de imagem. O primeiro deveria ser o método mais indicado, por propiciar a visualização direta do parênquima renal; porém, na prática clínica, é inviável, levando-nos a preferir os métodos de imagem. A seguir, descrevem-se as várias formas de diagnóstico.

Diagnóstico histológico

A biopsia renal com avaliação histológica faz a diferenciação precisa entre displasia renal e lesão secundária à pielonefrite.

- Cicatriz primária: displasia caracterizada por desenvolvimento metanéfrico anômalo,[43,44] refletindo malformação intrauterina

- Cicatriz secundária: infiltrado intersticial com células de inflamação crônica, espessamento da membrana basal tubular, atrofia de células epiteliais, colapso da luz tubular, dilatação de outros túbulos com atrofia epitelial, aglomerado eosinofílico, espessamento da média e da íntima das artérias e arteríolas, fibrose periglomerular, colapso e hialinização dos tufos glomerulares e hipertrofia compensatória no tecido renal sadio adjacente.[86]

Métodos de imagem

Os métodos de imagem são ótimas ferramentas para avaliação das cicatrizes e do dano renal na NR. Ao longo do tempo, já foram utilizados vários métodos que, cada vez mais, têm sido aperfeiçoados para dar um diagnóstico acurado, se possível com os menores risco e custo.

A base para o diagnóstico da NR é a avaliação do dano parenquimatoso renal e detalhamento das deformidades dos cálices renais.[35]

A maioria dos protocolos de investigação de NR atuais utiliza a cintilografia renal com ácido dimercaptossuccínico (DMSA) e a USG renal, por serem métodos complementares entre si e com menor custo em relação aos outros.[87,88]

Urografia excretora

A urografia excretora (UGE) foi o primeiro exame a ser utilizado para a avaliação da NR, sendo extremamente utilizado antes de a cintilografia renal com ácido dimercaptossuccínico marcado com tecnécio-99 (^{99m}Tc DMSA) ser desenvolvida.[89] As definições iniciais da NR e os critérios de avaliação das cicatrizes foram baseados em estudos que avaliaram os pacientes por meio da UGE.[35] Portanto, durante muitos anos, todo o conhecimento que se tinha sobre as cicatrizes renais era derivado desse exame.

A alteração patognomônica é uma área de fibrose ou cicatriz, geralmente extensa, que compromete toda a espessura do parênquima renal e que está diretamente relacionada a cálices dilatados com perda das impressões papilares. Essas cicatrizes têm distribuição e combinação características: quando únicas, são preferencialmente polares, superiores ou inferiores, mas a forma generalizada com cicatrizes múltiplas é a mais encontrada.[57]

Essas alterações, no entanto, podem demorar de 18 a 24 meses para poderem ser visualizadas,[45,57,90] sendo essa uma das maiores desvantagens. Alguns autores até questionam alguns resultados de estudos antigos que se basearam na UGE para caracterização da cicatriz renal por causa da necessidade desse longo prazo para que as alterações apareçam.[45]

Na prática clínica, a UGE não tem sido utilizada com essa finalidade.

Cintilografia renal com ácido dimercaptossuccínico

A cintilografia renal com o DMSA, marcado com tecnécio-99 (^{99m}Tc), é o método atual de eleição para diagnóstico de cicatrizes renais na NR.[91,92] O seu uso foi introduzido em 1974; é um método sensível,[93-96] específico[97] e seguro[98] para a detecção e localização de pielonefrite aguda, ou quando se está procurando infecções do trato urinário de repetição.[99,100] A dose de radiação total é bem inferior à de outros procedimentos de diagnóstico por imagem, sendo essa uma grande vantagem, principalmente para avaliação de crianças que, em muitos casos, necessitam realizá-lo mais de uma vez.

O estudo cintilográfico renal com ^{99m}Tc-DMSA fornece imagem funcional da massa cortical dos rins e permite a avaliação quantitativa da função renal individual.[98]

As diretrizes atuais baseiam-se nas alterações encontradas ao DMSA para orientação do tratamento e do seguimento do paciente com cicatrizes renais.[87,88]

A cicatriz renal adquirida caracteriza-se, ao DMSA, por uma ou mais áreas focais de captação diminuída do radiofármaco em associação à contração e à perda de volume do córtex renal envolvido, apresentando alteração do contorno renal.[101] As cicatrizes congênitas (hipoplasia/dipslasia) aparecem sob a forma de baixa captação difusa do radiofármaco,[102] significando perda parenquimatosa global, sendo grave e associada a pobre crescimento renal.[103]

Vários estudos mostram que as lesões presentes, quando o DMSA é realizado na fase aguda, vão diminuindo progressivamente, como demonstrado por Pecile et al., que avaliaram 316 crianças com ITU; das 187 com alteração aguda no DMSA, 123 repetiram a cintilografia após 6 meses, 65% (80) tiveram normalização das alterações e 35% (43) mantiveram as cicatrizes.[101]

Existe uma discussão sobre qual seria o tempo ideal para diferenciar uma lesão aguda de uma cicatriz renal estabelecida. Segundo Jakobsson,[10] o DMSA deve ser realizado após, no mínimo, 5 meses em relação ao episódio agudo, se a intenção é avaliar dano renal permanente; alguns autores referem 6 meses[101] e outros referem ser melhor esperar pelo menos 1 ano nos casos clinicamente estáveis.[102]

Vários estudos compararam a cintilografia renal com DMSA com a UGE para o diagnóstico de NR, especialmente em crianças menores de 5 anos.[5,57] A sensibilidade da urografia intravenosa para a detecção de cicatrizes renais é de 80%, e a especificidade é de 98%. Em 297 rins com RVU em 202 crianças, Goldraich et al. encontraram discrepâncias entre a UGE e a cintilografia renal com DMSA em 37 rins de 31 pacientes, todos em lactentes e pré-escolares. Em 34 rins de 28 pacientes, a urografia foi normal, mas, na cintilografia, havia cicatrizes renais.[5]

A principal desvantagem da cintilografia é não avaliar adequadamente as deformidades nos cálices renais.[57,104]

Nos grandes estudos atuais, o uso da cintilografia com DMSA foi muito importante.[105,106]

Ultrassonografia renal

A realização de USG pode trazer informações importantes sobre o crescimento da unidade renal, a presença de deformidades em função das cicatrizes e a espessura do parênquima renal. A USG não faz diagnóstico de RVU, porém substitui a urografia excretora no estudo anatômico do trato urinário alto,[107] sendo essa uma vantagem em relação ao DMSA.[108]

Para a avaliação de cicatrizes, também não é um bom método, pois é necessário que haja bastante alteração renal para que a cicatriz apareça na USG. Outra desvantagem é o fato de ser um método operador dependente, com variabilidade importante intra e interobservador. Na tentativa de diminuir esse fator observador dependente, Barry et al. criaram critérios de avaliação à USG, comparando-os ao DMSA, conseguindo boa correlação em vários exames, porém ressaltam que o exame deve ser feito com tempo suficiente, com aparelhos adequados e com operador experiente.[108]

Nos pacientes que apresentam hipodisplasia renal congênita, demonstram-se rins pequenos, mas com contornos suaves, mantendo sua forma sem caracterização de cicatrizes.[40,42]

Renografia com mercapto-acetil-triglicina

A renografia com mercapto-acetil-triglicina (MAG3) é um tipo de cintilografia que visualiza a passagem de um traçador – no caso o MAG3 – através do trato urinário. Ela é capaz de dar a função renal relativa, além de poder identificar áreas de dano renal agudo ou permanente, podendo ser utilizada em pacientes alérgicos a contraste radiológico e em rins imaturos, sendo um bom método para avaliação de recém-nascidos e lactentes com hidronefrose antenatal e possíveis cicatrizes primárias, além de avaliar obstrução e função renal relativa.[90]

As principais vantagens são a exposição reduzida à radiação, menor tempo para a realização do exame e melhor avaliação do sistema coletor.[109] As desvantagens, porém, são o alto custo do exame e a dificuldade em encontrar o radiofármaco no nosso meio.

Ressonância magnética

Por meio da urografia por ressonância magnética, ou urorressonância (URM), é possível avaliar os rins morfológica e funcionalmente.[110] O uso da URM tem crescido muito nos últimos anos, inclusive em crianças, sendo previsto que essa técnica possa substituir a cintilografia com DMSA na avaliação de alterações do trato urinário na criança, principalmente por combinar avaliações anatômicas e funcionais, inclusive provendo dados que podem inferir o mecanismo fisiopatológico, como na diferenciação entre displasia renal e cicatrizes renais.[111,112]

Nas crianças com cicatrizes primárias (rins hipo-/displásicos), as imagens à URM, em geral, são de rins pequenos, com contornos suaves, ocasionalmente com perda cortical focal.[31]

Nas crianças com cicatrizes secundárias, as imagens são caracterizadas por perda de volume e defeitos de contorno renal; quando as cicatrizes são difusas, há perda significativa da função e das reservas renais.[31]

A capacidade da URM de dar a função relativa também a torna mais vantajosa que outras modalidades que avaliam alterações estruturais, como a tomografia computadorizada. No entanto, há limitações ao seu uso como investigação primária. A própria máquina utilizada pode dar um desconforto por sensação de claustrofobia, além da dificuldade de disponibilidade do aparelho em vários lugares, custo, infraestrutura disponível e pessoas que saibam operá-la. Portanto, embora a URM possa dar detalhes tanto da estrutura quanto da função renal, não é tão acessível quanto os outros meios de investigação, ainda não sendo um método apropriado para avaliação inicial na prática clínica.[110] Além disso, é importante ressaltar a necessidade de observação da função renal dos pacientes que farão esse exame, pois há relatos de desenvolvimento de fibrose sistêmica nefrogênica em pacientes com doença renal crônica induzida pelo gadolínio, que é um contraste utilizado na ressonância magnética.[113,114]

> **! PONTOS-CHAVE**
> - A cintilografia com DMSA continua sendo o exame de escolha para o diagnóstico da lesão renal associada à ITU e à NR
> - A urografia por ressonância magnética pode tornar-se o novo método diagnóstico de escolha, por fazer a avaliação anatômica e determinar a função renal relativa.

TRATAMENTO E PREVENÇÃO DAS CICATRIZES RENAIS

O manejo do RVU, em geral, pode ser feito por meio de acompanhamento clínico com antibioticoprofilaxia ou monitoramento para detecção e tratamento precoce das infecções urinárias ou por meio de tratamento cirúrgico, existindo diversas técnicas.[30]

Felizmente, a evolução natural do RVU é a resolução espontânea entre 25 e 80% dos casos, dependendo principalmente da gravidade do refluxo. A resolução pode ser retardada por ITU recorrente, distúrbio miccional e constipação intestinal crônica.[115]

O prognóstico do RVU, a longo prazo, é determinado principalmente pela presença e pela gravidade do dano renal associado (NR), podendo evoluir com hipertensão arterial, toxemia da gestação (hipertensão arterial e pré-eclâmpsia) e comprometimento significativo da função renal, incluindo doença renal crônica em estágio 5 (DRC5).[32,115]

Por conta dessa evolução com prognóstico reservado, o manejo do RVU e da NR tem sido feito no sentido de desenvolver técnicas para detectar e terapias para prevenir as infecções urinárias de repetição e o dano renal,[31] gerando também muita discussão em relação a qual seria o melhor método de tratamento do RVU, se clínico ou cirúrgico.[116]

Até o momento, já foram feitos vários estudos comparando a eficácia dos tratamentos, sendo o mais importante deles o *International Reflux Study Committee* (IRSC), o qual, na própria introdução, refere ser esse um tema controverso.[117]

Mesmo os grandes estudos, como o IRSC,[116] não foram capazes de responder a todos os questionamentos, nem os estudos retrospectivos em populações pediátricas[7] e de adultos que tiveram RVU na infância.[118,119] A maioria deles englobava os pacientes com cicatrizes primárias e secundárias, o que pode ser um fator de confusão, principalmente em relação às complicações, e excluíam pacientes com refluxo de grau leve a moderado.[118]

Recentemente, vários estudos foram realizados com o intuito de comparar os tipos de tratamento (clínico com ou sem antibioticoprofilaxia ou cirúrgico) em relação à recorrência de infecção urinária e à ocorrência de novas cicatrizes renais.[105,106,120-123]

Nenhum desses estudos conseguiu demonstrar claramente o benefício de uma terapia sobre a outra considerando todos os grupos envolvidos; no entanto, Roussey-Kessler demonstrou redução de ITU em meninos em uso de antibioticoprofilaxia, principalmente naqueles com RVU Grau III.[121] Craig relatou redução no risco absoluto de ITU com a antibioticoprofilaxia.[105] No estudo sueco, os grupos que fizeram antibioticoprofilaxia e tratamento cirúrgico endoscópico tiveram redução significativa da recorrência de ITU se comparados com o acompanhamento clínico isolado, principalmente em meninas.[122] No Estudo *RIVUR*, as crianças no braço da antibioticoprofilaxia foram menos propensas a ter ITU recorrente febril ou sintomática do que no grupo de placebo.[106]

A prevenção de novos episódios de ITU é importante para a ocorrência de novas cicatrizes. Porém, os estudos que avaliaram novas cicatrizes por meio de DMSA não mostraram diferença na taxa de cicatrizes em pacientes que receberam ou não tratamento profilático ou tratamento cirúrgico endoscópico.[50,105,106,120,122,123]

Em revisão sistemática feita por Hewitt et al. também não houve benefício da antibioticoprofilaxia na prevenção de cicatrizes renais.[124]

Estudos e revisões avaliando antibioticoprofilaxia e cirurgia de correção do refluxo não demonstraram eficácia dessas condutas na diminuição da ocorrência de novas cicatrizes. Apesar de não estar claro se o tratamento da disfunção intestino-bexiga reduz a possibilidade de formação das cicatrizes, é inegável a importância da avaliação de sintomas de disfunção miccional e constipação intestinal como fatores de risco para a infecção urinária em crianças mais velhas, o que pode contribuir para a formação de cicatrizes renais, especialmente em meninas com RVU.[124]

Novos tratamentos têm sido postulados com o intuito de tentar diminuir a resposta inflamatória e, consequentemente, a NR.

O uso de corticoides tem sido testado em modelos em ratos, mas também em seres humanos.[48] Em estudo feito em Taiwan, foi administrado corticoide associado a antibiótico em crianças com pielonefrite, e elas apresentaram menos cicatrizes renais ao DMSA quando comparadas a um grupo que recebeu antibióticos apenas.[125] Um ensaio clínico avaliando o uso de dexametasona em crianças com pielonefrite foi recentemente concluído, mas ainda sem resultados.[48]

Outro possível tratamento para evitar a progressão da NR é o uso de vitamina A e vitamina E.[48]

A inibição da formação das ERO também pode ser promissora.[48] Alguns tipos de tratamento visando à diminuição da produção das ERO já foram utilizados experimentalmente em ratos e alguns em seres humanos, mas ainda sem demonstração completa da sua efetividade. São eles: inibidores da ciclo-oxigenase 2[126] e superóxido dismutases.[126,127]

Algumas possibilidades de tratamento foram pensadas extrapolando-se o uso em outros contextos que também envolvem inflamação e fibrose tecidual, como as neoplasias, mas não foram aplicadas ainda na situação de pielonefrite, por exemplo, a inibição das metaloproteinases da matriz.[48]

CONSEQUÊNCIAS

A compreensão do RVU e suas implicações tem modificado ao longo das últimas décadas. O avanço da qualidade da investigação obstétrica tem permitido a identificação precoce de anormalidades anatômicas do trato urinário, levando à sua pronta investigação e seguimento, desde o período neonatal. Por um lado, a presença de refluxo isoladamente, sem quadro obstrutivo e sem infecções urinárias, não parece estar associada a desfechos desfavoráveis, e tem motivado condutas mais conservadoras, seja em termos de exames de imagem, seja em termos de tratamentos cirúrgicos. Por outro lado, estudos têm mostrado que RVU de alto grau, mesmo com diagnóstico precoce, ainda estão associados ao desenvolvimento de cicatrizes, com possibilidade de evolução para DRC.[128] Mathias et al. estudaram quase 400 pacientes com diagnóstico de RVU e encontraram associação de lesão renal com refluxos de alto grau e a presença de múltiplas cicatrizes com diagnóstico mais tardio de ITU, reforçando a importância do diagnóstico precoce e do seguimento desses pacientes.[129]

Todo o esforço empreendido até hoje nas investigações da NR foi visando à prevenção das consequências a longo prazo. Hipertensão arterial (HAS), proteinúria, atraso no crescimento, DRC e complicações na gestação são desfechos encontrados em pacientes com diagnóstico de refluxo.

Praticamente em todos os estudos que foram feitos para avaliação dessas consequências, a lesão renal (cicatriz) é a que mais faz diferença em relação ao prognóstico.[86,130]

Porém, mais uma vez existe o fator de confusão, pois a maioria desses estudos não faz diferenciação das lesões congênitas das adquiridas, e a alteração parenquimatosa renal por ITU parece pequena se comparada à alteração congênita.[131,132]

Hipertensão

A elevação dos níveis pressóricos é a complicação predominante da NR e uma das causas mais frequentes de HAS na infância. Na verdade, é a causa mais comum de hipertensão grave na criança.[86] Um estudo recente que avaliou prognóstico de nefropatia em pacientes submetidos à correção de RVU evidenciou 45% de HAS antes da cirurgia,[133] enquanto Mathias mostrou 21,5% de HAS estágio 2, especialmente em pacientes com RVU de alto grau (IV e V).[129]

Diversos mecanismos já foram postulados para explicar a HAS na NR. O papel do sistema renina-angiotensina já foi muito estudado, mas não há padrão de alteração que seja patognomônico. Alguns estudos demonstraram aumento da atividade periférica da renina plasmática, mas que não foi confirmado por outros.[134] Outros fatores possivelmente envolvidos na gênese da hipertensão são o transporte do sódio, a estenose da artéria renal, a hipervolemia, a predisposição genética e a alteração no peptídio atrial natriurético.[57,86]

Goonasekera e Dillon,[86] no final dos anos de 1990, em uma das clássicas revisões sobre hipertensão e NR, destacaram alguns fatores de risco associados ao desenvolvimento de hipertensão em pacientes com cicatrizes renais:

- Idade: HAS secundária à NR pode ocorrer em qualquer faixa etária, porém é mais frequente após a adolescência, podendo também ser importante causa de HAS na vida adulta, quando há prevalência de hipertensão entre 10 e 50%
- Sexo: os homens têm maior risco de desenvolver hipertensão arterial
- Fatores genéticos: apesar da avaliação de alguns genes, na ocasião ainda não havia possibilidade de avaliação de risco de HAS associado a alguma mutação genética.

Estabelecer a prevalência de HAS em pacientes após infecções urinárias é complexo, especialmente pela dificuldade de seguimento desses pacientes por várias décadas. Em geral, aproximadamente 10% das crianças com cicatrizes renais desenvolverão hipertensão,[135] mas há relatos de estudos variando entre 5 e 35%.[86,92,136,137]

No Brasil, dados de estudo retrospectivo com 664 crianças e adolescentes demonstraram uma incidência de apenas 3% de HAS; porém, foi calculada a probabilidade de 15% de HAS aos 21 anos considerando todos os pacientes da amostra, aumentando para 45% se incluídos apenas aqueles com dano renal bilateral.[132] Esses achados demonstram que o grau de comprometimento renal é um forte preditor de HAS no RVU primário. Em estudo analisando crianças com múltiplas cicatrizes renais, encontrou-se hipertensão em 39% dos pacientes, quando utilizada a medida casual da pressão arterial, e em 28%, quando avaliados por monitoramento ambulatorial da pressão arterial (MAPA).[138] Em estudo avaliando as cicatrizes renais com DMSA, a HAS esteve presente em 21% dos casos.[139] Lahdes-Vasama et al., analisando uma população de

127 pacientes tratados por VUR na infância, encontraram hipertensão em 14 deles (11%), dos quais 8 apresentavam cicatriz bilateral.[118] Um estudo realizado em Gothenburg seguiu um grupo de mulheres com antecedente de ITU na infância por longo período utilizando monitoramento ambulatorial da PA (MAPA de 24 horas) e cintilografia com DMSA para detecção de dano renal. Mulheres com cicatrizes renais apresentaram níveis pressóricos mais elevados nas avaliações por MAPA, demonstrando relação do dano renal com a elevação da pressão arterial.[140]

Proteinúria

Entre 5 e 10% de pacientes com NR evoluirão para DRC e, frequentemente, antecedendo à insuficiência renal, há hipertensão e/ou proteinúria.[141] É provável que a microalbuminúria seja o teste mais sensível e específico para detecção precoce do dano renal.[142]

Quando a fibrose, durante o desenvolvimento da NR, causa perda de 75% dos néfrons funcionantes, ocorre hiperfiltração glomerular compensatória dos néfrons remanescentes. Isso leva a um aumento da permeabilidade da membrana basal glomerular para proteínas e dano tubular consecutivo. As células mesangiais são ativadas e secretam citocinas e fatores de crescimento, resultando em glomerulosclerose segmentar e focal. A glomeruloesclerose segmentar e focal (GESF) secundária sem proteinúria de nível nefrótico e sem hipoalbuminemia ou edema importante tem sido relatada em pacientes com obesidade maciça, RVU ou redução da massa renal. A microalbuminúria apresentada pelas crianças com alto grau de RVU pode ser um parâmetro preditivo da alta permeabilidade da membrana basal glomerular e indicador da progressão antes que a proteinúria maciça se manifeste.[143] De Sébius et al. avaliaram 146 crianças com RVU, com média de seguimento de 10 anos, e encontraram incidência de 22% de albuminúria anormal (superior a 2,5 mg/mmol), mostrando ainda associação com menores taxa de filtração glomerular (TFG).[144]

Doença renal crônica

Pacientes com RVU podem evoluir com alteração da função renal desde alteração leve até a DRC5.[145]

Montini et al., avaliando vários estudos de RVU, encontraram incidência de DRC entre 0 e 56% em 15 coortes, compreendendo 1.662 crianças.[136]

No Registro Australiano e Neozelandês (ANZDATA), a NR responde por 18,9% dos casos de DRC, enquanto as hipo/displasias renais são responsáveis por 10,2% dos casos na população pediátrica.[146] Pelo registro do North American Pediatric Renal Transplant Cooperative Study (NAPRTCS) de 2014, 576 (5,1%) de 11.186 crianças submetidas a transplante renal tinham NR, sendo a quarta maior causa de DRC5 na população avaliada.[147] No Reino Unido, pacientes com NR e displasia renal são responsáveis por 32,8% dos casos de DRC na infância, sendo as causas mais comuns.[148] Por outro lado, estudo recente de Cornwell et al. baseado em dados do United States Renal Data System (USRDS) mostrou redução na incidência de DRC5 secundária à NR nas últimas décadas, de 1,9 em 1996 para 0,6 por milhão de habitantes em 2014, o que pode estar relacionado a mudanças no diagnóstico e no tratamento dessa doença.[149] Nos dois últimos relatórios do USRDS (2020 e 2021), a NR junto à pielonefrite crônica foi responsável por cerca de 3% dos casos de DRC5 no período de 2015 a 2019.[150,151]

Em estudo retrospectivo realizado em nosso país, Silva et al. demonstraram que, na coorte investigada, os fatores de risco associados ao desenvolvimento de doença renal crônica foram gravidade do refluxo, cicatrizes bilaterais, além de idade superior a 24 meses ao diagnóstico e demora em estabelecer o diagnóstico de RVU.[10]

Breinbjerg et al. estudaram 421 pacientes com RVU para identificarem fatores de risco para cicatrizes renais após o primeiro episódio de ITU. Nessa população, infecção por outros germes que não a *E. coli* e elevação da creatinina plasmática foram preditores de cicatrizes renais.[152]

Um estudo avaliou a função renal em uma coorte de 86 mulheres seguidas desde o primeiro episódio de ITU até uma média de 41 anos, evidenciando um caso de DRC estágio 3, 14 casos estágio 4 e 41 casos estágio 1.[153]

Dados do registro italiano de doença renal crônica em crianças sugerem que a causa primária de insuficiência renal nessa população com RVU é a hipoplasia/displasia congênita.[154] Outros autores corroboram esse mesmo pensamento,[128,131,155] pois afirmam que outros fatores que não o refluxo contribuem para a evolução para DRC nesses pacientes, visto que o RVU é uma condição relativamente comum, a ITU é muito frequente e, em números absolutos, a DRC por essa causa tem incidência muito baixa. Esses dados sugerem que o caminho causal para alteração parenquimatosa renal grave associada ao RVU ocorre antes do nascimento, como parte da síndrome do refluxo congênito-hipoplasia/displasia.[131]

Resumindo, existe clara associação de vários fatores com o desenvolvimento de DRC em pacientes com RVU, como alto grau de refluxo, presença de múltiplas cicatrizes e displasia renal. No entanto, estudos prospectivos multicêntricos que possam incluir seguimento por longos períodos, avaliação genética, laboratorial e de imagem poderão facilitar a estratificação de risco para essa população.[156,157]

Gestação

A NR pode implicar negativamente durante a gestação. Os riscos estão associados à presença de HAS ou proteinúria e aumentam com a combinação desses dois fatores e, obviamente, se já houver comprometimento da função renal.[158]

Complicações na gestação de mulheres com história pregressa ou atual de RVU e cicatrizes renais já foram estudadas por diversos grupos, sendo encontrada maior incidência de ITU, HAS, podendo apresentar pré-eclâmpsia, além de abortamento, prematuridade e baixo peso ao nascer.[57,130]

Hollowell publicou revisão de vários estudos feitos em gestante com RVU prévio ou atual. Os estudos demonstraram que a presença de cicatriz renal era o maior fator de risco para morbidade durante a gravidez, caracterizada por maior incidência de ITU e pré-eclâmpsia. A avaliação tem suas limitações porque a maioria dos estudos tem número de pacientes relativamente pequeno, sendo necessários estudos maiores.[107] Gebäck, por sua vez, seguiu por 3 anos 72 mulheres com antecedente de ITU na infância, das quais 48 com cicatrizes renais evidenciadas em DMSA, e demonstrou associação da presença de dano renal com elevação da pressão arterial durante a gestação. No entanto, complicações como doença hipertensiva específica da gestação e pré-eclâmpsia foram pouco frequentes, respectivamente 10 e quatro casos em 151 gestações.[159]

Uma recente revisão sistemática com metanálise, que incluiu artigos deste milênio, mostrou risco aumentado de HAS associada à gestação (OR 5,55) e pré-eclâmpsia (OR 6,04) em

434 gestantes com antecedente de NR, embora não tenha encontrado associação com parto prematuro.[158]

O uso de antibiótico profilático em gestantes com nefropatia de RVU após primeiro diagnóstico de ITU na gestação, bem como o monitoramento da pressão arterial e proteinúria e triagem para ITU e malformações do trato urinário em seus bebês, são medidas importantes destacadas em várias diretrizes internacionais.[160,161]

> **PONTOS-CHAVE**
> - O RVU a longo prazo pode evoluir com HAS, proteinúria, alteração da função renal e complicações na gestação.

PERSPECTIVAS

Independentemente da fonte consultada, o tema "NR" continua sendo alvo de controvérsias. Algumas situações já foram melhor esclarecidas, como a diferença entre a NR congênita ou displasia e a adquirida.

Os fatores de risco para o desenvolvimento da NR também são conhecidos, como a gravidade do grau de RVU, a ITU recorrente, a disfunção miccional. Retardo no início do tratamento também parece ser outro fator de risco importante.[137]

O manejo do paciente com RVU ainda é controverso e não foi elucidado por completo por meio dos variados estudos retrospectivos ou prospectivos randomizados até o momento. Por esse motivo, há sempre novos campos para investigação na área, sendo a parte genética promissora, principalmente na tentativa de identificar quem são os pacientes mais suscetíveis ao desenvolvimento da NR. Além disso, os atuais e os futuros estudos necessitam ter um tempo de seguimento prolongado para poder responder às diversas questões que estudos a curto prazo não conseguem resolver, como a ocorrência de cicatrizes renais a longo prazo e em crianças de idade maior.[162-164]

Continuamos preconizando o manejo individualizado com especial atenção para a disfunção miccional, a constipação intestinal e cicatrizes renais, lembrando que o RVU é um fator de risco para complicações renais a longo prazo, principalmente no nosso país, onde o acesso ao diagnóstico e ao tratamento das doenças é bastante heterogêneo e, muitas vezes, negligenciado.

O acompanhamento a longo prazo desses pacientes é de extrema importância, principalmente pelo risco de apresentar as consequências fora da faixa pediátrica.

REFERÊNCIAS BIBLIOGRÁFICAS

1. Hoberman A, Chao HP, Keller DM, Hickey R, Davis HW, Ellis D. Prevalence of urinary tract infections in febrile infants. J Pediatr. 1993;123:17-23.
2. Marild S, Jodal U. Incidence rate of first-time symptomatic urinary tract infection in children under 6 years of age. Acta Paediatr. 1998;87:549-52.
3. Swerkersson S, Jodal U, Sixt R, Stokland E, Hansson S. Urinary tract infection in small children: the evolution of renal damage over time. Pediatr Nephrol. 2017;32:1907-13.
4. Bailey RR. The relationship of vesico-ureteric reflux to urinary tract infection and chronic pyelonephritis-reflux nephropathy. Clin Nephrol. 1973;1:132-41.
5. Goldraich NP, Ramos OL, Goldraich IH. Urography versus DMSA scan in children with vesicoureteric reflux. Pediatr Nephrol. 1989;3:1-5.
6. Goldraich NP, Goldraich IH. Update on dimercaptosuccinic acid renal scanning in children with urinary tract infection. Pediatr Nephrol. 1995;9:221-26.
7. Silva JMP, Oliveira EA, Diniz JSS, Bouzada MCF, Vergara RM, Souza BC. Clinical course of prenatally detected primary vesicoureteral reflux. Pediatr Nephrol. 2006;21:86-91.
8. Silva JMP, Diniz JSS, Marino VP, Lima EM, Cardoso LSB, Vasconcelos MA, et al. Clinical course of 735 children and adolescents with primary vesicoureteral reflux. Pediatr Nephrol. 2006;21:981-8.
9. Silva JMP, Diniz JSS, Simões e Silva AC, Azevedo MV, Pimenta MR, Oliveira EA. Predictive factors of chronic kidney disease in severe vesicoureteral reflux. Pediatr Nephrol. 2006;21:1285-92.
10. Silva JMP, Diniz JSS, Lima EM, Vergara RM, Oliveira EA. Predictive factors of resolution of primary vesico-ureteric reflux: a multivariate analysis. B. J. U. International. 2006;97:1063-8.
11. Leonardo CR, Filgueiras MFT, Vasconcelos MA, Vasconcelos R, Marino VP, Pires C, et al. Risk factors for renal scarring in children and adolescents with lower urinary tract dysfunction. Pediatr Nephrol. 2007;22:1891-6.
12. Silva JMP, Diniz JSS, Lima EM, Pinheiro SV, Marino VP, Cardoso LSB, et al. Independent risk factors for renal damage in a series of primary vesicoureteral reflux: A multivariate analysis. Nephrology. 2009;14:198-204.
13. Lebowitz RL, Olbing H, Parkkulainen KV. International system of radiographic grading of vesicoureteric reflux. International Reflux Study in Children. Pediatr Radiol. 1985;15(2):105-9.
14. Trachtman H, Gipson D. Pediatric Nephrology – Vesicoureteral reflux. NephSAP. 2009;8(1):35-40.
15. Willemsen J, Nijman RJ. Vesicoureteral reflux and videourodynamic studies: results of a prospective study. Urology. 2000;55:939-43.
16. Greenbaum LA, Mesrobian HGO. Vesicoureteral reflux. Pediatr Clin N Am. 2006;53:413-27.
17. Greenfield SP, Ng M, Wan J. Experience with vesicoureteral reflux in children: clinical characteristics. J Urol. 1997;158(2):574-7.
18. Jakobsson B, Soderlundh S, Berg U. Diagnostic significance of 99mTc-dimercaptosuccinic acid (DMSA) scintigraphy in urinary tract infection. Arch Dis Child. 1992;67(11):1338-42.
19. Cleper R, Krause I, Eisenstein B, Davidovits M. Prevalence of vesicoureteral reflux in neonatal urinary tract infection. Clin Pediatr. 2004;43(7):619-25.
20. Wennerstrom M, Hansson S, Jodal U, Stokland E. Disappearance of vesicoureteral reflux in children. Arch Pediatr Adolesc Med. 1998;152(9):879-83.
21. Jacobson SH, Hansson S, Jakobsson B. Vesico-ureteric reflux: occurrence and long-term risks. Acta Paediatr Suppl. 1999;88(431):22-30.
22. Hoberman A, Charron M, Hickey RW, Baskin M, Kearney DH, Wald ER. Imaging studies after a first febrile urinary tract infection in young children. N Engl J Med. 2003;348:1812-4.
23. Ismaili K, Hall M, Piepsz A, Wissing KM, Collier F, Shulman C, et al. Primary vesicoureteral reflux detected in neonates with a history of fetal renal pelvis dilatation: a prospective clinical and imaging study. J Pediatr. 2006;148:222-7.
24. Jerkins GR, Noe HN. Familial vesicoureteral reflux: a prospective study. J Urol. 1982;128:774-8.
25. Hodson CJ, Edwards D. Chronic pyelonephritis and vesico-ureteric reflux. Clin Radiol. 1960;2:219-23.
26. Hodson CJ, Malin TMJ, McManaman PJ et al. The pathogenesis of reflux nephropathy (chronic atrophic pyelonephritis). Br J Radiol. 1975;13(suppl.):1-26.
27. Ransley PG, Risdon RA. Reflux and renal scarring. Br J Radiol. 1978;14(suppl.):1-35.
28. Ransley PG, Risdon RA. Reflux nephropathy: effects on antimicrobial therapy on the evolution of the early pyelonephritic scar. Kidney Int. 1981;20:733-42.
29. Smellie JM, Ransley PG, Normand IC, Prescod N, Edwards D. Development of new renal scars: a collaborative study. Br Med J. 1985;290(6486):1957-60.
30. Bellinger MF, Duckett JW. Vesicoureteral reflux: a comparison of nonsurgical and surgical management. Contrib Nephrol. 1984;39:81-93.
31. Grattan-Smith JD, Little SB, Jones RA. Evaluation of reflux nephropathy, pyelonephritis and renal dysplasia. Pediatr Radiol. 2008;38(suppl. 1):S83-S105.

32. Dillon MJ, Goonasekera CDA. Reflux Nephropathy. J Am Soc Nephrol. 1998;9:2377-83.
33. Lama G, Russo M, Rosa E, Mansi L, Piscitelli A, Luongo I, et al. Primary vesicoureteric reflux and renal damage in the first year of life. Pediatr Nephrol. 2000;15:205-10.
34. Conte ML, Bertoli-Avella AM, Graaf BM, Punzo F, Lama G, La Manna A, et al. A genome search for primary vesicoureteral reflux shows further evidence for genetic heterogeneity. Pediatr Nephrol. 2008;23:587-95.
35. Köhler J, Thyssel H, Tencer J, Forsberg L, Hellström M. Long-term follow-up of reflux nephropathy in adults with vesicoureteral reflux – radiological and pathoanatomical analysis. Acta Radiologica. 2001;42:355-64.
36. Torres VE, Velosa JA, Holley KE, Kelalis PP, Stickler GB, Kurtz SB. The progression of vesicoureteral reflux nephropathy. Ann Intern Med. 1980;92:776-84.
37. Mackie GG, Stephens FD. Duplex kidneys: a correlation of renal dysplasia with position of the ureteral orifice. J Urol. 1975;114:274-80.
38. Stickler GB, Kelalis PP, Bubke EC, Segar WE. Primary interstitial nephritis with reflux: a cause of hypertension. Am J Dis Child. 1971;122:144-8.
39. Silva JMP. Curso clínico do refluxo vesicoureteral primário em 735 crianças e adolescentes. [Tese de Doutorado]. Minas Gerais: Universidade Federal de Minas Gerais, 2006.
40. Patterson LT, Strife CF. Acquired versus congenital renal scarring after childhood urinary tract infection. J Pediatr. 2000;136:2-4.
41. O'Donnell B. Reflections on reflux. J Urol. 2004;172:1635-6.
42. Wennerstrom M, Hansson S, Jodal U, Stokland E. Primary and acquired renal scarring in boys and girls with urinary tract infection. J Pediatr. 2000;136:30-4.
43. Risdon RA. The small scarred kidney of childhood. A congenital or an acquired lesion? Pediatr Nephrol. 1987;1:632-7.
44. Risdon RA, Yeung CK, Ransley PG. Reflux nephropathy in children submitted to unilateral nephrectomy: a clinicopathological study. Clin Nephrol. 1993;40:308-14.
45. Coulthard M. Vesicoureteric reflux is not a benign condition. Pediatr Nephrol. 2009;24:227-32.
46. Coulthard MG, Verber I, Jani JC, Lawson GR, Stuart CA, Sharma, V, et al. Can prompt treatment of childhood UTI prevent kidney scarring? Pediatr Nephrol. 2009;24:2059-63.
47. Coulthard MG, Keir MJ. Reflux nephropathy in kidney transplants, demonstrated by dimercaptosuccinic acid scanning. Transplantation. 2006;82:205-10.
48. Murugapoopathy V, McCusker C, Gupta IR. The pathogenesis and management of renal scarring in children with vesicoureteric reflux and pyelonephritis. Pediatr Nephrol. 2020;35:349-57.
49. Krzemien G, Szmigielska A, Turczyn A, Panczyk-Tomaszewska M. Urine interleukin-6, interleukin-8 and transforming growth factor β1 in infants with urinary tract infection and asymptomatic bacteriuria. *Cent Eur J Immunol.* 2016;41(3):260-7.
50. Morozova O, Morozov D, Pervouchine D, Einav Y, Lakomova D, Zakharova N, et al. Urinary biomarkers of latent inflammation and fibrosis in children with vesicoureteral reflux. Int Urol Nephrol. 2020;52:603-10.
51. Tittel AP, Heuser C, Ohliger C, Knolle PA, Engel DR, Kurts C. Kidney dendritic cells induce innate immunity against bacterial pyelonephritis. J Am Soc Nephrol. 2011;22:1435-41.
52. Hang L, Frendéus B, Godaly G, Svanborg C. Intereleukin-8 receptor knockout mice have subepithelial neutrophil entrapment and renal scarring following acute pyelonephritis. J Infect Dis. 2000;182:1738-48.
53. Bowen SE, Watt CL, Murawski IJ, Gupta IR, Abraham SN. Interplay between vesicoureteric reflux and kidney infection in the development of reflux nephropathy in mice. Dis Model Mech. 2013;6:934-41.
54. Jin Y, Liu R, Xie J, Xiong H, He JC, Chen N. Interleukin-10 deficiency aggravates kidney inflammation and fibrosis in the unilateral ureteral obstruction mouse model. Lab Investig. 2013;93:801.
55. Rodell CB, Rai R, Faubel S, Burdik JA, Soranno D. Local immunotherapy via delivery of interleukin-10 and transforming growth factor β antagonist for treatment of chronic kidney disease. J Control Release. 2015;206:131-9.
56. Becerir T, Yüksel S, Evrengül H, Ergin A, Enli Y. Urinary excretion of pentraxin-3 correlates with the presence of renal scar following acute pyelonephritis in children. Int Urol Nephrol. 2019;51:571-7.
57. Goldraich NP. Nefropatia do refluxo. In: Riella MC (Ed.). Princípios de Nefrologia e Distúrbios Hidreletrolíticos, 4. ed. Guanabara Koogan; 2003. p. 507-18.
58. Hewitt I, Montini G. Vesicoureteral reflux is it important to find? Pediatr Nephrol. 2021;36:1011-7.
59. Kaefer M, Curran M, Treves T, Bauer S, Hendren WH, Peters CA, et al. Sibling vesicoureteral reflux in multiple gestation births. Pediatrics. 2000;105:800-4.
60. Mebust WK, Foret JD. Vesicoureteral reflux in identical twins. J Urol. 1972;108:635-6.
61. Chapman CJ, Bailey RR, Janus ED, Abbott GD, Lynn KL. Vesicoureteric reflux: segregation analysis. Am J Med Genet. 1985;20:577-84.
62. Feather SA, Malcom S, Woolf AS, Wright V, Blaydon D, Reid CJD, et al. Primary, nonsyndromic vesicoureteric reflux and its nephropathy is genetically heterogeneous, with a *locus* on chromosme 1. Am J Hum Genet. 2000;66:1420-5.
63. Sanna-Cherchi S, Reese A, Hensle T, Caridi G, Izzi C, Kim YY, et al. Familial vesicoureteral reflux: testing replication of linkage in seven new multigenerational kindreds. J Am Soc Nephrol. 2005;16:1781-7.
64. Van Eerde AM, Koeleman BP, Van de Kamp JM, De Jong TP, Wijmenga C, Giltay JC. Linkage study of 14 candidate genes and *loci* in four large Dutch families with vesicoureteral reflux. Pediatr Nephrol. 2007;22:1129-33.
65. Pasch A, Hoefele J, Grimminger H, Hacker HW, Hildebrandt F. Multiple urinary tract malformations with likely recessive inheritance in large Somalian kindred. Nephrol Dial Transplant. 2004;19:3172-5.
66. De Vargas A, Evans K, Ransley P, Rosenberg AR, Rothwell D, Sherwood T, et al. A family study of vesicoureteric reflux. J Med Genet. 1978;15:85-96.
67. Middleton GW, Howards SS, Gillenwater JY. Sex-linked familial reflux. J Urol. 1975;114:36-9.
68. Conte ML, Bertoli-Avella AM, de Graaf BM, Punzo F, Lama G, La Manna A, et al. A genome search for primary vesicoureteral reflux shows further evidence for genetic heterogeneity. Pediatr Nephrol. 2008;23:587-95.
69. Ozen S, Alikasifoglu M, Saatci U, Bakkaloglu A, Besbas N, Kara N, et al. Implications of certain genetic polymorphisms in scarring in vesicoureteric reflux: importance of ACE polymorphism. Am J Kidney Dis. 1999;34:140-5.
70. Haszon I, Friedman AL, Papp F, Bereczki C, Baji S, Bodrogi T et al. ACE gene polymorphism and renal scarring in primary vesicoureteric reflux. Pediatr Nephrol. 2002;17:1027-31.
71. Erdogan H, MIR S, Serdaroglu E, Berdeli A, Aksu N. Is ACE gene polymorphism a risk factor for renal scarring with low grade reflux? Pediatr Nephrol. 2004;19:734-7.
72. Sekerli E, Katsanidis D, Vavatsi N, Makedou A, Gatzola M. ACE gene insertion/deletion polymorphism and renal scarring in children with urinary tract infections. Pediatr Nephrol. 2009;24:1975-80.
73. Cho SJ, Lee SJ. ACE gene polymorphism and renal scar in children with acute pyelonephritis. Pediatr Nephrol. 2002;17:491-5.
74. Park HW, Koo JW, Kim JS, Ha IS, Cheong HI, Choi Y. Association of angiotensina I converting enzyme gene polymorphism with reflux nephropathy in children. Nephron. 2000;86:52-5.
75. Dudley J, Johnston A, Gardner A, McGraw M. The deletion polymorphism of the ACE gene is not an independent risk factor for renal scarring in children with vesicoureteral reflux. Nephrol Dial Transplant. 2002;17:652-4.
76. Pardo R, Malaga S, Coto E, Navarro M, Alvarez V, Espinosa L, et al. Renin-angiotensin system polymorphisms and renal scarring. Pediatr Nephrol. 2003;18:110-4.
77. Liu JL, Shen Q, Wu MY, Zhu GH, Li YF, Wang XW, et al. Responsible genes in children with primary vesicoureteral reflux: findings from the Chinese Children Genetic Kidney Disease Database. World J Pediatr. 2021;17:409-18.
78. Onal B, Miao X, Ozonoff A, Bauer SB, Retik AB, Nguyen HT. Protective locus against renal scarring on chromosome 11 in affected sib pairs with familial vesicoureteral reflux identified by single nucleotide polymorphism linkage analysis. J Urol. 2012;188:1467-73.

79. Zaffanello M, Tardivo S, Cataldi L, Fanos V, Biban P, Malerba G. Genetic susceptibility to renal scar formation after urinary tract infection: a systematic review and a meta-analysis of candidate gene polymorphisms. Pediatr Nephrol. 2011;26:1017-29.
80. Simões e Silva AC, Valerio FC, Vasconcelos MA, Miranda DM, Oliveira EA. Interactions between Cytokines, Congenital Anomalies of Kidney and Urinary Tract and Chronic Kidney Disease. Clin Dev Immunol. 2013:1-14.
81. Yim HE, Bae IS, Yoo KH, Hong YS, Lee JW. Genetic control of VEGF and TGF-β1 gene polymorphisms in childhood urinary tract infection and vesicoureteral reflux. Pediatr Res. 2007;62:183-7.
82. Kuroda S, Solari V, Puri S. Association of transforming growth factor-β1 gene polymorphism with familial vesicoureteral reflux. J Urol. 2007;178:1650-3.
83. Lee-Chen GJ, Liu PK, Lai YC, Juang HS, Huang SY, Lin CY. Significance of the tissue kalikrein promoter and transforming growth factor-β1 gene polymorphisms with renal progression in children with vesicoureteral reflux. Kidney Int. 2004;65:1467-72.
84. Solari V, Ennis S, Cascio S, Puri S. Tumor necrosis factor-α gene polymorphism inl reflux nephropathy. J Urol. 2004;172:1604-6.
85. Hussein A, Askar E, Elsaeid M, Schaefer F. Functional polymorphisms in transforming growth factor-β1 (TGF-β1) anda vascular endothelial growth factor (VEGF) genes modify risk or renal parenchymal scarring following childhood urinary tract infections. Nephrol Dial Transplant. 2010;25:779-05.
86. Goonasekera CDA, Dillon MJ. Hypertension in reflux nephropathy. BJU Int. 1999;83(suppl. 3):1-12.
87. Peters CA, Skoog SJ, Arant BS Jr, Copp HL, Elder JS, Hudson RG, et al. Summary of the AUA Guideline on Management of Primary Vesicoureteral Reflux in Children. J Urol. 2010;184:1134-44.
88. Miyakita H, Hayashi Y, Mitsui T, Okawada M, Kinoshita Y, Kimata T, et al. Guidelines for the medical management of pediatric vesicoureteral reflux. Int J Urol. 2020;27:480-90.
89. Whitear P, Shaw P, Gordon I. Comparison of ^{99}Tc dimercaptosuccinic acid scans and intravenous urography in children. Br J Radiol. 1990;63:438-43.
90. Marks SD, Gordon I, Tullus K. Imaging in childhood urinary tract infections: time to reduce investigations. Pediatr Nephrol. 2008;23:9-17.
91. El-Khatib MT, Becker GJ, Kincaid-Smith PS. Reflux nephropathy and primary vesicoureteral reflux in adults. Q J Med. 1990;77:1241-53.
92. Tullus K. Vesicoureteric reflux in children. The Lancet. 2015;385:371-9.
93. Wallin L, Bajc M. Typical technetium dimercaptosuccinic acid distribution patterns in acute pyelonephritis. Acta Paediatr. 1993;82:1061-5.
94. Rushton HG, Majd M, Chandra R, Yim D. Evaluation of ^{99m}Technetium-dimercapto-succinic acid renal scans in experimental acute pyelonephritis in piglets. J Urol. 1988;140:1169-74.
95. Stokland E, Hellström M, Jacobsson B, Jodal U, Lundgren P, Sixt R. Early 99mTc dimercaptosuccinic acid (DMSA) scintigraphy in symptomatic first time urinary tract infection. Acta Paediatr. 1996;85:430-6.
96. Jacobsson B, Nolstedt L, Svensson L, Soderlundh S, Berg U. ^{99m}Technetium-dimercaptosuccinic acid scan in the diagnosis of acute pyelonephritis in children: relation to clinical and radiological findings. Pediatr Nephrol. 1992;6:328-34.
97. Rushton HG, Majd M, Chandra R, Yim D. Evaluation of ^{99m}Technetium-dimercapto-succinic acid renal scans in experimental acute pyelonephritis in piglets. J Urol. 1988;140:1169-74.
98. Ono CR, Sapienza MT, Machado BM, Pahl MMC, Liberato Jr WP, Okamoto MRY, et al. Padronização do método para cálculo da captação renal absoluta do ^{99m}Tc-DMSA em crianças. Radiol Bras. 2006;39:33-8.
99. Benador D, Benador N, Slosman DO, Nussle D, Mermillod B, Girardin E. Cortical scintigraphy inthe evaluation of renal parenchymal changes in children with pyelonephritis. J Pediatr. 1994;124:17-20.
100. Conway JJ, Cohn RA. Evolving role of nuclear medicine for the diagnosis and management of urinary tract infection. J Pediatr. 1994;124:87-90.
101. Pecile P, Miorin E, Romanello C, Vidal E, Contardo M, Valent F, et al. Age-related renal parenchymal lesions in children with first febrile urinary tract infections. Pediatrics. 2009;124:23-9.
102. Agras K, Ortapamuk H, Naldöken S, Tuncel A, Atan A. Resolution of cortical lesions on serial renal scans in children with acute pyelonephritis. Pediatr Radiol. 2007;37:153-8.
103. Ditchfield MR, Grimwood K, Cook DJ, Powell HR, Sloane R, Gulati S, et al. Persistent renal cortical scintigram defects in children 2 years after urinary tract infection. Pediatr Radiol. 2004;34:465-71.
104. Whitear P, Shaw P, Gordon I. Comparison of $^{99}Tc^m$ dimercaptossuccinic acid scans and intravenous urography in children. Br J Radiol. 1990;63:438-43.
105. Craig JC, Simpson JM, Williams GJ, Lowe A, Reynolds GJ, McTaggart ST, et al. Antibiotic prophylaxis and recurrent urinary tract infection in children. N Engl J Med. 2009;361:1748-59.
106. Hoberman A, Greenfield SP, Mattoo TK, Keren R, Mathews R, Pohl HG et al. The RIVUR Trial Investigators. Antimicrobial prophylaxis for children with vesicoureteral reflux. N Engl J Med. 2014;370:2367-76.
107. Zerati FM, Liguori RLS, Calado AA. Refluxo Vésico-Ureteral. Projeto Diretrizes Associação Médica Brasileira e Conselho Federal de Medicina, 2006. Disponível em: http://www.projetodiretrizes.org.br/6_volume/36RefluxoVesicUretr.pdf. Acesso em: 5 out. 2022.
108. Barry BP, Hall N, Cornford E, Broderick NJ, Somers JM, Rose DH. Improved ultrasound detection of renal scarring in children following urinary tract infection. Clin Radiol. 1998;53:747-51.
109. Cooper CS. Diagnosis and management of vesicoureteral reflux in children. Nat Rev Urol. 2009;6:481-9.
110. McMahon LP, Ratsoulis J, Troupis JM, Barit D, Pielerhenean P. Use of magnetic resonance imaging to assess renal structure and function in reflux nephropathy. Nephrology. 2007;12:172-7.
111. Grattan-Smith JD, Jones RA. MR urography in children. Pediatr Radiol. 2006;36:1119-32.
112. Cerwinka WH, Grattan-Smith JD, Jones RA, Haber M, Little SB, Blews DE, et al. Comparison of magnetic resonance urography to dimercaptosuccinic acid scan for the identification of renal parenchyma defects in children with vesicoureteral reflux. J Pediatr Urology. 2014;10:344-51.
113. Steen H, Schwenger V. Good MRI images: to Gad or not to Gad? Pediatr Nephrol. 2007;22:1239-42.
114. Auron A, Shao L, Warady BA. Nephrogenic fibrosing dermopathy in children. Pediatr Nephrol. 2006;21:1307-11.
115. Mattoo TK. Medical management of vesicoureteral reflux. Pediatr Nephrol. 2007;22:1113-20.
116. Jodal U, Smellie JM, Lax H, Hoyer PF. Ten-year results of randomized treatment of children with severe vesicoureteral reflux. Final report of the International Reflux Study in Children. Pediatr Nephrol. 2006;21:785-92.
117. Levitt SB, et al. Medical versus surgical treatment of Primary vesicoureteral reflux – Report of the International Reflux Study Committee. Pediatrics. 1981;67(3):392-400.
118. Lahdes-Vasama T, Niskanen K, Rönnholm K. Outcome of kidneys in patients treated for vesicoureteral reflux (VUR) during childhood. Nephrol Dial Transplant. 2006;21:2491-7.
119. Beetz R, Mannhardt W, Fisch M, Stein R, Thüroff JW. Long term followup of 158 young adults surgically treated for vesicoureteral reflux in childhood: the ongoing risk of urinary tract infections. J Urol. 2002;168:704-7.
120. Garin EH, Olavarria F, Garcia Nieto V, Valenciano B, Campos A, Young L. Clinical significance of primary vesicoureteral reflux and antibiotic prophylaxis after acute pyelonephritis: a multicenter, randomized, controlled study. Pediatrics. 2006;117:626-32.
121. Roussey-Kesler G, Gadjos V, Idres N, Horen B, Ichay L, Leclair MD, et al. Antibiotic prophylaxis for the prevention of recurrent urinary tract infection in children with low grade vesicoureteral reflux: results from a prospective randomized study. J Urol. 2008;179:674-9.
122. Brandström P, Esbjörner E, Herthelius M, Swerkersson S, Jodal U, Hansson S. The Swedish reflux trial in children: III. Urinary tract infection pattern. J Urol. 2010;184:286-91.
123. Pennesi M, Travan L, Peratoner L, Bordugo A, Cattaneo A, Ronfani L, et al.; North East Italy Prophylaxis in VUR study group. Is antibiotic prophylaxis in children with vesicoureteral reflux effective in preventing pyelonephritis and renal scars? A randomized, controlled trial. Pediatrics. 2008;121:e1489-94.

124. Hewitt IK, Pennesi M, Morello W, Ronfani L, Montini G. Antibiotic Prophylaxis for Urinary Tract Infection – Related Renal Scarring: A Systematic Review. Pediatrics. 2017;139(5)e20163145.
125. Huang YY, Chen MJ, Chiu NT, Chou HH, Lin KY, Chiou YY. Adjunctive oral methylprednisolone in pediatric acute pyelonephritis alleviates renal scarring. Pediatrics. 2011;128:e496-e504
126. Huang A, Palmer LS, Hom D, Anderson AE, Kushner L, Franco I. Ibuprofeno combined with antibiotics suppresses renal scarring due to ascending pyelonephritis in rats. J Urol. 1999;162:1396-8.
127. Matsumoto T, Mizunoe Y, Sakamoto N, Kumazawa J. Suitability of colchicine and superoxide dismutase for the suppression of renal scarring following an infection with bacteria showing mannose-sensitive pili. Nephron. 1990;56:130-5.
128. Andrioli V, Regacini R, Aguiar W. Primary Vesicoureteral reflux and chronic kidney disease in pediatric population. What we have learnt? Int Braz J Urol. 2020;46:262-8.
129. Mathias S, Greenbaum LA, Shubha AM, Raj JAM, Das K, Pais P, et al. Risk factors for renal scarring and clinical morbidity in children with high-grade and low-grade primary vesicoureteral reflux. J Pediatr Urol. 2022;18:225.e1-225.e-8.
130. Hollowell JG. Outcome of pregnancy in women with a history of vesico-ureteric reflux. BJU Int. 2008;102:780-4.
131. Williams G, Fletcher JT, Alexander SI, Craig JC. Vesicoureteral Reflux. J Am Soc Nephrol. 2008;19:847-62.
132. Simões e Silva AC, Silva JMP, Diniz JSS, Pinheiro SV, Lima EM, Vasconcelos MA, et al. Risk of hypertension in primary vesicoureteral reflux. Pediatr Nephrol. 2007;22:459-62.
133. Matsuoka H, Tanaka M, Yamaguchi T et al. The long-term prognosis of nephropathy in operated reflux. J Pediatr Urol. 2019;15:605.e1-6055.e-8.
134. Criado JR, Fresnedo GF, Rodríguez MA. Nefropatía obstructiva y por reflujo. Medicine. 2011;10:5490-500.
135. Hellerstein S. Long-term consequences of urinary tract infections. Curr Opin Pediatr. 2000;12:125-8.
136. Montini G, Rigon L, Zucchetta P, Fregonese F, Toffolo A, Gobber D, et al. IRIS Group Prophylaxis after first febrile urinary tract infection in children? A multicenter, randomized, controlled noninferiority trial. Pediatrics. 2008;122:1064-71.
137. Montini G, Hewitt I. Urinary tract infections: to prophylaxis or not to prophylaxis? Pediatr Nephrol. 2009;24:1605-9.
138. Patzer L, Seeman T, Luck C, Wuhl E, Janda J, Misselwitz J. Day and night-time blood pressure elevation in children with higher grades of renal scarring. J Pediatr. 2003;142:117-22.
139. Ahmed M, Eggleston D, Kapur G, Jain A, Valentini RP, Mattoo TK. Dimercaptosuccinic acid (DMSA) renal scan in the evaluation of hypertension in children. Pediatr Nephrol. 2008;23:435-8.
140. Gebäck C, Hansson S, Himmelmann A, Sandberg T, Sixt R, Jodal U. Twenty-four-hour ambulatory blood pressure in adult women with urinary tract infection in childhood. J Hypertens. 2014;32:1658-64.
141. Lerner R, Fleischmann E, Perlmutter D. Reflux nephropathy. Pediatr Clin North Am. 1987;34:747-69.
142. Lama G, Tedesco MA, Graziano L, Calabrese E, Grassia C, Natale F, et al. Reflux nephropathy and hypertension: correlation with the progression of renal damage. Pediatr Nephrol. 2003;18:241-5.
143. Basic J, Golubovic E, Milijkovic P, Bjelakovic G, Cvetkovic T, Milosevic V. Microalbuminuria in children with vesicoureteral reflux. Ren Fail. 2008;30:639-43.
144. de Sébius R, Cachat F, Meyrat BJ, et al. Urinary albumina excretion and chronic kidney disease in children with vesicoureteral reflux. J Pediatr Urol. 2017;13:592.e1-592.e7.
145. Keren R. RIVUR trial introduction. Pediatrics. 2008;122(suppl. 5):S231-S232.
146. Orr NIT, McDonald SP, McTaggart S, Henning P, Craig JC. Frequency, etiology and treatment of childhood end-stage kidney disease in Australia and New Zealand. Pediatr Nephrol. 2009;24:1719-26.
147. North American Pediatric Renal Transplant Cooperative Study (NAPRTCS) 2014 Annual report. Consulta online em 25/09/2022.
148. Lewis MA. Demography of renal disease in childhood. Semin. Fetal Neonatal. Med. 2008;13:118-124.
149. Cornwell LB, Riddell JV, Mason MD. New-onset ESRD secondary to reflux nephropathy has decreased in incidence in the United States. J Pediatr Urol. 2020;16:566.e1-566.e-7.
150. USRDS Annual Data Report 2020. Disponível em: https://adr.usrds.org/2020/. Acesso em: 25 set. 2022.
151. USRDS Annual Data Report 2021. Disponível em: https://adr.usrds.org/2021. Acesso em: 25 set. 2022.
152. Breinbjerg A, Jorgensen CS, Frokiaer J, Tullus K, Kamperis K, Rittig S. Risk factors for kidney scarring and vesicoureteral reflux in 421 children after their first acute pyelonephritis, and appraisal of international guidelines. Pediatr Nephrol. 2021;36(9):2777-2787.
153. Gebäck C, Hansson S, Martinell J, Sandberg T, Sixt R, Jodal U. Renal function in adult women with urinary tract infection in childhood. Pediatr. Nephrol. 2015;30:1493-1499.
154. Marra G, Oppezzo C, Ardissino G, Dacco V, Testa S, Avolio L, Taioli E, Sereni F. Severe vesicoureteral reflux and chronic renal failure: a condition peculiar to male gender? Data from the ItalKid Project. J Pediatr. 2004;144(5): 677-81.
155. Blumenthal I. Vesicoureteric reflux and urinary tract infection in children. Postgrad Med. J., 2006;82:31-35.
156. Ross S. Predicting Risk of Chronic Renal Disease in Children with Vesicoureteral Reflux – How Good or Bad are We Doing? J. Urol. 2016;195:829-830.
157. Kang M, Lee JK, Im YJ, Choi H, Park K. Predictive Factors of Chronic Kidney Disease in Patients with Vesicoureteral Reflux Treated Surgically and Followed after Puberty. J. Urol. 2016;195:1100-1106.
158. Attini R, Kooij I, Montersino B et al. Reflux nephropathy and the risk of preeclampsia and of other adverse pregnancy-related outcomes: a systematic review and meta-analysis of case series and reports in the new millennium. J Nephrol. 2018;31:833-46.
159. Gebäck C, Hansson S, Martinell J, Milsom M, Sandberg T, Jodal U. Obstetrical outcome in women with urinary tract infections in childhood. Acta Obstet Gynecol Scand. 2016;95:452-7.
160. Cabiddu G, Castellino S, Gernone G, Santoro D, Moroni G, Giannattasio M, et al. A best practice position statement on pregnancy in chronic kidney disease: the Italian Study Group on Kidney and Pregnancy. J Nephrol. 2016;29:277-303.
161. Wiles K, Chappell L, Clark K, Elman L, Hall M, Lightstone L, et al. Clinical practice guideline on pregnancy and renal disease. BMC Nephrol. 2019;20:401.
162. Mattoo TK. Vesicoureteral Reflux and Reflux Nephropathy. Adv Chronic Kidney Dis. 2011;18:348-54.
163. Nakamura M, Moriya K, Kon M, Nishimura Y, Chiba H, Kitta T, et al. Girls and renal scarring as risk factors for febrile urinary tract infection after stopping antibiotic prophylaxis in children with vesicoureteral reflux. World J Urol. 2021;39:2587-95.
164. Läckgren G, Cooper CS, Neveus T, Kirsch AJ. Management of Vesicoureteral Reflux: What Have We Learned Over the Last 20 Years? Front Pediatr. 2021;9:1-10.

26 | Doenças Vasculares dos Rins

Conrado Lysandro Rodrigues Gomes • Maria Izabel Neves de Holanda • José Hermógenes Rocco Suassuna

INTRODUÇÃO

Os rins são órgãos vascularizados que recebem cerca de 20 a 25% do débito cardíaco. Sua rede arterial é altamente especializada e finamente adaptada para a função reguladora renal. A maioria dos indivíduos possui duas artérias renais únicas, originárias da aorta, abaixo da saída da mesentérica superior, ao nível da vértebra L2. Existe, porém, ampla variação anatômica no número e na posição das artérias, fato este que ocorre em até uma a cada três pessoas, conforme testemunhado pelos envolvidos na transplantação renal. As variações mais comuns são artérias acessórias que perfundem diretamente o polo superior ou o inferior. A artéria renal principal divide-se em quatro ou cinco artérias segmentares que se ramificam em artérias interlobares na região da junção corticomedular. As subdivisões seguintes são as artérias arqueadas e interlobulares, derivando dessas últimas as arteríolas aferentes glomerulares. A circulação do retorno venoso, a partir das vênulas pós-capilares, é composta, em sequência, pelas veias interlobulares, arqueadas, interlobares e lobares. A veia renal principal, que também pode ser múltipla, deixa o hilo em posição anterior à artéria renal. Apesar de receber várias tributárias antes de drenar na cava inferior, a veia renal esquerda é três vezes mais longa do que a direita, sendo essa a razão para a escolha preferencial do rim esquerdo para a doação em transplantes intervivos.

Ao contrário do que sucede no território venoso, que possui ampla rede interanastomótica, a circulação arterial renal é do tipo terminal. Dessa forma, qualquer obstrução ao fluxo arterial causa isquemia no parênquima dependente. As anormalidades resultantes variam em função do diâmetro do vaso afetado, do grau de obstrução ao fluxo sanguíneo, da velocidade de instalação do processo de obstrução e da massa de parênquima renal comprometida. Por exemplo, uma oclusão total e súbita da artéria renal principal resulta em infarto isquêmico, dor e perda total da função de todo o rim. Por outro lado, a estenose progressiva causada pela doença renovascular não determina perda imediata da função renal, mas costuma acompanhar-se por outras manifestações, como a hipertensão arterial. Com o passar do tempo, a estenose estreita-se e, eventualmente, também pode resultar em exclusão funcional renal.

Por conta desses mesmos fatores, doenças das artérias de menor calibre também apresentam manifestações clínicas diversas, incluindo: insuficiência renal súbita ou lentamente progressiva, normotensão ou hipertensão arterial, infartos distais, fibrose progressiva etc. Para facilitar a discussão desse grupo de doenças, convém agregá-las em grupos (Quadro 26.1). Algumas doenças (doença renovascular, vasculites e glomerulonefrites rapidamente progressivas pauci-imunes, necrose cortical) não serão discutidas aqui, pois são abordadas em outros capítulos.

DOENÇAS DOS GRANDES VASOS

Embolia, trombose e dissecção das artérias renais

As doenças dos grandes vasos, apesar de etiologias diversas, têm em comum o potencial de determinar infartos renais a partir da oclusão da artéria renal principal ou de seus ramos maiores. É notório que esse é um diagnóstico frequentemente tardio. Isso decorre da apresentação clínica inespecífica, do mimetismo com outras doenças e da falta de familiaridade clínica com as entidades envolvidas. Ao longo dos anos aparenta ter ocorrido aumento na quantidade de casos relatados e na diversidade etiológica.[1,2] Acredita-se que a incorporação da tomografia computadorizada (TC) contrastada e da ultrassonografia (USG) com Doppler na investigação usual de casos agudos de dores abdominal e/ou lombar tenham contribuído para essa maior percepção.

Quadro 26.1 Principais doenças vasculares do rim.

Doenças dos grandes vasos
Embolia arterial
Trombose arterial
Dissecção arterial
Aneurismas arteriais
Doença renovascular (estenose da artéria renal)
Trombose venosa

Doenças das arteríolas
Vasculites renais
Doença renal ateroembólica
Nefrosclerose hipertensiva arteriolar benigna
Nefrosclerose maligna
Microangiopatias trombóticas
Nefrite por radiação
Esclerodermia renal
Síndrome do anticorpo antifosfolipídio

Doenças da microcirculação
Necrose cortical renal
Nefropatia da anemia falciforme
Glomerulonefrite rapidamente progressiva pauci-imune

Etiopatogenia

A embolização das artérias renais ocorre, em geral, a partir de trombos formados na parede do miocárdio, em decorrência de arritmias ou infarto, ou como complicação de procedimentos vasculares.[3] Condições menos comuns incluem trombos formados em vegetações valvares de endocardite bacteriana ou êmbolos relacionados a neoplasias. As artérias renais, em particular a esquerda, podem ser secundariamente acometidas por dissecções aórticas. Outras causas incluem o trauma abdominal fechado e complicações de procedimentos endovasculares. Depois da aorta, a artéria renal é o principal vaso visceral acometido por dissecções. Embora rara, essa condição tem sido descrita com frequência crescente, sempre com ressalvas quanto à dificuldade de diagnóstico.[4] A trombose da artéria renal está geralmente associada a lesões do endotélio, que pode ser por ateroma, displasia fibromuscular ou traumatismo vascular (p. ex., procedimentos endovasculares). Outras causas incluem vasculites, síndrome de anticorpo antifosfolipídio, sífilis, neoplasias, anemia falciforme, uso de drogas, como cocaína e ciclosporina, e, mais recentemente, a covid-19.[1,5] Com a disseminação de técnicas endovasculares envolvendo a aorta abdominal e seus principais ramos, houve aumento das complicações traumáticas em artérias renais, incluindo perfurações, dissecções, tromboses e oclusões.[6,7] Paradoxalmente, as mesmas técnicas engenhosas permitem o tratamento dessas complicações de forma eficaz e minimamente invasiva.[8] Um percentual significativo de casos pode nunca ter sua etiologia estabelecida. Séries e revisões recentes ajudam a traçar o perfil moderno das principais causas de infartos renais (Quadro 26.2).[1,2,7]

Manifestações clínicas

Na aterosclerose ou displasia fibromuscular progressiva, a lesão endoluminal irregular permite o fluxo de sangue, embora reduzido, para o setor vascular afetado. A principal manifestação clínica é a hipertensão arterial. Quando a trombose do rim sobrevém, esta ocorre de forma oligo ou assintomática. Em contrapartida, a oclusão aguda por êmbolo ou trombose produz infarto renal acompanhado de intensa sintomatologia álgica, abdominal ou lombar. Muitas vezes, é feito o diagnóstico equivocado de urolitíase. Ocasionalmente, observam-se sinais de embolia extrarrenal (em extremidades periféricas, pele ou sistema nervoso central). Na dissecção da artéria renal, a dor excruciante decorre da isquemia, mas, também, da própria dissecção. Sintomas adicionais podem incluir hipertensão arterial, hematúria, náuseas, vômitos e febre.[9,10]

Investigação diagnóstica

Os exames laboratoriais podem revelar elevação da lactato desidrogenase (LDH) sanguínea e urinária, leucocitose e, dependendo da massa renal afetada, elevação da creatinina sérica.[10] A elevação da LDH em cinco vezes o seu valor normal, sem elevação concomitante das transaminases, sugere infarto renal e auxilia o diagnóstico diferencial com infarto do miocárdio, hemólise, urolitíase ou rejeição de transplante renal.

A cintilografia renal, por não necessitar de meio de contraste nefrotóxico, permite demonstrar déficits segmentares ou globais de perfusão.[11] A USG com Doppler é mais simples e barata, mas possui menor sensibilidade para detectar infartos e tromboses segmentares, podendo perder o diagnóstico.[12] Esse cenário vem mudando com o advento da USG com contraste de microbolhas.[13] No presente, a imensa maioria dos casos é diagnosticada por TC.[14] A ressonância magnética (RM) tem sensibilidade semelhante.[15] Embora considerado o método diagnóstico definitivo, a arteriografia renal é atualmente pouco utilizada para fins de diagnóstico.[14]

Tratamento e prognóstico

Não há uma estratégia clara de tratamento para a diversidade de condições clínicas que comprometem os grandes vasos renais. A conduta é influenciada pela causa básica, pelo tempo de evolução da isquemia, pela capacidade de realizar intervenções endovasculares e pela quantidade de massa renal comprometida. Por se tratar de doenças raras, não existem estudos randomizados, apenas relatos de séries e de casos de sucesso, com todos os vieses que esse nível de evidência pode apresentar. Condutas gerais podem, todavia, ser recomendadas.

O tratamento da trombose, dissecção ou embolia arterial renal é conservador nos casos brandos, que envolvam pouca massa renal. As medidas incluem analgesia, controle da hipertensão e anticoagulação.[10] Situações mais complexas, como algia refratária, hipertensão de difícil controle ou grande comprometimento da massa renal podem responder à intervenção armada de desobstrução e/ou estabilização da artéria renal. Atualmente, prefere-se a intervenção endovascular, associando aspiração do trombo, trombólise direta, angioplastia ou implante de *stents*, conforme a necessidade de cada caso.[1,16] A recuperação da função renal é possível quando a terapêutica é feita precocemente após a obstrução. Infelizmente, na maioria das vezes, o diagnóstico é feito em um intervalo de 3 a 6 dias após o início dos sintomas. Nesses casos, o tratamento é basicamente de anticoagulação e suporte, com raras instâncias de recanalização.[17] Quando a obstrução renal é secundária à embolia, deve-se procurar identificar e tratar a causa subjacente, com vista à prevenção de novos episódios, inclusive para outros territórios vasculares.

Aneurismas das artérias renais

Com o aumento da quantidade e qualidade de exames de imagem vascular, aumentaram os diagnósticos de aneurismas das artérias renais, vistos em cerca de 0,3 a 2,5% das angiografias

Quadro 26.2 Causas de infarto renal.

Cardiovascular (embólico)
Fibrilação atrial
Ateroma da aorta suprarrenal
Aneurisma de artéria renal
Endocardite
Lesão vascular renal
Dissecção arterial renal
Extensão de dissecção aórtica
Displasia fibromuscular da artéria renal
Síndromes conjuntivas (Ehlers-Danlos, pseudoxantoma elástico)
Cirurgia convencional ou endovascular da aorta ou artéria renal
Hipercoagulabilidade
Trombofilia hereditária
Hiper-homocisteinemia
Síndrome antifosfolipídio
Síndrome nefrótica
Drogas recreativas
Covid-19
Outras
Idiopático

envolvendo as artérias renais.[18] Esses aneurismas predominam no sexo feminino, costumam ser saculares e únicos, podem ser calcificados e têm predileção pela bifurcação inicial da artéria renal, em localização extraparenquimatosa.[19] Aneurismas renais podem ser congênitos ou causados por trauma, displasia fibromuscular, neurofibromatose e infecções. A etiologia por aterosclerose é discutível.[19] A maioria dos aneurismas renais é assintomática. Complicações incluem hipertensão renovascular, trombose de artéria, embolização e infarto distal e fístula arteriovenosa. A complicação mais preocupante é a ruptura, que pode trazer complicações catastróficas. O risco de ruptura é considerado maior em aneurismas com diâmetro acima de 2 cm e, por motivos não esclarecidos, durante a gravidez.[19] Estudos indicam que a taxa de crescimento dos aneurismas é muito baixa (0,086 cm/ano) e que eles raramente se rompem, mesmo quando maiores que 2 cm.[20] Assim, na ausência de outros riscos e complicações, a maioria dos aneurismas deve ser acompanhada de forma conservadora. Quando se decide pela intervenção, pode-se recorrer à via endovascular ou cirurgia aberta (incluindo procedimentos ex-vivo), conforme as peculiaridades de cada caso.[18]

Trombose das veias renais

Etiopatogenia

A trombose da veia renal (TVR) é, em geral, secundária a outra condição clínica, embora também possa ocorrer primariamente. As principais causas secundárias de TVR aguda são a síndrome nefrótica em adultos e anormalidades da coagulação em recém-natos.[3] Neoplasias renais são a principal causa de TVR crônica.[21]

Pacientes com proteinúria maciça, principalmente quando associada à albumina sérica abaixo de 2 g/dℓ, são o grupo de maior risco para TVR de origem clínica.[22] O risco é significativamente maior para nefropatia membranosa, mas a TVR também é observada em paciente com glomerulonefrite membrano-proliferativa, glomerulosclerose segmentar e focal e lesão mínima.[23] A causa para esse estado de hipercoagulabilidade não é bem definida. Acredita-se que a associação se explica por um estado de hipercoagulabilidade na síndrome nefrótica, provocado por desequilíbrio entre fatores protrombóticos (aumento da ativação plaquetária e de produção do fibrinogênio e fator VIII) e antitrombóticos (perdas urinárias de plasminogênio e das proteínas S e C da coagulação) associado a comprometimento da atividade trombolítica natural (aumento da PAI-1).[24] Historicamente, perdas urinárias acentuadas de antitrombina III (AT-III) vêm sendo consideradas como um importante mecanismo subjacente à hipercoagulabilidade da síndrome nefrótica, mas um estudo que congregou três coortes independentes de pacientes com síndrome nefrótica não encontrou uma relação consistente entre os níveis de AT-III e hipercoagulabilidade.[25]

Síndromes trombofílicas clássicas, genéticas (p. ex., mutação do fator V de Leiden e deficiência das proteínas C e S da coagulação) ou adquiridas (p. ex., síndrome antifosfolipídio) raramente podem causar trombose primária da veia renal. Mais frequentemente, atuam como cofator no contexto da síndrome nefrótica.[24]

A TVR neonatal é uma complicação rara, responsável por até 20% dos eventos tromboembólicos em neonatos, e que causa morbidade a longo prazo, como hipertensão arterial e atrofia renal.[3,26] Sua fisiopatologia envolve redução da perfusão renal e outros fatores associados, possivelmente trombofilias. A resposta à anticoagulação é inconsistente em termos da prevenção de morbidade futura.[26]

Manifestações clínicas

Ao contrário da circulação arterial, a circulação venosa dos rins não é do tipo terminal. Existem anastomoses extensas entre as veias tributárias que se unem para formar a veia renal única que drena cada um dos rins. Assim, a trombose de uma veia segmentar não necessariamente compromete a circulação do parênquima afetado. Por esse motivo, tromboses venosas renais costumam ser assintomáticas. Disfunção renal significativa, dor, hematúria, proteinúria e até infarto renal podem ser encontrados em casos com a trombose súbita e total da veia renal principal.[5]

A principal complicação da trombose da veia renal é a migração do trombo para a veia cava e daí para o pulmão, causando embolia pulmonar.[5] O diagnóstico diferencial de manifestações pulmonares ou cardiovasculares agudas em pacientes com síndrome nefrótica deve incluir a possibilidade da migração de um trombo para o pulmão.

Investigação diagnóstica

Em tromboses agudas, a ultrassonografia é o exame inicial, cuja sensibilidade pode ser aumentada com o uso do Doppler.[27] A visualização das veias renais em exames contrastados de TC ou RM permite o diagnóstico na maioria dos casos, inclusive na fase crônica.[27]

Tratamento

O tratamento baseia-se no combate à hipercoagulação. A terapia imediata é a anticoagulação, recomendada nos casos trombose comprovada.[28] É controverso o uso profilático de anticoagulantes em pacientes nefróticos do grupo de alto risco (p. ex., portadores de nefropatia membranosa com proteinúria maciça e hipoalbuminemia).[24] A ferramenta GNtools, disponibilizada *online* (ver seção "Endereços relevantes na internet"), estima a relação risco-benefício de anticoagular profilaticamente pacientes com nefropatia membranosa.[29] Outro algoritmo define a indicação de anticoagulação com base no tipo histológico da síndrome nefrótica, na albuminemia sérica e no escore HAS-BLED, originalmente desenvolvido para estimar o risco de sangramento em pacientes com fibrilação atrial.[30] A longo prazo, procura-se tratar a doença glomerular, objetivando a melhora da proteinúria e o controle da inflamação glomerular.

O uso de ácido acetilsalicílico na profilaxia da trombose venosa precoce após o transplante renal é apoiado por uma metanálise, mas os dados são oriundos de séries de casos e não de estudos controlados.[31] Relatos de trombose de veia renal no pós-operatório imediato do transplante renal apontam para o sucesso ocasional de trombectomias, com reabordagem cirúrgica ou por via endovascular.[32]

DOENÇAS DAS ARTERÍOLAS

Doença renal ateroembólica

Etiologia

A doença renal ateroembólica, ou ateroembolia, é parte de uma doença multissistêmica causada pela oclusão de pequenas e médias artérias por êmbolos de cristais de colesterol, derivados de placas ateroscleróticas ulceradas. Pacientes com doença aterosclerótica grave podem apresentar ateroembolia espontânea. No entanto, a maioria dos casos ocorre por uso de anticoagulantes ou trombolíticos e, principalmente, após traumatismos da parede da aorta e grandes vasos, causados por manipulação cirúrgica ou por cateteres angiográficos.[33,34]

O acesso por via femoral está associado a uma maior frequência de ateroembolia, talvez porque as placas de ateroma sejam mais frequentes na aorta abdominal.[35] Pacientes com doença renovascular submetidos à angiografia correm maior risco porque geralmente têm doença aterosclerótica concomitante na aorta. A incidência de ateroembolia é estimada em até 2% do total de cateterismos cardíacos.[36] A doença também é descrita em pacientes com transplante renal. Quando a fonte emboligênica é a vasculatura arterial do doador, aumenta a chance de perda de enxerto, talvez pelo trauma que ocorre durante a captação do órgão.[37]

Manifestações clínicas e laboratoriais

Inicialmente, o quadro clínico da ateroembolia renal é relativamente pobre, podendo haver exacerbação da hipertensão arterial.[38] Nessa fase, a oclusão vascular ainda é parcial, mas suficiente para estimular a liberação de renina. Após alguns dias, porém, os cristais embolizados dão origem a um processo inflamatório intravascular caracterizado pelo acúmulo de macrófagos, eosinófilos e células gigantes multinucleadas. Esse processo reacional determina estreitamento progressivo da luz vascular que culmina com sua obstrução total (Figura 26.1). Por conta da isquemia progressiva de grandes áreas do parênquima renal, a principal manifestação clínica tardia é a insuficiência renal de curso subagudo, que se instala entre 1 e 12 semanas após a embolização.[35,38,39]

Além da insuficiência renal, pacientes com embolização por cristais de colesterol podem apresentar manifestações relacionadas ao comprometimento de outros órgãos. Em ordem decrescente, ocorrem: manifestações cutâneas, gastrintestinais (isquemia entero-mesentérica), neurológicas (acidente vascular isquêmico) e retinianas (déficit visual).[33] As manifestações cutâneas da ateroembolia incluem livedo reticular nas pernas ou abdome (Figura 26.2), cianose de extremidades e úlceras dolorosas nos pés e/ou pododáctilos. A cianose dos dedos dos pés na presença de pulso pedioso palpável configura a "síndrome do dedo azul" (*blue toe syndrome*), quadro bastante sugestivo desse diagnóstico.

Pacientes com doença renal ateroembólica podem apresentar eosinofilia e hipocomplementenemia transitórias.[33] Um grande estudo prospectivo multicêntrico revelou eosinofilia em 67% dos casos.[34] Parece existir uma correlação entre o grau de eosinofilia no momento do diagnóstico e o prognóstico renal a longo prazo. O exame de elementos anormais e sedimento urinário (EAS) pode mostrar hematúria, piúria e eosinofilúria,[39] o que, em pacientes com história de uso de drogas nefrotóxicas, implica diagnóstico diferencial com a nefrite tubulointersticial imunoalérgica.[40] Geralmente, a proteinúria é inferior a 3 g/dia, embora alguns pacientes possam atingir níveis nefróticos.[38,39]

Patologia

O diagnóstico de certeza da ateroembolia depende da demonstração histológica da imagem negativa característica (fenda ou *cleft*, um artefato da técnica histológica) dos cristais de colesterol na luz de vasos de pequeno ou médio calibre (Figura 26.1).[41] Em pacientes com manifestações cutâneas, isso pode ser evidenciado em biopsias de pele. Em geral, a biopsia renal é o exame de escolha. As lesões vasculares são focais e, com frequência, são necessários cortes seriados cuidadosos para encontrar os cristais característicos.[42] O achado de um infiltrado inflamatório com eosinófilos no rim de pacientes idosos com disfunção renal sugere embolia espontânea, sendo indicada a realização de cortes adicionais visando à detecção dos cristais característicos.[41]

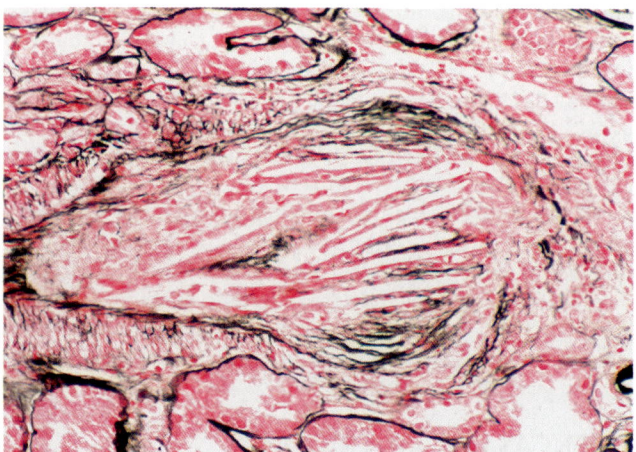

Figura 26.1 Doença renal ateroembólica. Os cristais de colesterol em formato de agulha dissolveram-se durante o processamento do tecido, restando apenas uma imagem negativa no lúmen da artéria interlobular. O processo inflamatório intravascular, que se formou em torno dos cristais, é constituído por macrófagos e células gigantes. (Cortesia da Profª Maria Lucia Ribeiro Caldas, Universidade Federal Fluminense.)

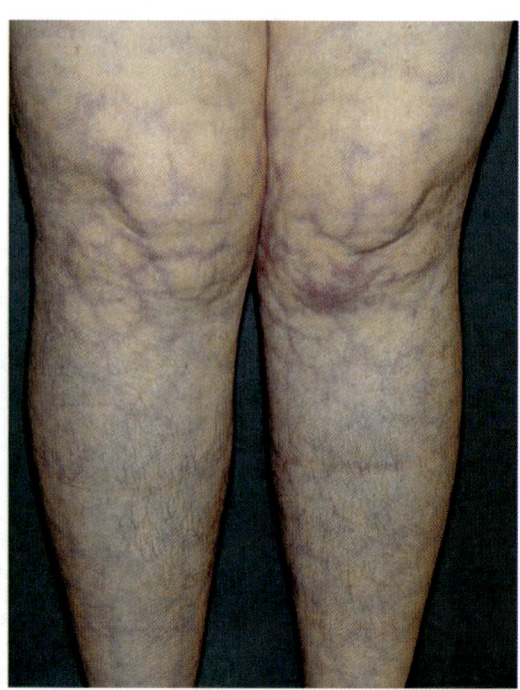

Figura 26.2 Extensa área de livedo reticular nos membros inferiores de um paciente com ateroembolia após cateterismo cardíaco.

Diagnóstico

No contexto clínico apropriado, a confirmação histológica pode ser desnecessária.[39] A presença da ateroembolia renal é praticamente certa em pacientes com insuficiência renal progressiva, história de procedimento angiográfico, livedo reticular em membros inferiores e a "síndrome do dedo azul".[33] A detecção de eosinofilia e diminuição do complemento sérico servem como confirmação adicional do diagnóstico.

Em uma série com 354 pacientes, a apresentação do quadro foi de injúria renal aguda (IRA) em 21,4% (até 1 semana após o fator de exposição), injúria renal subaguda (de 2 a 6 semanas) em 57,3% e doença renal crônica (DRC) em 21,2% dos pacientes.[34] Em pacientes submetidos a exames angiográficos, o principal diagnóstico diferencial da IRA é a nefrotoxicidade por contraste radiológico, no qual a elevação da creatinina é bem mais precoce, assim como a recuperação da função renal, que ocorre no máximo em 2 semanas.[35] O Quadro 26.3 resume os critérios diagnósticos para a doença renal ateroembólica.

Tratamento e prognóstico

Não existe, até o presente, terapia específica que seja capaz de reverter a disfunção causada pela ateroembolia renal. Medidas profiláticas, como preferência pelo acesso braquial e uso de cateteres com proteção para embolização distal,[43] assim como emprego criterioso de anticoagulantes, podem contribuir para diminuir sua ocorrência.[33] Sugere-se que as estatinas, a partir de seus efeitos hipolipemiantes e anti-inflamatórios, possam ser benéficas.[33,44] O uso de outras drogas, como corticoides e pentoxifilina, e o suporte intensivo precoce também têm sido descritos como possibilidades terapêuticas em observações não controladas.[33,44] Pesquisas oriundas do Japão têm destacado o papel da aférese de LDL como medida terapêutica.[45] O evolocumabe, um anticorpo monoclonal contra a pro-proteína convertase subtilisina/kexina que reduz marcantemente o LDL, as citocinas infamatórias e promove a regressão da placa aterosclerótica, mostrou-se eficaz em melhorar a doença renal ateroembólica após 20 semanas de uso.[46]

A oclusão vascular progressiva que se segue à embolia por colesterol costuma causar lesão renal irreversível. Dependendo da extensão da massa renal comprometida, a disfunção renal pode estabilizar-se. A maioria dos pacientes com manifestações características tende a evoluir para DRC dependente de suporte dialítico, enquanto uma minoria de pacientes pode apresentar reversão espontânea após algum tempo em diálise.[39,47]

Quadro 26.3 Critérios para diagnóstico clínico da doença renal ateroembólica.

Forma iatrogênica (presença dos 3 critérios clínicos)
• Injúria renal (elevação da creatinina ≥ 50% sobre o valor de base); aguda (< 1 semana); subaguda (2 a 6 semanas) ou crônica, em paciente com aterosclerose difusa
• Manifestações isquêmicas em abdome inferior e/ou membros inferiores (livedo reticular, "síndrome do dedo azul", necrose cutânea focal)
• História de exposição a fator precipitante: arteriografia envolvendo a aorta, cirurgia cardíaca e/ou vascular, anticoagulação e/ou terapia trombolítica

Forma espontânea (presença de 1 critério histológico ou embolia retiniana)
• Biopsia cutânea, gastrintestinal ou renal com achado de fendas de cristais de colesterol na luz vascular
• Fundoscopia com ateroembolia retiniana

A mortalidade global no primeiro ano é elevada,[33,44] principalmente quando a causa é cardiovascular, variando de 17 a 70% de acordo em diferentes estudos. Mais de um terço dos sobreviventes necessitam de diálise permanente.[33,34] A mortalidade dos pacientes que evoluem para diálise é maior quando comparada às outras causas de DRC, embora pareça estar mais relacionada as comorbidades de base do que com a ateroembolia em si.[48]

Nefrosclerose hipertensiva arteriolar benigna (arterionefrosclerose)

Nefrosclerose hipertensiva arteriolar benigna é um termo não específico que descreve a síndrome composta por hipertensão essencial de longa duração e DRC com proteinúria discreta, na ausência de outra doença renal primária.[49,50] A essas manifestações, podem associar-se hipertrofia ventricular esquerda e as alterações retinianas da hipertensão de longa duração. Subjacente à definição, intui-se a hipertensão como causa direta para o desenvolvimento da DRC.[50] A hipótese é que a hipertensão de longa duração, mesmo moderada, cause nefrosclerose e a isquemia resultante promova lesões glomerulares e tubulointersticiais que explicariam a DRC.[50,51] Essa percepção reflete-se nos registros de diálise, nos quais se considera a nefropatia hipertensiva como uma das principais causas de falência renal, notadamente na raça negra.

As lesões, atualmente melhor referidas como arterionefrosclerose, incluem espessamento da camada média vascular com frequentes depósitos hialinos arteriolares, graus variáveis de fibrose intimal, glomérulos com lesões isquêmicas com espessamento e enrugamento da membrana basal, outros com glomerulosclerose, segmentar e focal (GESF) ou global, atrofia tubular e fibrose intersticial (Figura 26.3A).[52]

É importante ressaltar que a relação de causa e efeito entre hipertensão e nefrosclerose é intrincada e tem sido reavaliada.[52-54] É inegável o papel da hipertensão como mediador da progressão da DRC. No entanto, estudos voltados para o tratamento da hipertensão essencial demonstram diminuição do risco de novos eventos cardiovasculares e cerebrovasculares, mas não de eventos renais.[54,55] Outros estudos demonstram precedência das lesões vasculares sobre o aparecimento da hipertensão, que seria, portanto, secundária à lesão arterial.[53,54] Por fim, as lesões vasculares e escleróticas associadas ao envelhecimento apresentam características semelhantes, mesmo em doadores renais saudáveis, sem evidência de hipertensão ou doença renal.[56] É possível que a etiologia da nefrosclerose resulte de uma complexa interação de fatores genéticos e ambientais. Esses últimos podem incluir, além da própria hipertensão, envelhecimento, obesidade, tabagismo, estresse oxidativo e inflamação crônica.[53]

Etiopatogenia

Os depósitos hialinos arteriolares resultam do aumento da permeabilidade vascular, com acúmulo de macromoléculas difundidas do plasma na região subintimal.[52] Estudos histopatológicos definem a continuidade de lesões da arterionefrosclerose; das artérias para as arteríolas e, destas, para os glomérulos e para o espaço tubulointersticial.[52,57] Dois mecanismos fisiopatológicos são implicados para a lesão glomerular: isquemia e perda da autorregulação.[53,54,57] Um percentual de glomérulos apresenta o aspecto clássico de esclerose global (obsolescência), com sinais de isquemia glomerular,

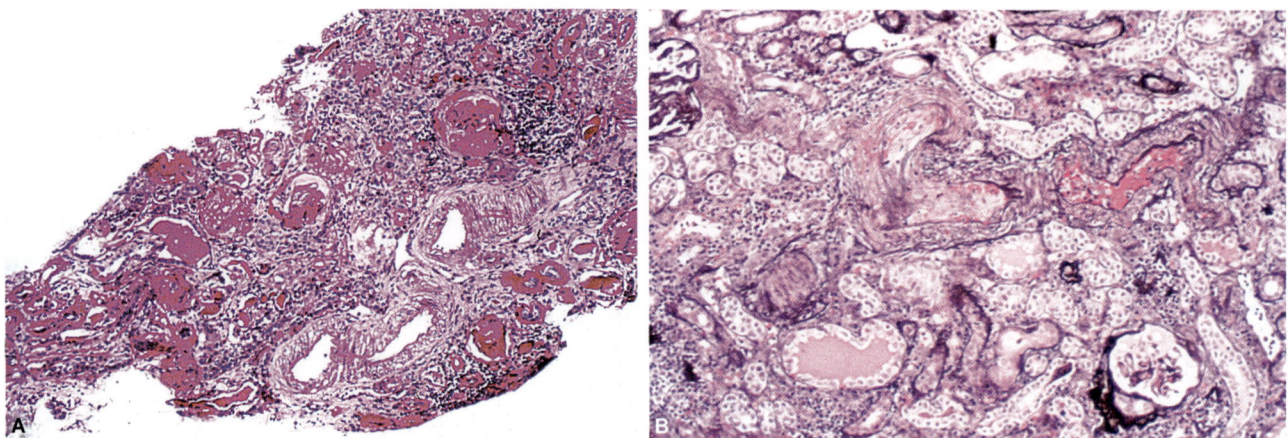

Figura 26.3 A. Hipertensão arterial. Hiperplasia e fibrose da camada íntima resultando no aspecto de camadas concêntricas conhecido pelo nome de lesão em "bulbo de cebola". **B.** Hipertensão arterial maligna. Necrose fibrinoide subintimal em artéria interlobular previamente acometida por hiperplasia intimal concêntrica. (Cortesia da Profª Maria Lucia Ribeiro Caldas, Universidade Federal Fluminense.)

contração do tufo e acúmulo de material colágeno no espaço de Bowman.[52,57] Supreendentemente, as arteríolas que servem esses glomérulos têm aspecto normal ou contraído, com poucos depósitos hialinos.[52,57] Outra população de glomérulos apresenta-se hipertrófica, eventualmente manifestam lesões de GESF que, quando evoluem para esclerose, apresentam um padrão de solidificação do tufo, com adesão circunferencial à cápsula de Bowman, sem depósitos no espaço capsular.[52,57] Esses glomérulos são oriundos de arteríolas que apresentam grande quantidade de depósitos hialinos e que, contrariamente ao ensinamento tradicional, apresentam diâmetro aumentado, não são capazes de autorregulação adequada e os deixam expostos aos efeitos adversos da pressão arterial sistêmica.[52,57] Exatamente as mesmas alterações são observadas em associação com o envelhecimento, embora elas ocorram mais precocemente e mais extensamente em indivíduos hipertensos.[53,54,57]

Com frequência, a extensão das lesões vasculares e glomerulares não explica a gravidade do comprometimento tubulointersticial, o que sugere que a causas adicionais estejam envolvidas na gênese da perda da função renal.[52] Aparentemente, os eventos de isquemia e esclerose glomerular se refletem na vasculatura pós-glomerular com consequente atrofia tubular, inflamação e fibrose intersticial.[54,57]

Epidemiologia

Nos registros de doença renal, a nefrosclerose diagnosticada por critérios clínicos é responsabilizada por uma grande parcela dos pacientes que atingem a fase dialítica da DRC, notadamente nos indivíduos da raça negra.[50,54] Além disso, a longo prazo, indivíduos hipertensos apresentam risco significativo de desenvolver DRC avançada.[58] Temperando esses achados, observa-se que, quando esses pacientes são estudados com mais detalhe, observa-se que um percentual significativo apresenta substituição das estruturas do rim por colágeno (esclerose) consequente a uma doença renal bem definida, como estenose de artérias renais, doença ateroembólica ou uma glomerulopatia, notadamente GESF.[53,54,59]

Alguns fatores de risco específicos para a progressão para insuficiência renal parecem bem caracterizados. Os principais seriam a raça negra, comorbidades como diabetes melito ou doença renal parenquimatosa associada e episódios repetidos de elevações acentuadas e sem controle da pressão arterial.[54,59]

Uma das características do fator de risco racial é a sua persistência, mesmo na situação de controle da pressão arterial. Isso quer dizer que, apesar do tratamento, a evolução para falência renal é significativamente maior em pacientes da raça negra e o controle da pressão arterial não diminui esse risco.[53,54,59] Uma hipótese seria a maior prevalência de recém-nascidos de baixo peso com menor número de néfrons nessa população,[52] mas esse parece ser um fator mais significativo na raça branca do que na negra.[60]

Mediante técnicas epidemiologia molecular, identificou-se que boa parte do risco de DRC avançada em descendentes de negros africanos ocorre em portadores de, ao menos duas cópias, de duas variantes do gene da apolipoproteína L1 (*APOL-1*).[53,59] Essas variantes (G1 e G2) são significativamente mais comuns em descendentes africanos do que europeus e parece explicar, em parte, as diferenças epidemiológicas e histopatológicas mencionadas anteriormente.[53,59,61] As variantes aumentam em 700% o risco da "nefrosclerose hipertensiva", além de apresentar efeitos ainda maiores sobre o risco de GESF e de nefropatia associada ao HIV.[59] Essa descoberta não exclui a participação da hipertensão na progressão da DRC, mas seu papel como gatilho inicial se torna menos sustentável; a hipertensão seria consequência e não causa das alterações estruturais renais.[53,54,59] Com essa descoberta e a percepção que polimorfismos de outros genes também parecem operar no risco de DRC em pacientes com diagnóstico de "nefrosclerose hipertensiva",[54] é possível que esse termo esteja destinado à obsolescência, talvez firmando-se como arterionefrosclerose.

Diagnóstico

O diagnóstico da arterionefrosclerose baseia-se na história e na evolução da doença. Na arterionefrosclerose, a doença renal manifesta-se por elevação da creatinina sérica ou pelo aparecimento de proteinúria, que em geral é moderada. A proteinúria não costuma exceder 1 g em 24 horas. Pacientes com proteinúria são mais propensos a evoluir com perda da função renal, talvez como consequência da hiperfiltração glomerular. Admite-se que hipertensão deva preceder a doença renal, mas como discutido, essa é uma observação inconsistente. A presença de retinopatia hipertensiva auxilia no diagnóstico.

A biopsia renal normalmente não é realizada, a não ser em pacientes que não tenham antecedentes de doença hipertensiva. No entanto, quando esses pacientes são biopsiados, nem a metade tem o diagnóstico confirmado.[52] Em particular, portadores de 2 cópias das variantes patogênicas do gene *APOL-1* caracteristicamente apresentam lesões com padrão de esclerose e solidificação do tufo glomerular.[61]

Tratamento

O controle da pressão arterial tem papel importante, mas, sabe-se agora, não absoluto na prevenção da progressão para DRC terminal em pacientes com arterionefrosclerose. Embora alguns estudos antigos tenham relatado que pacientes com controle rigoroso da pressão arterial apresentavam menor deterioração funcional renal, no presente considera-se que essa é uma observação não consistente.[54,55]

Com a descoberta do gene *APOL-1*, descortina-se uma nova era, não apenas pela possibilidade de diagnóstico genético, mas também por novas perspectivas de tratamento. Acredita-se que as variantes tóxicas da *APOL-1* se localizam na membrana celular dos podócitos, em que, contrariamente à variante selvagem, formam canais citotóxicos que permitem o influxo de sódio e cálcio que resultam em dano e morte celular.[62] Com base nesse mecanismo, um estudo clínico de fase 2 comprovou que, com apenas 13 semanas de tratamento, pacientes com GESF e duas variantes patológicas da *APOL-1* obtiveram redução da proteinúria em cerca de 50%.[63] Um estudo fase 3 está em andamento para estudar o efeito dessa droga sobre desfechos clínicos relevantes em indivíduos afrodescendentes portadores de GESF e DRC.

Hipertensão maligna

Hipertensão acelerada é uma síndrome clínica composta de hipertensão grave com lesão vascular, em proporções variáveis, de órgãos e sistemas-alvo: cérebro (encefalopatia hipertensiva), retina (hemorragias em chama de vela e exsudatos algodonosos), coração (insuficiência cardíaca congestiva), rins (injúria renal, aguda e progressiva) e endotélio (anemia hemolítica microangiopática). Sua associação com papiledema define classicamente a hipertensão maligna.[64]

Acredita-se que os rins são os principais responsáveis por iniciar, e por manter, a pressão arterial em níveis adversos à manutenção da homeostase. O evento inicial consiste na lesão à vasculatura renal, por hipertensão prévia, coagulopatia ou outro tipo de lesão endotelial. Segue-se um fenômeno de elevação sustentada da pressão arterial, que acelera a progressão da doença renal, de tal sorte que a DRC, inclusive terminal, sobrevém em dia a meses. As principais etiologias subjacentes da hipertensão maligna são, em ordem decrescente: doença renal primária, hipertensão essencial e doença renovascular.[9] Apesar disso, esse é um diagnóstico que se tornou menos prevalente, possivelmente por melhoria nos métodos de diagnóstico e maior disponibilidade e eficácia das drogas anti-hipertensivas.[65]

Patologia

Na hipertensão maligna, ocorrem hiperplasia e fibrose da camada íntima que termina por estreitar o lúmen arterial. Em vasos renais de médio calibre, a luz estreita-se por conta da grande expansão da camada íntima.[49] O padrão de lesão intimal, com a duplicação da lâmina elástica interna, dá origem a um aspecto histopatológico concêntrico característico, referido como endoarterite proliferativa ou lesão em "bulbo de cebola". O selo histopatológico, a necrose fibrinoide, ocorre na circulação arteriolar (Figura 26.3B).[49] Nessa lesão, a parede do vaso é substituída por uma massa de material necrótico, acelular, eosinofílico. Essas alterações histológicas são semelhantes, senão indistinguíveis, das lesões observadas na esclerose sistêmica progressiva e na fase crônica da síndrome hemolíticourêmica.[66] De fato, a disfunção endotelial parece ser o elo comum entre essas diferentes formas de doença microvascular.[66]

Uma das possibilidades para explicar as alterações da nefrosclerose maligna seria a incapacidade da circulação em regular a perfusão arteriolar de forma adequada (perda da autorregulação).[67] Em condições normais, a circulação se protege dos picos de tensão arterial a partir da vasoconstrição arteriolar, com consequente queda da pressão no território vascular à jusante. Nos pacientes com hipertensão maligna, haveria transmissão direta da tensão arterial para a parede desses vasos. As cifras de hipertensão em que esse fenômeno se instala podem variar conforme a doença de base, mas, em geral, ocorre a partir de 130 mmHg de pressão diastólica sustentada.[68] Em paralelo, acredita-se que o dano endotelial microvascular e a natriurese pressórica determinam isquemia renal e ativação paradoxal, excessiva e recorrente do sistema renina-angiotensina-aldosterona (SRAA).[69] É possível que esse fenômeno seja mediado, ao menos em parte, por polimorfismos em genes do SRAA.[70,71]

Quadro clínico

A hipertensão maligna ocorre em 1 a 5% dos pacientes com hipertensão. Na sua forma pura, tende a afetar indivíduos mais jovens, com preponderância em homens, e em indivíduos da raça negra. Em pacientes com níveis tensionais previamente elevados, a hipertensão maligna instala-se como uma complicação, alterando um curso anteriormente benigno. Nesses casos, deve-se procurar sempre um fator de agudização, como doença renovascular aterosclerótica ou o uso inapropriado (ou insuficiente) de medicação.[72] Ocasionalmente, observam-se situações em que a hipertensão maligna desenvolve-se em pacientes previamente hígidos (*de novo*), acometidos por uma elevação aguda e grave da pressão arterial (p. ex., glomerulonefrite aguda, eclâmpsia ou mesmo essencial). O prognóstico dessa forma, em pacientes sem antecedentes de HAS, não difere dos casos clássicos.[73]

Além da hipertensão e da piora gradativa da função renal, pacientes com hipertensão maligna podem apresentar proteinúria, ocasionalmente em níveis nefróticos.[74] Um quadro mais raro é a IRA, que se instala ao longo de poucas semanas a meses. Nesses pacientes, a ultrassonografia renal revela rins de tamanho e ecogenicidade praticamente normais.

A biopsia renal é a única forma de atribuir a disfunção renal aguda à hipertensão maligna. Entretanto, existem duas preocupações. Primeiramente, a hipertensão não controlada contraindica a biopsia, que só deverá ser feita após o controle adequado da pressão arterial. A segunda, já mencionada, é a semelhança histopatológica entre a hipertensão maligna e as microangiopatias trombóticas. Muitas vezes, é necessário conjugar dados da patologia com o quadro clínico-laboratorial, a fim de se obter o diagnóstico definitivo.

Clinicamente, o paciente com hipertensão maligna apresenta cefaleia e sinais neurológicos flutuantes.[75] Atualmente, considera-se que a encefalopatia hipertensiva corresponde à síndrome clínico-radiológica de leucoencefalopatia posterior reversível (PRES na sigla em inglês), que apresenta um aspecto característico, embora não exclusivo, no exame de RM.[76] Considera-se que decorra da elevação da pressão intracraniana, edema vasogênico e isquemia focal.[67,75,76] Complicações mais graves incluem convulsões, déficits neurológicos fixos, coma e morte. Essas complicações podem decorrer de acidentes vasculares encefálicos (AVE) isquêmicos (incluindo lacunares) ou hemorrágicos.[76] As características clínicas que ajudam a diferenciar a encefalopatia hipertensiva simples do AVE incluem a ausência de comprometimento focal, o início insidioso e os sintomas de comprometimento encefálico difuso (vômitos, cefaleia, perda da memória etc.). A tomografia cerebral de contraste é o exame de escolha para afastar o AVE, com a ressalva de que são necessárias pelo menos 48 horas para que um acidente isquêmico se revele na tomografia.

Tratamento

O tratamento da hipertensão é a medida central para o controle da hipertensão maligna. Nas primeiras 24 horas, objetiva-se uma redução não drástica da pressão arterial que deve estabilizar-se em níveis moderadamente elevados. Uma diminuição excessiva da pressão arterial pode trazê-la para níveis inferiores à capacidade de autorregulação do fluxo sanguíneo cerebral e resultar em dano isquêmico.[67] A recomendação usual é reduzir a pressão arterial em 25% na primeira hora, depois para cerca de 160/110 pelas próximas 6 horas, seguida por normalização gradual nas próximas 24/48 horas.[72,77]

A escolha de drogas para tratamento inicial dependerá da situação clínica. Quando o paciente apresenta comprometimento agudo da função dos órgãos-alvo (deterioração visual, encefalopatia, injúria renal aguda, edema agudo de pulmão), indica-se o tratamento rápido com drogas por via intravenosa. No Brasil, a droga de escolha é o nitroprussiato de sódio, que possui efeito imediato e correlação linear entre a dose infundida e o efeito anti-hipertensivo. A nitroglicerina, usada com frequência em emergências cardiovasculares, pode agravar o edema cerebral da PRES e deve ser evitada.[76] Durante a retirada da infusão venosa ou em pacientes sem tanta gravidade, inicia-se tratamento oral. A preferência é para drogas com ação sobre o SRAA, inibidores da enzima conversora (IECAs) ou bloqueadores de receptor de angiotensina II (BRAs) de ação rápida. Um regime utiliza doses baixas inicialmente, que são dobradas a cada 6 horas, visando a um rápido controle pressórico.[78] Drogas adicionais, em caso de necessidade, incluem bloqueadores de canal de cálcio e diuréticos tiazídicos.[72,78,79] Antagonistas de mineralocorticoides possuem excelente efeito adjuvante nos casos mais resistentes.[78,79]

O prognóstico sem tratamento é sombrio, fazendo jus ao adjetivo "maligna". O controle pressórico no seguimento desses pacientes é o fator mais importante na prevenção da progressão da nefropatia e da morte.[78,80,81] Ao longo dos últimos 40 anos, a sobrevida em 5 anos aumentou de 30% para 90%.[78,80] Mais ainda, uma minoria de pacientes estabiliza ou melhora a função renal a ponto de iniciar e depois prescindir de diálise.[80,81] Somente um quarto dos pacientes progridem para DRC terminal.[78,81]

MICROANGIOPATIAS TROMBÓTICAS

As microangiopatias trombóticas (MATs) compreendem um grupo heterogêneo de distúrbios que compartilham características clínicas em comum, dentre elas, uma tríade de anemia hemolítica microangiopática (AHM,) trombocitopenia (< 150 mil/μℓ) e lesão de órgão alvo.[82-84]

A característica histopatológica das MATs é a lesão vascular, manifestada por trombose capilar e arteriolar, que resulta em danos ao endotélio e parede vasculares, levando a estenoses e formação de trombos na microcirculação o que, ultimamente, determina a lesão orgânica. Ao transitarem pela microcirculação afetada, as hemácias sofrem lesão por cisalhamento, ou seja, hemólise mecânica microangiopática. A AHM, resultante da fragmentação mecânica das hemácias na circulação, é o elemento comum às várias etiologias de PTT/SHU. Ocorre elevação da LDH sérica, diminuição dos níveis de haptoglobina e aparecimento de hemácias fragmentadas (esquizócitos ou esquistócitos) em esfregaços do sangue periférico.[85] Além disso, por conta da agregação de plaquetas e do consumo intravascular, observam-se trombocitopenia e depleção dos fatores da coagulação.[85]

No passado, as MATs eram divididas em duas entidades principais, na dependência do órgão-alvo predominantemente acometido. Quando o órgão mais comprometido fosse o sistema nervoso, era diagnosticada a púrpura trombocitopênica trombótica (PTT); quando fosse o rim, a SHU.[82] No presente, com a evolução do conhecimento, as MATs têm um espectro mais amplo, com diferença nas possibilidades de diagnósticos diferenciais entre adultos e crianças.[86] Em adultos, os principais diagnósticos diferenciais são a PTT, a MAT relacionada à toxina Shiga, referida como SHU típica e MATs secundárias a outras doenças.[87] Na exclusão desses diagnósticos, o diagnóstico provável se direciona para a MAT relacionada ao complemento, também denominada "síndrome hemolítico-urêmica atípica" (SHUa).[87] Ainda existe um último subgrupo: as MATs da gestação e do puerpério que possuem peculiaridades características.[88] Nas MATs no contexto pediátrico, o diagnóstico diferencial diminui, sendo a SHU típica o principal. Outros diagnósticos possíveis são as MATs secundárias a outras infecções, SHUa, deficiência de diacilglicerol quinase épsilon e deficiência de cobalamina. A PTT é mais rara na população infantil, estando, geralmente, relacionada à alteração genética/congênita.[86,89]

A PTT e SHU eram, com frequência, consideradas partes de um único espectro de doenças. A PTT com envolvimento neurológico predominante foi descrita na década de 1920.[82] Posteriormente, a SHU, uma doença semelhante, mas com predomínio de envolvimento renal, foi reconhecida em crianças.[82] Um aspecto importante de ambas é a formação de trombos plaquetários na microcirculação. A oclusão de arteríolas e capilares, que pode ter caráter flutuante, predomina em órgãos mais dependentes da microcirculação (cérebro, coração, suprarrenais e rins). No entanto, nas últimas décadas, houve avanços significativos na compreensão dos mecanismos fisiopatológicos das diferentes síndromes, particularmente da PTT e da SHUa.[82,90] Apesar de compartilharem diversas características patológicas e clínicas, os mecanismos subjacentes são distintos, diferindo, portanto, o prognóstico e a abordagem terapêutica.[82,87,90]

Durante muito tempo, acreditou-se que as síndromes PTT/SHU fossem causadas por distúrbios primários na agregação das plaquetas. Atualmente, definiu-se que decorrem de disfunções nas interações entre estas e o endotélio vascular (Figura 26.4). Avanços recentes indicam que a microtrombose vascular pode ocorrer por uma variedade de mecanismos.[82] A ativação do sistema complemento parece ser uma via comum final de lesão vascular decorrente de diversas etiologias.[84,87,91]

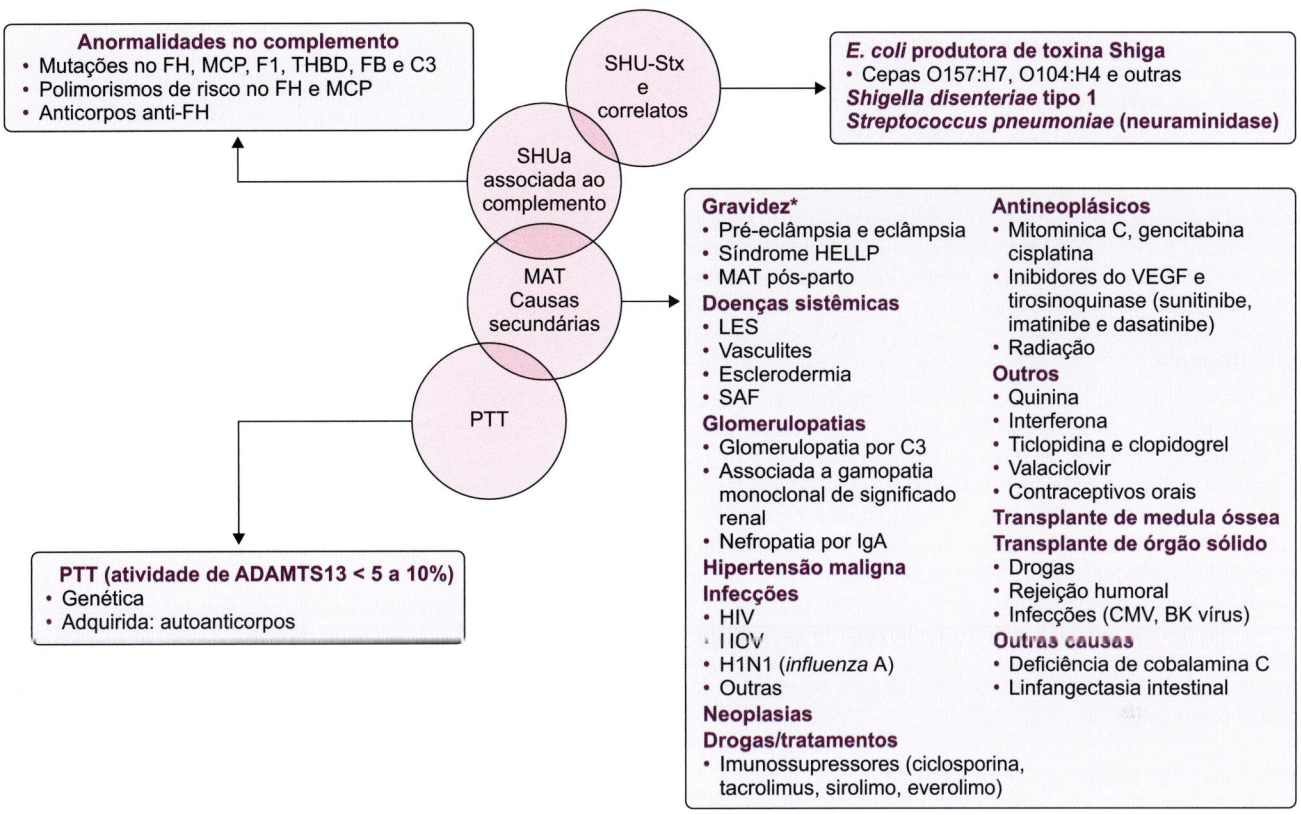

Figura 26.4 Classificação etiológica das microangiopatias trombóticas. ADAMTS13: desintegrina e metaloproteinase com domínios trombospondina tipo 1, membro 13; BK vírus: poliomavírus; CMV: citomegalovírus; FB: fator B do complemento; FH: fator H do complemento; FI: fator I do complemento; H1N1: subtipo do vírus influenza A; HCV: vírus da hepatite C; HELLP: hemólise, enzimas hepáticas elevadas, plaquetopenia; HIV: vírus da imunodeficiência humana; LES: lúpus eritematoso sistêmico; MAT: microangiopatia trombótica; MCP: proteína cofator de membrana; PTT: púrpura trombocitopênica trombótica; SAF: síndrome antifosfolipídio; SHU-Stx: síndrome hemolítico-urêmica associada a toxina Shiga; SHUa: síndrome hemolítico-urêmica atípica; THBD: trombomodulina; VEGF: fator de crescimento derivado do endotélio. *A MAT relacionada à gestação e ao puerpério apresentam fisiopatologia específica e peculiaridades distintas, sendo, por isso, agora consideradas como um grupo separado. (Adaptada, com autorização, de Sharma et al., 2014.)[74]

A classificação das MATs ainda está em desenvolvimento. Neste capítulo, foi seguida uma proposta de classificação que as divide em cinco grandes grupos: PTT, SHU associada a enterobactérias produtoras de toxina Shiga (SHU típica ou SHU-Stx), SHU atípica secundária a distúrbios do complemento, MATs secundárias (ampla gama de etiologias) e MATs relacionadas a gestação.[84,90,92] A característica atraente dessa proposta é o destaque para a possível superposição de mecanismos etiopatogênicos entre as diferentes condições.

Púrpura trombocitopênica trombótica

Epidemiologia

A PTT tem uma incidência anual de 2 a 6 casos/milhão de habitantes, segundo dados americanos. É mais comum na idade adulta (90% dos casos), mais frequente na quarta década de vida, com uma proporção de 3:1 no sexo feminino. As formas hereditárias/genéticas são mais raras acima dos 18 anos, sendo responsável apenas por 3% dos casos. Na infância, os casos de PTT também são raros e estão associados a alterações genéticas da ADAMTS13 (do acrônimo inglês *A Desintegrin and Metalloproteinase with ThromboSpondin type 1 motif, member 13*). A PTT pode ser primária ou secundária, sendo a última apresentação mais frequente, quando se associa a doenças autoimunes, malignidades, gestação e uso de certos medicamentos. Essas condições predisponentes são encontradas em 27 a 69% dos casos.[93]

Manifestações clínicas

A pentade clássica de trombocitopenia, AHM, sinais e sintomas neurológicos, manifestações renais diversas e febre configura a PTT, embora, em seu conjunto, aconteça em uma minoria dos casos.[85,94] Pacientes com PTT podem apresentar pródromos de uma síndrome febril do tipo *influenza* e diarreia e a doença pode ser desencadeada por condições como gravidez.[93] Os principais sintomas neurológicos da PTT são confusão mental, convulsões e déficit motor focal, porém alguns pacientes são oligossintomáticos de início, o que dificulta o diagnóstico.[82,83] Sintomas gastrintestinais são frequentes, principalmente diarreia, náuseas e dor abdominal.[83] Mais raramente, pode ocorrer isquemia visceral e pancreatite. O quadro renal caracteriza-se por proteinúria, hematúria (micro ou macroscópica), hipertensão e IRA.[83,85] A IRA grave é tradicionalmente referida como incomum, mas dados recentes contestam essa visão, relatando que metade dos pacientes desenvolveram IRA e uma quarta parte necessita de suporte renal artificial (SRA).[82,95,96] A plaquetopenia é mais acentuada que na SHU e pode associar-se clinicamente a púrpura, epistaxe, hematêmese e melena. Alguns pacientes apresentam artralgias e mialgias. Raramente podem ocorrer manifestações pulmonares (p. ex., desconforto respiratório) e cardiovasculares (p. ex., arritmias e isquemia miocárdica).[83] Muitos pacientes com PTT apresentam episódios recorrentes ao longo da vida.[82,93,97] Em um registro francês, trombocitopenia < 20 mil/μℓ, em associação com sintomas gastrintestinais e positividade para anticorpos anti-ADAMTS13, estavam mais correlacionados a PTT primária, os pacientes que apresentaram anemia mais grave (Hb < 7 g/dℓ) e febre estavam associados a causas secundárias de PTT.[98]

Etiopatogenia

Na PTT, a trombose intravascular resulta da deficiência grave na atividade (< 10%) da enzima ADAMTS-13, responsável por regular o tamanho, mediante clivagem, dos multímeros ultragrandes do fator de von Willebrand (FvW) secretados pelas células endoteliais. Na falta dessa atividade, os multímeros de FvW ancoram-se no endotélio, promovem aderência e agregação das plaquetas, formam trombos oclusivos e desencadeiam lesão endotelial grave e AHM.[82,83,91] Em mais de 80% dos casos, a deficiência é determinada por autoanticorpos (predominantemente do tipo IgG4) e, em menor escala, por mutações genéticas, homozigóticas ou heterozigóticas compostas, no gene da ADAMTS-13.[83,91,97]

Síndrome hemolítico-urêmica típica

Epidemiologia

A SHU típica é uma das principais causas de IRA em criança e sua incidência sofre grande variação regional. Na Argentina, onde é endêmica, a incidência é de 12 casos/100 mil habitantes. Ocorrem cerca de 2,8 milhões casos/ano no mundo.[99] Acomete principalmente crianças, porém casos em adultos também são bem descritos.[100,101] A doença é mais frequente em crianças abaixo dos 5 anos.[86]

Manifestações clínicas

O quadro clínico clássico de SHU-Stx consiste em diarreia, frequentemente sanguinolenta e dor abdominal, geralmente de 2 a 5 dias após a infecção. O quadro de MAT ocorre alguns dias após o início do quadro da diarreia, mas em apenas 10 a 20% dos casos.[86]

A IRA geralmente surge 1 semana após o quadro diarreico e é suficientemente grave para necessitar de SRA em mais de 50% dos casos.[100,101] Sintomas neurológicos, que podem ocorrer em até 20% das crianças, são mais comuns em adultos, chegando a 66% dos casos na epidemia de SHU-Stx na Alemanha em 2011.[101,102] Em geral, a plaquetopenia é mais leve do que na PTT.[101] Ao contrário da PTT e compatível com a sua etiologia infecciosa (ver adiante), a SHU associada à diarreia raramente recorre.[100] A diarreia é um sintoma frequente nas diferentes etiologias, indicando que sua presença não está unicamente correlacionada à SHU típica. Para o diagnóstico, é essencial a cultura de fezes e o exame de PCR para toxina Shiga, obtidos logo no início do quadro clínico, uma vez que a positividade diminui com o passar dos dias. Após 15 dias, 90% dos pacientes apresentam exame negativo. Quando disponíveis, anticorpos (IgA, IgG e IgM) contra o lipopolissacarídeo (LPS) da *Escherichia coli* podem ser detectados tardiamente no curso da doença, especialmente quando os exames de fezes falham em detectar a presença da Shigatoxina.[103-105]

Etiopatogenia

Algumas enterobactérias produzem uma toxina (Shiga), que tem o potencial de danificar as células endoteliais, causando a SHU-Stx.[105] A mais comum na América Latina é a *E. coli* O157:H7, que provoca o quadro típico de SHU associada à enterocolite, principalmente na infância.[101,105] Na Europa, outras cepas de *E. coli* são responsáveis por metade dos casos de SHU-Stx, por vezes exibindo um fenótipo mais grave da doença.[101] Por exemplo, na Alemanha, em 2011, houve uma epidemia de SHU-Stx com gravidade muito acentuada, com acometimento quase exclusivo de adultos e que foi causada por *E. coli* OH104:H4.[102] O dano celular decorre da ligação da toxina Shiga à globotriaosilceramida (Gb3), presente em células endoteliais, no mesângio e nas células epiteliais (tubulares e podócitos). A toxina causa apoptose, uma vez que sua translocação na célula promove inativação ribossômica, ativação celular e inflamação, além de desencadear um fenótipo pró-trombótico com o estímulo à secreção endotelial de FvW.[82,101] Além disso, a toxina também estimula ativação celular, ativando vias protrombóticas e pró-inflamatórias, além de ativar o complemento. Todos esses fatores causam a lesão endotelial importante, com exposição do subendotélio, altamente trombogênico, que estimula essa formação de microtrombos e estenose, com consequente AHM, trombocitopenia e lesão de órgão alvo.[105]

Síndrome hemolítico-urêmica atípica

A SHUa é uma MAT causada por desregulação do sistema complemento, seja por alterações genéticas ou pela presença de anticorpos contra fatores reguladores do complemento.[84,101] A tríade de IRA grave, trombocitopenia e AHM (com menor prevalência de sintomas neurológicos) caracteriza os doentes com SHUa.[85,90]

A SHUa ocorre em 5 a 10% dos casos de MAT, sendo, essencialmente, um diagnóstico de exclusão, após serem afastadas PTT, SHU-Stx e outras causas secundárias.[83,84,90,101] Em geral, o início do quadro é abrupto, mas pode ser insidioso em até 20% dos casos, manifestando-se principalmente com IRA, AHM, trombocitopenia, proteinúria, hematúria e hipertensão arterial sistêmica.[83,92,101,105] Eventos precipitantes incluem infecções, vacinação, gravidez, entre outros. Diarreia em até 30% dos casos, por vezes, confunde o diagnóstico diferencial com SHU-Stx, exigindo suporte laboratorial para caracterizar o quadro com maior precisão.[90,101]

A SHUa decorre primariamente de mutações nos genes de proteínas reguladoras da via alternativa do complemento. Ao contrário das outras duas vias de ativação do complemento, a via alternativa é constitutivamente ativa e resulta em hidrólise espontânea, em baixo grau, do C3 a C3b.[101] Na ausência da regulação normal e diante de uma lesão patogênica, aumenta marcantemente a deposição de C3b nos tecidos, o que resulta em formação do complexo terminal de ataque à membrana C5b-9 e lesão celular grave.[82,90,101] Mutações ou deleções em genes do complemento são achados em até 50% dos casos, resultando em perda de função de reguladores (p. ex., fator H, fator I, CD46) ou ganho de função (CFB, C3). Mais de 400 mutações foram identificadas até o momento.[82,91,101,106] Cerca de 5 a 10% dos pacientes com SHUa desenvolvem anticorpos contra a região C-terminal do fator H, com efeitos similares aos da mutação genética.[91,101,106] Em todos os casos, a ativação descontrolada do complemento resulta em lesão endotelial trombótica grave, culminando na apresentação típica de AHM, trombocitopenia e IRA.[82,83,106] A penetrância genética da SHUa nas famílias é difícil de ser avaliada, mas é estimada em 50%. Por esse motivo, a hipótese atual é que para o desenvolvimento da SHUa são necessários dois insultos (*hits*), ou seja, a combinação de uma alteração genética com um gatilho. Aproximadamente, 50% dos casos apresentam um gatilho como infecção, ou gestação nas mulheres, sendo a maioria no período pós-parto.[107]

Microangiopatias trombóticas secundárias e relacionadas à gestação e puerpério

Microangiopatias secundárias são aquelas em que a MAT ocorre no contexto de outras doenças. Diversas situações clínicas podem desencadear um quadro fenotípico de MAT por causas secundárias, incluindo gravidez, doenças autoimunes, medicamentos, transplante de medula óssea (TMO) e de órgãos sólidos[107] (Figura 26.5). Em algumas situações, a patogênese parece ser ligada primariamente ao fator desencadeante. Fármacos como a quinina (a mais frequentemente implicada) podem promover dano endotelial imunomediado, enquanto outras, como o inibidor da tirosinoquinase sunitinibe, podem provocar toxicidade endotelial direta.[108] Em outras situações, os fatores desencadeantes podem sobrepor-se, resultando em diagnósticos mais desafiadores. Por exemplo, em até 25% dos casos de SHU-Stx e 85% dos de SHU associada à gravidez, podem coexistir mutações do sistema complemento, quando a SHUa se torna a condição subjacente, e os outros fatores, o gatilho.[90,91,101] Há relatos sobre o uso benéfico de eculizumabe em causas secundárias de MATs, naturalmente levantando a possibilidade de sobreposição de mutações do complemento em associação com essas apresentações.[107,109]

Atualmente, a MAT relacionada à gestação e ao puerpério é estudada separadamente, por apresentar fisiopatologia e diagnóstico diferencial distintos.[88] As principais causas de AHM, trombocitopenia e envolvimento de algum órgão na gestação e puerpério são pré-eclâmpsia, eclâmpsia e síndrome HELLP (acrônimo em inglês para *Hemolysis, Elevated Liver enzymes and Low Platelets*), que, entretanto, fazem parte de uma mesma síndrome, com diferente apresentação e gravidade.[88] Outros diagnósticos incluem a esteatose hepática aguda da gravidez e, mais raramente, SHUa e PTT.[88,110] A PTT tende a ocorrer no segundo ou terceiro trimestre da gestação, quando a atividade de ADAMTS13 normalmente diminui em mais de 50%, progressivamente até o parto. Em contrapartida, a SHUa costuma se instalar no final da gestação e no puerpério. Cerca de 15% dos casos de SHUa em mulheres ocorre em associação com a gestação. É importante entender que pré-eclâmpsia, eclâmpsia, síndrome HELLP e SHUa são diagnósticos difíceis de serem diferenciados. A persistência de sinais de hemólise e IRA semanas após o parto aumenta a suspeição para SHUa, sendo importante não postergar o tratamento específico (ver adiante).[88,106]

Em mulheres não gestantes, o limiar para se considerar o diagnóstico de MAT é uma contagem de plaquetas < 150 mil/mm³. No entanto, cerca de 10% das gestantes com gravidez não complicada cursam com contagem plaquetária inferior a 150 mil/mm³. Assim, na gestação, a MAT é considerada com contagem plaquetária < 100 mil/mm³, hemoglobina < 10 g/dℓ e aumento de 1,5 vez da LDH sérica e/ou consumo de haptoglobina.

Patologia

Os achados na biopsia renal nas várias formas de MAT são frequentemente indistinguíveis. Entretanto, no espectro SHU predominam trombos nos capilares glomerulares, ricos em fibrina (Figura 26.5). Já no espectro PTT, é mais comum o achado de trombos ricos em FvW e plaquetas, com lesões distribuídas por diversos órgãos (cérebro, coração, pâncreas, rins e adrenais). O edema endotelial é incomum e há menor envolvimento renal.[111]

Além dos trombos hialinos, os glomérulos podem exibir mesangiólise, edema endotelial, espessamento capilar e infiltração de esquizócitos. À medida que o processo se cronifica, ocorre remodelamento endotelial e os capilares glomerulares podem assumir aspecto de duplo contorno de alças, resultando em padrão membranoproliferativo.[112,113] Na imunofluorescência, observa-se positividade para fibrinogênio em capilares glomerulares e arteríolas. Alterações vasculares incluem hiperplasia mucoide da íntima, hipertrofia da média, formação de lesão em "bulbo de cebola" da parede arterial, que, entretanto, são mais frequentes na MAT associada à hipertensão maligna, doenças do colágeno e eclâmpsia.[112,113]

Diagnóstico

Deve-se suspeitar de MAT em qualquer paciente que apresente a tríade de AHM trombocitopenia e lesão inexplicada de um ou mais órgãos (Figura 26.6). No paciente típico, observam-se esquizócitos > 1% dos eritrócitos do sangue periférico, trombocitopenia, anemia normocítica, aumento na variabilidade do tamanho das hemácias (RDW), reticulocitose e indicativos de hemólise não imune, como aumento da LDH e diminuição da haptoglobina.[85,92,114] Na PTT, a trombocitopenia costuma cursar com valores ≤ 30 mil/mm³, sendo mais proeminente quando comparada com outras MATs. Por fim, alguns pacientes podem apresentar alterações laboratoriais discretas, sendo a detecção de esquizócitos uma pista importante para levantar a suspeita clínica.[85]

A abordagem terapêutica difere significativamente para as distintas etiologias de MAT. Após o diagnóstico, a etapa seguinte é o diagnóstico diferencial, primeiro com história clínica e epidemiológica detalhadas, principalmente quanto a infecções e exposição a fármacos. Como a apresentação clínico-laboratorial inicial pode não ser conclusiva, é necessário uma

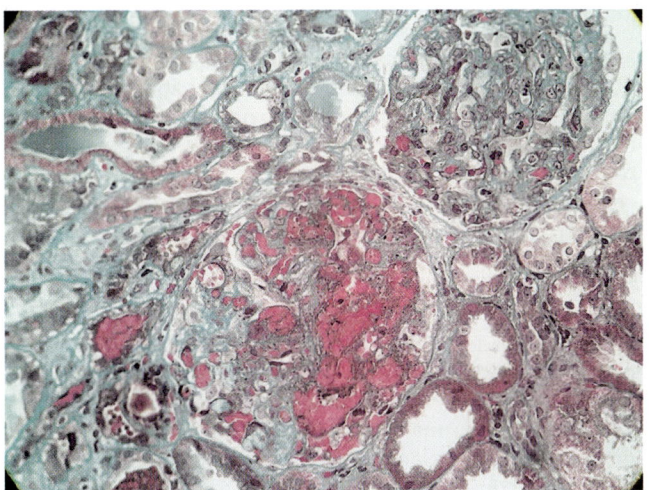

Figura 26.5 Microangiopatia trombótica em rim transplantado. (Cortesia da Dra. Denise Malheiros, Universidade de São Paulo.)

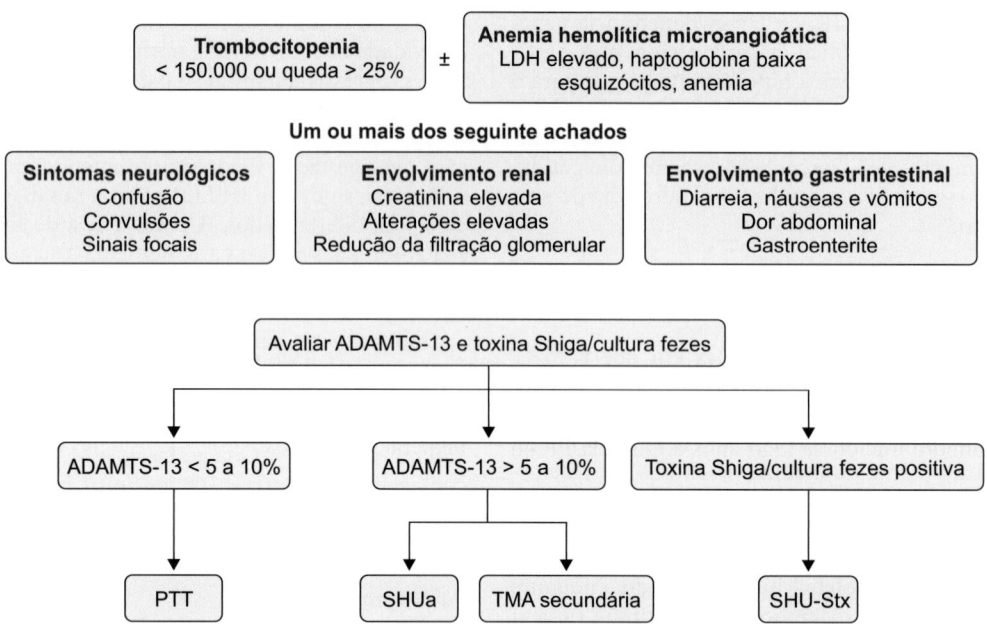

Figura 26.6 Algoritmo para o diagnóstico diferencial das microangiopatias trombóticas. ADAMTS13: desintegrina e metaloproteinase com domínios trombospondina tipo 1, membro 13; LDH: desidrogenase láctica; PTT: púrpura trombocitopênica trombótica; SHUa: síndrome hemolítico-urêmica atípica; SHU-Stx: síndrome hemolítico-urêmica associada a toxina Shiga; TMA secundária: microangiopatia trombótica secundária. (Adaptada, com autorização, de Sharma et al. 2014.)[74]

série de testes, incluindo dosagem dos níveis de ADAMST-13 e pesquisa da toxina de Shiga.[93,97,108,115]

Níveis de ADAMST-13 inferiores a 10% são diagnósticos de PTT e a positividade da pesquisa de toxina de Shiga ou na cultura para *E. coli* toxigênica aponta para o diagnóstico de SHU-Stx. Após excluir o diagnóstico de SHU típica e PTT, busca-se excluir causas de secundárias de MAT, como doenças autoimunes, malignidades e infecções. É sempre importante lembrar que a SHUa é um diagnóstico clínico e laboratorial de exclusão.[92] Assim, ao excluir todas as condições mencionadas, o diagnóstico de SHUa é o mais provável. É importante não postergar o início da plasmaférese em pacientes suspeitos de PTT, aguardando o resultado da ADAMST-13. O resultado negativo dessa pesquisa inicial aponta para o diagnóstico de SHUa, sendo a etapa seguinte, portanto, a pesquisa de mutações do complemento.[83,91,93,97,101,106,114]

Tratamento

Antes dos tratamentos com infusão de plasma ou de plasmaférese (PF), a PTT aguda cursava com uma mortalidade de 90%.[82] Ainda assim, durante anos, o tratamento com plasma era a única estratégia disponível pata todas as formas de MAT, com taxa de sucesso limitada, notadamente em casos de SHUa.[101] Avanços no conhecimento da fisiopatologia das diferentes causas de MAT tornaram possível uma maior racionalização da abordagem terapêutica. Casos hereditários de PTT associados à deficiência congênita de ADAMTS-13 necessitam de infusões quinzenais de plasma fresco para se manterem livres de exacerbações.[116] Pacientes com PTT por anticorpos anti-ADAMTS-13 necessitam de PF para sua remoção, em associação à reposição de plasma.[85] Mais importante, para esses pacientes, a infusão de plasma é apenas uma medida emergencial, enquanto se providencia a aférese, uma vez que a mortalidade é três vezes inferior quando se emprega a PF.[85]

As trocas de plasma devem ser mantidas até que as plaquetas se mantenham em faixa normal por 2 a 3 dias.[83,95] É comum associar corticosteroides às sessões de PF.[85] Em casos refratários ou com resposta subótima à terapêutica inicial, o anticorpo monoclonal anti-CD20 rituximabe é uma opção de imunomodulação que reúne excelente perfil de eficácia e segurança.[83,85,117]

O caplacizumabe é uma adição recente para o tratamento da PTT. Esse anticorpo monoclonal humanizado é dirigido contra o domínio A1 do FvW, interferindo com a interação do receptor da glicoproteína Ib-IX-V plaquetária, diminuindo a agregação plaquetária e a trombose microvascular. Essa nova medicação deve ser utilizada em associação a plasmaférese. Ao impedir o consumo de plaquetas, o caplacizumabe diminui o tempo da recuperação das contagens plaquetária. Além disso, diminui a incidência de morte relacionada a PTT, bem como o risco de recorrência de doença.[117,118]

Em crianças com SHU-Stx, existe uma taxa relativamente alta de remissão espontânea. É fundamental garantir a adequação volêmica. A reanimação de volume adequada reduz a incidência de complicações neurológicas e renais e a permanência hospitalar.[101] A restrição de volume apenas está indicada em pacientes admitidos em fases avançadas da doença, em anúria. Contraindica-se o uso de antibióticos bactericidas, pois estes potencialmente aumentam a liberação de toxinas e têm sido ligados à precipitação e/ou à piora do quadro clínico. Contudo, o desfecho parece promissor com antimicrobianos não bactericidas como a azitromicina, pois, de acordo o estudo realizado durante uma epidemia de SHU-Stx na Alemanha, em 2011, não aumentam a liberação de toxinas pelas bactérias mortas.[101,119] Nenhuma outra intervenção estudada (terapias com plasma, anticoagulantes, antiplaquetários, corticosteroides ou quelantes da Shigatoxina) revelou-se superior à conduta conservadora.[101] Assim, os consensos de prática médica contraindicam a PF para tratamento da SHU-Stx em crianças e considera indeterminado seu papel em adultos.[108,120]

O advento do eculizumabe, um anticorpo monoclonal humanizado contra a fração C5 do complemento, que bloqueia sua clivagem pela C5 convertase, inibindo a ativação terminal do complexo C5b-9, revolucionou o tratamento da SHUa.[101,121] Previamente, as terapias com plasma apresentavam taxas variáveis de sucesso. Dependendo do genótipo, até 60% dos adultos evoluía para necessidade de diálise ou óbito em 3 anos.[122] A eficácia e a segurança do eculizumabe foram testadas em estudos prospectivos e multicêntricos com seguimento a longo prazo.[123,124] Remissão da MAT e normalização hematológica foi alcançada em até 90% dos pacientes, com melhora expressiva da taxa de filtração glomerular (TFG) e suspensão da diálise em 80% dos pacientes que se apresentaram com dano renal grave no início do quadro. O perfil de segurança a longo prazo foi considerado satisfatório.[124] Em outros estudos prospectivos, o tratamento iniciou-se logo após a falha da PF ou como terapia de primeira linha. Normalização hematológica foi alcançada e sustentada em 82% das crianças com 1 ano de seguimento e 90% dos adultos com 2 anos de seguimento, com resultados significativamente melhores em comparação à era pré-eculizumabe.[125,126] Por motivo de segurança, recomenda-se a vacinação antimeningocócica antes do início do tratamento.[121] A descontinuação do tratamento ainda provoca debate, porém, em casos selecionados, pode ser considerada, com monitoramento frequente e reintrodução do tratamento no caso de recaídas.[127,128]

Durante a epidemia de SHU-Stx na Alemanha em 2011, diante da gravidade anormalmente elevada do envolvimento neurológico, utilizou-se a PF e o eculizumabe (uso compassivo), mas os resultados foram inconclusivos. A avaliação retrospectiva de uma grande série de pacientes não mostrou benefício adicional da PF e do eculizumabe em comparação ao tratamento de suporte otimizado, enquanto outros relatos menores, em pacientes muito graves, relataram resposta satisfatória, sendo necessários mais estudos para elucidar o papel dessas terapias.[129,130] O controle da hipertensão e do metabolismo hidreletrolítico e ácido-base é imperativo e a reposição de hemoderivados deve ser efetuada quando necessária. Pacientes com IRA devem receber SRA conforme apropriado.[100]

O manejo das formas secundárias de MAT baseia-se na etiologia primária. Dependendo da gravidade, pode-se utilizar PF inicialmente. Relatos apontam para do uso bem-sucedido do eculizumabe na MAT secundária, particularmente na gravidez e no transplante, o que sugere que a via do complemento pode exercer um papel importante e que o estudo para distúrbios genéticos pode aumentar o entendimento dos mecanismos etiopatogênicos dessas condições.[90,106,131]

Nefropatia por radiação

O objetivo da radioterapia (RT) é eliminar o máximo de células cancerosas clonogênicas com a mínima morbidade possível, sendo a dose de radiação limitada pela radiossensibilidade de tecidos adjacentes ou órgãos em risco. A grande suscetibilidade dos rins aos efeitos da radiação ionizante é o principal limitante de dose na irradiação externa de neoplasias envolvendo o abdome superior e, também, na terapia dirigida com radionuclídeos.[132] Essa última modalidade de tratamento, de uso crescente, emprega peptídeos carreadores com especificidade para alvos celulares tumorais, mas que, ao serem eliminados pelos glomérulos, são reabsorvidos nos túbulos proximais e concentram-se no córtex renal.[133]

A nefropatia por radiação é uma síndrome de DRC e hipertensão que ocorre de meses a anos após a irradiação renal.[132,134] O risco aumenta significativamente após a exposição direta dos rins a doses superiores a 20 Gy (2.000 Rads), incidindo sobre mais de 50% da massa renal.[132,135] Um ano após irradiação corporal total com dose única no condicionamento para o TMO, casos de nefropatia por radiação foram descritos com dose única de 10 Gy, bem como com 14 Gy com aplicações fracionadas em 3 dias.[135] Mesmo doses mais baixas podem resultar em disfunção renal a longo prazo, como ocorreu em sobreviventes das bombas atômicas de Hiroshima e Nagasaki. Décadas após receberem uma dose única de radiação estimada em 200 cGy, esses indivíduos exibiam maior incidência de DRC, independentemente de outros fatores de risco.[136]

Embora a forma clássica ocorra após a irradiação renal bilateral, a exposição unilateral também pode resultar em doença.[132] Com a diminuição da dose cumulativa sobre o rim e a exclusão de pelo menos um terço do parênquima do campo de irradiação, essa modalidade da doença tornou-se rara.[137] Atualmente, a maioria dos casos ocorre após irradiação corporal total no contexto do transplante de células hematopoéticas, também denominada "nefropatia do TMO".[135,138] As características clínicas da nefropatia por radiação variam de acordo com a dose e o volume renal irradiado, sendo a apresentação variável, desde aguda e irreversível até crônica e sutil, com disfunção progressiva, ao longo de anos (Quadro 26.4).[132,134,135] Em geral, existe um longo período de latência subclínica, até surgirem as manifestações clínicas da doença.[134] O tempo relativamente longo se explica pela lenta replicação das células endoteliais,[139] sendo a provável explicação para a DRC tardia dos sobreviventes das explosões atômicas.[136]

É interessante notar que nem todos os pacientes expostos a doses tóxicas desenvolvem lesão renal, sendo a razão para essa variabilidade desconhecida. Por outro lado, alguns indivíduos podem desenvolver nefropatia após doses de radiação sem efeito clínico sobre outros. A doença também é mais comum em crianças, talvez indicando uma maior suscetibilidade do rim imaturo.[132] Em realidade, a heterogeneidade da resposta do tecido saudável à radiação ionizante ainda é mal compreendida.

Etiopatogenia

A lesão celular inicial causada por radiação ionizante são quebras na dupla cadeia de DNA, seja por ionização direta ou, indiretamente, por produtos de ionização da água e/ou espécies

Quadro 26.4 Síndromes clínicas da nefropatia por radiação.

Síndromes*	Tempo de latência	Manifestações
Nefropatia aguda	6 a 12 meses	Edema, hipertensão, anemia grave, disfunção renal, MAT
Nefropatia crônica	≥ 18 meses	Albuminuria, hipertensão, anemia, deterioração funcional e atrofia renal
Hipertensão arterial	≥ 18 meses	Hipertensão na ausência de DRC, proteinúria leve
Hipertensão arterial maligna	12 a 18 meses	Hipertensão grave, cefaleia, retinopatia, insuficiência cardíaca, encefalopatia

*Superposição frequente. MAT: microangiopatia trombótica.

reativas de oxigênio.[140] Mesmo quando as células escapam à morte aguda, reparos imperfeitos da cadeia do DNA ainda podem resultar em morte ou senescência a longo prazo. Citocinas liberadas na morte celular, senescência celular e a própria radiação ionizante desencadeiam inflamação crônica, que pode levar à fibrose renal.[140]

Ainda não se conhece o exato mecanismo responsável pela lesão renal. Morte celular, estresse oxidativo, disfunção vascular, senescência celular, inflamação, agentes pró-fibróticos e ativação do SRAA são mecanismos patogênicos implicados na nefropatia por radiação.[140] A semelhança clínico-patológica com outras etiologias de MAT e a sensibilidade endotelial à radiação apontam para a célula endotelial renal como o provável alvo primário, ou seja, haveria uma lesão vascular primária e lesão tubulointersticial posterior por isquemia.[141] Corroborando a hipótese de lesão endotelial, estudos em modelos experimentais em primatas demonstram que processos inflamatórios não parecem desempenhar um papel relevante na patogênese da nefropatia por radiação.[142] Além disso, in vitro, a radiossensibilidade das células endoteliais é potencializada por drogas antineoplásicas como ciclofosfamida, bleomicina, adriamicina, actinomicina D e corticosteroides.[141] Por fim, apesar da ausência de hiperativação do SRAA em modelos experimentais de nefropatia por radiação, a evidência aponta para um efeito protetor quando drogas que bloqueiam o SRAA são administradas precocemente após a exposição à radiação ionizante.[135,140]

Manifestações clínicas e laboratoriais

A doença se caracteriza por um período latente silencioso antes do aparecimento das manifestações clínicas.[135] O quadro clássico é composto por hipertensão, disfunção renal, proteinúria, edema, dispneia e, eventualmente, sinais neurológicos associados à hipertensão maligna.[132,134,138,143] As principais síndromes estão apresentadas no Quadro 26.4. É interessante notar que, nos 12 a 24 meses após a exposição, a perda da TFG, que se situa em torno de 5 mℓ/min/mês, é mais rápida do que a maioria das outras causas de DRC (até 1 mℓ/min/mês), podendo demandar o início do SRA em curto espaço de tempo.[143]

A anemia hemolítica microangiopática é comum nos casos associados ao TMO, mas pode faltar naqueles causados por irradiação renal direta.[138,141] O sedimento urinário é pobre, mas a proteinúria é virtualmente universal, até cerca de 2,5 g/24 h.[138,143] Na síndrome clássica, a hematúria é ocasional, sendo mais frequente nos quadros pós-TMO. Exames cintilográficos podem ser úteis na detecção de formas agudas de disfunção renal segmentar.[144]

Patologia

A nefropatia por radiação caracteriza-se por lesões vasculares, glomerulares e tubulares. Existem lesões agudas e crônicas, e tipicamente existe pouca inflamação. As agudas incluem dano endotelial microvascular e glomerular difuso, com edema celular, expansão subendotelial e oclusão capilar. A mesangiólise é frequente e proeminente, assim como acometimento tubulointersticial.[134,143] Na microscopia eletrônica, observa-se alargamento dos espaços subendoteliais, que são parcialmente ocupados pela deposição de um material amorfo (Figura 26.7). Na fase tardia, o quadro histopatológico é típico das microangiopatias trombóticas e indistinguível da síndrome hemolítico-urêmica na fase crônica, com lesões em artérias e arteríolas, obsolescência glomerular, atrofia tubular e extensa fibrose intersticial.[134,135]

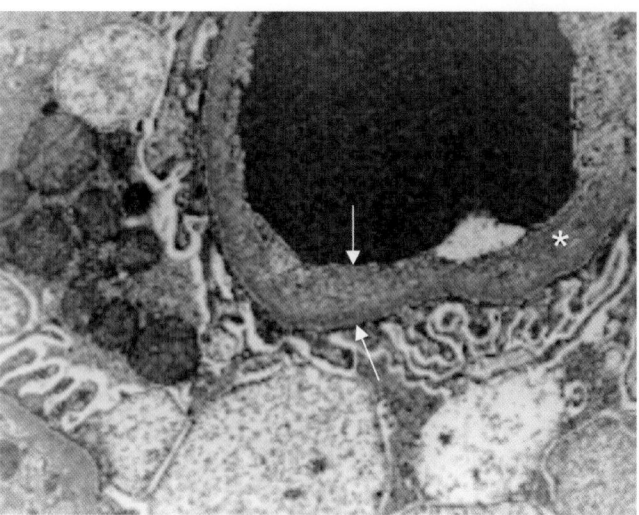

Figura 26.7 Nefrite por radiação. Duplicação da membrana basal glomerular (entre as setas) com alargamento do espaço subendotelial pela deposição de material amorfo de aspecto "espumoso" (asterisco). (Cortesia da Profª Maria Lucia Ribeiro Caldas, Universidade Federal Fluminense.)

Tratamento

Com frequência, o quadro agudo hematológico resolve-se espontaneamente. Não existe tratamento específico para a nefropatia por radiação. Uma vez instalada, a disfunção renal costuma ser irreversível e muitos pacientes evoluem para diálise crônica ou transplante renal.[135] O controle da hipertensão, especialmente com IECAs ou BRAs,[145] pode diminuir a velocidade de progressão da doença renal. Quando a hipertensão decorre da irradiação de apenas um dos rins, a nefrectomia pode curar o paciente.[146]

Diante da inexistência de terapias eficazes, medidas profiláticas assumem um papel fundamental. A proteção das lojas renais durante a radioterapia parece diminuir a incidência da nefropatia.[137] Outras medidas incluem o fracionamento da dose de radiação, a substituição da ciclofosfamida por outras drogas antineoplásicas e o cuidado na utilização de nefrotoxinas.[141] Evidências experimentais, com dados limitados em humanos, indicam que o bloqueio do SRAA, após a irradiação, mas antes do desenvolvimento de manifestações clínicas, é capaz de mitigar a nefropatia por radiação.[147] Na prevenção da nefrotoxicidade da terapia dirigida com radionuclídeos, uma estratégia promissora é a inibição competitiva do processo de endocitose mediada por receptor no tubular proximal, por meio da coinfusão de aminoácidos com carga positiva (p. ex., L-lisina) ou de expansores plasmáticos à base de gelatina bovina, que reduzem a reabsorção de vários peptídeos.[148]

Esclerodermia renal

A esclerodermia ou esclerose sistêmica progressiva é uma doença heterogênea cuja patogênese é caracterizada por vasculopatia de pequenos vasos, ativação imune com produção de autoanticorpos e disfunção de fibroblastos, levando à deposição progressiva de matriz extracelular.[149] Os principais órgãos afetados são a pele, o trato gastrintestinal, os pulmões, os rins e o coração.[150] Nos casos de envolvimento exclusivamente cutâneo, utiliza-se o termo "esclerodermia localizada", enquanto nos casos de envolvimento visceral utiliza-se o termo "esclerose sistêmica" (ES). A ES, por sua vez, é dividida em duas formas: a forma limitada (ESL), que também inclui a forma CREST (acrônimo pra calcinose, fenômeno de Raynaud, esofagopatia, esclerodactilia e telangiectasias), atinge aproximadamente 40% desses pacientes; e a forma difusa (ESD), que acomete os 60% restantes.[151]

Critérios de classificação da ES incluem a presença de uma série de alterações cutâneas, hipertensão pulmonar, fenômeno de Raynaud e presença de autoanticorpos, gerando um escore que, quando ≥ 9, confirma o diagnóstico de ES definitiva. Existem outras situações clínicas que se assemelham à esclerodermia, mas que são secundárias a distúrbios metabólicos e/ou ocupacionais, as chamadas "síndromes tipo esclerodermia" ou "*scleroderma-like*".[151]

O acometimento renal é quase que exclusivo da ESD. Em séries mais antigas, até 50% dos pacientes com ESD apresentavam algum tipo de lesão renal.[152] Porém, nas últimas décadas, a prevalência vem declinando, particularmente após a descoberta dos efeitos dos IECAs sobre a ESD.[153]

Manifestações clínicas e laboratoriais

O envolvimento de múltiplos órgãos é uma característica da ESD, sendo importante para o diagnóstico e a classificação da doença. A manifestação clínica mais comum é o fenômeno de Raynaud, que pode ocorrer em até 70% dos pacientes na fase inicial e, em geral, precede em anos o envolvimento visceral na forma limitada e em meses a lesão cutânea e envolvimento visceral da forma difusa.[149,151]

Nem todos os pacientes com ES renal apresentam envolvimento esofágico, pulmonar ou cutâneo (esclerodermia *sine* esclerodermia). A hipertensão arterial e a disfunção renal de início insidioso são as principais manifestações renais da esclerodermia. A proteinúria é o achado laboratorial mais frequente, sendo detectada em até um terço dos pacientes com a ESD, mesmo na ausência da crise renal esclerodérmica (CRE). O sedimento urinário é pobre, ocasionalmente com micro-hematúria, refletindo a pouca atividade do processo inflamatório renal.[152,153]

Nos casos mais obscuros, anormalidades imunológicas laboratoriais podem auxiliar o diagnóstico diferencial com hipertensão maligna. A pesquisa do fator antinúcleo (FAN) (geralmente com padrão salpicado) é positiva em mais de 90% dos pacientes, enquanto os níveis de complemento são normais. Alguns autoanticorpos são específicos para a esclerodermia e suas variantes clínicas.[154,155] Os mais úteis são os autoanticorpos anticentrômero, anti-RNA polimerase III e antitopoisomerase I (Scl-70).[151] O Quadro 26.5 resume a classificação e os achados clínicos e laboratoriais das diferentes formas de esclerodermia.

Manifestações renais

Os rins podem ser acometidos de diferentes formas na esclerose sistêmica (Quadro 26.6): IRA, DRC (ou nefropatia esclerodérmica crônica) e toxicidade por medicamentos (p. ex., anti-inflamatórios e D-penicilamina).[156] Casos com IRA (com ou sem hipertensão arterial) estão associados principalmente à CRE clássica, e, raramente, podem advir de glomerulonefrites rapidamente progressivas (algumas associadas a p-ANCA), inclusive com formação de crescentes, sendo seu curso clinico similar a outras vasculites associadas ao ANCA.[157,158] Nesses casos, a biopsia renal é essencial para elucidação diagnóstica.[157] Variantes raras e catastróficas de síndrome rim-pulmão também podem ocorrer na ES em decorrência de MATs, vasculites sistêmicas de pequenos vasos ou síndrome de Goodpasture causada pela D-penicilamina.[159]

A complicação renal mais temida da ESD é a CRE. Embora possa ocorrer em qualquer momento, essa emergência médica é mais comum nos primeiros 5 anos após o diagnóstico.[153] A incidência cumulativa da CRE varia de 10 a 19%, mas uma metanálise recente mostra prevalência mais baixa, entre 3 e 9% na ESD e 0,5 a 0,6% na ESL.[160,161] Apesar da redução da incidência, a CRE permanece sendo uma manifestação grave da ESD, com evolução para diálise em até 40% dos casos e sobrevida média de 59% em 5 anos.[161,162] Um ponto positivo é que, desde a introdução dos IECAs, observa-se um declínio significativo da mortalidade.[153,163]

A CRE é mais frequente em pacientes de etnia negra e nos indivíduos com ESD. Outros fatores predisponentes à crise renal incluem progressão rápida da doença cutânea, presença de atritos tendinosos e o uso de doses elevadas de corticosteroides no início do tratamento. Pacientes com esclerodermia *sine* esclerodermia, com doença mista do tecido conjuntivo e com lúpus eritematoso também podem apresentar CRE.[164,165] O Quadro 26.7 resume os fatores de risco associados à CRE.[163,166]

Quadro 26.5 Classificação e os achados clínico-laboratoriais nas diferentes formas de esclerodermia.

Síndromes	Subtipos	Características clínicas	Anticorpos
Fenômeno de Raynaud	Primário ou secundário	Alterações capilares ungueais	FAN ACA, Anti-TP1
Esclerodermia localizada	Morfeia, placas, linear, golpe de sabre	Alterações limitadas à pele	FAN
Esclerose sistêmica (ES)	Cutânea limitada (ESL) ou CREST	Calcinose, Raynaud, alterações esofágicas, esclerodactilia, telangiectasias	FAN, ACA (70%)
	Cutânea difusa (ESD)	Acometimento cutâneo (troncos e membros), doença pulmonar/renal/cardíaca	FAN, Anti-TP1 (30%) Anti-RNAP, Anti-U3-RNP Anti-U1-RNP (sobreposição)
	Sine esclerodermia	Sem envolvimento cutâneo, Raynaud, doença esofágica pulmonar/renal/cardíaca	FAN, ACA, Anti-TP1
Esclerodermia-*like*	Ocupacional, metabólica ou imunológica	Acometimento cutâneo	Inespecífico

ACA: anticorpo anticentrômero; Anti-RNAP: anticorpo anti-RNA-polimerase 3; Anti-TP1: anticorpo antitopoisomerase-1 (ou Scl-70); Anti-U3-RNP: anticorpo antifibrilar; Anti-U1-RNP: anticorpo antirribonuleoproteína; FAN: fator antinúcleo (padrão salpicado em Hep-2).

Quadro 26.6 Manifestações renais da esclerodermia.

Manifestação renal	Etiopatogenia	Aspectos histológicos
Crise renal esclerodérmica	Hipertensão grave (hiper-reninismo) com injúria renal aguda	Necrose fibrinoide com proliferação intimal grave
Outras glomerulonefrites	Crescênticas ou não, associadas a vasculites (ANCA) ou LES (sobreposição)	Presença de crescentes, imunofluorescência variável
Nefropatia esclerodérmica crônica	Fibrose tubulointersticial progressiva evoluindo para DRC	Esclerose glomerular, atrofia tubular, fibrose intersticial
Nefrotoxicidade por drogas	Uso de ciclosporina, D-penicilamina e anti-inflamatórios não esteroides	Lesão tubulointersticial ou glomerular (na dependência da droga)

DRC: doença renal crônica; LES: lúpus eritematoso sistêmico.

Quadro 26.7 Fatores de risco para o desenvolvimento da crise renal esclerodérmica.

Fatores preditivos
Envolvimento cutâneo difuso
Progressão rápida do envolvimento cutâneo, atritos tendinosos
Duração da doença menor que 4 anos
Anticorpo anti-RNA polimerase III
Anemia de início recente
Evento cardíaco recente (derrame pericárdico, insuficiência cardíaca)
Antecedente de uso de corticoide em dose alta

Fatores não preditivos
Elevação prévia da pressão arterial
Urinálise anormal
Aumento prévio da creatinina
Anticorpos antipoisomerase (Scl-70) ou anticentrômero
Anormalidades patológicas nos vasos renais

Alguns pacientes com crise esclerodérmica apresentam exacerbação da doença cutânea nos meses precedentes. As manifestações clínicas, quase todas secundárias à hipertensão acelerada, surgem em geral abruptamente.[153] Os pacientes podem apresentar taquicardia, cefaleia, déficits visuais, convulsões e insuficiência ventricular esquerda. Anemia hemolítica microangiopática ocorre em até metade dos pacientes e caracteriza-se por anemia de início agudo, esquizócitos no sangue periférico, trombocitopenia, elevação da LDH e queda da haptoglobina. A insuficiência renal instala-se rapidamente. Sem tratamento, o paciente evolui para anúria e morte por uremia em pouco mais de 1 semana. A CRE na ausência de hipertensão é também descrita e carrega prognóstico renal pior.[162,163]

Admite-se que a CRE seja causada por um quadro funcional de vasoconstrição intensa, à semelhança de um fenômeno de Raynaud renal, superposta a alterações vasculares crônicas (espessamento e proliferação intimal do endotélio das artérias arqueadas e interlobulares). A liberação de fatores plaquetários aumenta a permeabilidade vascular e causa deposição de fibrina e formação de colágeno, levando a estreitamento luminal. Em conjunto, ocorre redução do fluxo sanguíneo cortical.[153] Caracteristicamente, não se observam células inflamatórias na vasculatura renal.[163]

O aumento da atividade plasmática de renina é característico da CRE. Discute-se se esse é um fenômeno primário, envolvido na patogênese da complicação, ou apenas um fenômeno reativo à intensa vasoconstrição renal.[153] Mesmo nessa última hipótese, admite-se que a intensa liberação de renina contribui para ampliar o ciclo vicioso de vasoconstrição e dano renal. É importante destacar, ainda, que pacientes com ESD têm alto risco de desenvolver complicações cardiopulmonares e CRE durante a gravidez.[167] Pacientes com CRE grave, que necessitam de SRA, podem apresentar desfechos paradoxais. Embora exista razoável possibilidade de recuperação da função renal, aqueles que permanecem sob diálise têm prognóstico reservado.[153] O desfecho após o transplante renal é mais promissor.[153]

Patologia

O chamado "rim da esclerodermia" é caracterizado por dois padrões de lesão vascular. A variante precoce é a microangiopatia trombótica, mais semelhante à hipertensão maligna do que à SHU, caracterizada por necrose fibrinoide mural ou subintimal que acomete as arteríolas pré-glomerulares, com menor repercussão glomerular.[153,168] O aspecto clássico são lesões obliterativas mais tardias, encontradas principalmente em artérias arqueadas e interlobulares. Observa-se proliferação das células musculares lisas da camada média e acúmulo de substância mucoide. Esses miócitos rompem a lâmina elástica interna, migram para a íntima e produzem a proliferação concêntrica com morfologia típica em "bulbo de cebola" (Figura 26.8).[168] O espessamento da membrana basal glomerular, glomerulosclerose progressiva e lesões tubulointersticiais crônicas refletem o comprometimento da vascularização arterial renal.[168]

Tratamento

O tratamento da crise renal esclerodérmica é o controle da hipertensão arterial com drogas que não comprometam o fluxo plasmático renal. Até a década de 1970, o prognóstico era sombrio. A introdução dos IECAs causou uma profunda mudança nesse panorama.[153] Esses medicamentos permitiram diminuir a ativação do SRAA, combater a vasoconstrição renal e controlar a pressão arterial. A deterioração renal pode ser estabilizada ou revertida em cerca de 50% dos casos.[153] A recuperação da função renal após o início da diálise é

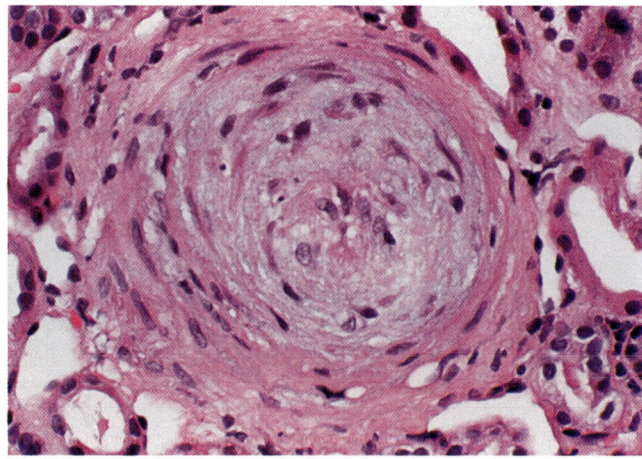

Figura 26.8 Esclerose sistêmica progressiva. Lesão obliterativa em artéria interlobular de pequeno calibre. Proliferação das células musculares lisas da camada média e acúmulo de substância mucoide entre as camadas. Existe grande semelhança com a lesão arterial da hipertensão arterial da Figura 26.3.

possível após o início dos IECAs, podendo ocorrer em até 12 a 18 meses, sendo que a mortalidade é maior em pacientes que não recuperam a função renal.[166]

Uma eventual superioridade do captopril sobre outros IECA não tem sustentação baseada em evidências, mas há evidência que BRAs são inferiores aos IECAs, talvez porque IECAs diminuam a degradação do vasodilatador bradicinina.[153] De forma contraditória, a profilaxia com IECAs não reduz a incidência da CRE e pode, potencialmente, ser um fator desencadeador.[153] A hipótese seria que muitos pacientes teriam uma baixa perfusão por estreitamento arteriolar renal e manteriam, portanto, uma ativação basal do SRAA, que manteria a perfusão renal "normal", e seu bloqueio poderia implicar em queda abrupta da TFG e acelerar o desenvolvimento da CRE.[169] Outra possibilidade seria que doses baixas de IECA não são suficientes para tratar a CRE, mas podem mascarar o desenvolvimento de hipertensão, atrasando o diagnóstico e o tratamento, permitindo a evolução para um processo crônico, com menor chance de reversão.[153] Esta também pode ser a explicação para o pior prognóstico da CRE normotensa.[153]

Imunossupressores não estão indicados no contexto da CRE,[153,157,163] mas podem ser de utilidade nas variantes com glomerulonefrite rapidamente progressiva.[157,158] Finalmente, muitos alvos interessantes estão em avaliação para o tratamento da ES: bloqueio da via CD28-CD80/86 pelo abatacepte; inibidores CCL24 reduzindo vias pró-fibróticas; anticorpos monoclonais contra TNF, TGF-beta e IL-6. Investigações adicionais são necessárias para identificar se essas intervenções poderão tratar as manifestações renais da doença.[170]

Síndrome do anticorpo antifosfolipídio

A presença de uma atividade anticoagulante, detectada no plasma de pacientes com lúpus eritematoso sistêmico (LES), é conhecida há mais de 50 anos. Nos anos 1980, observou-se que a contrapartida clínica da atividade anticoagulante detectada *in vitro* representava um paradoxo: a maioria dos pacientes demonstrava predisposição à trombose, em vez de maior incidência de sangramento.[171]

A associação existente entre a atividade anticoagulante e testes falso-positivos para sífilis em pacientes com LES levou ao desenvolvimento de ensaios para a detecção de autoanticorpos que tinham a cardiolipina como substrato.[172] Além da cardiolipina, esses testes eram capazes de detectar anticorpos dirigidos para uma variedade de outros fosfolipídios. A descoberta de um marcador específico permitiu a descrição de uma nova síndrome clínica, caracterizada por tromboses arteriais e venosas e perdas fetais recorrentes.[171,172]

Embora os estudos iniciais tivessem endereçado portadores de LES, com o passar dos anos, percebeu-se que a maioria dos pacientes com fenômenos trombóticos associados a esses anticorpos não apresentava doenças autoimunes clássicas.[173] Eventualmente, a nova doença foi batizada de síndrome do anticorpo antifosfolipídio ou, simplesmente, síndrome antifosfolipídio (SAF). No passado, pacientes sem outra doença autoimune eram considerados portadores da SAF primária, enquanto pacientes com LES ou outra doença de base sofreriam de SAF secundária.[172] Essa distinção tem sido contestada, uma vez que muitos pacientes classificados inicialmente como portadores da forma primária eventualmente desenvolvem outras doenças autoimunes.[174]

Etiopatogenia

Na população geral, a prevalência de anticorpos antifosfolipídios (APLs) varia de 1 a 5%. No entanto, somente uma minoria desenvolve a SAF. Algumas estimativas indicam uma incidência de 5 novos casos por 100 mil pessoas/ano e uma prevalência de cerca de 40 a 50 casos por 100 mil pessoas.[175] Por outro lado, APLs são positivos em aproximadamente 13% dos indivíduos com acidente vascular encefálico, 11% no infarto agudo do miocárdio, 9,5% dos pacientes com trombose venosa profunda e 6% das pacientes com morbidade na gravidez.[176]

Os autoanticorpos associados à SAF são dirigidos contra proteínas plasmáticas ou contra proteínas expressas ou ligadas na superfície de células endoteliais ou plaquetas. As bases para o desenvolvimento dos eventos trombóticos da SAF incluem a interferência dos APLs em reações fisiológicas pró- e anticoagulantes e seus efeitos sobre a expressão e secreção de diferentes proteínas.[175,177] Assim, APLs exercem efeitos pró-coagulantes e inflamatórios sobre células envolvidas na homeostase vascular, como células endoteliais, leucócitos, plaquetas, além de outras, como células trofoblásticas. Seus alvos incluem proteínas relacionadas à coagulação, como fator tissular, anexinas e beta-2-glicoproteína I (β2 GPI).[178] Particularmente, a presença de altos títulos de anti-β2 GPI associa-se tanto com trombose quanto com complicações gestacionais.[177] Em adição, a hiperplasia grave da camada intimal, também tem papel na oclusão vascular arterial e nas complicações gestacionais. Uma das explicações possíveis veio da demonstração da ativação da via mTOR no endotélio vascular de vasos intrarrenais de pacientes com lesão renal associada à SAF.[179]

A despeito da presença persistente de APLs, eventos trombóticos ocorrem apenas ocasionalmente. A hipótese é que ocorra um mecanismo de dois insultos: a presença dos APLs (primeiro insulto) induziria um estado trombofílico, com a trombose ocorrendo na presença de um segundo insulto, na maioria das vezes críptico, mas também após infecções ou processos inflamatórios agudos.[175,177,180] A ideia de um segundo insulto infeccioso é fortalecida pelo envolvimento potencial de receptores de reconhecimento de padrões, como os TLRs (do inglês *toll like receptors*), no desencadeamento de resposta inflamatória seguida à exposição a agentes microbianos.[181] Por fim, a ativação do sistema complemento é prevalente em pacientes com SAF e também pode funcionar como um mecanismo pró-coagulante.[175,182]

Manifestações clínicas e laboratoriais

A principal manifestação da SAF é a trombose, tanto venosa quanto arterial,[174] essa última distinguindo-a de outras desordens de hipercoagulabilidade. Vasos de todos os tamanhos podem ser envolvidos, incluindo arco aórtico, artéria carotídea, vasos pulmonares e pequenos vasos da pele.[172] A trombose venosa profunda de membros inferiores e da circulação arterial cerebral são, respectivamente, os territórios mais frequentes de trombose venosa e arterial.[180] No entanto, qualquer tecido ou leito vascular pode ser afetado.[177,180] Outra característica dominante da síndrome são as complicações obstétricas, que incluem três ou mais abortos espontâneos inexplicáveis antes da 10ª semana de gestação, perda fetal a partir da 10ª semana com morfologia fetal normal e um ou mais partos prematuros antes da 34ª semana de neonatos normais por insuficiência placentária ou eclâmpsia/pré-eclâmpsia.[183]

As principais manifestações clínicas da SAF, resultante dos fenômenos trombóticos, incluem: acidente vascular encefálico em jovens, ataque isquêmico transitório, enxaqueca, epilepsia, hipertensão pulmonar, livedo reticular, abortos recorrentes, trombocitopenia, doença cardíaca valvular, disfunção renal, hipertensão arterial e uma grande variedade de eventos trombóticos periféricos.[172,174,184]

Desde o consenso de 2006, os critérios diagnósticos para a SAF definitiva são: presença de APLs (isótipos IgG ou IgM para anticardiolipina ou anti-β2 GPI em altos títulos ou teste positivo para anticoagulante lúpico) em associação com história de trombose arterial ou venosa, ou, ainda, complicações obstétricas recorrentes. Idealmente, os anticorpos devem ser positivos em duas ocasiões diferentes, separadas por um mínimo de 12 semanas.[183] Discute-se a inclusão, na classificação de SAF, de critérios não clássicos, sendo os principais: trombocitopenia, microangiopatia renal, manifestações neurológicas (coreia e mielite) e doença valvar cardíaca.[172,184] Aproximadamente 1% dos pacientes desenvolvem "SAF catastrófica", um evento de alta morbimortalidade, caracterizada por tromboses múltiplas, principalmente em vasos de menor calibre. O quadro pode envolver rins, coração, pulmões, cérebro e pele, tem mortalidade próxima a 40%, é mais grave em paciente com LES concomitante e seu principal gatilho parece ser infecções.[174,182,185,186]

Manifestações renais

A SAF pode causar fenômenos trombóticos, oclusivos ou inflamatórios, em toda a circulação renal (Quadro 26.8).[187] A prevalência de doença renal nos pacientes com SAF primária varia de 10 a 30% dos casos, ao passo que se aproxima de 70% em paciente com SAF associada ao LES.[188,189] Além da doença macrovascular, que é critério diagnóstico de SAF, outras lesões reconhecidas desde a década de 1990 afetam a microarquitetura renal. Estas são atualmente agrupadas no termo "nefropatia associada à SAF" (nSAF) e consideradas como critério diagnóstico não clássico.[184,187,190]

A incidência geral de eventos trombóticos de artéria e veia renal é baixa quando comparada à de eventos em outros leitos vasculares. O espectro clínico da trombose arterial renal compreende piora do controle pressórico, infarto renal com dor em flanco, injúria renal aguda ou doença renal crônica.[190,191] A trombose de veia renal pode estar associada com proteinúria, redução da função, dor em flanco, hematúria e embolia pulmonar.[190,191] A estenose das artérias renais em pacientes jovens (Figura 26.9) pode contribuir para a hipertensão arterial, podendo ser algumas vezes reversível com a anticoagulação.[190,192]

A nSAF é uma vasculopatia renal de pequenos vasos, afetando a vasculatura venosa, capilar e arterial do rim.[187] A nSAF é ainda classificada em formas aguda ou crônica. Ela apresenta espectro clínico muito variável, desde apresentação indolente com hipertensão arterial, hematúria microscópica, graus variáveis de proteinúria (em geral, não nefrótica), redução da TFG, IRA ou DRC lentamente progressiva.[187,189,190] Na fase crônica, as lesões renais são inespecíficas e indistinguíveis de outras formas de MAT, como TTP, SHU típica ou atípica, toxicidade por inibidores da calcineurina, pré-eclâmpsia, CRE, hipertensão maligna, assim como rejeição humoral no transplante renal. Em realidade, a coexistência comum de hipertensão arterial grave durante episódios agudos de TMA relacionada à nSAF é um desafio diagnóstico.

Histologicamente, descreve-se um *continuum* lesões vasoclusivas microvasculares, associadas com hiperplasia fibrosa da íntima de artérias interlobulares, trombos recanalizados em artérias e arteríolas, atrofia cortical focal e aterosclerose, levando à destruição progressiva do parênquima renal, acelerada pela presença de MAT.[187] Lesões de GESF secundária podem surgir em fases crônicas da doença.[193] A presença de atrofia cortical em faixas e "tireoidização" tubular tem especificidade e valor preditivo positivo para detecção da nSAF em biopsias renais de pacientes com nefrite lúpica.[194]

Quadro 26.8 Manifestações renais da síndrome antifosfolipídio.

- Infarto renal por trombose da artéria renal ou de seus ramos
- Estenose de artéria renal
- Trombose de veia renal
- Microangiopatia trombótica
- Glomerulopatias não trombóticas
- Lesões vasculares crônicas (hiperplasia fibrosa intimal em arteríolas e artérias interlobulares, trombos organizados, oclusão fibrosa da artéria renal ou de seus ramos e atrofia cortical focal)
- Perda trombótica e diminuição da sobrevida de transplantes renais.

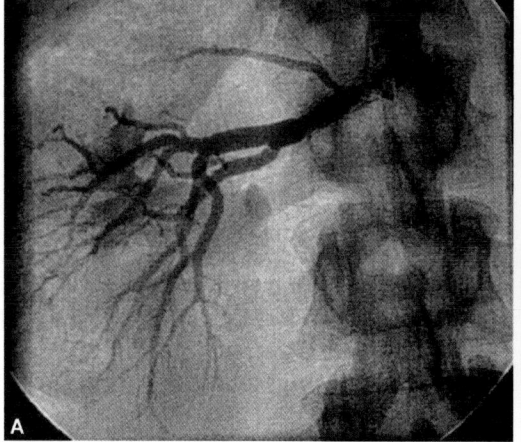 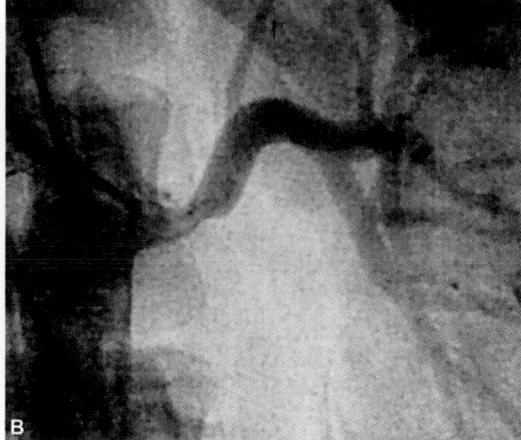

Figura 26.9 **A** e **B.** Síndrome antifosfolipídio primária. Estenose bilateral das artérias renais em uma paciente com infarto agudo do miocárdio aos 39 anos.

No caso da MAT, os capilares glomerulares podem revelar trombos associados à mesangiólise, interposição mesangial do capilar com aparência de duplo contorno e áreas eletrolucentes no espaço subendotelial.[187,193] A manifestação é habitualmente aguda, com disfunção renal de instalação rápida e graus variáveis de hematúria e proteinúria. Eventualmente, o processo trombótico pode estender-se a outros órgãos, dando origem à SAF catastrófica.[185,186,190] Por fim, alguns pacientes com SAF, sem evidência de LES, apresentam outras glomerulopatias, não específicas da nSAF, como nefropatia membranosa e glomerulonefrite proliferativa.[189]

Pacientes em hemodiálise têm prevalência elevada de APLs, o que aparenta conferir maior risco de trombose do acesso.[195] No transplante renal, os APLs aumentam o risco de perda do enxerto por trombose arterial ou venosa e por desenvolvimento de MAT.[196] Mais ainda, em transplantados renais, a presença de APLs, mesmo sem evidências clínicas de SAF, correlaciona-se com redução da TFG e, em biopsias de rotina, com maior grau atrofia tubular na comparação com pacientes sem APLs.[197]

Tratamento

Na medida em que pacientes com SAF podem apresentar outros fatores modificáveis de risco cardiovascular (p. ex., hipertensão, dislipidemia e obesidade), a abordagem terapêutica sempre envolve a correção/reversão dos riscos associados.

Na ausência de manifestações clínicas, não se recomenda profilaxia primária para portadores de APLs,[180] exceto o uso de ácido acetilsalicílico em dose baixa em pacientes de alto risco (com outros fatores de risco para trombose).[180,198] Em paciente com LES e APLs persistentes, sugere-se ácido acetilsalicílico em dose baixa, associada à hidroxicloroquina.[177,180,198]

A profilaxia secundária de pacientes que preenchem critérios definitivos para SAF é a anticoagulação plena com varfarina, objetivando INR superior a 3,0.[180,198] Uma metanálise indicou que, na comparação com a anticoagulação com varfarina, o uso de anticoagulantes orais diretos não implica maior risco de tromboembolismo venoso recorrente, persistindo, no entanto, risco significativamente maior de recorrência de trombose arterial.[199] No presente, parece razoável recomendar que os novos anticoagulantes orais não sejam usados em pacientes com história de trombose arterial ou SAF triplamente positiva para autoanticorpos (anticoagulante lúpico, APL e anti-β2 GPI), independentemente do evento trombótico inicial ter sido venoso ou arterial.[180] Pacientes hipertensos e com proteinúria podem potencialmente se beneficiar do uso de bloqueadores do SRAA.[190] Estatinas bloqueiam a ação trombogênica dos APLs e podem ter efeito protetor, talvez por suprarregularem a óxido nítrico-sintase endotelial.[177]

A imunossupressão convencional tem sucesso terapêutico limitado, mas ainda é usada em casos refratários, especialmente nas complicações obstétricas e na SAF catastrófica. O uso de corticoides pode inibir vias implicadas na patogênese da SAF, mas é reservado para casos de SAF catastrófica e algumas manifestações não clássicas.[200] Em transplantados renais com nSAF, a ativação da via do mTOR se associa à proliferação endotelial intrarrenal, e o uso de inibidores da via, como sirolimo ou everolimo, pode reduzir a recorrência das lesões.[179] Em casos de SAF catastrófica com MAT, recomenda-se a terapia tripla combinada com anticoagulação plena venosa, plasmaférese e corticosteroides em altas doses, que pode, ainda, ser complementada com gamaglobulina venosa em alta dose e imunossupressão com ciclofosfamida.[185,186,190,201]

Rituximabe em casos com anemia hemolítica ou contraindicação à anticoagulação e o inibidor do complemento eculizumabe em casos graves, com ou sem MAT, têm sido incorporados ao arsenal terapêutico da SAF catastrófica.[201] O belimumab, um anticorpo monoclonal anti-BLyS (fator ativador de células B), parece ser uma nova opção para tratamento da SAF, incluindo formas graves, com estudos em andamento.[202] Síndromes vasculares pós-trombóticas específicas podem requerer tratamento por intervenção endovascular, como ocorreu com a paciente da Figura 26.8.[190,192]

Doenças da microcirculação

Nefropatia da anemia falciforme

A anemia falciforme (AF), uma das desordens monogênicas mais comuns, associa-se a alterações estruturais e funcionais no rim, incluindo hematúria e anormalidades na função tubular e glomerular.[203] A doença renal incide em 5 a 30% dos pacientes falcêmicos e, desses, de 20 a 40% evoluem com necessidade de SRA.[204]

Embora a doença renal seja mais prevalente em pacientes homozigotos para a AF (SS), portadores de traço falcêmico (AS) exibem risco similar de progressão da DRC ao conferido aos portadores de genótipos de alto risco do gene *APOL-1*.[205] A doença falcêmica renal também pode acometer pacientes com hemoglobina S e outra hemoglobina anormal (duplo heterozigoto). A dupla heterozigose mais comum ocorre com a hemoglobina C, causando a doença SC. Nesses pacientes, a tendência ao afoiçamento e a gravidade do acometimento renal são intermediários em relação aos indivíduos SS e AS.[206]

Em virtude dos avanços médicos, incluindo vacinações e antibióticos profiláticos, a mortalidade na população de falcêmicos melhorou significativamente nas últimas três décadas. A partir da década de 2000, espera-se que 50% dos pacientes chegarão à quinta década de vida. No entanto, a doença renal permanece como uma das principais causas de mortalidade na vida adulta, com a doença cardíaca e pulmonar.[204,207]

Etiopatogenia

Tal como ocorre em outros territórios vasculares, a morbidade da nefropatia da AF (NAF) decorre de fenômenos trombóticos na microcirculação.[208] A região mais acometida é a medula renal, na qual a tendência trombótica é agravada pela baixa tensão de oxigênio e pelo aumento da osmolalidade. Nas *vasa recta* medulares, a desidratação das hemácias provoca aumento na concentração relativa da hemoglobina S, facilita o afoiçamento, obstrui a microcirculação e determina trombose. A doença microvascular da NAF pode causar esclerose ou necrose papilar.

Ciclos repetidos de afoiçamento causam injúria isquêmica e microinfartos que, em última análise, resultam em redução do fluxo medular. A piora da hipóxia causa liberação local de prostaglandinas e marcante vasodilatação, com aumento do fluxo sanguíneo renal e da TFG. A hiperfiltração subsequente resulta em proteinúria, glomerulosclerose e dano tubulointersticial crônicos. Em pacientes pediátricos, a hiperfiltração precede a detecção de albuminúria e torna-se, dessa forma, um marcador do desenvolvimento futuro da NAF.[203,209]

Pacientes homozigotos apresentam complicações a partir da segunda década de vida. Nos heterozigotos (SC e AS), as anormalidades desenvolvem-se mais tardiamente. Além disso, estudos microrradiográficos confirmam que indivíduos SS apresentam maior comprometimento da vasculatura renal do que os portadores da doença SC e do traço falcêmico.[210] As *vasa recta* radiados que convergem para a medula renal são praticamente ausentes nos doentes com anemia falciforme (SS) e bastante pobres nos pacientes heterozigotos (SC e AS).[203,210,211]

Estudos têm confirmado uma forte associação entre polimorfismos homozigotos ou duplo-heterozigotos para variantes G1 e G2 da *APOL-1* com o desenvolvimento de DRC em pacientes com AF, podendo alcançar um risco de até 30 vezes comparados a paciente sem esses polimorfismos.[212]

Manifestações clínicas

A trombose das *vasa recta* provoca alterações na função tubular, notadamente defeitos de concentração da urina e acidose tubular renal distal.[208,211] Graus variáveis de comprometimento da capacidade de concentração urinária são detectados, virtualmente, em todos os portadores da hemoglobina S. A maioria dos pacientes apresenta apenas poliúria e nictúria, mas alguns homozigotos chegam a desenvolver *diabetes* insípido nefrogênico. Curiosamente, na anemia falciforme, a função do túbulo proximal é supranormal. Esses indivíduos apresentam aumento na absorção de fosfato (provocando hiperfosfatemia leve) e aumento na secreção de creatinina (elevando a concentração da creatinina urinária e alterando o cálculo da depuração [*clearance*] de creatinina). A causa do fenômeno é desconhecida. A dosagem sérica de cistatina C parece ser mais confiável nesse contexto.[213]

A alteração clínica mais comum em pacientes com hemoglobina S é a hematúria indolor, frequentemente macroscópica.[208,211] Nem todos os pacientes apresentam necrose de papila. Aparentemente, a intensa congestão nos capilares peritubulares pode levar ao extravasamento de sangue para os túbulos. Quando ocorre, a necrose da papila costuma ser unilateral e assintomática.

Cerca de um terço dos pacientes com AF desenvolvem proteinúria na faixa de 1 a 2 g/dia.[211,214,215] Em uma grande série, 40% dos pacientes homozigóticos (SS) com mais de 40 anos apresentavam macroalbuminúria e 21% evoluíram com TFG ≤ 60 mℓ/min.[216] Embora a proteinúria em níveis nefróticos seja mais rara, mesmo a proteinúria diagnosticada em teste urinário com fita se correlaciona com aumento do risco futuro de morte.[206] O substrato patológico em muitos desses casos é a glomeruloesclerose, possivelmente associada ao hiperfluxo glomerular.[203,208] A velocidade de queda da TFG ao longo dos anos é maior em indivíduos SS e AS do que em controles sem hemoglobinopatias.[217] Em ambos os fenótipos, indivíduos do sexo masculino, portadores de diabetes melito ou que apresentam hiperfiltração glomerular de base, cursam com declínio mais rápido da TFG.[217] A DRC terminal ocorre em cerca de 5% de todos os falcêmicos, sendo uma importante causa de morte em pacientes com doença de longa duração.[207,218]

Patologia

Do ponto de vista histopatológico, o tamanho glomerular aumenta com a idade. Os glomérulos são alargados, hipercelulares, exibem lobulação do tufo e, em estágios mais precoces, depósitos de hemossiderina e áreas focais de hemorragia. Posteriormente, evoluem com inflamação intersticial, fibrose, atrofia tubular e áreas de infarto papilar.[203] Um estudo em pacientes falcêmicos com proteinúria revelou um amplo espectro de glomerulopatias, com GESF em 39%, glomerulonefrite membranoproliferativa (GNMP) em 28%, MAT em 17% e hipertrofia glomerular com ou sem hipercelularidade mesangial também em 17% das biopsias.[219]

A GNMP parece ser mediada por imunocomplexos. Os antígenos implicados seriam proteínas autólogas oriundas do epitélio tubular renal, possivelmente liberadas em consequência à isquemia medular que caracteriza a doença.[220] Também há relatos de GESF colapsante[221] e de glomerulopatia imunotactoide.[222] O carcinoma medular renal, uma neoplasia maligna rara, é quase exclusivo de pacientes SS ou AS, sendo mais prevalente nesses últimos.[223]

Tratamento

Pacientes com hematúria devem ser tratados inicialmente com repouso, transfusões para diminuir a concentração de hemoglobina S, hemodiluição com soluções hipotônicas e alcalinização urinária. A urina contém uroquinase, uma enzima fibrinolítica que dissolve os coágulos urinários e perpetua o sangramento. No passado, os casos refratários acabavam em nefrectomia. Atualmente, emprega-se substâncias antifibrinolíticas, como o ácido épsilon-aminocaproico (EACA). Por ser excretado em altas concentrações na urina, o EACA antagoniza a ação fibrinolítica da uroquinase.[224,225] Raramente pacientes que recebem EACA podem desenvolver tromboses sistêmicas. Uma complicação mais comum é a obstrução do trato urinário por coágulos.

Como IECAs e BRAs antagonizam o processo de hiperfiltração glomerular, é possível que sejam úteis na prevenção da progressão da DRC, mesmo na ausência de hipertensão arterial.[226] Em um estudo, a losartana reduziu a albuminúria, principalmente em pacientes com macroalbuminúria.[227]

Em crianças falcêmicas, o uso de hidroxiureia na dose máxima tolerada resultou em melhora significativa do processo de hiperfiltração glomerular, com queda da TFG, redução na hemoglobina fetal e da LDH.[228] Seis meses de tratamento com hidroxiureia resultou em queda significativa da albuminúria, com correlação com melhora dos marcadores de hemólise.[229]

O manejo da anemia em pacientes que evoluem para diálise é desafiador, dado a grande resistência aos estimuladores da eritropoese, com necessidade de doses muito maiores do que as habitualmente usadas em outros pacientes sob SRA. Para evitar o risco de hiperviscosidade e deflagração de crise vasoclusiva, o nível alvo de hemoglobina não deve exceder 10 g/dℓ.[204]

Comparado a outros pacientes que iniciam SRA, os pacientes com AF são mais jovens e têm maior mortalidade. O risco de mortalidade é 50% maior, mesmo com ajuste para fatores como diabetes, listagem para transplante, hematócrito e creatinina.[204] A despeito do aumento do cuidado nefrológico conservador, a mortalidade permanece elevada.[230] O transplante renal, em pacientes selecionados, parece conferir maior sobrevida aos pacientes que evoluem para DRC no estágio V.[231] Apesar disso, pacientes com AF têm menor chance de receber um transplante renal comparado aos pacientes renais não falcêmicos.[230]

REFERÊNCIAS BIBLIOGRÁFICAS

1. Bourgault M, Grimbert P, Verret C, Pourrat J, Herody M, Halimi JM et al. Acute renal infarction: a case series. Clin J Am Soc Nephrol. 2013;8(3):392-8.
2. Faucon AL, Bobrie G, Jannot AS, Azarine A, Plouin PF, Azizi M et al. Cause of renal infarction: a retrospective analysis of 186 consecutive cases. J Hypertens. 2018;36(3):634-40.

3. Woo JR, Yun EJ, Kane CJ. Renal Artery Embolism and Renal Vein Thrombosis. In: Wessells H, editor. Urological Emergencies: A Practical Approach. Totowa, NJ: Humana Press; 2013. p. 153-61.
4. Afshinnia F, Sundaram B, Rao P, Stanley J, Bitzer M. Evaluation of characteristics, associations, and clinical course of isolated spontaneous renal artery dissection. Nephrol Dial Transplant. 2013;28(8):2089-98.
5. Yun EJ, Kane CJ. Renal Artery Embolism and Renal Vein Thrombosis. In: Wessells H, McAninch JW, editors. Urological Emergencies: A Practical Guide. Totowa, NJ: Humana Press; 2005. p. 171-80.
6. Bergqvist D, Jonsson K, Weibull H. Complications after percutaneous transluminal angioplasty of peripheral and renal arteries. Acta Radiol. 1987;28(1):3-12.
7. White RD, Moore KS, Salahia MG, Thomas WR, Gordon AC, Williams IM et al. Renal Arteries Revisited: Anatomy, Pathologic Entities, and Implications for Endovascular Management. Radiographics. 2021;41(3):909-28.
8. Chaudhuri A. Periscopes, snorkels, and chimneys: no smoke without fire? Eur J Vasc Endovasc Surg. 2014;47(3):218-20.
9. Abuelo JG. Diagnosing vascular causes of renal failure. Ann Intern Med. 1995;123(8):601-14.
10. Antopolsky M, Simanovsky N, Stalnikowicz R, Salameh S, Hiller N. Renal infarction in the ED: 10-year experience and review of the literature. Am J Emerg Med. 2012;30(7):1055-60.
11. Hazanov N, Somin M, Attali M, Beilinson N, Thaler M, Mouallem M et al. Acute renal embolism. Forty-four cases of renal infarction in patients with atrial fibrillation. Medicine (Baltimore). 2004;83(5):292-9.
12. Lockhart ME, Robbin ML. Renal vascular imaging: ultrasound and other modalities. Ultrasound Q. 2007;23(4):279-92.
13. Araújo NC, Suassuna JHR. The Potential for CEUS to Detect Segmental Renal Allograft Infarction. J Diagn Med Sonogr. 2017;33(2):124-7.
14. Glockner JF, Vrtiska TJ. Renal MR and CT angiography: current concepts. Abdom Imaging. 2007;32(3):407-20.
15. Leiner T, Michaely H. Advances in contrast-enhanced MR angiography of the renal arteries. Magn Reson Imaging Clin N Am. 2008;16(4):561-72, vii.
16. Pellerin O, Garáon P, Beyssen B, Raynaud A, Rossignol P, Jacquot C et al. Spontaneous Renal Artery Dissection: Long-term Outcomes after Endovascular Stent Placement. J Vasc Interv Radio. 2009;20(8):1024-30.
17. Ando T, Ohno H, Hirata Y, Emoto A, Ogata S, Mimata H. Spontaneous recovery from renal infarction resulting from renal artery dissection. Int J Urol. 2005;12(4):405-8.
18. Coleman DM, Stanley JC. Renal artery aneurysms. J Vasc Surg. 2015;62(3):779-85.
19. Eskandari MK, Resnick SA. Aneurysms of the renal artery. Semin Vasc Surg. 2005;18(4):202-8.
20. Klausner JQ, Lawrence PF, Harlander-Locke MP, Coleman DM, Stanley JC, Fujimura N et al. The contemporary management of renal artery aneurysms. J Vasc Surg. 2015;61(4):978-84.
21. Wysokinski WE, Gosk-Bierska I, Greene EL, Grill D, Wiste H, McBane RD 2nd. Clinical characteristics and long-term follow-up of patients with renal vein thrombosis. Am J Kidney Dis. 2008;51(2):224-32.
22. Lionaki S, Derebail VK, Hogan SL, Barbour S, Lee T, Hladunewich M et al. Venous thromboembolism in patients with membranous nephropathy. Clin J Am Soc Nephrol. 2012;7(1):43-51.
23. Singhal R, Brimble KS. Thromboembolic complications in the nephrotic syndrome: pathophysiology and clinical management. Thromb Res. 2006;118(3):397-407.
24. Glassock RJ. Prophylactic anticoagulation in nephrotic syndrome: a clinical conundrum. J Am Soc Nephrol. 2007;18(8):2221-5.
25. Abdelghani E, Waller AP, Wolfgang KJ, Stanek IR, Parikh SV, Rovin BH et al. Exploring the Role of Antithrombin in Nephrotic Syndrome-Associated Hypercoagulopathy: A Multi-Cohort Study and Meta-Analysis. Clin J Am Soc Nephrol. 2023;18(2):234-44.
26. Brandao LR, Simpson EA, Lau KK. Neonatal renal vein thrombosis. Semin Fetal Neonatal Med. 2011;16(6):323-8.
27. Yang GF, Schoepf UJ, Zhu H, Lu GM, Gray JC 3rd, Zhang LJ. Thromboembolic complications in nephrotic syndrome: imaging spectrum. Acta Radiol. 2012;53(10):1186-94.
28. Asghar M, Ahmed K, Shah SS, Siddique MK, Dasgupta P, Khan MS. Renal vein thrombosis. Eur J Vasc Endovasc Surg. 2007;34(2):217-23.
29. Lee T, Biddle AK, Lionaki S, Derebail VK, Barbour SJ, Tannous S et al. Personalized prophylactic anticoagulation decision analysis in patients with membranous nephropathy. Kidney Int. 2014;85(6):1412-20.
30. Lin R, McDonald G, Jolly T, Batten A, Chacko B. A Systematic Review of Prophylactic Anticoagulation in Nephrotic Syndrome. Kidney Int Rep. 2020;5(4):435-47.
31. Guerra R, Kawano PR, Amaro MP, Yamamoto HA, Gomes Filho FF, Amaro JL et al. Acute graft thrombosis in patients who underwent renal transplant and received anticoagulant or antiplatelet agents. A systematic review and meta-analysis. Am J Clin Exp Urol. 2022;10(3):129-41.
32. Santos JE, Gaspar A, Querido S, Jorge C, Weigert A, Gabriel HM et al. Unexpected success in early post-transplantation renal vein thrombosis: A case report and literature review. Clin Nephrol Case Stud. 2021;9:19-25.
33. Scolari F, Ravani P. Atheroembolic renal disease. Lancet. 2010;375(9726):1650-60.
34. Scolari F, Ravani P, Gaggi R, Santostefano M, Rollino C, Stabellini N et al. The challenge of diagnosing atheroembolic renal disease: clinical features and prognostic factors. Circulation. 2007;116(3):298-304.
35. Rudnick MR, Berns JS, Cohen RM, Goldfarb S. Nephrotoxic risks of renal angiography: contrast media associated nephrotoxicity and atheroembolism – a critical review. Am J Kidney Dis. 1994;24(4):713-27.
36. Saklayen MG, Gupta S, Suryaprasad A, Azmeh W. Incidence of atheroembolic renal failure after coronary angiography. A prospective study. Angiology. 1997;48(7):609-13.
37. Schonermarck U, Guba M, Weiss M, Illner WD, Arbogast H, Bosch T. Cholesterol atheroembolic disease in kidney allografts – case report and review of the literature. Clin Nephrol. 2006;66(5):386-90.
38. Smith MC, Ghose MK, Henry AR. The clinical spectrum of renal cholesterol embolization. Am J Med. 1981;71(1):174-80.
39. Thadhani RI, Camargo CA, Jr., Xavier RJ, Fang LS, Bazari H. Atheroembolic renal failure after invasive procedures. Natural history based on 52 histologically proven cases. Medicine (Baltimore). 1995;74(4):350-8.
40. Espejo B, Herrero JC, Torres A, Martinez A, Gutierrez E, Morales E et al. Nefritis intersticial inmunoalérgica vs. ateroembolismo de colesterol. Características diferenciales. Nefrologia. 2003;23(2):125-30.
41. Preston RA, Stemmer CL, Materson BJ, Perez-Stable E, Pardo V. Renal biopsy in patients 65 years of age or older. An analysis of the results of 334 biopsies. J Am Geriatr Soc. 1990;38(6):669-74.
42. Mannesse CK, Blankestijn PJ, Man in 't Veld AJ, Schalekamp MA. Renal failure and cholesterol crystal embolization: a report of 4 surviving cases and a review of the literature. Clin Nephrol. 1991;36(5):240-5.
43. Khosla A, Misra S, Greene EL, Pflueger A, Textor SC, Bjarnason H et al. Clinical outcomes in patients with renal artery stenosis treated with stent placement with embolic protection compared with those treated with stent alone. Vasc Endovascular Surg. 2012;46(6):447-54.
44. Agrawal A, Ziccardi MR, Witzke C, Palacios I, Rangaswami J. Cholesterol embolization syndrome: An under-recognized entity in cardiovascular interventions. J Interv Cardiol. 2018;31(3):407-15.
45. Ishiyama K, Sato T, Yamaguchi T, Taguma Y. Efficacy of low-density lipoprotein apheresis combined with corticosteroids for cholesterol crystal embolism. Clinical and Experimental Nephrology. 2017;21(2):228-35.
46. Morino J, Hirai K, Kaneko S, Minato S, Yanai K, Mutsuyoshi Y et al. Successful treatment of cholesterol crystal embolism with antiproprotein convertase subtilisin/kexin type 9 (PCSK9) antibody: a case report. Ren Fail. 2020;42(1):173-8.
47. Theriault J, Agharazzi M, Dumont M, Pichette V, Ouimet D, Leblanc M. Atheroembolic renal failure requiring dialysis: potential for renal recovery? A review of 43 cases. Nephron Clin Pract. 2003;94(1):c11-8.
48. Scott T, Ethier I, Hawley C, Pascoe EM, Viecelli AK, Ng A et al. Burden of kidney failure from atheroembolic disease and association with survival in people receiving dialysis in Australia and New Zealand: a multicentre registry study. BMC Nephrol. 2021;22(1):401.

49. Schwartz GL, Strong CG. Renal parenchymal involvement in essential hypertension. The Medical clinics of North America. 1987;71(5):843-58.
50. Rosario RF, Wesson DE. Primary hypertension and nephropathy. Curr Opin Nephrol Hypertens. 2006;15(2):130-4.
51. Lindeman RD, Tobin JD, Shock NW. Association between blood pressure and the rate of decline in renal function with age. Kidney Int. 1984;26(6):861-8.
52. Marcantoni C, Fogo AB. A perspective on arterionephrosclerosis: from pathology to potential pathogenesis. J Nephrol. 2007;20(5):518-24.
53. Kopp JB. Rethinking hypertensive kidney disease: arterionephrosclerosis as a genetic, metabolic, and inflammatory disorder. Curr Opin Nephrol Hypertens. 2013;22(3):266-72.
54. Meyrier A. Nephrosclerosis: a term in quest of a disease. Nephron. 2015;129(4):276-82.
55. Hsu CY. Does treatment of non-malignant hypertension reduce the incidence of renal dysfunction? A meta-analysis of 10 randomised, controlled trials. J Hum Hypertens. 2001;15(2):99-106.
56. Rule AD, Amer H, Cornell LD, Taler SJ, Cosio FG, Kremers WK et al. The association between age and nephrosclerosis on renal biopsy among healthy adults. Ann Intern Med. 2010;152(9):561-7.
57. Hill GS. Hypertensive nephrosclerosis. Curr Opin Nephrol Hypertens. 2008;17(3):266-70.
58. Hsu CY, McCulloch CE, Darbinian J, Go AS, Iribarren C. Elevated blood pressure and risk of end-stage renal disease in subjects without baseline kidney disease. Arch Intern Med. 2005;165(8):923-8.
59. Freedman BI, Cohen AH. Hypertension-attributed nephropathy: what's in a name? Nat Rev Nephrol. 2016;12(1):27-36.
60. Hughson MD, Gobe GC, Hoy WE, Manning RD, Jr., Douglas-Denton R, Bertram JF. Associations of glomerular number and birth weight with clinicopathological features of African Americans and whites. Am J Kidney Dis. 2008;52(1):18-28.
61. Robinson TW, Freedman BI. The Impact of APOL1 on Chronic Kidney Disease and Hypertension. Adv Chronic Kidney Dis. 2019;26(2):131-6.
62. Giovinazzo JA, Thomson RP, Khalizova N, Zager PJ, Malani N, Rodriguez-Boulan E et al. Apolipoprotein L-1 renal risk variants form active channels at the plasma membrane driving cytotoxicity. Elife. 2020;9.
63. Egbuna O, Zimmerman B, Manos G, Fortier A, Chirieac MC, Dakin LA et al. Inaxaplin for Proteinuric Kidney Disease in Persons with Two APOL1 Variants. N Engl J MedN Engl J Med. 2023;388(11):969-79.
64. Ono H, Ono Y. Nephrosclerosis and hypertension. Med Clin North Am. 1997;81(6):1273-88.
65. Domek M, Gumprecht J, Lip GYH, Shantsila A. Malignant hypertension: does this still exist? J Hum Hypertens. 2020;34(1):1-4.
66. Mathew RO, Nayer A, Asif A. The endothelium as the common denominator in malignant hypertension and thrombotic microangiopathy. J Am Soc Hypertens. 2016;10(4):352-9.
67. Strandgaard S, Paulson OB. Cerebral blood flow and its pathophysiology in hypertension. Am J Hypertens. 1989;2(6 Pt 1):486-92.
68. Stefansson B, Ricksten A, Rymo L, Aurell M, Herlitz H. Angiotensin-converting enzyme gene I/D polymorphism in malignant hypertension. Blood Press. 2000;9(2 a 3):104-9.
69. van den Born BJ, Koopmans RP, van Montfrans GA. The renin-angiotensin system in malignant hypertension revisited: plasma renin activity, microangiopathic hemolysis, and renal failure in malignant hypertension. Am J Hypertens. 2007;20(8):900-6.
70. Espinel E, Tovar JL, Borrellas J, Piera L, Jardi R, Frias FR et al. Angiotensin-converting enzyme i/d polymorphism in patients with malignant hypertension. J Clin Hypertens (Greenwich). 2005;7(1):11-5; quiz 6 a 7.
71. van den Born BJ, van Montfrans GA, Uitterlinden AG, Zwinderman AH, Koopmans RP. The M235T polymorphism in the angiotensinogen gene is associated with the risk of malignant hypertension in white patients. J Hypertens. 2007;25(11):2227-33.
72. Januszewicz A, Guzik T, Prejbisz A, Mikolajczyk T, Osmenda G, Januszewicz W. Malignant hypertension: new aspects of an old clinical entity. Pol Arch Med Wewn. 2016;126(1-2):86-93.
73. Lio GY, Beevers M, Beevers DG. Do patients with de novo hypertension differ from patients with previously known hypertension when malignant phase hypertension occurs? Am J Hypertens. 2000;13(8):934-9.
74. Sharma R, Kamalakar S, McCarthy E, Fields TA, Gupta K, Barua R et al. Proteinuria in Hypertensive Nephropathy: A Review. Open Journal of Nephrology. 2014;04(02):92-9.
75. Vaziri ND. Malignant or accelerated hypertension. West J Med. 1984;140(4):575-82.
76. Staykov D, Schwab S. Posterior reversible encephalopathy syndrome. J Intensive Care Med. 2012;27(1):11-24.
77. Pak KJ, Hu T, Fee C, Wang R, Smith M, Bazzano LA. Acute hypertension: a systematic review and appraisal of guidelines. Ochsner J. 2014;14(4):655-63.
78. Rubin S, Cremer A, Boulestreau R, Rigothier C, Kuntz S, Gosse P. Malignant hypertension: diagnosis, treatment, and prognosis with experience from the Bordeaux cohort. J Hypertens. 2019;37(2):316-24.
79. Acelajado MC, Calhoun DA. Resistant hypertension, secondary hypertension, and hypertensive crises: diagnostic evaluation and treatment. Cardiol Clin. 2010;28(4):639-54.
80. Lane DA, Lip GY, Beevers DG. Improving survival of malignant hypertension patients over 40 years. Am J Hypertens. 2009;22(11):1199-204.
81. Gonzalez R, Morales E, Segura J, Ruilope LM, Praga M. Long-term renal survival in malignant hypertension. Nephrol Dial Transplant. 2010;25(10):3266-72.
82. George JN, Nester CM. Syndromes of thrombotic microangiopathy. N Engl J MedN Engl J Med. 2014;371(7):654-66.
83. Shatzel JJ, Taylor JA. Syndromes of Thrombotic Microangiopathy. Med Clin N Amer. 2017;101(2):395-415.
84. Brocklebank V, Wood KM, Kavanagh D. Thrombotic Microangiopathy and the Kidney. Clin J Am Soc Nephrol. 2018;13(2):300-17.
85. Kappler S, Ronan-Bentle S, Graham A. Thrombotic microangiopathies (TTP, HUS, HELLP). Emerg Med Clin North Am. 2014;32(3):649-71.
86. Palma LMP, Vaisbich-Guimarães MH, Sridharan M, Tran CL, Sethi S. Thrombotic microangiopathy in children. Pediatr Nephrol. 2022;37(9):1967-80.
87. Bayer G, von Tokarski F, Thoreau B, Bauvois A, Barbet C, Cloarec S et al. Etiology and Outcomes of Thrombotic Microangiopathies. Clin J Am Soc Nephrol. 2019;14(4):557-66.
88. Fakhouri F, Scully M, Provôt F, Blasco M, Coppo P, Noris M et al. Management of thrombotic microangiopathy in pregnancy and postpartum: report from an international working group. Blood. 2020;136(19):2103-17.
89. de Holanda MI, Gomes CP, Araujo SA, Wanderley DC, Eick RG, Dantas GC et al. Diacylglycerol kinase epsilon nephropathy: late diagnosis and therapeutic implications. Clin Kidney J. 2019;12(5):641-4.
90. Campistol JM, Arias M, Ariceta G, Blasco M, Espinosa L, Espinosa M et al. An update for atypical haemolytic uraemic syndrome: diagnosis and treatment. A consensus document. Nefrologia. 2015;35(5):421-47.
91. Noris M, Mescia F, Remuzzi G. STEC-HUS, atypical HUS and TTP are all diseases of complement activation. Nat Rev Nephrol. 2012;8(11):622-33.
92. Raina R, Krishnappa V, Blaha T, Kann T, Hein W, Burke L et al. Atypical Hemolytic-Uremic Syndrome: An Update on Pathophysiology, Diagnosis, and Treatment. Ther Apher Dial. 2019;23(1):4-21.
93. Chiasakul T, Cuker A. Clinical and laboratory diagnosis of TTP: an integrated approach. Hematology. 2018;2018(1):530-8.
94. Vesely SK, George JN, Lammle B, Studt JD, Alberio L, El-Harake MA et al. ADAMTS13 activity in thrombotic thrombocytopenic purpura-hemolytic uremic syndrome: relation to presenting features and clinical outcomes in a prospective cohort of 142 patients. Blood. 2003;102(1):60-8.
95. Tsai HM. The kidney in thrombotic thrombocytopenic purpura. Minerva Med. 2007;98(6):731-47.
96. Zafrani L, Mariotte E, Darmon M, Canet E, Merceron S, Boutboul D et al. Acute renal failure is prevalent in patients with thrombotic thrombocytopenic purpura associated with low plasma ADAMTS13 activity. J Thromb Haemost. 2015;13(3):380-9.
97. Sukumar S, Lämmle B, Cataland SR. Thrombotic Thrombocytopenic Purpura: Pathophysiology, Diagnosis, and Management. J Clin Med. 2021;10(3).

98. Mariotte E, Azoulay E, Galicier L, Rondeau E, Zouiti F, Boisseau P et al. Epidemiology and pathophysiology of adulthood-onset thrombotic microangiopathy with severe ADAMTS13 deficiency (thrombotic thrombocytopenic purpura): a cross-sectional analysis of the French national registry for thrombotic microangiopathy. Lancet Haematol. 2016;3(5):e237-45.
99. Ylinen E, Salmenlinna S, Halkilahti J, Jahnukainen T, Korhonen L, Virkkala T et al. Hemolytic uremic syndrome caused by Shiga toxin-producing Escherichia coli in children: incidence, risk factors, and clinical outcome. Pediatr Nephrol. 2020;35(9):1749-59.
100. Tarr PI, Gordon CA, Chandler WL. Shiga-toxin-producing Escherichia coli and haemolytic uraemic syndrome. Lancet. 2005;365(9464):1073-86.
101. Fakhouri F, Zuber J, Frémeaux-Bacchi V, Loirat C. Haemolytic uraemic syndrome. The Lancet. 2017;390(10095):648.
102. Braune SA, Wichmann D, von Heinz MC, Nierhaus A, Becker H, Meyer TN et al. Clinical features of critically ill patients with Shiga toxin-induced hemolytic uremic syndrome. Crit Care Med. 2013;41(7):1702-10.
103. Wijnsma KL, Veissi ST, van Bommel SAM, Heuver R, Volokhina EB, Comerci DJ et al. Glyco-iELISA: a highly sensitive and unambiguous serological method to diagnose STEC-HUS caused by serotype O157. Pediatr Nephrol. 2019;34(4):631-9.
104. Rastawicki W, Smietanska K, Rokosz-Chudziak N, Wolkowicz T. Antibody response to lipopolysaccharides and recombinant proteins of Shiga toxin (STX)-producing Escherichia coli (STEC) in children with haemolytic uraemic syndrome in Poland. Lett Appl Microbiol. 2020;70(6):440-6.
105. Manrique-Caballero CL, Peerapornratana S, Formeck C, Del Rio-Pertuz G, Gomez Danies H, Kellum JA. Typical and Atypical Hemolytic Uremic Syndrome in the Critically Ill. Crit Care Clin. 2020;36(2):333-56.
106. Fakhouri F, Frémeaux-Bacchi V. Thrombotic microangiopathy in aHUS and beyond: clinical clues from complement genetics. Nat Rev Nephrol. 2021;17(8):543-53.
107. Palma LMP, Sridharan M, Sethi S. Complement in Secondary Thrombotic Microangiopathy. Kidney Int Rep. 2021;6(1):11-23.
108. Go RS, Winters JL, Leung N, Murray DL, Willrich MA, Abraham RS et al. Thrombotic Microangiopathy Care Pathway: A Consensus Statement for the Mayo Clinic Complement Alternative Pathway-Thrombotic Microangiopathy (CAP-TMA) Disease-Oriented Group. Mayo Clinic proceedings. 2016;91(9):1189-211.
109. de Holanda MI, Porto LC, Wagner T, Christiani LF, Palma LMP. Use of eculizumab in a systemic lupus erythemathosus patient presenting thrombotic microangiopathy and heterozygous deletion in CFHR1-CFHR3. A case report and systematic review. Clin Rheumatol. 2017;36(12):2859-67.
110. Gupta M, Feinberg BB, Burwick RM. Thrombotic microangiopathies of pregnancy: Differential diagnosis. Pregnancy Hypertens. 2018;12:29-34.
111. Hosler GA, Cusumano AM, Hutchins GM. Thrombotic thrombocytopenic purpura and hemolytic uremic syndrome are distinct pathologic entities. A review of 56 autopsy cases. Arch Pathol Lab Med. 2003;127(7):834-9.
112. Lusco MA, Fogo AB, Najafian B, Alpers CE. AJKD Atlas of Renal Pathology: Thrombotic Microangiopathy. Am J Kidney Dis. 2016;68(6):e33-e4.
113. Sethi S, Fervenza FC. Pathology of renal diseases associated with dysfunction of the alternative pathway of complement: C3 glomerulopathy and atypical hemolytic uremic syndrome (aHUS). Semin Thromb Hemost. 2014;40(4):416-21.
114. Kottke-Marchant K. Diagnostic approach to microangiopathic hemolytic disorders. Int J Lab Hematol. 2017;39 Suppl 1:69-75.
115. Mannucci PM, Cugno M. The complex differential diagnosis between thrombotic thrombocytopenic purpura and the atypical hemolytic uremic syndrome: Laboratory weapons and their impact on treatment choice and monitoring. Thromb Res. 2015;136(5):851-4.
116. Schwartz J, Winters JL, Padmanabhan A, Balogun RA, Delaney M, Linenberger ML et al. Guidelines on the use of therapeutic apheresis in clinical practice-evidence-based approach from the Writing Committee of the American Society for Apheresis: the sixth special issue. J Clin ApherJ Clin Apher. 2013;28(3):145-284.
117. Coppo P, Bubenheim M, Azoulay E, Galicier L, Malot S, Bigé N et al. A regimen with caplacizumab, immunosuppression, and plasma exchange prevents unfavorable outcomes in immune-mediated TTP. Blood. 2021;137(6):733-42.
118. Scully M, Cataland SR, Peyvandi F, Coppo P, Knobl P, Kremer Hovinga JA et al. Caplacizumab Treatment for Acquired Thrombotic Thrombocytopenic Purpura. N Engl J Med. 2019;380(4):335-46.
119. Nitschke M, Sayk F, Hartel C, Roseland RT, Hauswaldt S, Steinhoff J et al. Association between azithromycin therapy and duration of bacterial shedding among patients with Shiga toxin-producing enteroaggregative Escherichia coli O104:H4. JAMA. 2012;307(10):1046-52.
120. Padmanabhan A, Connelly-Smith L, Aqui N, Balogun RA, Klingel R, Meyer E et al. Guidelines on the Use of Therapeutic Apheresis in Clinical Practice – Evidence-Based Approach from the Writing Committee of the American Society for Apheresis: The Eighth Special Issue. J Clin Apher. 2019;34(3):171-354.
121. Risitano AM, Marotta S. Therapeutic complement inhibition in complement-mediated hemolytic anemias: Past, present, and future. Semin Immunol. 2016;28(3):223-40.
122. Noris M, Caprioli J, Bresin E, Mossali C, Pianetti G, Gamba S et al. Relative role of genetic complement abnormalities in sporadic and familial aHUS and their impact on clinical phenotype. Clin J Am Soc Nephrol. 2010;5(10):1844-59.
123. Legendre CM, Licht C, Muus P, Greenbaum LA, Babu S, Bedrosian C et al. Terminal complement inhibitor eculizumab in atypical hemolytic-uremic syndrome. N Engl J Med. 2013;368(23):2169-81.
124. Licht C, Greenbaum LA, Muus P, Babu S, Bedrosian CL, Cohen DJ et al. Efficacy and safety of eculizumab in atypical hemolytic uremic syndrome from 2-year extensions of phase 2 studies. Kidney Int. 2015;87(5):1061-73.
125. Fakhouri F, Hourmant M, Campistol JM, Cataland SR, Espinosa M, Gaber AO et al. Terminal Complement Inhibitor Eculizumab in Adult Patients with Atypical Hemolytic Uremic Syndrome: A Single-Arm, Open-Label Trial. Am J Kidney Dis. 2016;68(1):84-93.
126. Greenbaum LA, Fila M, Ardissino G, Al-Akash SI, Evans J, Henning P et al. Eculizumab is a safe and effective treatment in pediatric patients with atypical hemolytic uremic syndrome. Kidney Int. 2016;89(3):701-11.
127. Ardissino G, Testa S, Possenti I, Tel F, Paglialonga F, Salardi S et al. Discontinuation of eculizumab maintenance treatment for atypical hemolytic uremic syndrome: a report of 10 cases. Am J Kidney Dis. 2014;64(4):633-7.
128. Neto ME, de Moraes Soler L, Vasconcelos HVG, Nga HS, Bravin AM, Borges JCA et al. Eculizumab interruption in atypical hemolytic uremic syndrome due to shortage: analysis of a Brazilian cohort. J Nephrol. 2021;34(4):1373-80.
129. Kielstein JT, Beutel G, Fleig S, Steinhoff J, Meyer TN, Hafer C et al. Best supportive care and therapeutic plasma exchange with or without eculizumab in Shiga-toxin-producing E. coli O104:H4 induced haemolytic-uraemic syndrome: an analysis of the German STEC-HUS registry. Nephrol Dial Transplant. 2012;27(10):3807-15.
130. Delmas Y, Vendrely B, Clouzeau B, Bachir H, Bui HN, Lacraz A et al. Outbreak of Escherichia coli O104:H4 haemolytic uraemic syndrome in France: outcome with eculizumab. Nephrol Dial Transplant. 2014;29(3):565-72.
131. Zschiedrich S, Prager EP, Kuehn EW. Successful treatment of the postpartum atypical hemolytic uremic syndrome with eculizumab. Ann Intern Med. 2013;159(1):76.
132. Dawson LA, Kavanagh BD, Paulino AC, Das SK, Miften M, Li XA et al. Radiation-associated kidney injury. Int J Radiat Oncol Biol Phys. 2010;76(3 Suppl):S108-15.
133. Lambert B, Cybulla M, Weiner SM, Van De Wiele C, Ham H, Dierckx RA et al. Renal toxicity after radionuclide therapy. Radiat Res. 2004;161(5):607-11.
134. Cassady JR. Clinical radiation nephropathy. Int J Radiat Oncol Biol Phys. 1995;31(5):1249-56.
135. Edeani A, Cohen E, P. Chapter 10: Radiation Nephropathy. 2016. In: Onco-Nephrology Curriculum [Internet]. American Society of Nephrology; [1 a 6]. Available from: https://www.asn-online.org/education/distancelearning/curricula/onco/Chapter10.pdf.

136. Sera N, Hida A, Imaizumi M, Nakashima E, Akahoshi M. The association between chronic kidney disease and cardiovascular disease risk factors in atomic bomb survivors. Radiat Res. 2013;179(1):46-52.
137. Lawton CA, Barber-Derus SW, Murray KJ, Cohen EP, Ash RC, Moulder JE. Influence of renal shielding on the incidence of late renal dysfunction associated with T-lymphocyte deplete bone marrow transplantation in adult patients. Int J Radiat Oncol Biol Phys. 1992;23(3):681-6.
138. Breitz H. Clinical aspects of radiation nephropathy. Cancer Biother Radiopharm. 2004;19(3):359-62.
139. Tannock IF, Hayashi S. The proliferation of capillary endothelial cells. Cancer Res. 1972;32(1):77-82.
140. Klaus R, Niyazi M, Lange-Sperandio B. Radiation-induced kidney toxicity: molecular and cellular pathogenesis. Radiat Oncol. 2021;16(1):43.
141. Cohen EP. Radiation nephropathy. In: Davison AM, Cameron JS, Grunfeld J-P, Ponticelli C, Ritz E, Winearls CG et al., editors. Oxford Textbook of Clinical Nephrology. Oxford: Oxford University Press; 2005. p. 1091-4.
142. Cohen EP, Farese AM, Parker GA, Kane MA, MacVittie TJ. Lack of Cellular Inflammation in a Non-human Primate Model of Radiation Nephropathy. Health Phys. 2020;119(5):588-93.
143. Cohen EP. Radiation nephropathy after bone marrow transplantation. Kidney Int. 2000;58(2):903-18.
144. Flanagan FL, Dehdashti F. Case report: acute segmental radiation nephritis on bone scintigraphy. Br J Radiol. 1996;69(828):1175-7.
145. Moulder JE, Fish BL, Cohen EP. Treatment of radiation nephropathy with ACE inhibitors and AII type-1 and type-2 receptor antagonists. Curr Pharm Des. 2007;13(13):1317-25.
146. Dhaliwal RS, Adelman RD, Turner E, Russo JC, Ruebner B. Radiation nephritis with hypertension and hyperreninemia following chemotherapy: cure by nephrectomy. J Pediatr. 1980;96(1):68-70.
147. Cohen EP, Fish BL, Moulder JE. Mitigation of radiation injuries via suppression of the renina-angiotensina system: emphasis on radiation nephropathy. Curr Drug Targets. 2010;11(11):1423-9.
148. Vegt E, de Jong M, Wetzels JF, Masereeuw R, Melis M, Oyen WJ et al. Renal toxicity of radiolabeled peptides and antibody fragments: mechanisms, impact on radionuclide therapy, and strategies for prevention. J Nucl Med. 2010;51(7):1049-58.
149. Elhai M, Avouac J, Kahan A, Allanore Y. Systemic sclerosis: Recent insights. Joint Bone Spine. 2015;82(3):148-53.
150. Denton CP, Khanna D. Systemic sclerosis. Lancet. 2017; 390(10103):1685-99.
151. van den Hoogen F, Khanna D, Fransen J, Johnson SR, Baron M, Tyndall A et al. 2013 classification criteria for systemic sclerosis: an American college of rheumatology/European league against rheumatism collaborative initiative. Ann Rheum Dis. 2013;72(11):1747-55.
152. Cannon PJ, Hassar M, Case DB, Casarella WJ, Sommers SC, LeRoy EC. The relationship of hypertension and renal failure in scleroderma (progressive systemic sclerosis) to structural and functional abnormalities of the renal cortical circulation. Medicine (Baltimore). 1974;53(1):1-46.
153. Cole A, Ong VH, Denton CP. Renal Disease and Systemic Sclerosis: An Update on Scleroderma Renal Crisis. Clin Rev Allergy Immunol. 2022.
154. Nakamura RM, Tan EM. Autoantibodies to nonhistone nuclear antigens and their clinical significance. Hum Pathol. 1983;14(5):392-400.
155. Herrick AL, Heaney M, Hollis S, Jayson MI. Anticardiolipin, anticentromere and anti-Scl-70 antibodies in patients with systemic sclerosis and severe digital ischaemia. Ann Rheum Dis. 1994;53(8):540-2.
156. Steen VD, Syzd A, Johnson JP, Greenberg A, Medsger TA Jr. Kidney disease other than renal crisis in patients with diffuse scleroderma. J Rheumatol. 2005;32(4):649-55.
157. Woodworth TG, Suliman YA, Furst DE, Clements P. Scleroderma renal crisis and renal involvement in systemic sclerosis. Nat Rev Nephrol. 2016;12(11):678-91.
158. Kant S, Shah AA, Hummers LK, Wigley FM, Geetha D. ANCA-associated vasculitis in scleroderma: A renal perspective. Clin Nephrol. 2018;90(6):413-8.
159. Naniwa T, Banno S, Sugiura Y, Yokota K, Oosawa T, Maeda S et al. Pulmonary-renal syndrome in systemic sclerosis: a report of three cases and review of the literature. Mod Rheumatol. 2007;17(1):37-44.
160. Turk M, Pope JE. The Frequency of Scleroderma Renal Crisis over Time: A Metanalysis. J Rheumatol. 2016;43(7):1350-5.
161. Cozzi F, Marson P, Cardarelli S, Favaro M, Tison T, Tonello M et al. Prognosis of scleroderma renal crisis: a long-term observational study. Nephrol Dial Transplant. 2012;27(12):4398-403.
162. Guillevin L, Berezne A, Seror R, Teixeira L, Pourrat J, Mahr A et al. Scleroderma renal crisis: a retrospective multicentre study on 91 patients and 427 controls. Rheumatology (Oxford, England). 2012;51(3):460-7.
163. Bose N, Chiesa-Vottero A, Chatterjee S. Scleroderma renal crisis. Semin Arthritis Rheum. 2015;44(6):687-94.
164. Satoh K, Imai H, Yasuda T, Wakui H, Miura AB, Nakamoto Y. Sclerodermatous renal crisis in a patient with mixed connective tissue disease. Am J Kidney Dis. 1994;24(2):215-8.
165. Molina JF, Anaya JM, Cabrera GE, Hoffman E, Espinoza LR. Systemic sclerosis sine scleroderma: an unusual presentation in scleroderma renal crisis. J Rheumatol. 1995;22(3):557-60.
166. Lynch BM, Stern EP, Ong V, Harber M, Burns A, Denton CP. UK Scleroderma Study Group (UKSSG) guidelines on the diagnosis and management of scleroderma renal crisis. Clinical and experimental rheumatology. 2016;34 Suppl 100(5):106-9.
167. Steen VD. Pregnancy in scleroderma. Rheum Dis Clin North Am. 2007;33(2):345-58, vii.
168. Batal I, Domsic RT, Medsger TA, Bastacky S. Scleroderma renal crisis: a pathology perspective. Int J Rheumatol. 2010;2010:543704.
169. Xiong A, Cao Y, Xiang Q, Song Z, Zhang Y, Zhou S et al. Angiotensina-converting enzyme inhibitors prior to scleroderma renal crisis in systemic sclerosis: A systematic review and meta-analysis. J Clin Pharm Ther. 2022;47(6):722-31.
170. Bohdziewicz A, Pawlik KK, Maciejewska M, Sikora M, Alda-Malicka R, Czuwara J et al. Future Treatment Options in Systemic Sclerosis-Potential Targets and Ongoing Clinical Trials. J Clin Med. 2022;11(5):1310.
171. Harris EN, Gharavi AE, Boey ML, Patel BM, Mackworth-Young CG, Loizou S et al. Anticardiolipin antibodies: detection by radioimmunoassay and association with thrombosis in systemic lupus erythematosus. Lancet. 1983;2(8361):1211-4.
172. Hughes GR. The antiphospholipid syndrome: ten years on. Lancet. 1993;342(8867):341-4.
173. Hughes GR, Harris NN, Gharavi AE. The anticardiolipin syndrome. J Rheumatol. 1986;13(3):486-9.
174. Schreiber K, Sciascia S, de Groot PG, Devreese K, Jacobsen S, Ruiz-Irastorza G et al. Antiphospholipid syndrome. Nat Rev Dis Primers. 2018;4:17103.
175. Cervera R. Antiphospholipid syndrome. Thromb Res. 2017;151:S43-S7.
176. Andreoli L, Chighizola CB, Banzato A, Pons-Estel GJ, de Jesus GR, Erkan D et al. Estimated Frequency of Antiphospholipid Antibodies in Patients with Pregnancy Morbidity, Stroke, Myocardial Infarction, and Deep Vein Thrombosis: A Critical Review of the Literature. Arthritis Care Res (Hoboken). 2013;65(11):1869-73.
177. Giannakopoulos B, Krilis SA. The pathogenesis of the antiphospholipid syndrome. N Engl J Med. 2013;368(11):1033-44.
178. Sacharidou A, Shaul PW, Mineo C. New Insights in the Pathophysiology of Antiphospholipid Syndrome. Semin Thromb Hemost. 2017.
179. Canaud G, Bienaime F, Tabarin F, Bataillon G, Seilhean D, Noel LH et al. Inhibition of the mTORC pathway in the antiphospholipid syndrome. N Engl J Med. 2014;371(4):303-12.
180. Knight JS, Branch DW, Ortel TL. Antiphospholipid syndrome: advances in diagnosis, pathogenesis, and management. BMJ. 2023;380:e069717.
181. Meroni PL, Borghi MO, Raschi E, Tedesco F. Pathogenesis of antiphospholipid syndrome: understanding the antibodies. Nat Rev Rheumatol. 2011;7(6):330-9.
182. Oku K, Nakamura H, Kono M, Ohmura K, Kato M, Bohgaki T et al. Complement and thrombosis in the antiphospholipid syndrome. Autoimmun Rev. 2016;15(10):1001-4.

183. Miyakis S, Lockshin MD, Atsumi T, Branch DW, Brey RL, Cervera R et al. International consensus statement on an update of the classification criteria for definite antiphospholipid syndrome (APS). J Thromb Haemost. 2006;4(2):295-306.
184. Abreu MM, Danowski A, Wahl DG, Amigo MC, Tektonidou M, Pacheco MS et al. The relevance of "non-criteria" clinical manifestations of antiphospholipid syndrome: 14th International Congress on Antiphospholipid Antibodies Technical Task Force Report on Antiphospholipid Syndrome Clinical Features. Autoimmun Rev. 2015;14(5):401-14.
185. Rodriguez-Pinto I, Moitinho M, Santacreu I, Shoenfeld Y, Erkan D, Espinosa G et al. Catastrophic antiphospholipid syndrome (CAPS): Descriptive analysis of 500 patients from the International CAPS Registry. Autoimmun Rev. 2016;15(12):1120-4.
186. Asherson RA, Cervera R, de Groot PG, Erkan D, Boffa MC, Piette JC et al. Catastrophic antiphospholipid syndrome: international consensus statement on classification criteria and treatment guidelines. Lupus. 2003;12(7):530-4.
187. Scheen M, Adedjouma A, Esteve E, Buob D, Abisror N, Planche V et al. Kidney disease in antiphospholipid antibody syndrome: Risk factors, pathophysiology and management. Autoimmun Rev. 2022;21(5):103072.
188. Moss KE, Isenberg DA. Comparison of renal disease severity and outcome in patients with primary antiphospholipid syndrome, antiphospholipid syndrome secondary to systemic lupus erythematosus (SLE) and SLE alone. Rheumatology. 2001;40(8):863-7.
189. Sinico RA, Cavazzana I, Nuzzo M, Vianelli M, Napodano P, Scaini P et al. Renal involvement in primary antiphospholipid syndrome: retrospective analysis of 160 patients. Clin J Am Soc Nephrol. 2010;5(7):1211-7.
190. Bienaime F, Legendre C, Terzi F, Canaud G. Antiphospholipid syndrome and kidney disease. Kidney Int. 2017;91(1):34-44.
191. Cervera R, Serrano R, Pons-Estel GJ, Ceberio-Hualde L, Shoenfeld Y, de Ramon E et al. Morbidity and mortality in the antiphospholipid syndrome during a 10-year period: a multicentre prospective study of 1000 patients. Ann Rheum Dis. 2015;74(6):1011-8.
192. Ben-Ami D, Bar-Meir E, Shoenfeld Y. Stenosis in antiphospholipid syndrome: a new finding with clinical implications. Lupus. 2006;15(7):466-72.
193. Nochy D, Daugas E, Droz D, Beaufils H, Grunfeld JP, Piette JC et al. The intrarenal vascular lesions associated with primary antiphospholipid syndrome. J Am Soc Nephrol. 1999;10(3):507-18.
194. Shah R, Brodsky SV, Hebert L, Rovin BH, Nadasdy T, Satoskar AA. Zonal cortical scarring and tubular thyroidization in kidney biopsies of patients with SLE-histologic indicator for antiphospholipid antibodies. Lupus. 2018;27(14):2236-44.
195. Brunet P, Aillaud M-F, Marco MS, Philip-Joet C, Dussol B, Bernard D et al. Antiphospholipids in hemodialysis patients: Relationship between lupus anticoagulant and thrombosis. Kidney Int. 1995;48(3):794-800.
196. Ducloux D, Pellet E, Fournier V, Rebibou JM, Bresson-Vautrin C, Racadot E et al. Prevalence and clinical significance of antiphospholipid antibodies in renal transplant recipients. Transplantation. 1999;67(1):90-3.
197. Gauthier M, Canoui-Poitrine F, Guery E, Desvaux D, Hue S, Canaud G et al. Anticardiolipin antibodies and 12-month graft function in kidney transplant recipients: a prognosis cohort survey. Nephrol Dial Transplant. 2018;33(4):709-16.
198. Ruiz-Irastorza G, Cuadrado MJ, Ruiz-Arruza I, Brey R, Crowther M, Derksen R et al. Evidence-based recommendations for the prevention and long-term management of thrombosis in antiphospholipid antibody-positive patients: report of a task force at the 13th International Congress on antiphospholipid antibodies. Lupus. 2011;20(2):206-18.
199. Dufrost V, Wahl D, Zuily S. Direct oral anticoagulants in antiphospholipid syndrome: Meta-analysis of randomized controlled trials. Autoimmun Rev. 2021;20(1):102711.
200. Hoi AY, Ross L, Day J, Buchanan RRC. Immunotherapeutic strategies in antiphospholipid syndrome. Intern Med J. 2017;47(3):250-6.
201. Uthman I, Noureldine MHA, Ruiz-Irastorza G, Khamashta M. Management of antiphospholipid syndrome. Ann Rheum Dis. 2019;78(1):155-61.
202. Sciascia S, Radin M, Cecchi I, Barinotti A, Rubini E, Rossi D et al. Open-label, prospective, phase II descriptive pilot trial of belimumab therapy for refractory and/or non-criteria manifestations of antiphospholipid syndrome: study protocol. Clin Exp Rheumatol. 2023;41(3):597-604.
203. Ataga KI, Derebail VK, Archer DR. The glomerulopathy of sickle cell disease. Am J Hematol. 2014;89(9):907-14.
204. Boyle SM, Jacobs B, Sayani FA, Hoffman B. Management of the Dialysis Patient with Sickle Cell Disease. Semin Dial. 2016;29(1):62-70.
205. Naik RP, Irvin MR, Judd S, Gutierrez OM, Zakai NA, Derebail VK et al. Sickle Cell Trait and the Risk of ESRD in Blacks. J Am Soc Nephrol. 2017;28(7):2180-7.
206. Drawz P, Ayyappan S, Nouraie M, Saraf S, Gordeuk V, Hostetter T et al. Kidney Disease among Patients with Sickle Cell Disease, Hemoglobin SS and SC. Clin J Am Soc Nephrol. 2016;11(2):207-15.
207. Hamideh D, Alvarez O. Sickle cell disease related mortality in the United States (1999-2009). Pediatr Blood Cancer. 2013;60(9):1482-6.
208. De Jong PE, Statius van Eps LW. Sickle cell nephropathy: new insights into its pathophysiology. Kidney Int. 1985;27(5):711-7.
209. Lebensburger JD, Aban I, Pernell B, Kasztan M, Feig DI, Hilliard LM et al. Hyperfiltration during early childhood precedes albuminuria in pediatric sickle cell nephropathy. Am J Hematol. 2019;94(4):417-23.
210. Statius van Eps LW, Pinedo-Veels C, de Vries GH, de Koning J. Nature of concentrating defect in sickle cell nephropathy. Microradioangiographic studies. Lancet. 1970;1(7644):450-2.
211. Allon M. Renal abnormalities in sickle cell disease. Arch Intern Med. 1990;150(3):501-4.
212. Kormann R, Jannot AS, Narjoz C, Ribeil JA, Manceau S, Delville M et al. Roles of APOL1 G1 and G2 variants in sickle cell disease patients: kidney is the main target. Br J Haematol. 2017;179(2):323-35.
213. Alvarez O, Zilleruelo G, Wright D, Montane B, Lopez-Mitnik G. Serum cystatin C levels in children with sickle cell disease. Pediatr Nephrol. 2006;21(4):533-7.
214. Bhathena DB, Sondheimer JH. The glomerulopathy of homozygous sickle hemoglobina (SS) disease: morphology and pathogenesis. J Am Soc Nephrol. 1991;1(11):1241-52.
215. Pardo V, Strauss J, Kramer H, Ozawa T, McIntosh RM. Nephropathy associated with sickle cell anemia: an autologous immune complex nephritis. II. Clinicopathologic study of seven patients. Am J Med. 1975;59(5):650-9.
216. Guasch A, Navarrete J, Nass K, Zayas CF. Glomerular involvement in adults with sickle cell hemoglobinopathies: Prevalence and clinical correlates of progressive renal failure. J Am Soc Nephrol. 2006;17(8):2228-35.
217. Olaniran KO, Allegretti AS, Zhao SH, Achebe MM, Eneanya ND, Thadhani RI et al. Kidney Function Decline among Black Patients with Sickle Cell Trait and Sickle Cell Disease: An Observational Cohort Study. J Am Soc Nephrol. 2020;31(2):393-404.
218. Powars DR, Elliott-Mills DD, Chan L, Niland J, Hiti AL, Opas LM et al. Chronic renal failure in sickle cell disease: risk factors, clinical course, and mortality. Ann Intern Med. 1991;115(8):614-20.
219. Maigne G, Ferlicot S, Galacteros F, Belenfant X, Ulinski T, Niaudet P et al. Glomerular lesions in patients with sickle cell disease. Medicine (Baltimore). 2010;89(1):18-27.
220. Strauss J, Pardo V, Koss MN, Griswold W, McIntosh RM. Nephropathy associated with sickle cell anemia: an autologous immune complex nephritis. I. Studies on nature of glomerular-bound antibody and antigen identification in a patient with sickle cell disease and immune deposit glomerulonephritis. Am J Med. 1975;58(3):382-7.
221. Nasr SH, Markowitz GS, Sentman RL, D'Agati VD. Sickle cell disease, nephrotic syndrome, and renal failure. Kidney Int. 2006;69(7):1276-80.
222. Aviles DH, Craver R, Warrier RP. Immunotactoid glomerulopathy in sickle cell anemia. Pediatr Nephrol. 2001;16(1):82-4.
223. Coogan CL, McKiel CF Jr., Flanagan MJ, Bormes TP, Matkov TG. Renal medullary carcinoma in patients with sickle cell trait. Urology. 1998;51(6):1049-50.
224. Black WD, Hatch FE, Acchiardo S. Aminocaproic acid in prolonged hematuria of patients with sicklemia. Arch Intern Med. 1976;136(6):678-81.

225. Gabrovsky A, Aderinto A, Spevak M, Vichinsky E, Resar LM. Low dose, oral epsilon aminocaproic acid for renal papillary necrosis and massive hemorrhage in hemoglobin SC disease. Pediatr Blood Cancer. 2010;54(1):148-50.
226. Falk RJ, Scheinman J, Phillips G, Orringer E, Johnson A, Jennette JC. Prevalence and pathologic features of sickle cell nephropathy and response to inhibition of angiotensin-converting enzyme. N Engl J Med. 1992;326(14):910-5.
227. Quinn CT, Saraf SL, Gordeuk VR, Fitzhugh CD, Creary SE, Bodas P et al. Losartana for the Nephropathy of Sickle Cell Anemia: A Phase-2, Multi-Center Trial. Am J Hematol. 2017.
228. Aygun B, Mortier NA, Smeltzer MP, Shulkin BL, Hankins JS, Ware RE. Hydroxyurea treatment decreases glomerular hyperfiltration in children with sickle cell anemia. Am J Hematol. 2013;88(2):116-9.
229. Bartolucci P, Habibi A, Stehle T, Di Liberto G, Rakotoson MG, Gellen-Dautremer J et al. Six Months of Hydroxyurea Reduces Albuminuria in Patients with Sickle Cell Disease. J Am Soc Nephrol. 2016;27(6):1847-53.
230. Winer JC, Yee ME, Ataga KI, Lebensburger JD, Zahr RS. Patients with sickle cell disease who develop end-stage kidney disease continue to experience poor survival – A 19-year United States Renal Data System study. Br J Haematol. 2022;199(5):e43-e7.
231. Abbott KC, Hypolite IO, Agodoa LY. Sickle cell nephropathy at end-stage renal disease in the United States: patient characteristics and survival. Clin Nephrol. 2002;58(1):9-15.

Endereços relevantes na internet

Trombose e embolia das artérias renais

Aneurisma de artéria renal: Gates L, Indes JE, Talavera F, Rowe VL, Santucci RA, Garcia ND et al. Renal Artery Aneurysm. Medscape. Sept. 11, 2023. Disponível em: http://emedicine.medscape.com/article/463015-overview. Acesso em: 1 out. 2023.

Estenose e oclusão da artéria renal: Zhang Z. Renal Artery Stenosis and Occlusion. MSD Manual. 2023. Disponível em: http://www.msdmanuals.com/professional/genitourinary-disorders/renovascular-disorders/renal-artery-stenosis-and-occlusion. Acesso em: 1 out. 2023.

Infarto renal: Long B, Koyfman A, editor. Renal Infarction: Pearls and Pitfalls. EmDocs, 2015. Disponível em: http://www.emdocs.net/renal-infarction-pearls-and-pitfalls/. Acesso em: 1 out. 2023.

Trombose das veias renais

Ferramenta para cálculo de risco/benefício para a decisão clínica de anticoagulação profilática para nefropatia membranosa: GNtools. Disponível em: https://www.med.unc.edu/gntools/. Acesso em: 1 out. 2023.

Trombose de veia renal: Truong HK, Talavera F, Rowe VL, Santucci RA, Laskowski IA, Babu SC et al. Renal Vein Thrombosis. Medscape. Mar. 01, 2023. Disponível em: http://emedicine.medscape.com/article/460752-overview. Acesso em: 1 out. 2023.

Trombose de veia renal: Renal vein thrombosis. Radiopaedia. Jul 29, 2023. Disponível em: https://radiopaedia.org/articles/renal-vein-thrombosis. Acesso em: 1 out. 2023.

Doença renal ateroembólica

Doença renal ateroembólica, aspectos histopatológicos: National Kidney Foundation. Cholesterol Emboli. Atlas of Renal Pathology. Disponível em: http://www.ajkd.org/pb/assets/raw/Health%20Advance/journals/yajkd/atlas37_3.htm. Acesso em: 1 out. 2023.

Embolia por colesterol: Kirkland L, Talavera F, Rowe VL. Cholesterol Embolism. Medscape. Jul 21, 2023. Disponível em: http://emedicine.medscape.com/article/460428-overview. Acesso em: 1 out. 2023.

Hipertensão maligna

Aspectos histopatológicos: National Kidney Foundation. Malignant Hypertension. Atlas of Renal Pathology. Disponível em: http://www.ajkd.org/pb/assets/raw/Health%20Advance/journals/yajkd/atlas34_1.htm. Acesso em: 1 out. 2023.

Hipertensão maligna: Bisognano JD, Batuman V, Aronoff GR, Prisant LM, Talavera F. Malignant Hypertension. Medscape. May 26, 2023. Disponível em: https://emedicine.medscape.com/article/241640-overview. Acesso em: 1 out. 2023.

Nefrosclerose

Aspectos histopatológicos: National Kidney Foundation. Hypertensive Nephrosclerosis. Atlas of Renal Pathology. Disponível em: http://www.ajkd.org/pb/assets/raw/Health%20Advance/journals/yajkd/atlas33_6.htm. Acesso em: 1 out. 2023.

Microangiopatias trombóticas, aspectos histopatológicos: National Kidney Foundation. Thrombotic Microangiopathy. Atlas of Renal Pathology. Disponível em: http://www.ajkd.org/pb/assets/raw/Health%20Advance/journals/yajkd/atlas34_3.htm. Acesso em: 1 out. 2023.

Microangiopatias trombóticas: UNC Kidnet Center. Thrombotic Microangiopathy (TMA). 2016. Disponível em: http://unckidneycenter.org/kidneyhealthlibrary/glomerular-disease/thrombotic-microangiopathy-tma. Acesso em: 1 out. 2023.

Nefrite por radiação: Kala J, Talavera F, Singh AK, Batuman V, Cohen EP, Mulloy LL. Radiation Nephropathy. Medscape. Mar 22, 2021. Disponível em: http://emedicine.medscape.com/article/243766-overview. Acesso em: 1 out. 2023.

Nefrosclerose: Fervenza FC, Textor SC, Zand L, Rosenthal D, Talavera F, Lederer E et al. Neprosclerosis. Medscape. Jun 09, 2021. Disponível em: http://emedicine.medscape.com/article/244342-overview. Acesso em: 1 out. 2023.

Púrpura trombocitopênica trombótica e síndrome hemolítica-urêmica: Kuter DJ. Thrombotic Thrombocytopenic Purpura (TTP). Jun 2022. Disponível em: http://www.merckmanuals.com/en-ca/professional/hematology-and-oncology/thrombocytopenia-and-platelet-dysfunction/thrombotic-thrombocytopenic-purpura-ttp-and-hemolytic-uremic-syndrome-hus. Acesso em: 1 out. 2023.

Púrpura trombocitopênica trombótica: Wun T, Talavera F, Conrad ME, Nagalla S, Bahou WF. Thrombotic Thrombocytopenic Purpura (TTP). Medscape. May 09, 2023. Disponível em: http://emedicine.medscape.com/article/206598-overview. Acesso em: 1 out. 2023.

Síndrome hemolítica-urêmica: Parmar MS, Talavera F, Sacher RA, Nagalia S. Hemolytic-Uremic Syndrome. Medscape. May 24, 2023. Disponível em: http://emedicine.medscape.com/article/201181-overview. Acesso em: 1 out. 2023.

Esclerodermia renal

Esclerose sistêmica, aspectos histopatológicos: National Kidney Foundation. Progressive Systemic Sclerosis. Atlas of Renal Pathology. Disponível em: http://www.ajkd.org/pb/assets/raw/Health%20Advance/journals/yajkd/atlas34_2.htm. Acesso em: 1 out. 2023.

Síndrome do anticorpo antifosfolipídio

Síndrome antifosfolipídio: Movva S, Belilos E, Carsons S, Talavera F, Brent LH, Diamond HS et al. Antiphospholipid Syndrome. Medscape. Jul 22, 2022. http://www.emedicine.com/med/topic2923.htm. Acesso em: 1 out. 2023.

Nefropatia da anemia falciforme

Aspectos histopatológicos: National Kidney Foundation. Sickle Cell Nephropathy. Atlas of Renal Pathology. 2001. Disponível em: http://www.ajkd.org/pb/assets/raw/Health%20Advance/journals/yajkd/atlas37_5.htm. Acesso em: 1 out. 2023.

Manifestações renais da anemia falciforme: Pham PT, Lerma EV, Batuman V, Lohr Jw, Talavera F, Thomar CP. Renal Manifestations of Sickle Cell Disease. Medscape. Apr. 26, 2022. Disponível em: http://emedicine.medscape.com/article/1957952-overview. Acesso em: 1 out. 2023.

27 Hipertensão Arterial na Mulher

Anna Carolina de Castro Rodrigues Ferreira • Decio Mion Jr.

INTRODUÇÃO

O aumento da pressão arterial (PA) constitui um dos principais fatores de risco para doença cardiovascular (DC) e renal crônica.[1] Estudos mostram que mais da metade da população adulta com hipertensão arterial (HA) é composta por mulheres, sendo que uma em cada cinco mortes por hipertensão ocorre nesse grupo.[2] Em 2017, novas diretrizes da American Heart Association e do American College of Cardiology reduziram os limites da PA para o diagnóstico de HA para 130/80 mmHg para adultos.[3] As diretrizes anteriores estabeleciam o limite em 140/90 mmHg para pessoas com menos de 65 anos e 150/80 mmHg para pessoas com 65 anos ou mais.[3]

Devido ao fato de a HA continuar sendo um importante fator de risco para a DC, contribuindo expressivamente para mortalidade e morbidade gerais, governos e organizações multinacionais têm dedicado esforços expressivos multidisciplinares globais para diminuir a enorme carga das doenças cardiovasculares e renais crônicas associadas à HA, utilizando inclusive estratégias baseadas em populações, a fim de promover mudanças de estilo de vida e tratamento em sistemas de saúde.

Em 2016, o grupo NCD Risk Factor Collaboration avaliou a tendência mundial de níveis de PA de 1975 a 2015 em análise combinada de 1.479 estudos com base em medidas de PA em populações com 19 milhões de participantes.[4] Os resultados, ajustados para a idade, mostram que a pressão arterial sistólica (PAS) média foi de 127 mmHg para homens e 122 mmHg para mulheres, e a pressão arterial diastólica (PAD) de 78,7 mmHg para homens e 76,7 mmHg para mulheres. Prevalência de hipertensão foi de 24,1% entre homens e 20,1% entre mulheres.

Nos últimos 40 anos, reconheceu-se a existência de um importante dimorfismo entre sexos na estrutura e na função cardiovascular, bem como no impacto da doença e nos desfechos clínicos. Considerando-se a população geral, os homens apresentam níveis de PAD mais elevados que as mulheres, assim como maior prevalência de HA até a idade de 45 anos – essa tendência muda em torno dos 65 anos. Nos EUA, entre 2011 e 2014, a prevalência de HA em mulheres e homens por faixa etária era de 6% versus 8% na faixa de 18 a 39 anos, 30% versus 35% entre 40 e 59 anos e 67% versus 63% nos indivíduos acima de 60 anos, chegando à diferença de 81% versus 73% após os 75 anos de acordo com dados da pesquisa do National Health and Nutrition Examination (NHANES) nos EUA de 2011 a 2014.[5]

Quando se avalia o risco cardiovascular, observa-se variação também em relação à idade: as taxas de mortalidade são mais altas em homens entre 45 e 64 anos quando comparadas às de mulheres na mesma faixa etária. Após 65 anos, no entanto, as taxas de mortalidade cardiovascular em mulheres superam as dos homens em 20%.[6]

Essas diferenças entre os sexos podem ser parcialmente atribuídas a diferenças biológicas, como o efeito protetor do estrógeno na vasculatura, nos miócitos cardíacos e receptores cerebrais de mulheres em pré-menopausa, causando vasodilatação via estimulação do aumento de óxido nítrico e inibição da regulação do sistema renina-angiotensina-aldosterona (SRAA) e da produção de endotelina.[6-8] Porém, outros fatores poderiam parcialmente explicar tais disparidades entre os sexos, como: diferentes tipos de fatores de risco, sendo os tradicionais mais comumente associados ao sexo masculino, como tabagismo e dislipidemia, e não tradicionais observados em mulheres (obesidade abdominal e doença renal crônica [DRC]); o acesso aos serviços de saúde; conscientização; e adesão ao tratamento.

A insuficiência cardíaca (IC) compreende a causa mais comum de hospitalização entre pacientes acima de 65 anos, tendo afetado quase 6 milhões de norte-americanos em 2011.[9] O risco de desenvolver IC à idade de 40 anos é 1:5 quando comparados homens e mulheres, respectivamente.[10] Borlaug e Redfield[11] defendem que há dois tipos fenotípicos de IC – fração de ejeção reduzida (IC rFE) e preservada (IC pFE) 1:1 – e que a evolução é similar, embora haja inúmeros estudos para as formas com redução de FE, ao passo que não tenha sido demonstrado benefício cardiovascular para os casos de FE preservada. Mulheres são aproximadamente duas vezes mais propensas a desenvolver IC pFE.[9] Até o momento, não há dados que confirmem que haja dimorfismo de sexo na função diastólica do ventrículo esquerdo.

A doença arterial coronariana (DAC) manifesta-se 8 a 10 anos mais tarde em mulheres que em homens, mas as mulheres apresentam maior taxa de mortalidade e morbidade após infarto do miocárdio; além disso, mulheres com sinais e sintomas de isquemia, sem obstrução coronariana, apresentam uma alta taxa de hospitalização por IC e de eventos cardiovasculares.[11-14]

Já a incidência de acidente vascular encefálico (AVE) é maior em homens que em mulheres, ainda que essa diferença também diminua com a idade.[15-17] Porém, apesar de os homens apresentarem um risco maior de AVE que as mulheres, as mulheres sofrem AVE em idades mais avançadas, tornando-as mais propensas ao óbito em decorrência de AVE do que os homens.[18] Fatores de risco para AVE, como HA, tabagismo e DAC, são mais prevalentes entre homens, mas apenas parcialmente explicam as diferenças na incidência dessa condição. Nos EUA, o AVE representa a terceira causa de mortalidade entre mulheres e a quinta entre homens.[19,20]

Dados recentes publicados nos EUA e na Inglaterra demonstraram que a hipertensão está mais fortemente associada ao risco de AVE em mulheres em comparação com homens, mesmo com o ajuste dos anti-hipertensivos.[21-22] Uma metanálise e revisão sistemática sobre os fatores de risco para AVE específicos para homens e mulheres incluiu 78 estudos abrangendo 10.187.540 pessoas e demonstrou que características femininas que aumentam o risco de AVE incluem doença hipertensiva da gravidez (DHG) para AVE isquêmico, menopausa tardia e hipertensão gestacional para AVE hemorrágico e ooforectomia, DHG, parto pré-termo e natimorto para qualquer AVE.[23] Características específicas masculinas que aumentam o risco de AVE incluem terapia androgênica para AVE isquêmico e disfunção erétil para qualquer AVE.

O National Institutes of Health (NIH) tem reconhecido que o entendimento das diferenças biológicas entre os sexos é imprescindível para um melhor manejo da doença cardiovascular e renal e de seus fatores de risco, bem como para o desenvolvimento de terapias individualizadas e efetivas.[24]

HIPERTENSÃO ARTERIAL E GRAVIDEZ

As DHGs continuam a representar um enorme problema de saúde pública, ainda com significativas mortalidade e morbidade materna e fetal, apesar de se ter atingido um grande avanço quanto ao entendimento de sua fisiopatologia, diagnóstico e tratamento.[25]

A definição de hipertensão na gravidez do American College of Obstetricians and Gynecologists (ACOG) foi publicada em 2013, com atualizações e recomendações feitas em 2019 e 2020 e estabelece quatro categorias.[26-28]

1. Hipertensão na gravidez – pressão arterial sistólica ≥ 140 mmHg ou PA diastólica ≥ 90 mmHg, ou ambas, medidas em duas ocasiões com pelo menos 4 horas de intervalo.
2. Hipertensão grave – pressão arterial sistólica ≥ 160 mmHg ou PA diastólica ≥ 110 mmHg, ou ambas, medidas em duas ocasiões com pelo menos 4 horas de intervalo.
3. Hipertensão crônica – hipertensão diagnosticada ou presente antes da gravidez ou antes de 20 semanas de gestação; ou hipertensão que é diagnosticada pela primeira vez durante a gravidez e que não se resolve no período pós-parto.
4. Hipertensão crônica com pré-eclâmpsia sobreposta – pré-eclâmpsia em mulheres com histórico de hipertensão antes da gravidez ou antes de 20 semanas de gestação.

A American College of Cardiology/American Heart Association (ACC/AHA) elaborou as Diretrizes para Hipertensão na gravidez 3, mas não foram seguidas pela ACOG.

Hipertensão crônica

A hipertensão crônica é definida como uma condição preexistente ou diagnosticada antes da gravidez ou antes de 20 semanas de gestação; ou que é diagnosticada pela primeira vez na gravidez e não se resolve no período pós-parto.[26]

O tratamento durante a gravidez depende dos níveis de PA, cujos limites a serem atingidos variam de acordo com diferentes diretrizes de diferentes sociedades.

O American College of Obstetrics and Gynecology (ACOG) em relatório da Task Force on Hypertension recomenda iniciar o tratamento em mulheres com hipertensão grave definida por PA ≥ 160/105 mmHg, com meta de PAS de 120 a 160 mmHg e PAD de 80 a 105 mmHg, medida em duas ocasiões, com pelo menos 4 horas, e não mais 7 dias, de diferença.[29,30]

Além da ACOG, a World Health Organization, National Institute for Health and Care Excellence Society of Obstetricians and Gynaecologists (Canada), International Society for the Study of Hypertension in Pregnancy, European Society of Cardiology, Society of Obstetric Medicine of Australia and New Zealand trazem como diretrizes: PA sistólica ≥ 140 mm associada à PA diastólica ≥ 90 mm Hg; idade gestacional maior que 20 semanas associada à PA previamente normal + 1; ou mais das seguintes alterações – proteinúria/função renal anormal ou testes de função hepática alterados ou plaquetopenia/sinais e sintomas consistentes com lesão de órgãos-alvo da pré-eclâmpsia.[31,32]

Existem várias razões para considerar limites de PA mais baixos. Em primeiro lugar, o tratamento mais agressivo da hipertensão na gravidez previne o desenvolvimento de hipertensão grave, conforme demonstrado por uma revisão sistemática de estudos randomizados[31] e o Control of Hypertension in Pregnancy Study (CHIPS), no qual a PA média alcançada pelo controle rigoroso foi de 133/85 mm Hg.[32]

O Projeto CHAP (Hipertensão Crônica e Gravidez) nos EUA concluiu que mulheres grávidas com hipertensão crônica leve, em tratamento, com meta pressórica de 140/90 mmHg, foram associadas com melhores resultados na gravidez comparado à estratégia de tratamento somente para hipertensão grave (PA ≥ 160/105 mm Hg), sem aumento no risco de nascer pequeno para a idade gestacional.[33]

Hipertensão gestacional

De acordo com os critérios atualizados pela ACOG, a hipertensão gestacional é definida como PA ≥ 140/90 mmHg ou medida em duas ocasiões com intervalo de pelo menos 4 horas após a 20ª semana de gestação em mulheres com PA medida anteriormente normal ou com medidas anteriores de PA normal.[26-28]

Pré-eclâmpsia

A pré-eclâmpsia é definida como PA ≥ 140/90 mmHg medida em duas ocasiões com intervalo de pelo menos 4 horas após a 20ª semana de gestação em mulheres com PA medida anteriormente normal ou com medidas anteriores de PA normal ou PA ≥ 160/110 e envolvimento de outros órgãos:

- Proteinúria ≥ 300 mg dosada na urina de 24 horas ou relação proteína/creatinina ≥ 0,3 em pelo menos duas medidas ou tiras reagentes (*dipstick*) 2+ (somente se outros métodos quantitativos não estiverem disponíveis)
- Plaquetopenia (dosagem de plaquetas ≤ 100.000/mℓ)
- Insuficiência renal com creatinina sérica ≥ 1,1 mg/mℓ ou aumento de duas vezes da creatinina sérica na ausência de outros sinais de doença renal
- Função hepática alterada com concentração de enzimas hepáticas aumentada em duas vezes

- Edema pulmonar
- Sintomas cerebrais ou visuais.[34-36]

A hipertensão gestacional afeta de 5 a 15% das gravidezes e traz o risco de sobreposição de pré-eclâmpsia (25% dos casos com risco de parto prematuro), descolamento de placenta, insuficiência cardíaca e renal.[37] Desfechos mais graves surgem com a recorrência de pré-eclâmpsia.

Não existem dados precisos sobre a incidência de pré-eclâmpsia em todo o mundo, porém estima-se que ocorra entre 3 e 5% das gestações. No Brasil, uma revisão sistemática demonstrou que a incidência para pré-eclâmpsia é de 1,5 e 0,6% para eclâmpsia.[37] Considera-se que as informações relativas ao Brasil são subestimadas, variando de acordo com suas regiões. Segundo um estudo brasileiro[38] nas regiões mais desenvolvidas, a prevalência de eclâmpsia foi estimada em 0,2%, com um índice de mortalidade materna de 0,8%, ao passo que, em regiões menos favorecidas, a prevalência aumentou para 8,1% com taxa de mortalidade materna equivalente a 22%.

Nos EUA, a taxa de pré-eclâmpsia aumentou 25% entre 1987 e 2004.[3] Além disso, em comparação com as mulheres que deram à luz em 1980, as que deram à luz em 2003 tiveram um risco 6,7 vezes maior de pré-eclâmpsia grave.[39]

Em 2013, o ACOG publicou o relatório da Task Force, com as diretrizes da American Gynecological & Obstetrical Society (AGOS) atualizadas em 2019 e 2020, principalmente para ampliar a definição de pré-eclâmpsia, que pode ocorrer na ausência de proteinúria, se houver nova instalação de hipertensão após a 20ª semana de gestação, com surgimento de novos sintomas ou alterações funcionais hepáticas, cardíacas, pulmonares, renais, cerebrais ou diminuição do nível de plaquetas.[26-28]

A PA deve ser medida com intervalo de pelo menos 4 a 6 horas em até 7 dias.

Importante notar que os níveis de PA das mulheres com hipertensão gestacional/pré-eclâmpsia não definem isoladamente uma categoria, mas são classificados como hipertensão leve ou moderada.

Como "prever" o desenvolvimento de pré-eclâmpsia ou pré-eclâmpsia sobreposta à hipertensão crônica? Há grandes esforços de pesquisa dedicados a identificar potenciais marcadores preditivos para o desenvolvimento de pré-eclâmpsia.[40,41]

A avaliação de biomarcadores para pré-eclâmpsia tem sido objeto de inúmeros estudos e poderá ser útil no diagnóstico precoce dessa condição. O ideal é que o biomarcador seja de fácil execução e baixo custo, além de permitir a detecção da doença hipertensiva específica da gravidez (DHEG) o mais precocemente possível, de preferência no 1º trimestre da gestação, antes ainda de surgir hipertensão. Revisões recentes mostram que, até o momento, nenhum dos testes clínicos disponíveis alcançou um nível de sensibilidade ideal (> 90%) para predição de pré-eclâmpsia. Somente o Doppler realizado entre 20 e 24 semanas mostrou sensibilidade > 60% para detecção de pré-eclâmpsia, particularmente se realizado em gestantes com risco aumentado no 2º trimestre, e para predizer pré-eclâmpsia gestacional (PEG) de início precoce.[12-16]

Biomarcadores para pré-eclâmpsia

Recentemente, tem havido um interesse crescente em biomarcadores preditivos para pré-eclâmpsia. Um teste preditivo eficaz facilitaria o diagnóstico precoce, a vigilância direcionada e o parto no momento oportuno. Um biomarcador capaz de prever mulheres de alto risco no início da gravidez (menos de 16 semanas)[3] tem utilidade clínica na prevenção da pré-eclâmpsia prematura (parto prematuro associado, morbidade perinatal) por meio da administração de profilaxia com baixa dose de ácido acetilsalicílico para reduzir a doença prematura.[47-52] O benefício de identificar pacientes com maior risco de pré-eclâmpsia no fim da gravidez (permitindo maior vigilância e parto no momento oportuno) é evidenciado pelo estudo PHOENIX.[53] Esse estudo randomizado forneceu forte evidência de que o parto planejado para pacientes com pré-eclâmpsia reduz a morbidade materna em comparação com o manejo expectante.[53] Quase uma dezena de biomarcadores diagnósticos e preditivos já foi isolada de plasma, soro ou urina maternas com diferentes origens, mecanismos e efeitos, bem como diferentes sensibilidade, especificidade e valores preditivos. A maior parte tem sido avaliada em estudos prospectivos e controlados (Quadro 27.1).[25]

As pesquisas na tentativa de identificar possíveis biomarcadores têm evoluído, pois biomarcadores confiáveis possibilitarão identificar precocemente pacientes de alto risco. Esse futuro, não distante, representará grande avanço na minimização de riscos, hoje já não mais aceitáveis.

Hipertensão arterial e contracepção oral

Em todo o mundo, estima-se que 842 milhões de mulheres atualmente usam contracepção.[54] O uso de contraceptivos orais (CO) é o método contraceptivo hormonal mais comum, com 151 milhões de usuários relatados em todo o mundo.[5,54]

A prevalência da contracepção aumentou nos últimos 30 anos no Brasil. Em 1986, 66,2% das mulheres em idade fértil, em coabitação com parceiro, usavam algum contraceptivo,[56] aumentando para 76,7% em 1996[57] e 80,6% em 2006.[58]

Não houve estudo que identificou a prevalência da contracepção em mulheres jovens na população geral no Brasil. Os estudos estão restritos à população de escolares ou a usuários de serviços de saúde.[59,60]

Estima-se que cerca de 33% das mulheres brasileiras utilizem a contracepção oral.[61-64]

De 2015 a 2017, 64,9% das 72,2 milhões de mulheres com idade entre 15 e 49 anos nos EUA usavam métodos contraceptivos. Os métodos contraceptivos mais comuns utilizados foram a esterilização feminina (18,6%), contracepção oral (12,6%), contraceptivos reversíveis de longa duração (10,3%) e preservativo masculino (8,7%).[64]

A simplicidade dos regimes disponíveis, a baixa frequência de ocorrência de reações adversas e a elevada segurança (principalmente se comparada à gravidez) fizeram com que o método tivesse seu uso disseminado desde sua introdução nos anos 1960. Sua descoberta representou grande avanço por possibilitar aspectos como a revolução sexual e o adequado planejamento familiar, além de contribuir significativamente para o controle do aumento populacional, uma das sérias ameaças à sociedade.

No entanto, apesar das inegáveis vantagens – (1) pelo fato de os contraceptivos orais (CO) serem seguros e representarem o método reversível mais eficaz, e (2) pelo fato de as mulheres que buscam contracepção (idade fértil/pré-menopausa) apresentarem menor risco cardiovascular que a população geral –, há relativamente um número restrito de significativos estudos epidemiológicos destinados a avaliar a correlação entre o uso de CO e a DC.

Quadro 27.1 Biomarcadores para pré-eclâmpsia.[25,31-37,119-131]

Biomarcador	Uso	Coleta	Tipo de estudo	Sensibilidade (S) Especificidade (E)
SFlt-1	Preditivo, diagnóstico	Soro, plasma maternos	Prospectivo, metanálise, caso-controle	S: 26 a 80% E: 40 a 100%
S endoglin	Preditivo, diagnóstico	Soro, plasma maternos	Prospectivo, metanálise, caso-controle	S: 18 a 88% E: 80%
Placental Growth Factor (PlGF)	Preditivo, diagnóstico	Soro, plasma maternos	Prospectivo, metanálise, caso-controle	S/E: 43 a 80%
SFlt-1/PlGF	Preditivo, diagnóstico	Soro, plasma maternos	Prospectivo, metanálise, caso-controle	S: 78 a 88,5% E: 84 a 88,5%
Podocitúria	Preditivo, diagnóstico	Urina materna	*Cross sectional*	S: 38 a 100% E: 70 a 100%
PP-13	Preditivo, diagnóstico	Soro/plasma maternos	Prospectivo, caso-controle	S: 24 a 85% E: 80 a 90%
PAPP-A	Diagnóstico	Soro/plasma maternos	Prospectivo	S: 23 a 24% E: 60%
Congophilia	Preditivo	Urina materna	Prospectivo	S: 85,9% E: 85%
Copeptin	Preditivo	Soro materno	Prospectivo	AUC: 0,90; 0,90; 0,78 para 1º, 2º e 3º trimestres, respectivamente

AUC: área sob curva.

Relatos de efeitos dos COs sobre a PA/HA são variados e de comparação difícil por diversos fatores, onde muitos estudos incluem amostras pequenas, sem controle apropriado.

O desenvolvimento dos COs teve três grandes avanços:

- Mudanças na dose e nos tipos de hormônios utilizados (estrógenos e progestógenos)
- Mudança na formulação e no regime posológico
- Mudanças em apresentações de sistemas de liberação, vias de administração (drágeas, comprimidos, injetáveis, sistemas intrauterinos, transdérmicos, anéis vaginais etc.).

As doses dos componentes estrogênico e progestogênico diminuíram drasticamente: por exemplo, partindo de 150 mg, atualmente há CO com 30, 20 e 15 mg de etinilestradiol. Para garantir eficácia, com bom controle de ciclo, o componente progestogênico e a duração de ingestão (21 dias com pausa de 7 dias, 24 dias com pausa de 4 dias, contínuo etc.) também foram modificados.

A incidência de HAS entre usuárias de CO varia de 1 a 15,5%.[65] Em um estudo longitudinal com 13.358 mulheres, houve discreto, porém significativo aumento na PA média, de 7 a 8 mmHg no grupo de usuárias comparado ao de não usuárias, mas que normalizou após descontinuação do uso do CO.[66]

Iniciado em 1976, o Nurses' Health Study (NHS) foi um estudo prospectivo, com duração de 8 anos, que avaliou o risco de ocorrência de infarto do miocárdio associado ao uso de CO em mulheres entre 30 e 55 anos. Ele não demonstrou aumento no risco entre ex-usuárias de CO *versus* mulheres que nunca usaram CO para DC, infarto do miocárdio não fatal ou doença coronariana fatal. Novas descobertas do NHS demonstraram que o uso de contraceptivos orais aumenta o risco de doença arterial coronariana e AVE.[67]

Dados do estudo de Chasan-Taber et al.[68] (231.006 mulheres-ano) demonstraram que as atuais usuárias de CO apresentavam aumento significativo [risco relativo (RR): 1,8; 95% intervalo de confiança (IC): 1,5 a 2,3] de ocorrência de hipertensão, comparadas às mulheres que nunca usaram CO.[69,70]

O risco absoluto foi pequeno – apenas 41,5 casos de hipertensão/10.000 mulheres-ano puderam ser atribuídos ao uso de CO.[69]

O risco atual de hipertensão induzida por CO é provavelmente menor que o relatado na literatura, pois as formulações atualmente comercializadas contêm menores doses de etinilestradiol.

O risco de ocorrência de hipertensão diminui rapidamente após a descontinuação do uso de CO, por exemplo: usuárias apresentam discreto aumento (RR: 1,2; IC 95%: 1 a 1,4) comparadas às mulheres que nunca usaram CO; os níveis de PA geralmente retornam aos níveis pré-tratamento em 3 meses após descontinuação de CO, indicando que seu efeito hipertensor é relativamente agudo e definitivamente reversível. Outrossim, características genéticas, como história familiar de hipertensão, assim como características ambientais, incluindo hipertensão preexistente induzida por gravidez, outras doenças renais, obesidade, idade mais avançada (maior que 35 anos) e duração do uso de CO, aumentam a suscetibilidade de hipertensão induzida por CO.

Recomendações

Segundo o ACOG 2019[71], com base nas últimas evidências científicas, as seguintes recomendações (grau de recomendação A) são:

- Mulheres com condições associadas ao tromboembolismo venoso devem ser aconselhadas para contracepção não hormonal ou somente de progestágenos
- As mulheres com lúpus eritematoso sistêmico (LES) devem ser testadas para anticorpos antifosfolipídios antes de iniciarem a contracepção hormonal. A contracepção hormonal combinada é contraindicada em mulheres com LES e anticorpos antifosfolipídios positivos (categoria 4 do

Critério de Elegibilidade Médica para Uso de Contraceptivos nos EUA [USMEC])
- O uso de contraceptivos hormonais combinados é contraindicado em mulheres com trombofilias familiares conhecidas (categoria 4 do USMEC). Métodos somente de progestógeno e DIU-LNG (levonorgestrel) são alternativas aceitáveis para indivíduos com mutações trombogênicas conhecidas (categoria 2 do USMEC)
- Mulheres com pressão arterial abaixo de 140/90 mmHg podem usar qualquer método anticoncepcional hormonal. Em mulheres com hipertensão de 140 a 159 mmHg sistólica ou 90 a 99 mmHg diastólica, contraceptivos hormonais combinados não devem ser usados, a menos que nenhum outro método seja apropriado ou aceitável para a paciente (categoria 3 do USMEC). Mulheres com hipertensão sistólica de 160 mmHg ou superior ou diastólica de 100 mmHg ou superior ou com doença vascular não devem usar contraceptivos hormonais combinados (categoria 4 do USMEC)
- Mulheres com diabetes não complicado com uso de insulina ou diabetes não dependente de insulina não devem utilizar método de contracepção hormonal; o uso é contraindicado com base nos dados disponíveis (categoria 2 do USMEC).[71]

As categorias do USMEC estão descritas a seguir:

- 1 = Condição em que não há restrição ao uso do método contraceptivo
- 2 = Condição em que as vantagens de usar o método geralmente superam os riscos teóricos ou comprovados
- 3 = Condição em que os riscos teóricos ou comprovados geralmente superam as vantagens de usar o método
- 4 = Condição que representa um risco de saúde inaceitável se o método contraceptivo for usado.

Não há, até o momento, dados cardiovasculares disponíveis para as novas formulações de CO atualmente comercializadas, incluindo aquelas que contêm o progestógeno drospirenona, que, reconhecidamente, diminui a PA e o peso corpóreo, assim como outras formulações utilizadas por outras vias (transdérmica e vaginal) que não a oral. Embora a expectativa seja de que exista um perfil de risco diminuído com tais formulações, são necessários estudos epidemiológicos específicos.

> **⚠ PONTOS-CHAVE**
> - Os COs são eficazes e seguros. As formulações atualmente disponíveis (estrógenos em baixas doses, novos progestógenos) apresentam menor risco de induzir hipertensão
> - Mulheres hipertensas, acima de 35 anos, PA bem controlada, monitoramento contínuo, sem outras patologias concomitantes: COs podem ser iniciados
> - Monitoramento: PA bem controlada após início – COs podem ser mantidos.
> - Se a PA não estiver controlada, optar por métodos alternativos
> - Usuárias de COs devem ter PA medida a cada 6 meses; se houver aumento significativo, COs devem ser suspensos, optando-se por outros métodos contraceptivos. Tratamento farmacológico deve ser considerado se a PA não se normalizar 3 meses após a suspensão dos COs. Não havendo outra opção contraceptiva, deve-se instituir terapia anti-hipertensiva
> - COs não devem ser prescritos a mulheres tabagistas acima de 35 anos ou com diagnóstico prévio de lúpus eritematoso ou doença tromboembólica.

Como para qualquer medicação, os COs devem ser selecionados e iniciados após uma avaliação da relação risco-benefício para cada paciente individualmente.

Hipertensão arterial e terapia hormonal

A hipertensão se desenvolve nas mulheres, em média, 10 anos depois que nos homens, fato que tem sido atribuído, pelo menos em parte, aos efeitos protetores dos hormônios sexuais femininos, principalmente estrógenos, antes da menopausa.[71-74]

Estudos observacionais têm mostrado benefício substancial (cerca de 50% de redução de doença coronariana) da terapia hormonal em mulheres que iniciaram o uso na pré-menopausa ou no início do período da pós-menopausa.[75]

Dados do Women's Health Initiative demonstraram que as mulheres em que o início da terapia hormonal ocorreu mais precocemente (50 a 59 anos) tenderam a apresentar risco reduzido de doença coronariana e diminuição da mortalidade total.[76,77] Grande discussão na literatura sobre possíveis razões para os efeitos vasculares benéficos ou neutros dos hormônios tem postulado que as vias de sinalização dos estrógenos são alteradas em mulheres mais velhas, principalmente aquelas com doença vascular subclínica, de maneira a converter efeitos anti-inflamatórios/vasoprotetores em efeitos pró-inflamatórios/vasculares tóxicos.[78-81]

Diretrizes recentes para otimizar a utilização da terapia hormonal recomendaram pausar a terapia hormonal a intervalos de 1 a 2 anos para observar a melhora dos sintomas pós-menopausais. Contudo, dados de estudos mostrando efeito protetor da terapia hormonal com redução da incidência de eventos coronarianos e mortalidade passaram a questionar essa recomendação porque a retirada abrupta do estradiol da circulação pode predispor a eventos coronarianos fatais.[82]

Sabe-se que a PA se eleva gradualmente entre as mulheres na pós-menopausa, resultando em incidência mais elevada de HA, quando comparada à observada em mulheres na pré-menopausa.[35,83] Essa diferença tem sido atribuída a inúmeros fatores, incluindo anormalidades na resistência arteriolar causada por ausência de estrógenos e/ou idade fisiológica.[84] Em geral, a resistência arteriolar e a hipertensão são associadas a aumento na atividade simpática, embora não se conheçam totalmente os efeitos da menopausa sobre a atividade simpática.[85,86] Oneda et al.[87] demonstraram que a terapia estrogênica não alterou a hipotensão pós-exercício, a atividade nervosa simpática e a vasodilatação em mulheres saudáveis na pós-menopausa.

O genótipo pode ser importante na determinação do grau de supressão dos níveis de enzima conversora de angiotensina, que ocorre com a terapia estrogênica. A suplementação de estrógeno aumenta o nível de angiotensina II. O efeito vasopressor é atenuado pela redução da expressão do receptor tipo I da angiotensina II induzida pelo estrógeno. Redução do fluxo sanguíneo renal na ausência de alterações de PA também foi demonstrada após a administração de estrógeno.[88] Além disso, sabe-se que o estrógeno modula a expressão de citocinas e a infiltração de leucócitos, além de inibir a expressão ou a ação da proteína C reativa em artérias danificadas.[89]

Também é conhecido que o estrógeno modula a resposta aguda da lesão vascular e o desenvolvimento de outras formas de patologia vascular, em parte alterando a expressão ou a ação de vários fatores de crescimento, moléculas de adesão e cininas em tipos celulares relevantes na parede vascular.

Fatores hormonais e reprodutivos relacionados com o sexo feminino interferem no risco de doença cardiovascular em mulheres. Ao considerar todas as faixas etárias juntas, elas não parecem afetar 10 anos de previsão de risco.[90-95] No entanto, em pacientes mais jovens (menos de 55 anos), existem evidências de que as variáveis de risco específicas do sexo feminino estão aumentando, predispondo a sinais precoces de disfunção endotelial, inflamação vascular e aterosclerose.[96-99] Existem evidências de que condições ginecológicas inflamatórias crônicas, como a endometriose, estão associadas a um risco aumentado de doença cardiovascular.[100-102] O tempo de exposição ao estrógeno durante a vida reprodutiva (≤ 34 anos) aumenta o risco de AVE.[102]

A determinação do escore de cálcio da artéria coronária (CAC) por meio de tomografia computadorizada (TC) é uma ferramenta de diagnóstico estabelecida e validada para avaliar o risco cardiovascular individual, com um valor prognóstico ainda maior em mulheres do que em homens.[103] Recomenda-se avaliar o escore CAC em mulheres sintomáticas e naquelas com risco cardiovascular intermediário.[103,104] Até o momento, o escore CAC não foi utilizado como ferramenta para determinar o risco cardiovascular quando há indicação de prescrição de terapia hormonal da mulher (THM). Nas diretrizes lipídicas de prevenção europeias e norte-americanas, o uso de CAC é endossado para esclarecimento de risco em pacientes que apresentam risco intermediário e que podem ser bons candidatos para terapias preventivas.[105,106] A relutância persistente em usar THM após os estudos da Women's Health Initiative (WHI) pode receber uma nova perspectiva quando a pontuação do CAC é feita em adição à avaliação do fator de risco em caso de dúvida por parte dos médicos e/ou pacientes.[91,107,108]

A história da TRH como terapia para todos os distúrbios da pós-menopausa é controversa: seus efeitos sobre os sintomas são e foram imediatamente visíveis, a princípio levando ao rápido crescimento do uso de estrógeno; todavia, a falta de conhecimento sobre seus efeitos colaterais e complicações, principalmente no endométrio, gerou consequências que limitaram o uso da TRH. A associação posterior com progesterona permitiu o uso generalizado da TRH, com consequências favoráveis em muitos aspectos da saúde da mulher. Infelizmente, o aumento no uso de TRH e sua consolidação foram interrompidos abruptamente pela publicação do estudo WHI, que foi desenhado, avaliado e relatado de forma inadequada. O dano causado foi enorme, visto que deixou muitas mulheres sintomáticas sem tratamento eficaz, mesmo que os dados epidemiológicos não fossem fortes o suficiente para documentar um dano claro à saúde das mulheres. Embora a maioria das evidências obtidas tenha sido apenas com estrógeno conjugado oral com ou sem acetato de medroxiprogesterona, estudos e análises posteriores consolidaram a visão de que a TRH é altamente benéfica quando administrada a mulheres sintomáticas dentro de 10 anos desde o início da menopausa ou a mulheres sintomáticas que estão com menos de 60 anos. No entanto, os danos permanecem, e o baixo uso injustificado da TRH continua ocorrendo em todo o mundo.[109]

Controle da hipertensão na menopausa

A probabilidade de que a PA se eleve com a terapia hormonal em mulheres na menopausa é baixa.[110] Um estudo com 18.326 mulheres demonstrou que a menopausa apresenta efeito hipertensor leve (cerca de 3/3 mmHg), mascarado pelo efeito pressor da idade.[111]

No entanto, a escolha da preparação hormonal é de fundamental importância. Preston et al.[111] descreveram o uso da drospirenona e estradiol (DRSP/E2) na redução dos níveis pressóricos em mulheres hipertensas tratadas com hidroclorotiazida. A drospirenona tem propriedades antialdosterona e tem sido associada à queda pressórica em mulheres hipertensas. A atividade anti-hipertensiva da drospirenona (derivada da espironolactona) é única, quando comparada a outros compostos progestogênicos.[112]

No entanto, a maioria das mulheres hipertensas necessitará de tratamento farmacológico relacionado com medidas não farmacológicas para atingir o controle pressórico.

Embora a redução da PA em si seja importante, deve-se considerar o anti-hipertensivo.[112] Em razão da atividade exacerbada do sistema renina-angiotensina-aldosterona à época da menopausa, os inibidores da enzima conversora da angiotensina (IECA) e os bloqueadores dos receptores da angiotensina (BRA) podem ser particularmente apropriados – estes representam os agentes de escolha em hipertensas com diabetes, podendo prevenir ou retardar o aparecimento de diabetes em mulheres não diabéticas.

Tratamento não farmacológico

Embora a restrição de sal e a prática regular de exercícios físicos tenham se mostrado efetivas no controle e na redução da PA de hipertensos, seus efeitos não são bem conhecidos nas gestantes. A perda de peso durante a gestação com o objetivo de reduzir a PA não é recomendada, porém deve haver estrito controle no ganho de peso durante a gestação. Recomenda-se limitar o ganho de peso de 7 a 11 kg para mulheres com índice de massa corpórea (IMC) entre 25 e 29,9 e 5 a 9 kg para aquelas com IMC acima de 30. Mulheres obesas devem se envolver em programas para perda de peso antes da gravidez, uma vez que a obesidade representa um fator de risco para pré-eclâmpsia e hipertensão gestacional.[112]

Tratamento anti-hipertensivo

A decisão de introduzir medicação anti-hipertensiva no tratamento de gestantes com HA visa a prevenir a hipertensão grave e as complicações maternas, como IC e AVE, e a melhora da maturidade fetal, possibilitando o prolongamento da gravidez e evitando o parto prematuro. Portanto, deve-se combinar a eficácia anti-hipertensiva com o mínimo de efeitos sobre o feto. Durante a introdução e a titulação da dose dos anti-hipertensivos, o monitoramento do bem-estar fetal deve ser estreito.[113]

Classes de anti-hipertensivos

- Agonistas alfa-adrenérgicos: metildopa é o medicamento mais amplamente utilizado na gravidez. Seguro, é utilizado há longa data e não interfere no desenvolvimento de crianças cujas mães foram tratadas. Apresenta baixa potência anti-hipertensiva. Pode produzir sedação e causar elevação das enzimas hepáticas, além de ser associada a diurético. Se a resposta à metildopa não for satisfatória, ou se o medicamento for mal tolerado, há várias alternativas aceitáveis
- Clonidina: semelhante à metildopa, porém com maior potência anti-hipertensiva e menor nível de segurança. Pode ser considerada se houver intolerância à metildopa. Pode comprometer o crescimento fetal. Sua retirada é capaz de provocar rebote da hipertensão
- Betabloqueadores: são relativamente seguros e eficazes durante a gravidez, mas estão associados a retardo de crescimento intrauterino quando empregados no início da gravidez.

O labetalol é o betabloqueador mais utilizado em gestantes. Como é não seletivo, bloqueando receptores α e β, pode provocar fadiga, redução da tolerância ao exercício e broncospasmo nas gestantes com hiper-reatividade brônquica[114,115]

- Bloqueadores de canais de cálcio: como os bloqueadores de canais de cálcio ainda não foram estudados suficientemente na gravidez para sua recomendação como agentes de primeira linha, têm sido utilizados como medicamentos de segunda linha, em adição à metildopa ou a betabloqueadores. A nifedipino foi eficaz em reduzir significativamente a PA de gestantes e, assim como o verapamil, não aumentou a ocorrência de malformações, mas estão associadas a parto pré-termo[116,117]
- Diuréticos: embora não sejam recomendados em mulheres com pré-eclâmpsia, se uma gestante com hipertensão crônica vem sendo tratada satisfatoriamente com esses agentes antes da gravidez, não é necessário suspendê-los, mas, se possível, a dose deve ser reduzida
- Vasodilatador direto: a hidralazina tem rápido início de ação e, com administração intravenosa, é utilizada em emergências hipertensivas. No entanto, está associada a hipotensão, oligúria e sofrimento fetal[118]
- Bloqueadores do sistema renina-angiotensina-aldosterona: os IECAs e os BRAs devem ser evitados durante a gravidez. Embora não se tenham observado efeitos teratogênicos em seres humanos, o uso desses agentes no 2º e 3º trimestres tem sido associado à injúria renal aguda nos neonatos.[119,120] Há apenas um relato de caso do uso bem-sucedido de eplerenona em gestante com hiperaldosteronismo.[121]

Estão disponíveis poucas informações relacionadas com os efeitos da ingestão materna de medicações anti-hipertensivas sobre o aleitamento. Deve-se assumir que a maioria dos agentes será detectada no leite materno, embora não sejam conhecidos seus efeitos sobre o recém-nascido. De acordo com o National Institute of Health and Clinical Excellence, os anti-hipertensivos labetalol, nifedipino, enalapril, captopril, atenolol e metoprolol não têm efeitos adversos conhecidos em lactentes, ao passo que a anlodipino, os BRAs e os demais IECAs não têm evidência suficiente de segurança para lactentes.[122]

Se a PA estiver apenas discretamente elevada, a retirada da medicação por alguns meses é possível. No caso de hipertensão mais grave, a medicação deve ser mantida, mas, se múltiplos agentes forem necessários, o aleitamento materno não é recomendado.

REFERÊNCIAS BIBLIOGRÁFICAS

1. Global Burden of Metabolic Risk Factors for Chronic Diseases Collaboration. Cardiovascular disease, chronic kidney disease, and diabetes mortality burden of cardiometabolic risk factors from 1980 to 2010: a comparative risk assessment. Lancet Diabetes Endocrinol. 2014;2(8):634-47.
2. Mozaffarian D, Benjamin EJ, Go AS et al. Heart Disease and Stroke Statistics-2016 Update: A Report From the American Heart Association. Circulation. 2016;133(4):e38-360.
3. ACC/AHA/AAPA/ABC/ACPM/AGS/APhA/ASH/ASPC/NMA/PCNA Guideline for the Preven-tion, Detection, Evaluation, and Management of High Blood Pressure in Adults: A Report of the American College of Cardiology/American Heart Association Task Force on Clinical Practice Guide-lines. J Am Coll Cardiol. 2018;71:e127-e248.
4. NCD Risk Factor Collaboration. Worldwide trends in blood pressure form 1975 to 2015: a pooled analysis of 1479 population-based measurement studies with 19.1 million participants. Lancet. 2017; 389(10064):37-55.
5. Yoon S, Carroll MD, Fryar CD. Hypertension prevalence and control among adults: United States, 2011-2014. NCHS Data Brief. 2015;(220):1-8.
6. Abramson BL, Melvin RG. Cardiovascular risk in women: focus on hypertension. Can J Cordial. 2014;30:553-9.
7. Iorga A, Cunningham CM, Moazeni S, Ruffenach G, Umar S, Eghbali M. The protective role of estrogen and estrogen receptors in cardiovascular disease and the controversial use of estrogen therapy. Biol Sex Differ. 2017;8(1):33.
8. Hay M. Sex, the brain and hypertension: brain oestrogen receptors and high blood pressure risk factors. Clin Sci. 2016;130:9-18.
9. Scantiebury DC, Borlang BA. Why are women more likely than men to develop heart failure with preserved ejection fraction? Curr Opinion in Cardiol. 2011;26:562-8.
10. Roger VL, Go AS, Cloyd-Jones DM, Adams RJ, Berry JD, Brown TM et al. Heart disease and stroke statistics: 2011 update – a report from the American Heart Association. Circulation. 2011; 123:e18-e209.
11. Shaw LJ, Merz CNB, Pepine CJ, Reis SE, Bittner V, Kip KE et al. The economic burden of angina in women with suspectedischemic heart disease results from the national institutes of health–national heart, lung, and blood institute–sponsored women's ischemia syndrome evaluation. Circulation. 2006; 114(9): 894-904.
12. Merz CNB, Kelsey SF, Pepine CJ, Reichek N, Reis SE, Rogers WJ et al. The women's ischemia syndrome evaluation (wise) study: protocol design, methodology and feasibility report. J Am Coll Cardiol. 1999;33:1453-61.
13. Bakir M, Nelson MD, Jones E, Li Q, Wei J, Sharif B et al. Heart failure hospitalization in women with signs and symptoms of ischemia: A report from the women's ischemia syndrome evaluation study. Int J Cardiol. 201615;223:936-9.
14. Borlaug BA, Redfield MM. Diastolic and systolic heart failure are distinct phenotypes within the heart failure spectrum. Circulation. 2011;123:2006-14.
15. Appelros P, Stegmayr B, Térent A. Sex differences in stroke epidemiology: a systematic review. Stroke. 2009;40(4):1082-90.
16. Löfmanrk U, Hammarström A. Evidence for age-dependent education – related differences in men and women with first-ever stroke: results from a community-based incidence study in northern Sweden. Neuroepidemiology. 2007;28(3):135-41.
17. Rothwell PM, Coull AJ, Silver LE, Fairhead JF, Giles MF, Lovelock CE et al. Oxford Vascular Study. Population-based study of event-rate, incidence, case fatality and mortality for all acute vascular events in all arterial territories (Oxford Vascular Study). Lancet. 2005;366(9499):1773-83.
18. Heron M. Deaths: Leading Causes for 2018. Natl Vital Stat Rep. 2021;70(4):1-115.
19. Bushnell C, McCullough LD, Awad IA, Chireau MV, Fedder WN, Furie KL et al.; American Heart Association Stroke C, Council on C, Stroke N, Council on Clinical C, Council on E, Prevention, Council for High Blood Pressure R. Guidelines for the prevention of stroke in women: a statement for healthcare professionals from the American Heart Association/American Stroke Association. Stroke. 2014;45(5):1545-88.
20. Writing Group M, Mozaffarian D, Benjamin EJ, Go AS, Arnett DK, Blaha MJ et al.; American Heart Association Statistics C, Stroke Statistics S. Heart Disease and Stroke Statistics-2016 Update: A Report From the American Heart Association. Circulation. 2016;133(4):e38-60.
21. Peters SAE, Carcel C, Millett ERC, Woodward M. Sex differences in the association between major risk factors and the risk of stroke in the UK Biobank cohort study. Neurology. 2020;95(20):e2715-26.
22. Madsen TE, Howard G, Kleindorfer DO, Furie KL, Oparil S, Manson JE et al. Sex differences in hypertension and stroke risk in the REGARDS study: a longitudinal cohort study. Hypertension. 2019;74(4):749-55.
23. Poorthius MHF, Algra AM, Algra A, Kappelle LJ, Klijn CJ. Female and male specific risk factors for stroke. A Systematic Review and Meta-analysis. JAMA Neurol. 2017;74(1):75-81.
24. Spychala MS, Honarpisheh P, McCullough LD. Sex differences in neuroinflammation and neuroprotection in ischemic stroke. Journal of Neuroscience Research. 2017;95:462-71.

25. Nissaisorakarn P, Shari S, Jim B. Hypertension in pregnancy: Defining blood pressure goals and the value of biomarkers for preeclampsia. Curr Cardiol Rep. 2016;18:131.
26. American College of Obstetricians and Gynecologists' Committee on Practice Bulletins–Obstetrics. ACOG Practice Bulletin No. 203: chronic hypertension in pregnancy. Obstet Gynecol. 2019;133: e26-e50.
27. Roberts JM, August PA, Bakris G, Barton JR, Bernstein IM, Druzin ML et al. Hypertension in pregnancy: report of the American College of Obstetricians and Gynecologists' Task Force on Hypertension in Pregnancy. Obstet Gynecol. 2013;122:1122-31.
28. ACOG Practice Bulletin No. 222: gestational hypertension and preeclampsia. Obstet Gynecol. 2020;135:1492-5.
29. ACOG. Task Force on Hypertension in P. Hypertension in pregnancy. Report of the American College of Obstetricians and Gynecologists' Task Force on Hypertension in Pregnancy. Obstet Gynecol. 2013;122:1122-31.
30. Myatt L, Clifton RG, Roberts JM, Spong CY, Wapner RJ, Thorp Jr JM et al. Can changes in angiogenic biomarkers between the first and second trimesters of pregnancy predict development of preeclampsia in a low-risk nulliparous patient population? BJOG. 2013;120(10):1183-91.
31. McElrath TF, Lim KH, Pare E, Rich-Edwards J, Pucci D, Troisi R, Parry S. Longitudinal evaluation of predictive value for preeclampsia of circulating angiogenic factors through pregnancy. Am J Obstet Gynecol. 2012;207(5):407.e1-7.
32. Hertig A, Berkane N, Lefevre G, Toumi K, Marti HP, Capeau J et al. Maternal serum sFlt1 concentration is an early and reliable predictive marker of preeclampsia. Clin Chem. 2004;50(9):1702-3.
33. Tita AT, Szychowski JM, Boggess K et al. Treatment for Mild Chronic Hypertension during Pregnancy. N Engl J Med. 2022;386:1781-1792.
34. De Vivo A, Baviera G, Giordano D, Todarello G, Corrado F, D'Anna R. Endoglin, PlGF and sFlt-1 as markers for predicting pre-eclampsia. Acta Obstet Gynecol Scand. 2008;87(8):837-42.
35. Liu Y, Zhao Y, Yu A, Zhao B, Gao Y, Niu H. Diagnostic accuracy of the soluble Fms-like tyrosine kinase-1/placental growth factor ratio for preeclampsia: a meta-analysis based on 20 studies. Arch Gynecol Obstet. 2015;292(3):507-18.
36. Stepan H, Hund M, Gencay M, Denk B, Dinkel C, Kaminski WE et al. A comparison of the diagnostic utility of the sFlt-1/PlGF ratio versus PlGF alone for the detection of preeclampsia/HELLP syndrome. Hypertens Pregnancy. 2016;30:1-11.
37. Abalos E, Cuesta C, Grosso AL, Chou D, Say L. Global and regional estimates of preeclampsia and eclampsia: a systematic review. Eur J Obstet Gynecol Reprod Biol. 2013;170(1):1-7.
38. Giordano JC, Parpinelli MA, Cecatti JG, Haddad SM, Costa ML, Surita FG, Pinto E Silva JL, Sousa MH. The burden of eclampsia: results from a multicenter study on surveillance of severe maternal morbidity in Brazil. PLoS One. 2014;9(5):e97401.
39. Ananth CV, Keyes KM, Wapner RJ. Pre-eclampsia rates in the United States, 1980-2010: age-period-cohort analysis. BMJ. 2013;347:f6564.
40. Anumba DO, Lincoln K, Robson SC. Predictive value of clinical and laboratory indices at first assessment in women referred with suspected gestational hypertension. Hypertens Pregnancy. 2010;29(2):163-79.
41. Duley L. The global impact of preeclampsia and eclampsia. Semin Perinatol. 2009;33:130-7.
42. Grill S, Rusterholz C, Zanetti-Dallenbach R, Tercanli S, Holzgreve W, Hahn S, Lapaire O. Potential markers of preeclampsia--a review. Reprod Biol Endocrinol. 2009;7:70.
43. Cnossen JS, ter Riet G, Mol BW, van der Post JA, Leeflang MM, Meads CA, Hyde C, Khan KS. Are tests for predicting pre-eclampsia good enough to make screening viable? A review of reviews and critical appraisal. Acta Obstet Gynecol Scand. 2009; 88(7):758-65.
44. Giguere Y, Charland M, Bujold E, Bernard N, Grenier S, Rousseau F, Lafond J, Legare F, Forest JC. Combining biochemical and ultrasonographic markers in predicting preeclampsia: a systematic review. Clin Chem. 2010;56(3):361-75.
45. Myatt L, Clifton RG, Roberts JM, Spong CY, Hauth JC, Varner MW et al. Eunice Kennedy Shriver National Institute of Child Health and Human Development (NICHD) Maternal-Fetal Medicine Units (MFMU) Network. First-trimester prediction of preeclampsia in nulliparous women at low risk. Obstet Gynecol. 2012;119(6):1234-42.
46. Verlohren S, Galindo A, Schlembach D, Zeisler H, Herraiz I, Moertl MG et al. An automated method for the determination of the sFlt-1/PlGF ratio in the as-sessment of preeclampsia. Am J Obstet Gynecol. 2010;202(2):161.e1-161.e11.
47. Roberge S, Bujold E, Nicolaides KH. Aspirin for the prevention of preterm and term preeclampsia: systematic review and metaanalysis. Am J Obstet Gynecol 2018;218(3):287-93.
48. Rolnik DL, Wright D, Poon LC, et al. Aspirin versus Placebo in Pregnancies at High Risk for Preterm Preeclampsia. N Engl J Med 2017;377(7):613-22.
49. Beaufils M, Uzan S, Donsimoni R, Colau JC. Prevention of pre-eclampsia by early antiplatelet therapy. Lancet 1985;1(8433):840-2.
50. Askie LM, Duley L, Henderson-Smart DJ, Stewart LA. Antiplatelet agents for prevention of pre-eclampsia: a meta-analysis of individual patient data. Lancet 2007;369(9575):1791-8.
51. Duley L, Meher S, Hunter KE, Seidler AL, Askie LM. Antiplatelet agents for preventing pre-eclampsia and its complications. Cochrane Database Syst Rev. 2019;2019(10).
52. Wright D, Rolnik DL, Syngelaki A, et al. Aspirin for Evidence-Based Preeclampsia Prevention trial: effect of aspirin on length of stay in the neonatal intensive care unit. Am J Obstet Gynecol. 2018;218(6):612.e1-e6.
53. Chappell LC, Brocklehurst P, Green ME, et al. Planned early delivery or expectant management for late preterm pre-eclampsia (PHOENIX): a randomised controlled trial. Lancet. 2019;394(10204):1181–90.
54. United Nations, Department of Economic and Social Affairs, Population Division. (2019). World Contraceptive Use 2019. Estimates and projections of Family Planning Indicators 2019.
55. Kalenga CZ, Dumanski SM, Metcalfe A, Robert M, Nerenberg KA, MacRae JM, Premji Z, Ahmed SB. The effect of non-oral hormonal contraceptives on hypertension and blood pressure: A systematic review and meta-analysis. Physiological Reports. 2022;10(9):e15267.
56. Amorim FA, Bonifácio GMO. Tendências e diferenciais na prevalência dos métodos contraceptivos: uma análise a partir das DHS's realizadas no Brasil. In: XVII Encontro Nacional de Estudos Populacionais. População e desenvolvimento: decifrando conexões, 2010. Disponível em: http://www.abep.nepo.unicamp.br/encontro2010/docs_pdf/tema_5/abep2010_2594.pdf
57. Sociedade Civil Bem-Estar Familiar no Brasil. Pesquisa Nacional sobre Demografia e Saúde, 1996. Rio de Janeiro: Sociedade Civil Bem-Estar Familiar no Brasil; 1997.
58. Ministério da Saúde. Pesquisa Nacional de Demografia e Saúde da Criança e da Mulher: relatório. Brasília: Ministério da Saúde; 2008.
59. Heilborn ML, Portella AP, Brandão ER, Cabral CS. Assistência em contracepção e planejamento reprodutivo na perspectiva de usuárias de três unidades do Sistema Único de Saúde no Estado do Rio de Janeiro, Brasil. Cad Saúde Pública 2009;25:269-78.
60. Gonçalves H, Machado EC, Soares ALG, Camargo-Figuera FA, Seerig LM, Mesenburg MA et al. Início da vida sexual entre adolescentes (10 a 14 anos) e comportamentos em saúde. Rev Bras Epidemiol. 2015;18:25-41.
61. Chandra AMG, Mosher WD, Abma JC, Jone J. Fertility, family planning and Reproductive health of US women: data from the 2002 National Survey of Family Growth. National Center for Health Statistics, Vital Health Stat. 2005;23:19-21.
62. Mendelsohn ME, Karas RH. The protective effects of estrogen on the cardiovascular system. N Engl J Med. 1999;340:1801-11.
63. Tyson JEA. Oral contraception and elevated blood pressure. Am J Obstet Gynecol. 1968;100:875-76.
64. Parker JD, Talih M, Malec DJ, Beresovsky V, Carroll M, Gonzalez JF Jr et al. National Center for Health Statistics Data Presentation Standards for Proportions. National Center for Health Statistics. Vital Health Stat. 2017;2(175).
65. Fish R, Frank J. Oral contraceptives and blood pressure. JAMA. 1997;237:2499-503.
66. Stampfer MF, Willett WC, Colditz GA, Speizer FE, Henneckens CH. A prospective study of past use of oral contraceptive agents and risk of cardiovascular diseases. N Engl J Med. 1988;319:1313-17.
67. Liu Y, Tamimi RM, Collins LC et al. The association between vascular endothelial growth factor expression in invasive breast cancer

and survival varies with intrinsic subtypes and use of adjuvant systemic therapy: results from the Nurses' Health Study. Breast Cancer Res Treat. 2011;129(1):175-184.
68. Chasan-Taber L, Willett WC, Manson JE, Spiegelman D, Hunter DJ, Curhan G et al. Prospective study of oral contraceptives and hypertension among women in the United States. Circulation. 1996;94:483-9.
69. ACOG practice bulletin n. 73: Use of Hormonal Contraception in women with coexisting medical conditions. Obstet Gynecol. 2006;107:1453-72.
70. Chasan-Taber L, Willett WC, Manson JE, Spiegelman D, Hunter DJ, Curhan G et al. Prospective study of oral contraceptives and hypertension among women in the United States. Circulation. 1996;94:483-9.
71. ACOG 2019. Use of Hormonal Contraception in Women With Coexisting Medical Conditions. American College of Obstetricians and Gynecologists; 2019.
72. Kannel WB, Wilson PW. Risk factors that attenuate the female coronary disease advantage. Arch Intern Med. 1995;155:57-61.
73. Ouyang P, Michos ED, Karas RH. Hormone replacement therapy and the cardiovascular system. J Amer Coll Cardiol. 2006;47:1741-53.
74. Grodstein F, Manson JE, Colditz GA, Willett WC, Speizer FE, Stampfer MJ. A prospective, ob-servational study of postmenopausal hormone therapy and primary prevention of cardiovascular dis-ease. Ann Intern Med. 2000;133:933-41.
75. Hsia J, Langer RD, Manson JE, Kuller L, Johnson KC, Hendrix SL et al. Women's Health Ini-tiative Investigators. Conjugated equine estrogens and coronary heart disease: the Women's Health Initiative. Arch Intern Med. 2006;166:357-65.
76. Rossouw JE, Prentice RL, Manson JE, WUL, Barad D, Barnabei VM et al. Postmenopausal hormone therapy and risk of cardiovascular disease by age and years since menopause. JAMA. 2007;297:1465-77.
77. Dubey RK, Imthurn B, Barton M, Jackson EK. Vascular consequences of menopause and hor-mone therapy: importance of timing of treatment and type of estrogen. Cardiovasc Res. 2005;66:295-306.
78. Manson JE, Bassuk SS, Harman SM, Brinton EA, Cedars MI, Lobo R et al. Postmenopausal hormone therapy: new questions and the case for new clinical trials. Menopause. 2006;13:139-47.
79. Phillips LS, Langer RD. Postmenopausal hormone therapy: critical reappraisal and a unified hy-pothesis. Fertil Steril. 2005;83:558-66.
80. Turgeon JL, McDonnell DP, Martin KA, Wise PM. Hormone therapy: physiological complexity belies therapeutic simplicity. Science. 2004;304:1269-73.
81. Zanchetti A, Facchetti R, Cesana GC, Modena MG, Pirrelli A, Sega R. Menopause-related blood pressure increase and its relationship to age and body mass index: the SIMONA epidemiological study. J Hypertens. 2005;23:2269-76.
82. Mikkola TS, Savolainen-Peltronen H, Venetkoski M, Ylikorkala. New evidence for cardiac ben-efit of postmenopausal hormone therapy. Climateric. 2017;20(1):5-10.
83. Vongpatanasin W, Tuncel M, Mansour Y, Arbique D, Victor RG. Transdermal estrogen re-placement therapy decreases sympathetic activity in postmenopausal women. Circulation. 2001;103:2903-08.
84. Mikkola TS, Clarkson TB. Estrogen replacement therapy, atherosclerosis, and vascular function. Cardiovasc Res. 2002;53:605-19.
85. Judy WV, Watanabe AM, Henry DP, Besch HR JR, Murphy WR, Hockel GM. Sympathetic nerve activity: role in regulation of blood pressure in the spontaneously hypertensive rat. Circ Res. 1976;38:21-9.
86. Somers VK, Anderson EA, Mark AL. Sympathetic neural mechanisms in human hypertension. Curr Opin Nephrol Hypertens. 1993;2:96-105.
87. Oneda B, Forjaz C, Bernardo FR, Araújo TG, Gusmão JL, Labes E et al. Low-dose estrogen therapy does not change postexercise hypotension, sympathetic nerve activity reduction and vasodi-lation in healthy postmenopausal women. Am J Physiol Heart Circ Physiol. 2008;295:H1802-H1808.
88. Wang D, Oparil S, Chen YF, McCrory MA, Feng W, Szalai AJ. Estrogen treatment abrogates ne-ointima formation in human C-reactive protein transgenic mice. Arterioscler Thromb Vasc Biol. 2005;25:2094-99.
89. Mueck AO, Seeger H. Effect of hormone therapy on BP in normotensive and hypertensive postmenopausal women. Maturitas. 2004;49:189-203.
90. Maffei S, Guiducci L, Cugusi L, et al. Women-specific predictors of cardiovascular disease risk - new paradigms. Int J Cardiol. 2019;286:190e7.
91. Rossouw JE, Anderson GL, Prentice RL et al. Risks and benefits of estrogen plus progestin in healthy postmenopausal women: principal results from the Women's Health Initiative randomized controlled trial. J Am Med Assoc. 2002;288(3): 321e33.
92. van der Meer MG, van der Graaf Y, Schuit E et al. Added value of female-specific factors be-yond traditional predictors for future cardiovascular disease. J Am Coll Cardiol. 2016;67(17):2084e6.
93. Parikh NI, Jeppson RP, Berger JS et al. Reproductive risk factors and coronary Heart disease in the women's health initiative observational study. Circulation. 2016;133(22):2149e58.
94. Merz CN, Shaw LJ, Azziz R et al. Cardiovascular disease and 10-year mortality in postmeno-pausal women with clinical features of polycystic ovary syndrome. J Wom Health. 2016;25(9):875e81.
95. Markovitz AR, Stuart JJ, Horn J et al. Does pregnancy complication history improve cardiovas-cular disease risk prediction? Findings from the HUNT study in Norway. Eur Heart J. 2019;40(14):1113e20.
96. Choi J, Daskalopoulou SS, Thanassoulis G et al. Sex- and gender-related risk factor burden in patients with premature acute coronary syndrome. Can J Cardiol. 2014;30(1):109e17.
97. Heida KY, Bots ML, de Groot CJ et al. Cardiovascular risk management after reproductive and pregnancy-related disorders: a Dutch multidisciplinary evidence-based guideline. Eur J Prev Cardiol. 2016;23(17):1863e79.
98. Peters SA, Woodward M. Women's reproductive factors and incident cardiovascular disease in the UK Biobank. Heart. 2018; 104(13):1069e75.
99. Riise HKR, Sulo G, Tell GS et al. Hypertensive pregnancy disorders increase the risk of mater-nal cardiovascular disease after adjustment for cardiovascular risk factors. Int J Cardiol. 2019;282:81e7.
100. Tan J, Taskin O, Iews M et al. Atherosclerotic cardiovascular disease in women with endome-triosis: a systematic review of risk factors and prospects for early surveillance. Reprod Biomed Online. 2019;39(6):1007e16.
101. Mu F, Rich-Edwards J, Rimm EB et al. Endometriosis and risk of coronary Heart disease. Circ Cardiovasc Qual Outcomes. 2016;9(3):257e64.
102. Mishra SR, Waller M, Chung HF et al. Association of the length of oestrogen exposure with risk of incident stroke in postmenopausal women: insights from a 20-year prospective study. Int J Cardiol. 2021;328:206e14.
103. Shaw LJ, Min JK, Nasir K et al. Sex differences in calcified plaque and long-term cardiovascu-lar mortality: observations from the CAC Consortium. Eur Heart J. 2018;39(41):3727e35.
104. Reynolds HR, Shaw LJ, Min JK et al. Association of sex with severity of coronary artery dis-ease, ischemia, and symptom burden in patients with moderate or severe ischemia: secondary analy-sis of the ISCHEMIA randomized clinical trial. JAMA Cardiol. 2020;5.
105. Mach F, Baigent C, Catapano AL et al. 2019 ESC/EAS Guidelines for the management of dyslipidaemias: lipid modification to reduce cardiovascular risk. Eur Heart J. 2020;41(1):111e88.
106. Grundy SM, Stone NJ, Bailey AL et al. 2018 AHA/ACC/AACVPR/AAPA/ABC/ACPM/ADA/AGS/APhA/ASPC/NLA/PCNA guideline on the man-agement of blood cholesterol: executive summary: a report of the American college of cardiolo-gy/American Heart association task force on clinical practice guidelines. J Am Coll Cardiol. 2019;73(24):3168e209.
107. Raggi P. Healthy ageing to guide targeted versus universal treatment: a different approach to prevention. Atherosclerosis. 2021; 20;S0021e9150(21). 00182-9.
108. Korosoglou G, Chatzizisis YS, Raggi P. Coronary computed tomography angiography in asymp-tomatic patients: still a taboo or precision medicine? Atherosclerosis. 2021;317:47e9.
109. Cagnacci A, Venier M. The Controversial History of Hormone Replacement Therapy. Medicina. 2019;55:602.
110. Guidelines Committee. 2003 European Society of Hypertension-European Society of Cardiolo-gy guidelines for the manage-ment of arterial hypertension. J Hypertens. 2003;21:1011-53.
111. Preston RA, Norris PM, Alonso AB, Ni P, Hanes V, Karara AH. Randomized, placebo-controlled trial of the effects of

111. ...drospirenone-estradiol on blood pressure and potassium balance in hypertensive postmenopausal women receiving hydrochlorothiazide. Menopause. 2007;14:408-14.
112. Report of the National High Blood Pressure Education Program Working Group on High Blood Pressure in Pregnancy. Am J Obstet Gynecol. 2000;183(1):S1-S22.
113. Kattah, AG, Garovic VD. The Management of hypertension in pregnancy. Adv Chronic Kidney Dis. 2013;20(3) 229-39.
114. Ferrer RL, Sibai BM, Mulrow CD, Chiquette E, Stevens KR, Cornell J. Management of mild chronic hypertension during pregnancy: a review. Obstet Gynecol. 2000;96(5 Pt 2):849-60.
115. Sibai BM, Mabie WC, Shamsa F, Villar MA, Anderson GD. A comparison of no medication versus methyldopa or labetalol in chronic hypertension during pregnancy. Am J Obstet Gynecol. 1990;162(4):960-6.
116. Ismail AA, Medhat I, Tawfic TA, Kholeif A. Evaluation of calcium-antagonist (Nifedipine) in the treatment of pre-eclampsia. Int J Gynaecol Obstet. 1993;40(1):39-43.
117. Magee LA, Schick B, Donnenfeld AE, Sage SR, Conover B, Cook L, et al. The safety of calcium channel blockers in human pregnancy: a prospective, multicenter cohort study. Am J Obstet Gynecol. 1996;174(3):823-8.
118. Magee LA, Cham C, Waterman EJ, Ohlsson A, von Dadelszen P. Hydralazine for treatment of severe hypertension in pregnancy: meta-analysis. BMJ. 2003;327(7421):955-60.
119. Cooper WO, Hernandez-Diaz S, Arbogast PG, Dudley JA, Dyer S, Gideon PS, et al. Major congenital malformations after first trimester exposure to ACE inhibitors. N Engl J Med. 2006;354(23):2443-51.
120. Li DK, Yang C, Andrade S, Tavares V, Ferber JR. Maternal exposure to angiotensin converting enzyme inhibitors in the first trimester and risk of malformations in offspring: a retrospective cohort study. BMJ. 2011;343-d5931.
121. Cabassi A, Rocco R, Berretta R, Regolisti G, Bacchi-Modena A. Eplerenone use in primary aldosteronism during pregnancy. Hypertension. 2012;59(2):e18-19.
122. Smith M, Waugh J, Nelson-Piercy C. Management of postpartum hypertension. The Obstetrician & Gynaecologist. 2012;15:45-50.
123. Myatt L, Clifton RG, Roberts JM, Spong CY, Wapner RJ, Thorp Jr JM et al. Can changes in angiogenic biomarkers between the first and second trimesters of pregnancy predict development of preeclampsia in a low-risk nulliparous patient population? BJOG. 2013;120(10):1183-91.
124. Kleinrouweler CE, Wiegerinck MM, Ris-Stalpers C, Bossuyt PM, van der Post JA, von Dadelszen P et al. Accuracy of circulating placental growth factor, vascular endothelial growth factor, soluble FMS-like tyrosine kinase 1 and soluble endoglin in the prediction of pre-eclampsia: a systematic review and meta-analysis. BJOG. 2012;119(7):778-87.
125. Garovic VD, Wagner SJ, Turner ST, Rosenthal DW, Watson WJ, Brost BC et al. Urinary podocyte excretion as a marker for preeclampsia. Am J Obstet Gynecol. 2007;196(4):320;e1-7.
126. Jim B, Jean-Louis P, Qipo A, Garry D, Mian S, Matos T et al. Podocyturia as a diagnostic marker for preeclampsia amongst high-risk pregnant patients. J Pregnancy. 2012;2012:984630.
127. Craici IM, Wagner SJ, Bailey KR, Fitz-Gibbon PD, Wood-Wentz CM, Turner ST et al. Podocyturia predates proteinuria and clinical features of preeclampsia: longitudinal prospective study. Hypertension. 2013;61(6):1289-96.
128. Jim B, Mehta S, Qipo A, Kim K, Cohen HW, Moore RM et al. A comparison of podocyturia, albuminuria and nephrinuria in predicting the development of preeclampsia: a prospective study. PLoS One. 2014;9(7):e101445.
129. Spencer K, Cowans NJ, Chefetz I, Tal J, Meiri H. First-trimester maternal serum PP-13, PAPP-A and second-trimester uterine artery Doppler pulsatility index as markers of pre-eclampsia. Ultrasound Obstet Gynecol. 2007;29(2):128-34.
130. Buhimschi IA, Nayeri UA, Zhao G, Shook LL, Pensalfini A, Funai EF, Bernstein IM, Glabe CG, Buhimschi CS. Protein misfolding, congophilia, oligomerization, and defective amyloid processing in preeclampsia. Sci Transl Med. 2014;6(245):245ra92.
131. Santillan MK, Santillan DA, Scroggins SM, Min JY, Sandgren JA, Pearson NA et al. Vasopressin in preeclampsia: a novel very early human pregnancy biomarker and clinically relevant mouse-model. Hypertension. 2014;64(4):852-9.

28 Doença Renal do Diabetes

Margarete Mara da Silva • Sérgio Gardano Elias Bucharles • Ana Luíza Campanholo • Miguel Carlos Riella

INTRODUÇÃO

A doença renal do diabetes (DRD), tradicionalmente denominada "nefropatia diabética" (ND), constitui-se em uma complicação crônica do diabetes melito (DM) que acomete 30 a 40% dos indivíduos que desenvolvem esse distúrbio metabólico, podendo ocorrer tanto no decurso do diabetes melito tipo I (DM 1), quanto do diabetes melito tipo II (DM 2) e mesmo como consequência de outras formas do DM. Entre os indivíduos diabéticos que desenvolvem a doença, em pelo menos 25% dos casos, a principal anormalidade observada é o aumento da excreção urinária de albumina, e em aproximadamente 20% observa-se redução isolada da taxa de filtração glomerular.[1,2]

A classificação atual da doença renal crônica (DRC), independentemente da etiologia, baseia-se no cálculo da taxa de filtração glomerular estimada (TFGe) e na verificação da excreção urinária de albumina, pois se tem extensamente reconhecida a relação desses dois parâmetros com desfechos adversos renais e mortalidade, em particular por doenças cardiovasculares.[3,4] Embora as taxas de complicações crônicas relacionadas ao DM venham diminuindo nas últimas duas décadas, com redução aproximada de 30% na DRD em suas fases mais avançadas, ainda é muito elevado o número de pacientes afetados, pois a incidência de DM continua em progressivo aumento.[5] Por esse motivo, a DRD permanece a principal causa de DRC em pacientes que ingressam em programas de terapia renal substitutiva (TRS) na forma de diálise em diversas regiões do mundo.[6-9] O estudo da DRD é importante pelo significativo impacto econômico que a condição clínica promove, estando intimamente associada ao aumento de mortalidade, principalmente em virtude de doença cardiovascular e progressão da DRD em direção aos estágios mais avançados da DRC.[4]

DEFINIÇÃO

Nas recomendações de 2014, a American Diabetes Association (ADA) adotou a expressão doença renal do diabetes (DRD) com foco no comprometimento renal diretamente relacionado ao diabetes tanto de tipos 1 e 2 (DM 1 e DM 2, respectivamente).[10] A ADA, a National Kidney Foundation (NKF) e a American Society of Nephrology (ASN) também concordam que o termo "nefropatia" deve ser reservado aos pacientes com proteinúria detectável, persistente e normalmente associada à presença de hipertensão arterial (HA).[10,11]

Os parâmetros que identificam e definem atualmente a presença de DRC são a TFGe < 60 mℓ/min/1,73 m^2, a excreção urinária de albumina aumentada de forma persistente, traduzida pela relação albumina creatinina (RAC) ≥ 30 mg/g creatinina, além de exames de imagem anormais, desde que esses eventos durem por um período superior a 90 dias.[12,13] O cálculo da TFGe e a amostragem da RAC facilitam o reconhecimento precoce e possibilitam o estadiamento da DRC, visando estabelecer o prognóstico e as medidas terapêuticas adequadas a cada fase de evolução da patologia (Quadro 28.1).[13]

A TFGe é obtida pela aplicação de diversas fórmulas matemáticas, que correlacionam a creatinina sérica com dados como idade e gênero, sendo o papel da etnia, mais recentemente, discutível. Aquelas mais importantes são a MDRD (do inglês *Modification of Diet in Renal Disease*) e a CKD-EPI (do inglês *Chronic Kidney Disease Epidemiology Collaboration*), sendo a primeira mais utilizada e a segunda pode ter uma acurácia algo menor entre indivíduos com DM.[14]

A excreção urinária de albumina representa um indicador específico e sensível para diagnosticar nefropatia decorrente de DM e HA. As coletas de urina para quantificação da excreção urinária de albumina em 12 ou 24 horas são onerosas e causam transtornos aos pacientes. Por sua vez, amostras de urina ao acaso ou a RAC são menos dispendiosas, ainda que diante de diversas interferências (menstruação, febre, hiperglicemia) e variações interindividuais, sobretudo da RAC e principalmente entre pacientes com DM 1; testes anormais devem ser confirmados em duas de três amostras em um intervalo de tempo de 3 a 6 meses.[10,11] Adicionalmente, a acurácia da RAC é maior diante de excreção urinária de albumina > 300 mg/g e em situações de TFGe diminuída. Atualmente, a ADA define a RAC < 30 mg/g creatinina como normal e aumentada se ≥ 30 mg/g.[10] As diretrizes da ASN, *Kidney Disease: Improving Global Outcomes* (KDIGO), adotaram três faixas de RAC: normal (< 30 mg/g), elevada (30 a 300 mg/g) e muito elevada (> 300 mg/g) – que correspondem à micro e macrolbuminúria, ainda utilizados nas mais recentes atualizações de DRC recomendados pela KDIGO.[13] Deve-se efetuar o rastreamento da DRD ao tempo do diagnóstico para os pacientes portadores de DM 2 e ao menos após 5 anos de duração para os pacientes com DM 1 ou, ainda, antes, se existir evidência de um persistente mau controle prévio da patologia.[11]

É importante ressaltar que a evolução progressiva da DRD em pacientes com DM 2 não corresponde a uma constante

Quadro 28.1 Prognóstico da doença renal crônica por taxa de filtração glomerular estimada e categoria de albuminúria.

Prognóstico de DRC por TFG e categorias da albuminúria: KDIGO 2012				Categorias dos níveis de albuminúria: descrição e intervalo		
				A1	A2	A3
				Normal	Aumento moderado	Aumento grave
				< 30 mg/g < 3 mg/mmol	30 a 300 mg/g 3 a 30 mg/mmol	> 300 mg/g > 30 mg/mmol
Categorias TFG (mℓ/min/1,73 m²) Descrição e intervalo	G1	Normal ou alto	≥ 90			
	G2	Diminuição leve	60 a 89			
	G3a	Diminuição moderada	45 a 59			
	G3b	Diminuição pouco grave	30 a 45			
	G4	Diminuição grave	15 a 29			
	G5	Falência renal	< 15			

Verde: risco baixo (se não existirem outros marcadores de doença renal, sem DRC); amarelo: risco moderadamente aumentado; laranja: risco alto; vermelho: risco muito alto. DRC: doença renal cronica; KDIGO: *Kidney Disease Improving Global Outcomes*; TFG: taxa de filtração glomerular. (Adaptado de Levin A, Stevens PE. Summary of KDIGO 2012 CKD Guideline: behind the scenes, need for guidance, and a framework for moving forward. Kidney Int. 2014;85(1):49-61.)

obrigatória para aqueles diagnosticados inicialmente em faixa de microalbuminúria e que os fatores tradicional e mais frequentemente envolvidos na progressão da DRC são a duração da doença e seu controle metabólico inadequado.[15] Contudo, RAC ≥ 300 mg/g persistente está mais frequentemente associada à evolução para DRC terminal.[10] A elevação mantida de RAC entre 30 e 300 mg/g creatinina representa um marcador precoce de risco para DRD avançada no DM 1, enquanto no DM 2 sua presença se associa fortemente ao risco aumentado de doença cardiovascular aterosclerótica.[3,16] O conceito de síndrome nefrótica no contexto da DRD segue a mesma definição válida para outras condições clínicas que a provocam: proteinúria de 24 horas > 3,5 g/dia, acompanhada de hipoalbuminemia, hipercolesterolemia, edema periférico e lipidúria, cuja presença, em pacientes com DRD, está fortemente associada a mortalidade e progressão da DRC.[17]

EPIDEMIOLOGIA

A incidência crescente de DM, cujos números atualizados por bancos de dados internacionais em 2015 pela International Diabetes Federation (IDF) correspondem a 415 milhões de pessoas com a doença e previsão de 642 milhões em 2040, denota uma epidemia global (*IDF Atlas 7th edition*, disponível em www.diabetesatlas.org), o que promove um importante impacto social, financeiro e para a estrutura dos sistemas de saúde.[18] Na maior parte do mundo ocidental, a DRD é a principal causa de DRC em todos os estágios de evolução e entre os pacientes iniciando terapia renal substitutiva, perfazendo 50% dos novos casos de pacientes dialíticos crônicos no EUA.[8] Na China, grandes estudos baseados em populações hospitalares observaram que desde 2011 o DM é a causa mais prevalente de doença renal em estágio final.[9] No Brasil, segundo o censo da Sociedade Brasileira de Nefrologia (SBN), a incidência de pacientes novos com DRD em diálise é de 77 por milhão de pacientes (pmp), com aproximadamente 34% da população em diálise crônica no país sendo formada por pacientes diabéticos.[19]

Existe um aumento mais rápido na prevalência de DM 2 nos países em desenvolvimento quando comparados aos países desenvolvidos. Estima-se que 4 de cada 5 indivíduos com DM 2 vive em países de baixa ou média renda *per capta*, projetando-se que esses países, nos continentes africano, Sudeste Asiático e Américas Central e do Sul, experimentarão uma verdadeira epidemia de DM nas próximas duas décadas.[20]

A incidência de pacientes com DRD em tratamento de substituição renal tem se mostrado estável em alguns países nos últimos anos, paradoxalmente ao incremento de DM, sobretudo do tipo 2.[21,22] Maior conscientização das equipes de saúde acerca do prognóstico da DRC e DRD, melhor controle da pressão arterial e glicemia, atuação das associações/sociedades/federações científicas para a divulgação e implementação de recomendações sobre a detecção precoce, prevenção e tratamento por equipe multiprofissional são responsáveis, em parte, por alguns resultados melhores.[5,21]

No entanto, a prevalência de DRD associada à DRC terminal em grupos de risco, como afro-americanos, hispânicos e asiáticos, é duas a três vezes maior do que em brancos norte-americanos, e até 18 vezes maior em nativos norte-americanos.[8,22] Essas disparidades são atribuídas à maior frequência de DM 2 e obesidade entre os indivíduos mais jovens dessas populações, que favorecem um desenvolvimento mais precoce de complicações diabéticas.[5,22]

DIAGNÓSTICO E CLASSIFICAÇÃO

A DRD deve ser rastreada anualmente em todos os indivíduos com DM, começando após 5 anos do início do DM nos indivíduos com DM 1 ou, mais cedo, se o indivíduo apresentar descompensação da glicemia cronicamente ou estiver na puberdade.[10,11] Para os pacientes portadores de DM 2, a DRD deve ser pesquisada logo após o reconhecimento do diagnóstico do DM, pois pode haver um período prévio silencioso e desconhecido da doença.[10,11]

O diagnóstico e a atual classificação da DRC em estágios levam em consideração os níveis de TFGe, divididos em cinco estágios com níveis decrescentes de função renal e três faixas de excreção urinária de albumina (albuminúria normal, elevada e muito elevada). Paralelamente, a DRD pode ser classificada, sob o ponto de vista histopatológico, em quatro estágios principais (I a IV, com uma subdivisão em IIa e IIb), levando-se em conta o dano glomerular observado com base em análises de microscopias óptica e eletrônica, conforme os Quadros 28.2 e 28.3 e a Figura 28.1.[23,24]

A classificação histopatológica discrimina as lesões em seus diversos graus de gravidade, apresenta aplicabilidade relativamente simples e tem reprodutibilidade interobservador elevada.[23] Além do espessamento da membrana basal glomerular (MBG), ocorre, concomitante, espessamento de membrana basal tubular

Quadro 28.2 Classificação clínica da doença renal do diabetes.

Estágios	Albumina urinária (mg/g Cr) ou proteína urinária (g/g Cr)	Taxa de filtração glomerular estimada (TFGe) – mℓ/min/1,73 m²
I (Pré-nefropatia)	Normoalbuminúria (< 30 mg/g)	≥ 30
II (Nefropatia incipiente)	Albuminúria (30 a 299 mg/g)	≥ 30
III (Nefropatia clínica)	Macrolbuminúria (> 300 mg/g ou proteinúria persistente (> 0,5)	≥ 30
IV (Insuficiência renal)	Qualquer faixa de albuminúria ou proteinúria*	< 30
V (Terapia renal substitutiva)	Qualquer faixa de proteinúria e paciente em TRS**	Terapia dialítica crônica

*Todos os pacientes TFGe < 30 mℓ/min/1,73 m² são classificados como insuficiência renal, independentemente da faixa de proteinúria existente. ** TRS: terapia renal substitutiva na forma de hemodiálise ou diálise peritoneal. (Adaptado de Haneda et al., 2015.)[24]

Quadro 28.3 Classificação da doença renal do diabetes: critérios histopatológicos das lesões glomerulares.

Classe	Descrição	Critérios de inclusão
I	Alterações leves ou não especificas à MO e espessamento de MBG observado à ME	Biopsia não revela critérios para ser enquadrada em classes II, III ou IV MBG > 395 nm em mulheres e > 430 nm homens com ≥ 9 anos
IIa	Leve expansão mesangial	Biopsia não revela critérios para ser enquadrada como classes III ou IV Leve expansão mesangial em > 25% do mesângio observado
IIb	Grave expansão mesangial	Biopsia não revela critérios para ser enquadrada como classes III ou IV Expansão mesangial grave em > 25% do mesângio observado
III	Esclerose nodular (lesões de Kimmelstiel-Wilson)	Biopsia não revela critérios para ser enquadrada como classe IV e existe ao menos uma lesão convincente como um nódulo de Kimmelstiel-Wilson
IV	Glomeruloesclerose diabética avançada	Esclerose glomerular diabética global em mais de 50% dos glomérulos Presença de lesões das classes I até III

MBG: membrana basal glomerular; ME: microscopia eletrônica; MO: microscopia óptica. (Adaptado de Tervaert et al., 2010.)[23]

em áreas de túbulos não atróficos, acompanhando as lesões glomerulares, que se tornam mais evidentes nos estágios II, III e IV da DRD.[23,25,26] Fibrose intersticial e atrofia tubular se seguem às anormalidades glomerulares na DRD do DM 1 e colaboram para o desenvolvimento de DRC terminal.[25,26] Pode-se avaliar a gravidade do dano túbulo intersticial mediante a aplicação de um escore de fibrose intersticial e atrofia tubular semelhante ao da nefropatia por imunoglobulina A (IgA).[27] Atribui-se o valor zero à ausência de lesão túbulo intersticial, valor 1 quando há fibrose e atrofia em porcentagem < 25% do compartimento túbulo intersticial, valor 2 quando há lesões entre 25 e 49% do compartimento e valor 3 quando há pelo menos 50% do compartimento túbulo intersticial com atrofia tubular e fibrose intersticial. As lesões vasculares da DRD também são relativamente frequentes e a presença de hialinose da arteríola eferente representa um achado histopatológico relativamente específico dessa condição.[28] Ainda, diversos estudos correlacionam a ocorrência de hialinose arteriolar e parâmetros clínicos, com envolvimento arteriolar tanto aferente quanto eferente, mostrando uma nítida correlação entre a presença de albuminúria e a progressão da DRD, tanto para DM 1 quanto DM 2.[29,30] Por fim, arteriosclerose de artérias de calibre maior também pode ser observada em espécimes de tecido renal de pacientes com DRD, evidenciando ausência de espessamento intimal (escore 0), espessamento intimal menor do que o espessamento da média (escore 1) ou espessamento intimal maior do que o espessamento da média (escore 2).[23,26]

PATOLOGIA NA DOENÇA RENAL DO DIABETES

É comum após a instalação do DM que ocorra uma hipertrofia renal, com o peso do órgão aumentando entre 10 e 15%, alteração que se mantém mesmo em estágios avançados da DRD.

Observa-se um aumento no volume glomerular em seu capilar glomerular, além de hipertrofia intersticial.[30,31] Em pacientes com mais de uma década de evolução do DM, observa-se espessamento da MBG em até três vezes a sua espessura habitual. Nos casos mais avançados, com proteinúria importante, há estreita correlação entre espessamento da MBG, a expansão mesangial e a albuminúria.[31] Os nódulos de Kimmelstiel e Wilson, descritos em 1936, são observados em quadros avançados de DRD (Figura 28.1 B),[32] são mais frequentemente observados nas regiões centrais dos lóbulos glomerulares mais periféricos como massas eosinofílicas e fortemente positivas pelo ácido periódico de Schiff. Em geral, são acelulares, com provável formação a partir de dilatações microaneurismáticas que sofrem mesangiólise e posterior organização laminar. São vistos em 10 a 50% das biopsias renais de pacientes com DM 1 e DM 2.[30,31] Em contrapartida, as lesões glomerulares difusas são mais frequentes que as nodulares, observadas em até 90% pacientes com DM 1 e duração da doença superior a 10 anos, bem como incidem em 25 a 50% dos pacientes com DM 2 (Figura 28.1 A). Consistem em um aumento na matriz mesangial, que envolve as alças capilares, e o seu achado se associa fortemente à progressão da DRD e aos estágios mais avançados da doença.[30,31]

Os podócitos são envolvidos precocemente no curso da DRD, mesmo em casos de leve aumento na albuminúria.[33,34] Lesões arteriolares são comumente observadas, com material hialino envolvendo as paredes vasculares, tanto das arteríolas aferentes, quanto das eferentes. A presença de fibrose intersticial e atrofia tubular se correlacionam bem com a progressão da doença, e a arterioloesclerose renal é mais prevalente na DRD dos pacientes com DM 2.[23,24,26,29]

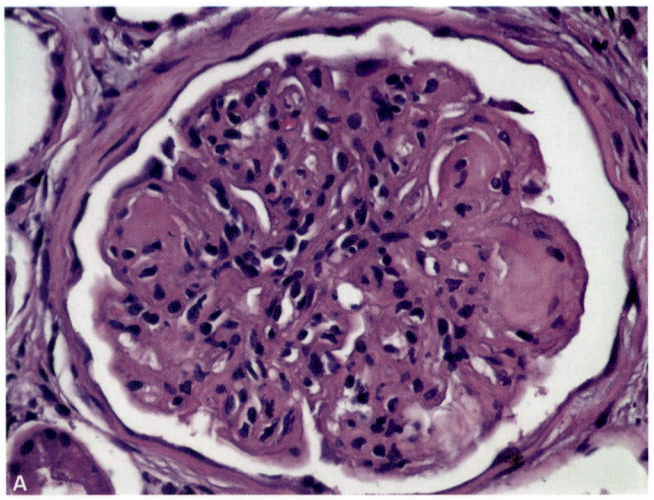 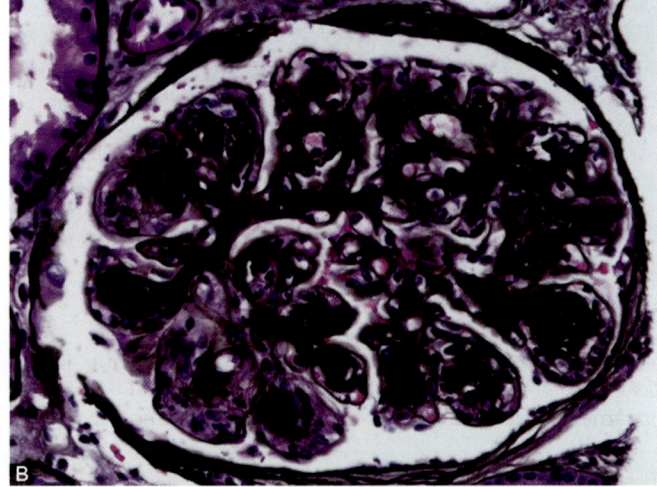

Figura 28.1 Histopatologia da nefropatia diabética. **A.** Nefropatia diabética com expansão mesangial difusa e presença de hialinose arteriolar. **B.** Nefropatia diabética com expansão mesangial nodular (existência de nódulos de Kimmelstiel-Wilson e hialinose arteriolar aferente e eferente). (Reproduzida, com autorização, de Tervaert et al., 2010.)[23]

> **PONTOS-CHAVE**
>
> - A principal causa de doença renal crônica terminal (DRC 5) é a DRD
> - A TFGe representa o melhor índice de avaliação da função renal para o diagnóstico, estadiamento e seguimento da DRD
> - A estimativa da TFG é mais acurada com a aplicação de fórmulas CKD-EPI ou MDRD do que com a estimativa por Cockcrof-Gault
> - A medida da excreção urinária de albumina refere-se a um marcador específico e sensível para detectar nefropatia do DM em suas fases iniciais
> - O termo "microalbuminúria", ou "nefropatia incipiente", é definido pela presença de excreção urinária de albumina de 20 a 200 mg/min ou 30 a 300 mg/24 h. Valores acima desse ponto indicam macroalbuminúria ou DRD clínica
> - Para o rastreamento da DRD, recomenda-se a medida da relação albumina/creatinina em amostra isolada de urina. Valores alterados devem ser confirmados em coletas de urina de 12 ou 24 horas.

DIAGNÓSTICO DIFERENCIAL

O diagnóstico da DRD é eminentemente clínico e laboratorial. A abordagem inicial de um paciente diabético com alterações em exames de função renal requer atenção do médico clínico para a etiologia diabética e para a possibilidade de outros diagnósticos. Exigem-se os seguintes fatores para confirmar o diagnóstico de DRC por DM:

- Histórico de insatisfatório controle glicêmico prolongado (anos de evolução)
- Sinais de lesão diabética em outros órgãos-alvo, sendo a retinopatia concomitante um marcador clássico (microangiopatia diabética), porém não o único, pois a polineuropatia periférica diabética também pode se associar à DRD
- Ausência de sintomas ou sinais que sugiram outra etiologia para a doença renal.[10,11,26]

Portanto, uma avaliação inicial mínima se faz necessária com dados clínicos e laboratoriais, como evolução da albuminúria e da perda funcional pela TFGe, averiguação de sintomas e doenças sistêmicas associadas, presença de outras lesões micro e macrovasculares, histórico de exposição a fármacos potencialmente nefrotóxicos e grau de doença hipertensiva. Importa, também, excluir outras doenças sistêmicas, pela investigação de paraproteínas presentes, hepatites B, C e HIV, doenças urológicas obstrutivas (sobretudo em idosos do sexo masculino), nefropatia renal isquêmica diante de histórico de doença macrovascular ou com assimetria renal em exames de imagem.

Ocorrência de hematúria funciona como sinal de alerta para a presença de doença renal não diabética em pacientes com DM, como as glomerulopatias primárias (nefropatia de IgA), as doenças por imunocomplexos (lúpus eritematoso sistêmico [LES], glomerulonefrites pós-infecciosas) e vasculites, o que implica exames de autoimunidade (LES, anticorpos anticitoplasma de neutrófilos [ANCA] e complemento sérico).[35] Nos casos de dúvida diagnóstica, principalmente com outras glomerulopatias e doenças tubulointersticiais, deve-se realizar a biopsia renal, indicada quando não há retinopatia no DM 1 com proteinúria, em pacientes com DM 1 e início de proteinúria abrupto e rápida evolução, em pacientes diabéticos com sedimento urinário ativo (acantócitos, cilindros hemáticos) ou em pacientes diabéticos com rápida perda de função renal.[36]

QUADRO CLÍNICO E HISTÓRIA NATURAL DA DOENÇA RENAL DO DIABETES

Como previamente explicado, a DRD é fundamentalmente um diagnóstico clínico, baseado na presença de albuminúria em valores persistentemente elevados e/ou queda na TFGe em um indivíduo diabético e ela não indica, com base nessas informações, nenhum fenótipo específico. A alteração mais precoce na função renal de pacientes DM 1, assim como em muitos pacientes DM 2, é o aumento na TFGe ou, também denominada "hiperfiltração", cujo correspondente anatômico é a hipertrofia renal. Na sequência, observa-se o desenvolvimento de albuminúria (30 a 300 mg de albumina em urina de 24 horas), atualmente reconhecida como "aumento moderado na albuminúria", e uma fase posterior de albuminúria para quantidades acima de 300 mg/24 horas, em média 15 anos após o diagnóstico da doença (DM), acompanhada, progressivamente, de elevação na pressão arterial e agravamento da proteinúria. A Figura 28.2 mostra a história natural da DRD amplamente validada para pacientes DM 1, mas não para DM 2, cenário em que a duração da doença nem sempre é bem estabelecida e a DRC pode evoluir na ausência de albuminúria significativa, como resultado, por exemplo, de doença macrovascular.[37-39] Em pacientes com DM 1, é possível observar queda na TFGe sem presença de albuminúria em 7 a 24% dos casos, enquanto no DM 2 essa possibilidade clínica ocorre em 39 a 52% dos pacientes.[40]

Entre os pacientes com DM 2 e DRD, é frequente a observação de síndrome metabólica (presença de três de cinco parâmetros: aumento na circunferência abdominal, elevação de triglicerídeos [TG], redução na concentração de lipoproteínas de alta densidade [HDL], hipertensão arterial e hiperglicemia), que impacta direta e negativamente a função renal.[41] Diversas condições fisiopatológicas estão associadas à obesidade, como o incremento nas dimensões renais, a glomerulomegalia, o aumento no fluxo sanguíneo renal e a consequente hiperfiltração glomerular.[42] Nos pacientes com DM 1 que desenvolvem hipertensão arterial (HA), esta é normalmente secundária à DRD. Já a relação existente entre HA e os pacientes com DM 2 é mais complexa, podendo a HA inclusive preceder o diagnóstico do DM (síndrome metabólica), e associando-se à ativação do sistema renina-angiotensina-aldosterona, à hiperatividade simpática e à doença macrovascular, sendo a prevalência de doença renovascular muito maior nessa população.[43] O padrão circadiano da pressão arterial (PA) tende a se alterar mesmo nos estágios iniciais da DRD. Um aumento paradoxal da PA no período noturno surge com certa frequência e se associa com substancial risco de mortalidade nessa população. O enrijecimento aórtico eleva a pressão de pulso e reduz a pressão diastólica, contribuindo para elevadas taxas de HA sistólica isolada e comprometimento do enchimento coronariano.[44]

Retinopatia diabética está presente em 95% dos pacientes com DM 1 e DRD, enquanto apenas 50 a 60% dos pacientes com DRD tem retinopatia associada, de maneira que, nesses pacientes, a ausência de retinopatia não afasta completamente o diagnóstico de DRD.[45] A polineuropatia periférica diabética (motora e sensitiva) também é achado frequente em pacientes com DRD, enquanto a polineuropatia autonômica pode determinar, no leito cardiovascular, quadros de isquemia miocárdica com ausência de angina e, adicionalmente, gastroparesia com diarreia ou obstipação no trato digestivo. As anormalidades urogenitais mais frequentes são esvaziamento vesical incompleto, disfunção erétil, sintomas do trato urinário inferior e infecções urinárias.[46]

> **⚠ PONTOS-CHAVE**
>
> - Todos os pacientes portadores de DM devem ser rastreados anualmente para a presença de DRD: no caso do DM 1, iniciando-se com 5 anos após o diagnóstico do DM; e, para pacientes com DM 2, ao tempo do diagnóstico da patologia (DM)
> - O diagnóstico da DRD é essencialmente clínico e baseado em critérios epidemiológicos como longa duração do DM, controle glicêmico insatisfatório, presença de outros órgãos-alvo envolvidos (retinopatia, neuropatia periférica), ausência de manifestações clínicas e laboratoriais que possam sugerir outra etiologia
> - As três principais alterações glomerulares na DRD são: expansão mesangial, espessamento de membrana basal glomerular e esclerose glomerular nodular.

PATOGÊNESE DA DOENÇA RENAL DO DIABETES

Alterações hemodinâmicas

Embora muitos processos fisiopatológicos ocorram concomitantemente, a hiperglicemia sustentada é a principal responsável pela gênese da DRD. Nas fases iniciais do DM, é comum

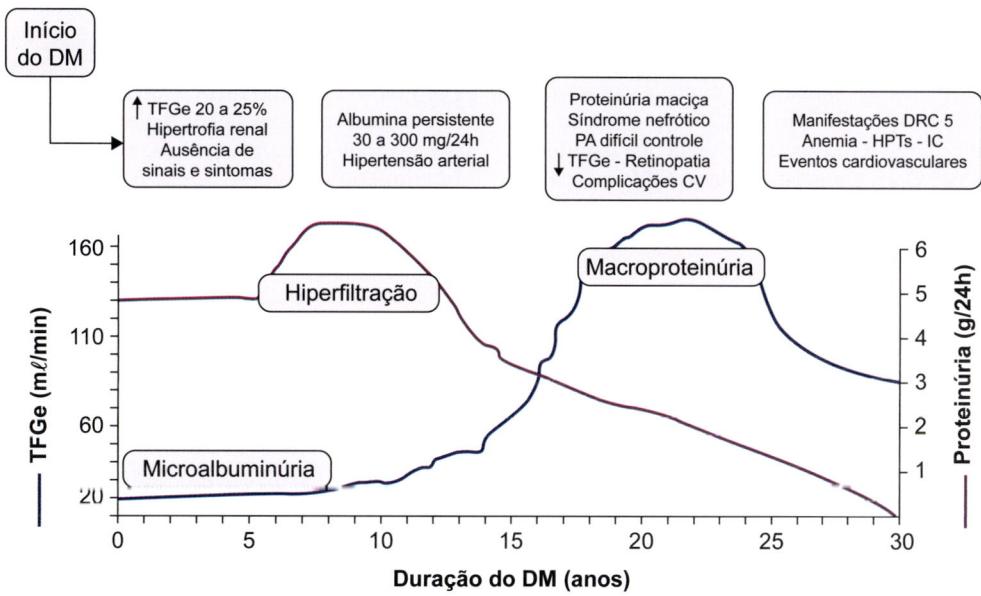

Figura 28.2 História natural da doença renal do diabetes. CV: cardiovasculares; DM: diabetes melito; DRC: doença renal crônica; HPTs: hiper-paratireoidismo secundário; IC: insuficiência cardíaca; TGFe: taxa de filtração glomerular estimada. (Adaptada de Krolewski, 2015 e Mogensen, 1997.)[37,38]

haver hiperfiltração glomerular, pela redução da resistência das arteríolas aferente e aumento da resistência das eferentes (mecanismo mediado por angiotensina II), com consequente aumento da perfusão renal e da pressão hidráulica do capilar glomerular, que podem ser parcialmente revertidas com bom controle glicêmico.[47] Apesar de os mecanismos que levam à hiperfiltração glomerular não estarem completamente elucidados, sabe-se que a obesidade e os vários fatores pró-inflamatórios e de crescimento celulares e vasculares podem estar envolvidos.[48,49] Diversos mediadores vasoativos são responsáveis pelas alterações hemodinâmicas (vasodilatação arteriolar aferente): fator de crescimento insulina-*like* (IGF-1), óxido nítrico, prostaglandinas, fator de crescimento vascular derivado do endotélio (VEGF) e glucagon. Estimulação persistente pela hiperfiltração pode promover dano vascular permanente, com alterações na autorregulação glomerular e hipertensão intracapilar glomerular. Paralelamente, ocorrem alterações na função tubular, com aumento na reabsorção tubular de sódio mediada tanto pelo aumento da pressão coloidosmótica pós-capilar glomerular (hiperfiltração), quanto pela produção local de angiotensina II, que promove hipertrofia tubular proximal e aumento na reabsorção de sódio.[50] Adicionalmente, redução no fator de transcrição de crescimento beta 1 (TGF-β1) pelo bloqueio do sistema renina-angiotensina-aldosterona (SRAA) pode retardar a progressão da DRD, colaborando para uma melhor preservação da função glomerular.[51]

Hipertrofia renal, expansão mesangial e formação de nódulos

O crescimento glomerular observado na DRD é determinado pelo aumento no número de células mesangiais, por sua hipertrofia e das alças capilares, promovendo aumento na superfície de filtração (hiperfiltração). O aumento do tecido renal pode ser de até vários centímetros, visto precocemente no curso da evolução do DM. A hiperglicemia determina hipertrofia celular por meio de mediadores de crescimento no tecido renal, como IGF-1, fator de crescimento derivado da epiderme (EGF), fator de crescimento derivados de plaquetas (PDGF), VEGF, TGF-β e angiotensina II, cuja expressão no tecido renal se encontra aumentada, tanto na DRD experimental quanto em modelos humanos.[47] Entre as alterações estruturais mais frequentes da DRD, citam-se a expansão mesangial, a glomeruloesclerose nodular diabética (nódulos de Kimmelstiel-Wilson) e a glomeruloesclerose difusa, sendo esta a mais frequentemente observada e intimamente relacionada com a progressão da doença. Inicialmente, ocorre um aumento no número de células e na quantidade de matriz extracelular depositada. Ao longo do tempo, ocorre redução no número de células da matriz, com progressiva expansão do seu material e formação de nódulos.[30,31]

Mediadores inflamatórios e doença renal do diabetes

Inflamação sistêmica e tecidual renal se constitui em um dos principais mecanismos de geração e agravamento das nefropatias crônicas, e esse processo inflamatório, bem como os diversos tipos celulares do sistema imunológico, tem participação ativa na gênese da DRD. Tanto em modelos animais quanto em seres humanos, observa-se infiltração parenquimatosa renal de células mononucleares (monócito-macrófago) e de células T ativadas. Citocinas e seus receptores, como o complexo proteína 1 quimioatática de monócitos (MCP-1/CCL2) e aumento na expressão de RANTES/CCL5, parecem ser alterações importantes que potencializam a DRD.[52] Também se sugere uma exacerbação do estado inflamatório pela frequente elevação dos níveis de biomarcadores inflamatórios, como a proteína C reativa, as interleucinas e o fator de necrose tumoral.[53]

Hiperglicemia e doença renal do diabetes

A hiperglicemia persistente provoca proliferação de células mesangiais e aumento de sua matriz, assim como o espessamento da membrana basal glomerular (MBG). Além disso, pode induzir DRD por outros mecanismos distintos, como a geração de produtos de glicosilação avançada (AGEs – glicosilação não enzimática de aminoácidos e proteínas) e de açúcares alcoólicos (polióis). Brownlee[54,55] propôs uma teoria unificando diversos processos fisiopatológicos na DRD (Figura 28.3). Em linhas gerais, um aumento na concentração de glicose intracelular estimula a oxidação das moléculas de glicose no ciclo do ácido tricarboxílico, com geração de radicais superóxido no nível mitocondrial e a consequente ativação de quatro principais vias metabólicas: a dos polióis (com acúmulo de sorbitol), a das hexosaminas, a da proteína C quinase (indução de albuminúria) e a estimulação para produção de AGE.

Proteína C quinase

Diversos efeitos secundários da hiperglicemia se relacionam com a ativação da proteína C quinase (PCK), incluindo alterações vasculares. Hoje, sabe-se que inibidores seletivos da PCK são capazes de atenuar a hiperfiltração e reduzir albuminúria e a expressão tecidual de TGF-β.[54,55]

Produtos de glicosilação avançada

Embora descritos inicialmente na DRD, o processo de envelhecimento e a DRC também podem estar associados com o acúmulo de produtos de glicosilação avançada (AGEs, do inglês *advanced glycosylation end products*). Essas moléculas, cuja concentração sérica está aumentada na DRD, depositam-se nos glomérulos de pacientes com DRD, ligando-se às células mesangiais, e têm a capacidade de mediar o aumento na expressão de moléculas de adesão, além de promover hipertrofia celular, aumento na produção de matriz mesangial e inibição na produção de óxido nítrico, tornando a barreira glomerular mais permeável à passagem de proteínas.[56,57] Quando injetadas em modelos experimentais, essas substâncias promovem albuminúria e glomeruloesclerose.[58] Os AGEs apresentam importantes efeitos nos podócitos, incluindo indução de hipertrofia, apoptose e redução da produção de nefrina. A administração de aminoguanidina, um inibidor da produção de AGEs, em animais de experimentação com DM, reduziu a deposição dessas substâncias, minimizou a expansão mesangial e reduziu a albuminúria, mas seus efeitos não são consistentes no espessamento da membrana basal glomerular (MBG).[59]

Fatores ambientais e genéticos

O risco de desenvolvimento de DRD está fortemente ligado a fatores genéticos. Existe um risco estimado de 30 a 40%, tanto para o DM 1 quanto para o DM 2, para a instalação da nefropatia. Embora a prevalência da DRD possa variar localmente, existem determinadas populações e etnias que historicamente exibem maior risco, como os índios Pima, os afrodescendentes, os aborígenes australianos e os orientais do Sudeste Asiático, quando comparados a grupos

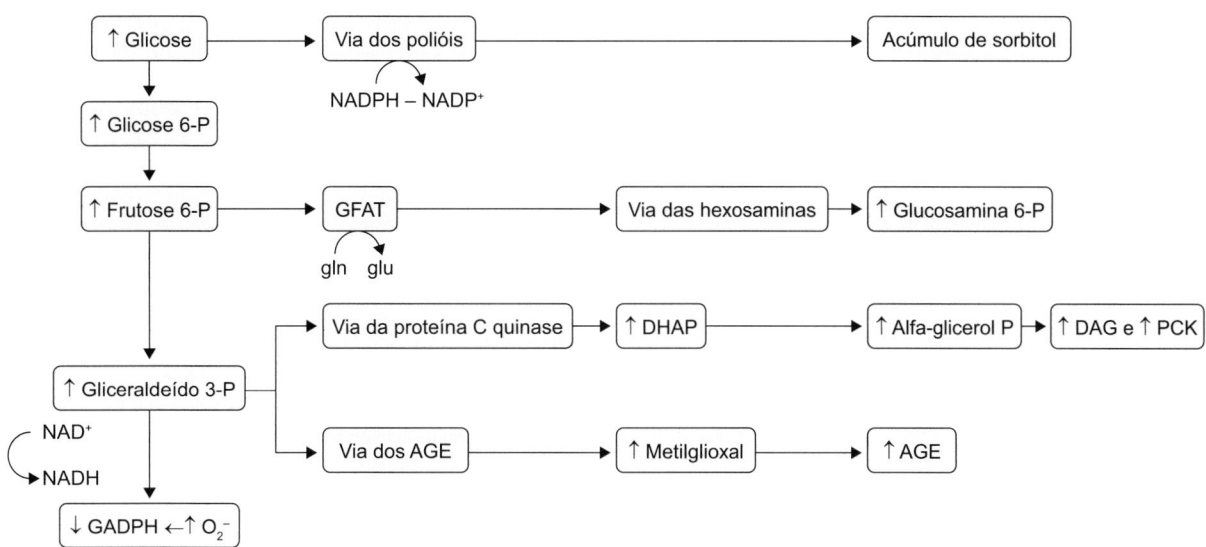

Figura 28.3 Unificação dos processos fisiopatológicos metabólicos na doença renal do diabetes. AGE: produto de glicosilação avançada; DAG: diacilglicerol; DHAP: fosfato de di-hidroxiacetona; GAPDH: gliceraldeído-3-fosfato desidrogenase; GFAT: glutamina frutose-6-fosfato aminotransferase; NAD: dinucleótido de nicotinamida e adenina; NADPH: fosfato de dinucleótido de nicotinamida e adenina; NADP⁺: nicotinamida adenina dinucleótido fosfato; NAD*: dinucleótido de nicotinamida e adenina; PCK: proteína C quinase. (Adaptada de Brownlee, 2005.)[54]

caucasianos.[60,61] Agrupamentos familiares de DRD também têm sido descritos, tanto para o DM 1 quanto DM 2,[62] em populações caucasianas e não caucasianas. Em índios Pima, o risco de desenvolvimento de albuminúria foi de 14% quando nenhum dos genitores apresentava DRD, porém de 23 e 46%, respectivamente, quando um ou ambos os genitores apresentavam DM e proteinúria.[63] Um parente de 1º grau de um indivíduo com DM e DRD tem 83% de chances de desenvolver, igualmente, DRD.

Diversas pesquisas objetivaram a identificação de genes candidatos para caracterizar melhor as variantes polimórficas associadas à DRD. Contudo, o risco não parece seguir um padrão mendeliano mais simples e, provavelmente, múltiplos genes estão envolvidos na gênese da DRD. Avaliações do genoma humano têm identificado diversas regiões com possível ligação para a suscetibilidade, como os cromossomos 3q, 7p, 18q, embora com função fisiopatológica ainda não definida. Atualmente, acredita-se que um polimorfismo com dupla deleção do gene da enzima conversora da angiotensina (ECA) tenha efeito adverso sobre a progressão da doença, embora com achados nem sempre uniformes.[64,65] Adicionalmente, em um estudo em que foram avaliados 360 mil polimorfismos genéticos de maneira simultânea em pacientes com DM 1 e sem DRD, um total de 13 polimorfismos localizados em quatro *loci* e expressos no tecido renal foram fortemente associados à presença de DRD ao longo do tempo.[61]

Fatores ambientais e, em especial, nutricionais vêm sendo implicados na gênese do DM e da DRD. Um importante fator de risco refere-se à ingesta de sucos e refrigerantes contendo açúcar artificialmente adicionado. Acredita-se que a frutose adicionada tenha relação com a síndrome metabólica, tanto em estudos animais quanto em seres humanos, em um mecanismo que, ao menos parcialmente, seria explicado pela habilidade da frutose em aumentar o ácido úrico, um reconhecido indutor de estresse oxidativo e de disfunção endotelial,[66] além de promoção de injúria tubulointersticial crônica.[67]

> **(!) PONTOS-CHAVE**
>
> - A hiperglicemia pode induzir diretamente a expansão mesangial, provavelmente pelo aumento na produção da matriz ou glicosilação de proteínas da matriz mesangial
> - O benefício potencial do bloqueio do SRAA reforça o papel da hiperfiltração e da hipertensão intraglomerular na DRD
> - Na hiperglicemia crônica, parte do excesso da glicose combina-se com aminoácidos livres na circulação ou em proteínas teciduais. Esse processo não enzimático representa o passo inicial na formação posterior dos irreversíveis AGEs que podem se acumular nos tecidos e contribuir para complicações renais e microvasculares
> - A ativação de citocinas, elementos pró-fibróticos, inflamação sistêmica e fatores de crescimento vascular (fator de crescimento vascular endotelial – VEGF) podem estar envolvidos no acúmulo de matriz mesangial e DRD
> - TGF-β pode contribuir para hipertrofia celular e síntese aumentada de colágeno, ambas encontradas na DRD.

TRATAMENTO DA DOENÇA RENAL DO DIABETES

Intervenções dietéticas e no estilo de vida de pacientes com diabetes melito e doença renal crônica

O tratamento do paciente diabético renal crônico é complexo, habitualmente exigindo um esforço multidisciplinar envolvendo nutricionista, equipe de enfermagem, assistente social, podologia e uma ampla variedade de especialistas médicos como nefrologista, endocrinologista, cardiologista, oftalmologista, neurologista, cirurgião vascular, dentre outros. O engajamento do paciente e de seus familiares é crucial para que os resultados desejáveis a longo prazo sejam obtidos.[68] Os objetivos são minimizar o ritmo de progressão da DRC, prevenir e tratar os eventos cardiovasculares, prevenção de complicações metabólicas (hipo e hiperglicemia) e melhorar a qualidade de vida dos pacientes.

Diferentemente da qualidade da informação médica baseada em terapias farmacológicas, as recomendações nutricionais e de estilo de vida baseiam-se fortemente em estudos observacionais e/ou retrospectivos. Em linhas gerais, pacientes diabéticos com DRC devem consumir, de maneira individualizada, uma dieta rica em vegetais, frutas, grãos, fibras, legumes, proteínas de fonte vegetal e gorduras não saturadas. Paralelamente, devem receber orientações para uma dieta pobre em carnes processadas, carboidratos refinados e bebidas adoçadas.[68] Aderência a esse padrão dietético, em indivíduos da população geral, sem DM ou DRC, determina resultados benéficos em prevenção de albuminúria e da própria DRC.[69] Pacientes diabéticos com DRC 3 a 5 (não em terapia renal substitutiva) devem receber uma dieta com 0,8 g/kg/dia de proteínas de alto valor biológico. Dietas com maior teor proteico, objetivando promover restrição de carboidratos, ainda não foram avaliadas em perspectivas a longo prazo e podem ser potencialmente danosas.[68] Quando em diálise peritoneal (DP), principalmente, ou em hemodiálise (HD), há necessidade de revisão no aporte proteico diário, elevando-se para 1,0 a 1,2 g/kg/dia, baseado em estudos de balanço nitrogenado, qualidade da diálise e presença ou ausência de desnutrição.[68,70,71] A utilização de cetoácidos associada à dieta de muito baixo conteúdo proteico não foi adequadamente avaliada em pacientes com DM e DRC.[68] Com relação à ingesta de sódio, o KDIGO 2022 sugere que indivíduos DM 1 e DM 2 com DRC devam restringir a ingestão diária de sódio a < 2 gramas (< 5 gramas de cloreto de sódio), não existindo evidência científica de que essa restrição possa ser danosa, além de a restrição de sal comprovadamente potencializar os efeitos benéficos do bloqueio do sistema renina-angiotensina-aldosterona (SRAA).[68] A restrição de sal tem impacto favorável no controle da PA, na redução de eventos cardiovasculares e, embora com baixa qualidade de evidência, algum benefício em abrandar a progressão da DRC.

Igualmente, recomenda-se que pacientes DM 1 e DM 2 com DRC evitem o sedentarismo e, quando for o caso, percam peso, por meio da realização de atividades físicas aeróbicas de moderada intensidade, por pelo menos 150 minutos por semana. Além dos benefícios cardiovasculares e no controle metabólico, a melhora na qualidade de vida e na sensação de bem-estar estão intimamente associadas à atividade física regular em pacientes com DRC.[72] As recomendações para atividades físicas devem levar em consideração a idade do paciente, seu histórico cardiovascular, acesso a instituições especializadas, presença de comorbidades (redução de acuidade visual, neuropatia periférica) e condições socioeconômicas. Pacientes em terapia hemodialítica crônica podem ser encorajados a se engajarem em programas de exercícios físicos intradialíticos, que parecem estar associados a melhora na adequação da terapia dialítica, além de contribuírem para melhoria na sensação de bem-estar, melhora na capacidade física e atenuar depressão.[73,74]

Problemas associados ao manejo da hiperglicemia em pacientes com diabetes melito e doença renal crônica

As dificuldades em relação ao manejo da hiperglicemia nos pacientes com DRC estão associadas, em parte, à complexidade do tratamento da doença e, por outro lado, com algumas exceções, ao número insuficiente de dados convincentes sobre os benefícios dos diferentes tratamentos nesse subgrupo de pacientes. A DRD está associada à insulinorresistência e, em estados mais avançados, à diminuição da metabolização hepática e renal da insulina.[75] Alguns fatores contribuem para um risco aumentado de hipoglicemia: i) menor degradação, com consequente maior disponibilidade de insulina; ii) anorexia causada pela uremia, com menor ingesta alimentar; iii) menor gliconeogênese renal; e iv) farmacocinética alterada de diversas classes medicamentosas. A uremia contribui para a piora da insulinorresistência e para a hiperglicemia, enquanto os fatores citados dificultam um bom controle glicêmico, implicando constante revisão e ajustes da terapia farmacológica.[66,68]

Monitoramento do tratamento

O controle da terapia no paciente DRC 3 a 5 não em diálise se dá principalmente pelas verificações periódicas dos valores da hemoglobina glicada (HbA1C). Os métodos de dosagem da HbA1C podem sofrer influência da uremia, da redução da vida média das hemácias, da deficiência de ferro, de transfusões de sangue, do uso da eritropoetina e da acidose metabólica.[66,68] Nesses casos, os métodos mais confiáveis são cromatografia de afinidade com boronato em agarose e com ácido tiobarbitúrico. O laboratório deve utilizar um método certificado pelo National Glycohemoglobin Standardization Program (NGSP). Outro método de avaliação do controle glicêmico corresponde à dosagem da albumina glicada, porém não existem muitos estudos correlacionando albumina glicada e risco de complicações. Além disso, pode ser menos confiável em pacientes com proteinúria ou em diálise peritoneal.[76] O automonitoramento regular das glicemias capilares é útil para os ajustes na terapia, tanto com agentes orais quanto com a insulina. Por muitos anos, o automonitoramento com glicemia capilar tem sido a melhor forma para acompanhamento do controle glicêmico do paciente DM. Nas últimas décadas, o monitoramento contínuo de glicose (CGM, do inglês *continuous glucose monitoring*) ou monitoramento glicêmico intermitente (isCGM) tem se tornado mais comum e, para muitos, tem substituído os testes capilares. Os sistemas são constituídos por um sensor que é inserido na pele e que mede os níveis de glicemia do fluido intersticial. CGM mede a glicemia continuamente ou a cada 5 minutos e envia os valores para um leitor ou para um telefone celular. O sistema envia alarmes em níveis altos ou baixos de glicemia. O isCGM coleta dados e o sensor envia ao paciente, com o leitor ou telefone celular, as glicemias quando esse sensor é escaneado.[77]

Até o momento, CGM e isCGM são aprovados para pacientes com DM 1 e DM 2 e a ADA recomenda avaliação de controle glicêmico com HbA1C e com o CGM para avaliação de tempo no alvo (TIR, do inglês *time in range*). TIR é uma métrica útil para controle glicêmico e encontra-se bem associada à HbA1C e ao risco de complicações microvasculares. Estudos evidenciam que TIR de 70% corresponde a HbA1C de 7% em pacientes com DM 1 e de 6,7% em pacientes com DM 2. Com base nesses dados, o ADA recomenda TIR > 70% e tempo menor que o alvo < 4% em paralelo com HbA1C.[78]

Adicionalmente, CGM tem se mostrado, em estudos recentemente publicados, um método excelente para melhor compreensão de perfil glicêmico, incluindo informações sobre variabilidade glicêmica e hipoglicemia. Porém, considerando custo e demanda necessários para uso de CGM, é importante determinar as características dos pacientes que têm benefício do uso das métricas do CGM para complementar a HbA1C.[79] Por fim, outros estudos e diretrizes internacionais na área sugerem o uso de CGM em pacientes DM com DRC, porém recomendações definitivas ainda são escassas nessa população. Os pacientes com DRC em uso de CGM apresentaram flutuações glicêmicas associadas à hipoglicemia por conta da perda de glicose e insulina durante hemodiálise, seguidas de hiperglicemia no período pós-terapia hemodialítica. Já em pacientes em diálise peritoneal, pode haver hiperglicemia por infusão de glicose derivada das soluções de diálise. Apesar de CGM melhorar qualidade do monitoramento glicêmico e controle nas populações com DRC, mais estudos precisam confirmar sua acurácia, melhor modo e frequência de uso e balanço de relação custo/benefício para pacientes com DRC avançada e em diálise.[80,81]

METAS DO CONTROLE GLICÊMICO

A principal causa das complicações do diabetes é a lesão de tecidos e órgãos causada pela hiperglicemia persistente. O desenvolvimento e a progressão dessas complicações podem ser preveníveis com controle glicêmico adequado.[79] Estudos observacionais, como o DCCT (1995) e UKPDS (1998), comprovaram que o controle glicêmico precoce e intensivo determina a redução de risco de complicações microvasculares, comparado ao controle glicêmico menos intensivo, em pacientes com DM 1 e DM 2, respectivamente.[82] Com base nessas informações, diretrizes atuais como ADA e KDIGO sugerem alvo de HbA1C menor que 7%. Porém, essas mesmas diretrizes sugerem que os alvos terapêuticos baseados em HbA1C sejam individualizados na prática clínica.[11,68]

Por exemplo, estudos observacionais demonstraram que HbA1C > 8,0 % e < 5,5 % são associadas à maior mortalidade em pacientes com DM 2. Além disso, a HbA1C reflete média de glicemia capilar dos últimos 2 meses, porém não fornece informações sobre variabilidade glicêmica ou hipoglicemia, situações que contribuem para o aumento de mortalidade. Portanto, as metas de HbA1C devem ser individualizadas, dependendo da existência de comorbidades e da expectativa de vida do paciente e variam de < 6,5% a < 8%.[68] O controle intensivo diminui o risco de microalbuminúria e macroalbuminúria, além de reduzir a prevalência de complicações vasculares, porém faltam evidências de que diminua o risco de complicações renais (piora da função renal e mortalidade) relacionadas com doença renal em pacientes que já se encontrem em estágios mais avançados da DRC.[83,84] As alterações já instaladas e secundárias à grande duração e magnitude da hiperglicemia, no desenvolvimento e na progressão das complicações, parecem não ser favoravelmente impactadas, mesmo após muitos anos de bom controle. Esse fenômeno, conhecido como "memória metabólica" ou "efeito legado", inclui a programação epigenética e as modificações pós-translacionais.[85] A manutenção da glicemia próxima do normal reduz a progressão da doença nos estágios iniciais da DRD, melhora a qualidade de vida e minimiza comorbidades, mas se deve evitar hipoglicemia, pois ela está associada ao aumento do risco cardiovascular.[86]

TRATAMENTO FARMACOLÓGICO

A escolha inicial do agente farmacológico dependerá da meta de glicemia, do risco de eventos adversos (hipoglicemia ou acidose láctica) e da preferência e/ou conveniência para o paciente. O Quadro 28.4 apresenta as informações detalhadas a respeito das classes farmacológicas e seus respectivos ajustes posológicos nos pacientes portadores de DRC 3B, 4 e 5.

Classes farmacológicas

Biguanidas (metformina)

Seus principais efeitos são: i) diminuição da produção hepática de glicose por inibir a gliconeogênese hepática; ii) aumento da utilização da glicose mediada por insulina nos tecidos periféricos; e iii) efeito antilipolítico (diminuição dos ácidos graxos livres). São medicações absorvidas rapidamente no intestino delgado, com pico de ação em 2 horas, não se ligam a proteínas plasmáticas, não sendo metabolizadas, e rapidamente são excretadas na urina. Revisões sistemáticas de literatura demonstraram que a metformina em monoterapia é tão eficiente quanto as sulfonilureias e as tiazolidinedionas em controlar a glicemia e, ainda, superior aos inibidores da dipeptidil peptidase (inibidores da DPP-4).[87,88] Além disso, em pacientes obesos com DM 2, a metformina em monoterapia promove reduções semelhantes na glicemia de jejum e na HbA1C quando comparada a sulfonilureias e insulina, com menor risco de hipoglicemia.[89] Por fim, além da sua eficiência e formal recomendação como agente hipoglicemiante oral em pacientes DM 2 obesos com DRD, estudos têm demonstrado que a metformina é efetiva em prevenir ganho de peso[89] e parece associada à redução de eventos cardiovasculares como infarto agudo do miocárdio, angina de peito, insuficiência cardíaca e acidente vascular encefálico.[90] As recomendações mais recentes do KDIGO e do ADA, com base na TFGe, sugerem não utilizar a metformina para pacientes com TFGe < 30 mℓ/min/1,73 m^2, mas que ela se manteria segura para aqueles com TFGe > 45 mℓ/min.[68,91] Além disso, para situações em que a TFGe esteja entre 30 e 44 mℓ/min, é necessário ajustar a posologia para uma dose máxima de 1.000 mg/dia, ao mesmo tempo que se deve aumentar a frequência de monitoramento da função renal. A maioria dos episódios de acidose láctica associada ao uso de metformina aconteceu em pacientes com outras doenças agudas, como injúria renal aguda, portanto, a orientação de suspender temporariamente o uso, em alguns casos, pode reduzir esse risco.[68]

Inibidores do cotransportador 2 de sódio e glicose

Entre as novas terapias do DM 2, a utilização de fármacos inibidores do cotransportador 2 de sódio e glicose (SGLT2), significativamente expresso nas células tubulares proximais, vem recebendo enorme atenção, em decorrência de seus resultados altamente promissores, tanto em indivíduos com DRD[92,93] quanto, mais recentemente, em pacientes com DRC e sem DM.[94] Os rins de um paciente com DRD diferem daqueles de um paciente com doença renal não diabética, pois a hiperglicemia persistentemente inibe o efeito do *feedback* tubuloglomerular vasoativo direto (Figura 28.4). SGLT2 está expresso seletivamente no túbulo proximal e facilita a reabsorção do filtrado da glicose e sódio na taxa de 1:1, processo maximamente estimulado pela filtração da glicose decorrente da hiperglicemia. Como resultado, a hiperglicemia reduz a concentração do sódio junto à mácula densa e, assim, inibe o *feedback* tubuloglomerular, dilatando a arteríola aferente e induzindo hiperfiltração glomerular em muitos pacientes.[95] Contudo, os inibidores do SGLT2 são capazes de determinar a reabsorção maciça de glicose e sódio conduzida por SGLT2 no túbulo proximal e, consequentemente, aumentar a concentração de cloreto de sódio na mácula densa. Essa mudança estimula o *feedback* tubuloglomerular, o qual normaliza a pressão de filtração e contribui para atenuar alguns desses mecanismos de progressiva perda de função renal.[95]

Quadro 28.4 Classes terapêuticas/fármacos para tratamento do diabetes melito tipo 1 e diabetes melito tipo 2 em pacientes com doença renal crônica 3B, 4 e 5.

Classe farmacológica	DRC 3B (TFGe 44 a 30 mℓ/min)	DRC 4 (TFGe 29 a 15 mℓ/min)	DRC 5 (TFGe < 15 mℓ/min)
Metformina	Dose máxima diária 1 g	Contraindicação	
Insulina	Titular dose para evitar hipoglicemia	Titular dose para evitar hipoglicemia	Titular dose para evitar hipoglicemia
ISGLT2			
Canagliflozina	Máximo 100 mg/dia	Início de tratamento não recomendado se TFGe < 25 mℓ/min – redução na eficácia à medida que declina TFGe*	Início não recomendado em TFGe < 20 mℓ/min
Dapagliflozina	10 mg/dia	Início não recomendado em TFGe < 25 mℓ/min – redução na eficácia à medida que declina TFGe*	Início não recomendado em TFGe < 20 mℓ/min
Empagliflozina	10 mg/dia	Início não recomendado em TFGe < 25 mℓ/min – redução na eficácia à medida que declina TFGe*	Início não recomendado em TFGe < 20 mℓ/min
Agonistas GLP1			
Dulaglutida	Não necessita ajuste na dosagem	Não necessita ajuste na dosagem	Não necessita ajuste na dosagem
Liraglutida	Não necessita ajuste na dosagem	Não necessita ajuste na dosagem	Não necessita ajuste na dosagem
Lixisenatida	Não necessita ajuste na dosagem	Não necessita ajuste na dosagem	Uso não recomendado
Semaglutida	Não necessita ajuste na dosagem	Não necessita ajuste na dosagem	Não necessita ajuste na dosagem
Inibidores DPP-4			
Alogliptina	Dose máxima 12,5 mg/dia	Dose máxima 6,25 mg/dia	Dose máxima 6,25 mg/dia
Linagliptina	Não necessita ajuste na dosagem	Não necessita ajuste na dosagem	Não necessita ajuste na dosagem
Saxagliptina	Dose máxima 2,5 mg/dia	Dose máxima 2,5 mg/dia	Dose máxima 2,5 mg/dia
Sitagliptina	Dose máxima 50 mg/dia	Dose máxima 25 mg/dia	Dose máxima 25 mg/dia
Sulfonilureias			
Glimepirida	Iniciar com 1 mg e titular**	Iniciar com 1 mg e titular**	Iniciar com 1 mg e titular**
Glipizida	Iniciar com 2,5 mg e titular**	Iniciar com 2,5 mg e titular**	Iniciar com 2,5 mg e titular**
Gliburida	Uso não recomendado	Uso não recomendado	Uso não recomendado
Gliclazida	Iniciar com 30 mg e titular**	Iniciar com 30 mg e titular**	Iniciar com 30 mg e titular**
Tiazolidinedionas			
Pioglitazona	Não necessita ajuste na dosagem	Não necessita ajuste na dosagem	Não necessita ajuste na dosagem
Inibição da α-glucosidase			
Acarbose	Não necessita ajuste na dosagem	Uso não recomendado	Uso não recomendado
Miglitol	Não necessita ajuste na dosagem	Uso não recomendado	Uso não recomendado

*Embora a eficácia para controle do diabetes melito tipo 2 diminua, os benefícios renais e cardiovasculares parecem se manter. **Titulação cautelosa para evitar hipoglicemia. DRC: doença renal crônica; TFGe: taxa de filtração glomerular estimada. (Adaptado de Kidney Disease, 2022.)[68]

Os inibidores do SGLT2 bloqueiam a gliconeogênese renal, que desencadeia um efeito antidiabético moderado; e, por fim, a inibição do SGLT2 induz a diurese osmótica, que afeta favoravelmente o peso corporal, a pressão arterial, a insuficiência cardíaca e os desfechos cardiovasculares.[95] O início de utilização dos ISGLT2 se associa à redução reversível de TFGe, mas esse fenômeno geralmente não necessita de descontinuação da medicação. Hipovolemia e hipoglicemia podem ocorrer, mas o risco absoluto é pequeno, principalmente com baixa TFGe. Portanto, o ajuste de tratamento com outros antidiabéticos geralmente não é necessário, mas, em alguns pacientes, é prudente acompanhamento mais próximo de volemia e glicemia. Cetoacidose euglicêmica pode acontecer, principalmente em pacientes com DM 2 em uso de insulina, e é possível reduzir o risco mantendo dose baixa de insulina e considerar suspender temporariamente o uso dos ISGLT2 em períodos de doença aguda. As infecções geniturinárias micóticas são conhecidas complicações dos ISGLT2 e uma metanálise de estudos clínicos revelou que essas infecções acontecem em 6% dos pacientes utilizando essa classe de medicamentos, em comparação a 1% nos grupos placebo, com risco maior em mulheres. Medidas higiênicas diárias podem reduzir os riscos e as infecções frequentemente são facilmente tratadas.[68,92,93]

Os ISGLT2 são recomendados para a maior parte dos pacientes com DM 2 e DRC com TFG > 20 mℓ/min/1,73 m², independentemente da HbA1C ou da necessidade de redução de glicemia. Essa recomendação das diretrizes internacionais mais recentes é baseada em evidências robustas de que essa classe de fármacos está intimamente associada à redução na progressão de DRC, ao surgimento de insuficiência cardíaca e atenuação do risco cardiovascular geral em pacientes com DM 2 e DRC. Esses benefícios independem da melhora de controle glicêmico.

Apesar de os ISGLT2 serem frequentemente associados ao uso de metformina, a utilização dessas medicações (ISGLT2) isoladamente pode ser adequada em pacientes com TFGe impeditiva para uso de metformina, pacientes com intolerância ao uso dessa medicação ou que não desejam a utilização de metformina.[68,92]

Diversos estudos clínicos com desfechos primários renais foram publicados nos últimos anos utilizando alguns fármacos dessa classe de medicamentos e uma recente revisão de literatura apresenta em detalhes esses estudos, incluindo todos os desfechos renais e cardiovasculares avaliados.[93] Dentre eles, destacam-se os trabalhos publicados com canagliflozina e dapagliflozina (*Canagliflozin and Renal Events in Diabetes with Establishes Nephropathy Clinical Evaluation* [CREDENCE], *Dapagliflozin and Prevention of Adverse Outcomes in Chronic Kidney Disease* [DAPA-CKD]) e *The Study of heart and Kidney Protection with Empagliflozin* [EMPA-KIDNEY]). Todos demonstraram benefícios significativos nos desfechos compostos renais, incluindo atenuação importante na redução de TFGe, falência renal e mortalidade. O estudo CREDENCE avaliou participantes com DM 2, relação albumina/creatinina urinária > 300 mg/g e pacientes com TFGe 30 a 90 mℓ/min/1,73 m². O estudo DAPA-CKD selecionou pacientes que apresentassem relação albumina/creatinina urinária ≥ 200 mg/g e TFGe de 25 a 75 mℓ/min/1,73 m² com ou sem DM 2.[12] O estudo EMPAKIDNEY[94] selecionou paciente com ou sem diabetes com TFG 20 a 45 mℓ/min/1,73 m² ou TFG 45 a 90 mℓ/min/1,73 m² com albuminúria maior que 200 mg/g. Os primeiros dois estudos citados foram os primeiros a serem publicados e geraram os principais embasamentos para adição de ISGLT2 como primeira opção de tratamento da DRD, tanto pelo KDIGO quanto pela ADA. Houve redução recente de limite inferior de uso dessa classe de fármacos, tanto no ADA como no KDIGO, por conta dos resultados no *Empagliflozin Outcome Trial in Patients with Chronic Heart Failure* (EMPEROR), que evidenciou a eficácia e a segurança com uso de empagliflozina em pacientes com TFG ≥ 20 mℓ/min/1,73 m² e insuficiência cardíaca. Fundamentado nesses resultados, em pacientes com TFG 20 a 29 mℓ/min/1,73 m², a redução de complicações é mais robusta que em pacientes com macroproteinúria e insuficiência cardíaca.[68,92-94]

Sulfonilureias

As sulfonilureias são medicamentos estimulantes da secreção insulínica nas células betapancreáticas. Trata-se de uma classe de medicamentos capazes de causar hipoglicemias, especialmente quando utilizadas em altas doses, omissão ou redução da ingesta alimentar, uso abusivo de álcool, disfunção hepática, falência cardíaca, desnutrição, idade avançada e interação com outros fármacos. Sulfonilureias circulam no plasma fortemente ligadas, sobretudo a albumina, devendo-se considerar algumas situações: i) alguns medicamentos usados pelos pacientes (betabloqueadores, salicilatos e varfarina) podem deslocar a sulfa da albumina, causando aumento dos níveis circulantes, o que conduz ao risco de hipoglicemia; ii) na presença de proteinúria importante, também pode ocorrer aumento da sulfa circulante; iii) na ocorrência de acúmulo no plasma, a hemodiálise não será eficiente para remover adequadamente o fármaco acumulado.

As sulfonilureias de meia-vida mais curta, que incluem a glipizida, a gliclazida e a glimepirida, são relativamente seguras nos pacientes não dialíticos.[66,96]

Gliclazida e glipizida são metabolizadas no fígado e seus metabólitos inativos, eliminados nos rins. Pode ocorrer uma fraca atividade hipoglicemiante e seu uso deve ser cauteloso, permitindo-se até no máximo em pacientes com TFGe de 30 mℓ/min/1,73 m². A glimepirida é metabolizada no fígado, e seus metabólitos ativos, eliminados pela urina. Poderá ser utilizada até TFGe de 30 mℓ/min/1,73 m², com redução da dose para 1 mg/dia quando TFGe entre 30 e 60 mℓ/min/1,73 m².[66,76,96]

Glinidas

Atuam de modo semelhante às sulfonilureias, estimulando a secreção de insulina nas células betapancreáticas, porém apresentando certa dependência da existência de glicose para ativar a liberação dos estoques de insulina. Dessa classe, destacam-se dois medicamentos principais: repaglinida e nateglinida. Apenas se recomenda a repaglinida porque, apesar de ambas sofrerem metabolização hepática, a nateglinida gera metabólitos ativos, enquanto a repaglinida dá origem a menos de 10% de metabólitos ativos.[97] Pacientes com TFGe > 40 mℓ/min/1,73 m² não necessitam de ajustes na dose e, naqueles com TFGe entre 20 e 40 mℓ/min/1,73 m², a dose inicial deverá ser com 0,5 mg na maior refeição do dia com aumentos subsequentes com 0,5 mg antes das principais refeições com monitoramento frequente das glicemias. A repaglinida não foi estudada em pacientes com TFGe < 20 mℓ/min/1,73 m².[97,98]

Inibidores da alfaglucosidase

Essas drogas retardam a absorção intestinal de carboidratos, o que resulta na diminuição da glicemia pós-prandial e em discreta redução da HbA1C. A acarbose é metabolizada quase completamente dentro do trato gastrintestinal e, assim, menos de 2% permanecem como o medicamento ativo ou seus metabólitos na urina. Outro fármaco dessa classe, o miglitol, é absorvido sistemicamente e excretado inalterado na urina. Dados a sua modesta eficácia no controle da glicemia, seu potencial efeito hepatotóxico e a ausência de ensaios a longo prazo em pacientes com DRC, devem-se evitar esses medicamentos em pacientes com creatinina sérica > 2,0 mg/dℓ e/ou nos estágios 4 e 5 da DRC.[99]

Glitazonas

Entre os medicamentos dessa classe (roziglitazona e pioglitazona), a pioglitazona permanece a mais estudada e com maior disponibilidade para uso na DRD. A medicação é um agonista potente e seletivo do PPAR-gama (do inglês *peroxisome proliferator-activated receptor gamma*), receptor encontrado nos tecidos sensíveis à insulina (p. ex., tecido adiposo, músculo esquelético e fígado). A ativação do PPAR-gama modula a transcrição de genes envolvidos no controle do metabolismo da glicose e dos lipídios. O medicamento circula ligado às proteínas plasmáticas, principalmente à albumina, quase totalmente metabolizado pelo fígado. Na DRD, não se observa acúmulo da pioglitazona, tornando possível seu emprego em todas as fases da DRD.[100] Existe certa restrição nos pacientes com DRD avançada, especialmente se houver associação de insuficiência cardíaca pela retenção hídrica causada pela pioglitazona.[101]

Terapias baseadas em incretinas | Análogos do GLP-1

Em pacientes com DM 2 e DRD, que não conseguiram atingir o controle glicêmico adequado a despeito do uso de inibidores SGLT2 e metformina ou que não toleram ou não podem utilizar

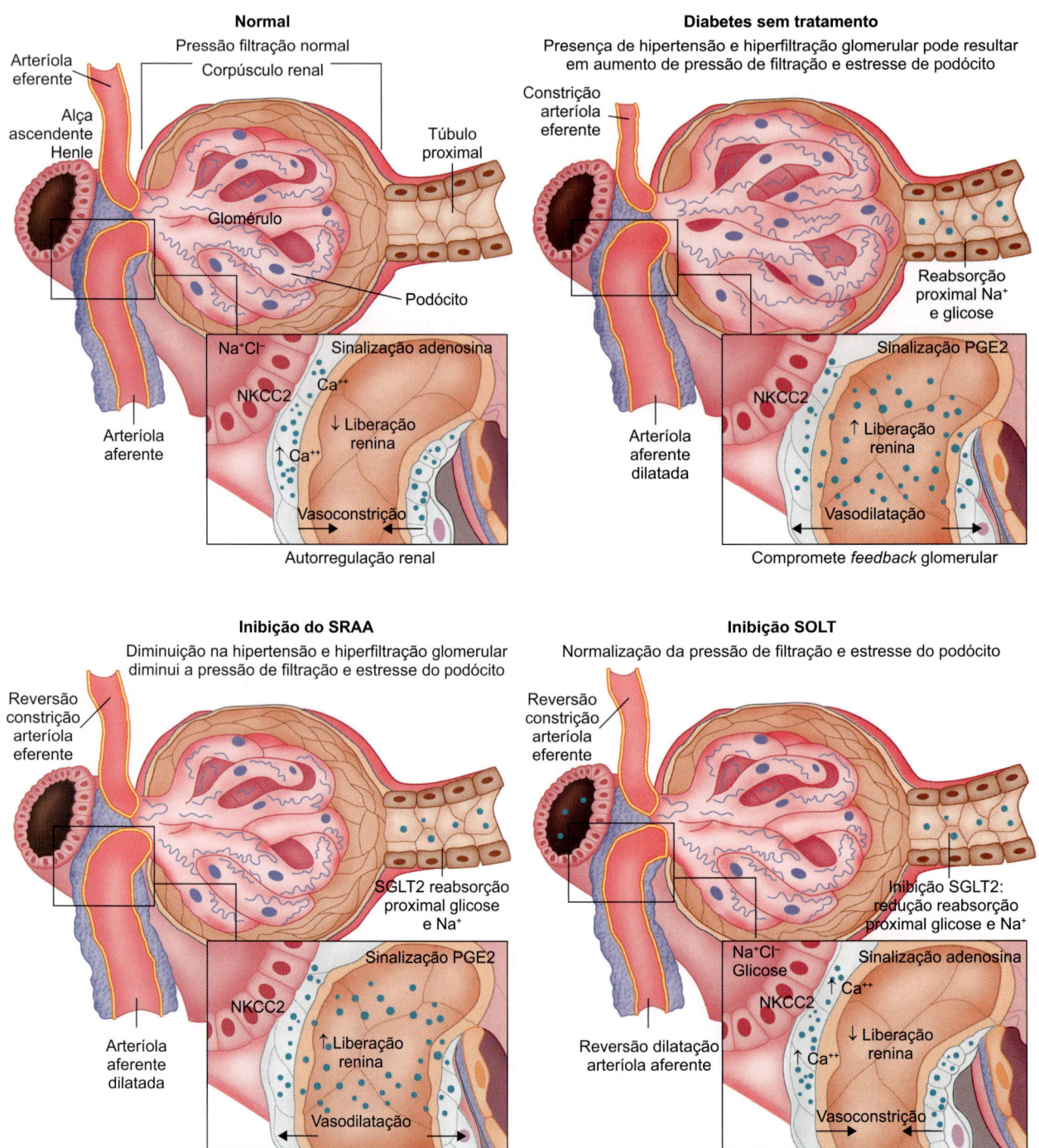

Figura 28.4 Pressão de filtração glomerular que condiciona albuminúria, desorganização podocitária e glomeruloesclerose em diabetes. O diabetes inicia o cotransportador de sódio-glicose 2 (SGLT2) – comprometimento do *feedback* tubuloglomerular. Esse processo dilata a arteríola aferente e induz indiretamente a vasoconstrição da arteríola eferente. O resultado corresponde a um aumento na pressão de filtração e taxa de filtração glomerular (TFG). A inibição do sistema renina-angiotensina-aldosterona (SRAA) corrige o aumento da pós-carga glomerular, mas não a dilatação da arteríola aferente. Esse problema somente pode ser corrigido pela inibição do SGLT2, que restaura o *feedback* tubuloglomerular. Tanto a inibição de SGLT2 quanto de SRAA diminuem a pressão de filtração glomerular, o que se traduz em efeitos de renoproteção a longo prazo. NKCC2: cotransportador de sódio-cloreto de potássio 2; PGE2: prostaglandina E2.

essas drogas, as mais recentes diretrizes internacionais e artigos de revisão na área sugerem a utilização de um análogo do GLP-1 (AGLP-1) de longa ação.[68,93] Terapias baseadas em incretinas, como o peptídeo semelhante ao glucagon 1 (GLP-1), correspondem a outras classes de agentes hipoglicemiantes que têm sido considerados agentes protetores renais.[102,103] O GLP-1 endógeno reduz a glicose aumentando a secreção de insulina das células betapancreáticas e inibindo a secreção de glucagon. GLP-1 é rapidamente degradado a N-terminal por DPP-4 na borda em escova dos túbulos proximais e os podócitos glomerulares.[103]

Diversos estudos têm demonstrado presença de receptor do GLP-1 tanto no glomérulo quanto nos túbulos renais. Os AGLP-1 parecem neutralizar a hiperfiltração glomerular, induzindo um aumento de diurese e natriurese por fosforilação e inibição direta do trocador de sódio/hidrogênio 3, localizado na borda em escova das células tubulares proximais. Por esse motivo, existe a informação de que os AGLP-1 conferem nefroproteção não somente por promover perda de peso e pelo controle glicêmico, mas também por sua ação direta nas células renais.[93,104]

Para pacientes com DM 2 e DRC que necessitam de outros antidiabéticos para controle glicêmico, a adição de A-GLP1 é preferida pela KDIGO e pela ADA por seus benefícios primários cardiovasculares e secundários renais em diversos estudos clínicos.[68,93] Essas moléculas mantêm sua eficácia e segurança mesmo em estágios de DRC mais avançados (TFGe 15 a 59 mℓ/min/1,73 m²).[68] Para essa classe de medicamentos, estudos de segurança cardiovascular incluíram pacientes com TFGe de até 15 mℓ/min/1,73 m² em estudos com a liraglutida e a dulaglutida.[68,93] Os AGLP-1 com benefícios para DRC são lixisenatide, exenatide, liraglutida, semaglutida, albiglutida, dulaglutida e efpeglenatide. Em metanálises de 8 estudos, os AGLP-1 reduziram significativamente o risco de compostos renais (macrolbuminúria, queda de TFGe, progressão de DRC e morte por causa renal) comparado com placebo.[104] Um estudo clínico randomizado e controlado com semaglutida injetável semanal está sendo conduzido para avaliar efeitos a longo prazo na progressão de DRC, queda de TFG e morte por causa renal ou cardiovascular.[105]

Náuseas, vômitos e diarreia são efeitos colaterais comuns da medicação e esses sintomas acontecem em aproximadamente 15 a 20% dos pacientes com DRC 3 e 4, mas geralmente são tolerados com aumento progressivo de dose e melhoram em semanas a meses. Frequência cardíaca pode aumentar aproximadamente 5 bpm, mas não está associada a um aumento de pressão arterial ou outros eventos adversos. Os AGLP-1 não são recomendados em pacientes com alto risco de câncer de tireoide de células C (neoplasai endócrina múltipla), câncer de pâncreas ou pancreatite por risco teórico em estudos pré-clínicos. Os AGLP-1 não causam hipoglicemia, mas quando usados com insulina ou secretagogos, as doses dessas drogas devem ser reduzidas ao início de tratamento. Já em pacientes com DRC moderada a grave (TFGe < 45 mℓ/min/1,73 m²), eventos de hipoglicemia podem acontecer, em baixa frequência, mesmo em pacientes em uso de insulina.[104,105]

Terapias baseadas em incretinas | Inibidores da DPP-4

Existem cinco inibidores da DPP-4 (DPP-4i), também conhecidos como gliptinas (sitagliptina, vildagliptina, saxagliptina, linagliptina e alogliptina), e, apesar do seu mecanismo de ação comum, a estrutura desses agentes é heterogênea, o que se traduz em propriedades farmacológicas diversas e diferentes vias de metabolismo e excreção.[106] Sitagliptina é essencialmente eliminada inalterada na urina, podendo ser utilizada com redução de dose adequada em todos os estágios renais crônicos. A dose habitual de 100 mg 1 vez/dia é utilizada quando TFGe > 50 mℓ/min/1,73 m², devendo ser ajustada para 50 mg/dia quando há TFGe entre 30 e 50 mℓ/min/1,73 m² e para 25 mg/dia quando TFGe < 30 mℓ/min/1,73 m².[107] A vildagliptina é metabolizada, principalmente nos rins, em metabólitos inativos. Sua principal via de eliminação é a hidrólise por múltiplos tecidos ou órgãos, e aproximadamente 25% do fármaco é excretado inalterado pela urina. Em pacientes com DRC moderada a avançada, são necessárias reduções de dose pela metade (50 mg/dia).[106-108] A saxagliptina é metabolizada, principalmente no fígado, em um metabólito ativo eliminado na urina. A dose normal (5 mg/dia) deve ser reduzida para 2,5 mg/dia em pacientes com DRC moderada ou avançada e excluída para pacientes com DRC classes 5 e 5D.[109] Linagliptina é eliminada quase inteiramente por metabolização hepática, o que a torna um agente possível para uso no tratamento de pacientes com função renal normal e daqueles em todos os estágios de DRC, sem necessidade de ajustes de dose.[106-108] Já a alogliptina é principalmente excretada inalterada na urina, com dose habitual de 25 mg 1 vez/dia. No entanto, para indivíduos com TFGe reduzida, deve-se ajustar a dosagem. Para pacientes com TFGe entre 30 e 60 mℓ/min/1,73 m², a dose é de 12,5 mg/dia, enquanto, para aqueles com maior perda de função renal ou DRC classes 5 e 5D, recomendam-se apenas 6,25 mg/dia.[110] Em pacientes com DM 2, o tratamento com os inibidores da DPP-4i parece limitar o desenvolvimento e a progressão da microalbuminúria.[111,112]

Insulinas

Os rins interferem na depuração (*clearance*) da insulina ao menos de duas maneiras distintas: i) pela filtração e posterior reabsorção nas células tubulares proximais por endocitose; e ii) pela metabolização, quando a insulina difunde-se a partir dos capilares peritubulares e liga-se às células da membrana tubular contra luminal no néfron distal. Nesses locais, a insulina é transportada por lisossomos e metabolizada em aminoácidos que serão liberados nos vasos peritubulares por difusão.[113,114] A insulina exógena não sofre o efeito da primeira passagem pelo fígado e, assim, o rim passa a ter importante papel na sua remoção, tornando-se crucial na depuração e metabolismo, em particular nos pacientes com prejuízo da função renal.[114]

Pacientes que deixam de responder aos agentes hipoglicemiantes orais ou que apresentem contraindicações para uso deles serão tratados com insulina. A insulinização segue os mesmos princípios dos pacientes sem doença renal. Nos pacientes com DRD, há diminuição da metabolização hepática e renal, tornando-se necessário o ajuste das doses de insulina, com as seguintes recomendações conforme TFGe: quando a TFGe > 50 mℓ/min/1,73 m², não há necessidade de ajuste na dosagem; quando a TFGe se encontra entre 10 e 50 mℓ/min/1,73 m², deve-se diminuir dose em 25%; e, para TFGe < 10 mℓ/min/1,73 m², deve-se diminuir a dose para 50% da dose inicial.[114,115] A despeito dessas recomendações formais, o ajuste posológico ainda é baseado em certo empirismo, levando-se em conta o monitoramento das glicemias capilares. A insulina NPH (do inglês *neutral prothamine hagedorn*) tem pico de ação em 4 a 7 horas e pode ser administrada 2 a 3 vezes/dia. A insulina regular tem início de ação em 30 a 40 minutos, pico plasmático em torno de 2 a 4 horas e duração de 5 a 8 horas. Os análogos de insulina podem ser de longa ação (glargina, detemir e degludeca), usados 1 vez/dia, ou de curta ação (lispro, asparte e glulisina), para os horários das refeições. Essas insulinas apresentam um perfil mais fisiológico do que as insulinas NPH e regular tradicionais, entretanto, foram menos extensivamente estudadas em pacientes com DRD.[116] A insulina glargina demonstrou segurança e boa tolerância em pacientes com DRD.[117]

A insulina degludeca, em um estudo com 30 pacientes em diferentes estágios de DRC, incluindo pacientes com DRC 5, não apresentou diferença estatisticamente significativa na absorção ou no *clearance* durante um período de 120 horas após a administração da medicação, quando comparada a indivíduos com função renal normal. Com base nesse estudo, não se recomendam ajustes nas suas doses nos pacientes com DRD em todos os seus estágios.[118]

Os análogos de insulinas de curta ação são muito semelhantes quanto ao perfil farmacocinético, com início de ação em 15 minutos, pico plasmático em torno de 60 a 90 minutos e duração de ação em torno de 3 a 4 horas. A insulina lispro, em vários estudos em DRD, demonstrou prevenir a hiperfiltração glomerular e reduzir os efeitos renais da hiperglicemia associada às refeições, possivelmente por mecanismo relacionado com o antagonismo do IGF-1.[119] As insulinas glulisina e asparte também demonstraram segurança em estudos mesmo em pacientes que se apresentavam com prejuízo da função renal, obesidade e doença hepática crônica.[120,121]

> ⚠ **PONTOS-CHAVE**
>
> - O SGLT2 nos túbulos proximais é a principal via para a reabsorção de glicose no rim
> - A inibição seletiva do SGLT2 aumenta a excreção de glicose e calorias na urina, o que reduz os níveis de glicose no plasma e contribui para a redução do peso corporal
> - A inibição de SGLT2 reduz a hiperfiltração glomerular e tem o potencial de induzir efeitos protetores nos rins e no sistema cardiovascular para além do controle da glicose no sangue.

PREVENÇÃO DA DOENÇA RENAL DO DIABETES

Existe consenso de que uma detecção precoce da DRD resulta em melhores desfechos a longo prazo, em relação a complicações da doença, sua progressão e sobrevida do paciente. Medidas gerais incluem adequado controle glicêmico e rigoroso controle de pressão arterial. Como existe elevado risco cardiovascular associado ao DM, tratamento de dislipidemia, modificações no estilo de vida (perda de peso, atividade física regular) e estímulo à cessação do tabagismo representam medidas complementares apropriadas.[68]

Controle de pressão arterial e bloqueio do sistema renina-angiotensina-aldosterona

Tanto para pacientes com DM 1 quanto DM 2, o manejo precoce da hipertensão arterial associa-se a melhores desfechos cardiovasculares e retardo de progressão para DRC mais avançada, porém o alvo clínico de pressão arterial nesse segmento populacional segue em debate,[122] a despeito de atualizações recentes em diretrizes internacionais de manejo da hipertensão arterial no paciente com DRC.[123] Alguns estudos clínicos incluindo milhares de pacientes (*ACOORD BP Trial* e *Swedish National Diabetes Registry*) falharam em demonstrar claramente que valores de pressão arterial sistólica abaixo de 120 ou de 130 mmHg eram determinantes de redução da mortalidade cardiovascular nessas populações de pacientes com DRD.[124,125] Em linhas gerais, recomenda-se que pacientes diabéticos portadores de proteinúria (albuminúria ≥ 30 mg/24 h) devam manter pressão arterial < 130/80 mmHg,[123] uma vez que a literatura médica sugere que entre pacientes DM com DRC o benefício em se obter alvos mais arrojados de PA (< 120/80 mmHg) se mostra algo incerto. Pacientes diabéticos sem albuminúria patológica devem manter pressão arterial < 140/90 mmHg.[126] Idosos e pacientes sob risco de complicações clínicas em decorrência de metas pressóricas muito baixas devem ter seu tratamento individualizado para prevenção de desfechos desfavoráveis.[123] Adicionalmente, em pacientes sob risco cardiovascular adicional (acidente vascular encefálico), valores ainda mais baixos (PA < 120 mmHg) podem ser necessários para minimizar o risco cardiovascular, porém se devem considerar potenciais complicações da terapia anti-hipertensiva. Até o momento, não existe recomendação formal para que o paciente diabético normotenso e normoalbuminúrico receba bloqueio do sistema renina-angiotensina-aldosterona (SRAA), objetivando a prevenção da DRD.[127,128] Já em pacientes diabéticos hipertensos, mas com normoalbuminúria, o papel do bloqueio do SRAA parece mais bem definido, sendo essa classe terapêutica efetiva e escolha de primeira linha.[129]

Tratamento da dislipidemia

Pacientes com DM 2 frequentemente necessitam do uso de terapia hipolipemiante para controle de dislipidemia.[130] Está bem estabelecido que pacientes com DRC 3 a 5, não em terapia renal substitutiva, quando dislipidêmicos, devem receber tratamento adequado para redução de risco cardiovascular e, possivelmente, atenuar em parte a progressão da DRC.[131] Há pouca informação na literatura que avalie o controle dos lipídios e a prevenção da progressão da DRD. Em um dos poucos estudos existentes, a utilização de fenofibrato contra placebo se associou a menores taxas de progressão de normoalbuminúria para microalbuminúria em um período de observação de 3 anos.[132] De maneira geral, as diretrizes internacionais recomendam que pacientes diabéticos mantenham valores de LDL colesterol ≤ 100 mg/dℓ e que, nos diabéticos com antecedentes de doença cardiovascular, estes sejam ≤ 70 mg/dℓ.[133] Individualizar o tratamento é importante, avaliando-se o risco cardiovascular de cada paciente.

MANEJO DA DRD NO PACIENTE COM ALBUMINÚRIA OU PROTEINÚRIA ESTABELECIDAS

Para os pacientes com DRD incipiente ou estabelecida, o manejo adequado tem por objetivo retardar a progressão para DRC avançada e diminuir o risco cardiovascular, o que envolve controle adequado da pressão arterial, com ênfase no bloqueio do SRAA e, se necessário, agregação de outras classes de medicações anti-hipertensivas. Paralelamente, são cruciais o controle da dislipidemia e da hiperglicemia, o uso sugerido de agentes antiagregantes plaquetários e a redução da albuminúria, bem como atividade física, perda de peso e cessação do tabagismo. A implementação dessas estratégias, testadas em estudos clínicos, determinou abrandamento no risco cardiovascular e redução da taxa de progressão da DRD.[134,135]

Bloqueio do sistema renina-angiotensina-aldosterona

No paciente com DRD, o bloqueio do SRAA determina renoproteção, independentemente do efeito anti-hipertensivo, pelas ações dos inibidores da ECA e bloqueadores de receptor de angiotensina II (BRA) nas alterações glomerulares hemodinâmicas e não hemodinâmicas mediadas pela angiotensina II e pela aldosterona, que culminam em retenção de sódio e água, secreção de potássio, além de inflamação e fibrose teciduais renais.[39,136] O bloqueio direto da produção de aldosterona, independentemente do bloqueio do SRAA, parece reduzir proteinúria adicionalmente e retardar a progressão da DRD, conforme os mais recentes estudos clínicos na área.

Antagonistas dos receptores mineralocorticoides

Os antagonistas dos receptores mineralocorticoides, como a espironolactona e o eplerenone, são efetivos para controle da hipertensão resistente ou refratária e tratamento de hiperaldosteronismo primário em pacientes com TFGe normal ou levemente reduzida,[137] com preferência pelo efeito anti-hipertensivo mais eficaz da espironolactona. Além disso, a espironolactona reduz mortalidade em pacientes com insuficiência cardíaca com fração de ejeção reduzida[138] e previamente já foi documentada sua ação em reduzir albuminúria em pacientes com doença renal do diabetes.[139] Contudo, é uma medicação associada a maior risco de hipercalemia, em particular para pacientes diabéticos e que utilizam outros fármacos que bloqueiam o SRAA, principalmente em pacientes com TFGe < 45 mℓ/min/1,73 m². Mais recentemente, uma nova classe de receptores mineralocorticoides (ns-MRA), mais seletivos pelo receptor mineralocorticoide, incluindo esaxerenone e finerenone, vem sendo investigada em pacientes com DM 2 e DRC. Em um estudo de fase 3, publicado em 2020, envolvendo pacientes DM 2 com microalbuminúria, a utilização de esaxerenone associada a outras medicações que bloqueiam o SRAA, quando comparada ao placebo, promoveu redução adicional na albuminúria, com maior probabilidade de ela retornar a valores normais.[140] Finerenone foi pesquisado em dois estudos complementares de fase 3[141,142] em pacientes com DRC e DM 2, que se apresentavam na linha de base com TFGe ≥ 25 mℓ/min/1,73 m² e macroproteinúria (relação albumina/creatinina > 300 mg/g). No primeiro estudo (FIDELIO-DKD),[141] a utilização de finerenone se associou a um risco 18% menor de declínio sustentado na TFGe ou de morte por causas renais, observando-se 2,3% de pacientes que fizeram hipercalemia, fato que justificou a interrupção do uso da medicação. Já no estudo FIGARO,[142] a utilização de finerenone se associou à redução de 14% de eventos cardiovasculares e menor risco de perda sustentada de função renal e/ou morte de causa renal. Menos de 10% dos participantes estavam utilizando inibidores SGLT2 ou AGLP-1 durante o estudo, mas a análise desse subgrupo sugere que os benefícios do finerenone permanecem com ou sem o uso concomitante dessas drogas. Além disso, o risco de hipercalemia foi reduzido significativamente entre os pacientes que faziam uso de inibidores SGLT2. Dessa forma, a mais recente diretriz internacional (KDIGO 2022) sugere que pacientes com DM 2 e DRD, com TFGe ≥ 25 mℓ/min/1,73 m², com calemia normal e albuminúria > 30 mg/g, utilizem antagonistas seletivos do receptor mineralocorticoide e doses máximas toleradas de outras medicações que promovam bloqueio do SRAA.[68] A dose inicial de 20 mg/dia de finerenone deveria ser reduzida para 10 mg/dia em pacientes que elevam o K sérico até 5,5 mEq/ℓ, e suspensa, quando calemia > 5,5 mEq/ℓ.[60]

Diabetes melito tipo 1

Em pacientes com DM 1 e albuminúria 30 a 300 mg/g (A2), medicações que bloqueiam o SRAA reduzem o risco de progressão para DRC avançada e macroproteinúria (> 300 mg/g), independentemente do efeito anti-hipertensivo, com base em artigos de revisão incluindo diversas publicações científicas.[143,144] Em pacientes com DM 1 e macrolbuminúria, a utilização de captopril associou-se à redução da albuminúria e abrandamento na progressão para DRC avançada.[145] Embora seja uma escolha plausível, não há dados suficientes para apoiar o uso de BRA em pacientes com DM 1 e microalbuminúria, mas se acredita que esses medicamentos sejam tão eficazes quanto os inibidores da ECA, dados os benefícios já observados em pacientes com DRD, DM 2 e microalbuminúria ou macroproteinúria.[144]

Diabetes melito tipo 2

Em pacientes com DM 2 e DRD, o bloqueio do SRAA por inibidores da ECA ou por BRA determina resultados semelhantes em questões de nefroproteção (redução de proteinúria e abrandamento das taxas de progressão da DRC). Em pacientes DM 2 com DRD em estágio de microalbuminúria (30 a 300 mg/g), um estudo com a utilização de irbesartana observou redução nas taxas de progressão para estágios mais avançados de DRC.[146] Em outro estudo, também realizado em pacientes DM 2, apresentando microalbuminúria, com ou sem hipertensão arterial, a utilização de valsartana determinou redução na proteinúria de forma mais significativa, quando comparado a anlodipino, por mecanismos que foram independentes do controle de pressão arterial.[147] Adicionalmente, em estudos randomizados que incluíram pacientes com DRD e perda de função renal, acompanhados de proteinúria, a utilização de BRA associou-se à redução da proteinúria, da progressão da DRC e da mortalidade.[148,149] Por fim, quando se comparam as duas classes terapêuticas (inibidores da ECA e BRA), em um estudo randomizado com seguimento de 5 anos, observou-se que a utilização de um BRA (telmisartana) não determinou resultados inferiores aos obtidos com os inibidores da ECA (enalapril) em pacientes com DM 2 e DRD inicial.[150]

Embora estudos randomizados com pequeno número de pacientes tenham revelado que a combinação de inibidores da ECA com BRA reduz a proteinúria e controla de modo mais eficiente a pressão arterial, do que essas mesmas classes de medicamentos isoladamente, tanto em pacientes com DM 1 quanto DM 2, os resultados de dois grandes estudos questionam a validade desse tipo de abordagem, em razão do maior risco observado de hipercalemia, de injúria renal aguda e, possivelmente, morte, quando do emprego dos fármacos em combinação.[144,151,152]

Tratamento anti-hipertensivo

Hipertensão arterial entre pacientes portadores de DM 1 e DM 2 com nefropatia instalada representa um achado praticamente universal, associada à expansão de volume e com resposta, ao menos parcial, à restrição de sódio.[144] Entre esses pacientes, a falta de controle da pressão arterial associa-se a maiores taxas de progressão da DRD, bem como a eventos cardiovasculares.[144,153] Dessa maneira, sabe-se hoje que o rigoroso controle da pressão arterial nessa classe de pacientes é uma das mais importantes estratégias de tratamento da DRD, sendo o alvo terapêutico valores de pressão arterial ≤ 130/80 mmHg, já que metas mais ambiciosas de pressão arterial não se associaram de modo consistente a benefícios em mortalidade e progressão da DRC, além de estarem potencialmente relacionados com complicações (hipercalemia e disfunção renal), vistas nos estudos já citados.[124,125] A mais recente diretriz internacional de manejo da PA no paciente DRC, que sugere metas ainda mais arrojadas como alvo de tratamento, faz, contudo, duas observações importantes: i) em pacientes DRC 4 e DRC 5 existe menos certeza de que os benefícios de PAS < 120 mmHg de maneira consistente sobrepujem os riscos (hipercalemia, injúria renal aguda, quedas); e ii) o benefício dos alvos terapêuticos mais baixos de PA são menos consistentes na população diabética do que entre os pacientes não diabéticos.[123] Dessa maneira, a meta pressórica em cada paciente deve ser individualizada, baseada na idade, fragilidade, comorbidades, presença ou ausência de proteinúria e estágio da DRC.[123]

O efeito antiproteinúrico e nefroprotetor dos inibidores da ECA e dos BRA é potencializado pela restrição de sal na dieta e pelo uso de diuréticos (p. ex., tiazídicos ou diuréticos de alça).[154] Já os antagonistas da aldosterona, como citado anteriormente, podem mediar um efeito antiproteinúrico adicional ao uso dos inibidores da ECA ou BRA, mas seu uso pode ser problemático em particular com pacientes que já apresentam TFGe mais baixas, pelo risco adicional de hipercalemia com o uso da espironolactona. Com relação ao uso de bloqueadores de canais de cálcio, a preferência deve ser pelos não dihidropiridínicos (diltiazem, verapamil), que demonstraram, em alguns estudos clínicos, apresentar efeito antiproteinúrico.[155] Embora não exista evidência suficiente para apoiar o uso de betabloqueadores na DRD, seu uso pode ser útil em virtude do elevado risco cardiovascular que os pacientes diabéticos renais crônicos apresentam, no manejo da insuficiência cardíaca com fração de ejeção reduzida e nas síndromes coronarianas.

Tratamento da dislipidemia

Dislipidemia (baixos valores de HDL colesterol, elevação de triglicerídeos e de LDL colesterol) nesse contexto da DRD contribui para eventos cardiovasculares e progressão da DRC. Em pacientes portadores de DM 2 e DRD, enquanto ainda não estão em TRS, a utilização de estatinas associa-se à redução no risco cardiovascular e estabilização da TFG.[156,157] Em contraste, o tratamento com estatinas em pacientes com DRC avançada em diálise não parece conferir o mesmo efeito protetor no que diz respeito ao abrandamento de eventos cardiovasculares, como observado, por exemplo, com os estudos 4D (atorvastatina para 1.255 pacientes diabéticos em hemodiálise)[158] e AURORA (rosuvastatina para 2.776 pacientes em hemodiálise).[159] Em contraste, o estudo SHARP, publicado em 2011, mostrou que a redução do LDL colesterol com a combinação de sinvastatina + ezetimibe conferiu proteção cardiovascular a uma ampla variedade de pacientes com DRC em diferentes estágios, incluindo mais de 3 mil pacientes em diálise, sendo 23% deles, diabéticos predominantemente de tipo 2.[160]

Tratamento não farmacológico

Modificações no estilo de vida, como estímulo a atividades físicas, perda de peso e cessação do tabagismo, parecem conferir benefícios renais e cardiovasculares aos pacientes portadores de DRD estabelecida.[68] A interrupção do tabagismo e a consequente atenuação da progressão de microalbuminúria para macroproteinúria podem melhorar o prognóstico renal.[161] A restrição de proteínas na dieta pode amenizar as manifestações da uremia e atenuar a progressão da DRC em patologias renais crônicas não diabéticas e diabéticas, com sugestão de moderada restrição proteica na dieta dos pacientes DRC com DRD em estágios 3 a 5 não em TRS (0,8 g/kg/dia) e revisão desse objetivo para 1,0 a 1,2 g/kg/dia em pacientes dialíticos, com individualização baseado no estado nutricional e em ferramentas de investigação apropriadas.[68,162]

> **(!) PONTOS-CHAVE**
>
> - O controle glicêmico adequado pode prevenir o desenvolvimento de albuminúria anormal e progressão para DRD clínica em pacientes com DM 1 e DM 2
> - Hipertensão arterial deve ser adequadamente tratada em pacientes com DM. São alvos recomendados de pressão arterial valores ≤ 130/80 mmHg e um benefício em redução adicional não foi confirmado em estudos mais recentes
> - O efeito renoprotetor dos inibidores da ECA e dos BRA é comparável em pacientes com DRD e DM 2, sendo seu uso recomendável para todos os pacientes com microalbuminúria, mesmo os normotensos. Até o momento, no DM 1 com DRD, recomenda-se uso de inibidores da ECA, embora se acredite que os pacientes também se beneficiem de BRA
> - Recomenda-se restrição de proteínas apenas em quantidades moderadas (0,8 g/kg/dia) na nefropatia com DM, já que restrições maiores não parecem, até o momento, evidenciar benefício conclusivo.

MANEJO DA DOENÇA RENAL DO DIABETES NO PACIENTE COM DRC ESTÁGIOS 3, 4, 5 E 5D

Uma vez estabelecido o diagnóstico da DRD, deve-se proceder o estadiamento do(a) paciente na classificação KDIGO e colocar em prática uma série de cuidados com o objetivo de preservar ou retardar a progressão da nefropatia, bem como atenuar o risco cardiovascular.[163] É importante o adequado manejo do DM e de outros fatores de risco para a progressão da doença, semelhantes em casos de DM 2 ou DM 1 (Quadro 28.5). Uma vez que o paciente já se encontre em estágios intermediários ou mais avançados da DRC (estágios 3B, 4 e 5), o cuidado passa a ser integrado ao tratamento das complicações da doença renal avançada e suas particularidades na população diabética.[163]

Anemia pode ocorrer nos pacientes com DRD mesmo antes de apresentarem perda avançada de função renal e, embora seja considerada fator de risco para progressão da DRC e agravamento da retinopatia, sua correção completa não parece trazer benefícios em relação à progressão da perda de função renal e às demais complicações micro e macrovasculares do DM, sugerindo-se o mesmo alvo de hemoglobina (10 a 12 g/dℓ) objetivado para pacientes DRC sem DM.[164,165] Vários estudos observacionais sugerem que possa existir um efeito antiproteinúrico e imunomodulador da vitamina D no ambiente da DRD.[166] Em pacientes portadores de DM 2 e albuminúria, a adição de um análogo de vitamina D (paricalcitol), agregado ao bloqueio tradicional do SRAA, demonstrou redução adicional na proteinúria, quando comparado a um grupo controle recebendo placebo.[167] Nas situações de DRC estágio 5, quando assim for necessário, optar pelo método dialítico que melhor se adapte às necessidades do paciente, observando as particularidades do impacto da perda de função renal no tratamento do DM e, também, como o próprio DM afeta o manejo da DRC terminal.[168]

Quadro 28.5 Manejo clínico do paciente com doença renal do diabetes.

Critérios de tratamento	Alvos terapêuticos	Comentários
Alvo de hemoglobina glicada	< 6,5 a < 8%	Cerca de 7% para maior parte dos pacientes DM 2 com DRD e necessidade de individualizar a meta glicêmica (comorbidades, expectativa de vida)
Alvo de pressão arterial	< 130/80 mmHg	Avaliar risco cardiovascular (se > ou < 15% em 10 anos)
Restrição de sódio	2 g/dia	Avaliar possibilidade de padrões dietéticos mais saudáveis, incluindo legumes, verduras, frutas, castanhas
Ingesta proteica diária	0,8 g/kg/dia	Indicada para pacientes DRC 3 a 5 não em TRS. Pacientes em TRS: 1,0 a 1,2 g/kg/dia
Atividade física	≥ 150 min/semana	Exercícios aeróbicos de moderada intensidade, sob supervisão médica e evitar > 2 dias consecutivos sem atividades
Perda de peso	Individualizar	Pacientes com DM 2 em sobrepeso/obesidade devem perder ao menos 5% do peso
Tabagismo	Cessação	–
Inibidores ECA/BRA	DM 2/DM 1 com ou sem albuminúria significativa	Recomendado para pacientes com DRD e moderada elevação na albuminúria (30 a 300 mg/g) e fortemente recomendado para o DM 1 e DM 2 com macroproteinúria e/ou HA
Metformina (MTF)	DRD – DM 2 com TFGe > 30 mℓ/min/1,73 m²	Uma das classes terapêuticas preferenciais para tratamento do DM 2, devendo ser mantida enquanto for possível (tolerabilidade e TFGe permitirem). Insulina e outros agentes devem ser adicionados à MTF quando necessários
Inibidores SGLT2 (ISGLT2)	DRD – DM 2 com TFGe ≥ 20 mℓ/min/1,73 m²	Também uma das linhas preferenciais de tratamento DM 2, com indicação expandida pela TFGe e para abrandamento do risco cardiovascular. Particularmente úteis no paciente com albuminúria > 300 mg/g, mas indicados para qualquer faixa de proteinúria
Análogos GLP-1 (AGLP-1)	DM 2 e DRD que não atingiram metas glicêmicas com MTF e ISGLT2	Preferência pelos AGLP-1 de longa ação. Ajustes posológicos baseados em TFGe individual para cada fármaco. Abrandamento de risco CV, redução na albuminúria e progressão de DRC
Bloqueio seletivo mineralocorticoide	DM 2 e DRD com TFGe ≥ 25 mℓ/min/1,73 m² e albuminúria > 30 mg/g	Finerenone deve ter seu uso adicional a outros bloqueadores do SRAA. Risco de hipercalemia de 2 a 3%

DM: diabetes melito; DRC: doença renal crônica; DRD: doença renal do diabetes; SRAA: sistema renina-angiotensina-aldosterona; TRS: terapia renal substitutiva. (Adaptado de Kidney Disease, 2022.)[68]

Terapia renal substitutiva | Diálise e transplante renal

Atualmente, o DM representa a principal causa de doença renal em todos os estágios, incluindo 5 e 5D, nos países desenvolvidos e, pelo menos, a segunda causa em países emergentes.[6,8,19] Adicionalmente, sua ocorrência é fator de risco para progressiva perda de função renal em pacientes portadores de DRC de causa não diabética. O paciente diabético em TRS apresenta enorme risco de complicações cardiovasculares, bem como processos infecciosos, doença ocular, desnutrição e doença vascular periférica.[168]

Por si só, a uremia contribui para a resistência insulínica, e a farmacocinética das medicações encontra-se alterada, porém o início do tratamento dialítico pode auxiliar na maior eficácia do tratamento antidiabético. Embora a uremia sintomática e a sobrecarga de volume possam ocorrer no paciente diabético mais precocemente em comparação às nefropatias crônicas não diabéticas, estudos clínicos englobando 30 a 35% de pacientes diabéticos e revisões de literatura médica, comparando o início mais precoce de terapia dialítica com empregos mais tardios, não observaram benefícios em abrandamento de eventos cardiovasculares e septicemia, além de aumento em sobrevida.[169,170] Entre as diferentes modalidades de TRS, aquela que aparentemente apresenta melhores taxas de sobrevida e reabilitação a longo prazo, em comparação entre si, é o transplante renal intervivos, especialmente para os pacientes DM 2.

O transplante de pâncreas e rim simultâneos[171] deve ser ofertado aos pacientes com controle do DM muito instável e com condições clínicas para se submeterem a tal procedimento. Especificamente para os pacientes diabéticos em diálise, não existe evidência concreta de que um método dialítico crônico seja superior a outro como modalidade de primeira escolha e ambos os métodos, hemodiálise (HD) e diálise peritoneal (DP), parecem ser equivalentes em questões relacionadas com sobrevida geral e prognóstico cardiovascular.[168] O Quadro 28.6 resume as particularidades de cada método dialítico para o paciente portador de DRD avançada.

Hemodiálise

Caso a hemodiálise (HD) seja o método de TRS escolhido, deve-se providenciar o aceso vascular precocemente (3 a 6 meses antes da necessidade de diálise), pelo grande desafio em se estabelecer acesso vascular adequado em pacientes com aterosclerose periférica, em geral avançada, e calcificação vascular.[172,173] Perdas mais precoces das fístulas arteriovenosas (FAV), em decorrência da falência no processo de maturação, podem ocorrer mais frequentemente em pacientes diabéticos.[172] Sessões regulares tradicionais de HD (4 h, 3 vezes/semana), com remoção excessiva de fluidos (> 10 mℓ/kg/h como taxa de ultrafiltração), podem precipitar episódios de hipotensão arterial (e suas complicações) com maior frequência em

Quadro 28.6 Particularidades da hemodiálise e diálise peritoneal para o paciente diabético com doença renal crônica 5.

Hemodiálise
• Providenciar acesso vascular precoce (3 a 6 m)
• Falência mais precoce das fístulas arteriovenosas
• Mais frequentes complicações cardiovasculares durante as sessões (hipotensão arterial)
• Melhor sobrevida geral da técnica
• Menores taxas de hospitalização por infecções
• Maior dificuldade em controlar pressão arterial
• Mais restrições na dieta (sal e líquidos)
• Maior grau de dependência da equipe de saúde

Diálise peritoneal
• Preserva com maior eficiência a função renal residual
• Não necessita de acesso vascular
• Maior estabilidade cardiovascular
• Menor sobrevida geral da técnica
• Maiores taxas de hospitalização por infecções
• Controle mais fácil de pressão arterial
• Menores restrições na dieta
• Possibilita maior grau de independência da equipe de saúde

Adaptado de Couchoud et al., 2015.[168]

pacientes diabéticos, quando comparado a não diabéticos, bem como são mais prevalentes as arritmias, insuficiência cardíaca e maior prevalência de disfunção sistólica e diastólica, contribuindo para isquemia silenciosa do miocárdio.[174-176]

Diálise peritoneal

A diálise peritoneal (DP) associa-se à melhor estabilidade cardiovascular, além de reduzir o risco de hipotensão arterial e de precipitação de eventos cardiovasculares, quando comparado à HD, em razão de mais baixa taxa de remoção de fluidos, o que é particularmente importante em pacientes com doença cardiovascular grave e neuropatia autonômica. Outras vantagens da DP incluem melhor preservação da função renal residual, redução da taxa de progressão da retinopatia (possivelmente relacionada com a não utilização de heparina), maior estabilidade dos parâmetros bioquímicos, porém com eventual aumento na necessidade de insulina, em razão do uso da glicose como substância osmoticamente ativa junto ao dialisato.[168,171] Utilização de moléculas como a icodextrina em substituição à tradicional glicose parece se associar a melhor controle glicêmico, maior volume de ultrafiltração e melhor controle de pressão arterial.[178] Peritonites seguem como a principal complicação infecciosa da DP, potencializando prejuízo nutricional (aumentando a perda de proteínas pelo dialisato) e contribuindo para maiores taxas de falência do método.[168,179]

REFERÊNCIAS BIBLIOGRÁFICAS

1. de Boer IH, Rue TC, Hall YN, Heagerty PJ, Weiss NS, Himmelfarb J. Temporal trends in the prevalence of diabetic kidney disease in the United States. JAMA. 2011;305(24):2532-9.
2. Teng J, Dwyer KM, Hill P, See E, Ekinci EI, Jerums G et al. Spectrum of renal disease in diabetes. Nephrology (Carlton). 2014;19(9):528-36.
3. Gerstein HC, Mann JF, Yi Q, Zinman B, Dinneen SF, Hoogwerf B et al. Albuminuria and risk of cardiovascular events, death, and heart failure in diabetic and nondiabetic individuals. JAMA. 2001;286(4):421-6.
4. Charytan DM, Solomon SD, Ivanovich P, Remuzzi G, Cooper ME, McGill JB et al. ESRD After Heart Failure, Myocardial Infarction, or Stroke in Type 2 Diabetic Patients With CKD. Am J Kidney Dis. 2017;70(4):522-31.
5. Gregg EW, Li Y, Wang J, Burrows NR, Ali MK, Rolka D et al. Changes in diabetes-related complications in the United States, 1990-2010. N Engl J Med. 2014;370(16):1514-23.
6. Evans K, Pyart R, Steenkamp R, Whitlock T, Stannard C, Gair R et al. UK Renal Registry 20th Annual Report: Introduction. Nephron. 2018;139 Suppl 1:1-12.
7. Boddana P, Caskey F, Casula A, Ansell D. UK Renal Registry 11th Annual Report (December 2008): Chapter 14 UK Renal Registry and international comparisons. Nephron Clin Pract. 2009;111 Suppl 1:c269-76.
8. Johansen KL, Chertow GM, Foley RN, Gilbertson DT, Herzog CA, Ishani A et al. US Renal Data System 2020 Annual Data Report: Epidemiology of Kidney Disease in the United States. Am J Kidney Dis. 2021;77(4 Suppl 1):A7-A8.
9. Zhang L, Long J, Jiang W, Shi Y, He X, Zhou Z et al. Trends in Chronic Kidney Disease in China. N Engl J Med. 2016;375(9):905-6.
10. Tuttle KR, Bakris GL, Bilous RW, Chiang JL, de Boer IH, Goldstein-Fuchs J et al. Diabetic kidney disease: a report from an ADA Consensus Conference. Am J Kidney Dis. 2014;64(4):510-33.
11. Chamberlain JJ, Rhinehart AS, Shaefer CF, Jr., Neuman A. Diagnosis and Management of Diabetes: Synopsis of the 2016 American Diabetes Association Standards of Medical Care in Diabetes. Ann Intern Med. 2016;164(8):542-52.
12. Levey AS, Coresh J, Balk E, Kausz AT, Levin A, Steffes MW et al. National Kidney Foundation practice guidelines for chronic kidney disease: evaluation, classification, and stratification. Ann Intern Med. 2003;139(2):137-47.
13. Stevens PE, Levin A, Kidney Disease: Improving Global Outcomes Chronic Kidney Disease Guideline Development Work Group M. Evaluation and management of chronic kidney disease: synopsis of the kidney disease: improving global outcomes 2012 clinical practice guideline. Ann Intern Med. 2013;158(11):825-30.
14. Pattaro C, Riegler P, Stifter G, Modenese M, Minelli C, Pramstaller PP. Estimating the glomerular filtration rate in the general population using different equations: effects on classification and association. Nephron Clin Pract. 2013;123(1 a 2):102-11.
15. Giordano Imbroll M, Agius Lauretta D, Tabone T, Fava S. Predictors and generation of risk equations for albuminuria progression in type 2 diabetes. Clin Nephrol. 2017;88(1):33-9.
16. Chronic Kidney Disease Prognosis C, Matsushita K, van der Velde M, Astor BC, Woodward M, Levey AS et al. Association of estimated glomerular filtration rate and albuminuria with all-cause and cardiovascular mortality in general population cohorts: a collaborative meta-analysis. Lancet. 2010;375(9731):2073-81.
17. Stoycheff N, Stevens LA, Schmid CH, Tighiouart H, Lewis J, Atkins RC et al. Nephrotic syndrome in diabetic kidney disease: an evaluation and update of the definition. Am J Kidney Dis. 2009;54(5):840-9.
18. Ogurtsova K, da Rocha Fernandes JD, Huang Y, Linnenkamp U, Guariguata L, Cho NH et al. IDF Diabetes Atlas: Global estimates for the prevalence of diabetes for 2015 and 2040. Diabetes Res Clin Pract. 2017;128:40-50.
19. Nerbass FB, Lima HDN, Thome FS, Vieira Neto OM, Sesso R, Lugon JR. Brazilian Dialysis Survey 2021. J Bras Nefrol. 2022.
20. Guariguata L, Whiting DR, Hambleton I, Beagley J, Linnenkamp U, Shaw JE. Global estimates of diabetes prevalence for 2013 and projections for 2035. Diabetes Res Clin Pract. 2014;103(2):137-49.
21. Bailey RA, Wang Y, Zhu V, Rupnow MF. Chronic kidney disease in US adults with type 2 diabetes: an updated national estimate of prevalence based on Kidney Disease: Improving Global Outcomes (KDIGO) staging. BMC Res Notes. 2014;7:415.
22. Saran R, Robinson B, Abbott KC, Bragg-Gresham J, Chen X, Gipson D et al. US Renal Data System 2019 Annual Data Report: Epidemiology of Kidney Disease in the United States. Am J Kidney Dis. 2020;75(1 Suppl 1):A6-A7.
23. Tervaert TW, Mooyaart AL, Amann K, Cohen AH, Cook HT, Drachenberg CB et al. Pathologic classification of diabetic nephropathy. J Am Soc Nephrol. 2010;21(4):556-63.
24. Haneda M, Utsunomiya K, Koya D, Babazono T, Moriya T, Makino H et al. A new Classification of Diabetic Nephropathy 2014: a report from Joint Committee on Diabetic Nephropathy. J Diabetes Investig. 2015;6(2):242-6.

25. Najafian B, Kim Y, Crosson JT, Mauer M. Atubular glomeruli and glomerulotubular junction abnormalities in diabetic nephropathy. J Am Soc Nephrol. 2003;14(4):908-17.
26. Oshima M, Shimizu M, Yamanouchi M, Toyama T, Hara A, Furuichi K et al. Trajectories of kidney function in diabetes: a clinicopathological update. Nat Rev Nephrol. 2021;17(11):740-50.
27. Working Group of the International Ig ANN, the Renal Pathology S, Cattran DC, Coppo R, Cook HT, Feehally J et al. The Oxford classification of IgA nephropathy: rationale, clinicopathological correlations, and classification. Kidney Int. 2009;76(5):534-45.
28. Stout LC, Kumar S, Whorton EB. Insudative lesions--their pathogenesis and association with glomerular obsolescence in diabetes: a dynamic hypothesis based on single views of advancing human diabetic nephropathy. Hum Pathol. 1994;25(11):1213-27.
29. Ruggenenti P, Gambara V, Perna A, Bertani T, Remuzzi G. The nephropathy of non-insulin-dependent diabetes: predictors of outcome relative to diverse patterns of renal injury. J Am Soc Nephrol. 1998;9(12):2336-43.
30. Fioretto P, Steffes MW, Sutherland DE, Mauer M. Sequential renal biopsies in insulin-dependent diabetic patients: structural factors associated with clinical progression. Kidney Int. 1995;48(6):1929-35.
31. Fioretto P, Mauer M, Brocco E, Velussi M, Frigato F, Muollo B et al. Patterns of renal injury in NIDDM patients with microalbuminuria. Diabetologia. 1996;39(12):1569-76.
32. Kimmelstiel P, Wilson C. Intercapillary Lesions in the Glomeruli of the Kidney. Am J Pathol. 1936;12(1):83-98 7.
33. Marshall SM. The podocyte: a major player in the development of diabetic nephropathy? Horm Metab Res. 2005;37 Suppl 1:9-16.
34. Wolf G, Chen S, Ziyadeh FN. From the periphery of the glomerular capillary wall toward the center of disease: podocyte injury comes of age in diabetic nephropathy. Diabetes. 2005;54(6):1626-34.
35. Pham TT, Sim JJ, Kujubu DA, Liu IL, Kumar VA. Prevalence of nondiabetic renal disease in diabetic patients. Am J Nephrol. 2007;27(3):322-8.
36. Bermejo S, Pascual J, Soler MJ. The large spectrum of renal disease in diabetic patients. Clin Kidney J. 2017;10(2):255-6.
37. Krolewski AS. Progressive renal decline: the new paradigm of diabetic nephropathy in type 1 diabetes. Diabetes Care. 2015;38(6):954-62.
38. Mogensen CE. How to protect the kidney in diabetic patients: with special reference to IDDM. Diabetes. 1997;46(Suppl 2):S104-11.
39. Mogensen CE. Microalbuminuria and hypertension with focus on type 1 and type 2 diabetes. J Intern Med. 2003;254(1):45-66.
40. Marshall SM. Natural history and clinical characteristics of CKD in type 1 and type 2 diabetes *mellitus*. Adv Chronic Kidney Dis. 2014;21(3):267-72.
41. Wolf G. After all those fat years: renal consequences of obesity. Nephrol Dial Transplant. 2003;18(12):2471-4.
42. Chagnac A, Herman M, Zingerman B, Erman A, Rozen-Zvi B, Hirsh J et al. Obesity-induced glomerular hyperfiltration: its involvement in the pathogenesis of tubular sodium reabsorption. Nephrol Dial Transplant. 2008;23(12):3946-52.
43. Mourad JJ, Le Jeune S. Blood pressure control, risk factors and cardiovascular prognosis in patients with diabetes: 30 years of progress. J Hypertens Suppl. 2008;26(3):S7-13.
44. Winer N, Sowers JR. Diabetes and arterial stiffening. Adv Cardiol. 2007;44:245-51.
45. Wolf G, Muller N, Mandecka A, Muller UA. Association of diabetic retinopathy and renal function in patients with types 1 and 2 diabetes *mellitus*. Clin Nephrol. 2007;68(2):81-6.
46. Pop-Busui R, Braffett BH, Wessells H, Herman WH, Martin CL, Jacobson AM et al. Diabetic Peripheral Neuropathy and Urological Complications in Type 1 Diabetes: Findings from the Epidemiology of Diabetes Interventions and Complications Study. Diabetes Care. 2022;45(1):119-26.
47. Wolf G, Ziyadeh FN. Cellular and molecular mechanisms of proteinuria in diabetic nephropathy. Nephron Physiol. 2007;106(2):p26-31.
48. de Boer IH, Sibley SD, Kestenbaum B, Sampson JN, Young B, Cleary PA et al. Central obesity, incident microalbuminuria, and change in creatinine clearance in the epidemiology of diabetes interventions and complications study. J Am Soc Nephrol. 2007;18(1):235-43.
49. Henegar JR, Bigler SA, Henegar LK, Tyagi SC, Hall JE. Functional and structural changes in the kidney in the early stages of obesity. J Am Soc Nephrol. 2001;12(6):1211-7.
50. Satriano J, Vallon V. Primary kidney growth and its consequences at the onset of diabetes *mellitus*. Amino Acids. 2006;31(1):1-9.
51. Sharma K, Eltayeb BO, McGowan TA, Dunn SR, Alzahabi B, Rohde R et al. Captopril-induced reduction of serum levels of transforming growth factor-beta-1 correlates with long-term renoprotection in insulin-dependent diabetic patients. Am J Kidney Dis. 1999;34(5):818-23.
52. Ruster C, Wolf G. The role of chemokines and chemokine receptors in diabetic nephropathy. Front Biosci. 2008;13:944-55.
53. Brosius FC, 3rd. New insights into the mechanisms of fibrosis and sclerosis in diabetic nephropathy. Rev Endocr Metab Disord. 2008;9(4):245-54.
54. Brownlee M. The pathobiology of diabetic complications: a unifying mechanism. Diabetes. 2005;54(6):1615-25.
55. Brownlee M. Biochemistry and molecular cell biology of diabetic complications. Nature. 2001;414(6865):813-20.
56. Hogan M, Cerami A, Bucala R. Advanced glycosylation endproducts block the antiproliferative effect of nitric oxide. Role in the vascular and renal complications of diabetes *mellitus*. J Clin Invest. 1992;90(3):1110-5.
57. Makita Z, Radoff S, Rayfield EJ, Yang Z, Skolnik E, Delaney V et al. Advanced glycosylation end products in patients with diabetic nephropathy. N Engl J Med. 1991;325(12):836-42.
58. Bohlender JM, Franke S, Stein G, Wolf G. Advanced glycation end products and the kidney. Am J Physiol Renal Physiol. 2005;289(4):F645-59.
59. Turgut F, Bolton WK. Potential new therapeutic agents for diabetic kidney disease. Am J Kidney Dis. 2010;55(5):928-40.
60. Pezzolesi MG, Katavetin P, Kure M, Poznik GD, Skupien J, Mychaleckyj JC et al. Confirmation of genetic associations at ELMO1 in the GoKinD collection supports its role as a susceptibility gene in diabetic nephropathy. Diabetes. 2009;58(11):2698-702.
61. Pezzolesi MG, Poznik GD, Mychaleckyj JC, Paterson AD, Barati MT, Klein JB et al. Genome-wide association scan for diabetic nephropathy susceptibility genes in type 1 diabetes. Diabetes. 2009;58(6):1403-10.
62. Seaquist ER, Goetz FC, Rich S, Barbosa J. Familial clustering of diabetic kidney disease. Evidence for genetic susceptibility to diabetic nephropathy. N Engl J Med. 1989;320(18):1161-5.
63. Nelson RG, Knowler WC, Pettitt DJ, Saad MF, Bennett PH. Diabetic kidney disease in Pima Indians. Diabetes Care. 1993;16(1):335-41.
64. Marre M, Jeunemaitre X, Gallois Y, Rodier M, Chatellier G, Sert C et al. Contribution of genetic polymorphism in the renin-angiotensin system to the development of renal complications in insulin-dependent diabetes: Genetique de la Nephropathie Diabetique (GENEDIAB) study group. J Clin Invest. 1997;99(7):1585-95.
65. Ruggenenti P, Bettinaglio P, Pinares F, Remuzzi G. Angiotensin converting enzyme insertion/deletion polymorphism and renoprotection in diabetic and nondiabetic nephropathies. Clin J Am Soc Nephrol. 2008;3(5):1511-25.
66. National Kidney F. KDOQI Clinical Practice Guideline for Diabetes and CKD: 2012 Update. Am J Kidney Dis. 2012;60(5):850-86.
67. Bjornstad P, Lanaspa MA, Ishimoto T, Kosugi T, Kume S, Jalal D et al. Fructose and uric acid in diabetic nephropathy. Diabetologia. 2015;58(9):1993-2002.
68. Kidney Disease: Improving Global Outcomes Diabetes Work G. KDIGO 2022 Clinical Practice Guideline for Diabetes Management in Chronic Kidney Disease. Kidney Int. 2022;102(5S):S1-S127.
69. Bach KE, Kelly JT, Palmer SC, Khalesi S, Strippoli GFM, Campbell KL. Healthy Dietary Patterns and Incidence of CKD: A Meta-Analysis of Cohort Studies. Clin J Am Soc Nephrol. 2019;14(10):1441-9.
70. Blumenkrantz MJ, Gahl GM, Kopple JD, Kamdar AV, Jones MR, Kessel M et al. Protein losses during peritoneal dialysis. Kidney Int. 1981;19(4):593-602.
71. Gahl GM, Baeyer HV, Averdunk R, Riedinger H, Borowzak B, Schurig R et al. Outpatient evaluation of dietary intake and nitrogen removal in continuous ambulatory peritoneal dialysis. Ann Intern Med. 1981;94(5):643-6.
72. Kelly JT, Su G, Zhang L, Qin X, Marshall S, Gonzalez-Ortiz A et al. Modifiable Lifestyle Factors for Primary Prevention of CKD: A Systematic Review and Meta-Analysis. J Am Soc Nephrol. 2021;32(1):239-53.
73. Clarkson MJ, Bennett PN, Fraser SF, Warmington SA. Exercise interventions for improving objective physical function in patients with

end-stage kidney disease on dialysis: a systematic review and meta-analysis. Am J Physiol Renal Physiol. 2019;316(5):F856-F72.
74. Pu J, Jiang Z, Wu W, Li L, Zhang L, Li Y et al. Efficacy and safety of intradialytic exercise in haemodialysis patients: a systematic review and meta-analysis. BMJ Open. 2019;9(1):e020633.
75. Smith D, DeFronzo RA. Insulin resistance in uremia mediated by postbinding defects. Kidney Int. 1982;22(1):54-62.
76. Inzucchi SE, Bergenstal RM, Buse JB, Diamant M, Ferrannini E, Nauck M et al. Management of hyperglycemia in type 2 diabetes: a patient-centered approach: position statement of the American Diabetes Association (ADA) and the European Association for the Study of Diabetes (EASD). Diabetes Care. 2012;35(6):1364-79.
77. Olafsdottir AF, Andelin M, Saeed A, Sofizadeh S, Hamoodi H, Jansson PA et al. Performance of Dexcom G5 and FreeStyle Libre sensors tested simultaneously in people with type 1 or 2 diabetes and advanced chronic kidney disease. World J Clin Cases. 2022;10(22):7794-807.
78. Vigersky RA, McMahon C. The Relationship of Hemoglobina A1C to Time-in-Range in Patients with Diabetes. Diabetes Technol Ther. 2019;21(2):81-5.
79. Yoshii H, Mita T, Katakami N, Okada Y, Osonoi T, Aso K et al. The Importance of Continuous Glucose Monitoring-derived Metrics Beyond HbA1c for Optimal Individualized Glycemic Control. J Clin Endocrinol Metab. 2022;107(10):e3990-e4003.
80. Ling J, Ng J, Lau ESH, Ma RCW, Kong APS, Luk AOY et al. Continuous Glucose Monitoring Metrics in the Assessment of Glycemia in Moderate-to-Advanced CKD in Diabetes. Kidney Int Rep. 2022;7(6):1354-63.
81. Zelnick LR, Batacchi ZO, Ahmad I, Dighe A, Little RR, Trence DL et al. Continuous Glucose Monitoring and Use of Alternative Markers to Assess Glycemia in Chronic Kidney Disease. Diabetes Care. 2020;43(10):2379-87.
82. Intensive blood-glucose control with sulphonylureas or insulin compared with conventional treatment and risk of complications in patients with type 2 diabetes (UKPDS 33). UK Prospective Diabetes Study (UKPDS) Group. Lancet. 1998;352(9131):837-53.
83. Ruospo M, Saglimbene VM, Palmer SC, De Cosmo S, Pacilli A, Lamacchia O et al. Glucose targets for preventing diabetic kidney disease and its progression. Cochrane Database Syst Rev. 2017;6(6):CD010137.
84. Group AC, Patel A, MacMahon S, Chalmers J, Neal B, Billot L et al. Intensive blood glucose control and vascular outcomes in patients with type 2 diabetes. N Engl J Med. 2008;358(24):2560-72.
85. Thomas MC. Epigenetic Mechanisms in Diabetic Kidney Disease. Curr Diab Rep. 2016;16(3):31.
86. Nunes AP, Iglay K, Radican L, Engel SS, Yang J, Doherty MC et al. Hypoglycaemia seriousness and weight gain as determinants of cardiovascular disease outcomes among sulfonylurea users. Diabetes Obes Metab. 2017;19(10):1425-35.
87. Bennett WL, Maruthur NM, Singh S, Segal JB, Wilson LM, Chatterjee R et al. Comparative effectiveness and safety of medications for type 2 diabetes: an update including new drugs and 2-drug combinations. Ann Intern Med. 2011;154(9):602-13.
88. Maruthur NM, Tseng E, Hutfless S, Wilson LM, Suarez-Cuervo C, Berger Z et al. Diabetes Medications as Monotherapy or Metformin-Based Combination Therapy for Type 2 Diabetes: A Systematic Review and Meta-analysis. Ann Intern Med. 2016;164(11):740-51.
89. United Kingdom Prospective Diabetes Study (UKPDS). 13: Relative efficacy of randomly allocated diet, sulphonylurea, insulin, or metformin in patients with newly diagnosed non-insulin dependent diabetes followed for three years. BMJ. 1995;310(6972):83-8.
90. Effect of intensive blood-glucose control with metformin on complications in overweight patients with type 2 diabetes (UKPDS 34). UK Prospective Diabetes Study (UKPDS) Group. Lancet. 1998;352(9131):854-65.
91. Perkovic V, Agarwal R, Fioretto P, Hemmelgarn BR, Levin A, Thomas MC et al. Management of patients with diabetes and CKD: conclusions from a "Kidney Disease: Improving Global Outcomes" (KDIGO) Controversies Conference. Kidney Int. 2016;90(6):1175-83.
92. Brown E, Wilding JPH, Alam U, Barber TM, Karalliedde J, Cuthbertson DJ. The expanding role of SGLT2 inhibitors beyond glucose-lowering to cardiorenal protection. Ann Med. 2021;53(1):2072-89.
93. Brown E, Heerspink HJL, Cuthbertson DJ, Wilding JPH. SGLT2 inhibitors and GLP-1 receptor agonists: established and emerging indications. Lancet. 2021;398(10296):262-76.
94. Group E-KC, Herrington WG, Staplin N, Wanner C, Green JB, Hauske SJ et al. Empagliflozin in Patients with Chronic Kidney Disease. N Engl J Med. 2022.
95. Vallon V. The mechanisms and therapeutic potential of SGLT2 inhibitors in diabetes *mellitus*. Annu Rev Med. 2015;66:255-70.
96. Zanchi A, Lehmann R, Philippe J. Antidiabetic drugs and kidney disease – recommendations of the Swiss Society for Endocrinology and Diabetology. Swiss Med Wkly. 2012;142:w13629.
97. Hasslacher C, Multinational Repaglinide Renal Study G. Safety and efficacy of repaglinide in type 2 diabetic patients with and without impaired renal function. Diabetes Care. 2003;26(3):886-91.
98. Abe M, Okada K, Soma M. Antidiabetic agents in patients with chronic kidney disease and end-stage renal disease on dialysis: metabolism and clinical practice. Curr Drug Metab. 2011;12(1):57-69.
99. Williams ME, Garg R. Glycemic management in ESRD and earlier stages of CKD. Am J Kidney Dis. 2014;63(2 Suppl 2):S22-38.
100. Budde K, Neumayer HH, Fritsche L, Sulowicz W, Stompor T, Eckland D. The pharmacokinetics of pioglitazone in patients with impaired renal function. Br J Clin Pharmacol. 2003;55(4):368-74.
101. Schneider CA, Ferrannini E, Defronzo R, Schernthaner G, Yates J, Erdmann E. Effect of pioglitazone on cardiovascular outcome in diabetes and chronic kidney disease. J Am Soc Nephrol. 2008;19(1):182-7.
102. Mannucci E, Pala L, Ciani S, Bardini G, Pezzatini A, Sposato I et al. Hyperglycaemia increases dipeptidyl peptidase IV activity in diabetes *mellitus*. Diabetologia. 2005;48(6):1168-72.
103. Tonneijck L, Smits MM, van Raalte DH, Muskiet MH. Incretin-based drugs and renoprotection-is hyperfiltration key? Kidney Int. 2015;87(3):660-1.
104. Granata A, Maccarrone R, Anzaldi M, Leonardi G, Pesce F, Amico F et al. GLP-1 receptor agonists and renal outcomes in patients with diabetes *mellitus* type 2 and diabetic kidney disease: state of the art. Clin Kidney J. 2022;15(9):1657-65.
105. Sugahara M, Pak WLW, Tanaka T, Tang SCW, Nangaku M. Update on diagnosis, pathophysiology, and management of diabetic kidney disease. Nephrology (Carlton). 2021;26(6):491-500.
106. Russo E, Penno G, Del Prato S. Managing diabetic patients with moderate or severe renal impairment using DPP-4 inhibitors: focus on vildagliptin. Diabetes Metab Syndr Obes. 2013;6:161-70.
107. Eligar VS, Bain SC. A review of sitagliptin with special emphasis on its use in moderate to severe renal impairment. Drug Des Devel Ther. 2013;7:893-903.
108. Scheen AJ. Pharmacokinetics and clinical use of incretin-based therapies in patients with chronic kidney disease and type 2 diabetes. Clin Pharmacokinet. 2015;54(1):1-21.
109. von Eynatten M, Gong Y, Emser A, Woerle HJ. Efficacy and safety of linagliptin in type 2 diabetes subjects at high risk for renal and cardiovascular disease: a pooled analysis of six phase III clinical trials. Cardiovasc Diabetol. 2013;12:60.
110. Scott LJ. Alogliptin: a review of its use in the management of type 2 diabetes *mellitus*. Drugs. 2010;70(15):2051-72.
111. Groop PH, Cooper ME, Perkovic V, Emser A, Woerle HJ, von Eynatten M. Linagliptin lowers albuminuria on top of recommended standard treatment in patients with type 2 diabetes and renal dysfunction. Diabetes Care. 2013;36(11):3460-8.
112. Groop PH, Cooper ME, Perkovic V, Sharma K, Schernthaner G, Haneda M et al. Dipeptidyl peptidase-4 inhibition with linagliptin and effects on hyperglycaemia and albuminuria in patients with type 2 diabetes and renal dysfunction: Rationale and design of the MARLINA-T2D trial. Diab Vasc Dis Res. 2015;12(6):455-62.
113. Duckworth WC. Insulin degradation: mechanisms, products, and significance. Endocr Rev. 1988;9(3):319-45.
114. Iglesias P, Diez JJ. Insulin therapy in renal disease. Diabetes Obes Metab. 2008;10(10):811-23.
115. Kulozik F, Hasslacher C. Insulin requirements in patients with diabetes and declining kidney function: differences between insulin analogues and human insulin? Ther Adv Endocrinol Metab. 2013;4(4):113-21.

116. Lubowsky ND, Siegel R, Pittas AG. Management of glycemia in patients with diabetes *mellitus* and CKD. Am J Kidney Dis. 2007;50(5):865-79.
117. Baldwin D, Zander J, Munoz C, Raghu P, DeLange-Hudec S, Lee H et al. A randomized trial of two weight-based doses of insulin glargine and glulisine in hospitalized subjects with type 2 diabetes and renal insufficiency. Diabetes Care. 2012;35(10):1970-4.
118. Kiss I, Arold G, Roepstorff C, Bottcher SG, Klim S, Haahr H. Insulin degludec: pharmacokinetics in patients with renal impairment. Clin Pharmacokinet. 2014;53(2):175-83.
119. Ruggenenti P, Flores C, Aros C, Ene-Iordache B, Trevisan R, Ottomano C et al. Renal and metabolic effects of insulin lispro in type 2 diabetic subjects with overt nephropathy. Diabetes Care. 2003;26(2):502-9.
120. Urata H, Mori K, Emoto M, Yamazaki Y, Motoyama K, Morioka T et al. Advantage of insulin glulisine over regular insulin in patients with type 2 diabetes and severe renal insufficiency. J Ren Nutr. 2015;25(2):129-34.
121. Holmes G, Galitz L, Hu P, Lyness W. Pharmacokinetics of insulin aspart in obesity, renal impairment, or hepatic impairment. Br J Clin Pharmacol. 2005;60(5):469-76.
122. Bakris GL, Williams M, Dworkin L, Elliott WJ, Epstein M, Toto R et al. Preserving renal function in adults with hypertension and diabetes: a consensus approach. National Kidney Foundation Hypertension and Diabetes Executive Committees Working Group. Am J Kidney Dis. 2000;36(3):646-61.
123. Kidney Disease: Improving Global Outcomes Blood Pressure Work G. KDIGO 2021 Clinical Practice Guideline for the Management of Blood Pressure in Chronic Kidney Disease. Kidney Int. 2021;99(3S):S1-S87.
124. Group AS, Cushman WC, Evans GW, Byington RP, Goff DC, Jr., Grimm RH, Jr. et al. Effects of intensive blood-pressure control in type 2 diabetes *mellitus*. N Engl J Med. 2010;362(17):1575-85.
125. Cederholm J, Gudbjornsdottir S, Eliasson B, Zethelius B, Eeg-Olofsson K, Nilsson PM et al. Systolic blood pressure and risk of cardiovascular diseases in type 2 diabetes: an observational study from the Swedish national diabetes register. J Hypertens. 2010;28(10):2026-35.
126. James PA, Oparil S, Carter BL, Cushman WC, Dennison-Himmelfarb C, Handler J et al. 2014 evidence-based guideline for the management of high blood pressure in adults: report from the panel members appointed to the Eighth Joint National Committee (JNC 8). JAMA. 2014;311(5):507-20.
127. Haller H, Ito S, Izzo JL, Jr., Januszewicz A, Katayama S, Menne J et al. Olmesartan for the delay or prevention of microalbuminuria in type 2 diabetes. N Engl J Med. 2011;364(10):907-17.
128. Kvetny J, Gregersen G, Pedersen RS. Randomized placebo-controlled trial of perindopril in normotensive, normoalbuminuric patients with type 1 diabetes *mellitus*. QJM. 2001;94(2):89-94.
129. Ruggenenti P, Fassi A, Ilieva AP, Bruno S, Iliev IP, Brusegan V et al. Preventing microalbuminuria in type 2 diabetes. N Engl J Med. 2004;351(19):1941-51.
130. Garcia-Ulloa AC, Lechuga-Fonseca C, Del Razo-Olvera FM, Aguilar-Salinas CA, Galaviz KI, Narayan KMV et al. Clinician prescription of lipid-lowering drugs and achievement of treatment goals in patients with newly diagnosed type 2 diabetes *mellitus*. BMJ Open Diabetes Res Care. 2021;9(1).
131. Ferro CJ, Mark PB, Kanbay M, Sarafidis P, Heine GH, Rossignol P et al. Lipid management in patients with chronic kidney disease. Nat Rev Nephrol. 2018;14(12):727-49.
132. Ansquer JC, Foucher C, Rattier S, Taskinen MR, Steiner G, Investigators D. Fenofibrate reduces progression to microalbuminuria over 3 years in a placebo-controlled study in type 2 diabetes: results from the Diabetes Atherosclerosis Intervention Study (DAIS). Am J Kidney Dis. 2005;45(3):485-93.
133. Stone NJ, Robinson JG, Lichtenstein AH, Bairey Merz CN, Blum CB, Eckel RH et al. 2013 ACC/AHA guideline on the treatment of blood cholesterol to reduce atherosclerotic cardiovascular risk in adults: a report of the American College of Cardiology/American Heart Association Task Force on Practice Guidelines. J Am Coll Cardiol. 2014;63(25 Pt B):2889-934.
134. Gaede P, Vedel P, Larsen N, Jensen GV, Parving HH, Pedersen O. Multifactorial intervention and cardiovascular disease in patients with type 2 diabetes. N Engl J Med. 2003;348(5):383-93.
135. Gaede P, Vedel P, Parving HH, Pedersen O. Intensified multifactorial intervention in patients with type 2 diabetes *mellitus* and microalbuminuria: the Steno type 2 randomised study. Lancet. 1999;353(9153):617-22.
136. Hollenberg NK. Aldosterone in the development and progression of renal injury. Kidney Int. 2004;66(1):1-9.
137. Parthasarathy HK, Menard J, White WB, Young WF, Jr., Williams GH, Williams B et al. A double-blind, randomized study comparing the antihypertensive effect of eplerenone and spironolactone in patients with hypertension and evidence of primary aldosteronism. J Hypertens. 2011;29(5):980-90.
138. Pitt B, Zannad F, Remme WJ, Cody R, Castaigne A, Perez A et al. The effect of spironolactone on morbidity and mortality in patients with severe heart failure. Randomized Aldactone Evaluation Study Investigators. N Engl J Med. 1999;341(10):709-17.
139. Mehdi UF, Adams-Huet B, Raskin P, Vega GL, Toto RD. Addition of angiotensin receptor blockade or mineralocorticoid antagonism to maximal angiotensin-converting enzyme inhibition in diabetic nephropathy. J Am Soc Nephrol. 2009;20(12):2641-50.
140. Ito S, Kashihara N, Shikata K, Nangaku M, Wada T, Okuda Y et al. Esaxerenone (CS-3150) in Patients with Type 2 Diabetes and Microalbuminuria (ESAX-DN): Phase 3 Randomized Controlled Clinical Trial. Clin J Am Soc Nephrol. 2020;15(12):1715-27.
141. Bakris GL, Agarwal R, Anker SD, Pitt B, Ruilope LM, Rossing P et al. Effect of Finerenone on Chronic Kidney Disease Outcomes in Type 2 Diabetes. N Engl J Med. 2020;383(23):2219-29.
142. Pitt B, Filippatos G, Agarwal R, Anker SD, Bakris GL, Rossing P et al. Cardiovascular Events with Finerenone in Kidney Disease and Type 2 Diabetes. N Engl J Med. 2021;385(24):2252-63.
143. Chaturvedi N, Bandinelli S, Mangili R, Penno G, Rottiers RE, Fuller JH. Microalbuminuria in type 1 diabetes: rates, risk factors and glycemic threshold. Kidney Int. 2001;60(1):219-27.
144. Umanath K, Lewis JB. Update on Diabetic Nephropathy: Core Curriculum 2018. Am J Kidney Dis. 2018;71(6):884-95.
145. Lewis EJ, Hunsicker LG, Bain RP, Rohde RD. The effect of angiotensin-converting-enzyme inhibition on diabetic nephropathy. The Collaborative Study Group. N Engl J Med. 1993;329(20):1456-62.
146. Parving HH, Lehnert H, Brochner-Mortensen J, Gomis R, Andersen S, Arner P et al. The effect of irbesartan on the development of diabetic nephropathy in patients with type 2 diabetes. N Engl J Med. 2001;345(12):870-8.
147. Viberti G, Wheeldon NM, Microalbuminuria Reduction With VSI. Microalbuminuria reduction with valsartan in patients with type 2 diabetes *mellitus*: a blood pressure-independent effect. Circulation. 2002;106(6):672-8.
148. Brenner BM, Cooper ME, de Zeeuw D, Keane WF, Mitch WE, Parving HH et al. Effects of losartan on renal and cardiovascular outcomes in patients with type 2 diabetes and nephropathy. N Engl J Med. 2001;345(12):861-9.
149. Lewis EJ, Hunsicker LG, Clarke WR, Berl T, Pohl MA, Lewis JB et al. Renoprotective effect of the angiotensin-receptor antagonist irbesartan in patients with nephropathy due to type 2 diabetes. N Engl J Med. 2001;345(12):851-60.
150. Barnett AH, Bain SC, Bouter P, Karlberg B, Madsbad S, Jervell J et al. Angiotensin-receptor blockade *versus* converting-enzyme inhibition in type 2 diabetes and nephropathy. N Engl J Med. 2004;351(19):1952-61.
151. Fried LF, Emanuele N, Zhang JH, Brophy M, Conner TA, Duckworth W et al. Combined angiotensin inhibition for the treatment of diabetic nephropathy. N Engl J Med. 2013;369(20):1892-903.
152. Investigators O, Yusuf S, Teo KK, Pogue J, Dyal L, Copland I et al. Telmisartan, ramipril, or both in patients at high risk for vascular events. N Engl J Med. 2008;358(15):1547-59.
153. Parving HH, Andersen AR, Smidt UM, Hommel E, Mathiesen ER, Svendsen PA. Effect of antihypertensive treatment on kidney function in diabetic nephropathy. Br Med J (Clin Res Ed). 1987;294(6585):1443-7.
154. Bakris GL. The importance of blood pressure control in the patient with diabetes. Am J Med. 2004;116 Suppl 5A:30S-8S.

155. Bakris GL, Weir MR, Secic M, Campbell B, Weis-McNulty A. Differential effects of calcium antagonist subclasses on markers of nephropathy progression. Kidney Int. 2004;65(6):1991-2002.
156. Tonolo G, Velussi M, Brocco E, Abaterusso C, Carraro A, Morgia G et al. Simvastatin maintains steady patterns of GFR and improves AER and expression of slit diaphragm proteins in type II diabetes. Kidney Int. 2006;70(1):177-86.
157. Tonelli M, Keech A, Shepherd J, Sacks F, Tonkin A, Packard C et al. Effect of pravastatin in people with diabetes and chronic kidney disease. J Am Soc Nephrol. 2005;16(12):3748-54.
158. Wanner C, Krane V, Marz W, Olschewski M, Mann JF, Ruf G et al. Atorvastatin in patients with type 2 diabetes *mellitus* undergoing hemodialysis. N Engl J Med. 2005;353(3):238-48.
159. Fellstrom BC, Jardine AG, Schmieder RE, Holdaas H, Bannister K, Beutler J et al. Rosuvastatin and cardiovascular events in patients undergoing hemodialysis. N Engl J Med. 2009;360(14):1395-407.
160. Baigent C, Landray MJ, Reith C, Emberson J, Wheeler DC, Tomson C et al. The effects of lowering LDL cholesterol with simvastatin plus ezetimibe in patients with chronic kidney disease (Study of Heart and Renal Protection): a randomised placebo-controlled trial. Lancet. 2011;377(9784):2181-92.
161. Phisitkul K, Hegazy K, Chuahirun T, Hudson C, Simoni J, Rajab H et al. Continued smoking exacerbates but cessation ameliorates progression of early type 2 diabetic nephropathy. Am J Med Sci. 2008;335(4):284-91.
162. Pan Y, Guo LL, Jin HM. Low-protein diet for diabetic nephropathy: a meta-analysis of randomized controlled trials. Am J Clin Nutr. 2008;88(3):660-6.
163. Triozzi JL, Parker Gregg L, Virani SS, Navaneethan SD. Management of type 2 diabetes in chronic kidney disease. BMJ Open Diabetes Res Care. 2021;9(1).
164. Sinclair SH, DelVecchio C, Levin A. Treatment of anemia in the diabetic patient with retinopathy and kidney disease. Am J Ophthalmol. 2003;135(5):740-3.
165. Ritz E, Laville M, Bilous RW, O'Donoghue D, Scherhag A, Burger U et al. Target level for hemoglobin correction in patients with diabetes and CKD: primary results of the Anemia Correction in Diabetes (ACORD) Study. Am J Kidney Dis. 2007;49(2):194-207.
166. Agarwal R. Vitamin D, proteinuria, diabetic nephropathy, and progression of CKD. Clin J Am Soc Nephrol. 2009;4(9):1523-8.
167. de Zeeuw D, Agarwal R, Amdahl M, Audhya P, Coyne D, Garimella T et al. Selective vitamin D receptor activation with paricalcitol for reduction of albuminuria in patients with type 2 diabetes (VITAL study): a randomised controlled trial. Lancet. 2010;376(9752):1543-51.
168. Couchoud C, Bolignano D, Nistor I, Jager KJ, Heaf J, Heimburger O et al. Dialysis modality choice in diabetic patients with end-stage kidney disease: a systematic review of the available evidence. Nephrol Dial Transplant. 2015;30(2):310-20.
169. Cooper BA, Branley P, Bulfone L, Collins JF, Craig JC, Fraenkel MB et al. A randomized, controlled trial of early *versus* late initiation of dialysis. N Engl J Med. 2010;363(7):609-19.
170. Nacak H, Bolignano D, Van Diepen M, Dekker F, Van Biesen W. Timing of start of dialysis in diabetes *mellitus* patients: a systematic literature review. Nephrol Dial Transplant. 2016;31(2):306-16.
171. Becker BN, Brazy PC, Becker YT, Odorico JS, Pintar TJ, Collins BH et al. Simultaneous pancreas-kidney transplantation reduces excess mortality in type 1 diabetic patients with end-stage renal disease. Kidney Int. 2000;57(5):2129-35.
172. Mayers JD, Markell MS, Cohen LS, Hong J, Lundin P, Friedman EA. Vascular access surgery for maintenance hemodialysis. Variables in hospital stay. ASAIO J. 1992;38(2):113-5.
173. Redfern AB, Zimmerman NB. Neurologic and ischemic complications of upper extremity vascular access for dialysis. J Hand Surg Am. 1995;20(2):199-204.
174. Shideman JR, Buselmeier TJ, Kjellstrand CM. Hemodialysis in diabetics: complications in insulin-dependent patients accepted for renal transplantation. Arch Intern Med. 1976;136(10):1126-30.
175. Pecoits-Filho R, Bucharles S, Barberato SH. Diastolic heart failure in dialysis patients: mechanisms, diagnostic approach, and treatment. Semin Dial. 2012;25(1):35-41.
176. Bucharles SGE, Wallbach KKS, Moraes TP, Pecoits-Filho R. Hypertension in patients on dialysis: diagnosis, mechanisms, and management. J Bras Nefrol. 2019;41(3):400-11.
177. Dalai P, Misra M. Improving the care of diabetic patients on peritoneal dialysis. Contrib Nephrol. 2012;178:271-7.
178. Szeto CC, Johnson DW. Low GDP Solution and Glucose-Sparing Strategies for Peritoneal Dialysis. Semin Nephrol. 2017;37(1):30-42.
179. Lee HB, Chung SH, Chu WS, Kim JK, Ha H. Peritoneal dialysis in diabetic patients. Am J Kidney Dis. 2001;38(4 Suppl 1):S200-3.

29 Nefrolitíase

Mauricio de Carvalho

INTRODUÇÃO

A litíase ou calculose urinária é conceituada como a presença de um ou mais cálculos no interior do aparelho urinário. Cálculos correspondem a estruturas cristalinas que alcançaram tamanho suficiente para causar sintomas ou serem percebidos por técnicas de imagem radiológicas. A formação de cálculos renais (nefrolitíase) representa condição de alta prevalência e recorrência, associada a crises álgicas intensas e de grande custo para o sistema de saúde.

A calculose urinária pode ser entendida como uma forma de biomineralização.[1] É, portanto, um processo que ocorre em um sistema biológico, que o influencia. Apesar de a urina ser frequentemente supersaturada com sais de cálcio e oxalato, na maioria das pessoas não se formam cálculos. O mecanismo exato da sequência "supersaturação-cristalização-litíase urinária" ainda não é totalmente conhecido. Fatores genéticos, dietéticos, socioeconômicos e constitucionais são considerados importantes para a formação de cálculos urinários.

A nefrolitíase deve ser diferenciada da nefrocalcinose, na qual há deposição difusa de cálcio nos rins, incluindo o parênquima, principalmente em sua porção medular.[2] Hiperparatireoidismo primário, acidose tubular renal distal e hipervitaminose D são causas comuns de nefrocalcinose.

EPIDEMIOLOGIA

A nefrolitíase representa uma das afecções mais comuns do trato urinário, cuja incidência tem aumentado nos últimos anos, em ambos os sexos e em todas as etnias. Atinge 10 a 15% da população, com frequência maior em homens, em uma proporção de 2:1, em comparação às mulheres. A maior incidência se dá entre a 3ª e 5ª décadas, com taxas de recorrência, sem tratamento, de 50% em 10 anos.[3] Nos EUA, uma análise de dados do National Health and Nutrition Examination Survey (NHANES) de 2015 a 2018, com mais de 10 mil pacientes com idade acima dos 20 anos, revelou uma prevalência de 11% (IC 10,1 a 12). A incidência em 12 meses foi de 2,1% (IC 1,5 a 2,7).[4] Aproximadamente 1,3 milhão de visitas aos serviços de emergência nos EUA em 2009 foram causadas por nefrolitíase, com taxa de hospitalização de aproximadamente 20%. No Brasil, as informações epidemiológicas são escassas e não há estudos populacionais precisos. Pelos dados do Sistema Único de Saúde (DATASUS) obtidos em 2010, estima-se que a urolitíase foi responsável por aproximadamente 0,61% das internações em hospitais públicos, com custo médio de US$ 240,23 por admissão.[5]

A ocorrência da nefrolitíase apresenta acentuada variação geográfica e sazonal, muito provavelmente relacionada com a combinação de fatores genéticos (raciais) e ambientais (clima e dieta). Por exemplo, o risco de nefrolitíase parece ser menor na Ásia (1 a 5%) em relação à Europa (5 a 9%) e à América do Norte (12% no Canadá e 13% nos EUA). Na Arábia Saudita, relatam-se taxas de risco de até 20%.[6] O aumento de temperatura causado pelo aquecimento global tem estimado projeções de aumento de 1,6 a 2,2 milhões de novos casos de nefrolitíase até o ano de 2050, em regiões quentes, como no sudeste dos EUA, região conhecida pela alta frequência de cálculos urinários (*stone belt*).[7]

Tradicionalmente, a urolitíase é vista como uma condição aguda e benigna, apesar, obviamente, de muito dolorosa. Entretanto, tem-se demonstrado risco aumentado de doença renal crônica em portadores de cálculo renal e associação de nefrolitíase com hipertensão arterial, doença coronariana, obesidade, síndrome metabólica e diabetes melito.[8,9]

Em resumo, dados obtidos de vários países são concordantes em apontar aumento na frequência de urolitíase nos últimos anos, relacionados principalmente com fatores ambientais. No entanto, deve-se levar em conta a disponibilidade de métodos de imagens mais sensíveis. De fato, um estudo que analisou ecografias abdominais solicitadas por vários motivos, não associadas à suspeita clínica de nefrolitíase, demonstrou a presença de cálculos renais assintomáticos em quase 9% dos exames.[10]

PATOGÊNESE DA NEFROLITÍASE | DO CRISTAL AO CÁLCULO

Resumidamente, pode-se admitir que a formação de cálculos se dê pelo desequilíbrio entre a solubilidade e a precipitação de sais na urina. Os rins têm como função conservar água e excretar elementos de baixa solubilidade, principalmente sais de cálcio, durante condições variáveis de clima, dieta e atividade física. Quando a excreção de sais ou a conservação de água aumenta, cristais se formam, que, por sua vez, podem então crescer e se agregar.

A Figura 29.1 ilustra três condições gerais de uma solução contendo íons ou moléculas de materiais cristalinos solúveis (p. ex., a urina). O produto de solubilidade (PS, zona

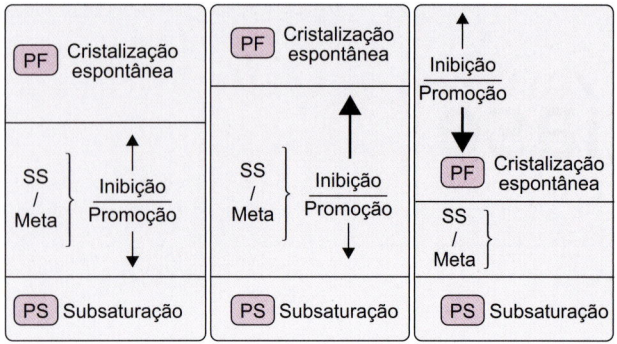

Figura 29.1 Estados de saturação.

de subsaturação) é o produto de concentração no qual existe equilíbrio entre a porção cristalina e a solvente, não havendo formação de novas partículas. O produto de formação (PF, zona de cristalização espontânea) refere-se ao produto de concentração no qual haverá precipitação, em velocidade significativa, mesmo sem a inclusão de materiais pré-formados ou outras superfícies cristalinas. Soluções com concentrações abaixo do PS não possibilitam a formação de cristais. Contudo, quando o produto de concentração está maior que o PS, inicia-se a nucleação, a primeira fase de formação de qualquer substância cristalina.[11]

A região de maior interesse, dos pontos de vista químico, biológico e médico, situa-se entre o PS, abaixo do qual a cristalização não se inicia, e o PF, acima do qual a cristalização é constante. Denomina-se essa zona intermediária de "metaestável".[12] Tem grande importância na patogenia da nefrolitíase, já que a maioria dos produtos de concentração da urina de indivíduos normais e de portadores de cálculo renal situa-se nessa faixa.[13] Além disso, os fatores inibidores da cristalização exercem seus efeitos principalmente dentro desses limites.[14] Dependendo do balanço entre inibição e promoção, a cristalização será ou não favorecida.

A atividade inibitória pode ser definida como a capacidade da urina em impedir a nucleação espontânea de cristais ou, se isso ocorrer, prevenir o crescimento e a agregação posteriores.[15] O inibidor da cristalização deve, portanto, ser capaz de ligar-se à superfície de cristais em formação, inibindo seu crescimento ou sua agregação. Várias substâncias foram descritas como inibidoras da cristalização na urina. Pode-se classificá-las em dois grandes grupos, como descrito no Quadro 29.1: baixo peso molecular e macromoléculas, estas por definição com peso molecular acima de 6.000 dáltons. O principal argumento favorável à importância dos inibidores reside na observação de que, embora a urina da maioria da população seja supersaturada em relação a vários sais, apenas a minoria forma cálculos.

Até pouco tempo, acreditava-se que cristais formados durante o trânsito intranefro cresceriam em tamanho suficiente para ocluir a luz tubular ou que dependeriam de interações com células tubulares para serem retidos e, em seguida, crescerem.[16] Todavia, estudos sugerem que, para a maioria dos cálculos de oxalato de cálcio, o processo de cristalização se inicia no interstício medular. Já em 1937, Alexander Randall observou que os cálculos frequentemente cresciam aderidos à papila renal, em áreas cobertas por depósitos intersticiais de fosfato de cálcio (placas de Randall).[17] Essas placas se formariam na membrana basal dos ramos finos da alça de Henle, crescendo pelo interstício até se projetarem, erodindo para o espaço urinário subepitelial (Figura 29.2). Nessa localização, cresceriam por deposição contínua de cálcio e oxalato, se fossem mantidas condições de supersaturação. Estudos de biopsia de papila renal realizados endoscopicamente confirmaram esses achados.[18] Admite-se, então, que apenas em situações de extrema supersaturação urinária, como na hiperoxalúria entérica, acidose tubular renal ou cistinúria, haveria formação de cristais intratubulares de tamanho significativo, com potencial de ocluir a luz tubular e propiciar crescimento continuado.[19] Entretanto, existe alguma controvérsia sobre as placas de Randall constituírem-se em origem exclusiva da litogênese. Isso porque elas também podem ser observadas em rins de pessoas sem cálculos urinários, e alguns portadores de nefrolitíase submetidos a vários procedimentos cirúrgicos apresentam apenas mínimas quantidades de placas em suas papilas renais.[20]

> **! PONTOS-CHAVE**
> - A nefrolitíase atinge 10 a 15% da população mundial, estando envolvidos em sua gênese fatores genéticos e ambientais
> - A supersaturação urinária é pré-requisito inicial para a formação de cálculos
> - Inibidores podem atuar diminuindo a supersaturação urinária ou impedindo diretamente a cristalização
> - A formação da placa de Randall parece ser componente importante na gênese do cálculo urinário.

TIPOS DE CÁLCULOS

Atualmente, a maioria dos cálculos tem origem renal (Figura 29.3 e Quadro 29.2). Cálculos vesicais são encontrados apenas em situações especiais, como quando há obstrução uretral, corpo estranho intravesical ou bexiga neurogênica. Também são descritos em crianças de países em desenvolvimento, formados por urato de amônio e associados à desnutrição.

Os cálculos formados por deposição de cálcio são os mais comuns, correspondendo a 70 a 80% dos casos. Na maioria das vezes, compõem-se de oxalato de cálcio e, eventualmente, em menos de 5% dos casos, podem ser de fosfato de cálcio (apatita ou brushita). Esses cálculos são formados em urina alcalina, que aumenta a supersaturação do fosfato, condição observada na acidose tubular renal distal ou no hiperparatireoidismo primário. Em geral, os cálculos de cálcio são arredondados, radiodensos e não costumam apresentar aspecto coraliforme.

Quadro 29.1 Inibidores da cristalização urinária.

Inibidores de baixo peso molecular
Citrato
Pirofosfato
Magnésio
Inibidores macromoleculares
Osteopontina
Nefrocalcina
Glicosaminoglicanos
Proteína de Tamm-Horsfall
Fragmento urinário da protrombina

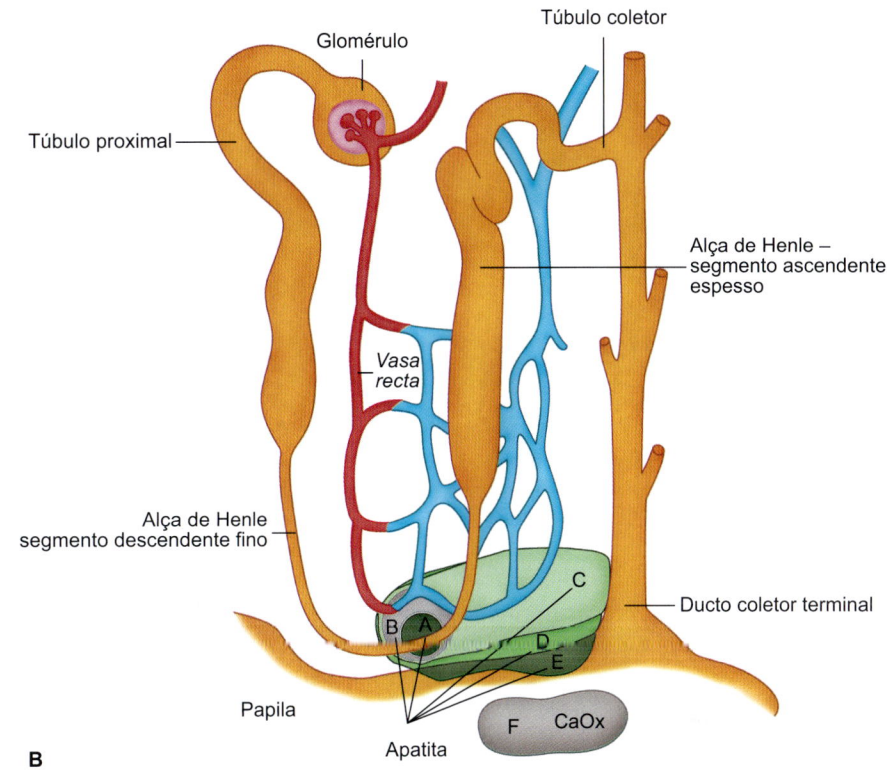

Figura 29.2 Placa de Randall. **A.** Imagem endoscópica de cálculo conectado à placa de Randall na papila renal. **B.** A cristalização, inicialmente com fosfato de cálcio (apatita), começa na membrana basal dos segmentos finos da alça de Henle (A), com posterior extensão às *vasa recta* (B), em seguida para o interstício do ducto coletor medular (C) e, finalmente, nos casos mais graves, para a papila (D). A erosão para o espaço urinário (E), supersaturado com oxalato de cálcio, pode favorecer a nucleação heterogênea e a subsequente formação de cálculo (F).[18]

Cálculos de ácido úrico constituem aproximadamente 10 a 15% dos casos. Podem ser puros ou abrigar quantidades variáveis de cálcio. Caracteristicamente, são radiotransparentes, não visíveis, portanto, à radiografia simples de rins, ureter e bexiga (RUB). Em exames radiológicos contrastados, como na urotomografia, são identificados como falhas de enchimento.

Os cálculos de estruvita – assim chamados em homenagem ao Barão von Struve, diplomata e naturalista russo, que descreveu o cristal pela primeira vez – são formados por fosfato amoníaco magnésio e representam aproximadamente 5 a 10% dos cálculos. Pouco radiodensos, são grandes e caracteristicamente ocupam a pelve e pelo menos dois cálices renais, sendo nesta condição chamados "cálculos coraliformes".

Cálculos de cistina – pouco radiopacos e com aspecto de vidro moído (*ground-glass*) à RUB – constituem aproximadamente 1% dos cálculos urinários em adultos e até 8% do total em crianças.

FATORES DE RISCO

A formação de cálculos no trato urinário comumente está associada a um ou mais fatores de risco, que podem ser estudados pela análise da bioquímica e do volume urinário. Essas condições causam aumento da saturação urinária em relação a determinado sal ou promovem diminuição da atividade inibidora da urina.[21]

Baixo volume urinário

A nefrolitíase representa um distúrbio de concentração urinária. O objetivo do tratamento é modificar a concentração dos fatores litogênicos. A concentração urinária de cálcio, por exemplo, pode ser diminuída reduzindo-se a excreção de cálcio ou aumentando-se o volume urinário. Portanto, a ingestão hídrica aumentada, com objetivo de manter débito urinário ao redor de 2 a 2,5 ℓ, é componente fundamental na prevenção da calculose urinária, conforme demonstrado em vários estudos.[22]

Hipercalciúria

A hipercalciúria primária ou idiopática (normocalcêmica) é tradicionalmente conceituada como excreção urinária de cálcio maior que 4 mg/kg/dia ou até 300 mg/dia, no homem, e 250 mg/dia, na mulher. Afeta cerca de 5% da população normal e até 50% dos pacientes litiásicos.[23] Apesar de o conceito de hipercalciúria ser comumente utilizado para classificar e tratar os pacientes, algumas observações são necessárias. Em primeiro lugar, os limites são arbitrários, e sabe-se que a hipercalciúria segue distribuição gaussiana na população. Em segundo lugar, muitos dos classificados como hipercalciúricos não desenvolvem nefrolitíase. Além disso, vários trabalhos observacionais não demonstraram diferença significativa na calciúria dos portadores de cálculos renais e controles.[24] Portanto, é mais correto considerar a hipercalciúria como uma variável de distribuição contínua e não restrita a intervalos de

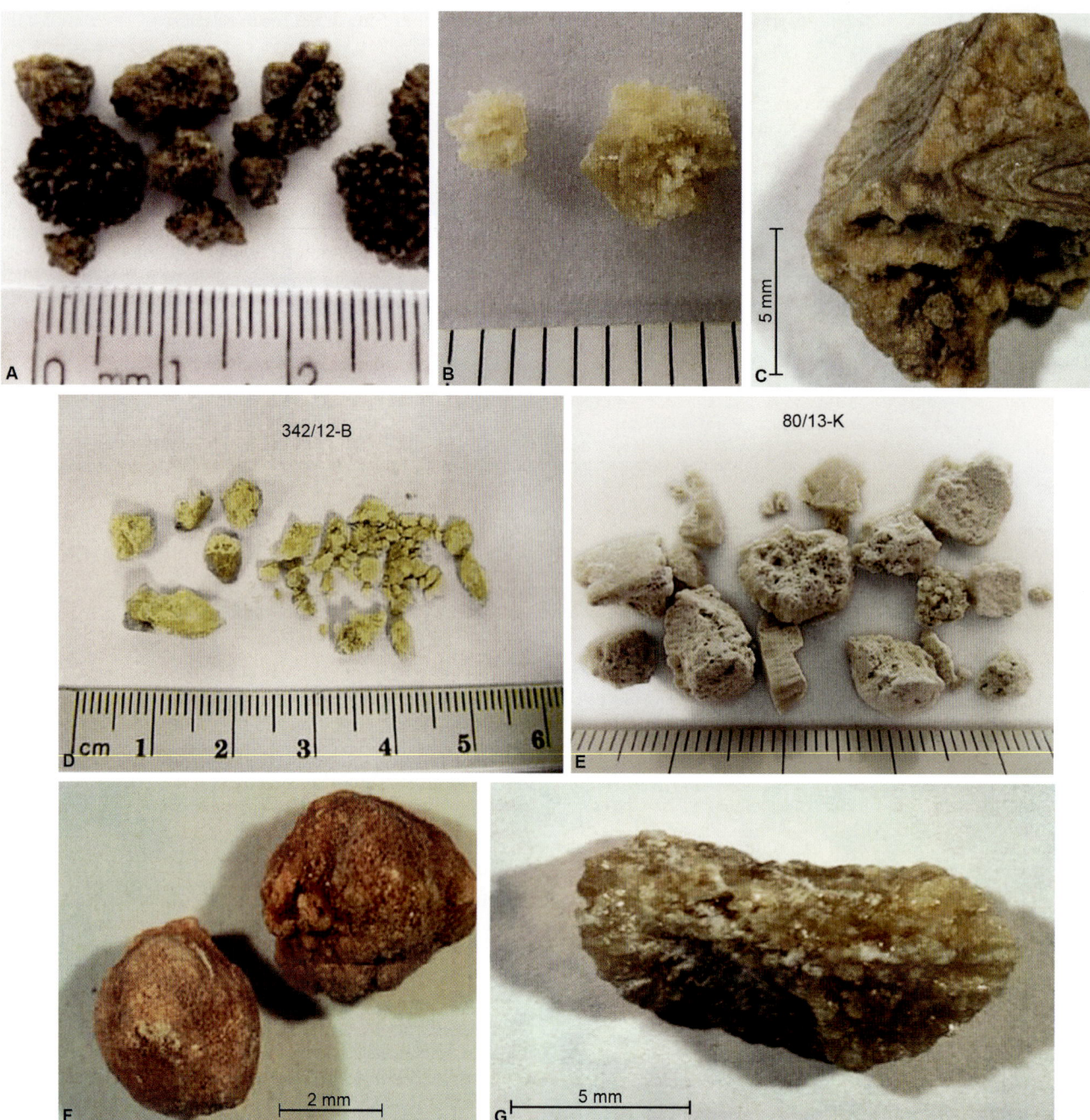

Figura 29.3 Aspectos morfológicos de cálculos urinários – todos os cálculos foram analisados por difração de raios X e apresentam 100% do mineral descrito em sua composição. **A.** Cálculo de vevelita (fosfato de cálcio mono-hidratado). **B.** Cálculo de vedelita (fosfato de cálcio di-hidratado). **C.** Cálculo de estruvita. **D.** Cálculo de apatita. **E.** Cálculo de brushita. **F.** Cálculo de ácido úrico. **G.** Cálculo de cistina. (Imagens cedidas pelo Laboratório de Análise de Minerais e Rochas [LAMIR] da Universidade Federal do Paraná.)

Quadro 29.2 Composição dos cálculos renais.

Composição	Frequência	Predominância	Radiografia	Observações
Oxalato de cálcio	70 a 80%	Homens	Redondos, radiodensos +++	Geralmente com núcleo de fosfato de cálcio
Fosfato de cálcio	< 5%	Mulheres	Redondos, radiodensos ++	Podem estar associados ao HPT e à ATR
Ácido úrico	10 a 15%	Homens	Radiotransparentes	Associados a gota, obesidade, diabetes melito ou diarreias crônicas
Estruvita	5 a 10%	Mulheres	Coraliformes, radiodensos +/++	Presença de infecção do trato urinário complicada
Cistina	1%	SP	Ovais, dendríticos, radiodensos +/++	Cistinúria

ATR: acidose tubular renal; HPT: hiperparatireoidismo; SP: sem predominância.

valor normal ou alterado. Para ambos os sexos, o limite inferior do intervalo de confiança que abrigue 95% dos valores para risco relativo de formação de cálculo maior que 1 (ou seja, risco aumentado) situa-se em níveis de cálcio urinário iguais ou maiores que 200 mg/dia. Esse valor pode ser considerado o limite inferior da hipercalciúria clínica.[25] De qualquer modo, níveis urinários de cálcio acima da média, mesmo que abaixo dos níveis definidos para hipercalciúria, podem contribuir para a formação de cálculos, e tratamentos que visem diminuí-los são benéficos.

Apesar de o mecanismo preciso da hipercalciúria normocalcêmica não estar ainda bem definido, existe concordância quanto à ocorrência de algumas anormalidades fisiopatológicas:

1. Aumento primário na absorção intestinal de cálcio: por aumento dos níveis séricos de vitamina D e/ou aumento na expressão dos receptores intestinais para vitamina D. Em indivíduos com excreção urinária normal de cálcio, aproximadamente 20% do cálcio dietético é absorvido. Em portadores de hipercalciúria, a taxa de absorção corresponde a 30%.
2. Aumento na perda renal de cálcio: por aumento da carga filtrada de cálcio ou por redução na reabsorção tubular de cálcio. A maioria dos estudos sugere que a excreção renal de cálcio aumenta em hipercalciúricos pela diminuição da reabsorção tubular de cálcio, principalmente nos túbulos proximais, em vez de aumento da filtração de cálcio.
3. Aumento primário na reabsorção óssea: vários estudos demonstraram diminuição da densidade óssea e aumento de fraturas em portadores de hipercalciúria idiopática.[25,26]

A redução de densidade mineral óssea tem sido relatada em jovens, de ambos os sexos, portadores de hipercalciúria e nefrolitíase. Pacientes hipercalciúricos, mesmo quando submetidos à restrição dietética de cálcio, excretam maiores quantidades de cálcio do que indivíduos normais, o que pode levar a balanço negativo de cálcio no esqueleto.[25] Além de diminuição na densidade mineral, a hipercalciúria pode causar alterações histomorfométricas ósseas e elevação de marcadores de reabsorção óssea, como hidroxiprolina, piridinolina e desoxipiridinolina. Estudos epidemiológicos também evidenciaram maior suscetibilidade para fraturas ósseas. Sugere-se participação do osso na patogênese da hipercalciúria pelo aumento de atividade das interleucinas 1 e 6, potentes agentes reabsortivos ósseos, do sistema RANK-RANKL-osteoprotegerina, do receptor para a vitamina D (VDR) e da esclerostina, entre outros.[27]

Até 40% dos pacientes com hipercalciúria idiopática apresentam história familiar positiva de cálculos renais. Em alguns estudos encontrou-se prevalência de nefrolitíase com alteração em um único gene (herança monogênica) em até 15% dos casos. Evidências clínicas e experimentais indicam que a hipercalciúria tem herança genética complexa, encontrando-se hereditariedade em até 50% dos casos sem herança monogênica. A contribuição de vários genes em múltiplos *loci* tem sido investigada por estudos de associação genômica múltipla (GWAS). Entre alguns dos genes possivelmente envolvidos encontram-se o gene responsável pela expressão do VDR, o gene para o receptor do sensor de cálcio (*calcium-sensing receptor*), mutações no cotransportador Na-Pt-2ª e o gene responsável pela expressão dos canais de cloro ClC-5, associados à nefrolitíase ligada ao cromossomo X (doença de Dent).[28,29]

As condições clínicas associadas à hipercalciúria hipercalcêmica compreendem cerca de 5% do total das hipercalciúrias e são representadas, basicamente, pelo hiperparatireoidismo primário (mais de 90% dos casos). Com menor frequência, pode estar associada a sarcoidose, imobilização prolongada, intoxicação por vitamina D e hipertireoidismo (Figura 29.4).

Hiperoxalúria

A excreção normal de oxalato em indivíduos sadios varia entre 10 e 40 mg/dia. Valores que excedam 40 a 45 mg/dia são considerados como hiperoxalúria. A maioria dos portadores de nefrolitíase tem níveis normais de oxalato na urina. Entretanto, a solubilidade do oxalato (quando ligado ao cálcio) em solução aquosa é de apenas 5 mg/ℓ, o que torna a urina permanentemente supersaturada com esse íon.

O oxalato é a forma iônica do ácido oxálico, um ácido orgânico dicarboxílico. É considerado produto final do metabolismo humano e seu interesse biológico praticamente se limita à litogênese. Em indivíduos normais, a oxalúria pode ser dividida em excreção proveniente da dieta (25 a 50% do total, 10 a 25 mg/dia) e do metabolismo endógeno. Este é composto do metabolismo do ácido ascórbico (30 a 50%, 6 a 10 mg/dia, aproximadamente), da hidroxiprolina (15 a 20%, 3 a 4 mg/dia) e da glicina e do glicolato (< 10%, < 2 mg/dia). Vinte a 30% são provenientes de outras fontes, ainda desconhecidas. Grande parte do metabolismo do oxalato ocorre no interior de peroxissomos hepáticos.

A ingestão diária de oxalato varia de 50 a 100 mg/dia. Um estudo revelou que, em voluntários normais, a absorção de oxalato dietético foi de 8%, em comparação a 10,2% de indivíduos portadores de nefrolitíase.[30] Medidas de transporte de oxalato obtidas em segmentos intestinais *in vitro* sugerem que no intestino delgado há secreção e no cólon predomina absorção de oxalato proveniente da luz intestinal.[31] Esse transporte bidirecional coincide com a localização espacial do trocador aniônico cloreto-oxalato SLC26A6. Localizado na superfície apical do epitélio intestinal e renal, promove a troca de cloreto por oxalato. Camundongos *knock-out* para o gene regulador de sua expressão apresentam hiperoxalúria e nefrolitíase.[32] Seu papel no desenvolvimento de hiperoxalúria no ser humano ainda está por ser determinado. Do total de oxalato, 95%

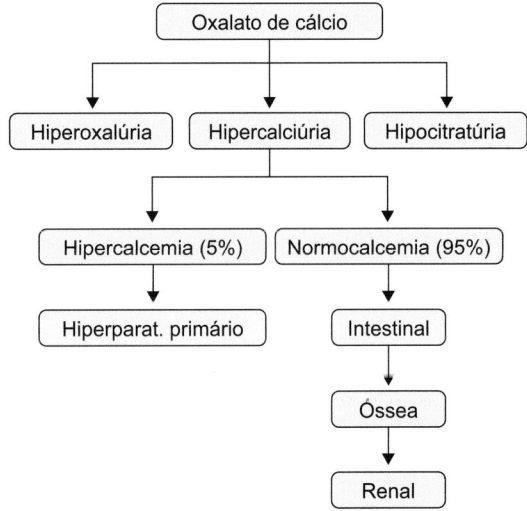

Figura 29.4 Fatores de risco para cálculo de oxalato de cálcio.

é excretado pelos rins, com fração excretora de oxalato > 1, ou seja, filtração associada à secreção. Em estudos de micropunção em ratos, observou-se secreção na parte proximal do túbulo contorcido proximal e transporte bidirecional no segmento S2.[31]

Didaticamente, pode-se dividir as causas de hiperoxalúria de acordo com o nível de excreção em:

- Dietética: geralmente apresenta 40 a 60 mg/dia de oxalato na urina. Excesso de consumo de oxalato ou de seus precursores (p. ex., vitamina C) e baixa ingestão de cálcio (propicia maior absorção de oxalato) são fatores de risco
- Entérica: oxalúria de 60 a 120 mg/dia. Pode ocorrer após ressecção intestinal, doença de Crohn ou síndromes disabsortivas. Nessas situações há ligação do cálcio com a gordura não absorvida na luz intestinal e hiperabsorção do oxalato livre, não conjugado. Além disto, a mucosa colônica se torna hiperpermeável, em virtude dos ácidos graxos e sais biliares não absorvidos no íleo distal. Tem-se relatado a formação de cálculos em indivíduos submetidos à derivação intestinal para tratamento de obesidade (cirurgia bariátrica).[33] O fator de risco principal é a hiperoxalúria, também relacionada com a má absorção de gorduras.[34] Neste caso, baixo volume urinário e hipocitratúria são elementos adicionais para a litogênese.
- Primária: níveis de oxalato na urina acima de 120 mg/dia. Acontece em hiperoxalúrias hereditárias tipo 1 (80% dos casos), deficiência e/ou localização extraperoxissomo da enzima hepática vitamina B6 dependente alanina: glioxilato aminotransferase; tipo 2 (10% dos pacientes), deficiência da enzima glioxalato/hidroxipiruvato redutase; e tipo 3 (10% dos casos), deficiência da enzima mitocondrial 4-hidroxi 2-oxoglutarato aldolase (HOGA1). As hiperoxalúrias primárias são doenças raras, de herança autossômica recessiva.[35,36]

Hiperuricosúria

A hiperuricosúria pode acompanhar a hiperuricemia, como nos casos de gota, ou se manifestar de forma independente. É conceituada como excreção urinária de ácido úrico maior que 800 mg/dia para homens e 750 mg/dia para mulheres. Constitui-se em anormalidade detectada isoladamente em até 10% dos portadores de nefrolitíase. Quando associada a outros distúrbios metabólicos, essa prevalência pode chegar a 40%. O ácido úrico é o produto final da degradação de purinas em seres humanos. Em pH urinário ácido, predomina a forma não dissociada do ácido úrico, que é pouco solúvel (apenas 96 mg/ℓ), podendo levar à cristalúria e à formação de cálculo renal, mesmo com taxas de excreção normais (Figura 29.5).[37]

Nos últimos anos, tem-se notado aumento na frequência de cálculos de ácido úrico entre portadores de obesidade, síndrome metabólica e diabetes melito do tipo 2. Nesses grupos, o fator causal mais importante é o pH urinário persistentemente baixo.[38] Esse achado parece estar relacionado com maior secreção ácida urinária e defeito na excreção da amônia, que acarretaria diminuição da capacidade-tampão da urina.[39] Resistência à ação da insulina e lipotoxicidade renal são citadas como possíveis mecanismos (Figura 29.6). Por sua vez, o pH urinário constantemente baixo parece ser necessário, mas não suficiente, já que apenas uma fração dos indivíduos com síndrome metabólica e urina ácida desenvolve nefrolitíase. Outros fatores promotores ou a deficiência de inibidores da

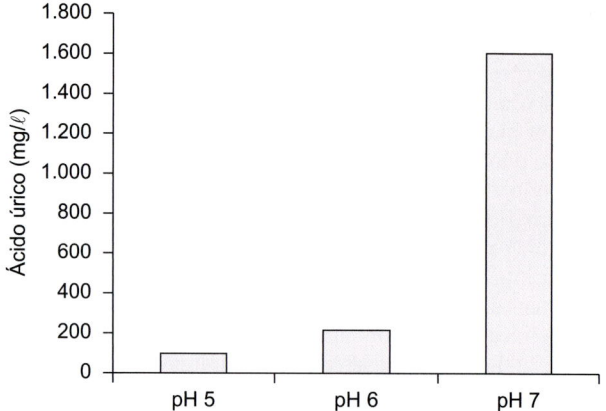

Figura 29.5 Quantidade de ácido úrico solubilizada na urina em diferentes condições de pH.

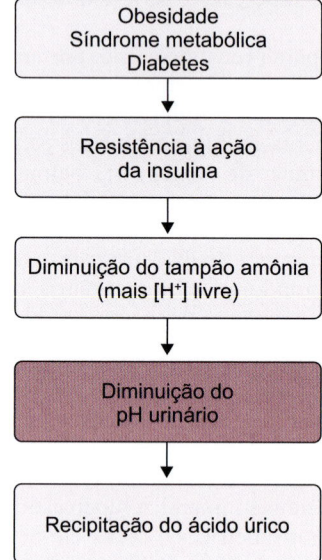

Figura 29.6 Patogênese da litíase por ácido úrico.

cristalização urinária talvez sejam também necessários para a formação do cálculo.[40]

Níveis elevados de ácido úrico na urina podem contribuir para a formação de cálculos de oxalato de cálcio. Várias teorias têm sido propostas para explicar o fato. Postula-se que cristais de ácido úrico formariam um núcleo inicial para deposição de oxalato de cálcio ou ainda que o ácido úrico absorveria inibidores da cristalização presentes na urina.[41]

Hipocitratúria

O citrato é o ânion dissociado do ácido cítrico, um ácido fraco ingerido com a dieta e produzido endogenamente no ciclo do ácido tricarboxílico. A excreção urinária média de citrato é de 640 mg/dia em indivíduos saudáveis. A definição mais aceita de hipocitratúria corresponde à excreção de citrato menor que 320 mg/dia. O citrato é um potente inibidor da cristalização.[42] Diminui a supersaturação urinária ao formar sais solúveis com o cálcio, e inibe diretamente a cristalização do oxalato de cálcio.[43]

O número de partículas formadas diminui, assim como seu crescimento e sua capacidade de agregação.

A citratúria é determinada pelo estado ácido-básico das células tubulares renais. Quando predomina a acidose, aproximadamente 95% do citrato filtrado é reabsorvido pelo túbulo proximal como fonte adicional de energia para o ciclo dos ácidos tricarboxílicos (ciclo do ácido cítrico ou de Krebs). Mulheres normais apresentam uma relação citrato/cálcio urinário muito alta. Entretanto, em homens normais a relação se aproxima daquela de mulheres formadoras de cálculo – essa talvez seja uma das explicações da maior prevalência de litíase em homens.[44] A hipocitratúria essencial ou idiopática é encontrada em 10 a 40% dos portadores de nefrolitíase.[45] Pode se dar também em situações de acidose intracelular, como na hipocalemia, na dieta hiperproteica, na insuficiência renal, em diarreias crônicas (por perda de álcalis) e no uso de acetazolamida. A acidose tubular renal distal (ATRd) causa hipocitratúria acentuada, frequentemente com níveis de citrato abaixo de 40 mg/dia. Além da hipocitratúria, a ATRd cursa com hipercalciúria e urina persistentemente alcalina, que podem levar a nefrolitíase de repetição, nefrocalcinose e insuficiência renal.

Infecção

Cálculos primariamente associados à infecção são formados por fosfato amônio magnésio (estruvita ou triplo fosfato) ou, mais raramente, por apatita (fosfato de cálcio). De crescimento rápido, podem ocupar todo o sistema coletor (coraliformes) e causar infecções urinárias de repetição, abscessos perinefréticos, urosepse e insuficiência renal progressiva.[46] Sua gênese está relacionada com a infecção por bactérias produtoras de urease (em geral, dos gêneros *Proteus*, *Staphylococcus*, *Providencia*, *Ureaplasma*, menos frequentemente *Pseudomonas* ou *Klebsiella* e, quase nunca, *E. coli*) que desdobram a ureia em amônia, tornando o pH urinário alcalino e favorecendo a cristalização com fosfato e magnésio para formar a estruvita (Figura 29.7). Esses cálculos se caracterizam por grande tamanho e excepcional velocidade de crescimento. De fato, 4 a 6 semanas pode ser tempo suficiente para um cálculo se formar e envolver toda a pelve e os cálices renais.[46]

Cistinúria

Doença hereditária, autossômica recessiva (raramente autossômica dominante com penetrância incompleta), com prevalência variável de 1:2.500 a 1:100.000 indivíduos. A cistinúria se caracteriza por defeito da reabsorção de aminoácidos dibásicos (cistina, ornitina, lisina e arginina) nas microvilosidades do túbulo proximal e nas células epiteliais intestinais.[47] A excreção urinária normal de cistina situa-se ao redor de 20 mg/dia, e a formação de cálculos decorre exclusivamente de sua baixa solubilidade em pH urinário normal. O teste do nitroprussiato de sódio é um teste colorimétrico de rastreamento que detecta a presença de cistina a partir de 75 mg/ℓ, útil para homozigotos, que apresentam excreções maiores que esse valor, e para alguns heterozigotos. A cistinúria é responsável por aproximadamente 6 a 8% dos casos de nefrolitíase na infância. Na segunda década de vida, 50% dos pacientes já apresentaram pelo menos um episódio de cólica nefrítica. Os defeitos genéticos responsáveis estão localizados nos genes *SLC3A1* (2p21) e *SLC7A9* (19q12), que codificam o transportador de cistina. Historicamente, os pacientes eram classificados pelos níveis de excreção urinária de cistina, mas atualmente se utiliza uma classificação genotípica: Tipo A (mutações em *SLC3A1*), Tipo B (mutações em *SLC7A9*) ou Tipo AB (uma mutação em cada gene).[48]

Deficiência de proteínas inibidoras da cristalização

Em estudos de populações selecionadas, portadoras de nefrolitíase recorrente e sem anormalidades metabólicas associadas à formação de cálculos, identificaram-se alterações quantitativas e qualitativas na excreção de nefrocalcina, proteína de Tamm-Horsfall (uromodulina), osteopontina e bicunina, entre outras.[49] Infelizmente, a purificação e a mensuração dessas proteínas são procedimentos complexos, estando restritos a laboratórios de pesquisa.

Medicações

O uso de sulfato de indinavir, hoje raramente utilizado para tratamento de infecção pelo HIV, está associado à formação de cálculos em até 3% dos pacientes. Ingestão excessiva de vitaminas A e D, além do uso de trianterreno, acetazolamida e sulfadiazina, podem causar cristalúria e, eventualmente, nefrolitíase.[50] Outras medicações com potencial litogênico estão listadas no Quadro 29.3.

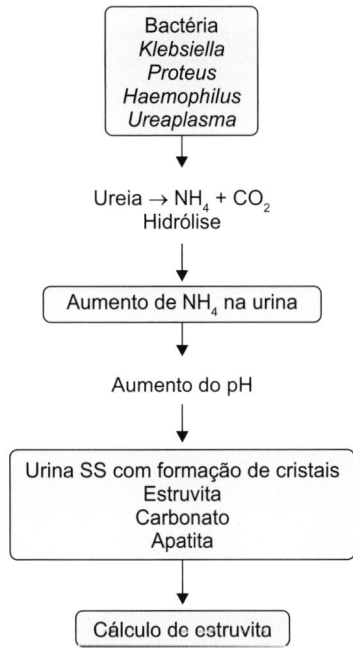

Figura 29.7 Patogênese do cálculo de estruvita.

> **! PONTOS-CHAVE**
>
> - Fatores de risco para nefrolitíase:
>   - Baixo volume urinário (< 1.500 mℓ/dia)
>   - Hipercalciúria (> 200 mg/dia)
>   - Hiperoxalúria (> 40 mg/dia)
>   - Hiperuricosúria (> 750 mg/dia para mulheres e 800 mg/dia para os homens)
>   - Hipocitratúria (< 320 mg/dia)
>   - pH urinário baixo (cálculos de ácido úrico) ou alto (cálculos de fosfato de cálcio)
>   - Estase ou infecção urinária por bactérias urease-positivas.

Quadro 29.3 Mecanismos das medicações associadas a cálculos renais.

Cristalização
Triantereno
Inibidores de protease
Sulfonamidas
Efedrina
Alopurinol (oxipurinol)
Antiácido (trissilicato de magnésio)
Ceftriaxona
Aumento da supersaturação
Suplementos de cálcio
Suplementos de vitamina D
Acetazolamida
Topiramato
Laxativos
Vitamina C (> 1 g/dia)
Probenecide

APRESENTAÇÃO CLÍNICA

A nefrolitíase pode ser totalmente assintomática, com diagnóstico acidental por meio de exames de imagens, ou causar apenas dor vaga, em flancos. Entretanto, a apresentação característica é de cólica ureteral. Em geral, inicia-se com dor localizada na região lombar, no flanco ou na fossa ilíaca, súbita, forte, de regra unilateral, em cólica, não aliviada com repouso ou posição, irradiada para trajeto ureteral, região de bexiga e genitália externa.[51] Pode haver disúria e hematúria macroscópica concomitantes. Náuseas e vômitos são comuns. Ao exame físico, notam-se frequentemente taquicardia, palidez, sudorese, dor à palpação em região de ângulo costovertebral (sinal de Giordano) e distensão abdominal leve, porém não associada a sinais de irritação peritoneal. O quadro clínico é bastante sugestivo, porém deve-se fazer o diagnóstico diferencial com patologias gastrintestinais (apendicite aguda, diverticulite, colecistite, pancreatite aguda), ginecológicas (cisto ovariano, anexite, gravidez ectópica), urológicas (orquite, epididimite, prostatite), afecções vasculares (infarto intestinal, aneurisma de aorta abdominal) e algumas causas médicas (cetoacidose diabética, infarto agudo do miocárdio).[52]

Outras formas de exteriorização clínica da nefrolitíase devem ser enfatizadas. A hematúria isolada não glomerular (isomórfica) pode ser o primeiro sinal. Alguns pacientes, principalmente os portadores de nefrolitíase de repetição, podem apresentar eliminação espontânea de cálculos, sem dor ou hematúria macroscópica. Quando da ocorrência de infecções urinárias de repetição, principalmente as causadas por bactérias do gênero *Proteus*, deve-se suspeitar de cálculos renais. Além disso, a combinação de dor lombar, febre, calafrios e sepse se dá na pielonefrite obstrutiva calculosa, situação de elevadas morbidade e mortalidade.

INVESTIGAÇÃO DIAGNÓSTICA

Na avaliação do paciente, além da caracterização do episódio agudo, dados da história mórbida pregressa e de certas condições e hábitos mostram-se importantes. Ocorrências prévias, idade na primeira e na última crise, consequências e intervenções (hidronefrose, hospitalização, remoção de cálculos por litotripsia, endoscopia ou cirurgia) e passagem espontânea de cálculos devem ser questionadas. Diagnósticos como bexiga neurogênica, infecções urinárias de repetição, diarreia crônica ou gota têm importância na patogênese da doença litiásica. Além disso, é preciso pesquisar se existem baixa ingestão de líquidos, restrição de leite ou derivados, uso de medicações sem prescrição médica (p. ex., vitaminas, antiácidos e suplementos de cálcio) e história familiar positiva de nefrolitíase.

O hemograma habitualmente não se altera ou demonstra leucocitose discreta durante a crise aguda, geralmente sem desvio à esquerda significativo. A creatinina sérica é normal, exceto em situações de obstrução em rim único, obstrução ureteral bilateral, cálculos gigantes de bexiga ou cálculos uretrais impactados. O cálcio sérico deve ser solicitado na avaliação inicial. Em caso de valores acima da faixa de referência, a dosagem de paratormônio se faz necessária, para exclusão de hiperparatireoidismo primário.

Hematúria micro ou macroscópica é regra na cólica nefrética, ocorrendo em 80 a 90% dos casos. Leucócitos podem ser encontrados na urina tipo I, porém a presença de bactérias no exame do sedimento deve levantar a suspeita de infecção associada. Cristais de cistina, hexagonais, incolores podem ser observados em portadores de cistinúria, principalmente quando há maior excreção urinária de cistina. São considerados diagnósticos, porém com relativamente baixa sensibilidade. Os cristais de estruvita (fosfato amoníaco magnésio ou fosfatos triplos) assumem forma de "tampa de caixão" (*coffin lid*), e quando associados à urina de pH fortemente alcalino, ao redor de 7 a 8, são altamente sugestivos de infecção por bactérias produtoras de urease. O achado de cristais de oxalato de cálcio ou de ácido úrico em grande quantidade na urina sugere doença litiásica (Figura 29.8). Porém, podem também ser observados na urina em dietas ricas em oxalato, como em situações de consumo excessivo de chocolate, tomate, vitamina C ou ainda em urinas com pH muito ácido (cristais de ácido úrico).

Deve-se também confirmar se há cálculo e sua localização. A realização de radiografia simples de abdome (RUB) baseia-se no fato de que 90% dos cálculos renais são radiopacos. Para ser visualizado, o cálculo precisa apresentar ao menos 2 mm em seu maior diâmetro. A limitação das radiografias simples reside na baixa sensibilidade para cálculos ureterais, em alguns trabalhos, menor que 50%. Entretanto, são muito úteis no seguimento da progressão de cálculos radiopacos ou mesmo para avaliar a posição de cateteres duplo J.

A ultrassonografia detecta todos os tipos de cálculos renais, independentemente da radiopacidade, além de avaliar a presença e o grau de eventual hidronefrose. Pode ser realizada na vigência de cólica nefrética e durante a gestação. Sua limitação consiste na baixa sensibilidade para cálculos ureterais e na sua dependência do binário instrumento-operador.

A tomografia computadorizada é o padrão-ouro para o diagnóstico de litíase urinária. Apresenta alta sensibilidade e especificidade (96 e 100%, respectivamente), torna possível o exame do abdome em poucos minutos, pode ser usada sem administração de contraste, diagnostica patologias não relacionadas com o trato urinário e é capaz de visualizar praticamente todos os tipos de cálculo (radiopacos ou não). Além disso, possibilita utilizar a densidade, medida em unidades Hounsfield, para estimar a composição do cálculo (em escala crescente de densidade – ácido úrico, estruvita, cistina, oxalato de cálcio mono-hidratado e hidroxiapatita) e sua resposta ao tratamento (cálculos com densidade maior que 1.000 unidades Hounsfield apresentam difícil fragmentação à litotripsia

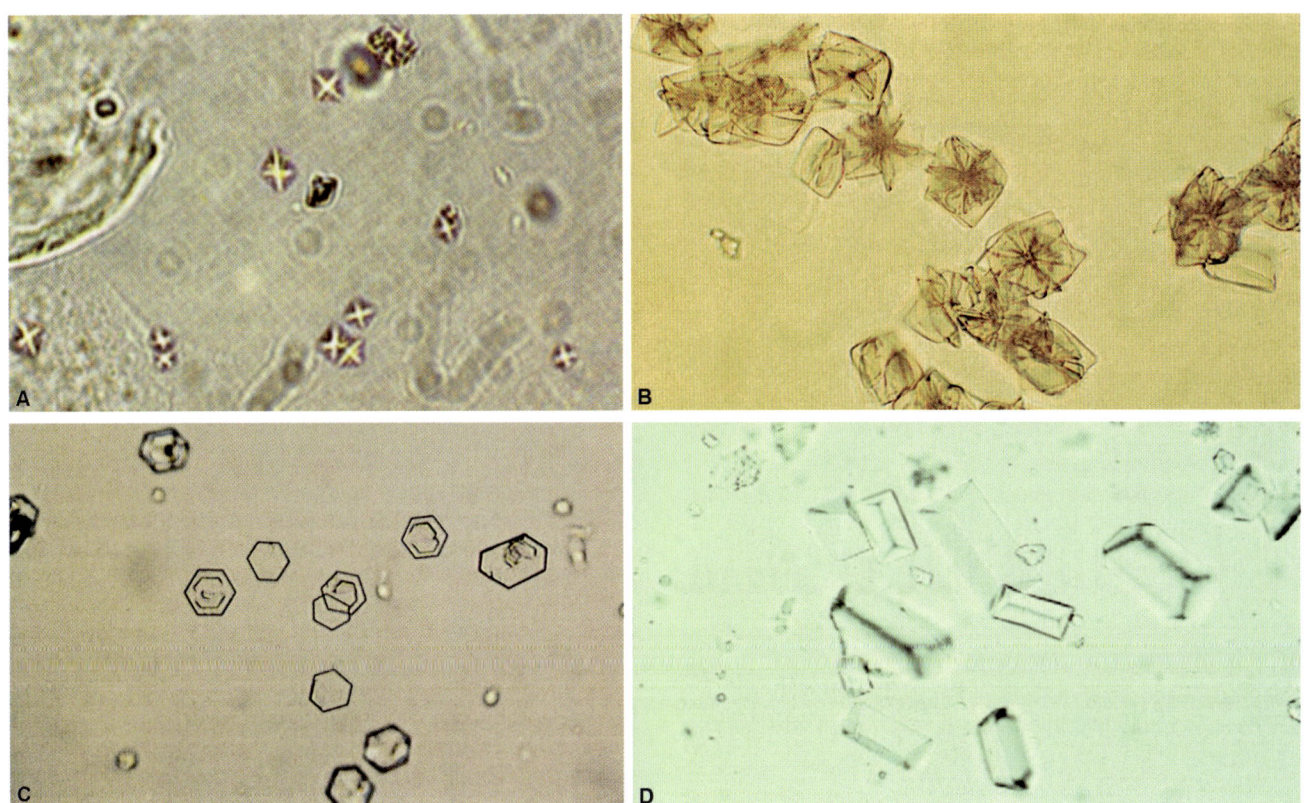

Figura 29.8 Tipos de cristais. **A.** Oxalato de cálcio. **B.** Ácido úrico. **C.** Cistina. **D.** Fosfato amoníaco magnésio (estruvita).

extracorpórea).[53] Suas desvantagens são o maior custo e a maior carga de radiação.[52] A ressonância magnética tem aplicação limitada na investigação da calculose urinária, restrita apenas a casos especiais em gestantes e crianças.

Depois do episódio de cólica nefrética ou da passagem do cálculo, deve-se postergar a avaliação dos fatores de risco urinários por pelo menos 4 semanas, o que torna possível retomar a dieta e a atividade física habitual do paciente, além de proporcionar o retorno da função renal à normalidade.

Quando possível, o cálculo eliminado deve ser recuperado e submetido à análise. Conhecer a composição do cálculo urinário é importante para entender a fisiopatologia da doença, escolher a modalidade de tratamento e prevenir a recorrência. Embora existam muitas técnicas disponíveis para identificar a composição e a estrutura dos cálculos, nenhum método fornece todas as informações necessárias. Portanto, precisa-se de uma combinação de testes estruturais e morfológicos para um diagnóstico adequado. Embora seja uma técnica amplamente utilizada para a análise de cálculos, a análise bioquímica dos cálculos urinários apenas identifica a presença de íons e radicais individuais, sem ser capaz de diferenciar componentes específicos ou associações de componentes. Apesar de pouco disponível, a espectroscopia infravermelha constitui-se em um método específico, rápido e versátil que utiliza radiação infravermelha para causar vibrações atômicas e, consequentemente, absorção de energia, que determina o surgimento de bandas de energia no espectro. A difração de raios X utiliza raios monocromáticos para identificar os constituintes de uma substância com base nos padrões únicos de difração produzidos por um material cristalino (difratograma), conforme ilustrado na Figura 29.9.[54]

A abordagem diagnóstica do paciente que formou o primeiro cálculo (único) é assunto controverso. Recomenda-se que, em adultos, a investigação consista ao menos em dosagens séricas de cálcio, fósforo, ácido úrico, creatinina, sódio, cloro, potássio e bicarbonato.[55] Do mesmo modo, a solicitação de parcial de urina, ultrassonografia ou, se disponível, tomografia computadorizada.[56] Entretanto, essa abordagem deve ser individualizada e compartilhada. Por exemplo, pacientes com atividades profissionais de risco, portadores de cálculo de grande diâmetro e idosos com cólica renal associada à dor intensa são mais vulneráveis aos efeitos adversos da crise aguda e necessitam de investigação adicional.

A avaliação de pacientes com doença recorrente e calculose múltipla é feita de modo mais extenso. Nessa categoria, incluem-se também as crianças e os portadores de litíase em rim único. O Quadro 29.4 demonstra os principais exames séricos e urinários que devem ser solicitados. Em relação à urina de 24 horas, no mínimo duas coletas em momentos distintos devem ser realizadas.

Alguns pacientes com hipercalciúria podem apresentar diminuição da densidade mineral óssea, muitas vezes correlacionada diretamente com o aumento da excreção urinária de cálcio. Nesses casos, atenção especial deve ser dada à investigação clínica por meio da densitometria (DXA) e de marcadores de reabsorção óssea.[26] A diferenciação dos subtipos de hipercalciúria idiopática (em absortiva, renal etc.), como proposta inicialmente por Pak, não deve ser mais utilizada.[57] Essa recomendação baseia-se na distribuição contínua dos níveis de cálcio na urina, nos efeitos deletérios da restrição dietética de cálcio e na ausência de definição precisa entre os vários subtipos, em um mesmo paciente e entre grupos semelhantes.

A Figura 29.10 representa um fluxograma de investigação e manejo de pacientes com nefrolitíase.

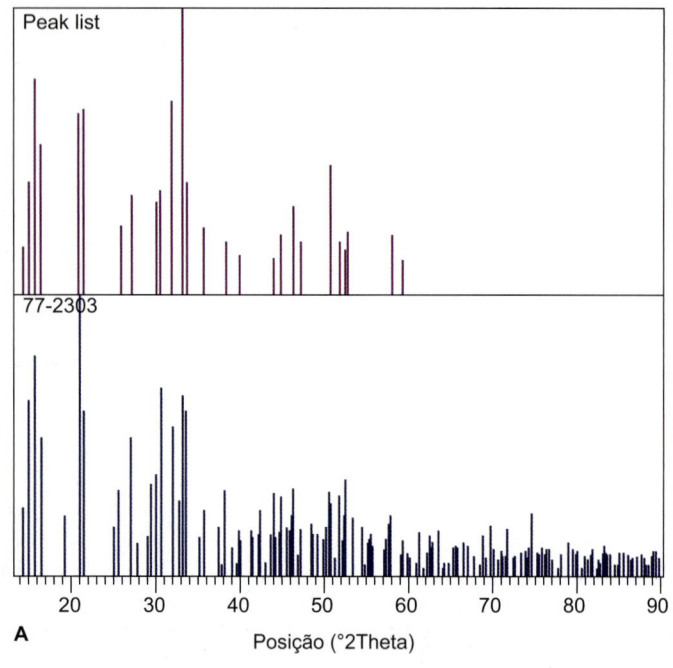
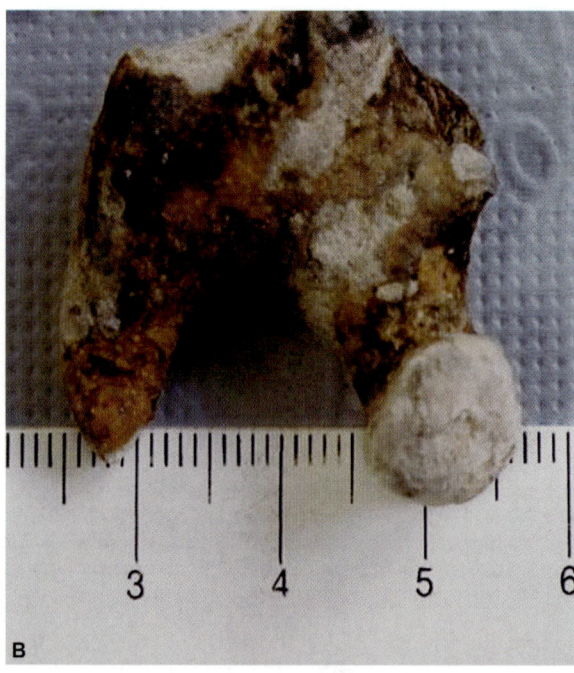

Figura 29.9 Difratograma-padrão (**A**) de um cálculo coraliforme (**B**) composto 100% por estruvita. (Imagens cedidas pelo Laboratório de Análise de Minerais e Rochas (LAMIR) da Universidade Federal do Paraná.)

Quadro 29.4 Avaliação laboratorial de pacientes com nefrolitíase.

Sangue
pH
Bicarbonato
Creatinina
Sódio
Cálcio
Ácido úrico
Fósforo
Potássio
Ureia
PTH
Urina de 24 h
Volume
pH
Creatinina
Sódio
Cálcio
Ácido úrico
Fósforo
Citrato
Oxalato
Cistina
Cultura

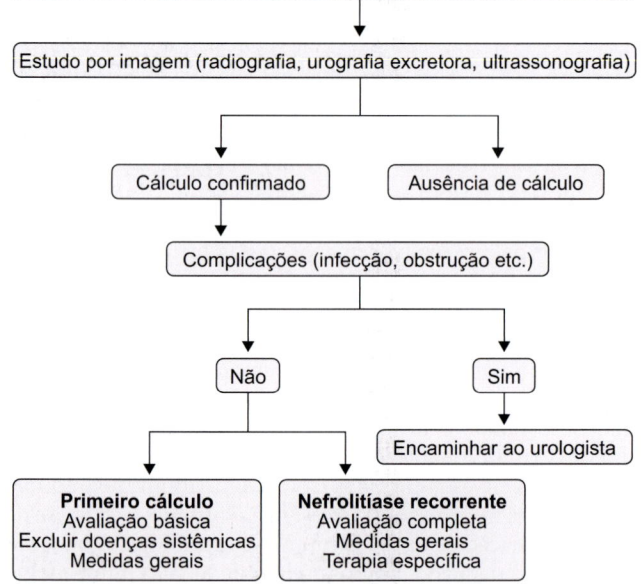

Figura 29.10 Fluxograma de avaliação e manejo de pacientes com nefrolitíase.

TRATAMENTO

Deve ser dividido em três partes: tratamento da cólica renal; tratamento do cálculo; e terapêutica da doença litiásica.

Tratamento da cólica renal

As duas principais classes de medicações utilizadas para analgesia na cólica renal são os anti-inflamatórios não hormonais (AINH) e os opioides.[58]

A presença de cálculo no ureter ocasiona aumento da taxa de filtração glomerular, aumento da pressão em via excretora e espasmo da musculatura lisa. Os AINH têm ação direta na patogênese da dor, ao inibirem a síntese de prostaglandinas e reduzirem a vasodilatação e a pressão intrarrenal. Ao inibirem a síntese de prostaglandinas, os AINH reduzem a inflamação e a hiperatividade muscular ureteral. Uma revisão do grupo Cochrane de mais de 50 estudos concluiu que os AINH eram eficazes no alívio da dor da cólica renal aguda.[59]

Em metanálise recente,[60] demonstrou-se que os pacientes tratados com AINH obtiveram redução nos escores de dor semelhante àqueles tratados com opioides, porém com menos efeitos colaterais. O cetoprofeno é um dos AINH comumente utilizados, com boa ação analgésica e que pode ser administrado via intravenosa (IV). Outros AINH, como diclofenaco, ibuprofeno ou indometacina, também dispõem de nível de evidência 1b (dados de estudos individuais randomizados e controlados com intervalo de confiança estreito) e grau de recomendação A (dados de estudos com forte recomendação na escolha, em que os benefícios são maiores que os riscos).

Deve-se lembrar, entretanto, que os AINH apresentam contraindicação absoluta ou relativa em situações como insuficiência renal, doença péptica grave e gestação – nesses casos, devem-se considerar os opioides. A morfina é o representante clássico dessa classe de medicamentos. Apesar de não atuar na fisiopatologia da cólica ureteral, apresenta ação analgésica rápida, potente e titulável. Tem como efeitos colaterais, entre outros, náuseas, obstipação intestinal, retenção urinária, depressão respiratória e hipotensão, os últimos relacionados com doses mais altas. O cloridrato de tramadol causa menos sedação, porém à custa de menor efeito analgésico. O cloridrato de petidina induz vômitos frequentes e sua ação pode se prolongar ou ser potencializada na insuficiência renal.

Os antiespasmódicos, como a hioscina, apresentam efeito controverso e limitado, mesmo quando utilizados em associações a outros analgésicos.[61] No Brasil, muitas vezes utiliza-se o Buscopan® composto, solução injetável (ampolas de 5 mℓ, com butilbrometo de hioscina, 4 mg/mℓ, associado à dipirona, 500 mg/mℓ). A hidratação deve ser mantida via oral (VO) ou com soluções IV. No entanto, a administração de grandes volumes de líquidos é controversa, visto que, no caso de ureter obstruído, pode elevar a pressão hidrostática e aumentar a dor.[55] Uma revisão Cochrane de 2012 de ensaios clínicos randomizados concluiu que não havia evidência confiável na literatura para apoiar o uso de diuréticos ou de hidratação volumosa em pacientes com cólica nefrética.[62] Contudo, os autores ressaltaram que mais investigações são necessárias para uma resposta definitiva. Do mesmo modo, Springhart et al.[63] não encontraram diferenças na melhora da dor ou na taxa de eliminação de cálculo utilizando-se maior (2 ℓ em 2 horas) ou menor (20 mℓ/h) quantidade de fluidos IV. Conclui-se que a hidratação na cólica renal não é diferente das outras indicações habituais e deve se restringir a pacientes com sinais de depleção do espaço extracelular.

Tratamento do cálculo

A eliminação espontânea ocorre em até 80% dos cálculos menores que 5 mm. Para cálculos maiores que 7 mm, a chance é bem menor, em torno de 25% para os localizados em ureter proximal, 45% para aqueles em ureter médio e de 70% para cálculos de ureter distal.[64] Indica-se consulta urológica urgente visando à remoção do cálculo ou drenagem do trato urinário em situações de dor refratária ao tratamento clínico, obstrução persistente com função renal alterada, infecção concomitante, risco de pionefrose ou urossepse, obstrução bilateral ou cálculo em rim único com hidronefrose. Já a hospitalização é recomendada quando houver necessidade de administração frequente de analgésicos parenterais, vômitos persistentes, suspeita de pielonefrite aguda associada, elevação da creatinina plasmática e desenvolvimento de anúria ou oligúria.[52,65]

Várias medicações têm sido utilizadas como facilitadoras da passagem espontânea de cálculos ureterais, principalmente aqueles localizados no ureter distal e menores que 1 cm. A chamada "terapia expulsiva medicamentosa" (TEM) na litíase ureteral baseia-se na presença de receptores alfa-1-adrenérgicos localizados na porção distal do ureter. O bloqueio desses receptores inibe o tônus do músculo liso e o peristaltismo descoordenado, mantendo as contrações de propulsão. A tansulosina é o medicamento mais estudado. Vários estudos, a maioria randomizados e controlados, porém com pequeno número de pacientes, demonstraram que os alfa bloqueadores aceleram a passagem do cálculo, diminuem a dor e, consequentemente, reduzem a necessidade de analgésicos, com mínimos efeitos colaterais (hipotensão, principalmente na primeira dose).[66] Porém, um estudo multicêntrico, que avaliou mais de 1 mil pacientes, revelou que a TEM se assemelhou ao placebo no número de intervenções necessárias para eliminação de cálculos ureterais. Nesse estudo, 75% dos cálculos tinha diâmetro < 5 mm e a maioria (65%) estava localizada no ureter inferior.[67] Em razão dessa controvérsia, uma revisão sistemática com metanálise (estudo PROSPERO) analisou 55 estudos e demonstrou que os alfa bloqueadores foram capazes de aumentar a eliminação de cálculos ureterais > 5 mm e menores que 10 mm e diminuir o número de procedimentos cirúrgicos relacionados à litíase.[68] Mais recentemente, uma nova metanálise apenas de estudos randomizados e controlados confirmou esses achados, demonstrando chance 44% maior de eliminação de cálculos ureterais distais de 5 a 10 mm com a utilização de tansulosina.[69] A tansulosina também é utilizada em alguns protocolos como terapêutica complementar após litotripsia extracorpórea, com o objetivo de acelerar a eliminação de fragmentos de cálculo.[70]

A alcalinização da urina pode dissolver cálculos puros de ácido úrico. A terapia-padrão é realizada com citrato de potássio, com a finalidade de manter o pH urinário entre 6,5 e 7. O tempo para dissolução varia com o tamanho do cálculo e o grau de alcalinização da urina. Por exemplo, um cálculo de ácido úrico de 2 cm, em urina com pH constantemente mantido em torno de 7, leva aproximadamente 9 dias para ser dissolvido.[52]

Os benefícios da remoção endoscópica de cálculos renais pequenos (≤ 6 mm) assintomáticos são desconhecidos. Alguns dados indicam que cerca de metade dos pequenos cálculos renais deixados no momento em que cálculos maiores foram removidos causam eventos sintomáticos 5 anos após a cirurgia. Em um estudo multicêntrico, randomizado e controlado, durante a remoção endoscópica de cálculos ureterais ou renais contralaterais, cálculos remanescentes pequenos e assintomáticos foram removidos em 38 pacientes (grupo tratamento) ou não (grupo controle, 35 pacientes). Após um *follow-up* médio de 4,2 anos, o grupo tratamento apresentou maior período sem recidivas do que o grupo controle (p < 0,001) e um número semelhante de visitas ao pronto-socorro por eventos relacionados à cirurgia.[71]

O Quadro 29.5 resume as principais modalidades terapêuticas para cálculos renais e ureterais. A litotripsia extracorpórea emprega ondas sonoras geradas fora do corpo humano, concentrando-as no trato urinário, diretamente sobre o cálculo. Os primeiros litotritores surgiram no início da década de 1980. Consistem basicamente em uma fonte geradora de ondas (eletro-hidráulica, eletromagnética ou piezelétrica) e de um sistema de acoplamento e de localização de imagens (ultrassônico e/ou radiográfico). Os pacientes são tratados ambulatoriamente, sob analgesia ou anestesia local.[72] Avanços nas técnicas e nos instrumentos de ureteroscopia possibilitaram que cálculos sejam tratados praticamente em todo o trajeto ureteral. A nefrolitotripsia percutânea pode ser indicada isoladamente para cálculos de grande volume ou sequencialmente à litotripsia extracorpórea (técnica-sanduíche). Cálculos renais complexos e de ureter proximal maior que 10 mm constituem as principais indicações da nefrolitotripsia percutânea. Vários estudos têm demonstrado sua eficácia, com taxa de resolução completa do cálculo em mais de 90% dos casos. Outros métodos incluem a litotripsia percutânea ultrassônica e a litotripsia a *laser* por ureteroscópio. Hoje, raramente se emprega a cirurgia aberta (uretero ou nefrolitotomia). Evidentemente, o julgamento e a experiência do urologista, associados à preferência do paciente, devem guiar o tratamento.[73]

> **(!) PONTOS-CHAVE**
>
> - Indicações para remoção urgente do cálculo ou drenagem do trato urinário:
>   - Dor intensa recorrente e refratária à medicação
>   - Injúria renal aguda com hidronefrose
>   - Obstrução urinária persistente
>   - Infecção concomitante.

Profilaxia e terapêutica da doença litiásica

O primeiro episódio de nefrolitíase fornece boa oportunidade para aconselhar os pacientes sobre medidas preventivas e terapêuticas.[74] O chamado "efeito do ambulatório especializado em nefrolitíase" (*stone clinic effect*) refere-se ao aumento da ingestão hídrica e ao aconselhamento dietético, comumente oferecido aos pacientes com cálculo renal. Vários estudos demonstraram que esse tipo de abordagem diminui significativamente a supersaturação urinária e a ocorrência de novos cálculos.[75]

As principais intervenções terapêuticas podem ser divididas em dietéticas e farmacológicas.

Tratamento dietético

Aumento da ingestão líquida

O aumento do volume urinário reduz a concentração dos sais excretados e, consequentemente, diminui a supersaturação urinária. Estudos epidemiológicos revelam maior incidência de cálculos renais com volume urinário menor que 1.100 mℓ/dia. Recomenda-se, para diminuir a recorrência da nefrolitíase, que a ingestão líquida seja suficiente para a produção de pelo menos 2.000 mℓ de urina diariamente.[76] A água é a bebida mais recomendada, independentemente do conteúdo de cálcio ou magnésio. De modo geral, os sucos de frutas são benéficos na prevenção da calculose urinária. Deve-se, porém, lembrar que obesidade é fator de risco para nefrolitíase e, portanto, alertar o paciente para maior ingestão calórica associada ao seu uso. Em relação aos sucos cítricos, o fator fundamental para prevenção é o cátion que acompanha o citrato. O cátion determina a carga alcalina liberada e o consequente aumento do pH e da citratúria.[77] Uma revisão sistemática e metanálise, que incluiu 13 estudos com 358 indivíduos, demonstrou que sucos de frutas comerciais aumentaram a citratúria em 167,2 mg/dia (65,4 a 269 mg/dia) (Figura 29.11).[78]

Chá e café também foram associados à redução no risco de formação de novos cálculos.[79] O consumo de refrigerantes adoçados artificialmente com frutose deve ser desestimulado, pois está associado à resistência insulínica e ao aumento da excreção urinária de oxalato, cálcio e ácido úrico (Figura 29.12).[80] A redução da ingestão de refrigerantes acidificados pelo ácido fosfórico, como aqueles à base de cola, também diminui a recorrência da urolitíase, principalmente em homens com alto consumo basal desse nutriente.

Ingestão de cálcio, sal e proteína

Vários trabalhos demonstraram que a ingestão reduzida de cálcio está associada à maior incidência de nefrolitíase. Um estudo clínico randomizado, controlado, com 5 anos de duração, comparou uma dieta pobre em cálcio (400 mg/dia) com uma dieta normal em cálcio (1.200 mg/dia), restrita em sal (50 mEq/dia) e proteína animal (52 g/dia). O objetivo foi determinar a taxa de recidiva de cálculos em pacientes com hipercalciúria idiopática e nefrolitíase por oxalato de cálcio. Ao final do estudo, o grupo com dieta normal em cálcio apresentou risco relativo 51% menor de nefrolitíase recorrente quando comparado ao grupo com dieta pobre em cálcio.[81] Postula-se que a baixa concentração de cálcio na luz intestinal causa maior absorção entérica de oxalato e, consequentemente, hiperoxalúria secundária. Além disso, a restrição dietética de cálcio pode resultar em perda óssea em pacientes com cálculos e hipercalciúria.[82] No Brasil, esse dado é ainda mais preocupante porque a ingestão média de cálcio situa-se bem abaixo dos 800 a 1.000 mg recomendados ao dia.

Dietas com alto teor de sódio diminuem a reabsorção tubular de cálcio e aumentam a calciúria. Um aumento ao redor

Quadro 29.5 Principais modalidades terapêuticas para cálculos renoureterais.

Tratamento	Indicações	Vantagens	Limitações	Complicações
Litotripsia extracorpórea	Cálculo renal menor que 2 cm; cálculo ureteral menor que 1 cm	Pouco invasiva; ambulatorial	Exige trato urinário livre para passagem de fragmentos; 60 a 75% de sucesso	Fragmentos de cálculos impactados (*Steinstrasse*); hematoma perinefrético
Ureteroscopia	Cálculos ureterais ou pélvicos	Definitiva; ambulatorial	Invasiva; habitualmente requer cateter duplo J pós-tratamento	Estenose ou perfuração de ureter
Nefrolitotripsia percutânea	Cálculos renais maiores que 2 cm; cálculo ureteral proximal maior que 1 cm	Definitiva	Invasiva	Sangramento; lesão do sistema coletor; lesão de estruturas adjacentes
Cirurgia	Cálculos grandes, coraliformes	Definitiva	Invasiva	Recuperação prolongada, maior morbidade

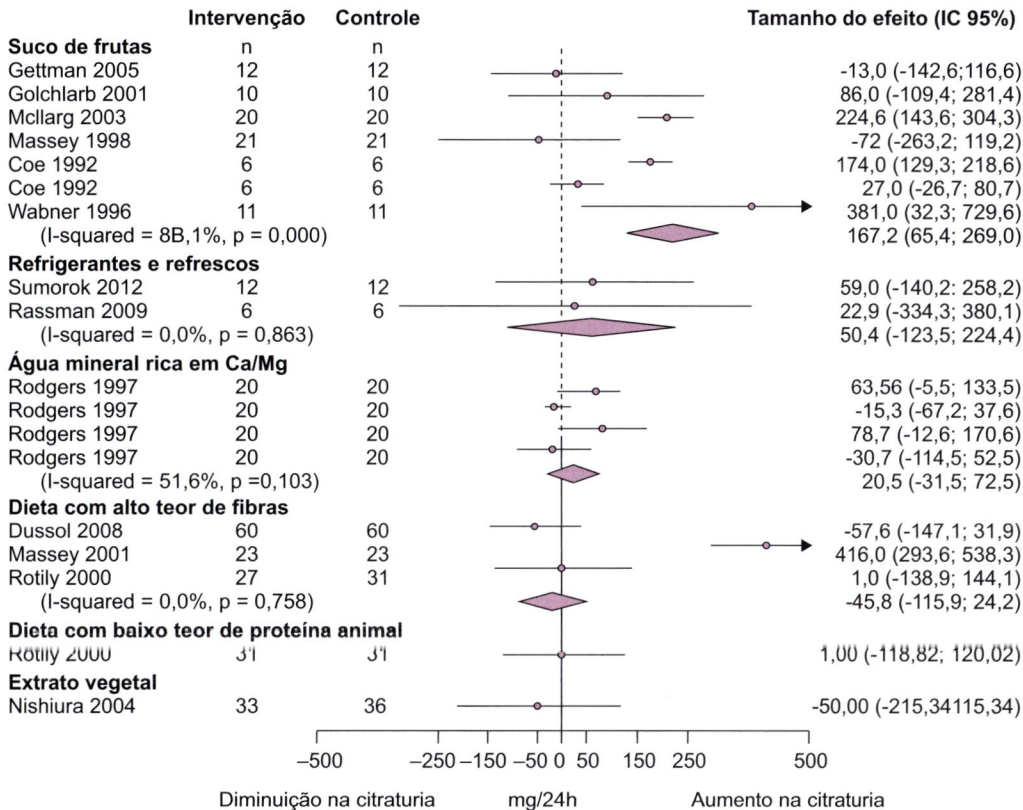

Figura 29.11 Efeito de intervenções não farmacológicas sobre os níveis urinários de citrato. (Adaptada de Pachaly et al., 2016.)[77]

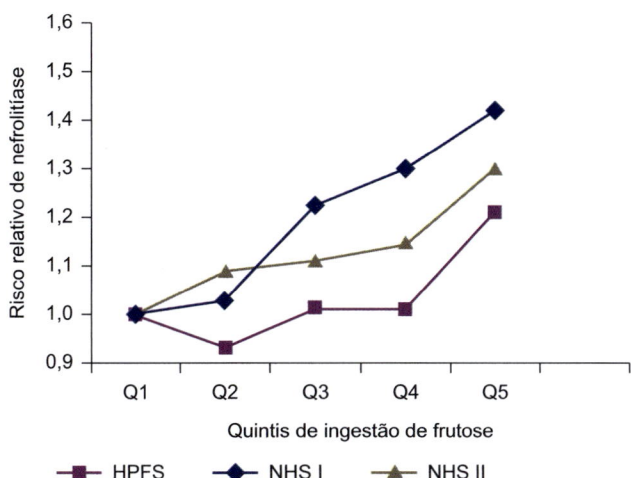

Figura 29.12 Risco relativo de nefrolitíase e ingestão de frutose. HPFS: Health Professionals Follow-Up Study; NHS I e II: Nurses' Health Study.

de 100 mEq na ingestão de sódio acarreta aumento de 25 a 30 mg na excreção urinária de cálcio. Do mesmo modo, a ingestão excessiva de proteína animal resulta em leve acidose metabólica, estimulando a liberação de cálcio ósseo para tamponar o excesso de íons hidrogênio, o que acarreta aumento na excreção urinária de cálcio. Portanto, recomenda-se dieta com 0,8 a 1 g/kg/dia de proteína e ingestão de sódio limitada a 100 mEq/dia, principalmente nos casos de hipercalciúria associada à nefrolitíase recorrente.[83]

Chewcharat et al., do grupo da Mayo Clinic,[84] em um estudo longitudinal, avaliaram 411 portadores de cálculo urinário após o primeiro episódio sintomático de cólica ureteral e os acompanharam por uma mediana de 4,1 anos (interquartil 1,3 a 5,6 anos). A ingestão basal de vários nutrientes, avaliada por um questionário eletrônico previamente validado, foi significativamente diferente de um grupo controle de 384 indivíduos não formadores de cálculos. Após vários ajustes, a ingestão de cálcio foi o único fator dietético inversamente associado ao risco de nefrolitíase sintomática recorrente. Esse trabalho é pioneiro em demonstrar o efeito benéfico da ingestão normal de cálcio já em pacientes incidentes para nefrolitíase (profilaxia primária).

Outras medidas

A nefrolitíase tem sido associada à hipertensão, à obesidade e ao diabetes melito. Também vem sendo observada maior prevalência de eventos cardiovasculares nos portadores de cálculos renais. Acredita-se que o risco de nefrolitíase aumenta com a elevação do índice de massa corporal (IMC) e da circunferência abdominal. Além disso, o excesso de peso pode resultar em aumento da excreção urinária de ácido úrico e oxalato, fatores de risco para a formação de cálculos de oxalato de cálcio. Esses dados indicam que, além das orientações nutricionais que visem diminuir fatores de risco para a nefrolitíase, é necessária educação continuada para a profilaxia e o tratamento da obesidade, preferentemente por uma equipe multiprofissional.[85]

Em pacientes com hiperoxalúria, recomenda-se evitar excessos na ingestão de espinafre, amendoim, chocolate e beterraba. Entretanto, estudos observacionais não implicaram a ingestão de oxalato como fator de risco para nefrolitíase.[86] Como o ácido ascórbico (vitamina C) é metabolizado em oxalato, aconselha-se ingestão diária menor que 1 g/dia.[87]

Em portadores de hiperuricosúria, indica-se restrição de alimentos com alto teor de purina (100 a 1.000 mg de purina por 100 g de alimento), como caldo de carne, vísceras, peixes, mexilhões, anchovas e bebidas alcoólicas.

Na cistinúria, deve-se aumentar a ingestão hídrica, para manter volume urinário maior que 3 ℓ, e aumentar a carga de álcalis, visando manter pH urinário em torno de 7, que proporciona maior solubilidade da cistina.[47,88]

Uma dieta rica em potássio, com consumo aumentado de frutas, vegetais e leguminosas, contribui para o aumento da citratúria e pode exercer efeito protetor na calculose urinária.[78]

Tratamento farmacológico

Tiazídicos

Vários estudos randomizados e controlados demonstraram que os tiazídicos diminuem a recorrência de cálculos de cálcio.[89] Agem aumentando a reabsorção tubular proximal de cálcio (associada à contração do espaço extracelular) e diretamente no túbulo distal, diminuindo a calciúria. Alguns trabalhos relataram diminuição de 25% no risco de formação de novos cálculos após 3 anos de tratamento.[90] Fármacos associados a esse efeito hipocalciúrico incluem hidroclortiazida (25 a 50 mg/dia), clortalidona (25 mg/dia) ou indapamida (2,5 mg/dia). Deve-se estimular a restrição concomitante de sódio e evitar hipocalemia durante o tratamento com tiazídicos, pela consequente redução na excreção de citrato. Para isso, pode ser necessária suplementação dietética ou farmacológica de potássio ou, ainda, associação com amilorida. Efeitos colaterais, como hipotensão arterial, fadiga, impotência, dislipidemia e intolerância à glicose, podem diminuir a adesão ao tratamento.[91]

Embora o uso dos diuréticos tiazídicos seja recomendado na calculose urinária recorrente, principalmente se refratária à terapêutica não farmacológica, algumas questões ainda permanecem e foram abordadas recentemente (2022).

Sabe-se que esses medicamentos são mais frequentemente prescritos após uma ou mais análises de urina de 24 horas que demonstrem hipercalciúria. Entretanto, um estudo de quase 29 mil indivíduos portadores de nefrolitíase recorrente revelou que apenas 7,4% dos pacientes foram submetidos à coleta de urina de 24 horas 6 meses após o diagnóstico de nefrolitíase.[92] Para comparar a frequência de eventos clínicos (atendimentos em emergência, hospitalização e cirurgia) relacionados à litíase em pacientes medicados com ou sem análise prévia de urina de 24 horas, Hsi et al. estudaram um banco de dados com 8.369 portadores de nefrolitíase.[93] Do total de pacientes, 33% (n=2.722) foram tratados após análise de urina de 24 horas, utilizando-se tiazídicos, terapia alcalinizante ou alopurinol, e 67% (n=5.647) receberam a mesma terapêutica empiricamente. Após várias análises e ajustes, demonstrou-se que os portadores de calculose urinária recorrente apresentaram uma razão de riscos significativamente menor (*hazard ratio* de 0,83; IC 95% 0,71 a 0,96) de eventos quando tratados após a coleta de urina de 24 horas para direcionar o tratamento.

O mesmo grupo, utilizando a mesma base de dados, analisou litiásicos que não haviam coletado urina de 24 horas e que iniciaram tratamento empírico com tiazídicos, citrato ou alopurinol.[94] O objetivo foi determinar qual a medicação mais efetiva para diminuir o atendimento em serviço de emergência, hospitalização ou cirurgia. A coorte consistiu de 1.834 pacientes utilizando tiazídicos (60%), 654 (21%) com citrato e 558 (18%) com prescrição de alopurinol. Após análise com modelos de regressão multivariada, demonstrou-se que a taxa de eventos foi significativamente menor (p < 0,01) com os tiazídicos (14,8%) quando comparada à utilização de citrato alcalino (20,4%) ou alopurinol (20,4%). A conclusão que se chega com a análise desses dados é que, na ausência de urina de 24 horas para guiar a terapêutica, os tiazídicos são preferidos como tratamento inicial.

Finalmente, existe controvérsia em relação às doses dos tiazídicos para o tratamento da nefrolitíase. A maioria dos estudos de intervenção utilizou doses altas associadas a ajustes dietéticos. Embora os efeitos dos diferentes tiazídicos devam ser relativamente semelhantes em termos de prevenção da recorrência do cálculo, sua potência e seus efeitos colaterais podem ser diferentes.[95] O estudo NOSTONE (Randomized Double-blind Placebo-controlled Trial Assessing the Efficacy of Standard and Low Dose Hydrochlorothiazide Treatment in the Prevention of Recurrent Nephrolithiasis) foi planejado para avaliar a relação dose-resposta da hidroclorotiazida (HCT, 12,5 *versus* 25 *versus* 50 mg *versus* placebo) na recorrência sintomática e radiológica de nefrolitíase cálcica em mais de 400 pacientes, em um período de seguimento de 24 a 36 meses. Dados preliminares apresentados no ERA-EDTA 2022, em Paris, revelaram que o *end-point* primário composto de recorrência sintomática e radiológica da nefrolitíase não foi diferente entre as diversas dosagens da HCT ou quando comparado ao placebo. As dosagens de HCT de 25 e 50 mg se associaram à menor recorrência radiológica. Hipocalemia (< 3 mEq/ℓ) e aumento de creatinina foram mais frequentes com 50 mg de HCT.

Citrato

Estudos prospectivos, randomizados e controlados demonstraram que o citrato diminui a recorrência de cálculos de cálcio.[96] Indicado nos casos de hipocitratúria, primária ou secundária, o citrato também diminui a saturação urinária em casos de hipercalciúria. Além disso, apresenta efeito alcalinizante, aumentando o pH urinário e a fração dissociada de ácido úrico, o que recomenda seu emprego na nefrolitíase úrica.[97]

Na hipocitratúria, quando possível, o tratamento deve também corrigir a causa básica relacionada à anormalidade bioquímica, por meio de suplementação dietética ou suspendendo medicações associadas à menor citratúria (p. ex., acetazolamida ou topiramato).

Utiliza-se preferencialmente o citrato de potássio, em dose suficiente para elevar o pH urinário acima de 6,5, nível associado à redução no tamanho e até mesmo à dissolução de cálculos puros de ácido úrico.[98] Adicionalmente, o citrato de potássio pode eliminar a hipocalemia como causa de hipocitratúria e tende a diminuir a calciúria, segundo alguns autores, em até 30%. Essa diminuição pode ser explicada pela quelação do cálcio com o citrato no trato gastrintestinal, pela redução do turnover ósseo em razão do tamponamento ácido pelo álcali e ainda por um efeito direto no túbulo distal.[99] O citrato de potássio também pode ser utilizado em portadores de nefrolitíase cálcica recorrente nos quais não se detectou anormalidade metabólica sanguínea ou urinária (grau de recomendação B).[96]

Em nosso meio, o citrato de potássio é encontrado em comprimidos de 5, 10 e 15 mEq. Esses comprimidos são normalmente projetados usando uma matriz de cera para liberação lenta, portanto os pacientes devem ser informados de que, se virem os comprimidos inteiros nas fezes, isso não significa que o medicamento não está funcionando. Soluções de citrato de potássio podem também ser manipuladas, resultando em maior absorção do fármaco e infelizmente maiores efeitos colaterais. Epigastralgia, pirose, diarreia e plenitude gástrica são queixas frequentes que limitam a terapêutica com citrato. Independentemente da formulação, a adesão do paciente é um problema sério, com 48% dos pacientes interrompendo a terapia a longo prazo em razão do custo e de efeitos colaterais.[100]

A dose de citrato de potássio idealmente deveria ser individualizada e titulada observando-se níveis ideais de citratúria e de pH urinário (acima de 6,5 para cálculos de ácido úrico ou acima de 7,5 para cálculos de cistina). Além disso, os níveis séricos de potássio devem ser checados periodicamente, especialmente em pacientes com insuficiência renal ou história prévia de hipercalemia.[101] A administração concomitante com outros medicamentos que afetam as concentrações sanguíneas de potássio (como inibidores da enzima conversora da angiotensina e bloqueadores do receptor de angiotensina) ou diuréticos poupadores de potássio (espironolactona ou amilorida) pode causar hipercalemia. De modo prático, estima-se que 30 mEq de citrato de potássio aumenta a citratúria em 200 mg/dia.[101] Como informado na bula da medicação, os comprimidos devem ser tomados com um copo cheio de água ou líquidos, junto às refeições ou até 30 minutos após as refeições ou lanches.

Alopurinol

O alopurinol é aprovado para o manejo da gota, para prevenção da síndrome de lise tumoral e tem eficácia comprovada na nefrolitíase por oxalato de cálcio associada à hiperuricosúria (> 800 mg/dia), bem como em pacientes com hiperuricosúria associada a cálculos puros de ácido úrico.[102] Entretanto, mesmo nessa última situação, deve-se concomitantemente manter o pH urinário alcalino, para obter maior solubilidade do ácido úrico.

O alopurinol inibe a enzima xantina-oxidase, responsável pela conversão de xantina em ácido úrico, e, na nefrolitíase, é recomendado mesmo na ausência de hiperuricemia. Na nefrolitíase, as doses habitualmente utilizadas são ao redor de 300 a 600 mg/dia. Sugere-se iniciar com a menor dose (50 a 100 mg/dia) e procurar titular a uricosúria para menos de 600 mg/dia e a uricemia < 6 mg/dia. Os efeitos colaterais associados são pouco frequentes e incluem *rash* cutâneo, artralgias e, muito raramente, síndrome de hipersensibilidade, que pode se manifestar como farmacodermia associada à eosinofilia e sintomas sistêmicos (síndrome DRESS), síndrome de Stevens-Johnson e necrólise epidérmica tóxica.

Gliflozinas

As gliflozinas, também chamadas "inibidores do cotransportador de sódio-glicose" (iSGLT2), são medicamentos que agem nos rins, impedindo a reabsorção de glicose nos túbulos renais, promovendo eliminação de glicose pela urina. Os iSGLT2 demonstraram em vários estudos (2015-EMPA-REG, 2017-CANVAS, 2019-CREDENCE, 2020-DAPA-CKD e 2022-EMPA-KIDNEY) redução significativa dos desfechos cardiovasculares e renais em pacientes diabéticos e não diabéticos, sendo considerados por muitos medicamentos revolucionários cardiorrenais.

As gliflozinas têm potencial para serem usadas no tratamento da calculose urinária. Afetam o volume urinário, com aumento da diurese relacionada à glicosúria, diminuem a uricemia, aumentam a reabsorção de fósforo urinário e aumentam os níveis séricos de magnésio. Por outro lado, promovem natriurese, que poderia propiciar maiores níveis de calciúria.[103]

Usando dados de registros de saúde da Dinamarca, Kristensen et al. compararam 12.325 diabéticos que iniciaram iSGLT2 com 12.325 que utilizaram agonistas do receptor GLP1. Por meio de um pareamento de escore de propensão (PSM, do inglês *propensity score matching*) e com seguimento de 2 anos, demonstraram uma razão de risco – *hazard ratio* – de 0,51 (0,37 a 0,71) para risco de nefrolitíase a favor dos iSGLT2, com incidência de nefrolitíase de 2 por 1 mil pacientes/ano *versus* 4 por 1 mil pacientes/ano nos usuários de agonistas do receptor GLP1.[104]

Outro estudo analisou 15.081 pacientes diabéticos provenientes de 20 ensaios clínicos randomizados de fase 1 a 4. Desses, 10.177 utilizaram empagliflozina e 4.904 receberam placebo. A média de exposição aos fármacos foi de aproximadamente 550 dias. Cento e quatro pacientes do grupo empagliflozina desenvolveram cálculo urinário *versus* 79 do grupo placebo, equivalente a 0,63 novos cálculos/ano empagliflozina *versus* 1,01 novos cálculos/ano placebo. A razão da taxa de incidência (IRR) foi de 0,64 (IC 95% 0,48 a 0,86) a favor da empagliflozina.[105]

O *SWEETSTONE trial*, um estudo randomizado, placebo-controlado, cruzado (*cross-over*) analisará o efeito da empagliflozina na supersaturação urinária de indivíduos portadores de nefrolitíase. Os resultados são esperados para o final de 2023.[106]

Outras medicações

Em pacientes portadores de cistinúria, a terapêutica de primeira linha inclui aumento da ingestão hídrica, restrição de sódio e proteína e alcalinização urinária.[47,90] Se essas medidas não forem suficientes, principalmente naqueles com concentração urinária de cistina acima de 500 mg/dia ou com formação de novos cálculos sob tratamento conservador, recomenda-se o uso de agentes quelantes.[107] Essas substâncias interrompem as pontes dissulfídicas da molécula de cistina, tornando-a mais solúvel. A penicilamina é eficaz, porém apresenta vários efeitos colaterais graves, como agranulocitose, trombocitopenia, síndrome nefrótica e pênfigo, que levam à interrupção do tratamento, na maioria das vezes. Alternativamente, pode-se utilizar a tiopronina, que tem a mesma efetividade e menor taxa de efeitos colaterais. O captopril também é um derivado do tiol, mas não se mostrou efetivo no tratamento da cistinúria.

Os cálculos de estruvita devem ser removidos totalmente, sobretudo os de grande volume, já que núcleos remanescentes podem causar recidivas precoces. Preconiza-se antibioticoterapia 1 a 2 semanas antes do procedimento cirúrgico e pós-remoção por 3 a 4 meses, acompanhada de uroculturas de vigilância.[108] O ácido acetoidroxâmico pode diminuir a formação de estruvita em casos de impossibilidade de remoção ou retirada incompleta do cálculo. Entretanto, apresenta vários efeitos colaterais graves, como flebite e coagulopatias, que levam à interrupção do tratamento em até 70% dos casos e praticamente não é mais utilizado.[109]

A descoberta de bactérias que degradam o oxalato na luz intestinal provocou grande interesse terapêutico. O *Oxalobacter formigenes* é uma bactéria gram-negativa anaeróbica que utiliza o oxalato como principal fonte de energia e que está presente em 70 a 80% dos indivíduos normais e apenas em 20% dos portadores de nefrolitíase recorrente. Outros componentes da flora também podem ser importantes na utilização de oxalato como substrato energético. As mais conhecidas bactérias (probióticos) que exercem essa função são as *Bifidobacterium* e *Lactobacillus*, especialmente *Lactobacillus acidophilus*.[110] Entretanto, estudos com essas bactérias não obtiveram resultados clínicos satisfatórios.[111]

> **PONTOS-CHAVE**
> - Recomendações dietéticas:
>   - Realizar ingestão líquida adequada para produzir 2 a 3 ℓ de urina ao dia
>   - Evitar restrição de cálcio
>   - Evitar o consumo excessivo de sal e proteína animal
>   - Fazer consumo balanceado de cálcio e oxalato
>   - Incentivar a ingestão de sucos cítricos.

REFERÊNCIAS BIBLIOGRÁFICAS

1. Mann S. Mineralization in biological systems. Struct Bonding. 1983;54:125-74.
2. Monk RD, Bushinsky DA. Nephrolithiasis and nephrocalcinosis. In: Johnson RJ, Feehally J. Comprehensive clinical nephrology. New York: Mosby; 2003. p. 731-4.
3. Sutherland J, Parks J, Coe FL. Recurrence after a single renal stone in a community practice. Miner Electr Metab. 1985;11:267-9.
4. Hill AJ, Basourakos SP, Lewicki P, Wu X, Arenas-Gallo C, Chuang D et al. Incidence of Kidney Stones in the United States: The Continuous National Health and Nutrition Examination Survey. J Urol. 2022;4:851-6.
5. Korkes F, Silva JL II, Heilberg IP. Costs for in hospital treatment of urinary lithiasis in the Brazilian public health system. Einstein (São Paulo). 2011;9:518-22.
6. Robertson WG, Hughes H. Epidemiology of urinary stone disease in Saudi Arabia. In: Ryall R, Bais R, Marshall VR, Rofe AM, Smith LH, Walker VR. Urolithiasis 2. New York/London: Plenum Press; 1994. p. 453-5.
7. Brikowski TH, Lotan Y, Pearle MS. Climate-related increase in the prevalence of urolithiasis in the United States. Proc Natl Acad Sci EUA. 2008;15:9841-6.
8. Sakhaee K. Nephrolithiasis as a systemic disorder. Curr Opin Nephrol Hypertens. 2008;17:304-9.
9. Kovesdy CP, Furth SL, Zoccali C, World Kidney Steering Committee. Obesity and kidney disease: hidden consequences of the epidemic. Kidney Int. 2017;91:260-2.
10. Bansal AD, Hui J, Goldfarb DS. Asymptomatic nephrolithiasis detected by ultrasound. Clin J Am Soc Nephrol. 2009;4:680-4.
11. Finlayson B. Physicochemical aspects of urolithiasis. Kidney Int. 1978;13:344-60.
12. Smith LH. The pathophysiology and medical treatment of urolithiasis. Semin Nephrol. 1990;10:31-52.
13. Coe FL, Parks JH. New insights into the pathophysiology and treatment of nephrolithiasis: New research venues. J Bone Miner Res. 1997;12:522-33.
14. Meyer JL. Physicochemistry of stone formation. In: Resnick MI, Pak CYC. Urolithiasis: a medical surgical reference. Philadelphia: W.B. Saunders; 1990. p. 11-34.
15. Coe FL, Parks JH. Defenses of an unstable compromise: Crystallization inhibitors and the kidney's role in mineral regulation. Kidney Int. 1990;38:625-31.
16. Lieske JC, Toback FG. Interaction of urinary crystals with renal epithelial cells in the pathogenesis of nephrolithiasis. Semin Nephrol. 1996;16:458-73.
17. Randall A. The origin and growth of renal calculi. Ann Surg. 1937;105:1009-27.
18. Evan AP, Lingeman JE, Coe FL, Parks JH, Bledsoe SB, Shao Y et al. Randall's plaque of patients with nephrolithiasis begins in basement membranes of thin loops of Henle. J Clin Invest. 2003;111:607-16.
19. Evan AP. Physiopathology and etiology of stone formation in the kidney and the urinary tract. Pediatr Nephrol. 2010;25:831-41.
20. Wang X, Krambeck AE, Williams JC Jr, Tang X, Rule AD, Zhao F et al. Distinguishing characteristics of idiopathic calcium oxalate kidney stone formers with low amounts of Randall's plaque. Clin J Am Soc Nephrol. 2014;9:1757-63.
21. Carvalho M, Nakagawa Y. Supersaturação urinária e recorrência em nefrolitíase. J Bras Urol. 1999;25:475-9.
22. Taylor EN, Curhan GC. Diet and fluid prescription in stone disease. Kidney Int. 2006;70:835-9.
23. Coe FL. Nephrolithiasis. In: Brenner BM, Coe FL, Rector Jr FC. Clinical nephrology. Philadelphia: W.B. Saunders; 1987. p. 205-22.
24. Vezzoli G, Soldati L, Gambaro G. Hypercalciuria revisited: one or many conditions? Pediatr Nephrol. 2008;23:503-6.
25. Coe FL, Worcester EM, Evan AP. Idiopathic hypercalciuria and formation of calcium renal stones. Nat Rev Nephrol. 2016;12:519-33.
26. Heilberg IP. In: Cruz J, Barros RT, Cruz HMM. Atualidades em nefrologia. v. 6. São Paulo: Sarvier; 2000. p. 188-91.
27. Menon VB, Moysés RM, Gomes SA, de Carvalho AB, Jorgetti V, Heilberg IP. Expression of fibroblast growth factor 23, vitamin D receptor, and sclerostin in bone tissue from hypercalciuric stone formers. Clin J Am Soc Nephrol. 2014;9:1263-70.
28. Howles S, Thakker RV. Genetics of kidney stone disease. Nat Rev Urol. 2020;17:407-21.
29. Devuyst O, Pirson Y. Genetics of hypercalciuric stone forming diseases. Kidney Int. 2007;72:1065-72.
30. Voss S, Hesse A, Zimmermann DJ, Sauerbruch T, von Unruh GE. Intestinal oxalate absorption is higher in idiopathic calcium oxalate stone formers than in healthy controls: Measurements with the [(13)C2] oxalate absorption test. J Urol. 2006;175:1711-5.
31. Crivelli JJ, Mitchell T, Knight J, Wood KD, Assimos DG, Holmes RP et al. Contribution of Dietary Oxalate and Oxalate Precursors to Urinary Oxalate Excretion. Nutrients. 2021;13:62-75.
32. Jiang Z, Asplin JR, Evan AP, Rajendran VM, Velazquez H, Nottoli TP et al. Calcium oxalate urolithiasis in mice lacking anion transporter Slc26a6. Nat Genet. 2006;38:474-8.
33. Prochaska M, Worcester E. Risk Factors for Kidney Stone Formation following Bariatric Surgery. Kidney360. 2020;1:1456-61.
34. Rosenstock JL, Joab TMJ, DeVita MV, Yang Y, Sharma PD, Bijol V. Oxalate nephropathy: a review. Clin Kidney J. 2022;2:194-204.
35. Shee K, Stoller ML. Perspectives in primary hyperoxaluria – historical, current and future clinical interventions. Nat Rev Urol. 2022;19:137-46.
36. Bhasin B, Ürekli HM, Atta MG. Primary and secondary hyperoxaluria: Understanding the enigma. World J Nephrol. 2015;4:235-44.
37. Moe OW, Xu LHR. Hyperuricosuric calcium urolithiasis. J Nephrol. 2018;31:189-96.
38. Sakhaee K, Maalouf NM. Metabolic syndrome and uric acid nephrolithiasis. Semin Nephrol. 2008;28:174-80.
39. Maalouf NM, Cameron MA, Moe OW, Sakhaee K. Novel insights into the pathogenesis of uric acid nephrolithiasis. Curr Opin Nephrol Hypertens. 2004;13:181-9.
40. Sakhaee K. Recent advances in the pathophysiology of nephrolithiasis. Kidney Int. 2009;75:585-95.
41. Ryall RL, Grover PK, Marshall VR. Urate and calcium stones – Picking up a drop of mercury with one's fingers? Am J Kidney Dis. 1991;17:426-30.
42. Tiselius HG, Fornander AM, Nilsson MA. Effects of citrate and urinary macromolecules on crystal aggregation. In: Riall RL. Urolithiasis 2. New York: Plenum Press; 1994. p. 213-4.
43. Pak CYC. Citrate and renal calculi: an update. Miner Electrolyte Metab. 1994;20:371-7.
44. Parks JH, Coe FL. A urinary calcium-citrate index for the evaluation of nephrolithiasis. Kidney Int. 1986;30:85-90.

45. Rudman D, Kutner MH, Redd SC, Waters WC, Gerron GG, Bleier J. Hypocitraturia in calcium nephrolithiasis. J Clin Endocrinol Metab. 1982;55:1052-7.
46. Flannigan R, Choy WH, Chew B, Lange D. Renal struvite stones--pathogenesis, microbiology, and management strategies. Nat Rev Urol. 2014;6:333-41.
47. D'Ambrosio V, Capolongo G, Goldfarb D, Gambaro G, Ferraro PM et al. Cystinuria: an update on pathophysiology, genetics, and clinical management. Pediatr Nephrol. 2022;37:1705-11.
48. Knoll T, Zöllner A, Wendt-Nordahl G, Michel MS, Aln P. Cystinuria in childhood and adolescence: recommendations for diagnosis, treatment, and follow-up. Pediatr Nephrol. 2005;20:19-24.
49. Carvalho M, Mulinari RA, Nakagawa Y. Role of Tamm-Horsfall protein and uromodulin in calcium oxalate crystallization. Braz J Med Biol Res. 2002;35:1165-72.
50. Daudon M, Frochot V, Bazin D, Jungers P. Drug-induced kidney stones and crystalline nephropathy: Pathophysiology, prevention and treatment. Drugs. 2018;78:163-201.
51. Shokeir AS. Renal colic: Pathophysiology, diagnosis and treatment. Eur Urol. 2001;39:241-9.
52. Teichman JMH. Acute renal colic from ureteral calculus. N Engl J Med. 2004;350:684-93.
53. Potretzke AM, Manoj M. Imaging modalities for urolithiasis: impact on management. Curr Opin Urol. 2008;18:199-204.
54. Cloutier J, Villa L, Traxer O, Daudon M. Kidney stone analysis: "Give me your stone, I will tell you who you are!". World J Urol. 2015:33-157-69.
55. Rule AD, Lieske JC, Pais VM Jr. Management of kidney stones in 2020. JAMA. 2020;323:1961-2.
56. Goldfarb DS. Reconsideration of the 1988 NIH Consensus Statement on Prevention and Treatment of Kidney Stones: are the recommendations out of date? Rev Urol. 2002;4:53-60.
57. Levy FL, Adam-Huet B, Pak CYC. Ambulatory evaluation of nephrolithiasis: an update from 1980. Am J Med. 1995;98:50-9.
58. Fontenelle L, Sarti T. Kidney stones: treatment and prevention. Am Fam Physician. 2019;99:490-6.
59. Afshar K, Jafari S, Marks AJ, Eftekhari R, MCneily AE. Nonsteroidal anti-inflammatory drugs (NSAIDs) and non-opioids for acute renal colic. Cochrane Database Syst Rev. 2015;6:CD006027.
60. Leng XY, Liu CN, Wang SC, Peng HD, Wang DG, Pan HF. Comparison of the Efficacy of Nonsteroidal Anti-Inflammatory Drugs and Opioids in the Treatment of Acute Renal Colic: A Systematic Review and Meta-Analysis. Front Pharmacol. 2022;12:728908.
61. Holdgate A, Oh CM. Is there a role for antimuscarinics in renal colic? A randomized controlled trial. J Urol. 2005;174:572-5.
62. Worster AS, Bhanich Supapol W. Fluids and diuretics for acute ureteric colic. Cochrane Database Syst Rev. 2012;2:CD004926.
63. Springhart WP, Marguet CG, Sur RL, Norris RD, Delvecchi OFC, Young MD et al. Forced versus minimal intravenous hydration in the management of acute renal colic: a randomized trial. J Endourol. 2006;20:713-6.
64. Glowacki LS, Beecroft ML, Cook RJ, Pahl D, Churchill DN. The natural history of asymptomatic urolithiasis. J Urol. 1992;147:319-21.
65. Borofsky MS, Walter D, Shah O, Goldfarb DS, Mues AC, Makarov DV. Surgical decompression is associated with decreased mortality in patients with sepsis and ureteral calculi. J Urol. 2013;189:946-51.
66. Hollingsworth JM, Rogers MAM, Kaufman SR, BRadford TJ, Saint S, Wei JT, et al. Medical therapy to facilitate urinary stone passage: a meta-analysis. Lancet. 2006;368:1171-9.
67. Pickard R, Starr K, MacLennan G, Lam T, Thomas R, Burr J et al. Medical expulsive therapy in adults with ureteric colic: a multicentre, randomised, placebo-controlled trial. Lancet. 2015;386:341-9.
68. Hollingsworth JM, Canales BK, Rogers MA, Sukumar S, Yan P, Kuntz GM, et al. Alpha blockers for treatment of ureteric stones: systematic review and meta-analysis. BMJ. 2016;355:i6112.
69. Cui Y, Chen J, Zeng F, Liu P, Hu J, Li H et al. Tamsulosin as a Medical Expulsive Therapy for Ureteral Stones: A Systematic Review and Meta-Analysis of Randomized Controlled Trials. J Urol. 2019;201:950-5.
70. Carvalho M, Erbano BO, Kuwaki EY, Pontes HP, Liu J, Boros LH, et al. Effect of potassium citrate supplement on stone recurrence before or after lithotripsy: systematic review and meta-analysis. Urolithiasis. 2017;45:449-55.
71. Sorensen MD, Harper JD, Borofsky MS, Hameed TA, Smoot KJ, Burke BH, et al. Removal of small, asymptomatic kidney stones and incidence of relapse. N Engl J Med. 2022;387:506-13.
72. Sundaram CP, Saltzma NB. Extracorporeal shock wave lithotripsy: a comprehensive review. Comp Ther. 1998;24:332-5.
73. Santos LS, Carvalho M. Litíase urinária. In: Coelho JCU. Manual de clínica cirúrgica: cirurgia geral e especialidades. São Paulo: Atheneu; 2009. p. 2331-41.
74. Silva JAM, Correia MITD. Nutrição e litíase renal. In: Riella MC, Martins C. Nutrição e o rim. Rio de Janeiro: Guanabara Koogan; 2001. p. 207-13.
75. Carvalho M, Ferrari ACH, Renner LO, Vieira MA, Riella MC. Quantificação do stone clinic effect em pacientes com nefrolitíase. Rev Assoc Med Bras. 2004;50:79-82.
76. Borghi L, Meschi T, Amato F, Briganti A, Novarini A, Giannini A. Urinary volume, water and recurrences in idiopathic calcium nephrolithiasis: a 5-year randomized prospective study. J Urol. 1996;155:839-43.
77. Pak CYC. Medical stone management: 35 years of advances. J Urol. 2008;180:813-9.
78. Pachaly MA, Baena CP, Buiar AC, de Fraga FS, Carvalho M. Effects of non-pharmacological interventions on urinary citrate levels: a systematic review and meta-analysis. Nephrol Dial Transplant. 2016;31:1203-11.
79. Curham GC, Willett WC, Speizer FE, Stampfer MJ. Beverage use and risk for kidney stones in women. Ann Intern Med. 1998;128:534-40.
80. Taylor EN, Curhan GC. Fructose consumption and the risk of kidney stones. Kidney Int. 2008;73:207-12.
81. Borghi L, Schianchi T, Meschi T, Guerra A, Allegri F, Maggiore U, et al. Comparison of two diets for the prevention of recurrent stones in idiopathic hypercalciuria. N Engl J Med. 2002;346:77-84.
82. Heilberg IP, Weisinger JR. Bone disease in idiopathic hypercalciuria. Curr Opin Nephrol Hypertens. 2006;15:394-402.
83. Siener R. Nutrition and Kidney Stone Disease. Nutrients. 2021;13:1917.
84. Chewcharat A, Thongprayoon C, Vaughan LE, Mehta RA, Schulte PJ, O'Connor HM et al. Dietary Risk Factors for Incident and Recurrent Symptomatic Kidney Stones. Mayo Clin Proc. 2022;97:1437-48.
85. Oliveira LM, Hauschild DB, Leite CDEM, Baptista DR, Carvalho M. Adequate dietary intake and nutritional status in patients with nephrolithiasis: new targets and objectives. J Ren Nutr. 2014;24:417-22.
86. Taylor EN, Curhan GC. Oxalate intake and the risk for nephrolithiasis. J Am Soc Nephrol. 2007;18:2198-204.
87. Baxmann AC, Mendonça COG, Heilberg IP. Effect of vitamin C supplements on urinary oxalate and pH in calcium stone-forming patients. Kidney Int. 2003;63:1066-71.
88. Rogers A, Kalakish S, Desai RA, Assimos DG. Management of cystinuria. Urol Clin N Am. 2007;34:347-62.
89. Pachaly MA, Baena CP, Carvalho M. Therapy of nephrolithiasis: where the evidence from clinical trials? J Bras Nefrol. 2016;38:99-106.
90. Pearle MS, Roehrborn CG, Pak CYC. Meta-analysis of randomized trials for medical prevention of calcium oxalate nephrolithiasis. J Endourol. 1999;13:679-85.
91. Huen SC, Goldfarb DS. Adverse metabolic side effects of thiazides: implications for patients with calcium nephrolithiasis. J Urol. 2007;177:1238-43.
92. Milose JC, Kaufman SR, Hollenbeck BK, Wolf JS, Hollingsworth JM. Prevalence of 24-hour urine collection in high risk stone formers. J Urol. 2014;191:376-80.
93. Hsi RS, Yan PL, Crivelli JJ, Goldfarb DS, Shahinian V, Hollingsworth JM. Comparison of Selective vs Empiric Pharmacologic Preventive Therapy of Kidney Stone Recurrence With High-Risk Features. Urology. 2022;164:74-9.
94. Hsi RS, Yan PL, Crivelli JJ, Goldfarb DS, Shahinian V, Hollingsworth JM. Comparison of Empiric Preventative Pharmacologic Therapies on Stone Recurrence Among Patients with Kidney Stone Disease. Urology. 2022;166:111-7.
95. Cunha TDS, Gomes SA, Heilberg IP. Thiazide and thiazide-like diuretics in nephrolithiasis. J Bras Nefrol. 2021;43:103-9.
96. Pearle MS, Goldfarb DS, Assimos DG, Curhan G, Denu-Ciocca CJ, Matlaga BR, et al.; American Urological Association. Medical management of kidney stones: AUA guideline. J Urol. 2014;192:316-24.

97. Tracy CR, Pearle MS. Update on the medical management of stone disease. Curr Opin Urol. 2009;19:200-4.
98. Pak CYC, Sakhaee K, Fuller C. Successful management of uric acid nephrolithiasis with potassium citrate. Kidney Int. 1986;30:422-8.
99. Song Y, Hernandez N, Shoag J, Goldfarb DS, Eisner BH. Potassium citrate decreases urine calcium excretion in patients with hypocitraturic calcium oxalate nephrolithiasis. Urolithiasis. 2016; 44:145-8.
100. Phillips R, Hanchanale VS, Myatt A, Somani B, Nabi G, Biyani CS. Citrate salts for preventing and treating calcium containing kidney stones in adults. Cochrane Database Syst Rev. 2015;06:10.
101. Leslie SW, Bashir K. Hypocitraturia and Renal Calculi. In: StatPearls [Internet]. Treasure Island (FL): StatPearls Publishing; 2022. Available from: https://www.ncbi.nlm.nih.gov/books/NBK564392/.
102. Ettinger B, Tang A, Citron JT, Livermore B, Williams T. Randomized trial of allopurinol in the prevention of calcium oxalate calculi. N Engl J Med. 1986;315:1386-9.
103. Sawaf H, Qazi M, Ismail J, Mehdi A. The renal effects of SGLT2 inhibitors. EMJ Nephrol. 2022;10:76-83.
104. Kristensen KB, Henriksen DP, Hallas J, Pottegård A, Lund LC. Sodium-glucose cotransporter 2 inhibitors and risk of nephrolithiasis. Diabetologia. 2021;64:1563-71.
105. Balasubramanian P, Wanner C, Ferreira JP, Ofstad AP, Elsaesser A, Zinman B, et al. Empagliflozin and Decreased Risk of Nephrolithiasis: A Potential New Role for SGLT2 Inhibition? J Clin Endocrinol Metab. 2022;107:e3003-e3007.
106. Schietzel S, Bally L, Cereghetti G, Faller N, Moor MB, Vogt B, et al. Impact of the SGLT2 inhibitor empagliflozin on urinary supersaturations in kidney stone formers (SWEETSTONE trial): protocol for a randomised, double-blind, placebo-controlled cross-over trial. BMJ Open. 2022;12:e059073.
107. Andreassen KH, Pedersen KV, Osther SS, Jung HU, Lildal SK, Osther PJ. How should patients with cystine stone disease be evaluated and treated in the twenty-first century? Urolithiasis. 2016;1:65-76.
108. Chamberlin JD, Clayman RV. Medical treatment of a staghorn calculus: the ultimate noninvasive therapy. J Endourol Case Rep. 2015;1:21-3.
109. Healy KA, Ogan K. Pathophysiology and management of infectious staghorn calculi. Urol Clin N Am. 2007;34:363-74.
110. Ferraz RRN, Marques NC, Froeder L, Menon VB, Siliano PR, Baxmann AC, et al. Effects of Lactobacillus casei and Bifidobacterium breve on urinary oxalate excretion in nephrolithiasis patients. Urol Res. 2009;37:95-100.
111. Lieske JC. Probiotics for prevention of urinary stones. Ann Transl Med. 2017;5:29.

30 Uropatia Obstrutiva

Ronaldo Roberto Bérgamo • Marcelo Langer Wroclawski

INTRODUÇÃO

Uropatia obstrutiva corresponde à obstrução ao fluxo de urina em qualquer nível do trato urinário, da pelve renal até o meato uretral.[1] Esta pode ser uni ou bilateral, parcial ou completa, aguda ou crônica, congênita ou adquirida. Trata-se de uma doença passível de reversão no início, e a importância da reversão precoce é prevenir a atrofia tubular, a fibrose intersticial e a perda irreversível da função renal. O prognóstico dependerá da duração e da gravidade da obstrução, além da ocorrência de infecção urinária.

Hidronefrose é a dilatação da pelve renal e de cálices associada à atrofia renal, na maioria das vezes em decorrência da obstrução ao fluxo urinário.[1]

O pintor e escultor renascentista Michelangelo Buonarroti (1475-1564) aspirou ilustrar um livro de anatomia do professor Realdo Colombo (1516-1559), da Universidade de Pádua, na Itália. Essa amizade surgiu quando Colombo diagnosticou, em Michelangelo, litíase urinária, em 1549, e gota, em 1555.

De acordo com correspondências, Michelangelo apresentava cólica nefrética desde jovem e faleceu aos 89 anos com sintomas de hipervolemia, sugerindo nefropatia obstrutiva.[2] Esta consiste em alterações funcionais e histológicas nos rins, decorrentes do aumento de pressão na via excretora secundária à uropatia obstrutiva.[3]

INCIDÊNCIA

A injúria renal aguda secundária à uropatia obstrutiva é um evento frequente que representa 5 a 10% de todos os casos.[4] Em um estudo populacional chinês, a uropatia obstrutiva foi responsável por 12% dos pacientes internados por injúria renal aguda em 44 hospitais.[5]

ETIOLOGIA

Uropatia obstrutiva representa um problema comum na prática clínica e deve ser sempre lembrada em casos de perda de função renal, infecção urinária, distúrbio miccional, hematúria ou dor de origem geniturinária.

Qualquer segmento do trato urinário pode ser local de processo obstrutivo, do túbulo renal ao meato uretral.

Na Figura 30.1, há uma visão panorâmica, global, dos fatores causais de obstrução do trato urinário.

Por questão de ordem didática, as causas de obstrução serão divididas em congênitas e adquiridas.

Congênitas

Entre elas, estenose da junção ureteropiélica (JUP) é a causa mais comum de hidronefrose desde o período pré-natal até a adolescência. Apesar disso, mais de um terço dos casos são diagnosticados no adulto.

Em crianças, o achado mais frequente é a ocorrência de massa abdominal e, nos adultos, dor em cólica lombar ou em flanco. Pelve dilatada à ultrassonografia não implica tratar-se de obstrução clinicamente significativa. Dos casos suspeitos no período pré-natal, pelo menos 50% desaparecem ou permanecem assintomáticos. Pode ser bilateral em 10 a 30% dos casos.

Vários fatores estão implicados na obstrução causada pela estenose de JUP, mas acredita-se que o mais relevante seja a presença de um segmento de ureter aperistáltico, com abundância de fibras colágenas, impedindo a progressão da urina. Em outros casos, pode haver o cruzamento da via excretora com um vaso hilar ou polar inferior anômalo, levando à compressão mecânica da JUP.

Particularmente em crianças, a presença de refluxo vesicureteral (RVU) maciço pode levar à dilatação da pelve renal, mimetizando estenose da JUP, razão pela qual, nessa idade, o diagnóstico de estenose da JUP, primário, somente pode ser estabelecido após avaliação por imagem da ocorrência ou não de RVU (ver Capítulo 25).

O ureter pode ser sede de obstrução em virtude de pregas de mucosa, válvulas (pregas de mucosa com músculo liso) e pólipos fibroepiteliais benignos.

Ureter retrocava é o nome dado a uma anomalia venosa na gênese da veia cava inferior, em que o ureter, geralmente o direito, envolve a veia cava inferior, passa por trás dela e às vezes a circunda. O achado radiológico na tomografia abdominal com contraste sugere um J invertido.

Também pode ocorrer estenose da junção ureterovesical (JUV), associada ao megaureter congênito.

Ureterocele é a dilatação cística do ureter intramural, por vezes associada à estenose do meato ureteral.

No nível uretral, a válvula de uretra posterior (VUP) é a afecção mais temida. Ocorre somente em homens e, idealmente, deve ser diagnosticada ainda pela ultrassonografia pré-natal. Quando isso não acontece, o diagnóstico se dá invariavelmente antes da idade adulta, pela cistouretrografia miccional. Apesar de não ser tão frequente, por obstruir o esvaziamento vesical, nos casos graves compromete os rins, levando à insuficiência renal.

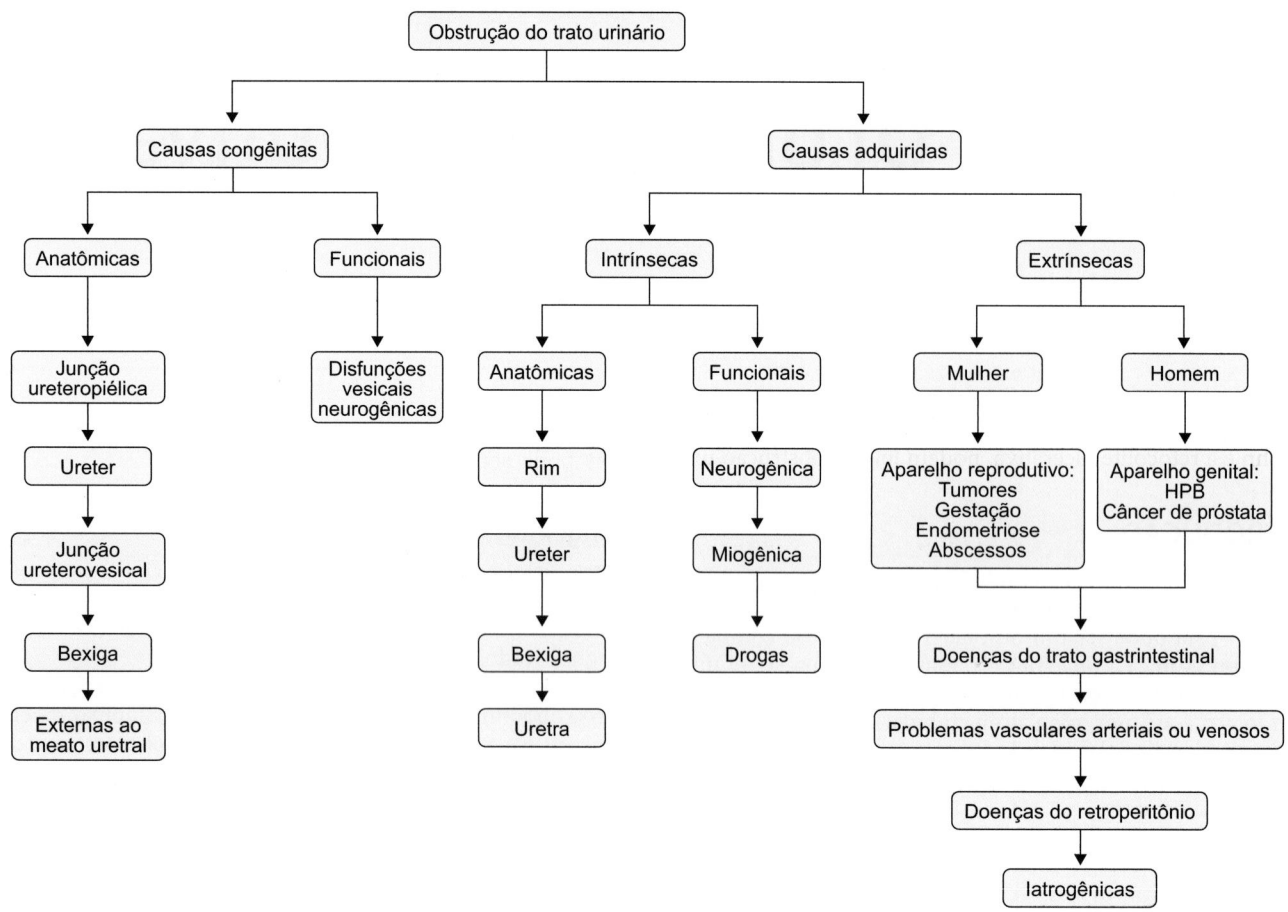

Figura 30.1 Causas de uropatia obstrutiva. HPB: hiperplasia prostática benigna.

Patologias externas ao meato uretral, como fimose e fusão labial, são possíveis, mas não muito frequentes, causas de uropatia obstrutiva, identificáveis ao exame físico.

Adquiridas

Entre as causas adquiridas de obstrução do trato urinário, há que se distinguir as intrínsecas (intraluminal e intramural) e as extrínsecas.

Intrínsecas

Uma rara causa intrínseca de uropatia obstrutiva é o depósito tubular de cristais de ácido úrico (nefropatia úrica), indinavir e aciclovir, que apresenta difícil diagnóstico por imagem. A história clínica e o antecedente de tratamento de neoplasia e AIDS têm fundamental importância.

Já a situação mais frequente de uropatia obstrutiva intrínseca é a litíase urinária, com prevalência de 1 a 20%, podendo obstruir desde o cálice até o meato uretral.[6] Em geral, é unilateral e, preferencialmente, atinge os homens (ver Capítulo 29). O cálculo urinário pode impactar-se no ureter, nos pontos mais estreitos, como a JUP, o cruzamento com os vasos ilíacos e a JUV, levando ao aumento agudo da pressão intraluminal a montante e distensão abrupta da pelve e da cápsula renais, causando dor.

Além de litíase, são causas de cólica lombar coágulos oriundos de sangramento de lesões benignas ou malignas do trato urinário superior e migração de papilas renais, como ocorre na papilite necrosante resultante de uso abusivo de analgésicos, anemia falciforme e diabetes melito.

Tumores uroteliais, isto é, originários do epitélio de revestimento mucoso do trato urinário, podem também, ao crescerem ou sangrarem, promover a obstrução urinária.

Processos infecciosos, como tuberculose e esquistossomose urinária, por estreitamento inflamatório, e candidíase urinária, por fungos *ball*, podem também cursar com obstrução.

Estenose de uretra em homens, pós-uretrite, trauma ou instrumentação urológica, e, em mulheres, por exemplo, pós-radioterapia externa ou braquiterapia no tratamento de neoplasias ginecológicas, representa uma situação que deve ser investigada sempre que houver manifestações urinárias do trato inferior (MUTI).

Contudo, não somente problemas anatômicos podem causar uropatia obstrutiva. A bexiga, que tem duas funções – armazenamento e eliminação de urina –, pode ter esta última prejudicada por etiologia neurogênica (p. ex., lesão medular), miogênica (p. ex., hiperdistensões prolongadas) e por ação de medicamento, particularmente aqueles com ação anticolinérgica. Nessas circunstâncias, poderão ocorrer retenção urinária e obstrução funcional.

Extrínsecas

Entre as causas extrínsecas, algumas são próprias do sexo. No homem, a próstata pode evoluir com hiperplasia benigna e/ou neoplasia maligna. Com o envelhecimento, as chances de aparecerem sintomas decorrentes dessas afecções aumentam.

Esse conjunto de sintomas era conhecido anteriormente como "prostatismo", designação não mais recomendada, pois não está relacionado exclusivamente com problemas prostáticos. Hoje, é preferível empregar a expressão MUTI ou LUTS, em inglês, *lower urinary tract symptoms*.

Na mulher, várias doenças do aparelho reprodutor, como neoplasia de ovário, útero e vagina, e seus tratamentos são causas extrínsecas de obstrução.

Das doenças benignas, destacam-se os abscessos tubo-ovarianos, a endometriose, o prolapso uterino e as iatrogenias cirúrgicas.

A gravidez pode também ter efeito deletério sobre o trato urinário secundário à obstrução ureteral, principalmente à direita, podendo, entretanto, ser bilateral.

Neoplasias e doenças inflamatórias, entre elas a doença de Crohn e a retocolite ulcerativa, podem levar à obstrução ureteral por contiguidade e extensão do processo inflamatório ou pela associação com litíase urinária.

Abscesso periapendicular também é causa de obstrução do ureter direito.

Algumas doenças vasculares, arteriais e venosas, por sua posição anatômica, podem comprometer o livre fluxo urinário. Aneurismas da aorta abdominal e das ilíacas, assim como iatrogenias secundárias ao seu reparo cirúrgico, podem obstruir o trato urinário superior. Entre as obstruções decorrentes do sistema venoso, destacam-se a síndrome da veia ovariana, exclusiva do ureter direito, a tromboflebite puerperal da veia ovariana e do ureter retrocava ou circuncava.

A fibrose retroperitoneal idiopática (doença de Ormond) representa uma entidade que acomete ambos os sexos, sendo duas vezes mais frequente em homens, cujo pico de incidência se dá por volta da 5ª e da 6ª década de vida. Acomete, em geral, o terço médio dos ureteres, podendo ser uni ou bilateral. Apesar de idiopática, há situações clínicas associadas, como uso crônico de metissergida para enxaqueca, presença de neoplasia maligna, arterite aórtica, colangite esclerosante, tromboflebites e doença de Crohn.

Há também situações específicas em que ocorre obstrução ureteral por reação do retroperitônio, como após radioterapia ou quimioterapia.

> **! PONTOS-CHAVE**
> - Muitas causas congênitas de obstrução do trato urinário somente se manifestarão clinicamente na idade adulta
> - Distúrbios funcionais da bexiga podem se comportar como processo obstrutivo
> - Obstruções infravesicais são potencialmente mais graves por comprometerem bilateralmente os rins, causando insuficiência renal.

ASPECTOS CLÍNICOS

Dor e alterações miccionais são os principais sintomas da uropatia obstrutiva. A dor decorre de distensão da pelve, cápsula renal ou bexiga (levando ao estiramento do peritônio que a recobre parcialmente). Quando ocorre obstrução proximal, como no cálculo ureteral, a dor é em cólica, geralmente de forte intensidade, na região lombar ou em flanco, podendo irradiar-se para a fossa ilíaca ipsilateral, o testículo ou o lábio genital. Por sua vez, na estenose da JUP e na neoplasia pélvica, a dor pode ser mínima ou ausente, pois o processo obstrutivo é lento. Na obstrução baixa, aguda, ocorrem distensão vesical e dor hipogástrica. Na fase aguda do lesado medular, a distensão vesical pode ser indolor.

Alterações miccionais, como disúria, polaciúria e urgência miccional, são comuns nas obstruções baixas (infravesicais). Esses sintomas de armazenamento são ocasionados por contrações involuntárias do músculo detrusor e/ou infecção urinária secundária.

Comumente, há associação entre obstrução e infecção urinária, sobretudo nas obstruções baixas. São fatores determinantes o resíduo urinário e as alterações na parede vesical que propiciam adesão e crescimento bacteriano, além de prejuízo dos mecanismos de defesa local.

Litíase urinária é causa frequente de uropatia obstrutiva, mas pode ser também complicação da própria obstrução. Na infecção urinária por *Proteus* e *Klebsiella*, essas bactérias produtoras de urease promovem degradação da ureia, que, por hidrolisação, origina amônia e carbonato. A amônia alcaliniza a urina, que precipita os sais de fosfato, formando cálculo de estruvita (fosfato amônio magnesiano hexaidratado).[7]

Hipertensão arterial pode ocorrer em decorrência da ativação do sistema renina-angiotensina, na obstrução aguda unilateral. Há elevação da atividade plasmática de renina na veia do rim obstruído, similar à encontrada na hipertensão renovascular. Contudo, em pacientes com obstrução bilateral, a hipertensão decorre da retenção de sódio e água e do aumento do volume extracelular (ver Capítulos 35 e 36).

Na obstrução completa ou parcial bilateral, pode-se observar também sinais e sintomas decorrentes da insuficiência renal, como anorexia, náuseas, vômitos, palidez cutânea, fraqueza, perda da atenção/memória, sonolência, edema, dispneia e insuficiência cardíaca.

Polidipsia, poliúria, nictúria e sinais de acidose tubular renal, como dispneia, náuseas e vômitos, podem ocorrer nos casos de obstrução crônica, caracterizando alteração funcional e patológica renal, conhecida como "nefropatia obstrutiva".

ASPECTOS LABORATORIAIS

Na obstrução bilateral, observam-se elevação dos níveis plasmáticos de ureia e creatinina e redução da taxa de filtração glomerular (TFG).

A hipercalemia pode acompanhar a acidose metabólica hiperclorêmica e tornar-se um achado frequente.

O hemograma é importante para o diagnóstico, pois a anemia representa a principal consequência hematológica da doença renal crônica, e a leucocitose pode decorrer de infecção ou neoplasia hematológica.

Na análise da urina, pode-se observar hematúria na litíase ou neoplasia renal e de trato urinário, leucocitúria na infecção urinária, e a proteinúria, quando presente, é menor que 2 g/dia.

Na obstrução aguda, os exames urinários são semelhantes aos encontrados na insuficiência renal pré-renal (sódio < 20 mEq/ℓ, fração de excreção de sódio < 1% e osmolaridade > 500 mOsm/ℓ). Por sua vez, na obstrução crônica os exames de urina assemelham-se à necrose tubular aguda (sódio > 20 mEq/ℓ, fração de excreção de sódio > 1% e osmolaridade < 350 mOsm/ℓ).[8]

Na obstrução crônica, os testes para avaliar a concentração e a acidificação urinárias estão alterados.

DIAGNÓSTICO

Como visto, o prejuízo da função renal está relacionado com a intensidade e a duração da obstrução. Desse modo, o diagnóstico precoce e correto da causa da obstrução torna-se fundamental quando se pretende minimizar o dano renal.

A história clínica, o exame físico e a bioquímica fornecem informações muito importantes e servem de guia para a escolha dos exames de imagem a empregar para estabelecer definitivamente o fator obstrutivo como agente etiológico e estimar sua repercussão sobre os rins.

Na escolha do método de imagem, fatores como dor, infecção e comprometimento de função renal devem ser valorizados, assim como a ocorrência de gestação ou diabetes, uma vez que todos os exames têm vantagens e riscos e sua indicação deve ser analisada individualmente (ver Capítulo 18).

Radiografia simples do abdome

Exame simples e barato, pode ser realizado na maioria dos locais de pronto atendimento.

Pode ser útil na suspeita clínica de cólica renal evidenciando imagens radiopacas na projeção das vias excretoras. Entretanto, sua sensibilidade e especificidade são de 44 a 77% e 80 a 87%, respectivamente.[9] Por esse motivo, sua indicação vem caindo em desuso quando há outros métodos de imagem disponíveis.

Além disso, possibilita visualizar o tamanho e o contorno dos rins informando sobre uma eventual hidronefrose em obstruções crônicas.

Ultrassonografia

Trata-se do método inicial de avaliação e triagem, quando se suspeita de obstrução do trato urinário, por sua eficiência e sensibilidade no diagnóstico da dilatação renal, ausência de uso de radiação ionizante, baixo custo, alta disponibilidade e bom desempenho no acompanhamento evolutivo sequencial.

Esse exame fornece informações sobre as consequências da obstrução – tamanho dos rins, magnitude da dilatação, espessura do parênquima renal (índice relativo de dano permanente) – e, eventualmente, também sobre a causa da obstrução. Apesar de ter alta sensibilidade para o diagnóstico de hidronefrose, há que se ter cuidado com sua interpretação clínica.[10]

Primeiro, corresponde a um exame "operador-dependente", isto é, a capacidade técnica de quem faz influencia, em muito, a obtenção das imagens e sua consequente análise. Além disso, a ultrassonografia ocasionalmente pode mostrar tamanho e forma da via excretora sugerindo hidronefrose sem, contudo, mostrar o fator obstrutivo. Nesses casos, fica difícil afirmar se tratar de uma simples variação anatômica com baixa pressão no sistema urinário ou se há real repercussão decorrente do dano na drenagem da via excretora. Achados falso-positivos de hidronefrose se dão em casos de pelves extrarrenais, megacalicose congênita, cistos renais (particularmente parapiélicos) e hiper-hidratação. A título de exemplo, uma boa parte dos pacientes submetidos à derivação urinária tipo conduto ileal apresentam pelve e ureter dilatados sem que, contudo, haja obstrução ao fluxo urinário.

Podem ocorrer, também, achados falso-negativos em casos de obstrução. A ultrassonografia, apesar de ter alta especificidade, pode deixar de apontar pequenas dilatações em pelves intra-hilares, obstruções de curta duração ou se o paciente estiver desidratado. Além disso, o examinador pode interpretar erroneamente a dilatação calicial como múltiplos cistos parenquimatosos. Apesar de ser uma ferramenta de triagem muito útil em suspeitas de uropatia obstrutiva, a dissociação entre a hipótese clínica e o achado de exame exige, ocasionalmente, a realização de outros procedimentos diagnósticos.

> **PONTOS-CHAVE**
>
> - Anamnese e exame físico são muito úteis para o diagnóstico da altura da obstrução do trato urinário
> - Ultrassonografia representa o primeiro exame na investigação da obstrução urinária
> - Ultrassonografia normal não exclui uropatia obstrutiva.

Urografia excretora

Até hoje, em alguns livros, lê-se que a urografia excretora é o primeiro e melhor exame a se realizar quando se suspeita de uropatia obstrutiva. Contudo, certamente esta não é a posição aceita pela maioria dos especialistas.

Apesar de muito útil, pois fornece dados definitivos sobre a anatomia do rim e das vias excretoras, particularmente dos ureteres, e sugestões do grau de lesão renal, apresenta um grande número de restrições. Inicialmente, emprega radiação ionizante, o que restringe seu uso indiscriminado e repetido. Em gestantes, sua indicação deve ser rigorosamente analisada. O emprego de contraste iodado intravenoso (IV) pode prejudicar a função renal de pacientes de alto risco, como diabéticos e indivíduos já com função renal diminuída, além de causar mal-estar e alergias, algumas bastante graves.[11] Em casos de obstrução com diminuição da filtração glomerular, somente as radiografias retardadas, após 12 a 24 horas da injeção de contraste, desenharão a via excretora até o local do obstáculo.

Com o advento de modernos exames de imagem, como a urotomografia, o papel da urografia excretora no diagnóstico da uropatia obstrutiva está sendo redimensionado. Apesar de permanecer como um importante e útil exame por sua disponibilidade e eficiência em diagnosticar a maioria das causas de obstrução e, consequentemente, orientar a terapêutica, seu emprego foi drasticamente reduzido nos últimos anos.

Uretrocistografia retrógrada e miccional

Por meio da injeção de contraste iodado pelo meato uretral, de modo retrógrado, avalia-se, principalmente, a anatomia da uretra anterior (peniana e bulbar).

Quando o paciente urina o contraste acumulado na bexiga – cistouretrografia miccional –, expõe-se a uretra prostática e membranosa (uretra posterior). É nessa fase que melhor se identificam as válvulas de uretra posterior e os refluxos vesicoureterais.

A realização desse exame quando de infecção urinária pode ter repercussão sistêmica e deve ser evitada, somente o sendo em situações excepcionais, com cobertura antimicrobiana.

Tomografia computadorizada

Tendo em vista sua alta sensibilidade, trata-se de um exame bastante eficiente no diagnóstico da uropatia obstrutiva, além de se configurar uma opção válida e útil quando outros procedimentos, como ultrassonografia e urografia excretora, falham (ver Capítulo 18).

Mesmo realizada sem contraste IV, a tomografia computadorizada (TC) possibilita observar a via excretora, particularmente se estiver dilatada. Além disso, fornece informações sobre o que está ocorrendo "em volta", nas proximidades da via excretora, tornando-se muito útil nos casos de obstrução extrínseca do ureter, identificando o fator causal.

Ainda, é particularmente eficiente no diagnóstico da litíase ureteral, tendo inclusive maior sensibilidade que a urografia excretora nesse quesito, tendo a substituído como exame padrão-ouro na investigação de dores agudas em flanco.[12] Mesmo em protocolos de baixa dose, para reduzir a exposição à radiação ionizante, a sensibilidade da TC é de 96,6% e sua especificidade é de 94,9%.[13]

Ressonância magnética

Apesar de alguns pontos positivos, como não empregar contraste iodado nem radiação ionizante, trata-se de um método oneroso, com tempo de execução ao redor de 40 a 60 minutos, bom para a visualização da dilatação, mas pouco sensível na identificação da litíase ureteral, em casos agudos.[14]

Até pouco tempo atrás, era reservada para pacientes com alteração da função renal. Entretanto, hoje se sabe que o emprego de gadolínio em pacientes com taxa de filtração glomerular reduzida, principalmente quando abaixo de 30 mℓ/min/1,73 m², pode ocasionar fibrose sistêmica nefrogênica, caracterizada por afetar principalmente a pele, mas podendo ser fatal.[15,16]

Portanto, atualmente, reserva-se a ressonância magnética apenas para os casos de alergia ao emprego de contraste iodado, ou quando se pretende avaliar causas específicas de obstrução extrínseca, como suspeita de endometriose comprometendo o ureter.

Renograma com diurético

Também conhecido como "cintilografia renal dinâmica", ou "DTPA com diurético" (wash-out), é bastante empregado no diagnóstico e no acompanhamento evolutivo de dilatações do trato urinário superior.[17] Tem como vantagens não empregar injeção IV de contraste iodado e expor o paciente a radiação bem menor do que na urografia excretora.

Fornece boas informações sobre a função relativa de cada rim, de modo não invasivo, em relação à função renal total.

Há pontos extremamente importantes que devem ser levados em conta na análise final do exame, pois podem influenciá-la, como nível sérico de creatinina e hidratação. Na vigência de desidratação e insuficiência renal, os rins terão dificuldade na capacidade de promover um fluxo urinário induzido pelo diurético capaz de evidenciar a eventual obstrução.

Esse teste tem sido bastante empregado também em crianças, objetivando a distinção entre dilatação da via excretora com obstrução ao fluxo de urina de simples dilatação anatômica, sem obstrução (obstrução versus dilatação).

A administração IV de diurético – furosemida – cerca de 20 minutos após a injeção intravenosa do radioisótopo serve para evidenciar esse ponto. Caso não haja obstrução, o diurético promoverá diurese, acarretando queda da captação de radiofármaco pela gamacâmera.

Quando há obstrução, não ocorre o wash-out e os índices de captação do radiofármaco permanecerão inalterados, proximalmente ao ponto de obstrução.

Como fornece informações sobre a função renal relativa, é empregado como mais um instrumento na tomada de decisão entre retirar ou preservar o rim obstruído e corrigir o fator obstrutivo. Serve também no acompanhamento pós-operatório de cirurgias reconstrutivas avaliando a recuperação da função renal.

Pielografia anterógrada ou retrógrada

A visualização da pelve e do ureter por injeção direta de contraste, via anterógrada (punção renal) ou retrógrada (cateterização do meato ureteral), representa um meio invasivo de obter informações sobre detalhes anatômicos da via excretora.[18] Entretanto, pode fornecer a última palavra quando os exames anteriores falharem.

Tal exame não deve ser realizado na vigência ou mesmo quando se suspeita de infecção urinária, para diminuir o risco de translocação e septicemia.

> **⚠ PONTOS-CHAVE**
>
> - Ultrassonografia é um excelente método de triagem
> - Evitar uretrocistografia e pielografia na presença de infecção urinária
> - Cuidado com contraste iodado IV na insuficiência renal (creatinina > 1,5 mg/dℓ) e em pacientes alérgicos
> - Tomografia computadorizada sem contraste é o melhor método para o diagnóstico de litíase ureteral.

FISIOPATOLOGIA

A uropatia obstrutiva ocasiona alterações na hemodinâmica glomerular e na função tubular.[19] Os trabalhos até hoje publicados estudaram o modelo animal com obstrução ureteral completa e aguda (24 horas), pois, nessa situação, as alterações ficam mais evidentes.[20]

Hemodinâmica glomerular

A obstrução do trato urinário é marcada por uma redução do fluxo sanguíneo renal (FSR) e da TFG. Apresenta comportamento diferente conforme o tipo de obstrução.[21]

Na obstrução ureteral unilateral aguda, podem ser observadas três fases distintas.[22] Na primeira, com duração de 2 horas, ocorre aumento da pressão ureteral e do FSR (vasodilatação da arteríola aferente). Essa hiperemia inicial decorre da redução da pressão da parede vascular, uma resposta miogênica reativa mediada por prostaglandinas.[23]

Na segunda fase, até 5 horas, observa-se que o aumento da pressão ureteral transmitida ao túbulo proximal proporciona aumento da pressão hidrostática da cápsula de Bowman. Apesar de ocorrer também aumento da pressão do capilar glomerular (vasoconstrição da arteríola eferente), a diferença entre as pressões hidrostáticas diminui, resultando em redução da TFG.

Na terceira fase, após 6 horas de obstrução, inicia-se uma diminuição da pressão tubular proximal de tal monta que, após 24 horas, a pressão intratubular será igual ou inferior à pressão prévia à obstrução. A despeito dessa redução, ocorre uma diminuição do FSR, da pressão no capilar glomerular e da TFG em virtude da vasoconstrição (pré e pós-glomerular) mediada pela angiotensina II, a tromboxane A2 e o hormônio antidiurético (HAD).[24-26]

Há evidências de redução na perfusão dos néfrons superficiais e aumento na perfusão dos néfrons justamedulares.[27]

Em outras palavras, nas fases iniciais o aumento da pressão tubular proximal contribui para a redução da TFG. Nas fases mais tardias, essa redução é perpetuada pela vasoconstrição.

Na obstrução ureteral bilateral aguda, após 24 horas, ao contrário da obstrução unilateral, não ocorre redução da pressão intratubular. O FSR e a TFG estão reduzidos em decorrência da vasoconstrição e da persistente hipertensão intratubular.[28]

Na obstrução do trato urinário, acontece também infiltração de mononucleares no córtex e na medula.[29] Macrófago é o principal mononuclear que aparece 4 horas após a obstrução com pico máximo em 24 horas. O segundo tipo de célula é o linfócito T supressor (CD8).[30] A proliferação intersticial coincide com a redução do FSR e da TFG, mostrando que os mononucleares poderiam, pelo menos em parte, causar essas alterações hemodinâmicas pela liberação de tromboxane A2.[31]

No período pós-obstrutivo, a manutenção da vasoconstrição da arteríola aferente com redução da pressão do capilar glomerular é responsável pela permanência da TFG reduzida.[32]

Função tubular

A uropatia obstrutiva é marcada por alteração no transporte tubular. A deterioração desse transporte depende da duração e da gravidade da obstrução. Essa alteração é mais proeminente nos segmentos distais e se dá em virtude de dois fatores – lesão intrínseca do epitélio tubular e ação hormonal extratubular.[33]

Na obstrução prolongada, ocorrem lesões irreversíveis, como alterações inflamatórias crônicas do interstício e atrofia tubular. Por sua vez, na obstrução recente, observam-se, no túbulo proximal e na porção espessa ascendente da alça de Henle, edema mitocondrial e redução das interdigitações na membrana basolateral, e, nos ductos coletores, achatamento do epitélio e ampliação do espaço intercelular.[34]

Pode-se observar diminuição na capacidade de concentração urinária, alterações na reabsorção ou secreção de sódio, potássio, fósforo, cálcio e magnésio e incapacidade de acidificar a urina.[35]

Essas alterações tubulares são diagnosticadas após a liberação da obstrução e podem ter comportamento diferente na obstrução ureteral uni e bilateral.

Reabsorção de sódio e água

Ao liberar a obstrução unilateral, a fração de excreção de sódio é maior que no rim contralateral.[36] Entretanto, a quantidade de sódio e água excretada é maior na pós-obstrução bilateral em comparação à unilateral (diurese pós-obstrutiva).[37] Essa maior fração de excreção depende do nível plasmático de ureia e da expansão do volume extracelular.

A obstrução bilateral apresenta também níveis plasmáticos elevados de peptídio natriurético atrial (ANP), muito provavelmente pela hipervolemia.[38]

Ao estudar a reabsorção tubular de sódio ao longo do néfron, observa-se que, no túbulo proximal dos néfrons superficiais, ocorrem aumento na obstrução unilateral e redução na bilateral.[27,39] Contudo, a reabsorção de sódio e água no túbulo proximal dos néfrons justamedulares é reduzida após a liberação da obstrução unilateral e bilateral.[40]

Na porção espessa ascendente da alça de Henle, menos permeável à água, tanto na obstrução unilateral quanto na bilateral, a reabsorção de cloreto de sódio está diminuída, impondo uma redução na tonicidade do interstício medular, aumentando a excreção de água pela diminuição de reabsorção dessa na porção fina descendente.[41]

A redução de reabsorção de sal na porção espessa pode decorrer do decréscimo da atividade da Na^+-K^+-ATPase basolateral pela elevação da prostaglandina E2 (PGE2).[42]

Outros fatores que contribuem para hipotonicidade medular são redução da reabsorção de ureia no ducto coletor e aumento do fluxo sanguíneo medular (lavagem de solutos).

Concentração urinária

A obstrução do trato urinário promove uma incapacidade na concentração urinária, que é produto da hipotonicidade do interstício medular, além de diminuição da sensibilidade do ducto coletor cortical à ação do HAD para reabsorção de água. A infusão de vasopressina não concentra a urina.[43,44] Essa menor sensibilidade pode decorrer da redução na expressão de aquaporina 2 – canal de água sensível ao HAD, localizado nas células principais dos ductos coletores (ver Capítulo 6).[45]

A resultante hidreletrolítica dessa poliúria hipotônica refere-se à desidratação com hipernatremia.

Secreção de potássio e acidificação urinária

Em pacientes com uropatia obstrutiva, a fração de excreção de potássio é menor em comparação à observada em renais crônicos.[46] Então, é comum o aparecimento da acidose tubular renal distal (acidose hiperclorêmica, hipercalêmica, hiato aniônico normal e pH urinário alcalino). São causas plausíveis para explicá-la:

- Redução na produção de renina (acidose tubular renal distal tipo 4 – hiporreninêmica e hipoaldosteronêmica)
- Diminuição da sensibilidade do túbulo distal à ação da aldosterona
- Redução da secreção de íons H^+ pelas células intercaladas do túbulo distal, por diminuição da produção de amônia no túbulo proximal e de secreção de ácido titulável (fosfato) no túbulo distal.

É importante salientar que, na liberação da obstrução bilateral, pode ocorrer aumento da secreção de potássio pelo túbulo distal em virtude da diurese pós-obstrutiva (ver Capítulos 5 e 12).

Reabsorção de fósforo, cálcio e magnésio

Ocorre aumento na excreção urinária de fósforo após a liberação da obstrução ureteral bilateral, o qual é diretamente proporcional ao acúmulo de fósforo plasmático no período obstrutivo.[47]

A excreção de cálcio pode estar aumentada ou diminuída, dependendo da espécie estudada ou do tipo de obstrução. A fração de excreção de cálcio no ser humano está aumentada após a liberação da obstrução bilateral.[48] Em ratos, a excreção não apresenta variação nesse tipo de obstrução. Por sua vez, paratireoidectomia em ratos promove aumento na fração de excreção de cálcio (ver Capítulo 13).

Pode haver repercussão clínica pelo aumento na excreção de magnésio decorrente da liberação da obstrução uni ou bilateral.[49]

Metabolismo renal

A obstrução proporciona redução do consumo de oxigênio e da produção de dióxido de carbono, com aumento do quociente respiratório, configurando o metabolismo anaeróbio. A glicólise anaeróbica decorre da lesão precoce da mitocôndria, estando os níveis de ATP reduzidos de 50 a 70%.[50] O túbulo proximal reduz a gliconeogênese e a capacidade de produzir amônia a partir da glutamina (amoniogênese).[51]

Pode-se também constatar aumento da síntese de triglicerídios por diminuição da oxidação de ácidos graxos e aumento da liberação de ácidos graxos dos fosfolipídios por elevação da fosfolipase.[52]

> **PONTOS-CHAVE**
>
> - Obstrução urinária reduz o FSR e a TFG
> - Uropatia obstrutiva causa redução na concentração urinária.

DIURESE PÓS-OBSTRUTIVA

Poliúria (> 125 mℓ/h) se dá após a liberação da obstrução bilateral, com excreção de grande quantidade de água e eletrólitos, podendo resultar em hipocalemia, hiponatremia ou hipernatremia e hipomagnesemia.[37,53]

Autolimitada, tem duração de até 1 semana. Para avaliar a necessidade da reposição de água e eletrólitos, deve-se levar em conta peso, sinais vitais, volume urinário, grau de hidratação e nível plasmático dos íons.

Vários mecanismos estão implicados para explicar essa diurese abundante:[54]

- Expansão do volume extracelular
- Acúmulo de ureia plasmática
- Alteração da função tubular (diminuição da reabsorção de sódio e água/redução da capacidade de concentração urinária)
- Diminuição da sensibilidade do túbulo distal à ação da aldosterona e ducto coletor ao HAD
- Aumento dos níveis plasmáticos de ANP.[55]

FIBROSE INTERSTICIAL E LESÃO TUBULAR IRREVERSÍVEL

A fibrose intersticial tem início após 3 dias de obstrução. Citocinas, como fator de necrose tumoral (TNF) e fator de crescimento transformador-β (TGF-β), secretadas pelas células epiteliais tubulares lesadas, pelos macrófagos e pelos linfócitos T estimulam a proliferação de fibroblastos, produzindo colágenos tipos I, III e IV. Os colágenos tipos I e III estão aumentados somente no interstício. O colágeno tipo IV está depositado em ambos – interstício e membrana basal tubular. Esse aumento provavelmente contribui para as alterações na função tubular.[56]

A angiotensina II pode, além de seu efeito hemodinâmico, apresentar ação pró-inflamatória e pró-fibrogênica. A administração de inibidor da enzima conversora da angiotensina I ou antagonista do receptor (AT_1) da angiotensina II pode minimizar a fibrose intersticial em animais com obstrução unilateral.[57]

A lesão tubular irreversível pode decorrer de quatro fatores:

- Aumento da pressão intratubular
- Isquemia proporcionada pela angiotensina II e tromboxane A2
- Infiltração de macrófagos e linfócitos T, liberando proteases e radicais livres de oxigênio
- Fibrose intersticial.

> **PONTOS-CHAVE**
>
> - Ocorre poliúria (> 125 mℓ/h) após liberação da obstrução bilateral
> - A diurese pós-obstrutiva pode ocasionar desidratação, hipocalemia, hipomagnesemia e hipo ou hipernatremia.

TRATAMENTO

É extremamente ampla a gama de opções terapêuticas diante de uropatia obstrutiva, mas vários aspectos devem ser considerados (Figura 30.2).

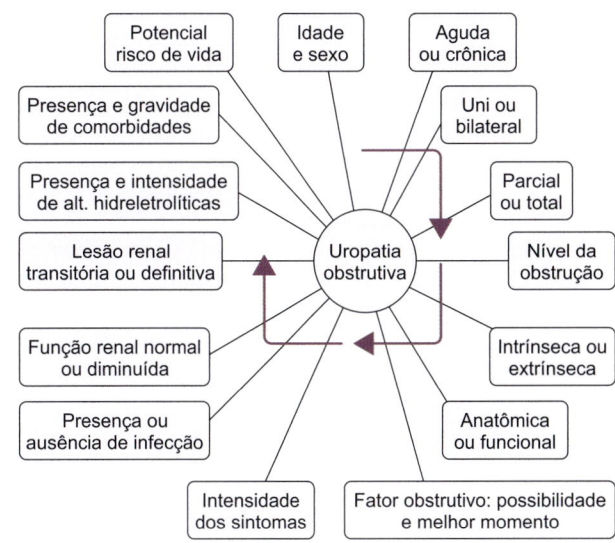

Figura 30.2 *Checklist* que precede o planejamento terapêutico da uropatia obstrutiva.

A idade do paciente por ocasião do diagnóstico da uropatia obstrutiva pode alertar sobre problemas associados. Por exemplo, em lactentes e crianças, a maioria das obstruções é causada por malformações congênitas. Em obstruções intraútero baixas, graves, como em casos de válvula de uretra posterior, existirão oligúria, oligoidrâmnio e consequente hipoplasia pulmonar. A cirurgia fetal tem raras indicações e é realizada sob critérios muito rígidos, com indicação em menos de 1% dos casos de hidronefrose diagnosticada intraútero.[58] Em alguns casos, o sexo implica o diagnóstico causal da obstrução.

Tumores ginecológicos podem comprometer o fluxo urinário tanto em nível ureteral quanto uretral, e o tratamento da obstrução deve considerar a doença de base, seu prognóstico e suas próprias perspectivas terapêuticas.

O caráter da obstrução, se aguda ou crônica, tem repercussão direta sobre a intensidade da lesão da nefropatia obstrutiva, e a espessura do parênquima remanescente, além da cintilografia renal, será útil para estimar, ainda que de modo impreciso, o potencial de recuperação renal.

Lateralidade e intensidade da obstrução têm implicações diretas sobre a gravidade do quadro clínico. Obstruções bilaterais e completas associam-se a anúria e diminuição da função renal. Nesses casos, o tempo para desobstrução é vital. Por sua vez, obstrução unilateral, mesmo que total, pode cursar com função renal normal. Nessa situação, a menos que haja infecção, não há risco de morte, mas o montante da lesão renal corresponde à função do tempo de obstrução. Obstruções parciais, crônicas, associam-se à disfunção tubular e, ocasionalmente, perda excessiva de água (diabetes insípido nefrogênico), além de sódio, cloro e bicarbonato pela urina.

As obstruções vesicais e infravesicais têm potencial de gravidade maior, pois repercutem nos dois rins. O cateterismo vesical de demora ou intermitente representa uma solução eficiente,[59] mas nem sempre possível. Estenoses graves de uretra ou falsos trajetos consequentes a manobras inadequadas em tentativas de cateterização pregressas podem determinar a necessidade de derivação externa, como cistostomia.

Cólica renal por litíase é um bom exemplo de obstrução aguda unilateral, porém, na maior parte das vezes, sem riscos graves de vida, mas que, por dor e desconforto intensos, exige, vez por outra, a desobstrução do ureter ou da pelve renal. A litíase urinária é a causa mais frequente de obstrução intrínseca da via excretora, e seu tratamento, quando necessário, pode ser totalmente endoscópico, sem necessidade de incisões cutâneas, por meio de ureteroscopia e ureterolitotripsia, quando se fragmenta o cálculo por diversas fontes de energia, como a balística, a ultrassônica ou até mesmo *laser*. Uma alternativa muito pouco invasiva para esses casos é a litotripsia extracorpórea (LECO) por ondas de choque.[60] Em algumas situações, como no caso de cálculos ureterais proximais de grandes proporções, pode-se lançar mão da cirurgia percutânea ou cirurgia minimamente invasiva, como a robótica ou a laparoscopia.[61]

As obstruções ureterais crônicas progridem de maneira insidiosa e, silenciosamente, podem levar à perda definitiva de função do rim comprometido.

Ocasionalmente, em lesões extrínsecas tumorais metastáticas em que ações sobre o fator obstrutivo são inoportunas, pode-se obter redução da pressão intraluminal acima do ponto da obstrução mediante a colocação de um cateter renovesical, interno, chamado "cateter ureteral tipo duplo J" ou "*pig tail*". Esse tubo multiperfurado transpõe a obstrução, garantindo a passagem de urina. Quando não há sucesso, é necessária a nefrostomia percutânea, uni ou bilateral.[62] Um lembrete bastante oportuno: os cateteres empregados para desobstruir o trato urinário também podem obstruir-se! Sabe-se que esses pacientes apresentam prognóstico reservado e, por isso, deve-se sempre ter em mente a qualidade de vida deles.[63]

As obstruções infravesicais agudas são potencialmente muito dolorosas, pelo acúmulo de urina na bexiga, mas também podem manifestar-se por incontinência paradoxal ou transbordamento.

Infecção é uma complicação temida na vigência de obstrução. Os efeitos deletérios sobre o rim ficam potencializados, além dos riscos de septicemia e suas funestas consequências. Sua ocorrência deve ser sempre lembrada mesmo na ausência de manifestações febris, sobretudo nos idosos. Sua concomitância com obstrução do trato urinário exige pronta atuação visando à descompressão da área acima do obstáculo. Seu tratamento é particularmente difícil enquanto não se obtiver a desobstrução do sistema. Às vezes, as condições clínicas do paciente, por exemplo, com infecção associada a hipercalemia e acidose grave, obrigam o urologista apenas a desobstruir a via excretora sem atuar sobre a causa. Manipulações prolongadas e que implicam aumento da pressão no sistema urinário são muitas vezes catastróficas, causando septicemia e, eventualmente, óbito. Nesses casos, utiliza-se o cateter duplo J, previamente citado, ou, em situações nas quais não foi possível transpor o ponto de obstrução via endoscópica retrógrada, indica-se a nefrostomia, atualmente realizada por punção percutânea, guiada por fluoroscopia ou ultrassonografia.

Função renal diminuída pode ser importante obstáculo para estabelecer a abordagem terapêutica, pois restringe os métodos diagnósticos de imagem que se valem da excreção renal do contraste. Essa diminuição pode decorrer também de comorbidades, não sendo exclusivamente consequência da obstrução.

Em casos em que a função renal esteja definitivamente comprometida e extremamente reduzida, a melhor terapêutica pode ser inclusive a nefrectomia.[64]

Alterações hidreletrolíticas e metabólicas podem ser consequência da disfunção renal e devem ser avaliadas e corrigidas antes de qualquer intervenção. Quando associadas a comorbidades, são capazes de colocar a vida do paciente em risco.

Em face do exposto, vê-se que a tomada de decisão frente à uropatia obstrutiva é muitas vezes complexa e exige experiência e conhecimento das opções técnicas disponíveis, muitas das quais aqui apenas mencionadas.

REFERÊNCIAS BIBLIOGRÁFICAS

1. Hughes J. Urinary tract obstruction. In: Johnson RJ, Feehally J, Floege J, editors. Clinical nephrology. 5. ed. Philadelphia: Elsevier; 2015. p. 703-15.
2. Eknoyan G. Michelangelo: art, anatomy, and the kidney. Kidney Int. 2000;57(3):1190-201.
3. Foggo AB, Kashgarian M. Diagnostic atlas of renal pathology. 2. ed. Philadelphia; 2012. p. 385-6.
4. Chávez-Iñiguez JS, Navarro Gallardo GJ, Medina-González R, Alcantar-Vallin L, García-García G. Acute Kidney Injury Caused by Obstructive Nephropathy. Int J Nephrol. 2020:8846622.
5. Wang Y, Wang J, Su T, Qu Z, Zhao M, Yang L. Community-Acquired Acute Kidney Injury: A Nationwide Survey in China. Am J Kidney Dis. 2017;69(5):647-57.
6. Stamatelou KK, Francis ME, Jones CA, Nyberg LM, Curhan GC. Time trends in reported prevalence of kidney stones in the United States: 1976-1994. Kidney Int. 2003;63(5):1817-23.
7. Nishiura JL, Heilberg IP, Schor N. Infecção do trato urinário. In: Heilberg IP, Schor N, organizadores. Calculose renal: investigação e terapêutica. São Paulo: Balieiro; 2016. p. 241-9.
8. Frokiaer J, Zeidel ML. Urinary tract obstruction. In: Brenner BM, Rector FC, editors. The kidney. 8. ed. Philadelphia: Saunders; 2008. p. 1239-64.
9. Heidenreich A, Desgrandschamps F, Terrier F. Modern approach of diagnosis and management of acute flankpain: review of all imaging modalities. Eur Urol. 2002;41(4):351-62.
10. Rao KG, Hackler RH, Woodlief RM, Ozer MN, Fields WR. Real-time renal sonography in spiral cord injury patients. Prospective comparison with excretory urography. J Urol. 1986;135(1):72-7.
11. Parfrey PS, Griffiths SM, Barret BJ, Paul MD, Genge M, Withers J, et al. Contrast material-induced renal failure in patients with diabetes mellitus, renal insufficiency, or both. A prospective controlled study. N Engl J Med. 1989;320(3):143-9.
12. Worster A, Preyra I, Weaver B, Haines T. The accuracy of noncontrast helical computed tomography versus intravenous pyelography in the diagnosis of suspected acute urolithiasis: a meta-analysis. Ann Emerg Med. 2002;40(3):280-6.
13. Niemann T, Kollmann T, Bongartz G. Diagnostic performance of low-dose CT for the detection of urolithiasis: meta-analysis. AJR Am J Roentgenol. 2008;191(2):396-401.
14. Roy C, Saussine C, Guth S, Horviller S, Tuchmann C, Vasilescu C, et al. MR urography in the evaluation of urinary tract obstruction. Abdom Imaging. 1998;23(1):27-34.
15. Lauenstein TC, Salman K, Morreira R, Tata S, Tudorascu D, Baramidze G, et al. Nephrogenic systemic fibrosis: center case review. J Magn Reson Imaging. 2007;26(5):1198-203.
16. Janus N, Launay-Vacher V, Karie S, Clement O, Ledneva E, Frances C, et al. Prevalence of nephrogenic systemic fibrosis in renal insufficiency patients: Results of the FINEST study. Eur J Radiol. 2010;73(2):357-9.
17. English PJ, Testa HJ, Lawson RS, Carroll RN, Edwards EC. Modified method of diuresis renography for the assessment of equivocal pelviureteric junction obstruction. Br J Urol. 1987;59(1):10-4.
18. Davidson AJ. Radiologic contrast studies. In: O'Reilly PH, George Jr N, Weiss RM, editors. Diagnostic techniques in urology. Philadelphia: W.B. Saunders; 1990. p. 1-12.
19. Klahr S, Harris K, Purkerson ML. Effects of obstruction on renal functions. Pediatr Nephrol. 1988;2(1):34-42.
20. Klahr S, Harris K. Obstructive uropathy. In: Seldin DW, Giebisch G, editors. The kidney: physiology and pathophysiology. 2. ed. New York: Raven Press; 1992. p. 3327-69.
21. Gulmi FA, Felsen D, Vaughan Jr ED. Pathophysiology of urinary tract obstruction. In: Walsh PC, Retik AB, Vaughan Jr ED, Wein AJ, editors. Campbell's urology. 7. ed. Elsevier; 1998. p. 342-85.
22. Moody TE, Vaughan ED Jr, Gillenwater JY. Relationship between

renal blood flow and urethral pressure during 18 hours of total unilateral ureteral occlusion. Implications of changing sites of increased renal resistance. Invest Urol. 1975;13(3):246-51.
23. Francisco LL, Hoversten LG, Dibona GF. Renal nerves in the compensatory adaptation to ureteral occlusion. Am J Physiol. 1980;238(3):F 229-34.
24. Yarger WE, Schocken DD, Harris RH. Obstructive nephropathy in rat: possible roles for the renin-angiotensin system, prostaglandins and thromboxanes in postobstructive renal function. J Clin Invest. 1980;65(2):400-12.
25. Purkerson ML, Klahr S. Prior inhibition of vasoconstrictors normalizes GFR in postobstructed kidneys. Kidney Int. 1989;35(6):1305-14.
26. Reyes AA Robertson G, Klahr S. Role of vasopressin in rats with bilateral ureteral obstruction. Proc Soc Exp Biol Med. 1991;197(1):49-55.
27. Harris RH, Yarger WE. Renal function after release of unilateral ureteral obstruction in rats. Am J Physiol. 1974;227(4):806-15.
28. Gulmi FA, Mathews GJ, Marion D, von Lutterotti N, Vaughan ED. Volume expansion enhances the recovery of renal function and prolongs the diuresis and natriuresis after release of bilateral ureteral obstruction: a possible role for atrial natriuretic peptide. J Urol. 1995;153(4):1276-83.
29. Klahr S. Nephrology forum: obstructive nephropathy. Kidney Int. 1998;54(1):286-300.
30. Schreiner GF, Harris KP, Purkerson ML, Klahr S. Immunological aspects of acute ureteral obstruction: immune cell infiltrate in kidney. Kidney Int. 1988;34(4):487-93.
31. Harris KP, Schreiner GF, Klahr S. Effect of leukocyte depletion on the function of the postobstructed kidney in the rat. Kidney Int. 1989;36(2):210-5.
32. Dal Canton A, Corradi A, Stanziale R, Maruccio G, Migone L. Glomerular hemodynamics before and after release of 24-hour bilateral ureteral obstruction. Kidney Int. 1980;17(4):491-6.
33. Curhan GC, McDougal WS, Zeidel ML. Urinary tract obstruction. In: Brenner BM, Rector FC, editors. The kidney. 6. ed. W.B. Saunders; 2000. p. 1820-43.
34. McDougal WS, Rhodes RS, Persky L. A histochemical and morphologic study of postobstructive diuresis in the rat. Invest Urol. 1976;14(3):169-76.
35. Klahr S. Obstructive nephropathy: Pathophysiology and management. In: Schrier RW, editor. Renal and electrolyte disorders. 5. ed. Lippincott-Raven; 1977. p. 544-89.
36. Buerkert J, Martin D, Head M, Prasad J, Klahr S. Deep nephron function after release of acute unilateral ureteral obstruction in young rat. J Clin Invest. 1978;62(6):1228-39.
37. Peterson LJ, Yarger WE, Schocken DD, Glenn JF. Post-obstructive diuresis: a varied syndrome. J Urol. 1975;113(2):190-4.
38. Purkerson ML, Blaine EH, Stokes TJ, Klahr S. Role of atrial peptide in the natriuresis and diuresis that follows relief of obstruction in rats. Am J Physiol. 1989;256(4 Pt 2):F583-9.
39. Yarger WE, Aynedjian HS, Bank N. A micropuncture study of postobstructive diuresis in the rat. J Clin Invest. 1972;51(3):625-37.
40. Buerkert J, Head M, Klahr S. Effects of acute bilateral ureteral obstruction on deep nephron and terminal collecting duct function in the young rat. J Clin Invest. 1977;59(6):1055-65.
41. Hanley MJ, Davidson K. Isolated nephron segments from rabbit models of obstructive nephropathy. J Clin Invest. 1982;69(1):165-74.
42. Stokes JB. Effect of prostaglandin E2 on chloride transport across the rabbit thick ascending limb of Henle: Selective inhibition of the medullary portion. J Clin Invest. 1979;64(2):495-502.
43. Yarger WE. Urinary tract obstruction. In: Brenner BM, Rector FC, editors. The kidney. 4. ed. Philadelphia: W.B. Saunders; 1991. p. 1768-808.
44. Knowlan D, Corrado M, Schreiner GE, Baker R. Periureteral fibrosis, with a diabetes insipidus-like syndrome occuring with progressive partial obstruction of a ureter unilaterally. Am J Med. 1960;28:22-31.
45. Zeidel ML. Recent advances in water transport. Semin Nephrol. 1998;18(2):167-77.
46. Batlle DC, Arruda JA, Kurtzman NA. Hyperkalemic distal renal tubular acidosis associated with obstructive uropathy. N Engl J Med. 1981;304(7):373-80.
47. Beck N. Phosphaturia after release of bilateral ureteral obstruction in rats. Am J Physiol. 1979;237(1):F14-9.
48. Better OS, Tuma S, Richter-Levin D, Szylman P, Geresh Y, Elbaz S, Chaimovitz C. Intrarenal resetting of glomerulotubular balance in a patient with post-obstructive uropathy. Nephron. 1973;9(3):131-45.
49. Purkerson ML, Slatopolsky E, Klahr S. Urinary excretion of magnesium, calcium and phosphate after release of unilateral ureteral obstruction in the rat. Miner Electrolyte Metab. 1981;6:182-9.
50. Middleton GW, Beamon CR, Panko WB, Gillenwater JY. Effect of ureteral obstruction on the renal metabolism of alfa-ketoglutarate and other substrates in vivo. Invest Urol. 1977;14(4):255-62.
51. Blondin J, Purkerson ML, Rolf D, Schoolweth AC, Klahr S. Renal function and metabolism after relief of unilateral ureteral obstruction. Proc Soc Exp Biol Med. 1975;150(1):71-6.
52. Tannenbaum J, Purkerson ML, Klahr S. Effect of unilateral ureteral obstruction on metabolism of renal lipids in the rat. Am J Physiol. 1983;245(2):F254-62.
53. Coe FL. Alterations in urinary function. In: Isselbacher KJ, Braun-Wald E, Wilson JD, editors. Harrison's principles of internal medicine. 13. ed. New York: McGraw-Hill; 1994. p. 235-41.
54. Gonzalez JM, Suki WN. Polyuria and nocturia. In: Massry SG, Glassock RJ, editors. Textbook of nephrology. 3. ed. Baltimore: Williams & Wilkins; 1995. p. 547-52.
55. Gulmi FA, Mooppan UM, Chou S, Kim H. Atrial natriuretic peptide in patients with obstructive uropathy. J Urol. 1989;142(2 Pt 1):268-72.
56. Kaneto H, Morrissey J, McCracken R, Reyes A, Klahr S. Enalapril reduces collagen type IV synthesis and expansion of the interstitium in the obstructed rat kidney. Kidney Int. 1994;45(6):1637-47.
57. Klahr S, Morrissey JJ. Comparative study of ACE inhibitors and angiotensin II receptor antagonists in interstitial scarring. Kidney Int. 1997;63(suppl.):S111-114.
58. Quintero RA. Fetal obstructive uropathy. Clin Obstet Gynecol. 2005;48(4):923-41.
59. Gauhar V, Castellani D, Teoh JY, Nedbal C, Chiacchio G, Gabrielson AT, Heldwein FL, Wroclawski ML, de la Rosette J, Donalisio da Silva R, Galosi AB, Somani BK. Catheter-Associated Urinary Infections and Consequences of Using Coated versus Non-Coated Urethral Catheters-Outcomes of a Systematic Review and Meta-Analysis of Randomized Trials. J Clin Med. 2022;11(15):4463.
60. Nabi G, Downey P, Keeley F, McClinton S, Nabi G. Extra-corporealet al shock wave lithotripsy (ESWL) versus ureteroscopic management for ureteric calculi. Cochrane Database Syst Rev. 2007;(1):CD006029.
61. Wignall GR, Canales BK, Denstedt JD, Monga M. Minimally invasive approaches to upper urinary tract urolithiasis. Urol Clin North Am. 2008;35(3):441-54.
62. Gauhar V, Pirola GM, Scarcella S, De Angelis MV, Giulioni C, Rubilotta E, Gubbiotti M, Lim EJ, Law YXT, Wroclawski ML, Tiong HY, Castellani D. Nephrostomy tube versus double J ureteral stent in patients with malignant ureteric obstruction. A systematic review and meta-analysis of comparative studies. Int Braz J Urol. 2022;48(6):903-914.
63. Kouba E, Wallen EM, Pruthi RS. Management of ureteral obstruction due to advanced malignancy: optimizing therapeutic and palliative outcomes. J Urol. 2008;180(2):444-50.
64. Machado MT, Lasmar MT, Batista LT, Forseto PH Jr, Juliano RV, Wroclawski ER. Laparoscopic nephrectomy in inflammatory renal disease: proposal for a staged approach. Int Braz J Urol. 2005;31(1):22-8.

31 Tumores Renais

Fernando Meyer • Luiz Sergio Santos • Vinícius Bruce Souza • Rita de Cássia Cândido Ferreira

INTRODUÇÃO

Os tumores do rim são os mais frequentes no mundo, com mais de 400 mil diagnósticos e mais de 170 mil mortes em 2020, segundo a Organização Mundial de Saúde (OMS).[1] Ocupam a 6ª posição em homens e a 9ª posição nas mulheres em incidência.[2]

Os tumores renais são duas vezes mais frequentes em homens do que em mulheres e ocorrem predominantemente na 6ª à 8ª década de vida. É um dos cânceres urológicos mais letais, com estimativa para 2022 de quase 80 mil novos casos, com 17 mil mortes.[3]

Esses tumores podem ter origem parenquimatosa ou de via excretora (pelve renal), além de serem sólidos, císticos ou mistos (complexos), malignos ou benignos, primários ou metastáticos, simples ou múltiplos e uni ou bilaterais. De maneira simplificada, os tumores renais podem ser classificados em benignos e malignos.

TUMORES RENAIS BENIGNOS

A incidência dos tumores renais tem aumentado pelo diagnóstico mais precoce e pela introdução de novos métodos de imagem na Nefrologia, principalmente a ultrassonografia, a tomografia computadorizada (TC) e a ressonância magnética (RM). No entanto, em determinadas situações, sua diferenciação dos tumores malignos pode ainda provocar dúvidas.[4]

Os tumores benignos (Quadro 31.1) podem originar-se de qualquer um dos múltiplos tipos celulares que compõem o rim. Os mais comuns são o cisto cortical simples, o angiomiolipoma, o oncocitoma e o adenoma, e, raramente, o leiomioma, o lipoma, o hemangioma e os tumores das células justaglomerulares.

Quadro 31.1 Tumores renais benignos: classificação.

Cisto simples
Angiomiolipoma
Oncocitoma
Adenoma
Leiomioma
Lipoma
Hemangioma
Fibroma
Tumores justaglomerulares

Cistos simples

Talvez os cistos renais simples sejam as lesões renais benignas mais comuns, ocorrendo em cerca de 25% da população. Além disso, são mais frequentes em pacientes acima de 50 anos e em homens. Aproximadamente 65 a 70% das massas renais incidentais são cistos simples, na sua maioria sem significado clínico. Podem ser únicos ou múltiplos e uni ou bilaterais. Em geral, o diagnóstico é realizado por meio de ultrassonografia, TC e, eventualmente, RM, confirmando a lesão em aproximadamente 98% dos casos (Figuras 31.1 a 31.3). Apresentam-se como uma cavidade em geral arredondada, de paredes finas e revestida por epitélio cujo interior contém líquido seroso claro.

A conduta habitualmente é expectante, sem necessidade de seguimento. Têm maior importância quando são volumosos, podendo causar sintomas clínicos como dor lombar, micro-hematúria e massa palpável em flanco. Em seu crescimento,

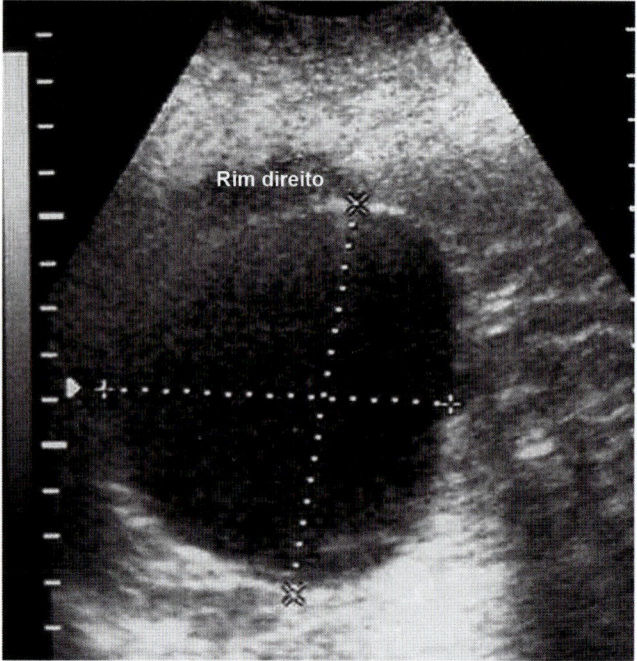

Figura 31.1 Cisto simples de polo renal superior observado na ultrassonografia.

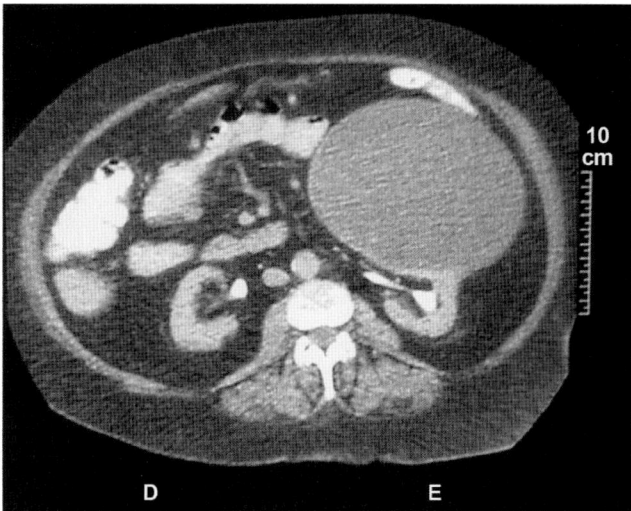

Figura 31.2 Tomografia computadorizada de cisto cortical simples em rim esquerdo.

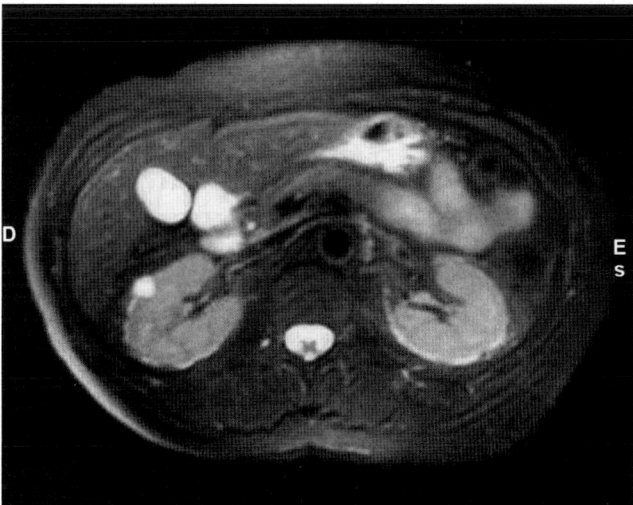

Figura 31.3 Ressonância magnética de pequeno cisto renal periférico.

podem comprimir o parênquima renal e causar certo grau de destruição tecidual, embora a função renal esteja preservada na maioria dos casos. O principal diagnóstico diferencial é com o carcinoma renal na presença de cistos complexos. Nesses casos, podem se apresentar bocelados ou hemorrágicos, sendo indicada muitas vezes a intervenção cirúrgica.

A classificação de Bosniak foi criada para diagnosticar e gerenciar as lesões renais, com base nas características morfológicas e de realce na TC, e foi atualizada em 2019 com os objetivos de melhorar a concordância entre os leitores e diminuir a proporção de massas benignas ressecadas desnecessariamente, todavia ainda são necessários maiores estudos para a revalidação dessa atualização. É dividida em cinco categorias, conforme mostra o Quadro 31.2.

As formas de tratamento cirúrgico, quando indicado, incluem: cirurgia aberta clássica por meio da exérese do cisto, marsupialização ou, em alguns casos, nefrectomia parcial ou total (categorias III e IV); abordagem por técnicas videolaparoscópicas e robótica, atualmente mais empregadas por sua menor morbidade e pelo maior conforto do paciente; e, finalmente, a punção percutânea com aspiração e injeção de agentes esclerosantes, como o álcool a 95%, hidroclorito de minociclina, tetraciclina, etanol a 96%, entre outros, com taxas de sucessos variáveis.[5]

Angiomiolipoma

Também denominados "hamartomas", tratam-se de tumores mesenquimais benignos, em sua maioria, constituídos de tecido muscular liso, vasos sanguíneos e tecido adiposo, que representam cerca de 3% dos tumores renais sólidos (Figuras 31.4 e 31.5).

Acometem com maior frequência mulheres entre a 5ª e a 6ª década da vida, tendendo a ser solitários e unilaterais em 80% dos casos. Em cerca de 20% das vezes, estão associados à esclerose tuberosa, doença de caráter familiar e hereditária, que se caracteriza por retardo mental, epilepsia e adenoma sebáceo.[6] Nessa situação, apresentam-se geralmente como lesões multifocais, pequenas e bilaterais. A possibilidade de ocorrência simultânea com carcinoma de células renais (CCR) deve ser sempre considerada, com necessidade de acompanhamento cuidadoso desses pacientes.

Quadro 31.2 Categorias da classificação de Bosniak.

Classificação de Bosniak	Abordagem recomendada
Categoria I: cisto renal simples. Sem septos, sem calcificações, sem conteúdo sólido, paredes finas sem realce após administração de contraste	Nenhuma terapia ou seguimento é recomendado
Categoria II: lesões císticas benignas, nas quais pode haver alguns septos finos e paredes que podem conter calcificações finas. Lesões hiperdensas < 3 cm sem realce após administração de contraste	Nenhuma terapia ou seguimento é recomendado
Categoria II F: os cistos podem conter vários septos finos, espessamento de sua parede ou do septo, podendo conter calcificações que podem ser espessas e nodulares, mas não mensuráveis. Realce de contraste está presente. Lesões renais ≥ 3 cm também estão incluídas nessa categoria. Cerca de 5% são malignos	Acompanhamento para verificar se não são malignos, se necessário, avaliação com ressonância magnética com contraste e avaliação comparativa com estudos prévios
Categoria III: lesão cística com parede espessa, irregularidade de septo e parede e/ou conteúdo não homogêneo; calcificações grosseiras e irregulares, com realce mensurável. Aproximadamente 40 a 60% são malignos	A cirurgia deve ser indicada em pacientes com boa condição clínica. Nefrectomia parcial ou total. Em pacientes não candidatos à cirurgia, recomenda-se vigilância contínua com imagens periódicas
Categoria IV: tem todas as características de cistos da categoria III, além de componentes de tecidos moles adjacentes e independentes de parede ou septo. Aproximadamente 85 a 100% são malignos	Tratamento cirúrgico indicado, já que a probabilidade de malignidades é muito alta. Nefrectomia parcial ou total

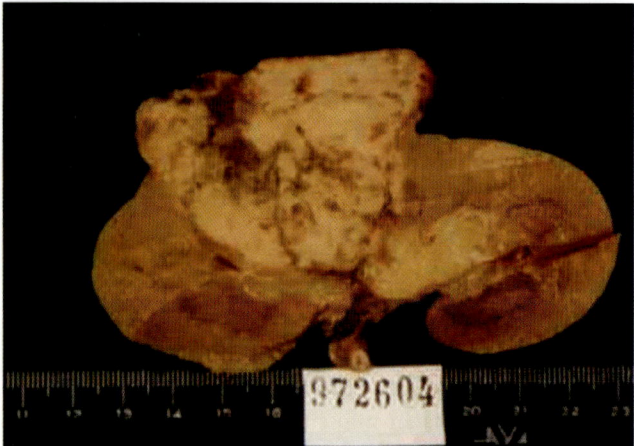

Figura 31.4 Angiomiolipoma – macroscopia.

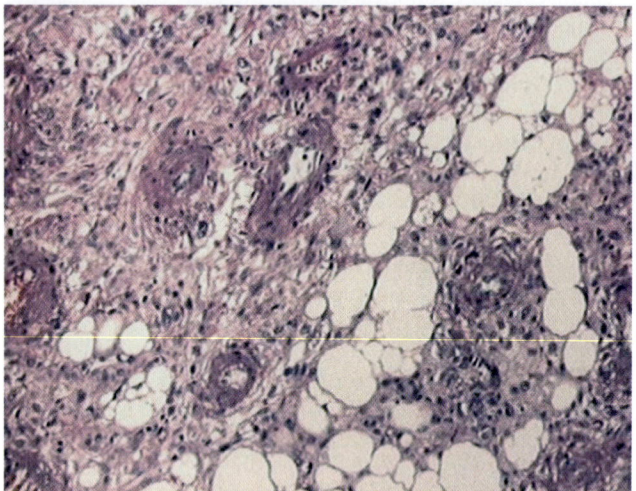

Figura 31.5 Microfotografia de angiomiolipoma constituído de músculo liso, adipócitos e vasos sanguíneos com paredes espessas (HE 200×).

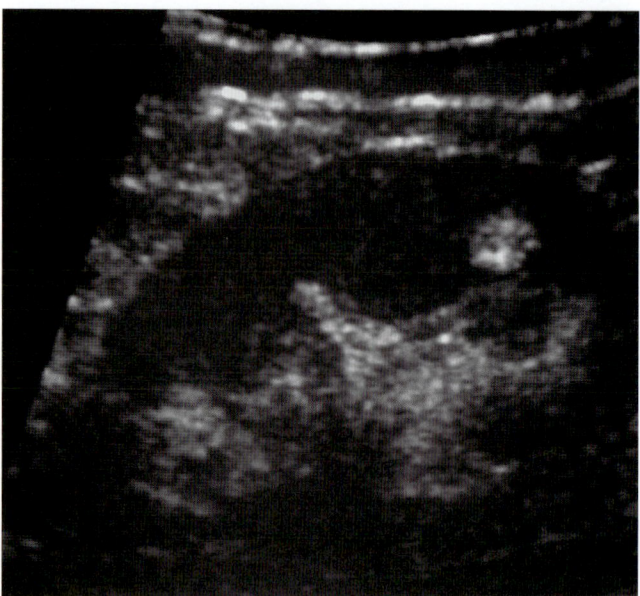

Figura 31.6 Área hiperecogênica demonstrada na ultrassonografia correspondendo a angiomiolipoma renal.

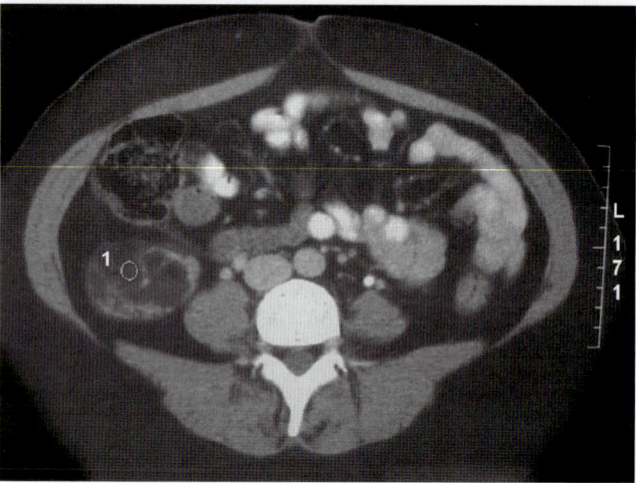

Figura 31.7 Angiomiolipoma observado por exame de tomografia computadorizada evidenciando áreas hipodensas em superfície cortical do rim direito.

Em geral, as manifestações clínicas da doença são escassas, cursando eventualmente com quadro de dor lombar, massa palpável em flanco, hipertensão arterial e hematúria, observada em cerca de 30% dos casos. Na presença de tumores grandes, acima de 4 cm, a ruptura pode levar a profuso sangramento, com formação de grande hematoma retroperitoneal, e, por vezes, ao choque hipovolêmico.[7] A maioria, no entanto, é assintomática e diagnosticada incidentalmente por meio de ultrassonografia ou TC solicitadas por motivos outros que não a patologia renal. Esses exames de imagem revelam frequentemente a natureza da lesão com bastante eficácia. A ultrassonografia pode demonstrar área hiperecogênica e bem-delimitada, enquanto a TC revela áreas hipodensas, representadas pelo alto teor de gordura característica dos angiomiolipomas (Figuras 31.6 e 31.7). Esses sinais radiológicos, contudo, não são específicos e requerem cautela quanto à sua interpretação.

O tratamento dessas lesões está diretamente relacionado com o tamanho do tumor e as suas manifestações clínicas. Os tumores pequenos tendem a causar menos sintomas e, em geral, são acompanhados clinicamente por meio de exames de imagem anuais. Nos tumores grandes, a possibilidade de sangramento e dor lombar pelo volume tumoral é maior, exigindo, com frequência, alguma forma de terapia. Em pacientes sintomáticos e na vigência de sangramento, empregam-se condutas mais agressivas, por meio de embolização do tumor, nefrectomia parcial ou total. Quando de lesões múltiplas e que não apresentam as características clássicas dos angiomiolipomas nos exames de imagem ou que contenham calcificações no seu interior, a nefrectomia parece ser a conduta mais indicada.[8]

Os angiomiolipomas têm duas principais variantes histológicas: a clássica, "rica em gordura" por imagem, que não sofre transformação maligna, e a variante epitelioide, que é mais rara, sendo "pobre ou invisível em gordura" por imagem e que pode sofrer transformação maligna, devendo, nesses casos, ser melhor avaliada como biopsia percutânea com agulha grossa, e, se confirmado, realizar tratamento definitivo com embolização arterial ou cirurgia, e posteriormente, ser acompanhada com exames de imagens de reestadiamento, semelhante ao seguimento de pacientes com CCR.[9-10]

Medicações como inibidores seletivos de mTOR, como o everolimus, mostraram-se eficazes em casos de angiomiolipomas epitelioides malignos ou não ressecáveis, reduzindo o volume do angiomiolipoma e o grau de sangramento.[11] Além disso, viu-se também uma redução significante na frequência de convulsões em pacientes com o complexo da esclerose tuberosa.[12]

> **! PONTOS-CHAVE**
> - Tumores benignos compostos de tecido muscular, adiposo e vasos sanguíneos
> - Predominantemente assintomáticos e não requerem tratamento
> - Tumores < 4 cm: ultrassonografia ou TC anualmente
> - Tumores > 4 cm e assintomáticos: ultrassonografia ou TC a cada 6 meses
> - Tumores > 4 cm e sintomáticos: tratamento cirúrgico.

Oncocitoma

Esse tumor do córtex renal é comumente detectado de modo incidental em estudos radiográficos, representando cerca de 3 a 7% dos tumores renais sólidos.[13]

Normalmente solitários e unilaterais, podem, no entanto, acometer os dois rins. Em geral, são pequenos e assintomáticos; contudo, hematúria, massa em flanco e dor abdominal podem estar presentes. Enquanto os oncocitomas esporádicos são geralmente unilaterais, em pacientes com complexo de esclerose tuberosa (TSC) e síndrome de Birt-Hogg-Dubé são descritos oncocitomas múltiplos e bilaterais.[14]

Em mãos experientes, algumas características radiológicas podem sugerir o diagnóstico; no entanto, há vários aspectos de imagem que se sobrepõem ao carcinoma renal.[5] Comumente, empregam-se ultrassonografia, TC, RM e angiografia na tentativa de detectar sinais sugestivos da lesão. Em geral, apresenta-se como uma massa bem-delimitada, encapsulada, de ecogenicidade homogênea, podendo revelar, à TC, imagem central de baixo padrão de atenuação que corresponde a uma área de fibrose com aparência de estrela conhecida como "sinal da cicatriz". A fase arterial da angiografia pode revelar uma configuração típica dos vasos em roda de carroça ou fístulas arteriovenosas. Esses sinais, no entanto, não são patognomônicos dos oncocitomas e podem ser identificados também no CCR.

O aspecto macroscópico dos oncocitomas é bastante característico. Apresentam-se, em geral, com coloração castanho-escura com cápsula fibrosa bem-definida e, por vezes, uma pseudocápsula que preserva o parênquima renal adjacente. Não se evidenciam áreas de hemorragia ou necrose, porém bandas fibrosas densas de tecido cicatricial no centro da lesão são típicas (Figura 31.8).[13] Microscopicamente, esses tumores compõem-se de uma população pura de oncócitos, que são grandes células neoplásicas, bem diferenciadas, com citoplasma granular e eosinofílico com grande número de mitocôndrias (Figura 31.9).[15]

A nefrectomia é, ainda, o método mais seguro de terapia para os oncocitomas renais, em virtude da dificuldade de diagnóstico preciso nos exames complementares. Deve-se considerar nefrectomia parcial se factível, principalmente em

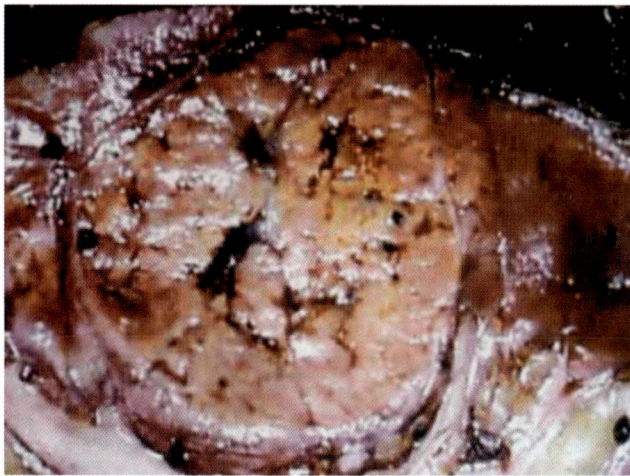

Figura 31.8 Macroscopia. Oncocitoma. (Imagem cedida pela Dra. Teresa Figueiredo.)

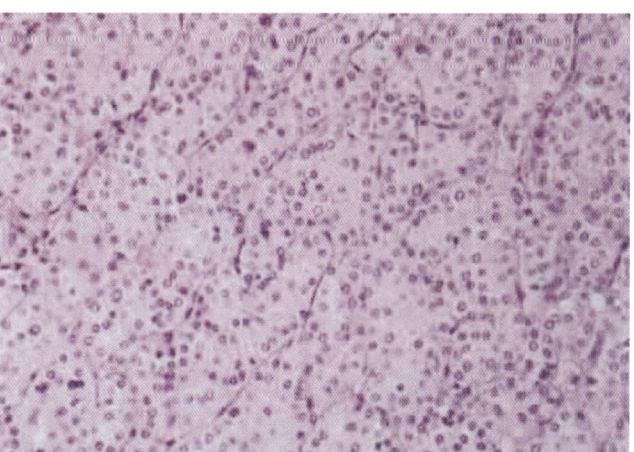

Figura 31.9 Microfotografia de oncocitoma – neoplasia com padrão alveolar constituída de células tendo citoplasma eosinofílico e núcleos arredondados, sem atipias (HE 200×).

situações especiais nas quais a cirurgia radical está contraindicada (rim único, função renal global prejudicada) ou em tumores pequenos, bem-delimitados, menores que 4 cm e confinados a um dos polos do rim. Observação e acompanhamento clínico estão reservados para pacientes idosos ou com grandes riscos operatórios.

> **! PONTOS-CHAVE**
> - Massa hipervascular com área de cicatriz central
> - Imagem em "roda de carroça" na arteriografia
> - Difícil diferenciação com o CCR.

Adenoma

O adenoma cortical constitui a lesão parenquimatosa renal benigna mais comum e tem sido motivo de discussão quanto à sua real natureza e comportamento. Alguns autores o consideram de natureza benigna, principalmente quando menores que 1 cm, embora se saiba que esse não é um critério absoluto para descartar o potencial maligno da doença. Atualmente, são consideradas adenomas as neoplasias com padrão papilar e grau nuclear baixo. Sabe-se, no entanto, que raramente se identificam esses tumores quando pequenos e que são observados principalmente em achados cirúrgicos ou estudos de necropsia. Os adenomas são também relativamente frequentes em pacientes submetidos à hemodiálise.

Raramente ocasionam sintomas, sendo a hematúria a manifestação clínica mais comum, principalmente em virtude da invasão tumoral do sistema coletor ou dos vasos adjacentes.[5] Tumores de 1 a 3 cm são considerados carcinomas com baixo potencial de malignidade e representam um dilema quanto à sua abordagem. Ressecção parcial ou nefrectomia radical permanecem ainda como alternativas de tratamento, devendo suas indicações ser avaliadas individualmente. Quando maiores, são de difícil diferenciação com o adenocarcinoma renal, situação na qual devem ser sempre tratados como tais.

TUMORES RENAIS MALIGNOS

Carcinoma de células renais

Epidemiologia

Também chamado "adenocarcinoma renal", o CCR constitui cerca de 80 a 90% dos tumores renais malignos nos adultos. Os tumores originados no córtex renal compreendem 80 a 85% de todas as neoplasias renais primárias; já os carcinomas de células transicionais da pelve são o segundo mais comum, com aproximadamente 8%.[16] Os carcinomas de células renais são raros na infância e na adolescência (menos de 1%). A maior incidência se dá entre os 50 e os 70 anos, com predominância no sexo masculino, na proporção de 2:1. No Brasil, os dados em 2020 registraram uma incidência de 4,5 casos em 100 mil habitantes.[17] Nos EUA, a estimativa em 2022 é de 79 mil novos casos, com morte de 13.920 pessoas por essa doença.[16]

Dos carcinomas renais, 75 a 85% são células claras, 10 a 15% papilares e 3 a 5% cromófobos. Outras variantes menos comuns incluem tumores do ducto de Bellini e carcinoma medular. Os CCR com características sarcomatoides não são considerados um subtipo distinto porque a desdiferenciação sarcomatoide pode ser observada em qualquer subtipo histológico de CCR.[1,17]

Observou-se que o CCR é mais prevalente em pacientes de origem escandinava e norte-americana do que naqueles de origem latina, africana e asiática, e que, em 2 a 4% dos casos, os tumores são bilaterais, ocorrendo de forma sincrônica ou metacrônica. Nos últimos anos, houve aumento da incidência e diminuição na mortalidade em razão da detecção precoce, seguida de tratamento cirúrgico curativo.[18]

Tem-se relatado a ocorrência de carcinoma renal familiar em menos de 5% de todos os casos de CCR, associado com frequência a síndromes hereditárias. Os pacientes com doença de Von Hippel-Lindau (VHL) apresentam alto risco de desenvolver tumores em vários locais, como retina, cerebelo, medula, rim e adrenal. Os adenocarcinomas renais associados à VHL ocorrem em 45% dos casos e, habitualmente, são pequenos, multicêntricos, bilaterais e acometem indivíduos mais jovens (idade média: 40 anos).[19,20]

O risco de desenvolver CCR é até 30 vezes maior em pacientes dialíticos com doença policística do rim, e isto se dá porque a perda de néfrons por qualquer causa leva à hipertrofia renal compensatória nos néfrons residuais. A hipertrofia renal compensatória é impulsionada pela ativação dos proto-oncogenes e pela liberação de fatores de crescimento, que podem causar a hiperplasia tubular e a formação de cistos, além de aumentar a chance de desenvolvimento de CCR.[21]

Etiologia

O CCR tem origem nos túbulos contorcidos proximais, a mesma célula que origina os adenomas renais. O tabagismo representa a maior causa isolada de câncer renal, inclusive com apresentação mais avançada ao diagnóstico.[22]

Exposição aos compostos com arsênico nas indústrias ou ingestão de água contaminada pelo agente elevam o risco de câncer renal em 30%. Exposição a agentes ocupacionais como cádmio, amianto e derivados do petróleo tem sido proposta como possível agente carcinogênico para o rim, mas sem evidência estabelecida. O excesso de peso e obesidade e mutações germinativas em genes específicos são fatores de risco estabelecidos para CCR.

A doença renal avançada, que torna necessária a diálise, também aumenta o risco de CCR. A hipertensão predispõe ao desenvolvimento de CCR, o que parece independer de medicamentos anti-hipertensivos ou da obesidade. As explicações biológicas subjacentes ligando a hipertensão ao CCR permanecem amplamente desconhecidas. O consumo de álcool parece ter efeito protetor por motivos ainda desconhecidos.[23]

Outros fatores têm sido implicados na etiologia dos CCR: hereditariedade (doença de VHL); esclerose tuberosa; doença renal crônica em hemodiálise; vírus (LTV vírus); dieta rica em gorduras e nitritos, e deficiente em vitamina A; e irradiação e uso abusivo de certos analgésicos, como o paracetamol e o ácido acetilsalicílico. Embora nenhuma relação definitiva tenha sido demonstrada entre esses fatores e o desenvolvimento de neoplasias renais, é possível que esses não representem a causa, mas aumentem os riscos de aparecimento da doença.[24]

Síndromes hereditárias de câncer renal

As síndromes hereditárias de câncer renal foram descritas baseadas nas características clínico-fenotípicas da doença. Os estudos genéticos e das vias moleculares foram de suma importância para a classificação dessas síndromes, e cada uma delas tem sua própria alteração molecular, com características clínicas distintas, estando resumidas no Quadro 31.3 A incidência dos CCR relacionados a alguma síndrome hereditária é baixa, em menos de 5% dos casos de CCR.[25]

Patologia

Os CCR são normalmente arredondados, variando de tamanho, desde poucos centímetros até o preenchimento quase completo do abdome. Na maioria das vezes, são sólidos, fazendo saliência na superfície do rim, em geral em um dos polos (Figura 31.10). Com frequência, não apresentam uma cápsula histológica verdadeira, porém são envoltos por uma pseudocápsula composta de parênquima comprimido e tecido fibroso. Após secção do tumor, encontram-se áreas de necrose e hemorragia interpostas por tecido de aspecto amarelado ou pálido (Figura 31.11 A). Não raramente, múltiplos cistos são observados, provavelmente como resultado de necrose segmentar e reabsorção (Figura 31.11 B). O sistema coletor é geralmente deslocado, podendo ser invadido. A fáscia de Gerota parece exercer efeito protetor contra a disseminação local, porém, eventualmente, pode ser comprimida e invadida pelo tumor.

Quadro 31.3 Características clínicas das síndromes hereditárias de câncer renal.

Sd. hereditária	Gene	Histologias comuns	Padrão de herança	Manifestações clínicas
Von Hippel-Lindau (VHL)	*VHL* gene	Células claras	Autossômica dominante	Multissistêmico
Carcinoma papilar renal hereditário (HPRC)	MET	CCR papilares tipo 1	Autossômica dominante	Tumores renais multifocais e bilaterais
Birt-Hogg-Dubé (BHD)	Gene foliculina (*FLCN*) ou gene *BHD*	Câncer renal cromófobo e oncocíticos	Autossômica dominante	Câncer renal multifocal e bilateral e lesões dermatológicas e pulmonares
Complexo da esclerose tuberosa	Gene hamartina (*TSC 1*) ou tuberina (*TSC 2*)	Angiomiolipomas, células claras	Autossômica dominante	Angiomiolipomas renais bilaterais
Leiomiomatose hereditária e carcinoma de células renais (HLRCC) ou Sd de Reed	Fumarato Hidrogenase (FH) e HLRCC	HLRCC ou FH associada a CCR papilares tipo 2	Autossômica dominante	Leiomiomas cutâneos, uterinos e carcinomas renais de células claras
Sd de predisposição ao tumor BAP1	BAP 1	Células claras e cromófobas	Autossômica dominante	Melanoma Mesotelioma

Fonte: NCCN Clinical Pratice Guidelines in Oncology Kidney Cancer. Version 2.2023; August 3,2022.

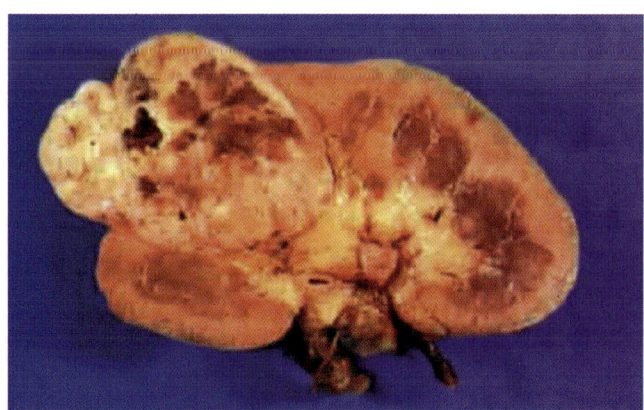

Figura 31.10 Macroscopia de carcinoma de células claras.

O carcinoma do sistema coletor é extremamente raro, porém muito agressivo. Mais frequente em pacientes mais jovens, na apresentação clínica, comumente apresenta hematúria maciça.[27]

> **PONTOS-CHAVE**
> - O CCR tem origem nos túbulos contorcidos proximais
> - Carcinoma de células claras representa cerca de 80% dos CCR
> - Características sarcomatoides conferem maior gravidade à doença.

Biologia molecular e imunologia

O CCR (Figura 31.11 C) acontece em duas formas: uma esporádica e uma familiar ou hereditária (menos frequente). Cerca de 4% dos carcinomas renais têm um componente hereditário.[25] Assim como acontece no câncer de mama e no carcinoma colorretal, o estudo dos mecanismos moleculares que fundamentam a hereditariedade do carcinoma de rim tem levado a avanços importantes na compreensão das bases genéticas da carcinogênese dos tumores esporádicos.

Existem pelo menos três formas diferentes de carcinomas de rim com componente hereditário: a doença de VHL, o carcinoma hereditário papilar e o carcinoma hereditário de células claras.

Recentes conhecimentos da biologia dos tumores renais mostraram que o padrão genético dos tumores incidentais apresenta muitas semelhanças com o dos tumores secundários à síndrome de VHL. Nos pacientes com síndrome de VHL, as alterações genéticas relacionadas com o gene do VHL levam a níveis baixos ou até mesmo inexistentes da proteína, com consequente aumento da hipoxia tecidual. O resultado dessas alterações é um aumento da expressão dos fatores de crescimento, como VEGF (fator do endotélio vascular) e PDGF (fator derivado de plaquetas), relacionados com a promoção da angiogênese, a agressividade tumoral e o poder de metastatização. Confirmando esses dados, estudos sugerem que mais de 60% dos tumores renais têm mutações adquiridas do gene *VHL*.[28]

As principais alterações cromossômicas observadas no CCR são deleção e translocação envolvendo o braço curto do cromossomo 3. Essa alteração ocorre somente nos carcinomas usuais ou de células claras; entretanto, nos papilares também se observam alterações, sendo a mais frequente, entre outras, a trissomia nos cromossomos 7 e 17.[29]

Células de vários tipos podem ser encontrados em um mesmo tumor, e as mais frequentes apresentam citoplasma abundante (células claras; Figura 31.12) e núcleo excêntrico, lembrando túbulos renais; podem, todavia, ser completamente indiferenciadas.

Em 2013, a International Society of Urological Pathology (ISUP) propôs uma nova classificação do CCR, incluindo a proposta da OMS, porém sugerindo cinco novos tipos de neoplasia renal bem caracterizados e três que foram mais considerados entidades novas e emergentes (Quadro 31.4).[26]

O carcinoma papilar representa aproximadamente 10% dos CCR, sendo geralmente multifocal e bilateral, apresentando-se como tumores pequenos e caracteristicamente sem deleção do braço curto do cromossomo 3. Essa variante apresenta dois subtipos com base na sua aparência histológica e no comportamento biológico. O CCR papilífero tipo 1, tipicamente, apresenta-se em estádio e grau mais baixos que o CCR papilífero tipo 2, sendo, portanto, associado a melhor prognóstico. Normalmente, tratam-se de tumores de estádio baixo e prognóstico mais favorável que o carcinoma de células claras (Figuras 31.13 e 31.14).

O cromófobo representa 5% dos CCR e não está relacionado com a deleção do braço curto do cromossomo 3, tendo geralmente excelente prognóstico (Figuras 31.15 e 31.16).

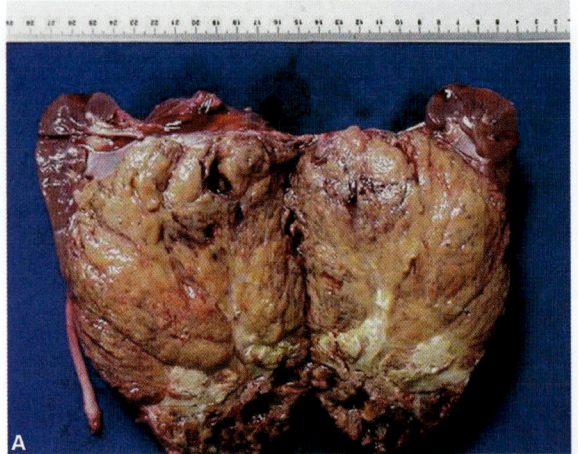
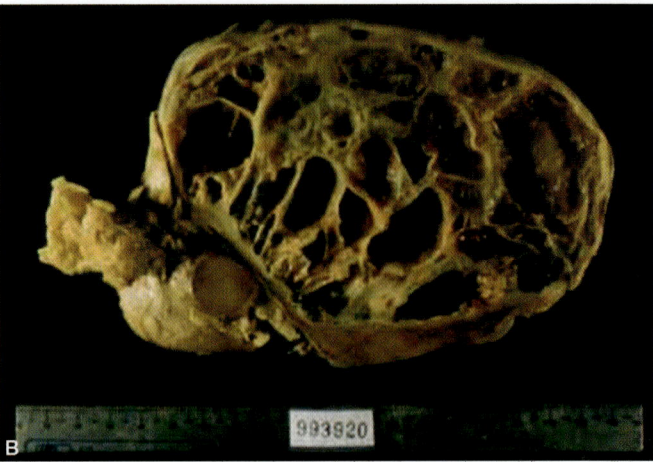
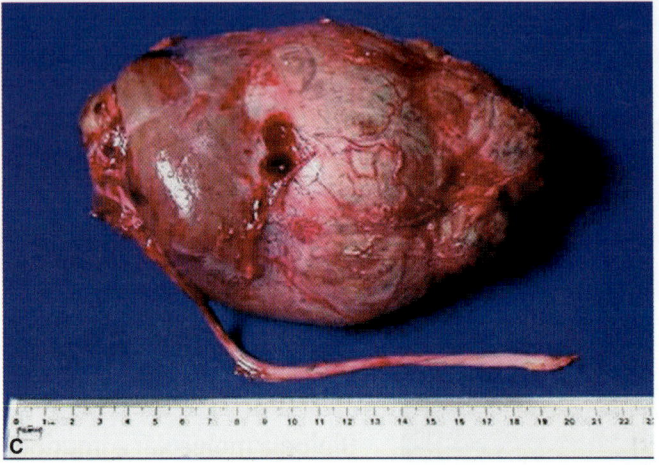

Figura 31.11 A. Carcinoma de células renais – macroscopia. Peça cirúrgica. **B.** Carcinoma renal de células claras multicístico. **C.** Carcinoma de células renais – macroscopia.

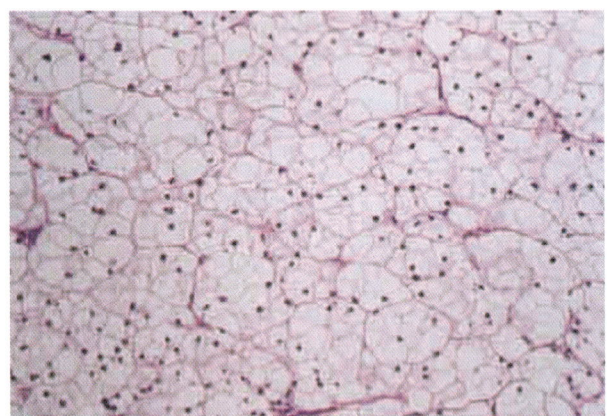

Figura 31.12 Microfotografia de carcinoma de células claras em que se observam células com citoplasma amplo e claro (HE 200×). (Imagem cedida pela Dra. Teresa Figueiredo.)

> **PONTOS-CHAVE**
> - O CCR representa 80 a 90% dos tumores renais malignos nos adultos
> - São, em geral, quimiorresistentes
> - Alterações cromossômicas são observadas nos CCR.

História natural e prognóstico

Cerca de 16% dos pacientes com CCR apresentam-se com metástases a distância quando do diagnóstico; houve uma redução da incidência de diagnósticos em estágios mais avançados, em decorrência do aumento de detecção de tumores incidentais pelos exames de imagens.[30]

Os tumores maiores e mais agressivos podem causar invasão local, propagando-se diretamente às estruturas vizinhas, como o duodeno e o diafragma. Já pela via hematogênica, os locais mais comuns de metástases são: os pulmões (40 a 60%), o fígado (30%) e os ossos (20 a 30%). Pela via linfática, podem comprometer os linfonodos lombares junto aos grandes vasos (20 a 35%). O crescimento do tumor no interior da veia renal não é raro (10 a 30%), podendo atingir a veia cava e até mesmo o coração.[5]

O tempo de progressão do CCR é totalmente imprevisível e difere bastante em cada paciente. De maneira geral, esses tumores são clinicamente silenciosos e tendem a crescer lentamente, pelo grande tempo de duplicação de suas células.

A sobrevida nos estágios iniciais (I e II) varia de 75 a 95% em 5 anos; os tumores que invadem o sistema coletor tendem a ter um prognóstico pior.[31] Já no estágio III, a taxa de sobrevida em 5 anos reduz para 60 a 70%. No estádio IV, a sobrevida vem aumentando significativamente em razão das novas terapias direcionadas associadas ao tratamento imunoterápico, com

Quadro 31.4 Principais subtipos histológicos do carcinoma de células renais – epidemiologia, histologia e características de imagem.[23]

Subtipo	Incidência	Origem, histologia	Idade	Padrão de sinal/densidade	Comportamento biológico	Padrão hemodinâmico após contraste	Associações e predisposições
Células claras	75%	Néfron proximal, epitélio tubular	Acima de 50 anos	Densidade/sinal heterogêneos	Agressivo, de acordo com o estádio, grau de Furhman e alterações sarcomatoides	Hipervascular	Von Hippel-Lindau (25 a 45%), esclerose tuberosa (2%)
Papilífero	10%	Néfron distal, epitélio tubular	Acima de 50 anos	Baixo sinal T2, hipodenso	Agressivo, de acordo com o estádio, grau de Furhman e alterações sarcomatoides	Hipovascular	CCR papilífero hereditário
Cromófobo	5%	Néfron distal, células intercalares dos túbulos distais	Acima de 50 anos	Hipodenso, sinal intermediário	Baixa mortalidade (10%)	Hipovascular	Síndrome de Birt-Hogg-Dubé (em associação a oncocitomas)
Cístico-sólido	1 a 4%	Semelhante ao de células claras, sem nódulos sólidos	4ª e 5ª décadas de vida	Alto sinal T2, densidade líquida	Indolente, sem metástases	Realce de porções sólidas e septos	Predomínio no sexo masculino
Ductos coletores (Bellini)	1%	Túbulos coletores	Acima de 50 anos	Baixo sinal T2, heterogêneo	Muito agressivo, mortalidade de 70% em 2 anos	Hipovascular	Discreto predomínio no sexo masculino
Medular	1%	Néfron distal	2ª e 3ª décadas de vida	Heterogêneo, infiltrativo	Extremamente agressivo	Hipovascular	Associado à anemia falciforme
Translocação Xp11	Raro	Néfron distal/proximal, pode se assemelhar ao papilífero ou de células claras	Crianças (primeira infância)	Hipodenso, sinal intermediário T2	Indolente	Hipovascular	Gene *TFE3* envolvido em sua gênese
Tubulomucinoso e de células fusiformes	Raro	Néfron distal, células tubulares	4ª e 5ª décadas de vida	Discreto hipersinal T2, pode ter cicatriz central	Crescimento lento, metástases raras	Hipovascular	Predomínio no sexo feminino
Associado a neuroblastoma	Raro	Epitélio tubular proximal	Adolescência (média: 13 anos)	Hipodenso, sinal intermediário T2	Indolente	Hipovascular	História pregressa de neuroblastoma
Não classificado	1 a 6%	Variável	Variável	Variável	Alta mortalidade	Variável	–

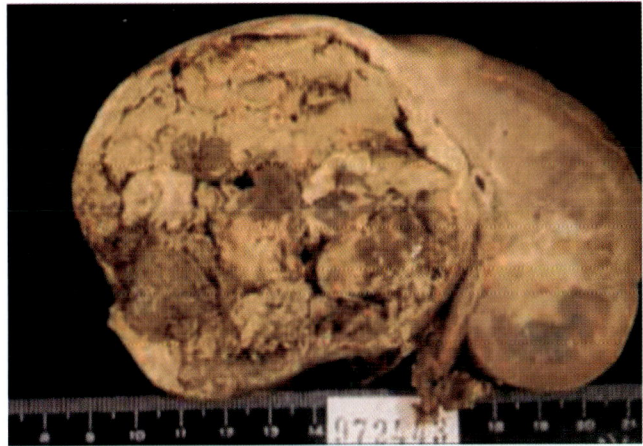

Figura 31.13 Macroscopia de carcinoma papilar. (Imagem cedida pela Dra. Teresa Figueiredo.)

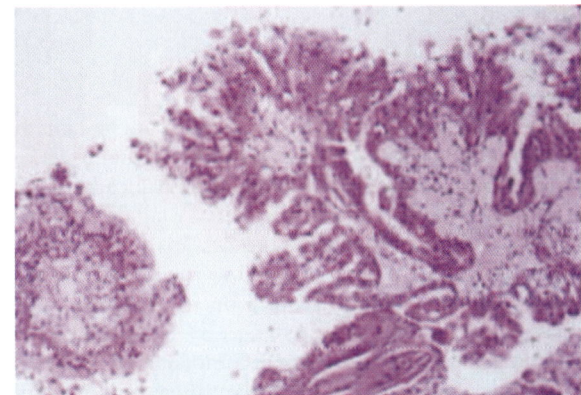

Figura 31.14 Microfotografia representando carcinoma papilar eosinófilo – neoplasia constituída de papilas revestidas por células com citoplasma eosinofílico granular, nos eixos conjuntivos, presença de macrófagos xantomatosos (HE 200×).

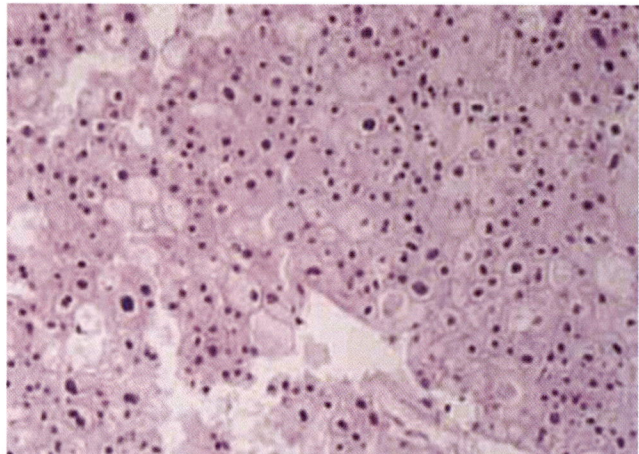

Figura 31.15 Microfotografia de carcinoma de células cromófobas constituído de células com citoplasma eosinofílico, finamente granular (HE 200×).

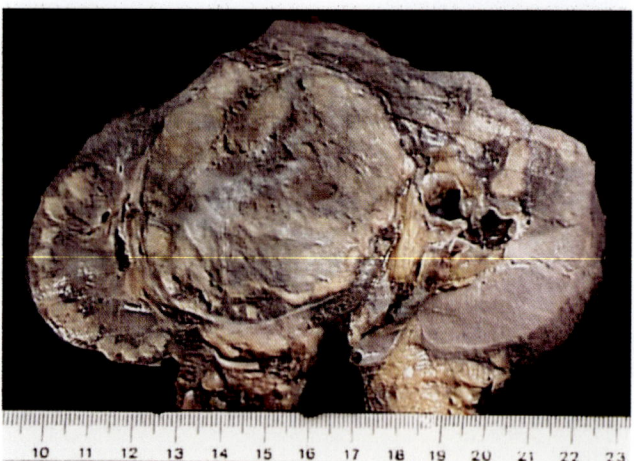

Figura 31.16 Macroscopia de carcinoma de células cromófobas.

sobrevida mediana superando os 12 meses, podendo variar de 2 a 5 anos dependendo do tipo de resposta ao tratamento, assunto que abordaremos no tópico "Câncer renal avançado".[32-35]

Diagnóstico

Quadro clínico

A tríade clássica do carcinoma renal – dor lombar, hematúria e massa renal palpável – é encontrada em somente 10% dos casos e, quando presente, indica doença avançada. O CCR, nas fases iniciais, não apresenta sintomas e sinais característicos, dificultando o diagnóstico precoce.

Hematúria ocorre quando há invasão tumoral do sistema coletor, podendo ser microscópica ou macroscópica, representa a principal manifestação clínica e é observada em 60% dos pacientes. Geralmente, não é acompanhada de dor e outros sintomas miccionais. Pode ser contínua, mas, na maioria das vezes, é intermitente, levando, nos intervalos, à falsa impressão de cura do processo.

Surge dor lombar em aproximadamente 40% dos casos, comumente tardia. A dor é sentida no ângulo costovertebral, motivada pela distensão da cápsula renal, podendo haver quadro de cólica nefrética pela passagem, ao longo do ureter, de coágulos ou restos necróticos do tumor.

Massa palpável no flanco é achado menos frequente (25 a 30%) e difícil de detectar, principalmente em obesos. Está associada a tumores em polo renal inferior, sendo uma massa geralmente firme, homogênea e que se movimenta com a respiração.

Emagrecimento também é um achado comum, ocorrendo em 28% dos pacientes. Observa-se varicocele aguda geralmente do lado esquerdo, em até 11% dos casos em homens com CCR. Sua presença reveste-se de grande importância, pois indica extensão neoplásica e trombose da veia renal ou da veia cava inferior.[36] O envolvimento da veia cava inferior também pode ser responsável por edema de membros inferiores e ascite.

Manifestações paraneoplásicas são encontradas em cerca de um terço dos casos de CCR e resultam da secreção de polipeptídios e fatores humorais pelo tumor. Essas alterações revertem-se com a remoção da neoplasia, de modo que a sua persistência ou o seu aparecimento posterior, após a nefrectomia, indicam presença de depósitos tumorais metastáticos. Anemia representa o achado mais comum (40% dos pacientes). Do tipo normocítica e normocrômica, não é explicada pela hematúria, e sim pela hemólise causada por hemolisinas produzidas pelo tumor e por depressão da eritropoese.

Febre ocorre em cerca de 15% dos pacientes em alguma fase da doença, sendo a única manifestação em cerca de 3% dos casos. Geralmente, não está associada à infecção e é secundária à produção endógena de pirogênio pelo tumor.

Hipertensão também é um achado comum (40%), estando associada, em muitos casos, à elaboração de renina pelo tumor. Hipotensão está relacionada com a produção de prostaglandina. Hipercalcemia tem sido relatada em mais de 10% dos casos, justificada pela produção do paratormônio-*like* e prostaglandinas pelo CCR. Amiloidose se dá em 3% dos casos e indica mau prognóstico. Podem ocorrer também síndrome nefrótica e polineuropatia.

Outras manifestações raras incluem síndrome de Cushing, hipoglicemia, galactorreia, perda da libido, enteropatia e síndrome de Stauffer, uma disfunção hepática não metastática de causa desconhecida, apresentando-se com elevação dos testes de função hepática e áreas de necrose no fígado que se normalizam após a nefrectomia.

Como visto, as manifestações extrarrenais podem ser as mais variadas possíveis e simular outras doenças. O conhecimento desses aspectos é fundamental para o diagnóstico precoce, que pode ser decisivo para o prognóstico do paciente.

> **(!) PONTOS-CHAVE**
>
> - O diagnóstico incidental ocorre em aproximadamente 30% dos casos
> - A tríade clássica (dor, hematúria e massa palpável) se dá em somente 10% dos casos
> - Hematúria, micro ou macroscópica, é a principal manifestação clínica (60% dos casos)
> - Manifestações paraneoplásicas ocorrem em um terço dos CCR.

Exames laboratoriais

Não existe nenhum exame que seja patognomônico e marcador tumoral, o que seria de grande utilidade não somente na identificação do tumor, mas também como parâmetro na avaliação da resposta terapêutica.

O hemograma pode mostrar eritrocitose; anemia acentuada ocorre nas fases adiantadas da doença. A velocidade de hemossedimentação (VHS) está elevada em cerca de 75% dos casos. Hipercalcemia está geralmente associada à presença de metástases. Proteína C reativa e desidrogenase láctica (DHL) encontram-se elevadas em cerca de 30% dos pacientes.

O exame de sedimento urinário pode mostrar presença de hemácias, e a citologia urinária para a pesquisa de células neoplásicas tem pouco interesse, pois somente é positiva quando o tumor invade a via excretora.

Exames de imagem

Adquiriram importância fundamental no diagnóstico precoce do CCR e, consequentemente, alteraram seu prognóstico. Pela maior utilização da ultrassonografia e da TC de abdome por outras indicações, nos últimos anos, houve um aumento na detecção de massas renais encontradas de maneira incidental (incidentalomas). Atualmente, 25 a 40% dos tumores são diagnosticados dessa maneira.[37]

A ultrassonografia representa um método não invasivo, pouco oneroso e útil para diferenciar lesões císticas das sólidas. Os critérios ultrassonográficos para diagnóstico de cisto simples incluem ausência de ecogenicidade no interior, parede lisa e bem-delimitada, além de forma arredondada. Quando houver dúvida ou alguns desses dados não forem encontrados, dever-se-á realizar TC para melhor avaliação da lesão. Exige experiência do examinador e, em mãos habilitadas, e com o auxílio do Doppler, pode excluir ocorrência de trombo na veia cava ou, quando presente, delimitar sua extensão.

A TC de abdome é o método de escolha para demonstrar a natureza da lesão expansiva e auxiliar no estadiamento do tumor, exibindo eventual acometimento linfático, venoso e de estruturas vizinhas, como comprometimento de suprarrenal (Figura 31.17), além de avaliar a função e a morfologia do rim contralateral. Sua precisão diagnóstica é bastante elevada, sendo capaz de identificar envolvimento da veia renal em 91% dos casos, presença de trombo na veia cava inferior em 97%, presença de linfonodos retroperitoneais em 87% e extensão a órgãos adjacentes em 96% dos pacientes. A angiografia por TC com contraste de abdome é útil em casos selecionados para obter informações detalhadas sobre o suprimento vascular renal.[38] Não se recomenda a tomografia por emissão de pósitrons (PET).[39]

Até o momento, a RM não apresentou evidências de superioridade em relação à TC. Alguns estudos demonstraram que esse método é menos sensível que a TC na detecção de tumores renais de pequeno volume. Sua importância decorre principalmente da avaliação de invasão neoplásica da veia renal e da cava inferior (Figura 31.18). Além disso, apresenta maior precisão para detectar tumores de polo superior do rim direito, visto que a TC, por vezes, não define precisamente a existência de infiltração hepática. Ainda, é utilizada para estadiamento nos pacientes impossibilitados de se submeter à TC, como gestantes, e naqueles que apresentam contraindicação à utilização do contraste em virtude de alergia ou déficit da função renal.

A biopsia percutânea de tumor renal pode revelar a histologia de massas renais radiologicamente indeterminadas e ser considerada em pacientes candidatos a vigilância ativa de pequenas massas, além de obter histologia antes de tratamentos ablativos e selecionar a maneira mais adequada de estratégia de tratamento médico e cirúrgico nos casos de doença metastática.[40]

> **PONTOS-CHAVE**
> - Não há marcador tumoral para CCR
> - A ultrassonografia é útil para diferenciar lesões císticas das sólidas
> - A TC abdominal representa o método de escolha para determinar a natureza da lesão e auxiliar no estadiamento do tumor.

Com base nos recursos descritos, pode-se utilizar o fluxograma para o diagnóstico de massas renais expansivas (Figura 31.19).

Diagnóstico diferencial

O principal diagnóstico diferencial se dá com o cisto seroso simples, que geralmente pode ser identificado com auxílio da ultrassonografia. Como relatado anteriormente, nos casos em

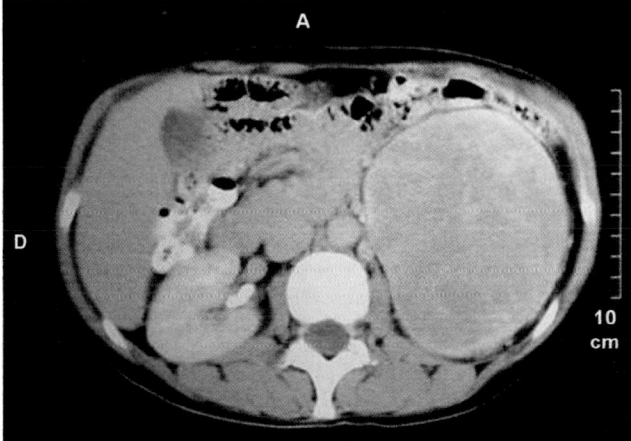

Figura 31.17 Tomografia computadorizada demonstrando volumoso processo expansivo em rim esquerdo.

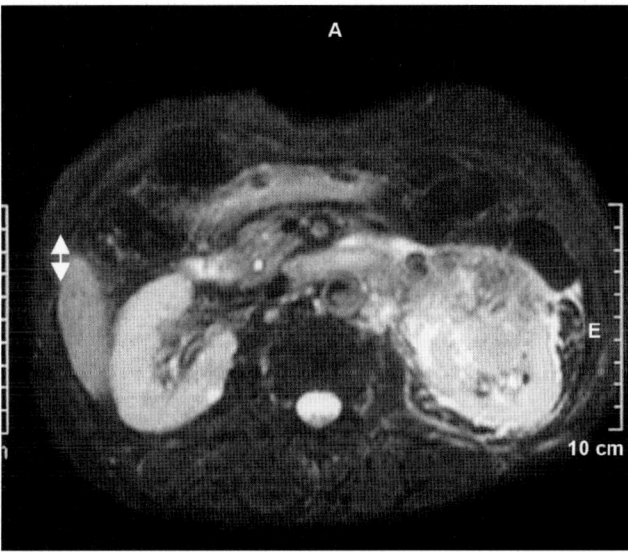

Figura 31.18 Ressonância magnética – tumor renal com invasão de gordura perirrenal e da veia renal.

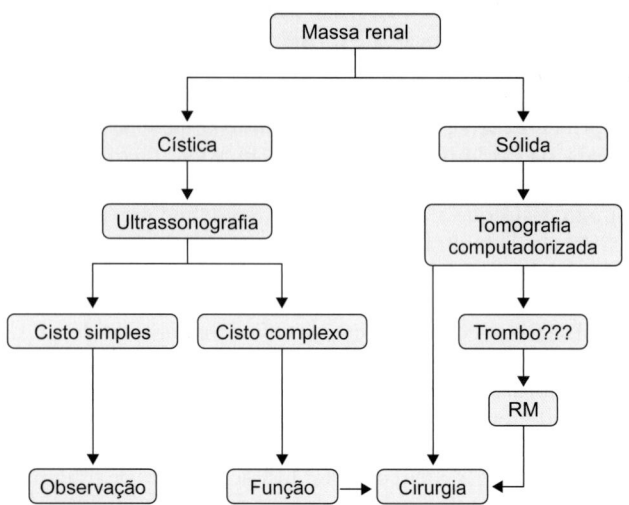

Figura 31.19 Fluxograma para o diagnóstico de massas renais expansivas. RM: ressonância magnética.

Quadro 31.5 Estadiamento dos tumores renais.

Tumores primários (T)
Tx: tumor primário não avaliado
T0: sem evidência de tumor primário
T1: tumor < ou igual a 7 cm confinado à cápsula renal
T1a: tumor < ou igual a 4 cm
T1b: tumor > 4 até 7 cm, limitado ao rim
T2: tumor > 7 cm limitado ao rim
T2a: tumor > 7 até 10 cm
T2b: tumor > 10 cm limitado ao rim
T3: tumor se estende a tecidos perinefréticos
T3a: tumor se estende para dentro da veia renal ou invade gordura perirrenal ou a gordura do seio renal ou o sistema pielocalicial, mas não ultrapassa a fáscia de Gerota
T3b: invasão da veia cava inferior (infradiafragmática)
T3c: invasão para dentro da veia cava, acima do diafragma ou invade parede de veia cava
T4: invasão além da fáscia de Gerota
Linfonodos regionais (N)
Nx: linfonodos não avaliados
N0: ausência de metástase em linfonodo regional
N1: metástase em um ou mais linfonodos regionais
Metástases a distância (M)
Mx: metástases a distância não avaliadas
M0: ausência de metástases a distância
M1: presença de metástases a distância

Fonte: AJCC; UICC.[42,43]

que houver dúvida ou quando existirem calcificações na lesão, a TC tem papel predominante.

Abscesso intrarrenal também pode simular tumor, porém, nesse caso, há presença de febre, dor lombar e leucocitúria, e outras neoplasias, como angiomiolipoma, linfoma de rim, carcinoma de via excretora, tumores de adrenal e metástases renais de tumores de outras localizações.

Estadiamento

O estadiamento da lesão é útil para definir a extensão da neoplasia, tornando-se importante no planejamento terapêutico e no prognóstico do paciente (Quadro 31.5). Para estadiamento clínico, além da anamnese, do exame físico e da TC de abdome, deve-se solicitar tomografias de tórax, provas de função hepática e cálcio sérico. Nos pacientes que apresentam dores ósseas, elevação da fosfatase alcalina ou do cálcio sérico, indica-se a pesquisa de metástases ósseas por meio da cintilografia. O PET-TC tem maior sensibilidade para detecção de metástases ósseas, mas seu uso se restringe pelo alto custo.

O estadiamento é realizado pelo sistema de classificação do TNM, sendo T a extensão do tumor primário, N a presença ou ausência de linfonodos regionais acometidos e M a presença ou ausência de metástases a distância. Essa classificação TNM é definida pelo American Joint Committee on Cancer (AJCC) e pela Union for International Cancer Control (UICC), com a vantagem de padronizar o estadiamento e tornar possível uma maior adequação do prognóstico, do planejamento e do tratamento do doente.

Tratamento

O planejamento terapêutico nos casos de CCR é feito principalmente em razão do estadiamento clínico da lesão. Cerca de 70% desses casos apresentam-se inicialmente nos estádios I e II, e 30%, nos estádios III e IV.[41]

A cirurgia é o único tratamento curativo do carcinoma renal primário em pacientes com estádio I, II e III, podendo ser indicada uma nefrectomia radical (NR), incluindo a ressecção em bloco do rim, gordura perirrenal, fáscia de Gerota e adrenal, ou uma nefrectomia parcial (NP), a depender da extensão da doença, da localização do tumor e de fatores específicos do paciente, como idade e comorbidades. A NR e a NP têm resultados oncológicos semelhantes, assim como as técnicas abertas, laparoscópicas e robóticas também apresentam resultados comparáveis, embora a NP laparoscópica assistida por robótica tenha evoluído como uma técnica que oferece resultados semelhantes à NP aberta, mas com a vantagem de precisão e manobrabilidade para minimizar os tempos de isquemia, menor internação e complicações.[42-43]

A avaliação clínica dos linfonodos baseia-se na detecção de seu aumento, quer por TC/RM, quer pela identificação intraoperatória de linfonodos aumentados. Para pacientes sem evidência pré-operatória de envolvimento de linfonodos abdominais e sem risco aumentado de metástases nodais, pode ser realizada uma linfadenectomia limitada que remove os linfonodos no hilo renal, pois não há benefício terapêutico aparente em uma linfadenectomia mais extensa. Entretanto, em pacientes com risco aumentado de envolvimento de linfonodos (p. ex., tumor graus 3 ou 4, histologia sarcomatóide, tumor T3 ou T4) e em pacientes com suspeita de metástases nodais em exames de imagem pré-operatórios, a linfadenectomia estendida deve ser realizada demonstrando aumento da sobrevida câncer específica.[44-47]

Do ponto de vista técnico, a NR pode ser realizada por meio de diferentes vias de acesso. A incisão varia de acordo com o tamanho e a localização do tumor, o tipo físico do paciente e a preferência do cirurgião. A lombotomia é utilizada quando a lesão tem menos de 5 cm de diâmetro e nos pacientes com maior risco cirúrgico. A incisão transperitoneal anterior (mediana, subcostal ou Chevron) representa a melhor forma de abordar as neoplasias renais, pois possibilita a inspeção completa de todo o abdome, bom campo cirúrgico para ligadura precoce da artéria e da veia renal, a realização de linfadenectomia e a remoção segura de um possível trombo na veia cava inferior. A toracofrenolaparotomia é indicada para lesões volumosas e/ou invadindo a veia cava inferior com extensão além das veias supra-hepáticas.

Existem algumas variações de técnica cirúrgica, dependendo do lado do tumor. Em caso de NR esquerda, deve-se ter cuidado especial com o baço e o duodeno (no momento da dissecção medial do cólon) e atentar às veias gonadal, adrenal e lombares (durante dissecção da veia renal). Em caso de nefrectomia direita, deve-se ter cuidado especial com o fígado, as veias hepáticas e a vesícula biliar durante a dissecção medial do cólon. A artéria renal é normalmente encontrada atrás da veia.

Atualmente, as técnicas minimamente invasivas têm ganhado cada vez mais espaço, tornando-se as técnicas cirúrgicas mais utilizadas. Estudos demonstraram que, na NR laparoscópica (VLP) × NR aberta, foram encontrados resultados oncológicos semelhantes; na primeira, o tempo de internação hospitalar, a necessidade de analgesia mais potente, o sangramento intraoperatório e o tempo de convalescência foram significativamente menores.[48-50]

Com o advento do conceito de cirurgia preservadora de néfrons, a NP tem indicação absoluta de preservação renal nos casos de rim único, função renal marginal ou tumor bilateral. Com o melhor conhecimento da biologia e dos riscos de progressão de tumores renais e melhor aprimoramento das técnicas operatórias, passou-se a indicar a NP também para pacientes com doença renal contralateral, diabetes, hipertensão, estenose de artéria renal e, ainda, para aqueles com função renal normal e rim contralateral sem alterações.[51]

Estudos comparando a NP laparoscópica e a NP aberta não encontraram diferença em sobrevida livre de doença e sobrevida global em centros com experiência laparoscópica. A perda de sangue estimada, em média, foi menor com a abordagem VLP, enquanto mortalidade pós-operatória, trombose venosa profunda e eventos de embolia pulmonar foram semelhantes. O tempo operatório é geralmente mais longo com a abordagem VLP e o tempo de isquemia quente é mais curto com a abordagem aberta.[51-55]

Atualmente, a maioria dos autores indica a NP para pacientes com tumores ≤ 7 cm (T1b) e para aqueles em risco de perda significativa da função renal se tecnicamente viável.[56,57] Existe uma tendência na atualidade em expandir a cirurgia conservadora para os casos ainda mais avançados, contanto que seja possível obter margem cirúrgica livre.[54] A NP laparoscópica retroperitoneal e a transperitoneal têm resultados perioperatórios semelhantes.[58]

Uma metanálise recente, incluindo uma série de NP, comparou os resultados perioperatórios da NP assistida por robô e da NP laparoscópica. O grupo robótico apresentou taxa significativamente menor de conversão para cirurgias aberta e radical, menor tempo de isquemia quente, menor alteração na taxa de filtração glomerular (TFG) estimada após a cirurgia e menor tempo de permanência hospitalar. Não houve diferença significativa entre os dois grupos quanto a complicações, alteração da creatinina sérica após a cirurgia, tempo cirúrgico, perda sanguínea estimada e margens cirúrgicas positivas.[59-61]

As principais complicações de NP são sangramento, fístula urinária e perda de função renal, apresentando, quando comparada à NR, maior índice de complicações. O tratamento dessas condições deve ser individualizado para cada paciente e segue preceitos básicos de cirurgia, como manutenção de estabilidade hemodinâmica (no caso de sangramento) e manutenção de via excretora pérvia (no caso de fístula).

A formação de trombos tumorais na veia cava inferior em pacientes com CCR é um fator prognóstico adverso significativo. Tradicionalmente, os pacientes com trombo tumoral venoso são submetidos à cirurgia para remoção do rim e do trombo. A ressecção cirúrgica agressiva é amplamente aceita como opção de manejo-padrão de pacientes com trombo venoso de tumor.[62] No entanto, permanecem incertezas sobre a melhor abordagem para o tratamento cirúrgico desses pacientes.

O seguimento após a NP deve ser realizado com exames laboratoriais, como hemograma, função renal, cálcio, fosfatase alcalina, enzimas hepáticas, eletrólitos e urina tipo I. De acordo com a recomendação da Diretriz Europeia de Urologia de 2016, recomenda-se como seguimento por imagem a realização de TC no 6º e no 12º mês e, anualmente, do 2º ao 5º ano. Após esse período, a TC pode ser realizada a cada 2 anos. Em pacientes de baixo risco, não há necessidade de estudo tomográfico após o 5º ano.

Minervini et al. demonstraram em um grande estudo que a enucleação simples do tumor também apresentou taxas de sobrevida livre de progressão e SCE similares em comparação à NP e à NR.[63] Uma das principais indicações da enucleação é no tratamento de pacientes com esclerose tuberosa e na síndrome de VHL, que normalmente apresentam tumores múltiplos e bilaterais, geralmente de baixo grau e envoltos por pseudocápsula. Em virtude da alta incidência de tumores síncronos e assíncronos, muitas vezes bilaterais, a enucleação tem o objetivo primordial de preservar os néfrons a longo prazo, pois as reoperações são comuns nesses casos.

Cada vez mais, têm-se estudado as técnicas minimamente invasivas, como a ablação por radiofrequência (ARF), a crioterapia, a ultrassonografia focal de alta frequência e a termoablação percutânea a *laser*.[63,64]

A ARF utiliza o calor gerado pelo fluxo de ondas de alta frequência, atingindo temperaturas de 60 a 100°C para destruir o tecido desejado. Normalmente utilizada por acesso percutâneo, dois mecanismos estão envolvidos na ARF:

- Desnaturação de proteínas celulares e necrose de coagulação
- Trombose vascular secundária à lesão da microvasculatura.[65]

Na crioterapia, o tecido acometido é destruído pelo congelamento, realizado por meio dos crioprobes. O congelamento do crioprobe é gerado por argônio ou nitrogênio líquido, criando uma "bola de gelo" em sua extremidade. Existem alguns mecanismos que explicam a lesão tecidual por necrose de coagulação causada pela crioablação:

- Formação de cristais de gelo intracelular com o rompimento subsequente da membrana citoplasmática e de organelas
- Formação extracelular de gelo levando ao aumento do gradiente osmótico, à mudança de pH e à destruição proteica
- Lesão endotelial acarretando trombose vascular.[63]

Ainda não há grandes estudos com resultados consistentes comparando técnicas ablativas *versus* NP. Diversos estudos menores foram realizados, com desfechos oncológicos, contudo, diversos, e alguns mostraram não haver diferença na sobrevida global SCE, sobrevida livre de recidiva, sobrevida livre de doença, recorrência local ou progressão para doença metastática. Outros relatos demonstraram benefícios significativos para as técnicas de NP nos quesitos de sobrevida e progressão da doença.[66-68]

Outra técnica minimamente invasiva é a ultrassonografia focal de alta intensidade, na qual um feixe ultrassônico de alta intensidade é focado em uma pequena área-alvo, causando elevação da temperatura. A lesão tecidual se dá pelo efeito térmico e de cavitação, resultando em necrose de coagulação. A maior limitação desse método é a dificuldade de focalização e concentração do feixe ultrassônico, além de fatores anatômicos, como movimento respiratório e presença de arcos costais no trajeto. No momento, essa técnica ainda é experimental e tem resultados inconsistentes, necessitando ainda de uma evolução para aplicação dessa energia na lesão a ser tratada.

A termoablação percutânea a *laser* consiste na introdução de uma fibra de *neodymium-yttrium-argon laser* de 600 mm, que transportará a energia térmica sob acompanhamento em tempo real de RM. A experiência com essa forma de ablação tecidual é muito restrita e ainda não há respaldo para uso clínico.[69]

Tratamento adjuvante para doença locorregional

Pode ser indicado imunoterapia adjuvante por 1 ano com pembrolizumabe, baseado no estudo KEYNOTE 564, para os pacientes que foram submetidos à nefrectomia com intuito curativo e apresentam maior risco de recorrência, tais como:

- Risco intermediário-alto: tumores pT2 com características de grau 4 ou sarcomatoides; ou pT3, qualquer grau, e tumores sem linfonodos acometidos (N0)
- Alto risco: pT4, qualquer grau e sem acometimento linfonodal; ou qualquer pT com qualquer grau e com linfonodos positivos
- Metastático, sem evidência de doença: metástase ressecada (M1) sem evidência de doença neoplásica dentro de 1 ano após a nefrectomia.

O estudo mostrou melhor sobrevida livre de doença (SLD), em 24 meses de *follow up*, em comparação com placebo (SLD em 2 anos 77% no grupo pembrolizumabe *versus* 68% no grupo placebo com HR 0,68) com toxicidade bem tolerada.[70]

Câncer renal avançado

Nefrectomia citorredutora

Também denominada "cirurgia citorredutora", na presença de tumor de rim metastático, é indicada em casos selecionados no tratamento dos sintomas locais, como dor e hematúria, com objetivo de melhorar a qualidade de vida. No entanto, com o intuito de aumento de sobrevida, ainda não temos dados que suportem essa medida, ainda mais com o avanço das terapias alvo e imunoterapias com resultados bastante animadores.

Dois estudos recentes sobre a nefrectomia citorredutora inicial recentemente publicados, o CARMENA e o SURTIME, não mostraram benefício da abordagem cirúrgica primária no cenário metastático em pacientes de risco baixo e intermediário.

Os dados que temos publicados até o momento, em estudos prospectivos e retrospectivos, sugerem que pacientes com baixa carga de doença e bom estado de desempenho ainda podem se beneficiar da nefrectomia citorredutora, independentemente da escolha da terapia sistêmica, e as medicações usadas foram agentes angiogêncios, como o sunitibe. Ainda não temos dados publicados com o uso da imunoterapia nesse contexto.[71]

Metastasectomia

A ressecção cirúrgica de pacientes oligometastáticos pode ser uma boa opção de tratamento com o objetivo de aumentar o intervalo livre de doença. Todavia, faz-se necessário selecionar adequadamente o melhor paciente para essa abordagem, baseando-se nos seguintes critérios:

- Paciente oligometastático, ou seja, uma a três metástases
- Ter um intervalo livre de doença de > 1 ano após a nefrectomia.

Assim, para tumores menos agressivos, ao citorreduzir a carga tumoral, temos dados de maior SLD e maior sobrevida global.[72]

Tratamento molecular do câncer renal

Em geral, os tumores renais localizados têm altas chances de cura com o tratamento cirúrgico, contudo até 30% dos pacientes terão recorrência da neoplasia, ou dado diagnóstico em fase avançada do CCR, em razão de seu curso silencioso. Esses pacientes necessitarão de terapias sistêmicas com agentes antiangiogênicos e molecularmente direcionados, e, mais recentemente, com imunoterapia.

A classificação de risco, baseada nos critérios do Memorial Sloan-Kettering Cancer Center (MSKCC), avalia a ocorrência de cinco fatores adversos: estado clínico geral do paciente; nível sérico da DHL; cálcio sérico; concentração de hemoglobina menor que o normal; e nefrectomia prévia.

Com base na presença ou ausência desses fatores prognósticos, classifica-se se o paciente tem prognóstico favorável, intermediário ou desfavorável – orientando, desse modo, a melhor escolha terapêutica no paciente metastático.

A terapia sistêmica é geralmente realizada com uma combinação de agentes das seguintes classes:[73]

- Inibidores do *checkpoint* da proteína 1 da morte celular programada (PD-1) (nivolumabe e pembrolizumabe)
- Inibidores do *checkpoint* do ligante 1da morte celular programada (PD-L1) (avelumabe e atezolizumabe)
- Anticorpos anticitotóxicos da proteína 4 associada ao linfócito T (CTLA-4) (ipilimumabee)
- Inibidores do fator de crescimento endotelial vascular (VEGF) (axitinibe, sunitinibee, pazopanibe, cabozantinibe, lenvatinibe e bevacizumabee)
- Mamífero (mecanicista) alvo dos inibidores da rapamicina (mTOR) (everolimus).

Para pacientes com baixa carga de doença e risco favorável, a terapia pode ser feita com agente angiogênico único (sunitinibe ou pazopanibe) ou imunoterapia com agente único (nivolumabe ou pembrolizumabe). Já em pacientes com maior volume de doença, sintomáticos e com progressão mais rápida, mas risco favorável, as opções incluem tratamento combinado, como pembrolizumabe a axitinibe, nivolumabe e cabozantinibe ou levantinibe e pembrolizumabe.

Nos casos de risco intermediário e desfavorável à combinação de ipilimumabe e nivolumabe, em primeira linha terapêutica, no estudo Checkmate 214, mostrou-se aumento de sobrevida livre de progressão (SLP) e sobrevida global (SO) a favor da combinação de imunoterapia, em comparação com os pacientes que receberam sunitibe isolado, além de maiores taxas de resposta completa.[74,75]

Terapia subsequente

A seleção da 2ª linha de tratamento depende da terapia anterior usada. Pacientes que progrediram a imunoterapia inicial e não receberam tratamento combinado com inibidor do receptor do fator de crescimento endotelial vascular (VEGFR) podem então receber a terapia antiangiogênica isolada, por exemplo: axitinibe, cabozantinibe, sunitibe, pazopanibe ou everolimus com lenvantinibe. Outra opção nesse cenário é a combinação de ipilimumabe e nivolumabe, caso o paciente não tenha recebido ipilimumabe na terapia prévia.

Já no caso do tratamento de 1ª linha com inibidor de VEGFR isolado, na progressão, a opção de imunoterapia com nivolumabe pode ser feita.

E em pacientes que progrediram a combinação de imunoterapia e agente angiogênico em terapia inicial, a terapia subsequente pode ser feita com cabozantinibe como agente único pós-progressão de pembrolizumabe e axinitibe ou levantinibe, ou pacientes que progrediram a nivolumabe e cabozantinibe podem receber levantinibe e everolimus.

Lembrando que a escolha entre as diferentes opções de tratamento deve considerar a toxicidade de cada terapia e a ilegibilidade de cada paciente, assim como a classificação de risco do CCR.

Assim, estamos caminhando para o uso de biomarcadores e o estudo do perfil de expressão gênica para selecionar o melhor paciente elegível para cada tipo de terapia.[76]

> **⚠ PONTOS-CHAVE**
> - Nefrectomia radical com intenção curativa representa o tratamento-padrão para tumores renais localizados, incluindo a retirada do rim, da gordura perirrenal, da fáscia de Gerota e da glândula adrenal
> - A decisão de realização da linfadenectomia deve ser baseada nos fatores de risco para que haja benefício na sobrevida de câncer específica
> - A escolha da melhor terapia no CCR deve contemplar a classificação de risco baseada nos critérios do Memorial Sloan-Kettering Cancer Center (MSKCC).

Controle de cura

Até o momento, não foram identificados marcadores específicos para o CCR. No entanto, em alguns pacientes surgem alterações como aumento dos valores de hemossedimentação, elevação de DHL, de proteína C reativa e de alguns hormônios (eritropoetina, renina) ou hipercalcemia. A remoção completa do tumor deve ser acompanhada da normalização dessas alterações, e dosagens pós-operatórias repetidas desses marcadores podem indicar precocemente persistência ou recorrência da doença.

Os locais mais frequentemente envolvidos por recorrência tumoral após o tratamento inicial são o pulmão, a loja renal, os ossos, os linfonodos mediastinais e o fígado. Por isso, os pacientes com CCR tratados devem ser submetidos à avaliação semestral nos primeiros 5 anos e, posteriormente, à avaliação anual, realizando-se exames como radiografia de tórax, ecografia abdominal e dosagem de cálcio, hemograma, creatinina, VHS e exame de urina. A TC de abdome e a cintilografia óssea devem ser indicadas quando houver dor óssea, aumento da fosfatase alcalina e alteração na ecografia abdominal.

Prognóstico

O comportamento do CCR é imprevisível, tornando-se um dos poucos carcinomas em que existem evidências objetivas de raros casos de regressão espontânea e cura aparente, em virtude de fatores relacionados com a competência imunológica do paciente. Entretanto, podem surgir metástases anos após a cirurgia.

A sobrevida de 5 anos é de 65% para todos os estádios – 89% em doença localizada, 62% em doença com extensão regional e 9% em doença metastática.

Constituem fatores independentes de prognóstico o tipo histológico do tumor (cromófobos são menos agressivos), a dimensão da lesão primária (favorável < 7 cm), o estádio da doença (favorável < T2), o grau histológico nuclear (favorável < grau II), a invasão microvascular no tumor primário (sem invasão são menos agressivos) e a apresentação clínica inicial (os incidentais são mais favoráveis que os sintomáticos).

Observou-se também que, quanto maior o intervalo entre o diagnóstico da doença primária e o aparecimento de metástases, melhor a evolução do paciente. Quando esse intervalo é menor que 24 meses, a sobrevida de 5 anos é de 25%, mas quando já existem metástases no momento do diagnóstico, esse valor é extremamente baixo.

Sarcomas

Constituem cerca de 2 a 3% dos tumores malignos do rim.[2] Em geral, originam-se do seio ou da cápsula renal, diferentemente dos CCR, de origem parenquimatosa. Entretanto, as manifestações clínicas podem ser bastante semelhantes entre esses tumores. Dor lombar, massa palpável em flanco e hematúria são sintomas frequentemente observados.

Os tipos histológicos mais frequentes são fibrossarcoma, lipossarcoma, hemangiopericitoma e leiomiossarcoma, cujo comportamento biológico é, em geral, extremamente agressivo, de crescimento rápido e prognóstico reservado.[77]

A TC pode ser útil para avaliar se a massa renal tem origem no parênquima, na cápsula ou no seio renal. Pode-se observar densidade de gordura nos lipossarcomas, porém com frequência apresenta-se com densidade de tecidos moles. A ausência de linfonodomegalia retroperitoneal em paciente com grande massa renal é também mais sugestiva de sarcoma que de carcinoma.

A cirurgia radical é o único método potencialmente curativo de tratamento desses tumores. Embora recorrências locais e a distância sejam comuns, pode-se obter significativa sobrevida somente com a ressecção completa desses tumores. Quimioterapia e radioterapia podem ser empregadas em situações bem definidas, quando margens cirúrgicas positivas são detectadas, porém com resultados pobres.

Outros tumores renais

Tumores metastáticos

O rim corresponde a uma localização frequente de metástases de uma variedade de tumores sólidos e doenças malignas hematológicas. O carcinoma primário de pulmão é o que mais comumente atinge o rim. Outros tumores que podem metastatizar para os rins são os de mama, ovários e intestino. Linfomas também o acometem com frequência. Em geral, esses tumores aparecem como nódulos múltiplos, embora lesões únicas sejam também observadas.

A urografia excretora (UIV) e a ultrassonografia dificilmente conseguem distinguir os tumores metastáticos da neoplasia renal primária. O principal método de identificação é a TC, utilizada como guia para biopsias percutâneas na elucidação do tipo histológico do tumor. Nesse exame, a massa renal metastática apresenta-se em geral isodensa na fase pré-contraste.[5]

A ressecção da lesão por meio de NP poderá ser útil quando esta for pequena, isolada e em região de polo renal, e sua indicação dependerá da natureza e do prognóstico da lesão primária.

Tumor de Wilms

Neoplasia do trato urinário mais comum na infância que compreende mais de 80% dos tumores geniturinários em jovens com menos de 15 anos. A maioria dos casos surge em crianças em torno de 3 anos, apresentando-se em geral como uma grande massa abdominal. Em 4 a 8% dos casos, a lesão é bilateral.[78]

Descrito com detalhes por Max Wilms em 1899, essa patologia permanece associada ao seu nome até os dias atuais. Denominado também "embrioma renal", "nefroblastoma" e "tumor misto do rim", desenvolve-se a partir de tecidos renais embrionários, compostos, na maioria das vezes, de três linhagens celulares, com elementos derivados do blastema metanéfrico, do epitélio tubular e do estroma (Figura 31.20). Alterações cromossômicas específicas podem induzir a transformação maligna dessas células.[79]

Geralmente, apresenta-se como grandes massas abdominais, de superfície lisa e regular, que não ultrapassam a linha média (Figura 31.21). Dor abdominal e hematúria macroscópica estão presentes em 30% dos casos. Manifestações de dor aguda, febre, anemia, hipertensão arterial e perda de peso também podem ocorrer.

A disseminação desses tumores pode ser regional, invadindo o retroperitônio, as veias cava e renal e os linfáticos regionais, e a distância, comprometendo pulmões, fígado, ossos e cérebro.

O diagnóstico diferencial dessas lesões deve ser feito com o neuroblastoma – a neoplasia abdominal mais comum na infância – e outros tumores renais, como rins policísticos, hidronefrose e linfomas.

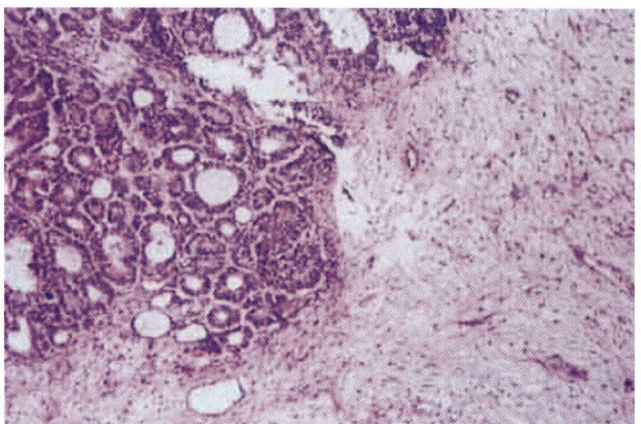

Figura 31.20 Microfotografia de tumor de Wilms em que se observam componentes estromal (à direita) e epitelial, composto de estruturas tubulares (à esquerda) (HE 100×). (Imagem cedida pelo Dr. Gilberto Antunes Sampaio.)

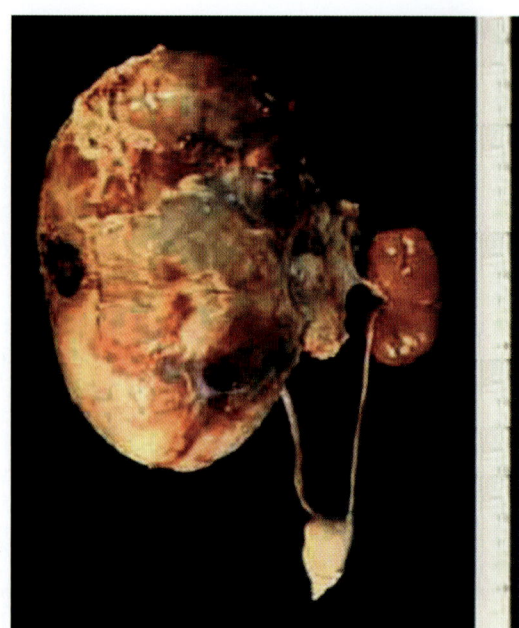

Figura 31.21 Peça de necropsia – rins e bexiga. Tumor de Wilms à direita. (Imagem cedida pelo Dr. Gilberto Antunes Sampaio.)

Com frequência, a UIV demonstra um processo expansivo intrarrenal e distorção dos cálices. A ultrassonografia auxilia na diferenciação das lesões císticas, na invasão de veia cava e na exploração da doença bilateral. A TC revela a natureza e a extensão regional da neoplasia.[80] Outros exames, como a radiografia de tórax e a RM, auxiliam na avaliação do comprometimento pulmonar e na invasão tumoral por trombo na veia cava.

Em geral, os tumores de Wilms respondem bem à cirurgia radical por meio da nefrectomia associada a quimioterapia e/ou radioterapia. A evolução desses tumores melhorou muito com a introdução da quimioterapia citotóxica, na década de 1950, e com a radioterapia. O prognóstico depende efetivamente do volume tumoral, da extensão e do tipo histológico do tumor (histologia favorável ou desfavorável – anaplásico) e da idade da criança. Atualmente, o índice de cura chega a 90% nos tumores localizados e a até 50% em tumores com metástases a distância.[81]

Carcinoma de pelve renal

Epidemiologia

Representa entre 4 e 10% das neoplasias que atingem os rins e corresponde a menos de 2% dos tumores urogenitais. Acomete preferencialmente homens após a 6ª década de vida, na proporção de 3:1 em relação às mulheres.

Esses tumores parecem estar relacionados com o tabagismo, a exposição a agentes químicos e ocupacionais (indústrias química e petroquímica) e o uso excessivo de analgésicos do tipo fenacetina. A associação dos carcinomas de urotélio a nefropatia dos Bálcãs, infecções crônicas e cálculos renais está também presente.

Patologia

O carcinoma de células transicionais representa cerca de 90% dos tumores da pelve renal, e o carcinoma epidermoide, aproximadamente 7%. Outros tumores do trato urinário superior são extremamente raros e compreendem os adenocarcinomas e os sarcomas.

Os carcinomas de células transicionais disseminam-se geralmente pela via excretora por todo o urotélio, ocorrendo lesões concomitantes em ureter e bexiga em cerca de 30 a 75% dos pacientes.[82] A disseminação pode também ser por contiguidade para parênquima renal e gordura perirrenal, via linfática para cadeia para-aórtica e linfonodos pélvicos e via hematogênica, envolvendo geralmente ossos, fígado e pulmão.

Diagnóstico

A hematúria é a manifestação clínica mais frequente, observada em 90% dos casos. Dor em flanco em geral ocorre em virtude da dilatação pielocalicial pela obstrução da via excretora pelo tumor, e dor tipo cólica pode surgir pela passagem de coágulos pelo ureter. Infrequente, a massa palpável é observada apenas em decorrência de hidronefrose acentuada ou em tumores avançados.

A Uro-TC de abdome e pelve com fase excretora, padrão-ouro, apresenta maior resolução que a UIV, sendo utilizada no diagnóstico e no estadiamento da doença (Figura 31.22). Imagens tridimensionais têm a possibilidade de visibilizar as cavidades intrarrenais do mesmo modo que a UIV, além de determinar melhor a presença de massas renais fora do sistema coletor, adenomegalias e/ou metástases a distância no abdome.[68]

Atualmente, com a ampla utilização de materiais endoscópicos flexíveis, a ureterorrenoscopia tornou-se um procedimento bastante utilizado na investigação de lesões do trato urinário superior. O diagnóstico dos tumores de via excretora superior chega a 92% de acurácia com esse método, além de possibilitar a realização de biopsia das lesões.[83]

Em virtude da alta incidência de tumores vesicais em associação ao carcinoma de pelve renal, a cistoscopia deve ser sempre empregada no estadiamento desses tumores.

Finalmente, o exame citopatológico da urina emitida pode revelar a presença de células neoplásicas do urotélio, porém os resultados falso-negativos ainda são altos. A citologia de urina coletada por micção é positiva apenas em 20% dos tumores de baixo grau e entre 45 e 75% dos tumores de alto grau. Como alternativa, a coleta de urina diretamente do trato urinário superior por meio de cateter introduzido endoscopicamente, pelo qual se injeta soro fisiológico para lavar a pelve e coletar material potencialmente rico em células neoplásicas, aumenta a eficácia do método. Cateter com escova (*brush biopsy*), de caráter esfoliativo, pode também ser utilizado na obtenção de material para citologia.[84]

Assim como para o diagnóstico, cistoscopia, radiologia e citologia devem ser empregadas no seguimento periódico dos pacientes submetidos ao tratamento dos tumores de pelve renal, pela possibilidade de recorrência tumoral em bexiga ou estruturas adjacentes ao rim.

Estadiamento

Atualmente, a classificação mais utilizada para o estadiamento dos tumores de pelve renal é o TNM proposto pela AJCC/UICC (Quadro 31.6).

Tratamento

Em casos de tumores localizados, a nefroureterectomia radical com remoção de segmento de parede vesical (*cuff* vesical) junto ao local de implante do ureter representa a terapia preferencial. A indicação de remoção de todo o ureter e de parte da parede da bexiga faz-se necessária em virtude da possibilidade de recidiva tumoral nesses locais, que pode chegar a 25 a 40% dos casos quando os tumores não são removidos e de difícil acompanhamento por imagem ou endoscopia na região de ureter distal.

Em situações especiais, como em portadores de rim único, tumores bilaterais, tumores de baixo grau (estádios T1-T3, N0, M0), déficit de função renal e pacientes em más condições clínicas, pode-se adotar uma abordagem mais conservadora, preservando-se o rim comprometido. Ressecção parcial da pelve, ressecção e/ou eletrofulguração endoscópica por meio de ureteroscopia com utilização de *laser* ou via percutânea com ressecção completa da lesão e irrigação local com BCG podem ser empregadas.[85]

Tumores localmente avançados (T4, N0, M0) podem ser tratados com nefroureterectomia seguida de quimioterapia sistêmica com base em platina, com esquemas como: M-VAC (metotrexato, vimblastina, adriamicina e cisplatina)

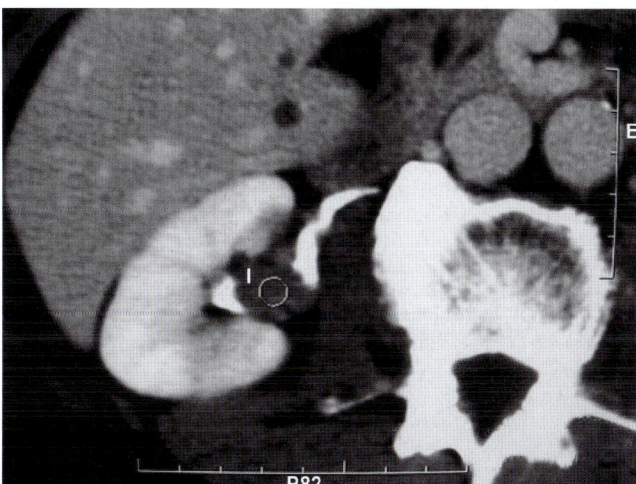

Figura 31.22 Tomografia computadorizada com contraste demonstrando processo expansivo no interior da pelve renal direita.

Quadro 31.6 Estadiamento dos tumores de pelve renal.

Tumores primários (T)
Tx: tumor não avaliado
T0: ausência de tumor primário
Ta: carcinoma papilar não invasivo
Tis: carcinoma *in situ*
T1: invasão do tecido conjuntivo subepitelial
T2: invasão muscular
T3: invasão de gordura peripiélica ou parênquima renal
T4: invasão de estruturas adjacentes à pelve ou ao rim

Linfonodos regionais (N)
Nx: linfonodos não avaliados
N0: ausência de linfonodos
N1: metástase em 1 linfonodo ≤ 2 cm
N2: metástase em 1 linfonodo > 2 cm ou múltiplos linfonodos

Metástases a distância (M)
Mx: metástases a distância não avaliadas
M0: sem metástases a distância
M1: metástases a distância

Fonte: AJCC; UICC.[42,43]

ou gemcitabina e cisplatina (GC) em quatro a seis ciclos. Eventualmente, a cirurgia pode ser associada à radioterapia, embora esses tumores sejam em geral radiorresistentes.

Tumores irressecáveis ou com lesões metastáticas devem ser tratados inicialmente com quimioterapia citotóxica baseada em platina, com possibilidade de tratamento com imunoterapia na sequência. Se a resposta for satisfatória, radioterapia ou ressecção cirúrgica das lesões residuais podem ser indicadas na sequência em casos selecionados.[86]

A sobrevida está diretamente relacionada com o grau e o estádio do tumor. Nos pacientes portadores de tumores localizados, o prognóstico em geral é bom, com sobrevida de 5 anos chegando a 85% dos casos.

Os carcinomas epidermoides da pelve renal apresentam, em geral, grande potencial de malignidade, sendo, na maioria das vezes, diagnosticados em estádio avançado. A única alternativa de tratamento é a cirurgia radical por meio de nefroureterectomia, visto que se trata de tumores rádio e quimiorresistentes. Em virtude de suas características, apresentam, portanto, um pior prognóstico.[87-88]

> **PONTOS-CHAVE**
> - 90% são carcinomas de células transicionais
> - Hematúria é a manifestação clínica mais frequente
> - Nefroureterectomia radical com remoção de segmento de parede vesical é o tratamento preferencial para os tumores localizados.

REFERÊNCIAS BIBLIOGRÁFICAS

1. The Global Cancer Observatory. International Agency for research on cancer. World Health Organization; 2022. Available from: https://gco.iarc.fr/.
2. Siegel RL, Miller KD, Fuchs HE, Jemal A. Cancer statistics, 2022. CA Cancer J Clin. 2022;72(1):7-33.
3. Siemer S, Hack M, Lehmann J, Becker F, Stöckle M. Outcome of renal tumors in young adults. J Urol. 2006;175(4):1240-3; discussion 1243-4.
4. Pantuck AJ, Zisman A, Rauch MK, Belldegrun A. Incidental renal tumors. Urology. 2000;56(2):190-6.
5. Campbell SC, Novick AC, Bukowski RM. Renal tumors. In: Wein AJ, Kavoussi LR, Partin AW, Peters CA, editors. Campbell-Walsh Urology. 11. ed. Philadelphia: W.B. Saunders; 2016.
6. Hering FLO. Massas renais. In: Hering FLO, Srougi M, editores. Urologia: diagnóstico e tratamento. São Paulo: Roca; 1998. p. 307-10.
7. Singer AJ. Angiomyolipoma. Infect Urol. 2001;14(4):94-7.
8. Toledo AF, Dornelles Neto EJ. Neoplasias benignas e malignas do rim. In: Barata HS, Carvalhal GF, organizadores. Urologia: princípios e prática. Porto Alegre: Artmed; 1999. p. 333-8.
9. Sooriakumaran P, Gibbs P, Coughlin G, Attard V, Elmslie F, Kingswood C et al. Angiomyolipomata: challenges, solutions, and future prospects based on over 100 cases treated. BJU Int. 2010;105(1):101-6.
10. Brimo F, Robinson B, Guo C, Zhou M, Latour M, Epstein JI. Renal epithelioid angiomyolipoma with atypia: a series of 40 cases with emphasis on clinicopathologic prognostic indicators of malignancy. Am J Surg Pathol. 2010;34(5):715-22.
11. Bissler JJ, Kingswood JC, Radzikowska E, Zonnenberg BA, Belousova E, Frost MD, et al. Everolimus long-term use in patients with tuberous sclerosis complex: Four-year update of the EXIST-2 study. PloS One. 2017;12(8):e0180939.
12. French JA, Lawson JA, Yapici Z, Ikeda H, Polster T, Nabbout R, et al. Adjunctive everolimus therapy for treatment-resistant focal-onset seizures associated with tuberous sclerosis (EXIST-3): a phase 3, randomised, double-blind, placebo-controlled study. Lancet. 2016; 388(10056):2153-63.
13. Burga AM, Cohen EL, Unger P. Kidney neoplasms: can renal oncocytoma be distinguished from renal cell carcinoma? Contemp Surgery. 2001;57(2):64-7.
14. Henske EP. Tuberous sclerosis and the kidney: from mesenchyme to epithelium, and beyond. Pediatr Nephrol. 2005;20(7):854-7.
15. Lieber MM. Renal oncocytoma. In: Seidmon EJ, Hanno PM, editors. Current urologic therapy. 3. ed. W.B. Saunders; 1994. p. 99-101.
16. Siegel RL, Miller KD, Fuchs HE, Jemal A. Cancer Statistics, 2022. CA Cancer J Clin. 2022;72(1):7-33.
17. Delahunt B, Cheville JC, Martignoni G, Humphrey PA, Magi-Galluzzi C, McKenney J, et al.; Members of the ISUP Renal Tumor Panel. The International Society of Urological Pathology (ISUP) grading system for renal cell carcinoma and other prognostic parameters. Am J Surg Pathol. 2013;37(10):1490-504.
18. Leibovich BC, Lohse CM, Crispen PL, Boorjian SA, Thompson RH, Blute ML, et al. Histological subtype is na independent predictor of outcome for patients with renal cell carcinoma. J Urol. 2010;183:1309-15.
19. Coleman JA. Hereditary and familial kidney cancer. Curr Opin Urol. 2009;19(5):478-85.
20. Zbar B, Glenn G, Merino M, Middelton L, Peterson J, Toro J, et al. Familial renal carcinoma: clinical evaluation, clinical subtypes and risk of renal carcinoma development. J Urol. 2007;177:461.
21. Grantham JJ. Doença renal cística adquirida. Kidney Int. 1991;40:143.
22. Cumberbatch MG, Rota M, Catto JW, La Vecchia C. The role of tobacco smoke in bladder and kidney carcinogenesis: a comparison of exposures and meta-analysis of incidence and mortality risks. Eur Urol. 2016;70:458-66.
23. Ljungberg B, Campbell SC, Choi HY, Jacqmin D, Lee JE, Weikert S et al. The epidemiology of renal cell carcinoma. Eur Urol. 2011;60:615-21.
24. Lineham WM, Lerman MI, Zbar B. Identification of the VHL gene: its role in renal carcinoma. JAMA. 1995;273:564-70.
25. Zbar B, Glenn G, Merino M, Middelton L, Peterson J, Toro J, et al. Familial renal carcinoma: clinical evaluation, clinical subtypes and risk of renal carcinoma development. J Urol. 2007;177(2):461-5; discussion 465.
26. Delahunt B, Srigley JR, Montironi R, Egevad L. Advances in renal neoplasia: recommendations from the 2012 International Society of Urological Pathology Consensus Conference. Urology. 2014;83: 969-74.
27. Wright JL, Risk MC, Hotaling J, Lin DW. Effect of collecting duct histology on renal cell cancer outcome. J Urol. 2009;182:2595-9.
28. Eble JN, Sauter G, Epstein JI, Sesterhenn IA, editors. Pathology and genetics of tumours of the urinary system and male genital organs. Lyon: IARC; 2004.
29. Cohen AJ, Li FP, Berg S, Marchetto DJ, Tsai S, Jacobs SC, et al. Hereditary renal-cell carcinoma associated with a chromosomal translocation. N Engl J Med. 1979;301(11):592-5.
30. Kane CJ, Mallin K, Ritchey J, Cooperberg MR, Carroll PR. Renal cell cancer stage migration: analysis of the National Cancer Data Base. Cancer. 2008;113(1):78-83.
31. Verhoest G, Avakian R, Bensalah K, Thuret R, Ficarra V, Artibani W, et al. Urinary collecting system invasion is an independent prognostic factor of organ confined renal cell carcinoma. J Urol. 2009;182(3):854-9.
32. Heng DY, Choueiri TK, Rini BI, Lee J, Yuasa T, Pal SK, et al. Outcomes of patients with metastatic renal cell carcinoma that do not meet eligibility criteria for clinical trials. Ann Oncol. 2014;25(1):149-54.
33. Motzer RJ, Hutson TE, McCann L, Deen K, Choueiri TK. Overall survival in renal-cell carcinoma with pazopanib *versus* sunitinib. N Engl J Med. 2014;370(18):1769-70.
34. Motzer RJ, Hutson TE, Cella D, Reeves J, Hawkins R, Guo J, et al. Pazopanib *versus* sunitinib in metastatic renal-cell carcinoma. N Engl J Med. 2013;369(8):722-31.
35. Motzer RJ, et al. Conditional survival and 5-year follow-up in CheckMate 214: First-line nivolumab + ipilimumab (N+I) *versus* sunitinib (S) in advanced renal cell carcinoma (aRCC). Annals of Oncology. 2021;32(suppl_5):S678-S724.

36. Pinals RS, Krane SM. Medical aspects of renal carcinoma. Postgrad Med J. 1962;38:507-19.
37. Kovacs G, Akhtr M, Beckwith BJ, Zbar B. The Heidelberg classification of renal cell tumors. J Pathol. 1997;183:131-3.
38. Ferda J, Hora M, Hes O, Ferdová E, Kreuzberg B. Assessment of the kidney tumor vascular supply by two-phase MDCT-angiography. Eur J Radiol. 2007;62:295.
39. Park JW, Jo MK, Lee HM. Significance of 18F-fluorodeoxyglucose positron-emission tomography/computed tomography for the postoperative surveillance of advanced renal cell carcinoma. BJU Int. 2009;103(5):615-9.
40. Abel EJ, Culp SH, Matin SF, Tamboli P, Wallace MJ, Jonasch E, et al. Percutaneous biopsy of primary tumor in metastatic renal cell carcinoma to predict high risk pathological features: comparison with nephrectomy assessment. J Urol. 2010;184(5):1877-81.
41. Keegan KA, Schupp CW, Chamie K, Hellenthal NJ, Evans CP, Koppie TM. Histopathology of surgically treated renal cell carcinoma: survival differences by subtype and stage. J Urol. 2012;188:391-7.
42. Benway BM, Bhayani SB, Rogers CG et al. Nefrectomia parcial assistida por robô versus nefrectomia parcial laparoscópica para tumores renais: uma análise multi-institucional dos resultados perioperatórios. J Urol. 2009;182:866.
43. Wu Z, Li M, Liu B, et al. Nefrectomia parcial robótica versus aberta: uma revisão sistemática e meta-análise. PLoS Um. 2014;9:e94878.
44. Campbell SC, Clark PE, Chang SS, Karam JA, Souter L, Uzzo RG. Renal Mass and Localized Renal Cancer: Evaluation, Management, and Follow-Up: AUA Guideline: Part I. J Urol. 2021;206(2):199-208.
45. Crispen PL, Breau RH, Allmer C, et al. Lymph node dissection at the time of radical nephrectomy for high-risk clear cell renal cell carcinoma: indications and recommendations for surgical templates. Eur Urol. 2011;59(1):18-23.
46. Capitanio U, Becker F, Blute ML, Mulders P, Patard JJ, Russo P, et al. Lymph node dissection in renal cell carcinoma. Eur Urol. 2011;60(6):1212-20.
47. Capitanio U, Becker F, Blute ML, et al. Lymph node dissection in renal cell carcinoma. Eur Urol. 2011;60(6):1212-1220.
48. Gratzke C, Seitz M, Bayrle F, Schlenker B, Bastian PJ, Haseke N, et al. Quality of life and perioperative outcomes after retroperitoneoscopic radical nephrectomy (RN), open RN and nephron-sparing surgery in patients with renal cell carcinoma. BJU Int. 2009;104(4):470-5.
49. Hemal AK, Kumar A, Kumar R, Wadhwa P, Seth A, Gupta NP. Laparoscopic versus open radical nephrectomy for large renal tumors: a long-term prospective comparison. J Urol. 2007;177(3):862-6.
50. Mikhail D, Tabibzadeh A, Rai A, Richstone L. Laparoscopic Radical Nephrectomy. J Endourol. 2021;35(S2):S83-S92.
51. Joniau S, Vander EK, Van Poppel H. The indications for partial nephrectomy in the treatment of renal cell carcinoma. Nat Clin Pract Urol. 2006;3:198-205.
52. Gill IS, Kavoussi LR, Lane BR, Blute ML, Babineau D, Colombo Jr JR, et al. Comparison of 1,800 laparoscopic and open partial nephrectomies for single renal tumors. J Urol. 2007;178(1):41-6.
53. Gong EM, Orvieto MA, Zorn KC, Lucioni A, Steinberg GD, Shalhav AL. Comparison of laparoscopic and open partial nephrectomy in clinical T1a renal tumors. J Endourol. 2008;22(5):953-7.
54. Marszalek M, Meixl H, Polajnar M, Rauchenwald M, Jeschke K, Madersbacher S. Laparoscopic and open partial nephrectomy: a matched-pair comparison of 200 patients. Eur Urol. 2009;55(5):1171-8.
55. Kaneko G, Miyajima A, Kikuchi E, Nakagawa K, Oya M. The benefit of laparoscopic partial nephrectomy in high body mass index patients. Jpn J Clin Oncol. 2012;42(7):619-24.
56. Muramaki M, Miyake H, Sakai I, Fujisawa M. Prognostic factors influencing postoperative development of chronic kidney disease in patients with small renal tumors who underwent partial nephrectomy. Curr Urol. 2013;6(3):129-35.
57. Van Poppel H, Da Pozzo L, Albrecht W, Matveev V, Bono A, Borkowski A, et al. A prospective, randomised EORTC intergroup phase 3 study comparing the oncologic outcome of elective nephron-sparing surgery and radical nephrectomy for low-stage renal cell carcinoma. Eur Urol. 2011;59(4):543-52.
58. Mashni JW, Assel M, Maschino A, Russo M, Masi B, Bernstein M, et al. New chronic kidney disease and overall survival after nephrectomy for small renal cortical tumors. Urology. 2015;86(6):1137-45.
59. Christopher L, Canter DJ, Cronson B, Kutikov A, Li T, Viterbo R, et al. Partial Nefrectomia for renal masses > 7 cm is technically feasible, Oncologically sound, and, preserves renal function. J Urol. 2012;187(4):578.
60. Tugcu V, Bitkin A, Sonmezay E, Polat H, Ilbey YO, Tasci AI. Transperitoneal versus retroperitoneal laparoscopic partial nephrectomy: initial experience. Arch Ital Urol Androl. 2011;83(4):175-80.
61. Masson-Lecomte A, Yates DR, Hupertan V, Haertig A, Chartier-Kastler E, Bitker M-O, et al. A prospective comparison of the pathologic and surgical outcomes obtained after elective treatment of renal cell carcinoma by open or robot-assisted partial nephrectomy. Urol Oncol. 2013;31(6):924-9.
62. Choi JE, You JH, Kim DK, Rha KH, Lee SH. Comparison of perioperative outcomes between robotic and laparoscopic partial nephrectomy: a systematic review and meta-analysis. Eur Urol. 2015;67(5):891-901.
63. Minervini A, Serni S, Tuccio A, Siena G, Vittori G, Masieri L, et al. Simple enucleation versus radical nephrectomy in the treatment of pT1a and pT1b renal cell carcinoma. Ann Surg Oncol. 2012;19(2):694-700.
64. Heldwein FL, McCullough TC, Souto CAV, Galiano M, Barret E. Localized renal cell carcinoma management: an update. Int Braz J Urol. 2008;34(6):676-90.
65. Hegarty NJ, Gill IS, Desai MM, Remer EM, O'Malley CM, Kaouk JH. Probe-ablative nephron-sparing surgery: cryoablation versus radiofrequency ablation. Urology. 2006;68:7-13.
66. Kaouk JH, Aron M, Rewcastle JC. Cryotherapy: Clinical end points and their experimental foundations. Urology. 2006;68:38-44.
67. O'Malley RL, Berger AD, Kanofsky JA, Phillips CK, Stifelman M, Taneja SS. A matched-cohort comparison of laparoscopic cryoablation and laparoscopic partial nephrectomy for treating renal masses. BJU Int. 2007;99(2):395-8.
68. Ko YH, Park HS, Moon DG, Lee JG, Kim JJ, Yoon DK, et al. A matched-cohort comparison of laparoscopic renal cryoablation using ultrathin cryoprobes with open partial nephrectomy for the treatment of small renal cell carcinoma. Cancer Res Treat. 2008;40(4):184-9.
69. Klatte T, Mauermann J, Heinz-Peer G, Waldert M, Weibl P, Klinger HC, et al. Perioperative, oncologic, and functional outcomes of laparoscopic renal cryoablation and open partial nephrectomy: a matched pair analysis. J Endourol. 2011;25(6):991-7.
70. Choueiri TK, Tomczak P, Park SH, Venugopal B, Ferguson T, Chang YH, et al. Adjuvant Pembrolizumab after Nephrectomy in Renal-Cell Carcinoma. N Engl J Med. 2021;385(8):683-694.
71. Roussel E, Beuselinck B, Albersen M. Three Years After CARMENA: What Have We Learned? Eur Urol. 2021;80(4):425-7.
72. Kavolius JP, Mastorakos DP, Pavlovich C, Russo P, Burt ME, Brady MS. Resection of metastatic renal cell carcinoma. J Clin Oncol. 1998;16(6):2261-6.
73. Hofmann F, Hwang EC, Lam TB, Bex A, Yuan Y, So Marconi L, et al. Targeted therapy for metastatic renal cell carcinoma. Cochrane Database Syst Rev. 2020;10(10):CD012796.
74. Albiges L, Tannir NM, Burotto M, McDermott D, Plimack ER, Barthélémy P, et al. Nivolumab plus ipilimumab versus sunitinib for first-line treatment of advanced renal cell carcinoma: extended 4-year follow-up of the phase III CheckMate 214 trial. ESMO Open. 2020;5(6):e001079.
75. Motzer RJ, Rini BI, McDermott DF, Frontera OA, Hammers HJ, Carducci MA, et al. Nivolumab plus ipilimumab versus sunitinib in first-line treatment for advanced renal cell carcinoma: extended follow-up of efficacy and safety results from a randomised, controlled, phase 3 trial [published correction appears in Lancet Oncol. 2019 Aug 21] [published correction appears in Lancet Oncol. 2020;21(6):e304] [published correction appears in Lancet Oncol. 2020;21(11):e518]. Lancet Oncol. 2019;20(10):1370-1385.
76. Vano YA, Elaidi R, Bennamoun M, Chevreau C, Borchiellini D, Pannier D, et al. Nivolumab, nivolumab-ipilimumab, and VEGFR-tyrosine kinase inhibitors as first-line treatment for metastatic clear-cell renal cell carcinoma (BIONIKK): a biomarker-driven, open-label, non-comparative, randomised, phase 2 trial. Lancet Oncol. 2022;23(5):612-24.

77. Escudier B, Michaelson MD, Motzer RJ, Hutson TE, Clark JI, Lim HY, et al. Axitinib *versus* sorafenib in advanced renal cell carcinoma: subanalyses by prior therapy from a randomised phase III trial. Br J Cancer. 2014;110(12):2821-8.
78. Hawkins MJ. Imunotherapy with high-dose interleukin 2. In: Vogeizang N, Scardino P, Shipley W et al. Comprehensive textbook of genitourinary oncology. Baltimore, Williams & Wilkins; 1996. p. 242-54.
79. Brandina L. Tumores renais. In: Riella MC, organizador. Princípios de nefrologia e distúrbios hidreletrolíticos. 3. ed. Rio de Janeiro: Guanabara Koogan; 1996. p. 440-9, 196.
80. Paya K, Horcher E, Lawrenz K, Rebhandl W, Zoubek A. Bilateral Wilm's tumor – surgical aspects. Eur J Pediatr Surg. 2001;11(2):99-104.
81. Srougi M. Tumor de Wilms. In: Srougi M, Simon DD, organizadores. Câncer urológico. São Paulo: Marprint; 1996. p. 123-41.
82. Gow KW, Roberts IF, Jamieson DH, Bray, H, Magee JF, Murphy JJ. Local staging of Wilm's tumor: computerized tomography correlation with histological findings. J Pediatr Surg. 2000;35(5):677-9.
83. Ramsden WH. Imaging in diagnosis and staging of paediatric abdominal tumours. Imaging. 2001;13:262-71.
84. Pohar KS, Sheinfeld J. When is partial ureterectomy acceptable for transicional-cell carcinoma of the ureter? J Endourol. 2001; 15(4):405-8.
85. Hara I, Hara S, Miyake H, Nomi M, Gotoh A, Kawabata G, et al. Usefulness of ureteropyeloscopy for diagnosis of upper urinary tract tumors. J Endourol. 2001;15(6):601-5.
86. Souto CAV. Neoplasias da pelve renal e de ureter. In: Barata HS, Carvalhal GF, organizadores. Urologia: princípios e prática. Porto Alegre: Artmed; 1999. p. 339-43.
87. Potter SR, Chow GK, Jarret TW. Percutaneous endoscopic management of urothelial tumors of the renal pelvis. Urology. 2001;58(3):457-9.
88. Srougi M, Dzik C. Câncer de pélvis renal. In: Srougi M, Lima SVC, organizadores. Manual de normatização: câncer urológico. São Paulo: BG Cultural; 2000. p. 13-7.

32 Nefropatia nas Doenças Tropicais

Geraldo Bezerra da Silva Junior • Elizabeth De Francesco Daher • Karla Petruccelli Israel

INTRODUÇÃO

As doenças tropicais representam um grave problema de saúde pública, sendo muitas delas endêmicas nos países de baixa e média renda. Condições como Chikungunya, dengue, leishmaniose e hanseníase estão na lista de doenças negligenciadas da Organização Mundial da Saúde (OMS), em virtude da ineficácia dos programas governamentais para o controle de prevenção desses agravos e por estarem associadas a piores condições socioeconômicas. Os rins podem ser acometidos no curso de várias doenças infecciosas e parasitárias. Com frequência, observa-se injúria renal aguda (IRA) secundária a doenças tropicais, como leptospirose, malária e febres virais hemorrágicas. A IRA que ocorre na leptospirose grave (síndrome de Weil) é bastante estudada e bem descrita na literatura. Acometimento glomerular pode se dar de maneira inespecífica, como na amiloidose renal secundária, sendo manifestação inespecífica de qualquer infecção crônica. Várias outras alterações histopatológicas já foram descritas em diferentes doenças infecciosas, incluindo glomerulonefrites proliferativa difusa, membranoproliferativa, proliferativa mesangial, membranosa e glomeruloesclerose segmentar e focal. Lesões tubulares também podem estar presentes nas doenças tropicais, sendo a acidose tubular renal distal, por exemplo, uma das manifestações iniciais da lesão renal na leishmaniose (visceral e cutânea), podendo também ser observada em outras doenças infecciosas. Mais recentemente, as doenças tropicais negligenciadas têm sido implicadas como possíveis causas da doença renal crônica de origem desconhecida (do inglês "*CKDu*"), tendo como principal hipótese as semelhanças epidemiológicas e fisiopatológicas. As características clínicas, epidemiológicas, laboratoriais e histopatológicas da nefropatia nas principais doenças tropicais serão abordadas neste capítulo.

CHIKUNGUNYA

A Chikungunya é uma arbovirose causada por um vírus da família *Togaviridae*, do gênero *Alphavirus*, transmitida pelo mosquito *Aedes aegypti* e *Aedes albopictus*. A doença tem seus primeiros casos registrados nos anos 1950 no continente africano, surgindo apenas no século XXI no continente americano. É relatada uma alta taxa de ataque, que pode variar de 75 a 95%, com grande número de indivíduos acometidos apresentando sintomas. O nome da doença vem de um idioma local da região da Tanzânia e significa "aquele que se curva", fazendo alusão às artralgias intensas causadas pela doença.

Epidemiologia

Há registros de Chikungunya em mais de 60 países, na Ásia, África, Europa e nas Américas. A primeira transmissão local no hemisfério ocidental foi confirmada em 2013, no Caribe, chegando ao Brasil logo em seguida, evoluindo com a primeira grande epidemia dessa doença em nosso país, com o maior número de casos registrados em 2016 (277.882), sendo a maior incidência na região Nordeste (239.714), seguida da região Sudeste (25.245). No período de 2018 a 2020, foram notificados no Brasil 397.115 casos de Chikungunya, com 222 (0,05%) evoluindo a óbito.

Manifestações clínicas

A Chikungunya tem um período de incubação de 3 a 7 dias, com a maioria dos pacientes tornando-se sintomática. A doença pode ser dividida em fases: aguda (até 14 dias), pós-aguda (15 a 90 dias) e crônica (após 3 meses). A fase aguda caracteriza-se por febre alta, associada à poliartralgia ou artrite, que é descrita como simétrica, acometendo principalmente as articulações de mãos, punhos, ombros, joelhos, tornozelos e pés. A artralgia ocorre em 90% dos casos. A dor costuma ser intensa e incapacitante. Pode ocorrer também um exantema, em torno do 3º ou 4º dia, macular ou maculopapular, principalmente em tronco e extremidades. Sintomas inespecíficos também podem ser observados, incluindo cefaleia, fadiga, mialgia, anorexia, náuseas, vômitos e adenomegalias. Podem ocorrer complicações graves, com acometimento do sistema nervoso central e periférico, cardíaco, pulmonar, hepático, vascular e renal, como será detalhado mais adiante. Até 75% dos pacientes persistem com sintomas após 14 dias, com duração até 3 meses. Na fase pós-aguda, persiste a poliartralgia/poliartrite, podendo ter caráter persistente ou intermitente. Os pacientes que persistem com sintomas por mais de 3 meses são considerados crônicos e são aqueles em que persistem as queixas osteomusculares. Essa cronificação é observada em 40 a 80% dos casos.

Envolvimento renal

O acometimento renal na Chikungunya ainda é pouco estudado. A incidência de IRA na fase aguda da doença é relatada em torno de 21 a 45% dos casos, de acordo com os critérios KDIGO, sendo maior nos pacientes com manifestações atípicas e graves. A IRA na Chikungunya não parece estar relacionada à viremia, porém está associada a maior mortalidade. Há poucos estudos sobre os achados histopatológicos da lesão renal na Chikungunya, sendo descritos nefrite intersticial aguda, com infiltrado mononuclear, necrose tubular aguda, congestão glomerular e nefroesclerose. Alguns estudos investigaram a presença de antígenos virais no tecido renal através de imunofluorescência, sendo detectados nas células tubulares. Esses antígenos do vírus Chikungunya foram detectados na fase aguda da doença, porém não há evidência da persistência na fase crônica. Em um estudo avaliando 15 pacientes que fizeram biopsia renal após diagnóstico confirmado de Chikungunya, houve predomínio de lesões glomerulares: glomerulosclerose segmentar e focal (3), nefrite lúpica (3), glomerulopatia colapsante (2), nefropatia membranosa (2), glomerulonefrite crescêntica (2), vasculite pauci-imune (1) e microangiopatia trombótica (1), evidenciando a Chikungunya como um possível fator desencadeante dessas doenças glomerulares. Alguns estudos apontam ainda que os pacientes com doença renal crônica (DRC) tendem a apresentar um pior prognóstico na Chikungunya, incluindo maior mortalidade (cerca de 3 vezes maior em comparação aos pacientes sem DRC). Outras alterações, como hematúria e proteinúria, também são descritas, com incidência variando de 1 a 2,6% e 17 a 36%, respectivamente. A Figura 32.1 ilustra a fisiopatologia do acometimento renal na Chikungunya.

Tratamento

Não há tratamento específico para a infecção pelo vírus Chikungunya e o tratamento é baseado em analgesia. O uso de anti-inflamatórios não esteroides (AINEs) deve ser evitado. Drogas antirreumáticas modificadoras de doença, como hidroxicloroquina, cloroquina e metotrexato, têm sido aplicadas no tratamento da artrite crônica da Chikungunya, com eficácia questionável, e revisões sistemáticas recentes evidenciam não haver benefício no uso desses medicamentos para o tratamento específico da artrite na Chikungunya.

DENGUE

Arbovirose mais comum no mundo todo, é causada por vírus de RNA da família *Flaviviridae*, apresentando quatro sorotipos distintos (DENV 1, DENV 2, DENV 3 e DENV 4). Todos os quatro tipos já foram associados à febre hemorrágica da dengue. O vírus é transmitido por mosquitos do gênero *Aedes*, como o *Aedes aegypti*, o principal vetor, e *Aedes albopictus*, estando bem adaptados às áreas urbanas. É considerada a doença mais importante transmitida por artrópodes, em termos de morbidade e mortalidade.

Epidemiologia

A dengue é um problema de saúde pública em vários países tropicais. Estima-se em torno de 390 milhões de casos por ano, dos quais 96 milhões apresentam sintomas. Há outra estimativa de que 3,9 bilhões de pessoas no mundo estão expostas ao risco de contrair dengue. Há registros de dengue em mais de 120 países, sendo que 70% dos casos ocorrem atualmente no Sudeste Asiático, com aumento de 8 vezes nas últimas duas décadas, de 505.430 casos em 2000, para mais de 2,4 milhões em 2010 e 5,2 milhões em 2019. No Brasil, os primeiros casos de dengue relatados têm origem no século XIX. No século XX, ocorreram várias epidemias de dengue em diferentes regiões do país, sobretudo no Sudeste e no Nordeste, persistindo até os dias atuais como uma doença endêmica, com períodos anuais de epidemia nas estações chuvosas. Quase todo o território brasileiro tem registro de casos de dengue e de infestação pelo mosquito *Aedes aegypti*. O número de casos vem aumentando nos últimos anos. Em 2013, pela primeira vez, foram notificados mais de 1 milhão de casos de dengue no Brasil. De 2018 a 2020, foram notificados 2.788.522 casos de dengue no Brasil, com 1.628 (0,05%) evoluindo a óbito. Em 2022, até a semana epidemiológica 24, já haviam sido registrados 1.172.882 casos prováveis de dengue (taxa de incidência de 549,8 casos por 100 mil habitantes). Para o ano de 2022, a região Centro-Oeste apresentou a maior taxa de incidência de dengue, com 1.629,9 casos/100 mil habitantes, seguida das regiões:

> **PONTOS-CHAVE**
> - O envolvimento renal tem sido observado na Chikungunya
> - IRA está associada a efeito citopático direto do vírus e a mecanismos imunológicos
> - A infecção pelo vírus Chikungunya pode desencadear diferentes tipos de doenças glomerulares
> - DRC está associada com maior mortalidade.

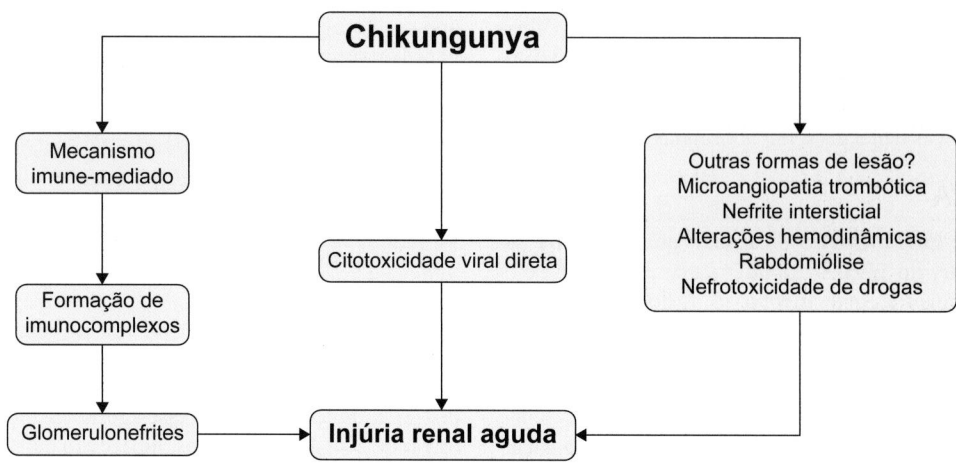

Figura 32.1 Fisiopatologia da injúria renal aguda associada à infecção pelo vírus Chikungunya.

Sul (983,9 casos/100 mil habitantes), Sudeste (440,7 casos/100 mil habitantes), Nordeste (284,8 casos/100 mil habitantes) e Norte (223,2 casos/100 mil habitantes).

Manifestações clínicas

Variam de acordo com a idade do paciente, sendo o período de incubação entre 3 e 14 dias. A maioria dos infectados, especialmente as crianças, é assintomática ou apresenta apenas doença febril leve, em áreas endêmicas. A dengue clássica caracteriza-se por febre alta, acompanhada de cefaleia intensa, mialgia e artralgia, dor retro-orbitária, anorexia, náuseas, vômitos e *rash* cutâneo macular ou maculopapular. A dengue hemorrágica tem sintomas similares à dengue clássica, porém é possível um quadro clínico mais grave, com sangramentos, dor abdominal, desorientação, taquicardia, dispneia, elevação de hematócrito por aumento da permeabilidade vascular, hipotensão e até mesmo evolução para choque e morte. São sinais de alerta de gravidade: dor abdominal, vômitos persistentes, acumulação clínica de líquidos, sangramento de mucosas, letargia, inquietação, hepatomegalia > 2 cm e aumento do hematócrito simultâneo à queda abrupta de plaquetas. Achados laboratoriais comumente associados à dengue mostram a presença de neutropenia, linfocitose relativa, aumento discreto das enzimas hepáticas e trombocitopenia.

Envolvimento renal

A incidência de IRA na dengue varia, sendo mais frequente em adultos. Estudos sobre dengue em crianças evidenciam uma baixa frequência de IRA (de 0,9 a 1,6%), taxa que, em adultos, varia de 4 a 30%. A IRA na dengue está associada a hipotensão, sepse, disfunção de múltiplos órgãos e uso de medicações vasoativas. Em geral, a IRA na dengue grave está associada ao aumento da mortalidade. Além da IRA, são encontrados na dengue a proteinúria, a glomerulonefrite e a síndrome hemolítico-urêmica. A maioria dos casos de IRA na dengue está associada à choque, hemólise, rabdomiólise e resposta inflamatória sistêmica. Pode haver também lesão renal direta pelo vírus, por ação citopática das proteínas virais nas células glomerulares e tubulares, mecanismos imunomediados pelos antígenos virais depositados em estruturas glomerulares e lesão tecidual por deposição de imunocomplexos. Outros fatores participam, ainda, da fisiopatologia da lesão renal na dengue, incluindo instabilidade hemodinâmica, hemólise, rabdomiólise e uso de medicamentos nefrotóxicos. Estudos de necropsia evidenciam necrose tubular aguda (NTA), mais acentuada no túbulo contorcido proximal, além de áreas de hemorragia e edema, preferencialmente na região medular. Antígenos do vírus do dengue já foram encontrados nos rins de pacientes com dengue. Nefropatia por imunoglobulina A (IgA) também tem sido descrita no contexto da infecção pelo vírus da dengue. É possível que a infeção por dengue estimule a produção excessiva de IgA, sendo os mecanismos que levam à nefropatia por IgA nesse contexto ainda pouco investigados. Outras glomerulonefrites, incluindo glomerulonefrite crescêntica e com presença de anticorpos antimembrana basal glomerular, já foram descritas em pacientes com dengue. Além disso, a dengue constitui um importante problema nos pacientes transplantados, sendo uma complicação potencialmente fatal. Pode ocorrer transmissão da dengue pelo doador renal. Há relatos de que a evolução dessa infecção não difere nos pacientes transplantados, em comparação àqueles sem imunossupressão. A fisiopatologia da lesão renal na dengue está ilustrada na Figura 32.2.

Alterações urinárias, como hematúria microscópica e proteinúria não nefrótica, são mais frequentes e parecem decorrer de alterações glomerulares. Os achados de biopsia renal mostram hipertrofia e hiperplasia das células mesangiais e endoteliais, presença de células monocíticas em alguns capilares glomerulares e espessamento focal da membrana basal glomerular. São descritos também achados de NTA, mioglobinúria, hemorragia, edema e microangiopatia trombótica. Aspectos histopatológicos da lesão renal na dengue estão ilustrados na Figura 32.3. Depósitos de IgG, IgM e C3 foram encontrados nos glomérulos e nas arteríolas. Na microscopia eletrônica, podem ser observadas partículas esféricas densas sugestivas de partículas virais. Outra manifestação renal mais rara, como síndrome nefrótica, foi observada no surto de dengue do tipo 3.

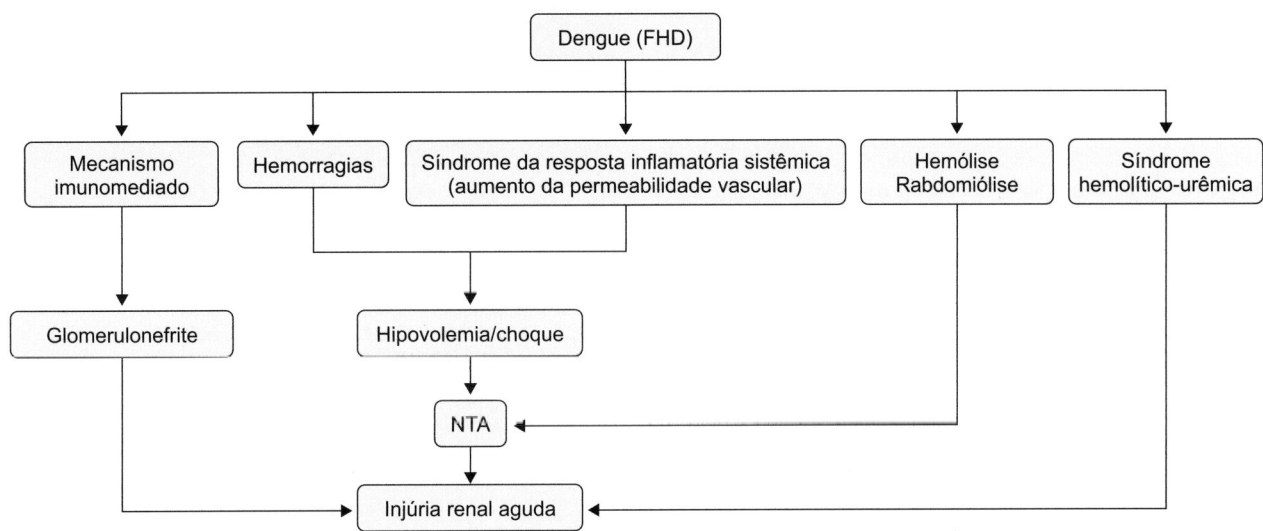

Figura 32.2 Fisiopatologia da injúria renal aguda associada à dengue. FHD: febre hemorrágica da dengue; NTA: necrose tubular aguda.

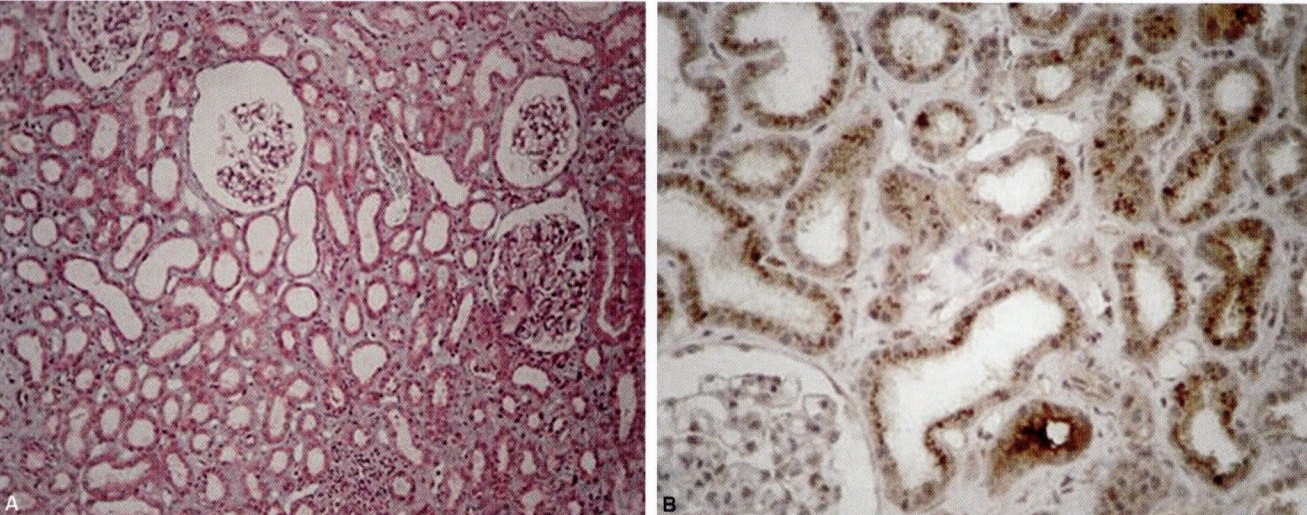

Figura 32.3 Acometimento renal na dengue. **A.** Microscopia óptica de tecido renal corado pelo tricrômico de Masson (20x). Presença de necrose tubular aguda difusa e glomérulos preservados. Na área intersticial, linhas finas de fibrose e edema são evidentes. **B.** Imunomarcação do tecido renal. Imunomarcação positiva para mioglobina no citoplasma das células tubulares. (Adaptada de Repizo et al., 2014.)

Evolução e tratamento

Não há tratamento específico para a dengue. As medidas de suporte devem ser instituídas de acordo com os sinais e sintomas específicos das manifestações da infecção. Hidratação oral deve ser instituída precocemente em pacientes sem a forma hemorrágica. O tratamento básico consiste em repouso, hidratação oral, antipiréticos e analgésicos. Em virtude da febre alta, anorexia e vômitos, ocorre desidratação. O paciente deve ser orientado a aumentar a ingestão de líquidos. A solução de reidratação oral proposta pela OMS é recomendada. A febre e a mialgia podem ser tratadas com analgésicos comuns, como a dipirona ou paracetamol, devendo-se ter cuidado com o uso de altas doses de paracetamol. A febre é alta e pode não haver normalização da temperatura com o uso da medicação. Outros agentes anti-inflamatórios não esteroides (AINE), especialmente o ácido acetilsalicílico, devem ser evitados pelos riscos de sangramento decorrente da inibição da função plaquetária e de desenvolvimento de síndrome de Reye em crianças. O prurido pode ser tratado com anti-histamínicos e, caso não melhore, bolsas de gelo para alívio temporário podem ser empregadas. A pronta reposição volêmica reduz de modo importante a mortalidade nos pacientes com febre hemorrágica da dengue. Não há evidências de que o uso de corticosteroides seja benéfico no tratamento da nefropatia por dengue.

Além das medidas gerais, a principal assistência ao paciente com dengue consiste em avaliá-lo meticulosamente e prestar informações precisas aos familiares quanto a sinais e sintomas que sugiram o desenvolvimento de complicações, como evidências precoces do desenvolvimento de febre hemorrágica da dengue. As manifestações hemorrágicas, mesmo sem evidências de aumento da permeabilidade plasmática, podem ser graves o suficiente para justificar transfusão sanguínea e estão geralmente relacionadas com intensa plaquetopenia e, nos casos mais graves, com coagulação intravascular disseminada. Transfusões de plaquetas raramente são efetuadas, mas podem beneficiar pacientes com contagem menor que 10 mil/mm^3 e que ainda estejam sangrando.

Não há necessidade de internar todos os pacientes com febre hemorrágica da dengue. O prognóstico depende basicamente do reconhecimento precoce e do grau de comprometimento ou gravidade da doença quando o paciente busca assistência médica. Sem tratamento apropriado, a mortalidade varia de 10 a 20%, aumentando em duas vezes nos casos em que acontece choque. Persistência de lesão renal, evidenciada pela não normalização dos níveis séricos de creatinina, tem sido descrita em torno de 7 a 12% dos pacientes com dengue no momento da alta hospitalar, sinalizando para possível cronificação da doença renal.

Existem várias pesquisas relacionadas à vacina contra a dengue, com evidência de eficácia variável e ainda com riscos associados, inclusive com o desenvolvimento de formas mais graves de dengue (infecção natural em crianças vacinadas), não se podendo ainda recomendá-la na prática clínica.

> **⚠ PONTOS-CHAVE**
> - O envolvimento renal é comum nos casos graves de dengue
> - IRA na febre hemorrágica da dengue decorre de choque, hemólise e rabdomiólise
> - Pode ocorrer glomerulonefrite mediada por imunocomplexos, cujo significado clínico ainda precisa ser mais bem investigado.

DOENÇA DE CHAGAS

A doença de Chagas, ou tripanossomíase americana, é uma antropozoonose causada pelo protozoário *Trypanosoma cruzi*. É uma doença amplamente distribuída no continente americano, do sul dos EUA ao sul da Argentina. No entanto, observa-se nas últimas 3 décadas uma globalização da doença de Chagas em razão da migração legal e ilegal dos países endêmicos para os não endêmicos, principalmente EUA, Canadá, Espanha, França, Suíça, Itália, Japão, países emergentes da Ásia e Austrália, gerando uma série de mudanças em seus aspectos epidemiológicos e despertando maior interesse no estudo dessa patologia negligenciada. A doença de Chagas pode ser transmitida pelo contato com fezes de insetos do gênero *Triatominae* – conhecidos no Brasil como "barbeiro" – quando contaminadas pelo *Trypanossoma*, mas também pela ingestão de alimentos contaminados (principal via nas formas agudas de doença de Chagas, por transfusões, por via vertical (congênita) e no transplante de órgãos sólidos.

Epidemiologia

Estima-se que 6 a 7 milhões de indivíduos estão infectados pela doença de Chagas, sendo a maioria dos casos na América Latina. No Brasil, no período de 1980 a 2012, um estudo de revisão estimou uma prevalência da doença de Chagas de 4,2%, o que corresponde a 4,6 milhões de casos. Aproximadamente 30 e 10% dos pacientes evoluem com as formas cardíaca e digestiva da doença, respectivamente, sendo a cardiopatia chagásica responsável pela maior morbimortalidade da doença. Desde a década de 1970, ações de controle vetorial da doença de Chagas foram implementadas no Brasil, além da triagem de doadores de sangue e tecidos, de modo que houve importante redução do número de casos. A Amazônia, durante muito tempo descrita como área hipoendêmica, hoje representa o principal foco de transmissão de doença de Chagas no Brasil. Na série histórica de 2010 a 2020, foram notificados 2.343 casos de doença de Chagas aguda na região Norte do país, 99 casos na região Nordeste, 19 no Centro-Oeste, 9 no Sudeste e apenas 2 casos na região Sul. Entre 2010 e 2019, foram registrados 45.409 óbitos que tiveram como causa básica a doença de Chagas, com coeficiente de mortalidade variando de 2,04 a 2,50 por 100 mil habitantes.

Manifestações clínicas

A doença de Chagas pode ser aguda ou crônica. A maioria dos casos é da forma crônica, em que predominam os sintomas do acometimento do sistema digestivo ou cardíaco. A doença crônica tem três apresentações: indeterminada, cardíaca e digestiva. A forma crônica indeterminada é a mais comum, com a maioria dos pacientes sendo assintomática. A forma crônica cardíaca é a mais importante, pois é a que está mais associada à mortalidade. Manifesta-se como uma cardiopatia progressiva, com complicações que incluem arritmias, insuficiência cardíaca e tromboembolismo. A forma crônica digestiva caracteriza-se por uma disfunção principalmente motora, que pode ocorrer em qualquer parte do tubo digestivo. A alteração principal é a desnervação autonômica intramural, causando uma discinesia do segmento e posteriormente à sua dilatação ("megaesôfago", "megacólon"). Desnervação autonômica do trato urinário também é descrita, com consequente discinesias nos ureteres e na bexiga. Estase e refluxo urinário podem ocorrer, predispondo à infecção urinária.

As formas agudas se iniciam após um período de incubação de 1 a 4 semanas após a exposição ao *T. cruzi*. A maioria dos pacientes apresenta-se assintomática ou manifesta sintomas sistêmicos infecciosos (febre, hepatoesplenomegalia, diaforese, mialgia), acompanhados por alterações laboratoriais igualmente não específicas, principalmente leucocitose, com linfocitose absoluta. Alguns pacientes exibem um quadro clínico de miocardite, com sinais e sintomas semelhantes às miocardites de outras causas: dispneia, fadiga e outros comemorativos de insuficiência cardíaca.

Envolvimento renal

O acometimento renal é ainda pouco estudado na doença de Chagas. Há evidências de que o *T. cruzi* é capaz de infectar uma grande variedade de células, incluindo as células renais. A disseminação para os órgãos, incluindo os rins, ocorre por meio da corrente sanguínea e dos vasos linfáticos. Estudos experimentais apontam que o acometimento renal na doença de Chagas está associado ao acometimento cardíaco. Assim, manifestações cardíacas agudas da doença, como miocardite, pericardite e arritmias, podem levar à síndrome cardiorrenal tipo I, definida como insuficiência cardíaca aguda levando à IRA. Doença renal leve a grave foi observada em 27,3 e 30,5% dos pacientes internados com cardiopatia chagásica, respectivamente, em um estudo brasileiro. Há descrição de redução do fluxo sanguíneo renal, lesão tubular e infiltrado inflamatório intersticial na doença de Chagas, bem como perda de função renal associada à alta carga parasitária e fenômenos autoimunes. Um estudo experimental com ratos infectados por *T. cruzi* evidenciou depósitos de imunocomplexos contendo antígenos parasitários e autoanticorpos. O padrão histológico predominante é a glomerulonefrite membranoproliferativa. A Figura 32.4 ilustra a fisiopatologia do acometimento renal na doença de Chagas.

Tratamento

O tratamento da doença de Chagas é feito com beznidazol ou nifurtimox, que são ativos contra as formas sanguíneas do parasito e sobre as formas teciduais. O tratamento deve ser de 30 a 60 dias. A presença de disfunção renal não é contraindicação formal ao tratamento, mas os perfis devem ser individualizados. O longo período do tratamento se dá para objetivo de esgotar o parasitismo, pela melhor ação das drogas sobre as formas sanguíneas do *T. cruzi*.

> **⚠ PONTOS-CHAVE**
> - O acometimento renal na doença de Chagas está associado à disfunção cardíaca e a fenômenos imunológicos
> - A disfunção renal é marcada pela síndrome cardiorrenal
> - Glomerulopatia parece estar associada à deposição de imunocomplexos
> - A doença de Chagas pode ser transmitida pelo transplante de órgãos sólidos, sendo necessário seu rastreamento na seleção de doadores.

FEBRE AMARELA

Doença infecciosa aguda, não contagiosa, causada por um vírus do gênero *Flavivirus*, família *Flaviviridae*, transmitido por picadas de insetos hematófagos da família *Culicidae*, em especial dos gêneros *Aedes* e *Haemagogus*. Foi a primeira febre viral hemorrágica descrita no mundo. A distribuição geográfica do mosquito *Aedes aegypti* no Brasil é um fator alarmante com relação ao reaparecimento de surtos urbanos de febre amarela.

Epidemiologia

A febre amarela é endêmica na África tropical, na América do Sul e no Panamá, causando periodicamente surtos isolados ou epidemias de maior ou menor impacto em Saúde Pública. No Brasil, ocorre irregularmente, com períodos de padrão endêmico (casos isolados restritos à região amazônica) e epidêmico (quando ocorrem casos em indivíduos não vacinados nas regiões Centro-Oeste, Sudeste e Sul). No período 2017/2018, foi registrado um dos eventos mais expressivos da história da

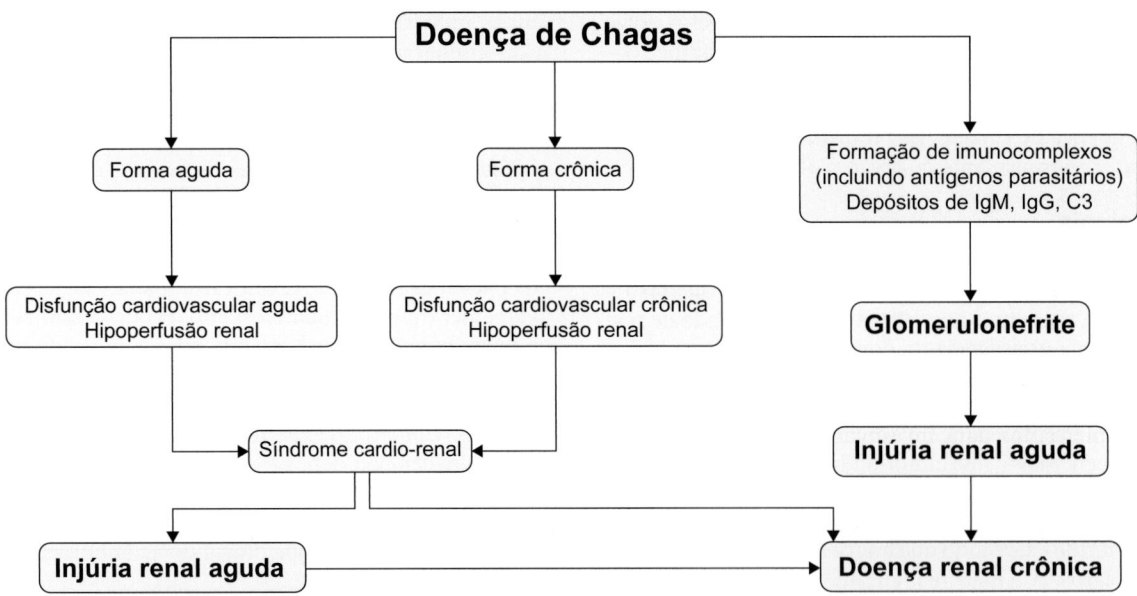

Figura 32.4 Fisiopatologia do acometimento renal na doença de Chagas.

febre amarela no Brasil, com a dispersão do vírus pela costa leste brasileira. Nesse período, foram notificados 2.867 casos humanos suspeitos de febre amarela, sendo confirmados 723 até junho de 2018, sendo a maioria na região Sudeste, predominando em São Paulo e Minas Gerais, com 237 indo a óbito (letalidade de 32,8%).

Manifestações clínicas

O espectro clínico da doença varia desde um quadro assintomático, caracterizado por doença febril inespecífica, até uma doença fulminante, identificada por disfunção de múltiplos órgãos. A maioria dos indivíduos infectados com o vírus da febre amarela desenvolve sintomas discretos ou não apresenta manifestações da doença. Em geral, o período de incubação é de 3 a 6 dias. As manifestações iniciais incluem febre alta de início súbito, sensação de mal-estar, cefaleia, mialgia, cansaço e calafrios. Em algumas horas, podem surgir náuseas, vômitos e, eventualmente, diarreia. Após 3 ou 4 dias, a maioria dos doentes (80 a 90%) recupera-se completamente e fica permanentemente imunizada contra a doença. Entre 10 e 20% dos pacientes evoluem com a forma grave, com alta letalidade. Em geral, 1 ou 2 dias após um período de aparente melhora (que pode não existir), há exacerbação dos sintomas, como febre, calafrios, cefaleia intensa, dor lombossacra, mialgia generalizada, anorexia, náuseas, vômitos, dor abdominal e diarreia. Surgem também icterícia e manifestações hemorrágicas, como melena, epistaxe, metrorragia, petéquias, equimoses e sangramento difuso pelas mucosas, podendo evoluir com quadro de encefalopatia hepática e IRA, caracterizada por oligúria ou anúria. A evolução para morte pode ocorrer em até 50% das formas graves, mesmo nas melhores condições de assistência médica. Os pacientes que sobrevivem recuperam-se totalmente. Na forma grave, os dados laboratoriais mostram elevações acentuadas das enzimas hepáticas (> 2 mil UI/ℓ) e de bilirrubinas (> 10 mg/dℓ), sobretudo com aumento da fração direta. Distúrbio de coagulação decorre da síntese deficiente dos fatores de coagulação dependentes de vitamina K. Ocorrem também plaquetopenia, leucopenia e elevação dos níveis de ureia e creatinina. O diagnóstico é feito por meio de exames sorológicos (MAC-Elisa), reação em cadeia da polimerase (PCR) ou do isolamento do vírus em cultura (que tem maior chance de ser feito até o 5º dia de doença).

Envolvimento renal

O acometimento renal é comum na forma grave da febre amarela. A disfunção renal normalmente aparece entre o 5º e o 7º dia da doença, manifestando-se por redução do volume urinário e aparecimento de albuminúria. Oligúria é um achado frequente, mesmo com hidratação adequada. Em um estudo com 95 pacientes internados em São Paulo durante a epidemia mais recente de febre amarela no Brasil, IRA foi observada em 76,8% dos casos, e diálise foi necessária em 73,7% destes, havendo alta mortalidade (62,1%). O paciente pode evoluir com anúria e NTA grave. A mortalidade é alta nessa fase. O mecanismo da lesão renal na febre amarela é pouco investigado. Sabe-se que há isquemia renal, coagulação intravascular, choque, toxicidade tubular induzida pela bilirrubina e efeitos diretos do vírus no tecido renal. NTA é encontrada, evidenciando que a hipoperfusão na gênese da lesão renal é mais importante que a ação direta do vírus na nefropatia da febre amarela. Há, ainda, a participação de mecanismos inflamatórios, com aumento da produção e liberação de citocinas. Em um modelo experimental, a IRA, nas primeiras 24 horas, parece ser pré-renal e, mais tardiamente, marcada por oligoanúria, acidose metabólica, albuminúria e cilindrúria. Em estudos experimentais, observou-se identificação do antígeno viral no glomérulo, sugerindo ação direta do vírus no tecido renal. A microscopia renal em pacientes com IRA secundária à febre amarela mostra degeneração eosinofílica do epitélio tubular, sem a presença de infiltrado inflamatório. Também são descritos rins aumentados, congestos e edemaciados em achados de necropsia de pacientes com febre amarela. Antígenos virais também foram identificados no tecido renal de pacientes com doença causada pela vacinação.

Esses mesmos antígenos são encontrados nos glomérulos de animais infectados em modelos experimentais, 2 a 3 dias após a inoculação do vírus. A fisiopatologia da IRA associada à febre amarela está esquematizada na Figura 32.5.

Tratamento

A avaliação do paciente deve ser contínua e inclui a verificação dos sinais vitais, da diurese e o acompanhamento diário pelo menos dos seguintes exames: hemograma, coagulograma, sumário de urina e verificação das funções hepática (dosagem das aminotransferases, bilirrubina e gamaglutamil transferase) e renal (dosagem de ureia e creatinina, além de monitoramento do balanço hídrico). A febre amarela não tem tratamento específico. Indivíduos com suspeita dessa doença devem ser internados para investigação diagnóstica e tratamento de suporte, feito basicamente com hidratação e antitérmicos. Não deve ser utilizado ácido acetilsalicílico pelo risco de sangramentos. Pelo menos durante os 5 primeiros dias de doença, é imprescindível que estejam protegidos com mosquiteiros, uma vez que, durante esse período, podem ser fontes de infecção para o *Aedes aegypti*. As formas graves da doença necessitam de tratamento intensivo e medidas terapêuticas adicionais, como diálise e, eventualmente, transfusões de sangue. Nos pacientes com IRA, deve-se manter um bom estado de hidratação e adequado suporte hemodinâmico. Assim como em outras etiologias de IRA secundária à NTA, o uso de diuréticos é controverso. Caso não haja melhora da função renal, indica-se a terapia substitutiva renal, a qual pode ser feita por meio da diálise peritoneal ou hemodiálise. Nas situações de hipercatabolismo, dá-se preferência à hemodiálise diária.

> **⚠ PONTOS-CHAVE**
> - A febre amarela é uma importante causa de febre hemorrágica
> - A disfunção renal é marcada por albuminúria e redução do débito urinário
> - IRA ocorre principalmente nos casos graves, decorrente de hipoperfusão renal, coagulação intravascular e toxicidade tubular induzida pela bilirrubina
> - Ação direta do vírus da febre amarela no tecido renal também tem sido relatada em estudos clínicos e experimentais.

HANSENÍASE

Doença de curso crônico, causada pelo *Mycobacterium leprae*, altamente incapacitante, com acometimento sistêmico em alguns pacientes. Tem sido relatada como uma das doenças mais antigas e temidas pela humanidade. Não se sabe ao certo a época de seu aparecimento. O *M. leprae* foi descrito em 1873 pelo norueguês Amauer Hansen. Trata-se de um bacilo álcool-acidorresistente, parasita intracelular, com predileção pela célula de Schwann e a pele.

Epidemiologia

Em 2020, foram registrados 127.396 novos casos de hanseníase no mundo, dos quais 19.195 (15,1%) ocorreram na região das Américas e 17.979 foram notificados no Brasil, o que corresponde a 93,6% do número de casos novos das Américas. Brasil, Índia e Indonésia relataram mais de 10 mil casos novos, correspondendo a 74% dos casos novos detectados no ano de 2020. O Brasil é o 2º país com o maior número de casos de hanseníase no mundo.

Manifestações clínicas

A doença caracteriza-se principalmente por lesões tegumentares e do sistema nervoso periférico. O quadro clínico é variável e determinado pela reação do sistema imunológico do hospedeiro ao bacilo. Durante o curso da doença, ocorrem os chamados "estados reacionais", nos quais o sistema imune age contra o bacilo, exacerbando as manifestações clínicas, sendo de dois tipos: reação reversa (ou tipo I), mais comum nas formas paucibacilares; e eritema nodoso (ou tipo II), mais frequente nas formas multibacilares. A doença divide-se em quatro formas, segundo critérios estabelecidos pela OMS: indeterminada, tuberculoide, dimorfa e virchowiana. O diagnóstico e a classificação são baseados em achados clínicos e em exames complementares; a baciloscopia da lesão possibilita a classificação dos pacientes em grupos multibacilares e paucibacilares.

Envolvimento renal

O acometimento renal na hanseníase foi descrito pela primeira vez no início do século XX, por meio de estudos de necropsia, encontrando-se glomerulopatias e alterações tubulares.

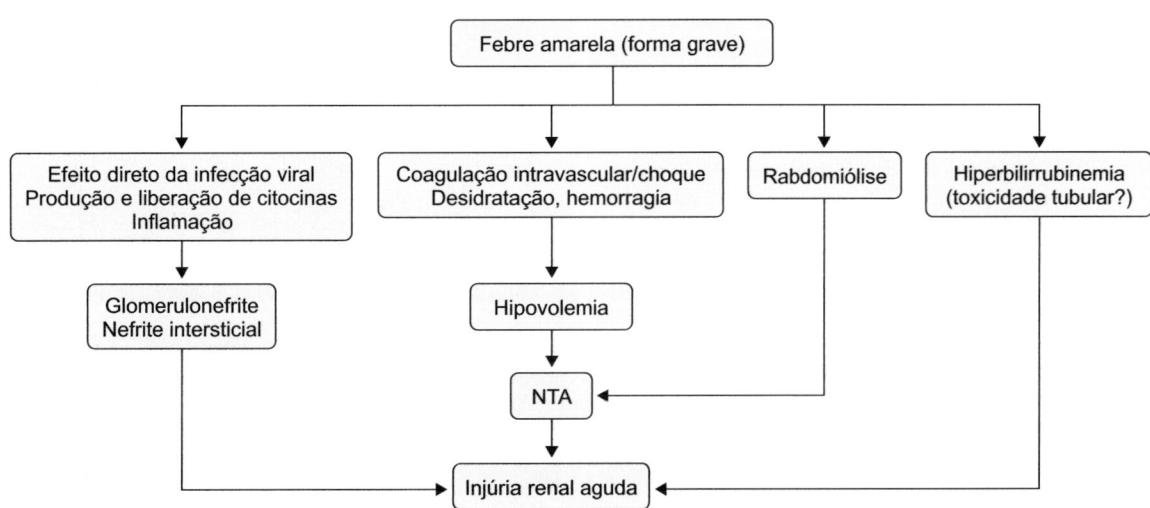

Figura 32.5 Fisiopatologia da injúria renal aguda associada à febre amarela. NTA: necrose tubular aguda.

Alterações renais específicas da hanseníase são descritas, incluindo a presença de granuloma epitelioide e do bacilo de Hansen no parênquima renal (Figura 32.6).

Observam-se lesões renais em todas as formas da hanseníase, sendo mais frequentes na forma virchowiana (multibacilar). O acometimento renal tem grande importância no quadro da hanseníase, constituindo-se uma das principais causas de morte. Estudos de necropsia têm revelado que 11 a 37% dos pacientes morrem de lesão renal, cujo diagnóstico é tardio, feito apenas em fases avançadas da doença, com evidentes sinais clínicos, sintomas ou alterações laboratoriais.

A incidência de glomerulonefrite na hanseníase varia de 6 a 50%. Proteinúria é encontrada em torno de 2 a 60% dos casos, enquanto hematúria microscópica, em 6 a 12%, ambas mais frequentes nos pacientes multibacilares. Quase todos os tipos de glomerulopatias já foram descritos em associação à hanseníase. A glomerulonefrite proliferativa mesangial representa a lesão mais comum na hanseníase. Outras formas também são encontradas, como glomerulonefrite difusa aguda, glomerulonefrite membranosa, várias formas de glomerulonefrite proliferativa, glomerulonefrite rapidamente progressiva, glomerulonefrite focal e doença de lesão mínima. Também se tem descrito na hanseníase infiltrado inflamatório neutrofílico, com depósitos eletrodensos de imunocomplexos no espaço subendotelial e oclusão capilar (Figuras 32.7 e 32.8). Nefrite tubulointersticial crônica também pode ocorrer, com incidência variável, chegando a ser documentada em 71% dos pacientes em certos estudos, com evidência de infiltrado de células mononucleares e, menos frequentemente, formação de granulomas.

A amiloidose renal é encontrada principalmente na forma virchowiana (Figura 32.9), com incidência variando de 2 a 55%. Os níveis séricos de proteína amiloide A estão elevados nos episódios de eritema nodoso e permanecem elevados por vários meses, sendo este o ponto-chave para o desenvolvimento da amiloidose na hanseníase. Manifesta-se por proteinúria elevada, podendo levar ao desenvolvimento de doença renal crônica (DRC) e óbito. Os rins são os órgãos mais acometidos na amiloidose secundária que se desenvolve na hanseníase. Há correlação significativa entre o tempo de doença e o desenvolvimento de amiloidose na hanseníase.

O mecanismo exato que leva ao desenvolvimento da glomerulopatia na hanseníase não está completamente esclarecido. O *M. leprae* não parece estar diretamente envolvido, embora já tenha sido encontrado nos glomérulos de alguns pacientes. Provavelmente, a lesão glomerular decorre de mecanismos imunológicos. Têm sido demonstradas diminuição do complemento sérico e deposição de imunocomplexos na membrana basal glomerular, nas regiões subendotelial e subepitelial, observados à microscopia eletrônica. Depósitos granulares de IgG e C3, e, menos frequentemente, de IgA, IgM e fibrina são encontrados na região mesangial e nos capilares glomerulares, podendo decorrer de depósito de imunocomplexos circulantes ou formação *in situ* de imunocomplexos. Estudos de microscopia eletrônica confirmam a presença de depósitos granulares densos nas regiões mesangial-subendotelial e subepitelial.

Alterações da função glomerular e tubular em pacientes com hanseníase são descritas em estudos clínicos. A redução da taxa de filtração glomerular (TFG), < 80 mℓ/min/1,73 m^2, é observada em até 50% dos casos. Os pacientes com a forma multibacilar apresentam TFG e capacidade de concentração urinária significativamente menor que os paucibacilares. Há déficit de acidificação urinária em um terço dos casos paucibacilares e multibacilares. Capacidade de concentração urinária reduzida é encontrada em mais de dois terços dos casos. Achados no exame de urina, como leucocitúria e hematúria, estão presentes em mais de 30% dos casos e microalbuminúria em 8,5%. Idade avançada, tempo de doença, tempo de tratamento e a forma multibacilar são fatores de risco para queda da TFG na hanseníase a longo prazo.

Tem-se observado IRA em aproximadamente 4% dos casos, associada às glomerulonefrites da hanseníase e à NTA secundária a outros fenômenos, como lesão isquêmica ou nefrotoxicidade por medicamentos usados no tratamento, como rifampicina e AINE. A IRA pela rifampicina costuma ocorrer somente quando utilizada em altas doses (900 a 1.200 mg). Entretanto, a dose usual é bem menor (450 a 600 mg), o que torna a toxicidade renal menos frequente. Eritema nodoso recorrente é frequentemente identificado nos pacientes que desenvolvem IRA. A dapsona, outro medicamento utilizado no tratamento da hanseníase, pode, raramente, causar hemólise e

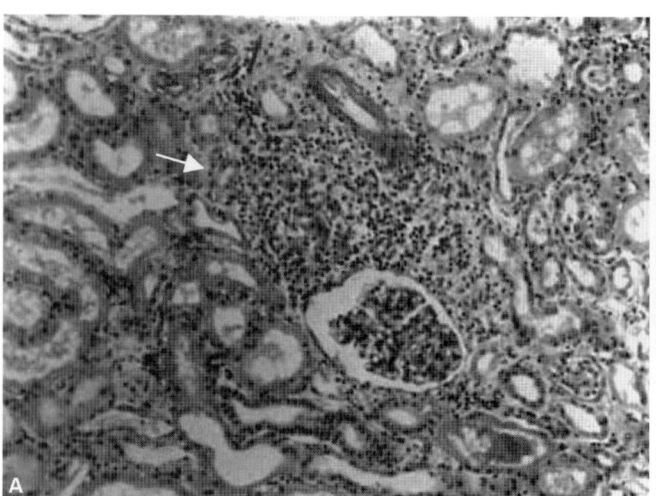
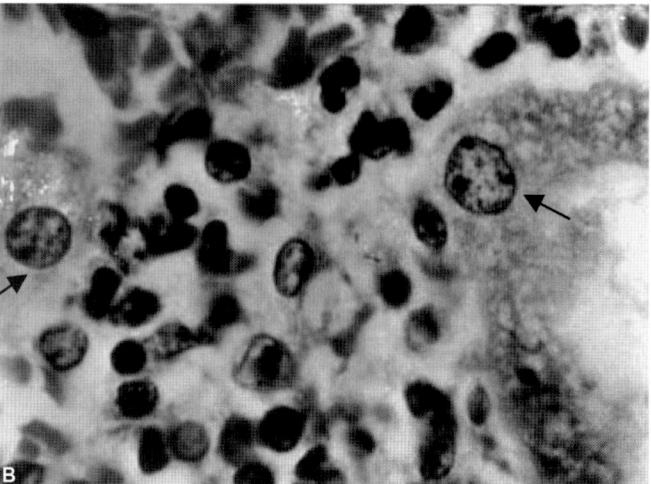

Figura 32.6 Evidência de injúria renal aguda causada pela hanseníase. **A.** Granuloma epitelioide no parênquima renal (H&E, 40×). **B.** Bacilo de Hansen (*M. leprae*) em tecido renal (coloração pelo Faraco-Fite, 400×). (Adaptada de Nakayama, 2001.)

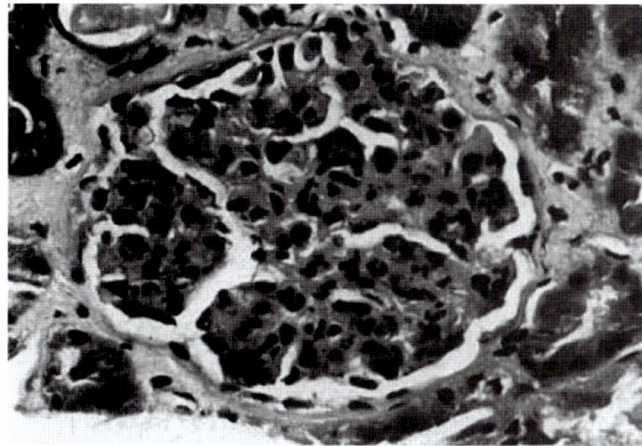

Figura 32.7 Acometimento renal na hanseníase. Glomérulo mostrando processo proliferativo endocapilar difuso, com numerosos neutrófilos ocluindo as alças capilares periféricas (H&E, 400×). (Adaptada de Ahsan et al., 1995.)

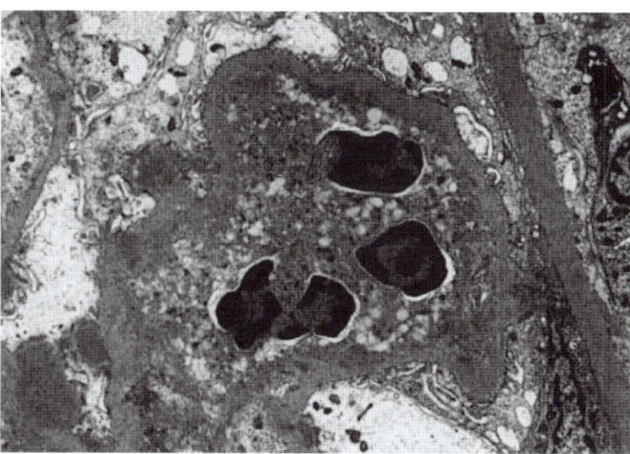

Figura 32.8 Acometimento renal na hanseníase. Microscopia eletrônica mostrando oclusão de alça capilar por infiltrado neutrofílico, com depósitos eletrodensos de imunocomplexos no espaço subendotelial. (Adaptada de Ahsan et al., 1995.)

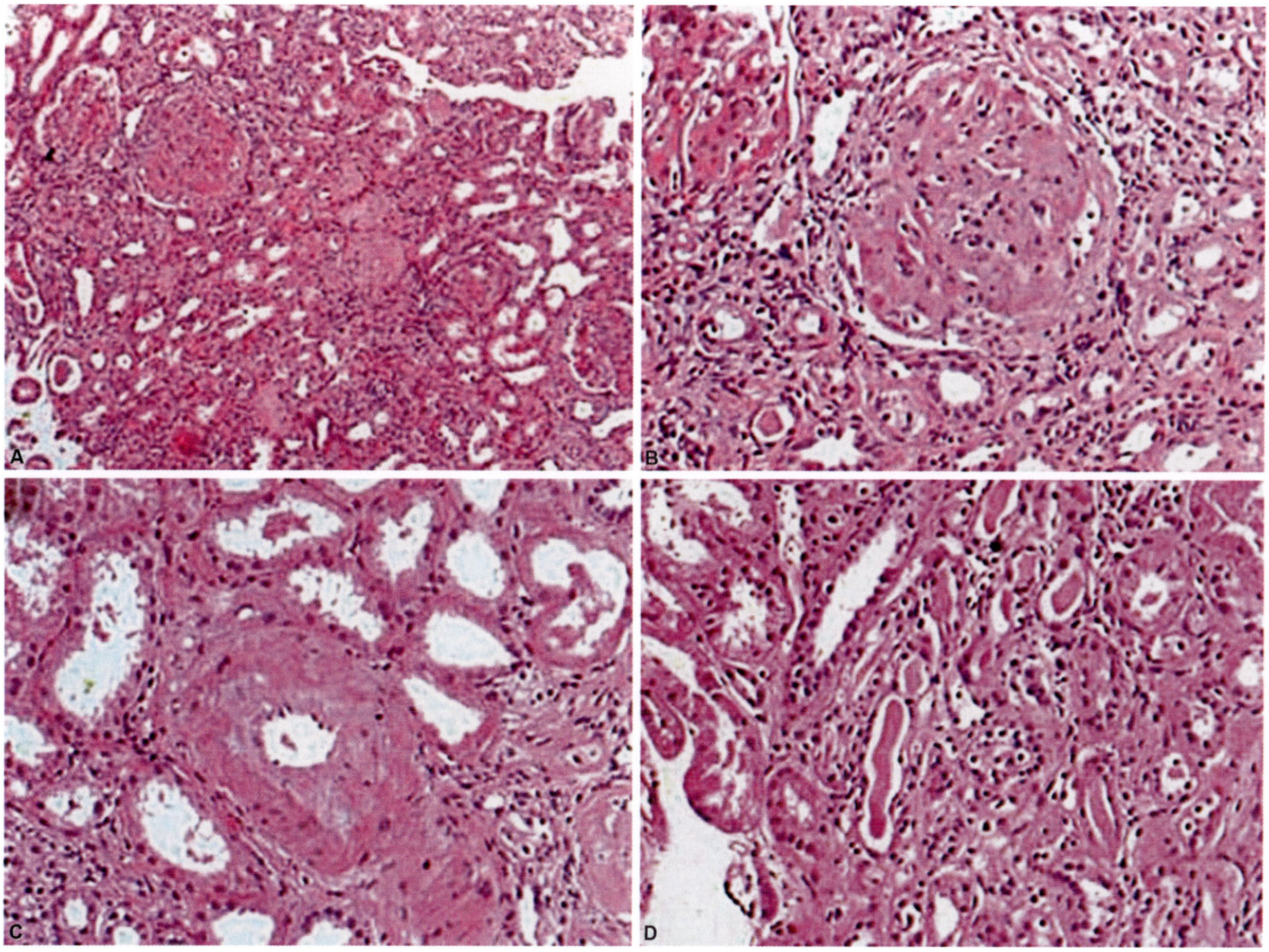

Figura 32.9 Acometimento renal na hanseníase. Biopsia de paciente com doença renal crônica e hanseníase mostrando: **A.** Depósitos amiloides (H&E, 200×). **B.** Glomérulo sem proliferação mesangial, com depósito de proteína amiloide no mesângio (H&E, 400×). **C.** Depósito amiloide (H&E, 200×). **D.** Túbulos renais sem alterações. (Adaptada de Silva Júnior et al., 2011.)

coagulação intravascular, levando, eventualmente, à NTA. A DRC pode ser atribuída à amiloidose ou à progressão das alterações glomerulares e intersticiais. Fatores de risco para lesão renal na hanseníase incluem episódio reacional, classificação multibacilar e idade avançada.

Novos biomarcadores de lesão renal têm sido investigados na hanseníase. Os níveis urinários da proteína quimiotática de monócitos (MCP-1, do inglês *monocyte chemoattractant protein*-1) estão elevados nos pacientes com hanseníase e apresentam correlação positiva com a quantidade de bacilos presentes (baciloscopia), albuminúria e níveis urinários de malondialdeído (marcador de estresse oxidativo). Evidência de lesão endotelial também tem sido apontada na hanseníase, por meio de novos biomarcadores, como o VCAM-1 (proteína-1 de adesão celular vascular), que esteve associado à doença multibacilar, ao tempo de doença e à presença de albuminúria. A fisiopatologia do acometimento renal na hanseníase está esquematizada na Figura 32.10.

Tratamento

O tratamento da hanseníase compreende quimioterapia específica, supressão dos surtos reacionais, prevenção de incapacidades físicas, reabilitação física e psicossocial. Esse conjunto de medidas deve ser desenvolvido em serviços de saúde da rede pública ou particular, mediante notificação de casos à autoridade sanitária competente.

Os medicamentos empregados nos esquemas padronizados pela OMS são a rifampicina (único bactericida dos esquemas-padrão), a dapsona e a clofazimina. As alterações renais costumam regredir após o tratamento específico da hanseníase na maioria dos casos. A reação do tipo 1 ou reversa pode ser tratada com analgésicos ou AINE, quando de quadro clínico discreto. Os pacientes que apresentam neurite, placas reacionais extensas sobre trajeto nervoso ou com risco para ulceração devem receber prednisona na dose de 1 a 2 mg/kg/dia até a regressão do quadro, quando, então, se inicia a redução progressiva do corticosteroide. As manifestações clínicas da reação do tipo 2 ou eritema nodoso mostram-se polimorfas e, muitas vezes, arrastam-se por meses ou anos. As medicações usadas são analgésicos e AINE, talidomida, clofazimina, pentoxifilina e prednisona. Como são potencialmente nefrotóxicas, deve-se redobrar a atenção no acompanhamento da função renal ao longo do tratamento.

A hemodiálise parece ter um efeito benéfico nos pacientes com hanseníase e DRC, aumentando a sobrevida dos pacientes. O transplante renal pode ser uma alternativa razoável, e a imunossupressão usada no transplante parece não afetar o tratamento da hanseníase. Entretanto, piora transitória do quadro clínico e recorrência de hanseníase virchowiana foram relatadas após o transplante renal.

> **PONTOS-CHAVE**
> - O acometimento renal na hanseníase ocorre principalmente nos estados reacionais
> - Diferentes tipos de glomerulonefrite podem ser encontrados, incluindo glomerulonefrite difusa aguda, membranosa, proliferativa endocapilar, proliferativa focal, glomerulonefrite proliferativa mesangiocapilar, glomerulonefrite rapidamente progressiva, glomerulonefrite focal, lesão mínima e amiloidose
> - As lesões histológicas mais comuns são glomerulonefrite proliferativa mesangial e amiloidose
> - Alterações da concentração e acidificação urinárias podem ser encontradas, mesmo sem perda de função renal
> - DRC pode ser uma das sequelas da hanseníase, sobretudo nos casos de amiloidose renal

HANTAVIROSE

As infecções causadas pelo hantavírus, pertencentes à família dos *Bunyaviridae*, apresentam distribuição mundial e constituem importante problema de saúde pública na Ásia e na Europa, sendo a zoonose mais subestimada no mundo. A doença é endêmica no Sudeste Asiático, especialmente na China. Nessas áreas, os hantavírus causam a enfermidade denominada "febre hemorrágica" com síndrome renal (FHSR), doença clinicamente semelhante à leptospirose e com evolução relativamente benigna. Em 1993, descreveu-se, nos EUA, uma nova síndrome clínica causada por esses vírus, com características clínicas diferentes das da FHSR, pois acometia o trato respiratório e apresentava letalidade de 50%. A partir de então, a nova doença passou a ser reconhecida em diversos

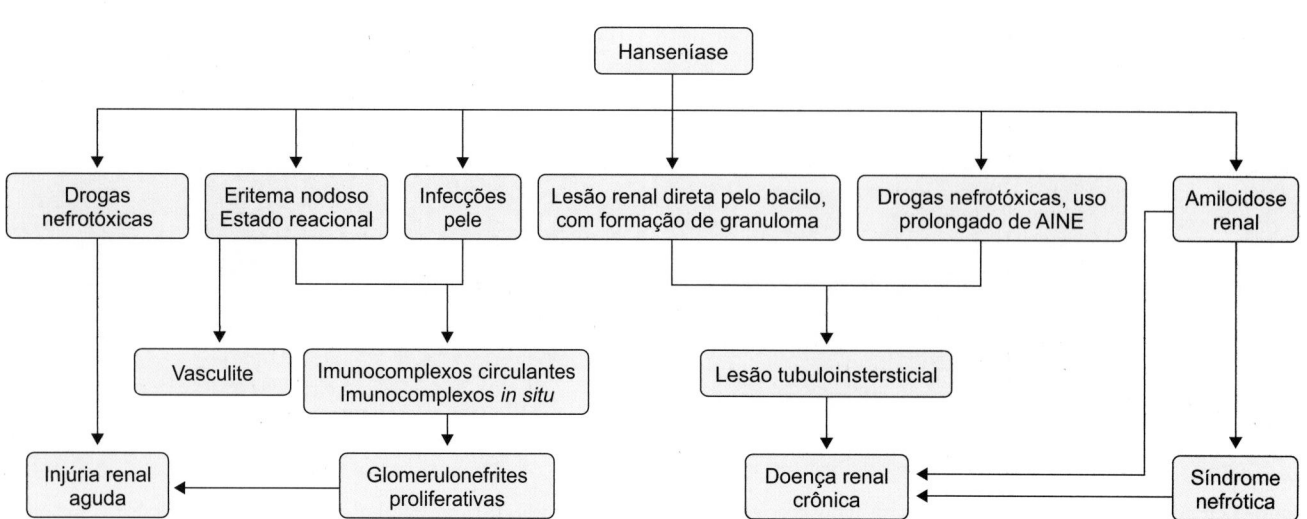

Figura 32.10 Fisiopatologia do envolvimento renal na hanseníase.

países latino-americanos, em especial Brasil, Argentina, Paraguai, Chile e Uruguai. Nas últimas décadas, a hantavirose tem se destacado como uma importante doença emergente.

Epidemiologia

Todos os hantavírus isolados no mundo são transmitidos ao ser humano por mecanismos semelhantes. A doença humana depende do íntimo contato com roedores, geralmente em áreas rurais com grande aglomeração populacional e baixas condições sanitárias. Nesses locais, as residências em que vive grande número de pessoas encontram-se infestadas de roedores, compartilhando espaço e alimento com os seres humanos. Outras maneiras mais raras de transmissão incluem a mordedura de roedores e a ingestão de alimentos contaminados com fezes ou urina desses animais. Aproximadamente 100 mil casos de hantavirose são documentados anualmente, sendo a maioria na China, na Coreia do Sul e na Rússia. Entre 1950 e 2014, foram registrados 1.625.002 casos e 46.968 óbitos por hantavirose na China. No Brasil, a presença do vírus tem sido relatada desde os anos 1980. Evidências sorológicas de doença pelo vírus *Seoul* foram comprovadas no Recife, em Pernambuco, em pacientes com suspeita inicial de leptospirose. Descreveram-se casos similares clinicamente à FHSR em Natal, no Rio Grande do Norte, tendo sido a confirmação do diagnóstico obtida por meio de imuno-histoquímica aplicada a tecidos retirados durante a necropsia. No Brasil, entre 2012 e 2022 foram confirmados 772 casos de hantavirose, com predomínio nas regiões Sul (290), Centro-Oeste (173) e Sudeste (162).

Manifestações clínicas

Existem duas formas de hantavirose: a FHSR, a qual será abordada a seguir; e a síndrome cardiopulmonar (SCP). Na FHSR, o período de incubação varia de 7 a 42 dias. Infecções subclínicas ou oligossintomáticas são comuns. Classicamente, divide-se a evolução clínica em cinco fases: febril, hipotensiva, oligúrica, diurética e de convalescença. Esses períodos podem superpor-se e, nos casos leves, nem mesmo ocorrer. O início mostra-se abrupto e manifesta-se com febre elevada, calafrios, cefaleia retro-orbitária, fotofobia, mialgias, dor abdominal, náuseas e vômitos. Hiperemia cutânea difusa acometendo a face, o pescoço e a parte superior do tórax e petéquias no palato mole e nas axilas são achados físicos comuns. O fígado pode ser palpado em significativo número de casos. Muitos pacientes recuperam-se lentamente a partir dessa fase; alguns evoluem com hipotensão e choque, comuns antes do 5º ou do 6º dia. Alguns doentes desenvolvem choque refratário, que exige o uso de medicações vasoativas. As hemorragias, comuns nessa fase, podem ser vistas na conjuntiva ocular, na pele e nas mucosas, no trato digestivo e no sistema nervoso central. A função renal deteriora, em geral, 24 horas após a hipotensão, surgindo oligúria ou mesmo anúria, que requer o uso de métodos dialíticos. A recuperação da função renal pode ser rápida com surgimento da fase de poliúria. A taxa de letalidade é baixa e varia de 1 a 10%, sendo as infecções causadas pelo vírus *Puumala*, prevalente no Norte da Europa, e tendo menor índice de óbitos (< 1%). Essa enfermidade deve ser diferenciada, clinicamente, da leptospirose e de outras febres hemorrágicas virais que ocorrem nas mesmas áreas de ocorrência das hantaviroses.

O diagnóstico da hantavirose baseia-se fundamentalmente na realização de testes sorológicos. Isolamento viral não se mostra factível na prática clínica diária. A prova sorológica mais utilizada é a imunoenzimática (ELISA), que separa anticorpos das classes IgM e IgG. Outros testes sorológicos disponíveis incluem a imunofluorescência indireta, a neutralização, a hemaglutinação passiva e o Western-blot. Anticorpos IgM, que surgem precocemente, já no início dos sintomas, ou a quadruplicação dos títulos de IgG em amostras de soro pareadas confirmam a suspeita clínica.

Envolvimento renal

Os rins são os órgãos mais afetados na FHSR, e a lesão renal decorre da combinação entre choque e alterações hemodinâmicas renais. As lesões renais ocorrem por causa de agressão viral direta e por diminuição do fluxo plasmático renal. Estudos clínicos mostram que 19% dos pacientes com FHSR apresentam queda da TFG. Tabagismo é descrito como um fator de risco para IRA na hantavirose. A IRA da FHSR pode ser classificada em oligúrica e não oligúrica, podendo necessitar de suporte dialítico. IRA pode ocorrer também na hantavirose no contexto de disfunção de múltiplos órgãos. A gravidade da plaquetopenia na hantavirose está associada ao grau de inflamação e apresenta correlação significativa com a proteinúria, mas não apresentou associação com a perda da função renal em estudos clínicos recentes. O monitoramento do volume urinário é imprescindível para a melhor abordagem terapêutica. Leucocitose, níveis elevados de transaminases e hematúria microscópica à admissão têm sido considerados preditores do desenvolvimento de IRA oligúrica na hantavirose. Alterações urinárias incluem hematúria microscópica e proteinúria, esta raramente ocorrendo em níveis nefróticos. Nesses casos, a morfologia glomerular é normal, e a proteinúria reduz-se em 2 semanas, o que sugere a ocorrência de lesão transitória à barreira de filtração glomerular induzida pela hantavirose. A maioria dos pacientes apresenta recuperação da função renal, sem necessidade de diálise. Disfunção glomerular e tubular (hipertensão intraglomerular, albuminúria, perda da capacidade de concentração urinária e alterações da função tubular) são descritas na FHSR. Nefrite intersticial, com infiltrado inflamatório mononuclear, também tem sido descrita na hantavirose (Figura 32.11). Alguns estudos sugerem que os pacientes que tiveram FHSR apresentam maior predisposição para o desenvolvimento de hipertensão arterial.

Tratamento

Não há tratamento específico para a hantavirose. Os casos graves da doença devem ser tratados em unidades de terapia intensiva. Na FHSR, o manuseio do paciente precisa focalizar o balanço hídrico, que deve ser rigoroso. A administração de fluidos, nos períodos febris e hipotensivo, deve ser cuidadosa, uma vez que grande parte dos líquidos administrados extravasa para o terceiro espaço, precipitando o edema pulmonar, particularmente nos períodos de oligúria. Os diuréticos devem ser empregados com cuidado, e a hemodiálise, indicada precocemente, à semelhança do que se observa nos casos graves de leptospirose. As hemorragias incontroláveis permanecem como causa importante de morte nesses indivíduos. Com o manuseio adequado, a maioria dos doentes com FHSR se recupera completamente. A taxa de letalidade nessa forma da virose mostra-se baixa (cerca de 1 a 5%).

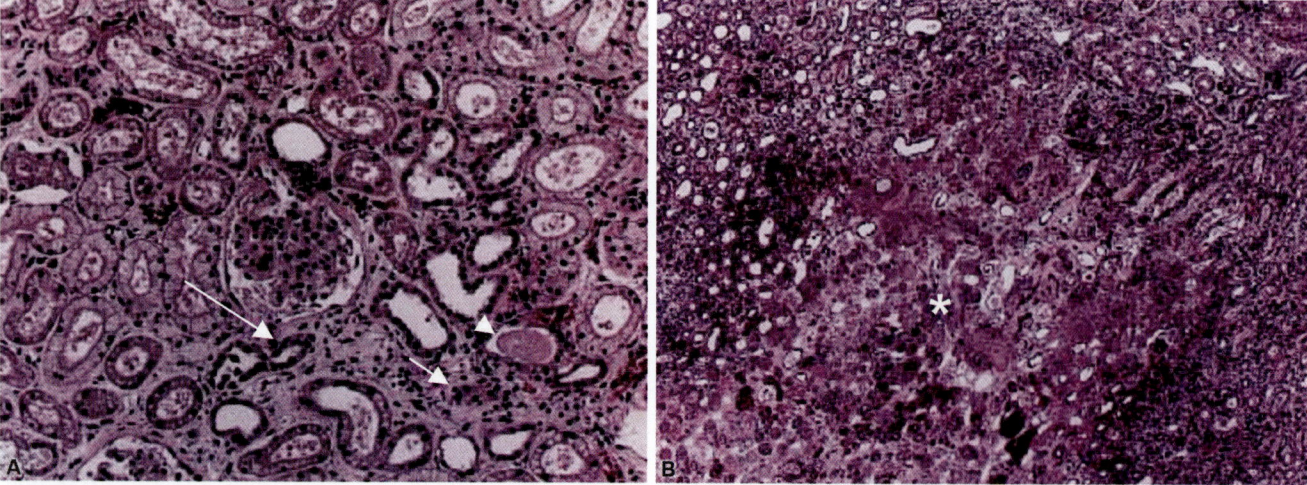

Figura 32.11 Injúria renal aguda associada à hantavirose. **A.** Infiltrado inflamatório intersticial mononuclear (*seta pequena*) e degeneração tubular (*seta grande*), cilindros proteináceos e exsudato são vistos na luz dos túbulos renais (*cabeça de seta*). **B.** Áreas necróticas na região medular (*asterisco*). (Adaptada de Lokugamage et al., 2002.)

> **① PONTOS-CHAVE**
>
> - A hantavirose é uma doença viral emergente transmitida por roedores
> - O acometimento renal representa a principal manifestação da forma denominada "FHSR"
> - As lesões renais ocorrem em decorrência de agressão viral direta e por diminuição do fluxo plasmático renal
> - Alterações urinárias incluem hematúria microscópica e proteinúria, que raramente ocorre em níveis nefróticos
> - Disfunção glomerular, alterações tubulares e nefrite intersticial são descritas.

HISTOPLASMOSE

Doença infecciosa causada pelo fungo dimórfico *Histoplasma capsulatum*, endêmica na América Latina e caracterizada por um amplo espectro de manifestações clínicas, que vão desde formas assintomáticas até a forma disseminada, com acometimento de diferentes órgãos e sistemas. Em geral, a forma disseminada é encontrada em pacientes imunocomprometidos, especialmente aqueles com AIDS, sendo considerada uma doença definidora dessa condição desde 1987. Na AIDS, a doença caracteriza-se por sintomas inespecíficos, geralmente febre de origem indeterminada associada à perda de peso.

Epidemiologia

Os primeiros casos de histoplasmose foram descritos no início do século XX nos EUA. Atualmente, a doença tem uma distribuição mundial, sendo descrita em mais de 60 países e diagnosticada em praticamente todas as regiões de clima tropical e temperado. A prevalência é maior na África e nas Américas, ocorrendo endemicamente em algumas regiões dos EUA, da Argentina e do Brasil. Estima-se uma incidência de mais de 500 mil infecções subclínicas por ano. No Brasil, desconhece-se a incidência de histoplasmose. Acredita-se que a maioria da população brasileira é exposta ao *H. capsulatum*. Em um estudo realizado no Sul do país, 89% dos indivíduos estudados, entre 17 e 19 anos, apresentaram teste cutâneo com histoplasmina positivo.

Manifestações clínicas

Em geral, a infecção causada pelo *H. capsulatum* é assintomática nos pacientes imunocompetentes. As apresentações clínicas incluem histoplasmose pulmonar aguda, infecção pulmonar crônica, forma cutânea por inoculação primária e histoplasmose disseminada, sendo esta última mais comum em indivíduos imunocomprometidos. A histoplasmose é a primeira infecção oportunista em 22 a 85% dos pacientes soropositivos.

Aproximadamente 90 a 95% dos pacientes que entram em contato com o fungo apresentam a forma assintomática. Os outros 5% apresentam sintomas que lembram um processo gripal (*influenza-like*), como febre, sudorese noturna, tosse, perda de peso, eritema multiforme e eritema nodoso. Em alguns casos, a cura espontânea não ocorre e observa-se uma persistência da tosse, com perda de peso, expectoração mucopurulenta, com hemoptise, dispneia e febre baixa vespertina. Essa forma crônica de histoplasmose assemelha-se bastante à tuberculose (TB) pulmonar.

A histoplasmose disseminada é uma forma grave e pouco frequente da infecção, mais comumente observada em pacientes HIV-positivos ou indivíduos com outras formas de imunossupressão. Os principais diagnósticos diferenciais da histoplasmose disseminada incluem TB miliar e doenças hematológicas. As manifestações clínicas são variáveis e abrangem febre, perda de peso, astenia, diarreia, vômitos, hepatoesplenomegalia, linfadenopatia generalizada, infiltrados pulmonares e alterações hematológicas, como leucopenia, trombocitopenia e anemia. IRA e insuficiência respiratória também são encontradas nos casos mais graves.

Envolvimento renal

Aproximadamente 10 a 20% desses pacientes apresentam, já no início do quadro, febre, hipotensão, lesão renal, hepática e respiratória, coagulopatia e choque séptico. O acometimento renal decorrente da histoplasmose disseminada ainda é pouco estudado, tendo sido publicados alguns relatos de caso mostrando a associação entre a infecção pelo *H. capsulatum* e a ocorrência de disfunção renal, a maioria dos casos associada à infecção pelo HIV. Descreve-se acometimento renal na histoplasmose disseminada em torno de 18% dos casos. O exame de urina mostra hematúria, proteinúria e cilindros granulares. O achado histopatológico mais frequentemente encontrado na biopsia renal é a presença de imunocomplexos e antígenos do *Histoplasma* com proliferação de células mesangiais (Figura 32.12).

Nefrite intersticial granulomatosa e necrose papilar podem ocorrer em casos de histoplasmose disseminada, sendo o *H. capsulatum* facilmente identificado pela coloração com hematoxilinaeosina nas áreas de necrose papilar. As manifestações não usuais, como piúria estéril, sugerem o diagnóstico de nefrite intersticial secundária à histoplasmose. O *H. capsulatum* tem sido identificado por uroculturas em torno de 38% dos pacientes com histoplasmose disseminada. DRC pode ocorrer como manifestação isolada da infecção pelo *Histoplasma*.

Rabdomiólise, evidenciada por níveis elevados de creatinofosfoquinase (CPK), que podem alcançar valores acima

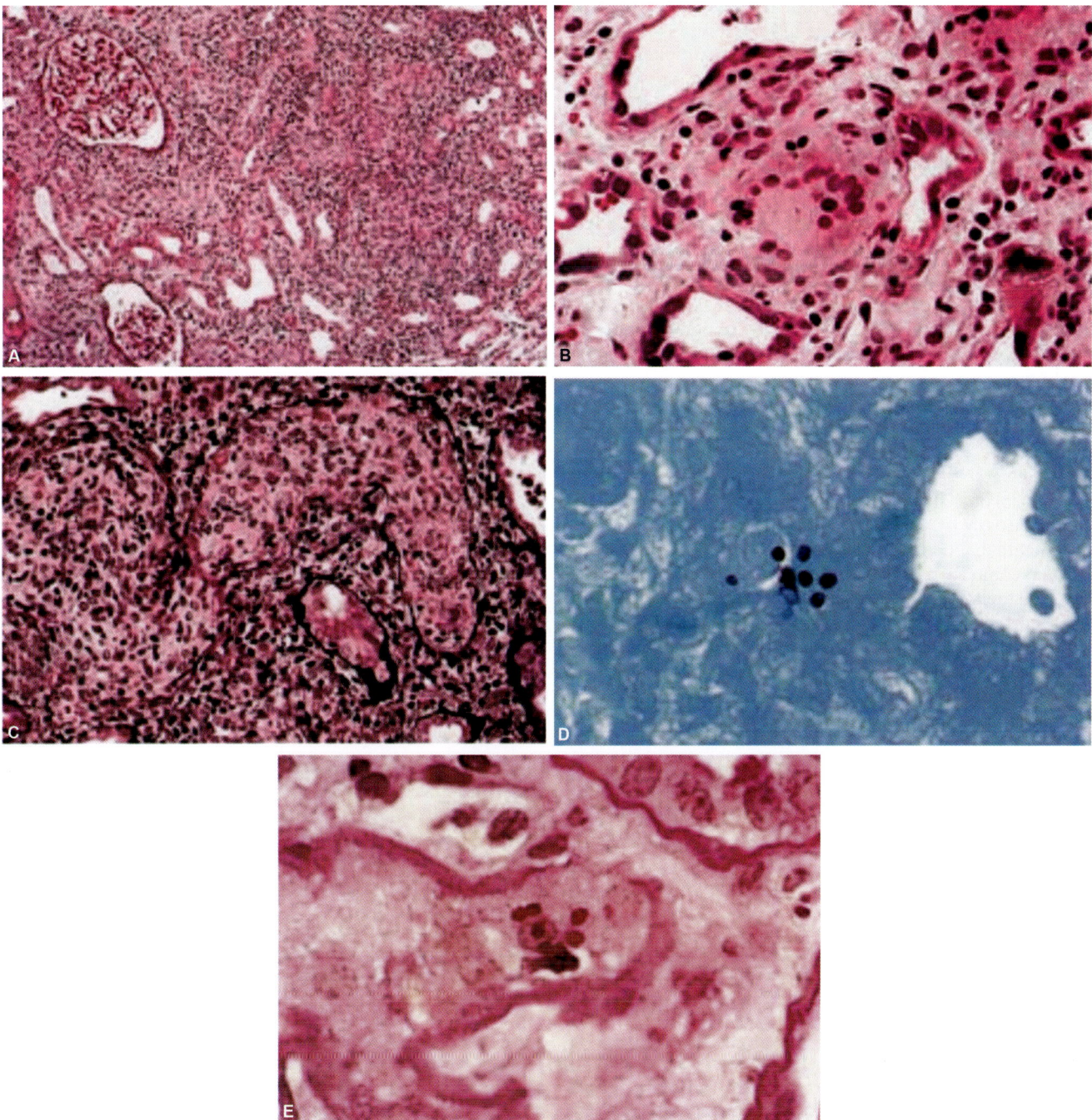

Figura 32.12 Injúria renal aguda associada à histoplasmose disseminada. **A.** Infiltrado inflamatório intersticial intenso e tubulite (PAS, 100×). **B.** Células gigantes de Langhans no interstício (HE, 400×). **C.** Obstrução do lúmen tubular por um granuloma serpiginoso composto de histiócitos epitelioides e linfócitos; destruição focal da membrana basal tubular (prata metenamina, 250×). **D.** Coloração pelo método de Giemsa mostrando múltiplas estruturas ovoides uninucleadas com diâmetro de 2 a 4 mm, localizados no interstício e na periferia do epitélio tubular (1.000×). **E.** Organismos corados também pelo método PAS formando pequenos agrupamentos no interstício peritubular (1.000×). (Adaptada de Nasr et al., 2003.)

de 30 mil UI/ℓ, também é descrita como complicação da histoplasmose disseminada, podendo levar ao desenvolvimento de IRA.

Em transplantados renais, podem ocorrer infecções fúngicas disseminadas, sendo a histoplasmose a segunda mais frequente em séries de casos recentes no Brasil, perdendo apenas para a criptococose e manifestando-se como doença febril com perda de função renal. Fatores de risco para histoplasmose em pacientes transplantados renais incluem disfunção do enxerto, imunossupressão com tacrolimus-micofenolato e indução com alemtuzumabe. Síndrome hemofagocítica também tem sido descrita no contexto da histoplasmose disseminada associada ao transplante renal. O diagnóstico pode ser feito por meio de biopsia renal, que mostra fibrose nos capilares glomerulares e a presença de microrganismos com características compatíveis com *Histoplasma* (Figura 32.13). O tratamento antifúngico pode levar à recuperação da função do enxerto.

Evolução e tratamento

A histoplasmose disseminada é tratada com medicamentos antifúngicos, sendo o fármaco de escolha a anfotericina B, até uma dose total de 1 a 2 gramas. Alguns trabalhos mostraram uma boa resposta terapêutica com o uso de outros antifúngicos, como o itraconazol, na dose de 100 a 200 mg/dia durante 6 a 12 meses.

Os pacientes portadores de AIDS ou com outros problemas sérios de imunossupressão devem sempre ser reavaliados clinicamente, e o tratamento, mantido cronicamente para evitar a reativação da infecção. Nesses casos, pode-se administrar itraconazol ou cetoconazol.

Os casos de IRA devem ser avaliados para a necessidade de tratamento dialítico, realizando-se um balanço hídrico rigoroso, bem como correção de distúrbios hidreletrolíticos.

A histoplasmose disseminada em imunossuprimidos tem uma mortalidade alta, chegando a quase 90% em alguns estudos. Lesão renal, dispneia, plaquetopenia, hipoalbuminemia, desnutrição e níveis elevados de desidrogenase láctica (LDH) podem ser considerados fatores determinantes de mau prognóstico em pacientes com AIDS e histoplasmose.

A histoplasmose não tratada pode ser complicada por choque séptico e falência múltipla de órgãos, tendo uma alta mortalidade, especialmente em pacientes que residem em áreas não endêmicas, onde raramente se suspeita o diagnóstico de histoplasmose.

> **! PONTOS-CHAVE**
> - A histoplasmose disseminada representa uma importante doença oportunista em pacientes portadores de HIV e, menos frequentemente, em transplantados renais
> - O acometimento decorre de deposição de imunocomplexos, levando à glomerulonefrite, ou da invasão direta do tecido renal pelo fungo
> - Nefrite intersticial, necrose papilar e IRA também podem surgir na histoplasmose disseminada.

LEISHMANIOSE VISCERAL (CALAZAR)

Doença parasitária crônica causada por protozoários da espécie *Leishmania donovani*, protozoário intracelular com parasitismo intenso das células do sistema reticuloendotelial, comprometendo medula óssea, fígado, baço e linfonodos. Transmitida por insetos conhecidos como flebotomíneos (*Lutzomyia longipalpis*), caracteriza-se por febre irregular, hepatoesplenomegalia, pancitopenia, fenômenos hemorrágicos e hiperglobulinemia.

Epidemiologia

Cerca de 2 milhões de pessoas se infectam diariamente, sendo a prevalência anual de leishmaniose visceral (calazar) de 12 milhões. A doença é endêmica em 76 países, e 90% dos casos registrados na América Latina ocorrem no Brasil. Segundo o Ministério da Saúde, cerca de 3.500 casos são registrados anualmente e o coeficiente de incidência é de 2,0 casos/100 mil habitantes. Nos últimos anos, a letalidade vem aumentando gradativamente, passando de 3,1% em 2000 para 9,5% em 2020. Entre 2011 e 2021, foram confirmados 33.378 casos de calazar no Brasil, sendo a maioria na região Nordeste. De 2010 a 2020 foram registrados 2.664 óbitos, com taxa de letalidade variando de 6,9 a 9,5.

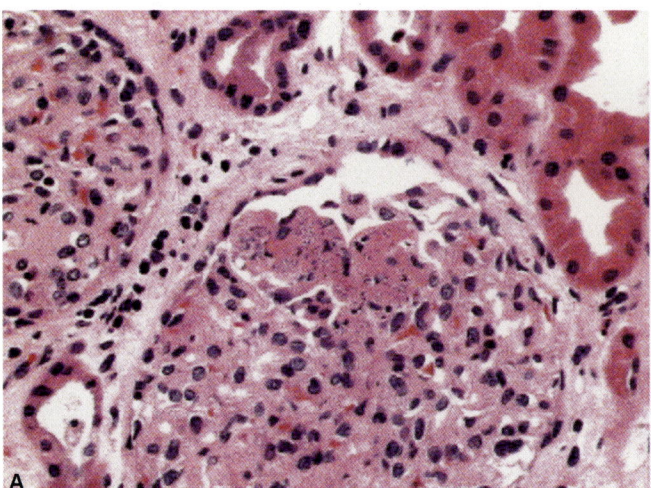
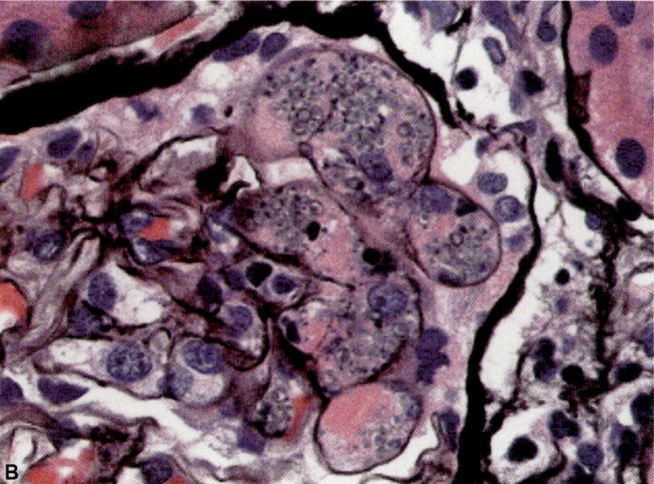

Figura 32.13 Injúria renal aguda (IRA) associada à histoplasmose disseminada. Biopsia renal de um paciente transplantado renal com histoplasmose e IRA mostrando fibrose nas alças capilares glomerulares (**A.** Coloração pela hematoxilina-eosina) e microrganismos com características de fungo ao redor das alças capilares glomerulares (**B.** Coloração pela prata). (Adaptada de Sethi, 2005.)

Manifestações clínicas

O período de incubação é de 3 a 18 meses. A doença instala-se de modo insidioso, com febre prolongada e irregular, além de sintomas inespecíficos. Um terço dos pacientes, em 2 a 6 meses, progride para a forma clássica, que se caracteriza por um paciente desnutrido, com cabelos quebradiços, cílios alongados, pele seca de cor cérea, com abdome globoso em decorrência de enorme hepatoesplenomegalia. Com a evolução, surgem os efeitos da invasão medular e consequente pancitopenia: insuficiência cardíaca, por anemia grave; infecções bacterianas, em virtude de leucopenia; e sangramentos, por plaquetopenia. Frequentemente, há diarreia e tosse. Apresentam hipoalbuminemia, com hipergamaglobulinemia policlonal, velocidade de hemossedimentação (VHS) elevada, eosinófilos ausentes e pancitopenia.

O calazar é diagnosticado principalmente pela demonstração do parasita em diferentes amostras de tecido (medula óssea, baço) com a coloração Giemsa, além de testes sorológicos, como ELISA e detecção do antígeno K 39 da *Leishmania*.

Envolvimento renal

Muitos autores têm descrito acometimento renal no calazar. Anormalidades da função renal vêm sendo demonstradas em doentes com calazar, em geral manifestadas por proteinúria, hematúria, leucocitúria e IRA. Tem-se descrito microalbuminúria em até 40% dos pacientes com calazar. Na maioria dos casos, os sintomas regridem após o tratamento antiparasitário.

A nefrite intersticial é mais importante e frequente que as alterações glomerulares no calazar, podendo ocorrer nefrite intersticial e IRA sem nenhuma alteração glomerular. O aumento da produção de gamaglobulinas (hipergamaglobulinemia) parece ter papel patogênico no desenvolvimento da nefrite intersticial aguda, a qual se manifesta por meio de alterações da função tubular, principalmente no déficit de acidificação urinária, caracterizando uma acidose tubular incompleta do tipo distal. Redução da capacidade de concentração urinária representa outra manifestação tubular encontrada no calazar. Perdas urinárias de potássio e magnésio também foram descritas.

Em geral, a filtração glomerular nos pacientes com calazar se mantém dentro da normalidade, sendo observada redução em torno de 20% dos pacientes. Os principais aspectos histopatológicos são glomerulonefrite proliferativa mesangial e membranoproliferativa. IRA tem sido descrita com relativa frequência em pacientes com calazar, sendo encontrada em aproximadamente 30% dos casos, aumentando o risco de óbito de maneira significativa (mortalidade de até 60% em algumas séries). IRA no calazar parece ser mais frequente em crianças, porém a gravidade da IRA e a mortalidade são maiores entre os adultos. Fatores de risco para IRA no calazar incluem sexo masculino, idade avançada e icterícia. Há também associação importante da IRA com o uso de anfotericina B. Em crianças com calazar, a ocorrência de infecções secundárias e hipoalbuminemia está associada ao maior risco de IRA.

A fisiopatologia do acometimento renal no calazar está esquematizada na Figura 32.14.

As formas mais frequentes de glomerulopatia no calazar são as glomerulonefrites proliferativas mesangiais e membranoproliferativa. Na análise histológica do rim no calazar, além da expansão e hipercelularidade mesangial de intensidade variável, tem sido demonstrada a presença de antígenos da *leishmania* (Figura 32.15) e de depósitos eletrodensos no mesângio e na membrana basal glomerular. Na imunofluorescência, encontram-se depósitos de IgG, IgM e C3 na matriz mesangial.

Alterações intersticiais também podem ser encontradas no calazar, representadas por edema e infiltrado de plasmócitos e macrófagos. Tal infiltrado tende a uma disposição multifocal, cuja localização predomina em torno de pequenos vasos na cortical renal. As formas amastigotas das *leishmanias* são raramente encontradas. Material antigênico relacionado com esses parasitas é encontrado na intimidade dos focos inflamatórios no citoplasma de macrófagos ou livres na matriz extracelular do interstício. Amiloidose renal também tem sido descrita em pacientes com calazar (Figura 32.16).

Distúrbios hormonais e eletrolíticos podem ser encontrados em pacientes com calazar. Aumento dos níveis séricos de hormônio adrenocorticotrófico (ACTH) e atividade plasmática de renina também já foram descritas. Em algumas séries de casos, insuficiência adrenal primária foi encontrada em até 50% dos pacientes com calazar, associada a baixa relação aldosterona/renina plasmática, baixa excreção urinária de aldosterona e baixo gradiente transtubular de potássio. Síndrome da secreção

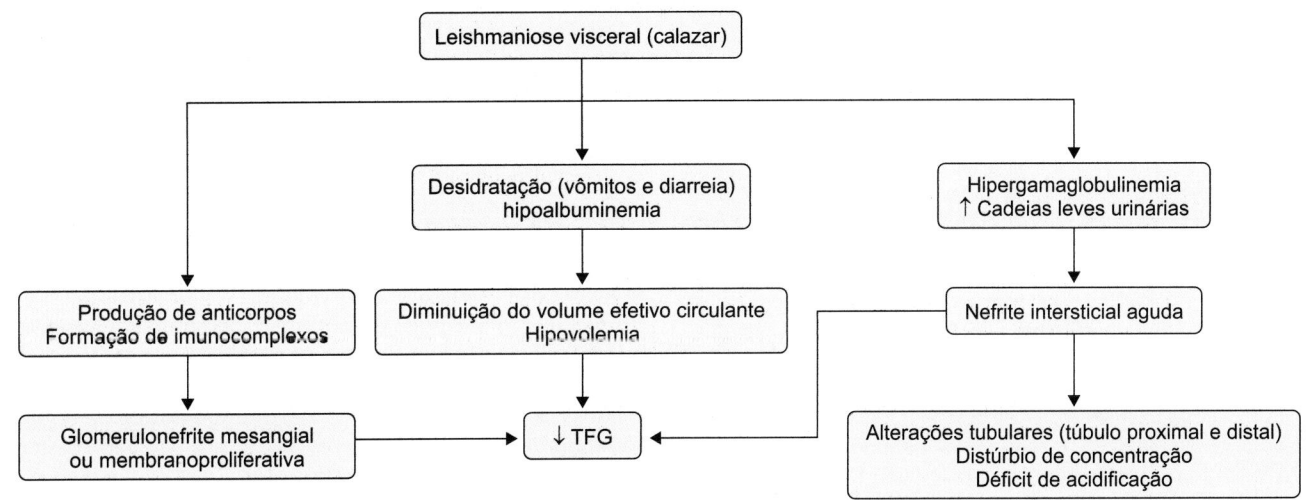

Figura 32.14 Fisiopatologia do envolvimento renal na leishmaniose visceral (calazar). TFG: taxa de filtração glomerular.

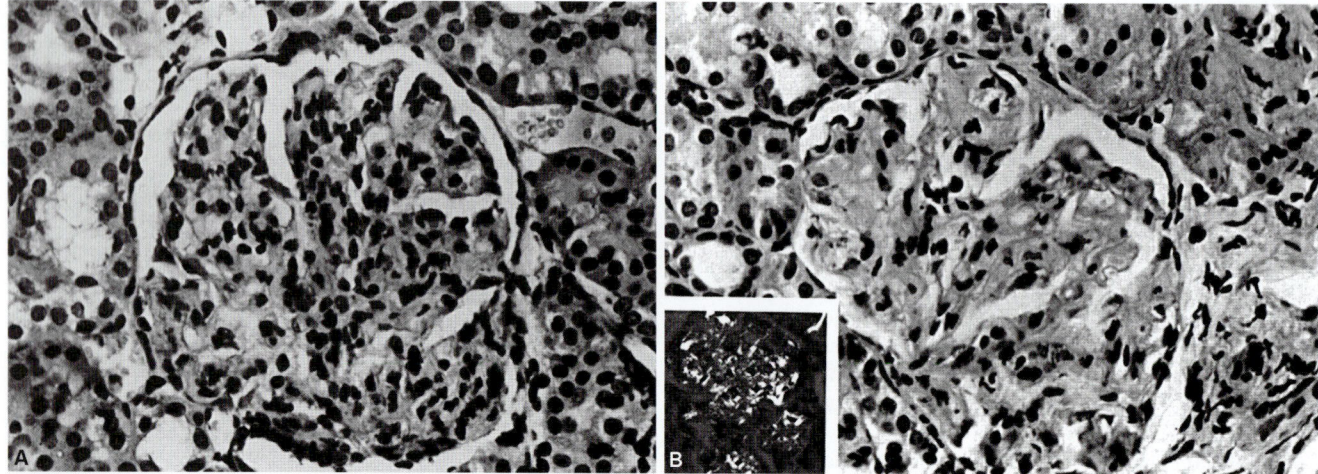

Figura 32.15 Acometimento renal na leishmaniose visceral. **A.** Glomérulo de *hamster* observado 21 dias após infecção por *L. donovani* mostrando marcada hipercelularidade mesangial e discreto infiltrado de células mononucleares (H&E, 540×). **B.** Glomérulo de *hamster* observado 42 dias após infecção por *L. donovani* mostrando depósitos no mesângio e envolvendo as alças capilares (vermelho-Congo, 540×). Detalhe mostrando depósitos após a coloração vermelho-Congo (luz polarizada, 260×). (Adaptada de Oliveira et al., 1985.)

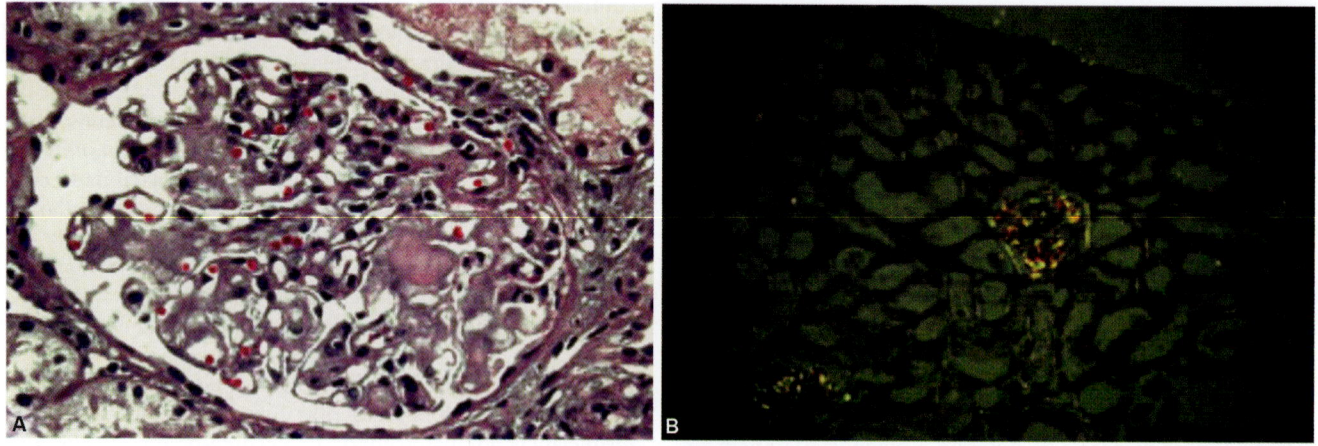

Figura 32.16 Biopsia renal de paciente com leishmaniose visceral mostrando: **A.** Depósitos glomerulares acelulares, compatíveis com amiloidose renal (H&E, 200×). **B.** Birrefringência sob luz polarizada (40×, à direita). (Adaptada de Navarro et al., 2006.)

inapropriada do hormônio antidiurético (SIHAD) também já foi descrita no calazar. Distúrbios eletrolíticos no calazar incluem hiponatremia, hipocalemia, hipocloremia, hipocalcemia e hipomagnesemia. Aumento da fração de excreção de sódio, potássio, cloro, cálcio, fosfatos inorgânicos e ácido úrico também é descrito no calazar, em aproximadamente 30% dos casos. Defeitos de concentração e acidificação urinária representam outras complicações, que podem persistir mesmo após o tratamento específico com antimoniais pentavalentes. Novos biomarcadores têm sido pesquisados mais recentemente no calazar. Os níveis urinários de MCP-1 e malondialdeído estão significativamente maiores em comparação aos indivíduos sadios, evidenciando inflamação renal/estresse oxidativo incipiente, mesmo com TFG normal. Estudos recentes evidenciam também níveis elevados de NGAL (*neutrophil gelatinase-associated lipocalin*) em pacientes com calazar, mesmo naqueles sem IRA pelos critérios KDIGO, e mais elevados ainda naqueles com IRA quando comparados aos pacientes sem IRA antes do tratamento específico, o que sugere lesão renal subclínica mesmo nas fases iniciais da infecção.

Evolução e tratamento

Frequentemente, o envolvimento renal na leishmaniose é leve e transitório. Logo após a cura da infecção, tende-se ao desaparecimento das alterações urinárias e à normalização do *clearance* de creatinina, da capacidade de concentração urinária e da resposta à sobrecarga ácida. Avaliação a longo prazo dos pacientes que tiveram calazar não mostra nenhuma anormalidade do exame de urina e da função renal. Os antimoniais pentavalentes permanecem como medicamentos de escolha para o tratamento do calazar. No Brasil, o medicamento disponível é o antimoniato de meglumina. A anfotericina B é outra medicação que pode ser utilizada, sobretudo em pacientes que falham em responder ao antimoniato. Dá-se preferência ao uso da forma lipossomal da anfotericina nos casos de lesão renal. O desaparecimento da febre, o ganho de peso, a resolução das alterações laboratoriais e a regressão da hepatoesplenomegalia sugerem melhora clínica. Melhora da função renal costuma ocorrer após o tratamento do calazar, porém disfunção tubular pode persistir. Há novas drogas para tratamento do calazar, incluindo a droga oral miltefosina, a nova formulação da anfotericina B em complexos lipídios ou lipossomas e o aminoglicosídeo paramomicina. Vários estudos evidenciam a superioridade dessas novas drogas em relação ao antimonial pentavalente.

LEISHMANIOSE TEGUMENTAR AMERICANA

Doença crônica que, em geral, acomete pele e mucosas (nariz, boca, faringe, laringe), causada por protozoários do gênero *Leishmania* e transmitida por insetos conhecidos como flebotomíneos. O agente da leishmaniose cutaneomucosa é a *Leishmania (Viannia) braziliensis*, encontrado na maioria dos estados do Brasil. Na região Norte do país, incluindo a região amazônica, pode-se ainda encontrar a *Leishmania (Viannia) guyanensis*, *Leishmania (Viannia) lainsoni*, *Leishmania (Viannia) shawi*, *Leishmania (Viannia) naiffi* e *Leishmania (Viannia) lindenbergi*.

> **PONTOS-CHAVE**
> - O calazar é uma doença endêmica que ocorre principalmente no Nordeste do Brasil
> - O comprometimento glomerular é discreto, tornando-se mais importante o envolvimento intersticial, podendo ocorrer nefrite intersticial e injúria renal aguda
> - A nefrite intersticial manifesta-se principalmente por alterações da função tubular
> - Distúrbios hormonais e hidreletrolíticos também são frequentes no calazar
> - Déficit de concentração e acidificação urinárias são encontrados no calazar e podem persistir mesmo após tratamento específico
> - Novos biomarcadores renais sugerem inflamação e estresse oxidativo incipiente.

Epidemiologia

A LTA é considerada uma zoonose autóctone do continente americano, tendo o ser humano como o hospedeiro acidental do parasita. Estima-se uma incidência de leishmaniose tegumentar americana (LTA) em torno de 1,5 a 2 milhões de casos anualmente. Endêmica em algumas regiões da América Latina, da África, da Europa e do Oriente Médio, em 90% dos casos a LTA está concentrada em alguns países: Afeganistão, Paquistão, Arábia Saudita, Nigéria, Irã, Brasil e Peru. São observados casos de LTA desde o sul dos EUA até o norte da Argentina, predominando em regiões de clima quente e úmido. No Brasil, a LTA é registrada em todas as regiões, com estimativa de 10 a 20 mil casos por ano.

Manifestações clínicas

Inicialmente, a LTA acomete a pele, no local onde as formas promastigotas foram inoculadas pela picada do mosquito. A doença pode ficar limitada ao local da picada ou disseminar-se a outros locais, sobretudo mucosas, a depender da resposta imune do indivíduo. Caracteristicamente, a lesão cutânea ocorre na forma de úlcera, com borda elevada, semelhante a uma cratera, sendo pouco exsudativa, sem tendência a sangramento espontâneo, com um fundo granuloso, avermelhado ou amarelado. As lesões mucosas acometem preferencialmente o trato respiratório superior, sobretudo o septo nasal.

Envolvimento renal

O acometimento renal na LTA é raro e tem sido descrito em alguns estudos recentes. Em alguns casos, atribui-se a disfunção renal ao tratamento da LTA. Encontrou-se IRA em 23,2% dos pacientes em uma série de casos no estado do Ceará, sendo a maioria dos casos não oligúrica. Fatores de risco para IRA incluem idade avançada, tempo prolongado entre o início dos sintomas e o tratamento e tempo prolongado de internação. Observa-se recuperação completa da função renal na maioria dos casos (> 60%). Alterações urinárias abrangem proteinúria (4% dos casos), hematúria (4%) e leucocitúria (5%). O distúrbio eletrolítico mais comumente descrito na LTA é a hipocalemia, encontrada em torno de 12% dos pacientes. Disfunção tubular, incluindo capacidade de concentração urinária reduzida, já foi evidenciada em estudos clínicos e experimentais, sendo a maioria dos casos sem alteração da TFG. Pode-se encontrar déficit de concentração urinária em mais de 70% dos pacientes com LTA. Nesses casos, já foram investigadas alterações na expressão de alguns transportadores tubulares, evidenciando-se redução da expressão de aquaporina-2 (AQP2) e aumento do transportador Na^+-K^+-$2Cl^-$ (NKCC2). Déficit de acidificação também pode ser encontrado na LTA, ainda que menos frequentemente que o déficit de concentração (em torno de 40% dos casos), estando associado a um aumento da expressão dos transportadores NHE3, H^+-ATPase e pendrina. Esses distúrbios tubulares podem também persistir mesmo após o tratamento específico da LTA. A redução da capacidade de concentração urinária na LTA pode resultar da ação do hormônio antidiurético (HAD) e do efeito nefrotóxico de medicamentos utilizados no tratamento. A baixa adesão ao tratamento medicamentoso favorece o desenvolvimento das formas mucocutâneas da LTA, o que requer altas doses de antimoniais pentavalentes, aumentando, assim, a toxicidade medicamentosa e, consequentemente, o risco de lesão renal.

Evolução e tratamento

A LTA é tratada com antimonial pentavalente (Glucantime) IM ou IV. A dose diária varia de 10 a 20 mg/kg de peso, sendo a dose máxima de 3 ampolas. Recomenda-se fazer o tratamento em aplicações seriadas de 10 dias, com intervalos equivalentes até a cicatrização das lesões. A alternativa terapêutica mais eficaz é a anfotericina B.

> **PONTOS-CHAVE**
> - A LTA é uma doença endêmica em algumas regiões do Brasil
> - O acometimento renal na LTA não é comum
> - Predominam distúrbios tubulares, incluindo déficit de acidificação e concentração urinária
> - Distúrbio tubular pode persistir mesmo após tratamento específico.

LEPTOSPIROSE

Zoonose causada por microrganismos do gênero *Leptospira*, tem ampla distribuição mundial. Trata-se de uma doença infecciosa aguda que pode causar manifestações clínicas variadas no ser humano, desde sinais e sintomas pouco específicos da forma anictérica até alterações clínicas intensas, como icterícia, fenômenos hemorrágicos e IRA – essa forma mais grave é conhecida como síndrome de Weil.

Em estudos epidemiológicos sobre o acometimento renal no contexto de doenças tropicais, evidencia-se que a leptospirose é a infecção mais associada ao desenvolvimento de IRA, representando a doença tropical mais "nefrotóxica" de todas.

Epidemiologia

Nos países de alta renda, a leptospirose figura como causa incomum de IRA, porém, em certas regiões tropicais, como Tailândia e Cingapura, onde ocorre endemicamente, é responsável, respectivamente, por 24 e 32% das causas de IRA. A incidência de leptospirose varia de 0,5/100 mil habitantes na Europa a 95/100 mil habitantes na África. No Brasil, no período de 2009 a 2019, foram confirmados 41.602 casos de leptospirose, ocorreram 3.583 óbitos e a letalidade foi de 8,6%, com incidência acumulada de 19,8 por 100 mil habitantes.

Manifestações clínicas

Variam desde a forma leve, anictérica, até a forma grave, ictérica, sendo o período médio de incubação de 5 a 14 dias. Mais comum, a forma anictérica é autolimitada e ocorre em 85 a 90% dos casos. Classicamente, caracteriza-se por uma apresentação bifásica. A primeira fase, septicêmica ou leptospirêmica, que dura de 3 a 7 dias, inicia-se com um quadro abrupto de febre elevada, cefaleia intensa e calafrios, evoluindo com anorexia, diarreia, náuseas, vômitos, prostração e mialgia generalizada, que acomete principalmente as panturrilhas. A febre geralmente se situa entre 38 e 39°C, mas entra em remissão dentro de 4 a 7 dias após o início dos sintomas. Nessa fase, pode-se cultivar a *Leptospira* no sangue, no líquido cefalorraquidiano e no humor aquoso. A desidratação representa um achado comum e pode ser exacerbada pelos vômitos. Após um período de 1 a 3 dias de melhora acentuada dos sintomas e desaparecimento da febre, há a chamada "fase imune", com recrudescimento da febre (38,9°C) e dos sintomas gerais. Nessa fase, que dura de 4 a 30 dias, pode haver quadro de meningite e uveíte, aparecendo anticorpos da classe IgM. No entanto, a maior parte dos casos (80%) apresenta somente a primeira fase. A forma ictérica, ou síndrome de Weil, potencialmente fatal, dá-se em 5 a 10% dos casos. Plaquetopenia é frequente e pode estar associada a aumento da mortalidade, apesar de os resultados de diferentes estudos serem conflitantes. Há evidências de que a plaquetopenia na leptospirose pode estar associada à síndrome hemofagocítica. A mortalidade pode alcançar de 5 até 40%. Nos casos fatais de leptospirose, a morte resulta principalmente de hemorragia pulmonar ou de falência do miocárdio irreversível. Hemoptise fatal, IRA e falência respiratória têm ocorrido no Brasil, principalmente associadas ao sorovar Icterohaemorrhagiae. Os sintomas e sinais que precedem a icterícia são mais intensos e de maior duração do que na forma anictérica. A icterícia, que constitui a principal característica nessa forma clínica, inicia-se de maneira abrupta entre o 3º e o 7º dia da doença, dando ao paciente uma coloração amarelo-avermelhada, chamada "icterícia rubínica", que é o resultado da impregnação do pigmento biliar somado ao fator vascular (hiperemia e capilarite).

Envolvimento renal

O comprometimento renal em pacientes com a forma grave da leptospirose representa uma complicação frequente, com prevalência variada. IRA na leptospirose tem sido observada de 10 a 87% dos casos. Vários fatores parecem estar envolvidos na patogênese da lesão renal na leptospirose, como a ação nefrotóxica direta da *Leptospira*, a desidratação, a icterícia e a rabdomiólise. A desidratação é um achado frequente na leptospirose e contribui para a gênese da IRA nessa doença. A volemia desses pacientes está diminuída na internação e, em torno do 9º dia após a reposição volêmica, há uma melhora do quadro clínico e da IRA. Icterícia também está associada à IRA na leptospirose. Níveis elevados de bilirrubina levam a alterações da função renal. Pacientes com bilirrubina sérica total maior que 26 mg/dℓ apresentam diminuição da filtração glomerular e da capacidade de concentração urinária. Níveis elevados de bilirrubina são comuns na forma grave da leptospirose e estão associados à presença e gravidade da IRA. A associação de rabdomiólise e IRA está bem estabelecida. No entanto, o papel da rabdomiólise na gênese da IRA da leptospirose é menos evidente. Níveis mais elevados de CPK são encontrados mais frequentemente nos pacientes com IRA grave do que naqueles com IRA menos grave, o que sugere que a rabdomiólise possa contribuir para a gravidade da IRA.

Estudos experimentais têm mostrado que a lesão está associada à presença da *Leptospira* no tecido renal. Descreve-se espiroqueta no mesângio e no interstício renal, em estudos experimentais, 3 a 6 horas após a inoculação de *L. icterohaemorrhagiae*. A passagem da *Leptospira* pelo capilar glomerular causa uma proliferação discreta e transitória do mesângio. A *Leptospira* atinge o interstício por meio dos capilares peritubulares, causando reação inflamatória que se traduz por nefrite intersticial aguda (NIA). O microrganismo, migrando para as células tubulares, dá início, 6 horas após a sua inoculação, a um processo de degeneração tubular proximal e, depois, também distal. Pode-se identificar a *Leptospira* aderida à superfície epitelial dos túbulos renais (Figura 32.17). Após a entrada da *Leptospira* no organismo, o acúmulo do antígeno é intenso no epitélio tubular e se observam NIA e focos de NTA. A NIA na leptospirose é mais frequente que a NTA. A membrana externa da *Leptospira* contém componentes antigênicos incluindo lipoproteínas, lipopolissacarídios e peptidoglicanos, endotoxinas que podem ser responsáveis pela lesão renal, levando à disfunção tubular e inflamação. Várias proteínas da membrana externa (OMP) de espécies patogênicas foram identificadas e localizadas nos túbulos proximais e no interstício de animais infectados. A OMP mais importante expressa durante a infecção é a LipL32, que afeta diretamente as células tubulares proximais, aumentando consideravelmente a expressão de genes e proteínas pró-inflamatórias, como a óxido nítrico sintetase induzível (iNOS), a proteína quimiotática de monócitos-1 (CCL2/MCP-1), as células T (RANTES) e o fator de necrose tumoral (TNF-α). A quimiocina CCL2/MCP-1 é um dos fatores mais importantes no início da infiltração de células monocíticas na nefrite intersticial, enquanto o TNF-α, uma citocina inflamatória, é uma mediadora de endotoxemia. Para que haja estimulação de iNOS, CCL2/MCP-1 pela OMP, LipL32 em particular, deve haver nas células dos túbulos proximais receptores "Toll-*like*" (TLR), proteína específica que reconhece padrões moleculares de patógenos atuando como a primeira linha de defesa da imunidade inata promovendo resposta inflamatória inicial; neste caso, especificamente o TLR2. Novos biomarcadores de lesão renal têm sido pesquisados na leptospirose. Estudos recentes demonstraram níveis urinários aumentados de defensina a1 (proteína da família das lipocalinas), NGAL e NAG (*N-acetil-β-d-glucosidase*) em pacientes com leptospirose, evidenciando disfunção tubular e inflamação causadas pela infecção.

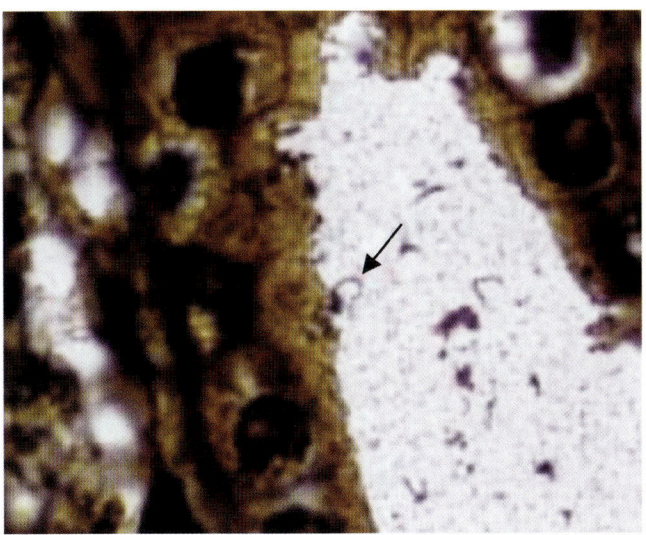

Figura 32.17 Túbulo renal com *Leptospira* aderida à superfície epitelial (Warthin-Starry, 100×). (Adaptada de Abuauad et al., 2005.)

É descrita também a ocorrência de lesão endotelial na leptospirose, evidenciando-se necrose endotelial e trombose capilar no tecido pulmonar, alterações que também podem ter um papel na lesão renal. Estudos clínicos recentes evidenciam aumento dos níveis séricos de marcadores de lesão endotelial em pacientes com IRA associada à leptospirose. Em um estudo com 49 pacientes infectados em um surto de leptospirose, os níveis séricos de syndecam-1 (componente do glicocálice endotelial) e ICAM-1 (do inglês *intercellular adhesion molecule-1*) estiveram significativamente mais elevados nos pacientes que no grupo-controle e houve correlação significativa entre esses marcadores e os níveis séricos de creatinina e NGAL, evidenciando o papel da lesão endotelial na IRA da leptospirose. Outros estudos enfatizam o papel do NGAL sérico e urinário como marcador precoce de lesão renal na leptospirose. O mecanismo da lesão endotelial na leptospirose envolve a participação da própria *Leptospira*, que adere à parede vascular durante a sua translocação dentro do organismo do hospedeiro.

A IRA da leptospirose caracteriza-se por ser não oligúrica, com níveis séricos de potássio normais ou diminuídos, em contraste com a IRA de outras causas infecciosas, como malária, difteria e meningococcemia. Estudos experimentais e clínicos mostram que esses achados decorrem da lesão do túbulo proximal e da resistência do ducto coletor medular à vasopressina. A lesão do túbulo proximal leva à diminuição na reabsorção proximal de sódio. A resistência do ducto coletor medular à vasopressina resulta em defeito de concentração urinária, causando poliúria. O aumento da secreção de potássio no túbulo distal parece ser determinado pelo aumento do fluxo urinário e pelo elevado aporte de sódio ao túbulo distal, e parece ser potencializado por níveis elevados de aldosterona e cortisol. Esses achados mostram haver predomínio da disfunção do túbulo proximal e uma integridade relativa dos segmentos distais do néfron quanto à manipulação tubular de sódio e potássio. As OMP da *Leptospira*, como a LipL32, ativam cascatas dependentes de TLR, que levam à ativação do fator de transcrição nuclear *kappa* B, quinases ativadas e citocinas, com subsequente dano tubular. A ativação desses mecanismos explica a desregulação dos transportadores de sódio nos rins de pacientes infectados pela *Leptospira*. Estudos experimentais demonstram que a LipL32 causa lesão na Na^+-K^+-ATPase da membrana basolateral dos túbulos renais. As alterações tubulares precedem a queda da TFG na leptospirose. Em estudo experimental recente, foram investigadas as alterações nos transportadores de sódio no rim e no pulmão de ratos com leptospirose. Evidenciou-se que os animais infectados apresentavam significativa redução da expressão da isoforma 3 do trocador a^+/H^+ (NHE3) no túbulo proximal, aumento da expressão do NKCC2 e redução da expressão de AQP2 na medula renal dos animais infectados. No pulmão desses mesmos animais, foi observada redução significativa da expressão da subunidade alfa dos canais epiteliais de sódio (a-ENaC), o que sugere um papel central dessa alteração no edema pulmonar observado na leptospirose, uma vez que o transporte de sódio exerce papel central no controle do edema alveolar. Clinicamente, essas alterações se traduzem pelas manifestações de lesão renal não oligúrica, com aumento da fração de excreção de sódio e potássio, em associação à congestão pulmonar. Estudos experimentais mostram que, mesmo na ausência de lesão renal, pode haver disfunção tubular na leptospirose, como fração de excreção de potássio elevada e baixa osmolaridade urinária. Os ductos coletores de animais infectados mostraram resistência à ação da vasopressina. Em estudo clínico com pacientes infectados por leptospirose, evidenciaram-se proteinúria, hipermagnesiúria e redução da reabsorção de fosfato.

A hipocalemia corresponde a um achado frequente na IRA da leptospirose, podendo ser verificada em 45 a 74% dos pacientes no momento da admissão, tornando-se necessária a reposição intravenosa de potássio em 80% deles. Na IRA da leptospirose, mesmo os pacientes oligúricos não costumam apresentar hipercalemia. Dessa maneira, a IRA da leptospirose, independentemente da gravidade, do hipercatabolismo, da rabdomiólise, da acidose e da oligúria, caracteriza-se por ser normo ou hipocalêmica. Essa é uma característica importante da IRA por leptospirose no momento do seu diagnóstico, quando comparada a IRA por NTA isquêmica de outras etiologias. A fisiopatologia da IRA na leptospirose está esquematizada na Figura 32.18.

O sedimento urinário apresenta, em 80% dos casos à admissão, na fase aguda da doença, proteinúria discreta, hematúria e leucocitúria. Essas alterações do sedimento urinário tendem a normalizar entre 7 e 10 dias após a admissão.

Evolução e tratamento

A recuperação clínica dos pacientes costuma ser rápida, sendo rápida a normalização da creatinina plasmática (em torno do 8º dia de internação, nos pacientes com IRA oligúrica, e no 4º dia, naqueles não oligúricos). A filtração glomerular, a reabsorção proximal de sódio, a fração de excreção de potássio e a capacidade de acidificação urinária normalizam-se completamente no 3º mês. No entanto, um déficit na capacidade de concentração pode persistir por mais de 6 meses e parece depender da gravidade da IRA. Há, ainda, a possibilidade de desenvolvimento de DRC após IRA por leptospirose. Estudos recentes evidenciam um risco aumentado de DRC em indivíduos com histórico de leptospirose.

O tratamento com antibióticos ainda é controverso na leptospirose. Estudos clínicos e experimentais demonstram a eficácia de vários antibióticos na infecção pela *Leptospira*, incluindo betalactâmicos, macrolídios, tetraciclinas, fluoroquinolonas e estreptomicina. Alguns estudos evidenciam que

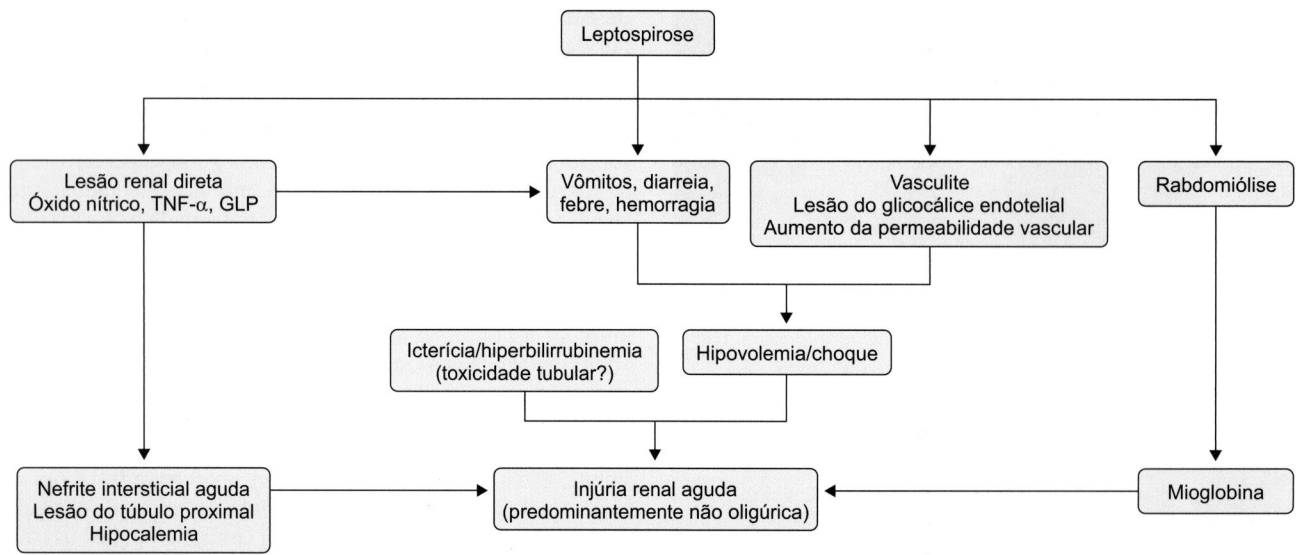

Figura 32.18 Fisiopatologia da injúria renal aguda na leptospirose.

o uso da penicilina reduz as manifestações clínicas, o tempo de hospitalização e a gravidade da IRA na leptospirose, porém não está associada à redução da mortalidade de terapia intensiva. Em um estudo recente, o uso de ceftriaxone na leptospirose foi associado a menos complicações e menor necessidade de internação em unidade de terapia intensiva. Estudos clínicos têm mostrado o benefício da hemodiálise intermitente, precoce e diária, na leptospirose, com redução importante das taxas de mortalidade. A modalidade de diálise, comparando-se hemodiafiltração e hemodiálise estendida, não parece influenciar na evolução dos pacientes com IRA associada à leptospirose, sendo a mortalidade semelhante quando se realizam diferentes tipos de diálise. O tempo de início do tratamento dialítico, isto é, diálise precoce, é o fator mais importante no tratamento da IRA da leptospirose, contribuindo para a redução da mortalidade.

A gravidade da IRA, pelas classificações RIFLE, AKIN e KDIGO, está associada à mortalidade na leptospirose. A leptospirose é, entre as doenças infecciosas associadas à IRA, aquela com maior potencial de levar ao óbito. A mortalidade na leptospirose varia de 2 a 60%, dependendo das características epidemiológicas dos estudos e das condições clínicas dos pacientes. Na presença de IRA, a mortalidade aumenta, chegando até 25%. Nos últimos anos, tem-se observado redução importante da mortalidade na IRA associada à leptospirose no Brasil, caindo de 20% (período de 1985 a 1996) para 12% (período de 1997 a 2010). Vários estudos avaliam os fatores de riscos responsáveis pela alta mortalidade na IRA da leptospirose. Oligúria, idade avançada, hipotensão, arritmia cardíaca e insuficiência respiratória representam fatores de mau prognóstico na leptospirose.

MALÁRIA

Também chamada "impaludismo", trata-se de uma doença infectocontagiosa de evolução crônica, com manifestações episódicas de caráter agudo, que acomete milhares de pessoas nas zonas tropicais e subtropicais. Os agentes etiológicos são do gênero *Plasmodium*, que possuem cinco espécies com potencial de infecção de seres humanos – *P. vivax*, *P. falciparum*, *P. malariae*, *P. knowlesi* e *P. ovale* –, este último encontrado somente no continente africano. O *P. falciparum* é o que causa maiores morbidade e mortalidade, principalmente nos continentes africano e asiático. Na Amazônia brasileira, observa-se predomínio das infecções por *P. vivax*, com notificação inclusive de complicações graves dessas infecções.

Epidemiologia

A malária é reconhecida como grave problema de saúde pública no mundo. Em 2020, havia um número estimado de 241 milhões de casos de malária no mundo e 627 mil óbitos, com maior incidência e mortalidade ocorrendo na África. Cerca de 99% da transmissão da malária no Brasil ocorre na região amazônica, com 33 municípios concentrando 80% do total de casos autóctones de malária em 2021. No Brasil, em 2020, foram notificados 145.205 casos de malária, uma redução de 7,8% em relação a 2019, quando foram registrados 157.457 casos da doença. Em 2021, de acordo com dados preliminares, houve uma redução de 4,1% em relação ao ano de 2020, tendo sido registrados um total de 139.211 casos.

Manifestações clínicas

A infecção inicia-se quando esporozoítos infectantes são inoculados no ser humano pelo inseto vetor, fêmeas do gênero *Anopheles*. Após algumas fases do ciclo evolutivo, surgem os esquizontes teciduais e milhares de merozoítos, que invadem os eritrócitos. Os parasitas multiplicam-se dentro do

> **! PONTOS-CHAVE**
>
> - A leptospirose é a zoonose mais importante no mundo, ocorrendo com maior frequência nas estações chuvosas
> - O acometimento renal é comum na forma grave (íctero-hemorrágica)
> - A IRA da leptospirose caracteriza-se por ser não oligúrica e normo ou hipocalêmica
> - A principal lesão tubular na leptospirose ocorre no segmento proximal

eritrócito, até que causam sua ruptura (hemólise), momento em que acontecem as principais manifestações clínicas, determinadas fundamentalmente por mediadores inflamatórios. O quadro típico caracteriza-se por febre alta, acompanhada de calafrios, sudorese profusa e cefaleia, que ocorrem em padrões cíclicos, dependendo da espécie do parasita infectante. Em alguns pacientes, aparecem sintomas prodrômicos, vários dias antes dos paroxismos da doença, incluindo náuseas, vômitos, astenias, fadiga e anorexia. Há anemia em graus variáveis. Adultos não imunes, bem como crianças e gestantes, podem apresentar manifestações mais graves, fatais no caso da infecção pelo *P. falciparum* e, em geral, função do nível de parasitemia; entretanto, podem ocorrer casos graves com baixas parasitemias. Hipoglicemia, convulsões, vômitos repetidos, hiperpirexia, icterícia e distúrbio da consciência indicam pior prognóstico e podem preceder às seguintes formas da malária grave e complicada: malária cerebral (forte cefaleia, hipertermia, vômitos e sonolência, convulsões); edema pulmonar agudo (particularmente comum em gestantes, iniciando-se com hiperventilação e febre alta e evoluindo com intensa transudação alveolar); hipoglicemia; disfunção hepática (icterícia acentuada, com aumento de três vezes dos níveis de transaminases); e disfunção renal.

Envolvimento renal

Classicamente, há maior registro de prevalência de acometimento renal nas infecções por *P. falciparum* (IRA) e *P. malariae* (glomerulopatias). No entanto, mudanças epidemiológicas notáveis vêm sendo registradas nas últimas três décadas e hoje se estima uma incidência de IRA por *P. vivax* da ordem de até 16%, nas regiões de alta endemicidade. Em algumas regiões, como o continente africano e a Índia, a malária é uma das principais causas de IRA associada a doenças tropicais.

A incidência de IRA na malária varia de 0,5 a 60%, com necessidade de tratamento dialítico em muitos casos. Os maiores fatores de risco para a instalação da IRA são idade avançada, disfunção hepática e instabilidade hemodinâmica. Os principais mecanismos de desenvolvimento dessa complicação são hipovolemia, vasoconstrição, hemólise com consequentes hemoglobinúria, parasitemia eritrocitária, deposição de imunocomplexos em nível glomerular, disfunção da microcirculação por citoaderência das hemácias parasitadas e rabdomiólise, que ocorre mais raramente. Há, ainda, evidências de mecanismos inflamatórios na IRA associada à malária, com a participação de citocinas, destacando-se o papel da interleucina-17 (IL-17). A fisiopatologia da IRA na malária está esquematizada na Figura 32.19.

Na malária por *P. falciparum*, a hipotensão arterial, as alterações hemodinâmicas, a hiperviscosidade sanguínea e a hipovolemia, com liberação de catecolaminas e renina, têm papel fisiopatogênico importante na disfunção renal. Esses fatores levam a alterações na microcirculação renal, com diminuição do fluxo sanguíneo, queda da TFG e IRA. Observam-se ainda alterações de permeabilidade vascular, com consequente edema de interstício – o que impõe cuidado redobrado em eventuais processos de ressuscitação volêmica.

Uma das principais alterações que ocorrem na malária por *P. falciparum* é a lesão na microcirculação, causada pela alteração do revestimento vascular secundária à presença maciça do parasita, o que explica a presença de depósitos de fibrina nos capilares glomerulares. Essa alteração vascular também é causa de hemólise, que, por sua vez, leva à anemia, com a presença frequente de formas bizarras de hemácias nesses pacientes.

A parasitemia alta e por tempo prolongado corresponde ao fator fisiopatogênico inicial e provocador dos casos graves de malária por *P. falciparum*, desencadeando hemólise maciça e alterações na microcirculação descritas anteriormente. O tempo prolongado de doença é fator agravante no curso de uma infecção por *P. falciparum*. Também pode-se observar hiperviscosidade sanguínea nesses pacientes, o que leva à diminuição do fluxo sanguíneo cortical renal, com consequente desenvolvimento de IRA.

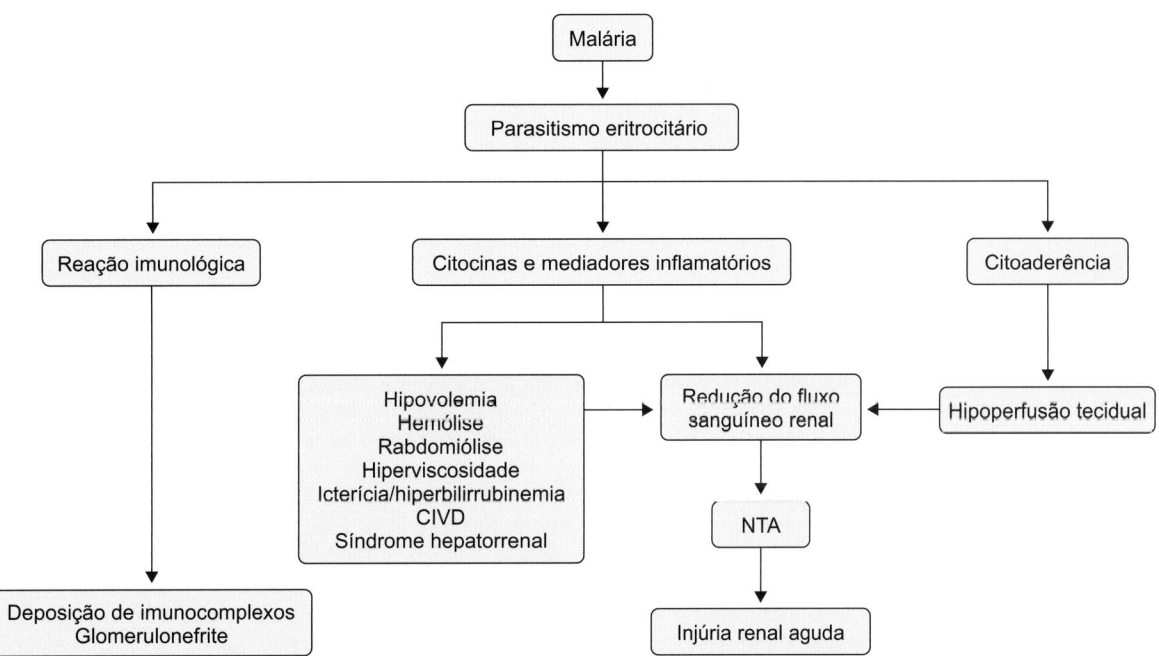

Figura 32.19 Fisiopatologia da injúria renal aguda na malária. CIVD: coagulação intravascular disseminada; NTA: necrose tubular aguda.

A hemólise intravascular maciça que ocorre em pacientes com alta parasitemia funciona como fator vasoplégico, que pode complicar com hipotensão arterial importante, representando um dos fatores causais da anemia e da icterícia que geralmente acompanham a malária grave. A hemoglobinúria decorre de hemólise maciça, que é acompanhada por hiper-hemoglobinemia. O paciente apresenta urina colúrica, vômitos biliosos e icterícia intensa. A hemoglobinúria pode levar ao desenvolvimento de IRA com NTA, sendo uma importante causa de óbito na malária. Síndrome hemolítico-urêmica e lesão renal por microangiopatia trombótica são descritas no contexto da malária, ainda que raramente.

A icterícia costuma ser intensa, com elevação de ambas as frações da bilirrubina, predominância da bilirrubina indireta, em decorrência de uma preservação parcial da função hepática, apesar da lesão do fígado, que costuma ocorrer com elevação das transaminases. Em pacientes com bilirrubina superior a 5 mg/dℓ, é maior a incidência de IRA. A hiperbilirrubinemia na malária está associada à nefropatia por cilindros (*cast nephropathy*) e maior mortalidade. A nefropatia da malária também é associada à síndrome hepatorrenal.

A IRA da malária grave caracteriza-se por oligúria em 76% dos casos, persistindo por 3 a 10 dias. A deposição de imunocomplexos no glomérulo pode ser responsável pela presença de proteinúria, geralmente leve.

O principal e mais grave comprometimento renal na malária decorre de IRA por *P. falciparum*, cujo substrato anatomopatológico é de NTA, com ou sem nefrite intersticial (Figura 32.20). Observa-se infiltrado linfocítico intersticial, podendo haver fibrose focal. Verificam-se sinais de hemoglobinúria, como presença de grânulos de hemoglobina, com possibilidade de surgir cilindros de hemoglobina e cilindros granulosos nos túbulos distal e coletor, bem como hemossiderina. Foram relatadas evidências de proliferação mesangial e endocapilar em pacientes com alterações urinárias. O tratamento antimalárico pode reverter as alterações renais.

Distúrbios hidreletrolíticos ocorrem invariavelmente na malária por *P. falciparum*. A hiponatremia se dá em até 67% dos pacientes e quando presente deve ser sinal de alerta para outras complicações graves como insuficiência adrenal e malária cerebral. Os mecanismos mais prováveis seriam a hemodiluição ou o estímulo do HAD. Hipocalemia acontece em 40% dos indivíduos com malária, no entanto, a hipercalemia pode também ser observada em estados de oligúria, hipercatabolismo ou como complicação do tratamento em indivíduos portadores de deficiência de glicose 6-fosfato-desidrogenase (G6 PD). Hipocalcemia – observada em até 45% dos casos graves – e acidose láctica, quando presentes, são indicadores de mau prognóstico.

Lesões glomerulares podem ser encontradas em infecções por *P. falciparum*, *P. vivax* e *P. malariae*. No entanto, as apresentações clínicas variadas e o contexto clínico de acometimento de múltiplos órgãos pode determinar um potencial subdiagnóstico das glomerulopatias associadas a *P. falciparum* e *P. vivax*.

Crianças infectadas por *P. falciparum* podem apresentar incidência de proteinúria assintomática de até 81%, sendo encontrados cilindros hemáticos em 20 a 50% dos indivíduos infectados. A lesão mais frequentemente encontrada é a proliferação mesangial mediada por imunocomplexos, em que se observam depósitos granulares de IgM e C3 em capilares e mesângio, nos quais também são encontrados habitualmente antígenos maláricos. Outra forma de lesão que pode ser observada, porém menos frequentemente, é a glomerulosclerose segmentar e focal colapsante de padrão não imune. Essa lesão, diferentemente da mediada por imunecomplexos, pode evoluir com perda funcional acelerada e eventual necessidade de diálise.

As glomerulopatias causadas pelo *P. malariae*, agente causal da malária quartã, manifestam-se de duas formas: um quadro benigno, com proteinúria discreta e transitória, sem perda da função renal, que surge na 2ª ou 3ª semana após a infecção; e uma forma mais grave, com proteinúria persistente ou síndrome nefrótica crônica. Espessamento das paredes capilares glomerulares e hiperplasia mesangial também têm sido descritos na malária (Figura 32.20). O exame de urina é inespecífico, exceto pela proteinúria, em níveis nefróticos, caracterizada pela baixa seletividade, e hematúria microscópica. Novos biomarcadores, incluindo NGAL urinário e KIM-1 (*kidney injury molecule-1*), demonstram boa sensibilidade para a detecção precoce da IRA associada à malária.

A alta incidência de síndrome nefrótica em áreas endêmicas de malária e a redução da frequência de síndrome nefrótica secundária em regiões em que se intensificou o acesso ao diagnóstico e tratamento da doença, associada à demonstração de depósitos de anticorpos e material antigênico proveniente do *P. malariae*, sugerem a etiologia imunológica da doença renal ligada a essa parasitose. Após a 1ª semana do início da doença, uma glomerulonefrite, com moderada hipercelularidade, mediada por imunecomplexos contendo IgM e antígenos do *Plasmodium*, pode ser evidenciada em biopsias renais. Sua evolução é benigna, com as alterações tendendo a desaparecer em poucas semanas após a cura da infecção. Na malária crônica pelo *P. malariae*, podem ocorrer lesões glomerulares proliferativas em decorrência de depósitos de imunecomplexos no mesângio e na membrana basal glomerular (Figura 32.21). O estudo pela microscopia eletrônica mostra espessamento irregular da membrana basal na região subendotelial, presença de pequenas lacunas intramembranosas e depósitos eletrodensos, em região subendotelial. A imunofluorescência mostra depósitos de IgG, IgM e C3, em padrão granular.

Em infecções por *P. vivax* há registros esporádicos de glomerulonefrite pós-infecciosa, glomerulonefrite membranoproliferativa, glomerulonefrite crescêntica e microangiopatia trombótica.

Evolução e tratamento

Os principais passos para o tratamento da malária são a quimioterapia e as medidas de suporte. Pacientes com malária apresentam-se em sua quase totalidade desidratados e hipovolêmicos. No entanto, apesar da clara necessidade de reposição volêmica, esta deve ser manuseada com cautela em função das alterações de permeabilidade vascular determinadas pelo estado inflamatório causado pela parasitemia e que elevam o risco de edema pulmonar fatal.

Em situações de IRA hipercatabólica, mais comumente observadas em infecções por *P. falciparum*, hemodiálise ou hemofiltração são superiores à diálise peritoneal. Deve-se instituir o procedimento precoce e diariamente, até que haja controle do hipercatabolismo. O tratamento antimalárico adequado e a hemodiálise precoce aumentam a sobrevida dos pacientes com IRA por malária. A IRA na malária por *P. vivax* é habitualmente menos grave que a causada pelo *P. falciparum*, com um prognóstico geralmente mais favorável.

Capítulo 32 • Nefropatia nas Doenças Tropicais 611

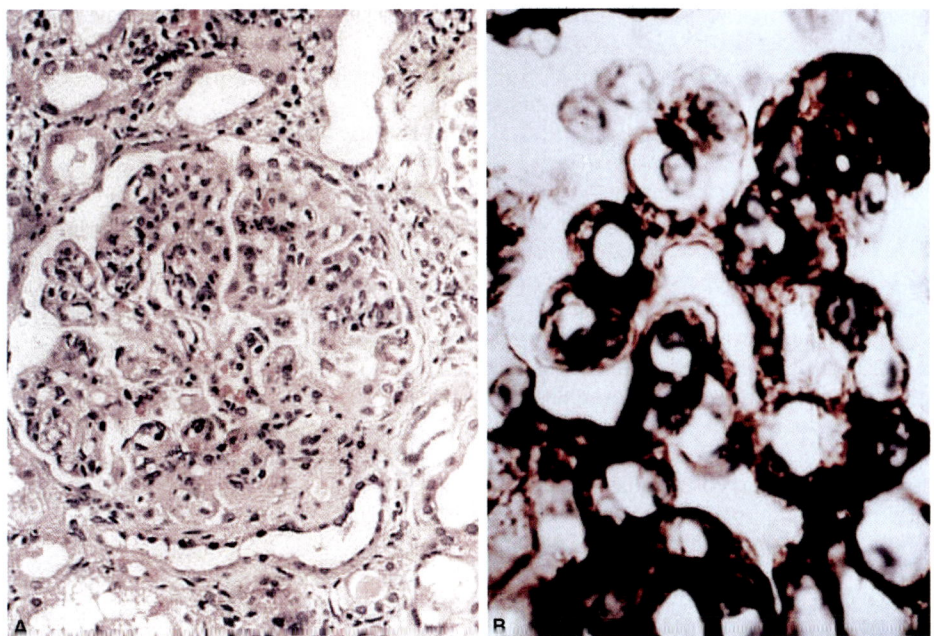

Figura 32.20 Injúria renal aguda na malária. **A.** Glomérulo com espessamento de parede capilar e hiperplasia mesangial (H&E). **B.** Ruptura da membrana basal glomerular com depósitos subendoteliais (prata). (Adaptada de Barsoum, 1998.)

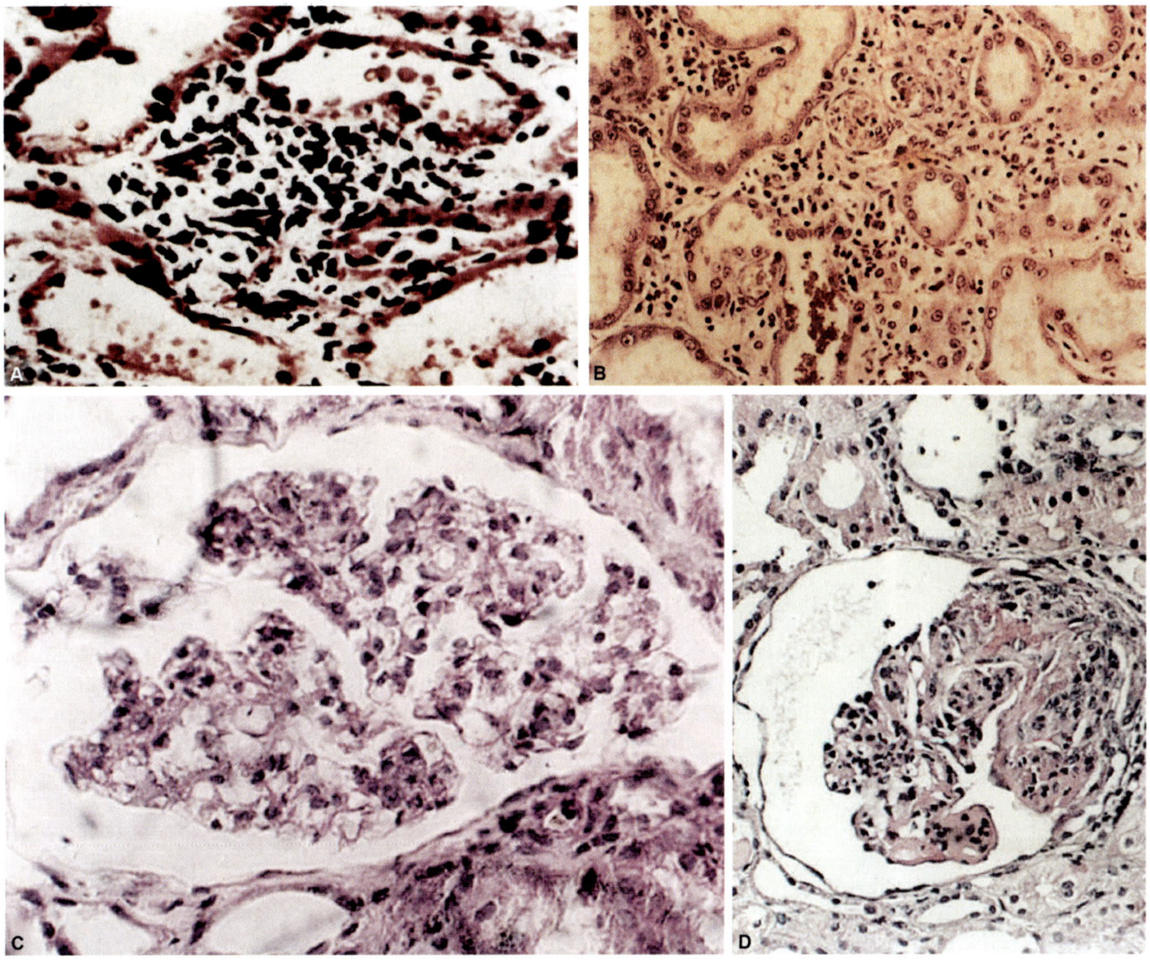

Figura 32.21 Injúria renal aguda na malária. **A.** Necrose tubular aguda, ruptura das células tubulares, hemácias no lúmen tubular, edema intersticial e infiltrado inflamatório. **B.** Nefrite intersticial aguda. **C.** Glomerulonefrite proliferativa. **D.** Glomerulonefrite segmentar necrosante. (Adaptada de Barsoum et al., 2000.)

A taxa de mortalidade pode variar de 15 a 50%, segundo dados documentados em diferentes estudos.

Alguns fatores estão associados a um pior prognóstico da IRA na malária, incluindo alta parasitemia, demora no atendimento, idade avançada, oligúria, hipotensão arterial, anemia, icterícia grave, envolvimento concomitante do sistema nervoso central e coagulação intravascular disseminada.

A quimioterapia da malária tem como objetivos: interromper a esquizogonia sanguínea responsável pela patogenia e manifestações clínicas da infecção; proporcionar a erradicação de formas latentes do parasita (hipnozoítas) das espécies P. vivax e P. ovale no ciclo tecidual, evitando as recaídas; e reduzir as fontes de infecção para os mosquitos, eliminando as formas sexuadas dos parasitas. As principais medicações antimaláricas podem ser classificadas tanto pelo grupo químico – quinolinometanóis (quinina e mefloquina), 4-aminoquinolinas (cloroquina), 8-aminoquinolinas (primaquina e tafenoquina), peróxido de lactona sesquiterpênica (derivados da artemisinina) e antibióticos (tetraciclina, doxiciclina e clindamicina) – quanto pelo alvo de ação no ciclo biológico do parasita – esquizonticidas teciduais ou hipnozoiticidas (cura radical do P. vivax e P. ovale); esquizonticidas sanguíneos (promovem a cura clínica) e gametocitocidas (bloqueiam a transmissão). O tratamento, que no Brasil é disponibilizado pelo Sistema Único de Saúde (SUS), deve ser indicado de acordo com a espécie infectante, peso do paciente, gravidez e perfil de resistência aos antimaláricos.

A doença glomerular associada ao P. malariae é progressiva, evoluindo para lesão renal crônica em 3 a 5 anos após o diagnóstico. Remissões espontâneas são raras. O tratamento antiparasitário e com imunossupressores não influenciam o curso natural da glomerulopatia associada à malária.

Há várias pesquisas para o desenvolvimento de uma vacina para malária, com alguns ensaios clínicos mostrando boa eficácia.

> **⚠ PONTOS-CHAVE**
>
> - A malária é uma doença infecciosa que acomete milhões de pessoas em regiões tropicais
> - A hipovolemia tem um papel importante na gênese da IRA, e os principais fatores envolvidos são perdas insensíveis de líquido, diminuição de ingesta hídrica e aumento da permeabilidade vascular. Essas alterações de permeabilidade, no entanto podem induzir edema pulmonar em reanimações hídricas agressivas, demandando parcimônia no cálculo das reposições volêmicas
> - A IRA da malária grave caracteriza-se por ser hipercatabólica, hipercalêmica e oligúrica
> - As alterações tubulares são mais proeminentes que as glomerulares e podem variar desde alterações discretas até NTA, com cilindros de hemoglobina e hemácias degeneradas no interior dos túbulos distais e proximais
> - Alterações glomerulares também podem ser detectadas, com moderada hipercelularidade, mediada por imunocomplexos contendo IgM e antígenos do Plasmodium

TÉTANO

Doença infecciosa aguda, não contagiosa, causada pela ação de neurotoxinas produzidas pelo Clostridium tetani, uma bactéria anaeróbia encontrada no solo, que pode contaminar feridas. Em indivíduos não imunes, a toxina atua pelo bloqueio dos neurônios inibitórios, ocorrendo hiperexcitabilidade dos neurônios motores, o que leva a hipertonia muscular, hiper-reflexia, hiperexcitabilidade e espasmos musculares.

Epidemiologia

O tétano é uma doença conhecida pelo ser humano há muitos séculos. Há descrições suas deixadas por egípcios na época do antigo império e também pelos gregos na Grécia antiga. A doença tem distribuição mundial, observando-se maior prevalência em países em desenvolvimento, onde a cobertura vacinal não é adequada. As lesões perfurocortantes respondem pela maioria dos casos de tétano nos EUA (cerca de 70% do total). No Brasil, a ocorrência de tétano vem sendo progressivamente reduzida, de 1,1 caso por 100 mil habitantes em 1990 para 0,2 caso por 100 mil habitantes em 2015, com a cobertura vacinal aproximando-se de 100% em 2015. O número total de casos de tétano no Brasil caiu de 1.548 em 1990 para 285 em 2015. De 2016 a 2022, foram confirmados 175 casos de tétano acidental no Brasil. A taxa de letalidade ainda se mantém alta nos países em desenvolvimento, com valores de 33%, no caso de tétano acidental, e 69%, nos de tétano *neonatorum*. A doença acomete ambos os sexos, sendo mais frequente no sexo masculino, pela maior exposição a traumatismos. Ocorrem diferenças profundas na distribuição etária da doença no mundo, concentrando-se nos idosos, em países desenvolvidos, e nos bebês, naqueles em desenvolvimento, cujas mães não foram submetidas à vacinação adequada no acompanhamento pré-natal.

Manifestações clínicas

Os sintomas podem ser divididos, pela ordem cronológica de aparecimento, em: tétano local, sintomas premonitórios, contratura permanente e espasmos paroxísticos (convulsões). A doença pode ser classificada em moderada, grave ou gravíssima. O tétano generalizado é a forma mais comum, caracterizado por contraturas generalizadas. O sintoma inicial é o surgimento de hipertonicidade da musculatura masseteriana, com a presença de trismo, riso sardônico, seguida de rigidez da musculatura cervical, com dor à mobilização e disfagia. Depois, ocorre rigidez da musculatura abdominal, lombar e paravertebral. Surgem também alterações decorrentes da disautonomia, como variação da pressão arterial, taqui ou bradiarritmias, sudorese profusa, hiperpirexia e vasoconstrição periférica. Febre alta, incomum no tétano, frequentemente decorre de infecções secundárias.

Envolvimento renal

Uma importante complicação do tétano é a IRA, que ocorre principalmente nas formas graves ou gravíssimas da doença. Em séries de casos recentes, observa-se IRA em torno de 11 a 39% dos pacientes com tétano grave, sendo um importante fator de risco para o óbito. A IRA ocorre em quase metade dos pacientes com tétano. Alguns apresentam IRA já na admissão hospitalar; entretanto, a maioria (75%) a desenvolve durante a internação. A IRA caracteriza-se por ser não oligúrica na maioria dos casos, necessitando de terapia dialítica em torno de 30% dos casos.

A fisiopatologia da IRA associada ao tétano ainda não é bem compreendida. Os principais fatores etiológicos parecem ser a disautonomia e a rabdomiólise em virtude dos espasmos musculares intensos. Grandes variações pressóricas e de frequência cardíaca secundárias à liberação de catecolaminas comprometem a hemodinâmica renal. Episódios súbitos de hipotensão grave, com diminuição do débito cardíaco, diminuição do fluxo sanguíneo renal e da filtração glomerular, contrastam com a descarga de catecolaminas sistêmica, induzindo crises hipertensivas associadas à vasoconstrição arteriolar renal e queda da filtração glomerular. Estudos clínicos sugerem que o fator etiopatogênico mais importante responsável pela queda da filtração glomerular é a hiperatividade do sistema nervoso autônomo (SNA).

Essas alterações hemodinâmicas podem ser prevenidas com a hidratação dos pacientes e a reposição adequada de volume, evitando-se a hipovolemia provocada pelas perdas da sudorese intensa desencadeada pela disautonomia e pelo intenso gasto metabólico.

Níveis séricos elevados de CPK e mioglobina urinária, decorrentes da rabdomiólise por espasmos musculares, são observados em dois terços dos pacientes. A mioglobinúria pode contribuir para a queda da filtração glomerular.

Fatores como idade, período de incubação, tempo de doença, tempo de hospitalização, gravidade da doença, uso de medicamentos nefrotóxicos, ventilação mecânica e infecções secundárias estão associados, mas não são os principais desencadeantes da disfunção renal.

A avaliação da função tubular nesses pacientes mostra um aumento na fração de excreção do sódio, sugerindo comprometimento de túbulo proximal. A fração de excreção de potássio elevada sugere porções distais preservadas. Proteinúria discreta em 50% dos casos sugere origem tubular ou secundária à presença da mioglobina na urina.

Tratamento

O tratamento do tétano é baseado na administração de penicilina cristalina ou metronidazol e desbridamento cirúrgico, para controle da infecção, além de administração de imunoglobulina antitetânica, para neutralizar as toxinas formadas, e vacinação antitetânica. Benzodiazepínicos e curarização podem ser necessários para o controle das contrações musculares involuntárias. Em geral, necessita-se de ventilação mecânica nos casos mais graves.

Em todos os casos de tétano, deve-se atentar para o equilíbrio hidreletrolítico.

> **PONTOS-CHAVE**
> - A queda da filtração glomerular representa um fenômeno comum e precoce nos pacientes com tétano
> - O fator etiopatogênico mais importante responsável pela queda da filtração glomerular é a hiperatividade do SNA
> - São fatores associados à IRA no tétano a hipovolemia, as infecções sistêmicas, o uso de medicamentos nefrotóxicos, a rabdomiólise e a ventilação mecânica
> - A IRA caracteriza-se por ser não oligúrica
> - A fração de excreção de sódio elevada sugere lesão do túbulo proximal.

TUBERCULOSE

Doença infectocontagiosa causada pelo *Mycobacterium tuberculosis*, é a mais comum da humanidade. Nos países desenvolvidos, observa-se seu ressurgimento em razão do empobrecimento de alguns segmentos da população e de sua associação com a AIDS.

Epidemiologia

A TB é a principal causa de morbidade e mortalidade por agente infeccioso no mundo inteiro. No Brasil, estima-se que mais de 50 milhões de pessoas estão infectadas pelo *M. tuberculosis*, com a ocorrência de aproximadamente 100 mil novos casos por ano. Entre 2005 e 2015, foram notificados 788.536 casos novos de TB no Brasil, evidenciando que seu controle está longe de ser alcançado no país. Entretanto, houve uma redução do coeficiente de mortalidade por TB no Brasil, passando de 3,6 em 1990 a 2,2 em 2014. Em 2020, o Brasil registrou 66.819 casos novos de TB, com um coeficiente de incidência de 31,6 casos por 100 mil habitantes. Em 2019, foram notificados cerca de 4,5 mil óbitos pela doença, com um coeficiente de mortalidade de 2,2 óbitos por 100 mil habitantes.

Manifestações clínicas

A TB caracteriza-se pela formação de granulomas nos tecidos infectados e por hipersensibilidade mediada por células. Dispõe de um período prolongado de latência entre a infecção inicial e a doença franca. A transmissão ocorre entre indivíduos, principalmente via aérea, por meio da inalação de gotículas infecciosas que são lançadas no ar pela tosse. Cerca de 90% da população infectada consegue bloquear o avanço da doença, não desenvolvendo sintomas. O quadro clínico é caracterizado por comprometimento do estado geral, febre baixa vespertina, com sudorese, inapetência e emagrecimento. O indivíduo pode apresentar dor torácica e tosse produtiva, acompanhada ou não de escarros hemoptoicos.

A forma mais comum de TB é a pulmonar. Depois de entrar no organismo pela via aérea, o *M. tuberculosis* pode disseminar-se e instalar-se em qualquer órgão, via linfática, hematogênica e por contiguidade. A TB extrapulmonar ocorre em 10 a 20% dos casos, sendo as formas mais comuns a pleural, a ganglionar, a renal e a miliar.

Tuberculose renal

Terceira forma mais frequente de TB extrapulmonar, perde apenas para a TB pleural e ganglionar, acometendo indivíduos com média de 45 anos. No período de 2017 a 2021, foram confirmados 119 internados pacientes com TB renal no Brasil, sendo 57,9% do sexo masculino, predominando a faixa etária de 50 a 69 anos, e a maioria na região Sudeste (46,2%). A TB renal deve ser considerada em todos os casos de leucocitúria sem bacteriúria e nos casos de infecção urinária não responsiva ao tratamento. Apresenta um grande período de latência. O tempo entre a primoinfecção e as manifestações clínicas pode demorar até 20 anos. A TB renal pode ser assintomática, com o paciente apresentando apenas alterações no exame de urina tipo 1, ou se manifestar com sintomas urinários, incluindo disúria, polaciúria e urgência miccional, geralmente de maneira crônica (sintomas com duração de algumas semanas ou meses). A disúria pode persistir por alguns meses, mesmo após início do tratamento específico para TB. Em países de alta endemicidade, como a Índia, a TB renal é descrita como responsável por 1,1% dos pacientes com sintomas urinários atendidos na emergência. Glomerulopatias associadas à TB renal não são comuns, mas há relatos de proteinúria nefrótica e comprovação histológica de glomeruloesclerose segmentar e focal, glomerulopatia colapsante, glomerulonefrite membranoproliferativa e membranosa. Amiloidose associada à TB renal também já foi descrita. Mais frequentemente, a TB renal é unilateral, porém pode evoluir com perda importante de função renal, em torno de 12% dos casos. Hiponatremia, associada à nefropatia perdedora de sal, é descrita na TB meníngea, sendo os mecanismos fisiopatológicos ainda pouco compreendidos. Perda importante da função renal tem sido observada em pacientes com TB renal (em torno de 20% dos casos), sobretudo quando há demora no diagnóstico, e alguns casos evoluem para DRC. Tem-se evidenciado associação entre TB e DRC. Os pacientes com DRC e transplantados renais têm um risco alto de desenvolver TB.

A TB renal é sempre secundária à TB pulmonar, e esta última muitas vezes passa despercebida. O bacilo alcança o sistema urinário pela disseminação linfo-hematogênica, implantando-se no córtex renal, onde se multiplica. O processo patológico avança pelas pirâmides até atingir o sistema coletor, com consequente comprometimento de cálices, pelves, ureteres e bexiga. O comprometimento renal é bilateral, quase sempre assimétrico. As principais manifestações clínicas são disúria e polaciúria, semelhantes a uma infecção inespecífica, aparecendo apenas no comprometimento mais baixo. A dor lombar representa uma manifestação decorrente da distensão da cápsula renal, sendo incomum, exceto nas fases avançadas da doença, quando há nítida hidronefrose. Urgência urinária é observada nos comprometimentos mais graves da bexiga. Hematúria isolada não deve significar diagnóstico de TB renal *a priori*, devendo-se descartar outras causas, como cálculos, cistite intersticial e neoplasias renais, vesicais e prostáticas. Sintomas constitucionais raramente estão presentes, sendo o mais comum a febre (em menos de 5% dos casos). Fenômenos inflamatórios e obstrutivos causados pela doença são responsáveis por sintomas inespecíficos, como cólicas nefréticas e dor lombar. A fisiopatologia da TB renal está ilustrada na Figura 32.22.

A urografia excretora na TB renal varia desde normal, nas fases precoces da doença, até quadros com vários achados, incluindo calcificações, também passíveis de identificação pela tomografia computadorizada. Quando o processo infeccioso atinge os cálices, verifica-se um pequeno serrilhado na sua borda, podendo ocorrer dilatação pielocalicial. O comprometimento ureteral leva à sua estenose, observada principalmente nas junções ureteropiélica e ureterovesical. Quando o comprometimento ocorre ao longo do ureter, há diminuição do calibre do órgão, com áreas de estenose alternando-se com áreas de dilatação (padrão em "contas de rosário"), podendo levar à formação de megaureter (Figura 32.23).

Quando o bacilo atinge a bexiga, inicia-se um processo inflamatório que, com o tempo, substitui o tecido elástico por tecido fibroso. A ultrassonografia mostra com mais detalhes a textura do parênquima renal, suas delimitações e relações e a presença de microcalcificações. O sumário de urina mostra desde alterações leves, como leucocitúria discreta, até piúria maciça.

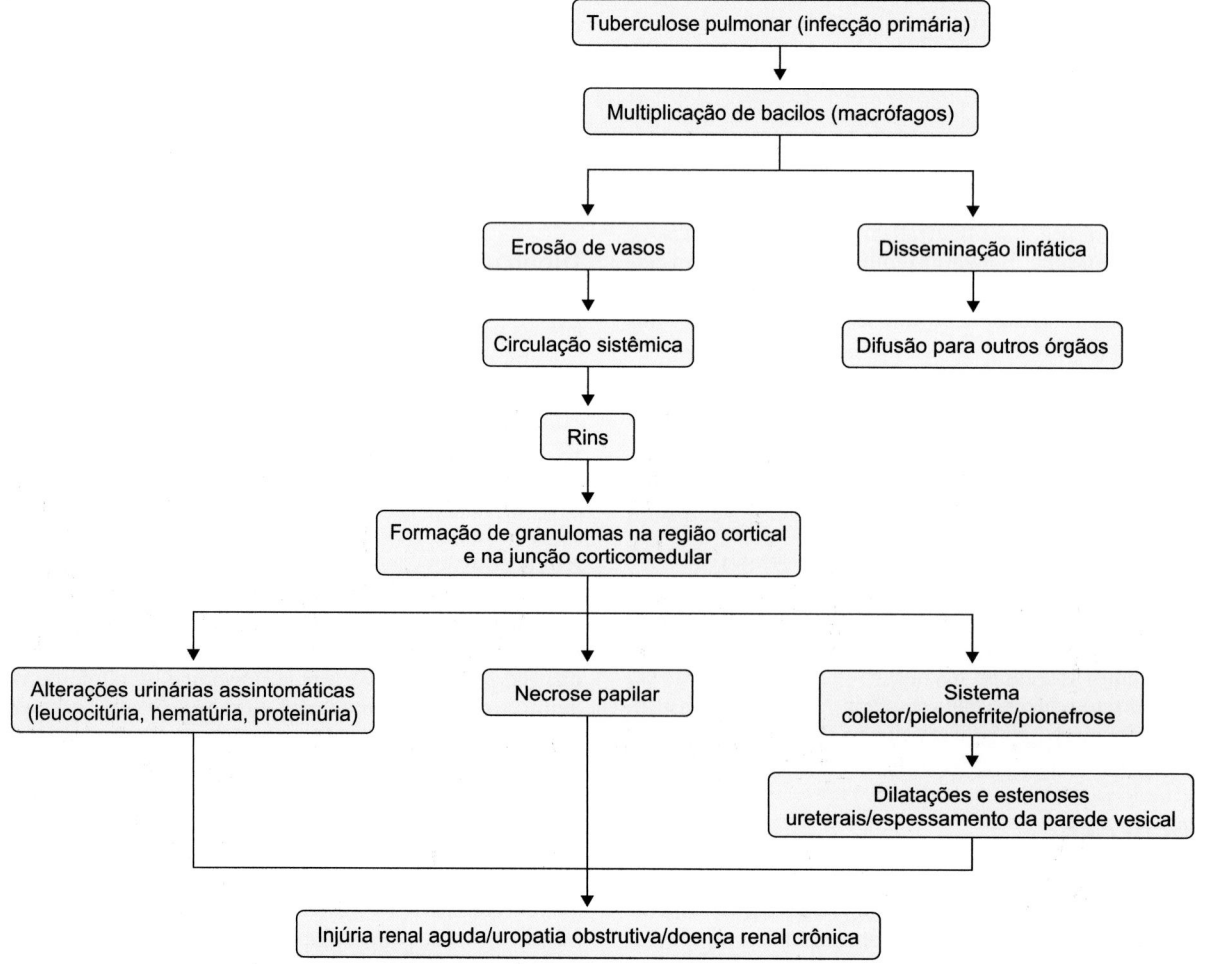

Figura 32.22 Fisiopatologia da tuberculose renal. (Adaptada de Daher et al., 2013.)

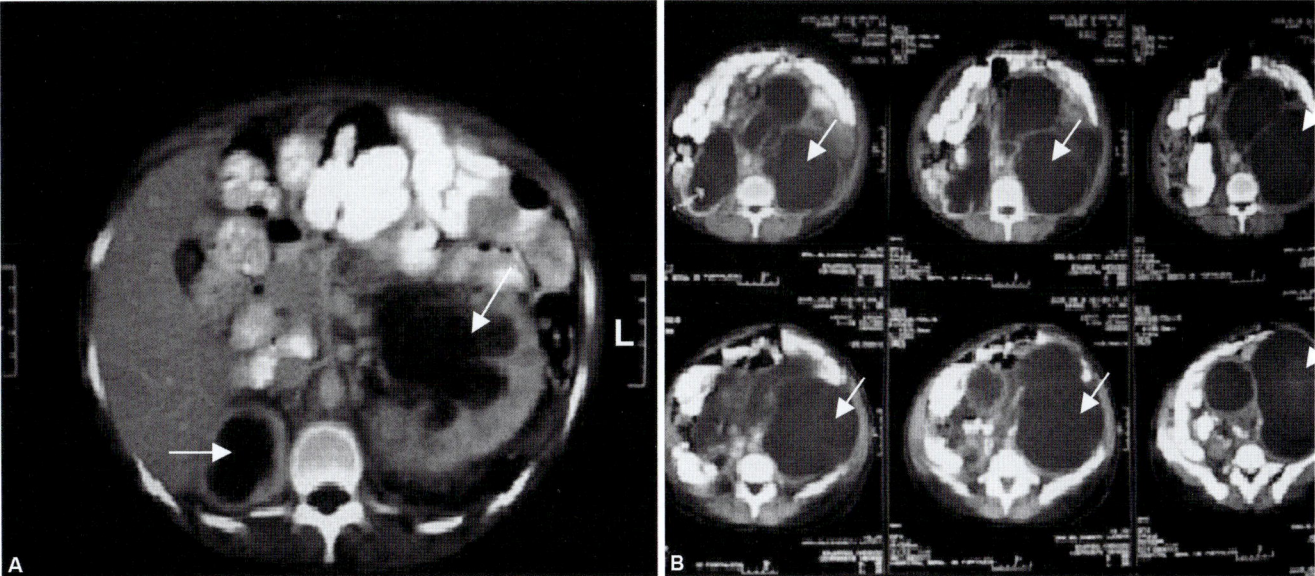

Figura 32.23 Alterações ureterais associadas à tuberculose renal. **A.** Tomografia computadorizada mostrando aumento de ambos os rins, espessamento cortical e grande dilatação dos cálices (*setas*). **B.** Tomografia computadorizada sequencial sem contraste mostrando grande dilatação do ureter – megaureter. (Adaptada de Daher et al., 2007.)

O achado mais comum na TB renal é a leucocitúria ou piúria de grande intensidade, com cultura negativa para os agentes usuais de infecção urinária. O pH tende a ser ácido, ao contrário das infecções urinárias inespecíficas. Pode haver também hematúria, geralmente microscópica, e proteinúria, na maioria dos casos não nefrótica. O dismorfismo eritrocitário deve sempre ser procurado. A baciloscopia raramente é positiva, exceto quando há grandes lesões, com populações bacilares muito numerosas. O exame mais importante para o diagnóstico de TB renal é a cultura no meio de Lowenstein-Jensen. Sua positividade também depende da quantidade de bacilos presentes. Deve-se solicitar um mínimo de cinco amostras, em dias consecutivos, para a investigação.

Patologia renal

Nos rins, o local preferencial de colonização pelo *M. tuberculosis* é a região medular, na qual lesões granulomatosas podem se desenvolver, com necrose caseosa, levando à destruição do tecido renal. A lesão renal inicia-se no córtex, tendendo à regeneração quando o indivíduo apresenta resistência ao *M. tuberculosis*. Em seguida, o bacilo migra para a junção corticomedular e desenvolve o granuloma. Esses granulomas permanecem estáveis durante vários anos e, durante a reativação da infecção, ocorre invasão da medula renal, causando papilite. Com a progressão da doença, áreas extensas de necrose papilar podem levar à formação de cavidades que destroem o parênquima renal e podem se estender ao sistema coletor. A disseminação da infecção para a pelve renal pode causar pielonefrite, podendo evoluir para pionefrose. Além disso, pode haver disseminação da infecção para o ureter e a bexiga. Todo esse processo pode durar vários anos.

A análise histopatológica da TB renal é difícil, pois a doença tem características focais, sendo dificilmente alcançada pela biopsia percutânea. Quando existe comprometimento vesical, a cistoscopia é de grande ajuda, pois possibilita a biopsia da mucosa da bexiga. A cistoscopia é um exame obrigatório nos casos de hematúria maciça para que se afastem outras causas de sangramento, sobretudo neoplasias. A TB renal inicia-se com a formação de um tuberculoma, que gradualmente aumenta de tamanho, forma um processo caseoso e, finalmente, ulcera-se, drenando substância para o sistema pielocalicial. As principais características histopatológicas da TB renal são a formação de necrose caseosa, atrofia tubular e cicatrizes no parênquima renal (Figura 32.24).

Pode haver acometimento da próstata, das vesículas seminais e do epidídimo. Com a evolução da doença, é possível o desenvolvimento de DRC e perda grave da função renal, geralmente unilateral, como pode ser evidenciado por meio de cintilografia renal (Figura 32.25).

Tratamento

O tratamento da TB renal é o mesmo da TB pulmonar, feito de acordo com o esquema terapêutico, em regime ambulatorial, como proposto pela OMS. Este consiste no uso de isoniazida,

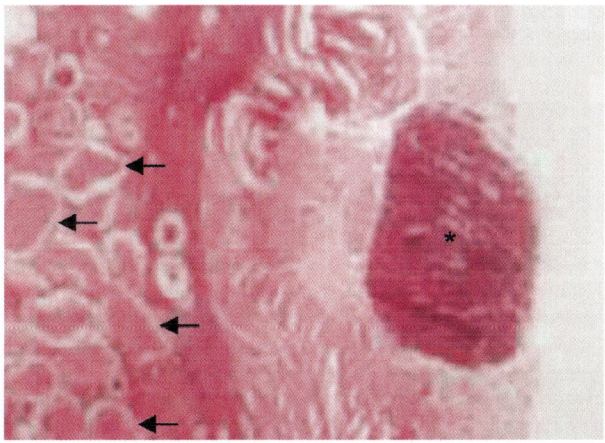

Figura 32.24 Acometimento renal na tuberculose. Parênquima renal com atrofia tubular (*setas*) e área de necrose caseosa (*) (H&E, 100×). (Adaptada de Muttarak et al., 2005.)

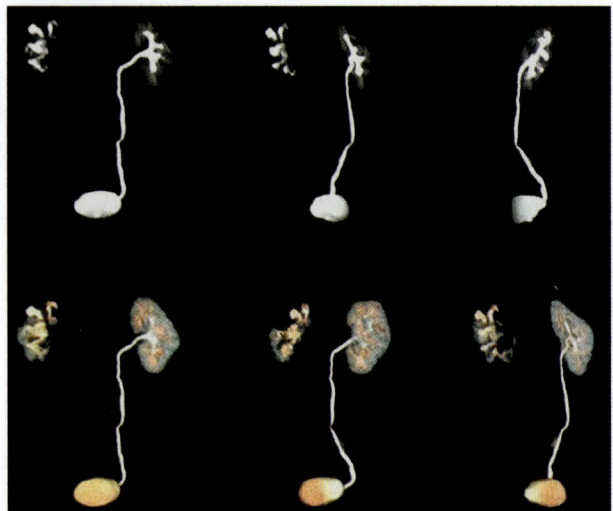

Figura 32.25 Alterações renais associadas à tuberculose renal. Cintilografia renal mostrando rim direito com dimensões reduzidas, com distribuição heterogênea de captação do radioisótopo e sem evidência de sua excreção (padrão obstrutivo). (Adaptada de Silva Junior et al., 2016.)

rifampicina, pirazinamida, estreptomicina, etambutol e etionamida. O esquema usual é a combinação de rifampicina + isoniazida + pirazinamida + etambutol (esquema RIPE) por 2 meses e, a seguir, rifampicina + isoniazida por 4 meses. Existem, ainda, esquemas para o retratamento e para a falência do tratamento. Quando o tratamento medicamentoso não é eficaz, situação rara, pode-se considerar o tratamento cirúrgico. Na doença bilateral, em que um dos rins se encontra seriamente comprometido e o outro apresenta-se em um estágio inicial da doença, pode-se realizar nefrectomia. Nas lesões localizadas, é possível realizar nefrectomia parcial.

> **! PONTOS-CHAVE**
>
> - A TB é uma doença endêmica no Brasil, acometendo milhares de pessoas
> - A forma renal é a terceira causa mais frequente de TB extrapulmonar
> - O comprometimento ureteral leva à sua estenose, observada principalmente nas junções ureteropiélica e ureterovesical, com áreas de estenose alternando-se com áreas de dilatação
> - As principais alterações urinárias incluem leucocitúria e hematúria, com cultura negativa para os agentes usuais de infecção urinária e pH ácido.

BIBLIOGRAFIA

Abuauad MC, Osorios G, Rojas JL, Pino L. Leptospirosis: presentación de una infección fulminante y revisión de la literatura. Rev Chil Infect. 2005;22:93-7.

Adamian CMC, Mota MAL, Martins AAF, Aragão MC, Carvalho MS, Meneses GC et al. Progressive disseminated histoplasmosis in HIV-positive patients Int J STD AIDS. 2022;33(6):544-53.

Ahsan N, Wheeler DE, Palmer BF. Leprosy-associated renal disease: case report and review of the literature. J Am Soc Nephrol. 1995;5(8):1546-52.

Amann K, Bogdan C, Harrer T, Rech J. Renal Leishmaniasis as unusual cause of nephrotic syndrome in an HIV patient. J Am Soc Nephrol. 2012;23(4):586-90.

Andrade L, Cleto S, Seguro AC. Door-to-dialysis time and daily hemodialysis in patients with leptospirosis: impact on mortality. Clin J Am Soc Nephrol. 2007;2(4):739-44.

Andrade L, Rodrigues AC, Sanches TRC, Souza RB, Seguro AC. Leptospirosis leads to dysregulation of sodium transporters in the kidney and lung. Am J Physiol Renal Physiol. 2007;292(2):F586-92.

Andrade LP, Guedes IS, Bezerra GMF, Daher EF, Silva Júnior GB. Genitourinary tuberculosis in Brazil: 2017-2021. Kidney Int Rep. 2022;7(Suppl):S68.

Arantes MF, Seabra VF, Lins PR, Rodrigues CE, Reichert BV, Silveira MAD et al. Risk Factors for Acute Kidney Injury and Death in Patients Infected With the Yellow Fever Virus During the 2018 Outbreak in São Paulo, Brazil. Kidney Int Rep. 2021;7(3):601-9.

Asserraji M, Belarbi M, Zemraoui N. Malaria vaccine: Good news for African nephrologists. Saudi J Kidney Dis Transpl. 2016 Sep-Oct;27(5):1071-2.

Barsoum RS. Malarial nephropathies. Nephrol Dial Transplant. 1998;13(6):1588-97.

Barsoum RS. Malarial acute renal failure. J Am Soc Nephrol. 2000;11(11):2147-54.

Bignardi PR, Pinto GR, Boscarioli MLN, Lima RAA, Delfino VDA. Acute kidney injury associated with dengue virus infection: a review. J Bras Nefrol. 2022;44(2):232-7.

Brett-Major DM, Coldren R. Antibiotics for leptospirosis. Cochrane Database Syst Rev. 2012 Feb 15;(2):CD008264.

De Brito T, Aiello VD, da Silva LF, Gonçalves da Silva AM, Ferreira da Silva WL, Castelli JB, Seguro AC. Human hemorrhagic pulmonary leptospirosis: pathological findings and pathophysiological correlations. PLoS One. 2013;8(8):e71743.

Cavalcante IJM, Vale MR. Aspectos epidemiológicos da leishmaniose visceral (calazar) no Ceará no período de 2007 a 2011. Rev Bras Epidemiol. 2014;17(4):911-24.

Cesar KR, Romero EC, de Bragança AC, Blanco RM, Abreu PA, Magaldi AJ. Renal involvement in leptospirosis: the effect of glycolipoprotein on renal water absorption. PLoS One. 2012;7(6):e37625.

Chagan-Yasutan H, Chen Y, Lacuesta TL, Leano PS, Iwasaki H, Hanan F et al. Urine Levels of Defensin α1 Reflect Kidney Injury in Leptospirosis Patients. Int J Mol Sci. 2016;17(10):1637.

Chang MY, Cheng YC, Hsu SH, Ma TL, Chou LF, Hsu HH et al. Leptospiral outer membrane protein LipL32 induces inflammation and kidney injury in zebrafish larvae. Sci Rep. 2016;6:27838.

Charan J, Saxena D, Mulla S, Yadav P. Antibiotics for the treatment of leptospirosis: systematic review and meta-analysis of controlled trials. Int J Prev Med. 2013;4(5):501-10.

Clement J, Colson P, Saegeman V, Lagrou K, Van Ranst M. 'Bedside assessment' of acute hantavirus infections and their possible classification into the spectrum of haemophagocytic syndromes. Eur J Clin Microbiol Infect Dis. 2016;35(7):1101-6.

Clementi A, Battaglia G, Floris M, Castellino P, Ronco C, Cruz DN. Renal involvement in leishmaniasis: a review of the literature. NDT Plus. 2011;4(3):147-52.

Cleto SA, Rodriguez CE, Malaque CM, Sztajnbok J, Seguro AC, Andrade L. Hemodiafiltration decreases serum levels of inflammatory mediators in severe leptospirosis: a prospective study. PLoS One. 2016;11:e0160010.

Costa DMN, Machado CE, Neves PD, Brito DJ, Oi S, Barros FH et al. Chikungunya virus as a trigger for different renal disorders: an exploratory study. J Nephrol. 2022;35(5):1437-47.

Costa DMN, Gouveia PAC, Silva GEB, Neves PDMM, Vajgel G, Cavalcante MAGM et al. The relationship between chikungunya virus and the kidneys: A scoping review. Rev Med Virol. 2023;33(1):e2357.

Costa SD, Silva Junior GB, Jacinto CN, Martiniano LV, Amaral YS, Paes FJ et al. Dengue fever among renal transplant recipients: a series of 10 cases in a tropical country. Am J Trop Med Hyg. 2015;93(2):394-6.

Daher EF, Silva Junior GB, Vieira APF, Souza JB, Falcão JB, Costa CR et al. Acute kidney injury in a tropical country: a cohort study of 253 patients in an infectious diseases intensive care unit. Rev Soc Bras Med Trop. 2004;47(1):86-9.

Daher EF, Zanetta DM, Abdulkader RC. Pattern of renal function recovery after leptospirosis acute renal failure. Nephron Clin Pract. 2004;98(1):8-14.

Daher EF, Barros FAS, Silva Júnior GB, Takeda CFV, Mota RMS, Ferreira MT et al. Risk factors for death in AIDS-associated disseminated histoplasmosis. Am J Trop Med Hyg. 2006;74(4):600-3.

Daher EF, Silva Júnior GB, Damasceno RT, dos Santos GM, Corsino GA, da Silva GM, Gutiérrez-Adrianzén OA. End-stage renal disease due to delayed diagnosis of renal tuberculosis: a fatal case report. Braz J Infect Dis. 2007;11(1):169-71.

Daher EF, Evangelista LF, Silva Júnior GB, Lima RS, Aragão EB, Arruda GA et al. Clinical presentation and renal evaluation of human visceral leiahmaniasis (kala-azar): a retrospective study of 57 patients in Brazil. Braz J Infect Dis. 2008;12(4):329-32.

Daher EF, Silva Junior GB, Cezar LC, Lima RS, Gurjão NH, Mota RM et al. Renal dysfunction in leprosy: a historical cohort of 923 patients in Brazil. Trop Doct. 2011;41(3):148-50.

Daher EF, Rocha NA, Oliveira MJ, Franco LF, Oliveira JL, Silva Junior GB et al. Renal function improvement with pentavalent antimonial agents in patients with visceral leishmaniasis. Am J Nephrol. 2011;33(4):332-6.

Daher EF, Silva Junior GB, Lima RS, Mota RM, Rocha HA, Abreu KL et al. Different patterns in a cohort of patients with severe leptospirosis (Weil syndrome): effects of an educational program in an endemic area. Am J Trop Med Hyg. 2011;85(3):479-84.

Daher EF, Silva Junior GB, Abreu KL, Mota RM, Batista DV, Rocha NA et al. Leptospirosis-associated acute kidney injury: penicillin at the late stage is still controversial. J Clin Pharm Ther. 2012;37(4):420-5.

Daher EF, Sampaio AM, Martiniano LVM, Vieira APF, Silva Junior GB. Acute kidney injury in visceral leishmaniasis: a cohort of 10 patients admitted to a specialized intensive care unit in northeast of Brazil. Asian Pac J Trop Dis. 2013;3(1):41-6.

Daher EF, Silva Junior GB, Barros EJG. Review: renal tuberculosis in the modern era. Am J Trop Med Hyg. 2013;88(1):54-64.

Daher EF, Silva Junior GB, Silveira CO, Falcão FS, Alves MP, Mota JAAA et al. Factors associated with thrombocytopenia in severe leptospirosis (Weil's disease). Clinics (São Paulo). 2014;69(2):106-10.

Daher EF, Soares DS, Menezes Fernandes AT, Girão MM, Sidrim PR, Pereira ED et al. Risk factors for intensive care unit admission in patients with severe leptospirosis: a comparative study according to patients' severity. BMC Infect Dis. 2016;16:40.

Daher EF, Barros E, Silva Júnior GB. Nefrologia Tropical. 1. ed. São Paulo: Livraria Balieiro; 2019.

Daher EF, Silva Júnior GB, Trivedi M, Fayad T, Srisawat N, Nair S et al. Kidney complications of parasitic diseases. Nat Rev Nephrol. 2022;18(6):396-406.

El Koraichia A, Aggougb B, Tadilia J, Benjellounc MY, El Haddourya M, El Kettania SE. Tétanos grave compliqué de rhabdomyolyse et d'insuffisance rénale: à propos d'une observation pédiatrique. Arch Pediatr. 2012;19:726-8.

Enríquez R, Sirvent AE, Padilla S, Toro P, Sánchez M, Millán I. Membranoproliferative glomerulonephritis due to visceral leishmaniasis in an HIV patient. Am J Case Rep. 2015;16:8-11.

Ferreira MS. Hantaviroses. Rev Soc Bras Med Trop. 2003;36(1):81-96.

Froes Junior LAR, Sotto MN, Trindade MAB. Hanseníase: características clínicas e imunopatológicas. An Bras Dermatol. 2022;97:338-47.

Guimarães LF, Halpern M, Lemos AS, Gouvea EF, Gonçalves RT, Rosa Santos MA et al. Invasive fungal disease in renal transplant recipients at a Brazilian center: local epidemiology matters. Transplant Proc. 2016;48(7):2306-9.

Gupta S, Sengar GS, Metu PK, Lahoti A, Beniwal M, Kumawat M. Acute kidney injury in pediatric intensive care: incidence, risk factors, and outcome. Indian J Crit Care Med. 2016;20(9):526-9.

Haake DA, Levett PN. Leptospirosis in humans. Curr Top Microbiol Immunol. 2015;387:65-97.

Herbert F, Tchitchek N, Bansal D, Jacques J, Pathak S, Bécavin C et al. Evidence of IL-17, IP-10, and IL-10 involvement in multiple-organ dysfunction and IL-17 pathway in acute renal failure associated to Plasmodium falciparum malaria. J Transl Med. 2015;13:369.

Hotez PJ, Pecoul B, Rijal S, Boehme C, Aksow S, Malecela M et al. Eliminating the neglected tropical diseases: translational science and new technologies. PLoS Negl Trop Dis. 2016;10:e0003895.

Issa N, Guisset O, Mourissoux G, Gabinski C, Camou F. Leptospirose et thrombopénie. Rev Med Intern. 2015;36:558-60.

Jhorawat R, Beniwal P, Malhotra V. Plasmodium vivax induced hemolytic uremic syndrome: An uncommon manifestation that leads to a grave complication and treated successfully with renal transplantation. Trop Parasitol. 2015;5(2):127-9.

Kaur S, Mishra D, Juneja M. Acute renal failure in tetanus. Indian J Pediatr. 2014;81(2):207.

Khalil MAM, Sarwar S, Chaudry MA, Maqbool B, Khalil Z, Tan J et al. Acute kidney injury in dengue virus infection. Clin Kidney J. 2012;5(5):390-4.

Kitterer D, Segerer S, Dippon J, Alscher MD, Braun N, Latus J. Smoking is a risk factor for severe acute kidney injury in hantavírus-induced nephropathia epidemica. Nephron. 2016;134(2):89-94.

Klioze AM, Ramos-Caro FA. Visceral leprosy. Int J Dermatol. 2000;39(9):641-58.

Koopmans LC, van Wolfswinkel ME, Hesselink DA, Hoorn EJ, Koelewijn R, van Hellemond JJ, van Genderen PJ. Acute kidney injury in imported *Plasmodium falciparum* malaria. Malar J. 2015;14:523.

Laoprasopwattana K, Pruekprasert P, Dissaneewate P, Geater A, Vachvanichsanong P. Outcome of dengue hemorrhagic fever-caused acute kidney injury in Thai children. J Pediatr. 2010;157(2):303-9.

Lee TH, Lee LK, Lye DC, Leo YS. Current management of severe dengue infection. Expert Rev Anti Infect Ther. 2017;15:67-78.

Levett PN. Leptospirosis. Clin Microbiol Rev. 2001;14(2):296-326.

Libório AB, Braz MBM, Seguro AC, Meneses GC, Neves FMO, Pedrosa DC et al. Endothelial glycocalyx damage is associated with leptospirosis acute kidney injury. Am J Trop Med Hyg. 2015;92(3):611-6.

Libório AB, Rocha NA, Oliveira MJ, Franco LF, Aguiar GB, Pimentel RS et al. Acute kidney injury in children with visceral leishmaniasis. Pediatr Infect Dis J. 2012;31(5):451-4.

Lima EQ, Gorayeb FS, Zanon JR, Nogueira ML, Ramalho HJ, Burdmann EA. Dengue haemorrhagic fever-induced acute kidney injury without hypotension, haemolysis or rhabdomyolysis. Nephrol Dial Transplant. 2007;22(11):3322-6.

Lima EQ, Nogueira ML. Viral hemorrhagic fever-induced acute kidney injury. Semin Nephrol. 2008;28(4):409-15.

Lima Verde EM, Lima Verde FAA, Lima Verde FA. Nefropatia do calazar. In: Cruz J, Cruz HM, Barros RT, orgs. Atualidades em nefrologia. v. 7. São Paulo: Sarvier; 2002. p. 102-9.

Lima Verde FA, Lima Verde FA, Neto AS, Almeida PC, Lima Verde EE. Hormonal disturbances in visceral leishmaniasis (kala-azar). Am J Trop Med Hyg. 2011;84(5):668-73.

Lima Verde FA, Santos GM, Lima Verde FAA, Daher EF, Saboia Neto A, Lima Verde EM. Distúrbios ácido-base na leishmaniose visceral. J Bras Nefrol. 2008;30(3):172-9.

Lima Verde FAA, Lima Verde FA, Lima Verde IA, Silva Júnior GB, Daher EF, Lima Verde EM. Renal function evaluation in human visceral leishmaniasis (kala-azar): a prospective study on 50 patients from Brazil. J Nephrol. 2007;20(4):430-6.

Lizarraga KJ, Nayer A. Dengue-associated kidney disease. J Nephropathol. 2014;3(2):57-62.

Lokugamage K, Kariwa H, Hayasaka D, Cui BZ, Iwasaki T, Lokugamage N et al. Genetic characterization of hantaviruses transmitted by the Korean field mouse (Apodemus peninsulae), Far East Russia. Emerg Infect Dis. 2002;8(8):768-76.

Lopes RL, Pinto JR, Silva Júnior GB, Santos AKT, Souza MTO, Daher EF. Kidney involvement in yellow fever: a review. Rev Inst Med Trop São Paulo. 2019;61:e35.

Mallhi TH, Khan AH, Adnan AS, Sarriff A, Khan YH, Jummaat F. Clinico-laboratory spectrum of dengue viral infection and risk factors associated with dengue hemorrhagic fever: a retrospective study. BMC Infect Dis. 2015;15:399.

Mallhi TH, Khan AH, Adnan AS, Sarriff A, Khan YH, Jummaat F. Incidence, characteristics, and risk factors of acute kidney injury among dengue patients: a retrospective analysis. PLoS One. 2015;10:e0138465.

Mallhi TH, Khan AH, Sarriff A, Adnan AS, Khan YH. Association of ward acquired, on-admission progressive and non-progressive AKI with death among dengue patients: a hidden relationship. Acta Med Port. 2016;29(2):157-8.

Martinelli R, Silva MA, Rocha H. Glomerulonefrites associadas às doenças parasitárias. In: Barros RT, Alves MAR, Dantas M,

Kirsztajn GM, Sens YAS, orgs. Glomerulopatias: patogenia, clínica e tratamento. 2. ed. São Paulo: Sarvier; 2006. p. 352-71.

Mehra N, Patel A, Abraham G, Reddy YN, Reddy YN. Acute kidney injury in dengue fever using Acute Kidney Injury Network criteria: incidence and risk factors. Trop Doct. 2012;42(3):160-2.

Meneses GC, Libório AB, Daher EF, Silva Junior GB, Costa MF, Pontes MA, Martins AM. Urinary monocyte chemotactic protein-1 (MCP-1) in leprosy patients: increased risk for kidney damage. BMC Infect Dis. 2014;14:451.

Miettinem MH, Mäkelä SM, Ala-Houhala IO, Huhtala HS, Kööbi T, Pasternack AI et al. Ten-year prognosis of Puumala hantavirus-induced acute interstitial nephritis. Kidney Int. 2006;69(11):2043-8.

Mishra SK, Shankar B. Malaria and acute kidney injury. Semin Nephrol. 2008;28(4):395-408.

Mohapatra MK, Behera AK, Karua PC, Bariha PK, Rath A, Aggrawal KC et al. Urinary bile casts in bile cast nephropathy secondary to severe falciparum malaria. Clin Kidney J. 2016;9(4):644-8.

Molyneux DH, Savioli L, Engels D. Neglected tropical diseases: progress towards addressing the chronic pandemic. Lancet. 2017;389(10066):312-25.

Moreno MS, Castelão RC, Braga RTC, Lobo SM. Síndrome pulmonar por hantavírus com disfunção de múltiplos órgãos: relato de caso. Rev Bras Ter Intensiva. 2007;19(4):494-8.

Moura Filho FJR, Mendonça PR, Lima EB, Silva Junior JMS, Pinho MLL, Mota RMS et al. Acute renal failure and other clinical features in tetanus patients from northeastern Brazil. Ann Trop Med Public Health. 2008;1:52-5.

Mustafa MS, Rasotgi V, Jain S, Gupta V. Discovery of fifth serotype of dengue virus (DENV-5): A new public health dilemma in dengue control. Med J Armed Forces India. 2015;71(1):67-70.

Muttarak M, ChiangMai WN, Lojanapiwat B. Tuberculosis of the genitourinary tract: imaging features with pathological correlation. Singapore Med J. 2005;46(10):568-74.

Na VT, Khue PM, Yen LM, Phong ND, Strobel M. Le tétanos à Hô-Chi-Minh-Ville, Vietnam: épidémiologie, clinique et pronostic, à propos de 389 cas à l'Hôpital des maladies tropicales. Bull Soc Pathol Exot. 2015;108(5):342-8.

Nair JJ, Bhat A, Prabhu MV. A clinical study of acute kidney injury in tropical acute febrile illness. J Clin Diagn Res. 2016;10(8):OC01-5.

Nakayama EE, Ura S, Fleury RN, Soares V. Renal lesions in Leprosy: a retrospective study of 199 autopsies. Am J Kidney Dis. 2001;38(1):26-30.

Nand N, Aggarwal HK, Singh M, Arora BR, Sen J. Renal failure in a case of histoplasmosis. J Assoc Physicians India. 2001;49:833-4.

Naqvi R, Ahmad E, Akhtar F, Naqvi A, Rizvi A. Outcome in severe acute renal failure associated with malaria. Nephrol Dial Transplant. 2003;18(9):1820-3.

Nascimento EJ, Hottz ED, Garcia-Bates TM, Bozza F, Marques ET, Barratt-Boyes SM. Emerging concepts in dengue pathogenesis: interplay between plasmablasts, platelets, and complement in triggering vasculopathy. Crit Rev Immunol. 2014;34(3):227-40.

Nasr SH, Koscica J, Markowitz GS, D'Agati VD. Granulomatous interstitial nephritis. Am J Kidney Dis. 2003;41(3):714-9.

Navarro M, Bonet J, Bonal J, Romero R. Amiloidosis secundaria por leishmaniasis visceral como causa de fracaso renal agudo irreversible en paciente con AIDS. Nefrología. 2006;26(6):745-6.

Nieto-Ríos JF, Aristizabal-Alzate A, Ocampo C, Serrano-Gayubo AK, Serna-Higuita LM, Zuluaga-Valencia G. Histoplasmosis diseminada y síndrome hemofagocítico en dos pacientes trasplantados renales. Nefrología (Madrid). 2012;32:683-4.

Nieto-Ríos JF, Serna-Highita LM, Guzman-Luna CE, Ocampo-Kohn C, Aristizabal-Alzate A, Ramirez I et al. Histoplasmosis in renal transplant patients in an endemic area at a reference hospital in Medellín, Colombia. Transplant Proc. 2014;46(9):3004-9.

Oliveira AV, Roque-Barreira MC, Sartori A, Campos Neto A, Rossi MA. Mesangial proliferative glomerulonephritis associated with progressive amyloid deposition in hamsters experimentally infected with leishmania donovani. Am J Pathol. 1985;120(2):256-62.

Oliveira JFP, Burdmann EA. Dengue-associated acute kidney injury. Clin Kidney J. 2015;8(6):681-5.

Oliveira MJ, Silva Junior GB, Abreu KL, Rocha NA, Garcia AV, Franco LF et al. Risk factors for acute kidney injury in visceral leishmaniasis (Kala-Azar). Am J Trop Med Hyg. 2010;82(3):449-53.

Oliveira MJC, Silva Junior GB, Sampaio AM, Montenegro BL, Alves MP, Henn GAL et al. Preliminary study on tubuloglomerular dysfunction and evidence of renal inflammation in patients with visceral leishmaniasis. Am J Trop Med Hyg. 2014;91(5):908-11.

Oliveira RA, Diniz LF, Teotônio LO, Lima CG, Mota RM, Martins A et al. Renal dysfunction in patients with American cutaneous leishmaniasis. Kidney Int. 2011;80(10):1099-106.

Oliveira RA, Lima CG, Mota RM, Martins AM, Sanches TR, Seguro AC. Renal function evaluation in patients with American cutaneous leishmaniasis after specific treatment with pentavalent antimonial. BMC Nephrol. 2012;13:44.

Oliveira RA, Silva Júnior GB, Souza CJ, Vieira EF, Mota RM, Martins AM et al. Evaluation of renal function in leprosy: a study of 59 consecutive patients. Nephrol Dial Transplant. 2008;23(1):256-62.

Outinen TK, Laine OK, Makela S, Porsti I, Huhtala H, Vaheri A, Mustonen J. Thrombocytopenia associates with the severity of inflammation and variables reflecting capillary leakage in Puumala Hantavirus infection, an analysis of 546 Finnish patients. Infect Dis (London). 2016;48(9):682-7.

Peres LAB, Ferreira MFAPL, Estrela SVB, Ferreira JRL. Manifestações renais na hantavirose. Relato de caso e revisão de literatura. J Bras Nefrol. 2008;30(1):72-5.

Polito MG, Moreira SR, Nishida SK, Mastroianni Kirsztajn G. It is time to review concepts on renal involvement in leprosy: pre- and post-treatment evaluation of 189 patients. Ren Fail. 2015;37(7):1171-4.

Póvoa TF, Alves AMB, Oliveira CAB, Nuovo GJ, Chagas VLA, Paes MV. The pathology of severe dengue in multiple organs of human fatal cases: histopathology, ultrastructure, and virus replication. PLoS One. 2014;9(4):e83386.

Prianti MG, Yokoo M, Saldanha LCB, Costa FAL, Goto H. Leishmania (Leishmania) chagasi-infected mice as a model for the study of glomerular lesions in visceral leishmaniasis. Braz J Med Biol Res. 2007;40(6):819-23.

Ramos C. Los hantavirus causantes de la fiebre hemorrágica con síndrome renal y del síndrome pulmonar. Salud Pública Méx. 2008;50:334-40.

Raynaud F, Mallet L, Lyon A, Rodolfo JM. Rhandomyolysis and acute renal failure in Plasmodium falciparum malaria. Nephrol Dial Transplant. 2005;20(4):847-55.

Repizo LP, Malheiros DM, Yu L, Barros RT, Burdmann EA. Biopsy proven acute tubular necrosis due to rhabdomyolysis in a dengue fever patient: a case report and review of literature. Rev Inst Med Trop São Paulo. 2014;56(1):85-8.

Rocha NA, Oliveira MJ, Franco LF, Silva Junior GB, Alves MP, Sampaio AM et al. Comparative analysis of pediatric and adult visceral leishmaniasis in Brazil. Pediatr Infect Dis J. 2013;32(5):e182-5.

Romanowski K, Clark EG, Levin A, Cook VJ, Johnston JC. Tuberculosis and chronic kidney disease: an emerging global syndemic. Kidney Int. 2016;90(1):34-40.

Sales GMPG, Barbosa ICP, Neta LMSC, Melo PL, Leitão RA, Melo HMA. Treatment of chikungunya chronic arthritis: A systematic review. Rev Assoc Med Bras (1992). 2018;64(1):63-70.

Santos NR, Costa ARM, Feitosa CA, Loth TP, Klingelfus A. A evolução de casos de arboviroses dengue, Chikungunya e zika no Brasil entre 2018 e 2020. Braz J Infect Dis. 2022;26:115.

Sehar N, Gobran E, Elsayegh S. Collapsing focal segmental glomerulosclerosis in a patient with acute malaria. Case Rep Med. 2015;2015:420459.

Sethi S. Acute renal failure in a renal allograft: an unusual infectious cause of thrombotic microangiopathy. Am J Kidney Dis. 2005;46(1):159-62.

Silva Júnior GB, Daher EF. Renal involvement in leprosy: retrospective analysis of 461 cases in Brazil. Braz J Infect Dis. 2006;10(2):107-12.

Silva Júnior GB, Abreu KL, Mota RM, Barreto AG, Araújo SM Rocha HA et al. RIFLE and Acute Kidney Injury Network classifications predict mortality in leptospirosis-associated acute kidney injury. Nephrology (Carlton). 2011;16(3):269-76.

Silva Júnior GB, Barros EJ, Daher EF. Kidney involvement in leishmaniasis: a review. Braz J Infect Dis. 2014;18(4):434-40.

Silva Júnior GB, Daher EF, Pires Neto RJ, Pereira EDB, Meneses GC, Araújo SMHA, Barros EJG. Leprosy nephropathy: a review of clinical and histopathological features. Rev Inst Med Trop. 2015;57(1):15-20.

Silva Júnior GB, Brito LDS, Rabelo STO, Saboia ZMRM. Chronic kidney disease related to renal tuberculosis: a case report. Rev Soc Bras Med Trop. 2016;49(3):386-8.

Silva Júnior GB, Antunes VVH, Motta M, Barros EJG, Daher EF. Chagas disease-associated kidney injury – a review. Nefrol Latinoam. 2017;14:22-6.

Silva Júnior GB, Srisawat N, Galdino GS, Macedo ES, Pinto JR, Farias GMN et al. Acute kidney injury in leptospirosis: Overview and perspectives. Asian Pac J Trop Med. 2018;11(10):549-54.

Silva Júnior GB, Pinto JR, Mota RMS, Pires Neto RJ, Daher EF. Impact of Chronic Kidney Disease on Chikungunya Virus Infection Clinical Manifestations and Outcome: Highlights during an Outbreak in Northeastern Brazil. Am J Trop Med Hyg. 2018;99(5):1327-30.

Silva Júnior GB, Pinto JR, Mota RMS, Pires Neto RJ, Daher EF. Risk factors for death among patients with Chikungunya virus infection during the outbreak in northeast Brazil, 2016-2017. Trans R Soc Trop Med Hyg. 2019;113(4):221-6.

Silva Júnior G, Srisawat N, Sirivongrangson P, Fayad T, Sanclemente E, Daher EF. Neglected Tropical Diseases and the Kidneys. Contrib Nephrol. 2021;199:201-28.

Singh N, Pizanis C, Davis J. A difficult diagnosis: acute histoplasmosis. Clin Kidney J. 2012;5(3):244-6.

Spichler A, Ko AI, Silva EF, De Brito T, Silva AM, Athanazio D et al. Reversal of renal tubule transporter down-regulation during severe leptospirosis with antimicrobial therapy. Am J Trop Med Hyg. 2007;77(6):1111-9.

Srinivasaprasad ND, Chandramohan G, Praveen V, Fernando ME. Collapsing glomerulopathy associated with pulmonary tuberculosis. Indian J Nephrol. 2016;26:373-5.

Srisawat N, Praditpornsilpa K, Patarakul K, Techapornrung M, Daraswang T, Sukmark T; Thai Lepto-AKI study group. Neutrophil Gelatinase Associated Lipocalin (NGAL) in leptospirosis acute kidney injury: a multicenter study in Thailand. PLoS One. 2015;10:e0143367.

Taylor AJ, Paris DH, Newton PN. A systematic review of the mortality from untreated leptospirosis. PLoS Negl Trop Dis. 2015;9:e0003866.

Teles F, de Mendonça Uchôa JV, Mirelli Barreto Mendonça D, Falcão Pedrosa Costa A. Acute kidney injury in leptospirosis: the Kidney Disease Improving Global Outcomes (KDIGO) criteria and mortality. Clin Nephrol. 2016;86(12):303-9.

Tessarolo LD, Meneses GC, Bezerra GF, Rocha TP, Azevedo IEP, Silva Júnior GB et al. Endothelial activation is associated with albuminuria in multibacillary leprosy. Rev Inst Med Trop São Paulo. 2021;63:e44.

Torres-Flores JM, Reyes-Sandoval A, Salazar MI. Dengue Vaccines: An Update. BioDrugs. 2022;36(3):325-36.

Upadhaya BK, Sharma A, Khaira A, Dinda AK, Agarwal SK, Tiwari SC. Transient IgA nephropathy with acute kidney injury in a patient with dengue fever. Saudi J Kidney Dis Transpl. 2010;21(3):521-5.

van Weelden M, Viola GR, Kozu KT, Aikawa NE, Ivo CM, Silva CA. Histoplamose disseminada em um adolescente mimetizando uma granulomatose com poliangiite. Rev Bras Reumatol. 2017;57(5):479-82.

van Wolfswinkel ME, Koopmans LC, Hesselink DA, Hoorn EJ, Koelewijn R, van Hellemond JJ, van Genderen PJ. Neutrophil gelatinase-associated lipocalin (NGAL) predicts the occurrence of malaria-induced acute kidney injury. Malar J. 2016;15:464.

Vasconcelos PF. Febre amarela. Rev Soc Bras Med Trop. 2003;36(2):275-93.

Vermehren R, Cardoso AD, Bulbol W, Franco M, Coelho K, Lorenzi F et al. Relato de um caso de insuficiência renal aguda em malária causada por Plasmodium vivax. J Bras Nefrol. 2005;27:93-6.

Veronesi-Focaccia. Tratado de infectologia. 6. ed. São Paulo: Atheneu; 2021.

Wagaskar VG, Chirmade RA, Baheti VH, Tenwar HV, Patwardhan SK, Gopalakrishnan G. Urinary tuberculosis with renal failure: challenges in management. J Clin Diagn Res. 2016;10(1):PC01-PC03.

Weiss MF, Badalamenti J, Fish E. Tetanus as a cause of rhabdomyolysis and acute renal failure. Clin. Nephrol. 2010;73(1):64-7.

World Health Organization. Global strategy for dengue prevention and control 2012-2020. Geneva: WHO Press; 2012.

World Health Organization. Handbook for Clinical Management of Dengue. Geneva: WHO Press; 2012.

Yang CW, Hung CC, Wu MS, Tian YC, Chang CT, Pan MJ, Vandewalle A. Toll-like receptor 2 mediates early inflammation by leptospiral outer membrane proteins in proximal tubule cells. Kidney Int. 2006;69(5):815-22.

Yang HY, Hung CC, Liu SH, Guo YG, Chen YC, Ko YC. overlooked risk for chronic kidney disease after leptospiral infection: a population-based survey and epidemiological cohort evidence. PLoS Negl Trop Dis. 2015;9:e0004105.

Ye Y, Hu X, Shi Y, Zhou J, Zhou Y, Song X. Clinical features and drug-resistance profile of urinary tuberculosis in South-Western China: a cross-sectional study. Medicine (Baltimore). 2016;95:e3537.

Zhang W, Zhang N, Wang W, Wang F, Gong Y, Jiang H. Efficacy of cefepime, ertapenem and norfloxacin against leptospirosis and for the clearance of pathogens in a hamster model. Microb Pathog. 2014;77:78-83.

Zumrutdal A. Kidney and tuberculosis. Nephrol Rev. 2013;5(3):e2.

33 Rim e Envelhecimento

Miguel Carlos Riella

> Rins velhos não devem ser equiparados a rins "doentes".
> *Richard Glassock*[1]

INTRODUÇÃO

Em 34 anos, a população brasileira praticamente dobrou em relação aos 90 milhões de habitantes da década de 1970 – somente entre 2000 e 2004, aumentou em 10 milhões de pessoas. Hoje, são 203.062.512 habitantes no Brasil (agosto de 2022), sendo a proporção por idade a seguinte:[1]

- 0 a 4 anos: 6,8%
- 5 a 17 anos: 17,9%
- 18 a 24 anos: 10,6%
- 25 a 39 anos: 23,9%
- 40 a 59 anos: 25,6%
- 60 anos ou mais: 15,1%.

A parcela idosa da população brasileira, com 60 anos ou mais, subiu para 15,1% em 2022. Dez anos antes, em 2012, o percentual era de 11,3%. Além do aumento de idosos, o IBGE 2022 também mostra uma redução das parcelas mais jovens da população brasileira. O percentual de pessoas abaixo dos 30 anos caiu de 49,9% em 2012 para 43,3% em 2022.[1] Tais números revelam a importância cada vez maior das políticas de saúde voltadas para a terceira idade: se, em 2000, o Brasil tinha 1,8 milhão de pessoas com 80 anos ou mais, em 2050 esse contingente poderá ser de 13,7 milhões (Figura 33.1). Esse aumento da proporção de idosos reflete a queda acelerada das taxas de fecundidade e mortalidade no país.

É difícil distinguir entre o processo de senescência que ocorre nos órgãos e as alterações estruturais e funcionais comuns aos idosos. No entanto, têm-se enfatizado as consequências de uma nefropatia relacionada com a idade superimposta àquelas de uma senescência normal. Nesse cenário, a taxa de declínio da função renal é alterada, a reserva funcional renal é consumida e há maior predisposição à injúria renal aguda.[3,4]

GENÉTICA E O ENVELHECIMENTO

Ultimamente, tem-se dado muita ênfase à procura de genes específicos que influenciam a longevidade. Em geral, estudos de famílias têm mostrado uma fraca correlação na longevidade entre pais e filhos. Estima-se que os genes desempenhem um papel importante em cerca de 25% da variação na longevidade, porém o ambiente e o acaso têm papéis muito maiores.[5]

O processo de envelhecimento leva a um fenótipo comum, traduzido por perda de elasticidade da pele, redução da massa muscular e da densidade óssea, rigidez dos vasos sanguíneos, imunidade diminuída e, sem dúvida, insuficiência renal, entre tantas outras condições. Como a longevidade torna os indivíduos mais suscetíveis a doenças degenerativas (p. ex., diabetes, câncer, hipertensão e arteriosclerose), esses processos de envelhecimento tendem a se acelerar.[6]

Do ponto de vista genético, apenas se conduziu um estudo no qual uma coorte geneticamente conhecida foi seguida

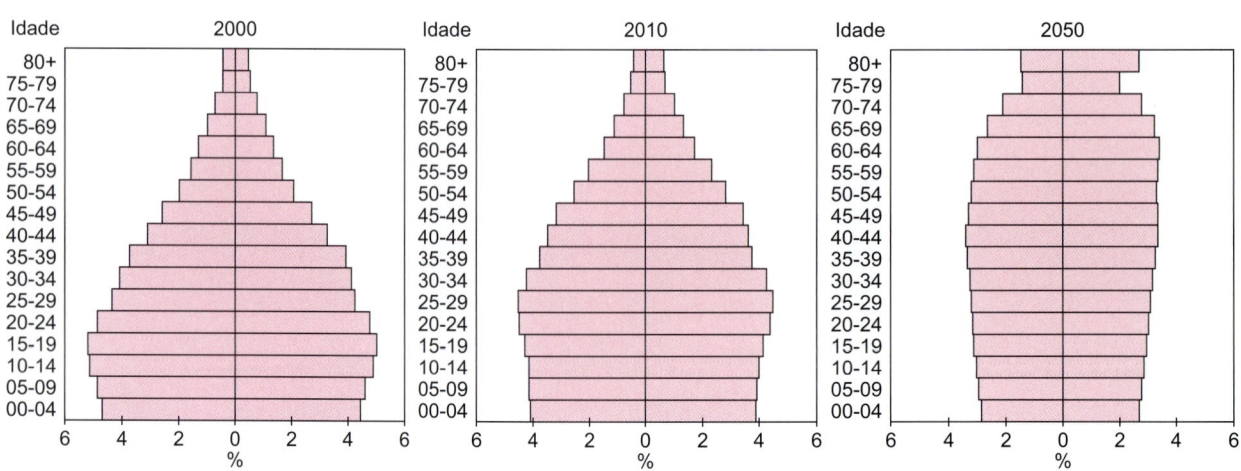

Figura 33.1 Modificações na estrutura etária relativa da população brasileira. Nota-se o crescimento da população idosa entre os anos 2000 e 2050. (Fonte: Moreira, 1998.)[2]

por toda a vida. O estudo envolveu 600 dinamarqueses, par de gêmeos, nascidos durante o período de 1870 a 1900 e revelou que a longevidade foi moderadamente herdada (0,22) e que fatores genéticos não aditivos (interação genética intra *locus*) foram importantes.[7]

O maior fenótipo do envelhecimento do rim compreende um declínio de 25% na taxa de filtração glomerular (TFG) a partir dos 40 anos. Os indivíduos mostram taxas variáveis de envelhecimento dos rins (Figura 33.2). Em um estudo, um terço dos indivíduos não mostrou nenhuma diminuição da TFG em 20 anos, ao passo que os demais mostraram um declínio da TFG.[8]

Encontrar novos genes humanos ligados ao envelhecimento contribui para a compreensão dos mecanismos moleculares envolvidos no processo do envelhecimento humano.

Entre indivíduos jovens, um genótipo SNP (do inglês *single nucleotide polymorphism*) desfavorável pode indicar risco de rápido declínio da função renal, informação que poderá ser útil na identificação de pacientes que necessitem de uma atenção mais precoce. Entre os idosos, um genótipo SNP favorável pode indicar, por exemplo, a elegibilidade para doação de um rim, embora eles estejam além da idade-limite para esse procedimento.

Um dos mais intrigantes avanços nessa área de genes associados ao envelhecimento foi a descoberta do gene *klotho*, envolvido na supressão de vários fenótipos do envelhecimento. Um defeito em sua expressão no camundongo resulta em uma síndrome que se assemelha ao envelhecimento humano – vida curta, infertilidade, arteriosclerose, atrofia da pele, osteoporose e enfisema.

O gene *klotho* expressa-se predominantemente no rim, e sua regulação está deprimida na doença renal crônica. Sabe-se hoje que esse gene tem um papel central na homeostasia do cálcio e do fósforo e regula negativamente a vitamina D.[10,11]

> **(!) PONTOS-CHAVE**
> - O maior fenótipo do envelhecimento do rim é um declínio de 25% na TFG a partir dos 40 anos
> - O *klotho* compreende um gene envolvido na supressão de vários fenótipos do envelhecimento.

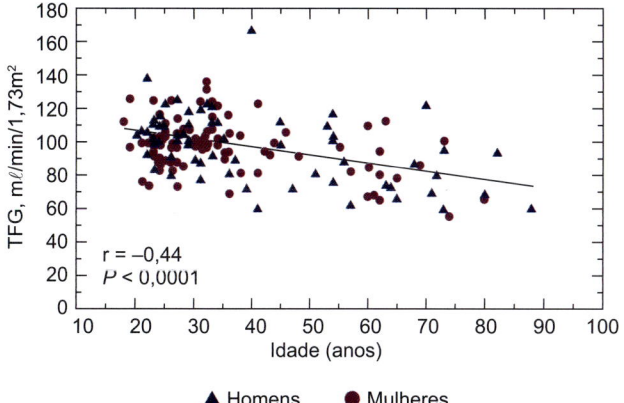

Figura 33.2 Taxa de filtração glomerular (TFG) em razão da idade em 164 indivíduos sadios. (Adaptada de Hoang et al., 2003.)[9]

VULNERABILIDADE DO RIM NO IDOSO

O envelhecimento *per se* não causa doença renal, mas os rins passam por alterações fisiológicas durante a vida, predispondo a patologias. O volume dos rins e o número de néfrons funcionantes diminuem progressivamente, e a TFG diminui com o avançar da idade. Além disso, os rins passam a ter menor capacidade de adaptar-se ao estresse e ficam com o impacto cumulativo de fatores de risco associados a idade, nefropatias que aparecem nos idosos.[12]

Quando sofrem uma injúria renal aguda, particularmente se já tiverem doença renal crônica (DRC), os pacientes idosos têm um risco elevado de DRC terminal. Ishani et al.[13] seguiram por 2 anos 233.803 pacientes hospitalizados cuja média de idade foi de 79 anos. Dos pacientes que deixaram o hospital após uma injúria aguda, 3,1% sobreviveram e 5,3% desenvolveram doença renal crônica terminal (DRCT). Após o ajuste para idade, sexo, etnia, diabetes e hipertensão, o risco de desenvolver DRCT foi de 41,2 [95% intervalo de confiança (IC): 34,6 a 49,1] para pacientes com injúria renal aguda e DRC, e de 13,0 (95% IC: 10,6 a 16) para pacientes com injúria renal aguda e sem DRC prévia. Esses dados sugerem que a injúria renal aguda pode acelerar a progressão da doença renal.[13]

Vários estudos anteriores já haviam demonstrado que sobreviventes de uma injúria renal aguda apresentam considerável declínio da função renal.[14-16] Resultados de outros estudos corroboram esses achados.[17,18]

Em um estudo prospectivo de pacientes em diálise, Metcalfe et al.[19] verificaram que 44% dos pacientes necessitaram de diálise em razão da DRC, 36% por injúria renal aguda e 20% por doença renal crônica e injúria renal aguda.

Em outro estudo prospectivo, encontraram-se achados similares: 39% dos pacientes necessitaram de diálise em decorrência da DRC; 40% por injúria renal aguda; e 21% por uma combinação de ambas.[20]

ALTERAÇÕES RENAIS ESTRUTURAIS E RELACIONADAS COM A IDADE

Os rins aumentam de volume desde o nascimento à maturidade, quando perdem massa rapidamente. Roessle e Roulet[21] verificaram que os dois rins pesam, ao nascimento, em torno de 50 g, atingem 270 g da 3ª à 4ª década e declinam para 185 g na 9ª década.

A massa renal diminui de 25 a 30% entre as idades 30 e 80 anos, sendo o maior declínio após os 50 anos. Gordura e fibrose substituem parte do parênquima renal. A perda ocorre sobretudo no córtex em néfrons com longas alças de Henle (importante na concentração urinária). O envelhecimento normal está associado à redução de quase 50% dos glómerulos quando se comparam rins de doadores com idade de 18 a 29 e os de 70 a 75 anos. Nefrosclerose (glomerulascleroses global, fibrose intersticial e arteriosclerose) foi identificada em rins de doadores para transplante em 3% de doadores de 18 a 29 anos e em 73% de doadores de 70 a 77 anos.[22]

Ljungqvist[23,24] verificou um número elevado de arteríolas aglomerulares (justaglomerulares) e uma forma espiralar de *vasa recta*. Com a idade, as artérias interlobulares acumulam progressivamente uma fibroplasia da íntima, o que acarreta estenoses e uma heterogeneidade glomerular (glomérulos normais e glomérulos esclerosados). Renovasculopatia fibroplástica acumula-se com a idade em um ritmo variável e em diferentes populações de humanos, estando relacionada com o aumento da pressão arterial com a idade.[25]

As principais alterações renais relacionadas com o envelhecimento estão listadas no Quadro 33.1.

Há evidência também de uma arteriosclerose hialina, uma lesão vascular comum pelo acúmulo de proteínas séricas no espaço subendotelial e, frequentemente, estendendo-se para a média. A hialinose caracteriza-se morfologicamente por uma coloração roxa viva pelo PAS (coloração pelo ácido periódico Schiff). Essa lesão é encontrada em várias situações, como no envelhecimento, no diabetes e na hipertensão. A implicação é que essa lesão está associada à perda da autorregulação vascular renal, um processo pelo qual o rim mantém constante o fluxo sanguíneo e a TFG quando a pressão arterial média variar de 80 a 160 mmHg. Uma consequência da perda da autorregulação refere-se à transmissão da pressão sistêmica elevada para o glomérulo.[27]

Em resumo, as principais alterações microanatômicas que ocorrem no envelhecimento são a nefrosclerose e a hipertrofia dos néfrons.[28]

A nefrosclerose provavelmente decorre de isquemia dos néfrons, resultado da arteriosclerose e hialinose de pequenas artérias. Com a isquemia, os glomérulos evoluem para esclerose global e podem sofrer absorção completa. Os túbulos associados a glomérulos esclerosados também sofrem atrofia e o interstício em torno de túbulos atróficos não sofre fibrose. A presença de glomeruloesclerose, atrofia tubular e fibrose intersticial em biopsias renais de doadores tem correlação com a presença de arteriosclerose.[29]

A glomeruloesclerose global associada com o envelhecimento ocorre quase inteiramente no córtex superficial, ao passo que na DRC associada a proteinúria, hipertensão arterial, diabetes melito ocorre mais difusa e profundamente no córtex.[28]

A lesão da esclerose segmentar e focal não é um componente do envelhecimento normal de rins humanos, assim, quando presente, deve ser considerada patológica.[28]

O tamanho dos néfrons (glomérulos e túbulos) aumenta em muitos estados metabólicos como obesidade e diabetes, em decorrência da hiperplasia e hipertrofia celulares.

Quadro 33.1 Alterações renais com o envelhecimento.

Anatômicas
- Redução da massa renal, sobretudo no córtex
- Gordura renal e fibrose aumentadas
- Esclerose de néfrons corticais com alças de Henle longas

Funcionais
- Fluxo sanguíneo renal diminuído
- Vasodilatação comprometida em resposta à dopamina
- *Clearance* de creatinina diminuído
- Comprometimento da excreção e conservação de sódio e potássio
- Diminuição da capacidade de concentração e diluição
- Comprometimento da excreção de carga ácida
- Redução da renina e aldosterona séricas
- Alterações das ações intrarrenais do óxido nítrico
- Dependência aumentada nas prostaglandinas renais para manter perfusão intrarrenal
- Diminuição da ativação da vitamina D
- Maior vulnerabilidade a insultos por contrastes e isquemia
- Comprometimento da recuperação após insultos

Baseado em Taffet, 2023.[26]

A hipertrofia de néfrons funcionais remanescentes também ocorre associada à glomeruloesclerose relacionada com a idade. Isso parece ser causado principalmente pela hipertrofia dos túbulos renais e não dos glomérulos. Dessa forma, rins de indivíduos idosos sadios não têm aumento do volume glomerular, mas esse aumento ocorre nas comorbidades relacionadas com a idade, como obesidade, diabetes ou perda de néfrons por enfermidades.[28]

Cistos no parênquima renal são também mais comuns, mais numerosos e maiores com a idade. Divertículos nos túbulos renais são os precursores desses cistos renais relacionados com o envelhecimento.[29-31]

> **! PONTOS-CHAVE**
> - As principais alterações microanatômicas que ocorrem no envelhecimento são a nefrosclerose e a hipertrofia dos néfrons
> - A glomeruloesclerose global associada com o envelhecimento ocorre quase inteiramente no córtex superficial
> - Pacientes idosos, quando sofrem uma injúria renal aguda, particularmente se já tiverem DRC, têm um risco elevado de DRC terminal.

ALTERAÇÕES HEMODINÂMICAS RENAIS RELACIONADAS COM A IDADE

Taxa de filtração glomerular

Com o envelhecimento humano normal, ocorrem alterações morfológicas e funcionais em quase todos os órgãos, e os rins não são uma exceção. A TFG cai aproximadamente 5 a 10% por década após os 35 anos. A correlação estrutural com esse declínio é a perda de néfrons funcionantes.[32,33]

O número de néfrons ao nascer varia entre 700.000 e 1,8 milhão por rim e há um declínio progressivo com o envelhecimento devido à nefrosclerose. Há evidência de que o número total de néfrons funcionantes (glomérulos não esclerosados) em doadores vivos diminui de 900.000 por rim nas idades 18 a 29 anos para 520.000 nas idades de 70 a 75 anos, ou aproximadamente 50 glomérulos não esclerosados perdidos por dia.[34]

Há evidencia também de que baixo peso ao nascer está associado a um menor número de néfrons no nascimento, o que pode acelerar o declínio de néfrons relacionado com o envelhecimento.[35-38]

Há outros relatos nos quais estima-se que 6.000 a 6.500 néfrons sejam perdidos anualmente depois dos 30 anos.[29,30-34,39]

Mesmo em indivíduos sem doença renal primária, a estrutura e a função renais deterioram-se com o envelhecimento. Estudos recentes revelaram que essas alterações renais são aceleradas por condições mórbidas, como hipertensão, aterosclerose e insuficiência cardíaca.[40-43]

O *Baltimore Longitudinal Study on Aging*,[44] estudo a longo prazo do envelhecimento humano e que começou em 1958, incluiu 3 mil voluntários sadios da área de Baltimore, EUA, para avaliações clínicas periódicas. Múltiplas determinações da TFG e dados de genótipo foram obtidos durante décadas em 1.066 participantes.

Resultados de estudos como os do *Baltimore Longitudinal Study on Aging* revelaram que a diminuição da TFG em idosos sadios foi menor do que se havia encontrado previamente.

Em alguns idosos, nem mesmo houve alteração da TFG em um período de 25 anos. Portanto, em um número razoável de idosos, a TFG permanece dentro da faixa (baixa) de normalidade.[8,40]

Fluxo plasmático renal efetivo

O fluxo plasmático renal efetivo (FPRE), por sua vez, diminui, proporcionalmente, mais que a TFG, o que pode explicar, em parte, o aumento da fração de filtração (razão entre a TFG e a FPRE) observado em idosos.[45]

Essa diminuição da FPRE fora de proporção com a pressão arterial faz com que a resistência renovascular precise ser elevada – e isso tem sido demonstrado por vários pesquisadores.[45]

A vasoconstrição renal é mais pronunciada no idoso com comorbidade (p. ex., hipertensão ou insuficiência cardíaca).

Além disso, a capacidade dos vasos pós-glomerulares em dilatar está reduzida em resposta a estímulos como acetilcolina, aminoácidos ou óxido nítrico. Não se sabe ao certo se isso se dá em razão de anormalidades estruturais que ocorrem no rim com o envelhecimento ou se se trata de anormalidades funcionais, ou seja, há menor resposta ou disponibilidade de substâncias vasodilatadoras. Estudos experimentais e em humanos indicam a última alternativa como a mais provável.[42,46-49]

Estudos experimentais indicam um papel importante para o óxido nítrico na regulação basal do fluxo sanguíneo medular renal e no controle da pressão-natriurese. Em humanos, demonstrou-se uma correlação significativa e positiva entre idade, pressão arterial e níveis plasmáticos de dimetilarginina assimétrica (ADMA), a qual é *um inibidor endógeno do óxido nítrico*.[49]

Independentemente de sua causa, os níveis elevados de ADMA nos idosos podem reduzir a disponibilidade de óxido nítrico pela inibição da enzima óxido nítrico sintase e, assim, contribuir para a disfunção endotelial e a arteriosclerose e, finalmente, levar a uma resistência renovascular elevada e hipertensão.[50]

Essa hipótese é apoiada por achados de níveis elevados no plasma de ADMA mesmo em idosos normotensos não fumantes, além de uma redução significativa da perfusão renal.[51]

Essa noção é substanciada por estudos experimentais nos quais a infusão de ADMA reduziu a perfusão renal, aumentou o tônus renovascular e, em paralelo, a pressão arterial. Em humanos, a infusão de ADMA diminuiu o FPRE e aumentou a resistência vascular renal e a pressão arterial média.[52,53]

Alterações na função renal com o envelhecimento

Há evidências por parte de vários investigadores de que indivíduos sadios com mais de 60 anos apresentam uma TFG 20 a 30% menor que a observada em indivíduos com menos de 50 anos.[54,55]

Apesar da diminuição da TFG no idoso, a concentração sérica de creatinina permanece dentro dos limites da normalidade. Esse paradoxo é explicado pela diminuição da massa muscular, o principal determinante da produção de creatinina, que acompanha o envelhecimento.

Hoang et al.[9] demonstraram que, dos quatro determinantes da TFG – fluxo plasmático renal (FPR), pressão oncótica do plasma (pA), diferença de pressão hidráulica transcapilar glomerular (DP) e coeficiente de ultrafiltração glomerular (Kf) –, apenas o FPR e Kf estavam reduzidos em rins idosos de humanos.

Não houve alteração em pA com a idade. A DP não pode ser medida em humanos. Contudo, outros autores ponderam que seria plausível que alguma fração da pressão arterial elevada associada ao envelhecimento fosse transmitida para o capilar glomerular, elevando, portanto, a DP.[56] Hollenberg et al.[67] demonstraram que a redução do FPR em rins de idosos humanos poderia ser explicada integralmente pela redução de fluxo no compartimento cortical externo. Isso estaria de acordo com os achados em necropsia de que uma redução do peso e do volume dos rins na 5ª e 6ª décadas é predominantemente resultado da perda de massa renal no córtex externo.[58]

A perda de massa vascular, sobretudo capilar, resulta em colapso glomerular com redução do número de canais vasculares e, eventualmente, hialinização do glomérulo.[59]

Essa perda de capacidade vascular cortical seria uma explicação mais plausível para a redução na TFG e no FPR do que um aumento do tônus vascular renal. Em indivíduos com mais de 60 anos, o percentual de glomérulos globalmente esclerosados frequentemente está na faixa de 10 a 40%.[41,60] Nos glomérulos justamedulares, a esclerose acarreta uma conexão entre as arteríolas aferentes e eferentes que, embora desvie o sangue dos glomérulos esclerosados, serve para manter o fluxo sanguíneo medular.[24,61]

Alterações discretas da função renal são frequentemente acompanhadas de alterações tubulares funcionais que podem não ser reconhecidas: redução na homeostasia do sódio associada à perda de concentração ou diluição urinária, o que pode acentuar a desidratação no idoso.

A evidência parece apoiar o conceito de que o declínio da TFG faz parte de um processo biológico normal de envelhecimento, sendo um fenômeno universal que se desenvolve à medida que o indivíduo envelhece após os 30 anos. Esse declínio da TFG seria independente da presença de hipertensão ou alterações na *performance* cardiovascular e é observado em sociedades indígenas nas quais não há incidência de hipertensão.[62-64]

Naturalmente, as condições comórbidas do idoso têm influência sobre o declínio da TFG.

Isso possibilita concluir que a TFG diminui lentamente com o envelhecimento como parte do fenômeno biológico normal ligado às senescências celular e orgânica. Além disso, uma TFG reduzida no idoso não é necessariamente uma manifestação de doença.[62]

Medidas da função renal no idoso

Como visto no Capítulo 52, a DRC é classificada em fases de acordo com a presença de albuminúria e a TFG. Qualquer indivíduo com uma estimativa da TFG abaixo de 60 mℓ/min/1,73 m² por mais de 3 meses é classificado como portador de uma DRC. Glassock e Winearls[65] têm chamado a atenção para o fato de que essa classificação acaba colocando os idosos (geralmente mulheres) como portadores de DRC, quando, na realidade, eles apenas têm uma redução da TFG de menos de 60 mℓ/min/1,73 m², mas dentro da faixa de normalidade para a idade e o sexo.

Pode haver incerteza com relação à TFG estimada (TFGe) quando se utiliza a estimativa desta taxa pela creatinina (TFGe$_{creatinina}$) na ausência de albuminúria ou quando a massa muscular for até maior do que o esperado para a idade. Nessa situação, recomenda-se a determinação do *clearance* de creatinina em uma coleta de urina de 24 horas. As orientações do KDIGO 2023 sugerem, nesses casos de necessidade de confirmação da DRC, o uso da cistatina C (TFGe$_{cistatina\ C}$), ou ambos creatinina e cistatina C (TFG$_{\text{creatinina-cistatina-c}}$), especialmente em pacientes com TFGe$_{\text{creatinina}}$ de 45 a 59 mℓ/min/1,73 m² e sem outros sinais de lesão renal. Essa orientação é contestada por alguns.[28]

A avaliação do *National Health and Nutrition Examination Surveys (NHANES)*, conduzida periodicamente na população norte-americana, indicou que 13% da população adulta tem DRC e que 60% estão no estágio 3. No entanto, a maioria dos indivíduos classificados como no estágio 3 era composta por idosos e mulheres. Mais de 80% tinham idade superior a 60 anos e dois terços não apresentam proteinúria, um marcador de atividade da doença.[66]

Glassock e Winearls ponderam que não houve um ajuste na TFG estimada para idade e sexo, e, como consequência, muitos indivíduos foram rotulados inapropriadamente como portadores de DRC.[67] Há uma preocupação com o aspecto psicológico de se rotular idosos como portadores dessa doença. Independentemente desse aspecto, o declínio da função renal com a idade tem relevância clínica, como para a dose de medicamentos, a seleção de doadores vivos e o risco de DRC e injúria renal aguda com perda da reserva renal funcional.[4]

> **! PONTOS-CHAVE**
>
> - Em um número razoável de idosos, a TFG permanece dentro da faixa (baixa) de normalidade
> - O fluxo plasmático renal efetivo (FPRE) diminui proporcionalmente mais que a TFG, e a resistência renovascular está elevada
> - Níveis plasmáticos de dimetilarginina assimétrica (ADMA) – um inibidor endógeno do óxido nítrico – estão elevados nos idosos
> - Apesar da diminuição da TFG no idoso, a concentração sérica de creatinina permanece dentro dos limites da normalidade
> - TFG reduzida no idoso não é necessariamente uma manifestação de doença.

ANORMALIDADES HIDRELETROLÍTICAS NO IDOSO[68]

Alterações fisiológicas normais do envelhecimento (diminuição da TFG) aumentam a possibilidade de distúrbios hidreletrolíticos, sendo as principais:

- Diminuição da capacidade de concentração urinária
- Limites mais estreitos para excreção de água, sódio, potássio e ácidos
- Aumento do hormônio antidiurético (HAD)
- Diminuição do peptídio atrial natriurético (PAN)
- Diminuição da aldosterona
- Diminuição do mecanismo de sede
- Diminuição do *clearance* de água livre

Distúrbios no balanço de água

A água total do organismo diminui com a idade. Em indivíduos jovens com peso corporal ideal, a água total é de 60 a 65% do peso. Aos 80 anos, essa relação está reduzida para 50%, sobretudo pela diminuição da massa muscular. Menos distensibilidade arterial, reflexos barorreceptores diminuídos e mecanismos homeostáticos mais lentos resultam em maior suscetibilidade a alterações hemodinâmicas.

A capacidade de concentração e diluição urinárias está comprometida no rim idoso, cenário para o qual várias situações podem contribuir, como o reduzido número de néfrons funcionantes, acarretando diurese de solutos obrigatória nos néfrons remanescentes e falha na resposta tubular renal normal ao HAD.

A liberação do HAD exibe uma variação diurna, com aumento da secreção noturna, o que está ausente no idoso.

Embora controverso, aceita-se que os níveis de HAD (vasopressina) estão elevados em relação a determinada osmolalidade quando comparados a indivíduos jovens, com exceção dos idosos com Alzheimer, que exibem uma diminuição do HAD.

Um osmorreceptor hipersensível tem sido proposto como mecanismo dessa exagerada resposta do HAD.

Em contraste, a resposta a um estímulo osmolar, a resposta do HAD a um estímulo volume-pressão (ficar de pé após um período noturno de restrição hídrica), está comprometida em alguns pacientes idosos.

A capacidade de excretar uma carga de água está prejudicada nos idosos. O *clearance* de água livre durante uma diurese aquosa máxima está comprometido no idoso, particularmente quando de diuréticos tiazídicos.

Embora a hiponatremia nos idosos seja multifatorial, a lenta resposta à água livre observada em idosos sadios está exacerbada nos idosos hospitalizados.

Há diminuição da percepção da sede após um aumento da osmolalidade, de forma que a resposta é menos efetiva na depleção de volume ou hiperosmolalidade. Essa diminuição da sede tem sido atribuída, em parte, a um defeito no centro da sede mediado por opioide no sistema nervoso central.

A hiponatremia é o distúrbio mais comum no idoso, mais frequente que a hipernatremia no idoso hospitalizado. Há evidência de uma diminuição do sódio plasmático relacionado com a idade da ordem de 1 mEq/ℓ por década. Estima-se que 7% da população idosa ambulatorial e 11,3% dos idosos hospitalizados apresentem hiponatremia.[69,70]

Nos pacientes hospitalizados, a hiponatremia na grande maioria é atribuída aos líquidos intravenosos administrados e ao uso de diuréticos.[69]

Sunderam e Mankikar[69] concluíram que a hiponatremia estava associada a um aumento de duas vezes na mortalidade quando comparada com grupo-controle.

A hiponatremia também pode ser secundária à síndrome de secreção inapropriada do hormônio antidiurético (SSIHAD). Há várias situações associadas à SSIHAD, como distúrbios do sistema nervoso central, infecções, agentes farmacológicos e neoplasias. No entanto, muitas vezes, no idoso não se consegue identificar uma causa, indicando que alterações fisiológicas no balanço de água e sódio possam ser secundárias ao envelhecimento.[71-75]

Um grande número de medicamentos também pode induzir a hiponatremia nos idosos: fluoxetina, amitriptilina, vincristina, vimblastina e ciclofosfamida. A hiponatremia induzida pela clorpropamida é mais comumente observada nos idosos.[76]

Hiponatremia e quedas | Fraturas nos idosos

Atualmente, há evidências consideráveis na literatura sugerindo que hiponatremia crônica aumenta as chances de quedas e fraturas nos idosos. Essa condição parece contribuir para esse cenário por dois mecanismos: discreto comprometimento cognitivo, que resulta em marcha instável e quedas; bem como osteoporose, que aumenta a fragilidade óssea pela indução de reabsorção óssea elevada para mobilizar depósitos de sódio nos ossos.[77]

Hipernatremia

Em pacientes hospitalizados, uma incidência de 1% de hipernatremia tem sido relatada. Entre 15.187 pacientes hospitalizados, 57% foram admitidos sem anormalidade eletrolítica. As causas mais frequentes corresponderam a cirurgia (21%) e episódios febris (20%). A mortalidade foi sete vezes maior que no grupo-controle.[78]

> **! PONTOS-CHAVE**
>
> - A água total do organismo diminui com a idade, principalmente pela redução da massa muscular
> - Nos idosos, há uma diminuição da percepção da sede após um aumento da osmolalidade
> - A hiponatremia é o distúrbio mais comum no idoso hospitalizado.

Distúrbios do balanço de sódio

O sódio é o principal cátion do líquido extracelular, e seu conteúdo total determina o tamanho do volume extracelular.

Demonstrou-se que, em uma dieta baixa em sódio, os idosos necessitam de duas a três vezes mais tempo para colocar em balanço a excreção de sódio.

Um mecanismo proposto para esse retardo seria a menor secreção de renina no idoso. Isso resulta em uma resposta diminuída da angiotensina II e da aldosterona, com subsequente perda de sódio. A repercussão clínica seria uma gastrenterite seguida de hipovolemia, quando há necessidade de máxima retenção de sódio. A resposta direta da aldosterona à hipercalemia também está diminuída nos idosos, e a resposta tubular renal à aldosterona parece ser menos vigorosa que em jovens. Estudos em idosos mostraram que a capacidade de lidar com o sódio no túbulo proximal está normal, mas, no ramo ascendente da alça de Henle, encontra-se comprometida. Consequentemente, aumenta-se a oferta de sódio aos segmentos tubulares mais distais e reduz-se a capacidade de concentração do interstício medular, o que contribui para o comprometimento da concentração urinária.

Os mecanismos da supressão do sistema renina-angiotensina não estão bem definidos. Postula-se que resultam da perda de néfrons e da hiperfiltração compensatória nos néfrons remanescentes, levando a uma maior oferta de sódio à mácula densa, com supressão da síntese de renina e consequente menor produção de angiotensina II e renina. Outro mecanismo seria a diminuição da secreção de insulina no idoso. Independentemente do mecanismo dessa resposta alterada à privação de sódio, o idoso fica mais suscetível a desenvolver um déficit de sódio e sofrer suas consequências.

Outros mediadores vasoativos estão envolvidos. O PAN é produzido e secretado pelo átrio cardíaco. Sua concentração no idoso está aumentada cinco vezes sobre os valores basais. Além disso, o idoso exibe uma resposta exagerada do PAN em consequência a uma infusão de cloreto de sódio. O PAN elevado causa supressão direta da renina, com diminuição secundária da angiotensina II e da aldosterona, acarretando a perda renal de sódio. Isso pode proteger o idoso da expansão de volume. Curiosamente, com hipovolemia superposta, o PAN não é completamente inibido.

Sob condições de depleção de sódio (ou de perdas extrarrenais de sódio), é evidente que a resposta renal fique mais lenta no paciente idoso. Há um retardo na capacidade do rim idoso de diminuir a excreção de sódio para valores mínimos. Assim, o idoso está mais sujeito a desenvolver uma depleção de volume extracelular em comparação aos mais jovens nas mesmas circunstâncias.

Distúrbios do metabolismo do potássio

Hipercalemia

Os limites homeostáticos de excreção de potássio são mais estreitos nos pacientes idosos.[79] Por isso, o paciente idoso cirúrgico pode, mais frequentemente, desenvolver uma hipercalemia induzida por medicamentos, sendo os mais passíveis de causá-la os suplementos de potássio, os substitutos do sal, os diuréticos poupadores do potássio, os anti-inflamatórios não esteroides, os betabloqueadores, a heparina, a superdosagem de digoxina, os inibidores da enzima conversora de angiotensina e a trimetoprima.

Muitos pacientes idosos são colocados em uma dieta pobre em sal, normalmente alta em potássio. Em uma intercorrência como cirurgia, trauma ou lesão de tecidos, a hipercalemia pode ocorrer e ser agravada na presença de injúria renal aguda.

Pacientes diabéticos com hipoaldosteronismo estão mais sujeitos a apresentar hipercalemia. Além disso, não é tão efetiva no idoso a resposta da aldosterona diante de uma hipercalemia.[80]

Hipocalemia

Como a prevalência de hipertensão e estados edematosos aumenta com a idade, muitos idosos passam a fazer uso de diuréticos, o que pode predispor à hipocalemia. A depleção de potássio predispõe a taquiarritmias, particularmente em uso digital.

Ácido-básico

A capacidade de excreção de ácido está comprometida no idoso, tornando-o mais suscetível a uma acidose metabólica, que pode ser agravada por uma limitação da hiperventilação compensatória.[81]

Cálcio, magnésio e fósforo

A concentração de paratormônio (PTH) no idoso é duas vezes maior que no jovem. Com a infusão intravenosa de gluconato de cálcio, a concentração de PTH foi duas a três vezes maior nos idosos. Esses achados sugerem que a relação entre PTH e cálcio está alterada nos idosos, de maneira que, em um dado nível de cálcio, a concentração de PTH é maior nessa população.[73, 82]

> **! PONTOS-CHAVE**
>
> - O conteúdo total de sódio determina o tamanho do volume extracelular
> - Há menor secreção de renina no idoso
> - Muitos idosos fazem uso de diuréticos, o que pode predispor à hipocalemia.

Os idosos também são mais suscetíveis a alterações na homeostasia de magnésio e fósforo. Elevações das concentrações plasmáticas podem ocorrer na vigência de insuficiência renal e déficits por pobre ingesta ou perdas de magnésio e fósforo. A hipocalcemia não pode ser normalizada sem a correção da hipomagnesemia.[83]

ESTRATÉGIAS POTENCIALMENTE TERAPÊUTICAS

O objetivo de qualquer intervenção terapêutica que vise o envelhecimento renal é a preservação da função e da saúde renal a longo prazo. No momento, não se dispõe de estratégia de tratamento que atinja esses objetivos além da recomendação genérica de prevenção da DRC. Entretanto, várias condutas, pelo menos teóricas, podem ser aplicáveis aos rins. Um exemplo disso são os benefícios renais de restrição calórica:[84-86] demonstrou-se que ela prolonga a vida e diminui enfermidades relacionadas com idade em vários modelos animais e há boa evidência de que a autofagia tem um papel central na mediação de tais efeitos.[87-88] Há poucos dados sobre as condutas farmacêuticas no envelhecimento dos rins. Estudos em camundongos apontam para o benefício de inibidores do sistema renina-angiotensina-aldosterona, o qual mostrou reduzir o envelhecimento cardiovascular.[89] Inibidores do cotransportador 2 sódio-glicose (SGLT2) constituem uma nova classe de medicamentos antidiabetes com um papel importante na nefropatia diabética pelo forte efeito antidoença crônica dos rins.[90] (ver Capítulo 28, Doença Renal do Diabetes)

TERAPIA RENAL SUBSTITUTIVA NO IDOSO

Diálise

Nos dados mais recentes do United States Renal Data System (USRDS) (2016), a incidência (casos novos) ajustada de DRCT tem sido estável ou tem declinado por uma ou mais décadas (Figura 33.3 A). Vêm-se observando declínios mais pronunciados recentemente entre os indivíduos com 65 anos ou mais – a taxa de incidência da DRCT nessa faixa etária é a mais baixa desde 1997, e, em indivíduos com 75 anos ou mais, a taxa é a mais baixa desde 2000.[76-85] O declínio recente na taxa ajustada pode refletir os bem-sucedidos esforços para prevenir ou retardar a insuficiência renal. A taxa de prevalência ajustada de DRCT tem aumentado em todas as faixas etárias ao longo dos anos, com aumento maior nos grupos de idosos (Figura 33.3 B). Isso se explica talvez pela maior longevidade dos pacientes com IRCT.

Os pacientes idosos com DRCT têm características peculiares. Habitualmente, a causa da DRCT é hipertensão e/ou diabetes tipo 2 ou doença renal vascular, e os pacientes apresentam condições comórbidas que tornam o seu manejo mais difícil, requerendo uma equipe multiprofissional e um conhecimento especial da Medicina Geriátrica.

Manejo no período pré-dialítico

Como acontece com os pacientes mais jovens, a perda progressiva da função renal ocorre de maneira silenciosa e assintomática. Prevalecem os sintomas e sinais relacionados com o processo de envelhecimento e as condições comórbidas associadas.

Deve-se atentar para a pouca correlação entre a creatinina sérica e a TFG em razão da massa muscular reduzida, que varia com a idade, o sexo, a etnia, a nutrição e a atividade física (ver Capítulo 16, *Avaliação Clínica e Laboratorial da Função Renal*).

Deve-se evitar o uso de anti-inflamatórios não hormonais, exames de imagem com contraste iodado, bem como ajustar dose de medicamentos com excreção renal. Além disso, é importante a interação de uma equipe multiprofissional no manejo do paciente renal crônico idoso.

Escolha da modalidade dialítica | Hemodiálise versus diálise peritoneal

Em geral, o paciente renal crônico idoso é tratado pela hemodiálise (83,7% *versus* 5,6% em comparação à diálise peritoneal), de acordo com dados recentes. Isso estaria relacionado com as vantagens atribuídas à hemodiálise no idoso: procedimento realizado por enfermeiros; menor tempo de tratamento; socialização com o *staff* e outros pacientes; e um acompanhamento médico mais frequente. A hemodiálise domiciliar é uma alternativa, embora rara no Brasil. Nessas circunstâncias, o idoso geralmente necessita de um cuidador especializado que instale a diálise e o acompanhe durante o procedimento.

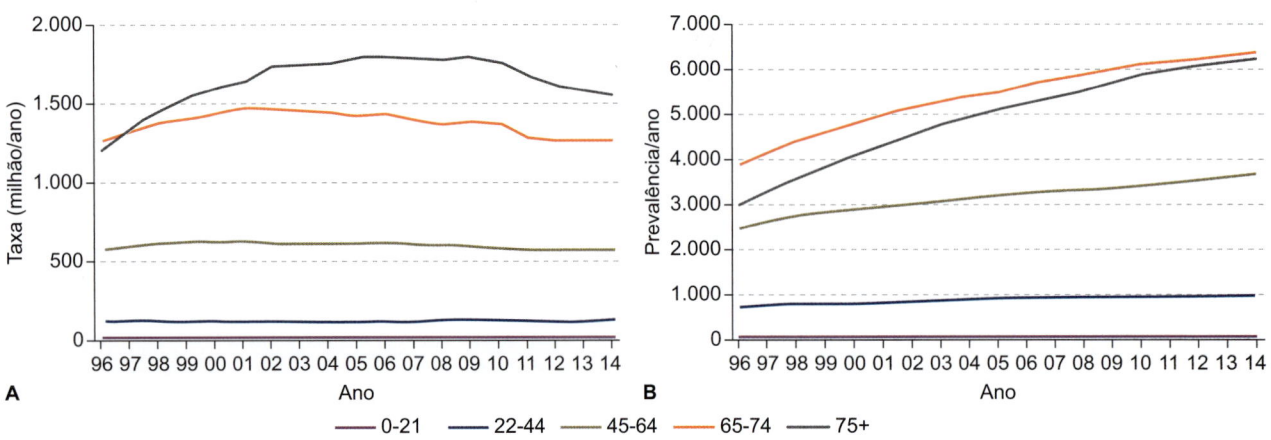

Figura 33.3 A. Tendências na incidência ajustada de doença renal crônica terminal (DRCT) (por milhão/ano) por faixa etária na população norte-americana (1996 a 2014). **B.** Tendências na prevalência ajustada (por milhão) de DRCT por faixa etária na população norte-americana (1996 a 2014).

As complicações habituais da hemodiálise – relacionadas com o acesso vascular, hipotensão intradialítica, desnutrição, infecções e sangramento gastrintestinal – são mais frequentes no idoso.[91] Contudo, muitos autores citam a diálise peritoneal crônica como o método de escolha para os idosos pelas vantagens associadas: independência de clínicas e hospitais; o fato de o cuidador poder ser um familiar; simplicidade do acesso à cavidade peritoneal; bom controle da pressão arterial; melhor estabilidade cardiovascular; e remoção mais lenta de solutos.[91]

Sobrevida em diálise

A mortalidade no 1º ano após o início da diálise excede 35% entre os pacientes idosos com mais de 70 anos e 50% entre aqueles com mais de 80 anos.[92] Além disso, não estão claros o quanto a diálise prolonga a vida nem seu efeito sobre a qualidade de vida dos idosos.[93-95] Em um relato recente, pacientes idosos com DRCT tiveram menor mortalidade no início do tratamento quando comparados a idosos em tratamento conservador. Entretanto, esse benefício inicial não persistiu além de 2 meses.[96] Em outro relato recente, verificou-se que pacientes idosos admitidos em hospitais e/ou asilos tiveram uma mortalidade maior quando comparados ao grupo não hospitalizado, da mesma faixa etária. Em razão da fragilidade aumentada e do menor benefício das terapias nos pacientes muito idosos, particularmente naqueles com comorbidades além da idade, recomenda-se o cuidado paliativo.[97]

Qualidade de vida em diálise

O estado funcional de um paciente em diálise – sua capacidade de desenvolver atividades como andar, tomar banho, sair da cama e usar o banheiro – compreende um aspecto importante da qualidade de vida, um forte preditor de sobrevida.

Em pacientes idosos com curta expectativa de vida, a diálise é iniciada com o objetivo de aliviar os sintomas e melhorar a função.

Tamura et al.[98] avaliaram, em asilos, idosos com DRCT e iniciando o tratamento dialítico. Os autores verificaram declínio acentuado do estado funcional no período em torno do início da diálise e após 1 ano; em apenas um de oito residentes a capacidade funcional foi mantida desde o período pré-diálise.

Uma das explicações para esse cenário seria o alto grau de incapacidade já existente no início da diálise em decorrência de condições comórbidas, como acidente vascular encefálico, demência, insuficiência vascular periférica etc., condições não corrigidas pela diálise. Ademais, a insuficiência renal pode ser um reflexo da disfunção multiorgânica terminal, e não a causa primária do declínio funcional.

Aspectos éticos

A decisão de iniciar diálise em um paciente idoso deve ser tomada em conjunto pelo paciente e os familiares e pela equipe médica. Naturalmente, fatores como expectativa e qualidade de vida devem pesar nessa decisão. Pacientes com comprometimento mental por acidente vascular encefálico, Alzheimer ou disfunção neurológica não devem realizar diálise. Se a decisão se tornar difícil, pode-se oferecer um período de experiência em diálise de 30 a 90 dias.[98]

> **! PONTOS-CHAVE**
> - Deve-se atentar para a pouca correlação entre a creatinina sérica e TFG em decorrência da massa muscular reduzida pelo avançar da idade
> - A mortalidade no 1º ano após o início da diálise excede 35% entre os pacientes idosos acima de 70 anos e 50% entre aqueles acima de 80 anos.

TRANSPLANTE RENAL

Nos EUA, pacientes com mais de 65 anos constituíam mais de 20% dos pacientes em lista de espera para transplante renal em 2009 (comparado a 7% em 1997).[99] Dados atuais de 2022 revelam que, de 89.977 pacientes em lista de espera para transplante renal, 30% têm mais de 65 anos.[100] Segundo o Organ Procurement and Transplantation Network nos EUA, não há consenso sobre critérios de exclusão com base somente na idade. Vários centros relatam bons resultados em transplantes de octogenários bem selecionados. Esses centros incluem pacientes idosos em lista de transplante com base mais em critérios clínicos do que em idade isolada.

Em geral, o transplante renal é considerado o tratamento de escolha com relação a sobrevida, qualidade de vida e custos. Se bem-sucedido, as vantagens do transplante renal parecem ser as mesmas no idoso e nos receptores mais jovens, mas há pouca informação nos receptores com mais de 70 anos.[101-104]

Muitos relatos que comparam a sobrevida do transplante renal a de pacientes em diálise são baseados em registros de múltiplos centros e, obviamente, têm limitações: variação do processo de seleção e preparo dos receptores de transplante; uso de imunossupressores; e acompanhamento. Essas variações têm importante impacto na sobrevida. No entanto, um relato de um único centro na Noruega revela que, nos últimos anos, transplante renal em receptores com mais de 70 anos foi benéfico e melhorou a sobrevida em comparação à diálise.[104]

Dois argumentos contra o transplante em idosos têm sido a crônica falta de doadores e o crescente número de jovens em lista de espera.

Contudo, idosos com DRCT têm mais chances de morte na lista de espera, sendo importante, assim, reduzir o tempo de espera ao máximo.

Uma possível alternativa para aumentar o *pool* de doadores seria elevar o número de "doadores limítrofes".

A decisão de ofertar órgãos de "menor qualidade" aos idosos também enfrenta argumentos morais e éticos, mas muitos países já adotaram a conduta de "velho para velho", e muitos idosos receptores de transplante renal podem beneficiar-se de "doadores limítrofes".[105]

Pacientes idosos que recebem um transplante renal apresentam um risco maior de morte no 1º ano pós-transplante, quando comparados aos pacientes em diálise ainda em lista de espera.[106,107]

Com alterações no protocolo de imunossupressão, há, sem dúvida, uma melhor sobrevida dos pacientes idosos transplantados. Wolfe et al.[103] notaram uma redução do risco de morte da ordem de 61% aos 18 meses de transplante, em comparação à diálise em pacientes entre 60 e 74 anos.

Órgãos de pacientes idosos geralmente são alocados para receptores idosos. A noção de que o sistema imune de idosos é menos ativo e poderia ter menos rejeição foi contestada por um estudo holandês de 2001, no qual os autores alegam que os rins idosos eram mais imunogênicos e, assim, necessitariam de maior imunossupressão.[108]

REFERÊNCIAS BIBLIOGRÁFICAS

1. Instituto Brasileiro de Geografia e Estatística. Panorama. Crescimento populacional. Disponível em: https://censo2022.ibge.gov.br/panorama/?utm_source=ibge&utm_medium=home&utm_campaign=portal. Acesso em: 16 out. 2023.
2. Moreira MM. O envelhecimento da população brasileira: intensidade, feminização e dependência. Rev Bras Estudos Pop. 1998;15(1):79-83.
3. Denic A, Glassock R, Rule AD. Structural and functional changes with the aging kidney. Adv Chronic Kidney Dis. 2016; 23(1):19-28.
4. Rodriguez-Castro EM, Cordova HR. Aging and the kidney. Bol Asoc Med P R. 2011;103(3):57-62.
5. Antell DE, Taczanowski EM. How environment and lifestyle choices influence the aging process. Ann Plast Surg. 1999;43:585-8.
6. Glassock R, Denic A, Rule AD. When kidneys get old: an essay on nephron-geriatrics. J Bras Nefrol. 2017;39(1):59-64.
7. Herskind AM, McGue M, Holm NV, Sorensen TI, Harvald B, Vaupel JW. The heritability of human longevity: a population-based study of 2872 Danish twin pairs born 1870-1900. Hum Genet. 1996;97(3):319-23.
8. Lindeman RD, Tobin J, Shock NW. Longitudinal studies on the rate of decline in renal function with age. J Am Geriatr Soc. 1985;33(4):278-85.
9. Hoang K, Tan JC, Derby G, Blouch KL, Masek M, Ma I et al. Determinants of glomerular hypofiltration in aging humans. Kidney Int. 2003;64(4):1417-24.
10. Nabeshima Y. Klotho: a fundamental regulator of aging. Ageing Res Rev. 2002;1(4):627-38.
11. Negri AL. The klotho gene: a gene predominantly expressed in the kidney is a fundamental regulator of aging and calcium/phosphorus metabolism. J Nephrol. 2005;18(6):654-8.
12. Schmitt R, Melk A. Molecular mechanisms of renal aging. Kidney International. 2017;92(3):569-79.
13. Ishani A, Xue JL, Himmelfarb J, Eggers PW, Kimmel PL, Molitoris BA et al. Acute kidney injury increases risk of ESRD among elderly. J Am Soc Nephrol. 2009;20(1):223-8.
14. Briggs JD, Kennedy AC, Young LN, Luke RG, Gray M. Renal function after acute tubular necrosis. Br Med J. 1967;3(5564):513-6.
15. Finkenstaedt JT, Merrill JP. Renal function after recovery from acute renal failure. N Engl J Med. 1956;254(22):1023-6.
16. Lowe KG. The late prognosis in acute tubular necrosis; an interim follow-up report on 14 patients. Lancet. 1952;1(6718):1086-8.
17. Schiffl H. Renal recovery from acute tubular necrosis requiring renal replacement therapy: a prospective study in critically ill patients. Nephrol Dial Transplant. 2006;21(5):1248-52.
18. Morgera S, Kraft AK, Siebert G, Luft FC, Neumayer HH. Long-term outcomes in acute renal failure patients treated with continuous renal replacement therapies. Am J Kidney Dis. 2002;40(2):275-9.
19. Metcalfe W, Simpson M, Khan IH, Prescott GJ, Simpson K, SMITH WC et al. Acute renal failure requiring renal replacement therapy: incidence and outcome. QJM. 2002;95(9):579-83.
20. Robertson S, Newbigging K, Isles CG, Brammah A, Allan A, Norrie J. High incidence of renal failure requiring short-term dialysis: a prospective observational study. QJM. 2002;95(9):585-90.
21. Roessle R, Roulet F. Mass und Zahl in der Pathologie. Berlin: J. Springer; 1932.
22. Rule AD, Amer H, Cornell LD et al. The association between age and nephrosclerosis on renal biopsy among healthy adults. Ann Intern Med 2010; 152:561.
23. Ljungqvist ALC. Normal intrarenal arterialpattern in adult and ageing human kidney. J Anal (Land). 1958;96:285-300.
24. Ljungqvist A. The intrarenal arterial pattern in the normal and diseased human kidney. A microangiographic and histologic study. Acta Med Scand. 1963;174(suppl. 401):1-38.
25. Tracy RE. The heterogeneity of vascular findings in the kidneys of patients with benign essential hypertension. Nephrol Dial Transplant. 1999;14(7):1634-9.
26. Taffet GE. Normal aging. In UpToDate Inc. 2023.
27. Olson JL. Hyaline arteriolosclerosis: new meaning for an old lesion. Kidney Int. 2003;63(3):1162-3.
28. Rule AD, Glassock R J. The aging kidney. In UpToDate Inc. 2023.
29. Eknoyan G. A clinical view of simple and complex renal cysts. J Am Soc Nephrol 2009; 20:1874.
30. Rule AD, Sasiwimonphan K, Lieske JC et al. Characteristics of renal cystic and solid lesions based on contrast-enhanced computed tomography of potential kidney donors. Am J Kidney Dis. 2012; 59:611.
31. Baert L, Steg A. Is the diverticulum of the distal and collecting tubules a preliminary stage of the simple cyst in the adult? J Urol. 1977; 118:707.
32. Glassock RJ, Rule AD. The implications of anatomical and functional changes of the aging kidney: with an emphasis on the glomeruli. Kidney Int. 2012;82:270-7.
33. Glassock RJ, Rule AD. Aging and the kidneys: anatomy, physiology and consequences for defining chronic kidney disease. Nephron. 2016;134:25-9.
34. Denic A, Lieske JC, Chakkera HA, Poggio ED, Alexander MP, Singh P et al. The substantial loss of nephrons in healthy human kidneys with aging. J Am Soc Nephrol. 2017;28:313-20.
35. Vikse BE, Irgens LM, Leivestad T et al. Low birth weight increases risk for end-stage renal disease. J Am Soc Nephrol. 2008; 19:151.
36. White SL, Perkovic V, Cass A et al. Is low birth weight an antecedent of CKD in later life? A systematic review of observational studies. Am J Kidney Dis. 2009; 54:248.
37. Reyes L, Mañalich R. Long-term consequences of low birth weight. Kidney Int Suppl. 2005; S107.
38. Luyckx VA, Bertram JF, Brenner BM et al. Effect of fetal and child health on kidney development and long-term risk of hypertension and kidney disease. Lancet. 2013;382:273.
39. Hoy WE, Douglas-Denton RN, Hughson MD, Cass A, Johnson K, Bertram JF. A stereological study of glomerular number and volume: preliminary findings in a multiracial study of kidneys at autopsy. Kidney Int Suppl. 2003;83:S31-S37.
40. Lindeman RD, Tobin JD, Shock NW. Association between blood pressure and the rate of decline in renal function with age. Kidney Int. 1984;26(6):861-8.
41. Kasiske BL. Relationship between vascular disease and age-associated changes in the human kidney. Kidney Int. 1987;31(5):1153-9.
42. Fliser D, Zeier M, Nowack R, Ritz E. Renal functional reserve in healthy elderly subjects. J Am Soc Nephrol. 1993;3(7):1371-7.
43. Bleyer AJ, Shemanski LR, Burke GL, Hansen KJ, Appel RG. Tobacco, hypertension, and vascular disease: risk factors for renal functional decline in an older population. Kidney Int. 2000;57(5):2072-9.
44. Flatt T. A new definition of aging? Front Genet. 2012;3:148.
45. Fliser D, Franek E, Joest M, Block S, Mutschler E, Ritz E. Renal function in the elderly: impact of hypertension and cardiac function. Kidney Int. 1997;51(4):1196-204.
46. Higashi Y, Oshima T, Ozono R, Matsuura H, KajiyamA G. Aging and severity of hypertension attenuate endothelium-dependent renal vascular relaxation in humans. Hypertension. 1997;30(2 Pt 1):252-8.
47. Fuiano G, Sund S, Mazza G, Rosa M, Caglioti A, Gallo G et al. Renal hemodynamic response to maximal vasodilating stimulus in healthy older subjects. Kidney Int. 2001;59(3):1052-8.
48. Sabbatini M, Sansone G, Uccello F, de Nicola L, Giliberti A, Sepe V et al. Functional versus structural changes in the pathophysiology of acute ischemic renal failure in aging rats. Kidney Int. 1994;45(5):1355-61.
49. Miyazaki H, Matsuoka H, Cooke JP, Usui M, Ueda S, Okuda S et al. Endogenous nitric oxide synthase inhibitor: a novel marker of atherosclerosis. Circulation. 1999;99(9):1141-6.
50. Cooke JP. Does ADMA cause endothelial dysfunction? Arterioscler Thromb Vasc Biol. 2000;20(9):2032-7.
51. Kielstein JT, Bode-Böger SM, Frölich JC, Ritz E, Haller H, Fliser D. Asymmetric dimethylarginine, blood pressure, and renal perfusion in elderly subjects. Circulation. 2003;107(14):1891-5.
52. Gardiner SM, Kemp PA, Bennett T, Palmer RM, Moncada S. Regional and cardiac haemodynamic effects of NG, NG, dimethyl-L-arginine

and their reversibility by vasodilators in conscious rats. Br J Pharmacol. 1993;110(4):1457-64.
53. Kielstein JTIB, Simmel S, Bode-Böger SM, Tsikas D, Frölich JC et al. Asymmetric dimethylarginine (ADMA) is a potent and long-lasting inhibitor of nitricoxide synthase. Kidney Blood Press Res. 2002;25:130A.
54. Davies DF, Shock NW. Age changes in glomerular filtration rate, effective renal plasma flow, and tubular excretory capacity in adult males. J Clin Invest. 1950;29(5):496-507.
55. Wesson LGJ. Renal hemodynamics in physiological states. New York: Grune and Stratton; 1969.
56. Deen WM, Robertson CR, Brenner BM. A model of glomerular ultrafiltration in the rat. Am J Physiol. 1972;223(5):1178-83.
57. Hollenberg NK, Adams DF, Solomon HS, Rashid A, Abrams HL, Merrill JP. Senescence and the renal vasculature in normal man. Circ Res. 1974;34(3):309-16.
58. Lindeman RD. Overview: renal physiology and pathophysiology of aging. Am J Kidney Dis. 1990;16(4):275-82.
59. McManus JFALC Jr. Ischemic obsolescence of renal glomeruli. Lab Invest. 1990;9:413-34.
60. Kappel B, Olsen S. Cortical interstitial tissue and sclerosed glomeruli in the normal human kidney, related to age and sex. A quantitative study. Virchows Arch A Pathol Anat Histol. 1980;387(3):271-7.
61. Takazakura E, Sawabu N, Handa A, Takada A, Shinoda A, Takeuchi J. Intrarenal vascular changes with age and disease. Kidney Int. 1972;2(4):224-30.
62. Glassock RJ, Winearls C. Ageing and the glomerular filtration rate: truths and consequences. Trans Am Clin Climatol Assoc. 2009;120:419-28.
63. Danziger RS, Tobin JD, Becker LC, Lakatta EE, Fleg JL. The age-associated decline in glomerular filtration in healthy normotensive volunteers. Lack of relationship to cardiovascular performance. J Am Geriatr Soc. 1990;38(10):1127-32.
64. Hollenberg NK, Rivera A, Meinking T, Martinez G, McCullough M, Passan D et al. Age, renal perfusion and function in island-dwelling indigenous Kuna Amerinds of Panama. Nephron. 1999;82(2):131-8.
65. Glassock RJ, Winearls C. An epidemic of chronic kidney disease: fact or fiction? Nephrol Dial Transplant. 2008;23(4):1117-21.
66. Coresh J, Selvin E, Stevens LA, Manzi J, Kusek JW, Eggers P et al. Prevalence of chronic kidney disease in the United States. JAMA. 2007;298(17):2038-47.
67. Glassock RJ, Winearls C. The global burden of chronic kidney disease: how valid are the estimates? Nephron Clin Pract. 2008;110(1):c39-46; discussion c7.
68. Luckey AE, Parsa CJ. Fluid and electrolytes in the aged. Arch Surg. 2003;138(10):1055-60.
69. Sunderam SG, Mankikar GD. Hyponatraemia in the elderly. Age Ageing. 1983;12(1):77-80.
70. Caird FI. Problems of interpretation of laboratory findings in the old. Br Med J. 1973;4(5888):348-51.
71. Hirshberg B, Ben-Yehuda A. The syndrome of inappropriate antidiuretic hormone secretion in the elderly. Am J Med. 1997;103(4):270-3.
72. Anpalahan M. Chronic idiopathic hyponatremia in older people due to syndrome of inappropriate antidiuretic hormone secretion (SIADH) possibly related to aging. J Am Geriatr Soc. 2001;49(6):788-92.
73. Crowe M. Hyponatraemia due to syndrome of inappropriate antidiuretic hormone secretion in the elderly. Ir Med J. 1980; 73(12):482-3.
74. Ditzel J. Hyponatremia in an elderly woman and inappropriate secretion of antidiuretic hormone. Acta Med Scand. 1966;179(4):407-16.
75. Goldstein CS, Braunstein S, Goldfarb S. Idiopathic syndrome of inappropriate antidiuretic hormone secretion possibly related to advanced age. Ann. Intern Med. 1983;99(2):185-8.
76. Miller M. Fluid and electrolyte homeostasis in the elderly: physiological changes of ageing and clinical consequences. Baillieres Clin Endocrinol Metab. 1997;11(2):367-87.
77. Negri AL, Ayus JC. Hyponatremia and bone disease. Rev Endocr Metab Disord. 2017;18(1):67-78.
78. Snyder NA, Feigal DW, Arieff AI. Hypernatremia in elderly patients. A heterogeneous, morbid, and iatrogenic entity. Ann Intern Med. 1987;107(3):309-19.
79. Stern N, Tuck ML. Homeostatic fragility in the elderly. Cardiol Clin. 1986;4(2):201-11.
80. Mulkerrin E, Epstein FH, Clark BA. Aldosterone responses to hyperkalemia in healthy elderly humans. J Am Soc Nephrol. 1995;6(5):1459-62.
81. Agarwal BN, Cabebe FG. Renal acidification in elderly subjects. Nephron. 1980;26(6):291-5.
82. Portale AA, Lonergan ET, Tanney DM, Halloran BP. Aging alters calcium regulation of serum concentration of parathyroid hormone in healthy men. Am J Physiol. 1997;272(1 Pt. 1):E139-46.
83. Baumgartner TG, Henderson GN, Fox J, Gondi U. Stability of ranitidine and thiamine in parenteral nutrition solutions. Nutrition. 1997;13(6):547-53.
84. Wiggins JE, Goyal M, Sanden SK, Wharram BL, Shedden KA, Misek DE et al. Podocyte hypertrophy, "adaptation," and "decompensation" associated with glomerular enlargement and glomerulosclerosis in the aging rat: prevention by calorie restriction. J Am Soc Nephrol. 2005;16:2953-66.
85. Kume S, Uzu T, Horiike K, Chin-Kanasaki M, Isshiki K, Araki S et al. Calorie restriction enhances cell adaptation to hypoxia through Sirt1-dependent mitochondrial autophagy in mouse aged kidney. J Clin Invest. 2010;120:1043-55.
86. Ning YC, Cai GY, Zhuo L, Gao JJ, Dong D, Cui S et al. Short-term calorie restriction protects against renal senescence of aged rats by increasing autophagic activity and reducing oxidative damage. Mech Ageing Dev. 2013;134:570-9.
87. Rubinsztein DC, Marino G, Kroemer G. Autophagy and aging. Cell. 2011;146:682-95.
88. Lopez-Lluch G, Navas P. Calorie restriction as an intervention in ageing. J Physiol. 2016;594:2043-60.
89. Benigni A, Corna D, Zoja C, Sonzogni A, Latini R, Salio M et al. Disruption of the Ang II type 1 receptor promotes longevity in mice. J Clin Invest. 2009;119:524-30.
90. Wanner C, Inzucchi SE, Lachin JM, Fitchett D, von Eynatten M, Mattheus M et al. Empagliflozin and progression of kidney disease in type 2 diabetes. N Engl J Med. 2016;375:323-34.
91. Macías-Núñez JF, Cameron JS, Oreopoulos DG, editors. Substitutive treatments of end-stage renal diseases in the elderly: dialysis. Springer; 2008.
92. Collins AJ, Kasiske B, Herzog C, Chavers B, Foley R, Gilbertson D et al. Excerpts from the United States Renal Data System 2004 annual data report: atlas of end-stage renal disease in the United States. Am. J. Kidney Dis. 2005;45(1 suppl. 1):A5-7, S1-280.
93. Joly D, Anglicheau D, Alberti C, Nguyen AT, Touam M, Grunfeld JP et al. Octogenarians reaching end-stage renal disease: cohort study of decision-making and clinical outcomes. J Am Soc Nephrol. 2003;14(4):1012-21.
94. Murtagh FE, Marsh JE, Donohoe P, Ekbal NJ, Sheerin NS, Harris FE. Dialysis or not? A comparative survival study of patients over 75 years with chronic kidney disease stage 5. Nephrol Dial Transplant. 2007;22(7):1955-62.
95. Smith C, da Silva-Gane M, Chandna S, Warwicker P, Greenwood R, Farrington K. Choosing not to dialyse: evaluation of planned non-dialytic management in a cohort of patients with end-stage renal failure. Nephron. Clin Pract. 2003;95(2):c40-6.
96. Reindl-Schwaighofer R, Kainz A, Kammer M, Dumfarth A, Oberbauer R. Survival analysis of conservative vs. dialysis treatment of elderly patients with CKD stage 5. PLosOne. 2017; 12(7):e0181345.
97. Brar A, Mallappallil M, Stefanov DG, Kau D, Salifu MO. Dialysis in the elderly and impact of institutionalization in the United States Renal Data System. Am J Nephrol. 2017;46(2):114-9.
98. Tamura MKCK, Chertow GM, Yaffe K, Landefeld S, McCulloch CE et al. Functional status of elderly adults before and after initiation of dialysis. N Engl J Med. 2009;361:1539-47.
99. U.S Department of Health & Human Services. Organ Procurement and Transplantation Network – National Data. [Acesso em 28 nov 2017] Disponível em: http://optn.transplant.hrsa.gov/data/view-data-reports/national-data/
100. Elflein J. Number of candidates on organ donation waiting list in the United States as of November 2022, by age group. Health, Pharma & Medtech. Disponível em: https://www.statista.com/statistics/398516/number-of-us-candidates-on-organ-waiting-list-by-age. Acesso em: 16 out. 2023.

101. Heldal K, Hartmann A, Grootendorst DC, de Jager DJ, Leivestad T, Foss A et al. Benefit of kidney transplantation beyond 70 years of age. Nephrol Dial Transplant. 2010;25(5):1680-7.
102. Kontodimopoulos N, Niakas D. An estimate of lifelong costs and QALYs in renal replacement therapy based on patients' life expectancy. Health Policy. 2008;86(1):85-96.
103. Wolfe RA, Ashby VB, Milford EL, Ojo AO, Ettenger RE, Agodoa LY et al. Comparison of mortality in all patients on dialysis, patients on dialysis awaiting transplantation, and recipients of a first cadaveric transplant. N Engl J Med. 1999;341(23):1725-30.
104. Heldal K, Leivestad T, Hartmann A, Svendsen MV, Lien BH, Midtvedt K. Kidney transplantation in the elderly – the Norwegian experience. Nephrol Dial Transplant. 2008;23(3):1026-31.
105. Gaston RS, Danovitch GM, Adams PL, Wynn JJ, Merion RM, Deierhoi MH et al. The report of a national conference on the wait list for kidney transplantation. Am J Transplant. 2003;3(7):775-85.
106. Rao PS, Merion RM, Ashby VB, Port FK, Wolfe RA, Kayler LK. Renal transplantation in elderly patients older than 70 years of age: results from the Scientific Registry of Transplant Recipients. Transplantation. 2007;83(8):1069-74.
107. Oniscu GC, Brown H, Forsythe JL. How great is the survival advantage of transplantation over dialysis in elderly patients? Nephrol Dial Transplant. 2004;19(4):945-51.
108. de Fijter JW, Mallat MJ, Doxiadis II, Ringers J, Rosendaal FR, Claas FH et al. Increased immunogenicity and cause of graft loss of old donor kidneys. J Am Soc Nephrol. 2001;12(7):1538-46.

34 | Rim e Obesidade

Maurilo Leite Jr. • Beatriz Amado Penedo Leite • Nelia Antunes • João Regis Ivar Carneiro

INTRODUÇÃO

A obesidade e suas consequências à saúde são conhecidas por décadas, incidindo em várias partes do mundo, principalmente onde as populações apresentam maior desenvolvimento socioeconômico. Nos EUA, a obesidade se constitui em grave problema de saúde pública, cuja prevalência aumentou de 15 a 35% nas últimas três décadas e cerca de dois terços dos adultos têm algum grau de sobrepeso.[1,2] Dados mais recentes revelam um aumento significativo na prevalência de obesidade, alcançando 41,9% em indivíduos com 20 anos ou mais e 19,7% em indivíduos entre 2 e 19 anos.[3] Na Europa, o panorama é variado; no entanto, relatório recente dá conta de uma prevalência crescente, em cerca de 59% de adultos com sobrepeso e obesidade. No Reino Unido, a prevalência de obesidade está em cerca de 27,8%, enquanto outros países apresentam prevalência em geral maior do que 20%.[4] No Brasil, os números têm se mostrado preocupantes nas últimas décadas. Dados de 2020 do Ministério da Saúde mostram que cerca de 60,3% da população adulta brasileira apresenta sobrepeso ou obesidade, sendo 25,9% da nossa população adulta composta de obesos.[5] Esses índices são considerados alarmantes na medida em que a obesidade pode se manifestar no contexto da síndrome metabólica, acompanhada de diversas doenças, como aterosclerose, diabetes e hipertensão arterial. Essas são intimamente ligadas a manifestações cardiovasculares e renais de alta morbidade e mortalidade na população geral.

Este capítulo abordará alterações renais como a glomerulopatia relacionada com a obesidade (ORG, do inglês *obesity related glomerulopathy*), a qual é acompanhada de proteinúria e doença renal crônica, e se desenvolve paralelamente às consequências da obesidade (p. ex., hipertensão arterial e diabetes). Além disso, o papel de adipocinas, ou citocinas secretadas pelos adipócitos, potencialmente relacionadas com as alterações renais e condições como diabetes e hipertensão arterial, será descrito no contexto da fisiopatologia das afecções renais, próprias das alterações metabólico-hormonais e inflamatórias consequentes do excesso de tecido adiposo. Ao final, abordaremos aspectos relativos ao controle e ao tratamento da obesidade e suas consequências, enfatizando o uso de novos fármacos e o tratamento pela cirurgia bariátrica e metabólica.

DEFINIÇÕES DE OBESIDADE E SÍNDROME METABÓLICA

Em 2000, a Organização Mundial da Saúde (OMS) publicou os critérios para a definição de baixo peso (ou magreza), sobrepeso e obesidade a partir do índice de massa corporal (IMC), que relaciona peso em quilogramas e altura em metros (IMC = kg/m^2). A obesidade é diagnosticada com IMC ≥ 30 kg/m^2, e valores maiores que 40 caracterizam obesidade mórbida (classe III). Os valores de IMC independem de idade e são os mesmos para ambos os sexos. No entanto, deve-se ter cautela quando se interpreta o IMC, tendo em vista que indivíduos de diversas etnias apresentam diferentes proporções corporais, além dos estados edematosos, em que o aumento do peso corporal não reflete apenas massa gorda e/ou densidade da musculatura. Outros índices, como a circunferência da cintura e a relação cintura/quadril, têm sido utilizados para caracterizar e monitorar indivíduos obesos, considerando-se em ambas uma maior correlação com o desenvolvimento de doenças cardiovasculares quando comparados ao IMC. O Quadro 34.1 mostra a classificação internacional para definição de baixo peso, normal e obesidade segundo a OMS.[6]

A síndrome metabólica, caracterizada por alterações clínicas e laboratoriais decorrentes da obesidade, une dislipidemia, diabetes e hipertensão, potenciais causadores de doenças renais.[7] O Quadro 34.2 apresenta os parâmetros clínicos

Quadro 34.1 Classificação internacional de baixo peso e obesidade conforme o índice de massa corporal.

Classificação	IMC
Baixo peso	< 18,50
Magreza acentuada	< 16,00
Magreza moderada	16,00 a 16,99
Magreza leve	17,00 a 18,49
Normal	18,50 a 24,99
Sobrepeso	25,00 a 29,99
Obesidade	$\geq 30,00$
Obesidade grau I	30,00 a 34,99
Obesidade grau II	35,00 a 39,99
Obesidade grau III	$\geq 40,00$

Quadro 34.2 Critérios diagnósticos para a síndrome metabólica.

Fatores de risco	Parâmetros de definição
Perímetro abdominal	
Homens	≥ 102 cm (NHLBI/AHA); ≥ 94 cm (IDF)
Mulheres	≥ 88 cm (NHLBI/AHA); ≥ 80 cm (IDF)
Triglicerídios	≥ 150 mg/dℓ ou medicação específica
HDL colesterol	
Homens	< 40 mg/dℓ ou medicação específica
Mulheres	< 50 mg/dℓ ou medicação específica
Pressão arterial	≥ 135/85 mmHg ou medicação específica
Glicemia de jejum	≥ 100 mg/dℓ ou DM2 diagnosticado

Critérios estabelecidos pelo National Heart, Lung and Blood Institute (NHLBI), pela American Heart Association (AHA) e pela International Diabetes Federation (IDF) (2005). DM2: diabetes tipo 2.

e laboratoriais, e a presença de três deles em um indivíduo caracteriza a síndrome metabólica. Vale ressaltar que, a partir de 2005, o National Heart, Lung and Blood Institute (NHLBI), junto à American Heart Association (AHA), assim como a International Diabetes Federation (IDF), estabeleceram que indivíduos que mantêm níveis normais de triglicerídios, HDL-colesterol ou pressão arterial, mesmo à custa de medicamentos específicos, devem apresentar esses fatores como positivos para o diagnóstico. Adicionalmente, a IDF estabelece que, para o diagnóstico de síndrome metabólica, é necessário que se apresente perímetro abdominal acima dos valores estabelecidos, mais dois dos outros parâmetros.[8]

> **! PONTOS-CHAVE**
>
> - No Brasil, a prevalência de indivíduos com sobrepeso ou obesidade encontra-se em torno de 60,3%, um dado alarmante, uma vez que está associado a doenças crônicas de alta morbidade e mortalidade, como hipertensão arterial, diabetes e diversas afecções cardiovasculares e neoplasias
> - A síndrome metabólica caracteriza-se por alterações clínicas e laboratoriais que incluem obesidade, dislipidemia, diabetes e hipertensão arterial.

OBESIDADE E SUAS CONSEQUÊNCIAS

As alterações clínicas relacionadas com a obesidade são bem conhecidas, delas decorrendo a morbidade e a mortalidade associadas ao excesso de peso. Hipertensão arterial sistêmica, diabetes melito do tipo 2, apneia do sono, dislipidemias, esteatose e hepatite não alcoólica representam complicações dos estados de obesidade que se agravam enquanto houver sobrepeso.[9] Entre elas, a hipertensão arterial e o diabetes do tipo 2 constituem isoladamente as causas mais prevalentes de doença renal crônica na população mundial.[10] Contudo, a obesidade está associada em alguns casos à esclerose glomerular e à proteinúria, alterações bem documentadas em estudos de necropsias e biopsias de indivíduos obesos e em modelos animais. Além disso, nefrolitíase por cálculos de cristais de cálcio e ácido úrico tem sido correlacionada com a síndrome metabólica em estudos populacionais.[7,10,11] Portanto, observa-se a patogênese da doença renal de maneira complexa: as diversas comorbidades associadas à obesidade contribuem de modo diverso em cada indivíduo, divergindo a partir de mecanismos fisiopatológicos relacionados com o acúmulo de tecido adiposo, e, ao mesmo tempo, convergindo para alterações renais afins com consequentes esclerose glomerular e progressão da doença renal, como se verá a seguir. Vale mencionar que, apesar de todas as características e as consequências do aumento de tecido adiposo estarem em consonância com os diversos estados patológicos descritos, muitos indivíduos obesos apresentam-se metabolicamente compensados e permanecem estáveis ao longo de boa parte de suas vidas. Essa população tem sido identificada como "obesos metabolicamente saudáveis", os quais representam cerca de 10 a 25% da população de obesos.[12]

Glomerulopatia relacionada com a obesidade

Várias documentações de acometimento de função renal e proteinúria em indivíduos obesos datam do final da década de 1960 e início dos anos 1970. No entanto, as primeiras citações de acometimento renal consequente à obesidade surgiram dos trabalhos de Weisinger em 1974, que associou obesidade à presença de proteinúria.[13] Em seguida, vários estudos de necropsias e biopsias de indivíduos obesos mostraram a associação de obesidade e a presença de glomeruloesclerose segmentar e focal e glomerulomegalia.[14,15] Kambham et al.[16] chamam a atenção para o caráter epidêmico da doença glomerular ao constatarem aumento na incidência em avaliações de biopsias renais: de 0,2%, entre 1986 e 1990, a 2%, entre 1996 e 2000. Em um estudo de necropsias de indivíduos obesos, Verani[17] demonstrou que a glomeruloesclerose apresenta o padrão segmentar e focal, embora não tenham sido observadas hiperplasia epitelial e a predileção pela região corticomedular características da doença idiopática.

Mais recentemente, a assim denominada "glomerulopatia relacionada com a obesidade" (ORG) tem sido definida a partir de dados histopatológicos que revelam glomerulomegalia, com ou sem glomeruloesclerose, em indivíduo com IMC ≥ 30 kg/m². A esclerose glomerular é em geral do tipo perihilar, o que pode refletir a importância de fatores hemodinâmicos na patogênese da doença glomerular na obesidade. Vale mencionar que a ORG pode estar presente superposta a outra afecção glomerular ou qualquer acometimento renal. Desse modo, a obesidade, proporcionalmente aos seus graus de gravidade, confere crescentes riscos de evolução da doença renal crônica pela ocorrência de ORG, além das alterações associadas (p. ex., hipertensão arterial e diabetes).[18,19] As Figuras 34.1 e 34.2 mostram glomeruloesclerose segmentar e focal e glomerulomegalia, respectivamente, em um paciente portador de obesidade mórbida.

Patogênese da glomerulopatia relacionada com a obesidade

Os mecanismos fisiopatológicos implicados na ORG ainda não são totalmente esclarecidos. Estudos em ratos obesos Zucker vieram confirmar mecanismos fisiopatológicos ligados a hiperfiltração e dislipidemia, com atenuação das alterações glomerulares após tratamento com inibidor da enzima conversora da angiotensina (IECA) e medicamentos hipolipemiantes.[20-22] A glomerulomegalia corresponde a outra característica histopatológica, intimamente associada ao glomérulo hiperfiltrante. Hall et al.[23,24] documentaram que a obesidade implica alterações funcionais renais caracterizadas por aumento da reabsorção tubular de sódio e água com desvio da

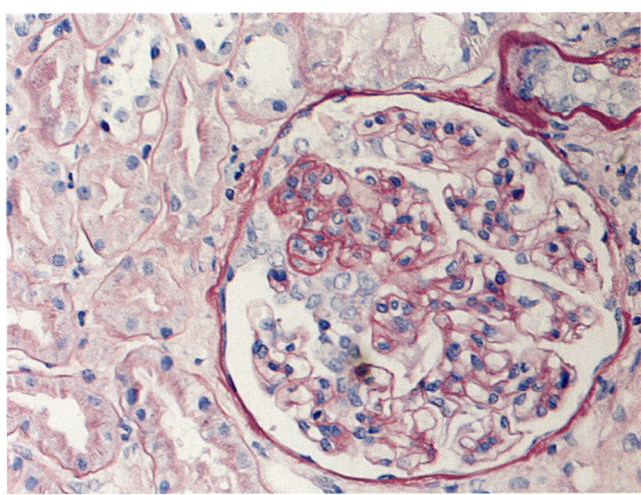

Figura 34.1 Glomeruloesclerose segmentar e focal. Homem de 38 anos apresentando obesidade mórbida, com hipertensão arterial leve. Creatinina sérica: 1,7 mg/dℓ; proteinúria: 2,8 g/dia. (Imagem cedida pelo Dr. Sanjeev Sethi, Dept. Patologia, Mayo Clinic, Rochester, Minnesota, EUA.)

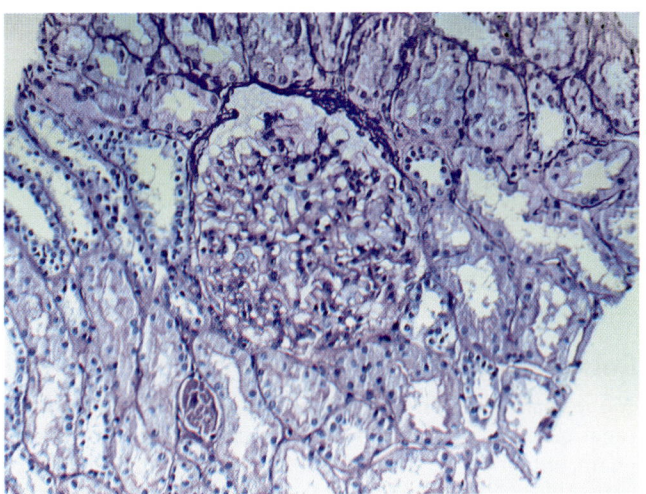

Figura 34.2 Glomerulomegalia (caso descrito na Figura 34.1). (Imagem cedida pelo Dr. Sanjeev Sethi, Dept. Patologia, Mayo Clinic, Rochester, Minnesota, EUA.)

relação pressão-natriurese em direção ao aumento da pressão arterial sistêmica. Esse aumento na reabsorção tubular está intimamente ligado ao estímulo da atividade do sistema nervoso simpático e do sistema renina-angiotensina. Em resposta compensatória ao aumento da reabsorção tubular, há vasodilatação renal com consequente hiperfiltração, a qual mantém alta pressão em capilares glomerulares, constituindo o fator hemodinâmico na patogênese da glomeruloesclerose. De fato, a obesidade tem sido considerada um estado de hiperfiltração e hipertrofia glomerular em resposta às necessidades metabólicas e excretórias aumentadas nos indivíduos com superfície e IMC igualmente altos (ver Capítulo 42, *Patogênese e Fisiopatologia da Doença Renal Crônica*).[25]

Têm-se relacionado diversos mecanismos com características humorais e hemodinâmicas existentes em indivíduos obesos e as alterações glomerulares específicas. Em modelos animais de obesidade, o aumento do peso corporal relaciona-se com o aumento do volume glomerular, acompanhado de hipertrofia de células podocitárias, muito embora com aumento menor comparativamente ao diâmetro dos capilares glomerulares. Essa desproporção entre o aumento do perímetro de capilares e os podócitos, com resultante diminuição da densidade podocitária, tem como consequência a desnudação da membrana basal glomerular, propiciando aderência à cápsula de Bowman e evolução do processo de esclerose glomerular.[19] Outro aspecto importante a ser considerado na patogênese da ORG é a população de néfrons de cada indivíduo. O baixo peso ao nascer em geral confere baixa população de néfrons com volume glomerular aumentado. O aumento de peso ao longo da vida pode determinar significativa desproporção entre a massa corporal e a superfície de filtração glomerular, refletindo diretamente sobre o fluxo e a pressão intraglomerular.[26]

Entre as alterações renais implicadas na patogênese da ORG, o fator hemodinâmico assume papel preponderante. Os estudos iniciais em modelos animais e em seres humanos têm demonstrado que um aumento na pressão hidrostática de capilares glomerulares em resposta à vasodilatação pré-glomerular seria o fator responsável pelo aumento na filtração glomerular.[27] Vários fatores vêm sendo associados à vasodilatação aferente, em que os efeitos da angiotensina II e a ativação do sistema nervoso simpático, decorrente ao menos em parte do aumento dos níveis séricos de leptina na obesidade, promovem aumento na reabsorção tubular proximal de sódio com consequente diminuição de eletrólitos em porções mais distais do néfron (mácula densa), o que determina desativação do *feedback* tubuloglomerular com consequente vasodilatação da arteríola aferente e hiperfiltração glomerular.[28] Por sua vez, a ativação do sistema renina-angiotensina, em que seus componentes são ao menos parcialmente secretados por células adiposas, promove a síntese de angiotensina II com hipertensão arterial sistêmica, que se reflete em capilar glomerular. Além disso, a ativação de receptores de angiotensina II, com maior densidade em arteríola eferente, culmina no aumento da fração de filtração e na acentuação da hipertensão glomerular.[29] Como consequência ao aumento da tensão intraglomerular, há dilatação dos capilares glomerulares, expansão da membrana basal glomerular e glomerulomegalia, a qual não é acompanhada de aumento da superfície dos podócitos, levando à diminuição da densidade podocitária e ao aumento da permeabilidade a proteínas.[30] A Figura 34.3 ilustra o mecanismo de desenvolvimento da doença glomerular, em que essas alterações promovem deslocamento da estrutura podocitária com consequente evolução para glomeruloesclerose global.

Outros fatores de grande relevância estão relacionados com o efeito parácrino de adipocinas, provenientes de adipócitos em contiguidade com macrófagos em tecido adiposo, os quais secretam substâncias pró-inflamatórias, incluindo interleucina-6 (IL-6) e fator de necrose tumoral alfa (TNF-α), e podem estar ao menos parcialmente envolvidas com o desenvolvimento da doença renal. No obeso, os níveis plasmáticos de leptina podem predispor à glomeruloesclerose pelo seu efeito de ativação de fator transformador de crescimento beta (TGF-β) intrarrenal, como se verá adiante ao serem descritas as adipocinas e seus efeitos sobre o rim.[31] Além das adipocinas, os ácidos graxos não esterificados (NEFA), os triglicerídios e o colesterol, liberados dos sítios de acúmulo de adipócitos, principalmente do tecido adiposo visceral, têm um papel importante na patogênese da ORG.[32,33]

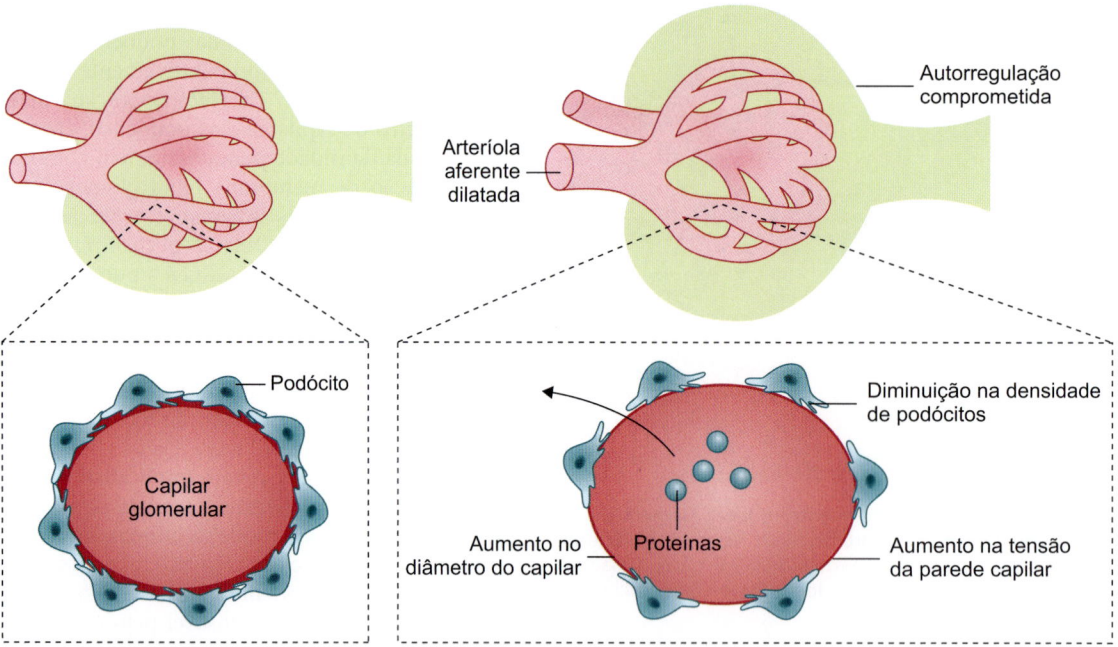

Figura 34.3 Mecanismo de desenvolvimento da doença glomerular relacionada com a obesidade. O aumento da reabsorção proximal de sódio e água promove desativação do mecanismo de autorregulação renal e vasodilatação pré-glomerular. Por consequência, há aumento de fluxo e pressão em capilar glomerular com aumento do diâmetro e diminuição na densidade dos podócitos, relativa ao diâmetro de capilar glomerular. Essas alterações promovem deslocamento da estrutura podocitária com consequente evolução para glomeruloesclerose global.

Alterações renais podem ser observadas com acúmulo de NEFA, triglicerídios e colesterol, principalmente em túbulos proximais e em células mesangiais, as quais podem acumular lipídios por meio de vários receptores e se transformar em um tipo de célula espumosa.[34]

Hipertensão arterial e diabetes

A hipertensão arterial tem sido relacionada com a ativação do sistema renina-angiotensina no tecido adiposo e com a retenção de sódio. Além disso, postula-se que a compressão física dos rins exercida pelo excesso de gordura intrarrenal, como será descrito adiante, e pela matriz extracelular possa também ter um papel na patogênese da hipertensão.[23] Hall et al.[23,24] documentaram que a obesidade implica alterações funcionais renais caracterizadas por aumento da reabsorção tubular de sódio e água com desvio da relação pressão-natriurese em direção ao aumento da pressão arterial sistêmica. Esse aumento na reabsorção tubular está intimamente ligado ao estímulo da atividade do sistema nervoso simpático e do sistema renina-angiotensina (ver Capítulo 36, *Hipertensão Arterial Secundária*).

Atribui-se o diabetes à resistência insulínica, cursando com hiperplasia e hipertrofia de células beta das ilhotas pancreáticas e hiperinsulinemia. A resistência insulínica pode ser o resultado do acúmulo de ácidos graxos nas células da musculatura esquelética e do fígado, um fenômeno de lipotoxicidade.[35] Algumas adipocinas, como a resistina, parecem estar implicadas na resistência insulínica do obeso.[36] Por sua vez, o TNF-α secretado por macrófagos e células adiposas, quando em grande quantidade, tem sido implicado como indutor de resistência insulínica.[37,38] Os autores enfatizam a obesidade como doença inflamatória, em que macrófagos estão presentes em locais de abundância de adipócitos, responsabilizandose pela síntese de mediadores inflamatórios com as células do tecido adiposo. De fato, a associação de obesidade com inflamação sistêmica tem sido mais claramente revelada. Baybek et al. sugerem até mesmo que a inflamação constitua um dos componentes de ligação entre a obesidade e a evolução para a doença renal crônica.[39]

Doença renal crônica

A obesidade é um fator de risco independente para a doença renal crônica. Um estudo extraído do registro de Framingham, entre os anos de 1978 e 1982, e em uma segunda etapa entre 1998 e 2001, mostrou uma forte associação entre obesidade e doença renal quando do cálculo do risco relativo para queda da função renal para o aumento do IMC, após ajuste para idade, sexo, tabagismo e diabetes.[40] Outro estudo, extraído do registro da população da Suécia entre os anos de 1996 e 1998, já mostrava forte associação entre obesidade e doença renal quando indivíduos que viveram boa parte de suas vidas com IMC igual ou maior do que 35 kg/m² apresentavam alto risco para nefropatia diabética (OR 7,4), nefroesclerose hipertensiva (OR 2,8) e glomerulonefrite (OR 2,0).[41] Esse estudo populacional chama a atenção para o impacto da obesidade no desenvolvimento de doença renal desde idades inferiores a 20 anos. Além disso, mostra o aspecto da associação de obesidade não só com diabetes e hipertensão, mas também com as doenças glomerulares. Particularmente, a obesidade central, medida pelo perímetro abdominal, vem sendo considerada fator de risco independente para a doença renal crônica.[42] Outro estudo mais recente, na população chinesa, revelou que a obesidade central apresentou uma prevalência de 14,4% e foi associada à evolução para doença renal crônica, independentemente de hipertensão e diabetes.[43]

A patogênese da doença renal crônica pode estar associada somente à glomeruloesclerose e sua progressão. Os primeiros sinais podem estar relacionados com o aumento da albuminúria em um indivíduo obeso. No entanto, hipertensão arterial e diabetes devem sempre ser considerados fatores aditivos contribuidores e elementos de significativa participação na evolução da doença renal crônica. Sasatomi et al.[44] chamam a atenção para o fato de que a obesidade por si só pode não resultar em hiperfiltração glomerular ou disfunção renal, mas, associada a hipertensão ou hiperlipidemia, traduzida em síndrome metabólica, pode acelerar a progressão para doença renal crônica. Deve-se atentar, ainda, para o fato de que a doença renal crônica não representa o destino da maioria dos indivíduos obesos. Como citado anteriormente, a evolução da glomeruloesclerose apresenta algumas características que a diferem da glomeruloesclerose idiopática. A hipertensão e o diabetes certamente desempenham um importante papel, muito embora, em modelos animais de obesidade, já se tenha observado que, mesmo em presença de hiperglicemia, as lesões da ORG não se assemelham às da glomerulopatia diabética em seres humanos.[45]

Outro fator considerável é o baixo peso ao nascer, como já citado. Estudos clínicos têm mostrado relação desses índices com o desenvolvimento de síndrome metabólica no adulto.[46] A associação de desnutrição fetal à reprogramação do aproveitamento calórico (*thrifty phenotype*) leva ao prejuízo do desenvolvimento renal, reduzindo o número de néfrons, os quais não aumentam mais no período pós-natal, com consequente desproporção entre massa corpórea e renal. Esse estado de economia metabólica intrauterina está associado a condições de doenças cardiovasculares (DCV), hipertensão arterial e obesidade na vida adulta.[47]

Gordura perirrenal

Localizada na região retroperitoneal, circundando os rins, uma camada de gordura que serve de referência para a identificação do órgão em estudos radiológicos e para o estadiamento do carcinoma renal vem sendo estudada nos últimos anos pela sua localização, atividade metabólica e capacidade de secretar citocinas. Ricamente vascularizada e inervada, a gordura perirrenal (GPR) apresenta diferenças histológicas e funcionais quando comparada à gordura visceral "típica" e seu crescimento pode estar relacionado à resistência insulínica e aos níveis séricos de triglicerídios e glicemia de jejum, componentes da síndrome metabólica.[48] A avaliação ultrassonográfica da GPR tem sido proposta como indicativo precoce de dano renal relacionado à obesidade.[49] Em diabéticos, sua espessura pode ser considerada um preditor mais importante para desenvolvimento de doença renal que a quantidade de gordura visceral.[50]

Para justificar a participação da GPR na gênese da nefropatia relacionada à obesidade, três mecanismos são considerados. O primeiro mecanismo resultaria no efeito mecânico da gordura, causando obstrução direta no parênquima e em vasos, resultando em aumento da reabsorção de sódio e aumento da pressão arterial.[51] A encapsulação renal poderia contribuir aumentando a pressão glomerular e reduzindo o fluxo sanguíneo para o órgão. O aumento da reabsorção de sódio e a consequente redução da concentração de NaCl na mácula densa resultariam em menores resistências em arteríolas aferentes, tendo como resultado o hiperfluxo glomerular, contribuindo para acelerar a progressão da doença renal.[51,52]

O segundo mecanismo leva em consideração o excesso de ácidos graxos livres (AGL) em pacientes obesos e sua relação com a síndrome de resistência à insulina. O aumento do volume da GPR se relaciona positivamente com os níveis plasmáticos de ácidos graxos, que podem exercer ação nefrotóxica e têm relação direta com índices de albuminúria.[49] O achado de níveis maiores de AGL na veia renal, se comparados aos encontrados na veia jugular, suporta a evidência da participação da GPR na fisiopatologia do dano renal, sobretudo se considerarmos o dano endotelial e o estresse oxidativo relacionados ao estado de lipotoxicidade, característico da obesidade e da síndrome de resistência à insulina.[53,54] Por fim, o terceiro mecanismo baseia-se na produção de mediadores inflamatórios pelo tecido adiposo. Já foi demonstrado em modelos animais que os adipócitos da GPR de obesos secretam TNF-α, inibidor do ativador de plasminogênio-1 (PAI-1) e leptina, que podem estar relacionados ao dano endotelial, à ativação de macrófagos e à ativação simpática, respectivamente.[52] A GPR pode, portanto, contribuir significativamente para o estado inflamatório observado na obesidade, participando assim, tanto em nível sistêmico quanto por ação parácrina, com consequente maior impacto na fisiologia renal.

Dislipidemia

A hiperlipidemia está associada à esclerose glomerular. No modelo animal utilizando ratos obesos do tipo Zucker, o tratamento com redução da hiperlipidemia atenua ou até mesmo previne a evolução da glomeruloesclerose segmentar e focal.[55] Na obesidade, os níveis de AGL estão aumentados, em geral provenientes da gordura abdominal, predispondo à lipotoxicidade. Esses ácidos graxos ligam-se à albumina, que, nos estados proteinúricos, acumulam-se nos túbulos proximais.[56] Acredita-se que os ácidos graxos são captados por células renais e que seus intermediários metabólicos, como o diacilglicerol e a ceramida, possam induzir apoptose, além de contribuir para a inflamação e a fibrose intersticial. Verani,[17] em estudo retrospectivo obtido de necropsias de indivíduos obesos, verificou que aqueles com glomeruloesclerose segmentar e focal apresentaram níveis elevados de lipídios com deposição em células epiteliais renais. No entanto, os níveis séricos eram significativamente menores que a lipidemia de pacientes nefróticos com glomeruloesclerose segmentar e focal idiopática.

> ⓘ **PONTOS-CHAVE**
>
> - A hipertensão arterial está relacionada com hiperatividade simpática e do sistema renina-angiotensina-aldosterona
> - A resistência insulínica tem origem na secreção de citocinas inflamatórias derivadas dos adipócitos e dos macrófagos em tecido adiposo
> - As alterações glomerulares na obesidade caracterizam-se por glomeruloesclerose segmentar e focal e glomerulomegalia
> - Em geral, o primeiro sinal de acometimento renal é o aumento da albuminúria em indivíduo apresentando obesidade, com ou sem outras características da síndrome metabólica.

O PAPEL DAS ADIPOCINAS

O tecido adiposo é conhecido como um importante órgão secretor, produzindo uma variedade de proteínas bioativas denominadas "adipocinas". Estas têm várias funções, como homeostase glicêmica (leptina, adiponectina, resistina e visfatina), atuação no sistema imune – TNF-α e IL-6, regulação da pressão arterial (angiotensinogênio) e da coagulação sanguínea (PAI-1) –, entre outras funções.[57,58] As adipocinas aumentam a adesão e a migração de monócitos na parede dos vasos, bem como sua conversão em macrófagos que fagocitam a LDL oxidada formando a célula espumosa – esse é o primeiro estágio do desenvolvimento do processo aterosclerótico. As células espumosas acumulam-se na parede do vaso e formam placas de gordura que se desenvolvem em placas ateroscleróticas.[59] Alterações na secreção de adipocinas, pela hipertrofia e/ou hiperplasia dos adipócitos, podem estar relacionadas com a fisiopatologia da obesidade e suas complicações. A seguir, são descritas as funções de diversas adipocinas e suas implicações na obesidade.

Leptina

A leptina (do grego *leptos* = magro) é um pequeno peptídio (16 kDa) secretado por adipócitos, que pertence à família da citocina IL-6 e codificada pelo gene *ob* dos adipócitos.[60] A obesidade em crianças com deficiência congênita de leptina foi a primeira evidência genética de que essa adipocina participa da regulação do balanço energético em seres humanos. Montague et al.[61] verificaram que essas crianças obesas, quando tratadas com leptina, tiveram o quadro de obesidade revertido. A leptina age no sistema nervoso central (SNC) promovendo menor ingestão alimentar e aumentando o metabolismo energético. Nos indivíduos obesos, quanto maior a quantidade de tecido adiposo, maiores os níveis circulantes de leptina. Há, portanto, um paradoxo, já que níveis elevados de leptina deveriam diminuir o apetite e aumentar o gasto energético. É provável que haja um aumento da resistência periférica à leptina em indivíduos obesos, e, talvez por esse fato, a administração diária de leptina com a finalidade de reduzir a ingestão alimentar e a massa corporal nessa população não seja eficaz.[62] A leptina pode agir como um cofator para a ativação de TGF-β, com participação na esclerose glomerular, na progressão e no desenvolvimento da fibrose tubulointersticial renal.[63]

Adiponectina

Pequeno peptídio (16 kDa) sintetizado e secretado pelos adipócitos, cujos níveis no plasma humano são altos (5 a 10 mg/mℓ) e se correlacionam negativamente com o IMC.[64] A concentração plasmática de adiponectina está reduzida em indivíduos ou roedores obesos resistentes à insulina.[64,65] A adiponectina difere de outras adipocinas em virtude de seus efeitos antiaterogênico, anti-inflamatório e sensibilização à insulina. Tem propriedades antiaterogênicas por inibir a expressão de moléculas de adesão, a proliferação de células de músculo liso e suprimir a conversão de macrófagos em células espumosas.[66,67] O efeito anti-inflamatório da adiponectina pode ser explicado pela sua ação supressora sobre a ativação do fator de transcrição nuclear kB (NF-kB), por inibir a síntese de TNF-α e induzir a síntese de citocinas anti-inflamatórias como IL-10 e do antagonista do receptor IL-1.[68-71] Um aumento no nível sérico de adiponectina pode representar um mecanismo compensatório para atenuar a inflamação. A hiperadiponectinemia tem sido observada em várias doenças associadas à inflamação, como artrite reumatoide pré-eclâmpsia e doença renal crônica.[72-74] A sensibilização à insulina pode ser explicada por mecanismos, como o estímulo da utilização da glicose e a b-oxidação de ácidos graxos em músculos esqueléticos e hepatócitos, o estímulo da sinalização de insulina nas células do músculo esquelético e a indução da expressão do transporte de glicose 4 (GLUT-4) e a supressão da gliconeogênese pelo fígado.[75] Indivíduos com concentrações circulantes elevadas de adiponectina estão menos sujeitos ao desenvolvimento de diabetes tipo 2, quando comparados àqueles com concentrações reduzidas.[76] Além disso, a diminuição da concentração plasmática de adiponectina correlaciona-se significativamente com o risco de DCV em seres humanos. Um estudo de Funahashi et al.[77] mostrou que a maioria dos indivíduos com hipoadiponectinemia apresenta diabetes melito, hipertensão arterial sistêmica, dislipidemia e aterosclerose, o que sugere uma associação entre hipoadiponectinemia e síndrome metabólica. De fato, a administração de adiponectina recombinante reduziu a glicemia e melhorou a resistência à insulina em modelos de ratos obesos ou diabéticos.[78] Estudos mais recentes sugerem que o mecanismo de ação da adiponectina sobre o rim parece estar relacionado com a ativação de AMPK (proteinoquinase ativada por adenosina monofosfato) e NADPH oxidase.[79]

Resistina

Trata-se de uma proteína dimérica (12,5 kDa) que recebeu o nome de "resistina" por sua aparente indução de resistência à insulina em camundongos. É secretada por adipócitos e monócitos. Assim, é considerada uma proteína com propriedades pró-inflamatórias.[80] Apesar de a resistina ser expressa e secretada em indivíduos magros, seus níveis plasmáticos estão comumente mais elevados na obesidade. A administração intraperitoneal de resistina eleva a glicemia e induz à resistência insulínica hepática.[81] Outro estudo envolvendo a administração de resistina recombinante em ratos promoveu resistência à insulina sistêmica e diminuiu o transporte de glicose estimulado pela insulina. Inversamente, anticorpos antirresistina diminuem a glicemia e melhoram a sensibilidade à insulina em ratos obesos.[82] Há evidências da associação entre os níveis circulantes de resistina e proteína C reativa plasmática. Portanto, altos níveis de resistina podem ser um marcador de inflamação sistêmica e um marcador inflamatório da aterosclerose.[83] Além disso, os níveis plasmáticos de resistina aumentam com a perda progressiva da função renal, o que sugere que os rins têm participação no catabolismo e na eliminação da resistina.[84] Em pacientes urêmicos, os níveis plasmáticos de resistina não se correlacionam com resistência à insulina, e sim com a taxa de filtração glomerular e com marcadores inflamatórios.[85]

Visfatina

Visfatina (abreviatura de *visceral fat insulin*) é uma proteína de 52 kDa, também conhecida como "fator aumentador de colônias pré B". Encontrada no citoplasma e no núcleo de células do SNC, rim, pulmão, baço e testículos, além de ser expressa em tecido adiposo visceral.[86] Essa adipocina se liga a receptores de insulina e mantém a resistência insulínica, apesar da lipólise. Há relação direta entre níveis plasmáticos de visfatina e diabetes tipo 2. A visfatina é estimulada por hipóxia, inflamação e hiperglicemia e inibida por insulina, somatostatina e estatina.[87] Visfatina induz a expressão de citocinas pró e anti-inflamatórias (IL-1b, IL-6, TNF-α, antagonista do receptor de IL-1 e IL-10).[87,88] Os níveis plasmáticos de visfatina estão aumentados em pacientes urêmicos. Um estudo recente demonstrou que níveis plasmáticos aumentados de visfatina estão associados à molécula de adesão celular vascular (VCAM), um marcador de lesão endotelial.[88]

Fator de necrose tumoral alfa

Citocina pró-inflamatória, produzida pelos tecidos muscular, adiposo e linfoide, o TNF-α diminui a resposta à insulina por meio da diminuição da expressão da superfície do GLUT-4, da fosforilação do substrato 1 dos receptores de insulina (IRS-1) e da fosforilação específica do receptor da insulina. Além disso, tem uma ação reguladora da massa de tecido adiposo, pela diminuição da diferenciação dos pré-adipócitos.[89,90] TNF-α induz expressão de NF-κB, o qual leva à expressão de moléculas de adesão, proteína quimiotática de macrófagos-1 (MCP-1) e fator estimulante de colônias de macrófagos no endotélio vascular e em células do músculo liso vascular.[91] Investigações mais recentes têm revelado vínculo molecular mais estreito entre o TNF-α e a obesidade, verificando-se que a expressão de TNF-α está aumentada na obesidade, com íntima relação com a função renal e o controle da pressão arterial.[92]

Interleucina-6

Trata-se de uma citocina com ações pró-inflamatória e endócrina. O tecido adiposo é a principal fonte de IL-6 circulante nos estados não inflamatórios. O conteúdo plasmático de IL-6 apresenta-se positivamente correlacionado com o aumento da massa corporal e inversamente com a sensibilidade à insulina. TNF-α, glicocorticoides e catecolaminas representam alguns importantes moduladores da expressão de IL-6 pelo tecido adiposo.[93] Há indícios recentes de que a IL-6 exerça ação direta sobre a sensibilidade à insulina, alterando a sinalização insulínica em hepatócitos mediante a inibição do IRS-1, promovendo, desse modo, resistência à ação da insulina no tecido. O conjunto desses achados sugere que a IL-6 pode agir de maneiras distintas, dependendo da sua concentração tanto nos tecidos periféricos quanto no SNC, influenciando o peso corporal, a homeostase energética e a sensibilidade insulínica.[94]

Inibidor do ativador do plasminogênio-1

Proteína antifibrinolítica produzida pelo fígado e pelo tecido adiposo, cujos níveis plasmáticos estão correlacionados com a massa de gordura visceral. Os pré-adipócitos têm maior contribuição para a produção de PAI-1 em seres humanos do que os adipócitos.[95] Sua produção é estimulada pela insulina e pelos corticosteroides. A sua expressão é regulada pelos receptores ativados por proliferadores de peroxissoma (PPAR-l) – fatores de transcrição que desempenham um papel na adipogênese, no metabolismo da glicose e dos lipídios.[96] Há evidências de que a insulina e o TGF-β induzem a síntese de PAI-1 no tecido adiposo. Evidências adicionais apontam para um efeito estimulador também para o TNF-α e a IL-1, o que possivelmente contribui para o aumento das concentrações de PAI-1, verificado nos indivíduos obesos e resistentes à insulina.[97] Além de participar no processo de regulação da fibrinólise, o PAI-1 influencia a migração celular e a angiogênese.[98] Essa molécula está envolvida na patogênese da DCV. Ainda, é um promotor da aterogênese pelo aumento da deposição de plaquetas e fibrina na placa ateromatosa em formação.[96]

Angiotensinogênio

Hoje, sabe-se que o tecido adiposo pode produzir todos os componentes do eixo renina-angiotensina. A ativação de angiotensinogênio promove a diferenciação do pré-adipócito e induz a lipogênese. Embora o angiotensinogênio seja produzido principalmente no fígado, o tecido adiposo é considerado uma importante fonte extra-hepática, contribuindo, possivelmente, para a elevação dos níveis plasmáticos em indivíduos obesos, e implicado pela ativação do sistema renina-angiotensina-aldosterona (SRAA) na indução de intolerância à glicose e resistência insulínica.[99] Há uma correlação significativa entre pressão arterial e níveis plasmáticos de angiotensinogênio.[100] Camundongos deficientes em angiotensinogênio apresentam hipotensão arterial associada à diminuição da massa adiposa. A indução do aumento da expressão de angiotensinogênio pelo tecido adiposo promove o restabelecimento da pressão arterial e da massa adiposa. Esses achados experimentais tornam possível supor que, em indivíduos obesos, ocorra produção elevada de angiotensinogênio pelo tecido adiposo, com aumento dos níveis plasmáticos, o que favoreceria a hipertensão.[100]

> **PONTOS-CHAVE**
>
> - As adipocinas, citocinas secretadas pelo tecido adiposo, participam ativamente da patogênese da hipertensão arterial, do diabetes tipo 2 e da doença renal
> - A leptina está envolvida na ativação do TGF-β intrarrenal, participando na gênese da esclerose glomerular

ESTRATÉGIAS DE PREVENÇÃO E TRATAMENTO

Estilo de vida e dieta

As mudanças no estilo de vida e o tratamento das alterações consequentes ao aumento de peso são de fundamental importância para a prevenção de doenças crônicas como a doença renal. Elas devem ser encorajadas desde a infância e incluem dieta hipocalórica, rica em fibras e pobre em gorduras. Algumas características podem exercer influência no peso corporal das crianças, como raça, etnia, fumo e obesidade na mãe, promovendo sobrepeso. Este pode iniciar-se na primeira infância e deve começar a ser prevenido nessa fase ou mesmo antes do nascimento do bebê.[101,102]

A Figura 34.4 mostra de maneira esquemática a abordagem multifatorial para a prevenção e o tratamento das consequências da obesidade sobre os rins. Nessa abordagem, observam-se os vários aspectos da síndrome metabólica separadamente, embora com a estratégia comum inicial de diminuição do peso e mudança no estilo de vida. Reisin et al.[103] e Langsford et al.[104] documentaram os benefícios do emagrecimento sobre os níveis pressóricos, mesmo sem redução da ingestão de sal. Além do controle pressórico, o emagrecimento induziu a redução nos níveis de insulina, na atividade simpática e, possivelmente, reduziu os níveis da renina, da aldosterona e do sódio intracelular. Athyros et al.[105] mostraram uma redução significativa na esteatose hepática não alcoólica em pacientes com síndrome metabólica quando os pacientes eram submetidos a um tratamento multifatorial intensificado. Essa mesma intervenção foi estudada em pacientes portadores de diabetes melito tipo 2. Pacientes diabéticos de alto risco foram tratados a partir de mudanças no estilo de vida, na dieta e com medicamentos visando ao controle da hiperglicemia, da hipertensão arterial, da dislipidemia e da microalbuminúria. A redução absoluta de 20% no risco de eventos cardiovasculares foi maior do que nos estudos que examinaram tratamentos visando apenas a um desses fatores (hiperglicemia, hipertensão arterial ou dislipidemia), o que reforça a noção de que o

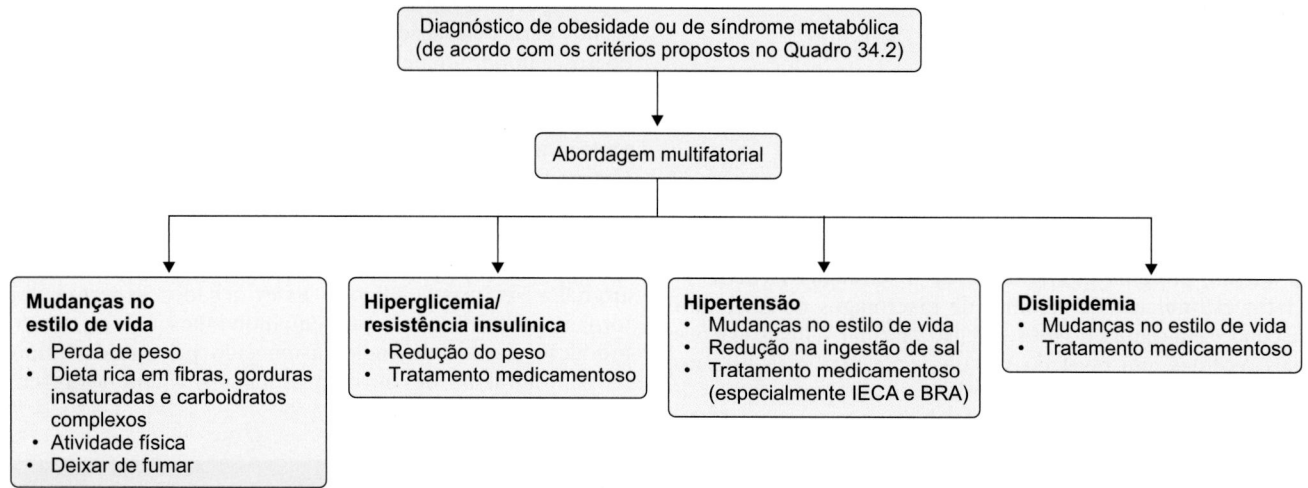

Figura 34.4 Prevenção e tratamento da doença renal crônica na obesidade. BRA: bloqueadores do receptor da angiotensina; IECA: inibidor da enzima conversora da angiotensina. (Adaptada de Korantzopoulos, 2007.)

tratamento multifatorial da síndrome metabólica pode conferir proteção contra DCV e doença renal crônica.[106]

Estudos correlacionando redução de peso e melhora da lesão glomerular ainda são escassos, porém têm demonstrado uma tendência para a diminuição da albuminúria, especialmente quando de grau de perda de peso significativo.[107] Praga et al.[108] compararam dois grupos de pacientes com proteinúria – um grupo que experimentou significativa perda de peso e outro que utilizou captopril – e observaram redução significativa na proteinúria em ambos os grupos após 6 meses. Em outro estudo, Tran et al.[109] observaram uma significativa redução na proteinúria em pacientes obesos que experimentaram rápida perda de peso. Além das modificações na dieta, medicamentos inibidores do apetite que atuam principalmente na inibição da recaptação da serotonina em nível central, promovendo saciedade, além de substâncias que inibem a absorção de gorduras pelo intestino, constituem um arsenal terapêutico auxiliar na perda de peso, devendo ser usados quando da falha de medidas dietoterápicas. Essas substâncias têm efeito limitado, além de apresentarem diversos efeitos colaterais, devendo ser administradas com cautela e apenas após avaliação individualizada. Outro ponto fundamental na modificação do estilo de vida é a inclusão de uma rotina de exercícios físicos que atuem na melhora do metabolismo da glicose e dos lipídios, com redução da inflamação e melhora da disfunção endotelial. Além dessas modificações, pacientes com o hábito de fumar devem ser encorajados a abandoná-lo. Estudos mostram que o cigarro causa resistência periférica à insulina, contribuindo para o aumento de peso.[110]

Medicamentos hipoglicemiantes

A resistência periférica à insulina está associada ao aumento da gordura visceral, tendo um papel crucial na síndrome metabólica, e o seu tratamento é de fundamental importância. Nesse contexto, as medicações hipoglicemiantes são em geral utilizadas em indivíduos obesos para controle glicêmico nos pacientes portadores de diabetes melito tipo 2. Entre essas medicações, a metformina, as tiazolidinedionas e a acarbose constituem fármacos que reduzem a resistência periférica à insulina por diminuírem ou estabilizarem a gordura visceral.[111] A metformina tem mostrado melhores resultados nesse grupo de pacientes. Sua ação reduz o desenvolvimento de diabetes em indivíduos pré-diabéticos.[111,112] Um estudo recente mostrou uma melhora laboratorial e histopatológica em indivíduos com esteatose hepática não alcoólica que fizeram uso de metformina.[113] Entretanto, contraindica-se esse medicamento em pacientes com *clearance* de creatinina < 35 mℓ/min pelo potencial de induzir acidose láctica, embora sejam raros os relatos de acidose evidente. As tiazolidinedionas, agonistas do PPAR-g, apresentam vários efeitos pleiotrópicos, além do aumento da sensibilidade à insulina, como a redução da pressão arterial e a correção da dislipidemia, da inflamação, do estresse oxidativo, da disfunção endotelial, da fibrose, do remodelamento e da proliferação glomerular.[114,115] Além disso, estudos em animais e seres humanos evidenciaram uma redução na excreção urinária de albumina, o que pode prevenir a progressão da doença renal crônica.[115] Entretanto, seu uso pode levar ao aumento de peso e à retenção hídrica, efeitos indesejáveis nesse tipo de paciente. A acarbose, um inibidor da a-glucosidase, que age especificamente na hiperglicemia pós-prandial, mostrou-se eficaz na prevenção do aparecimento de diabetes melito tipo 2, com possíveis efeitos sobre a morbidade cardiovascular.[116]

Mais recentemente, estudos têm focado na utilização de inibidores da dipeptidil peptidase-4 (DPP-4), nos análogos de GLP-1 e nos inibidores do cotransportador sódio-glicose (iSGLT-2) no controle glicêmico do paciente obeso. Um novo alvo para o tratamento da obesidade passou a ser o sistema da incretina, o qual é capaz de contribuir para a perda de peso. Estudos recentes mostraram uma relação entre a perda de peso e os medicamentos relacionados com o sistema da incretina, como os inibidores da DPP-4 como as gliptinas e análogos de GLP-1.[117] Nesse contexto, os análogos de GLP-1, como a liraglutida, a exenatida e a semaglutida, têm sido amplamente usados para o tratamento da obesidade pelos seus efeitos de liberação de insulina, diminuição da liberação de glucagon e alentecimento do esvaziamento gástrico.[118] Quanto aos iSGLT-2, utilizados para controle glicêmico por promoverem diminuição da reabsorção tubular proximal de glicose junto ao sódio, constituem uma classe de medicamentos cujos efeitos benéficos sobre desfechos cardiovasculares e renais tem sido documentados em estudos clínicos nos quais indivíduos diabéticos e não diabéticos foram examinados. Estudos iniciais demonstraram associação entre o uso de empagliflozina e a redução de peso em animais normoglicêmicos obesos e não obesos.[119] Mais recentemente, estudo clínico utilizando a empagliflozina em pacientes portadores de doença renal crônica com *clearance* da creatinina entre 20 e 45 mℓ/min/1,73 m^2 ou entre 45 e 90 mℓ/min/1,73 m^2 e albuminúria igual ou maior do que 200 mg/g de creatinina, revelou que a terapia com a empagliflozina conferiu menor risco de progressão da doença renal ou morte por causas cardiovasculares.[120] Assim, iSGLT-2 passam a constituir opção importante pelos seus efeitos benéficos além do controle glicêmico, como néfron protetor nos pacientes obesos portadores de doença renal crônica em estágios de 1 a 4, e com complicações cardiovasculares.

Inibidores da angiotensina II e aldosterona

No tratamento da hipertensão arterial decorrente da síndrome metabólica ou em pacientes obesos e hipertensos, recomenda-se o uso de medicamentos inibidores da enzima conversora da angiotensina (IECA) ou dos bloqueadores do receptor da angiotensina (BRA). Seus efeitos antiproteinúricos, de atenuação da progressão para estágios avançados de nefropatia diabética e doença renal crônica, além da regressão da hipertrofia ventricular esquerda, são claramente a base para a sua utilização, mesmo quando na ausência de hipertensão arterial.[121] Esses agentes apresentam efeitos hemodinâmicos, metabólicos e anti-inflamatórios que podem trazer benefícios adicionais a esses pacientes. Estudos com o BRA telmisartana mostraram que esse agente atua como um agonista parcial do PPAR-γ, reduzindo os níveis de glicose, insulina e triglicerídios. Esse fato pode explicar o efeito antidiabético dos BRA.[122,123] Contudo, um estudo com ratos Zucker obesos tratados com o IECA quinapril evidenciou uma diminuição de miofibroblastos em glomérulos e no interstício renal.[124] Estudos em seres humanos evidenciaram uma diminuição significativa do estresse oxidativo vascular com o uso de IECA, um benefício que pode atenuar a progressão das alterações cardiovasculares e renais descritas em pacientes com síndrome metabólica.[125] Outro grupo de medicamentos que tem merecido estudo nessa síndrome é o dos bloqueadores dos receptores de mineralocorticoides (p. ex., a espironolactona). Em um modelo de síndrome metabólica em ratos, a proteinúria correlacionou-se com os níveis de aldosterona acompanhada por lesão podocitária. Essas alterações foram revertidas após a administração de bloqueadores dos receptores de mineralocorticoides.[126-128] Em dois estudos clínicos, os bloqueadores dos receptores de mineralocorticoides reduziram significativamente a proteinúria.[129,130] Mais recentemente, finerenona, um inibidor não esteroide de receptor de mineralocorticoide, tem sido empregado em estudos clínicos que mostraram efeitos de cardioproteção em pacientes com doença renal crônica e diabetes tipo 2. Sua ação nefroprotetora sugere ações benéficas renais e cardiovasculares que podem se associar aos efeitos dos iSGLT-2 nos pacientes obesos com diabetes e doença renal crônica.[131]

Diuréticos e outros medicamentos anti-hipertensivos

A utilização de diuréticos tem sido considerada na associação com IECA e BRA, aumentando a eficácia do efeito anti-hipertensivo. Muitos indivíduos obesos apresentam edema pelo aumento da retenção hidrossalina, como descrito anteriormente. Nesse caso, a utilização de diuréticos tiazídicos, indapamida e até mesmo de furosemida pode atenuar o excesso de volume extracelular. No entanto, é preciso estar alerta para a possibilidade de hiperuricemia e crises de gota em indivíduos que, como hipertensos e obesos, já apresentam fator de risco para o aumento de ácido úrico com agravamento da função renal e predisposição ao aparecimento de nefrolitíase. Outras consequências do uso de diuréticos são o agravamento da resistência periférica à insulina e seu efeito sobre os lipídios séricos. A utilização desses medicamentos deve, portanto, ser acompanhada de monitoramento rotineiro com exames de glicemia e lipidograma, além de instituição preferencialmente em baixas doses.[103]

O uso de medicamentos como bloqueadores de canais de cálcio, bloqueadores β-adrenérgicos e agentes bloqueadores α_1-adrenérgicos tem sido rotineiro no tratamento da hipertensão arterial de maneira generalizada. No obeso, tem-se dado preferência aos bloqueadores de canais de cálcio não di-hidropiridínicos por não induzirem taquicardia. Os betabloqueadores devem ser utilizados com cautela por determinarem, em alguns casos, alterações de glicemia e dislipidemia. Quanto aos bloqueadores α_1-adrenérgicos, podem ser utilizados em associações a outros medicamentos anti-hipertensivos, considerando-se seus efeitos benéficos de atenuação da dislipidemia.

Medicamentos antilipêmicos

Embora as mudanças no estilo de vida sejam fundamentais no tratamento das dislipidemias, em alguns casos é necessário instituir tratamento medicamentoso. As medicações regularmente usadas são os fibratos e as estatinas. Os fibratos, que incluem o fenofibrato, o gemfibrozil e o clofibrato, são agonistas PPAR-α. Além de seus efeitos na redução dos triglicerídios e no aumento do HDL, têm efeitos pleiotrópicos, que incluem diminuição da resistência insulínica e da hipertensão arterial, prevenindo a evolução da nefropatia diabética, a inflamação e a DCV.[132] No estudo *Diabetes Atherosclerosis Intervention Study* (DAIS), o fenofibrato reduziu o aparecimento de microalbuminúria em pacientes portadores de diabetes tipo 2.[133] Um estudo em animais diabéticos mostrou que o fenofibrato inibiu a expressão do TGF-β1 e seu receptor, além de reduzir a deposição de colágeno nos glomérulos.[134] Vale ressaltar, no entanto, que o uso dessa classe de medicamentos, à exceção do gemfibrozil, pode causar um pequeno, mas significativo, aumento da creatinina sérica.[135]

As estatinas, outra classe de antilipêmicos, correspondem aos medicamentos mais comumente usados, levando à considerável proteção cardiovascular. Além de sua ação hipolipemiante sobre a síntese do colesterol, têm efeitos pleiotrópicos. Foi demonstrado que as estatinas exercem uma significativa redução na pressão arterial, principalmente na pressão sistólica.[136,137] Além disso, agem no controle do risco cardiovascular global em pacientes com hipertensão arterial sistêmica, ação não relacionada com as alterações no colesterol sérico durante o período de tratamento.[138] Uma análise *post-hoc* de um estudo multicêntrico que avaliou 1 mil indivíduos com hipercolesterolemia e síndrome metabólica verificou que o tratamento com ezetimiba e sinvastatina era consistentemente mais eficaz do que com a atorvastatina, quando avaliadas as frações do colesterol e proteína C reativa (PCR) nas doses utilizadas entre os grupos.[139] Assim, estudos ainda se fazem necessários para melhor compreender os efeitos benéficos das estatinas, não associados à sua ação hipolipemiante, sobre a progressão da doença renal crônica.

Cirurgia bariátrica/metabólica

Consolidado, seguro e eficiente para o tratamento da obesidade e doenças correlacionadas, o tratamento por meio de técnicas cirúrgicas vem sendo empregado há algumas décadas e atualmente atingiu estágio de evolução que possibilita maior abrangência de indicação e execução. A morbimortalidade da cirurgia bariátrica/metabólica hoje se equivale a de cirurgias menos complexas, por exemplo, a colecistectomia e a histerectomia por vídeo.[140] Recentemente vem sendo considerada para pacientes de IMC superior a 35 kg/m², mesmo na ausência de comorbidades relacionadas ao excesso de peso, e para casos de obesidade grau 1 que apresentem comorbidade e refratariedade a tratamentos não cirúrgicos.[141] O tratamento cirúrgico da obesidade tem merecido especial atenção, uma vez que muitos trabalhos demonstram que os pacientes submetidos a esse procedimento experimentam uma gradual melhora na proteinúria de 24 h.[142,143] Agrawal et al.[144] demonstraram uma redução nos níveis de PCR ultrassensível nesses pacientes, sugerindo uma possível redução na inflamação, com benefício renal não apenas pelo controle dos níveis pressóricos. Navaneethan et al.[145] determinaram os efeitos da perda de peso induzida pelos diferentes tipos de cirurgia bariátrica sobre as adipocinas e a albuminúria em 15 pacientes obesos com diabetes tipo 2.

A perda de peso decorrente da cirurgia, associada aos mecanismos relacionados às diversas técnicas cirúrgicas, repercute sobremaneira no controle do diabetes, da hipertensão, da apneia obstrutiva do sono, da doença hepática gordurosa não alcoólica, além de promoverem melhoras na qualidade de vida do paciente. Benefícios na saúde renal são, portanto, observados nos pacientes submetidos ao tratamento cirúrgico, em função da melhora do cenário metabólico e do controle das doenças relacionadas à obesidade. Entretanto, outros fatores parecem estar implicados nos mecanismos nefroprotetores das cirurgias bariátricas/metabólicas. A redução do *status* inflamatório crônico e da quantidade de gordura perirrenal, a melhora na sensibilidade insulínica e do controle lipídio, a redução do tônus simpático relacionada à redução dos níveis de leptina, a redução dos níveis de neprisilina e da atividade do sistema renina-angiotensina-aldosterona e os efeitos natriuréticos do GLP-1, estão entre os fatores relacionados ao impacto positivo da cirurgia no tratamento da doença renal e na nefroproteção de indivíduos obesos.[146] Considera-se fundamental o preparo e o acompanhamento dos pacientes por equipes multiprofissionais experientes, e sobretudo, sob aspecto nefrológico, deve ser buscada uma boa hidratação no perioperatório e atenção quanto ao risco aumentado do desenvolvimento de cálculos de oxalato de cálcio no pós-operatório, situação que pode ser atenuada com a reposição oral de citrato de potássio.[147] Em resumo, a cirurgia bariátrica e metabólica pode ser considerada alternativa importante e segura para o tratamento da disfunção renal do paciente obeso.

REFERÊNCIAS BIBLIOGRÁFICAS

1. Thakur V, Morse S, Reisin E. Functional and structural renal changes in the early stages of obesity. Contrib Nephrol. 2006;151:135-50.
2. Ogden CL, Carroll MD, Kit BK, Flegal KM. Prevalence of childhood and adult obesity in the United States, 2011-2012. JAMA. 2014;311(8):806-14.
3. Warren SMM, Beck S, West M. The Trust for America's Health (TFAH) Organization. State of Obesity: Better policies for a healthier America; 2022. Disponível em: https://www.tfah.org/report-details/state-of-obesity-2022/.
4. Prevalence of obesity among adults, BMI ≥ 30, age-standardized. Estimates by country. 2022. Disponível em: https://worldpopulationreview.com/country-rankings/obesity-rates-by-country.
5. Secretaria de Atenção Primária à Saúde. Pesquisa Nacional de Saúde 2020. Ministério da Saúde. Disponível em: https://aps.saude.gov.br/ape/promocaosaude/excesso.
6. Purnell JQ. Definitions, Classification, and Epidemiology of Obesity. In: Feingold KR, Anawalt B, Boyce A et al., editors. Endotext. South Dartmouth (MA): MDText.com, Inc.; 2000. Disponível em: https://www.ncbi.nlm.nih.gov/books/NBK279167/.
7. De Paula RB. Obesidade, síndrome metabólica e progressão da lesão renal. J Bras Nefrol. 2006;28(3-Supl. 2):12-7.
8. Alberti KGMM, Zimmet P, Shaw J, IDF Epidemiology Task Force Consensus Group. The metabolic syndrome: a new world-wide definition. Lancet. 2005;366(9491):1059-62.
9. Martin WP, le Roux CW. Obesity Is a Disease. 2022 Aug 25. In: Haslam D, Malhotra A, Capehorn MS, editors. Bariatric Surgery in Clinical Practice [Internet]. Cham (CH): Springer; 2022. Chapter 4. PMID: 36343123.
10. Levin A, Stevens PE. Summary of KDIGO 2012 CKD Guideline: behind the scenes, need for guidance, and a framework for moving forward. Kidney Int. 2014;85(1):49-61. doi: 10.1038/ki.2013.444. Epub 2013 Nov 27. PMID: 24284513.
11. Sakhaee K. Nephrolithiasis as a systemic disorder. Curr Opin Nephrol Hypertens. 2008;17(3):304-9.
12. Bluher M. The distinction of metabolically 'healthy' from 'unhealthy' obese individuals. Curr Opin Lipidol. 2010;21(1):38-43.
13. Weisinger JR, Kempson RL, Eldridge L, Swenson RS. The nephrotic syndrome: A complication of massive obesity. Ann Intern Med. 1974;81:440-7.
14. Kasiske BL, Napier J. Glomerular sclerosis in patients with massive obesity. Am J Nephrol. 1985;5(1):45-50.
15. Kasiske BL, Crosson JT. Renal disease in patients with massive obesity. Arch Intern Med. 1986;146:1105-9.
16. Kambham N, Markowitz GS, Valeri AM, Lin J, D'Agati VD. Obesity-related glomerulopathy: An emerging epidemic. Kidney Int. 2001; 59:1498-509.
17. Verani RR. Obesity-associated focal segmental glomerulosclerosis: pathological features of the lesion and relationship with cardiomegaly and hyperlipidemia. Am J Kidney Dis. 1992;20(6):629-34.
18. Hsu CY, McCulloch CE, Iribarren C, Darbinian J, Go AS. Body mass index and risk for end-stage renal disease. Ann Intern Med. 2006;144:21-8.
19. D'Agati VD, Chagnac A, de Vries AP, Levi M, Porrini E, Herman-Edelstein M et al. Obesity-related glomerulopathy: clinical and pathologic characteristics and pathogenesis. Nat Rev Nephrol. 2016; 12(8):453-71.

> **! PONTOS-CHAVE**
>
> - As mudanças no estilo de vida com dieta hipocalórica e atividade física são fundamentais para a prevenção da lesão renal no obeso
> - Os IECA e BRA são os medicamentos de escolha para o tratamento dos indivíduos hipertensos
> - A metformina tem se mostrado o fármaco com melhor resultado sobre a resistência periférica à insulina
> - Os inibidores de DPP-4 e de SGLT-2 são medicamentos hipoglicemiantes com efeitos pleiotrópicos, embora ainda necessitando de mais estudos para investigação sobre uso em obesos
> - Os análogos de GLP-1, além do efeito no controle glicêmico e na perda ponderal, podem reduzir o risco de morte e eventos cardiovasculares em pacientes de alto risco
> - A cirurgia bariátrica, quando bem indicada e acompanhada, tem resultados significativos, com queda da proteinúria e controle da hipertensão arterial em indivíduos com síndrome metabólica e alterações renais.

20. Schmitz PG, O'Donnell MP, Kasiske BL, Katz SA, Keane WF. Renal injury in obese Zucker rats: glomerular hemodynamic alterations and effects of enalapril. Am J Physiol. 1992;263(3 Pt2):F496-F502.
21. Kasiske BL, O'Donnell MP, Clary MP, Keane WF. Treatment of hyperlipidemia reduces glomerular injury in obese Zucker rats. Kidney Int. 1988;33(3):667-72.
22. O'Donnell MP, Kasiske BL, Kim Y, Schmitz PG, Keane WF. Lovastatin retards the progression of established glomerular disease in obese Zucker rats. Am J Kidney Dis. 1993;22(1):83-9.
23. Hall JE, Brands MW, Henegar JR. Mechanisms of hypertension and kidney disease in obesity. Ann NY Acad Sci. 1999;892:91-107.
24. Hall JE, Brands MW, Henegar JR, Shek EW. Abnormal kidney function as a cause and a consequence of obesity hypertension. Clin Exp Pharmacol Physiol. 1998;25(1):58-64.
25. Griffin KA, Kramer H, Bidani AK. Adverse renal consequences of obesity. Am J Physiol. 2008;294:F685-F696.
26. Caballero B. A nutrition paradox – underweight and obesity in developing countries. N Engl J Med. 2005;352:1514-6.
27. Chagnac A, Weinstein T, Korzets A, Ramadan E, Hirsch J, Gafter U. Glomerular hemodynamics in severe obesity. Am J Physiol Renal Physiol. 2000;278:F817-F822.
28. Vallon V, Richter K, Blantz RC, Thomson S, Osswald H. Glomerular hyperfiltration in experimental diabetes mellitus: potential role of tubular reabsorption. J Am Soc Nephrol. 1999;10:2569-76.
29. Toke A, Meyer TW. Hemodynamic effects of angiotensin II in the kidney. Contrib Nephrol. 2001;135:34-46.
30. Kriz W, Lemley KV. A potential role for mechanical forces in the detachment of podocytes and the progression of CKD. J Am Soc Nephrol. 2015;26:258-69.
31. Wolf G, Hamann A, Han DC, Helmchen U, Thaiss F, Ziyadeh FN, et al. Leptin stimulates proliferation and TGF-beta expression in renal glomerular endothelial cells: Potential role in glomerulosclerosis. Kidney Int. 1999;56:860-72.
32. Sieber J, Lindenmeyer MT, Kampe K, Campbell KN, Cohen CD, Hopfer H et al. Regulation of podocyte survival and endoplasmic reticulum stress by fatty acids. Am J Physiol Renal Physiol. 2010;299:F821-F829.
33. Chin HJ, Fu YY, Ahn JM, Na KY, Kim YS, Kim S, et al. Omacor®, n-3 polyunsaturated fatty acid, attenuated albuminuria and renal dysfunction with decrease of SREBP 1 expression and triglyceride amount in the kidney of type II diabetic animals. Nephrol Dial Transplant. 2010;25:1450-7.
34. Berfield AK, Andress DL, Abrass CK. IGF 1 induced lipid accumulation impairs mesangial cell migration and contractile function. Kidney Int. 2002;62:1229-37.
35. Shulman GI. Cellular mechanisms of insulin resistance. J Clin Invest. 2000;106:171-6.
36. Steppan CM, Bailey ST, Bhat S, Banerjee RR, Wright CM, Patel HR, et al. The hormone resistin links obesity to diabetes. Nature. 2001;409:307-12.
37. Hotamisligil GS. The role of TNFalpha and TNF receptors in obesity and insulin resistance. J Intern Med. 1999;245:621-5.
38. Tesz GJ, Guilherme A, Guntur KVP, Hubbard AC, Tang X, Chawla A, et al. Tumor necrosis factor α (TNF α) stimulates map4 k4 expression through TNF α receptor 1 signaling to c-Jun and activating transcription factor 2. J Biol Chem. 2007;282(27):19302-12.
39. Bavbek N, Isik B, Kargili A, Uz E, Uz B, Kanbay M, et al. Association of obesity with inflammation in occult chronic kidney disease. J Nephrol. 2008;21(5):761-7.
40. Fox CS, Larson MG, Leip EP, Culleton B, Wilson PWF, Levy D. Predictors of new-onset kidney disease in a community-based population. JAMA. 2004;291(7):844-50.
41. Ejerblad E, Fored CM, Lindblad P, Fryzek J, McLaughlin JK, Nyrén O. Obesity and risk for chronic renal failure. J Am Soc Nephrol. 2006;17(6):1695-702.
42. Chen J, Muntner P, Hamm LL, Jones DW, Batuman V, Fonseca V, et al. The metabolic syndrome and chronic kidney disease in US adults. Ann Intern Med. 2004;140:167-74.
43. Chen N, Wang W, Huang Y, Shen P, Pei D, Yu H, et al. Community-based study on CKD subjects and the associated risk factors. Nephrol Dial Transplant. 2009;24(7):2117-23.
44. Sasatomi Y, Tada M, Uesugi N, Hisano S, Takebayashi S. Obesity associated with hypertension or hyperlipidemia accelerates renal damage. Pathobiology. 2001;69(2):113-8.
45. Erdely A, Freshour G, Maddox DA, Olson JL, Samsell L, Baylis C. Renal disease in rats with type 2 diabetes is associated with decreased renal nitric oxide production. Diabetologia. 2004;47(10):1672-6.
46. Ross WR, McGill JB. Epidemiology of obesity and chronic kidney disease. Adv Chronic Kidney Dis. 2006;13(4):325-35.
47. Bagby SP. Obesity-initiated metabolic syndrome and the kidney: a recipe for chronic kidney disease? J Am Soc Nephrol. 2004;15:2775-91.
48. Manno C, Campobasso N, Nardecchia A, Triggiani V, Zupo R, Gesualdo L, et al. Relationship of Para- and Perirenal Fat and Epicardial Fat With Metabolic Parameters in Overweight and Obese Subjects. Eat Weight Disord. 2019;24(1):67-72.
49. Sun X, Han F, Miao W, Hou N, Cao Z, Zhang G. Sonographic Evaluation of Para- and Perirenal Fat Thickness is an Independent Predictor of Early Kidney Damage in Obese Patients. Int Urol Nephrol. 2013;45(6):1589-95.
50. Chen X, Mao Y, Hu J, Han S, Gong L, Luo T, et al. Perirenal Fat Thickness Is Significantly Associated With the Risk for Development of Chronic Kidney Disease in Patients With Diabetes. Diabetes. 2021;70(10):2322-32.
51. Huang N, Mao EW, Hou NN, Liu YP, Han F, Sun XD. Novel Insight Into Perirenal Adipose Tissue: A Neglected Adipose Depot Linking Cardiovascular and Chronic Kidney Disease. World J Diabetes. 2020;11(4):115-25.
52. Hammoud SH, AlZaim I, Al-Dhaheri Y, Eid AH, El-Yazbi AF. Perirenal Adipose Tissue Inflammation: Novel Insights Linking Metabolic Dysfunction to Renal Diseases. Front Endocrinol. 2021;12:707126.
53. Hou N, Han F, Wang M, Huang N, Zhao J, Liu X, et al. Perirenal Fat Associated With Microalbuminuria in Obese Rats. Int Urol Nephrol. 2014;46(4):839-45.
54. Kim J, Montagnani M, Chandrasekran S, Quon M. Role of Lipotoxicity in Endothelial Dysfunction. Heart Fail Clin. 2012;8(4):589-607.
55. Shimamura R. Focal glomerulosclerosis in obese Zucker rats and prevention of its development. Kidney Int. 1983;24(Suppl. 16):S259-S262.
56. Kamijo A, Kimura K, Sugaya T, Yamanouchi M, Hase H, Kaneko T, et al. Urinary free fatty acids bound to albumin aggravate tubulointerstitial damage. Kidney Int. 2002;62:1628-37.
57. Trayhurn P, Wood IS. Adipokines: Inflammation and the pleiotropic role of white fat adipose. Br J Nutr. 2004;92:347-55.
58. Katja R. Adipokines and insulin resistance. Mol Med. 2008;14(11 a 12):741-51.
59. Schimitz G, Grandl M. Lipid homeostasis in macrophages: implications for atherosclerosis. Rev Physiol Biochem Pharmacol. 2008;160:93-125.
60. Jequier F. Leptin signaling, adiposity, and energy balance. Ann NY Acad Sci. 2002;967:379-88.
61. Montague CT, Farooqi IS, Whitehead JP, Soos MA, Rau H, Wareham NJ. Congenital leptin deficiency is associated with severe early-onset obesity in humans. Nature. 1997;387(6636):903-8.
62. Farooqi IS, Matarese G, Lord GM, Keogh JM, Lawrence E, Agwu C. Beneficial effects of leptin on obesity, T cell hyporesponsiveness, and neuroendocrine/metabolic dysfunction of man congenital leptin deficiency. J Clin Invest. 2002;110(8):1093-103.
63. Wolf G, Ziyadeh FN. Leptin and renal fibrosis. Contrib Nephrol. 2006;151:175-83.
64. Arita Y. Paradoxisal decrease of an adipose-specific protein, adiponectin, in obesity. Biochem Biophys Res Commun. 1999;257:79-83.
65. Ouchi N, Kihara S, Arita Y, Maeda K, Kuriyama H, Okamoto Y. Novel modulator for endothelial adhesion molecules: adipocyte-derived plasma protein adiponectin. Circulation. 1999;100(25):2473-6.
66. Okamoto Y, Kihara S, Ouchi N. Adiponectin and atherosclerosis in apolipoprotein E-deficient mice. Circulation. 2002;106:2767-70.
67. Shimada K, Miyazaki T, Daida H. Adiponectin and atherosclerotic disease. Clin Chim Acta. 2004;344:1-12.
68. Goldstein BJ, Scalia R. Adiponectin: a novel adipokine linking adipocytes and vascular function. J Clin Endocrinol Metab. 2004;89(6):2563-8.

69. Wu X, Mahadev K, Fuchsel L, Ouedraogo R, Xu S-Q, Goldstein BJ. Adiponectin suppresses IkB kinase activation induced by tumor necrosis factor-alpha or high glucose in endothelial cells: Role of cAMP and AMP kinase signaling. Am J Physiol Endocrinol Metab. 2007;293:E1836-44.
70. Maeda N, Shimomura I, Kishida K. Diet-induced insulin resistance in mice lacking adiponectin/A CRP30. Nature Med. 2002;8:731-7.
71. Wolf AM, Wolf D, Rumpold H, Enrich B, Tilg H. Adiponectin induces the anti-inflammatory cytokines IL-10 and IL-1Ra in human leukocytes. Biochem Biophys Res Commun. 2004;323:630-5.
72. Senolt L, Pavelka K, Housa D, Haluzik M. Increased adiponectin is negatively linked to the local inflammatory process in patients with rheumatoid arthritis. Cytokine. 2006;35:247-52.
73. Haugen F, Ranheim T, Harsem NK. Increased plasma levels of adipokines in preeclampsia: relationship to placenta and adipose tissue gene expression. Am J Physiol Endocrinol Metab. 2006;290:E26-33.
74. Shoji T, Shinohara K, Hatsuda S. Altered relationship between body fat and plasma adiponectin in end-stage renal disease. Metabolism. 2005;54:330-4.
75. Yamauchi T, Kamon J, Ito J. Cloning of adiponectin receptors that mediate antidiabetic metabolic effects. Nature. 2003;423:762-9.
76. Spranger J, Kroke A, Mohlig M, Bergmann MM, Ristow M, Boeing H et al. Adiponectin and protection against type 2 diabetes mellitus. Lancet. 2003;361(9353):226-8.
77. Funahashi T, Matsuzawa Y, Kihara S. Adiponectin as a potential key player in metabolic syndrome Insights into atherosclerosis, diabetes and cancer. Int Congress Series. 2004;1262:368-71.
78. Yamauchi T, Kamon J, Minokoshi Y, Ito Y, Waki H, Uchida S, et al. Adiponectin stimulates glucose utilization and fatty-acid oxidation by activation AMP-activated protein kinase. Nat Med. 2002;8(11):1288-95.
79. Sweiss N, Sharma K. Adiponectin effects on the kidney. Best Pract Res Clin Endocrinol Metab. 2014;28(1):71-9.
80. Steppan CM, Lazar MA. The current biology of resistin. J Inter Med. 2004;255:438-47.
81. Steppan CM, Bailey ST, Bhat S, Brown EJ, Banerjee RR, Wright CM, et al. The hormone resistin links obesity to diabetes. Nature. 2001;409(6818):307-12.
82. Shetty GK, Economides PA, Horton ES. Circulation adiponectin and resistin levels in relation to metabolic factors, inflammatory markers, and vascular reactivity in diabetic patients and subjects at risk for diabetes. Diabetes Care. 2004;27:2450-7.
83. Reilly MP, Lehrke M, Wolfe ML. Resistin is an inflammatory marker of atherosclerosis in humans. Circulation. 2005;111:932-9.
84. Kielstein JT, Becker B, Graf S, Brabant G, Haller H, Fliser D. Increased resistin blood levels are not associated with insulin resistance in patients with renal disease. Am J Kidney Dis. 2003;42(1):62-6.
85. Axelsson J, Bergsten A, Qureshi AR. Elevated resistin levels in chronic kidney disease are associated with decreased glomerular filtration rate and inflammation, but not with insulin resistance. Kidney Int. 2006;69:596-604.
86. Adeghate E. Visfatin: structure, function and relation to diabetes mellitus and other dysfunctions. Curr Med Chem. 2008;15(18):1851-62.
87. Moschen AR, Kaser A, Enrich B. Visfatin, an adipocytokine with proinflammatory and immunomodulating properties. J Immunol. 2007;178:1748-58.
88. Axelsson J, Witasp A, Carrero JJ. Circulating levels of visfatin/preB-cell colony-enhancing factor 1 in relation to genotype, GFR, body composition, and survival in patients with CKD. Am J Kidney Dis. 2007;49:237-43.
89. Fantuzzi G. Adipose tissue, adipokines, and inflammation. J Allergy Clin Immunol. 2005;115(5):911-9.
90. Ando Y, Shinozawa Y, Iijima Y, Yu B, Sone M, Ooi Y, et al. Tumor Necrosis Factor (TNF)-α-induced Repression of GKAP42 Protein Levels through cGMP-dependent Kinase (cGK)-Iα Causes Insulin Resistance in 3T3-L1 Adipocytes. J Biol Chem. 2015;290(9):5881-92.
91. Lyon CJ, Law RE, Hsueh WA. Adiposity, inflammation, and atherogenesis. Endocrinology. 2003;144:2195-200.
92. Ramseyer VD, Garvin JL. Tumor necrosis factor-α: regulation of renal function and blood pressure. Am J Physiol Renal Physiol. 2013;304(10):F1231-F1242.
93. Fried SK, Bunkin DA, Greenberg AS. Omental and subcutaneous adipose tissues of obese subjects release interleukin-6: depot difference and regulation by glucocorticoid. J Clin Endocrinol Metab. 1998;83(3):847-50.
94. Nonogaki K, Fuller GM, Fuentes NL, Moser AH, Staprans I, Grunfeld C. Interleukin-6 stimulates hepatic triglyceride secretion in rats. Endocrinology. 1995;136(5):2143-9.
95. Bastelica D, Morange P, Berthet B, Borghi H, Lacroix O, Grino M, et al. Stromal cells are the main plasminogen activator inhibitor-1-producing cells in human fat: evidence of differences between visceral and subcutaneous deposits. Arterioscler Thromb Vasc Biol. 2002;22(1):173-8.
96. Berg AH, Scherer PE. Adipose tissue, inflammation, and cardiovascular disease. Circ Res. 2005;96(9):939-49.
97. Samad F, Loskutoff DJ. Tissue distribution and regulation of plasminogen activator inhibitor-1 in obese mice. Mol Med. 1996;2(5):568-82.
98. Birgel M, Gottschling-Zeller H, Rohrig K, Hauner H. Role of cytokines in the regulation of plasminogen activator inhibitor-1 expression and secretion in newly differentiated subcutaneous human adipocytes. Arterioscler Thromb Vasc Biol. 2000;20(6):1682-7.
99. Kalupahana NS, Massiera F, Quignard-Boulange A, Ailhaud G, Voy BH, Wasserman DH, et al. Overproduction of angiotensinogen from adipose tissue induces adipose infammation, glucose intolerance, and insulin resistance. Obesity (Silver Spring). 2012;20(1):48-56.
100. Massiera F, Bloch-Faure M, Ceiler D, Murakami K, Fukamizu A, Gasc JM, et al. Adipose angiotensinogen is involved in adipose tissue growth and blood pressure regulation. FASEB J. 2001;15(14):2727-9.
101. Haire-Joshu D, Tabak R. Preventing obesity across generations: evidence for early life intervention. Annu Rev Public Health. 2016;37:253-71.
102. Oken E, Huh SY, Taveras EM, Rich-Edwards JW, Gillman MW. Associations of maternal prenatal smoking with child adiposity and blood pressure. Obes Res. 2005;13(11):2021-8.
103. Reisin E. Obesity hypertension: nonpharmacologic and pharmacologic therapeutic modalities. In: Laragh JH, Brenner B, editors. Hypertension: pathophysiology, diagnosis, and management. New York: Raven Press; 1995. p. 2683-91.
104. Langsford H, Blaufox D, Oberman A, Hawkins CM, Curb JD, Cutter GR, et al. Dietary therapy slows the return of hypertension after stopping prolonged medication. JAMA. 1985;253:657-69.
105. Athyros VG, Mikhailidis DP, Didangelos TP, Giouleme OI, Liberopoulos EN, Karagiannis A, et al. Effect of multifactorial treatment on non-alcoholic fatty liver disease in metabolic syndrome; a randomized study. Curr Med Res Opin. 2006;22:873-83.
106. Gaede P, Vedel P, Larsen N, Jensen GVH, Parving HH, Pedersen O. Multifactorial intervention and cardiovascular disease in patients with type 2 diabetes. N Engl J Med. 2003;348:383-93.
107. Solerte SB, Fioravanti M, Schifino N, Ferrari E. Effects of diet-therapy on urinary protein excretion albu-minuria and renal haemodynamic function in obese diabetic patients with overt nephropathy. Int J Obes. 1989;13:203-11.
108. Praga M, Hernandez E, Andres A, Leon M, Ruilope LM, Rodicio JL. Effects of body weight-loss and captopril treatment on proteinuria associated with obesity. Nephron. 1995;70:35-41.
109. Tran HA. Reversible obesity-related glomerulopathy following weight reduction. Med J Aust. 2006;184(7):367.
110. Eliasson B, Attvall S, Taskinen MR, Smith U. Smoking cessation improves insulin sensitivity in healthy middle-aged men. Eur J Clin Invest. 1997;27(5):450-6.
111. Carella AM, Conte M. Therapeutic options for metabolic syndrome in obese patients. Clin Ter. 2007;158(5):457-64.
112. Locatelli F, Pozzoni P, Del Vecchio L. Renal manifestations in the metabolic syndrome. J Am Soc Nephrol. 2006;17:S81-S85.
113. Loomba R, Lutchman G, Kleiner DE, Ricks M, Feld JJ, Borg BB, et al. Clinical trial: pilot study of metformin for the treatment of non-alcoholic steatohepatitis. Aliment Pharmacol Ther. 2009;29(2):172-82.

114. Giannini S, Serio M, Galli A. Pleiotropic effects of thiazolidinediones: taking a look beyond antidiabetic activity. J Endocrinol Invest. 2004;27:982-91.
115. Sarafidis PA, Bakris GL. Protection of the kidney by thiazolidinediones: an assessment from bench to bedside. Kidney Int. 2006;70:1223-33.
116. Hanefeld M, Karasik A, Koehler C, Westermeier T, Chiasson JL. Metabolic syndrome and its single traits as risk factors for NIDDM trial. Diabetes Vasc Dis Res. 2009;6:32-7.
117. de Mello AH, Prá M, Cardoso LC, de Bona Schraiber R, Rezin GT. Incretin-based therapies for obesity treatment. Metabolism. 2015;64(9):967-81.
118. Yazıcı D, Yapici Eser H, Kıyıcı S, Sancak S, Sezer H, Uygur M, et al. Clinical impact of Glucagon like peptide-1 receptor analogs on the complications of obesity. Obes Facts. 2022. doi: 10.1159/000526808. Epub ahead of print. PMID: 36349778.
119. Michel MC, Mayoux E, Vallon V. A comprehensive review of the pharmacodynamics of the SGLT2 inhibitor empagliflozin in animals and humans. Naunyn Schmiedebergs Arch Pharmacol. 2015;388(8):801-16.
120. The EMPA-KIDNEY Collaborative Group, Herrington WG, Staplin N, Wanner C, Green JB, Hauske SJ, Emberson JR, et al. Empagliflozin in Patients with Chronic Kidney Disease. N Engl J Med. 2022. doi: 10.1056/NEJMoa2204233. Epub ahead of print. PMID: 36331190.
121. Garcia-Donaire JA, Segura J, Ruilope LM. Clinical trials in nephrology; success or failure. Curr Opin Nephrol Hypertens. 2007;16:59-63.
122. Schupp M, Janke J, Clasen R, Unger T, Kintscher U. Angiotensin type 1 receptor blockers induce peroxisome proliferator-activated receptor-alpha activity. Circulation. 2004;109:2054-7.
123. Benson SC, Pershadsingh HA, Ho CI, Chittiboyina A, Desai P, Pravenec M, et al. Identification of telmisartan as a unique angiotensin II receptor antagonist with selective PPARgamma-modulating activity. Hypertension. 2004;43(5):993-1002.
124. Richards RJ, Porter JR, Inserra F, Ferder LF, Stella I, Reisin E, et al. Effects of dehydroepiandrosterone and quinapril on nephropaty in obese Zucker rats. Kidney Int. 2001;59:37-43.
125. Khan BV, Sola S, Lauten WB, Natarajan R, Hooper WC, Menon RG, et al. Quinapril, an ACE inhibitor, reduces markers of oxidative stress in the metabolic syndrome. Diabetes Care. 2004;27:1712-5.
126. Nagase M, Yoshida S, Shibata S, Nagase T, Gotoda T, Ando K, et al. Enhanced aldosterone signaling in the early nephropathy of rats with metabolic syndrome: possible contribution of fat-derived factors. J Am Soc Nephrol. 2006;17:3438-46.
127. Nagase M, Matsui H, Shibata S, Gotoda T, Fujita T. Salt-induced nephropathy in obese spontaneously hypertensive rats via paradoxical activation of the mineralocorticoid receptor: role of oxidative stress. Hypertension. 2007;50:877-83.
128. Nagase M, Fujita T. Aldosterone and glomerular podocyte injury. Clin Exp Nephrol. 2008;12:233-42.
129. Nowicki M, Muskala P, Bald E, Chwatko G. Nephroprotective effect of combined converting enzyme and aldosterone blockade in hypertensive patients with target organ damage in blood pressure-dependent. J Am Soc Nephrol. 2003;14:21A.
130. Morales E, Huerta A, Gutierrez-Solis E, Gutierrez E, Polanco N, Gutierrez-Millet V, et al. Antiproteinuric effect of renin-angiotensin-aldosterone system (RAAS) in obese patients. Which is the most effective option? J Am Soc Nephrol. 2008;19:549A.
131. Georgianos PI, Agarwal R. The non-steroidal MRA finerenone in cardiorenal medicine: a state-of-the-art review of the literature. Am J Hypertens. 2022:hpac124. doi: 10.1093/ajh/hpac124. Epub ahead of print. PMID: 36331811.
132. Varghese Z, Moorhead JF, Ruan XZ. PPAR alpha ligand fenofibrate: meeting multiple targets in diabetic nephropathy. Kidney Int. 2006;69(9):1490-1.
133. Ansquer JC, Foucher C, Rattier S, Taskinen MR, Steiner G; DAIS Investigators. Fenofibrate reduces progression to microalbuminuria over 3 years in a placebo-controlled study in type 2 diabetes: results from the Diabetes Atherosclerosis Intervention Study (DAIS). Am J Kidney Dis. 2005;45(3):485-93.
134. Park C, Zhang Y, Zhang X, Wu J, Chen L, Cha DR, et al. PPARalpha agonist improves diabetic nephropathy in db/db mice. J Am Soc Nephrol. 2003;14:393A.
135. Tsimihodimos V, Kakafica A, Elisaf M. Fibrate treatment increase serum creatinine levels. Nephrol Dial Transplant. 2001;16(6):1301.
136. Milionis HJ, Liberopoulos EN, Achimastos A, Elisaf MS, Mikhailidis DP. Statin: another class of antihypertensive agents? J Hum Hypertens. 2006;20:320-35.
137. Strazzulo P, Kerry SM, Barbato A, Versiero M, D'Elia L, Cappuccio FP. Do statins reduce blood pressure? A meta-analysis of randomized, controlled trials. Hypertension. 2007;49:792-8.
138. Tonelli M. Do statins protect the kidney by reducing proteinuria? Ann Intern Med. 2006;145:147-9.
139. Robinson JG, Ballantyne CM, Hsueh WA, Rosen JB, Lin J, Shah AK, et al. Age, abdominal obesity, and baseline high-sensitivity C-reactive protein are associated with low-density lipoprotein cholesterol, non-high-density lipoprotein cholesterol, and apolipoprotein B responses to ezetimibe/simvastatin and atorvastatin in patients with metabolic syndrome. J Clin Lipidol. 2013;7(4):292-303.
140. Aminian A, Brathauer JP, Kirwan SR, Kashyap SR, Burguera B, Schauer PR, et al. How safe is metabolic/diabetes surgery? Diabetes Obes Metab. 2015;17(2):198-201.
141. Eisenberg D, Shikora SA, Aarts E, Aminian A, Angrisani L, Cohen RV, et al. 2022 American Society for Metabolic and Bariatric Surgery (ASMBS) and International Federation for the Surgery of Obesity and Metabolic Disorders (IFSO): Indications for Metabolic and Bariatric Surgery. Sur Obes Relat Dis. 2022;18(12):1-12.
142. Navarro-Dias M, Serra A, Romero R, Bonet J, Bayés B, Homs M, et al. Effect of drastic weight loss after bariatric surgery on renal parameters in extremely obese patients: long term follow-up. J Am Soc Nephrol. 2006;17:S213-S217.
143. Agrawal V, Khan I, Rai B, Krause KR, Chengelis DL, Zalesin KC, et al. The effect of weight loss after bariatric surgery on albuminuria. Clin Nephrol. 2008;70:194-202.
144. Agrawal V, Krause KR, Chengelis DL, Zalesin KC, Rocher LL, McCullough PA. Relation between degree of weight loss after bariatric surgery and reduction in albuminuria and C-reative protein. Surg Obes Relat Dis. 2009;5(1):20-6.
145. Navaneethan SD, Kelly KR, Sabbagh F, Schauer PR, Kirwan JP, Kashyap SR. Urinary albumin excretion, HMW adiponectin and insulin sensitivity in type 2 diabetic patients undergoing bariatric surgery. Obes Surg. 2010;20(3):308-15.
146. Docherty N, le Roux CW. Bariatric surgery for the treatment of chronic kidney disease in obesity and type 2 diabetes mellitu. Nat Rev Nephrol. 2020;16(12):709-20.
147. Asplin JR. The management of patients with enteric hyperoxaluria. Urolithiasis. 2016;44(1):33-43.

35 | Hipertensão Arterial Primária

Fernando Antonio de Almeida • Cibele Isaac Saad Rodrigues

CONCEITO E DEFINIÇÕES

Hipertensão arterial (HA) é a elevação permanente da pressão arterial (PA) acima de certos limites considerados normais, quando se toma a medida pressórica em condições adequadas e por métodos apropriados. A própria conceituação de PA normal tem sido modificada nos últimos anos pelo conhecimento de que mesmo pequenos aumentos pressóricos já se associam a maior risco de complicações cardiovasculares, principalmente aquelas relacionadas com a aterosclerose. Hoje, considera-se HA qualquer valor de pressão sistólica igual ou superior a 140 mmHg, ou de pressão diastólica igual ou superior a 90 mmHg. Diferentes comitês de especialistas que propõem diretrizes nacionais e internacionais de HA, incluindo as Diretrizes Brasileiras de Hipertensão Arterial (DBHA-2020), consideram que, em indivíduos com 18 anos ou mais, os valores ótimos (desejáveis) da PA devam ser inferiores a 120/80 mmHg. Classificam, ainda, como valores normais da PA a pressão sistólica entre 120 e 129 mmHg e diastólica entre 80 e 84 mmHg e, como pré-hipertensão, os valores de pressão sistólica entre 130 e 139 mmHg e diastólica entre 85 e 89 mmHg.

Hipertensão sistólica isolada corresponde a valores de pressão sistólica iguais ou superiores a 140 mmHg em indivíduos com pressão diastólica abaixo de 90 mmHg. Em idosos, pela maior rigidez das grandes artérias, é comum observar valores muito elevados da pressão sistólica com diastólica normal. Desde já, é importante frisar que, embora represente um achado comum no envelhecimento, os riscos da hipertensão sistólica isolada são semelhantes ou superiores aos da elevação da pressão sistólica e diastólica simultaneamente.

O conceito de hipertensão lábil tem sido cada vez menos utilizado, pois, nas pessoas cujos níveis pressóricos oscilam entre a faixa elevada e a considerada normal ou pré-hipertensão, habitualmente tem sido constatada a "hipertensão ou efeito do avental branco", também conhecida como "hipertensão de consultório", que corresponde à HA aferida por médico ou outro profissional em ambiente de saúde, mas não confirmada pela monitorização ambulatorial da pressão arterial (MAPA), realizada por 24 horas com aparelhos automáticos validados pela monitorização residencial da pressão arterial (MRPA). Entretanto, há evidências de que esse achado não seja totalmente benigno e possa correlacionar-se com acometimento de órgãos-alvo e eventos cardiovasculares. A utilização rotineira da MAPA e da MRPA vem confirmar que a PA, tanto em normotensos quanto em hipertensos, sofre variações dentro de uma faixa relativamente ampla durante o período em que se está acordado em atividade e, em menor grau, durante o sono. Apresenta certo "ritmo circadiano": eleva-se pela manhã logo ao acordar, tende a reduzir-se após as refeições e sofre um decréscimo, durante as horas de sono, entre 10 e 20 mmHg tanto na pressão sistólica quanto na diastólica. A Figura 35.1 mostra o exemplo de monitoramento da PA de um indivíduo com valores pressóricos elevados e que sofrem variações habituais durante o dia.

Essa é uma das razões para que se recomende, do ponto de vista clínico, apenas estabelecer o diagnóstico de HA após, pelo menos, três determinações pressóricas em momentos e circunstâncias diferentes e de acordo com as recomendações que vêm a seguir. Obviamente, se, ao avaliar um paciente, encontra-se a PA em níveis muito superiores ao normal e, já havendo comprometimento sistêmico determinado pela hipertensão, não há razões para protelar o diagnóstico de HA e iniciar o tratamento.

Denomina-se "HA primária" aquela na qual, após a investigação clínica e laboratorial cuidadosa, excluíram-se todas as possíveis causas de hipertensão secundária. Contudo, como será detalhado adiante, há vários elementos que reforçam a hipótese de hipertensão primária, como a existência de antecedentes familiares de hipertensão, idade superior a 40 anos, sexo masculino, pele negra e a presença de outros fatores de risco individuais (p. ex., obesidade, sedentarismo e uso excessivo de sal e bebidas alcoólicas).

> ⚠ **PONTOS-CHAVE**
> - Denomina-se "HA primária" aquela na qual, após a investigação clínica e laboratorial cuidadosa, excluíram-se todas as possíveis causas de hipertensão secundária
> - Em indivíduos com 18 anos ou mais, os valores ótimos (desejáveis) da PA devem ser inferiores a 120/80 mmHg
> - Os riscos da hipertensão sistólica isolada são semelhantes ou superiores aos da elevação das pressões sistólica e diastólica simultaneamente
> - Somente se estabelecerá o diagnóstico de HA após, pelo menos, três determinações da PA em momentos e circunstâncias diferentes.

DETERMINAÇÃO DA PRESSÃO ARTERIAL

A pressão sanguínea no território arterial pode ser medida por métodos diretos e indiretos. Para determinar a PA diretamente, é necessário introduzir um cateter ou uma agulha de grosso

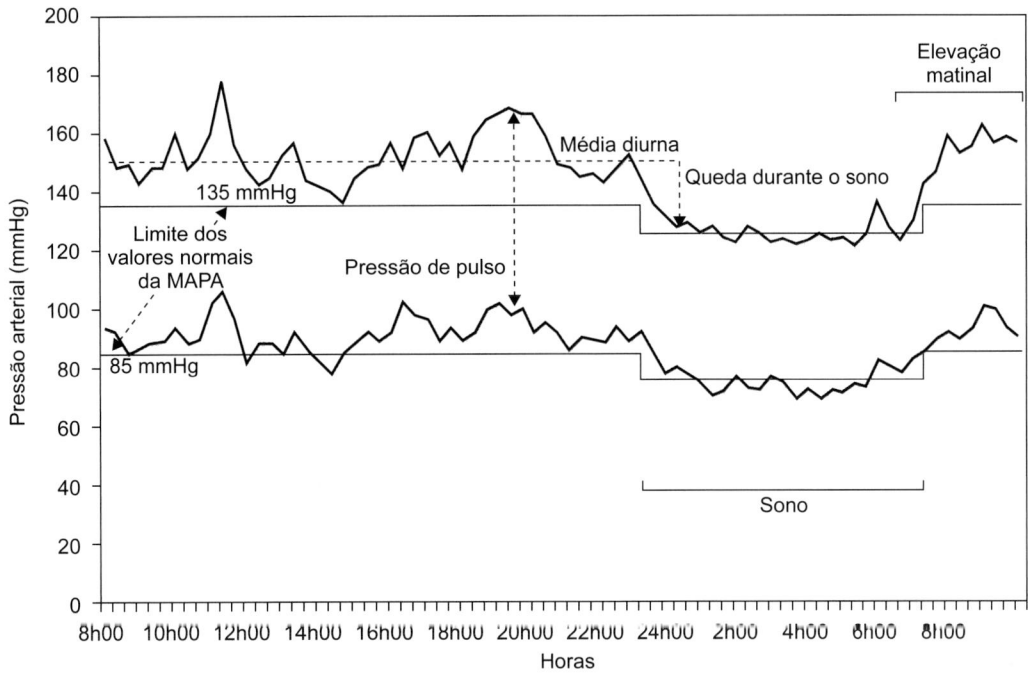

Figura 35.1 Monitorização ambulatorial da pressão arterial (MAPA) a cada 15 minutos em um indivíduo com hipertensão arterial. Observam-se a variação pressórica e o descenso noturno e os limites da normalidade pressórica para o MAPA de 135/85 mmHg.

calibre na luz arterial. Contudo, esse procedimento tão invasivo apenas se justifica em condições experimentais de pesquisa clínica ou em casos especiais, em que o monitoramento pressórico contínuo seja absolutamente necessário (p. ex., em unidade de terapia intensiva).

A PA pode ser determinada por qualquer profissional da área da saúde, ou mesmo por leigos, desde que devidamente capacitados. A aferição cuidadosa evita os frequentes erros observados na prática. Assim, deve ser precedida de esclarecimentos e do preparo adequado do paciente, o observador que realizará a medida necessita estar devidamente preparado, além de se revestir de grande importância a prévia verificação das condições do aparelho que será utilizado.

Nem sempre as condições serão as ideais, mas deve se constituir um objetivo buscá-las. Isso significa que: o paciente deve ser colocado em ambiente calmo, com temperatura agradável, para possibilitar seu relaxamento; não pode estar com a bexiga cheia; não deve ter ingerido café, bebidas alcoólicas ou alimentos 30 minutos antes da medida e, preferencialmente, não deve estar sob tensão, dor ou ansiedade. É também necessário informá-lo de que não deverá falar durante a verificação, nem cruzar os membros inferiores ou movimentar-se.

A determinação indireta da PA se faz por técnica auscultatória, após 5 a 10 minutos em repouso (sentado ou deitado), com o auxílio de esfigmomanômetros. Esses aparelhos dispõem de uma câmara de borracha inflável ajustável ao redor do braço (manguito). O manguito de tamanho adequado deve ter a largura de, pelo menos, 40% da circunferência do braço e o comprimento de, pelo menos, 80% da circunferência braquial. A borda inferior do manguito deve ser posicionada 2 a 3 cm acima da prega do cotovelo, e sua parte inflável, colocada sobre a artéria braquial. Deve-se ter sempre à disposição o manguito padrão (13 cm × 30 cm), que equipa habitualmente os aparelhos, usado para indivíduos com circunferência braquial entre 24 e 34 cm; o manguito grande, para pessoas com circunferência braquial acima de 34 cm; e o manguito pequeno, quando a circunferência braquial for menor que 27 cm. Em condições excepcionais, quando não se dispõe de manguitos de diferentes tamanhos, pode-se utilizar uma tabela de correção (Quadro 35.1). A câmara inflável é conectada a uma coluna de mercúrio graduada em milímetros ou a um manômetro, que consiste em um mostrador ligado a uma mola espiralada (aneroide). Tanto a coluna de mercúrio quanto o aneroide devem estar posicionados na altura do coração, ambos sendo movimentados pelo aumento da pressão no manguito. O esfigmomanômetro de coluna de mercúrio pode sofrer mínimas variações com o tempo, enquanto o aneroide deve ser recalibrado pelo menos a cada 6 meses.

Para estimar a pressão sistólica, o observador deve palpar o pulso radial e, ao senti-lo, inflar rapidamente o manguito, de 10 em 10 mmHg, até ultrapassar em 20 a 30 mmHg o valor pressórico correspondente ao desaparecimento do pulso, desinsuflando-o a seguir e conferindo o reaparecimento do pulso radial (pressão sistólica estimada). Então, deve posicionar adequadamente o estetoscópio, preferencialmente a campânula (os sons graves do batimento arterial são mais audíveis com a campânula), na fossa antecubital sobre a artéria braquial, de modo

Quadro 35.1 Correção dos valores da pressão arterial em função da circunferência braquial. Câmara inflável padrão (24 × 13 cm).

Circunferência do braço (cm)	Pressão sistólica (mmHg)	Pressão diastólica (mmHg)
15 a 20	+5	Sem correção
21 a 26	+3	−2
27 a 32	Leitura obtida	−3
33 a 37	−5	−5
38 a 43	−10	−8
> 43	−15	−10

suave, evitando compressão excessiva. Ao inflar novamente o manguito, a pressão imposta é transmitida para o tecido que circunda a artéria braquial, que é comprimida contra o úmero. Quando a pressão exercida externamente ultrapassa a pressão dentro da luz arterial, ela é ocluída e o fluxo sanguíneo interrompido, o que pode ser percebido pelo desaparecimento do pulso. A insuflação do manguito deve ser feita até 30 mmHg acima da pressão sistólica estimada. A seguir, deve-se proceder à desinsuflação vagarosa do manguito (2 mmHg/s), tornando possível a reperfusão arterial e que promoverá uma sequência de sons audíveis com o auxílio do estetoscópio colocado sobre a artéria braquial, ligeiramente acima da prega do cotovelo.

Korotkoff descreveu cinco fases auscultatórias da medida da PA, mas nem sempre todas estão presentes. A primeira fase corresponde à pressão sistólica, o momento do aparecimento do primeiro som, seguido de batidas regulares; na segunda fase, as batidas podem ser um sopro associado; na terceira fase, os sons são fortes e secos; na quarta, sofrem um abafamento ou mudança de timbre; e a quinta fase corresponde ao desaparecimento dos sons.

Considera-se a pressão diastólica aquela correspondente à quinta fase, ou seja, o desaparecimento completo dos sons. A ausculta deve ser efetuada por mais 20 a 30 mmHg abaixo do último som, para confirmação do resultado encontrado, procedendo posteriormente à deflação rápida e completa do manguito. Em alguns estados hiperdinâmicos fisiológicos ou patológicos (insuficiência aórtica, anemia intensa, hipertireoidismo, gestantes e crianças), pode-se continuar ouvindo os batimentos arteriais até valores próximos ou iguais a zero. Nesses casos, deve-se registrar a quarta fase de Korotkoff (que, então, mais se aproxima da pressão diastólica), assim como o valor zero. Durante o esvaziamento do manguito, é preciso proceder às leituras com precisão de 2/2 mmHg, por exemplo, 148/86 mmHg, e não apenas 14/8 ou 15/9. Anotar sempre a posição do paciente (sentado, deitado ou em pé), o tamanho do manguito utilizado e o membro superior no qual foram tomadas as medidas. Esperar cerca de 1 a 2 minutos para novas aferições no mesmo membro.

Quando a massa de tecido muscular ou adiposo do braço é muito volumosa, a pressão do manguito necessária para ocluir a artéria braquial é maior, levando à superestimação da PA – o contrário ocorre com braços muito magros ou de crianças. Assim, idealmente, dever-se-ia sempre utilizar manguitos adequados à circunferência braquial. Quando se usam manguitos adequados, que ocupem efetivamente 80% da circunferência do braço, a correção não é necessária. Caso nenhuma das alternativas anteriores seja possível, pode-se determinar a PA no antebraço auscultando a artéria radial. No entanto, esse artifício aumenta as chances de erro. Similarmente, em crianças, devem-se utilizar manguitos menores, que ocupem 80% da circunferência do braço. Para fins de diagnóstico e decisões de tratamento, aconselha-se a utilização da média de três determinações da PA, realizadas na posição sentada. Além disso, como algumas condições clínicas (diabetes melito, envelhecimento, hipovolemia) e várias medicações anti-hipertensivas podem provocar hipotensão ao se assumir a posição ortostática, deve-se também determinar a PA imediatamente ao assumir a postura ereta e após 2 a 3 minutos nessa posição.

Na maioria das vezes, o ajuste medicamentoso baseia-se em valores pressóricos determinados pelo médico em consultório ou ambulatório. Entretanto, esse modo de proceder propicia um número reduzido de leituras e erros por influência do observador e do paciente. Assim, é sempre aconselhável que o próprio paciente ou os familiares sejam treinados para determinar sua PA em diferentes situações de seu cotidiano. Esse procedimento é conhecido como "monitorização residencial da pressão arterial" (MRPA) e tem diretrizes atualizadas regularmente. Com o desenvolvimento de aparelhos automáticos validados cientificamente a preços acessíveis, a MRPA residencial tornou-se confiável, tornando possível seu uso em ensaios clínicos e na prática médica. A MRPA pode ser útil nas seguintes condições: diagnóstico de hipertensão de consultório ou do avental branco; e durante a avaliação da eficácia terapêutica e do prognóstico do indivíduo hipertenso. Os aparelhos oscilométricos digitais automáticos (de braço) dispensam o uso de estetoscópio, facilitando seu uso por pacientes não habituados a determinar a pressão, mas devem ser testados contra aparelhos de coluna de mercúrio, pelo menos anualmente. Esses aparelhos precisam ser validados segundo normas técnicas bem estabelecidas ou outros critérios aceitos pela comunidade científica internacional. Entre as instituições que certificam os aparelhos automáticos, as mais conhecidas são a *British Hypertension Society* e a *Association for Advancement of Medical Instruments*. No Brasil, existem normas técnicas rígidas para a liberação da venda desses aparelhos, definidas pelo Instituto Nacional de Metrologia, Qualidade e Tecnologia (Inmetro). Os aparelhos automáticos de pulso, embora sejam muito práticos, são mais passíveis de variabilidade e erros na medida da PA, por isso não devem ser recomendados.

A MAPA, durante 24 horas, com aparelhos automáticos cujos registros são analisados por *software* próprio, tem as seguintes indicações de uso: diagnóstico de hipertensão de consultório ou do avental branco; avaliação da HA resistente ou episódica; na suspeita de episódios de hipotensão arterial sintomática; e, finalmente, para avaliar a eficácia e o ajuste de medicamentos anti-hipertensivos. Suas principais limitações são presença de arritmias cardíacas, hipercinesia, braços que não possibilitem o perfeito ajuste do manguito e hiato auscultatório (ver Figura 35.1).

> **! PONTOS-CHAVE**
>
> - Ao se determinar a PA, o manguito de tamanho adequado ao braço deve ocupar 80% da circunferência braquial, ser colocado 2 a 3 cm acima da prega do cotovelo, e sua parte inflável, sobre a artéria braquial
> - Quando a massa de tecido muscular ou adiposo do braço é muito volumosa, a pressão do manguito necessária para ocluir a artéria braquial é maior, levando à superestimação da PA
> - Lembrar as indicações da MAPA, durante 24 horas: hipertensão de consultório ou do avental branco; avaliação da HA resistente ou episódica; na suspeita de episódios de hipotensão arterial sintomática; e, finalmente, para avaliar a eficácia e o ajuste de medicamentos anti-hipertensivos.

PREVALÊNCIA E SIGNIFICADO DA ELEVAÇÃO DA PRESSÃO ARTERIAL

Para compreender a distribuição dos valores da PA na população e o significado em longo prazo de sua elevação, recorreremos à Figura 35.2 e ao Quadro 35.2. A Figura 35.2 mostra a distribuição dos valores de pressão sistólica e diastólica em um grande levantamento da população adulta nos EUA (35 a 57 anos). Observa-se, no gráfico de barras, que a PA se distribui de modo "normal", ou seja, segundo uma "curva de Gauss". Ao se levar em conta o valor de corte de 140 mmHg para a

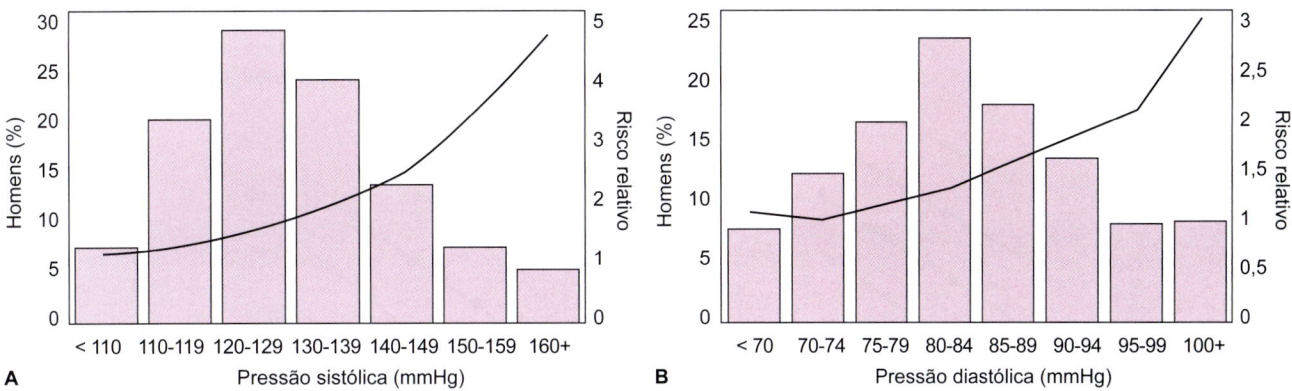

Figura 35.2 A. Porcentagem de distribuição da pressão arterial sistólica (*barras*) e o risco relativo de mortalidade cardiovascular (*linha*) nos próximos 12 anos (ajustado para idade, grupo étnico, colesterol total, número de cigarros fumados por dia, diabetes melito e renda familiar) em amostra populacional de indivíduos do sexo masculino com idade entre 35 e 57 anos, sem história prévia de doença coronariana. **B.** O mesmo em relação à pressão diastólica (n = 356.222 indivíduos). (Adaptada de Neaton e Wentworth, 1992.)[1]

pressão sistólica ou de 90 mmHg para a pressão diastólica, aproximadamente 25% da população adulta norte-americana é portadora de HA. Os estudos brasileiros realizados em amostras populacionais mais restritas sugerem que esses dados possam ser superponíveis à população brasileira.

Talvez, a avaliação mais fiel da população brasileira refira-se aos dados da Pesquisa Nacional de Saúde (2014), que mediu a PA de moradores selecionados em domicílios sorteados em todo o Brasil. Utilizando aparelhos semiautomáticos digitais calibrados, foram realizadas três medidas da PA, com intervalos de 2 minutos, considerando-se a média das duas últimas. A prevalência geral de medidas da PA ≥ 140/90 mmHg foi 22,3%, com predomínio entre os homens (25,3% *versus* 19,5%). Se consideradas também as pessoas que utilizam medicamentos anti-hipertensivos e tenham a PA controlada, a prevalência de HA na população brasileira em 2014 era de 32,3% (33% em homens e 31,7% em mulheres). A prevalência é ligeiramente superior nas áreas urbanas em relação às rurais. Assim, podemos estimar que, no ano de 2022, há aproximadamente 70 milhões de pessoas com HA no Brasil.

Quais as consequências de ter PA elevada? A resposta a essa pergunta foi dada já na década de 1970, quando estudos retrospectivos realizados por companhias de seguro e os primeiros resultados dos estudos prospectivos desenvolvidos na cidade de Framingham demonstraram evidente aumento da mortalidade por doenças cardiovasculares à medida que a PA se eleva. No Quadro 35.2, é possível acompanhar a relação entre os valores de PA e a esperança de vida (em anos). Há redução importante na esperança de vida mesmo para os indivíduos com discretas elevações na PA quando comparados àqueles com pressão de 120/80 mmHg. Observa-se, por exemplo, que apresentar valores pressóricos de 140/95 mmHg e 150/100 mmHg significa, respectivamente, uma redução de 9 anos (22%) e de 40% na expectativa de vida. Essa redução se dá em virtude da alta taxa de morbidade e mortalidade por complicações cardiovasculares (ver Figura 35.2). Esses estudos mostram que elevações da pressão arterial diastólica (PAD) acima de 85 mmHg e da pressão arterial sistólica (PAS) acima de 130 mmHg já são acompanhadas de maiores taxas de complicações cardiovasculares, tendência que se torna cada vez mais acentuada à medida que se elevam os níveis pressóricos, não havendo um limiar muito evidente de normalidade.

Até há alguns anos, quando se falava em HA, usava-se com mais frequência a pressão diastólica como referência. Entretanto, esse conceito mudou, pois o risco cardiovascular está associado à elevação da pressão sistólica, diastólica e da pressão diferencial ou pressão de pulso. Estudos recentes e reanálises de dados anteriores, como os do estudo de Framingham, mostram que a pressão diferencial ou de pulso (pressão sistólica − pressão diastólica) tem melhor correlação com o risco cardiovascular que a pressão sistólica ou diastólica isoladamente. As maiores pressões de pulso são observadas em indivíduos com hipertensão sistólica isolada, portanto os de maior risco cardiovascular. Uma meta-análise que incluiu mais de 1 milhão de pessoas observou que qualquer valor da PAS acima de 115 mmHg ou da PAD acima de 75 mmHg representa risco crescente de complicações cardiovasculares (ver Figura 35.3, na qual estão representados os riscos de mortalidade por doença cardíaca isquêmica em relação às PAS e PAD usuais). Observa-se que, independentemente da faixa etária, qualquer elevação da pressão sistólica em 20 mmHg ou da pressão diastólica em 10 mmHg dobra o risco de morte por doença cardíaca isquêmica. O mesmo se observa em relação ao risco de acidente vascular encefálico (AVE) e à doença arterial de extremidades. Portanto, embora se tenham em conta os valores limites de 140/90 mmHg para considerar um indivíduo hipertenso, na realidade o risco cardiovascular é um contínuo e começa em valores inferiores a esses. Por isso, é preciso atentar-se para intervir com medidas higiênico-dietéticas mesmo em indivíduos em faixas pressóricas mais baixas.

Para crianças, os valores de referência são diferentes e baseiam-se em parâmetros de normalidade da população norte-americana, pois não se dispõe de dados brasileiros. A orientação vigente é de que se deve intervir com medidas higiênico-dietéticas individuais, quando a criança tiver PA acima da linha correspondente ao 95º percentil, e tratamento medicamentoso quando estiver acima do 99º percentil da distribuição da PA. Para isso, é necessário consultar tabelas especiais existentes nas diretrizes brasileiras de HA.

Quadro 35.2 Redução da esperança de vida em função da pressão arterial.

Pressão arterial (mmHg)	Esperança de vida	Redução observada
120/80	+ 41,5 anos	Referência
130/90	+ 37,5 anos	10%
140/95	+ 32,5 anos	22%
150/100	+ 25,0 anos	40%

Dados relativos ao estudo de Holzgreve.

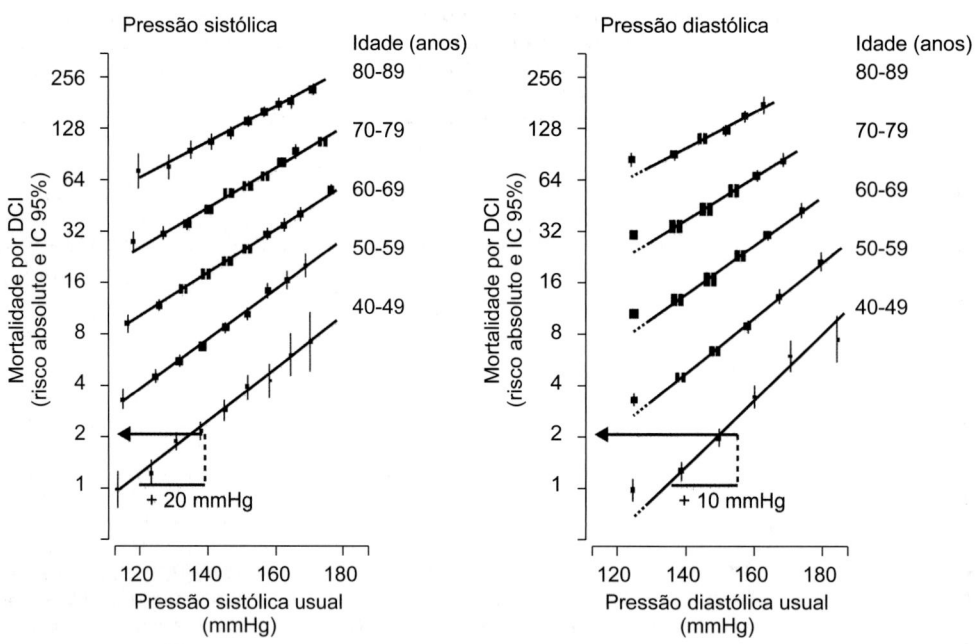

Figura 35.3 Mortalidade por doença cardíaca isquêmica (DCI) em razão do aumento das pressões sistólica e diastólica. Observa-se que, para qualquer aumento da pressão sistólica de 20 mmHg ou da pressão diastólica de 10 mmHg, dobra-se o risco de morte por DCI. O mesmo ocorre em relação às outras complicações cardiovasculares da HA. IC: intervalo de confiança. (Adaptada de Prospective Studies Collaboration, 2002.)[2]

MECANISMOS REGULADORES DA PRESSÃO ARTERIAL | FISIOPATOLOGIA DA HIPERTENSÃO ARTERIAL

A manutenção da PA dentro de certos limites considerados normais visa primeiro a manter o fluxo sanguíneo constante para os diferentes territórios vasculares. Isso somente é possível graças à interação de mecanismos bastante complexos que envolvem: débito cardíaco (DC) e volume circulante; sistema nervoso central (SNC) e autônomo; e diversos sistemas hormonais vasoconstritores e vasodilatadores, cujas ações locais e sistêmicas regulam, em última análise, a resistência periférica (RP). A pressão em um sistema fechado depende do fluxo de líquido e da resistência ao fluxo. Assim, a PA depende do DC e da RP, sendo regida pela seguinte fórmula: PA = DC × RP, em que DC é o resultado do volume sistólico vezes a frequência cardíaca (FC), e a RP é representada pelo tônus das artérias de pequeno calibre e, principalmente, arteríolas, cuja regulação se dá pelo sistema nervoso simpático (SNS; vasoconstritor) e pelos sistemas hormonais vasoconstritores e vasodilatadores. Na imensa maioria dos estados hipertensivos, a RP é que se encontra aumentada e, raramente, o DC se eleva. Por essa razão, dá-se maior ênfase ao estudo das causas do aumento da RP como mecanismo responsável pelo aumento da PA na hipertensão.

O Quadro 35.3 apresenta resumidamente os principais sistemas envolvidos na regulação da PA. A PA pode elevar-se por diferentes motivos. Dependendo do momento, das características fisiopatológicas de cada estado hipertensivo e, até mesmo, de fatores individuais, um ou mais desses mecanismos poderão estar hiperativos (sistemas vasoconstritores) ou hipoativos (sistemas vasodilatadores). Quanto mais se conhece cada um desses sistemas, mais se confirma que eles têm estreita interação, ora um agindo sobre ou pelo outro, ora um estimulando ou inibindo as ações de outro. Na Figura 35.4, há uma representação gráfica da interação dos vários mecanismos

Quadro 35.3 Mecanismos envolvidos na regulação da pressão arterial.

Sódio e volume extracelular

Sistema nervoso
- Sistema nervoso central
- Sistema nervoso simpático (tônus arteriolar)
- Sistema nervoso parassimpático (nervo vago – coração)
- Sistema barorreceptor (ajuste pressórico imediato)

Sistemas hormonais vasoconstritores
- Sistema renina-angiotensina-aldosterona
- Catecolaminas
- Prostaglandinas vasoconstritoras (PGF2a, TBxA2)
- Vasopressina (HAD)
- Endotelinas
- Outros (importância clínica não comprovada)

Sistemas hormonais vasodilatadores
- Calicreína-cinina
- Prostaglandinas vasodilatadoras (PGI2, PGE2)
- Peptídios natriuréticos (ANP, BNP, CNP e outros)
- Óxido nítrico (EDRF)
- Outros (importância clínica não comprovada)

reguladores da PA, incluindo coração, rins, suprarrenais, volume extracelular, sistema nervoso, sistemas hormonais vasoconstritores (renina-angiotensina-aldosterona e endotelina) e vasodilatadores (sistema calicreína-cinina, prostaglandinas e óxido nítrico).

Excesso de sódio e volume

Quando se ingere sódio acima das necessidades diárias (1 g/dia), parte dele é retida com a água, promovendo um discreto aumento do volume extracelular (VEC). Esse discreto aumento do VEC é o mecanismo necessário para ativar sistemas reguladores que promoverão a excreção da sobrecarga de sal ingerida. O excesso do sódio corporal total e o aumento do VEC podem ser responsáveis pela elevação da PA por estimular um ou mais dos seguintes mecanismos:

- Aumento da atividade do SNS
- Aumento da reatividade (resposta) arteriolar às diferentes substâncias vasoconstritoras
- Aumento do DC.

Não existe um limiar de ingestão de sódio a partir do qual isso aconteça. Hoje, recomenda-se que a dieta de indivíduos predispostos geneticamente a apresentar hipertensão não deva ultrapassar 6 g de cloreto de sódio por dia, lembrando que, em uma dieta habitual, os alimentos em sua forma natural já contêm aproximadamente 2 g de sal. Entretanto, há dados recentes do estudo DASH (do inglês *Dietary Approach to Stop Hypertension*) mostrando que uma dieta com aproximadamente 4 g de cloreto de sódio por dia reduz a PA de hipertensos e normotensos em maior intensidade que dietas com 6 g de sal por dia.

> **⚠ PONTOS-CHAVE**
>
> - A PA depende do DC e da RP, sendo regida pela seguinte fórmula: PA = DC × RP
> - Na imensa maioria dos estados hipertensivos, a RP é que se encontra aumentada e, raramente, o DC se eleva
> - Há muitos estudos demonstrando que os hipertensos não se comportam uniformemente em relação ao sal. Alguns são mais "sensíveis" e outros mais "resistentes" quando submetidos experimentalmente a dietas ricas em sódio
> - Recomenda-se a restrição moderada de sal (máximo de 6 g/dia) indistintamente a todos os hipertensos

Há muitos estudos que demonstram que os hipertensos não se comportam uniformemente em relação ao sal. Alguns são mais "sensíveis" e outros mais "resistentes" quando submetidos experimentalmente a dietas ricas em sódio. Contudo, do ponto de vista prático, é quase impossível saber como cada indivíduo se comportaria diante de tal estímulo, principalmente em longo prazo. Na realidade, estudos populacionais em que não foi levado em conta tal fator individual mostraram que a restrição de sal é benéfica para controlar a PA da maioria dos hipertensos. Por isso, recomenda-se a restrição moderada de sal (máximo de 6 g/dia) indistintamente a todos os hipertensos.

Sistema nervoso autônomo

Pela liberação de noradrenalina na junção neuromuscular, o SNS é um dos principais responsáveis pela manutenção do tônus arteriolar de base. Existem, porém, muitas evidências clínicas e experimentais de que a hiperatividade do SNS provoca vasoconstrição exagerada e elevação da PA. O SNS sofre influências do sistema barorreceptor (ver descrição adiante) e do SNC, por meio de estímulos corticais e subcorticais, modulando a atividade simpática, cujo efeito final se dará sobre o tônus vascular periférico e a PA. O núcleo do trato solitário (NTS), localizado no tronco cerebral, recebe aferências de receptores de pressão (barorreceptores) presentes na parede da aorta e das carótidas. Na Figura 35.4, observa-se que essas informações que estão integradas àquelas provenientes de níveis superiores regulam a atividade do "centro vasomotor", do qual se originam as eferências simpáticas (dirigidas aos vasos sanguíneos) e parassimpáticas (dirigidas ao coração), que terão influência, respectivamente, sobre o tônus arteriolar e a FC.

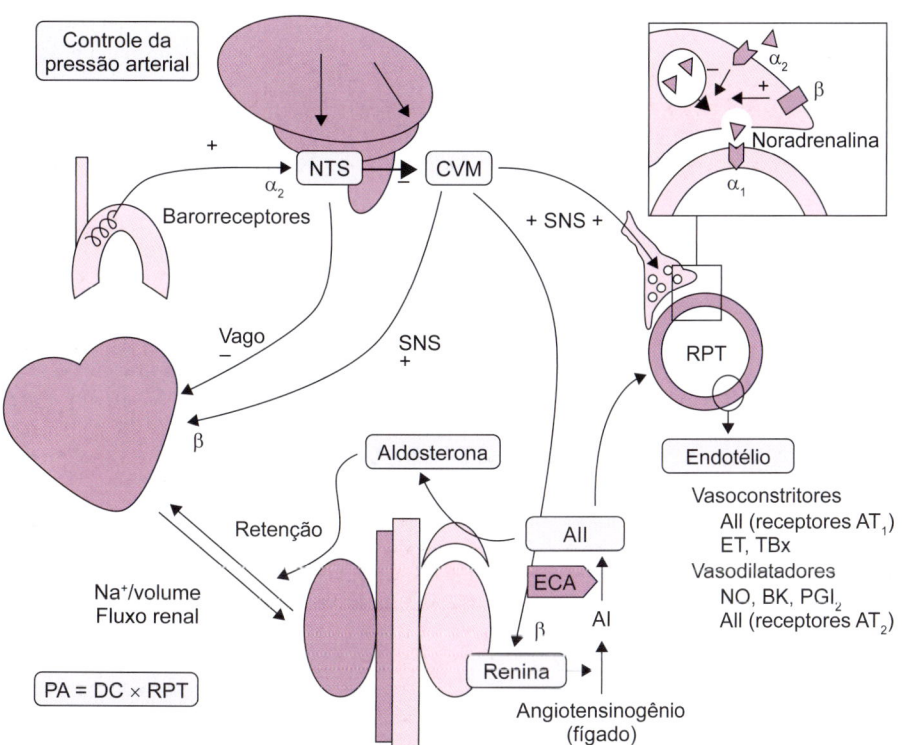

Figura 35.4 Visão geral dos mecanismos reguladores da pressão arterial. AI: angiotensina I; AII: angiotensina II; AT_1: receptor tipo 1 da angiotensina II; AT_2: receptor tipo 2 da angiotensina II; BK: bradicinina; CVM: centro vasomotor; NO: óxido nítrico; NTS: núcleo do trato solitário; ECA: enzima conversora da angiotensina; ET: endotelina; PGI_2: prostaglandina I_2; RPT: resistência periférica total; SNS: sistema nervoso simpático; TBx: tromboxane.

O NTS exerce uma ação inibidora sobre o centro vasomotor. Esse conjunto de estruturas, conhecido como "sistema barorreceptor arterial", tem como principal tarefa os ajustes pressóricos imediatos em resposta às mudanças posturais e às variações da própria PA "sentida" pelos barorreceptores.

Na Figura 35.4, é possível acompanhar o seguinte exemplo: ao se passar da posição deitada para a ortostática, a PA, ainda que momentaneamente, tende a cair. Nesse instante, os barorreceptores da parede arterial são menos estimulados, enviam menos impulsos ao NTS, que, por sua vez, deixa de inibir o centro vasomotor, liberando o SNS (aumento do tônus vascular) e reduzindo a eferência parassimpática (vagal) sobre o coração (aumento da FC). Essas duas respostas (aumentos do tônus simpático e da FC) funcionam no sentido de restabelecer a PA aos seus níveis anteriores. Ao contrário, quando há elevação da PA, os barorreceptores são mais estimulados, aumentando a aferência ao NTS, que exerce maior inibição sobre o centro vasomotor (diminuindo a atividade simpática). Ao mesmo tempo, ocorre aumento da eferência parassimpática (diminuindo a FC). Portanto, em resposta à elevação da PA, o sistema barorreceptor diminui a atividade simpática e a FC no sentido de reduzir a PA.

Sistema renina-angiotensina-aldosterona

A Figura 35.5 dá uma ideia da interação de vários sistemas hormonais importantes na regulação da PA. O sistema renina-angiotensina-aldosterona (SRAA) e as endotelinas (ET) têm efeito vasoconstritor, enquanto o sistema calicreína-cinina (SCC), prostaglandinas I_2 (PGI_2) e o óxido nítrico (NO) são vasodilatadores. Embora a angiotensina II (AII; vasoconstritora) e a bradicinina (BK; vasodilatadora) representem os efetores mais conhecidos, todas essas substâncias são muito potentes e interferem na regulação do tônus da musculatura lisa vascular. A ET, por exemplo, em concentrações equimolares, é 10 vezes mais potente que a AII. A BK, conhecida como um dos vasodilatadores mais potentes, exerce sua ação pela liberação de uma PG, a prostaciclina (PGI_2).

Hoje, estão identificados vários peptídios efetores do SRAA, entretanto, até onde o conhecimento atual possibilita alcançar, a AII e a aldosterona continuam sendo considerados os mais importantes. Além de promover a liberação de aldosterona, a AII tem muitos outros efeitos, como (os mais relevantes para a regulação da PA) vasoconstrição direta, aumento do inotropismo (força de contração da musculatura cardíaca), aumento da absorção de sódio e água pelos rins e intestino e ação cerebral ativando o SNS. Já a aldosterona, ativando a bomba que troca sódio por potássio nos túbulos distais e coletores corticais do néfron, é responsável pela retenção de sódio e água e excreção renal de potássio. Embora os efetores finais mais importantes do SRAA sejam a AII e a aldosterona, a atividade sistêmica do SRAA é regulada pelos rins por meio da modulação da secreção de renina. Os estímulos mais importantes para a liberação de renina pelas células justaglomerulares são a queda na pressão de perfusão renal, a redução do conteúdo total de sódio/volume intravascular e o aumento do transporte de sódio pela mácula densa. As células justaglomerulares recebem também um estímulo tônico (beta-adrenérgico) do SNS que mantém a secreção basal de renina. Assim, os efeitos fisiológicos do SRAA são todos direcionados no sentido de conservar sódio e volume e aumentar a PA. A relação entre o conteúdo total de sódio/volume intravascular e a atividade do SRAA é inversa, ou seja, quando há déficit de volume circulante, há grande liberação de renina, que aumenta a produção de AII e aldosterona no sentido de manter a PA e reabsorver sódio/água para restabelecer o volume circulante. Por outro lado, quando há excesso de volume circulante, como acontece quando se ingere quantidade excessiva de sal/água, caem a secreção de renina pelas células justaglomerulares e, consequentemente, os níveis circulantes de AII e aldosterona, o que facilita a excreção de sódio e água pelos rins.

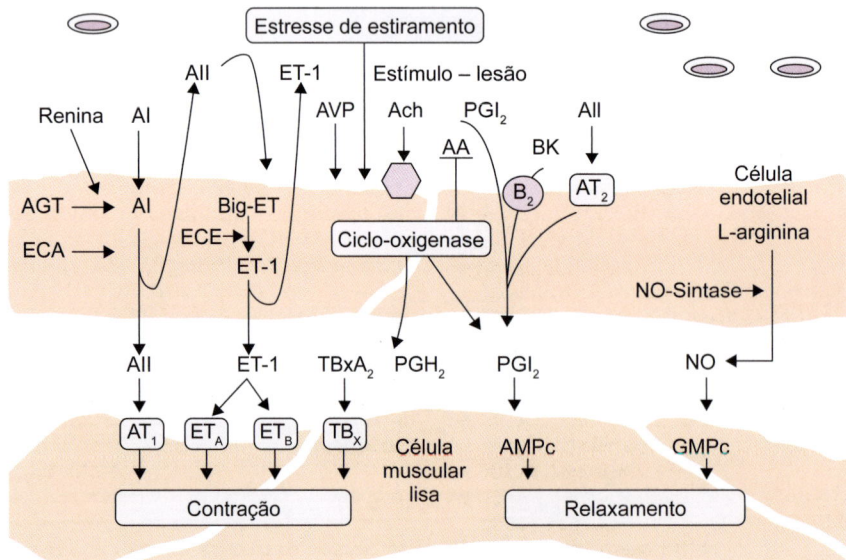

Figura 35.5 Representação esquemática do endotélio e células musculares lisas vasculares e a interação dos vários sistemas hormonais vasoconstritores e vasodilatadores que atuam nesse local. AA: ácido araquidônico; Ach: acetilcolina; AGT: angiotensinogênio; AI: angiotensina I; AII: angiotensina II; AMPc: adenosina monofosfato cíclico; AT_1: receptor tipo 1 da angiotensina II; AT_2: receptor tipo 2 da angiotensina II; AVP: arginina-vasopressina; BK: bradicinina; B_2: receptor tipo 2 da bradicinina; Big-ET: precursor da endotelina; cAMP: monofosfato cíclico de adenosina; ECA: enzima conversora da angiotensina; ECE: enzima conversora da endotelina; ET-1: endotelina 1; ETA: receptor tipo A da endotelina; ETB: receptor tipo B da endotelina; GMPc: monofosfato cíclico de guanosina; NO: óxido nítrico; PGI_2: prostaglandina I_2; PGH_2: prostaglandina H_2; $TBxA_2$: tromboxane A_2.

Embora essa relação pareça simples, ela é custosa para o organismo, levando certo tempo para se adaptar. Assim, ao se ingerir sódio em excesso, o organismo sofrerá com a sobrecarga de sódio e volume por alguns dias antes de conseguir eliminá-la. Imagine, então, ingerir sódio em excesso todos os dias.

Do ponto de vista prático, é possível demonstrar a existência de vários estados hipertensivos nos quais se detecta a hiperatividade do SRAA como o principal fator responsável pela elevação da PA (p. ex., hipertensão renovascular, hipertensão grave e maligna e mesmo uma pequena parcela de pessoas com hipertensão primária).

Além desses efeitos fisiológicos mencionados, a AII pode promover alterações estruturais ao estimular o crescimento e a proliferação celular, sendo considerada uma das responsáveis pelo aumento da massa muscular do ventrículo esquerdo e pelo espessamento da parede das arteríolas – "marcas registradas" das consequências da HA sobre o coração e os vasos sanguíneos. Esse aumento da relação entre a espessura da parede arteriolar e sua luz contribui para aumentar ainda mais a resistência periférica, pois qualquer estímulo contrátil encontrará o raio interno reduzido, amplificando o efeito contrátil sobre a luz arteriolar e aumentando a resistência periférica. Matematicamente, a resistência ao fluxo sanguíneo ou resistência vascular periférica varia em razão do inverso do raio interno arteriolar elevado à 4ª potência (RP cerca de $1/R^4$).

Todas essas ações mencionadas resultam da interação da AII com os receptores AT_1 localizados na superfície da membrana celular, que, por sua vez, ativam mecanismos intracelulares mediados por proteínas e citocinas considerados mensageiros intermediários de seus efeitos. Já os receptores AT_2 da AII, presentes em menor quantidade na superfície celular em condições fisiológicas, liberam BK, PGI_2 e NO, todos vasodilatadores. Os receptores AT_2 são também responsáveis pela modulação do crescimento e proliferação celular, além de induzirem apoptose. Tais receptores da AII, que se expressam em maior quantidade na vida fetal e nos tecidos em processo de inflamação ou regeneração, passaram a ter importância clínica ampliada, pois os antagonistas seletivos dos receptores AT_1, medicamentos sucessores dos inibidores da enzima conversora da angiotensina (IECA), são hoje considerados uma classe terapêutica de anti-hipertensivos com efeitos benéficos adicionais, protegendo o sistema cardiovascular, os rins e o cérebro das ações deletérias da AII (ver Figura 35.6 e tratamento farmacológico adiante). Os outros bloqueadores do SRAA disponíveis como fármacos incluem os IECA, com grande experiência clínica acumulada, pois estão disponíveis desde o início da década de 1980; os bloqueadores diretos da aldosterona; e, mais recentemente, os inibidores diretos da renina.

Recentemente, descobriu-se que a renina e seu precursor (pró-renina) também dispõem de receptores na membrana celular responsáveis por amplificar os efeitos fisiológicos da AII e suas ações por meio dos receptores AT_1. Além disso, promovem a ativação intracelular do sistema das MAP-K (do inglês *mitogen-activated protein quinases*), um sistema em cascata responsável pela estimulação do crescimento e pela proliferação celular. Essa é uma nova linha de pesquisa atual procurando-se um bloqueador dos receptores celulares da renina/pró-renina que possa impedir as ações celulares deletérias da AII (Figura 35.7).

Nos últimos anos, vários pesquisadores têm descrito outros peptídeos ativos do SRAA, como a angiotensina[1-7], Angiotensina III e outros, formados pelas mesmas vias enzimáticas descritas, mas também por outras enzimas, em particular a ECA2, a NEP (endopeptidase neutra), a PEP (prilendopeptidase) e a PCP (prolilcarboxipeptidase). A importância fisiológica e fisiopatológica desses novos peptídeos e dessas vias enzimáticas está sendo intensamente avaliada por muitos grupos de pesquisa, dos quais se espera que possam resultar no desenvolvimento de novos medicamentos ou indutores de modificações no DNA/RNA com propósitos terapêuticos.

Sistema calicreína-cinina

Da mesma maneira que o SRAA, o SCC é modulado por reações enzimáticas sobre proteínas e peptídeos, tendo a BK como principal efetor (ver Figura 35.5). A BK, além de ser um potente vasodilatador, regula a excreção de sódio e, ao contrário da angiotensina, inibe o crescimento e a proliferação celular.

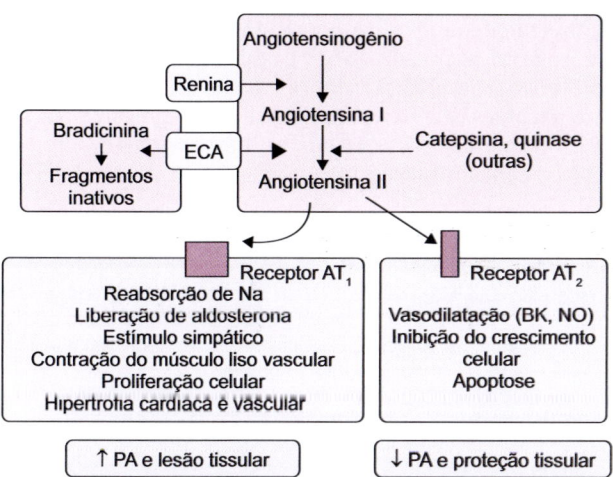

Figura 35.6 Representação esquemática do sistema renina-angiotensina-aldosterona e as principais vias de interação fisiológica e fisiopatológica via receptores AT_1 e AT_2. AT_1: receptor tipo 1 da angiotensina II; AT_2: receptor tipo 2 da angiotensina II; BK: bradicinina; ECA: enzima conversora da angiotensina; NO: óxido nítrico; PA: pressão arterial.

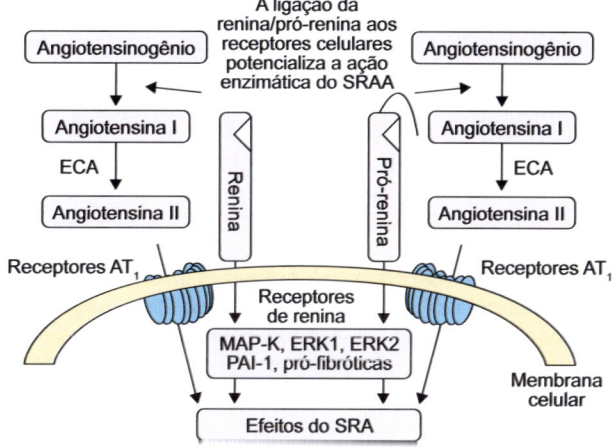

Figura 35.7 Nova visão de interação dos efetores do sistema renina-angiotensina com receptores celulares de renina/pró-renina que ativam sistemas intracelulares da MAP-K e amplificam a atividade enzimática da via clássica de ativação do sistema via receptores AT_1. AT_1: receptor tipo 1 da angiotensina II; ECA: enzima conversora da angiotensina; ERK: quinase regulada por sinal extracelular; MAP-K: quinase proteica ativada por mitógeno; SRAA: sistema renina-angiotensina-aldosterona; PAI-1: inibidor-1 do ativador do plasminogênio. (Adaptada de Schmieder, 2007.)[3]

> **PONTOS-CHAVE**
>
> - O SRAA e as ET têm efeito vasoconstritor, enquanto o SCC, PGI_2 e o NO são vasodilatadores
> - A angiotensina II e a aldosterona são consideradas os efetores clássicos do SRAA
> - A renina e a pró-renina também podem induzir crescimento e proliferação celular pela interação com receptores celulares
> - Outros peptídios derivados da angiotensina também podem ter importância fisiológica
> - A angiotensina II promove a liberação de aldosterona, tem ação de vasoconstritora direta, aumenta o inotropismo, aumenta a absorção de sódio e água pelos rins e intestino e tem ação cerebral ativando o SNS
> - A aldosterona age nos túbulos distais e coletores corticais, onde é responsável pela retenção de sódio e água e excreção de potássio
> - Os estímulos mais importantes para a liberação de renina pelas células justaglomerulares são a queda na pressão de perfusão renal, a redução do conteúdo total de sódio/volume intravascular e o aumento do transporte de sódio pela mácula densa
> - Angiotensina II é também capaz de promover alterações estruturais ao estimular o crescimento e a proliferação celular, devendo ser uma das responsáveis pelo aumento da massa muscular do ventrículo esquerdo e pelo espessamento da parede arteriolar – "marcas registradas" das consequências da HA sobre o coração e os vasos sanguíneos.

A ação vasodilatadora da BK se faz pelas células endoteliais, produzindo a PGI_2, que, por sua vez, estimula a produção de NO. O SCC e o SRAA têm um outro ponto muito importante em comum: a ECA, também conhecida como "cininase II" por ser a principal responsável pela degradação da BK. A ECA está amplamente distribuída em todo o endotélio, principalmente o pulmonar. Essa localização impede que toda a BK produzida tenha acesso à circulação sistêmica, pois, sendo um potente vasodilatador, poderia provocar hipotensão. A exemplo do que ocorre com o SRAA, existem também indícios de que certos estados hipertensivos podem caracterizar-se pela falha do sistema vasodilatador calicreína-cinina. Um exemplo nesse sentido são os pacientes com HA maligna nos quais os níveis do cininogênio plasmático, o precursor inativo do sistema, e a produção de BK estão bastante diminuídos.

Nos últimos anos, o uso dos IECA como medicamentos anti-hipertensivos veio demonstrar que esses dois sistemas vasoativos são muito importantes na gênese e nas consequências em longo prazo da hipertensão. Esses fármacos, ao bloquearem a ação da ECA, impedem a formação de angiotensina e aumentam o tempo de ação da BK. A soma desses efeitos, além de reduzir a PA, em médio e longo prazos modifica, estruturalmente, a musculatura cardíaca (reduzindo a hipertrofia ventricular esquerda – HVE) e arteriolar (promovendo a involução do espessamento da parede arteriolar). Do mesmo modo como mencionado para os antagonistas seletivos dos receptores AT_1 da AII, os IECA têm efeito protetor renal, reduzem a progressão da aterosclerose e a incidência de infarto do miocárdio, acidente vascular encefálico e a mortalidade cardiovascular.

Há uma nova classe de agentes anti-hipertensivos em estudo, os inibidores da vasopeptidase, substâncias que, ao mesmo tempo, inibem a ECA e a endopeptidase neutra, enzima responsável pela degradação da BK, peptídios natriuréticos atriais (ANP) e outros peptídios vasodilatadores. Por tais efeitos combinados, essas substâncias parecem ser mais potentes que os agentes anti-hipertensivos atualmente disponíveis e podem ter efeito protetor cardiovascular superior ao dos IECA.

Sistema das prostaglandinas

É formado por vários componentes cujos efetores finais podem ser tanto vasoconstritores quanto vasodilatadores (ver Capítulo 7, *Peptídios Vasoativos e o Rim*). A principal PG vasodilatadora é a PGI_2, que também tem ação antiagregante plaquetária e participa da regulação da hemodinâmica renal (aumenta o fluxo sanguíneo renal) e do manuseio de sódio (promove natriurese). As prostaglandinas do grupo E (PGE_2) têm efeitos semelhantes, porém não agem sobre as plaquetas. Já a $PGF_{2\alpha}$ e o tromboxane A_2 ($TBxA_2$) têm efeito vascular vasoconstritor e retentor de sódio em nível renal. O $TBxA_2$ promove também a agregação plaquetária, estimulando a coagulação. As PG (PGI_2, PGE_2 e PGD_2) estimulam a secreção de renina ou têm ação permissiva sobre essa secreção.

Ainda, as PG participam do processo inflamatório por aumentarem o fluxo sanguíneo regional, a permeabilidade vascular e a migração de leucócitos. Essas substâncias são formadas em todas as células a partir de um precursor comum (fosfolipídios presentes na membrana celular) por meio de uma série de reações enzimáticas, liberando as PG ativas. As enzimas responsáveis por essas reações e que interferem em toda a "cascata" das PG são as ciclo-oxigenases (COX-1 e COX-2), cuja importância clínica reside no fato de poderem ser inibidas por medicamentos muito utilizados e prescritos, como o ácido acetilsalicílico, todos os anti-inflamatórios não esteroides (AINEs) e os corticosteroides. Por isso, esses agentes podem promover a retenção de sódio e água e elevar a PA. A COX-2 tem maior expressão em tecidos com lesão – daí o efeito anti-inflamatório dos seus inibidores que, embora tenham menos efeitos adversos sobre a mucosa do tubo digestivo, têm efeitos semelhantes sobre o sistema cardiovascular e a PA. Já o ácido acetilsalicílico em doses baixas (75 a 100 mg/dia), por inibir seletivamente a produção de $TBxA_2$, reduz a adesividade plaquetária e a ocorrência de trombose arterial, resultando em menor incidência de infarto do miocárdio e de AVE.

Como as cininas, as PG produzidas em diferentes territórios são rapidamente destruídas na circulação (principalmente no leito vascular pulmonar), tendo suas ações sistêmicas limitadas. Entretanto, a maioria dos pesquisadores acredita que devam ser importantes para a regulação do fluxo sanguíneo local e regional. Existem alguns estados hipertensivos nos quais se consegue demonstrar o predomínio da formação das PG vasoconstritoras em relação às vasodilatadoras. Um exemplo é a (pré)eclâmpsia, situação clínica em que existem maiores níveis circulantes de $TBxA_2$ (vasoconstritor e agregante plaquetário) do que de PGI_2 (vasodilatadora e antiagregante plaquetária) e menor produção de NO.

> **PONTOS-CHAVE**
>
> - A bradicinina, além de ser um potente vasodilatador, regula a excreção de sódio e, ao contrário da angiotensina, inibe o crescimento e a proliferação celular
> - Assim como mencionado para os antagonistas seletivos dos receptores AT_1 da angiotensina II, os IECA têm efeito protetor renal, reduzem a progressão da aterosclerose e a incidência de infarto do miocárdio, AVE e a mortalidade cardiovascular
> - Há uma nova classe de agentes anti-hipertensivos em estudo, os inibidores da vasopeptidase, substâncias que, ao mesmo tempo, inibem a ECA e a endopeptidase neutra, enzima responsável pela degradação da bradicinina, peptídios natriuréticos atriais e outros peptídios vasodilatadores.

Peptídios natriuréticos

Constituem outra família de peptídios capazes de interferir na regulação da PA por diferentes mecanismos de ação. O primeiro desses peptídios, conhecido inicialmente como "fator natriurético atrial" (ANF), identificado no início dos anos de 1980 e, posteriormente, por sua natureza química, passou a ser chamado "peptídio natriurético atrial" (ANP). O peptídio natriurético é produzido nos miócitos atriais (principalmente átrio direito), sendo liberado na circulação quando a pressão *atrial* se eleva, portanto funciona como um sensor do volume circulante. Apresenta múltiplas ações sobre os sistemas cardiovascular e renal e age também sobre outros sistemas hormonais, em particular sobre o SRAA, inibindo a liberação de renina e de aldosterona e antagonizando as ações periféricas da angiotensina II. Esses peptídios podem reduzir a PA porque aumentam a excreção de sódio, têm efeito vasodilatador direto, reduzem o volume circulante promovendo diurese, natriurese e translocando líquido do compartimento intravascular para o espaço extravascular e, finalmente, antagonizam as ações de vários sistemas hormonais vasoconstritores – o SRAA, as catecolaminas, a vasopressina e a ET. Mais recentemente, foram descritos outros peptídios da mesma família (BNP – peptídio natriurético cerebral e CNP – peptídio natriurético C) com ações semelhantes, porém produzidos em maior quantidade em outros locais do organismo, como o ventrículo (BNP) ou o endotélio (CNP), e tendo mecanismos reguladores diferentes do ANP. O BNP tem sido considerado um marcador da função e da estrutura ventriculares, tem efeito vasodilatador e reduz a proliferação celular. Desse modo, essa família de peptídios deve participar da regulação da PA, da manutenção do volume circulante e da modulação das alterações estruturais do coração, das artérias e das arteríolas. Por essa razão, o BNP eleva-se na insuficiência cardíaca e tem sido usado como um bom marcador do volume circulante e de gravidade da insuficiência cardíaca.

Vasopressina ou hormônio antidiurético

Peptídio com efeito sistêmico vasoconstritor cuja ação renal é aumentar a permeabilidade dos ductos coletores à água, concentrando a urina. Alguns estudos têm demonstrado que a vasopressina tem papel importante na manutenção da PA quando ocorre falha ou depressão de outros sistemas vasoconstritores, como o SRAA e o sistema nervoso autonômico (p. ex., em pacientes diabéticos com neuropatia ao assumirem a posição ereta).

Endotélio e seu hormônio natural (endotelina)

O endotélio é considerado o maior órgão do corpo humano. Funciona como um órgão **endócrino**, pois produz substâncias que circulam e têm ação a distância; **parácrino**, liberando substâncias com ações locais; e **intrácrino**, gerando substâncias com ações na própria célula. Na Figura 35.5, observam-se as principais substâncias produzidas pelo endotélio ou que têm ações sobre o endotélio vascular e as células musculares lisas subjacentes. O sistema renina-angiotensina é um bom exemplo de produção parácrina, pois todos os seus elementos são encontrados na superfície ou no interior das células endoteliais. O mesmo ocorre com outros sistemas hormonais circulantes (SCC e PG). Já as ET são os hormônios naturais dessas células. As ET são peptídios identificados no fim da década de 1980, cujo efeito vasoconstritor sobrepuja até mesmo o das catecolaminas e da AII. São produzidas em grande quantidade pelas células endoteliais, podendo ter ações locais (célula muscular lisa subjacente) ou sistêmicas (quando atingem a corrente sanguínea). Embora tenham efeito vasoconstritor bem definido, seu papel na gênese e na manutenção da HA ainda não está completamente estabelecido. A utilização dos bloqueadores competitivos da ET como medicamento mostrou ser possível reduzir a PA em indivíduos com hipertensão grave, mas com efeitos colaterais importantes (retenção de sódio e volume com sobrecarga cardíaca) que não impedem a sua indicação para o tratamento da hipertensão. Há um representante da classe disponível no mercado brasileiro (bosentana) com indicação para o tratamento da HA pulmonar.

Óxido nítrico ou fator relaxante derivado do endotélio

Muitas substâncias com efeito vasodilatador (p. ex., acetilcolina, BK) agem sobre a musculatura lisa vascular por meio da liberação de NO pelas células endoteliais. Tal mecanismo de ação foi comprovado em experimentos nos quais, ao se retirar a camada endotelial de artérias em preparações isoladas, esses vasodilatadores deixavam de agir. Daí ter sido chamado originalmente de "fator relaxante derivado do endotélio" (EDRF), nome em desuso, mas de importância histórica. Posteriormente, identificou-se essa substância como o NO, cujo potente efeito vasodilatador se faz pela geração de GMP cíclico no interior das células musculares lisas vasculares. Embora se acredite que sua ação se restrinja à regulação do fluxo sanguíneo local ou regional, parece ter um papel importante na manutenção da PA em níveis normais. Em ratos, por exemplo, a administração crônica de substâncias que impedem a formação de NO promove elevação sustentada da PA e lesão sistêmica (vascular, cardíaca e renal) à semelhança do que ocorre na HA primária. Na tentativa de produzir uma nova classe de medicamentos anti-hipertensivos que inibissem a degradação do NO, foram estudados os inibidores seletivos da fosfodiesterase 5. Esses fármacos não mostraram efeito anti-hipertensivo relevante, mas se observou que tinham como "efeito colateral" a ereção, o que acabou resultando no desenvolvimento de uma classe de medicamentos muito eficaz para homens com disfunção erétil, pois a melhora do fluxo sanguíneo regional induzida pela ação mais duradoura do NO facilita a ereção peniana. Esses medicamentos, particularmente o sildenafila, também estão sendo administrados em doses altas para o tratamento da hipertensão pulmonar, com resultados comprovados e alívio dos sintomas.

Outras substâncias com ações vasoconstritoras ou vasodilatadoras podem estar envolvidas no controle da PA. Contudo, foge ao objetivo deste capítulo descrever mecanismos reguladores da PA não universalmente reconhecidos como de importância clínica.

Em resumo e de modo simplificado, poder-se-ia entender a fisiopatologia da HA primária como multifatorial, ou seja, resulta do desbalanço da interação de vários elementos, como conteúdo de sódio total e volume extracelular, atividade do SNC e autonômico e atividade de sistemas vasoconstritores (excesso) e vasodilatadores (deprimido). Em alguns indivíduos e em determinados estados hipertensivos, podem prevalecer os mecanismos vasoconstritores, enquanto, em outros, predomina a hipoatividade dos sistemas vasodilatadores.

Resistência insulínica e síndrome metabólica

A resistência insulínica é um achado frequente entre os indivíduos hipertensos. Embora não ocorra em todos, muitos pesquisadores a consideram um fator importante na gênese da HA primária e na manutenção dos níveis pressóricos elevados em muitos estados hipertensivos, em particular em pessoas obesas ou portadores de diabetes melito tipo 2, que se manifesta habitualmente em adultos (ou jovens) obesos e que não necessita de insulina exógena para controle dos níveis glicêmicos.

Uma característica dessa condição é a resistência à ação periférica da insulina, que leva à necessidade de maiores níveis sanguíneos desse hormônio para metabolizar a glicose (Figura 35.8). A hiperinsulinemia promove retenção de sódio e água, ativação do SNS e mudanças na atividade de bombas que regulam a concentração de sódio intracelular (bomba de Na^+/K^+ e Na^+/H^+). O aumento do sódio intracelular aumenta a resposta vasoconstritora do tecido muscular liso. O conjunto dessas alterações leva ao aumento da PA. Além disso, a insuficiente disponibilidade de glicose intracelular estimula a mobilização de gorduras periféricas ao fígado em busca de energia, resultando em maior *turnover* de gorduras e nas alterações do perfil lipêmico comum nos indivíduos com resistência insulínica e hipertensão primária: aumento do colesterol total, do LDL-colesterol e dos triglicerídios e redução do HDL-colesterol. Há pesquisadores, entretanto, que não acreditam que a HA seja consequência da resistência insulínica, mas o inverso. Por essa interpretação, a alteração básica da hipertensão seria a hiperatividade simpática, que teria como consequência a modificação na composição das células musculares esqueléticas, que passariam a ser menos sensíveis à insulina, ou seja, a resistência à insulina seria consequência da hipertensão, e não sua causa. Independentemente do mecanismo, há resistência insulínica e hiperinsulinemia em grande parte dos indivíduos com HA primária, parecendo ser responsáveis, pelo menos em parte, por elevar a PA e induzir às alterações lipêmicas frequentes nessas pessoas. A associação entre hipertensão, obesidade e dislipidemia é um exemplo clínico típico da atuação desses mecanismos. Nesta condição, a redução da ingesta calórica e exercícios físicos regulares melhoram a resistência insulínica e revertem tais alterações, ou seja, há redução da glicemia, da insulinemia, do colesterol e da PA. Reaven,[4] ao identificar que a associação dessas anormalidades estava presente em uma parcela considerável da população de hipertensos, chamou de "síndrome X" a seguinte combinação de fatores: hipertensão primária, hiperinsulinemia, obesidade, dislipidemia e aterosclerose (principalmente manifestada por doença coronariana). Hoje, esse quadro é mais apropriadamente denominado "síndrome de resistência insulínica" ou "síndrome metabólica".

Em 2002, o terceiro relatório do Programa Nacional de Educação para Colesterol nos EUA (NCEP-ATPIII – National Cholesterol Education Program – Adult Treatment Panel III) conceituou a síndrome metabólica como é hoje aceita pela maioria dos autores e instituições. Segundo as diretrizes do NCEP-ATPIII, a síndrome metabólica é definida como a presença de, pelo menos, três entre cinco fatores de risco associados às doenças cardiovasculares (Quadro 35.4). A síndrome metabólica associa-se não somente à HA, mas também ao maior risco de complicações cardiovasculares e renais associadas à hipertensão [infarto do miocárdio, AVE, doença renal crônica (DRC) e insuficiência cardíaca], à maior presença de marcadores inflamatórios associados à progressão da aterosclerose e ao aumento do risco de desenvolver diabetes melito tipo 2. Predisposição genética e fatores ambientais e comportamentais (p. ex., a alimentação inadequada e o sedentarismo) são os principais responsáveis pelo desenvolvimento da síndrome metabólica. Essas alterações começam na infância, progridem na idade adulta e manifestam-se mais intensamente à medida que o ser humano envelhece. Nesse sentido, há muitos estudos demonstrando que a prevalência de HA em crianças e adolescentes associa-se francamente ao excesso de peso.

O Quadro 35.4 mostra os critérios mais universalmente aceitos para definir o diagnóstico de síndrome metabólica, propostos em 2002 por um painel de especialistas no Third Report of the NCEP Expert Panel on Detection, Evaluation, and Treatment of High Blood Cholesterol in Adults (ATPIII).[5] Em 2009, outro painel de especialistas de diferentes entidades de saúde governamentais e não governamentais de todo o mundo, no sentido de harmonizar as diferenças entre valores de corte dos critérios de definição da síndrome metabólica,

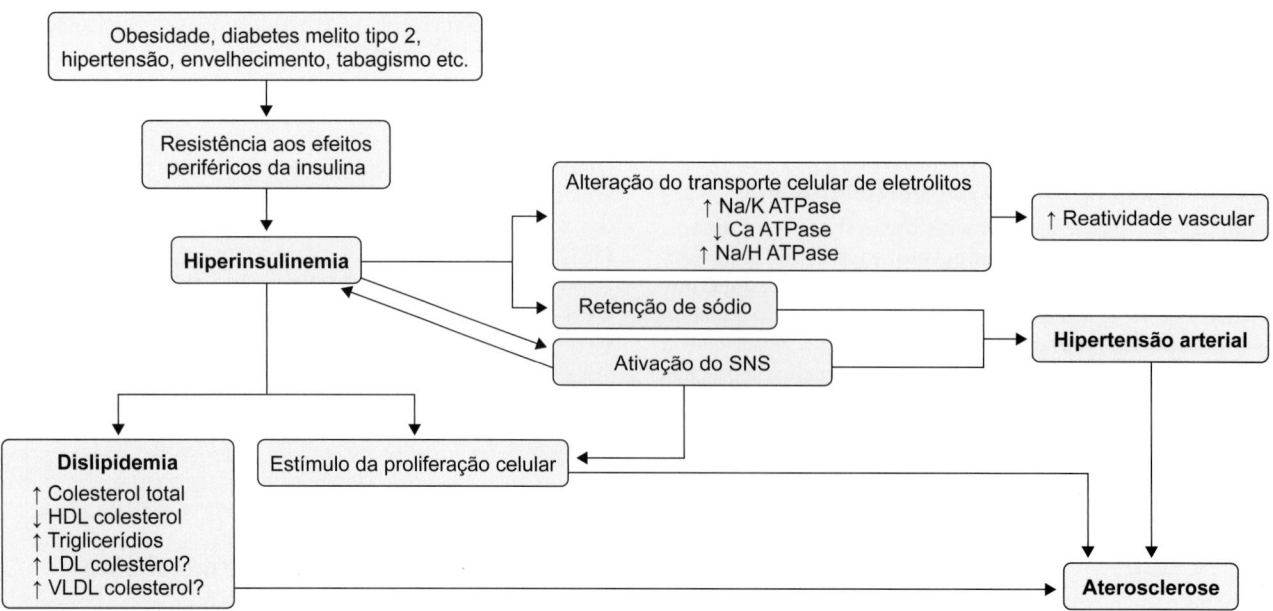

Figura 35.8 Possível papel da resistência insulínica e hiperinsulinemia sobre a regulação da pressão arterial, o metabolismo lipídico e a aterosclerose. SNS: sistema nervoso simpático.

Quadro 35.4 Síndrome metabólica.

Fatores de risco	Critérios
Obesidade central	Circunferência abdominal > 102 cm (homens) e > 88 cm (mulheres)
Triglicerídios	≥ 150 mg/dℓ
HDL colesterol	< 40 mg/dℓ (homens) < 50 mg/dℓ (mulheres)
Pressão arterial	≥ 130 mmHg ou > 85 mmHg
Glicemia de jejum	≥ 110 mg/dℓ

propuseram critérios mais rígidos de circunferência abdominal (> 94 cm para homens e > 80 cm para mulheres ou, se houver, valores específicos para cada população ou país) e valores de glicemia em jejum > 100 mg/dℓ. A adoção desses critérios aumenta a prevalência de síndrome metabólica de 35 para 42% em homens e de 35 para 38% em mulheres norte-americanas. Esses critérios foram os adotados na DBHA – 2020.

ETIOLOGIA DA HIPERTENSÃO ARTERIAL

Hipertensão arterial primária

Chama-se "hipertensão primária" quando, mesmo após uma investigação clínica e laboratorial detalhada, não se consegue encontrar qualquer doença ou outra causa específica para explicar a elevação dos níveis pressóricos. Contrapõe-se a esse conceito o de "hipertensão secundária", em que a elevação da PA representa apenas um dos sinais de uma doença ou anormalidade subjacente. O Quadro 35.5 apresenta a classificação etiológica da HA.

A rigor, somente se deve considerar a hipertensão primária quando todas as causas de hipertensão secundária foram exaustivamente pesquisadas e excluídas. Entretanto, do ponto de vista prático, na maioria das vezes, não é possível (ou desejável) proceder a uma série de exames custosos para o paciente e para o sistema de saúde para excluir todas as causas conhecidas de HA. Assim, a presença de elementos que se traduzam em "fatores de risco" (ver adiante) para a elevação da PA reveste-se de especial importância, pois reforça a hipótese diagnóstica de HA primária.

Fatores de risco da hipertensão arterial primária

São considerados "fatores de risco" para desenvolver HA certos elementos que tendem a aumentar a probabilidade individual ou populacional de elevar a PA. Quando se fala em "fatores de risco", está-se referindo especialmente à HA **primária**, ou seja, aquela não relacionada a qualquer doença renal nem de outros sistemas capazes de elevar a pressão. O Quadro 35.6 relaciona os principais "fatores de risco" para o aparecimento de HA primária. Embora, não de maneira absoluta, eles são apresentados em ordem de importância.

Um primeiro grupo de fatores de risco está relacionado com elementos pessoais nos quais é impossível intervir, ou seja, são inevitáveis e envolvem hereditariedade, cor da pele ou etnia, idade e sexo. A HA apresenta uma evidente agregação familiar, não sendo raro encontrar vários membros de uma mesma família acometidos pela doença. Essa predisposição genética parece ser determinada por herança multigênica com penetrância variável. Negros (pretos e pardos) apresentam maior

Quadro 35.5 Classificação etiológica da hipertensão arterial.

Hipertensão arterial primária (90 a 95%)

Hipertensão arterial secundária
- Renal: glomerulonefrites agudas e crônicas, pielonefrite crônica, nefrite intersticial, nefropatia de refluxo, rins policísticos e hidronefrose
- Renovascular: aterosclerose, displasia fibromuscular, poliarterite nodosa, doença de Takayasu, fístula arteriovenosa, compressões
- Endócrina: tireoide – hipertireoidismo, hipotireoidismo
- Suprarrenal – síndrome de Cushing, hiperaldosteronismo primário, feocromocitoma, deficiência enzimática (11β-hidroxilase e 17α-hidroxilase)
- Coarctação da aorta
- Medicamentosa: anticoncepcionais, corticosteroides, anti-inflamatórios não hormonais, antidepressivos tricíclicos
- Doença hipertensiva específica da gravidez (pré-eclâmpsia)
- Outras: hiperparatireoidismo, tumores produtores de renina ou aminas simpatomiméticas, acromegalia, outras causas de hiperandrogenismo

Quadro 35.6 Fatores de risco para o desenvolvimento da hipertensão arterial.

Hereditariedade: agregação familiar evidente (herança multigênica)

Idade: aos 20 anos, prevalência de cerca de 10%; aos 50 anos, cerca de 40%; após os 70 anos, > 60%

Sexo: mais frequente nos homens; inverte-se após a menopausa

Cor da pele (etnia): maior prevalência em pretos/pardos, que também têm as formas mais graves

Obesidade: duas a três vezes mais frequente em obesos

Excesso de sal: quanto maior a ingesta de sódio, maior a prevalência

Excesso de álcool: consumo superior a 30 mℓ de álcool por dia aumenta o risco

Vida sedentária: predispõe à obesidade e à hipertensão

Estresse: indivíduos com predisposição familiar têm maior elevação pressórica frente ao estresse

Tabagismo: fumantes têm pressão arterial mais elevada durante o dia

tendência a desenvolver HA e, segundo alguns estudos, cursam com as formas mais graves da moléstia, podendo ter maior risco de complicações (p. ex., insuficiência renal). A prevalência da HA aumenta com a idade, com pico de incidência entre os 60 e 70 anos (Figura 35.9). As mulheres em idade fértil apresentam menor incidência da doença se comparadas aos homens da mesma idade e mesmo grupo racial. Contudo, após a menopausa, a incidência de hipertensão em mulheres é semelhante ou até mesmo superior àquela encontrada nos homens.

Outro grupo de fatores de risco está relacionado com as condições de vida dos indivíduos acometidos, nos quais, estes sim, há possibilidade de intervenção. O consumo exagerado de sal está associado ao aparecimento e agravamento da HA principalmente naqueles que já apresentem predisposição genética. Existem muitos estudos realizados em populações primitivas isoladas nas quais não existe o hábito de adicionar cloreto de sódio no preparo dos alimentos. Nestas, a prevalência de HA é praticamente nula, a PA não se eleva com a idade e a incidência de doenças cardiovasculares é desprezável. Outro aspecto interessante é aquele relacionado com a sensibilidade individual ao sal. Estudos têm mostrado que nem todos os indivíduos comportam-se da mesma maneira em relação ao sal. Alguns são considerados

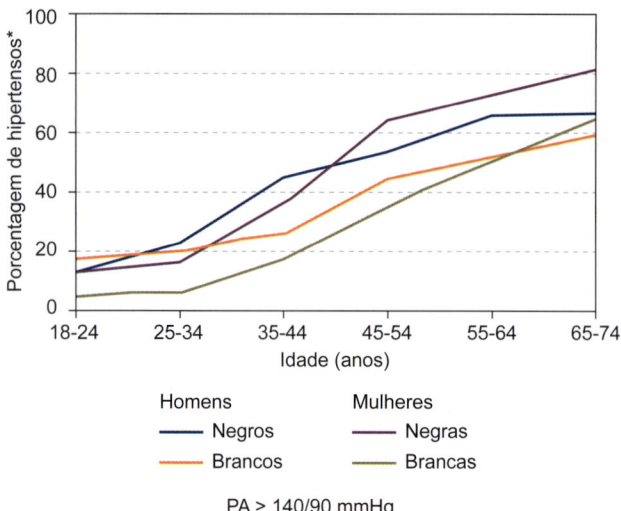

Figura 35.9 Prevalência de hipertensão arterial segundo a idade, o sexo e o grupo racial.[6]

"sensíveis", pois apresentam elevação pressórica quando ingerem excesso de sódio, e outros, "resistentes", pois elevam muito pouco ou nada a PA em resposta à sobrecarga de sal. O inverso também ocorre, ou seja, indivíduos "sensíveis" apresentam redução pressórica mais acentuada quando se restringe a ingesta de sódio, e os "resistentes" têm menor benefício. Embora essas subpopulações possam ser identificadas em estudos de curta duração (semanas), não existem estudos que demonstrem esse efeito em **longo prazo** (anos). Contudo, existem estudos de longa duração realizados com amostras populacionais bastante diversas e representativas demonstrando o benefício da restrição de sal no controle da HA. Por isso, recomenda-se indistintamente a restrição de sódio (< 6 g de sal/dia) para os indivíduos com HA.

A obesidade é outro importante fator de risco relacionado com as condições de vida do hipertenso. Muitos estudos têm sugerido que o excesso de insulina ou a resistência à ação periférica da insulina (frequentemente observada em obesos e diabéticos do tipo 2) têm um papel importante na gênese e/ou na manutenção da HA nesses indivíduos. Há várias evidências de que os indivíduos com índice de massa corporal (IMC = peso/altura^2) superior a 25 kg/m^2 estão mais sujeitos à elevação da PA. Na experiência dos autores deste capítulo, os antecedentes familiares associados ao excesso de peso são os principais fatores associados à HA em jovens. O IMC correlaciona-se também positivamente com a maior incidência de doenças cardiovasculares, em particular com a obstrução coronariana, que predispõe à angina e ao infarto do miocárdio. Inversamente, a redução do peso é uma das formas de intervenção mais eficazes para reduzir a PA.

Vários estudos relacionam também o consumo **excessivo** de bebidas alcoólicas com maior prevalência de HA. O consumo de álcool etílico em quantidades **superiores** a 30 mℓ/dia (equivalente a duas doses de destilados ou dois copos de vinho ou duas cervejas) associa-se à elevação da PA. Assim, do mesmo modo que em relação à obesidade e ao sal, a retirada desse fator de risco representa um importante elemento auxiliar no controle da hipertensão.

Vida sedentária, estresse e tabagismo parecem estar relacionados com a HA. No entato, os estudos nessas áreas são ainda inconclusivos quanto à relação causal desses fatores.

Embora possa ainda haver dúvidas de que o sedentarismo seja um fator de risco para a hipertensão, o inverso, ou seja, a prática regular de exercícios físicos, preferencialmente aeróbicos, **comprovadamente** contribui para reduzir a PA em hipertensos e normotensos.

O estresse (reação de defesa do organismo a qualquer estímulo agressor externo ou interno) provoca as seguintes alterações hemodinâmicas: aumento da FC, do DC e da PA. Indivíduos com predisposição genética à hipertensão respondem de maneira mais acentuada ao estresse. Situações de catástrofes associam-se à maior prevalência de hipertensão. Não se sabe, entretanto, se a sobrecarga do dia a dia à qual habitualmente as pessoas se submetem é suficiente para causar a elevação sustentada da PA. Alguns estudos sugerem que condições de trabalho ou da vida diária que o indivíduo não tem meios ou não tem poder de decisão suficiente para controlar, além de situações de conflito e tensão, associam-se à elevação da PA.

Há estudos que apontam a existência de uma relação causal entre tabagismo e hipertensão e outros que a negam. Um recente levantamento, utilizando monitoramento da PA por 2 dias consecutivos, detectou que fumantes têm PA mais elevada do que não fumantes no período em que fumam (durante o dia). Realmente, os efeitos agudos sobre o sistema cardiovascular observados ao fumar um cigarro incluem a elevação da FC, da PA e vasoconstrição, que duram de 20 a 30 minutos. Independentemente de predispor ou não à HA, o tabagismo é um dos mais importantes fatores de risco para o desenvolvimento de doenças cardiovasculares (AVE, doença coronariana e obstrução arterial periférica) – portanto, deve ser banido dos hábitos de indivíduos hipertensos.

Hipertensão arterial secundária

Entre as hipertensões secundárias, aquelas de causa renal, renovascular, endócrina e a doença hipertensiva da gravidez (DHG), seja pela frequência ou pela importância clínica, são abordadas com mais detalhes nos Capítulos 27 e 36. Entretanto, apenas no sentido de não perder a visão geral do assunto, vale a pena ressaltar alguns aspectos clínicos que levam a pensar na existência de uma dessas causas de hipertensão. A existência de história anterior de doença renal, edema ou alterações urinárias, a ausência de hipertensão na família e a presença de edema e anemia (ao exame físico), de proteinúria/hematúria (no exame de urina tipo I) e de creatinina plasmática elevada são dados sugestivos de doença renal primária como causa da hipertensão. As doenças que mais comumente provocam tais alterações são as glomerulonefrites crônicas, as pielonefrites crônicas, as doenças tubulointersticiais, incluindo nefropatia de refluxo, e a doença renal policística autossômica dominante.

São indícios de que a hipertensão possa ter causa renovascular (ver Capítulo 36, *Hipertensão Arterial Secundária*): paciente jovem com hipertensão muito grave (particularmente se for mulher), ausência de história familiar de hipertensão, sopro abdominal ou pulsos alterados, queda pressórica muito acentuada com o uso de bloqueadores do SRAA (IECA ou bloqueadores dos receptores da angiotensina II) e piora abrupta de uma hipertensão que era estável (mais comum em idosos). As causas mais frequentes de estenose da artéria renal são a aterosclerose (em homens e mulheres depois da menopausa) e a displasia fibromuscular (mais comum em mulheres jovens). A comprovação diagnóstica da hipertensão renovascular segue rotinas de investigação que dependem das características e da disponibilidade de exames específicos de cada centro, mas que geralmente incluem:

- Teste com um IECA (captopril – 50 mg VO) – quando promove queda da pressão diastólica (após 90 a 120 minutos) de 20 mmHg ou mais, é considerado positivo e indica que a hipertensão é mantida por hiperatividade do sistema renina-angiotensina, devendo-se, portanto, prosseguir na investigação
- A comprovação morfológica da isquemia renal pode ser feita, inicialmente, pela ultrassonografia renal com Doppler das artérias renais ou outro método de imagem (quando mostram diferença de, pelo menos, 1,5 cm entre as massas renais, sugerem isquemia crônica); já a cintilografia renal ou a urografia excretora, esta pouco utilizada hoje, podem mostrar, além da diferença de tamanho, retardo na chegada e na excreção do contraste em um dos rins
- A arteriografia renal, a angiorressonância ou a tomografia *multislice* são indispensáveis para comprovar a presença de estenose de uma (mais frequente) ou ambas as artérias renais, podendo também (a arteriografia) ser usadas como tratamento (angioplastia com ou sem a colocação de *stent*)
- Coleta e dosagem de renina em separado nas veias renais e cava (abaixo e acima das veias renais) para investigar se há ou não lateralização da produção de renina, que pode ser um importante elemento em relação ao diagnóstico causal e ao prognóstico de cura, quando se corrige a estenose eventualmente presente.

Entre as causas endócrinas de HA, as alterações da glândula tireoide (principalmente o hipertireoidismo), o hipercortisolismo (síndrome de Cushing) e o hiperandrogenismo (tumores virilizantes da suprarrenal e deficiências enzimáticas congênitas – 11β-hidroxilase ou 17α-hidroxilase) costumam ter quadro clínico evidente, despertando, quase sempre, a atenção do médico para a hipótese de hipertensão secundária a essas doenças. Isso, porém, não ocorre com o hipotireoidismo, o hiperaldosteronismo primário e com parte dos casos de feocromocitoma. Por isso, é importante dispor de algum(s) parâmetro(s) para fazer a triagem dessas endocrinopatias. No hiperaldosteronismo primário, quando o potássio plasmático está diminuído, este se torna um bom marcador. A ação da aldosterona sobre o túbulo distal, promovendo a reabsorção de sódio (causa mais importante da hipertensão no hiperaldosteronismo) e a excreção de potássio, será responsável pela hipocalemia. Deve-se lembrar que as causas mais comuns de hipocalemia são a ingesta deficiente, o uso de diuréticos e a diarreia. Na ausência desses fatores causais mais frequentes, hipocalemia (K < 3,5 mEq/ℓ) com potássio na urina de 24 horas > 30 mEq representa um elemento sugestivo para o diagnóstico de hiperaldosteronismo, devendo-se prosseguir na investigação dessa causa. Quando o indivíduo tem ingesta deficiente ou toma diurético, deve-se suspendê-lo e suplementar a dieta com cloreto de potássio via oral (VO) por um período mínimo de 1 mês (30 a 40 mEq/dia) antes de coletar novo potássio plasmático e na urina de 24 horas. Algumas vezes, o K plasmático pode chegar a valores menores que 2,5 mEq/ℓ. A confirmação diagnóstica de hiperaldosteronismo primário se faz com a dosagem plasmática concomitante de aldosterona (elevada) e renina (diminuída) que não respondem ao estímulo postural (não se elevando após 2 horas em pé, como na resposta fisiológica normal). Os tumores ou a hiperplasia das células da zona glomerulosa da(s) suprarrenal(is) podem ser os responsáveis por esse quadro. A tomografia das glândulas adrenais com cortes finos (0,5 cm) pode evidenciar essas alterações morfológicas. Nos últimos anos, têm surgido estudos relatando a existência de hiperaldosteronismo primário com valores de potássio plasmático normais. Nesses estudos, a avaliação do hiperaldosteronismo começa pela determinação da relação entre a dosagem de aldosterona plasmática (Aldo – ng/dℓ) e a atividade plasmática de renina (APR – ng/mℓ/h). Quando os autores utilizam o critério da relação Aldo/APR > 25 e a Aldo está elevada, há grande chance de encontrar a hiperplasia ou tumores adrenais produtores de aldosterona. Embora essa forma secundária de hipertensão seja relativamente rara, o fato de ser potencialmente curável torna o seu diagnóstico importante. Entretanto, os problemas metodológicos envolvendo as dosagens de APR e Aldo de modo confiável limitam muito a realização do diagnóstico de hiperaldosteronismo primário em centros que não sejam de referência ou que não façam esses exames rotineiramente.

O feocromocitoma é um tumor originado das células cromafins e está localizado na medula da suprarrenal em 85% dos casos. Entretanto, como esse tecido se origina da ectoderme, pode haver resquícios em qualquer local do tórax ou abdome, habitualmente junto à coluna vertebral. Produz grande quantidade de catecolaminas que elevam a PA. É também uma causa rara de hipertensão. Cerca da metade dos casos de feocromocitoma evolui em "crises" de descarga de catecolaminas que provocam aumentos repentinos da PA ou grande labilidade pressórica acompanhados de cefaleia, taquicardia, palidez, piloereção, tontura e outros sintomas adrenérgicos. Evidentemente, a presença desses sintomas sugere o diagnóstico de feocromocitoma. Entretanto, a outra metade dos casos não apresenta quaisquer sinais sugestivos de liberação adrenérgica, comportando-se como se fosse hipertensão primária. A dosagem da metanefrina urinária (catabólito das catecolaminas) é o principal exame de triagem para pesquisar a presença de feocromocitoma. Ela pode ser determinada em amostra isolada de urina, e o resultado é fornecido em relação à excreção de creatinina ou, de modo absoluto, na urina de 24 horas. Quando elevada, indica hiperatividade adrenérgica. Se puder ser suprimida com 0,400 mg de clonidina VO (um simpatolítico de ação central – ver medicamentos anti-hipertensivos, mais adiante), significa que a origem da hiperatividade adrenérgica está no próprio SNS. Os tumores produtores de catecolaminas não são sensíveis à clonidina, e a metanefrina na urina continua elevada 4 horas após a administração de clonidina. A dosagem do ácido vanilmandélico (VMA) é desaconselhável, pois, sendo determinado por método colorimétrico, exige dieta especial (sem nenhum corante) por 3 dias e necessita ser quantificado na urina de 24 horas. Já a dosagem de metanefrina pode ser realizada em amostra isolada de urina coletada em meio ácido.

Alguns medicamentos de uso muito amplo podem causar elevação da PA. Entre eles, os corticosteroides e os antidepressivos tricíclicos costumam ser prescritos por médicos e com indicação precisa. No entanto, isso não ocorre em relação aos AINEs e os anticoncepcionais. Os AINEs são os medicamentos mais prescritos por médicos, mas a venda indiscriminada em farmácias e a automedicação são ainda maiores. Os AINEs podem aumentar a pressão por reterem sódio e água e por impedirem a produção das PG vasodilatadoras. Portanto, seu uso deve ser o mais restrito possível em hipertensos. Com os anticoncepcionais, ocorre o mesmo fenômeno: são usados, na maioria das vezes, sem nenhum controle médico. Esses medicamentos elevam a pressão na maioria das mulheres que fazem uso deles. Em muitas, esse efeito não é suficiente para chegar à faixa de pressão considerada hipertensão, porém sabe-se que mesmo pequenos aumentos da PA, ainda que na faixa da normalidade ou pré-hipertensão, fazem crescer o risco de doenças cardiovasculares (ver Figura 35.3). Esse risco é ainda maior em mulheres que fumam. Os anticoncepcionais geralmente são combinações de estrógenos e progestágenos sintéticos. Os estrógenos elevam a pressão por ativarem o SRAA, e os progestágenos têm efeito mineralocorticoide (semelhante ao da aldosterona). A interrupção dos anticoncepcionais costuma reverter ou melhorar o processo hipertensivo na maioria das mulheres após 2 ou 3 meses. Evidentemente, as mulheres com outros fatores predisponentes são as mais sujeitas a desenvolver hipertensão com o uso dos anticoncepcionais. No entanto, não é raro observar o desaparecimento da hipertensão após a sua interrupção.

> **! PONTOS-CHAVE**
>
> Causas endócrinas de HA:
> - As alterações da glândula tireoide (principalmente o hipertireoidismo), o hipercortisolismo (síndrome de Cushing) e o hiperandrogenismo (tumores virilizantes da suprarrenal e deficiências enzimáticas congênitas – 11β-hidroxilase ou 17α-hidroxilase) – têm quadro clínico evidente
> - Hipotireoidismo, hiperaldosteronismo primário e parte dos casos de feocromocitoma – o quadro clínico pode não ser evidente
> - Perto da metade dos casos de feocromocitoma evolui em "crises" de descarga de catecolaminas que provocam aumentos repentinos da PA ou grande labilidade pressórica acompanhados de cefaleia, taquicardia, palidez, piloereção, tontura e outros sintomas adrenérgicos
> - O hiperaldosteronismo primário tem um bom marcador: a hipocalemia, mas é preciso lembrar que as causas mais comuns de hipocalemia são a ingesta deficiente, o uso de diuréticos e a diarreia.

CONSEQUÊNCIAS DA HIPERTENSÃO ARTERIAL

Como a HA tem, na maioria das vezes, instalação lenta e gradual, vão ocorrendo várias adaptações, principalmente no sistema cardiovascular, em resposta à elevação pressórica. Algumas delas não trazem consequências clínicas de imediato. Em longo prazo, porém, implicam sérios riscos de morbidade e mortalidade cardiovascular. De maneira geral, pode-se dizer que o indivíduo hipertenso apresentará mais precocemente e em grau mais acentuado a doença aterosclerótica e todas as suas possíveis consequências. Além da aterosclerose (comprometendo as artérias de maior calibre), a hipertensão lesa as pequenas artérias e arteríolas. O espessamento da parede vascular (hipertrofia e hiperplasia da camada muscular e replicação da lâmina elástica interna) é a "marca registrada" da hipertensão sobre as arteríolas (arteriosclerose). Além de contribuir para aumentar a resistência periférica, perpetuando o processo hipertensivo, esse espessamento da parede arteriolar pode ser tão grave a ponto de comprometer o fluxo sanguíneo para órgãos importantes, como os rins e a musculatura cardíaca.

O Quadro 35.7 resume as principais consequências clínicas da HA. Como se pode observar, a maior parte delas ocorre no sistema cardiovascular.

Quadro 35.7 Consequências clínicas da hipertensão arterial.

Cerebrais

Encefalopatia hipertensiva
Acidente vascular encefálico
- Isquêmico ou trombótico
- Hemorrágico
- Lacunar

Episódio isquêmico transitório

Cardíacas

Miocárdicas
- Hipertrofia ventricular esquerda (HVE)
- Fibrose e dilatação
- Insuficiência cardíaca
- Edema agudo de pulmão

Coronárias (obstrução por aterosclerose)
- Angina e infarto do miocárdio

Arritmias (associadas à HVE)
- Extrassístoles ventriculares isoladas
- Arritmias ventriculares complexas
- Fibrilação ventricular – morte súbita

Renais

Arterial
- Placa aterosclerótica – hipertensão renovascular

Arteriolar
- Arteriolesclerose – nefroesclerose "benigna"
- Necrose fibrinoide e endarterite proliferativa (hipertensão maligna)

Glomerular
- Glomeruloesclerose progressiva – IRC

Retinianas

Retinopatia hipertensiva
Trombose venosa

Outras lesões arteriais

Obstrução arterial periférica
- Território aortoiliacofemoral – claudicação intermitente
- Outros territórios – carotídeo e mesentérico

Aneurismas
- Território aortoiliacofemoral

Aneurisma dissecante da aorta
Úlceras hipertensivas (isquemia distal)

Comprometimento cerebral da hipertensão arterial

As complicações cerebrais não fogem à regra. Invariavelmente, decorrem do comprometimento da circulação cerebral. Como mostra a Figura 35.10, o fluxo sanguíneo para o cérebro, assim como para outros territórios vasculares mais nobres (coronário e renal), mantém-se constante mesmo quando ocorrem grandes variações da PA. Essa **autorregulação** da perfusão cerebral existe graças a mecanismos nervosos, hormonais e a um efeito miogênico local que, em conjunto, promovem vasoconstrição quando a PA se eleva e vasodilatação quando a PA se reduz. Observe, entretanto, que se trata de um mecanismo limitado, ou seja, quedas acentuadas da PA reduzem o fluxo sanguíneo cerebral, enquanto elevações pressóricas extremas produzirão hiperfluxo e consequente edema cerebral. Esse mecanismo de autorregulação é mais facilmente rompido quando as variações pressóricas são mais bruscas. Assim, quando a hipertensão é muito grave ou se instala de maneira abrupta, a autorregulação é quebrada, sobrevindo o edema cerebral, que poderá provocar diferentes manifestações clínicas, dependendo da intensidade e das áreas atingidas. Esses casos são conhecidos como "encefalopatia hipertensiva", sendo frequentemente acompanhados por

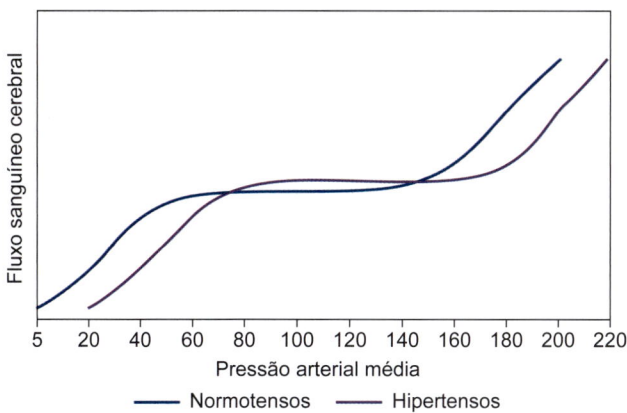

Figura 35.10 Esquema da autorregulação do fluxo sanguíneo para o território cerebral.

um ou mais dos seguintes sinais de hipertensão intracraniana – cefaleia intensa, náuseas, vômitos, comprometimento do nível de consciência (desde sonolência e obnubilação até o coma profundo) – e podem, em certos casos, coexistir sinais de comprometimento motor transitório e até mesmo convulsões. O exame do fundo de olho, que reflete uma parte do leito vascular cerebral (retina), mostrará com frequência as seguintes alterações agudas: edema de retina (brilho aumentado), eventualmente edema de papila (edema cerebral), e possíveis hemorragias retinianas e exsudatos algodonosos, correspondendo, respectivamente, à lesão da parede arteriolar e à isquemia da retina e correspondem às lesões graus 3 e 4 na classificação de Keith-Wagener (Quadro 35.8). Outras alterações anatômicas (crônicas) poderão estar presentes. Nem sempre se consegue identificar os mecanismos responsáveis por essas elevações pressóricas a ponto de causar tal dano cerebral. Entretanto, com frequência se trata de pacientes que, tendo hipertensão muito grave, abandonam o tratamento por completo ou o fazem irregularmente. A suspensão abrupta da clonidina pode também provocar a liberação adrenérgica com crise hipertensiva grave.

O AVE é cinco a sete vezes mais frequente em hipertensos do que em normotensos. Na maioria das vezes, os hipertensos são vítimas do AVE isquêmico ou trombótico (90%), ou seja, há a obstrução completa de uma artéria já acometida por placa aterosclerótica, sobrevindo a morte do tecido cerebral irrigado por essa artéria. Nesses casos, as consequências mais importantes são o comprometimento motor unilateral acompanhado de disfasia ou afasia (lesão do sistema piramidal) e liberação extrapiramidal (hipertonia). Geralmente, coexistem alterações da sensibilidade do mesmo lado da hemiparesia ou hemiplegia. O quadro costuma ser de instalação abrupta, e o edema cerebral que geralmente o acompanha provoca também comprometimento da consciência (sonolência ou coma). O AVE hemorrágico (ruptura de pequenas artérias perfurantes com "inundação" de parte do parênquima cerebral) é mais raro (10%), porém mais dramático e de pior prognóstico. A apresentação clínica é semelhante à do AVE isquêmico, porém, como o edema cerebral é mais intenso, há maior comprometimento da consciência (coma profundo) e de funções cerebrais vitais, como o centro respiratório e o controle da PA, que fica mais instável. Já o AVE do tipo *lacunar*, cuja ocorrência é quase exclusiva de indivíduos hipertensos, decorre do rompimento ou da obstrução de vasos muito pequenos formando "lacunas" no parênquima cerebral, cujas manifestações clínicas são

Quadro 35.8 Roteiro para a avaliação clínica do paciente com hipertensão arterial.

História

Tempo e idade de conhecimento da hipertensão; ganho de peso recente; queixa de dispneia, nictúria, edema, palpitação, síncope e dor precordial; claudicação intermitente ou dor abdominal pós-prandial; paralisias, dificuldade para andar, alterações visuais (turvação ou borramento); "crises" de cefaleia, palpitação (taquicardia), palidez e sudorese; história anterior de doença renal ou alterações urinárias: hematúria, disúria, proteinúria etc.

Outras doenças associadas: diabetes, gota, dislipidemia, bronquite ou asma, alterações hepáticas, gástricas ou intestinais, artrites, anemia, enxaqueca

Antecedentes familiares de hipertensão, AVE, infarto do miocárdio, revascularização miocárdica, angioplastia (*stents*), amputações

Idade e causa de falecimento dos pais e/ou irmãos (caso tenha ocorrido)

Hábitos pessoais: tabagismo (tempo e quantidade), etilismo (tempo e quantidade); exercícios (tipo, tempo e frequência), lazer habitual (regularidade)

Hábitos alimentares (sal, carboidratos, gorduras, proteínas e vegetais)

Medicação em uso: anticoncepcionais, anti-inflamatórios, corticosteroides, antidepressivos

Medicação anti-hipertensiva em uso e o regime de administração, regularidade e adesão ao tratamento

Exame físico

Idade, sexo, cor da pele, peso, altura, IMC, circunferência abdominal, circunferência braquial para escolha do manguito, pele e mucosas (anemia?)

PA (realizar de duas ou três determinações) após 5 a 10 minutos de repouso deitado (ou sentado) e na posição ortostática

Exame cardiovascular completo: estase jugular?, características do *ictus cordis*, FC, presença de 3ª ou 4ª bulha, arritmias, intensidade dos ruídos (A2 ou M1 hiperfonéticos?), sopros?, ausculta pulmonar (estertores de bases?), palpação comparativa de todos os pulsos – há alterações?

Abdome: presença de hepatomegalia dolorosa?, sopros ou tumorações pulsáteis?, massas renais palpáveis?

Extremidades: edema, lesões tróficas de pele, alterações ungueais, outros sinais de isquemia?

Exame do fundo de olho

Observar e descrever com detalhes as papilas, os vasos da retina, o aspecto e as alterações retinianas

Classificação de Keith-Wagener:
- Grau 0: fundo de olho normal
- Grau 1: esclerose arteriolar discreta (tortuosidade e brilho central das arteríolas aumentados e relação A/V < 2/3)
- Grau 2: esclerose arteriolar grave (cruzamentos patológicos, arteríola em "fio de cobre" ou "fio de prata") e lesões retinianas antigas (exsudatos duros e brilhantes)
- Grau 3: anteriores + lesões recentes na retina: exsudatos algodonosos e hemorragias
- Grau 4: anteriores (grau 3) + edema de papila (hipertensão intracraniana = edema cerebral)

mais discretas ou limitadas, podendo ter consequências mais tardias à medida que vários deles se sucedem. Na fase aguda, pode simular um *episódio isquêmico transitório*. Chama-se de "episódio isquêmico transitório" (EIT) ou "acidente isquêmico transitório" (AIT) o comprometimento parcial ou total da função motora unilateral e/ou da fala que apresente recuperação completa (ou quase completa) em horas ou em poucos dias. Acredita-se que ocorram pela formação de "êmbolos" plaquetários que reduzem a irrigação cerebral temporariamente e, a seguir, se desfazem. Porém, os episódios isquêmicos transitórios indicam grave comprometimento da circulação cerebral e frequentemente são seguidos por AVE isquêmico.

Por isso, nesses casos, deve-se utilizar antiadesivos plaquetários. Quadros desse tipo podem também corresponder a edema cerebral por hiperfluxo (elevação muito acentuada ou muito abrupta da PA – encefalopatia hipertensiva), com sofrimento mais intenso de uma área específica do cérebro que melhora após a redução pressórica.

Comprometimento cardíaco da hipertensão arterial

O coração pode ser comprometido pela hipertensão em sua função motora, circulação coronária e indução de arritmias. A resposta da massa muscular cardíaca frente à elevação da pressão sistêmica é a hipertrofia ventricular esquerda (HVE). Essa hipertrofia é do tipo concêntrica, pois o crescimento da massa muscular se faz para o interior do ventrículo esquerdo (VE). Acredita-se que decorra de uma maior carga imposta ao VE (a própria elevação pressórica – fator físico) e também de fatores humorais que estimulam o crescimento e a proliferação das células musculares (angiotensina, catecolaminas e insulina) e de fibroblastos (aldosterona). Embora a HVE seja uma adaptação à elevação da PA, ela reduz a complacência do VE (prejudicando sua função diastólica), predispõe à fibrose (e dilatação do VE) e a arritmias. Em repouso, o coração do hipertenso com HVE não difere funcionalmente do coração sem hipertrofia, porém, em situações em que é solicitado a ter um maior desempenho, como no exercício, sua reserva funcional está reduzida, pois, com o aumento da frequência e a consequente redução do tempo de enchimento diastólico, o volume ejetado na sístole seguinte será reduzido, provocando a estase pulmonar e dispneia, primeiro sintoma de comprometimento ventricular esquerdo (insuficiência cardíaca diastólica ou insuficiência cardíaca com fração de ejeção preservada). Estudos muito bem controlados mostram que HVE detectada tanto pela eletrocardiografia (ECG) quanto pela ecocardiografia (mais precoce) constitui-se no maior fator de risco isolado para a ocorrência de complicações cardíacas (infarto do miocárdio, arritmias graves e morte súbita).

Do ponto de vista estrutural, a evolução natural da HVE parece ser a fibrose e a dilatação cardíaca, sobrevindo a insuficiência cardíaca congestiva (insuficiência cardíaca com fração de ejeção reduzida). Os sintomas clínicos mais frequentes e precoces referem-se à insuficiência cardíaca esquerda (dispneia), que podem progredir para a insuficiência cardíaca congestiva (edema). O edema agudo de pulmão, caso extremo de insuficiência cardíaca, surge com maior frequência em pacientes que, já tendo menor reserva funcional, apresentem elevações abruptas da PA. O acompanhamento ecocardiográfico durante episódios de edema agudo do pulmão possibilitou identificar a disfunção diastólica (dificuldade de relaxamento e enchimento do VE pela complacência e volume interno reduzidos) como a causa da insuficiência cardíaca extrema nessa condição clínica, e não a disfunção sistólica, como se imaginava. Vários estudos vêm demonstrando que o controle adequado da PA e o uso prolongado de medicamentos que bloqueiam o SRAA estão acompanhados de redução da espessura e da massa ventricular esquerda, traduzindo-se em benefício no longo prazo.

A aterosclerose que se instala no território das artérias coronárias tem, na hipertensão, um importante fator de risco. A insuficiência coronariana manifesta-se por episódios de angina e infarto do miocárdio. A presença de placas ateroscleróticas instáveis (com lesão endotelial) parece ser o principal fator precipitante da trombose e obstrução coronariana em hipertensos. Aí está o papel protetor de pequenas doses diárias (75 a 100 mg) de ácido acetilsalicílico em indivíduos hipertensos e com maior risco cardiovascular.

Estudos eletrofisiológicos e o monitoramento do ECG por 24 a 48 horas forneceram os subsídios para demonstrar que as principais arritmias cardíacas que ocorrem em hipertensos estão associadas à HVE. As extrassístoles ventriculares isoladas são as mais frequentes. As arritmias ventriculares complexas (duas ou mais extrassístoles acopladas) predispõem à fibrilação ventricular com consequente morte súbita.

Comprometimento renal da hipertensão arterial

Para ter uma ideia da importância do comprometimento renal na hipertensão, basta lembrar que, no Brasil, 32% dos pacientes submetidos à terapia renal substitutiva (diálise e transplante) têm como única causa plausível da doença renal crônica (DRC) a HA. Esses dados adquirem ainda maior importância quando a hipertensão está associada ao diabetes melito. Juntos, hipertensão e diabetes são responsáveis por cerca de dois terços dos casos de DRC. A HA compromete principalmente as estruturas vasculares renais (artérias, arteríolas e capilares glomerulares). A instalação de placas ateroscleróticas nas artérias renais pode ser complicação e também um agravante da hipertensão que, às vezes, adquire caráter renovascular (desde que a obstrução seja suficiente para causar isquemia renal). Entretanto, é nas arteríolas e nos glomérulos que ocorrem as consequências mais sérias e mais frequentes da HA sobre os rins. A parede das arteríolas renais sofre espessamento das camadas muscular e elástica, reduzindo o fluxo efetivo para as estruturas a jusante. Essa isquemia promove a liberação de renina, agravando ainda mais a hipertensão e comprometendo a filtração glomerular. Do ponto de vista estrutural glomerular, a esclerose progressiva dos glomérulos representa um achado característico da hipertensão. O aumento da pressão intraglomerular e o hiperfluxo promovem a esclerose parcial ou total dos glomérulos, por mecanismos não completamente identificados, mas que incluem a formação intrarrenal de AII, que, por sua vez, estimula a produção de citocinas pró-proliferativas e esclerosantes (TGF-β1, fibronectina, colágeno). A consequência das lesões arteriolares e glomerulares é a queda lenta e progressiva da filtração glomerular, além da correspondente perda da função renal (DRC). A proliferação e a fibrose das células intersticiais próximas aos túbulos (inflamação e fibrose tubulointersticial) contribuem para a progressão das lesões glomerulares. Esse quadro é conhecido como "nefroesclerose" e costuma acompanhar os casos de hipertensão "benigna", ou melhor, a hipertensão sem caráter maligno. Na hipertensão maligna, além do quadro anterior, há necrose fibrinoide das arteríolas, cujo processo de regeneração frequentemente leva à endarterite proliferativa com caráter obliterante (proliferação em "casca de cebola"). A elevação extrema da PA, como ocorre na hipertensão maligna, provoca lesão direta dos capilares glomerulares (ruptura), pois há quebra completa dos mecanismos de proteção renal (autorregulação). Nesses casos, a injúria renal aguda ou a "agudização" de uma insuficiência renal preexistente é comum.

RETINOPATIA HIPERTENSIVA

As **lesões retinianas** provocadas pela hipertensão podem ser de natureza aguda ou crônica. As alterações crônicas são as mais comuns. Correspondem ao comprometimento arteriolar retiniano como em qualquer outro território vascular. A arteriosclerose pode ser visualizada no exame do fundo de olho em diversas fases de seu processo. No início, há apenas aumento do reflexo central das arteríolas e tortuosidade.

Posteriormente, pode ocorrer compressão venosa no local de cruzamento, denominado "cruzamento patológico". Em estágio mais avançado de esclerose, as arteríolas podem refletir completamente a luz incidente, conferindo-lhes o aspecto comparável ao "fio de cobre". Mais tarde, quando há interrupção total do fluxo sanguíneo, suas paredes brilham como "fios de prata". A elevação abrupta da PA provoca vasoconstrição generalizada nas arteríolas com o objetivo de manter o fluxo sanguíneo, reduzindo a relação entre o diâmetro arteríola-vênula (normal 2/3). As lesões de caráter agudo que comprometem o tecido retiniano provocam edema superficial da retina (que se torna mais brilhante) e a formação de exsudatos e hemorragias. A isquemia da camada nervosa da retina forma edema localizado chamado "exsudato algodonoso" ou "exsudatos moles". As hemorragias retinianas são mais frequentemente vistas junto às arteríolas e significam lesão da parede arteriolar (necrose fibrinoide). Os "exsudatos duros" são vistos como manchas muito refringentes (brilhantes) na retina e correspondem a restos antigos de lipídios provenientes do extravasamento sanguíneo ou transudação. A classificação desses achados está apresentada no exame do fundo de olho (ver Quadro 35.5). O descolamento da retina e a trombose venosa representam complicações infrequentes da HA.

Comprometimento arterial periférico

A aterosclerose mais precoce e mais intensa que acompanha a HA leva a obstruções e formação de aneurismas no sistema arterial periférico. O território mais comprometido é aquele compreendido entre a aorta abdominal e as artérias femorais. Contudo, obstruções mais distais também ocorrem. Essas lesões são agravadas por outros fatores de risco associados, como tabagismo, diabetes melito, dislipidemia e fatores familiares. As manifestações clínicas mais frequentes são claudicação intermitente, trombose arterial de membros inferiores e úlceras cutâneas (extremidades). O aneurisma dissecante da aorta, presente quase exclusivamente em hipertensos, é uma emergência. Nesses casos, a redução da PA é indispensável para interromper a dissecção da parede da aorta.

CLASSIFICAÇÃO DA HA E ESTRATIFICAÇÃO DE RISCO GLOBAL

Entre as muitas classificações da HA, a adotada pela DBHA – 2020 e que se assemelha a outras diretrizes internacionais está apresentada no Quadro 35.9. Essa classificação leva em consideração os níveis de PA, daí a colocá-la nesta parte do texto, e não no início, como habitual. Observe que, nessa classificação, valorizam-se os níveis pressóricos iguais ou inferiores a 120/80 mmHg, denominando-os "ótimos". Já os valores denominados "pré-hipertensão" pretendem alertar para essa condição obrigando a pensar e agir em direção à prevenção primária da doença. A estratificação de risco e a decisão terapêutica consideram, além dos níveis pressóricos, o grau de comprometimento sistêmico da hipertensão e outros fatores de risco cardiovascular associados (Quadro 35.10). O comprometimento sistêmico da HA costuma ser proporcional ao tempo de evolução e aos valores pressóricos. Entretanto, é comum encontrar indivíduos com HA estágio 1 já apresentando lesões em órgãos-alvo. Quando a PAS e a PAD situam-se em categorias diferentes, a maior deve ser utilizada para a classificação da PA.

AVALIAÇÃO CLÍNICA E LABORATORIAL DO PACIENTE HIPERTENSO

Na avaliação do paciente com HA, três pontos principais devem constituir o foco da atenção:

- Determinar, por meio da história, do exame clínico e dos exames complementares, o grau de comprometimento sistêmico que a doença possa ter causado
- Identificar outras doenças e/ou fatores de risco para doenças cardiovasculares que possam estar associados
- Identificar os elementos epidemiológicos e clínicos que caracterizam a hipertensão como primária ou secundária, estabelecendo também os exames necessários para afastar ou confirmar a hipótese eventual de hipertensão secundária.

O Quadro 35.11 apresenta a rotina laboratorial habitualmente solicitada com essa finalidade.

Do ponto de vista clínico, é muito importante ressaltar que, na maior parte das pessoas, a HA é absolutamente assintomática. Mesmo aqueles com comprometimento discreto dos

> **! PONTOS-CHAVE**
> - HVE detectada tanto pelo ECG quanto pela ecocardiografia (mais precoce) constitui-se no maior fator de risco isolado para a ocorrência de complicações cardíacas (infarto do miocárdio, arritmias graves e morte súbita).
> - As principais arritmias cardíacas que ocorrem em hipertensos estão associadas à HVE
> - Cerca de 32% dos pacientes submetidos a diálise crônica e que necessitam de transplante renal têm como única causa plausível da insuficiência renal a HA.

Quadro 35.9 Classificação da pressão arterial para adultos maiores de 18 anos segundo as Diretrizes Brasileiras de Hipertensão Arterial (2020).

Categoria	Pressão sistólica (mmHg)	Pressão diastólica (mmHg)
Pressão arterial ótima	≤ 120	≤ 80
Pressão arterial normal	121 a 129	80 a 84
Pré-hipertensão	131 a 139	85 a 89
Hipertensão arterial		
Estágio 1	140 a 159	90 a 99
Estágio 2	160 a 179	100 a 109
Estágio 3	≥ 180	≥ 110

A classificação é definida de acordo com a PA no consultório e pelo nível mais elevado de PA, sistólica ou diastólica. A HA sistólica isolada, caracterizada pela PAS ≥ 140 mmHg e PAD < 90 mmHg, é classificada em 1, 2 ou 3, de acordo com os valores da PAS nos intervalos indicados. A HA diastólica isolada, caracterizada pela PAS < 140 mmHg e PAD ≥ 90 mmHg, é classificada em 1, 2 ou 3, de acordo com os valores da PAD nos intervalos indicados.

Quadro 35.10 Estratificação de risco individual do paciente hipertenso: risco cardiovascular de acordo com os níveis de pressão arterial e a presença de fatores de risco, lesões em órgãos-alvo e doença cardiovascular segundo as Diretrizes Brasileiras de Hipertensão Arterial (2020).

Risco	Pré-Hipertensão PAS 130 a 139 ou PAD 85 a 89 (mmHg)	Hipertensão arterial		
		Estágio 1 PAS 140 a 159 PAD 90 a 99	Estágio 2 PAS 160 a 179 PAD 100 a 109	Estágio 3 PAS ≥ 180 ou PAD ≥ 110
Sem fator de risco*	Sem risco adicional	Risco baixo	Risco moderado	Risco alto
1 ou 2 fatores de risco	Risco baixo	Risco moderado	Risco alto	Risco alto
3 ou mais fatores de risco	Risco moderado	Risco alto	Risco alto	Risco alto
Lesão em órgãos-alvo** ou diabetes melito ou doença cardiovascular ou doença renal crônica	Risco alto	Risco alto	Risco alto	Risco alto

*Fatores de risco definido: tabagismo, dislipidemia, idade > 60 anos, homens ou mulheres na menopausa, história familiar de doença cardiovascular precoce (mulheres < 65 anos e homens < 55 anos). **Presença de lesões em orgãos-alvo: coração (HVE, angina ou infarto, revascularização, insuficiência cardíaca), cérebro (AVC ou AIT), rins (insuficiência renal ou proteinúria), obstrução arterial periférica ou retinopatia hipertensiva. PAD: pressão arterial diastólica; PAS: pressão arterial sistólica.

Quadro 35.11 Roteiro para a avaliação laboratorial do paciente hipertenso.

- Hemograma (quando se suspeita de anemia)
- **Glicemia em jejum** (diabetes melito?)
- **Hemoglobina glicada** (A1C)
- **Creatinina** (estimar a taxa de filtração glomerular)
- **Urina tipo I** (doença renal prévia ou lesão pela hipertensão: proteinúria e/ou hematúria?)
- Albuminúria em amostra isolada (marcador de risco renal e cardiovascular, valorizar se ≥ 30 mg/g creatinina)
- **Potássio** (hipocalemia: diurético, hiperaldosteronismo ou hipocalemia: insuficiência renal)
- Ácido úrico (gota, marcador de risco?)
- **Colesterol total e HDL-colesterol** (dislipidemia?)
- **Triglicerídios** (dislipidemia?)
- Radiografia de tórax (aorta, área cardíaca e estase pulmonar)
- **Eletrocardiograma** (arritmias, SVE, bloqueios, alterações da repolarização ventricular)
- Ecocardiografia (sempre que disponível: HVE, disfunção diastólica ou sistólica, dilatação de câmaras)
- Ultrassonografia renal (somente em casos de suspeita de doença renal)
- Ultrassonografia renal com Doppler (somente em casos de suspeita de hipertensão renovascular)
- Metanefrina urinária (somente em caso de suspeita de feocromocitoma)
- Aldosterona e renina (somente em caso de suspeita de hiperaldosteronismo)

Os exames destacados em negrito são obrigatórios na avaliação inicial e devem ser repetidos anualmente. Os demais podem ser necessários de acordo com queixas clínicas, exame físico e suspeita diagnóstica ou de lesões em órgãos-alvo da hipertensão.

órgãos-alvo não procuram o médico, pois não têm qualquer sintoma que os incomode. Por isso, somente a determinação sistemática da PA possibilitará o diagnóstico e o tratamento precoces, evitando suas complicações. Quando se realiza uma observação clínica detalhada, frequentemente detectam-se, mesmo em indivíduos aparentemente assintomáticos, alguns indícios de comprometimento sistêmico da doença. Observam-se, no Quadro 35.8, os principais pontos a serem investigados na história clínica e no exame físico do paciente hipertenso. Quando esses elementos são sistematicamente pesquisados, tem-se, ao final da avaliação clínica, uma ideia bastante precisa do estado do paciente, do grau de comprometimento sistêmico e se há indícios de que a hipertensão possa ser primária ou secundária. Indivíduos com HA primária frequentemente apresentam antecedentes familiares de hipertensão e/ou de doenças cardiovasculares, encontram-se na faixa etária mais prevalente e não costumam apresentar sinais ou sintomas clínicos de qualquer doença que possa causar a hipertensão. Por isso, deve-se atentar ao roteiro da avaliação clínica apresentado no Quadro 35.8.

O exame do fundo de olho é um importante subsídio para a avaliação do comprometimento vascular periférico, da gravidade e da duração da hipertensão. Segundo a classificação de Keith-Wagener (ver Quadro 35.8), alterações de grau 1 ou grau 2 presentes indicam a duração e a gravidade anterior da hipertensão (esclerose arteriolar), enquanto as de graus 3 e 4 nos dizem se há ou não lesões sugestivas de agravo recente da hipertensão (exsudatos, hemorragias e edema de papila).

O conhecimento dos hábitos pessoais (alimentares, tabagismo, álcool, regularidade com que faz exercícios etc.) fornecerá elementos para a orientação e o posterior tratamento do paciente. A presença de sinais e sintomas sugestivos de comprometimento sistêmico (insuficiência cardíaca, renal, coronariana, vascular cerebral ou periférica) orientará quanto à estratégia de tratamento. Alguns dos riscos associados à hipertensão que também poderão influenciar a maneira de tratar cada indivíduo somente serão conhecidos após a realização da rotina laboratorial proposta no Quadro 35.11. Essa rotina laboratorial deve ser solicitada na avaliação inicial e anualmente no acompanhamento do paciente com hipertensão.

Quaisquer desvios nesses exames que venham significar risco adicional devem ser levados em consideração. Não basta simplesmente controlar a PA, é preciso ter conhecimento dos fatores de risco associados e combatê-los em sua totalidade. Todo médico deve saber como fazê-lo. O pior que pode acontecer a um paciente hipertenso com vários riscos associados é ter que frequentar três ou quatro "especialistas" para se "tratar". Invariavelmente, acabará ficando entre orientações contraditórias, aumentando sua ansiedade e insatisfação e tendo má adesão ao tratamento. É preferível que os colegas discutam entre si e apenas um médico seja **responsável** pelo paciente, colocando-se à disposição sempre que qualquer orientação se faça necessária. Mas, para isso, é preciso que o médico esteja interessado e preparado.

A associação da HA com quaisquer outros fatores de risco, em especial diabetes melito, dislipidemia, síndrome metabólica, tabagismo e HVE, aumenta assustadoramente a probabilidade de ocorrência de complicações cardiovasculares. Por isso, é fundamental que se saiba como manipular essas associações minimizando seus efeitos. É fundamental que o médico se esforce no sentido de informar e orientar o paciente quanto aos riscos da própria hipertensão e também de outras condições clínicas que possam estar associadas. Embora o controle pressórico adequado seja fundamental e tenha grande impacto sobre a progressão da doença hipertensiva, a proposta de tratamento não pode ser apenas reduzir a PA com um medicamento ou uma combinação deles e considerar sua tarefa realizada.

Com relação especificamente aos medicamentos anti-hipertensivos, o clínico deve saber que muitos deles podem interferir nos fatores de risco de caráter metabólico de modo favorável (melhorando) ou desfavorável (ver tópico "Tratamento farmacológico da HA"). No final do Quadro 35.11, são também listados alguns exames que fazem parte da rotina diagnóstica das causas mais frequentes de hipertensão secundária. Maiores detalhes sobre essas rotinas estão descritos no tópico "Etiologia da HA" e no capítulo subsequente.

URGÊNCIAS E EMERGÊNCIAS HIPERTENSIVAS

O Quadro 35.12 lista as principais condições clínicas que devem ser consideradas urgência ou emergências, frequentemente chamadas "crises hipertensivas", a denominação genérica dada à elevação rápida e sintomática da PA, que cursa com risco de deterioração aguda dos órgãos-alvo e, consequentemente, risco de morte imediata ou potencial.

A primeira conduta frente a um paciente com níveis pressóricos muito elevados é descartar a pseudocrise hipertensiva, ou seja, identificar se a HA grave (PAD > 120 mmHg) foi desencadeada por algum distúrbio agudo ou uma condição passageira, como dor, desconforto, ansiedade, ou por abandono do tratamento ou uso irregular dos medicamentos. Nessas circunstâncias, não havendo sinais de sofrimento agudo em órgãos-alvo, o tratamento deve ser sintomático e a medicação anti-hipertensiva de uso crônico (re)instituída, com acompanhamento ambulatorial.

Emergências hipertensivas verdadeiras são aquelas com risco iminente de morte ou deterioração rápida da função dos órgãos-alvo, que requerem redução imediata da PA em minutos ou em algumas horas. Já nas urgências hipertensivas, em que o risco de morte ou de lesão funcional nas próximas horas é remoto, deve-se reduzir a PA mais lenta e gradualmente, em 24 horas ou mais. Na prática clínica, são frequentes as dúvidas

Quadro 35.12 Urgências e emergências hipertensivas.

1. Encefalopatia hipertensiva
2. Hipertensão arterial maligna
3. Acidente vascular encefálico com hipertensão grave
4. Hemorragia cerebral
5. Edema agudo de pulmão
6. Infarto do miocárdio com hipertensão grave
7. Aneurisma dissecante de aorta
8. Crise de feocromocitoma
9. Glomerulonefrite aguda com hipertensão grave
10. Uso de drogas simpatomiméticas (cocaína)
11. Hipertensão grave associada a condições cirúrgicas (pré e pós-operatório)
12. Eclâmpsia ou eclâmpsia iminente

na caracterização de uma ou outra condição. Por isso, o médico deve ser cuidadoso e, se tiver dúvida, proceder a outras avaliações posteriores, além da inicial, para melhor caracterizar o quadro e atender adequadamente o paciente.

Não é o objetivo deste texto no momento discorrer sobre uso e doses de medicamentos para cada caso específico, mas sim chamar a atenção para algumas peculiaridades clínicas dessas emergências. Em muitas delas, a simples redução da PA com medicamentos de ação rápida é suficiente para retirar o indivíduo do quadro de emergência, como a encefalopatia hipertensiva, a hipertensão maligna com papiledema, as hemorragias cerebrais, a dissecção aguda de aorta, o edema agudo pulmonar hipertensivo, o infarto agudo do miocárdio com hipertensão, a crise de feocromocitoma, a eclâmpsia e as crises adrenérgicas por **superdosagem** de drogas ilícitas. É fato que, em todos esses casos, a PA precisa ser reduzida, porém de maneira cuidadosa, para que não se provoque hipofluxo sanguíneo em territórios nobres. A redução inicial não deve ser superior a 20 ou 25% dos níveis da PA média. Um critério prático e seguro é não reduzir de imediato os níveis tensionais diastólicos para valores inferiores a 100 ou 110 mmHg. Desse modo, podem-se evitar complicações sérias em pacientes com hipertensão grave, por quebra da autorregulação em órgãos vitais como coração, cérebro e rins. Convém lembrar que os indivíduos com hipertensão grave apresentam desvio para a direita da curva de autorregulação da perfusão tecidual em razão das modificações estruturais impostas pela doença ao sistema vascular (ver Figura 35.10). Em alguns casos, a diminuição pressórica abrupta e intensa pode ser mais deletéria do que a própria hipertensão.

São aspectos de extrema relevância a se considerar, entre outros, idade, presença de vasculopatias, estados de hipovolemia, medicações em uso, associação de comorbidades.

Nas emergências, deve-se utilizar medicamentos injetáveis, se possível com bombas de infusão contínua em ambiente hospitalar apropriado. O paciente deve ser avaliado clinicamente por anamnese e exame físico completos, incluindo o exame do fundo de olho. São considerados exames complementares indispensáveis na avaliação inicial do paciente em emergência hipertensiva a urina tipo I, glicemia, sódio, potássio, creatinina, hematócrito, hemoglobina, radiografia de tórax e eletrocardiograma. Após a conduta inicial, o paciente deve ser reavaliado sistematicamente.

PREVENÇÃO PRIMÁRIA E TRATAMENTO NÃO FARMACOLÓGICO DA HIPERTENSÃO ARTERIAL

A maneira mais correta e efetiva de controlar qualquer doença é a prevenção primária, ou seja, combatê-la antes que apareça. Em relação à hipertensão, a prevenção primária pode se dar por meio de estratégias populacionais e individuais. As primeiras incluem campanhas de esclarecimento e educação nos grandes meios de comunicação, formação de professores que transmitam, desde os bancos escolares do ensino básico, noções higiênico-dietéticas e de saúde, além do envolvimento da classe médica e dos demais profissionais de saúde nessa tarefa. Em resumo, trata-se de medidas que possam ter grande abrangência populacional. Existe um objetivo teoricamente atingível: alcançar o comportamento pressórico observado em populações isoladas em que a PA, ao contrário do que é observado em todo o mundo "ocidentalizado", não se eleva com a idade. Esse fenômeno não parece ser um mero produto do envelhecimento, mas deve estar relacionado com as condições gerais de vida, a ingesta de sódio muitas vezes acima das necessidades diárias, a obesidade, a inatividade física, o excesso de ingestão alcoólica, entre outros.

Do ponto de vista individual, a estratégia deve abranger os grupos considerados de risco para desenvolver hipertensão. Os indivíduos com níveis pressóricos situados na faixa considerada pré-hipertensão (pressão sistólica entre 131 e 139 e diastólica entre 85 e 89) têm 3 a 4 vezes mais chances de se tornarem hipertensos em futuro próximo, sendo, por isso, considerados de risco. Apresentam também maior risco de se tornarem hipertensos os obesos, indivíduos com antecedentes familiares de hipertensão e doenças cardiovasculares precoces, negros, indivíduos com vida sedentária e consumidores de sal e álcool em excesso.

Promover mudanças nos hábitos de vida realmente não é tarefa fácil, porém, apenas para se ter uma ideia do impacto de medidas desse tipo, se toda a população tivesse uma redução pressórica de apenas 2 mmHg, isso significaria a redução de 5 a 6% na mortalidade anual por doenças cardiovasculares.

A prevenção secundária procura minimizar as consequências da doença já instalada, ou seja, tudo que foi tratado neste capítulo. No sentido da prevenção secundária, já nos deparamos com um sério problema de saúde pública e uma tarefa árdua pela frente, pois cerca de 50% dos indivíduos com hipertensão não têm conhecimento de que são portadores da doença. Mesmo sendo assintomática, é inadmissível que uma doença cujo diagnóstico seja tão fácil escape entre os dedos, ou melhor, escape das consultas médicas e de outros profissionais de saúde. Por isso, todo atendimento na área da saúde, incluindo a consulta médica de qualquer "especialidade", deve incluir a determinação da PA.

Tratamento não farmacológico da hipertensão arterial

Os principais objetivos do tratamento da HA são: reduzir a morbidade e a mortalidade cardiovasculares associadas à doença; diminuir e, preferencialmente, normalizar a PA; reduzir os eventos cardiovasculares fatais e não fatais (AVE e coronariopatias agudas e crônicas); e diminuir as lesões em órgãos-alvo da HA (nefropatia – doença renal crônica, HVE, insuficiência cardíaca, retinopatia e a obstrução arterial de extremidades).

As medidas não farmacológicas destinadas a reduzir a PA correspondem fundamentalmente a mudanças no estilo de vida, devendo ser aplicadas a todos aqueles com HA. O Quadro 35.13 resume as medidas comprovadamente eficazes e as de eficácia discutível. Entre as do primeiro grupo, a redução de peso nos hipertensos obesos tem sido demonstrada como a de maior impacto. Grosseiramente, poder-se-ia dizer que, para cada quilograma de peso perdido, ocorrerá a redução de 1 mmHg nas pressões sistólica e diastólica. Obtém-se a redução de peso com a adesão a dietas com reduzido teor calórico (pobres em carboidratos e gorduras) e ricas em fibras e vegetais. O exercício físico regular, além de contribuir por si só para reduzir a PA, aumenta o consumo energético que ajuda a perder peso.

A redução do sódio e o aumento do potássio na dieta devem ser recomendados a todos os hipertensos. O limite máximo de ingestão de sal indicado por muitas diretrizes é de 5 g/dia. Entretanto, está demonstrado em diferentes populações que, quanto menor a ingestão de sódio, menor o incremento pressórico anual. Publicações recentes também sugerem que reduções na ingestão de sal para próximo de 4 g/dia são ainda mais efetivas em reduzir a PA de indivíduos hipertensos, com pré-hipertensão ou normotensos. Do ponto de vista prático, o paciente deve saber que a alimentação em sua forma natural já contém aproximadamente 2 g de sal, suficientes para suas necessidades diárias. Se todo alimento fosse preparado sem sal, poder-se-iam adicionar a ele até 4 g de sal por dia (2 colheres [café] rasas de sal). Como é muito difícil conseguir do paciente e de sua família tal empenho todos os dias, recomenda-se que o hipertenso evite alimentos que contenham sal em excesso (industrializados, embutidos, salgadinhos tipo *chips*, amendoim etc.) e que, progressivamente, retire o sal de sua alimentação. Essa é a maneira mais fácil de "aprenderem" a consumir menos sal, adaptando seu paladar progressivamente, conseguindo maior adesão. Deve-se orientar os indivíduos hipertensos de que, se a doença for familiar, estarão fazendo prevenção primária em relação aos seus filhos e a outros membros normotensos da família.

Quadro 35.13 Tratamento não farmacológico da hipertensão arterial.

Medidas comprovadamente eficazes
- Redução do peso
- Redução do sódio e aumento do potássio na dieta
- Redução da ingesta de álcool
- Atividade física regular
- Interrupção do tabagismo
- Evitar o uso de medicamentos potencialmente hipertensores

Medidas de eficácia discutível
- Controle do estresse
- Suplementação de cálcio
- Suplementação de magnésio
- Dieta rica em fibras
- Dieta rica em óleo de peixe (ômega-3)

O aumento na ingestão de potássio é alcançado com o consumo de frutas e verduras frescas. A substituição do cloreto de sódio pela mistura de cloreto de sódio e cloreto de potássio, conhecido como "sal *diet*" ou "sal *light*", pode ser benéfica nos indivíduos com função renal normal, pois diminui a ingesta de sódio e aumenta o aporte de potássio. Em pessoas com doença renal crônica, o consumo de sal com potássio pode provocar hipercalemia.

Deve-se evitar o consumo exagerado de álcool, porém a ingestão de até 30 mℓ de álcool etílico por dia (duas doses de destilados) parece ter um papel protetor sobre o sistema cardiovascular e não interfere na ação dos medicamentos anti-hipertensivos nem exclui o hipertenso da integração ao seu meio social.

O exercício físico aeróbico ou isotônico regular reduz a PA. Tais exercícios devem ser realizados pelo menos 3 vezes/semana por um período mínimo de 150 min/semana. Andar, correr, nadar, andar de bicicleta e praticar esportes coletivos (futebol, basquete etc.) são altamente recomendáveis. Pacientes com suspeita de doença coronariana ou com idade superior a 50 anos devem ser submetidos a teste ergométrico antes de iniciarem atividade física **mais exaustiva**. Caso contrário, devem ser orientados apenas a fazer caminhadas. Os exercícios chamados "isométricos", ou seja, que desenvolvem **grande força muscular** sem movimentação dos membros (p. ex., halteres) elevam a pressão sistólica e a diastólica, não sendo os mais recomendados. Exercícios de musculação leves e moderados em academias podem ser realizados sem riscos.

A interrupção do tabagismo é fundamental para que se consiga o pleno efeito das outras medidas destinadas a controlar a pressão e a impedir a progressão da aterosclerose.

Mesmo o efeito de medicamentos não é máximo se o indivíduo não deixar de fumar.

Evitar o uso de medicamentos potencialmente capazes de elevar a PA é uma recomendação óbvia. O médico e outros membros da equipe de saúde devem discutir com a mulher hipertensa em idade fértil, a quem tenham recomendado deixar de usar a pílula anticoncepcional, a adoção de um método contraceptivo seguro, evitando uma gestação indesejável. Nos indivíduos com hipertensão, os AINEs devem ser usados apenas em casos de indicação absoluta, pois sabidamente promovem retenção de sódio e água, aumento da PA e têm efeito pró-trombótico. Já os analgésicos comuns, como a dipirona e o paracetamol, podem ser utilizados sem riscos. O ácido acetilsalicílico em dose baixa, mas suficiente para funcionar como antiagregante plaquetário (75 a 100 mg/dia), pode ser empregado sem riscos. Em doses analgésicas (500 mg ou superiores), produz os mesmos efeitos dos anti-inflamatórios sobre o sistema das PG e, portanto, deve ser evitado.

Como dito anteriormente, controlar o estresse requer interação extremamente complexa e demorada com o paciente, e os resultados não são universalmente aceitos como benéficos. Com frequência, recomenda-se que o paciente não tenha uma vida tão cheia de afazeres, não imponha a si próprio objetivos impossíveis ou muito difíceis de alcançar, tenha momentos de lazer e de relaxamento regularmente e faça exercícios relaxantes. Ansiolíticos não são medicamentos com efeito anti-hipertensivo e, em muitas pessoas, podem causar depressão reativa e dependência. Por isso, somente devem ser usados com indicação precisa.

A suplementação de alguns eletrólitos, como sais de cálcio e magnésio, embora possa ter certo respaldo teórico para sua utilização, na prática tem-se mostrado pouco efetiva. Já as dietas ricas em fibras vegetais, farelo de trigo e de aveia contribuem para redução do peso e do colesterol sanguíneo, auxiliando também na regularização do ritmo intestinal. Contudo, não se comprovou seu efeito em reduzir a PA.

Muitos casos de hipertensão leve (estágio 1) e moderada (estágio 2 – pressão diastólica < 110 mmHg) podem ser controlados apenas com essas medidas não farmacológicas. Desde que não haja indicação clínica para instituir o tratamento medicamentoso de imediato (comprometimento de órgãos-alvo ou outros fatores de risco associados), o médico e o indivíduo com hipertensão devem ter paciência para aguardar o melhor efeito dessa abordagem não farmacológica multifatorial. Frequentemente, o efeito máximo dessas medidas que propõem alterar hábitos de vida somente será obtido meses após a sua instituição. Deve-se lembrar que, com essa abordagem, estar-se-á tratando a causa, e não apenas o efeito (pressão elevada). O risco, quase invariavelmente, não está apenas na PA elevada. Cabe ao médico orientar e tranquilizar o paciente, além de ambos não se contentarem com um valor pressórico inferior ao inicial tão somente à custa de medicamentos. Deve-se sempre procurar atingir as metas recomendadas, exceto quando houver risco para o paciente. Como se verá a seguir neste capítulo, hoje tem-se à disposição diferentes classes de medicamentos anti-hipertensivos muito potentes com diferentes mecanismos de ação, porém com efeitos colaterais dos mais diversos. Ainda que um ou mais medicamentos anti-hipertensivos venham a ser necessários ao tratamento, devem ser usados em associação às medidas não farmacológicas, pois certamente potencializarão suas ações.

TRATAMENTO FARMACOLÓGICO DA HIPERTENSÃO ARTERIAL

Evidências científicas

As evidências científicas e clinicamente relevantes demonstrando redução de morbidade e mortalidade cerebrovasculares e cardiovasculares e renais são mais abundantes em estudos de tratamento da HA com diuréticos, com IECA, bloqueadores dos receptores AT_1 da angiotensina II (BRA) e com bloqueadores dos canais de cálcio (BCCa). Embora a maioria desses estudos utilize a associação de anti-hipertensivos como estratégia para alcançar o controle pressórico, independentemente dos medicamentos empregados, o tratamento farmacológico deve ser sempre associado ao não farmacológico, também denominado "mudanças no estilo de vida" (MEV). O paciente deverá ser sempre orientado sobre o seu papel no tratamento, utilizando continuamente e nas doses prescritas a medicação anti-hipertensiva, sobre a eventual necessidade de ajustes, a troca ou a associação de fármacos e, ainda, o ocasional aparecimento de efeitos adversos.

As metas de valores pressóricos a serem atingidas constam no Quadro 35.14, e, se possível, deve-se buscar a pressão arterial considerada normal (≤ 120/80 mmHg), respeitando as características individuais, a idade, a presença de fatores de risco, doenças ou condições associadas, a tolerabilidade e a qualidade de vida dos pacientes. As Diretrizes Brasileiras 2020 preconizam que a meta pressórica deve ser individualizada e, no geral, ≤ 140/90 mmHg, mas não inferior a 120/70 mmHg; nos indivíduos mais jovens e sem fatores de risco associados, podem-se alcançar alvos mais estritos com valores < 130/80 mmHg.

Princípios gerais do tratamento e decisão terapêutica

Constituem-se princípios gerais do tratamento farmacológico: ser eficaz via oral na redução da PA e das complicações da HA; ser seguro e bem tolerado; apresentar baixo custo e/ou estar disponível na rede pública; tornar possível a administração em menor número possível de tomadas, com preferência para dose única diária; iniciar com doses baixas e efetivas preconizadas para cada situação clínica, podendo ser aumentadas gradativamente, na tentativa de evitar ou minimizar os efeitos adversos; não ser obtido por meio de manipulação, pela inexistência de informações adequadas de controle de qualidade, bioequivalência e/ou de interação química dos compostos; considerar associação de fármacos para pacientes com hipertensão em estágios 2 e 3, que, na maioria das vezes, não respondem à monoterapia; utilizar por um período mínimo de 4 semanas, salvo em situações especiais, antes de mudar a conduta, pois o melhor efeito anti-hipertensivo ocorre depois desse período.

O cálculo da estimativa de risco cardiovascular é muito importante no paciente hipertenso, pois define possíveis diferenças na meta de PA a ser alcançada (Quadro 35.15).

Quadro 35.14 Metas de valores da pressão arterial a serem obtidos com o tratamento, considerando o estágio da hipertensão arterial e o risco cardiovascular segundo as recomendações das Diretrizes Brasileiras de Hipertensão Arterial de 2020 (ver Quadro 35.10).

Categorias	Meta recomendada
Hipertensão arterial com risco cardiovascular baixo ou moderado	< 140/90 mmHg
Hipertensão arterial com risco cardiovascular alto	< 130/80 mmHg

Quadro 35.15 Decisão terapêutica em hipertensão arterial segundo os níveis pressóricos e o risco cardiovascular de acordo com a 7ª Diretriz Brasileira de Hipertensão Arterial de 2016.

Categorias	Estratégia
Pré-hipertensão (pressão arterial 130/85 a 139/89 mmHg)	Tratamento não farmacológico isolado; considerar medicamentos se RCV alto
HA estágio 1 com RCV baixo e moderado	Tratamento não farmacológico isolado por até 6 meses. Se não atingir a meta, associar tratamento farmacológico
HA estágios 2 e 3 e/ou com RCV alto	Tratamento não farmacológico + farmacológico

HA: hipertensão arterial; RCV: risco cardiovascular.

Quanto maior o risco cardiovascular, mais "agressiva" será a estratégia já no início do tratamento. Os pacientes hipertensos sem muitos FR adicionais devem ser avaliados sob dois prismas distintos: hipertensos com níveis pressóricos significativamente elevados sem outros FR e aqueles com elevações menores de PA (hipertensão estágio 1 – baixo risco).

Desse modo, em indivíduos com pré-hipertensão (PA entre 130/85 e 139/89 mmHg), pelo risco elevado de se tornarem hipertensos em futuro próximo e risco cardiovascular e renal superiores em relação àqueles com PA normal, justifica-se a intervenção não farmacológica para evitar a progressão da doença. Nesses casos, quando houver risco cardiovascular alto, deve-se considerar a possibilidade de medicamentos anti-hipertensivos, pois há evidências clínicas de que podem ser benéficos. Na hipertensão estágio 1 (PAS = 140 a 159 e/ou PAD = 90 a 99 mmHg) sem comprometimento sistêmico ou com risco cardiovascular baixo e moderado, deve-se estabelecer medidas terapêuticas não farmacológicas e se considerar o tratamento farmacológico. Essa conduta está ancorada em duas metanálises, que foram reforçadas pelo estudo HOPE 3 (do inglês *Heart Outcomes Prevention Evaluation*), cujo resultado demonstrou que, mesmo em hipertensos estágio 1 com risco CV intermediário, o tratamento anti-hipertensivo reduziu em média 6 mmHg na PAS e, com isso, diminuiu em 27% eventos CV maiores. Assim, a conduta atual é de que o tratamento medicamentoso pode ser iniciado em combinação com o tratamento não medicamentoso mesmo no hipertenso estágio 1, inclusive naqueles de baixo ou moderado risco cardiovascular, em monoterapia, com uma meta de PA < 140/90 mmHg.

Pacientes com HA estágios 2 (PA ≥ 160 e/ou PAD ≥ 100 mmHg) e 3 (PAS ≥ 180 e/ou PAD ≥ 110 mmHg), mesmo que isoladamente, ou HA no estágio 1 acompanhada de risco cardiovascular alto, particularmente as lesões em órgãos-alvo ou diabetes melito, indicam o início imediato de medicamentos anti-hipertensivos. Em pacientes com valores pressóricos em estágio 2 e 3 e risco cardiovascular alto, deve-se considerar o tratamento com combinação de medicamentos anti-hipertensivos desde o início da terapia, pois há evidências de que a efetiva redução da PA em curto período pode poupá-los de eventos cardiovasculares graves ou mortais.

Classes de anti-hipertensivos

A escolha da classe de medicamentos anti-hipertensivos dependerá de fatores individuais e da experiência prévia em relação aos fármacos em estudos clínicos populacionais.

Existem sete classes de medicamentos que, comprovadamente, reduzem a PA e a incidência de complicações cardiovasculares:

- Diuréticos
- Inibidores adrenérgicos:
    - De ação central – agonistas α_2 centrais
    - α-bloqueadores – bloqueadores α_1-adrenérgicos
    - betabloqueadores – bloqueadores beta-adrenérgicos
    - α-bloqueadores e betabloqueadores
- Bloqueadores dos canais de cálcio (BCCa)
- Inibidores da enzima conversora da angiotensina (IECA)
- Bloqueadores dos receptores AT_1 da Angiotensina II (BRA)
- Inibidores diretos de renina
- Vasodilatadores de ação direta.

Diuréticos

O mecanismo de ação comum aos diuréticos é a inibição da reabsorção de sódio e água em diferentes segmentos dos túbulos renais (ver Capítulo 49, *Diuréticos | Mecanismos de Ação e Uso Clínico*). Uma representação gráfica simplificada dos segmentos tubulares em que agem os diferentes tipos de diuréticos pode ser visualizada na Figura 35.11.

Inicialmente, os diuréticos produzem diurese e natriurese, reduzindo a PA por diminuição do volume plasmático e do DC, embora promovam aumento compensatório da RP. Após cerca de 4 a 6 semanas de sua utilização, o volume plasmático praticamente se normaliza e a queda na RP passa a ser a responsável pela diminuição persistente dos níveis pressóricos sistólicos e diastólicos em relação aos iniciais (Figura 35.12). Esse mecanismo "vasodilatador" dos diuréticos ainda não está completamente esclarecido, porém é bastante provável que reduzam o conteúdo de sódio na parede vascular reduzindo a resposta vascular aos estímulos vasoconstritores. Além disso, há redução da atividade simpática durante o uso dos diuréticos.

Há pelo menos quatro tipos de diuréticos, embora, no tratamento da HA, sejam utilizados primordialmente os tiazídicos e similares (Quadro 35.16):

- Diuréticos tiazídicos e similares: hidroclorotiazida, clortalidona e indapamida
- Diuréticos de alça: furosemida, bumetamida, piretanida, torsemida (não comercializada no Brasil) e ácido etacrínico

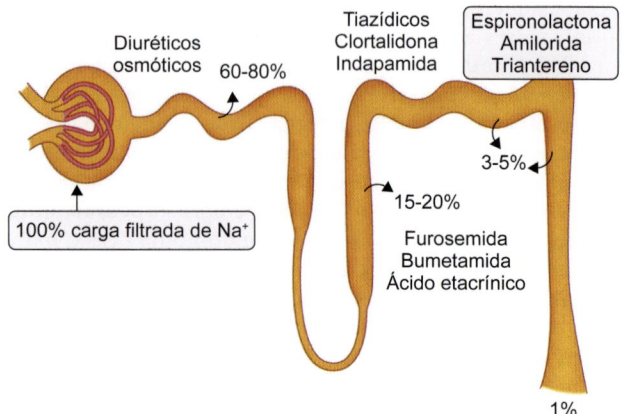

Figura 35.11 Representação dos locais de ação dos principais diuréticos nos néfrons.

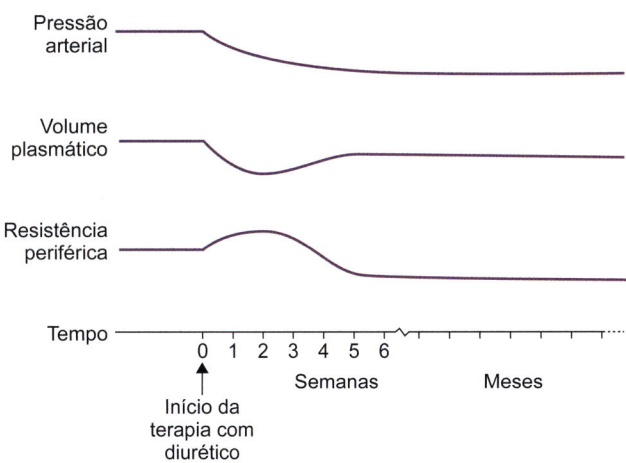

Figura 35.12 Efeitos hemodinâmicos dos diuréticos. Inicialmente, reduzem a volemia (e o débito cardíaco). Em longo prazo, essas funções se restabelecem, predominando a redução da resistência periférica.

- Poupadores de potássio: espironolactona, finerenone, eplerenone, amilorida e triantereno
- Diuréticos osmóticos: manitol, glicerina, ureia e isossorbida – todos não utilizados como anti-hipertensivos; assim, não serão detalhados.

Os diuréticos tiazídicos e similares são secretados para a luz tubular no túbulo contorcido proximal (TCP) e agem na porção inicial do túbulo contorcido distal (TCD), inibindo o cotransportador de Na⁺Cl⁻ localizado na membrana luminal. Apresentam baixa potência natriurética porque, em sua maior parte, o Na⁺ já foi reabsorvido antes de alcançar o TCD. Esse sistema de cotransporte move o Na⁺ e o Cl⁻ para o interior da célula epitelial. O Na⁺ é bombeado para fora na membrana basolateral, e o Cl⁻ sai por um canal específico. A maior oferta de sódio ao TCD promove maior excreção de potássio e, por conseguinte, hipocalemia (Figura 35.13).

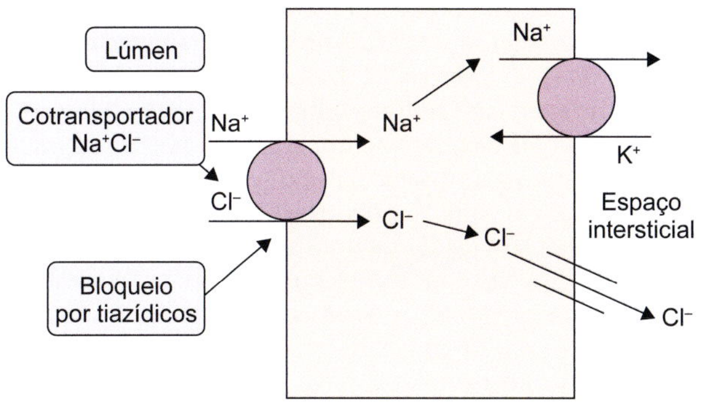

Figura 35.13 Mecanismo celular de ação dos diuréticos tiazídicos, inibindo a bomba de sódio na membrana luminal.

As principais vantagens dos tiazídicos e similares são alta eficácia, boa tolerância em doses adequadas, grande experiência mundial acumulada por seu uso há mais de 65 anos, fácil manuseio, ação prolongada (meia-vida longa), efetivos em monoterapia e dose única diária, custo acessível, disponibilidade na rede pública gratuitamente (hidroclorotiazida), ausência de contraindicação absoluta (exceto na crise aguda de gota) e potencialização da ação de outros agentes anti-hipertensivos. Contudo, especialmente nas doses mais altas utilizadas no passado, favorecem o aparecimento de muitos efeitos colaterais, entre os quais a depleção de volume, cãibras, fraqueza e as complicações metabólicas, **todas dependentes das doses utilizadas** – hipocalemia, hiponatremia, hipocloremia, hipercalcemia, hiperglicemia, hipercolesterolemia (LDL), hiperuricemia, hipomagnesemia e hipertrigliceridemia. Na realidade, o efeito metabólico mais temido sempre foi a hipocalemia, além da provável indução de arritmias cardíacas. A prática atual orientada para o uso de doses baixas desses diuréticos e a alimentação rica em potássio diminuíram a incidência desse efeito adverso. Ainda assim, é recomendável o monitoramento dos níveis de potássio no soro, corrigindo-os se estiverem abaixo de 3,5 mEq/ℓ. Frequentemente, a adição de um diurético

Quadro 35.16 Diuréticos disponíveis comercialmente no Brasil.

Medicamento	Dose mínima (mg/dia)	Dose máxima* (mg/dia)	N. de tomadas (por dia)
Diuréticos tiazídicos			
Hidroclorotiazida	12,5	25	1
Clortalidona	6,25	25	1
Indapamida	2,5	5,0	1
Indapamida SR	1,5	3,0	1
Diuréticos de alça			
Furosemida	20	**	1 a 2
Bumetamida	0,5	**	1 a 2
Piretanida	6,0	12,0	1
Diuréticos poupadores de potássio			
Espironolactona	25	200	1 a 2
Amilorida (em associação)	2,5	5,0	1
Triantereno (em associação)	50	100	1
Eplerenone	25	50	1 a 2

*Dose máxima recomendada visando ao efeito anti-hipertensivo dos diuréticos em pessoas com função renal preservada. Doses mais elevadas podem ser necessárias e recomendadas na insuficiência renal e ao se buscar efeito diurético. **Doses variáveis conforme a indicação clínica.

poupador de potássio ou de um bloqueador do SRAA (IECA, BRA) pode ser alternativa à reposição propriamente dita com cloreto de potássio em suas várias apresentações. Outros efeitos, como impotência, sintomas digestórios, hematológicos e do SNC, exantema com fotossensibilidade, também podem ser observados raramente durante o uso de diuréticos.

Levando-se em conta fatores como disponibilidade na rede pública, custo, efetividade, segurança e redução de eventos e complicações, pode-se indicá-los como primeira ou segunda medicação anti-hipertensiva, visto que potencializam todas as demais. Usados em doses baixas, são particularmente indicados em obesos, negros e idosos. No mercado brasileiro, existem várias associações fixas de medicamentos anti-hipertensivos nas quais um diurético tiazídico, geralmente a hidroclorotiazida, está presente. Essas combinações podem ser usadas com vantagens sobre as prescrições individuais em razão da melhor adesão ao tratamento. Cabe ressaltar que o efeito natriurético dos tiazídicos é reduzido quando a taxa de filtração glomerular (TFG) cai abaixo de 30 mℓ/min/1,73 m². Nesses casos, dá-se preferência à clortalidona, conforme comprovado no CLICK TRIAL (do inglês *Chlorthalidone for Hypertension in Advanced Chronic Kidney Disease*), e aos diuréticos de alça ou à associação de ambos, em grandes estados edematosos. Foi após os resultados do estudo denominado "ALLHAT" – *The Antihypertensive and Lipid-Lowering Treatment to Prevent Heart Attack Trial* – que a clortalidona e os tiazídicos ganharam a melhor evidência de que podem ser os medicamentos de escolha para o início do tratamento. Esse importante estudo incluiu 42.418 pacientes hipertensos, com seguimento clínico médio de 4,9 anos. Apesar de algumas críticas que se sucederam à sua publicação, são incontestes as conclusões de que a clortalidona foi igualmente eficaz na redução de doença arterial coronariana (desfecho primário) e superior em diminuir morbidade e mortalidade cerebrovascular e por doença cardiovascular combinada (desfecho secundário). A metanálise de Psaty et al.[7] com 42 estudos incluindo 192.478 indivíduos concluiu que os diuréticos são superiores a todos os outros medicamentos comparados nos desfechos primordiais. As preocupações sempre aventadas com a utilização de tiazídicos e seus similares foram paulatinamente afastadas por evidências científicas, de tal sorte que, na atualidade, eles são aliados também no tratamento anti-hipertensivo de indivíduos hipertensos com DM, dislipidemia ou com HVE. A indapamida, um tiazídico-símile, a exemplo da clortalidona, tem maior potência e efeito diurético mais prolongado e, como as medicações anteriores, apresenta comprovados efeito anti-hipertensivo e redução de eventos CV com bom perfil metabólico, por isso, seu uso vem sendo cada vez mais frequente na prática clínica.

Os **diuréticos de alça** agem diminuindo a reabsorção de Na^+, inibindo seu transporte pelo cotransportador Na^+-K^+-$2Cl^-$ localizado na membrana apical das células epiteliais do ramo ascendente espesso da alça de Henle, local onde ocorre 15 a 25% da reabsorção de sódio, daí a maior potência desses agentes (ver Figuras 35.11 e 35.14). O gradiente osmótico para reabsorção de água também está reduzido, resultando em maior diurese. Portanto, representam potentes natriuréticos e diuréticos, de ação rápida e meia-vida curta. São reservados para as condições clínicas em que a hipertensão está acompanhada de estado edematoso com sobrecarga de sódio e água, como na insuficiência cardíaca e na doença renal crônica com TFG abaixo de 30 mℓ/min/1,73 m², insuficiência cardíaca congestiva, síndromes nefrótica e nefrítica. São também indicados em associação a vasodilatadores, pois esses agentes são fortes retentores de sódio e volume. Seus efeitos colaterais são muito semelhantes aos dos tiazídicos e similares, já descritos anteriormente.

Os **diuréticos poupadores de potássio** são suaves e pouco potentes como anti-hipertensivos; por isso, em geral, utilizam-se em associação a outros diuréticos. Agem no final do TCD e no ducto coletor inibindo os canais de Na^+ epiteliais (amilorida e trianereno). Nesse segmento tubular, a reabsorção de sódio está associada à secreção de potássio no lado apical e pela ação da Na^+-K^+-ATPase no lado basolateral. Espironolactona e eplerenone antagonizam a aldosterona de modo competitivo e, portanto, inibem a Na^+,K^+-ATPase (Figura 35.15). Apresentam meia-vida longa e seu uso se restringe ao tratamento da hipertensão associada à hipocalemia, bem como nas situações de HA resistente e refratária e em indivíduos obesos. Podem determinar hipercalemia, especialmente em pacientes com déficit de função renal e/ou em uso de bloqueadores do SRAA. Os antagonistas dos receptores mineralocorticoides, por sua estrutura esteroide, apresentam efeitos antiandrogênicos que limitam sua utilização sobretudo em homens, exceto quando têm indicação absoluta. Essa ação da espironolactona promove a queda de pelos e ginecomastia. Tanto os não seletivos (espironolactona) quanto os específicos (eplerenone) são eficazes isoladamente no tratamento do hiperaldosteronismo

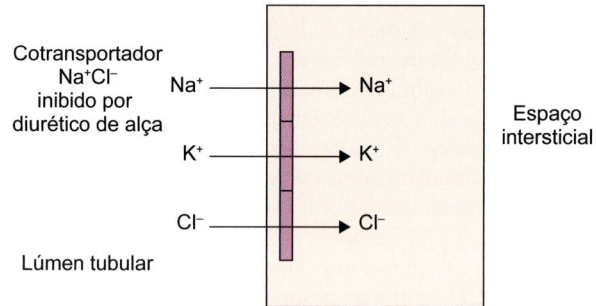

Figura 35.14 Mecanismo celular de ação dos diuréticos de alça, inibindo a bomba de cotransporte de sódio/potássio/cloreto na membrana luminal do segmento espesso da alça de Henle.

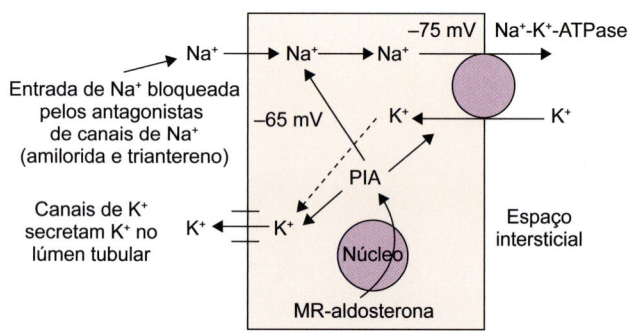

Figura 35.15 Mecanismo de ação celular dos diuréticos poupadores de potássio. Os inibidores dos canais de sódio (amilorida e trianereno) impedem a entrada de sódio na membrana luminal. A aldosterona liga-se aos receptores mineralocorticoides (MR) citoplasmáticos, que, por sua vez, induzem (via DNA nuclear) a produção de proteínas induzidas pela aldosterona (PIA), que estimulam todas as vias necessárias para a absorção de sódio e excreção de potássio. Os antagonistas da aldosterona impedem sua interação com os MR e toda a cadeia de eventos.

primário e secundário, também utilizados na prática clínica para prevenção de fibrose cardíaca pós-infarto do miocárdio e na miocardiopatia dilatada, melhorando a disfunção ventricular, a morbidade e a mortalidade cardiovasculares (estudo RALES). O eplerenone ainda não está disponível no mercado nacional nas doses de 25 e 50 mg. Muito em breve, termos no mercado nacional a alternativa de um antagonista de receptor mineralocorticoide (ARM) específico e não esteroidal, como é o caso da finerenona, que vem apresentando boa resposta nos estudos clínicos em pacientes renais crônicos e diabéticos (**FI**nerenone in reducin**G** c**A**rdiovascular mo**R**tality and m**O**rbidity in **D**iabetic **K**idney **D**isease – FIGARO-DKD e **FI**nerenone in reducing ki**DnE**y fai**L**ure and d**I**sease pr**O**gression in **D**iabetic **K**idney **D**isease – FIDELIO-DKD) com redução de desfechos fatais (morte cardiovascular) e não fatais (IAM, AVC e hospitalização por ICC). Destaca-se, ainda, por apresentar melhor perfil metabólico e de segurança em relação a espironolactona. Sua eficácia anti-hipertensiva foi demonstrada no estudo ARTS-DM derivado do FIGARO-DKD e FIDELIO-DKD, que incluiu 823 pacientes com o ritmo de filtração glomerular (RFG) estimado entre 30 e 90 mℓ/min/1,73 m^2. A administração de finerenona, quando comparada ao placebo, exibiu maior eficácia na dose de 15 mg, com decréscimo da PAS no MAPA de 11,2 mmHg com 60 dias e de 9,9 mmHg após 90 dias. Outros ARM não esteroides estão sendo testados para HA, tais como esaxerenona e ocedurenona.

Inibidores adrenérgicos

Simpatolíticos de ação central

Atuam no SNC como agonistas α_2, ou seja, estimulando os receptores adrenérgicos (α-metildopa, clonidina e acetato de guanabenzo) e/ou os receptores imidazolínicos SLII (moxonidina e rilmenidina), o que determina redução do tônus simpático e da FC (Quadro 35.17).

A metildopa é um precursor inativo metabolizado a composto ativo com estrutura química correspondente à di-hidroxifenilamina, sendo muito semelhante à dopamina. Ela reduz a atividade do SNS central por meio da ativação de receptores α_2-adrenérgicos no núcleo do trato solitário, promovendo a inibição de neurônios do bulbo ventrolateral rostral e, em consequência, reduzindo os impulsos simpáticos para a periferia, além de induzir aumento da atividade parassimpática (ver Figura 35.4).

Entre os simpatolíticos, a α-metildopa tem lugar preferencial no tratamento da HA na gravidez, ocasião única em que pode ser administrada em monoterapia. Esse medicamento também pode ser administrado em mulheres em idade fértil, com risco de engravidar, quando há contraindicação formal para os bloqueadores do SRAA. Há evidências de que promove redução de HVE, mas não tem sido utilizada com essa finalidade específica.

A clonidina é empregada no controle da HA estágios 2 e 3, geralmente em associação a outros fármacos. Também pode ser uma alternativa no tratamento e na prevenção da hiperatividade simpática secundária às síndromes de abstinência causadas por substâncias como tabaco, álcool e narcóticos. Entretanto, apesar de sua comprovada eficácia, seu uso é restrito em virtude de seus frequentes efeitos colaterais e da síndrome de retirada, também conhecida como "efeito rebote" (elevação da PA), quando de sua suspensão abrupta. Esse efeito se deve ao bloqueio dos receptores α2-adrenérgicos na terminação nervosa que inibem a liberação de noradrenalina de seus estoques intracelulares nesse local. Ao ser retirada abruptamente, grandes quantidades de noradrenalina são liberadas na fenda sináptica promovendo vasoconstrição e elevação da PA (ver Figura 35.4). Sua potência e suas propriedades farmacocinéticas e farmacodinâmicas possibilitam a utilização via oral no tratamento das urgências e emergências hipertensivas, em doses de 0,100 a 0,200 mg/dose, até o máximo de 0,600 mg. Metildopa e clonidina apresentam bom perfil metabólico. Contudo, são inúmeros os efeitos colaterais possíveis, que se caracterizam pela dependência à dose administrada. As principais consequências indesejáveis são aquelas decorrentes de sua ação central, como sonolência, boca seca, hipotensão postural e impotência. São específicas da α-metildopa, mas de baixa frequência, a galactorreia, a anemia hemolítica e a disfunção hepática. Certamente, o perfil de tolerabilidade desses dois medicamentos é menos favorável do que aquele encontrado nas demais classes de agentes anti-hipertensivos. Além dos usos já descritos, estão recomendadas apenas em casos de hiperatividade simpática, especialmente quando se caracteriza a resistência ou refratariedade ao tratamento.

A rilmenidina é uma oxazolina com estrutura química similar à das imidazolinas clássicas, em que um átomo de nitrogênio do núcleo imidazólico foi substituído por um oxigênio. A seletividade da rilmenidina pelos SLII da região ventrolateral rostral do bulbo raquidiano é 2,5 vezes maior que a da clonidina, o que

Quadro 35.17 Simpatolíticos de ação central e periférica disponíveis no Brasil.

Medicamento	Dose mínima (mg/dia)	Dose máxima (mg/dia)	N. de tomadas (por dia)
Ação central			
α-metildopa	500	2.000	2 a 3
Clonidina	0,200	0,900	2 a 3
Acetato de guanabenzo	4,0	12,0	2 a 3
Moxonidina	0,2	0,6	1
Rilmenidina	1,0	2,0	1
Ação periférica			
α-1 bloqueadores*			
Mesilato de doxazosina (urodinâmica)	1,0	16,0	1
Cloridrato de prazosina	1,0	20,0	2 a 3
Cloridrato de prazosina XL	4,0	8,0	1
Cloridrato de terazosina	1,0	20,0	1 a 2

*Medicamentos anti-hipertensivos pouco utilizados na prática clínica atualmente.

pode explicar a menor incidência de efeitos no SNC. Em pacientes idosos, diabéticos ou portadores de doença renal crônica, a rilmenidina foi eficaz em reduzir a PA, de modo semelhante à metildopa e à clonidina, com a vantagem de menor incidência de efeitos adversos. A moxonidina é uma imidazolina com alta seletividade pelos SLII. Como a rilmenidina, induz seu efeito anti-hipertensivo pela ativação desses receptores situados em neurônios do bulbo raquidiano. A moxonidina reduz os níveis plasmáticos de adrenalina, noradrenalina e renina no ser humano, indicando uma redução do tônus simpático.

Simpatolíticos de ação periférica

α-1 bloqueadores

São pouco eficazes, mesmo em associação a outros anti-hipertensivos, o que restringe sua utilização na prática clínica como agentes anti-hipertensivos. Apresentam bom perfil metabólico, mas vários efeitos indesejáveis, como o da primeira passagem, a taquifilaxia e a hipotensão ortostática, limitando-se a pacientes portadores de hipertrofia prostática benigna, nefrolitíase para a dilatação do ureter e no pré-operatório de pacientes com feocromocitoma.

Betabloqueadores

Medicamentos utilizados desde a década de 1950, os antagonistas beta-adrenérgicos podem diferir pela presença ou ausência de algumas propriedades farmacológicas que, na prática e nas doses utilizadas para o tratamento da HA, podem não existir: afinidade preferencial pelos receptores β_1 (cardiosseletividade); atividade beta-agonista parcial ou simpaticomimética intrínseca (ASI); ação estabilizadora da membrana celular; lipossolubilidade; e atividade vasodilatadora via NO (Quadro 35.18). Apesar de amplamente utilizados no tratamento da HA, de arritmias cardíacas e HVE, os mecanismos pelos quais os betabloqueadores reduzem a PA ainda não estão completamente elucidados. Os mecanismos de ação conhecidos podem ser assim resumidos (ver Figura 35.4): simpatolíticos de ação periférica – diminuem a liberação de noradrenalina nas terminações nervosas simpáticas (inibição dos receptores β pré-sinápticos); simpatolíticos de ação central – modulam centros do SNC reduzindo a atividade simpática; reduzem à metade a liberação de renina pelo aparelho justaglomerular pelo bloqueio simpático da liberação de renina; reduzem o DC pelos efeitos inotrópico e cronotrópico negativos; determinam readaptação dos barorreceptores; e alteram sistemas vasodilatadores NO-dependentes. Seus principais efeitos colaterais são cardiovasculares – bradicardia, bloqueio atrioventricular, parestesias, insuficiência arterial, fenômeno de Raynaud, hipotensão postural e "efeito rebote" e/ou taquicardia rebote, quando suspensos abruptamente –, do SNC – tonturas, sedação, insônia, depressão, sonhos vívidos, alucinações, labilidade emocional, mais comuns aos betabloqueadores lipossolúveis –, digestório – obstipação, diarreia, náuseas, vômitos, peso epigástrico e colite isquêmica ocasionalmente ocorrem, principalmente com antagonistas beta-adrenérgicos não seletivos –, respiratórios – broncoconstrição, que pode ocorrer também com agentes β_1 seletivos, que, em doses terapêuticas elevadas, perdem a seletividade – e gerais e metabólicos – fraqueza, fadiga, impotência.

Um representante dessa classe, o nebivolol, além de apresentar ação betabloqueadora, tem atividade vasodilatadora via liberação de NO que estabelece um perfil hemodinâmico particularmente favorável em indivíduos hipertensos com disfunção ventricular esquerda e insuficiência cardíaca.

O uso crônico de antagonistas beta-adrenérgicos não seletivos pode elevar significativamente os triglicerídios e reduzir o HDL-colesterol, provavelmente por interferência na atividade da lipase lipoproteica. Do mesmo modo, uso prolongado de betabloqueador em hipertensos primários associa-se a um risco 28% maior de desenvolvimento de diabetes melito tipo 2, pela reconhecida interação entre o metabolismo da glicose e os receptores β_2-adrenérgicos. No diabetes melito, essas medicações podem mascarar os sintomas adrenérgicos de hipoglicemia, além de aumentar a RP à ação da insulina. Eventual elevação do potássio plasmático pode ser detectada em pacientes diabéticos ou com insuficiência renal, ou, ainda, em uso associado de fármacos que possam interferir na calemia.

Os betabloqueadores são indicados especialmente nos casos de hiperatividade adrenérgica, comum na fase de instalação de hipertensão (em jovens), no estresse e na ansiedade, na coronariopatia isquêmica, nas arritmias (taquicardia e fibrilação atrial), no pós-infarto do miocárdio e na insuficiência cardíaca secundária à miocardiopatia hipertensiva. Também são úteis em pacientes portadores de enxaqueca e cefaleias de origem vascular, tremores essenciais, hipertensão portal e prolapso de válvula mitral. Diversos estudos conduzidos em pacientes pós-infarto do miocárdio tratados com betabloqueadores têm demonstrado redução da morbidade e da mortalidade. Os benefícios do betabloqueio possivelmente se dão independentemente da PA, da idade ou da fração de ejeção. Assim, pacientes hipertensos com história de infarto do miocárdio e sem

Quadro 35.18 Betabloqueadores disponíveis no Brasil.

Medicamento	Dose mínima (mg/dia)	Dose máxima (mg/dia)	N. de tomadas (por dia)
Propranolol	80	320	2 a 4
Nadolol	40	240	1
Pindolol	5	60	1 a 2
Atenolol	25	200	1 a 2
Bisoprolol	2,5	20	1 a 2
Acebutolol	400	1.200	1 a 2
Metoprolol	50	200	1 a 2
α-bloqueadores e betabloqueadores			
Carvedilol	6,25	50	1 a 2
Betabloqueador com atividade vasodilatadora dependente do óxido nítrico			
Nebivolol	1,25	5,0	1

contraindicação formal têm nos betabloqueadores o tratamento anti-hipertensivo de escolha. Também está indicado na angina, pois promove diminuição do consumo de oxigênio. Metanálises recentes concluem que um betabloqueador (atenolol) não reduz desfechos primordiais em pacientes idosos (> 60 anos), devendo ser utilizado apenas em condições especiais.[8,9]

Os betabloqueadores estão formalmente contraindicados em algumas situações clínicas, como choque cardiogênico e insuficiência cardíaca descompensada, asma brônquica e doença pulmonar obstrutiva crônica grave, bloqueio atrioventricular > 1º grau, doença arterial de extremidade obstrutiva grave, bradicardia com FC < 52 bpm e fenômeno de Raynaud. Devem ser utilizados com cuidado em associação a difenilalquilaminas, benzodiazepinas, digitálico e amiodarona e no diabetes melito descompensado.

Alfabloqueadores e betabloqueadores

O único representante farmacológico disponível no Brasil para uso oral é o carvedilol, um agente betabloqueador não seletivo, que também promove bloqueio periférico de receptores α-1 adrenérgicos pós-sinápticos, sem ASI e com propriedades antioxidantes. Além de anti-hipertensivo e antianginoso, o carvedilol promove aumento da fração de ejeção e melhora dos sintomas em pacientes com insuficiência cardíaca de etiologia isquêmica e não isquêmica, reduzindo a mortalidade na miocardiopatia dilatada com fração de ejeção baixa.

Bloqueadores dos canais de cálcio

Entre os BCCa, o primeiro agente a ser lançado no cenário cardiovascular como vasodilatador coronariano foi o verapamil. Posteriormente, foram introduzidos como agentes anti-hipertensivos no final da década de 1980, sem sequer terem sido testados para essa indicação em um único estudo clínico confiável. A partir de então, entretanto, ensaios controlados e randomizados foram conduzidos respaldando seu uso clínico em larga escala.

Os BCCa constituem uma classe de medicamentos heterogêneos. Apesar de todos os agentes dessa classe bloquearem os canais lentos (L) de cálcio, os componentes de cada subclasse ligam-se a um único local do canal. Eles são genericamente classificados em derivados di-hidropirimidínicos (DHP) e não di-hidropirimidínicos (NDHP), que diferem entre si pela estrutura molecular e pelas características farmacológicas, como potência vasodilatadora e efeitos cardíacos (Quadro 35.19). Os NDHP são subdivididos em difenilalquilaminas e benzodiazepinas. Os BCCa de curta duração provocam ativação autonômica simpática reflexa, caracterizada por taquicardia, aumento do DC, das catecolaminas plasmáticas e da atividade plasmática da renina. Os de longa duração, atualmente preferenciais, possibilitam uma única administração diária. Os DHP reduzem a RP, inibindo a entrada de cálcio pelos canais de alta voltagem do tipo L nas células da musculatura lisa arteriolar, no músculo cardíaco e no sistema de condução. Além disso, agem como moduladores funcionais do endotélio, possivelmente por aumentarem a biodisponibilidade do NO nesse local. O papel dos canais T, ativados por baixa voltagem, parece estar mais ligado ao tônus da arteríola eferente glomerular.

Classificação dos bloqueadores dos canais de cálcio

- Difenilalquilaminas – 1ª geração
  - Verapamil
- Di-hidropirimidinas
- 1ª geração
  - Nifedipino (oros, retard)
  - Nicardipino
- 2ª geração
  - Nifedipino (GITS – *Gastrintestinal Therapeutic System*)
  - Isradipino
  - Nisoldipino
  - Nitrendipino
  - Manidipino
- 3ª geração
  - Felodipino
  - Amlodipino

Quadro 35.19 Bloqueadores dos canais de cálcio disponíveis no Brasil.

Medicamento	Dose mínima (mg/dia)	Dose máxima (mg/dia)	N. de tomadas (por dia)
Não di-hidropiridínicos (NDHP)			
Verapamil retard	120	480	1 a 2
Diltiazem AP, SR, CD	180	480	1 a 2
Di-hidropiridínicos (DHP)			
Nifedipino retard	20	60	2
Nifedipino oros	30	60	1
Nifedipino GITS	30	90	1
Felodipino	5	20	1 a 2
Isradipino	2,5	20	2
Nisoldipino	5	60	1 a 2
Nitrendipino	10	40	2 a 3
Amlodipino	2,5	10	1
Lercanidipino	10	30	1
Lacidipino	2	8	1
Manidipino	10	20	1

- 4ª geração
  - Lercanidipino
  - Lacidipino
- Benzodiazepinas – 1ª geração
  - Diltiazem.

Há comprovação na literatura de que os BCCa são eficazes em reduzir as pressões sistólica e diastólica. Sua eficácia antianginosa também foi evidenciada por inúmeros estudos e resulta da redução do consumo de oxigênio pelo miocárdio e por vasodilatação coronariana. Ademais, os NDHP são cronotrópicos e inotrópicos negativos, o que diminui a demanda de oxigênio e possibilita seu uso como antiarrítmicos, especialmente nas taquiarritmias supraventriculares. Os BCCa têm também outras indicações, como na angina e em *bypass* de artéria coronária. O verapamil melhora a resposta vasomotora coronariana ao estresse físico em pacientes com cardiomiopatia hipertrófica obstrutiva.

Em geral, os BCCa de últimas gerações exibem poucos efeitos adversos por suas propriedades vasosseletivas e oferecem o benefício da neutralidade em relação às implicações metabólicas. Os efeitos adversos mais comuns aos DHP de 1ª geração são aqueles decorrentes de sua rápida e potente ação vasodilatadora: vermelhidão (*flushing*); taquicardia (palpitação); cefaleia pulsátil; hipotensão; edema pré-tibial; e hipertrofia gengival. No rim, dilatam a arteríola aferente, aumentando a pressão intraglomerular. Após a comercialização, a indústria farmacêutica desenvolveu preparações de liberação lenta visando a corrigir esses problemas, observados principalmente quando o nifedipino na preparação *em cápsulas* de 10 mg foi administrado VO ou sublingual no tratamento das crises hipertensivas. À época, seu uso foi condenado fora e dentro do Brasil. Também em coronariopatias com manifestação aguda, está contraindicado o uso dos DHP de curta ação em monoterapia, pois podem piorar a isquemia miocárdica em virtude da ativação simpática e suas consequências. Os BCCa de 2ª, 3ª e 4ª gerações significaram avanços sucessivos dessa classe de medicamentos. Os últimos são mais estáveis e bem tolerados, com maior aplicação clínica, especialmente na isquemia miocárdica e na insuficiência cardíaca congestiva. Isso não se aplica ao verapamil e ao diltiazem, que bloqueiam adicionalmente os nós sinoatrial e atrioventricular.

A mais importante controvérsia sobre os BCCa diz respeito ao aumento do risco de aparecimento de eventos cardiovasculares. Estudos como o ALLHAT (*The Antihypertensive and Lipid-Lowering Treatment to prevent Heart Attack*), o INVEST (*International Verapamil Slow release/Trandolapril study*) e o CONVINCE (*Controlled Onset Verapamil Investigation of Cardiovascular Endpoints*) sugerem que se devam evitar os BCCa em pacientes com falência cardíaca. Somente se houver persistência da hipertensão, com o uso combinado de IECA ou BRA, de um betabloqueador e de um diurético, deve-se adicionar o BCCa. Nesse caso, o amlodipino corresponde ao medicamento preferido. Os BCCa são também indicados na insuficiência cardíaca congestiva refratária, quando da ineficácia dos betabloqueadores e nitratos. Embora não preferenciais, os BCCa são seguros e eficazes no controle da PA em pacientes diabéticos e com intolerância à glicose, particularmente quando há necessidade de associá-los a outros anti-hipertensivos. Idosos também são beneficiados com tratamento com BCCa, visto que a hipertensão predominantemente sistólica responde bem a esses medicamentos, diminuindo a incidência de AVE. Outras condições clínicas devidamente embasadas apropriadas para o uso desse grupo de medicamentos, principalmente em associação, incluem pacientes negros, dislipidêmicos, obesos, com doença vascular de extremidades, com fenômeno de Raynaud, doença aterosclerótica obstrutiva de carótidas, taquiarritmias supraventriculares (NDHP), doença renal crônica, transplante renal e HA pulmonar. Os BCCa podem representar uma opção segura e eficaz nas situações em que outras classes de anti-hipertensivos são contraindicadas, como os betabloqueadores na asma e na doença pulmonar crônica, os tiazídicos em crise de gota e simpatolíticos de ação central em casos de depressão.

Inibidores da enzima conversora da angiotensina

A ECA é uma metaloprotease que remove o dipeptídio terminal carboxílico da molécula de angiotensina I (AI), transformando-a em AII. É também conhecida como "cininase II", pois, além de produzir o potente vasoconstritor AII, a ECA inativa o peptídio vasodilatador BK (ver Figura 35.6). Assim, ao menos em parte, os efeitos dos IECA parecem estar relacionados com um aumento nas concentrações plasmáticas e/ou teciduais da BK. Embora a ECA possa ser isolada do plasma, sua localização mais proeminente é nas células endoteliais. O maior sítio de conversão plasmática da AI em AII é o endotélio pulmonar. Pode também ser encontrada em outros órgãos, como coração, rins, cérebro e adrenais. Portanto, o bloqueio da ECA tecidual e plasmática pode diminuir a formação de AII e de aldosterona e, consequentemente, promover vasodilatação sistêmica, maior perda urinária de sódio e retenção de potássio nas partes mais distais dos túbulos renais. Inúmeros estudos têm demonstrado que as cininas são adjuvantes nos efeitos hipotensor, anti-hipertrófico e anti-isquêmico, bem como na inibição do remodelamento cardíaco, produzidos pelos IECA. Uma das explicações para a estimulação dos receptores B_2 pela BK seria sua maior biodisponibilidade pela não degradação nas células endoteliais provocando vasodilatação consequente à liberação de NO e PGI_2.

Desde 1975, os IECA encontram-se disponíveis e, hoje, são largamente utilizados na prática clínica por suas ações diretas, mas também por seus efeitos pleiotrópicos. O captopril foi o primeiro a ser sintetizado, diferindo dos demais por ter um grupamento sulfidrila, enquanto a maioria dos IECA tem o grupo funcional carboxil. Possíveis benefícios entre os diferentes agentes dessa classe de anti-hipertensivos quanto às propriedades farmacocinéticas e farmacodinâmicas não foram comprovados. À exceção do fosinopril, que tem grupamento fosfinil e excreção igualmente pelas vias hepática e renal, os demais IECA são todos eliminados pelos rins. Assim, a todo paciente aos quais se administram esses medicamentos é boa prática clínica a dosagem de creatinina no soro, estimativa da filtração glomerular, para o ajuste da dose caso seja necessário. Essa recomendação passa muito longe de uma possível interpretação de que esses medicamentos estejam contraindicados em doença renal crônica, pois, na verdade, são recomendados pela conhecida nefroproteção.

Os IECA são utilizados para o tratamento da HA em monoterapia ou em associação (Quadro 35.20). Por diminuírem a pré-carga e a pós-carga, são hemodinamicamente benéficos para portadores de insuficiência cardíaca. Na doença cardíaca isquêmica, em especial após o infarto agudo do miocárdio, o benefício de vários IECA está bem documentado por estudos como SAVE (*Survival and Ventricular Enlargement Trial*), ISIS-4 (*4th International Study of Infarct Survival*), SOLVD e sua extensão X-SOLVD (*Studies Of Left Ventricular Dysfunction*), AIRE (*Acute Infarction Ramipril Efficacy*), GISSI-3 (*Gruppo Italiano per lo Studio della SopraVivenza nell' Infarcto Miocárdico III*)

Quadro 35.20 Inibidores da enzima conversora da angiotensina disponíveis no Brasil.

Medicamento	Dose mínima (mg/dia)	Dose máxima (mg/dia)	N. de tomadas (por dia)
Captopril	25	150	2 a 4
Enalapril	5	40	1 a 2
Delapril	15	30	1 a 2
Benazepril	5	20	1
Quinapril	10	20	1
Cilazapril	2,5	5	1
Ramipril	2,5	10	1
Lisinopril	5	20	1
Fosinopril	10	20	1
Perindopril	4	8	1
Trandolapril	2	4	1

e TRACE (*Trandolapril Cardiac Evaluation*). Nos pacientes portadores de diabetes melito tipo 1 ou de glomerulopatias, principalmente naqueles com valores mais elevados de proteinúria, esses bloqueadores do SRAA também foram avaliados e demonstraram reduzir a velocidade de progressão da doença renal. O monitoramento dos níveis séricos de potássio e de creatinina é recomendado quando o paciente apresenta déficit de função renal. O estudo PROGRESS (*Perindopril Protection Against Recurrent Stroke Study*) mostrou redução na taxa de recorrência da lesão vascular encefálica. São seguros e eficazes ainda na obesidade, na síndrome metabólica e no tratamento das urgências/emergências hipertensivas VO (captopril) ou por administração intravenosa (enalapril).

São poucas as contraindicações formais, entre as quais a gravidez, a estenose bilateral de artérias renais e a estenose arterial de rim único e a insuficiência renal grave *com hipercalemia*. Sempre que possível, devem ser evitados em mulheres na idade fértil, sem uso de método anticoncepcional seguro. É preciso lembrar que, na hipovolemia, sua administração pode maximizar a eficácia hipotensora, efeito que passível de reversão com a correção por meio de solução salina. Em geral, são bem tolerados. A tosse seca do tipo irritativa constitui seu principal efeito indesejável, sendo revertida com a suspensão do IECA. Disgeusia, angioedema e reações de hipersensibilidade são raros. Hipercalemia é observada em pacientes com grave redução da filtração glomerular, principalmente se estiverem em uso de outros medicamentos que alterem os níveis de potássio – antagonistas de aldosterona, betabloqueadores e bloqueadores dos receptores AT_1 da AII.

Bloqueadores dos receptores AT_1 da angiotensina II

Os principais efeitos conhecidos das angiotensinas são exercidos por sua ligação a receptores acoplados à proteína G (GPCR). Os primeiros receptores descritos foram denominados "AT_1" e "AT_2" (ver Figura 35.6). Tais receptores são ativados pela AII, mas podem ser estimulados por outros mediadores do SRAA com menor afinidade de ligação, como a AIII, AIV e a A1-7. Outros receptores foram identificados posteriormente, mas é ao receptor AT_1 que se atribui a grande variedade dos efeitos cardiovasculares do SRAA por sua distribuição difusa mediando a maioria dos efeitos da AII. Eles são expressos no pulmão, no fígado, nos rins, no coração, na aorta e em outros vasos, no cérebro, nas adrenais e em várias glândulas endócrinas. Por sua vez, os receptores AT_2 são encontrados predominantemente em tecidos fetais, embora possam ser expressos em situações de lesão, além de parecer antagonizar os efeitos pressores e antinatriuréticos induzidos pela ativação dos receptores AT_1. Não existem dados satisfatórios com relação aos efeitos mediados pelos demais receptores da angiotensina.

Os BRA são anti-hipertensivos que apresentam a capacidade de impedir a ligação entre a AII e seus receptores do tipo AT_1, inibindo potente e seletivamente a maioria dos efeitos da AII, em particular, a contração do músculo liso vascular, a resposta pressora rápida e lenta, a sede, a liberação de vasopressina, a secreção de aldosterona, a liberação de catecolaminas e o aumento do tônus simpático, as alterações na filtração glomerular, a hiperplasia e hipertrofia celular, a potencialização do estresse oxidativo e da disfunção endotelial, por ativação da enzima NADPH oxidase, resultando na geração de espécies reativas de oxigênio e redução da biodisponibilidade de NO.

Atualmente, encontram-se disponíveis no Brasil sete produtos, sendo a losartana a pioneira (Quadro 35.21). Todos apresentam estrutura molecular semelhante, variando na atividade biológica e nos grupamentos disponíveis para ligação aos receptores. Como ocorre com todos os medicamentos bloqueadores do SRAA, a ação dos BRA é minimizada quando há consumo abusivo de sal, o que pode ser resolvido com a associação dessa classe de medicamentos a diuréticos tiazídicos em doses baixas. Como a AII é também sintetizada em alguns tecidos por vias alternativas que não envolvem a ECA, a inibição das ações do receptor AT_1 pelos BRA pode resultar em bloqueio mais completo do SRAA do que pelos IECA; porém, muitos estudos clínicos delineados para demonstrar superioridade dos BRA em relação aos IECA não alcançaram esse objetivo específico. Há um grande número de estudos mostrando a superioridade dos BRA em relação aos fármacos "convencionais", como os diuréticos, os betabloqueadores e os BCCa. Estudos com grande número de pacientes, como o LIFE (*The Losartan Intervention For End Point Reduction in Hypertension Study*), o VALUE (*Valsartan Antihypertensive Long-Term Use Evaluation*) e o SCOPE (*Study on Cognition and Prognosis in the Elderly*), foram decisivos quanto aos benefícios dos BRA nos desfechos cardiovasculares em pacientes hipertensos, independentemente dos níveis pressóricos atingidos. A literatura

Quadro 35.21 Bloqueadores dos receptores tipo 1 da angiotensina II disponíveis no Brasil.

Medicamento	Dose mínima (mg/dia)	Dose máxima (mg/dia)	N. de tomadas (por dia)
Losartana	25	100	1 a 2
Valsartana	80	320	1
Candesartana	4	32	1
Telmisartana	40	160	1
Olmesartana	20	40	1
Irbersartana	150	300	1
Eprosartana	400	800	1

é também bastante convincente nas comprovações de indicações de BRA em insuficiência cardíaca congestiva com os estudos RESOLVD (*Randomized Evaluation of Strategies for Left Ventricular Dysfunction*), ELITE (*Evaluation of Losartan In The Elderly I*) e ELITE II (*Evaluation of Losartan In The Elderly II*), ValHeFT (*Heart Failure Trial*) e CHARM (*Candesartan in Heart Failure – Assessment of Reduction on Mortality and Morbidity*). Do mesmo modo, como já referido para os IECA, na nefropatia diabética deve-se considerar prioritário o uso de bloqueadores do SRAA. Essa afirmação se baseia em estudos como o IDNT (*Irbesartan type 2 Diabetic Nephropathy*), o IRMA 2 (*Irbesartan in Hypertensive, Microalbuminuric, Type 2 Diabetic Patients*), o DETAIL (*Diabetics Exposed to Telmisartan and Enalapril*), o RENAAL (*Reduction of Endpoints in Non-insulin dependent diabetes mellitus with the AII Antagonist Valsartan*) e o MARVAL (*The MicroAlbuminuria Reduction with VALsartan*). Finalmente, os dados de desfecho com pacientes pós-infarto do miocárdio, como os encontrados no OPTIMAAL (*OPtimal Therapy In Myocardial infarction with the Angiotensin II Antagonist Losartan*) e no VALIANT (*VALsartan In Acute myocardial iNfarcTion*), fazem supor que o bloqueio do SRAA é a chave para a mudança no curso das complicações cerebrovasculares, cardiovasculares e renais associadas à HA.

Os BRA são bem tolerados em monoterapia ou em associação a outros medicamentos anti-hipertensivos de modo comparável a placebo. A losartana está disponível na rede pública pelo programa do Ministério da Saúde "Aqui tem Farmácia Popular", e deve ser preferida aos IECA nos indivíduos que apresentam tosse seca como efeito adverso dos IECA, com indicação absoluta de bloqueio do SRAA, como em portadores de diabetes melito, HVE, insuficiência cardíaca, pós-infarto do miocárdio e nas nefropatias crônicas de diferentes etiologias. À semelhança dos IECA, o bloqueio da ação da aldosterona pode causar hipercalemia, principalmente em pacientes em estágios mais avançados de doença renal crônica ou naqueles em uso de outros fármacos que aumentem o potássio plasmático. De modo algum devem ser evitados quando há déficit de função renal, mas, quando isso ocorre, os níveis de creatinina e potássio devem ser acompanhados obrigatoriamente duas semanas após seu início ou após o aumento da dosagem. Angioedema e hipersensibilidade são ocorrências raras. Do mesmo modo que os IECA são contraindicados formalmente na gravidez, também o são na estenose bilateral de artérias renais e na estenose arterial de rim único. Devem ainda ser evitados em mulheres na idade fértil, sem uso de método anticoncepcional seguro. Hipovolemia também pode desencadear hipotensão, que responde adequadamente à reposição salina.

Um bloqueio mais completo do SRAA com IECA e BRA associados foi tentado em muitos estudos com piora dos desfechos. Em resumo, esses estudos não demonstraram haver benefícios adicionais cardiovasculares da associação em relação ao uso isolado de IECA ou BRA e trouxeram evidências de que a associação aumenta o risco de hipercalemia e de piora da função renal. O estudo ONTARGET (*The Ongoing Telmisartan Alone and in Combination with Ramipril Global Endpoint Trial*) avaliou mais de 25 mil pacientes com alto risco cardiovascular e concluiu que o bloqueio duplo do SRAA com ramipril e telmisartana não tem benefício adicional em relação ao tratamento apenas com um dos bloqueadores.

Inibidores de renina

O alisquireno é o único inibidor direto de renina, mas encontra-se indisponível no mercado brasileiro, por isso não será discutido em profundidade.

Vasodilatadores de ação direta

Trata-se de medicamentos utilizados apenas em casos de HA resistente ou refratária ao tratamento, após o uso de um diurético apropriado, um bloqueador do SRAA, um BCCa DHP, espironolactona (4º fármaco), como quinta ou sexta classe de anti-hipertensivo em associação (Quadro 35.22). Define-se hipertensão resistente ou refratária ao tratamento a manutenção de valores pressóricos superiores às metas preconizadas (habitualmente 140/90 mmHg) mesmo com a utilização de, pelo menos, três classes de medicamentos anti-hipertensivos em doses adequadas, incluindo preferencialmente um diurético adequado ao estado hemodinâmico do paciente. Exceção a essa regra é o uso consagrado e seguro da hidralazina via oral ou parenteral na hipertensão da gravidez e na insuficiência cardíaca congestiva. O mecanismo de ação desses fármacos está relacionado, como seu próprio nome sugere, com potente

Quadro 35.22 Vasodilatadores de ação direta orais disponíveis no Brasil.

Medicamento	Dose mínima (mg/dia)	Dose máxima (mg/dia)	N. de tomadas (por dia)
Hidralazina	50	200	2 a 3
Minoxidil	2,5	80	2 a 3

e independente relaxamento da musculatura lisa da parede vascular. Como resposta, há estímulo do SRAA e do SNS, com retenção de sódio e volume, além de taquicardia reflexa, o que explica sua impossibilidade de uso como monoterapia e indica que sua melhor eficácia e segurança estão acopladas à associação a um diurético de alça e um betabloqueador. A utilização de todos os vasodilatadores pode desencadear efeitos indesejáveis em virtude, justamente, de sua potente ação vascular: cefaleia, náuseas, rubor, taquicardia e retenção de volume. Estão contraindicados em casos de dissecção aguda de aorta, isquemia miocárdica, HVE e hemorragia cerebral.

Hidralazina

Tem efeito vasodilatador predominantemente arteriolar, sem efeito cardíaco direto. É considerada de eleição para o controle da doença hipertensiva específica da gravidez (pré-eclâmpsia e eclâmpsia), podendo ser administrada VO ou intravenosa (IV), sendo esta última continuamente ou em *bolus*. Embora raro, o efeito colateral mais grave e específico desse medicamento é a possibilidade de alterações imunológicas, como síndrome lúpus-*like*, anemia hemolítica, vasculite, doença do soro e glomerulonefrite rapidamente progressiva. Caso ocorra qualquer uma dessas complicações, a hidralazina deve ser descontinuada imediatamente.

Minoxidil

Profármaco metabolizado no fígado, é mais potente vasodilatador arterial que a hidralazina. Encontra-se disponível apenas na apresentação VO. Restrito a pacientes portadores de hipertensão resistente, mesmo aqueles portadores de doença renal crônica terminal estágio 5. Do mesmo modo, vale a regra do uso concomitante de diurético potente e betabloqueador. Efeito colateral específico do minoxidil é a hipertricose, que ocorre em razão da abertura de canais de potássio, aproximadamente 4 a 6 semanas após sua introdução, limitando seu uso em mulheres. Há também a formulação do medicamento como tônicos capilares para estimular o crescimento de pelos. Eventualmente, podem surgir síndrome de Stevens-Johnson, intolerância à glicose, exantema, formação de anticorpos antinucleares e trombocitopenia.

Diazóxido

Medicamento anti-hipertensivo potente, de uso intravenoso, *in bolus* ou continuamente, em adultos e crianças com urgência ou emergência hipertensiva, mas indisponível no nosso meio, exceto por importação.

Nitroprussiato de sódio

Único vasodilatador de ação direta que induz vasodilatação arteriolar e venular. A geração de GMP cíclico e NO promove inibição dos elementos contráteis da musculatura lisa vascular, diminuindo a pré-carga e a pós-carga. Isso faz desse fármaco o principal aliado no tratamento do edema agudo de pulmão e em outras formas de urgência e emergência hipertensivas. Como seu efeito é imediato e de curta duração, deve ser administrado exclusivamente IV, pela bomba de infusão contínua, sob proteção da luz, pois esta degrada seu princípio ativo. Mesmo utilizado com os cuidados necessários, dado em altas doses e prazos prolongados (superiores a 3 dias), pode produzir intoxicação por cianeto e tiocianato, substâncias que causam meta-hemoglobina, caracterizada clinicamente por acidose, hipóxia, convulsões, coma e até mesmo óbito. Por isso, recomenda-se que, assim que possível, se associem ao nitroprussiato de sódio medicamentos anti-hipertensivos ativos VO que possibilitem a suspensão do nitroprussiato o quanto antes.

Inibidores de SGLT2 – uma nova classe de anti-hipertensivos?

Entre os diferentes estudos realizados até o presente momento com inibidores de SGLT2 (empaglifozina, dapagliflozina e canagliflozina) com outras finalidades que não os testar como anti-hipertensivos, observou-se consistentemente a diminuição das pressões sistólicas de consultório (–5,5 a 10,3 mmHg em relação ao período basal), de 24 horas (–3,7 a 10,3 mmHg) e noturna em menor intensidade (–2,5 a 6,7 mmHg).

Assim, não é possível classificá-los como medicamentos anti-hipertensivos, mas já demonstraram o potencial de diminuir a pressão sistólica em pelo menos oito análises feitas por diferentes autores, mostrando-se como potenciais agentes a serem agregados no futuro, se estudos específicos em hipertensão primária forem conduzidos para fornecer essa resposta. Hoje já se impõem como uma classe de medicamento indicada para o controle glicêmico em diabéticos e para proteção renal e cardíaca (independente da causa primária), condições frequentemente associadas à hipertensão arterial. Portanto, será uma classe de medicamentos com indicação nessas condições clínicas e o médico deve levar em conta este efeito redutor da pressão arterial.

REFERÊNCIAS BIBLIOGRÁFICAS

1. Neaton JD, Wentworth D. Serum cholesterol, blood pressure, cigarette smoking, and death from coronary heart disease: overall findings and differences by ages for 316 099 white men: Multiple Risk Factor Intervention Trial (MRFIT). Arch Intern Med. 1992;152:56-64.
2. Prospective Studies Collaboration. Age-specific relevance of usual blood pressure to vascular mortality: a meta-analysis of individual data for one million adults in 61 prospective studies. Lancet. 2002;360:1903-13.
3. Schmieder RE. The potential role of prorenin in diabetic nephropathy. J Hypertension. 2007;25:1323-6.
4. Reaven GM. Role of insulin-resistance in human disease. Diabetes. 1988;37:1595-607.
5. Expert Panel on Detection, Evaluation and Treatment of High Blood Cholesterol in Adults. Executive summary of the Third Report of the National Cholesterol Education Program (NCEP) Expert Panel on Detection, Evaluation and Treatment of High Cholesterol. JAMA. 2001;285:2486-97.
6. Hypertension prevalence and the status of awareness, treatment, and control in the United States. Final report of the Subcommittee on Definition and Prevalence of the 1984 Joint National Committee. Hypertension. 1985;7(3 Pt 1):457-68.
7. Psaty BM, Lumley T, Furberg CD, Schellenbaum G, Pahor M, Alderman MH, Weiss NS. Health outcomes associated with various antihypertensive therapies used as first-line agents: a network meta-analysis. JAMA. 2003;289(19):2534-44.
8. Carlberg B, Samuelsson O, Lindholm LH. Atenolol in hypertension: is it a wise choice? Lancet. 2004;364:1684-9.
9. Lindholm LH, Carlberg B, Samuelsson O. Should beta blockers remain first choice in the treatment of primary hypertension? A meta-analysis. Lancet. 2005;366:1545-53.

BIBLIOGRAFIA

AHA Scientific Statement. Recommendations for Blood Pressure Measurement in Humans and Experimental Animals. Part 1: blood pressure measurement in humans: a statement for professionals from the subcommittee of professional and public education of the american heart association council on high blood pressure research. Circulation. 2005;111:697-716.

Alberti KG, Eckel RH, Grundy SM, Zimmet PZ, Cleeman JI, Donato KA, et al. Harmonizing the metabolic syndrome: a joint interim statement of the International Diabetes Federation Task Force on Epidemiology and Prevention; National Heart, Lung, and Blood Institute; American Heart Association; World Heart Federation; International Atherosclerosis Society; and International Association for the Study of Obesity. Circulation. 2009;120:1640-5.

Alderman MH, Cohen H, Madhavan S. Distribution and determinants of cardiovascular events during 20 years of successful antihypertensive treatment. J. Hypertens. 1998;16:761-9.

Almeida FA, Cadaval RAM, Rodrigues CIS. Evolução do comprometimento renal na HA. In: Ribeiro AB, Plavnik FL, organizadores. Atualidades em HA. 2. ed. São Paulo: Atheneu; 2007. p. 163-72.

Almeida FA, Stella RC, Voos A, Ajzen H, Ribeiro AB. Malignant hypertension: A syndrome associated with low plasma kininogen and kinin potentiating factor. Hypertension. 1981;3(suppl. II):II-46, II-49.

Almeida FA. Emergências hipertensivas: bases fisiopatológicas para o tratamento. Rev Bras Hipertens. 2002;9:346-52.

Almeida FA. Fator natriurético atrial na HA. In: Cruz J, David Neto E, Burdmann EA, Alves MAVFR, Salgado Filho N, Magalhães RL, Barros RT, organizadores. Atualidades em nefrologia. v. 2. São Paulo: Sarvier; 1992. p. 49-58.

Australian National Health and Medical Research Council Dietary Salt Study Management Committee. Fall in blood pressure with modest reduction in dietary salt intake in mild hypertension. Lancet. 1989;i:399-402.

Avezun A, Piegas LS, Pereira JCR. Risk factors associated with acute myocardial infarction in the São Paulo Metropolitan Region. A developed region in a developing country. Arq Bras Cardiol. 2005;84(3):206-13.

Bakris GL, Sorrentino MJ. Hypertension: A companion to Braunwald's Heart Disease. 3. ed. Philadelphia: Elsevier; 2017.

Barroso WKS, Rodrigues CIS, Bortolotto LA, Mota-Gomes MA, Brandão AA, Feitosa ADM, et al. Brazilian Guidelines of Hypertension – 2020. Arq Bras Cardiol. 2021;116(3):516-658.

Brandão AA, Alessi A, Feitosa AM, Machado CA, Figueiredo CEP, Amodeo C, Rodrigues CIS, et al. 6ª Diretrizes de Monitorização Ambulatorial da Pressão Arterial e 4ª Diretrizes de Monitorização Residencial da Pressão Arterial. Arq Bras Cardiol. 2018;110(5 suppl 1):1-29.

Brandão AA, Amodeo C, Nobre F, Fuchs FD. Hipertensão. Rio de Janeiro: Elsevier; 2006.

Chobanian AV, Bakris GL, Black HR, Cushman WC, Green LA, Izzo JL Jr, et al. The Seventh Report of the Joint National Committee on Prevention, Detection, Evaluation, and Treatment of High Blood Pressure: the JNC 7 report. JAMA. 2003;289(19):2560-72.

Collins R, Peto R, MacMahon S, Hebert P, Fiebach NH, Eberlein KA, et al. Blood pressure, stroke, and coronary heart disease: part 2, short-term reductions in blood pressure: overview of randomized drug trials in their epidemiologic context. Lancet, 335:827-38, 1990.

D'Ávila R, Guerra EMM, Fernandes FA. Inibidores da ECA. In: Ribeiro AB, Plavnik FL, organizadores. Atualidades em HA. 2. ed. São Paulo: Atheneu; 2007. p. 305-12.

I Diretriz Brasileira de Diagnóstico e Tratamento da Síndrome Metabólica. Hipertensão. 2004;7:123-59.

Dollery C, Brennan PJ. The Medical Research Council Hypertension Trial: The smoking patients. Am Heart J. 1988;115:276-81.

Facchini FS, Hollenbeck CB, Jeppesen J, Chen Y-DI, Reaven GM. Insulin resistance and cigarette smoking. Lancet. 1992;339:1128-30.

Ferreira AJ, Santos RA. Cardiovascular actions of angiotensin-(1-7). Braz J Med Biol Res. 2005;38:499-507.

Franklin SS, Khan SA, Wong ND, Larson MG, Levy D. Is pulse pressure useful in predicting risk for coronary heart disease? The Framingham Heart Study. Circulation. 1999;100:354-60.

Frohlich ED, Ventura HO. Hypertension: an atlas of investigation and management. Oxford: Clinical Publishing; 2008.

Gottlieb SS, McCarter RJ, Vogel RA. Effect of beta-blockade on mortality among high-risk and low-risk patients after myocardial infarction. N Engl J Med. 1998;339:489-97.

Haffner SM, Valdez RA, Hazuda HP, Mitchell BD, Morales BD, Stern MP. Prospective analysis of the insulin-resistance syndrome (syndrome X). Diabetes. 1992;41:715-22.

Haijar I, Kotchen TA. Trends in prevalence, awareness, treatment, and control of hypertension in the United States, 1988-2000. JAMA. 2003;290:199-206.

Hall JE, Summers RL, Brands MW, Keen H, Alonso-Galicia M. Resistance to metabolic actions of insulin and its role in hypertension. Am J Hypertens. 1994;7:772-88.

Holzgreve H. Die Frühbehandlung der leichten Hypertonie. Internist. 1973;14:313.

Intersalt Cooperative Research Group. An international study of electrolyte excretion and blood pressure: results for 24 hours urinary sodium and potassium excretion. Br Med J. 1988;297:319-28.

Jackson EK. Diuréticos. In: Hardman JG, Limbird LE, Gilman AG, organizadores. Goodman & Gilman: as bases farmacológicas da terapêutica. Rio de Janeiro: McGraw-Hill; 2005. p. 568-92.

Jackson EK. Renina e angiotensina. In: Hardman JG, Limbird LE, Gilman AG, organizadores. Goodman & Gilman: as bases farmacológicas da terapêutica. Rio de Janeiro: McGraw-Hill; 2005. p. 609-33.

James PA, Oparil S, Carter BL, Cushman WC, Dennison-Himmerlfarb C, Handler J et al. 2014 Evidence-Based Guideline for the Management of High Blood Pressure in Adults. Report from the Panel Members Appointed to the Eighth Joint National Committee (JNC 8). JAMA. 2014;311(5):507-20.

Kaplan NM. Lifestyle modifications for prevention and treatment of hypertension. J Clin Hypertens. 2004;6:716-9.

Laragh JH, Brenner BM. Hypertension: pathophysiology, diagnosis, and management. 2. ed. New York: Raven Press; 1995.

MacGregor, G.A, Markandu ND, Sagnella GA, Singer DR, Cappucio FP. Double-blind study of three sodium intakes and long-term effects of sodium restriction in essential hypertension. Lancet. 1989;ii:1244-7.

MacMahon S, Peto R, Cutler J, Collins R, Sorlie P, Neaton J, et al. Blood pressure, stroke, and coronary heart disease. Part 1, prolonged differences in blood pressure: prospective observational studies corrected for the regression dilution bias. Lancet, 1990;335:765-74.

Malachias MVB. 7ª Diretriz Brasileira de Hipertensão Arterial. Arq Bras Cardiol. 2016;107(supl.3):1-83.

Mancia G, Fagard R, Narkiewicz K, Redón J, Zanchetti A, Böhm M, et al.; Task Force Members. 2013 ESH/ESC Guidelines for the management of arterial hypertension: The Task Force for the Management of Arterial Hypertension of the European Society of Hypertension (ESH) and of the European Society of Cardiology. J Hypertens. 2013;31(7):1281-357.

McDevitt DG, Brown HC, Carruthers SG, Shanks RG. Influence of intrinsic sympathomimetic activity and cardioselectivity on beta-adrenoceptor blockade. Clin Pharmacol Ther. 1997;21:556-66.

Messerli FH, Grossman E, Goldbourt U. Are beta-blockers efficacious as first-line therapy for hypertension in the elderly? A systematic review. JAMA. 1998;279:1903-7.

National High Blood Pressure Education Program Working Group on High Blood Pressure in Children and Adolescents. The fourth report on the diagnosis, evaluation, and treatment of high blood pressure in children and adolescents. Pediatrics. 2004;114:555-76.

Oates JA, Brown NJ. Anti-hipertensivos e terapia farmacológica da hipertensão. In: Hardman JG, Limbird LE, Gilman AG, organizadores. Goodman & Gilman: as bases farmacológicas da terapêutica. Rio de Janeiro: McGraw-Hill; 2005. p. 657-78.

Oliver WJ, Cohen EL, Neel JV. Blood pressure, sodium intake, and sodium related hormones in the Yanomano Indians, a "no-salt" culture. Circulation. 1975;52:146-51.

Panza JA, Casino PR, Kilcoyne CM, Quyyumi AA. Role of endothelium-derived nitric oxide in the abnormal endothelium-dependent vascular relaxation of patients with essential hypertension. Circulation. 1993;87:1468-74.

Pavan MV, Cadaval RAM, Almeida FA. Medida casual da pressão arterial versus MAPA e MRPA: vantagens e desvantagens, associação com o risco de desenvolvimento de doenças cardiovasculares. In: Ribeiro AB, Plavnik FL, organizadores. Atualidades em HA, 2. ed. São Paulo: Atheneu; 2007. p. 27-38.

Ribeiro AB, Plavnik FL. Atualização em HA. Clínica, diagnóstica e terapêutica. 2. ed. São Paulo: Atheneu; 2007.

Rodrigues CIS. Tratamento das emergências hipertensivas. Rev Bras Hipertens. 2002;9:353-8.

Sacks FM, Svetkey LP, Vollmer WM, Appel LJ, Bray GA, Harsha D, et al. Effects on blood pressure of reduced dietary sodium and the dietary approaches to stop hypertension (DASH) diet. N Engl J Med. 2001;344:3-10.

Salvetti A, Ghiadoni L. Thiazide diuretics in the treatment of hypertension: an update. J Am Soc Nephrol. 2006;17:S25-S29.

Seals DR, Hagberg JM. The effect of exercise training on human hypertension: a review. Med Sci. Sports Exerc. 1984;16:207-15.

Smyth EM, Grosser T, FitzGerald GA. Lipid-Derived Autacoids: Eicosanoids and Platelet-Activating Factor. In: Brunton LL, Chabner BA, Knollmann BC, editors. Goodman & Gilman's: The Pharmacological Basis of Therapeutics. 12. ed. New York: The McGraw-Hill; 2011.

Society of Cardiology (ESC). 2007 Guidelines for the Management of Arterial Hypertension. J Hypertens. 2007;25:1105-87.

Stokes J 3rd, Kannel WB, Wolf PA, D'Agostino RB, Cupples LA. Blood pressure as a risk factor for cardiovascular disease. The Framingham Study – 30 years of follow-up. Hypertension. 1989;13(suppl. I):I-13, I-18.

The ALLHAT Officers and Coordinators for the ALLHAT Collaborative Research Group. Major outcomes in high-risk hypertensive patients randomized to angiotensin-converting enzyme inhibitor or calcium channel blocker vs diuretic – the Antihypertensive and Lipid-Lowering Treatment to Prevent Heart Attack Trial (ALLHAT). JAMA. 2002;288:2981-97.

UK Prospective Diabetes Study Group. Tight blood pressure control and risk of macrovascular and microvascular complications in type 2 diabetes: UKPDS 38. Br Med J. 1998;317:703-13.

Unger T, Borghi C, Charchar F, Khan NA, Poulter NR, Prabhakaran D, Ramirez A, Schlaich M, Stergiou GS, Tomaszewski M, Wainford RD, Williams B, Schutte AE. 2020 International Society of Hypertension Global Hypertension Practice Guidelines. Hypertension. 2020;75(6):1334-57.

Vasan RS, Larson MG, Leip EP, Evans JC, O'Donnell CJ, Kannel WB, Levy D. Impact of high-normal blood pressure on the risk of cardiovascular disease. N Engl J Med. 2001;345:1291-7.

Whelton PK, Carey RM, Aronow WS, Casey Jr DE, Collins KJ, Himmelfarb CD, et al. 2017 ACC/AHA/APA/ABC/ACPM/AGS/APhA/ASH/ASPC/NMA/PCNA guideline for the prevention, detection, evaluation, and management of high blood pressure in adults. Hypertension. 2018;71:e13-e115.

Whelton PK, Klag MJ. Hypertension as a risk factor for renal disease. Review of clinical and epidemiological evidence. Hypertension. 1989;13(suppl. I):I-19, I-27.

Williams B, Mancia G, Spiering W, Rosei EA, Azizi M, Burnier M, et al. 2018 ESC/ESH guidelines for management of arterial hypertension. Eur Heart J. 2018;39:3021-104.

Wing LMH, Reid CM, Ryan P, Beilin LJ, Brown MA, Jennings GLR, et al.; Second Australian National Blood Pressure Study Group. A comparison of outcomes with angiotensin-converting-enzyme inhibitors and diuretics for hypertension in the elderly. N Eng J Med. 2003;348:583-92.

World Health Organization, International Society of Hypertension. 2003 World Health Organization (WHO)/International Society of Hypertension (ISH) statement on management of hypertension. J Hypertens. 2003;21:1983-92.

Wylson PWF. Established risk factors and coronary artery disease: The Framingham Study. Am J Hypertens. 1994;7:7S-12S.

36 | Hipertensão Arterial Secundária

HIPERTENSÃO E DOENÇA RENAL PARENQUIMATOSA | DOENÇA RENAL HIPERTENSIVA

Giovanio Vieira da Silva • Decio Mion Jr.

INTRODUÇÃO

Hipertensão arterial sistêmica é causa de doença renal crônica? A resposta a essa pergunta ainda não é definitiva, e nos últimos anos, particularmente com os adventos dos estudos genéticos, não temos uma resposta definitiva.

É consenso que a hipertensão arterial em sua fase maligna é uma causa de insuficiência renal bem estabelecida, embora, após a disseminação do uso das medicações anti-hipertensivas, essa condição tenha se tornando cada vez mais rara.

No Brasil, a hipertensão arterial afeta aproximadamente 25 a 30% da população, sendo a doença renal hipertensiva considerada uma das consequências da hipertensão arterial prolongada e mal controlada. De acordo com bancos de dados nacionais, a hipertensão arterial seria uma das principais causas de insuficiência renal em estágio final, perdendo apenas para a doença renal diabética.[1]

No entanto, falta especificidade nas apresentações clínicas e morfológicas da doença renal relacionada à hipertensão. Na maioria dos casos de hipertensão arterial e concomitante doença renal, a sequência de eventos, ou seja, o que ocorreu primeiro, a doença renal ou hipertensão, não pode ser bem estabelecida.[2]

Embora a hipertensão arterial desempenhe um papel na patogênese da doença vascular crônica e leve à arterionefrosclerose, com papel inquestionável da progressão da doença renal crônica independente da etiologia, a frequência da hipertensão arterial sistêmica primária como causa da doença renal crônica parece estar superestimada. Estudos da morfologia de biopsias renais indicam que a arterionefrosclerose, classicamente considerada um equivalente morfológico do termo clínico "doença renal hipertensiva" (anteriormente referido como "nefroesclerose hipertensiva"), sobrepõe-se de forma frequente a doenças renais crônicas variáveis, mesmo na ausência de pressão arterial elevada.

Outro contraponto ao "dogma" da hipertensão arterial como causa de doença renal crônica advém de grandes estudos epidemiológicos em que poucos pacientes com hipertensão primária desenvolvem lesão renal significativa.

Mais recentemente, estudos da hipertensão em afrodescentes determinaram que certas alterações genéticas podem explicar, pelo menos em parte, por que a doença renal hipertensiva ocorre mais cedo e mais severamente nesse estrato populacional. Uma forte associação com o gene da apolipoproteína 1 (APOL1) com a doença renal hipertensiva está descrito, particularmente, com duas variantes (G1 e G2). A presença desses polimorfismos aumenta de forma expressiva o risco de desenvolver glomeruloesclerose segmentar focal (GESF) "idiopática" e doença renal em estágio avançado associada à hipertensão, em comparação com indivíduos que não apresentem essas variantes (ver Capítulo 38, *Introdução à Genética das Nefropatias*).

Portanto, o dilema persiste, uma vez que estudos epidemiológicos e observacionais não comprovam que a lesão provém da hipertensão ou de outra doença renal primária não diagnosticada previamente: se está vendo o ovo ou a galinha?

MECANISMOS DE LESÃO RENAL PELA HIPERTENSÃO ARTERIAL

Considerando-se que uma parcela dos pacientes com hipertensão primária venha a desenvolver dano renal progressivo, propõem-se dois mecanismos sinérgicos como causa da lesão renal:

1. Isquemia glomerular em decorrência do estreitamento progressivo da luz de arteríolas pré-glomerulares secundário à arterioesclerose hialina e hipertrofia da camada média desses vasos em virtude de lesão mecânica direta da elevação sustentada da hipertensão arterial, levando à insuficiência renal por isquemia renal.
2. Redução no número de néfrons decorrente de isquemia glomerular, induzindo, assim, uma adaptação nos néfrons remanescentes com vasodilatação da arteríola aferente e transmissão da hipertensão sistêmica diretamente para os glomérulos, ocasionando hipertensão intraglomerular, hiperfiltração glomerular e esclerose glomerular.

Outra hipótese levantada é que o aumento da pressão intraglomerular em hipertensos poderia também ocorrer por falha no mecanismo de autorregulação renal, com diminuição da resistência da arteríola aferente e transmissão da hipertensão sistêmica para o glomérulo.[3] Além desses mecanismos que fundamentam a lesão glomerular como base

> **PONTOS-CHAVE**
>
> - Coloca-se a doença renal hipertensiva, anteriormente denominada "nefroesclerose hipertensiva", decorrente da hipertensão arterial primária, como causa importante de doença renal crônica em estágio 5, embora este termo seja controverso
> - São mecanismos propostos como causa da lesão renal:
>   - Isquemia glomerular em decorrência de estreitamento progressivo da luz de arteríolas pré-glomerulares secundário à arterioesclerose
>   - Redução no número de néfrons resultada de isquemia glomerular, induzindo, assim, uma adaptação nos néfrons remanescentes com vasodilatação da arteríola aferente e transmissão da hipertensão sistêmica diretamente para os glomérulos.

para a insuficiência renal secundária à hipertensão arterial, algumas evidências apontam para a participação da isquemia crônica nas alterações tubulointersticiais induzidas pela hipertensão.

Portanto, a isquemia crônica produzida por alterações de pequenos vasos induziria tanto alterações glomerulares quanto tubulointersticiais, levando à doença renal hipertensiva.

PATOLOGIA RENAL DA DOENÇA RENAL HIPERTENSIVA

Duas formas distintas de lesão renal da hipertensão arterial são descritas na patologia renal: a nefroesclerose benigna e a nefroesclerose maligna. A nefroesclerose benigna apresenta como principal característica a presença de depósitos hialinos em paredes de arteríolas aferentes (Figura 36.1 A). Na parede de artérias interlobulares e arqueadas, os depósitos hialinos são incomuns; com mais frequência, apresentam hipertrofia da camada média e fibrose da íntima. Essas lesões estão associadas à diminuição da luz vascular.[4] Os glomérulos são secundariamente afetados e a lesão mais característica é o seu colapso isquêmico, com retração do tufo glomerular junto ao polo vascular, enrugamento da membrana basal e posterior glomeruloesclerose global. Lesões de glomeruloesclerose segmentar e focal também têm sido descritas em rins de pacientes hipertensos.[5]

A nefroesclerose maligna compromete principalmente a íntima das artérias interlobulares. As lesões incluem:

- Proliferação de células musculares na íntima (proliferação miointimal) e formação de fibras colágenas, levando a um padrão típico de fibrose concêntrica da íntima, com aspecto de "casca de cebola" (Figura 36.1 B)
- Necrose fibrinoide de células de músculo liso de pequenas artérias e arteríolas, podendo se estender para o glomérulo.

Essas lesões podem provocar um estreitamento irreversível da luz vascular. O colapso isquêmico dos glomérulos é muito frequente e ocasionado pela obliteração dos vasos pré-glomerulares. Já a glomeruloesclerose segmentar ou global, observada em fase mais tardia, pode decorrer tanto de isquemia quanto de cicatrização de áreas necróticas.

ASPECTOS CLÍNICOS E LABORATORIAIS

Na ausência de biopsia renal, o diagnóstico clínico da doença renal hipertensiva se dá por exclusão de hipertensão arterial em fase maligna e de outras causas de doença primária renal. São critérios sugeridos para o diagnóstico clínico:

- Hipertensão arterial de longa data com evidência de lesão em outros órgãos-alvo, como retinopatia hipertensiva ou hipertrofia do ventrículo esquerdo
- Função renal normal quando do diagnóstico da hipertensão arterial
- Proteinúria baixa, em geral < 1 g em 24 horas
- Sedimento urinário normal
- Ausência de diabetes
- Afrodescendência.

Já a nefroesclerose maligna está presente no contexto clínico do diagnóstico sindrômico de hipertensão arterial maligna, entidade caracterizada por elevação de grande magnitude da pressão arterial (PA), em geral pressão arterial sistólica (PAS) > 180 mmHg e pressão arterial diastólica (PAD) > 110 mmHg, acompanhada de lesão aguda de órgão-alvo: encefalopatia hipertensiva, insuficiência cardíaca congestiva e insuficiência renal progressiva. Retinopatias grau III (hemorragia e exsudato) e grau IV (papiledema) são consideradas características da hipertensão arterial em fase maligna. As manifestações renais da nefroesclerose maligna incluem: proteinúria em grau variável, podendo evoluir em um terço dos pacientes com proteinúria

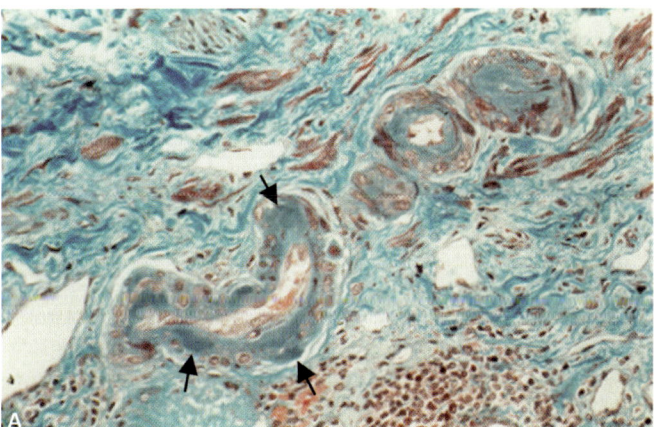 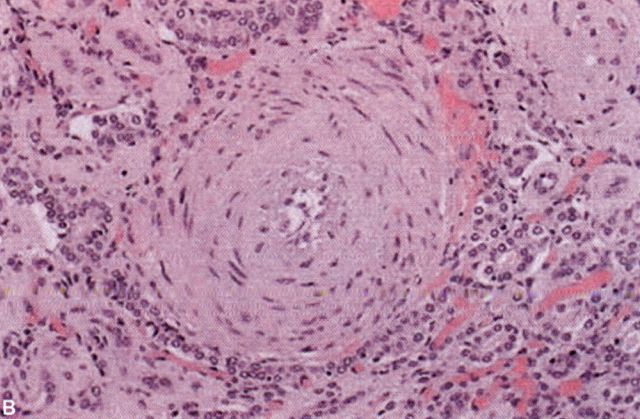

Figura 36.1 A. Nefroesclerose benigna: as *setas* apontam arterioesclerose hialina em arteríolas aferentes. **B.** Nefroesclerose maligna: artéria interlobular com marcada proliferação miointimal.

na faixa nefrótica, e hematúria microscópica em 50% dos casos.[6] A função renal pode estar normal no início, mas, muitas vezes, deteriora-se progressivamente, podendo evoluir para doença renal crônica avançada dentro de semanas ou meses se a pressão arterial não for adequadamente controlada.

TRATAMENTO DA NEFROESCLEROSE HIPERTENSIVA BASEADO EM EVIDÊNCIAS

Com base na patogênese do dano renal induzido pela hipertensão arterial, sugerem-se dois alvos para intervenção terapêutica: redução da carga pressórica e redução da transmissão da hipertensão arterial para a microvasculatura renal.

Redução da carga pressórica

A estratégia de prevenção mais efetiva é a diminuição da PA: mesmo reduções modestas da PA previnem a nefroesclerose benigna e a maligna.

O alvo terapêutico ainda é tema de debate. Tinha-se a ideia de que, quanto mais baixa a PA, menor o risco de progressão da doença renal. No entanto, ensaios clínicos que compararam redução mais agressiva da PA (PA-alvo < 120/80 mmHg) *versus* tratamento convencional (PA-alvo < 140/90 mmHg) em um grupo de pacientes com diagnóstico de doença renal hipertensiva não demonstraram maiores benefícios em adotar tal conduta.[7,8]

Portanto, a recomendação atual da maioria das diretrizes clínicas, incluindo a Diretriz Brasileira, é de que, em portadores de doença renal crônica, a PA-alvo seja < 130/80 mmHg, independentemente do valor da proteinúria basal.

Redução da transmissão da pressão arterial para a microvasculatura renal

Com base em vários estudos controlados e randomizados, as recomendações atuais preconizam como medicamentos de primeira linha para o tratamento da hipertensão arterial em portadores de doença renal crônica os inibidores da enzima conversora de angiotensina (IECAs) ou os bloqueadores de receptores de angiotensina II (ATII) por sua ação renoprotetora adicional à redução da PA. Esse efeito renoprotetor está atribuído à diminuição da resistência da arteríola eferente e à consequente diminuição da pressão intraglomerular, um dos fatores envolvidos na progressão da doença renal. Outros mecanismos atribuídos a esses medicamentos são redução da proteinúria com diminuição da reabsorção de proteínas pelo túbulo renal e consequentes menor lesão tubulointersticial e inibição dos efeitos antiproliferativos e antifibróticos da ATII.

O estudo AASK realizado em portadores de nefroesclerose hipertensiva demonstrou redução no risco de doença renal crônica terminal em 22% dos casos quando comparou o ramipril e o metoprolol e de 59% quando comparou o ramipril e o anlodipino, concluindo que os IECAs parecem ser mais efetivos que os betabloqueadores ou bloqueadores de canais de cálcio não di-hidropiridínicos em diminuir o declínio da filtração glomerular em pacientes com nefroesclerose hipertensiva.[9]

Mais recentemente, uma série de grandes ensaios clínicos focados na ação de uma classe de antidiabéticos orais, os inibidores de SGLT2 (canaglifozina, dapaglifozina e empaglifozina), mostrou que tais medicamentos foram capazes de diminuir a velocidade de progressão de doença renal crônica, tanto diabética como não diabética, incluindo pacientes com doença renal hipertensiva. O mecanismo proposto para tal observação também seria da consequente diminuição da pressão intraglomerular, feita pela diminuição da resistência da arteríola aferente (ver Capítulo 28, *Doença Renal do Diabetes*).

> ⚠ **PONTOS-CHAVE**
>
> - Sugerem-se dois alvos para a intervenção terapêutica: redução da carga pressórica e redução da transmissão da hipertensão arterial para a microvasculatura renal.

DOENÇA RENOVASCULAR

Luiz Aparecido Bortolotto • Giovanio Vieira da Silva • Decio Mion Jr.

INTRODUÇÃO

O marcador da doença renovascular é a estenose da artéria renal. As maiores complicações associadas à estenose da artéria renal não diagnosticada e não tratada são:

- Hipertensão não controlada, com as complicações decorrentes: hipertrofia ventricular, insuficiência cardíaca e acidente vascular encefálico
- Insuficiência renal progressiva, podendo resultar em doença renal em estágio avançado (nefropatia isquêmica)
- Doença cardíaca aguda (p. ex., edema agudo do pulmão e angina de peito).

Os riscos das complicações renais e cardiovasculares podem, teoricamente, ser reduzidos pela revascularização renal, mas os benefícios e as indicações para o tratamento de revascularização percutânea ou cirúrgica ainda não estão claramente definidos, constituindo ainda assunto de extensa investigação e debate.

HIPERTENSÃO RENOVASCULAR E NEFROPATIA ISQUÊMICA *VERSUS* ESTENOSE DA ARTÉRIA RENAL

Diferentemente de outras condições cardiovasculares e renais, somente é possível diagnosticar a hipertensão renovascular retrospectivamente quando, após 6 a 12 semanas de uma intervenção, a PA está menor do que antes da intervenção, com o paciente fazendo uso da mesma quantidade de anti-hipertensivos ou menos. Em contraste, a estenose da artéria renal, a base fisiopatológica da hipertensão renovascular, é um diagnóstico anatômico.

Assim, o diagnóstico de estenose de artéria renal se dá pela demonstração da estenose da artéria renal pela arteriografia renal ou por outro método de imagem, enquanto o diagnóstico de hipertensão renovascular ou nefropatia isquêmica é dado definitivamente apenas pelo resultado de um procedimento bem-sucedido de revascularização renal na PA e na função renal.

Na maioria dos casos, a doença renovascular tem natureza aterosclerótica (90% dos casos). A doença fibromuscular é muito menos comum, em geral constituindo-se uma entidade clínica preponderante em mulheres jovens. Ao contrário da doença renovascular de etiologia aterosclerótica, responde bem ao tratamento intervencionista, havendo menos debate sobre sua abordagem.[1]

A estenose aterosclerótica da artéria renal está relacionada com o envelhecimento – os pacientes mais idosos apresentam maior probabilidade de apresentar algum grau de estenose. Em um estudo multicêntrico, longitudinal, para avaliar fatores de risco cardiovascular, 870 adultos acima de 65 anos foram submetidos à ultrassonografia Doppler renal. Grau elevado de doença renovascular, definido como estenose > 60% do diâmetro da artéria renal ou oclusão desta, foi detectado em 6,8% dos indivíduos.[2]

A doença renovascular aterosclerótica representa um componente de um processo de doença generalizado. Consequentemente, sua prevalência é mais comum em pacientes com outras formas de aterosclerose. Em uma avaliação, 47% dos pacientes hipertensos avaliados para doença isquêmica cardíaca pela angiografia coronariana tinham algum grau de doença renovascular aterosclerótica detectada pela aortografia abdominal durante o processo de cateterização cardíaca.[3]

Assim, o risco de outras doenças ateroscleróticas está aumentado em pacientes com doença renovascular aterosclerótica e com aterosclerose sistêmica, podendo acarretar complicações nos procedimentos endovasculares ou cirúrgicos. Os riscos e os benefícios da intervenção devem ser cuidadosamente avaliados antes da consideração da revascularização renal em tais pacientes.

> **PONTOS-CHAVE**
> - O marcador da doença renovascular é a estenose da artéria renal
> - O diagnóstico de estenose de artéria renal se dá pela demonstração da estenose da artéria renal pela arteriografia renal ou por outro método de imagem
> - O diagnóstico de hipertensão renovascular ou nefropatia isquêmica se dá de maneira definitiva apenas pelo resultado de um procedimento bem-sucedido de revascularização renal na pressão arterial e na função renal
> - Na maioria dos casos, a doença renovascular tem natureza aterosclerótica (90% dos casos).

SUBTIPOS DE DOENÇA RENOVASCULAR

Displasia fibromuscular

Doença vascular não inflamatória e não aterosclerótica que afeta preferencialmente pequenas e médias artérias. Embora qualquer leito vascular possa ser afetado, é mais comum nas artérias renais (60 a 75%), envolvendo preferencialmente os dois terços distais das artérias renais principais. Trata-se da causa mais comum de hipertensão renovascular em mulheres jovens, de 15 a 30 anos. Pode estar associada a outras doenças, como deficiência de alfa-antitripsina, síndrome de Ehlers-Danlos tipo IV, síndrome de Alport, neurofibromatose e coarctação da aorta. Raramente progride para a oclusão da artéria renal e/ou nefropatia isquêmica e costuma responder muito bem à angioplastia. As séries mais recentes indicam que aproximadamente 40 a 50% dos pacientes têm sua pressão normalizada e 30 a 40% melhoram a pressão arterial após angioplastia.[4]

Doença aterosclerótica

Cerca de 90% dos pacientes com estenose de artéria renal apresenta doença aterosclerótica como condição patológica subjacente. É progressiva, oclusiva e promove o estreitamento do óstio ao terço proximal da artéria renal principal. Como as outras doenças ateroscleróticas, é encontrada mais frequentemente em idade avançada e associada a outros fatores de risco, como diabetes, dislipidemia, tabagismo e antecedente de eventos cardiovasculares.

Outras causas menos comuns de doença renovascular

A arterite de Takayasu, doença inflamatória de vasos de grande calibre, também pode acometer as artérias renais, sendo uma das principais causas de doença renovascular em alguns países, principalmente na Índia e no Japão.[5]

São causas mais raras de doença renovascular artérias renais aberrantes, êmbolos ou estreitamento gerados durante procedimentos endovasculares (p. ex., correção endovascular de aneurismas de aorta abdominal), dissecção aórtica ou rins que movem mais do que 7,5 cm com a mudança da posição supina para a posição ortostática (ptose renal).

FISIOPATOLOGIA

Classicamente, a fisiopatologia da hipertensão renovascular em decorrência de estenose da artéria renal é a seguinte: a hipoperfusão do aparelho justaglomerular aumenta a liberação de renina com consequente aumento da produção de ATII. Por sua vez, a hiperatividade do sistema renina-angiotensina leva ao aumento da atividade nervosa simpática e da síntese e liberação da aldosterona, resultando em diminuição da excreção de sódio renal e hipertensão arterial.

Em casos de estenose bilateral grave ou com doença renal parenquimatosa associada, a expansão volêmica pode ser de tal forma pronunciada que, mais tardiamente, na evolução da doença pode haver "normalização" da liberação de renina pelo estado de hipervolemia subjacente.

> **PONTOS-CHAVE**
> - A fisiopatologia da hipertensão renovascular em decorrência de estenose da artéria renal se dá pela hipoperfusão do aparelho justaglomerular que aumenta a liberação de renina com consequente aumento da produção de angiotensina II.

AVALIAÇÃO DIAGNÓSTICA

A suspeita de estenose de artéria renal se dá pelo conjunto de sinais e sintomas e, eventualmente, com o resultado de alguns exames complementares (Quadro 36.1). Em situações de média ou alta probabilidade para a estenose da artéria renal, exames de triagem e testes confirmatórios estão indicados.

O padrão-ouro para o diagnóstico de estenose de artéria renal ainda é a arteriografia. No entanto, na maioria dos casos, a decisão de realizar a arteriografia, exame invasivo e não isento de riscos, deve ser orientada por métodos não invasivos de triagem que ajudam na detecção dos possíveis casos de estenose da artéria renal. Tratam-se de métodos baseados na visualização da estenose ou na identificação de seus efeitos hemodinâmicos ou funcionais sobre o fluxo sanguíneo ou a função renal.

O Quadro 36.2 mostra o potencial desses métodos por meio de suas sensibilidades e especificidades.[6]

Quadro 36.1 Hipertensão e doença renovascular: sugestão de rastreamento.

Baixa probabilidade (prevalência menor que 1% dos casos)
• Hipertensão leve ou moderada não complicada

Média probabilidade (prevalência entre 5 e 15% dos casos)
• Hipertensão grave ou resistente ao tratamento
• Hipertensão de diagnóstico recente abaixo dos 30 ou acima dos 65 anos
• Sopros abdominais ou lombares
• Assimetria de pulsos
• Tabagistas, diabetes ou doença ateromatosa associados (coronária, carótida, extremidades etc.)
• Déficit de função renal não definido por outras causas
• Disfunção cardíaca congestiva inexplicada

Alta probabilidade (prevalência maior que 15% dos casos)
• Hipertensão grave e resistente com insuficiência renal progressiva
• Hipertensão acelerada/maligna
• Aumento excessivo de creatinina induzida por inibidores da enzima conversora de angiotensina
• Assimetria de tamanho ou função renal à ultrassonografia ou à cintilografia renal

Quadro 36.2 Métodos de rastreamento para hipertensão e doença renovascular.

Métodos	Sensibilidade (%)	Especificidade (%)
Renograma com captopril	92 a 94	95 a 97
Ultrassonografia com Doppler	85	95 a 97
Angiorressonância renal	88	90
Angiotomografia renal	88 a 99	93 a 98

Renograma com captopril

O renograma radioisotópico convencional (não estimulado pelo captopril) pode detectar assimetria renal morfológica e funcional pela análise da curva de captação da radiação do marcador ou no percentual da função separada de cada rim indicando dificuldade na chegada, na captação e na eliminação do marcador, relacionada com alterações no fluxo sanguíneo, na filtração glomerular e na secreção tubular renal. Em geral, usa-se como marcador o ácido dietileno triaminopentacético (DTPA) marcado com o isótopo tecnécio-99, pelo fato de sua eliminação renal se dar, predominantemente, por filtração glomerular.

Essas alterações podem decorrer de estenose de artéria renal, mas também com outras doenças renais parenquimatosas ou obstrução urinária. Portanto, o renograma convencional, isoladamente, tem baixa especificidade para diferenciar estenose de artéria renal de outras condições.

Entretanto, a inibição da produção da angiotensina II com o captopril confere a esse método uma considerável eficiência diagnóstica para triagem de hipertensão renovascular, por sua sensibilidade e especificidade diagnósticas e, principalmente, por ser um excelente método preditivo de resultado terapêutico, com pouca dependência de operador. Na prática, suspendem-se as medicações que interferem diretamente no sistema renina-angiotensina (IECA, antagonista da ATII) por pelo menos 1 semana, submetendo o paciente a um renograma convencional e, depois, realiza-se um segundo exame, com o mesmo marcador, 1 hora após a ingestão VO de 50 mg de captopril.

Alguns dos critérios de interpretação do renograma estimulado com captopril são:

- Redução da função global ≥ 20% após captopril (filtração glomerular com DTPA)
- Aumento do tempo máximo (Tmáx) de 6 a 10 minutos e prolongamento ou abolição da fase excretora no lado da lesão ou bilateralmente em relação ao basal, nas estenoses bilaterais
- Quanto à função relativa, devem ocorrer uma queda no percentual de função do rim comprometido e aumento da relação rim normal/rim isquêmico acima de 1,5. Tem-se recomendado alterações qualitativas ou semiquantitativas no perfil da curva do renograma, como acentuação no retardo do Tmáx, achatamento do pico e da curva global de captação do marcador, principalmente se o exame basal já apresentar alterações.

Ultrassonografia com Doppler

Esse método combina a ultrassonografia bidimensional com o Doppler pulsado colorido, tornando possível visualizar os vasos renais e, ao mesmo tempo, determinar o espectro de velocidade do fluxo sanguíneo na artéria renal — analisando indiretamente, desse modo, alterações hemodinâmicas produzidas por estenoses hemodinamicamente significativas. Sua aplicação no estudo das artérias renais tem como obstáculos a obesidade e o excesso de gases intestinais, considerando-se a localização retroperitoneal do rim e a abordagem do exame pela face anterior do abdome, que frequentemente dificultam a identificação e o estudo das artérias renais em toda a sua extensão.

Os principais critérios para o diagnóstico de estenose da artéria renal, estudando-se o espectro de velocidades do fluxo no tronco da artéria, são:

- Pico sistólico de velocidade do fluxo renal ≥ 150 cm/s
- Relação dos picos sistólicos de velocidade na artéria renal e na aorta ≥ 3,0.

Utilizando-se esses critérios, é possível identificar uma estenose igual ou superior a 60% com sensibilidade de 88% e especificidade de 95%. A ultrassonografia, por sua vez, fornece informações quanto a dimensões, estrutura, ecogenicidade e alterações do parênquima. Dificuldades para identificar o ponto de estenose na artéria renal e, assim, avaliar as alterações de velocidade do fluxo renal têm sido responsáveis por resultados falso-negativos que reduzem a sensibilidade do método, tornando-o excessivamente operador-dependente.[7]

Angiografia por ressonância magnética

A angiografia obtida por ressonância magnética representa um método eficiente e relativamente seguro, pois, sem ser invasivo, pode promover imagens vasculares planares ou tridimensionais a partir da análise do campo magnético dos prótons móveis presentes no fluxo sanguíneo, sem o uso de radiação. Apesar do grande e rápido desenvolvimento técnico observado principalmente com o uso de contraste paramagnético, o gadolínio ainda pode apresentar resultados falso-positivos ou, mais raramente, falso-negativos. Há ainda certa dificuldade na identificação de artérias acessórias, polares e segmentares.

Por apresentar a vantagem de produzir imagens da aorta e das artérias ilíacas com boa definição e baixo risco imediato, pelo fato de ser não invasivo, identificando placas de ateromas, obstruções e aneurismas, é útil na avaliação prévia dos riscos e das dificuldades da abordagem e na realização de um procedimento endovascular ou cirúrgico. Trata-se de um método com enorme potencial, embora ainda com custo elevado para um método de rastreamento.

Angiografia por tomografia (angiotomografia)

Método moderno, não invasivo, mas que utiliza contraste iodado potencialmente nefrotóxico, particularmente em pacientes com doença renal prévia, e radiação (raios X). Produz imagens das artérias renais e de alguns ramos segmentares com boa definição, mas não dos ramos menores e do parênquima renal. Com a utilização de equipamentos "multidetector" ou "*multislices*", foram possíveis a redução do tempo de aquisição do exame, a diminuição da quantidade de radiocontraste e a obtenção de um número bem maior de imagens, possibilitando maior definição da artéria renal principal, assim como de acessórias e segmentares, aumentando bastante a eficiência do método no rastreamento de estenose de artéria renal. A Figura 36.2 ilustra a riqueza de detalhes obtida com esse exame.

Arteriografia renal

Exame considerado padrão-ouro ou que pode demonstrar melhor uma estenose de artéria renal diretamente ou por sinais indiretos, como dilatação pós-estenótica e presença de circulação colateral, que estabelecem a diferença entre uma estenose real e um artefato (p. ex., um espasmo induzido pela cateterização seletiva da artéria renal). Auxilia na decisão entre uma intervenção e um tratamento conservador e possibilita a indicação e até mesmo a realização simultânea de um procedimento endovascular. Além disso, torna possível a visualização de outros troncos arteriais, auxiliando na decisão sobre a técnica a ser usada quando da opção por intervenção cirúrgica.

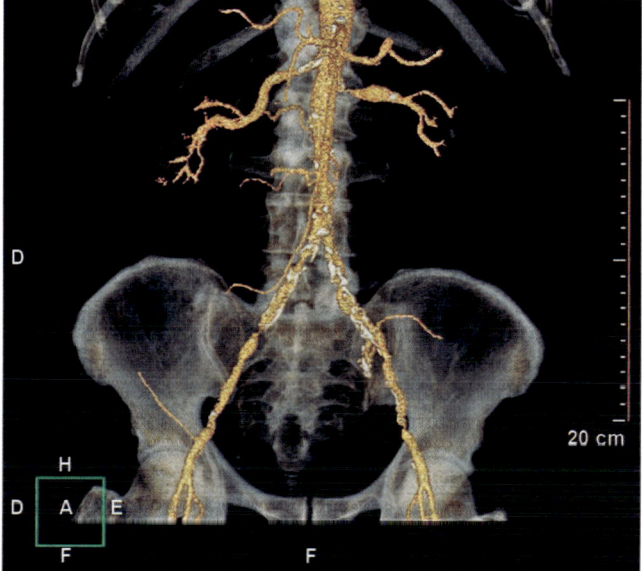

Figura 36.2 Angiotomografia mostrando extensa doença aterosclerótica em aorta e ilíacas, bem como estenose moderada (50%) em artéria renal direita e estenose acentuada (90%) em artéria renal esquerda em paciente com hipertensão arterial de difícil controle.

Entretanto, convém frisar que se trata de um método invasivo que envolve riscos e que utiliza contraste nefrotóxico. Métodos de proteção renal, como hidratação com soluções salinas ou soluções alcalinas com ou sem a administração de substância (p. ex., N-acetilcisteína) antes e após o procedimento, podem reduzir os efeitos nefrotóxicos.[8]

TRATAMENTO DA DOENÇA RENOVASCULAR

Uma vez feito o diagnóstico de estenose de artéria renal, vem a questão: intervir ou não intervir? Para responder a essa pergunta, a etiologia da lesão fornece bastante informação prognóstica.

Casos de fibrodisplasia da artéria renal em geral respondem muito bem à revascularização renal, com grande parcela dos pacientes ficando normotensos sem medicação após a resolução da obstrução, sendo essa condição em geral o protótipo de hipertensão renovascular.

Na atualidade, em 95% das vezes se obtém sucesso na revascularização renal com técnicas endovasculares, sendo eficaz, nos casos de fibrodisplasia, a simples angioplastia da lesão. Como o risco de reestenose é pequeno nessa doença, não há necessidade da colocação de *stents* após a angioplastia, salvo indicações do ponto de vista técnico, a ser decidido no momento da intervenção (p. ex., desobstrução apenas parcial com a angioplastia simples ou dissecção da artéria renal durante o procedimento).

Já nos casos de estenose de artéria renal de etiologia aterosclerótica, o benefício das intervenções é extremamente discutível. De maneira geral, quando se opta em tratar indiscriminadamente qualquer estenose de artéria renal aterosclerótica, sem levar em conta a gravidade da estenose do ponto de vista anatômico ou a síndrome clínica que essa estenose possa estar provocando, principalmente em relação ao controle da PA ou a perda de função renal, os resultados são pífios.

Estudos observacionais apontam que, em 60% dos casos, além de não haver melhora, pode ocorrer deterioração da função renal após procedimentos de revascularização renal (Figura 36.3). Os motivos para isso vão desde intervenções em lesões hemodinamicamente não significativas, passando pela presença de doença renal parenquimatosa associada à estenose da artéria renal, até complicações próprias dos procedimentos endovasculares, como nefropatia por contraste ou embolia de colesterol.[9]

Pequenos ensaios clínicos randomizados comparando intervenção com tratamento conservador também falharam em mostrar grandes benefícios dos procedimentos de revascularização renal em casos de estenose de artéria renal aterosclerótica. Quando se observava algum benefício nesses trabalhos, eles se limitavam a uma discreta melhora da PA no grupo intervenção, e nenhum deles demonstrou melhora na função renal ou diminuição na morbimortalidade cardiovascular.

Os maiores ensaios clínicos randomizados em pacientes com estenose de artéria renal comparando o procedimento de revascularização renal com técnicas endovasculares com o tratamento clínico otimizado, foram o *ASTRAL Study* e o *CORAL Study*.[10,11]

No *ASTRAL Study*, mais de 800 pacientes com algum grau de estenose de artéria renal que apresentariam potenciais benefícios com a revascularização renal foram divididos aleatoriamente em dois grupos: tratamento clínico dos fatores de risco para aterosclerose ou tratamento clínico associado a

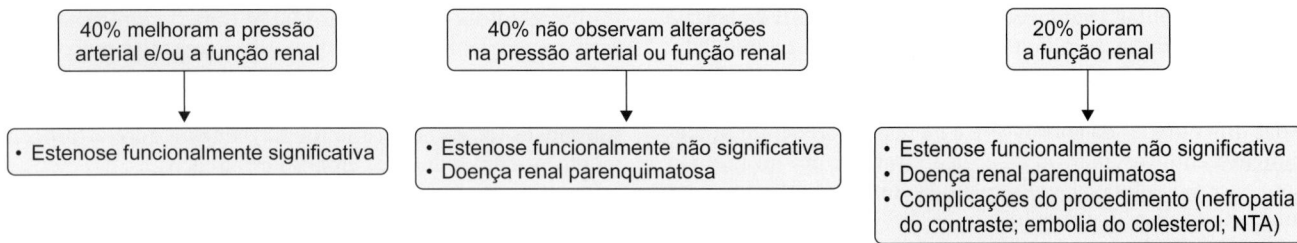

Figura 36.3 História natural da estenose da artéria renal após procedimentos de revascularização renal. NTA: necrose tubular aguda.

procedimento endovascular de revascularização renal. Após a randomização, os pacientes foram acompanhados por um período médio de 3,5 anos, tendo como desfechos primários a melhora ou a estabilização da função renal e a diminuição da morbimortalidade cardiovascular e secundário o controle da PA.

Apesar de algumas limitações metodológicas que o trabalho apresenta, os resultados são incontestáveis: além de não se observar qualquer benefício em relação aos desfechos primários e secundários no grupo intervenção em relação ao grupo tratamento conservador, cerca de 10% dos pacientes que se submeteram aos procedimentos de revascularização renal apresentaram algum tipo de complicação diretamente relacionada com o procedimento, sendo em 5% dos casos as complicações consideradas graves, incluindo óbito e amputação de membros.

O *CORAL Study* também buscou responder às mesmas perguntas (tratamento conservador *versus* tratamento intervencionista) com número semelhante de pacientes randomizados. Os resultados não diferiram muito do *ASTRAL Study*: apesar de menor número de complicações, não houve qualquer benefício clínico adicional nos pacientes randomizados para o grupo intervenção.

Portanto, de maneira geral, pelo menos nos casos de estenose de artéria renal de origem aterosclerótica, há uma tendência, com base em evidências da literatura, a maior conservadorismo quando da abordagem dessas lesões.

No entanto, a experiência clínica e trabalhos observacionais apontam que um subgrupo de pacientes, cada vez mais restrito, tem potencial em se beneficiar de procedimentos intervencionistas. Casos com estenose grave de artéria renal (maior que 70%) associada a síndromes clínicas condizentes com essa condição (p. ex., hipertensão arterial refratária, edema agudo de pulmão inexplicado por disfunção ventricular esquerda ou perda acelerada da função renal) se encaixam nesse contexto e a intervenção deve ser fortemente pensada nessas situações, a despeito da falta de evidências mais robustas para tanto.

O Quadro 36.3 mostra comparativamente dados clínicos e de exames complementares que auxiliam na tomada de decisão terapêutica entre intervenção ou tratamento conservador.[12] Deve-se lembrar sempre de que não existe um algoritmo de intervenção infalível quando o assunto é doença renovascular, e, até o momento, a análise individualizada de cada caso com o bom senso clínico representa a melhor ferramenta na tomada de decisões.[13,14]

HIPERALDOSTERONISMO PRIMÁRIO

Giovanio Vieira da Silva • Decio Mion Jr.

INTRODUÇÃO

O hiperaldosteronismo primário é uma síndrome clínica caracterizada pela produção autônoma de aldosterona pelas glândulas adrenais, seja por hiperplasia da glândula, seja por adenoma solitário e, mais raramente, por carcinoma ou outras formas geneticamente determinadas. O conjunto de sinais e sintomas dessa síndrome, como hipertensão e hipocalemia, refere-se a reflexos das alterações fisiológicas decorrentes do excesso de aldosterona circulante.

Na prática clínica, é importante diferenciar o excesso de aldosterona secundário a outras condições clínicas, chamado "hiperaldosteronismo secundário", que frequentemente coexistem em pacientes hipertensos, como naqueles com estenose de artéria renal, em uso de diuréticos ou insuficiência cardíaca associada.

EPIDEMIOLOGIA

Desde que o hiperaldosteronismo primário foi descrito inicialmente por Conn em 1955, sempre se considerou essa condição uma causa rara de hipertensão, com as casuísticas

Quadro 36.3 Características clínicas e de exames complementares que favorecem ou não os procedimentos de revascularização renal em pacientes com estenose da artéria renal.

Favorecem a intervenção	Favorecem o tratamento clínico
Hipertensão arterial resistente: três classes de anti-hipertensivos em doses plenas, sendo uma delas um diurético	Controle adequado da pressão arterial
Perda progressiva da função renal inexplicada por outras causas	Relativa estabilidade da função renal
Perda aguda da função renal associada ao uso de inibidor da enzima conversora de angiotensina ou bloqueador dos receptores AT1	Idade avançada com múltiplas comorbidades
Episódios de congestão pulmonar desproporcional ao grau de disfunção ventricular esquerda	Alto risco de doença ateroembólica
Estenose grave de artéria renal (> 70%)	Estenose moderada de artéria renal (entre 50 e 70%)
Positividade no renograma com captopril	Negatividade no renograma com captopril

mostrando uma prevalência menor que 1% em séries de pacientes hipertensos.

A partir da década de 1990, uma série de relatos foi publicada demonstrando que a prevalência do hiperaldosteronismo primário seria muito maior do que o previamente pensado, alcançando taxas de prevalência de até 20% em algumas populações referenciadas; alguns autores chegaram a apontá-lo como a principal causa de hipertensão arterial secundária, maior inclusive que doenças parenquimatosas renais.

A discussão desses achados levou a um novo ponto de equilíbrio quanto à real prevalência da doença em pacientes hipertensos: com a disseminação de testes de triagem, particularmente a determinação da relação aldosterona plasmática/atividade plasmática de renina, passou-se a reconhecer casos mais brandos de hiperaldosteronismo primário, deixando a condição de ser considerada uma raridade.

No entanto, não é possível afirmar que o hiperaldosteronismo primário realmente seja a forma mais comum de hipertensão secundária, uma vez que alguns problemas metodológicos nas séries que apontaram uma grande prevalência da condição são nítidos, como considerar apenas pacientes referenciados para centros terciários de atenção, incluir um excesso de paciente com hipertensão estágio 3 (PA > 180/110 mmHg) ou com hipertensão resistente ao tratamento, uma vez que já é conhecido que, nesses cenários clínicos, o hiperaldosteronismo realmente tem uma prevalência aumentada.[1]

Sem entrar em maiores detalhes em relação a essa controvérsia, será mostrado a seguir como triar e diagnosticar correta e racionalmente um paciente com suspeita de hipertensão medida por excesso de aldosterona, de modo que o paciente, em última análise o maior interessado no assunto, não seja privado do diagnóstico correto e do tratamento apropriado para a sua doença.

> **PONTOS-CHAVE**
> - O hiperaldosteronismo primário é uma síndrome clínica caracterizada pela produção autônoma de aldosterona pelas glândulas adrenais
> - Consequências: hipertensão arterial e hipocalemia.

FISIOPATOGÊNESE

A Figura 36.4 exemplifica didaticamente como o excesso de aldosterona atua nos rins provocando todas as manifestações clínicas e laboratoriais do hiperaldosteronismo primário.

O excesso de aldosterona circulante produzido autonomamente, ou seja, sem ser mediada por seus estímulos de liberação fisiológicos, como o aumento da angiotensina II circulante ou o excesso de potássio plasmático, atua nas células principais dos túbulos coletores dos néfrons por sua ligação com receptores específicos localizados na membrana basolateral dessas células, determinando, assim, maior reabsorção de sódio por meio de uma complexa ativação genômica intracelular, que, em última análise, leva a um aumento da atividade do canal epitelial transportador de sódio (ENaC), localizado na membrana apical. Essa maior reabsorção de sódio determina, consequentemente, um aumento do volume do espaço extracelular, incluindo o seu compartimento intravascular e, assim, o aumento da pressão arterial.

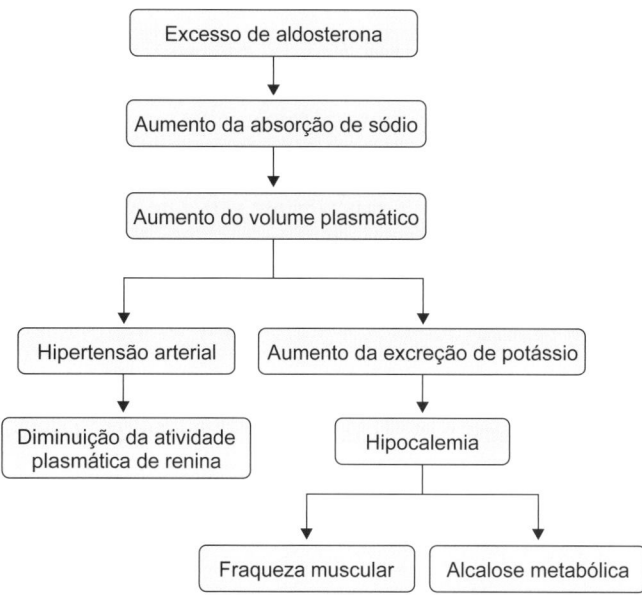

Figura 36.4 Fisiopatogênese do hiperaldosteronismo primário.

Com o aumento progressivo da pressão arterial, o fenômeno da natriurese pressórica estabelece-se, tentando eliminar o excesso de sódio absorvido. Esse mecanismo de "escape", ao aumentar o volume e a velocidade de transporte do ultrafiltrado pelos túbulos renais, acaba determinando maior excreção de potássio pelos segmentos mais distais dos néfrons, surgindo, assim, a hipocalemia.

Embora a hipertensão arterial seja praticamente onipresente em pacientes com hiperaldosteronismo primário, a frequência de hipocalemia varia de acordo com a série (30 a 50%), parecendo o grau de hipocalemia estar relacionado, entre outros fatores, com a magnitude da elevação da aldosterona plasmática.

> **PONTOS-CHAVE**
> - A maior reabsorção de sódio determina um aumento do volume do espaço extracelular, incluindo o seu compartimento intravascular e, assim, o aumento da pressão arterial
> - O aumento do volume e a velocidade de transporte do ultrafiltrado pelos túbulos renais acabam determinando maior excreção de potássio pelos segmentos mais distais dos néfrons, surgindo, assim, a hipocalemia.

DIAGNÓSTICO

Quadro clínico

Como dito anteriormente, as manifestações clínicas do hiperaldosteronismo primário refletem o excesso de aldosterona circulante.

Em geral, há hipertensão arterial em todos os casos, não raramente com valores elevados, como hipertensão estágios 2 e 3 (PA > 160/100 mmHg). Hipertensão arterial resistente ao tratamento, ou seja, manutenção de valores de PA acima de 140/90 mmHg a despeito da otimização da terapêutica anti-hipertensiva medicamentosa com pelo menos três classes de medicamentos em doses plenas, também é um indício da existência da doença.

Hipocalemia espontânea, ou seja, na ausência de terapia com diurético, é um forte indicador de hiperaldosteronismo primário em pacientes hipertensos. Nessas condições, a prevalência de hiperaldosteronismo primário chega a ser de 50% dos casos. Já a hipocalemia na presença de terapia medicamentosa com diuréticos, particularmente em pacientes com hipertensão estágio 1 (até 160/100 mmHg), não deve ser vista como uma indicação de rastreamento para a doença, conforme será discutido a seguir.[2]

Outros sintomas da doença são inespecíficos, como fraqueza muscular, geralmente explicados pela hipocalemia. O potássio plasmático baixo também explica outra alteração laboratorial frequentemente observada no hiperaldosteronismo: a alcalose metabólica.

Rastreamento

Embora advogado por alguns autores, não se recomenda pesquisa específica de hiperaldosteronismo primário para todo paciente hipertenso, sobretudo em ambientes com baixos recursos diagnósticos, como na atenção primária em saúde no Brasil, por tal abordagem não ser, do ponto de vista dos autores, custo-efetiva. A propedêutica armada desde o rastreamento até a confirmação diagnóstica é muitas vezes cara e demorada, e o percentual de pacientes que poderiam se beneficiar de um tratamento curativo, como nos casos de hiperaldosteronismo mediado por adenoma unilateral de adrenal, é extremamente baixo quando se consideram hipertensos da população geral.[3]

No entanto, do mesmo modo que se considera contraproducente a pesquisa indiscriminada dessa doença em todos os hipertensos, é essencial pelo menos um exame de triagem em algumas condições clínicas em que o hiperaldosteronismo primário é sabidamente mais prevalente e em que a conduta terapêutica pode mudar de maneira considerável, a saber: pacientes hipertensos com hipocalemia espontânea; hipertensos com diagnóstico de um nódulo em adrenais de etiologia indeterminada em exames de imagem; hipertensos com níveis de PA muito elevados no consultório (PA > 180/110 mmHg); e hipertensos resistentes ao tratamento medicamentoso (Figura 36.5).

Nessas situações, o exame de triagem recomendável é a determinação plasmática conjunta de aldosterona e atividade plasmática de renina. Aldosterona plasmática elevada, em geral acima de 15 ng/dℓ, associada à atividade plasmática de renina suprimida, em geral menor que 0,5 ng/mℓ/h, sugere fortemente uma produção autônoma de aldosterona.

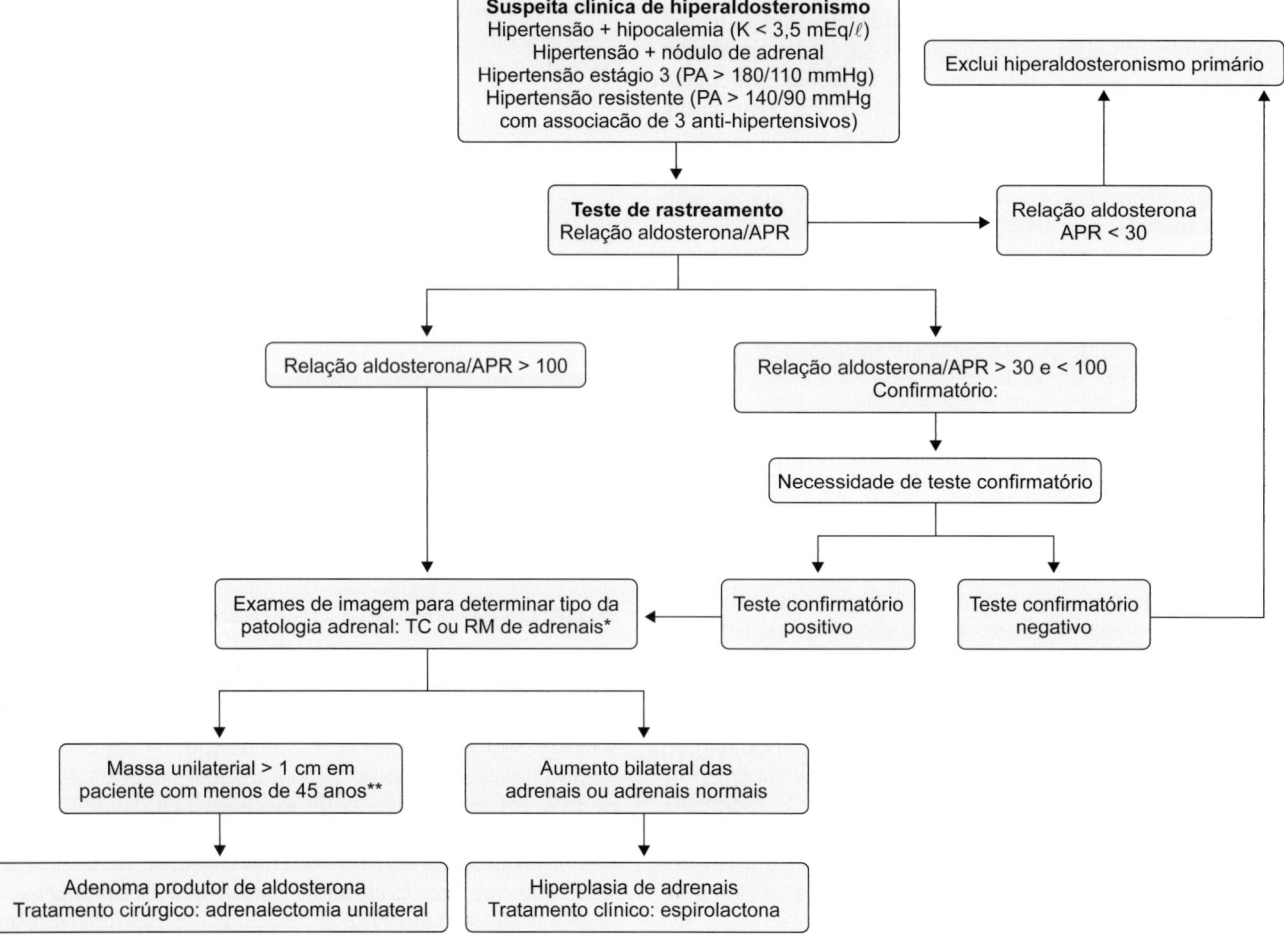

Figura 36.5 Fluxograma para o diagnóstico de hiperaldosteronismo primário. APR: atividade plasmática de renina; PA: pressão arterial; RM: ressonância magnética; TC: tomografia computadorizada. *Caso os exames de imagem não diferenciem com certeza entre adenoma e hiperplasia, deve-se realizar a coleta seletiva de aldosterona das veias adrenais; **Em pacientes com mais de 45 anos, mesmo com quadro clínico-laboratorial de hiperaldosteronismo primário e nódulo bem definido unilateralmente nos exames de imagem, recomenda-se a coleta seletiva de aldosterona, visto a prevalência aumentada de adenomas não produtores (incidentalomas) a partir dessa faixa etária.

Como um modo de facilitar a interpretação dos resultados, sugere-se realizar a razão da aldosterona pela atividade plasmática de renina: valores acima de 30 indicam a necessidade de continuar a investigação para hiperaldosteronismo primário. Nas situações em que o laboratório fornecer o valor da concentração plasmática de renina em vez da atividade plasmática de renina, a triagem é considerada positiva quando a relação aldosterona/concentração de renina for superior a 2.

Para evitar possíveis erros na interpretação dos resultados desse exame de triagem, alguns cuidados devem ser tomados: o exame deve ser coletado pela manhã com o paciente na posição sentada. A maioria dos medicamentos anti-hipertensivos pode interferir na dosagem laboratorial dessas substâncias, particularmente da renina. Como do ponto de vista prático é praticamente impossível suspender todos os medicamentos anti-hipertensivos em pacientes suspeitos de apresentar essa doença, permite-se que a coleta seja realizada com o paciente sob tratamento anti-hipertensivo habitual, com uma única exceção: a espironolactona, um antagonista dos receptores da aldosterona, deve ser suspensa pelo menos 4 semanas antes da coleta do exame. Tomando esses cuidados, um teste com uma relação aldosterona/atividade plasmática de renina acima de 30 deve ser valorizado.

Teste confirmatório

A relação aldosterona/atividade plasmática de renina representa um exame de triagem e a sua positividade deve ser confirmada por exames adicionais. Como todo bom exame de triagem, o método é altamente sensível em detectar pacientes com possível produção autônoma de aldosterona, ainda que a sua especificidade não seja a melhor, de modo que resultados falsamente positivos não são incomuns.

Recomenda-se a realização de um teste confirmatório sempre que a relação calculada entre a aldosterona e a atividade plasmática de renina estiver maior que 30 e menor que 100. Naqueles casos em que a relação for maior que 100, os testes confirmatórios deixam de ser mandatórios, uma vez que nessa situação praticamente inexistem casos de falso-positivos.[4]

Os testes confirmatórios em geral mais realizados são:

- Teste da furosemida: após o paciente permanecer deitado por no mínimo 30 minutos, administrar furosemida 40 mg IV e coletar renina após 2 horas de deambulação/ortostatismo. O teste é considerado positivo se atividade plasmática de renina < 2 ng/mℓ/h
- Teste da sobrecarga salina: após a infusão de 2 ℓ de SF 0,9% em 4 horas, dosar aldosterona: aldosterona < 5 ng/dℓ exclui o diagnóstico de hiperaldosteronismo primário; aldosterona entre 5 e 10 ng/dℓ é inconclusivo; e aldosterona > 10 ng/dℓ confirma o diagnóstico.

Determinação do tipo de patologia adrenal

Uma vez confirmada a produção autônoma de aldosterona, parte-se para a determinação do tipo de patologia adrenal apresentada pelo paciente, que indicará a escolha do tratamento a ser seguido. Em geral, os exames de imagem das adrenais, particularmente a tomografia computadorizada e a ressonância magnética, são suficientes para determinar o preciso diagnóstico etiológico do hiperaldosteronismo primário.

Em geral, os adenomas de adrenais são unilaterais e de pequeno diâmetro (até 3 cm e, às vezes, menores que 1 cm), o que pode dificultar a sua localização pelos métodos de imagem.

Nas séries mais antigas, os adenomas eram responsáveis por mais da metade dos casos de hiperaldosteronismo primário. Nos relatos mais recentes, com o aumento do reconhecimento de casos mais brandos da doença, a hiperplasia de adrenal é o diagnóstico mais comum (70% dos casos).

A hiperplasia das adrenais, também denominada "hiperaldosteronismo idiopático", costuma ter manifestação clínica mais branda, com hipertensão menos grave e menor prevalência de hipocalemia, assim como alterações laboratoriais mais discretas (p. ex., menor valor absoluto de aldosterona plasmática). Nos métodos de imagem, a hiperplasia de adrenais se evidencia pelo aumento uniforme das glândulas adrenais.

Às vezes, os métodos de imagem deixam dúvida quanto à verdadeira patologia adrenal – muitas vezes, o adenoma é acompanhado de hiperplasia ou há hiperplasia com presença de nódulos. Nesses casos, a dosagem da aldosterona nas veias adrenais realizada por cateterismo direto destas, um exame invasivo e tecnicamente difícil de realizar, pode ajudar na elucidação diagnóstica: a concentração desequilibrada da aldosterona entre as veias adrenais, também chamada "lateralização", é um indicativo de adenoma adrenal.[5]

A importância clínica de tal diferenciação decorre da natureza completamente diferente de tratamento das duas patologias: tratamento cirúrgico para adenoma e medicamentoso para hiperplasia.

TRATAMENTO

O tratamento cirúrgico está indicado para adenomas unilaterais maiores que 1 cm. Previamente à cirurgia, recomenda-se o tratamento do paciente com espironolactona por 4 semanas para corrigir os distúrbios fisiopatológicos decorrentes do excesso de aldosterona, facilitando, assim, o manejo perioperatório. Atualmente, técnicas de adrenalectomia unilateral laparoscópicas estão bem estabelecidas, sendo o procedimento cirúrgico de escolha.[6]

Nos casos de hiperplasia das adrenais, está indicado o uso da espironolactona, até recentemente o único antagonista da aldosterona disponível no Brasil (em 2023, foi aprovado pela Anvisa e já está disponível no Brasil um novo antagonista não esteroide seletivo do receptor mineralocorticoide, a finerenona). Inicialmente, doses de 100 a 200 mg/dia podem ser necessárias para o controle da doença, mas, em geral, a experiência clínica mostra que, posteriormente, é possível realizar o manejo do paciente com doses que variam de 50 a 100 mg/dia. Em pacientes com efeitos adversos, a espironolactona, particularmente quando de ginecomastia e disfunção erétil em homens em virtude de seu efeito antiandrogênico, a associação de amiloride (diurético poupador de potássio) com um diurético tiazídico também pode produzir bons resultados em relação ao controle da pressão arterial.

Mais recentemente, um estudo observacional que acompanhou 602 pacientes com hiperaldosteronismo primário tratados clinicamente, mostrou que a ocorrência de eventos cardiovasculares é mitigada se a dose de espironolactona for titulada para também normalizar a atividade plasmática de renina (> 1 ng/mℓ/h). Diante dessa informação, recomenda-se mais modernamente que também se monitore a atividade plasmática de renina (ou a concentração de renina) durante o tratamento clínico do hiperaldosteronismo primário, para titular a dose de espironolactona com o objetivo de, além de reduzir a pressão arterial e aumentar o potássio, normalizar a atividade/concentração da renina plasmática.[7,8]

FEOCROMOCITOMA

Giovanio Vieira da Silva • Decio Mion Jr.

INTRODUÇÃO

Os feocromocitomas são tumores de origem neuroectodérmica de células cromafins do eixo simpático-adrenomedular produtores de catecolaminas, com prevalência de 0,1 a 0,6% dos hipertensos. Localizam-se, em sua maior parte, na medula adrenal (85 a 90%).

Aproximadamente 10 a 15% dos tumores secretores de catecolaminas podem ter origem em tecido cromafim extra-adrenal, sendo chamados "paragangliomas", a maioria (90%) intra-abdominal.[1,2] Os locais mais comuns dos paragangliomas são órgão de Zuckerckland, cadeia simpática para-aórtica, mesentérica, celíaca, paraespinal, além de bexiga, corpos carotídeos e, raramente, base do crânio e cordão espermático.

A frequência de malignidade é de 10%, porém, em localizações fora das adrenais, pode estar entre 20 e 40%, principalmente quando em associação às síndromes genéticas familiares, entre elas as neoplasias endócrinas múltiplas (NEM), a doença de von Hippel-Lindau (hemangiomatose retiniana, hemangioblastoma cerebelar, feocromocitoma e outras neoplasias, incluindo hipernefroma) e neurofibromatose ou doença de von Recklinghausen (manchas café com leite, pigmentação axilar, neurofibromatose múltipla e, ocasionalmente, feocromocitoma).[3] Nos distúrbios familiares, sobretudo nas NEM 2A e 2B, os tumores são mais frequentemente bilaterais. Nesses casos, a catecolamina predominantemente secretada é a adrenalina e os paroxismos hipertensivos são frequentes.

Feocromocitomas malignos são mais comuns em localizações extra-adrenais. As metástases dirigem-se geralmente para os ossos, sobretudo no esqueleto axial, nos nódulos linfáticos, no fígado e nos pulmões. Muitos dos casos malignos secretam dopamina, que pode ser detectada por métodos laboratoriais.

DIAGNÓSTICO

Manifestações clínicas

A variabilidade do quadro clínico traz dificuldades ao diagnóstico, sendo uma patologia que imita muitas outras, desde distúrbios psiquiátricos, síndromes coronarianas agudas, até outros tumores abdominais. Assim, o diagnóstico exige a associação do quadro clínico a um conjunto de exames laboratoriais e de imagem, sendo às vezes necessárias várias coletas em momentos diferentes para se obter êxito.

Geralmente, o feocromocitoma é sugerido pela história de um paciente sintomático, pela descoberta de uma massa incidental ou pelo antecedente familiar de um paciente com doença familiar (Quadro 36.4).

A tríade clássica de sintomas consiste em cefaleia episódica, sudorese e taquicardia, com sensibilidade de 89% e especificidade de 67% no diagnóstico de feocromocitoma.[4]

A hipertensão arterial se dá em mais de 90% dos casos, podendo se apresentar de maneiras intermitente ou sustentada. Os clássicos paroxismos hipertensivos ocorrem em 50% dos casos, podendo ser precipitados por exercícios, estresse, defecação, micção, indução anestésica, exames radiológicos contrastados, palpação do abdome, dilatação uterina durante a evolução da gravidez, colonoscopia, entre outras situações.[5]

Quadro 36.4 Quando suspeitar de feocromocitoma.

Crises hiperadrenérgicas: episódios autolimitados de palpitações, sudorese, cefaleia, tremores e palidez
Hipertensão resistente
Presença de síndromes familiares com predisposição a tumores secretores de catecolaminas (NEM, von Hippel-Lindau, neurofibromatose)
História familiar de feocromocitoma
Massa adrenal "incidental"
Resposta "pressórica" exagerada durante anestesia, cirurgia ou angiografia
Início de hipertensão abaixo de 20 anos

NEM: neoplasias endócrinas múltiplas.

Algumas substâncias também podem precipitar os paroxismos, como antidepressivos tricíclicos, alimentos e bebidas contendo tiramina, nicotina, betabloqueadores (usados sem o alfabloqueio prévio, em pacientes com secreção predominante de adrenalina), ACTH, histamina, opiáceos e droperidol (antagonista da dopamina).[6]

As crises hipertensivas podem se apresentar com características variadas: às vezes ocorrem com hipertensão grave, podendo acarretar acidente vascular encefálico, angina, infarto do miocárdio, edema agudo de pulmão, taquiarritmias graves, injúria renal aguda, insuficiência cardíaca e até mesmo morte súbita. Em outras situações, o quadro clínico apresenta-se com hipertensão intermitente ou alternância de hiper e hipotensão, e até mesmo normotensão (5 a 15% dos casos).[4,7]

Também pode manifestar-se com sintomas descritos como "crises", geralmente compostos de cefaleia, sudorese, palidez, rubor facial, dores, ansiedade, náuseas, vômitos, tremores ou palpitações.[8]

Além da hipertensão arterial, os sintomas e os sinais mais frequentemente encontrados são: cefaleia leve ou grave, com duração variável (40 a 80%); sudorese (40 a 70%); palpitações e taquicardia (45 a 70%); hipotensão ortostática, podendo refletir diminuição do volume plasmático (50 a 70%); palidez (40 a 50%); ansiedade (35 a 40%); náuseas e vômitos (10 a 50%); e perda de peso (80%).[3] Outros sinais e sintomas são: papiledema; obstipação; aumento da velocidade de hemossedimentação; hiperglicemia; leucocitose; distúrbios psiquiátricos; disfunção cardiopulmonar inexplicada, principalmente com o início de bloqueadores beta-adrenérgicos; cardiomiopatia dilatada, podendo refletir excesso de catecolaminas; e, raramente, eritrocitose, em razão da superprodução de catecolaminas. Menos comumente, podem ocorrer tremores, dor abdominal, dor torácica, polidipsia, poliúria, acrocianose, dispneia, tonturas, convulsões e febre.[5] Alterações do fundo de olho podem surgir em 80% dos pacientes. Podem ocorrer anormalidades do metabolismo de carboidratos, como resistência à insulina, tolerância diminuída a glicose ou diabetes melito tipo 2, diretamente relacionados com o aumento da produção de catecolaminas.[9]

Em casos raros, os feocromocitomas são assintomáticos, descobertos a partir da identificação acidental de uma massa na suprarrenal ou outra localização, à ultrassonografia, à tomografia computadorizada, à ressonância magnética ou durante uma exploração cirúrgica. Tais massas descobertas em procedimentos realizados para outras finalidades são chamadas "incidentalomas" e requerem avaliação laboratorial de sua funcionalidade.[10]

> **! PONTOS-CHAVE**
>
> - Os feocromocitomas são tumores de origem neuroectodérmica de células cromafins do eixo simpático-adrenomedular produtores de catecolaminas
> - A frequência de malignidade é de 10%, porém, em localizações fora das adrenais, pode estar entre 20 e 40%
> - A tríade clássica de sintomas consiste em cefaleia episódica, sudorese e taquicardia
> - A hipertensão arterial se dá em mais de 90% dos casos
> - Os clássicos paroxismos hipertensivos ocorrem em 50% dos casos.

Exames laboratoriais

Na suspeita de feocromocitoma, procura-se comprovar a hipersecreção de catecolaminas, e essa fase da investigação deve preceder a propedêutica por imagens. A pesquisa deve ser iniciada pelas dosagens basais de catecolaminas e seus metabólitos na urina e no sangue. Os métodos disponíveis são as dosagens de adrenalina, noradrenalina e dopamina urinárias e plasmáticas, metanefrinas e normetanefrinas urinárias e plasmáticas e o ácido vanilmandélico urinário.[11]

O Quadro 36.5 mostra a sensibilidade e a especificidade dos principais métodos bioquímicos utilizados na pesquisa de feocromocitomas.[12] As dosagens de metanefrinas e normetanefrinas na urina de 24 horas são os exames que apresentam melhor sensibilidade e maior especificidade.

Adrenalina, normetanefrina e dopamina em urina de 24 horas podem ser utilizadas como métodos propedêuticos iniciais. Embora tenha boa especificidade, a tradicional pesquisa de ácido vanilmandélico urinário apresenta a menor sensibilidade entre todos os métodos, só devendo ser preferido na impossibilidade de realização dos demais.

Outro exame que pode ser eventualmente útil é a dosagem da cromagranina, uma substância armazenada e liberada dos grânulos secretórios das células neuroendócrinas e que está elevada em 80% dos pacientes com feocromocitoma.

Quadro 36.5 Sensibilidade e especificidade com os respectivos intervalos de confiança dos testes bioquímicos para diagnóstico de feocromocitoma.

Teste bioquímico	Sensibilidade	Especificidade
Plasma		
Metanefrinas livres	99% (96 a 100%)	89% (87 a 92%)
Catecolaminas	84% (78 a 89%)	81% (78 a 84%)
Urina 24 h		
Metanefrinas	97% (92 a 99%)	69% (64 a 72%)
Catecolaminas	86% (80 a 91%)	88% (85 a 91%)
Ácido vanilmandélico	64% (55 a 71%)	95% (93 a 97%)

Fonte: Lenders et al. (2002).[12]

Não é específica para feocromocitoma e pode estar elevada em outros tumores neuroendócrinos.[13]

A confirmação bioquímica deverá ser seguida pela avaliação da localização radiológica do tumor.[4]

Exames radiológicos

Tanto a tomografia computadorizada quanto a ressonância magnética do abdome são inicialmente realizadas, já que detectam quase todos os tumores que apresentam acima de 1 cm de diâmetro.

A ressonância magnética tem sido empregada como método de escolha com as vantagens de não utilizar radiação ionizante e contrastes iodados, além de excelente caracterização e resolução teciduais. Os feocromocitomas de localização adrenal exibem sinal de elevada intensidade em T2 (hiperintenso em relação ao fígado).[4]

Na tomografia computadorizada, em geral, os feocromocitomas exibem centro hipodenso e bordas bem delimitadas, podendo, entretanto, apresentar-se como uma massa sólida e, nos casos malignos, com bordas irregulares.[4]

A cintilografia com metaiodobenzilguanidina (MIBG) marcada com iodo-131, captado pelos receptores de catecolaminas, é útil nos feocromocitomas extra-adrenais, múltiplos, metastáticos e nas recidivas tumorais.[4]

Tanto a tomografia computadorizada quanto a ressonância magnética apresentam sensibilidade próxima a 100% para tumores adrenais e o mapeamento de corpo inteiro com MIBG, sensibilidade de 56 a 85% para tumores malignos e alta especificidade (Quadro 36.6).[4]

Na suspeita de doença metastática, a tomografia por emissão de pósitrons com 18F-Fluordeoxiglicose (FDG-PET) é mais sensível que a cintilografia MIBG, podendo ser usada em casos selecionados.

Diagnóstico diferencial

Devem ser considerados no diagnóstico diferencial hipertensão arterial lábil, taquiarritmias paroxísticas, angina *pectoris*, edema agudo de pulmão, ansiedade, síndrome do pânico, enxaqueca, tumores cerebrais, porfiria, disautonomia, tireotoxicose, síndrome do climatério, hipoglicemia, síndrome carcinoide e crise hipertensiva associada a medicamentos (inibidores da monoaminoxidase, suspensão abrupta de clonidina e outros anti-hipertensivos).[3]

TRATAMENTO

O tratamento cirúrgico representa a conduta terapêutica definitiva, entretanto tanto a anestesia quanto a própria cirurgia têm grande potencial de complicações, exigindo preparação pré-operatória, assim como intensivos cuidados pré e pós-cirúrgicos. Quando o tratamento cirúrgico curativo não é possível, o tratamento clínico pode reduzir o número de

Quadro 36.6 Sensibilidade e especificidade dos principais métodos de imagem para localização do feocromocitoma.

Parâmetro	Tomografia computadorizada	Ressonância magnética	Cintilografia MIBG
Sensibilidade	98%	100%	78%
Especificidade	70%	67%	100%
Valor preditivo positivo	69%	83%	100%
Valor preditivo negativo	98%	100%	87%

MIBG: metaiodobenzilguanidina. (Fonte: Bravo, 1991.)[4]

paroxismos e lesões de órgãos-alvo com relativa melhora da expectativa de vida.

O preparo clínico é fundamental para o sucesso do tratamento cirúrgico. O uso de bloqueadores alfa-1-adrenérgicos deve preceder pelo menos 2 semanas a realização da cirurgia, para reduzir a vasoconstrição sistêmica.[14] São usadas habitualmente prazosina ou doxazosina. Os betabloqueadores somente deverão ser iniciados após o alfabloqueio adequado para evitar o desencadeamento de crise hipertensiva.

Em crises paroxísticas agudas graves com sinais de disfunção de órgão-alvo, assim como durante a cirurgia de retirada do tumor, deve ser usado nitroprussiato de sódio IV em infusão contínua, na dose de 0,5 a 10 mg/min, dependendo da resposta.

As principais complicações anestésico-cirúrgicas são hipertensão arterial grave (por indução anestésica, estresse cirúrgico ou manipulação do tumor), arritmias, hipotensão pré e pós-operatória e hipoglicemia.[15]

Os pacientes submetidos à remoção total e precoce da neoplasia apresentam, em geral, remissão total dos sintomas e controle da hipertensão arterial. Muitos pacientes, entretanto, podem manter-se hipertensos em consequência da associação com hipertensão primária ou da hipertrofia vascular remanescente ou de alterações funcionais renais residuais, necessitando de controle clínico. Hipertensão sustentada também pode ser causada pelos restos tumorais não removidos ou metástases. Se o exame anatomopatológico e a exploração cirúrgica sugerirem malignidade, o mapeamento cintilográfico com MIBG pode ser útil na localização desses tumores remanescentes.

O acompanhamento do paciente é essencial para a detecção de recorrências e metástases. No rastreamento familiar, recomenda-se a detecção dos genes envolvidos e de outros exames relativos às síndromes.[16,17]

SÍNDROME DA APNEIA-HIPOPNEIA OBSTRUTIVA DO SONO

Giovanio Vieira da Silva • Decio Mion Jr.

INTRODUÇÃO

A síndrome da apneia-hipopneia obstrutiva do sono (SAHOS) caracteriza-se pela obstrução completa ou parcial recorrente das vias aéreas superiores durante o sono, resultando em períodos de apneia, dessaturação de oxi-hemoglobina e despertares frequentes com consequente sonolência diurna.[1]

A SAHOS está comumente associada a várias condições clínicas, a saber: roncos, obesidade, diabetes, doença renal crônica e hipertensão arterial.

A seguir, abordar-se-á a complexa relação existente entre a SAHOS e a hipertensão arterial em todos os seus aspectos – etiopatogênicos, clínicos e relacionados com o tratamento.

ASSOCIAÇÃO EPIDEMIOLÓGICA ENTRE A SÍNDROME DA APNEIA-HIPOPNEIA OBSTRUTIVA DO SONO E A HIPERTENSÃO ARTERIAL

Vários estudos populacionais identificaram uma correlação independente entre a SAHOS e o aumento da pressão arterial (PA), cujo desafio foi separar essa associação observada de outras variáveis de confusão, como a idade e a obesidade.[2]

A prevalência de hipertensão entre pacientes com SAHOS varia de 35 a 80%, fator que parece ser influenciado pela gravidade da SAHOS: quanto mais grave a SAHOS, maior a prevalência de hipertensão.

Particularmente, em pacientes com hipertensão resistente, evidências sugerem que a SAHOS seria o principal fator causal da elevação da PA observada nesse grupo de hipertensos (Figura 36.6).[3]

FISIOPATOLOGIA DA HIPERTENSÃO ARTERIAL NA SÍNDROME DA APNEIA-HIPOPNEIA OBSTRUTIVA DO SONO

Uma vez que tanto a hipertensão arterial quanto a SAHOS representam processos patogênicos multifatoriais, não é surpresa que exista uma grande inter-relação entre suas causas, como mostrado esquematicamente na Figura 36.7.[4]

Mecanismos de controle neural da pressão arterial

Em pacientes com SAHOS, eventos repetidos de obstrução das vias aéreas são acompanhados de hipoxemia subjacente, que, por sua vez, altera sobremaneira o equilíbrio do sistema nervoso autônomo. Esse desequilíbrio autonômico, no qual prevalece o aumento da atividade nervosa simpática, persiste ao longo das 24 horas e, certamente, contribui para a elevação da PA.

Uma comprovação clínica para essas postulações é a observação de que, uma vez instituído um tratamento efetivo da SAHOS por meio da pressão positiva contínua das vias aéreas (CPAP), observa-se redução considerável da excreção de catecolaminas na urina de 24 horas.[5]

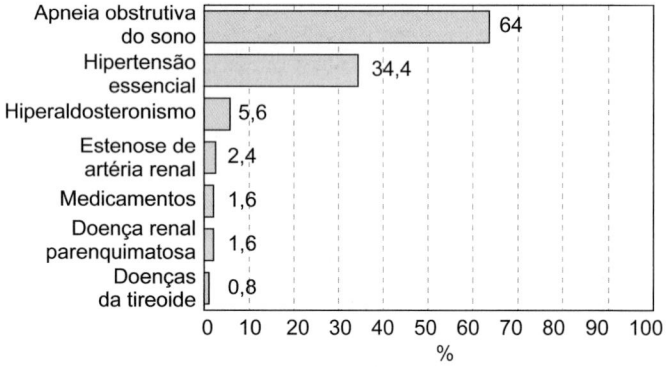

Figura 36.6 Prevalência de causas secundárias de hipertensão arterial em pacientes com hipertensão resistente.

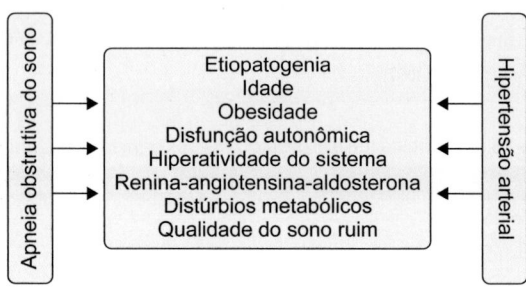

Figura 36.7 Representação esquemática sobre a complexa inter-relação entre a apneia obstrutiva do sono e a hipertensão arterial.

Síndrome da apneia-hipopneia obstrutiva do sono e ativação do sistema renina-angiotensina-aldosterona

Tem-se postulado que um dos mecanismos envolvidos na hipertensão resistente observados em pacientes com SAHOS seria um excesso na secreção de aldosterona.

De fato, em um trabalho que utilizou a polissonografia para o diagnóstico de SAHOS observou-se correlação positiva entre a concentração plasmática de aldosterona e a gravidade da SAHOS.[6] Em paralelo a essa observação, outro estudo mostrou que o bloqueio dos receptores de aldosterona com a espironolactona conseguiu reduzir os eventos de apneia-hipopneia em pacientes com SAHOS de maneira significativa.[7]

Fatores metabólicos e obesidade

Um índice de massa corporal (IMC) superior a 30 kg/m^2 indica probabilidade maior que 50% de o indivíduo ser portador da SAHOS.[8] O acúmulo de gordura em vias aéreas superiores de pacientes obesos predispõe aos episódios de obstrução das vias aéreas durante o sono, condição *sine qua non* para a existência da SAHOS.

Além disso, a SAHOS frequentemente coexiste com a síndrome metabólica e/ou o diabetes tipo 2, e sólidas evidências sugerem que a resistência à insulina, importante alteração metabólica também presente em grande parcela de pacientes com hipertensão arterial e diabetes, está aumentada em pacientes com SAHOS, independentemente do peso corporal.[9]

Qualidade ruim do sono

Os frequentes microdespertares em pacientes com SAHOS constituem causa importante da qualidade ruim de sono que neles se observa. Estudos observacionais têm apontado a qualidade do sono ruim ou sono de curta duração como fatores de risco independentes para o desenvolvimento da hipertensão arterial.[10]

QUADRO CLÍNICO E DIAGNÓSTICO

O diagnóstico da SAHOS baseia-se no conjunto de sintomas, sinais clínicos e achados característicos em exames que gravam e identificam padrões anormais de respiração durante uma noite de sono.

Existe uma série de sintomas relacionados com a SAHOS, como ronco, sonolência excessiva, sensação de sono não reparador e fadiga diurna. Entre os sinais ao exame clínico, destacam-se o sobrepeso/obesidade (principalmente de padrão central) e a circunferência de pescoço maior que 40 cm. Em relação ao comportamento da PA, a presença de hipertensão, principalmente naqueles casos de difícil controle, também aponta maior probabilidade da existência de SAHOS.

A frequência de eventos respiratórios durante o sono é mais objetivamente caracterizada pela polissonografia, sendo a variável mais importante advinda do exame de índice apneia-hipopneia (IAH): um IAH maior que 5 por hora indica a presença da SAHOS.

O Quadro 36.7 mostra os critérios diagnósticos necessários para a confirmação da SAHOS, de acordo com a American Academy of Sleep Medicine.[11]

Quadro 36.7 Critérios diagnósticos da síndrome da apneia obstrutiva do sono de acordo com a American Academy of Sleep Medicine.

Índice apneia-hipopneia (IAH) de pelo menos 5 por hora durante o sono somado ao menos a um dos critérios, A ou B:
A. Sonolência diurna excessiva não explicada por outros fatores B. Dois ou mais dos seguintes sintomas também não mais bem explicados por outras causas: • Respiração ofegante durante a noite • Despertares recorrentes durante o sono • Sono não reparador • Fadiga diurna • Dificuldade de concentração.

TRATAMENTO DA HIPERTENSÃO ARTERIAL NA SÍNDROME DA APNEIA-HIPOPNEIA OBSTRUTIVA DO SONO

Como nos demais pacientes hipertensos, mudanças no estilo de vida e terapia medicamentosa são fundamentais nesse grupo de indivíduos. Somam-se a esse arsenal, medidas específicas de tratamento da SAHOS, como a utilização do CPAP, representando um manejo ótimo dessa população.

Perda de peso

A associação entre obesidade e SAHOS é bem conhecida e a perda de peso é muito benéfica no manejo clínico não somente da SAHOS, mas também da hipertensão arterial.

> **PONTOS-CHAVE**
> - A SAHOS está comumente associada a várias condições clínicas, a saber: roncos, obesidade, diabetes, doença renal crônica e hipertensão arterial
> - A prevalência de hipertensão entre pacientes com SAHOS varia de 35 a 80%
> - Eventos repetidos de obstrução das vias aéreas são acompanhados de hipoxemia subjacente, que, por sua vez, altera sobremaneira o equilíbrio do sistema nervoso autônomo
> - Um dos mecanismos envolvidos na hipertensão resistente observados em pacientes com SAHOS seria um excesso na secreção de aldosterona
> - A SAHOS frequentemente coexiste com a síndrome metabólica e/ou o diabetes tipo 2.

Dados de estudos observacionais estimam que uma redução em 10% do peso corporal possa reduzir em cerca de 25% o IAH com todos os benefícios daí advindos, inclusive redução da PA.[12]

Surpreendentemente, são escassos os ensaios clínicos que avaliaram mais objetivamente o papel da perda de peso como intervenção no tratamento da SAHOS e de suas complicações. No entanto, tudo leva a crer que os resultados venham a ser positivos.

Redução do consumo de álcool

O consumo de etanol aumenta a frequência dos episódios de apneia-hipopneia em virtude do efeito de redução da tonicidade da musculatura das vias aéreas superiores. Do mesmo modo, é bem conhecido o papel do consumo excessivo de álcool na elevação da PA.

Portanto, deve-se estimular a diminuição ou a interrupção do consumo de álcool em pacientes com hipertensão arterial e SAHOS.

Anti-hipertensivo preferencial em pacientes com síndrome da apneia-hipopneia obstrutiva do sono

Não há uma medicação hipotensora preferencial em pacientes com hipertensão arterial e SAHOS. Os ensaios clínicos nessa área são escassos, mas, no geral, pode-se afirmar que, a longo prazo, não parece haver superioridade de uma classe de hipotensores em relação a outra no manejo desses pacientes.[13]

Com base no conhecimento fisiopatológico, pode-se pressupor que medicamentos simpatolíticos, particularmente se administrados no período noturno, seriam mais eficazes nessa população de pacientes. No entanto, trata-se apenas de uma hipótese que carece de comprovação clínica.

CPAP em pacientes com síndrome da apneia-hipopneia obstrutiva do sono e hipertensão arterial

O tratamento da SAHOS baseia-se na CPAP: a aplicação de pressão positiva de forma contínua durante o período do sono impede a obstrução das vias aéreas de modo eficiente, revertendo, assim, o mecanismo etiopatogênico inicial da condição.

Vários trabalhos estudaram o efeito do tratamento da SAHOS com CPAP no comportamento da PA. Apesar da grande variação metodológica entre eles, no geral, ficou demonstrado que o uso da CPAP em pacientes com SAHOS resultou em redução da PA.[14]

A redução da PA foi mais pronunciada quando avaliada pelo monitoramento ambulatorial da pressão arterial (MAPA) em pacientes com SAHOS grave, definida pelo IAH maior que 30 eventos por hora, desde que o tratamento com CPAP fosse usado em todas as noites por pelo menos 5 horas. O efeito benéfico da redução da PA foi evidente tanto no período de sono quanto na vigília.[15-17]

REFERÊNCIAS BIBLIOGRÁFICAS

Hipertensão e Doença Renal Parenquimatosa | Doença Renal Hipertensiva

1. Barroso WKS, Rodrigues CIS, Bortolotto LA, Mota-Gomes MA, Brandão AA, Feitosa ADM, et al. Brazilian Guidelines of Hypertension – 2020. Arq Bras Cardiol. 2021;116(3):516-658.
2. Heras Benito M. Nephroangiosclerosis: an update. Hipertens Riesgo Vasc. 2023;40(2):98-103.
3. Hayashi K, Epstein M, Saruta T. Altered myogenic responsiveness of the renal microvasculature in experimental hypertension. J Hypertens. 1996;14:1387-401.
4. Malheiros DMAC, Saldanha LB. Nefroesclerose hipertensiva: visão do patologista. HiperAtivo. 1998;4:248-52.
5. Freedman BI, Iskandar SS, Buckalew VM Jr, Burkart JM, Appel RG. Renal biopsy findings in presumed hypertensive nephrosclerosis. Am J Nephrol. 1994;14:90-4.
6. Kitiakara C, Guzman NJ. Malignant hypertension and hypertensive emergencies. J Am Soc Nephrol. 1998;9:133-42.
7. Klahr S, Levey AS, Beck GJ, Caggiula AW, Hunsicker L, Kusek J, et al. The effects of dietary protein restriction and blood pressure control on the progression of chronic renal disease. Modification of Diet in Renal Disease Study Group. N Engl J Med. 1994;330:877-84.
8. Wright JT Jr, Bakris G, Greene T, Agodoa LY, Appel LJ, Charleston J, et al.; African American Study of Kidney Disease and Hypertension Study Group. Effect of blood pressure lowering and antihypertensive drug class on progression of hypertensive kidney disease: results from the AASK trial. JAMA. 2002;288:221-31.
9. Savedchuk S, Phachu D, Shankar M, Sparks MA, Harrison-Bernard LM. Targeting Glomerular Hemodynamics for Kidney Protection. Adv Kidney Dis Health. 2023;30(2):71-84

Doença Renovascular

1. Textor SC. Atherosclerotic renal artery stenisis how big is the problem, and what happens if nothing is done. J Hypertens. 2005;23(suppl. 3):S5-S13.
2. Hansen KJ, Edwards MS, Craven TE, Cherr GS, Jackson SA, Appel RG, et al. Prevalence of renovascular disease in thew elderly: a population-based study. J Vasc Surg. 2002;36:443-51.
3. Rihal CS, Textor SC, Breen JF, McKusick MA, Grill DE, Hallett JW, et al. Incidental renal stenosis among a prospective cohort of hypertensive patients undergoing coronary angiography. Mayo Clinic Proc. 2002;77:309-16.
4. Slovut DP, Olin JW. Current concepts: fibromuscular dysplasia. N Engl J Med. 2004;350:1862-71.
5. Chaudhry MA, Latif F. Takayasu's arteritis and its role in causing renal artery stenosis. Am J Med Sci. 2013;346:314-8.
6. Bodewijng VC, Nelemans PJ, Kessels AGH, Kroon AA, de Leeuw PW, van Engelshoven JM. Diagnostic tests for renal artery stenosis in patients suspected of having renovascular hypertension: a meta-analysis. An Intern Med. 2001;135:401-11.
7. Radermacher J, Chavan A, Bleck J, Vitzthum A, Stoess B, Gebel MJ, et al. Use of Doppler ultrasonography to predict the outcome of therapy for renal-artery stenosis. N Engl J Med. 2001;344:410-7.
8. White CJ, Jaff MR, Haskal ZJ, Jones DJ, Olin JW, Rocha-Singh KJ, et al. Indications for renal arteriography at the time of coronary arteriography: a science advisory from the American Heart Association committee on Diagnostic and Interventional Cardiac Catheterization, council on clinical Cardiology, and the councils on Cardiovascular Radiology and Intervention on Kidney Cardiovascular disease. Circulation. 2006;114:1892-5.
9. Balk E, Raman G, Chung M, Ip S, Tatsioni A, Alonso A, et al. Effectiveness of management strategies for renal artery stenosis: a systematic review. Ann Intern Med. 2006;145:901-12.
10. Webster J, Marshall F, Abdalla M, Dominiczak A, Edwards R, Isles CG, et al. Randomised comparison of percutaneous angioplasty vs continued medical therapy for hypertensive patients with atheromatous renal artery stenosis. Scottish and Newcastle Renal Artery Stenosis Collaborative Group. J Hum Hypertens. 1998;12:329-35.
11. ASTRAL Investigators, Wheatley K, Ives N, Gray R, Kalra PA, Moss JG, Baigent C, et al. Revascularization versus medical therapy for renal-artery stenosis. N Engl J Med. 2009;361:1953-62.
12. Cooper CJ, Murphy TP, Cutlip DE, Jamerson K, Henrich W, Reid DM, et al.; CORAL Investigators. Stenting and medical therapy for atherosclerotic renal-artery stenosis. N Engl J Med. 2014;370:13-22.
13. Hicks CW, Clark TWI, Cooper CJ, de Bhailís ÁM, De Carlo M, Green D, et al. Atherosclerotic Renovascular Disease: A KDIGO (Kidney Disease: Improving Global Outcomes) Controversies Conference. Am J Kidney Dis. 2022;79(2):289-301.
14. Bhalla V, Textor SC, Beckman JA, Casanegra AI, Cooper CJ, Kim ESH et al.; Council on Peripheral Vascular Disease; and Council on Cardiovascular Radiology and Intervention. Revascularization for Renovascular Disease: A Scientific Statement From the American Heart Association. Hypertension. 2022;79(8):e128-e143.

Hiperaldosteronismo Primário

1. Boscaro M, Ronconi V, Turchi F, Giacchetti G. Diagnosis and management of primary aldosteronism. Curr Opin Endocrinol Diabetes Obes. 2008;15(4):332-8.
2. Rossi GP, Pessina AC, Heagerty AM. Primary aldosteronism: an update on screening, diagnosis and treatment. J Hypertens. 2008;26(4):613-21.
3. Calhoun DA. Aldosteronism and hypertension. Clin J Am Soc Nephrol. 2006;1(5):1039-45.
4. Calhoun DA. Is there an unrecognized epidemic of primary aldosteronism? Pro Hypertension. 2007;50(3):447-53.
5. Kaplan NM. Is there an unrecognized epidemic of primary aldosteronism? Con Hypertension. 2007;50(3):454-8.
6. Funder JW, Carey RM, Mantero F, Murad MH, Reincke M, Shibata H, et al. The Management of primary aldosteronism: case detection, diagnosis, and treatment: an endocrine society clinical practice guideline. J Clin Endocrinol Metab. 2016;101(5):1889-916.

7. Hundemer GL, Curhan GC, Yozamp N, Wang M, Vaidya A. Cardiometabolic outcomes and mortality in medically treated primary aldosteronism: a retrospective cohort study. Lancet Diabetes Endocrinol. 2018;6:51-9.
8. Byrd JB, Turcu AF, Auchus RJ. Primary Aldosteronism: Practical Approach to Diagnosis and Management. Circulation. 2018;138(8):823-35.

Feocromocitoma

1. Sheps SG, Jiany N, Klee GG, van Heerden JA. Recent developments in the diagnosis and treatment of pheochromocytoma. Mayo Clin Proc. 1990;65:88-95.
2. Pacak K, Linehan WM, Eisenhofer G, Walther MM, Goldstein DS. Recent advances in genetics, diagnosis, localization and treatment of pheochomocytoma. Ann Int Med. 2001;134(4):315-29.
3. Kaplan NM. Pheochromocytoma (with a preface about incidental masses). In: Kaplan NM. Clinical Hypertension. 6. ed. Baltimore: Willians & Wilkins; 1994. p. 367-87.
4. Bravo EL. Pheochromocytoma: New concepts and future trends. Kidney Int. 1991;40:544-6.
5. Gifford Jr RJ, Manger WM, Bravo EL. Pheochromocytoma. In: Bravo EL, editor. Endocrine hypertension. Endocrinol Metab Clin North Am. 1994;23:387-404.
6. Sibal L, Jovanic A, Agarwal SC, Peaston RT, James RA, Lennard TW, et al. Phaeochromocytomas presenting as acute crises after beta blockade therapy. Clin Endocrinol. 2006;65:186-90.
7. Manger WM, Gifford RW Jr. Pheochromocytoma. J Clin Hypertens. 2002;4:62-72.
8. Bravo EL. Envolving concepts in the pathophysiology, diagnosis and treatment of pheochromocytoma. Endocr Rev. 1994;15:356-68.
9. Weisner TD, Bluher M, Windgassen M, Paschke R. Improvement of insulin sensitivity after adrenalectomy in patients with pheochromocytoma. J Clin Endocrinol Metab. 2003;88(8):3632-6.
10. Motta-Ramirez GA, Remer EM, Herts BR, Gill IS, Hamrahian AH. Comparison of CT findings in symptomatic and incidentally discovered pheochromocytomas. AJR Am L Roentgenol. 2005;185:684-8.
11. Sawka AM, Jaeschke R, Singh RJ, Young WF Jr. A comparison of biochemical tests for pheochromcytoma: measurement of fractionated plasma metanephrines compared with the combination of 24-hour urinary metanephrines and cathecolamines. J Clin Endocrinol Metab. 2003;88:553-8.
12. Lenders JWM, Pacak K, Walther MM, Linehan WM, Mannelli M, Friberg P, et al. Biochemical diagnosis of pheochromocytoma wich test is best? JAMA. 2002;287:1427-34.
13. Cotesta D, Caliumi C, Alò P, Petramala L, Reale MG, Masciangelo R, et al. High plasma levels of human chromogranin A and adrenomedullin in patients with pheochromocytoma. Tumori. 2005;91:53-8.
14. Tauzin-Fin P, Sesay M, Gosse P, Ballanger P. Effects of perioperative alpha 1 block on haemodynamic control during laparoscopic surgery for phaeochromocytoma. Br J Anaesth. 2004;92(4):512-7.
15. Kinney MA, Warner ME, Vanheerden JA, Horlocker TT, Young WF Jr, Young WF Jr, et al. Perianesthetic risks and outcomes of pheochromocytoma and paraganglioms resection. Anesth Anal. 2000;91:1118-23.
16. Neumann HPH, Young WF Jr, Eng C. Pheochromocytoma and Paraganglioma. N Engl J Med. 2019;381(6):552-65.
17. Tanabe A, Naruse M. Recent advances in the management of pheochromocytoma and paraganglioma. Hypertens Res. 2020;43(11):1141-51.

Síndrome da Apneia-Hipopneia Obstrutiva do Sono

1. Drager LF, Ladeira RT, Brandão-Neto RA, Lorenzi-Filho G, Benseñor IM. Obstructive sleep apnea syndrome and its relation with systemic arterial hypertension. Arq Bras Cardiol. 2002;78(5):531-6.
2. Parati G, Lombardi C, Hedner J, Bonsignore MR, Grote L, Tkacova R, et al.; European Respiratory Society. Position paper on the management of patients with obstructive sleep apnea and hypertension: joint recommendations by the European Society of Hypertension, by the European Respiratory Society and by the members of European COST (Cooperation in Scientific and Technological Research). J Hypertens. 2012;30(4):633-46.
3. Pedrosa RP, Drager LF, Gonzaga CC, Sousa MG, de Paula LK, Amaro AC, et al. Obstructive sleep apnea: the most common secondary cause of hypertension associated with resistant hypertension. Hypertension. 2011;58(5):811-7.
4. Konecny T, Kara T, Somers VK. Obstructive sleep apnea and hypertension: an update. Hypertension. 2014;63(2):203-9.
5. Leung RS. Sleep-disordered breathing: autonomic mechanisms and arrhythmias. Prog Cardiovasc Dis. 2009;51(4):324-38.
6. Gonzaga CC, Gaddam KK, Ahmed MI, Pimenta E, Thomas SJ, Harding SM, et al. Severity of obstructive sleep apnea is related to aldosterone status in subjects with resistant hypertension. J Clin Sleep Med. 2010;6(4):363-8.
7. Gaddam K, Pimenta E, Thomas SJ, Cofield SS, Oparil S, Harding SM, et al. Spironolactone reduces severity of obstructive sleep apnoea in patients with resistant hypertension: a preliminary report. J Hum Hypertens. 2010;24(8):532-7.
8. Young T, Peppard P, Palta M, Hla KM, Finn L, Morgan B, et al. Population-based study of sleep-disordered breathing as a risk factor for hypertension. Arch Intern Med. 1997;157(15):1746-52.
9. Rasche K, Keller T, Tautz B, Hader C, Hergenc G, Antosiewicz J, et al. Obstructive sleep apnea and type 2 diabetes. Eur J Med Res. 2010;15(suppl. 2):152-6.
10. Fernandez-Mendoza J, Vgontzas AN, Liao D, Shaffer ML, Vela-Bueno A, Basta M, et al. Insomnia with objective short sleep duration and incident hypertension: the Penn State Cohort. Hypertension. 2012;60(4):929-35.
11. American Academy of Sleep Medicine Task Force. Sleep-related breathing disorders in adults: recommendations for syndrome definition and measurement techniques in clinical research. The Report of an American Academy of Sleep Medicine Task Force. Sleep. 1999;22(5):667-89.
12. Peppard PE, Young T, Palta M, Dempsey J, Skatrud J. Longitudinal study of moderate weight change and sleep-disordered breathing. JAMA. 2000;284(23):3015-21.
13. Ziegler MG, Milic M, Sun P. Antihypertensive therapy for patients with obstructive sleep apnea. Curr Opin Nephrol Hypertens. 2011;20(1):50-5.
14. Denker MG, Cohen DL. Use of continuous positive airway pressure for sleep apnea in the treatment of hypertension. Curr Opin Nephrol Hypertens. 2014;23(5):462-7.
15. Haentjens P, van Meerhaeghe A, Moscariello A, De Weerdt S, Poppe K, Dupont A, et al. The impact of continuous positive airway pressure on blood pressure in patients with obstructive sleep apnea syndrome: evidence from a meta-analysis of placebo-controlled randomized trials. Arch Intern Med. 2007;167(8):757-64.
16. Giampá SQC, Lorenzi-Filho G, Drager LF. Obstructive sleep apnea and metabolic syndrome. Obesity (Silver Spring). 2023;31(4):900-11.
17. Pio-Abreu A, Moreno H Jr, Drager LF. Obstructive sleep apnea and ambulatory blood pressure monitoring: current evidence and research gaps. J Hum Hypertens. 2021;35(4):315-24.

37 Onconefrologia

Carolina Maria Pozzi • Caroline Kelli Domingues dos Santos • Laís de Medeiros • Verônica Torres da Costa e Silva • Miguel Carlos Riella

INTRODUÇÃO

Tem-se observado um aumento na incidência de câncer nos últimos anos no mundo e no Brasil. Dados do Instituto Nacional do Câncer (INCA) estimam 704 mil novos casos de câncer no Brasil para cada ano do triênio 2023-2025, com destaque para as regiões Sul e Sudeste.[1] Os pacientes com câncer têm apresentado um aumento significativo na sua sobrevida, embora as sequelas do tratamento oncológico, como a doença renal crônica (DRC), sejam vistas de forma cada vez mais frequente.[2] Soma-se a esse cenário o fato de os pacientes com câncer serem frequentemente idosos, portadores de diversas comorbidades, como hipertensão e diabetes, resultando em uma prevalência elevada de DRC nesse grupo de pacientes. Além disso, a presença de câncer é um fator de risco independente para a ocorrência de injúria renal aguda (IRA). Assim, o papel do nefrologista no tratamento dos pacientes com câncer tem crescido nos últimos anos, levando ao desenvolvimento de uma nova subespecialidade, a Onconefrologia.[3] Este capítulo tem como objetivo discutir os principais aspectos do cuidado renal no paciente com câncer, incluindo o diagnóstico e o tratamento da IRA em suas diversas etiologias, glomerulopatias, a interface entre DRC e câncer, além de aspectos relacionados ao manejo dos pacientes com transplante renal e câncer.

INJÚRIA RENAL AGUDA

O risco de ocorrência de IRA nos pacientes com câncer em seguimento ambulatorial é de até 25% em 5 anos, incidência que pode chegar a 60% em pacientes críticos, levando à necessidade de terapia de substituição renal em até 40% destes.[4] A ocorrência de IRA está associada à maior mortalidade nos pacientes com câncer e pode ser consequência de diversos insultos, como ação direta do tumor (uropatia obstrutiva, nefropatia por cilindro, hipercalcemia da malignidade, infiltração renal neoplásica, glomerulopatias), complicações associadas ao tratamento oncológico (quimioterapia, cirurgia, radioterapia, síndrome de lise tumoral), além de intercorrências clínicas (vômitos, diarreia, sangramento, débito elevado por sondas e estomias, sepse).[5] As causas mais frequentes de IRA no paciente com câncer serão detalhadas a seguir.

Nefrotoxicidade por fármacos antitumorais

Quimioterápicos são usados em cerca de 80% dos pacientes com câncer, sendo nefrotoxicidade um efeito colateral frequente e muitas vezes o principal limitante para continuidade do tratamento oncológico.[6] Cerca de 80% dos quimioterápicos sofrem excreção renal expressiva (acima de 20%), e apresentam índice terapêutico estreito. Em consequência, a ocorrência de lesão renal aumenta o risco de toxicidade sistêmica em razão do acúmulo desses medicamentos ou de seus metabólitos. O Quadro 37.1 descreve uma lista de agentes antitumorais, com seus mecanismos de lesão renal, e as toxicidades mais frequentemente observadas na prática clínica são descritas em sequência.

> **PONTOS-CHAVE**
>
> - Os pacientes com câncer são um grupo de risco para ocorrência de IRA, que pode se desenvolver devido à ação direta do tumor, como a uropatia obstrutiva e a nefropatia por cilindro, ou em consequência do tratamento oncológico, como a nefrotoxicidade por quimioterápicos, ou devido a complicações associadas ao tratamento, como no caso da síndrome de lise tumoral
> - A quimioterapia convencional permanece a base de tratamento da maioria das neoplasias malignas, e a aderência a protocolos de manejo e profilaxia tem papel fundamental na redução de lesão renal associada à cisplatina e ao metotrexato
> - A DRC é comumente observada em pacientes com câncer e está associada à menor sobrevida nesses pacientes. Diversos aspectos do tratamento habitual da DRC, como o manejo de anemia, hipertensão e doença mineral óssea, precisam ser adaptados ao contexto do paciente com câncer, levando em consideração o benefício esperado das diversas intervenções, o estágio da doença e o momento do tratamento em que o paciente se encontra.

Ifosfamida

É um agente alquilante, análogo sintético da ciclofosfamida, usado no tratamento de sarcomas e neoplasias hematológicas. A nefrotoxicidade da ifosfamida pode se manifestar por meio de IRA em razão da necrose tubular aguda (NTA), de disfunções tubulares, da nefrite intersticial, de doenças glomerulares e da cistite hemorrágica, esta raramente observada atualmente

Quadro 37.1 Fármacos antitumorais e os tipos de lesão renal associados.

Categoria	Classe	Agentes	Toxicidade renal	Manejo
Quimioterápicos de amplo espectro	Análogos nucleosídeos	Gencitabina	MAT/SHU Proteinúria Hipertensão	Anti-hipertensivo
	Compostos de platina	Cisplatina	Síndrome de Fanconi Proteinúria Hipofosfatemia Hipomagnesemia	Correção dos distúrbios eletrolíticos Suplementação com magnésio
	Agentes alquilantes	Ifosfamida	Síndrome de Fanconi NTA	Correção dos distúrbios eletrolíticos
	Antagonistas de folato	Pemetrexede	NTA NIA Acidose tubular renal	Descontinuação do fármaco
		Metotrexato	Nefropatia por cristal	Alcalinização urinária Hidratação Leucovorina Glucarpidase Hemodiálise de alto fluxo
Terapias-alvo	Anti-VEGF	Bevacizumabe	MAT	Descontinuação do fármaco
		Sorafenibe	Proteinúria	Anti-hipertensivos
		Sunitinibe	Hipertensão Possivelmente GN	
	Inibidores de proteassoma	Bortezomibe	MAT	Descontinuação do fármaco
		Carfilzomibe	Possivelmente PTT	
	Inibidores de tirosinoquinase de Bruton	Ibrutinibe	IRA Hipertensão Tubulopatias SLT	Hidratação Descontinuação do fármaco
	Inibidores de mTOR	Everolimus	Proteinúria	Nefroproteção com IECA/BRA
		Temsirolimus	IRA	Descontinuação do fármaco
	Inibidores de tirosinoquinase BCR-ABL	Imatinibe	IRA NTA SLT	Dosagem conservadora
		Desatinibe	Proteinúria MAT	Descontinuação do fármaco ou substituição
	Inibidores de BRAF	Vemurafenibe	Queda da TFG	Descontinuação do fármaco
		Dabrafenibe	Proteinúria NTA/tubulopatia NIA/lesão intersticial	
	Inibidores de EGFR	Cetuximabe	Perda de magnésio	Correção dos distúrbios eletrolíticos
		Panitumumabe	IRA Hipocalemia Hipocalcemia Hiponatremia Possivelmente GN	Evitar uso concomitante com medicamentos nefrotóxicos
	Inibidores de BCL-2	Venetoclax	SLT	Tratamento profilático com alopurinol em câncer com alto risco
	Análogos de talidomida	Lenalidomida	SLT	Tratamento profilático com alopurinol em câncer com alto risco
	Inibidores de ALK	Crizotinibe	Cistos renais	Nenhum
Imunoterapia	Células CAR-T		CRS/hipoperfusão renal	Pré-tratamento com outro agente quimioterápico para diminuir o tumor
	IFN	IFN-α	Doença de lesões mínimas	Descontinuação do fármaco
		IFN-β	GESF	
		IFN-γ	Glomerulopatia colapsante	
	Inibidores de *immune checkpoint* (CTLA-4 e inibidores de PD-1)	Ipilimumabe	IRA	
		Pembrolizumabe	NIA	Descontinuação do fármaco
		Nivolumabe	MAT GN Síndrome nefrótica	Possivelmente glicocorticoides

ALK: quinase de linfoma anaplásico; BCL-2 linfoma de células B 2; BCR-ABL: gene ABL no cromossomo 9 e gene BCR no coromossomo 22; BRA: bloqueadores de receptores de angiotensina; BRAF: gene, proto oncogene B-Raf; CAR: receptor quimérico de antígeno; CRS: síndrome de liberação de citocinas; CTLA-4: antígeno 4 associado ao linfócito T citotóxico; EGFR: receptor do fator de crescimento epidérmico; GESF: glomeruloesclerose segmentar e focal; GN: glomerulonefrite; IECA: inibidores da enzima conversora da angiotensina; IFN: interferon; IRA: injúria renal aguda; MAT: microangiopatia trombótica; NIA: nefrite intersticial aguda; NTA: necrose tubular aguda; PD-1: proteína de morte celular programada 1; PTT: púrpura trombocitopênica trombótica; SHU: síndrome hemoliticourêmica; SLT: síndrome de lise tumoral; TFG: taxa de filtração glomerular; VEGF: fator de crescimento endotelial vascular. (Adaptado de Nicolaysen.)[6]

devido à profilaxia com o antitóxico Mesna.[7] A síndrome de Fanconi é a alteração mais comum, observada em cerca de 5% dos pacientes. Diabetes insípido nefrogênico e acidose tubular renal dos tipos 1 e 2 também têm sido descritos. A lesão pode manifestar-se durante ou após o tratamento, mas a nefrotoxicidade é geralmente reversível. No entanto, alguns pacientes evoluem com DRC progressiva e permanente, mesmo após o término do tratamento, com eventual progressão para DRC terminal.[8] Os principais fatores de risco para nefrotoxicidade são DRC preexistente, exposição concomitante à platina e/ou outros agentes nefrotóxicos e, principalmente, dose total de ifosfamida > 100 a 120 mg/m^2. A prevenção de cistite hemorrágica pode ser feita com Mesna, um agente uroprotetor com um princípio ativo capaz de inativar a acroleína, o metabólito urinário tóxico da ifosfamida ou da ciclofosfamida. Isso deve ser feito antes da infusão da quimioterapia, pois é necessário que o Mesna esteja presente no epitélio vesical para que a uroproteção ocorra.

Cisplatina

A cisplatina é um dos fármacos da família dos alquilantes e atua como agente citotóxico, sendo um dos quimioterápicos mais utilizados na prática clínica, estando frequentemente relacionado à nefrotoxicidade. A concentração tubular renal do fármaco chega a ser cinco vezes maior que a plasmática. A cisplatina entra nas células tubulares renais (principalmente no segmento S3 do túbulo proximal) de maneira passiva ou por mecanismos facilitadores, os transportadores de cátions orgânicos (OCT, do inglês *organic cations transporters*).[9] Nas células tubulares, a cisplatina ativa vias sinalizadoras de apoptose (MAPK, p53, ROS) ou vias citoprotetoras (p21), deflagra uma resposta inflamatória intensa mediada pela produção de fator de necrose tumoral alfa (TNF-α), que contribui para lesão tubular e morte celular, e, ainda, pode causar danos ao endotélio vascular, levando à isquemia tubular e à diminuição da taxa de filtração glomerular.[10]

Apesar do predomínio de lesão no túbulo proximal, também pode ocorrer lesão nos túbulos distal e coletor, o que justifica o padrão não oligúrico frequentemente observado. O efeito renal adverso de maior relevância clínica é a IRA, acometendo cerca de 20 a 30% dos pacientes. O quadro habitual de IRA induzida por cisplatina é de padrão não oligúrico, acompanhado de hipocalemia e hipomagnesemia, com pico de elevação da creatinina entre 5 e 7 dias e recuperação entre 2 e 4 semanas após a exposição à medicação.[11] A tendência é de recuperação sem necessidade de diálise. Hipomagnesemia é o efeito nefrotóxico mais comum da cisplatina, ocorrendo mesmo na ausência de IRA, sobretudo após administrações repetidas (30 a 50% após o primeiro ciclo e quase 100% após o sexto ciclo).[12] Outras lesões tubulares podem ser observadas, como síndrome de Fanconi, acidose tubular distal, síndrome renal perdedora de sal, diabetes insípido nefrogênico e proteinúria transitória (< 1 g/dia).

As lesões tubulares podem persistir por 4 a 6 meses em média, e até anos, após a suspensão da quimioterapia.[13] Os principais fatores de risco para nefrotoxicidade são a dose recebida (em cada ciclo), a dose cumulativa (acima de 400 mg/m^2) e a frequência de administração.[14] Outros fatores conhecidos são DRC preéxistente, uso concomitante de outros agentes nefrotóxicos, velocidade de infusão abaixo de 60 minutos, pacientes idosos e hipoalbuminemia.

Algumas medidas devem ser tomadas a fim de reduzir o risco de nefrotoxicidade por cisplatina:

- Estimar a taxa de filtração glomerular (TFG) pela CKD-EPI para ajuste de dose
- Expansão volêmica com o objetivo promover diurese de 3 a 4 ℓ/dia. Volume de hidratação oral 1 a 3 ℓ
- Considerar inclusão de potássio e magnésio no soro de hidratação:
  - Infusão mais lenta com doses mais elevadas (soro fisiológico 0,9% 4.000 mℓ em 4 horas para doses > 80 mg/m^2 e soro fisiológico 0,9% 1.000 mℓ em 1 hora se doses de 40 a 60 mg/m^2)
  - Hidratação pré-platina (soro fisiológico 0,9% 1000 mℓ + manitol 20% 100 mℓ + sulfato de magnésio 10% 10 mℓ + KCl 19,1% 10 mℓ) seguida da infusão de cisplatina (soro fisiológico 0,9% 1000 mℓ se dose total de cisplatina acima de 100 mg e soro fisiológico 0,9% 500 mℓ se dose total de cisplatina abaixo de 100 mg).
- Evitar diuréticos
- Monitorar séricos de magnésio, avaliar suplementação de magnésio interciclos
- Avaliar creatinina sérica no 5º dia após exposição à droga
- Pacientes com alto risco de lesão renal ou nefrotoxicidade já documentada: considerar fracionar a dose, infusão mais lenta, hidratação mais agressiva e administração da medicação em regime de internação hospitalar.

Destaca-se que, nos pacientes com DRC em tratamento conservador, costuma-se converter o esquema para alternativas disponíveis (carboplatina ou outras classes). A depender do contexto clínico, caso o uso de cisplatina seja imprescindível, o ajuste de dose recomendado depende da taxa de filtração glomerular estimada (TFGe): TFGe > 50 mℓ/min: 100% da dose prescrita; TFGe 10 a 50 mℓ/min: 75% da dose prescrita; TFGe < 10 mℓ/min: 50% da dose prescrita. A cisplatina pode ser administrada nos pacientes em diálise: pacientes em hemodiálise convencional e diálise peritoneal devem usar 50% da dose prescrita. Recomenda-se que o medicamento seja administrado no período interdialítico. Nos pacientes em diálise contínua, a recomendação é a de fazer 75% da dose prescrita.

Gencitabina

A gencitabina é um antimetabólito análogo da piramidina, estando associada à toxicidade renal na forma de microangiopatia trombótica (MAT) provocada pela sua lesão endotelial direta. Em geral, o quadro ocorre alguns meses após o início da medicação, principalmente após dose cumulativa acima de 12 a 20.000 g/m^2. A nefrotoxicidade por gencitabina manifesta-se normalmente de forma subaguda com sinais de hemólise microangiopática, hipertensão, elevação da creatinina sérica e sedimento urinário com proteinúria e hematúria discretas.[15] A hipertensão pode preceder em meses o surgimento do quadro clínico. O quadro costuma ser exuberante, com anemia e plaquetopenia graves, eventualmente com sinais de sangramento. A taxa de mortalidade é de 75% em 4 meses. A maioria dos pacientes com necessidade de terapia de substituição renal evolui para dependência de diálise. Não existe tratamento específico validado para MAT induzida por gencitabina.[16] Diante da suspeita clínica, a medicação deve ser suspensa, e medidas de suporte devem ser instituídas. Alguns autores sugerem papel benéfico de plasmaférese e imunoadsorção em casos mais graves, mas sem benefício comprovado. O uso de eculizumab tem sido descrito, sendo utilizado em alguns serviços particularmente quando se deseja reintroduzir a gencitabina.

Metotrexato

O metotrexato (MTX) é um agente antimetabólico e antifolato, inibidor da síntese de purinas, utilizado principalmente no tratamento de linfomas e sarcomas. Quando utilizado em doses altas (acima de 1.000 mg/m^2), a incidência de nefrotoxicidade por MTX situa-se em torno de 1,5 a 3,0%, mas o risco é muito reduzido quando o protocolo de administração e monitoramento é realizado de forma adequada (Quadro 37.2).[17] O mecanismo de lesão renal do MTX se dá principalmente por precipitação nos túbulos renais, fortemente favorecido na vigência de pH baixo, associado a uma possível toxicidade tubular direta. A nefrotoxicidade do MTX está diretamente relacionada ao nível sérico do medicamento, considerado de risco se maior que 5 a 10, 1,0 e 0,10 µM/ℓ 24, 48 e 72 horas após a administração, respectivamente. Cerca de 90% do MTX é eliminado pelos rins e a ocorrência de IRA agrava a sua toxicidade sistêmica, dificultando também o resgate com ácido folínico (AF).[18]

Os pacientes com intoxicação por MTX apresentam nível acima do alvo terapêutico associado à toxicidade renal ou sistêmica (hepatite, toxicidade medular, alteração do sistema nervoso central). Deve-se checar se os protocolos de hidratação e alcalinização estão sendo feitos de forma adequada a fim de evitar precipitação renal continuada da droga, e principalmente checar o aporte adequado de AF. O MTX é removível por meio da hemodiálise de alto fluxo, bem como por meio da hemodiálise contínua, e a terapia de substituição renal pode auxiliar no manejo dos pacientes com intoxicação por MTX.[19] A depuração extrarrenal com essas modalidades deve ser considerada precocemente no contexto de IRA a partir do estágio KDIGO 2, particularmente se houver redução de diurese, nível de MTX acima da meta (> 0,3 a 0,1 uM/ℓ em 72 horas) e associação com toxicidade sistêmica. Tendo em vista o risco de toxicidade, o MTX deve ser feito com cautela nos pacientes com DRC, a depender do contexto clínico, considerando a TFG: TFG > 50 mℓ/min = 100% da dose prescrita; TFG 10 a 50 mℓ/min = 50% da dose prescrita; TFG < 10 mℓ/min = evitar.

O uso de MTX em pacientes em diálise não é recomendado pela maioria dos consensos tendo em vista o acúmulo intracelular da droga e a dificuldade de remoção corporal do MTX. A glucarpidase é uma enzima catalisadora, capaz de reduzir o nível de MTX em curto intervalo de tempo e tem sido utilizada no exterior nos casos de intoxicação grave, particularmente na presença de IRA.[20] No entanto, além do seu custo elevado, o seu uso não se demonstrou associado à menor mortalidade ou à maior taxa de recuperação da função renal.

Terapias-alvo

Anti-VEGF

Os fármacos conhecidos como "Anti-VEGF" inibem a ação do fator de crescimento endotelial vascular (VEGF, do inglês *vascular epitelial growth factor*) por meio da ligação e do bloqueio do receptor VEGF (anticorpo monoclonal) ou por inibição da sinalização intracelular do receptor de tirosinaquinase (sunitinibe, pazopanibe e sorafenibe). Nos rins, a inibição do VEGF leva à rarefação das fenestrações endoteliais, induzindo proteinúria, piora de função e hipertensão. Hipertensão arterial é o evento mais comum, observada em até 60% dos pacientes, frequentemente em associação à proteinúria, que, por sua vez, é observada em até 30% dos pacientes, atingindo nível nefrótico em cerca de 5% dos casos.[21] O achado patológico renal mais frequentemente observado é a MAT. A nefrotoxicidade costuma acontecer após 1 a 3 meses do início da exposição e, em cerca de 70% dos casos, o quadro é restrito ao rim, sem evidência de sinais sistêmicos de MAT (plaquetopenia, anemia, hemólise).

Pacientes com rim único, DRC prévia e exposição concomitante a bifosfonatos apresentam maior risco de toxicidade renal. Além de MAT, diversos padrões histológicos têm sido descritos em associação aos anti-VEGFs, como nefrite intersticial aguda (NIA) e lesões glomerulares (vasculites, lesões mínimas). Durante a terapia com anti-VEGF, os pacientes devem ser monitorados quanto à presença de proteinúria/hematúria, à piora de função renal e à elevação dos níveis de pressão arterial.[22] Na presença de proteinúria > 1 g/dia, principalmente se associada a disfunção renal, hematúria, presença de diabetes melito e/ou ausência de hipertensão, deve-se encaminhar o paciente ao nefrologista para diagnóstico diferencial e avaliação da necessidade de biopsia renal.[23] Existe uma tendência de se indicar a suspensão, ao menos temporária, da quimioterapia diante de uma emergência hipertensiva, MAT documentada e/ou síndrome nefrótica associada à piora de função renal. Por outro lado, se a função renal se mantiver estável, a tendência é de manutenção do fármaco.[24] O quadro de MTA associado ao uso de anti-VEGF apresenta bom prognóstico e habitualmente as alterações se resolvem em um período de semanas a meses após a suspensão da medicação.

Imunoterapia no câncer

Os inibidores de *immune checkpoint* (iICP) são medicamentos que restauram a imunidade anticâncer, por meio da reativação do linfócito T (Figura 37.1). Os iICP são efetivos

---

Quadro 37.2 Prevenção da nefrotoxicidade pelo metotrexato.

Paciente deve estar em bom estado clínico, com função renal normal e ausência de serosite (MTX acumula em derrames cavitários, aumentando sua meia-vida). A dosagem de MTX deve ser realizada em momentos adequados

Protocolo de administração do MTX:

- Diluição do MTX em soro fisiológico 0,9% ou soro glicosado 5% 500 mℓ (concentração de 25 mg/mℓ) e tempo de infusão em 24 horas.

D1 do MTX: hidratação com soro fisiológico 0,9% 3.000 mℓ em 24 horas, iniciar 4 a 12 horas antes da infusão.
Monitorar balanço hídrico e dados vitais a cada 6 horas.
Balanço hídrico positivo > 1.000 mℓ: administração intravenosa de furosemida 40 mg.
Ajuste das medicações conforme avaliação clínica

- Alcalinização urinária:

D1 do MTX em paralelo à infusão: soro glicosado 5% 1.000 mℓ + 100 mEq de NaHCO$_3$ 8,4%.
Realizar controle de pH urinário 6/6 horas (medida na fita) e fazer aporte extra de bicarbonato (soro glicosado 5% 250 mℓ + NaHCO$_3$ 10% 50 mℓ IV em 30 minutos) com objetivo de manter pH urinário > 7.

- Monitoramento do nível sérico e resgate com AF:

Considerar o início da infusão como hora 0 (zero) e realizar a dosagem de MTX 1 vez/dia, iniciando a partir da 24ª hora.
O resgate com AF deve ser feito na dose de 50 mg/m^2 IV, começando 24 horas após o início do MTX, e 30 mg/m^2 IV de 6/6 horas por 12 doses adicionais ou até nível sérico do MTX < 0,10 µM/ℓ. Em pacientes com IRA instalada e eliminação retardada de MTX, recomenda-se aumentar a dose de AF para até 150 mg de AF 3/3 horas IV até que o nível sérico esteja < 1,0 µM/ℓ.

AF: ácido folínico; IRA: injúria renal aguda; MTX: metotrexato.

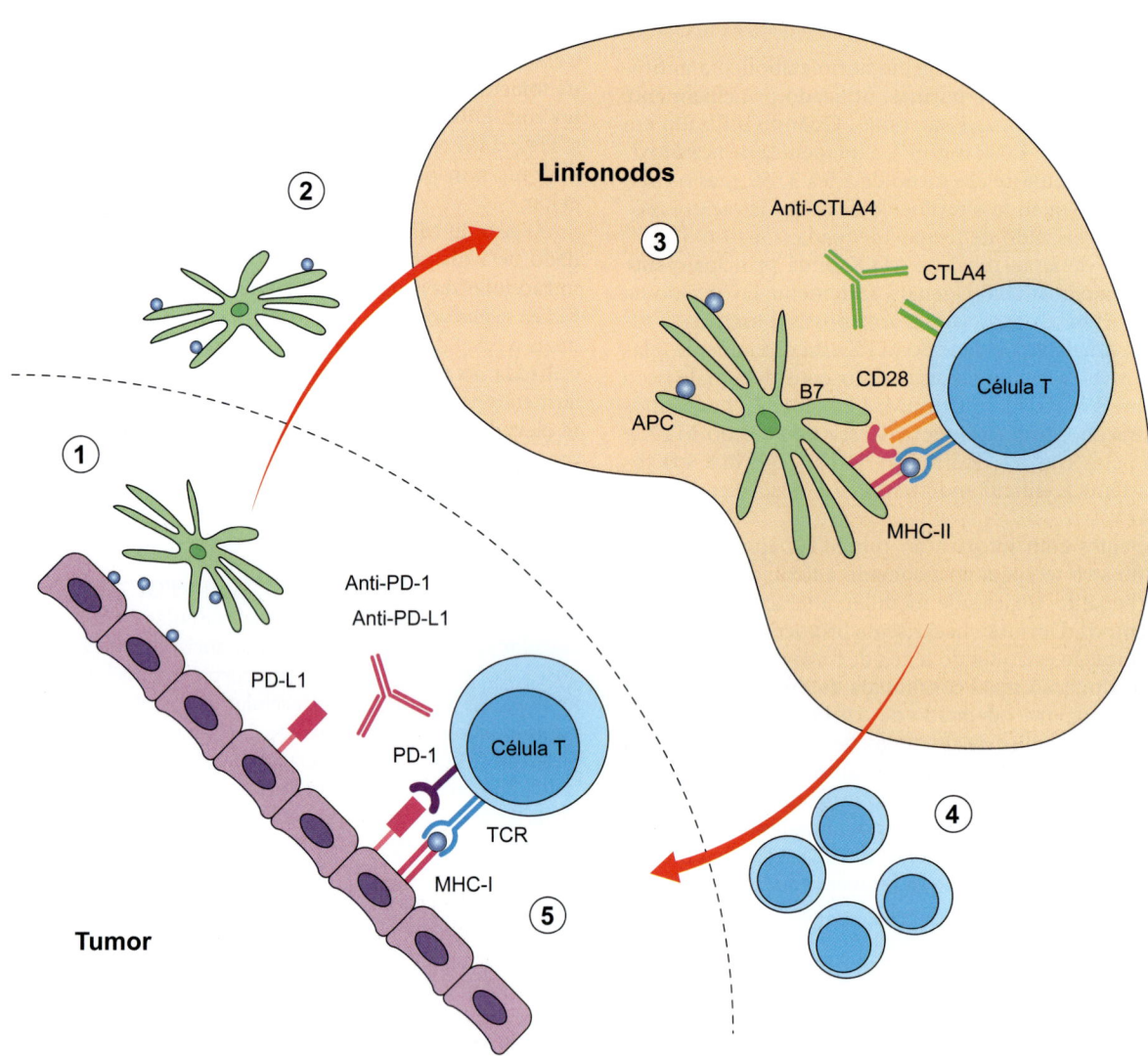

Figura 37.1 Ciclo câncer-imunidade e inibidores do ponto de controle imunológico. As células cancerosas liberam novos antígenos (1) que são transportados a linfonodos pelas células apresentadoras de antígeno (APC) (2). As APC apresentam os antígenos do tumor às células T, que são, então, ativadas (3). As células T ativadas migram do tecido linfoide para o tumor (4), no qual identificam células tumorais como "alvo" e liberam sinais para destruição (5). O anticorpo anti-CTLA-4 bloqueia a interação CTLA4-B7 (3), ajudando a interação B7-CD28 e a ativação das células T no órgão linfoide secundário. Enquanto o anticorpo anti-PD-1 libera o sinal inibitório PD-1:PD-L1 (5) e possibilita que as células T ataquem as células tumorais. (Adaptada de Murakami, 2017.)[28]

no tratamento de diversos tumores sólidos e hematológicos, estimando-se que até dois terços dos pacientes apresentam indicação ao seu uso como primeira ou segunda linha. Quase 80% dos pacientes em uso de iICP apresentam algum grau de toxicidade sistêmica, sendo as lesões de pele e as alterações no sistema digestório as mais comuns.[25] As alterações na função renal mais comumente associadas aos iICPs são IRA, doenças glomerulares e distúrbios hidreletrolíticos (DHE).[26] A IRA é observada entre 2 e 17% dos pacientes tratados, a depender da presença de fatores de risco associados (uso de duas classes de iICPs em combinação, DRC e uso concomitante de medicamentos nefrotóxicos como inibidores de bomba de prótons, como o omeprazol).[27]

O quadro se caracteriza por piora súbita de função, proteinúria não nefrótica em 50% e proteinúria e/ou hematúria em 60% dos pacientes. O tipo histológico mais comumente observado nos pacientes com IRA é a NIA (80%), embora NTA também seja descrita. O quadro ocorre em cerca de 6 a 12 semanas após o início do anti-CTL4 (ipilimumabe) e 3 a 12 meses após o início de anti-PD1 (nivolumab, pembrolizumab), estando frequentemente associado a outras toxicidades sistêmicas.[29] A maioria dos pacientes tem quadros leves, com retorno à função renal de base em grande parte dos casos, após descontinuação das medicações. O protocolo de manejo da IRA associada os iICPs da American Society of Clinical Oncology (ASCO) está descrito no Quadro 37.3. Os DHE mais frequentemente observados em associação aos iICPs são hiponatremia e hipocalemia, observados em até 60 e 20% dos pacientes, respectivamente.[30] Diversas lesões glomerulares têm sido descritas em associação com iICPs, tais como lesões mínimas, glomerulosclerose segmentar e focal, nefropatia membranosa, vasculite pauci-imune, nefropatia por IgA e MAT. Vale ressaltar que os iICPs têm sido cada vez mais utilizados em pacientes com transplante renal, particularmente em pacientes com boa *performance* clínica e em quem o ganho esperado de sobrevida seja muito relevante, embora se deva considerar que o risco de rejeição nesse contexto é alto, cerca de 40 e 65%, o que leva à perda do enxerto renal.[31] Apesar da ausência de dados robustos, a conduta adotada na maior parte dos centros oncológicos é de iniciar prednisona na dose de 40 mg/dia 1 semana antes do início dos iICPs, com desmame gradual e com a meta de atingir 5 mg/dia dentro de 6 meses.

> **⚠ PONTOS-CHAVE**
>
> - Os iICP são medicamentos que restauram a imunidade anticâncer por meio da reativação de linfócitos T. Estima-se que até 2/3 dos pacientes com câncer irão utilizar essa classe terapêutica em alguma fase da doença
> - A IRA é observada entre 2 a 17% dos casos, sendo mais prevalente quando há uso de terapias combinadas (duas classes de iICPs), DRC preexistente e uso concomitante de medicamentos nefrotóxicos, como os inibidores de bomba de prótons
> - A glomerulopatia mais comum é a nefrite intersticial aguda, e o tratamento se faz com corticoterapia
> - A biopsia renal está indicada em casos mais graves da doença, em que o diagnóstico diferencial é importante
> - Em pacientes transplantados renais, o uso de iICP está associado a um índice alto de rejeição ao enxerto, cerca de 40 a 65% dos casos. O tratamento é feito com corticoides junto ao manejo da imunossupressão, principalmente com uso de inibidores de mTOR.

Lesão por contraste

Pacientes com câncer são frequentemente expostos a exames de imagem contrastados, particularmente tomografia computadorizada, para diagnóstico e estadiamento da doença, para monitoramento de resposta ao tratamento e para vigilância quanto à recorrência. É comum que esses pacientes realizem exames contrastados de forma sequencial, frequentemente a cada 2 ou 3 meses. A exposição ao contraste se sobrepõe a diversos fatores de risco para IRA frequentemente observados nos pacientes com câncer, como quimioterapia, desidratação e complicações da doença ou do seu tratamento.[32]

O risco de IRA pós-contraste nos pacientes com câncer é baixo (cerca de 2%), não estando claro na literatura se pacientes com câncer apresentam frequência mais elevada de IRA pós-contraste quando comparados aos pacientes sem câncer.[33] No entanto, sugere-se a realização de profilaxia com solução salina (1 a 3 mℓ/kg/h iniciada entre 2 e 12 horas antes do exame) e contraste iso-osmolar nos pacientes com risco alto ou intermediário (Quadro 37.4). Apesar de estudos com hidratação oral serem limitados, evidências preliminares sugerem que essa estratégia é segura e efetiva. Assim, quando não for possível realizar hidratação intravenosa, sugere-se orientar hidratação oral.

Hipercalcemia da malignidade

Hipercalcemia (definida como cálcio acima de 10,5 mg/dℓ) ocorre em 20 a 40% dos pacientes com câncer, estando associada a pior prognóstico, com sobrevida de 2 a 6 meses após o diagnóstico.[34] O principal mecanismo fisiopatológico é o fator humoral, observado em até 80% dos pacientes, frequentemente observado nos tumores de células escamosas de pulmão e cabeça e pescoço, no carcinoma urotelial, e nos tumores de rim e mama. As células tumorais liberam o PTHrp, responsável pelo aumento da reabsorção óssea e pela diminuição da excreção renal de cálcio. Outros mecanismos são as lesões osteolíticas, mais frequentemente observadas no câncer de mama e no mieloma, e a secreção de vitamina D (1,25-dihidroxivitamina D), mais observada nos linfomas Hodgkin e não Hodgkin.[35] As manifestações clínicas da hipercalcemia são geralmente não específicas, e podem ser agudas, geralmente mais graves, ou crônicas, com sintomas inespecíficos, como anorexia, náuseas, vômitos, constipação intestinal, fadiga e fraqueza. No rim, a hipercalcemia pode levar a poliúria, à polidipsia e à hipovolemia, que perpetua a hipercalcemia por aumentar a reabsorção de sódio e cálcio no túbulo proximal. Nos pacientes com quadros mais graves, geralmente com cálcio total > 14 mg/dℓ, sintomas neurológicos como sonolência e confusão mental são mais frequentes. A lesão renal provocada pela hipercalcemia decorre da vasoconstrição e do depósito de cálcio nos túbulos e no interstício renal, o que leva a obstrução tubular, atrofia tubular e fibrose intersticial.[36]

Quadro 37.3 Manejo da injúria renal aguda associada aos inibidores de *immune checkpoint*.

IRA G1*	Aumento da Cr > 1,5 vez o valor de normalidade	Manter o fármaco e vigiar a função renal
IRA G2*	Aumento da Cr entre 1,5 e 3 vezes o valor de normalidade ou o valor da Cr basal	Suspender o fármaco e iniciar prednisona 0,5 a 1 mg/kg/dia
IRA G3*	Aumento da Cr entre 3 e 6 vezes o valor de normalidade ou da Cr basal	Suspender o fármaco e iniciar prednisona 0,5 a 1 mg/kg/dia Considerar pulso com metilprednisolona 1 a 2 mg/kg intravenosa antes do corticoide oral
IRA G4*	Aumento da Cr > 6 vezes o valor de normalidade	Suspender o fármaco e iniciar prednisona 0,5 a 1 mg/kg/dia Considerar pulso com metilprednisolona 1 a 2 mg/kg intravenosa antes do corticoide oral

Desmame do corticoide: quando a função renal retornar ao estágio IRA G1, reduzir a dose de corticoide num período de 4 semanas

Biopsia renal: IRA G2 e G3 quando há suspeita de lesão que não seja NIA ou se não houver melhora da função renal após a suspensão da medicação e o início de corticoide

Casos de não resposta ao corticoide, considerar infliximabe

IRA G1 e G2 podem ser reexpostos ao iICPs após retorno à função renal normal, porém com atenção > risco de IRA 20% Deve ser considerado reiniciar a medicação em associação a corticoide em dose baixa e, se possível, trocar a classe de iICP

IRA G3 ou pacientes que tenham necessitado de hemodiálise: não é recomendada a reexposição

*Gravidade da injúria renal aguda de acordo com o Common Terminology for Adverse Events (CTCAE). iICP: inibidores de *immune checkpoint*; IRA: injúria renal aguda; NIA: nefrite intersticial aguda.

Quadro 37.4 Pacientes de risco alto para ocorrência de injúria renal aguda após contraste iodado.

Risco alto	Risco intermediário
TFGe < 30 mℓ/min/1,73 m² ou < 45 mℓ/min/1,73 m² associado a:	TFGe 30 a 45 mℓ/min/1,73 m² associado a:
Idade ≥ 70 anos	Idade > 60 anos
Diabetes descompensada	Diabetes compensada com lesão de órgão-alvo
Insuficiência cardíaca com fração de ejeção < 30%	Insuficiência cardíaca com fração de ejeção < 35%
Quimioterapia ou outro fármaco nefrotóxico < 7 dias ou contraste iodado < 48 horas	Quimioterapia ou outro fármaco nefrotóxico nos últimos 7 a 45 dias ou contraste iodado nos últimos 3 a 7 dias
Câncer de rim, fígado ou mieloma múltiplo	

TFGe: taxa de filtração glomerular estimada. (Adaptado de Cosmai et al., 2020.)[32]

O tratamento da hipercalcemia nos pacientes com câncer se baseia em três princípios básicos:

1. Correção da depleção de volume com solução salina (1 a 2 ℓ de forma rápida seguido de 200 a 500 mℓ/h), medida que reduz o nível de cálcio em 1 a 1,5 mg/dℓ em 24 horas
2. Inibição da reabsorção óssea por meio do uso de bifosfonatos, sendo o ácido zoledrônico mais eficaz e de ação mais rápida que o pamidronato, mas deve ser evitado nos pacientes com IRA em razão do risco de lesão tubular. Os bifosfonatos têm seu início de ação em cerca de 48 horas, conseguindo controlar a hipercalcemia em até 90% dos pacientes. Denosumab e calcitonina também podem ser usados
3. Tratamento da doença de base.[37] O uso de furosemida deve ser restrito aos pacientes com congestão e ausência de resposta às medidas anteriores. Destaca-se que o tratamento deve ser guiado pela gravidade da hipercalcemia, devendo-se iniciar o tratamento imediato se o cálcio estiver acima de 13 mg/dℓ, se a velocidade de instalação for rápida (acima de 1 mg/dℓ em 24 horas) e se há presença de alterações neurológicas.

Classicamente, o diagnóstico e o manejo da hipercalcemia se baseiam no nível sérico de cálcio total, mas se o nível de albumina estiver baixo, o cálcio sérico deve ser corrigido por meio da fórmula: cálcio corrigido = cálcio medido + 0,8 × (4,0 – albumina sérica em g/dℓ).

> **PONTOS-CHAVE**
> - A hipercalcemia ocorre em até 40% dos pacientes com câncer e está associada à baixa sobrevida
> - O principal mecanismo fisiopatológico da hipercalcemia da malignidade é o fator humoral, observado em até 80% dos pacientes, devido à produção de PTHrp, embora a presença de lesões osteolíticas e a produção de vitamina D também estejam implicadas
> - O tratamento da hipercalcemia da malignidade depende da gravidade do quadro e baseia-se na expansão volêmica, na inibição da reabsorção óssea por meio de bifosfonatos, sendo o uso de denosumabe e calcitonina, em geral, reservados aos casos mais graves ou refratários
> - O uso de furosemida deve ser restrito aos pacientes com congestão e ausência de resposta às medidas habituais.

Síndrome de lise tumoral

A síndrome de lise tumoral (SLT) é caracterizada por um conjunto de alterações metabólicas causadas pela liberação maciça e abrupta de componentes do intracelular na corrente sanguínea após a lise de células tumorais. Quando as células são lisadas, ocorre liberação de potássio, fósforo e ácidos nucleicos; os ácidos nucleicos são metabolizados em xantina, hipoxantina e ácido úrico, pouco solúveis no pH urinário habitual. O ácido úrico, além de formar cristais intrarrenais na presença de pH urinário baixo, desencadeia lesão por vasoconstrição e redução do fluxo sanguíneo, aumento da pressão intratubular, bem como inflamação por produção de interleucinas e radicais livres.[38] A cristalização ocorre no túbulo distal, no qual o ácido úrico é secretado após ser reabsorvido no túbulo proximal. A ausência de cristais de ácido úrico na urina não exclui nefropatia pelo ácido úrico. A SLT geralmente ocorre entre o 1º e o 5º dia após a quimioterapia, mas também pode acontecer espontaneamente antes do tratamento, estando o risco diretamente associado ao diagnóstico de base (Quadro 37.5) e a características próprias dos pacientes e do tumor: grandes massas tumorais; rápido crescimento tumoral; tumores sensíveis à quimioterapia; LDH > 1.500 UI/ℓ; hipercalemia, hiperfosfatemia; hipofosfatemia; DRC prévia.

Cairo e Bishop definiram as alterações laboratoriais que identificam a SLT; apesar de amplamente utilizada, essa classificação não contempla a ocorrência de SLT espontânea, não considera a presença de DRC de base e o critério para definição de IRA não é o mesmo das diretrizes internacionais de Nefrologia. Ademais, muitos pacientes com IRA de outras etiologias preenchem os critérios laboratoriais para SLT de modo inapropriado. Assim, algumas mudanças nos critérios de Cairo-Bishop têm sido propostas (Quadro 37.6).[39]

> **PONTOS-CHAVE**
> - A SLT é um evento frequente em pacientes com grandes massas tumorais, contagem leucocitária elevada, doença renal crônica de base e injúria renal aguda e ocorre em até metade dos casos
> - O diagnóstico da SLT baseia-se em parâmetros laboratoriais inespecíficos como hipercalemia, hiperfosfatemia, hiperuricemia e hipocalcemia, sendo a síndrome clínica observada em pacientes com alterações neurológicas, cardiovasculares ou da função renal
> - O aspecto mais importante no manejo da SLT é a adesão aos protocolos de profilaxia. Uma vez a lesão instalada, o tratamento baseia-se no manejo das complicações com instituição precoce da terapia de substituição renal.

Prevenção de injúria renal aguda

Dos pacientes que desenvolvem lise tumoral clínica, 45% apresentam IRA e 25% requerem diálise. A medida mais importante para os pacientes sob maior risco de lise tumoral é a

Quadro 37.5 Estratificação de risco para síndrome de lise tumoral pelo tipo de malignidade.

Categoria de risco para SLT	Neoplasias sólidas	Leucemia/Linfoma	
		Crônico	Agudo
Doença de baixo risco	Mieloma múltiplo Tumores sólidos exceto aqueles classificados como risco intermediário	LMC LLC, exceto aquelas classificadas como risco intermediário ou com contagem de leucócitos maior que $50 \times 10^9/\ell$	Linfomas: Linfoma de Hodgkin Linfoma linfocítico de pequenas células Linfoma folicular Linfoma de células B da zona marginal MALT Linfoma de células do manto (variante não blastoide) Linfoma de células do manto (variante blastoide, LDH normal) Linfoma cutâneo de células T Linfoma anaplásico de grandes células Linfoma de células T do adulto com LDH normal Linfoma difuso de grandes células B com LDH normal Linfoma periférico de células T com LDH normal LMA com contagem de leucócitos menor que $25 \times 10^9/\ell$ e LDH < 2 vezes o limite superior do valor de referência
Doença de risco intermediário	Neuroblastoma Tumores de células germinativas Câncer de pulmão de pequenas células	LLC em uso de terapia-alvo ou biológica	Qualquer neoplasia de baixo risco em disfunção renal Linfomas: Linfoma de células T do adulto não volumoso, com LDH > limite superior do valor de referência Linfoma difuso de grandes células B não volumoso, com LDH > do valor de referência Linfoma periférico de células T não volumoso, com LDH > do valor de referência Linfoma de células do manto não volumoso (variante blastoide, com LDH > limite superior do valor de referência) LMA com contagem de leucócitos $< 25 \times 10^9/\ell$ e LDH ≥ 2 vezes o limite superior do valor de referência LMA com contagem de leucócitos entre 25 e $99 \times 10^9/\ell$ LLA com contagem de leucócitos $< 100 \times 10^9/\ell$ e LDH < 2 vezes o limite superior do valor de referência Linfoma de Burkitt com LDH < 2 vezes o limite superior do valor de referência
Doença de alto risco			Qualquer linfoma ou leucemia de risco intermediário com níveis de ácido úrico e de potássio/fósforo > valor de referência Linfomas: Linfoma de células T do adulto volumoso e com LDH > que limite superior do valor de referência Linfoma difuso de grandes células B volumoso e com LDH > que limite superior do valor de referência Linfoma de células do manto volumoso (variante blastoide, LDH > que limite superior do valor de referência) LMA com contagem de leucócitos ≥ $100 \times 10^9/\ell$ LLA com contagem de leucócitos $< 100 \times 10^9/\ell$ LLA com contagem de leucócitos ≥ $100 \times 10^9/\ell$ Linfoma de Burkitt com LDH ≥ 2 vezes o limite superior do valor de referência

Doença de risco baixo é definida como um risco < 1% de desenvolver SLT; doença de risco intermediário é definida como um risco de 1 a 5% de desenvolver SLT; e doença de alto risco é definida como um risco > 5% de desenvolver SLT. LDH: lactato desidrogenase; LLA: leucemia linfocítica aguda; LLC: leucemia linfocítica crônica; LMA: leucemia mieloide aguda; LMC: leucemia mieloide crônica; MALT: tecido linfoide associado a mucosa; SLT: síndrome de lise tumoral. (Adaptado de Sury, 2019.)[39]

hidratação intravenosa 24 a 48 horas antes da quimioterapia.[41] Isso geralmente é feito pela infusão de 2.500 a 3.000 mℓ de cristaloide por dia (ou 200 mℓ/kg/dia; Figura 37.2). Naqueles pacientes com hipervolemia ou débito urinário reduzido, a despeito de hidratação adequada, diuréticos de alça (furosemida) são empregados a fim de promover diurese acima de 4 mℓ/kg/h e densidade urinária menor que 1.010. A alcalinização urinária aumenta a solubilidade do ácido úrico, mas não influi na solubilidade de xantina e hipoxantina, além de reduzir a solubilidade dos cristais de fosfato de cálcio e aumentar a ligação do cálcio à albumina, piorando a hipocalcemia. Visto que é mais difícil corrigir a hiperfosfatemia que a hiperuricemia, a alcalinização urinária deve ser evitada nos pacientes com lise tumoral, especialmente quando a rasburicase está disponível. A alcalinização está contraindicada na presença de hiperfosfatemia. O alopurinol é um inibidor competitivo da xantina oxidase, bloqueando a conversão das purinas em ácido úrico. O alopurinol não tem efeito no ácido úrico já produzido; por tanto, os níveis de ácido úrico podem levar 3 a 7 dias para cair. Além disso, o tratamento com alopurinol gera acúmulo de xantina e hipoxantina, que são pouco solúveis e podem precipitar nos túbulos renais. O tratamento deve ser iniciado 12 a 24 horas antes do início da quimioterapia. A dosagem empregada depende da função renal e varia entre 100 e 300 mg

Quadro 37.6 Definição de Cairo-Bishop para síndrome de lise tumoral e mudanças propostas.

Critérios laboratoriais da síndrome de lise tumoral	Critérios clínicos da síndrome de lise tumoral
Ácido úrico ≥ 8 mg/dℓ ou aumento de 25% do valor basal	Creatinina ≥ 1,5 vez maior que o valor de referência (ajustada para gênero e idade)*
Potássio sérico ≥ 6 mEq/ℓ ou aumento de 25% do valor basal	Arritmias cardíacas ou morte súbita (não diretamente ou provavelmente atribuível a um agente terapêutico)*
Fósforo sérico ≥ 6,5 mg/dℓ em crianças, ≥ 4,5 mg/dℓ em adultos, ou aumento de 25% do valor basal	Convulsões (não diretamente ou provavelmente atribuível a um agente terapêutico)*
Cálcio sérico ≤ 1,75 mmol/ℓ ou aumento de 25% do valor basal	
Observação: para atender aos critérios laboratoriais de Cairo-Bishop para síndrome de lise tumoral, duas ou mais alterações metabólicas devem estar presentes 3 dias antes ou 7 dias após o início da quimioterapia	Observação: conforme a definição de Cairo-Bishop, para o diagnóstico de síndrome de lise tumoral, é necessário uma ou mais manifestações clínicas, além dos critérios laboratoriais
Mudanças propostas *Howard* et al.[40] Exige que duas ou mais alterações metabólicas precisam estar presentes simultaneamente Exclui o critério de elevação em 25% Aumenta a definição clínica de síndrome tumoral ao incluir qualquer hipocalcemia sintomática *Wilson and Wilson and Berns*[41] Exclui a exigência de ter iniciado a quimioterapia para incluir SLT espontânea Altera o critério clínico de SLT para o valor de creatinina como um aumento absoluto desse exame em 0,3 mg/dℓ ou um aumento relativo de 50% acima da linha de base, incluindo, portanto, pacientes com DRC.	

*Alterações propostas, não incluídas nos critérios de Cairo-Bishop. DRC: doença renal crônica. (Adaptado de Sury, 2019.)[39]

a cada 8 horas VO por 3 a 7 dias. A rasburicase é uma forma recombinante da uratooxidase que metaboliza o ácido úrico em alantoína, que é 10 vezes mais solúvel que o ácido úrico e livremente excretada pelos rins. Não há acúmulo de dose, a meiavida é de 16 horas e o ajuste é desnecessário em pacientes com doença renal. A rasburicase, apesar do alto custo e da ausência de benefícios demonstrados em desfechos clínicos importantes (mortalidade, recuperação da função renal), é atualmente recomendada para os pacientes com intermediário e alto de lise tumoral. A dose preconizada é 0,2 mg/kg/dia em 30 minutos por 5 dias, embora esquemas com dose únicos sejam frequentemente realizados, com resultados semelhantes. A indicação de diálise nos pacientes com lise tumoral é semelhante à dos pacientes com outras causas de IRA, porém deve-se considerar indicação precoce pelo risco de hipercalcemia, sobretudo diante de IRA oligúrica. Os métodos intermitentes são mais eficientes em corrigir as alterações eletrolíticas.[42]

Uropatia obstrutiva extrarrenal

IRA pós-renal ou obstrutiva é frequente em pacientes oncológicos. A obstrução do trato urinário pode ocorrer por extensão direta do tumor, em razão da compressão por metástases em retroperitônio ou mais raramente por infiltração no hilo e no espaço perirrenal, mais comumente observado em pacientes com linfoma. Os tumores que mais comumente causam obstrução são: colo de útero, próstata, bexiga e cólon.[43] Vale ressaltar que mesmo tumores extra-abdominais como mama podem causar obstrução quando ocorre carcinomatose peritoneal. A suspeita diagnóstica aumenta nos pacientes com neoplasia em progressão e história de anúria. Outra causa de obstrução extrarrenal que pode levar à lesão renal é a fibrose retroperitoneal secundária à neoplasia ou ao tratamento radioterápico.[44] Os sinais e sintomas mais comumente observados são disúria, esforço e/ou incontinência urinária, redução do volume urinário e hematúria. É importante lembrar que casos de obstrução parcial podem cursar com volume urinário normal ou poliúria. Infecção do trato urinário pode ocorrer simultaneamente e deve ser sempre investigada.

De maneira geral, a uropatia obstrutiva nos pacientes com câncer associa-se a estágios avançados da neoplasia, com tempo de sobrevida médio de cerca de 6 meses. A abordagem inicial inclui sondagem vesical de demora, que é mandatória em todos os casos suspeitos, para exclusão de obstrução infravesical, além da realização de exames de imagem, sempre após a sondagem.

A tomografia computadorizada sem contraste é o exame de escolha (sensibilidade de cerca de 90%), pois permite diagnóstico mais preciso do ponto de obstrução e planejamento da abordagem terapêutica. Na impossibilidade da realização da tomografia, a ultrassonografia também permite o diagnóstico de hidronefrose com sensibilidade de cerca de 70% nos casos agudos e de 95% nos casos de evolução crônica. No entanto, o método é examinador dependente e não permite a visualização do retroperitônio, dificultando o planejamento terapêutico de forma mais precisa.[45] Ademais, falso-positivo pode ocorrer em até 20% dos casos, em razão da pelve extrarrenal e de cistos. Obstruções agudas e sistema coletor encapsulado por tumor ou fibrose retroperitoneal podem levar a resultados falso-negativos em cerca de 5% dos casos. Uma vez optado por desobstrução cirúrgica, a possibilidade de recuperação da função renal após desobstrução deve ser avaliada.

O tempo de obstrução (acima de 30 dias nos casos de obstrução total e 90 dias nos casos de obstrução parcial), a presença de DRC subjacente e a espessura da cortical renal (< 1 cm) são os principais parâmetros relacionados à menor taxa de recuperação da função renal.[46] De forma prática, sugere-se a desobstrução de todos os pacientes com parênquima renal viável (espessura cortical > 1 cm). O sítio da obstrução determinará a conduta. Se a obstrução for distal à bexiga, indica-se a sondagem vesical de demora (SVD) ou cistostomia suprapúbica quando não for possível realizar SVD. Nos casos de obstrução urinária alta, estão indicados cateter de duplo jota (JJ) ou nefrostomia (NT), esta principalmente na presença de doença pélvica extensa, em razão da maior eficiência.[47] As complicações mais frequentes após colocação de JJ são hematúria, mau funcionamento e deslocamento. Nos pacientes submetidos à NT, deslocamento, obstrução da NT por coágulos e sangramento

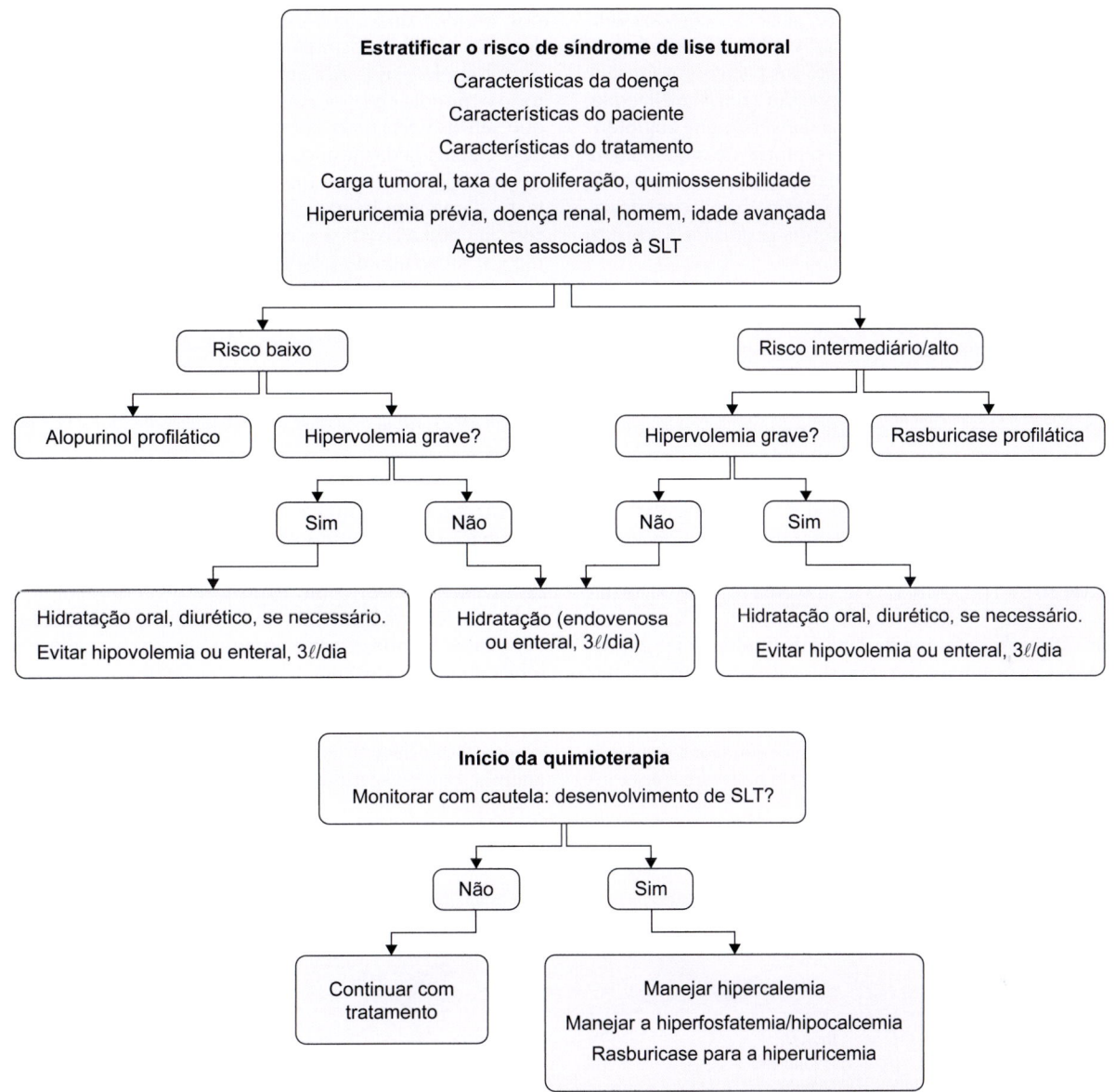

Figura 37.2 Algoritmo para profilaxia e tratamento da síndrome de lise tumoral baseados na estratificação de risco. Após a estratificação de risco, mesmo para casos com risco baixo ou intermediário/alto, a hidratação deve ser iniciada baseada na avaliação clínica e na volemia do paciente. A meta de volume de 3 ℓ/dia é baseada em recomendação de *expert* e não é baseada em evidências científicas. Após o início da quimioterapia, o paciente deve ser monitorado para o desenvolvimento de síndrome de lise tumoral. Se presente, as complicações devem ser tratadas o mais precoce possível para evitar injúria renal. (Adaptada de Sury, 2019.)[39]

com necessidade transfusional podem ocorrer em até 10% dos casos. Em ambos os casos, se não houver recuperação da função renal após a derivação, exame de imagem para caracterizar o adequado posicionamento do dispositivo deve ser realizado e a conduta definida conforme os achados. No período pós-desobstrução, poliúria com distúrbios hidroeletrolíticos, nefropatia perdedora de sal e diabetes insípido nefrogênico podem ocorrer. Sugere-se monitorar o débito urinário rigorosamente e repor 75% da diurese com solução isotônica.

DOENÇA RENAL CRÔNICA E CÂNCER

Existem diversas interfaces entre DRC e câncer. DRC é observada em até 25% dos pacientes com câncer, seja diagnosticada no início do seguimento, seja resultante do declínio da função renal em consequência do impacto do tratamento oncológico e dos múltiplos episódios de IRA frequentemente observados ao longo do tempo.[48] A DRC é um fator de risco isolado para o desenvolvimento de câncer, principalmente os tumores do trato urinário, e a sua presença está associada à pior sobrevida, seja em consequência da limitação de estratégias terapêuticas mais agressivas, seja no impacto nutricional e imunológico da sobreposição da uremia ao ambiente inflamatório tumoral.[49]

Assim, diversos aspectos do tratamento habitual da DRC (manejo de anemia, hipertensão, doença mineral óssea) precisam ser adaptados ao contexto do paciente com câncer, levando em consideração o benefício esperado das diversas intervenções, o estágio da doença e o momento do tratamento em que o paciente se encontra. Pacientes em contexto paliativo devem priorizar medidas de conforto; pacientes curados, sem evidência de doença ou com expectativa de vida elevada podem ser tratados de forma semelhante aos pacientes sem câncer, com controle mais rigoroso de pressão arterial e glicemia, manutenção de inibidores da enzima conversora da angiotensina (IECA) ou bloqueadores de receptores de angiotensina (BRA) ou outras intervenções objetivando preservação da função renal; pacientes em situação intermediária, com doença incurável ou indefinida, mas com boa *performance* clínica, devem ser avaliados caso a caso.

Avaliação da função renal em pacientes com câncer

Uma determinação precisa da TFG é um aspecto fundamental no tratamento dos pacientes com câncer por diversos motivos. Porém, principalmente nos pacientes candidatos à quimioterapia, a TFG, por um lado, previne potencialmente o uso de doses subestimadas, que podem comprometer a efetividade do tratamento oncológico, e, por outro lado, evita doses superestimadas, minimizando o risco de toxicidade renal e sistêmicas desnecessárias.[50] Destacam-se que dois terços dos pacientes com câncer e DRC se encontram no patamar de TFGe entre 30 e 60 mℓ/min/1,73 m^2, no qual a maior parte das decisões sobre elegibilidade e ajuste de fármacos é feita.[51] Assim, uma estimativa acurada da TFG é de fundamental importância. As equações mais comumente utilizadas para estimar a TFG baseadas no nível sérico de creatinina são Cockcroft-Gault (CG), MDRD e CKD-EPI. No entanto, nenhuma diretriz internacional recomendou uma dessas equações, em parte porque os pacientes com câncer não foram bem representados nos estudos dos quais essas equações foram derivadas. A equação CG foi a primeira a ser incorporada na prática clínica e ainda é utilizada em diversos centros oncológicos em todo o mundo, embora estudos recentes tenham demonstrado que seu uso está associado a erros significativos (> 20%) de dose calculada de quimioterapia, e a tendência atual é de usar a equação CKD-EPI para fins de cálculo de dose.[52] Recentemente, foi demonstrado que a TFGe baseada na equação CKD-EPI combinando a cistatina C e a creatinina apresentou *bias* mínimo em um grupo de 1.200 pacientes com tumores sólidos.[53] É preciso se atentar, no entanto, ao fato de que todas as equações são associadas a *bias* significativo em pacientes em extremos de peso, amputados, vegetarianos. Nessas situações, deve-se realizar a medida da filtração glomerular, como por meio do *clearance* plasmático de Cr-EDTA, nos centros em que o método estiver disponível.

Uso de eritropoetina em pacientes com câncer

A eritropoetina tem seu uso estabelecido na DRC e pode ser revisada no capítulo sobre anemia. Em doentes oncológicos, a anemia também é uma entidade comum, resultado de diversos fatores como exposição a quimioterápicos e/ou radiação tóxicos à medula óssea, infiltração da medula pela neoplasia, hemólise, sangramento digestivo, geniturinário e ginecológico (a depender do câncer de base), além de outras causas,[54-56] conforme Figura 37.3. Tanto para o tratamento da anemia na DRC quanto na oncologia, os déficits nutricionais identificados devem ser corrigidos e, para outras etiologias da anemia, tem-se realizado reposição de ferro (Quadro 37.7) e

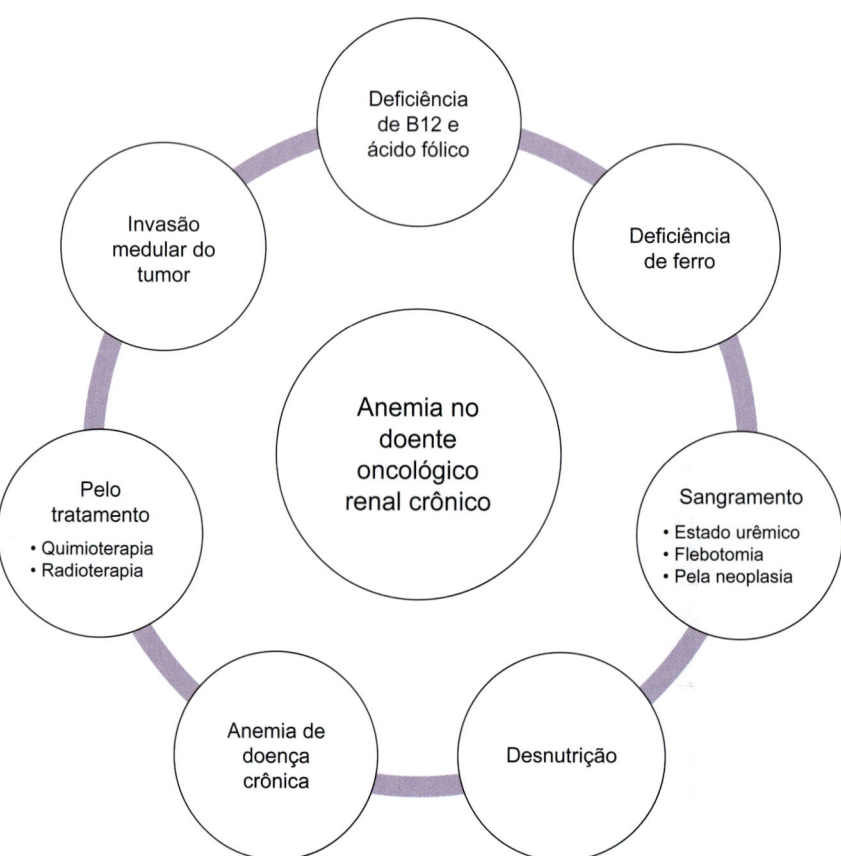

Figura 37.3 Etiologias a serem consideradas no paciente oncológico com doença renal crônica. (Adaptada de Rashidi et al., 2022.)[62]

Quadro 37.7 Recomendação de reposição de ferro pela European Society for Medical Oncology.

Reposição de ferro em monoterapia	Considerar reposição de ferro IV se deficiência funcional de ferro (IST < 20% e ferritina sérica < 100 ng/dℓ)
Dose de ferro	1.000 mg em dose única ou divididas em várias administrações, de acordo com os níveis de ferro e as formulações disponíveis
Reposição de ferro em pacientes que não estão realizando quimioterapia	Não recomendado

IST: índice de saturação da transferrina; IV: intravenoso. (Adaptado de Rashidi et al., 2022.)[62]

agentes estimuladores da eritropoese (AEE), como estratégia para redução de sintomas, para garantir melhor qualidade de vida e reduzir a necessidade transfusional.[57] Sabe-se que diversos tumores sólidos expressam receptores de eritropoetina em sua superfície, que poderiam potencialmente estimular a progressão da doença oncológica,[58-60] e não está claro se o uso dos AEE são um fator de risco isolado para pior sobrevida nos pacientes com câncer. Assim, as recomendações atuais sugerem restringir o uso de AEE aos pacientes com câncer sem perspectiva curativa.[61] Apesar de não existirem diretrizes específicas para o tratamento dos pacientes com câncer e DRC, uma estratégia frequentemente adotada é administrar a menor dose possível capaz de minimizar os sintomas, não excedendo Hb acima de 10 g/dℓ (Quadro 37.8).[62]

HIPERTENSÃO E CÂNCER

A relação entre hipertensão arterial sistêmica (HAS) e câncer é multifacetada. Apesar de frequentemente observada em pacientes com câncer, não está claro se a HAS é um fator de risco isolado para desenvolvimento de câncer, visto que há diversos fatores de risco em comum entre câncer e HAS, como obesidade, tabagismo, sedentarismo e ingesta aumentada de sal.[63] A hipertensão nesse grupo de pacientes pode ser categorizada em: hipertensão preexistente, hipertensão secundária a agentes utilizados no tratamento antitumoral e, mais raramente, hipertensão paraneoplásica.[64] Essa última é mediada por fatores humorais excretados pela própria neoplasia ou decorrente da resposta imune gerada contra o tumor. São exemplos: câncer renal de células claras, câncer de pulmão de pequenas células, tumores carcinoides de pulmão, feocromocitoma e da síndrome de Cushing.[65-67] Nesses casos, o cerne do tratamento da hipertensão envolve o tratamento da malignidade.[64]

Muitos agentes utilizados no tratamento do câncer estão associados ao aumento dos níveis pressóricos de diversas maneiras.[68] A classe que apresenta os dados mais robustos são os anti-VEGF (sunitinibe, pazopanibe, sorafenibe, bevacizumabe), os quais levam ao aumento dos níveis pressóricos por meio do aumento de vasoconstritores, da diminuição de vasodilatadores, da retenção de sódio e da expansão do volume extracelular.[69-71] Embora menos frequentemente, os inibidores de tirosinoquinase de Bruton (imatinibe, dasatinibe) também estão associados à hipertensão. No entanto, os mecanismos não estão totalmente elucidados.[72] Outros fármacos que podem causar hipertensão são os agentes de platina, alcaloides e antiandrogênicos. Além disso, é necessário considerar outras medicações que frequentemente são utilizadas em pacientes com câncer e que também estão associadas à hipertensão, como eritropoetina, glicocorticoides, anti-inflamatórios não esteroides e inibidores de calcineurina.[71]

O tratamento da HAS nos pacientes com câncer deve ser direcionado para a causa atribuída. A agressividade do tratamento deve ser adaptada ao contexto e sobrevida específicos de cada paciente. Também é preciso considerar o momento do tratamento (baixa ingesta e perda de peso são frequentemente observadas durante a quimioterapia e podem reduzir a pressão arterial). Em pacientes em uso de inibidores de VEGF, os anti-hipertensivos devem ser iniciados quando a pressão arterial estiver acima de 140/90 mmHg ou quando a pressão

Quadro 37.8 Recomendações da American Society of Clinical Oncology/American Society of Hematology e European Society of Medical Oncology para tratamento de anemia em pacientes com câncer.

	ASCO/ASH	ESMO
Uso de AEE em pacientes recebendo quimioterapia	Hb < 10 g/dℓ Tratamento não curativo Anemia associada à quimioterapia	Hb < 10 g/dℓ para anemia sintomática Hb < 8 g/dℓ para anemia assintomática Anemia associada à quimioterapia Anemia associada a quimioterapia e radioterapia
Uso de AEE em pacientes que não estão recebendo quimioterapia	Não é recomendado, exceto em casos de SMD	Não é recomendado, exceto em casos de SMD
Uso de AEE em SMD	SMD de baixo risco e EPO sérica < 500 Ui/ℓ	Risco baixo a intermediário, menos de duas transfusões por mês e/ou EPO sérica < 500 Ui/ℓ
Hb alvo para o tratamento com AEE	Não especificado. A menor concentração possível para evitar ou reduzir a necessidade de transfusões sanguíneas	12 g/dℓ
Descontinuação do AEE	6 a 8 semanas para pacientes que não respondem ao tratamento	5 a 8 semanas para pacientes que não respondem ao tratamento
Suplementação com ferro	Deve ser realizada em pacientes em tratamento com AEE com ou sem deficiência de ferro	Deve ser realizada para pacientes com deficiência funcional de ferro Índice de saturação de transferrina < 20% e ferritina sérica < 100 ng/mℓ Se tratamento com AEE associado, realizar suplementação com ferro antes do uso da AEE

AEE: agentes estimuladores de eritropoetina; ASCO: American Society of Clinical Oncology; ASH: American Society of Hematology; EPO: eritropoetina; ESMO: European Society of Medical Oncology; Hb: hemoglobina; SMD: síndrome mielodisplásica. (Adaptado de Rashidi et al., 2022.)[62]

diastólica aumentar em níveis igual ou maior que 20 mmHg.[73] Além disso, deve-se garantir a adesão ao tratamento e o monitoramento semanal da pressão arterial no primeiro ciclo de tratamento.[74] Em casos de elevação da pressão arterial para valores maiores que 160/100 mmHg, a dose dos inibidores de VEGF deve ser reduzida, caso a terapia medicamentosa já tenha sido otimizada.[75] Inibidores de ECA, BRA ou bloqueadores de canal de cálcio di-hidrodiripidínicos são considerados opções viáveis de primeira linha e podem ser considerados após avaliação de riscos e comorbidades de cada paciente.[64,76] Em se tratando de pacientes que sobrevivem ao câncer, não há metas específicas de pressão para essa população a longo prazo. Em pacientes curados ou com sobrevida esperada prolongada, medidas de rotina implementadas nos pacientes sem câncer podem ser usadas, como mudanças do estilo de vida, exercícios físicos regulares, controle de peso e redução da ingesta de sódio.[64]

DOENÇA RENAL CRÔNICA: AJUSTE DE QUIMIOTERAPIA E MANEJO DE TERAPIA DE SUBSTITUIÇÃO RENAL

A prescrição de quimioterápicos nos pacientes com DRC em tratamento conservador depende da TFGe. Nos pacientes em diálise, a dose e o momento de administração dependem da excreção renal do fármaco, da dialisância esperada, que é diretamente relacionada ao tamanho e à conformação do composto, à taxa de ligação proteica e ao volume de distribuição do fármaco. Uma descrição das recomendações de todos os quimioterápicos está fora do escopo deste capítulo.

CÂNCER RENAL E LESÃO RENAL APÓS NEFRECTOMIA

Câncer renal é o quarto tumor urológico mais frequente, com incidência de 58 mil casos novos/ano nos EUA. Com a utilização disseminada dos métodos de imagem, atualmente, cerca de 70 a 80% dos casos novos constituem-se em tumores de até 4 cm de tamanho, cujo tratamento baseia-se na ressecção cirúrgica da lesão ou nas terapias ablativas.[77] Os pacientes com câncer renal têm idade média acima de 60 anos, apresentando prevalência elevada de comorbidades cardiovasculares, como HAS e diabetes melito (DM), que acometem 20 a 60% e 10 a 20% dos pacientes, respectivamente, dependendo da série avaliada.[78] Estima-se que até 60% dos pacientes submetidos à nefrectomia para tratamento de câncer renal apresentem um episódio de IRA no período pós-operatório. Alguns fatores de risco apontados para esse evento são nefrectomia radical, cirurgia aberta, idade avançada, DRC preexistente e outras comorbidades (HAS, DM). Ademais, até 30% dos pacientes desenvolvem DRC entre 6 meses e 3 anos após a cirurgia, e a ocorrência de IRA no pósoperatório é um dos principais fatores de risco para o desenvolvimento de DRC.[79]

A nefrectomia parcial tem sido associada a menor risco de evolução para DRC, menor mortalidade geral e relacionado ao câncer quando comparada à nefrectomia radical, sendo assim recomendada como tratamento de escolha pela American Society of Urology para tratamento de tumores renais de até 4 cm.[80] Um escore de risco para o desenvolvimento de DRC (TFGe abaixo de 45 mℓ/min/1,73 m² 1 ano após a cirurgia em pacientes com TFGe acima de 60 mℓ/min/1,73 m²) está disponível, sendo os fatores de risco: presença de diabetes, menor TFGe, idade mais avançada (> 65 anos) e realização de nefrectomia radical.[81] Até o momento não existem medidas preventivas perioperatórias validadas com o intuito de reduzir o risco de IRA no pós-operatório nem estratégias consolidadas visando evitar o desenvolvimento e a progressão de DRC nesses pacientes. Destaca-se que a College of American Pathology recomenda a avaliação rotineira da histologia do rim normal na peça da nefrectomia, se possível por patologista experiente a fim de detectar lesões subjacentes.[79] Sabe-se que alterações patológicas como esclerose glomerular e atrofia tubular/fibrose intersticial constituem-se em fatores de risco independente para declínio na TFGe (40% em 5 anos) nesses pacientes.[82]

COMPLICAÇÕES RENAIS NAS NEOPLASIAS HEMATOLÓGICAS

Mieloma múltiplo

Nefropatia por cilindro

Alteração da função renal ocorre em cerca de 30% dos pacientes com mieloma ao diagnóstico e em até 50% durante a evolução da doença, estando associada à menor sobrevida. A nefropatia por cilindro é a forma mais comum de lesão renal nos pacientes com mieloma, respondendo por 40 a 60% dos casos, sendo por vezes a manifestação inicial da doença.[83] Destaca-se que a nefropatia por cilindro pode se apresentar como IRA, como DRC ou de forma subaguda. No primeiro cenário (IRA), em quase 95% das vezes, um fator precipitante é observado, sendo os mais frequentes hipercalcemia, infecção, desidratação, uso de fármacos nefrotóxicos como anti-inflamatórios não hormonais e ácido zoledrônico. A fisiopatologia da nefropatia por cilindro está associada às características de biologia molecular da cadeia leve, mas principalmente ao nível de cadeia leve livre circulante. Após a filtração glomerular, as cadeias leves são reabsorvidas no túbulo proximal por meio de pinocitose. Quando o limiar reabsortivo é ultrapassado, o excedente desencadeia uma resposta inflamatória mediada por TGF-β, IL-6, NF-KB e MCP-1, e o excedente das cadeias leves se liga às proteínas de TammHorsfall, formando cilindros intratubulares que precipitam nos túbulos distais, levando a obstrução intratubular e inflamação tubulointersticial, que culminam com fibrose intersticial e atrofia tubular, que podem se instalar rapidamente, ocasionando a perda irreversível de função renal em poucas semanas.[84] Recentemente, uma classificação histológica de gravidade da lesão associada à nefropatia por cilindro foi proposta, baseando-se no número de cilindros por mm³ e no percentual de fibrose intersticial.[85]

O tratamento da nefropatia por cilindro consiste no início da quimioterapia (bortezomibe, talidomida, dexametasona) assim que possível, com o intuito de reduzir a produção de cadeias leves e mitigar o processo inflamatório no parênquima renal. A melhora da função renal está associada ao aumento da sobrevida, e nos pacientes com necessidade de hemodiálise, a taxa de recuperação é de cerca de 60% com esquemas a base de bortezomibe.[86] A remoção rápida de cadeias leves livres pode ter impacto na recuperação da função renal. Por isso, terapias extracorpóreas que reduzem os níveis circulantes são empregadas de duas formas: plasmaférese e diálise com capilar de alto *cutoff*. As evidências para o uso dessas terapias são limitadas, especialmente a plasmaférese. Dois trabalhos randomizados com plasmaférese não demonstraram benefício quanto à mortalidade, à dependência de diálise e à recuperação renal em 6 meses.[83] A hemodiálise de alto *cutoff* é mais eficiente para remover as cadeias leves, mas dois ensaios clínicos demonstraram resultados antagônicos. O prognóstico para os pacientes que permanecem em diálise é ruim, apresentando taxa de mortalidade de 60% no primeiro ano. Pacientes com doença renal crônica dialítica secundária à nefropatia por cilindro podem ser candidatos ao transplante renal após a realização do transplante de medula óssea bem-sucedido.[87]

Gamopatia monoclonal de significado renal

Os termos "gamopatia monoclonal" (GM) e "paraproteinemias" referem-se a doenças ocasionadas pela síntese excessiva de uma imunoglobulina monoclonal ou proteína (proteína M), ocasionada pela proliferação clonal anormal de células da linhagem B.[88-90] A proteína M pode se apresentar como uma imunoglobulina intacta, associada a uma cadeia leve ou um de seus fragmentos isoladamente (*kappa*, *lambda* ou raramente cadeias pesadas), podendo provocar lesões em vários órgãos, incluindo os rins.[90,91] Quando o componente monoclonal é detectado (por meio de eletroforese sérica e urinária, imunofixação ou dosagem de cadeias leves livres), mas não se observam manifestações clínicas sistêmicas e o paciente não preenche critério para uma malignidade hematológica, o quadro se chama "gamopatia monoclonal de significado indeterminado" (GMSI). Quando existe uma lesão renal causada por uma gamopatia monoclonal que não atende aos critérios diagnósticos de uma malignidade hematológica, o quadro é chamado "gamopatia monoclonal de significado renal" (GMSR).[89,92,93] Destaca-se que o seu potencial nefrotóxico independe da carga tumoral, e sim de propriedades físico-químicas da paraproteína.[91,94] A biopsia renal deve ser considerada nos pacientes com GMSI e: proteinúria maior que 1,5 g/dia, uma razão de cadeia leve livre acometida *versus* não acometida alterada, hematúria microscópica e piora rápida e progressiva da função renal.[95]

A biopsia renal demonstra diversos achados de microscopia óptica e microscopia eletrônica, e a imunofluorescência apresenta grande importância para identificar e confirmar a presença da proteína M (Quadro 37.9). Uma vez realizado o diagnóstico de GMSR, uma avaliação hematológica deve ser feita para identificar o clone responsável pela secreção da imunoglobulina monoclonal e iniciar quimioterapia direcionada ao clone.[96] O objetivo do tratamento da GMSR é a preservação da função renal,[97] destacando-se que os pacientes apresentam risco de progressão para o câncer hematológico correspondente e mostram alta taxa de recorrência pós-transplante renal se a doença de base não for tratada antes do transplante.[98]

> **! PONTOS-CHAVE**
>
> - A alteração da função renal ocorre em até 50% dos pacientes com mieloma, e a nefropatia por cilindro é a forma mais comum de lesão renal nesses pacientes
> - O tratamento precoce com quimioterapia e redução no nível de cadeia leve livre circulante é fundamental para garantir a recuperação da função renal nos pacientes com nefropatia por cilindro, particularmente nos casos necessitando de terapia renal substitutiva
> - Quando existe uma lesão renal causada por uma gamopatia monoclonal que não atende aos critérios diagnósticos de uma malignidade hematológica, o quadro é chamado "gamopatia monoclonal de significado renal" (GMSR). Diversos padrões histológicos são observados na GMSR, e o seu tratamento deve ser feito direcionado ao clone, de modo a garantir a preservação da função renal.

Amiloidose renal primária (AL)

Amiloidose é a deposição tecidual de fibrilas que coram pelo vermelho Congo. Apesar de mais de 30 tipos diferentes de amiloidose terem sido descritos, apenas a amiloidose relacionada

Quadro 37.9 Características das lesões mais comuns na gamopatia monoclonal de significado renal.

Doença GMSR	Manifestações renais	Achados histopatológicos	Manifestações extrarrenais	Doença hematológica
Lesões com depósitos organizados				
Amiloidose associada à imunoglobulina (AL, 94%; AH e AHL, 6%)	Proteinúria maciça (proteinúria média 5 a 6 g/dia), síndrome nefrótica (66%), DRC (creatinina média 1,2 mg/dℓ); hematúria e hipertensão	Microscopia óptica: depósitos positivos para vermelho Congo, principalmente em glomérulos e vasos sanguíneos Imunofluorescência: depósitos de cadeia leve na AL (geralmente λ), de cadeia pesada (geralmente γ1 or γ4) com deleção do domínio CH1 na AH, e cadeias leves e pesadas na AHL Microscopia eletrônica: fibrilas orientadas aleatoriamente (7-14 nm)	Insuficiência cardíaca, hipotensão postural, neuropatia periférica, sintomas gastrintestinais, síndrome do Túnel do Carpo, envolvimento hepático	GMSR, MM, outros (LPL ou outros linfomas)
Glomerulonefreite imunotactoide monoclonal	Proteinúria maciça (proteinúria média 6 g/dia), síndrome nefrótica (59 a 70%), DRC (creatinina média 1,5 mg/dℓ); hematúria (74 a 89%); hipertensão (56 a 84%); hipocomplementemia (33%)	Microscopia óptica: glomerulonefrite membranosa atípica, membranoproliferativa, mesangial, proliferação endocapilar Imunofluorescência: depósitos de IgG (geralmente IgG1κ) em mesângio e membrana basal glomerular Microscopia eletrônica: depósitos glomerulares de microtúbulos (14-60 nm) com arranjo paralelo frequentemente	Mononeurite multiplex, capilarite dérmica	LLC, GMSR, outros linfomas de pequenas células, MM

(continua)

Quadro 37.9 Características das lesões mais comuns na gamopatia monoclonal de significado renal. *(Continuação)*

Doença GMSR	Manifestações renais	Achados histopatológicos	Manifestações extrarrenais	Doença hematológica
Glomerulonefrite crioglobulinêmica tipo 1	Proteinúria, síndrome nefrótica (38%), DRC (creatinina média 3 mg/dλ), hematúria (71%), hipertensão, hipocomplementemia (geralmente níveis baixos de C4) (58%)	Microscopia óptica: glomerulonefrite membranoproliferativa ou proliferação endocapilar com infiltrado de monócitos e depósitos e trombos imunes Imunofluorescência: depósitos granulares de imunoglobulinas (geralmente IgGκ ou IgMκ) em glomérulos ou vasos sanguíneos Microscopia eletrônica: depósitos microtubulares extracelulares eletrodensos e ocasionalmente cristais intracelulares	Rash purpúrico, úlceras de pele, neuropatia periférica, artralgia	GMSR, linfoma de células B ou LPL, MM
Tubulopatia proximal de cadeia leve	Proteinúria (proteinúria média 2,5 g/dia), DRC (creatinina média 1,9 a 2 mg/dλ); tubulopatia proximal com ou sem Síndrome de Fanconi completa	Microscopia óptica: edema de túbulo proximal Imunofluorescência: coloração κ (de variante cristalina) ou λ (a maioria da variante não cristalina) Microscopia eletrônica: cristais de cadeia leve no túbulo proximal ou inclusões lisossomais	Fratura por estresse (40%)	GMSR, MM, outros
Lesões com depósitos não organizados				
Doença de depósitos de imunoglobulina monoclonal	Proteinúria (proteinúria média 1,8 a 2,4 g/dia), síndrome nefrótica (22%), DRC (creatinina média 3 mg/dλ); hematúria (58 a 62%); hipertensão (53 a 83%)	Microscopia óptica: glomeruloesclerose nodular (67% dos casos), espessamento da MBT Imunofluorescência: depósitos lineares ao longo da MBG, da MBT e de vasos de 1 cadeia leve (LCDD), 1 cadeia leve e 1 cadeia pesada (LHCDD) ou 1 cadeia pesada com deleção CH1 (HCDD) Microscopia eletrônica: depósitos eletrodensos pontilhados ao longo da MBG, da MBT e de vasos	Manifestações cardíacas e hepáticas (35%)	GMSR, MM, outros (LPL, linfoma)
Glomerulonefrite proliferativa com depósitos de imunoglobulina monoclonal	Proteinúria maciça (proteinúria média 6 g/dia), síndrome nefrótica (49%), DRC (creatinina média 2,8 mg/dλ); hematúria (77%); hipertensão (38%)	Microscopia óptica: glomerulonefrite membranoprofiliferativa, mesangial, proliferação endocapilar, membranosa Imunofluorescência: depósitos granulares de imunoglobulina (maioria IgG3κ) no mesângio e na MBG Microscopia eletrônica: depósitos eletrodensos no glomérulo	Nenhuma	GMSR, MM, linfoma
Glomerulopatia por C3 associada à gamopatia monoclonal	Proteinúria (proteinúria média 3,2 g/dia), síndrome nefrótica (43%), DRC (creatinina média 1,8 mg/dλ), hematúria (84 a 89%), níveis baixos de C3 (34 a 43%)	Microscopia óptica: glomerulonefrite membranoproliferativa, mesangioproliferativa ou proliferação endocapilar Imunofluorescência: depósitos granulares de C3 no mesângio e na MBG (com depósitos escassos de imunoglobulina) Microscopia eletrônica: depósitos eletrodensos mal definidos em GNC3 e intramembranosos, e depósitos eletrodensos no mesângio na doença de depósitos densos	Nenhuma	GMSR, MM, linfoma
Lesões com depósitos imunes				
Microangiopatia trombótica associada à gamopatia monoclonal	Proteinúria (proteinúria média 3,2 g/dia), síndrome nefrótica (43%), DRC (creatinina média 1,8 mg/dλ), hematúria (84 a 89%), hipocomplementemia (50%)	Microscopia óptica e eletrônica: duplicação da membrana basal glomerular, mesangiólise, fluff subendotelial, trombose Imunofluorescência: sem depósitos de imunoglobulina	Eventualmente anemia hemolítica microangiopática, síndrome POEMS	GMSR, MM, linfoma

AH: amiloidose de cadeias pesadas; AHL: amiloidose de cadeias leves e pesadas; AL: amiloidose de cadeias leves; DRC: doença renal crônica; GMSR: gamopatia monoclonal de significado renal; HCDD: doença de depósito de cadeias pesadas; LCDD: doença de depósito de cadeias leves; LHCDD: doença de depósito de cadeias leves e pesadas; LLC: leucemia linfocítica crônica; LPL: linfoma linfoplasmocítico; MBG: membrana basal glomerular; MBT: membrana basal tubular; MM: mieloma múltiplo; POEMS: polineuropatia, organomegalia, endocrinopatia, componente M e alterações de pele. (Adaptado de Leung, Bridoux e Nasr, 2021.)[89]

à imunoglobulina é resultado de uma proliferação clonal, mais frequentemente plasmocitária. AL, associada à cadeia leve, é o subtipo mais frequentemente observado (95%), sendo o subtipo lambda o mais comum (80% dos casos).[94] Cerca de 75% dos pacientes se apresentam com proteinúria, metade deles com síndrome nefrótica. Elevação na creatinina sérica pode ser observada, geralmente abaixo de 2 mg/dℓ. Envolvimento cardíaco, tão frequente quanto o renal, é o principal determinante de sobrevida. Cerca de 40% dos pacientes terão acima de 10% de plasmócitos na medula óssea, mas menos de 10% preenchem critério para mieloma. Assim, na maioria dos casos, a AL é uma GMSR. A alteração no nível de cadeia leve livre é observada em mais de 98% dos pacientes, usado para diagnóstico, prognóstico e na avaliação da resposta ao tratamento. O tratamento à base de melfalana, bortezomibe e, mais recentemente, daratumumab, se seguido do transplante de medula óssea (TMO), alcança uma taxa de resposta acima de 40% e se associa à melhor sobrevida.[99] Transplante renal pode ser considerado em pacientes com boa resposta hematológica, principalmente se não houver doença cardíaca associada.[100]

INFILTRAÇÃO LINFOMATOSA DO PARÊNQUIMA RENAL

Infiltração do parênquima renal por neoplasias linfoplasmocíticas é relativamente frequente, especialmente no estágio avançado da doença, sendo descrita em até 70% dos achados de necropsia.[88] A neoplasia que mais infiltra parênquima renal é o linfoma difuso de grandes células B. A infiltração tumoral muitas vezes é pouco sintomática e não leva habitualmente à disfunção renal. Alguns achados no exame radiológico auxiliam no diagnóstico, como aumento do volume renal e/ou nódulos renais com menor realce pelo contraste quando comparado ao parênquima renal, assim como aumento da captação renal no PET-SCAN. O diagnóstico é confirmado pela imuno-histoquímica do tecido renal e o tratamento da infiltração tumoral depende do tratamento da neoplasia de base, o que leva à recuperação substancial da função renal, na maioria dos casos.

DOENÇA RENAL NO TRANSPLANTE DE MEDULA ÓSSEA

As manifestações clínicas da doença renal no paciente submetido ao TMO são variadas e incluem um amplo espectro de alterações estruturais e funcionais, que podem ser de origem vascular (hipertensão, MAT), glomerular e tubulointersticial.[101] IRA ocorre mais frequentemente no período pós-TMO, afetando de 10 a 73% dos pacientes. A causa é frequentemente multifatorial e inclui sepse, nefrotoxicidade, infecção, MAT, doença enxerto versus hospedeiro (DEVH) e doença veno-oclusiva. O risco de IRA varia dependendo do tipo de transplante (maior no TMO alogênico do que no autólogo) e da quimioterapia usada (maior nos tratamentos mieloablativos). IRA com necessidade de diálise ocorre em 5% dos pacientes, associada à elevada mortalidade (acima de 80%), com evolução para DRC em 60% dos sobreviventes. A doença hepática venooclusiva é uma complicação grave que ocorre como consequência de tratamentos com ciclofosfamida, bussulfano ou por irradiação corporal total. As manifestações clínicas da doença venooclusiva são edema e ganho de peso com ascite, hepatomegalia dolorosa e icterícia, geralmente nos primeiros 30 dias após o transplante de medula. Cerca de 50% dos pacientes com doença venooclusiva desenvolvem IRA. A lesão microangiopática associada ao transplante de medula é similar à púrpura trombocitopênica trombótica ou à síndrome hemolíticourêmica. A endoteliose é característica típica na biopsia de microangiopatia trombótica, causada por fatores como doença enxerto versus hospedeiro (DEVH), infecções e medicamentos, sobretudo os inibidores de calcineurina. Não há evidência suficiente para se indicar plasmaférese no tratamento da microangiopatia.

GLOMERULOPATIA PARANEOPLÁSICA

Em 1992, Galloway relatou a associação de síndrome nefrótica com doença de Hodgkin, introduzindo o conceito de "glomerulopatias paraneoplásicas". Posteriormente, vários autores demonstraram essa associação de câncer e glomerulopatia. O termo "paraneoplásico" refere-se a manifestações clínicas não diretamente relacionadas com o tumor, a invasão ou a metástase, mas causadas pela secreção de produtos das células tumorais, como hormônios, citocinas, fatores de crescimento e antígenos tumorais.[102] A manifestação paraneoplásica não está relacionada com a carga tumoral, invasão ou metástases, e são resolvidas quando se faz o tratamento da malignidade. Essas doenças glomerulares devem ser identificadas pelo nefrologista, pois, em sua maioria, não respondem ao tratamento de seus homólogos não paraneoplásicos e podem ser o primeiro sinal de uma malignidade. A biopsia renal está recomendada em pacientes com câncer e suspeita de glomerulopatias, desde que não haja contraindicações.

A glomerulopatia paraneoplásica pode ser suspeitada quando houver os seguintes critérios:

- Existência de uma relação temporal entre o diagnóstico da síndrome e o câncer
- Remissão clínica e histológica após a completa remoção cirúrgica do tumor ou remissão completa após quimioterapia
- Recorrência do tumor associado a um aumento dos sintomas relacionados à glomerulopatia
- Um mecanismo fisiopatológico comprovado entre o câncer e a glomerulopatia, como a detecção de antígenos tumorais em podócitos ou espaço subepitelial

Em razão da heterogeneidade e da apresentação variável das glomerulopatias, é difícil determinar a história natural da doença. A suspeita de um processo neoplásico geralmente surge quando há hematúria, proteinúria, alteração da função renal, o que pode acontecer em aproximadamente 6 a 12 meses antes ou depois de um diagnóstico de câncer. As lesões renais também não têm características distintas e não há ligações claras entre o tipo, a localização ou o tamanho do câncer e a glomerulopatia associada.[103]

Segundo relatos de casos e pequenas séries de casos, observa-se uma associação de determinadas glomerulopatias a certas neoplasias (Figura 37.4). A glomerulopatia mais frequentemente relacionada com tumores sólidos é a nefropatia membranosa, que se apresenta geralmente sob a forma de uma síndrome nefrótica. Contudo, outras formas de glomerulopatias têm sido associadas a tumores sólidos: glomerulopatia por lesão mínima, nefropatia por IgA, glomeruloesclerose focal e segmentar, glomerulonefrite mesangiocapilar, glomerulonefrite crescêntica, amiloidose e microangiopatia trombótica.

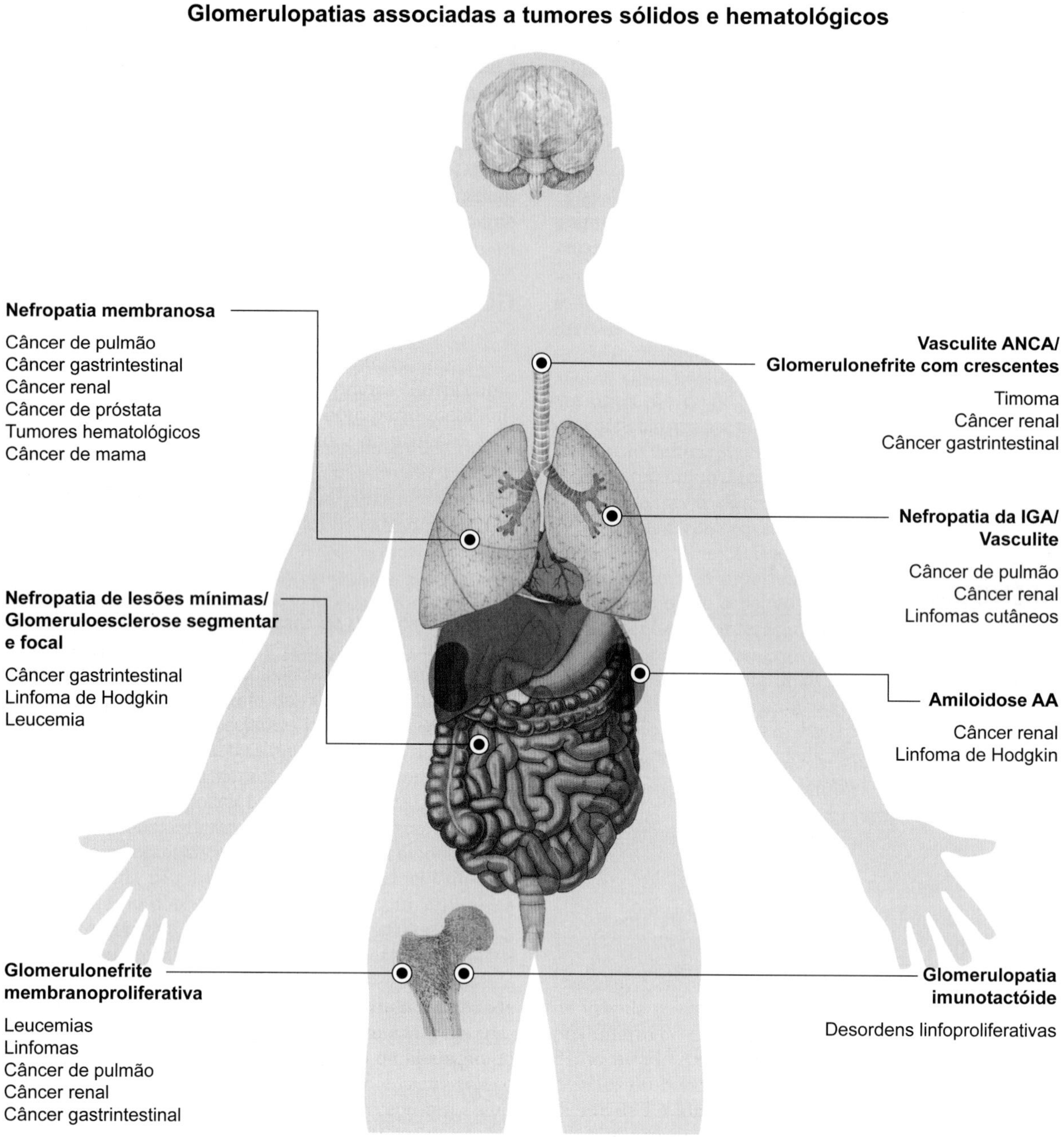

Glomerulopatias associadas a tumores sólidos e hematológicos

Nefropatia membranosa
Câncer de pulmão
Câncer gastrintestinal
Câncer renal
Câncer de próstata
Tumores hematológicos
Câncer de mama

Nefropatia de lesões mínimas/ Glomeruloesclerose segmentar e focal
Câncer gastrintestinal
Linfoma de Hodgkin
Leucemia

Glomerulonefrite membranoproliferativa
Leucemias
Linfomas
Câncer de pulmão
Câncer renal
Câncer gastrintestinal

Vasculite ANCA/ Glomerulonefrite com crescentes
Timoma
Câncer renal
Câncer gastrintestinal

Nefropatia da IGA/ Vasculite
Câncer de pulmão
Câncer renal
Linfomas cutâneos

Amiloidose AA
Câncer renal
Linfoma de Hodgkin

Glomerulopatia imunotactóide
Desordens linfoproliferativas

Figura 37.4 Glomerulopatias associadas a tumores sólidos e hematológicos.

Nefropatia membranosa

Forma mais frequente de síndrome nefrótica em adultos e a glomerulopatia paraneoplásica mais frequentemente associada a tumores sólidos. Essa glomerulopatia crônica causa insuficiência renal em 16% dos pacientes e caracteriza-se por imunodepósitos subepiteliais que levam a um espessamento uniforme da parede glomerular capilar (ver Capítulo 21, *Glomerulonefrites Primárias*). Lefaucher et al., em uma revisão sistemática, relataram uma prevalência de malignidade em 10% das biopsias, que apenas a metade desses pacientes apresentava sintomas relacionados ao câncer no momento da biopsia renal e que a maioria desses pacientes foi diagnosticada com câncer dentro de 1 ano após o diagnóstico de glomerulopatia membranosa (MN).[104]

Algumas características estão associadas a um maior risco de câncer nesses pacientes: fatores clínicos, como a idade e o tabagismo, e aspectos histopatológicos, descritos no Quadro 37.10.[103] Carcinomas de pulmão e gástrico são os tumores mais frequentemente associados à nefropatia membranosa, seguidos de carcinoma renal de células claras, câncer de próstata e timoma.

Não foram encontrados autoanticorpos circulantes para o receptor de fosfolipase A2 da glicoproteína dos podócitos em pacientes com câncer que tiveram glomerulopatia membranosa secundária. Estudos mais recentes mostram que anticorpos contra a trombospondina tipo 1 contendo o domínio A (THS-D7A) podem ter associação com MN e câncer.[105] Outro marcador que demonstrou correlação de malignidade com a MN

Quadro 37.10 Características sugestivas de nefropatia membranosa associada à malignidade.

Características clínicas	Características histológicas
Idade > 60 anos	> 8 células inflamatórias por glomérulo
Tabagismo	Hipercelularidade endocapilar e proliferação mesangial
Ausência de anticorpos PLA2R séricos	Nefropatia membranosa segmentar
Presença de anticorpos THSD7A ou NELL-1 sérico	Presença de IgG1 e IgG2 na imunofluorescência
Eventos tromboembólicos	

NELL-1: fator de crescimento epidérmico neural tipo 1; PLA2R: receptor de fosfolipase A2; THSD7A: trombospondina tipo 1 contendo domínio 7A. (Adaptado de Jeyabalan e Trivedi, 2022.)[103]

foi o fator de crescimento epidérmico neural tipo 1 (NELL-1). Estudos mostraram que a maioria dos pacientes com MN associada ao NELL-1 com histórico de malignidade apresentava proteinúria concomitante e malignidade em curso.[106]

Glomerulopatia por lesões mínimas

Está relacionada a tumores malignos, especialmente a doença de Hodgkin, mas também tem sido associada a linfoma não Hodgkin, leucemia (leucemia linfocítica crônica), enfermidades das células plasmáticas e tumores sólidos, como o carcinoma de células renais e timomas. A resposta pobre a tratamentos com corticoides, inibidores de calcineurina e rituximab deve levantar a suspeita de causas secundárias da glomerulopatia. A nefropatia por lesões mínimas pode ser induzida por citocinas secretadas por linfócitos e macrófagos infiltrados, os quais aumentam a permeabilidade glomerular. Citocinas (IL-4, IL-2 e IL-13) e fatores do crescimento, especialmente VEGF, parecem ter um papel no aumento da permeabilidade da membrana glomerular. Em 2004, foi descrito o caso de um paciente com adenocarcinoma retal associado a lesões mínimas e VEGF elevado. Após a ressecção do tumor, a proteinúria desapareceu e os níveis plasmáticos de VEGF normalizaram.

Glomerulonefrite membranoproliferativa

Em casos isolados de tumores sólidos e linfomas, ambas as formas de glomerulonefrite membranoproliferativa e glomerulonefrite rapidamente progressiva foram descritas. A associação mais intensa parece ser entre glomerulonefrite membranoproliferativa e leucemia linfocítica crônica. Glomerulonefrite mediada por ANCA, em geral associada à vasculite, foi descrita em, pelo menos, 11 casos de tumores sólidos.

Rastreamento de câncer em pacientes com glomerulopatias

Não há diretrizes baseadas na sociedade para rastreamento de câncer em pacientes com um novo diagnóstico de doença glomerular em razão da raridade das glomerulopatias paraneoplásicas. Historicamente, aqueles com diagnóstico de MN levantaram a maior suspeita de malignidade subjacente, mas diferentes formas de doença glomerular também podem ser de natureza paraneoplásica. Além disso, as GNs paraneoplásicas podem ocorrer meses a anos após o diagnóstico e tratamento do câncer e, em outros casos, podem anunciar a ocorrência de câncer.

Até que mais dados estejam disponíveis para orientar a prática, recomenda-se o rastreamento rotineiro de câncer adequado à idade e ao sexo em todos os pacientes com diagnóstico de doença glomerular que pode estar associada ao câncer, especialmente em pacientes com 60 anos ou mais com fatores de risco como tabagismo ou falha em responder à imunossupressão padrão. Novos marcadores como PLA-2R, THSD7A e NELL-1 poderão ajudar em diagnósticos mais rápidos que se traduzirão em tratamentos mais eficientes.

> **! PONTOS-CHAVE**
> - As glomerulopatias paraneoplásicas referem-se a manifestações renais que não estão diretamente relacionadas com tumor, invasão ou metástase, e sim pela secreção de produtos das células tumorais, como hormônios, fatores de crescimento, citocinas e antígenos tumorais
> - A glomerulopatia membranosa é a mais frequente lesão renal pararaneoplásica e está frequentemente associada a tumores sólidos
> - A ausência de anticorpos PLA-2R sugere malignidade em pacientes com glomerulopatia membranosa
> - A glomerulopatia por lesões mínimas está especialmente relacionada com doença de Hodgkin, e nos casos em que o tratamento convencional não é efetivo, devem-se afastar causas secundárias à glomerulopatia.

MICROANGIOPATIA TROMBÓTICA

Trata-se de uma complicação das neoplasias, seja pela própria atividade tumoral, seja pelo seu tratamento. As alterações clínicas e laboratoriais se resumem em uma síndrome na qual os exames laboratoriais demonstram anemia hemolítica microangiopática, trombocitopenia e lesão em órgão alvo, incluindo IRA. Alterações do sistema nervoso central e do sistema digestório também podem estar presentes.

Certos tipos de cânceres, especialmente quando metastáticos e/ou associados à coagulação intravascular disseminada, causam a MAT com mais frequência, incluindo câncer gástrico mucinoso, câncer ovariano, linfomas e leucemia mieloide aguda.[107] Cânceres disseminados com células tumorais embólicas na microvasculatura podem lesar hemácias, induzindo inflamação e ativando plaquetas, promovendo assim microtromboses e/ou MAT. O complemento também tem sido importante no desenvolvimento de MAT relacionada ao câncer. A erradicação do câncer está frequentemente associada à resolução da MAT, contudo a microangiopatia trombótica também pode recorrer junto ao reaparecimento de alguns cânceres.[108,109]

TRANSPLANTE RENAL E CÂNCER

O transplante renal é a terapia substitutiva renal com a melhor sobrevida para a maioria dos pacientes portadores de DRC. Os resultados do transplante têm melhorado crescentemente; isso, em grande parte, foi promovido pelos imunossupressores, que ampliaram a sobrevida do enxerto, porém, junto à longevidade, viu-se o aumento crescente do risco de neoplasias, tornando as neoplasias a segunda causa de morte em receptores de transplante renal.[110] Estudos observacionais convincentes sugerem que ter a doença renal, independentemente do estágio, está associada a maior risco de câncer, principalmente o carcinoma de células renais.[111]

Observou-se também que existe maior mortalidade por todas as causas naqueles pacientes que tiveram neoplasia previamente ao transplante[112] Nesse grupo, nota-se também um aumento do risco de formação de novos cânceres em torno de 2 a 4 vezes maior que na população geral. Os cânceres com maior incidência nos transplantados renais são carcinoma de pele não melanoma (NMSC), particularmente carcinoma de células escamosas (SCC), seguido de sarcoma de Kaposi, linfoma não Hodgkin ou doença linfoproliferativa pós-transplante (PTLD). Esse risco, em parte, deve-se a infecções virais que interferem na carcinogênese dos receptores de transplante, como o Epstein Barr, relacionado ao linfoma não Hodgkin; HHV8, relacionado ao sarcoma de Kaposi; HPV, relacionado aos cânceres de boca, colo do útero, vagina, vulva, pênis e ânus; e ainda HCV e HBV, relacionados ao câncer hepático. Em certos casos de neoplasia de órgãos sólidos, como mama e próstata, surpreendentemente nota-se que a incidência em receptores de transplante não é mais alta que na população geral; no entanto, após o desenvolvimento do câncer, observa-se aumento da mortalidade cerca de 1,8 a 1,9 vez quando comparado à idade e ao sexo da população geral.[112] Nesse contexto, tornou-se necessário estabelecer uma padronização da incidência de alguns tipos de cânceres após o transplante renal. Em uma publicação de 2006, um grupo da Austrália e da Nova Zelândia (ANZDATA) criou o SIR (*standard incidence ratio*), um índice relacionado à incidência de determinada neoplasia em pacientes renais crônicos transplantados e não transplantados em tratamento conservador, hemodiálise ou diálise peritoneal (Quadro 37.11).[113] Como os SIRs para a maioria dos tipos de câncer não foram aumentados antes do transplante, infere-se que a imunossupressão possa ser a responsável pelo aumento do risco. Esses dados sugerem um papel mais amplo da interação entre o sistema imunológico e infecções virais comuns na etiologia do câncer.

Avaliação dos candidatos a transplante renal e rastreamento de receptores após o transplante

O avanço do diagnóstico de neoplasias e a amplitude de tratamento oncológico aumentaram a possibilidade de transplante renal nesse grupo de pacientes. Preconiza-se que todos os pacientes renais crônicos com TFGe menor que 30 mℓ/min sejam encaminhados a um Centro de Transplante Renal[114] para avaliação quanto a inclusão em lista de espera para transplante renal. Nesse momento, faz-se também a análise ou "*screening*" para neoplasias (Quadro 37.12). A maioria das recomendações baseia-se na incidência de neoplasias da população geral quanto a sexo e idade. Já para receptores com neoplasias prévias, geralmente sugere-se uma espera de 2 a 5 anos para inclusão em lista de espera em razão do risco de recorrência. Evidências emergentes mostram que o local do câncer anterior, a histologia e o estágio são fatores decisivos que determinam a recorrência pós-transplante renal. No entanto, a mortalidade cardiovascular ou infecciosa pode superar o risco projetado para a recorrência do tumor. Nesse sentido, vale a análise de cada paciente, ponderando o risco e o benefício para o transplante. Acredita-se que o avanço do sequenciamento genômico nas neoplasias futuramente poderá auxiliar na decisão de indicação de transplante e na determinação do tempo de espera da remissão até o transplante renal.[114]

Rastreamento de receptores após transplante

Após o transplante renal, deve-se fazer um seguimento, ou seja, um rastreamento para alguns tipos de cânceres mais incidentes nessa população, levando em consideração o SIR (Quadro 37.13) junto às recomendações das sociedades, que, em grande parte, baseiam-se no rastreamento da população geral com algumas exceções.

Imunossupressão em pacientes com câncer

O aumento da mortalidade por câncer após o transplante renal está relacionado diretamente com a imunossupressão. Os imunossupressores podem ativar vírus oncogênicos pela destruição de suas células hospedeiras, células que abrigam vírus em latência, ou por reduzirem a vigilância imunológica aumentando a gênese tumoral.[115] Os inibidores da calcineurina, tacrolimus e ciclosporina, hoje em dia muito utilizados, estão em quase todos os esquemas terapêuticos; eles estimulam o fator de crescimento β (TGF-β) e o VEGF, que promovem angiogênese, crescimento de tumor e metástases em modelos animais.[116]

A azatioprina mais utilizada até a década de 1990 está associada a aumento seletivo da sensibilidade aos raios UVA, em razão de um acúmulo de 6-thioguanina no DNA desses pacientes.[117] A ciclosporina também inibe o reparo no DNA provocado pelo UVB nos queratinócitos, o que explica o alto índice de neoplasia de pele com o uso desses imunossupressores isolados ou em associação. Já os inibidores da mTOR, representados pela rapamicina e pelo everolimus, começaram a ser utilizados no transplante renal no final da década de 1990. Logo em 2005, Kauffman observou uma redução na incidência de novos cânceres em pacientes que utilizaram inibidores da mTOR.[118] Estudos posteriores demonstraram que essa redução seria significativa em somente alguns tipos de cânceres. A explicação se dá pelo fato de os cânceres que dependem da ativação da oncoproteína Akt também requererem ativação subsequente de mTORC1 para conduzir a gênese do tumor. A análise mostrou apenas um sucesso modesto nas taxas em ensaios clínicos de pacientes com o complexo de esclerose tuberosa, sarcoma de Kaposi, linfoma de células do manto e carcinoma de células renais.[119]

A rapamicina tem efeitos antiangiogênicos que incluem a inibição da proliferação de células endoteliais e VEGF induzidas por hipóxia. Em doenças virais crônicas, a rapamicina também tem um papel na inibição direta da replicação viral. Dentro desse contexto, o uso racional de imunossupressores em pacientes com câncer vai depender da etiologia da doença, da sobrevida do paciente e da sobrevida do enxerto.

Quadro 37.11 SIR (*standard incidence ratio*) – taxa de incidência padrão após o transplante renal.

SIR* > 5	SIR 2 a 5	SIR < 2
Sarcoma de Kaposi	Cervical	Mama
Câncer de pele não melanoma	Tireoide	Ovário
PTLD/NHL	Melanoma	Útero
Rim	Esôfago	Pâncreas
Vulva	Mieloma múltiplo	Cérebro
Pênis	Leucemia	Próstata
Anal	Orofaringe	Testículo
Fígado	Bexiga	Pulmão
Lábios	Cólon	

*O SIR reflete o risco aumentado de malignidade no receptor de transplante renal em comparação com a população geral. NHL: linfoma não Hodgkin; PTLD: doença linfoproliferativa pós-transplante. (Adaptado de Asch e Bia, 2014.)[115]

Quadro 37.12 Recomendações baseadas no *Kidney Disease Improving Global Outcomes* para rastreamento de neoplasias em candidatos a transplante e na população geral.

Câncer	População geral	Candidatos a transplante
Mama	Mulheres de 40 a 49 anos podem realizar o rastreamento anual se desejarem Mulheres com mais de 50 anos devem realizar a mamografia a cada 2 anos Rastreamento deve permanecer se a expectativa de vida for maior que 10 anos	Igual à população geral
Coloretal	Após os 50 anos: pesquisa de sangue oculto nas fezes a cada 2 anos Após os 50 anos: pode ser considerada a sigmoidoscopia flexível > 75 anos: não devem continuar o rastreamento ou quando a expectativa de vida for < 10 anos	Igual à população geral
Fígado	Ultrassonografia de abdome anual; se houver cirrose, analisar alfafetoproteína	Igual à população geral
Útero	Após os 21 anos: realizar o papanicolau a cada 3 anos Rastreamento para HPV a cada 5 anos, até os 65 anos	Igual à população geral
Pulmão	(alto risco) Tabagistas com 55 a 80 anos, com histórico de 30 anos-maço ou que pararam nos últimos 15 anos devem fazer tomografia com baixa radiação	Igual à população geral
Próstata	Homens de 55 a 69 anos podem realizar a dosagem sérica do antígeno prostático específico	Igual à população geral
Rim	Não é recomendado	Ultrassonografia anual para pacientes com histórico familiar de câncer renal, doença cística adquirida, nefropatia por analgésicos, tabagismo prolongado e tempo de espera prolongado em diálise
Bexiga	Não é recomendado	Citologia urinária e cistoscopia para pacientes submetidos a quimioterápicos com a ciclofosfamida, usuários regulares de analgésicos e tabagistas pesados

Adaptado de Chadban et al., 2020.[114]

Quadro 37.13 Orientações segundo o *Kidney Disease Improving Global Outcomes* e a American Society of Transplantation (AST).

Rastreamento	KDIGO	AST
Pele/lábios	Exame anual	Exame anual
Anogenital	–	Exame anual
Útero/papanicolau	A cada 3 anos	Exame anual
Mamografia	Anual > 40 anos	A cada 1 a 2 anos
PSA/palpação retal	–	Após os 50 anos anualmente
Coloretal	As mesmas da população geral	As mesmas da população geral
Linfonodos	–	A cada 3 meses nos primeiros anos de transplante e após anualmente

KDIGO: *Kidney Disease Improving Global Outcomes*; PSA: antígeno prostático específico.

Tratamento de pacientes com câncer após o transplante renal

A escolha do tratamento é desafiadora; na maioria dos casos já existe alguma disfunção renal, pois é comum desenvolver cânceres após 10 anos de transplante. Destaca-se que as equações de estimativa da TFG não foram validadas nos receptores de transplante renal, podendo haver subdosagem ou superdosagem, interações medicamentosas com imunossupressores. Dessa maneira, deve-se sempre atentar para os efeitos adversos relacionados às terapias antineoplásicas. As abordagens mais comuns nos pacientes transplantados são a quimioterapia citotóxica, a terapia-alvo molecular e a radioterapia.

Os inibidores de tirosinoquinase (TKIs), incluindo anticorporpos anti-VEGF, podem estar associados a hipertensão e proteinúria secundárias à redução da produção de óxido nítrico e lesão endotelial, diferentemente da proteinúria desenvolvida pelos inibidores da mTOR, de origem podocitária e que geralmente não está associada à hipertensão. Nota-se também que pacientes em uso de inibidores e calcineurina têm risco maior de lesão endotelial, microangiopatia trombótica, quando tratados com gencitabina. Os agentes imunomoduladores como talidomida, pomalidomida e lenalidomida induzem a ativação de linfócitos T, o que aumenta o risco de rejeição, assim como o interferona alfa, utilizado para carcinoma renal de células claras.

Altas doses de IL-2 também induzem a rejeição ao transplante por alterar a tolerância ao enxerto.[120] Os inibidores do ponto de controle imunológico (ICIs) representados pelo ipilimumabe (anti CTLA4) e pembrolizumab (anti PD-1) também aumentaram significativamente o risco de rejeição por alterar a tolerância ao enxerto. No caso do pembrolizumab, o efeito de dano, rejeição ao enxerto mediado por linfócitos T, foi visto com o bloqueio da via PD-1.[121] O risco de rejeição foi de 42% em uma média de 24 dias a partir do início da medicação; nesses casos, o risco foi menor nos pacientes com esquema tríplice de imunossupressão e naqueles pacientes que estavam utilizando inibidores da mTOR. Atualmente, não há consenso sobre como minimizar os efeitos adversos dos ICIs, mas estratégias como o uso de mTOR e minipulsos de prednisona sincronizados com a infusão da medicação têm sido usadas.[122]

Enquanto o avanço das opções terapêuticas para o câncer cresce, considerações acerca dos imunomoduladores deverão ser elaboradas em razão do risco de rejeição ao transplante. Decisões terapêuticas deverão ser analisadas sob um ponto de vista multidisciplinar, oncologista e nefrologista, para determinar terapias mais benéficas com menores riscos.

> **PONTOS-CHAVE**
> - Em receptores de transplante renal, o surgimento ou a reativação de neoplasias tem relação direta com o uso dos imunossupressores
> - As infecções virais nos transplantados renais interferem na carcinogênese, favorecendo o aparecimento de tumores, como EBV, HPV, HHV8, HCV e HBV
> - Os cânceres mais incidentes nos pacientes transplantados são os carcinomas de pele não melanoma, particularmente o carcinoma de células escamosas
> - A avaliação pré-transplante renal baseia-se na incidência de neoplasias da população geral
> - O rastreamento de neoplasias após o transplante renal pode se apoiar na taxa de incidência padrão após o transplante (SIR), criada para estabelecer uma padronização de alguns tipos de cânceres
> - Para o tratamento das neoplasias após o transplante renal, deve-se observar os imunossupressores já em uso e, por vezes, considerar alterações necessárias, seja por interações medicamentosas ou pelo próprio efeito do imunossupressor
> - O uso de inibidores de tirosinoquinases, incluindo os anticorpos anti-VEGF, podem aumentar o risco de rejeição, assim como os inibidores do ponto de controle imunológicos (ICIs) representados pelo anti-CTLA-4 e anti-PD-1.

CUIDADO PALIATIVO EM ONCOLOGIA: O PAPEL DO NEFROLOGISTA

Cuidado paliativo é todo tratamento que objetiva minimizar sintomas e melhorar a qualidade de vida do paciente. A inserção do conceito de paliação é fundamental no cuidado renal dos pacientes com câncer. Já foi demonstrado que o cuidado paliativo está associado à maior sobrevida em pacientes com câncer e doença avançada, principalmente por evitar medidas invasivas (quimioterapia, procedimentos cirúrgicos) desnecessárias e agressivas. Um aspecto fundamental é inserir o cuidado renal no contexto específico de cada paciente, considerando quais os objetivos da paliação, conversando com a equipe titular de modo a proporcionalizar as medidas terapêuticas. Assim como é fundamental entender os objetivos e as prioridades do paciente e da família, o que inclui a necessidade de iniciar, manter ou suspender a terapia de substituição renal.

Quando inserido precocemente, o cuidado paliativo pode ocorrer em pacientes com uma sobrevida de alguns anos, como pacientes com câncer de próstata e metástase óssea, mas com boa *performance* clínica e poucas queixas clínicas. Nesse cenário, pode ser proporcional o início e a manutenção de diálise, medidas invasivas como sondas e cateteres, internação hospitalar e em ambiente de UTI, caso ocorra uma intercorrência aguda, com perspectiva de retorno à funcionalidade. Pacientes com *performance* clínica mais comprometida (ECOG > 2), particularmente acamados, costumam apresentar sintomas como dor, redução do apetite, fadiga e sintomas depressivos. É preciso destacar que dor não paliada está associada à menor sobrevida em pacientes com câncer, e analgesia adequada pode ser alcançada na maioria dos pacientes. No entanto, o controle da dor se baseia no uso de opioides, que estão associados à maior taxa de complicação nos pacientes com DRC, principalmente idosos. Nesse cenário, o uso de metadona, que não depende de excreção renal, é uma boa alternativa, além de vigilância mais rigorosa.

Outros achados como anemia, acidose metabólica, hipercalemia, congestão e necessidade de diálise podem ou devem ser tratados a depender do contexto clínico, da tolerância e dos desejos e das expectativas do paciente. Em pacientes com poucas semanas ou dias de vida, a prioridade é estabelecer medidas de conforto, incluindo a retirada de dispositivos, acesso, suspensão de antibióticos e de coleta de exames. Nesse cenário, o suporte dialítico costuma ser suspenso. As prioridades mais comumente relatadas pelos pacientes em fase final de vida são o desejo de estar em casa, manter algum grau de independência, evitar dor e alcançar um marco pessoal ou um evento familiar significativo. O cuidado global e renal deve ser humanizado e respeitar os anseios de cada paciente e seus familiares. O seguimento em conjunto com a equipe de cuidados paliativos pode auxiliar no melhor entendimento da expectativa de vida e da definição da proporcionalidade das medidas no contexto de fim-de-vida.

REFERÊNCIAS BIBLIOGRÁFICAS

1. Instituto Nacional de Câncer. INCA estima 704 mil casos de câncer por ano no Brasil até 2025. 2022. Disponível em: https://www.gov.br/inca/pt-br/assuntos/noticias/2022/inca-estima-704-mil-casos-de-cancer-por-ano-no-brasil-ate-2025. Acesso em: dez. 2022.
2. Izzedine H, Perazella MA. Onco-nephrology: an appraisal of the cancer and chronic kidney disease links. Nephrology Dialysis Transplantation. 2015;30(12):1979-88.
3. Salahudeen AK, Bonventre JV. Onconephrology: The Latest Frontier in the War against Kidney Disease. Journal of the American Society of Nephrology. 2013;24(1):26-30.
4. Gudsoorkar P, Langote A, Vaidya P, Meraz-Muñoz AY. Acute Kidney Injury in Patients With Cancer: A Review of Onconephrology. Adv Chronic Kidney Dis. 2021;28(5):394-401.e1.
5. Rosner MH, Perazella MA. Acute Kidney Injury in Patients with Cancer. New England Journal of Medicine. 2017;376(18):1770-81.
6. Nicolaysen A. Nephrotoxic Chemotherapy Agents: Old and New. Adv Chronic Kidney Dis. 2020;27(1):38-49.
7. Sprangers B, Lapman S. The growing pains of ifosfamide. Clin Kidney J. 2020;13(4):500-3.
8. Farry JK, Flombaum CD, Latcha S. Long term renal toxicity of ifosfamide in adult patients – 5year data. Eur J Cancer. 2012;48(9):1326-31.
9. Pabla N, Dong Z. Cisplatin nephrotoxicity: Mechanisms and renoprotective strategies. Kidney Int. 2008;73(9):994-1007.
10. Tang C, Livingston MJ, Safirstein R, Dong Z. Cisplatin nephrotoxicity: new insights and therapeutic implications. Nat Rev Nephrol. 2023;19(1):53-72.

11. Launay-Vacher V, Rey JB, Isnard-Bagnis C, Deray G, Daouphars M. Prevention of cisplatin nephrotoxicity: state of the art and recommendations from the European Society of Clinical Pharmacy Special Interest Group on Cancer Care. Cancer Chemother Pharmacol. 2008;61(6):903-9.
12. Hodgkinson E, Neville-Webbe HL, Coleman RE. Magnesium Depletion in Patients Receiving Cisplatin-based Chemotherapy. Clin Oncol. 2006;18(9):710-8.
13. Latcha S, Jaimes EA, Patil S, Glezerman IG, Mehta S, Flombaum CD. Long-Term Renal Outcomes after Cisplatin Treatment. Clin J Am Soc Nephrol. 2016;11(7):1173-9.
14. Miyoshi T, Uoi M, Omura F, Tsumagari K, Maesaki S, Yokota C. Risk Factors for Cisplatin-Induced Nephrotoxicity: A Multicenter Retrospective Study. Oncology. 2021;99(2):105-13.
15. Izzedine H, Isnard-Bagnis C, Launay-Vacher V, Mercadal L, Tostivint I, Rixe O, et al. Gemcitabine-induced thrombotic microangiopathy: a systematic review. Nephrol Dial Transplant. 2006;21(11):3038-45.
16. Izzedine H, Perazella MA. Thrombotic Microangiopathy, Cancer, and Cancer Drugs. Am J Kidney Dis. 2015;66(5):857-68.
17. Wiczer T, Dotson E, Tuten A, Phillips G, Maddocks K. Evaluation of incidence and risk factors for high-dose methotrexate-induced nephrotoxicity. J Oncol Pharm Pract. 2016;22(3):430-6.
18. Howard SC, McCormick J, Pui CH, Buddington RK, Harvey RD. Preventing and Managing Toxicities of High-Dose Methotrexate. Oncologist. 2016;21(12):1471-82.
19. Wall SM, Johansen MJ, Molony DA, DuBose TD, Jaffe N, Madden T. Effective clearance of methotrexate using high-flux hemodialysis membranes. Am J Kidney Dis. 1996;28(6):846-54.
20. Widemann BC, Balis FM, Kim A, Boron M, Jayaprakash N, Shalabi A, et al. Glucarpidase, Leucovorin, and Thymidine for High-Dose Methotrexate-Induced Renal Dysfunction: Clinical and Pharmacologic Factors Affecting Outcome. J Clin Oncol. 2010;28(25):3979-86.
21. Porta C, Cosmai L, Gallieni M, Pedrazzoli P, Malberti F. Renal effects of targeted anticancer therapies. Nat Rev Nephrol. 2015;11(6):354-70.
22. van Wynsberghe M, Flejeo J, Sakhi H, Ollero M, Sahali D, Izzedine H, et al. Nephrotoxicity of Anti-Angiogenic Therapies. Diagnostics. 2021;11(4):640.
23. Izzedine H, Massard C, Spano JP, Goldwasser F, Khayat D, Soria JC. VEGF signalling inhibition-induced proteinuria: Mechanisms, significance and management. Eur J Cancer. 2010;46(2):439-48.
24. Halimi JM, Azizi M, Bobrie G, Bouché O, Deray G, des Guetz G, et al. Effets vasculaires et rénaux des médicaments antiangiogéniques: recommandations françaises pour la pratique (SN, SFHTA, APNET, FFCD). Nephrol Ther. 2008;4(7):602-15.
25. Chhabra N, Kennedy J. A Review of Cancer Immunotherapy Toxicity: Immune Checkpoint Inhibitors. J Med Toxicol. 2021;17(4):411-24.
26. Shingarev R, Glezerman IG. Kidney Complications of Immune Checkpoint Inhibitors: A Review. Am J Kidney Dis. 2019;74(4):529-37.
27. Gupta S, Short SAP, Sise ME, Prosek JM, Madhavan SM, Soler MJ, et al. Acute kidney injury in patients treated with immune checkpoint inhibitors. J Immunother Cancer. 2021;9(10):e003467.
28. Murakami N, Motwani S, Riella LV. Renal Complications of Immune Checkpoint Blockade. Curr Probl Cancer. 2017;41(2):100-10.
29. Cortazar FB, Kibbelaar ZA, Glezerman IG, Abudayyeh A, Mamlouk O, Motwani SS, et al. Clinical Features and Outcomes of Immune Checkpoint Inhibitor–Associated AKI: A Multicenter Study. J Am Soc Nephrol. 2020;31(2):435-46.
30. Uppal NN, Workeneh BT, Rondon-Berrios H, Jhaveri KD. Electrolyte and Acid-Base Disorders Associated with Cancer Immunotherapy. Clin J Am Soc Nephrol. 2022;17(6):922-33.
31. Portuguese AJ, Tykodi SS, Blosser CD, Gooley TA, Thompson JA, Hall ET. Immune Checkpoint Inhibitor Use in Solid Organ Transplant Recipients: A Systematic Review. J Natl Compr Canc Netw. 2022;20(4):406-416.e11.
32. Cosmai L, Porta C, Privitera C, Gesualdo L, Procopio G, Gori S, et al. Acute kidney injury from contrast-enhanced CT procedures in patients with cancer: white paper to highlight its clinical relevance and discuss applicable preventive strategies. ESMO Open. 2020;5(2):e000618.
33. Latcha S, Plodkowski AJ, Zheng J, Jaimes EA. Rate and risk factors for AKI after CT scans in a cancer cohort. Clin Nephrol. 2019;91(3):147-54.
34. Guise TA, Wysolmerski JJ. Cancer-Associated Hypercalcemia. N Engl J Med. 2022;386(15):1443-51.
35. Rosner MH, Dalkin AC. Onco-Nephrology: The Pathophysiology and Treatment of Malignancy-Associated Hypercalcemia. Clin J Am Soc Nephrol. 2012;7(10):1722-9.
36. Zagzag J, Hu MI, Fisher SB, Perrier ND. Hypercalcemia and cancer: Differential diagnosis and treatment. CA Cancer J Clin. 2018;68(5):377-86.
37. Goldner W. Cancer-Related Hypercalcemia. J Oncol Pract. 2016;12(5):426-32.
38. Wilson FP, Berns JS. Onco-Nephrology: Tumor Lysis Syndrome. Clin J Am Soc Nephrol. 2012;7(10):1730-9.
39. Sury K. Update on the prevention and treatment of tumor lysis syndrome. Journal of Onco-Nephrology. 2019;3(1):19-30.
40. Howard SC, Jones DP, Pui CH. The Tumor Lysis Syndrome. N Engl J Med. 2011;364(19):1844-54.
41. Wilson FP, Berns JS. Tumor Lysis Syndrome: New Challenges and Recent Advances. Adv Chronic Kidney Dis. 2014;21(1):18-26.
42. Zafrani L, Canet E, Darmon M. Understanding tumor lysis syndrome. Intensive Care Med. 2019;45(11):1608-11.
43. Chávez-Iñiguez JS, Navarro-Gallardo GJ, Medina-González R, Alcantar Vallin L, García García G. Acute Kidney Injury Caused by Obstructive Nephropathy. Int J Nephrol. 2020;2020:1-10.
44. Braet P, Sartò GVR, Pirovano M, Sprangers B, Cosmai L. Treatment of acute kidney injury in cancer patients. Clin Kidney J. 2022;15(5):873-84.
45. Patel K, Batura D. An overview of hydronephrosis in adults. Br J Hosp Med. 2020;81(1):1-8.
46. Wong LM, Cleeve LK, Milner AD, Pitman AG. Malignant Ureteral Obstruction: Outcomes After Intervention. Have Things Changed? J Urol. 2007;178(1):178-83.
47. Wolf JS. The Undoing of Ureteral Obstruction From Malignancy–Who and How? J Urol. 2008;180(2):435-6.
48. Lee M, Wang Q, Wanchoo R, Eswarappa M, Deshpande P, Sise ME. Chronic Kidney Disease in Cancer Survivors. Adv Chronic Kidney Dis. 2021;28(5):469-476.e1.
49. Kitchlu A, Reid J, Jeyakumar N, Dixon SN, Munoz AM, Silver SA, et al. Cancer Risk and Mortality in Patients With Kidney Disease: A Population-Based Cohort Study. Am J Kidney Dis. 2022;80(4):436-448.e1.
50. Malyszko J, Lee MW, Capasso G, Kulicki P, Matuszkiewicz-Rowinska J, Ronco P, et al. How to assess kidney function in oncology patients. Kidney Int. 2020;97(5):894-903.
51. Casal MA, Nolin TD, Beumer JH. Estimation of Kidney Function in Oncology. Clin J Am Soc Nephrol. 2019;14(4):587-95.
52. Janowitz T, Williams EH, Marshall A, Ainsworth N, Thomas PB, Sammut SJ, et al. New Model for Estimating Glomerular Filtration Rate in Patients With Cancer. J Clin Oncol. 2017;35(24):2798-805.
53. Costa e Silva VT, Gil LA, Inker LA, Caires RA, Costalonga E, Coura-Filho G, et al. A prospective cross-sectional study estimated glomerular filtration rate from creatinine and cystatin C in adults with solid tumors. Kidney Int. 2022;101(3):607-14.
54. Groopman JE, Itri LM. Chemotherapy-Induced Anemia in Adults: Incidence and Treatment. JNCI J Natl Cancer Inst. 1999;91(19):1616-34.
55. Barrett-Lee PJ, Bailey NP, O'Brien MER, Wager E. Large-scale UK audit of blood transfusion requirements and anaemia in patients receiving cytotoxic chemotherapy. Br J Cancer. 2000;82(1):93-7.
56. Skillings JR, Sridhar FG, Wong C, Paddock L. The Frequency of Red Cell Transfusion for Anemia in Patients Receiving Chemotherapy A Retrospective Cohort Study. Am J Clin Oncol. 1993;16(1):22-5.
57. Tonia T, Mettler A, Robert N, Schwarzer G, Seidenfeld J, Weingart O, et al. Erythropoietin or darbepoetin for patients with cancer. Cochrane Database Syst Rev. 2012;12(12):CD003407.
58. Palmer SC. Meta-analysis: Erythropoiesis-Stimulating Agents in Patients With Chronic Kidney Disease. Ann Intern Med. 2010;153(1):23.
59. Hazzan AD, Shah HH, Hong S, Sakhiya V, Wanchoo R, Fishbane S. Treatment with erythropoiesis-stimulating agents in chronic kidney disease patients with cancer. Kidney Int. 2014;86(1):34-9.

60. Glaspy J. Current Status of Use of Erythropoietic Agents in Cancer Patients. Semin Thromb Hemost. 2014;40(03):306-12.
61. Bohlius J, Bohlke K, Castelli R, Djulbegovic B, Lustberg MB, Martino M, et al. Management of Cancer-Associated Anemia With Erythropoiesis-Stimulating Agents: ASCO/ASH Clinical Practice Guideline Update. J Clin Oncol. 2019;37(15):1336-51.
62. Rashidi A, Garimella PS, Al-Asaad A, Kharadjian T, Torres MN, Thakkar J. Anemia Management in the Cancer Patient With CKD and End-Stage Kidney Disease. Adv Chronic Kidney Dis. 2022;29(2):180-187.e1.
63. Armstrong GT, Oeffinger KC, Chen Y, Kawashima T, Yasui Y, Leisenring W, et al. Modifiable Risk Factors and Major Cardiac Events Among Adult Survivors of Childhood Cancer. J Clin Oncol. 2013;31(29):3673-80.
64. Gudsoorkar P, Ruf R, Adnani H, Safdar K, Sparks MA. Onco-hypertension: An Emerging Specialty. Adv Chronic Kidney Dis. 2021;28(5):477-489.e1.
65. Sufrin G, Mirand EA, Moore RH, Chu TM, Murphy GP. Hormones in renal cancer. Trans Am Assoc Genitourin Surg. 1976;68:115-20.
66. Ilias I, Torpy DJ, Pacak K, Mullen N, Wesley RA, Nieman LK. Cushing's Syndrome Due to Ectopic Corticotropin Secretion: Twenty Years' Experience at the National Institutes of Health. J Clin Endocrinol Metab. 2005;90(8):4955-62.
67. Delisle L, Boyer MJ, Warr D, Killinger D, Payne D, Yeoh JL, et al. Ectopic corticotropin syndrome and small-cell carcinoma of the lung. Clinical features, outcome, and complications. Arch Intern Med. 1993;153(6):746-52.
68. Katsi V, Magkas N, Georgiopoulos G, Athanasiadi E, Virdis A, Masi S, et al. Arterial hypertension in patients under antineoplastic therapy. J Hypertens. 2019;37(5):884-901.
69. Liu B, Ding F, Liu Y, Xiong G, Lin T, He D, et al. Incidence and risk of hypertension associated with vascular endothelial growth factor receptor tyrosine quinase inhibitors in cancer patients: a comprehensive network meta-analysis of 72 randomized controlled trials involving 30013 patients. Oncotarget. 2016;7(41):67661-73.
70. Hamnvik OPR, Choueiri TK, Turchin A, McKay RR, Goyal L, Davis M, et al. Clinical risk factors for the development of hypertension in patients treated with inhibitors of the VEGF signaling pathway. Cancer. 2015;121(2):311-9.
71. Ruf R, Yarandi N, Ortiz-Melo DI, Sparks MA. Onco-hypertension: Overview of hypertension with anticancer agents. Journal of Onco-Nephrology. 2021;5(1):57-69.
72. Dickerson T, Wiczer T, Waller A, Philippon J, Porter K, Haddad D, et al. Hypertension and incident cardiovascular events following ibrutinib initiation. Blood. 2019;134(22):1919-28.
73. Wasserstrum Y, Kornowski R, Raanani P, Leader A, Pasvolsky O, Iakobishvili Z. Hypertension in cancer patients treated with antiangiogenic based regimens. Cardio-Oncology. 2015;1(1):6.
74. Kidoguchi S, Sugano N, Tokudome G, Yokoo T, Yano Y, Hatake K, et al. New Concept of Onco-Hypertension and Future Perspectives. Hypertension. 2021;77(1):16-27.
75. Caletti S, Paini A, Coschignano MA, de Ciuceis C, Nardin M, Zulli R, et al. Management of VEGF-Targeted Therapy-Induced Hypertension. Curr Hypertens Rep. 2018;20(8):68.
76. Essa H, Dobson R, Wright D, Lip GYH. Hypertension management in cardio-oncology. J Hum Hypertens. 2020;34(10):673-81.
77. Perazella MA, Dreicer R, Rosner MH. Renal cell carcinoma for the nephrologist. Kidney Int. 2018;94(3):471-83.
78. Li L, Lau WL, Rhee CM, Harley K, Kovesdy CP, Sim JJ, et al. Risk of chronic kidney disease after cancer nephrectomy. Nat Rev Nephrol. 2014;10(3):135-45.
79. Chang A, Finelli A, Berns JS, Rosner M. Chronic Kidney Disease in Patients With Renal Cell Carcinoma. Adv Chronic Kidney Dis. 2014;21(1):91-5.
80. Stewart GD, Klatte T, Cosmai L, Bex A, Lamb BW, Moch H, et al. The multidisciplinary approach to the management of localised kidney cancer. The Lancet. 2022;400(10351):523-34.
81. Ellis RJ, del Vecchio SJ, Gallagher KMJ, Aliano DN, Barber N, Bolton DM, et al. A Simple Clinical Tool for Stratifying Risk of Clinically Significant CKD after Nephrectomy: Development and Multinational Validation. J Am Soc Nephrol. 2020;31(5):1107-17.
82. Denic A, Elsherbiny H, Mullan AF, Leibovich BC, Thompson RH, Ricaurte Archila L, et al. Larger Nephron Size and Nephrosclerosis Predict Progressive CKD and Mortality after Radical Nephrectomy for Tumor and Independent of Kidney Function. J Am Soc Nephrol. 2020;31(11):2642-52.
83. Bridoux F, Leung N, Belmouaz M, Royal V, Ronco P, Nasr SH, et al. Management of acute kidney injury in symptomatic multiple myeloma. Kidney Int. 2021;99(3):570-80.
84. Hutchison CA, Batuman V, Behrens J, Bridoux F, Sirac C, Dispenzieri A, et al. The pathogenesis and diagnosis of acute kidney injury in multiple myeloma. Nat Rev Nephrol. 2012;8(1):43-51.
85. Royal V, Leung N, Troyanov S, Nasr SH, Écotière L, LeBlanc R, et al. Clinicopathologic predictors of renal outcomes in light chain cast nephropathy: a multicenter retrospective study. Blood. 2020;135(21):1833-46.
86. Heher EC, Rennke HG, Laubach JP, Richardson PG. Kidney Disease and Multiple Myeloma. Clin J Am Soc Nephrol. 2013;8(11):2007-17.
87. Chitty DW, Hartley-Brown MA, Abate M, Thakur R, Wanchoo R, Jhaveri KD, et al. Kidney transplantation in patients with multiple myeloma: narrative analysis and review of the last two decades. Nephrol Dial Transplant. 2022;37(9):1616-26.
88. Bridoux F, Cockwell P, Glezerman I, Gutgarts V, Hogan JJ, Jhaveri KD, et al. Kidney injury and disease in patients with haematological malignancies. Nat Rev Nephrol. 2021;17(6):386-401.
89. Leung N, Bridoux F, Nasr SH. Monoclonal Gammopathy of Renal Significance. N Engl J Med. 2021;384(20):1931-41.
90. Sethi S, Rajkumar SV, D'Agati VD. The Complexity and Heterogeneity of Monoclonal Immunoglobulin–Associated Renal Diseases. J Am Soc Nephrol. 2018;29(7):1810-23.
91. Fermand JP, Bridoux F, Dispenzieri A, Jaccard A, Kyle RA, Leung N, et al. Monoclonal gammopathy of clinical significance: a novel concept with therapeutic implications. Blood. 2018;132(14):1478-85.
92. Leung N, Bridoux F, Batuman V, Chaidos A, Cockwell P, D'Agati VD, et al. The evaluation of monoclonal gammopathy of renal significance: a consensus report of the International Kidney and Monoclonal Gammopathy Research Group. Nat Rev Nephrol. 2019;15(1):45-59.
93. Bridoux F, Leung N, Hutchison CA, Touchard G, Sethi S, Fermand JP, et al. Diagnosis of monoclonal gammopathy of renal significance. Kidney Int. 2015;87(4):698-711.
94. Said SM, Sethi S, Valeri AM, Leung N, Cornell LD, Fidler ME, et al. Renal Amyloidosis: Origin and Clinicopathologic Correlations of 474 Recent Cases. Clin J Am Soc Nephrol. 2013;8(9):1515-23.
95. Klomjit N, Leung N, Fervenza F, Sethi S, Zand L. Rate and Predictors of Finding Monoclonal Gammopathy of Renal Significance (MGRS) Lesions on Kidney Biopsy in Patients with Monoclonal Gammopathy. J Am Soc Nephrol. 2020;31(10):2400-11.
96. Leung N, Barnidge DR, Hutchison CA. Laboratory testing in monoclonal gammopathy of renal significance (MGRS). Clin Chem Lab Med. 2016;54(6)929-37.
97. Fermand JP, Bridoux F, Kyle RA, Kastritis E, Weiss BM, Cook MA, et al. How I treat monoclonal gammopathy of renal significance (MGRS). Blood. 2013;122(22):3583-90.
98. Steiner N, Göbel G, Suchecki P, Prokop W, Neuwirt H, Gunsilius E. Monoclonal gammopathy of renal significance (MGRS) increases the risk for progression to multiple myeloma: an observational study of 2935 MGUS patients. Oncotarget. 2018;9(2):2344-56.
99. Pinney JH, Lachmann HJ, Bansi L, Wechalekar AD, Gilbertson JA, Rowczenio D, et al. Outcome in Renal AL Amyloidosis After Chemotherapy. J Clin Oncol. 2011;29(6):674-81.
100. Angel-Korman A, Stern L, Sarosiek S, Sloan JM, Doros G, Sanchorawala V, et al. Long-term outcome of kidney transplantation in AL amyloidosis. Kidney Int. 2019;95(2):405-11.
101. Renaghan AD, Jaimes EA, Malyszko J, Perazella MA, Sprangers B, Rosner MH. Acute Kidney Injury and CKD Associated with Hematopoietic Stem Cell Transplantation. Clin J Am Soc Nephrol. 2020;15(2):289-97.
102. Pani A, Porta C, Cosmai L, Melis P, Floris M, Piras D, et al. Glomerular diseases and cancer: evaluation of underlying malignancy. J Nephrol. 2016;29(2):143-52.

103. Jeyabalan A, Trivedi M. Paraneoplastic Glomerular Diseases. Adv Chronic Kidney Dis. 2022;29(2):116-126.e1.
104. Lefaucheur C, Stengel B, Nochy D, Martel P, Hill GS, Jacquot C, et al. Membranous nephropathy and cancer: Epidemiologic evidence and determinants of high-risk cancer association. Kidney Int. 2006;70(8):1510-7.
105. Beck LH. PLA2R and THSD7A: Disparate Paths to the Same Disease? J Am Soc Nephrol. 2017;28(9):2579-89.
106. Caza TN, Hassen SI, Dvanajscak Z, Kuperman M, Edmondson R, Herzog C, et al. NELL1 is a target antigen in malignancy-associated membranous nephropathy. Kidney Int. 2021;99(4):967-76.
107. Rosner MH, Jhaveri KD, McMahon BA, Perazella MA. Onconephrology: The intersections between the kidney and cancer. CA Cancer J Clin. 2021;71(1):47-77.
108. Weitz IC. Thrombotic microangiopathy in cancer. Thromb Res. 2018;164:S103-5.
109. Izzedine H, Mangier M, Ory V, Zhang SY, Sendeyo K, Bouachi K, et al. Expression patterns of RelA and c-mip are associated with different glomerular diseases following anti-VEGF therapy. Kidney Int. 2014;85(2):457-70.
110. de Fijter JW. Cancer and mTOR Inhibitors in Transplant Recipients. Transplantation. 2017;101(1):45-55.
111. Lowrance WT, Ordoñez J, Udaltsova N, Russo P, Go AS. CKD and the Risk of Incident Cancer. J Am Soc Nephrol. 2014;25(10):2327-34.
112. Al-Adra D, Al-Qaoud T, Fowler K, Wong G. De Novo Malignancies after Kidney Transplantation. Clin J Am Soc Nephrol. 2022;17(3):434-43.
113. Vajdic CM, McDonald SP, McCredie MRE, van Leeuwen MT, Stewart JH, Law M, et al. Cancer Incidence Before and After Kidney Transplantation. JAMA. 2006;296(23):2823.
114. Chadban SJ, Ahn C, Axelrod DA, Foster BJ, Kasiske BL, Kher V, et al. Summary of the Kidney Disease: Improving Global Outcomes (KDIGO) Clinical Practice Guideline on the Evaluation and Management of Candidates for Kidney Transplantation. Transplantation. 2020;104(4):708-14.
115. Asch WS, Bia MJ. Oncologic Issues and Kidney Transplantation: A Review of Frequency, Mortality, and Screening. Adv Chronic Kidney Dis. 2014;21(1):106-13.
116. Dantal J, Soulillou JP. Immunosuppressive Drugs and the Risk of Cancer after Organ Transplantation. N Engl J Med. 2005;352(13):1371-3.
117. O'Donovan P, Perrett CM, Zhang X, Montaner B, Xu YZ, Harwood CA, et al. Azathioprine and UVA Light Generate Mutagenic Oxidative DNA Damage. Science (1979). 2005;309(5742):1871-4.
118. Kauffman HM, Cherikh WS, Cheng Y, Hanto DW, Kahan BD. Maintenance Immunosuppression with Target-of-Rapamycin Inhibitors is Associated with a Reduced Incidence of De Novo Malignancies. Transplantation. 2005;80(7):883-9.
119. Meric-Bernstam F, Gonzalez-Angulo AM. Targeting the mTOR Signaling Network for Cancer Therapy. J Clin Oncol. 2009;27(13):2278-87.
120. Murakami N, Webber AB, Nair V. Transplant Onconephrology in Patients With Kidney Transplants. Adv Chronic Kidney Dis. 2022;29(2):188-200.e1.
121. Lipson EJ, Bagnasco SM, Moore J, Jang S, Patel MJ, Zachary AA, et al. Tumor Regression and Allograft Rejection after Administration of Anti-PD-1. N Engl J Med. 2016;374(9):896-8.
122. Barnett R, Barta VS, Jhaveri KD. Preserved Renal-Allograft Function and the PD-1 Pathway Inhibitor Nivolumab. N Engl J Med. 2017;376(2):191-2.

PARTE **4**

Genética nas Nefropatias

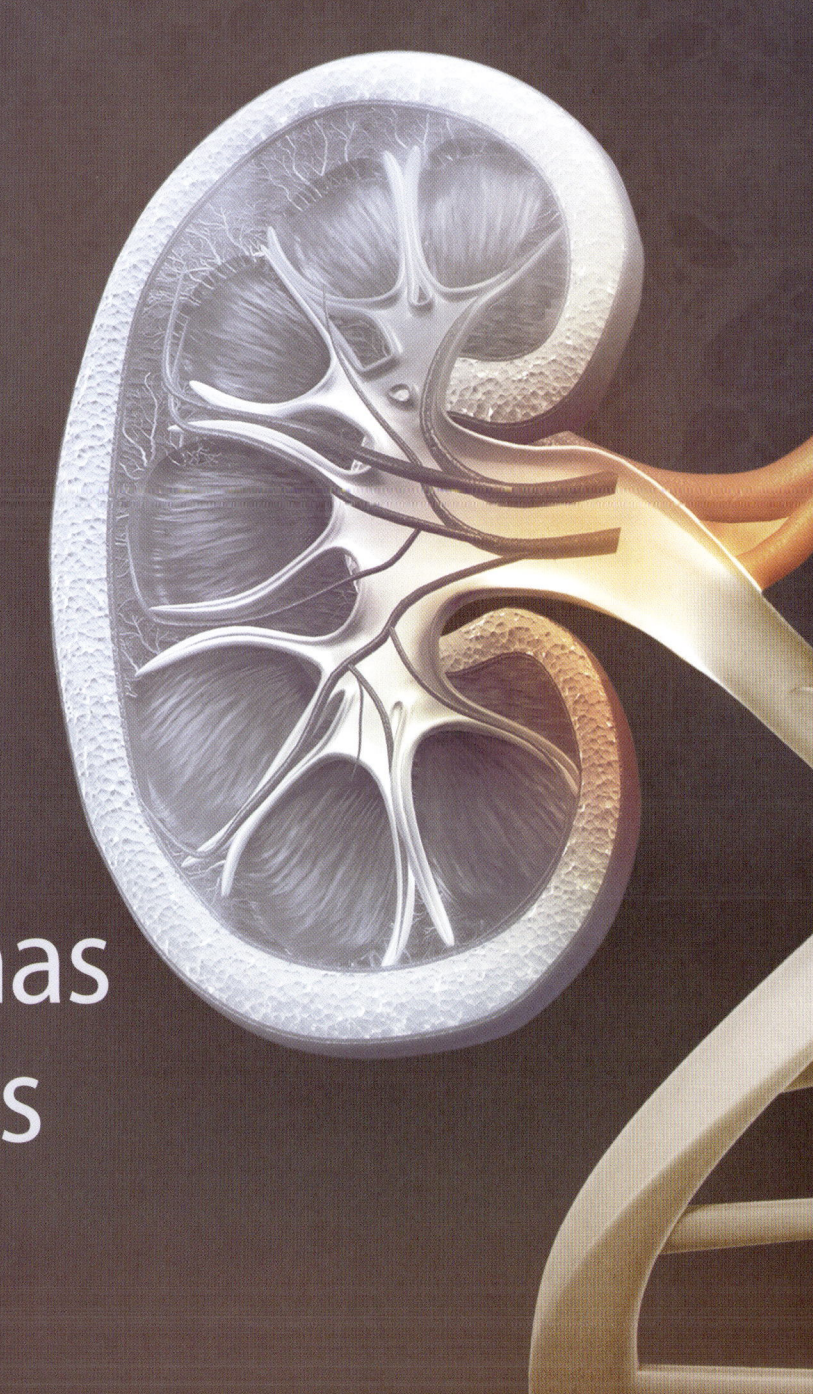

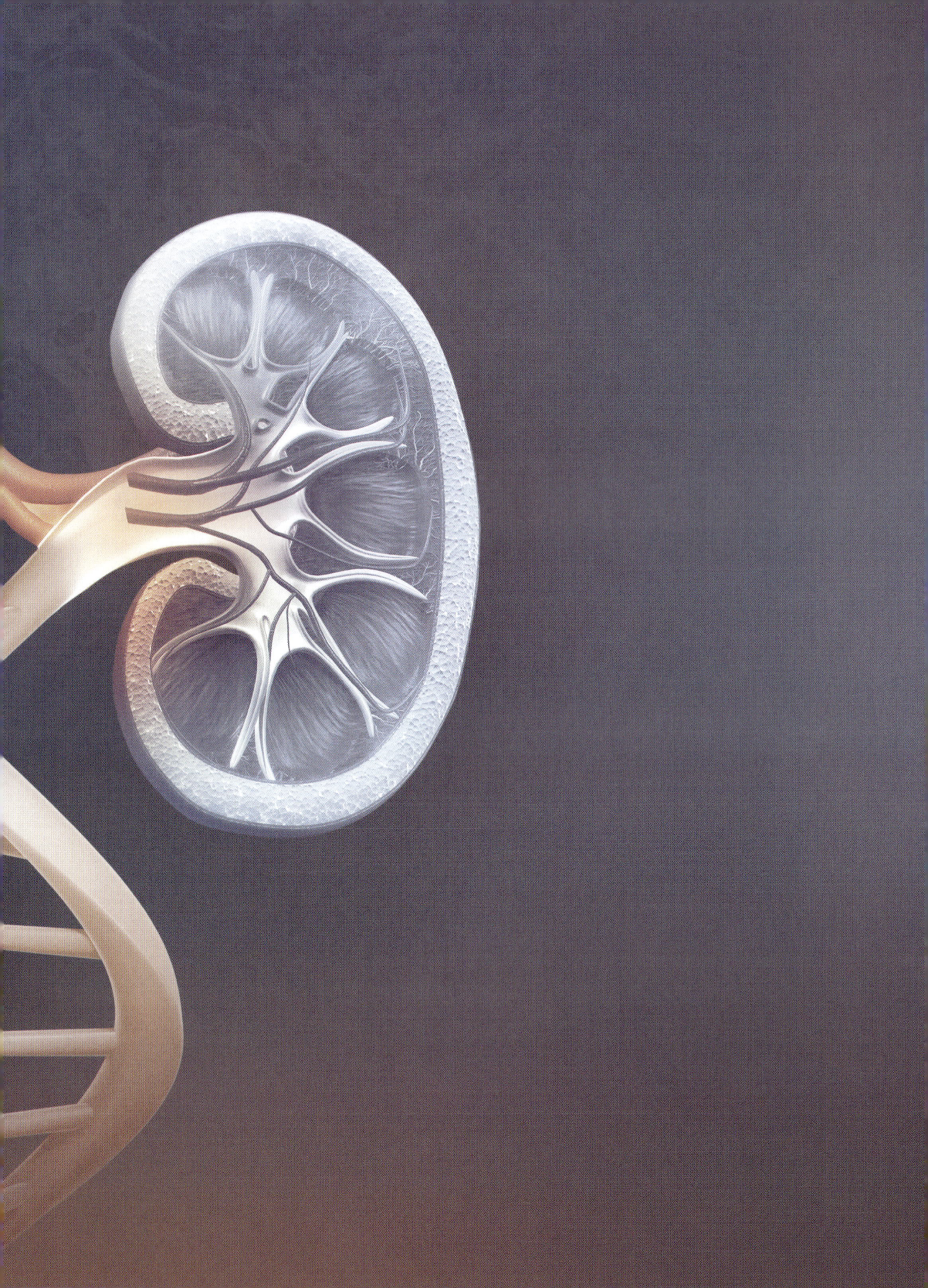

38 Introdução à Genética das Nefropatias

Salmo Raskin • Cristian V. Riella

INTRODUÇÃO

A genética é a especialidade da medicina que, por meio de dados clínicos e da análise detalhada do DNA, estuda as variações do genoma de um indivíduo e as correlaciona com seu quadro clínico. Desde a descrição precisa da molécula de DNA por Watson e Crick, em 1953, a biologia molecular proporcionou grandes avanços na área médica e, em particular, na nefrologia. As principais descobertas que catalisaram esse avanço abrangem a técnica de clonagem molecular, a análise de ligação (*linkage analysis*), a investigação de alterações cromossômicas submicroscópicas por hibridização genômica comparativa (*CGH-array*), o sequenciamento de DNA pela técnica de Sanger e, mais recentemente, a técnica de sequenciamento de próxima geração (NGS, do inglês *Next Generation Sequencing*), que torna possível o estudo de todas as regiões codificantes do genoma (sequenciamento do exoma) e, ainda, de todas as 3 bilhões de bases nitrogenadas que compõem o genoma (sequenciamento do genoma).

O desenvolvimento da clonagem molecular, na qual um gene pode ser isolado e introduzido em plasmídios de bactérias para, então, ser expresso em forma de proteína em células mamíferas, proporcionou uma ferramenta importante para estudar proteínas isoladamente. Canais iônicos, componentes da membrana celular e de organelas, passaram a ser estudados e testados em diferentes células e condições, sendo mais facilmente caracterizados e definidos em relação à sua função. Isso resultou em um aumento significativo do conhecimento da função dos diferentes componentes celulares dos rins.

A descoberta seguinte compreendeu a técnica de análise de ligação, com base no princípio de que genes que estão próximos em determinado cromossomo tendem a segregar juntos durante a meiose (fase de formação dos gametas na reprodução sexuada na qual o material genético é recombinado; Figura 38.1). Ao comparar o padrão de herança de determinados marcadores em indivíduos afetados pela doença e não afetados, é possível identificar a região cromossômica que contém a variante genética. Uma vez localizado o gene de interesse, técnicas de sequenciamento podem ser utilizadas para identificar a mutação específica.

O próximo avanço que causou impacto significativo na genética médica e na nefrologia correspondeu à técnica de Sanger, na qual um dos fragmentos de DNA de 300 a 800 pares de base (pb) pode ser sequenciado base por base e, assim, identificar *indels* (inserções ou deleções), que podem ser interpretadas pela comparação com uma sequência de referência (sequência sem a mutação). Por 39 anos, esse método foi o mais utilizado, e ainda o é para sequenciar genes específicos e verificar resultados obtidos por meio de outras técnicas menos específicas (Figura 38.2).

Por último, a técnica de NGS proporcionou grandes avanços na genética nos últimos 7 anos. O potencial inovador dessa técnica, idealizada pelo pioneiro pesquisador Craig Venter, foi o sequenciamento em paralelo em massa (milhões de fragmentos de DNA ao mesmo tempo) de fragmentos de DNA de 50 a 75 pb, seguido de análise computacional para unir as sequências obtidas com base na sequência sobreposta de cada fragmento. O tempo de sequenciamento de todo o genoma humano pela técnica de Sanger levou aproximadamente 10 anos, porém, com a técnica de NGS, é possível obter o mesmo resultado em poucos dias (sem contar a análise computacional).

Apesar do rascunho do Genoma Humano ter sido anunciado em 2001, cerca de 8% do genoma não havia sido desvendado até hoje, pois são regiões genéticas de difícil acesso para as tecnologias de 20 anos atrás. Isso só foi possível com o avanço tecnológico de duas plataformas de sequenciamentos (Oxford Nanopore Technologies e Pacific Biosciences PacBio) capazes de produzir leituras de sequências muito mais longas. O método de sequenciamento de DNA Oxford Nanopore pode ler até 1 milhão de bases nitrogenadas de DNA em uma única leitura com precisão modesta, enquanto o método de sequenciamento de DNA PacBio HiFi pode ler cerca de 20 mil bases nitrogenadas com precisão quase perfeita. Os pesquisadores do consórcio T2T usaram os dois métodos de sequenciamento de DNA para gerar, agora sim, a sequência completa do genoma humano (bases nitrogenadas). Com publicações seminais em março de 2022, novos genes foram identificados e, agora, sabemos que o nosso genoma é constituído por mais de 3 bilhões de bases nitrogenadas, mais precisamente 3.054.815.472 (4,5% a mais do que até então se conhecia) e contém 19.969 genes (79 novos genes, 0,4% a mais). Como podemos observar, 20 anos depois do fim do Projeto Genoma Humano, ainda estamos aprendendo muito sobre nosso DNA.[1] Esse avanço foi fundamental para compreendermos a estrutura genômica de regiões complexas em nosso DNA, que não podiam ser desvendadas até então, usando métodos tradicionais. Um exemplo do impacto para a Nefrologia é a capacidade atual de compreensão da relevância do gene *MUC1*, um

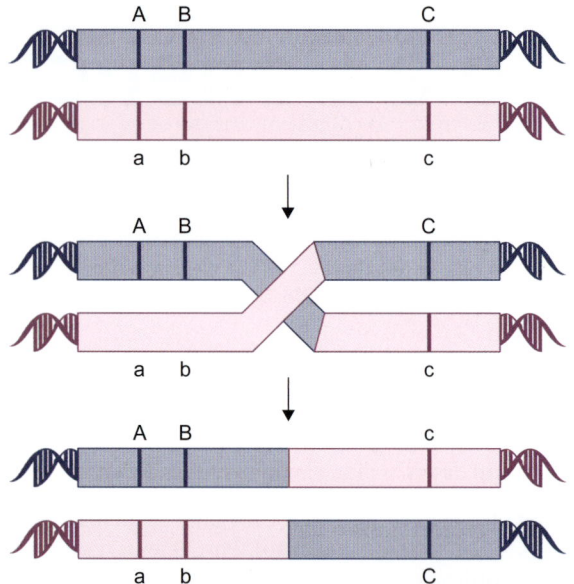

Figura 38.1 Conceito de *genetic linkage*: trata-se da tendência de as sequências de DNA que estão próximas (A → B ou a → b) em um mesmo cromossomo serem herdadas juntas na fase de meiose celular da reprodução sexuada (quando ocorre a recombinação genética por meio de *crossover*). Em outras palavras, caso se considerem dois marcadores genéticos fisicamente próximos, é improvável que eles se separem em diferentes cromátides durante o *crossover* cromossômico, sendo, assim, definidos como ligados um ao outro (*linked*) quando comparados a marcadores distantes uns aos outros (p. ex., C → B). Essa propriedade tem extrema importância e pode ser usada para identificar o *locus* de uma doença em integrantes de uma mesma família. Nesse caso, indivíduos afetados devem ter exclusivamente os mesmos grupos de marcadores genéticos, indicando, assim, o *locus* responsável. Outra importante aplicação se dá na imputação de variantes genéticas. Por exemplo, considerando que, se um teste de *microarray* identificou o polimorfismo A (maiúsculo) em determinado indivíduo, pode-se afirmar com 99% de certeza que ele tem o polimorfismo B no mesmo cromossomo. O grau de certeza será determinado pela distância entre dois genes – quanto mais perto, maior a certeza. Na nefrologia, esse foi o caso da descoberta do gene *APOL1*; inicialmente, acreditou-se que variantes do gene *MYH9* estavam associados a casos de glomerulosclerose segmentar focal (GESF) em afrodescendentes. Após a publicação desse achado, outro grupo, ao reproduzir a análise, observou que a associação era ainda mais forte com uma variante de um gene vizinho a alguns quilobases de distância – o gene *APOL1* –, o qual, por sua proximidade, tinha variantes que sempre ocorriam juntas a outras variantes específicas do gene *MYH9*, este último, assim, um artefato de análise.

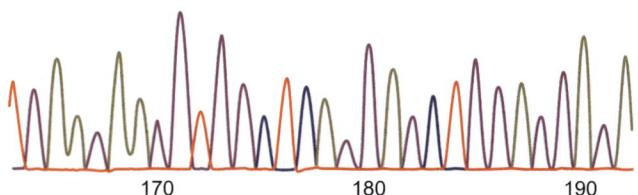

Figura 38.2 Exemplo de sequenciamento pela técnica Sanger. Note-se que cada pico representa um diferente par de base. Fragmentos de DNA de até 800 pares de bases podem ser sequenciados por essa técnica. O DNA pode ser um produto de reação de cadeia polimerase ou plasmídios.

dos genes associado ao espectro da Doença Renal Tubulointersticial Autossômica Dominante (ADTKD; anteriormente conhecida como Doença Renal Cística Medular – MCKD). As variantes em *MUC1* constituem o primeiro distúrbio renal em que as mutações consistem na variabilidade de repetição em tandem (VNTR, do inglês *variable number of tandem repeats*, contido no éxon 2) altamente polimórficas (entre 20 e 50 unidades de repetição por alelo) e, portanto, de difícil análise pelas técnicas existentes até então, porém factíveis com a plataforma PACBIO.[2] De fato, a prevalência de mutação em *MUC1* e a correlação entre este genótipo e fenótipo da ADTKD passa, agora, a ser possível.[3]

Técnicas mais eficientes e baratas de sequenciamento de DNA resultaram em uma grande expansão no conhecimento das variantes genéticas de genes associados a doenças renais. Nefrologistas têm, agora, uma importante ferramenta para o diagnóstico de doenças renais hereditárias e doenças renais já caracterizadas por mutações específicas. Este capítulo tem como objetivo introduzir os diferentes conceitos da genética médica, atualizá-los em relação a novos genes que podem ser testados e, por fim, informar a respeito das diferentes ferramentas disponíveis para o sequenciamento de DNA (Figura 38.3).

PRINCÍPIOS DA GENÉTICA HUMANA

A crescente inovação das técnicas de sequenciamento resultou em uma exponencial promoção de dados de sequenciamento de DNA humano. Novos *insights* foram obtidos mudando o entendimento do papel do DNA e o que cada variação significava. Antes do Projeto Genoma Humano (*Human Genome Project*), estimava-se que o ser humano continha aproximadamente 100 mil genes, mas, uma vez que o sequenciamento foi completo, verificou-se que esse número não passava de 30 mil e representava só 1% do genoma. Entretanto, as regiões do DNA que não codificam proteínas, antes chamadas "lixo do DNA", agora são reconhecidas como

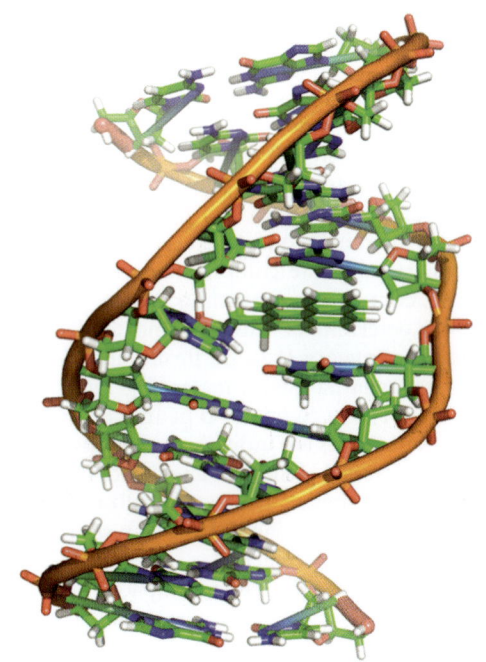

Figura 38.3 Solução da estrutura do DNA por cristalografia e raios X.

importantes na regulação gênica por meio de microRNA (miRNA), *small interfering RNA (*siRNA*)* e *long non coding RNA (*lncRNA*)*, entre outros. Uma importante observação obtida com o sequenciamento completo do genoma foi que polimorfismos (variações no código genético) são muito comuns, ocorrendo aproximadamente a cada 100 ou 200 nucleotídios, em regiões de DNA não envolvidas na codificação de proteínas.

Estudos mais recentes demonstram que o conjunto dessas pequenas variabilidades pode conferir predisposição a certas doenças frequentes, com componente etiológico genético. Além disso, pelo fato de o código genético ser degenerado, ou seja, existirem 64 possibilidades diferentes de trincas de bases nitrogenadas para 20 aminoácidos, uma variabilidade na última base nitrogenada de uma trinca pode não alterar o aminoácido da proteína. Portanto, nem toda alteração no código genético corresponde a uma variabilidade proteica, muito menos a uma doença.

Termos técnicos que um dia foram incompreensíveis para o profissional de saúde, como enzimas de restrição, hibridação, sequenciamento, reação de cadeia da polimerase, pouco a pouco passam a fazer parte do dicionário médico pois, sem a sua compreensão, boa parte da medicina deste novo milênio pode não fazer sentido. À medida que o conhecimento em genética avança, mais genes são "descobertos" e muitas doenças pouco compreendidas no que diz respeito à etiologia e à fisiopatologia, e consideradas raras, passam a compor uma parcela considerável dos problemas de saúde. A simplificação das técnicas de análise do material genético, aliada ao aumento na sensibilidade e na especificidade desses testes, cria a necessidade de compreender melhor essas técnicas, que passam a fazer parte do dia a dia do profissional de saúde.

A genética médica baseia-se no diagnóstico clínico das doenças genéticas, incluindo estudos de herança de doenças nas famílias, mapeamento do gene responsável pela doença em locais específicos dos cromossomos e análise dos mecanismos moleculares por meio dos quais os genes causam as doenças. A ferramenta principal da genética médica é a clínica, por meio da consulta genética, chamada "aconselhamento genético", que envolve a comunicação de informações relativas a riscos, prognósticos e tratamentos aos pacientes e suas famílias. Os profissionais de saúde estão cada dia mais atentos às doenças genéticas, visto que elas constituem uma grande proporção do total de doenças observadas tanto na população pediátrica quanto na adulta. Essa proporção crescerá com o entendimento das bases genéticas das doenças e a redução da mortalidade e morbidade por causas não genéticas. Além disso, a medicina moderna vem dando ênfase crescente à prevenção. A consideração de que a genética é a base para o entendimento da constituição biológica fundamental do organismo leva naturalmente a uma melhor compreensão do processo da doença. Em muitos casos, esse conhecimento pode resultar em uma real prevenção do distúrbio e, também, em um tratamento mais efetivo da doença. Por fim, além da prevenção, a genética médica está revolucionando o modo como os pacientes são tratados. Por exemplo, variações genéticas podem guiar o médico quanto ao modo de tratamento mais eficiente a um paciente específico – esse tipo de prática, chamado "medicina de precisão", tornar-se-á, em torno de uma década, rotina na medicina.

DOENÇAS GENÉTICAS RENAIS MAIS COMUNS

Doença renal mediada por variantes patogênicas na apolipoproteína L-1

A doença renal mediada por apolipoproteína L-1 (APOL1) é, provavelmente, a doença de origem genética mais comum no Brasil e nos países com descendência africana recente.[4,5] Essa proteína desempenha um papel ainda não definido no corpo humano. Sabe-se que a APOL1 é uma lipoproteína que se associa a diversas organelas celulares, incluindo o retículo endoplasmático, gotículas lipídicas e mitocôndrias. Múltiplas evidências científicas apontam que a APOL1 tem uma função no sistema imune inato, combatendo parasitas (tripanosomas, por exemplo) e infecções virais. A proteína APOL1 é rapidamente estimulada por interferona alfa e beta, e encontra-se em abundância no fígado, corrente sanguínea e rins durante o processo inflamatório.[6] A principal hipótese é de que a doença renal mediada por APOL1 seja uma má adaptação evolutiva. As variantes G1 e G2 originaram da África Subsaariana há mais de 50 mil anos e se espalharam rapidamente por seleção natural, provavelmente em consequência da vantagem evolutiva da proteção contra a doença do sono[7] (Figura 38.4) Casos de glomerulosclerose segmentar focal em pacientes tratados com interferona para hepatite C foram relatados e quase na totalidade dos casos (> 90%), os pacientes possuíam o genótipo APOL1 de alto risco, o qual é definido por dois alelos com uma das variantes patogênicas (G1G1, G2G2 ou G1G2). A variante G1 possui duas substituições de aminoácidos nas posições 342 e 384 (p.S342G:I384M), já a variante G2 é definida por uma deleção de 6 pares de bases levando a ausência de dois aminoácidos (N388Y389). O alelo *wild type* é conhecido como G0.

As variantes G1 e G2, por se originarem independentemente, não podem ocorrer em um mesmo alelo, pois a recombinação dessas variantes tão próximas (42 aminoácidos de distância) seria muito improvável. Essa é uma das razões pela qual estudos de *linkage* cromossômico não conseguiram detectar essa mutação antes do advento do sequenciamento de DNA por NGS *(ou shotgun approach* – fragmentado o DNA e sequenciando em paralelo)*.* Ao observar-se dissociação cromossômica, estaríamos observando duas variantes de risco se dissociando independentemente, o que levaria ao descarte dessa região cromossômica como de risco. Indivíduos com genótipo heterozigoto com 1 alelo de risco poderão ser: G0/G1, G0/G2, os quais possuem proteções contra a doença do sono, mas não têm o risco aumentado de doença renal (Figura 38.5).

No Brasil, estima-se que cerca de 1% da população tenha o genótipo de alto risco. Em um estudo realizado em uma população dialítica de 4 centros de diálise (Bahia e Paraná), cerca de 10% dos pacientes que se identificam como afrodescendentes possuíam o genótipo de alto risco comparado à 1% dos parentes de primeiro grau. Isso indica uma frequência de genótipo de alto risco 10 vezes maior em pacientes com insuficiência renal terminal.[5]

Pacientes com genótipo APOL1 de alto risco não só têm maior chance de desenvolver insuficiência renal terminal, mas também iniciam diálise ao menos uma década antes do que pacientes sem genótipo APOL1 de alto risco. Nesse mesmo estudo brasileiro, pacientes com genótipo de alto risco iniciaram diálise 12 anos antes do que os controles. Indivíduos com APOL1 de genótipo de alto risco desenvolvem glomerulosclerose

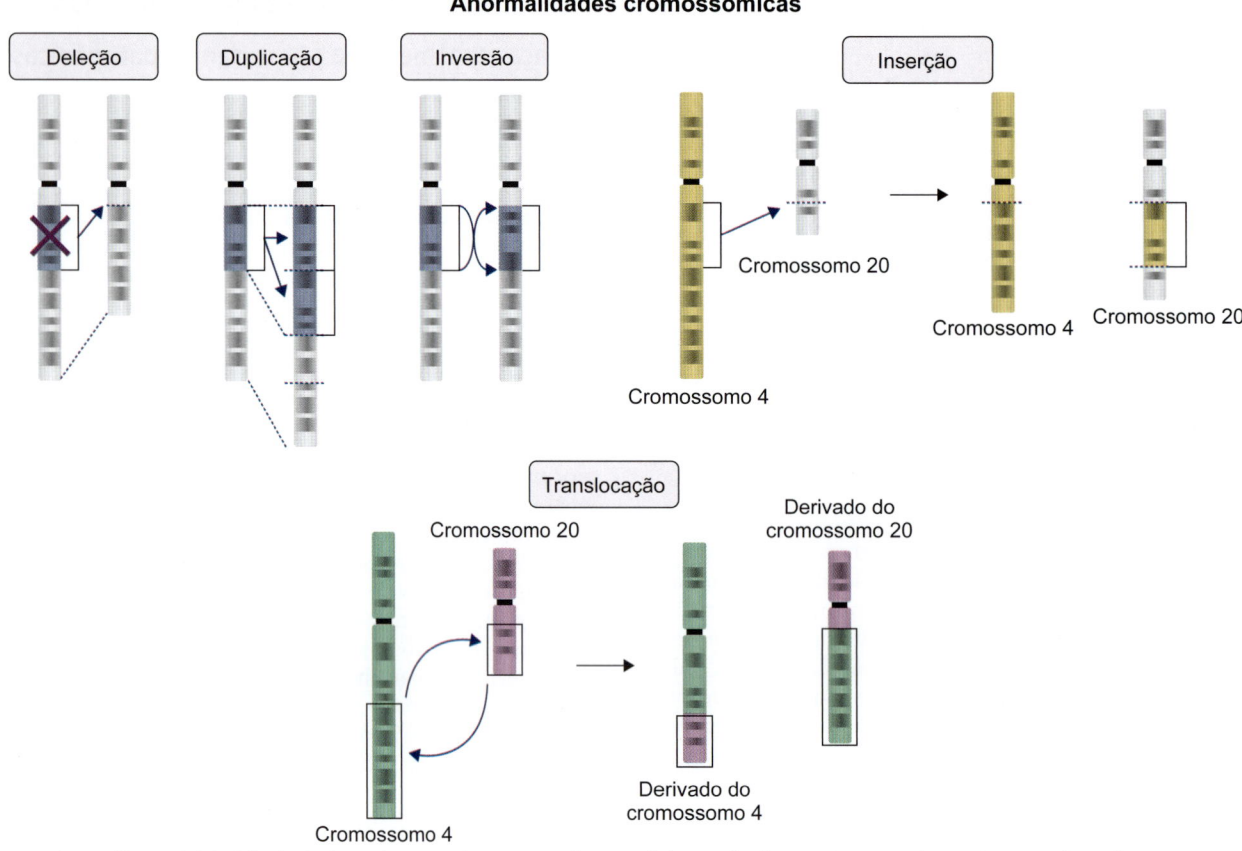

Figura 38.4 Principais tipos de mutações cromossômicas: deleção, duplicação, inversão, inserção e translocação.

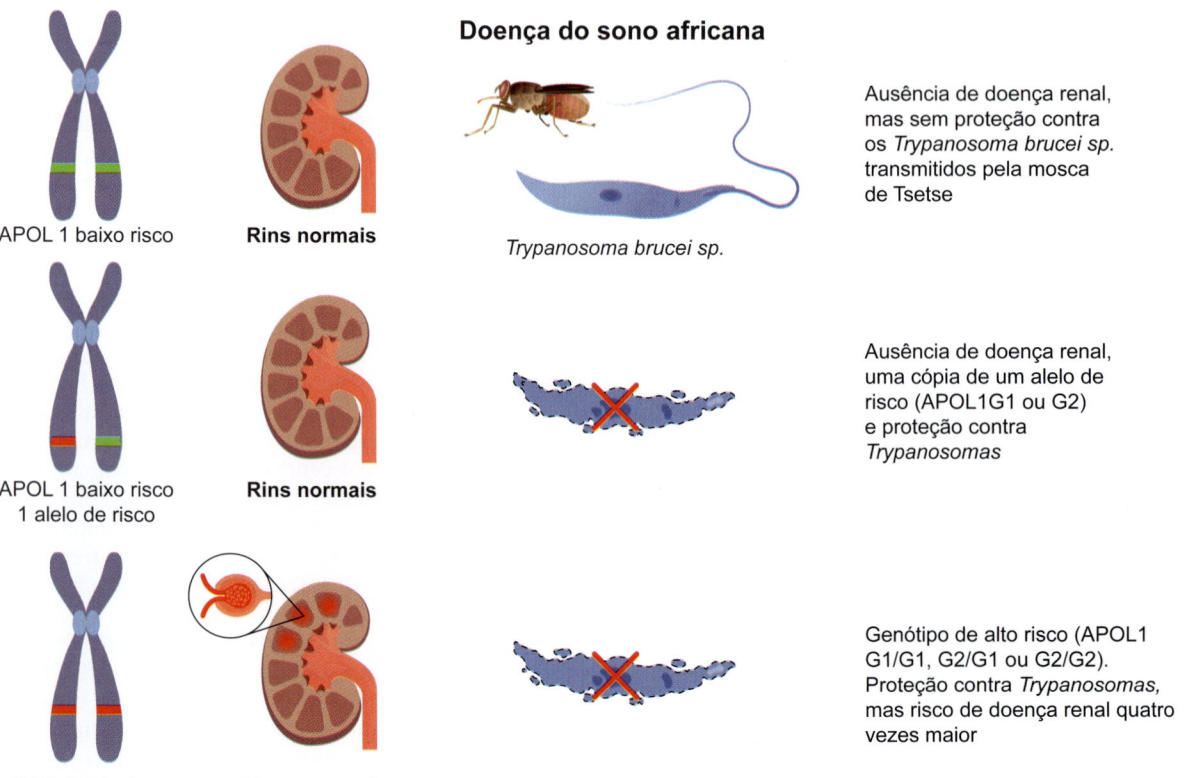

Figura 38.5 Doença do sono e doença renal.

segmentar focal, algumas vezes do tipo colapsante, a qual tem prognóstico ruim em relação à resposta terapêutica à prednisona, por exemplo, e devem ser tratados com inibidores do sistema renina-angiotensina-aldosterona para reduzir a hiperfiltração glomerular e controlar da pressão arterial. A doença por APOL1 não afeta todos os indivíduos com genótipo de alto risco. Por causas ainda desconhecidas, a APOL1 se manifesta somente em torno de 20% dos indivíduos carreadores do genótipo de risco. Uma hipótese para explicar essa característica é a ocorrência de uma segunda injúria ou *second hit*, na qual uma medicação (interferona peguilado) ou infecção viral (covid-19, HIV) induzem uma resposta inflamatória que ativa a expressão da variante APOL1 de alto risco, causando toxicidade ao podócito.[8,9]

Em conclusão, o genótipo de alto risco de APOL1 não só aumenta o risco de doença renal terminal, assim como está associado a doença renal mais agressiva, levando à insuficiência renal terminal anos antes do que pacientes sem essas variantes patogênicas.

Doenças do espectro do colágeno tipo 4A (Espectro-*COL4A*)

COL4A5

Descrito pelo Dr. Cecil Alport em 1927 como uma "nefrite hemorrágica congênita familiar hereditária", a primeira mutação no gene (ou variante patogênica) só foi descoberta em 1990. Como o gene *COL4A5* está localizado no cromossomo X, a doença de Alport é definida como uma origem genética de herança ligada ao X, o que implica homens sendo primariamente afetados. Já as mulheres têm fenótipo variável devido à inativação do cromossomo X. Esse fato não impede que mulheres manifestem a doença da mesma forma que os homens porém isso só ocorre com menor frequência e com apresentação variável.[10]

COL4A4, COL4A3

A doença do espectro-*COL4A3* e *COL4A4* recessiva tem uma apresentação similar ao *COL4A5*. Já que dois alelos são afetados, ocorre uma perda de função da proteína levando à um fenótipo mais agressivo com déficit auditivo variável, adelgaçamento da membrana glomerular causando proteinúria, hematúria e progressão da doença renal crônica. Glomerulosclerose focal segmentar pode ocorrer secundariamente e ocorre com mais frequência na porção hilar do glomérulo (Quadro 38.1).

A síndrome de Alport digênica ocorre quando há uma mutação em mais de um gene de colágeno tipo 4A. Por exemplo, uma variante patogênica no *COL4A3* e outra no *COL4A4*. Como as fibras do colágeno são combinadas conforme uma corda torcida, uma perda de função em uma das proteínas combinada à perda em outra proteína pode levar à doença renal de fenótipo variável, em geral, de progressão mais lenta. Casos de hematúria familiar sem progressão de DRC podem ocorrer com esse tipo de genótipo.

COL4A1

A mais rara das doenças do espectro do colágeno. Está associada à síndrome de *HANAC*, a qual envolve angiopatia hereditária associada a nefropatia, aneurismas e cãibras.[11] O fenótipo renal é caracterizado por poucas alterações na microscopia ótica, glomerulosclerose segmentar focal (GESF) secundária em alguns casos, mas com membranas glomerulares na microscopia eletrônica finas. Pequenos cistos também podem ser observados.

Quadro 38.1 Doenças do espectro do colágeno tipo IV A.

	Genética	Clínica	Tratamento
Doença de Alport ligada ao cromossomo X	Variantes patogênicas ligadas ao gene *COL4A5*	**Renal** **Déficit auditivo**: frequente, gravidade variável **Ocular**	**Medidas antiproteinúricas** Inibidor do sistema RAA, início precoce (antes de manifestar proteinúria) Inibidor SGLT2 Controle da PA **Acompanhamento multidisciplinar**: otorrinolaringologia, oftalmologia
Doença de Alport autossômica recessiva	**Variantes patogênicas bialélicas** dos genes *COL4A3* ou *COL4A4* (homozigoto ou heterozigoto composto)		
Síndrome de Alport digênica	Variantes patogênicas em dois dos genes *COL4A3-COL4A4*	Gravidade variável	
Síndrome de Alport autossômica dominante (nefropatia de membrana glomerular fina ou hematúria familial benigna)	**Variantes patogênicas heterozigotas em *COL4A3* ou *COL4A4***	Menos grave ou de manifestação tardia	
Síndrome de HANAC	Variantes patogênicas no *COL4A1*	Olhos: tortuosidades dos vasos retinianos Vascular: aneurismas Renal: proteinúria, hematúria, velocidade de progressão variável	**Medidas antiproteinúricas** Inibidor do sistema RAA Inibidor SGLT2 Controle da PA **Acompanhamento multidisciplinar**: neurologia, cardiologia/cirurgia vascular, oftalmologia

A clínica é definida por herança autossômica dominante, podendo haver proteinúria, hematúria e história familiar de doença renal. Tortuosidades dos vasos retinianos são uma associação frequente. Esses pacientes devem ser acompanhados por um time multidisciplinar que envolve: neurologista, cardiologista e oftalmologista. O tratamento envolve fármacos que reduzem a hiperfiltração glomerular decorrente da perda de glomérulos e proteinúria como inibidores da renina-angiotensina-aldosterona (RAA) e possivelmente inibidores de SGLT-2.

CONCEITOS BÁSICOS DE GENÉTICA PARA O NEFROLOGISTA

Os conceitos básicos de genética para o nefrologista e a nomenclatura das variantes podem ser observados na Quadro 38.2.

TIPOS DE DOENÇAS GENÉTICAS

Atualmente, acredita-se que cada ser humano tem aproximadamente 20 mil genes diferentes no núcleo de suas células. E, vale ressaltar, dos 3 bilhões de pares de bases, somente 1% representa sequências que codificam proteínas. A parte restante tem função reguladora ou ainda desconhecida. Alterações nesses genes, isoladamente ou em um conjunto, podem produzir distúrbios genéticos, os quais são passíveis de classificação em quatro grupos importantes:

1. Distúrbios cromossômicos, nos quais cromossomos inteiros (ou grandes segmentos deles) estão ausentes, duplicados ou estruturalmente alterados. Pode-se citar como exemplos síndrome de Down, síndrome de Turner e "síndrome do miado do gato".
2. Distúrbios monogênicos nucleares, nos quais um único gene está alterado; frequentemente denominados "condições mendelianas", nesse grupo estão as doenças renais policísticas.
3. Distúrbios mitocondriais causados por alterações no pequeno DNA mitocondrial, localizado no citoplasma. São exemplos certas formas de tubulopatias e o diabetes.
4. Distúrbios multifatoriais, que resultam de uma combinação de múltiplas causas genéticas e ambientais. Muitos defeitos congênitos, como a fenda labial e/ou a fenda palatina, além de distúrbios de início tardio, incluindo doença cardíaca, hipertensão arterial e diabetes, pertencem a essa categoria.

CARACTERIZAÇÃO DOS CROMOSSOMOS HUMANOS

Ao comparar o tamanho e a morfologia dos cromossomos de homens e mulheres, é evidente que 22 pares são tidos em comum, chamados "autossômicos". O 23º par inclui os cromossomos sexuais XX na mulher e XY no homem.

A citogenética compreende o estudo dos cromossomos no seu estado normal e nas várias doenças que as alterações cromossômicas podem produzir. Sempre que as mutações comprometem segmentos relativamente grandes de um cromossomo, possibilitando sua visualização por meio da microscopia de luz, são denominadas "alterações cromossômicas" (deleções, duplicações ou recombinações). Alterações cromossômicas visíveis ao microscópio óptico estão presentes em aproximadamente 1/150 nativivos e constituem uma das principais causas conhecidas de malformações congênitas e deficiência mental.

As principais mutações cromossômicas podem ser classificadas em:

- Numéricas, com destaque para as aneuploidias e as poliploidias
- Estruturais, sendo mais relevantes as translocações, as deleções, as inversões e as duplicações.

As principais alterações submicroscópicas, ou seja, não visíveis ao microscópio e, portanto, ao cariótipo, são as microdeleções e as microduplicações. O recente desenvolvimento de técnicas laboratoriais, como a *CGH-array*, tem possibilitado uma verdadeira revolução na identificação de alterações cromossômicas, com consequências como malformações e neoplasias renais, entre outras.[13-15]

CARACTERIZAÇÃO DOS GENES HUMANOS

Há mais de 60 anos, o exame laboratorial cariótipo é utilizado em suspeita de diagnóstico de doenças causadas por alteração cromossômica. Entretanto, antigamente, em casos cuja causa dos sinais e sintomas possivelmente era genética e não cromossômica, não havia propedêutica capaz de auxiliar na confirmação da hipótese diagnóstica. Nas últimas duas décadas, ocorreu grande avanço no entendimento da estrutura e função de genes humanos, possibilitando que o material genético fosse manipulado de maneira bastante versátil. O Projeto Genoma Humano e os conhecimentos dele advindos trouxeram para a rotina do laboratório de genética uma variedade de ferramentas para identificar alterações em sequências de DNA que estão associadas a uma lista crescente de doenças gênicas.

Doenças gênicas são causadas por mutações no nível do DNA, ou seja, mudanças relacionadas com a alteração no código genético de determinado gene, em forma de polimorfismo de um nucleotídio (SNP, do inglês *single nucleotide polymorphism*), indels, variação de um nucleotídio (SNV, do inglês *single nucleotide variation*).

Dependendo da localização do gene e da concentração mínima necessária para que a proteína a ser produzida exerça com eficiência suas funções biológicas, as doenças hereditárias podem ser transmitidas por meio das gerações, seguindo determinados padrões (recessivo ou dominante). Um gene pode variar em sua expressão qualitativa, o que faz com que uma doença possa variar quanto à sua penetrância; ou seja,

> ⓘ **PONTOS-CHAVE**
>
> - O avanço nas técnicas de sequenciamento e análise computacional na Genética possibilitou o aumento exponencial na descoberta de doenças renais de origem genética
> - A genética médica baseia-se na clínica e no sequenciamento de DNA, sendo sua principal ferramenta o aconselhamento genético, que envolve a comunicação de informações relativas a riscos, prognósticos e tratamentos aos pacientes e suas famílias
> - É preciso revisar os termos genéticos usados em nefrologia: doença familial, doença congênita e hereditária; e os diversos tipos de mutações: silenciosa, *missense*, *nonsense* e *frameshift*
> - Tipos de doenças genéticas: alterações cromossômicas, mendelianas, monogênicas, por SNP, multifatoriais e mitocondriais.

Quadro 38.2 Conceitos básicos de genética e nomenclaturas das variantes.

Herança mendeliana	Um único gene transmitido em um padrão autossômico dominante, recessivo ou ligado ao X Herança autossômica dominante: indivíduos afetados são sempre filhos de pais, em que um deles carrega o gene e o fenótipo. Não ocorre "salto" entre gerações, ou seja, todas as gerações têm o fenótipo (Aa × AA, 'a' representando o alelo mutante). Uma exceção a essa explicação ocorre no caso de uma mutação *de novo*, em que uma mutação nova se deu na linhagem de células germinativas Herança autossômica recessiva: no caso de uma doença rara, os pais do indivíduo afetado não têm a doença, mas são portadores da mutação na forma heterozigota (Aa × Aa) Herança recessiva ligada ao X: caso mais comum é o de pais normais, mas de mães que carregam a mutação. Os indivíduos afetados são geralmente homens. Estatisticamente, um em cada dois filhos homens é afetado e uma em cada duas filhas carrega o gene com a mutação
Doença familial	Fenótipo que ocorre geralmente em mais de um membro da família, pode ter etiologia genética (p. ex., doença de Alport) ou não genética (p. ex., infecção viral)
Doença congênita	Doença presente desde o nascimento, pode ter etiologia genética (p. ex., síndrome nefrótica congênita) ou não genética (p. ex., sífilis congênita)
Doença hereditária	O mecanismo de transmissão depende, na grande maioria, da configuração genética dos progenitores. Nem sempre uma doença hereditária é congênita, no sentido de que nem sempre se manifesta ao nascimento (p. ex., doença renal policística do adulto)
Doença genética	Consequência de anomalias da estrutura genética, mas nem toda doença genética é hereditária, podendo ocorrer por "acidente" genético na formação dos gametas ou nas células somáticas (p. ex., maioria dos casos de tumor de Wilms). Elas podem alterar o material genético de maneira "grosseira", sendo, então, denominadas "alterações cromossômicas" ou as "alterações genéticas" podem ser anatomicamente menores, a ponto de não serem visíveis ao microscópio (porém envolvendo vários genes), sendo, então, chamadas "alterações submicroscópicas", às vezes dando origem a "síndromes de genes contíguos"; por fim, o material genético pode sofrer variações anatomicamente tão pequenas quanto aquelas que afetam a estrutura da molécula de DNA de um único gene, sendo, assim, denominadas "gênicas"
Variantes/ mutações	Variabilidades no código genético são chamadas "mutações", porém, mais recentemente, a nomenclatura mudou para "variantes", podendo uma variante ser patogênica, provavelmente patogênica, benigna, provavelmente benigna, ou de significado incerto.[12] Podem ocorrer por mecanismos extrínsecos ou intrínsecos ao corpo humano, ser vantajosas, neutras ou deletérias. Como fonte de mutação intrínseca ao organismo humano, destaca-se o processo de replicação do DNA que, por ocorrer diversas vezes e ser complexo, está sujeito a erros. A mutação pode ser herdada de um ou ambos os genitores ou pode ocorrer em um indivíduo por acidente genético na gametogênese ou mesmo após a fecundação, no período embrionário, fetal ou, ainda, após o nascimento em qualquer momento da vida, em qualquer um dos 220 tipos de tecidos, sendo esta última denominada "mutação somática"

Nomenclaturas das variantes

Indels	Inserção ou deleção de um ou mais pares de base em determinada região cromossômica. São menos frequentes que os SNP
SNP, SNV	SNP: polimorfismo de um nucleotídeo que ocorre com uma frequência maior que 1% na população SNV: define uma variação de um nucleotídeo sem qualquer referência quanto à frequência da variação
Mutações somáticas	São variações ou mutações no DNA que ocorrem nas células de variados tecidos (não germinativas, portando diploides). Esse tipo de mutação não pode ser transmitido de pais para filhos
Mutações germinativas	Variação no DNA que pode ser detectada na linhagem de células germinativas e podem transmitir a mutação a futuras gerações. Em contraste, mutações somáticas não podem ser transmitidas de pais para filhos. Mutações germinativas são responsáveis por 20% das mutações, enquanto as 80% restantes são somáticas
Mutações de larga escala, alterações cromossômicas (Figura 38.4)	Amplificações: ocorrem em decorrência de erros na fase de duplicação do DNA ou no reparo. Esse mecanismo dá origem a novo material genético, o qual pode ter função evolutiva. Podem ocorrer duplicações de genes; segmentos de cromossomos, levando a múltiplos genes serem duplicados, ou até mesmo de cromossomos inteiros Deleções: deleção de grande segmento de um cromossomo. Grandes deleções são fatais para o feto, enquanto deleções menores podem causar doenças Translocações: anormalidade cromossômica definida pelo rearranjo de cromossomos não homólogos (p. ex., translocação entre o cromossomo 4 e o 20) Inversões: ocorre uma quebra em determinada parte do cromossomo e o fragmento sofre fusão, mas de maneira invertida
Tipos de mutações	Silenciosa: ocorre alteração de um par de base em região que codifica proteína, mas a nova trinca definindo um aminoácido codifica exatamente o mesmo aminoácido (decorrente da característica do código genético a ser degenerado) *Missense*: alteração de um par de base nitrogenada, que resulta na substituição de um aminoácido por outro na proteína codificada pelo gene em questão *Nonsense*: alteração de um par de base nitrogenada, que resulta em um código de parada de transcrição (*stop codon*), ou seja, sinaliza o término da formação (ou tradução) da proteína, formando uma proteína mais curta e, muitas vezes, pode perder a função *Frameshift*: considerando que o DNA codifica as proteínas em códons de 3 pares de base por aminoácido, uma inserção ou deleção podem resultar em mudança da leitura da trinca, desviando o quadro de leitura da polimerase e alterando completamente a composição da proteína final. Nesses casos, a proteína traduzida normalmente perde sua função

nem sempre um indivíduo portador de um gene mutado desenvolverá o fenótipo. Um gene mutado também pode apresentar uma variabilidade quantitativa na expressão – isso quer dizer que um indivíduo com determinado genótipo pode apresentar quadro clínico distinto ou de diferente intensidade quando comparado a outro indivíduo afetado da mesma família. Um bom exemplo dessa variabilidade de expressão são irmãos com doença renal policística do adulto, cujos sintomas podem variar quanto à gravidade.

PADRÕES DE HERANÇA DAS DOENÇAS GÊNICAS

A análise genética para determinar a herança das características humanas pode ser efetivamente estudada por duas perspectivas. Primeiro, os dados de grandes populações podem ser coletados, com aplicação de métodos matemáticos para deduzir se determinado fenótipo é herdado. Embora adequado, esse enfoque requer o exame de muitas pessoas, o que pode exigir tempo e ter alto custo. Em segundo lugar, o padrão de herança de determinada característica pode ser acompanhado em famílias individuais, preferencialmente dentro de famílias grandes, com várias gerações. O exame de conjuntos de parentes geralmente é mais fácil de conduzir que os estudos populacionais. Hoje, os estudos familiares são amplamente usados para investigar a genética molecular de doenças humanas. Ao encontrar doenças familiais associadas a determinado gene, o qual codifica uma proteína, não apenas se aprende sobre a doença, mas também sobre a função de determinada proteína.

Os padrões de herança fenotípica dentro de famílias são visualizados construindo-se árvores genealógicas (heredogramas). O termo *pedigree*, em inglês, é um modo de denominar as ramificações de uma árvore genealógica. Um heredograma usado para estudos genéticos consiste em um conjunto de símbolos que significam e descrevem tanto o parentesco entre as pessoas quanto a história de uma característica dentro de uma família. Os heredogramas são dados essenciais para o geneticista clínico.

Um fenótipo humano preciso (característica clínica) é essencial para determinar se e como uma condição é herdada. Se a descrição de uma condição é imprecisa, então diferentes distúrbios genéticos e não genéticos podem ser aglomerados, confundindo a análise e o tratamento. Para alguns estudos, muitos heredogramas de famílias diferentes precisam ser reunidos. Em outros, um único heredograma de uma família grande, com indivíduos afetados e normais em várias gerações, pode fornecer ampla informação genética. Com informações precisas, o geneticista seleciona um de quatro padrões familiais diferentes, para determinar o modo de herança de um fenótipo. Estão incluídas nessa categoria as doenças monogênicas, as quais apresentam os seguintes padrões de herança: autossômica dominante (Figura 38.6); autossômica recessiva (Figura 38.7); recessiva ligada ao X; e dominante ligada ao X (Figuras 38.8 e 38.9). Outro importante padrão de herança é o mitocondrial, que segue somente a linhagem matrilínea.

Padrão de herança autossômica dominante

Verificam-se doenças autossômicas dominantes em aproximadamente 1 em cada 200 indivíduos, resultando de perda de proteínas dominantes com *loci*, que podem se localizar em quaisquer cromossomos. Um heredograma típico dessa

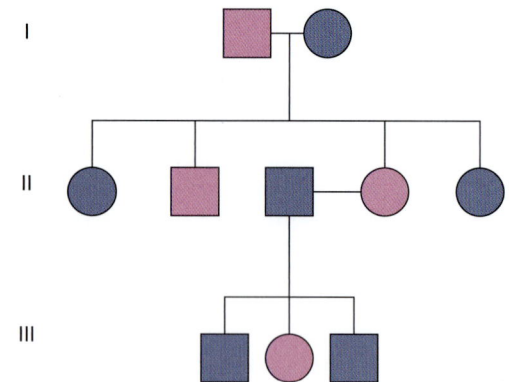

Figura 38.6 Heredograma mostrando padrão de herança autossômica dominante.

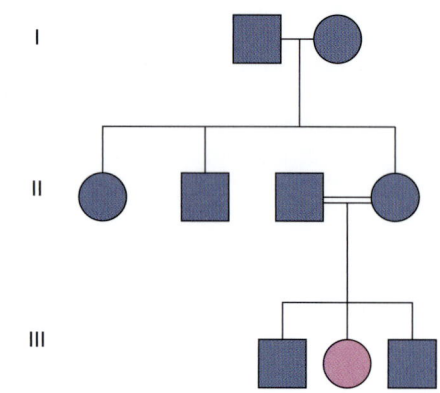

Figura 38.7 Heredograma mostrando padrão de herança autossômica recessiva.

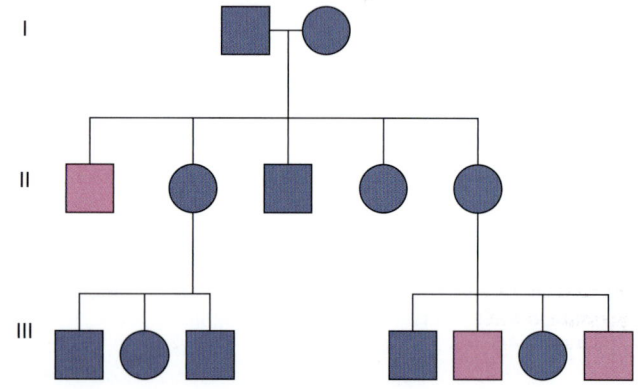

Figura 38.8 Heredograma mostrando padrão de herança recessiva ligada ao X.

herança tem características distintas que incluem pessoas afetadas em gerações sucessivas, números iguais de homens e mulheres afetados, cada indivíduo afetado tendo pelo menos um genitor afetado, dois genitores afetados podendo ter prole não afetada e pessoas não afetadas no heredograma que se casam com pessoas não afetadas, raramente tendo prole afetada. Nesse grupo, pode-se citar a doença renal policística do adulto.

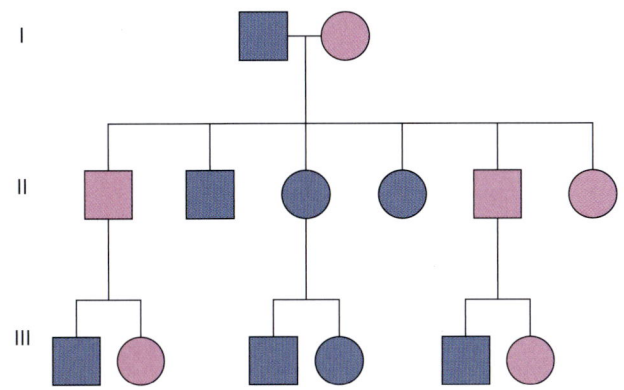

Figura 38.9 Heredograma mostrando padrão de herança dominante ligada ao X.

Padrão de herança autossômica recessiva

Nas doenças autossômicas recessivas, dois alelos mutados no mesmo *locus* são os causadores da doença. As características diferenciais de um heredograma com um distúrbio autossômico recessivo incluem, em geral, genitores não afetados que têm prole afetada, número igual de homens e mulheres afetados, toda a prole afetada quando ambos os genitores são afetados e, em distúrbios raros, crianças afetadas que são a prole de casamento entre primos de 1º grau. Como exemplo pode-se citar a doença renal policística infantil.

Padrão de herança ligada ao sexo

Genes ligados ao sexo são aqueles localizados no cromossomo X ou no cromossomo Y. Como são conhecidos poucos genes localizados no cromossomo Y, o foco, portanto, permanecerá principalmente no cromossomo X.

Padrão de herança recessiva ligada ao X

Como as mulheres herdam duas cópias do cromossomo X, elas podem ser homozigotas para um alelo mutado em um dado *locus* e heterozigotas ou homozigotas para o alelo normal no *locus*. Nessa população, uma característica recessiva ligada ao X se comporta muito como uma característica autossômica recessiva. Entretanto, por causa do fenômeno de inativação de um cromossomo X de cada célula do embrião feminino (ionização), apenas um cromossomo X é ativo em cada célula somática individualmente. Isso significa que cerca de metade das células de uma mulher heterozigota expressará o alelo relacionado com determinada doença, e metade expressará o alelo normal. Desse modo, assim como nas características autossômicas recessivas, a heterozigota produzirá cerca de 50% do nível normal do produto gênico. Geralmente, isso é suficiente para ter um fenótipo normal.

A situação é diferente para os homens, hemizigotos para o cromossomo X. Se um homem herda um gene no cromossomo X que, quando mutado, leva a uma doença recessiva, ele será afetado pela doença porque o cromossomo Y não porta um alelo normal para compensar os efeitos da falta da produção da proteína pelo gene mutado. Nos heredogramas de famílias em que existe uma doença de herança recessiva ligada ao X, há mais homens afetados que mulheres, todos os filhos de uma mãe afetada são afetados, os pais afetados nunca transmitem a característica para seus filhos homens e pais não afetados podem ter proles afetadas. Como exemplo de doença recessiva ligada ao X, pode-se citar a doença de Anderson-Fabry.

Padrão de herança dominante ligada ao X

Doenças dominantes ligadas ao X são menores em número e prevalência em comparação às doenças recessivas ligadas ao X. Como ocorre com as doenças autossômicas dominantes, um indivíduo precisa herdar apenas uma cópia de um gene mutado ligado ao X para manifestar o distúrbio. Como as mulheres têm dois cromossomos X, ambos os quais podem potencialmente portar o gene mutado, elas são cerca de duas vezes mais comumente afetadas que os homens (a menos que a doença seja letal ao homem, assim como na incontinência pigmentar). Pais afetados não podem transmitir as características a seus filhos homens. Todas as suas filhas devem herdar o gene mutado da doença, de modo que todas serão afetadas. Mulheres afetadas são normalmente heterozigotas e, portanto, têm chance de 50% de passar o alelo mutado para suas filhas e seus filhos. Um exemplo de doença dominante ligada ao X é uma das formas de raquitismo hipofosfatêmico.

Padrão de herança mitocondrial

A maioria das doenças genéticas é causada por defeitos no genoma nuclear. Entretanto, com menor frequência, doenças genéticas podem originar de mutações mitocondriais.

Cada célula humana contém várias centenas de mitocôndrias em seu citoplasma. As mitocôndrias são a fonte principal de energia para o metabolismo celular, ou seja, são criticamente importantes para a sobrevivência das células.

As mitocôndrias contêm seu próprio código de DNA, separado do DNA nuclear. O DNA mitocondrial consiste em uma sequência de 16.569 pb arranjadas em uma molécula bifilamentar circular (como o plasmídio de uma bactéria). O genoma mitocondrial codifica dois RNA ribossômicos, 22 RNA de transferência e 13 polipeptídios envolvidos na fosforilação oxidativa. A transcrição do DNA mitocondrial (DNAmt) ocorre na mitocôndria, independentemente do núcleo. Ao contrário do DNA nuclear, o DNAmt não contém íntrons. Como ele está localizado no citoplasma, o DNAmt é herdado exclusivamente pela linhagem materna – os homens herdam seu DNAmt de suas mães e não o passam para a sua prole. A taxa de mutação do DNAmt é cerca de 10 vezes maior que aquela do DNA nuclear, o que é causado por uma ausência de mecanismos de reparo do DNA no DNAmt e, possivelmente, também por dano nos radicais livres de oxigênio liberados durante o processo de fosforilação oxidativa.

Uma vez que cada célula contém uma população de moléculas de DNAmt, uma única célula pode abrigar algumas moléculas que contêm uma mutação de DNAmt e outras moléculas que não contêm. Essa heterogeneidade na composição do DNA, denominada "heteroplasmia", é uma causa importante da expressão variável nas doenças mitocondriais. Quanto maior a proporção de moléculas DNAmt mutantes, mais grave a expressão da doença. Cada tipo de tecido necessita de certa quantidade de ATP produzido nas mitocôndrias para função normal. Embora algumas variações nos níveis de ATP possam ser toleradas, em geral existe um nível mínimo abaixo do qual as células começam a se degenerar e morrer. Sistemas orgânicos com grandes necessidades de ATP e altos limiares tendem a ser os mais seriamente afetados pelas doenças mitocondriais. Por exemplo, o sistema nervoso central (SNC) consome cerca de 20% da produção de ATP do corpo e, assim, é frequentemente afetado por mutações no DNAmt. Duplicações e deleções no DNAmt podem produzir uma doença que associa tubulopatia, diabetes e ataxia cerebelar. Em 2016, nasceu o primeiro bebê cuja fertilização foi realizada com a técnica de "3 pais", pois a mãe tinha uma patologia relacionada com o DNA mitocondrial, chamada "síndrome de Leigh", fatal para o feto. A técnica, ainda controversa, foi aprovada somente no Reino Unido, mas certamente será cada vez mais utilizada, quando mais pesquisas comprovarem sua segurança e eficácia. Em resumo, o óvulo materno e o de uma doadora sem a patologia é fecundado com espermatozoide paterno. O passo seguinte é retirar o núcleo resultante da fecundação do óvulo doador e substituí-lo pelo núcleo materno.

O heredograma com o padrão de herança mitocondrial é observado na Figura 38.10.

Herança multifatorial e doenças poligênicas

Houve muito progresso quanto à identificação de mutações específicas em genes únicos, resultando em uma melhor caracterização de fenótipo, da progressão da doença e da efetividade de diferentes terapias. Mesmo em doenças monogênicas, a presença do alelo mutante não determina em 100% das vezes um fenótipo com patologia. A hereditariedade característica fenotípica não é tão simples como inicialmente imaginado. Por exemplo, membros de uma mesma família afetados pela mesma mutação podem apresentar fenótipos distintos, manifestar a doença em diferentes idades (como na doença policística renal) ou mesmo não manifestar a doença (no caso de penetrância variável). Além disso, o fenótipo resultante é produto da interação de outros genes, fatores de transcrição, inibidores e modificações da cromatina (o que afeta o acesso das enzimas de transcrição a regiões do DNA). Outros fatores relacionados com o ambiente são exposição a toxinas, infecções, dieta, entre outras possíveis influências do ambiente ao indivíduo. Doenças nas quais se acredita que a incidência esteja relacionada com efeitos combinados de múltiplos genes são chamadas "poligênicas". Nesse caso, são variantes de múltiplos genes, na qual cada uma apresenta um pequeno efeito, sendo frequentes na população geral.

Em contraste, as doenças monogênicas contêm uma variante de forte efeito, mas com baixa frequência populacional (são doenças raras por definição). A doença monogênica mais comum nos seres humanos é a doença policística renal. Quando fatores ambientais provavelmente também podem causar variação nessas características, usa-se o termo "multifatorial". Deve-se enfatizar que os genes individuais envolvidos em uma característica multifatorial seguem os princípios mendelianos de segregação. A diferença é que vários deles agem em conjunto para influenciar a característica.

As doenças mais frequentes, entre elas a hipertensão arterial e o diabetes, são denominadas "doenças geneticamente complexas". – trata-se de doenças multifatoriais, em que o componente genético é poligênico na maioria dos casos. O termo "complexas" é usado por vários motivos.

O padrão de herança dessas doenças não segue o padrão mendeliano, e neste momento, ainda não são conhecidos todos os genes e/ou as variantes de DNA que compõem esse componente genético. Porém, nos últimos anos, houve um grande avanço na elucidação do componente genético das doenças complexas e multifatoriais. Isso se deve a atual capacidade de, ao analisar grupos de casos e controles com grande número amostral em busca de diferenças de SNP, selecionar centenas de SNP que diferem entre esses dois grupos, criando a possibilidade de gerar um escore para separar, com um único teste genético, pessoas que estão em diferentes grupos de risco para doenças multifatoriais com componente genético. As aplicações dos "Escores de Risco Poligênicos" em Nefrologia são inúmeras, e algumas delas já começam a se aproximar da rotina médica, como a capacidade de determinar quem estaria em alto risco genético de desenvolver Diabetes Tipo 2,[16] hipertensão arterial,[17] declínio da taxa de filtração glomerular,[18] desenvolvimento de diabetes melito pós-transplantes,[19] risco de litíase renal[20] entre outras aplicações.

A correlação entre as múltiplas variantes genéticas e o fenótipo representa um dos maiores desafios técnicos atuais da genética médica.

Cerca de 75% dos distúrbios humanos herdados e a maioria daqueles que surgem no decorrer da vida adulta são multifatoriais. Além da hipertensão arterial e do diabetes, exemplos de distúrbios humanos complexos incluem autismo, asma, obesidade, alcoolismo, acidentes vasculares encefálicos (AVE), câncer, esquizofrenia e depressão.

Membros de uma mesma família compartilham genes e ambientes. A semelhança familiar refletida em caracteres como pressão arterial consequentemente reflete ambos os fatores, genéticos e ambientais, em comum. Poucas características são influenciadas somente pelos genes ou somente pelo ambiente. A maioria é influenciada por ambos. A determinação da influência relativa dos fatores genéticos e ambientais pode levar ao melhor entendimento da etiologia da doença, além de poder ajudar nas estratégias de saúde pública. Pode-se evitar uma doença, na qual a influência hereditária é relativamente baixa, de modo mais eficiente, pela ênfase nas mudanças nos estilos de vida. Quando uma doença apresenta um componente hereditário relativamente amplo, é preciso enfatizar o aconselhamento em adição a modificações do estilo de vida.

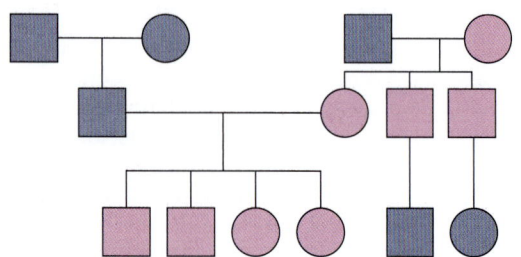

Figura 38.10 Heredograma mostrando padrão de herança mitocondrial.

> ⓘ **PONTOS-CHAVE**
>
> - Definição dos distúrbios cromossômicos e gênicos. Definição e classificação das mutações das doenças gênicas
> - Padrões de herança das doenças gênicas que determinam a herança das características humanas. Os padrões de herança de uma característica dentro de famílias são visualizados e identificados por meio da construção de heredogramas. Definição dos tipos de padrões de herança – mendelianas: autossômica dominante, autossômica recessiva, herança dominante ligada ao X, herança recessiva ligada ao X; não mendelianas: herança mitocondrial, herança multifatorial e doenças poligênicas.

Para que o nefrologista possa fazer uso dos novos conhecimentos sobre a genética das nefropatias na rotina de seu atendimento, é necessário que compreenda as bases moleculares das características expressas como "doenças".

DNA

O DNA é a molécula que codifica as instruções genéticas para todas as proteínas do organismo humano. Esse código especifica a estrutura, a função e o desenvolvimento biológico de todo organismo vivo. O DNA é sempre referido como a molécula da hereditariedade, visto que ela é a responsável pela propagação das características herdadas.

Componentes da molécula de DNA

A molécula de DNA é formada por uma sequência de estruturas básicas chamadas "nucleotídios". Os nucleotídios são formados por uma base nitrogenada, um açúcar (desoxirribose) e um grupo fosfato. As bases nitrogenadas podem ser do tipo purinas [adenina (A) e guanina (G)] ou pirimidinas [timina (T) e citosina (C)].

O açúcar que compõe o DNA tem cinco carbonos (pentose) e não contém um radical OH no carbono 2 (2-desoxirribose). Nota-se que o açúcar está conectado pelo seu carbono 1 a uma das quatro bases nitrogenadas (A, G, T ou C).

As bases nitrogenadas ficam no centro da molécula e se ligam, por um lado, ao açúcar e, por outro, entre elas, por meio das pontes de hidrogênio. Uma sequência de nucleotídios forma uma fita de DNA, na qual os açúcares e os grupos fosfatos compõem o esqueleto que protege o código genético contido internamente na molécula do DNA na sequência de bases nitrogenadas (Figura 38.11).

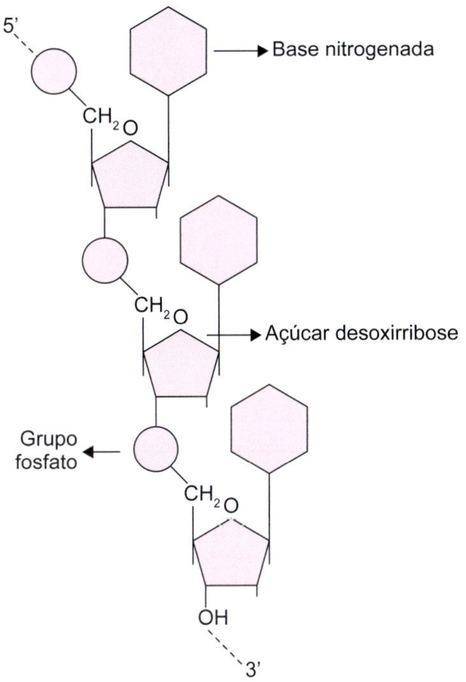

Figura 38.11 Estrutura esquemática de uma molécula de DNA com os seus três componentes: as bases nitrogenadas, o açúcar (desoxirribose) e o grupo fosfato.

Estrutura do DNA

Dos cinco carbonos da desoxirribose, os carbonos 5 e 3 estão ligados às moléculas de fosfato anterior e posterior. Essa ligação fornece, por convenção, o direcionamento (5' → 3') da fita de DNA. Duas pontes de hidrogênio fazem a ligação entre as bases A e T, e três pontes entre as bases C e G, nas fitas complementares de DNA. Essas pontes estabilizam a formação da dupla-hélice, composta por duas fitas complementares que correm em direções antiparalelas, isto é, 5' → 3' em uma fita e 3' → 5' na fita complementar. Apenas uma das fitas realmente servirá como código genético para a síntese de proteínas; para determinada região do DNA, pode ser uma das fitas e, em outra região, pode ser a outra fita que esteja servindo de molde. Seja qual for a fita codificadora, os códons que codificam um aminoácido são compostos de unidades de três bases nitrogenadas chamados "tripletes" ou "códons". Esses códons estão arranjados em sequências lineares para formar os genes. *In vivo* e *in vitro*, as duas fitas de DNA podem ser "separadas" (desnaturadas) e, se isso acontecer, o par A=T (conectado apenas por duas pontes de hidrogênio) é menos estável e desnatura antes que o par C≡G, em virtude da maior estabilidade das três pontes de hidrogênio deste último par. Os dois tipos "corretos" de pareamento (A-T, G-C) desnaturam em temperaturas mais altas do que quando ocorre um erro de pareamento (p. ex., A-C ou G-T). Essas diferenças no pareamento entre pb, relacionadas com as diferenças variáveis na sensibilidade à temperatura, constituem a base de uma variedade de métodos utilizados para detectar mutações.

Replicação do DNA

Toda vez que a célula inicia o processo de divisão celular, o material genético sofre um processo inicial de duplicação para estar pronto para a divisão posterior. Esse processo, denominado "replicação", ocorre em três etapas. Na primeira, a dupla fita necessita ser transformada em duas fitas simples, o que se faz por meio de um processo enzimático em que se destacam as enzimas helicases e girases (que, como o próprio nome diz, "giram" a dupla-hélice, transformando uma hélice em duas fitas simples). O objetivo da segunda etapa da replicação é marcar o ponto de início. Para isso, são necessárias certas moléculas que "sinalizarão" quais são os diversos pontos de início da duplicação de cada uma das duas fitas simples. Essas moléculas são pequenos moldes constituídos por uma sequência de poucos nucleotídios (oligonucleotídios), chamados *"primers"*, ou oligonucleotídios iniciadores, configurando-se os principais responsáveis pela segunda fase do processo de replicação, denominada "anelamento" (*annealing*, em inglês) ou hibridação. A terceira e última fase consiste na duplicação propriamente dita das duas fitas, e a principal enzima atuante é a DNA polimerase, daí o nome dessa fase de extensão ou polimerização.

A imitação *in vitro* do processo de replicação *in vivo*, descrito sucintamente, deu origem à principal técnica laboratorial capaz de estudar a molécula de DNA, a reação em cadeia da polimerase – a reação em cadeia da polimerase está para o diagnóstico das doenças genéticas *gênicas* como o cariótipo está para o diagnóstico das doenças genéticas cromossômicas.

Código genético

Decifrado em 1953, quando Watson e Crick demonstraram, de modo elegante e apurado, que o código consiste em códons, cada um composto por uma trinca de bases nitrogenadas (tripletes).

Existem quatro tipos de bases combinando-se três a três que dão origem a 64 possibilidades de tripletes, porém só existem 20 aminoácidos essenciais. Logo, mais de um triplete codifica para o mesmo aminoácido. Por exemplo, TTT e TTC, ambos, codificam o aminoácido fenilalanina. Essa redundância descoberta é fundamental pelo fato de que nem toda alteração no código genético leva a uma alteração na sequência de aminoácidos. Uma alteração de TTT para TTC, por exemplo, não deverá causar absolutamente nenhuma alteração no fenótipo de um indivíduo. Apesar dessa redundância, o código genético é extremamente conservado. Os mesmos tripletes correspondem aos mesmos aminoácidos, seja em seres humanos, seja em bactérias (p. ex., *Escherichia coli*). Existem três tripletes que sinalizam para um código de parada da transcrição (UAA, UAG e UGA); de modo contrário, existe um único código que sinaliza o início da transcrição de um gene (AUG).

Estrutura do gene

A fita de DNA codificadora de um gene é normalmente dividida em segmentos chamados "éxons" e "íntrons" (Figura 38.12). Os éxons contêm os códons que, durante o processo de transcrição e tradução, produzirão os aminoácidos, enquanto os íntrons, ou sequências intervenientes, são compostos por DNA não codificador.[21] A maioria das alterações no código genético que causam doenças acontece nos éxons, pois resulta em alterações na sequência do polipeptídio final. Essas alterações são geralmente chamadas "mutações". Mutações que não alteram a sequência de aminoácidos final (quer em íntrons, quer em éxons ou em sequências que flanqueiem os genes) são denominadas "polimorfismos". A parte não codificada do DNA, antes chamada "lixo do DNA" (ou "*DNA junk*"), tem importante papel na regulação gênica por meio de múltiplos mecanismos. LncRNA, miRNA e siRNA são alguns dos RNA que influenciam diretamente a transcrição e a função de diversas proteínas. Por exemplo, miRNA atuam na degradação de RNA-mensageiro, levando à redução da expressão de determinada proteína. Os lncRNA têm papel estrutural no núcleo celular, aproximando áreas de promotores e genes específicos, aumentando sua transcrição.

Transcrição e tradução do DNA

O mecanismo de transcrição e tradução do DNA tem por principal objetivo definir quantos, quais e quando determinados genes do conjunto genômico "funcionarão" dentro de cada célula, produzindo uma cadeia de aminoácidos (polipeptídios). Ele é regulado por um processo conhecido como regulação da expressão gênica. Cabe ressaltar que nem todos os genes estão "funcionando" (se expressando) em todas as células; alguns genes que codificam para polipeptídios essenciais a todos os tecidos se expressam em todas as células do organismo, porém alguns genes cujos polipeptídios codificados têm uma função muito específica somente se expressam em determinado tecido (regulação no espaço) ou em determinados momentos da vida ou do ciclo circadiano (regulação no tempo). Mas o fato de todo o conteúdo de genes – o "genoma" de um organismo – estar presente em absolutamente todas as células, independentemente de esse gene estar se expressando aí ou não, torna possível que o resultado de uma análise do DNA seja o mesmo quando realizada em qualquer célula do organismo. Por exemplo, sabe-se, hoje, que centenas de genes são expressos preferencialmente no glomérulo renal.[22] Para identificar se um paciente tem uma alteração hereditária no gene *NPHS1* ou no *NPHS2*, que produzem as proteínas nefrina e podocina, e que, quando mutados, levam a formas genéticas de síndrome nefrótica – genes esses que se expressam preferencialmente nos glomérulos –, não é mais necessário fazer um procedimento invasivo, como uma biopsia renal, para estudar a estrutura dessas proteínas, limitando a necessidade desse procedimento invasivo para o estudo de expressão dessas proteínas. Basta analisar a estrutura desses genes em uma célula do sangue, da pele, da saliva ou da urina, pois a constituição do DNA dos genes *NPHS1* e *NPHS2* dessas células será a mesma do DNA do glomérulo (Figura 38.13).

> ⚠ **PONTOS-CHAVE**
> - Definição dos componentes da molécula de DNA, da estrutura do DNA, da replicação, do código genético, da estrutura do gene, da transcrição e da tradução do DNA.

PRINCIPAIS DOENÇAS GÊNICAS NA NEFROLOGIA

As principais doenças gênicas na nefrologia podem ser observadas no Quadro 38.3.

ACONSELHAMENTO GENÉTICO

Trata-se de um processo de comunicação sobre problemas humanos, associados a ocorrência ou risco de recorrência de uma doença genética na família, por meio do qual os pacientes e/ou familiares que têm ou estão em risco de apresentar uma doença hereditária, ou de ter filhos com doença genética, são informados sobre as características da condição, a probabilidade ou risco de desenvolvê-la ou transmiti-la e as opções pelas quais pode ser prevenida ou minimizada.

O aconselhamento genético sempre deve ser realizado quando se deseja fazer o diagnóstico de uma doença genética. Consiste em múltiplas estratégias para chegar a um diagnóstico preciso e fornecer ao paciente e a seus familiares as medidas clínicas antecipatórias para minimizar os efeitos de determinada alteração genética, fornecer informações sobre os riscos de virem a desenvolver determinado distúrbio genético, a probabilidade de transmiti-la para futuras gerações, assim como as alternativas reprodutivas existentes diante do diagnóstico.

Se for identificada a causa da nefropatia – genética e hereditária –, os riscos para os familiares podem ser calculados com base no modo de herança e na disponibilidade de teste genético. Por exemplo, para uma herança autossômica recessiva, os pais de uma criança com nefropatia genética

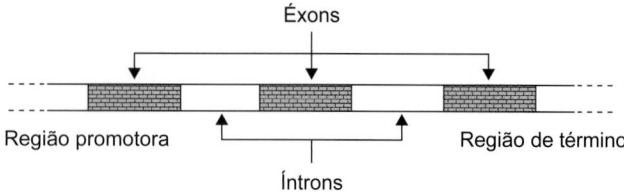

Figura 38.12 Estrutura esquemática de um gene com seus éxons e íntrons.

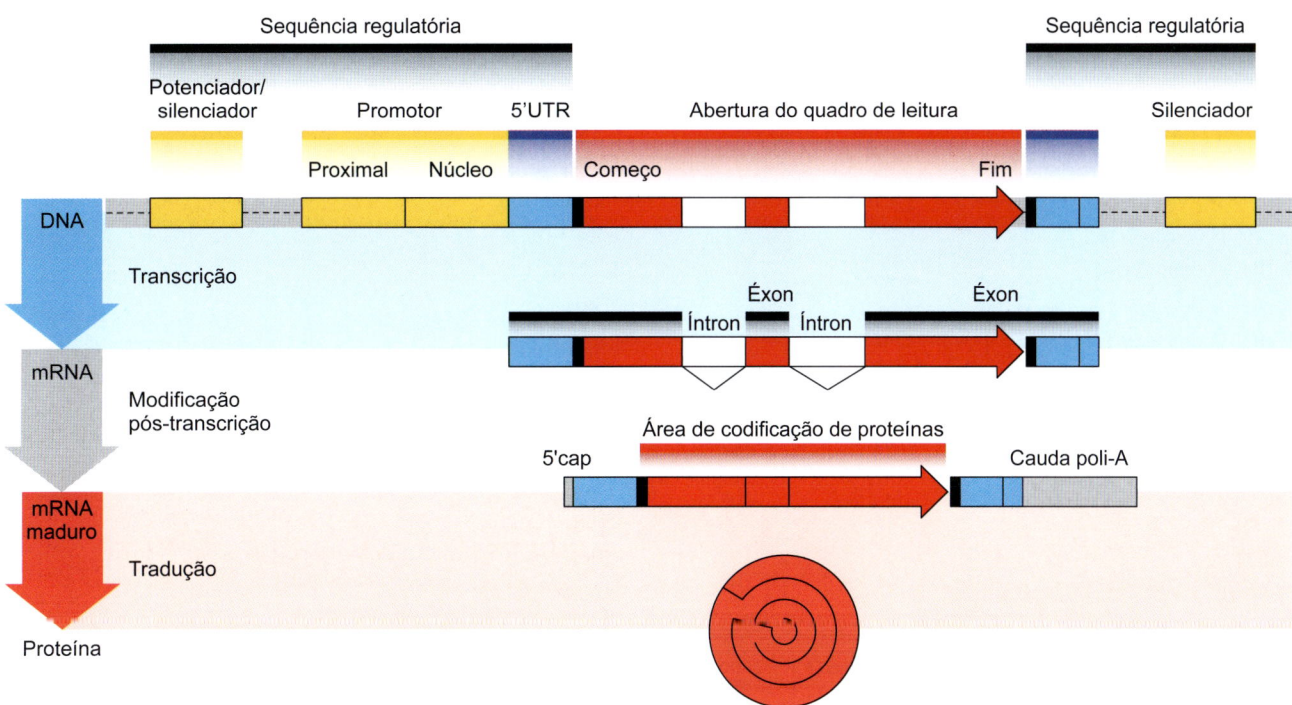

Figura 38.13 Esquema da estrutura de um gene eucariótico que codifica uma proteína. A sequência reguladora controla quando e onde a expressão da proteína em questão ocorre (codificada pela região codificadora ou *open reading frame* – em vermelho). As regiões de promotores e *enhancers* (amarelo) regulam a transcrição do gene em pré-mRNA (ainda contém íntrons), o qual é modificado para adicionar a "tampa" 5' (5'cap) e o cauda poli-A (cinza), além de remover os íntrons. As regiões não transcritas do mRNA 5' e 3'(azul) regulam a tradução do mRNA na proteína final, podendo ser alvo tanto de microRNA quanto de proteínas ligantes de RNA (RBP – RNA *binding proteins*). Os microRNA podem desencadear a degradação do mRNA (diminuindo a expressão proteica), enquanto certas proteínas podem estabilizar o mRNA, aumentando, assim, a tradução em proteína.[23]

Quadro 38.3 Exames de DNA em nefrologia.

Exames de DNA em nefrologia	Gene a ser testado
10p13-p14 deleção, síndrome	FISH para a região 10p13-p14
1p36 deleção, síndrome	FISH para a região 1p36
2q37 deleção, síndrome	FISH para a região 2q37
Ácido siálico livre, doença de acúmulo	SLC17A5
Acidose renal tubular com surdez neurossensorial progressiva	ATP6V0A4, ATP6V1B1
Acidose renal tubular distal, autossômica dominante	SLC4A1
Acidose renal tubular distal, autossômica recessiva	ATP6V0A4, SLC4A1
Acidose renal tubular proximal com alterações oculares	SLC4A4
Adenina fosforribosiltransferase, deficiência	APRT
Alport, síndrome	COL4A3, COL4A5
Alstrom, síndrome	ALMS1
Amiloidose tipo V	GSN
Amiloidose associada a transtirretina	TTR
Amiloidose visceral familiar	APOA1, FGA, LYZ
Anemia de Fanconi associada a BRCA2	BRCA2
Anemia de Fanconi associada a FANCA	FANCA
Anemia de Fanconi associada a FANCB	FANCB
Anemia de Fanconi associada a FANCC	FANCC
Anemia de Fanconi associada a FANCD2	FANCD2
Anemia de Fanconi associada a FANCE	FANCE
Anemia de Fanconi associada a FANCF	FANCF

(*continua*)

Quadro 38.3 Exames de DNA em nefrologia. (*Continuação*)

Exames de DNA em nefrologia	Gene a ser testado
Anemia de Fanconi associada a FANCG	FANCG
Anemia de Fanconi associada a FANCI	FANCI
Anemia de Fanconi associada a FANCJ	FANCJ
Anemia de Fanconi associada a FANCL	FANCL
Bardet-Biedl, síndrome	BBS1
Bartter, síndrome tipo 1	SLC12A1
Bartter, síndrome tipo 2	KCNJ1
Bartter, síndrome tipo 3	CLCNKB
Bartter, síndrome tipo 4	*BSND, CLCNKA, CLCNKB*
Beckwith-Wiedemann, síndrome	BWS
Birt-Hogg-Dube, síndrome	FLCN
Carcinoma papilar renal	*MET, PRCC*
Cat-eye, síndrome	CECR
Cistinose	CTNS
Cistinúria	SLC3A1, SLC7A9
Cisto renal e diabetes	HNF1B
Complexo IV da cadeia respiratória mitocondrial (genes mitocondriais), deficiência	*MT-CO1, MT-CO2, MT-CO3*
Complexo IV da cadeia respiratória mitocondrial (genes nucleares), deficiência	*COX10, COX15, SCO1, SCO2, SURF1*
Deficiência múltipla da acil-CoA desidrogenase	*ETFA, ETFB, ETFDH*
Dent, doença	*OCRL, CLCN5*
Depleção do DNA mitocondrial, síndrome (forma hepatocerebral)	DGUOK
Diabetes insípido nefrogênico ligado ao X	AVPR2
Diabetes insípido nefrogênico, autossômico recessivo	AQP2
Doença renal policística (autossômica dominante) tipos 1 e 2	*PKD1, PKD2*
Doença renal policística (autossômica recessiva)	PKHD1
Doenças relacionadas com o gene *CASR*	CASR
Esclerose tuberosa 1 e 2	*TSC1, TSC2*
Esteatocistoma múltiplo	KRT17
Fabry, doença	GLA
Fanconi-Bickel, síndrome	SLC2A2
Febre hereditária do Mediterrâneo	MEFV
Fosfoenolpiruvato carboxiquinase, deficiência	*PCK1, PCK2*
Fosfoglicerato mutase, deficiência	PGAM2
Fraser, síndrome	*FRAS1, FREM2*
Glicogênio, doença de acúmulo tipo Ia	G6PC
Glicogênio, doença de acúmulo tipo Ib	SLC37A4
Glicogênio, doença de acúmulo tipo V	PYGM
Glomerulosclerose focal em afrodescendentes	APOL1
Glomerulosclerose focal tipo 1	ACTN4
Glomerulosclerose focal tipo 2	TRPC6
Glomerulosclerose focal tipo 3	CD2AP
Glomerulonefrite membranoproliferativa tipo II	*CFH, CFHR5*
Glicosúria renal	SLC5A2
Hiperoxalúria primária tipos 1 e 2	*AGXT, GRHPR*
Hipomagnesemia renal com envolvimento ocular	CLDN19
Hipomagnesemia renal tipo 2	FXYD2

(*continua*)

Quadro 38.3 Exames de DNA em nefrologia. *(Continuação)*

Exames de DNA em nefrologia	Gene a ser testado
Hipoparatireoidismo, surdez neurossensorial e doenças renais	GATA3
Hipoplasia focal dermal	PORCN
Hipouricemia renal	SLC22A12
Intolerância à proteína lisina	SLC7A7
Kallmann, síndrome	KAL1
Lactato desidrogenase, deficiência	*LDHA, LDHB, LDHC*
Lecitina colesterol aciltransferase, deficiência	LCAT
Leiomiomatose hereditária e câncer renal	FH
Lowe, síndrome	OCRL
Muckle-Wells, síndrome	NLRP3
Nefronoptise tipos 1, 2, 3 e 4	*NPHP1, INVS, NPHP3, NPHP4*
Nefropatia familiar com gota	UMOD
Nefrose congênita finlandesa	NPHS1
Nefrose resistente aos esteroides, síndrome	NPHS2
Neoplasia endócrina múltipla tipos 1 e 2	RET
Opitz G/BBB, síndrome	MID1
Oral-facial-digital, Síndrome tipo 1	OFD1
Osteopetrose com acidose tubular renal	CA2
Pallister-Hall, síndrome	GLI3
Papilorrenal, síndrome	PAX2
Pé-mão-genital, síndrome	HOXA13
Porfiria intermitente aguda	HMBS
Pseudoaldosteronismo	*SCNN1B, SCNN1 G*
Raquitismo hipofosfatêmico dominante ligado ao X	PHEX
Roberts, síndrome	ESCO2
Rubinstein-Taybi, síndrome	*CREBBP, EP300*
Senior-Loken, síndrome tipo 1	NPHP1
Senior-Loken, síndrome tipo 5	IQCB1
Simpson-Golabi-Behmel, síndrome	GPC3
Sotos, síndrome	NSD1
Tetra-amelia, síndrome	WNT3
Tirosinemia tipo I	FAH
Townes-Brocks, síndrome	SALL1
Unha-patela, síndrome (osteo-onicodisplasia hereditária)	LMX1B
Urêmico-hemolítica, síndrome	*CD46, CFB*
Urticária autoinflamatória induzida pelo frio, familiar	NLRP3
Von Hippel-Lindau, síndrome	VHL
Xantinúria	XDH

têm um risco de 25% de ter outra criança afetada. Para uma nefropatia genética autossômica dominante, o risco de os filhos serem afetados é, em geral, de 50% (com exceção dos casos de novas mutações). Nos casos de herança ligada ao X, mães portadoras têm 50% de chance de transmitir o gene mutado em cada gestação. Nos casos de herança mitocondrial, somente a mãe passa o DNA mitocondrial mutado. Nesses casos, em razão da heteroplasmia (heterogeneidade) do DNA mitocondrial, quanto maior a proporção de moléculas DNA mitocondrial mutantes, mais grave a expressão da doença.

SISTEMA CRISPR-CAS9 E A REVOLUÇÃO NA EDIÇÃO DE DNA – A MAIOR DESCOBERTA DO SÉCULO XXI

Uma das descobertas mais importantes do século XXI se deu por meio de pesquisadores curiosos estudando como as bactérias combatiam infecções virais. Ao analisar a sequência da bactéria *S. pyogenes*, observou-se um fato curioso: sequências de DNA viral estavam presentes em regiões particulares, espaçadas por sequências de DNA repetidas. Um pouco acima dessas sequências repetidas, encontrava-se uma proteína chamada "Cas9", com função de endonuclease, ou seja, capacidade de cortar o DNA. Esse sistema ficou conhecido como CRISPR-Cas9 (do inglês *Clustered Regularly Interspaced Short Palindromic Repeats*), que nada mais é do que uma forma de sistema imune adaptativo da bactéria. Ao serem infectadas por DNA viral, bactérias que já contêm essas sequências (ou seja, já foram infectadas antes) utilizam a sequência e as repetições palindrômicas como guias para a proteína Cas9, a qual corta com precisão a região sinalizada pela sequência específica de CRISPR.

Essa descoberta foi, então, testada em células mamíferas; com um guia que consiste em um pequeno segmento de RNA, poderia realizar cortes no DNA com uma precisão jamais vista e com baixo custo. Os sistemas anteriores de edição de DNA dependiam de proteínas customizadas para cada sequência de corte, o que custa muito para sintetizar. No caso do sistema CRISPR-Cas9, a proteína com função de endonuclease não muda, mas sim o RNA guia, o qual pode ser sintetizado por menos de R$ 30 ou mesmo por meio de subclonagem bacteriana.

O sistema CRISPR-Cas9 abriu novas portas tanto para a pesquisa quanto para as ferramentas de terapia gênica. Desafios ainda a se superar, para que se seja possível curar doenças monogênicas, consistem em melhores sistemas para condução do CRISPR-Cas9 às células de interesse (do inglês *targeted therapy*), redução das edições indesejadas (do inglês *off-target effects*) e, por último, aumento da eficiência de reações de *knock-in* (inserção de DNA na região cortada). Uma vez superados esses desafios técnicos, existe uma real oportunidade para que, finalmente, a terapia gênica seja rotina (Figura 38.14).

SEQUENCIAMENTO DE PRÓXIMA GERAÇÃO – ENTENDIMENTO DA TÉCNICA E TERMINOLOGIA DO SEQUENCIAMENTO DE DNA

A tecnologia de sequenciamento conhecida como NGS revolucionou a Medicina ao reduzir o custo de sequenciamento do exoma humano em mais de mil vezes. A grande inovação que promoveu essa queda exponencial no custo foi a constatação de que o DNA não precisava ser sequenciado como uma fita contínua (como na técnica de Sanger), mas poderia ser quebrado em milhares de pedaços, sequenciado em paralelo e reconstruído por meio de ferramentas computacionais (Figura 38.15). Ao fazer uma analogia com livros, é possível visualizar a escala do avanço tecnológico: um livro de 3 bilhões de caracteres (quantidade de pares de base do genoma), considerando uma média de 1.500 caracteres por página, resultaria em 2 milhões de páginas. Ao ler uma média de 50 páginas por dia, levar-se-iam 109 anos para completar a leitura. Em contraste, ao quebrar todo o livro em frases de não mais de 100 caracteres, e com muitos leitores, poder-se-ia ler o livro integralmente em um dia. Este é o princípio da técnica: sequenciamento maciço em paralelo (Figura 38.16).

Esse avanço promoveu um volume de dados enorme que foi, então, usado em grandes estudos de associação do genoma humano, chamados *Genome-wide Association Studies* (GWAS). Nesses estudos, variações no genoma humano foram correlacionados com fenótipos particulares, como doenças específicas, hipertensão e diabetes. Assim, foi possível estabelecer quais SNP estavam associados a doenças.

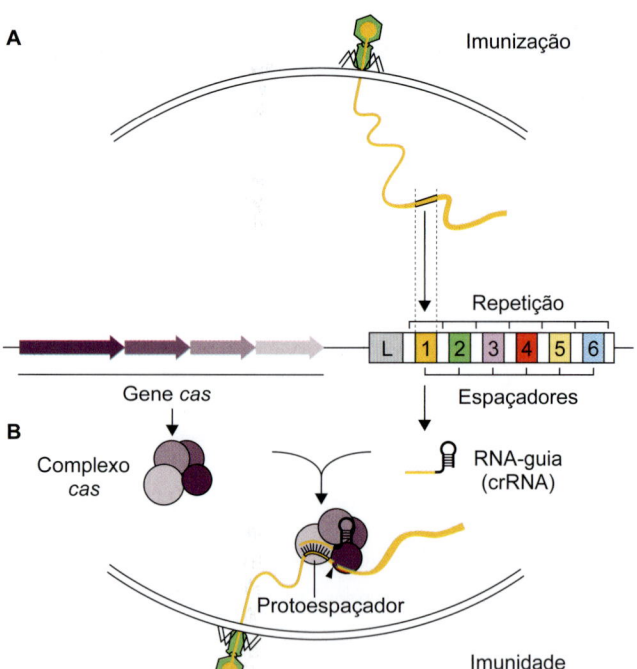

Figura 38.14 O sistema CRISPR-Cas9 consiste em repetições palindrômicas curtas agrupadas e regularmente interespaçadas. Essas pequenas sequências presentes no DNA bacteriano, compostas por repetições de nucleotídios, estão adjacentes a um "protoespaçador" (espaçador de DNA), que corresponde a uma região não codificadora no DNA bacteriano inserida após o contato com genomas invasores provenientes de bacteriófagos ou plasmídios. Esses pequenos fragmentos do DNA dos organismos invasores são inseridos entre as regiões palindrômicas, adquirindo, assim, memória imunológica. A transcrição do *locus* CRISPR resulta em pequenos fragmentos de RNA (transcritos dos protoespaçadores) com capacidade de desempenhar o reconhecimento de um DNA exógeno específico (pois são complementares a essas sequências) e atuar como um guia de modo a orientar a nuclease Cas9, que promoverá a clivagem e a consequente eliminação do DNA invasor caso ele entre novamente em contato com a bactéria, atuando como importante mecanismo de defesa contra DNA invasores. Trata-se basicamente de um sistema imune adaptativo, pois necessita de infecção prévia pelo patógeno para, assim, adquirir o guia específico.

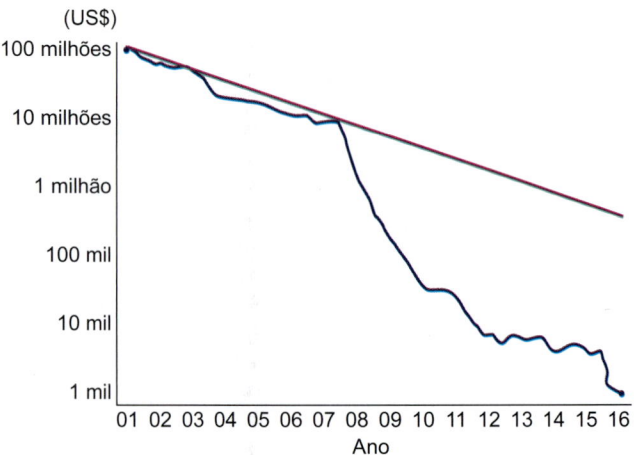

Figura 38.15 Gráfico com o custo de sequenciamento do genoma humano. Com o advento da tecnologia de NGS, em que o DNA é quebrado e sequenciado, em paralelo, ocorreu uma redução abrupta no custo, possibilitando seu uso em aplicações clínicas, e não só na pesquisa.

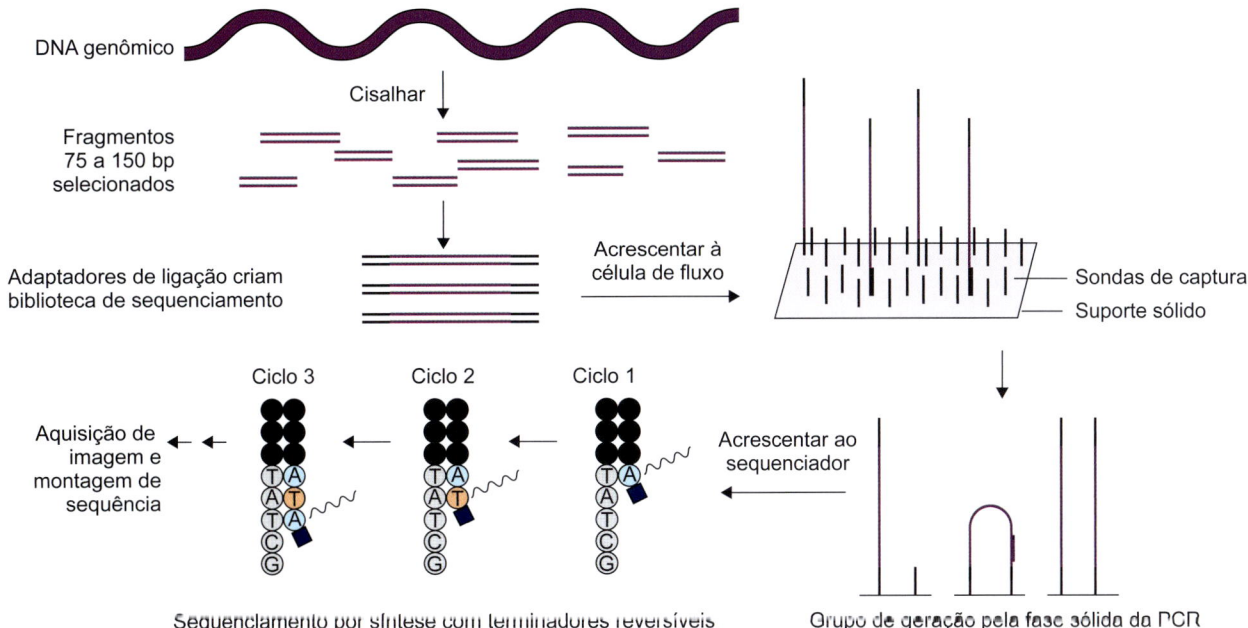

Figura 38.16 Diagrama com os diferentes passos para sequenciamento com NGS. Nota-se que o DNA é quebrado em pequenos fragmentos de 75 a 150 pares de base para, então, serem ligados a adaptadores e, assim, hibridizar a uma célula de fluxo, a qual captura imagens dos nucleotídios fluorescentes que se ligarem à sequência do fragmento, um a um (cada par de base nitrogenada tem uma cor para A/G/T/C, 4 cores no total). Por meio do trabalho sincronizado de uma câmera e computação de alto desempenho, as cores são interpretadas como pares de bases e, então, estão prontas para o processamento seguinte de reconstrução da sequência completa.

Outra consequência dessa técnica compreendeu o surgimento da Medicina de Precisão, na qual pacientes com doenças raras ou não identificados podem ter o DNA genômico sequenciado e analisado, comparando-o ao DNA da população geral e ao dos pais, identificando, assim, a mudança que resultou na doença.

A técnica também abriu portas para a quantificação da transcrição de genes pelo *RNA-sequencing*, em que o RNA mensageiro é convertido em DNA complementar e submetido ao sequenciamento, tendo-se uma visão geral dos genes transcritos, o que representou um grande avanço em relação à técnica anterior de *microarray*.

São termos comuns:

- *Whole exome sequencing (WES)*: sequenciamento de DNA genômico, porém somente da parte transcrita, ou seja, dos éxons. Íntrons e regiões intergênicas não são sequenciados
- *Whole genome sequencing (WGS)*: sequenciamento de éxons, íntrons e região intergênica. Promove um volume de dados extenso e com muitos falso-positivos, pois detecta variações em regiões do DNA não conservadas. Pode ser realizada no caso de não se identificar uma variante causal pelo sequenciamento do exoma, mas tem custo maior.

DIFERENÇAS ENTRE MEDICINA DE PRECISÃO E MEDICINA PERSONALIZADA

Ensaios clínicos utilizam grupos de pacientes heterogêneos com uma mesma doença (medicina populacional). Uma doença pode ser definida por seus sinais e sintomas ou por achados patológicos. Essas duas formas de definição trazem limitações quanto à classificação de pacientes referente a uma doença com impacto no estudo de medicamentos. Por exemplo, pacientes podem ter a mesma doença com manifestações distintas, contudo doenças diferentes podem apresentar o mesmo quadro clínico; por fim, em ensaios clínicos, a resposta terapêutica nunca é homogênea – certos subgrupos têm maior benefício, enquanto outros não. A medicina de precisão e a personalizada surgiram dessa limitação. Trata-se da primeira tentativa de ajustar e optar por tratamentos com base no *background* genético de cada paciente para, então, obter uma melhor resposta terapêutica e melhor previsão de prognóstico. A diferente evolução de uma mesma doença e resposta terapêutica decorre do variado *background* genético de cada indivíduo, da interação do genoma deste com o ambiente e, por último, da mutação genética causadora da doença (a qual pode resultar em fenótipos mais ou menos acentuados).

Medicina de precisão

Por meio de outras variantes em uma mesma doença, a chamada "medicina de precisão" representa um grande avanço na área pois, anteriormente, dependia-se de estudos randomizados que incluem, na maioria dos casos, populações heterogêneas do ponto de vista clínico-patológico, agrupadas por terem uma mesma doença, mas com diferentes gravidades, tempo de evolução, resposta à terapia etc. Não somente se podem tratar os pacientes com maior precisão, como também criar estudos clínicos mais precisos, representativos e com melhor classificação de subgrupos, o que acelerará o descobrimento de medicamentos, além de proporcionar uma melhor avaliação da eficiência de determinadas medicações. Nos estudos clínicos atuais, o grupo de pacientes que tem maior benefício com determinado tratamento encontra-se em uma distribuição de *Gauss*, com diferentes graus de desvios (*skeweness*), o que significa que muitos não terão benefício algum com o tratamento, e um tratamento que traria benefício a um menor subgrupo de pacientes será determinado como ineficaz, pois não atingirá significância estatística.

Medicina personalizada

A partir do desenvolvimento da medicina de precisão, o passo lógico seguinte foi a medicina personalizada. Nessa modalidade, o paciente é tratado como um ser único do ponto de vista genético e da doença em questão. Casos em que a medicina personalizada pode ser aplicada incluem casos atípicos de doenças comuns ou doenças raras nas quais não há amostragem suficiente para um estudo populacional. Estudos randomizados são apenas guias no tratamento desses pacientes. A análise de variantes de genes específicos guiará a terapia correta e proporcionará maior poder de determinação de prognóstico e taxa de sucesso terapêutico. É evidente que tal avanço será possível somente com a maior disponibilidade de dados referentes à associação genótipo-fenótipo, razão pela qual é imprescindível que os nefrologistas mantenham dados compartilhados, não somente de genótipos, mas também de características de evolução da doença e tratamento utilizado. Dados compartilhados fornecem *insights* importantes que poderão levar a novas descobertas e, o principal, melhorar o tratamento dos pacientes (Figura 38.17).

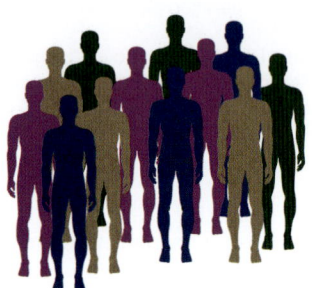

Medicina populacional

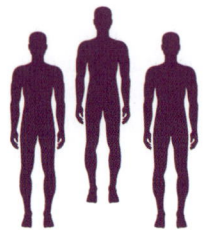

Medicina de precisão

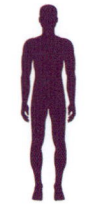

Medicina personalizada

Figura 38.17 Medicina populacional: indivíduos com características genéticas distintas que têm a mesma doença; medicina de precisão: indivíduos com uma mesma doença e com características genéticas similares são considerados como grupo para efeitos de estudos clínicos e conduta médica; medicina personalizada: o paciente, sua doença e suas variações genéticas são analisadas individualmente para a decisão de tratamento e prognóstico.

CONSIDERAÇÕES FINAIS

É chegado o momento em que se tornou possível analisar rotineiramente a sequência completa do genoma humano em poucos dias, a custo acessível. Isso já promoveu grandes mudanças na Medicina, propiciando uma melhoria substancial na capacidade de diagnosticar, prevenir, aconselhar e tratar não somente as doenças de etiologia puramente genética, mas também as multifatoriais, nas quais a genética tem um componente importante.

REFERÊNCIAS BIBLIOGRÁFICAS

1. Sergey N, Koren S, Rhie A, Rautiainen M, Bzikadze AV, Mikheenko A et al. The complete sequence of a human genome. Science. 2022;376(6588):44-53.
2. Wenzel A, Altmueller J, Ekici AB, Popp B, Stueber K, Thiele et al. Single molecule real time sequencing in ADTKD-*MUC1* allows complete assembly of the VNTR and exact positioning of causative mutations. Scientific Reports. 2018;8(1):4170.
3. Okada E, Morisada N, Horinouchi T, Fujii H, Tsuji T, Miura M et al. Detecting *MUC1* variants in patients clinicopathologically diagnosed with having autosomal dominant tubulointerstitial kidney disease. Kidney Int Rep. 2022;7(4):857-66.
4. Siemens T, Riella MC, Moraes TP, Riella CV. APOL1 risk variants and kidney disease: what we know so far. Braz J Nephrol. 2018;40: 388-402.
5. Riella C, Siemens TA, Wang M, Campos RP, Moraes TP, Riella LV et al. APOL1-Associated kidney disease in Brazil. Kidney Int Rep. 2019;4(7):923-9.
6. Riella CV, McNulty M, Ribas GT, Tattersfield CF, Perez-Gill C, Eichinger F et al. ADAR Regulates APOL1 via A-to-I RNA editing by inhibition of MDA5 activation in a paradoxical biological circuit. Proc Natl Acad Sci U S A. 2022;119(44):e2210150119.
7. Genovese G, Friedman DJ, Ross MD, Lecordier L, Uzureau P, Freedman BI et al. Association of trypanolytic APOL1 variants with kidney disease in African Americans. Science. 2010;329(5993): 841-45.
8. Kopp JB, Nelson GW, Sampath K, Johnson RC, Genovese G, An P et al. APOL1 genetic variants in focal segmental glomerulosclerosis and HIV-associated nephropathy. J Am Soc Nephrol. 2011; 22(11):2129-37.
9. Nichols B, Jog P, Lee JH, Blackler D, Wilmot M, Vivette D'Agati V et al. innate immunity pathways regulate the nephropathy gene Apolipoprotein L1. Kidney Int. 2015;87(2):332-42.
10. Kruegel J, Rubel D, Gross O. Alport syndrome–insights from basic and clinical research. Nat Rev Nephrol. 2013;9(3):170-8.
11. Chen Z, Migeon T, Verpont MC, Zaidan M, Sado Y, Kerjaschki D et al. HANAC syndrome *Col4a1* mutation causes neonate glomerular hyperpermeability and adult glomerulocystic kidney disease. J Am Soc Nephrol. 2016;27 (4):1042-54.
12. Szponar A, Zubakov D, Pawlak J, Jauch A, Kovacs G. Three genetic developmental stages of papillary renal cell tumors: duplication of chromosome 1q marks fatal progression. Int J Cancer. 2009;124(9):2071-6.
13. Richards S, Aziz N, Bale S, Bick D, Das S, Gastier-Foster J et al.; ACMG Laboratory Quality Assurance Committee. Standards and guidelines for the interpretation of sequence variants: a joint consensus recommendation of the American College of Medical Genetics and Genomics and the Association for Molecular Pathology; 2015. p. 1-20. Disponível em: https://www.acmg.net/docs/Standards_Guidelines_for_the_Interpretation_of_Sequence_Variants.pdf.
14. Doco-Fenzy M, Landais E, Andrieux J, Schneider A, Delemer B, Sulmont V et al. Deletion 2q36.2q36.3 with multiple renal cysts and severe mental retardation. Eur J Med Genet. 2008;51(6):598-607.
15. Natrajan R, Little SE, Sodha N, Reis-Filho JS, Mackay A, Fenwick K et al. Analysis by array CGH of genomic changes associated with the progression or relapse of Wilms' tumour. J Pathol. 2007;211(1):52-9.
16. Ge T, Irvin MR, Patki A, Srinivasasainagendra V, Lin YF, Tiwari HK et al. Development and validation of a trans-ancestry polygenic risk score for type 2 diabetes in diverse populations. Genome Medicine. 2022;14 (1):70.

17. Garimella PS, du Toit C, Le NN, Padmanabhan S. A genomic deep field view of hypertension. Kidney International. 2023;103(1):42-52.
18. Koraishy FM, Mann FD, Waszczuk MA, Kuan PF, Jonas K, Yang X et al. Polygenic association of glomerular filtration rate decline in world trade center responders. BMC Nephrol. 2022;23(1):347.
19. Shaked A, Loza BL, Loon EV, Olthoff KM, Guan W, Jacobson PA et al. Donor and recipient polygenic risk scores influence the risk of post-transplant diabetes. Nat Med. 2022;28(5):999-1005.
20. Halbritter J. Genetics of kidney stone disease-Polygenic meets monogenic. Nephrologie & Therapeutique. 2021;17S:S88-94.
21. Lewin B. Genes VII. London: Oxford University Press; 2002.
22. Cuellar LM, Fujinaka H, Yamamoto K, Miyamoto M, Tasaki M, Zhao L et al. Identification and localization of novel genes preferentially expressed in human kidney glomerulus. Nephrology (Carlton). 2009;14(1):94-104.
23. Shafee T, Lowe R. Eukaryotic and prokaryotic gene structure. WikiJournal of Medicine. 2017;4(1).

BIBLIOGRAFIA

Bird TD. Risks and benefits of DNA testing for neurogenetic disorders. Semin Neurol. 1999;19(3):253-9.

Brichta L, Hofmann Y, Hahnen E, Siebzehnrubi FA, Raschke H, Blumcke I et al. Valproic acid increases the SMN2 protein level: a well-known drug as a potential therapy for spinal muscular atrophy. Hum Mol Genet. 2003;12(19):2481-9.

Durno C, Corey M, Zielenski J, Tullis E, Tsui LC, Durie P. Genotype and phenotype correlations in patients with cystic fibrosis and pancreatitis. Gastroenterology. 2002;123(6):1857-64.

Gharehbaghi-Schnell B, Finsterer J, Korschineck I, Mamoli B, Binder BR. Genotype-phenotype correlation in myotonic dystrophy. Clin Genet. 1998;53:20-6.

Griffiths AJF, Miller JH, Suzuki DT, Carroll SB, Doebley J. Introdução à genética. 7. ed. Rio de Janeiro: Guanabara Koogan; 2002.

Moseley ML, Benzow KA, Schut LJ, Bird TD, Gomez CM, Barkhaus PE et al. Incidence of dominant spinocerebellar and Friedreich triplet repeats among 361 ataxia families. Neurology. 1998;51(6):1666-71.

Parboosingh JS, Figlewicz DA, Krizus A, Meininger V, Azad NA, Newman DS, Rouleau GA. Spinobulbar muscular atrophy can mimic ALS: The importance of genetic testing in male patients with atypical ALS. Neurology. 1997;49:568-72.

Raskin S, Peres ABA, Marques de Faria AP. Genética Médica: Teste Laboratorial para diagnóstico de doenças sintomáticas. 2004. Projeto Diretrizes – Associação Médica Brasileira/Conselho Federal de Medicina. Disponível em: http://www.projetodiretrizes.org.br/projeto_diretrizes/054.pdf.

Strachan T, Read AP. Genética molecular humana. 2. ed. Porto Alegre: Artmed; 2002.

Williams MS. Genetics and managed care: Policy statement of the American College of Medical Genetics. Genet Med. 2001;3(6):430-5.

Wirth B, Schmidt T, Hahnen E, Rudnik-Schönebom S, Krawczak M, Müller-Myhsok B et al. De novo rearrangements found in 2% of index patients with spinal – muscular atrophy: mutational mechanisms, parental origin, mutation rate, and implications for genetic counseling. Am J Hum Genet. 1997;61:1102-11.

39 | Glomerulopatias Hereditárias

Daltro Zunino • Rafael Fernandes Romani

INTRODUÇÃO

Até recentemente, as glomerulopatias hereditárias eram consideradas raras, mas, devido aos avanços da Genética e das novas técnicas que possibilitam a descoberta de milhares de marcadores genéticos de doenças (p. ex., os estudos de sequenciamento de DNA de alto desempenho), bem como do melhor entendimento das glomerulopatias acompanhadas desde a infância, hoje estima-se que as causas hereditárias de glomerulopatia, antes consideradas raras, representam cerca de 1/5.000 diagnósticos.

As ligações moleculares entre a membrana basal glomerular (MBG) e os podócitos como componentes da barreira de filtração glomerular, a descrição recente de defeitos nos genes dos podócitos nas síndromes nefróticas hereditárias e as mutações do colágeno tipo IV na nefropatia da membrana basal (NMB) possibilitaram um avanço no conhecimento tanto das podocitopatias hereditárias quanto das doenças hereditárias da MBG, explicando, nos portadores de glomerulopatias, as várias manifestações observadas evolutivamente. Assim, hoje se sabe que os genes do COL4A3-5, classicamente associados à síndrome de Alport, também estão envolvidos na etiologia da glomeruloesclerose segmentar e focal (GESF). Evidências recentes indicam a necessidade de dados clínicos estarem acoplados a estudos genéticos, tornando possível uma melhor compreensão das inúmeras glomerulopatias hereditárias e dos achados clínicos, o que leva, potencialmente, a novas terapêuticas, tão necessárias para inúmeras dessas glomerulopatias.

Estudos familiais das formas hereditárias de doenças nefrogenéticas congênitas revelaram o papel central do podócito na síndrome nefrótica congênita e GESF, caracterizadas por proteinúria maciça. As mutações que causam doença renal congênita não estão restritas aos genes que codificam as proteínas estruturais do podócito. Assim, pacientes com mutações no gene *TRPC6*, que codifica um canal de cálcio, um dos componentes do diafragma de filtração que regula a estrutura e a função podocitárias, apresentam GESF com maior frequência. Também mutações no gene que codifica a enzima fosfolipase C-épsilon-1 (PLCE1) resultam em síndrome nefrótica. Mutações no fator de transcrição do gene do tumor de Wilms (WT1) estão relacionadas com a síndrome nefrótica corticorresistente (SNCR). Também se deve lembrar que a síntese reduzida de algumas proteínas estruturais do podócito, como nefrina, podocina, podocalixina e a distribuição celular alterada da F-actina, tem sido associada a disfunção podocitária e dano renal em estudos experimentais e em pacientes com doença renal adquirida (Quadro 39.1).

A MBG, localizada entre os podócitos e as células endoteliais, é importante na manutenção da barreira de filtração glomerular, que, anteriormente, era considerada exclusiva do podócito. Os principais componentes proteicos secretados pelas células endoteliais e epiteliais da membrana basal são o colágeno tipo IV, a laminina, o nidogênio (entactina) e os proteoglicanos de heparan sulfato. O colágeno tipo IV é composto de seis cadeias isoméricas – designadas de a1 a a6 (IV) –, distribuídas nos domínios colágeno e não colágeno. Esses genes são distribuídos aos pares em três cromossomos: os genes *COL4A1* e *COL4A2* no cromossomo 13 codificam para as alterações A1 e A2; *COL4A3* e *COL4A4* no cromossomo 2 codificam para as cadeias A3 e A4; e o *COL4A6* no cromossomo X codifica as cadeias A5 e A6. As cadeias A1 e A2 estão presentes em todas as membranas basais; as cadeias A3 e A4, na MBG, na cóclea e nos olhos; e a cadeia A5 está expressa nos glomérulos, nos olhos, na cóclea e na epiderme. As mutações nessas cadeias levam a anormalidades (Quadro 39.2) glomerulares e suas consequências (hematúria glomerular, proteinúria, insuficiência renal), auditivas (surdez neurossensorial) e oculares (lenticone anterior, manchas perimaculares). Muitas das várias glomerulopatias hereditárias são mutações dos genes do colágeno tipo IV e da laminina. As lamininas compõem uma grande família de glicoproteínas heterotriméricas, compostas de cadeias alfa, beta e gama, dispostas em uma estrutura cruciforme. Elas são necessárias para a montagem estrutural das membranas basais e interagem com o colágeno tipo IV pela ligação com o nidogênio, outro componente dessa estrutura. A laminina 11 (a5b2 g1) ou laminina-521 é a isoforma presente na membrana basal. Os proteoglicanos de heparan sulfato são macromoléculas compostas de uma proteína matriz acoplada às cadeias de glicosaminoglicanos hidrofílicos de heparan sulfato. São essas cadeias de heparan sulfato as responsáveis pela seletividade de carga da barreira de filtração glomerular. A **agrina** é o principal proteoglicano de heparan sulfato na MBG, e o **perlectan** está presente exclusivamente no lado endotelial da MBG e na matriz mesangial.

Os podócitos ou as células epiteliais viscerais e o glomérulo desenvolvem-se a partir do blastema nefrogênico e têm um papel fundamental na manutenção da estrutura e na função de barreira na filtração glomerular. Após a diferenciação para

Quadro 39.1 Glomerulopatias hereditárias.

Doença	Gene	Proteína	Herança	Localização
Síndrome de Alport	COL4A5 COL4A3/A4	a5(IV) a3/a4(IV)	LX AR	Xq22.3 2q36-q37
Síndrome de Alport com leiomiomatose	COL4A5/A6	a5/a6(IV)	LX	Xq22.3
Síndrome HANAC	COL4A1	a1(IV)	AD	13q34
Nefropatia da membrana basal glomerular	COL4A3/A4	a3/a4(IV)	AD	2q35-q36
Síndrome unha-patela	LMX1B	LMX1B	AD	9q-34
Síndrome de Pierson	LAMB-2 LAMB-2	LAMB-2	AR	3 p-21.31
Síndrome de Galloway-Mowat	WDR73	WD40	AR	15q-25.2
Síndrome de Denys-Drash	WT1	wt1	AD	11 p-13
Síndrome de Frasier	WT1	wt1	AD	11 p-13
Síndrome nefrótica tipo finlandês	NPHS1	Nefrina	AR	19q-13.1
Síndrome nefrótica corticorresistente	NPHS2	Podocina	AR	1q25-q31
Glomerulosclerose segmentar e focal familial	aACTN4	aACTN4	AD	19q-13.2
Glomerulopatia do colágeno tipo III	–	–	AD	1q32
Esclerose mesangial difusa	PCLE1	PCLE1	AR	10q23-33
Doença de Fabry	GAL	a-Galactosidase A	LX	Xq22.1

AD: autossômica dominante; AR: autossômica recessiva; HANAC: síndrome hereditária de angiopatia-nefropatia-aneurismas-câimbras; LX: ligada ao cromossomo X.

Quadro 39.2 Distribuição dos genes do colágeno tipo IV nos cromossomos 13, 2 e X.

Síndrome	3'-5'	Localização	5'-3'
HANAC	COL4A2	13q34	COL4A1
Alport autossômica	COL4A4	2q35	COL4A3
Doença da membrana basal fina	COL4A3	2 p36.3	COL4A3
Alport ligada ao X com leiomiomatose difusa	COL4A6	Xq22	COL4A5

HANAC: síndrome hereditária de angiopatia-nefropatia-aneurismas-câimbras. (Fonte: cedida pela Dra. Maria F. Soares e pelo Dr. Cezar Barizon.)

podócitos maduros com o desenvolvimento dos processos podais interdigitados primários e secundários, não há mais proliferação. Nesse estágio, eles desenvolvem uma estrutura especializada, o diafragma de filtração que recobre a membrana basal impedindo a passagem de moléculas como a albumina (Figura 39.1).

A barreira de filtração glomerular final é constituída pelo endotélio fenestrado, a membrana basal e os podócitos. Vários genes estão relacionados nos processos de diferenciação podocitária, sendo o principal deles o *WT1*. Os genes que codificam a nefrina (*NPHS1*) e a podocina (*NPHS2*) têm papel importante na organização do diafragma de filtração.

SÍNDROME DE ALPORT

Trata-se de uma doença heterogênea, familial, envolvendo a MBG e, frequentemente, o aparelho auditivo, com surdez neurossensorial e a visão, com lenticone anterior e progressão para a insuficiência renal em torno dos 50 anos, principalmente em homens. Essas alterações referem-se ao resultado de mutações nos genes do colágeno tipo IV, um dos constituintes da MBG, impedindo sua produção. A forma de herança é ligada ao sexo em 80% dos casos, autossômica recessiva em 15% e autossômica dominante em 5%. A síndrome de Alport é responsável por aproximadamente 0,3 a 2,3% dos pacientes com doença renal terminal (DRT), sendo mais de 85% homens.

A forma de herança pode ser ligada ao X, autossômica recessiva ou dominante: a forma ligada ao X é responsável pela maioria dos casos e surge da variação no gene *COL4A5* no cromossomo X; a forma autossômica recessiva (10 a 15% dos casos) surge de defeitos nos genes *COL4A3* ou *COL4A4*; a doença autossômica dominante (20 a 30% dos casos) surge de variantes heterozigóticas dos genes *COL4A3* ou *COL4A4*; são descritas famílias com mutações digênicas.

A doença caracteriza-se inicialmente pela ocorrência de hematúria glomerular microscópica, com frequência descoberta ao acaso. Todo paciente com hematúria glomerular assintomática deve ter a família investigada para a detecção de casos familiais, não existindo dados de história positivos. Ela ocorre em 100% dos homens, independentemente do tipo genético, igualmente ao que acontece em mulheres com síndrome de Alport autossômica recessiva e em percentual um pouco menor em mulheres heterozigotas com síndrome de Alport ligada ao sexo. Podem ocorrer episódios de hematúria macroscópica associados ao exercício e a infecções do trato respiratório superior, relativamente comuns na infância, mas excepcionais no adulto. A proteinúria e a hipertensão arterial, quase sempre ausentes na fase inicial, tornam-se detectáveis na adolescência, tornando-se o primeiro dado observado nas formas progressivas, dependendo do sexo do paciente e do modo de herança. Dados fundamentais para o diagnóstico das glomerulopatias assintomáticas, tanto a

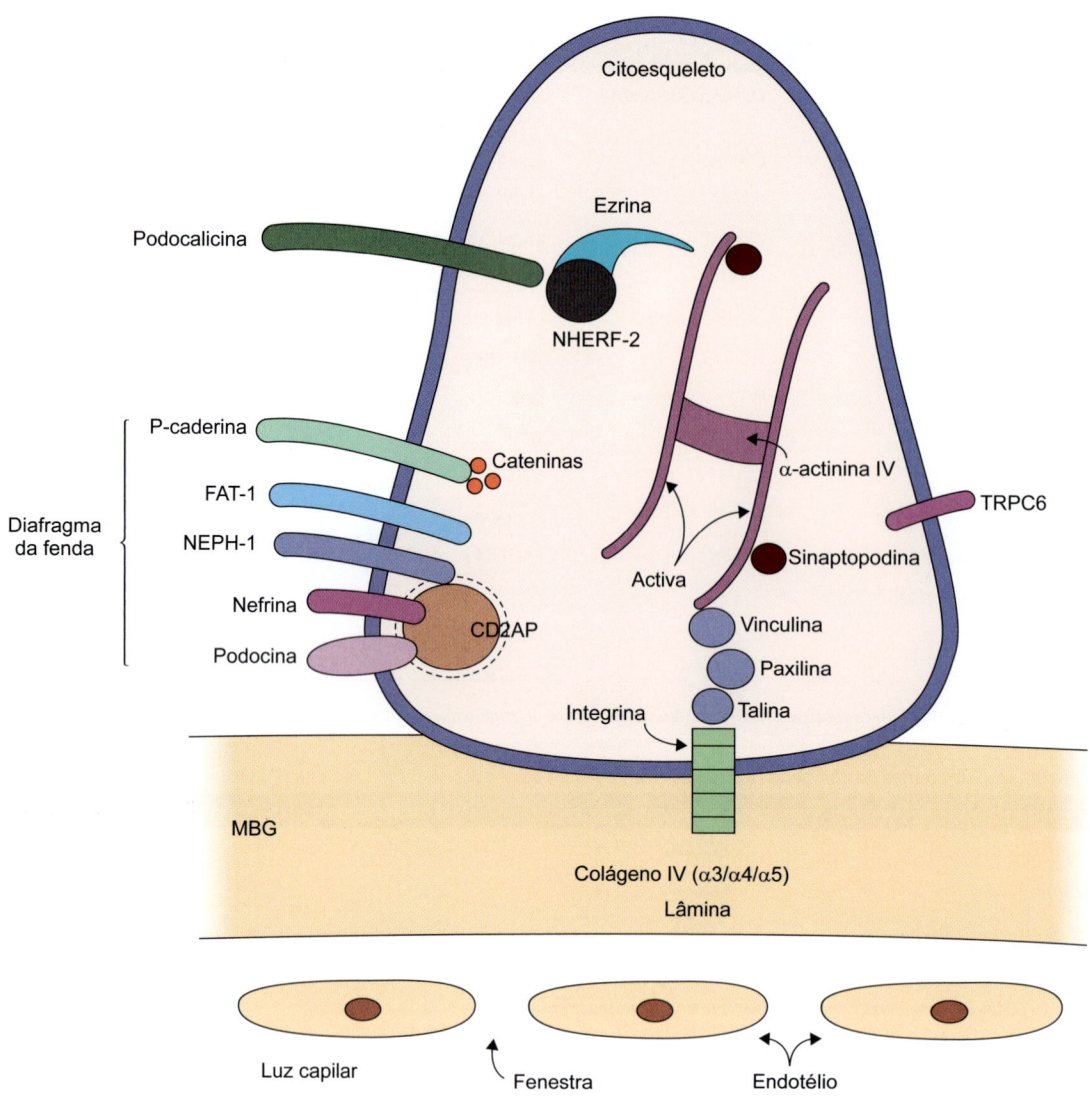

Figura 39.1 Esquematização dos componentes moleculares nos processos podais e suas relações com a membrana basal glomerular nas glomerulopatias hereditárias. MBG: membrana basal glomerular. (Imagem cedida por Dra. Maria F. Soares e Cezar Barizon.)

detecção da hematúria quanto da proteinúria apresentam problemas. Frequentemente, sua presença não é detectada pelos aparelhos comuns de leitura, mas são positivas visualmente na tira reativa. Laboratórios modernos dispõem de aparelhagem adequada que detecta a hematúria (mesmo com resultado negativo no aparelho) e a morfologia das hemácias (em aparelho acoplado ao primeiro), o que não ocorre nos laboratórios de pequeno e médio porte, que constituem a imensa maioria. Já a detecção da proteinúria, quando positiva na tira reativa (sempre submetida à visualização nos laboratórios de grande porte) e negativa na leitura automatizada, é processada para dosagem bioquímica, o que não acontece nos demais laboratórios.

Frequentemente, a hipertensão não se desenvolve até o início da doença renal crônica. Dois subtipos clínicos na forma ligada ao sexo são descritos quanto à progressão da lesão renal: o tipo juvenil e o tipo adulto, com evolução para a DRT em torno dos 20 anos, por vezes antes e após os 40 anos, respectivamente. Todos os homens com síndrome de Alport ligada ao sexo evoluem para a DRT, variando de 50% aos 25 anos a 100% aos 60 anos.

A surdez neurossensorial progressiva, mas nunca congênita, podendo ser detectada na 1ª década da vida, surge em 80% dos homens e 30% das mulheres, com variações na frequência dependendo do tipo genético.

Anormalidades do cristalino e da retina são comuns em pacientes com síndrome de Alport, tornando-se aparentes durante a 2ª ou 3ª décadas da vida. O lenticone anterior, característico virtualmente patognomônico da síndrome de Alport, ocorre em cerca de 15% no tipo ligado ao sexo e é quase inteiramente restrito a famílias com síndrome de Alport que progridem para a DRT antes dos 30 anos, com surdez. As alterações retinianas são caracterizadas pelo aparecimento progressivo de manchas perimaculares amareladas. A detecção dessas lesões pode ser útil para diagnosticar a síndrome de Alport. Lesões não específicas de córnea, como vesículas endoteliais e erosão corneana recorrente, podem ser observadas.

A leiomiomatose difusa está associada à síndrome de Alport em 2 a 5% das famílias com a forma juvenil da doença. Nessa forma, existe uma deleção que afeta o gene contíguo que codifica a síntese da cadeia COL4A6. Ela afeta o esôfago, a árvore traqueobrônquica e o trato genital feminino. Em geral, os sintomas aparecem na idade escolar, com disfagia, vômitos pós-prandiais, dor retroesternal ou epigástrica, bronquite recorrente, dispneia, tosse e estridor. É frequente a ocorrência de catarata subcapsular anterior bilateral.

A ausência de manifestações extra-renais não deve retardar a suspeição do diagnóstico em pacientes com história clínica ou familiar compatível com a síndrome.

Os achados histológicos à microscopia óptica não são específicos nas fases iniciais da doença, principalmente nas crianças, observando-se rins normais ou alterações glomerulares mínimas. Evolutivamente, as lesões tornam-se aparentes, com espessamento segmentar e focal das paredes capilares, configurando uma GESF, com atrofia tubular e fibrose intersticial, comprometendo evolutivamente um número cada vez maior de glomérulos. No interstício fibrosado, podem ser observados glomérulos imaturos e células espumosas, não específicos da síndrome de Alport. A microscopia eletrônica é muitas vezes diagnóstica, caracterizada por espessamento da MBG, com lamelação e fragmentação da lâmina densa, com aspecto de cesta de basquete, com áreas elétron-lucentes que podem conter grânulos de densidade variável. A lesão pode ser disseminada, mas muitas vezes é localizada, alternando segmentos de membrana fina e espessa. Em crianças, a alteração ultraestrutural prevalente é a atenuação da MBG, e o quadro mais chamativo refere-se à sua aparência irregular, com alternância entre segmentos extremamente finos, atenuados e outros espessados (Figura 39.2).

As mulheres apresentam as mesmas alterações, mas de maneira mais discreta. Em 10 a 20% das pacientes com síndrome de Alport, a atenuação difusa da MBG é o único achado patológico, indicando que uma MBG fina não é invariavelmente associada a doença benigna. Deve-se lembrar que alguns pacientes com o diagnóstico de nefropatia da membrana basal fina, que, com frequência, apresentam um prognóstico geralmente benigno, podem ser membros de uma família com história de progressão para a insuficiência renal. Daí a necessidade de esse achado ser considerado com os dados familiares, da expressão do *COL4A4* na MBG e da análise genética molecular. A microscopia por imunofluorescência é normal ou com deposição mínima, focal, de IgG, IgM ou complemento C3. A imunofluorescência indireta das cadeias do colágeno tipo IV expressas no rim e na epiderme podem ser diagnósticas da síndrome de Alport. No diagnóstico diferencial da síndrome de Alport, devem ser consideradas todas as glomerulopatias assintomáticas com hematúria, eventualmente herdadas, como GESF, nefropatia membranosa, glomerulonefrite membranoproliferativa, nefropatia por IgA, nefropatia da membrana fina e, também, as formas assintomáticas da glomerulonefrite aguda pós-estreptocócica.

O teste genético molecular é o método diagnóstico padrão, porém a biopsia renal e a cutânea podem ter papel importante, principalmente em localidades onde o acesso a teste genético seja limitado. A pesquisa de síndrome de Alport deve ser considerada principalmente em indivíduos com história familiar

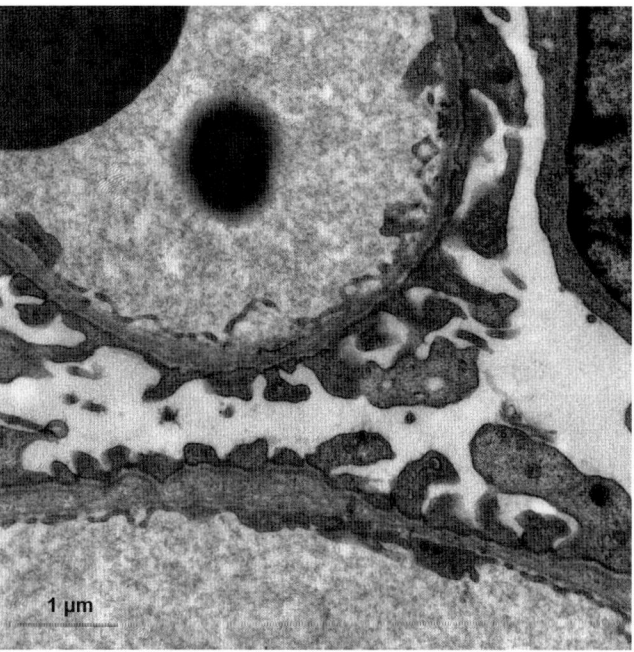

Figura 39.2 Síndrome de Alport. A membrana basal glomerular mostra afinamento e espessamento com lamelação nas áreas espessadas em razão da remodelação da membrana basal glomerular. ME 12.000×. (Imagem cedida por Dr. Luiz A. R. Moura, da Escola Paulista de Medicina da Universidade Federal de São Paulo [EPM-Unifesp].)

de hematúria e doença renal (principalmente masculinos) e pacientes com DRC associada a hipoacusia neurossensorial ou achados oftalmológicos característicos.

A progressão para a DRT se dá em todos os pacientes com síndrome de Alport ligada ao sexo e naqueles com a forma recessiva da doença. Deve-se implementar manejo adequado das alterações laboratoriais e clínicas que ocorrem evolutivamente, como inibidores da enzima de conversão da angiotensina (IECA) e/ou bloqueadores dos receptores da angiotensina (BRA), com o aparecimento de proteinúria mesmo inferior a 0,5 g/dia para diminuir tanto sua excreção quanto o ritmo de progressão para a DRT, além de tratamento da hipertensão arterial, incluindo a dieta DASH e orientações nutricionais dependendo da fase da doença.

O transplante é indicado para esses pacientes, devendo-se lembrar que até 2,5% desenvolvem glomerulonefrite por anticorpo antimembrana basal glomerular, com perda rápida do enxerto.

Doença relacionada ao MYH9

Casos descritos de nefropatia hereditária associada a surdez neurossensorial e catarata, em associação a anormalidades hematológicas, como megatrombocitopenia (síndrome de Epstein) ou anomalia de May Hegglin (síndrome de Fechtner), originam-se de mutações na cadeia pesada IIA da miosina não muscular (MYH9) e já foram descritas como variações da síndrome de Alport por características fenotípicas em comum. Como a membrana basal desses pacientes não apresenta anormalidades na expressão das cadeias alfa do colágeno tipo IV, devem ser consideradas formas distintas de nefrite hereditária, e não como variantes da síndrome de Alport.

Atualmente, a condição é referida como doença relacionada com o MYH9. Trata-se de distúrbio raro, com padrão de herança autossômico dominante com diversas mutações descritas. Em geral, apresenta-se com trombocitopenia discreta, podendo a manifestação clínica inicial ser pequenos sangramentos. A hipoacusia é relatada em cerca de 60% dos casos, e a glomerulonefrite em 30 a 70% dos casos, geralmente manifesta por proteinúria (eventualmente nefrótica). A evolução para DRT costuma ser rápida, e o início em TRS acontece antes da quarta década de vida.

O diagnóstico pode ser confirmado por imunofluorescência para NMMHC-IIA em neutrófilos. Teste genético pode confirmar o diagnóstico e proporcionar informações prognósticas devido à correlação genótipo-fenótipo. Biopsia renal, em geral, é contraindicada pelo risco de sangramento, porém os achados histológicos podem incluir expansão mesangial e esclerose segmentar; na microscopia eletrônica há expansão, há espessamento da membrana basal e fusão de pedicelos.

Nefropatia da membrana basal fina (hematúria familial benigna, doença da membrana fina)

Possivelmente, trata-se da forma de glomerulonefrite hereditária mais comum, porém, por se tratar de uma patologia frequentemente assintomática, sua incidência é incerta, variando entre 1 e 10% na população geral. Caracteriza-se pela presença de hematúria glomerular microscópica persistente, frequentemente detectada na urinálise ao acaso, ausência de proteinúria e, muito raramente, evoluindo para a doença renal crônica e terminal. A NMBF glomerular é herdada de maneira autossômica dominante, caracterizada pela ocorrência familial de hematúria persistente, em geral detectada na infância.

O quadro clínico característico é o de um paciente assintomático com hematúria glomerular microscópica sem proteinúria, podendo ocorrer episódios de hematúria macroscópica. Com o diagnóstico inicial, é fundamental avaliar outros membros da família para a procura de hematúria glomerular, além de investigar, pela história clínica e pelos exames complementares, outras alterações, como surdez, doença renal crônica e terminal etc.

A NMBF é a responsável pela maior parte dos casos da chamada "hematúria familial benigna", em diagnóstico diferencial. Deve-se lembrar que a hipercalciúria, possivelmente pelo conteúdo elevado de cálcio nas hemácias, facilitando seu rompimento e consequentemente sua morfologia, é a única patologia, de acordo com o conhecimento do autor deste capítulo, além das glomerulopatias, em que pode ocorrer dismorfismo eritrocitário em pequeno percentual. Na hipercalciúria, observam-se, caracteristicamente, hemácias isomórficas e crenadas. Daí a dificuldade, por vezes, de distinguir entre hematúria glomerular e não glomerular, já que a hipercalciúria, associada ou não à hiperuricosúria, é frequentemente assintomática, com episódios recorrentes de hematúria macroscópica e/ou microscópica. Outro dado com relação à hematúria não referido na literatura refere-se ao fato de que pacientes com glomerulonefrite assintomática, independentemente da etiologia, apresentam hematúria microscópica persistente, ao contrário dos pacientes com hipercalciúria, nos quais ocorrem períodos com ausência total de hematúria. O dado referente à persistência ou intermitência da hematúria, especificamente em pacientes com NMBF, possivelmente decorre de aspectos comentados anteriormente sobre a análise laboratorial da urina. Tem-se descrito na literatura uma associação da NMBF com a síndrome dor lombar-hematúria,

que seria causada pela formação de microcálculos e obstrução intratubular esparsa por cilindros. A biopsia renal deve ser restrita a pacientes com microalbuminúria ou proteinúria evolutivas e não tem indicação nos casos típicos de NMBF, como hematúria familial, ausência de surdez ou nefropatia progressiva. O quadro histopatológico revela microscopia óptica normal com imunofluorescência negativa. Na microscopia eletrônica, é evidente o aspecto fino, difuso, da lâmina densa e, consequentemente, da MBG, afetando todas as alças capilares, sem a presença de lamelação ou espessamentos irregulares, achados típicos da síndrome de Alport. Essa alteração não é específica da NMBF, já que, em outras glomerulopatias, podem ser observados esses aspectos, como na síndrome de Alport, nefropatia por IgA, síndrome nefrótica de lesões mínimas, transplante renal recente de doadores assintomáticos e diabetes melito (Figura 39.3).

Recentemente, descreveu-se uma família com hematúria e função renal normal, sendo detectada na análise genética uma mutação no gene do *COL4A4*, e, desde então, a herança genética é descrita por mutações ou ligações nos genes dos *COL4A4* e *COL4A3* em até 40% das famílias com NMBF. Essas mutações heterozigóticas são associadas a várias manifestações clínicas, desde a ausência de sintomas à hematúria glomerular isolada ou associada à proteinúria, sem progressão para a DRT e mesmo à síndrome de Alport dominante com DRT e, algumas vezes, surdez. Todas essas variantes podem ser agrupadas como nefropatia do colágeno IV (a3-a4). Esses achados confirmam que em pacientes com hematúria e alterações nos genes COL4A4 e COL4A3, a NMBF representa um estado heterozigoto da síndrome de Alport autossômica recessiva. Entretanto, as ligações tanto ao *COL4A3* quanto ao *COL4A4* foram excluídas em outras famílias com hematúria isolada, indicando que a NMBF é uma condição geneticamente heterogênea.

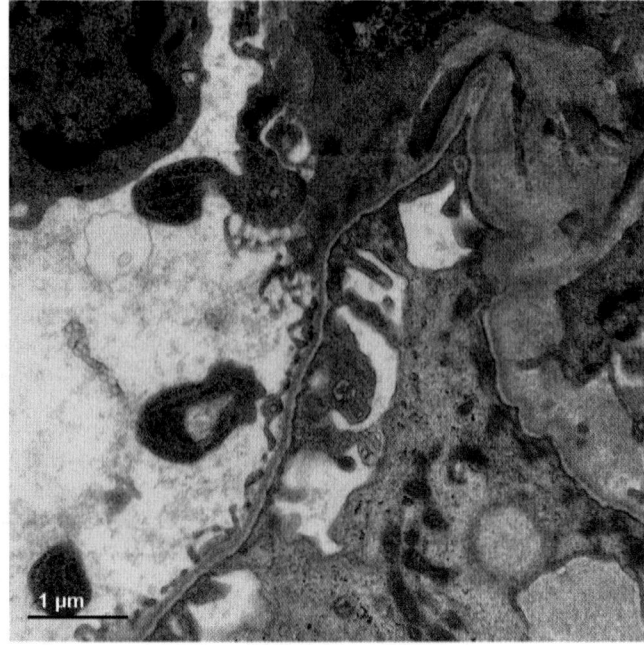

Figura 39.3 Doença da membrana basal glomerular fina, com atenuação acentuada da lâmina densa. Não há depósitos e os processos podais estão intactos. ME 12.000×.

A investigação familial para detectar a presença de hematúria glomerular e avaliações regulares são fundamentais para diferenciar a NMBF de glomerulonefrites progressivas assintomáticas com evolução sequencial para proteinúria, hipertensão arterial e doença renal crônica e, eventualmente, terminal. São descritos, cada vez mais frequentemente, casos de doença renal progressiva em longo prazo em pacientes adultos. Essa evolução se inicia com proteinúria aos 30 anos, e doença renal crônica ou terminal aos 40/50 anos, talvez refletindo a verdadeira história natural dessa doença, com tempo de evolução mais prolongado. A lesão glomerular predominante é a GESF, uma associação já relatada por vários autores, talvez ocorrendo pela presença da ligação COLA4 e a NMBF.

Não existe terapêutica específica para a NMBF. Somente o acompanhamento em longo prazo indicará alguma terapêutica nos poucos pacientes que evoluem com proteinúria e, eventualmente, doença renal crônica e terminal. Nessa eventualidade, IECA e BRA para induzir efeito renoprotetor a partir da redução da proteinúria devem ser instituídos, ao lado das medidas habituais para controle da hipertensão arterial, se presente, incluindo a dieta DASH. Possivelmente, o início dessa terapêutica, a partir da detecção da microalbuminúria persistente, antecedendo a detecção da proteinúria, como no diabetes melito, pode ser de alguma valia no controle em longo prazo da NMBF. Com a ocorrência de hipercalciúria/hiperuricosúria, devem ser adotadas medidas gerais para diminuir a incidência de litíase, como aumento da ingesta líquida, incluindo suco de laranja e limão, evitar consumo exagerado de sal, carne vermelha, purinas e açúcar, além de incluir alimentos ricos em potássio (frutas, verduras, legumes) e cálcio (até 1.200 mg/dia). Ocasionalmente, com a ocorrência de litíase renal episódica e/ou hematúria persistente, ou ingesta líquida inadequada, pode ser administrada hidroclorotiazida associada ao citrato de potássio por períodos curtos, em torno de 3 a 6 meses, já que a utilização crônica do diurético pode tornar o organismo tolerante a essa medicação, além dos seus efeitos colaterais. Com a adoção da dieta referida, nos 155 pacientes pediátricos com hipercalciúria/hiperuricosúria idiopáticas atendidos pelo autor, a imensa maioria não apresentou evolutivamente valores elevados de calciúria ou hematúria persistentes, mas intermitentes, assim como novos episódios de dor lombar irradiada, característica de litíase, foram raros.

SÍNDROME DE ANGIOPATIA HEREDITÁRIA COM NEFROPATIA, ANEURISMAS E CONTRATURAS MUSCULARES

Em 2005, foi descrita em quatro gerações de uma família uma síndrome com hematúria glomerular com características clínicas e histológicas diferentes tanto da síndrome de Alport quanto da NMBF, caracterizada por angiopatia hereditária, nefropatia, aneurismas cerebrais e contraturas musculares (síndrome HANAC). O modo de herança é autossômico dominante, com mutações no gene *COL4A1*, que codifica a cadeia α1 do colágeno tipo IV. Podem ocorrer outras manifestações, como proteinúria não nefrótica, fenômeno de Raynaud, cistos renais bilaterais, tortuosidades arteriais retinianas, arritmia cardíaca sintomática e hipogamaglobulinemia. Na biopsia renal realizada em um paciente, não se observaram alterações na microscopia óptica. Também não foram observadas alterações na imunofluorescência tanto convencional quanto para a expressão renal das cadeias α1, α3 e α5 do colágeno tipo IV. Na microscopia eletrônica, somente foram verificadas áreas focais mais densas com dobramento da membrana basal. Não são descritos pacientes evoluindo para a doença renal crônica e terminal.

SÍNDROME UNHA-PATELA

Também chamada "onicosteodisplasia", a síndrome unha-patela é uma doença autossômica dominante, com envolvimento renal variável, causada por mutações no gene da laminina (LMX1B), localizado no cromossomo 9q34, expressa especificamente nos podócitos, envolvendo órgãos de origem ectodérmica e mesodérmica. Caracteriza-se principalmente por uma associação de unhas hipoplásicas ou displásicas e patelas ausentes ou hipoplásicas. Em muitos pacientes, há outras anormalidades ósseas, como cornos ilíacos, displasia de cotovelos, além de anormalidades oculares e auditivas. Em 30 a 40% dos pacientes, o envolvimento renal manifesta-se com proteinúria e, por vezes, hematúria, com progressão para a DRT em 30% dos casos, geralmente na idade adulta, mas podendo ocorrer na infância. O envolvimento renal parece ser mais frequente em mulheres e em pacientes com história familial da síndrome. Naqueles com lesão renal, a microscopia óptica é normal. Na microscopia eletrônica, observam-se depósitos fibrilares de colágeno tipo III irregularmente distribuídos no interior da membrana basal espessada e na matriz mesangial. Por vezes, a coloração com ácido fosfotúngstico é necessária para observar os feixes de colágeno. Não existe correlação entres esses achados, a idade dos pacientes e a presença ou a gravidade dos sintomas renais. As anormalidades associadas, como a nefropatia, exigem cuidados apropriados de acordo com sua ocorrência e intensidade.

SÍNDROME DE GALLOWAY-MOWAT

Caracteriza-se por síndrome nefrótica de início precoce, anomalias cerebrais diversas com retardo mental grave e, frequentemente, hérnia de hiato. Outras malformações têm sido relatadas ocasionalmente, como displasia da tireoide, hipoplasia suprarrenal, de pâncreas, microcistos renais e microftalmia. Ambos os sexos são afetados e as observações em alguns casos apontam para um modo de herança autossômico recessivo. O fenótipo clínico assemelha-se à síndrome de Pierson. Recentemente, foi identificado o gene causador, *WDR73*, mapeado no cromossomo 15q25.2, que codifica a proteína WD40, de função desconhecida, surgindo por uma mutação por perda de função. As lesões renais observadas são a esclerose mesangial difusa, a GESF e, por vezes, lesões mínimas, evoluindo, as duas primeiras, para a DRT precocemente.

GLOMERULOPATIA DO COLÁGENO TIPO III

O acúmulo maciço do peptídio colágeno tipo III (glomerulopatia colágeno-fibrótica) é uma nefropatia rara, cujo gene foi mapeado no cromossomo 1q32, com herança autossômica dominante e anormalidades na membrana basal similares às encontradas na síndrome unha-patela à microscopia eletrônica, com incidência aumentada em pacientes japoneses. Essa nefropatia pode ocorrer entre 3 meses e 66 anos de idade. As manifestações clínicas são muito variáveis, mas sem as displasias ou malformações ósseas da síndrome unha-patela, descrevendo-se duas formas dependendo da idade de início dos sintomas. Em japoneses e brancos, a doença é em geral esporádica, e os primeiros sintomas, proteinúria com ou sem hipertensão, são detectados na idade adulta, com evolução lenta para a DRT; na criança, os sintomas têm início geralmente na idade escolar. A progressão da doença é lenta, observando-se, eventualmente, síndrome nefrótica. Foram descritas associações com deficiência do fator H e hipocomplementemia persistente, síndrome hemolítico-urêmica, hemólise, surdez e fibrose dos sinusoides hepáticos. O nível sérico do peptídio pró-colágeno tipo III está acentuadamente elevado, sendo um marcador da doença, tendo sido descrito na irmã sadia de um paciente afetado.

A microscopia mostra glomérulos volumosos, com aparência lobular ou nodular e expansão amorfa da matriz mesangial, sem proliferação celular. A MBG está difusamente espessada, com pseudolamelação ocasional, com duplo contorno (p. ex., na glomerulonefrite membranoproliferativa) e material amorfo eosinofílico diminuindo e mesmo obliterando a luz capilar. A imunofluorescência convencional é negativa, mas positiva para o colágeno tipo III, com deposição maciça na membrana basal e no mesângio. A microscopia eletrônica revela membrana basal espessada, com fibrilas típicas de colágeno visualizadas pelo ácido fosfotúngstico no aspecto subendotelial da membrana basal e no mesângio. Não existe tratamento estabelecido para essa doença. Em um único caso descrito, o corticosteroide diminuiu a proteinúria. Como em toda glomerulopatia proteinúrica, devem ser utilizadas terapêuticas renoprotetoras com a utilização dos IECA e/ou dos BRA II, além de outras medidas para as comorbidades associadas presentes. A recorrência no enxerto possivelmente decorre do acúmulo renal de fibronectina por uma anormalidade dessa na circulação sanguínea.

SÍNDROME NEFRÓTICA E ESCLEROSE SEGMENTAR E FOCAL HEREDITÁRIAS

A partir do conhecimento das funções do podócito na manutenção da estrutura e da função de barreira na filtração glomerular, foram descritas nos últimos anos diversas formas de síndrome nefrótica hereditária. Os podócitos expressam várias proteínas que contribuem para sua função normal, e os genes que codificam essas proteínas podem sofrer mutações, com consequências imediatas na patogenia da proteinúria, dando origem à síndrome nefrótica. A lesão dos podócitos pode causar disfunção por lesão subletal (reversível), como na síndrome nefrótica de lesões mínimas, com fusão dos pedicelos, ou letal (morte celular), como se observa na GESF, com descolamento do podócito e colapso do capilar glomerular. Os dois mecanismos podem coexistir, explicando as formas de progressão dessas nefropatias. Alguns genes responsáveis pela síndrome nefrótica isolada originam um fenótipo histológico específico, a GESF, entre eles: *ACTN4*, *TRPC6*, *CD2AP*, *NPHS2*, *MYO1E* e *INF2*. A síndrome nefrótica do tipo finlandês, codificada pelo gene *NPHS1*, é a exceção a esse fenótipo histológico, ocorrendo esclerose mesangial difusa, com evolução invariável para a DRT. Entretanto, alguns pacientes apresentam tanto a mutação NHPS1 quanto a NPHS2, o que demonstra a heterogeneidade genética da síndrome nefrótica congênita. A maior incidência do padrão histológico em pacientes afrodescendentes vem sendo explicada, ao menos em partes, por variantes no gene da apolipoproteína 1 (*APOL1*) no cromossomo 22. A síndrome nefrótica congênita secundária deve ser diferenciada das patologias hereditárias de início precoce. Assim, devem ser afastadas causas como sífilis congênita, toxoplasmose, rubéola, citomegalovírus, HIV, hepatite B e lúpus eritematoso sistêmico infantil.

Síndrome nefrótica do tipo finlandês (NPHS1)

Causada pela mutação no gene localizado no cromossomo 19 p12-q13.1 e de transmissão autossômica recessiva, é responsável pela produção da nefrina (NPHS1), uma proteína da superfície do podócito, herdado como um traço autossômico recessivo. Inicialmente descrita com ocorrência maior na Finlândia, mas de distribuição global, inicia frequentemente antes dos 3 meses de idade, com quadro de síndrome nefrótica, já com proteinúria intraútero, podendo ser detectada pela elevação da alfafetoproteína no líquido amniótico. Observam-se com frequência prematuridade com peso baixo ao nascimento e aumento do tamanho da placenta, por vezes já com edema. Em geral, a microscopia óptica mostra glomérulos imaturos, com hipercelularidade mesangial com acentuação progressiva, levando à esclerose mesangial e a dilatações pseudocísticas nos túbulos proximais, com fusão dos processos podais na microscopia eletrônica. A história natural é de uma evolução com persistência do edema, infecções intercorrentes e findando inexoravelmente na DRT entre os 5 e 8 anos, mas há relatos de pacientes com essa evolução na idade adulta. Esses pacientes são resistentes ao corticosteroide e a imunossupressores, já que não se trata de uma doença imunológica. Assim, o tratamento se dirige ao manejo da proteinúria, do hipotireoidismo (pelas perdas hormonais na urina), da hipoalbuminemia e das infecções pela hipogamaglobulinemia, com suplementação nutricional pela desnutrição grave, infusões de albumina, IECA associados à indometacina para a diminuição da proteinúria. Alguns pacientes, para evitar a perda maciça da proteinúria sem resposta adequada à terapêutica, podem ser submetidos à nefrectomia, uni ou bilateral, e posteriormente transplantados, com recorrência frequente da doença no enxerto.

Síndrome nefrótica autossômica recessiva com resistência ao corticosteroide (NPHS2)

Mutações no gene *NPHS2*, mapeado no cromossomo 1q25-q31, que codifica a podocina, são a principal causa da SNCR autossômica recessiva. Esse tipo de síndrome nefrótica se expressa em geral como GESF, mas alterações mínimas também são observadas. Das SNCR não familiais, 10 a 28% (Figura 39.4) são causadas por mutações recessivas da podocina. A síndrome apresenta-se inicialmente dos 3 aos 5 anos, com corticorresistência e recorrência de até 30% após o transplante. Mutações na variante genética R229Q estão associadas à SNCR do adulto. Pacientes com duas mutações para essa variante quase sempre desenvolverão SNCR durante a infância e a adolescência.

Síndrome nefrótica tipo 3 (PLCE1)

O gene *PLCE1*, que codifica para a enzima fosfolipase C-épsilon-1, foi identificado em pacientes com síndrome nefrótica de início precoce no *locus* NPHS3 no cromossomo 10q23-q24, com herança autossômica recessiva. Quase todos os pacientes descritos apresentam esclerose mesangial difusa e, raramente, esclerose segmentar e focal, isolada ou associada. A evolução para DRT ocorre precocemente, em geral com hipertensão arterial, sendo descritos apenas dois pacientes com resposta ao corticosteroide e à ciclosporina.

Glomeruloesclerose segmentar e focal familial (ACTN4)

Achado histopatológico inespecífico e, embora secundária a inúmeras doenças, entre as quais infecção pelo HIV, obesidade, hipertensão arterial e diabetes, também é observada

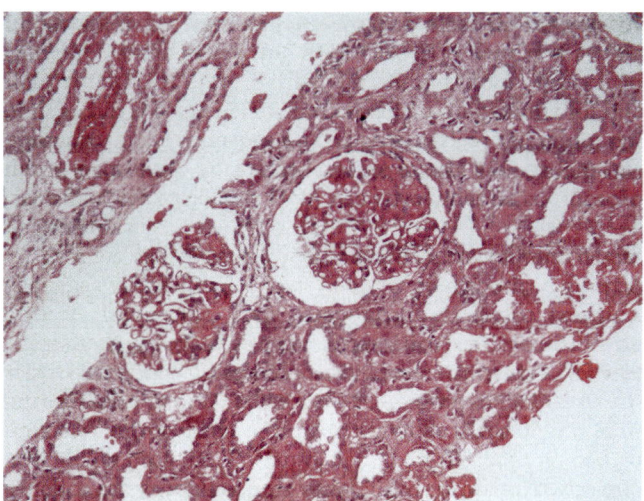

Figura 39.4 Glomérulos com lesão de esclerose segmentar e focal periférica mais intensa no glomérulo à direita, com sinéquias à cápsula de Bowman. HE 200×. (Imagem cedida pela Dra. Daniele G. Sakamoto, do Laboratório de Patologia do Hospital Universitário Evangélico de Curitiba.)

como uma forma idiopática isolada ou familial. Mutações no gene *ACTN4* estão relacionadas com a GESF de característica familial. A GESF familial é causada por mutações no gene α-actinina-4 (*ACTN4*), com uma herança autossômica dominante, responsável por aproximadamente 4% das GESF familiais. Em geral, a doença nos membros das famílias afetadas inicia na adolescência ou mais tarde, com proteinúria, por vezes síndrome nefrótica e diminuição progressiva da função renal. O tratamento é de suporte, com medidas terapêuticas dirigidas à evolução de cada paciente, como comentado anteriormente nas várias nefropatias progressivas.

Mutações no gene *TRPC6* (GESF 2)

Forma de GESF autossômica dominante, mapeada no cromossomo 11q-21-q22, cujo gene codifica os canais de cálcio responsáveis pela entrada do cálcio na célula durante a proliferação celular. O TRPC6 é expresso principalmente nos podócitos, mas também nos glomérulos, na célula endotelial e nos túbulos. DRT ocorre na maioria dos pacientes. São descritos portadores assintomáticos com fenótipo renal normal e mutações em poucas crianças, excepcionalmente evoluindo para a DRT.

Mutações no gene *CD2AP* (GESF 3)

As mutações para essa proteína, em associação ao domínio CD2 da célula T e ao diafragma de filtração, foram descritas em cinco pacientes e também em estudos experimentais em ratos. São causa tanto de síndrome nefrótica familial em humanos quanto de síndrome nefrótica congênita em ratos. Recentemente, descreveram-se três pacientes não relacionados, sugerindo que mutações no gene *CD2AP* modificam a interação nos linfócitos e alteram a composição do diafragma de filtração glomerular.

Mutações no gene *INF2*

Mutações no gene *INF2*, que codifica proteínas reguladoras da actina, foram identificadas em pacientes com GESF familial. Apresentam herança autossômica dominante. Ao contrário de outras mutações (como NPHS1 e NPHS2), as manifestações clínicas costumam ser mais tardias, no final da adolescência e no início da idade adulta.

Apolipoproteina-1 (*APOL1*)

Variantes no gene *APOL1* no cromossomo 22 parecem estar relacionadas com a incidência aumentada de nefropatia não diabética em pacientes afrodescendentes. A identificação do gene parece ter importante associação com indivíduos de ascendência africana e, em grandes estudos populacionais, seu polimorfismo mostrou associação com maior prevalência de DRC e pode explicar, ao menos em parte, a maior suscetibilidade dessa população à GESF. O desenvolvimento de HAS, hipertensão e proteinúria nessas populações tendem a ser mais precoces. Em pacientes com HIV, a presença dessas variantes aumenta o risco de nefropatia relacionada com o HIV (HIVAN). A associação das variantes *APOL1* e doença renal pode ser agravada por fatores como níveis do receptor solúvel do ativador do plasminogênio (suPAR), além de fatores ambientais e socioeconômicos.

Síndrome de Schimke

Rara displasia imuno-óssea de herança autossômica recessiva, com retardo do crescimento grave, dismorfismo facial, infartos cerebrais, pigmentação da pele, imunidade celular defeituosa, ocasionalmente arteriosclerose e, mais raramente, enfisema e SNCR, com lesões de GESF, além de inúmeras outras manifestações. É causada por mutações por perda de função no gene *SMARCAL 1*, mapeado no cromossomo 2q35, que codifica uma suposta proteína remodeladora da cromatina. A maioria dos pacientes evolui para a DRT, que pode ocorrer na infância ou na vida adulta. O tratamento está direcionado às manifestações existentes, assim que ocorrem, incluindo transplante renal, já que não existe terapêutica adequada para essa condição.

Síndrome de Pierson

Doença autossômica recessiva caracterizada por síndrome nefrótica congênita com esclerose mesangial difusa e alteração difusa da membrana basal, quase sempre evoluindo precocemente para a DRT, com microcoria e anomalias oculares no cristalino e na córnea. São observados também hipotonia e retardo psicomotor em alguns pacientes. A doença ocorre por mutações por perda de função no gene que codifica a cadeia da laminina beta-2 (LAMB2) no cromossomo 3 p21.31. A doença já foi descrita intraútero em quatro fetos em uma mesma família, com alterações renais, placentárias, oligoidrâmnio e anencefalia, constituindo a síndrome nefrótica tipo 5. Também se detectou síndrome nefrótica congênita isolada em dois pacientes de uma família consanguínea, expandindo o espectro clínico das alterações associadas a essa síndrome, devendo ser investigada essa possibilidade em pacientes em que não se detectaram mutações nos genes *NPHS1*, *NPHS2* ou *WT1*. Não há tratamento estabelecido além do instituído para controle da proteinúria e de outras possíveis alterações.

Síndrome de Denys-Drash/síndrome de Frasier

Rara anomalia, com várias manifestações, isoladas ou associadas, com transmissão autossômica dominante, caracterizada por nefropatia congênita, tumor de Wilms e pseudo-hermafroditismo masculino, que resulta de mutações heterozigóticas no gene *WT1*, no cromossomo 11 p13 que regula a expressão de vários genes, preferencialmente nas gônadas e no tecido renal embrionário. Essas mutações foram inicialmente descritas em crianças com tumor de Wilms associadas à síndrome WAGR (tumor de Wilms, aniridia, anormalidades geniturinárias e retardo mental). Nas formas incompletas da síndrome, como a síndrome de Frasier, em que ocorre uma mutação em heterozigose constitucional – a nefropatia –, que se desenvolve tardiamente e evolui para DRT antes dos 20 anos, coexiste ou com tumor de Wilms ou com pseudo-hermafroditismo masculino. Mas a grande maioria (95%) dos pacientes desenvolverá tumor de Wilms, com risco significativo de desenvolver gonadoblastoma. A lesão renal é uma característica constante da síndrome de Denys-Drash e manifesta-se como uma síndrome nefrótica de início precoce com lesões glomerulares de esclerose mesangial difusa, além de fusão dos processos podais à microscopia eletrônica. Existe uma alta prevalência de hipertensão arterial, com progressão para DRT nos primeiros anos de vida (Figura 39.5). O tratamento é de suporte, direcionado às alterações existentes, indicando-se nefrectomia bilateral para prevenir o desenvolvimento do tumor de Wilms. Não existem relatos de recorrência após o transplante renal.

Glomerulopatia por fibronectina

A fibronectina é um componente da matriz extracelular que, nessa glomerulopatia, se deposita maciçamente como depósitos fibrilares no espaço subendotelial e matriz mesangial. Trata-se de uma rara nefropatia familial, mapeada no cromossomo 1q32, transmitida de forma autossômica dominante, mas a mutação não se produz no gene da fibronectina, e sim em um gene ativador do complemento. A doença inicia-se na adolescência, com proteinúria maciça, geralmente hematúria microscópica e hipertensão arterial, progredindo lentamente para a DRT entre os 20 e 50 anos de idade. Na microscopia óptica, os glomérulos são volumosos, com aspecto lobular ou nodular pelos depósitos maciços subendoteliais e mesangiais compostos primariamente por fibronectina. A imunofluorescência convencional é negativa, mas positiva para fibronectina. Na microscopia eletrônica, os depósitos são eletrodensos, não fibrilares. O tratamento é de suporte, como para outras nefropatias hereditárias, com manejo das alterações presentes.

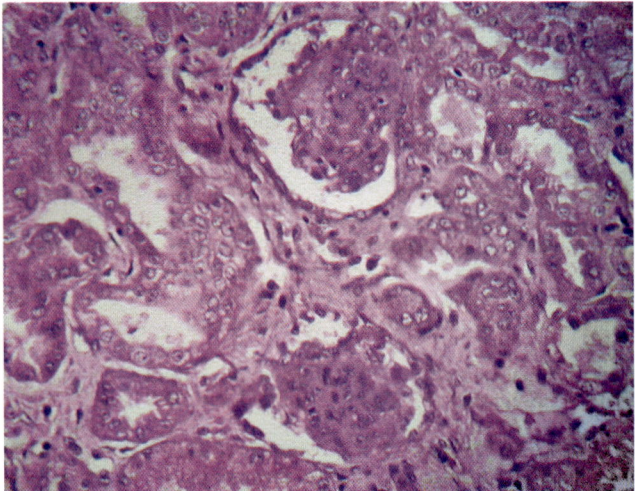

Figura 39.5 Glomérulos mostrando esclerose mesangial difusa. Coloração HE 100×. (Imagem cedida por Dr. Marcelo Franco e Dra. Maria Fernanda Soares, da Escola Paulista de Medicina da Universidade Federal de São Paulo [EPM-Unifesp].)

Esclerose mesangial difusa isolada

Parece ser causada por anormalidades no gene *PLCE 1* que codifica a fosfolipase C ípsilon, sendo que mutações no gene *WT1*, localizado no cromossomo 11 p, são descritas em algumas famílias, com possível caráter autossômico recessivo (ver Figura 39.5). Essa doença pode ocorrer isoladamente ou em associação ao tumor de Wilms e a pseudo-hermafroditismo masculino (síndrome de Denys-Drash). Pode se apresentar em qualquer momento no 1º ano de vida, inclusive intraútero, com possibilidades diagnósticas já nessa fase pela determinação da alfafetoproteína materna e rins hiperecogênicos no concepto. A hipertensão arterial é comum, sempre evoluindo precocemente para DRT, sendo o tratamento de suporte. A doença não se desenvolve no rim transplantado.

> **! PONTOS-CHAVE**
>
> - Nas hematúrias glomerulares assintomáticas, com ou sem proteinúria, é fundamental a investigação dessas alterações nos familiares do paciente
> - Hematúria glomerular e proteinúria assintomáticas, isoladas ou associadas, persistentes são as principais alterações observadas inicialmente nas doenças da membrana basal glomerular e do podócito
> - A membrana basal glomerular fina não é marcador de uma doença específica e não garante um curso benigno
> - Em sua grande maioria, as opções terapêuticas nas glomerulopatias hereditárias se restringem ao manejo das consequências da lesão glomerular, como proteinúria, hipertensão arterial e dos vários aspectos evolutivos da doença renal crônica e terminal.

DOENÇA DE FABRY

A doença de Anderson-Fabry é um erro inato do catabolismo dos glicoesfingolipídios neutros, resultante da deficiência ou da ausência de atividade da enzima lisossomal a-galactosidase A (a-GAL A). Os glicoesfingolipídios são constituintes essenciais de todas as membranas do corpo, mas são encontrados em maior quantidade no sistema nervoso. Estão localizados principalmente na camada externa da membrana plasmática, interagindo com o ambiente extracelular, nas membranas das organelas intracelulares, e circulam em associação com as apolipoproteínas, desempenhando um papel na regulação de interações, crescimento e desenvolvimento celulares. Esse defeito enzimático leva ao acúmulo intracelular progressivo em todos os tecidos do organismo, à exceção das hemácias, de globotriaosilceramidas (Gb-3) e galabiosilceramidas, inclusive nas células glomerulares e epiteliais renais tubulares, nas quais apresentam as concentrações mais elevadas, causando lesão lisossomal e celular, levando a uma disfunção séria desses sistemas. Trata-se de uma doença de acúmulo lisossomal codificada por um gene da enzima a-galactosidase, localizado na região Xq21.33Xq22, com herança ligada ao cromossomo X, com espectro total da doença nos homens. Um número significativo de mulheres portadoras pode desenvolver sintomas variáveis ou permanecer assintomáticas pela inativação ao acaso do cromossomo X, igualmente ao que ocorre nos homens; portanto, não é apropriado designá-las carreadoras, pois esse termo subestima a seriedade da afecção, daí a importância da triagem genética.

A incidência da doença de Fabry é estimada em 1/55.000 homens e, por sua raridade, é pouco frequentemente lembrada no diagnóstico diferencial de pacientes com doença renal crônica e mesmo naqueles já em terapia renal substitutiva, nos quais a prevalência é de cerca de 0,5%.

A maioria dos pacientes do sexo masculino com a doença de Fabry clássica manifesta sintomas desde a infância ou idade escolar. O acúmulo progressivo de glicoesfingolipídios em todos os tecidos resulta nas variadas manifestações clínicas da doença, que incluem angioqueratomas, acroparestesias, córnea verticilata, hipoidrose, envolvimento gastrintestinal, ósseo, cardíaco, renal e cerebrovascular. Em geral, a morte se dá em decorrência dessas três últimas manifestações. A proteinúria, com frequência, torna-se evidente na 2ª década de vida e a doença renal crônica na 3ª década, com manifestações cerebrovasculares ocorrendo aos 40 anos. Nos homens afetados, o diagnóstico pode em geral ser realizado com a suspeita clínica, e o exame oftalmológico, com lâmpada de fenda. A suspeita diagnóstica deve ser confirmada pela diminuição ou ausência de atividade da a-GAL A, medida no plasma, no soro e nos leucócitos. A biopsia de tecidos e a cultura de fibroblastos também podem ser utilizadas. Nas mulheres portadoras, as determinações enzimáticas raramente são úteis, já que podem apresentar atividade variando de zero a normal. Daí a necessidade da análise do DNA isolado tanto do sangue quanto de biopsia de tecido, para sequenciamento genético. Ainda, a determinação na urina das ceramidas digalactosida e triexosida pode auxiliar no diagnóstico.

A biopsia renal com microscopia óptica mostra a deposição de glicoesfingolipídios nas células epiteliais viscerais, com uma aparência vacuolada, espumosa, semelhante a um favo de mel (Figura 39.6).

Esse aspecto vacuolar também pode ser observado nas células epiteliais parietais, células epiteliais do túbulo convoluto distal e alça de Henle, mas raramente no mesângio, nas células glomerulares endoteliais e nas células epiteliais tubulares proximais. Na microscopia eletrônica, observam-se inclusões lisossomais (Figura 39.7) com estrutura lamelada nas células epiteliais viscerais (corpos zebroides) ou inclusões arredondadas (figuras de mielina). Evolutivamente, os glomérulos apre-

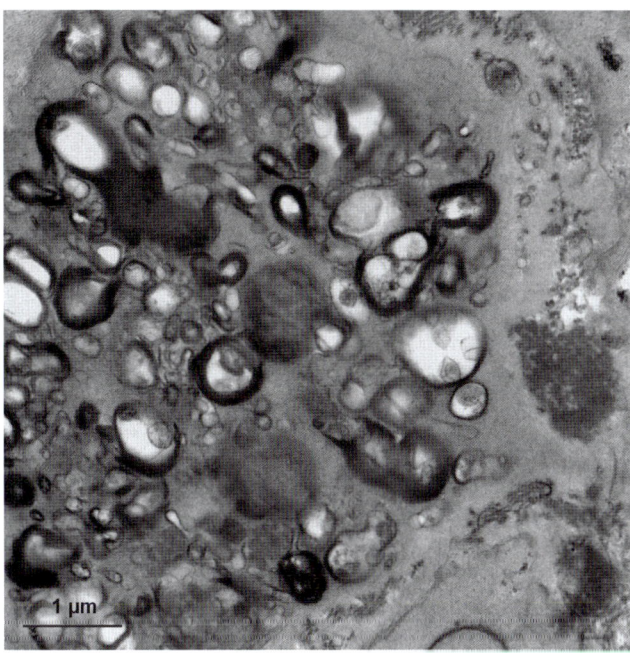

Figura 39.7 Paciente com doença de Fabry, observando-se inclusões lisossomais com estruturas lamelares nas células epiteliais viscerais. ME 6.000×.

sentam esclerose segmentar e focal, por meio de um processo sequencial que envolve a célula epitelial visceral, com descolamento (podendo essas células, com as inclusões, ser observadas na urina), necrose, colapso e esclerose. Concomitantemente, há uma diminuição progressiva do fluxo sanguíneo pela inclusão dos glicoesfingolipídios no endotélio vascular, com a consequente isquemia glomerular.

O tratamento da doença de Fabry deve ser dirigido aos sintomas e às complicações observados no paciente individual, de acordo com a idade, o estágio da doença e o órgão acometido. Assim, para as dores da acroparestesia, podem ser utilizadas defenil-hidantoína e/ou carbamezapina ou gabapentina. A terapêutica de reposição enzimática, com proteína biologicamente funcional, diminuindo as concentrações de Gb3 no plasma e nos tecidos, com eventual melhora dos sintomas, reversão das anormalidades metabólicas e patológicas, e prevenindo as complicações, não está provada. Contudo, como pode ocorrer uma estabilização das funções renais, cardíacas e neurológicas em pacientes com doença mais avançada, sugere-se iniciar o tratamento nos estágios iniciais da enfermidade. Hoje, duas enzimas recombinantes humanas da a-GAL A – a agalsidase e a agalsidase A – estão disponíveis. Recentemente, uma nova medicação, Migalastat® tornou-se disponível na Europa, mas não nos EUA, para tratamento de algumas das mutações da doença de Fabry. Pacientes transplantados e em tratamento dialítico devem ser tratados.

Evidências atuais favorecem o tratamento com enzima de reposição em todos os pacientes, independentemente do estágio da doença, inclusive nos assintomáticos.

Tratamento das glomerulopatias hereditárias

De maneira geral, atualmente há poucas alternativas terapêuticas específicas para a maioria das doenças renais que evoluem para a cronicidade e, eventualmente, o estágio terminal. Estão em andamento inúmeros estudos investigando medicamentos

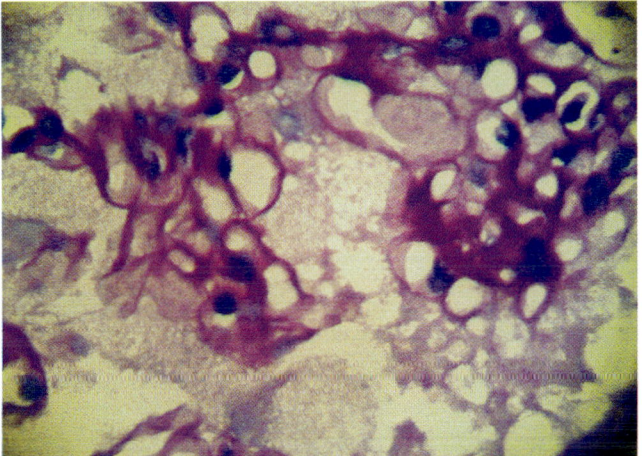

Figura 39.6 Vacuolização proeminente das células mesangiais, endoteliais e epiteliais viscerais glomerulares em paciente com doença de Fabry, observando-se acúmulo de glicoesfingolipídios, assemelhando-se à aparência vacuolada de favo de mel. Coloração PAS 400×. (Imagem cedida pelo Dr. Marcelo Franco e pela Dra. Maria Fernanda Soares, da Escola Paulista de Medicina da Universidade Federal de São Paulo [EPM-Unifesp].)

com a finalidade de diminuição da proteinúria ou da fibrose, alguns já em uso, mas sem confirmação plena de sua utilidade. Ainda, há medicamentos imunossupressores ou fármacos que diminuem o "estresse" oxidativo ou inflamatório, já utilizados ou em estudos clínicos, mas ainda sem uma resposta final. Assim, um aspecto fundamental é o tratamento de suporte para as alterações bioquímicas e clínicas decorrentes de algumas delas, como citado ao longo deste capítulo, direcionado para o bem-estar do paciente na tentativa de alentecer o tempo de progressão para a DRT. Por exemplo, somente a análise genética poderá indicar, naqueles casos com glomerulopatia familial, a necessidade e a utilidade de reposição enzimática, como na doença de Fabry. Por sua vez, devem ser implementadas medidas adequadas para o manejo do edema, da proteinúria, das alterações lipídicas e tireoidianas nos portadores de síndrome nefrótica persistente, de hipertensão arterial etc. Assim, por exemplo, talvez a utilização de IECA e/ou BRA, a partir de valores de proteinúria abaixo de 1,0 g/dia, ou mesmo com microalbuminúria persistente, possa ser benéfica no longo prazo para esses pacientes. Em estudo recente em pacientes com síndrome de Alport e proteinúria, terapias de bloqueio da angiotensina parecem reduzir a proteinúria e retardar a progressão da perda de filtração glomerular. O seguimento periódico com avaliações frequentes da função renal é importante para, eventualmente, prevenir complicações decorrentes da doença renal crônica e, eventualmente, terminal.

Aconselhamento genético

Qualquer evidência de glomerulopatia familial deve ser investigada em conjunto com o geneticista, principalmente as associadas à evolução para a DRT. Análises genéticas devem ser realizadas para oferecer ao paciente e aos familiares aconselhamento sobre os vários aspectos das glomerulopatias hereditárias com relação a terapêuticas, evolução e riscos para as gerações futuras.

BIBLIOGRAFIA

Assman KJM, Koene RAP, Wetzels JFM. Familial glomerulonephritis characterized by massive deposits of fibronectin. Am J Kidney Dis. 1995;25:781-91.

Blumenthal SS, Fritsche C, Lemann J. Stablishing the diagnosis of benign familial hematuria: the importance of examining the urine sediment of family members. JAMA. 1998;259:2263-6.

Breyer MD, Susztak K. Developing treatments for chronic kidney disease in the 21st Century. Sem Nephrol. 2016;36 (6):436-47.

Coen EP, Lemann J. Hereditary nephritis angiotensin-converting enzyme inhibition decreases proteinuria and may slow the rate of progression. Am J Kid Dis. 2004;27:199-203.

Colin E, Huynh Cong E, Mollet G, Guichet A, Gribouval O, Arrondel C, et al. Loss of functions mutations in WDR73 are responsible for microcephaly and steroid- resistant nephrotic syndrome: Galloway-Mowat syndrome. Am J Hum Genet. 2014;95(6):637-48.

Cunha MFM et al. Rare inherited kidney diseases: an evolving field in Nephrology. J Bras Nefrol. 2020;42 (2).

Desnick RJ, Brady R, Barranger J, Collins AJ, Germain DP, Goldman M, et al. Fabry disease, an under-recognized multisystemic disease: Expert recommendations for diagnosis, management, and enzyme replacement therapy. Ann Int Med. 2003;138:338-46.

Franceschini N, North KE, Kopp JB, McKenzie L, Winkler C. NPHS2 gene, nephritic syndrome and focal segmental sclerosis: a HuGE review. Genet Med. 2006;8(2):63-75.

Germain DP, Hughes DA, Nicholls K, Bichet DG, Giugliani R, Wilcox WR, et al. Treatment of Fabry's disease with the farmacologic chaperone Migalastat. New Engl J Med. 2016;375:545-55.

Gross O, Tönshoff B, Weber LT, et al. A multicenter, randomized, placebo-controlled, double-blind phase 3 trial with open-arm comparison indicates safety and efficacy of nephroprotective therapy with ramipril in children with Alport's syndrome. Kidney Int. 2020;97:1275.

Gubler MC. Inherited diseases of the glomerular basement membrane. Nat Clin Pract Nephrol. 2008;4(1):24-37.

Hasselbacher K, Wiggins RC, Matejas V, Hinkes BG, Mucha B, Hoskins BE, et al. Recessive missense mutations in LAMB2 expand the clinical spectrum of LAMB2-associated disorders. Kidney Int. 2006;70(6):1008-12.

Heidet L, Bongers EM, Sich M, Zhang SY, Loirat C, Meyrier A, et al. In vivo expression of putative LMX1B targets in nail-patella syndrome kidneys. Am J Pathol. 2003;163:145-55.

Holmberg C, Antikainen M, Rönnholm K, Ala Houhala M, Jalanko H. Management of congenital nephrotic syndrome of the Finish type. Pediatr Nephrol. 1995;9(1):87-93.

Jais JP, Knebelmann B, Giatras I, De Marchi M, Rizzoni G, Renieri A, et al. X-linked Alport syndrome: natural history in 195 families and genotype-phenotype correlations in males. J Am Soc Nephrol. 2000;11:649-57.

Kashtan CE. Alport syndrome and thin membrane nephropathy. In: Geary D, Schaefer F. Comprehensive pediatric nephrology. Philadelphia: Mosby; 2008; p. 229-37.

Kashtan CE. Alport's and other familial glomerular syndromes. In: Feehally J, Floege J, Johnson RJ. Comprehensive clinical nephrology. 3. ed. Philadelphia: Mosby; 2007. p. 535-48.

Kashtan CE, Gross O. Clinical practice recommendations for the diagnosis and management of Alport syndrome in children, adolescents, and young adults-an update for 2020. Pediatr Nephrol. 2021;36:711.

Kopp JB, Nelson GW, Sampath K, et al. APOL1 genetic variants in focal segmental glomerulosclerosis and HIV-associated nephropathy. J Am Soc Nephrol. 2011;22:2119.

Kopp JB, Winkler CA, Zhao X, et al. Clinical Features and Histology of Apolipoprotein L1-Associated Nephropathy in the FSGF Clinical Trial. J Am Soc Nephrol. 2015;26:1443.

Kosiell A, Grech V, Hussain S, Lee G, Lenkkeri U, Tryggvason K, Scambler P. Genotype/phenotype correlations of NPHS1 and NPHS2 mutations in nephrotic syndrome advocate a functional inter-relationship in glomerular filtration. Hum Mol Genet. 2002;11(4):379-88.

Lepori N, Zand L, Sethi S, et al. Clinical and pathological phenotype of genetic causes of focal segmental glomerulosclerosis in adults. Clin Kidney J. 2018;11:179.

Mark K, Reis A, Zencker M. Prenatal findings in four consecutive pregnancies with fetal Pierson syndrome, a newly defined congenital nephrosis syndrome. Prenat Diagn. 2006;26(3):262-6.

Plaisier E, Alamowitch S, Gribouval O, Mougenot B, Gaudric A, Antignac C, et al. Autossomal-dominant familial hematuria with retinal arteriolar tortuosity and contractures: a novel syndrome. Kidney Int. 2005;67:2354-60.

Rana K, Wang YY, Buzza M, Tonna S, Zang KW, et al. The genetics of thin basement membrane nephropathy. Sem. Nephrol. 2005;25:163-70.

Ruf RG, Lichtenberger A, Karle SM, Haas JP, Anacleto FE, Schultheiss M, et al. Patients with mutations in NPHS2 (podocin) do not respond to standard steroid treatment of nephrotic syndrome. J Am Soc Nephrol. 2004;15(3):722-32.

Savige J, Rana K, Tonna S, Buzza M, Dagher H, Wang YY. Thin membrane nephropathy. Kidney Int. 2003;64:1169-78.

Stockman MF, Renkema KV, Giles RH, Schaefer F, Knoers NV, van Eerde AM. The expanding phenotypic spectra of kidney diseases. Nat Rev/Nephrol. 2016;12:472-83.

Tian X, Ishibe S. Targeting the podocyte cytoskeleton: from pathogenesis to therapy in proteinuric kidney disease. Nephrol Dial Transplant. 2016;31(10):1577-83.

UpToDate. Hereditary nephropathies; 2016.

van Paasen P, van Breda Vriesman PJ, van Rie H, Tervaert JW. Signs and symptoms of thin membrane nephropathy: a prospective regional study on primary glomerular disease – The Limburg Renal Registry. Kidney Int. 2004;66:909-1013.

Vande Voorde R, Witte D, Kogan J, Goebel J. Pierson syndrome: a novel cause of congenital nephrotic syndrome. Pediatrics. 2006;118:501-5.

Weber S. Hereditary nephrotic syndrome. In: Geary D, Schaefer F. Philadelphia: Mosby; 2008. p. 219-28.

Wuttke M, Köttgen A. Insides into kidney diseases from genome-wide association studies. Nat Rew/Nephrol. 2016;12:549-62.

40 Tubulopatias Hereditárias

Daltro Zunino • Rafael Fernandes Romani

INTRODUÇÃO

As tubulopatias constituem um conjunto de afecções que comprometem de modo variado, isolado ou generalizado, a função do túbulo renal na ausência de alteração primária da função glomerular. Nos últimos anos, o interesse em relação às tubulopatias hereditárias estendeu-se além da Pediatria, já que a morbidade e a mortalidade causadas por esses distúrbios diminuíram significativamente. Isso ocorreu pelo melhor entendimento da fisiopatologia molecular, da genética, fornecendo novas formas de tratamento e prevenção tanto das doenças raras quanto das mais comuns, como a suplementação de eletrólitos, as altas doses de vitamina D, a nutrição adequada, incluindo restrições dietéticas e medicamentos que alteram o transporte tubular, e, finalmente, a diálise e o transplante de órgãos com o desenvolvimento de doença renal terminal. O prognóstico final de algumas tubulopatias é determinado não somente pela diminuição da função renal, mas também pelas complicações extrarrenais, especialmente esqueléticas e neurológicas, além do crescimento insuficiente. Desse cenário, surge a preocupação do médico, principalmente do pediatra, quanto ao reconhecimento precoce das tubulopatias, que, se diagnosticadas e tratadas precocemente, modificam de modo potencial o prognóstico de muitas dessas doenças hereditárias, que podem afetar gravemente esses pacientes, inclusive ocasionando óbito precoce. Existem três padrões principais de aumento de excreção urinária de uma substância:

- Excreção aumentada por hiperfluxo: a concentração da substância está aumentada no plasma, e o excesso é excretado na urina. A excreção urinária reflete somente o excesso de uma substância no plasma, não ocorrendo, verdadeiramente, uma disfunção tubular. É o que ocorre no diabetes melito e na fenilcetonúria
- Excreção aumentada em determinado tempo de uma substância por unidade de plasma (depuração renal aumentada): a substância é encontrada em quantidades anormais na urina, enquanto sua concentração no plasma está normal ou discretamente diminuída, havendo sintomas somente se existir perda exagerada de uma substância essencial, como pode ocorrer na glicosúria grave pelo envenenamento com floridzina, ou a excreção aumentada da substância produz efeitos secundários sobre o parênquima renal, como é o caso da litíase na cistinúria ou na acidose tubular renal tipo 1
- Aumento da depuração renal com excreção anormal da substância na unidade de tempo: esse tipo de defeito tubular é reconhecido pela análise do plasma, que mostra a concentração da substância anormalmente baixa. Ocorrerão sintomas somente se os níveis plasmáticos forem diretamente lesivos. Assim sucede com o fósforo plasmático anormalmente baixo, nas síndromes tubulares proximais, causando raquitismo ou osteomalácia, e com o potássio plasmático diminuído, originando fraqueza muscular ou paralisia periódica.

CAUSAS DAS TUBULOPATIAS

Os defeitos da função tubular podem ser simples ou múltiplos, comprometendo uma ou várias funções tubulares, marcadamente as funções reabsortivas. Dividem-se em etiologias primárias e frequentemente genéticas ou secundárias a outros processos, potencialmente reversíveis.

Representa dificuldade na análise da alteração tubular o fato de um defeito poder representar uma anormalidade específica primária, bem como ser consequência de outra anormalidade. Assim, um defeito na reabsorção de água livre pode ter como origem o hipoaldosteronismo secundário, assim como hipercalciúria ser o resultado de acidose metabólica. Depuração aumentada de fosfato pode ser causada por hipoparatireoidismo e a glicosúria com hiperaminoacidúria, encontrada temporariamente na síndrome nefrótica com o tipo histológico de esclerose segmentar e focal. A reversibilidade da anormalidade, quando se corrige a causa primária, estabelece o defeito tubular como funcional. Mas nem sempre existem distinções evidentes entre defeitos funcionais e específicos.

As causas de muitas tubulopatias são desconhecidas. Deve-se, no entanto, reconhecer dois grandes grupos: tubulopatias adquiridas e hereditárias. Ambas exercem efeitos deletérios sobre o túbulo.

Dentre as causas adquiridas podemos citar o uso de medicações nefrotóxicas (cloreto de mercúrio, tetracloreto de carbono, anti-inflamatórios não esteroides [AINE's], anfotericina). Também são exemplos patologias com formação de toxinas endógenas, como os depósitos de cobre na doença de Wilson, a galactose-1-fosfato na galactosemia, gamopatias monoclonais, entre outras.

Dentre as causas genéticas, vários mecanismos foram descritos como causadores de anormalidades na excreção urinária de algumas substâncias:

- Bloqueio na cadeia metabólica extrarrenal, levando a um aumento na concentração de um metabólito nos fluidos corporais e no plasma, sendo, então, excretado em excesso. Esse é um exemplo do tipo de hiperfluxo, como a excreção aumentada de fenilalanina na fenilcetonúria, de glicose no diabetes melito, de aminoácidos de cadeia ramificada na doença do xarope de bordo etc.
- O defeito pode ter um efeito direto e específico sobre o transporte tubular da substância, na ausência de qualquer outra alteração. Um exemplo é a cistinúria, embora, em alguns indivíduos, ocorra um defeito concomitante de transporte no nível do jejuno
- Defeitos específicos dos sistemas de transporte tanto nos túbulos renais quanto em outros órgãos, como o exemplo citado da cistinúria, além da doença de Hartnup e alguns casos de proteinúria
- O defeito genético pode envolver uma enzima que não está diretamente relacionada com o transporte tubular, mas altera a função celular normal, ocorrendo uma lesão evidenciada em alterações histopatológicas e em múltiplos defeitos do transporte tubular. Exemplos desse tipo são a síndrome de Fanconi no adulto, a variedade hereditária da acidose tubular distal tipo 1 e a síndrome de Lowe
- O traço hereditário pode causar bloqueio em uma cadeia metabólica extrarrenal, que, por sua vez, leva a uma concentração aumentada da substância no plasma ou a uma excreção aumentada na urina. Essas substâncias podem causar lesão sobre os sistemas de transporte tubular, atuando como toxina endógena. Exemplos típicos são a galactosemia e a doença de Wilson.

DIVISÕES FUNCIONAIS DO NÉFRON EM RELAÇÃO ÀS TUBULOPATIAS

Por vezes, há dificuldade em se diferenciar a porção do túbulo acometida, por existir um grande número de superposições. Assim, por exemplo, na síndrome de Fanconi, precocemente são evidentes as anormalidades de reabsorção do túbulo proximal, como as que envolvem a glicose, os aminoácidos, o fosfato, o ácido úrico, o bicarbonato, e, posteriormente, tanto as funções distais quanto as glomerulares estão lesadas.

Além disso, o metabolismo tubular das substâncias não se restringe a uma única porção. A água, o cloro e o sódio são reabsorvidos em toda a extensão do néfron, enquanto o potássio é reabsorvido proximalmente e secretado distalmente. O túbulo proximal reabsorve quase toda a glicose, os aminoácidos, as proteínas e uma grande fração do fósforo e do ácido úrico filtrados pelo glomérulo; somente traços dessas substâncias podem ser detectados na urina normal. A maior parte da reabsorção de sódio, potássio e cálcio se realiza pelos túbulos proximais. A reabsorção distal de sódio e cálcio é que determina geralmente as quantidades que serão excretadas na urina (ver Capítulo 4, *Função Tubular*). As excreções urinárias desses elementos são tão pequenas em relação às quantidades filtradas que a localização do sítio tubular responsável pelas alterações na reabsorção é por vezes difícil.

O íon hidrogênio é secretado na luz tubular em toda a extensão do néfron, com a consequente reabsorção de bicarbonato e uma queda progressiva do pH do fluido tubular. A reabsorção e a excreção tubular de bicarbonato e fósforo apresentam certas características em comum: ambos são completamente filtrados do plasma, e a capacidade de reabsorção do túbulo proximal para esses elementos está próxima da quantidade filtrada. Por essa razão, uma discreta elevação em suas concentrações plasmáticas ou no volume filtrado pelo glomérulo pode dar mais substrato para os túbulos em relação ao que pode ser reabsorvido, aumentando, então, a excreção urinária. Também o paratormônio (PTH) exerce uma ação direta sobre a reabsorção dessas duas substâncias, ocorrendo um aumento da excreção com uma elevação desse hormônio, mas sem influenciar a acidificação tubular distal. O túbulo distal é da maior importância no ajuste final do pH urinário. A acidificação urinária máxima (na presença de um estímulo fisiológico adequado) depende da formação de um gradiente de pH adequado [cerca de 3 unidades entre o sangue (pH = 7,4), a célula tubular (pH = 7,0) e a urina (pH = 4,0)]. Esses processos de acidificação são realizados pela eliminação de acidez titulável e amônia pela urina (ver Capítulo 5, *Acidificação Urinária*). Ainda, a aldosterona apresenta ações importantes na regulação dos íons sódio, potássio e hidrogênio no túbulo distal, operando na reabsorção de sódio e na secreção de hidrogênio e potássio. Assim, uma deficiência ou resistência tubular à aldosterona ocasionarão perda de sódio, hiponatremia, hipercalemia e acidose metabólica. Além disso, a hipercalemia afeta a acidificação renal, inibindo a síntese de amônia.

> **! PONTOS-CHAVE**
>
> - As síndromes tubulares proximais caracterizam-se por excreções isoladas ou combinadas de aminoácidos, glicose, fosfato e ácidoúrico, e as distais apresentam defeitos de acidificação, concentração e perda de sal.

Três segmentos, a alça de Henle, o túbulo convoluto distal e os ductos coletores, que formam em conjunto o néfron distal, são os responsáveis pelos ajustes finais do volume urinário e da composição de eletrólitos, essenciais para manter a homeostase. O túbulo distal reabsorve aproximadamente um terço das quantidades de água e ureia filtradas. A reabsorção de ambas é passiva, com as quantidades precisas variando segundo os processos de concentração e diluição. A participação renal na regulação da pressão osmótica resulta de sua capacidade em variar a excreção de água, fazendo com que a urina se apresente hipo ou hiperosmolar em relação ao plasma. Essa variabilidade decorre do hormônio antidiurético (HAD), que exerce o efeito de aumentar a permeabilidade para a água das membranas que compõem os segmentos do néfron distal (ver Capítulo 6, *Mecanismo de Concentração e Diluição Urinária*).

Em geral, os distúrbios têm sido classificados de acordo com as funções relacionadas com os túbulos proximal e/ou distal. Tendo-se em conta as diversas funções citadas anteriormente, as síndromes tubulares proximais são, portanto, caracterizadas por excreções isoladas ou combinadas de aminoácidos, bicarbonato, glicose, fosfato, ácido úrico e cálcio. As tubulopatias distais apresentam defeitos de acidificação, concentração e perda de sal.

HIPERAMINOACIDÚRIAS

A maioria das síndromes tubulares proximais inclui anormalidades da excreção dos aminoácidos. A pequena fração de aminoácidos presentes na urina final é considerada fisiológica, sendo chamada "aminoacidúria", enquanto a excreção aumentada de um ou vários aminoácidos é denominada "hiperaminoacidúria". Durante os primeiros meses de vida, existe normalmente uma perda de aminoácidos secundária a alterações maturacionais nas membranas de vários sistemas de transporte.

A hiperaminoacidúria é um sinal proteiforme dependente de inúmeras enfermidades. Com a determinação de índices de depuração e de reabsorção tubular de aminoácidos, as hiperaminoacidúrias podem ser diferenciadas em vários tipos. Atualmente, propõe-se uma classificação para as aminoacidúrias patológicas com base nos mecanismos celulares que mediam o transporte de aminoácidos associados a diferentes defeitos metabólicos ou de transporte atuando sobre a reabsorção tubular proximal:

1. Saturação (hiperaminoacidúria de hiperfluxo, pré-renal), em que a carga filtrada dos aminoácidos excede a capacidade do seu sistema de absorção. Dependendo da afinidade do aminoácido para seu sistema de transporte, a aminoacidúria ocorrerá em maior ou menor quantidade. Assim, uma aminoacidúria com menor afinidade pode mostrar uma excreção exagerada sob condições de saturação, dependendo da capacidade do sistema.
2. Competição (hiperaminoacidúria "combinada"), quando um aminoácido em concentrações elevadas, transportado pelo mesmo sistema, pode inibir o acoplamento e a reabsorção de outras substâncias no mesmo grupo, levando a uma aminoacidúria mais generalizada.
3. Modificação do transportador (hiperaminoacidúria específica), quando o próprio carreador no plasma está alterado, levando a uma interferência no transporte através do túbulo renal, com diminuição da reabsorção e aumento da depuração renal. Nesse caso, a aminoacidúria será específica para uma substância ou um grupo de compostos estruturalmente relacionados.
4. Inibição da transferência do substrato (hiperaminoacidúria renal), ocorrendo quando o acoplamento da energia do transportador é alterado e o fluxo diminuído, levando a uma alteração da integridade da membrana, envolvendo todos os grupos de aminoácidos, sendo, portanto, generalizada.

Os aminoácidos são primariamente reabsorvidos da luz tubular por um transporte ativo pela membrana apical, em direção à membrana basolateral, dependente de um gradiente externo de sódio por meio da vesícula da membrana tubular proximal. Essa reabsorção ocorre por um cotransporte Na^+-aminoácidos originados pelos componentes de concentração e voltagem do gradiente eletroquímico de sódio da luz tubular para a célula. Essa energia é estabelecida pela ATPase Na^+-K^+-dependente. Assim, a dissipação rápida do gradiente eletroquímico ao longo da membrana luminal por qualquer motivo pode resultar em absorção diminuída de aminoácidos e hiperaminoacidúria. Algumas dessas anomalias também envolvem anormalidade de transporte na membrana luminal das células epiteliais gastrintestinais.

No Quadro 40.1, são apresentados os distúrbios metabólicos que podem, secundariamente, apresentar repercussão renal, assim como algumas características clínicas, laboratoriais e genéticas.

> **! PONTOS-CHAVE**
> - Em algumas hiperaminoacidúrias, é fundamental o diagnóstico precoce; para algumas, aliás, pode ser realizado antes do nascimento, possibilitando, assim, a prevenção de lesões renais.

A investigação laboratorial deve incluir a identificação dos aminoácidos individuais e a determinação quantitativa dos índices de excreção urinária. Para um diagnóstico mais específico, devem-se determinar os aminoácidos no sangue e calcular os índices de depuração e reabsorção tubulares. O diagnóstico se estabelece com a combinação dos diversos sintomas e sinais, com os dados de laboratório, incluindo estudos genéticos, quando possíveis.

O tratamento é extremamente variável, dependendo da etiologia, do tempo de doença e das alterações bioquímicas presentes quando da realização do diagnóstico. Nesse tipo de doença, o diagnóstico precoce, o qual, para alguns tipos, pode ser realizado antes do nascimento, pode prevenir das lesões renais. Se estas já existirem, devem ser tomadas medidas para evitar as complicações futuras. Em algumas doenças hereditárias, como a galactosemia e a intolerância à frutose, a eliminação desses açúcares da alimentação reverte rapidamente as lesões renais.

Como nem todos os aminoácidos dispõem de um sistema de transporte próprio, que possibilitaria classificar as hiperaminoacidúrias de acordo com a via de transporte grupo-específica afetada, e já que grupos de aminoácidos são transportados por carreadores comuns, elas são mais apropriadamente classificadas de acordo com a carga dos aminoácidos afetados – neutras (sem carga), básicas (com carga positiva) ou ácidas (com carga negativa).

Hiperaminoacidúrias catiônicas (hiperaminoacidúrias dibásicas)

Cistinúria clássica

Engloba um grupo de anormalidades do transporte tubular e, em alguns indivíduos, intestinal de cistina, levando à redução de sua reabsorção pelo túbulo proximal e à formação de cálculos urinários. Com as alterações para a cistina, há uma excreção anormal, mas sem consequências clínicas, dos aminoácidos lisina, arginina e ornitina, na dependência de alterações nos sítios de transporte de baixa afinidade tanto no túbulo proximal quanto no intestino.

O padrão de herança da cistinúria é complexo. O defeito se transmite possivelmente como um traço autossômico recessivo, havendo a possibilidade da herança autossômica dominante, com uma incidência de 1/20.000, inicialmente tendo sido descritas três formas de cistinúria. Mais recentemente, foram identificados dois genes: o *SLC3A1*, localizado no cromossomo 2 p21, antiga cistinúria tipo I, apresentando os heterozigotos excreção normal de cistina, e os homozigotos excretando quantidades relativamente grandes de cistina, lisina, arginina e ornitina; e o *SLC7A9*, mapeado no cromossomo 19q13.11, antigas cistinúrias tipos II e III, com os homozigotos excretando discreto excesso de cistina e os heterozigotos apresentando um grau moderado de aminoacidúria, principalmente cistina e lisina. O transporte intestinal de todos os aminoácidos dibásicos é mantido pelos heterozigotos e homozigotos. Em razão desses dados, foi proposta uma nova classificação, com o tipo A envolvendo mutações nos genes *SLC3A1* e o tipo B mutações no *SLC7A9*, compondo os heterozigotos o tipo AB.

As manifestações clínicas decorrem da extrema insolubilidade da cistina em soluções aquosas, quando sua concentração urinária excede 250 mg/g de creatinina, com a formação de cálculos radiopacos pouco densos. A litíase ocorre mais frequentemente na 2ª ou 3ª décadas da vida, mas pode se dar

Quadro 40.1 Distúrbios metabólicos com repercussão renal secundária.

Alteração	Achados clínicos e laboratoriais	Observações
Hipertirosinemia tipo I	Síndrome de Fanconi, retardo do crescimento, febre, diarreia, neuropatia periférica, cirrose hepática. Em geral, fatal sem restrição da tirosina, fenilalanina e metionina da dieta	Defeito na hidroxilase fumaril acetoacetato TG = AR FAH 15q23-15q25.1
Hiperargininemia	Por vezes, aminoacidúria generalizada, hiperamoninemia inconstante, deterioração do sistema nervoso central. Arginina, lisina, cistina, ornitina, acidúria orótica e pirimidinúria presentes na urina	Defeito no sistema de transporte dibásico TG = AR ARG1 6q23.2
Cistinose I e II	Síndrome de Fanconi, desidratação, acidose, vômitos, distúrbios eletrolíticos; retardo do crescimento. Por vezes, fotofobia, hipotireoidismo. Com a deposição de cristais no rim, evolução para doença renal crônica	I: Defeito no sistema de transporte dibásico II: Defeito no sistema de transporte da cistina na membrana lisossomal, com deposição de cristais em vários órgãos TG = AR 17p13.2
Intolerância hereditária à frutose	Com início precoce, retardo do crescimento, hipoglicemia, fenômenos hemorrágicos, disfunção tubular. Com início tardio, sintomas menos graves ou assintomática. Responde à retirada da sacarose e da frutose	Defeito da frutose-1-fosfato aldolase, com efeitos secundários sobre o ATP celular TG = AR KHK 2p23.3
Galactosemia	Síndrome de Fanconi associada a retardo do crescimento, vômitos, intolerância ao leite, hepatomegalia, icterícia, catarata, retardo mental. Responde à retirada da galactose	Galactose e galatitol na urina e no sangue Galactose-1-fosfato nas hemácias TG = AR GALT 9p13.3
Doença de Wilson	Síndrome de Fanconi, degeneração hepatolenticular. Responde à diminuição dos depósitos de cobre	Acúmulo de cobre no corpo, por mutações na proteína ATP7B TG = AR ATP7B 13q14.2
Síndrome oculocerebrorrenal de Lowe	Síndrome de Fanconi com retardo mental, catarata, hidroftalmia. O tratamento dos defeitos tubulares não tem efeito na evolução clínica	Atividade reduzida do inositol polifosfato 5-fosfatase OCRL-1 TG = AR Xq26.1
Glicoglicinúria	Assintomática	Glicosúria do tipo B. Heterozigose da síndrome de Fanconi? TG = AD SGLT/SGLT2/SLC6A18/?
Síndrome de Luder-Sheldon	Sinais e sintomas da síndrome de Fanconi observados nos probantes	Causado por mutação no gene SLC34A1 TG = AD 15q15.3
Síndrome de Rowley-Rosenberg	Retardo do crescimento, hipoplasia muscular, envolvimento pulmonar, hipertrofia do ventrículo direito, aminoacidúria	Defeito desconhecido TG = AR
Glicogenose I (doença de von Gierke)	Raramente síndrome de Fanconi, associada a hepatomegalia acentuada, retardo do crescimento, puberdade postergada, hiperlipidemia, hiperuricemia, nefromegalia, proteinúria, esclerose glomerular, fenômenos hemorrágicos, hipoglicemia e, nos adultos, adenomas hepáticos	Deficiência de glicose-6-fosfatase e glicosidase TG = AR G6 PC 17q21.31

AD: autossômica dominante; AR: autossômica recessiva; ARG1: arginase 1; ARP7b: proteína 7b relacionada com a actina; FAH: fumarylacetoacetase hydroxilase; GALT: galactose-1-fosfato uridiltransferase; KHK: frutosequinase hepática; SGLT: cotransportadores de glicose dependentes de sódio; TG: transmissão genética.

em qualquer período etário. As consequências da litíase, se não corrigidas, podem evoluir raramente para a doença renal crônica. Pacientes com cistinúria evoluem mais para doença renal em estágio final do que outros formadores de cálculos. Observaram-se retardo mental e paraplegia espástica em alguns pacientes, embora a relação causa-efeito não seja evidente. O diagnóstico pode ser considerado a partir da história familial, com a presença, na urina de um paciente litiásico, dos típicos cristais hexagonais de cistina ou com o teste do cianeto-nitroprussiato, mas heterozigotos do tipo B podem ter resultado positivo. O teste definitivo é dado pela determinação do conteúdo de cistina e aminoácidos dibásicos por cromatografia de troca iônica, eletroforese de alta voltagem ou análise de aminoácidos em coluna de gel.

A terapêutica da cistinúria demanda tratamento por toda a vida. Na presença de cálculos, estes devem ser removidos com os meios adequados, sendo as indicações semelhantes para cálculos de outras etiologias. O manejo médico inclui medidas que procuram reduzir a excreção e aumentar a solubilidade da cistina na urina, de cerca de 250 mg/ℓ (com pH urinário > 7); assim, o propósito é manter a concentração abaixo desses níveis. O aumento considerável da ingesta líquida de até 4 ℓ/dia, durante o dia e a noite, eficaz e barato, mas problemático, é fundamental na tentativa de evitar a formação de cálculos, o que pode ser obtido em mais de 50% dos pacientes, mantendo gravidade específica inferior a 1.010. Dietas baixas em metionina, aminoácido essencial precursor da cistina, apresentam resultados extremamente variáveis. A restrição de sódio pode trazer algum benefício, já que o sódio aumenta a excreção da cistina. A alcalinização da urina (pH entre 7,5 e 8,0) aumenta a solubilidade da cistina, podendo ser realizada com bicarbonato de sódio (inconveniência do sódio) ou citrato de potássio (3,0 a 4,0 mEq/kg/dia para crianças ou 60 a 80 mEq/dia para adultos [15 a 20 mℓ/d], 3 a 4 vezes/dia). Com pH superior a 8,0, existe o risco de precipitação de sais de cálcio. A administração de D-penicilamina (1,0 a 2,0 g/dia), convertendo a cistina em composto mais solúvel, pode reduzir substancialmente sua excreção. Por vezes, os efeitos colaterais frequentes impedem a sua utilização prolongada. A associação de piridoxina pode ser necessária pela possível depleção desse fator, além de zinco e cobre. A terapêutica em longo prazo com a alfamercaptopropionilglicina (Tiopronina®, 1,2 mg/dia) é tão eficaz quanto com a D-penicilamina e com menor incidência de efeitos colaterais, sendo a medicação de escolha.

Outros agentes, como o ácido ascórbico (possibilidade de precipitação de cristais de oxalato e hipocitratúria) e o captopril (com resultados conflitantes), eventualmente podem ser utilizados, principalmente este último, embora as altas doses requeridas (75 a 150 mg/dia) possam ter um efeito hipotensivo inadequado. No caso de doença renal terminal, o transplante elimina o defeito de transporte. Nem todo paciente com cistinúria de característica familial desenvolve cálculos, o que pode sugerir que fatores ambientais modificáveis têm papel concomitante às alterações genéticas na sua manifestação fenotípica.

Intolerância lisinúrica proteica (hiperaminoacidúria dibásica tipo II, intolerância proteica familial, aminoacidúria catiônica)

Trata-se de uma anomalia rara do transporte da lisina, de caráter autossômico recessivo, localizada no gene *SLAC7A7*, que codifica a cadeia leve do sistema y⁺L, no cromossomo 14q11.2. Há, pela alteração na proteína codificada, defeito no sistema que medeia o transporte de aminoácidos catiônicos na membrana basolateral dos enterócitos e das células tubulares renais. A excreção e depuração de todos os aminoácidos catiônicos, especialmente da lisina, tornam-se aumentadas. Há má absorção concomitante de ornitina e arginina nos enterócitos, levando a alterações do metabolismo da ureia, resultando em hiperamonemia e suas manifestações clínicas.

O quadro clínico caracteriza-se por episódios de hiperamonemia, consequentes à deficiência hormonal da ornitina, a base do ciclo da ureia. Isso leva ao aparecimento de náuseas e vômitos e, com o tempo, aversão à alimentação rica em proteínas. Consequentemente, há retardo do crescimento, sendo os sinais de desnutrição ainda mais agravados pela deficiência de lisina. Até a parada da alimentação ao seio, os pacientes são assintomáticos, e, a partir do desmame, os sintomas tornam-se aparentes, podendo evoluir até o coma, se alimentados com fórmulas ou leite ricos em proteína. Ao lado do retardo do crescimento, ocorrem diarreia, hepatoesplenomegalia, cabelos ralos, hipotonia muscular, leucopenia. A osteoporose é predominante, podendo ocorrer fraturas patológicas. São descritos pacientes com deficiência cognitiva, mas a maioria apresenta desenvolvimento normal. Há relato de pacientes com alterações neurológicas periódicas, observando-se comprometimento do desenvolvimento mental com episódios de coma. A estatura final é discretamente subnormal ou normal baixa. O diagnóstico da intolerância à lisina pode não ser evidente durante a 1ª e a 2ª décadas de vida, pela recusa subconsciente em evitar ingestão proteica. Na gestação, pacientes portadoras da síndrome têm risco aumentado de hemorragia durante o parto. Uma complicação grave é a pneumopatia intersticial, descrevendo-se, nos pacientes que evoluíram para o óbito, proteinose alveolar. Há relatos de resposta terapêutica da pneumopatia ao uso de corticoides (prednisolona). Esses pacientes são predispostos à glomerulonefrite, descrevendo-se casos de insuficiência renal, com achados histológicos de glomerulonefrite mediada por complexos imunes, associada à insuficiência hepática com degeneração gordurosa ou cirrose. Ocorre também disfunção tubular com um quadro de síndrome de Fanconi. Descreveram-se alterações hematológicas e da medula óssea. Podem ser observadas anemia normo ou hipocrômica, leucopenia, plaquetopenia e coagulação IV subclínica. Hipercolesterolemia e hipertrigliceridemia são relativamente comuns. Ocasionalmente, observam-se várias anormalidades da autoimunidade e imunológicas, como a presença de células LE, AC antinuclear e anti-DNA, hipergamaglobulinemia ou diminuição das imunoglobulinas séricas, hipocomplementemia e quadros graves de varicela.

As concentrações dos aminoácidos catiônicos no plasma estão subnormais ou normais baixas, e as quantidades de glutamina, alanina, serina, prolina, citrulina e glicina estão elevadas. A lisina é excretada na urina em quantidades maciças, e ornitina e lisina, em quantidades moderadas. A excreção da cistina está normal ou discretamente elevada. A amônia sanguínea e a excreção de ácido orótico estão normais durante o jejum, mas elevadas após a alimentação proteica. A ureia está baixa ou normal, e a desidrogenase láctica, a ferritina e a tireoglobulina, elevadas. No hemograma, notam-se anemia, plaquetopenia, leucopenia, anisopoiquilocitose, reticulocitose. A baixa concentração de arginina em relação à lisina nos fluidos corporais parece ser a responsável pela hiperamonemia e a síntese diminuída de ureia. A prevenção da intolerância lisinúrica proteica consiste em restrição proteica, suplementação de citrulina oral (3,0 a 8,0 g/dia) e medicamentos poupadores de nitrogênio (benzoato de sódio, fenilacetato de sódio) durante as refeições. Devem-se realizar medidas das concentrações plasmáticas de aminoácidos para identificar deficiências de aminoácidos essenciais, secundárias à dieta restrita em proteína. O sintoma mais grave é a hiperamonemia, ocorrendo após refeições ricas em proteína, jejum prolongado ou infecções graves. Uma dieta na qual o conteúdo proteico foi moderadamente reduzido – 1,0 a 1,5 g/kg/dia em crianças e 0,5 a 0,8 g/kg/dia em adultos – forma a base do tratamento eficaz. É preciso adicionar carboidratos como fonte de energia para reduzir o catabolismo. Suplementação com ornitina e arginina tem sido moderadamente útil, mas a diminuição da absorção intestinal dos aminoácidos catiônicos limita sua utilidade, além de causar, muitas vezes, diarreia osmótica. A citrulina foi comprovada clinicamente tão eficaz quanto a arginina e a ornitina na prevenção da hiperamonemia. A dose varia de 2 a 8,5 g/kg/dia, em 3 a 5 tomadas, durante as refeições. As crises de hiperamonemia são tratadas com a retirada total da proteína por 24 a 48 horas e do nitrogênio da alimentação, com infusão de glicose como fonte energética. A infusão IV de arginina ou citrulina apresenta bons resultados. A administração de lisina em longo prazo não provou ser convincente na correção da desnutrição, além de ser mal absorvida pelo intestino e causar diarreia osmótica e dor abdominal. Deve-se realizar manutenção do esquema de vacinação, notadamente da varicela. Recentemente, demonstrou-se a possibilidade de diagnóstico pré-natal da intolerância lisinúrica proteica por análise de ligação.

HIPERAMINOACIDÚRIA DIBÁSICA TIPO II

Parece estar limitada somente ao defeito da lisina, e a hiperamonemia não é manifestação da doença. Os sintomas lembram os da intolerância lisinúrica proteica. Retardo de crescimento grave, convulsões e retardo mental são descritos na lisinúria isolada. Os homozigotos apresentam intolerância à proteína, hiperamonemia e retardo do crescimento. Os heterozigotos não apresentam aminoacidúria. Esses pacientes talvez representem uma mutação afetando o transporte dos aminoácidos catiônicos, sendo adequado denominá-la "lisinúria isolada".

Hiperaminoacidúrias neutras

Doença de Hartnup

Trata-se de uma anomalia familial rara, na qual coexistem má absorção intestinal no nível do jejuno e aminoacidúria maciça (mais de 14 aminoácidos de determinados alfa-aminoácidos neutros). A perda desses aminoácidos leva à desnutrição em alguns pacientes. A transmissão genética apresenta um padrão autossômico recessivo, com incidência de 1:16.000 nascidos vivos. O gene responsável é o SLC6A19, no cromossomo 5 p15.33, que codifica para o transportador de aminoácido neutro B^0T^1. O defeito genético é mais comum do que originalmente se pensava, mas muitos indivíduos nunca apresentam sintomas ou o farão em geral entre os 3 e 9 anos e, mais raramente, na vida adulta. Muitos pacientes que herdam o defeito de transporte não apresentam sintomas; nesse sentido, considera-se que fatores ambientais (p. ex., alimentação adequada) ou genéticos possam estar implicados. As manifestações clínicas, que podem ser desencadeadas por febre, medicamentos (p. ex., sulfonamidas) ou estresse emocional, englobam diversos sinais e sintomas, como ataxia cerebelar intermitente, disartria, espasticidade, diarreia, distúrbios psiquiátricos (p. ex., instabilidade emocional e delírio) e uma erupção cutânea fotossensível, muito semelhante à pelagra. Essa deficiência resulta da inadequada absorção intestinal de triptofano, combinada com uma perda excessiva de inúmeros aminoácidos pela urina, ocasionando uma diminuição da utilização do primeiro, essencial para a síntese de niacina. Pode ocorrer também hipouricemia. A patogênese da enfermidade sugere um defeito em um dos múltiplos sistemas de transporte para o triptofano, tanto na borda em escova do epitélio tubular quanto no intestino.

A maioria dos pacientes responde a dietas hiperproteicas ricas em triptofano, mas a natureza intermitente da doença torna difícil avaliar esse manejo. Em pacientes com deficiência de niacina e sintomáticos, a suplementação com nicotinamida, 40,0 a 200,0 mg/dia, reduz o número e a gravidade dos episódios. Além dos cuidados médicos restritos a medicações e dieta, é importante levar em consideração a proteção química e física da luz solar, bem como a extensa lista de medicamentos fotossensibilizantes.

Metioninúria

Constitui-se uma rara anomalia dos aminoácidos neutros, localizada no cromossomo 6 p22.2, responsável por convulsões, retardo mental e episódios de hiperventilação, além de edema e urina de odor fétido. A dieta baixa em metionina melhorou acentuadamente o quadro clínico nos dois únicos pacientes descritos.

Histidinúria

Trata-se de uma anomalia seletiva do sistema de transporte específico da histidina, com baixas concentrações no plasma, consistentes com diminuição da absorção intestinal e tubular renal. É descrita em associação a retardo mental e convulsões, além de algumas anomalias menores, embora essas relações não estejam bem definidas como causa e efeito. A transmissão genética se dá como um traço autossômico recessivo, sendo todos os cinco casos descritos do sexo masculino. Há necessidade de realização do diagnóstico diferencial com a histidinemia, um distúrbio benigno na maioria dos pacientes.

Iminoglicinúria

Anomalia familial benigna, com excreção anormal de glicina, prolina e hidroxiprolina, decorre de um defeito da proteína transportadora na membrana tubular proximal e, por vezes, no intestino, ocorrendo de maneira fisiológica até os 6 meses de idade. Evidências atuais mostram que a iminoglicinúria apresenta um fenótipo digênico, podendo ser causada por mutação homozigótica no gene SLC36A2, combinado com mutação heterozigótica no gene SLCA20 ou mutação homozigótica no gene SLCA19, respectivamente nos cromossomos 5q33.1, 3 p21.31 e 5 p15.33. Trata-se de um distúrbio raro, com defeito na proteína transportadora dos aminoácidos neutros e de transmissão autossômica recessiva. Esse distúrbio pode apresentar-se de várias formas, dependendo do defeito no sistema de transporte renal e intestinal ou renal isolado, o que evidencia uma heterogeneidade genética, manifestando-se por vezes como glicinúria isolada. Somente alguns homozigotos aparentes mostram um defeito na absorção intestinal de L-prolina, e também alguns heterozigotos obrigatórios apresentam hiperglicinúria com sobrecarga de glicina.

A iminoglicinúria isolada representa uma condição benigna, sendo os pacientes assintomáticos; por envolver aminoácidos não essenciais, não requer tratamento.

Hiperaminoacidúria dicarboxílica (hiperaminoacidúria acídica)

Anomalia extremamente rara, que envolve 1:29.000 nascidos vivos, de transmissão autossômica recessiva localizada no gene SLC1A1, no cromossomo 9 p24.2. Os aminoácidos dibásicos envolvidos (ácidos glutâmico e aspártico) apresentam um transportador comum do glutamato de alta afinidade (EAAC1) na borda em escova do túbulo proximal, responsável pela excreção anormal. Até agora, descreveu-se má absorção intestinal dessa substância em 10 crianças, não sendo reportadas consequências clínicas em decorrência desse distúrbio benigno, sendo a relação com anormalidades neurológicas talvez circunstancial. Como essas aminoacidúrias são gliconeogênicas, existe a possibilidade de hipoglicemia, revertida com a administração do aminoácido.

DISFUNÇÃO GENERALIZADA DO TÚBULO PROXIMAL

Síndrome de Fanconi

Caracteriza-se por uma disfunção complexa, generalizada e não seletiva do túbulo proximal, sendo então denominada "síndrome de Toni-Debré-Fanconi", com diminuição da reabsorção de solutos como glicose, aminoácidos e fósforo e, em menor proporção, de bicarbonato, ácido úrico, potássio, cálcio, proteinúria do tipo tubular e água. Pode existir uma disfunção concomitante proximal e distal, que teria um papel na produção da aminoacidúria, fosfatúria e glicosúria. Em determinado paciente, essa disfunção pode ser isolada ou associada para as substâncias citadas. O defeito básico estaria relacionado com a alteração, no túbulo proximal, de múltiplos transportadores, simultaneamente, para essas substâncias, que não seria corrigido ao longo do túbulo distal, por sua pequena capacidade reabsortiva. A síndrome de Fanconi pode ser primária, autossômica dominante, autossômica recessiva ou recessiva, ligada ao cromossomo X. Em virtude de sua heterogeneidade genética, os pacientes podem apresentar várias doenças associadas, pelas diversas mutações que acontecem. Assim, a síndrome de Fanconi renotubular-1 (SFRT) foi mapeada no cromossomo 15q15.3; a SFRT-2 no gene SLC34A1, no cromossomo 5q.35; a SFRT-3 no gene EHHADH, no cromossomo 3q.27.2 (por hibridização in situ por imunofluorescência, esse gene foi localizado no cromossomo 3q26.3-q28); a SFRT-4, associada ao diabetes melito da maturidade no jovem (MODY), ocorre por mutação no gene HNF4A, no cromossomo 20q.13.

> **! PONTOS-CHAVE**
>
> - Pelo grande número de anormalidades de transporte observadas na síndrome de Fanconi, é improvável alteração nos carreadores, sendo mais plausível um defeito da energia metabólica derivada do ATP.

Vários mecanismos podem levar à diminuição da reabsorção de solutos pelo túbulo proximal. As três principais categorias nas quais esses mecanismos podem ser classificados são:

- Alterações na função dos carreadores que transportam substâncias pela membrana luminal
- Distúrbios no metabolismo energético celular
- Alterações nas características de permeabilidade das membranas tubulares.

A energia requerida para o transporte de solutos por meio da membrana apical das células tubulares proximais é suprida pela bomba de sódio, a adenosina trifosfatase (ATPase) Na^+-K^+-dependente, localizada na membrana basolateral. Dado o grande número de anormalidades de transporte observado na síndrome de Fanconi, é provável que varie conforme cada causa e não que decorram de alterações nos carreadores, que são específicos para cada uma das substâncias reabsorvidas no túbulo proximal. Um defeito da energia metabólica derivada do ATP parece mais plausível. Nessa condição, qualquer processo que resulte na diminuição do nível de ATP levaria à diminuição do rendimento dos mecanismos secundários de transporte ativo, como os da glicose, fosfato ou aminoácidos. Evidências que suportem essa hipótese podem ser observadas em uma variedade de modelos experimentais e formas clínicas da síndrome de Fanconi. Já evidências que sustentem um papel para alterações na permeabilidade da membrana basal são limitadas. Um defeito no gradiente de sódio da luz tubular para a célula, pela redução de energia metabólica derivada do ATP, seria o responsável pelos defeitos observados.

A síndrome de Fanconi é o resultado de uma variedade de causas, algumas herdadas e outras adquiridas (Quadro 40.2), sendo as mais comuns a cistinose, na criança, e a doença de Wilson, o mieloma múltiplo e toxinas renais, no adulto. Uma forma primária de síndrome de Fanconi é o tipo adulto, também observado na criança, que, em alguns pacientes, evolui para doença renal crônica em um período de 10 a 30 anos. A maioria das doenças associadas a essa síndrome é herdada em um padrão autossômico recessivo.

A idade de início varia com a etiologia. Algumas das formas herdadas da síndrome de Fanconi, como a síndrome de Lowe, o raquitismo dependente de vitamina D e a forma infantil da cistinose, tornam-se evidentes durante o 1º ano de vida; outras, como as formas tardias da cistinose, a doença de Wilson, a galactosemia e a doença de depósito de glicogênio, manifestam-se clinicamente em uma idade mais tardia, em geral durante a infância. As formas adquiridas podem se apresentar em qualquer idade, principalmente como resultado da exposição a agentes nocivos.

Clinicamente, a síndrome de Fanconi apresenta-se na criança com raquitismo, ao lado de hipertermia, vômitos, retardo do crescimento e poliúria em decorrência das consequências metabólicas da acidose crônica, da hipofosfatemia e da hipocalcemia. No adulto, apresentam-se poliúria e síndromes clínicas associadas a hipocalemia e acidose. Osteomalácia e fraturas patológicas podem ser observadas. Menos frequentemente, as razões para a investigação são achados laboratoriais como proteinúria, hipocalemia, hipofosfatemia e acidose metabólica hiperclorêmica. Os achados físicos de algumas formas da síndrome são característicos, como a presença na cistinose de cristais na córnea, enquanto outros são comuns para várias doenças associadas à síndrome de Fanconi, como a hepatomegalia, que pode ser encontrada tanto na glicogenose quanto na galactosemia e na tirosinemia.

Quadro 40.2 Etiologia da síndrome de Fanconi.

Herdada
- Idiopática
- Cistinose
- Doença de Wilson
- Síndrome de Lowe
- Galactosemia
- Glicogenose
- Tirosinemia
- Intolerância hereditária à frutose
- Déficit de citocromo C-oxidase
- Citopatias mitocondriais

Adquirida
- Envenenamento com metais pesados: chumbo, cádmio, mercúrio, urânio
- Fármacos: antibióticos (tetraciclina vencida, gentamicina, cefalosporina), estreptozotocina, cisplatina, azatioprina, ifosfamida
- Químicos: ácido maleico, nitrobenzeno, lisol
- Malignidade: mieloma múltiplo, gamopatias monoclonais, tumores mesenquimais
- Hiperparatireoidismo, deficiência de vitamina D
- Nefropatias: síndrome nefrótica (esclerose segmentar e focal), transplante renal, doença cística medular, nefropatia dos Bálcãs
- Miscelânea: proteinúria de cadeia leve, amiloidose, síndrome de Sjögren, inalação de cola, ervas chinesas

O diagnóstico da síndrome de Fanconi é feito à base de testes que documentam a perda excessiva dessas substâncias na urina, na ausência de concentrações plasmáticas elevadas. Testes mais elaborados são realizados para determinar o limiar renal para essas substâncias ou sua reabsorção fracionada.

O tratamento na forma primária dirige-se à correção das anormalidades metabólicas de maneira semelhante ao raquitismo ligado ao sexo (ver adiante), incluindo a correção da acidose e a substituição das substâncias eliminadas em excesso na urina; as perdas de glicose, aminoácidos e ácido úrico não são em geral sintomáticas e não requerem substituição. Testes com suplementação de carnitina, na tentativa de aumentar a força muscular, apresentaram resultados variados. A acidose pode necessitar de altas doses de alcalinizantes (3,0 a 10,0 mEq/kg/dia e mesmo mais), o que pode agravar a perda de potássio. A utilização de dieta hipossódica e de hidroclorotiazida (1,0 a 2,0 mg/kg 2 vezes/dia), levando a uma contração do volume do espaço extracelular, pode diminuir a necessidade de álcalis. A suplementação de potássio é uma necessidade, existindo hipocalemia, assim como durante a correção da acidose metabólica. Também as consequências da doença óssea, que é multifatorial, incluindo hipofosfatemia e hipocalcemia, devem ser tratadas com fosfato, calcitriol e suplementação de cálcio, quando necessário. Nas formas secundárias, além da correção das anormalidades bioquímicas e ácidobásicas existentes, o tratamento da doença básica, quando possível, reverterá as anormalidades presentes. Assim, a eliminação de substâncias como galactose, frutose ou tirosina (e fenilalanina) resulta no desaparecimento das manifestações renais da síndrome. Na cistinose nefropática, por exemplo, é fundamental o controle dos níveis da cistina tecidual com a cisteamina, como descrito na cistinúria. No entanto, algumas das anormalidades sistêmicas, como retardo do crescimento e da fala, assim como a disfunção ovariana na galactosemia ou a cirrose na tirosinemia, não parecem ser afetadas.

GLICOSÚRIA RENAL PRIMÁRIA

Trata-se de uma tubulopatia com excreção de quantidades anormais de glicose na urina, estando os níveis na ausência de hiperglicemia sérica. Constitui-se em defeito primário isolado, ao contrário da glicosúria, que ocorre em associação a defeitos múltiplos da reabsorção tubular proximal, frequentemente relacionadas com a síndrome de Fanconi.

Em geral, a glicosúria renal é familial e herdada com um padrão autossômico recessivo ou dominante por uma mutação no gene *SLC5A2*, no cromossomo 16 p11.2. Existem evidências claras de herança autossômica recessiva na glicosúria renal tipo A, embora dominância autossômica e mesmo ambas tenham sido relatadas, excretando os pacientes homozigotos quantidades mais elevadas de glicose que os heterozigotos.

Pequenas quantidades de glicose estão presentes na urina de indivíduos normais. A maioria dos autores concorda que a excreção acima de 0,5 g/dia/1,73 m^2 é anormal, e, a partir daí, define-se glicosúria significativa. No túbulo proximal, a glicose é reabsorvida por um transporte de processo ativo mediado por carreador sódio-dependente e eliminada pela membrana basolateral por difusão facilitada por um transportador de glicose sódioindependente. A glicosúria pode decorrer da hiperglicemia, que suplanta a capacidade fisiológica de reabsorção de glicose pelo túbulo ou de anormalidades no transporte tubular de glicose com glicemia normal.

O cotransportador de sódio-glicose do grupo SGLT 2 é expresso no segmento S1 do túbulo proximal, é codificado no cromossomo 16 p, implicado na alteração genotípica de pacientes com glicosúria renal hereditária. O cotransportador sódio-glicose do grupo SGLT 1 está presente no intestino humano e é codificado no cromossomo 22 p12.3, implicado na má absorção familial de glicose-galactose.

Atualmente, descrevem-se três tipos de glicosúria renal hereditária:

- Tipo A, chamada "glicosúria clássica", com redução tanto no limiar como no Tm da glicose
- Tipo B, com redução no limiar da glicose, taxa de reabsorção normal e elevado *splay* (perda da linearidade entre carga filtrada e transporte tubular)
- Tipo O, caracterizado por uma ausência completa da reabsorção da glicose. Têm sido descritas famílias com glicosúria e uricosúria, na ausência de outros aspectos de disfunção tubular.

A etiologia é idiopática, configurando-se uma condição benigna, detectada em geral após os 10 anos de idade, que se prolonga por toda a vida. Excepcionalmente na gravidez, em jejum prolongado ou quando de grande atividade física, nos raros casos de quantidade extremamente elevada de glicosúria, glicose ou outro carboidrato, podem ser necessários para evitar hipoglicemia, cetose ou depleção de volume secundárias a perdas excessivas de sódio. Alguns poucos pacientes podem apresentar poliúria, polifagia, enurese, notadamente no tipo O. Também são citados raros casos de atraso discreto no crescimento e no desenvolvimento puberal.

Deve-se obedecer a certos critérios para a comprovação do diagnóstico:

- Glicosúria sem hiperglicemia
- Glicosúria independente da dieta
- Pouca influência da glicemia com a ingestão de carboidratos na alimentação
- O açúcar excretado na urina é a glicose, e não outro açúcar.
- A capacidade de armazenamento e utilização da glicose é normal
- Não ocorre evolução para o diabetes melito verdadeiro.

O diagnóstico é feito pela presença da glicose em todas as amostras de urina, com glicemia normal, podendo a excreção variar de 5 a 10 g/dia e, mesmo, exceder 100 g/dia. Apesar de ser um distúrbio permanente, não requer nenhum tipo de tratamento, a não ser nas condições excepcionais já descritas. Raramente, em crianças, pode ocorrer má absorção de glicose e galactose, causando, desde o período neonatal, diarreia aquosa, ácida, que pode resultar em depleção grave. A associação de açúcares redutores nas fezes e glicosúria discreta estabelece o diagnóstico. Essas crianças apresentam um defeito discreto na reabsorção de glicose do tipo B, causada por uma mutação na proteína cotransportadora de sódio-glicose SGTL 1 na célula intestinal e segmento S3 da célula tubular proximal. A remoção da glicose e da galactose da dieta faz desaparecer o quadro clínico.

> **(!) PONTOS-CHAVE**
> - A glicosúria não associada a outros defeitos do túbulo proximal, com glicemia normal em paciente assintomático, indica o diagnóstico de glicosúria renal primária
> - A glicosúria renal primária não evolui para diabetes melito.

DISFUNÇÃO NO TRANSPORTE DE FOSFATO

Além de sua presença predominante no osso (75 a 85%), o fósforo participa de inúmeros processos vitais, podendo afetar qualquer sistema do corpo, sendo o principal ânion intracelular. Sua atuação se dá principalmente como tampão transportador de energia, pelas ligações fosfato de alta energia de ATP e permutador molecular, por meio dos processos de fosforilação e desfosforilação. O fosfato é necessário para formação de ossos e dentes.

A regulação dos níveis de fosfato envolve sua absorção no intestino delgado, a mobilização das reservas provenientes de hidroxiapatita óssea e a reabsorção renal. A maior parte do fosfato filtrado pelo glomérulo é reabsorvido pelo túbulo proximal, que tem importante papel na regulação dos níveis séricos. O fator de crescimento do fibroblasto 23 (FGF-23), considerado uma fosfatonina ou "fator fosfatúrico", produzido pelos osteoblastos e osteoclastos, tem papel fundamental no metabolismo do fósforo e da 1,25(OH)$_2$D$_3$, assim como a proteína Klotho, que atua como correceptor necessário para o efeito fosfatúrico e redução dos níveis da 1,25(OH)$_2$D$_3$. Na realidade, o aumento na atividade do FGF23 é comum a vários distúrbios relacionados com a perda de fosfato, como raquitismo hipofosfatêmico ligado ao sexo, assim como o autossômico dominante, o autossômico recessivo (tipos I e II) e a osteomalácia hipofosfatêmica oncogênica. A reabsorção tubular de fosfato também sofre influência negativa do PTH. O transporte do fosfato pelo túbulo proximal é influenciado, portanto, pela ingesta e nível sérico e por numerosos fatores hormonais – calcitonina, metabólitos da vitamina D, hormônio tireoidiano, hormônio do crescimento, glicocorticoides, insulina e estrógeno – e não hormonais, incluindo glicose, aminoácidos e acidose. Destacam-se o papel do PTH, que parece reduzir a reabsorção de fosfato por meio de processos dependentes da geração do cAMP e do FGF23.

> **(!) PONTOS-CHAVE**
> - As síndromes que incluem alterações na excreção de fosfato evoluem com raquitismo e/ou osteomálacia.

As síndromes fosfatúricas que resultam em hipofosfatemia e mineralização deficiente do osteoide causam osteomalácia (mineralização anormal do osso após o fechamento das placas epifisárias) e raquitismo (mineralização anormal no osso em crescimento). Os vários estados clínicos a serem discutidos incluem a osteomalácia hipofosfatêmica oncogênica, cuja discussão, apesar de se tratar de uma doença adquirida, é pertinente, pela similaridade com o raquitismo hipofosfatêmico ligado ao sexo.

> **(!) PONTOS-CHAVE**
> - Diagnóstico e tratamento precoces evitam e/ou corrigem crescimento inadequado e deformidades esqueléticas.

Raquitismo hipofosfatêmico hereditário com hipercalciúria

Trata-se de uma condição familial incomum, de transmissão autossômica recessiva, sendo a proteína cotransportadora de sódio-fosfato$_i$-IIc (NaP$_i$-IIC) a responsável pelo defeito no transporte do fósforo na membrana apical, causada por mutação homozigótica ou heterozigótica composta no gene *SLC34A3*, no cromossomo 9q34.3. A doença apresenta-se com raquitismo ou osteomalácia, baixa estatura com deformidades em membros, fraqueza muscular e dor óssea. Existe hipofosfatemia importante, com aumento da depuração renal de fosfato, hipercalciúria, redução do TmPO$_4$/TFG, níveis elevados ou normais de PTH e cAMP, normocalcemia, fosfatase alcalina elevada e aumento da reabsorção intestinal de cálcio e fósforo, sem anormalidades no metabolismo da vitamina D. A patogênese da doença parece estar condicionada à fosfatúria e à consequente hipofosfatemia, estimulando a síntese de 1,25(OH)$_2$D$_3$, com supressão da paratireoide. Esta, por sua vez, condiciona aumento da absorção intestinal de cálcio e supressão do PTH, com a resultante hipercalciúria, podendo conduzir à nefrocalcinose e litíase renal. Recentemente, sugeriu-se que mutações específicas na NaPi-IIc podem estar associadas à perda de sódio e, potencialmente, favorecer a formação de litíase renal. A hipercalciúria e os níveis elevados de 1,25-OH-vitamina D fazem a diferenciação dessa variante com outras formas de raquitismo/osteomalácia hipofosfatêmicos. Familiares não afetados podem apresentar anormalidades bioquímicas mínimas, mas com hipercalciúria e, pouco frequentemente, nefrolitíase, sem sinais de doença óssea.

A terapêutica isolada com fosfato neutro na forma de solução de Joulie (136 g de fosfato dibásico anidro e 58,5 mℓ de ácido fosfórico 85% em 1 ℓ de veículo edulcorante aromatizado, 1 mℓ contendo 3 mg de fósforo elementar), na dose de 1 a 3 g/dia de fósforo elementar para adultos e 10 mg/kg/dia para crianças com aumentos para manter a concentração de fosfato sérico acima de 4,5 mg/dℓ, parece reverter todos os defeitos bioquímicos e ósseos em um período de 6 meses, à exceção do TmPO$_4$/TFG. Esses aumentos devem ser graduais, iniciando com 5 mℓ a cada 4 horas, sendo a dose das 22 horas dobrada para tornar possível um período maior de repouso para a criança. O calcitriol não deve ser adicionado à terapêutica, já que os níveis estão normais ou elevados em virtude da hipofosfatemia, levando à exacerbação da doença e provocando a formação de cálculos.

Raquitismo hipofosfatêmico dominante ligado ao sexo (hipofosfatemia ligada ao X)

Distúrbio mais comum no transporte do fósforo, é transmitido como uma anomalia ligada ao sexo, de traço dominante, em que os homens homozigotos são mais gravemente afetados que as mulheres heterozigotas. É causado por uma mutação no gene da endopeptidase reguladora do fosfato, *PHEX*, mapeado no cromossomo Xp22.11. Mutações no gene levam a uma concentração elevada do FGF23, produzido pelos osteócitos e osteoblastos, com resultante hiperfosfatúria e hipofosfatemia. A ativação tecidual específica do FGF23 requer a presença da proteína Klotho. Esse gene se expressa no osso, nos dentes, nas células osteoblásticas e, provavelmente, no fígado, mas não no rim, um achado compatível com estudos experimentais que assinalam uma anormalidade extrarrenal. Também ocorre, na maior parte dos pacientes, uma discreta diminuição da absorção gastrintestinal de fosfato. O nome relacionado com resistência à vitamina D não deveria ser utilizado porque tal não ocorre.

O defeito primário e mais importante é a diminuição da reabsorção tubular proximal de fósforo e diminuição na produção da 1,25(OH)$_2$D$_3$, levando a uma incapacidade, nos indivíduos afetados, em estabelecer uma ossificação normal. Esse fenômeno é secundário a uma diminuição da abundância no cotransportador de Na-Pi-II na borda em escova da célula epitelial, mediada pelo aumento dos níveis circulantes de FGF23. Os níveis inadequados de fosfato inorgânico diminuem a função dos osteoblastos maduros (*i. e.*, a ossificação da matriz óssea), porque a formação de osso maduro envolve a precipitação de cristais de apatita. Embora o tratamento com fosfato devesse melhorar o defeito, todas as tentativas falharam. Atualmente, sabe-se que a suplementação de fosfato inicia uma resposta do PTH à queda do cálcio sérico pelo aumento temporário na mineralização óssea induzida pelo fosfato. Seguindo-se esse aumento, ocorre um retorno imediato à situação inicial, porque o PTH diminui a reabsorção de fosfato no túbulo. Dados recentes sugerem que o hiperparatireoidismo possa ser uma parte da alteração clínica precedendo qualquer terapêutica. Esse tipo de raquitismo se caracteriza por atraso no crescimento e raquitismo ou osteomalácia. Os primeiros sinais da doença ocorrem entre os 6 e os 12 meses, com retardo do crescimento e deformidades esqueléticas, mais comumente *genu varum* e *genu valgum*, quando a criança começa a deambular, com evidências claras de raquitismo nas epífises. Sem tratamento precoce e adequado, os sintomas de raquitismo e as deformidades ósseas são máximos na segunda infância, observando-se também alterações dentárias em decorrência de hipoplasia do esmalte e formação espontânea de abscessos, ao lado de dentição tardia. A gravidade do raquitismo varia de paciente para paciente, e, em algumas crianças, a doença não é evidente até a idade escolar. Mas, se realizados estudos radiológicos no 1º ano de vida, pode-se observar lesões iniciais de raquitismo. Após o fechamento das epífises e a parada de crescimento dos ossos, cessa a atividade do raquitismo, e a fosfatase alcalina atinge níveis normais ou discretamente elevados. Em alguns adultos, o raquitismo pode ser assintomático, enquanto outros apresentam dores ósseas, fadiga e lesões degenerativas (entesopatias); osteófitos e craniossinostose não são incomuns, com calcificação de tendões, ligamentos e cápsulas articulares, sem evidência de osteomalácia (pseudofraturas, osteopenia, fosfatase alcalina elevada).

Laboratorialmente, além da hipofosfatemia (inferior a 1,8 mg/dℓ, com valores normais na criança de 4,5 a 8,0 mg/dℓ e, no adulto, de 3,0 a 3,5 mg/dℓ) e da diminuição na reabsorção tubular de fósforo, presentes mesmo na ausência de lesões ósseas demonstráveis, os níveis do cálcio estão normais ou discretamente diminuídos, com a 1,25(OH)$_2$D$_3$ inadequadamente baixa ou normal, apesar da hipofosfatemia, um estimulador potente para a sua elevação. A fosfatase alcalina está geralmente elevada, refletindo a atividade das lesões ósseas, podendo estar normal nos adultos, quando as lesões ósseas se tornam menos evidentes. O PTH encontra-se normal ou discretamente elevado. Todos os eletrólitos sanguíneos, assim como as funções glomerular e tubular, à exceção da fosfatúria, estão normais. Existe uma diminuição na reabsorção intestinal do cálcio frente a concentrações plasmáticas normais ou baixas de 1,25(OH)$_2$D$_3$. A ocorrência de glicosúria e aminoacidúria é rara.

O regime terapêutico deve possibilitar a remineralização óssea sem causar hipercalcemia, intoxicação pela vitamina D e deposição metastática de cálcio, inclusive nos rins, ao lado de normalizar os níveis séricos de fósforo. Para obter os resultados esperados, o tratamento deve ser iniciado precocemente e mantido até o início da vida adulta. Anteriormente, utilizavam-se doses altas de vitamina D, que não são úteis nessa patologia pela ausência significativa de atividade da alfa-1-hidroxilase. Além disso, há o risco de intoxicação com vitamina D e lesão renal. O uso combinado de 1,25(HO)$_2$D$_3$ e fosfato oral atinge parcialmente esse objetivo, porém com efeitos colaterais que podem limitar a aderência a longo prazo. Com o reconhecimento da depleção de fosfato na diminuição da mineralização óssea, essa combinação de doses farmacológicas de vitamina D com fosfato para evitar o hiperparatireoidismo pode compensar a hipofosfatemia, com elevação do fósforo para a mineralização óssea. O calcitriol em crianças deve ser iniciado com 25 a 50 ng/kg/dia, em duas doses, e o fósforo, 20 a 75 mg/kg/dia, com dose máxima de 1 a 2 g/dia, em 3 a 5 tomadas, sem alteração na dose até 4 semanas. Aumentos podem ser realizados em 5 ng/kg/dia, não excedendo 65 a 70 ng/kg/dia. A perda maciça de fosfato urinário representa um problema fundamental. Evolutivamente, devem ser realizados controles periódicos de cálcio no sangue e na urina e da função renal, a cada semana, por 2 a 3 meses para detectar possíveis efeitos colaterais e, também, benéficos do tratamento. Essa mesma terapêutica para adultos (calcitriol 50 ng/dia e 1 a 2 g de fosfato) é menos clara, mas em geral benéfica, para aqueles com sintomatologia significativa. Alguns autores acham necessário o tratamento de adultos pelos achados em biopsia ósseas e dados clínicos mínimos, como fatigabilidade, dor óssea (não referida às articulações) e intolerância ao ortostatismo.

O amiloride e a hidroclorotiazida são administrados para aumentar a reabsorção de cálcio e reduzir o risco de nefrocalcinose, ou mesmo evitar sua progressão. A ação anticalciúrica dos diuréticos tiazídicos antagoniza a tendência de perda óssea, além de aumentar a concentração de bicarbonato sérico pela contração crônica do volume extracelular, o que é benéfico, já que crianças com essa patologia associada à nefrocalcinose podem apresentar-se com acidose metabólica. Para o adulto, dose inicial de 25 mg/dia, não excedendo 100 mg/dia. Para crianças com menos de 6 meses, doses tão altas como 3 mg/kg/dia podem ser necessárias; de 6 meses a 2 anos, 1 a 2 mg/kg, 2 vezes/dia, não excedendo 38 mg/dia; e, para crianças com mais de 2 anos, 1 a 2 mg/kg/dia, não excedendo 100 mg/dia. O amiloride, para minorar os riscos de hipocalemia dos tiazídicos, é utilizado na dose de 5 mg/dia para adultos, não excedendo 20 mg/dia, e 0,2 mg/kg/dia para crianças, não excedendo 5 mg/dia. Esse regime possibilita a retomada do crescimento, com cura do raquitismo e normalização do fósforo. A dose adequada deve ser adaptada individualmente, pelo curso clínico do raquitismo e do desenvolvimento estatural. Os controles devem ser realizados inicialmente a cada semana por 2 a 3 meses para a detecção precoce de possíveis efeitos colaterais e, também, benéficos do tratamento.

Por vezes, ocorre hiperparatireoidismo pelo aumento transitório do fósforo com diminuição concomitante do cálcio e consequente estimulação da paratireoide. Esse efeito pode ser manejado pela diminuição do fósforo ou pela elevação da vitamina D. Por vezes, o hiperparatireoidismo secundário progride para o terciário, havendo necessidade de tratamento específico.

Em 2018, o burosumabe, anticorpo monoclonal anti-FGF23, foi aprovado pelas principais agências reguladoras internacionais para tratamento da hipofosfatemia ligada ao X. O fármaco parece oferecer resultados efetivos em crianças a partir de um ano de vida. Sugere-se como o fármaco de escolha para crianças incidentes e para aquelas tratadas com calcitriol e fosfato que apresentaram baixa resposta ou graves efeitos colaterais. Para crianças em tratamento com calcitriol e fosfato e que apresentaram boa resposta, a troca deve ser individualizada. O benefício em adultos é mais incerto, uma vez que não costumam manifestar raquitismo e sua estatura final já está definida, porém podem melhorar sintomas como dores articulares e fraqueza muscular. O fármaco é administrado por via subcutânea a cada 2 semanas, na dose de 0,8 mg/kg, em crianças, ou a cada 4 semanas, na dose de 1 mg/kg, em adultos, e aumentada progressivamente até se atingir valores normais de fosfato (dose máxima 2 mg/kg ou 90 mg).

Osteomalácia hipofosfatêmica oncogênica

Trata-se de um raro distúrbio hipofosfatêmico associado a tumores originários do mesênquima, seja de tecidos moles ou de osso, benignos e pequenos, sendo a história familial negativa. Esses tumores produzem o FGF23 ou outro fator fosfatúrico, que inibe o transporte de fosfato nas células epiteliais renais, com consequente fosfatúria e hipofosfatemia secundária; os níveis de cálcio e vitamina 25(OH)D são normais. A $1,25(OH)_2D$ está frequentemente diminuída ou inapropriadamente normal, apesar da hipofosfatemia. Ocorre fraqueza muscular associada a dor óssea, osteopenia, pseudofraturas, placas epifisárias alargadas em crianças, além de retardo de crescimento e, dependendo da idade, fadiga, deformidades esqueléticas e, também, raquitismo ou osteomalácia, se as placas de crescimento ainda estiverem abertas. Muito raramente, pode estar associada à síndrome de Fanconi. A remoção do tumor leva ao desaparecimento das anormalidades. A localização do tumor pode envolver vários estudos de imagem, como tomografia computadorizada, ressonância magnética, cintilografia com octreotide e TEP, este último associado a receptores da somatotatina tipo X, que, se negativos, pode eventualmente ser localizado com a dosagem sanguínea seletiva do FGF23. Se este não é localizado, pode-se tentar a terapêutica com uma combinação de fosfato neutro e $1,25(OH)_2D_3$ (ver o exposto anteriormente em "Raquitismo hipofosfatêmico dominante ligado ao sexo"), frequentemente ineficazes. Essa anomalia pode, raramente, estar associada à displasia poliostótica fibrosa, à neurofibromatose e à síndrome do nevo epidérmico.

Raquitismo dependente de vitamina D tipo I

Trata-se de uma anomalia autossômica recessiva rara, causada por uma mutação inativadora do gene *CYP2R1*, mapeada no cromossomo 11 p15.2, que codifica a alfa-1-hidroxilase vitamina D_3, responsável pela síntese do calcitriol. Os achados clínicos de raquitismo iniciam entre os 2 e os 24 meses. Ocorre hipocalcemia grave, com níveis elevados de PTH, hiperaminoacidúria, hipofosfatemia e hiperfosfatúria. O defeito na síntese da vitamina D leva a um defeito na absorção intestinal de cálcio e fosfato. Essas crianças apresentam níveis muito baixos de $1,25(OH)_2D_3$, porém com valores normais de 25(OH). A doença inicia no 1º ano de vida, com hipotonia, tetania, convulsões, fraqueza muscular e crescimento deficiente, com osteomalácia e deformações ósseas raquíticas. A terapêutica, mantida indefinidamente com doses moderadas de vitamina D (4.000 a 40.000 UI/dia) e mesmo maiores, por vezes até 150.000 UI/dia, e doses fisiológicas de calcitriol (0,5 a 1,0 mg/dia), é curativa e sugere um defeito na enzima mitocondrial da célula tubular proximal.

Raquitismo tipo II

Outro raquitismo hipocalcêmico, sendo de transmissão autossômica recessiva, causado por mutação no gene receptor da vitamina D (VDR), mapeado no cromossomo 12q13.11. Ao contrário da anomalia anterior, os níveis séricos de $1,25(OH)_2D_3$ estão acentuadamente elevados. A anormalidade parece estar localizada no receptor intracelular para $1,25(OH)_2D_3$, havendo uma resistência do órgão final ao calcitriol, em virtude de mutações no gene que codifica o receptor da vitamina D. Muitos pacientes apresentam alopecia total, além de raquitismo e outros defeitos ectodérmicos, como oligodontia ou perdas dentárias e erupção cutânea papular, associados à forma grave da doença. Pode ocorrer variação entre famílias, explicando a variação na resposta clínica à $1,25(OH)_2D_3$, geralmente utilizada em doses farmacológicas (2 a 6 mg/dia), associada a suplementação com cálcio. A suplementação de longo prazo com cálcio endovenoso pode ser usada para aqueles que não respondem. A hipocalcemia acentuada neste e no tipo anterior de raquitismo possibilita uma diferenciação fácil com as síndromes de raquitismo hipofosfatêmico primário.

Raquitismo hipofosfatêmico autossômico dominante

Como no raquitismo hipofosfatêmico ligado ao X, ocorrem hipofosfatemia, fosfatúria, vitamina D normal ou baixa, raquitismo ou osteomalácia. O quadro clínico é causado por mutação no gene que codifica um membro da família do FGF23, localizado no cromossomo 12 p13.32. A produção aumentada do FGF-23 é responsável por, pelo menos, alguns casos de osteomalácia hipofosfatêmica.

Duas apresentações têm sido observadas: a primeira apresenta-se com fosfatúria na adolescência e na vida adulta, manifesta-se por dor óssea, fraqueza e fraturas, abscessos dentários, sem deformidades nos membros inferiores e sem evidências radiológicas de raquitismo. Na segunda, observam-se fosfatúria, raquitismo e deformidades dos membros inferiores nos lactentes e crianças; por vezes, craniossinostose e alguns poucos pacientes deixam de apresentar o defeito fosfatúrico após a puberdade. Alguns pacientes podem apresentar concentrações normais de fosfato e FGF23 na lactação e na infância, o que explicaria as manifestações da doença com relação ao crescimento corporal, sendo normal em alguns e ocorrendo déficits graves em outros. Nos adultos, a hipofosfatemia ocorre com osteomalácia.

O tratamento se dá de maneira similar ao exposto anteriormente para as várias formas de raquitismo hipofosfatêmico, com fósforo e vitamina D na dependência dos achados laboratoriais e clínicos.

Hipercalciúria idiopática

Fator de risco para a formação de litíase renal, muitas vezes é transmitida como um traço autossômico dominante e pode resultar de um defeito no gene localizado na região 1q23q24. Define-se por uma excreção urinária de cálcio nas 24 horas superior a 150 mg na mulher, 200 mg no homem e de 4,0 mg/kg na criança com menos de 60 kg, embora alguns poucos autores, incluindo o deste capítulo, definam a hipercalciúria na criança como uma excreção ≥ 2,0 mg/kg/dia. Em lactentes abaixo de 3 meses, 5,0 mg/kg é considerado o limite superior da excreção normal.

A hipercalciúria idiopática, como o nome indica, não tem etiologia conhecida. Várias teorias têm sido propostas, sustentadas por alguns dados, que ainda não podem ser uniformemente aplicadas a uma grande população de pacientes. Estudos referentes ao balanço metabólico desses pacientes postulam que a perda tubular renal é o resultado de um defeito de mutação em um ou mais canais de íons. Outro mecanismo envolveria um desequilíbrio na deposição e na reabsorção de cálcio nos ossos, que é independente do PTH ou da vitamina D.

Com frequência, a hipercalciúria idiopática é associada a elevação discreta a moderada da concentração plasmática de calcitriol, que seria consequente a uma perda de fosfato urinário, levando a uma discreta diminuição da concentração de fósforo plasmático, que estimularia, então, a síntese de calcitriol, podendo representar um defeito tubular proximal discreto.

Seu tratamento se faz, basicamente, com aumento da ingesta líquida (água e sucos, de laranja e limão), ingestão de carne vermelha somente duas vezes na semana, diminuição na ingesta de açúcar e aumento no consumo de frutas, verduras e legumes com elevado teor de potássio, já que todos esses hábitos, à exceção dos líquidos e vegetais, aumentam a excreção de cálcio. Em alguns pacientes, com hematúria persistente (pouco frequente) ou nefrolitíase recorrente frequente, o tratamento adjuvante com hidroclorotiazida, 0,5 mg/kg/dia em crianças e 25,0 a 50,0 mg 2 vezes/dia em adultos, diminui a excreção de cálcio, com os cuidados necessários com relação aos seus inúmeros efeitos colaterais, pode ser feita associação ao citrato de potássio em pacientes com concomitante hipocitratúria para alcalinizar a urina, mantendo o pH entre 6,0 e 7,0. Essas medidas visam reduzir, potencialmente, a formação de novos cálculos.

Doença de Dent

Fenotipicamente, a doença de Dent é descrita como uma disfunção de túbulo proximal com proteinúria de baixo peso molecular, hipercalciuria, nefrocalcinose e alterações do metabolismo ósseo, de caráter familial e predominantemente masculina. A doença de Dent é dividida em dois subtipos, de acordo com o gene mutado: a doença de Dent tipo 1 é causada por mutações no gene do CLCN5, que codifica os canais de cloro, com herança recessiva ligada ao sexo, mapeada no cromossomo Xp11.23, causando a doença em 60% dos casos. Já a doença de Dent tipo 2 é causada por mutação no gene *OCRL1* em 15% dos casos, com o mesmo padrão de herança e localizada no cromossomo Xq26.1. Mutações no gene *OCRL1* também podem cursar com alterações de desenvolvimento mental, oftalmológicos, como catarata, e acidose tubular renal, fenótipo conhecido como "síndrome de Lowe". Esses achados podem manifestar-se com menor gravidade na doença de Dent tipo 2, além das manifestações fenotípicas descritas na tipo 1. No restante (25% dos casos), desconhece-se a causa genética.

O CLNC-5 está expresso no túbulo proximal, no ramo ascendente espesso da alça de Henle e nas células intercalares tipo A nos ductos coletores, localizado nos endossomos subapicais, envolvido na captação e na degradação de proteínas reabsorvidas, o que explicaria a proteinúria de baixo peso molecular, um achado consistente nos homens afetados e, em menor proporção, nos portadores femininos.

Um quadro similar de hipercalciúria, nefrocalcinose e nefrolitíase tem sido descrito com hipomagnesemia no lugar da hipofosfatemia. Essa síndrome resulta de mutações na proteína da junção estreita, a paracelina-1 (claudina16), mapeada no cromossomo 3q27, que aparentemente medeia a reabsorção paracelular de cátions (Ca^{2+} Mg^{2+}) no ramo ascendente espesso da alça de Henle. Um quadro bioquímico semelhante, mas com problemas oculares, é codificado pela claudina19, mapeada no cromossomo 1 p34.2.

A razão pela qual diferentes mutações produzem quadros fenotipicamente similares, mas não idênticos, não está clara, descrevendo-se dezenas de diferentes tipos de mutação no CLCN-5.

O quadro clínico reflete as alterações descritas: proteinúria de baixo peso molecular, hipercalciúria e hematúria, além de defeito de concentração, aminoacidúria e nefrocalcinose, são os achados mais frequentes e, com menor incidência, mas em porcentagem significativa, observam-se insuficiência renal (em 30 a 80% nos homens e muito raramente nas mulheres), glicosúria, hipofosfatemia, nefrolitíase, raquitismo ou osteomalácia, hipocalemia e defeitos de acidificação, sendo um fenótipo mais grave observado nos homens.

Laboratorialmente, o cálcio sérico é normal, com níveis normais ou baixos de PTH e calcitriol sérico normal ou discretamente elevado. A evolução para insuficiência renal, entre os 30 e os 40 anos e mesmo mais tardiamente, observada em dois terços dos pacientes, não mostra uma correlação consistente com presença ou gravidade nefrocalcinose. Poderia estar relacionada com o desenvolvimento de esclerose glomerular ou, possivelmente, a presença, no túbulo, de hormônios bioativos de proteínas de baixo peso molecular, fatores de crescimento e citocinas.

O tratamento dirige-se à normalização da calciúria, à melhora da doença óssea e diminuição da proteinúria para prevenir ou retardar perda da função renal (IECA ou BRA). A restrição de sódio (a ingesta elevada promove a excreção de cálcio), associada a diuréticos tiazídicos (que promovem a reabsorção de cálcio no túbulo convoluto distal), é o tratamento a se instituir, tomando-se os cuidados necessários pelos seus diversos efeitos colaterais, além dos demais instituídos nos pacientes com hipercalciúria idiopática. Não se deve restringir o cálcio da alimentação, o que aumenta o risco da nefrolitíase, já que, na população geral, a baixa ingestão de cálcio está associada à incidência aumentada dessa complicação. Melhora da doença óssea tem sido relatada com fosfato VO e suplementação com vitamina D. Nos pacientes transplantados, não existem registros de recorrência.

Pseudo-hipoparatireoidismo

O termo "pseudo-hipoparatireoidismo" (PHP) se refere a um grupo heterogêneo de doenças caracterizadas por uma falta de resposta dos órgãos efetores, rins e ossos, às ações desse hormônio. As manifestações clínicas ocorrerão devido a alterações na homeostase do fósforo e do cálcio e na regulação da vitamina D. Assim, o resultado observado é:

- Retenção de fosfato e hiperfosfatemia consequente à deficiente excreção renal
- Homeostase defeituosa do cálcio, incluindo fluxo inadequado de cálcio do osso para o fluido extracelular, má absorção intestinal e perda renal com hipocalcemia
- Diminuição da 1-hidroxilação de vitamina D.

Pelas similaridades com o hipoparatireoidismo, esses distúrbios receberam o nome de "pseudo-hipoparatireoidismo". Dois tipos de PHP são descritos, ambos causados por mutações gênicas. O tipo 1 ainda pode ser subdividido em três subtipos.

No pseudo-hipoparatireoidismo tipo 1 há uma redução da resposta do AMPc urinário ao PTH, causado por mutações no gene *GNAS*, que codifica a proteína estimuladora Gs-α-1 do complexo adenilciclase (*GNAS1*). Diferenças entre expressões de alelos de origem paterna ou materna e sua especificidade tecidual explicam em partes as diferentes manifestações dos subtipos.

O PHP tipo 1a, mais frequente, caracteriza-se pela produção deficiente ou ausência de ativação de cAMP após adesão do PTH ao seu receptor. Os pacientes apresentam caracteristicamente o fenótipo da osteodistrofia de Albright (FOA), resistência ao PTH e evidência de resistência do órgão-alvo a outros hormônios, em geral com redução da atividade da subunidade GSα. O gene *GNAS* que codifica a proteína GSα está mapeado no cromossomo 20q13.2 a 13.3, sendo que, na PHP tipo 1a, o alelo é herdado da mãe. Há concomitante resistência a outros hormônios com hormônio tireoestimulante (TSH), hormônio luteinizante (LH), foliculoestimulante (FSH) e gonadotrófico (GnRH).

O pseudopseudo-hipoparatireoidismo (PPHP) é geneticamente relacionado com o tipo 1a, porém com transmissão paterna. Os pacientes apresentam fenótipo FOA, porém sem alterações no nível sérico de Ca e sem resistência no túbulo renal ao PTH. Os pacientes apresentam Ca, P e PTH séricos normais. O PPHP é causado por uma mutação por perda de função da isoforma da Gs-alfa do gene da GNAS nos alelos paternos, com localização no cromossomo 20q13.32.

Em geral, o PHP 1b não está associado à FOA ou redução generalizada na expressão da Gsα. Eles apresentam um defeito na sinalização do PTH renal, mas com resposta aparentemente normal ao PTH nos ossos. Assim, os indivíduos afetados apresentam hipocalcemia, hiperfosfatemia e aumento PTH, mas com arquitetura e desenvolvimento ósseo normais. Mas, pela resposta não alterada ao PTH, podem ser observados, ocasionalmente, sinais de doença óssea hiperparatireóidea (osteíte fibrosa). Ocasionalmente, observam-se anormalidades bioquímicas sugerindo resistência ao TSH e anormalidades no manejo renal do ácido úrico. O alelo herdado na PHP tipo 1b é materno.

Estudos recentes mostraram que pode existir alguma sobreposição entre esses dois tipos de PHP com relação ao quadro clínico e molecular.

No PHP 1c, a formação do AMPc está intacta, porém desvinculada da ligação do PTH ao receptor. Fenotipicamente apresentam-se de maneira semelhante ao PHP 1a.

Pacientes com o subtipo PHP2 apresentam uma resposta normal do cAMP ao PTH, mas resposta fosfatúrica deficiente. Um mecanismo genético envolvido é a mutação no gene *PRKAR1A*. Os pacientes não apresentam fenótipo FOA.

O quadro clínico inicia-se em torno dos 8 anos. Dadas as ações do PTH, observam-se várias anomalias do desenvolvimento e distúrbios esqueléticos, fácies arredondada, baixa estatura, obesidade, braquidactilia, calcificações ectópicas e anormalidades ectodérmicas, ao lado de algum grau de retardo mental. Ocorrem sintomas decorrentes da excitabilidade neuromuscular aumentada resultante da hipocalcemia, sendo a convulsão a manifestação que mais chama a atenção. O retardo mental é comum no tipo 1a, contudo não se sabe se é secundário à hipocalcemia ou a um defeito genético. Tem-se relatado alterações mentais agudas, como depressão, psicose, paranoia e demência, assim como catarata subcapsular. Hipoplasia do esmalte e calcificação dos tecidos moles são achados comuns. Algum grau de alterações ósseas, por vezes com desmineralização intensa e, ocasionalmente, raquitismo ou osteomalácia, é observado. Diminuição da olfação e da capacidade para o gosto de substâncias ácidas e amargas foi relatada na maioria dos pacientes com o tipo 1a, assim como anormalidades dermatoglíficas.

Pela heterogeneidade típica da doença, pacientes e seus familiares com quadros clínicos e dados bioquímicos assemelhados à FOA requerem investigação endocrinológica cuidadosa, a fim de confirmar e assegurar a forma da PHP, inclusive com estudos genéticos, para otimizar o acompanhamento.

A terapêutica para manter normais os níveis de cálcio e fósforo é realizada com a prescrição de cálcio e, também, vitamina D, como calcitriol, e não outra forma de vitamina D, já que a resistência ao PTH no túbulo proximal não possibilita a síntese eficiente da $1,25(OH)_2 D_3$ a partir da 25-hidroxivitamina D. A hipercalciúria como resultante do tratamento não é preocupante, já que as ações do PTH no túbulo distal são funcionais, evitando a perda de cálcio. Caso necessário, pode-se utilizar diurético tiazídico. Ainda, deve-se implementar a dieta baixa em fósforo como auxiliar terapêutico. Em pacientes com déficit de crescimento importante, há a possibilidade de reposição hormonal.

DISFUNÇÃO NO TRANSPORTE RENAL DE SÓDIO, POTÁSSIO, MAGNÉSIO E CÁLCIO

Pseudo-hipoaldosteronismo tipos 1 e 2
Ver tópico "Acidose tubular renal distal tipo 4".

Síndrome de Bartter
Caracteriza-se por hipocalemia com alcalose metabólica, hiperaldosteronismo hiper-reninêmico com níveis tensionais diminuídos ou normais, sensibilidade diminuída à ação pressora da angiotensina II, aumento da produção de prostaglandina (PGE_2) no sangue e na urina, além de níveis urinários elevados de calicreína e aumento dos níveis de bradicinina sérica e PGI_1 circulante. Associa-se uma nefropatia perdedora de sódio, cloro e potássio, com diminuição da capacidade de concentração e acidificação urinárias. Menos frequentemente, observam-se hipomagnesemia, hiperuricemia, hipercalciúria, síndrome de Fanconi, acidose tubular distal e nefrocalcinose. Mais raramente, podem ser encontradas policitemia e hipofosfatemia.

A síndrome de Bartter é dividida em 5 tipos, baseado no defeito genético:

- Bartter tipo I: mutações no gene *SLC12A1*, que codifica o cotransportador furosemida-sensível Na-K-2Cl (NKCC2), mapeadas no cromossomo 13q21.1. Podem ocorrer nefrocalcinose e redução da densidade mineral óssea
- Bartter tipo II: mutações no gene *KCNJ1*, que codifica o canal de potássio ROMK, localizado no cromossomo 11q24.2
- Bartter tipo III (síndrome de Bartter clássica): mutações no gene que codifica os canais de cloreto específicos do rim (ClCN-Kb), mapeados no cromossomo 1 p36.13. Em geral, as crianças apresentam-se com falha do crescimento e retardo mental. Ocorrem várias alterações metabólicas, como alcalose hipocalêmica-hipoclorêmica, por vezes hipofosfatemia, magnésio normal ou pouco diminuído. Surge hiperprostaglandinúria por aumento de produção, com atividade da renina aumentada, assim como os níveis de concentração de aldosterona e vasopressina
- Bartter tipo IV ou Bartter antenatal ou neonatal, também chamado "síndrome da hiperprostaglandina E": mutações no gene *BSND*, que codifica a proteína bartina, a qual atua como uma subunidade beta dos canais de cloro ClC-Ka e ClC-Kb e na orelha média, localizada no cromossomo 1 p32.3. Trata-se de uma forma mais grave, caracterizada por hipercalciúria, polidrâmnio, prematuridade, poliúria, desidratação ao nascimento, surdez neurossensorial, vômitos, diarreia, hipercalciúria e nefrocalcinose, podendo evoluir para insuficiência renal
- Bartter tipo V: observado em pacientes com a doença familial hipocalcêmica com hipercalciúria, podendo apresentar o fenótipo da síndrome de Bartter, chamado "Bartter-*like*". O padrão de herança para essas variantes tem sido relatado

como autossômico recessivo, embora muitos casos pareçam ser esporádicos. As mutações acontecem no gene *MAGED2* que codifica MGE-d2 (antígeno associado ao melanoma). As manifestações antenatais podem se resolver até o segundo ano de vida.

As manifestações clínicas são predominantemente dependentes da hipocalemia. Os sinais e sintomas podem ocorrer logo após o nascimento, variando desde a infância até os 25 anos. O retardo mental e a doença renal crônica são incomuns. Recentemente, relatou-se uma possível associação entre a síndrome de Bartter e a glomeruloesclerose segmentar e focal, que poderia explicar os relatos de doença renal crônica pela estimulação do sistema renina-angiotensina-aldosterona, levando a alterações escleróticas nos glomérulos, talvez dependentes da duração da doença e da hipocalemia, com as consequentes atrofia tubular e fibrose intersticial.

> ⓘ **PONTOS-CHAVE**
>
> - As mutações nos genes que codificam as várias proteínas transportadoras de eletrólitos (sódio, potássio, cloreto, cálcio e, possivelmente, magnésio) se expressam em vários segmentos do néfron.

Laboratorialmente, a alcalose metabólica é a anormalidade bioquímica predominante, acompanhada das alterações metabólicas plasmáticas e urinárias já citadas, embora, à exceção da calciúria, as outras anormalidades nem sempre estejam presentes. Defeitos de concentração e diluição são muito frequentes, assim como a incapacidade em diminuir o pH urinário com a sobrecarga de NH_4Cl. Um achado importante, mas não fundamental, é a hiperplasia do aparelho justaglomerular.

O defeito tubular nessas síndromes não pode ser corrigido. Assim, o tratamento, para toda a vida, deve minimizar os efeitos da elevação na produção de prostaglandina e aldosterona, de acordo com os vários fenótipos existentes. A hipocalemia representa a preocupação terapêutica fundamental. O tratamento com suplementação de potássio (4 a 6 mEq/kg/dia, 2 a 3 vezes/dia e mesmo mais, para as crianças, e 50 a 100 mEq/dia para o adulto) e magnésio (existindo hipomagnesemia), associado a diuréticos poupadores de potássio, como a espironolactona (2 a 4 mg/kg/dia e 100 a 200 mg/dia, para crianças e adultos, 2 vezes/dia, respectivamente) ou trianereno, 1 a 4 mg/kg, 1 a 2 vezes/dia para crianças e 100 a 300 mg/1 a 2 vezes/dia, para adultos, com dose máxima de 300 mg/dia para ambos, raramente resulta na normalização permanente das alterações laboratoriais e clínicas. Hoje, os inibidores de produção de prostaglandinas têm sido relativamente eficazes no tratamento dessa síndrome. A indometacina parece ser mais eficaz (embora de curta duração se utilizada isoladamente), na dose de 2,0 a 5,0 mg/kg/dia, 3 a 4 vezes/dia para crianças, e 25 a 50 mg/kg/dia, 2 a 4 vezes/dia para adultos, associada ou não à espironolactona. O ibuprofeno (25,0 mg/kg/dia, 3 a 4 vezes/dia para crianças e 400 a 800 mg/dose, 3 vezes/dia para adultos) parece ser uma alternativa útil. Suplementos de cálcio ou magnésio podem ser necessários ocasionalmente para o tratamento da tetania e espasmos musculares. O hormônio do crescimento é usado para tratamento da baixa estatura. Recentemente, relatou-se a utilização de inibidores da enzima de conversão da angiotensina, que diminuem a produção de angiotensina II associada à aldosterona, com normalização da calemia em médio e longo prazos, embora alguns estudos não tenham observado os mesmos resultados. O oligodrâmnio em manifestações antenatais pode requerer manejo específico, como amniocentese. O uso materno de AINE é controverso e deve ser avaliado por equipe multidisciplinar e individualizado.

Síndrome de Liddle

Raro distúrbio autossômico dominante, é caracterizada por hipertensão precoce e frequentemente grave, mas por vezes assintomática por vários anos, inicialmente, associada a hipocalemia e alcalose metabólica, supressão da atividade da renina plasmática e da secreção da aldosterona. Em todo paciente com hipertensão precoce, deve haver a preocupação de pesquisar outras pessoas da família para o diagnóstico de hipertensão, embora haja casos isolados. Essa anomalia se origina de uma mutação por ganho de função nas subunidades alfa (SCNN1A), beta (SCNN1B) ou gama (SCNN1G) no canal epitelial do sódio (EnaC) no ducto coletor, com herança autossômica dominante e mapeadas no cromossomo 16 p12.2. O canal se comporta como se estivesse permanentemente aberto, e a reabsorção desordenada de sódio resulta em expansão do volume, inibição da secreção de renina e aldosterona e, em muitos casos, de potássio. A falta de regulação diminuída da atividade dos EnaC pode estar na origem das formas mais comuns de hipertensão hiporreninêmica.

O diagnóstico é estabelecido com os dados da tríade citada e o achado consistente de diminuição da concentração sérica e da excreção urinária de aldosterona, bem como atividade de renina reduzida, diferenciando do hiperaldosteronismo primário. Recentemente, a medida da diferença de potencial transnasal foi a primeira demonstração *in vivo* da atividade aumentada do canal de sódio na síndrome de Liddle e deve fornecer um teste clínico simples para o diagnóstico desse distúrbio. Testes genéticos mostrarão mutações em um dos três genes citados.

A terapêutica baseia-se na utilização de amiloride como utilizado no diabete insípido nefrogênico (DIN) e trianereno na dose de 1 a 4 mg/kg/dia 1 a 2 vezes/dia (dose máxima de 300 mg), diuréticos poupadores de potássio antagonistas do canal epitelial do sódio na porção convoluta do túbulo distal e na restrição sódica. A espironolactona não está indicada, já que o aumento da atividade do canal do sódio não é mediado pela aldosterona. Terapêuticas anti-hipertensivas convencionais não são eficazes.

Mutações afetando o receptor extracelular sensível ao cálcio

Uma síndrome com hipercalcemia familial associada à hipocalciúria foi descrita em 1972, conhecida como "hipercalcemia hipocalciúrica benigna" (ou "hipercalcemia hipocalciúrica familial"), com hipermagnesemia discreta e concentrações séricas de PTH normais ou discretamente elevadas. Possui transmissão autossômica dominante e alta penetrância, geralmente uma mutação inativante no gene codifica o receptor sensível ao Cálcio (CaSR), mapeado no cromossomo 3q13.33-33q21.1. Em alguns lactentes nascidos de pais consanguíneos com essa síndrome, desenvolve-se, logo após o nascimento, um hiperparatireoidismo grave, com hipercalcemia acentuada, déficit de crescimento, osteopenia e múltiplas fraturas. O CaSR é um membro da família dos receptores acoplados à proteína G, expresso nas glândulas paratireoides, nos rins e, também, na superfície basolateral das células do ramo ascendente espesso, na superfície luminal das células do ducto coletor papilar e em outros segmentos do néfron, responsável pela manutenção, dentro de limites estreitos, do cálcio ionizado. Nesses locais, a hipercalcemia inibe o cotransportador Na-K-2Cl ou o canal luminal de K, impedindo a reabsorção de sódio, cálcio, magnésio e potássio no ramo ascendente espesso, inibindo o efeito hidrosmótico da vasopressina no ducto coletor. Evidências mostram que a ativação induzida pelo cálcio no CaSR dificulta a capacidade de concentração urinária. Agudamente, a redução mediada pelo CaSR na capacidade de concentração torna possível a excreção aumentada do cálcio, enquanto minimiza o risco de cristalização dos sais de cálcio e a possível litíase. O diabetes insípido nefrogênico (DIN) pode estar associado com hipercalciúria familial, com mutações presentes na mesma região do cromossomo 3, reforçando evidências de um papel potencial desse gene como causa dessa patologia e do hiperparatireoidismo neonatal grave, além de hipoparatireoidismo familial isolado.

Inúmeras mutações para o CaSR foram descritas, associadas a perda (inativação) ou ganho (ativação) de função. Em ambos os casos, os resultados são menos receptores funcionantes, o que torna a paratircoide menos sensível ao cálcio, sendo necessário uma concentração maior de cálcio para inibir a secreção de PTH. No rim, há aumento da reabsorção de Ca e Mg. As alterações levam a hipercalcemia, hipocalciuria e hipermagnesemia. O cálculo da relação entre *clearance* de cálcio/creatinina é preferível à dosagem simples de cálcio em 24 horas para avaliar a hipocalciuria, e é importante no diagnóstico diferencial com hiperparatireoidismo primário.

O tratamento dessas condições depende da gravidade do fenótipo. Em geral, pacientes com hipercalcemia hipocalciúrica familial são assintomáticos e não requerem tratamento. Homozigotos para mutações com ganho de função podem requerer terapêutica para o hiperparatireoidismo grave, podendo ser necessária a paratireoidectomia. Em pacientes com mutações com ganho de função – portanto, com hipercalcemia e hipercalciúria –, o tratamento com diuréticos tiazídicos pode diminuir as perdas renais de cálcio. O tratamento com vitamina D ou suplementação de cálcio deve ser evitado, já que ambos aumentam a perda renal de cálcio e o risco de nefrocalcinose. O uso de cinacalcet, por sensibilizar o CaSR, pode reduzir ou normalizar o Ca em parte dos pacientes.

Síndrome EAST/seSAME

Descrita em 2009, mas relatada 16 anos anteriormente, é secundária a mutações por perda de função no gene *KCNJ10*, conhecido também como "canal de potássio Kirk4.1", sensível à Na^+-K^+-ATPase, que codifica o canal do potássio expresso no cérebro, nos olhos, nos ouvidos e no rim. O quadro clínico apresenta-se com epilepsia, ataxia, surdez neurossensorial, retardo mental e tubulopatia distal perdedora de sal, com transmissão autossômica recessiva, sendo o gene localizado no cromossomo 1q23.2. Com a perda do cloreto de sódio, ocorre ativação do sistema renina-angiotensina-aldosterona com alcalose metabólica hipocalêmica, hipomagnesemia e hipocalciúria. O fenótipo bioquímico assemelha-se ao das síndromes de Gitelman e Bartter, com perdas urinárias de sódio, potássio, cloreto e magnésio, sem o quadro clínico anteriormente descrito. Em geral, este se inicia com os sintomas neurológicos, sendo as alterações bioquímicas observadas posteriormente, na infância. Esse quadro bioquímico pode ser variável em uma mesma família, tornando-se necessários controles periódicos dos eletrólitos no sangue e na urina para monitorar eventuais pioras e progressões dos distúrbios metabólicos. Outros sintomas de perda renal de sal podem incluir ingesta aumentada de sal, polidipsia, poliúria e, eventualmente, enurese. Até 2016, foram descritas 14 mutações no gene *KCNJ10*, resultantes da perda de função, diminuída ou total do canal KCNJ10. A terapêutica está dirigida às alterações observadas no quadro clínico e bioquímico em acompanhamento com equipe médica e nutricionista treinadas nessas patologias englobando aspectos observados nas diversas patologias tubulares descritas neste capítulo.

DIABETES INSÍPIDO NEFROGÊNICO

O DIN congênito é uma doença rara, na qual a produção de arginina-vasopressina (hormônio antidiurético – HAD) é normal, ocorrendo uma insensibilidade das células dos ductos coletores ao hormônio com incapacidade, em graus variáveis, na reabsorção de água, acarretando poliúria e suas consequências.

Existem dois receptores diferentes para o HAD (V1 e V2). Mutações no gene responsável pela codificação do gene V2 serão responsáveis pela maior parte dos casos de DIN congênita. Mutações em gene codificador da aquaporina 2.

O início da doença manifesta-se logo após o nascimento, com irritabilidade, retardo de crescimento, febre recorrente (normalizada com a oferta de líquidos), vômitos, obstipação e episódios repetidos de depleção com hipertermia e hipostenúria. Inicialmente, a poliúria e a polidipsia podem não ser aparentes e, se o estado de hidratação é adequado, a doença pode passar despercebida, quando uma história familial representa boa orientação para o diagnóstico. O retardo mental por lesão do sistema nervoso central dependente dos vários episódios de depleção com hipertermia é comum. Em geral, a bexiga desses pacientes está aumentada, secundária à poliúria persistente, podendo também ocorrer dilatação ureteral e mesmo hidronefrose, ainda que na ausência de qualquer lesão obstrutiva. Nas crianças em torno dos 3 a 4 anos, a doença se resume a sede, poliúria e crescimento lento. Essas manifestações clínicas referem-se à poliúria verdadeira e costumam aparecer devido à resistência ao HAD em três situações clínicas principais: o DIN congênito, o uso crônico de lítio e a hipercalcemia.

Pacientes com DIN parcial tendem a ser diagnosticados mais tardiamente. Em geral, não apresentam retardo do crescimento ou mental e podem concentrar a urina em resposta à desidratação ou administração de DDAVP®. A poliúria em sua forma discreta é relativamente comum. Esse defeito, no entanto, não é importante o suficiente para produzir um aumento sintomático no débito urinário.

Aproximadamente 90% dos pacientes são homens, com a forma recessiva ligada ao sexo (tipo I) causada por um defeito no gene *receptor V2* nas células do ducto coletor renal. As mulheres transmissoras são sadias e unicamente seus filhos são afetados, apresentando-se por vezes poliúricas, embora em menor intensidade que os homens, respondendo parcialmente à vasopressina. A doença é causada por mutações no gene *receptor V2* da arginina-vasopressina (AVPR2), na região Xq28. O restante (10%) apresenta as formas de DIN relacionadas com diferentes tipos tipos de mutações no gene do canal da água, a aquaporina 2 (AQP2), no cromossomo 12q.13.12, que podem apresentar-se como autossômicas recessivas e dominantes, que atingem crianças de ambos os sexos. A descoberta de que mutações no gene da vasopressina-neurofisina II são responsáveis pela forma familial ou autossômica dominante do DIN oferece um mecanismo para identificar os membros assintomáticos de famílias afetadas que apresentam o alelo suspeito. A expressão reduzida da AQP2 pode resultar em DIN secundário ao uso do lítio e demeclociclina.

> **PONTOS-CHAVE**
> - A hipostenúria é o único achado laboratorial específico
> - Sódio plasmático baixo (< 137,0 mEq/ℓ) em geral indica polidipsia primária, e concentração plasmática normal/alta (> 142,0 mEq/ℓ), diabetes insípido.

Muitas vezes, o diagnóstico correto é sugerido tanto pela concentração de sódio plasmático quanto pela história. Assim, uma concentração de sódio plasmático baixa (inferior a 137 mEq/ℓ em razão da sobrecarga de água) é, em geral, sinal indicativo de polidipsia primária, enquanto uma concentração normal alta (superior a 142 mEq/ℓ em razão da perda de água), com densidade urinária baixa é altamente sugestiva de diabetes insípido. Hipernatremia acentuada não é habitualmente observada no DIN, porque a perda inicial de água estimula o mecanismo da sede para contrabalançar as perdas urinárias. Quanto ao dado de início da poliúria, esta é em geral abrupta no DI central, mas gradual no DIN ou na polidipsia primária.

Com relação aos exames laboratoriais, é importante lembrar que a hipostenúria é o único achado laboratorial específico. Anormalidades plasmáticas, como hipernatremia, hipercloremia e acidose metabólica, são consequentes à depleção. Assim, hipostenúria com depleção hipernatrêmica deve sugerir o diagnóstico. O DIN deve ser diferenciado de duas outras condições: DI hipotalâmico e polidipsia primária. Para essa diferenciação, os testes mais utilizados são a comparação das osmolalidades urinária e plasmática, normalmente realizada após privação de líquidos por 7 horas (o que deve ser evitado em pacientes com poliúria acentuada pelo risco de depleção de volume e hipernatremia, podendo esse período ser diminuído para 2 a 3 horas antes do início do teste) e após administração de vasopressina exógena, como se vê no Quadro 40.3. Esta pode ser administrada intranasal, na dose de 5 a 10 mg em recém-nascidos e lactentes e 20 mg em crianças, ou por injeção IM (0,4 a 1,0 mg em lactentes e crianças jovens e 2,0 mg em crianças maiores), sendo coletadas amostras de urina nas próximas 6 horas. Alguns poucos pacientes com as formas central e nefrogênica podem apresentar um defeito apenas parcial na secreção ou ação da vasopressina plasmática, portanto com capacidade razoável de concentração após teste de privação. Nesses casos, pode haver necessidade da dosagem da vasopressina plasmática, correlacionada com as osmolalidades urinária e plasmática para estabelecer o diagnóstico correto. No DI central completo, os testes revelam atividade e níveis mínimos de HAD, com falha de concentração da urina, apesar do soro excessivamente concentrado. Em resposta à vasopressina exógena, a osmolalidade urinária aumenta em mais de 50% dos casos. Já nos pacientes com DIN, o nível de HAD varia de normal a elevado e ocorre falha na resposta ao HAD exógeno durante o teste de privação de água. Outros achados laboratoriais podem ser a hipernatremia, por vezes grave, a hipercloremia e ureia e creatinina elevadas, que, consequentes à depleção, são reversíveis com hidratação adequada.

Um possível método para confirmar os resultados do teste de restrição hídrica é medir a excreção urinária de aquaporina 2. Em pessoas normais, sua concentração seria várias vezes maior comparada àquelas com DI central durante ingestão hídrica normal e após infusão de solução salina hipertônica e, também, após a administração de HAD em pacientes normais e naqueles com DI central, mas sem elevação em pacientes com DIN. Recentemente, evidenciou-se que a copeptina, o componente C-terminal do precursor da AVP e cossecretada com a AVP, é mais facilmente estável e mensurável que a AVP, o que facilitaria o diagnóstico.

O mecanismo preciso da insensibilidade renal ao efeito antidiurético da vasopressina é controverso, já que o defeito genético envolve um número de diferentes mutações (ou deleções) no gene do receptor V2, superiores a 150, podendo ser isoladas ou familiais.

No diagnóstico diferencial, devem ser afastadas as formas adquiridas, nas quais existe poliúria, causadas por determinados medicamentos ou doenças crônicas, ocorrendo em qualquer período da vida (Quadro 40.4).

A substituição das perdas urinárias de água por suprimento adequado de líquidos representa o componente mais importante da terapêutica, além do aspecto nutricional, o que a torna muito difícil para a maioria dos lactentes, sendo por vezes necessária gastrostomia ou sonda nasogástrica. Uma maneira de reduzir a carga osmótica do regime alimentar é a dieta baixa em proteína (2 g/kg/dia, com acompanhamento estrito, se implementada), podendo acarretar deficiências nutricionais e em sódio (300 mg/dia), para maximizar a eficácia dos diuréticos tiazídicos. Deve-se prover para os lactentes dieta com leite materno para diminuir a carga de soluto, pela pequena carga osmolar e pelo baixo conteúdo em sódio. A proteína deve compreender 6% da ingesta calórica, e o sódio ser reduzido para 0,7 mEq/kg/dia. Para crianças jovens, prover 8% de ingesta calórica como proteína para tornar possível o crescimento normal, mantendo a ingesta de sódio em 0,7 mEq/kg/dia. Raramente, esse manejo é necessário no adulto, já que se evita a depleção pelo acesso livre à água. À medida que a criança cresce, ela regulará sua própria ingestão de líquidos, como ocorre com o adulto, sendo importante manter micções frequentes para minimizar a possibilidade de dilatação do trato urinário, comum em pacientes sem tratamento adequado.

> **PONTOS-CHAVE**
> - Em geral, a poliúria é abrupta no DI central e gradual no DIN ou na polidipsia primária.

Quadro 40.3 Testes diagnósticos em pacientes com poliúria.

Parâmetros	Diabetes insípido central	Poliúria primária	Diabetes insípido nefrogênico
Osmolaridade plasmática	> 290	< 280	> 290
Osmolaridade U/P após restrição	< 1	> 1	< 1
Aumento na osmolaridade urinária após vasopressina	> 100	< 50	< 50

Quadro 40.4 Distúrbios associados à acidose tubular renal tipo 2.

- ATR isolada
  - Primária
  - Hereditária
  - Esporádica
- ATR generalizada
  - Primária (esporádica ou familiar)
- Erros inatos do metabolismo
- Cistinose
- Síndrome de Lowe
- Intolerância hereditária à frutose
- Tirosinemia
- Galactosemia
- Doença de Wilson
- Deficiência de piruvato carboxilase
- Leucodistrofia metacromática
- Glicogenose
- Estados disproteinêmicos
- Mieloma múltiplo
- Doença da cadeia leve
- Gamopatia monoclonal
- Amiloidose
- Deficiência, dependência ou resistência de vitamina D
- Nefropatias intersticiais
- Síndrome de Sjögren
- Doença medular cística
- Rejeição de transplante renal (precoce)
- Nefropatia dos Bálcãs
- Trombose crônica de veia renal
- Toxinas
- Tetraciclina vencida
- Chumbo
- Gentamicina
- Cádmio
- Ácido maleico
- Mercúrio
- Cumarínico
- Estreptozotocina
- Miscelânea
- Síndrome nefrótica
- Hemoglobinúria paroxística noturna
- Câncer
- Cardiopatia congênita

ATR: acidose tubular renal.

Além dos cuidados para evitar a desidratação, várias combinações de medicamentos podem ser utilizadas para diminuir a perda renal de água. A hidroclorotiazida, 2,0 a 4,0 mg/kg, 1 a 2 vezes/dia, não excedendo 100 mg/dia para crianças abaixo e acima de 2 anos, respectivamente, e para o adulto 25,0 a 50,0 mg, 1 a 2 vezes/dia, associados à dieta hipossódica, podem ser utilizadas na tentativa de reduzir o volume urinário pela redução do volume plasmático. Esse regime pode ser empregado por um período de 12 a 24 meses, suplementado com cloreto de potássio (ou associado a medicamentos poupadores de potássio), até que o paciente mostre melhora espontânea com a idade. O ácido etacrínico e a espironolactona produzem resultados similares e menos efeitos colaterais, assim como a associação entre amiloride (20 mg/1,73 m²/dia ou 0,3 mg/kg/dia) para crianças e 5 a 10,0 mg/dia para adultos e hidroclorotiazida. Os inibidores da produção das prostaglandinas, como o ácido acetilsalicílico (30 a 100 mg/kg/dia) e a indometacina (2 mg/kg/dia), associados ou não aos tiazídicos, também são agentes terapêuticos eficazes. Como a maioria dos pacientes com DIN apresenta resistência parcial mais que completa ao HAD, é possível que, alcançando níveis suprafisiológicos desse hormônio, possa ocorrer um aumento do seu efeito renal para um grau clinicamente importante, fato já comprovado, embora em somente dois estudos. Assim, pode ser associado o DDAVP® em pacientes com poliúria sintomática persistente após a implementação do esquema terapêutico supracitado. Recentemente, a utilização do sildenafila, um inibidor seletivo da fosfodiesterase, por 10 dias em um único paciente com 4 anos de idade, reduziu pela metade o volume urinário, diminuiu em 5 mEq/ℓ o sódio plasmático, dobrou a osmolalidade urinária e elevou de 5 para 26 fmol/mg a excreção de AQP2, sem efeitos adversos. A utilização de qualquer um desses medicamentos exige do médico cuidados adequados com relação aos possíveis efeitos colaterais, principalmente com os inibidores da síntese das prostaglandinas. Os episódios de depleção com hipernatremia devem ser manejados com soluções salinas hipotônicas, já que as soluções com dextrose produzem glicosúria, aumentando a excreção de água livre e agravando a depleção. Esse manejo é raramente necessário no adulto, já que a depleção é evitada pelo acesso livre à água. Mas, naqueles pacientes com intolerância à polidipsia e poliúria, pode-se instituir tratamento similar ao adotado nas crianças.

ACIDOSE TUBULAR RENAL

Em crianças, é causada tanto por alterações herdadas quanto adquiridas, afetando a capacidade dos rins em absorver bicarbonato ou excretar amônia ou acidez titulável. Trata-se de uma síndrome clínica caracterizada por acidose hiperclorêmica, com ânion *gap* normal, uma condição na qual a função glomerular é normal ou comparativamente menos lesada que a função tubular.

A acidificação renal ocorre se:

- O túbulo proximal absorve quantidades adequadas de bicarbonato filtrado
- O túbulo distal responde a quantidades adequadas de aldosterona
- A capacidade intrínseca dos ductos coletores para estabelecer um gradiente de íons H^+ entre o sangue e o fluido peritubular está intacta e não é sobrepujada por quantidades excessivas de bicarbonato que escapam à reabsorção tubular proximal
- Quantidades adequadas de sódio e tampão urinário estão presentes para manter a secreção de íons H^+
- A promoção de amônia é normal.

Existem quatro tipos de acidose tubular renal (ATR):

- Tipo 1 (distal, clássica, síndrome de Butler-Albright, forma adulta ou persistente)
- Tipo 2 (proximal)
- Tipo 3 (acidose tubular proximal e distal mista)
- Tipo 4 (distal hipercalêmica).

Acidose tubular renal tipo 2 (proximal)

A acidose hiperclorêmica resulta de uma diminuição do limiar renal para o bicarbonato, levando a uma acidose discreta a importante, causada pela reabsorção incompleta no túbulo proximal. À medida que a concentração de bicarbonato diminui, geralmente entre níveis plasmáticos de 15 e 18 mEq/ℓ, o néfron distal pode adaptar-se à oferta, reabsorvendo totalmente o excesso. Assim, a urina está isenta de bicarbonato, o pH urinário pode ser reduzido normalmente até 5,5 e a excreção de ácido é equivalente à sua produção endógena, o que sugere que o túbulo distal está intacto. Quando há perda de bicarbonato, isso sinaliza que o defeito é importante o suficiente para sobrepujar a capacidade de reabsorção do ramo ascendente espesso da alça de Henle e dos segmentos mais distais do néfron.

No tipo primário, raro, ocorre perda isolada de bicarbonato, e, no secundário, muito mais frequente, coexistem outros defeitos da função tubular proximal, como glicosúria, aminoacidúria, fosfatúria, uricosúria, citratúria, lisozimúria e imunoglobinúria de cadeia leve, configurando a síndrome de Fanconi (ver Quadro 40.4). O defeito isolado de acidificação pode ser o resultado de:

- Disfunção seletiva na troca de Na^+/H^+, responsável pela secreção de H^+
- Anormalidades do cotransportador para o $Na^+(HCO_3)_3$
- Atenuação do gradiente de concentração de Na^+ da luz para a célula, normalmente mantida pela ATPase Na^+-K^+-dependente
- Inibição, deficiência ou alteração da atividade da anidrase carbônica.

A capacidade em diminuir o pH urinário e excretar quantidades adequadas de acidez titulável e amônia explica a ausência de alterações secundárias encontradas na ATR tipo 1, como hipercalciúria, nefrocalcinose e nefrolitíase.

Com relação à etiologia, três tipos são descritos na forma hereditária até a atualidade:

1. ATR proximal transitória ou esporádica: nesses lactentes, a capacidade está diminuída na reabsorção de bicarbonato, sem qualquer evidência de anormalidade renal, possivelmente pela capacidade diminuída pela imaturidade renal, na absorção de bicarbonato, ocasionando acidose discreta. No 1º ano de vida, podem ocorrer taquipneia, retardo do crescimento, vômitos e problemas na alimentação, sendo incomuns alterações ósseas e bioquímicas observadas nas outras formas de ATR proximal. A terapêutica com alcalinizantes pode ser descontinuada após alguns anos, sem recorrência da ATR.
2. ATR proximal autossômica recessiva: condição associada às mutações no gene *SLC4A4*, que codifica o cotransportador $Na^+/3\ HCO_3$ (NBCE1). Trata-se de um distúrbio raro, em que os pacientes apresentam acidose hiperclorêmica por vezes grave, baixa estatura, cataratas, glaucoma, lesões corneanas em placas, calcificações no sistema nervoso central, além de defeitos do esmalte dos dentes permanentes e funções cognitivas e motoras diminuídas. Uma forma rara de ATR proximal, o chamado "tipo 3", apresenta alterações tubulares proximais e distais, por uma deficiência hereditária da anidrase carbônica II (ACII). O tratamento com alcalinizantes para manter o pH sérico normal por vezes deve ter a adição de potássio; para aumentar a absorção de bicarbonato, a hidroclorotiazida pode ser utilizada.
3. ATR proximal autossômica dominante: no tipo primário, não existem evidências para a transmissão genética do defeito no nível do túbulo proximal, e a doença é em geral autolimitada, desaparecendo na infância. A ATR ocorre de modo esporádico, embora uma forma herdada tenha sido descrita recentemente. Mutações homozigóticas no cotransportador apical do $Na^+/3\ HCO_3^-$ foram encontradas em duas famílias com ATP proximal, queratopatia, glaucoma e catarata. Coexistindo outros defeitos no nível do túbulo proximal, admite-se que esse tipo possa ocorrer esporadicamente ou como uma forma incompleta de uma síndrome de Fanconi posterior. A forma mais comum de ATR tipo 2 no adulto é associada ao uso de inibidores da anidrase carbônica. Estudos em camundongos *Knockout* identificam o gene SLC9A3 como provável sítio de mutação.

Déficit de crescimento causado pelo estado de acidose persistente é praticamente a única manifestação clínica observada. Se não diagnosticada a tempo, a acidose evolui com anorexia, desnutrição, constipação intestinal e depleção do volume extracelular causada pela reabsorção diminuída de bicarbonato de sódio, com estimulação do sistema renina-angiotensina-aldosterona, acarretando hipercalciúria e hipocalemia. Devido à hipocalemia também podem ser observadas fraqueza muscular, poliúria e polidipsia. Distúrbios do metabolismo do cálcio, fósforo, PTH e da vitamina D podem ocorrer, mas são raros e observados naqueles pacientes com ingesta inadequada de vitamina D ou cálcio.

Os exames laboratoriais evidenciam uma acidose hiperclorêmica com ânion *gap* urinário negativo (concentração de cloro na urina superior à soma de Na^+ e K^+), na ausência de alteração glomerular. Esses pacientes apresentam uma excreção fracionada de HCO_3 inferior a 3% quando o bicarbonato é baixo. A perda urinária de 15% ou mais da quantidade de bicarbonato filtrado é patognomônica de ATR proximal. A determinação da acidez titulável e da amônia está normal ou diminuída, assim como é normal a capacidade de acidificar a urina, embora possa ocorrer urina alcalina, quando a quantidade de bicarbonato perdida é muito grande. Os exames realizados para o diagnóstico de ATR tipo 2 compreendem o teste de sobrecarga de bicarbonato, evidenciando uma excreção fracionada elevada, superior a 15%, sendo de 3% no adulto, com níveis de bicarbonato plasmático acima do seu limiar e próximos do normal, e a sobrecarga de cloreto de amônio, em que o pH diminui para menos de 5,5. Um dado que pode ser utilizado como parâmetro desse tipo de acidose é a necessidade de quantidades maciças de bicarbonato para a sua correção. Um teste de triagem útil e fácil de ser realizado é a determinação do pH urinário da primeira micção da manhã, que, sendo igual ou inferior a 5,5, praticamente afasta a possibilidade de ATR tipo 1.

Por vezes, o tratamento não é necessário, mas, quando a acidose é intensa, a terapêutica deve compensar uma grande perda de bicarbonato para manter os níveis plasmáticos normais. Pacientes adultos devem receber a quantidade necessária para tamponar a carga ácida diária da dieta, o que, em geral, é alcançado com uma dose de 1 a 3 mEq/kg/dia, para manter o bicarbonato sérico acima de 20 mEq/ℓ. Na criança, doses de até 4 a 10 mEq/kg/dia e mesmo superiores podem ser necessárias para essa normalização. Em alguns pacientes, a depleção de volume extracelular é comum, levando a um estado de hiperaldosteronismo que estimula a secreção de potássio pelo túbulo distal, o que, associado à presença nesse local de grandes quantidades de bicarbonato, leva à perda obrigatória desse íon, trocado pelo sódio. Esse fato deve ser levado em consideração na estratégia da terapêutica alcalina, que deve conter quantidades suficientes de potássio para a manutenção dos níveis normais. Se a perda de bicarbonato é muito grande, a utilização de hidroclorotiazida (2 a 4 mg/kg/dia) com a restrição sódica, reduzindo o volume do fluido extracelular e aumentando a reabsorção de bicarbonato, diminui a dose requerida de alcalinizante. Isso pode agravar as perdas de potássio, sendo comum a necessidade de suplementação, com possibilidade de emprego das formulações com citrato, lactato ou acetato de potássio, com a correção conjunta da acidose. Pode-se associar diurético poupador de potássio se houver hipocalemia persistente. Existindo evidências de deficiência de vitamina D, frequente no tipo secundário, deve-se instituir o tratamento adequado.

Acidose tubular renal tipo 1 (distal)

Aqui, o defeito básico consiste na incapacidade em estabelecer gradientes adequados de íons H^+ secretados pelas células intercalares tipo A do ducto coletor, entre o sangue e o fluido tubular, apesar dos baixos níveis de bicarbonato plasmático. A falha em reabsorver bicarbonato no ducto coletor resultando em urina alcalina pela incapacidade em reduzir o pH urinário abaixo de 5,3 é a alteração mais característica. O pH urinário é inapropriadamente alto tanto com acidose discreta como intensa, em geral superior a 6, com excreção persistente de bicarbonato. Nos lactentes e nas crianças, ao contrário do que ocorre no adulto, a quantidade de bicarbonato excretada é consideravelmente maior, variando de 5 a 10%, enquanto no adulto é em geral inferior a 5%. Essas crianças apresentam o que se chama de "perda renal de bicarbonato", acarretando acidose intensa, com necessidade de altas doses de álcalis (5 a 14 mEq/kg/dia).

Com relação à etiologia, a ATR distal pode ser genética ou adquirida. A ATR distal autossômica dominante tem como causa mutação heterozigótica no gene *SLC4A1* no cromossomo 17q21.31.Foram relatadas mutações no gene *SLC4A1* com esferocitose hereditária e ovalocitose do Sudeste Asiático, ambos podendo ser associados à ATR distal. Na forma autossômica recessiva com surdez neurossensorial progressiva, a causa é uma mutação homozigótica ou heterozigótica composta no gene *ATP6V1B1*, no cromossomo 2p13, que codifica a subunidade B1 da H^+ATPase. A forma autossômica recessiva, com audição normal, mas que pode desenvolver surdez após a 2ª década da vida, ocorre por mutações no gene *ATP6V0A4*, localizada no cromossomo 7q33-q34, que codifica a subunidade a4 da H-ATPase. As características fisiológicas da ATR tipo 1 são a consequência de uma taxa reduzida de secreção de íon H^+ no túbulo coletor pela ATPase-dependente de H^+ e, em menor proporção, pela ATPase H^+-K^+-dependente. O H^+ secretado é, então, excretado como íons livres (refletido pelo valor do pH urinário) ou titulado pelos tampões urinários, fosfato e NH_3. Uma redução na quantidade de H^+ secretado resulta em redução na sua concentração urinária (*i. e.*, elevação no pH urinário) e uma redução no H^+ total tamponado pelo fosfato e NH_3 urinários. Esse distúrbio resulta de um ou outro de três mecanismos:

- Defeito secretor responsável pela taxa reduzida de secreção ativa unidirecional de H^+ da célula para a luz
- Defeito na permeabilidade que possibilita um elevado fluxo passivo retrógrado de íon H^+ secretado (da luz para a célula) ou ingresso luminal aumentado de bicarbonato ou OH^-
- Defeito dependente de voltagem, em que o potencial de voltagem transepitelial alterado no túbulo distal diminui a secreção de íon H^+.

Talvez a melhor evidência da alteração da função dos ductos coletores na ATR tipo 1 seja o achado de que a pCO_2 na urina não se eleva a valores normalmente altos durante sobrecarga com bicarbonato de sódio. Em pessoas normais, tornadas bicarbonatúricas com a sobrecarga, a pCO_2 excede a do sangue arterial por mais de 20 mmHg.

Existem dois tipos de ATR tipo 1: a primária e a secundária, esta dependente de várias doenças hereditárias e adquiridas (Quadro 40.5). A ATR tipo 1 é, na maioria das vezes, esporádica, mas inúmeras famílias são descritas na literatura. As formas genéticas do tipo 1 podem ser autossômicas dominantes e recessivas. A forma dominante, com grau variável de expressão, maior nas mulheres, causa nefrocalcinose e osteomalácia. Nos membros de uma família, podem ocorrer formas incompletas, caracterizando-se pela ausência de acidose franca, já que eles são capazes de manter excreção ácida, apesar do defeito de acidificação. O defeito primário poderia ser uma redução do pH intracelular das células no túbulo proximal. Na evolução, alguns pacientes com a forma incompleta de ATR tipo 1 progridem para a forma completa. A forma autossômica recessiva pode ocorrer com ou sem surdez neurossensorial.

Quadro 40.5 Distúrbios associados à acidose tubular renal tipo 1.

- Primária
- Hereditária
- Idiopática
- Adquirida
- Disgamaglobulinemia
- Púrpura hiperglobulinêmica
- Crioglobulinemia
- Hipergamaglobulinemia
- Síndrome de Sjögren
- Tireoidite
- Fibrose pulmonar
- Hepatite crônica ativa
- Cirrose biliar primária
- Lúpus eritematoso sistêmico
- Anomalias causando hipercalciúria
- Hiperparatireoidismo primário
- Intoxicação por vitamina D
- Hipertireoidismo
- Hipercalciúria (hereditária, esporádica)
- Rim esponjoso medular
- Drogas e toxinas
- Anfotericina B
- Ifosfamida
- Bifosfonato
- Síndrome *milk*-álcali
- Tolueno
- Ciclamato
- Analgésicos
- Lítio
- Mercúrio
- Doenças tubulointersticiais
- Nefropatia dos Bálcãs
- Pielonefrite crônica
- Uropatia obstrutiva
- Transplante renal
- Hanseníase
- Anastomose jejunoileal com hiperoxalúria
- Doenças sistêmicas de transmissão genética
- Síndrome de Ehlers-Danlos
- Eliptocitose hereditária
- Anemia falciforme
- Doença cística medular
- Doença de Wilson
- Doença de Fabry
- Síndrome de Marfan
- Hipercalciúria hereditária
- Deficiência de anidrase carbônica
- Surdez neurossensorial
- Miscelânea
- Cirrose hepática
- Osteoporose com deficiência de anidrase carbônica II

Mutações na forma recessiva de ATR distal que se apresentam na infância com retardo do crescimento e nefrocalcinose podem evoluir para insuficiência renal.

O início dos sintomas se dá geralmente após os 2 anos de idade, com frequência apenas aparente na vida adulta. No entanto, a enfermidade pode muitas vezes ser detectada desde a infância, com uma história de vômitos, anorexia, depleção, poliúria e retardo do crescimento. Raquitismo e osteomalácia estão presentes e sintomas de dor óssea ou fraturas espontâneas podem ser as principais queixas em adultos. A nefrocalcinose é um achado muito frequente, passível de observação à radiografia ou, mais precocemente, na ultrassonografia. De maneira geral, as formas recessivas apresentam-se na infância, mais graves clinicamente, e as formas dominantes mais tardiamente, na adolescência e na idade adulta, com manifestações clínicas discretas. A urolitíase é muito menos comum em crianças. Poliúria, pelo defeito de concentração, está quase sempre presente.

Os exames laboratoriais caracteristicamente revelam uma acidose hiperclorêmica com pH urinário alcalino, em geral acima de 6,0. Podem estar associadas hiponatremia e hipocalemia moderadas, com concentração de fósforo baixa e cálcio normal ou diminuído. A hipocalcemia, derivada tanto da hipercalciúria quanto da absorção intestinal alterada, e a hipofosfatemia são presumivelmente as causas do raquitismo e da osteomalácia, que ocorrem eventualmente, e da tetania (durante o tratamento com álcalis). A acidose metabólica crônica promove mobilização de cálcio do esqueleto e pode inibir a conversão renal da 24-OH vitamina D_3 em $1,25(OH)_2D_3$, o metabólito mais ativo da vitamina D_3 com relação à absorção de cálcio, reabsorção óssea e cura do raquitismo. Nos pacientes não tratados, o PTH pode estar aumentado, o que poderia estar relacionado tanto com a hipercalciúria quanto com a hipocalcemia. A fosfatase alcalina pode estar aumentada se houver lesões de raquitismo ou osteomalácia. A filtração glomerular está normal nas crianças adequadamente hidratadas, embora graus variáveis de insuficiência renal estejam presentes em pacientes com o diagnóstico tardio. O pH urinário está persistentemente elevado, acima de 6,0, existindo diminuição da excreção de acidez titulável e de amônia na urina, apesar da acidose metabólica presente e da hipocalemia. A depuração de fósforo está aumentada como consequência do hiperparatireoidismo secundário. Hipercalciúria é um achado constante, sendo também característica uma baixa excreção de citrato urinário, provavelmente secundária à acidose intracelular e à depleção de potássio. Defeitos de concentração devem levar à suspeita de doença tubulointersticial ou nefrocalcinose avançada.

Na ATR distal secundária, inúmeras enfermidades e medicamentos podem levar a um déficit de acidificação distal, com suas consequências para a função renal. Embora nem todos os pacientes desse tipo desenvolvam o quadro completo descrito na forma primária, na maioria deles é possível detectar pelo menos um déficit de acidificação da urina. Quando a anormalidade de acidificação do túbulo distal não é aparente, a prova de sobrecarga de NH_4Cl esclarece o defeito. Não ocorrendo queda do pH abaixo de 5,5, o diagnóstico provável é de ATR distal. Se houver queda do pH, deve-se pensar em ATR proximal ou nas formas de ATR hipercalêmicas. Assim, existindo acidose hiperclorêmica com hipercalemia sem queda do pH abaixo de 5,5, o diagnóstico é ATR tipo 1 hipercalêmica, provavelmente secundária a uropatia obstrutiva, nefropatia diabética ou nefrite intersticial. Se o pH cai abaixo de 5,5, deve-se então considerar o diagnóstico de deficiência seletiva de aldosterona, insuficiência suprarrenal ou resistência à aldosterona. A determinação do ânion *gap* urinário pode facilitar o diagnóstico, e, na ATR distal clássica, este é igual a zero ou positivo.

Na terapêutica da ATR tipo 1, devem ser repostas quantidades adequadas de bicarbonato ou citrato de sódio para contrabalançar o íon H^+ produzido metabolicamente. Em geral, a perda de bicarbonato não é importante nesses pacientes, ao contrário do que ocorre no tipo 2. A administração de potássio pode ser necessária, com melhores resultados obtidos com uma mistura de bicarbonato de sódio ou potássio, dependendo das necessidades desses elementos para o paciente individual. A maioria dos pacientes é capaz de excretar uma porção substancial de sua carga ácida com doses alcalinizantes de 1 a 3 mEq/kg/dia, divididas em 3 ou 4 tomadas. Crianças com a chamada "perda renal de bicarbonato" necessitam de doses mais elevadas, entre 5 e 14 mEq/kg/dia. Por vezes, a necessidade de doses mais elevadas só se torna mais aparente após o início do tratamento. A terapêutica deve ser avaliada em cada caso de acordo com os níveis de pH e de bicarbonato plasmáticos, que devem ser mantidos normais, com a excreção urinária de cálcio, que, com a normalização ácido-básica, deverá ser inferior a 2 mg/kg/dia. Com a normalização da acidose, cessam as perdas de sódio, potássio, aldosterona e cálcio, assim como a excreção de citrato volta ao normal. Exceto nos casos mais graves, ocorrem uma melhora rápida das dores ósseas e, com o tempo, a cura. Em caso negativo, deve-se considerar a adição de cálcio e vitamina D, com os cuidados para evitar a hipercalciúria. Com o tratamento adequado e precoce, pode-se evitar a nefrocalcinose, que pode ser reabsorvida, se discreta.

A rara crise de ATR tipo 1, caracterizada por acidose metabólica intensa, hipocalemia e hipocalcemia, pode necessitar de tratamento imediato. O risco de desenvolver paralisia e depressão respiratórias faz com que a terapêutica com potássio seja necessária e sempre realizada antes da correção da acidose. A terapêutica estabelecida precocemente pode evitar as consequências da doença e, principalmente, a nefrocalcinose e possível nefrolitíase.

Nos pacientes em que a ATR tipo 1 parece ser uma consequência tardia da lesão renal causada pela hipercalciúria hereditária e consequente nefrocalcinose, não se conhece ainda o efeito da terapêutica alcalinizante sobre a hipercalciúria, a excreção de citrato ou a eliminação de cálculos. A correção da acidose leva à redução da excreção de potássio, sódio e aldosterona. Com a correção permanente da acidose, os balanços externos de potássio e sódio tornam-se suficientemente positivos para corrigir a hipocalemia e a depleção de sódio.

Naqueles pacientes que não toleram o bicarbonato pelas manifestações estomacais possíveis, pode ser utilizada a solução de Shohl (ácido cítrico: 140 g, citrato de sódio: 90 g, água: qsp 1.000 mℓ), cada mℓ da solução equivalendo a 1 mEq de bicarbonato. A alternância entre as fórmulas de substâncias alcalinizantes pode melhorar a aderência do paciente.

> **PONTOS-CHAVE**
>
> - Na ATR proximal tipo 1 primária, a capacidade em diminuir o pH urinário e excretar quantidades adequadas de acidez titulável e amônia explica a ausência de alterações secundárias, como hipercalciúria, nefrocalcinose e nefrolitíase, observadas na ATR tipo 2 (distal).

Acidose tubular renal tipo 3 (mista)

Atualmente, esse tipo, de caráter autossômico recessivo, não considerado por alguns autores, é tido como uma associação dos tipos 1 e 2, chamada "acidose renal tipo 3", com um limiar tubular reduzido para a reabsorção tubular proximal de bicarbonato e incapacidade do túbulo distal em manter acidez máxima da urina, causada por mutações no gene da anidrase carbônica II (AC2), localizada no cromossomo 8q22, ocorrendo diminuição da conversão de ácido carbônico em bicarbonato, e vice-versa. Essa enzima se expressa nos rins, nos ossos e no cérebro, também conhecida como "síndrome de Guibaud-Vainsel" ou "doença marmórea cerebral". Daí a variedade de achados, como osteopetrose, com ossos frágeis com consequentes fraturas, calcificações cerebrais, por vezes cegueira e perda auditiva condutiva, consequentes ao dismorfismo facial, levando a compressões de nervos da face, déficit de crescimento, retardo mental. Inúmeras mutações no gene da AC2 são descritas, com manifestações heterogêneas e predominância de uma ou outra das alterações citadas nesses órgãos. O tratamento é feito à base de alcalinizantes, e, potencialmente, o transplante de medula óssea pode reverter a osteopetrose.

Acidose tubular renal tipo 4 (distal)

Trata-se de um tipo de ATR generalizada mais comum em adultos e pouco frequente em crianças, ocorrendo na ausência de doença parenquimatosa difusa ou diminuição da taxa de filtração glomerular. Caracteriza-se por acidose hiperclorêmica, sem elevação do hiato aniônico urinário, hipercalemia e pH urinário alcalino (ácido durante períodos de acidose). A capacidade de acidificação parcialmente alterada é explicada pela diminuição da produção de amônia consequente à hipercalemia causada pelo hipoaldosteronismo e redução da secreção de íons H^+, diretamente relacionada com a deficiência de aldosterona no seu efeito fisiológico sobre o rim.

Atualmente, são descritos cinco subtipos de ATR-4. O subtipo 1 resulta de uma deficiência hormonal primária de mineralocorticoides, como ocorre em pacientes com hiperplasia congênita da suprarrenal, deficiência da 21-hidroxilase, em pacientes com insuficiência suprarrenal bilateral ou, ainda, deficiência da metiloxidase corticosterona, um erro inato da biossíntese da aldosterona, e, finalmente, na deficiência isolada da aldosterona secundária à deficiência congênita de renina. O subtipo 2 é associado a doenças crônicas do rim, que resultam de lesão parenquimatosa difusa, principalmente diabetes e doenças tubulointersticiais, com diminuição discreta a moderada da taxa de filtração glomerular (hipoaldosteronismo hiporreninêmico). Nesses tipos, ocorre uma diminuição dos locais sensíveis à aldosterona no túbulo distal. Os subtipos 3, 4 e 5 resultam de alterações primárias do túbulo distal.

Subtipo 3 (síndrome hipercalêmica do adolescente, *shunt* renal do cloreto, pseudo-hipoaldosteronismo tipo 2, síndrome de Gordon)

Caracteriza-se por acidose metabólica discreta, hipertensão com renina baixa, hipervolemia e hipoaldosteronismo, mais frequente em adolescentes, mas também observado em crianças e adultos. O defeito é transmitido como um traço autossômico dominante, com mutação nos genes *WNK4* e *WNK1*, que codificam as quinases, ambos expressos nos rins, no túbulo distal e no ducto coletor. O gene *WNK4* pela perda de função não inibe as funções do cotransportador tiazídico sensível (NCCT) e os canais de potássio (ROMK). Ocorre uma reabsorção excessiva de cloreto pelo túbulo distal, com redução do potencial negativo luminal, acarretando aumento da reabsorção de sódio, com as consequentes hipervolemia, hipertensão arterial e supressão secundária da produção de aldosterona. Qualquer desses processos causa redução da excreção de íons H^+ e K^+ e, portanto, acidose metabólica e hipercalemia.

No tratamento, contraindica-se o uso de mineralocorticoides, que agravariam a hipertensão. A restrição na ingesta de sódio e utilização de hidroclorotiazida e furosemida corrigem a hipertensão, a hipercalemia e a acidose.

Subtipo 4 (pseudo-hipoaldosteronismo tipo 1, clássico)

Nesse tipo, dois modos de herança são descritos. Na forma autossômica recessiva, a doença é permanente e ocasionada por mutações nos genes das subunidades do canal de sódio do túbulo distal (EnaC) e outros órgãos-alvo da aldosterona, como rim, pulmão (assemelhando-se à fibrose cística), glândulas salivares, cólon distal, com relativa falta de resposta às ações da aldosterona. Ocorre unicamente em lactentes, apresentando-se com nefropatia perdedora de sal, tendência a hipotensão, acidose metabólica hiperclorêmica e hipercalemia. As concentrações de aldosterona e renina plasmáticas, assim como a urinária de aldosterona, estão muito elevadas. Na forma autossômica dominante, ocorrem mutações por perda de função do gene *MLR*, que codifica o receptor do mineralocorticoide, e o defeito é limitado ao rim, melhorando com a idade. Nos lactentes, o quadro clínico caracteriza-se por retardo do crescimento, depleção do espaço extracelular e hiponatremia, causados pela perda de sal e hipercalemia em razão da retenção de potássio e acidose hiperclorêmica. Após os 2 anos, se a criança é adequadamente tratada com bicarbonato e cloreto de sódio, a gravidade da disfunção renal é suficientemente diminuída para possibilitar a descontinuidade do tratamento. A restrição do cloreto de sódio na dieta leva à recorrência da doença, evidenciando a persistência da lesão renal. Esse tipo foi descrito secundário à uropatia obstrutiva, à nefrite intersticial por meticilina, após transplantes renais e na doença medular cística, sendo corrigido com grandes quantidades de bicarbonato de sódio e cloreto de sódio.

Subtipo 5 (ATR precoce da infância)

Aqui, ocorre uma falta de resposta renal à aldosterona, afetando a excreção de íon H^+ e do potássio, sendo normal a reabsorção de sódio, que resulta em acidose metabólica hipercalêmica com diminuição da excreção de H^+ e K^+. A excreção urinária de sódio e sua concentração plasmática, assim como a pressão arterial, são normais. Se não tratados precocemente, esses pacientes apresentam déficit ponderoestatural. Com a terapêutica alcalinizante, normalizando a acidose, há aceleração do crescimento. A maioria dos lactentes e crianças pequenas apresenta melhora espontânea gradual após vários anos, sem necessidade de prosseguir o tratamento, o que indicaria uma "imaturidade tubular", com receptores para a aldosterona pouco desenvolvidos, em razão dos túbulos distais curtos, característicos dos lactentes. No Quadro 40.6, estão incluídos os estudos diagnósticos nos vários tipos de ATR.

Quadro 40.6 Estudos diagnósticos na acidose tubular renal.

Achados	Tipos de ATR			
	Tipo 1		Tipo 2	Tipo 4
	Clássica	Perda de HCO_3		
Com acidose metabólica				
pH urinário mínimo	> 5,5	> 5,5	< 5,5	< 5,5
Excreção de AT e NH_4	↓	↓	N ou ↓	-
K^+ plasmático	N ou ↓	N ou ↓	N ou ↓	↑
Excreção de citrato	↓	↓	↑	?
Hiato aniônico urinário	Pos	Pos	Pos ou ?	Pos
Depuração renal de K^+	> 20	> 20	> 20	< 20
Sem acidose metabólica				
Excreção de AT e NH_4	↓	↓	↓	↓
Excreção fracionada de HCO_3	3 a 5%	5 a 10%	> 15%	1 a 15%
Excreção de citrato	N	N	↑	?
K^+ plasmático	N	N	N ou ↓	N ou ↑
PCO_2 urina/sangue	< 20	< 20	> 20	< 20
Resposta à terapêutica	Rápida	Rápida	Lenta	Lenta
Álcalis (mEq/kg/dia)	1 a 3	5 a 10	5 a 20	15
Outras associações				
Nefrocalcinose	Comum	Comum	Rara	Não
Nefrolitíase	Comum	Comum	Rara	Não
Síndrome de Fanconi	Não	Não	Sim	Sim

AT: acidez titulável; N: normal; NH4: amônio; Pos: positivo.

BIBLIOGRAFIA

Assadi F, Sharbaf FG. Sildenafil for the treatment of congenital nephrogenic Diabetes Insipidus. Am J Nephrol. 2015;42(1):65-9.

Bastepe M, Jüppner H. GNAS locus and pseudohypoparathyroidism. Horm Res. 2005; 63:65.

Battle D, Haque SK. Genetic causes and mechanisms of distal renal tubular acidosis. Nephrol Dial Transplant. 2012;27(10):3691-704.

Baulny HO, Schiff M, Dionisi-Vici C. Lysinuric protein intolerance (LPI): a multi organ disease by far mor complex than classic urea cycle disorder. Mol Genet Metab. 2012;106(1):12-7.

Bettinelli A, Ciarmatori S, Cesareo L, Tedeschi S, Ruffa G, Appiani AC, et al. Phenotypic variability in Bartter syndrome type I. Pediatr Nephrol. 2000;14:940-5.

Bonfante L, Davis PA, Spinello M, D'Angelo D, Semplicini A, Calò L. Chronic failure, end stage renal failure, and peritoneal dyalisis in Gitelman's syndrome. Am J Kidney Dis. 2001;38(1):165-8.

Carpenter TO, Whyte MP, Imel EA, et al. Burosumab Therapy in Children with X-Linked Hypophosphatemia. N Engl J Med. 2018;378:1987.

Chillarón J, Font-LLitjos M, Fort J, et al. Pathophysiology and treatment of cystinuria. Nat Rev Nephrol. 2010;6:424.

Cruz DN, Shaer AJ, Bia MJ, Lifton RP, Simon DB; Yale Gitelman's and Bartter's Syndrome Collaborative Study Group. Gitelman's syndrome revisited: an evaluation of symptoms and health-related quality of life. Kidney Int., 2001;59:710-7.

Dell KM, Guay-Woodford LM. Inherited tubular disorder. Sem Nephrol. 1999;19(4):364-73.

Domrongkitchaiporn S, Khositseth S, Sttchantrakul W, Tapaneya-Olarn W, Radinahamed P. Dosage of potassium citrate in the correction of urinary abnormalities in pediatric distal renal tubular acidosis patients. Am J Kidney Dis. 2002;39(2):383-91.

Enslow BT, Stockand JD, Berman JM, Liddle's syndrome mechanisms, diagnosis and management. Integr Blood Press Control. 2019;12:13

Foreman JW. Fanconi syndrome and other proximal tubule disorders. In: Feehally J, Floege J, Johnson RJ. Comprehensive clinical nephrology. 3. ed. Philadelphia: Mosby; 2007. p. 561-72.

Friedman AL, Chesney RW. Isolated tubular disorders. In: Schrier RW, Gottschalk CW. Diseases of the kidney. 4. ed. Boston: Little, Brown and Co.; 1988. p. 663.

Geller DS, Rodriguez-Soriano J, Vallo Boado A, Schifter S, et al. Mutations in the mineralocorticoid receptor gene cause autossomal dominant pseudo-aldosteronism type 1. Nature Gen. 1998;19:279-81.

Gross P, Heduschka P. Inherited disorders of sodium and water metabolism. In: Feehally J, Floege J, Johnson RJ. Comprehensive clinical nephrology. 3. ed. Philadelphia: Mosby; 2007. p. 549-59.

Haffner D, Weinfurth A, Schimidt H, Bremer HJ, Mehls O. Long term outcome of pediatric patients with hereditary tubular disorders. Nephron. 1999;83:250-60.

Holliday MA, Barrat TM, Avner ED. Tubulopathies. In: Pediatric nephrology. 3. ed. Baltimore: Williams & Wilkins; 1994. p. 686.

Igarashi T, Sekine T, Watanabe H. Molecular basis of proximal renal tubular acidosis. J. Nephrol. 2002;15(suppl. 5):s135-s141.

Karet FE. Inherited distal renal tubular acidosis. J Am Soc Nephrol. 2002;13:2178-84.

Knoers NVAM, Deen PMT. Molecular and cellular defects in nephrogenic diabetes insipidus. Pediatr Nephrol. 2001;16(12):1146-52.

Konrad M, Nijenhuis T, Ariceta G, et al. Diagnosis and management of Bartter syndrome: executive summary of the consensus and recommendntions from the European Rare Kidney Disease Reference Network Working Group for tubular Disorders. Kidney Int. 2021;99:324.

Linglart A, et al. Pseudohypoparathyroidism. Endocrinol Metab Clin North Am. 2018.

Marx SJ. Calcimimetic Use in Familial Hypocalciuric Hypercalcemia-A Perspective in Encocrinology. J Clin Endocrinolol Metab. 2017; 102:3933.

Morris C.R, Ives HE. Inherited disorders of the renal tubules. In: Brenner BM, Rector FC. The kidney. 5. ed. Philadelphia: W.B. Saunders Co.; 1996. p. 1764.

Nijenhuis T, Renkema KY, Hoenderop PG, Bindels RJ. Acid-base status determines the renal expression of Ca^{2+} and Mg^{2+} transport proteins. J Am Soc Nephrol. 2006;17:617-26.

Rocher LL, Tannen RL. The clinical spectrum of renal tubular acidosis. Annu Rev Med. 1986;37;319-31.

Rodriguez-Soriano J. New insights into the pathogenesis of renal tubular acidosis – from functional to molecular studies. Pediatr Nephrol. 2000;14(12):1121-36.

Rodriguez-Soriano J. Renal tubular acidosis: the clinical entity. J Am Soc Nephrol. 2002;13:2160-70.

Schindeler A, et al. Clinical Evidenc for the Benefitis of Burosumab Therapy for X-Linked Hypophosphatemia (XLH) and other conditions in Adults and Children. Front Endocrinol; 2020.

Scriver CR, Beaudet AL, Sly WS, Valle D. The metabolic basis of metabolic disease. 5. ed. Highstown: McGraw-Hill; 1989.

Servais A, Thomas K, Dello Strogolo L, et al. Cystinuria: clinical practice recommendation. Kidney Int. 2021;99:48.

Sly WS, Hewet-Emmett D, Whyte MP, Yu YS, Tashian RE. Carbonic anhidrase II deficiency identified as the primary defect in the autossomic recessive syndrome of osteopetrosis with renal tubular acidosis and cerebral calcification. Proc Natl Acad Sci USA. 1983;80:2752-6.

Soleimani M, Rastegar A. Patophysiology of renal tubular acidosis: Core Curriculum 2016. Am J Kidney Dis. 2016;68(3):488-98.

Vainsel M, Fondu P, Cadranel S, Rocmans C, Gepts W. Osteopetrosis associated with proximal and distal tubular acidosis. Acta Paediatr. 1972;61(4):429-34.

Whyte MP, Murphy WA, Fallon MD, Sly WS, Teitelbaum SL, McAlister WH, Avioli LV. Osteopetrosis, renal tubular acidosis and basal ganglia calcification in three sisters. Am J Med. 1980;69:64-73.

Wrong OM, Norden AG, Feest TG. Dent's disease; a familial proximal renal tubular syndrome with low-molecular-wheight proteinuria, hypercalciuria, nephrocalcinosis, metabolic bone disease, progressive renal failure and a marked male predominance. QJM. 1994;87:473.

Zarkouk SM, Sabki SH, Mansour AL, Anazy FH. Earing impairment in association with distal renal tubular acidosis among Saudi children. J Laryngol Otol. 1995;109:930-4.

41 Doenças Renais Císticas

Elieser H. Watanabe • Lucas Bastianelli • Luiz Fernando Onuchic

INTRODUÇÃO

As doenças císticas renais constituem um conjunto grande e heterogêneo de enfermidades que apresentam como característica comum o desenvolvimento de cistos renais em tamanho, número, frequência e idade variados. Estão incluídas nesse grupo doenças hereditárias, de desenvolvimento e adquiridas, nas quais a manifestação cística renal pode ser isolada ou parte de uma síndrome bem definida. É importante mencionar que o entendimento da patogênese genética molecular de muitas dessas moléstias ampliou-se dramaticamente nas últimas três décadas. Até o momento, mais de 200 genes associados ao desenvolvimento de cistos renais em padrão monogênico já foram catalogados.[1] Vale ressaltar que tal conhecimento, aliado à expansão da disponibilidade, menor custo e maior eficiência de testes genéticos, impõem aos nefrologistas uma já presente e crescente necessidade de adquirir proficiência em reconhecer e conduzir a investigação e o tratamento de doenças renais monogênicas na prática clínica.

Neste capítulo, temos o objetivo de capacitar o leitor à compreensão dos mecanismos básicos da formação e desenvolvimento cístico, ao reconhecimento diagnóstico das doenças renais císticas e ao manejo adequado de tais enfermidades. Dada sua prevalência elevada para uma moléstia monogênica e envolvimento renal e extrarrenal, daremos maior atenção à doença renal policística autossômica dominante (DRPAD).

CISTOS RENAIS

Cistos renais são formações ovaladas ou arredondadas constituídas por uma parede fina formada por uma monocamada de células epiteliais parcialmente diferenciadas e preenchidas por material fluido semelhante ao fluido tubular ou semissólido. Essas formações se desenvolvem tipicamente a partir de qualquer dos segmentos tubulares renais, embora possam também se originar da cápsula de Bowman em determinadas doenças. Na DRPAD, ainda em tamanho milimétrico os cistos perdem sua conexão com o segmento tubular originário e individualizam-se como estrutura.

BASES MOLECULARES DA FORMAÇÃO E CRESCIMENTO CÍSTICO

Apesar da grande diversidade entre as doenças renais císticas hereditárias, a identificação de vários genes associados a essas moléstias revelou convergências notáveis em relação a seus mecanismos de formação e expansão cística. Os mecanismos de desenvolvimento cístico parcialmente elucidados até o momento revelam que eles envolvem uma conjunção complexa de eventos moleculares e alterações de sinalização intracelular, parácrinas, endócrinas e ambientais.

Mecanismos fundamentais envolvidos na cistogênese e no crescimento cístico de várias doenças renais císticas já foram bem caracterizados, particularmente para a DRPAD, a doença hereditária cística mais comum. Nessa enfermidade, admite-se que o cisto renal se origine de um segmento tubular preexistente, a partir do qual ocorre proliferação de células do epitélio tubular que formarão sua parede. De fato, a taxa de proliferação encontra-se anormalmente aumentada no epitélio cístico na DRPAD, assim como na doença renal policística autossômica recessiva (DRPAR).[2-3] Tal alteração decorre da perda ou intensa redução de função dos genes *PKD1* (do inglês *polycystic kidney disease 1*) ou *PKD2* (do inglês *polycystic kidney disease 2*), mutados na ampla maioria dos casos de DRPAD, e do gene *PKHD1* (do inglês *polycystic kidney and hepatic disease 1*), mutado na maioria absoluta dos casos de DRPAR. A perda ou redução significativa de atividade das policistinas-1 e 2 (PC1 e PC2), produtos proteicos de *PKD1* e *PKD2*, respectivamente, assim como da fibrocistina/poliductina (FPC), produto de *PKHD1*, acompanham-se de um defeito na homeostase do cálcio intracelular. É interessante assinalar que o comprometimento funcional de PC1 ou PC2 associa-se a uma supressão do transiente de cálcio citosólico, o que favorece o aumento dos níveis intracelulares de adenosina monofosfato cíclico (cAMP). Nesse contexto de redução do cálcio citosólico, na DRPAD as células de revestimento cístico respondem ao cAMP com elevação anormal de sua taxa de proliferação.[4] Vale notar que tais células apresentam supra-ativação de vias de sinalização intracelular pró-proliferativas, incluindo B-Raf (*sarcoma viral oncogene homolog B*)/ERK (*extracellular signal-regulated kinase*), mTOR (do inglês *mammalian target of rapamycin*) e STAT3 (do inglês *signal transducer and activator of transcription 3*).[5]

Outra anormalidade associada à formação do cisto é a perda da divisão celular orientada, contribuindo para a dilatação que se projeta da parede tubular e progride para uma estrutura cística inicial. Hiperplasia e alterações de polaridade celular, por sua vez, determinam a conversão do fenótipo epitelial de reabsortivo para secretório e expansão volumétrica.[5]

O crescimento cístico ocasiona compressão das estruturas adjacentes como túbulos e vasos linfáticos e sanguíneos.[6]

Tal fenômeno acompanha-se de inflamação local, caracterizada por ativação de monócitos e macrófagos, e ativação de vias promotoras de apoptose e fibrogênese. Nesse processo, alterações da matriz extracelular levam ao aumento da espessura da membrana basal do epitélio cístico e do colágeno intersticial, determinando progressão para fibrose renal.[6] A ativação local do sistema renina-angiotensina também participa desse mecanismo. Vale notar que a fibrose renal se constitui no elemento fenotípico principal na nefronoftise (NPHP). Mais recentemente observou-se que células do epitélio cístico apresentam importantes alterações metabólicas na DRPAD, exibindo aumento da atividade da via glicolítica como fonte energética, mesmo em presença de oxigênio. Curiosamente, tais células apresentam menor flexibilidade metabólica, refletida por melhora de fenótipo cístico em animais submetidos a deprivação de glicose ou inibição da via glicolítica. Nesse cenário de disfunção metabólica, outros estudos demonstraram disfunção mitocondrial como elemento fundamental no conjunto das alterações metabólicas associadas à DRPAD, participando de maneira importante dos processos biológicos que culminam na gênese e crescimento cístico.

Um estudo recente demonstrou que o fenótipo renal cístico associado à deficiência de *Pkd1* ou *Pkd2*, ortólogos dos genes *PKD1* e *PKD2* em camundongo, apresenta potencial significativo de reversão. Nesse estudo, a re-expressão de *Pkd1* ou *Pkd2* em animais tornados císticos por indução precoce de deficiência desses mesmos genes promoveu intensa involução do fenótipo renal cístico. Essa reversão fenotípica acompanhou-se de um efeito protetor sobre a função renal. Tais achados criam um horizonte promissor para a utilização de terapia gênica na DRPAD.

CÍLIO APICAL PRIMÁRIO

Estudos voltados à patogênese das doenças renais císticas identificaram o cílio apical primário (CAP) como um elemento central nesse processo.[7] Nesse cenário, DRPAD, DRPAR, NPHP e várias outras doenças renais císticas compõem um conjunto de enfermidades denominadas "ciliopatias".[8]

CAP constitui uma organela alongada que se projeta da membrana apical em grande parte das células dos organismos vertebrados. Essa estrutura é formada por uma membrana que recobre uma estrutura circular de nove microtúbulos e se estende por seu eixo longitudinal. Em sua base encontra-se o corpo basal, que o ancora no centrômero celular. Ao contrário dos cílios móveis, o CAP não produz movimento ativo. Atua, contudo, como sensor a estímulos químicos e mecânicos, integrando e participando de várias vias de sinalização celular envolvidas nos processos de diferenciação, polaridade celular, divisão celular orientada, proliferação e apoptose.[7]

O CAP apresenta um processo dinâmico de transporte de proteínas em que o corpo basal regula a entrada dessas proteínas e de vesículas para o axonema. Esse transporte interno ciliar, denominado "intraflagelar", é mediado por proteínas motoras conhecidas como quinesina-2 e dineína-2, responsáveis por carrear moléculas estruturais e sinalizadoras em direção ao cume e da ponta à base do cílio, respectivamente. Vale observar que anormalidades estruturais e funcionais do CAP se associam a defeitos de desenvolvimento orgânico, afetando principalmente sistema nervoso, rins, olhos, esqueleto, fígado e coração, além de poderem se associar a *situs inversus*.[7]

Proteínas codificadas por vários genes mutados em doenças renais císticas e em modelos animais de doenças renais policísticas se expressam no CAP, incluindo DRPAD, DRPAR e NPHP.[8] Vale notar que o CAP participa da regulação de vias de sinalização capitais em doenças renais císticas, como mTOR (do inglês *mamalian target of rapamycin*), hiperativada no complexo esclerose tuberosa (CET). Um estudo mais recente demonstrou que a ablação do CAP promoveu melhora no fenótipo cístico em um modelo animal com deficiência de *Pkd1*, indicando que essa organela constitui um elemento regulatório no processo de desenvolvimento cístico.

Os mecanismos moleculares que levam defeitos ciliares a determinar manifestações císticas, no entanto, são ainda em grande parte desconhecidos. É importante atentar, contudo, que mutações em alguns genes aparentemente não relacionados ao CAP também se associam a fenótipo cístico renal, apoiando relevância de vias envolvidas em cistogênese independentes dessa organela.

DOENÇAS RENAIS CÍSTICAS HEREDITÁRIAS

Doenças renais policísticas

O termo doença renal policística é aplicado à DRPAD e à DRPAR, enfermidades monogênicas classicamente associadas a acometimento cístico renal intenso, difuso e bilateral e a declínio progressivo de função renal.

Doença renal policística autossômica dominante

A DRPAD constitui a doença renal monogênica mais comum, com prevalência populacional aproximada de 1 em cada mil.[9] Essa enfermidade caracteriza-se pelo desenvolvimento bilateral de cistos renais múltiplos, crescimento progressivo do volume dos rins acompanhado de distorção de sua arquitetura e, após um longo período de função renal relativamente preservada ou lentamente declinante, declínio acentuado da taxa de filtração glomerular (TFG). Contudo, a doença apresenta natureza sistêmica, associando-se também a manifestações extrarrenais envolvendo fígado, vasos sanguíneos, coração, pâncreas e tecido conjuntivo.

A DRPAD consiste na quarta causa mais comum de doença renal crônica terminal (DRCT). Na Europa, é responsável por 7 a 11% dos pacientes em terapia renal substitutiva (TRS), e nos EUA, por cerca de 5%. Uma análise retrospectiva realizada no Hospital das Clínicas da Universidade de São Paulo revelou que 8,4% dos pacientes encaminhados à TRS apresentavam DRPAD.

É importante destacar que diversas doenças genéticas ou adquiridas também cursam com cistos renais, devendo ser consideradas no diagnóstico diferencial de DRPAD em casos específicos (Quadro 41.1).

Bases genéticas e moleculares

A DRPAD é geneticamente heterogênea, sendo a maior parte dos casos causada por mutação em um de dois genes: *PKD1*, localizado na região cromossômica 16 p13.3, ou *PKD2*, mapeado em 4q21. Mutações em *PKD1* se responsabilizam por aproximadamente 78% dos casos, enquanto em cerca de 15% dos pacientes a doença decorre de mutações no gene *PKD2*.[10] Em uma minoria de famílias, a DRPAD é causada por mutação em *GANAB* (*glucosidase II alpha subunit*), *DNAJB11* (*DnaJ Heat Shock Protein Family [Hsp40] Member B11*) ou *ALG9* (*ALG9 Alpha-1,2-Mannosyltransferase*), genes que codificam proteínas envolvidas no processamento e maturação pós-traducional de PC1 no retículo endoplasmático, ou ainda em *IFT40*, gene que codifica uma proteína expressa no CAP. A doença é denominada "DRPAD tipo 1" (DRPAD1) quando o gene mutado é *PKD1*, e DRPAD tipo 2 (DRPAD2) quando a mutação é em *PKD2*.

Quadro 41.1 Principais doenças renais císticas.

Doenças renais císticas hereditárias
• Doenças renais policísticas
■ Doença renal policística autossômica dominante
■ Doença renal policística autossômica recessiva
• Doenças císticas associadas à fibrose tubulointesrticial
■ Nefronoftises
■ Doenças relacionadas à nefronoftise (Síndromes de Bardet Biedl, orofaciodigital tipo 1, Senior-Loken, Cogan, Mainzer-Saldino, costelas curtas, Meckel-Gruber)
• Doenças renais císticas associadas a tumores
■ Complexo esclerose tuberosa
■ Doença de von Hippel-Lindau
Doenças renais císticas do desenvolvimento
• Rim multicístico displásico e displasia renal cística
• Rim esponja medular
• Linfangiomatose renal
• Doença renal policística unilateral
• Cistos pielocaliciais
Doenças renais císticas adquiridas
• Cisto renal simples
• Doença renal cística adquirida
• Cistos multiloculares solitários
• Cistos renais associados à hipocalemia e hiperaldosteronismo
• Pseudocistos hilares e perinefréticos
Doenças glomerulocísticas

PKD1 codifica PC1, uma glicoproteína integral de membrana de 4.302 aminoácidos (aa). *PKD2*, por sua vez, codifica PC2, uma glicoproteína de membrana de 968 aa com atividade de canal de cátions não seletivo, permeável a cálcio (Figura 41.1).[5]

A DRPAD causada por mutação em *PKD1* associa-se a um curso clínico mais grave que a DRPAD resultante de mutação no gene *PKD2*, evoluindo mais precocemente para DRCT. Os casos da doença associados a mutações em *GANAB*, *IFT40*, *ALG9* e *DNAJB11* apresentam, geralmente, fenótipo renal policístico de menor intensidade. Parte dos pacientes com mutações em *GANAB* apresenta manifestação clínica consistente com doença hepática policística autossômica dominante (DHPAD), entidade geneticamente distinta da DRPAD, mas com fenótipo hepático indistinguível. Nessa apresentação o fenótipo foi de intensidade variável.[11]

Os cistos apresentam natureza focal na DRPAD. Iniciam-se como dilatações em segmentos do néfron, notadamente nos túbulos e ductos coletores e, ao alcançar 2 a 3 mm de diâmetro, tendem a se desconectar do segmento tubular de origem. Essa natureza focal guiou o estudo que propôs um modelo de "dois eventos" como mecanismo da cistogênese. Nesse modelo, todas as células tubulares de um paciente com DRPAD apresentam uma mutação germinativa, representando o primeiro evento. O segundo evento, por sua vez, decorre de uma mutação somática na cópia previamente normal do gene, que atinge as células individualmente. A inativação ou intenso comprometimento funcional de ambos os alelos resulta, então, em expansão clonal da célula afetada e consequente mudança de seu fenótipo para desdiferenciação, defeitos de polaridade celular, alteração de adesão célula-célula e célula-matriz, elevadas taxas de proliferação e apoptose, e conversão de fenótipo reabsortivo em secretor. Dessa forma, apesar da DRPAD apresentar transmissão genética dominante,

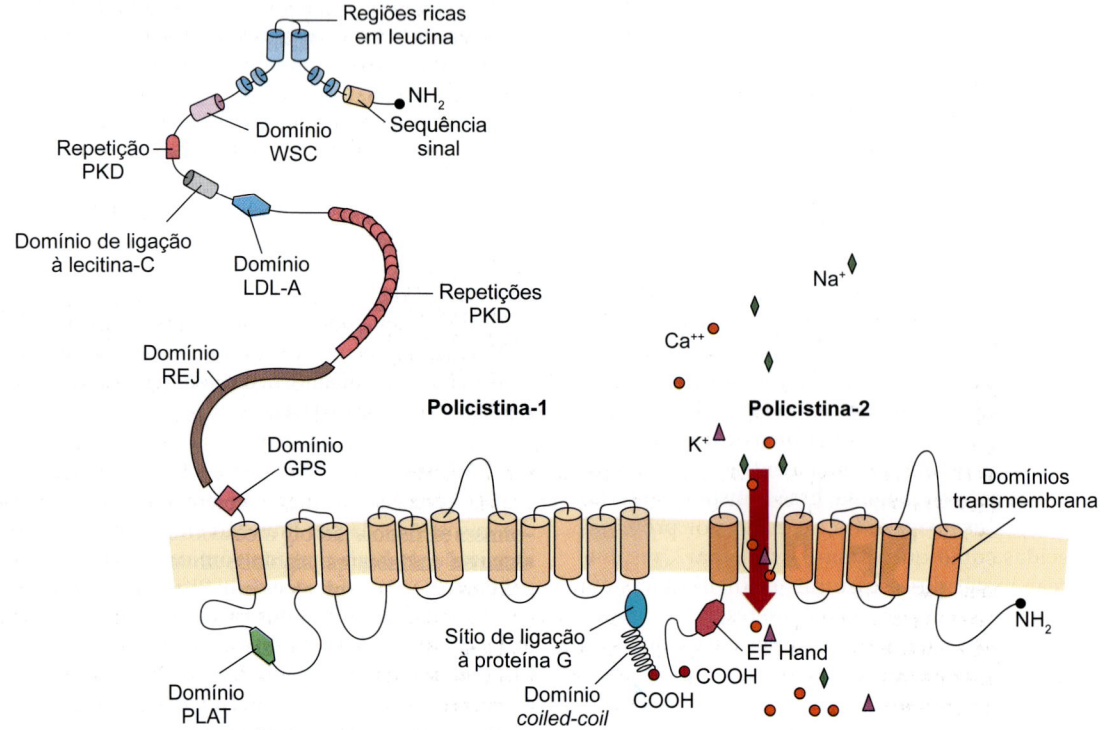

Figura 41.1 Imagem representativa da estrutura da policistina-1 e da policistina-2.

no nível celular e molecular o mecanismo de cistogênese segue um padrão recessivo.[12] Estudos genético-moleculares recentes realizados em rins humanos com DRPAD apoiam a existência desse mecanismo.[13]

Estudos conduzidos em animais geneticamente modificados, baseados na inativação de ambos os alelos *Pkd1* em diferentes momentos da vida, aperfeiçoaram esse modelo. Enquanto a inativação de ambos os alelos durante o desenvolvimento renal resultou em um fenótipo cístico grave, o mesmo não foi observado quando tal inativação foi induzida no rim maduro. Esses achados sugeriram que, no rim maduro, o rápido desenvolvimento cístico requeria um terceiro evento. Estudos posteriores demonstraram que o insulto renal por isquemia/reperfusão se comportava como tal. Admite-se atualmente que um "nível crítico" de atividade funcional de *PKD1* e *PKD2* seja necessário para a formação e manutenção da estrutura tubular. A redução da atividade combinada de ambos os alelos *PKD1* ou *PKD2* a níveis abaixo desse limiar, por sua vez, resultaria na formação do cisto. Esse modelo também propõe que tal limiar dependa de diferentes fatores como variantes genéticas de *loci* modificadores, fatores ambientais, fase do desenvolvimento renal e demandas fisiológicas decorrentes de injúria renal. É importante mencionar, contudo, que alguns estudos apoiam que o nível funcional basal de PC1 ou PC2 pode se associar à gravidade da DRPAD em um mecanismo provavelmente independente da mutação somática. Tais estudos mostraram que camundongos homozigotos para alelos *Pkd1* ou *Pkd2* hipomórficos apresentaram doença cística progressiva e que, em famílias com DRPAD atípica, membros homozigotos ou heterozigotos compostos para alelos *PKD1* ou *PKD2* incompletamente penetrantes apresentaram doença típica a grave. Esse modelo também se baseia em um limiar da atividade funcional para *PKD1* ou *PKD2*, em que fatores estocásticos atuariam na determinação do desenvolvimento cístico focal.

Mutações em *PKD1* que resultam em truncamento proteico associam-se a uma progressão mais rápida da doença renal que mutações que determinam substituição de aa. Essas mutações, por sua vez, associam-se a maior gravidade do curso renal que mutações em *PKD2*.[14-15] Vale notar, ainda, que a investigação de casos de DRPAD com início muito precoce e maior gravidade tem revelado combinações de alelos mutados em um mesmo indivíduo.

Patogênese

PC1 possui uma porção extracelular com mais de 3 mil aa, 11 domínios transmembrânicos (TM) e uma extremidade C-terminal intracelular curta. Seu componente extracelular apresenta uma combinação complexa de domínios envolvidos em interações célula-célula e célula-matriz, enquanto sua terminação citosólica apresenta um domínio helicoidal essencial para sua interação física com a cauda C-terminal da PC2. PC1 sofre vários eventos de clivagem, incluindo clivagem no sítio GPS (do inglês *G-protein-coupled receptor proteolytic site*), localizado próximo a seu primeiro domínio TM. Essa clivagem resulta em dois fragmentos que permanecem associados de forma não covalente, sendo necessária para manter a morfologia tubular.[16] Um estudo sugere que a cauda citoplasmática de PC1 transloca-se para a matriz mitocondrial, onde poderia regular a estrutura e a função mitocondriais.

O complexo PC1/PC2 e a FPC, localizados no cílio apical primário de células tubulares e ductais renais, são necessários para a indução de transientes de Ca^{2+} em resposta ao curvamento ciliar induzido pelo fluxo de fluido tubular. Sabe-se que PC1 interage com o receptor de inositol 1,4,5-trifosfato e que PC2 interage com outras proteínas que funcionam como canais de Ca^{2+}, porém ainda não conhecemos com precisão como a homeostase intracelular de Ca^{2+} é alterada na DRPAD. De todo modo, o cenário previamente descrito de redução do nível citosólico de Ca^{2+} se associa a níveis aumentados de cAMP. Várias hipóteses podem explicar tal elevação, incluindo ativação da adenilciclase 6 inibível por Ca^{2+}, contribuição da adenilciclase 5, inibição das fosfodiesterases 1A e 1C dependentes de Ca^{2+}-calmodulina e inibição indireta da fosfodiesterase 3A inibível por GMPc. Vale lembrar que cAMP apresenta efeitos opostos em células humanas normais de córtex renal comparada às células DRP. Enquanto nas primeiras cAMP inibe proliferação, em células DRPAD promove uma resposta hiperproliferativa anormal.

Outro fator que colabora para a progressão da doença é a secreção transepitelial de fluido no epitélio cístico. Admite-se que o movimento de Cl^- por meio de cotransportadores $Na^+/K^+/2Cl^-$ posicionados na membrana basolateral de células do epitélio cístico, dirigido pelo gradiente gerado pela $Na^+/K^+/ATPase$ basolateral, seja crítico para esse processo. Uma vez no compartimento intracelular, o Cl^- é secretado através de canais CFTR (do inglês *cystic fibrosis transmembrane conductance regulator*) localizados na membrana luminal, contribuindo para a expansão cística.[5]

Manifestações clínicas e respectivos manejos

A DRPAD manifesta-se tipicamente na idade adulta. Hipertensão arterial sistêmica (HAS), comprometimento da função renal, dor lombar, hematúria macroscópica e nefrolitíase são manifestações que comumente levam o paciente à procura de auxílio médico.[17] A presença de história familiar para a doença direciona a abordagem diagnóstica. Pacientes assintomáticos com cistos renais múltiplos detectados por exame radiológico, por sua vez, também constituem apresentação comum na prática clínica. DRPAD manifesta em idade pediátrica constitui apresentação incomum na prática clínica, respondendo por 1 a 2% dos casos.[18]

Nos casos típicos de manifestação na idade adulta, destaca-se a progressão para insuficiência renal, frequentemente acompanhada de HAS. Na DRPAD ocasionada por mutação em *PKD1*, DRCT ocorre, em média, 20 anos mais cedo que quando ocasionada por mutação em *PKD2* (54,3 anos *versus* 74 anos). Geralmente a função renal declina lentamente ou permanece relativamente estável até fases relativamente tardias da doença, quando os rins já se encontram significativamente aumentados. Alguns fatores, no entanto, associam-se à progressão mais rápida da doença, como taxa de crescimento do volume renal, desenvolvimento precoce de HAS, sexo masculino para DRPAD1 (alguns estudos), início precoce de sintomas, proteinúria e excreção urinária de sódio elevada.

Taxas mais elevadas de crescimento do volume renal total (VRT) associam-se a um declínio mais rápido da TFG. Nesse contexto, a variação do VRT tem sido empregada para avaliar a efetividade de intervenções potencialmente terapêuticas em estudos clínicos.[19] Em pacientes com mais de 30 anos, VRT superior a 1.500 mℓ e função renal basal relativamente preservada, a taxa de declínio anual da TFG foi de 5,04 ± 5,86 mℓ/min (Figura 41.2).

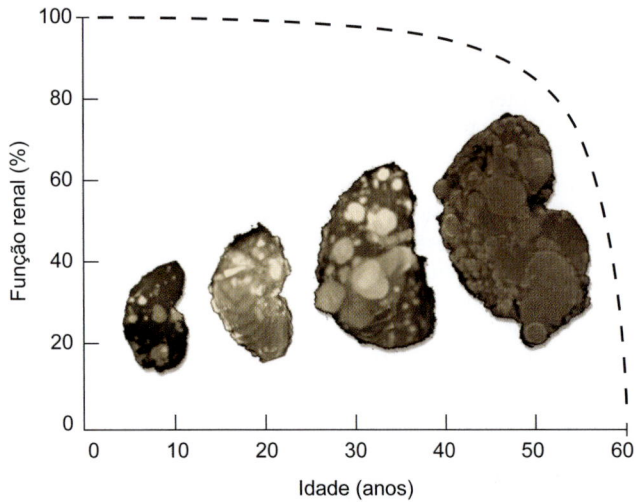

Figura 41.2 Volume renal total como marcador substituto da progressão da função renal na doença renal policística autossômica dominante (DRPAD). (Adaptada de Torres et al., 2011; Estudo CRISP.)

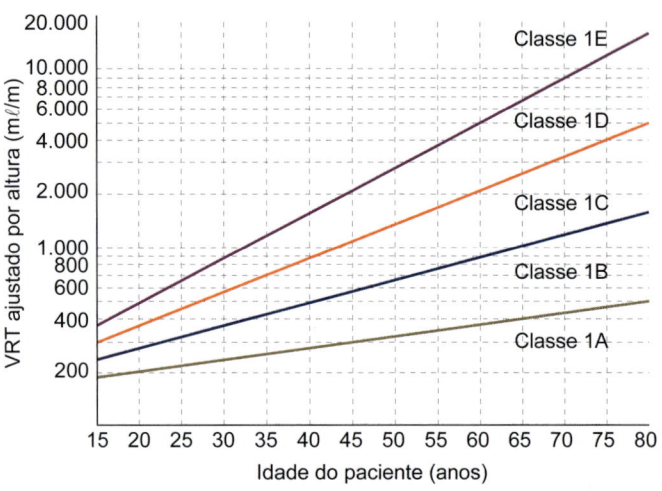

Figura 41.3 Estratificação de risco para progressão da doença renal baseada no volume renal total ajustado por altura (mℓ/m) e por idade (anos). VTR: volume renal total. (Adaptada de Irazabal et al., 2015.)

Com o intuito de individualizar o risco de progressão, um estudo da Mayo Clinic propôs uma classificação radiológica prática e transversal, baseada na idade do paciente e no VRT ajustado para a altura (VRTa). Essa classificação amparou-se na estratificação de casos típicos (classe 1) de DRPAD em cinco subclasses diretamente associadas à taxa de crescimento estimada do VRT: 1A, 1B, 1C, 1D e 1E. Na classe 1A o aumento renal anual foi < 1,5%, na 1B entre 1,5 e 3,0%, na 1C entre 3,0 e 4,5%, na 1D entre 4,5 e 6,0% e na 1E > 6%. Esse estudo deu origem à classificação de *Mayo Clinic,* uma importante ferramenta prognóstica e de avaliação terapêutica visto que prediz a taxa de declínio futura da TFG estimada (TFGe). Casos atípicos (classe 2), caracterizados pela presença de cistos unilaterais, segmentares, assimétricos ou associados à atrofia renal, não apresentaram correlação entre o VRT e a progressão funcional da doença renal, de modo que não devem ser avaliados por essa ferramenta para efeito de prognóstico ou orientação terapêutica. Pacientes estratificados na classe 1A provavelmente não atingirão DRCT, casos categorizados na classe 1B associam-se a uma doença lentamente progressiva, e indivíduos definidos como classes 1C a 1E são pacientes sob risco de atingir DRCT ou com doença rapidamente progressiva (Figura 41.3).

Além da perda progressiva de função renal, outras manifestações renais incluem redução da capacidade de concentração urinária e de excreção de amônia, alterações que podem ocorrer precocemente.

Dor renal crônica decorre, geralmente, do estiramento da cápsula e/ou do pedículo renal e constitui complicação tardia da doença. Sua manifestação em flanco ou abdominal reflete o aumento do volume renal ou hepático, ou mesmo compressão de tecidos adjacentes. Tal sintoma é de difícil tratamento. Intervenções não farmacológicas e não invasivas (almofada de aquecimento, massagem com gelo, exercício leve, técnica de Alexander e/ou hidromassagem) devem ser geralmente consideradas como tratamento inicial. Tratamento farmacológico passo a passo deve ser implementado quando a fisioterapia não alivia adequadamente a dor. Quando refratária, a dor renal crônica requer abordagem invasiva, tal como aspiração de cisto(s) seguida de esclerose ou fenestração de cistos, mais frequentemente por via videolaparoscópica. Bloqueio do plexo celíaco, isolado ou seguido por bloqueio do nervo esplâncnico maior, e denervação renal percutânea podem ser efetivos no tratamento de pacientes selecionados com dor visceral crônica causada por crescimento cístico. Estimulação de medula espinal pode conferir alívio significativo da dor em casos específicos de dor mecânica moderada a grave ou dor visceral. Nefrectomia é uma opção terapêutica reservada para dor renal crônica intratável grave em pacientes selecionados tipicamente com doença renal avançada que não responderam a outras modalidades voltadas ao controle da dor.

Dor aguda, por sua vez, pode decorrer de sangramento intracístico, cólica ureteral ou infecção em cisto, ou de causas não diretamente associadas à doença.[20] Sangramento cístico pode ser acompanhado ou não de hematúria, a depender da ruptura se estender ou não ao sistema coletor (Figura 41.4 A). Hematúria microscópica é comum na evolução da doença, porém diagnósticos alternativos como nefrolitíase devem ser considerados.[21] A hematúria macroscópica pode ser secundária à ruptura cística espontânea ou associada a trauma abdominal, nefrolitíase ou outras entidades como neoplasia. O tratamento da hematúria macroscópica associada a ruptura de cisto inclui repouso, analgesia que exclui anti-inflamatórios não esteroides, suspensão provisória de inibidores da enzima conversora da angiotensina (IECA) ou de bloqueadores dos receptores AT1 da angiotensiva II (BRA) e, quando não contraindicado por insuficiência renal, hidratação. O ácido tranexâmico pode ser utilizado para controle de sangramento em pacientes sem resposta às medidas mencionadas. Nefrectomia é geralmente indicada em casos refratários às medidas conservadoras e que evoluíram com necessidade de múltiplas transfusões e/ou instabilidade hemodinâmica. Embolização renal seletiva pode ser considerada uma medida anterior à nefrectomia em serviços com experiência nessa abordagem.

Nefrolitíase constitui complicação comum na DRPAD, ocorrendo em até 25% dos pacientes. Sua associação com infecções do trato urinário é frequente. Tomografia computadorizada (TC) helicoidal sem contraste é o exame de escolha

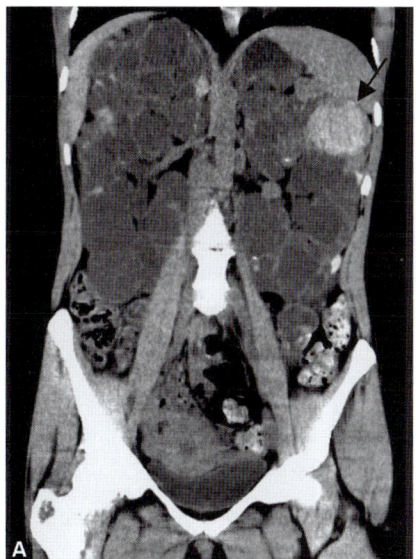 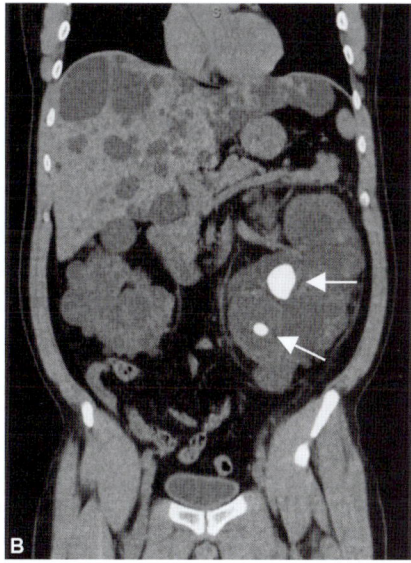 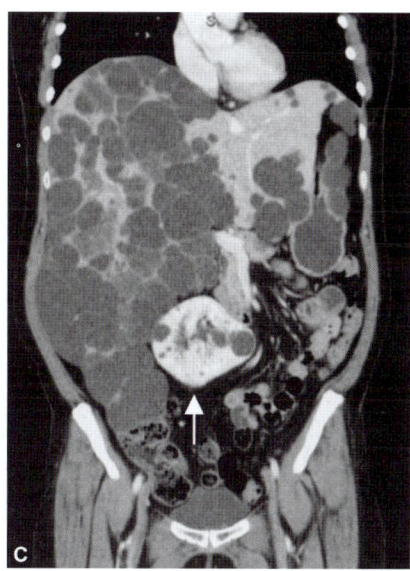

Figura 41.4 Aplicações da tomografia computadorizada no manejo de complicações na doença renal policística autossômica dominante (DRPAD). Cortes coronais: **A.** Tomografia computadorizada sem contraste mostrando sangramento cístico focal (seta) em paciente com DRPAD. **B.** Cálculos renais não obstrutivos (setas) em rim esquerdo de paciente com DRPAD. **C.** Tomografia computadorizada com contraste, revelando fígado policístico muito volumoso (setas) resultando em desvio e rotação do rim direito em paciente do sexo feminino com DRPAD.

para o diagnóstico (Figura 41.4 B). Um estudo mostrou que VRT superior a 500 mℓ consiste em fator de risco independente para nefrolitíase na DRPAD,[22] enquanto outro não encontrou associação entre nefrolitíase e volume renal.[23] Entre os fatores metabólicos, no primeiro estudo observou-se maior prevalência de hiperoxalúria. Hipocitratúria mostrou-se presente em 54% e 48% dos pacientes com e sem litíase, respectivamente, porém, o estudo não diferiu estatisticamente entre esses grupos. O tratamento clínico da nefrolitíase segue os mesmos princípios utilizados para a nefrolitíase em geral. Quando apropriadamente indicados e realizados em centros experientes, litotripsia extracorpórea, ureteroscopia flexível e nefrolitotomia percutânea não parecem estar associados a um maior índice de complicações que em pacientes sem DRPAD.

Infecções do trato urinário constituem complicações frequentes na DRPAD. Infecções em cistos renais podem ser graves e de difícil diagnóstico diferencial, com outras complicações como sangramento.[24] Infecções em cisto têm como principal etiologia bactérias gram-negativas, ocorrendo por via ascendente na maioria dos casos. Disseminação hematogênica e por contiguidade, contudo, também podem ocorrer. Cistos hepáticos também podem se infectar, associando-se mais frequentemente a resposta inflamatória sistêmica. Os critérios diagnósticos atuais consideram infecção em cisto "confirmada" quando o aspirado do cisto suspeito apresenta microrganismos ou debris de neutrófilos, ou quando, no contexto de nefrectomia ou mesmo necropsia, a presença de infecção é confirmada por anatomopatologia. Considera-se infecção "provável" a presença de febre por ao menos 3 dias, dor abdominal (geralmente bem localizada e em topografia de rim ou fígado) e aumento dos níveis de proteína C reativa (> 50 mg/ℓ), associada à exclusão de sangramento cístico e de outras doenças que potencialmente resultem em febre e dor abdominal.

A maioria dos pacientes apresenta resposta ao tratamento com antibióticos, não requerendo intervenções invasivas. Caso haja suspeita de infecção em cisto, recomenda-se o início imediato de antibioticoterapia, sempre que possível, após coleta de urocultura e hemocultura. O antibiótico a ser empregado deve apresentar atividade bactericida contra as bactérias gram-negativas de trato urinário e ser lipofílico, permitindo penetração e acúmulo no cisto. Desse modo, ciprofloxacino, levofloxacino ou sulfametoxazol-trimetoprima constituem as drogas de escolha. Quando positivas, as culturas norteiam o seguimento da antibioticoterapia, com preferência por antibióticos lipofílicos sempre que possível. Pacientes com sepse à admissão, suspeita de infecção em cisto hepático ou sem resposta clínica após ao menos 1 semana de antibioticoterapia constituem um grupo associado a maior gravidade. Nessas situações, recomenda-se a instituição de associação de antibióticos, geralmente incluindo ciprofloxacino.

O exame de imagem de escolha para avaliação inicial é a TC de abdome por sua capacidade de excluir diagnósticos diferenciais relevantes como sangramento, nefrolitíase e outras doenças abdominais agudas, entretanto essa modalidade de imagem não deve ser utilizada em casos de provável infecção de cisto devido a sua baixa sensibilidade. Embora o espessamento da parede cística e/ou borramento perilesional sugiram o diagnóstico de infecção em cisto, sua sensibilidade é de apenas 18 a 25%. Nesse cenário, o uso de *Pósitron Emission Tomography/Computed Tomography* (PET-CT) com ^{18}flúor-deoxiglicose (^{18}FDG) destaca-se em relação aos métodos de imagem convencionais, atingindo sensibilidade próxima a 90% em alguns estudos (Figuras 41.5 A e 41.5 B). Na falência de outros métodos de imagem e não disponibilidade de PET-CT, ressonância nuclear magnética (RNM) com sequência pesada em difusão pode ser empregada em pacientes com alta probabilidade de necessidade de tratamento invasivo, preferencialmente com contraste. Sua sensibilidade é intermediária entre TC e PET-CT. A maioria dos pacientes responde adequadamente a medidas terapêuticas não invasivas, porém aqueles associados a maior gravidade frequentemente requerem intervenção invasiva (Figura 41.5 D). A identificação precisa do cisto acometido permite sua drenagem percutânea guiada por

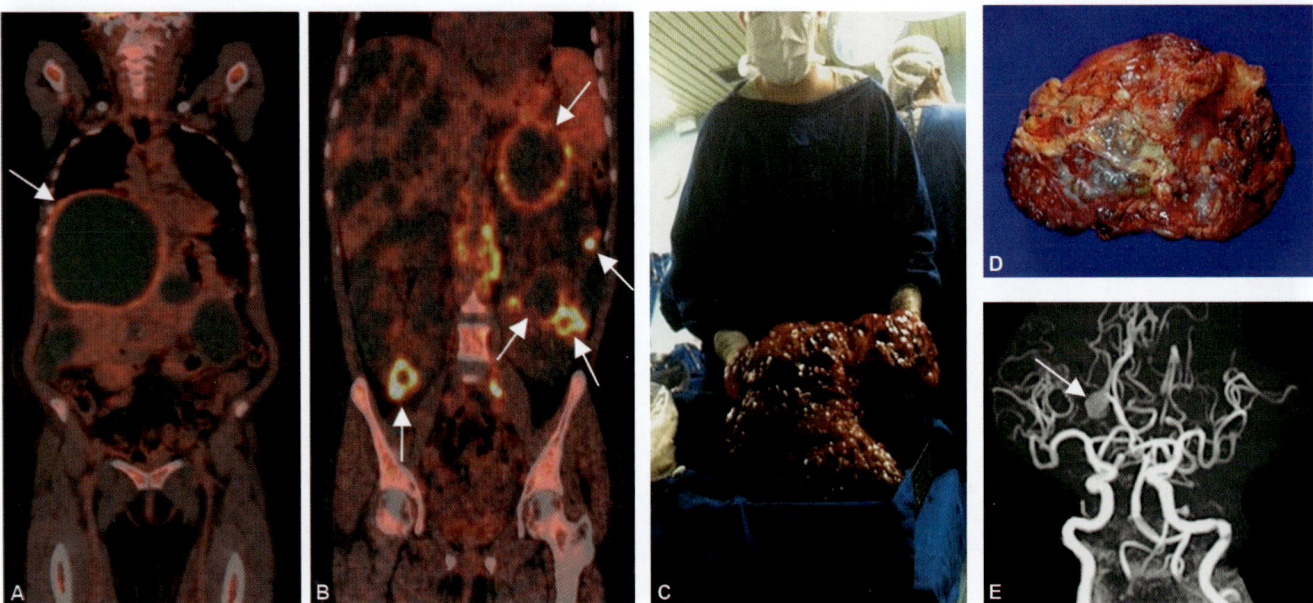

Figura 41.5 Complicações na doença renal policística autossômica dominante (DRPAD)/doença hepática policística autossômica dominante (DHPAD). **A.** Tomografia por emissão de pósitrons (PET/CT com ^{18}FDG) em corte coronal mostra sinal de infecção em cisto hepático ao demonstrar captação em volumoso cisto hepático (*seta*) em paciente com doença hepática policística autossômica dominante. **B.** Tomografia por emissão de pósitrons (PET/CT com ^{18}FDG) em corte coronal revelando sinais de infecção em múltiplos cistos bilaterais com captação periférica de ^{18}FDG (*setas*). **C.** Produto de hepatectomia em paciente com DRPAD submetido a transplante hepático. Peso do fígado: 18,6 kg. **D.** Produto de nefrectomia em paciente com doença renal crônica avançada e infecção em múltiplos cistos renais sem resposta apropriada a antibioticoterapia. **E.** Reconstrução tridimensional de imagem obtida por ressonância magnética, realizada sem contraste, mostra aneurisma intracraniano (*seta*).

imagem, procedimento de escolha nos casos que ainda não se encontram em TRS e apresentam infecção grave. O tempo mínimo preconizado para tratamento antibiótico de infecção em cisto é de 4 a 6 semanas, podendo se estender dependendo do caso e do curso. A eficácia do tratamento baseia-se na remissão da febre, normalização da proteína C reativa e em duas ou mais hemoculturas e/ou uroculturas negativas.

HAS constitui manifestação frequente na DRPAD, afetando cerca de 60% dos pacientes antes de declínio significativo da função renal.[25] A ativação do sistema renina-angiotensina-aldosterona (SRAA) é central nesse processo, decorrendo principalmente da expansão cística, distensão/compressão vascular e formação de áreas renais focais de baixa perfusão. A reduzida geração endotelial de óxido nítrico e a ativação do sistema nervoso simpático também contribuem para esse fenótipo.

O grande estudo *Halt Progression of Polycystic Kidney Disease* (HALT-PKD) compreendeu dois estudos randomizados, duplo-cegos e controlados por placebo. O primeiro avaliou pacientes com DRPAD entre 15 e 49 anos com TFGe > 60 mℓ/min/1,73 m^2 de superfície corpórea.[26] Os pacientes foram tratados com lisinopril e placebo ou lisinopril associado a telmisartana, e distribuídos randomicamente quanto à meta de pressão arterial (PA): um grupo com alvo "padrão" (120×70 a 130×80 mmHg) e outro com alvo "baixo" (95×60 a 110×75 mmHg). O controle rigoroso da PA (alvo baixo) se associou a uma menor taxa de crescimento do VRT que o controle padrão, porém a associação IECA/BRA não foi mais efetiva que o uso isolado de IECA. A taxa de declínio da TFGe não diferiu entre os grupos submetidos aos diferentes alvos de PA, porém uma menor taxa de declínio marginalmente positiva (P = 0,05) foi observada nos pacientes submetidos a controle rigoroso após o quarto mês da instituição do protocolo de tratamento. Curiosamente, uma análise *post hoc* desse estudo mostrou que os pacientes classificados como 1D e 1E apresentaram efeitos benéficos mais pronunciados em relação ao aumento de VRT e ao declínio da TFGe. O segundo estudo HALT-PKD avaliou pacientes com DRPAD entre 18 e 64 anos e TFGe entre 25 e 60 mℓ/min/1,73 m^2 SC.[27] Esse estudo comparou os efeitos do bloqueio isolado do SRAA por lisinopril associado a placebo contra bloqueio duplo por associação lisinopril/telmisartana. Nesse caso, o alvo pressórico foi único, de 110×70 a 130×80 mmHg. O desfecho primário composto, definido pelo tempo de morte, de DRCT ou necessário para diminuição da TFGe à metade, não diferiu entre os grupos.

Os resultados disponíveis sobre HAS na DRPAD apoiam a recomendação do uso de IECA (ou BRA) como primeira opção para o tratamento da HAS e a não recomendação da associação IECA/BRA. Quando for necessária para controle adequado da PA, recomenda-se a associação de IECA (ou BRA) com betabloqueador cardiosseletivo ou bloqueador α/β, bloqueador de canal de cálcio di-hidropiridínico ou diurético tiazídico. Apesar do receio de que as últimas duas classes de anti-hipertensivos possam agravar a progressão da doença renal na DRPAD, as evidências clínicas disponíveis permitem que bloqueador de canal de cálcio di-hidropiridínico ou diurético tiazídico sejam utilizados como segunda droga no tratamento de HAS na DRPAD. O alvo ≤ 110×75 mmHg, associado ao bloqueio do SRAA, é indicado em pacientes hipertensos com 18 a 50 anos que tenham TFGe > 60 mℓ/min/1,73 m^2, particularmente quando classificados como 1C-E, apresentam aneurisma intracraniano ou apresentam doença valvar cardíaca. Em pacientes com DRPAD em doença renal crônica (DRC) estágios 3 a 5, as recomendações do KDIGO 2021 para manejo de PA na DRC devem ser seguidas, ou seja, PA sistólica < 120 mmHg obtida por meio de medida de PA de consultório padronizada. Nos demais casos, recomenda-se um alvo pressórico ≤ 130×85 mmHg.

Manifestações clínicas extrarrenais

As manifestações extrarrenais na DRPAD podem decorrer da presença de cistos em outros órgãos ou de anormalidades em tecido conectivo.[28] Cistos hepáticos constituem a manifestação cística extrarrenal mais comum (Figuras 41.4 C e 41.5 C). Tipicamente, seu surgimento é mais tardio que os cistos renais, também aumentando com a idade. Uma análise por RNM revelou a presença de cistos hepáticos em 83% dos indivíduos de uma população de 230 pacientes com DRPAD.[29] A prevalência de doença hepática policística em pacientes com DRPAD é similar entre homens e mulheres, entretanto fígados policísticos de grandes dimensões ocorrem geralmente no sexo feminino, particularmente associados a história de múltiplas gestações ou a uso de estrógeno. As complicações em cistos hepáticos compreendem sintomas decorrentes de expansão do órgão, hemorragia, infecção ou ruptura. Elevações de enzimas canaliculares podem ser observadas; a função hepática, contudo, é tipicamente preservada.[28] Vale notar que o desenvolvimento de cistos também pode envolver aracnoide, pâncreas, baço, trato seminal e meninge espinal.

Anormalidades do tecido conectivo são relativamente frequentes na DRPAD, destacando-se a presença dos aneurismas intracranianos (AIC) (Figura 41.5 E). A prevalência de AICs assintomáticos na DRPAD varia de 9 a 12%, um valor cerca de quatro vezes maior que na população geral. Entre pacientes com diagnóstico de DRPAD e antecedente familiar de AIC ou hemorragia subaracnóidea (HSA), a prevalência pode chegar a aproximadamente 22%. Apesar de predominarem na circulação cerebral anterior, à semelhança dos aneurismas esporádicos, na DRPAD os AICs rompem em média 10 anos antes e apresentam distribuição igual entre os sexos, diferentemente da maior prevalência em sexo feminino observada na população geral.[28]

Todos os pacientes com DRPAD devem ser orientados a reconhecer sinais clínicos de alerta, como cefaleia aguda de forte intensidade, situação em que devem receber atenção médica imediata. Atualmente ainda não é claro se o rastreio de AIC deve ser feito em todos os pacientes adultos com DRPAD ou deve ser dirigido a determinados casos e situações. Rastreio pré-sintomático para AIC é recomendado em pacientes com DRPAD com história pessoal de HSA ou história familiar positiva para AIC ou HSA. Vários autores também recomendam esse rastreio em pacientes com DRPAD de novo, história familiar desconhecida, familiares com morte súbita não explicada, no contexto de avaliação para transplante, na necessidade de anticoagulação plena prolongada, e com história pessoal ou familiar de fenótipos vasculares extracranianos. Com menor força, alguns autores também recomendam rastreio de AIC antes de cirurgia eletiva de grande porte, antes de gestação e em pacientes com profissões de alto risco para a vida de outros. Pacientes não considerados sob risco aumentado para AIC e que tenham recebido informação ampla sobre implicações potenciais positivas e negativas de rastreio de AIC devem receber a opção de serem rastreados ou não para AIC. Em nosso serviço, optamos pela realização de rastreio em todos os pacientes que concordarem com sua realização após orientados quanto aos riscos e benefícios do rastreio, dos achados e do tratamento de um AIC, bem como ao risco de ruptura de um aneurisma não detectado. Nossa conduta se baseia em um estudo recente que evidenciou uma elevada taxa de ruptura de AIC apesar de rastreio dirigido, e que mostrou que a ruptura ocorreu na maioria das vezes em pacientes sem fatores de risco familiares.[30] Análise de custo-efetividade desse estudo sugeriu que o rastreio para AIC possa ser proposto para todos os pacientes adultos com DRPAD.

A angiorressonância magnética de encéfalo sem administração de gadolínio constitui o método de escolha para rastreamento de AIC (3D TOF MRA, do inglês *three-dimensional time-of-flight magnetic resonance angiography*). Em pacientes com TFGe > 60 mℓ/min/1,73 m^2, angiografia por tomografia computadorizada de alta resolução é um método diagnóstico alternativo. Quando detectado AIC, a decisão sobre realização ou não de procedimentos invasivos deve se amparar na avaliação conjunta do nefrologista, do neurocirurgião e do neurorradiologista. Tal decisão deve se basear no tamanho e na localização do AIC, no estado geral e idade do paciente, e no risco de ruptura individual.

Derrame pericárdico assintomático parece ocorrer mais frequentemente em pacientes com DRPAD. Prolapso de valva mitral e outras alterações valvares também podem ser detectados em um percentual significativo de pacientes. Outras manifestações cardíacas, incluindo cardiomiopatias primárias (dilatada, hipertrófica e ventricular esquerda não compactada), fibrilação atrial e malformações cardíacas congênitas, também podem ser mais comuns entre pacientes com DRPAD. Outras manifestações extrarrenais associadas à DRPAD incluem doença diverticular do cólon, hérnias abdominais e inguinais, aneurisma de aorta torácica, dissecções arteriais cérvicocefálicas e bronquiectasias.[28]

Diagnóstico

O diagnóstico de DRPAD é feito sem dificuldades na maioria dos casos, especialmente em pacientes com cistos renais bilaterais, nefromegalia e história familiar positiva. Tal diagnóstico é baseado em história familiar positiva para a doença e estabelecido por meio de exames de imagem.[31] O exame diagnóstico de um indivíduo sob risco de 50% pode ser feito por USG, TC ou RNM renal, identificando-se cistos múltiplos que aumentam em número e tamanho com a idade (Figura 41.2). A USG é o método diagnóstico mais utilizado em virtude de seu baixo custo, disponibilidade e segurança. A sensibilidade da TC, e especialmente da RNM, contudo, é maior. Em pacientes com TFGe ≥ 60 mℓ/min/1,73 m^2, a TC sem contraste permite o cálculo do VRT e a detecção de cálculos, enquanto TC com contraste permite a diferenciação entre tecido cístico e não cístico, a avaliação do componente cístico e a identificação de cálculos no sistema coletor. Em pacientes com TFGe < 60 mℓ/min/1,73 m^2, a RNM sem contraste permite o cálculo do VRT e distingue entre tecido cístico e não cístico, porém não é capaz de detectar com segurança cálculos renais ou calcificações parenquimatosas.

A realização de exame diagnóstico pré-sintomático para DRPAD em crianças com história familiar positiva para essa doença é controversa. Alguns especialistas argumentam que tal exame não deveria ser realizado em crianças porque consequências potencialmente adversas de um diagnóstico estabelecido antes do surgimento de sintomas, como emocionais, educacionais, sobre acesso a seguro médico e sobre a carreira profissional, tendem a prevalecer sobre os benefícios potenciais, uma vez que ainda não há tratamento efetivo para a doença nessa faixa etária. Outros especialistas, contudo, sugerem que o diagnóstico precoce oferece uma oportunidade para o melhor cuidado antecipatório, como controle ótimo da PA e a oportunidade futura para se beneficiar de novas terapias conforme sejam desenvolvidas. Nossa recomendação é de que os pais (ou guardiões legais) sejam informados sobre a herança da DRPAD e os riscos e benefícios do rastreio diagnóstico. Se adequado, adolescentes e crianças mais velhas julgadas competentes deveriam se envolver na discussão e na tomada de decisão sempre que possível. Exame diagnóstico pré-sintomático deveria ser oferecido às crianças sob risco após a consulta, se os pais e as crianças competentes desejarem. Monitoramento da PA e de potencial proteinúria deveria ser realizado em todas as crianças assintomáticas sob risco independentemente da realização do rastreio diagnóstico. Se a decisão for de não realizar o teste pré-sintomático, os pais devem ser comunicados de que é sua responsabilidade informar aos seus filhos sobre o risco de DRPAD quando atingirem a idade legal de consentimento. Ultrassonografia consiste na modalidade preferencial de exame pré-sintomático em crianças sob risco para DRPAD.

Em 2009 foram estabelecidos critérios diagnósticos ultrassonográficos independentes do gene envolvido, aplicáveis a indivíduos sob risco que sejam membros de família afetada.[31] Segundo esses critérios, a presença uni ou bilateral de três ou mais cistos é suficiente para estabelecer o diagnóstico em indivíduos de 15 a 39 anos; dois ou mais cistos em cada rim entre 40 e 59 anos; e quatro ou mais cistos em cada rim para 60 anos ou mais. A ausência ou presença de apenas um cisto renal, por sua vez, foi suficiente para excluir o diagnóstico de DRPAD em indivíduos sob risco com 40 anos ou mais (Quadro 41.2).

O estudo TRISP (do inglês *Toronto Radiological Imaging Study of Polycystic Kidney Disease*) estabeleceu critérios diagnósticos para RNM, aplicáveis a indivíduos sob risco (membros de família acometida pela doença), também independentes do gene mutado.[32] Em indivíduos com 16 a 40 anos, o diagnóstico de DRPAD requer a presença de 10 ou mais cistos renais (Quadro 41.2). Embora a detecção de menos de cinco cistos tenha sido recomendada como suficiente para excluir o diagnóstico nessa faixa etária, outros autores sugerem que a presença de um a quatro cistos renais em indivíduos com menos de 30 anos deveria se seguir de teste diagnóstico molecular para exclusão diagnóstica.

Quadro 41.2 Critérios de imagem para o diagnóstico de doença renal policística autossômica dominante.

Critérios ultrassonográficos para diagnóstico de DRPAD em pacientes sem genótipo familiar conhecido	
Idade	Critérios
Entre 15 e 39 anos	3 ou mais cistos uni ou bilateralmente
Entre 40 e 59 anos	2 ou mais cistos em cada rim
≥ 60 anos	4 ou mais cistos em cada rim
Critérios de exclusão diagnóstica	
≥ 40 anos	Ausência ou presença de apenas 1 cisto
Critérios baseados em ressonância nuclear magnética para diagnóstico de DRPAD em pacientes sem genótipo familiar conhecido (Pei et al. 2014)	
Entre 16 e 40 anos	> 10 de cistos em ambos os rins
Critérios de exclusão diagnóstica por ressonância nuclear magnética	
Entre 16 e 40 anos	Menos de 5 cistos em ambos os rins

DRPAD: doença renal policística autossômica dominante. (Adaptado de Pei et al., 2009 e 2014.)

Até 25% dos pacientes com DRPAD não referem história familiar positiva para a doença. Na maior parte desses casos, a doença é herdada, mas o pai ou a mãe faleceu sem o diagnóstico ou encontra-se vivo com uma forma leve da doença até então não detectada. Em cerca de 5% dos casos da doença, contudo, a DRPAD decorre de uma mutação *de novo* ou de mosaicismo. Para pacientes com história familiar negativa ou indeterminada de DRPAD, o diagnóstico pode ser presumido pela detecção de 10 ou mais cistos com pelo menos 5 mm, em cada rim, associada à exclusão de outras doenças renais císticas, particularmente se os rins forem aumentados e/ou cistos hepáticos estiverem presentes.

Em determinadas situações, a avaliação diagnóstica para DRPAD deve ser realizada por teste molecular. Em indivíduos sob risco, com menos de 40 anos sem genótipo conhecido, uma USG renal negativa não é capaz de excluir a doença, embora esteja associada a uma taxa de falso negativo de apenas 1,7% entre 30 e 39 anos. Nesse cenário, um doador potencial para transplante renal abaixo dessa idade e USG negativa deve ser avaliado preferencialmente por RNM, aplicando-se os critérios do estudo TRISP. Caso o exame seja inconclusivo, a realização de teste molecular torna-se imperativa. Outras situações em que o teste genético molecular é bem indicado incluem: suspeita de DRPAD sem história familiar aparente, apresentações atípicas, DRP precoce e grave, presença de insuficiência renal sem aumento significativo do volume renal, DRPAD associada a manifestações sindrômicas e doença muito discordante entre os indivíduos de uma mesma família. O diagnóstico molecular pode ser feito por exame gênico direto ou por meio de protocolos envolvendo sequenciamento de DNA de nova geração.[33-35] O exame gênico direto baseia-se na detecção de mutações no gene analisado. Esse teste é associado a várias dificuldades, incluindo o grande tamanho de *PKD1*, a presença de duplicação genômica de uma porção considerável desse gene, a elevada heterogeneidade alélica e o número significativo de variantes *missense*, cuja patogenicidade pode ser de difícil comprovação. A maior parte das mutações são particulares às famílias analisadas e resultam em truncamento proteico, embora, como vimos, um grande número de mutações *missense* também tenha sido descrito. As metodologias diagnósticas atuais baseadas em sequenciamento de nova geração incluem análise de painéis gênicos, preferencialmente, e sequenciamento de exoma completo. Vale destacar que estas abordagens permitem não apenas a análise de variantes em *PKD1* e *PKD2*, como também de outros genes recentemente associados à DRPAD. Atenção e análise especial devem ser dadas às variantes presentes na porção duplicada de *PKD1*, de modo a distingui-las de variantes presentes nos pseudogenes associados a esse gene.[34-35]

Tratamento

O maior entendimento da patogênese molecular e celular da DRPAD permitiu a identificação de drogas potencialmente capazes de atenuar sua progressão. O desenvolvimento de animais ortólogos viabilizou estudos pré-clinicos, enquanto a caracterização da taxa de crescimento do VRT como marcador substituto de progressão da doença renal viabilizou a realização de estudos clínicos.

Antagonistas do receptor V2 da vasopressina (RV2VP) mostraram-se capazes de diminuir os níveis de cAMP nos ductos coletores, segmento no qual o processo de formação cística predomina na DRPAD. O tolvaptana, um antagonista potente do RV2VP humano, foi avaliado em pacientes com DRPAD no estudo TEMPO (do inglês *Tolvaptan Efficacy and Safety in Management of Autosomal Dominant Polycystic Kidney Disease and its Outcomes*).[36] Esse estudo prospectivo, com duração de 3 anos, que incluiu pacientes com 18 a 50 anos e TFGe > 60 mℓ/min/1,73 m², mostrou que o aumento anual de VRT foi menor em pacientes tratados que nos submetidos a placebo, assim como a taxa de declínio da função renal. Seguiu-se o estudo, também prospectivo, REPRISE (do inglês *Replicating Evidence of Preservated Renal Function: An Investigation of Tolvaptan Safety and Efficacy in ADPKD*), que avaliou o efeito do tolvaptana em pacientes com 18 a 65 anos e TFGe de 25 a 65 mℓ/min/1,73 m². Esse estudo mostrou que tolvaptana alenteceu o declínio da TFGe ao longo de um período de 1 ano nos pacientes com 18 a 55 anos. Conforme esperado, os efeitos colaterais mais comuns associados ao uso de tolvaptana se relacionam a seu efeito aquarético, incluindo poliúria, aumento da frequência urinária, noctúria, sede e, em alguns casos, fadiga. Dessa forma, a promoção de uma hidratação regular suficientemente aumentada é essencial para o tratamento. Elevação moderada do ácido úrico sérico também é comum. O efeito adverso mais importante do tolvaptana, contudo, é a lesão hepatocelular idiossincrásica. Esse efeito se traduz na elevação de transaminases e, potencialmente, de bilirrubina, em até 6% dos pacientes tratados. O monitoramento regular e próximo desses exames, portanto, é essencial nesses pacientes, para a potencial tomada de decisão de descontinuação temporária ou definitiva da medicação. Reduções entre 5 e 10% na TFGe podem ser esperadas, devendo-se garantir que a hidratação está adequada. Quando a queda da TFGe se aproxima de 20%, recomenda-se descartar outras causas de perda de função renal e reduzir a dose ou interromper a droga com a expectativa de sua reintrodução, em dose mais baixa, em um momento posterior. Por outro lado, o tratamento com tolvaptana se associa a uma redução na frequência de eventos de dor renal, nefrolitíase, hematúria e infecção de trato urinário, assim como a uma leve redução da PA média e sistólica.

O tratamento com tolvaptana é recomendado aos pacientes com DRPAD entre 18 a 55 anos e TFGe >25 mℓ/min/1,73 m², que preencham os critérios estabelecidos de doença rapidamente progressiva ou de risco de doença rapidamente progressiva.[37] Essa medicação já foi aprovada para tal terapêutica nos EUA, Canadá, Japão, Correia do Sul, Austrália, Europa Ocidental e Reino Unido, porém ainda não foi aprovada na América Latina.

Com base no efeito esperado de que o aumento de ingestão hídrica reduz o nível sérico de vasopressina, essa medida foi avaliada como tratamento em pacientes com DRPAD. Os resultados do principal estudo realizado com esse fim, contudo, denominado "PREVENT-ADPKD", não apoiaram o uso de rotina da prescrição de ingestão aumentada de água nesses pacientes, porém esse estudo teve várias limitações;[38] no entanto, esse estudo não foi capaz de descartar um benefício potencial dessa intervenção em alentecer a progressão da doença renal. Nesse cenário, o aumento da ingestão de água ainda pode ser aplicado a pacientes com DRPAD e TFGe ≥ 30 mℓ/min/1,73 m² com a expectativa de alentecer o curso da doença, porém apenas àqueles capazes de atingir uma osmolalidade urinária ≤ 270 mOsmol/kg, os quais representam uma minoria dos pacientes. O adequado monitoramento do sódio sérico é parte integrante desse procedimento. Àqueles pacientes incapazes de atingir essa meta, tentativas repetidas de atingi-la não são recomendadas.

De modo geral, em pacientes com TFGe ≥ 30 mℓ/min/1,73 m² e sem contraindicações para excreção de uma carga de solutos, sugerimos uma ingestão de fluido distribuída ao longo do dia, preferencialmente de água, que se acompanhe de ao menos 2 a 3 ℓ de excreção de urina por dia. Por outro lado, pacientes com TFGe < 30 mℓ/min/1,73 m² ou que tenham uma contraindicação deveriam ingerir fluido/água guiados pela sede e/ou seguir orientação clínica individualizada.

Estudos prévios mostraram que uma excreção de sódio mais alta se associa a risco aumentado de crescimento renal e declínio da TFGe.[39] Nesse sentido, a maior parte dos autores recomenda uma restrição de sal de 5 g/dia ou menos, enquanto alguns sugerem 5,8 a 7,6 g de sal/dia. Na prática clínica, essa medida pode ser avaliada por meio da quantificação de sódio em urina coletada por 24 horas. Acredita-se que esta associação entre excreção de sódio e TFGe possa ser mediada por variações na liberação de vasopressina.

Ainda não foi demonstrado benefício de restrição proteica na DRPAD, no entanto se admite que uma ingestão ≥ 1,3 g/kg/dia possa ser prejudicial. Nesse contexto, recomenda-se uma ingestão proteica de 0,8 a 1,0 g/kg/dia. Estudos recentes revelaram que sobrepeso e obesidade podem acelerar a progressão da DRPAD.[40,41] Esses dados amparam a recomendação de que os pacientes com DRPAD mantenham um índice de massa corpórea (IMC) normal, medida que também pode evitar várias outras condições prejudiciais à saúde.

Estudos experimentais *in vitro* e *in vivo* mostraram que cafeína é capaz de estimular o crescimento cístico, contudo grandes estudos clínicos não revelaram diferença na progressão da doença renal entre bebedores e não bebedores de café.[42]

Os análogos da somatostatina exercem efeito inibitório sobre a geração de cAMP, o que lhes confere um efeito potencial de atenuar a progressão da doença renal e da doença hepática cística na DRPAD. Os estudos disponíveis, entretanto, levam à conclusão de que essa classe de drogas não tem um efeito significativo sobre o declínio da TFGe. Por outo lado, análogos da somatostatina constituem a única opção de tratamento farmacológico atualmente disponível para a doença hepática policística (DHP). O efeito de redução do volume hepático total (VHT) já pode ser notado após 6 meses de tratamento e seu benefício se estende também ao uso prolongado da medicação.[43-44] Embora a interrupção da medicação resulte em um efeito rebote de crescimento do VHT, a reintrodução da droga pode ser novamente efetiva. Vale notar que pacientes do sexo feminino com menos de 48 anos são os pacientes que mais se beneficiam desse tratamento. Por apresentarem menos efeitos adversos que pasireotida, octreotida e lanreotida são os fármacos atualmente utilizados para o tratamento de pacientes com DHP grave, altamente sintomática, em que opções invasivas não sejam indicadas.

Com base em estudos conduzidos em modelos animais que demonstraram efeitos positivos, estudos clínicos foram realizados para avaliar o efeito de inibidores da via mTOR (do inglês *Mechanistic target of rapamycin*) na DRPAD. Estudos randomizados e controlados demonstraram que o uso crônico de everolimo ou de sirolimo, inibidores de mTOR, foi associado a efeitos adversos significativos e não reduziu a taxa de declínio da TFGe.[45-46] Diante desses resultados, não se recomenda o uso dessas drogas com a finalidade de atenuar a progressão da doença renal na DRPAD.

Estatinas são utilizadas para o tratamento de hipercolesterolemia com o objetivo de diminuir o risco de doença e complicações cardiovasculares em pacientes com DRC não dialíticos, assim como na população geral. Alguns especialistas sugerem que pacientes adultos com DRPAD sejam mantidos com níveis de colesterol LDL ≤ 100 mg/dℓ. Atualmente, contudo, não há evidência de que estatinas atenuem a progressão da doença renal associada à DRPAD.

A patogênese da DRPAD inclui também infrarregulação de AMPK (do inglês *AMP-activation protein kinase*). Entre seus efeitos pleiotrópicos, metformina ativa AMPK, uma ação que se admite reduzir o crescimento dos cistos renais. Recentemente, três estudos clínicos pequenos trouxeram evidência para apoiar o uso de metformina com o objetivo de atenuar a progressão da doença renal na DRPAD. Resultados preliminares apoiam a viabilidade da realização de estudos maiores de alta qualidade para avaliar essa hipótese. Por ora, entretanto, recomenda-se que metformina não seja utilizada com a finalidade de alentecer o curso da doença renal na DRPAD.

Doença renal policística autossômica recessiva

A DRPAR caracteriza-se pelo desenvolvimento de dilatações fusiformes dos ductos coletores renais e desenvolvimento de fibrose hepática congênita (FHC). Essa enfermidade classicamente manifesta-se em faixa etária pediátrica, porém aproximadamente a terça parte dos casos manifesta a doença após os 20 anos. A sua apresentação clínica varia em função da idade de início dos sintomas e da predominância de envolvimento renal, quando na infância, ou hepático, quando em adolescentes ou adultos jovens. Sua variabilidade de acometimento e gravidade é grande, incluindo tanto um quadro perinatal grave como envolvimento renal leve ou mesmo complicações exclusivamente hepáticas.[47]

A DRPAR possui incidência estimada em 1:20 mil nascidos vivos, distribui-se igualmente entre os sexos e é mais frequente em caucasianos. A maior parte dos casos de DRPAR é causada por mutações em *PKHD1*. Esse gene localiza-se em 6p12 e codifica fibrocistina/poliductina (FPC), uma proteína com um único domínio transmembrânico e extensa porção extracelular. FPC localiza-se no CAP e no fuso mitótico, com elevada expressão em células epiteliais dos ductos coletores e ramo ascendente espesso da alça de Henle do rim e em células epiteliais dos ductos hepáticos e pancreáticos.

Com exceção dos casos consanguíneos, os pacientes apresentam tipicamente mutações patogênicas distintas nos dois alelos de *PKHD1*, configurando heterozigoze composta. Vale lembrar que cerca de um em cada 70 indivíduos é carreador de variante patogênica nesse gene. Em um estudo recente, os pacientes com variantes nulas em ambos os alelos apresentaram a pior evolução, com DRCT e doença hepática e respiratória.[48] Os pacientes com duas variantes *missense* ou com uma variante *missense* e uma nula afetando aminoácidos na região de aa 709-1837 desenvolveram DRCT menos frequentemente durante os 18 anos de seguimento, enquanto variantes *missense* que afetam aminoácidos contidos na região de aa 2625-4074 se associaram a risco aumentado de desenvolver complicações hepáticas significativas. Esse estudo, contudo, inclui dados limitados sobre pacientes com quadros clínicos muito graves que não sobreviveram ao período neonatal. A grande variabilidade fenotípica observada entre irmãos afetados, por sua vez, sugere a participação de *loci* modificadores na determinação final do fenótipo. Mais recentemente, mutações bialélicas no gene *DZIP1L* foram identificadas em casos de DRPAR, consistindo em causa muito rara da doença.

Manifestações clínicas

A forma perinatal da DRPAR caracteriza-se por rins acentuadamente aumentados, simétricos, hiperecogênicos e com perda da diferenciação corticomedular. Nessa fase os cistos são geralmente microscópicos e raramente detectados por USG. A insuficiência renal já está presente, traduzindo-se em baixo débito urinário e consequente diminuição do volume do líquido amniótico. O oligodrâmnio extremo é responsável pelo desenvolvimento da síndrome de Potter, caraterizada por alterações faciais e esqueléticas desenvolvidas por compressão intraútero e por hipoplasia pulmonar. Aproximadamente 30% dos pacientes com DRPAR falecem no período perinatal devido, principalmente, à insuficiência respiratória. O aumento marcante do volume renal, resultando em restrição diafragmática, e uma incidência aumentada de pneumotórax, também são complicações pulmonares associadas à doença. Muitas vezes o diagnóstico pode ser feito por USG já no período pré-natal.

A maioria dos pacientes com DRPAR evolui para DRCT. Uma grande coorte de sobreviventes ao período neonatal mostrou sobrevida renal de 86% aos 5 anos e de 42% aos 20 anos. A idade de apresentação da doença consiste no principal fator prognóstico. Outra coorte histórica demonstrou sobrevida livre de DRCT após 20 anos em 36% dos pacientes com apresentação no primeiro ano de vida, em 80% naqueles diagnosticados entre 1 e 20 anos, e 88% nos casos com apresentação acima de 20 anos.[49] Após o período neonatal a USG pode detectar pequenos cistos de até 3 mm, localizados principalmente na medula renal. TC e RNM podem detectar dilatações radiais, representando dilatações dos ductos coletores. A nefrocalcinose também constitui um achado frequente em crianças. Durante a vida adulta, as dilatações ductais podem sofrer transformação cística, tornando, por vezes, difícil o diagnostico diferencial com a DRPAD. Em contraste com a DRPAD, entretanto, na qual o crescimento do volume renal é contínuo, a DRPAR apresenta crescimento renal nos primeiros anos de vida, seguido de um platô e até mesmo eventual involução do tamanho renal durante a vida. Outras manifestações associadas a disfunção renal incluem déficit de concentração urinária, hiponatremia, defeitos de acidificação urinária e ocorrência aumentada de infecções do trato urinário.

HAS é uma manifestação frequente na DRPAR, acometendo até 75% dos pacientes. Apesar de ser muitas vezes grave e demandar tratamento com múltiplos anti-hipertensivos, pode desaparecer durante o curso da doença. Alguns estudos sugerem que a HAS associada à DRPAR possa decorrer da ativação do SRAA e retenção de sódio aumentada pelos ductos coletores. IECA ou BRA são geralmente sugeridos como drogas de primeira escolha da HAS, contudo não existem estudos que comprovem a superioridade dessas drogas em relação a outras classes.

Todos os pacientes com DRPAR apresentam algum grau de FHC. Manifestações hepáticas constituem frequentemente a apresentação clínica em pacientes com mais idade. Tais manifestações incluem sinais de hipertensão portal, como hepatoesplenomegalia, hiperesplenismo e varizes de esôfago, e dilatações dos ductos biliares, expressas como doença de Caroli em fenótipos mais pronunciados. Essa condição associa-se, muitas vezes, a colangites de repetição.

Diagnóstico e manejo clínico

O diagnóstico de DRPAR é estabelecido classicamente com base nos achados da USG de abdome demonstrando rins aumentados e hiperecogênicos com pobre diferenciação corticomedular, e doença hepática coexistente. O diagnóstico, entretanto, pode se tornar desafiador em alguns casos, principalmente em relação à DRPAD. Deve-se notar, no entanto, que outras doenças podem cursar com fibrose renal em rins de tamanho aumentado ou normal, cistos renais e fibrose hepática,[45] incluindo desordens causadas por mutações no gene *HNF1B* (do inglês *hepatocyte nuclear factor-1* β) e em genes relacionados às NPHP. Além disso, mutações hipomórficas em *PKD1* e *PKD2* herdados em trans-heterozigoze podem também mimetizar o fenótipo precoce da DRPAR. Nos casos de diagnóstico incerto, outros métodos de imagem, classicamente RNM, ou teste genético podem ser úteis para estabelecê-lo. Teste gênico pode ser também indicado para casais com história de filho previamente acometido, que optem por realizar diagnóstico pré-implantação. Atualmente, o diagnóstico molecular de DRPAR pode ser realizado por meio de painel gênico ou sequenciamento e análise de exoma completo. O teste gênico direto é possível, mas complicado pela grande extensão genômica de *PKHD1*, intensa heterogeneidade alélica e por não contemplar possíveis sobreposições fenotípicas com doenças causadas por variantes patológicas em outros genes.

O manejo clínico da DRPAR consiste na vigilância, reconhecimento e tratamento precoce das complicações associadas à doença. A TRS geralmente adotada em crianças pequenas é a diálise peritoneal. Em pacientes maiores, o transplante renal é a melhor opção.

Nefronoftises

As NPHP constituem causa genética frequente de DRCT em crianças e adolescentes. Esse grupo de doenças caracteriza-se pelo desenvolvimento de fibrose tubulointersticial marcante, iniciada ainda durante o período de função renal relativamente preservada, pequenos cistos renais corticomedulares e declínio progressivo da TFG. A NPHP apresenta um padrão de herança autossômico recessivo e exibe intensa heterogeneidade genética. A incidência de sua forma juvenil, a mais prevalente, foi estimada em torno de 1 a 2:100 mil nascidos vivos no Canadá e na Finlândia, embora uma grande variação seja observada entre os estudos disponíveis.[50] Mutações em mais de 26 genes já foram identificadas como causadoras da doença.

Além disso, cerca de 90 genes já foram relacionados a esse fenótipo renal presente em outras doenças relacionadas.[8] Em conjunto, as diferentes formas de NPHP respondem por 2,4 a 15% das crianças que atingem DRCT, constituindo uma das principais causas de TRS nessa faixa etária. Os genes associados a esse fenótipo renal estão relacionados ao CAP, sendo responsáveis por componentes estruturais ou funcionais dessa organela e do centrossomo.

Cerca de 20% dos casos de NPHP são causados por mutações em *NPHP1*. Expressões clínicas da perda funcional dos genes associados a NPHP compreendem principalmente manifestações renais, oftalmológicas, neurológicas, esqueléticas e hepáticas. Cerca de 20% dos casos de NPHP associam-se a manifestações extrarrenais inseridas em síndromes clínicas. As associações mais comuns envolvem NPHP associada a retinose pigmentar, com degeneração retiniana, constituindo a síndrome de Senior-Loken; ou a aplasia do vérmis cerebelar constituindo a síndrome de Joubert. Outras associações sindrômicas incluem apraxia oculomotora (síndrome de Cogan), epífises falangianas em forma de cone (síndrome de Mainzer-Saldino) e costelas curtas (síndrome asfixiante de Jeune).

NPHP pode também estar relacionada à síndrome de Meckel-Gruber, manifestada por displasia cística renal associada a encefalocele occipital, polidactilia, microftalmia, fibrose hepática e óbito perinatal; à síndrome de Bardet-Biedl, manifestada por rins císticos associados a obesidade, retinose pigmentar, polidactilia e hipogenitalismo.

Em pacientes com NPHP, os rins geralmente apresentam tamanho normal ou diminuído, são hiperecogênicos e há perda da diferenciação corticomedular. Pequenos cistos na transição corticomedular são comuns, entretanto não são necessários para o diagnóstico; muitas vezes se encontram além da capacidade de detecção por USG, podendo ser mais bem identificados por RNM. Tais achados são a tradução radiológica da atrofia tubular e fibrose tubulointersticial que, juntamente com o espessamento e desintegração da membrana basal, constituem os achados histológicos clássicos da NPHP. Tais achados, entretanto, não são específicos para a doença.

As NPHPs são classificadas clinicamente nas formas infantil, juvenil e adolescente, segundo a idade mediana de início de DRCT: 1, 13 e 19 anos, respectivamente. Vale destacar que os casos de NPHP infantil causados por mutações em *NPHP2* ou, mais raramente, em *NPHP3*, podem constituir diagnóstico diferencial com DRPAR e DRPAD de manifestação precoce, uma vez que geralmente apresentam rins aumentados com frequente identificação de cistos renais em sua evolução. A presença de *situs inversus* e outros achados extrarrenais podem auxiliar na distinção entre essas doenças. As manifestações típicas associadas à doença renal incluem poliúria, enurese secundária e polidipsia, resultantes do déficit de concentração urinária. Anemia e baixa estatura são outros achados associados. HAS é infrequente até que DRC avançada se instale. Quase a totalidade dos casos evolui com perda progressiva da função renal, atingindo DRCT antes dos 30 anos. Estudos mais recentes, entretanto, têm relatado DRCT por NPHP em pacientes mais velhos, forma denominada "início tardio". Surpreendentemente, um estudo recente envolvendo 5.600 pacientes adultos em DRCT identificou mutações em homozigose em *NPHP1* em 0,5% dos pacientes. Os pacientes devem receber recomendação de hidratação e de não restrição salina na fase poliúrica da doença, com o objetivo de evitar desidratação, além dos cuidados cabíveis à DRC. O transplante renal constitui ótima opção terapêutica aos pacientes que requerem TRS, uma vez que não se observa recorrência de NPHP nos enxertos renais.

DOENÇAS RENAIS CÍSTICAS ASSOCIADAS A TUMORES

Complexo esclerose tuberosa

O complexo esclerose tuberosa (CET) é uma doença monogênica de herança autossômica dominante que se caracteriza por manifestações neoplásicas em vários órgãos e tecidos, principalmente pele, sistema nervoso central (SNC), rins, coração e pulmões. Essa entidade, com incidência estimada de 1:5.800 a 10 mil, é causada por mutações nos genes *TSC1* ou *TSC2* (do inglês *tuberous sclerosis complex* 1 e 2). Curiosamente, cerca de 70% dos pacientes apresentam história familiar negativa, indicando alto índice de mutações *de novo* como causa de CET. *TSC1* e *TSC2* codificam, respectivamente, hamartina e tuberina, proteínas formadoras de um complexo que inibe a atividade de mTOR. Essa via promove, entre outras funções, proliferação e hipertrofia celular. A redução da atividade dessas proteínas, portanto, favorece o desenvolvimento de tumores e estados hiperproliferativos em vários tecidos.[51]

O diagnóstico de CET baseia-se em 11 critérios maiores e seis menores. O diagnóstico é definido pela presença de pelo menos dois critérios maiores (exceto se renal e pulmonar) ou um critério maior e dois menores. O diagnóstico é possível na presença de um critério maior isolado ou dois ou mais critérios menores. A última atualização para o diagóstico da CET também incluiu critérios aplicados baseados em testes genéticos para *TSC1* e *TSC2*.[52] Esses critérios encontram-se no Quadro 41.3 e abrangem os acometimentos clínicos mais frequentes da doença. As alterações dermatológicas são as mais comuns, afetando cerca de 90% dos pacientes. Entre essas lesões, as mais frequentes incluem máculas hipomelanóticas, angiofibroma de face, placas fibróticas em fronte, fibromas periungueais e lesões com aspecto de couro cru (*shagreen patch*) em dorso. As lesões em SNC mais frequentes são as displasias corticais e nódulos subependimários. Epilepsia e déficit cognitivo estão presentes em até 80 e 50% dos casos, respectivamente, sendo responsáveis pela maior morbidade. A linfangioleiomiomatose pulmonar (LAM), uma doença pulmonar cística, acomete quase exclusivamente mulheres. Essa manifestação atinge cerca de 30% das pacientes e pode evoluir com perda grave de função pulmonar e pneumotórax de repetição. Essa manifestação consiste em uma das manifestações mais tardias do CET; aos 40 anos, até 80% das mulheres com essa doença apresentam imagens císticas em pulmões identificáveis por TC de tórax. Complicações associadas às manifestações renais constituem a causa mais frequente de mortalidade associada ao CET.[53] O envolvimento renal inclui angiomiolipomas (AML), cistos renais, HAS e, mais raramente, proteinúria, fibrose tubulointersticial e oncocitomas. É importante lembrar que AML constituem tumores relativamente frequentes na população geral, ocorrendo em 0,3 a 2,2% dos indivíduos. Curiosamente, a linfangioleiomiomatose pulmonar pode também ocorrer na forma esporádica, associando-se a AMLs em cerca de 50% dos casos.

Cistos renais estão presentes em até 50% dos pacientes e, em algumas formas de acometimento, associam-se a perda de função renal. É importante notar que *PKD1* e *TSC2* são genes vizinhos em 16p13.3; deleções envolvendo os dois genes ocasionam uma síndrome de contiguidade que se traduz em manifestações das duas doenças e perda acelerada de função renal, com evolução a DRCT tipicamente na segunda década de vida. Os AML constituem a manifestação renal mais comum, acometendo até 80% dos pacientes e apresentando maior número e tamanho no sexo feminino. Esses tumores benignos apresentam células epitelioides perivasculares em sua composição e, à semelhança de LAM, são classificados como PEComas (do inglês *perivascular epithelioid cell tumor*). Quando associados ao CET, AMLs tendem a ser múltiplos, maiores e/ou bilaterais, e mais sujeitos a causar complicações. AMLs maiores que 3 cm e com aneurismas/formações vasculares maiores que 0,5 cm apresentam risco aumentado de sangramento, uma complicação grave e potencialmente fatal. Por esse motivo, embolização profilática e, em casos selecionados, nefrectomia parcial, eram indicados para tumores grandes e/ou altamente vascularizados. Essas intervenções, no entanto, envolvem perda de massa renal funcional, tornando-se problemáticas em pacientes com lesões múltiplas. A ocorrência relatada de DRCT associada ao CET foi cerca de 2% em uma a população analisada jovem.

Quadro 41.3 Critérios diagnósticos para complexo esclerose tuberosa.

Critérios clínicos

Diagnóstico definitivo: 2 critérios maiores ou 1 critério maior e ≥ 2 critérios menores
Diagnóstico possível: 1 critério principal ou ≥ 2 critérios menores

Critérios maiores

- Angiofibromas (≥ 3) ou placa fibrótica de fronte
- Máculas hipomelanóticas (≥ 3)
- Fibromas ungueais (≥ 2)
- *Shagreen patch*
- Hamartomas retinianos múltiplos
- Displasias corticais (≥ 3, incluem túberes e linhas de migração radial da substância branca cerebral)
- Nódulos subependimários
- Astrocitoma de células gigantes subependimário (SEGA)
- Rabdomioma cardíaco
- Linfagioleiomiomatose (LAM)[a]
- Angiomiolipomas renais (AML), (≥ 2)[a]

Critérios menores

- Covas de esmalte dental (≥ 3)
- Fibromas intraorais (≥ 2)
- Hamartomas não renais
- *Patch* acromático de retina
- Lesões cutâneas em confete
- Cistos renais múltiplos

Critérios genéticos

Diagnóstico definitivo:
- Mutação patogênica no gene *TSC1* ou *TSC2* (*indel* fora do quadro de leitura, mutação sem sentido, mudança de quadro de leitura, deleção genômica extensa):
   I. Abole claramente a síntese proteica
   II. Inativa a função da proteína TSC1 ou TSC2

Variantes de *TSC1* ou *TSC2* de significado funcional incerto não são suficientes para o diagnóstico definitivo de CET isoladamente
Resultado genético normal não exclui CET

[a]Presença de LAM e AML não são suficientes para o diagnóstico definitivo na ausência de outros achados. CET: complexo esclerose tuberosa.

A partir de 2008, diversos estudos demonstraram segurança e eficácia de inibidores de mTOR na redução dos AML renais. Apesar de se associarem a efeitos colaterais frequentes, essas drogas foram bem toleradas e o índice de eventos adversos graves foi baixo. Com base nesses estudos, tratamento com sirolimo ou everolimo é indicado para todos os pacientes com CET que apresentem AML com mais de 3 cm de diâmetro.[48] Além do monitoramento habitual de DRC, o seguimento de pacientes com AML associados ao CET deve incluir exames de imagem pelo menos anuais, com rastreio de tumores renais com características de malignidade ou risco alto de sangramento. Fatores associados a maior risco de malignidade incluem crescimento acelerado, presença de necrose central e calcificações. AML sem gordura identificável em exames de imagem parecem ser mais frequentes no CET. USG é suficiente para o seguimento de tumores pequenos, entretanto RNM, preferencialmente, ou TC deve ser realizada para a avaliação renal inicial, para tumores maiores suspeitos de malignidade e para AML maiores que 3 cm. Por fornecer informações valiosas sobre a vascularização tumoral, o uso do contraste intravenoso deve ser realizado sempre que não houver contraindicação. Tumores suspeitos devem ser biopsiados ou abordados cirurgicamente sempre que possível. Com base nos dados disponíveis atualmente e em nossa realidade médica, temos indicado tratamento com sirolimo nos seguintes pacientes:

- AML > 4 cm ou com formação vascular > 0,5 cm na presença de vários AML ou de AML com localização desfavorável para intervenção invasiva
- Crescimento tumoral > 50 mm/ano na presença de vários AML ou de AML com localização desfavorável para intervenção invasiva
- Pacientes com nefrectomia prévia e AML > 4 cm ou com formação vascular > 0,5 cm
- Presença de LAM e/ou SEGA que se beneficiem do tratamento com imTOR e AML > 4 cm ou com formação vascular > 0,5 cm

Pacientes com CET parecem exibir frequência aumentada de HAS; IECA consiste na primeira opção terapêutica. Exposição a estrógenos, incluindo o uso de contraceptivos orais e estimulação ovariana, deve ser evitada devido à sua associação com crescimento das lesões. Gestação também se associa a risco de crescimento acelerado e rompimento de AML; além disso, também pode se associar a progressão de LAM. Tal realidade, associada ao risco de 50% de transmissão à prole, demanda aconselhamento genético cuidadoso. Esse aconselhamento se torna particularmente importante devido ao risco de acometimento neurológico grave na prole, mesmo que ausente nos pais. Diagnóstico genético pré-implantação pode ser utilizado para famílias em que a mutação causativa específica foi identificada.

Doença de von Hippel-Lindau

A doença de von Hippel-Lindau (VHL) é uma doença autossômica dominante caracterizada pelo desenvolvimento de tumores benignos e malignos em vários órgãos e tecidos. Tais manifestações incluem angiogliobastomas de SNC e retina, carcinoma de células renais (CCR), feocromocitoma, tumores de saco endolinfático auditivo, cistoadenomas serosos e neoplasias neuroendócrinas de pâncreas, e cistoadenomas de ligamento largo ou epidídimo.[54] VHL apresenta uma incidência de cerca de 1:36 mil e é causada por mutações em *VHL*. Esse gene codifica uma proteína envolvida na supressão de HIF (do inglês *hypoxia-inducible factor*), favorecendo proliferação celular e angiogênese.

O diagnóstico de VHL é estabelecido classicamente por meio da identificação de uma variante germinativa patogênica no gene *VHL*. Essa situação ocorre mais frequentemente em pacientes que se submetem ao teste genético após o diagnóstico de uma manifestação da doença ou em indivíduos testados por terem um familiar próximo com VHL. O diagnóstico pode também ocorrer quando o teste genético é realizado por outra razão e mostra, inesperadamente, uma variante patogênica secundária em *VHL*. Em situações raras, em pacientes sem acesso a teste genético o diagnóstico pode se basear em critérios clínicos: a) uma lesão associada à doença e história familiar positiva para VHL; ou b) múltiplas lesões associadas à doença.

VHL pode ser clinicamente classificada em tipo 1, associada a um risco consideravelmente mais baixo de desenvolver feocromocitomas (tipo 1A) e um risco mais baixo de feocromocitomas e CRR (tipo 1B); e tipo 2, forma associada a alto risco de desenvolver feocromocitomas. VHL tipo 2, por sua vez, é subdividida em 2A e 2B, conforme apresente baixa ou alta frequência de CCR, respectivamente. A incidência dessa neoplasia aumenta com a idade. Em uma grande série de casos, a idade média de apresentação foi de 44 anos. Os protocolos de vigilância se concentram em hemangioblastomas, CCR, feocromocitomas e audiologia, dado o risco aumentado de tumores de saco endolinfático. Essas recomendações podem precisar de adaptações voltadas ao paciente em si, levando em consideração os diagnósticos tumorais presentes e prévios. É fundamental que os pacientes com VHL entendam, contudo, que mesmo se assintomáticos podem desenvolver manifestações da doença e se beneficiarão das diretrizes de vigilância específicas. Cabe lembrar que pacientes com VHL podem apresentar feocromocitomas ocultos, requerendo atenção em procedimentos cirúrgicos devido à possibilidade de apresentar crises hipertensivas graves intraoperatórias.

Estudos clínicos iniciais indicam que portadores de CCR < 3 cm com crescimento acelerado (ex. > 0,5 cm/ano) podem se beneficiar de tratamento com beizutifan, um inibidor de HIF2α. Esse tratamento tem o objetivo de retardar o crescimento tumoral e, portanto, a necessidade de intervenção cirúrgica. Na presença de CCR ≥ 3 cm, no entanto, recomenda-se nefrectomia parcial, visando a máxima preservação da massa renal. Estima-se que aproximadamente 70% dos pacientes com VHL que sobrevivem até 60 anos desenvolvam CCR, sendo essa a principal causa de mortalidade nesses indivíduos. Cistos renais estão presentes em cerca de 25 a 60% dos pacientes, porém, ao contrário de outras doenças renais císticas, apresentam alto índice de associação com neoplasias. Feocromocitomas foram relatados em 18% dos pacientes a uma mediana de idade de 30 anos e são assintomáticos em aproximadamente um terço dos casos.

DOENÇAS RENAIS CÍSTICAS ASSOCIADAS A ALTERAÇÕES DE DESENVOLVIMENTO

Rim multicístico displásico

O rim multicístico displásico (RMD) constitui uma forma acentuada de displasia renal. A incidência de RMD varia entre diferentes estudos que a reportam de 1:3.600 a 1:4.300 nascidos vivos, dados que o colocam como a causa mais comum de cistos renais em crianças. A maior parte dos casos é unilateral, sendo o rim esquerdo mais frequentemente afetado e acometendo mais frequentemente meninos. RMD pode estar associado a malformações urológicas, como obstrução de junção ureteropélvica e refluxo vesicoureteral, ou ainda se manifestar como parte de uma síndrome. Essa entidade ocorre majoritariamente de forma esporádica, mas pode estar presente em doenças hereditárias; os cistos são tipicamente irregulares e de vários tamanhos, substituindo o parênquima renal.

Geralmente o RMD pode ser identificado à USG pré-natal e confirmado após o nascimento. Na grande maioria dos casos não é funcional, mas pode apresentar função renal em alguns pacientes, embora muito deprimida. O rim e as vias urinárias contralaterais apresentam alguma anormalidade em até 40% dos casos, incluindo refluxo vesicoureteral, estenose de junção ureteropélvica e, mais raramente, megaureter e ureterocele. O órgão comprometido involui durante a vida em 20 a 75% dos casos e, na maior parte deles, a vicariância renal contralateral resulta em função renal dentro dos limites da normalidade. A possibilidade de transformação maligna é remota, de modo que a remoção do rim acometido não deve ser realizada na ausência de complicações associadas. Em alguns casos o rim contralateral também apresenta algum grau de displasia ou hipoplasia, aumentando o risco de evoluir com HAS e perda acelerada de função renal. Tais complicações potenciais justificam o seguimento clínico desses pacientes.

Rim esponja medular

O rim esponja medular (REM) caracteriza-se por ectasias ou dilatações císticas dos ductos coletores papilares que convergem para essa região, podendo envolver uma ou mais pirâmides renais. Essa entidade é geralmente esporádica e apresenta uma prevalência de aproximadamente 1:5 mil. A incidência de nefrolitíase e nefrocalcinose nesses pacientes é difícil de ser determinada, uma vez que a maior parte deles não é diagnosticada. Vale destacar, contudo, que o diagnóstico de REM é feito frequentemente em pacientes avaliados para nefrolitíase recorrente.[55] Os cálculos são geralmente constituídos de cálcio e comumente recorrentes, além de poderem se associar a nefrocalcinose e acidose tubular renal distal. Hipercalciúria e hipocitratúria também são achados frequentes. Pielonefrite pode ocorrer com maior frequência em função da estase urinária, e é mais comum no sexo feminino. A coexistência com outras malformações também é frequente, incluindo rim em ferradura, rim pequeno congênito contralateral e anormalidades pieloureterais. Outras condições associadas incluem tumor de Wilms, hemi-hipertrofia ou síndrome de Beckwith-Wiedemann, FHC e doença de Caroli.

A urotomografia de múltipla detecção apresenta alta sensibilidade na detecção de dilatações císticas pré-papilares dos ductos coletores, caracterizando imagens em escova ou buquê de flores. Além disso, a fase pré-contraste permite a identificação de cálculos renais e nefrocalcinose medular. Não existe tratamento específico para REM. O acompanhamento clínico baseia-se na identificação e tratamento das complicações associadas e na correção de distúrbios metabólicos.

Linfangiomatose renal

Esta entidade clínica rara é também denominada "linfangiectasia renal", "linfangiectasia parapélvica", "higroma renal" ou "doença policística do seio renal". Admite-se que seja causada por defeitos na formação da drenagem linfática renal, apresentando acometimento limitado ou difuso, uni ou bilateral. Pequenos cistos, principalmente peripiélicos, constituem os achados aos exames de imagem. Essas lesões podem se estender ao hilo e à cápsula renal. Há relatos de crescimento cístico significativo, especialmente durante a gestação. A expansão cística pode ocasionar efeito de massa ou HAS, requerendo abordagem invasiva.

CISTOS RENAIS ADQUIRIDOS

Cisto simples

Cistos simples constituem a forma mais comum de lesão cística renal, apresentando prevalência aproximada de 12% na população geral. É raro em pacientes com menos de 20 anos, é mais frequente no sexo masculino e sua incidência aumenta com a idade, atingindo até 35% dos homens na oitava década de vida. Cistos simples podem apresentar tamanhos variados e podem ser solitários ou presentes em número pequeno. Apresentam tipicamente paredes finas e conteúdo homogêneo aos exames de imagem. Lesões com características diferentes ou adicionais devem ser analisadas por TC para avaliar a probabilidade de neoplasia. A classificação de Bosniak constitui o instrumento classicamente utilizado para esse fim.[56-57] Tal classificação se baseia nas características da parede cística, septações, calcificações e realce pós-contraste. Essas características predizem a probabilidade de neoplasias e guiam a conduta para cada situação (Quadro 41.4).[58]

Cistos simples não causam complicações na grande maioria dos pacientes. São relatados casos isolados associados a sintomas compressivos, ruptura, infecção ou HAS. Quando intervenção se faz necessária, punção cística com esclerose química pode ser uma boa opção em casos apropriados.

Doença renal cística adquirida

A doença renal cística adquirida (DRCA) caracteriza-se pelo desenvolvimento de lesões císticas geralmente pequenas, múltiplas e bilaterais, associadas a fases avançadas de DRC. Essa entidade se instala tipicamente na DRCT, predomina no sexo masculino e em afro-americanos. Os cistos renais se tornam mais frequentes com o tempo em TRS; cerca de 80% dos

Quadro 41.4 Classificação de Bosniak e manejo sugerido para lesões renais císticas.

Classificação	Características à TC	Manejo sugerido
I	Cisto de paredes finas, sem septos, calcificações ou componente sólido. Apresenta densidade de água sem realce pós-contraste	Geralmente não necessitam seguimento
II	Cisto benigno, pode conter alguns septos no qual realce perceptível pode estar presente. Pode conter calcificação fina ou espessamento discreto de um segmento pequeno	Geralmente não necessitam seguimento
IIF	Os cistos podem conter septos finos ou suave espessamento dos septos e das suas paredes. O realce pode ser perceptível nos seus septos ou paredes, mas o realce não é mensurável. Paredes ou septos podem conter calcificação grosseira e nodular. Lesões geralmente com limites bem definidos. Inclui as lesões completamente intrarrenais de alta atenuação, < 3 cm e sem realce	TC de controle a cada 6 meses. Após a realização de 4 imagens (2 TC no primeiro ano e 2 TC no segundo ano), aumentar a frequência para a cada 12 meses (uma por ano) até completar seguimento por 5 anos.
III	Massas císticas "indeterminadas". Apresentam paredes ou septos irregulares ou lisos espessados, com realce mensurável	Referenciar urologista
IV	Massas císticas malignas. Podem ter todos os critérios da categoria III, mas também contêm potenciais componentes de partes moles adjacentes e independentes da parede ou septo	Referenciar urologista

TC: tomografia computadorizada.

pacientes apresentam cistos renais após 10 anos do início de diálise.[59] Além das lesões císticas, a USG revela, geralmente, rins diminuídos ou de tamanho normal, ecogênicos e com perda da diferenciação corticomedular.

Hemorragia cística e neoplasias constituem as complicações mais frequentemente associadas à DRCA. Cistos maiores e de crescimento acelerado apesentam maior risco de malignização. Recomenda-se, portanto, avaliação imagenológica periódica para detecção e avaliação de potenciais cistos complexos.

Cistos multiloculados solitários

Essa entidade é também denominada "cistoadenoma papilífero", "nefroma cístico multiloculado" ou "nefroma cístico benigno". Tais lesões são tumores benignos, geralmente solitários, com loculações não intercomunicantes. Predominam no sexo masculino e raramente provocam sintomas, porém hematúria, infecção ou obstrução podem ocorrer. A maioria dessas lesões são classificadas com Bosniak 3, estando recomendadas reavaliações frequentes ou remoção cirúrgica.

Outras causas de cistos renais adquiridos

O desenvolvimento de cistos renais foi relatado em uma série pequena de casos com hipocalemia prolongada associada a hiperaldosteronismo primário, e em crianças submetidas a transplante hepático.

DOENÇA RENAL TUBULOINTERSTICIAL AUTOSSÔMICA DOMINANTE

A doença renal tubulointersticial autossômica dominante (DRTAD) constitui-se em uma condição caracterizada por lesão tubular, fibrose intersticial e perda lenta e progressiva de função renal. Embora a DRTAD ainda seja classificada como uma doença cística renal por alguns autores, é importante notar que cistos renais podem ocorrer na DRTAD, mas não são típicos para essa doença; de fato, cistos renais se desenvolvem na DRTAD na mesma taxa em que o fazem em outras doenças renais crônicas. A DRTAD é causada por variantes patogênicas em um de vários genes, sendo quatro deles os principais: *UMOD* (*uromodulina*), *MUC1* (*mucina 1*), *REN* (*renina*) e *HNF1B* (do inglês *hepatocyte nuclear fator 1-beta*).[43] Até recentemente essas entidades genéticas não se encontravam agrupadas sob a mesma nomenclatura.

Suspeita-se de DRTAD diante de pacientes com DRC progressiva; história familiar de DRC consistente com herança autossômica dominante; sedimento urinário benigno, refletido por ausência ou discreta hematúria; ausência ou discreta proteinúria/albuminúria; e exame de imagem mostrando rins de tamanho normal ou reduzido, não consistente com DRPAD. Na ausência de história familiar positiva para DRC, tais pacientes deverão apresentar pelo menos uma das seguintes alterações: histologia renal consistente com DRTAD, manifestações extrarrenais compatíveis com mutação em *HNF1B*, ou história de hiperuricemia/gota de início precoce. A confirmação do diagnóstico de DRTAD nos casos suspeitos, contudo, deve se basear na demonstração do defeito genético subjacente, a partir da realização de teste genético. Vale destacar que testes genéticos negativos não excluem o diagnóstico de DRTAD. Dessa forma, o diagnóstico de DRTAD-NOS (*not otherwise specified*) pode ser estabelecido nos casos suspeitos em que não forem identificadas mutações patogênicas, desde que apresentem DRC progressiva, história familiar de DRC compatível com herança autossômica dominante e as demais características clínicas anteriormente citadas, além de histologia renal consistente com DRTAD em pelo menos um membro afetado da família, revelando predominantemente fibrose intersticial e atrofia tubular. O curso da doença renal é bastante heterogêneo mesmo entre pacientes de uma mesma família. A necessidade de TRS já foi documentada para idades de 17 a mais de 75 anos.[46]

DRTAD-*UMOD*

Hiperuricemia hipouricosúrica e DRC constituem as manifestações mais comuns da DRTAD-*UMOD*, ocorrendo na maioria desses pacientes. Em muitos casos a elevação da uricemia é identificável já na infância, e frequentemente os pacientes desenvolvem gota durante a adolescência. Nos anos seguintes os pacientes comumente iniciam o processo de perda de função renal. A idade média de DRCT na DRTAD-*UMOD* foi de 47 anos na maior coorte publicada, variando de 19 a mais de 75 anos.

A patogênese dessa forma de DRTAD é ainda bastante incerta. *UMOD* codifica uromodulina, proteína também conhecida como glicoproteína de Tamm-Horsfall e expressa apenas na porção ascendente espessa da alça de Henle e no túbulo distal inicial. Estudos recentes indicam que a uromodulina é importante para a atividade do cotransportador Na-K-2Cl presente na membrana apical das células tubulares do ramo ascendente espesso da alça de Henle. Admite-se, portanto, que sua deficiência leva a uma discreta perda urinária de sódio e consequente depleção do volume extracelular, aumentando a reabsorção proximal de sódio acoplada a ácido úrico e resultando em hiperuricemia. Curiosamente, cerca de 15% da população geral apresenta variantes no promotor de *UMOD* associadas a redução de sua expressão. Indivíduos com tais variantes apresentam menor nível de PA, melhor preservação da função renal e menos fibrose intersticial que os 85% restantes da população. Estudos realizados com diferentes uromodulinas mutantes mostraram que as respectivas variantes patogênicas resultam em defeitos de empacotamento e acúmulo da proteína anormal no retículo endoplasmático (RE). Tal acúmulo de proteínas defeituosas, por sua vez, desencadeia estresse de RE, que se associa a aceleração de apoptose e morte celular. Em concordância com essa hipótese, indivíduos com variantes associadas a redução da quantidade da proteína não desenvolveram DRTAD.

O diagnóstico da doença requer o diagnóstico genético em pelo menos um dos familiares sob suspeita clínica. O diagnóstico molecular não é essencial nos demais familiares com história e investigação consistentes. Vale notar que o teste genético, na atualidade, é disponível comercialmente e tem custo relativamente baixo.

O tratamento da DRTAD-*UMOD* fundamenta-se no tratamento da gota e da hiperuricemia, além do manejo da DRC. Pacientes que apresentam a primeira crise de gota devem receber alopurinol (primeira escolha) ou febuxostate (ainda não disponível no Brasil) para prevenção de novos episódios. Estudos observacionais sugerem que alopurinol possa desacelerar a progressão da DRC em pacientes com DRTAD-*UMOD*, porém ainda não há evidência de alta qualidade nesse sentido. Na ausência de gota, o uso desse medicamento deve ser considerado em pacientes com hiperuricemia significativa, uma vez que raramente implica efeitos adversos, evita a apresentação da gota e pode, potencialmente, apresentar benefício sobre o curso da função renal.

O transplante renal constitui excelente opção de TRS na DRTAD-*UMOD*, visto que não se associa a recidiva da doença no enxerto. Familiares sob risco doadores potenciais devem realizar o teste genético para exclusão diagnóstica, mesmo que apresentem função renal normal.

DRTAD-*MUC1*

Essa forma da DRTAD também se caracteriza por um declínio lento e progressivo da função renal, assim como por uma ampla variabilidade da idade em que os pacientes atingem DRCT, o que pode ocorrer de 17 a mais de 75 anos. Nesse sentido, uma mesma família pode apresentar casos de perda acelerada de TFG e de não necessidade de TRS em idade avançada. Nessa forma da doença, a incidência de HAS, hiperuricemia e gota aumenta nos estágios mais avançados de DRC em proporções equivalentes às de outras etiologias de DRC. O sedimento urinário é inocente, enquanto a USG mostra rins de tamanho normal, muitas vezes com cistos pequenos, embora os rins possam ser pequenos em estágios mais avançados da DRC. É importante destacar que a DRTAD-*MUC1* não se associa a manifestações extrarrenais.

Mutações em *MUC1* se caracterizam pela inserção de uma citosina em uma região altamente repetitiva, resultando em mudança no quadro de leitura. Mucina 1 constitui uma mucoproteína com funções de aderência, proteção celular e sinalização intracelular, expressa em vários tecidos humanos, inclusive na porção ascendente espessa da alça de Henle e no túbulo contorcido distal. A mudança do quadro de leitura resulta em uma proteína anormal que se acumula no citoplasma e desencadeia estresse de RE, causando morte celular e consequente fibrose tubulointersticial, e perda de função renal.

O diagnóstico de DRTAD-*MUC1* pode ser feito em pacientes com quadro clínico-laboratorial compatível e pelo menos um familiar com diagnóstico confirmado por teste genético. A análise mutacional, no entanto, não está disponível comercialmente, sendo realizada apenas por centros de pesquisa no exterior.

Não há tratamento específico para a DRTAD-*MUC1*. O tratamento fundamenta-se no manejo da DRC e suas complicações. O transplante renal constitui o tratamento de escolha para os pacientes que atingem DRCT. Recomenda-se, também, a realização de teste genético em familiares sob risco que desejem realizar doação renal.

DRTAD-*REN*

A DRTAD-*REN* é uma entidade rara, com menos de 40 famílias identificadas até o momento. Variantes no gene *REN* ocasionam acúmulo de proteínas defeituosas no citoplasma, desencadeando estresse de RE, assim como defeitos na produção da proteína precursora da renina, acarretando em menor atividade sistêmica desse hormônio. As manifestações clínicas incluem anemia na infância e hipoativação do SRAA – com tendência a hipotensão por perda urinária de sódio, hipercalemia, hiperuricemia e suscetibilidade aumentada a desidratação. O manejo clínico inclui a não restrição de sódio e evitar desidratação. A administração da fludrocortisona pode corrigir a hipotensão e a hipercalemia. Esse fármaco pode ser potencialmente benéfico também no controle da DRC, uma vez que se espera que possa diminuir a produção de renina, incluindo a proteína mutada aparentemente essencial à indução de apoptose e fibrose renal.

DRTAD-*HNF1B*

O fenótipo de DRTAD pode também decorrer de mutações no gene *HNF1B*. Seu produto proteico é um fator de transcrição expresso em pâncreas e rins, envolvido no desenvolvimento e organização tubular de diversos segmentos renais. Mutações em *HNF1B* estão relacionadas a uma miríade de manifestações clínicas de frequência variada. Tais manifestações incluem, além de DRTAD, diabetes de desenvolvimento precoce MODY5 (do inglês *mature onset diabetes of the young 5*), alterações de enzimas hepáticas, FHC, malformações pancreáticas, anormalidades congênitas de trato urinário e rins, agenesia renal, doença glomerulocística, hiperuricemia em jovens, carcinoma cromófobo de células renais, hiperparatireoismo precoce e autismo. A maior parte dos pacientes apresenta algum grau de DRC e cerca de 20% evoluem para DRCT. As manifestações renais mais comuns em adultos são o espectro hipoplasia/displasia renal e múltiplos cistos renais; hipomagnesemia é também um achado frequente. O exame de urina apresenta ausência de hematúria e proteinúria inferior a 0,5 g/24 h.

Uma vez que a variabilidade de apresentações clínicas associadas a variantes em *HNF1B* torna o diagnóstico frequentemente difícil, ele deve ser considerado em pacientes que apresentem familiares com achados consistentes com mutações nesse gene, mesmo que difiram substancialmente dos do paciente índice. O diagnóstico molecular é atualmente disponível. Não existe tratamento específico para essa desordem, incluindo DRTAD-*HNF1B*. A avaliação desses pacientes deve incluir rastreio para a presença de hipomagnesemia, hiperglicemia, hiperuricemia, elevação de enzimas hepáticas e alterações anatômicas do trato urinário. Familiares que desejem se tornar doadores renais devem ser submetidos ao teste diagnóstico molecular.

Outras causas de doença renal tubulointersticial autossômica dominante

Variantes em outros genes podem, também, causar o fenótipo de DRTAD, incluindo *SEC61A1*, *JAG1*, *NOTCH2* (síndrome de Allagile), *SALL1* (síndrome de Townes-Brock) e *GATA3* (hipoparatireoidismo, surdez e anomalias renais – síndrome HDR).

CONSIDERAÇÕES FINAIS

As últimas três décadas experimentaram enormes avanços na compreensão de aspectos genéticos, moleculares e celulares da patogênese de doenças renais císticas genéticas e da doença renal tubulointersticial autossômica dominante. A geração desse conhecimento trouxe consigo progressos capitais na caracterização, diagnóstico e seguimento clínico dessas enfermidades e, em determinadas situações, no tratamento. Esse novo cenário tem ampliado progressivamente as perspectivas médicas de várias dessas doenças nefrológicas, trazendo expectativas otimistas crescentes aos pacientes quanto a seu prognóstico e qualidade de vida.

⚠ PONTOS-CHAVE

- Doenças císticas renais constituem um conjunto grande e heterogêneo de enfermidades relacionadas com desenvolvimento de cistos renais em tamanho, número, frequência, localização e idade variados, podendo ser hereditárias, associadas ao desenvolvimento renal e/ou adquiridas, relacionadas ou não com manifestações extrarrenais.
- Admite-se que a cistogênese associada à DRPAD seja determinada, na maioria dos casos, pela redução da atividade do gene PKD1 ou do gene PKD2 a um nível abaixo de um limite funcional crítico.
- A DRPAD é a doença renal monogênica mais comum, responsável por 4 a 10% dos pacientes que evoluem para doença renal em estágio final.
- Na maioria dos casos, o diagnóstico de DRPAD baseia-se em uma história familiar positiva para a doença e em critérios definidos por achados de exames de imagem. Exames genético-moleculares são indicados em casos e situações específicas.
- Manifestações extrarrenais de DRPAD incluem aneurismas intracranianos, cistos hepáticos, cistos pancreáticos, cardiomiopatias, derrame pericárdico, aneurisma de aorta, hérnias de parede abdominal e/ou inguinais, cisto aracnoide e cistos de vesícula seminal.
- Complicações renais da DRPAD incluem perda progressiva de função renal, hipertensão arterial sistêmica, hemorragia cística, infecção cística, nefrolitíase e dor abdominal e/ou em flanco aguda ou crônica.
- Cinquenta a 70% dos pacientes com DRPAD desenvolvem hipertensão arterial antes de uma redução significativa da função renal. Pacientes com menos de 50 anos, TFGe acima de 60 mℓ/min/1,73m^2 e pressão arterial elevada podem se beneficiar de alvos pressóricos < 110×75 mmHg, desde que tais níveis sejam tolerados e não apresentem contraindicação.
- Com base na volumetria renal, altura e idade do paciente, a classificação por imagem de Mayo permite classificar os casos típicos de DRPAD em cinco grupos, associados a diferentes projeções de taxas de declínio da TFGe. Essa classificação é útil como ferramenta prognóstica e com guia para aspectos específicos do manejo terapêutico, incluindo indicação ou não do uso de tolvaptana.
- Tolvaptana está indicado para pacientes com DRPAD com rápida progressão ou sob risco de doença rapidamente progressiva, com idade de 18 a 55 anos e TFGe > 25 mℓ/min/1,73m^2. A terapêutica deve ser acompanhada de hidratação aumentada e adequada a cada caso e protocolo de monitorização rigoroso para evitar efeitos adversos, incluindo hepatotoxicidade e piora aguda significativa de função renal.
- A doença renal policística autossômica recessiva manifesta-se primariamente na infância e caracteriza-se pelo desenvolvimento de dilatações císticas dos ductos coletores associadas à fibrose hepática congênita com ou sem dilatações císticas de vias biliares.
- Nefronoftise é uma doença autossômica recessiva associada à fibrose tubulointersticial. Manifesta-se tipicamente na faixa etária pediátrica e evolui com perda progressiva de função renal. Aproximadamente 20% dos casos apresentam manifestações extrarrenais, principalmente oculares, mas também neurológicas, esqueléticas, entre outras. Formas de apresentação mais tardias têm sido descritas mais recentemente.
- O complexo esclerose tuberosa apresenta um amplo espectro de manifestações clínicas, afetando principalmente pele, sistema nervoso central, rins, pulmões, olhos e coração. Apesar de a doença apresentar herança autossômica dominante, a maior parte dos casos é esporádica. A principal manifestação renal consiste no desenvolvimento de angiomiolipomas, geralmente múltiplos e bilaterais. As principais complicações renais consistem em sangramento de angiomiolipomas, desenvolvimento de carcinoma de células renais e doença renal crônica. Angiomiolipomas de alto risco de sangramento geralmente apresentam indicação de tratamento com inibidores de mTOR.
- A doença de von-Hippel-Lindau é uma doença autossômica dominante caracterizada pelo desenvolvimento de tumores benignos e malignos em diversos órgãos e tecidos, especialmente no sistema nervoso central, na retina, suprarrenal, nos rins, no saco endolinfático e no pâncreas. O manejo nefrológico inclui vigilância sistemática de malignidades renais e feocromocitomas.
- Anormalidades de desenvolvimento renal que resultam em alterações congênitas renais incluem: a) rim multicístico displásico – malformação extrema do rim que acarreta em ausência total ou quase total a função do órgão afetado; b) rim espongiomedular – caracterizado por ectasias ou dilatações císticas dos ductos coletores papilares que convergem para essa região; e c) linfangiomatose renal – condição provavelmente causada por defeitos na formação da drenagem linfática renal.
- Cistos adquiridos podem ser simples, condição quase sempre benigna, ou complexos, que apresentam risco maior de transformação maligna. A classificação de Bosniak, baseada em achados de tomografia computadorizada ou ressonância magnética, estima a probabilidade de malignidade e sugere a conduta a ser tomada.
- A doença renal tubulointersticial autossômica dominante (DRTAD) caracteriza-se pelo desenvolvimento de lesão tubular, fibrose intersticial e perda lenta e progressiva de função renal. Embora possa se acompanhar do desenvolvimento de cistos renais, tal achado não é típico para essa doença. Achados consistentes com DRTAD incluem herança autossômica dominante, proteinúria e hematúria ausentes ou mínimas, imagem não consistentes com DRPAD e rins de tamanho normal ou reduzido.

REFERÊNCIAS BIBLIOGRÁFICAS

1. Vivante A, Hildebrandt F. Exploring the genetic basis of early-onset chronic kidney disease. Nat Rev Nephrol. 2016;12(3):133-46.
2. Belibi FA, Reif G, Wallace DP, Yamaguchi T, Olsen L, Li H et al. Cyclic AMP promotes growth and secretion in human polycystic kidney epithelial cells. Kidney Int. 2004;66(3):964-73.
3. Nadasdy T, Laszik Z, Lajoie G, Blick KE, Wheeler DE, Silva FG. Proliferative activity of cyst epithelium in human renal cystic diseases. J Am Soc Nephrol. 1995;5(7):1462-8.
4. Torres VE, Harris PC. Strategies targeting cAMP signaling in the treatment of polycystic kidney disease. J Am Soc Nephrol. 2014;25(1):18-32.
5. Gallagher AR, Germino GG, Somlo S. Molecular advances in autosomal dominant polycystic kidney disease. Adv Chronic Kidney Dis. 2010;17(2):118-30.
6. Grantham JJ, Mulamalla S, Swenson-Fields KI. Why kidneys fail in autosomal dominant polycystic kidney disease. Nat Rev Nephrol. 2011;7(10):556-66.
7. Gerdes JM, Davis EE, Katsanis N. The vertebrate primary cilium in development, homeostasis, and disease. Cell. 2009;137(1):32-45.
8. Hildebrandt F, Benzing T, Katsanis N. Ciliopathies. N Engl J Med. 2011;364(16):1533-43.
9. Torres VE, Harris PC, Pirson Y. Autosomal dominant polycystic kidney disease. Lancet. 2007;369(9569):1287-301.
10. Barua M, Cil O, Paterson AD, Wang K, He N, Dicks E et al. Family history of renal disease severity predicts the mutated gene in ADPKD. J Am Soc Nephrol. 2009;20(8):1833-8.
11. Porath B, Gainullin VG, Cornec-Le Gall E, Dillinger EK, Heyer CM, Hopp K et al. Mutations in GANAB, Encoding the Glucosidase II Subunit, Cause Autosomal-Dominant Polycystic Kidney and Liver Disease. Am J Hum Genet. 2016;98(6):1193-207.
12. Qian F, Watnick TJ, Onuchic LF, Germino GG. The molecular basis of focal cyst formation in human autosomal dominant polycystic kidney disease type I. Cell. 1996;87(6):979-87.
13. Tan AY, Zhang T, Michaeel A, Blumenfeld J, Liu G, Zhang W et al. Somatic Mutations in Renal Cyst Epithelium in Autosomal Dominant Polycystic Kidney Disease. J Am Soc Nephrol. 2018;29(8):2139-56.

14. Audrézet MP, Cornec-Le Gall E, Chen JM, Redon S, Quéré I, Creff J et al. Autosomal dominant polycystic kidney disease: comprehensive mutation analysis of PKD1 and PKD2 in 700 unrelated patients. Hum Mutat. 2012;33(8):1239-50.
15. Cornec-Le Gall E, Audrézet MP, Chen JM, Hourmant M, Morin MP, Perrichot R et al. Type of PKD1 mutation influences renal outcome in ADPKD. J Am Soc Nephrol. 2013;24(6):1006-13.
16. Qian F, Boletta A, Bhunia AK, Xu H, Liu L, Ahrabi AK et al. Cleavage of polycystin-1 requires the receptor for egg jelly domain and is disrupted by human autosomal-dominant polycystic kidney disease 1-associated mutations. Proc Natl Acad Sci U S A. 2002;99(26):16981-6.
17. Grantham JJ. Clinical practice. Autosomal dominant polycystic kidney disease. N Engl J Med. 2008;359(14):1477-85.
18. Sweeney WE, Avner ED. Pathophysiology of childhood polycystic kidney diseases: new insights into disease-specific therapy. Pediatr Res. 2014;75(1 a 2):148-57.
19. Grantham JJ, Torres VE, Chapman AB, Guay-Woodford LM, Bae KT, King BF et al. Volume progression in polycystic kidney disease. N Engl J Med. 2006;354(20):2122-30.
20. Hogan MC, Norby SM. Evaluation and management of pain in autosomal dominant polycystic kidney disease. Adv Chronic Kidney Dis. 2010;17(3):e1-e16.
21. Rahbari-Oskoui F, Mittal A, Mittal P, Chapman A. Renal relevant radiology: radiologic imaging in autosomal dominant polycystic kidney disease. Clin J Am Soc Nephrol. 2014;9(2):406-15.
22. Nishiura JL, Neves RF, Eloi SR, Cintra SM, Ajzen SA, Heilberg IP. Evaluation of nephrolithiasis in autosomal dominant polycystic kidney disease patients. Clin J Am Soc Nephrol. 2009;4(4):838-44.
23. Chapman AB, Bost JE, Torres VE, Guay-Woodford L, Bae KT, Landsittel D et al. Kidney volume and functional outcomes in autosomal dominant polycystic kidney disease. Clin J Am Soc Nephrol. 2012;7(3):479-86.
24. Balbo BE, Sapienza MT, Ono CR, Jayanthi SK, Dettoni JB, Castro I et al. Cyst infection in hospital-admitted autosomal dominant polycystic kidney disease patients is predominantly multifocal and associated with kidney and liver volume. Braz J Med Biol Res. 2014;47(7):584-93.
25. Chapman AB, Stepniakowski K, Rahbari-Oskoui F. Hypertension in autosomal dominant polycystic kidney disease. Adv Chronic Kidney Dis. 2010;17(2):153-63.
26. Schrier RW, Abebe KZ, Perrone RD, Torres VE, Braun WE, Steinman TI et al. Blood pressure in early autosomal dominant polycystic kidney disease. N Engl J Med. 2014;371(24):2255-66.
27. Torres VE, Abebe KZ, Chapman AB, Schrier RW, Braun WE, Steinman TI et al. Angiotensina blockade in late autosomal dominant polycystic kidney disease. N Engl J Med. 2014;371(24):2267-76.
28. Luciano RL, Dahl NK. Extrarrenal manifestations of autosomal dominant polycystic kidney disease (ADPKD): considerations for routine screening and management. Nephrol Dial Transplant. 2014;29(2):247-54.
29. Bae KT, Zhu F, Chapman AB, Torres VE, Grantham JJ, Guay-Woodford LM et al. Magnetic resonance imaging evaluation of hepatic cysts in early autosomal-dominant polycystic kidney disease: the Consortium for Radiologic Imaging Studies of Polycystic Kidney Disease cohort. Clin J Am Soc Nephrol. 2006;1(1):64-9.
30. Flahault A, Trystram D, Nataf F, Fouchard M, Knebelmann B, Grünfeld JP et al. Screening for intracranial aneurysms in autosomal dominant polycystic kidney disease is cost-effective. Kidney Int. 2018;93(3):716-26.
31. Pei Y, Obaji J, Dupuis A, Paterson AD, Magistroni R, Dicks E et al. Unified criteria for ultrasonographic diagnosis of ADPKD. J Am Soc Nephrol. 2009;20(1):205-12.
32. Pei Y, Hwang YH, Conklin J, Sundsbak JL, Heyer CM, Chan W et al. Imaging-based diagnosis of autosomal dominant polycystic kidney disease. J Am Soc Nephrol. 2015;26(3):746-53.
33. Pei Y, Watnick T. Diagnosis and screening of autosomal dominant polycystic kidney disease. Adv Chronic Kidney Dis. 2010;17(2):140-52.
34. Borràs DM, Vossen RHAM, Liem M, Buermans HPJ, Dauwerse H, van Heusden D et al. Detecting PKD1 variants in polycystic kidney disease patients by single-molecule long-read sequencing. Hum Mutat. 2017;38(7):870-9.
35. Qi XP, Du ZF, Ma JM, Chen XL, Zhang Q, Fei J et al. Genetic diagnosis of autosomal dominant polycystic kidney disease by targeted capture and next-generation sequencing: utility and limitations. Gene. 2013;516(1):93-100.
36. Torres VE, Chapman AB, Devuyst O, Gansevoort RT, Grantham JJ, Higashihara E et al. Tolvaptana in patients with autosomal dominant polycystic kidney disease. N Engl J Med. 2012;367(25):2407-18.
37. Chebib FT, Perrone RD, Chapman AB, Dahl NK, Harris PC, Mrug M et al. A Practical Guide for Treatment of Rapidly Progressive ADPKD with Tolvaptana. J Am Soc Nephrol. 2018;29(10):2458-70.
38. Wang JC, Creed C, Winklhofer FT, Grantham JJ. Water Prescription in Autosomal Dominant Polycystic Kidney Disease: A Pilot Study. Clin J Am Soc Nephrol. 2011;6(1):192-197.
39. Torres VE, Abebe KZ, Schrier RW, Perrone RD, Chapman AB, Yu AS et al. Dietary salt restriction is beneficial to the management of autosomal dominant polycystic kidney disease. Kidney Int. 2017;91(2):493-500.
40. Nowak KL, Murray K, You Z, Gitomer B, Brosnahan G, Abebe KZ et al. Pain and obesity in autosomal dominant polycystic kidney disease: a post hoc analysis of the Halt Progression of Polycystic Kidney Disease (HALT-PKD) studies. Kidney Med. 2021;3(4):536-45.
41. Nowak KL, Steele C, Gitomer B, Wang W, Ouyang J, Chonchol MB. Overweight and obesity and progression of ADPKD. Clin J Am Soc Nephrol. 2021;16(6):908-15.
42. Carriazo S, Perez-Gomez MV, Cordido A, García-González MA, Sanz AB, Ortiz A et al. Dietary Care for ADPKD Patients: Current Status and Future Directions. Nutrients. 2019;11(7).
43. Caroli A, Perico N, Perna A, Antiga L, Brambilla P, Pisani A et al. Effect of longacting somatostatina analogue on kidney and cyst growth in autosomal dominant polycystic kidney disease (ALADIN): a randomised, placebo-controlled, multicentre trial. Lancet. 2013;382(9903):1485-95.
44. Perico N, Ruggenenti P, Perna A, Caroli A, Trillini M, Sironi S et al. Octreotide-LAR in later-stage autosomal dominant polycystic kidney disease (ALADIN 2): A randomized, double-blind, placebo-controlled, multicenter trial. PLoS Med. 2019;16(4):e1002777.
45. Walz G, Budde K, Mannaa M, Nürnberger J, Wanner C, Sommerer C et al. Everolimus in patients with autosomal dominant polycystic kidney disease. N Engl J Med. 2010;363(9):830-40.
46. Serra AL, Poster D, Kistler AD, Krauer F, Raina S, Young J et al. Sirolimus and kidney growth in autosomal dominant polycystic kidney disease. N Engl J Med. 2010;363(9):820-9.
47. Hartung EA, Guay-Woodford LM. Autosomal recessive polycystic kidney disease: a hepatorenal fibrocystic disorder with pleiotropic effects. Pediatrics. 2014;134(3):e833-45.
48. Burgmaier K, Brinker L, Erger F, Beck BB, Benz MR, Bergmann C, Boyer O et al. Refining genotype–phenotype correlations in 304 patients with autosomal recessive polycystic kidney disease and PKHD1 gene variants. Kidney int. 2021;100(3)650-59.
49. Adeva M, El-Youssef M, Rossetti S, Kamath PS, Kubly V, Consugar MB et al. Clinical and molecular characterization defines a broadened spectrum of autosomal recessive polycystic kidney disease (ARPKD). Medicine (Baltimore). 2006;85(1):1-21.
50. Wolf MT, Hildebrandt F. Nephronophthisis. Pediatr Nephrol. 2011;26(2):181-94.
51. Kingswood JC, Bissler JJ, Budde K, Hulbert J, Guay-Woodford L, Sampson JR et al. Review of the Tuberous Sclerosis Renal Guidelines from the 2012 Consensus Conference: Current Data and Future Study. Nephron. 2016;133(4).
52. Samueli S, Abraham K, Dressler A, Groeppel G, Jonak C, Muehlebner A et al. Tuberous Sclerosis Complex: new criteria for diagnostic work-up and management. Wiener klinische Wochenschrift. 2015:1-12.
53. Shepherd CW, GOMEZ MR, Lie J, CROWSON CS, editors. Causes of death in patients with tuberous sclerosis. Mayo Clinic Proceedings; 1991: Elsevier.
54. Nordstrom-O'Brien M, van der Luijt RB, van Rooijen E, van den Ouweland AM, Majoor-Krakauer DF, Lolkema MP et al. Genetic analysis of von Hippel-Lindau disease. Hum Mutat. 2010;31(5):521-37.
55. Hildebrandt F, Sayer JA, Jungers P, et al. Nephronophthisis-medullary cystic and medullary sponge kidney disease. In: Schrier RW, editor. Diseases of the Kidney and Urinary Tract. 8th edn Vol. 1. Wolters kluwer health/Lippincott Williams & Wilkins; Philadelphia: 2007. pp. 478–501.
56. Bosniak MA. The Bosniak renal cyst classification: 25 years later. Radiology. 2012;262(3):781-5.
57. Israel GM, Bosniak MA. An update of the Bosniak renal cyst classification system. Urology. 2005;66(3):484-8.
58. Simms RJ, Ong AC. How simple are 'simple renal cysts'? Nephrol Dial Transplant. 2014;29Suppl 4:iv106-12.
59. Acquired cystic kidney disease in children undergoing continuous ambulatory peritoneal dialysis. Kyushu Pediatric Nephrology Study Group. American journal of kidney diseases: the official journal of the National Kidney Foundation. 1999;34(2):242-6.

PARTE 5

Fisiopatologia da Doença Renal Crônica

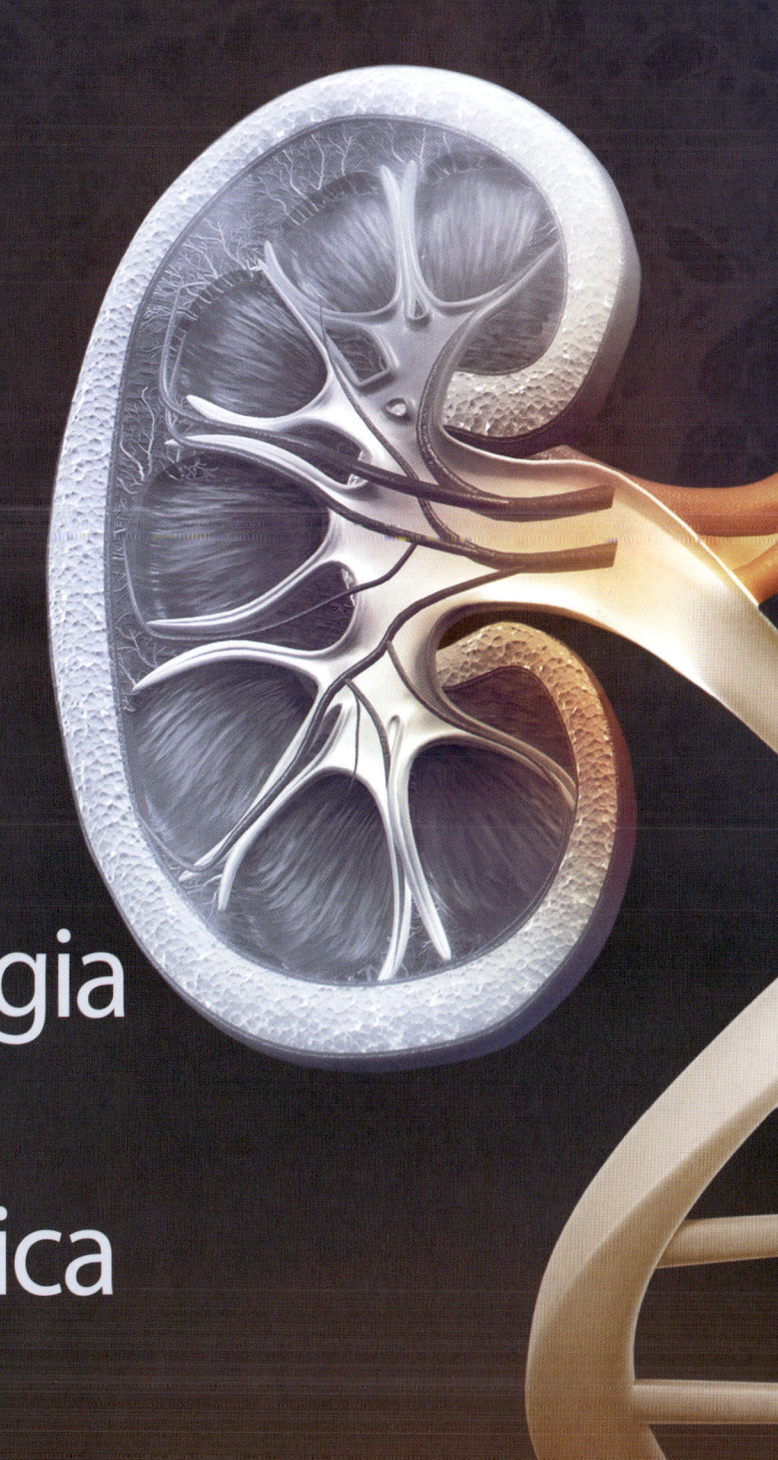

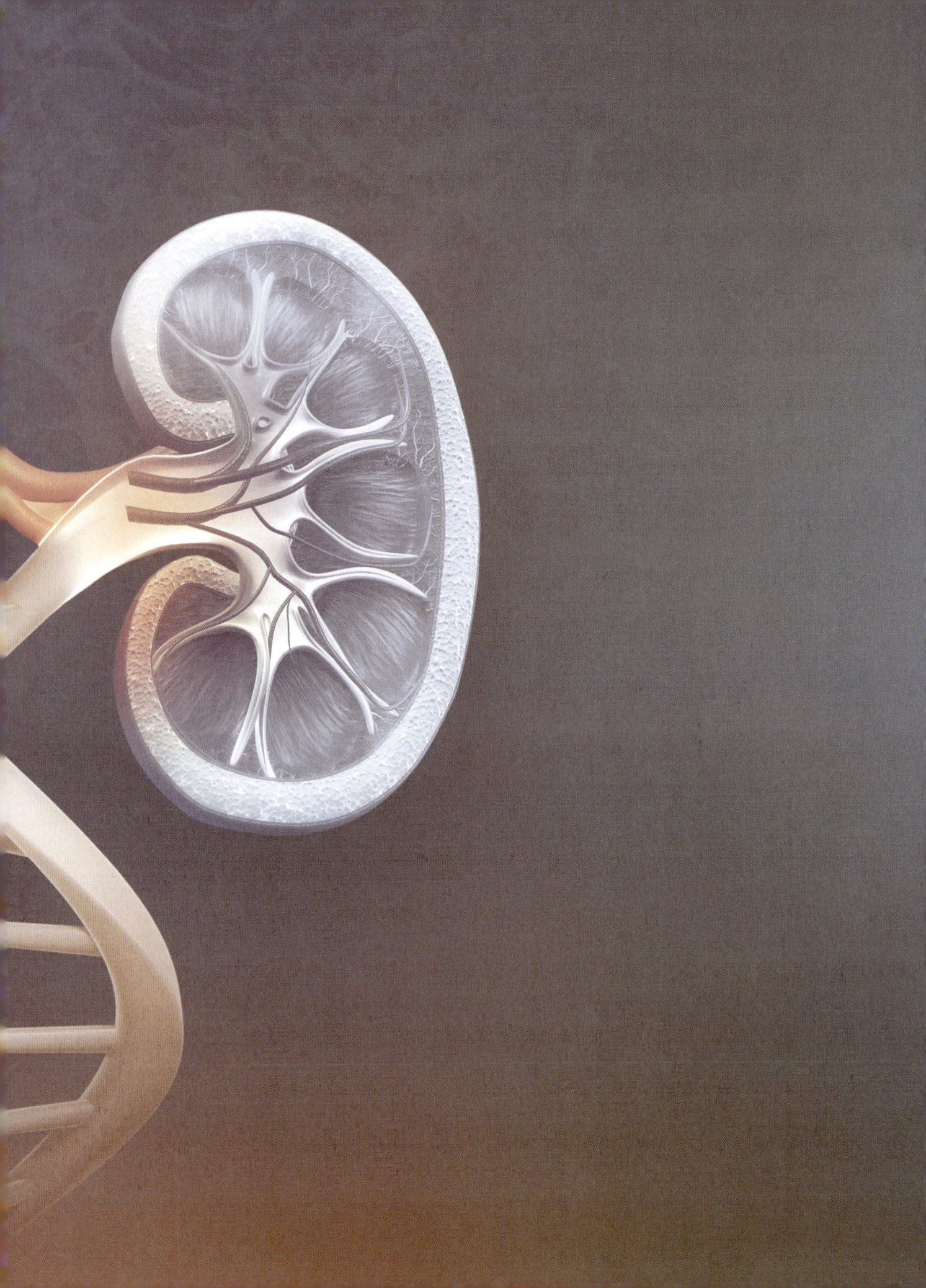

42 | Patogênese e Fisiopatologia da Doença Renal Crônica

Roberto Zatz

INTRODUÇÃO

Em meados do século XIX, Richard Bright, conceituado clínico do Guy's Hospital, em Londres, descreveu uma enfermidade caracterizada por edema e, na necropsia, pela existência de várias anomalias que, sabe-se hoje, representavam, na verdade, complicações da hipertensão arterial, como hipertrofia ventricular esquerda e hemorragias cerebrais. Além disso, os rins tinham frequentemente um aspecto "contraído e granular", uma característica atualmente conhecida do estágio terminal da doença renal crônica (DRC). Desde logo, ficou claro que a história natural da doença de Bright, nome pelo qual a DRC foi designada durante mais de um século, era a de um processo extremamente insidioso, que podia evoluir sem grandes sintomas durante muitos anos, até atingir suas fases finais. Essa observação é um tanto surpreendente quando se considera a extrema importância dos rins para a sobrevivência do organismo. Além da óbvia função de eliminar os produtos indesejáveis do metabolismo, os rins são essenciais à manutenção, dentro de limites estreitos, das dimensões e da composição físico-química do organismo: mantêm constantes o volume extracelular (VEC), a concentração de eletrólitos, o pH e a pressão osmótica do meio interno, contribuindo ainda, decisivamente, para o controle da pressão arterial. Os rins também exercem funções típicas de uma glândula endócrina, produzindo eritropoetina e a forma ativa da vitamina D.

A importância crucial dos rins fica ainda mais clara quando se observam as consequências da interrupção abrupta da função renal, como após um choque hemorrágico prolongado (ver Capítulo 19): há retenção de uma quantidade enorme de excretas como a ureia, acúmulo de fluidos, acidose e hipercalemia. Se não houver recuperação rápida, e na ausência de terapia de substituição renal (diálise ou transplante), há um alto risco de evolução a óbito em poucos dias. Como explicar então que, nas várias formas de DRC, o indivíduo siga assintomático durante anos enquanto seus rins são paulatinamente destruídos?

Sabe-se hoje que uma das explicações para essa evolução tão arrastada repousa sobre uma propriedade fundamental do parênquima renal: embora os rins sejam indispensáveis à sobrevivência do organismo, sua capacidade funcional é vastamente superior ao mínimo necessário. Isso torna possível que seres humanos, cães e ratos possam manter-se vivos com 10% ou menos de sua função renal normal quando sua massa renal é drasticamente reduzida por processos mórbidos ou por retirada cirúrgica. Contudo, a capacidade de manter níveis funcionais apropriados em face de uma redução considerável da massa renal decorre em grande parte de outra propriedade básica do néfron: as unidades remanescentes conseguem se adaptar a essa condição, multiplicando em várias vezes sua capacidade de funcionamento.

Essa questão fica bastante clara quando se analisa o comportamento da taxa de filtração glomerular por néfron (FPN) em face de reduções progressivas do parênquima renal em ratos.[1] Enquanto a FPN normal é de cerca de 45 nℓ/min (45 ± 10^{-9} ℓ/min) em ratos normais, seu valor sobe a cerca de 60 nℓ/min em ratos submetidos a uninefrectomia, podendo chegar ao triplo do normal após a retirada de 5/6 do parênquima renal (Figura 42.1). Esse aumento decorre de uma profunda alteração da dinâmica glomerular (Figura 42.2). Em ratos normais, a pressão efetiva de ultrafiltração (correspondente à área compreendida entre as duas linhas na Figura 42.2) gira em torno de 10 mmHg, com um gradiente hidráulico de 40 mmHg e um fluxo plasmático glomerular inicial de 140 nℓ/min. Após a ablação de 5/6 do parênquima renal, o fluxo plasmático renal passa a 250 nℓ/min, enquanto o gradiente hidráulico vai a mais de 50 mmHg, fazendo com que a pressão efetiva de ultrafiltração ultrapasse 30 mmHg, ou três vezes o valor normal (Figura 42.2).

> **⚠ PONTOS-CHAVE**
> - Os rins são capazes de adaptar-se à perda crônica de néfrons
> - Na DRC, a homeostase é mantida até fases avançadas.

TEORIA DO NÉFRON INTACTO

A função tubular sofre adaptação intensa em indivíduos com DRC progressiva, processo que se tornou mais claro a partir dos experimentos realizados por Bricker et al. e Dorhout-Mees et al. na década de 1960.[2,3] Esses investigadores utilizaram um modelo engenhoso de lesão unilateral em cães, com três fases distintas (Figura 42.3). Na primeira, ambos os rins estavam intactos, possibilitando a determinação independente da função de cada um por meio da canulação individual dos ureteres. Na segunda, induzia-se no rim esquerdo uma nefropatia crônica; nessa fase, o rim intacto arcava com as funções habitualmente desempenhadas pelos dois rins, cabendo ao rim doente apenas uma pequena

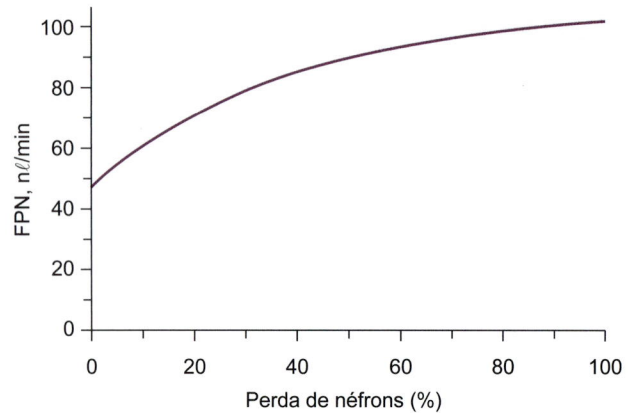

Figura 42.1 Representação esquemática da elevação da taxa de filtração por néfron (FPN) em função da perda de néfrons.

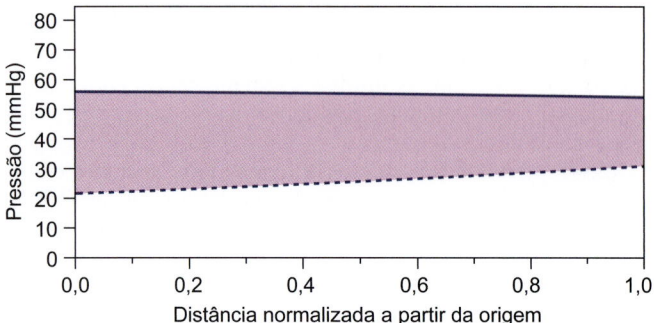

Figura 42.2 Representação esquemática da dinâmica glomerular em condições normais (*linhas tracejadas*) e após a retirada de 85% do parênquima renal. A linha superior representa a diferença de pressão hidráulica transcapilar (ΔP), e a inferior demonstra a pressão coloidosmótica intracapilar ($\Delta \pi$). A *área colorida* compreendida entre as duas curvas representa a pressão efetiva de ultrafiltração (P_{UF}).

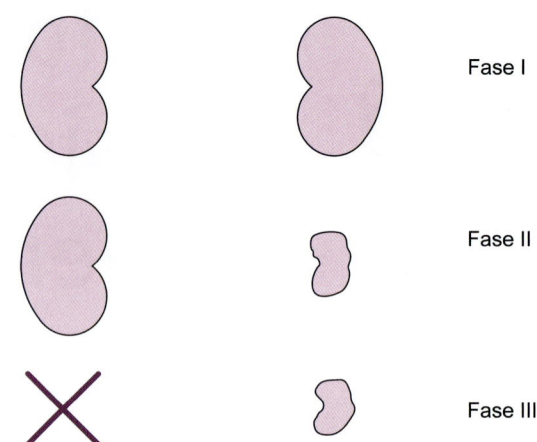

Figura 42.3 Representação esquemática do procedimento adotado nos experimentos de Bricker. (Adaptada, com autorização, de Malnic e Marcondes, 1972.)[4]

parcela dessa tarefa. Na terceira fase, o rim normal era removido, passando a recair sobre o rim lesado a totalidade das funções de manutenção da homeostase. Quando se mediu a taxa de filtração glomerular (TFG) em cada um dos rins na segunda fase, verificou-se que, conforme esperado, o rim lesado apresentava uma TFG muito inferior à do rim-controle (Figura 42.4).[2]

Mediu-se também, nesses animais, a taxa de excreção de amônio, que funcionava como uma medida da função tubular desses rins.[2] Também de acordo com as expectativas, a taxa de excreção de amônio era muito menor no rim doente. No entanto, quando se expressava a taxa de excreção de amônio como uma fração da TFG, encontravam-se valores bastante semelhantes nos dois rins, indicando que o rim lesado era capaz de ajustar-se à doença. Isso ficou ainda mais claro quando se procedeu à retirada do rim normal (na terceira fase). Nessas circunstâncias, observou-se um aumento de 50% da TFG, e a taxa de excreção de amônio aumentou em 100%, indicando que cada néfron aumentava sua própria taxa de excreção de tal modo que, no conjunto, o tecido renal remanescente era capaz de compensar a taxa de produção de ácido fixo pelo organismo (ver Capítulo 5, *Acidificação Urinária*). Em um primeiro momento, Bricker et al.[2] interpretaram esses achados de acordo com o seguinte raciocínio:

- Seria improvável que néfrons muito lesados pela doença crônica participassem de uma adaptação funcional tão vasta e complexa quanto a que haviam demonstrado parcela dessa tarefa. Na terceira fase, o rim normal era removido,

- Os resultados obtidos em cães com nefropatia unilateral sugeriam que somente os néfrons não atingidos pela doença contribuíam para a função renal global, sendo desprezível a participação dos néfrons lesados.

Em outras palavras, a notável adaptação observada constituía, segundo Bricker,[5] o resultado do ajuste, mais ou menos em uníssono, de uma reduzida população de néfrons poupados do processo mórbido. Essa teoria foi chamada "teoria do néfron intacto", aceita durante alguns anos pela maioria dos investigadores nessa área. Após algum tempo, porém, a teoria do néfron intacto precisou ser revista. Embora seja verdade que, nas DRCs, muitos néfrons estão excessivamente comprometidos para poder contribuir para a função renal, também é perfeitamente possível uma participação, ainda que mais modesta, dos néfrons apenas parcialmente atingidos. Na verdade, experimentos posteriores demonstraram que a indução de nefropatias crônicas leva a uma enorme variação das taxas de filtração glomerular por néfron. Não obstante, quando se estudaram néfrons individuais por micropunção, a atividade tubular (p. ex., a reabsorção proximal de sódio) e a FPN mantinham-se na mesma proporção: quando, por exemplo, a FPN caía a 10% do normal, também a taxa de reabsorção proximal de sódio se reduzia a 10% (do normal). Em néfrons com FPN duas vezes superior ao normal, a taxa de reabsorção de sódio também dobrava, e assim por diante.[6]

Por motivos como esses, o próprio Bricker viria a modificar, já em fins da década de 1960, o enunciado da hipótese que elaborara.[5] De acordo com a nova formulação, os néfrons que contribuem para a função renal mantêm a proporção entre carga excretada e carga filtrada mesmo diante de uma enorme heterogeneidade funcional. Em outras palavras, a própria denominação "teoria do néfron intacto" deixou de ser apropriada, embora tenha curiosamente sobrevivido até os dias atuais. Bricker[5] observava, ainda, que essa proporção entre glomérulo e túbulo pode se alterar, "atendendo às mutáveis necessidades do organismo". O que queria dizer isso? É preciso voltar ao modelo de nefropatia unilateral estudado por Bricker. Na terceira fase do modelo, após a retirada do rim saudável, a taxa de excreção de amônio elevava-se desproporcionalmente à elevação da TFG. De acordo com o novo enunciado da teoria de Bricker, os néfrons remanescentes do rim lesado mantinham uma proporcionalidade entre função

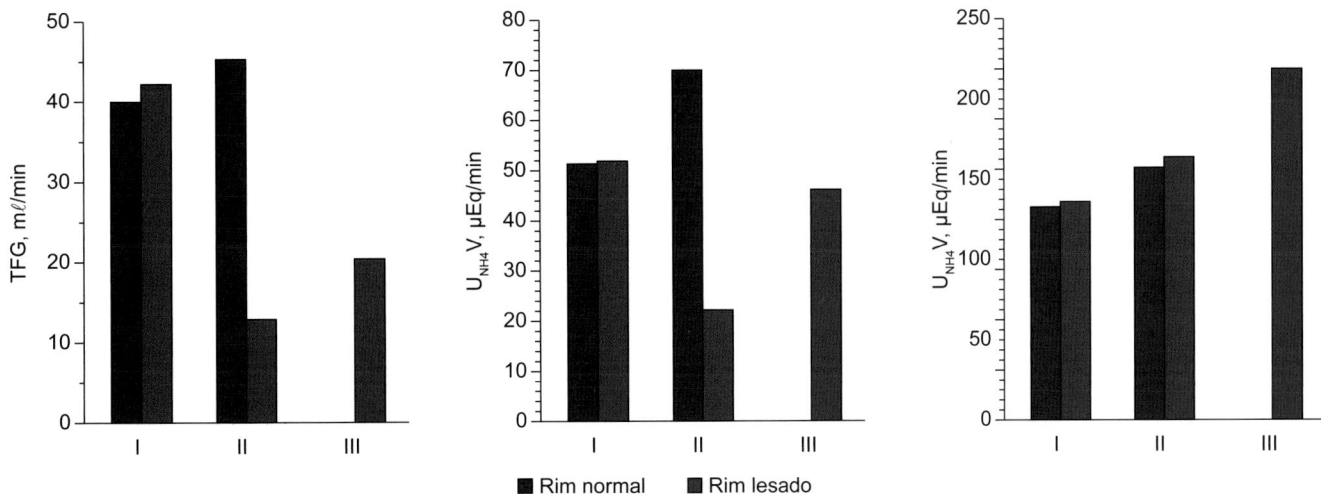

Figura 42.4 Taxa de filtração glomerular (TFG), excreção de amônio em valor absoluto ($U_{NH4}V$) e fracionada pela TFG ($U_{NH4}V/TFG$) em cães com doença renal crônica experimental. (Adaptada de Dorhout-Mees et al., 1966.)[3]

glomerular e tubular, mas a constante de proporcionalidade aumentava em favor dos túbulos, indicando que a sobrecarga funcional a esses últimos era maior. Qual seria a razão para esse comportamento? E o que teria isso a ver com as necessidades do organismo?

MECANISMOS DE ADAPTAÇÃO DO NÉFRON À PERDA PROGRESSIVA DE MASSA RENAL

Considere-se, em primeiro lugar, o que acontece nos glomérulos. Conforme descrito anteriormente (ver Figura 42.1), a FPN aumenta nos modelos experimentais de DRC, como a ablação de 5/6 do parênquima renal. Esse aumento ocorre à custa de uma elevação simultânea do fluxo plasmático glomerular e da diferença de pressão hidráulica transcapilar (ΔP). Ambas as alterações dependem de adaptações, como a dilatação das arteríolas glomerulares, com predomínio da vasodilatação aferente. É evidente essa dilatação tem um limite máximo. Isso significa que tanto ΔP quanto o fluxo plasmático glomerular inicial (Q_A) tendem a um valor máximo. Em outras palavras, o valor da FPN tem um teto, correspondente (no rato, em que tais medidas são possíveis) a cerca de três vezes o valor normal. E quanto à função tubular? Tome-se como exemplo a excreção de amônio. Como se sabe, o íon amônio (NH_4^+) é formado no túbulo proximal como parte do processo de acidificação de urina (ver Capítulo 5, *Acidificação Urinária*). A excreção de NH_4^+ deve necessariamente corresponder às necessidades do organismo, que gera ácido fixo continuamente e precisa eliminá-lo. A produção de ácido fixo pelo organismo não se reduz nas DRCs. Portanto, para que o organismo continue a eliminar a mesma quantidade de ácido dispondo de um número reduzido de néfrons, é necessário que, em cada néfron remanescente, a taxa de produção de amônio seja superior à normal.[7] A taxa de excreção urinária de NH_4^+ por néfron aumenta na proporção necessária para que o tecido renal (i. e., o conjunto de néfrons sobreviventes) compense exatamente a produção de ácido fixo pelo organismo. Em outras palavras, é a necessidade do organismo, determinada por sua taxa metabólica, que ditará a taxa de excreção urinária de NH_4^+. Portanto, enquanto a FPN aumenta tanto quanto possível fisicamente, a secreção de NH_4^+ por néfron remanescente aumentará conforme o necessário. Obviamente, aqui também existe um limite: se a destruição de parênquima renal for suficientemente extensa, chega-se a um ponto em que não mais é possível aumentar a produção de NH_4^+, e o indivíduo passa a acumular H^+. É por essa razão que, nas fases mais avançadas da DRC, os pacientes apresentam-se em acidose metabólica.

> **⚠ PONTOS-CHAVE**
>
> Na doença renal crônica:
> - Há uma enorme variação das taxas de filtração por néfron nas unidades remanescentes
> - A taxa de filtração por néfron aumenta tanto quanto possível fisicamente
> - A função tubular aumenta na medida exata necessária para atender às necessidades do organismo, até atingir o limite permitido pela capacidade funcional de suas células.

CONCEITO DE BALANÇO E SUA MANUTENÇÃO NA DOENÇA RENAL CRÔNICA | BALANÇO DE SÓDIO

Os conceitos já discutidos aqui com relação à secreção de NH_4^+ valem para praticamente todas as funções tubulares. No entanto, eles se tornam ainda mais claros quando se considera a excreção de solutos como sódio e potássio, cuja concentração plasmática deve permanecer constante e cuja eliminação se faz quase exclusivamente pelos rins. Para compreender plenamente o que ocorre com esses íons na DRC, é fundamental rever o conceito de **balanço**. Em uma situação estacionária, que é como se apresentam ao clínico tanto os indivíduos saudáveis quanto os portadores de DRC, ingestão e excreção devem equivaler-se, ou haveria acúmulo/depleção desses íons. Em outras palavras, o organismo mantém-se **em balanço** com relação a eles. Como, em geral, os hábitos alimentares variam pouco, a ingestão desses íons tende a permanecer constante a longo prazo. Portanto, para que o balanço se mantenha, a excreção urinária (para simplificar, considere-se desprezível a excreção fecal ou pelo suor) deve permanecer igual à ingestão, o que exige profunda adaptação dos néfrons remanescentes: a **fração excretada** (ou seja, o quociente entre taxa de excreção urinária e carga filtrada)[a] de cada um dos solutos regulados eliminados pelos rins é uma função inversa da TFG, conforme ilustrado na Figura 42.5 (atenção: a TFG representa o ritmo de filtração dos rins como um todo, não por néfron). Ao contrário da FPN, a TFG **cai** progressivamente na DRC, de tal modo que, com uma redução dessa taxa a 50% do normal, a fração excretada do soluto dobra; com uma redução a 10% do normal, a fração excretada eleva-se em 10 vezes, e assim por diante. Como o decréscimo da TFG corresponde a uma queda do número de néfrons, é evidente que, à medida que a doença avança, a quantidade de soluto excretada por néfron aumenta, desde que, como é habitual, sua taxa de ingestão permaneça constante. Esse fenômeno tem importantes implicações fisiopatológicas. Considere-se, por exemplo, a regulação da excreção de sódio. Em um indivíduo normal, com dois rins, 2×10^6 néfrons e uma TFG de 120 mℓ/min, uma taxa de ingestão de cloreto de sódio de 10 g/dia, equivalente a 150 mmol/dia do íon sódio, é perfeitamente balanceada por uma taxa de excreção urinária de igual valor, correspondente a uma fração de excreção muito baixa, de cerca de 0,6% (excreção de 150 mmol/dia para uma carga filtrada de 24.000 mmol/dia). Em condições normais, cerca de 90% da carga de sódio filtrada nos glomérulos é reabsorvida no túbulo proximal (cerca de 65%) e na alça de Henle (cerca de 25%). Como o túbulo distal absorve outros 7%, restam apenas 3% da carga filtrada de sódio ao ducto coletor. Assim, esse segmento consegue facilmente efetuar um ajuste fino da excreção de sódio, por exemplo, reabsorvendo 2,4% da carga filtrada e rejeitando 0,6% restante, o que constitui precisamente a fração excretada de sódio no exemplo citado.[8] Se o indivíduo passar a ingerir 20 g/dia de sódio (300 mmol de Na), uma taxa excessiva até mesmo para os padrões habituais no Brasil, o ducto coletor ainda assim consegue manter o balanço de sódio simplesmente reabsorvendo 1,8% e excretando 1,2% da carga filtrada (excreção de 300 mmol para uma carga filtrada de 24.000). Inversamente, se a taxa de ingestão cair a 2 g/dia (30 mmol/dia), a fração excretada de sódio será de apenas 0,12% (30/24.000); para isso, o ducto coletor precisa aumentar sua taxa de reabsorção para 2,88%. Esses ajustes finos requerem alterações sutis, praticamente imperceptíveis, do VEC. Em condições normais, esse mecanismo de sintonia fina dá conta de praticamente qualquer variação na ingestão de sódio, desde as exageradas, como em certas regiões do Japão, onde pode chegar a 300 mmol/dia, até as baixíssimas, como a dos índios Ianomâmis. Se, no entanto, a TFG sofrer uma queda muito acentuada, esse controle pode se tornar problemático. Se, por exemplo, a TFG cair a 50% do normal (60 mℓ/min), mantendo-se a taxa de ingestão de sódio no valor habitual de 150 mmol/dia, a fração de excreção de sódio irá a 1,2% para manter o balanço (150 mmol/dia a serem excretados, enquanto a carga filtrada de sódio cai a 12.000 mmol/dia em razão da queda da TFG). Mesmo assim, o ducto coletor é capaz de adaptar-se facilmente a essa

[a]A carga filtrada (CF) é calculada como CF = TFG × [Na$^+$], em que [Na$^+$] é a concentração plasmática de sódio. Para uma [Na$^+$] de 140 mmol/ℓ e uma TFG de 120 mℓ/min, a carga filtrada será de 120 × 140/1.000 = 16,8 mmol/min ou cerca de 24.000 mmol/dia. Em condições estacionárias, sem sudorese significativa, a carga excretada (CE) equivale à taxa de ingestão. Se esta for de 150 mmol/dia, a fração de excreção (FE%) será igual a 150/24.000, cerca de 0,6%.

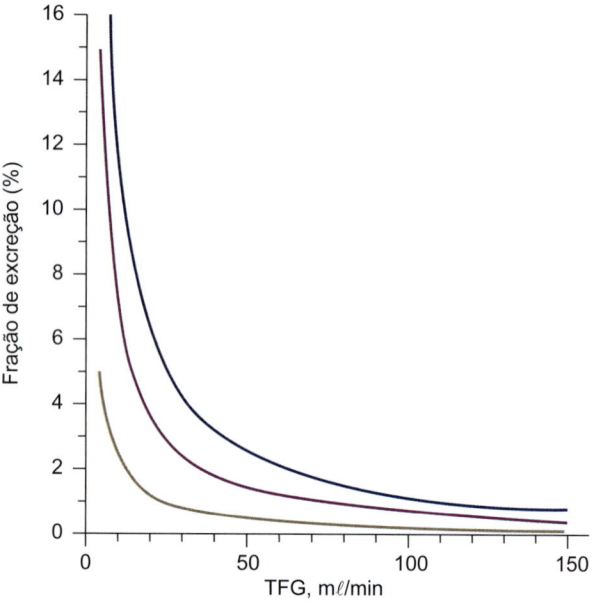

Figura 42.5 A fração de excreção de qualquer soluto é uma função inversa da taxa de filtração glomerular (TFG).

situação, rejeitando 1,8% da carga filtrada de sódio. Quedas ainda maiores da TFG, no entanto, tornam o funcionamento desse mecanismo cada vez mais difícil, obrigando à participação de outros segmentos do néfron.

> **⚠ PONTOS-CHAVE**
>
> - O balanço de sódio é mantido até as fases terminais da DRC
> - A fração excretada de sódio é inversamente proporcional à TFG
> - Com frações de excreção de sódio baixas, a excreção de sódio pode ser ajustada exclusivamente no ducto coletor
> - Frações de excreção de sódio mais altas exigem a participação de outros segmentos do néfron na regulação da excreção de sódio

MECANISMO DE *TRADE-OFF*

Se o processo de DRC estiver muito avançado, é necessário elevar ainda mais a fração de excreção (FE) de sódio. Se a TFG já estiver reduzida, por exemplo a 25% do normal, a FE$_{Na}$ terá de subir a 2,4%. Isso exige que o túbulo coletor rejeite quase todo o seu aporte de sódio e que a reabsorção de sódio seja deprimida também em outros segmentos do néfron. Para que tal adaptação se processe, é necessário que haja certo grau de expansão (que já pode ser clinicamente perceptível) do VEC. Quando a TFG se reduz ainda mais, o ajuste da taxa de excreção de sódio exclusivamente pelo ducto coletor torna-se evidentemente impossível, tornando obrigatória uma expansão cada vez mais acentuada do VEC para forçar uma rejeição de sódio cada vez maior nas porções mais proximais do néfron. Na verdade, a expansão de VEC, com desenvolvimento de hipertensão e, às vezes, com formação de edema, é um preço que o organismo paga para manter o balanço de sódio em face de uma massa renal diminuída. Esse conceito de preço a pagar é mais conhecido por sua designação em inglês, *trade-off* (que poderia ser traduzido por algo como "toma lá, dá cá", "barganha" ou "negociação"). O *trade-off* é um dos mecanismos básicos de adaptação às nefropatias crônicas, aplicando-se não apenas ao processamento de sódio, mas também ao de água e de vários outros íons, como se verá adiante.[9]

A relação inversa entre a fração de excreção de sódio e a TFG está representada pela *linha roxa* na Figura 42.5. A situação pode agravar-se, com expansão ainda maior do VEC, se a ingestão de sódio for mais alta que o habitual, conforme ilustrado pela *linha azul* na Figura 42.5. Por exemplo, uma TFG de 20 mℓ/min exige uma fração de excreção de 4% para o sódio, o que já requer uma expansão considerável do VEC mesmo que a taxa de ingestão de sódio não ultrapasse 150 mmol/dia. Se essa taxa passar a 300 mmol/dia, será necessário elevar a fração de excreção de sódio a 8%, o que exige uma expansão muito maior do VEC, com graves consequências clínicas.

Assim como a ingestão excessiva de sódio agrava a expansão do VEC na DRC, é possível facilitar a excreção de sódio reduzindo sua taxa de ingestão (*linha amarela* na Figura 42.5). Na verdade, essa é uma das medidas terapêuticas adotadas nas fases mais avançadas da DRC. No entanto, é preciso compreender que as alterações fisiopatológicas impostas pela redução crônica da massa renal terminam por limitar progressivamente a capacidade do rim de adaptar-se não apenas ao excesso, mas também à escassez de sódio, como ocorre em pacientes com diarreia e vômitos intensos, ou mesmo naqueles submetidos a tratamento prolongado com diuréticos. Em condições normais, os rins são capazes de reduzir a quase zero, se necessário, a excreção urinária de sódio (como no caso dos índios Ianomâmis). Para economizar sódio a tal ponto, o néfron utiliza-se da capacidade do túbulo coletor de transportar solutos contra gradientes eletroquímicos acentuados. Essa atividade torna-se extremamente difícil quando o túbulo coletor é inundado com a enorme sobrecarga de sódio decorrente do aumento da filtração por néfron e da rejeição de sódio nos segmentos anteriores (túbulo proximal e porção espessa da alça de Henle). Por essa razão, o paciente com DRC pode, às vezes, apresentar um aparente agravamento de sua condição em decorrência de um processo de desidratação (com queda da TFG por hipoperfusão) que não ocorreria tão facilmente em um indivíduo normal. Essa inflexibilidade no processamento renal de sódio também faz parte do preço a pagar pela manutenção da homeostase na DRC, enquadrando-se, assim, no conceito de *trade-off*.

> **(!) PONTOS-CHAVE**
>
> A manutenção do balanço de sódio na DRC tem um preço:
> - Há uma necessidade crescente de expandir o volume extracelular
> - O organismo tende a tolerar mal tanto a ingestão excessiva de sódio quanto a deficiente.

BALANÇO DE ÁGUA

A mesma disfunção que tanto dificulta a adaptação dos rins a variações na ingestão de sódio também leva a uma limitação acentuada da capacidade de concentrar a urina e de manter a tonicidade do meio interno. Para manter-se em funcionamento, o sistema de contracorrente medular, essencial à geração de urina hipertônica, exige um fluxo intratubular adequado, nem muito alto nem muito baixo.[10] Como a FPN aumenta muito na DRC, e a expansão do VEC deprime a reabsorção tubular de água e sódio, todos os segmentos do néfron acabam recebendo fluxos muito mais altos que o habitual, o que dificulta a manutenção do gradiente osmótico corticomedular. Também contribuem para limitar a concentração da urina a desorganização estrutural e a fibrose que acompanham a DRC, já que o sistema de contracorrente medular depende, para o seu funcionamento, de um arranjo anatômico preciso e altamente especializado. Em consequência dessa limitada capacidade de concentrar a urina, o paciente com DRC pode sofrer uma desidratação hipertônica em situações que seriam perfeitamente toleradas por um indivíduo normal, como uma privação temporária de água em um dia muito quente.

A capacidade renal de diluir a urina também é comprometida na DRC. É fácil entender o motivo dessa limitação ao se ter em mente que o volume urinário máximo corresponde a cerca de 10% da TFG. Se a função renal for normal, com TFG de 120 mℓ/min, ou 170 ℓ/dia, o fluxo urinário pode chegar, em condições extremas, a 170 × 0,1 = 17 ℓ/dia, possibilitando que até mesmo pacientes com distúrbios do centro da sede, os quais ingerem compulsivamente quantidades enormes de água, mantenham-se em balanço hídrico. Já em um paciente com DRC avançada, com TFG de 20 mℓ/min, por exemplo, o fluxo urinário máximo não ultrapassa 20 × 0,10 = 2 ℓ/dia (talvez um pouco superior em razão da alta FPN), o que pode levar a um balanço positivo de água e a uma intoxicação hídrica até mesmo com pequenos excessos na ingestão de líquidos. A limitação imposta pela DRC está ilustrada na Figura 42.6: a *região roxa* representa a faixa de osmolalidades urinárias geralmente observadas em pacientes com DRC avançada. É fácil perceber que tal paciente não poderá cometer grandes exageros em sua ingestão hídrica, mas também não poderá privar-se de líquidos por muito tempo. Voltando-se novamente à questão do preço a pagar: para atenuar a perda da TFG e manter o balanço de sódio, os rins são obrigados a sacrificar também, ainda que em parte, sua capacidade de regular a excreção de água e manter o balanço hídrico.

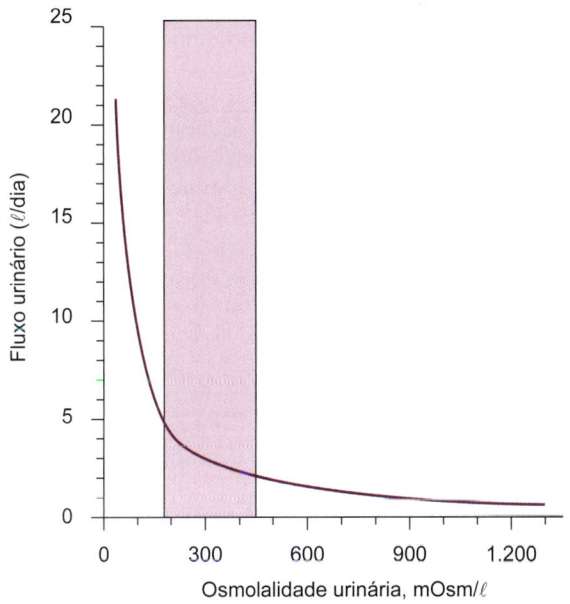

Figura 42.6 Representação esquemática da relação entre fluxo e concentração urinários. A área roxa representa a faixa de osmolalidades urinárias (e de fluxos urinários) tipicamente observadas em pacientes com doença renal crônica.

> **PONTOS-CHAVE**
> - A capacidade de concentrar e a de diluir a urina diminuem progressivamente na DRC
> - Consequentemente, a manutenção do balanço hídrico é dificultada, facilitando o estabelecimento de desidratação hipertônica ou de intoxicação hídrica em circunstâncias que seriam facilmente toleradas por indivíduos com função renal normal.

BALANÇOS DE POTÁSSIO E DE ÁCIDO NA DOENÇA RENAL CRÔNICA

Conforme observado anteriormente, o mecanismo de *trade-off* nas nefropatias crônicas estende-se a vários outros aspectos da função renal além da manutenção do balanço de sódio e de água. Por exemplo, a excreção de potássio fica limitada na DRC, uma vez que a excreção desse íon somente pode ser regulada pelos rins. Os néfrons remanescentes são capazes de secretar e excretar quantidades enormes de potássio, que podem até mesmo, conforme a taxa de ingestão, superar a carga filtrada do íon. Para que isso ocorra, e para que se mantenha o balanço de potássio, no entanto, é necessário que seus níveis séricos se elevem após uma refeição, especialmente se esta incluir quantidades apreciáveis de alimentos ricos em potássio (p. ex., frutas e verduras). Pequenas elevações da concentração plasmática de potássio são em geral bem toleradas, mas elevações maiores podem provocar consequências sérias, a mais importante das quais o desenvolvimento de arritmias cardíacas. Um mecanismo adaptativo importante é o aumento da produção de aldosterona, que tem como um de seus principais efeitos o aumento da secreção de potássio no segmento de conexão e no ducto coletor. O hiperaldosteronismo traz três inconvenientes sérios: 1) dificulta ainda mais a excreção de sódio, em vista do efeito retentor de sódio da aldosterona; 2) agrava a fibrose renal característica da DRC, uma vez que a aldosterona estimula a produção de colágeno (pelo mesmo motivo, ocorre também fibrose miocárdica); 3) limita o uso de diuréticos retentores de potássio e de medicamentos que deprimem o sistema renina-angiotensina-aldosterona, como os inibidores da enzima conversora de angiotensina 1 e os bloqueadores do receptor da angiotensina 2. Esse conjunto de inconvenientes associado às adaptações da excreção de potássio à DRC ilustra, mais uma vez, o conceito de *trade-off*.

A adaptação do organismo ao acúmulo de ácido fixo na DRC é outro exemplo de como funciona o mecanismo de *trade-off*. Conforme já observado, a excreção de NH_4^+ por néfron aumenta proporcionalmente à medida que a doença avança.[7] Há, no entanto, um limite para esse aumento, determinado pela disponibilidade de enzimas, substrato e cofatores necessários à biossíntese de NH_4^+. Quando esse limite é atingido, qualquer queda ulterior no número de néfrons faz diminuir a eliminação renal de NH_4^+ (e, portanto, de ácido fixo), levando, assim, a um acúmulo de ácido no organismo. Na ausência de alternativas, o excesso de ácido fixo acaba sendo tamponado pelo tecido ósseo, contribuindo para a sua progressiva descalcificação. Esse processo de desmineralização óssea, denominado "osteomalácia", que pode ser causado por outros fatores além da acidose, desencadeia um enfraquecimento do esqueleto, com consequente predisposição a fraturas. A osteomalácia é, também, um preço imposto ao organismo para a manutenção da homeostase na DRC. Há outros, também envolvendo dano ao esqueleto (ver adiante).

> **PONTOS-CHAVE**
> - O desenvolvimento de hipercalcemia, transitória ou permanente, é necessário para a manutenção do balanço de potássio na DRC
> - A manutenção do balanço de ácido é possível enquanto os túbulos conseguem aumentar sua excreção de amônio para compensar a perda de néfrons
> - Quando essa capacidade chega ao máximo, estabelece-se um balanço positivo de ácido fixo, que é tamponado pelos ossos, com consequente descalcificação.

BALANÇOS DE CÁLCIO E DE FÓSFORO | DISTÚRBIO MINERAL ÓSSEO DA DOENÇA RENAL CRÔNICA (DMO-DRC)

Infelizmente, a osteomalácia não é o único processo de agressão ao tecido ósseo a ocorrer na DRC. Conforme já observado aqui, os rins exercem algumas funções endócrinas, uma das quais a biossíntese da forma ativa da vitamina D [1,25-$(OH)_2$ vitamina D, ou calcitriol], a partir de um precursor sintetizado no fígado. Na DRC, a perda progressiva de massa renal resulta em uma queda dos níveis circulantes de calcitriol e, portanto, em uma drástica redução da absorção intestinal de cálcio. A consequente tendência à hipocalcemia leva ao estabelecimento de um quadro de **hiperparatireoidismo secundário**, que possibilita manter o cálcio plasmático em níveis normais, ou pouco reduzidos, à custa de uma mobilização das reservas ósseas e do estabelecimento de um balanço negativo de cálcio.[11] Portanto, o preço dessa adaptação é uma progressiva descalcificação óssea, uma vez que o paratormônio (PTH) buscará, no reservatório ósseo, o cálcio que deveria provir da absorção intestinal.

Os pacientes com DRC avançada, especialmente aqueles já dependentes de diálise crônica, apresentam grande retenção de fosfato (Figura 42.7), visto que a taxa de excreção desse íon é grosseiramente proporcional à TFG, enquanto sua absorção intestinal é muito menos dependente de vitamina D do que a de cálcio. O hiperparatireoidismo secundário que acompanha a DRC, estimulado também pela própria retenção de fosfato, atenua o problema inibindo o cotransportador sódio-fosfato existente na membrana luminal do túbulo proximal, facilitando, assim, a excreção do íon. Em anos recentes, descobriu-se que a excreção de fosfato é também estimulada por **fosfatoninas**. Essas proteínas, a mais conhecida das quais é o fator de crescimento de fibroblastos 23 (FGF-23), também inibem a reabsorção de fosfato no túbulo proximal, provocando fosfatúria.[12] Há evidências de que o estímulo à produção do FGF-23 se inicia em fases precoces da DRC e se exacerba à medida que a DRC progride e cresce a necessidade de aumentar a taxa de excreção de fosfato por néfron remanescente. Um complicador adicional é o efeito inibidor do FGF-23 sobre a produção renal de calcitriol, que acentua a tendência à hipocalcemia e termina por agravar o hiperparatireoidismo secundário desses pacientes.

A elevação dos níveis séricos de fosfato faz aumentar o produto cálcio × fosfato. Acima de um valor máximo (em torno

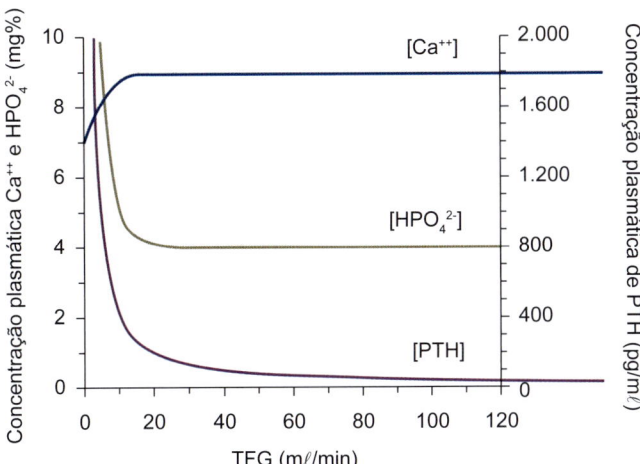

Figura 42.7 Representação esquemática do comportamento, na DRC, das concentrações plasmáticas de cálcio ([Ca^{++}]), fosfato ([HPO$_4^{2-}$]) e paratormônio ([PTH]) conforme a TFG é reduzida. A concentração plasmática do FGF-23 tende a seguir uma curva semelhante à do PTH, provavelmente com elevação mais precoce.

de 55 mg^2/dℓ, embora haja controvérsia a respeito), aumentos ulteriores da fosfatemia provocam uma queda recíproca na concentração plasmática de cálcio, estimulando ainda mais a secreção de PTH e agravando ainda mais o hiperparatireoidismo.[2] A ação combinada dessas anomalias – carência de vitamina D, hiperparatireoidismo secundário, acidose e hiperfosfatemia –, associada a alguns mecanismos intrínsecos ao próprio tecido ósseo, leva a uma osteopatia característica, denominada "distúrbio mineral ósseo da doença renal crônica" (DMO-DRC). Em grande parte, portanto, o DMO-DRC resulta da ação de um mecanismo – ou de vários mecanismos combinados – de *trade-off*.

Uma parcela dos pacientes com DRC desenvolve adinamia óssea, ou **doença óssea adinâmica**, na qual, em vez de reabsorção óssea exacerbada, observa-se uma falta de renovação do tecido ósseo. Como essa renovação é essencial para que os ossos se amoldem continuamente em resposta a estímulos mecânicos, o resultado é um aumento da fragilidade do esqueleto, com o surgimento de dores ósseas e fraturas patológicas. A patogênese da doença óssea adinâmica é atualmente incerta.

Outra consequência do distúrbio do metabolismo de cálcio na DRC avançada ou terminal é a precipitação de fosfato de cálcio em tecidos não ósseos quando o produto cálcio × fosfato no plasma se torna excessivamente alto.[13] Esse processo pode ter consequências especialmente graves quando essa deposição se dá nas paredes vasculares, facilitando a obstrução coronariana, um dos principais fatores de mortalidade em pacientes com DRC avançada. Quando a precipitação de fosfato de cálcio ocorre no próprio tecido renal, desenvolve-se um processo de **nefrocalcinose**, no qual a deposição de sais de cálcio associa-se a um processo inflamatório que leva à destruição de parênquima e agrava ainda mais o próprio quadro de DRC. A calcificação de tecidos não ósseos é uma consequência da hiperfosfatemia, inevitável nesses pacientes, já que é muito difícil restringir a ingestão de fosfato e não há outra via para a eliminação do fosfato que não a renal. Por si só, a hiperfosfatemia dificilmente resultaria em calcificação extraóssea se a concentração sérica de cálcio pudesse cair reciprocamente. Isso, todavia, não pode ocorrer, uma vez que a concentração de cálcio deve ser mantida dentro de limites estreitos para que os tecidos excitáveis, principalmente o músculo cardíaco, funcionem adequadamente. Por essa razão, o PTH defende tenazmente a calcemia, ainda que à custa de descalcificação óssea e da manutenção de um produto cálcio × fosfato cronicamente elevado, ilustrando uma vez mais o princípio do *trade-off*. Até mesmo a atuação do médico, que procura amenizar o hiperparatireoidismo prescrevendo suplementação de cálcio e vitamina D a esses pacientes, pode acabar contribuindo para agravar a situação. Nos pacientes dependentes de diálise, o quadro é ainda mais crítico, uma vez que a função renal é apenas residual e nenhuma das modalidades disponíveis de diálise é muito eficiente na remoção de fosfato do organismo. A hiperfosfatemia pode ser amenizada com o uso de **quelantes**, que ajudam a reter o fosfato no lúmen intestinal. A eficácia desses compostos no tratamento da hiperfosfatemia e suas consequências na DRC ainda não foram definitivamente comprovadas.

> **(!) PONTOS-CHAVE**
>
> - Na DRC avançada, há uma tendência à hipocalcemia, ocasionada pela deficiência da forma ativa da vitamina D
> - Associada à retenção de fósforo, a hipocalcemia promove hiperparatireoidismo secundário, com descalcificação e destruição ósseas
> - Na fase terminal da DRC e em pacientes já dependentes de diálise, a hiperfosfatemia agrava ainda mais a hipocalcemia e o hiperparatireoidismo, além de promover a calcificação de tecido não ósseo

NATUREZA PROGRESSIVA DA DOENÇA RENAL CRÔNICA | CONSEQUÊNCIA DO *TRADE-OFF*?

Os mecanismos de adaptação já descritos aqui possibilitam ao organismo resistir admiravelmente e por muito tempo a reduções drásticas do número de néfrons. Infelizmente, essa situação não se mantém por tempo indefinido. Com maior ou menor rapidez, a totalidade dos pacientes com DRC acaba por progredir, a partir de certo nível de destruição renal, à fase terminal, quando, então, impõe-se a necessidade de diálise crônica ou transplante renal. As razões para essa natureza progressiva da DRC ainda não estão claras. Várias evidências sugerem que, ao menos em parte, essa progressão é, também um preço a pagar pela relativa preservação da função renal em face da progressiva destruição de néfrons.

Conforme notado anteriormente, a elevação da FPN é acompanhada (na verdade, resulta) de elevações do fluxo plasmático glomerular e da diferença de pressão hidráulica transglomerular. Diversas evidências experimentais sugerem que essas alterações da dinâmica glomerular, particularmente a elevação dessa última (ver Figura 42.2), acabam por lesar os glomérulos remanescentes, contribuindo, assim, para a progressão da doença renal. Esse efeito resulta de uma ação mecânica direta da hipertensão intracapilar sobre as delicadas paredes do glomérulo, aumentando a tensão mecânica a que são submetidas. Efeito semelhante é atribuído à hipertrofia glomerular, também observada na DRC, uma vez que o aumento das dimensões glomerulares eleva a tensão mecânica na parede capilar, a qual, segundo a lei de Laplace, varia diretamente não só com a diferença de pressão hidráulica transcapilar, como também com o raio do vaso.

A agressão mecânica às paredes glomerulares pode ser o evento que iniciou a DRC, como se acredita ser o caso da nefropatia diabética e, possivelmente, da glomerulosclerose associada à obesidade. Contudo, mesmo que o evento inicial seja de outra natureza (p. ex., uma glomerulopatia de origem imunológica), a adaptação à perda crônica de néfrons sempre há de causar sobrecarga hemodinâmica às unidades remanescentes (ver Figura 42.2), agravando a hipertensão intraglomerular e acarretando perda adicional de néfrons, o que coloca em movimento um círculo vicioso que culmina na perda da maior parte do parênquima renal.[14]

O aumento da tensão mecânica nas paredes glomerulares desencadeia uma série de eventos secundários que perpetuam e propagam a lesão glomerular, contribuindo decisivamente para o agravamento e progressão do processo.[15] Alguns desses mecanismos são descritos a seguir.

Estiramento de células endoteliais e mesangiais

Na ablação de 5/6 da massa renal, um modelo experimental de DRC em que a pressão hidráulica glomerular sofre grande elevação, demonstrou-se que as células endoteliais produziam um excesso do fator transformador de crescimento beta (TGF-β), além de angiotensinogênio, fibronectina e laminina, várias semanas antes do aparecimento da glomerulosclerose. Esses achados sugerem que a hiperatividade das células endoteliais possa ser uma das pontes entre a agressão mecânica ao glomérulo e o processo inflamatório subsequente. A lesão mecânica de células endoteliais pode ainda provocar: a exposição de colágeno; ativação local de plaquetas; formação de microtrombos intracapilares, que podem fibrosar e ocluir alças capilares de forma irreversível. Outras evidências sugerem que as células mesangiais também respondem a estímulos mecânicos. O estiramento de células mesangiais cultivadas in vitro estimula sua multiplicação (em analogia com a patogênese da aterosclerose, que envolve proliferação exagerada de células musculares lisas vasculares), bem como a biossíntese de prostaglandinas, a produção de TGF-β e a consequente elaboração de componentes da matriz mesangial. Muitos pesquisadores acreditam ser esse um dos principais mecanismos que levam à esclerose glomerular e à obsolescência dos glomérulos. A expansão mesangial é, por exemplo, um dos achados mais frequentes na glomerulopatia diabética, podendo anteceder em vários anos o aparecimento das lesões características dessa enfermidade.

Estiramento e lesão de podócitos

Por causa do alto grau de diferenciação do podócito, sua capacidade proliferativa é limitada. Por essa razão, o epitélio glomerular pode ser incapaz de se adaptar à expansão do tufo glomerular (resultante da hipertrofia glomerular e da hipertensão intracapilar), com possibilidade de sofrer ruptura, necrose, apoptose ou desgarramento da membrana basal, além da formação de microaderências do tufo glomerular ao folheto parietal da cápsula de Bowman (sinéquias), originando um "ponto fraco", por onde pode ocorrer extravasamento de ultrafiltrado para o interstício, provocando uma reação inflamatória periglomerular e a formação de uma espécie de "cápsula" fibrosa ao redor do túbulo. Esse processo inflamatório crônico pode fazer com que a pressão hidráulica peritubular se eleve o suficiente para comprimir o túbulo, resultando em obstrução daquele néfron e progressiva atrofia glomerular.

Mesmo sem trazer ruptura ou desgarramento, o estiramento de podócitos pode causar desorganização de seu citoesqueleto, de tal forma a comprometer a integridade da membrana diafragmática e, portanto, da barreira glomerular, resultando em proteinúria intensa.

Efeito tóxico das proteínas que atravessam a barreira glomerular

A perda parcial da função de barreira do glomérulo leva à filtração de uma quantidade de proteínas duas ou três ordens de magnitude superior à normal, obrigando as células do túbulo proximal a aumentar, tanto quanto possível, sua taxa de reabsorção. Há inúmeras evidências de que essa intensa atividade, que envolve a formação de endossomos e a hidrólise das proteínas reabsorvidas, pode estimular a síntese de mediadores capazes de atrair linfócitos e macrófagos ao local, promovendo ou agravando um processo inflamatório crônico.

Inflamação renal

Em sua quase totalidade, os mecanismos descritos convergem para uma infiltração de macrófagos, linfócitos, fibroblastos e miofibroblastos, com produção excessiva de colágeno e outros componentes da matriz extracelular, configurando um processo inflamatório crônico. A inflamação é um processo em princípio destinado a defender o organismo contra uma invasão por microrganismos. Na maioria das vezes, esse processo é bem-sucedido e autolimitado, detendo-se assim que a infecção é debelada. Na DRC, esses mesmos mecanismos de defesa são ativados de maneira anômala e não cessam espontaneamente. Isso pode ocorrer por um estímulo de natureza imune, como na nefropatia por imunoglobulina A (IgA) e na glomerulonefrite membranoproliferativa, ou não imune, como na esclerose segmentar e focal e na nefropatia diabética.

Em qualquer caso, a infiltração do tecido renal por linfócitos e monócitos, a expressão aumentada de moléculas de adesão e a síntese exagerada de matriz extracelular constituem uma via comum, de natureza inflamatória, que contribui decisivamente para a destruição progressiva do parênquima renal.

A caracterização das nefropatias progressivas como um processo inflamatório crônico pode auxiliar substancialmente na compreensão da patogênese da DRC e servir de base para a instituição de esquemas terapêuticos que se baseiam no uso de certos anti-inflamatórios. Alguns estudos clínicos e experimentais sugerem que o uso de medicações antilinfocíticas e antiproliferativas (p. ex., micofenolato mofetila), e até mesmo anti-inflamatórios não hormonais, pode atenuar significativamente a progressão das nefropatias crônicas. Evidências recentes sugerem que a ativação da imunidade inata, pela própria disfunção hemodinâmica e/ou em consequência das lesões celulares resultantes, pode ser um dos desencadeadores do processo inflamatório associado à DRC.

Essa ativação envolve especialmente duas das principais vias intracelulares da imunidade inata, a do fator nuclear-kappa B (NF-κB), um fator de transcrição nuclear, e a do inflamassoma NLRP3, um complexo molecular com propriedades enzimáticas. A ativação dessas duas vias leva à produção de grande número de citocinas, quimiocinas, moléculas de adesão e fatores de crescimento, capazes de iniciar e estender processos inflamatórios. Embora ainda não encontrem aplicação na prática clínica, diversos inibidores desses sistemas têm sido empregados em estudos experimentais, com resultados promissores.[16]

Sejam quais forem os mecanismos envolvidos na patogênese das glomerulopatias progressivas, tudo indica que se trata de um processo multifatorial, intricado e extremamente complexo.[17] Há ainda um longo caminho até a elucidação dos fatores que participam desse processo e de suas numerosas interações.

> **PONTOS-CHAVE**
>
> - A hipertensão glomerular nos néfrons remanescentes tende a perpetuar a doença renal crônica
> - O efeito da hipertensão glomerular requer a participação de vários eventos celulares e a liberação de citocinas, quimiocinas e fatores de crescimento
> - A progressão das nefropatias crônicas envolve a presença de uma série de eventos inflamatórios, como a infiltração por linfócitos, macrófagos e fibroblastos, e a produção anômala de matriz extracelular.

CONSIDERAÇÕES FINAIS

Nas doenças que acarretam perda progressiva de néfrons, as unidades remanescentes podem adaptar-se de modo extremamente eficiente, mantendo a homeostase até praticamente os estágios terminais do processo. Essa adaptação tem, no entanto, um preço: para preservar cada um dos balanços pelos quais são responsáveis, os rins promovem desequilíbrios ou disfunções que podem acarretar sérias manifestações clínicas. É possível que a própria natureza progressiva da DRC seja um preço a pagar pela notável capacidade adaptativa do néfron.

REFERÊNCIAS BIBLIOGRÁFICAS

1. Taal MW, Brenner BM. Adaptation to nephron loss. In: Brenner & Rector's The kidney. 8. ed. Philadelphia: W.B. Saunders Company; 2007. p. 881-920.
2. Bricker NS, Klahr S, Rieselbach R. The functional adaptation of the diseased kidney. 1. Glomerular filtration rate. J Clin Invest. 1964;43:1915.
3. Dorhout-Mees EJ, Machado M, Slatopolsky E, Klahr S, Bricker NS. The functional adaptation of the diseased kidney. 3. Ammonium excretion. J Clin Invest. 1966;45(3):289-96.
4. Malnic G, Marcondes M. Fisiologia renal. São Paulo: Edart; 1972.
5. Bricker NS. On the meaning of the intact nephron hypothesis. Am J Med. 1969;46:1-11.
6. Ichikawa I, Hoyer JR, Seiler MW, Brenner BM. Mechanism of glomerulotubular balance in the setting of heterogeneous glomerular injury. Preservation of a close functional linkage between individual nephrons and surrounding microvasculature. J Clin Invest. 1982;69:185-98.
7. Zatz R. Insuficiência renal crônica. In: Zatz R. Fisiopatologia renal. v. 2. Rio de Janeiro: Atheneu; 2002. p. 283-96.
8. Stein JH, Kirschenbaum MA, Bay WH, Osgood RW, Ferris TF. Role of the collecting duct in the regulation of sodium balance. Circ Res. 1975;36:119-24.
9. Bricker NS. On the pathogenesis of the uremic state. An exposition of the "trade-off hypothesis". N Engl J Med. 1972;1093-9.
10. Sands JM, Kokko JP. Countercurrent system. Kidney Int. 1990; 38:695-9.
11. Slatopolsky E, Brown A, Dusso A. Calcium, phosphorus and vitamin D disorders in uremia. Contrib Nephrol. 2005;149:261-71.
12. Berndt T, Kumar R. Novel mechanisms in the regulation of phosphorus homeostasis. Physiology (Bethesda). 2009;24:17-25.
13. Hruska KA, Mathew S, Lund RJ, Memon I, Saab G. The pathogenesis of vascular calcification in the chronic kidney disease mineral bone disorder: the links between bone and the vasculature. Semin Nephrol. 2009;29:156-65.
14. Brenner BM. Nephron adaptation to renal injury or ablation. Am J Physiol. 1985;249:F324-37.
15. Fujihara CK, Zatz R. Role of glomerular mechanical stress in the pathogenesis of chronic kidney disease. In: Alpern RJ, Moe OW, Caplan M. Seldin and Giebisch's the kidney. Physiology and pathophysiology. 5. ed. v. 2. Amsterdam: Elsevier; 2013. p. 2933-59.
16. Andrade-Oliveira V, Foresto-Neto O, Watanabe IKM, Zatz R, Câmara NOS. Inflammation in Renal Diseases: New and Old Players. Front Pharmacol. 2019;10:1192.
17. Zatz R. Mecanismos de progressão das glomerulopatias progressivas. In: Cruz J, Praxedes JN, Cruz HMM. Nefrologia. Sarvier; 2006. p. 125-38.

43 Prevenção da Doença Renal Crônica

Natália M. S. Fernandes • Marcia Regina Gianotti Franco • Marcus Gomes Bastos

INTRODUÇÃO

A nova definição da doença renal crônica (DRC), proposta pelo KDOQI no início do século e recentemente referendada pelo KDIGO, que leva em consideração alterações estrutural (p. ex., ocorrência de albuminúria e/ou hematúria glomerular) e funcional (taxa de filtração glomerular [TFG] < 60 mℓ/min/1,73 m^2) renais, presentes em pelos menos duas avaliações por um período mínimo de 3 meses, facilitou muito o diagnóstico da doença e possibilitou determinar a sua prevalência em cerca de 10%, 2% e 1% em grupos com risco moderado, alto e muito alto, respectivamente, em diferentes países.[1-3] A TFG não pode ser medida diretamente, mas pode ser avaliada pela depuração de marcadores da filtração exógena (TFGm ou TFGe) como a creatinina e a cistatina C, sendo que a TFGm é considerada o padrão-ouro, devendo ser utilizada ao menos uma vez na avaliação do paciente de risco. A determinação da TFGe foi inicialmente feita com a equação de Cockcroft e Gault, que começou a ser utilizada em 1976 e teve boa aceitação, porém nos dias atuais quando dispomos de grandes bases de dados e métodos estatísticos mais rigorosos, foi desenvolvida a equação *Modification of Diet in Renal Disease* (MDRD) em 1999 e, posteriormente, a equação *Chronic Kidney Disease Epidemiology Colaboration* (CKD-EPI).[2]

Em virtude das múltiplas funções dos rins, o curso clínico da DRC é frequentemente acompanhado de complicações que afetam não somente os próprios rins, mas também outros órgãos. Por exemplo, pacientes com DRC têm mais chances de óbito por complicações cardiovasculares em comparação àqueles que apresentam diabetes melito (DM) (ver Capítulo 46, *Interface entre a Doença Cardiovascular e a Doença Renal Crônica*).[4] Ademais, quando a DRC atinge a categoria de falência funcional renal (FFR), o seu tratamento (diálise ou transplante renal) torna-se muito oneroso, tanto para o sistema de saúde público quanto para o privado. Assim, é fundamental diagnosticar a DRC precocemente e implementar medidas preventivas, objetivando prevenir as suas complicações, bem como preservar a função dos rins.

PREVENÇÃO DA DOENÇA RENAL CRÔNICA

No modelo conceitual de progressão da DRC (Figura 43.1) proposto pela National Kidney Foundation norte-americana, particularmente importante nos casos da doença secundária à hipertensão arterial (HA) e ao DM (principais causas de DRC), fica evidente que é possível implementar medidas preventivas em níveis primário, secundário e terciário.[1] No modelo, as categorias iniciais da DRC estão vinculadas, de maneira contínua, à FFR. De acordo com o modelo, a FFR é precedida por diminuição progressiva da taxa de filtração glomerular (TFG) decorrente da lesão do parênquima renal. Vale alertar que a DRC frequentemente evolui de maneira assintomática por um longo período até o aparecimento dos sintomas resultantes das complicações da doença. Contudo, é importante ressaltar que a velocidade de progressão da DRC varia e nem todos os pacientes apresentarão diminuição contínua da TFG. Assim, é possível diagnosticar a DRC antes que ocorra a FFR, por meio de marcadores de lesão do parênquima renal (albuminúria e/ou hematúria) e/ou estimativa da TFG (a partir da dosagem da creatinina sérica ou cistatina C), marcadores simples e amplamente disponíveis na maioria dos laboratórios de análises clínicas. Nas atuais equações para estimativa da TFG (MDRD e CKD-EPI), que utilizam creatinina ou cistatina C, a variável "raça" não é mais incorporada, por ser considerada um construto social e não biológico.[5]

> **! PONTOS-CHAVE**
> - Nem todos os pacientes com DRC apresentarão perda progressiva da função de filtração glomerular
> - Vale alertar que a DRC frequentemente evolui de maneira assintomática por um longo período
> - É possível diagnosticar a DRC antes que ocorra a FFR, por meio de marcadores de lesão do parênquima renal (albuminúria e ou hematúria) e/ou estimativa da TFG (a partir da dosagem da creatinina sérica, cistatina C) utilizando equações que não mais incorporam a variável "raça".

PREVENÇÃO PRIMÁRIA DA DOENÇA RENAL CRÔNICA

Significa prevenir a ocorrência da DRC, sendo fundamental identificar os indivíduos em risco ou com fatores de risco para desenvolver a doença, rastrear as alterações parenquimatosas e/ou funcional renal e, quando for o caso, encaminhar precocemente os pacientes para acompanhamento nefrológico.[1,2]

As duas principais causas de DRC – a HA e o DM – constituem exemplos de doenças que podem ser prevenidas em nível primário. No caso da HA, dever-se-ia medir regularmente

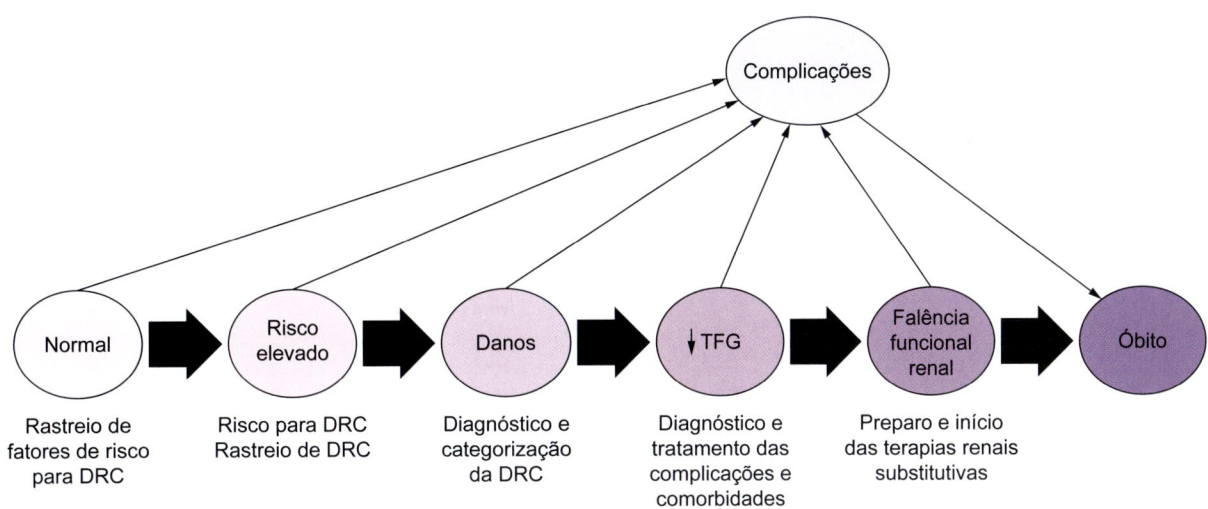

Figura 43.1 Modelo conceitual de progressão da doença renal crônica. DRC: doença renal crônica; TFG: taxa de filtração glomerular. (Fonte: Levey et al., 2012.)[3]

a pressão arterial do indivíduo que tenha familiares próximos hipertensos, além de adequar a ingestão de sal, restringir as bebidas alcoólicas, manter-se no peso ideal para a altura e praticar atividades físicas regulares.[6]

No caso do DM do tipo 2, embora a idade e o histórico familiar (entre outros) sejam importantes para o desenvolvimento da doença, medidas preventivas podem ser implementadas para evitar: obesidade, considerando fatores dietoterápicos; sedentarismo; tabagismo; assim como a ocorrência do estresse psicossocial e de episódios depressivos maiores.[7-9]

Quando o indivíduo apresenta risco para DRC, a próxima etapa é diagnosticar a doença o mais rápido possível. O critério atual para o diagnóstico da DRC leva em consideração alterações morfofuncionais do rim.[1,2]

Fundamentada nessa definição, o KDIGO, uma organização global sem finalidades lucrativas que desenvolve e implementa diretrizes para a prática clínica com base em evidências, sugeriu categorizar a DRC com base na TFG estimada e no marcador de lesão parenquimatosa renal, como apresentado no Quadro 43.1.[1,2] Nas diretrizes, é mencionada a proteinúria (ou albuminúria) como marcador de lesão renal, por ser a mais frequentemente utilizada, mas pode ser outra alteração urinária (p. ex., hematúria glomerular, leucocitúria), de imagem (p. ex., cistos na doença renal policística do adulto) ou observada à biopsia renal (p. ex., glomerulopatia com ou sem comprometimento tubulointersticial).

Considerando a alta prevalência da DRC na população adulta e o número insuficiente de nefrologistas, fica claro que há necessidade de outros especialistas se envolverem no controle clínico da doença. Os estudos de prevalência evidenciam que a maioria absoluta dos pacientes apresenta DRC em suas categorias mais iniciais e, como já mencionado anteriormente, em muitos desses casos, a função renal permanece estável. Assim, é necessário identificar os pacientes com DRC e função renal estável, os quais podem ser acompanhados pelos médicos da Atenção Primária de Saúde (APS), encaminhando-se para os

Quadro 43.1 Categorias da doença renal crônica.

				Categorias de albuminúria persistente. Descrição e alcance		
				A1	A2	A3
				Normal a ligeiramente aumentado <30 mg/g < 3 mg/mmol	Moderadamente aumentado 30-300 mg/g 3-30 mg/mmol	Gravemente aumentado >300 mg/g 30 mg/mmol
Prognóstico de DRC por TFG e categorias de albuminúria						
Categorias TFG (mℓ/min/1,73 m²) Descrição e alcance	G1	Normal ou alta	≥90			
	G2	Levemente diminuída	60-89			
	G3a	Levemente a moderadamente diminuída	45-59			
	G3b	Moderadamente a gravemente diminuída	30-44			
	G4	Gravemente diminuída	15-29			
	G5	Insuficiência renal	<15			

Verde: baixo risco (se não houver outros marcadores de doença renal, sem DRC); Amarelo: risco moderadamente aumentado; Laranja: alto risco; Vermelho: risco muito alto. DRC: doença renal crônica; TFG: taxa de filtração glomerular. (Fonte: KDIGO, 2012.)[2]

nefrologistas apenas aqueles com doença potencialmente progressiva. No Quadro 43.2, com base na referência, estão relacionadas as principais recomendações de encaminhamento de pacientes com DRC para acompanhamento nefrológico.[10]

É importante destacar o direcionamento precoce dos pacientes com DRC para acompanhamento especializado, pois possibilita identificar e tratar as principais complicações da doença, implementar intervenções que reduzam a progressão da DRC e preparar adequadamente os pacientes para a terapia de substituição da função renal. O encaminhamento precoce torna possível a confecção de fístula arteriovenosa, evitando, assim, o início da hemodiálise pelo acesso venoso central; aumenta as chances de transplante renal, inclusive o transplante preemptivo e as chances de o paciente optar pela diálise peritoneal.[11,12] Contudo, na maioria dos casos, o manuseio clínico da DRC deveria ser realizado conjuntamente pelo nefrologista e pelo médico da APS, posto que este também oferece serviços complementares de saúde importantes aos pacientes.

> **⚠ PONTOS-CHAVE**
>
> - As duas principais causas de DRC são a HA e o DM
> - Pacientes hipertensos e diabéticos devem ser regularmente avaliados para DRC estimando-se a TFG a partir da creatinina plasmática e da determinação da perda urinária de albumina.

PREVENÇÃO SECUNDÁRIA DA DOENÇA RENAL CRÔNICA

A prevenção secundária em indivíduo com o diagnóstico já estabelecido de DRC objetiva retardar a perda progressiva da TFG e prevenir ou tratar as complicações da doença. São cinco as intervenções que diminuem a progressão da DRC:

- Controle adequado da pressão arterial
- Tratamento da HA e/ou da proteinúria com medicações que bloqueiam o sistema renina-angiotensina-aldosterona

Quadro 43.2 Recomendação para encaminhamento para serviço secundário de nefrologia.

- TFG < 30 mℓ/min/1,73 m^2 (TFG nas categorias G4-G5)*
- Queda* 25% na TFGe
- Progressão para a DRC com um declínio sustentado na TFGe de mais de 5 mℓ por ano**
- Achado consistente de albuminúria significante***
- Hematúria persistente inexplicada
- Hiperparatireoidismo secundário, acidose com ânion *gap* persistente, anemia não causada por deficiência de ferro
- DRC e hipertensão refratária ao tratamento com 4 ou mais fármacos anti-hipertensivos
- Anormalidades persistentes no potássio sérico
- Nefrolitíase extensa ou recorrente
- Doença renal hereditária ou DRC de causa desconhecida

*Se isso for um achado isolado estável, uma referência formal (consulta formal e acompanhamento com cuidados continuados) pode não ser necessária, e o aconselhamento de serviços especializados pode ser tudo o que é necessário para prover o melhor atendimento para esses pacientes. Isso será dependente do serviço da saúde. **Progressão de DRC é definida como um ou mais dos seguintes itens: (1) um declínio na categoria da TFG acompanhado de queda de ≥ 25% da TFGe basal; e/ou (2) progressão rápida da DRC, definida como um declínio sustentado na TFGe de mais de 5 mℓ/min/1,73 m^2/ano. ***Albuminúria significante é definida como relação albumina/creatinina ≥ 300 mg/g (≥ 30 mg/mmol) ou taxa de excreção de albumina ≥ 300 mg/24 h, aproximadamente equivalente à relação proteína/creatinina ≥ 500 mg/24 h (≥ 50 mg/mmol) ou taxa de excreção de proteína ≥ 500 mg/24 h. DRC: doença renal crônica; TGFe: taxa de filtração glomerular estimada. (Fonte: KDIGO 2012.)[2]

[inibidor da enzima de conversão da angiotensina (IECA) ou bloqueador do receptor 1 da angiotensina (BRA1)]
- Controle da glicemia, se possível com uso de inibidores do cotransportador tipo 2 de sódio e glicose (iSGLT2)
- Correção da acidose metabólica
- Evitar os medicamentos nefrotóxicos.

Controle da pressão arterial

A maioria dos pacientes com DRC também apresenta HA, possivelmente por ter maior frequência de hipertensão essencial subjacente ou porque a DRC piore a HA preexistente.[12,13] Além disso, a HA não controlada *per se* associa-se a maior perda funcional renal. Recentemente, as Diretrizes Brasileiras de Hipertensão Arterial, publicadas em 2020, recomendam a manutenção dos níveis pressóricos < 130/80 mmHg para os pacientes com DRC; essa meta baseia-se no estudo SPRINT, no qual, porém, as medidas de pressão arterial foram realizadas utilizando dispositivos automatizados e não acompanhados, o que as torna diferentes daquelas realizadas em consultório. Nos pacientes com DRC terminal, os benefícios do controle intensivo da pressão arterial são incertos, pois os estudos são de curta duração e os efeitos hemodinâmicos podem levar à redução da TFG.[14] Esses níveis menos rígidos de controle pressórico refletem a falta de dados definitivos que sustentem alvos terapêuticos menores.[15] Em 2021, houve nova recomendação do KDIGO-2021,[16] que sugere níveis pressóricos menores que 120/80 mmHg para todos os pacientes com DRC pré-dialítico sem qualquer discriminação para subgrupos como diabéticos proteinúricos ou idosos etc. Os níveis pressóricos são passíveis de várias ponderações críticas por não individualizarem as metas conforme a população, mesmo na ausência de nível de evidência robusto, visto que eles nunca existiram para a população com DRC. Os IECAs e os BRA1s são os medicamentos anti-hipertensivos preferidos nos pacientes com DRC e DM com ou sem proteinúria.[15,16]

Outro aspecto do controle da pressão arterial em pacientes com DRC relaciona-se com o balanço de sódio e água corporal. Dieta rica em sódio representa causa de resistência ao tratamento medicamentoso, particularmente na vigência de redução da TFG. A recomendação atual, embora de baixa qualidade, corresponde a consumo diário ≤ 2.000 mg de sódio ou ≤ 5.000 mg de cloreto de sódio.[2] Com frequência, necessita-se da adição de diuréticos para o controle da expansão do volume de líquido extracelular e controle pressórico na DRC. Nos pacientes com TFGe > 45 mℓ/min/1,73 m^2, geralmente é utilizado o diurético tiazídico. Um estudo recente de 2019 evidenciou que a terapia com clortalidona em pacientes com DRC melhora o controle pressórico, confirmando essa evidência no estudo *Chlortalidone for Hypertension in Advanced Chronic Kidney Disease* (CLICK).[17] Nos casos de insucesso no controle de volume com tiazídico ou nos pacientes com DRC e TFGe < 45 mℓ/min/1,73 m^2, recomenda-se o uso de diurético de alça, sendo a furosemida o medicamento mais utilizado, prescrito 2 vezes/dia para maior eficácia terapêutica.[2]

Tratamento da hipertensão arterial e/ou da proteinúria com medicações que bloqueiam o sistema renina-angiotensina aldosterona

Os IECAs e BRA1s são os medicamentos de escolha quando a DRC, hipertensiva ou não, é acompanhada de proteinúria.[18-21] Os mecanismos nefroprotetores relacionam-se com a melhora da hemodinâmica glomerular, a restauração funcional da barreira de filtração glomerular e a limitação dos efeitos da angiotensina II e da aldosterona, como fibrose e disfunção do endotélio vascular.[21] Relativamente à proteinúria, a combinação de IECA e BRA1 tem sido utilizada e associa-se a melhor resposta na diminuição da perda de proteína na urina apenas em casos de proteinúria de difícil controle.[22]

Contudo, como mencionado anteriormente, a terapia combinada com esses medicamentos pode se associar a desfechos adversos e, até o momento, não pode ser recomendada. É importante lembrar que a restrição de sal e o tratamento com diurético potencializam o efeito antiproteinúrico dos IECAs ou BRA1s. O estudo *Finerenone in Reducing Kidney Failure and Disease Progression in Diabetic Kidney Disease* (FIDELIO-DKD) avaliou o efeito de um antagonista seletivo do receptor mineralocorticoide em pacientes com DRC e DM tipo 2 com bloqueio otimizado do sistema renina-angiotensina-aldosterona e mostrou redução na incidência do desfecho cardiovascular.[23] O estudo *Finerenone in Reducing Cardiovascular Mortality and Morbidity in Diabetics Kidney Disease* (FIGARO) reforça esse achado.[24]

Dois efeitos adversos são particularmente importantes e devem ser monitorados quando usados IECA ou BRA1 em pacientes com DRC: hipercalemia e diminuição da TFG; e, no caso de antagonistas da aldosterona, a hipercalemia pode ser um fator dificultador do uso desses medicamentos no contexto da DRC.

Na vigência de hipercalemia, o tratamento indicado consiste em restringir o conteúdo de potássio dos alimentos ingeridos, corrigir a acidose metabólica (se presente), diureticoterapia com tiazídico ou furosemida (de acordo com a função renal) e, se necessário, resinas de troca catiônicas. Se essas medidas não forem suficientes para controlar a hipercalemia, é necessário considerar a suspensão do IECA ou BRA1.

Outra complicação relacionada com o uso de IECA ou BRA1 na DRC é a diminuição da TFG > 25% nos primeiros 3 meses do início do tratamento. Essa queda da TFG é mais frequentemente observada nos pacientes idosos com DRC e HA de difícil controle e deve suscitar o diagnóstico de doença aterosclerótica das artérias renais. Adicionalmente, é importante lembrar que a suspensão do bloqueio do eixo renina-angiotensina-aldosterona, particularmente na DRC nos estágios mais avançados (TFG estimada média de 16 mℓ/min/1,73 m^2), por restabelecer algum grau de pressão intraglomerular, pode se associar à melhora funcional renal e postergar o início da terapia de substituição da função renal.[25]

Controle da glicemia

O DM é a segunda causa de DRC em pacientes com FFR e necessidade de terapia de substituição renal (diálise e transplante) no Brasil. O controle glicêmico inadequado associa-se ao desenvolvimento e à progressão da doença renal diabética via desarranjo dos poliois, ativação da via diacilglicerol-proteinoquinase C, estresse oxidativo aumentado, formação e maior atividade dos produtos finais da glicosilação avançada e ativação da via hexosaminas.[26] Somam-se a essas anormalidades, as alterações nas vias de transdução de sinais induzidas pela hiperglicemia ou metabólitos tóxicos que se associam a fluxo sanguíneo anormal, apoptose aumentada, inflamação e acúmulo renal de matriz extracelular.[26] Assim, é importante manter um bom controle glicêmico com o objetivo de diminuir o nível da proteinúria, retardar a progressão da DRC e, possivelmente, reduzir a incidência de FFR.

A introdução de nova classe terapêutica à prática clínica, a dos iSGLT2, foi revolucionária no manejo desses pacientes. O estudo *Empagliflozin, Cardiovascular Outcomes, and Mortality in Type 2 Diabetes* (EMPA-REG), publicado em 2015, utilizou a empagliflozina e foi o primeiro grande ensaio clínico em pacientes diabéticos do tipo 2 a demonstrar redução de mortalidade cardiovascular e de eventos de descompensação da insuficiência cardíaca associada à melhora no controle glicêmico.[27] Outros estudos, como o *Canagliflozin and Cardiovascular and Renal Events in Type 2 Diabetes* (CANVAS),[28] que utilizou a canagliflozina, e o *Dapagliflozin and Cardiovascular Outcomes in Type 2 Diabetes* (DECLARE),[29] o qual utilizou a dapagliflozina, publicados em 2017 e 2019, respectivamente, evidenciaram resultados semelhantes ao EMPA-REG. Em relação aos desfechos renais, esses três estudos mostraram importante diminuição de desfechos renais, como redução de TFG, de necessidade de terapia renal substitutiva (TRS) ou de risco de morte por problemas renais.

O estudo *Canagliflozin and Renal Outcomes in Type 2 Diabetes and Nephropathy* (CREDENCE),[30] publicado em 2019, também utilizou a canagliflozina e foi o primeiro estudo desenhado especificamente para pacientes renais, considerando como desfecho primário composto: doença renal terminal, duplicação de creatinina ou morte de causa renal/cardiovascular. Foram selecionados pacientes com diabetes do tipo 2 com TFG entre 30 e 90 mℓ/min/1,73 m^2 e razão albumina (mg)/creatinina (g) na urina (RAC) entre 300 e 5.000 mg/g. O estudo evidenciou diminuição de 30% nos desfechos primários. O segundo estudo desenhado para pacientes renais foi o *Dapagliflozin in Patients with Chronic Kidney Disease* (DAPA-CKD),[31] publicado em 2020, que utilizou a dapagliflozina. Nesse, os pacientes tinham TFG entre 25 e 75 mℓ/min/1,73 m^2, RAC entre 200 e 5.000 mg/g e eram diabéticos tipo 2 e não diabéticos. O desfecho composto primário foi perda sustentada da TFG igual ou maior que 50%, início de TRS, morte renal ou cardiovascular. Ao término do estudo, observou-se redução do risco relativo de 39% para eventos primários compostos, 44% para o composto renal, 29% para o composto morte cardiovascular ou hospitalização por insuficiência cardíaca e de 31% para mortalidade por todas as causas.[31]

> **⚠ PONTOS-CHAVE**
> - Restrição de sal e tratamento com diurético potencializam o efeito antiproteinúrico dos IECAs ou BRA1s
> - Intervenções que diminuem a progressão da DRC: controle da pressão arterial e proteinúria com medicamentos que bloqueiam o sistema renina-angiotensina-aldosterona; controle da glicemia (vide próximo tópico); correção da acidose metabólica; e não uso de medicamentos nefrotóxicos
> - Na DRC, os níveis pressóricos recomendados são < 120/80 mmHg de acordo com o KDIGO 2021, porém os autores deste capítulo reforçam a individualização desse valor para pacientes idosos, diabéticos com ou sem proteinúria e nível da TFGe, pois não há evidência de controle restrito da pressão arterial em DRC terminal
> - A suspensão dos medicamentos que inibem o eixo renina-angiotensina-aldosterona pode postergar a necessidade de terapia renal de substituição

Outro dado de interesse recentemente publicado foi a constatação de que, nos pacientes do estudo CREDENCE que estavam em uso de IECA, o uso da canagliflozina reduziu o risco de hipercalemia. Portanto, pode haver maior uso dos IECAs e dos antagonistas dos receptores dos mineralocorticoides na DRC e na insuficiência cardíaca. Importante também citar dois outros estudos, o DAPA-HR e o EMPEROR-Reduced, publicados em 2019 e 2020, respectivamente, os quais selecionaram tanto pacientes com diabetes tipo 2 quanto não diabéticos. Os dois estudos avaliaram a eficácia da dapagliflozina e da empagliflozina em pacientes com insuficiência cardíaca e fração de ejeção reduzida, independentemente de serem diabéticos ou não diabéticos. Em ambos, observou-se diminuição do risco de piora de insuficiência cardíaca e de morte cardiovascular.[32] Diante dos excelentes resultados alcançados com esses novos medicamentos, o KDIGO desde 2020 recomenda que se inicie o iSGLT2 associado à metformina como terapia de primeira linha para o tratamento de diabetes melito tipo 2, ou seja, mudando o paradigma da terapia tradicional até então preconizada.[33] Contudo, é importante lembrar que a DRC aumenta o risco de hipoglicemia e que o controle rigoroso da glicemia, com manutenção do nível da hemoglobina glicosilada < 7%, se associou à mortalidade aumentada por todas as causas.[34-36] Assim, as recomendações atuais correspondem à manutenção da hemoglobina glicosilada em torno de 7% e valores ainda mais elevados para os pacientes com expectativa de vida limitada ou que apresentem risco aumentado de hipoglicemia.[2,37,38] É oportuno ressaltar que não se recomenda o uso de metformina em pacientes com DRC e TFG < 30 mℓ/min/1,73 m².[39]

Finalmente, ainda considerando os iSGLT2, é oportuno mencionar que essas medicações também foram utilizadas em pacientes com nefropatia por IgA e na glomerulosclerose segmentar e focal com bons resultados.[31]

> **! PONTOS-CHAVE**
>
> - É importante manter bom controle glicêmico com o objetivo de diminuir o nível da proteinúria, retardar a progressão da DRC e, possivelmente, reduzir a incidência de FFR
> - Evitar o uso de metformina em pacientes com DRC e TFG < 30 mℓ/min/1,73 m²
> - O uso dos inibidores do cotransportador tipo 2 de sódio e glicose (iSGLT2) é recomendado para pacientes com TFGe > 25 mℓ/min, retardando a perda da TFG em pacientes diabéticos e com glomerulopatias proteinúricas (nefropatia por IgA e glomerulosclerose segmentar e focal)
> - Os níveis de hemoglobina glicada alvo devem ser individualizados conforme a TFG devido ao maior risco de hipoglicemia em pacientes com DRC.

Correção da acidose metabólica

Os rins são os responsáveis pela eliminação dos ácidos não voláteis do organismo e apresentam papel fundamental na manutenção do balanço ácido-básico. Na DRC, particularmente quando a TFG atinge valores inferiores a 30 mℓ/min/1,73 m², a redução da síntese de amônia e da excreção de ácidos favorece a ocorrência da acidose metabólica (AM), o que se pode observar em até 20% dos pacientes.[40] A AM crônica contribui para a resistência à insulina, aumenta o catabolismo proteico, a sobrecarga cardiovascular, declínio cognitivo, altera o metabolismo ósseo e acelera a progressão da DRC.[41,42] Níveis de bicarbonato < 22 mEq/ℓ têm se associado a risco aumentado de progressão da DRC.[43] Quando os níveis de bicarbonato desses pacientes são corrigidos para valores > 22 mEq/ℓ, observa-se redução de 80% na velocidade de progressão da DRC, que não se associa à piora do controle pressórico, ocorrência de edema ou internação por insuficiência cardíaca.[44] Nesses pacientes, a suplementação com bicarbonato de sódio associa-se à melhora funcional renal e redução de 79% da velocidade de progressão para FFR.[45]

Apesar das recomendações de correção da AM com agentes alcalinos, até a publicação do estudo *Use of Bicarbonate in Chronic Renal Insufficiency* (UBI) em 2019, não havia estudo bem desenhado que evidenciasse que o uso de bicarbonato oral, de fato, preserva a função renal e diminui a mortalidade na DRC. O estudo UBI, multicêntrico, randomizado e controlado, foi desenhado com o objetivo de esclarecer essa questão. O desfecho primário foi a duplicação da creatinina e os secundários incluíram mortalidade por todas as causas e início de TRS. Foram selecionados pacientes com DRC na categoria 3 a 5, maiores de 18 anos e com bicarbonato sérico entre 18 e 24 mmol/ℓ. Os pacientes foram separados em dois grupos: naqueles do grupo experimental, o bicarbonato de sódio foi administrado por via oral, 2 vezes/dia, até atingir níveis séricos de 24 a 28 mmol/ℓ. Além disso, os pacientes foram orientados quanto à dieta (baixo teor de proteínas, fósforo e com sódio controlado); os médicos-assistentes ficaram responsáveis por manter as metas sugeridas para hemoglobina glicada, pressão arterial, hemoglobina, metabolismo mineral ósseo, cinética do ferro e colesterol. Os resultados obtidos ao final do período do estudo evidenciaram que o uso de bicarbonato de sódio na correção da acidose metabólica é seguro e reduz o risco de progressão da DRC e de todas as causas de mortalidade em pacientes com DRC. Portanto, as recomendações atuais que sugerem correção da AM com agentes alcalinos de modo a manter o nível de bicarbonato acima de 22 mEq/ℓ continuam válidas.[45] O cuidado com a reposição do bicarbonato de sódio deve-se ao fato de que pode ocorrer sobrecarga do sódio com consequente retenção hídrica e pioras volêmica e pressórica. Ressalta-se que 600 mg de bicarbonato de sódio, 3 vezes/dia, acarreta sobrecarga próxima de 500 mg/dia de sódio.[46.]

> **! PONTOS-CHAVE**
>
> - A acidose metabólica se dá com a progressão da DRC, especialmente quando a TFG diminui para valores < 30 mℓ/min/1,73 m²
> - Suplementação com bicarbonato de sódio associa-se à melhora funcional renal e à redução de 79% da velocidade de progressão para FFR.

Evitar os medicamentos nefrotóxicos

Uma medida simples, mas muito importante para preservar a função renal, é identificar o(s) medicamento(s) em uso pelos pacientes com DRC e que são eliminados pelos rins. Para os medicamentos e/ou seus metabólitos de excreção renal, é necessário proceder ao ajuste da dosagem com base na TFG para evitar ou reduzir complicações.[2,39,44] Assim, os pacientes com DRC necessitam ser informados sobre as medicações com potencial nefrotóxico, como os anti-inflamatórios não esteroides (AINEs), os inibidores de bomba de prótons, os suplementos com fitoterápicos, material contrastante à base de iodo, os antibióticos e, como mencionado anteriormente, a metformina.[2,38,44,47] Alguns desses medicamentos podem causar diminuição aguda da TFG, que, por sua vez, pode iniciar e/ou acelerar a progressão da DRC. A diminuição no fluxo ou no volume da circulação renal pode ocorrer com o uso de AINE, inibidores do sistema renina-angiotensina-aldosterona ou diuréticos. Atenção particular deve ser dada quando AINEs são prescritos para pacientes com DRC em uso de IECA ou BRA1, pois essa combinação aumenta o risco de diminuição da pressão de filtração intraglomerular com piora aguda da TFG, sobretudo no contexto de desidratação ou insuficiência cardíaca congestiva.[48]

> **PONTOS-CHAVE**
> - Na DRC, considerar a TFG quando prescrever medicamentos
> - O fluxo ou o volume da circulação renal podem diminuir com o uso de AINEs, inibidores do sistema renina-angiotensina-aldosterona ou diuréticos.

O segundo objetivo da prevenção secundária da DRC é identificar e corrigir as complicações decorrentes da lesão do parênquima renal e da diminuição da TFG. As principais complicações são a anemia por deficiência da produção de eritropoetina e as alterações minerais e ósseas.

Anemia

Ocorre à medida que a produção de eritropoetina diminui em decorrência da lesão do parênquima renal, o que se dá com a progressão da DRC. Existe uma associação entre a DRC e diversos distúrbios na homeostase do ferro sistêmico, resultando no inadequado fornecimento de ferro, caracterizado por sua deficiência absoluta (níveis de ferro circulantes e em estoque reduzidos) ou funcional (níveis de ferro circulantes reduzidos, apesar de estoque normal ou elevado). Esse balanço de ferro negativo é devido à diminuição da ingesta, absorção intestinal ineficaz e aumento das perdas. Fatores além da redução da eritropoetina contribuem para a anemia na DRC: baixa resposta da medula óssea, sobrevida diminuída da hemácia e supressão direta da medula óssea. A anemia associa-se a: diminuição da qualidade de vida, hipertrofia do ventrículo esquerdo, déficit cognitivo e complicações cardiovasculares nos pacientes com DRC. Além disso, o índice de saturação da transferrina (TSAT) < 20% também está associado a hospitalizações por causas cardiovasculares e mortalidade. É importante manter as reservas de ferro adequadas antes do início da terapia com estimuladores da eritropoese. Caracteristicamente, a anemia da DRC é do tipo normocítica, normocrômica e com baixa contagem de reticulócitos, embora, em alguns casos, a DRC não seja a única causa da anemia. A avaliação dos pacientes com anemia e DRC deve incluir hemoglobina e hematócrito, índices hematimétricos, contagem de reticulócitos, ferro sérico, TSAT, ferritina sérica e os níveis de vitamina B_{12} e folato.[2]

A deficiência absoluta de ferro na DRC tem sido definida com: TSAT < 20% e ferritina < 100 µg/ℓ em pacientes que não estão em hemodiálise ou < 200 µg/ℓ naqueles em hemodiálise e na deficiência funcional; TSAT < 20% e a ferritina > 100 µg/ℓ em pacientes que não estão em hemodiálise ou > 200 µg/ℓ naqueles em hemodiálise. Os pacientes com deficiência de ferro devem ser avaliados para causas de sangramento. Com base nos estudos que mostram melhora funcional e não mortalidade, as diretrizes atuais sugerem o tratamento da anemia com eritropoetina em pacientes com níveis de hemoglobinas entre 9 e 10 g/dL.[2] Avaliar a reserva de ferro antes do tratamento com eritropoetina é fundamental, pois o ferro é essencial para a formação da hemoglobina e da eritropoese. O ferro deve ser administrado por via oral ou intravenosa na quantidade necessária para manter TSAT > 20% e ferro sérico > 100 ng/mℓ. Não há necessidade de "normalizar" a hemoglobina, a qual deve ser mantida < 11,5 g/dℓ. Tentativa de manter os níveis de hemoglobina > 13 g/dℓ pode se associar a desfechos cardiovasculares adversos.[48,49] Cuidados especiais são necessários no manejo da anemia da DRC em pacientes com câncer em atividade ou história de acidente vascular encefálico.[34] De fato, com base em evidências de que a correção plena da anemia com agentes estimulantes da eritropoetina está associada a efeitos adversos como os já citados, o uso de eritropoetina tem sido reduzido e a suplementação de ferro aumentada.[16] Em resumo, uma das estratégias principais para o manejo da anemia é a manutenção apropriada dos níveis de TSAT e de ferritina. A anemia deve ser investigada pelo menos uma vez ao ano em pacientes com DRC e TFG < 60 mℓ/min/1,73 m².

> **PONTOS-CHAVE**
> - A anemia se associa a diminuição da qualidade de vida, hipertrofia do ventrículo esquerdo e complicações cardiovasculares nos pacientes com DRC
> - Avaliar a reserva de ferro antes do tratamento com eritropoetina é fundamental
> - Não há necessidade de normalização dos níveis de hemoglobina na DRC estando o nível de hemoglobina elevado associado a aumento do risco de fenômenos embólicos.

Alterações minerais e ósseas na doença renal crônica

Os pacientes com DRC desenvolvem hiperfosfatemia e deficiência de vitamina D e, por conseguinte, hipocalcemia (ver Capítulo 47, *Fisiopatologia, Clínica e Tratamento do Distúrbio Mineral e Ósseo da Doença Renal Crônica*). Essas alterações induzem o hiperparatireoidismo (HPT) secundário, o qual se associa à osteodistrofia renal. Em conjunto, as alterações do metabolismo mineral e ósseo predispõem os pacientes com DRC à calcificação vascular e calcifilaxia. A descoberta do fator de crescimento de fibroblasto 23 (FGF-23) melhorou o conhecimento sobre a fisiologia das alterações do metabolismo mineral e ósseo na DRC. Com a progressão da DRC, observam-se diminuição da excreção de fosfato e consequente desenvolvimento de hiperfosfatemia. O FGF-23, produzido a partir dos osteoblastos e osteócitos, age diretamente no rim aumentando a excreção de fosfato. Adicionalmente, o FGF-23 inibe a enzima 1-α-hidroxilase, fundamental na ativação da 1,25 di-hidroxivitamina D a partir da 25-hidroxivitamina D, além de estimular a secreção do hormônio da paratireoide (PTH). A hiperfosfatemia e os níveis aumentados de FGF-23 precedem as variações nos níveis do PTH, o que sugere serem essas as alterações fisiopatológicas mais precoces responsáveis pelos distúrbios minerais e ósseos da DRC.[50,51]

Para prevenir as complicações decorrentes das alterações do metabolismo mineral e ósseo, o paciente com DRC deve ser monitorado com dosagens séricas de PTH, cálcio, fosfato, fosfatase alcalina e 25-hidroxivitamina D, as quais norteiam o tratamento. Sabe-se que níveis de fosfato maiores que 3,5 ou 4 mg/dℓ, FGF-23 elevado e Klotho diminuído se associam a maiores taxas de mortalidade em pacientes com DRC.[52,53] As diretrizes atuais sugerem a combinação de restrição de fósforo na dieta (< 800 ou < 1.000 mg/dia) e o uso de quelantes de fosfato (oxalato ou acetato de cálcio, sevelamer, carbonato de lantânio) durante as refeições para prevenir a absorção de fósforo a partir do trato gastrintestinal e, assim, controlar a hiperfosfatemia. Os níveis de PTH recomendados variam de acordo com a TFG apresentada pelo paciente. Os alvos de PTH recomendados ainda são motivos de discussão, com algumas diretrizes mencionando faixas mais amplas para o hormônio.[2,54] Assim, se o nível de fósforo sérico normal for alcançado, mas os níveis de PTH intacto ainda permanecerem acima do sugerido, recomenda-se a administração de um análogo da vitamina D ativada (p. ex., calcitriol ou paricalcitol). O uso de calcimiméticos pode ser associado ao uso de análogos da vitamina D em situações selecionadas.

> **! PONTOS-CHAVE**
>
> - A hiperfosfatemia e os níveis aumentados de FGF-23 precedem as variações nos níveis do PTH
> - A hiperfosfatemia e o hiperparatireoidismo secundário ocorrem quando TFG < 45 mℓ/min/1,73 m² e devem ser monitorados regularmente.

OUTRAS MANIFESTAÇÕES A SE CONSIDERAR NA DOENÇA RENAL CRÔNICA

Hipercalemia

Trata-se de uma manifestação tardia da DRC, com níveis mais elevados de potássio nas categorias 4 e 5 da doença.[55,56] Níveis normais de potássio sérico são obtidos pela restrição dietética de potássio, a correção da acidose metabólica (quando for o caso) e, em algumas situações, com resinas de troca catiônicas que quelam o potássio no intestino. Casos graves de hipercalemia (em geral, > 6 mEq/ℓ) ou acompanhados de alterações eletrocardiográficas requerem tratamento de urgência à base de gluconato de cálcio intravenoso, bicarbonato de sódio e, eventualmente, hemodiálise.[57]

Em recente publicação, foi revisto que, para o tratamento da hipercalemia crônica em pacientes com DRC, haveria abordagens a serem seguidas. Primeiramente, é necessário iniciar com o aconselhamento dietético, a fim de reduzir a ingesta de potássio, e cuidado com o uso de substitutos de sal que contenham potássio; além disso, é preciso suspender as medicações que prejudiquem a excreção renal de potássio, como os anti-inflamatórios não hormonais e algumas medicações à base de ervas (devem ter sempre seus constituintes avaliados). Em seguida, estabelece-se a terapia com diuréticos tiazídicos para casos em que a TFG é > 30 mℓ/min, sendo preferível os diuréticos de alça em pacientes com função renal diminuída. O uso do bicarbonato de sódio também é efetivo, visto que minimiza o aumento da concentração plasmática de potássio em pacientes com DRC e acidose metabólica; para evitar a hipervolemia consequente ao seu uso, deve-se otimizar a dose de diuréticos.[58]

Para evitar a hipercalemia em vigência da necessidade do uso de bloqueadores do sistema renina-angiotensina-aldosterona, algumas precauções devem ser tomadas: iniciar com dose baixa, com dosagem de potássio plasmático em 1 ou 2 semanas após o início do medicamento; em caso de potássio > 5,5 mml/ℓ, diminuir a dosagem e, caso não resolva, deve-se interromper uso e considerar o uso de enzimas permutadoras do potássio. São elas:[58]

- Poliestirenossulfonato de cálcio ou de sódio: polímero de troca catiônica que troca o sódio ou cálcio pelo potássio, ligando-se ao potássio e fazendo com que este seja excretado pelas fezes
- Patiromer: polímero de ligação ao potássio que troca cálcio por potássio, fazendo com que esse seja excretado por via fecal
- Ciclossilicato de zircônio sódico hidratado: aprisiona cátions de potássio e amônio no trato gastrintestinal, aumentando a excreção fecal de potássio e diminuindo sua concentração sérica.

Dislipidemia

Análise recente sugere que 7,6% das mortes anuais por doença cardiovascular estão relacionadas com a disfunção renal. A dislipidemia é um dos fatores envolvidos na lesão renal que acelera a perda de função renal, independentemente do seu efeito em promover a aterosclerose. A progressão da DRC, além da aterosclerose, também está relacionada com a fibrose miocárdica, independentemente da pós-carga de ventrículo esquerdo. Esse achado pode ser a causa do aumento da incidência da síndrome cardiorrenal e, eventualmente, da mortalidade. Também deve ser mencionado que a fibrilação atrial é clinicamente relevante em pacientes com DRC e que a taxa de morte súbita, especialmente em pacientes submetidos à diálise, é elevada.[59]

Os pacientes com DRC devem ser considerados de alto risco para complicações cardiovasculares,[59] consequentemente, a dislipidemia deve ser rastreada sistematicamente. Embora a lipoproteína de baixa densidade (LDL-colesterol) seja o principal preditor de risco, deve-se considerar também a lipoproteína de alta densidade (HDL-colesterol) nos pacientes diabéticos ou com síndrome metabólica. Mais do que seus níveis, a composição e a estrutura da LDL-colesterol são os mais importantes preditores de efeitos adversos quando se trata da DRC. Isso ocorre por que, apesar de seus baixos níveis, a oxidação da LDL-colesterol, com base na inflamação e no aumento do estresse oxidativo no contexto da DRC, aumenta seu potencial aterogênico. A HDL-colesterol, apesar de conhecida por ter efeito cardioprotetor, no cenário da DRC, esse efeito é perdido. Disfunção endotelial, inflamação e estresse oxidativo podem ser responsáveis pela associação entre HDL-colesterol e aumento de mortalidade na DRC. Também foi demonstrado recentemente que a carbonilação do HDL-colesterol induzida pela DRC foi responsável por agregação plaquetária comprometida, contribuindo ainda mais para o aumento de eventos cardiovasculares na população com DRC.[60]

Como já mencionado, ocorrem importantes alterações no perfil lipídico de pacientes com DRC. A hipertrigliceridemia é uma das anormalidades mais frequentes, e o principal mecanismo envolvido é seu catabolismo impedido devido à hipoatividade da lipase triglicerídio hepática, bem como à quantidade aumentada de inibidores da lipase. Foi sugerido que a lipoproteína (a) é um fator de risco independente para a incidência de infarto do miocárdio e morte em pacientes com DRC. Interessante comentar que pacientes renais crônicos apresentam disbiose e que várias bactérias intestinais são capazes de produzir ácidos biliares, levando a ajustes hepáticos e lipêmicos.[59]

Com relação ao tratamento da dislipidemia na DRC, a mudança na dieta é o primeiro passo. A dieta do mediterrâneo promove bons resultados no perfil lipêmico de pacientes com DRC e naqueles pós-transplante. A orientação básica refere-se ao consumo diário de alimentos com ≤ 30% de gordura e < 10% de gorduras saturadas, não ultrapassando 300 mg de consumo diário de colesterol. Uma dieta rica em fibras também tem demonstrado bons resultados com relação à melhora de qualidade de vida e do perfil lipêmico após 6 semanas de seu início; além disso, mais recentemente, tem sido preconizada a suplementação com resveratrol, que pode melhorar a função renal e o metabolismo lipídico em modelos experimentais.

Dados obtidos em análise *post hoc* indicam que as estatinas reduzem as complicações cardiovasculares em pacientes com DRC categorias 2 e 3, contudo os resultados nas categorias 4 e 5 são menos evidentes.[61-63]

O uso de estatina na DRC é relativamente seguro, exceto nos estágios mais avançados da doença, quando se recomenda ajuste de dosagem para aqueles medicamentos de eliminação renal. As estatinas de eliminação hepática (atorvastatina, fluvastatina, pitavastatina e ezetimibe) são as preferidas.

Em metanálise recente foi evidenciado que seu uso combinado com estatinas levou à grande redução de todas as causas de mortalidade e de efeitos colaterais, assim como melhora dos níveis de colesterol e de triglicerídios, quando comparado com a monoterapia com estatinas.[64]

Em relação aos pacientes em diálise, apesar dos resultados negativos dos estudos 4D e AURORA,[65] parece haver alguns subgrupos de pacientes que se beneficiam do uso das estatinas (p. ex., pacientes em diálise com doença cardiovascular aterosclerótica ou hipercolesterolemia grave. Para a hipertrigliceridemia, o uso de fibratos tem demonstrado menor risco de eventos cardiovasculares e de mortalidade entre os pacientes com DRC leve a moderada. Os agonistas PPAR-γ também exercem efeitos benéficos na dislipidemia. O tratamento com pioglitazona tem sido associado com menor incidência de desfechos duros em indivíduos com diabetes melito e DRC avançada, assim como exerce efeito antifibrótico, o que pode reduzir a progressão da DRC, segundo estudo recente.

O ácido eicosapentaenoico (EPA), um ácido graxo poli-insaturado essencial da família ômega 3 (ω-3), tem propriedades cardioprotetoras e dois trabalhos recentes evidenciaram que altas doses de EPA exercem efeitos benéficos nos eventos adversos e cardiovasculares na aterosclerose de pacientes de alto risco com hipertrigliceridemia.[60] O estudo STRENGTH mostrou resultados contraditórios, tornando o uso desses medicamentos incertos em pacientes com elevado risco cardiovascular. Os inibidores de PCSK9 têm sido eficazes na diminuição de eventos adversos cardiovasculares em pacientes com DRC leve a moderada, porém o efeito não foi visto em pacientes com DRC grave ou em diálise. Considerando que na DRC existe disbiose e que esta tem relação com alterações no metabolismo de lipídios, a modificação no microbioma intestinal desses pacientes pode ser valiosa opção na terapêutica.[59]

Hiperuricemia

Definida como o aumento dos níveis de ácido úrico acima do nível de solubilidade plasmático, ocorre nos homens quando ultrapassa 7 mg/dℓ e nas mulheres quando acima de 6 mg/dℓ. O nível de ácido úrico aumenta linearmente com a diminuição da TFG, como resultado de sua reduzida excreção.

A hiperuricemia pode ser assintomática ou sintomática. Na forma sintomática, manifesta-se em nefrolitíase, nefropatia por ácido úrico, gota tofácea ou artrite gotosa aguda. Estudos têm associado risco cardiovascular aumentado a níveis de ácido úrico nos limites da normalidade, acima de 5,2 mg/dℓ, e que o allopurinol e outros inibidores da xantina oxidase apresentam efeitos cardioprotetores que independem da concentração de ácido úrico.[66-69] As diretrizes atuais não recomendam o tratamento da hiperuricemia assintomática.[70,71]

O *Controlled Trial of Slowing Kidney Disease Progression from the Inhibition of Xanthine Oxidade* (CKD-FIX), um estudo multicêntrico, randomizado, controlado, com placebo duplo-cego, foi desenhado para avaliar a hipótese de que a terapia com alopurinol poderia atenuar o declínio da TFGe em pacientes com DRC nas categorias 3 ou 4, em um período de 104 semanas. Os pacientes elegíveis foram randomizamos e receberam alopurinol na dose de 100 a 300 mg/dia ou placebo. O desfecho primário foi a alteração da TFGe basal, avaliada pela equação CKD-EPI. No final do período do estudo, os autores concluíram que, em pacientes com DRC e elevado risco de progressão, o tratamento com alopurinol não diminuiu o declínio da TFGe quando comparado com placebo.[72]

A colchicina é indicada para o tratamento dos ataques de gota aguda, tomando-se o cuidado de reduzir a dosagem na vigência de TFG entre 30 e 50 mℓ/min e evitando-se seu uso nos pacientes com DRC nas categorias 4 e 5.

Tabagismo

Outro fator envolvido na progressão da doença renal. Dados obtidos na população geral e em diabéticos relacionam o tabagismo com piora da função renal.[73-76] Assim, é importante informar os pacientes com DRC a respeito dos efeitos deletérios do fumo e desestimular, sempre que necessário, o tabagismo.

Injúria renal aguda como fator de risco para doença renal crônica

Dados recentes da literatura apontam para uma relação estreita entre a injúria renal aguda (IRA) e a DRC, além disso, possivelmente uma predispõe a outra.[77,78] Pacientes com DRC são mais predispostos a desenvolver IRA por apresentarem menor TFG, além do fato de a ocorrência de proteinúria ter sido associada à IRA. Vários estudos evidenciaram que a IRA acelera a progressão da DRC, constituindo-se os pacientes que necessitaram de tratamento dialítico particularmente em risco de apresentar desfechos renais adversos, inclusive FFR. A associação entre IRA e subsequente diminuição da TFG é mais evidente nos estagios mais avançados da DRC, IRA mais graves e recorrentes.[76-80] Contudo, o aumento do número de sobreviventes com IRA possibilitará compreender melhor: relação epidemiológica entre IRA e DRC; outros desfechos importantes após a IRA (p. ex., a hipertensão). Outrossim, será possível identificar os pacientes com maior risco para a doença e desenvolver estratégias para otimizar os cuidados de saúde nesse contexto.[76-80]

LETRAMENTO EM SAÚDE

Implica a capacidade de o indivíduo obter, processar e compreender informações e serviços básicos de saúde necessários para tomar decisões sobre a sua própria saúde e os cuidados médicos.[80] O letramento em saúde envolve determinantes individuais e sistêmicos, incluindo habilidades de comunicação entre o paciente e o profissional de saúde, aspectos culturais, complexidade do sistema de saúde, assim como as demandas da situação ou do contexto. Avaliar o letramento em saúde do paciente deveria ser uma preocupação crescente para os pesquisadores e profissionais de saúde, pois, onde estudado, o letramento em saúde inadequado associa-se a cuidados de saúde de pior qualidade e custos mais elevados. Letramento em saúde inadequado é uma situação comum, quando o manejo da DRC torna-se mais difícil – tanto da proficiência insuficiente de letramento escrito quanto do numérico. Mesmo assim, a maioria dos médicos não consegue identificar o problema e não tem preparo para lidar com o paciente que apresenta letramento em saúde inadequado. Assim, garantir informações de fácil compreensão e sem complexidades desnecessárias deve fazer parte do planejamento de saúde, checando-se o entendimento do paciente pela técnica de *teach-back*, que pode reduzir as chances de entendimento errôneo e, potencialmente, prevenir efeitos adversos das medicações prescritas.[81]

Dieta à base de plantas

Considerando que a DRC afeta em torno de 10% da população adulta mundial e que seu tratamento, seja por diálise, seja por transplante renal, é bastante dispendioso e desgastante, as intervenções dietéticas podem ser cada vez mais escolhidas como estratégia no controle da progressão da doença.

As dietas hipoproteicas com 0,6 a 0,8 g/kg de peso corporal/dia têm sido recomendadas para adultos com doença renal moderada a grave (TFG < 45 mℓ/min/1,73 m^2) e para aqueles com proteinúria > 0,3 g/dia. Também as dietas com teor muito baixo de proteína (< 0,6 g de proteína/kg de peso corporal/dia) são utilizadas, suplementadas com aminoácidos essenciais ou seus cetoácidos. Para os indivíduos com risco de desenvolver doença renal, como nos nefrectomizados (por doação ou para tratamento de neoplasia) ou portadores de diabetes melito, hipertensão ou rins policísticos, uma dieta com modesta diminuição de proteína pode ser benéfica, por manter a pressão intraglomerular moderadamente baixa. O controle da ingesta de sódio, restrição de potássio e de fósforo, suplementação com cálcio e vitamina D também são necessários para manter o adequado controle da progressão da DRC.[82]

Parece não haver uma clara diferença no risco de desenvolvimento de doença renal quando se comparam populações com dietas em grande parte vegetarianas com aquelas com dietas à base de carnes; porém, em pacientes com DRC, uma dieta com maior proporção de fontes vegetais (> 50%) tem sido associada a melhores resultados. Esses tipos de dieta, além conterem menores teores de ácidos graxos saturados, proteínas e fósforo, também geram menos ácidos, são ricas em fibras, ácidos graxos saturados e não saturados, magnésio, potássio e ferro, facilitando a peristalse, aumentando o número de movimentos intestinais, e diminuindo a produção, exposição e absorção de toxina urêmica.[82]

Vale ressaltar que o microbioma intestinal é afetado pela uremia e que sua modulação por meio de intervenções dietéticas com probióticos, por exemplo, pode também ser interessante no controle da produção, degradação e absorção de certas toxinas urêmicas que são fermentadas por produtos de atividades microbianas intestinais.[82] Estudo recente evidenciou que a microbiota intestinal está associada com 38 doenças comuns e 51 medicações, e as alterações na microbiota intestinal podem promover a progressão da DRC em razão de alterações na resposta imune, regulação de pressão arterial e alterações metabólicas. Futuros estudos podem demonstrar que terapias baseadas em microbioma podem ser bastante promissoras no manuseio de muitas doenças crônicas, inclusive na DRC.[83]

PREVENÇÃO TERCIÁRIA DA DOENÇA RENAL CRÔNICA

Nela, a maioria das medidas preconizadas na prevenção secundária se aplica, respeitando-se as especificidades. Várias diretrizes clínicas foram desenvolvidas para os diferentes aspectos clínicos da DRC dialítica, e dados recentes evidenciam que a implementação dessas orientações apresentou impacto positivo na sobrevida dos pacientes. O tratamento do paciente com DRC estágio 5 em TRS será detalhado em outros capítulos.

RESUMO

A DRC é uma doença multissistêmica, cujo manejo exige uma abordagem compreensiva. A identificação dos grupos de risco para desenvolver a doença, o diagnóstico imediato da DRC, o encaminhamento precoce para acompanhamento nefrológico e a implementação das medidas que retardam a queda progressiva da função renal, aliadas ao diagnóstico e ao tratamento das suas complicações e comorbidades, são estratégias que fundamentam os princípios da prevenção da DRC em diferentes níveis. Em conjunto, essas medidas possibilitam diminuir a mortalidade precoce e aumentar as chances de o paciente com DRC se beneficiar do tratamento dialítico ou do transplante renal.

REFERÊNCIAS BIBLIOGRÁFICAS

1. K/DOQI clinical practice guidelines for chronic kidney disease: evaluation, classification and stratification. Am J Kidney Dis. 2002;39:(suppl. 2):S1-S246.
2. Kidney Disease: Improving Global Outcomes (KDIGO) CKD Work Group. KDIGO 2012 Clinical Practice Guideline for the Evaluation and Management of Chronic Kidney Disease. Kidney Int Suppl. 2013;3:1-150.
3. Levey AS, Coresh J. Chronic kidney disease. Lancet. 2012; 379:165-80.
4. Szczech LA, Best PJ, Crowley E, Brooks Berger PB, Bittner V et al. Angioplasty Revascularization Investigation (BARI) Investigators. Outcomes of patients with chronic renal insufficiency in the bypass angioplasty revascularization investigation. Circulation. 2002;105:2253-8.
5. Hsu C, Yang W, Parikh RV, Anderson AH, Chen TK, Cohen DL et al. For the CRIC Study Investigators* Race, Genetic Ancestry, and Estimating Kidney Function in CKD. November 4, 2021. N Engl J Med. 2021; 385:1750-60.
6. Malachias MVB, Souza WKSB, Plavnik FL, Rodrigues CIS, Brandão AA, Neves MFT et al. 7ª Diretriz Brasileira de Hipertensão Arterial. Arq Bras Cardiol. 2016;107(supl. 3):1-83.
7. Colditz GA, Willett WC, Rotnitzky A, Manson JE. Weight gain as a risk factor for clinical diabetes mellitus in women. Ann Intern Med. 1995;122:481-6.

8. Chan JM, Rimm EB, Colditz Stampfer MJ, Willet WC. Obesity, fat distribution and weight gain as risk factors for clinical diabetes in men. Diabetes Care. 1994;17:961-9.
9. Ramachandran A, Snehalatha C, Shobana R, Vidyavathi P, Vijay V. Influence of life-style factors in development of diabetes in Indians – scope for primary prevention. J Assoc Phys India. 1999;47:761-3.
10. Vassalotti JA, Centor R, Turner BJ, Greer RC, Choi M, Sequist TD; National Kidney Foundation Disease Outcomes Quality Initiative. Practical approach to detection and management of chronic kidney disease for the primary care clinician. Am J Med. 2016;129(2):153-62.
11. Bastos MG, Kirsztajn GM. Doença renal crônica: importância do diagnóstico precoce, encaminhamento imediato e abordagem interdisciplinar estruturada para melhora do desfecho em pacientes ainda não submetidos à diálise. J Bras Nefrol. 2011;33(1):93-108.
12. Kiefer MM, Ryan MJ. Primary care of the patient with chronic kidney disease. Med Clin N Am. 2015;99:935-52.
13. Cohen DL, Townsend RR. Hypertension in 2016: Blood pressure goals, variability and SGLT2 blockade in CKD. Nat Rev Nephrol. 2017;13(2):75-6.
14. Barroso WKS, Rodrigues CIS, Bortolotto LA, Mota-Gomes MA, Brandão AA, Feitosa ADM et al. Diretrizes Brasileiras de Hipertensão Arterial – 2020. Arq Bras Cardiol. 2021;116(3):516-658.
15. James PA, Oparil S, Carter BL, Cushman WC, Dennison-Himmelfarb C, Handler J et al. 2014 evidence-based guideline for the management of high blood pressure in adults: report from the panel members appointed to the Eighth Joint National Committee (JNC 8). JAMA. 2014;311:507-20.
16. KDIGO 2021 Clinical Practice Guideline for the Management of Blood Pressure in Chronic Kidney Disease. Kidney Disease: Improving Global Outcomes (KDIGO) Blood Pressure Work Group. 2021;99(3 supl):S1-S87.
17. Agarwal R, Sinha SD, Cramer AE, Balmes-Fenwick M, Dickinson JH, Ouyang F et al. Chlortalidone for Hypertension in Advanced Chronic Kidney Disease. N Engl J Med. 2021;385(27):2507-19.
18. Taler SJ, Agarwal R, Bakris GL, Flynn JT, Nilsson PM, Rahman M et al. KDOQI US commentary on the 2012 KDIGO clinical practice guideline for management of blood pressure in CKD. Am J Kidney Dis. 2013;62:201-13.
19. Fried LF, Emanuele N, Zhang JH, Brophy M, Conner TA, Duckworth W et al. Combined angiotensin inhibition for the treatment of diabetic nephropathy. N Engl J Med. 2013;369:1892-903.
20. Yusuf S, Teo KK, Pogue J, Dyal L, et al. Telmisartan, ramipril, or both in patients at high risk for vascular events. N Engl J Med. 2008;358(15):1547-59.
21. Turin TC, James M, Ravani P, Tonelli M, Manns BJ, Quinn R et al. Proteinuria and rate of change in kidney function in a community-based population. J Am Soc Nephrol. 2013;24:1661-7.
22. De Jong PE, Curhan GC. Screening, monitoring, and treatment of albuminuria: Public health perspectives. J Am Soc Nephrol. 2006;17:2120-6.
23. Bakris GL, Agarwal R, Anker SD, Pitt B, Ruilope LM, Rossing P et al. FIDELIO-DKD Investigators. Effect of Finerenone on Chronic Kidney Disease Outcomes in Type 2 Diabetes. N Engl J Med. 2020;383(23):2219-29.
24. Pitt B, Filippatos G, Agarwal R, Anker SD, Bakris GL, Rossing P et al. FIGARO-DKD Investigators. Cardiovascular Events with Finerenone in Kidney Disease and Type 2 Diabetes. N Engl J Med. 2021;385(24):2252-63.
25. Ahmed AK, Kamath NS, El Kossi M, El Nahas AM. The impact of stopping inhibitors of the renin-angiotensin system in patients with advanced chronic kidney disease. Nephrol Dial Transplant. 2010;25:3977-82.
26. Kitada M, Zhang Z, Mima A, King GL. Molecular mechanisms of diabetic vascular complications. J Diabetes Invest. 2010;1:77-89.
27. Zinman B, Wanner C, Lachin JM, Fitchett D, Bluhmki E, Hantel S et al. EMPAREG OUTCOME Investigators. Empagliflozin, Cardiovascular Outcomes, and Mortality in Type 2 Diabetes. N Engl J Med. 2015;373(22):2117-28.
28. Neal B, Perkovic V, Mahaffey KW, de Zeeuw D, Fulcher G, Erondu N et al. CANVAS Program Collaborative Group. Canagliflozin and Cardiovascular and Renal Events in Type 2 Diabetes. N Engl J Med. 2017;377(7):644-57.
29. Wiviott SD, Raz I, Bonaca MP, Mosenzon O, Kato ET, Cahn A et al. DECLARE–TIMI 58 Investigators. Dapagliflozin and Cardiovascular Outcomes in Type 2 Diabetes. N Engl J Med. 2019;380(4):347-57.
30. Perkovic V, Jardine MJ, Neal B, Bompoint S, Heerspink HJL, Charytan DM et al. CREDENCE Trial Investigators. Canagliflozin and Renal Outcomes in Type 2 Diabetes and Nephropathy. N Engl J Med. 2019;380(24):2295-306.
31. Heerspink HJL, Stefánsson BV, Correa-Rotter R, Chertow GM, Greene T, Hou FF et al. DAPA-CKD Trial Committees and Investigators. Dapagliflozin in Patients with Chronic Kidney Disease. N Engl J Med. 2020;383(15):1436-46.
32. Joshi SS, Singh T, Newby DE, Singh J. Sodium-glucose cotransporter 2 inhibitor therapy: mechanisms of action in heart failure. Heart. 2021;107(13):1032-8. doi: 10.1136/heartjnl-2020-318060. Epub ahead of print. Erratum in: Heart. 2021;107(22):e15. PMID: 33637556; PMCID: PMC8223636.
33. Kidney Disease: Improving Global Outcomes (KDIGO) Diabetes Work Group. KDIGO 2020 Clinical Practice Guideline for Diabetes Management in Chronic Kidney Disease. Kidney Int. 2020;98(4S):S1-S115.
34. Gerstein HC, Miller ME, Byington RP et al. Action to Control Cardiovascular Risk in Diabetes Study Group. Effects of intensive glucose lowering in type 2 diabetes. N Engl J Med. 2008;358:2545-59.
35. Moen MF, Zhan M, Hsu VD, Walker LD, Einhorn LM, Seliger SL et al. Frequency of hypoglycemia and its significance in chronic kidney disease. Clin J Am Soc Nephrol. 2009;4(6):1121-7.
36. American Diabetes Association. Standards of medical care in diabetes – 2014. Diabetes Care. 2014;37(suppl. 1):S14-80.
37. Coca SG, Ismail-Beigi F, Haq N, Krumholz HM, Parikh CR. Role of intensive glucose control in development of renal end points in type 2 diabetes mellitus: systematic review and metaanalysis intensive glucose control in type 2 diabetes. Arch Intern Med. 2012;172:761-9.
38. National Kidney Foundation. KDOQI Clinical Practice Guideline for Diabetes and CKD: 2012 Update. Am J Kidney Dis. 2012;60:850-86.
39. Lipska KJ, Bailey CJ, Inzucchi SE. Use of metformin in the setting of mild-tomoderate renal insufficiency. Diabetes Care. 2011;34(6):1431-7.
40. Dobre M, Rahman M, Hostetter TH. Current status of bicarbonate in CKD. J Am Soc Nephrol. 2015;26:515-23.
41. Drawz P, Rahman M. Chronic kidney disease. Ann Intern Med. 2009;150(3):1-15.
42. Shah SN, Abramowitz M, Hostetter TH, Melamed ML. Serum bicarbonate levels and the progression of kidney disease: a cohort study. Am J Kidney Dis. 2009;54:270-7.
43. de Brito-Ashurst I, Varagunam M, Raftery MJ, Yaqoob MM. Bicarbonate supplementation slows progression of CKD and improves nutritional status. J Am Soc Nephrol. 2009;20:2075-84.
44. Susantitaphong P, Sewaralthahab K, Balk EM, Jaber BL, Madias NE. Short- and long-term effects of alkali therapy in chronic kidney disease: a systematic review. Am J Nephrol. 2012;35:540-7.
45. DiIorio BR, Bellasi A, Raphael KL, Santoro D, Aucella F, Garofano L et al. Treatment of metabolic acidosis with sodium bicarbonate delays progression of chronic kidney disease: the UBI Study. J Nephrol. 2019;32:989-1001.
46. Madias NE. Eubicarbonatemic Hydrogen Ion Retention and CKD Progression. Kidney Med. 2021;3(4):596-606.
47. Inker LA, Astor BC, Fox CH, Isakova T, Lash JP, Peralta CA et al. KDOQI US commentary on the 2012 KDIGO clinical practice guideline for the evaluation and management of CKD. Am J Kidney Dis. 2014;63:713-35.
48. Clive DM, Stoff JS. Renal syndromes associated with nonsteroidal anti-inflammatory drugs. N Engl J Med. 1984;310:563-72.
49. Babitt JL, Eisenga MF, HaaseVH, Kshirsagar AV, Levin, A, Locatelli F et al. Controversies in optimal anemia management: conclusions from a Kidney Disease: Improving Global Outcomes (KDIGO) Conference. Kidney Int. 2021;99:1280-95.
50. Shimada T, Yamazaki Y, Takahashi M, Hasegawa H, Urakawa I, Oshima T et al. Vitamin D receptor-independent FGF23 actions in regulating phosphate and vitamin D metabolism. Am J Physiol Renal Physiol. 2005;289:F1088-F1095.
51. Hasegawa H, Nagano N, Urakawa I, Yamazaki Y, Iijima K, Fujita T et al. Direct evidence for a causative role of FGF23 in the abnormal renal phosphate handling and vitamin D metabolism in rats with early-stage chronic kidney disease. Kidney Int. 2010;78:975-80.

52. Kendrick J, Cheung AK, Kaufman JS et al.; HOST Investigators. FGF-23 associates with death, cardiovascular events, and initiation of chronic dialysis. J Am Soc Nephrol. 2011;22:1913-22.
53. Palmer SC, Hayen A, Macaskill P, Pellegrini F, Craig JC, Elder GJ et al. Serum levels of phosphorus, parathyroid hormone, and calcium and risks of death and cardiovascular disease in individuals with chronic kidney disease: a systematic review and metaanalysis. JAMA. 2011;305:1119-27.
54. Dasgupta I, Shroff R, Bennett-Jones D, McVeigh G, NICE Hyperphosphataemia Guideline Development Group. Management of hyperphosphataemia in chronic kidney disease: summary of National Institute for Health and Clinical Excellence (NICE) guideline. Nephron Clin Pract. 2013;124(1-2):1-9.
55. National Kidney Foundation. Clinical Practice Guidelines for Chronic Kidney Disease: evaluation, classification and stratification. [Acesso em 28 jul 2017] Disponível em: https://www.kidney.org/sites/default/files/docs/ckd_evaluation_classification_stratification.pdf
56. Hsu CY, Chertow GM. Elevations of serum phosphorus and potassium in mild to moderate chronic renal insufficiency. Nephrol Dial Transplant. 2002;17:1419-25.
57. Einhorn LM, Zhan M, Hsu VD, Walker LD, Moen MF, Seliger SL et al. The frequency of hyperkalemia and its significance in chronic kidney disease. Arch Intern Med. 2009;169:1156-62.
58. Palmer BF, Clegg DJ. Diagnosis and treatment of hyperkalemia. Cleve Clin J Med. 2017;84(12):934-942.
59. Theofilis P, Vordoni A, Koukoulaki M, Vlachopanos G, Kalaitzidis RG. Dyslipidemia in Chronic Kidney Disease: Contemporary Concepts and Future Therapeutic Perspectives. Am J Nephrol. 2021;52(9):693-701.
60. Reiner Z, Catapano AL, De Backer G, Graham I, Taskinen MR, Wiklund O et al. ESC/EAS Guidelines for the management of dyslipidaemias: the Task Force for the management of dyslipidaemias of the European Society of Cardiology (ESC) and the European Atherosclerosis Society (EAS). Eur Heart J. 2011;32:1769-818.
61. Tonelli M, Keech A, Shepherd J, Sacks F, Tonkin A, Packard C et al. Effect of pravastatina in people with diabetes and chronic kidney disease. J Am Soc Nephrol. 2005;16:3748-54.
62. Collins R, Armitage J, Parish S, Sleigh P, Peto R; Heart Protection Study Collaborative Group. MRC/BHF Heart Protection Study of cholesterol-lowering with simvastatin in 5963 people with diabetes: a randomised placebo-controlled trial. Lancet. 2003;361:2005-16.
63. Wanner C, Krane V, März W, Olschewski M, Mann JF, Ruf G et al.; German Diabetes and Dialysis Study Investigators. Atorvastatin in patients with type 2 diabetes mellitus undergoing hemodialysis. N Engl J Med. 2005;353:238-48.
64. Lin YC, Lai HY, Wu HY, Chou YH, Chiang WC, Lin SL, Chen YM, Chu TS, Tu YK. Effects and Safety of Statin and Ezetimibe Combination Therapy in Patients with Chronic Kidney Disease: A Systematic Review and Meta-Analysis. Clin Pharmacol Ther. 2020 Oct;108(4):833-843. doi: 10.1002/cpt.1859. Epub 2020 May 13. PMID: 32320058.
65. Fellström BC, Jardine AG, Schmieder RE, Holdaas H, Bannister K, Beutler J et al.; for the AURORA Study Group. Rosuvastatin and cardiovascular events in patients undergoing hemodialysis. N Engl J Med. 2009;360:1395-407.
66. Feig DI, Kang DH, Johnson RJ. Uric acid and cardiovascular risk. N Engl J Med. 2008;359(17):1811-21.
67. Niskanen LK, Laaksonen DE, Nyyssönen K. Uric acid level as a risk factor for cardiovascular and all-cause mortality in middle-aged men: a prospective cohort study. Arch Intern Med. 2004;164:1546-51.
68. George J, Carr E, Davies J, Belch JJF, Struthers A. High-dose allopurinol improves endothelial function by profoundly reducing vascular oxidative stress and not by lowering uric acid. Circulation. 2006;114(23):2508-16.
69. Hare JM, Mangal B, Brown J, Fisher C, Freudenberger R, Colucci WS et al. Impact of oxypurinol in patients with symptomatic heart failure. Results of the OPT-CHF Study. J Am Coll Cardiol. 2008;51(24):2301-9.
70. Feig DI, Soletsky B, Johnson RJ. Effect of allopurinol on blood pressure of adolescents with newly diagnosed essential hypertension. A randomized trial. JAMA. 2008;300:924-32.
71. Goicoechea M, De Vinuesa SG, Verdalles U, Ruiz Caro C, Ampuero J, Rincón A et al. Effect of allopurinol in chronic kidney disease progression and cardiovascular risk. Clin J Am Soc Nephrol. 2010;5(8):1388-93.
72. Badve SV, Pascoe EM, Biostat M, Tiku A, Boudville N, Brown FG et al. Effects of Allopurinol on the Progression of Chronic Kidney Disease. N Engl J Med. 2020; 382(26):2504-13.
73. Klag MJ, Whelton PK, Randall BL, Neaton JD, Brancati FL, Ford CE et al. Blood pressure and end-stage renal disease in men. N Engl J Med. 1996;334:13-8.
74. Briganti EM, Branley P, Chadban SJ, Shaw JE, McNeil JJ, Welborn TA et al. Smoking is associated with renal impairment and proteinuria in the normal population: The AusDiab kidney study. Australian Diabetes, Obesity and Lifestyle Study. Am J Kidney Dis. 2002;40:704-12.
75. de Boer IH, Sibley SD, Kestenbaum B, Sampson JN, Young B, Cleary PA et al.; Diabetes Control and Complications Trial/Epidemiology of Diabetes Interventions and Complications Study Research Group. Central obesity, incident microalbuminuria, and change in creatinine clearance in the epidemiology of diabetes interventions and complications study. J Am Soc Nephrol. 2007;18:235-43.
76. Rossing K, Christensen PK, Hovind P, Tarnow L, Rossing P, Parving HH. Progression of nephropathy in type 2 diabetic patients. Kidney Int. 2004;66:1596-605.
77. Hsu CY, Ordonez JD, Chertow GM, Fan D, McCulloch CE, Go AS. The risk of acute renal failure in patients with chronic kidney disease. Kidney Int. 2008;74:101-7.
78. Johnson RJ, Herrera-Acosta J, Schreiner GF, Rodriguez-Iturbe B. Subtle acquired renal injury as a mechanism of salt-sensitive hypertension. N Engl J Med. 2002;346:913-23.
79. Chawla LS, Eggers PW, Star RA, Kimmel PL. Acute kidney injury and chronic kidney disease as interconnected syndromes. N Engl J Med. 2014;371:58-66.
80. Weiss BD, Mays MZ, Martz W, Castro KM, DeWalt DA, Pignone MP et al. Quick assessment of literacy in primary care: the newest vital sign. Ann Fam Med. 2005;3:514-22.
81. Santos LTM, Mansur HN, Paiva TFPS, Colugnati F, Bastos MG. Letramento em Saúde: Importância da avaliação em nefrologia. J Bras Nefrol. 2012;34(3):293-302.
82. Kalantar-Zadeh K, Fouque D. Nutritional Management of Chronic Kidney Disease. N Engl J Med. 2017;377(18):1765-76.
83. Shankaranarayanan D, Raj DS. Gut Microbiome and Kidney Disease Reconciling Optimism and Skepticism. Clin J Am Soc Nephrol. 2022;17(11):1694-96

44 Toxinas Urêmicas

Fellype de Carvalho Barreto • Miguel Carlos Riella • Andrea E. M. Stinghen • Regiane Stafim da Cunha

INTRODUÇÃO

A doença renal crônica (DRC) caracteriza-se pela redução progressiva e irreversível da taxa de filtração glomerular (TFG) e/ou pela presença de proteinúria por pelo menos 3 meses.[1] A perda progressiva da função renal (glomerular, tubular e endocrinológica) leva a uma miríade de sinais e sintomas a que se denomina "síndrome urêmica".

A síndrome urêmica pode ser definida como um conjunto de alterações bioquímicas e nas funções metabólicas, endócrinas e imunes decorrentes da perda de função renal. E, embora costumem ser mais aparentes apenas nas fases mais tardias da DRC, essas alterações se iniciam desde as fases iniciais dessa doença, expondo os pacientes, por exemplo, a um maior risco de mortalidade cardiovascular.[2]

Os rins são os principais responsáveis pela excreção e metabolização de uma série de compostos orgânicos, que podem se acumular com a perda da função renal. Para que esses compostos sejam considerados toxinas urêmicas, precisam preencher alguns critérios que se assemelham aos postulados por Koch:

- Ser identificado quimicamente e poder ser medido
- Sua concentração plasmática e corporal deve ser maior na DRC que em indivíduos saudáveis
- As concentrações elevadas devem se relacionar com disfunções e sintomas específicos, que melhoram ou desaparecem quando da redução de sua concentração
- A atividade biológica do composto deve ser provada por meio de experimentos *in vitro*, *ex vivo* e *in vivo* em concentrações semelhantes às encontradas no paciente urêmico.[3]

Atualmente, já se identificaram mais de 150 toxinas urêmicas, as quais podem ser classificadas, de acordo com suas características físico-químicas e a remoção por diálise, em uma das três classes descritas a seguir.[4,5] No Quadro 44.1 são citadas as principais toxinas urêmicas de acordo com a sua respectiva classe:

- Toxinas pequenas, solúveis em água: compostos com peso molecular < 500 Daltons (Da). As principais moléculas desse grupo incluem ureia, creatinina e guanidinas. São facilmente removidas por diálise e não apresentam, necessariamente, efeitos tóxicos graves
- Toxinas de tamanho médio: compostos de peso molecular > 500 Da, muitos deles peptídios. A β2-microglobulina e a leptina são os protótipos desse grupo. Podem ser removidos por membranas de diálise com poros grandes (membranas de alto fluxo)
- Toxinas ligadas a proteínas: geralmente têm baixo peso molecular. Os protótipos desse grupo são os fenóis e os indóis. Exercem uma variedade de efeitos tóxicos e sua característica ligação proteica torna difícil a remoção pelo tratamento dialítico.

A identificação de toxinas urêmicas e a compreensão de sua participação na fisiopatologia da DRC tornam possível um melhor entendimento da síndrome urêmica, proporcionando, pelo menos potencialmente, a identificação de novos biomarcadores e de novos alvos terapêuticos. A seguir, discutir-se-ão as principais toxinas urêmicas de cada uma das classes, seus aspectos fisiopatológicos e associações às complicações urêmicas. No fim do capítulo serão discutidas as principais estratégias terapêuticas existentes para reduzir suas concentrações.

> ⓘ **PONTOS-CHAVE**
>
> - A perda progressiva da função leva ao acúmulo de toxinas urêmicas, principais responsáveis pelas manifestações clínicas da síndrome urêmica
> - As toxinas urêmicas são classificadas de acordo com suas características físico-químicas e a possibilidade de remoção pela diálise em pequenas, médias e ligadas a proteínas
> - A melhor compreensão do papel das toxinas urêmicas possibilita a identificação de novos biomarcadores e alvos terapêuticos na DRC.

Quadro 44.1 Exemplos de toxinas urêmicas de acordo com seu grupo.

Toxinas pequenas (PM < 500 Da)	Toxinas médias (PM > 500 Da)	Toxinas ligadas a proteínas
Creatinina	Grelina	Espermina
Ureia	Leptina	Espermidina
Ácido úrico	Cistatina C	Ácido hipúrico
Fósforo	AGEs	Homocisteína
Guanidinas	Fator D do complemento	Paracresilsulfato
Oxalato	Orexina	Indoxil sulfato
Dimetilglicina	Endotelina	Hidroquinona
Timina	Neuropeptídio Y	Ácido 3-indol-acético
Uridina	Peptídio natriurético atrial	Ácido furompropiônico
Hipoxantina	Citocinas	Putrescina

COMPOSTOS PEQUENOS HIDROSSOLÚVEIS

Ureia

Composto hidrossolúvel (peso molecular: 60,06 Da), que se eleva progressivamente com a perda de função, sua dosagem é comumente utilizada, em conjunto com a creatinina, como marcador da função renal. Em relação aos seus efeitos tóxicos, a ureia inibe a via do cotransportador Na-K-2Cl em eritrócitos, modificando as vias celulares dependentes de volume, além de inibir a síntese de óxido nítrico por macrófagos, interferindo na resposta imune.[6-8] Do ponto de vista físico-químico, a ureia é o soluto urêmico mais osmoticamente ativo. Sua remoção rápida pela diálise pode resultar na síndrome do desequilíbrio. Ainda, é precursora de algumas guanidinas, substâncias com efeitos tóxicos particulares, como se verá adiante. Ainda que indiretamente, via geração de cianeto, a ureia é capaz de alterar a estrutura e a função de proteínas por meio do processo de carbamilação.[9]

Apesar desses efeitos, o potencial de toxicidade da ureia foi questionado por muito tempo, pois estudos antigos de infusão aguda de ureia relataram que níveis tão elevados quanto 8 a 10 vezes acima dos valores normais são bem tolerados pelo organismo. Recentemente, esse conceito foi contraposto por estudos *in vitro* e *in vivo* que reforçaram a ação tóxica, direta e indireta, da ureia em concentrações semelhantes às encontradas no paciente renal crônico. A ureia altera a barreira epitelial intestinal, levando à translocação de toxinas bacterianas e à inflamação. Além disso, ela é capaz de induzir apoptose da célula muscular lisa e disfunção endotelial, contribuindo para doença cardiovascular, e tem um papel na resistência à insulina por causar disfunção dos adipócitos.[10]

Finalmente, embora a ureia ainda seja o marcador mais comumente utilizado para avaliar a adequação dialítica baseada no cálculo do Kt/V, tem-se questionado sua utilidade em predizer a remoção de outras toxinas, pois sua remoção não se correlaciona com a de moléculas médias, toxinas ligadas a proteínas e até mesmo de moléculas hidrossolúveis maiores.[11]

Guanidinas

Representam um grupo de metabólitos da L-arginina. Vários desses compostos induzem alterações em diversas funções biológicas, como na resposta imune, além de efeitos neurotóxicos.[11] As guanidinas são capazes de induzir alterações sinápticas no hipocampo, o que pode estar relacionado, ao menos em parte, com o comprometimento cognitivo na DRC.[12] Há três tipos de resíduos metilados de arginina aumentados na DRC: monometilguanidina (MMA), dimetil-arginina assimétrica (ADMA) e dimetil-arginina simétrica (SDMA).

A ADMA está elevada no plasma de pacientes com DRC em virtude não apenas da menor depuração renal, mas também do aumento em sua síntese e da redução no seu catabolismo.[13] A ADMA tem efeito inibitório na síntese de óxido nítrico, levando a vasoconstrição, aumento da rigidez vascular e hipertensão arterial, além de estar associada a maior risco de eventos e de mortalidade cardiovascular.[14-17] A SDMA, anteriormente considerada biologicamente inativa, apresenta efeito pró-inflamatório.[18] É capaz de estimular *in vitro* a expressão de citocinas, como a interleucina-6, o que corrobora com o achado de sua associação a níveis aumentados de marcadores inflamatórios em pacientes renais crônicos pré-diálise.[19] A MMA tem ação modesta na síntese de óxido nítrico induzida por endotoxina ou citocinas.[20] A remoção de guanidinas pela diálise é inferior à da ureia, provavelmente por seu padrão de distribuição multicompartimental.[21]

Fósforo

A hiperfosfatemia costuma aparecer na DRC com a TFG < 30 mℓ/min, embora a sobrecarga de fósforo ocorra em fases mais precoces, podendo ser detectada pelo aumento da fosfatúria.[22] A hiperfosfatemia é particularmente comum entre os pacientes em diálise, pois, além da perda da função renal, a remoção de fósforo pelas técnicas dialíticas convencionais (diálise peritoneal e hemodiálise intermitente) é insuficiente para manter o balanço desse elemento neutro.[23] Até o fim dos anos 1990, acreditava-se que os efeitos adversos da hiperfosfatemia se restringiam ao metabolismo mineral.

A hiperfostatemia está intimamente relacionada com o desenvolvimento do hiperparatireoidismo secundário por mecanismos diretos, como o estímulo à síntese e secreção do paratormônio (PTH), e indiretos, por reduzir a calcemia por mecanismos físico-químicos e contribuir para os baixos níveis de 1,25(OH)$_2$-vitamina D pela inibição da 1-α-hidroxilase.[24] Além disso, a sobrecarga de fósforo e a hiperfosfatemia são importantes estímulos para a secreção do fator de crescimento de fibroblasto-23 (FGF-23), também considerada uma toxina urêmica. Ao longo da última década, um grande número de estudos comprovou o papel da hiperfosfatemia no desenvolvimento de alterações cardiovasculares, como a disfunção endotelial, a aterogênese e a calcificação vascular.[25-27] A entrada do fósforo nas células é mediada por proteínas, principalmente os cotransportadores de fosfato dependentes de sódio (NaPiTs) do tipo III (PiT-1 e PiT-2).[28] Estudos demonstraram que o PiT-1, particularmente, é importante para a internalização do fósforo pelas células endoteliais e sua expressão é relacionada com a calcificação vascular.[28,29] O fósforo em concentrações urêmicas reduz a expressão de moléculas de junção intercelular e altera a morfologia de células endoteliais, causando aumento na permeabilidade vascular.[30] Além disso, a hiperfosfatemia induz a formação de vesículas extracelulares endoteliais com atividade pró-coagulante, o que pode estar associado ao risco de evento trombótico.[31] Níveis elevados de fósforo estão associados à maior mortalidade em pacientes renais crônicos pré-diálise e em tratamento dialítico.[32,33]

N-óxido-trimetilamina

A fermentação da colina, da fosfatidilcolina e da L-carnitina pela microbiota intestinal dá origem à trimelamina, que é absorvida e, subsequentemente, oxidada no fígado formando o N-óxido-trimetilamina (TMAO), um composto hidrossolúvel de 75 Da.[34] A depuração do TMAO é realizada por filtração glomerular e secreção tubular via transportadores de cátions orgânicos (OCTs). Com o declínio da função renal, os níveis plasmáticos dessa toxina urêmica se elevam.[35,36] De fato, os níveis de TMAO chegam a estar 40 vezes mais altos em pacientes com DRC pré-diálise comparado com indivíduos saudáveis.[37] Esse acúmulo de TMAO é associado ao maior risco de desenvolvimento de doenças cardiovasculares e mortalidade em pacientes com DRC.[38,39] Estudos *in vivo* e *in vitro* demonstraram que o TMAO é pró-aterogênico, induz a disfunção endotelial e acentua o dano renal com o desenvolvimento de inflamação e fibrose.[40-43]

> **PONTOS-CHAVE**
>
> - A ureia voltou a ganhar importância no contexto da toxicidade urêmica a partir da demonstração de seu efeito sobre o endotélio, a célula muscular lisa e a barreira epitelial intestinal
> - A utilidade da ureia como marcador da adequação dialítica tem sido questionada por não refletir a remoção de outras toxinas
> - Entre as guanidinas, a ADMA e a SDMA são as principais. A primeira tem importante efeito sobre o sistema cardiovascular e a segunda apresenta ação pró-inflamatória
> - A hiperfosfatemia tem papel relevante não apenas no hiperparatireoidismo secundário, mas também induz lesão endotelial e calcificação vascular, além de estar associada à maior mortalidade
> - O TMAO é fortemente relacionado com a aterosclerose e com o dano renal, induzindo a inflamação e a fibrose.

COMPOSTOS PEQUENOS LIGADOS A PROTEÍNAS

p-Cresil sulfato

De peso molecular 188,2 Da, trata-se de um fenol que se origina da sulfatação do *p*-cresol (peso molecular: 108,1 Da) produzido no intestino. Deriva do metabolismo da tirosina e da fenilalanina pelas bactérias intestinais. Na parte distal do cólon, esses aminoácidos são convertidos em compostos fenólicos (p. ex., o *p*-cresol) pelas bactérias intestinais. No fígado, o *p*-cresol é sulfatado em *p*-cresil sulfato (pCS) e uma pequena fração é glucorinizada em *p*-cresil glucorunídio. Ao entrar na circulação, a maior parte dessas toxinas (95%) se liga de modo reversível à albumina, o que torna sua remoção limitada pela diálise convencional. Sua excreção é renal por meio de secreção tubular pelos transportadores de ânions orgânicos (OAT).[44] A compreensão da via de geração do pCS tornou possível reconhecer que a detecção do paracresol na circulação decorria de um artefato de preparo causado pela acidificação para a desproteinização do plasma. Metodologias mais recentes que usam métodos alternativos para a desproteinização demonstraram que a toxina circulante é o pCS.[45]

Os níveis de pCS elevam-se significativamente a partir das fases mais tardias da DRC. Níveis elevados de pCS, tanto total quanto de sua fração livre, associam-se a evento e mortalidade cardiovascular em pacientes renais crônicos pré-diálise e em diálise, com progressão mais rápida da disfunção renal.[46-49] Um grande número de estudos experimentais demonstrou que o pCS tem efeitos tóxicos em diferentes tipos celulares, como a célula endotelial, a célula tubular renal, os cardiomiócitos e a célula muscular lisa.[50-53] Para exercer seu efeito tóxico, o pCS entra nas células por meio do OAT tipo 1 ou 3, mesmo transportador responsável por sua secreção tubular. De modo geral, o pCS leva a um aumento do estresse oxidativo, apresenta efeito pró-inflamatório, pró-apoptose e pró-fibrose. Essa toxina urêmica também aumenta a permeabilidade vascular provocando a internalização e a redução da expressão de moléculas de junção intercelular.[30,54] *In vitro*, foi demonstrado que vesículas extracelulares endoteliais formadas após exposição ao pCS reduzem a adesão celular e aumentam a expressão de moléculas inflamatórias.[55] Dessa forma, o pCS pode contribuir por meio de diversos mecanismos para as alterações nos sistemas cardiovascular e renal comumente vistas nos pacientes renais crônicos.

Indoxil sulfato

De peso molecular de 213,21 Da, é o principal representante do grupo dos indóis. Metabolizado pelo fígado a partir de indol, produzido pela flora intestinal como um metabólito do triptofano, sua excreção é renal por meio da secreção tubular via OAT.[56] Como ocorre com o pCS, a maior parte do indoxil sulfato (IS) na circulação está ligado à proteína (albumina). Por competir em sítios de ligação proteica, pode aumentar a toxicidade de alguns medicamentos, além de alterar a secreção tubular e a metabolização hepática.[57,58]

O IS é a toxina ligada à proteína mais bem estudada. Semelhantemente ao pCS, o IS passa para o meio intracelular pelo OAT1 ou pelo OAT3, em que exerce seus efeitos.[59] A toxicidade do IS é mediada pela indução de estresse oxidativo e pela produção de citocinas envolvidas na resposta inflamatória e fibrótica. Mecanismos epigenéticos também podem ser modulados pelo IS, incluindo alterações na expressão de RNAs não codificantes relacionados com a inflamação endotelial.[60] O IS é capaz de levar à disfunção endotelial por aumentar a produção de radicais livres, inibir a regeneração e o reparo endotelial e alterar as junções de adesão endoteliais, além de aumentar a liberação de vesículas extracelulares.[30,61-64] Estudos relataram que as vesículas extracelulares derivadas de células endoteliais expostas ao IS induziram a expressão de moléculas inflamatórias em células receptoras, indicando que esse mecanismo de comunicação intercelular pode ser modulado pela toxicidade urêmica.[55,65] Essas vesículas também são capazes de promover a calcificação vascular, efeito também observado pela exposição às concentrações urêmicas do IS junto à indução da proliferação de célula muscular lisa.[66-69] Em relação ao tecido cardíaco, estudos demonstraram que o IS promove fibrose, hipertrofia e disfunção.[67,70] Em consonância com esses achados, estudos observacionais relataram uma associação entre níveis elevados de IS e mortalidade cardiovascular.[71] Também se demonstrou que o IS pode contribuir para a progressão da DRC.[48] Mais recentemente, tem-se sugerido seu papel na osteodistrofia renal, como um dos fatores envolvidos na doença óssea de baixa remodelação, e na sarcopenia urêmica.[72-75]

Homocisteína

Aminoácido produzido a partir da desmetilação da metionina, sua retenção em estados urêmicos resulta em acúmulo intracelular de homocisteína adenosil, um composto extremamente tóxico que inibe as metiltransferases.[76] A hiper-homocisteinemia interfere no controle epigenético da expressão gênica por induzir a hipometilação de macromoléculas.[77] Pacientes com DRC apresentam níveis de homocisteína muito mais elevados que indivíduos com função renal normal. Além da redução na depuração, a ingestão de metionina e folatos, bem como variações genéticas, interfere em sua concentração plasmática.

A hiper-homocisteinemia é um fator de risco cardiovascular bastante conhecido na população geral e renal crônica.[78-80] A homocisteína aumenta a proliferação de células musculares lisas, um dos mais importantes eventos ateroscleróticos.[81] A administração de seu precursor, a metionina, induz, em modelos experimentais, a aceleração da aterosclerose.[82] A hiper-homocisteinemia favorece eventos trombóticos.[83] Além dos efeitos cardiovasculares, estudos relataram que níveis séricos elevados de homocisteína se associam ao declínio mais rápido da função renal, compreendendo um fator de risco independente para o desenvolvimento de DRC.[84] *In vitro*, foi demonstrado que a homocisteína induz a apoptose de podócitos.[85] Os níveis de homocisteína podem ser reduzidos pela administração de ácido fólico, vitaminas B_6 e B_{12}, com a necessidade de doses mais altas para pacientes com DRC.[86] Todavia, o benefício da redução dos níveis de homocisteína ainda não foi comprovado.[87,88]

Ácido furampropiônico

Esse ácido graxo é um grande inibidor da ligação de medicamentos a proteínas, além de inibir a reabsorção renal de ácido para-amino-hipúrico e causar uma redução da excreção renal de vários fármacos, metabólitos e ácidos removidos a partir dessa via.[89-92] Há uma boa correlação entre anormalidades neurológicas e os níveis de ácido furampropiônico (CMPF).[93] Por ser totalmente ligado a proteínas, sua remoção em hemodiálise é nula, podendo, todavia, sê-lo a partir da diálise peritoneal.[94]

> **⚠ PONTOS-CHAVE**
> - O *p*-cresil sulfato e o indoxil sulfato apresentam efeitos tóxicos comprovados *in vitro* sobre várias células, como endotélio, célula muscular lisa, cardiomiócito, osteoblastos e célula epitelial tubular
> - Estudos clínicos relataram que níveis elevados de *p*-cresil sulfato e indoxil sulfato se associam à progressão da DRC e à pior sobrevida ao longo de diferentes estágios da DRC
> - A hiper-homocisteinemia é um conhecido fator de risco para doença cardiovascular presente na DRC.

MOLÉCULAS MÉDIAS

Beta-2-microglobulina

Trata-se de um polipeptídio (peso molecular: 11.729 Da) encontrado na superfície de praticamente todas as células nucleadas, nas quais faz parte do complexo de histocompatibilidade principal I. A beta-2-microglobulina (β2 M) é livremente filtrada pelo glomérulo e sofre metabolização tubular. Portanto, seus níveis relacionam-se inversamente com a função renal. Outras condições nas quais o nível sérico de β2 M está elevado são doenças hematológicas, inflamatórias e infecciosas.[95] Outros fatores, além de seu acúmulo, são responsáveis por sua patogenicidade na DRC. A estrutura da β2 M pode ser alterada pelos produtos finais de glicação avançada (AGEs), o que aumenta sua toxicidade, uma vez que a β2 M *per se* não parece ser capaz de induzir a produção de radicais livres por leucócitos. A proteólise limitada da β2 M seria outro fator que corrobora para a toxicidade dessa molécula.[96]

A complicação classicamente relacionada com o acúmulo da β2 M na DRC é sua deposição no tecido ósseo e nas articulações.[97] As principais manifestações são síndrome do túnel do carpo, espondiloartropatias, hemartrose e dores articulares. O depósito amiloide pode ocorrer precocemente na DRC, porém suas manifestações aparecem mais tardiamente, em geral depois de 2 a 10 anos do início do tratamento dialítico. Sua incidência diminuiu de modo significativo nos últimos anos, provavelmente pela melhora na qualidade do tratamento dialítico, sobretudo após o advento de membranas de diálise biocompatíveis de alto fluxo que substituíram o uso daquelas à base de cuprofano. Os níveis séricos de β2 M são mais baixos nos pacientes em diálise peritoneal, provavelmente em virtude da função renal residual mais preservada entre esses pacientes.[98]

Os efeitos da β2 M no sistema cardiovascular têm sido alvo de grande interesse ao longo da última década. Níveis elevados de β2 M estão associados a maior espessura íntima-média, maior rigidez arterial, calcificação vascular e maior mortalidade em estudos de coorte de pacientes pré-diálise e em hemodiálise.[99,100] No estudo HEMO (*hemodialysis*), que envolveu cerca de 1.700 pacientes em hemodiálise, para cada aumento de 10 mg/ℓ no nível sérico de β2 M, observou-se um incremento correspondente de 11% de mortalidade, sobretudo aquelas de causa infecciosa.[101,102] Interessantemente, os níveis de β2 M no momento da alta do transplante renal é um potente preditor de mortalidade e de perda do enxerto, propiciando informações sobre a função renal além daquelas fornecidas pela creatinina sérica.[103]

Paratormônio

A concentração sérica do paratormônio – PTH (peso molecular: 9,4 kDa) costuma se elevar a partir de uma TFG < 60 mℓ/min, o que decorre basicamente da maior síntese e secreção desse hormônio pelas paratireoides em resposta às alterações no nível de fósforo, cálcio e vitamina D. A produção excessiva do PTH, característica do hiperparatireoidismo secundário, causa alterações no metabolismo ósseo, podendo acarretar o desenvolvimento da doença óssea de alta remodelação, a chamada "osteíte fibrosa", e a fibrose da medula óssea, a qual contribui para a anemia por interferir na eritropoese e na resposta ao tratamento com a eritropoetina.[24]

Em razão da presença do receptor para o PTH em diversos órgãos e sistemas, os efeitos deletérios do PTH estendem-se para além do tecido ósseo.[104,105] Estudos experimentais demonstraram que níveis elevados de PTH podem causar intolerância à glicose, polineuropatia e inflamação, além de contribuir para o desenvolvimento de alterações cardiovasculares, como calcificação vascular e fibrose miocárdica.[106-108] Esse último efeito pode ajudar a explicar, pelo menos parcialmente, a associação entre níveis elevados de PTH e a maior mortalidade cardiovascular encontrada em estudos observacionais na população renal crônica (ver Capítulo 47, *Fisiopatologia, Clínica e Tratamento do Distúrbio Mineral e Ósseo da Doença Renal Crônica*).[109]

Produtos finais de glicação avançada

Constituem um grupo heterogêneo de compostos derivados da glicação não enzimática de proteínas, lipídios e ácidos nucleicos por uma sequência de reações complexas, conhecidas com reação de Maillard (ver Capítulo 28, *Doença Renal do Diabetes*). Os AGEs podem se originar de fontes externas, como a dieta, e endógenas, como no diabetes e na DRC. Há mais de 20 diferentes tipos desses compostos, sendo a pentosidina, a hidroimidazolona e a N-carboximetil-lisina (CML) as mais estudadas. Exercem suas ações pela ligação com receptores, como o AGER1 e o RAGE, que desencadeiam ações antioxidante e anti-inflamatória e pró-oxidante e pró-inflamatória, respectivamente. *In vitro*, foi demonstrado que os AGEs induzem a expressão de RAGE em células endoteliais, bem como a expressão de moléculas inflamatórias e de quimiotaxia de monócitos.[110] Além disso, os AGEs podem exercer sua ação independentemente de sua ligação com receptores.[111]

As principais condições associadas ao aumento dos AGEs no organismo são o diabetes, a idade avançada e a DRC; nessa última, o acúmulo dos AGEs é resultado não apenas de sua menor degradação e excreção renal, mas também, principalmente, de sua maior geração em virtude do estresse carbonílico. Vale ainda ressaltar que o diabetes melito é umas das principais causas de DRC no mundo, corroborando para a importância do estudo dos efeitos tóxicos dos AGEs na uremia.[112] Fatores relacionados com o tipo de terapia renal substitutiva também podem interferir nos níveis de AGEs. A diálise peritoneal, por se basear em solução com alto teor de glicose e conter produtos de degradação desse açúcar gerados durante o processo de esterilização a calor, pode aumentar a formação de AGEs.[113,114] Finalmente, além do acúmulo de AGEs, observa-se na DRC uma maior expressão do RAGE e uma menor expressão do AGER1, o que potencializa a toxicidade desses compostos.[115]

Os efeitos deletérios dos AGEs foram comprovados por meio de diversos estudos experimentais, como o aumento do estresse oxidativo e da resposta inflamatória.[112] No sistema cardiovascular, os AGEs levam à disfunção endotelial por diminuírem a produção de óxido nítrico e prostaglandina I2, dois importantes vasodilatadores, e aumentarem a produção de endotelina-1, uma substância vasoconstritora, resultando em enrijecimento arterial.[116] Estudos também demonstraram que os AGEs estão envolvidos na progressão da aterosclerose, na calcificação vascular e em alterações miocárdicas.[117,118] No sistema imune, induzem a produção de citocinas pró-inflamatórias por promoverem ativação monocitária.[119] Essa toxina urêmica também está relacionada com o desenvolvimento de sarcopenia em pacientes com DRC.[120] Finalmente, os AGEs contribuem para o desenvolvimento e a progressão da nefropatia diabética.[121]

FGF-23

Trata-se de uma proteína de 32 kDa, composta de 251 aminoácidos, secretada pelos osteoblastos e pelos osteócitos, que participa da regulação da homeostase mineral. Circula no organismo sob duas formas: a intacta, responsável pela ação biológica da molécula; e a clivada, o fragmento carboxiterminal. Os níveis plasmáticos de FGF-23 elevam-se ainda na fase inicial da DRC, possivelmente como um mecanismo para contrabalancear a tendência ao aumento da concentração sérica do fósforo em razão da redução da função renal. É importante ressaltar que o processo de clivagem do FGF-23 está alterado na uremia, o que pode levar ao maior acúmulo da fração carboxiterminal. Outros fatores relacionados com o aumento do FGF-23 são a diminuição da sua depuração renal e da expressão renal de *klotho*, que causam uma resistência ao FGF-23.[122] Estudos mais recentes sugerem que o estado inflamatório e/ou a deficiência de ferro podem representar outros importantes fatores reguladores do FGF-23 (ver Capítulo 47, *Fisiopatologia, Clínica e Tratamento do Distúrbio Mineral e Ósseo da Doença Renal Crônica*).[123]

Os níveis plasmáticos de FGF-23 estão extremamente elevados na DRC, podendo variar 2 a 5 vezes o valor normal nos estágios menos avançados da DRC até 1.000 vezes o limite superior do valor normal na DRC dialítica. Diferentes estudos observacionais relataram que a concentração plasmática elevada de FGF-23 se associa de modo independente a maior progressão da DRC, complicações cardiovasculares e mortalidade nos diferentes estágios de DRC.[124-127]

Em um desses estudos, níveis elevados de FGF-23 se associaram a um aumento de quase seis vezes no risco de mortalidade em 1 ano em uma coorte de pacientes (n > 10.000) em hemodiálise.[127] Em relação às alterações cardiovasculares, o FGF-23 está associado a hipertrofia ventricular esquerda, calcificação vascular e disfunção endotelial. Interessantemente, a ação hipertrófica do FGF-23 nos cardiomiócitos, de modo diferente do que ocorre na maioria dos outros tecidos, não depende da presença do *klotho*. Esse efeito decorre da ativação do receptor para o FGF-23 do tipo 4 (FGFR4), levando à ativação de uma via de sinalização não canônica da calcineurina.[125] O FGF-23 também induz alterações rítmicas e disfunção contrátil em cardiomiócitos, mecanismos associados a arritmias cardíacas.[128] Estudos mais recentes sugerem que o FGF-23 também está envolvido na disfunção imune comumente observada na DRC.[129]

A Figura 44.1 apresenta os principais efeitos biológicos induzidos pela toxicidade urêmica.

> **⚠ PONTOS-CHAVE**
>
> - O acúmulo de β2 M provoca amiloidose, cuja principal manifestação é o acometimento osteoarticular. Recentemente, tem-se investigado o potencial efeito adverso do acúmulo de β2 M no sistema cardiovascular
> - O PTH é uma toxina urêmica com potencias efeitos deletérios sobre o osso e o sistema cardiovascular
> - Os AGEs elevam-se com o envelhecimento e o diabetes, além da própria DRC. Seus efeitos deletérios promovem inflamação, aumento do estresse oxidativo e danos cardiovascular e renal
> - O FGF-23 é um hormônio fosfatúrico secretado pelo tecido ósseo. Quando elevados, seus níveis têm sido implicados na miocardiopatia hipertrófica e em maior mortalidade na DRC

MEDIDAS TERAPÊUTICAS PARA REDUZIR A TOXICIDADE URÊMICA

Os métodos dialíticos ditos tradicionais — a hemodiálise e a diálise peritoneal — são considerados de baixa eficiência para a remoção das toxinas urêmicas de peso médio e ligadas à proteína. O transplante renal ainda representa a terapia renal substitutiva mais eficiente para reduzir os níveis das toxinas urêmicas. As medidas terapêuticas para minimizar a toxicidade urêmica podem ser divididas em duas estratégias principais:

- Aumento da remoção das toxinas urêmicas
- Diminuição da produção no sistema digestório (Quadro 44.2).

Em virtude da ligação proteica ou do peso molecular, algumas toxinas urêmicas são pobremente removidas por meio dos métodos dialíticos tradicionais. Terapias dialíticas, como a hemodiafiltração (HDF), que combinam remoção de solutos por convecção e por difusão, podem melhorar a remoção dessas toxinas. A HDF pré e pós-diluicional promove maior remoção de pCS quando comparada à hemodiálise de alto fluxo e à HDF pré-diluicional.[130,131] Além disso, o perfil metabolômico entre pacientes em HDF ou em hemodiálise de alto fluxo demonstrou diferenças ao longo de 6 meses.[132] O uso de membranas de alto fluxo, capazes de remover moléculas médias em virtude do maior diâmetro de seus poros, tem sido associado à menor morbimortalidade.[133-137]

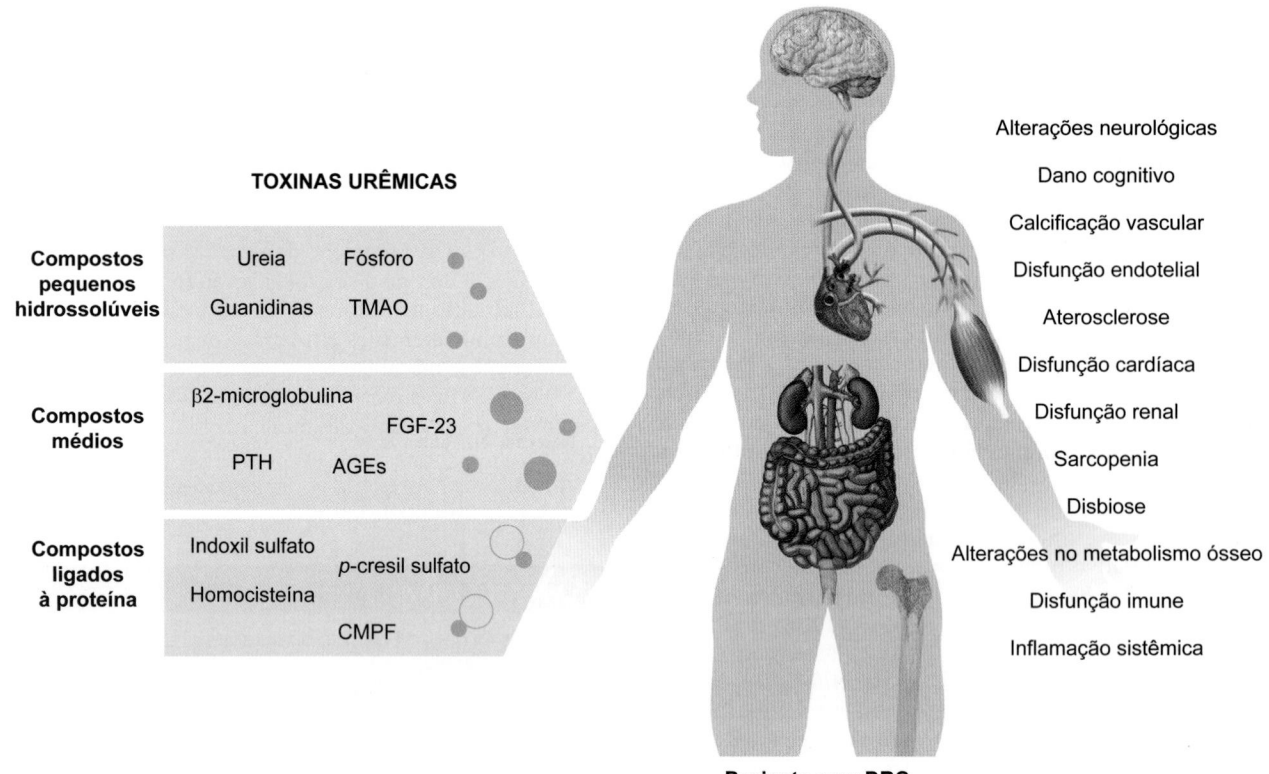

Figura 44.1 Principais efeitos da toxicidade urêmica no paciente com doença renal crônica. AGEs: produtos finais de glicação avançada; CMPF: ácido furampropiônico; DRC: doença renal crônica; FGF-23: fator de crescimento de fibroblasto-23; PTH: paratormônio; TMAO: N-óxido-trimetilamina.

Quadro 44.2 Principais estratégias terapêuticas para a toxicidade urêmica.

Menor geração de toxinas	Maior remoção de toxinas
• Dieta rica em fibras • Fonte proteica de origem vegetal • Modificar flora intestinal: probiótico, prebiótico e simbiótico • Quelantes de fósforo • Uso de agentes adsortivos (AST-120)	• Preservar a função renal • Aumentar o fluxo de dialisato • Aumentar a superfície da membrana de diálise • Membranas de alto fluxo • Aumentar transporte convectivo e difusivo (hemodiafiltração) • Membranas com capacidade adsortiva • Membranas de ponto de corte médio (MCO) • Moléculas competidoras dos sítios de ligação da albumina • Transplante renal

No entanto, o estudo randomizado e prospectivo HEMO não conseguiu demonstrar aumento na sobrevida nos pacientes em uso de dialisadores de alto fluxo, salvo um subgrupo de pacientes com maior tempo prévio em diálise, que apresentou menor risco cardiovascular.[101,102] Outro estudo, o MPO (*Membrane Permeability Outcome*), também não conseguiu demonstrar vantagem de sobrevida da membrana de alto fluxo em comparação à de baixo fluxo.[138] Contudo, a revisão Cochrane, que incluiu 33 estudos envolvendo um total de 3.820 pacientes, reportou que a hemodiálise de alto fluxo pode reduzir a mortalidade cardiovascular em cerca de 15%, efeito benéfico obtido, presumivelmente, pela maior remoção de moléculas médias.[139] A depuração dessas moléculas também é superior com o uso de membranas de ponto de corte médio (MCO, do inglês *medium cut-off*) ou alto (HCO, do inglês *high cut-off*), apresentando poros com raio médio de 5 e 10 nm, respectivamente, enquanto a membrana de alto fluxo tem aproximadamente apenas 3,9 nm.[140]

A membrana de HCO demanda precaução em razão da maior perda de albumina sérica, sendo usada, principalmente, em casos de sepse e injúria renal aguda.[140-142] A membrana do tipo MCO é mais eficiente na remoção de moléculas médias (p ex., β2 M, cadeias leve *kappa* e *lambda*, TNF-α e fator de complemento D) se comparado com a membrana de alto fluxo.[141,143] Entretanto, novos estudos clínicos randomizados são necessários para confirmar se há ou não benefício na sobrevida e na qualidade relacionado ao uso desses tipos de membranas. Aumentar o fluxo do dialisato e a superfície do dialisador compreende outra maneira de aumentar o *clearance* dialítico das toxinas urêmicas (ver Capítulo 53, *Hemodiálise*).[144] Processos adsortivos e remoção de proteínas com filtros de alta permeabilidade são outras estratégias dialíticas que vêm sendo estudadas para melhorar a remoção de toxinas urêmicas ligadas a proteínas.[133,134]

A utilização de moléculas capazes de deslocar as toxinas urêmicas do sítio de ligação à albumina, como o ibuprofeno e a furosemida, a fim de aumentar a sua fração livre e, consequentemente, facilitar sua remoção por técnicas dialíticas, tem sido investigada. Em um estudo clínico com 18 pacientes com DRC foi demonstrado que a infusão de ibuprofeno no sangue, antes de passar pelo dialisador, aumentou a remoção de pCS e IS em cerca de três vezes.[145] Entretanto, o uso de ibuprofeno, um anti-inflamatório não esteroide, a longo prazo é desaconselhado em razão do potencial efeito tóxico na função renal residual.[1,146] Diante disso, outras moléculas deslocadoras têm sido avaliadas em estudos pré-clínicos, como os ácidos graxos livres.[147,148] Apesar dos dados promissores, o uso de competidores pela albumina em abordagens dialíticas requer elucidar o uso seguro das moléculas deslocadoras, bem como sua eficiência na remoção de toxinas urêmicas em estudos clínicos longitudinais.[149]

A diminuição da produção das toxinas no sistema digestório tem sido objeto de grande atenção nos últimos anos, sobretudo com a melhor compreensão do eixo rim-intestino. A DRC promove um desequilíbrio na flora intestinal, ou disbiose, favorecendo a proliferação de bactérias aeróbicas no cólon. Além da uremia, antibióticos e restrições alimentares frequentemente prescritos para o paciente portador de DRC contribuem para alterar a microbiota intestinal. O trânsito intestinal mais lento na DRC é considerado um facilitador da geração de toxinas urêmicas no intestino. A redução da produção envolve três eixos: a dieta, a modificação da microbiota intestinal e a redução da absorção. Dietas pobres em proteínas de origem animal suplementada com cetoácidos e dieta vegetariana levaram à redução dos níveis séricos de IS e pCS, respectivamente.[135,136] A microbiota intestinal pode ser manipulada por meio do uso de probióticos, prebióticos e simbióticos, cujo objetivo é aumentar a atividade sacarolítica das bactérias colônicas e reduzir a promoção de produtos da fermentação proteolítica, como os indóis (IS) e os fenóis (pCS). Alguns estudos demonstraram que o uso desses agentes se associa à redução dos níveis de toxinas urêmicas, embora outros estudos não tenham demonstrado o mesmo efeito. Desse modo, embora essa estratégia de tratamento seja promissora, sua eficácia ainda necessita de comprovação.

O emprego de agentes quelantes, como o carbonato ou acetato de cálcio e o hidrocloreto de sevelamer, compreende tratamento amplamente empregado para o controle da hiperfosfatemia (ver Capítulo 47, *Fisiopatologia, Clínica e Tratamento do Distúrbio Mineral e Ósseo da Doença Renal Crônica*, e Capítulo 52, *Fases da Doença Renal e seu Manejo Clínico*). Em um estudo randomizado com pacientes com DRC pré-diálise (n = 40) foram relatados menores níveis séricos de pCS, porém sem alteração nos níveis de IS, no grupo dos pacientes que receberam sevelamer comparado com aqueles que receberam carbonato de cálcio.[150] Estudos recentes também têm demonstrado a ação absortiva do sevelamer sobre os AGEs, comprovando o seu efeito pleiotrópico.[137] O AST-120 é um agente adsorvente à base de carbono administrado por via oral, que se liga principalmente ao indol na luz colônica, impedindo a sua absorção e, consequentemente, a sua posterior conversão para IS. Estudos pré-clínicos e clínicos pequenos, não randomizados, demonstraram o efeito do AST-120 em reduzir o nível sérico de IS em pacientes portadores de DRC. Em pacientes dialíticos, o AST-120 também foi capaz de reduzir os níveis de pCS.[151,152] Embora o efeito do AST-120 sobre a progressão da DRC não tenha sido observado em um estudo clínico randomizado envolvendo cerca de 2 mil pacientes (EPPIC trial),[153,154] a análise *post hoc* do subgrupo de pacientes com maior risco de progressão da DRC demonstrou um efeito protetor dessa medicação na função renal.[155] Além disso, uma metanálise de estudos randomizados demonstrou que o AST-120, em doses moderadas (aproximadamente 6 g por dia), parece reduzir a taxa de eventos renais compostos e a progressão para doença renal em estágio final.[156] Embora essa medicação seja amplamente utilizada em países asiáticos há alguns anos, o AST-120 ainda não está disponível comercialmente no Brasil.

Finalmente, as estratégias voltadas para a preservação da função renal, incluindo a função renal residual de pacientes dialíticos, resultam, consequentemente, em menor acúmulo de toxinas urêmicas.[157]

REFERÊNCIAS BIBLIOGRÁFICAS

1. KDIGO. KDIGO 2012 clinical practice guideline for the evaluation and management of chronic kidney disease. Kidney Int Suppl. 2013;84:136-50.
2. Meyer TW, Hostetter TH. Uremia. N Engl J Med. 2007;357:1316-25.
3. Mahomed FA. On the Pathology of Uraemia and the Socalled Uraemic Convulsions. BMJ. 1877;2:10-12.
4. Vanholder R, Baurmeister U, Brunet P, Cohen G, Glorieux G, Jankowski J; European Uremic Toxin Work Group. A bench to bedside view of uremic toxins. J Am Soc Nephrol. 2008;19:863-70.
5. Neirynck N, Vanholder R, Schepers E, Eloot S, Pletinck A, Glorieux G. An update on uremic toxins. Int Urol Nephrol. 2013;45:139-50.
6. Prabhakar SS, Zeballos GA, Montoya-Zavala M, Leonard C. Urea inhibits inducible nitric oxide synthase in macrophage cell line. Am J Physiol. 1997;273:1882-8.
7. Lee JA, Lee HA, Sadler PJ. Uraemia: is urea more important than we think? Lancet. 1991;338:1438-40.
8. Lau WL, Vaziri ND. Urea, a true uremic toxin: The empire strikes back. Clin Sci. 2017;131:3-12.
9. Kraus LM, Kraus Jr AP. Carbamoylation of amino acids and proteins in uremia. Kidney Int Suppl 59. Epub ahead of print 2001.
10. Vanholder R, Glorieux G, Eloot S. Once upon a time in dialysis: The last days of Kt/V? Kidney Int. 2015;88:460-5.
11. Perna AF, Ingrosso D, Satta E, Lombardi C, Galletti P, D'Aniello A et al. Plasma protein aspartyl damage is increased in hemodialysis patients: Studies on causes and consequences. J Am Soc Nephrol. 2004;15:2747-54.
12. Natale G, Calabrese V, Marino G, Campanelli F, Urciuolo F, Iure A et al. Effects of uremic toxins on hippocampal synaptic transmission: implication for neurodegeneration in chronic kidney disease. Cell Death Discov. 2021;7:1-6.
13. MacAllister RJ, Rambausek MH, Vallance P, Williams D, Hoffmann KH, Ritz E. Concentration of dimethyl-L-arginine in the plasma of patients with end-stage renal failure. Nephrol Dial Transplant. 1996;11:2449-52.
14. Anderstam B, Katzarski K, Bergström J. Serum levels of NG, NG-dimethyl-L-arginine, a potential endogenous nitric oxide inhibitor in dialysis patients. J Am Soc Nephrol. 1997;8:1437-42.
15. Kielstein JT, Impraim B, Simmel S, Bode-Böger SM, Tsikas D, Frölich JC et al. Cardiovascular Effects of Systemic Nitric Oxide Synthase Inhibition with Asymmetrical Dimethylarginine in Humans. Circulation. 2004;109:172-7.
16. Zoccali C, Bode-Böger S, Mallamaci F, Benedetto F, Tripepi G, Malatino L et al. Plasma concentration of asymmetrical dimethylarginine and mortality in patients with end-stage renal disease: A prospective study. Lancet. 2001;358:2113-7.
17. Kielstein JT, Donnerstag F, Gasper S, Menne J, Kielstein A, Martens-Lobenhoffer J et al. ADMA increases arterial stiffness and decreases cerebral blood flow in humans. Stroke. 2006;37:2024-9.
18. Bode-Böger SM, Scalera F, Kielstein JT, Martens-Lobenhoffer J, Breithardt G, Fobker M et al. Symmetrical dimethylarginine: A new combined parameter for renal function and extent of coronary artery disease. J Am Soc Nephrol. 2006;17:1128-34.
19. Schepers E, Barreto DV, Liabeuf S, Glorieux G, Eloot S, Barreto FC et al. Symmetric dimethylarginine as a proinflammatory agent in chronic kidney disease. Clin J Am Soc Nephrol. 2011;6:2374-83.
20. Sorrentino R, Pinto A. Effect of methylguanidine on rat blood pressure: role of endothelial nitric oxide synthase. Br J Pharmacol. 1995;115:510-4.
21. Eloot S, Torremans A, De Smet R, Marescau B, De Wachter D, De Deyn PP et al. Kinetic behavior of urea is different from that of other water-soluble compounds: the case of the guanidino compounds. Kidney Int. 2005;67:1566-75.

22. Uribarri J. Phosphorus homeostasis in normal health and in chronic kidney disease patients with special emphasis on dietary phosphorus intake. Semin Dial. 2007;20:295-301.
23. Haas T, Hillion D, Dongradi G. Phosphate kinetics in dialysis patients. Nephrol Dial Transpl. 1991;6(Suppl 2):108-13.
24. Sampaio E de A, Lugon JR, Barreto F de C. Fisiopatologia do hiperparatireoidismo secundário. J Bras Nefrol. 2008;30:6-10.
25. Six I, Maizel J, Barreto FC, Rangrez AY, Dupont S, Slama M et al. Effects of phosphate on vascular function under normal conditions and influence of the uraemic state. Cardiovasc Res. 2012;96:130-9.
26. Ellam T, Wilkie M, Chamberlain J, Crossman D, Eastell R, Francis S et al. Dietary phosphate modulates atherogenesis and insulin resistance in apolipoprotein e knockout mice-brief report. Arterioscler Thromb Vasc Biol. 2011;31:1988-90.
27. Giachelli CM. Vascular calcification: *in vitro* evidence for the role of inorganic phosphate. J Am Soc Nephrol. 2003;14:300-4.
28. Abbasian N, Burton JO, Herbert KE, Tregunna BE, Brown JR, Ghaderi-Najafabadi M et al. Hyperphosphatemia, Phosphoprotein Phosphatases, and Microparticle Release in Vascular Endothelial Cells. J Am Soc Nephrol. 2015;26:2152-62.
29. Belmokhtar K, Ortillon J, Jaisson S, Massy ZA, Rombi CB, Doué M et al. Receptor for advanced glycation end products: a key molecule in the genesis of chronic kidney disease vascular calcification and a potential modulator of sodium phosphate cotransporter PIT-1 expression. Nephrol Dial Transplant. 2019;34:2018-30.
30. Maciel RAP, Cunha RS, Busato V, Franco CRC, Gregório PC, Dolenga CJR et al. Uremia Impacts VE-Cadherin and ZO-1 Expression in Human Endothelial Cell-to-Cell Junctions. Toxins (Basel). 2018;10:404.
31. Abbasian N, Goodall AH, Burton JO, Bursnall D, Bevington A, Brunskill NJ et al. Hyperphosphatemia Drives Procoagulant Microvesicle Generation in the Rat Partial Nephrectomy Model of CKD. J Clin Med. 2020;9:3534.
32. Block GA, Hulbert-Shearon TE, Levin NW, Port FK. Association of serum phosphorus and calcium × phosphate product with mortality risk in chronic hemodialysis patients: A national study. Am J Kidney Dis. 1998;31:607-17.
33. Kestenbaum B, Sampson JN, Rudser KD, Patterson DJ, Seliger SL, Young B et al. Serum phosphate levels and mortality risk among people with chronic kidney disease. J Am Soc Nephrol. 2005;16:520-8.
34. Koeth RA, Levison BS, Culley MK, Buffa JA, Wang Z, Gregory JC et al. γ-Butyrobetaine is a proatherogenic intermediate in gut microbial metabolism of L-carnitine to TMAO. Cell Metab. 2014;20:799-812.
35. Teft WA, Morse BL, Leake BF, Wilson A, Mansell SE, Hegele RA et al. Identification and characterization of Trimethylamine-N-oxide Uptake and Efflux Transporters. Mol Pharm. 2017;14:310-8.
36. Missailidis C, Hällqvist J, Qureshi AR, Barany P, Heimbürger O, Lindholm B et al. Serum Trimethylamine-N-Oxide Is Strongly Related to Renal Function and Predicts Outcome in Chronic Kidney Disease. PLoS One. 2016;11:e0141738.
37. Hai X, Landeras V, Dobre MA, DeOreo P, Meyer TW, Hostetter TH. Mechanism of Prominent Trimethylamine Oxide (TMAO) Accumulation in Hemodialysis Patients. PLoS One. 2015;10:e0143731.
38. Stubbs JR, House JA, Ocque AJ, Zhang S, Johnson C, Kimber C et al. Serum Trimethylamine-N-Oxide is Elevated in CKD and Correlates with Coronary Atherosclerosis Burden. J Am Soc Nephrol. 2016;27:305-13.
39. Zhang P, Zou JZ, Chen J, Tan X, Xiang FF, Shen B et al. Association of trimethylamine N-Oxide with cardiovascular and all-cause mortality in hemodialysis patients. Ren Fail. 2020;42:1004-14.
40. Tang WHW, Wang Z, Kennedy DJ, Wu Y, Buffa JA, Agatisa-Boyle B et al. Gut microbiota-dependent trimethylamine N-oxide (TMAO) pathway contributes to both development of renal insufficiency and mortality risk in chronic kidney disease. Circ Res. 2015;116:448-55.
41. Wang Z, Levison BS, Hazen JE, Donahue L, Li XM, Hazen SL et al. Measurement of trimethylamine-N-oxide by stable isotope dilution liquid chromatography tandem mass spectrometry. Anal Biochem. 2014;455:35-40.
42. Seldin MM, Meng Y, Qi H, Zhu W, Wang Z, Hazen SL et al. Trimethylamine N-Oxide Promotes Vascular Inflammation Through Signaling of Mitogen-Activated Protein Quinase and Nuclear Factor-κB. J Am Heart Assoc. 2016;5:1-13.
43. Lai Y, Tang H, Zhang X, Zhou Z, Zhou M, Hu Z et al. Trimethylamine-N-Oxide Aggravates Kidney Injury via Activation of p38/MAPK Signaling and Upregulation of HuR. Kidney Blood Press Res. 2022;47:61-71.
44. Gryp T, Vanholder R, Vaneechoutte M, Glorieux G. p-Cresyl Sulfate. Toxins (Basel). 2017;9:52.
45. Schepers E, Meert N, Glorieux G, Goeman J, Eycken JV, Vanholder R. P-cresylsulphate, the main in vivo metabolite of p-cresol, activates leucocyte free radical production. Nephrol Dial Transplant. 2007;22:592-6.
46. Wu IW, Hsu KH, Hsu HJ, Lee CC, Sun CY, Tsai CJ et al. Serum free p-cresyl sulfate levels predict cardiovascular and all-cause mortality in elderly hemodialysis patients-A prospective cohort study. Nephrol Dial Transplant. 2012;27:1169-75.
47. Liabeuf S, Barreto D V, Barreto FC, Meert N, Glorieux G, Schepers E et al. Free p-cresylsulphate is a predictor of mortality in patients at different stages of chronic kidney disease. Nephrol Dial Transplant. 2010;25:1183-91.
48. Wu I-W, Hsu K-H, Lee C-C, Sun C-Y, Hsu H-J, Tsai C-J et al. p-Cresyl sulphate and indoxyl sulphate predict progression of chronic kidney disease. Nephrol Dial Transplant. 2011;26:938-47.
49. Glorieux G, Vanholder R, Van Biesen W et al. Free p-cresyl sulfate shows the highest association with cardiovascular outcome in chronic kidney disease. Nephrol Dial Transplant. 2021;36:998-1005.
50. Meijers BKI, Van kerckhoven S, Verbeke K, Dehaen W, Vanrenterghem Y, Hoylaerts MF et al. The Uremic Retention Solute p-Cresyl Sulfate and Markers of Endothelial Damage. Am J Kidney Dis. 2009;54:891-901.
51. Sun C-Y, Chang S-C, Wu M-S. Suppression of Klotho expression by protein-bound uremic toxins is associated with increased DNA methyltransferase expression and DNA hypermethylation. Kidney Int. 2012;81:640-50.
52. Han H, Zhu J, Zhu Z, Ni J, Du R, Dai Y et al. p-Cresyl Sulfate Aggravates Cardiac Dysfunction Associated With Chronic Kidney Disease by Enhancing Apoptosis of Cardiomyocytes. J Am Heart Assoc. 2015;4:e001852–e001852.
53. Sun C-Y, Chang S-C, Wu M-S. Uremic toxins induce kidney fibrosis by activating intrarenal renin-angiotensin-aldosterone system associated epithelial-to-mesenchymal transition. PLoS One. 2012;7:e34026.
54. Tang WH, Wang CP, Yu TH, Tai P-Y, Liang S-S, Hung W-C et al. Protein-bounded uremic toxin p-cresylsulfate induces vascular permeability alternations. Histochem Cell Biol. 2018;149:607-17.
55. Favretto G, da Cunha RS, Flores Santos A, Leitolis A, Schiefer EM, Gregório PC et al. Uremic endothelial-derived extracellular vesicles: Mechanisms of formation and their role in cell adhesion, cell migration, inflammation, and oxidative stress. Toxicol Lett. 2021; 347:12-22.
56. Leong SC, Sirich TL. Indoxyl sulfate-review of toxicity and therapeutic strategies. Toxins (Basel). 8. Epub ahead of print 2016.
57. Tsujimoto M, Hatozaki D, Shima D, Yokota H, Furukubo T, Izumi S et al. Influence of Serum in Hemodialysis Patients on the Expression of Intestinal and Hepatic Transporters for the Excretion of Pravastatina. Ther Apher Dial. 2012;16:580-7.
58. Sun H, Frassetto L, Benet LZ. Effects of renal failure on drug transport and metabolism. Pharmacol Ther. 2006;109:1-11.
59. Favretto G, Souza LM, Gregório PC, Cunha RS, Maciel RAP, Sassaki GL et al. Role of Organic Anion Transporters in the Uptake of Protein-Bound Uremic Toxins by Human Endothelial Cells and Monocyte Chemoattractant Protein-1 Expression. J Vasc Res. 2017; 54:170-9.
60. Huang Y-C, Tsai T-C, Chang C-H, Chang K-T, Ko P-H, Lai L-C. Indoxyl Sulfate Elevated Lnc-SLC15A1-1 Upregulating CXCL10/CXCL8 Expression in High-Glucose Endothelial Cells by Sponging MicroRNAs. Toxins (Basel). 2021;13:873.
61. Faure V, Dou L, Sabatier F, Cerini C, Sampol J, Berland Y et al. Elevation of circulating endothelial microparticles in patients with chronic renal failure. J Thromb Haemost. 2006;4:566-73.
62. Dou L, Bertrand E, Cerini C, Faure V, Sampol J, Vanholder R et al. The uremic solutes p-cresol and indoxyl sulfate inhibit endothelial proliferation and wound repair. Kidney Int. 2004;65:442-51.

63. Cao X-S, Chen J, Zou J-Z, Zhong Y-H, Teng J, Ji J et al. Association of indoxyl sulfate with heart failure among patients on hemodialysis. Clin J Am Soc Nephrol. 2015;10:111-9.
64. Nii-Kono T, Iwasaki Y, Uchida M, Fujieda A, Hosokawa A, Motojima M et al. Indoxyl sulfate induces skeletal resistance to parathyroid hormone in cultured osteoblastic cells. Kidney Int. 2007;71:738-43.
65. Carmona A, Guerrero F, Buendia P, Obrero T, Aljama P, Carracedo J. Microvesicles Derived from Indoxyl Sulfate Treated Endothelial Cells Induce Endothelial Progenitor Cells Dysfunction. Front Physiol. 2017;8:1-11.
66. Yamamoto H, Tsuruoka S, Ioka T, Ando H, Ito C, Akimoto T et al. Indoxyl sulfate stimulates proliferation of rat vascular smooth muscle cells. Kidney Int. 2006;69:1780-5.
67. Lekawanvijit S. Role of Gut-Derived Protein-Bound Uremic Toxins in Cardiorenal Syndrome and Potential Treatment Modalities. Circ J. 2015;79:2088-97.
68. Adijiang A, Goto S, Uramoto S, Nishijima F, Niwa T. Indoxyl sulphate promotes aortic calcification with expression of osteoblast-specific proteins in hypertensive rats. Nephrol Dial Transplant. 2008;23:1892-901.
69. Alique M, Bodega G, Corchete E, García-Menéndez E, Sequera P, Luque R et al. Microvesicles from indoxyl sulfate-treated endothelial cells induce vascular calcification in vitro. Comput Struct Biotechnol J. 2020;18:953-66.
70. Yamaguchi K, Yisheyili M, Goto S, Cheng XW, Nakayama T, Matsushita T et al. Indoxyl Sulfate Activates NLRP3 Inflammasome to Induce Cardiac Contractile Dysfunction Accompanied by Myocardial Fibrosis and Hypertrophy. Cardiovasc Toxicol. 2022;22:365-77.
71. Barreto FC, Barreto D V, Liabeuf S, Meert N, Glorieux G, Temmar M et al. Serum Indoxyl Sulfate Is Associated with Vascular Disease and Mortality in Chronic Kidney Disease Patients. Clin J Am Soc Nephrol. 2009;4:1551-8.
72. Niwa T, Ise M. Indoxyl sulfate, a circulating uremic toxin, stimulates the progression of glomerular sclerosis. J Lab Clin Med. 1994;124:96-104.
73. Barreto FC, Barreto DV, Canziani MEF, Tomiyama C, Higa A, Mozar A et al. Association between indoxyl sulfate and bone histomorphometry in pre-dialysis chronic kidney disease patients. J Bras Nefrol. 2014;36:289-96.
74. Sato E, Mori T, Mishima E, Suzuki A, Sugawara S, Kurasawa N et al. Metabolic alterations by indoxyl sulfate in skeletal muscle induce uremic sarcopenia in chronic kidney disease. Sci Rep. 2016;6:36618.
75. Rodrigues GGC, Dellê H, Brito RBO, Cardoso VO, Fernandes KPS, Mesquita-Ferrari RA et al. Indoxyl Sulfate Contributes to Uremic Sarcopenia by Inducing Apoptosis in Myoblasts. Arch Med Res. 2020;51:21-9.
76. Perna AF, Ingrosso D, De Santo NG, Galletti P, Zappia V. Mechanism of erythrocyte accumulation of methylation inhibitor S-adenosylhomocysteine in uremia. Kidney Int. 1995;47:247-53.
77. van Guldener C, Stehouwer C DA. Hyperhomocysteinaemia and vascular disease–a role for DNA hypomethylation? Lancet. 2003;361:1668-9.
78. Perna AF, Ingrosso D, Satta E, Romano M, Cimmino A, Galletti P et al. Metabolic consequences of hyperhomocysteinemia in uremia. Am J Kidney Dis. 2001;38:85-90.
79. Bostom AG, Shemin D, Lapane KL, Miller JW, Sutherland P, Nadeau M et al. Hyperhomocysteinemia and traditional cardiovascular disease risk factors in end-stage renal disease patients on dialysis: a case-control study. Atherosclerosis. 1995;114:93-103.
80. Massy ZA, Chadefaux-Vekemans B, Chevalier A, Bader CA, Drüeke TB, Legendre C et al. Hyperhomocysteinaemia: A significant risk factor for cardiovascular disease in renal transplant recipients. Nephrol Dial Transplant. 1994;9:1103-8.
81. Tsai JC, Perrella MA, Yoshizumi M, Hsieh CM, Haber E, Schlegel R et al. Promotion of vascular smooth muscle cell growth by homocysteine: a link to atherosclerosis. Proc Natl Acad Sci U S A. 1994;91:6369-73.
82. Matthias D, Becker CH, Riezler R, Kindling PH. Homocysteine induced arteriosclerosis-like alterations of the aorta in normotensive and hypertensive rats following application of high doses of methionine. Atherosclerosis. 1996;122:201-16.
83. Harpel PC, Zhang X, Borth W. Homocysteine and Hemostasis: Pathogenetic Mechanisms Predisposing to Thrombosis. J Nutr. 1996;126:1285S-1289S.
84. Levi A, Cohen E, Levi M, Goldberg E, Garty M, Krause I et al. Elevated serum homocysteine is a predictor of accelerated decline in renal function and chronic kidney disease: A historical prospective study. Eur J Intern Med. 2014;25:951-5.
85. Xie L, Ma S, Ding N, Wang Y, Lu G, Xu L et al. Homocysteine induces podocyte apoptosis by regulating miR-1929-5 por exemplopression through c-Myc, DNMT1 and EZH2. Mol Oncol. 2021;15:3203-21.
86. Ubbink JB, Vermaak WJ, van der Merwe A, Becker PJ. Vitamin B-12, vitamin B-6, and folate nutritional status in men with hyperhomocysteinemia. Am J Clin Nutr. 1993;57:47-53.
87. Jamison RL, Hartigan P, Kaufman JS, Goldfarb DS, Warren SR, Guarino PD et al. Effect of homocysteine lowering on mortality and vascular disease in advanced chronic kidney disease and end-stage renal disease: A randomized controlled trial. JAMA. 2007;298:1163-70.
88. Mann JFE, Sheridan P, McQueen MJ, Held C, Malcolm O Arnold J, Fodor G et al. Homocysteine lowering with folic acid and B vitamins in people with chronic kidney disease – Results of the renal Hope-2 study. Nephrol Dial Transplant. 2008;23:645-53.
89. Henderson SJ, Lindup WE. Renal organic acid transport: Uptake by rat kidney slices of a furan dicarboxylic acid which inhibits plasma protein binding of acidic ligands in uremia. J Pharmacol Exp Ther. 1992;263:54-60.
90. Costigan MG, Lindup WE. Plasma clearance in the rat of a furan dicarboxylic acid which accumulates in uremia. Kidney Int. 1996;49:634-8.
91. Mabuchi H, Nakahashi H. Inhibition of Hepatic Glutathione S-Transferases by a Major Endogenous Ligand Substance Present in Uremic Serum. Nephron. 1988;49:281-3.
92. Niwa T, Aiuchi T, Nakaya K, Emoto Y, Miyazaki T, Maeda K. Inhibition of mitochondrial respiration by furancarboxylic acid accumulated in uremic serum in its albumina-bound and non-dialyzable form. Clin Nephrol. 1993;39:92-6.
93. Costigan MG, Callaghan CA, Lindup WE. Hypothesis: is accumulation of a furan dicarboxylic acid (3-carboxy-4-methyl-5-propyl-2-furanpropanoic acid) related to the neurological abnormalities in patients with renal failure? Nephron. 1996;73:169-73.
94. Niwa T, Yazawa T, Kodama T, Uehara Y, Maeda K, Yamada K. Efficient removal of albumin-bound furancarboxylic acid, an inhibitor of erythropoiesis, by continuous ambulatory peritoneal dialysis. Nephron. 1990;56:241-5.
95. Fujimori A. Beta-2-Microglobulin as a uremic toxin: The Japanese experience. Hemodiafiltration – A New Era. 2010;168:129-33.
96. Zumrutdal A. Role of β 2-microglobulin in uremic patients may be greater than originally suspected. World J Nephrol. 2015;4:98.
97. Jadoul M, Garbar C, Noël H, Sennesael J, Vanholder R, Bernaert P et al. Histological prevalence of β2-microglobulin amyloidosis in hemodialysis: A prospective post-mortem study. Kidney Int. 1997;51:1928-32.
98. Jadoul M, Garbar C, Vanholder R, Sennesael J, Michel C, Robert A et al. Prevalence of histological β2-microglobulin amyloidosis in CAPD patients compared with hemodialysis patients. Kidney Int. 1998;54:956-9.
99. Zumrutdal A, Sezer S, Demircan S, Seydaoglu G, Ozdemir FN, Haberal M. Cardiac troponin I and beta 2 microglobulin as risk factors for early-onset atherosclerosis in patients on haemodialysis. Nephrology. 2005;10:453-8.
100. Liabeuf S, Lenglet A, Desjardins L, Neirynck N, Glorieux G, Lemke H-D et al. Plasma beta-2 microglobulin is associated with cardiovascular disease in uremic patients. Kidney Int. 2012;82:1297-303.
101. Cheung AK, Rocco MV, Yan G, Leypoldt JK, Levin NW, Greene T et al. Serum beta-2 microglobulin levels predict mortality in dialysis patients: Results of the HEMO study. J Am Soc Nephrol. 2006;17:546-55.
102. Cheung AK, Greene T, Leypoldt JK, Yan G, Allon M, Delmez J et al. Association between serum β2-microglobulin level and infectious mortality in hemodialysis patients. Clin J Am Soc Nephrol. 2008;3:69-77.
103. Astor BC, Muth B, Kaufman DB, Pirsch JD, Hofmann RM, Djamali A. Serum β2-microglobulin at discharge predicts mortality and

104. Rodriguez M, Lorenzo V. Parathyroid hormone, a uremic toxin. Semin Dial. 2009;22:363-8.
105. Massry SG, Smogorzewski M. Mechanisms through which parathyroid hormone mediates its deleterious effects on organ function in uremia. Semin Nephrol. 1994;14:219-31.
106. Tomaschitz A, Ritz E, Pieske B, Fahrleitner-Pammer A, Kienreich K, Horina JH et al. Aldosterone and parathyroid hormone: A precarious couple for cardiovascular disease. Cardiovasc Res. 2012;94:10-9.
107. Hernandes FR, Barreto FC, Rocha LA, Draibe SA, Canziani MEF, Carvalho AB. Evaluation of the role of the severe hyperparathyroidism on corony artery calcification in dialysis patients. Clin Nephrol. 2007;67:89-95.
108. Custódio MR, Koike MK, Neves KR, Reis LM, Graciolli FG, Neves CL et al. Parathyroid hormone and phosphorus overload in uremia: Impact on cardiovascular system. Nephrol Dial Transplant. 2012;27:1437-45.
109. Block GA, Klassen PS, Lazarus JM, Ofsthun N, Lowrie EG, Chertow GM. Mineral metabolism, mortality, and morbidity in maintenance hemodialysis. J Am Soc Nephrol. 2004;15:2208-18.
110. Gregório PC, Favretto G, Sassaki GL, Cunha RS, Becker-Finco A, Pecoits-Filho R et al. Sevelamer reduces endothelial inflammatory response to advanced glycation end products. Clin Kidney J. 2017;1-10.
111. Brownlee M, Cerami A, Vlassara H. Advanced Glycosylation End Products in Tissue and the Biochemical Basis of Diabetic Complications. N Engl J Med. 1988;318:1315-21.
112. Singh R, Barden A, Mori T, Beilin L. Advanced glycation end-products: A review. Diabetologia. 2001;44:129-46.
113. McIntyre NJ, Chesterton LJ, John SG, Jefferies HJ, Burton JO, Taal MW et al. Tissue-advanced glycation end product concentration in dialysis patients. Clin J Am Soc Nephrol. 2010;5:51-5.
114. Dawnay AB, Millar DJ. Glycation and advanced glycation end-product formation with icodextrina and dextrose. Perit Dial Int J Int Soc Perit Dial. 1997;17:52-8.
115. Abel M, Ritthaler U, Zhang Y, Deng Y, Schmidt AM, Greten J et al. Expression of receptors for advanced glycosylated end-products in renal disease. Nephrol Dial Transplant. 1995;10:1662-7.
116. Sell DR, Monnier VM. Molecular basis of arterial stiffening: Role of glycation-a minirreview. Gerontology. 2012;58:227-37.
117. Taki K, Takayama F, Tsuruta Y, Niwa T. Oxidative stress, advanced glycation end product, and coronary artery calcification in hemodialysis patients. Kidney Int. 2006;70:218-24.
118. Stinghen AEM, Massy ZA, Vlassara H, Striker GE, Boullier A. Uremic Toxicity of Advanced Glycation End Products in CKD. J Am Soc Nephrol. 2016;27:354-70.
119. Figarola JL, Shanmugam N, Natarajan R, Rahbar S. Anti-inflammatory effects of the advanced glycation end product inhibitor LR-90 in human monocytes. Diabetes. 2007;56:647-55.
120. Molinari P, Caldiroli L, Dozio E, Rigolini R, Giubbilini P, Romanelli MMC et al. Association between Advanced Glycation End-Products and Sarcopenia in Patients with Chronic Kidney Disease. Biomedicines. 2022;10:1-10.
121. Zhou X, Wang B, Zhu L, Hao S. A novel improved therapy strategy for diabetic nephropathy: Targeting AGEs. Organogenesis. 2012;8:18-21.
122. Wolf M. Update on fibroblast growth factor 23 in chronic kidney disease. Kidney Int. 2012;82:737-47.
123. Wolf M, Koch TA, Bregman DB. Effects of iron deficiency anemia and its treatment on fibroblast growth factor 23 and phosphate homeostasis in women. J Bone Miner Res. 2013;28:1793-803.
124. Kuczera P, Adamczak M, Wiecek A. Fibroblast Growth Factor-23–A Potential Uremic Toxin. Toxins (Basel). 2016;8:369.
125. Grabner A, Faul C. The role of fibroblast growth factor 23 and Klotho in uremic cardiomyopathy. Curr Opin Nephrol Hypertens. 2016;25:314-24.
126. Desjardins L, Liabeuf S, Renard C, Lenglet A, Lemke H-D, Choukroun G et al. FGF-23 is independently associated with vascular calcification but not bone mineral density in patients at various CKD stages. Osteoporos Int. 2012;23:2017-25.
127. Gutiérrez OM, Mannstadt M, Isakova T, Rauh-Hain JA, Tamez H, Shah A et al. Fibroblast Growth Factor 23 and Mortality among Patients Undergoing Hemodialysis. N Engl J Med. 2008;359:584-92.
128. Navarro-García JA, Delgado C, Fernández-Velasco M, Val-Blasco A, Rodríguez-Sánchez E, Aceves-Ripoll J et al. Fibroblast growth factor-23 promotes rhythm alterations and contractile dysfunction in adult ventricular cardiomyocytes. Nephrol Dial Transplant. 2019;34:1864-75.
129. Rossaint J, Oehmichen J, Van Aken H, Reuter S, Pavenstädt HJ, Meersch M et al. FGF23 signaling impairs neutrophil recruitment and host defense during CKD. J Clin Invest. 2016;126:962-74.
130. Meert N, Eloot S, Schepers E, Lemke H-D, Dhondt A, Glorieux G et al. Comparison of removal capacity of two consecutive generations of high-flux dialysers during different treatment modalities. Nephrol Dial Transplant. 2011;26:2624-30.
131. Meert N, Eloot S, Waterloos M-A, Van Landschoot M, Dhondt A, Glorieux G et al. Effective removal of protein-bound uraemic solutes by different convective strategies: a prospective trial. Nephrol Dial Transplant. 2008;24:562-70.
132. Santos AF, Schiefer EM, Sassaki GL, Menezes L, Fonseca R, Cunha R et al. Comparative metabolomic study of high-flux hemodialysis and high volume online hemodiafiltration in the removal of uremic toxins using 1 H NMR spectroscopy. J Pharm Biomed Anal. 2022;208:114460.
133. Brettschneider F, Tölle M, Von der Giet M, Passlick-Deetjen J, Steppan S, Peter M et al. Removal of Protein-Bound, Hydrophobic Uremic Toxins by a Combined Fractionated Plasma Separation and Adsorption Technique. Artif Organs. 2013;37:409-16.
134. Sandeman SR, Howell CA, Phillips GJ, Zheng Y, Standen G, Pletzenauer R et al. An adsorbent monolith device to augment the removal of uraemic toxins during haemodialysis. J Mater Sci Mater Med. 2014;25:1589-97.
135. Patel KP, Luo FJG, Plummer NS, Hostetter TH, Meyer TW. The production of p-Cresol sulfate and indoxyl sulfate in vegetarians versus omnivores. Clin J Am Soc Nephrol. 2012;7:982-8.
136. Marzocco S, Dal Piaz F, Di Micco L, Torraca S, Sirico ML, Tartaglia D et al. Very low protein diet reduces indoxyl sulfate levels in chronic kidney disease. Blood Purif. 2013;35:196-201.
137. Yubero-Serrano EM, Woodward M, Poretsky L, Vlassara H, Striker GE; AGE-less Study Group. Effects of sevelamer carbonate on advanced glycation end products and antioxidant/pro-oxidant status in patients with diabetic kidney disease. Clin J Am Soc Nephrol. 2015;10:759-66.
138. Locatelli F, Martin-Malo A, Hannedouche T, Loureiro A, Papadimitriou M, Wizemann V et al. Effect of membrane permeability on survival of hemodialysis patients. J Am Soc Nephrol. 2009;20:645-54.
139. Palmer S, Strippoli G. High-flux versus low-flux haemodialysis membranes for end-stage kidney disease. Nephrology. 2013;18:313-4.
140. Zhang Z, Yang T, Li Y, Li J, Yang Q, Wang L et al. Effects of Expanded Hemodialysis with Medium Cut-Off Membranes on Maintenance Hemodialysis Patients: A Review. Membranes (Basel). 2022;12:1-19.
141. Weiner DE, Falzon L, Skoufos L, Bernardo A, Beck W, Xiao M et al. Efficacy and Safety of Expanded Hemodialysis with the Theranova 400 Dialyzer: A Randomized Controlled Trial. Clin J Am Soc Nephrol. 2020;15:1310-9.
142. Kim TH, Kim SH, Kim TY, Park HY, Jung KS, Lee MH et al. Removal of large middle molecules via haemodialysis with medium cut-off membranes at lower blood flow rates: An observational prospective study. BMC Nephrol. 2019;21:1-9.
143. Belmouaz M, Bauwens M, Hauet T, Bossard V, Jamet P, Joly F et al. Comparison of the removal of uraemic toxins with medium cut-off and high-flux dialysers: A randomized clinical trial. Nephrol Dial Transplant. 2020;35:328-35.
144. Sirich TL, Luo FJG, Plummer NS, Hostetter TH, Meyer TW. Selectively increasing the clearance of protein-bound uremic solutes. Nephrol Dial Transplant. 2012;27:1574-9.
145. Madero M, Cano KB, Campos I, Tao X, Maheshwari V, Brown J et al. Removal of Protein-Bound Uremic Toxins during Hemodi-

graft loss following kidney transplantation. Kidney Int. 2013;84:810-7.

alysis Using a Binding Competitor. Clin J Am Soc Nephrol. 2019; 14:394-402.
146. Lefebvre C, Hindié J, Zappitelli M, Platt RW, Filion KB. Non-steroidal anti-inflammatory drugs in chronic kidney disease: A systematic review of prescription practices and use in primary care. Clin Kidney J. 2019;13:63-71.
147. Li J, Wang Y, Xu X, Cao W, Shen Z, Wang N. Improved dialysis removal of protein-bound uremic toxins by salvianolic acids. Phytomedicine. 2019;57:166-73.
148. Shi Y, Tian H, Wang Y, Shen Y, Zhu Q, Ding F. Improved Dialysis Removal of Protein-Bound Uraemic Toxins with a Combined Displacement and Adsorption Technique. Blood Purif. 2022;51:548-58.
149. Maheshwari V, Tao X, Thijssen S, Kotanko P. Removal of Protein-Bound Uremic Toxins Using Binding Competitors in Hemodialysis: A Narrative Review. Toxins (Basel). 2021;13:622.
150. Takkavatakarn K, Puapatanakul P, Phannajit J, Sukkumme W, Chariyavilaskul P, Sitticharoenchai P et al. Protein-bound uremic toxins lowering effect of sevelamer in pre-dialysis chronic kidney disease patients with hyperphosphatemia: A randomized controlled trial. Toxins (Basel). 13. Epub ahead of print 2021.
151. Yamamoto S, Kazama JJ, Omori K, Matsuo K, Takahashi Y, Kawamura K et al. Continuous Reduction of Protein-Bound Uraemic Toxins with Improved Oxidative Stress by Using the Oral Charcoal Adsorbent AST-120 in Haemodialysis Patients. Sci Rep. 2015;5:3-10.
152. Lee C Te, Hsu C-Y, Tain Y-L, Ng H-y, Cheng B-C, Yang C-C et al. Effects of AST-120 on blood concentrations of protein-bound uremic toxins and biomarkers of cardiovascular risk in chronic dialysis patients. Blood Purif. 2014;37:76-86.
153. Schulman G, Berl T, Beck GJ, Remuzzi G, Ritz E, Arita K et al. Randomized placebo-controlled EPPIC trials of AST-120 in CKD. J Am Soc Nephrol. 2015;26:1732-46.
154. Cha RH, Kang SW, Park CW, Cha DR, Na KY, Kim SG et al. A randomized, controlled trial of oral intestinal sorbent AST-120 on renal function deterioration in patients with advanced renal dysfunction. Clin J Am Soc Nephrol. 2016;11:559-67.
155. Schulman G, Berl T, Beck GJ, Remuzzi G, Ritz E, Shimizu M et al. Risk factors for progression of chronic kidney disease in the EPPIC trials and the effect of AST-120. Clin Exp Nephrol. 2018;22:299-308.
156. Su PY, Lee Y-H, Kuo L-N, Chen Y-C, Chen C, Kang Y-N et al. Efficacy of AST-120 for Patients With Chronic Kidney Disease: A Network Meta-Analysis of Randomized Controlled Trials. Front Pharmacol. 2021;12:1-10.
157. Marquez IO, Tambra S, Luo FY, Li Y, Plummer NS, Hostetter TH et al. Contribution of residual function to removal of protein-bound solutes in hemodialysis. Clin J Am Soc Nephrol. 2011;6:290-6.

45 Anemia na Doença Renal Crônica

Hugo Abensur • Maria Eugênia F. Canziani

PAPEL DOS RINS NA ERITROPOESE

Os rins têm importante participação no processo de eritropoese, pois a eritropoetina (EPO), um hormônio produzido nesses órgãos, atua na medula óssea promovendo a diferenciação e a proliferação das células precursoras das hemácias. Desse modo, com a progressão da doença renal crônica (DRC), a ocorrência de anemia é quase universal.

A eritropoetina é uma glicoproteína com peso molecular de 30 kDa, contém 165 aminoácidos e quatro cadeias laterais de carboidrato. A porção proteica corresponde a 60% do peso da molécula, e é a que se liga no receptor de eritropoetina. As cadeias de carboidratos correspondem a 40% do peso da eritropoetina e têm importante papel na farmacocinética da molécula de eritropoetina.[1] Ao serem retiradas as cadeias de carboidratos das moléculas de eritropoetina, a ação estimulante da eritropoese é mantida in vitro, mas não in vivo. Esse paradoxo decorre do fato de as moléculas de eritropoetina sem carboidratos e ácido siálico serem degradadas mais rapidamente in vivo.[2]

A maior parte da produção de eritropoetina no organismo se dá nos rins. Contudo, RNAs mensageiros (mRNA) de eritropoetina são encontrados no fígado (hepatócitos), baço, pulmão e cérebro. Durante a vida fetal, a eritropoetina é produzida predominantemente no fígado, nos fibroblastos localizados no interstício renal, perto dos túbulos proximais. A produção de eritropoetina aumenta em situações de hipoxemia. Em normóxia, o fator induzido por hipóxia-1α (HIF-1α, do inglês hypoxia inducible factor 1-alpha) sofre ação de uma hidroxilase (HIF-prolil-hidroxilase) e é degradado pelo sistema ubiquitina/proteossômico. Na situação de hipoxemia, a HIF-prolil-hidroxilase é inibida e ocorre acúmulo de HIF-1α, que atua estimulando a transcrição de mRNAs, responsáveis pela síntese de diversas proteínas relacionadas com a resposta frente à isquemia no organismo, como a eritropoetina, o fator de crescimento do endotélio vascular (VEGF) e proteínas relacionadas com o transporte de glicose.[3]

O receptor de eritropoetina é um homodímero, com duas subunidades de 59 kDa, expresso nas células progenitoras dos eritrócitos. Esse receptor também é encontrado nos vasos sanguíneos, no coração, no fígado e no cérebro.[4] Quando a molécula de eritropoetina se liga a duas subunidades do seu receptor na membrana das células eritropoiéticas, há homodimerização dos receptores e ativação destes por meio de fosforilações sequenciais e fosforilações de moléculas sinalizadoras no citoplasma, que, ao penetrarem no núcleo das células, estimulam a produção de moléculas relacionadas com efeitos antiapoptóticos e de maturação, culminando na produção de eritrócitos maduros.[4] Em virtude da presença de receptores de eritropoetina em outros tecidos que não a medula óssea, o efeito antiapoptótico da eritropoetina se dá no coração, no cérebro e até mesmo em tumores. Existem evidências de redução de áreas de infarto do miocárdio e cerebral em animais de experimentação com o emprego de eritropoetina, bem como evidências de maior crescimento de tumores com o emprego de eritropoetina.[5-7]

Quanto à metabolização da eritropoetina, as principais evidências sugerem que ela é metabolizada no seu próprio receptor. Quando a eritropoetina se liga ao seu receptor, inicialmente este é ativado, assim como moléculas sinalizadoras são geradas no citoplasma, como já visto. Por sua vez, os receptores da eritropoetina são internalizados, e parte da eritropoetina liga-se à ubiquitina e é destruída pelos proteossomas; outra parte é degradada pelos lisossomos; e uma terceira parte, ainda, reexcretada da célula.[8]

> **(!) PONTOS-CHAVE**
> - A eritropoetina é produzida principalmente nos fibroblastos, localizados no interstício renal, perto dos túbulos proximais
> - A eritropoetina tem efeito antiapoptótico nas células precursoras das hemácias
> - A eritropoetina é degradada principalmente no seu receptor.

FISIOPATOLOGIA DA ANEMIA NA DOENÇA RENAL CRÔNICA

A anemia na DRC é caracteristicamente normocrômica, normocítica e com contagem de células vermelhas na medula óssea normal ou diminuída, em razão de seu caráter hipoproliferativo. Sua principal causa é a deficiência de eritropoetina, resultado da perda de massa renal, local principal de produção de eritropoetina.

A deficiência de eritropoetina é relativa na DRC. Em um clássico experimento feito em ovelhas, demonstrou-se que os níveis séricos de eritropoetina de ovelhas portadoras de DRC são semelhantes às de ovelhas com função renal normal, porém diminuídos frente ao grau de anemia que elas apresentavam.

Uma ovelha com função renal normal e anemia apresenta níveis bem mais elevados de eritropoetina circulante.[9]

A etiologia da anemia na DRC é multifatorial. Esses diversos fatores concorrem para o advento da anemia na DRC, como: deficiência absoluta ou funcional de ferro, que se dá em 30 a 50% dos pacientes com DRC com perda sanguínea; hiperparatireoidismo; estado inflamatório; diminuição da meia-vida das hemácias; e deficiência de ácido fólico e/ou vitamina B_{12}.[10]

A DRC é um estado inflamatório. Os níveis de proteína C reativa aumentam à medida que os pacientes perdem função renal.[11] Esse estado inflamatório está associado à presença de anemia. Citocinas pró-inflamatórias, como a interleucina-6 e o fator de necrose tumoral, atuam nas células progenitoras eritropoiéticas de maneira oposta à eritropoetina, estimulando a apoptose.[12] O estado inflamatório da DRC provoca uma situação de resistência à ação medular da eritropoetina. Quando pacientes portadores de DRC apresentam infecções concomitantes, existe um claro agravamento da anemia. Na situação de inflamação, ocorre aumento da produção hepática de hepcidina, um peptídio que inibe a absorção duodenal de ferro e a mobilização de ferro dos seus estoques (células do sistema reticuloendotelial [SRE]). Portanto, na DRC, a deficiência de ferro absoluta ou funcional é muito comum. A deficiência absoluta de ferro pode ser causada por diminuição da absorção intestinal de ferro (hepcidina, desnutrição) ou por perdas sanguíneas. Caracteriza-se por níveis séricos baixos de ferro, saturação diminuída de transferrina e níveis baixos de ferritina. A deficiência relativa de ferro resulta de menor mobilização de ferro dos macrófagos do SRE quando os níveis de hepcidina estão aumentados. Ela é caracterizada por níveis elevados de ferritina e saturação de transferrina diminuída. Pelo que já foi visto, é fácil entender a importância da reposição de ferro, além da eritropoetina, no tratamento da anemia relacionada com DRC.[13]

O hiperparatireoidismo secundário é uma complicação comum na DRC, que também contribui para o advento de anemia. Na osteíte fibrosa cística, causada pelo hiperparatireoidismo secundário, há substituição de parte da medula óssea por fibrose, com diminuição de massa medular. Além disso, na osteíte fibrosa cística, existe aumento da expressão medular de diversas citocinas, o que também pode contribuir para uma maior resistência à ação da eritropoetina.[14]

Os pacientes portadores de DRC apresentam perdas sanguíneas com maior frequência em decorrência da agregação plaquetária deficiente por alteração do fator VIII de von Willebrand. Além disso, muitos desses pacientes recebem antiagregantes plaquetários e anticoagulantes, sobretudo pacientes em programa de hemodiálise, que também apresentam maior perda de sangue pela natureza do tratamento.

Outrossim, vários estudos evidenciaram menor sobrevida dos eritrócitos na DRC.[15] A etiologia não é bem definida; alguns autores sugerem certo grau de hiperesplenismo na DRC.

Os pacientes portadores de DRC, em decorrência das restrições alimentares a que são submetidos, da perda de apetite inerente à condição patológica e de perdas durante o processo de diálise, frequentemente apresentam deficiência de vitaminas do complexo B e ácido fólico, o que pode contribuir para o início da anemia.

O uso de inibidores do sistema renina-angiotensina provoca diminuição da concentração de angiotensina II ou inibição da ação da angiotensina II, o que pode contribuir para anemia da DRC, pois a angiotensina II tem efeito estimulador da eritropoese na medula óssea.[16]

Todos esses aspectos supracitados evidenciam o caráter multifatorial da anemia na DRC.

> **⚠ PONTOS-CHAVE**
> - Vários fatores contribuem para o advento da anemia na DRC: deficiência de eritropoetina, inflamação, deficiência de ferro, hiperparatireoidismo, perdas sanguíneas, carências vitamínicas etc.
> - Hepcidina é um peptídio produzido no fígado por estímulo inflamatório; é responsável por bloquear a absorção duodenal de ferro e a mobilização de ferro dos estoques.

PREVALÊNCIA DE ANEMIA NA DOENÇA RENAL CRÔNICA

A anemia surge precocemente no curso da DRC, e sua prevalência aumenta à medida que a função renal diminui.

Em um estudo multicêntrico brasileiro, realizado em ambulatórios de tratamento conservador de DRC, considerando anemia a concentração de hemoglobina menor que 11 g/dℓ, a prevalência de anemia foi de 8%, 13%, 20% e 39%, respectivamente, nos estágios de DRC de 2 a 5.[17] Entretanto, ao se considerar que alguns desses pacientes já estavam sendo tratados com reposição de ferro e eritropoetina, além da definição de anemia de acordo com a Organização Mundial da Saúde (hemoglobina menor que 13 e 12 g/dℓ, respectivamente, para homens e mulheres), a prevalência de anemia seria ainda maior.

Em um estudo multicêntrico canadense envolvendo 446 pacientes com DRC sem uso de eritropoetina, a prevalência de anemia foi em torno de 90% quando considerados anêmicos aqueles com hemoglobina menor que 13 g/dℓ.[18]

O estudo NHANES III, que envolveu cerca de quase 20 milhões de pacientes com algum grau de DRC, considerando anemia a hemoglobina menor que 13 g/dℓ, encontrou a seguinte prevalência: 17%, 21%, 55% e 85%, respectivamente, para pacientes com taxa de filtração glomerular de 90, 60, 30 e 15 mℓ/min/1,73 m².[19]

CONSEQUÊNCIAS CLÍNICAS DA ANEMIA NA DOENÇA RENAL CRÔNICA

Na DRC, a anemia tem sido relacionada com: redução das capacidades física e cognitiva; fadiga; disfunção sexual; alterações na imunidade e no sono; aumento do risco cardiovascular; e redução da qualidade de vida de pacientes com DRC.[20-23]

A redução do conteúdo de oxigênio sanguíneo e da tensão de oxigênio tecidual induzida pela anemia desencadeia uma série de mecanismos adaptativos a fim de manter a adequada oxigenação tecidual. Entre essas respostas, destaca-se o aumento no débito cardíaco, a maior extração de oxigênio da hemoglobina, a redistribuição do fluxo sanguíneo e as adaptações celulares.[22] Se, por um lado, esses mecanismos são úteis, por outro, essas mudanças compensatórias, a longo prazo, podem afetar a função cardíaca. O aumento do débito cardíaco se dá por: redução na pós-carga em decorrência da diminuição da resistência vascular, a qual, por sua vez, resulta da redução da viscosidade sanguínea e da dilatação arterial; aumento na pré-carga em razão do aumento do retorno venoso; e aumento da função do ventrículo esquerdo, atribuído à elevação da atividade simpática e a outros fatores inotrópicos.[23] Esse aumento no débito atenua os efeitos da redução da oxigenação tecidual, mas, a longo prazo, está associado ao desenvolvimento da hipertrofia ventricular esquerda (HVE) e da doença isquêmica e consequente aumento na ocorrência de eventos cardiovasculares, bem como da mortalidade nessa população (Figura 45.1).

De fato, a associação entre a anemia, a HVE e a disfunção ventricular foi enfatizada pelos resultados de um estudo prospectivo, publicado em 1996, em que se apontou a anemia como um fator independente para doença cardiovascular (DCV) e mortalidade em pacientes com DRC.[24] Vários estudos observacionais subsequentes reforçaram a relação entre as concentrações de hemoglobina, DCV e mortalidade.[25-29] Vale ressaltar, entretanto, que, em estudos de intervenção, a manutenção de uma hemoglobina alta não foi capaz de reduzir o risco cardiovascular, seja por aumentar a viscosidade sanguínea, seja por piorar hipertensão ou mesmo provocar um efeito deletério de altas doses dos medicamentos estimulantes da eritropoese (MEE).[30,31] Essas questões ainda precisam ser mais bem esclarecidas.

Anemia também tem sido implicada na progressão da doença renal.[32] No estudo de Mohanram et al.,[33] pacientes com hemoglobinas mais baixas apresentaram maior risco de iniciar diálise. Além disso, alguns estudos têm sugerido que a correção da anemia com EPO poderia alentecer a progressão da doença renal por reduzir: hipóxia tubular, apoptose, produção de matriz extracelular e estresse oxidativo.[34]

Além da anemia *per se*, a amplitude de variação nos níveis de hemoglobina durante o tratamento tem sido relacionada com hospitalizações, complicações clínicas e mortalidade.[35,36]

> **PONTOS-CHAVE**
> - Anemia surge precocemente no curso da DRC, e sua prevalência aumenta à medida que a função renal diminui
> - Anemia tem sido relacionada com: redução das capacidades física e cognitiva; fadiga; disfunção sexual; alterações na imunidade e no sono; aumento do risco cardiovascular; e redução da qualidade de vida de pacientes com DRC.

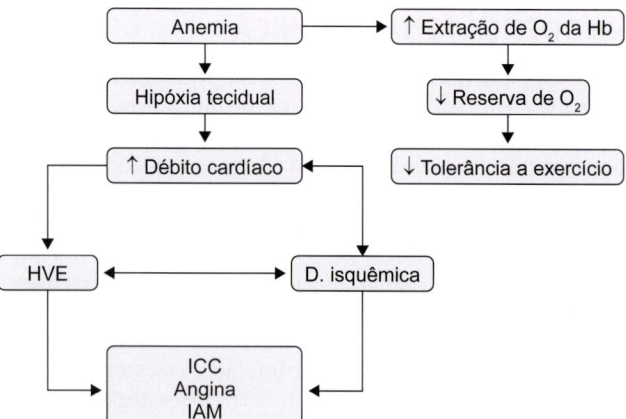

Figura 45.1 Papel da anemia no desenvolvimento das doenças cardiovasculares no paciente com doença renal crônica (DRC). HVE: hipertrofia ventricular esquerda; IAM: infarto agudo do miocárdio; ICC: insuficiência cardíaca congestiva.

TRATAMENTO DA ANEMIA NA DOENÇA RENAL CRÔNICA

A atualização da Diretriz para o Tratamento da Anemia no Paciente com Doença Renal Crônica da Sociedade Brasileira de Nefrologia recomenda que a concentração da hemoglobina deva estar entre 10 e 12 g/dℓ, e a diretriz internacional (KDIGO), que os níveis de hemoglobina se mantenham em torno de 11,5 g/dℓ.[37-39] Até o momento, não há dados disponíveis na literatura que suportem a indicação de tratamentos a fim de atingir concentrações de hemoglobina mais elevadas nessa população. Estudos realizados em pacientes com DRC em tratamento conservador evidenciaram complicações, como maior incidência de eventos cardiovasculares e velocidade maior de progressão da DRC com níveis de hemoglobina superiores a 12,5 g/dℓ.[40-42]

O estudo CREATE envolveu 603 pacientes em tratamento conservador e mostrou início mais precoce de diálise nos pacientes que foram mantidos com hemoglobina mais elevada.[40] O estudo CHOIR avaliou 1.432 pacientes em tratamento conservador e foi interrompido, pois ocorreu maior número de eventos cardiovasculares no grupo mantido com níveis mais elevados de hemoglobina.[41] O estudo TREAT, que envolveu mais de 4 mil pacientes diabéticos em tratamento conservador e empregou darbopoetina, verificou maior risco de acidente vascular encefálico (AVE) no grupo com maior nível de hemoglobina.[42] Esse risco foi mais elevado nos pacientes que tiveram AVE anteriormente. Outrossim, em pacientes em programa de hemodiálise e cardiopatas, foi necessário interromper um estudo por causa do aumento de eventos cardiovasculares nos pacientes em que se objetivou maior nível de hematócrito com emprego de eritropoetina.[43]

O tratamento da anemia deve ser feito pela administração de MEE e de ferro.

Medicamentos estimuladores da eritropoese

Sua prescrição deve ser individualizada e baseia-se nos benefícios potenciais desse tratamento, incluindo melhora na qualidade de vida, redução da morbidade e da mortalidade, bem como diminuição da necessidade de transfusões sanguíneas. Os MEEs devem ser considerados para todos os pacientes com DRC, inclusive nos estágios mais precoces da DRC e nos transplantados renais que apresentem hemoglobina abaixo de 10 g/dℓ, quando outras causas de anemia foram excluídas e os estoques de ferro estiverem adequados.[37-39]

O primeiro MEE foi a eritropoetina recombinante humana, a epoetina-alfa, com uma estrutura idêntica à eritropoetina humana nativa, com 165 aminoácidos. A epoetina-alfa caracteriza-se pela eficiência, grande segurança e uma meiavida curta de aproximadamente 8 horas, após administração por via intravenosa, e de aproximadamente 24 horas com administração subcutânea, essa última com redução de 30% no consumo de eritropoetina.[44] Dessa forma, vem sendo administrada por vias subcutânea ou intravenosa (1 a 3 vezes/semana).[38,39] Há ainda outros tipos semelhantes de epoetina, como a beta, que contém a mesma sequência de aminoácidos que a epoetina-alfa, mas diferem na sua glicosilação e no conteúdo de ácido siálico.

No sentido de aumentar a meia-vida dos MEEs, foram feitas modificações nas moléculas de eritropoetina que mantiveram a ação eritropoética no receptor, mas reduziram a degradação nos receptores. Inicialmente, disponibilizou-se a darbepoetina, com a adição de mais duas cadeias de carboidrato à molécula de eritropoetina; por esse motivo, esse medicamento tem meia-vida mais longa que a epoetina-alfa, o que possibilita sua utilização 1 a 2 vezes ao mês.[45] Depois, foi introduzido outro MEE, o ativador contínuo do receptor da eritropoetina chamado "CERA" (do inglês *continuous erythropoietin receptor activator*). Trata-se de uma EPO peguilada, ou seja, uma cadeia de metoxipolietilenoglicol foi anexada à molécula de EPO, o que determinou um prolongamento na meia-vida da EPO para aproximadamente 130 horas. Assim, o CERA pode ser utilizado a cada 15 ou 30 dias por via subcutânea ou intravenosa, proporcionando maior estabilidade nos níveis de hemoglobina com eventos adversos semelhantes aos associados a eritropoetina-alfa e darbepoetina.[45]

Recomenda-se iniciar o tratamento com MEE na dose mínima eficaz que determine o aumento gradativo da hemoglobina até o nível-alvo, evitando-se transfusões sanguíneas. A eritropoetina deve ser iniciada na dose de 50 a 100 UI/kg/semana, em 1 a 3 aplicações. A darbepoetina pode ser administrada por vias subcutânea ou intravenosa, na dose de 0,45 mg/kg, 1 vez/semana, ou 0,75 mg/kg a cada 15 dias. A dose inicial de CERA é de 0,60 mg/kg, administrada a cada 15 a 30 dias por via intravenosa ou subcutânea. Durante a fase de correção, o valor de hemoglobina deve ser monitorado a cada 2 a 4 semanas.[38] De modo geral, a via de administração de escolha é a subcutânea, pois é mais eficaz, à exceção do CERA, que parece ter eficiência similar em ambas as vias de administração.[45]

Efeitos colaterais diretamente relacionados com o uso de eritropoetina e darbepoetina-alfa são incomuns. Estudos clínicos têm demonstrado que os efeitos mais comuns são dor no local de aplicação, quando a administração é subcutânea, e, raramente, sintomas simulando resfriado. Efeitos colaterais mais graves incluem trombose do acesso vascular, convulsões e hipertensão.[46] A trombose do acesso vascular tende a ser mais frequente nos pacientes com níveis mais elevados de hemoglobina e naqueles com próteses vasculares como acesso para a hemodiálise.[46]

Aplasia pura de células vermelhas representa uma complicação rara, mas grave, relacionada com o uso de MEE, caracterizada por anemia grave, contagem baixa de reticulócitos, redução importante de células precursoras de eritroides na medula óssea e anticorpos antieritropoetina do tipo IgG. Esses anticorpos reagem com o hormônio endógeno, assim como com a EPO recombinante.[47] Um peptídio peguilado sintético, contendo o sítio ativo da EPO, foi desenvolvido – o pegnesatide –, que seria recomendado para o tratamento da anemia na aplasia pura de células vermelhas, pois ele não é reconhecido pelos anticorpos anti-EPO; contudo, estudos clínicos posteriores à sua aprovação demonstraram aumento de eventos cardiovasculares e óbito, sendo sua comercialização suspensa.[48,49] O tratamento dessa condição consiste em interromper a administração de eritropoetina associado ao emprego de corticoide e imunossupressores por cerca de 6 meses com o objetivo de dessensibilização.[47]

Os estabilizadores da HIF estão disponíveis comercialmente em vários países na Europa e Ásia.[50] Essas medicações, administradas por via oral, inibem a enzima prolil-hidroxilase, impedindo a degradação intracelular da HIF com consequente estímulo para produção de eritropoetina e elevação da hemoglobina. A elevação da hemoglobina é dose-dependente.[54] Esses fármacos também têm efeitos benéficos no metabolismo do ferro, melhorando sua biodisponibilidade por diminuir indiretamente a produção de hepcidina.[55]

> **PONTOS-CHAVE**
> - Manter níveis de hemoglobina entre 10 e 12 g/dℓ na DRC
> - Modificações na molécula de eritropoetina possibilitam a oferta de MEE a intervalos maiores
> - Hipertensão arterial e trombose da via de acesso vascular para hemodiálise são complicações relacionadas com o uso de MEE.

Reposição de ferro

Como discutido anteriormente, a deficiência de ferro é muito comum na DRC, em razão de sua condição inflamatória, com consequente aumento dos níveis de hepcidina, que bloqueia tanto a absorção intestinal de ferro como a mobilização de ferro dos estoques. Dessa forma, a reposição de ferro é necessária, às vezes como única medida terapêutica para correção da anemia na DRC, e, na maioria das situações, como um adjuvante no tratamento com MEE.

Nos pacientes nos estágios 3 a 5 de DRC, a deficiência absoluta de ferro é constatada quando os níveis séricos de ferro são menores que 50 mg/dℓ, a saturação de transferrina sérica é menor que 20% e a ferritina sérica é menor que 100 ng/mℓ. Já a deficiência funcional de ferro é caracterizada quando o paciente apresenta ferro nos estoques, mas não consegue mobilizá-lo, os níveis de ferritina sérica estão elevados, mas a saturação de transferrina está abaixo de 25%, e o paciente não apresenta resposta satisfatória, em termos de correção da anemia, com o emprego de MEE.

A seguir, serão apresentadas as orientações sobre a reposição de ferro na DRC de acordo com a atualização da diretriz de anemia da Sociedade Brasileira de Nefrologia.[54]

- Pacientes com DRC estágios 1 e 2 deverão receber suplementação de ferro para manter os níveis de ferritina sérica e saturação de transferrina dentro dos valores da população geral
- Pacientes com DRC estágios 3, 4 e 5 não dialíticos deverão receber suplementação de ferro para manter os níveis de ferritina sérica maiores que 100 ng/mℓ e saturação de transferrina maior que 20%
- Pacientes com DRC em estágio 5 dialítico deverão receber suplementação de ferro para manter os níveis de ferritina sérica maior que 200 ng/mℓ e saturação de transferrina maior que 20%
- A interrupção da administração de ferro deverá ser considerada quando a ferritina sérica for maior que 500 ng/mℓ e a saturação de transferrina maior que 30%
- A administração de ferro deverá ser interrompida quando a ferritina sérica for maior que 800 ng/mℓ ou a saturação de transferrina maior que 50%
- Os pacientes com DRC em estágios 1 e 2 com ferritina e saturação de transferrina abaixo dos valores da normalidade poderão receber inicialmente suplementação de ferro por via oral
- Em pacientes com DRC em estágios 3 a 5 não dialíticos ou em diálise peritoneal, com ferritina menor que 100 ng/mℓ e saturação de transferrina menor que 20%, a reposição de ferro poderá também ser realizada inicialmente por via oral. Contudo, nos pacientes em uso de MEE ou naqueles nos quais é necessária uma elevação mais acentuada da concentração da hemoglobina, a reposição deverá ser feita preferencialmente por via intravenosa

- Pacientes com DRC em programa de hemodiálise deverão receber suplementação de ferro para manutenção dos estoques de ferro intravenoso, em decorrência das perdas e dos elevados níveis de hepcidina, como comentado anteriormente.

As evidências que suportam um nível de ferritina superior a 200 ng/mℓ baseiam-se em dois estudos randomizados, os quais mostram menor necessidade de MEE nos pacientes que apresentam níveis mais elevados de ferritina.[55,56] Nesse sentido, outros estudos mostraram que a administração de ferro por via intravenosa para pacientes com ferritina > 100 ng/mℓ foi acompanhada de aumento do nível de hemoglobina e/ou redução na dose de MEE.[57,58] No entanto, nenhum desses estudos avaliou a questão da segurança. Desse modo, a opção por um valor mínimo de 200 ng/mℓ talvez não seja mais eficaz; entretanto, reflete uma preocupação com a segurança do paciente.

Normalmente, a administração de ferro por via intravenosa, nos pacientes com níveis de ferritina e saturação de transferrina menores que os valores mínimos, é feita com a prescrição de 1 g de ferro, distribuído em 5 a 10 tomadas, durante sessões consecutivas de hemodiálise. Para pacientes em tratamento conservador ou em programa de diálise peritoneal, a reposição poderá ser feita a intervalos semanais, quinzenais ou mensais, na dose de 200 mg por aplicação, de acordo com as facilidades locais.

A dose de ferro necessária para manutenção dos estoques de ferro na faixa-alvo é de 22 a 65 mg/semana.[59-63] Doses maiores estão associadas à elevação progressiva do nível de ferritina.[55,58] Na prática, para pacientes em hemodiálise, uma dose de 50 mg/semana é suficiente e segura para manter os estoques de ferro. Essa dose poderá ser administrada a intervalos semanais, quinzenais ou mensais, de acordo com as facilidades locais. Para pacientes com DRC em tratamento conservador ou em diálise peritoneal, as necessidades para manter os estoques de ferro são menores e pode-se tentar a administração de ferro por via oral. Entretanto, se a administração por via intravenosa for necessária, ela poderá ser quinzenal, mensal, bimestral ou trimestral e programada para os dias de retorno do paciente para consulta médica.

Após correção da deficiência absoluta de ferro, deve-se avaliar os pacientes em hemodiálise que necessitem de dose cumulativa de ferro maior que 50 mg/sem para manter os estoques de ferro para possíveis perdas de sangue. Não existem estudos randomizados e controlados comparando níveis séricos de ferritina acima ou abaixo de 500 ng/mℓ. Pacientes com DRC e nível de ferritina acima de 500 ng/mℓ apresentam depósitos de ferro nas biopsias de medula, sugerindo que níveis mais elevados de ferritina não são necessários e podem acarretar riscos para o paciente.[64]

Na condição de deficiência funcional de ferro, isto é, ferritina sérica > 500 ng/mℓ e saturação de transferrina < 25%, o estudo DRIVE mostrou que a administração por via intravenosa de ferro foi associada a maior incremento da hemoglobina.[65] Portanto, nesses pacientes, a infusão de ferro poderá ser utilizada mesmo na presença de nível de ferritina maior que 500 ng/mℓ. Entretanto, isso deve ser feito com cautela, pois, nesse estudo, não se avaliaram os depósitos teciduais de ferro. Embora não existam estudos avaliando a melhor maneira de administrar ferro para pacientes com deficiência funcional, o bom senso sugere que as doses sejam pequenas e distribuídas a intervalos regulares.

Como existe um possível risco de aumento ou agravamento da ocorrência de infecções com uso de ferro por via intravenosa – o que se justificaria por ser o ferro fator de crescimento vital para microrganismos e, ainda, poder interferir na função fagocitária de leucócitos –, a administração de ferro por via intravenosa deverá ser evitada em pacientes com infecção sistêmica ativa.[66] Com relação à via de administração, vários estudos randomizados e controlados analisaram essa questão em pacientes em hemodiálise e em tratamento conservador.[58,67-72] Naqueles em programa de hemodiálise, a resposta à administração oral de ferro não foi diferente do placebo e a administração por via intravenosa foi superior à oral. Dentre quatro estudos com pacientes com DRC em tratamento conservador, dois mostraram a superioridade do ferro administrado por via intravenosa.[69-72] Para pacientes em diálise peritoneal, não existem estudos comparando a administração por via oral e por via intravenosa.

Reações anafiláticas ocorrem mais frequentemente com o emprego do ferro dextrana.[73] Por sua vez, reações relacionadas com a presença de ferro livre na circulação se dão mais frequentemente com as apresentações de ferro não dextrana (sacarato de hidróxido férrico e gluconato de ferro).[74] Disso decorre a necessidade de infusões lentas quando se administram esses medicamentos. Atualmente, existem disponíveis no Brasil duas novas moléculas de ferro intravenoso, a carboximaltose férrica e a derisomaltose férrica. Essas moléculas são mais estáveis e tornam possível a infusão de doses maiores de ferro em uma única infusão, sendo esse aspecto interessante para pacientes em tratamento conservador e naqueles em diálise peritoneal.[75,76]

> **! PONTOS-CHAVE**
> - A via preferencial de administração de ferro para pacientes em programa de hemodiálise é a intravenosa
> - A interrupção da administração de ferro deverá ser considerada quando a ferritina sérica for maior que 500 ng/mℓ e a saturação de transferrina maior que 30%
> - Reações anafiláticas não são comuns com o emprego de sacarato de hidróxido férrico, mas podem ocorrer reações relacionadas com a presença de ferro livre na circulação.

Terapia adjuvante

Existem evidências, tanto em hemodiálise quanto em diálise peritoneal, que relacionam doses inadequadas de diálise e a necessidade de maiores doses de MEE.[77,78] Portanto, para otimizar o tratamento da anemia na DRC, é necessária a oferta de doses adequadas de diálise. Estudos em pacientes em programa de hemodiálise diária evidenciam necessidade de menores doses de MEE para manutenção dos níveis de hemoglobina.[79]

A correção do hiperparatireoidismo, tanto com calcitriol quanto com paratireoidectomia, está associada a uma melhora nos níveis de hemoglobina.[80,81]

O emprego de vitamina C, talvez por seu efeito antioxidante, tem certa ação na mobilização de ferro dos estoques e na diminuição da dose necessária de eritropoetina.[82] Entretanto, ela é metabolizada em oxalato, que pode se acumular nos pacientes com DRC. Quando utilizada, a dose deverá ser baixa, em torno de 100 a 300 mg, 3 vezes/semana, por um período de 6 meses. Faltam estudos randomizados para comprovar o benefício e a segurança dessa intervenção.

O avanço da qualidade da diálise nos últimos anos possibilitou uma melhora da ingestão de alimentos por parte dos pacientes, assim, as deficiências de ácido fólico e vitamina B_{12} não têm sido vistas com muita frequência. Contudo, essas vitaminas deverão ser repostas nos pacientes com níveis baixos no sangue, nos pacientes com macrocitose no exame de hemograma ou que apresentam hipersegmentação de neutrófilos.

A L-carnitina costuma ser deficiente em pacientes portadores de DRC; é importante para o transporte de ácidos graxos para a mitocôndria das células e conversão de acil-CoA que se acumula na uremia. Tem efeito estimulante na medula de camundongos e parece prolongar a sobrevida eritrocitária.[83] Todavia, o seu efeito é contraditório na anemia da DRC.

Os andrógenos aumentam: a produção endógena de eritropoetina, a sensibilidade das células progenitoras à eritropoetina e a sobrevida eritrocitária. Normalmente, usava-se nandrolona 100 mg por via intramuscular por semana. No entanto, não apresentam grandes benefícios quando administrados com eritropoetina e têm importantes efeitos colaterais, como hepatotoxicidade e acne.[84]

Os tratamentos adjuvantes com vitaminas C, E e B_6, carnitina, andrógenos, estatinas e pentoxifilina não são mais recomendados, tanto pelo KDIGO quanto pelas diretrizes brasileiras.

As transfusões deverão ser restritas às seguintes situações: perda volêmica maior que 30 a 40% (ou perda volêmica menor que 30%, porém com sintomas clínicos); perda sanguínea ativa; e hemoglobina menor que 7 g/dℓ.

FALHA DE RESPOSTA TERAPÊUTICA

Apesar da comprovada efetividade dos MEEs utilizados no manejo da anemia de pacientes com DRC, uma considerável proporção de pacientes apresenta uma resposta inadequada ao tratamento. Vários fatores têm sido associados à falha de resposta terapêutica, entre os quais aqueles relacionados com a prática clínica e com o paciente.

Em um levantamento realizado em 96 centros na Itália, observou-se que, em 50% deles, as políticas para tratamento da anemia não coincidiam com as diretrizes nacionais, demonstrando a dificuldade de adesão aos protocolos. Outros fatores, como falhas no monitoramento laboratorial, má adequação da diálise, má qualidade da água, qualidade e descontinuidade no fornecimento dos MEEs, entre outros, também contribuem para ocorrência de falha no tratamento.[85]

As causas mais comuns da má resposta relacionadas com o paciente são deficiência de ferro, deficiência de folatos e de vitaminas do complexo B, inflamação, diabetes, neoplasias, hiperparatireoidismo grave e utilização de medicamentos, como inibidores de enzima de conversão, bloqueadores dos receptores de angiotensina e imunossupressores.[86] A relação de cada um desses fatores na ocorrência da anemia já foi comentada neste capítulo.

Afastadas todas essas causas, uma minoria de pacientes ainda apresentará resistência à EPO, definida como a incapacidade de atingir a hemoglobina-alvo apesar do uso de altas doses de MEE (doses maiores que 200 UI/kg/semana). Essa condição não é frequente e está associada à alta taxa de morbimortalidade.[87]

REFERÊNCIAS BIBLIOGRÁFICAS

1. Boissel JP, Lee WR, Presnell SR, Cohen FE, Bunn HF. Erythropoietin structure-function relationships. Mutant proteins that test a model of tertiary structure. J Biol Chem. 1993;268(21):15983-93.
2. Higuchi M, Oh-Eda M, Kuboniwa H, Tomonoh K, Shimonaka Y, Ochi N. Role of sugar chains in the expression of the biological activity of human erythropoietin. J Biol Chem. 1992;267(11):7703-9.
3. Semenza GL. Regulation of mammalian O2 homeostasis by hypoxia-inducible factor 1. Annu Rev Cell Dev Biol. 1999;15:551-78.
4. Weiss MJ. New insights into erythropoietin and epoetin alfa: mechanisms of action, target tissues, and clinical applications. Oncologist. 2003;8 (suppl. 3):18-29.
5. Parsa CJ, Matsumoto A, Kim J, Riel RU, Pascal LS, Walton GB et al. A novel protective effect of erythropoietin in the infarcted heart. J Clin Invest. 2003;112(7):999-1007.
6. Sirén AL, Ehrenreich H. Erythropoietin – a novel concept for neuroprotection. Eur Arch Psychiatry Clin Neurosci. 2001;251(4):179-84.
7. Hardee ME, Arcasoy MO, Blackwell KL, Kirkpatrick JP, Dewhirst MW. Erythropoietin biology in cancer. Clin Cancer Res. 2006;12(2):332-9.
8. Walrafen P, Verdier F, Kadri Z, Chrétien S, Lacombe C, Mayeux P. Both proteasomes and lysosomes degrade the activated erythropoietin receptor. Blood. 2005;105(2):600-8.
9. Eschbach JW, Adamson JW, Dennis MB. Physiologic studies in normal and uremic sheep: I. The experimental model. Kidney Int. 1980;18(6):725-31.
10. Hutchinson FN, Jones WJ. A cost-effectiveness analysis of anemia screening before erythropoietin in patients with end-stage renal disease. Am J Kidney Dis. 1997;29(5):651-7.
11. Romão JE Jr, Haiashi AR, Elias RM, Luders C, Ferraboli R, Castro MC et al. Positive acute-phase inflammatory markers in different stages of chronic kidney disease. Am J Nephrol. 2006;26(1):59-66.
12. De Maria R, Zeuner A, Eramo A, Domenichelli C, Bonci D, Grignani F et al. Negative regulation of erythropoiesis by caspase-mediated cleavage of GATA-1. Nature. 1999;401(6752):489-93.
13. Weiss G, Goodnough LT. Anemia of chronic disease. N Engl J Med. 2005;352(10):1011-23.
14. Santos FR, Moysés RM, Montenegro FL, Jorgetti V, Noronha IL. IL-1beta, TNF-alpha, TGF-beta, and bFGF expression in bone biopsies before and after parathyroidectomy. Kidney Int. 2003;63(3):899-907.
15. Rath RN, Das RK 4th, Panda RK, Mahakur AC, Patnaik SR. Red cell survival time in chronic renal failure. J Assoc Physicians India. 1979;27(10):969-74.
16. Mrug M, Stopka T, Julian BA, Prchal JF, Prchal JT. Angiotensin II stimulates proliferation of normal early erythroid progenitors. J Clin Invest. 1997;100(9):2310-4.
17. Canziani MEF, Bastos MG, Bregman R, Pecoits R Filho, Tomiyama C, Draibe AS et al. Deficiência de ferro e anemia na doença renal crônica. JBN. 2006;28(2):86 90.
18. Middleton RJ, Parfrey PS, Foley RN. Left ventricular hypertrophy in the renal patient. J Am Soc Nephrol. 2001;12(5):1079-84.
19. Jones CA, McQuillan GM, Kusek JW, Eberhardt MS, Herman WH, Coresh J et al. Serum creatinine levels in the US population: Third National Health and Nutrition Examination Survey. Am J Kidney Dis. 1998;32:992-9.
20. Weiskopf RB, Kramer JH, Viele M, Neumann M, Feiner JR, Watson JJ et al. Acute severe isovolemic anemia impairs cognitive function and memory in humans. Anesthesiology. 2000;92(6):1646-52.
21. Valderrabano F, Jofre R, Lopez-Gomez JM. Quality of life in end-stage renal disease patients. Am J Kidney Dis. 2001;38(3):443-64.
22. Eckardt KU. Anaemia in end-stage renal disease: pathophysiological considerations. Nephrol Dial Transplant. 2001;16(suppl. 7):2-8.

> **! PONTOS-CHAVE**
> - Diálise inadequada está associada à piora da anemia
> - Correção do hiperparatireoidismo tanto com calcitriol quanto com paratireoidectomia favorece o controle da anemia na DRC
> - Os andrógenos têm efeito eritropoético, porém não acrescentam benefícios em associação aos MEEs.

23. Mann JFE. What are the short-term and long-term consequences of anaemia in CRF patients? Nephrol Dial Transplant. 1999;14(suppl. 2):29-36.
24. Foley RN, Parfrey PS, Harnett JD, Kent GM, Murray DC, Barre PE. The impact of anemia on cardiomyopathy, morbidity, and mortality in end-stage renal disease. Am J Kidney Dis. 1996;28(1):53-61.
25. Locatelli F, Pisoni RL, Combe C, Bommer J, Andreucci VE, Piera L et al. Anaemia in haemodialysis patients of five European countries: association with morbidity and mortality in the Dialysis Outcomes and Practice Patterns Study (DOPPS). Nephrol Dial Transplant. 2004;19(1):121-32.
26. Levin A, Thompson CR, Ethier J, Carlisle EJ, Tobe S, Mendelssohn D et al. Left ventricular mass index increase in early renal disease: impact of decline in hemoglobin. Am J Kidney Dis. 1999;34:125-34.
27. Thorp ML, Johnson ES, Yang X, Petrik AF, Platt R, Smith DH. Effect of anaemia on mortality, cardiovascular hospitalizations and end-stage renal disease among patients with chronic kidney disease. Nephrology (Carlton). 2009;14(2):240-6.
28. Weiner DE, Tighiouart H, Vlagopoulos PT, Griffith JL, Salem DN, Levey AS, Sarnak MJ. Effects of anemia and left ventricular hypertrophy on cardiovascular disease in patients with chronic kidney disease. J Am Soc Nephrol. 2005;16(6):1803-10.
29. Walker AM, Schneider G, Yeaw J, Nordstrom B, Robbins S, Pettitt D. Anemia as a predictor of cardiovascular events in patients with elevated serum creatinine. J Am Soc Nephrol. 2006;17(8):2293-8.
30. Singh AK, Szczech L, Tang KL, Barnhart H, Sapp S, Wolfson M et al. Correction of anemia with epoetin alfa in chronic kidney disease. N Engl J Med. 2006;355(20):2085-98.
31. Drüeke TB, Locatelli F, Clyne N, Eckardt KU, Macdougall IC, Tsakiris D et al. CREATE Investigators. Normalization of hemoglobin level in patients with chronic kidney disease and anemia. N Engl J Med. 2006;355(20):2071-84.
32. Rossert J, Fouqueray B, Boffa JJ. Anemia management and the delay of chronic renal failure progression. J Am Soc Nephrol. 2003;14(7 suppl. 2):S173-7.
33. Mohanram A, Zhang Z, Shahinfar S, Keane WF, Brenner BM, Toto RD. Anemia and end-stage renal disease in patients with type 2 diabetes and nephropathy. Kidney Int. 2004;66(3):1131-8.
34. Rossert J, Froissart M, Jacquot C. Anemia management and chronic renal failure progression. Kidney Int Suppl. 2005;(99):S76-81.
35. Ebben JP, Gilbertson DT, Foley RN, Collins AJ. Hemoglobin level variability: associations with comorbidity, intercurrent events, and hospitalizations. Clin J Am Soc Nephrol. 2006;1(6):1205-10.
36. Gilbertson DT, Ebben JP, Foley RN, Weinhandl ED, Bradbury BD, Collins AJ. Hemoglobin level variability: associations with mortality. Clin J Am Soc Nephrol. 2008;3(1):133-8.
37. Bregman R, Pecoits-Filho R. Alvo de hemoglobina. Atualização da Diretriz para o Tratamento da Anemia no Paciente com Doença Renal Crônica. JBN. 2014;36(supl. 1):23-5.
38. Abreu PF, Romão Junior JE, Bastos MG. Uso de medicamentos estimuladores da eritropoese. Atualização da Diretriz para o Tratamento da Anemia no Paciente com Doença Renal Crônica. JBN. 2014;36(supl. 1):18-22.
39. Kidney Disease: Improving Global Outcomes (KDIGO) Anemia Work Group. KDIGO Clinical Practice Guideline for Anemia in Chronic Kidney Disease. Kidney Inter. 2012;2:279-335.
40. Drüeke TB, Locatelli F, Clyne N, Eckardt K-U, Macdougall IC, Tsakiris D et al. Normalization of hemoglobin level in patients with chronic kidney disease and anemia: CREATE Study. N Engl J Med. 2006;355(20):2071-84.
41. Singh AK, Szczech L, Tang KL, Barnhart H, Sapp S, Wolfson M et al. Correction of anemia with epoetin alfa in chronic kidney disease: CHOIR Study. N Engl J Med. 2006;355:2085-98.
42. Pfeffer MA, Burdmann EA, Chen CY, Cooper ME, de Zeeuw D, Eckardt KU et al. A trial of darbepoetin alfa in type 2 diabetes and chronic kidney disease. TREAT Investigators. N Engl J Med. 2009;361(21):2019-32.
43. Besarab A, Bolton WK, Browne JK, Egrie JC, Nissenson AR, Okamoto DM. The effects of normal as compared with low hematocrit values in patients with cardiac disease who are receiving hemodialysis and epoetin. N Engl J Med. 1998;339(9):584-90.
44. Kaufman JS, Reda DJ, Fye CL, Goldfarb DS, Henderson WG, Kleinman JG et al. Subcutaneous compared with intravenous epoetin in patients receiving hemodialysis. Department of Veterans Affairs Cooperative Study Group on Erythropoietin in Hemodialysis Patients. N Engl J Med. 1998;339(9):578-83.
45. MacDougall JC. Novel erythropoiesis-stimulating agents: a new era in anemia management. Clin J Am Soc Nephrol. 2008;3:200-7.
46. Churchill DN, Muirhead N, Goldstein M, Posen G, Fay W, Beecroft ML et al. Probability of thrombosis of vascular access among hemodialysis patients treated with recombinant human erythropoietin. J Am Soc Nephrol. 1994;4(10):1809-13.
47. Boven K, Stryker S, Knight J. The increased incidence of pure red cell aplasia with an Eprex formulation in uncoated rubber stopper syringes. Kidney Int. 2005;67:2346-53.
48. Woodburn KW, Fan Q, Winslow S, Chen MJ, Mortensen RB, Casadevall N et al. Hematide is immunologically distinct from erythropoietin and corrects anemia induced by antierythropoietin antibodies in a rat pure red cell aplasia model. Exp Hematol. 2007;35(8):1201-8.
49. MacDougall IC, Provenzano R, Sharma A, Spinowitz BS, Schmidt RJ, Pergola PE et al. Peginesatide for anemia in patients with chronic kidney disease not receiving dialysis. N Engl J Med. 2013;368:320-32.
50. Liu J, Zhang A, Hayden JC, Bhagavathula AS, Alshehhi F, Rinaldi G et al. Roxadustat (FG-4592) treatment for anemia in dialysis-dependent (DD) and not dialysis-dependent (NDD) chronic kidney disease patients: A systematic review and meta-analysis. Pharmacol Res. 2020 May;155:104747.
51. Haase VH. Hypoxia-inducible factor-prolyl hydroxylase inhibitors in the treatment of anemia of chronic kidney disease. Kidney Int Suppl. 2021;11(1):8-25.
52. Besarab A, Provenzano R, Hertel J, Zabaneh R, Klaus SJ, Lee T et al. Randomized placebo-controlled dose-ranging and pharmacodynamics study of roxadustat (FG-4592) to treat anemia in nondialysis-dependent chronic kidney disease (NDD-CKD) patients. Nephrol Dial Transplant. 2015;30(10):1665-73.
53. Arezes J, Foy N, McHugh K, Sawant A, Quinkert D, Terraube V et al. Erythroferrone inhibits the induction of hepcidin by BMP6. Blood. 2018;132(14):1473-1477.
54. Abensur H, Castro MCM. Reposição de ferro no tratamento da anemia. Atualização da Diretriz para o Tratamento da Anemia no Paciente com Doença Renal Crônica. JBN. 2014;36(supl. 1):14-17.
55. Besarab A, Amin N, Ahsan M, Vogel SE, Zazuwa G, Frinak S et al. Optimization of epoetin therapy with intravenous iron therapy in hemodialysis patients. J Am Soc Nephrol. 2000;11:530-8.
56. Devita MV, Frumkin D, Mittal S, Kamran A, Fishbane S, Michelis MF. Targeting higher ferritina concentrations with intravenous iron dextran lowers erythropoietin requirement in hemodialysis patients. Clin Nephrol. 2003;60:335-40.
57. Fishbane S, Galgano C, Langley RC JR, Canfield W, Maesaka JK. Reticulocyte hemoglobina content in the evaluation of iron status of hemodialysis patients. Kidney Int. 1997;52:217-22.
58. Fishbane S, Frei GL, Maesaka J. Reduction in recombinant human erythropoietin doses by the use of chronic intravenous iron supplementation. Am J Kidney Dis. 1995;26:41-6.
59. Brimble KS, Rabbat CG, McKenna P, Lambert K, Carlisle EJ. Protocolized anemia management with erythropoietin in hemodialysis patients: a randomized controlled trial. J Am Soc Nephrol. 2003;14:2654-61.
60. Tolman C, Richardson D, Bartlett C, Will E. Structured conversion from thrice weekly to weekly erythropoietic regimens using a computerized decision-support system: A randomized clinical study. J Am Soc Nephrol. 2005;16:1463-70.
61. Fishbane S, Shapiro W, Dutka P, Valenzuela OF, Faubert J. A randomized trial of iron deficiency testing strategies in hemodialysis patients. Kidney Int. 2001;60:2406-11.
62. Cervelli MJ, Gray N, McDonald S, Gentgall MG, Disney AP. Randomized cross-over comparison of intravenous and subcutaneous darbepoetin dosing efficiency in haemodialysis patients. Nephrology (Carlton). 2005;10:129-35.
63. Besarab A, Kaiser JW, Frinak S. A study of parenteral iron regimens in hemodialysis patients. Am J Kidney Dis. 1999;34:21-8.

64. Kalantar-Zadeh K, Hoffken B, Wunsch H, Fink H, Kleiner M, Luft FC. Diagnosis of iron deficiency anemia in renal failure patients during the post-erythropoietin era. Am J Kidney Dis. 1995;26:292-9.
65. Coyne DW, Kapoian T, Suki W, Singh AK, Moran JE, Dahl NV et al. The DRIVE Study Group: Ferric gluconate is highly efficacious in anemic hemodialysis patients with high serum ferritin an low transferrin saturation: results of the dialysis patients' response to IV iron with elevated ferritin (DRIVE) study. J Am Soc Nephrol. 2007;18:975-84.
66. Brookhart MA, Freburger JK, Ellis AR, Wang L, Winkelmayer WC, Kshirsagar AV. Infection risk with bolus *versus* maintenance iron supplementation in hemodialysis patients. J Am Soc Nephrol 2013;24:1151-8.
67. Fudin R, Jaichenko J, Shostak A, Bennett M, Gotloib L. Correction of uremic iron deficiency anemia in hemodialyzed patients: A prospective study. Nephron. 1998;79:299-305.
68. MaCDougall IC, Tucker B, Thompson J, Tomson CR, Baker LR, Raine AE. A randomized controlled study of iron supplementation in patients treated with erythropoietin. Kidney Int. 1996;50:1694-9.
69. van Wyck DB, Roppolo M, Martinez CO, Mazey RM, McMurray S. A randomized, controlled trial comparing IV iron sucrose to oral iron in anemic patients with nondialysis-dependent CKD. Kidney Int. 2005;68:2846-56.
70. Charytan C, Qunibi W, Bailie GR. Comparison of intravenous iron sucrose to oral iron in the treatment of anemic patients with chronic kidney disease not on dialysis. Nephron Clin Pract. 2005;100:c55-c62.
71. Stoves J, Inglis H, Newstead CG. A randomized study of oral vs intravenous iron supplementation in patients with progressive renal insufficiency treated with erythropoietin. Nephrol Dial Transplant. 2001;16:967-74.
72. Aggarwal HK, Nand N, Singh S, Singh M, Hemant, Kaushik G. Comparison of oral *versus* intravenous iron therapy in predialysis patients of chronic renal failure receiving recombinant human erythropoietin. J Assoc Physicians India. 2003;51:170-4.
73. Novey HS, Pahl M, Haydik I, Vaziri ND. Immunologic studies of anaphylaxis to iron dextran in patients on renal dialysis. Ann Allergy. 1994;72:224-8.
74. Agarwal R, Vasavada N, Sachs NG, Chase S. Oxidative stress and renal injury with intravenous iron in patients with chronic kidney disease. Kidney Int. 2004;65:2279-89.
75. Auerbach M, Deloughery T. Single-dose intravenous iron for iron deficiency: a new paradigm. Hematol Am Soc Hematol Educ Program. 2016; 2016(1): 57-66.
76. Bhandari S, Allgar V, Lamplugh A, Macdougall I, Kalra PA. A multicentre prospective double blinded randomised controlled trial of intravenous iron (ferric Derisomaltose (FDI)) in Iron deficient but not anaemic patients with chronic kidney disease on functional status. BMC Nephrology. 2021;22:115.
77. Lo WK, Ho YW, Li CS, Wong KS, Chan TM, Yu AW et al. Effect of Kt/V on survival and clinical outcome in CAPD patients in a randomized prospective study. Kidney Int. 2003;64(2):649-56.
78. Ifudu O, Feldman J, Friedman EA. The intensity of hemodialysis and the response to erythropoietin in patients with end-stage renal disease. N Engl J Med. 1996;334(7):420-5.
79. Klarenbach S, Heidenheim AP, Leitch R, Lindsay RM; Daily/Nocturnal Dialysis Study Group. Reduced requirement for erythropoietin with quotidian hemodialysis therapy. ASAIO J. 2002;48(1):57-61.
80. Goicoechea M, Vazquez MI, Ruiz MA, Gomez-Campdera F, Perez-García R, Valderrábano F. Intravenous calcitriol improves anaemia and reduces the need for erythropoietin in haemodialysis patients. Nephron. 1998;78(1):23-7.
81. Ureña P, Eckardt KU, Sarfati E, Zingraff J, Zins B, Roullet JB et al. Serum erythropoietin and erythropoiesis in primary and secondary hyperparathyroidism: effect of parathyroidectomy. Nephron. 1991;59(3):384-93.
82. Tarng DC. Novel aspects of vitamin C in epoetin response. J Chin Med Assoc. 2007;70(9):357-60.
83. Kitamura Y, Satoh K, Satoh T, Takita M, Matsuura A. Effect of L-carnitine on erythroid colony formation in mouse bone marrow cells. Nephrol Dial Transplant. 2005;20(5):981-4.
84. Sheashaa H, Abdel-Razek W, El-Husseini A, Selim A, Hassan N, Abbas T et al. Use of nandrolone decanoate as an adjuvant for erythropoietin dose reduction in treating anemia in patients on hemodialysis. Nephron Clin Pract. 2005;99(4):c102-6.
85. Locatelli F, Zoccali C. SIR SIN Study Investigators. Clinical policies on the management of chronic kidney disease patients in Italy. Nephrol Dial Transplant. 2008;23(2):621-6.
86. Hörl WH, Jacobs C, MaCdougall IC, Valderrábano F, Parrondo I, Thompson K, Carveth BG. European best practice guidelines 14-16: inadequate response to epoetin. Nephrol Dial Transplant. 2000;15(suppl. 4):43-50.
87. KDOQI clinical practice guideline and clinical practice recommendations for anemia in chronic kidney disease: 2007 update of hemoglobin target. Am J Kidney Dis. 2007;50(3):471-530.

46 | Interface entre a Doença Cardiovascular e a Doença Renal Crônica

Marcelo Mazza do Nascimento • Gabriela Romaniello • Gustavo Lenci Marques

INTRODUÇÃO

A doença renal crônica (DRC) e a doença cardiovascular (DCV) compartilham fatores de risco e correlacionam-se de forma bidirecional.[1] As principais etiologias de DRC no Brasil são hipertensão arterial (HA) e o diabetes melito (DM). As doenças cardiovasculares são a principal causa de óbito em pacientes portadores de DRC.[2] Já a doença renal crônica representa um fator independente de risco cardiovascular e se agrava proporcionalmente ao declínio da taxa de filtração glomerular.[3-5]

O Quadro 46.1 representa o espectro da doença cardiovascular na DRC.

O coração e os rins são os grandes maestros das funções hemodinâmica e de equilíbrio do balanço hidreletrolítico do nosso organismo e, portanto, integram-se por meio de sistemas que regem suas funções, como sistema nervoso simpático (SNS), sistema renina-angiotensina-aldosterona (SRAA), hormônio antidiurético, peptídio natriurético, as endotelinas, bem como por outros mecanismos ainda pouco compreendidos.[1,6]

A interdependência entre esses órgãos garante os balanços hidreletrolítico e volêmico e faz com que, diante de disfunções de um deles, o outro, invariavelmente, sofra as consequências. O declínio da função renal leva, por exemplo, a alterações metabólicas, o que repercute diretamente no tecido miocárdico, além de favorecer a aceleração do processo aterosclerótico. Além disso, pode ocorrer disfunção cardíaca, o que ocasiona a redução do volume circulante efetivo, declínio perfusional renal e hiperativação dos SRAA e SNS, culminando em consequências deletérias para o coração e os rins.[1,6,7]

Quadro 46.1 Espectro da doença cardiovascular na doença renal crônica.

Insuficiência cardíaca	Aterosclerose acelerada
Função alterada do cardiomiócito	Disfunção endotelial
Alteração da matriz intracelular	Hiper-homocisteinemia
Sobrecarga crônica de volume	Inflamação
Remodelamento de ventrículo esquerdo	Sistema renina-angiotensina-aldosterona
Relacionada com a anemia	Calcificação vascular acelerada
Doença valvar acelerada	
Arritmias	

O comprometimento renal é muito prevalente em pacientes com insuficiência cardíaca e lhes confere prognóstico ruim quando comparado aos pacientes com função renal normal.[8] Mais de 90% dos pacientes incluídos em um registro com mais de 100 mil portadores de insuficiência cardíaca agudizada apresentavam disfunção renal, sendo mais da metade deles portadores de doença renal crônica estádio 3 ou mais.[9,10]

Ronco et al.[11] propuseram que a situação clínica que traduz a interação entre os órgãos é conhecida como a síndrome cardiorrenal (Quadro 46.2). Os autores dividiram a síndrome em cinco tipos levando em consideração o órgão responsável pelo dano primário e a cronicidade do insulto.[10-13]

- Tipo I: quando a insuficiência cardíaca aguda leva à injúria renal aguda
- Tipo II: quando a insuficiência cardíaca crônica leva progressivamente à DRC
- Tipo III: quando a injúria renal aguda leva à disfunção cardíaca aguda
- Tipo IV: quando a doença renal crônica contribui para disfunção cardíaca
- Tipo V: quando o acometimento cardíaco e renal é secundário a outra doença sistêmica.

No entanto, estabelecer quem é o responsável primário pelo distúrbio nem sempre é simples, visto que os fatores de risco de ambas as entidades são os mesmos e podem levar a desfechos clínicos similares.[14]

Por exemplo, a sobrecarga volêmica pode ocorrer tanto no cenário de injúria renal quanto de insuficiência cardíaca. O manejo volêmico e hemodinâmico da insuficiência cardíaca torna-se mais desafiador com o declínio da função renal. As próprias medicações utilizadas no contexto da insuficiência cardíaca, com o intuito de redução de pré-carga, podem levar a pequenas elevações de creatinina sem que haja repercussão prognóstica, desde que o contexto seja de natriurese e redução da sobrecarga volêmica.[13-18] Essa interdependência torna mandatória a compreensão desses dois sistemas de maneira correlata.

SÍNDROME CARDIORRENAL TIPO I

Incide em mais de 30% dos pacientes hospitalizados por quadro de insuficiência cardíaca descompensada e se caracteriza pela injúria renal aguda secundária a um comprometimento também agudo da função cardíaca.[20,21] Ainda assim,

Quadro 46.2 Tipos de síndrome cardiorrenal.

Tipo de SCR	Descrição	Exemplo
Tipo I	Dano cardíaco resultando em Injúria renal aguda	Choque cardiogênico por infarto do miocárdio levando a injúria renal aguda
Tipo II	Insuficiência cardíaca crônica provocando dano renal	Nefropatia congestiva crônica por insuficiência cardíaca
Tipo III	Injúria renal aguda causando insuficiência cardíaca aguda	Sobrecarga de volume por dano renal agudo causando edema agudo de pulmão
Tipo IV	Doença renal crônica provocando dano cardíaco	Cardiopatia associada à doença renal crônica
Tipo V	Doenças que acometem ambos os órgãos de forma simultânea	Amiloidose provocando depósitos renais e cardíacos

SCR: síndrome cardiorrenal. (Fonte: Zannad, Rossignol, 2018.)[19]

essas descompensações agudas podem ocorrer de maneira sobreposta a doenças crônicas já estabelecidas de ambos os órgãos. A injúria renal aguda é identificada por meio dos critérios de KDIGO (elevação 1,5 × no valor basal de Cr ou aumento em 0,3 mg/dℓ da Cr basal).[22]

Os principais desencadeantes do quadro são os mesmos responsáveis pela descompensação cardíaca em si, dentre eles o infarto agudo do miocárdio, arritmias, distúrbios metabólicos e hidreletrolíticos e a má aderência a medicações.[10,23] É altamente prevalente a presença de sinais de congestão ao exame físico e elevação de marcadores igualmente relacionados com elevação de pressões de enchimento como fragmento N–terminal pró-peptídio natriurético tipo B (NT PRO BNP).[10]

Em uma das principais coortes de pacientes hospitalizados por insuficiência cardíaca descompensada (estudo ADHERE) foi demonstrado que mais de 90% dos pacientes incluídos eram portadores de algum grau de DRC.[9] A presença de DRC associada ao quadro cardíaco confere ao paciente maior mortalidade por todas as causas agravadas ainda mais pela superposição da síndrome cardiorrenal tipo 1, a qual representa fator de risco independente para mortalidade cardiovascular.[18]

A fisiopatologia da ocorrência da síndrome cardiorrenal ainda é pouco compreendida, mas assegura-se de que é multifatorial.[18,19] Acredita-se que há contribuição primordial da hipoperfusão renal e da congestão venosa renal.[24] Ainda assim, não há uma correlação direta entre pressão arterial sistólica ou fração de ejeção com doença renal crônica ou injúria renal aguda.[25]

O tratamento da entidade deve levar à natriurese com descongestão, a qual só é possível com a garantia de pressão de perfusão renal.[10,19]

SÍNDROME CARDIORRENAL TIPO II

Quando um cenário de insuficiência cardíaca crônica leva à DRC, ocorre a síndrome cardiorrenal tipo II. Ela representa pouco menos da metade dos pacientes portadores de insuficiência cardíaca crônica e é também relacionada com aumento de mortalidade. Ao contrário do que se poderia esperar, não foi estabelecida correlação entre o grau de comprometimento da fração de ejeção ventricular do paciente e taxa de filtração glomerular, o que implica possível mecanismo multifatorial que se amplia à mera hipoperfusão renal de origem cardiogênica. A confirmação, no entanto, da relação temporal entre a insuficiência cardíaca e a DRC torna difícil o diagnóstico da síndrome cardiorrenal tipo II, a qual pode apresentar-se de forma similar à síndrome cardiorrenal tipo 4.[10,14]

SÍNDROME CARDIORRENAL TIPO III

A síndrome cardiorrenal tipo III é estabelecida quando uma injúria renal aguda leva a comprometimento cardíaco também agudo, que pode se manifestar como isquemia miocárdica, taquiarritmias ou bradiarritmias, insuficiência cardíaca descompensada ou pericardite.[10,26,27] A última ocorre primordialmente pela elevação da uremia e seu efeito tóxico direto sob o tecido pericárdico.[28] A hipervolemia decorrente do comprometimento da taxa de filtração glomerular diante de uma injúria renal aguda pode levar a edema pulmonar. A acidose decorrente da descompensação renal é causa de depressão miocárdica, e a hipercalemia, também comum no contexto de dano renal agudo, pode levar a arritmias que ameaçam a vida.[11]

SÍNDROME CARDIORRENAL TIPO IV

A alta prevalência da concomitância entre DRC e insuficiência cardíaca pode ser explicada pela presença de fatores de risco comuns a essas entidades, no entanto, existem fatores primariamente relacionados com a DRC que contribuem para a disfunção e o remodelamento cardíaco, a despeito do controle dos outros fatores de risco.[14,29,30]

Conforme exposto, o coração e os rins exibem uma codependência, de modo que a DRC pode levar a alterações cardíacas estruturais que amplificam os danos a ambos os órgãos e, portanto, perpetuam o processo.[14] A síndrome cardiorrenal tipo IV, ou síndrome renocardíaca, ocorre quando doenças renais primárias ou puras, como a nefropatia diabética, a doença renal policística ou glomerulopatias primárias, levam à indução e progressão de insuficiência cardíaca. Isso se dá, principalmente, por disfunção diastólica e hipertrofia ventricular.[31]

A prevalência dessa entidade é crescente por três razões: aumento da expectativa de vida, aumento dos fatores de risco e melhora das terapias farmacológicas para disfunção renal e principalmente cardíaca. Os pacientes portadores de DRC estão mais propensos à mortalidade secundária a desfechos cardiovasculares do que por complicações nefrológicas.[14,32]

A simples coexistência da DRC e da insuficiência cardíaca não é suficiente para estabelecer o diagnóstico da síndrome cardiorrenal tipo IV, uma vez que deve haver plausabilidade clínica, patofisiológica e temporal entre a ocorrência de DRC e a evolução com insuficiência cardíaca.[14,32] A dificuldade em estabelecer a relação temporal pode levar à necessidade de classificação da síndrome cardiorrenal em tipo II e tipo IV simultaneamente.[14]

Não há um biomarcador que, isoladamente, seja capaz de firmar o diagnóstico da síndrome cardiorrenal tipo IV, no entanto, há uma série deles que, em conjunto, são capazes de estratificar o risco do paciente e levar a maior vigilância prognóstica – dentre eles: a troponina, NT-Pro BNP, o BNP, homocisteína, proteína C reativa, dentre outros.[33,34]

Além da dificuldade diagnóstica, o manejo da síndrome cardiorrenal tipo IV pode ser igualmente complexo, uma vez que vários dos fármacos utilizados para melhora da função cardíaca podem acarretar a progressão da disfunção renal e vice-versa. Atualmente, o tratamento é centrado em cessação e controle de fatores de risco cardiovasculares, prevenção da progressão da doença renal e manejo direcionado à insuficiência cardíaca, uma vez que ela se torne clínica.[35]

Algumas das explicações para o desenvolvimento de acometimento cardíaco em pacientes portadores de DRC são a desnutrição e a inflamação crônica e consequente catabolismo, os quais desencadeiam a elevação de citocinas pró-inflamatórias que contribuem para a aceleração do processo aterosclerótico, disfunção endotelial, calcificação vascular e consequente aumento de mortalidade.[14,36] A anemia do doente renal crônico e a redução dos níveis de eritropoetina estão associadas ao aumento de risco cardiovascular, visto que o hormônio já foi associado à redução de apoptose de células miocárdicas. Além disso, anemia pode provocar aumento do processo de estresse oxidativo e remodelamento ventricular esquerdo, os quais contribuem para progressão do dano cardiovascular. Ainda assim, o sobretratamento com análogos da eritropoetina pode igualmente ser maléfico do ponto de vista cardiovascular.[37,38] A aterosclerose acelerada pode também ser explicada nesse contexto pelos distúrbios do metabolismo mineral ósseo, os quais levam a alterações eletrolíticas e humorais, bem como contribuem para a calcificação vascular, perpetuando o processo aterosclerótico. A hiperfosfatemia e a hipocalcemia são os distúrbios mais prevalentes no contexto da doença mineral óssea e estão associados a risco de arritmias e efeito inotrópico negativo no músculo cardíaco.[14,37,38]

A calcificação vascular (CV) é frequentemente observada nos pacientes portadores de DRC. Trata-se de uma condição predominante nas camadas da íntima e média das artérias.[39] Estudos indicam que a calcificação nas grandes artérias (detectadas por tomografia computadorizada e raios X) é altamente prevalente em pacientes com DRC, sendo superior a 70% em estágios avançados.[40] A presença de CV está associada a uma disfunção do sistema de vasodilatação arterial dependente de óxido nítrico (NO) e correlaciona-se a pior sobrevida em pacientes portadores de DRC.[41] A fibrose miocárdica associada à calcificação ventricular pode exercer um papel fundamental na disfunção diastólica, estando associada à falha de enchimento ventricular nessa população, e pode sugerir um mecanismo de evolução para morte súbita nesses pacientes.[42]

O processo de calcificação se dá de maneira ativa e envolve a transdiferenciação de células vasculares em células com perfil fenotípico de células ósseas (osteoblastos) e, por conseguinte, depósito de hidroxiapatita (mineral encontrado no osso). A transdiferenciação fenotípica osteoblástica pode ser avaliada pelo marcador molecular Osf2/core fator α1 de ligação (Osf2/Cbfa 1), que é uma proteína de ligação específica e de ação osteoblástica. Quando se dá a expressão de genes específicos, o Osf2/Cbfa 1 exerce um papel fundamental na diferenciação de células mesenquimais em osteoblastos.[43-45]

A DRC é também uma causa de hipertensão arterial sistêmica e por intermédio dela ocorrem alterações de remodelamento de ventrículo esquerdo, bem como maior grau de disfunção endotelial e progressão para aterosclerose.[46] Há também uma clássica correlação entre DRC e fibrilação atrial.[47]

Alguns dos marcadores de risco cardiovascular pouco usuais dentre os doentes renais crônicos incluem a albuminúria e a uremia, os quais associam-se a piores desfechos cardiovasculares independentes da taxa de filtração glomerular do paciente.[48,49]

O remodelamento do ventrículo esquerdo em pacientes portadores de DRC pode se apresentar como dois fenótipos principais – hipertrófico e dilatado (Figura 46.1), sendo o primeiro o mais prevalente e fator preditor independente de

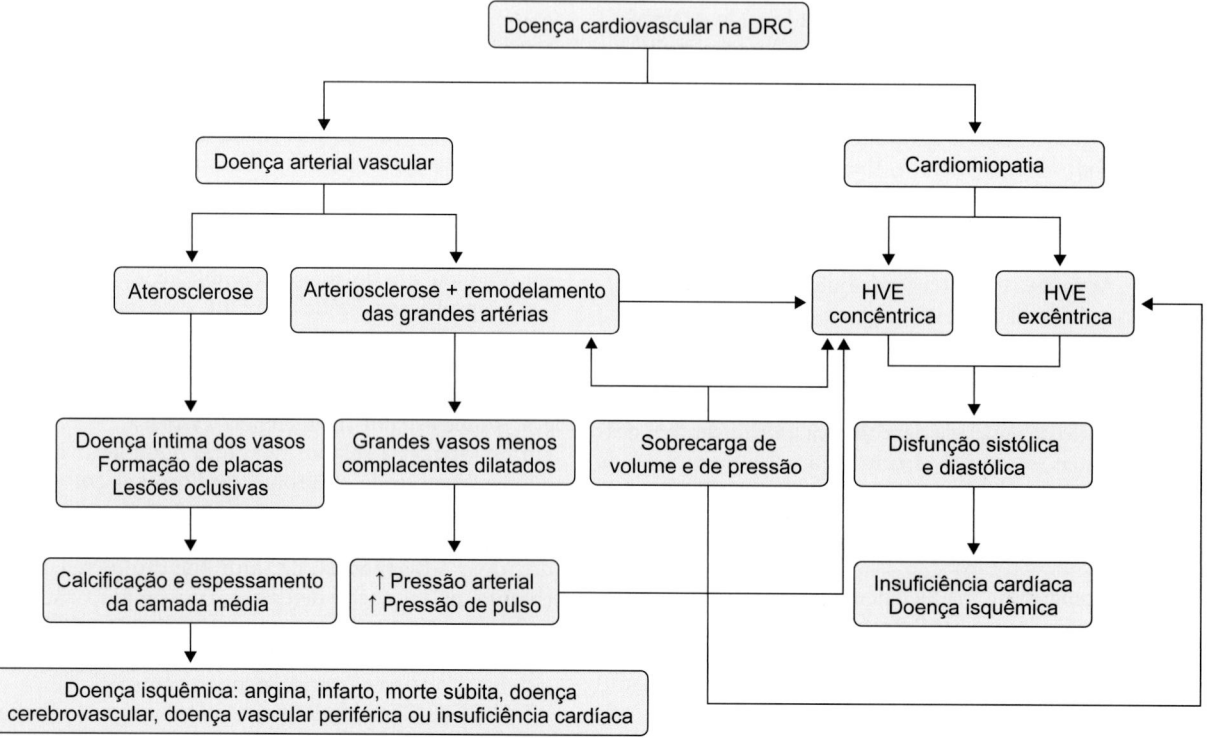

Figura 46.1 Fisiopatologia do remodelamento miocárdico. DRC: doença renal crônica; HVE: hipertrofia ventricular esquerda.

mortalidade cardiovascular.[48,50] A hipertrofia do ventrículo esquerdo se deve às sobrecargas volumétrica e pressórica decorrentes da DRC e é, inicialmente, um processo adaptativo que, no entanto, progride com disfunção ventricular. As alterações estruturais do ventrículo esquerdo podem ser observadas ainda em estágio inicial do desenvolvimento da DRC, porém, nos estágios mais avançados da doença, a ativação de macrófagos cardíacos pode levar a dano direto do processo apoptótico de cardiomiócitos e a áreas de fibrose. Microscopicamente, também se observa redução capilar miocárdica com comprometimento microperfusional e calcificação de aparato valvar e vascular cardíaco.[51]

As próprias terapias de substituição renal, hemodiálise e diálise peritoneal são responsáveis por maior morbimortalidade cardiovascular secundária ao estresse hemodinâmico, bem como pela inflamação relacionada à permanência dos cateteres e a potencial evolução com episódios infecciosos.[14,52] A maioria dos pacientes com DRC em terapia hemodialítica morre por eventos arrítmicos súbitos ou descompensação da insuficiência cardíaca.[14,53]

Dessa forma, o acometimento cardíaco na DRC vai muito além de uma mera sobreposição de fatores de risco, envolvendo fatores tradicionais e não tradicionais (Figura 46.2).

SÍNDROME CARDIORRENAL TIPO V

Nas situações em que coração e rins são alvos de acometimento de doenças sistêmicas, de forma simultânea, estabelece-se a síndrome cardiorrenal tipo V. Alguns dos cenários que levam a essa entidade são colagenoses como lúpus eritematoso sistêmico, diabetes melito, hipertensão arterial e doenças infiltrativas como sarcoidose e amiloidose sistêmica.[11]

SITUAÇÕES ESPECIAIS

Inibidores do cotransportador 2 de sódio-glicose (iSGLT2)

Nos últimos 5 anos, uma série de estudos clínicos randomizados consolidou os iSGLT2 como medicações que vão além do efeito hipoglicemiante, sendo verdadeiros redutores de risco cardiovascular e nefroprotetores. Essas classes de medicações se tornaram potenciais terapias para a alta proporção de pacientes portadores de ambas – DRC e insuficiência cardíaca.[54]

Os estudos EMPA-REG, DAPA-HF, EMPEROR REDUCED, EMPREROR PRESERVED e mais recentemente o DELIVER foram alguns dos responsáveis por instituir a classe dos inibidores de SGLT2 como medicações de primeira linha para insuficiência cardíaca de fração de ejeção reduzida e potenciais redutoras de internações em pacientes portadores de insuficiência cardíaca de fração de ejeção preservada, independentemente da presença ou não de diabetes melito.[55-59] Os mecanismos que levam à melhora dos desfechos cardíacos ainda não são inteiramente compreendidos, porém incluem redução de pré-carga e pós-carga, mecanismos antiapoptóticos e modulação de efeitos simpatomiméticos.[60]

Quanto aos rins, sabe-se que a nefropatia diabética é a principal etiologia de DRC avançada, no entanto, o efeito nefroprotetor dos iSGLT2 vão além de um melhor controle glicêmico.[61] Houve benefício em incidência e progressão de DRC com as medicações como evidenciado pelos estudos CREDENCE e DAPA CKD.[62,63] As medicações podem: reduzir o consumo renal de oxigênio, inibindo a reabsorção ativa de sódio pelo túbulo proximal; reduzir fatores de crescimento, fatores pró-inflamatórios e pró-fibróticos, bem como de produção de espécies reativas de oxigênio no túbulo renal. Além disso, melhoram o padrão metabólico de consumo renal no nível mitocondrial. De forma indireta, os iSGLT2 melhoram os níveis glicêmicos e reduzem os impactos da glucotoxicidade no nível renal, melhoram o controle pressórico e podem levar à perda de peso, o que pode ser positivo, uma vez que a obesidade acarreta sobrecargas mecânica e pressórica nos rins, culminando em hipoxemia renal, além de contribuir para hiperfiltração glomerular por acometimento hemodinâmico.[61]

Terapia antitrombótica em portadores de doença renal crônica

Como discutido anteriormente, a incidência de doença cardiovascular é mais elevada em pacientes portadores de DRC, sendo que o risco de desenvolvimento de fibrilação atrial e síndromes coronarianas agudas pode dobrar nessa população de pacientes.[46,47] Essas situações tornam necessária a instituição de terapias antitrombóticas, muitas delas de metabolização renal, e, em pacientes que, a despeito do alto risco trombótico, apresentam também risco de sangramento mais elevado do que a população geral.[64]

Apesar da alta prevalência de complicações que resultam em necessidade de terapia antitrombótica, os pacientes portadores de DRC são sub-representados nos estudos que avaliam anticoagulantes e antitrombóticos e, portanto, não são bem-avaliados por escores preditores de risco trombótico e de

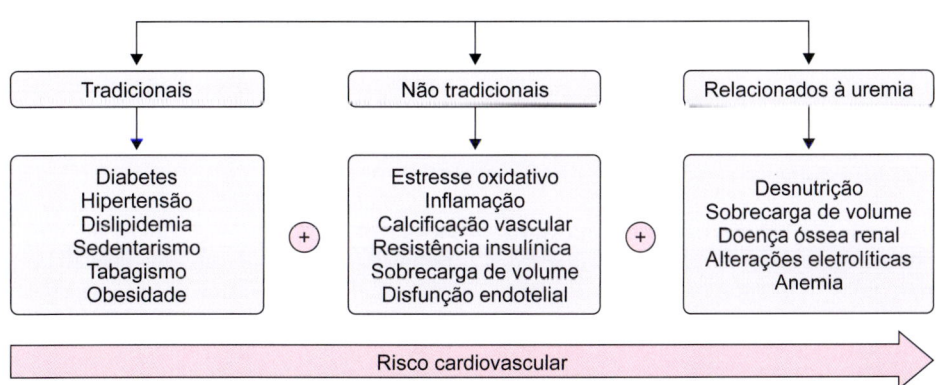

Figura 46.2 Fatores de risco tradicionais e não tradicionais.

sangramento. A interação com outras medicações, bem como a potencial necessidade de ajuste para reduzir a taxa de filtração glomerular, igualmente dificulta a indicação das medicações nessa população.[65-67] Isso enfatiza a cautela na decisão quanto ao uso de terapias anticoagulantes e antiplaquetárias em doentes renais crônicos, principalmente naqueles com DRC em estágios clínicos 4 e 5.

Dentre os anticoagulantes, os antagonistas da vitamina K continuam sendo os mais usados nessa população, ainda que haja diferença entre graus de recomendação entre as principais diretrizes (ESC e AHA/ACC). Ressalte-se, ainda, o maior risco hemorrágico com a medicação, estendendo-se principalmente nos primeiros 30 a 90 dias de início da terapia.[65-67]

Quanto aos anticoagulantes de ação direta, torna-se necessário o ajuste de dose guiado pela taxa de filtração glomerular.[65-67] A indicação da dose nesse perfil de pacientes é proveniente de subanálises dos estudos pivotais de anticoagulantes de ação direta e fibrilação atrial.[68-71] No entanto, pacientes com taxa de filtração glomerular inferior a 30 mℓ/min não foram incluídos nesses trabalhos. A extrapolação de dados para pacientes com DRC grave, estágios IV e V pela definição de KDIGO, é decorrente de estudos observacionais e de conclusões de pequenos estudos de avaliação farmacocinética dos medicamentos.[66,72] A Food and Drug Administration (FDA) aprova a dose de 75 mg de dabigatrana 2 vezes/dia para pacientes com *clearance* de Cr entre 15 e 30 mℓ/min e para paciente com ClCr inferior a 15 mℓ/min em terapia renal substitutiva dialítica, a FDA aprova apixabana 5 mg 2 vezes/dia. As principais diretrizes acerca do tema contraindicam o uso de edoxabana, dabigatrana e rivaroxabana em pacientes doentes renais crônicos dialíticos.[73,74]

Doença renal crônica e insuficiência cardíaca

A coexistência de DRC em pacientes portadores de insuficiência cardíaca se aproxima de 50% a depender da população estudada, e a incidência de disfunção cardíaca se eleva com o declínio da função renal.[75] A DRC é um fator independente de mortalidade em pacientes portadores de insuficiência cardíaca.[76]

O diagnóstico, principalmente no caso da insuficiência cardíaca de fração de ejeção preservada, pode ser desafiador com a coexistência de DRC. Os níveis de peptídio natriurético do tipo B (BNP) e NT PRO BNP, por exemplo, podem estar elevados pela própria DRC em si.[77] O mesmo acontece com os sinais clínicos de congestão, que podem ser atribuídos à nefropatia.[76]

O manejo volêmico dos pacientes portadores de ambas as entidades pode ser desafiador. Muitas vezes são necessárias doses elevadas de diuréticos para natriurese efetiva, o que pode exacerbar efeitos colaterais deletérios causados pelos fármacos, como distúrbios hidreletrolíticos – hiponatremia e hipocalemia, bem como alterações transitórias da creatinina.[78]

O bloqueio do sistema renina-angiotensina-aldosterona é chave para o tratamento de insuficiência cardíaca de fração de ejeção reduzida.[79] Os antagonistas do receptor mineralocorticoide são, por exemplo, medicações que alteram mortalidade em pacientes com insuficiência cardíaca de fração de ejeção reduzida.[79] A hipercalemia, evento comum na evolução natural da DRC, é igualmente prevalente como efeito colateral do bloqueio do SRAA.[80-82] A eventual necessidade de descontinuação terapêutica em decorrência de distúrbios eletrolíticos é uma preocupação comum. O mesmo acontece com os inibidores da enzima conversora da angiotensina (iECA). Elevações de creatinina em até 40% do valor basal podem ser observadas com a introdução de iECA, sem, no entanto, representar piora significativa dos desfechos tardios de pacientes portadores de insuficiência cardíaca.[76,81-83] Em pacientes portadores de DRC em estágios clínicos 4 e 5, a taxa de descontinuação de iECA ou BRA atinge quase ¼ dos pacientes.[84] Um estudo publicado em 2022 no European Journal of Heart Failure avaliou o quelante de potássio patiromer na taxa de descontinuação de medicações potencialmente causadoras de hipercalemia em pacientes com insuficiência cardíaca com resultados promissores para sanar esse desafio no manejo dos pacientes suscetíveis a hipercalemia.[85]

Os inibidores do SGLT2 foram recentemente incluídos como fármacos de primeira linha em pacientes portadores de insuficiência cardíaca de fração de ejeção reduzida. As medicações dessa classe apresentam ainda efeitos nefroprotetores. Os estudos que avaliaram as medicações demonstraram segurança ao incluir pacientes com taxa de filtração glomerular estimada de 20 mℓ/min no caso da empagliflozina e 25 mℓ/min no caso da dapagliflozina.[86-88]

O manejo multidisciplinar, incluindo decisões conjuntas do cardiologista e nefrologista, é essencial para otimizar o manejo e prognóstico de pacientes portadores de insuficiência cardíaca e DRC.

Doença renal crônica e doença arterial coronariana

O declínio da função renal aumenta a mortalidade em pacientes portadores de doença arterial coronariana mesmo após análise ajustada para fatores de risco comuns às doenças. A presença de taxa de filtração glomerular estimada inferior a 60 mℓ/min pode até triplicar o risco de morte cardiovascular quando comparado com pacientes com taxa de filtração glomerular normal.[89,90]

A apresentação clínica da doença arterial coronariana em pacientes portadores de DRC pode ser atípica, com pouco menos de 50% destes pacientes referindo sintomas clássicos de dor retroesternal em episódios de infarto agudo do miocárdio. Isso alerta para a necessidade de alta suspeição clínica para síndromes coronarianas agudas nessa população.[90,91]

É mais comum que a síndrome coronariana aguda seja a forma de apresentação inicial de doença arterial coronariana em pacientes portadores de DRC em comparação à angina estável.[92] A despeito da alta mortalidade dos eventos coronarianos agudos, com o declínio da taxa de filtração glomerular, a mortalidade cardiovascular por infarto agudo do miocárdio perde espaço para complicações arritmogênicas derivadas da predisposição para distúrbios hidreletrolíticos em doentes renais crônicos.[93]

Quanto ao diagnóstico da doença arterial coronariana nesses pacientes, provas funcionais têm desempenho questionável nessa população, seja pela alta prevalência de alterações em ecocardiograma de base, seja pela baixa tolerância ao exercício ou pela alta incidência de ambos falsos-positivos e falsos-negativos. Considerando o elevado risco cardiovascular de pacientes com DRC e, portanto, alta probabilidade de doença arterial coronariana, a avaliação anatômica coronariana pode ser válida.[94,95]

Pacientes com DRC costumam apresentar elevações de troponina mesmo fora do contexto de síndrome coronariana aguda (SCA). Essa elevação pode se correlacionar a dano miocárdico subclínico, miocárdio atordoado e hipertrofia ventricular, no entanto, o mecanismo exato da elevação ainda não é bem compreendido na literatura.[96] Nesse contexto, o marcador tem um alto valor preditivo negativo para doença arterial coronariana em doentes renais crônicos. Todavia, a elevação de troponina isoladamente é incapaz de firmar o diagnóstico da doença cardíaca.[90]

A terapia medicamentosa na doença arterial coronariana é centrada em medicações hipolipemiantes, as quais, segundo KDIGO, estão indicadas em pacientes portadores de DRC não dialítica com idade superior a 50 anos. Estudos prévios como o 4D e AURORA falharam em demonstrar benefício de estatinas na população de pacientes dialíticos.[97]

O manejo desde a suspeição clínica, ao diagnóstico e à terapêutica deve ser individualizado, ponderando o alto risco cardiovascular desses pacientes, o potencial efeito deletério à função renal de exames diagnósticos e medicações (p. ex., o contraste utilizado na angiotomografia de coronárias e no cateterismo cardíaco), bem como o prognóstico e benefício de medicações que visam à redução de mortalidade a longo prazo em pacientes policomórbidos, suscetíveis à polifarmácia e com potencial benefício reduzido para determinadas terapias.

CONSIDERAÇÕES FINAIS

Coração e rins são órgãos com íntima relação e que atuam de forma conjunta nos equilíbrios eletrolítico e hemodinâmico dos pacientes. A DRC e a insuficiência cardíaca compartilham fatores de risco e coexistem em uma grande parcela de pacientes. As medicações utilizadas no tratamento dessas entidades podem gerar consequências em ambos os órgãos. Portanto, o manejo multidisciplinar com a assistência conjunta do nefrologista e do cardiologista é essencial para otimização do cuidado dos pacientes e avaliação global deles, de forma a compreender a complexidade da correlação entre os sistemas cardíaco e renal.

REFERÊNCIAS BIBLIOGRÁFICAS

1. Mccullough PA. Cardiovascular disease in chronic kidney disease from a cardiologist's perspective. 2004;13(6):591-600.
2. Nerbass FB, Lima HN, Thomé FS, Neto OMV, Lugon JR, Sesso R. Censo Brasileiro de Diálise 2020. Braz. J. Nephrol. 2022;44(3).
3. Kundhal K, Lok CE. Clinical epidemiology of cardiovascular disease in chronic kidney disease. Nephron Clin Pract. 2005;101(2):c47-52.
4. Foley RN. Clinical epidemiology of cardiovascular disease in chronic kidney disease. J Ren Care. 2010;36(suppl. 1).
5. Dalrymple LS, Katz R, Kestenbaum B, Shlipak MG, Sarnak MJ, Stehman-Breen C et al. Chronic kidney disease and the risk of end-stage renal disease versus death. J Gen Intern Med. 2011; 26(4):379-85.
6. Chan EJ, Dellsperger KC. Cardiorenal syndrome: The clinical cardiologists' perspective. CardioRenal Med. 2011;1(1):13-22.
7. Kendrick J, Chonchol MB. Nontraditional risk factors for cardiovascular disease in patients with chronic kidney disease. Nat Clin Pract Nephrol. 2008;4(12):672-81.
8. Mavrakanas TA, Khattak A, Singh K, Charytan DM. Epidemiology and natural history of the cardiorenal syndromes in a cohort with echocardiography. Clin J Am Soc Nephrol. 2017;12(10):1624-33.
9. Adams KF, Fonarow GC, Emerman CL, LeJemtel TH, Costanzo MR, Abraham WT et al. Characteristics and outcomes of patients hospitalized for heart failure in the United States: Rationale, design, and preliminary observations from the first 100,000 cases in the Acute Decompensated Heart Failure National Registry (ADHERE). Am Heart J. 2005;149(2):209-16.
10. Chávez-Iñiguez JS, Sánchez-Villaseca SJ, García-Macías LA. Cardiorenal syndrome: classification, pathophysiology, diagnosis and management. Literature review. Arch Cardiol Mex. 2022;92(2):253-63.
11. Ronco C, Haapio M, House AA, Anavekar N, Bellomo R. Cardiorenal Syndrome. J Am Coll Cardiol. 2008;52(19):1527-39.
12. Ronco C, McCullough P, Anker SD, Anand I, Aspromonte N, Bagshaw SM et al. Cardio-renal syndromes: report from the consensus conference of the acute dialysis quality initiative. Eur Heart J. 2010;31(6):703-11.
13. Anand IS. Cardiorenal syndrome: A cardiologist's perspective of pathophysiology. Clin J Am Soc Nephrol. 2013;8(10):1800-7.
14. Pinheiro da Silva AL, Vaz da Silva MJ. Type 4 cardiorenal syndrome. Rev Port Cardiol. 2016;35(11):601-16.
15. Testani JM, Kimmel SE, Dries DL, Coca SG. Prognostic importance of early worsening renal function after initiation of angiotensin-converting enzyme inhibitor therapy in patients with cardiac dysfunction. Circ Heart Fail. 2011;4(6):685-91.
16. Khan NA, Ma I, Thompson CR, Humphries K, Salem DN, Sarnak MJ et al. Kidney function and mortality among patients with left ventricular systolic dysfunction. J Am Soc Nephrol. 2006;17(1):244-53.
17. Metra M, Davison B, Bettari L, Sun H, Edwards C, Lazzarini V et al. Is worsening renal function an ominous prognostic sign in patients with acute heart failure? Circ Heart Fail. 2012;5(1):54-62.
18. Kumar U, Wettersten N, Garimella PS. Cardiorenal Syndrome: Pathophysiology. Cardiol Clin. 2019;37(3):251-65.
19. Zannad F, Rossignol P. Cardiorenal syndrome revisited. Circulation. 2018;138(9):929-44.
20. do Nascimento GVR, de Brito HCD, de Lima CEB. Type 1 cardiorenal syndrome in decompensated heart failure patients in a low-income region in Brazil: Incidence of acute kidney injury (akin and kdigo criteria), need for dialysis and mortality. Arq Bras Cardiol. 2021;117(2):385-91.
21. Smith GL, Lichtman JH, Bracken MB, Shlipak MG, Phillips CO, DiCapua P et al. Renal impairment and outcomes in heart failure. systematic review and meta-analysis. J Am Coll Cardiol. 2006;47(10):1987-96.
22. Kellum JA, Lameire N, Aspelin P, Barsoum RS, Burdmann EA, Goldstein SL et al. Kidney disease: Improving global outcomes (KDIGO) acute kidney injury work group. KDIGO clinical practice guideline for acute kidney injury. Kidney International Supplements. Nature Publishing Group; 2012;2(1):1-138.
23. Njoroge JN, Teerlink JR. Pathophysiology and Therapeutic Approaches to Acute Decompensated Heart Failure. Circ Res. 2021;128(10):1468-86.
24. Carubelli V, Lombardi C, Gorga E, Ravera A, Metra M, Mentz RJ. Cardiorenal Interactions. Heart Fail Clin. 2016;12(3):335-47.
25. Ronco C, Bellasi A, di Lullo L. Cardiorenal Syndrome: An Overview. Adv Chronic Kidney Dis. 2018;25(5):382-90.
26. Shamseddin MK, Parfrey PS. Mechanisms of the cardiorenal syndromes. Nat Rev Nephrol. 2009;5(11):641-9.
27. Thind GS, Loehrke M, Wilt JL. Acute cardiorenal syndrome: Mechanisms and clinical implications. Clev Clin J Med. 2018;85(3):231-9.
28. Meyer TW, Hostetter TH. Uremia. N Engl J Med. 2007;357(13): 1316-25.
29. Hewitson TD, Holt SG, Smith ER. Animal models to study links between cardiovascular disease and renal failure and their relevance to human pathology. Front Immunol. 2015;6:465.
30. Kingma JG, Simard D, Rouleau JR. Renocardiac syndromes: Physiopathology and treatment stratagems. Can J Kidney Health Dis. 2015;2:41.
31. McCullough PA, Kellum JA, Haase M, Müller C, Damman K, Murray PT et al. Pathophysiology of the cardiorenal syndromes: Executive summary from the eleventh consensus conference of the acute dialysis quality initiative (ADQI). Contrib Nephrol. 2013;182:82-98.
32. Martins H, Pedro N, Castellano M, Monteiro P, Moura JJ, Providencia LA. [Cardiorrenal syndrome: the challenge in heart failure treatment]. Acta Med Port. 2011;24(2):285-92.
33. Fan PC, Chang CH, Chen YC. Biomarkers for acute cardiorenal syndrome. Nephrology. 2018;23(Suppl4):68-71.

34. Goffredo G, Barone R, di Terlizzi V, Correale M, Brunetti ND, Iacoviello M. Biomarkers in cardiorenal syndrome. J Clin Med. 2021;10(15):3433.
35. Du Y, Li X, Liu B. Advances in pathogenesis and current therapeutic strategies for cardiorenal syndrome. Life Sci. 2014;99(1-2):1-6.
36. Waldum B, Os I. The cardiorenal syndrome: What the cardiologist needs to know. Cardiology (Switzerland). 2013;126(3):175-86.
37. Niizuma S, Iwanaga Y, Yahata T, Miyazaki S. Renocardiovascular biomarkers: from the perspective of managing chronic kidney disease and cardiovascular disease. Front Cardiovasc Med. 2017;4:10.
38. Tsuruya K, Eriguchi M, Yamada S, Hirakata H, Kitazono T. Cardiorenal syndrome in end-stage kidney disease. Blood Purif. 2015;40(4):337-43.
39. Stenvinkel P, Carrero JJ, Axelsson J, Lindholm B, Heimbürger O, Massy Z. Emerging biomarkers for evaluating cardiovascular risk in the chronic kidney disease patient: How do new pieces fit into the uremic puzzle? Clin J Am Soc Nephrol. 2008;3(2):505-21.
40. Hutcheson JD, Goettsch C. (2023). Cardiovascular Calcification Heterogeneity in Chronic Kidney Disease. Circ Res. 2023;132(8):993-1012.
41. Covic A, Haydar AA, Bhamra-Ariza P, Gusbeth-Tatomir P, Goldsmith DJ. Aortic pulse wave velocity and arterial wave reflections predict the extent and severity of coronary artery disease in chronic kidney disease patients. J Nephrol. 2005;18(4):388-96.
42. Guérin AP, Pannier B, Marchais SJ, London GM. Cardiovascular disease in the dialysis population: Prognostic significance of arterial disorders. Curr Opin Nephrol Hypertens. 2006;15(2):105-10.
43. Marques GL, Hayashi S, Bjällmark A, Larsson M, Riella M, Olandoski M et al. Osteoprotegerin is a marker of cardiovascular mortality in patients with chronic kidney disease stages 3 a 5. Sci Rep. 2021;11(1):2473.
44. London GM, Marchais SJ, Guérin AP, Boutouyrie P, Métivier F, de Vernejoul MC. Association of bone activity, calcium load, aortic stiffness, and calcifications in ESRD. J Am Soc Nephrol. 2008;19(9):1827-35.
45. Kalpakian MA, Mehrotra R. Vascular calcification and disordered mineral metabolism in dialysis patients. Semin Dial. 2007;20(2):139-43.
46. London GM. Cardiovascular disease in chronic renal failure: pathophysiologic aspects. Semin Dial. 2003;16(2):85-94.
47. di Lullo L, House A, Gorini A, Santoboni A, Russo D, Ronco C. Chronic kidney disease and cardiovascular complications. Heart Fail Rev. 2015;20(3):259-72.
48. Fu Q, Cao LX, Li H, Wang BH, Li ZL. Cardiorenal syndrome: Pathophysiological mechanism, preclinical models, novel contributors and potential therapies. Chin Med J. 2014;127(16):3011-8.
49. Ito S. Cardiorenal syndrome: An evolutionary point of view. Hypertension. 2012;60(3):589-95.
50. Foley RN, Parfrey PS, Harnett JD, Kent GM, Murray DC, Barre PE. The prognostic importance of left ventricular geometry in uremic cardiomyopathy. J Am Soc Nephrol. 1995;5(12):2024-31.
51. Harnett JD, Foley RN, Kent GM, Barre PE, Murray D, Parfrey PS. Congestive heart failure in dialysis patients: Prevalence, incidence, prognosis and risk factors. Kidney Int. 1995;47(3):884-90.
52. Clementi A, Virzì GM, Goh CY, Cruz DN, Granata A, Vescovo G et al. Cardiorenal syndrome type 4: A review. Cardiorenal Med. 2013;3(1):63-70.
53. Kumar S. Why do young people with chronic kidney disease die early? World J Nephrol. 2014;3(4):143-55.
54. McGuire DK, Shih WJ, Cosentino F, Charbonnel B, Cherney DZI, Dagogo-Jack S et al. Association of SGLT2 inhibitors with cardiovascular and kidney outcomes in patients with type 2 diabetes: A Meta-analysis. JAMA Cardiol. 2021 1;6(2):148-58.
55. Packer M, Anker SD, Butler J, Filippatos G, Pocock SJ, Carson P et al. Cardiovascular and Renal Outcomes with Empagliflozin in Heart Failure. N Engl J Med. 2020;383(15):1413-24.
56. Anker SD, Butler J, Filippatos G, Ferreira JP, Bocchi E, Böhm M et al. Empagliflozin in heart failure with a preserved ejection fraction. N Engl J Med. 2021;385(16):1451-61.
57. Steiner S. Empagliflozin, cardiovascular outcomes, and mortality in type 2 diabetes. Zeitschrift fur Gefassmedizin. Krause und Pachernegg GmbH. 2016;13:17-8.
58. McMurray JJV, Solomon SD, Inzucchi SE, Køber L, Kosiborod MN, Martinez FA et al. Dapagliflozin in patients with heart failure and reduced ejection fraction. N Engl J Med. 2019;381(21):1995-2008.
59. Solomon SD, McMurray JJV, Claggett B, de Boer RA, DeMets D, Hernandez AF et al. Dapagliflozin in heart failure with mildly reduced or preserved ejection fraction. N Engl J Med. 2022;387(12):1089-98.
60. Gronda E, Lopaschuk GD, Arduini A, Santoro A, Benincasa G, Palazzuoli A et al. Mechanisms of action of SGLT2 inhibitors and their beneficial effects on the cardiorenal axis. Can J Physiol Pharmacol. 2022;100(2):93-106.
61. Tejedor A. The heart and kidney in diabetes: Heart and kidney in diabetes. Hipertens Riesgo Vasc. 2020;37(2):64-71.
62. Heerspink HJL, Stefánsson B v., Correa-Rotter R, Chertow GM, Greene T, Hou FF et al. Dapagliflozin in patients with chronic kidney disease. N Engl J Med. 2020;383(15):1436-46.
63. Perkovic V, Jardine MJ, Neal B, Bompoint S, Heerspink HJL, Charytan DM et al. Canagliflozin and renal outcomes in type 2 diabetes and nephropathy. N Engl J Med. 2019;380(24):2295-306.
64. Ocak G, Rookmaaker MB, Algra A, de Borst GJ, Doevendans PA, Kappelle LJ et al. Chronic kidney disease and bleeding risk in patients at high cardiovascular risk: a cohort study. J Thromb Haemostasis. 2018;16(1):65-73.
65. Aursulesei V, Costache II. Anticoagulation in chronic kidney disease: from guidelines to clinical practice. Clin Cardiol. 2019;42(8):774-82.
66. Derebail VK, Rheault MN, Kerlin BA. Role of direct oral anticoagulants in patients with kidney disease. Kidney Int. 2020;97(4):664-75.
67. Laville SM, Lambert O, Hamroun A, Metzger M, Jacquelinet C, Laville M et al. Consequences of oral antithrombotic use in patients with chronic kidney disease. Clin Transl Sci. 2021;14(6):2242-53.
68. Giugliano RP, Ruff CT, Braunwald E, Murphy SA, Wiviott SD, Halperin JL et al. Edoxaban versus Varfarina in Patients with Atrial Fibrillation. N Engl J Med. 2013;369(22):2093-104.
69. Granger CB, Alexander JH, McMurray JJV, Lopes RD, Hylek EM, Hanna M et al. Apixaban versus Varfarina in Patients with Atrial Fibrillation. N Engl J Med. 2011;365(11):981-2.
70. Connolly SJ, Ezekowitz MD, Yusuf S, Eikelboom J, Oldgren J, Parekh A et al. Dabigatrana versus Varfarina in Patients with Atrial Fibrillation. N Engl J Med. 2009;361(12):1139-51.
71. Patel MR, Mahaffey KW, Garg J, Pan G, Singer DE, Hacke W et al. Rivaroxaban versus Varfarina in Nonvalvular Atrial Fibrillation. N Engl J Med. 2011 Sep 8;365(10):883-91.
72. Chan KE, Giugliano RP, Patel MR, Abramson S, Jardine M, Zhao S et al. Nonvitamin K Anticoagulant Agents in Patients With Advanced Chronic Kidney Disease or on Dialysis With AF. J Am Coll Cardiol. 2016;67(24):2888-99.
73. January CT, Wann LS, Calkins H, Chen LY, Cigarroa JE, Cleveland JC et al. 2019 AHA/ACC/HRS Focused Update of the 2014 AHA/ACC/HRS Guideline for the Management of Patients With Atrial Fibrillation. J Am Coll Cardiol. 2019;74(1):104-32.
74. Wanner C, Herzog CA, Turakhia MP, Blankestijn PJ, Carrero JJ, Clase CM et al. Chronic kidney disease and arrhythmias: highlights from a Kidney Disease: Improving Global Outcomes (KDIGO) Controversies Conference. Kidney Int. 2018;94(2):231-4.
75. Damman K, Valente MAE, Voors AA, O'Connor CM, van Veldhuisen DJ, Hillege HL. Renal impairment, worsening renal function, and outcome in patients with heart failure: An updated meta-analysis. Eur Heart J. 2014;35(7):455-69.
76. Banerjee D, Rosano G, Herzog CA. Management of heart failure patient with CKD. Clin J Am Soc Nephrol. 2021;16(7):1131-9.
77. Löfman I, Szummer K, Dahlström U, Jernberg T, Lund LH. Associations with and prognostic impact of chronic kidney disease in heart failure with preserved, mid-range, and reduced ejection fraction. Eur J Heart Fail. 2017;19(12):1606-14.
78. Felker GM, Lee KL, Bull DA, Redfield MM, Stevenson LW, Goldsmith SR et al. NHLBI Heart Failure Clinical Research Network. Diuretic strategies in patients with acute decompensated heart failure. N Engl J Med. 2011;364(9):797-805.
79. Bowling CB, Sanders PW, Allman RM, Rogers WJ, Patel K, Aban IB et al. Effects of enalapril in systolic heart failure patients with and without chronic kidney disease: Insights from the SOLVD Treatment trial. Int J Cardiol. 2013;167(1):151-6.

80. Pitt B, Zannad F, Remme WJ, Cody R, Castaigne A, Perez A et al. The Effect of Spironolactone on Morbidity and Mortality in Patients with Severe Heart Failure. N Engl J Med. 1999;341(10):709-17.
81. McCallum W, Tighiouart H, Ku E, Salem D, Sarnak MJ. Trends in Kidney Function Outcomes Following RAAS Inhibition in Patients With Heart Failure With Reduced Ejection Fraction. Am J Kidney Dis. 2020;75(1):21-9.
82. McCallum W, Tighiouart H, Ku E, Salem D, Sarnak MJ. Acute declines in estimated glomerular filtration rate on enalapril and mortality and cardiovascular outcomes in patients with heart failure with reduced ejection fraction. Kidney Int. 2019;96(5):1185-94.
83. Clark AL, Kalra PR, Petrie MC, Mark PB, Tomlinson LA, Tomson CRV. Change in renal function associated with drug treatment in heart failure: National guidance. Heart. 2019;105(12):904-10.
84. Chang AR, Sang Y, Leddy J, Yahya T, Kirchner HL, Inker LA et al. Antihypertensive medications and the prevalence of hyperkalemia in a large health system. Hypertension. 2016;67(6):1181-8.
85. Butler J, Anker SD, Siddiqi TJ, Coats AJS, Dorigotti F, Filippatos G et al. Patiromer for the management of hyperkalaemia in patients receiving renina–angiotensina–aldosterone system inhibitors for heart failure: design and rationale of the DIAMOND trial. Eur J Heart Fail. 2022;24(1):230-8.
86. McMurray JJV, Solomon SD, Inzucchi SE, Køber L, Kosiborod MN, Martinez FA et al. Dapagliflozin in Patients with Heart Failure and Reduced Ejection Fraction. N Engl J Med. 2019;381(21):1995-2008.
87. Heidenreich PA, Bozkurt B, Aguilar D, Allen LA, Byun JJ, Colvin MM et al. 2022 AHA/ACC/HFSA Guideline for the Management of Heart Failure: A Report of the American College of Cardiology/American Heart Association Joint Committee on Clinical Practice Guidelines. Circulation. 2022;145(18):E895–1032.
88. Packer M, Anker SD, Butler J, Filippatos G, Pocock SJ, Carson P et al. Cardiovascular and Renal Outcomes with Empagliflozin in Heart Failure. NEngl J Med. 2020;383(15):1413-24.
89. Matsushita K, van der Velde M, Astor BC, Woodward M, Levey AS, de Jong PE et al. Association of estimated glomerular filtration rate and albuminuria with all-cause and cardiovascular mortality in general population cohorts: a collaborative meta-analysis. The Lancet. 2010;375(9731):2073-81.
90. Sarnak MJ, Amann K, Bangalore S, Cavalcante JL, Charytan DM, Craig JC et al. Chronic kidney disease and coronary artery disease: JACC State-of-the-Art Review. J Am Coll Cardiol. 2019;74(14):1823-1838.
91. Sosnov J, Lessard D, Goldberg RJ, Yarzebski J, Gore JM. Differential symptoms of acute myocardial infarction in patients with kidney disease: A community-wide perspective. Am J Kidney Dis. 2006;47(3):378-84.
92. Go AS, Bansal N, Chandra M, Lathon PV, Fortmann SP, Iribarren C et al. Chronic kidney disease and risk for presenting with acute myocardial infarction *versus* stable exertional angina in adults with coronary heart disease. J Am Coll Cardiol. 2011;58(15):1600-7.
93. Wanner C, Amann K, Shoji T. The heart and vascular system in dialysis. The Lancet. 2016;388(10041):276-84.
94. Wang LW, Fahim MA, Hayen A, Mitchell RL, Baines L, Lord S et al. Cardiac testing for coronary artery disease in potential kidney transplant recipients. Cochrane Database Syst Rev. 2011;2011(12):CD008691.
95. Winther S, Svensson M, Jørgensen HS, Bouchelouche K, Gormsen LC, Pedersen BB et al. Diagnostic performance of coronary CT angiography and myocardial perfusion imaging in kidney transplantation candidates. JACC Cardiovasc Imaging. 2015;8(5):553-62.
96. Defilippi C, Wasserman S, Rosanio S, Tiblier E, Sperger H, Tocchi M et al. Cardiac Troponin T and C-Reactive Protein for Predicting Prognosis, Coronary Atherosclerosis, and Cardiomyopathy in Patients Undergoing Long-term Hemodialysis. JAMA. 2003;290(3):353-9.
97. Tonelli MA, Wanner C, Cass A, Garg AX, Holdaas H, Jardine AG et al. Kidney Disease: Improving Global Outcomes (KDIGO) lipid work group. KDIGO clinical practice guideline for lipid management in chronic kidney disease. Kidney Int Suppl. 2014;85(6):1303-9.

47 Fisiopatologia, Clínica e Tratamento do Distúrbio Mineral e Ósseo da Doença Renal Crônica

Aluízio Barbosa de Carvalho • Fellype de Carvalho Barreto •
Sérgio Gardano Elias Bucharles • Vanda Jorgetti

INTRODUÇÃO

O *Kidney Disease: Improving Global Outcomes* (KDIGO) é um comitê internacional cujo principal objetivo é desenvolver diretrizes para a prática clínica na Nefrologia. Esse comitê modificou a terminologia usada para descrever as anormalidades ósseas observadas nos pacientes com doença renal crônica (DRC), sugerindo a instituição de dois termos: distúrbio mineral e ósseo da doença renal crônica (DMO-DRC); e osteodistrofia renal (OR).[1] O primeiro, mais abrangente, deve ser usado para a síndrome clínica, que engloba: i) anormalidades do metabolismo mineral – cálcio (Ca), fósforo (P), paratormônio (PTH), vitamina D, fator 23 de crescimento derivado de fibroblastos (FGF-23), entre outros; ii) alterações no tecido ósseo (remodelação, mineralização e volume); e finalmente, iii) calcificações extraósseas. O segundo termo fica restrito aos achados de histologia óssea.[1,2]

A OR pode ser dividida em dois grupos: doenças de alto remodelamento ósseo, no qual se encontram a osteíte fibrosa (OF) e a doença mista (DM); e doenças de baixo remodelamento ósseo, abrangendo a doença óssea adinâmica (DOA) e a osteomalácia. A intoxicação por alumínio, em diferentes graus, pode estar presente em qualquer tipo de OR, embora, quando inicialmente descrita nos anos 1970 e 1980, tenha sido associada à osteomalácia e à DOA.

A compreensão dos mecanismos fisiopatológicos do DMO-DRC avançou nos últimos anos, ainda que seu tratamento continue a ser considerado uma tarefa desafiadora para os nefrologistas. Neste capítulo, serão discutidos a fisiopatologia, as manifestações clínico-laboratoriais e o tratamento do DMO-DRC.

> **⚠ PONTOS-CHAVE**
> - Na OR, as doenças de alto remodelamento ósseo são a osteíte fibrosa e a doença mista
> - As doenças de baixo remodelamento ósseo compreendem a doença óssea adinâmica e a osteomalácia.

FISIOPATOLOGIA

A seguir, serão abordados os mecanismos fisiopatológicos que acarretam o desenvolvimento do DMO-DRC a partir das alterações observadas nos principais íons (*i. e.*, Ca e P) e hormônios (PTH, calcitriol e FGF-23).

Distúrbio mineral

Papel do cálcio no distúrbio mineral e ósseo da doença renal crônica

O conteúdo corporal total de Ca de um indivíduo adulto é de cerca de 1.000 g, dos quais 99% estão no tecido ósseo sob a forma de cristais de hidroxiapatita. O Ca é essencial para inúmeras funções como a sinalização intra e extracelular, a contração muscular e a transmissão dos impulsos nervosos. Os níveis séricos normais de Ca total variam de 8,8 a 10,4 mg/dℓ e incluem íons livres (51%), ligados a proteínas (p. ex., albumina e globulina – 40%, e outros – 9%). A concentração de Ca iônico é rigidamente regulada, mantendo-se entre 1,11 e 1,40 mmol/ℓ. Vale lembrar que os níveis séricos de Ca refletem pobremente o Ca total do organismo, uma vez que somente 1% é mensurável.

Os principais hormônios envolvidos na homeostase do Ca são o PTH e o calcitriol, os quais se ligam aos seus respectivos receptores, o PTHr e VDR, para exercerem suas funções. O Ca regula a síntese e secreção do PTH por meio do receptor sensível ao cálcio (CaR). Quando os níveis séricos de Ca diminuem, o CaR presente nas células paratireoidianas passa a ser menos ativado, o que induz a síntese e a secreção de PTH. Este, por sua vez, aumenta o nível sérico de Ca por estimular a reabsorção óssea e tubular renal de Ca, além de estimular a síntese de calcitriol por meio da ativação da enzima 1-alfa-hidroxilase. O calcitriol contribui para normalizar o Ca sérico ao aumentar a absorção intestinal desse íon.[3,4] A progressão da doença renal faz com que a excreção diminua drasticamente.

Todavia, o balanço seria mantido em razão de uma menor absorção intestinal, visto que a produção de calcitriol diminui com a perda da função renal.[5]

O balanço de Ca depende da ingestão, da absorção intestinal, da excreção renal e da remodelação óssea. Estudos em pacientes com DRC estágio 4 demonstraram que uma dieta normal (ao redor de 1.000 mg/Ca dia) acrescida de 1.500 mg de carbonato de Ca é capaz de gerar um balanço positivo de Ca de aproximadamente 500 mg/dia. Empregando-se Ca radioativo, foi demonstrado que o excesso de Ca se depositava nos ossos e/ou tecidos moles.[6] Portanto, o balanço positivo de Ca pode ser um dos mecanismos envolvidos no processo de calcificação vascular que atinge até 50% dos pacientes com DRC em tratamento conservador e cerca de 70 a 90% daqueles em diálise.[7]

> **(!) PONTOS-CHAVE**
>
> - Os níveis de Ca sérico refletem pobremente o Ca total do organismo, uma vez que somente 1% é mensurável
> - Os principais hormônios envolvidos no metabolismo do Ca são o PTH e o calcitriol
> - Os receptores para esses hormônios (PTHr e VDR) e o receptor sensível a cálcio (CaR) também são fundamentais no metabolismo do Ca.

Papel do fósforo no distúrbio mineral e ósseo da doença renal crônica

O P é um dos minerais mais abundantes no corpo humano e essencial para os seres vivos. Entre outras funções, ele regula a proliferação celular, é um dos componentes do DNA e do RNA, da membrana celular, contribui para a geração de ATP, a sinalização celular, a atividade enzimática e muscular e a mineralização óssea.[8]

No plasma, o P é encontrado predominantemente (72%) nas formas bivalente (HPO_4^{2-}) e 28% monovalente ($H_2PO_4^-$). Nos adultos com função renal normal, a concentração sérica de P varia de 3,0 a 4,5 mg/dℓ e apresenta um ritmo circadiano próprio, com valores mais baixos pela manhã e mais elevados à noite, além de variar de acordo com o sexo, a idade, a ingestão proteica e a taxa de crescimento.

Os principais hormônios envolvidos na homeostase do P são o calcitriol, o PTH e o FGF-23. A absorção intestinal de P ocorre tanto por difusão passiva, via paracelular, quanto ativa, mediada pelo cotransportador sódio-fósforo (Na-P) tipo 2b, sendo este último processo regulado pelo calcitriol. O FGF-23, secretado por osteoblastos e osteócitos, atua no túbulo proximal aumentando a fosfatúria; além de reduzir os níveis de calcitriol por inibir a atividade da 1-alfa-hidroxilase e aumentar a da 24-hidroxilase, enzima que degrada o calcitriol, o que acarreta menor absorção intestinal de P.[3,5] Assim como o FGF-23, o PTH possui ação fosfatúrica.

O P é encontrado na maioria dos alimentos que fazem parte da dieta ocidental tradicional. A ingestão habitual de P varia de 800 a 1.400 mg/dia, sendo 60% absorvidos no intestino delgado, principalmente no jejuno. A absorção intestinal de P ocorre tanto por difusão passiva, via paracelular, quanto ativa. A absorção paracelular não é influenciada por hormônios, ocorrendo sempre que a concentração de P no lúmen intestinal excede 50 mg/ℓ, valor quase sempre alcançado após as refeições. Por outro lado, a via transcelular depende do gradiente de sódio entre o lúmen e o interior da célula, constituindo um transporte ativo secundário, realizado pelos cotransportadores de Na-P. Os estimuladores mais potentes dos cotransportadores Na-P são a carga de P ingerida e o calcitriol.[9,10] A hipercalcemia, a depleção do volume extracelular e a pouca ingestão de P aumentam sua reabsorção no túbulo proximal, enquanto a hipocalcemia, o PTH e o FGF-23 promovem fosfatúria pela menor expressão de cotransportadores Na-P na membrana celular.[11,12]

A retenção de P na DRC é um fator de risco independente para a progressão da doença, e de maior mortalidade, seja em pacientes em tratamento conservador seja em diálise.[13-17] Na fase dialítica, a hiperfosfatemia se acentua devido à baixa excreção renal e a remoção insuficiente pela diálise. A hiperfosfatemia favorece complicações como calcificações extraósseas e doença cardiovascular, a principal causa de morte nesses pacientes.[14] Os mecanismos envolvidos não são totalmente conhecidos, mas estudos *in vitro* mostraram que o P pode estimular a transformação fenotípica das células musculares lisas da camada média das artérias em osteoblastos-símile, células com capacidade de mineralização, um dos mecanismos implicados no desenvolvimento da calcificação vascular.[14,15,19]

Um estudo com pacientes em hemodiálise demonstrou um aumento de 7% no risco de morte, associado a níveis séricos de P acima de 5 mg/dℓ, e 25%, quando em níveis superiores a 6 mg/dℓ. O estudo *Dialysis Outcomes and Practice Pattern Study* (DOPPS), que analisou dados de pacientes de 12 países, demonstrou que P sérico entre 6,1 e 7,0 mg/dℓ e acima de 7,1 mg/dℓ se associou a um risco de morte por qualquer causa de 18% e 43%, respectivamente, quando comparados a níveis de P sérico dentro dos valores de referência – 3,6 a 5,0 mg/dℓ. Quanto ao risco de morte por causas cardiovasculares, o aumento associado àquelas concentrações séricas foi de 61% e 81%, respectivamente. A hiperfosfatemia associa-se também a calcificações valvares. Níveis muito reduzidos de P também se associaram a maior mortalidade, em virtude, provavelmente, da desnutrição.[16] Informações semelhantes, em particular de associação de hiperfosfatemia e mortalidade cardiovascular, foram reproduzidos recentemente em nova base do estudo DOPPS, atualizada.[18]

Na população geral, os níveis de P no limite superior da normalidade se associaram a maior mortalidade. A análise *post hoc* do estudo *Cholesterol And Recurrent Event* (CARE), cujo objetivo original era avaliar o benefício da pravastatina em pacientes com história prévia de infarto do miocárdio, que incluiu 4.127 pacientes, reportou uma associação positiva e gradual entre o P sérico basal e a mortalidade por qualquer causa após 5 anos de acompanhamento. Pacientes com P sérico superior a 4 mg/dℓ apresentaram maior risco de insuficiência cardíaca e eventos coronarianos não fatais quando comparados àqueles com P entre 2,5 e 3,4 mg/dℓ, independente da presença de DRC.[17] Adicionalmente, uma análise derivada do estudo Framingham com mais de 3 mil pacientes, seguidos por aproximadamente 16 anos, demonstrou a associação entre quartis mais elevados do P sérico basal e mortalidade cardiovascular.[20]

Os mecanismos por meio dos quais o P aumenta a mortalidade e a incidência de eventos cardiovasculares na população normal ainda não estão estabelecidos. É provável que participe da patogênese da calcificação vascular e do processo de aterosclerose.[15,19]

> **PONTOS-CHAVE**
> - Nos adultos com função renal normal, a concentração sérica de P varia de 3,0 a 4,5 mg/dℓ
> - A retenção de P na DRC é um fator de risco independente para a perda da função renal e maior mortalidade, detectada, inclusive, nos pacientes em tratamento conservador
> - A hiperfosfatemia favorece complicações como calcificações extraósseas e doença cardiovascular, a principal causa de morte nesses pacientes.

Papel do paratormônio no distúrbio mineral e ósseo da doença renal crônica

O PTH é um hormônio composto por 84 aminoácidos, produzido pelas células principais das glândulas paratireoides. Além da forma intacta, diversos fragmentos são encontrados na circulação, resultantes tanto de produção nas células paratireoidianas quanto de sua degradação, que ocorre, principalmente, no fígado. A porção fragmento aminoterminal, que contém 34 aminoácidos, é responsável pelas funções biológicas do hormônio.[21]

O PTH aumenta a liberação de Ca e P do tecido ósseo pelos osteoclastos. Em situações de exposição prolongada ao hormônio, como no hiperparatireoidismo secundário (HPTS), o número de osteoclastos e a reabsorção óssea aumentam, o que pode comprometer a integridade do esqueleto. Nos rins, o PTH exerce três funções principais: estimula a reabsorção de Ca; estimula a síntese de calcitriol; e inibe a reabsorção de P.[5,11,12]

A ação fosfatúrica do PTH se dá pela inibição da reabsorção do P tanto no túbulo proximal quanto no distal. No primeiro, no qual o mecanismo de ação é mais conhecido, o hormônio diminui a expressão dos cotransportadores Na/Pi 2a (e provavelmente 2c) promovendo fosfatúria.[5,12]

O PTH é regulado pelo Ca extracelular por meio do CaR. A hipocalcemia estimula a produção e secreção do PTH, além de promover a proliferação das células da paratireoide. A relação entre PTH e Ca iônico pode ser representada por uma curva sigmoidal inversa, o que reflete a enorme variação do PTH diante de pequenas variações do Ca sérico. As células paratireoidianas são capazes de aumentar a secreção de PTH em segundos, o que ajuda a manter o Ca sérico dentro de uma estreita faixa de normalidade.[5,12,22]

Estudos *in vitro* e *in vivo* mostraram que concentrações elevadas de P aumentam a secreção de PTH. Além disso, ao estabilizar o mRNA do PTH, aumenta a síntese desse hormônio por mecanismo pós-transcricional. A existência de um sensor de P nas células paratireoidianas semelhante ao do Ca ainda não foi demonstrada;[12-14] porém, recentemente, foi observado que o P age nas células das paratireoides provavelmente via CaR.[23]

A síntese e a secreção do PTH também são afetadas pelo calcitriol. Esse hormônio age ativando o VDR presente nas células paratireoidianas reduzindo a produção do PTH. Outro hormônio que afeta a produção do PTH é o FGF-23, o qual estimula indiretamente a produção de PTH ao inibir a síntese de calcitriol enquanto pode, diretamente, inibir a síntese do PTH. O FGF-23 também aumenta a expressão do CaR e do VDR tornando a célula paratireoidiana mais sensível às ações inibitórias do Ca e do calcitriol na síntese do PTH.[5]

Estudos observacionais sugerem que o PTH é um fator de risco independente para mortalidade cardiovascular. Um estudo com mais de 40 mil pacientes em hemodiálise encontrou associação entre mortalidade e níveis de PTH acima de 600 pg/mℓ.[16] Já outro, que acompanhou 958 pacientes por um período médio de 9,7 anos, com *clearance* de creatinina de 62 ± 14 mℓ/min/1,73 m², apontou o PTH como fator preditor de mortalidade por causas cardiovasculares.[24] Estudos experimentais demonstraram que níveis elevados de PTH podem induzir hipertrofia ventricular esquerda, fibrose miocárdica e calcificação vascular, o que pode explicar, pelo menos em parte, a associação entre PTH e mortalidade relatada pelos estudos observacionais.[25]

Papel do calcitriol no distúrbio mineral e ósseo da doença renal crônica

Calcitriol, o metabólito mais ativo da vitamina D, representa um dos hormônios mais antigos, se não o mais antigo, existente na terra. Sabe-se que um fitoplâncton (*Emiliania huxleyi*), encontrado no oceano Atlântico há pelo menos 750 milhões de anos, produz grande quantidade de ergosterol, um precursor da vitamina D.[26]

A principal função do calcitriol é manter a concentração sérica de Ca e P em níveis normais. Sua concentração sérica depende de produção endógena, pela exposição solar, e da dieta. A maior fonte natural dessa vitamina são os peixes gordurosos como o salmão, e o óleo de peixe, incluindo óleo de fígado de bacalhau. A vitamina D originada de plantas e leveduras recebe a denominação vitamina D_2 ou ergocalciferol, e aquela encontrada no óleo de peixe e produzida pela pele é designada vitamina D_3 ou colecalciferol.[26]

Durante a exposição solar, os fótons ultravioleta estimulam a fotólise do 7-desidrocolesterol na epiderme, até a formação da pré-vitamina D_3. As vitaminas D_2 e D_3 ligam-se à proteína transportadora da vitamina D (DBP). São transportadas até o fígado, no qual são metabolizadas em 25(OH)D, ação regulada pela enzima 25-vitamina D-hidroxilase presente na mitocôndria dos hepatócitos. A 25(OH)D é a principal forma circulante da vitamina D. O aumento na produção de vitamina D_3 cutânea ou a maior ingestão de vitamina D (D_2 e D_3) resultam na elevação dos níveis circulantes de 25(OH)D. Portanto, os níveis séricos da 25(OH)D são marcadores de carência, deficiência ou intoxicação por vitamina D.[27,28]

A 25(OH)D, produzida no fígado, liga-se novamente à DBP e é transportada até os rins. Com auxílio da megalina, proteína presente na membrana plasmática das células dos túbulos renais, o complexo DPB/25(OH)D é internalizado na célula, na qual a 25(OH)D sofre ação da enzima 1-alfa-hidroxilase sendo, então, convertida em 1,25 di-hidroxivitamina D ou calcitriol. Essa enzima também é encontrada em outros tecidos, que podem contribuir para a produção extrarrenal de calcitriol. Embora mais de 50 metabólitos diferentes da vitamina D tenham sido identificados, o calcitriol é considerado a forma ativa e responsável pela homeostase do Ca e do P. O calcitriol interage com o seu receptor, o VDR, que existe em praticamente todas as células do organismo. O receptor e o calcitriol formam um complexo com o receptor X do ácido retinoico, ligando-se ao elemento responsivo de vitamina D. No intestino delgado, esse complexo atua nos canais de Ca dos enterócitos, aumentando sua absorção. Quando o Ca sérico diminui, há uma elevação nos níveis de PTH que, por sua vez, provoca um aumento na conversão renal de 25(OH)D em calcitriol, o qual aumenta a absorção intestinal de Ca, normalizando, assim, sua concentração sérica.[26-28]

> **PONTOS-CHAVE**
> - O PTH aumenta a liberação de Ca e P do tecido ósseo pelos osteoclastos
> - Nos rins, o PTH exerce três funções principais: estimula a reabsorção de Ca; estimula a síntese de calcitriol; e inibe a reabsorção de P
> - O PTH sofre regulação pelo Ca extracelular por meio do CaR
> - O PTH elevado atua no miocárdio induzindo hipertrofia do ventrículo esquerdo, fibrose e calcificação vascular
> - A principal função do calcitriol é manter a concentração sérica de Ca e P dentro de níveis normais
> - O calcitriol ativa o VDR presente nas células paratireoidianas reduzindo a produção do PTH

Papel do fator 23 de crescimento de fibroblasto nos distúrbios minerais e ósseos da doença renal crônica

O FGF-23 é um hormônio composto por 251 aminoácidos que pertence à família dos FGF, mais especificamente à subfamília FGF19.[29] O FGF-23 aumenta a excreção renal de P,[12] podendo levar à hipofosfatemia como observado, por exemplo, no raquitismo hipofosfatêmico autossômico dominante e na osteomalácia induzida por tumor. A descoberta desse hormônio foi fundamental para esclarecer alguns aspectos da fisiologia do P e do calcitriol. O FGF-23 é produzido principalmente no tecido ósseo pelos osteoblastos e osteócitos, em resposta ao aumento do P sérico. Além do P, o calcitriol estimula a produção do FGF-23 de maneira dose-dependente.[12]

O FGF-23 atua por meio de receptores, principalmente o FGFr1, que necessita de um cofator, o Klotho.[30] Nos túbulos renais, inibe a expressão dos cotransportadores Na/Pi 2a e Na/Pi 2c aumentando a excreção de P, além de inibir a enzima 1-alfa-hidroxilase, diminuindo a produção de calcitriol. O FGF-23 também atua nas células paratireoidianas, inibindo a produção de PTH.[31,32] Animais *knockout* para FGF-23 apresentam, além de hiperfosfatemia, alterações ósseas, calcificações ectópicas e hipoglicemia, as quais são revertidas após deleção do VDR, sugerindo que algumas das características desses animais resultam dos altos níveis de calcitriol.[33,34]

A concentração sérica de FGF-23 eleva-se precocemente com a perda de função renal, atingindo, nos estágios mais avançados da DRC, níveis mil vezes superiores aos encontrados em indivíduos normais. A sobrecarga de P é, provavelmente, a principal causa dessa elevação. Na DRC estágio 3, o aumento do FGF-23 sérico precede as alterações de Ca, P, PTH ou do calcitriol. Em pacientes com *clearance* de creatinina superiores a 30 mℓ/min/1,73 m², o FGF-23 apresenta correlação inversa com os níveis de calcitriol e a reabsorção tubular de P. Nos estágios precoces da DRC, o aumento do FGF-23 é suficiente para aumentar a excreção de P e inibir diretamente a produção de PTH. No entanto, a produção de calcitriol fica reduzida, levando a hipocalcemia e aumento na secreção de PTH. À medida que a função renal piora, os níveis elevados de FGF-23 tornam-se insuficientes para normalizar a fosfatemia. O aumento do P sérico passa a ser mais um estímulo ao desenvolvimento do HPTS e o efeito inibidor sobre o PTH se perde pois as células paratireoidianas tornam-se progressivamente menos sensíveis ao FGF-23, em razão da redução na expressão dos receptores para FGF e Klotho. Pode-se concluir que, durante as fases iniciais da DRC, o FGF-23 protege o organismo da hiperfosfatemia e do HPTS, enquanto, nos estágios mais avançados, passa a se comportar como marcador de perda de massa renal e da sobrecarga de P, além da possibilidade de exercer efeitos deletérios no organismo.[12,34,35]

As ações do FGF-23 se dão por meio do seu receptor e na presença do Klotho. Esse cofator, cujo nome se refere a uma das deusas da mitologia grega que controla o fio da vida, foi identificado acidentalmente em 1997 como uma mutação constante em uma linhagem de camundongos com um fenótipo de envelhecimento precoce. Animais *knockout* para Klotho apresentavam sinais de senescência, ou seja, atrofia muscular, osteopenia, calcificações vasculares, enfisema pulmonar e menor sobrevida. Essas alterações foram confirmadas posteriormente em camundongos com deleção do FGF-23. Por outro lado, o aumento da expressão do gene *Klotho* prolonga o tempo de vida dos animais, confirmando seu envolvimento na regulação do envelhecimento.[33,35] Além de alterações relacionadas com o envelhecimento, animais deficientes em Klotho apresentam distúrbios no metabolismo energético e mineral. A falta de sinalização do FGF-23 nas células tubulares renais, por exemplo, leva à produção aumentada de calcitriol e ao aumento da reabsorção tubular de P, com consequente hiperfosfatemia. Animais *knockout* para Klotho apresentam hipercalcemia em virtude do aumento do calcitriol e, consequentemente, da maior absorção intestinal de Ca. O aumento do Ca sérico leva à hipercalciúria. Estudos recentes demonstram que o Klotho aumenta a quantidade de canais TPRV5 nos túbulos distais, enquanto sua ausência provoca um defeito na reabsorção tubular desse elemento adicionando, assim, outro mecanismo para explicar as alterações do Ca encontradas nesses animais. As calcificações vasculares resultantes acometem a camada média dos vasos e se assemelham à arteriosclerose de Monckeberg, observada em idosos, diabéticos e em pacientes com DRC.[33]

Os fenótipos decorrentes da deleção dos genes do Klotho e do FGF-23 resultam, principalmente, da hiperfosfatemia. A correção da hiperfosfatemia, por exemplo, pela deleção do gene responsável pelo cotransportador Na/Pi 2a, controla o desenvolvimento de envelhecimento precoce. Contudo, uma dieta rica em P resgata as alterações fenotípicas nesses animais duplo *knockout* para Klotho e Na/Pi 2a.[35]

> **PONTOS-CHAVE**
> - O FGF-23 aumenta a excreção renal de P
> - O FGF-23 é produzido principalmente no tecido ósseo pelos osteoblastos e osteócitos, em resposta ao aumento do P sérico
> - Durante as fases iniciais da DRC, o FGF-23 protege o organismo da hiperfosfatemia e do HPTS, enquanto, nos estágios mais avançados, passa a se comportar como marcador de perda de massa renal e da sobrecarga de P.

Doença óssea na doença renal crônica

O esqueleto desempenha diversas funções no organismo como, entre outras, a proteção dos órgãos, a locomoção, a reserva mineral de Ca e P, o controle do equilíbrio ácido-básico e do metabolismo energético. Atualmente, o esqueleto é considerado um órgão endócrino, visto que produz hormônios, como o FGF-23, que tem ação em outros órgãos. Os ossos são constituídos por uma estrutura contínua, compacta, denominada "cortical", encontrada principalmente nos ossos longos e chatos, e outra, formada por estruturas lineares interligadas, que originam um retículo, denominado "osso trabecular ou esponjoso", principalmente encontrado nos corpos vertebrais e nas epífises dos ossos longos.[3,36]

A remodelação óssea compreende um processo dinâmico, constante em todos os segmentos do esqueleto e que ocorre ao longo de toda a vida do indivíduo. Trata-se de um processo fisiológico que compreende duas fases – a reabsorção (realizada pelos osteoclastos) e a formação (pelos osteoblastos), com o objetivo fundamental de substituir o tecido velho por novo mantendo, assim, a integridade do esqueleto. A remodelação é um processo acoplado que tem início com os osteoclastos, os quais promovem a reabsorção do tecido mineralizado (duração de 30 a 40 dias), seguida do preenchimento da lacuna de reabsorção pela matriz colágena ou osteoide, produzida pelos osteoblastos (duração média de 150 dias). O resultado final de cada ciclo de remodelação é o preenchimento completo da lacuna de reabsorção. Esse processo é regulado minuciosamente por fatores locais e hormonais pois, se não houver balanço neutro entre reabsorção e formação ósseas, poderá ocorrer perda ou ganho ósseo com consequente aumento dos riscos de fraturas ou de síndromes de compressão, respectivamente.[36,37]

A superfície total do osso trabecular é completamente renovada a cada 2 anos. No osso trabecular, a remodelação se faz em contato com a medula óssea, que contém células osteoprogenitoras e que migram diretamente da medula para a superfície trabecular. No osso cortical, as células chegam ao local de remodelação pelos vasos sanguíneos. Os osteoblastos são células mesenquimais que se diferenciam de pré-osteoblastos a osteoblastos produtores de matriz osteoide e, em seguida, a osteócitos e *lining cells*. Um grande número de fatores parácrinos, autócrinos e endócrinos afeta o desenvolvimento e a maturação dessas células, entre eles as proteínas morfogenéticas (BMP), os fatores de crescimento (FGF e IGF), os fatores angiogênicos, como a endotelina, e os hormonais, como o PTH e as prostaglandinas.[36-37]

As ações do PTH e das BMP estão intimamente associadas à ativação da via de sinalização, conhecida como via Wnt, fundamental para a formação normal da cartilagem e dos ossos. Inicialmente, a proteína Wnt liga-se ao complexo formado pelos receptores LPR5/6 e *frizzled* que liberam β-catenina no citoplasma celular, a qual é translocada para o núcleo, onde se associa a fatores transcricionais controlando a transcrição gênica. A proteína Wnt regula a osteoblastogênese, a diferenciação de *stem cells* em células da linhagem osteoblástica e a diferenciação/proliferação de precursores osteoblásticos. A proteína esclerostina (SOST), codificada pelo gene de mesmo nome e identificada recentemente, é um dos inibidores da via Wnt.[38]

Osteoblastos diferenciados caracterizam-se pela expressão de fosfatase alcalina e de colágeno tipo 1, ambos importantes para a síntese e a mineralização da matriz osteoide, além de outros reguladores da mineralização, como osteocalcina, osteopontina e osteonectina. Eles também expressam receptores para o PTH (PTHr1). Uma vez finalizadas a formação e a mineralização ósseas, alguns osteoblastos se transformam em osteócitos, que ficam enclausurados na matriz mineralizada, ou em *lining cells*, que recobrem a superfície óssea. Os osteócitos expressam inúmeras proteínas específicas, como a DMP1, o FGF-23 e a esclerostina, sendo atualmente considerados os principais reguladores da remodelação óssea.[38]

Já a diferenciação dos osteoclastos, células da linhagem monocitária, depende principalmente do sistema OPG/RANK/RANKL. Os osteoblastos produzem e expressam nas suas membranas o receptor ativador do fator nuclear *kappa* B ligante (RANKL), que se liga ao receptor ativador do fator nuclear *kappa* B (RANK) presente nos precursores dos osteoclastos. Os osteoblastos produzem também a osteoprotegerina, que pode impedir a ligação RANK-RANKL. Desse modo, os osteoblastos tanto podem estimular quanto inibir a diferenciação dos osteoclastos.[39]

O PTH desempenha um papel importante nesses mecanismos, como quando administrado diariamente, promovendo anabolismo do tecido ósseo pela redução do RANKL e o aumento da OPG; por sua vez, quando se mantém cronicamente elevado (p. ex., no hiperparatireoidismo), o PTH estimula a expressão de RANKL e diminui a de OPG.[39]

Na DRC, a remodelação óssea geralmente está desacoplada e biopsias ósseas podem ajudar a entender como ela está sendo afetada.[40] Tradicionalmente, as alterações ósseas, ou seja, a OR, são classificadas em doenças de alta remodelação – representada pela OF, o conjunto de lesões ósseas decorrentes do HPTS –, e a baixa remodelação óssea, que compreende a osteomalácia e a DOA. Um estado intermediário, isto é, entre alta e baixa remodelação, é representado pela chamada "doença mista". A Figura 47.1 ilustra os diferentes tipos de OR.

Recentemente, o KDIGO recomendou que a DM fosse classificada como doença de alta remodelação, sugerindo ainda que, além da classificação tradicional, os resultados da biopsia enfatizassem as informações sobre o volume e a mineralização ósseas, e a remodelação (*turnover*) propondo, então, o emprego da classificação *turnover*, mineralização e volume ósseo (TMV).[1]

Calcificação vascular na doença renal crônica

A calcificação vascular representa uma complicação frequente nos pacientes com DMO-DRC, desde o tratamento conservador até o transplante renal, contribuindo para o elevado risco cardiovascular.[19] Há diferentes tipos de calcificação vascular, assim descritos:

- Arteriosclerose: refere-se à calcificação e ao enrijecimento da camada média do vaso
- Aterosclerose: acomete a camada íntima e frequentemente se associa à dislipidemia
- Calcificação das válvulas cardíacas e do miocárdio
- Calcifilaxia ou arteriolopatia urêmica calcificante (AUC).

Apesar de ocorrerem em locais distintos, os mecanismos fisiopatológicos desses diferentes tipos de calcificação são semelhantes. A calcificação vascular está associada a fatores de risco intimamente relacionados com uremia (não tradicionais) (p. ex., hiperfosfatemia, hipercalcemia) e tradicionais (p. ex., idade avançada e diabetes melito). As alterações na homeostase do Ca e do P, ou mais precisamente a hipercalcemia e a hiperfosfatemia, níveis elevados de FGF-23, inflamação e aumento do estresse oxidativo compreendem alguns dos fatores de risco não tradicionais.[41] Na DRC há, ainda, uma deficiência dos fatores inibidores da calcificação, como a Fetuína-A, a proteína da matriz Gla e o pirofosfato, o que contribui para tornar o ambiente urêmico um meio propício à calcificação extraóssea em razão do desequilíbrio entre fatores pró e anticalcificantes.[25,42]

Um número crescente de evidências aponta para a existência de uma íntima relação entre distúrbios da remodelação óssea e o sistema cardiovascular. Os dois polos de apresentação da OR, isto é, tanto a doença óssea de baixa quanto a de alta

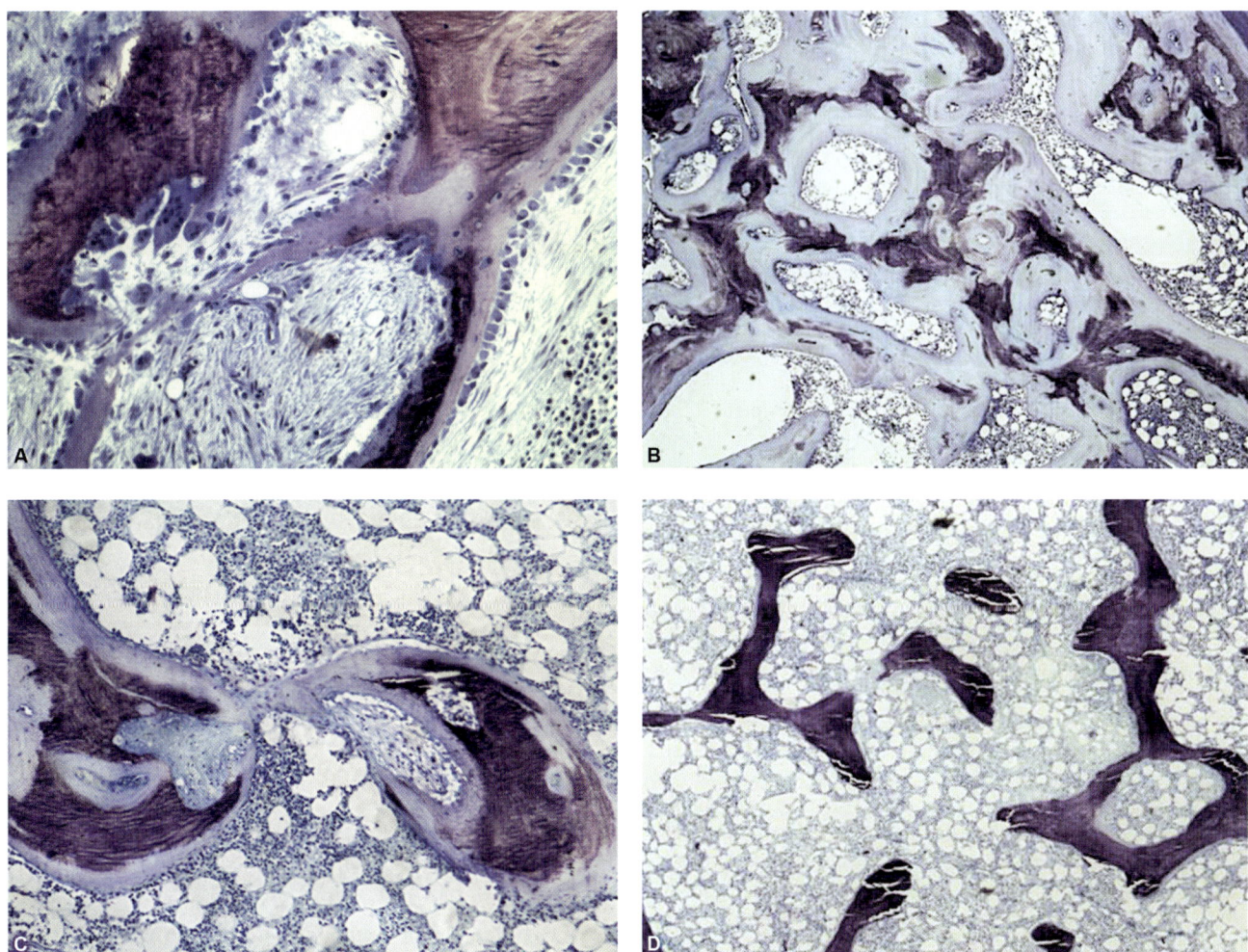

Figura 47.1 Fotomicrografias de tecido ósseo calcificado mostrando os diferentes tipos histológicos da doença óssea de pacientes com DRC. **A.** Quadro histológico da osteíte fibrosa mostrando aumento da formação óssea representada pelo aumento do número de osteoblastos, além do aumento da reabsorção e do número de osteoclastos e da fibrose medular (azul de toluidina, 100×). **B.** Quadro histológico da osteomalácia mostrando aumento extremo da formação óssea representada pela superfície e a espessura osteoide (azul de toluidina, 100×). **C.** Quadro histológico da doença mista exibindo aumento da formação óssea representada pela superfície osteoide e o número de osteoblastos, além do aumento da reabsorção e do número de osteoclastos. Evidenciam-se áreas de fibrose medular (azul de toluidina, 100×). **D.** Quadro histológico da doença óssea adinâmica, mostrando formação e reabsorção óssea diminuída e ausência de fibrose medular (azul de toluidina, 40×).

remodelação, associam-se ao desenvolvimento de calcificação vascular. Na doença óssea de baixa remodelação, há perda da capacidade de tamponamento ósseo para os íons Ca e P, o que leva a um menor influxo desses íons em direção ao osso; já na doença óssea de alta remodelação, em razão do aumento da reabsorção óssea, há um maior efluxo desses mesmos íons a partir do osso em direção ao meio intravascular. O resultado final é a maior disponibilidade de Ca e P no sangue, favorecendo a calcificação vascular. Há uma associação inversa entre a quantidade de tecido ósseo (menor massa óssea) e a calcificação vascular.[43,44]

A calcificação vascular não resulta apenas de um processo meramente passivo de deposição de Ca e P na parede dos vasos levando à formação de cristais de hidroxiapatita. Sua fisiopatologia compreende, na verdade, um processo ativo e especializado semelhante ao da mineralização óssea. Diferentes fatores presentes na DRC, como a hiperfosfatemia e as toxinas urêmicas (p. ex., o indoxil sulfato e o p-cresilsulfato), podem induzir a célula muscular lisa da parede dos vasos a um processo de transdiferenciação celular por meio da ativação de fatores nucleares, como o Cbfa-1 e Runx-2, levando-a a perder suas características contráteis e a adquirir características fenotípicas semelhantes às dos osteoblastos ou condrócitos, tornando-se capaz de realizar o processo de mineralização.[25]

Novos componentes foram identificados na calcificação vascular, como vesículas extracelulares, microRNA, partículas calciproteicas e da degradação da elastina, reforçando o quão complexa é sua fisiopatologia, cuja melhor compreensão pode levar, no futuro, ao desenvolvimento de novas terapêuticas.[19,42]

A calcifilaxia é um tipo raro de calcificação vascular, cujo mecanismo fisiopatológico não é totalmente conhecido. Associa-se à deposição de Ca e P, em vasos de pequeno calibre (nesse caso, as arteríolas do tecido cutâneo). A análise histológica da área lesada mostra hipertrofia da íntima e depósitos de fosfato de cálcio na camada média da parede de pequenas artérias da pele e do músculo, além de necrose lobular da gordura, calcificação, infiltrado de neutrófilos, macrófagos, linfócitos e trombose de pequenos vasos. A prevalência exata da AUC é difícil de determinar e, aparentemente, vem se elevando nos últimos anos. Os principais fatores de risco são sexo feminino (proporção entre mulheres e homens de 3:1), hipoalbuminemia, hiperfosfatemia, hipercalcemia, níveis elevados de fosfatase alcalina, anticoagulantes orais, doses elevadas de eritropoetina (EPO), longo tempo em tratamento dialítico, obesidade e hiperparatireoidismo secundário. Estudos recentes sugerem que a administração parenteral de ferro também pode se associar ao desenvolvimento de calcifilaxia.[45]

> **! PONTOS-CHAVE**
> - A calcificação vascular está associada a fatores de risco intimamente relacionados com a uremia: hipercalcemia, hiperfosfatemia, níveis elevados de FGF-23, inflamação e aumento do estresse oxidativo
> - Contribui para a calcificação vascular, também, a deficiência dos chamados "fatores inibidores da calcificação", como a Fetuína-A, a proteína da matriz Gla e o pirofosfato.

QUADRO CLÍNICO-LABORATORIAL

Na DRC leve ou moderada, são raras as manifestações clínicas decorrentes dos DMO-DRC. Nessa fase, geralmente, os pacientes são oligo ou assintomáticos. Os sintomas clínicos geralmente surgem após o início do programa de diálise e se agravam a médio/longo prazo.

Dores decorrentes do DMO-DRC acometem aproximadamente 20% dos pacientes em diálise, sendo o HPTS sua principal causa. Em geral, são difusas, progressivas, muitas vezes localizadas na coluna, nos joelhos, nos tornozelos e nas coxas, podendo ser tão intensas a ponto de causar imobilidade. Dor, fraqueza e atrofia muscular ocorrem isoladamente ou em associação às dores ósseas. A miopatia, também denominada "sarcopenia urêmica", é multifatorial e frequentemente atribuída ao déficit de vitamina D, assim como ao acúmulo de toxinas urêmicas, e pode ser particularmente intensa nos pacientes intoxicados por alumínio.[46,47]

A calcifilaxia é uma complicação grave, que coloca em risco a vida dos pacientes, sendo a septicemia a principal causa de morte, além de os pacientes acometidos apresentarem risco de óbito muito superior ao de outros com DRC. A apresentação clínica é geralmente aguda, com o aparecimento de áreas dolorosas, livedo reticular e nódulos violáceos superficiais envolvendo dedos dos pés ou das mãos, tornozelos, coxas ou nádegas. Com a evolução, a lesão torna-se hemorrágica, com necrose isquêmica seca, com posterior desenvolvimento de gangrena. A dor intensa é característica, assim como a distribuição simétrica das lesões, de localização superficial. Embora seja uma patologia do aparelho vascular, os pulsos distais costumam estar presentes, uma vez que se trata de uma lesão que acomete a microvasculatura.[45]

A "síndrome dos olhos vermelhos", resultante da reação inflamatória das conjuntivas, em decorrência da deposição de Ca, chega a ser observada em cerca de 10% dos pacientes com HPTS grave. Prurido intratável, calcificações periarticulares e ruptura de tendões também compreendem achados frequentes nesses pacientes.[46]

Fraturas por traumatismo mínimo ou atraumáticas podem ocorrer tanto nos pacientes portadores de doença óssea de alta quanto de baixa remodelação, em especial nos casos mais graves de HPTS.[48] Artralgias são mais frequentes na cintura pélvica, nos joelhos e nos tornozelos, e mais observadas no HPTS que na osteomalácia. Quadros de encefalopatia grave, raramente observada na atualidade, estão associados à intoxicação alumínica.[49]

O DMO-DRC em crianças apresenta algumas diferenças em relação ao adulto, principalmente pelo grave comprometimento do crescimento e pela ocorrência de deformidades esqueléticas.

> **! PONTOS-CHAVE**
> - Dores decorrentes dos DMO-DRC acometem aproximadamente 20% dos pacientes em diálise
> - A calcifilaxia é uma complicação grave com manifestação clínica geralmente aguda e com o aparecimento de áreas dolorosas, livedo reticular e nódulos violáceos superficiais envolvendo dedos dos pés ou das mãos, tornozelos, coxas ou nádegas
> - A "síndrome dos olhos vermelhos" resulta da reação inflamatória das conjuntivas em decorrência da deposição de Ca.

MÉTODOS DIAGNÓSTICOS

Perfil laboratorial

Embora pouco sensíveis, os parâmetros bioquímicos são úteis para o diagnóstico do tipo de OR e para o monitoramento terapêutico. Na prática clínica, utilizamos a dosagem sérica do Ca, do P, do PTH e da fosfatase alcalina total (FAt).[50]

O nível sérico do Ca é variável no DMO-DRC, podendo ocorrer tanto hipocalcemia quanto hipercalcemia. A hipocalcemia pode ocorrer particularmente nos pacientes com DRC estágio 5D, naqueles em uso de calcimiméticos ou na fase de fome óssea pós-paratireoidectomia. A hipercalcemia pode ser observada tanto no HPTS grave quanto em pacientes com doença óssea adinâmica devido ao maior efluxo de Ca a partir do osso, pelo aumento da reabsorção óssea, e ao menor influxo pela diminuição da formação óssea. Ao longo dos últimos anos, a hipercalcemia de causa iatrogênica tornou-se menos frequente devido ao uso mais racional de quelantes de P à base de Ca e de análogos da vitamina D.[50]

Os níveis séricos de P não se correlacionam com o tipo de OR. A hiperfosfatemia é a alteração mais comumente observada. Pacientes com HPTS podem apresentar níveis persistentemente elevados de P, não apenas de origem da dieta, mas também pela alteração da remodelação óssea, o que ajudaria a explicar a maior dificuldade de controle da hiperfosfatemia nesses pacientes mesmo com o uso de altas doses de quelantes de P. Níveis elevados de P sérico podem decorrer ainda da baixa adequação dialítica.[50]

A FAt é utilizada como um marcador de formação óssea. Níveis elevados de FAt, isto é, acima do valor de referência, sugerem a presença de alta remodelação óssea. A interpretação do seu nível sérico requer cautela, pois resulta da somatória da concentração de pelo menos 5 isoenzimas, a hepática, a intestinal, a renal, a placentária e a óssea. Portanto, a fosfatase alcalina total pode estar elevada pela presença de afecções, como doenças hepáticas não relacionadas ao DMO-DRC. Embora a dosagem da isoenzima óssea (FAo) seja mais específica que a FAt, o custo elevado impede seu emprego no dia a dia. A interpretação criteriosa dos níveis da FAt, em conjunto com os de PTH, é essencial para o diagnóstico das doenças de alta e baixa remodelação óssea. Nesse contexto, em pacientes com DRC 5D, níveis séricos de PTHi inferiores a duas vezes o limite superior do método, sobretudo se associados a níveis normais/reduzidos de fosfatase alcalina (FA), são bastante sugestivos de DOA. O uso de outros marcadores séricos da remodelação óssea, como os relacionados à síntese (P1NP – Propeptídeo Aminoterminal do Procolágeno tipo 1) ou à quebra (CTX – Interligadores C-Terminais do Colágeno tipo 1) do colágeno ainda não foi bem estabelecido em pacientes com DRC.[50]

O PTH ainda é um dos principais marcadores da atividade paratireoidiana e de remodelação óssea, sendo a dosagem dos níveis séricos de PTH intacto (PTHi) a mais utilizada na prática clínica. Em razão da resistência óssea à ação do PTH na DRC, são necessários níveis mais altos de PTH para a manutenção da remodelação óssea normal. De maneira geral, níveis séricos elevados de PTHi indicam a presença de HPTS e de alta remodelação óssea, enquanto níveis normais ou pouco elevados indicam a presença de DOA. A faixa ideal de PTHi na DRC é alvo de constante debate. As diretrizes sobre Metabolismo e Doença Óssea na DRC da *National Kidney Foundation Kidney Disease Outcomes Quality Initiative* (K/DOQI), publicadas em 2003, recomendam níveis séricos de PTHi entre 150 e 300 pg/mℓ como a faixa ideal para os pacientes com DRC 5D.[51] Posteriormente, as diretrizes do KDIGO (*Kidney Disease Improving Outcomes*) passaram a recomendar que os níveis de PTHi sejam mantidos de 2 a 9 vezes o limite superior do método.[1] Aos pacientes com DRC estágios 3 a 5, o nível ideal do PTH ainda não foi estabelecido, sendo sugerido que o nível sérico de PTHi seja mantido dentro do nível normal do método de dosagem.[1] Vale ressaltar que o PTH é considerado uma toxina urêmica por exercer efeitos deletérios em vários órgãos e tecidos, como o miocárdio, o que reforça a importância do controle adequado do HPTS.[52]

Recentemente, demonstrou-se que os ensaios de PTHi detectam não só a molécula inteira (PTH 1-84), como também fragmentos carboxil-terminais do PTH, sobretudo PTH 7-84, que são biologicamente inativos ou podem ter ação oposta à da molécula intacta. Para superar essa limitação, foram desenvolvidos ensaios de terceira geração, denominados "PTH bioativo", "biointacto" ou "*whole* PTH", mais específicos para a porção aminoterminal do PTH.[53] Foi demonstrado que a razão PTH 1-84:PTH 7-84 pode auxiliar no diagnóstico diferencial entre as doenças ósseas de alta e baixa remodelação. A razão > 1 exclui a doença de baixa remodelação (sensibilidade = 100%), enquanto valores < 1 indicam baixa remodelação, com especificidade de 87,5%. Outros estudos, porém, não conseguiram demonstrar a superioridade do PTH biointacto sobre o intacto.[54] A pouca disponibilidade dos ensaios de terceira geração e o custo elevado impedem seu emprego de rotina na prática clínica nefrológica.[55]

A intoxicação alumínica deve ser investigada pelo teste à desferroxamina (DFO).[56] O teste à DFO pode ser feito no caso de suspeita clínica de intoxicação, exposição aguda ou crônica a fontes de alumínio e antes da realização da paratireoidectomia. O teste compreende a dosagem de alumínio sérico pré-diálise, seguido pela infusão intravenosa (IV) da DFO (dose 5 mg/kg de peso) ao final dessa sessão de diálise e nova determinação do alumínio sérico 44 horas após a infusão, ou seja, imediatamente antes da próxima diálise. Para os pacientes em diálise peritoneal, o teste à DFO pode ser realizado por meio de duas coletas de sangue com intervalo de, no mínimo, 5 horas, utilizando a mesma dose de DFO (5 mg/kg de peso), infundida após a primeira coleta de sangue. O teste é considerado positivo quando o incremento de alumínio for maior que 50 mg/ℓ. A interpretação adequada do resultado do teste a DFO deve levar em conta os estoques de ferro (ferro sérico, ferritina e saturação de transferrina), pois a sobrecarga de ferro pode levar a resultados falso-negativos. Dessa forma, o teste à DFO deve ser interpretado à luz do quadro clínico e laboratorial. O método padrão-ouro para o diagnóstico da intoxicação óssea pelo alumínio é a biopsia óssea.[56]

As principais diferenças clínicas e bioquímicas entre os diferentes tipos de OR estão resumidas no Quadro 47.1.

> **! PONTOS-CHAVE**
>
> - De todas as dosagens bioquímicas, a análise do PTH intacto é a que melhor se associa aos diferentes tipos de OR
> - Na população pré-dialítica, sugere-se manter o PTH próximo ao nível superior do normal do método de dosagem
> - Na população dialítica, para o KDOQI, o nível ideal de PTH deveria estar entre 150 e 300 pg/mℓ, enquanto para o KDIGO esse mesmo nível deveria ser de 2 a 9 vezes o valor superior do método
> - O diagnóstico bioquímico da intoxicação alumínica inclui dosagens plasmáticas seriadas de alumínio e o teste à desferroxamina.

Quadro 47.1 Diagnóstico diferencial da osteodistrofia renal: aspectos clínicos e laboratoriais.

Aspectos		HPTS	OM	DA	Int. al.
Clínico	1. Dor óssea	+++	+++	+	+++
	2. Fraqueza muscular	++	+++	+	+++
	3. Prurido cutâneo	+++	+	++	++
	4. Calcificação extraóssea	+++	+	+++	+++
	5. Anemia/resistência à EPO	+++	+	+	+++
	6. Deformidades ósseas	+++	+++	–	–
	7. Fraturas	+++	++	++	+++
Laboratorial	1. Cálcio	nℓ, q, Q	q	nℓ, Q	Q
	2. Fósforo	Q	q	Q	Q
	3. Fosfatase alcalina	Q	Q	nℓ	nℓ
	4. PTH-intacto	Q	Q	nℓ, q	nℓ, q

DA: doença adinâmica; EPO: eritropoetina; HPTS: hiperparatireoidismo secundário; int. al.: intoxicação alumínica; nL: dentro do limite de normalidade; OM: osteomalácia; q: abaixo da normalidade; Q: acima da normalidade, +++: muito frequente; ++: frequente; +: pouco frequente.

Métodos de imagem

Avaliação da calcificação vascular

A calcificação vascular deve ser avaliada anualmente nos pacientes com DRC por auxiliar na avaliação do risco cardiovascular e na conduta terapêutica. Quando presente, deve ser dada preferência ao uso de quelante de P que não contém Ca para evitar a sobrecarga de Ca e retardar a progressão da calcificação vascular.[57]

A tomografia computadorizada (TC) é considerada o método de escolha para a avaliação e a quantificação da calcificação vascular. A quantidade de depósitos de Ca é expressa em unidades Agatston (UA). Valores acima de 400 UA estão associados a maior risco cardiovascular. Todavia, por esse método ter custo elevado e expor o paciente a elevado grau de radiação, a calcificação vascular é avaliada mais comumente por meio da radiografia simples.[58]

A calcificação vascular pode ser avaliada de modo semiquantitativo por meio de radiografia simples pela técnica de Kaupilla[59] ou pelo escore de Adragão.[60] Na primeira, é utilizada a radiografia lateral de abdome para estimar a calcificação vascular nas paredes anterior e posterior da aorta lombar na região correspondente às vértebras L1 a L4. A soma do escore de calcificação de cada segmento da aorta determina o valor total do escore, que varia de 0 a 24.[59] Pela técnica de Adragão, o escore de calcificação é estimado a partir da radiografia simples de mãos e quadril. A radiografia de quadril é dividida em quatro quadrantes por duas linhas imaginárias: uma horizontal que passa acima do limite superior da cabeça do fêmur e uma vertical traçada sobre a coluna vertebral. Com relação à radiografia das mãos, uma linha horizontal deve ser traçada logo acima dos metacarpos, dividindo-a em quatro quadrantes. A existência de calcificação vascular em cada quadrante, independentemente da quantidade de vasos acometidos, equivale a 1 ponto. A soma da pontuação de cada quadrante determina o escore total, o qual varia de 0 a 8. Um escore de Adragão ≥ 3 se associa a maior risco de mortalidade cardiovascular tanto nos pacientes em tratamento conservador quanto em diálise.[60] A ultrassonografia de vasos e a ecocardiografia podem ser empregadas na investigação de calcificações vasculares e de valvas cardíacas.[57,58]

Avaliação das paratireoides

Os pacientes com indicação de paratireoidectomia devem realizar exames de imagem para localizar as glândulas, descartar ectopias e glândulas supranumerárias. A ultrassonografia de paratireoides é um método não invasivo, de fácil realização e baixo custo que apresenta uma sensibilidade e especificidade de 43 a 78% e de 73 a 96%, respectivamente. Há uma relação inversa entre o volume glandular e a resposta ao tratamento clínico. A principal limitação desse exame é o fato de ser examinador dependente, o que pode contribuir para resultados falso-negativos ou falso-positivos devido à, por exemplo, presença de glândulas ectópicas, anormalidades da tireoide, linfonodos regionais e tortuosidade de vasos.[61]

A cintilografia da paratireoide com ^{99m}Tc-sestamibi (MIBI) é usada para a localização e avaliação funcional das paratireoides.[62]

De altas especificidade e sensibilidade, essa técnica consiste na obtenção de duas séries de imagens, sendo a primeira aos 10 a 15 minutos (fase da tireoide) e a segunda 2 a 3 horas após a injeção do radiotraçador (fase da paratireoide). Ela tem por base os diferentes tempos de depuração do radioisótopo pelos tecidos tireoidiano e paratireoidiano. A atividade do MIBI decai rapidamente na tireoide, mas permanece um tempo maior e relativamente constante (de até 3 horas) no tecido paratireoidiano hiperfuncionante, pois o radioisótopo tem alta afinidade pelas mitocôndrias abundantes nas células oxifílicas, que são predominantes nas glândulas hiperplasiadas. As glândulas paratireoidianas são consideradas hiperfuncionantes quando, na fase tardia, persiste uma ou mais áreas de captação, cuja intensidade é relativamente maior em comparação às da tireoide. Essa técnica torna possível detectar pequenas glândulas (com peso em torno de 150 mg). Sua sensibilidade é de aproximadamente 80% para hiperplasia multiglandular (detecção de uma ou mais glândulas).[62] As causas mais importantes de exames falso-positivos são doenças da tireoide, como bócio multinodular, adenomas e carcinomas. Sua principal vantagem sobre a ultrassonografia é detectar mais facilmente glândulas ectópicas, cuja localização mais frequente é no mediastino superior (intratímica). A cintilografia com MIBI pode ser complementada com a tomografia computadorizada (TC) por emissão de fóton único, técnica conhecida como *spect*. A tomografia é realizada na fase tardia da cintilografia, quando são obtidas imagens de maior profundidade que permite a análise tridimensional das glândulas e facilita a localização de glândulas ectópicas.[62]

A TC em 4D da região cervical ainda é pouco utilizada em virtude de seu alto custo, necessidade do uso de contrastes e por não apresentar resultados superiores aos demais métodos. Assim como com a cintilografia, a principal vantagem da TC em relação à ultrassonografia é a detecção de glândulas ectópicas, especialmente na região do mediastino. Sua principal indicação é nos casos de necessidade de reintervenção cirúrgica por recidiva ou persistência do HPTS para investigar com maior precisão a localização das paratireoides.[63]

A ressonância nuclear magnética pode ser utilizada para investigar glândulas paratireoidianas ectópicas. A vantagem dessa técnica é a obtenção de imagens nos planos sagital, coronal e transaxial, sem o uso de contraste e com excelente resolução. O alto custo é fator impeditivo para que seja usada como exame de rotina na avaliação do HPTS grave.[64] Finalmente, é importante ressaltar que a impossibilidade ou dificuldade na realização de exames de imagem não deve retardar o tratamento cirúrgico do HPTS.[64]

Avaliação das alterações ósseas

Os exames de imagem não permitem a identificação do tipo de OR. São, portanto, reservados para avaliar a massa e microarquitetura óssea, sendo a densitometria óssea (DXA), o exame mais comumente utilizado.[65] A radiografia simples é um método pouco sensível para o diagnóstico das lesões ósseas relacionadas à OR, uma vez que as alterações visíveis à radiografia comum se dão nas fases mais avançadas da doença. É um exame pouco utilizado na prática clínica diária. No HPTS, as principais alterações radiológicas são relativas à reabsorção óssea, observadas principalmente nas falanges distais (acrosteólise), à reabsorção subperiosteal nas falanges médias das mãos, à lesão em "sal e pimenta" no crânio e ao pseudoalargamento da sínfise púbica. Formações císticas (tumor marrom), de tamanho e localização variados, podem estar presentes nas formas mais graves da doença. A osteomalácia apresenta como sinal radiológico patognomônico as zonas de Looser, caracterizadas por linhas radiopacas encontradas principalmente em arcos costais e na bacia. A doença mista e a adinâmica não apresentam sinais radiológicos específicos.[66,67]

A DXA é amplamente empregada na população geral para a avaliação do risco de fratura. Estudos prospectivos mais recentes em pacientes nos estágios 2-5D da DRC demonstraram que a DXA é capaz de prever risco de fratura nesses pacientes, embora com acurácia menor que na população geral, o que fez com que a atualização das diretrizes do KDIGO e as diretrizes brasileiras de osteometabolismo na DRC passassem a recomendar o uso da DXA nos pacientes renais crônicos em todos os estágios.[1,65] O critério diagnóstico de osteopenia e osteoporose (OP) é o mesmo recomendado pela Organização Mundial de Saúde para a população geral, isto é densidade mineral óssea igual ou abaixo de –2,5 desvios padrões da encontrada no adulto jovem (T escore), configura a OP e um T escore entre –1,0 e –2,5 indica osteopenia.[68] O desenvolvimento de um *software* acoplado à DXA, denominado "escore de osso trabecular" (TBS, do inglês *trabecular bone score*) parece aumentar a estratificação de risco de fratura na população geral, assim como em pacientes com DRC.[69] Adicionalmente, é possível calcular o risco de fratura, assim como avaliar a sua presença, utilizando o VFA (do inglês *vertebral fracture assessment*), que consiste na aquisição da imagem de coluna lateral, obtida no próprio densitômetro.[70] Outros métodos diagnósticos como a tomografia computadorizada quantitativa periférica (pQCT) e de alta resolução (HR-pQCT) são capazes de avaliar a microarquitetura óssea, além de fornecer dados específicos sobre os compartimentos cortical e trabecular, propiciando avaliação mais precisa da densidade mineral óssea de cada um desses compartimentos ósseos.[71,72] Recentemente, a técnica de microrressonância magnética tem sido utilizada em estudos clínicos para avaliar a microarquitetura óssea.[72]

> **(!) PONTOS-CHAVE**
>
> - A presença de calcificação vascular deve ser investigada por meio de raios X simples para avaliar o risco cardiovascular e para guiar a terapêutica do DMO-DRC
> - Os exames de imagem são úteis, porém não imprescindíveis, na avaliação do HPTS grave antes da paratireoidectomia
> - A cintilografia de paratireoides com ^{99m}Tc-sestamibi (MIBI) é usada para a localização e a avaliação funcional das paratireoides
> - A TC para a detecção de paratireoides, como um procedimento isolado, é pouco utilizada, em razão de seu alto custo, da exposição à radiação e a necessidade do uso de contrastes
> - A densitometria óssea pode ser utilizada para avaliar a massa óssea e o risco de fratura nos pacientes com DRC.

Biopsia óssea e análise histomorfométrica

A análise do tecido ósseo por histomorfometria foi desenvolvida a partir da década de 1960, sendo o método padrão-ouro para diagnosticar as alterações da remodelação óssea, incluindo o tipo de OR.[73] A crista ilíaca é a região ideal para a realização da biopsia. Como o tecido ósseo não é descalcificado durante o preparo, pode-se diferenciar o tecido mineralizado do não mineralizado (matriz osteoide), além de avaliar a medula óssea e as células ósseas. Essa técnica possibilita, ainda, a análise da mineralização óssea pela dupla marcação com tetraciclina, a qual se deposita na frente de mineralização, situada na interface osso mineralizado/matriz osteoide.[73] A tetraciclina tem a propriedade de se tornar fluorescente quando exposta à luz ultravioleta. Desse modo, a frente de mineralização pode ser identificada como uma linha fluorescente, ao se observar o corte histológico sob microscopia com fonte de luz ultravioleta. A mineralização ocorre à medida que a frente de mineralização avança sobre a matriz osteoide. Assim, ao se administrar a tetraciclina em dois períodos separados por um intervalo de tempo conhecido, em geral 10 dias, são registrados dois momentos distintos da frente de mineralização. Entre elas, encontra-se o osso novo formado, cuja velocidade de mineralização pode ser quantificada. O esquema de administração da tetraciclina comumente utilizado consiste na dose de 20 mg/kg/dia administrada em dois períodos de 3 dias, separados por um intervalo de 10 dias durante o qual o medicamento é descontinuado. A biopsia deve ser realizada até o 5º dia após o término do 2º período de administração da tetraciclina (Figura 47.2).[73]

Histomorfometria óssea

A análise histomorfométrica é realizada por método semiautomático ou automático. O método semiautomático utiliza um microscópio conectado a um computador e um *software* específico. A imagem das estruturas histológicas é desenhada sobre uma placa digitalizadora com o auxílio de um cursor/caneta luminosa; o avaliador identifica uma a uma cada estrutura óssea a ser analisada. A técnica automática emprega computadores acoplados a câmeras de vídeo que analisam e gravam as imagens. Esse método baseia-se na projeção da imagem histológica na tela do computador, em que os diferentes componentes estruturais são quantificados de acordo com os diferentes níveis de coloração. Apesar der ser a técnica que exige menor tempo de execução, a automática é a menos sensível quanto ao reconhecimento de estruturas celulares na análise da remodelação óssea e de artefatos histológicos.[40,73,74] Os parâmetros histomorfométricos permitem a quantificação de estruturas do tecido ósseo, da celularidade, da reabsorção e da taxa de formação, além de fornecer dados acerca da microarquitetura e da conectividade das trabéculas ósseas.[73]

Parâmetros histomorfométricos

Os parâmetros de histomorfometria óssea seguem a nomenclatura padronizada pela American Society for Bone and Mineral Research – ASBMR.[74] Os parâmetros dividem-se em: parâmetros estruturais, que analisam a estrutura e a microarquitetura óssea; os que analisam a formação, a reabsorção e a mineralização óssea; além daqueles que avaliam a fibrose medular. Além das colorações histológicas habituais, são empregadas colorações específicas para detecção de metais na frente de mineralização, como alumínio e ferro. O Quadro 47.2 apresenta os principais parâmetros analisados, com as respectivas siglas e definições.

PREVENÇÃO E TRATAMENTO

O DMO-DRC está presente desde as fases iniciais da DRC,[75] portanto, devem ser avaliados regularmente e, sempre que necessário, tratados ao longo de todas as fases dessa condição. Nesse contexto, a abordagem multidisciplinar, em particular por meio do acompanhamento com o nutricionista, é fundamental. A avaliação e a orientação nutricionais tornam possível identificar as fontes alimentares mais ricas em P, orientar o uso dos quelantes e propor a modificação de hábitos alimentares

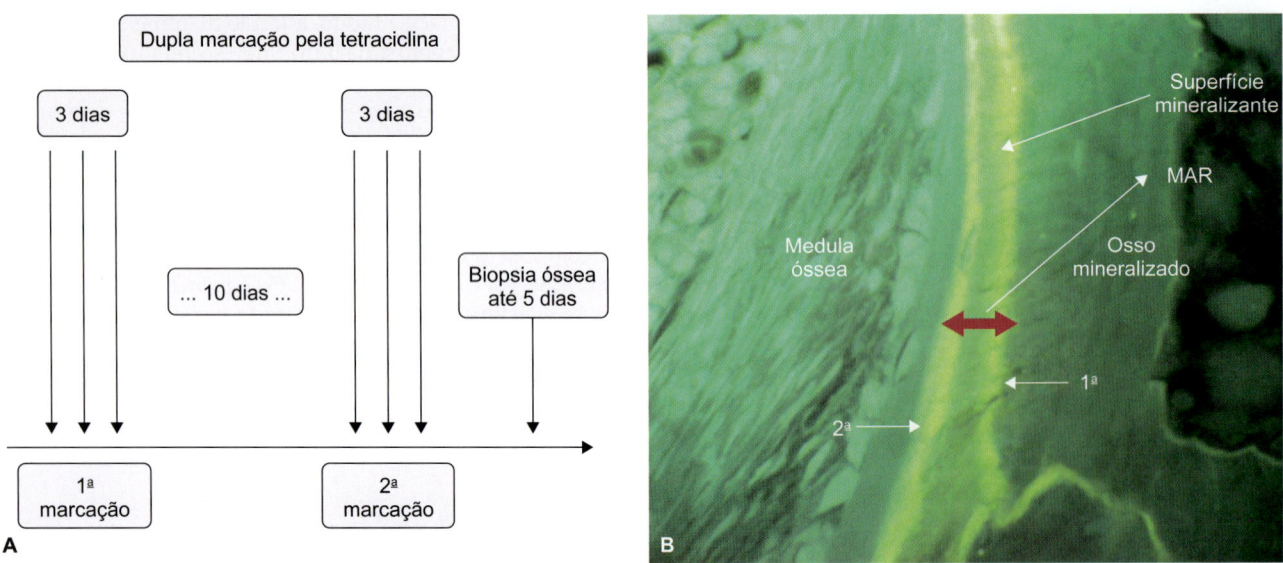

Figura 47.2 Marcação pela tetraciclina. **A.** Esquema de administração da tetraciclina em dois períodos de 3 dias com intervalo de 10 dias entre eles. A biopsia óssea deve ser obtida até 5 dias depois da segunda marcação. **B.** Trabécula óssea na qual se observa as duas marcações pela tetraciclina. A distância entre as duas marcações, dividida pelo intervalo de tempo entre elas, representa o índice histomorfométrico conhecido como taxa de aposição mineral (MAR). A superfície mineralizante representa a porcentagem da superfície trabecular recoberta por duplas marcações pela tetraciclina em relação à superfície trabecular total (fluorescência; 400×).

Quadro 47.2 Principais parâmetros de histomorfometria óssea (Figuras 47.1 a 47.3).

Abreviatura (unidade)	Parâmetro avaliado	Definição
Parâmetros de microarquitetura óssea		
BV/TV (%)	Volume ósseo trabecular	Volume ocupado pelo osso trabecular, mineralizado ou não, expresso como a porcentagem do volume ocupado pela medula e pelas trabéculas
Tb.Sp (µm)	Separação das trabéculas ósseas	Distância média entre as trabéculas expressa em micrômetros
Tb.N (N/mm)	Número de trabéculas ósseas	Número de trabéculas ósseas por milímetro de tecido avaliado
Tb.Th (µm)	Espessura trabecular	Espessura média das trabéculas ósseas expressa em micrômetro
Parâmetros de formação óssea		
OV/BV (%)	Volume osteoide	Volume ocupado pelo osso não mineralizado (matriz osteoide), em relação ao osso trabecular (mineralizado e não mineralizado)
OS/BS (%)	Superfície osteoide	Porcentagem da superfície trabecular recoberta por matriz osteoide em relação à superfície do osso trabecular total
O.Th (µm)	Espessura osteoide	Espessura da matriz osteoide expressa em micrômetro
Ob.S/BS (%)	Superfície osteoblástica	Porcentagem da superfície trabecular recoberta por osteoblastos em relação à superfície trabecular total
Parâmetros de reabsorção		
ES/BS (%)	Superfície de reabsorção	Porcentagem da superfície que apresenta lacunas de reabsorção, com a presença ou não de osteoclastos, em relação à superfície trabecular total
Oc.S/BS (%)	Superfície osteoclástica	Porcentagem da superfície trabecular que apresenta osteoclastos em relação à superfície trabecular total
Parâmetros de mineralização		
MS/BS (%)	Superfície de mineralização	Porcentagem da superfície trabecular recoberta por duplas e simples marcações pela tetraciclina em relação à superfície trabecular total
MAR (µm/dia)	Taxa de aposição mineral	Quantidade de mineral depositado no período entre as duas marcações pela tetraciclina
BFR/BS (µm³/µm²/dia)	Taxa de formação óssea	Produto da taxa de aposição mineral (MAR) e superfície mineralizante (MS/BS) em 365 dias. Representa a taxa de osso mineralizado por dia
Aj.Ar (µm/dia)	Taxa de formação óssea corrigida	Taxa de formação óssea (BFR/BS) corrigida pela superfície osteoide (OS/BS)
Mlt (dias)	Intervalo de tempo para mineralização	Intervalo de tempo entre a deposição e a mineralização da matriz osteoide

(continua)

Capítulo 47 • Fisiopatologia, Clínica e Tratamento do Distúrbio Mineral e Ósseo da Doença Renal Crônica   853

Quadro 47.2 Principais parâmetros de histomorfometria óssea (Figuras 47.1 a 47.3). *(Continuação)*

Abreviatura (unidade)	Parâmetro avaliado	Definição
Parâmetros de deposição de metais e fibrose medular		
Al.S/BS (%)	Superfície recoberta por alumínio	Porcentagem da superfície trabecular recoberta pelo alumínio em relação à superfície trabecular total
Fe.S/BS (%)	Superfície recoberta por ferro	Porcentagem da superfície trabecular recoberta pelo ferro em relação à superfície trabecular total
Fb.V/TV (%)	Fibrose medular	Porcentagem da medula óssea ocupada por fibrose em relação à área avaliada

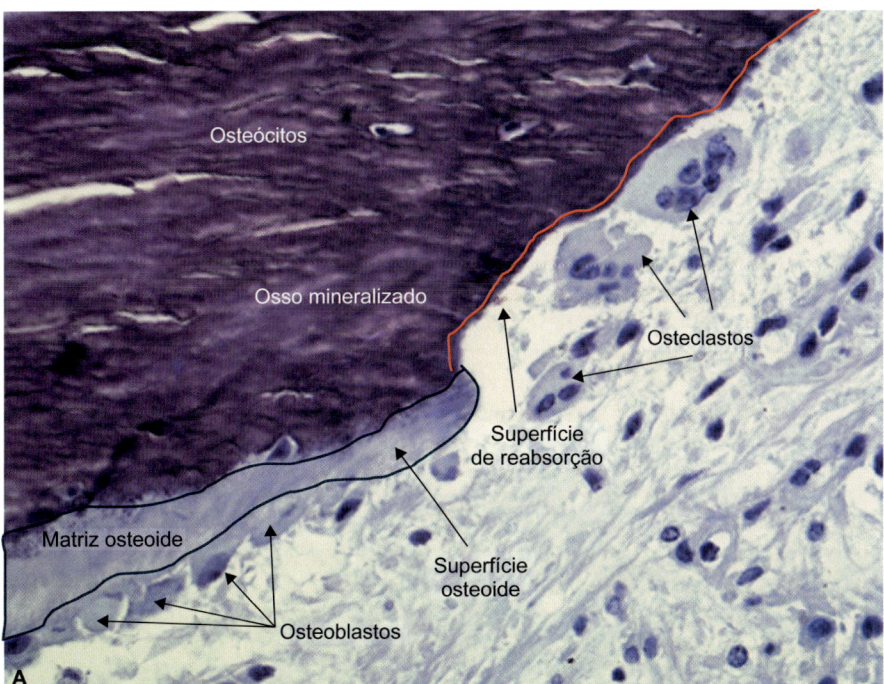

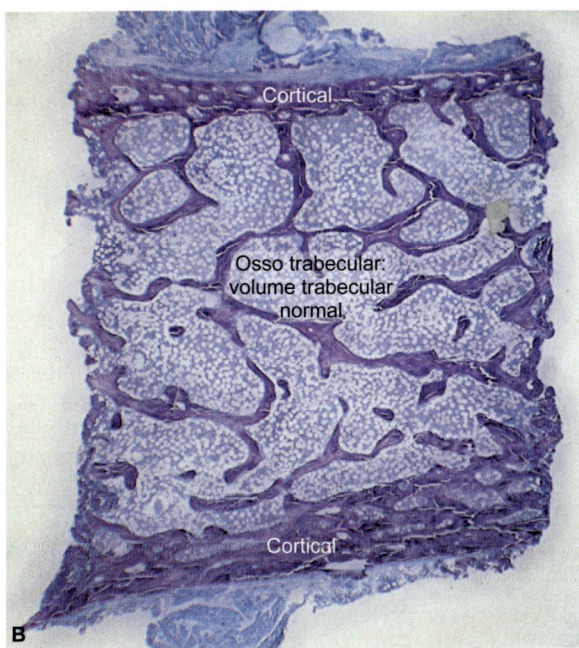

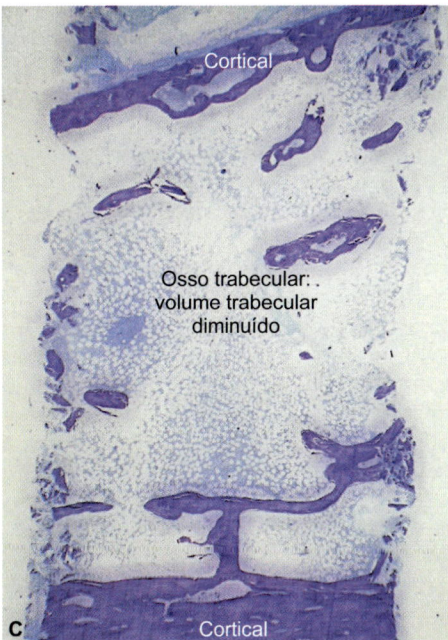

Figura 47.3 A. Corte histológico colorido com azul de toluidina no qual se evidenciam o osso trabecular mineralizado, a matriz osteoide, a superfície osteoide, os osteoblastos, a superfície de reabsorção, os osteoclastos e os osteócitos (azul de toluidina; 400×). **B.** Biopsia óssea com volume trabecular normal. **C.** Biopsia óssea com volume trabecular diminuído (azul de toluidina; 16×).

evitando o risco de desnutrição. Em razão da amplitude dos aspectos nutricionais no DMO-DRC, que estão fora do escopo deste capítulo, serão discutidas, a seguir, apenas as estratégias médicas, tanto farmacológicas quanto cirúrgicas, para o tratamento do DMO-DRC.

Quelantes de fósforo

Em condições normais, um indivíduo adulto ingere cerca de 800 a 1.500 mg/dia de P, dos quais cerca de 70% são absorvidos. O P é eliminado por via fecal e urinária, sendo a última a responsável pelo controle de sua excreção, acarretando um balanço neutro ou negativo de P. O balanço positivo de P pode ser prevenido ou controlado na DRC se a carga de P absorvida diminuir proporcionalmente à redução da função renal. Quelantes de P devem ser administrados junto com as refeições proteicas para diminuir a absorção intestinal e, consequentemente, aumentar a excreção fecal de P, auxiliando no controle da fosfatemia. A fonte alimentar de P é outro aspecto dietético importante a ser considerado. Alimentos de origem vegetal são fontes proteicas com menor conteúdo e de menor absorção de P do que os de origem animal. Além disso, alimentos industrializados contêm alto conteúdo de P inorgânico, utilizado como aditivo para conservar os alimentos, e devem ser evitados.[76]

Os medicamentos à base de alumínio, como o hidróxido de alumínio, foram os primeiros a ser utilizados como quelantes de P. Todavia, não são mais utilizados pelo risco de intoxicação alumínica.[77]

Os quelantes à base de Ca – carbonato ou acetato de cálcio – e os quelantes que não contém metal e Ca – sevelamer – são os mais utilizados em nosso meio. O carbonato de cálcio contém 40% de Ca elemento, 200 mg do composto quelam cerca de 9 mg de P. Comparativamente, o acetato de cálcio tem quase o dobro do poder quelante do carbonato de cálcio, 200 mg do acetato quelam 17 mg de P. Além disso, o acetato de cálcio tem a vantagem adicional de conter menor quantidade (25%) de Ca elemento. O principal efeito colateral dos quelantes à base de Ca, além dos distúrbios gastrintestinais, é a hipercalcemia, relacionada com a dose utilizada e facilitada pelo uso concomitante de ativadores de receptores da vitamina (p. ex., calcitriol). A sobrecarga de Ca e a hipercalcemia associam-se ao desenvolvimento de calcificações ectópicas. Outros sais de Ca, como o citrato e o cloreto, devem ser evitados – o primeiro por aumentar a absorção intestinal de alumínio, e o segundo por ser acidificante.[78]

Os quelantes de P que não contêm Ca trouxeram novas perspectivas quanto ao controle da hiperfosfatemia. O único disponível comercialmente no Brasil é o hidrocloreto de sevelamer (Renagel®), cuja dose preconizada é de 800 a 1.200 mg, sempre junto às refeições proteicas. Outros quelantes dessa mesma classe, como o carbonato de lantânio, não estão disponíveis no Brasil. Alguns estudos relataram uma menor progressão da calcificação coronariana com o uso do sevelamer em comparação ao acetato de cálcio.[78] Outras possíveis vantagens são seus efeitos pleiotrópicos, como a redução dos níveis de colesterol. Embora estudos *in vitro* e observacionais tenham relatado que o sevelamer seria capaz de reduzir toxinas urêmicas,[79,80] os estudos clínicos randomizados não têm sido uniformes em comprovar esse efeito.[81-82]

Quelantes de P à base de magnésio (hidróxido e carbonato de magnésio) e à base de ferro (citrato de ferro e oxi-hidróxido sucroférrico) têm sido utilizados na Europa e nos EUA para o tratamento da hiperfosfatemia. Estudos clínicos comprovaram sua eficácia e segurança na DRC e não inferioridade em relação às demais medicações disponíveis.[78]

Independentemente da formulação usada, os quelantes devem ser tomados junto ou imediatamente após as refeições. A prescrição deve ser individualizada para cada paciente, de acordo com o conteúdo proteico e o horário da refeição. Os quelantes de P devem ser iniciados na presença de hiperfosfatemia de origem alimentar, visando a manutenção do nível sérico de P dentro da faixa de normalidade.[77] A fosfatúria parece ser um marcador melhor da sobrecarga de P nessa fase da doença que o seu nível sérico, o qual se eleva apenas em fases mais avançadas da DRC em virtude dos efeitos do FGF-23 e do PTH. Dessa maneira, a avaliação da fração de excreção de P pode ser uma ferramenta adicional na avaliação da sobrecarga de P e início do uso de quelantes em pacientes pré-diálise.[50,77]

Estudos de metanálise sugerem que o uso do sevelamer em pacientes com DRC 3-5D está associado à menor mortalidade por todas as causas,[83,84] menor risco de calcificação vascular e de hipercalcemia[85] em comparação a quelantes contendo Ca. Achados semelhantes foram encontrados pela revisão da Cochrane de 2018, a qual reportou que, em pacientes adultos com DRC 5D, o sevelamer pode reduzir a mortalidade geral em comparação com quelantes à base de Ca.[86]

Suplementação com vitamina D nutricional (colecalciferol ou ergocalciferol)

A hipovitaminose D é comum em pacientes com DRC em todos os estágios.[75,87] A suplementação com vitamina D nativa (ergocalciferol ou colecalciferol) é indicada na presença de hipovitaminose D, com níveis séricos de 25(OH) vitamina D < 30 ng/mℓ, pois possibilita o melhor controle do metabolismo mineral e o uso de doses menores de ativadores do receptor da vitamina D. Alguns estudos sugerem possíveis efeitos pleiotrópicos sobre a inflamação, a função miocárdica e o controle da anemia,[88-91] embora esses achados não sejam uniformes.[92] Além disso, apesar da associação entre hipovitaminose D e desfechos duros, como mortalidade e fratura, ainda não se demostrou que a suplementação com a vitamina D modifique esses desfechos.[93,94] O esquema recomendado para a reposição de vitamina D depende do grau de hipovitaminose D, e é apresentado no Quadro 47.3.[87]

Ativador do receptor de vitamina D

Os ativadores do receptor de vitamina D (ARVD) são drogas de primeira escolha, juntamente com o cinacalcete, para o tratamento do HPTS. Os ARVDs devem ser evitados em pacientes com HPTS na vigência de hipercalcemia e/ou

Quadro 47.3 Esquema recomendado para a reposição de vitamina D.

Nível de 25(OH)D (ng/mℓ)	Dose de colecalciferol	Tempo de suplementação
< 5	50.000 UI/semana por 12 semanas; seguida por 50.000 UI/mês	6 meses e nova dosagem
5 a 15	50.000 UI/semana por 4 semanas; seguida por 50.000 UI/mês	6 meses e nova dosagem
16 a 30	50.000 UI/mês	6 meses e nova dosagem

hiperfosfatemia. Antes do advento dos ativadores específicos do receptor da vitamina D, o calcitriol foi o medicamento mais utilizado dessa classe. O desenvolvimento de hipercalcemia, e de hiperfosfatemia e a redução excessiva dos níveis do PTH, associados ao calcitriol, pode contribuir para o desenvolvimento e a progressão da calcificação vascular, assim como para a doença óssea adinâmica. Ao longo do tempo, com a disponibilidade de medicamentos com menos efeitos colaterais, houve a progressiva diminuição do uso do calcitriol.[78] A dose preconizada do calcitriol varia de 0,25 a 0,5 mg/dia, disponível na apresentação oral e IV. O uso do calcitriol, atualmente, é reservado principalmente para pacientes em tratamento conservador, em diálise peritoneal, naqueles com HPTS persistente pós-transplante renal e na fome óssea após paratireoidectomia para o controle da hipocalcemia.[61,95]

O paricalcitol, na apresentação intravenosa, é o único ativador seletivo do VDR disponível no Brasil. A dose inicial recomendada de paricalcitol é de 0,04 mcg/kg a 0,1 mcg/kg em cada sessão de hemodiálise (em média, 0,07 mcg/kg). Apresenta maior afinidade para os receptores de vitamina D localizados nas paratireoides do que para os intestinais.[78] Dessa forma, o paricalcitol é capaz de suprimir a síntese e secreção do PTH, com menor ocorrência de hiperfosfatemia e hipercalcemia.[96] Estudos observacionais sugerem que o uso de paricalcitol é associado à maior sobrevida em comparação ao calcitriol.[97] Nos pacientes em diálise (DRC 5D), o paricalcitol deve ser iniciado quando os níveis de PTH estiverem acima de 300 pg/mℓ, devendo ser observada a tendência dos níveis séricos ao longo do período de acompanhamento. O uso dessa medicação deve ser evitado na presença de hipercalcemia ou hiperfosfatemia. Deve-se também evitar a supressão excessiva dos níveis de PTH (< 150 g/mℓ).[95]

Calcimiméticos

A identificação do receptor sensível ao Ca (CaSR) contribuiu para a melhor compreensão do metabolismo do Ca. A ativação CaSR, por meio de pequenas variações do Ca sérico, altera inversamente os níveis de PTH. Esse receptor não é exclusivo das células paratireoidianas, sendo expresso também nos rins, no intestino e no sistema nervoso central.[98] A descoberta desse receptor possibilitou o desenvolvimento de um grupo de medicamentos, conhecidos como calcimiméticos, que aumentam a afinidade do CaSR pelo Ca, promovendo, assim, a redução da secreção de PTH. Os calcimiméticos trouxeram um importante avanço para o controle do HPTS, pois atuam em uma via fisiopatológica diferente dos ARVD, podendo ser usados em conjunto com essas medicações e mesmo em pacientes com hipercalcemia e/ou hiperfosfatemia.[99,100]

O cloridrato de cinacalcete é a medicação comercialmente disponível dessa classe no Brasil. A dose inicial recomendada é de 30 mg/dia, que deve ser titulada de acordo com os níveis de PTH. Seus principais efeitos adversos são sintomas gastrintestinais, como náuseas e vômitos, e hipocalcemia, particularmente comum nas primeiras semanas do tratamento.[99] Sua indicação segue os mesmos critérios do paricalcitol (ver anteriormente), mas seu uso deve ser evitado ou sua dose reduzida na presença de hipocalcemia, a qual pode requerer o uso de ARVD e de sais de Ca.[95,100] Um estudo clínico randomizado (EVOLVE, do inglês *Evaluation of Cinacalcete HCL Therapy to Lower Cardiovascular Events*) não foi capaz de demonstrar um efeito benéfico da medicação cinacalcete sobre eventos cardiovasculares e mortalidade, desfechos primários investigados pelo estudo.[101] Contudo, análises secundárias do EVOLVE demonstraram que a medicação está associada à menor necessidade de paratireoidectomia, e menor risco de fratura e de hospitalizações.[102] Os calcimiméticos têm demonstrado uma ação benéfica na progressão da calcificação vascular e no tratamento da calcifilaxia associada ao HPTS.[103,104]

Em 2017, foi aprovado nos EUA pela Food and Drug Administration (FDA) o uso do etelcalcetide, um calcimimético de administração por via intravenosa. Estudos de fase 3 sugerem uma superioridade do etelcalcetide sobre o placebo e o cinacalcete em pacientes em hemodiálise com HPTS.[105] A disponibilidade da formulação IV permite, potencialmente, a maior adesão dos pacientes em hemodiálise que usam um grande número de comprimidos e pode reduzir os frequentes sintomas gastrintestinais.

> **⚠ PONTOS-CHAVE**
> - Na DRC estágio 5D, os quelantes de P devem ser iniciados sempre que a hiperfosfatemia de origem alimentar for diagnosticada, visando manter o nível sérico de P dentro da faixa de normalidade
> - O controle do HPTS pode requerer o uso do ativador do receptor de vitamina D (ARVD), como o paricalcitol, e do cinacalcete, os quais podem ser usados isoladamente ou em associação
> - Nos pacientes em diálise, deve ser considerado o uso dessas medicações se níveis de PTH > 300 pg/mℓ. A escolha entre essas medicações deve se guiada pela calcemia e fosfatemia
> - O uso do cinacalcete está associado a menor risco de fratura, de hospitalização e de paratireoidectomia

Paratireoidectomia

A indicação clássica de paratireoidectomia é a presença de HPTS grave, com níveis séricos de PTH persistentemente acima de 800 pg/mℓ, por período mínimo de 6 meses com tratamento farmacológico e clínico otimizado, frequentemente associado a uma ou mais das seguintes condições: hipercalcemia e/ou hiperfosfatemia refratárias ao tratamento clínico; calcificações extraósseas; calcifilaxia; doença óssea avançada, progressiva e debilitante que não responde ao tratamento clínico; presença de glândulas paratireoides volumosas (volume > 1,0 cm³) ao ultrassom.[61] A paratireoidectomia está associada a melhor sobrevida e qualidade de vida.[106,107]

As principais técnicas cirúrgicas utilizadas são a paratireoidectomia subtotal e a total seguida de autoimplante. Nessa última técnica, as quatro glândulas são retiradas e fragmentos da glândula com melhor aspecto macroscópico, isto é, sem aparente proliferação nodular, são implantados no antebraço ou na região pré-esternal. Na técnica subtotal, as maiores glândulas são retiradas e uma parte da glândula com melhor aspecto macroscópico é mantida *in situ*. As principais complicações após paratireoidectomia compreendem lesão do nervo laríngeo recorrente; persistência ou recorrência do hiperparatireoidismo, relacionada, sobretudo, com a paratireoidectomia subtotal e com a presença de glândula ectópica ou extranumerária; e o hipoparatireoidismo pós-cirúrgico, mais comum após paratireoidectomia total e nos casos em que o autoimplante não funciona.[61,106,108]

A fome óssea é uma complicação comum no pós-operatório de paratireoidectomia caracterizando-se pela hipocalcemia, frequentemente grave e sintomática. Isso ocorre em decorrência do rápido processo de formação e mineralização ósseas que se seguem à redução abrupta do PTH. A suplementação de Ca IV e via oral (VO), associada a altas doses de calcitriol, é muitas vezes necessária para manter a calcemia normal.[109]

Desferroxamina

A desferroxamina (DFO) – Desferal® – é utilizada para o tratamento da intoxicação alumínica. A dose preconizada é de 5 mg/kg, administrada via IV, 1 vez/semana, após o término da primeira sessão de hemodiálise da semana, durante 6 meses.[110] Os principais efeitos colaterais incluem hipotensão, exacerbação ou precipitação da encefalopatia por alumínio, neurotoxicidade auditiva e visual e *rash* cutâneo. O uso de DFO, principalmente em altas doses, está associado a maior risco de infecções por germes oportunistas, como a *Yersinia enterolitica* e a mucormicose. Com o objetivo de minimizar os efeitos colaterais, principalmente naqueles pacientes com intoxicações graves, a DFO pode ser administrada 5 horas antes da diálise para que o complexo alumínio-desferroxamina seja removido subsequentemente na diálise, em vez de permanecer na circulação por 44 horas como na administração convencional.[56]

Nos pacientes em diálise peritoneal, a DFO pode ser administrada vias IV, seguindo a mesma posologia utilizada para pacientes em hemodiálise. A infusão IV deve ser feita com a cavidade abdominal vazia, administrada pelo menos 5 horas antes do início da diálise.[56] Opcionalmente, a DFO pode ser administrada, via intraperitoneal, adicionada à bolsa de maior permanência.[111] O melhor tratamento para a intoxicação alumínica é a sua prevenção. Para tanto, o controle adequado da água de diálise e o não uso de quelantes de P contendo alumínio devem ser observados.[56]

Tratamento da calcifilaxia

O tratamento da calcifilaxia é multidisciplinar, sendo voltado para o controle dos fatores de risco, como suspensão do uso de varfarina e corticosteroides, o controle efetivo da dor, tratamento de infecção secundária (antibióticos e desbridamento cirúrgico), conjuntamente com o controle do DMO-DRC e o tratamento específico, que envolve o uso de tiossulfato de sódio, de bisfosfonatos e de oxigenoterapia hiperbárica.[112] Com relação ao controle do DMO-DRC na presença de calcifilaxia, é recomendado: (i) otimizar a diálise, principalmente na presença de hiperfosfatemia persistente; (ii) evitar balanço positivo de Ca, que pode ser ocasionado pela maior concentração de Ca no dialisato, por quelantes de P à base de Ca e pelo uso de análogos da vitamina D; (iii) realizar paratireoidectomia nos casos de hiperparatireoidismo secundário. Devem também ser evitados níveis baixos de PTHi, isto é, inferiores a 100 pg/mℓ, pois a baixa remodelação óssea pode favorecer o desenvolvimento de hipercalcemia e hiperfosfatemia.[112,113]

O tiossulfato de sódio é um composto com propriedades antioxidantes que tem sido empregado para o tratamento da calcifilaxia. Parece dissolver os sais de Ca insolúveis depositados no tecido formando o tiossulfato de cálcio, que é muito mais solúvel que outros sais de Ca. Embora ainda não haja um consenso sobre o melhor esquema terapêutico, a dose mais comumente usada é a de 25 g, diluída em 100 mℓ de soro fisiológico, 3 vezes/semana, após o término da diálise. Em geral, a melhora clínica é observada após 2 a 3 semanas do uso da medicação. A terapia costuma ser administrada por até 3 meses após a cicatrização das lesões.[113,114]

Diversos relatos de casos e séries de casos sugerem que os bisfosfonatos podem ser uma boa alternativa para o tratamento da calcifilaxia.[115,116] A dose sugerida do pamidronato de sódio é de 1 mg/kg, diluído em soro glicosado, com tempo de infusão de 2 horas, a qual deve ser repetida após 30 dias.[113]

Tratamento da osteoporose na doença renal crônica

O tratamento da OP na DRC segue, em linhas gerais, os mesmos princípios e critérios utilizados para a população geral. É indicado para indivíduos com história de fratura de fragilidade e àqueles com T-score ≤ –2,5 DP em qualquer dos sítios avaliados pela densitometria.[117] Todavia, a doença renal crônica traz algumas peculiaridades como o ambiente urêmico, que pode afetar a ação de medicamentos, a redução da função renal em si, que pode modificar a meia-vida de muitos fármacos dentre eles os bisfosfonatos, e a osteodistrofia renal, cujo grau de remodelação influencia a escolha do melhor fármaco para o tratamento da OP na DRC.[118] Além disso, o tratamento da OP na DRC implica o tratamento prévio ou concomitante do DMO-DRC. O tratamento não farmacológico compreende, principalmente, a atividade física, visando melhora da força muscular, equilíbrio, coordenação e flexibilidade, o que resulta em diminuição do risco de queda; o uso de sais de Ca e vitamina D; e a prevenção de quedas.[119] Não existem estudos que avaliaram o papel da atividade física na prevenção de fraturas em pacientes com DRC. No Brasil, os principais medicamentos aprovados para o tratamento da OP são os antirreabsortivos, como o raloxifeno, os bisfosfonatos (alendronato, risedronato, ibandronato, ácido zoledrônico) e o denosumabe, além do anabólico teriparatide.

Nos pacientes que têm DRC com doença de alta remodelação e OP, os agentes antirreabsortivos poderiam ser empregados, pois são potentes supressores da reabsorção óssea. Como os bisfosfonatos são excretados, basicamente, por via renal, eles podem se acumular nos pacientes com DRC, especialmente no tecido ósseo, o que pode favorecer o desenvolvimento da doença óssea adinâmica. Por isso, tem sido recomendada maior cautela com relação ao uso dessa classe de antirreabsortivos, principalmente quando a TFG é inferior a 30 mℓ/min.[120] Estudo recente, que avaliou a cinética do alendronato em pacientes em hemodiálise, revelou que 50% da droga foi removida pela hemodiálise, percentual semelhante ao excretado pelos rins em pacientes com função renal normal. Esse achado sugere que a eliminação do alendronato pela hemodiálise diminui o risco de seu acúmulo excessivo e abre a possibilidade do uso dessa medicação nos pacientes em terapia hemodiálise.[121] O denosumabe, um anticorpo monoclonal anti-RANKL, é metabolizado pelo sistema reticuloendotelial, portanto, como não depende da função renal para a sua excreção, pode potencialmente ser usado nos estágios mais tardios da DRC com maior segurança. Seu principal efeito adverso é a hipocalcemia. Análise *post hoc* de estudos clínicos randomizados, estudos clínicos não randomizados, estudos de revisão sistemática e de meta-análise indicam, em geral, um efeito benéfico dos agentes antirreabsortivos sobre a densidade mineral óssea e a redução do risco de fratura, sem piora da função renal, em pacientes com DRC estágios 3 a 5 e transplantados renais.[122-126]

Nos pacientes que têm DRC com doença de baixa remodelação e OP, o PTH recombinante humano (teriparatida), por ser um agente anabólico, é uma terapia promissora. Em análise *post hoc* do estudo *Fracture Prevention Trial*, a teriparatida se associou ao ganho de massa óssea na coluna lombar e colo de fêmur e à redução do risco de fratura em pacientes com função renal de até 30 ml/min.[127] A teriparatida se associou a ganho de massa óssea em coluna lombar em pacientes em hemodiálise com níveis relativamente baixos de PTH.[128] A ocorrência de efeitos adversos, principalmente hipotensão, que levaram parte dos pacientes a descontinuarem a medicação indica a necessidade de monitoramento cuidadoso ao se usar essa medicação.[128,129]

REFERÊNCIAS BIBLIOGRÁFICAS

1. KDIGO 2017 Clinical Practice Guideline Update for the Diagnosis, Evaluation, Prevention, and Treatment of Chronic Kidney Disease-Mineral and Bone Disorder (CKD-MBD). Kidney Int Suppl. 2017;7(1):1-59.
2. Moe S, Drueke T, Cunningham J, Goodman W, Martin K, Olgaard K et al. Definition, evaluation, and classification of renal osteodystrophy: a position statement from Kidney disease: improving global Outcomes (KDIGO). Kidney Int. 2006;69(11):1945-53.
3. Abstracts of the 28th Annual Meeting of the American Society for Bone and Mineral Research, September 15-9, 2006, Philadelphia, Pennsylvania, EUA. J Bone Miner Res. 2006;21 Suppl 1:S2-460.
4. Moe SM. Calcium homeostasis in health and in kidney disease. Compr Physiol. 2016;6(4):1781-800.
5. Felsenfeld AJ, Levine BS, Rodriguez M. Pathophysiology of calcium, phosphorus, and magnesium dysregulation in chronic kidney disease. Semin Dial. 2015;28(6):564-77.
6. Hill Gallant KM, Spiegel DM. Calcium balance in chronic kidney disease. Curr Osteoporos Rep. 2017;15(3):214-21.
7. Nakahara T, Dweck MR, Narula N, Pisapia D, Narula J, Strauss HW. Coronary artery calcification: from mechanism to molecular imaging. JACC Cardiovasc Imaging. 2017;10(5):582-93.
8. Khoshniat S, Bourgine A, Julien M, Weiss P, Guicheux J, Beck L. The emergence of phosphate as a specific signaling molecule in bone and other cell types in mammals. Cell Mol Life Sci. 2011;68(2):205-18.
9. Sabbagh Y, Giral H, Caldas Y, Levi M, Schiavi SC. Intestinal phosphate transport. Adv Chronic Kidney Dis. 2011;18(2):85-90.
10. Sabbagh Y, O'Brien SP, Song W, Boulanger JH, Stockmann A, Arbeeny C et al. Intestinal npt2b plays a major role in phosphate absorption and homeostasis. J Am Soc Nephrol. 2009;20(11):2348-58.
11. Murer H, Hernando N, Forster L, Biber J. Molecular mechanisms in proximal tubular and small intestinal phosphate reabsorption (plenary lecture). Mol Membr Biol. 2001;18(1):3-11.
12. Wolf M. Update on fibroblast growth factor 23 in chronic kidney disease. Kidney Int. 2012;82(7):737-47.
13. Slatopolsky E. The intact nephron hypothesis: the concept and its implications for phosphate management in CKD-related mineral and bone disorder. Kidney Int. 2011;79121:S3-8.
14. Slatopolsky E, Moe S. 50 years of research and discovery in chronic kidney disease and mineral & bone disorder: the central role of phosphate. Kidney Int Suppl. 2011(121):S1-2.
15. Vervloet MG, Sezer S, Massy ZA, Johansson L, Cozzolino M, Fouque D et al. The role of phosphate in kidney disease. Nat Rev Nephrol. 2017;13(1):27-38.
16. Tentori F, Blayney MJ, Albert JM, Gillespie BW, Kerr PG, Bommer J et al. Mortality risk for dialysis patients with different levels of serum calcium, phosphorus, and PTH: the Dialysis Outcomes and Practice Patterns Study (DOPPS). Am J Kidney Dis. 2008;52(3):519-30.
17. Tonelli M, Sacks F, Pfeffer M, Gao Z, Curhan G, Cholesterol et al. Relation between serum phosphate level and cardiovascular event rate in people with coronary disease. Circulation. 2005;112(17):2627-33.
18. Lopes MB, Karaboyas A, Bieber B, Pisoni RL, Walpen S, Fukagawa M et al. Impact of longer term phosphorus control on cardiovascular mortality in hemodialysis patients using an area under the curve approach: results from the DOPPS. Nephrol Dial Transplant. 2020;35(10):1794-801.
19. Vervloet M, Cozzolino M. Vascular calcification in chronic kidney disease: different bricks in the wall? Kidney Int. 2017;91(4):808-17.
20. Dhingra R, Sullivan LM, Fox CS, Wang TJ, D'Agostino RB, Sr., Gaziano JM et al. Relations of serum phosphorus and calcium levels to the incidence of cardiovascular disease in the community. Arch Intern Med. 2007;167(9):879-85.
21. D'Amour P. Circulating PTH molecular forms: what we know and what we don't. Kidney Int Suppl. 2006(102):S29-33.
22. Magno AL, Ward BK, Ratajczak T. The calcium-sensing receptor: a molecular perspective. Endocr Rev. 2011;32(1):3-30.
23. Centeno PP, Herberger A, Mun HC, Tu C, Nemeth EF, Chang W et al. Phosphate acts directly on the calcium-sensing receptor to stimulate parathyroid hormone secretion. Nat Commun. 2019;10(1):4693.
24. van Ballegooijen AJ, Reinders I, Visser M, Dekker JM, Nijpels G, Stehouwer CD et al. Serum parathyroid hormone in relation to all-cause and cardiovascular mortality: the Hoorn study. J Clin Endocrinol Metab. 2013;98(4):E638-45.
25. Barreto FC, Barreto DV, Liabeuf S, Drueke TB, Massy ZA. Effects of uremic toxins on vascular and bone remodeling. Semin Dial. 2009;22(4):433-7.
26. Holick MF, Chen TC, Lu Z, Sauter E. Vitamin D and skin physiology: a D-lightful story. J Bone Miner Res. 2007;22 Suppl 2:V28-33.
27. Holick MF. Vitamin D deficiency. N Engl J Med. 2007;357(3):266-81.
28. Dusso AS, Brown AJ, Slatopolsky E. Vitamin D. Am J Physiol Renal Physiol. 2005;289(1):F8-28.
29. Yamashita T, Yoshioka M, Itoh N. Identification of a novel fibroblast growth factor, FGF-23, preferentially expressed in the ventrolateral thalamic nucleus of the brain. Biochem Biophys Res Commun. 2000;277(2):494-8.
30. Urakawa I, Yamazaki Y, Shimada T, Iijima K, Hasegawa H, Okawa K et al. Klotho converts canonical FGF receptor into a specific receptor for FGF23. Nature. 2006;444(7120):770-4.
31. Krajisnik T, Bjorklund P, Marsell R, Ljunggren O, Akerstrom G, Jonsson KB et al. Fibroblast growth factor-23 regulates parathyroid hormone and 1alpha-hydroxylase expression in cultured bovine parathyroid cells. J Endocrinol. 2007;195(1):125-31.
32. Ben-Dov IZ, Galitzer H, Lavi-Moshayoff V, Goetz R, Kuro-o M, Mohammadi M et al. The parathyroid is a target organ for FGF23 in rats. J Clin Invest. 2007;117(12):4003-8.
33. Kuro-o M, Matsumura Y, Aizawa H, Kawaguchi H, Suga T, Utsugi T et al. Mutation of the mouse klotho gene leads to a syndrome resembling ageing. Nature. 1997;390(6655):45-51.
34. Shimada T, Kakitani M, Yamazaki Y, Hasegawa H, Takeuchi Y, Fujita T et al. Targeted ablation of Fgf23 demonstrates an essential physiological role of FGF23 in phosphate and vitamin D metabolism. J Clin Invest. 2004;113(4):561-8.
35. Kuro OM. The FGF23 and Klotho system beyond mineral metabolism. Clin Exp Nephrol. 2017;21(Suppl 1):64-9.
36. Harada S, Rodan GA. Control of osteoblast function and regulation of bone mass. Nature. 2003;423(6937):349-55.
37. Eriksen EF. Cellular mechanisms of bone remodeling. Rev Endocr Metab Disord. 2010;11(4):219-27.
38. Bonewald LF. The amazing osteocyte. J Bone Miner Res. 2011;26(2):229-38.
39. Khosla S. Minireview: the OPG/RANKL/RANK system. Endocrinology. 2001;142(12):5050-5.
40. Recker RR, Kimmel DB, Dempster D, Weinstein RS, Wronski TJ, Burr DB. Issues in modern bone histomorphometry. Bone. 2011;49(5):955-64.
41. Yamada S, Giachelli CM. Vascular calcification in CKD-MBD: Roles for phosphate, FGF23, and Klotho. Bone. 2017;100:87-93.
42. Paloian NJ, Giachelli CM. A current understanding of vascular calcification in CKD. Am J Physiol Renal Physiol. 2014;307(8):F891-900.
43. Barreto DV, Barreto FC, Carvalho AB, Cuppari L, Cendoroglo M, Draibe SA et al. Coronary calcification in hemodialysis patients: the contribution of traditional and uremia-related risk factors. Kidney Int. 2005;67(4):1576-82.
44. Tomiyama C, Carvalho AB, Higa A, Jorgetti V, Draibe SA, Canziani ME. Coronary calcification is associated with lower bone formation rate in CKD patients not yet in dialysis treatment. J Bone Miner Res. 2010;25(3):499-504.
45. Rogers NM, Teubner DJ, Coates PT. Calcific uremic arteriolopathy: advances in pathogenesis and treatment. Semin Dial. 2007;20(2):150-7.
46. Portillo MR, Rodriguez-Ortiz ME. Secondary Hyperparathyroidism: Pathogenesis, Diagnosis, Preventive and Therapeutic Strategies. Rev Endocr Metab Disord. 2017;18(1):79-95.

47. Koncicki HM, Unruh M, Schell JO. Pain Management in CKD: A Guide for Nephrology Providers. Am J Kidney Dis. 2017;69(3):451-60.
48. Pimentel A, Urena-Torres P, Zillikens MC, Bover J, Cohen-Solal M. Fractures in patients with CKD-diagnosis, treatment, and prevention: a review by members of the European Calcified Tissue Society and the European Renal Association of Nephrology Dialysis and Transplantation. Kidney Int. 2017;92(6):1343-55.
49. Barreto FC, Araujo SM, Sociedade Brasileira de N. [Aluminium intoxication in chronic kidney disease]. J Bras Nefrol. 2011;33 Suppl 1:21-5.
50. Lucca LJ, Moyses RMA, Hernandes FR, Gueiros JEB. CKD-MBD diagnosis: biochemical abnormalities. J Bras Nefrol. 2021;43(4 Suppl 1):615-20.
51. National Kidney F. K/DOQI clinical practice guidelines for bone metabolism and disease in chronic kidney disease. Am J Kidney Dis. 2003;42(4 Suppl 3):S1-201.
52. Duque EJ, Elias RM, Moyses RMA. Parathyroid Hormone: A Uremic Toxin. Toxins (Basel). 2020;12(3).
53. Kritmetapak K, Pongchaiyakul C. Parathyroid Hormone Measurement in Chronic Kidney Disease: From Basics to Clinical Implications. Int J Nephrol. 2019;2019:5496710.
54. Monier-Faugere MC, Geng Z, Mawad H, Friedler RM, Gao P, Cantor TL et al. Improved assessment of bone turnover by the PTH-(1-84)/large C-PTH fragments ratio in ESRD patients. Kidney Int. 2001;60(4):1460-8.
55. Ketteler M, Block GA, Evenepoel P, Fukagawa M, Herzog CA, McCann L et al. Executive summary of the 2017 KDIGO Chronic kidney disease-mineral and bone disorder (CKD-MBD) guideline update: what's changed and why it matters. Kidney Int. 2017;92(1):26-36.
56. Oliveira RB, Barreto FC, Nunes LA, Custodio MR. Aluminum Intoxication in Chronic Kidney Disease. J Bras Nefrol. 2021;43(4 Suppl 1):660-4.
57. Bonato FOB, Karohl C, Canziani MEF. Diagnosis of vascular calcification related to mineral and bone metabolism disorders in chronic kidney disease. J Bras Nefrol. 2021;43(4 Suppl 1):628-31.
58. Karohl C, D'Marco Gascon L, Raggi P. Noninvasive imaging for assessment of calcification in chronic kidney disease. Nat Rev Nephrol. 2011;7(10):567-77.
59. Kauppila LI, Polak JF, Cupples LA, Hannan MT, Kiel DP, Wilson PW. New indices to classify location, severity and progression of calcific lesions in the abdominal aorta: a 25-year follow-up study. Atherosclerosis. 1997;132(2):245-50.
60. Adragao T, Pires A, Birne R, Curto JD, Lucas C, Goncalves M et al. A plain X-ray vascular calcification score is associated with arterial stiffness and mortality in dialysis patients. Nephrol Dial Transplant. 2009;24(3):997-1002.
61. Rocha LAD, Neves MCD, Montenegro FLM. Parathyroidectomy in chronic kidney disease. J Bras Nefrol. 2021;43(4 Suppl 1):669-73.
62. Andrade JS, Mangussi-Gomes JP, Rocha LA, Ohe MN, Rosano M, das Neves MC et al. Localization of ectopic and supernumerary parathyroid glands in patients with secondary and tertiary hyperparathyroidism: surgical description and correlation with preoperative ultrasonography and Tc99m-Sestamibi scintigraphy. Braz J Otorhinolaryngol. 2014;80(1):29-34.
63. Patel SG, Saunders ND, Jamshed S, Weber CJ, Sharma J. Multimodal preoperative localization improves outcomes in reoperative parathyroidectomy: a 25-year surgical experience. Am Surg. 2019;85(9):939-43.
64. Neves MCD, Rocha LAD, Cervantes O, Santos RO. Initial surgical results of 500 Parathyroidectomies for Hyperparathyroidism related to chronic kidney disease – mineral and bone disorder. J Bras Nefrol. 2018;40(4):319-25.
65. Bucharles SGE, Carmo L, Carvalho AB, Jorgetti V. Diagnosis of bone abnormalities in CKD-MBD (Imaging and bone biopsy). J Bras Nefrol. 2021;43(4 Suppl 1):621-7.
66. Adams JE. Renal bone disease: radiological investigation. Kidney Int Suppl. 1999;73:S38-41.
67. Eastwood JB. Renal osteodystrophy–a radiological review. CRC Crit Rev Diagn Imaging. 1977;9(1):77-104.
68. Assessment of fracture risk and its application to screening for postmenopausal osteoporosis. Report of a WHO Study Group. World Health Organ Tech Rep Ser. 1994;843:1-129.
69. Shevroja E, Lamy O, Kohlmeier L, Koromani F, Rivadeneira F, Hans D. Use of trabecular bone score (TBS) as a complementary approach to dual-energy X-ray absorptiometry (DXA) for fracture risk assessment in clinical practice. J Clin Densitom. 2017;20(3):334-45.
70. Borges JLC, de MMIS, Lewiecki EM. The clinical utility of vertebral fracture assessment in predicting fractures. J Clin Densitom. 2017;20(3):304-8.
71. Sornay-Rendu E, Boutroy S, Duboeuf F, Chapurlat RD. Bone microarchitecture assessed by HR-pQCT as predictor of fracture risk in postmenopausal women: the OFELY study. J Bone Miner Res. 2017;32(6):1243-51.
72. Goldenstein PT, Jamal SA, Moyses RM. Fractures in chronic kidney disease: pursuing the best screening and management. Curr Opin Nephrol Hypertens. 2015;24(4):317-23.
73. Barreto FC, Costa C, Reis LMD, Custodio MR. Bone biopsy in nephrology practice. J Bras Nefrol. 2018;40(4):366-74.
74. Dempster DW, Compston JE, Drezner MK, Glorieux FH, Kanis JA, Malluche H et al. Standardized nomenclature, symbols, and units for bone histomorphometry: a 2012 update of the report of the ASBMR Histomorphometry Nomenclature Committee. J Bone Miner Res. 2013;28(1):2-17.
75. Levin A, Bakris GL, Molitch M, Smulders M, Tian J, Williams LA et al. Prevalence of abnormal serum vitamin D, PTH, calcium, and phosphorus in patients with chronic kidney disease: results of the study to evaluate early kidney disease. Kidney Int. 2007;71(1):31-8.
76. Kalantar-Zadeh K, Gutekunst L, Mehrotra R, Kovesdy CP, Bross R, Shinaberger CS et al. Understanding sources of dietary phosphorus in the treatment of patients with chronic kidney disease. Clin J Am Soc Nephrol. 2010;5(3):519-30.
77. Carvalho AB, Nerbass FB, Cuppari L. Control of hyperphosphatemia and maintenance of calcemia in CKD. J Bras Nefrol. 2021;43(4 Suppl 1):632-8.
78. Barreto FC, de Oliveira RA, Oliveira RB, Jorgetti V. Pharmacotherapy of chronic kidney disease and mineral bone disorder. Expert Opin Pharmacother. 2011;12(17):2627-40.
79. Guida B, Cataldi M, Riccio E, Grumetto L, Pota A, Borrelli S et al. Plasma p-cresol lowering effect of sevelamer in peritoneal dialysis patients: evidence from a Cross-Sectional Observational Study. PLoS One. 2013;8(8):e73558.
80. Gregorio PC, Favretto G, Sassaki GL, Cunha RS, Becker-Finco A, Pecoits-Filho R et al. Sevelamer reduces endothelial inflammatory response to advanced glycation end products. Clin Kidney J. 2018;11(1):89-98.
81. Takkavatakarn K, Puapatanakul P, Phannajit J, Sukkumme W, Chariyavilaskul P, Sitticharoenchai P et al. Protein-bound uremic toxins lowering effect of sevelamer in pre-dialysis chronic kidney disease patients with hyperphosphatemia: a randomized controlled trial. Toxins (Basel). 2021;13(10).
82. Bennis Y, Cluet Y, Titeca-Beauport D, El Esper N, Urena P, Bodeau S et al. The effect of sevelamer on serum levels of gut-derived uremic toxins: results from *in vitro* experiments and a multicenter, double-blind, placebo-controlled, randomized clinical trial. Toxins (Basel). 2019;11(5).
83. Komaba H, Wang M, Taniguchi M, Yamamoto S, Nomura T, Schaubel DE et al. Initiation of sevelamer and mortality among hemodialysis patients treated with calcium-based phosphate binders. Clin J Am Soc Nephrol. 2017;12(9):1489-97.
84. Patel L, Bernard LM, Elder GJ. Sevelamer versus calcium-based binders for treatment of hyperphosphatemia in CKD: a meta-analysis of randomized controlled trials. Clin J Am Soc Nephrol. 2016;11(2):232-44.
85. Wang C, Liu X, Zhou Y, Li S, Chen Y, Wang Y et al. New conclusions regarding comparison of sevelamer and calcium-based phosphate binders in coronary-artery calcification for dialysis patients: a meta-analysis of randomized controlled trials. PLoS One. 2015;10(7):e0133938.
86. Ruospo M, Palmer SC, Natale P, Craig JC, Vecchio M, Elder GJ et al. Phosphate binders for preventing and treating chronic kidney disease-mineral and bone disorder (CKD-MBD). Cochrane Database Syst Rev. 2018;8:CD006023.
87. Bucharles SGE, Barreto FC, Oliveira RB. Hypovitaminosis D in chronic kidney disease. J Bras Nefrol. 2021;43(4 Suppl 1):639-44.

88. Bucharles S, Barberato SH, Stinghen AEM, Gruber B, Piekala L, Dambiski AC et al. Impact of cholecalciferol treatment on biomarkers of inflammation and myocardial structure in hemodialysis patients without hyperparathyroidism. J Ren Nutr. 2012;22(2):284-91.
89. Matias PJ, Jorge C, Ferreira C, Borges M, Aires I, Amaral T et al. Cholecalciferol supplementation in hemodialysis patients: effects on mineral metabolism, inflammation, and cardiac dimension parameters. Clin J Am Soc Nephrol. 2010;5(5):905-11.
90. Garcia-Lopes MG, Pillar R, Kamimura MA, Rocha LA, Canziani ME, Carvalho AB et al. Cholecalciferol supplementation in chronic kidney disease: restoration of vitamin D status and impact on parathyroid hormone. Ann Nutr Metab. 2012;61(1):74-82.
91. Bhan I, Dobens D, Tamez H, Deferio JJ, Li YC, Warren HS et al. Nutritional vitamin D supplementation in dialysis: a randomized trial. Clin J Am Soc Nephrol. 2015;10(4):611-9.
92. Gregorio PC, Bucharles S, Cunha RSD, Braga T, Almeida AC, Henneberg R et al. In vitro anti-inflammatory effects of vitamin D supplementation may be blurred in hemodialysis patients. Clinics (São Paulo). 2021;76:e1821.
93. Yao P, Bennett D, Mafham M, Lin X, Chen Z, Armitage J et al. Vitamin D and calcium for the prevention of fracture: a systematic review and meta-analysis. JAMA Netw Open. 2019;2(12):e1917789.
94. Barbarawi M, Kheiri B, Zayed Y, Barbarawi O, Dhillon H, Swaid B et al. Vitamin D supplementation and cardiovascular disease risks in more than 83.000 individuals in 21 randomized clinical trials: a meta-analysis. JAMA Cardiol. 2019;4(8):765-76.
95. Hernandes FR, Goldenstein P, Custodio MR. Treatment of hyperparathyroidism (SHPT). J Bras Nefrol. 2021;43(4 Suppl 1):645-9.
96. Sprague SM, Llach F, Amdahl M, Taccetta C, Batlle D. Paricalcitol versus calcitriol in the treatment of secondary hyperparathyroidism. Kidney Int. 2003;63(4):1483-90.
97. Teng M, Wolf M, Lowrie E, Ofsthun N, Lazarus JM, Thadhani R. Survival of patients undergoing hemodialysis with paricalcitol or calcitriol therapy. N Engl J Med. 2003;349(5):446-56.
98. Tfelt-Hansen J, Brown EM. The calcium-sensing receptor in normal physiology and pathophysiology: a review. Crit Rev Clin Lab Sci. 2005;42(1):35-70.
99. Rodriguez M, Goodman WG, Liakopoulos V, Messa P, Wiecek A, Cunningham J. The use of calcimimetics for the treatment of secondary hyperparathyroidism: a 10 year evidence review. Semin Dial. 2015;28(5):497-507.
100. Bucharles SGE, Barreto FC, Riella MC. The impact of cinacalcete in the mineral metabolism markers of patients on dialysis with severe secondary hyperparathyroidism. J Bras Nefrol. 2019;41(3):336-44.
101. Investigators ET, Chertow GM, Block GA, Correa-Rotter R, Drueke TB, Floege J et al. Effect of cinacalcete on cardiovascular disease in patients undergoing dialysis. N Engl J Med. 2012;367(26):2482-94.
102. Moe SM, Abdalla S, Chertow GM, Parfrey PS, Block GA, Correa-Rotter R et al. Effects of cinacalcete on fracture events in patients receiving hemodialysis: the EVOLVE trial. J Am Soc Nephrol. 2015;26(6):1466-75.
103. Deen J, Schaider H. The use of cinacalcete for the treatment of calciphylaxis in patients with chronic kidney disease: a comprehensive review. Australas J Dermatol. 2019;60(3):e186-e94.
104. Komaba H, Fukagawa M. Cinacalcete and Clinical Outcomes in Dialysis. Semin Dial. 2015;28(6):594-603.
105. Block GA, Bushinsky DA, Cheng S, Cunningham J, Dehmel B, Drueke TB et al. Effect of etelcalcetide vs cinacalcete on serum parathyroid hormone in patients receiving hemodialysis with secondary hyperparathyroidism: a randomized clinical Trial. JAMA. 2017;317(2):156-64.
106. Lau WL, Obi Y, Kalantar-Zadeh K. Parathyroidectomy in the management of secondary hyperparathyroidism. Clin J Am Soc Nephrol. 2018;13(6):952-61.
107. Goldenstein PT, Elias RM, Pires de Freitas do Carmo L, Coelho FO, Magalhaes LP, Antunes GL et al. Parathyroidectomy improves survival in patients with severe hyperparathyroidism: a comparative study. PLoS One. 2013;8(8):e68870.
108. Araujo M, Ramalho JAM, Elias RM, Jorgetti V, Nahas W, Custodio M et al. Persistent hyperparathyroidism as a risk factor for long-term graft failure: the need to discuss indication for parathyroidectomy. Surgery. 2018;163(5):1144-50.
109. Kakani E, Sloan D, Sawaya BP, El-Husseini A, Malluche HH, Rao M. Long-term outcomes and management considerations after parathyroidectomy in the dialysis patient. Semin Dial. 2019;32(6):541-52.
110. Barata JD, D'Haese PC, Pires C, Lamberts LV, Simoes J, De Broe ME. Low-dose (5 mg/kg) desferrioxamine treatment in acutely aluminium-intoxicated haemodialysis patients using two drug administration schedules. Nephrol Dial Transplant. 1996;11(1):125-32.
111. Hercz G, Salusky IB, Norris KC, Fine RN, Coburn JW. Aluminum removal by peritoneal dialysis: intravenous vs. intraperitoneal deferoxamine. Kidney Int. 1986;30(6):944-8.
112. Nigwekar SU, Thadhani R, Brandenburg VM. Calciphylaxis. N Engl J Med. 2018;378(18):1704-14.
113. Lucca LJ, Moyses RMA, Lima Neto AS. Diagnosis and treatment of calciphylaxis in patients with chronic kidney disease. J Bras Nefrol. 2021;43(4 Suppl 1):665-8.
114. Nigwekar SU, Brunelli SM, Meade D, Wang W, Hymes J, Lacson E, Jr. Sodium thiosulfate therapy for calcific uremic arteriolopathy. Clin J Am Soc Nephrol. 2013;8(7):1162-70.
115. Torregrosa JV, Duran CE, Barros X, Blasco M, Arias M, Cases A et al. Successful treatment of calcific uraemic arteriolopathy with bisphosphonates. Nefrologia. 2012;32(3):329-34.
116. Hooman N, Naghshi-Zadiyan R, Mehrazma M, Jahangiri F. Successful treatment of calciphylaxis with pamidronate. Iran J Kidney Dis. 2015;9(1):67-70.
117. Black DM, Rosen CJ. Clinical Practice. Postmenopausal Osteoporosis. N Engl J Med. 2016;374(3):254-62.
118. Khairallah P, Nickolas TL. Management of osteoporosis in CKD. Clin J Am Soc Nephrol. 2018;13(6):962-9.
119. Barreto FC, Bucharles SGE, Jorgetti V. Treatment of osteoporosis in chronic kidney disease. J Bras Nefrol. 2021;43(4 Suppl 1):654-9.
120. Ott SM. Pharmacology of bisphosphonates in patients with chronic kidney disease. Semin Dial. 2015;28(4):363-9.
121. Iseri K, Watanabe M, Lee XP, Yamada M, Ryu K, Iyoda M et al. Elimination of intravenous alendronate by hemodialysis: A kinetic study. Hemodial Int. 2019;23(4):466-71.
122. Wilson LM, Rebholz CM, Jirru E, Liu MC, Zhang A, Gayleard J et al. Benefits and harms of osteoporosis medications in patients with chronic kidney disease: a systematic review and meta-analysis. Ann Intern Med. 2017;166(9):649-58.
123. Jamal SA, Ljunggren O, Stehman-Breen C, Cummings SR, McClung MR, Goemaere S et al. Effects of denosumab on fracture and bone mineral density by level of kidney function. J Bone Miner Res. 2011;26(8):1829-35.
124. Jamal SA, Bauer DC, Ensrud KE, Cauley JA, Hochberg M, Ishani A et al. Alendronate treatment in women with normal to severely impaired renal function: an analysis of the fracture intervention trial. J Bone Miner Res. 2007;22(4):503-8.
125. Ishani A, Blackwell T, Jamal SA, Cummings SR, Ensrud KE, Investigators M. The effect of raloxifene treatment in postmenopausal women with CKD. J Am Soc Nephrol. 2008;19(7):1430-8.
126. Bonani M, Frey D, Brockmann J, Fehr T, Mueller TF, Saleh L et al. Effect of twice-yearly denosumab on prevention of bone mineral density loss in de novo kidney transplant recipients: a randomized controlled trial. Am J Transplant. 2016;16(6):1882-91.
127. Miller PD, Schwartz EN, Chen P, Misurski DA, Krege JH. Teriparatide in postmenopausal women with osteoporosis and mild or moderate renal impairment. Osteoporos Int. 2007;18(1):59-68.
128. Yamamoto J, Nakazawa D, Nishio S, Ishikawa Y, Makita N, Kusunoki Y et al. Impact of weekly teriparatide on the bone and mineral metabolism in hemodialysis patients with relatively low serum parathyroid hormone: a pilot study. Ther Apher Dial. 2020;24(2):146-53.
129. Sumida K, Ubara Y, Hoshino J, Mise K, Hayami N, Suwabe T et al. Once-weekly teriparatide in hemodialysis patients with hypoparathyroidism and low bone mass: a prospective study. Osteoporos Int. 2016;27(4):1441-50.

48 Hepatites Virais e Doença Renal Crônica

Humberto Rebello Narciso • Janaina Luz Narciso Schiavon • Leonardo de Lucca Schiavon • Roberto Camargo Narciso

HEPATITES VIRAIS

Hepatites virais podem ser causadas por diversos vírus, sendo mais frequentes os vírus das hepatites A, B e C. No Brasil de 1999 a 2019, 673.389 casos de hepatites virais foram notificados. Desses, 168.036 (25,0%) eram casos de hepatite A, 247.890 (36,8%) de hepatite B, 253.307 (37,6%) de hepatite C e 4.156 (0,6%) de hepatite D, também chamada "vírus Delta".[1] É importante observar que, embora existam mais hepatites, como E e G, estas não foram incluídas nessa estatística. Muito frequente no passado, e com evolução habitualmente benigna, a alta incidência de casos de hepatite A, resultou em elevada taxa de imunidade adquirida para esse tipo de hepatite entre os adultos. Já os mais jovens têm sido beneficiados pela introdução da vacina para esse tipo de vírus no calendário vacinal, atualmente indicado para crianças de 15 meses a 5 anos incompletos.[2] Após completar o esquema vacinal, a pessoa, em geral, fica imunizada para o vírus da hepatite A pelo resto da vida; o esperado, em associação com a melhoria das condições sanitárias, é que isso leve à erradicação desse tipo de hepatite. Recomenda-se, no entanto, que pacientes com imunidade baixa, como os pacientes renais crônicos, e portadores de hepatites B ou C, e/ou vírus da imunodeficiência humana (HIV), tenham sua imunidade comprovada para a hepatite A por meio da dosagem do título do anticorpo contra o vírus da hepatite A. Isso se justifica pela gravidade do quadro resultante de superposição dessa infecção com as hepatites B e/ou C, conforme relatado na literatura médica desde 1954.[3]

Já as hepatites B e C ainda constituem problemas de Saúde Pública; juntas, cada qual com suas características, perfazem 96% da mortalidade por hepatite viral.[4]

Para hepatite B não há tratamento curativo, apenas medicamentos que reduzem a multiplicação do vírus, diminuindo, assim, os danos ao fígado, reduzindo as chances de evolução para cirrose e neoplasia hepática. Como há um alto índice de cura espontânea da doença aguda em adultos, habitualmente não se inicia o tratamento antiviral no primeiro momento; já na fase crônica o índice de replicação viral e o grau de inflamação hepática indicam a necessidade de tratamento. A medida de maior impacto é a vacinação para hepatite B, cuja aplicação em larga escala está levando a erradicação da doença.

A hepatite C apresenta baixo índice de resolução espontânea, porém, com os recentes avanços no tratamento, a terapia medicamentosa resulta em elevada taxa de cura, sendo, por isso, indicada na maioria dos casos.

Ambas as patologias podem evoluir para carcinoma hepático. Sendo o vírus da hepatite B carcinogênico por si só, o aparecimento dessa neoplasia hepática independe da presença de cirrose hepática; já na hepatite C a fase cirrótica precede, obrigatoriamente, o câncer. A alfafetoproteína (AFP) é um marcador de hepatocarcinoma, apesar de não apresentar uma sensibilidade elevada para o diagnóstico deste.[5] Infelizmente, ainda não há vacina para o vírus da hepatite C, pelo que as medidas de rastreio e prevenção da transmissão cruzada permanecem de suma importância na redução de novos casos da doença.

Em suas formas crônicas, tanto a hepatite B quanto a C podem causar glomerulopatias secundárias, portanto a pesquisa dessas infecções deve fazer parte da investigação das doenças glomerulares.

O Censo de 2021 da Sociedade Brasileira de Nefrologia mostra estabilidade na prevalência da hepatite B, gradativa redução da hepatite C e aumento gradativo de HIV entre os pacientes em diálises, como observado na Figura 48.1.[6]

Um acompanhamento conjunto entre nefrologistas e hepatologistas é necessário para adequado seguimento de portadores de doença renal crônica infectados pelo vírus da hepatite C (HCV) ou vírus da hepatite B (HBV). A disponibilidade

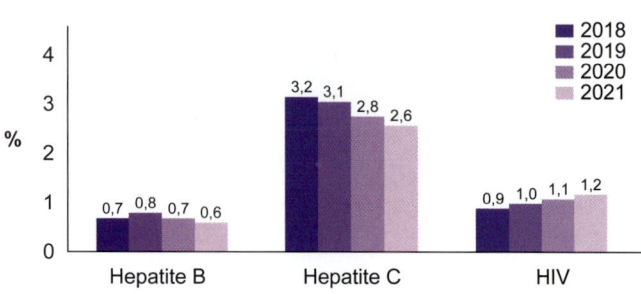

Figura 48.1 Prevalência de sorologia positiva para hepatites B, C e HIV. (Adaptada de Sociedade Brasileira de Nefrologia, 2021.)[6]

de esquemas pangenotípicos e sem restrição para uso em pacientes com função renal alterada facilitou a indicação de tratamento e o manejo da hepatite C nesses pacientes. Da mesma forma, antivirais com melhor segurança renal facilitaram o manejo da hepatite B em portadores de nefropatias. Ainda assim, é importante que as equipes envolvidas no cuidado desses indivíduos identifiquem aqueles com doença hepática mais avançada, que eventualmente necessitarão de acompanhamento mais rigoroso a longo prazo. Reforçar a adesão e evitar a interrupção da terapia antiviral, sempre que possível, é crucial para o sucesso do tratamento.

Hepatite B

Caracterização do vírus da hepatite B

Blumberg, por volta de 1967, identificou um antígeno no soro de um aborígine australiano, cuja presença estava correlacionada com a hepatite. Em 1970, esse mesmo antígeno foi identificado como componente estrutural da hepatite B, posteriormente classificado como antígeno de superfície da hepatite B (HBsAg); por isso, o HBsAg foi chamado, por muito tempo, "Antígeno Austrália".[7]

O HBV, da família dos hepadnavírus, é um pararretrovirus, DNA, predominantemente hepatotrópico, apesar dos linfócitos poderem ser reservatórios secundários. No fígado, o HBV pode causar doença aguda e crônica. Paradoxalmente, o HBV em si, é um vírus não citopático, isto é, não causa lesão direta às células hepáticas, que são, na verdade, atingidas pela resposta agressiva do sistema imunológico decorrente da presença do vírus nos hepatócitos. O HBV de fato, sequestra as enzimas nucleares para replicar o DNA viral e produzir cópias adicionais do vírus. Os hepatócitos infectados secretam partículas virais específicas que se acumulam em níveis elevados, da ordem de $10^{13}/mm^3$ de tecido hepático.

A partícula de HBV consiste em um genoma incompleto de DNA de fita dupla de 3,2 mil pares de bases, empacotado junto com a polimerase viral em um capsídio icosaédrico composto por proteínas chamadas "HBV core" (HBc). Esse nucleocapsídio é envolto por uma membrana lipídica, cravejado com três formas de proteína de antígeno de superfície HBV (coletivamente chamados "HBsAg") para compor o vírus ou partícula de Dane, que é a molécula intacta de HBV, uma estrutura esférica de 42 nm.

A formação do minicromossoma do HBV, composto por DNA covalente circular fechado (cccDNA), no núcleo dos hepatócitos infectados, é essencial, não só para a produção de todas as proteínas virais, mas também pela persistência do HBV ativo no interior dos hepatócitos, até mesmo após longo período de terapia antiviral.[8] As sete principais proteínas do HBV incluem: *Core*, *pre-Core*, *Small S*, *Middle S*, *Large S*, Polimerase e HBx.[9] A proteína HBx consiste em 154 aminoácidos e é codificada pelo genoma viral como uma fosfoproteína não estrutural envolvida na replicação e patogênese viral, bem como no desenvolvimento do carcinoma hepatocelular (HCC),[10] que leva o portador de hepatite B a desenvolver esse tumor independente de cirrose, o que não ocorre com hepatite C e outras hepatopatias.[10][11] O HBx não estrutural desempenha um papel fundamental na replicação do HBV, uma vez que numerosos estudos *in vitro* e *in vivo* demonstraram uma redução dramática na transcrição para RNA, de trechos do cccDNA do HBV, em células inoculadas com um mutante HBV-X-minus.[8]

Os fatores de risco para transmissão da hepatite B incluem transfusão de sangue e hemocomponentes, compartilhamento de agulhas por usuários de drogas intravenosas, transmissão vertical e horizontal (nesta última, inclui-se a transmissão sexual), além de transmissão em profissionais da área de saúde. O HBV tem grande capacidade de contágio e resistência; permanece viável fora do organismo humano, seu principal reservatório, por até 7 dias.[12] Segundo dados do Center for Disease Control and Prevention (CDC), o risco comparativo de transmissão após exposição percutânea por sangue é de cerca de 30% para o HBV, 3% para o HCV e 0,3% para o HIV.[13-14]

Existem 10 genótipos identificados de HBV, designados de A a J. Os genótipos B e C são mais prevalentes em regiões de alta endemicidade, nos quais a via vertical é a principal forma de transmissão. Encontram-se os genótipos A, D, E, F e G onde a transmissão horizontal, predominantemente a sexual, é mais comum. Os genótipos mais recentemente descritos, I e J, foram detectados apenas no Vietnã e no Japão.[15]

O conhecimento do genótipo viral é fundamental para entender a evolução da doença hepática. O genótipo C é mais relacionado com a evolução para cirrose e HCC. O genótipo D apresenta maior proporção de mutantes *precore*, com maior chance de vasculite quando comparado aos genótipos A B, C e F; além disso, foi relacionado a diversos casos de hepatite fulminante ocorridos nos EUA. No Brasil, o genótipo A do vírus da hepatite B foi o mais frequente, sendo identificado em quase 59% dos casos analisados. A distribuição de genótipos do HBV em cinco regiões geográficas mostrou maior prevalência do genótipo A nas regiões Norte (71,6%), Nordeste (65%), Sudeste (58,9%) e Centro-Oeste (57,5%). A região Sul mostrou-se diferente, com predomínio do genótipo D presente em 80% dos casos analisados. Essa diferença na região Sul deve-se a origem ancestral da população, com forte origem italiana e germânica, diferente das outras regiões do Brasil.[15] O outro genótipo demonstrado no Brasil além do A e D, foi o F.

Merece menção especial, a hepatite B oculta (OBI, do inglês *ocult hepatitis B infection*) que se caracteriza por HBV DNA detectável com HBsAg indetectável. A OBI está associada com lesão hepática mais grave e HCC, além de implicar riscos, especialmente nas transfusões sanguíneas, reativação da hepatite B, hepatopatia crônica e HCC.[16]

Crescentes evidências sugerem que os genótipos do HBV possam influenciar graus de soroconversão, padrões de mutação em regiões do *precore* e *core*, gravidade da hepatopatia e resposta à interferona, bem como associação a manifestações extra-hepáticas da doença, como as glomerulopatias. Há autores, porém, que contestam essa associação de genótipo com tipo de doença renal.[17] O papel da genotipagem, em guiar decisões clínicas, requer estudos adicionais antes que sejam recomendados rotineiramente.[18]

História natural

É sabido que o HBV pode levar a um quadro de hepatite aguda, porém ainda não se entende completamente por que alguns pacientes conseguem eliminar o vírus após a fase aguda da doença, enquanto outros evoluem para hepatite crônica. A hepatite B aguda ocorre 45 a 180 dias após a exposição ao vírus da hepatite B. A taxa de infecções sintomáticas está diretamente relacionada com a idade, sendo menor que 10% em crianças, alcançando 50% em adultos.[19]

O HBV pode causar hepatite aguda ou crônica, sem estar bem estabelecida a razão pela qual a maioria dos pacientes desenvolve uma doença aguda com posterior clareamento viral, enquanto outros persistem com a infecção desenvolvendo uma hepatite crônica. Aproximadamente 70% da hepatite B aguda é subclínica ou anictérica.

O risco de desenvolver infecção crônica pelo HBV varia de 90% para recém-nascidos de mães HBeAg-positivas, 25 a 30% em crianças menores de 5 anos para menos de 5% em adultos.

Globalmente, em 2019, cerca de 284 a 351 milhões de pessoas apresentavam infecção crônica pelo HBV. A prevalência crônica de HBV em todas as idades foi de 4,1% (IC 95%; 3,7% a 4,5%). Em 2019, houve uma redução de 31,3% em relação a 1990 e um declínio de 6,8% em relação a 2015. Em relação ao Brasil, a prevalência reduziu-se de 5,1% em 1990 para 3,4% em 2019; na Europa a prevalência alcançou 1,1% em 2019 (IC 95%; 1,0% a 1,2%).[6]

Infecção crônica pelo HBV é a infecção viral mais comum no mundo, afetando mais que o dobro das pessoas com prevalência de HIV e hepatite C em infecção combinada.[17] Aproximadamente 257 milhões de indivíduos são globalmente infectados pelo HBV e 900 mil mortes anuais acontecem relacionadas às complicações da doença, incluindo insuficiência hepática ou câncer de fígado.[20]

Os adultos que têm comorbidades destacam-se pela alta taxa de cronificação, como os que usam medicações antineoplásicas e imunossupressores entre os quais se incluem os pacientes transplantados, pacientes em uso de corticosteroides e os pacientes renais crônicos em terapêutica dialítica, nos quais a infecção por HBV leva a cronicidade em 60% dos casos, o que se justifica pela alteração nas imunidades inata e adaptativa presentes nessa população. Conforme o censo da Sociedade Brasileira de Nefrologia 2021, 0,6% dos pacientes em diálise são portadores de hepatite B.[6]

Em uma recente publicação, analisando sorologia de 644 pacientes em hemodiálise no Rio de Janeiro, 34% não tinham nenhum marcador positivo para hepatite B, sendo, assim, suscetíveis à doença; 5,9% eram portadores do HBV; 26,6% imunizados pela vacinação, com anti-HBc negativo e anti-HBs positivo; 30,7% com anti-HBs e anti-HBc positivos demonstrando infecção prévia curada; e 2,8% demonstraram anti-HBc positivo, sem anti-HBs, situação que mostra infecção prévia sem ter obtido imunidade.[21]

Em 2016, a Assembleia Mundial da Saúde (WHA) implantou um programa denominado "Estratégia para hepatites virais da Organização Mundial de Saúde Global" (WHO-GHSS), para eliminar a hepatite viral como uma ameaça à Saúde Pública.[18] A WHO-GHSS objetivava uma redução de 30% nos novos casos de hepatite B, com queda de 10% em mortes relacionadas a HBV por volta de 2020, e de 95% de novos casos e mortes para o ano de 2030 em comparação aos números destes em 2015.[22]

Com a imunização populacional, introduzida no calendário vacinal infantil brasileiro a partir de 1996, a incidência da doença no grupo etário de jovens com menos de 15 anos diminuiu significativamente. É importante ressaltar que a regulamentação da vacina contra hepatite B para grupos de risco deu-se no Brasil por meio da Portaria Ministerial MS/GM nº 597/2004.

Além da vacinação específica, outras medidas contribuem para o controle da transmissão da doença, como a regulamentação dos bancos de sangue e o rastreamento sorológico em doadores, o uso de materiais descartáveis para aplicação de medicamentos parenterais, e precauções com individualização das salas e rastreamento sorológico nas unidades de diálise.

Embora haja vacina para HBV facilmente disponível, não há cura disponível até o momento. A principal razão para a ausência de tratamento curativo para o HBV é a presença do cccDNA, que protege o DNA viral, impedindo a erradicação ou inativação do vírus.[23]

Os antivirais orais melhoram a sobrevida do paciente por reduzir eficientemente a replicação viral e a inflamação hepática em portadores crônicos do HBV.[8]

Interpretação dos marcadores sorológicos

Os marcadores sorológicos identificados na infecção crônica pelo HBV, seu significado e sua interpretação dos padrões sorológicos estão demonstrados no Quadro 48.1, que coloca de uma maneira muito prática a interpretação dos marcadores em cada etapa.[24]

Seguimento clínico

Os portadores crônicos do HBV, em qualquer fase evolutiva, devem ser investigados na primeira consulta para a presença de outros vírus de hepatite (A, C e D, dependendo da região de origem) e de coinfecções sexualmente transmissíveis (p. ex., vírus HIV e sífilis). O acompanhamento deve ser ambulatorial, trimestralmente, com testes hepáticos; semestralmente, é preciso realizar HBeAg, anti-HBe, carga viral, ultrassonografia e alfafetoproteína.

Cabe lembrar que a hepatite por vírus D, que requer vírus de hepatite B para sua replicação, afeta 5% dos infectados crônicos com HBV e a sua aquisição pode ser concomitante para os dois vírus, ou uma superinfecção em portador de HBV; atinge mais a população indígena, mas os pacientes em

Quadro 48.1 Interpretação dos resultados sorológicos (Ag-Ab) para hepatite B.

Marcador sorológico	Significado	Interpretação
HBsAg	Antígeno de superfície do HBV	Infecção atual pelo HBV (aguda ou crônica)
Anti-HBc IgM	Anticorpo contra o antígeno core do vírus da hepatite B, IgM	Hepatite aguda pelo HBV ou exacerbação (flare) de um quadro crônico de HBV
Anti-HBc IgG	Anticorpo contra o antígeno core do vírus da hepatite B, IgG	Infecção atual ou prévia pelo HBV
Anti-HBs	Anticorpo contra o antígeno de superfície do HBV	Imunidade natural (por infecção prévia) ou adquirida pela vacina
HBeAg	Antígeno e do HBV	Replicação atual do HBV
Anti-HBe	Anticorpo contra o antígeno e do HBV	Controle imunológico da replicação do HBV

Anti-HBc IgM: anticorpo contra o antígeno core do HBV, imunoglobulina M; Anti-HBc IgG: anticorpo contra o antígeno core do HBV, imunoglobulina G; Anti-HBe: anticorpo contra o antígeno e do HBV; Anti-HBs: anticorpo contra o antígeno de superfície do HBV; HBeAg: antígeno e do HBV; HBsAg: antígeno de superfície do HBV; HBV: vírus da hepatite B. (Adaptado de Ministério da Saúde, 2018.)[24]

hemodiálise e usuários de drogas injetáveis também são vulneráveis. A combinação desses dois vírus, o B e o D, é considerada a mais grave forma de hepatite crônica viral devido ao maior número de mortes por hepatopatia e de casos de carcinoma hepatocelular. Felizmente a vacinação para hepatite B tem declinado essa associação de vírus. Enfatize-se que o sucesso terapêutico da infecção combinada dos vírus B e D é limitado.[25]

Vacinação para hepatite B em portadores de doença renal crônica

A vacinação contra o HBV começou no início dos anos 1980. A resposta imunológica no paciente renal crônico é deficiente, ao passo que, na população geral, a resposta à vacina é maior que 90%; na população em programa dialítico, observa-se apenas 50 a 60% de resposta. Consideram-se respondedores à vacinação aqueles indivíduos cujos títulos do anti-HBs alcancem 10 ou mais UI/mℓ após completarem o esquema recomendado nessa população, ainda que títulos comprovadamente protetores exijam valores de 100 ou mais UI/mℓ. Para o paciente renal crônico em hemodiálise, recomenda-se dose dupla da vacina 40 μg com administrações nos meses 0, 1, 2 e 6.

Deve ser administrada no músculo deltoide, que tem mostrado melhor resposta do que quando aplicada no glúteo em função da maior quantidade de gordura cutânea na região glútea que dispersa o "imunizante".[26]

Métodos para aumentar a eficácia da vacinação para HBV em doença renal crônica usa administração intradérmica e fármacos adjuvantes como levamisole, selênio e imiquinol tópico.[27]

É recomendado que pacientes em hemodiálise com títulos de anti-HBs acima de 100 mil/mℓ sejam testados para a HBsAg a cada 6 meses, e os anti-HBs negativos sejam testados com HBsAg a cada 3 meses.[28]

Os exames falsamente positivos para HBsAg merecem registros em indivíduos recém vacinados, pelo período de 1 até 3 semanas da vacinação.[29]

Geralmente, a vacina não oferece proteção a longo prazo aos pacientes em hemodiálise; após 3 anos, tem-se observado que apenas 41% mantêm o anti-HBs detectável. A cada 6 meses, deve-se dosar o título de anti-HBs nesses pacientes e revaciná-los com dose única quando os títulos estiverem abaixo de 100 UI/mℓ.

Cuidados com os pacientes HBsAg positivos em hemodiálise

Para todos os pacientes em hemodiálise, a melhor maneira de manter a vigilância constante sobre a transmissão das hepatites virais é realizar periodicamente a dosagem de alanina aminotransferase (ALT) e as sorologias para os vírus de hepatite. A ALT, ainda muito conhecida pelo seu nome antigo de transaminase glutâmico pirúvica (TGP), deve ser dosada mensalmente. Em caso de ALT elevada, deve-se realizar as sorologias HBsAg, anti-HBc IgM, anti-HBc IgG e anti-HCV.

Todos os pacientes com possibilidade de vir a receber terapêutica de substituição renal, desde a fase 3b de DRC devem ser investigados para a presença de sorologia positiva para os vírus de hepatites B e C, além do HIV. Em relação à hepatite B, os exames HBsAg, anti-HBc IgG e anti-HBs devem ser realizados semestralmente. Se os resultados forem negativos, deve-se iniciar vacinação específica, com esquema especial nas fases 4 e 5 da DRC.

Os pacientes HBsAg-positivos em hemodiálise não devem reusar seus dialisadores, o que está previsto pela Agência Nacional de Vigilância Sanitária do Ministério da Saúde.[30] Esses pacientes devem ser dialisados em sala separada dos pacientes HBsAg-negativos.

O paciente em tratamento dialítico por diálise peritoneal deve obedecer aos mesmos cuidados pelo risco potencial de necessitar de uma mudança dessa terapêutica para o sistema extracorpóreo.

Transplante renal em HBsAg positivo

A prevalência da infecção pelo HBV no contexto do transplante renal tem diminuído, em razão da vacinação dos indivíduos com DRC e das medidas de prevenção adotadas em centros de hemodiálise.

Pacientes HBsAg-positivos com cirrose e doença renal em fase terminal devem ser avaliados individualmente por especialistas de fígado e rim, visando a definição da necessidade de transplantes hepático e renal simultâneos, uma vez que estudos sugerem pior desfecho na população de transplantados hepáticos que, ao evoluir com doença renal crônica, permanecem em terapia dialítica, quando comparado àqueles que se submetem a transplantes simultâneos ou sequencial de rim após fígado.[31]

Os portadores do HBsAg evoluem pior e têm menor sobrevida no pós-transplante do que os indivíduos HBsAg-negativos (sobrevida de 55% *versus* 80% em 10 anos). Por se tratar de estado de imunossupressão, há risco de ocorrer exacerbação (*flare*) dos quadros de hepatite crônica pelo HBV, mesmo em pacientes com HBV DNA indetectável. A reativação pode ser grave, com rápida progressão da lesão histológica e/ou insuficiência hepática. Por essas razões, o tratamento preemptivo/profilático, antes do transplante renal, é indicado para todos os pacientes com HBsAg-positivo, independentemente do perfil de replicação viral. A terapia antiviral profilática (antes da reativação) e preemptiva (após a reativação) deverá ser mantida por 6 a 12 meses após o término do tratamento imunossupressor. Caso a terapia seja por tempo indefinido (transplante renal, por exemplo), o antiviral também deverá ser mantido indefinidamente. Aqueles com infecção concomitante por vírus das hepatites B e D devem ser avaliados caso a caso por especialista, mas podem apresentar quadros histológicos hepáticos de maior gravidade.

Infecção por hepatite B merece especial atenção nos receptores de transplante renal, já que determina o dobro do risco de morte (risco relativo [RR] 2,21 95%; índice de confiança [IC] 1,56 a 3,14), e quase 50% de risco adicional de perda do enxerto (RR 1,44, 95%; IC 1,26 a 1,63), entre os receptores de transplante renal com HBV. Historicamente, acreditava-se que o risco de reativação da hepatite B era baixo ou clinicamente insignificante; mais recentemente, estudos mostraram que o risco de reativação em pacientes com infecção por HBV considerada resolvida pode chegar a 6,5%, particularmente naqueles sem HBsAg no tempo de transplante; observou-se que a reativação ocorreu, em sua maioria, quando os títulos de anticorpo anti-HBs estavam abaixo de 100 IU/mℓ.[32]

Como anteriormente especificado, o rastreamento para outras infecções e vacinação devem ser realizados em todos os pacientes candidatos a transplante renal infectados pelo HBV. Já a biopsia hepática tem caráter facultativo, uma vez que não é fundamental para indicação do antiviral, mas pode ser necessária para definição da gravidade da lesão histológica hepática, quando a elastografia hepática não está disponível.

Síndromes glomerulares associadas à infecção pelo vírus da hepatite B

Nefropatia membranosa

É a lesão glomerular mais comum no portador da hepatite B crônica, compreende 10 a 15% de todas as nefropatias membranosas em adultos vivendo em áreas endêmicas de hepatite B. Pode surgir alguns meses após exposição ao HBV, embora predominantemente ocorra após 2 anos da infecção. Acomete mais crianças que adultos, com predomínio no sexo masculino.[33] Não parece haver relação com os níveis de elevação das aminotransferases, nem com a histologia do fígado, fazendo crer que a infecção pelo HVB seja mais associada à nefropatia que à lesão hepática da hepatite B.[34]

Histologicamente, a nefropatia membranosa relacionada com HBV é indistinguível da forma idiopática de nefropatia membranosa, com depósitos de complexos imunes subepiteliais, contrapondo-se à nefropatia membranosa por HCV com complexos imunes subendoteliais. Em aproximadamente 90% dos pacientes com nefropatia membranosa comprovada, pode-se detectar HBeAg no próprio glomérulo, ao passo que em 95% destes o antígeno é circulante.[35]

Podocitopenia tem sido detectada em crianças com nefropatia membranosa, ligando a lesão podocitária do HBV a um aumentado grau de apoptose e consequente proteinúria. Anticorpos antirreceptores de fosfolipase – ANTIPLA2R – importante marcador específico de nefropatia membranosa idiopática, também ocorre em alguns pacientes com nefropatia associada a outras etiologias como na hepatite B, na sarcoidose e nas neoplasias malignas.[36]

O HBeAg é detectado em aproximadamente 90% dos glomérulos em biopsia com nefropatia membranosa por HBV; níveis circulantes de HBeAg é achado em mais de 95% desses pacientes.[37] Exame sorológico negativo para HBsAg não descarta nefropatia membranosa pelo HBV. Hematúria microscópica também é comum na membranosa pelo HBV, assim como níveis séricos de C3 e C4 podem ser mais baixos em pacientes na glomerulopatia membranosa por HBV do que nos pacientes com a forma idiopática.[38] A imunofluorescência dos subtipos de depósitos de IgG costumam ser diferentes, na nefropatia membranosa por HBV predomina IgG1 além de C1q, ao passo que na membranosa idiopática predomina IgG4.

Na nefropatia membranosa da hepatite B, a progressão à DRC corresponde a 25 a 35% dos adultos e 5% das crianças. Resolução espontânea tem sido histologicamente comprovada em crianças, com desaparecimento do HBeAg, apesar da persistência do HBsAg positivo, o que pode pesar na indicação do tratamento antiviral dado seus efeitos colaterais. Em adultos, não se tem descrito essa resolução espontânea, pelo que o tratamento antiviral se impõe. Em geral, há remissão da síndrome nefrótica com 3 meses de tratamento; quando persiste após 6 meses, deve-se considerar outra etiologia. É preciso realçar que a terapêutica com esteroide não é efetiva para esse tipo de nefropatia, além de ser potencialmente deletéria.

Essa variante membranosa entra no diagnóstico diferencial etiológico com nefrite lúpica, especialmente quando as características clínicas do lúpus eritematoso sistêmico não estão presentes; nessa situação é importante salientar que a nefrite lúpica tem predominância no gênero feminino e a nefropatia por HBV no gênero masculino.[36]

Glomerulonefrite membranoproliferativa

É a segunda glomerulopatia mais comum em portadores de HBV, caracteriza-se por lobulação glomerular com desdobramento da membrana basal, depósitos de HBsAg e HBeAg subendoteliais e mesangiais. Nesse grupo de pacientes, descrevem-se somente os tipos I e III de glomerulonefrite membranoproliferativa. Clinicamente, manifesta-se de maneira predominante por síndrome nefrítica, com graus variáveis de proteinúria, hematúria com hemácias dimórficas e cilindros hemáticos, hipertensão, além de redução da função renal.[39] Parece se restringir à população adulta.[34] A infecção por HBV raramente causa crioglobulinemia mista, que pode ser associada a esse tipo de glomerulopatia. Em uma série de 12 pacientes com HBV associado a crioglobulinemia, todos os pacientes apresentaram proteinúria nefrótica e hematúria microscópica, 75% alteração da função renal, 58% *rash* purpúrico e 100% hipocomplementemia e positividade para fator reumatoide (RF).[39]

Poliarterite nodosa

Embora muito rara atualmente, a poliarterite nodosa (PAN) tem no HBV sua principal causa secundária; por isso, o American College of Rheumatology estabeleceu critérios classificatórios de PAN nos quais a sorologia para HBV passou a ser essencial. Nos anos 1980, mais de 80% dos casos de PAN eram secundários a infecção por HBV, já nos anos 1990, os casos secundários passaram a representar somente 40 a 50%, com declínio ainda mais importante nos anos 2000, sendo atualmente menor que 20%. Essa queda é atribuída à vacinação e ao tratamento viral efetivo.

A PAN parece ser uma manifestação precoce do estado de portador de HBsAg dentro do primeiro ano do diagnóstico, em geral nos primeiros 4 meses de infecção, predominando no sexo masculino (65%) e na sexta década de vida. A PAN ligada ao HBV diferencia-se da clássica por maior envolvimento gastrintestinal, marcada hipertensão e maior risco de nefropatia. Caracteriza-se por inflamação focal, transmural e necrosante envolvendo artérias de médio calibre, nos rins, principalmente, as artérias interlobares e seus ramos, denominadas "artérias arqueadas", podendo levar ao desenvolvimento de aneurismas, tromboses, infarto ou hemorragia. A lesão vascular ocorre de forma direta pela replicação do vírus nos vasos envolvidos e deposição de complexos imunes, seguido por ativação destes, mediada por complemento. Neste contexto, a terapêutica combinada de plasmaférese com terapia antiviral costuma ser bem-sucedida.[40]

Glomeruloesclerose segmentar e focal

A glomeruloesclerose segmentar e focal secundária a infecção viral ativa é relativamente rara; afeta geralmente pacientes jovens do sexo masculino, e é caracterizada por proteinúria nefrótica. A remissão ocorre, em geral, após 2 meses de tratamento com lamivudina ou entecavir, tempo requerido para inibir replicação viral.[36]

Tratamento da hepatite B em portadores de doença renal crônica

Indicações

O principal objetivo da terapia da hepatite B crônica com as opções atualmente disponíveis é a supressão sustentada do HBV-DNA. A normalização da ALT é obtida na maioria dos pacientes tratados atualmente e também pode ser considerado um importante objetivo do tratamento. Respostas que indicam um controle imunológico mais robusto, como a perda ou soroconversão do HBeAg ou do HBsAg representam objetivos importantes, porém menos frequentemente obtidos, especialmente a negativação do HBsAg.[41]

Em linhas gerais, o tratamento da hepatite B deve ser considerado em todo paciente com evidência de replicação significativa, elevação de ALT acima do limite superior do normal e/ou presença de atividade necroinflamatória ou fibrose hepática moderada.[41-43] Em pacientes com cirrose compensada ou descompensada o tratamento antiviral está indicado em todos os pacientes com HBV-DNA detectável, independente da carga viral.[41] As recomendações dos limites para definição de replicação significativa dos valores de ALT e das ferramentas para avaliação de fibrose hepática variam de acordo com o perfil do paciente, provável fase da doença e de acordo com as diretrizes dos diferentes países.

Existem controvérsias na literatura médica sobre o melhor ponto de corte para definição de limite superior da normalidade de ALT. Enquanto as diretrizes da Asian Pacific Association for the Study of the Liver (APASL) e European Association for the Study of the Liver (EASL) sugerem um ponto de corte de 40 UI/ℓ para ambos os sexos, o consenso da American Association for the Study of Liver Diseases (AASLD) recomenda os valores de 35 UI/ℓ e 24 UI/ℓ para homens e mulheres, respectivamente.[41-44]

As indicações de tratamento da hepatite B protocoladas pelo Ministério da Saúde[45] e situações vigentes pelo "Protocolo clínico e diretrizes terapêuticas de hepatite B do Ministério da Saúde" (PCDT) que possam indicar tratamento, independente dos resultados de HBeAg, HBV-DNA e ALT, estão apresentadas no Quadro 48.2.

De forma prática, valores de ALT considerados intermediários podem motivar a investigação do dano hepático por meio de estratégias adicionais, como a biopsia ou a elastografia hepática. Ainda que a biopsia não seja recomendada atualmente de forma rotineira na avaliação dos portadores de hepatite B crônica, ela poderá ser útil nos casos com níveis limítrofes de aminotransferases e/ou carga viral, particularmente quando a elastografia não estiver disponível ou não for conclusiva.

Opções de tratamento

Atualmente, os seguintes fármacos estão disponíveis para tratamento da hepatite B no Brasil: interferona peguilado alfa-2a, inteferona peguilado alfa-2b, entecavir, fumarato de tenofovir desoproxila (TDF), tenofovir alafenamida (TAF).

A interferona peguilado deve ser utilizada em doses subcutâneas semanais por 48 semanas. Apresenta como principais vantagens o fato de ser um tratamento com duração finita e pode levar à uma resposta sustentada após o término da terapia. Entretanto, trata-se de esquema de baixa tolerabilidade, com várias contraindicações e efeitos colaterais que limitam sua aplicabilidade, especialmente entre portadores de doença renal crônica. A resposta ao tratamento é subótima, com taxas de soroconversão HBeAg de cerca de 30% nos pacientes HBeAg reagentes e taxas de supressão do HBV-DNA de cerca de apenas 19% nos casos de HBeAg não reagente.[41,46]

Dessa maneira, a utilização da interferona peguilado é, atualmente, restrita a um subgrupo de pacientes com critérios de boa resposta, especialmente HBeAg reagente, genótipos A ou B, não cirróticos, com baixa carga viral, jovens e com sinais de inflamação hepática mais intensa.[41,46] É pouco empregada na atualidade, particularmente em pacientes que têm comorbidades, como os portadores de doenças renais crônicas, e está contraindicada nos transplantados renais.

Nos últimos anos, os análogos nucleosídios e nucleotídios se tornaram a terapia farmacológica mais utilizada na hepatite B crônica. Os três fármacos disponíveis no Brasil são de uso único diário, e apresentam excelente perfil de segurança e tolerabilidade. O Quadro 48.3 mostra as principais características dos antivirais orais usados atualmente para tratamento da hepatite B. As interferonas têm efeitos antivirais, antiproliferativos e imunomoduladores; recentemente, as interferonas padrão foram substituídas pela peguilada (PegIFN). Diferentes abordagens de análogos nucleos(t)ídios e interferonas peguiladas têm sido propostas, como uso combinado ou em momentos diferentes, com a recomendação de se associar apenas a entecavir ou tenofovir, e não a adefovir e telvudina.[47]

O PCDT brasileiro mantém o TDF como primeira escolha para o tratamento oral da hepatite B no Brasil. Apesar de ser medicação com bom perfil de segurança, o uso do TDF a longo prazo tem sido associado à redução da função renal, o que pode limitar sua utilização, particularmente em pacientes com fatores de risco para doença renal crônica.[48] O entecavir é uma opção recomendada no PCDT em pacientes com contraindicações ao TDF ou que apresentaram complicações com o seu uso, incluindo a disfunção renal. Estudos demonstram que, quando comparado ao TDF, o uso de entecavir se associou a menores reduções nas taxas de filtração glomerular (TFG).[49] O TAF é um fármaco mais recentemente aprovado em nosso meio e que apresenta melhor perfil de segurança renal quando comparado ao TDF. Ele é um profármaco do tenofovir que apresenta maior estabilidade plasmática que o TDF, o que se relaciona a concentrações plasmáticas circulantes de tenofovir cerca de 90% menores que o TDF nas doses recomendadas.[50] O TAF apresenta atividade antiviral similar ao TDF com menores reduções na TFG com seu uso prolongado e até mesmo demonstrando evidências de recuperação da função renal após troca de TDF

Quadro 48.2 Indicações de tratamento da hepatite B protocoladas pelo Ministério da Saúde.

- Paciente com HBeAg reagente e ALT > 2 × o limite superior da normalidade (LSN)
- Adulto maior de 30 anos com HBe reagente
- Paciente com HBeAg não reagente, HBV-DNA > 2.000 UI/mℓ e ALT > 2 × LSN.

Situações vigentes pelo PCDT que possam, também, indicar tratamento

- História familiar de carcinoma hepatocelular
- Manifestações extra-hepáticas com acometimento motor incapacitante, artrite, vasculites
- Glomerulonefrite e poliarterite nodosa
- Coinfecção HIV/HBV ou HCV/HBV
- Reativação de hepatite B crônica
- Cirrose/insuficiência hepática
- Biopsia hepática METAVIR > A2F2 ou elastografia hepática > 7,0 kPa
- Prevenção de reativação viral em pacientes que receberão terapia imunossupressora ou quimioterapia.

HBeAg: antígeno e do HBV; HBV: vírus da hepatite B; HCV: vírus da hepatite C; HIV: vírus da imunodeficiência humana. (Adaptado de Ministério da Saúde.)[44]

Quadro 48.3 Características dos análogos nucleos(t)ídios disponíveis para o tratamento da hepatite B.

Fármaco	Classe	Dose diária usual		Ajuste renal		
			TFG ≥ 50 mℓ/min	TFG 30 a 49 mℓ/min	TFG 10 a 29 mℓ/min	TFG < 10 mℓ/min
Entecavir	Análogo nucleosídio	0,5 mg ou 1 mg/dia[a]	Não	0,5 mg a cada 48 h	0,5 mg a cada 72 h	0,5 mg 1 vez/semana
Fumarato de tenofovir desoproxila (TDF)	Análogo nucleotídio	300 mg	Não	300 mg a cada 48 h	300 mg a cada 72 h	300 mg 1 vez/semana[b]
Tenofovir alafenamida (TAF)	Análogo nucleotídio	25 mg	Não	Não	Não	Não[c]

[a]Dose recomendada para cirrose descompensada. [b]Somente em pacientes em hemodiálise, com período máximo de 12 horas de diálise por semana. Não há dados referentes à diálise peritoneal ou à hemofiltração, sendo aconselhada a substituição do medicamento ou a redução da dose nesses casos. [c]Não é necessário ajuste de dose do TAF para pacientes com TFG < 15 mℓ/min em hemodiálise. Não é possível efetuar recomendações posológicas em pacientes com TFG < 15 mℓ/min que não estejam fazendo hemodiálise. TFG: taxa de filtração glomerular. (Fonte: Secretaria de Estado da Saúde – SP.)[52]

Quadro 48.4 Indicações para antivirais alternativos ao TDF em portadores de hepatite B crônica.

Indicações para tratamento alternativo (consideradas contraindicações ao TDF)	Opções terapêuticas
Cirrose	Child A sem uso prévio de lamivudina: entecavir Child A com uso prévio de lamivudina: TAF Child B ou C: entecavir
Alteração renal (pelo menos 1): a) TFG < 60 mℓ/min b) microalbuminúria ou proteinúria persistente c) fosfato sérico < 2,5 mg/dℓ d) redução da TFG ≥ 25% após início do TDF e) uso de terapia imunossupressora ou quimioterapia nefrotóxica atual	Sem uso prévio de lamivudina: entecavir Com uso prévio de lamivudina: TAF
Alteração óssea (pelo menos 1): a) osteoporose b) história de fratura patológica; c) uso crônico (≥ 3 meses) de corticosteroides ou outros medicamentos sistêmicos que piorem a densidade mineral óssea d) escore de FRAX para fraturas osteoporóticas ≥ 10%	Sem uso prévio de lamivudina: entecavir Com uso prévio de lamivudina: TAF

Fonte: Secretaria de Estado da Saúde (SP).[52]

para TAF.[51] Atualmente, o protocolo brasileiro reserva o TAF aos pacientes que têm contraindicações ao TDF e que usaram previamente lamivudina, portanto, não seriam bons candidatos ao entecavir pelo risco de resistência cruzada.[52] O Quadro 48.4 mostra as indicações para a escolha de entecavir ou TAF segundo as recomendações do protocolo brasileiro.

Monitoramento do tratamento

A eficácia do tratamento com análogos núcleos(t)ídeos deve ser periodicamente avaliada por meio do monitoramento das aminotransferases, do HBV-DNA e do HBeAg e anti-HBe naqueles pacientes HbeAg reagentes. O rastreamento do carcinoma hepatocelular, com ultrassonografia a cada 6 meses, deve ser feito mesmo nos pacientes não cirróticos. A alfafetoproteína apresenta baixo desempenho no rastreamento do carcinoma hepatocelular, mas poderá ser recomendada em associação ao exame de imagem. O monitoramento da função renal e de marcadores de dano tubular renal é recomendada aos pacientes em uso crônico de TDF. A densitometria óssea deve ser realizada a cada 2 anos em mulheres acima de 40 anos em transição menopausal e nos homens acima dos 50 anos com risco de perda óssea.[44]

O tratamento deve ser mantido a longo prazo na maioria dos pacientes uma vez que a recaída é comum após a parada do antiviral. Nas seguintes situações, a terapia poderá ser interrompida:[41]

a) Negativação do HBsAg com ou sem a soroconversão para anti-HBs
b) Soroconversão do HBeAg para anti-Hbe em pacientes não cirróticos, com HBV-DNA indetectável e após um período de consolidação de pelo menos 12 meses de tratamento antiviral. Um monitoramento rigoroso é recomendado nesses casos.

A descontinuação do tratamento antiviral tem sido estudada e pode ser considerada em casos selecionados de não cirróticos com HBeAg negativo e que se mantiveram com HBV-DNA indetectável por longo período (> 3 anos). Tal tentativa de interrupção deverá ser rigorosamente acompanhada em centros especializados e não pode ser ainda rotineiramente recomendada.[41-42]

HEPATITE C

Hepatite por HCV é um sério problema de Saúde Pública que afeta aproximadamente 170 milhões de pessoas em todo o mundo. Continua sendo a causa líder mundial de mortes por doença hepática, apesar dos recentes avanços médicos na terapêutica do HCV. Cerca de 85% dos infectados tornam-se crônicos, 20% desenvolvem cirrose dentro de 20 anos, caracterizado por progressiva substituição da arquitetura funcional hepática por tecido não funcionante. Anualmente, é esperado que 6% dos pacientes cirróticos sejam acometidos de doença hepática terminal e 4% desenvolvam carcinoma hepatocelular.[53]

Caracterização do vírus da hepatite C

O HCV, descoberto em 1989 por grupos independentes de cientistas norte-americanos, japoneses e italianos, é um representante do gênero *Hepacivirus*, incluído na família Flaviviridae, cujo genoma se constitui de uma molécula de RNA de fita simples e polaridade positiva, medindo 9,5 kg de comprimento, com diâmetro de 40 a 60 mm, em envelope.

A patogenicidade do HCV dá-se por efeito direto nas células infectadas ou pela resposta imune do hospedeiro, os hepatócitos são as células mais acometidas, ainda que linfócitos B, células dendríticas e tubulares renais também possam sê-lo.

Atualmente, a hepatite C é relacionada como um dos grandes problemas da saúde mundial. Estimativa da Organização Mundial da Saúde, publicada em 2022, correspondente a dados de 2019, aponta que aproximadamente 58 milhões de pessoas estariam infectadas pelo HCV em todo o mundo, com 400 mil mortes anuais.[54] Em 2019 desse total de infectados, somente 21% haviam recebido diagnóstico e 13% o tratamento.

Sintomas acometem somente 16% dos pacientes, o que contribui para uma dificuldade quanto ao reconhecimento da doença, mesmo em países com melhor nível socioeconômico, como o Canadá, onde se estima que 25% dos casos não são diagnosticados, situação que pode promover aumento de risco de transmissão viral pelo contato com o sangue daqueles que não são diagnosticados.[55-56]

A situação descrita também ocorre nos EUA e na Europa Ocidental, onde a hepatite C representa a causa mais frequente de morte de origem hepática e é a maior indicação de transplante de fígado, responsável por aproximadamente 40% dos procedimentos realizados em adultos.[57-58]

Há um baixo índice de cura espontânea, visto que praticamente 75 a 85% desenvolvem hepatite crônica e 25% evoluem para cirrose hepática, situações manifestas em média 20 a 30 anos após a aquisição da infecção.[59-60] Outra complicação da hepatite C refere-se ao carcinoma hepatocelular, geralmente precedido de cirrose, já que na hepatite C, o risco de carcinoma hepatocelular está ligado ao grau de fibrose.[61] Constatação feita em uma publicação recente é que o ácido acetilsalicílico usado por longo período reduz significativamente o risco de hepatocarcinoma, embora os autores sugiram estudos adicionais para esclarecer a relação causal com esse fato.[62] Pela grande prescrição de ácido acetilsalicílico nos pacientes em hemodiálise, por mais de uma indicação, provavelmente os pacientes em hemodiálise com HCV positivo fazem uso frequentemente.

Embora a hepatite C, agora, possa ser curada com antivirais de ação direta (DAA), a ressalva de que um tratamento bem-sucedido não impede reinfecção talvez explique a dificuldade para a descoberta de uma vacina efetiva. Não há ainda vacinação para hepatite C, mas há esforço nesse sentido.[63] É importante salientar que, com o uso dos DAAs, não há limite de idade para tratamento dessa infecção, situação que não acontecia na era do uso de interferona.[64]

Primariamente, o HCV é transmitido via parenteral. Houve grande número de infecções decorrentes de transfusões sanguíneas antigas, anteriores a 1990, quando não se conhecia esse vírus e, portanto, não era possível identificá-lo, sendo, na época, denominado "não A e não B". Na prática médica atual, esse tipo de contágio é inaceitável pelo rastreamento que se faz dos doadores de sangue, com sorologia específica. A pesquisa do anti-HCV foi adicionada à triagem de doadores em 1990 e 1991 nos EUA, e no Brasil a partir de 1993, mostrando uma redução de 80% nas taxas de hepatite pós transfusional por unidade transfundida.[65] Hoje, as infecções são, principalmente, decorrentes do uso de drogas injetáveis, sendo a positividade para HCV nesse grupo superior a 40%.[66-67] Os homens coinfectados com HIV que têm relação sexual com homens apresentam alto risco.[68] Merece ênfase a grande incidência na população carcerária.[69-70]

A taxa de transmissão sexual e vertical (mãe-feto) é desprezível, menor do que aquela que ocorre com o HBV e o HIV. O vírus não se transmite pela água, mas há relatos de transmissão por tatuagens, acupuntura e colocação de *piercings*, procedimentos que exigem cuidados especiais. Transmissão nasal por compartilhar cocaína administrada por essa via também tem sido descrita. Desde 2012, a Canadian Liver Foundation recomenda que todos os adultos nascidos entre 1945 e 1965, conhecidos como *baby boomers*, façam *screening* para hepatite C.[71]

HCV tem alto grau de diversidade genética, há vários genótipos e muitos subtipos de HCV descritos, seis deles são os mais estudados; genótipos 7 e 8 têm sido recentemente identificados em indivíduos portadores de doença renal crônica em Uganda e na Índia, mas a distribuição dos seus subtipos requer investigação adicional, então, no conjunto, seriam 8 genes e 90 subtipos.[72] A genotipagem tem duas utilidades principais: a escolha do tratamento mais efetivo e o rastreamento epidemiológico.

A genotipagem foi muito usada na terapêutica quando se fazia escolha dos remédios por genótipos, conduta hoje não mais usada. Atualmente, a genotipagem serve para o estudo de rastreamento epidemiológico, diferenciando a transmissão entre pacientes em determinado local e a contaminação externa; essa informação é útil, por exemplo, quando há soro conversão nas unidades de hemodiálise. Os genótipos 1 e 3 são os mais comuns no mundo, respectivamente 46,2% e 30,1%.[73]

Vacinação contra Hepatites A e B é recomendada para todas as pessoas suscetíveis à infecção por HCV. Recomenda-se, também, a vacinação para pneumococo para todas as pessoas com cirrose, bem como a abstenção de álcool para todos os pacientes com hepatopatia por hepatite C e a avaliação para outras condições que possam acelerar a fibrose hepática, incluindo infecções virais como HBV ou HIV.[74]

A quantificação do RNA do HCV circulante, pelo método de reação em cadeia da polimerase (PCR) é indicada na fase inicial, quando o anti-HCV é positivo. Nos primeiros 6 meses após exposição a caso confirmado de HCV, o PCR para HCV ou anti-HCV deve ser feito mensalmente. Na suspeita de reinfecção, a pesquisa do HCV por PCR é necessária, já que o anti-HCV continuará positivo naturalmente. Nos pacientes com anti-HCV positivo e PCR para HCV negativo afasta-se o diagnóstico de hepatite C. O PCR para HCV também tem importância no seguimento de tratamento.

Outro cuidado deve ser o manejo da cirrose e suas complicações, bem como a realização de avaliações periódicas para pesquisa de carcinoma hepatocelular.

Interpretação de testes sanguíneos para diagnóstico de infeção aguda por HCV

A presença do anticorpo anti-HCV não distingue entre infecção aguda ou crônica; a soroconversão pode demorar ou ser ausente na vigência de imunossupressão, e o teste pode ser negativo durante as primeiras 6 semanas de exposição. PCR para HCV com flutuações virais superiores a $1 \log_{10}$ IU/mℓ pode indicar infeção aguda pelo HCV, lembrando que o teste pode ser transitoriamente negativo na fase aguda da infecção. Picos de ALT sugerem infeção aguda, mas o exame pode ser normal em infeção aguda, e sua elevação pode ser associada a outros insultos hepáticos, como consumo de álcool.[75]

Manifestações hepáticas do HCV

A hepatite C é uma doença viral de caráter predominantemente crônico que acomete o parênquima hepático, com fibrose hepática, que pode evoluir para cirrose e, a partir desta, para carcinoma hepático. A biopsia atualmente é o "padrão-ouro" para diagnóstico e graduação da fibrose hepática, mas há métodos não invasivos que permitem avaliação como elastografia hepática e o acompanhamento pelas aminotransferases e plaquetas. Entre as aminotransferases, a ALT, mais conhecida por TGP, é um exame que deve ter periodicidade mensal dos pacientes em hemodiálise; seu valor geralmente é mais baixo que na população geral e sua elevação deve ser servir de alarme. A outra aminotransferase, a aspartato aminotransferase (ASP), também conhecida por transaminase glutâmico-oxalacética (TGO) não faz parte do esquema mensal de exames, mas se torna importante na avaliação da fibrose usando cálculos, denominados "índice de relação AST com plaquetas" (APRI) e "FIB 4", nos quais ambas as aminotransferases são consideradas com a contagem de plaquetas, conforme demonstrado no Quadro 48.5.

Em estudo apresentado no Congresso Europeu do Fígado (EASL 2022), observou-se que uma das principais causas de morte ocorre com indivíduos tratados com os DAAs e que alcançam a cura, mas que já apresentavam cirrose antes do tratamento e não receberam vigilância adequada e recomendada, com acompanhamento por meio de ultrassonografia ou ressonância magnética a cada 6 meses, conforme recomendado pelas diretrizes das sociedades de doenças hepáticas norte-americana e europeia (AASLD e EASL, respectivamente). Alguns indivíduos, uma vez recebida a informação de que eliminaram o HCV, param de receber cuidados médicos, e parte deles acha que não é mais necessário continuar a cuidar do fígado, ignorando que, apesar de o vírus ter sido eliminado, a cirrose ou o dano hepático avançado permanecem.[77]

Por essa razão, estadiar a doença hepática, isto é, a extensão da fibrose, torna-se indispensável na avaliação do paciente com história de HCV, incluindo os candidatos a transplante renal. Como o paciente renal apresenta níveis mais baixos de aminotransferases, a elastografia, também conhecida por fibroscan, apresenta maior acuracidade de avaliação. Os pacientes de HCV, tratados com sucesso, permanecem, na fase de cirrose, com a ameaça de carcinoma hepático, o que continua exigindo a periódica dosagem de alfafetoproteína por precaução.

Manifestações extra-hepáticas do HCV

A infecção pelo HCV apresenta diversas manifestações extra-hepáticas, como sanguíneas, cutâneas, vasculares, oculares, neuromusculares, endócrinas, cardíacas e renais, que ocorrem em até 74% dos casos e estão bem claras na Figura 48.2.[78]

Na Figura 48.2, o lado esquerdo, em amarelo, mostra os distúrbios linfoproliferativos que podem ser: benignos (vasculite criogobulinêmica) ou malignos (linfoma). O lado direito, em azul, mostra o efeito da infecção do vírus da hepatite C em vários órgãos e sistemas: citopenias como anemia hemolítica autoimune, trombocitopenia imune, gamopatia monoclonal de significado indeterminado (MGUS), maiores eventos adversos cardiovasculares (MACE), e RF.

Ocorrem, ainda, alterações neuropsíquicas, hipotireoidismo, síndrome seca e lesões de pele como porfiria tardia, líquen plano e eritema acral necrótico, além de diabetes melito tipo 2 e nefropatias.[78]

DIABETES MELITO E HEPATITE C

A diabetes melito tipo 2 tem sido descrita como uma das manifestações extra-hepáticas da hepatite C. É preciso enfatizar que a diabetes melito em portador de hepatite C aumenta os riscos de progressão para fibrose e cirrose, além de apresentar maior risco de carcinoma hepatocelular. Para efeito de comparação, nas hepatites C e B a prevalência de diabetes melito foi de 23,6% e 9,4%, respectivamente, inferindo-se que há um componente viral além do metabólico. A resistência à insulina ocorre em aproximadamente 30 a 70% dos indivíduos com hepatite C crônica, incidência bem maior quando se compara às outras hepatopatias e à população geral (10 a 25% dos casos). A resistência à insulina, no portador de HCV, precede o diabetes melito tipo 2, assim como ocorre na população geral. Além disso, vale ressaltar que o tratamento com interferona-alfa pode desencadear diabetes melito do tipo 1, fato já descrito, por Fabris et al., desde 1992.[79]

Manifestações renais

O exame de urina para avaliar proteinúria e hematúria, deve ser realizado em todos os pacientes com diagnóstico de HCV, pelo alto grau de comprometimento glomerular; do mesmo modo, quando encontradas essas anormalidades urinárias em pacientes previamente hígidos, deve-se realizar estudos sorológicos, nos quais se inclui o anti-HCV. Na maioria das vezes, esses achados urinários são assintomáticos, podendo se manifestar por síndrome nefrítica aguda ou síndrome nefrótica. Pacientes com HCV têm mais alto risco de doença renal crônica que os pacientes sem essa infecção. Ocorre por deposição de imune complexos que podem ser ou não crioprecipitados.[80]

O envolvimento renal associado ao HCV se expressa frequentemente por glomerulonefrite membranoproliferativa tipo I, dos quais 55% são afetados por vasculite crioglobulinêmica. Outras formas de doença renal relacionadas ao HCV são glomerulonefrite membranoproliferativa sem crioglobulinemia, nefropatia membranosa, lesão tubulointersticial, nefropatia por IgA, glomerulonefrite pós-infecciosa, microangiopatias trombóticas, glomeruloesclerose focal e segmentar e glomerulopatia fibrilar. Comorbidades parecem influenciar o tipo histopatológico, enquanto, na coinfecção pelo HIV, predomina a glomeruloesclerose colapsante, na esquistossomose hepatoesplênica o padrão histopatológico é de amiloidose.

O tratamento dessas glomerulopatias é orientado pelo tipo histológico com várias opções, algumas delas visando à depleção de linfócito B, como corticosteroide, ciclofosfamida, micofenolato, plasmaférese e até mesmo rituximabe. Cabem ainda medidas gerais, como controle da pressão, tentativa de

Quadro 48.5 Avaliação da fibrose.

APRI = índice de relação AST (TGP) com plaquetas	FIB 4
$APRI = \dfrac{(100 * ([valor\ AST]/[Limite\ superior\ normal\ da\ AST])}{(contagem\ de\ plaquetas)}$	FIB 4 = (idade em anos *AST) (Plaquetas (10^9) * raiz quadrada de ASP)/

APRI: índice de relação AST com plaquetas. (Fonte: Rungta et al., 2021.)[76]

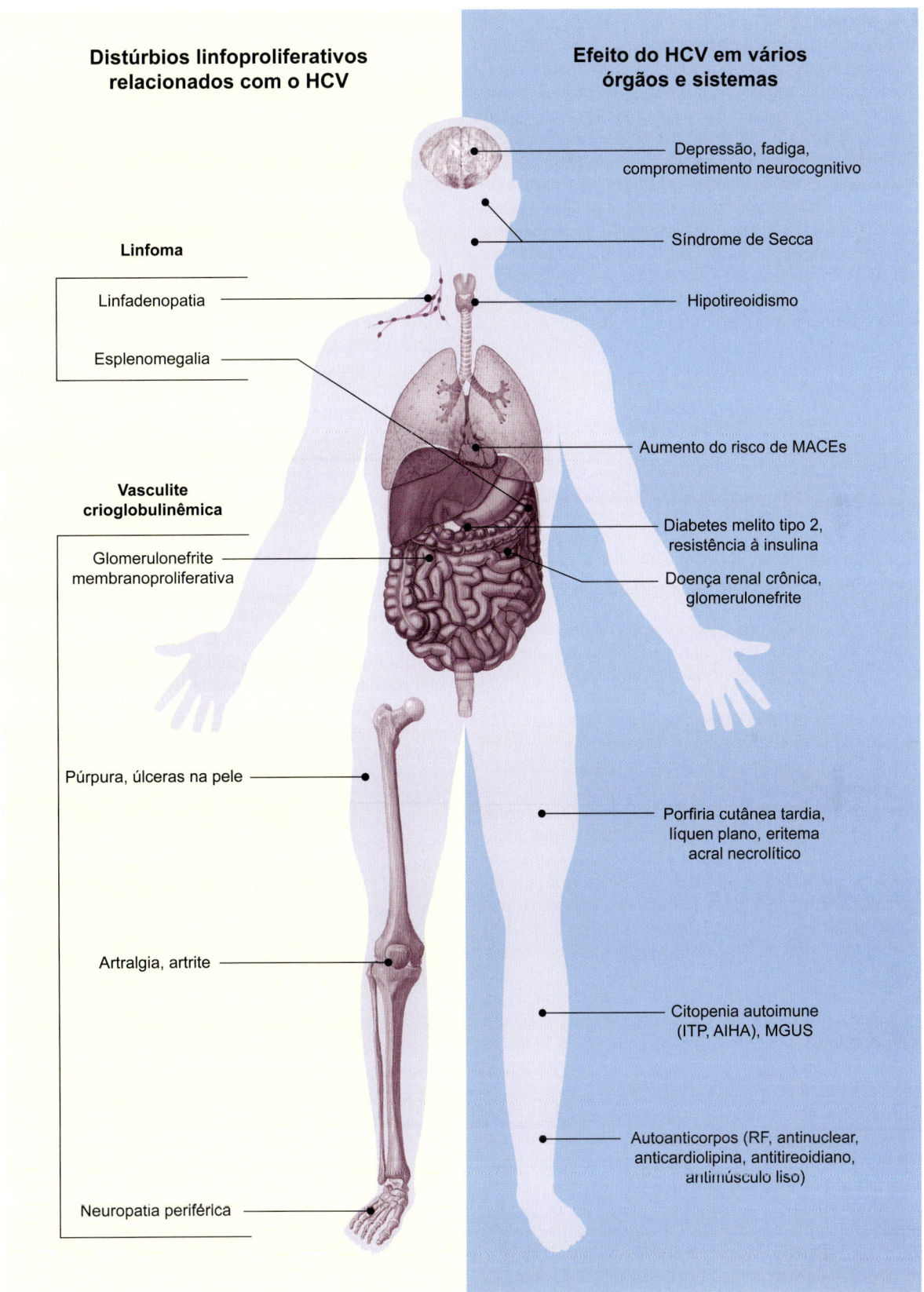

Figura 48.2 Infecção pelo vírus da hepatite C (HCV). AIHA: anemia hemolítica autoimune; ITP: trombocitopenia imune; MACEs: eventos cardiovasculares adversos importantes; RF: fator reumatoide. (Adaptada de Cacoub, 2021.)[78]

redução de proteinúria e proteção renal com inibidores da enzima de conversão da angiotensina e bloqueadores de receptores de angiotensina II.

A infecção por HCV pode levar à doença renal crônica até mesmo na ausência dessas entidades, provavelmente como resultado de inflamação sistêmica e lesão vascular. A prevalência de doença renal crônica é maior entre os pacientes com carga viral detectável do que naqueles com exame de carga viral (PCR) negativo para HCV, mesmo quando pareados por idade, raça e grupo étnico. Doenças glomerulares associadas ao HCV também podem ocorrer em enxertos renais – microangiopatia trombótica e glomerulopatia aguda do transplante na fase precoce, e recorrência da glomerulopatia inicial nas suas diversas formas e aquelas decorrentes do uso de interferona no tratamento posterior ao transplante em fase tardia, têm sido descritas na literatura.[80]

Sorologia e avaliação molecular para o vírus da hepatite C

Nos bancos de sangue, para avaliação de vírus no sangue doado, são executados o rastreamento com anti-HCV por ensaio imunoenzimático (ELISA) de terceira geração e o NAT (do inglês *nucleic acid testing*), uma técnica molecular para detectar o RNA do HCV em triagem de sangue, mais rápida que o PCR. Em geral, a infecção aguda pelo HCV é assintomática, e a soroconversão ocorre em aproximadamente 3 meses; com os testes mais modernos, a janela imunológica parece ter sido reduzida para 8 semanas.[81]

A presença de anticorpos contra o HCV (anti-HCV) indica contato prévio com o vírus, mas não define se a infecção é aguda, crônica ou se já foi curada, servindo apenas como um exame de triagem para a hepatite C. Somente se pode realizar o diagnóstico de infecção aguda com a soroconversão documentada. Atualmente, o teste mais usado e acurado na triagem do HCV é a pesquisa de anticorpos por ELISA, atualmente na terceira geração.[81]

Sempre que a pesquisa de anticorpos for positiva, recomenda-se a realização de um teste confirmatório por PCR, que pode ser qualitativo, mas, por sua sensibilidade e facilidade, o método quantitativo (dosagem da carga viral) é rotineiramente utilizado; esse método se baseia na extração e amplificação do ácido nucleico viral. Com o emprego do PCR, a janela imunológica para o HCV nas infecções agudas diminui para 25 dias.[81]

Ressalta-se, porém, que cerca de 21% (em média de 15 a 30%) dos pacientes com PCR positivo para HCV evoluem para cura espontânea.[82-83]

Condutas e normas em tratamento dialítico

Ao iniciar seu tratamento dialítico, todo paciente renal crônico deverá ser testado para HCV, assim como todos os transferidos de outras unidades de hemodiálise e mais aqueles que perderam a função do seu enxerto renal.

O portador de hepatite C tem maior risco de apresentar evolução grave quando acometido por outra hepatite, sendo recomendada a vacinação para hepatite B, quando HBsAg e anti-HBs negativos, assim como para hepatite A, se o anticorpo anti-HAV classe IgG for negativo. Deve-se observar que a vacinação para hepatite A confere imunidade pelo período de 10 a 20 anos, enquanto a infecção natural provê imunidade duradoura, ou seja, para toda a vida. Deve-se, ainda, ter cuidado quanto à ingestão de bebidas alcoólicas, ao uso de medicamentos em geral e ao controle da síndrome metabólica.

Não há, no momento, vacina para o HCV. Assim, o tratamento da hepatite C é determinado pelas condições clínicas hepáticas ou das manifestações extra-hepáticas.

Hemodiálise

A prevalência da hepatite C na população norte-americana em hemodiálise era da ordem de 11,5% em 1996 e caiu para 6,9% em 2004; no mundo foram observadas variações de prevalência de 4% na Bélgica e 20% no Oriente médio, e níveis intermediários na China, Japão, Itália, Espanha e Rússia.[84]

Ressalta-se que a utilização da eritropoetina recombinante foi um fator importante na redução de transfusões sanguíneas para o paciente renal crônico, refletindo-se, assim, em diminuição de risco para HCV. O progresso nos centros hemoterápicos com rigoroso rastreamento sorológico dos doadores também tem contribuído para reduzir o risco de contaminação pelo HCV.

Os pacientes com DRC estágio 5 e HCV têm níveis plasmáticos mais baixos de aminotransferases e albumina quando comparados aos portadores de HCV sem doença renal. Por esse motivo, o PCR quantitativo para HCV (carga viral) está indicado aos pacientes em hemodiálise sempre que estes apresentem elevação inexplicada das aminotransferases ou quando ocorrer conversão sorológica para anti-HCV positiva na unidade de diálise. Nesse caso, o exame deverá ser realizado em todos os demais pacientes expostos aos mesmos riscos.

Em relação à hemodiálise do paciente com HCV, não há necessidade de segregação na sala exclusiva durante o procedimento, mas exige-se sala específica para reprocessamento dos dialisadores dos portadores desse vírus, assim como na hepatite B, pelo que a tendência atual é filtro descartável para os portadores de HBV, HCV e HIV. Os funcionários que atuarem na sala de reprocessamento dos dialisadores dos portadores do HCV estão impedidos de atuar simultaneamente na sala de diálise com pacientes não contaminados e na sala de reuso desses pacientes.

Todo paciente novo em tratamento dialítico ou candidato a receber órgão deve ser testado para anticorpo anti-HCV, mas nos lugares em que há alta prevalência de HCV, não basta um anti-HCV negativo; é necessário o teste de PCR para HCV, pois o anti-HCV pode ser falsamente negativo em 17,9% nesses ambientes. É importante enfatizar que pacientes tratados de HCV permanecem com anti-HCV positivo, o que requer o teste de PCR para HCV.

Diálise peritoneal

Considerando a transmissão do HCV pela exposição percutânea e pelo contato com sangue ou fluidos corporais, a viabilidade do vírus permanece por 16 horas fora do corpo humano e a presença deste no efluente de diálise peritoneal, como tem sido demonstrado por técnica de PCR, todas as medidas de higiene deverão ser obedecidas nas trocas e no desprezo do material drenado.

Considerações sobre o tratamento de hepatite C para o nefrologista

Acompanhamento pós-tratamento

Após o tratamento, os pacientes deverão manter o acompanhamento para avaliação da resposta virológica sustentada com realização de carga viral entre 3 e 6 meses após o término da terapia antiviral. Em virtude da possibilidade de viremia intermitente nos pacientes em diálise, a carga viral deverá ser repetida para definição da resposta virológica sustentada. O acompanhamento a longo prazo, por hepatologista, é obrigatório para pacientes com fibrose avançada e cirrose, que deverão ser rastreados para hepatocarcinoma e complicações da hipertensão portal. Aqueles sem fibrose avançada deverão ter a conduta individualizada durante o seguimento. Pacientes em diálise com hipertensão portal clinicamente significativa deverão ser avaliados para transplante duplo rim-fígado.

Transplante de órgãos

O *guideline KDIGO 2018* recomenda transplante renal como a melhor opção terapêutica aos pacientes renais crônicos em estágio 5, independente do HCV.[85] A prevalência de infeção por HCV entre os pacientes em lista de espera por transplante renal era 4,8% segundo o *Organ Procurement and Transplantation*, em 4 de janeiro de 2018.[86]

O risco de perda do enxerto ou de morte é 1,5 a 2 vezes maior nos pacientes HCV positivos e a proteinúria costuma ser significativamente mais elevada após o transplante, nesses pacientes com sorologia positiva. A sobrevida deles também é inferior à dos pacientes renais transplantados com HCV negativos, situação que parece estar relacionada com o maior risco de doença cardiovascular e a maior incidência de diabetes melito e sepse. Por essas razões, tem-se ressaltado a relevância do tratamento da infecção pelo HCV antes do transplante. Ao lado da hepatopatia, há o risco de glomerulopatia *de novo* pelo HCV, bem como maior risco de diabetes melito pós-transplante, especialmente nos tratados com tacrolimus. Ainda não há consenso quanto aos melhores medicamentos imunossupressores em receptores de transplante renal positivos para HCV. A atividade antiviral da ciclosporina A, provavelmente por antagonizar o efeito da ciclofilina B sobre a replicação do HCV, foi demonstrada tanto *in vitro* quanto *in vivo* e, possivelmente, a ciclosporina exerce um efeito benéfico sobre a atividade necroinflamatória em doença hepática entre os receptores de transplante renal.[87-88]

Deve-se ter em mente, no entanto, que a presença do HCV não representa uma contraindicação ao transplante renal, já que a sobrevida em 5 anos dos pacientes HCV positivos, segundo dados de 2010, é maior nos transplantados em comparação àqueles em hemodiálise (77% *versus* 48%).[89]

Os doadores anti-HCV positivos podem ser doadores para receptores HCV-positivos, com significativa redução no tempo da lista de espera dos pacientes renais crônicos estágio 5 com anti-HCV positivo, embora se registrem maior morbidade e mortalidade.[89]

Para os pacientes com cirrose, a possibilidade de transplantar simultaneamente rim e fígado deve ser avaliada sempre que a hepatopatia estiver descompensada, o que se caracteriza pela presença de ascite, encefalopatia, TAP prolongado, albumina sérica baixa e/ou hiperbilirrubinemia. Pacientes com hipertensão portal menos grave, com gradiente de pressão venosa hepatoportal de menos de 10 mmHg poderão ser beneficiados de transplante renal isolado. Em pacientes com cirrose compensada sem hipertensão portal significativa, o transplante com doador vivo pode ocorrer mais rapidamente, favorecendo a qualidade de vida do paciente.

O tratamento da hepatite viral pode ser adiado para o pós-transplante; mas se esse transplante demorar mais de 24 semanas, a terapêutica antiviral deve ser iniciada antes, uma vez que implica 12 semanas de tratamento e outras 12 semanas para observação de uma resposta viral sustentada.[90]

Já os potenciais receptores renais com cirrose compensada sem significativa hipertensão portal, que são listados para receber rim de doador falecido de portador de HCV, podem iniciar tratamento antiviral, sob orientação do hepatologista. Esses pacientes devem ter consentimento assinado informando essa condição. Quando o tempo de espera nas filas for longo e indeterminado também há benefício no tratamento antiviral pré-transplante.[91]

TRATAMENTO DA HEPATITE EM PORTADORES DE DOENÇA RENAL CRÔNICA

Indicações

Com o surgimento de terapias livres de interferona, com maior segurança e eficácia, as indicações de tratamento para hepatite C se ampliaram significativamente, especialmente no contexto dos portadores de doença renal crônica. Os esquemas disponíveis conferem taxas de resposta virológica sustentada superiores a 95% na maioria das situações com baixo potencial de eventos adversos graves. Dessa forma, atualmente, o tratamento da hepatite C crônica é indicado a todos os pacientes independentemente da gravidade da doença hepática ou de outras características anteriormente usadas para priorização do tratamento.

Fármacos disponíveis

Presentemente, as seguintes combinações de antivirais estão aprovadas no Brasil para tratamento da hepatite C: sofosbuvir/ledipasvir, sofosbuvir/velpatasvir, sofosbuvir/velpatasvir/voxilaprevir, glecaprevir/pibrentasvir e grazoprevir/elbasvir. Esses esquemas são os mesmos recomendados pelas principais diretrizes internacionais que abordam o manejo da hepatite C crônica.[75,92]

O Quadro 48.6 exibe as principais características dos fármacos antivirais de ação direta disponíveis atualmente. O sofosbuvir é inibidor da polimerase NS5B com ação pangenotípica e que apresenta metabolização e eliminação predominantemente renal. Estudos de farmacocinética mostraram uma área sob a curva concentração-tempo 450% maior do metabólito SOF-007 em pacientes com TFG < 30 mℓ/min/1,73 m^2.[89] Entretanto, estudos clínicos subsequentes demonstraram segurança dos esquemas contendo sofosbuvir em pacientes com doença renal crônica estágios 4 ou 5.[92-95] Os inibidores da proteína NS5A (ledipasvir, velpatasvir, elbasvir e pibrentrasvir) e os inibidores de protease (grazoprevir, glecaprevir e voxilaprevir) apresentam metabolização hepática e, portanto, em geral, são considerados seguros em portadores de doença renal crônica.[94]

A ribavirina permanece como opção para ser adicionada aos esquemas antivirais em casos selecionados, especialmente em pacientes com cirrose descompensada (Child-Pugh B ou C). Nesses casos a dose inicial é de 500 a 600 mg com ajustes subsequentes de acordo com a tolerância até a dose-alvo máxima de 1.000 mg se peso corporal < 75 kg ou 1.250 se peso ≥ 75 kg.[92,96] Entretanto, em pacientes com doença renal crônica e TFG < 30 mℓ/min/1,73 m^2, a ribavirina não é habitualmente recomendada.[92,96]

Quadro 48.6 Características dos antivirais de ação direta disponíveis para o tratamento da hepatite C crônica.

Fármaco	Classe	Metabolização	Eliminação	Dose diária usual	Ajuste dose se TFG < 60 mℓ/min/1,73 m²	Ajuste dose se TFG < 30 mℓ/min/1,73 m²	Interação com CSA ou tacrolimus
Sofosbuvir[1]	Inibidor da polimerase N558	Hepática e renal	Urina (80%) Fezes (14%)	400 mg	Não	DI	Sim, monitorar níveis séricos imunossupressores
Ledipasvir[2-4] Coformulado com Sofosbuvir	Inibidor da proteína NS5A	Hepática	Fezes (> 80%) Urina (< 1%)	90 mg	Não	DI	Sim, monitorar níveis séricos imunossupressores
Velpatasvir[2-4] Coformulado com Sofosbuvir	Inibidor da proteína NS5A	Hepática	Fezes (94%)	100 mg	Não	DI	Sim, monitorar níveis séricos imunossupressores
Grasoprevir/Elbasvir	Inibidor da protease N53/4A/ Inibidor NS5A	Hepática	Fezes (> 90%) Urina (< 1%)	100 mg/ 50 mg	Não	Não	CSA não recomendado Monitorar níveis de tacrolimus
Glecaprevir/Pibrentasvir	Inibidor da protease N53/4A/ Inibidor NS5A	Hepática	Fezes (> 90%) Urina (< 1%)	300 mg/ 120 mg	Não	Não	Sim, monitorar níveis séricos imunossupressores; evitar CSA se seu nível sérico > 100 mg/dℓ
Voxilaprevir Coformulado com Sofosbuvir e Velpatasvir	Inibidor da protease N53/4A/	Hepática	Fezes	100 mg	Não	Não	Sim, não associar CSA e monitorar tacrolimus

O uso de sofosbuvir em pacientes com TFG < 30 mℓ/min/1,73 m² deverá ser feito com cautela e apenas nos casos em que não estiverem disponíveis outras opções terapêuticas. Não deve ser usado em monoterapia. CSA: ciclosporina; DI: dados insuficientes. (Fonte: Cacoub P et al., 2016.)[89]

Esquemas terapêuticos recomendados

A avaliação para tratamento da hepatite C em portadores de doença renal crônica deverá ser feita em conjunto com médico hepatologista. Aspectos relacionados à gravidade da doença renal e hepática, além das interações medicamentosas potenciais, deverão ser levadas em consideração na escolha do esquema. Atualmente, a preferência recai sobre esquemas pangenotípicos por dispensarem a realização do exame de genotipagem do vírus da hepatite C, reduzindo custos e o número de etapas necessárias para que o paciente seja efetivamente tratado. Dessa forma, as combinações sofosbuvir/velpatasvir e glecaprevir/pibrentasvir, disponibilizadas para tratamento do HCV no Brasil, atualmente dispensam a realização do exame de genotipagem e são a primeira linha de tratamento.[97] O esquema sofosbuvir/velpatasvir/voxilaprevir é reservado para casos em que houve falha a tratamento prévio com outros antivirais de ação direta. Já a combinação grazoprevir/elbasvir apresenta ação apenas contra os genótipos 1 e 4, por isso não é mais utilizada rotineiramente no tratamento da hepatite C.

No caso de pacientes com hepatite C crônica sem cirrose ou com cirrose Child-Pugh A, que não foram previamente tratados com antivirais de ação direta, o esquema sofosbuvir/velpatasvir deve ser utilizado por 12 semanas sem a adição de ribavirina.[92,75,97] No caso de pacientes com cirrose descompensada (Child-Pugh B ou C), a combinação sofosbuvir/velpatasvir deverá ser utilizada em combinação com a ribavirina, também por 12 semanas. No caso de intolerância ou impossibilidade do uso da ribavirina, o esquema sofosbuvir/velpatasvir deverá ser mantido por 24 semanas.[92,75,97] Já a combinação glecaprevir/pibrentasvir deve ser utilizada por 8 semanas nos pacientes sem cirrose e por 8 a 12 semanas nos pacientes com cirrose Child-Pugh A.[92,75,97] O esquema glecaprevir/pibrentasvir não deve ser utilizado em pacientes com cirrose descompensada (Child-Pugh B ou C).

Não existem recomendações de ajuste de doses nos casos de doença renal crônica para os esquemas antivirais atualmente recomendados. Entretanto, como mencionado anteriormente, a ribavirina deverá ser utilizada com cautela nesses pacientes e não é habitualmente recomendada se TFG < 30 mℓ/min/1,73 m².

Momento ideal para o tratamento da hepatite C

Pacientes com doença renal crônica em tratamento conservador não apresentam restrições específicas para o tratamento. No entanto, questões como estabilidade da função renal, complicações clínicas e interações medicamentosas devem ser levadas em consideração na decisão sobre o momento ideal da terapia antiviral.

Para os pacientes em diálise, a previsão do transplante renal deve ser levada em consideração. Pacientes com expectativa de transplante a curto prazo, como aqueles com doador vivo disponível ou em situações que dificultam manutenção da diálise (principalmente dificuldade de acesso), podem ser liberados para transplante e tratados da hepatite C após sua realização. Aos pacientes em diálise sem previsão de transplante, bem como para os já transplantados, o tratamento está indicado independentemente da gravidade da doença hepática.

Acompanhamento pós-tratamento da hepatite C

Após o tratamento, os pacientes deverão manter o acompanhamento para avaliação da resposta virológica sustentada com realização de carga viral 3 meses após o término da terapia antiviral. Em virtude da possibilidade de viremia intermitente nos pacientes em diálise, a carga viral deverá ser repetida nesses pacientes para definição da resposta virológica sustentada. Eventuais casos de falhas ao tratamento deverão ser manejados em centros de referência e a escolha do esquema de retratamento leva em consideração os fármacos utilizados previamente e a gravidade da doença hepática de base.

O acompanhamento a longo prazo por hepatologista é obrigatório para os pacientes com fibrose avançada e cirrose, que deverão ser rastreados para hepatocarcinoma e complicações da hipertensão portal. Aqueles sem fibrose avançada deverão ter a conduta individualizada durante o seguimento. Pacientes em diálise com hipertensão portal clinicamente significativa deverão ser avaliados para transplante duplo rim-fígado.

REFERÊNCIAS BIBLIOGRÁFICAS

1. Ministério da Saúde, Secretaria de Vigilância em Saúde, Departamento de Doenças de Condições Crônicas e Infecções Sexualmente Transmissíveis, da Secretaria de Vigilância em Saúde. Hepatites virais 2020. Brasília: Ministério da Saúde; 2020.
2. Ministério da Saúde, Secretaria de Vigilância em Saúde, Departamento de Doenças de Condições Crônicas e Infecções Sexualmente Transmissíveis, da Secretaria de Vigilância em Saúde. Hepatites virais 2021. Brasília: Ministério da Saúde; 2021.
3. Keeffe EB. Is hepatitis a more severe in patients with chronic hepatitis B and other chronic liver diseases? Am J Gastroenterol. 1995;90(2):201-205.
4. Awan AA, Jadoul M, Martin P. Hepatites C in chronic kidney disease: a overview of the KDIGO guideline. Clin Gastroenterol Hepatol. 2020;18(10):2158-2167.
5. Negromonte KKM, Barbosa GLM, Rodrigues AKL, Gomes CTO, Silva MFO, Assunção, ATH Alfafetoproteína em portadores de carcinoma hepatocelular submetidos a transplante hepático em centro de referência do Estado de Pernambuco. Anais do 26. Cong. Bras. de Hepatologia, outubro 2021. (Evento *online*). Disponível em: https://sbhepatologia.org.br/wp-content/uploads/2021/10/revista-sbh_anais_260921_v1.8.pdf.
6. Sociedade Brasileira de Nefrologia. Censo brasileiro de diálise 2021. Disponível em: https://www.censo-sbn.org.br/censosAnteriores.
7. Blumberg BS. Australia antigen and the biology of hepatitis B. Sci. (N.Y., N.Y.). 1977;197(4298):17-25.
8. Dandri, M, Petersen, J. cccDNA Maintenance in chronic hepatitis B: targeting the matrix of viral replication. Infect and Drug Resist. 2020;13:3873-86
9. Song H, Xu F, Xiao Q, Tan G. Hepatitis B virus X protein and its host partners. Cell. Mol. Immunol. 2021;18(5):1345-1346.
10. Aryal S. Hepatitis B Virus: structure, epidemiology, symptoms, pathogenesis, diagnosis, treatment and vaccines. [Internet]. [S. l.]: MicrobiologyInfo.com; 2022. Disponível em: https://microbiologyinfo.com/hepatitis-b-virus-structure-epidemiology-symptoms-pathogenesis-diagnosis-treatment-and-vaccines/.
11. Kouwaki T, Okamoto T, Ito A, Sugiyama Y, Yamashita K, Suzuki T et al. Hepatocyte Factor JMJD5 Regulates hepatitis B virus replication through interaction with HBx. J Virol. 2016;90(7).
12. Winston A, Wurcel AG, Gordon C, Goyal N. Viral hepatitis in patients on hemodialysis. Semin Dial. 2020;33(3).
13. Chaudhary P, Goyal K, Singh MP. Occupational Hazard (Hepatitis B & C). Arch Hepat Res. 2026;2(1):005-014.
14. Australian Dental Association. Guidelines for infection prevention and control. 4th. Australian Dental Association; 2021. Disponível em: https://ada.org.au/getmedia/e99d888d-c0ab-4be1-b889-85e5193fd7e7/ADA_Guidelines_Infection_Control_Guidelines.pdf.
15. Lampe E, Mello FCA, do Espírito-Santo MP, Oliveira CMC, Bertolini DA, Gonçales NSL et al. Nationwide overview of the distribution of hepatitis B virus genotypes in Brazil: A 1000-sample multicentre study. J Gen Virol. 2017;98(6):1389.
16. Guvenir M, Arikan A. Hepatitis b virus: From diagnosis to treatment. Pol. J. Microbiol. (*Online*). 2020;69(4):391-99.
17. Kusakabe A, Tanaka Y, Kurbanov F, Goto K, Tajiri H, Murakami J et al. Virological features of hepatitis B virus-associated nephropathy in Japan. J Med Virol. 2007;79(9):1305-11
18. Chu CJ, Lok ASF. Clinical significance of hepatitis B virus genotypes. Hepatology. 2002;35(5):1274-6.
19. Lanini S, Ustianowski A, Piasapia R, Zumla A, Ippolito G. Viral Hepatitis: Etiology, Epidemiology, Transmission, Diagnosis, Treatment and Prevention. Infect Dis Clin N Am. 2019;33(4)1045-62.
20. Mckenzie S, Logan J. Hepatitis B structure: capsid flexibility and function. [Internet]. [S. L.]: News-medical.net; 2019. Disponível em: https://www.news-medical.net/health/Hepatitis-B-Structure-Capsid-Flexibility-and-Function.aspx.
21. Villar LM, Fraga KA, Mendonça ACF, Miguel JC, Silva EF, Barbosa JR et al. Serological and molecular characterization of hepatitis B virus infection in chronic kidney disease patients from Rio de Janeiro, Brazil. Braz J Infect Dis. 2022;26(3):102371.
22. World Health Organization. Draft global health sector strategy on viral hepatitis 2016-2021. [Internet]. [S. L.]: WHO; 2016 [atualizado em 2022 Oct 17]. Disponível em: https://apps.who.int/iris/handle/10665/246177.
23. Zhao F, Xie X, Tan X, Yu H, Tian M, Lv H et al. The functions of hepatitis B virus encoding proteins: viral persistence and liver pathogenesis. Front. Immunol. 2021;12:691766.
24. Ministério da Saúde (BR). Manual técnico para o diagnóstico das hepatites virais. Brasília, DF; 2018.
25. World Health Organization. Global health sector strategies on HIV, viral hepatitis and sexually transmitted infections, for the period 2016-2021. [Internet]. [S. L.]: WHO; 2016. Disponível em: https://apps.who.int/iris/handle/10665/252802.
26. Weber DJ, Rutala WA, Kenyear AS, Lemon SM. Response to deltoid muscle injection of hepatitis B vaccine after failure to respond to gluteal injections. JAMA. 1986;255(16):2157.
27. Ma BM, Yap DYH, Yip TPS, Hung IFN, Tang SCW, Chan TM. Vaccination in patients with chronic kidney disease–Review of current recommendations and recent advances. Nephrol. 2021;26(1):5-11.
28. Garthwaite E, Reddy V, Douthwaite S, Lines S, Tyerman K, Eccles J. Clinical practice guideline management of blood borne viruses within the haemodialysis unit. BMC Nephrol. 2019;20(1): 1-36.
29. Khoo BZE, Tan ZK, Boxall MC, Bairy M. False-Positive Hepatitis B antigenemia after vaccination in a patient with CKD. Kidney Int Rep. 2021;6(8)2237-39.
30. Agência Nacional de Vigilância Sanitária (BR). Resolução da diretoria colegiada RDC n° 11, de 13 de março de 2014. [Internet]. Brasília: Ministério da Saúde; 2014. Disponível em: https://bvsms.saude.gov.br/bvs/saudelegis/anvisa/2014/rdc0011_13_03_2014.pdf.
31. Narciso RC, Ferraz LR, Rodrigues CJO, Monte JCM, Mies S, dos Santos OFP et al. Low estimated glomerular filtration rate and chronic kidney failure following liver transplant: A retrospective cohort study. Int J Artif Organs. 2013;36(7):498-505.
32. Fabrizi F, Martin P, Dixit V, Kanwal F, Dulai G. HBsAg seropositive status and survival after renal transplantation: Meta-analysis of observational studies. American Journal of Transplantation. 2005;5(12):2913-21.
33. Bhimma R, Coovadia HM. Hepatitis B Virus-Associated Nephropathy. Am J Nephrol. 2004;24(2):198-211.
34. Du Y, Zhang S, Hu M, Wang Q, Liu N, Shen H, Zhang Y, Yan D, Zhang M. Association between hepatitis B virus infection and chronic kidney disease: A cross-sectional study from 3 million population aged 20 to 49 years in rural China. Medicine (Baltimore). 2019;98(5):e14262.
35. Harzallah A, Rahma K, Hafedh H, Mariem H, Rim G, Fethi BH, Imen G, Ezzeddine A. Hepatitis B virus-associated focal and segmental glomerular sclerosis: a rare case of tip variant. Clin Case Rep J. 2022;3(4):1-5.
36. Tesar V, Hruskova Z. Autoantibodies in the diagnosis, monitoring, and treatment of membranous nephropathy. Front Immunol. 2021;12:593248.
37. Roy S, MD, Gupta R, Adapa S, Bose S, Garcha A. Hepatitis B: associated lupus-like glomerulonephritis successfully treated with antiretroviral drugs and prednisone: a case report and literature review. Journal of Investigative Medicine High Impact Case Reports. 2022;10:1-6.

38. Chan TM, Lok ASF- Kidney disease associated with hepatites B vírus infection. In: Ted, W. Post, editors. UpToDate [Internet]. Waltham, MA: UpToDate; 2023. Disponível em: https://www.medilib.ir/uptodate/show/3119.
39. Shah AS, Amarapurka DN. Spectrum of hepatitis B and renal involvement. Liver Inter. 2018;38(1):23-32.
40. Jaryal A, Kumar V, Sharma V. Renal disease in patients infected with hepatitis B virus. Trop Gastroenterol. 2015;36:220-228.
41. European Association for the Study of the Liver. EASL 2017 clinical practice guidelines on the management of hepatitis B virus infection. J Hepatol. 2017;67:370-98.
42. Ferraz ML, Strauss E, Perez RM, Schiavon L, Kioko Ono S, Pessoa Guimaraes M, Ferreira AP et al. Brazilian Society of Hepatology and Brazilian Society of Infectious Diseases Guidelines for the Diagnosis and Treatment of Hepatitis B. Braz J Infect Dis. 2020;24:434-51.
43. Terrault NA, Lok ASF, McMahon BJ, Chang KM, Hwang JP, Jonas MM, Brown RS, Jr. et al. Update on prevention, diagnosis, and treatment of chronic hepatitis B: AASLD 2018 hepatitis B guidance. Hepatol. 2018;67:1560-99.
44. Sarin SK, Kumar M, Lau GK, Abbas Z, Chan HL, Chen CJ, Chen DS et al. Asian-Pacific clinical practice guidelines on the management of hepatitis B: a 2015 update. Hepatol Int. 2016;10:1-98.
45. Ministério da Saúde (BR), Secretaria de Vigilância em Saúde, Departamento de Vigilância, Prevenção e Controle das Infecções Sexualmente Transmissíveis, do HIV/AIDS e das Hepatites Virais. Protocolo clínico e diretrizes terapêuticas para hepatite B e Coinfecções. Brasília: Ministério da Saúde; 2017. p. 122.
46. Ye J, Chen J. Interferona and Hepatitis B: Current and Future Perspectives. Front Immunol. 2021;12:733364.
47. Lok ASF. Pegylated interferon for treatment of chronic hepatites B vírus infection. UpToDate; 2023.
48. Tsai HJ, Chuang YW, Yang SS, Chang YZ, Chang HR, Lee TY. Evaluating the renal safety of tenofovir disoproxil fumarate in hepatitis B patients without chronic kidney disease. J Viral Hepat. 2021;28:1579-86.
49. Yang X, Yan H, Zhang X, Qin X, Guo P. Comparison of renal safety and bone mineral density of tenofovir and entecavir in patients with chronic hepatitis B: a systematic review and meta-analysis. Int J Infect Dis. 2022;124:133-42.
50. Agarwal K, Fung SK, Nguyen TT, Cheng W, Sicard E, Ryder SD, Flaherty JF et al. Twenty-eight day safety, antiviral activity, and pharmacokinetics of tenofovir alafenamide for treatment of chronic hepatitis B infection. J Hepatol. 2015;62:533-40.
51. Lim YS, Seto WK, Kurosaki M, Fung S, Kao JH, Hou J, Gordon SC et al. Review article: switching patients with chronic hepatitis B to tenofovir alafenamide-a review of current data. Aliment Pharmacol Ther 2022;55:921-43.
52. Secretaria de Estado da Saúde (SP). Nota técnica nº 122/2022-CGAHV/.DCCI/SVS/MS. 2022. São Paulo: Secretaria de Estado da Saúde; 2022.
53. Andrade VGD, Yamashiro FDS, Oliveira,CV, Moreira,A, Winckler, FC, Silva, GF Insulin resistance reduction after sustained virological response with direct acting antiviral: not every population improves. Arq. Gastroenterol. 2018;55(3):274-78.
54. World Health Organization. Global hepatitis report 2017. Geneva, Switzerland: World Health Organization, 2022.
55. Holmes J, Thompson A, Bell S. Hepatitis C: an update. Aust J Gen Pract. 2013;42(7):452-6.
56. Janjua, NZ., Kuo, M, Yu, A, Alvarez, M, Wong, S, Cook, D, Krajden, M. The Population level cascade of care for hepatitis C in British Columbia, Canada: The BC hepatitis testers cohort (BC-HTC). EBioMedicine. 2016;12:189-95.
57. Jimenez-Perez M, Gonzalez-Grande R, Rando-Munoz FJ. Management of recurrent hepatitis C virus after liver transplantation. World J Gastroenterol. 2014;20:16409-17.
58. Dugum M, O'Shea R. Hepatitis C virus: here comes all-oral treatment. Cleve Clin J Med. 2014;81:159-72.
59. Chen SL, Morgan TR. The natural history of hepatitis C virus (HCV) infection. Int J Med Sci. 2006;3:47-52.
60. Brau N. Evaluation of the hepatitis C virus-infected patient: the initial encounter. Clin Infect Dis. 2013;56:853-60.
61. Goossens N, Hoshida Y. Hepatitis C virus-induced Hepatocellular carcinoma. Clin Mol Hepatol. 2015;21:105-14.
62. Yun, B, Ahn, SH, Yoon, JH, Kim, BK. Clinical indication of aspirin associated with reduced risk of liver cancer in chronic hepatitis B: a nationwide cohort study. Am J Gastroenterol. 2022;117(5):758-68.
63. Pihl AF, Feng S, Offersgaard A, Alzua GP, Augestad EH, Mathiesen CK et al. Inactivated whole hepatitis C virus vaccine employing a licensed adjuvant elicits cross-genotype neutralizing antibodies in mice. J Hepatol. 2022;76(5):1051-61.
64. Ogawa E, Nomura H, Nakamuta M, Furusyo N, Kajiwara E, Dohmen K et al. Development of hepatocellular carcinoma in patients aged 75–84 years with chronic hepatitis C treated with direct-acting antivirals. J Infect Dis. 2022;226(3):431-40.
65. Donahue JG, Muñoz A, Ness PM, Brown DE, Yawn DH, McAllister HA et al. The declining risk of post-transfusion hepatitis C virus infection. N Engl J Med. 1992;327(6):369-73.
66. Hajarizadeh B, Grebely J, Martinello M, Matthews G v, Lloyd AR, Dore GJ. Hepatitis C treatment as prevention: evidence, feasibility, and challenges. Lancet Gastroenterol Hepatol. 2016;1(4):317-27.
67. Nelson PK, Mathers BM, Cowie B, Hagan H, des Jarlais D, Horyniak D et al. Global epidemiology of hepatitis B and hepatitis C in people who inject drugs: results of systematic reviews. The Lancet. 2011;378(9791):571-83.
68. Jordan AE, Perlman DC, Neurer J, Smith DJ, des Jarlais DC, Hagan H. Prevalence of hepatitis C virus infection among HIV+ men who have sex with men: a systematic review and meta-analysis. Int J STD AIDS. 2017;28(2):145-59.
69. Akiyama MJ. Hepatitis C in the criminal justice system: opportunities for global action in the era of viral hepatitis elimination. BMC Med. 2020;18(1):208.
70. Queiroz IT, Couras S, Cabral D. Microeliminação de hepatitis C in the incarcerated population: is it really possible? Arq Gastroenterol. 2021;58(3):399-401.
71. Myers RP, Shah H, Burak KW, Cooper C, Feld JJ. An update on the management of chronic hepatitis C: 2015 Consensus Guidelines from the Canadian Association for the Study of the Liver. Can J Gastroenterol Hepatol. 2015;29(1):19-34.
72. Shah R, Ahovegbe L, Niebel M, Shepherd J, Thomson EC. Non-epidemic HCV genotypes in low- and middle-income countries and the risk of resistance to current direct-acting antiviral regimens. J Hepatol. 2021;75(2):462-73.
73. Messina JP, Humphreys I, Flaxman A, Brown A, Cooke GS, Pybus OG et al. Global distribution and prevalence of hepatitis C virus genotypes. Hepatol. 2015;28(1):77-87.
74. Rossi C, Young J, Martel-Laferrière V, Walmsley S, Cooper C, Wong A et al. Direct-acting antiviral treatment failure among hepatitis C and HIV: coinfected patients in clinical care. Open Forum Infect Dis. 2019;6(3):ofz055.
75. Ghany MG, Morgan TR. Hepatitis C Guidance 2019 Update: American Association for the Study of Liver Diseases–Infectious Diseases Society of America Recommendations for Testing, Managing, and Treating Hepatitis C Virus Infection. Hepatol. 2020;71(2):686-721.
76. Rungta S, Kumari S, Deep A, Verma K, Swaroop S. APRI and FIB 4 performances to assess liver fibrosis against predefined Fibroscan values in chronic hepatitis C virus infection. J Family Med Prim Care 2021;10:4082-8.
77. Innes H, McDonald SA, Hamill V, Yeung A, Dillon JF, Hayes PC et al. Declining incidence of hepatitis C related hepatocellular carcinoma in the era of interferona-free therapies: A population-based cohort study. Liver Int. 2022;42(3):561-74.
78. Cacoub P, Saadoun D. Extrahepatic Manifestations of Chronic HCV Infection. N Engl J Med. 2021;384(11):1038-52.
79. Fabris P, Floreani A, Lazzari FD, Betterle C, Greggio NA, Naccarato R et al. Development of type 1 diabetes mellitus during interferon alfa therapy for chronic HCV hepatitis. The Lancet. 1992;340(8818):548.
80. Awan AA, Jadoul M, Martin P. Hepatitis C in chronic kidney disease: an overview of the KDIGO guideline. Clin Gastroenterol Hepatol. 2020;18(10):2158-67.
81. Okoh EJ, Bucci JR, Simon JF, Harrison SA. HCV in patients with end-stage renal disease. Am J Gastroenterol. 2008;103(8):2123-34.

82. Alter MJ, Margolis HS, Krawczynski K, Judson FN, Mares A, Alexander WJ et al. The natural history of community-acquired hepatitis C in the United States. N Engl J Med. 1992;327(27):1899-905.
83. Micallef JM, Kaldor JM, Dore GJ. Spontaneous viral clearance following acute hepatitis C infection: a systematic review of longitudinal studies. J Viral Hepat. 2006;13(1):34-41.
84. Jadoul M, Bieber BA, Martin P, Akiba T, Nwankwo C, Arduino JM et al. Prevalence, incidence, and risk factors for hepatitis C virus infection in hemodialysis patients. Kidney Int. 2019;95(4):939-47.
85. KDIGO Executive Committee. KDIGO 2022 clinical practice guideline for diabetes mangement in chronic kidney disease. [Internet]. Hoboken (NJ): KDIGO Executive Committee, 2022. Disponível em: https://kdigo.org/wp-content/uploads/2022/03/KDIGO-2022-Diabetes-Management-GL_Public-Review-draft_1Mar2022.pdf.
86. Goodkin DA, Bieber B. International prevalence of hepatitis C positivity among hemodialysis patients awaiting transplantation. Kidney Int. 2018;93(5):1249.
87. Veroux M. Kidney transplantation from donors with hepatitis C infection. World J Gastroenterol. 2014;20(11):2801.
88. European Association for The Study of the Liver. EASL Recommendations on Treatment of Hepatitis C 2016. J Hepatol. 2017;66(1):153-94.
89. Cacoub P, Desbois AC, Isnard-Bagnis C, Rocatello D, Ferri C. Hepatitis C virus infection and chronic kidney disease: Time for reappraisal. J Hepatol. 2016;65(1):S82-94.
90. Scott DR, Wong JKW, Spicer TS, Dent H, Mensah FK, McDonald S et al. Adverse impact of hepatitis C virus infection on renal replacement therapy and renal transplant patients in Australia and New Zealand. Transplant. 2010;90(11):1165-71.
91. Chascsa DM, Mousa OY, Pungpapong S, Zhang N, Chervenak A, Nidamanuri S et al. Clinical outcomes of hepatitis C treatment before and after kidney transplantation and its impact on time to transplant: A multicenter study. Am J Transplant. 2018;18(10):2559-65.
92. European Association for the Study of the Liver. EASL recommendations on treatment of hepatitis C: Final update of the series. J Hepatol. 2020;73:1170-1218.
93. De A, Roy A, Verma N, Mishra S, Premkumar M, Taneja S, Singh V et al. Sofosbuvir plus velpatasvir combination for the treatment of chronic hepatitis C in patients with end stage renal disease on renal replacement therapy: A systematic review and meta-analysis. Nephrol. (Carlton) 2022;27:82-89.
94. Strohbehn IA, Seethapathy R, Lee M, Sise ME. Curative therapies for hepatitis c virus infection in patients with kidney disease. Kidney360 2021;2:1316-25.
95. Fabrizi F, Cerutti R, Dixit V, Ridruejo E. Sofosbuvir-based regimens for HCV in stage 4-stage 5 chronic kidney disease. A systematic review with meta-analysis. Nefrologia (Engl Ed) 2021;41:578-89.
96. Ministério da Saúde (BR), Secretaria de Vigilância em Saúde, Departamento de DST, AIDS e Hepatites Virais. Protocolo clínico e diretrizes terapêuticas para hepatite C e coinfecções. Brasília: Ministério da Saúde; 2011. p. 66.
97. Ministério da Saúde (BR), Secretaria de Vigilância em Saúde, Departamento de Doenças de Condições Crônicas e Infecções Sexualmente Transmissíveis, Coordenação-Geral de Vigilância do HIV/AIDS e das Hepatites Virais. Ofício circular nº 6/2022/CGAHV/DCCI/SVS/MS. Brasília: Ministério da Saúde; 2022.

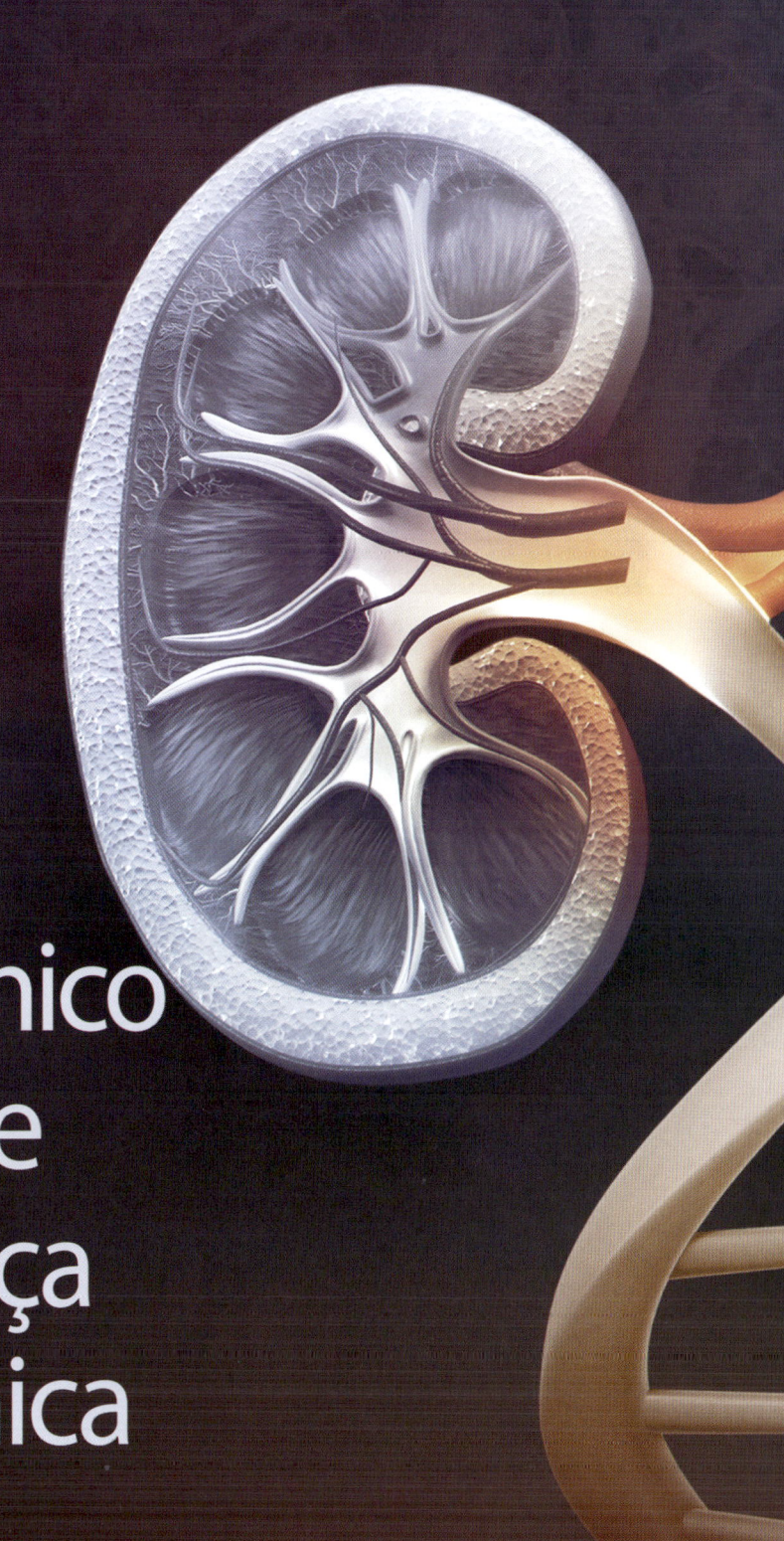

PARTE 6

Manejo Clínico do Paciente com Doença Renal Crônica

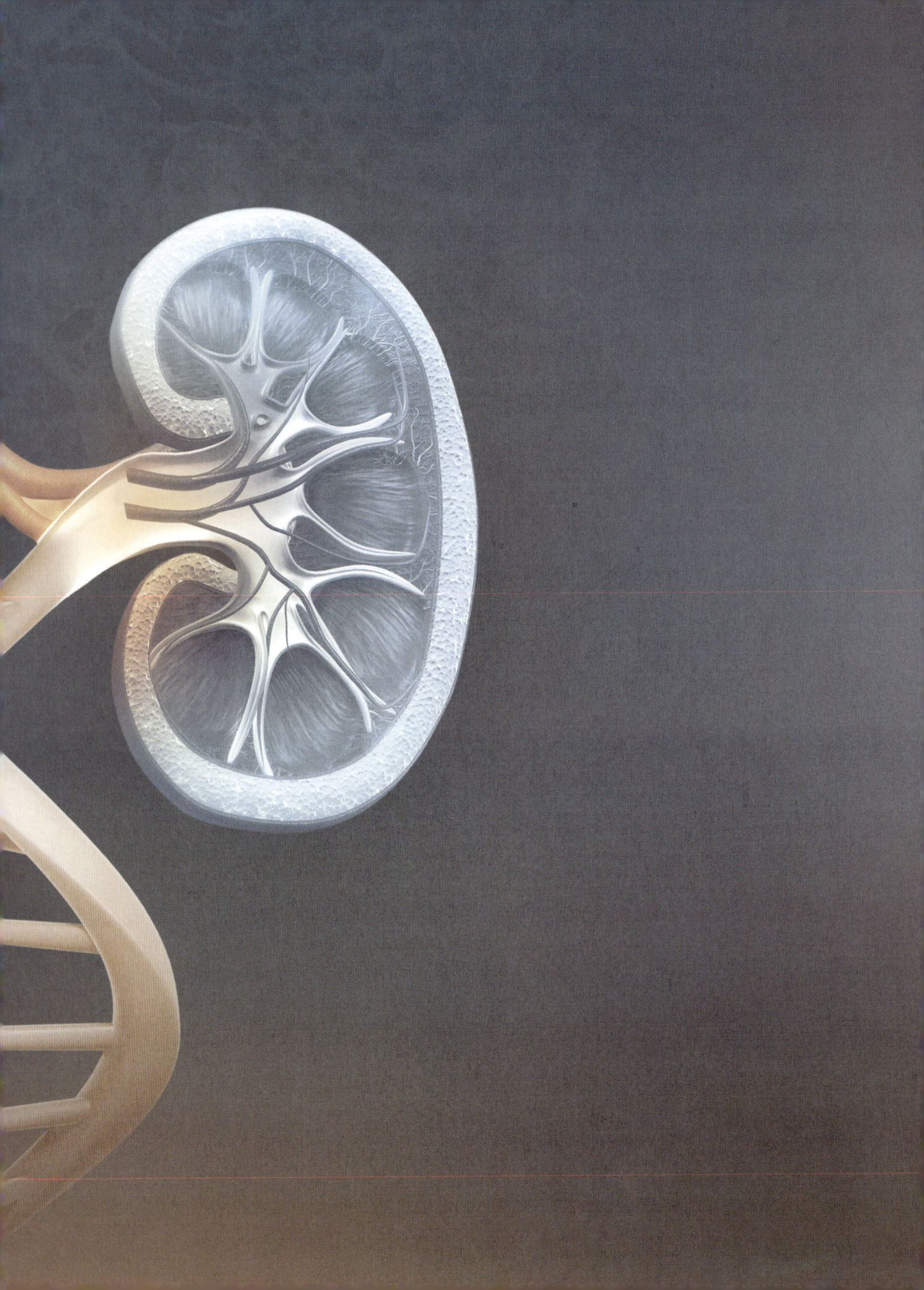

49 Diuréticos | Mecanismos de Ação e Uso Clínico

Arthur Gus Manfro • Andrea C. Bauer • Roberto Ceratti Manfro

INTRODUÇÃO

Os diuréticos são uma heterogênea e valiosa classe de fármacos que atuam para aumentar o fluxo urinário. No néfron, eles determinam a redução da capacidade tubular de reabsorção de sódio e água e, em algumas circunstâncias, o incremento da taxa de filtração glomerular (TFG). São utilizados predominantemente no tratamento de hipertensão arterial, insuficiência cardíaca e distúrbios eletrolíticos, assim como no manejo de várias condições edematosas.

Sua história teve início na Primeira Clínica Médica Universitária de Viena, em 1919. Alfred Vogl, em depoimento informal publicado em 1950, relata a sequência de acasos, erros e coincidências que culminou na descoberta das propriedades diuréticas dos organomercuriais, usados na época para tratar sífilis.

No fim da década de 1930, foi constatado que a sulfanilamida apresentava propriedades natriuréticas, basicamente por inibição da anidrase carbônica tubular. Pesquisas subsequentes resultaram na identificação de outros diuréticos, entre os quais a acetazolamida, a benzolamida e, finalmente, em 1957, os benzotiazídicos. A esses foram acrescentados, posteriormente, diversos fármacos, hoje conhecidos genericamente como "derivados sulfamídicos correlatos" ou não tiazídicos, como: clortalidona, furosemida, bumetanida, torazemida, metolazona, piretanida, indapamida, entre outros.

Entre 1960 e 1966, surgiu um grupo de diuréticos que, ao contrário dos demais, não espoliam o potássio do organismo: espironolactona (antagonista da aldosterona), triamtereno e amilorida.

Atualmente, os benzotiazídicos e os derivados sulfamídicos correlatos, os **novos diuréticos**, encontram-se entre os fármacos mais prescritos em todo o mundo. Outros, como os mercuriais, a acetazolamida, as xantinas e os diuréticos osmóticos, os **velhos diuréticos**, deixaram de ser utilizados, ficando restritos somente a situações especiais.

MECANISMOS DE AÇÃO

Os diuréticos caracterizam-se por suas ações renais e extrarrenais. Aqui, serão analisadas prioritariamente as ações renais. Embora interfiram, em maior ou menor grau, em uma série de funções do néfron, a presente análise de seu mecanismo de ação considerará somente as modificações mais relevantes. O Quadro 49.1 classifica os diuréticos de acordo com seu principal local de ação ao longo do néfron, e o Quadro 49.2 sumariza os principais aspectos farmacocinéticos desses medicamentos. Essas informações são importantes na medida em que o local de ação do diurético no néfron é um dos fatores determinantes da sua potência. Os diuréticos com ação predominante no glomérulo e/ou túbulo proximal constituem um grupo heterogêneo de substâncias. O manitol é um diurético osmótico que aumenta a filtração glomerular e o fluxo tubular, ocasionando excreção urinária de 5 a 10% do sódio contido no filtrado glomerular. Como todos os diuréticos osmóticos, causa maior eliminação de água que de sódio e, por isso, seu uso frequente ou intensivo pode ter como consequência depleção hídrica hipernatrêmica.

A ação diurética da albumina humana concentrada resulta do aumento da volemia e da filtração glomerular, da redução da reabsorção tubular de sódio por hiperfluxo e, finalmente, da natriurese.

A aminofilina é o único derivado xantínico usado, ocasionalmente, como diurético. Seu mecanismo de ação é múltiplo: aumenta o rendimento cardíaco e o fluxo sanguíneo renal e reduz a reabsorção de sódio e de água no túbulo proximal.

Quadro 49.1 Diuréticos: local de ação.

A. Glomérulo e túbulo proximal
• Manitol
• Albumina humana concentrada
• Aminofilina
• Acetazolamida
B. Alça de Henle
• Furosemida
• Bumetanida
• Ácido etacrínico
• Piretanida
• Torazemida
• Azosemida
C. Túbulos distal e coletor
• Espoliadores de potássio:
▪ Benzotiazídicos e derivados sulfamídicos correlatos
• Poupadores de potássio:
▪ Espironolactona
▪ Triantereno
▪ Amilorida
▪ Eplerenona
• Aquaréticos

Quadro 49.2 Farmacocinética dos principais diuréticos.

Diurético	Disponibilidade oral (%)	Meia-vida de eliminação (h)				Via de eliminação
		Indivíduo normal	Insuficiência renal	Cirrose hepática	Insuficiência cardíaca	
De alça						
Furosemida	10 a 100	1,5 a 2	2,8	2,5	2,7	Renal
Bumetanida	80 a 100	1	1,6	2,3	1,3	50% hepática
Torasemida	80 a 100	3 a 4	4 a 5	8	6	80% hepática
Tiazídicos e correlatos						
Clortalidona	64	24 a 55	ND	ND	ND	Renal
Clorotiazida	30 a 50	1,5	ND	ND	ND	Renal
Hidroclorotiazida	65 a 75	2,5	A	ND	ND	Renal
Indapamida	93	15 a 25	ND	ND	ND	Hepática
Distais						
Amilorida	30 a 90	17 a 26	100	A	ND	Renal
Triantereno	(0,80)	(2 a 5)	A	A	ND	Rim/fígado*
Espironolactona	73	1,5 (0,15)	A	A	ND	Complexa**

*Metabólito hepático ativo secretado pelo rim. **Diversos metabólitos ativos. (): Valores referentes a metabólitos ativos; A: aumentado; ND: não determinado.

A acetazolamida inibe a reabsorção de bicarbonato e, em decorrência, de sódio e de água, mais marcadamente no túbulo proximal. Sabe-se que, no túbulo proximal, 70 a 75% do filtrado glomerular são reabsorvidos, que a reabsorção de sódio é ativa e a de cloro passiva e que pelo menos 25% da reabsorção do bicarbonato é catalisada pela anidrase carbônica. Sendo a acetazolamida um inibidor da anidrase carbônica, sua ação final é o aumento da bicarbonatúria e da natriúria. Tais ações são, no entanto, limitadas pela redução do bicarbonato sérico e por mecanismos de compensação nos segmentos distais do néfron.

O ramo ascendente da alça de Henle é o local de ação dos mais rápidos e potentes diuréticos conhecidos na atualidade, ou seja, a furosemida, a bumetanida, a piretanida e o ácido etacrínico; os três primeiros são derivados da sulfanilamida, e o último, do ácido ariloxiacético. Os diuréticos de alça, como são genericamente denominados, são excretados nos túbulos proximais pelos mesmos mecanismos de transporte que servem à eliminação de ácidos orgânicos. Por essa razão são ativos mesmo nos casos em que ocorre redução importante da TFG. Causam diurese de solutos e interferem no mecanismo fisiológico de concentração urinária, agindo nas porções medular e cortical do ramo ascendente espesso por competição pelo sítio de ligação do cloro no carreador Na-K-2Cl, tornando-o inativo. Outro membro desse grupo chama-se "torazemida", que difere dos demais por ser 80% eliminado pelo fígado e 20% pelos rins.

Os diuréticos com ação predominante nas porções distais do néfron são divididos em espoliadores e poupadores de potássio. Os primeiros, os benzotiazídicos, são excretados no túbulo proximal pelo mesmo mecanismo mencionado para os diuréticos de alça e inibem a reabsorção ativa de sódio no túbulo distal; adicionalmente, apresentam moderada capacidade inibitória sobre a anidrase carbônica e não interferem no processo de reabsorção ativa do cloro e nos mecanismos tubulares de concentração urinária. Os tiazídicos agem por competição pelo sítio de ligação do cloro nos cotransportadores (Na-Cl, Na-H e Cl-HCO) que promovem a entrada de sódio, sensível aos tiazídicos, no néfron distal. Seu uso crônico, por induzir a diminuição do volume líquido extracelular, resulta no aumento da reabsorção proximal de água e de alguns solutos como bicarbonato, cálcio, ácido úrico, entre outros. O protótipo dos benzotiazídicos, que são diuréticos de ação prolongada, é a hidroclorotiazida. A ação prolongada dos benzotiazídicos e de seus derivados (indapamida e clortalidona) deve-se, como regra, a sua boa solubilidade em lipídios e, consequentemente, maior distribuição pelo organismo; no caso da clortalidona, existe uma ligação preferencial e prolongada ao próprio tecido renal e, no da metolazona, às proteínas plasmáticas.

Os diuréticos poupadores de potássio agem nas células principais do túbulo coletor cortical, inibindo a reabsorção de íons sódio e impedindo que se estabeleça um gradiente eletroquímico para a troca com íons potássio e hidrogênio. A entrada de sódio nesses sítios ocorre através de canais de sódio sensíveis à aldosterona. A amilorida e o triantereno promovem o fechamento desses canais, portanto com ação independente da aldosterona, e a espironolactona atua por competição inibitória do efeito desta. Esses diuréticos têm capacidade natriurética e podem levar ao desenvolvimento de hipercalemia e acidose metabólica.

Em síntese, os diuréticos de alça são os mais rápidos e potentes: eliminam 20 a 25% da carga filtrada de sódio pelos glomérulos. Os de ação predominante nos túbulos distal e coletor ou têm uma posição intermediária, eliminando 3 a 5% (espoliadores do potássio), ou são fracos, atingindo apenas a cifra de 1 a 2% (poupadores de potássio). Isso significa que os diuréticos atuam, basicamente, reduzindo a atividade dos sistemas de transporte transcelular do bicarbonato nos túbulos proximais e do sódio nos demais segmentos tubulares; sua ação ocorre pela presença no fluido tubular, exceto pela espironolactona, que atua sobre os receptores citossólicos de aldosterona, sem passar para a luz tubular.

As características farmacológicas dos diuréticos de alça são similares, por isso, a ausência de resposta adequada a determinado medicamento sugere que o mesmo ocorrerá com outro da mesma classe. A farmacocinética dos tiazídicos é menos conhecida, e os principais aspectos farmacocinéticos dos diuréticos estão sumarizados no Quadro 49.2.

Sua farmacodinâmica é determinada pela relação entre a chegada ao local de ação e a resposta natriurética. Assim, a resposta máxima de um indivíduo a cada diurético de alça ou tiazídico é a mesma. Dessa forma, a dose deve ser titulada para cada paciente de maneira a alcançar a quantidade efetiva do fármaco na luz tubular para que se obtenha determinado efeito clínico. Adicionalmente, deve-se prescrever uma dose mais baixa para que se alcance a resposta máxima, e essa dose não deve ser excedida.

> **(!) PONTOS-CHAVE**
>
> - A resposta máxima de um indivíduo a cada diurético de alça ou tiazídico é a mesma; dessa forma, a dose deve ser titulada para cada indivíduo.

USO CLÍNICO

Do ponto de vista da estrutura química, do local de ação no néfron e da farmacodinâmica, os diuréticos constituem um grupo heterogêneo de substâncias. Por essa razão, para agrupá-los de maneira mais uniforme e útil ao médico prático, usa-se uma classificação clínica (Quadro 49.3). O Quadro 49.4 especifica a posologia e a duração total de ação dos principais diuréticos disponíveis no Brasil.

Os diuréticos de ação prolongada e os de alça são os mais eficazes e mais amplamente prescritos. Os demais têm ação e uso limitados: empregam-se, comumente, em associação com os citados anteriormente ou de maneira isolada, em circunstâncias especiais.

Os diuréticos têm amplas indicações no tratamento de doenças edematosas e não edematosas (Quadro 49.5).

Quadro 49.3 Diuréticos: classificação clínica.

A. De ação prolongada
• Benzotiazídicos e derivados sulfamídicos correlatos: ▪ Clorotiazida e similares   ▪ Clortalidona   ▪ Xipamida   ▪ Metolazona*
B. De ação rápida ou de alça
• Furosemida   • Bumetanida   • Ácido etacrínico   • Piretanida   • Torazemida*   • Azosemida*
C. Poupadores de potássio
• Espironolactona   • Trianereno   • Amilorida   • Eplerenona
D. Outros
• Manitol   • Albumina humana   • Aminofilina   • Aquaréticos

*Não disponível no Brasil.

Quadro 49.4 Diuréticos: posologia e duração de ação.

Nome	Dose VO (mg/dia)	Duração (horas)
Hidroclorotiazida	12,5 a 100	6 a 12
Clortalidona	12,5 a 50	24 a 72
Xipamida	10 a 20	12
Indapamida	2,5 a 5	24 a 36
Metolazona	2,5 a 20	12 a 24
Furosemida	20 a 80	3 a 6
Bumetanida	0,5 a 2	3 a 6
Ácido etacrínico	25 a 100	3 a 6
Piretanida	6 a 12	24
Espironolactona	25 a 200	72
Trianereno	50 a 200	9
Amilorida	5 a 10	24

VO: via oral.

Quadro 49.5 Diuréticos: indicações para uso clínico.

- Doenças edematosas
  - Edema cardíaco
  - Edema renal
  - Edema hepático
- Doenças não edematosas
  - Hipertensão arterial sistêmica
  - Hipercalciúria idiopática
  - Urolitíase recorrente sem hipercalciúria
  - Hipercalcemia
  - Acidose tubular renal proximal
  - Diabetes insípido nefrogênico
  - Síndrome de secreção inadequada de hormônio antidiurético
  - Síndrome de tensão pré-menstrual
  - Glaucoma
  - Cistinúria
  - Hiperuricosúria
  - Intoxicações por salicilatos ou fenobarbital
  - Alcaloses pós-hipercapneica e pós-perda de conteúdo gástrico

Doenças edematosas

O uso de diuréticos em pacientes edematosos é mais proveitoso e seguro se obedecidos alguns princípios gerais, entre os quais os seguintes:

- Antes de iniciar o tratamento (e após, conforme evolução), solicitar a determinação das taxas sanguíneas de eletrólitos (Na, K, Cl, Ca, P e Mg), creatinina, glicose, ácido úrico, hematócrito e albumina plasmática
- Determinar dose efetiva e administrá-la tão frequentemente quanto necessário para obter resposta máxima; em caso de insucesso, associar diuréticos em doses ajustadas para a função renal do paciente
- Iniciar o tratamento com dose pequena, exceto quando se tratar de uma emergência ou quando houver insuficiência renal associada
- Medir, diariamente, a diurese, o peso e as variações posturais de pulso e pressão arterial
- Controlar para que não ocorram reduções de peso superiores a 1 a 2 kg/dia; perdas superiores resultam, com frequência, em hipovolemia
- Evitar, sempre que possível, o uso associado com fármacos retentores de sódio.

Edema cardíaco

O manejo de insuficiência cardíaca requer o tratamento da doença cardíaca subjacente, como a hipertensão arterial, a doença renal renovascular, a doença cardíaca isquêmica ou doença valvular. O tratamento farmacológico da insuficiência cardíaca foi uma das áreas de grande avanço na cardiologia na última década, com incorporação de diversos fármacos à prática clínica – em especial para os pacientes com insuficiência cardíaca com fração de ejeção reduzida (ICFEr). No tratamento farmacológico da ICFEr, podemos dividir os fármacos entre aqueles que modificam o curso da doença reduzindo mortalidade (principalmente por agir nos mecanismos fisiopatológicos do remodelamento cardíaco) e aqueles que oferecem melhora sintomática. No primeiro grupo, destacam-se os betabloqueadores (evidências disponíveis para metoprolol succinato, carvedilol e bisoprolol), os inibidores da enzima conversora da angiotensina (iECA), os bloqueadores do receptor da angiotensina II (BRA), as combinações entre BRA + inibidor da neprelisina (p. ex., sacubitril-valsartana), os antagonistas da aldosterona e os inibidores do cotransportador sódio-glicose 2 (iSGTL), entre outros fármacos utilizados em situações específicas para esses pacientes. Dentre aqueles que fornecem alívio sintomático, destacam-se os diuréticos de alça e a digoxina. Atualmente, para tratamento inicial da ICFEr, salvo contraindicações, preconiza-se o uso de iECA ou BRA ou BRA + inibidor da neprelisina + betabloqueadores + antagonistas da aldosterona + iSGTL2. Cabe ressaltar que as evidências de fármacos capazes de reduzir mortalidade em pacientes com insuficiência cardíaca com fração de ejeção preservada (ICFEp) são menos claras: a maioria dos ensaios mostra resultados neutros para grande parte dos medicamentos preconizados na ICFEr.

Conforme as diretrizes, o uso de diuréticos de alça é preconizado nos pacientes com edema cardíaco e são capazes de controlar a sobrecarga hídrica e de fornecer alívio sintomático em horas a dias – enquanto o efeito dos fármacos modificadores de doença costuma ser mais demorado. Não devem, obviamente, ser utilizados desacompanhados de outras terapêuticas, que podem variar conforme as circunstâncias e deve ter suas doses apropriadas para resposta clínica e otimização terapêutica de outros fármacos.

Em pacientes em descompensações agudas, prefere-se a utilização da via intravenosa (pela baixa absorção do fármaco administrado por via oral, caso edema significativo de alças intestinais). Nesses pacientes, os diuréticos de alça reduzem a volemia, aumentam a capacitância venosa (precedendo o efeito diurético) e diminuem o retorno venoso e a pressão de enchimento do ventrículo direito. O resultado final de todas essas ações é a diminuição do volume de sangue na vasculatura pulmonar. As diretrizes recomendam iniciar terapia com o dobro da dose utilizada de furosemida oral (caso o paciente já esteja usando diurético). Não há evidência de superioridade de métodos de infusão contínua de furosemida sobre os métodos de bolus intermitentes. Apesar disso, alguns autores defendem o uso de infusão contínua como estratégia que permite mais facilmente o ajuste da terapia conforme resposta pela diurese. Vale acrescentar que, nos insuficientes cardíacos com função renal normal, embora a absorção do diurético seja mais lenta, isso não compromete a concentração tubular do medicamento; por esse motivo, não é necessária a prescrição de grandes doses, aconselhando-se administrar doses frequentes. Adicionalmente, evidências demonstram a possibilidade de realização de duplo bloqueio tubular com furosemida e hidroclorotiazida de forma sinérgica. Como regra geral, essas associações devem ser realizadas, ao menos inicialmente, sob monitoramento cuidadoso; em alguns casos, pode haver poliúria acentuada com risco de hipovolemia, hiponatremia e/ou hipocalemia. Adicionalmente, alguns estudos menores indicam benefício maior da torazemida sobre a furosemida nos pacientes com insuficiência cardíaca. Porém, estudos maiores divergem quanto ao real impacto da escolha entre diuréticos de alça – e, em nosso meio, a furosemida continua sendo o diurético de escolha por sua disponibilidade.

Nos pacientes crônicos ambulatoriais, a dose de furosemida oral costuma variar entre 40 e 240 mg, normalmente sendo necessárias tomadas múltiplas em caso de doses mais elevadas. Para pacientes com ICFEr, e principalmente àqueles com acometimento de classe funcional, está indicada terapia com antagonistas da aldosterona (espironolactona ou eplerenona). Esses pacientes devem ter dosados seus níveis séricos de creatinina e calemia séricas para indicação e acompanhamento dessa terapia. A eplerenona apresenta menos efeitos adversos endocrinológicos, porém não está amplamente disponível em nosso meio.

Edema renal

Em indivíduos proteinúrico, sugere-se o uso de diuréticos tiazídicos como opção de segunda linha, se o controle pressórico não for obtido com os anti-hipertensivos de eleição com ação antiproteinúrica/nefroprotetoras (iECA ou BRA). Demonstrou-se redução significativa da albuminúria com o uso combinado de IECA e diuréticos para o tratamento de hipertensão arterial sistólica em diabéticos tipo 2. Esse efeito foi maior do que a combinação de IECA com bloqueador do canal de cálcio e não foi explicado pela redução pressórica. Paradoxalmente, o controle da proteinúria, nos casos em que foi associado ao uso de diurético, coincidiu com uma redução na TFG muito maior do que na combinação de IECA + bloqueador do canal de cálcio. O declínio da TFG com diuréticos pode ser devido à redução na pressão capilar glomerular, como ocorre com inibidores do sistema renina-angiotensina, supondo maior nefroproteção a longo prazo e preservação da função renal. Propriedades antiproteinúricas também foram identificadas em diuréticos poupadores de potássio (em especial dos antagonistas da aldosterona) quando em combinação com medicamentos nefroprotetores.

Síndrome nefrótica

Em alguns pacientes com síndrome nefrótica, especialmente aqueles portadores de glomerulopatia por lesões mínimas, ocorrem diminuição da volemia, aumento acentuado do volume líquido extracelular e hiperaldosteronismo secundário. Em outros, nos quais não parece haver hipovolemia, mecanismos relacionados com a resistência à ação do peptídio atrial natriurético podem ser os responsáveis pela formação do edema, pelo menos até que a pressão oncótica intravascular se torne muito baixa em função da perda acentuada de albumina.

Os diuréticos devem ser usados com cautela, e associados a outras medidas terapêuticas, de modo a não desencadear hipovolemias que comprometam ainda mais a perfusão tecidual e induzam ou agravem a insuficiência renal. Diversos fatores tendem a reduzir o efeito dos diuréticos em pacientes nefróticos, entre os quais é possível salientar a hipoalbuminemia, facilitando a difusão do diurético para o líquido extracelular com redução de sua concentração nos túbulos renais, bem como sua fixação às proteínas ali presentes; o resultado é a redução da fração livre, ativa, do fármaco.

De modo geral, nos casos sem insuficiência renal, inicia-se o tratamento com diuréticos de ação prolongada. Em casos refratários ou com insuficiência renal, pode ser necessária a prescrição de diurético de alça oral ou intravenoso, associado ou não a tiazídicos. Nessas circunstâncias, os esquemas terapêuticos sugeridos são idênticos aos propostos para casos com insuficiência renal. Os diuréticos de alça podem também ser associados à albumina humana concentrada (em casos com hipoalbuminemia inferior a 2 g%), aminofilina ou metolazona (não disponível no Brasil); e os resultados são, em geral, modestos. Um dos esquemas propostos usa 60 mg de furosemida mais 200 mℓ de uma solução de albumina humana a 20%, infundidos intravenosamente durante 60 minutos. Seu efeito natriurético ocorre por aumento do fluxo sanguíneo renal. Finalmente, deve-se salientar que, por sua ação antialdosterona, o uso associado de espironolactona pode ser útil em indivíduos nefróticos não portadores de insuficiência renal.

Embora seja comum o uso de diuréticos no manejo da síndrome nefrótica em adultos, seu papel em crianças gravemente hipoalbuminêmicas é pouco claro. Como regra geral, pode-se estabelecer que os casos com expansão da volemia devem ser tratados com furosemida e espironolactona; aqueles com contração da volemia podem receber albumina intravenosa e furosemida. A distinção entre os dois grupos pode ser feita com base na excreção fracionada de sódio pela urina. A redução do volume intravascular, já depletado, induzida pelo medicamento, pode precipitar perda aguda de função renal, aumentando o risco de trombose e choque hipovolêmico. O uso de diuréticos é, portanto, recomendado apenas em casos de edema grave e sem significativa depleção do volume intravascular. Furosemida associada à albumina apresenta efeito terapêutico transitório e acrescenta o risco de sobrecarga intravascular, hipertensão e insuficiência respiratória. Tal associação fica restrita a situações em que há edema significativo associado a outras condições de gravidade (anasarca com comprometimento respiratório por ascite ou derrame pleural, edema escrotal com risco de perfuração, peritonite ou grave distensão tecidual). O emprego de furosemida isolada pode ser útil, porém requer monitoramento do volume intravascular e do potássio sérico. Tiazídicos associados à furosemida podem ter efeito sinérgico no aumento da natriurese e da diurese, porém aumentaram o risco de hipocalemia.

Doença renal crônica

O edema da doença renal crônica (DRC) é decorrente da incapacidade dos rins de excretar água, sal e outros solutos em quantidades adequadas às necessidades orgânicas. Desaconselha-se o uso de diuréticos de ação prolongada, pois a resposta reduz à medida que a filtração glomerular cai abaixo de 50 mℓ/min; e a ação se torna insignificante quando esta atinge valores em torno de 10 mℓ/min. Os poupadores de potássio devem ser evitados pelo risco de induzir hipercalemia, principalmente em pacientes com DRC avançada. Pacientes renais crônicos apresentam tendência à acidose metabólica e hipercalemia. Nessas circunstâncias, indica-se o uso de diuréticos de alça e em doses mais elevadas que as habituais, para que possam vencer a competição, ao nível dos mecanismos tubulares de transporte, com os ácidos orgânicos acumulados em decorrência de insuficiência renal. Assim, por exemplo, em pacientes com depuração de creatinina endógena de 15 mℓ/min, apenas um quinto ou um décimo da quantidade administrada do diurético de alça é secretada para a luz tubular em comparação com indivíduos normais; a resposta das células tubulares, no entanto, é idêntica à de células normais, demonstrando que o problema é o acesso do fármaco às áreas celulares onde ele atua. Doses elevadas, porém, aumentam o risco de efeitos colaterais indesejáveis, em especial ototoxicidade.

Recomenda-se, inicialmente, o uso de furosemida por via oral; sua dose eficaz é imprevisível e deve ser estabelecida em cada caso. De modo geral, as doses são elevadas e podem atingir valores de 100 a 200 mg/dia. Nos casos que apresentam hipertensão arterial grave e/ou acentuada congestão pulmonar e/ou não responsivos ao uso pela via oral, usa-se a via intravenosa, utilizando-se a dose inicial empírica de 40 mg para testar a resposta do paciente. Como regra, a resposta natriurética máxima ocorre quando se usam de 160 a 200 mg de furosemida por via intravenosa, infundida em um período de 20 a 30 minutos; doses maiores, em geral, não oferecem melhores resultados. Para obtenção de resultados semelhantes, as doses orais se situam entre 160 e 400 mg/dia. Para pacientes com DRC em estados de hipervolemia grave, também pode-se tentar infusão intravenosa contínua: inicia-se com uma dose de ataque de 40 mg seguida de 20 mg/h (e após, 40 mg/h, se necessário) para filtrações glomerulares inferiores a 25 mℓ/min ou 10 a 20 mg/h para as acima desse valor. Se não houver resposta na primeira hora, repetir a dose de ataque e aumentar a taxa de infusão. Vale mencionar a associação de diurético de alça com tiazídicos. Aos esquemas supramencionados, podem-se adicionar tiazídicos orais, em doses variáveis conforme a filtração glomerular estimada: se menor que 20 mℓ/min, 100 a 200 mg; entre 20 e 50 mℓ/min, 50 a 100 mg; e maior que 50 mℓ/min, 25 a 50 mg de hidroclorotiazida. Se todas as tentativas mencionadas fracassarem, deve-se recorrer aos métodos dialíticos/ultrafiltração. É necessário salientar que o uso de diuréticos no tratamento dos edemas não deve ser uma medida isolada, mas sim associada a outras providências terapêuticas.

Estima-se que a prevalência do uso de diuréticos em pacientes em diálise seja próxima de 20% na Europa e no Japão e de 10% nos EUA. Na maioria dos casos, são empregados diuréticos de alça, com ou sem tiazídicos. Seu uso é mais frequente em idosos, com insuficiência renal recente, portadores de cardiopatia (isquêmica, insuficiência cardíaca), hipertensos e diabéticos. Esses pacientes muitas vezes respondem à terapia com menor ganho de peso interdialítico e tendem a apresentar menor chance de hipercalemia pré-diálise, embora apresentem maior risco de episódios hipotensivos. A análise de milhares de indivíduos em diálise indicou que diuréticos podem propiciar melhora na sobrevida por menor mortalidade geral ou cardiovascular. Interessantemente, em pacientes em hemodiálise, o uso de espironolactona parece estar associado a uma importante redução de mortalidade cerebrovascular e cardiovascular independentemente do efeito na pressão arterial e à custa de discreto aumento na incidência de hipercalemia.

Injúria renal aguda

O uso de diuréticos de alça já foi preconizado como método de prevenção e terapia da necrose tubular aguda (NTA) – uma das causas mais comuns de injúria renal aguda em ambiente hospitalar. O objetivo dessa prática seria tentar aumentar o débito urinário em pacientes oligúricos nas primeiras horas após o insulto, protegendo os néfrons contra lesões celulares e "lavando" os cilindros intratubulares obstrutivos. No entanto, a descoberta e outros mecanismos envolvidos na patogênese na NTA (incluindo, p. ex., o efeito de citocinas na NTA associada à sepse), assim como resultados negativos evidenciados por estudos clínicos e metanálises, fizeram essa estratégia não ser mais formalmente recomendada. O uso de diuréticos de alça, principalmente quando a NTA já está estabelecida, não foi capaz de encurtar o tempo de insuficiência renal, reduzir a necessidade de terapia renal substitutiva ou de reduzir mortalidade. O uso de diuréticos está indicado nos estados de hipervolemia após manejo inicial dos quadros de choque. Adicionalmente, o uso de furosemida em doses de 1,0 a 1,5 mg/kg pode ser preconizado em pacientes com injúria renal aguda por NTA (quando devidamente hidratados) como teste de estresse para avaliar resposta tubular e, dessa forma, auxiliar no direcionamento do plano terapêutico. O aumento da diurese com a administração de diuréticos na NTA estabelecida deve ser compreendido como resposta à redução de reabsorção de tubular de néfrons remanescentes funcionantes (mostrando a reserva tubular vigente) e não como um resgate ou recuperação da função tubular dos néfrons com dano já estabelecido. Dessa forma, cabe ressaltar que não se deve atrasar o início da diálise em pacientes com NTA e indicação de terapia substitutiva renal; havendo indicação clara de início de diálise, esta não deve ser atrasada.

> **PONTOS-CHAVE**
> - Uso de diuréticos na doença renal crônica é especialmente indicado quando o edema se associa à hipertensão arterial sistêmica e/ou congestão circulatória
> - Cautela no uso de diuréticos em injúria renal aguda, para não protelar início de terapia substitutiva renal, quando indicada.

Edema hepático

Nos edemas de origem hepática, associados à hipoproteinemia e hipertensão portal, existe diminuição do volume circulatório efetivo, ascite e hiperaldosteronismo secundário. Nesses casos, o maior cuidado deve ser o de promover remoção lenta e gradual do excesso de líquido extracelular. Diurese abrupta pode desencadear grave hipoperfusão tecidual, aumentar a concentração de amônia ou forçar a sua transferência na barreira hematoencefálica, causando hipocalemia grave, encefalopatia hepática ou síndrome hepatorrenal.

O manejo inicial da ascite em cirróticos não está embasado fundamentalmente no uso de diuréticos, requerendo o tratamento da causa subjacente da doença hepática, determinante da cirrose, e o manejo do excesso de líquido ascítico *per se*. O tratamento exige abstinência de álcool mesmo nos pacientes em que a cirrose não é devida a essa substância. Anti-inflamatórios não esteroides devem ser evitados. A restrição de sódio na dieta é necessária, limitando-se a ingestão diária a 2 g (ou 88 mEq/dia de sódio). Almeja-se em pacientes com ascite a redução de cerca de 0,5 a 1 kg/dia de peso. Essa perda pode ser mais acelerada em pacientes com edema periférico. Para pacientes com ascite, porém sem edema, perdas acima do preconizado estão associadas à depleção intravascular e piora da função renal. Se há urgência em remover a ascite, paracentese é preferível à terapia com diuréticos. A correção da hipocalemia, usual em pacientes com ascite por cirrose, é importante em razão do risco de precipitação de coma hepático por aumento de produção de amônia renal.

O tratamento diurético para os pacientes com ascite baseia-se em combinação de espironolactona (100 mg) e furosemida (40 mg) para manutenção da normocalemia e mobilização da ascite moderada. Aumentos graduais podem ser realizados conforme resposta clínica tendo como base a perda de peso, sempre mantendo a relação de 100 mg de espironolactona para 40 mg de furosemida (até doses máximas de 400 mg e 160 mg, respectivamente). Em uso isolado, espironolactona parece superior à furosemida, uma vez que esta apresenta maior ligação proteica e depende mais da secreção pelo túbulo proximal que de filtração glomerular. A secreção tubular nesses pacientes parece estar prejudicada por competição ou intoxicação por compostos retidos, como sais biliares. O uso de espironolactona com furosemida melhora a excreção de sódio e diminui o risco de hipercalemia. A monoterapia com espironolactona está indicada na hipocalemia grave, como a que ocorre em hepatites alcoólicas graves, até a normalização do potássio. Efeitos adversos endocrinológicos são comuns com doses maiores de espironolactona, sendo menos frequentes com uso de eplerenona (apesar desta ser menos estudada em populações com cirrose).

No caso de aparente resistência a diuréticos, deve ser primeiramente verificada a adequada adesão do paciente à restrição dietética de sódio. Isso pode ser feito pela medida da natriúria de 24 horas. Quando esta for superior a 78 mEq/dia (88 mEq da dieta permitida acrescidos de 10 mEq de excreção não urinária), a dieta deve ser reorientada. A razão Na/K em amostra de urina pode fornecer boa estimativa da natriúria de 24 horas. Quando superior a 1, mais de 90% dos pacientes apresentarão natriurese superior a 78 mEq/dia. Nos pacientes que não podem utilizar diuréticos (azotemia ou hipercalcemia proibitivas), assim como em pacientes refratários ao seu uso, estratégias alternativas devem ser utilizadas para manejo da ascite – incluindo paracenteses de repetição (atentando para reposição de albumina quando retiradas > 5 ℓ) e confecção de *shunts* portossistêmicos (TIPS). Os esquemas suprapropostos, associado à dieta e eventual drenagem de alívio, têm resultados positivos em cerca de 90% dos casos. É importante acentuar que diuréticos não devem ser primariamente usados em casos de edema hepático não associado à hipertensão portal.

Doenças não edematosas

Hipertensão arterial sistêmica

As atuais diretrizes de tratamento da hipertensão arterial sistêmica (HAS) essencial consideram os tiazídicos, iECA, BRA e bloqueadores de canal de cálcio como medicamentos de primeira linha. Os betabloqueadores são considerados de primeira escolha apenas para pacientes hipertensos que apresentem outro motivo específico para seu uso (p. ex., insuficiência cardíaca com fração de ejeção reduzida ou cardiopatia isquêmica).

Os diuréticos são amplamente utilizados, como monoterapia inicial, na HAS leve ou moderada, especialmente em negros, idosos, obesos e hipervolêmicos. Têm capacidade de, isoladamente, normalizar as cifras tensionais de aproximadamente 70% dos portadores de HAS leve ou moderada, e sua ação anti-hipertensiva parece decorrer de vários mecanismos, ainda controversos. Durante as primeiras semanas de uso, reduzem o volume plasmático e o volume líquido extracelular.

Essa negatividade inicial do balanço hidrossalino volta, no entanto, ao equilíbrio pré-tratamento com a continuidade do uso, embora existam estudos que afirmem que ela se mantém por até 2 anos. Postula-se também que tais medicamentos têm ação vasodilatadora direta. Finalmente, estudos experimentais mostram que os diuréticos induzem uma "hiporreatividade no sistema vascular", ou seja, reduzem a reatividade arteriolar às substâncias pressóricas em circulação. Os diuréticos tiazídicos, ao lado dos iECA, BRA e bloqueadores de canal de cálcio, são atualmente considerados os fármacos de primeira linha para tratamento da HAS essencial em grande parte das diretrizes.

Monoterapia com tiazídicos em doses baixas está indicada em pacientes com hipertensão essencial não complicada e sem perda significativa de função renal, podendo às vezes ser necessário usar doses mais elevadas. Em pacientes com função renal normal, tiazídicos têm melhor efeito anti-hipertensivo que os diuréticos de alça. Dentre os tiazídicos, atualmente há preferência pelo uso de derivados tiazídicos (clortalidona e indapamida) por sua maior potência anti-hipertensiva e melhores desfechos clínicos. Os diuréticos de alça são frequentemente requeridos em pacientes com hipertensão resistente à primeira opção, quando a filtração glomerular é menor do que 30 mℓ/min e quando há sobrecarga hídrica por insuficiência cardíaca ou perda crônica da função renal. Apesar de os tiazídicos classicamente não serem utilizados abaixo desta taxa de filtração glomerular, evidências recentes foram positivas para o uso de clortalidona em pacientes com DRC estágio IV e com hipertensão não controlada.

Os diuréticos têm sua ação potencializada pela restrição concomitante da ingestão de sal e atingem efeito anti-hipertensivo máximo após 2 a 3 semanas de uso. A possibilidade de sua prescrição em dose única diária, ou em dias alternados, facilita a adesão ao tratamento. Os diuréticos mais utilizados são os de ação prolongada; os de alça são reservados para situações agudas (crises hipertensivas e/ou edema agudo de pulmão) e casos associados à insuficiência renal avançada. É importante considerar que o efeito anti-hipertensivo dos diuréticos de ação prolongada não aumenta quando as doses habitualmente prescritas são progressivamente elevadas.

Diuréticos poupadores de potássio (amilorida ou triantereno) têm mínimo efeito anti-hipertensivo, não sendo frequentemente empregados na terapia inicial dessa condição em monoterapia. No entanto, a combinação desses fármacos com diuréticos tiazídicos (amilorida + hidroclorotiazida ou amilorida + clortalidona) aumenta eficácia anti-hipertensiva e pode ser utilizada como primeira linha de tratamento conforme algumas diretrizes. Já os antagonistas da aldosterona (espironolactona e eplerenona) têm maior ação anti-hipertensiva em monoterapia quando comparados a outros diuréticos poupadores de potássio. São consideradas os medicamentos preferenciais para inclusão em esquemas anti-hipertensivos de pacientes ainda fora de alvo com doses otimizadas de tiazídicos, iECA/BRA e bloqueadores do canal de cálcio. Além disso, apresentam propriedades potencialmente nefroprotetoras e cardioprotetoras.

O uso crônico de anti-hipertensivos não diuréticos promove retenção hidrossalina. Tal efeito diminui a ação anti-hipertensiva dessas medicações ao que se denomina "pseudotolerância". Nessas situações, os diuréticos são utilizados para potencializar o efeito dos fármacos anti-hipertensivos.

Não é incomum a ocorrência de hipocalemia com o uso crônico de diuréticos de ação prolongada, e na sua ocorrência é necessário algumas vezes considerar o diagnóstico diferencial de hipoaldosteronismo primário.

> **PONTOS-CHAVE**
> - Os diuréticos são utilizados, como monoterapia inicial, na HAS leve ou moderada, especialmente em negros, idosos, obesos e hipervolêmicos
> - Os diuréticos têm capacidade de, isoladamente, normalizar as cifras tensionais de aproximadamente 70% dos portadores de HAS leve ou moderada
> - Considera-se atualmente que os correlatos dos tiazídicos, clortalidona e indapamida, por serem mais eficientes em reduzir a pressão arterial, sejam os diuréticos preferenciais para o tratamento da hipertensão primária.

Diabetes insípido nefrogênico, acidose tubular renal e hipercalciúria idiopática

Nessas três patologias, os diuréticos de ação prolongada são usados devido à depleção de volume que acarretam, consequentemente com maior reabsorção de água e diferentes solutos nos túbulos proximais. No diabetes insípido, tais medicamentos induzem maior reabsorção de água, com apreciável redução na diurese; nos casos de acidose tubular renal proximal (tipo II) e de hipercalciúria idiopática, aumentam a reabsorção de bicarbonato e de cálcio, respectivamente. Para o sucesso terapêutico nas três doenças citadas, é de fundamental importância que se restrinja a ingestão de sódio. No caso específico da hipercalciúria idiopática, o uso de 25 a 50 mg/dia de hidroclorotiazida, ou similar, resultará em significativa redução da calciúria e da formação de novos cálculos.

Na poliúria induzida pelo uso crônico do carbonato de lítio, que ocorre em 20 a 30% dos pacientes, a amilorida, por meio do bloqueio dos canais luminais de sódio, pode, em muitos casos, melhorar a poliúria, permitindo assim a continuidade do estabilizador do humor com maior conforto.

Hipercalcemias

Diuréticos tiazídicos tendem a promover retenção de cálcio, já os diuréticos de alça, ao contrário daqueles de ação prolongada, produzem significativo aumento na sua excreção urinária. Por essa razão, podem ser utilizados para tratamento da hipercalcemia aguda em pacientes já devidamente hidratados. Antigamente, eram preconizados como terapia inicial para hipercalcemia, porém hoje são considerados principalmente como fármacos adjuvantes quando o paciente já apresenta sinais de hipervolemia associada à reposição volêmica intensiva. Quando usados nesses casos, é importante que as perdas urinárias de água e eletrólitos (Na, Cl, K e Mg) sejam repostas, pois induzem hipovolemia, a qual, por sua vez, condicionará maior reabsorção proximal de água e solutos (inclusive cálcio), o que se contrapõe ao objetivo básico do tratamento. As doses de furosemida intravenosa situam-se entre 40 e 80 mg, a cada 2 ou 3 horas. Atualmente, os bifosfonados intravenosos e a calcitonina são utilizados no manejo dessa condição com melhores resultados que a furosemida.

Síndrome de secreção inadequada de hormônio antidiurético

Os diuréticos de alça podem ser usados na síndrome de secreção inadequada de hormônio antidiurético (SIHAD), a fim de produzir balanço negativo de água. Os diuréticos costumam ser utilizados quando a restrição hídrica não é suficiente para o manejo do quadro. As doses usuais são de 40 a 80 mg/dia ou 50 a 100 mg/dia por via oral, de furosemida ou ácido etacrínico, respectivamente.

Outras indicações e vias de administração

Os diuréticos têm tido seu uso proposto para o tratamento de várias patologias, além de suas já descritas indicações clássicas: osteoporose pós-menopáusica (tiazídicos e vitamina D), por induzir balanço positivo de cálcio; doença de Ménière (tiazídicos), por reduzir seus sintomas; e síndrome de hiperestimulação ovariana grave (furosemida), para tratamento de ascite. A acetazolamida, por sua ação vasodilatadora cerebral, tem sido usada para avaliar o grau de reserva perfusional cerebral de pacientes com oclusão da artéria carótida interna e das artérias regionais, além de poder ser usado como terapia em determinadas causas de hipertensão intracraniana (pseudotumor cerebral, p. ex.,). Fora esses contextos, a acetazolamida tem atualmente uso limitado, restrito aos seguintes casos: no glaucoma; em situações nas quais seja útil a elevação do pH urinário (cistinúria, hiperuricosúrias, intoxicações por salicilatos e fenobarbital); e nas alcaloses pós-hipercapneica e pós-perdas de conteúdo gástrico

Além das vias tradicionais (oral, intramuscular e intravenosa intermitente ou contínua), os diuréticos têm sido testados em inalações (furosemida), por vias sublingual (furosemida) e retal (bumetanida), com relativo sucesso.

Os organomercuriais estão em desuso. Eles são tão natriuréticos quanto os diuréticos de alça, porém menos espoliadores de potássio. Por essa peculiaridade, teriam boa indicação em casos nos quais se requer diurese profusa e rápida, porém sem riscos de hipocalemia, como em insuficiências cardíacas congestivas graves.

Efeitos colaterais e reações adversas

Os diuréticos de ação prolongada e os de alça encontram-se entre os fármacos mais úteis e seguros na prática clínica. Embora a listagem de seus paraefeitos seja longa, a experiência clínica tem demonstrado que a maioria deles é de caráter leve e benigno.

Uma lista dos paraefeitos encontra-se no Quadro 49.6. A seguir serão feitos comentários gerais sobre alguns tópicos de maior interesse clínico.

Os efeitos colaterais dependem, basicamente, da ação diurética e incluem: distúrbios eletrolíticos, desequilíbrios ácido-básicos, perturbações metabólicas, depleção do volume intravascular, diminuição do rendimento cardíaco e hipoperfusão arterial periférica. As reações adversas, por outro lado, independem da ação diurética e decorrem de características do próprio paciente: pancreatite, pancitopenia, reações cutâneas de hipersensibilidade, nefrite intersticial aguda, entre outras.

Os tiazídicos apresentam menos efeitos colaterais quando empregados em doses baixas. Hipocalemia, hiperuricemia, elevação leve e transitória da glicose e colesterol e depleção de magnésio estão entre os mais frequentes. Doses altas de hidroclorotiazida aumentam o risco de eventos cardíacos quando comparadas a doses menores ou em associação com poupadores de potássio. Embora doses maiores de diurético tendam a promover maior perda de líquido, há pouco ou nenhum ganho no efeito anti-hipertensivo, devido à maior ativação do sistema renina-angiotensina.

Os diuréticos devem ser usados com cautela em pacientes idosos, os mais propensos aos paraefeitos, em especial aos distúrbios hidreletrolíticos e hipotensão ortostática; por isso, recomenda-se o uso de diuréticos menos potentes e em doses menores que as usuais. As recomendações feitas para os idosos são também válidas para pacientes que habitam zonas de clima quente.

Deve-se evitar a prescrição de diuréticos de ação prolongada para portadores de síndromes hipercalcêmicas ou em associação com vitamina D, pois, como mencionado anteriormente, eles reduzem a excreção urinária de cálcio. Nessas circunstâncias, os de alça estão mais bem indicados.

Embora os diuréticos tiazídicos possam levar à intolerância à glicose ou mais ocasionalmente precipitar o surgimento de diabetes melito tipo 2 (DM2), os diuréticos não estão contraindicados em pacientes diabéticos. Raramente induzem elevações importantes nas taxas de glicemia, embora existam relatos de terem precipitado quadros de coma hiperosmolar hiperglicêmico não cetótico. Atualmente, há evidências que questionam o real impacto clínico do aumento de glicemia provocado pelos tiazídicos. Uma associação entre o grau de hipocalemia induzida pelo diurético e o surgimento de hiperglicemia e DM2 tem sido descrita. Dessa forma, orientações quanto à ingesta de uma dieta adequada em potássio devem ser reforçadas quando diuréticos tiazídicos são prescritos. Além disso, ajustes dietéticos relacionados ao DM2 e/ou na posologia dos medicamentos antidiabéticos regularmente usados pelos pacientes podem ser necessários para um adequado controle glicêmico.

Os diuréticos causam hiperuricemia e podem precipitar crises de gota em indivíduos propensos. Nos gotosos com

Quadro 49.6 Diuréticos: principais efeitos colaterais e reações adversas.

Comuns a todos os diuréticos
Boca seca, gosto desagradável, astenia, sonolência, tonturas, cãibras, distúrbios gastrintestinais, parestesias, hipotensão postural
Diuréticos de ação prolongada
Hiponatremia, hipovolemia, hipocalemia, hipomagnesemia, hipofosfatemia, hipercalcemia, hiperglicemia, hiperazotemia, hiperuricemia, hipercolesterolemia, hipertrigliceridemia, hiper-reninemia, alcalose metabólica, disfunção hepática, icterícia, pancreatite, leucopenia, anemia, trombocitopenia, púrpura, reações cutâneas de hipersensibilidade, angiites necrosantes, fotossensibilidade, nefrite intersticial aguda
Diuréticos de alça
• Os mesmos que os de ação prolongada, exceto hipercalcemia • Ototoxicidade, alcalose metabólica hipoclorêmica
Diuréticos poupadores de potássio

• Espironolactona
  ▪ Hirsutismo, distúrbios menstruais, ginecomastia, hipercalemia, hiponatremia
  ▪ Triantereno
  ▪ Urolitíase, hipercalemia, hiponatremia, hiperazotemia, dermatite, fotossensibilidade
• Amilorida
  ▪ Hipercalemia, hiponatremia, hiperazotemia, dermatite

função renal normal, é aconselhável o uso associado de um agente redutor de ácido úrico toda vez que a uricemia atingir níveis de 8 mg% ou mais. Nos pacientes não gotosos, sugere-se monitorar possível elevação do nível sérico de ácido úrico e/ou o surgimento de uma primeira crise de gota.

Com relação ao triantereno, duas observações podem ser relevantes para o clínico: não deve ser prescrito a urolitiásicos, pois existem evidências de que tem potencial litogênico; desaconselha-se, ainda, seu emprego associado aos tiazídicos, pelo risco de causar nefrite intersticial aguda.

Interações com outros fármacos

Os diuréticos interagem com inúmeros fármacos. Em algumas circunstâncias, tal fato pode ser usado com finalidade terapêutica, como ocorre, por exemplo, na associação com medicamentos anti-hipertensivos; em outras, a interação resulta em aumento de toxicidade e/ou diminuição de eficácia. As principais interações medicamentosas dos diuréticos estão apresentadas no Quadro 49.7.

Associações de classes farmacológicas

Existe atualmente uma tendência ao uso associado de fármacos, em uma mesma apresentação. Em relação aos diuréticos, associações destes com betabloqueadores, bloqueadores de canais de cálcio, bloqueadores do receptor da angiotensina II e com IECA encontram-se disponíveis no mercado. A premissa para essa estratégia é a melhora da adesão ao tratamento e nos desfechos clínicos, conforme resultados de metanálises.

Diuréticos de ação prolongada

Tais medicamentos aumentam a toxicidade do lítio, do alopurinol e dos digitálicos, bem como o efeito redutor de cifras tensionais dos anti-hipertensivos e anestésicos gerais. Ampliam a eficácia dos bloqueadores neuromusculares. Quando associados a fármacos anti-inflamatórios não esteroides, que reduzem a síntese de prostaglandinas, perdem parte do efeito natriurético e anti-hipertensivo; adicionalmente, o efeito hiperglicemiante dos diuréticos pode ser aumentado na concomitância desses diuréticos. Gota e toxicidade renal podem ocorrer com o uso concomitante de tiazídicos e ciclosporina.

Quadro 49.7 Principais interações medicamentosas dos diuréticos.

Diuréticos	Fármacos com potenciais interações
De ação prolongada	Alopurinol, antiácidos e cálcio, antidepressivos tricíclicos, anti-inflamatórios não esteroides, betabloqueadores, bloqueadores neuromusculares, ciclopropano, ciclosporina, colestiramina, corticosteroides, diazóxido, enflurano, estrógenos, glicosídios cardiotônicos, halotano, hipoglicemiantes, isoflurano, lítio, óxido nitroso
De ação rápida	Aminoglicosídios, anti-inflamatórios não esteroides, bloqueadores neuromusculares, cefalosporinas, corticosteroides, éter, fenobarbital, fenitoína, glicosídios cardiotônicos, halotano, isoflurano, lítio, óxido nitroso, salicilatos
Poupadores de K	Anti-inflamatórios não esteroides, bloqueadores do receptor da angiotensina, ciclosporina, colestiramina, inibidores da enzima conversora da angiotensina, quinidina, salicilatos

Os diuréticos de ação prolongada têm sua absorção intestinal diminuída quando usados simultaneamente com colestiramina; se usados com antiácidos e cálcio, podem induzir hipercalcemias importantes.

> **⚠ PONTOS-CHAVE**
> - A interação dos diuréticos com inúmeros fármacos pode ser usada com finalidades terapêuticas, como ocorre, por exemplo, na associação com medicamentos anti-hipertensivos
> - Outras vezes, a interação resulta em aumento de toxicidade e/ou diminuição de eficácia.

Diuréticos de alça

A associação de furosemida ou ácido etacrínico com aminoglicosídios e cefalosporinas resulta em aumento do risco de nefrotoxicidade e ototoxicidade. Os diuréticos de alça diminuem a depuração renal do lítio, elevando seus níveis séricos e as possibilidades de efeitos tóxicos. Quando associados a medicamentos anti-inflamatórios não esteroides, têm seus efeitos natriuréticos e anti-hipertensivos reduzidos, e, quando usados com hidrato de cloral, podem induzir instabilidade vasomotora. O ácido etacrínico potencializa a ação dos anticoagulantes orais e, assim como a bumetanida, pode ter o risco de ototoxicidade aumentado quando usado associado a outros fármacos também ototóxicos, como aminoglicosídios e cisplatina.

Diuréticos poupadores de potássio

A associação a anti-inflamatórios não esteroides, IECA e trimetoprima pode levar à hipercalemia. A espironolactona pode diminuir a excreção renal da furosemida e diminuir o efeito inotrópico positivo da digoxina. A amilorida associada à quinidina pode induzir arritmias graves, devendo ser evitada.

RESISTÊNCIA E TOLERÂNCIA AO USO DE DIURÉTICOS

A resistência à terapêutica diurética pode decorrer de vários fatores, como: cardiopatia, nefropatia e/ou hepatopatia graves, ingesta hidrossalina excessiva e posologia inadequada. Ocorre em: pacientes gravemente hipoalbuminêmicos, em especial nefróticos; em portadores de cirrose hepática, insuficiência cardíaca ou renal, devido à hipoperfusão renal ou a substâncias como ânions orgânicos ou ácidos biliares. Tais substâncias se acumulam na insuficiência renal ou hepática, dificultando a secreção tubular dos diuréticos. Além disso, a resistência a diuréticos também pode ser vista em casos de insuficiência renal terminal, em decorrência da diminuição de néfrons funcionantes. Outras circunstâncias de má resposta são: aumento das taxas de angiotensina II, aldosterona e/ou noradrenalina presentes na insuficiência cardíaca e na cirrose hepática; e hipertrofia tubular distal, secundária ao uso crônico de diuréticos de alça, com reabsorção aumentada do sódio intraluminal.

A tolerância ao uso de diuréticos pode apresentar-se de duas formas: na primeira, ocorre precocemente e refere-se ao fato de que há uma diminuição na resposta aos diuréticos após a primeira dose – esse tipo de tolerância pode ser revertido pela reposição do volume perdido e propicia a proteção do volume intravascular; na segunda, o uso crônico de diuréticos de alça pode levar à hipertrofia tubular distal com reabsorção aumentada do sódio intraluminal nos segmentos distais e diminuição da diurese. Já os diuréticos tiazídicos bloqueiam os locais do néfron onde ocorre a hipertrofia e propiciam uma resposta aditiva ao uso dos diuréticos de alça.

As opções terapêuticas sugeridas para casos de resistência aos diuréticos são: repouso no leito para aumentar o fluxo sanguíneo renal, uso das doses máximas dos fármacos nos esquemas propostos – isolados ou em combinações – e administração antes das refeições quando forem usados pela via oral.

CONTROVÉRSIAS NO USO DE DIURÉTICOS

Diversos tópicos polêmicos são levantados com relação ao uso clínico dos diuréticos, por exemplo: necessidade de reposição das perdas urinárias de potássio, diuréticos e/ou betabloqueadores no tratamento farmacológico inicial de casos de HAS leve ou moderada, associações de diuréticos, prescrição em gestantes e em casos de edema idiopático e diuréticos como causa de neoplasias.

> **(!) PONTOS-CHAVE**
>
> - A tolerância aos diuréticos pode apresentar-se precocemente após as primeiras doses; ela pode ser revertida pela reposição do volume intravascular
> - Tardiamente, a tolerância é devida ao uso crônico de diuréticos de alça, decorrente de hipertrofia tubular distal com reabsorção aumentada do sódio e diminuição da diurese. Essa forma pode ser revertida pelo uso associado de tiazídicos.

Reposição de potássio

Entre os efeitos colaterais dos diuréticos, a hipocalemia é talvez o mais extensivamente discutido. É mais comum nos casos em que se usam diuréticos de ação prolongada e nos portadores de doenças edematosas; nestes, como se sabe, é frequente a ocorrência de hiperaldosteronismo secundário. Nos pacientes não edematosos, como regra, existe uma redução inferior a 10% no potássio total do organismo, nas primeiras semanas de terapia com diuréticos; ocorre compensação espontânea, na maioria dos casos, nos 5 a 12 meses subsequentes de tratamento; mesmo assim, cerca de 17% dos hipertensos primários que recebem diuréticos cronicamente apresentam potássio plasmático igual ou inferior a 3 mEq/ℓ.

A hipocalemia pode causar fraqueza e paralisias musculares, tubulopatia ductal, dislipidemia, intolerância à glicose, aumento da toxicidade digitálica e arritmias ventriculares. Mais recentemente, surgiram especulações quanto à sua influência na redução do efeito hipotensor dos diuréticos. Estudos experimentais têm colocado em evidência uma "ação anti-hipertensiva" do potássio via redução de catecolaminas plasmáticas, ação vasodilatadora direta ou diminuição da reatividade do sistema nervoso central.

A experiência clínica indica ser dispensável a suplementação rotineira de potássio. Constituem exceção os casos sob terapêutica digitálica, os com alterações eletrocardiográficas e extrassístoles supraventricular ou ventricular, os taquiarrítmicos, os com infarto miocárdico recente, os suscetíveis a coma hepático e os com potássio sérico inferior a 3 mEq/ℓ.

Quando indicada, a reposição pode ser feita por meio de dieta, líquidos, xaropes, comprimidos ou drágeas. As dietas são pouco práticas e as preparações citadas não estão isentas de efeitos indesejáveis: os líquidos e xaropes têm gosto não apreciado por importante parcela de pacientes, e as drágeas de liberação entérica podem não ser absorvidas ou causar, segundo alguns, ulcerações, estenoses, perfurações ou obstruções do intestino delgado. Outra maneira de tratar as hipocalemias induzidas por diuréticos é o uso associado de poupadores de potássio.

A prescrição indiscriminada de suplementação de potássio e/ou de poupadores de potássio pode resultar em elevações perigosas dos níveis plasmáticos de K, em especial nos portadores de insuficiência renal e/ou diabetes, naqueles sob tratamento com betabloqueadores, indometacina ou captopril, e nos idosos.

Uso em gestantes

Uma revisão de estudos randomizados sobre o uso de diuréticos na gestação, avaliando mais de 7 mil mulheres, sugere que diuréticos não influem na mortalidade perinatal e reduzem a incidência de pré-eclâmpsia somente naqueles estudos em que o edema foi incluído como critério diagnóstico. Segundo a *National High Blood Pressure Education Program Working Group on High Blood Pressure in Pregnancy*, dos EUA, os tiazídicos podem ser mantidos em pacientes que já faziam seu uso prévio, se possível com redução na dose, ou pode ser usado em combinação com outros agentes anti-hipertensivos, especialmente em mulheres com elevada sensibilidade ao sal.

Na insuficiência cardíaca em gestantes, a adequação hemodinâmica e o alívio dos sintomas de dispneia ao exercício ou paroxística noturna podem ser obtidos com o tratamento da congestão pulmonar com diuréticos, associado à redução da pós-carga e com o controle da hipertensão. O tratamento medicamentoso deve ser feito com cautela, devido a mudanças no volume de distribuição dos medicamentos e da função renal durante a gestação.

Os diuréticos tiazídicos e a amilorida são considerados categoria B para uso na gestação (uso com cautela, estudos em animais não demonstraram riscos fetais), e furosemida e espironolactona são classificadas como categoria C (uso com risco, estudos em animais demonstraram riscos fetais).

Uso em edema idiopático

A opinião mais aceita é a de que os diuréticos devem ser evitados nessa condição, visto que, apesar da melhora inicial que proporcionam, sua eficácia diminui com o uso crônico e sua suspensão induz fenômeno de rebote.

Uso em perioperatório

No caso de serem usados agentes anti-hipertensivos em período perioperatório, é preciso atentar-se à possibilidade de que pacientes em uso crônico de diuréticos espoliadores de potássio possam potencializar o efeito de relaxantes musculares durante a anestesia, bem como a ocorrência de arritmias cardíacas ou de íleo paralítico. No pós-operatório, com exceção dos betabloqueadores e da clonidina, não é necessário o uso da mesma classe de fármacos naqueles pacientes ainda sem administração por via oral. No entanto, há a possibilidade do uso de diuréticos intravenosos, como furosemida e bumetanida, em alternativa ao emprego da administração por via oral.

Diuréticos e câncer

A relação entre o uso de diuréticos e a ocorrência de câncer vem sendo discutida. As evidências acumuladas sugerem que o uso crônico de diuréticos pode estar associado ao aparecimento de cânceres de pele, carcinoma de células renais e câncer de endométrio. Editoriais de importantes publicações médicas, mesmo reconhecendo a relevância do problema, ponderam que se trata de uma possibilidade cujas evidências atuais não estão isentas de críticas metodológicas. Assim, estudos epidemiológicos robustos, a longo prazo, devem ser conduzidos para avaliar adequadamente essa possibilidade.

DESENVOLVIMENTOS RECENTES

Fármacos aquaporéticos. Os antagonistas dos receptores de vasopressina, podem ser divididos em seletivos e não seletivos e induzem aumento da diurese por espoliação de água livre, com redução da osmolaridade urinária e aumento da natremia sérica. A classe dos "vaptanos" (bloqueadores do receptor V2 do ADH) tem sido utilizada principalmente para manejo de disnatremias, em especial nos casos crônicos de hiponatremia euvolêmica. O uso de vaptanos também foi estudado para situações de hiponatremia hipervolêmica, como estados de hipervolemia associadas à insuficiência cardíaca e hepática. Existem formulações venosas e orais desses fármacos. No entanto, o entusiasmo com essa classe foi reduzido após a confirmação que o uso prologado desses fármacos estava associado com casos de hepatite medicamentosa. Atualmente, o uso dos "vaptanos" é indicado para pacientes com hiponatremia não hipovolêmica crônica, refratária às demais medidas (restrição hídrica e diuréticos de alça). Recomenda-se limitar o uso desses fármacos por períodos máximos de até 1 a 2 meses. Adicionalmente, o Tolvaptana é indicado para adultos com risco de progressão rápida da doença renal policística autossômica dominante.

Inibidores do cotransportador sódio-glicose 2 (iSGLT2). Apesar de não serem considerados propriamente diuréticos, essa nova classe de antidiabéticos orais atua inibindo o cotransportador sódio-glicose 2 (presente principalmente no túbulo contorcido proximal) e, dessa forma, provoca glicosúria (diurese osmótica). Exemplos comercializados desses fármacos incluem a canagliflozina, dapagliflozina e empagliflozina. Tais fármacos já são considerados medicamentos orais preferenciais para tratamento do diabetes melito tipo 2 e tiveram benefícios renais e cardiovasculares também evidenciados em ensaios clínicos. Assim, sua inclusão no arsenal terapêutico para tratamento de insuficiência cardíaca e como fármaco nefroprotetor na doença renal crônica está tornando-se prática vigente. Cabe ressaltar que os benefícios cardiorrenais desses medicamentos aparentam ser independentes de sua ação antidiabética, haja vista que eles são também observados em indivíduos euglicêmicos. Os estudos iniciais desses fármacos não incluíram pacientes com taxas de filtração glomerular estimada (eTGF) em menor do que 30 mℓ/min, de forma que o perfil de segurança desses medicamentos não é bem conhecido para pacientes com DRC estágios 4 e 5. Apesar disso, estudos mais recentes estão avaliando a possibilidade de uso de iSGLT2 em pacientes com eTFG entre 20 e 30 mℓ/min, sendo essa prática já suportada por algumas evidências. Efeitos adversos dessa classe de fármacos incluem estados de desidratação, aumento de risco de infecções bacterianas e fúngicas de trato geniturinário e aumento de risco de cetoacidose euglicêmica. O desenvolvimento desses fármacos foi possivelmente um dos maiores avanços farmacológicos nas áreas da endocrinologia, cardiologia e nefrologia da última década.

BIBLIOGRAFIA

Agarwal R. Hypertension, Hypokalemia, and Thiazide-Induced Diabetes: A 3-Way Connection. Hypertension. 2008;52:1012-13.

Agarwal R, Arjun DS, Cramer AE, Balmes-Fenwick M, Dickinson JH et al. Chlorthalidone for Hypertension in Advanced Chronic Kidney Disease. N Engl J Med. 2021: 2507-19.

Al-Balas M, Bozzo P, Einarson A. Use of diuretics during pregnancy. Can Fam Physician. 2009;55(1):44-5.

Bakris GL, Toto RD, McCullough PA, Rocha R, Purkayastha D, Davis P. GUARD (Gauging Albuminuria Reduction With Lotrel in Diabetic Patients With Hypertension) Study Investigators. Effects of different ACE inhibitor combinations on albuminuria: results of the GUARD study. Kidney Int. 2008;73(11):1303-9.

Brater DC. Diuretic therapy. New Engl J Med. 1998;339:387-95.

Brater DC. Resistance to diuretics: mechanisms and clinical implications. Adv Nephrol Necker Hosp. 1993;22:349-69.

Connor J, Rafter N, Rodgers A. Do fixed-dose combination pills or unit-of-use packaging improve adherence? A systematic review. Bull World Health Organ. 2004;82(12):935-9.

Fagard R, Bielen E, Staessen J, Thiss L, Amery A. Response of ambulatory blood pressure to antihypertensive therapy guided by clinic pressure. Am J Hypertens. 1993;6:648-53.

Fliser D; Zurbruggen I, Mutschler E, Bischoff I, Nussberger J, Franek E et al. Coadministration of albumin and furosemide in patients with the nephrotic syndrome. Kidney Int. 1999;55:629-34.

Foley RN. Could diuretics be beneficial in patients on hemodialysis? Nat Clin Pract Nephrol. 2007;3(8):420-1.

Fukuda M, Kimura G. Diuretics should be used as the second-line agent in combination with RAS inhibitors in proteinuric patients with CKD. Kidney Int. 2008;74(10):1358.

Giebisch C. Diuretic action of potassium channel blockers. Eur J Clin Pharmacol. 1993;44(suppl. 1):S3-S5.

Greger R, Lohrmann E, Schlatter E. Action of diuretics at the cellular level. Clinical Nephrology. 1992;38(suppl.):S64-S68.

Grossman E, Messerli FH, Goldbourt U. Does diuretic therapy increase the risk of renal cell carcinoma? Am J Cardiol. 1999;83:1090-3.

Heerspink HJL, Stefánsson BV, Correa-Rotter R, Chertow GM, Greene T et al. Dapagliflozin in Patients with Chronic Kidney Disease. N Engl J Med. 2020; 383:1436-46.

Humphreys MH. Mechanisms and management of nephrotic edema. Kidney Int. 1994;45:266-81.

Jamerson K, Weber MA, Bakris GL, Dahlöf B, Pitt B, Shi V et al.; ACCOMPLISH Trial Investigators. Benazepril plus amlodipine or hydrochlorothiazide for hypertension in high-risk patients. N Engl J Med. 2008;359(23):2417-28.

James PA. Oparil S, Carter BL, Cushman WC, Dennison-Himmelfarb C, Handler J et al. 2014 Evidence-Based Guideline for the Management of High Blood Pressure in Adults. Report From the Panel Members Appointed to the Eight Joint National Committee (JNC8). JAMA. 2014;311(5):507-20.

Kaiser EA, Lotze U, Schafer HH. Increasing complexity: which drug class to choose for treatment of hypertension in the elderly? Clinical Interventions in Aging. 2014;9:459-75.

Kidney Disease Outcomes Quality Initiative (K/DOQI). K/DOQI clinical practice guidelines on hypertension and antihypertensive agents in chronic kidney disease. Am J Kidney Dis. 2004;43(5 suppl. 1):S1-290.

Lameire N, Vanholder R, Van biesen W. Loop diuretics for patients with acute renal failure: helpful or harmful? JAMA. 2002;288(20):2599-601.

Levi BI, Ambrosio G, Pries AR, Struijker-Boudier HA. Microcirculation in hypertension: a new target for treatment? Circulation. 2002; 104:735-40.

Mahmud A, Feely J. Aldosterone-to-renin ratio, arterial stiffness, and the response to aldosterone antagonism in essential hypertension. Am J Hypertens. 2005;18(1):50-5.

Mann JF, Hilgers KF. Use of thiazide diuretics in patients with primary (essential) hypertension. UpToDate, versão *online*, consulta em 21 de abril de 2017.

Manson L. Future goals for the treatment of hypertension in the elderly with reference to STOP-Hypertension, SHEP and the MRC trial in older adults. Am J Hypertens. 1993;6:40S-43S.

Onder G, Gambassi G, Landi F, Pedone C, Cesari M, Carbonin PU et al. Trends in antihypertensive drugs in the elderly: the decline of thiazides. J Hum Hypertension. 2001;15:291-7.

Piardi DS, Butzke M, Mazzuca ACM, Gomes BS, Alves SG et al. Effect of Adding Hydrochlorothiazide to Usual Treatment of Patients with Acute Decompensated Heart Failure: A Randomized Clinical Trial. Sci Rep. 2021;11(1):16474.

Reyes AJ, Leary WP. Clinicopharmacological reappraisal of the potency of diuretics. Cardiovasc Drugs Ther. 1993;71(suppl. 1):23-8.

Rohdes K. Diuretics in clinical practice. The Practitioner. 1993;237:49-52.

Rose BD. Diuretics. Kidney Int. 1991;39:336-52.

Rousch GC, Kaur R, Ernst ME. Diuretics: a review and update. J Cardiovasc Pharmacol Ther. 2014;19(1):5-13.

Roush GC, Sica D. Diuretics for hypertension: a review and update. Am J Hypertension. 2016;29(10):1130-7.

Pinang S, Burmeister, Tomcho J, Patel M, Elzanaty A et al. Continuous infusion *versus* intermittent bolus furosemide for acute decompensated heart failure: a systematic review and meta-analysis. J Am Coll Cardiol. 2021;77(Suppl 1): 616.

Sica D, Carter B, Cushman D, Hamm L. Thiazide and loop diuretics. J Clinical Hypertension. 2011;13(9): 639-43.

Sinha AD, Agarwal R. Hypertension treatment for patients with advanced chronic kidney disease. Curr Cardiovasc Risk Rep. 2014;(10):400.

Trujillo H, Caravaca-Fontán F, Caro J, Morales E, Praga M. The Forgotten Antiproteinuric Properties of Diuretics. Am J Nephrol. 2021;52(6):435-9.

Turnbull F. Hypertension: an ACCOMPLISHED regimen for hypertension. Nat Rev Nephrol. 2009;5:183-4.

Wanner C, Inzucchi SE, Lachin JM, Fitchett D, von Eynatten M et al. Empagliflozin and Progression of Kidney Disease in Type 2 Diabetes. N Engl J Med. 2016;375(4):323-34.

Wilcox CS, Testani JM, Pitt B. Pathophysiology of Diuretic Resistance and Its Implications for the Management of Chronic Heart Failure. Hypertension. 2020;76:1045-54.

50 | Uso de Medicamentos na Insuficiência Renal

E. Barsanulfo Pereira • Elsa A. P. Gonçalves

INTRODUÇÃO

Um número substancial de medicamentos usados na prática clínica é constituído por fármacos que apresentam a peculiaridade de ser eliminados do organismo pelos rins, por meio de seus próprios princípios ativos ou de seus produtos de metabolização. Em situações de déficit das funções renais, o balanço corporal dessas substâncias pode alterar-se, resultando em quadros clínicos de intoxicação medicamentosa.

Os rins, por suas características funcionais, apresentam vulnerabilidade especial aos fármacos. Recebem, a cada minuto, cerca de 20% do débito cardíaco e, assim, estão sujeitos a um grande fluxo de sangue, que pode conter substâncias tóxicas. Essas substâncias tóxicas, depois de filtradas nos glomérulos, poderão atingir altas concentrações intratubulares e provocar lesões renais. A nefrotoxicidade, com seus padrões de desarranjo estrutural, revela-se frequentemente por diversos distúrbios funcionais, em especial pela redução da velocidade de filtração glomerular (VFG), contribuindo para o acúmulo corporal dos fármacos que, nessas condições, poderão atingir concentrações sanguíneas cada vez mais elevadas.

As alterações homeostáticas decorrentes da perda de função renal têm o risco inerente de provocar mudanças na **disposição corporal** dos fármacos, de tal modo que concentrações sanguíneas eficazes em outras condições poderão resultar em efeitos indesejáveis, notadamente na uremia. Essas alterações são complexas, pois dependem tanto da droga quanto do contexto clínico, já que na doença renal crônica (DRC) há uma perda lenta e progressiva da função renal que deve ser considerada em cada paciente em particular, enquanto no paciente com injúria renal aguda (IRA) essa perda é rápida, mas com grande chance de recuperação.

As técnicas dialíticas, ao promoverem a depuração corporal de certos fármacos, podem reduzir suas concentrações sanguíneas. Daí ser inevitável a administração de doses suplementares, objetivando restaurar os níveis terapêuticos.

Depreende-se dessas considerações preliminares que a prescrição racional e segura de medicamentos a qualquer paciente, em especial aos portadores de doença renal crônica, deve objetivar a individualização terapêutica e basear-se, portanto, em parâmetros farmacocinéticos.[1]

Nos últimos anos, o surgimento progressivo de fármacos cujas características de efeito ou de excreção envolvem a função renal despertou a necessidade de criação da nefrofarmacologia. Além da pesquisa básica e clínica, estão no seu escopo a publicação de consensos em periódicos e compêndios dedicados, especificamente, ao manejo de fármacos em insuficiência renal.[2-6]

Assim, o objetivo fundamental deste capítulo é a adequação da posologia dos fármacos terapêuticos em pacientes nefropatas, tendo como instrumento básico e primordial a utilização desses parâmetros, considerando a literatura especializada e as diretrizes básicas desses consensos.

PARÂMETROS FARMACOCINÉTICOS

Os eventos farmacocinéticos posteriores à absorção, denominados em conjunto "disposição corporal dos fármacos", compreendem biodisponibilidade, distribuição, concentração plasmática e ligação às proteínas, metabolização hepática e excreção renal.[7-8]

Biodisponibilidade

Biodisponibilidade ($F = \%$) é a porcentagem da dose administrada de um fármaco que atinge a circulação sistêmica do paciente.[9-10] Depende da intensidade da absorção e da metabolização pré-sistêmica, intestinal, hepática ou pulmonar (efeito de primeira passagem). Quando administrado por via parenteral, considera-se $F = 100\%$.

As causas mais frequentes de redução da biodisponibilidade de medicamentos, na insuficiência renal, são as alterações da motilidade e da absorção gastrintestinal. As primeiras são decorrentes de náuseas, vômitos e diarreia, comuns na uremia, ou de outros problemas concomitantes, como a gastroparesia diabética. As segundas são devidas a edema da parede intestinal; uso de quelantes de fosfato, que reduzem a absorção de antibióticos quinolônicos, varfarina, digoxina etc.; e aumento do pH gástrico, por maior produção local de amônia devido à ação da urease bacteriana, ou pelo uso de antiácidos, que podem diminuir, por exemplo, a assimilação do ferro, consequente à menor formação de ferro férrico no estômago.[2,11]

O efeito de primeira passagem, isto é, a perda de certa parcela de fármaco por metabolização após a absorção, pode alterar-se na doença renal grave. Na uremia, a biodisponibilidade de determinados fármacos pode elevar-se, por decréscimo de biotransformação no fígado, ou reduzir-se, quando houver maior facilidade de captação hepática em decorrência de reduzida ligação desses fármacos às proteínas plasmáticas.[12]

> **PONTOS-CHAVE**
>
> Causas significativas de redução da biodisponibilidade de fármacos na insuficiência renal:
> - Gastroparesia, em diabéticos; ou diarreia, em urêmicos
> - Deficiente absorção, por aumento do pH gastrintestinal
> - Quelação intestinal, pelo uso de quelantes de fosfato.

Volume aparente de distribuição

O volume aparente de distribuição (Vd = ℓ/kg) é um volume teórico ocupado pelos fármacos se eles se dissolvessem homogeneamente pelo corpo e suas concentrações em todas as partes fossem iguais às encontradas no plasma. Matematicamente é calculado pela divisão da dose biodisponível por sua concentração plasmática (Vd = Dose/Cp). Depende do grau de ligação dos fármacos aos tecidos e proteínas e de sua lipossolubilidade. Os lipofílicos, ou que se ligam amplamente aos tecidos corporais, geralmente apresentam grandes volumes de distribuição; por sua vez, os que se ligam às proteínas plasmáticas têm Vd menores.

No indivíduo adulto, pode-se estimar, grosso modo, a amplitude da dispersão dos fármacos pelos líquidos corporais, não significando, contudo, que eles fiquem circunscritos exclusivamente nesses espaços. Quando os volumes de distribuição apresentam valores em torno de 5 ℓ, considera-se que estejam distribuídos em volume equivalente ao do sistema circulatório; de 10 a 20 ℓ, ao do espaço extracelular; 20 a 30 ℓ, do intracelular; e, em torno de 40 ℓ, em volume semelhante à totalidade dos fluidos corporais. Quando ao redor de 100, 200 ℓ ou mais, a substância está distribuída em "sítios profundos" do compartimento periférico.

A doença renal poderá elevar o Vd de fármacos hidrossolúveis, em decorrência de edema e ascite; por outro lado, a depleção de espaço extracelular levará ao efeito oposto. A uremia poderá provocar a diminuição da ligação de certos fármacos às proteínas plasmáticas, aumentando o seu Vd, como acontece com a difenil-hidantoína.[1] Já os que se ligam às proteínas teciduais, como a digoxina, poderão ter o Vd reduzido em decorrência da diminuição de ligação provocada pela uremia.[13] Salvo essas e outras poucas exceções, de um modo geral as alterações somente são importantes, do ponto de vista clínico, em condições de uremia, quando os fármacos apresentam volumes de distribuição menores que 0,7 ℓ/kg.[14]

> **PONTOS-CHAVE**
>
> - O Vd dos fármacos hidrossolúveis poderá elevar-se na insuficiência renal em decorrência de edema e ascite
> - A depleção do espaço extracelular levará ao efeito oposto
> - Como o Vd é inversamente proporcional à concentração sanguínea, essas alterações poderão resultar em níveis inadequados
> - Na uremia, a hipoproteinemia e o deslocamento dos fármacos das ligações proteicas farão com que as doses resultem em frações livres farmacologicamente tóxicas.

Eliminação

Em termos farmacocinéticos, eliminação é o desaparecimento das formas ativas dos fármacos dos volumes em que se distribuem, mas seus produtos de degradação ainda podem estar no corpo do indivíduo. Isso ocorre fundamentalmente pela biotransformação hepática e pela excreção renal.

A maior parte dos fármacos utilizados em clínica, estando as concentrações sanguíneas dentro da faixa terapêutica, segue a **farmacocinética de primeira ordem**, que se caracteriza pela transferência das substâncias, durante a eliminação, em porcentagens das doses corporais totais. Há, portanto, ao longo desse processo, redução exponencial das concentrações sanguíneas. Na **farmacocinética de ordem zero**, apresentada por número menor de fármacos, a transferência não se dá em valores percentuais, mas sim por quantidades fixas, porque nos limites da faixa terapêutica os processos de excreção hepática ou renal já se encontram saturados, isto é, no máximo de suas capacidades.[15]

Metabolização hepática

A metabolização dos fármacos acontece no retículo endoplasmático dos hepatócitos, onde são produzidas, em duas fases enzimáticas, moléculas mais polares e menos lipossolúveis, mais aptas à excreção tanto pelo próprio fígado, por meio da bile, como pelos rins. A **fase I** promove **oxidação**, **redução**, **hidrólise**, **desalquilação** e **desaminação**; a fase II, **glicuronidação**, **acetilação**, **metilação**, **glicilação**, **glutamilação** e **sulfatação**.

A biotransformação de determinados fármacos pode estar prejudicada na uremia, sendo de particular interesse a **redução**, a **acetilação** e a **hidrólise**, já que a **oxidação**, a **glicuronidação** e a **sulfatação** costumam estar normais. Como grande parte dos metabólitos ativos de determinados fármacos são eliminados pelos rins, cuidados especiais devem ser tomados na adaptação de doses aos diversos graus de insuficiência renal.[16-18] Vale citar como exemplos o metabólito ativo do alopurinol, o oxipurinol, que é excretado pelos rins; e o cloranfenicol, que é eliminado predominantemente pelo fígado, mas seus metabólitos, embora inativos, são mielotóxicos e desaparecem do corpo por excreção renal. É necessária, portanto, a redução da dose de manutenção dessas substâncias em situações de doença renal grave.

> **PONTOS-CHAVE**
>
> - A metabolização hepática dos fármacos pode estar diminuída na uremia, especialmente a redução, a acetilação e a hidrólise
> - Oxidação, glicuronidação e sulfatação costumam estar normais
> - Muitos metabólitos ativos ou tóxicos são eliminados pelos rins
> - Na insuficiência renal é mais frequente o aparecimento de reações tóxicas a uma série de fármacos.

Excreção renal

A excreção dos fármacos pelos rins é realizada mediante os processos de filtração glomerular, secreção tubular e reabsorção tubular ativa e passiva.[19] A magnitude da eliminação dependerá do nível da VFG e do grau de união às proteínas plasmáticas, já que apenas as suas frações livres são submetidas à filtração.

> **PONTOS-CHAVE**
>
> - Na presença de insuficiência renal ocorrerá acúmulo corporal de fármacos que são excretados predominantemente pelos rins.

Concomitantemente à filtração, pode ocorrer a secreção tubular ativa, a qual acontece, de modo geral, na porção reta do túbulo proximal. A ligação dos fármacos às proteínas plasmáticas não influi sobre a quantidade secretada porque há rápida dissociação do complexo fármaco-proteínas nesse local.

Após filtrados, determinados fármacos são reabsorvidos ativamente pelos túbulos renais. Outros estão sujeitos aos processos de reabsorção tubular passiva, cuja intensidade dependerá da sua concentração intratubular e da difusão retrógrada não iônica.[20]

> **PONTOS-CHAVE**
> - A manipulação do pH urinário, ao alterar a proporção entre as frações iônica/não iônica, pode ser usada para aumentar a excreção renal de certos fármacos:
> - Os fracamente ácidos serão mais facilmente excretados quando a urina estiver alcalina
> - Os fracamente básicos serão mais facilmente secretados na urina mais ácida.

Diálise | Hemofiltração e hemoperfusão

Os métodos dialíticos de hemofiltração e hemoperfusão por meio de cápsulas de carvão ativado podem contribuir para a remoção dos fármacos e seus metabólitos do organismo.[21] Nos dois primeiros, apenas a fração livre, isto é, a porção não ligada às proteínas plasmáticas, é passível de ser eliminada do corpo. Na hemoperfusão, até mesmo as substâncias ligadas às proteínas podem ser removidas.

A queda da dose corporal total de fármacos que são significativamente dialisados segue padrão exponencial, e a fração removida do corpo, em qualquer tempo, pode ser calculada pela equação:[20]

$$\text{Fração removida} = 1 - e^{-Cl/Vd \ast t}$$

Em que:

- Cl: *clearance* corporal do fármaco
- Vd: volume de distribuição
- t: tempo de diálise

Os fatores que influenciam a eliminação dos fármacos durante os procedimentos dialíticos são: a função renal residual do paciente; a magnitude do Vd da substância; suas características físico-químicas (hidro e lipossolubilidade, peso molecular e carga elétrica); permeabilidade da membrana do filtro capilar; fluxos sanguíneo e do dialisato e taxa de ultrafiltração.[22-24]

A maior ou menor possibilidade de um fármaco atravessar as membranas dialisadoras pode ser caracterizada por seu coeficiente *sieving* (CS).

$$CS = [\text{fármaco}]_{\text{ultrafiltrado}} / [\text{fármaco}]_{\text{plasma pré-filtro}}$$
$$CS > 1 \rightarrow \text{passagem livre}; CS > 0 \rightarrow \text{impermeável}.$$

> **PONTOS-CHAVE**
> - Quando a diálise/hemofiltração remover mais de 20% do conteúdo corporal total de um fármaco, deverá ser administrada uma dose suplementar, imediatamente após o término do procedimento, para restaurar os níveis sanguíneos terapêuticos.

Clearance corporal dos fármacos

A intensidade de eliminação dos fármacos pode ser avaliada pela determinação do seu *clearance* corporal, definido como o volume virtual de líquido do organismo que se livra, a cada minuto, de certa massa de fármaco. O *clearance* corporal, em geral representado pelo *clearance* plasmático (Clp), nada mais é que o somatório dos *clearances* não renal, renal e da diálise (Clp = Clnr + Clr + Cld).

Clearance não renal

O *clearance* não renal ou metabólico é efetuado predominantemente pela biotransformação hepática por meio de diversos sistemas enzimáticos. A descrição dos processos de biotransformação pode ser feita pela equação de Michaelis-Menten:[15]

$$\text{Velocidade de metabolização} = Vm/(1 + Km/D)$$

Em que:

- D: dose corporal total do fármaco
- Vm: a velocidade máxima do processo metabólico
- Km: uma constante igual à quantidade metabolizada do fármaco quando a velocidade da reação atinge 50% do valor máximo.

O *clearance* hepático (Cl_h) relaciona-se ao fluxo sanguíneo hepático (Q_h) e à extração hepática enzimática [E = (concentração arterial – concentração venosa)/concentração arterial].[25]

$$Cl_h = Q_h \times E$$

De acordo com esse modelo matemático, os fármacos são, em geral, classificados em três grandes grupos: **fármacos limitados pelo fluxo**, **fármacos limitados pelas enzimas** e **fármacos limitados pelo fluxo e enzimas**, advindo daí os princípios práticos do ajuste de dosagem na presença de insuficiência hepática.[12,14,26]

Clearance renal e dialítico

Os *clearances* renal e dialítico dos fármacos têm a mesma descrição matemática dos *clearances* em geral calculados para fins clínicos, como os da ureia e da creatinina. Deve-se salientar que fármacos eliminados quase totalmente pelos rins, como os antibióticos aminoglicosídios, apresentam um *clearance* renal diretamente proporcional ao da creatinina.

Meia-vida biológica e constante fracional de eliminação

Outros parâmetros utilizados para a verificação da intensidade de eliminação dos fármacos são a meia-vida biológica ($t_{1/2}$) e a constante fracional de eliminação (K). A meia-vida biológica ($t_{1/2}$ = horas) é o tempo decorrido durante a redução de 50% da concentração plasmática de um fármaco. Quando houver diminuição da eliminação corporal, obviamente a $t_{1/2}$ será prolongada. A constante fracional de eliminação (K = hora, dia) é aquela fração do Vd que se depura de um fármaco a cada hora ou a cada dia, sendo calculada, portanto, pelo quociente do *clearance* plasmático pelo volume de distribuição (K = Clp/Vd). Como $t_{1/2} = 0{,}693/K$, pode-se estabelecer a relação matemática com outras variáveis farmacocinéticas, chegando-se à seguinte equação geral: $t_{1/2} = 0{,}693 \times Vd/(Clr + Clnr + Cld)$.

> **PONTOS-CHAVE**
> - Causas de prolongamento da meia-vida biológica de fármacos:
> - Aumento do volume de distribuição
> - Redução dos clearances renal e/ou não renal.

Classificação dos fármacos quanto à eliminação

De acordo com o que foi exposto anteriormente, os fármacos podem ser classificados, segundo a via preponderante de eliminação, em:

- Fármacos de eliminação renal (R)
- Fármacos de eliminação renal e não renal (RNR)
- Fármacos de eliminação não renal (NR).

A relação entre o nível de função renal por meio do *clearance* da creatinina (Clcr) e a magnitude da eliminação corporal pelo *clearance* plasmático dos fármacos cloxacilina, gentamicina e doxiciclina está representada na Figura 50.1.

A gentamicina, protótipo dos fármacos de eliminação renal, apresenta *clearance* plasmático diretamente proporcional ao da creatinina. Já a doxiciclina, substância eliminada exclusivamente por via não renal, tem *clearance* plasmático de 40 mℓ/min; e a cloxacilina, ao redor de 110 mℓ/min, devido à excreção não renal, e daí por diante, diretamente proporcional à VFG.

AJUSTE DE DOSES DE FÁRMACOS NA INSUFICIÊNCIA RENAL

A insuficiência renal reduz o *clearance* plasmático dos fármacos cujos mecanismos de eliminação dependem da integridade funcional dos rins. Nessa situação, podem acumular-se no organismo se forem administrados em suas doses usuais; assim, é necessário que se faça, após a dose de ataque, um ajuste ao nível da função renal do paciente.[5]

Etapas do ajuste

Cálculo da velocidade de filtração glomerular

O ***clearance* da creatinina** (Clcr) é o método mais útil que se tem em clínica para avaliar a integridade funcional dos rins, traduzindo com razoável aproximação a **velocidade de filtração glomerular**.[27]

Caso não se disponha do *clearance* determinado laboratorialmente, e a função renal seja estável, pode-se estimar a VFG por meio de diversas fórmulas, entre elas, a clássica equação de Cockcroft-Gault (C-G), que nos dá o Clcr não normalizado, isto é, não corrigido para 1,73 m^2:[28]

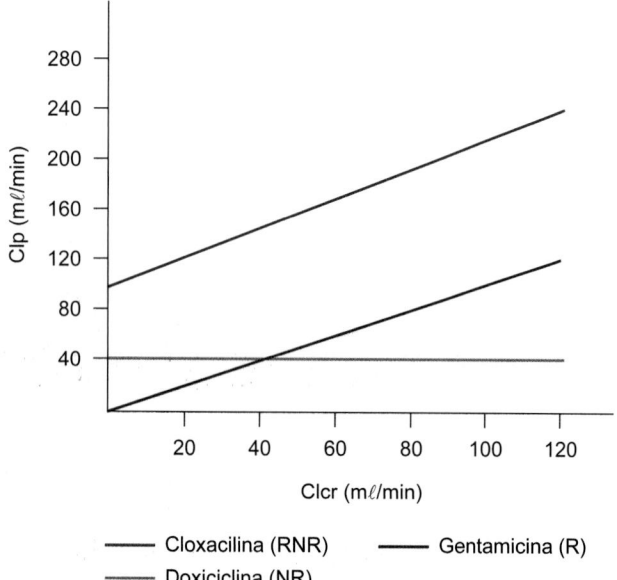

Figura 50.1 Relação entre os *clearances* plasmaticos (Clp) da cloxacilina, gentamicina e doxiciclina e o *clearance* da creatinina (Clcr).

Sexo masculino:

$$\text{Clcr (m}\ell\text{/min)} = (140 - \text{idade}) \times (\text{peso corporal em kg})/(72 \times \text{creatinina plasmática})$$

Sexo feminino: –15% do valor estimado.

Em obesos, é usado o peso ideal. Na prática, pode-se utilizar o peso ideal do paciente para um índice de massa corporal (IMC) do limite superior da eutrofia (IMC = 24,9):

$$\text{Peso ideal (kg)} = 24,9 \times [\text{estatura (m)}]^2$$

A fórmula de C-G é válida para adultos a partir dos 18 anos, e apresenta baixa acurácia em TFG > 60 mℓ/min. Como foi desenvolvida por métodos antigos de determinação laboratorial, quando for usada a creatinina padronizada por espectrometria de massa com diluição isotópica (IDMS, do inglês *isotope dilution mass spectrometry*) o resultado do *clearance* será mais elevado. Aconselha-se, então, transformar, por meio da equação a seguir, o valor da creatinina dosada por método rastreável à IDMS para o valor quando dosada pelos métodos tradicionais não rastreáveis à IDMS: [Cr.(mg/dℓ)=(Cr.IDMS × 1,065)+0,067].[29] Caso se disponha do Clcr normalizado, determinado laboratorialmente ou estimado, deve-se revertê-lo para o valor não corrigido (Clcr$_{real}$), uma vez que nem sempre a superfície corporal do paciente coincide ou fica próxima de 1,73 m^2.[30] Se o resultado for bem menor, ou muito maior, é possível que se esteja superestimando ou subestimando o valor real da VFG e ajustando a posologia dos fármacos de modo inadequado.[31] Para converter o Clcr normalizado para o valor ajustado à verdadeira superfície corporal do paciente, aplica-se a fórmula:

$$\text{Clcr}_{real} = \text{Clcr}_{normalizado} \times \text{Superfície corporal real (m}^2\text{)} \div 1,73 \text{ m}^2$$

Em situação de função renal instável, dispõe-se da seguinte fórmula, atribuída à Brater DC, que foi deduzida a partir de creatininas dosadas por métodos não rastreáveis à IDMS:[32]

Sexo masculino:

$$\text{Clcr (m}\ell\text{/min/70 kg)} = \{[293 \text{ a } 2,03 \times \text{idade}] \times [1,035 \text{ a } 0,01685(\text{cr}1 + \text{cr}2)] + 49(\text{cr}1 - \text{cr}2)/\text{dias}\}/\text{cr}1 + \text{cr}2$$

Sexo feminino: –14% do valor estimado.

Também é necessário revertê-lo para o peso real do paciente, pela fórmula:

$$\text{Clcr}_{real} = \text{Clcr}_{70 \text{ kg}} \times \text{Peso real (kg)} \div 70 \text{ kg}$$

A estabilidade da filtração glomerular poderá ser caracterizada, na prática, se duas dosagens consecutivas da creatinina sérica, realizadas no mínimo com intervalo de 12 horas uma da outra, apresentarem diferença de, no máximo, 0,2 mg/dℓ entre si; ou, se realizadas no mínimo com espaço de 24 horas uma da outra, diferença máxima de 0,3 mg/dℓ.[33,34]

Na presença de doença renal crônica, os níveis precedentes da creatinina devem ser considerados na definição dos acréscimos necessários para o diagnóstico de agravamento da função renal, sobretudo por isquemia e/ou nefrotoxicidade, seguindo a regra:[35,36]

Valores basais	Incremento requerido
Normal → 1,9 mg/dℓ	0,5 mg/dℓ ou maior
2 → 4,9 mg/dℓ	1 mg/dℓ ou maior
5 → 10 mg/dℓ	1,5 mg/dℓ ou maior

De qualquer modo, objetivando a prescrição de fármacos na presença de injúria renal aguda, frente à elevação gradativa da creatinina plasmática:[37] na forma oligúrica, deve-se considerar a VFG menor que 5 mℓ/min; e, na forma não oligúrica, entre os valores de 5 e 10 mℓ/min. Ou, segundo Pickering,[38] "Medidas de depuração da creatinina de 4 horas, repetidas em pacientes criticamente enfermos, permitem a detecção precoce de injúria renal aguda, bem como a progressão e recuperação, em comparação com a creatinina plasmática".

O *National Kidney Disease Educational Program* (NKDEP) sugere que outras fórmulas para estimar a VFG são válidas para o ajuste de posologia de fármacos em insuficiência renal.[39,40] Destacam-se, entre as disponíveis, as de Schwartz para crianças e adolescentes, a MDRD e CKD-EPI para adultos, e Sanaka, BIS-1 e BIS-2 para idosos.[29]

Aplicabilidade e acurácia das fórmulas que estimam a velocidade de filtração glomerular

Cockcroft-Gault (C-G): válida somente para adultos a partir dos 18 anos. Baixa acurácia em VFG > 60 mℓ/min. Como foi desenvolvida por meio de métodos antigos de determinação laboratorial, quando usada a creatinina padronizada por IDMS, o resultado do CLcr será mais elevado. Em obesos e edemaciados utilizar o peso ideal. É considerada, ainda, a fórmula mais indicada para o ajuste de doses de fármacos em insuficiência renal[28].

Função renal instável (Brater): válida somente para adultos a partir dos 18 anos. Utiliza duas creatininas consecutivas (creatinina 1 e creatinina 2). Como foi desenvolvida por meio de métodos antigos de determinação da creatinina, não deve ser aplicada quando for usada a creatinina padronizada por IDMS, pois superestimará o CLcr. Pode ser utilizada para o ajuste de posologia de fármacos em injúria renal aguda, com estimativas frequentes do CLcr para novos reajustes de posologia, se necessários.[32]

Sanaka: aplicável a idosos. Como foi desenvolvida a partir de métodos antigos de determinação da creatinina, não deve ser aplicada quando usada a creatinina padronizada por IDMS, pois superestimará o CLcr. Inclui a albumina sérica que, em idosos, frequentemente está diminuída e provoca redução da volemia, fluxo sanguíneo renal e filtração glomerular.[41]

MDRD simplificada (I): equação não aplicável à creatinina IDMS padronizada. Não foi validada em crianças, mulheres grávidas e idosos acima de 85 anos. A equação subestima o RFG de indivíduos em níveis mais altos da velocidade de filtração glomerular, mormente acima de 60 mℓ/min/1,73 m².[42,43]

MDRD simplificada (II): a equação foi revisada, na forma simplificada, para o uso de creatinina padronizada por IDMS. Aplicável em adultos, a equação subestima o RFG de indivíduos em níveis mais altos da velocidade de filtração glomerular, mormente acima de 60 mℓ/min/1,73 m².[42]

CKD-EPI: aplicável em adultos. Baseada nas quatro variáveis da MDRD simplificada, a equação foi submetida a um modelo matemático da relação entre RFG e creatinina com a finalidade de corrigir a subestimativa da velocidade de filtração glomerular quando o valor se encontra acima de 60 mℓ/min/1,73 m². Válida somente com creatinina padronizada por IDMS. A acurácia da equação é semelhante à da MDRD em RFG < 60 mℓ/min/1,73 m², e maior que a MDRD e C-G em níveis de RFG> 60 mℓ/min/1,73 m².[44]

Cistatina-C (Larsson): metanálise publicada em 2002 concluiu que a cistatina-C parece ser melhor marcador do RFG que as fórmulas baseadas na creatinina sérica.[45] Logo após, Larsson determinou o RFG medindo o *clearance* plasmático do iohexol e usou os resultados para calcular a equação que converte a concentração plasmática de cistatina-C em RFG.[46]

Schwartz (I): fórmula tradicional de Schwartz, desenvolvida com base em creatininas não padronizadas por IDMS. Aplicável a recém-nascidos, crianças e adolescentes.[47,48]

Schwartz (II): fórmula desenvolvida para o uso de creatinina padronizada por IDMS a partir de estudo tipo coorte constituído de 349 crianças, na faixa etária de 1 a 16 anos, portadoras de doença renal crônica. Apelidada de "Schwartz à beira do leito". Aplicável a crianças e adolescentes.[49]

BIS-1 e BIS-2: as equações BIS-creatinina, "BIS-1", e BIS-creatinina-cistatina-C, "BIS-2", desenvolvidas pelo Berlin Initiative Study (BIS).[50] mostraram boa acurácia em indivíduos de 70 anos, e nos mais idosos ainda, portadores de função renal normal ou leve à moderadamente reduzida. Todavia, nesse estudo, não houve validação para afrodescendentes. Entre nós, trabalho realizado na Escola Paulista de Medicina (UNIFESP),[51] que utilizou essas mesmas equações, abrangendo 95 pacientes octogenários e nonagenários, 7% não caucasianos e 70% mulheres, observou melhor acurácia, nessas faixas etárias, em comparação aos resultados obtidos por outras fórmulas que usam creatinina ou cistatina-C, isoladamente. Na impossibilidade de dosagens de cistatina-C, sugere o uso da equação CKD-EPI ou a BIS-creatinina, "BIS-1", em idosos. Em níveis de filtração glomerular menores que 60 m, a "BIS-1" parece a melhor opção.[51]

As equações que estimam o VFG e o Clcr não devem ser usadas em pacientes submetidos à diálise, em portadores de distrofias musculares, trauma muscular ou rabdomiólise.

Em quaisquer dessas eventualidades e em extremos de idade e tamanho do corpo, desnutrição grave ou obesidade, paraplegia ou quadriplegia, dieta vegana ou gravidez, o Clcr pode ser determinado laboratorialmente com o intervalo usual de 24 horas ou mesmo em um intervalo tão curto quanto o de 2 a 4 horas em pacientes com injúria renal aguda ou em doença renal crônica.

> **⚠ PONTOS-CHAVE**
>
> As fórmulas que estimam o *clearance* da creatinina não serão válidas nas seguintes condições:
> - Pacientes submetidos à diálise
> - Anormalidades da massa muscular como caquexia, distrofias musculares, trauma e rabdomiólise.

Determinação da dose de ataque

A administração dos medicamentos terapêuticos, que apresentam *farmacocinética de primeira ordem*, se fosse iniciada a partir de suas doses de manutenção, levaria 4 $t_{1/2}$ para atingir 95% da concentração sanguínea terapêutica constante (*steady state*). Um exemplo típico é a digoxina, cuja $t_{1/2}$ na doença renal terminal varia de 80 a 120 horas. Sua dose de manutenção nesse nível de função renal fica em torno de ¼ da dose de manutenção normal (cerca de 0,065 mg). Caso a digitalização fosse iniciada com essa dose, levaria de 320 a 480 horas, isto é, 13 a 20 dias, para que a impregnação miocárdica se completasse.[20]

Por essa razão, quando a $t_{1/2}$ torna-se particularmente longa na doença renal, é sempre recomendável iniciar qualquer tratamento com uma dose de ataque, para que o fármaco atinja logo a dose corporal total ideal e, portanto, a concentração sanguínea terapêutica. Essa dose tem o mesmo valor da prescrita para o paciente portador de função renal normal. Deve-se salientar, entretanto, que os medicamentos hidrossolúveis, prescritos a pacientes obesos, devem ter doses baseadas no peso ideal.

Quando se pretende atingir determinada concentração plasmática-alvo (Cp), sabendo previamente o valor do volume de distribuição (Vd) do medicamento, usa-se a fórmula:

$$\text{Dose de ataque} = \text{Cp desejada} \times \text{Vd}(\ell/kg)$$

Por exemplo: uso de gentamicina para um paciente com 70 kg de peso corporal, Cp alvo = 6 mg/ℓ, Vd = 0,25 ℓ/kg = 17,5 ℓ. Dose de ataque: 17,5 ℓ × 6 mg/ℓ = 105 mg.

> **⚠ PONTOS-CHAVE**
> - Antibióticos aminoglicosídios, quando administrados por via intravenosa, deverão ser infundidos durante 30 min, diluídos em 50 mℓ de soro glicosado a 5% ou solução salina isotônica, para que as concentrações sanguíneas, imediatamente após as doses, não atinjam níveis tóxicos
> - Quando se fizer uso de fármacos hidrossolúveis e o paciente apresentar depleção do espaço extracelular e/ou de água, é recomendável administrar apenas 75% da dose de ataque.

Decisão da necessidade de ajuste

A adaptação de medicamentos em doença renal (doses e/ou intervalos) dependerá do nível da filtração glomerular do paciente (estimado pelo Clcr) e da intensidade de eliminação do fármaco pelos rins em condições normais (f_e = fração de excreção). Enquanto o Clcr estiver acima de 50 mℓ/min, e quando no máximo 40 a 50% do fármaco e/ou de seus metabólitos ativos forem eliminados pelos rins (f_e < 0,40 a 0,50), geralmente é pequeno ou nenhum ajuste é necessário.[32]

A correção de posologia é realizada com a ajuda de tabelas de várias origens ou por técnicas baseadas no cálculo de um fator de ajuste (FA), para cada nível de filtração glomerular, a partir de variáveis farmacocinéticas ($t_{1/2}$, K, Cl$_{fármaco}$, f_e etc.).[2-4,6,52-57] Entre essas técnicas, destaca-se a de Giusti-Hayton-Tozer, em que o fator é obtido pela fórmula: FA = 1/[f_e × (Clcr/120 a 1) + 1], que contém os seguintes parâmetros: fração do fármaco ou metabólitos ativos excretados pelos rins em condições normais (f_e); VFG normal, considerada no patamar de 120 mℓ/min; e Clcr do paciente.[52-53,58-61]

Quando f_e desconhecida, pode-se substituí-la, na fórmula, por: (1 − $t_{1/2\ Normal}/t_{1/2\ IR\ terminal}$), cujo valor equivale ao da fração do fármaco eliminada normalmente pelos rins.[58]

Escolha do método de manutenção

Os métodos utilizados para o ajuste de medicamentos em doença renal têm o objetivo de atingir uma concentração sanguínea pós-dose denominada "concentração máxima" ($C_{máx}$ ou pico) e uma "concentração mínima" pré-próxima dose ($C_{mín}$, trough ou vale), tanto quanto possível, idênticas às obtidas nos pacientes com função renal normal. É possível utilizar três métodos para o ajuste de posologia:

- Método D: redução da dose, mantendo-se o intervalo usual de administração
- Método I: prolongamento do intervalo de administração, mantendo-se a dose usual
- Método D/I: associação dos métodos D e I.

Método D

Nos pacientes com doença renal, tende a resultar em concentrações terapêuticas máximas baixas e concentrações mínimas mais altas. Por evitar grandes flutuações da concentração sérica, é um ótimo método para a prescrição de fármacos antiarrítmicos e digitálicos. Uma dose de ataque é sempre necessária para evitar concentrações subterapêuticas no início do tratamento.

Método I

Nos pacientes com doença renal, provê concentrações máximas pós-dose e concentrações médias semelhantes às obtidas nos pacientes normais. Entretanto, pode resultar em níveis subterapêuticos prolongados antes da próxima dose, devido a concentrações mínimas baixas. Tem sido considerado o método mais seguro para a prescrição dos antibióticos aminoglicosídios, ao diminuir o risco de ototoxicidade das concentrações pós-dose e nefrotoxicidade relacionada às concentrações mínimas altas.

Método D/I

Resulta em concentrações médias mais estáveis e evita baixas concentrações plasmáticas mínimas pré-dose.

Quando se usa a via intravenosa (IV), o modo de administração (in bolus, ou sob infusão) das doses de manutenção dos antibióticos aminoglicosídios varia conforme o método utilizado. No método I, deve ser sempre por infusão durante 30 minutos, como salientado na etapa 2. No método D, conforme o nível da função renal do paciente e, portanto, da $t_{1/2}$ do aminoglicosídio: se 1/6 da $t_{1/2}$ for menor do que o tempo de infusão, esse modo deve ser empregado; caso contrário, a dose deve ser dada in bolus.[62]

> **⚠ PONTOS-CHAVE**
> - Devido ao risco sempre constante de toxicidade na presença de insuficiência renal, deve-se ter cuidado especial com os antibióticos aminoglicosídios usados IV:
> - Quando empregado o método I, deve ser realizada infusão durante 30 min, como foi salientado na 2ª etapa
> - Ao utilizar o método D, a administração seguirá o nível da função renal: clearance da creatinina maior do que 50 mℓ/min → infusão; clearance da creatinina menor do que 50 mℓ/min → in bolus.

Independentemente do método de ajuste, o objetivo primordial é alcançar eficácia terapêutica sem toxicidade. Para tanto, o monitoramento da concentração sanguínea dos fármacos, quando possível, é recurso inestimável.

Fármacos e suas características farmacocinética

Nas oito primeiras colunas do Quadro 50.1 serão encontrados, da esquerda para a direita, respectivamente, os nomes de fármacos comumente utilizados em clínica, em ordem alfabética, e as seguintes informações sobre suas características farmacocinéticas:

- Frações inalteradas dos fármacos, ou de seus metabólitos ativos, excretadas pelos rins em condições normais (f_e)
- Biodisponibilidade sistêmica oral

Capítulo 50 • Uso de Medicamentos na Insuficiência Renal

Quadro 50.1 Fármacos, características farmacocinéticas, ajuste de doses em insuficiência renal, reposição pós-diálise e cuidados especiais.

Fármaco	f_e	Biodisponibilidade sistêmica oral (%)	Ligação às proteínas (%)	Volume de Distribuição (ℓ/kg)	$t_{½}$ normal (h)	$t_{½}$ IRT (h)	Excreção	Método	Ajuste VFG >50	50 a 30	30 a 10	<10	Reposição pós-HD; DP e CVVH	Cuidados especiais
AAS	0,014	68±3	80 a 90	0,1 a 0,2	2 a 4,5	2 a 4,5	H(R)	I	4 h	4 a 6 h	4 a 6 h	4 a 6 h Evitar dose antinf.	Na DRC evitar dose antinf, utilizar apenas em dose antiplaquetária.	Nefrotoxicidade, excreção aumentada na urina alcalina
Abacavir	0,01	83	50	0,86	1,5	2	H	D	100%	100%	100%	100%	N	
Acarbose	0,35	Baixa	15	0,32	3 a 9	Prolongada	R(NR)	D	100%	100%	Evitar	Evitar	HD, DP:? Evitar	Hipoglicemia
Acebutolol	0,55	37	26	1,2	7 a 9	7 a 9	R(H)	D	100%	50%	25%	25%	N	Metabólitos ativos
Acetazolamida	1,0	–	70 a 90	0,2	1,7 a 8	34	R	I	6 h	12 h	Evitar	Evitar	N	Acidose metabólica, hipocalemia, nefrolitíase. Contraindicado na cirrose
Aciclovir	0,55	15 a 30	15	0,80 a 0,87	1,5 a 3,3	20	R(H)	D, I	100% 8 h	100% 12 a 24 h se uso IV	100% 8/8 h se uso VO, 24/24 h se uso IV	50% 12/12 h se uso VO, 24/24 h se uso IV	Dialisável. HD: 12/12 h VO, 24/24 h se IV, após HD, DP: como VFG < 10, CVVH: 3,5 mg/kg/dia	Neurotoxicidade na IRT, nefrotoxicidade
Ácido clavulânico	0,40	45 a 75	30	0,3	1	3 a 4	R(NR)	I	100%	100%	12/12 h	12 a 24 h	Dialisável por HD. HD: 1 dose normal após HD, DP: 12/12 h e CVVH: dose para VFG < 10	Usado em combinação com amoxicilina e ticarcilina
Ácido etacrínico	0,20	–	90	0,1	2 a 4	?	H	I	8 a 12 h	8 a 12 h	8 a 12 h	Evitar	N	Ototoxicidade
Ácido mefenâmico	0,03	–	99	?	3	3	H	D	100%	100%	Evitar	Evitar	N	Nefrotoxicidade
Ácido mefenâmico	0,05	–	alta	?	3 a 4	3 a 4	H	D	100%	100%	Evitar	Evitar	N	Nefrotoxicidade
Ácido nalidíxico	0,93	95	90	0,25 a 0,35	6	21	R(H)	D	100%	100%	50%	50%	N	Acidose metabólica, acúmulo de metabólitos
Ácido nicotínico	0	–	?	?	0,5 a 1,0	?	H(R)	D	100%	100%	100%	100% com cuidado	HD, DP: dose para VFG < 10; CVVH: dose para VFG = 10 a 50	Risco de miopatia maior quando associado com estatinas
Ácido tranexâmico	0,90	–	3	?	1 a 5	?	R	D/I	100% 3 a 4× dia	100% 2× dia	10 mg/kg IV ou 25 mg/kg VO 1× dia	5 mg/kg IV ou 12,5 mg/kg VO 1× dia	?	
Acrivastina	0,60	–	50	0,6 a 0,7	1,4 a 2,1	?	R(NR)	D	100%	50%	Evitar	Evitar	?	Sedação excessiva na IRT
Adefovir	0,45	59	<5	0,4	7	15	R(NR)	I	24 h	48 h	72 h	72 h?	Dialisável por HD. HD: 1 dose/semana; DP?	
Adenosina	0,04	–	0	?	<10	<10 s	NR	D	100%	100%	100%	100%	HD, DP: N	
Albuterol	0,58	Enantiômeros R e S: 30±7 (R), 71±9 (S); inalação: 25(R), 47(S)	7	2 a 2,5	2 a 4	4	R(NR)	D	100%	100%	100%	100%	HD, DP:?	
Alfentanila	0,009	–	88 a 95	0,3 a 1	1 a 3	1 a 3	H	D	100%	100%	100%	100%	N	
Alisquireno	0,006	2,6	47 a 51	1,9	20 a 45	20 a 45	H	D	100%	100%	100%	100%	N	Risco de hipercalemia

(continua)

Quadro 50.1 Fármacos, características farmacocinéticas, ajuste de doses em insuficiência renal, reposição pós-diálise e cuidados especiais. (Continuação)

Fármaco	f_e	Biodisponibilidade sistêmica oral (%)	Ligação às proteínas (%)	Volume de Distribuição (ℓ/kg)	$t_{1/2}$ normal (h)	$t_{1/2}$ IRT (h)	Excreção	Método	Ajuste Velocidade de filtração glomerular (mℓ/min) > 50	50 a 30	30 a 10	< 10	Reposição pós-HD, DP e CVVH	Cuidados especiais
Alogliptina		100	20	417	21	Prolongada	R	D	100%	12,5 mg/dia	6,25 mg/dia	6,25 mg/dia	HD/DP: N, 6,25 mg/dia CVVH: evitar	
Alopurinol	0,30	67 a 81	<5	0,5	2 a 8	Prolongada	R	D	75%	50%	25%	25%	Dialisável por HD. HD: 100 mg 3× semana, aumento gradual com cuidado. DP 50 mg/dia com aumento gradual	Metabólitos ativos, nefrolitíase, nefrite intersticial, várias interações medicamentosas
Alprazolam	0,20	80	70 a 80	0,9 a 1,3	9,5 a 19	9,5 a 19	H	D	100%	100%	100%	100%	?	
Alteplase	0	–	?	0,1	0,5	0,5	NR	D	100%	100%	100%	100%	?	
Altretamina	0,09	–	?	?	7	?	NR	D	100%	100%	100%	100%	?	Nefrotoxicidade Mielossupressão, agravamento de hemorragia e infecção na uremia
Amantadina	0,90	100	60	4 a 5	12	500	R	I	24 h	24 h	48 h	A cada 7 dias	N Contraindicada a apresentação de liberação prolongada em HD ou DP	Neurotoxicidade central
Amicacina	0,90	–	<5	0,22 a 0,29	1,4 a 2,3	86	R(H)	D I	100%	5 a 7,5 mg/kg 12/12 h ou 15 a 20 mg/kg 24/24 h	5 a 7,5 mg/kg 24/24 h	5 a 7,5 mg/kg 48/48 h Avaliar nível sérico	Dialisável por HD HD: 5 a 12,5 mg/kg 3× semana após HD, DP: 15 a 20 mg/ℓ/dia intraperitoneal, CVVH: 15 a 25 mg/kg a cada 48 H	Nefrotoxicidade, ototoxicidade, potencialização do efeito curare. Avaliar níveis séricos para ajuste
Amiloride	0,50	50	30 a 40	5 a 5,2	6 a 8	10 a 144	R(H)	D	100%	50%	50%	Evitar	N	Hipercalemia, acidose metabólica
Amiodarona	0	20 a 65	96	70 a 140	14 a 120 dias	14 a 120 dias	H	D	100%	100%	100%	100%	N	Hepatotoxicidade, disfunção tireoidiana, neuropatia periférica, fibrose pulmonar, metabólitos ativos
Amitriptilina	0,019	–	96	6 a 36	9 a 46	9 a 46	H	D	100%	100%	100%	100%	N	Metabólitos ativos
Amoxicilina	0,60	50 a 80	15 a 25	0,26	0,9 a 2,3	5 a 10	R(H)	I	8 h	8 a 12 h	12/12 h	24 h	Dialisável. HD: 24/24 h, DP: 250 mg de 12/12 h, CVVH: 50 mg/ℓ	
Ampicilina	0,60	30 a 60	15 a 18	0,17 a 0,31	1 a 1,3	8 a 20	R(H)	I	6 h	6 a 8 h	8 a 12 h	12 a 24 h	Dialisável. HD: 24/24 h, DP: 24/4 h, CVVH: 8 a 12 h	
Ampicilina Sulbactan	0,6	–	38 Sulbactan	0,36 Sulbactan	1 a 1,3	8 a 20	R(H)	I	1,5 a 3 g 6/6 h	1,5 a 3 g 6/6 h	1,5 a 3 g 12/12 h	1,5 a 3 g 24/24 h	Dialisável HD: 1,5 a 3 g, 12 a 24 h DP: 1,5 g 12/12 h ou 3 g 24/24 h CVVH: 1,5 a 3 g, 8 a 12 h	

Droga													Observações
Anfotericina B	0,07	–	90	4	24	24	NR	I	24 h	24 h	24 a 36 h	N	Nefrotoxicidade acidose tubular renal, diabetes insípido nefrogênico, nefropatia perdedora de potássio
Anfotericina B complexo lipídico	0,009	–	90	1,7 a 3,9	19 a 45	19 a 45	NR	I	24 h	24 h	24 a 36 h	N	Menos nefrotóxica. Sódio: 9 mg/mℓ
Anfotericina B dispersão coloidal	0,009	–	90	4	24 a 30	24 a 30	NR	I	24 h	24 h	24 a 36 h	N	Menos nefrotóxica
Anlodipino	0,10	74 ± 17	> 95	21	35 a 50	50	H	D	100%	100%	100%	N	
Anrinona	0,25	93	20 a 40	1,3 a 1,6	2,6 a 8,3	?	H(R)	D	100%	100%	50 a 75%	?	Trombocitopenia, hepatotoxicidade, perturbação gastrintestinal
Apixabana	–	50	87	21	12	?	R/H	–	5 mg 2 x dia	5 mg 2 vezes/dia	2,5 mg 2 vezes/dia, com cautela	Poucos estudos em DRC 5 – uso cauteloso	Evitar na ins. hepática grave. Idade ≥ 80 anos e peso corporal ≤ 60 kg ou creatinina sérica ≥ 1,5 mg/dL: 2,5 mg VO 2 vezes/dia.
Aprepitanto	60 a 65	–	99	70	9 a 13	?	H	D	100%	100%	100%	N	
Astemizol	0	–	97	?	20 dias	20 dias	H	D	100%	100%	100%	?	
Atazanavir	–	–	86	7 a 8		prolongada	NR	D	100%	100%	Evitar	N	Nefrolitíase/nefrite intersticial. Diversas interações medicamentosas, não administra com derivado do ergot, cisaprida, lovastatina e sinvastatina
Atenolol	0,85	57	< 5	0,7	6 a 9	15 a 35	R	D/I	100%	50%	50%	Dialisável por HD. HD: 25 a 50 mg DP: até 25 mg/dia	Acumula na IRT, observar frequência cardíaca
Atorvastatina	–	14 a 30	98	381	14 (met. Ativos 20 a 30 h)		H	D	100%	100%	100%	N	
Atovaquona	0,009	–	99	?	55 a 77	?	NR	D	100%	100%	100%	N	
Atracurium	0	–	82	0,15 a 0,18	0,3 a 0,4	0,3 a 0,4	H	D	100%	100%	100%	N	
Auranofina	0,50	–	60	?	70 a 80 dias	?	H(R)	D	50%	Evitar	Evitar	N	Nefrotoxicidade: síndrome nefrótica
Azatioprina	0,019	60	20	0,55 a 0,8	0,2 (6-MP: 0,5 a 1,0)	0,2 (6-MP: 0,75)	H	D	100%	75 a 100%	50 a 100%	Dialisável (administrar após HD)	Metabólito ativo: 6-mercaptopurina
Azitromicina	0,12	34 ± 19	8 a 50	18	10 a 60	?	NR	D	100%	100%	100%	N	

(*continua*)

Parte 6 • Manejo Clínico do Paciente com Doença Renal Crônica

Quadro 50.1 Fármacos, características farmacocinéticas, ajuste de doses em insuficiência renal, reposição pós-diálise e cuidados especiais. (*Continuação*)

Fármaco	f_e	Biodisponibilidade sistêmica oral (%)	Ligação às proteínas (%)	Volume de Distribuição (ℓ/kg)	t₁/₂ normal (h)	t₁/₂ IRT^c (h)	Excreção	Método	Ajuste VFG >50	50 a 30	30 a 10	<10	Reposição pós-HD,^b DP^e e CVVH^f	Cuidados especiais
Aztreonam	0,75	–	55	0,1 a 2	1,7 a 2,9	6 a 8	R(H)	D/I	100%	100%	1 a 2 g 12/12 h ou 500 mg 8/8 h	1 g 24/24 h ou 250 mg 8/8 h	Dialisável. HD/DP: 1 a 2 g 24/24 h, CVVH: 1 g 8/8 h ou 2 g 12/12 h	
Benazepril	0,20	≥18	95	0,15	22	30	R(NR)	D	100%	100%	5 a 40 mg/dia	5 a 40 mg/dia	HD/DP: 25 a 50% da dose usual	Risco de nefrotoxicidade em hipovolemia, insuf. cardíaca, idosos, AINES ou diurético associado. Monitorar creatinina e potássio após início ou ajuste de dose na DRC
Betametasona	0,05		65	1,4	5,5	?	H	D	100%	100%	100%	100%	N	
Betaxolol	0,15	89 ± 5	45 a 60	5 a 10	15 a 20	30 a 35	R(NR)	D	100%	100%	100%	50%	N	Diversas interações com risco de rabdomiólise
Bezafibrato	0,50	±90	95	0,24 a 0,35	2,1	7,8	R	D	70%	50%	Evitar	Evitar	N HD/DP evitar	
Bisoprolol	0,50	80	30 a 35	3	9 a 13	18 a 24	R(NR)	D	100%	100%	100%	1,25 a 2,5 até 10 mg/dia	25 a 35% dialisável por HD, pouco por DP. HD/DP/CVVH: dose máxima 10 mg/dia	Se VFG <20: iniciar com dose baixa (1,5 a 2,5 mg/dia) até dose máxima de 10 mg/dia
Bleomicina	0,60	<5	<5	0,3	9	20	R	D	100%	60 a 70%	45 a 55%	40%	HD/DP: dose VFG <10 CVVH: dose VFG 10 a 20	Hipertensão arterial, fibrose pulmonar
Bromocriptina	0,02	6	90 a 96	3,4	3	?	H	D	100%	100%	100%	100%	N	Hipotensão ortostática
Bromoprida	0,12	50 a 75	40	?	4 a 5	4 a 5	H	D	100%	100%	100%	100%	?	
Bronfeniramina	0,03	–	?	12	25	?	H	D	100%	100%	100%	100%	?	
Budesonide	0	–	88	4,3	2 a 2,7	?	H	D	100%	100%	100%	100%	N	
Bumetanida	0,33	95	96	0,2 a 0,5	1,2 a 1,5	1,5	R(H)	D	100%	100%	100%	100%	N	Ototoxicidade quando em associação a aminoglicosídios
Bupropiona	0,009	–	75 a 85	27 a 36	10	?	H	D	100%	100%	100%	100%	N	Metabólito ativo: t₁/₂ = 21 h
Buspirona	0	–	95	5	2 a 3	5,8	H	D	100%	100%	100%	100%	N	Extenso efeito de primeira passagem, acúmulo de metabólitos ativos
Bussulfan	0,01	70 (44 a 94)	3 a 15	1	2,5 a 3,4	?	H	D	100%	100%	100%	100%	HD/DP: N CVVH: dose para VFG = 10 a 50	Cistite hemorrágica. Hipocalemia, hipomagnesemia.
Canagliflozina	<0,01	65	99	83,5	10,6 (100 mg), 13,1 (300 mg)	?	50% fezes 33% urina	D	300 mg	100 mg	100 mg	Evitar	N Contraindicado em HD, DP ou CVVH	Não iniciar se VFG <25, mas se já estiver em uso, manter 100 mg/dia até início de TRS. Risco de nefrotoxicidade e hipercalemia em DRC

Capítulo 50 • Uso de Medicamentos na Insuficiência Renal

Medicamento													
Canamicina	0,70	-	50 a 90	-	1,8 a 5	40 a 96	R	D I	60 a 90% 8 a 12h	30 a 70% 12 a 18h ou 100% 24 a 48h	20 a 30% 24 a 48h ou 100% 48 a 72h	HD: 2/3 da dose normal, DP: 15 a 20 mg/ℓ/dia, CVVH: 30 a 70% 12 a 24h ou 100% 24 a 48h (ajustar com nível sérico)	Nefrotoxicidade, ototoxicidade
Candesartana	0,52	100	99	0,13	9 a 13	7,3 a 12	R(H)	D	100%	100%	100%	N	Monitorar creatinina e potássio após início ou ajuste de dose
Capreomicina	0,50	-	?	?	5 a 6	55	R	I/D	24h	24h	48h	Dialisável por HD. HD: 15 mg/kg/dose 2 a 3 × semana, após a diálise	Oto e nefrotóxico, potencializa o efeito dos bloqueadores neuromusculares
Captopril	0,35	60 a 75	25 a 30	0,7 a 3,0	1,9	21 a 32	R(H)	D/I	100% 8 a 12h	75% 12 a 18h	50% 24h	Dialisável por HD/CVVH, não por DP. Dose VFG < 10	Proteinúria, síndrome nefrótica, hipercalemia, leucopenia. Monitorar creatinina e potássio após início ou ajuste de dose na DRC
Carbamazepina	0,02	70	75	0,8 a 1,8	10 a 20	?	H(R)	D	100%	100%	100%	N	Secreção inapropriada de hormônio antidiurético, hiponatremia e hepatotoxicidade
Carbenicilina	0,90	30 a 40	50 a 60	0,12 a 0,20	1,5	10 a 20	R(H)	D I	75% 8 a 12h	50% 12 a 24h	25% 24 a 48h	HD: 2 g, DP: 2 g de 12/12h	Sódio: 4,7 mEq/g, alcalose metabólica hipopotassêmica
Carbidopa	0,30	-	?	?	2	Prolongada	H(R)	D	100%	100%	100%	?	
Carboplatina	0,62	< 5	> 90	0,25	3		R	D	100%	50%	25%	HD 50%, DP 25% da dose. CVVH 200 mg/m²	
Carmustina	0,65	-	Insignificante	3,3	1,5	?	H(R)	D	100%	75%	Evitar	HD, DP evitar. CVVH?	Nefrotoxicidade e hepatotoxicidade
Carvedilol	0,019	25	95	1 a 2	5 a 8	5 a 8	H	D	100%	100%	100%	N	
Caspofungina	0,014	-	97	9 a 10	9 a 11	?	D	D	100%	100%	100%	N	
Cefaclor	0,70	53	25	0,24 a 0,35	1	3	R(H)	D	100%	100%	100%	Dialisável por HD HD: 250 a 500 mg pós HD. DP: 250 a 500 mg/8/8 h	Leucopenia, plaquetopenia, distúrbios K, Mag e Ca
Cefadroxila	0,80	89 a 93	20	0,31	1,4	22	R	I	12h	24h	36h	HD: 0,5 a 1,0 g após HD. DP: 0,5 g/dia	
Cefalexina	0,84	73 a 100	15	0,18 a 0,33	0,9	20 a 40	R	I	6h	8 a 12h	12 a 24h	Dialisável por HD, pouco por DP. HD: 250 a 500 mg 12 a 24h, DP: 250 mg 8/8 h, CVVH: N	Nefrite intersticial

(continua)

Quadro 50.1 Fármacos, características farmacocinéticas, ajuste de doses em insuficiência renal, reposição pós-diálise e cuidados especiais. (Continuação)

Fármaco	f_e	Biodisponibilidade sistêmica oral (%)	Ligação às proteínas (%)	Volume de Distribuição (ℓ/kg)	t½ normal (h)	t½ IRT (h)	Excreção	Método	Ajuste Velocidade de filtração glomerular (mℓ/min) > 50	50 a 30	30 a 10	< 10	Reposição pós-HD, DP e CVVH	Cuidados especiais
Cefalotina	0,75	–	65	0,26	0,5 a 1	3 a 18	R(H)	I	6 h	6 a 8 h	8 a 12 h	12 a 24 h	HD: 1 dose após HD. DP: 1 g 12/2 h. CVVH: 30 a 50 mg/ℓ/dia	Sódio: 2,5 mEq/g, interação nefrotóxica com aminoglicosídios, falso aumento da creatinina
Cefamandole	0,75	–	75	0,16 a 0,25	1	6 a 11	R	I	6 h	6 a 8 h	6 a 8 h	12 h	HD: 0,5 a 1,0 g após HD. DP: 0,5 a 1,0 g/12/h	
Cefazolina	0,85	–	80	0,13 a 0,22	2	40 a 70	R	I	8 h	8 a 12 h	12 h	24 h	Dialisável. HD: 0,5 a 1 g 24/24 h ou 2 g 3 × semana após HD. DP: 0,5 g 12/12 h ou 1 g 24/24 h. CVVH: 1 g 8/8 h ou 2 g 12/12 h	Nefrite intersticial
Cefepima	0,85	–	16	0,3	2,2	18	R	I	12 h	12 a 24 h	12 a 24 h	24 h	Dialisável. HD: 1,5 a 2 g 48/48 h. DP: 1 g 24/24 h. CVVH: 2 g dose de ataque, após 1 g 6/6 h	Neurotóxico (confusão, afasia, mioclonia, convulsões) principalmente se DRC
Cefixima	0,35	50	65	0,6 a 1,1	3 a 4	8 a 13	R(NR)	D	100%	300 mg/24 h	300 mg/24 h	200 mg/24 h	Pouco dialisável por HD e DP. Sem dados em CVVH. HD: 300 mg/dia. DP: 200 mg/dia.	
Cefoperazona	0,20	–	90	0,14 a 0,20	1,6 a 2,5	2,9	NR	D	100%	100%	1 g 12/12 h	500 mg 12/12 h	HD: 1 g. DP e CVVH: N	Reduzir 50% da dose na icterícia, prolongamento do TAP
Cefotaxima	0,60	–	37	0,15 a 0,55	1	15	R(H)	I	6 h	8 a 12 h	8 a 12 h	12 a 24 h	Dialisável. HD/DP: 1 a 2 g 24/24 h CVVH 1 g 12/12 h	Metabólitos ativos na IRT, reduzir dose na insuficiência hepática + IRT
Cefotetana	0,75	–	85	0,15	3,5	13 a 25	R	D/I	100%	100%	100% 24/24 h ou 50% 12/12 h	100%/48/48 h ou 25% 12/12 h	Dialisável. HD: 25% nos dias sem HD e 50% nos dias de HD. DP: 1 g/dia CVVH: 24/24 H	
Cefoxitina	0,80	–	41 a 70	0,13 a 0,39	1	13 a 23	R	I	8 h	8 a 12 h	12 a 24 h	24 a 48 h	HD: 1 a 2 g após HD, DP: 1 g/dia, CVVH: dose VFG 30 a 10	Falso aumento da creatinina
Cefpodoxima	0,30	–	26	0,6 a 1,2	2,5	26	R	I	12 h	16 h	24 h	24 a 48 h	Dialisável por HD, pouco por DP. HD/DP: 100 a 200 mg 24/24 h, CVVH: dose VFG 30	
Cefprozila	0,65	–	40	0,65	1,7	6	R	D	250 mg 12 h	250 mg 12 a 16 h	250 mg 24 h	250 mg 24 h	HD: 250 mg, DP e CVVH: dose para VFG < 10	

Capítulo 50 • Uso de Medicamentos na Insuficiência Renal

Fármaco	F	Ligação proteica (%)	Vd	T½ normal	T½ IR	Método	Ajuste	VFG >50	VFG 10-50	VFG <10	Suplemento	Observações
Cefradina	0,86	90 a 100	—	0,25 a 0,33	0,7 a 1,3	6 a 15	R	D	100%	50%	50%	25%	HD: dose após HD, DP: dose para VFG < 10, CVVH:?
Ceftazidima	0,72	—	—	0,28 a 0,40	1,2	13 a 25	R	I/D	1 a 2 g 8 a 12 h	24 a 48 h	24 h	24 h	Dialisável por HD. HD: 0,5 a 1 g 24/24 h ou 1 a 2 g a cada 48 a 72 h (administrar após HD) DP: 1 g 24/24 h. CVVH: 2 g 8 a 12 h
Ceftibuteno	0,67	—	—	0,2	1,5 a 2,7	22	R	D	100%	50%	200 mg 24/24 h	100 mg 24/24 h	Dialisável por HD HD: 400 mg após HD. DP: dose VFG < 10. CVVH: dose VFG = 10 a 30
Ceftolozona/tazobactan	—	—	—	Ceftol 16 a 21. Tazo 30	Ceftol: 13,5 Tazo: 18,2	3 a 4	Prolongada	R	D	1 a 2 g 8/8 h	500 mg a 1 g 8/8 h	250 a 500 mg 8/8 h	100 a 300 mg 8/8 h	Hipocalemia. 233 mg de sódio por frasco HD: 500 mg a 1,5 g em dose de ataque, após manter 100 a 300 mg 8/8 h CVVH: 1,5 g 8/8 h
Ceftriaxona	0,42	—	90	0,12 a 0,18	5 a 9	12 a 16	H	D	100%	100%	100%	100%	N
Cefuroxima axetil	0,50	21 a 44	35 a 50	0,13 a 0,18	1,2	17	R	D/I	100%	100%	12 a 24 h	24 a 48 h	HD/DP: dose para VFG < 10. CVVH: 1,5 g 12/12 h
Cefuroxima sódica	0,90	40 a 50	33	0,13 a 0,18	1,2	17	R	I	8 h	8 a 12 h	12 a 24 h	24 a 48 h	Dialisável. HD: 24 a 48 h após HD, DP: 24 a 48 h. CVVH: 12/12 h
Cetirizina	0,65	> 70	93	0,4	7 a 10	20	R	D/I	100%	100%	5 mg a cada 24 h	5 mg a cada 48 h	Metabólito ativo da hidroxizina, pode acumular com uso prolongado
Cetoconazol	0,13	50 a 76	99	1,9 a 3,6	1,5 a 3,3	3,3	H	D	100%	100%	100%	100%	N
Cetoprofeno	0,009	99	99	0,11	1,5	1,5	H	D	100%	100%	100%	100%	Nefrotoxicidade
Ciclofosfamida	0,12	75 a 80	14	0,64	4 a 7,5	10	H	D	100%	100%	75 a 100%	75%	Dialisável. HD: 75% da dose após HD. DP: 100% da dose. CVVH:?
Ciclosserina	0,65	—	?	0,11 a 0,26	0,5	?	R	I	12 h	12 h	24 h	24 a 48 h	Neurotoxicidade dose-dependente
Ciclosporina	0,009	4 a 50	96 a 99	3,5 a 7,4	6 a 13	16	H	D	100%	100%	100%	100%	Nefrotoxicidade, hipertensão arterial Monitorar nível sérico e função renal
Cidofovir	0,90	< 5	< 6	0,3 a 0,8	2,5	?	R	D	100%	Evitar	Evitar	Evitar	Nefrotoxicidade (proteinúria, glicosúria, lesão renal) pode ser reduzida com probenecida. Monitorar função renal. Dialisável por HD. HD: administrar dose padrão após HD. DP: 0,5 mg/kg/dose

(continua)

Quadro 50.1 Fármacos, características farmacocinéticas, ajuste de doses em insuficiência renal, reposição pós-diálise e cuidados especiais. *(Continuação)*

Fármaco	f_e	Biodisponibilidade sistêmica oral (%)	Ligação às proteínas (%)	Volume de Distribuição (ℓ/kg)	t_½ normal (h)	IRT (h)	Excreção	Método	Ajuste Velocidade de filtração glomerular (mℓ/min) > 50	50 a 30	30 a 10	< 10	Reposição pós-HD DP e CVVH	Cuidados especiais
Cilastatina	0,60	–	44	0,22	1	7	R	D/I	100%	6 a 8 h	8 a 12 h	Evitar	Dialisável. HD/DP: 250-500 mg 12/12 h. CVVH: 250 a 500 mg 6 a 8 h	
Cilazapril	0,85	–	?	0,5 a 0,8	40 a 50	>60	R	D/I	100%	50%	50%	Evitar	HD, DP: N, CVVH: dose para VFG 10 a 30	Monitorar função renal e potássio após iniciar ou ajustar dose.
Cimetidina	0,60	62	20	0,8 a 1,3	1,5 a 2	5	R	D	100%	50%	50%	300 mg 12/12 h	HD: dose após HD DP: 300 mg 8 a 12 h CVVH: 50% da dose normal	Aumento da creatinina sérica
Ciproheptadina	0,40	40	96 a 99	–	1 a 4	1 a 4	R	D	100%	100%	100%	Evitar	?	Neurotoxicidade. Contraindicada em hipertrofia prostática sintomática
Ciprofibrato	0,25	?	95 a 99%	12	38 a 86	171,9	R	I	24 h	24 h	24 a 48	Evitar	N	Risco de rabdomiólise e hepatotoxicidade, contraindicado na insuf. hepática.
Ciprofloxacino	0,60	50 a 85	20 a 40	2,1	3 a 6	6 a 9	R	D/I	100%	100%	500 mg 24h/24 h VO 200 a 400 mg 12 a 24 h IV	500 mg 24/24 h VO 200 a 400 mg 12 a 24 h IV	Minimamente dialisável em HD e DP: 24/24 h Dialisável dependente do fluxo em CVVH: 8 a 12 h	Neurotóxico, tendinopatia.
Cisplatina	0,36	<5	90	0,5	a:0,5 b:30	Prolongada	R(NR)	D	100%	75%	50%	Evitar	Pouco dialisável por HD. DP N HD/DP: 50% da dose CVVH: 75% da dose	Evitar em pacientes com função renal residual. Nefrotoxicidade, perda renal de Mg++
Cisapride	0,045	35 a 40	98	2,4	7 a 10	7 a 10	NR	D	100%	100%	100%	100%	HD: N DP: ?	
Citalopram	0,12	<80	80	12,3	36	49,5	NR	D	100%	100%	100%	100%		
Citosina-arabinosídio	0,06	–	13	2 a 3	0,5 a 3	0,5 a 3	NR(R)	D	100%	100%	100%	100%	?	
Cladribina	0,18	55±17	?	50 a 80	7 a 14	?	R	D	100%	75%	75%	Evitar	?	Mielotóxico, neurotóxico e nefrotóxico
Claritromicina	0,20	55±8	70	2 a 4	2,3 a 6	?	NR(R)	I	100%	100%	24/24 h	24/24 h	N	
Clindamicina	0,10	50	60 a 95	0,6 a 1,2	2 a 4	3 a 5	H(R)	D	100%	100%	100%	100%	N	Interação nefrotóxica com aminoglicosídios, hepatotoxicidade
Clodronato	0,80	–	36	0,25	13	51	R	D	100%	75%	50%	50%	?	Acidose hiperclorêmica
Clofazimina	0,009	–	?	?	10 a 70 dias	?	H	D	100%	100%	100%	100% cautela	?	Enterite eosinofílica
Clomipramina	0	–	97	?	19 a 37	?	H	D	100%	100%	100%	100%	?	

Medicamento								>50	10-50	<10	Diálise	Comentários
Clonazepan	0	82 a 98		47	1,5 a 4,5	18 a 50	H	D	100%	100%	100%	HD: N. DP e CVVH:?	
Clonidina	0,45	80		20 a 40	3 a 6	6 a 23	R(H)	D	100%	100%	100%	N	Hipertensão, rebote
Clopidogrel				98		6 a 8	R/H	D	100%	100%	100%	N	
Clorambucila	0,009	87±20		99	0,86	1	H	D	100%	75%	50%	?	
Cloranfenicol	0,10	75 a 90		60	0,6 a 1	1,6 a 3,3	H(R)	D	100%	100%	100%	N	Sódio: 2,3 mEq/g, acúmulo de metabólitos na IRT, mielotoxicidade
Clordiazepóxido	0,04	100		94 a 97	0,3 a 0,5	5 a 30	H	D	100%	100%	100%	HD: N. DP e CVVH:?	Metabólitos ativos
Clorfeniramina	0,20	–		72	6 a 12	14 a 24	H(R < 7%)	D	100%	100%	100%	HD: N. DP e CVVH:?	
Cloroquina	0,40	90		50 a 65	132	2 a 4 dias	R(H)	D	100%	100%	50%	N	Excreção aumentada na urina alcalina
Clorpromazina	0,009	32		91 a 99	8 a 160	11 a 42	H	D	100%	100%	100%	HD, DP: N. CVVH:?	Efeito anticolinérgico: retenção urinária
Clorpropamida	0,47	–		88 a 96	0,09 a 0,27	24 a 42	R	I	24 h	Evitar	Evitar	Evitar o uso em pacientes em diálise.	Retenção hídrica, hipoglicemia na IRT
Clortalidona	0,50	64		76 a 90	3,9	44 a 80	R(H)	I	24 h	24 h	Evitar	N	
Cloxacilina	0,40	50		88 a 96	0,14 a 0,21	2,3	R(H)	D	100%	100%	100%	N	
Codeína	0,04	40 a 70		7	3 a 4	2,5 a 3,5	H	D	100%	75%	Evitar	?	Sedação e convulsões
Colchicina	0,11	–		31	2,2	40	H(R)	D	100%	100%	50%	?	
Colestimetato (colistina)	0,67	–		>75	?	10 a 20	R	D	75%	50%	25%	Pouco dialisável por HD	Acidose metabólica
Colestipol	0	0		–	–	–	–	D	100%	100%	100%	N	Acidose metabólica hipercloremica
Colestiramina	0	0		–	–	–	–	D	100%	100%	100%	N	Acidose metabólica hipercloremica
Cortisona	0	–		90	?	3,5	H	D	100%	100%	100%	N	Hipercatabolismo, retenção de sódio
Dabigatrana	6,5	–		34 a 35	60 a 70	12 a 14	R	D	150 mg 2 x dia	100% 150 ou 110 mg 2 x dia	75 mg 2 x dia	Dialisável por HD Evitar em HD e DP	Risco aumentado de sangramento em HD
Dapagliflozina	78			91	12,9 h		75% renal 21% fezes	D	100%	100%	Evitar	N Contraindicado em HD, DP ou CVVH	Não iniciar se VFG < 25, mas se já estiver em uso, manter até início de TRS
Dapsona	0,12	93±8		70 a 80	1 a 1,5	20 a 30	?	NR(R)	100%	100%	100%	?	Anemia hemolítica

(continua)

Quadro 50.1 Fármacos, características farmacocinéticas, ajuste de doses em insuficiência renal, reposição pós-diálise e cuidados especiais. *(Continuação)*

Fármaco	f_e	Biodisponibilidade sistêmica oral (%)	Ligação às proteínas (%)	Volume de Distribuição (ℓ/kg)	t_½ normal (h)	t_½ IRT (h)	Excreção	Método	Ajuste >50	50 a 30	30 a 10	<10	Reposição pós-HD, DP e CVVH	Cuidados especiais
Daptomicina	0,50	—	90 a 92	0,092 a 0,104	8,1 a 9	29,4	R	I	24 h	24 h	48 h	48 h	Dialisável. HD: 48/48 h, após HD. DP: 48/48 h. CVVH: 24/24 h	Risco de rabdomiólise
Darunavir		82 Maior com alimentação	95	?	15	15	NR	D	100%	100%	100%	100%	?	
Daunorrubicina	0	—	?	?	18 a 27	?	H	D	100%	100%	100%	100%	?	Hiperuricemia
Delavirdine	0,05	Cerca de 85	98	0,5	5,8	?	H	D	100%	100%	100%	100%	HD, DP: ?	
Desferoxamina	0,32		?	2 a 2,5	6	?	NR	D	100%	100%	100%	100%	?	
Desipramina	0	68	90	28 a 60	12 a 54	?	H	D	100%	100%	100%	100%	N	Metabólitos ativos
Deslanosídio (Lanatosídio-C-desacetil)	0,75	Errática	25	4,5	40	Prolongada	R(H)	D	100%	100%	50 a 100%	25 a 50%	N	Metabolizado a digoxina (4 a 7%), que pode se acumular na IRT e nível sérico deve ser monitorado
Dexametasona	0,08	—	70	0,8 a 1	3 a 4	?	H	D	100%	100%	100%	100%	?	Hipercatabolismo, retenção de sódio
Diazepam	0,009	100	94 a 98	0,7 a 3,4	20 a 90	20 a 90	H	D	100%	100%	100%	100%	N	Retenção de sódio e água
Diazóxido	0,50	90	>90	0,2 a 0,3	17 a 31	30 a 60	H(R)	D	100%	100%	100%	100%	N	Nefrotoxicidade
Diclofenaco	0,009	—	99	0,12 a 0,17	1 a 2	1 a 2	NR	D	100%	100%	Evitar	Evitar	N. Evitar em HD/DP se houver função renal residual	
Dicloxacilina	0,52	37 a 74	95	0,16	0,7	1 a 2	R(H)	D	100%	100%	100%	100%	N	
Didanosine	0,54	38±15	<5	1,0	0,6 a 1,6	4,5	R(NR)	I, D/I	12 h	24 h	24 h	50% 24 h	N	Retenção urinária: efeito anticolinérgico
Difenidramina	0,02	72	80	3,3 a 6,8	3,4 a 9,3	?	H	D	100%	100%	100%	100%	N	
Difenil-hidantoína	0,02	>90	90	1,0	24	24	H	D	100%	100%	100%	100%	N	Ligação proteica reduzida e Vd aumentado na IRT, nefrite intersticial, déficit de folato
Diflunisal	0,02	Alta	99	0,10	5 a 20	5 a 20	R	D	100%	100%	Evitar	Evitar	N	Nefrite intersticial, risco de hemorragia
Digitoxina	0,23	>90	94	0,6	144 a 200	210	H(R)	D	100%	100%	100%	50 a 75%	N	Conversão aumentada à digoxina na IRT, Vd diminuído na uremia
Digoxina	0,75	75	20 a 30	5 a 8	36 a 44	80 a 120	R(H)	D/I	100% 24 h	25 a 75% 36 h	25 a 75% 48 h	10 a 25% 48 h	HD, DP: N. Evitar o uso em pacientes em diálise. CVVH: 48/48 h	Vd reduzido na uremia. Reduzir a impregnação em 50% na IRT. Monitorar níveis séricos
Dilevalol	0,04	—	75	25	8 a 12	19 a 30	H	D	100%	100%	100%	100%	N	
Diltiazem	0,09	40 a 90	98	3 a 5	2 a 8	3,5	H(R)	D	100%	100%	100%	100%	N	Metabólitos ativos
Dipiridamol	0	27 a 66	99	2,4	12	?	H	D	100%	100%	100%	100%	?	

Fármaco													Observações
Dipirona (metamizol, antipirina)	0,10 (MMA) 0,15 (AA)	Cerca de 100 (MMA = 85)	15	0,7	6,8	6,8	H	D	100%	100%	100%		MMA = mono-amioantipirina, AA = antipirina. Há relatos de casos de agranulocitose
Disopiramida	0,50	70 a 85	54 a 81	0,8 a 2,6	5 a 8	10 a 18	R(H)	I	8 h	12 a 24 h	24 a 48 h	N	Retenção urinária. Vd reduzido na IRT
Dobutamina	0,09	–	?	0,25	2 min	?	H	D	100%	100%	100%	?	
Dolutegravir		98,9		17,4	14	?	NR	D	100%	100%	100%	Minimamente dialisável. Sem ajuste	Hepatotóxico, elevação da creatinina
Domperidona	<0,01	90	13 a 17	5,7	7,5	?	H	D	100%	100%	100%	N	Nefropatas são sensíveis a pequenas doses
Doxazosina	0,04	98	–	1 a 1,7	9,5 a 12,5	13	H	D	100%	100%	100%	N	
Doxepina	0	95	–	9 a 33	8 a 25	10 a 30	H	D	100%	100%	100%	N	Ligação proteica reduzida na IRT
Doxiciclina	0,40	80 a 93	90 a 100	0,75	15 a 24	18 a 25	R(H)	D	100%	100%	100%	N	Injúria renal aguda, síndrome nefrótica
Doxorrubicina	0,14	80 a 85	<5	21,5	35	35	H	D	100%	100%	100%	N	
Dulaglutida		?	47 a 65	19,2 a 17,4	5 dias	?	H	D	100%	100%	100%	HD: N DP e CVVH: ?	Poucos estudos em DRC grave e TFS
Ebastina	0,40	98	–	1 a 2	13 a 16	23 a 26	R(NR)	D	100%	50%	50%	CVVH: dose para VFG 10 a 50	
Edoxaban		55	62	107	10 a 14		R	D	60 mg 1 vez/dia	30 mg 1 × dia	Evitar	N	Contraindicado na doença hepática grave e DRC 5
Efavirenz	0,009 (<0,01)	99	–	2 a 4	40 a 75	?	H	D	100%	100%	100%	HD, DP: N CVVH: dose para VFG 10 a 50	
Empagliflozina		86,5	36 a 44	73,8	12,4	?	54% urina 44,2% fezes	D	100%	100%	Evitar	N Contraindicado em HD, DP ou CVVH	Não iniciar se VFG < 25, mas se já estiver em uso manter até início de TRS
Enalapril	0,43	50 a 60		1	11 a 24	34 a 60	R	D	100%	75 a 100%	50% a 100% Iniciar com dose baixa e ajustar	HD/DP: dialisável, iniciar com dose baixa e ajustar conforme resposta e tolerabilidade	Enarprilato: metabólito ativo. Monitorar creatinina e potássio após início ou ajuste de dose na DRC
Enfuvirtida		92	84	5,5	3,8	?	NR	D	100%	100%	100%	?	
Enoxaparina	0,10	–	–	4,3	4 a 7	Aumentada	R	D	100%	100%	1 mg/kg dia	HD/DP/CVVH não dialisável. Evitar uso se possível	
Entricitabina		<4	Cápsula 96 Solução 75	1,4	10	Aumentada	R	D/I	100%	200 mg cápsula 48/48 h ou 120 mg solução a cada 24 h	200 mg cápsula 72/27 h ou 80 mg solução a cada 24 h	200 mg cápsula 96/96 h ou 60 mg solução a cada 24 h	Dialisável por HD, sem estudos em DP. HD: 200 mg a cada 96 h, administrar após a HD nos dias de diálise
Epirrubicina	0,14	–	80 a 85	10 a 40	35	35	H	D	100%	100%	100%	Sem estudos em TRS	Acidose láctica e hepatomegalia

(continua)

Quadro 50.1 Fármacos, características farmacocinéticas, ajuste de doses em insuficiência renal, reposição pós-diálise e cuidados especiais. (Continuação)

Fármaco	f_e	Biodisponibilidade sistêmica oral (%)	Ligação às proteínas (%)	Volume de Distribuição (ℓ/kg)	t½ normal (h)	t½ IRT (h)	Excreção	Método	Ajuste Velocidade de filtração glomerular (mℓ/min) > 50	50 a 30	30 a 10	< 10	Reposição pós-HD, DP e CVVH	Cuidados especiais
Epoprostenol (prostaciclina)	< 0,05	–	–	0,35	2,7 min	?	NR		100%	100%	100%	100%	N	
Eprosartana	< 0,02	–	98	4,4	5 a 9	?	H	D	100%	100%	100%	100%	Pouco removida por HD	Ligação proteica reduzida na uremia. Monitorar creatinina e potássio após iniciar ou ajustar dose
Eritromicina	0,02	18 a 45	60 a 95	0,78	1,4	5 a 6	H	D	100%	100%	100%	50 a 75%	N	Sódio: 3 mEq/250 mg, ototoxicidade na IRT com altas doses, Vd aumentado na IRT
Ertapeném	0,38	–	85 a 95	0,1	4	?	R(NR)	D	100%	100%	50%	50%	HD: 500 mg/dia após HD, se a dose for dada antes da HD, usar dose suplementar de 150 mg após DP: 500 mg/dia CVVH: 1 g/dia	
Esmolol	0,019	–	55	3	7 a 15 min	7 a 15 min	H	D	100%	100%	100%	100%	N	Acúmulo de metabólitos inativos
Espectinomicina	0,60	–	5 a 20	0,25	1,6	16 a 29	R	D	100%	100%	100%	100%	N	
Espironolactona	0,25	? (25: canrenona)	98	14 (1,8: canrenona)	10 a 35	10 a 35	H	D	6 a 12 h	12 a 24 h	Evitar	Evitar	N	Hipercalemia em DRC e uso associado com outras drogas inibidoras do SRAA
Estavudina	0	86,4	Baixa	46 ± 21	1,6	Prolongada	R/NR	I	12/12 h	12/12 h	24/24 h	24/24 h	Parcialmente dialisável por HD. HD: 24/24 h	Risco de acidose láctica e hepatomegalia. Não associar com didanosina
Estazolam	0	100	93	?	8 a 24	?	H	D	100%	100%	100%	100%	?	
Estreptomicina	0,70	–	35	0,26	2,5	100	R	I	24 h	24 a 72 h	24 a 72 h	72 a 96 h	Dialisável por HD/CVVH, pouco por DP. HD/DP: 72 a 96 h. Pode ser dado intraperitoneal 20 a 40 mg/ℓ. CVVH: 24/24 h	Nefrotoxicidade, ototoxicidade. Monitoroar níveis séricos
Estreptoquinase	0	–	?	0,016	1 a 1,5	?	NR	D	100%	100%	100%	100%	N	
Estreptozocina	0	–	?	0,5	0,5	?	R	D	100%	75%	75%	50%	?	Nefrotóxica, proteinúria, acidose tubular renal
Etambutol	0,82	75 a 80	10 a 30	1,6 a 2,3	4	7 a 15	R	I	24 h	24 h	3 × por semana	3 × por semana	Dialisável por HD/CVVH, pouco por DP. HD/DP/CVVH: 3 × por semana (preferir usar nos dias de HD, após HD)	Neurite periférica, redução da acuidade visual (neuropatia ótica)
Etionamida	0,01	80	30	?	2,1	?	H	D	100%	100%	100%	250 a 500 mg/dia	N	
Etomidato	0,02	–	75	2 a 4,5	4 a 5	4 a 5	H	D	100%	100%	100%	100%	?	Hipertensão arterial: prevenida por pré-anestésico

Capítulo 50 • Uso de Medicamentos na Insuficiência Renal

Fármaco												Observações
Etoposídeo	0,40	25 a 75	74 a 94	0,17 a 0,5	4 a 8	?	R	D	100%	75%	75%	50%	HD/DP: N, 50% da dose. CVVH: 75% da dose	Mielotoxicidade e neurotoxicidade
Etossuximide	0,28	100	10	0,7	35 a 55	35 a 55	H(R)	D	100%	100%	100%	100%	N	
Etravirina		99,9	?	41	?	NR	D	100S	100%	100%	100%	N	
Exenatida	–	?	28,3	2,4 Liberação extendida 2 semanas	5,95	R	D	100%	100%	Evitar	Evitar	N	
Ezetimibe	?	99	?	20	?	H	D	100%	100%	100%	100%	N	
Famotidina	0,72	43	15 a 22	0,8 a 1,4	2,5 a 4	12 a 19	R	D	100%	50%	50%	20 mg/dia	N	
Fanciclovir	0,57	–	<25	1,5	1,6 a 2,9	10 a 22	R(NR)	D, I e D/I	100%	12/12 h	24/24 h	24/24 h	Dialisável HD: dose após HD. DP: 24/24 h CVVH: dose para VFG 10 a 25 mL/min	
Fazadinio	0,40	–	17	0,18 a 0,23	1	1	NR	D	100%	100%	100%	100%	?	
Felodipino	0,009	15	99	9 a 7	10 a 14	21	H	D	100%	100%	100%	100%	N	
Fenazopiridina	0,65	–	?	?	2 a 3	?	R	I	100%	Evitar	Evitar	Evitar	?	Nefrotoxicidade, hepatotoxicidade, methemoglobiemia
Fenelzina	0	–	?	?	1,5 a 4	?	H	D	100%	100%	100%	100%	?	Crise hipertensiva com simpaticomiméticos e/ou tiramina
Fenilbutazona	0,01	–	99	0,09 a 0,17	5 a 100	5 a 100	H	D	100%	100%	100%	100%	N	Nefrotoxicidade
Fenobarbital	0,50	100	40 a 60	0,7 a 1	60 a 150	117 a 160	H(R)	I	8 a 12 h	8 a 12 h	8 a 12 h	12 a 16 h	Dialisável HD: repor 50% após HD DP: ½ dose CVVH: dose normal	
Fenofibrato	81	99	0,89	20	140 a 160	R/H	D	100%	100%	Evitar	Evitar	N	Risco de rabdomiólise
Fenoldopam	0,04	–	?	0,2	5 min	?	H	D	100%	100%	100%	100%	HD, DP: N. CVVH:?	
Fenoprofeno	0,30	–	99	0,10	2 a 3	2 a 3	H	D	100%	100%	100%	100% Com cautela	N	Nefrotoxicidade. Usar menor dose possível
Fenoxibenzamina	?	20 a 33	?	?	24	?	NR	D	100%	100%	100%	100% com cautela	N	Evitar em pacientes com insuficiência renal
Fentanila	0,07	–	80 a 84	2 a 4	2 a 7	19 a 25	H	D	100%	100%	75%	50%	N	
Fexofenadina	0,10	?	70	5 a 6	14	19 a 26	NR	I	12 h	12 h	12 a 24 h	24 h	HD/DP/CVVH: dose a cada 24 h	
Finasterida		63	90	1,07	6 a 8	6 a 8	NR	D	100%	100%	100%	100%	N	
Flecainide	0,40	>90	52	8,4 a 9,5	12 a 19,5	19 a 26	H(R)	D	100%	100%	50%	50% Com cautela	N	Excreção aumentada em urina ácida

(continua)

Quadro 50.1 Fármacos, características farmacocinéticas, ajuste de doses em insuficiência renal, reposição pós-diálise e cuidados especiais. *(Continuação)*

Fármaco	f_e	Biodisponibilidade sistêmica oral (%)	Ligação às proteínas (%)	Volume de Distribuição (ℓ/kg)	$t_{½}$ normal (h)	$t_{½}$ IRT (h)	Excreção	Método	Ajuste Velocidade de filtração glomerular (mℓ/min) > 50	50 a 30	30 a 10	< 10	Reposição pós-HD, DP e CVVH	Cuidados especiais
Flucitosina	0,90	85 a 90	< 10	0,6	3 a 6	75 a 200	R	I	6 a 8 h	12 a 24 h	24 h	48 h	Dialisável. HD/DP: dose VFG < 10 mℓ/min CVVH: 0,5 a 1 g/dia	Disfunção hepática, mielotoxicidade na IRT. Monitorar níveis séricos
Fluconazol	0,70	> 85	12	0,7	22	?	R	D	100%	100%	100%	50%	Dialisável. HD/DP: 50% da dose de manutenção CVVH: dose normal	
Flunarizina	0	—	99	43 a 78	17 a 18 dias	?	H(R)	D	100%	100%	100%	100%	N	
Fluoruracila	0,04	0 a 100	10	0,25 a 0,5	0,1	0,1	H(R)	D	100%	100%	100%	100%	Dialisável por HD/CVVH. Parcialmente em DP. Usar dose usual	
Fluoxetina	0	—	94,5	20 a 42	24 a 72	24 a 72	H	D	100%	100%	100%	100%	N	Metabólitos ativos
Flurazepam	0	Boa	?	3,4	47 a 100	47 a 100	H	D	100%	100%	100%	100%	?	Nefrotoxicidade
Flurbiprofeno	0,20	—	99	0,10	3 a 5	3 a 5	H(R)	D	100%	100%	100%	100%	N	
Fluvastatina	< 0,01	20 a 30	98	0,42	0,5 a 1	?	H	D	100%	100%	100%	100%	N	Hepatotoxicidade e rabdomiólise são infrequentes
Foscarnet	0,85	—	17	0,3 a 0,6	3	> 100	R	D	60 mg/kg	28 mg/kg 8/8 h	15 mg/kg 8/8 h	6 mg/kg 8/8 h	Dialisável. HD/DP: dose para VFG < 10, CVVH: dose para VFG 10 a 25 mℓ/min	Nefrotoxicidade, convulsões, hipocalemia, hipocalcemia e hipomagnesemia
Fosfomicina	0,90	37	< 10	90 a 180 (oral)	3 a 8	Prolongada	R	D	100%	75%	40 a 60%	20%	Dialisável	Sódio: 14,5 mEq/g, cardio e neurotoxicidade central
Fosinopril	0,13	—	97 a 98	11,5			R(H)	D	100%	100%	100%	100%	N	Monitorar creatinina e potássio após iniciar ou ajustar dose
Furosemide	0,67	50 a 100	95	0,07 a 0,2	0,5 a 1,1	2 a 4	R(H)	D	100%	100%	100%	100%	N	Ototoxicidade com aminoglicosídios
Galamina	0,92	—	30 a 70	0,21 a 0,24	2,3 a 2,7	6 a 20	R	D	100%	Evitar	Evitar	Evitar	Dialisável.	Recurarização tardia, dialisável
Ganciclovir	0,90	Baixa	?	0,47	3,6	30	R	I	12 h	24 h	24 h	48 h	Dialisável. HD/DP: 3 × semana, CVVH: 2,5 mg/kg/dia	Mielotoxicidade
Gemfibrozil	< 0,05	Alta	97 a 99	?	6 a 7	6 a 7	R	D	100%	100%	50%	50%	N Contraindicado em HD/DP. CVVH: 50% da dose, com cautela	Sofre recirculação entero-hepática. Risco de rabdomiólise quando associado à estatina
Gentamicina	0,90	—	< 5	0,23 a 0,26	1,8	20 a 60	R	D/I	8 a 12 h	12 h	24 h	36 a 48 h	Dialisável. HD: 3 x semana DP: 48 a 72 h CVVH: 24-48 h	Nefro e ototoxicidade, acentuação do efeito curare. Monitorar nível sérico para ajuste de dose
Glibenclamida	0,50	—	99	0,16 a 0,3	1,4 a 2,9	?	H(R)	D	100%	Evitar	Evitar	Evitar	N	Hipoglicemia
Glicazida	0,19	—	85 a 95	0,24	8 a 11	?	H	D	100%	100%	Evitar	Evitar	?	

Fármaco	fe	% metab.	Ligação proteica (%)	Vd (L/kg)	t½ normal (h)	t½ IRT (h)	Via	Método	>50	10-50	<10	Suplemento HD/DP	Observações
Glimepirida	0,05	Alta	99	8,8	5 a 9	?	R(H)	D	100%	50%	50%	Evitar	N	Hipoglicemia em DRC
Glipizida	0,05	–	97	0,13 a 0,16	3,7	?	H	D	100%	100%	100%	2,5 a 20 mg/dia com cautela	N	Hipoglicemia em DRC
Griseofulvina	0,01	25 a 70	?	1,6	14	20	H	D	100%	100%	100%	100%	HD/DP dose VFG < 10 mℓ/min	Nefrotoxicidade, hepatotoxicidade
Guanabenzo	0,04	75%	90	10 a 12	12 a 14	?	H	D	100%	100%	100%	100%	?	Hipotensão ortostática
Guanetidina	0,37	3 a 50	<5	?	120 a 140	?	H	I	24 h	24 h	24 h	24 a 36 h	?	
Guanfacina	0,30	–	65	4 a 6,5	12 a 23	15 a 25	R(H)	D	100%	100%	100%	100%	N	Hipotensão, sedação excessiva
Haloperidol	0,25	–	90 a 92	14 a 21	10 a 36	?	H	D	100%	100%	100%	100%	N	t½ aumenta com a dose; seguir protocolo da instituição
Heparina	0	–	90	0,06 a 0,1	0,3 a 2	0,3 a 2	H	D	100%	100%	100%	100%	N	
Hidralazina	0,10	10 a 30	87	0,5 a 0,9	2 a 4,5	7 a 16	H(R)	I	6 h	6 h	6 h	8 a 12 h	N	Síndrome lupus-*like*
Hidrato de cloral	0	100	70 a 80	0,6	7 a 14	?	H	D	100%	100%	100%	Evitar	N	Metabólitos ativos, sedação excessiva
Hidroclorotiazida	0,90	60 a 80	64	0,8	2 a 3	Prolongada	R	D	100%	100%	100%	Evitar	N	Falta de eficácia com VFG abaixo de 10 mℓ/min
Hidrocortisona	0	–	>90	?	1,5 a 2	?	H	D	100%	100%	100%	100%	?	Hipercatabolismo
Hidroxiureia	0,36	–	?	0,5	?	?	R	D	100%	50%	50%	50%	?	
Hidroxizina	0	–	?	19,5	14 a 20	?	R(H)	D	100%	50%	50%	25 a 50%	HD, DP, CVVH: dose para VFG < 10	Metabólito ativo: cetirizina
Ibuprofeno	0,01	>80	99	0,15	2 a 2,5	2 a 2,5	H(R)	D	100%	100%	100%	100%	N	Nefrotoxicidade
Ifosfamida	0,15	90 a 100	<20	0,75	4 a 30	?	H(R)	D	100%	80%	75%	60%	?	Cistite hemorrágica
Imipeném	0,45	–	13 a 21	0,17 a 0,3	1	4	R(H)	D/I	100% 6/6 h	50% da dose 6/6 h ou 100% 8/8 h	50% da dose 8/8 h ou 100% 12/12 h	Evitar, exceto se em HD/DP	Dialisável. HD/DP: 250 a 500 mg 12/12 h. CVVH: 250 a 500 mg 6/6 h	Convulsões na IRT, nefrotoxicidade reduzida com cilastatina. Não usar em HD/DP/CVVH
Imipramina	0,008	47±21	96	9 a 15	6 a 20	?	H	D	100%	100%	100%	100%	N	Metabólitos ativos
Indapamida	0,04	–	76 a 79	0,3 a 1,3	14 a 18	14 a 18	H	D	100%	50%	50%	50%	N	
Indinavir	0,15	30	60	?	1,8	2	H	D	100%	100%	100%	100%	N	Nefrolitíase, IRA por cristalúria, nefrite tubulointersticial
Indometacina	0,30	98	99	0,12	4 a 12	4 a 12	H	D	100%	100%	100%	100%	N	Nefrotoxicidade
Insulina	0	–	5	0,15	2 a 4	Prolongada	H(R)	D	100%	100%	100%	50 a 100%	Dose conforme resposta glicêmica	Hipoglicemia
Interferona a	0	–	0	0,4	3,5 a 8,5	?	R	D	100%	100%	100%	100%	Dialisável apenas por membranas de alto fluxo	Nefrotoxicidade: IRA, síndrome nefrótica
Interferona b	0	–	?	?	5 a 10	?	R	D	100%	100%	100%	Com cautela	Dialisável apenas por membranas de alto fluxo	Nefrotoxicidade: IRA, síndrome nefrótica
Ipratropium	0,50	–	?	4,6	1,6	?	H	D	100%	100%	100%	100% com cautela	N	

(*continua*)

Parte 6 • Manejo Clínico do Paciente com Doença Renal Crônica

Quadro 50.1 Fármacos, características farmacocinéticas, ajuste de doses em insuficiência renal, reposição pós-diálise e cuidados especiais. (*Continuação*)

Fármaco	f_e	Biodisponibilidade sistêmica oral (%)	Ligação às proteínas (%)	Volume de Distribuição (ℓ/kg)	$t_{½}$ normal (h)	$t_{½}$ IRT (h)	Excreção	Método	Ajuste Velocidade de filtração glomerular (mℓ/min) > 50	50 a 30	30 a 10	< 10	Reposição pós-HD, DP e CVVH	Cuidados especiais
Irbesartana	< 0,05	60 a 80	90	0,72	12	12	H	D	100%	100%	100%	100%	HD, DP: N. CAVH: ?	Monitorar potássio e creatinina ao iniciar ou ajustar dose
Isoniazida	0,29 (AL) 0,07 (AR)	± 90	< 10	0,6	0,7 a 4	8 a 17	H(R)	D	100%	100%	100%	100%	Pouco dialisável. Sem ajuste em terapia dialítica	Acetilação reduzida nos acetiladores lentos na IRT
Isossorbitol	0,009 (dinitrato) 0,045 (mono)	22 a 30	72	1,5 a 4	0,15 a 0,5	4	H	D	100%	100%	100%	100%	N	Metabólitos ativos
Isradipino	0,04	15 a 24	95	3 a 4	1,9 a 4,8	10 a 11	H	D	100%	100%	100%	100%	N	
Itraconazol	0,35	100	99	10	20 a 40	20 a 40	NR(R)	D	100%	100%	100%	100%	N	Múltiplas interações medicamentosas
Ivabradina	–	40	70	100	6	6	H/R	D	100%	100%	100%	100%	N	Contraindicado em doença hepática grave
Ketamina	0,025	–	20 a 50	1,8 a 3,1	2 a 3,5	2 a 3,5	H	D	100%	100%	100%	100%	N	
Labetalol	0,04	20 a 38	50	5,6	3 a 9	3 a 9	H	D	100%	100%	100%	100%	N	
Lamivudina	0,75	80 a 85	36	0,8 a 1,3	5 a 11	20	R	D	100%	Ataque: 100% Depois: 150 mg/24 h	Ataque: 150 mg Depois: 100 mg/24 h	Ataque: 150 mg Depois: 25 a 50 mg/24 h	Dialisável. HD/DP/CVVH: dose para VFG < 10	Risco de acidose láctica, hepatomegalia, pancreatite.
Lamotrigina	0,09	–	40 a 60	1,2	24	24	H	D	100%	100%	100%	100%	N	Iniciar com dose baixa ajustar gradualmente
Lansoprazol		80	97	15,7	1,5 a 3	1,5 a 3	H	D	100%	100%	100%	100%	N	
Levanlodipino		64 a 90	93	?	12 a 50	12 a 50	H	D	100%	100%	100%	100%	N	
Levetiracetam		100	< 10	0,5 a 0,7	6 a 8	25	R	D	100%	250 a 750 mg 12/2 h	250 a 500 mg 12/2 h	250 a 500 mg 24/24 h	Dialisável HD/DP: 500 a 1000 mg/dia CVVH: 750 mg a 1,25 g 12/12 h	
Levodopa	0	60 a 90	5 a 8	0,9 a 1,6	0,8 a 1,6	?	H	D	100%	100%	100%	100%	?	
Levofloxacino	0,77	99	24 a 38	1,1 a 1,5	4 a 8	76	R	D/I	100%	100%	100% 12 a 24 h	250 mg 24 a 48 h	N HD/DP/CVVH: dose para VFG < 10	
Lidocaína	0,10	–	60 a 66	1,3 a 2,2	2 a 2,2	1,3 a 3	H	D	100%	100%	100%	100%	N	
Linagliptina	0,05	30	70 a 80	16 (com 5 mg VO)	12 (com 5 mg VO)	Inalterada	Entero-hepática	D	100%	100%	100%	100%	N	
Lincomicina	0,12	–	70 a 80	0,31 a 0,6	4 a 5	10 a 20	H(R)	I	100%	100%	100%	70 a 75%	N	
Linezolida	0,3	100	31	0,6 a 0,8	4,6 a 5,4	4,6 a 5,4	R	I/D	100%	100%	100%	100% monitorar	Dialisável. Administrar dose usual pós HD	5 mmol de sódio em 300 mℓ da infusão

Capítulo 50 • Uso de Medicamentos na Insuficiência Renal

Fármaco												Observações
Liraglutida	0,06	55	98	0,07	13	?	H/R	D	100%	100%	100%	N	Monitorar creatinina e potássio ao iniciar ou ajustar dose
Lisinopril	0,85	30	0 a 10	1,3 a 1,5	12,6	40 a 50	R	D	100%	100%	50 a 75%	25 a 50%	Dialisável. HD/DP: 2,5 a 40 mg/dia
Lítio (carbonato)	0,95	100	0	0,5 a 0,9	14 a 28	40	R	D	100%	50 a 75%	Evitar	Dialisável. Evitar o uso em pacientes em terapia dialítica	Nefrotoxicidade: diabetes insípido nefrogênico, síndrome nefrótica, acidose tubular renal, fibrose intersticial
Lixisenatide	—	—	?	100	3	?	R	D	100%	100%	100%	?	Se VFG < 30: atentar para efeitos gastrintestinais e desidratação
Lomustina	0,10	?	60	?	14 a 48	?	R/H	D	100%	75%	Evitar	Evitar	Mielotóxico
Loperamida	0	40	97	—	7 a 14	?	H	D	100%	100%	100%	N	
Lorazepam	0,009	93	87	0,9 a 1,3	5 a 10	32 a 70	H	D	100%	100%	100%	N	
Losartana	0,07	30	98	0,45	2,5 a 5,4	4 a 6	H	D	100%	100%	100%	Pouco dialisável. Sem necessidade de ajuste	Monitorar creatinina e potássio ao iniciar e ajustar dose
Lovastatina	0,10	—	> 95	?	1,1 a 1,7	1,1 a 1,7	H	D	100%	100%	100%	HD, CAPD: N. CAVH: dose para VFG = 10 a 50	
Maprotilina	—	62 a 72	88	22,6	28 a 105	?	R	D	100%	100%	100%	N	Hipotensão postural principalmente em DRC
Maraviroque	—	23 a 33	76	194	14 a 18	?	NR	D	100%	100%	Evitar se associados com inibidor do CYP3A	Evitar se associado a inibidores ou ativadores do CYP3A	
Mebendazol	0,011	5 a 10	60 a 80	?	?	?	H	D	100%	100%	100%	N	
Melfalana	0,12	—	90	0,6 a 0,75	1,1 a 1,4	4 a 6	R(NR)	D	100%	75%	50%	N HD/DP: 50% da dose usual	Leucopenia, vasculite
Meperidina	0,05	48 a 53	70	4 a 5	2 a 7	7 a 32	H(R)	D	100%	75%	Evitar	N	Metabólito ativo: normeperidina, pode causar convulsões na IRT, ligação às proteínas reduzida na IRT
Meropeném	0,10	—	0 a 30	0,5 a 0,8	9 a 11	9 a 11	H(R)	I	6 h	9 a 12 h	12 a 18 h	HD: sem ajuste. DP: 12 a 18 h CVVH: 9 a 12 h	Excreção aumentada com diurese forçada
Meprobamato	0,65	—	2	0,35	1,1	6 a 8	R	I	8 h	12 h	12 h	24 h	
Metadona	0,2	92	60 a 90	3 a 6	13 a 58	?	H	D	100%	100%	100%	Dialisável. HD: 24/24 h, após HD quando fizer. DP: 24/24 h CVVH: 8 a 12 h	
Metaqualona	0	100	80	5 a 8	10 a 43	10 a 43	H	I	24 h	Evitar	Evitar	50 a 75%	Eliminação fecal aumentada na IRT. Alcalinização urinária prolonga a eliminação
Metenamina	0,95	—	?	0,56	4	?	R	D	100%	Evitar	Evitar	—	
												N	

(continua)

Quadro 50.1 Fármacos, características farmacocinéticas, ajuste de doses em insuficiência renal, reposição pós-diálise e cuidados especiais. (Continuação)

Fármaco	f_e	Biodisponibilidade sistêmica oral (%)	Ligação às proteínas (%)	Volume de Distribuição (ℓ/kg)	$t_{1/2}$ normal (h)	$t_{1/2}$ IRT (h)	Excreção	Método	Ajuste >50	50 a 30	30 a 10	<10	Reposição pós-HD, DP e CVVH	Cuidados especiais
Metformina		50 a 60	Baixa	654	4 a 9	Aumentada	R	D	100%	50%	Evitar	Evitar	N	Suspender quando VFG abaixo de 30 mℓ/min. Risco de acidose láctica
Metimazol	0,07	–	?	0,6	4 a 6	4 a 6	H(R)	D	100%	100%	100%	100%	?	Falso aumento da creatinina sérica
Metildopa	0,33	25	<15	0,5	1,5 a 6	6 a 16	R(H)	I	8 h	8 a 12 h	8 a 12 h	12 a 24 h	Dialisável. HD: dose pós HD. DP: 12 a 24 h	
Metilprednisolona	0,09	–	40 a 60	1,2 a 1,5	1,9 a 6	1,9 a 6	H	D	100%	100%	100%	100%	HD	
Metoclopramida	0,20	30 a 100	40	2 a 3,4	2,5 a 4	14 a 15	R(H)	D	100%	50%	50%	33%	N. HD/DP: 33%. CVVH: 50%	Sinais extrapiramidais na IRT
Metoprolol	0,10	38	8	5,5	3,5	2,5 a 4,5	H	D	100%	100%	100%	100%	Dialisável. Sem necessidade de ajuste	
Metotrexato	0,85	16 a 95	45 a 50	0,76	8 a 12	Prolongada	R(H)	D	100%	65%	50%	Evitar	N. Evitar em terapias dialíticas	Nefrotoxicidade prevenida por diurese alcalina e forçada
Metronidazol	0,10	>90	20	0,25 a 0,85	6 a 14	7 a 21	H(R)	D/I	100%	100%	100%	100% 12/12 h	Dialisável por HD, pouco por DP. Dose usual com cautela.	Metabólitos ativos acumulam-se na IRT com maior risco de neurotoxicidade
Mexiletine	0,10	–	70 a 75	5,5 a 6,6	8 a 13	16	H(R)	D	100%	100%	100%	100%	N	Excreção aumentada em urina ácida
Miconazol	0,01	45 a 55	90	2,1	20 a 24	20 a 24	H	D	100%	100%	100%	100%	N	
Midazolam	0	–	93 a 96	1 a 6,6	1,2 a 12,3	1,2 a 12,3	H	D	100%	100%	100%	100%	N	Ligação proteica diminui na IRT
Midodrina	0,77	100	Insignificante	?	0,5	?	R(H)	D	100%	100%	100%	100%	Dialisável. HD/DP/CVVH: iniciar com dose baixa e ajustar conforme resposta	
Miglitol		50 a 70	<4	0,18	2	Aumentada	R	D	100%	100%	Evitar	Evitar	?	
Milrinona	0,82	–	?	0,25 a 0,35	1	1,5 a 3	R	D	100%	100%	100%	50 a 75% com cautela	?	
Minociclina	0,11	90 a 100	65	0,12 a 1,5	12 a 16	12 a 18	H	D	100%	100%	100%	100%	N	
Minoxidil	0,17	100	0	2 a 3	2,8 a 4,2	2,8 a 4,2	H(R)	D	100%	100%	100%	100%	N	Retenção hídrica, derrame pericárdico
Mitomicina C	0,10	Baixa	?	0,5	0,5 a 1	?	H	D	100%	100%	100%	100%	?	Nefrotoxicidade, síndrome hemolítico-urêmica
Morfina	0,14	20 a 30	20 a 30	3,5	1 a 4	1 a 4	H	D	100%	75%	25 a 50%	Evitar	N	Efeito exacerbado na IRT
Nadolol	0,90	20 a 30	28	1,9 a 2,5	19	26 a 45	R	I	24 h	24 a 48 h	24 a 48 h	40 a 60 h	N HD: após HD. DP: 40 a 60 h	
Naloxone	0	2	54	3	1 a 1,5	?	H	D	100%	100%	100%	100%	N	

Medicamento												Observações
Naproxeno	0,055	99	0,10	12 a 15	12 a 15	H	D	100%	100%	100%	Evitar	N Evitar em terapias dialíticas	Nefrotoxicidade
Nateglinida	99	73			1,5	R	D	100%	100%	100%	60 mg 3 × dia	N	Cautela na IRT
Nebivolol		12 para metabolizadores rápidos 96 metab. lentos	10	12 a 19	1,5 Aumentada	R/H	D	100%	100%	60 mg 3 × dia Uso com cautela	N	
Nelfinavir	0,019	80	8 a 12	3,5 a 5,5	?	H	D	100%	100%	100%	100%	N	
Neomicina	0,95 (da quantidade absorvida)	< 3 (se mucosa intestinal inflamada)	2 a 7 ?	2	12 a 24	R	I	6 h	12 a 18 h	12 a 18 h	18 a 24 h	N	Nefrotoxicidade
Neostigmina	0,67	15 a 25	0,5 a 1	1,3	3		D	100%	50%	50%	25%	N HD/DP: sem ajuste. CRRT: 50% da dose.	
Nevirapina		60	1,2	25 a 30	?	R	D	1005	100%	100%	100%	HD: dose adicional de 200 mg após HD	Contraidicado na insuficiência hepática
Nicardipino	0,009	90	0,8	5	5 a 7	H	D	100%	100%	100%	100%	N	Ligação às proteínas reduzida na IRT
Nifedipino	0	98 a 99	1,4	4 a 5,5	5 a 7	H	D	100%	100%	100%	100%	N	Efeito acentuado na IRT
Nimodipino	0,09	97	0,9 a 2,3	1 a 2,8	22	H	D	100%	100%	100%	100%	N	
Nisoldipino	0,09	98	2,3 a 7,1	6,6 a 7,9	6,8 a 9,7	H	D	100%	100%	100%	100%	N	
Nitrazepam	0,009	99	?	18 a 36	?	H	D	100%	100%	100%	100%	?	
Nitrendipino	0,009	?	6,6	4,6	3,3 a 5,8	H	D	100%	100%	100%	100%	N	
Nitrofurantoína	0,35	99	0,3 a 0,7	0,5	1	H	D	100%	100%	Evitar	Evitar	Evitar	Hepatotoxicidade, neurotoxicidade
Nitroglicerina	0,009	60	2 a 3	2 a 4 min	2 a 4 min	H(R)	D	100%	100%	100%	100%	?	
Nitroprussiato	0,09	Boa, variável	0,2	< 10 min	< 10 min	H(NR)	D	100%	100%	100%	100%	N	Metabólitos tóxicos, acúmulo de tiocianato
Nizatidina	0,12	< 1	1,1 a 1,3	1,3 a 1,6	5,3 a 8,5	H(R)		100%	100%	100%	48 a 72 h	N HD/DP: 48 a 72 h	
Norfloxacino	0,30	—	< 0,5	3,5 a 6,5	8	R	I	100%	100%	100%	24/24 h	N	
Nortriptilina	0,02	28	15 a 23	25 a 38	15 a 66	R(NR)	I	100%	100%	100%	100%	N	
Ofloxacino	0,74	30 a 40	2,5	5 a 8	28 a 37	H	D	100%	100% a cada 24/24 h	50% 24/24 h	50% 24/24 h	HD: 100-200 mg após HD DP: 200 mg 24/24 h CVVH: 300 mg 24/24 h	Neurotóxico e risco de lesão de tendões
Olanzapina		51 ± 5	10 a 20	30 a 38	?	R	D/I	100%	100%	100%	100%	N	
Olmesartana	50	95	0,24	13	36	R/NR R(H)	D	100%	100%	100%	50%	N HD/DP/CVVH: dose para VFG < 10	Monitorar creatinina e potássio ao iniciar ou ajustar dose
		93					D						
		99											
		26											

(continua)

Quadro 50.1 Fármacos, características farmacocinéticas, ajuste de doses em insuficiência renal, reposição pós-diálise e cuidados especiais. *(Continuação)*

Fármaco	f_e	Biodisponibilidade sistêmica oral (%)	Ligação às proteínas (%)	Volume de Distribuição (ℓ/kg)	t_½ normal (h)	t_½ IRT (h)	Excreção	Método	Ajuste Velocidade de filtração glomerular (mℓ/min) > 50	50 a 30	30 a 10	< 10	Reposição pós-HD, DP e CVVH	Cuidados especiais
Omeprazol	0,009	70	95	0,3	0,5 a 1,5	?	H	D	100%	100%	100%	100%	N	Pode diminuir as concentrações de metabólito(s) ativo(s) do Clopidogrel reduzindo seu efeito antiplaquetário. Evitar a associação
Ondansetrona		50 a 70	70 a 76	1,9	3 a 6	5,4	H/R	D	100%	100%	100%	100%	N	
Orfenadrina	0,08		95	?	14	?	H	D	100%	100%	100%	100%	N	
Oseltamivir		75	43	23 a 26	1 a 3 Metabólito 6 a 10	> 20	R Metabólito	D/I	100%	50%	50% 24/24 h	50% 48/48	Dialisável. HD: dose após HD 3 × semana. DP: a cada 5 dias. CVVH: 1 × dia	
Ouro (tiomalato Na⁺)	0,75	–	95	5 a 9	250 dias	?	R	D	50%	Evitar	Evitar	Evitar	N	Nefrotoxicidade: proteinúria, glomerulonefrite membranosa
Oxacilina	0,50	33	85 a 94	0,19 a 0,41	0,4 a 0,9	1	H(R)	D	100%	100%	100%	100%	N	Sódio: 2,5 mEq/g, hepatotoxicidade. Nefrotoxicidade
Oxazepan	0,009	> 90	97	0,6 a 1,6	5 a 10	25 a 90	H	D	100%	100%	100%	100%	N	Metabólitos aumentados, ligação proteica reduzida e Vd aumentado na IRT
Paclitaxel	0,075	–	89 a 98	30 a 60	9 a 30	?	H	D	100%	100%	100%	100%	N.	Neuropatia periférica
Pancurônio	0,35	–	70 a 85	0,15 a 0,38	1,7 a 2,2	4,3 a 8,2	R(H)	D	100%	50%	50%	Evitar	HD/DP: Evitar. CVVH: 50% da dose	Recurarização tardia
Pantoprazol	0	77	98	0,16 a 0,34	1,0	1,0	H	D	100%	100%	100%	100%	N Sem ajuste	Pode diminuir as concentrações de metabólito(s) ativo(s) do Clopidogrel reduzindo seu efeito antiplaquetário
Paracetamol	0,03	70 a 90	20 a 30	0,9 a 1,0	1,9 a 2,5	1,9 a 2,5	H	I	4 h	6 h	6 h	6 h	HD/CVVH: dialisável. DP: não dialisável. Sem necessidade de ajuste	Metabólitos podem acumular na IRT, nefro e hepatotóxico em altas doses
Paroxetina	0,019 (0,60 = m.a.)	100	95	13	10 a 16	30	H(R)	D	100%	100%	50% inicial, ajustar com cautela	50% inicial, ajustar com cautela	N HD/DP/CVVH: dose para VFG 10 a 30	
Penicilamina	0,40	–	80	?	1,3 a 3	Prolongada	R	D	100%	Evitar	Evitar	Evitar	Dialisável. HD: 33% da dose	Síndrome nefrótica
Penicilina G	0,72	15 a 30	50	0,3 a 0,42	0,5	6 a 20	R	D/I	100%	75%	75%	50% 8/8 h	HD/DP: 50 a 100% 8 a 12 h (dose pós HD). CVVH: 2 a 4 milhões. 4 a 6 h	Potássio: 1,7 mEq/milhão U; altas doses podem causar convulsões na IRT
Pentamidina	0,19	–	?	3	Dias	?	R	I	24 h	24 h	24 h	24 a 36 h	N	Nefrotoxicidade, hipercalemia
Pentoxifilina	0	–	0	2,4	0,8	0,8	H(R)	D	100%	100%	100%	100%	?	

Capítulo 50 • Uso de Medicamentos na Insuficiência Renal

Fármaco							R(H)	D,I	2 a 16 mg 24/24 h	2 a 8 mg 24/24 h	2 a 8 mg 24/24 h	2 mg/ 48 h	Diálise	Observações
Perindopril	0,90 (m.a.)	75		0,16 a 0,22	10,9	27	R(H)	D					Dialisável por HD. 2 a 4 mg/dia após HD DP/CWH: dose para VFG < 10	
Pindolol	0,40	75		1,2	2,5 a 4	3 a 4	H(R)	D	100%	100%	100%		N	Contraindicada na Insuficiência Cardíaca graus III e IV
Pioglitazona	0,15 a 0,3	80		0,63	3 a 7	?	H	D	100%	100%	100%		N	Sódio: 1,9 mEq/g
Piperacilina	0,83	—	30	0,18 a 0,30	0,8 a 1,5	3,3 a 5,1	R(H)	I	4 g 6/6 h	4 g 8/8 h	4 g 8/8 h	4 g 12/12 h	Dialisável por HD, mas não por DP. HD: 2 g 8/8 h, 1 g após HD. DP: dose VFG < 10. CWH: dose VFG 30 a 50	
Pirazinamida	0,02	—	?	?	9	?	I		100%	3 × semana	3 × semana	3 × semana	Dialisável. HD/DP: 3 × semana. CWH: 3 × semana	Inibe a excreção de urato, podendo precipitar gota. Hepatotóxico.
Piretanida	0,50	—	94	0,3	1,4	1,6 a 3,4	R	D	100%	100%	100%	100%	N	Hipocalemia, hiperglicemia e hiperuricemia, ototoxicidade
Piridostigmina	0,85	10 a 20	?	0,8 a 1,4	1,5 a 2	6	R	D	100%	100%	100%	Iniciar com dose baixa	?	Excreção renal reduzida por fármacos básicos
Pirimetamina	0,22	Alta	27	2,9	80	80	H(R)	D	100%	100%	100%	100%	N	Nefrotoxicidade
Piroxicam	0,10	—	99	0,12 a 0,15	45 a 55	45 a 55	R(H)	D	100%	100%	Evitar	Evitar	HD/DP: evitar	
Prasozin	0,04	57	97	1,2 a 1,5	2 a 3	2 a 3	H	D	100%	100%	100%	100%	N	Hipotensão grave após 1ª dose
Prasugrel	0,79	98	44 a 68	2 a 15	?	H/R	D	100%	100%	100%	100%	N	Evitar em pacientes com mais de 75 anos Risco de sangramento na DRC
Pravastatina	< 0,10	17	40 a 60	0,9	0,8 a 3,2	0,8 a 3,2	H	D	100%	100%	10 mg/dia	10 mg/dia	N HD/DP/CAVH: 10 mg/dia	Se VFG < 30 m/min, iniciar com 10 mg/dia a ajustar com cuidado.
Prednisolona	0,34	85 a 99	70 a 95	2,2	2,5 a 3,5	2,5 a 3,5	H	D	100%	100%	100%	100%	N	
Prednisona	0,34	80 ± 11	70	2,2	2,5 a 3,5	2,5 a 3,5	H	D	100%	100%	100%	100%	N	
Pregabalina	90	0	0,5	6,3	Prolongada	R	D	100%	75 a 300 mg inicial, ajustar com cuidado	50 a 150 mg inicial, ajustar com cuidado	25 a 75 mg inicial, ajustar com cuidado	Dialisável. HD/DP/CVVH: dose VFG < 10 m/min	Risco de confusão e quedas em DRC
Primidona	0,40	100	20	0,6	5 a 15	5 a 15	H	I	8 h	12 a 24 h	12 a 24 h	24/24 h	Dialisável por HD/CVVH. HD: dose usual após HD ou suplementar 30%. DP: ? Dose 24/24 h	Conversão parcial a fenobarbital, deficiência de folato. Múltiplas interações medicamentosas
Probenecida	0,019	100	85 a 95	0,15	5 a 8	5 a 8	H	D	100%	100%	Evitar	Evitar	?	

(continua)

Quadro 50.1 Fármacos, características farmacocinéticas, ajuste de doses em insuficiência renal, reposição pós-diálise e cuidados especiais. (*Continuação*)

Fármaco	f_e	Biodisponibilidade sistêmica oral (%)	Ligação às proteínas (%)	Volume de Distribuição (ℓ/kg)	$t_{½}$ normal (h)	$t_{½}$ IRT (h)	Excreção	Método	Ajuste Velocidade de filtração glomerular (mℓ/min) > 50	50 a 30	30 a 10	< 10	Reposição pós-HD, DP e CVVH	Cuidados especiais
Procainamida	0,55	75 a 95	15	2,2	2,5 a 4,9	5,3 a 5,9	R(H)	D	100%	100%	Dose de ataque normal, reduzir dose de manutenção	Dose de ataque normal, reduzir dose de manutenção	Dialisável por HD/CVVH. Monitorar níveis séricos	Metabólito ativo: N-acetilprocainamida. Síndrome lúpus-*like*, $t_{½}$ aumentado nos acetiladores lentos, hemofiltração é útil na intoxicação
Prometazina	0	–	?	Grande	9 a 12	?	H	D	100%	100%	100%	100%	N	Sedação excessiva; efeito anticolinérgico: retenção urinária
Propafenona	0,009	20	> 95	3	5	?	H	D	100%	100%	100%	100%	N	$t_{½}$ acetilador fenótipo-dependente intenso efeito de primeira passagem
Propiltiouracila	0,09	50 a 90	80	0,3 a 0,4	1 a 2	1 a 2	H	D	100%	100%	100%	100%	?	Retenção urinária, urina verde
Propofol	0	–	97 a 99	8 a 19	3 a 12	3 a 12	H/R	D	100%	100%	100%	100%	N	
Propoxifeno	0	Baixa	78	16	9 a 15	12 a 20	H	D	100%	100%	100%	Evitar	N	Norpropoxifeno acumula-se na IRT
Propranolol	0,04	36	93	2,8	2 a 6	2 a 6	H	D	100%	100%	100%	100%	N	Hipoglicemia na IRT
Pseudoefedrina			?	2 a 3	3 a 16 Depende do pH urinário	Depende do pH urinário	R	D	100%	100%	100%	100%	N	Risco de crise hipertensiva em DRC. Eliminação renal reduzida com urina alcalina
Quinapril	0,30	60	97	1,5	1 a 2	6 a 15	R(H)	D	100%	2,5 a 5 mg/24 h	2,5 a 5 mg/24 h	2,5 mg/24 h	N	Monitorar creatinina e potássio após iniciar ou ajustar dose
Quinidina	0,20	70 a 75	70 a 95	2 a 3,5	6	4 a 14	H	D	100%	100%	100%	75%	N HD: dose após HD DP/CVVH: sem ajuste	Aumento dos níveis séricos de digoxina e digitoxina, excreção aumentada em urina ácida.
Quinina	0,19	± 90	70	0,7 a 3,7	5 a 16	5 a 16	H	I	8 h	8 a 12 h	8 a 12 h	24 h	HD: dose após a HD DP: dose 24/24 h. CVVH: dose para VFG 10 a 30 mℓ/min	Cuidados iguais aos da quinidina
Quinupristina	0,05	–	30	0,24 a 1,5	0,7 a 1,0	0,7 a 1,0	H	D	100%	100%	100%	100%	N	Metabólitos ativos
Raltegravir		?	83	?	9	?	NR/R	D	100%	100%	100%	100%	Dose após a HD nos dias de diálise	
Ramipril	0,16	–	55 a 70	?	5 a 8	15	R(NR)	D	100%	100%	1,5 a 5 mg/dia	1,5 a 5 mg/dia	N HD/DP/CVVH: 1,5 a 5 mg/dia com cautela	Monitorar creatinina e potássio após iniciar ou ajustar dose
Ranitidina	0,80	52	15	1,1 a 1,9	1,5 a 3	6 a 9	R	D	100%	50%	50%	50%	HD: dose após HD DP: N, CVVH:?	

Medicamento												Observações
Repaglinida	0,08	56	98	30	0,5 a 1	-	-	D/I	100%	100%	0,5 mg/dia e ajustar com cautela	0,5 mg/dia e ajustar com cautela	N HD/DP: 0,5 mg/dia e ajustar com cautela. CVVH: evitar	Evitar uso associado com clopidogrel, contraindicado na insuficiência hepática
Reserpina	0,009	-	96	?	46 a 168	87 a 323	H	D	100%	100%	100%	Evitar	N	Hemorragia digestiva, sedação excessiva
Ribavirina	0,25	45	0	9 a 15	30 a 60	?	H	D	100%	200 mg 1 × dia	200 mg 1 × dia	200 mg 1 × dia	HD: 200 mg 1 × dia	Anemia hemolítica e teratogenicidade
Rifampicina	0,22	-	60 a 90	0,9	1,5 a 5	1,8 a 11	R(NR)	D	100%	100%	100%	100%	N	Metabólitos ativos, nefrite intersticial aguda, tubulopatia com perda de potássio
Ritonavir	0,035	> 60	98 à 99	0,4	3 a 5	4	H	D	100%	100%	100%	100%	N	Evitar na insuficiência hepática
Rivaroxabana		80 a 100	92 a 95	50	5 a 9 (jovens) 11 a 13 (idosos)	Prolongada	R/H	D	20 mg 1 × dia	15 mg 1 × dia	10 a 15 mg 1 × dia	Evitar	N Evitar o uso em TRS	Evitar na insuficiência hepática
Rocurônio	0,58	-	30	0,25	1,4 a 2,4	2,4	H	D	100%	100%	100%	100%	N	
Salbutamol	0,04	-	7	2 a 2,5	2,7 a 5	2,7 a 5	R(H)	D	100%	100%	100%	100%	?	
Salmeterol	< 0,04	-	?	?	?	?	H	D	100%	100%	100%	100%	?	Agente inalatório
Saquinavir	0,75	4	98	10	7 a 12	12	H	D	100%	100%	100%	100%	? Poucos estudos em IRT	Contraindicado na insuficiência hepática
Saxagliptina		75	Insignificante		2,5 a 3		R/H	D	100%	2,5 mg/dia	2,5 mg/dia	2,5 mg/dia	2,5 mg pós HD. Sem estudos em DP	Maior risco de hospitalização por IC em paciente com DCV, hipersensibilidade graves
Semaglutida		0,4 a 1 oral 89 subcutâneo	99	Oral 8 Subcutâneo 12,5	7 dias		R/H	D	100%	100%	100%	Uso criterioso	N	
Sibutramina	0	?	97	?	1 (M₁ 14h, M₂ 16 h)	?	H	D	100%	100%	100%	Máx 10 mg/dia	N	Relato de nefrite intersticial aguda e retenção urinária
Sildenafila	0,06	40	96	1 a 2	3 a 5	Aumentada	H	D	100%	100%	50%	50%	N	Na DRC V, iniciar com 25 mg e titular dose
Sinvastatina	< 0,005	4	> 95	54	1,9		H	D	100%	100%	100%	100%	N	IRT: maior risco de rabdomiólise quando associado a fibrato ou anlodipino
Sitagliptina	0,80	87	38	198	12,4	?	R	D	100%	100%	50 mg/dia	25 mg/dia	N	
Sotalol	0,60	> 90	< 1	1,3	7,5 a 15	56	R	D/I	12/12 h	24/24 h	36 a 48 h	Evitar	Dialisável. Evitar o uso em TRS	Hipercalemia na IRT
Succinilcolina	0	-	?	?	3	2 a 5	NR	D	100%	100%	100%	100%	?	
Sufentanila	0,06	-	92	2 a 3	2 a 5	2 a 5	H	D	100%	100%	100%	100%	-	
Sulfadiazina	0,8	?	20 a 55	0,29	17	Prolongada	R	D	100%	100%	100%	100%	?	Cristalúria
Sulfametoxazol/ trimetoprim	0,70	90 a 100	50	0,28 a 0,38	10	20 a 50	R(H)	D	100%	100%	50%	25 a 50%	Dialisável por HD/CVVH. HD/DP: dose VFG < 10 ml/min CVVH: sem ajuste	Ligação proteica diminuída na IRT, monitorar efeitos adversos. Hipercalemia

(continua)

Quadro 50.1 Fármacos, características farmacocinéticas, ajuste de doses em insuficiência renal, reposição pós-diálise e cuidados especiais. (Continuação)

Fármaco	f_e	Biodisponibilidade sistêmica oral (%)	Ligação às proteínas (%)	Volume de Distribuição (ℓ/kg)	$t_{1/2}$ normal (h)	$t_{1/2}$ IRT (h)	Excreção	Método	Ajuste Velocidade de filtração glomerular (mℓ/min) > 50	50 a 30	30 a 10	< 10	Reposição pós-HD, DP e CVVH	Cuidados especiais
Sulfassalazina	0,10 a 0,15	< 15	95 a 99	5,9 a 9,1	18	—	R	D	100%	100%	Iniciar com dose baixa e monitorar	Iniciar com dose baixa e monitorar	Metabólito dialisável por HD mas não por DP. Uso na menor dose com cautela	Usar com extremo cuidado. Nefrite intersticial
Tamoxifeno	0,09	20 a 30	?	?	18	?	H	D	100%	100%	100%	100%	?	Metabólitos ativos
Teicoplanina	0,50	—	10 a 40	0,5 a 1,2	33 a 190	62 a 230	R	I/D	12 a 24 h	12 a 24 h	50% 24/24 h ou 100% a cada 48 h	72 h	N	Nefro e ototoxicidade
Telitromicina	0,13	57	60 a 70	2,9	9,8	?	H(NR)	D	100%	100%	600 mg 1 × dia	600 mg 1 × dia	HD/DP/CVVH: dose para VFG < 30 mℓ/min	
Telmisartana	0,009	42 a 58	> 99,5	7,1	24	24	H	D	100%	100%	100%	100%	N	Biodisponibilidade aumenta com a dose. Monitorar creatinina e potássio após iniciar ou ajustar dose
Temazepam	0	100	96	1,3 a 1,5	2 a 4	2 a 4	H	D	100%	100%	100%	100%	N	Ligação proteica reduzida na IRT
Teniposide	0,09	—	99	0,2 a 0,7	6 a 10	?	H	D	100%	100%	100%	100%	?	Mielotoxicidade
Tenofovir	0,75	—	7	1,2 a 1,3	8 a 12	?	R	I	24/24 h	48/48 h	72 a 96 h	Evitar	HD/DP: a cada 7 dias	Nefrotoxicidade, Sínd. Fanconi
Tenoxicam	0,04	—	> 99	?	72	?	H	D	100%	100%	Evitar	Evitar	N	Nefrotoxicidade
Teofilina	0	96	55	0,3 a 0,7	4 a 12	4 a 12	H	D	100%	100%	100%	100%	Evitar em TRS	Exacerbação dos sintomas digestivos da uremia
Terazosina	0,25	> 90	90 a 94	0,5 a 0,9	9 a 12	8 a 12	H	D	100%	100%	100%	100%	?	
Terbutalina	0,57	—	25	0,94	3	?	H	D	100%	100%	100%	100%	?	
Terfenadina	0	—	97	?	16 a 22	?	H	D	100%	100%	100%	100%	?	
Tetraciclina	0,58	77 a 80	55 a 90	> 0,7	6 a 10	57 a 108	R(H)	I	8 a 12 h	12 a 24 h	1005	24 h	N	Evitar na IRT, hipercatabolismo com aumento de ureia
Tiagabina	0,02	89	96	0,9 a 1,7	7 a 9	7 a 9	NR	D	100%	100%	100%	100%	?	
Ticagrelor	—	36	99	88	7 (metab. ativos 9 h)	?	H/R	D	100%	100%	100%	100%	N	
Ticarcilina	0,85	—	46 a 60	0,14 a 0,21	1,2	11 a 16	R	D/I	3 g 4/4 h	2 g 4/4 h	2 g 8/8 h	2 g 12/12 h	Dialisável. HD: 2 g 12/12 h, 3,1 g após HD. DP: 3,1 g 12/12 h	Sódio: 4,75 mEq/g. Risco de hipocalemia
Ticlopidina	0,02	—	?	?	24 a 33	?	H	D	100%	100%	100%	100%	N	
Tigeciclina	—	—	71 a 89	7 a 9	?	?	H/R	D	100%	100%	100%	100%	N	Ajustar dose se doença hepática grave
Timolol	0,15	50	60	1,7	2,7	4	H(R)	D	100%	100%	100%	100%	N	
Tiopental	0	—	72 a 86	1 a 1,5	4	6 a 18	H	D	100%	100%	100%	75%	N	
Tipranavir	?	?	99,9	7,7 a 10,2	6	?	NR	D	100%	100%	100%	100%	N	Contraindicado na insuficiência hepática moderada a grave

Fármaco								8 a 12 h	12 h	24 h	24 a 48 h	Diálise	Comentários
Tobramicina	0,90	–	<5	0,22 a 0,33	2,5	27 a 60	R	D/I			Monitorar nível sérico	24 a 48 h Monitorar nível sérico	Dialisável. HD: 48 a 72 h, após HD. CVVH: 24-48 h. Monitorar nível sérico em ambos	Nefrotoxicidade, uso simultâneo de penicilinas pode resultar em níveis subterapêuticos de aminoglicosídios
Tocainide	0,40	100	10 a 20	0,22 a 0,33	14	22 a 27	H(R)	D	100%	100%	100%	50%	HD: 200 mg, CAPD: N, CAVH: ?	Excreção reduzida em urina alcalina
Tolazamida	0,07	–	94	?	4 a 7	?	H	D	100%	100%	100%	100%	?	Efeito diurético
Tolbutamida	0,09	–	95 a 97	0,10 a 0,15	4 a 6	4 a 6	H	D	100%	100%	100%	100%	N	Efeito antidiurético
Tolmetina	0,15	–	99	0,10 a 0,14	1 a 1,5	1 a 1,5	H	D	100%	100%	100%	100%	N	
Topiramato		80	15 a 41	0,6 a 0,8	19 a 23	Prolongada	R	D	50%	50%	50%	50%	Dialisável. HD/DP/CVVH: 50% e ajustar com cuidado	
Trandolapril	0,33	40 a 60	65 a 94	0,26	6 a 10	?	H(R)	D	100%	50% Ajuste com cuidado	50% Ajuste com cuidado	50% Ajuste com cuidado	N	Monitorar creatinina e potássio após iniciar ou ajustar dose
Trianterene	0,20	3 a 70	55 a 81	2,2 a 3,7	2	10	H(R)	D	12 h	Evitar	Evitar	Evitar	N aplicável	Litíase urinária, hipercalemia, antagonismo ao ácido fólico
Trimipramina	0	–	90 a 96	31	24	?	H	D	100%	100%	100%	100%	N	
Trimetazidina		75	16	4,8	7	Prolongada	R	D	100%	20 mg 2× dia ou 35 mg 1× dia	Evitar	Evitar		
Valaciclovir	54,5		13,5 a 17,9 valaciclovir 9 a 33 aciclovir	1,34	2,5 a 3,3	14 a 20	R/NR	D/I	100%	100%	24 h	24 a 48 h	Dialisável. HD/DP: 500 mg a cada 24 h. CVVH: 500 mg a 1 g a cada 12 ou 24 h	Metabolizado em aciclovir
Valproato de sódio	0,05	100	89 a 93	0,14 a 0,23	6 a 15	6 a 15	H(R)	D	100%	100%	100%	75%	Minimamente dialisável. Sem ajuste – monitorar níveis séricos	Redução da ligação proteica na uremia
Valsartana	0,13	23	95	0,23	5 a 9	5 a 9	NR	D	100%	100%	100%	100%	N	Monitorar creatinina e potássio após iniciar ou ajustar dose
Vancomicina	0,95	<10	10 a 50	0,47 a 1,1	6 a 8	200 a 250	R	D/I	15 a 20 mg/kg 12/12 h	10 a 15 mg/kg 24/24 h	10 a 15 mg/kg 24/24 h	10 a 15 mg/kg 48 a 72 h	Dialisável. HD: 10 a 15 mg/kg 3 vezes/semana. DP: 10 a 15 mg/kg a cada 48 a 72 h dosar nível sérico. CVVH: 7-15 mg/kg 12/12 h, dosar nível sérico	Dose de ataque 20 a 25 mg/kg não altera com a função renal. Nefrotoxicidade e ototoxicidade
Vecurônio	0,25	–	30	0,18 a 0,27	0,5 a 1,3	0,5 a 1,3	H(R)	D	100%	100%	100%	100%	?	
Verapamil	0,09	20	83 a 93	3 a 6	3 a 7	2,4 a 4	H(R)	D	100%	100%	100%	100%	N	Metabólitos ativos

(continua)

Quadro 50.1 Fármacos, características farmacocinéticas, ajuste de doses em insuficiência renal, reposição pós-diálise e cuidados especiais. (*Continuação*)

Fármaco	f_e	Biodisponibilidade sistêmica oral (%)	Ligação às proteínas (%)	Volume de Distribuição (ℓ/kg)	$t_{½}$ normal (h)	$t_{½}$ IRT[a] (h)	Excreção	Método	Ajuste Velocidade de filtração glomerular (mℓ/min) > 50	50 a 30	30 a 10	< 10	Reposição pós-HD,[b] DP[c] e CVVH[d]	Cuidados especiais
Vildagliptina	0,23	85	9 a 10	1	3	Aumentada	R	D	100%	100%	50%	50%	?	> 85% da dose sofre metabolização renal. Contraindicada na insuficiência hepática
Vigabatrina	0,70	–	< 5	0,8	7 a 8	13 a 15	R	I/D	750 mg dividir em 2 × dia	500 mg dividir em 2 × dia	250 mg dividir em 1 ou 2 × dia	250 mg dividir em 1 ou 2 × dia	Dialisável. HD/DP: 250 mg 1 × dia (máximo 750 mg) CVVH: 250-500 mg/dia	Doses menores quando a VFG < 60 mℓ/min, sedação excessiva e confusão mental
Vimblastina	0	–	75	13 a 40	1 a 1,5	?	H	D	100%	100%	100%	100%	?	Secreção inapropriada de HAD
Vincristina	0,12	–	75	5 a 11	1 a 2,5	1 a 2,5	H	D	100%	100%	100%	100%	?	
Varfarina	0	100	99	0,15	35 a 45	35 a 45	H	D	100%	100%	100%	100%	N	Hemorragia
Zanamivir	0,90	1 a 5 (inal. = 20 a 30)	< 10	0,2	2,5 a 5,0	4,7 a 18,5	R	D	100%	100%	100%	100%	N	Agente inalatório
Zidovudina	0,17	52 a 75	30	1,4 a 3	1,1 a 1,4	1,4 a 3	R(H)	I/D	100%	100%	100%	100 mg 6 a 8 h	HD/DP: 100 mg 6 a 8 h CVVH: sem ajuste	Aplasia de medula
Zolpidem	0	67	92,5	0,34 a 0,54	0,7 a 3,5	0,7 a 3,5	H	D	100%	100%	100%	100%	N	

[a]Insuficiência renal terminal (DRC5). [b]Pós-hemodiálise. [c]Diálise peritoneal. [d]Hemofiltração venovenosa contínua.

- Porcentagem de ligação às proteínas plasmáticas
- Volume aparente de distribuição
- Meia-vida biológica normal
- Meia-vida biológica na insuficiência renal terminal
- Vias principais de eliminação.

Nas quatro colunas subsequentes estão as orientações sobre a prescrição dos fármacos na insuficiência renal: métodos de ajuste das doses de manutenção (D, I e D/I); esquema de ajuste conforme esses métodos, para quatro faixas de filtração glomerular (> 50, 50 a 30, 30 a 10 e < 10 mℓ/min); e informações sobre a necessidade de reposição de doses após hemodiálise (HD), diálise peritoneal (DP), hemodiafiltração venovenosa contínua (CVVH). Vale lembrar que a maior parte dos estudos de ajuste de dose utilizou a fórmula C-G para estimativa da função renal.[63] A última coluna enfatiza as alterações farmacocinéticas relevantes na presença de doença renal, bem como os cuidados especiais quanto à toxicidade e interações medicamentosas. As informações foram revisadas e atualizadas seguindo manuais de ajuste de drogas [2-4], diretrizes e bancos de dados de informações sobre medicamentos.[63]

Caso decida pela adaptação da posologia de manutenção por meio da técnica de Giusti-Hayton-Tozer, obtenha o valor de f_e junto aos nomes dos fármacos no Quadro 50.1. Consulte, então, o Quadro 50.2, que contém os FA dos fármacos. Escolha a taxa de filtração glomerular (mℓ/min) do paciente na parte superior, e localize o FA descendo uma vertical até encontrar a linha que corresponde à fração do fármaco excretada inalterada (f_e), situada à esquerda, na primeira coluna. Valores intermediários do Clcr ou da f_e corresponderão a valores intermediários do FA, que podem ser obtidos por interpolação matemática.

Exemplo ilustrativo. Supondo que a posologia normal de determinado fármaco = 1.000 mg de 8/8 horas; a taxa de filtração glomerular (TFG) de um paciente (Clcr) = 30 mℓ/min; fração desse fármaco excretada inalterada pelos rins (f_e) = 0,60; FA = 1,82 (Quadro 50.2). Ajuste pelo método D: dose na insuficiência renal = dose normal/FA = 1.000/1,82 = 549 (500 mg de 8/8 horas). Método I: intervalo na insuficiência renal = intervalo normal × FA = 8 × 1,82 = 14,5 horas. Método D/I: dose normal × (intervalo desejado/intervalo normal)/FA = 1.000 × (12/8)/1,82 = 824,2 (800 mg de 12/12 horas).

Monitoramento clínico e dos níveis séricos dos medicamentos

Os métodos de adaptação de posologia para os pacientes com insuficiência renal, delineados na etapa precedente, objetivam encontrar doses que resultem em concentrações sanguíneas seguras, semelhantes às dos pacientes normais, cujos efeitos farmacológicos atendam aos propósitos do tratamento. Contudo, nesse grupo de doentes, substâncias de baixo **índice terapêutico** apresentam risco considerável de atingir níveis tóxicos. Não é raro que o receio de administrar quantidades excessivas possa levar inadvertidamente ao oposto, resultando em concentrações subterapêuticas. Além disso, a instabilidade da TFG, presente em diversas situações clínicas, contribui para a alteração da **disposição corporal** dos medicamentos que são eliminados pelos rins, podendo refletir nos seus níveis sanguíneos. Assim, além da função renal, as respostas clínicas devem ser monitoradas, com ênfase na detecção precoce de efeitos adversos, inclusive os decorrentes de **interações medicamentosas**, tais como as **fármaco-fármacos**, **fármaco-fitoterápicos** e **fármaco-nutrientes**.[64-65]

Ainda que o acompanhamento clínico cuidadoso e a verificação da resposta terapêutica, escudados no conhecimento das características farmacocinéticas, sejam essenciais em todos os tratamentos, há situações nas quais a verificação do nível sanguíneo dos fármacos é indispensável: necessidade incontornável do uso de uma substância de potencial comprovadamente tóxico; presença de insuficiência renal grave; insuficiência hepática grave concomitante; crianças com função renal imatura; idosos com reduzida filtração glomerular própria da idade; síndrome da falência de múltiplos órgãos. Necessário se faz, portanto, um reajuste fino da dosagem baseado no controle da concentração sérica, que deve ser realizado após a terceira ou quarta dose de manutenção, com a determinação da **concentração máxima pós-dose** (**pico**) e da **concentração mínima pré-próxima dose** (**vale**).[66-68]

As coletas de sangue devem ser realizadas após 1 hora ou mais da dose oral, 30 minutos a 1 hora depois da dose parenteral e imediatamente antes da dose subsequente. Para fármacos cuja distribuição é mais lenta, o momento ideal de coleta será várias horas, ou dias, do início da administração. Usa-se a seguinte fórmula para esse reajuste:

Quadro 50.2 Fatores de ajuste de fármacos (FA) pela fórmula de Giusti-Hayton-Tozer.

f_e	Taxa de filtração glomerular (mℓ/min)												
	0	10	20	30	40	50	60	70	80	90	100	110	120
0,00	1,00	1,00	1,00	1,00	1,00	1,00	1,00	1,00	1,00	1,00	1,00	1,00	1,00
0,10	1,11	1,10	1,09	1,08	1,07	1,06	1,05	1,04	1,03	1,03	1,02	1,01	1,00
0,20	1,25	1,22	1,20	1,18	1,15	1,13	1,11	1,09	1,07	1,05	1,03	1,02	1,00
0,30	1,43	1,38	1,33	1,29	1,25	1,21	1,18	1,14	1,11	1,08	1,05	1,03	1,00
0,40	1,67	1,58	1,50	1,43	1,36	1,30	1,25	1,20	1,15	1,11	1,07	1,03	1,00
0,50	2,00	1,85	1,71	1,60	1,50	1,41	1,33	1,26	1,20	1,14	1,09	1,04	1,00
0,60	2,50	2,22	2,00	1,82	1,67	1,54	1,43	1,33	1,25	1,18	1,11	1,05	1,00
0,70	3,33	2,79	2,40	2,11	1,88	1,69	1,54	1,41	1,30	1,21	1,13	1,06	1,00
0,80	5,00	3,75	3,00	2,50	2,14	1,87	1,67	1,50	1,36	1,25	1,15	1,07	1,00
0,90	10,00	5,71	4,00	3,08	2,50	2,11	1,82	1,60	1,43	1,29	1,18	1,08	1,00
1,00	∞	12,00	6,00	4,00	3,00	2,40	2,00	1,71	1,50	1,33	1,20	1,09	1,00

$$DN = DA \times CD/CA$$

Em que:

- DN: dose nova
- DA: dose anterior
- CD: concentração desejada
- CA: concentração anterior.

O Quadro 50.3 fornece os níveis séricos terapêuticos e os momentos recomendáveis de coleta de sangue para a determinação laboratorial.[69-71]

Quadro 50.3 Níveis séricos terapêuticos de fármacos.

Fármacos	Concentrações terapêuticas		Coleta de sangue
Ácido valproico	50 a 100 mg/ℓ		2 a 4 dias do início
	Pico	Vale	
Amicacina	20 a 30 mg/ℓ	< 10 mg/ℓ	1 h/pré-dose
Canamicina	20 a 30 mg/ℓ	< 10 mg/ℓ	1 h/pré-dose
Carbamazepina	4 a 12 mg/ℓ		4 a 12 h
Difenil-hidantoína	10 a 20 mg/mℓ		Mais de 8 h
Digoxina	0,8 a 2 mg/ℓ		12 h
Etossuximide	40 a 100 mg/ℓ		10 dias
Fenobarbital	15 a 40 mg/ℓ		2 a 3 semanas
	Pico	Vale	
Gentamicina	4 a 10 mg/ℓ	< 2 mg/ℓ	1 h/pré-dose
Lidocaína	1 a 5 mg/ℓ		4 a 8 h do início
Lítio	0,5 a 1,3 mEq/ℓ		12 h
Procainamida	4 a 8 mg/ℓ		1 h/4 a 6 h
Quinidina	1 a 4 mg/ℓ (HPLC)		1 h/6 a 8 h
Teofilina	5 a 20 mg/ℓ		Durante infusão; oral: 1 h/6 h
	Pico	Vale	
Tobramicina	4 a 10 mg/ℓ	< 2 mg/ℓ	1 h/pré-dose
Vancomicina	40 a 50 mg/ℓ	10 ± 5 mg/ℓ	2 h/pré-dose

Os métodos utilizados para esse fim são: fotometria de chama, espectrofotometria, radioimunoensaio, cromatografia de coluna gasosa (GLC), cromatografia líquida de alta pressão (HPLC), imunoensaio inibido por anticorpo (EMIT) e imunofluorescência polarizada (FPIA).[72-73] Alguns deles são de custo relativamente alto e não estão disponíveis na maioria dos hospitais, no Brasil. O monitoramento da concentração sérica de medicamentos, em especial dos antibióticos aminoglicosídios, em pacientes de alto risco, está delineado no Quadro 50.1.

> **(!) PONTOS-CHAVE**
>
> Quando necessário o uso de fármacos em pacientes nefropatas, com ou sem insuficiência renal, devem ser tomados os seguintes cuidados:
> - Preferir substâncias eliminadas por via não renal e desprovidas de potencial nefrotóxico, preferencialmente com janela terapêutica ampla
> - No uso inevitável de fármacos de eliminação renal, monitorar o paciente para a detecção precoce de reduções da filtração glomerular, bem como de sintomas e sinais de eventos tóxicos
> - Presença de toxicidade impõe a **retirada** do fármaco, e não o reajuste de doses, e sua substituição por outro de grupo farmacológico diferente. No entanto, anfotericina e ciclosporina são exemplos de exceções nas quais, dependendo da gravidade da lesão, a redução das doses poderá resultar no desaparecimento dos efeitos adversos

REFERÊNCIAS BIBLIOGRÁFICAS

1. Gibaldi M. Biopharmaceutics and clinical pharmacokinetics. 3. ed. Philadelphia: Lea & Febiger; 1984.
2. Aronoff GR, Bennett WM, Berns JS, Brier ME, Kasbekar N, Mueller BA et al. Drug prescribing in renal failure: dosing guidelines for adults and children. 5. ed. Philadelphia: American College of Physicians; 2007.
3. Ashley C, Currie A. The renal drug handbook. 3. ed. Oxford: Radcliffe Medical Press; 2009.
4. Cervelli MJ. The renal drug reference guide. Matthew J Cervelli E. Adelaide, Australia; 2007.
5. Matzke GR, Aronoff RA, Atkinson AJ Jr, Bennett WM, Decker BS, Eckardt KU et al. Drug dosing consideration in patients with acute and chronic kidney disease – a clinical update from Kidney Disease: Improving Global Outcomes (KDIGO). Kidney International. 2011;80:1122-37.
6. Seyffart G. Seyffart's diretory of drug dosage in kidney disease. Munich: Dustri-Verlag Feistle GmbH & Co.; 2011.
7. Rowland M, Tozer TN. Clinical pharmacokinetics: concepts and applications. 3. ed. Philadelphia: Lippincott Williams & Wilkins; 1995.
8. Tozer TN, Rowland M. Introduction to pharmacokinetics and pharmacodynamics. The quantitative basis of drug therapy. Philadelphia: Lippincott Williams & Wilkins; 2006.
9. Koch-Weser J. Bioavailability of drugs (first of two parts). New Engl J Med. 1974;291(5):233-37.
10. Koch-Weser J. Bioavailability of drugs (second of two parts). New Engl J Med. 1974;291(10):503-06.
11. Spaeth-Kelso C. Principles of Drug Dosing in Renal Impairment. In: The Washington manual: nephrology subspecialty consult. 2. ed. Philadelphia: Lippincott Williams & Wilkins; 2008.
12. Schrier RW, Gambertoglio JG. Handbook of drug therapy in liver and kidney disease. Boston: Little, Brown; 1991.
13. Maher JF. Aspectos farmacológicos del tratamento de diálisis regular. In: Ukker W, Parsons FM, Maher JF. Sustitucion de la Funcion Renal por Dialisis. Barcelona: JIMS; 1982.
14. Golper TA, Bennett WM. Altering drug dose. In: Schrier RW, Gambertoglio JG. Handbook of drug therapy in liver and kidney disease. Boston: Little, Brown; 1991.
15. Birkett DJ. Pharmacokinetics made rasy. Australian Prescriber. Canberra: McGraw-Hill; 2007.
16. Drayer DE. Active drug metabolites and renal failure. Am J Med. 1977;62:486-89.
17. Reindenberg MM. The biotransformation of drugs in renal failure. Am J Med. 1977;62:482-5.
18. Verbeeck RK, Branch RA, Wilkinson GR. Drug metabolites in renal failure: pharmacokinetics and clinical implications. Clin Pharmacokinetics. 1981;6:329-45.
19. Cafruny EJ. Renal tubular handling of drugs. Am. J. Med. 1977;62:490-96.
20. Barsanulfo-Pereira E. Rim e drogas: manual baseado em princípios farmacocinéticos. São Paulo: Robe; 1988.
21. Maher JF. Principles of dialysis and dialysis of drugs. Am J Med. 1977;62:475-81.
22. Cafruny EJ. Removal of drugs by hemodialysis (HD) and peritoneal dialysis (PD). Dial. Transpl. 1987;16(10):538-39.
23. Choi L, Johnson CA. Dialyzability of drugs. Dialysis Transpl. 1987;16(10):537-40.
24. Olyaei A, De Mattos AM, Bennett WM. Use of drugs in patients with renal failure. In: Schrier RW, editor. Diseases of the Kidney & Urinary Tract. 8. ed. v. 3. Lippincott: Williams & Wilkins; 2007.
25. Wilkinson GR, Shand DG. A physiological approach to hepatic drug clearance. Clin Pharmacol Ther. 1975;18(4):377-90.

26. Arns PA, Wedlund PJ, Branch RA. Ajuste de medicações na insuficiência hepática. In: Chernow B. Farmacologia em terapia intensiva. Rio de Janeiro: Revinter; 1993.
27. Bennett WM, Porter GA. Endogenous creatinine clearance as a clinical measure of glomerular filtration rate. Brit Med J. 1971;4:84-6.
28. Cockcroft DW, Gault MH. Prediction of creatinine clearance from serum creatinine. Nephron. 1976;16:31-41.
29. Barsanulfo-Pereira E. Nefrocalc 2.0 para Smartphone: calculadora de filtração glomerular e ajuste de fármacos em insuficiência renal. [Acesso em 15 de dez 2022] Disponível em: http://www.nefrocalc.net.
30. Stevens LA, Levey AS. Frequently asked questions about GFR estimates. In: Kidney learning system. National Kidney Foundation, 2007. [Acesso em 23 out 2008] Disponível em: http://www.kidney.org/professionals/kls/pdf/faq_gfr.pdf.
31. Stevens LA, Coresh J, Greene T, Levey AS. Assessing kidney function – measured and estimated glomerular filtration rate. N Engl J Med. 2006;354:2473-83.
32. Brater DC. Pocket manual of drug use in clinical medicine. Toronto: B.C. Decker; 1987.
33. Lott RS, Hayton WL. Estimation of creatinine clearance from serum creatinine concentration. Drug Intelligence and Clinical Pharmacy. 1978;12:140-50.
34. Forman DE, Butler J, Wang Y, Abraham WT, O'Connor CM, Gottlieb SS et al. Incidence, predictors at admission, and impact of worsening renal function among patients hospitalized with heart failure. J Am Coll Cardiol. 2004;43(1):61-7.
35. De Broe ME. Prevention of aminoglycoside nephrotoxicity. Proc. EDTA-ERA. 1985;22:959-973.
36. Hou SH, Bushinsky DA, Wish JB et al. Hospital-acquired renal insufficiency: a prospective study. Am J Med. 1983;74:243-8.
37. Gault MH, Fine A. Emprego de drogas em pacientes renais. In: Levine DZ. Nefrologia: cuidados do paciente com doenças renais. São Paulo: Roca; 1985.
38. Pickering JW, Frampton CM, Walker RJ, Shaw GM, Endre ZH. Four hour creatinine clearance is better than plasma creatinine for monitoring renal function in critically ill patients. Critical Care 2012; 16:R107.
39. Frequently Asked Questions About GFR Estimates. NKF; 2014. [Acesso em 30 ago 2017] Disponível em: http://www.kidney.org.
40. Frequently Asked Questions About GFR Estimates. National Kidney Foundation, 2011.
41. Sanaka M, Takano K, Shimakura K, Koike Y, Mineshita S. Serum albumina for estimating creatinine clearance in the elderly with muscle atrophy. Nephron 1996; 73:137-144.
42. Levey AS, Coresh J, Greene T, Marsh J, Stevens LA, Kusek JW et al. Expressing the modification of diet in renal disease study equation for estimating glomerular filtration rate with standardized serum creatinine values. Clin Chem 2007;53(4):766-72. Epub 2007 Mar 1.
43. Levey AS, Greene T, Kusek JW, Beck GL, MDRD Study Group. A simplified equation to predict glomerular filtration rate from serum creatinine (abstract). J Am Soc Nephrol 2000 Sep; 11:155A.
44. Levey AS, Stevens LA, Schmid CH, Zhang YL, Castro AF 3rd, Feldman HI et al. A new equation to estimate glomerular filtration rate. Ann Intern Med 2009; 150(9):604-12.
45. Dharnidharka VR, Kwon C, Stevens G. Serum cystatin C is superior to serum creatinine as a marker of kidney function: a meta-analysis. Am J Kidney Dis 2002; 40(2):221-226.
46. Larsson A, Malm J, Grubb A, Hansson LO. Calculation of glomerular filtration rate expressed in mℓ/min from plasma cystatin C values in mg/ℓ. Scand J Clin Lab Invest 2004; 64: 25 a 30.
47. Schwartz GJ, Feld LG, Langford DJ. A simple estimate of glomerular filtration rate in full-term infants during the first year of life. J Pediatr 1984 Jun; 104(6):849-54.
48. Schwartz GJ, Gauthier B. A simple estimate of glomerular filtration rate in adolescent boys. J Pediatr 1985 Mar; 106(3):522-6.
49. Schwartz GJ, Muñoz A, Schneider MF, Mak RH, Kaskel F, Warady BA et al. New equations to estimate GFR in children with CKD. J Am Soc Nephrol. 2009 Mar;20(3):629-37.
50. Schaeffner ES, Ebert N, Delanaye P, Frei U, Gaedeke J, Jakob O, Kuhlmann MK et al. Two novel equations to estimate kidney function in persons aged 70 years or older. Ann Intern Med 2012;157:471-81.
51. Lopes MB, Araújo LQ, Passos MT, Nishida SK, Kirsztajn GM, Cendoroglo MS et al. Estimation of glomerular filtration rate from serum creatinine and cystatin C in octogenarians and nonagenarians. BMC Nephrology 2013; 14: 265.
52. Bennett WM. Approach to drug use in the azotemic patient. In: Schrier RW, editor. Manual of nephrology: diagnosis and therapy. Boston: Little, Brown; 1981.
53. Bjornsson TD. Nomogram for drug dosage adjustment in patients with renal failure. Clin Pharmacokinet. 1986;11:164-70.
54. Bochner F, Carruthers G, Kampmann J, Steiner J. Handbook of clinical pharmacology. 2. ed. Boston: Little, Brown; 1983.
55. Cutler RE, Forland SC. Changing drug dosage in renal insufficiency. Part 1: general principles. Dial Transpl. 1989;18:133-9.
56. Dettli L. Individualization of drug dosage in patients with renal disease. Med Clin North Am. 1974;58:977-85.
57. Dettli L. Elimination kinetics and dosage adjustments of drugs in patients with kidney disease. Prog Pharmacol. 1977;1:1-34.
58. Aronoff GR. Pratical guidelines for drug dosing in patients with renal impairment. In: Schrier RW, editor. Manual of nephrology. 6. ed. Philadelphia: Lippincott Williams & Wilkins; 2005.
59. Giusti DL, Hayton WL. Dosage regimen adjustment in renal impairment. Drug Intel Clin Pharm. 1973;7:382-7.
60. Matzke GR. Principles of drug therapy in kidney failure. In: Primer on kidney diseases. 4. ed. National Kidney Foundation. Philadelphia: Elsevier, Saunders; 2005.
61. Tozer TN. Nomogram for modification of dosage regimens in patients with renal function impairment. J. Pharmacokin. Biopharm. 1974;2:13-28.
62. Winter ME. Basic Clinical Pharmacokinetics. 4. ed. Philadelphia: Lippincott Williams & Wilkins; 2004.
63. Lexi-Drugs. Lexicomp. Wolters Kluwer Health, Inc. Riverwoods, IL. Available at: http://online.lexi.com. Acesso em Dezembro 2022.
64. Bachmann KA, Lewis JD, Fuller MA, Bonfiglio MF. Lexi-comp's drug interactions handbook. 2. ed. New York: Lexi-Comp; 2004.
65. Martins C, Moreira SM, Pierosan SR. Interações droga-nutriente. 2. ed. Curitiba: NutroClínica; 2003.
66. Gugler R, Azarnoff DL. The clinical use of plasma drug concentrations. Rational Drug Therapy. 1988;10(11):1-7.
67. Koch-Weser J. Serum drug concentrations as therapeutic guides. New Engl J Med. 1975;287(5):227-31.
68. McCoy HG, Cipolle RJ. Toward optimal drug therapy: benefits of therapeutic drug monitoring. Postgraduate Medicine. 1983;74(4):121-34.
69. Evans WE, Oellerich M. Therapeutic drug monitoring: clinical guide. 2. ed. Wiesbaden Delkenheim, Abbott Diagnostics Division; 1987.
70. Friedman H, Greenblatt DJ. Rational therapeutic drug monitoring. JAMA. 1986;256(16):2227-33.
71. Kauffman RE. The clinical interpretation and application of drug concentration data. Pediatric Clinics of North America. 1981;28(1):35-45.
72. Andriolo A. Medicina laboratorial. Guias de medicina ambulatorial e hospitalar, UNIFESP/Escola Paulista de Medicina. Barueri: Manole; 2005.
73. Widdop B. Therapeutic drug monitoring. Edinburgh: Churchill Livingstone; 1985.

51 | Nutrição do Paciente com Doença Renal Crônica e Injúria Renal Aguda

Cristina Martins • Miguel Carlos Riella

INTRODUÇÃO

A doença renal crônica (DRC), a injúria renal aguda (IRA) e seus respectivos tratamentos podem afetar significativamente o estado nutricional. Há associação positiva clara entre a piora de indicadores nutricionais e a mortalidade desses pacientes. Por isso, a nutrição, independentemente da via de acesso, é um dos aspectos primordiais do cuidado. Desde que bem planejada, implantada de forma individualizada, com monitoramento frequente e boa adesão, a nutrição possibilita a manutenção ou o restabelecimento do estado nutricional e da qualidade de vida desses indivíduos.

Na fase não dialítica da DRC (DRC G3-5), os objetivos da nutrição, além de prevenir a desnutrição, são: reduzir a toxicidade urêmica, minimizar os sintomas, evitar distúrbios hidreletrolíticos, minerais, ácido-básicos e hormonais, e retardar a progressão da doença. Em hemodiálise (DRC G5HD) e em diálise peritoneal (DRC G5DP), os objetivos são: recuperar e/ou manter o estado nutricional, minimizar as perdas de proteínas e vitaminas decorrentes do processo dialítico, assegurar a ingestão recomendada de energia e de nutrientes, manter o equilíbrio ácido-básico e hidreletrolítico, minimizar os efeitos metabólicos da absorção contínua de glicose do dialisato e melhorar o prognóstico.

Para os pacientes em pós-transplante renal (TR), o objetivo a curto prazo é suprir as necessidades de energia e nutrientes decorrentes da cirurgia de grande porte e do uso de doses elevadas de imunossupressores. A longo prazo, o objetivo é, em primeiro lugar, recuperar a desnutrição prévia, se existente. Após, a meta é evitar ou tratar o excesso de peso e a obesidade. Esses problemas podem exacerbar a dislipidemia e as complicações cardiovasculares, além de influenciarem, significativamente, na perda crônica da função renal.

Já aos pacientes com IRA, os objetivos da nutrição são: tratar a doença de base, manter o estado nutricional e o equilíbrio hidreletrolítico, ácido-básico e mineral, e apoiar a função renal e de outros sistemas orgânicos.

A intenção deste capítulo é apresentar as recomendações de energia e nutrientes e as bases da TN oral, enteral e parenteral para os pacientes com DRC, incluindo DRC G3-5, DRC G5HD, DRC G5DP e TR. Também é objetivo discutir a terapia nutricional (TN) de pacientes com IRA.

RECOMENDAÇÕES DE ENERGIA E NUTRIENTES

Doença renal crônica não dialítica

Energia

Pacientes com DRC G3-5 que estejam metabolicamente estáveis têm recomendação energética de 25 a 35 kcal/kg/dia.[1,2] Pacientes com diabetes podem ter gasto energético mais elevado do que os que não têm a doença. Da mesma forma, aqueles fisicamente muito ativos podem necessitar de aporte energético mais alto. Já a presença de obesidade pode indicar quantidades mais baixas de energia. Pacientes com enfermidades agudas, em fase de estresse fisiológico grave, têm recomendação de aporte controlado de energia, de 20 a 30 kcal/kg.[3]

Em geral, ajustes na oferta de energia devem ser feitos para a presença de desnutrição ou risco nutricional, principalmente se o paciente apresenta outras doenças associadas como diabetes melito de difícil controle, insuficiência cardíaca congestiva, doença pulmonar obstrutiva crônica, e processos inflamatórios e/ou infecciosos. Conforme a DRC progride, a ingestão calórica tende a diminuir. Portanto, o monitoramento da ingestão energética deve ser o foco principal do cuidado.

Proteínas

Há três aspectos essenciais a serem considerados para a recomendação de proteínas aos pacientes com DRC G3-5, que são: segurança nutricional, preservação ou redução da progressão da perda da função renal e adesão à dieta. Há evidência de disbiose distinta da microbiota intestinal, em pacientes com DRC, que conduz a uma cascata de anormalidades metabólicas como produção de toxinas, inflamação e imunossupressão. Essas anormalidades podem promover a progressão da doença e a piora do risco cardiovascular. A microbiota intestinal é diretamente influenciada pela dieta, que envolve a ingestão proteica.

Outra linha que ressurgiu, envolvendo as proteínas, é o potencial de carga ácida renal, chamada "PRAL" (do inglês *potential renal acid load*), dos alimentos. Conforme a taxa de filtração glomerular diminui, a capacidade dos rins excretarem e neutralizarem ácidos se reduz significativa e progressivamente. Em geral, mas dependente de tipos de aminoácidos, as proteínas de origem animal aumentam a carga de excreção ácida na urina. Já as frutas e hortaliças aumentam a carga alcalina. A excreção de carga ácida na urina é significativamente mais baixa quando a proteína da soja substitui as de origem animal.[4] A dieta baseada em maior quantidade de vegetais também altera a flora intestinal, com produção de mais ácidos graxos essenciais (base) e produção de menos substâncias nefrotóxicas.

Quantidade de proteína

Há muito se tem conhecimento de que a dieta pobre em proteínas pode melhorar os sintomas urêmicos e prevenir ou tratar várias complicações da DRC como a osteodistrofia renal, a hipertensão arterial, os distúrbios eletrolíticos e a acidose metabólica. A melhora dos sintomas ocorre porque a dieta hipoproteica também restringe a ingestão de fosfato, sódio e ácidos, responsáveis pelas complicações citadas. Porém, várias investigações levantam a possibilidade de que as dietas pobres em proteínas retardem a progressão da DRC, mas para evitar o balanço nitrogenado negativo, é necessário manter o aporte energético adequado.

Em relação à quantidade proteica recomendada aos pacientes metabolicamente estáveis e sem sinal de desnutrição, três alternativas são, habitualmente, utilizadas:

- Dieta hipoproteica convencional (alimentos mistos): com 0,6 g/kg de peso atual por dia de proteína para manter o balanço nitrogenado. Para assegurar o bom aporte de aminoácidos essenciais, 2/3 dessa proteína ingerida deve ser de alto valor biológico como ovos, carne, leite e soja.
- Dieta muito hipoproteica, com 0,3 g/kg/dia de proteína predominantemente vegetal e suplementada com mistura de aminoácidos essenciais. Essa dieta pode corrigir sintomas urêmicos, manter o estado nutricional e o balanço nitrogenado positivo por longos períodos. Porém, acredita-se que não seja totalmente adequada para as necessidades dos pacientes com DRC G3-5. Isso porque alguns aminoácidos se tornam condicionalmente essenciais na uremia. Por exemplo, a tirosina, que não é um aminoácido essencial, tem a sua síntese a partir da fenilalanina. Na uremia, a produção dela fica alterada, sugerindo a necessidade de suplementação. O mesmo se aplica à histidina. Em caso de uremia, a sua deficiência acarreta balanço nitrogenado negativo, além de mal-estar e *rush* cutâneo. Da mesma forma, a serina, que é sintetizada basicamente no rim, deve ser suplementada, pois se encontra em níveis baixos em condições de uremia.
- Dieta muito hipoproteica, com 0,3 g/kg/dia de proteína predominantemente vegetal e suplementada com mistura de cetoácidos. Assim como os aminoácidos essenciais, os cetoácidos, que são análogos sem o nitrogênio, estão disponíveis no mercado (Ketosteril®). Meta-análise mostrou eficácia dessa dieta na redução dos sintomas urêmicos, na manutenção adequada dos parâmetros nutricionais e do balanço nitrogenado, no controle da pressão arterial, da acidose metabólica, da sensibilidade à insulina e do metabolismo mineral ósseo.[5] A melhora da acidose metabólica, que gera menos íons H+, pode diminuir o catabolismo proteico e equilibrar o balanço nitrogenado.

Parece não haver dúvidas de que a dieta pobre ou muito pobre em proteínas possa retardar a diálise por anos. Porém, o sucesso da dieta muito pobre em proteínas com suplementação de cetoácidos ou aminoácidos essenciais depende, principalmente, de grande esforço do paciente para a adesão a longo prazo. Além disso, uma limitação é o custo elevado dos cetoanálogos. E em caso de ingestão proteica alimentar acima da recomendação (cerca de 0,3 g/kg/dia), os cetoanálogos são simplesmente oxidados e perdem a finalidade. Outra questão é sobre quando iniciar a dieta hipoproteica. Essa resposta se baseia nos seguintes critérios:

- Grau da DRC G3-5
- Presença de progressão da DRC
- Grau de proteinúria
- Uso ou não de glicocorticoides.

Não há consenso a respeito do grau de disfunção renal em que a proteína da dieta deve ser controlada, mas, aparentemente, quanto mais cedo iniciar o controle da ingestão proteica, melhores são os resultados. Porém, para os pacientes idosos, com diabetes, e para aqueles hospitalizados e com aumento do hipercatabolismo, há recomendações de aporte mais elevado de proteínas. A Sociedade Europeia de Nutrição Parenteral e Enteral (ESPEN) desenvolveu diretriz específica destinada aos pacientes com DRC em condição de hospitalização.[3] Quanto mais metabolicamente instável está o paciente, maior é a quantidade de proteínas/aminoácidos recomendada, e menor é a de energia.

Qualidade da proteína

Além da quantidade recomendada, a fonte da proteína pode, também, ser importante para a progressão da DRC G3-5. As proteínas animais parecem influenciar negativamente na taxa de filtração glomerular e na progressão da doença renal. Os mecanismos envolvidos na influência da proteína animal na função renal normal e na progressão da DRC ainda não estão bem esclarecidos. Toxinas são geradas da hidrólise de aminoácidos oriundos de fontes animais, como carne vermelha e ovos, pela microbiota intestinal.[6] Por outro lado, a soja parece ser a fonte proteica que melhor retarda a progressão da DRC. Mantém-se, portanto, a questão se realmente é a quantidade ou também a qualidade da proteína que influencia na progressão.

De qualquer forma, enquanto se aguarda mais pesquisas sobre o assunto, a dieta vegetariana, se realizada adequadamente, pode ser uma alternativa segura, viável e indicada em substituição à proteína animal.

Carboidratos e gorduras

Em geral, é recomendado que os pacientes com DRC G3-5 tenham uma dieta normal ou rica em carboidratos (aproximadamente 50 a 60% do total de energia), mesmo aqueles com diabetes. Há certa vantagem no controle glicêmico de indivíduos com diabetes enquanto a DRC progride. A insulina, que é excretada via renal, endógena ou exógena, passa a circular por mais tempo no sangue desses indivíduos. Com isso, o controle glicêmico torna-se mais fácil em pacientes com diabetes e DRC avançada, e pode ser recomendado um aporte maior de carboidratos.

As gorduras são recomendadas, geralmente, entre 30 e 35% do total de energia. Principalmente para indivíduos com diabetes, são preferidos os ácidos graxos monoinsaturados e os poli-insaturados, com o objetivo de minimizar o risco de hiperlipidemia.

Sódio, potássio e líquidos

A hipertensão é um dos fatores de risco para o desenvolvimento e progressão da DRC, e o problema aumenta conforme a função renal se deteriora. Embora os estudos que comparam diferentes quantidades de ingestão alimentar de sódio sejam escassos, a necessidade de restrição do mineral tem sido consenso entre especialistas.[1,2] O objetivo é auxiliar no controle da hipertensão e na retenção hídrica.

Os indivíduos podem diferir na sensibilidade ao sal. A quantidade recomendada de sódio é de até 2.300 mg/dia.[1] A ingestão de sal aumenta independentemente a carga ácida, reduz o bicarbonato sérico e pode contar com 50 a 100% da carga ácida da dieta.[7] Um grande problema com o sal são os alimentos industrializados. Já a ingestão de potássio não é normalmente restringida, até que haja perda significativa da função renal (taxa de filtração glomerular < 10 mℓ/min).

Níveis séricos de potássio geralmente se mantêm normais, principalmente para os pacientes em uso de diuréticos, até que o volume urinário médio esteja abaixo de 1.000 mℓ/dia. Por outro lado, alguns medicamentos anti-hipertensivos, como os inibidores da enzima conversora, podem elevar precocemente os níveis séricos do potássio, e indicar restrição alimentar do mineral. Portanto, o monitoramento dos níveis séricos de potássio indica o momento da necessidade de restrição da ingestão do mineral. O aumento persistente do potássio sérico do paciente que recebe dieta hipoproteica e restrita no mineral indica a iniciação do programa de diálise.

Os líquidos também não necessitam de restrição na dieta até que ocorra perda significativa da função renal. O monitoramento cuidadoso do peso corporal e do volume de excreção urinária auxilia no manejo hídrico.

Cálcio, fósforo e vitamina D

A absorção intestinal de cálcio diminui no curso da progressão da DRC devido à redução da quantidade de vitamina D ativada pelos rins. As dietas pobres em fósforo são, geralmente, deficientes em cálcio. Portanto, pode ser necessária a suplementação dele, assim como da vitamina D ativa. Porém, as quantidades recomendadas são baseadas mais em consensos do que em estudos controlados.

Devido aos níveis elevados de fósforo estarem ligados à progressão da DRC, assim como ao desenvolvimento do hiperparatireoidismo secundário, é importante o controle da ingestão do mineral. A quantidade de 5 a 10 mg/kg/dia de fósforo na dieta seria o ideal. As dietas hipoproteicas, automaticamente, são pobres em fósforo. Porém, somente as dietas muito pobres em proteínas e com suplementação de aminoácidos essenciais ou cetoanálogos possibilitam o alcance da quantidade ideal de fósforo.

Diretrizes atuais recomendam ajustar a ingestão de acordo com os níveis séricos.[1,2] Quando indicada, a restrição em torno de 10 a 12 mg/kg/dia, ou em torno de 800 mg/dia, é mais fácil de ser alcançada. Conforme a DRC progride, além da restrição alimentar, é geralmente necessário o uso de quelantes de fósforo para manter os níveis séricos adequados.

Outras vitaminas e minerais

As necessidades de vitaminas e de minerais na DRC G3-5 ainda não estão bem definidas. Em geral, as recomendações de vitaminas hidrossolúveis e de oligoelementos são semelhantes àquelas da população em geral.[1] Parece haver evidência de deficiência de piridoxina. Porém, se a suplementação dela é necessária, em qual quantidade, é assunto ainda não completamente esclarecido. As reservas de vitamina A estão aparentemente elevadas já nessa fase da DRC, portanto sua suplementação deve ser evitada.

A suplementação de ferro é necessária para a maioria dos pacientes, especialmente em conjunto com a terapia com eritropoetina.

Prebióticos, probióticos e simbióticos

Pacientes com DRC apresentam alteração na microflora intestinal. Os prebióticos, ou fibras alimentares, apresentam várias possibilidades de desfechos positivos em todas as fases da DRC. Eles trabalham simbioticamente com os probióticos (microrganismos vivos) para os benefícios. Os probióticos podem auxiliar na restauração da microflora e impactar favoravelmente na diarreia ou na obstipação intestinal e melhorar a resposta imunológica.

Revisão sistemática e metanálise mostrou que intervenção com uso de probióticos e/ou simbióticos em pacientes com DRC resultou em melhora da função renal, perfil lipídico sérico, do estresse oxidativo e processo inflamatório.[8] Porém, dose, tipos e composição ainda não estão bem estabelecidos.

O Quadro 51.1 mostra as principais recomendações de nutrientes para a fase não dialítica da DRC G3-5.

Hemodiálise

Energia

Pacientes em hemodiálise (HD) não parecem apresentar gasto energético de repouso maior do que os indivíduos saudáveis. Embora o gasto energético aumente durante e por algumas horas após o procedimento dialítico, o estilo de vida sedentário e a ingestão alimentar baixa possivelmente contrabalanceiam a demanda calórica total.

De maneira geral, para manutenção do peso e do balanço nitrogenado neutro de indivíduos clinicamente estáveis em HD, sedentários ou com atividade física leve, são

Quadro 51.1 Recomendações diárias de energia e nutrientes para os pacientes na fase não dialítica da doença renal crônica (DRC G3-5).

Energia (kcal/kg de peso atual ou ideal, em caso de obesidade ou muito baixo peso)	• 25 a 35 se metabolicamente estável • 20 a 30 se apresentar estresse grave

Proteínas (g/kg de peso atual)	• 0,6 a 0,8 (diabetes, idade avançada, desnutrição, outros fatores de risco) se metabolicamente estável
	• Para os pacientes hospitalizados com enfermidades agudas:
	  ▪ 0,8 a 1,0 se apresentarem IRA sem estresse grave
	  ▪ 1,0 a 1,3 se apresentarem IRA com estresse grave, sem TRR
	  ▪ 1,3 a 1,5 apresentarem estresse grave e TRR intermitente
	  ▪ 1,5 a 1,7 com estresse e TRR contínua

Fósforo (mg)	Individualizado de acordo com níveis séricos do mineral; geralmente em torno de 800, ou 10 a 12 mg/kg
Cálcio (mg)	Individualizado de acordo com níveis séricos de cálcio, fósforo e PTH; geralmente de 1.000 a 1.200
Sódio (mg)	1.000 a 2.300
Potássio (mg)	Individualizado para níveis séricos do mineral; geralmente não restringido, ou de 1.000 a 3.000

IRA: injúria renal aguda; PTH: paratormônio; TRR: terapia de reposição renal.
(Adaptado de Ikizler et al., 2020;[2] Zambelli et al., 2021;[1] e Fiaccadori et al., 2021.)[3]

> **PONTOS-CHAVE**
>
> - Os objetivos do cuidado em nutrição do paciente com DRC G3-5 são: prevenir a desnutrição, preservar a função renal residual ou retardar a progressão da doença, reduzir a toxicidade urêmica, minimizar sintomas e evitar distúrbios hidreletrolíticos, minerais, ácido-básicos e hormonais
> - As recomendações de energia são de 25 a 35 kcal/kg/dia aos pacientes metabolicamente estáveis
> - Para a maioria dos pacientes, a ingestão proteica pode ser reduzida com segurança para 0,6 g/kg/dia em caso de dieta alimentar mista ou para 0,3 g/kg/dia com dieta alimentar vegetariana, desde que suplementada com 0,3 g/kg/dia de aminoácidos essenciais ou cetoanálogos (esqueletos de aminoácidos)
> - Em caso de dieta alimentar mista, a proteína da soja parece ser a melhor opção pelo fato de não elevar significativamente a taxa de filtração glomerular e de ter alto valor biológico
> - Na educação do paciente em relação à ingestão proteica diária, deve ser ressaltada a importância da quantidade, da qualidade e do fracionamento. Deve ser enfatizada a necessidade de controlar a ingestão de sal e de alimentos ricos em sódio, e de evitar alimentos industrializados, devido ao sódio e aditivos de fósforo e potássio, entre outros.

recomendadas 25 a 35 kcal/kg/dia.[1] Em caso de presença de enfermidade aguda grave concomitante e hospitalização, a recomendação é de 20 a 30 kcal/kg/dia.[3]

Proteínas

Em virtude da perda de aminoácidos que ocorre durante o procedimento dialítico, da limitação na síntese e do maior catabolismo proteico muscular, a necessidade de proteína é superior àquela de indivíduos saudáveis. Na uremia, tipicamente, são encontradas concentrações plasmáticas e musculares baixas de alguns aminoácidos essenciais, e elevadas de vários não essenciais. As causas para esses distúrbios não estão totalmente esclarecidas. A desnutrição pode ser fator contribuinte ou pode ocorrer devido ao metabolismo alterado dos aminoácidos não essenciais. Um fato importante é que os rins têm papel significativo na síntese, degradação e excreção de aminoácidos. O excesso de toxinas urêmicas, por outro lado, pode influenciar o complexo enzimático envolvido no metabolismo e transporte de aminoácidos específicos. O catabolismo proteico pode ser alto devido ao processo inflamatório crônico e à acidose metabólica. A recomendação proteica em HD é de 1,2 g/kg/dia.[1-2] Idosos têm necessidades mais altas, com recomendação de 1,2 a 1,5 g/kg/dia.[2]

A necessidade de proteína pode ser mais elevada, dependendo do nível de estresse e das alterações metabólicas. Diretriz para pacientes hospitalizados recomenda ≥ 1,2 g/kg/dia se passa por diálise intermitente, mesmo sem estresse grave.[3] A ureia sanguínea tem relação direta com a ingestão proteica, com o catabolismo proteico ou com ambos. Na escolha da fonte proteica, é importante avaliar a taxa de proteína para fósforo do alimento, embora a absorção de fósforo possa diferir fontes vegetais e animais. A fonte alimentar com a melhor taxa parece ser a clara do ovo, seguida das carnes. Uma abordagem sendo investigada com o objetivo de retardar a perda da função renal residual é o início mais precoce do programa de HD, porém somente com uma sessão semanal, em conjunto com dieta pobre em proteína (0,6 g/kg/dia), mas ainda há necessidade de estudos para identificar benefícios em relação à mortalidade, estado nutricional e qualidade de vida dos pacientes.

Carboidratos e gorduras

A ingestão equilibrada de carboidratos e de gorduras é necessária para suprir a necessidade calórica total. Caso contrário, as proteínas ingeridas são utilizadas como fonte energética. Aos pacientes com níveis séricos elevados de triglicerídios, recomenda-se redução da ingestão de carboidratos e aumento de gorduras. Em caso de nível elevado de colesterol sérico, recomenda-se redução da ingestão de gordura saturada e de colesterol. Porém, essas são recomendações baseadas em estudos de indivíduos hiperlipidêmicos, não daqueles com DRC.

A evidência do papel da dieta na melhora dos níveis dislipidêmicos em HD ainda não está clara. Outro aspecto é a neuropatia, uma complicação comum da DRC, e que parece afetar principalmente a parte inferior do corpo. Com isso, muitos pacientes podem desenvolver tanto a obstipação intestinal como a diarreia. A obstipação pode acometer boa parte dos pacientes em diálise. Por outro lado, principalmente pacientes com diabetes estão predispostos a desenvolver períodos de diarreia. A mistura de fibras solúveis e insolúveis e de probióticos pode auxiliar na regularização da função intestinal dos pacientes em diálise. Porém, o maior aporte de fibras indica aumento da ingestão hídrica, problemática para pacientes em HD. Embora não completamente claro, parece haver benefícios anti-inflamatórios na ingestão mais elevada de alimentos ricos em ômega-3 aos pacientes em diálise, além de facilitar o aporte calórico.

Sódio, potássio e líquidos

As recomendações são individualizadas, dependendo do volume e das perdas urinárias. Para o sódio, a ingestão recomendada é de até 2.300 mg/dia, ou 6 g de sal/dia.[1] Na presença de desnutrição, as restrições excessivas de sódio podem limitar a ingestão energética e proteica. Portanto, pacientes sem manifestações clínicas de sobrecarga hídrica e com ingestão calórica baixa podem ser orientados para o consumo normal de sódio. O melhor momento para a ingestão normal de sódio é a refeição anterior à sessão de diálise, 7 a 9 horas antes.

Em geral, pacientes com volume urinário igual ou maior que 1.000 mℓ/dia, não necessitam de restrição de potássio na dieta. Porém, a recomendação deve ser individualizada, e depende do monitoramento dos níveis sanguíneos do mineral.[1-2] Quando há necessidade de controle, a ingestão recomendada varia de 1 a 3 g/dia. Também para a recomendação da ingestão de líquidos, o volume de excreção urinária é um bom guia. Além disso, depende do ganho de peso interdialítico. Este está relacionado com aumento de mortalidade se está elevado ou baixo. A porcentagem de aumento relativa ao peso seco é o melhor indicador para o ganho interdialítico, pois considera as diferenças individuais da estrutura física. O aumento de 2,5 a 4,0% do peso seco entre hemodiálises é referência pacientes em HD.[1]

Cálcio, fósforo e vitamina D

A recomendação de cálcio é em torno de 800 a 1.000 mg/dia.[1] O mineral pode requerer suplementação devido à redução da absorção intestinal. Entretanto, a deposição de fosfato de cálcio nas artérias dos pacientes em diálise é risco para complicações e morte cardiovascular. Por isso, a suplementação de cálcio deve ser cuidadosa para evitar elevações indesejadas de seus níveis sanguíneos.

O FGF23 é um hormônio secretado pelos osteoclastos que controla o metabolismo do fosfato, da vitamina D e das paratireoides. Ele é um regulador primário da excreção renal de fosfato. O mecanismo é fundamental para manter o fósforo sérico em níveis constantes conforme a função renal diminui. Como consequência da ação fisiológica do FGF23, a DRC nas fases iniciais é caracterizada por altos níveis de FGF23 com níveis séricos normais de fósforo. Tal adaptação pode ter resultados deletérios.

A restrição de fósforo alimentar e o uso concomitante de quelantes de fósforo podem reduzir a excreção urinária de fosfato, com redução rápida na absorção de fósforo e dos níveis do FGF23. A ingestão de fósforo está estreita e independentemente associada à mortalidade de pacientes com DRC,[9] e deve ser restringida. O ideal é a restrição de, no máximo, 800 mg/dia, porém, como as proteínas devem ser ingeridas em quantidades elevadas, torna-se impossível a restrição grande de fósforo na dieta. Por isso, a ingestão recomendada de fósforo é individualizada, de acordo com os níveis séricos do mineral.[1,2] A quantidade controlada é em torno de 800 a 1.200 mg/dia. Pelo fato de o controle de fósforo sérico não ser possível somente com a dieta, o uso de quelantes é, geralmente, indicado. Estes se ligam ao fósforo da dieta e são excretados via intestinal. É importante lembrar, também, que as doses de quelantes prescritos devem ser ingeridas de acordo com a quantidade de fósforo presente na refeição.

Educação contínua e intensiva é recomendada para a terapia que envolve a ingestão de fósforo e o uso de quelantes em qualquer fase da DRC. Um item importante da dieta é o controle da ingestão de alimentos industrializados que contêm aditivos a base de fósforo. Estratégias de preparo dos alimentos também podem reduzir o conteúdo do mineral. Deixar de molho em água fria por uma hora antes de cozinhar diminui o conteúdo de fósforo, e cozinhar em água e refogar em óleo contendo um pouco de água reduz significativamente o conteúdo de fósforo, sem alterar o conteúdo de proteína dos alimentos. Outro método que reduz fósforo e potássio dos alimentos é o molho de 5 a 10 minutos em água deionizada quente, mas removida do fogo.[10] Por fim, a automotivação é extremamente importante para melhorar a adesão e os benefícios em relação ao controle do fósforo sérico.

A vitamina D é suplementada na forma ativa (1,25-dihidroxicolecalciferol) ou não (25-hidroxivitamina D). A quantidade recomendada é individualizada e dependente dos níveis sanguíneos de cálcio, fósforo e paratormônio (PTH).

Outras vitaminas e minerais

Exceto para a vitamina D, as demais lipossolúveis não têm recomendação usual de suplementação para os pacientes em diálise. As vitaminas hidrossolúveis, por outro lado, são perdidas durante o procedimento, além da possibilidade de ingestão alimentar baixa. A suplementação é, em geral, recomendada, principalmente do complexo B (ácido fólico e piridoxina) e da vitamina C.[1-2]

Um fato relacionado à deficiência de vitaminas hidrossolúveis é a aterosclerose, causa comum de morte de pacientes em diálise. A homocisteína é um potente agente aterosclerótico e suas concentrações sanguíneas estão, geralmente, elevadas em pacientes com DRC. A hiper-homocisteinemia está correlacionada com doença vascular precoce, e as vitaminas B_{12}, B_6 e o ácido fólico funcionam como cofatores nas reações enzimáticas do metabolismo da homocisteína.

Em doses farmacológicas, a suplementação diária dessas vitaminas parece reduzir as concentrações plasmáticas de homocisteína em indivíduos com DRC, embora os níveis não alcancem a normalidade.

A correção da desnutrição, inflamação e aterosclerose na DRC é complicada; intervenções podem exigir abordagens múltiplas e a longo prazo. A vitamina C, a vitamina E e o selênio funcionam sinergicamente como antioxidantes, portanto a suplementação pode ser benéfica para melhorar o processo inflamatório. Doses terapêuticas de vitamina E parecem seguras e poderiam prevenir complicações relacionadas ao estresse oxidativo. Para a vitamina C, 50 mg/dia parece ser seguro,[1] entretanto, o ácido ascórbico pode, parcialmente, ser quebrado em oxalato e elevar os níveis plasmáticos. Para o selênio, embora a dose ideal ainda não esteja estabelecida, 20 a 70 mcg/dia podem ser suplementadas por 3 a 6 meses, em caso de presença de sintomas de deficiência. Carnes, pães e castanha do Pará podem ser boas fontes de selênio.

A deficiência do zinco pode, também, comprometer o sistema imunológico e predispor os pacientes em diálise ao estresse oxidativo e à inflamação. Embora não estabelecida, a suplementação de até 50 mg/dia pode ser indicada por 3 a 6 meses aos pacientes em HD com sintomas de deficiência de zinco. Em relação ao ferro, a recomendação de suplementação varia de acordo com o uso da eritropoetina. Os pacientes que recebem a eritropoetina normalmente necessitam da suplementação rotineira do mineral.

O Quadro 51.2 apresenta as principais recomendações de energia e nutrientes para os pacientes em DRC G5HD.

Diálise peritoneal

Energia

As necessidades energéticas de pacientes em diálise peritoneal (DP) não têm sido sistematicamente avaliadas. Em geral, a recomendação calórica usual total de pacientes metabolicamente

Quadro 51.2 Recomendações diárias de energia e nutrientes para pacientes em hemodiálise.

Energia (kcal/kg de peso atual ou ideal, em caso de obesidade ou muito baixo peso)	• 25 a 35 se metabolicamente estável • 20 a 30 se enfermidade aguda grave concomitante
Proteínas (g/kg de peso atual)	• 1,2 se metabolicamente estável • 1,2 a 1,5 se idoso • ≥ 1,2 g/kg/dia se hospitalizado, com enfermidade aguda concomitante
Fósforo (mg)	Individualizado de acordo com níveis séricos; quando restringido, geralmente de 800 a 1.000, ou ≤ 17 mg/kg
Cálcio (mg)[a]	< 1.000
Sódio (mg)	1.000 a 2.300
Potássio (mg)	Individualizado de acordo com níveis séricos; quando restringido, geralmente de 1.000 a 3.000, ou 40 mg/kg de peso atual
Ferro (mg)[a]	Homens: 8; Mulheres: 15
Líquidos	Individualizado, para manter ganho de peso interdialítico de 2,5 a 4% do peso do paciente

[a]Avaliar a necessidade de suplementação. (Adaptado de Zambelli et al., 2021;[1] Fiaccadori et al., 2021;[3] Ikizler et al., 2020.)[2]

> **⚠ PONTOS-CHAVE**
>
> - Os objetivos do cuidado em nutrição do paciente em hemodiálise são: prevenir e tratar a desnutrição, evitar a perda de peso, minimizar o distúrbio hídrico, de minerais, particularmente de fósforo, de potássio e de vitaminas
> - A necessidade energética é de, aproximadamente, 35 kcal/kg/dia
> - Para os pacientes metabolicamente estáveis, a dieta deve ser hiperproteica, com 1,2 g/kg/dia, em virtude do aumento das perdas durante o procedimento dialítico, da elevação do catabolismo muscular e da redução da síntese proteica. Idosos e pacientes hospitalizados com enfermidades agudas concomitantes necessitam de aporte proteico mais elevado
> - A clara do ovo e as carnes podem ser boas fontes de proteína alimentar devido à menor taxa de fósforo para proteína
> - Na educação do paciente é extremamente importante enfatizar a ingestão adequada de alimentos ricos em energia e em proteínas. Deve ser enfatizada a necessidade de controlar a ingestão de sal e de alimentos ricos em sódio, e de evitar alimentos industrializados, devido ao sódio, aos aditivos de fósforo e de potássio, entre outros.

estáveis em DP, incluindo a dieta e o dialisato, é de 25 a 35 kcal/kg/dia.[1] A quantidade total recomendada pode ser menor para os pacientes hospitalizados devido enfermidade aguda.[3] A recomendação calórica deve considerar a absorção constante de glicose do dialisato. Em geral, a quantidade de glicose absorvida é em torno de 20 a 30% da ingestão calórica usual do indivíduo. Normalmente, em pacientes com capacidade de transporte peritoneal adequado, em torno de 60% da glicose são absorvidos do dialisato.

Proteínas

A recomendação para manter o balanço proteico de pacientes estáveis é de 1,2 g/kg/dia, semelhante à HD.[1-2] Pelo menos 50% do aporte de proteínas devem ser de alto valor biológico. As perdas proteicas são grandes em DP e podem variar até 10 vezes entre pacientes, porém parecem estáveis para um mesmo indivíduo. Durante o programa usual de diálise peritoneal ambulatorial contínua (CAPD), as perdas proteicas diárias variam de 5 a 15 g, com diferenças individuais. Dentro das proteínas perdidas no dialisato, a maior parte é albumina.

A quantidade de proteína perdida varia de acordo com a permeabilidade da membrana peritoneal às macromoléculas. Esse fato nem sempre acompanha a permeabilidade da membrana às moléculas pequenas, já que a passagem de proteínas se dá pelos poros grandes, independentemente dos pequenos. Alguns dos aspectos relacionados à perda proteica no dialisato são: frequência das trocas, duração da diálise, composição e tonicidade do dialisato, área de superfície corporal do paciente, concentração proteica sérica e episódios recentes de peritonite. Pacientes do grupo alto transportador têm perdas maiores e níveis séricos mais baixos de albumina. A quantidade total de proteínas perdidas aumenta com trocas de diálise de mais longa duração. As perdas proteicas na diálise peritoneal automatizada (APD) são menores do que na CAPD.[11]

As perdas proteicas são maiores em indivíduos com diabetes. As crianças perdem mais por quilograma de peso do que os adultos. O fato é possivelmente atribuído à maior área de superfície corporal para o peso, apresentada pelas crianças. Além das proteínas, as perdas de aminoácidos são substanciais na DP. Devido às perdas constantes de proteínas e de aminoácidos no dialisato, a ingestão alimentar adequada é essencial aos pacientes em DP. Porém, parece que nem todos necessitam de 1,2 g/kg/dia de proteínas.[1] O balanço nitrogenado positivo pode ser encontrado com a ingestão proteica em torno de 0,7 g/kg/dia. A necessidade mais baixa pode ser dependente da ingestão calórica, do tipo de proteína ingerida e da massa muscular. Por outro lado, as necessidades proteicas podem ser mais altas, dependendo do nível de estresse e do aumento das necessidades metabólicas. Durante episódio de peritonite, as perdas proteicas podem aumentar consideravelmente, e permanecerem elevadas por várias semanas. A peritonite também está associada à redução do apetite e ao aumento do catabolismo corporal, devido à infecção e à dor que ocorre durante o episódio.

Carboidratos e gorduras

A ingestão oral de carboidratos deve ser, predominantemente, de complexos. O ideal é prover em torno de 35 a 40% do total de energia estimada para o dia, devido à absorção constante de glicose pelo dialisato. Essa recomendação, entretanto, é difícil de ser seguida pela maioria dos pacientes. Para facilitar, é normalmente recomendada a restrição de doces concentrados e a indicação de uso de adoçante artificial em vez da sacarose. Alternativas de substituição da glicose no dialisato são a icodextrina e as soluções contendo aminoácidos (não disponível no Brasil). Estas podem ser úteis no controle do peso, da hipertrigliceridemia, da hiperglicemia, da hiperinsulinemia, entre outros.

A prevalência de anormalidades lipídicas nos pacientes em DP, incluindo a hipertrigliceridemia, é alta. Para aqueles que apresentam níveis elevados de triglicerídios séricos, é recomendada a redução da ingestão de carboidratos e o aumento do aporte de gordura. De maneira geral, são recomendados 30 a 35% do total de energia na forma de gorduras, com preferência aos ácidos graxos monoinsaturados e poli-insaturados. No caso de nível elevado de colesterol sérico, é indicada a redução da ingestão de gorduras saturadas, principalmente, e de colesterol. Essa restrição pode ser difícil de ser alcançada, pois muitos alimentos ricos em gorduras, como as carnes, são excelentes fontes proteicas de alto valor biológico.

A obstipação em DP pode levar ao aumento do desconforto abdominal. O problema é, frequentemente, causado pela baixa ingestão de fibras na dieta, pouca atividade física, suplementação oral de ferro e uso de quelantes de fósforo. A recomendação diária de fibras é 20 a 25 g.[1] O estímulo da atividade física é essencial para aliviar a obstipação dos pacientes, além de ter outros benefícios.

Sódio, potássio e líquidos

O balanço de sódio e de líquido, e a pressão arterial são problemáticos em DP. Para a ingestão de sódio, cada paciente deve ser avaliado individualmente, considerando parâmetros como peso, pressão arterial, respiração curta e edema.[12] Em caso de ganho excessivo de peso líquido ou de hipertrigliceridemia, a restrição de sódio na dieta é indicada com o objetivo de evitar aumento do número de trocas com altas concentrações de glicose. Quando há controle na ingestão alimentar de sódio, não há necessidade de restrição grande de líquidos.

A hipocalemia é comum em pacientes em DP, e pode trazer sintomas como cãibras e arritmias cardíacas.

Nesse caso, o paciente deve ser encorajado a aumentar a ingestão de potássio na dieta. Já na hipercalemia, faz-se necessária melhor investigação da adequação da diálise. E, enquanto os problemas não se resolvem, a restrição de potássio na dieta pode ser necessária. Deve ser verificado, também, o uso de betabloqueadores e inibidores da enzima de conversão, para o manejo da hipertensão arterial. Estes podem elevar os níveis sanguíneos de potássio. Os líquidos não são, em geral, restringidos na DP, porém os pacientes devem ser monitorados para o peso e a pressão arterial.

Cálcio, fósforo e vitamina D

Há fluxo de cálcio na membrana peritoneal, que depende da concentração sérica do mineral na forma ionizada. Há evidência de que o balanço positivo do cálcio pode suprimir a secreção do PTH e causar a doença óssea adinâmica. O líquido de diálise contém cálcio. Com a finalidade de possibilitar o menor aporte, estão disponíveis no mercado soluções de diálise que têm concentrações mais baixas de cálcio; portanto, essas soluções são indicadas em caso de necessidade de restrição do mineral.

A recomendação para a ingestão oral de cálcio é em torno de 1.000 mg/dia. Mas a recomendação inclui a dieta e o teor absorvido com o uso de quelantes de fósforo a base de cálcio. Na DP, há remoção substancial de fósforo, porém não o suficiente para prevenir o uso de quelantes. O fósforo da dieta, em geral, necessita de restrição, mas, devido às necessidades elevadas de proteínas, é difícil a restrição de menos de 1.000 a 1.200 mg/dia.[1] A dose prescrita de quelante de fósforo deve estar de acordo com a quantidade do mineral presente em cada refeição. A vitamina D tem indicação individualizada, e é suplementada de acordo com os níveis sanguíneos de cálcio, fósforo e PTH, da mesma forma que em pacientes em HD.

Outras vitaminas e minerais

Em geral, as vitaminas A e E não exigem suplementação. A vitamina K é recomendada quando o paciente não se alimenta de maneira suficiente e está em uso prolongado de antibióticos. As vitaminas hidrossolúveis são perdidas na DP. Outros fatores importantes para a deficiência são a ingestão baixa, o metabolismo alterado e a interação com medicamentos. A recomendação é individualizada e depende da avaliação nutricional completa e periódica. A depleção vitamínica é mais provável em pacientes com episódios frequentes de peritonite, quando a perda no dialisato é maior, e a ingestão está, em geral, inadequada.

A piridoxina, o ácido fólico e o ácido ascórbico são, provavelmente, as únicas vitaminas que necessitam ser suplementadas rotineiramente. A menos que haja evidência de sobrecarga de ferro, os pacientes em DP necessitam de suplementação do mineral. Isso é feito, em geral, na forma de sulfato ferroso. O mineral pode ser administrado, também, via parenteral e de maneira intermitente, quando o suplemento oral não for bem tolerado ou absorvido via enteral. A indicação para a suplementação do ferro varia de acordo com o uso ou não da eritropoetina, e depende da avaliação de suas reservas corporais, que são mais bem avaliadas pelos níveis de ferritina sérica.

O Quadro 51.3 apresenta recomendações de energia e nutrientes para os pacientes em DRC G5DP.

Quadro 51.3 Recomendações diárias de energia e nutrientes para os pacientes em diálise peritoneal.

Energia (kcal/kg de peso atual ou ideal, em caso de obesidade ou muito baixo peso)	• 25 a 35 se metabolicamente estável • 20 a 30 se enfermidade aguda grave concomitante
Proteínas (g/kg de peso atual)	• 1,2 se metabolicamente estável • 1,2 a 1,5 se idoso • ≥ 1,2 g/kg/dia se hospitalizado, com enfermidade aguda concomitante.
Carboidratos (% do total de energia)	Em torno de 35 (dieta)
Sódio (mg)	1.000 a 2.300
Potássio (mg)	Individualizado de acordo com níveis séricos
Fósforo (mg)	Individualizado de acordo com níveis séricos; se restringido: 1.000 a 1.200, ou ≤ 17 mg/kg
Cálcio (mg)[a]	< 1.000
Ferro (mg)[a]	Homens: 8; Mulheres: 15

[a]Avaliar a necessidade de suplementação. (Adaptado de Zambelli et al., 2021;[1] Fiaccadori et al., 2021;[3] Ikizler et al., 2020.)[2]

> **⚠ PONTOS-CHAVE**
>
> - Os objetivos do cuidado em nutrição do paciente em diálise peritoneal são: prevenir e tratar a desnutrição proteica e distúrbio de carboidratos, de minerais, particularmente de fósforo, e de vitaminas
> - A necessidade energética é de 25 a 35 kcal/kg/dia, incluindo a dieta e o dialisato
> - A dieta deve ser hiperproteica, em torno de 1,2 g/kg/dia, em virtude do aumento das perdas durante o procedimento dialítico, da elevação do catabolismo muscular e da redução da síntese proteica
> - A clara do ovo e as carnes podem ser boas fontes de proteína alimentar devido à menor taxa de fósforo para proteína
> - A dieta recomendada é pobre em carboidratos (aproximadamente 35% do total de energia)
> - Na educação alimentar do paciente, é importante motivar a ingestão de quantidades elevadas de hortaliças e de fontes ricas em proteínas nas principais refeições, evitando alimentos ricos em carboidratos. Deve ser enfatizada a necessidade de controlar a ingestão de sal e de alimentos ricos em sódio, e de evitar alimentos industrializados, devido ao sódio, e aos aditivos de fósforo e de potássio, entre outros

Transplante renal

Energia

A recomendação energética para os pacientes no período pós-TR imediato é em torno de 30 a 35 kcal/kg/dia.[1] No pós-TR tardio, devido ao alto risco de obesidade, a recomendação é de 25 a 30 kcal/kg/dia. Particularmente no período pós-TR tardio, a recomendação energética deve ser estabelecida para manter ou alcançar o peso adequado. Pacientes que apresentam obesidade, ou seu risco, têm indicação de energia objetivada para a perda de peso. Nesse caso, é recomendada a restrição calórica de 20 a 25 kcal/kg/dia, com aumento de exercício físico, com objetivo de elevação do gasto energético.

Evitar ou tratar a obesidade e a gordura abdominal de pacientes transplantados no período pós-TR tardio é meta essencial para melhorar marcadores inflamatórios e risco de morte.

Proteínas

No pós-TR imediato e na rejeição aguda, a recomendação proteica é de 1,3 a 1,5 g/kg de peso atual, por dia.[1] Esses níveis parecem suficientes, também, para os pacientes que continuam necessitando de HD ou DP após o TR. A ingestão proteica somente deve ser restringida na presença de necrose tubular aguda com sintomas urêmicos associados ou no evento de insuficiência renal. Em caso de rejeição aguda, o uso de altas doses de esteroides produz aumento da taxa de catabolismo proteico. Nesse caso, a restrição proteica pode piorar o grau de catabolismo, portanto é recomendada dieta hiperproteica.

Para o período pós-TR tardio, a recomendação de proteínas é em torno de 0,8 g/kg, juntamente com controle da ingestão de sódio até 2.300 mg/dia.[1,2] A recomendação de restrição proteica, como 0,6 g/kg/dia, pode ser considerada para aqueles com função renal anormal, ou seja, que apresentam rejeição crônica do TR. Essa recomendação proteica só deve ser feita se o aporte calórico estiver adequado (maior que 25 kcal/kg/dia). A restrição proteica tem o objetivo de minimizar a proteinúria e prevenir ou retardar a perda da função renal, mas para essa indicação é extremamente importante manter adequado o estado nutricional dos pacientes. Em qualquer condição da DRC e TR, o aporte para manter o estado nutricional adequado sobrepõe-se a qualquer outra recomendação de nutrientes.

Carboidratos e gorduras

Nos períodos pós-TR imediato e tardio, os carboidratos são recomendados em torno de 50% do total de energia. As fontes de carboidratos simples devem ser controladas, pois podem contribuir para a hiperglicemia e a hipertrigliceridemia. Os carboidratos complexos são preferidos. A dislipidemia na população de transplantados renais é comum. A hipercolesterolemia pós-TR é fator de risco importante para o desenvolvimento de complicações cardiovasculares. As concentrações séricas de colesterol aumentam imediatamente após o TR e, frequentemente, são acompanhadas por níveis baixos de HDL e altos de triglicerídios. A maioria dessa população experimenta a hipertrigliceridemia e a hipercolesterolemia, isoladas ou combinadas. O ganho de peso é forte contribuinte para a dislipidemia de pacientes que recebem imunossupressão. A modificação da dieta é a intervenção inicial para esses indivíduos.

Não relacionada à causa, a hiperlipidemia associada ao TR é, frequentemente, amenizada pela redução de peso. O uso de agentes farmacológicos para a redução do colesterol sérico está, normalmente, associado a efeitos adversos; portanto, todas as tentativas devem ser feitas em relação à dieta e mudanças de estilo de vida antes da indicação de medicamentos. No período pós-TR imediato, a quantidade e a composição das gorduras ingeridas provavelmente não afetam os resultados de dislipidemia. Nesse período, as gorduras são recomendadas em 30 a 35% do total de energético. Em caso de rejeição crônica, o controle da dislipidemia também é importante para evitar a progressão da perda da função renal. Níveis plasmáticos de ômega-3 marinho apresenta associação inversa com risco cardiovascular em transplantados renais.[13]

Sódio e potássio

O sódio da dieta deve ser limitado em até 2.300 g/dia, mesmo para indivíduos não hipertensos.[1,2] Em caso de hipertensão ou retenção hídrica, o mineral pode ter indicação de ser mais restrito, entre 1 e 2 g/dia. O uso de ciclosporina está associado à incidência substancial de hipercalcemia, aparentemente causada por supressão de níveis de renina e de aldosterona. Isso é mais frequentemente observado no período pós-TR imediato, quando as doses de ciclosporina são mais altas.

O tratamento da hipertensão com agentes betabloqueadores ou inibidores da enzima de conversão também pode exacerbar a hipercalemia. Com isso, pode ser recomendada a restrição alimentar de potássio (1 a 2 g/dia).

Cálcio, fósforo e vitamina D

O metabolismo do cálcio, do fósforo e da vitamina D é influenciado por vários fatores interligados. Eles resultam do período prévio da DRC, da terapia imunossupressora e da restauração incompleta da função renal pelo TR. O hiperparatireoidismo e a doença óssea podem persistir mesmo após a restauração da função renal. O cálcio é recomendado em 1.200 a 1.500 mg/dia, exceto em caso de preexistência de hipercalcemia ou de elevação do fósforo sérico. Quando a ingestão pela dieta não alcança os níveis recomendados, o uso de suplemento de cálcio é indicado. A recomendação da ingestão diária de fósforo é, em geral, de 1.200 a 1.500 mg/dia, porém deve ser individualizada de acordo com os níveis séricos.

Em caso de hipofosfatemia, alguns pacientes podem, até mesmo, necessitar de suplementação de fosfato. Na rejeição crônica, a recomendação de fósforo depende dos níveis séricos do mineral. A restrição de aproximadamente 800 mg/dia pode ser prudente quando a taxa de filtração glomerular estiver menor que 50 mℓ/min. A terapia com quelantes de fósforo pode, também, ser necessária nessa fase. Em caso de hipocalcemia persistente, a suplementação com a vitamina D deve ser considerada, porém é importante tomar cuidado para não promover a hipercalcemia com a suplementação do mineral.

Outras vitaminas e minerais

Em geral, pacientes com TR bem-sucedido não exigem suplementos vitamínicos, embora o assunto ainda não tenha sido bem estudado. Caso o paciente continue temporariamente em HD ou DP, é importante manter a reposição das vitaminas hidrossolúveis. Já aqueles com rejeição crônica e em dieta hipoproteica necessitam de suplemento multivitamínico rotineiro.

O Quadro 51.4 apresenta as recomendações de energia e nutrientes para os pacientes pós-TR.

> **! PONTOS-CHAVE**
>
> - Os objetivos do cuidado em nutrição do paciente no período pós-transplante renal tardio são: prevenir ou tratar a obesidade e a dislipidemia, preservar a função renal e minimizar efeitos colaterais do uso de medicamentos imunossupressores
> - O aporte energético do paciente no período pós-transplante renal tardio deve ser adequado para evitar o ganho de peso, ou para promover a perda, no caso de obesidade
> - No período pós-transplante renal tardio, a ingestão proteica deve ser controlada em, aproximadamente, 0,8 g/kg/dia
> - A educação em nutrição deve ressaltar, além de o controle proteico alimentar, a importância da escolha de gorduras de boa qualidade. Deve ser enfatizada a necessidade de controlar a ingestão de sal e de alimentos ricos em sódio, e de evitar os industrializados.

Quadro 51.4 Recomendações diárias de energia e nutrientes aos pacientes com transplante renal.

Energia (kcal/kg de peso atual ou ideal, em caso de obesidade ou muito baixo peso)	TR imediato: 30 a 35 TR tardio: 25 a 30
Proteínas (g/kg de peso atual)	TR imediato: 1,3 a 1,5 TR: tardio: 0,8 Rejeição crônica: 0,6
Sódio (mg)	1.000 a 3.000
Fósforo (mg)	De acordo com níveis séricos 1.200 a 1.500 Rejeição crônica: 800
Cálcio (mg)[a]	1.200 a 1.500
Ferro (mg)[a]	Homens: 8; Mulheres: 15 ou individualizado

[a]Avaliar a necessidade de suplementação. (Adaptado de Zambelli et al., 2021;[2] Ikizler et al., 2020.)[2]

Injúria renal aguda

Pacientes com IRA representam um grupo extremamente heterogêneo. O problema pode ocorrer em situações não hipercatabólicas, como picada de cobra ou de insetos, obstrução do trato urinário, uso de contraste radiológico ou por drogas nefrotóxicas, mas pode, particularmente, ser consequência de enfermidade de base grave, como grandes queimaduras, cirurgias complicadas, septicemia e choque cardiogênico.

As necessidades de energia e nutrientes variam de acordo com o tempo e a fase da doença de base e da IRA. Portanto, as necessidades têm diferenças significativas entre pacientes, ou de um dia para outro, em um mesmo indivíduo.

Os principais fatores que determinam o desfecho clínico e as recomendações de energia e nutrientes, além da presença da IRA, é o grau de catabolismo, o tipo e a gravidade da doença de base, o estado nutricional prévio e atual, e a necessidade, tipo, frequência e duração da terapia de reposição renal (TRR).

Infelizmente, devido à heterogeneidade da população, à gravidade, à alta taxa de mortalidade, à dificuldade de provisão adequada de nutrientes e à limitação na avaliação do estado nutricional, há escassez de estudos prospectivos, randomizados e controlados em relação ao aporte nutricional ideal para os pacientes com IRA.

Energia

O gasto energético de pacientes com IRA parece depender, principalmente, da gravidade da doença de base. A infecção pós-operatória, com subsequente insuficiência de múltiplos órgãos, pode conduzir a estado extremamente hipermetabólico. Um grande risco para o excesso na oferta de energia é a condução de complicações metabólicas, como hiperglicemia, hipertrigliceridemia, maior produção de CO_2 e sobrecarga hídrica. Já o aporte deficiente pode aumentar o risco de desnutrição e reduzir a cicatrização de feridas e a resposta imunológica.

Seguindo diretrizes para os pacientes graves, a recomendação de energia para pacientes com IRA é de 20 a 30 kcal/kg/dia de peso seco ou ideal (em caso de obesidade ou muito baixo peso).[1] Em situações de estresse grave, a recomendação é de 20 a 25 kcal/kg/dia. A nutrição hipocalórica (< 70% do gasto energético) é recomendada na fase inicial da enfermidade aguda grave por, aproximadamente, 3 a 4 dias.[1] Depois, é recomendado aumento para 80 a 100% da meta.

As TRR contínuas podem contribuir com quantidades significativas de energia. Líquidos de reposição ou de diálise podem conter glicose. Por outro lado, quando sem glicose, esses líquidos podem contribuir para perda de glicose no dialisato. O anticoagulante citrato também fornece calorias. O citrato trissódico 4% contém 3 kcal/g, assim como as soluções ACD-A, que contêm citrato. Além disso, são comumente utilizados o soro glicosado (3,4 kcal/g) e as emulsões lipídicas para administrar medicamentos. O propofol, por exemplo, é um sedativo diluído em gordura; portanto, todos essas fontes de energia devem ser consideradas (subtraídas) da oferta total, com objetivo de evitar o excesso de aporte energético.

Proteínas

A recomendação proteica para pacientes com IRA depende da natureza da doença de base, do grau de catabolismo e do uso de TRR, porém ainda não há estudos suficientes sobre a eficácia e a segurança de diferentes quantidades de proteína e de energia para os pacientes com IRA. Ou seja, não está clara a proporção de aporte energético para a quantidade de proteínas. Estas não devem ser restringidas para pacientes hipercatabólicos com objetivo de evitar ou retardar o início da TRR. Seguindo diretrizes, a oferta de proteínas pode ser controlada, àqueles que não são hipercatabólicos e não têm necessidade de TRR, em torno de 0,8 a 1 g/kg/dia.[1] Para os pacientes hipercatabólicos com IRA e TRR, a recomendação é de 1,3 a 1,5 g/kg/dia. Em TRR intermitente, é recomendado cerca de 1,5 g/kg/dia. Em TRR contínua, é de 1,7 a 2,5 g/kg/dia, porém a suplementação de glutamina pode aumentar rapidamente os níveis de amônia sérica. Portanto, aos pacientes instáveis e complexos, em particular àqueles com alteração hepática ou renal, a suplementação de glutamina via enteral ou parenteral, especialmente em doses altas, não é recomendada.

Carboidratos e gorduras

A glicose é a fonte energética preferida. Porém, na IRA hipercatabólica, a intolerância à glicose é comum e resulta em hiperglicemia. Em muitos casos, o uso exógeno de insulina é indicado. O *clearance* de triglicerídios também pode estar significativamente alterado em pacientes com IRA. Mesmo a mistura de triglicerídios de cadeia longa e média é menos tolerada em pacientes com IRA do que naqueles sem a enfermidade.

Vitaminas, minerais e líquidos

Diretrizes indicam a necessidade de suplementação de micronutrientes para pacientes com IRA em TRR.[1] Em relação às vitaminas, não há estudos controlados que definam as necessidades de indivíduos com IRA. Extrapolando de pacientes com DRC, a vitamina A, se ofertada, deve ser cuidadosamente monitorada devido ao risco de toxicidade. O excesso de vitamina C pode aumentar o risco de oxalose secundária, portanto, até que estudos sejam realizados, a recomendação para a vitamina C é 60 a 100 mg/dia. As demais vitaminas hidrossolúveis são recomendadas de acordo com a ingestões dietética de referência (DRIs, do inglês *dietary reference intakes*). Em caso de TRR contínua, é recomendado, pelo menos, o dobro das DRIs para zinco, cobre, selênio e tiamina. O cálcio, magnésio e outros minerais podem ser ofertados de acordo com os níveis séricos individuais. Níveis elevados podem indicar necessidade de TRR.

Por outro lado, a terapia pode desencadear distúrbios significativos nos eletrólitos. A hipofosfatemia é comum em pacientes em IRA com TRR contínuas, e pode causar fraqueza muscular generalizada, disfunção do miocárdio e dificuldade de desmame do respirador. A recomendação hídrica depende, principalmente, da fase da IRA e da presença de perdas que podem ocorrer com a ultrafiltração contínua, diarreia, vômitos, drenos e fístulas. Em caso de anúria ou oligúria, a recomendação hídrica usual é de 500 a 750 mℓ, mais o volume de diurese.

O Quadro 51.5 apresenta resumo das recomendações de energia e nutrientes para os pacientes com IRA.

> **PONTOS-CHAVE**
>
> - Os objetivos do cuidado em nutrição do paciente com injúria renal aguda são: manter o estado nutricional, prevenir a desnutrição e minimizar os desequilíbrios hidreletrolíticos
> - As recomendações de energia, nutrientes e líquido dependem, principalmente, do grau de catabolismo da doença de base e da fase da injúria renal aguda
> - Quanto maior a gravidade, mais alto deve ser o aporte proteico e menor a oferta de energia
> - Devido à intolerância à glicose de pacientes graves, a oferta de carboidratos deve ser controlada
> - Pacientes hipercatabólicos apresentam dificuldade de metabolização de lipídios.

INTERVENÇÃO EM NUTRIÇÃO

A intervenção em nutrição é capaz de aumentar significativamente a ingestão energética e proteica, sem ultrapassar as restrições de fósforo e de sódio. Além disso, pode tratar e reduzir a frequência da desnutrição. As estratégias são selecionadas para alterar a ingestão de nutrientes, o conhecimento ou o comportamento relacionado à nutrição, as condições do meio ambiente, ou o acesso ao cuidado e serviços de apoio.

O objetivo de uma intervenção é resolver ou melhorar o diagnóstico ou problema em nutrição de acordo com as necessidades do paciente. A intervenção em nutrição fornece a base para o monitoramento do progresso e aferição dos resultados. A intervenção é realizada em dois passos distintos e inter-relacionados: planejamento e implementação.

Aos pacientes graves com IRA, a intervenção via enteral e/ou parenteral está indicada sempre que ocorrer hipercatabolismo associado, dificuldade de alcance das necessidades de nutrientes por meio da dieta convencional por via oral (VO) ou existência de depleção preexistente. Para esses pacientes, a nutrição enteral e/ou parenteral deve ser iniciada assim que ocorre estabilidade hemodinâmica.

Mesmo que não haja objetivo de ofertar quantidades significativas de nutrientes, a nutrição via sonda deve ser iniciada o mais breve possível, em tentativa de preservar o trofismo intestinal e as funções imunológicas. Na IRA não complicada e com baixo nível de hipercatabolismo, a intervenção por meio de suplementos nutricionais e sonda está indicada somente quando a dieta VO não for suficiente para alcançar as necessidades de energia e nutrientes. O cuidado para a manutenção da ingestão adequada é extremamente importante. Para os pacientes com DRC, a VO com modificações na dieta é a primeira indicação.

O aconselhamento em nutrição especializado, com orientações específicas para manter ou aumentar a ingestão alimentar é a primeira conduta. No entanto, em caso de os indicadores nutricionais continuarem a piorar, com ingestão alimentar insuficiente, a suplementação oral deve ser considerada, porém, na presença de sintomas, como anorexia, confusão mental, letargia e coma, que acompanham os pacientes graves, a VO pode não ser viável.

O próximo passo fisiológico é a alimentação via sonda. Em geral, os pacientes adultos com DRC e estáveis, enquanto têm poder de tomar decisão, não aceitam a colocação de sonda para nutrição a longo prazo. Por isso, essa modalidade deve ficar reservada àqueles graves ou inconscientes. A indicação depende, principalmente, da gravidade da condição clínica, do nível de desnutrição e da inadequação da ingestão alimentar do paciente.

Caso o trato gastrintestinal não esteja viável, total ou parcialmente, a nutrição parenteral é indicada. Além do convencional, em acesso central ou periférico, parcial ou total, pacientes em diálise têm a possibilidade de receber modalidades especiais de nutrição parenteral.

Em HD, a nutrição parenteral intradialítica é uma alternativa quando ocorre perda parcial da capacidade de absorção intestinal de nutrientes. Nesse caso, uma solução de nutrição parenteral é infundida durante o procedimento dialítico, 3 vezes/semana. Volume de um litro de nutrição parenteral é bem tolerado em períodos de 3,5 horas de sessão hemodialítica. Na DP, o uso de dialisato contendo aminoácidos, em substituição parcial da glicose, é outra modalidade peculiar de nutrição parenteral.

Via oral

A adesão a longo prazo à dieta recomendada é um grande problema para os pacientes em qualquer estágio da DRC. Um dos problemas é a alta prevalência de alterações no paladar. Estudo mostrou que 38% dos pacientes apresentam algum tipo de alteração, em todos os estágios da DRC.[14] A alteração no paladar teve associação positiva e significativa com sintomas gastrintestinais como náuseas, vômitos, anorexia e boca seca e, por fim, com a desnutrição.

Quadro 51.5 Recomendações diárias de energia e nutrientes aos pacientes com injúria renal aguda.

Energia (kcal/kg de peso seco atual ou ideal, em caso de obesidade ou muito baixo peso)	• Estresse leve: 30 a 35 • Estresse moderado: 25 a 30 • Estresse grave: 20 a 25
Proteínas ou aminoácidos essenciais e não essenciais (g/kg de peso atual seco ou ideal)	• Sem estresse ou com estresse leve, sem TRR: 0,8 a 1,0 • Estresse grave, sem TRR: 1,0 a 1,5 • Estresse grave, com TRR intermitente: 1,3 a 1,5 • Estresse grave, com TRR contínua: 1,5 a 2,5
Carboidratos (g/kg de peso atual ou ideal)	3 a 5 (máximo de 7) ou 45% a 60%
Gorduras (g/kg de peso atual ou ideal)	0,8 a 1,2 ou 20% (sepse) 35%
Líquido (mℓ)	500 a 750 + diurese de 24 h + outras perdas (p. ex., dreno, vômito, fístulas)

TRR: terapia de reposição renal. (Adaptado de Zambelli et al., 2021[2] e de Fiaccadori et al., 2021.)[3]

A educação e o aconselhamento em nutrição, quando aplicados por profissional experiente, são ferramentas poderosas para o alcance e manutenção do aporte nutricional adequado e do controle metabólico e hídrico.

O uso de técnicas apropriadas de entrevista, educação e aconselhamento torna mais efetiva a tarefa de melhorar a adesão do paciente à dieta. Um dos princípios mais importantes do aconselhamento é compreender que o relapso faz parte do comportamento humano. Tanto os pacientes como os profissionais envolvidos devem estar preparados para isso. A repetição, portanto, deve ser parte integral do atendimento. Um profissional preparado não pode se cansar, ou subestimar, essa necessidade.

O desenvolvimento do inter-relacionamento pessoal, que exige alto grau de empatia do profissional, é essencial para o sucesso. No princípio do tratamento, o trabalho é a longo prazo. Isso facilita o planejamento de intervenções passo a passo, individualizadas para a capacidade intelectual, educacional e emocional do paciente.

Entretanto, um grande problema é que o apetite é deficiente em grande parte dos pacientes em diálise. Conforme a doença progride, a anorexia piora. Isso pode contribuir significativamente com a desnutrição e alterações metabólicas e pode aumentar as taxas de morbidade e mortalidade. Um dos motivos da anorexia são as alterações gustativas e olfatórias. Por isso, estratégias individuais, de acordo com a alteração sensorial, como paladar metálico, podem ser planejadas, com uso de diferentes ervas e condimentos.[15]

Além dos alimentos, os suplementos nutricionais orais, artesanais ou industrializados, podem ser indicados para o objetivo de atingir as necessidades de nutrientes de pacientes com doenças renais.[16] Revisão sistemática de 22 estudos e acompanhamento por até 12 meses mostrou que é provável que o uso de suplementos nutricionais orais baseados em proteína melhore o estado nutricional, particularmente de pacientes desnutridos em HD.[17] Entretanto, os resultados são ainda incertos para mortalidade e outros desfechos.

A maior limitação para o uso da suplementação oral diária é a baixa adesão e/ou a descontinuação após o primeiro mês de tratamento. Para os pacientes em HD, uma proposta para melhorar a adesão é oferecer a suplementação oral durante as sessões. Em relação a essa questão, alguns profissionais acreditam que o momento possa ser utilizado para suplementar a dieta ou para possibilitar a ingestão de alimentos e líquidos restringidos. Porém, pode haver mais desvantagens do que vantagens para a ingestão alimentar durante o procedimento dialítico.

O primeiro motivo para não apoiar a ingestão alimentar durante a sessão de HD é o controle de infecção. O procedimento hemodialítico envolve sangue, e os alimentos podem se tornar grande veículo de transporte de microrganismos. Há risco da contaminação cruzada, como de hepatite A. O segundo motivo é o risco da hipotensão. Esta está relacionada com a mortalidade de pacientes em diálise.[18] De maneira normal, depois de uma refeição, o débito cardíaco aumenta, e a pressão diastólica e a resistência sistêmica total diminuem. A redistribuição do volume compromete o preenchimento do coração, diminui a saída cardíaca e leva à diminuição da pressão arterial média. Então, a ingestão de alimentos causa vasodilatação esplâncnica e diminui a resistência vascular periférica e sistêmica.

Em um estresse hipovolêmico durante um procedimento de HD, o ritmo cardíaco pode não ser capaz de aumentar rapidamente, pois está limitado pelo pouco retorno venoso. Ou seja, durante a digestão, o sangue é direcionado para o estômago e intestinos. Porém, o procedimento dialítico o envia para fora do corpo, para ser dialisado. Essa discrepância pode, rapidamente, promover episódios de hipotensão. Os sintomas são tontura, vômitos, desconforto abdominal, câimbras, dor no peito e mal-estar geral. Um risco ainda maior é o paciente engasgar e broncoaspirar alimentos ou líquidos.

Aparentemente, há somente uma vantagem para a ingestão alimentar durante a sessão de HD: melhorar episódios de hipoglicemia em pacientes com diabetes que utilizam insulina. A complicação intradialítica pode ocorrer quando o procedimento não inclui glicose no dialisato, porém, nesses casos, o risco de hipoglicemia pode ser minimizado com a ingestão de fontes alimentares ricas em carboidrato, como biscoitos e pães, antes do início da sessão, ou com a administração intravenosa de glicose durante o procedimento dialítico.

Portanto, há mais riscos e desvantagens do que benefícios com a ingestão de alimentos e líquidos durante a HD. Quando o desejo de alimentos restritos, como chocolate, feijão e refrigerantes, leva à ingestão indispensável, isso pode ser realizado aproximadamente 4 a 6 horas antes do início da sessão. Assim permitirá tempo suficiente para digestão, absorção e disponibilidade sérica dos metabólitos para a diálise. Ou seja, os excessos serão retirados a tempo. Diferente disso, a melhor opção é aguardar o término da sessão para a ingestão de alimentos e líquidos. Se a diálise ocorre de maneira mais tranquila e eficiente, o apetite do paciente pode ser maior após o procedimento.

Outro aspecto importante é que a presença de inflamação sistêmica pode limitar a melhora do estado nutricional com uso de suplementos nutricionais orais.[19]

Via sonda

A alimentação via sonda pode ser indicada para aqueles que são cronicamente anoréxicos e incapazes de ingerir quantidades adequadas de alimentos e de suplementos. Deve ser considerada para os pacientes hipercatabólicos, inconscientes, ou com algum impedimento para a alimentação oral.

Em pacientes em terapia intensiva com IRA, a nutrição por sonda é indicação comum. Porém, principalmente nos primeiros dias da IRA, a dieta via sonda pode ser de difícil implantação. A distensão abdominal pode ser um problema, portanto, embora a via sonda seja segura e efetiva aos pacientes graves com IRA, a combinação da nutrição parenteral pode ser necessária nos primeiros dias de intervenção em nutrição.

O uso da gastrostomia ou da jejunostomia, colocadas cirurgicamente ou por endoscopia percutânea, apesar de uso comum em crianças, é contraindicada para pacientes adultos com DRC G5DP devido ao aumento da incidência de peritonite. É um risco para o comprometimento da membrana peritoneal que pode ser a única opção de vida para o paciente.

Via parenteral

A nutrição parenteral é uma opção para os pacientes hipercatabólicos e com manifestações gastrintestinais importantes. Deve ser reservada para indivíduos com disfunção total ou parcial do trato gastrintestinal.

No caso da IRA, o declínio súbito da função renal, em horas ou dias, prejudica o funcionamento de diversos órgãos e sistemas. A uremia pode desencadear anorexia, náuseas, vômitos, disgeusia, estomatite, colite, úlceras, sangramentos, disfunções gastrintestinais, anemia, letargia, polineuropatia periférica, arritmias, convulsões, dispneia, alterações mentais e no nível de consciência. Com isso, a nutrição parenteral é, geralmente, indicada no período inicial da enfermidade.

Além da modalidade convencional, por acesso venoso central ou periférico, outra opção peculiar para pacientes em HD é a nutrição parenteral intradialítica (NPID). Nesse caso, aproveita-se a via de acesso da HD, a fístula arteriovenosa, para a infusão de nutrientes. É importante que a inserção da agulha seja feita na linha de retorno venoso e não diretamente na fístula. Essa terapia fornece energia e nutrientes somente nos dias de tratamento dialítico. Em geral, 3 vezes/semana.

A administração de um litro de formulação parenteral contendo glicose, aminoácidos, lipídios e vitaminas durante o período de 3,5 horas é bem tolerada. Sob o ponto de vista metabólico e nutricional, a estratégia tem se mostrado eficiente em reverter o hipercatabolismo proteico e o aumento do gasto energético que ocorre durante o procedimento de HD. No entanto, vale mencionar que NPID apresenta custo superior à intervenção em nutrição oral e via sonda.

Para os pacientes em DRC G5DP, outra modalidade, a nutrição parenteral intraperitoneal, resulta em aumento da oferta proteica, elevação significativa dos níveis de albumina sérica e melhora da frequência de desnutrição. Nesse caso, uma bolsa de aminoácidos é infundida em substituição a uma de glicose, por dia. Embora utilizadas em vários países, soluções de aminoácidos específicas para uso intraperitoneal ainda não estão disponíveis no Brasil.

Formulações industrializadas de nutrição via sonda e parenteral

Devido à diversidade e variação das condições metabólicas, formulações enterais e parenterais específicas dificilmente contemplam todas as necessidades de energia e nutrientes de pacientes com IRA. Além disso, há escassez de estudos controlados, prospectivos e homogêneos em humanos, que façam comparação de uso de diferentes formulações.

Pacientes hipercatabólicos com IRA em TRR têm indicação de formulações hiperproteicas e que contenham mistura de aminoácidos essenciais e não essenciais. Ou seja, devido ao alto grau de catabolismo da IRA grave, formulações que contenham somente aminoácidos essenciais não são recomendadas.

Pode haver indicação de formulações hipoproteicas e contendo exclusivamente aminoácidos essenciais unicamente quando o grau de catabolismo é baixo, quando o paciente não se encontra previamente desnutrido e/ou quando não é aplicada TRR. Quando indicadas, a oferta não deve ultrapassar 2 semanas.

Formulações padrão de nutrição enteral e/ou parenteral, adaptadas às necessidades individuais, são recomendadas aos pacientes hipercatabólicos com IRA e/ou em TRR.[1] Formulações com restrição de eletrólitos podem ser indicadas de acordo com a necessidade individual. Quando há necessidade de restrição de eletrólitos, formulações enterais designadas para os pacientes em HD crônica podem ser utilizadas para aqueles com IRA hipercatabólica. Ainda não é conhecido se formulações enriquecidas com arginina, nucleotídios, ômega-3 e ômega-9 podem beneficiar pacientes com IRA.

Pacientes com DRC G3-5, com indicação de uso de suplementos orais, podem utilizar formulações não especializadas quando a necessidade representar 20% a 25% do aporte de energia e por tempo inferior a 30 dias. Formulações especializadas podem ser empregadas em caso de utilização por tempo superior, ou quando são necessárias para alcançar mais que 25% do aporte energético. Essas podem ser indicadas para uso via sonda. Até o momento, não há estudo controlado que compare diferentes formulações de suplementos ou dietas via sonda aos pacientes com DRC G3-5.

Quando a ingestão está deficiente em energia, os módulos contendo polímeros de glicose podem ser indicados para uso inicial. A vantagem desses produtos é que eles são insípidos. Com isso, podem ser usados em diferentes tipos de preparações.

Para os pacientes com DRC G5HD, as formulações especializadas são preferidas, embora aquelas não especializadas possam resultar em pouco efeito na condição eletrolítica. Essas formulações são hiperproteicas e com quantidades baixas de sódio, potássio e fósforo. Elas têm o objetivo de oferecer energia e nutrientes sem promover efeitos adversos no controle hídrico e de eletrólitos.

A densidade calórica varia entre 1,5 a 2,0 kcal/mℓ, para favorecer o balanço hídrico. Os suplementos podem ser sólidos, em barras ou líquidos. Os líquidos parecem mais efetivos para o aumento do aporte de energia e de proteínas em pacientes desnutridos, sem suprimir a ingestão de alimentos. Algumas formulações apresentam mais de um sabor, o que aumenta as chances de aceitação.

A indicação de formulação especializada ou padrão depende do aporte necessário e da quantidade ingerida de alimentos. Independentemente do tipo de fórmula utilizada, as concentrações plasmáticas de fósforo e de potássio, e o ganho de peso interdialítico, devem ser monitorados regularmente durante a intervenção em nutrição. A utilização de fórmulas não especializadas é possível, desde que planejada em conjunto com a ingestão alimentar. Nesse caso, o monitoramento clínico e bioquímico frequente é essencial. Já quando há necessidade de oferta maior de energia e/ou por tempo prolongado, as fórmulas especializadas são preferenciais.

As fórmulas desenvolvidas para a DRC G3-5 não devem ser usadas para os pacientes em diálise, pois são pobres em proteínas. Não estão disponíveis fórmulas industrializadas especializadas para os pacientes em DP. Nesse caso, há indicação de aporte normal ou elevado de potássio e a restrição de

> ⚠ **PONTOS-CHAVE**
>
> - Para os pacientes graves com IRA, a nutrição enteral e/ou parenteral está indicada sempre que ocorrer hipercatabolismo associado, dificuldade de alcance das necessidades de nutrientes por meio da dieta convencional VO ou existência de depleção preexistente
> - A educação e o aconselhamento são ferramentas poderosas para o alcance e manutenção do aporte adequado de energia e nutrientes, e do controle metabólico e hídrico
> - A alimentação via sonda deve ser considerada para os pacientes hipercatabólicos, inconscientes, ou com algum impedimento para a alimentação oral
> - A alimentação parenteral deve ser reservada aos indivíduos com disfunção total ou parcial do trato gastrintestinal

carboidratos. Assim, fórmulas específicas para outras condições como diabetes, podem ser indicadas aos pacientes em DP. Os módulos podem, também, ser utilizados para a suplementação oral ou para o desenvolvimento de formulação individualizada.

CONSIDERAÇÕES FINAIS

A doença renal, aguda ou crônica, é um processo dinâmico, com muitas alterações metabólicas, hormonais e bioquímicas. Na DRC G3-5, o controle proteico é essencial para retardar a progressão da doença e minimizar os sintomas. Em HD e DP, as necessidades são especiais. Elas indicam a avaliação e o monitoramento frequentes e individualizados. Na IRA, as diferentes condições metabólicas determinam as recomendações de nutrientes. Na DRC, cada fase, com seus respectivos tratamentos, exige diferentes recomendações e intervenções especializadas em nutrição.

Não há dúvida de que o bom cuidado em nutrição influencia significativamente nas taxas de morbidade, mortalidade e na qualidade de vida dos pacientes com enfermidades renais. As intervenções em nutrição por VO, sonda ou parenteral possibilitam resultados satisfatórios, portanto devem ser indicadas e exploradas o mais precocemente possível.

REFERÊNCIAS BIBLIOGRÁFICAS

1. Zambelli CMSF, Gonçalves RC, Alves JTM, Araújo GT, Gonçalves RCC, Gusmão MHL et al. Diretriz BRASPEN de terapia nutricional no paciente com doença renal. BRASPEN J. 2021;36(Suppl 2):2-22.
2. Ikizler TA, Burrowes JD, Byham-Gray LD, Campbell KL, Carrero J, Chan W et al. KDOQI Clinical practice guideline for nutrition in CKD: 2020 update. Am J Kidney Dis. 2020;76:S1-S107.
3. Fiaccadori E, Sabatino A, Barazzoni R, Carrero JJ, Cupisti A, Waele E et al. ESPEN guideline on clinical nutrition in hospitalized patients with acute or chronic kidney disease. Clin Nutr. 2021;40:1644-68.
4. Kalantar-Zadeh K, Rhee CM, Joshi S, Brown-Tortorici A, Kramer HM. Medical nutrition therapy using plant-focused low-protein meal plans for management of chronic kidney disease in diabetes. Curr Opin Nephrol Hypertens. 2022;31(1):26-35.
5. Bellizzi V, Garofalo C, Ferrara C, P. C. Ketoanalogue supplementation in patients with non-dialysis diabetic kidney disease: a systematic review and meta-analysis. Nutrients. 2022;14(3):441.
6. Koppe L, Soulage CO. The impact of dietary nutrient intake on gut microbiota in the progression and complications of chronic kidney disease. Kidney Int. 2022;102(4):728-39.
7. Tyson CC, Luciano A, Modliszewski JL, Corcoran DL, Bain JR, Muehlbauer M et al. Effect of bicarbonate on net acid excretion, blood pressure, and metabolism in patients with and without CKD: the acid base compensation in CKD study. Am J Kidney Dis. 2021;78(1):38-47.
8. Tan J, Zhou H, Deng J, Sun J, Zhou X, Tang Y et al. Effectiveness of microecological preparations for improving renal function and metabolic profiles in patients with chronic kidney disease. Front Nutr. 2022;9:850014, doi: 10.3389/fnut.2022.
9. Doshi SM, Wish JB. Past, present, and future of phosphate management. Kidney Int Rep. 2022;7(4):688-98.
10. Abreu DBV, Picard K, MRST K, OM G, C R, Silva MIB. Soaking to reduce potassium and phosphorus content of foods. J Ren Nutr. 2022:S1051-2276(22)00127-3. doi: 10.1053/j.jrn.2022.06.010. Online ahead of print.
11. Guedes AM, Marques RC, Domingos AT, Laranjo C, Silva AP, Rodrigues A. Protein loss in peritoneal effluent: different meaning for 24-h versus PET samples. Blood Purif. 2022 1 a 8:doi: 10.1159/000525502. Online ahead of print.
12. McMahon EJ, Campbell KL, Bauer JD, Mudge DW, JT K. Altered dietary salt intake for people with chronic kidney disease. Cochrane Database Syst Rev. 2021;6(6):CD010070. doi: 10.1002/14651858.CD010070.pub3.
13. Thorsteinsdottir H, Christensen JJ, Holven KB, Tveiterås M, Brun H, Åsberg A et al. Cardiovascular risk factors are inversely associated with omega-3 polyunsaturated fatty acid plasma levels in pediatric kidney transplant recipients. J Ren Nutr. 2021;31(3):278-85.
14. Dawson J, Brennan FP, Hoffman A, Josland E, Li KC, Smyth A et al. Prevalence of taste changes and association with other nutrition-related symptoms in end-stage kidney disease patients. J Ren Nutr 2021;31(1):80-4.
15. Brennan F, Dawson J, Brown MA. A novel clinical tool for the management of taste changes in patients with chronic kidney disease: the chronic kidney disease taste plate. J Ren Nutr. 2022;32(4):483-8.
16. Wong MMY, Zheng Y, Renouf D, Sheriff Z, Levin A. Trajectories of nutritional parameters before and after prescribed oral nutritional supplements: a longitudinal cohort study of patients with chronic kidney disease not requiring dialysis. Canad J Kidney Health Dis. 2022;9:1-9.
17. Mah JY, Choy SW, Roberts MA, Desai AM, Corken M, Gwini SM et al. Oral protein-based supplements versus placebo or no treatment for people with chronic kidney disease requiring dialysis. Cochrane Database Syst Rev. 2020:May 11;5(5):CD012616. doi: 10.1002/14651858.CD012616.pub2.
18. Dasgupta I, Zoccali C. Is the KDIGO systolic blood pressure target < 120 mm hg for chronic kidney disease appropriate in routine clinical practice? Hypertension. 2022;79(1):4-11.
19. Cueto-Manzano AM, Romero-García ARJ, Cortés-Sanabria L, Márquez-Herrera RM, Martin-Del-Campo F, Jacobo-Arias F et al. Systemic inflammation may limit the effect of protein supplement on nutritional status in peritoneal dialysis. Clin Nutr ESPEN. 2022;49:307-13, doi: 10.1016/j.clnesp. 2022.03.033. Epub Mar 31.

Endereços relevantes na internet

Academy of Nutrition and Dietetic: www.eatright.org
ASPEN – American Society for Parenteral and Enteral Nutrition: http://www.nutritioncare.org/
ESPEN – European Society of Parenteral and Enteral Nutrition: www.espen.org/
ISRNM – International Society of Renal Nutrition and Metabolism: www.kidney.org/isrnm
ICDA – International Confederation of Dietetic Association: www.internationaldietetics.org
Journal of Renal Nutrition: www.jrnjournal.org
NFK – National Kidney Foundation, Council on Renal Nutrition (CRN): www.kidney.org
SBNPE – Sociedade Brasileira de Nutrição Parenteral e Enteral: https://www.braspen.org/
WASH – World Action on Salt and Health: www.worldactiononsalt.com

52 | Fases da Doença Renal e seu Manejo Clínico

Anderson Ricardo Roman Gonçalves

INTRODUÇÃO

Todo paciente que apresenta uma anormalidade da estrutura ou da função renal com reflexos em sua saúde por mais de 3 meses é caracterizado como portador de doença renal crônica (DRC).[1] São marcadores típicos de doença renal:

- Albuminúria persistente (albuminúria maior que 30 mg/24 h ou relação albumina-creatinina em amostra de urina > 30 mg/g)
- Anormalidades no sedimento urinário
- Alterações clínicas ou eletrolíticas decorrentes de distúrbios tubulares renais
- Anormalidades na histologia renal
- Anormalidades estruturais renais detectadas por métodos de imagem
- História de transplante renal.

Esses critérios abrangem um espectro bem maior de manifestações do que somente a uremia terminal. Esta engloba sinais e sintomas que, em geral, acompanham a redução grave da taxa de filtração glomerular (TFG), nos estágios finais da DRC. A apresentação da DRC costuma ser insidiosa e de pequena sintomatologia nos estágios iniciais. Isso leva muitos pacientes a um diagnóstico tardio, já com perda significativa da função renal e com menor margem de manuseio para cura, reversão ou mesmo estabilização da função. Para que a DRC seja detectada, são necessárias medidas laboratoriais simples e rotineiras, como a realização de um exame de urina e a mensuração da creatinina plasmática, que, muitas vezes, são negligenciadas. Por outro lado, como a definição para DRC inclui a estimativa da TFG, com fórmulas que incluem a idade em sua base de cálculo, é frequente que idosos com mais de 65 anos sejam classificados com portadores de DRC (estágio 3A).[2] Esse aspecto será discutido mais adiante neste capítulo.

A DRC é um problema de saúde pública em nosso meio e em grande parte dos países desenvolvidos, pois acomete um número cada vez maior de pacientes, com incidência e prevalência crescentes.[3,4] As razões para esses aumentos não são claras, mas em alguns países, incluindo o Brasil, há um aumento da prevalência de diabetes melito e um aumento na sobrevida dos pacientes hipertensos. Diabetes melito e hipertensão arterial sistêmica (HAS) são as duas principais etiologias para a perda progressiva da função renal.

É recomendado que a DRC seja classificada em estágios com base em categorias de TFG e de albuminúria.[5] Essa classificação permite identificar e quantificar a gravidade da DRC e o risco de progressão para a DRC terminal, baseando-se em dados simples e objetivos que antecedem a investigação laboratorial mais complexa e nem sempre exequível (Quadro 52.1 e Figura 52.1). A cada estágio da DRC, há uma evolução progressiva de sintomatologia, morbidade e mortalidade. Todos os estágios podem evoluir para a perda definitiva da função renal, mas o que se verifica com maior frequência é um importante incremento na incidência de doenças cardiovasculares (DCV) e redução da expectativa de vida.[6] A perda progressiva da função renal é associada a complicações secundárias, como anemia, HAS, desnutrição, dislipidemia, inflamação e distúrbios relacionados com metabolismo do cálcio e fósforo, promovendo um aumento da incidência de DCV (ver também os capítulos da Parte 5). A chance de ocorrer uma DCV, como infarto agudo do miocárdio, acidente vascular cerebral ou doença arterial periférica, é chamada "risco cardiovascular" (RCV) (Figura 52.2).

O objetivo do manuseio do paciente com DRC em qualquer de seus estágios é evitar a perda da função renal, reduzir ou evitar as morbidades associadas a ela e reduzir o RCV e de morte. Para atingir esses objetivos, todo paciente com DRC deve ser avaliado para determinar:

- A etiologia da DRC (o tipo de doença renal)
- A gravidade da DRC (o estágio em que se encontra, baseado na TFG e na albuminúria)
- As complicações associadas com o nível de função renal
- Os fatores de risco relacionados com a progressão da nefropatia
- Os fatores de risco cardiovascular associados.

Utilizando-se a definição dos estágios da DRC, é possível delinear seu manejo nas diversas situações clínicas próprias de cada fase.

> **⚠ PONTOS-CHAVE**
> - Pacientes com alterações da função renal com implicações em sua saúde por mais de 3 meses são portadores de DRC
> - A DRC não tratada evolui para perda da função renal
> - A DRC aumenta significativamente o RCV
> - A principal causa de morte de pacientes com DRC é a DCV.

Quadro 52.1 Estágios da doença renal crônica com base na taxa de filtração glomerular.

Estágio	TFG (mℓ/min/1,73 m²)	Características	Sintomas/Sinais clínicos
1	≥ 90	Evidência de dano renal com TFG normal	Assintomático, presença variável de HAS, anormalidades laboratoriais
2	60 a 89	Evidência de dano renal com redução discreta da TFG	Assintomático, edema variável, HAS um pouco mais prevalente, anormalidades laboratoriais
3A	45 a 59	Redução leve a moderada da TFG	Em geral, pouco sintomático, HAS mais prevalente. Pode haver alterações iniciais associadas à redução da TFG (anemia leve e elevação do PTH). Em idosos acima de 65 anos, é controverso se há relevância clínica ou pode ser considerada como normalidade
3B	30 a 44	Redução moderada a grave da TFG	Pode haver edema, noctúria, HAS bastante prevalente, alterações iniciais associadas à redução da TFG (anemia, acidose metabólica leve, redução do cálcio plasmático, hiperfosfatemia, elevação do PTH)
4	15 a 29	Redução acentuada da TFG	Fraqueza, anorexia, edema, dispneia variável, HAS muito prevalente, noctúria, alterações associadas à redução da TFG (anemia, acidose metabólica leve, redução do cálcio plasmático, hiperfosfatemia, elevação do PTH)
5	< 15 ou em TRS	Doença renal crônica terminal ou uremia	Anorexia, náuseas, vômitos, edema refratário, dispneia, prurido, astenia intensa, alterações do estado mental, HAS acentuada, alterações laboratoriais típicas da uremia

HAS: hipertensão arterial sistêmica; PTH: paratormônio ou hormônio da paratireoide; TFG: taxa de filtração glomerular; TRS: terapia renal substitutiva.

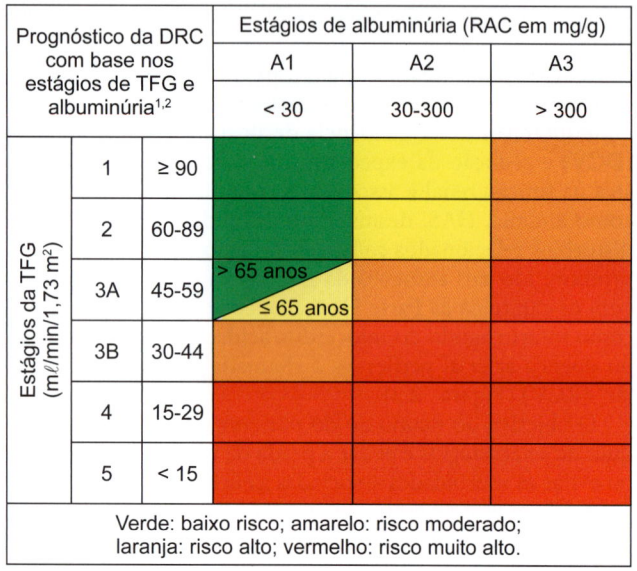

Figura 52.1 Estratificação de risco de progressão da doença renal crônica baseada nos estágios da taxa de filtração glomerular e da albuminúria. DRC: doença renal crônica; RAC: relação albumina:creatinina; TFG: taxa de filtração glomerular. (Adaptada de Glassock e Rule, 2016.)[2]

ETIOLOGIA

Os capítulos da Parte 3 deste livro abordam de maneira detalhada as etiologias mais importantes das nefropatias. Ao observar os pacientes admitidos em programas de terapia renal substitutiva (TRS), que incluem as terapias dialíticas e o transplante renal, é possível ter uma visão geral das causas mais prevalentes da DRC. No Brasil, as doenças caracterizadas como etiologia da DRC e que levam ao início da TRS são a hipertensão arterial sistêmica (HAS) e o diabetes melito (DM), respectivamente 32% e 31% dos casos.[4] Nos EUA, o diabetes melito é a principal etiologia para a DRC terminal.[7] Qualquer dessas nefropatias compartilha uma natureza progressiva, regra geral, passando do estágio 1 até o estágio 5 da DRC (ver Capítulo 42), muitas vezes de forma despercebida ou negligenciada.

APRESENTAÇÃO CLÍNICA

Como a maioria das doenças renais, as nefropatias que se apresentam com redução da TFG são silenciosas. É comum o diagnóstico ser verificado em exames realizados de forma rotineira. Por isso, a anamnese deve incluir a pesquisa de queixas muitas vezes não relatadas. Na revisão de sistemas, é importante investigar a presença de noctúria, um sinal precoce das nefropatias, típico do comprometimento da capacidade tubular de concentração urinária; queixas de obstrução urinária ou dificuldades de esvaziamento vesical, sugerindo doença prostática obstrutiva ou calculose urinária; história de infecções recentes, relacionando-as com glomerulopatia pós-infecciosa; presença recente de *rash* cutâneo ou artrites, relacionadas com doenças reumatológicas, em especial o lúpus eritematoso sistêmico (LES); uso crônico de medicamentos com potencial nefrotóxico, como os anti-inflamatórios não hormonais (AINH); história epidemiológica para doenças virais de transmissão parenteral, como AIDS, hepatite B ou C. A história de doenças pregressas deve obrigatoriamente avaliar a presença de DM e HAS. Em geral, a presença de DM 1 ou 2, por mais de 10 a 15 anos, com complicações microvasculares

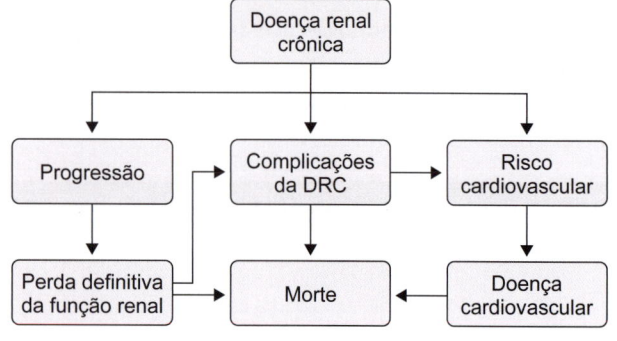

Figura 52.2 Vias de evolução da doença renal crônica.

(retinopatia e neuropatia), está associada à doença renal do diabetes (ver Capítulo 28). Da mesma forma, HAS de longa duração, em geral mais de 10 anos, em grau 2 ou 3, associadas com outras lesões de órgãos-alvo, sugere o diagnóstico de nefropatia hipertensiva (ver Capítulo 35). Doenças crônicas como insuficiência cardíaca congestiva, doenças pulmonares obstrutivas crônicas associadas com *cor pulmonale* ou cirrose hepática têm relação com queda da TFG por má perfusão renal. Além disso, deve ser verificada a presença de informações anteriores de comprometimento renal, como proteinúria ou hematúria em exames previamente realizados. A história de enurese, principalmente em mulheres, pode sugerir o diagnóstico de refluxo vesicoureteral e pielonefrite crônica associada. A história familiar deve inquirir sobre a presença de nefropatias, com ênfase na distribuição por gerações e relacionadas ao sexo. A predominância de quadros de DRC em homens de uma mesma família sugere a doença de Alport (ver Capítulo 39), assim como a distribuição em ambos os sexos, em todas as gerações da família sugere doença renal policística do adulto (DRPA) (ver Capítulo 41). Além disso, as consequências da perda progressiva da DRC, ou seja, as complicações da DRC, devem ser pesquisadas.

> ⓘ **PONTOS-CHAVE**
>
> - As principais causas de DRC são o diabetes melito e a hipertensão arterial sistêmica
> - Grande parte das nefropatias é silenciosa e o diagnóstico envolve exames simples, como a urinálise e a dosagem de creatinina plasmática.

COMPLICAÇÕES ASSOCIADAS À DOENÇA RENAL CRÔNICA

Como detalhado no Capítulo 44, acompanhando a perda progressiva da função renal, há perda da capacidade renal de regular a volemia e controlar a pressão arterial (PA), de regular o equilíbrio ácido-básico, de excretar fósforo e potássio, bem como perda de funções endócrinas renais. Entre estas, há a ativação da vitamina D, com papel fundamental na homeostase do metabolismo mineral e ósseo, e a produção de eritropoetina, um hormônio fundamental na manutenção dos níveis normais de hemoglobina. Os pacientes passam a apresentar, em graus variáveis, anemia, doença ósseo-mineral, dislipidemia, HAS, desnutrição e um significativo aumento do RCV.

Anemia associada à doença renal crônica

Por definição, a anemia em adultos se dá com níveis de hemoglobina (Hb) abaixo de 13 g/dℓ para homens e abaixo de 12 g/dℓ em mulheres. A anemia associada à DRC é tipicamente normocrômica normocítica e mais grave quanto maior a redução da TFG. Cerca de 15% dos pacientes com DRC apresentam algum grau de anemia, variando de 8% no estágio 1 a 53% no estágio 5.[8] A principal causa é a diminuição da produção de eritropoetina por células intersticiais renais (ver Capítulo 45). Porém, outros fatores podem estar relacionados com a anemia da DRC. Há substâncias inibidoras da ação da eritropoetina associadas com a queda da TFG, chamadas "inibidores urêmicos". Além disso, em pacientes com DRC, é frequente haver perda sanguínea crônica por doença péptica ou outro tipo de deficiência nutricional, como a baixa ingesta de ferro associada à sintomatologia da uremia. Além disso, a homeostase do metabolismo do ferro é alterada na DRC, resultando em disponibilidade inadequada dos estoques de ferro, situações muitas vezes caracterizadas como deficiência funcional de ferro.[9] Em estudos observacionais, a anemia tem sido associada com complicações cardiovasculares, como hipertrofia ventricular esquerda, disfunção sistólica ou diastólica e aumento do RCV, das hospitalizações e da mortalidade.[10,11]

A administração de eritropoetina recombinante humana (EPOrh) é eficaz em reverter a anemia associada à DRC e reduzir a mortalidade associada a ela.[12] O uso da EPOrh na anemia associada à DRC visa melhorar a qualidade de vida e evitar transfusões sanguíneas. Estas últimas estão associadas com aumento da produção de anticorpos que dificultarão um possível transplante renal (ver Capítulos 56 e 57). Diversos estudos avaliaram a eficácia e a segurança do uso de EPOrh em pacientes com DRC, associados com os níveis de Hb. Há dados suficientes para afirmar que, em uso de EPOrh, os níveis de Hb não devem superar 12 g/dℓ. O objetivo do tratamento é usar a menor dose possível para atingir a Hb-alvo, pois há riscos em sua utilização. Na DRC, a meta é atingir um Hb acima de 10 g/dℓ e um máximo de 11,5 g/dℓ, uma vez que a normalização desses níveis está associada com aumento da mortalidade, risco de acidente vascular cerebral, trombose de acessos vasculares, hipertensão, eventos cardiovasculares e mesmo progressão da DRC.[10,12] Alguns dados sugerem um aumento do risco de mortalidade por câncer em pacientes com história de malignidade recente.[12]

Doença ósseo-mineral associada à doença renal crônica

Os rins são responsáveis pela 1-alfa-hidroxilação da vitamina D, transformando-a na sua forma ativa, a 1,25 di-hidroxivitamina D. Também são responsáveis pela excreção da maior parte dos íons fosfatos de origem alimentar, absorvidos no trato gastrintestinal. A perda progressiva da função renal compromete tais capacidades, com reflexos diretos no metabolismo ósseo e tendência à hipocalcemia e à hiperfosfatemia. A diminuição da capacidade de excreção de fosfatos, em conjunto com a hipocalcemia, promove uma progressiva elevação na secreção do paratormônio (PTH), um quadro chamado "hiperparatireoidismo secundário à DRC" (ver Capítulo 47). Essas alterações promovem modificações no *turnover* ósseo e na arquitetura óssea que, em conjunto, são chamadas "distúrbio mineral e ósseo da DRC" (ver Capítulo 47). Pacientes com estágios 3 da DRC já apresentam alterações da estrutura óssea e graus variáveis de hiperparatireoidismo. O cálcio plasmático em geral mantém-se em valores normais até uma TFG de cerca de 30 mℓ/min/1,73 m^2. Já a fosfatemia começa a se elevar com TFG de 20 a 50 mℓ/min/1,73 m^2. Quanto menor a TFG, menor o nível plasmático da 1,25 di-hidroxivitamina D. Uma das possíveis razões é a elevada prevalência de hipovitaminose D na população com DRC.[13] Essas alterações tornam-se mais graves nos estágios 4 e 5 da DRC, em que estão claramente associadas com um aumento significativo das calcificações vasculares e da mortalidade cardiovascular. Em estágios mais avançados, dor óssea, deformidades e fraturas patológicas podem ocorrer.[14] Na fase imediatamente pré-dialítica (estágio 5 da DRC), a grande maioria dos pacientes apresenta algum grau de alteração da arquitetura óssea (ver Capítulo 47).

Dislipidemia

A queda progressiva da filtração glomerular é acompanhada de uma vasta alteração em enzimas e receptores envolvidos no metabolismo das lipoproteínas. O resultado é a elevação dos triglicerídios, do colesterol total e do LDL-colesterol, assim como diminuição do HDL-colesterol.[15] Dependendo da etiologia da DRC, essas alterações podem ser mais intensas, como no diabetes melito e síndromes glomerulares que cursam com proteinúria nefrótica. A dislipidemia resultante é um dos possíveis fatores relacionados com a aterogênese acentuada associada à DRC, bem como o importante aumento do RCV.[15,16]

Hipertensão arterial sistêmica

A HAS é uma complicação conhecida da DRC, tendo em vista o papel dos rins na regulação da PA (ver Capítulo 35). Em algum momento da evolução da DRC, até 90% dos pacientes com DRC apresentarão HAS.[17] Além disso, cerca de metade dos pacientes em estágios mais avançados da DRC não conseguem obter controle pressórico adequado.[18] A presença de HAS é importante na associação da DRC com aumento do RCV e é fator decisivo na progressão das doenças renais (ver Capítulo 42). O tratamento da HAS é parte de toda e qualquer estratégia para retardar a progressão das nefropatias e reduzir o RCV.[5] Há controvérsias quanto ao método de medida adequada da PA e sobre qual a meta adequada e segura para o paciente com DRC.[5,19] Utilizando-se um método padronizado de medida de PA, o KDIGO de 2021 recomenda metas ousadas de PA sistólica abaixo de 120 mmHg para todo paciente com DRC, desde que seja seguro, evitando-se complicações como hipotensão postural, hipercalemia ou agudização da insuficiência renal.[5] Esses valores não são adotados por todas as diretrizes, sobretudo porque utiliza medidas de PA diferentes daquelas universalmente aceitas e por basear-se em apenas um estudo clínico, o *Sprint Trial*.[20,21] As Diretrizes Brasileiras de Hipertensão Arterial 2020 recomendam uma meta de PA < 130/80 mmHg, com ressalvas para se observar o risco de piora de função renal nos estágios mais avançados da DRC.[22]

Desnutrição

A desnutrição proteico-calórica desenvolve-se com frequência na DRC e associa-se com um risco elevado de morte.[23] A concentração progressivamente maior de substâncias associadas à uremia, como a própria ureia, associa-se com anorexia e mau funcionamento do sistema digestório, levando à redução voluntária da ingesta. Não há informações suficientes para se indicar o uso de um marcador específico do estado nutricional, mas é comumente utilizada a variação temporal da albumina sérica e da composição corporal, mais especificamente o percentual de gordura corporal.[23] Um parâmetro simples, mas tardio, é a verificação de perda ponderal progressiva, em geral associada com os estágios mais avançados da DRC. É importante avaliar a presença de edema, que pode mascarar a perda ponderal. Outros marcadores alteram-se em paralelo à redução da TFG, como a redução da concentração plasmática de bicarbonato.

Risco cardiovascular

A complicação mais relevante da DRC é a significativa elevação do RCV. Pacientes em estágios 3A e 3B da DRC apresentam mortalidade cardiovascular duas vezes maior que indivíduos com função renal maior. A mortalidade cardiovascular é três vezes maior no estágio 4 da DRC[24] e chega a ser oito vezes maior na DRC 5D.[15] Contribuem para isso a HAS, a dislipidemia, a anemia, os distúrbios ósseo-minerais e a hipoproteinemia, resultado da desnutrição avançada. A etiologia da doença renal, como a HAS ou o DM, por si só pode adicionar maior RCV. Assim, a DRC representa risco elevado para a incidência de infarto agudo do miocárdio, acidente vascular cerebral, doença arterial periférica e insuficiência cardíaca congestiva.[24] Keith et al., 2004 acompanharam cerca de 28 mil pacientes com DRC por um período de 5 anos, verificando a evolução para óbito, transplante renal ou início de TRS.[25] A mortalidade em cada estágio foi sempre muito superior ao início de uma TRS, considerando-se qualquer modalidade de diálise ou transplante renal (Quadro 52.2). A grande maioria dos óbitos ocorre por doença cardiovascular. Assim, todo paciente com DRC deve ser considerado de RCV muito alto.

No manuseio de pacientes com HAS, a estratificação do RCV é uma ferramenta clínica importante para definir o tratamento e o alvo pressórico a ser atingido. Segundo as Diretrizes Brasileiras de HAS, para essa estratificação, a presença de DRC em pacientes com HAS adiciona o mesmo risco que a presença de um evento cardiovascular prévio (infarto agudo do miocárdio ou acidente vascular cerebral, por exemplo).[22]

Essa associação entre RCV e DRC é complexa e multifatorial. Diversos fatores de RCV tradicionais também contribuem para a progressão da DRC para estágios mais avançados. Além disso, a própria DRC contribui para o aumento do RCV pela presença de fatores metabólicos e hemodinâmicos próprios, que podem auxiliar a justificar a variação verificada.[6] Somente os fatores de RCV tradicionais não são suficientes para explicar o aumento da incidência dos eventos cardiovasculares em pacientes com DRC. Foge do escopo deste capítulo abordá-los em detalhe, mas o Quadro 52.3 enumera os fatores de RCV aplicáveis à população geral e aqueles considerados próprios da DRC.

Outras comorbidades

Os pacientes com TFG < 60 mℓ/min/1,73 m^2 costumam apresentar alterações da velocidade de condução neural que pode, muitas vezes, resultar em neuropatia com sinais clínicos. Pode ocorrer encefalopatia, polineuropatia periférica, alterações autonômicas viscerais ou distúrbios do sono. Todos esses são mais intensos e frequentes quanto maior a redução da TFG. As complicações da DRC resultam em significativa redução da qualidade de vida e da capacidade para o trabalho, que estão associadas com maior incidência de depressão, risco de hospitalização e de morte.[1] Muitos pacientes em estágio 3 e 4 da DRC apresentam dificuldades no desempenho de atividades para as quais eram aptos antes, gerando um problema social que deve ser considerado na avaliação desses pacientes.

Quadro 52.2 Evolução de pacientes com doença renal crônica para óbito ou terapia renal substitutiva de acordo com o estágio da doença – 5 anos de acompanhamento, segundo Keith et al., 2004.[15]

Evolução	Estágio 2 (n = 1.741)	Estágio 3 (n = 11.278)	Estágio 4 (n = 777)
Óbito antes da TRS	19,5	24,3	45,7
TRS	1,1	1,3	19,9
Outros	79,4	74,4	34,4

O número de pacientes em cada estágio é apresentado entre parênteses. Os valores para cada evolução são dados em percentual. TRS: terapia renal substitutiva.

Quadro 52.3 Fatores de risco cardiovascular para a população geral e fatores adicionais para pacientes com doença renal crônica.

População geral	Pacientes com DRC
• Idade ≥ 55 anos em homens; ≥ 65 anos em mulheres • Sexo masculino • HAS • Dislipidemia • Colesterol total > 190 mg/dℓ e/ou • LDL-colesterol > 115 mg/dℓ e/ou • HDL-colesterol < 40 mg/dℓ em homens ou < 46 mg/dℓ em mulheres e/ou • Triglicerídios > 150 mg/dℓ • Diabetes melito • Tabagismo • Obesidade • IMC ≥ 30 kg/m² • Circunferência abdominal ≥ 102 cm em homens ou ≥ 88 cm em mulheres • Etilismo • Sedentarismo • História familiar de DCV precoce	• Etiologia da DRC (p. ex., diabetes) • Redução da TFG < 60 mℓ/min/1,73 m² • Sobrecarga de volume extracelular • Ativação do sistema renina-angiotensina-aldosterona • Albuminúria • Distúrbios do metabolismo do cálcio e fósforo • Anemia • Desnutrição • Inflamação sistêmica • Predisposição a infecções • Fatores trombogênicos • Aumento do estresse oxidativo • Hiper-homocisteinemia • Acúmulo de toxinas urêmicas

DCV: doença cardiovascular; DRC: doença renal crônica; HAS: hipertensão arterial sistêmica; IMC: índice de massa corpórea; TFG: taxa de filtração glomerular.

> **PONTOS-CHAVE**
> - A DRC está associada com grande número de complicações que acompanham a perda progressiva da TFG
> - O fenômeno mais impactante da DRC é o aumento do RCV
> - A maioria dos pacientes com DRC morre por DCV, sem chegar à TRS.

ABORDAGEM AO PACIENTE COM NEFROPATIA

Todo paciente com risco ou diagnóstico provável para DRC deve ser abordado de maneira sistemática, descrita a seguir em passos que levam ao plano de ação adequado.

1. **Estimar a TFG**: a medida direta da TFG é complexa e de difícil realização no ser humano. Existem fórmulas clinicamente validadas que, por meio de um cálculo, permitem estimá-la apenas com algumas variáveis, como o valor da creatinina sérica, a idade, o sexo e a raça. O resultado é utilizado para fins de classificação do estágio da DRC. A recomendação atual é utilizar a equação de creatinina CKD-EPI de 2021, que utiliza três variáveis: creatinina sérica em mg/dℓ, sexo e idade em anos.[26] Seu cálculo é complexo e deve ser utilizado um aplicativo ou *website* (ver sugestão ao final do capítulo). A variável raça (negra ou não negra) era utilizada até alguns estudos revelarem diferenças no acesso ao atendimento da DRC nos EUA e sua possível influência na maior mortalidade nesse grupo de pessoas. Como raça é variável de determinação social, e não biológica, ela foi retirada da fórmula anterior, de 2009.[27] Há outras fórmulas disponíveis, mas não há estudos em nosso meio que permitam definir qual das fórmulas é mais adequada às características da população brasileira.
2. **Avaliar o sedimento urinário e a presença de proteinúria ou de albuminúria**: trata-se da pesquisa de sinais laboratoriais de lesão renal (ver Capítulo 16 e 17), que podem ser clinicamente silenciosos.
3. **Classificar o estágio da DRC**: seguir o Quadro 52.4, baseando-se na TFG estimada, na avaliação do sedimento urinário e da presença de proteinúria ou albuminúria. É importante ter em mente que a investigação etiológica é fundamental, a despeito do estágio da DRC, e não será tratado especificamente neste capítulo.
4. **Identificar a presença de fatores de risco para progressão da DRC e fatores de RCV**: como a maioria das nefropatias que levam à DRC tem natureza progressiva, ou seja, pode levar à perda definitiva da função renal, é parte fundamental do manuseio destes pacientes a investigação de fatores que podem acelerar a progressão. Os fatores de RCV e os fatores associados com um maior risco de progressão da DRC (Quadro 52.5) devem ser identificados e abordados a cada estágio da DRC.[1,28]
5. **Definir o plano de ação**: com os dados obtidos, é possível definir o plano de ação cada estágio da DRC, detalhado a seguir.

> **PONTOS-CHAVE**
> - Adotar uma abordagem sistemática para a DRC
> - É importante conhecer os fatores de RCV e os fatores relacionados com risco de progressão da DRC.

Pacientes de risco para a doença renal crônica

Embora não façam parte da atual classificação de DRC, vale destacar um grupo de pacientes que, por definição, são pacientes com TFG normal e sem alterações do sedimento urinário (como proteinúria, albuminúria ou hematúria), sem alteração em exame de imagem (como rins policísticos), mas que apresentam alguma característica que os coloca em risco para o desenvolvimento de DRC (Quadro 52.6). Por sua importância como causas principais da DRC, a HAS e o DM são doenças de base consideradas como risco para o desenvolvimento de DRC.

Quadro 52.4 Categorias de albuminúria.

Estágio	Alb/24 h (mg/24 h)	RAC (mg/g)	Termos
A1	< 30	< 30	Normal
A2	30 a 300	30 a 300	Albuminúria moderada
A3	> 300	> 300	Albuminúria grave

Alb/24 h: excreção urinária de albumina em 24 horas; RAC: relação albumina:creatinina em amostra isolada de urina.

Quadro 52.5 Fatores de risco associados com a progressão das nefropatias.

- Persistência da doença primária
- IRA
- Doença cardiovascular
- HAS não controlada
- Diabetes melito
- Obesidade
- Raça negra e minorias
- Obstrução urinária e presença de refluxo vesicoureteral
- Presença de infecção urinária persistente ou de repetição
- Uso crônico de AINHs e outras substâncias nefrotóxicas
- Hiperuricemia
- Redução do número de néfrons (p. ex., nefrectomia unilateral, baixo peso ao nascer)
- Uso de dieta hiperproteica
- Gestação
- Dislipidemia
- Albuminúria (provavelmente valores > 300 mg/24 h)
- Hipoalbuminemia
- Anemia
- Hiperfosfatemia
- Acidose metabólica
- Tabagismo
- Meio ambiente e condições sociais
- Acesso a atendimento nefrológico
- Distúrbios do sono
- Variantes do gene da APOL1
- Variantes genéticas das vias do sistema renina-angiotensina-aldosterona
- Níveis elevados de FGF-23
- Aumento da excreção urinária de oxalato
- Novos marcadores: NT-proBNP, NGAL urinário e marcadores inflamatórios (CXCL12 plasmático, fibrinogênio e TNF-α)

AINHs: anti-inflamatórios não hormonais; APOL1: apolipoproteína L-1; FGF-23: fator de crescimento de fibroblastos; IRA: injúria renal aguda; NGAL: lipocalina associada a gelatinase de neutrófilos; NT-proBNP: porção N-terminal do peptídio natriurético tipo B; TNF-α: fator de necrose tumoral alfa.[1,28]

Quadro 52.6 Fatores de risco para a doença renal crônica.

- Risco elevado
  - Diabetes melito
  - Hipertensão arterial sistêmica
  - Doença cardiovascular preexistente
    - Acidente vascular cerebral
    - Infarto agudo do miocárdio
    - Insuficiência arterial periférica
  - História familiar de DRC
- Possível risco associado
  - Inatividade física
  - Ingesta excessiva de sal
  - Sexo masculino
  - Redução da massa renal
  - Episódio prévio de IRA
  - Idosos (maiores de 60 anos)
  - Raça negra
  - Presença de outros fatores de RCV
    - Tabagismo
    - Dislipidemia
    - Obesidade e síndrome metabólica
    - História familiar de doença cardiovascular
  - Infecções sistêmicas
  - Doenças autoimunes
  - Doenças virais crônicas
    - Associadas ao HIV
    - Associadas ao HCV
  - Infecção urinária de repetição
  - Calculose urinária de repetição
  - Obstrução do trato urinário
  - Exposição a nefrotoxinas
    - AINHs
    - Ácido aristolóquico
    - Metais pesados
    - Inibidores da calcineurina
    - Lítio
  - Baixo peso ao nascer
  - Hiperuricemia
  - Ingesta proteica elevada
  - Anemia
  - Dislipidemia
  - Exposição crônica a poluição ambiental
  - Residência em locais com dificuldades socioeconômicas

AINHs: anti-inflamatórios não hormonais; DRC: doença renal crônica; IRA: injúria renal aguda; RCV: risco cardiovascular.

Por sua prevalência crescente na população geral, a obesidade é um fator de risco modificável importante, mas de relação complexa com a patogênese da DRC.[29] Por essa razão, medidas de prevenção para evitar o desenvolvimento de HAS ou DM, hábitos alimentares saudáveis e controle do peso em populações de risco podem ser chamadas "prevenção primária para a DRC". Reduções na ingestão de sal podem reduzir a incidência de HAS, assim como a instituição de modificações de estilo de vida e redução de peso podem reduzir significativamente a incidência de DM em adultos de risco.[30]

A associação entre DCV e DRC é vastamente conhecida. Como já comentado, provavelmente há uma associação recíproca entre fatores de RCV e a DRC. Ou seja, pacientes com um maior número de fatores de RCV apresentam mais DRC, bem como pacientes com DRC apresentam maior número de fatores de RCV.[6,22,25] Pacientes com antecedentes de acidente vascular cerebral, infarto agudo do miocárdio ou insuficiência arterial periférica estão incluídos no grupo de risco elevado para o desenvolvimento de DRC. Esses pacientes são de muito maior risco para a ocorrência de um novo evento, de uma queda maior da TFG e da chance para o desenvolvimento de DRC terminal.[1]

Um grande número de condições clínicas tem sido relacionado com aumento da incidência de DRC e, por essa razão, devem ser acompanhadas no monitoramento da TFG e, se necessário, da avaliação de sedimento urinário e pesquisa de proteinúria/albuminúria. São bastante comuns os indivíduos com mais de 60 anos, o uso prolongado de AINH, o diagnóstico concomitante de câncer, o hábito do tabagismo, a presença de síndrome metabólica e a obesidade com IMC acima de 30, entre outras (Quadro 52.6).

Há um grupo de situações clínicas consideradas como possível risco associado para o desenvolvimento da DRC. Esse grupo pode beneficiar-se de exames periódicos, mesmo em indivíduos assintomáticos. Essa avaliação é conhecida como *screening* da DRC e é indicada nesse grupo de pacientes e naqueles com risco elevado para a DRC (Quadro 52.7).

Manejo

1. Os pacientes com risco elevado para DRC, em geral, devem ser testados anualmente para a presença de DRC, utilizando-se:
   - Mensuração da creatinina plasmática para estimativa da TFG
     - No caso de redução da TFG, repetir em, no máximo, 2 semanas
   - Detecção de proteinúria (uProt) ou albuminúria (uAlb)
   - Avaliação do sedimento urinário
2. Pacientes de risco potencial para DRC devem ter a TFG mensurada antes do uso de medicações potencialmente

Quadro 52.7 Recomendações para *screening* para a doença renal crônica.

Grupo de risco elevado	Exame; critério*	Quando testar?	Quando repetir?
DM	• uAlb > 30 mg/24 h • TFG < 60 mℓ/min/1,73 m²	• DM tipo 1: 5 anos após o diagnóstico • DM tipo 2: no momento do diagnóstico	• uAlb alterada: repetir 2 a 3 testes em 3 a 6 m • uAlb normal: repetir anualmente • TFG anual
HAS	• uAlb > 30 mg/24 h • TFG < 60 mℓ/min/1,73 m²	No momento do diagnóstico	• Variável de acordo com o nível de HAS • TFG ao menos anualmente
DCV	• uAlb > 30 mg/24 h • TFG < 60 mℓ/min/1,73 m²	No momento do diagnóstico	• Se alterados: repetir em 3 m • Se normais: anualmente
História familiar de DRC	• Testes específicos de acordo com a doença familiar • uAlb > 30 mg/24 h • TFG < 60 mℓ/min/1,73 m²	Quando identificada	Variável de acordo com a doença familiar
Doenças com alterações estruturais do trato urinário, nefrolitíase recorrente ou hipertrofia prostática	• uAlb > 30 mg/24 h • TFG < 60 mℓ/min/1,73 m²	Quando identificada	Variável, de acordo com o critério clínico ou variação na evolução da doença ou do tratamento
Doenças sistêmicas, com potencial de envolvimento renal (como LES)	• uAlb > 30 mg/24 h • TFG < 60 mℓ/min/1,73 m² • Hematúria	Quando identificada	Variável, de acordo com o critério clínico ou variação na evolução da doença ou do tratamento
Presença de hematúria microscópica	• uAlb > 30 mg/24 h • TFG < 60 mℓ/min/1,73 m²	Quando identificada	Variável, de acordo com o critério clínico ou variação na evolução da doença ou do tratamento

*Para mais detalhes sobre cada um desses métodos e valores normais, ver Capítulo 17. DCV: doença cardiovascular; DM: diabetes melito; HAS: hipertensão arterial sistêmica; LES: lúpus eritematoso sistêmico; TFG: taxa de filtração glomerular; uAlb: albuminúria.

nefrotóxicas para correção de dose e acompanhamento,[1] em particular:
- Lítio
- Antibioticoterapia prolongada
- Antirretrovirais
- Quimioterapia
- Inibidores de calcineurina (ciclosporina e tacrolimus)
- Analgésicos e anti-inflamatórios por período prolongado
- Anticoagulantes orais diretos

3. Pacientes com história familiar de DRPA devem realizar exame de imagem (em geral, ultrassonografia) na idade adulta.[31]
4. Pacientes com possível risco associado podem beneficiar-se de *screening* para DRC (Quadro 52.7)
5. Pacientes de risco elevado para DRC devem ser avaliados concomitantemente para RCV.

> **PONTOS-CHAVE**
> - É importante identificar indivíduos de risco para DRC
> - Há um grupo de pessoas assintomáticas e que se beneficiam de *screening* para a DRC
> - Risco elevado para a DRC deve ser considerado risco elevado para DCV.

Estágios 1 e 2 da doença renal crônica

São estágios caracterizados por alguma evidência de dano renal, mas com TFG ≥ 60 mℓ/min/1,73 m². O estágio 1 tem TFG normal (acima de 90 mℓ/min/1,73 m²) e o estágio 2 tem valores intermediários (entre 60 e 90 mℓ/min/1,73 m²), mas que podem ser valorados como normais, de acordo com idade, sexo e massa muscular (ver Capítulo 17). A evidência de dano renal pode ser demonstrada por:

- Anormalidade no sedimento urinário, por exemplo, presença de proteinúria ou albuminúria, bem como hematúria glomerular
- Evidência de anormalidades estruturais renais, como nefropatia do refluxo ou uropatia obstrutiva
- Alterações eletrolíticas como consequência de doenças tubulares renais
- Anormalidades histológicas renais
- Diagnóstico de uma doença renal genética, como a DRPA.

Já a partir dos estágios 1 e 2 (redução da TFG e/ou albuminúria), a DRC está associada com RCV, mortalidade, risco de fraturas, infecções, comprometimento cognitivo e fragilidade.[32] A identificação precoce pode permitir reduzir essas comorbidades associadas.

Até o momento, não há dados suficientes que permitam agrupar adequadamente as etiologias das nefropatias mais prevalentes em cada estágio da DRC, porém os estágios 1 e 2 são a apresentação inicial da maioria das nefropatias progressivas. Como já relatado, a apresentação inicial é silenciosa na grande maioria dos casos, o que dificulta o diagnóstico, que, na maioria das vezes, é firmado em exames de rotina realizados aleatoriamente. Até o momento, os exames de *screening* somente se justificam em populações de risco, como já ressaltado, mas a identificação dessas populações também pode passar despercebida.

Uma única dosagem de albuminúria é desaconselhável para classificar o indivíduo como portador de doença renal. No estudo NHANES 1994-1998, dos indivíduos com TFG > 90 mℓ/min/1,73 m² com microalbuminúria em uma amostra, apenas 54% repetiram a alteração em um segundo exame. Para o grupo com TFG de 60 a 89 mℓ/min/1,73 m², esse percentual foi de 73%.[33] Tais resultados indicam que o achado isolado de albuminúria deve ser visto com cautela, porém não negligenciado. A recomendação é a repetição do exame em um período não maior que 3 meses.

Uma análise de 15 anos (2003 a 2018) dos dados do NHANES norte-americano mostra uma tendência à estabilidade na prevalência de DRC na população norte-americana.[34] Entre 2015-2018, os estágios 1 e 2 foram encontrados, respectivamente, em 5% (IC 4,5 a 5,3) e 2,7% (IC 2,3 a 3,3) da amostra estudada (Quadro 52.8).

A prevalência dos estágios 1 e 2 de DRC é desconhecida no Brasil, bem como a presença de albuminúria (micro ou macro). É necessário modificar esse quadro, uma vez que o diagnóstico da DRC nas fases mais precoces favorece a resposta ao tratamento e reduz a morbimortalidade associada ao diagnóstico primário. Além disso, o diagnóstico permite a identificação de fatores associados com a progressão para estágios mais avançados da DRC.[35]

Há marcadores clínicos associados com um risco maior de progressão de uma nefropatia para estágios mais avançados de DRC (Quadro 52.5). A presença de albuminúria > 300 mg/24 h é um sinal clínico de uma lesão mais grave da barreira capilar glomerular, associada com uma maior velocidade de perda da função renal. A presença de proteinúria ou albuminúria por si só é associada com um incremento significativo do RCV, bem como está associada com outros fatores de RCV, como obesidade, tabagismo, níveis pressóricos mais elevados, presença de DM e dislipidemia.[36] A hematúria associada com HAS e/ou proteinúria é um sinal de lesão do capilar glomerular e está associada com lesões histológicas mais graves e uma perda funcional acelerada. Quanto mais intensa a hematúria e mais graves os níveis tensionais e de proteinúria, mais rápida a perda da TFG. A velocidade de redução da TFG é também um importante fator de progressão e pode/deve ser identificada precocemente.[37]

A redução do RCV é tão importante quanto o tratamento etiológico e dos fatores de progressão da nefropatia, uma vez que o risco de eventos cardiovasculares é aumentado nestes pacientes (até 30 vezes maior que na população normal).[38] Assim, os objetivos do manejo dos pacientes em estágio 1 e 2 da DRC são:

- Diagnóstico etiológico
- Identificação de casos com possível progressão da DRC
- Albuminúria > 300 mg/24 h
- Hematúria glomerular associada com HAS ou proteinúria
- TFG decrescente
- Redução do RCV associado.

Apesar de poucas evidências, nas fases precoces da DRC, é possível que medidas preventivas possam reduzir o RCV e possivelmente retardar ou até interromper a progressão da nefropatia presente.[39,40] Algumas delas são a perda de peso em obesos, a realização de atividade física e a interrupção do tabagismo, especialmente em diabéticos.[40] A progressão das nefropatias envolve um processo de hiperfiltração dos néfrons remanescentes e um intenso processo inflamatório no tecido renal.[41] O uso de medicamentos que bloqueiam as ações da angiotensina II (AII), como os inibidores da enzima de conversão da angiotensina I e os bloqueadores dos receptores AT1 AII, e da aldosterona, como a espironolactona, é fundamental no tratamento das nefropatias progressivas, pois seu papel em retardar a progressão das nefropatias é vastamente conhecido. Além do controle pressórico, são importantes para a redução da proteinúria e da albuminúria os marcadores associados com o retardo da progressão das nefropatias crônicas. O tema progressão da doença renal crônica é abordado em detalhes no Capítulo 42.

Manejo

1. Determinação e tratamento da etiologia utilizando a propedêutica adequada (ver Capítulos da Parte 3)
2. Identificação da progressão da DRC:
   - Repetir a TFG, no mínimo 3 mensurações no período de 3 meses
   - Em casos recentes, repetir a TFG em até 14 dias e avaliar possível perda rápida de função
   - Considerar como progressão da DRC uma queda na TFG de:
     - > 5 mℓ/min/1,73 m² em 1 ano, ou
     - > 10 mℓ/min/1,73 m² em 5 anos
   - Risco maior de progressão:
     - Persistência da doença primária
     - HAS não controlada
     - Obstrução urinária e presença de refluxo vesicoureteral
     - Presença de infecção urinária persistente ou de repetição
     - Uso crônico de analgésicos e outras substâncias nefrotóxicas
     - Hiperuricemia
     - Redução do número de néfrons
     - Diabetes melito

Quadro 52.8 Prevalência ajustada para idade (IC de 95%) e tendência de doença renal crônica nos EUA em indivíduos com 20 anos ou mais, baseado em NHANES 2003-2018.

Estágio	2003–2006	2007–2010	2011–2014	2015–2018	p
Sem DRC	85,9 (85 a 86,9)	87 (86,2 a 87,7)	86 (84,9 a 87)	86,7 (85,6 a 87,7)	0,24
Estágio 1 (TFG ≥ 90 e albuminúria ≥ 30)	4 (3,5 a 4,7)	3,9 (3,5 a 4,4)	4,7 (4,1 a 5,5)	5 (4,5 a 5,3)	0,037
Estágio 2 (TFG 60 a 89 e albuminúria ≥ 30)	3,2 (2,8 a 3,6)	3 (2,6 a 3,5)	2,7 (2,3 a 3,2)	2,7 (2,3 a 3,3)	0,88
Estágio 3A (TFG 45 a 59)	4,7 (4,3 a 5,2)	4,1 (3,6 a 4,6)	4,5 (4,1 a 5)	4 (3,4 a 4,6)	0,51
Estágio 3B (TFG 30 a 44)	1,6 (1,3 a 1,9)	1,4 (1,3 a 1,6)	1,5 (1,3 a 1,8)	1,1 (1 a 1,4)	0,58
Estágio 4 (TFG 15 a 29)	0,4 (0,3 a 0,6)	0,5 (0,4 a 0,6)	0,4 (0,3 a 0,6)	0,3 (0,2 a 0,5)	0,76
Estágio 5 (TFG < 15)	0,1 (0 a 0,2)	0,1 (0,1 a 0,2)	0,2 (0,1 a 0,3)	0,1 (0,1 a 0,2)	0,22
Qualquer estágio (TFG < 60 ou albuminúria ≥ 30)	14,1 (13,1 a 15)	13 (12,3 a 13,8)	14 (13 a 15,1)	13,3 (12,3 a 14,4)	0,24

DRC: doença renal crônica; TFG: taxa de filtração glomerular estimada pela equação CKD-EPI, em mℓ/min/1,73 m²; albuminúria em mg/g. (Adaptado de Kibria e Crispen, 2020.)[34]

- Uso de dieta hiperproteica
- Gestação
- Hiperlipidemia
- Tabagismo
- Obesidade
- Presença de DCV
- Proteinúria > 1 g/24 h
- Negros e asiáticos
- Uso crônico de AINH

3. Caracterizar e tratar fatores modificáveis de RCV:
   - Presença de DM ou síndrome metabólica
   - Índice de massa corpórea (IMC) acima de 30
   - Dislipidemia
   - Hiperuricemia
   - Hipertrigliceridemia
   - Tabagismo
   - Etilismo
   - Sedentarismo
4. Controle rigoroso da HAS:
   - Alvo inicial da PA < 130/80 mmHg se tolerado de maneira segura. Em indivíduos com fragilidade, a meta < 140/90 mmHg inicial pode ser mais adequada
5. Bloqueio farmacológico das ações da AII em:
   - Todos os casos de nefropatia diabética com albuminúria > 30 mg/24 h
   - Todas as nefropatias com albuminúria > 300 mg/24 h.

> **(!) PONTOS-CHAVE**
> - O diagnóstico precoce das nefropatias favorece o prognóstico renal e cardiovascular dos pacientes
> - Uma medida anormal de albuminúria implica obrigatoriamente a repetição do exame
> - Medidas preventivas simples podem retardar ou até interromper a progressão da DRC
> - O bloqueio das ações teciduais da angiotensina II é fundamental no manuseio das nefropatias crônicas.

Estágio 3A e 3B da doença renal crônica

Encontram-se em estágio 3A de DRC os pacientes com TFG entre 45 e 59 mℓ/min/1,73 m^2 e em estágio 3B aqueles com TFG entre 30 e 44 mℓ/min/1,73 m^2. A maioria dos pacientes é encaminhada ao nefrologista nesses estágios. Uma vez mais, as etiologias representam a prevalência da DRC, com nefropatia diabética e hipertensiva como principais determinantes, muitos deles com caráter progressivo. Assim como nos estágios 1 e 2, é fundamental definir a etiologia da nefropatia, dos fatores de RCV e de progressão da nefropatia, além de identificar a presença de complicações associadas à DRC. Todas devem ser investigadas e abordadas.

O valor de TFG utilizado no estágio 3A da DRC traz uma limitação: inclui um grande número de pacientes que cursa com TFG abaixo de 60 mℓ/min/1,73 m^2, mas que não tem uma doença renal de natureza progressiva ou um real impacto na sua saúde.[42] Como exemplo, imagine uma senhora de 84 anos de idade, sem nenhuma doença sistêmica significativa, com uma mensuração de creatinina plasmática de 0,9 mg/dℓ. Sua TFG é estimada em 59 mℓ/min/1,73 m^2, portanto, ela estaria classificada em estágio 3A de DRC. De fato, um grande número de pessoas idosas acaba entrando neste estágio, sem nenhuma outra doença associada. Todas apresentam uma elevação significativa do RCV e devem ser adequadamente avaliadas para isso, mas não necessariamente progredirão para estágios mais avançados da DRC. Além disso, é importante identificar aqueles pacientes que podem continuar perdendo função renal. A presença de albuminúria (maior que 30 mg/24 h) é um marcador adicional de dano renal que, em idosos com mais de 65 anos, parece identificar melhor os pacientes com nefropatia de natureza progressiva.[43] Para o estágio 3B, a evolução é mais clara e, de uma forma simplificada, a Figura 52.3 esquematiza a evolução desses pacientes.

Manejo

1. Devem ser rigorosamente seguidos os itens 1 a 5 do manejo da DRC estágios 1 e 2, sem alterações
2. Redução do RCV
   - Manter pressão arterial sistêmica dentro das metas (as mesmas para os estágios 1 e 2), promovendo o bloqueio farmacológico das ações da AII
     - Inibidores de enzima de conversão (iECA)
     - Bloqueadores de receptores AT1 da AII (BRAII)
     - A associação de iECA e BRAII não é recomendada
   - Controle da anemia – manter hemoglobina entre 10 e 11,5 g/dℓ está associado com redução do RCV
   - Controle das dislipidemias – a decisão deve ser compartilhada com o paciente
   - Interromper o tabagismo
   - Atividade física aeróbica 5 vezes/semana, com duração de 30 a 40 minutos, adequadas ao estado físico do paciente
   - Controle glicêmico rigoroso (HBA1 c < 7%) em diabéticos com menor RCV; tolerar valores < 8% quando o RCV é elevado e o risco de hipoglicemia for elevado (valores mais baixos estão associados com aumento da mortalidade nesses pacientes)[30]
   - Tratar dos distúrbios ósseo-minerais objetivando normalizar a fosfatemia e a calcemia
     - Identificar calcificações vasculares por meio de radiografia lateral de abdome e valvulares via ecocardiograma classificam o paciente como RCV elevado (ver Capítulo 47).
3. Retardar a progressão da DRC
   - Uso de bloqueadores do SRAA em caso de proteinúria acima de 1 g/24 h
     - Atenção para o risco de hipercalemia e redução grave da TFG

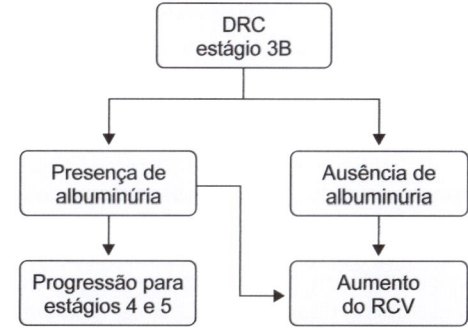

Figura 52.3 Fluxograma de evolução de pacientes em estágio 3B da doença renal crônica (DRC). RCV: risco cardiovascular.

- A meta para PA é < 130/80 mmHg, desde que tolerada
- A correção da acidose metabólica, objetivando bicarbonato plasmático de 22 mEq/ℓ ou acima, é indicada e pode ser obtida com bicarbonato de sódio oral
  - Cápsulas manipuladas de 500 mg, dose de 2 a 4 g/dia de acordo com a resposta
  - Atentar que cada grama de bicarbonato equivale a 1 g de sódio e pode ser necessário o aumento da dose de diuréticos
4. Risco de injúria renal aguda (IRA)
   - Todo paciente com DRC apresenta risco elevado de IRA e deve ser manuseado de acordo
   - Evitar sobretudo hipovolemias e uso de medicamentos anti-hipertensivos (em especial diuréticos) em situações de reconhecida variação de volemia (quadro diarreicos, preparo para colonoscopia, jejum prolongado, doenças agudas com redução da ingesta alimentar e hídrica)
   - Evitar uso concomitante de medicações que reduzem a perfusão renal, como AINH, bloqueadores da AII e contrastes iodados
   - Nefropatia induzida por contraste: necessário avaliar risco/benefício de procedimentos radiológicos com contraste iodado intravenoso, bem como instituir profilaxia periprocedimento (ver Capítulo 23)
5. Avaliar e tratar a anemia associada à DRC:
   - A Hb plasmática deve ser medida ao menos anualmente, e com mais frequência se houver anemia
   - Os objetivos do tratamento da anemia da DRC são melhorar a qualidade de vida e evitar o uso de transfusão sanguínea
   - Afastar causas não renais:
     - Deficiência de ferro por má ingesta
     - Perda sanguínea gastrintestinal: a doença péptica gastrintestinal é frequentemente associada à DRC, em particular no estágio 5 da DRC
     - Afastar deficiência de ácido fólico e vitamina B12
   - Indicar reposição de EPOrh após afastadas deficiências nutricionais
     - Não há um valor único de Hb para indicar o início da EPOrh, mas, em geral, valores mantidos < 10 g/dℓ podem se beneficiar do tratamento
     - Considerar a sintomatologia como indicador; em geral, a anemia é acompanhada de perda do desempenho físico e, em cardiopatas, de piora da função miocárdica
     - Hb alvo entre 10 e 11,5 g/dℓ
     - Garantir adequação dos estoques de ferro:
       - Ferritina plasmática acima de 500 ng/mℓ
       - Saturação da transferrina acima de 20%
       - É frequente a necessidade de reposição de ferro via oral ou intravenosa (ver Capítulo 45)
6. Avaliar o estado nutricional do paciente:
   - O uso de restrição proteica pode ser parte do tratamento para evitar a progressão das nefropatias (ver Capítulo 42). Além disso, o acúmulo de toxinas urêmicas leva à anorexia. Assim, é importante atentar para uma redução acentuada da ingesta energética, com consequente desnutrição
   - Mantenha ingesta calórica adequada às atividades do paciente
   - Parâmetros para avaliar o estado nutricional:
     - Peso – queda progressiva do peso (sem edemas) é um indicador de má ingesta calórico-proteica (MICP)
     - Albumina plasmática – em nefropatas não nefróticos, a redução da albumina para valores inferiores a 3,5 mg/dℓ é um sinal associado com MICP
     - História alimentar e uso da avaliação subjetiva global são ferramentas adicionais
     - Considerar a abordagem multidisciplinar em conjunto com profissional nutricionista
   - Avaliar o estado nutricional em intervalos regulares:
     - Estágios 3A e 3B: a cada 6 a 12 meses
     - Estágios 4 e 5: a cada 1 a 3 meses
7. Avaliar a presença de doença mineral óssea, que se torna bastante prevalente nessa fase
   - Parâmetros minerais:
     - Cálcio sérico:
       - Dosagem a cada 6 a 12 meses
       - A calcemia deve ser mantida dentro da faixa normal
       - A hipercalcemia pode ser provocada pelo uso do calcitriol ou análogo da vitamina D2 ou doses excessivas de quelantes de fósforo baseados no cálcio
     - Fósforo sérico:
       - Dosagem a cada 6 a 12 meses
       - A restrição dietética de fosfatos é indicada em caso de hiperfosfatemia persistente
       - Usar quelantes de fósforo para mantê-lo em valores normais
     - Paratormônio (PTH):
       - O período de dosagem depende do valor basal e da progressão da DRC, podendo ser anual ou até trimestral, acompanhando medidas terapêuticas
       - Os níveis adequados de PTH nos estágios 3 da DRC são desconhecidos. A elevação progressiva do PTH após correção da hiperfosfatemia ou hipocalcemia indica o uso de análogos da vitamina D, objetivando a normalização dos níveis de PTH
       - É recomendada a dosagem concomitante da atividade da fosfatase alcalina para avaliar a atividade reabsortiva óssea
     - 25(OH)D:
       - Recomenda-se uma medida basal rotineira e repetição de acordo com as medidas terapêuticas utilizadas. Todavia, é necessário ter em mente que os níveis normais são motivo de controvérsia[44]
       - Recomenda-se tratamento igual à população geral para casos de deficiência ou insuficiência de vitamina D que podem contribuir para algum grau de hiperparatireoidismo
   - Em pacientes com fatores de risco para osteoporose, a densitometria óssea pode ser utilizada, desde que se planeje alguma intervenção terapêutica. A biopsia óssea ainda é o parâmetro ideal, mas variações evolutivas da densidade óssea podem nortear o uso de medicações que aumentem a massa óssea[14]
8. Avaliar modificações na qualidade de vida, no desempenho no trabalho, na atividade sexual e no bem-estar geral. Considerar a elevada prevalência de distúrbios do humor e do sono.

> **! PONTOS-CHAVE**
>
> - Há pacientes em estágio 3A da DRC que não apresentam uma natureza progressiva da DRC e devem ser tratados para redução do RCV
> - A presença de albuminúria nos estágios 3A e 3B da DRC sinaliza para a progressão para estágios 4 e 5 da DRC
> - No estágio 3 da DRC, são frequentes as complicações associadas à DRC, e cada uma deve ser avaliada e tratada adequadamente.

Estágio 4 da doença renal crônica

Encontram-se em estágio 4 de DRC os pacientes com TFG entre 15 e 29 mℓ/min/1,73 m². Com esse nível de função renal, pode-se afirmar que todos os pacientes progredirão para o estágio seguinte caso se mantenham livres de eventos cardiovasculares (Figura 52.4). A progressão para o estágio 5 deve-se à redução grave do número de néfrons funcionantes, de modo que aqueles remanescentes são submetidos à hiperfiltração compensatória, o que leva à quase inexorável progressão para perda definitiva da função renal (ver Capítulo 42).

Infelizmente, a maioria evolui para óbito em decorrência de um evento cardiovascular. Por essa razão, os objetivos específicos para esse estágio devem focar na redução dos fatores de RCV e no tratamento das comorbidades associadas à DRC. É certo que qualquer paciente neste estágio apresenta uma ou mais das complicações associadas à DRC: doença ósseomineral, anemia, HAS, dislipidemia, neuropatia ou desnutrição. Todas elas devem ser investigadas e tratadas da melhor maneira.

É possível, mesmo nessa fase, retardar a progressão da DRC, de forma a protelar a chegada do estágio 5. Contudo, há limitações. A redução grave da TFG dificulta o uso de doses elevadas de antagonistas do sistema renina-angiotensina-aldosterona (SRAA). O bloqueio da AII promove redução da TFG ao comprometer o mecanismo de autorregulação da filtração glomerular (ver Capítulo 42). Assim, reduções muito graves, em uma fase de TFG baixa, pode dificultar o uso dessa classe de medicação, como uma prevalência maior de hipercalemia.[45] A aldosterona é fundamental na excreção renal de potássio e o bloqueio da AII reduz a produção desse hormônio nas glândulas suprarrenais, induzindo a retenção de potássio (ver Capítulo 12).

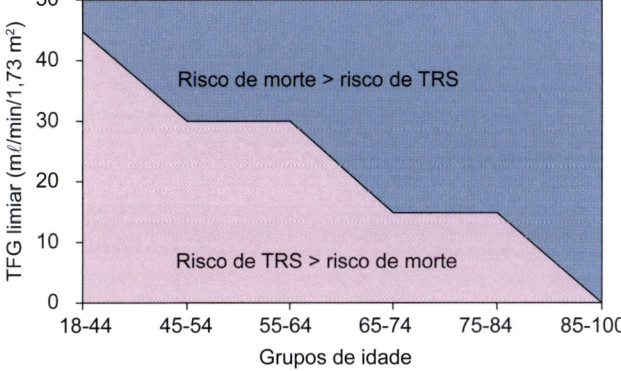

Figura 52.4 Evolução de pacientes em estágio 4 da doença renal crônica. TFG: taxa de filtração glomerular; TRS: terapia renal substitutiva.

Por ser um estágio que antecede o início das TRS, todos os pacientes em estágio 4 da DRC devem ser orientados sobre a possibilidade de iniciarem um programa de TRS. Algumas iniciativas buscam prever de forma consistente a evolução para a TRS e algumas ferramentas, como estimativas de prognóstico, podem ser utilizadas. Grams e et al.[46] desenvolveram uma ferramenta disponível *online* que, utilizando 9 variáveis (idade, sexo, raça, TFGe, PA sistólica, presença de DM, história de doença cardiovascular, albuminúria e tabagismo), permite prever com alguma segurança a evolução em 2 a 4 anos.[47] A instituição de um acesso vascular para hemodiálise deve ser debatida com o paciente e seus cuidadores, quando for o caso, levando-se em conta a expectativa de vida, as condições de obtenção de um acesso adequado e a opção da modalidade dialítica. É bastante bem estabelecido que o acompanhamento nefrológico por um período maior que 6 meses antes do início da TRS está relacionado com um risco menor de complicações e menor mortalidade no paciente renal crônico.[48] Com isso em mente, algumas estratégias adicionais no manejo do estágio 4 da DRC são descritas a seguir.

Manejo

1. Aplicam-se todos os itens do manuseio do estágio 3 da DRC.
2. O acompanhamento é realizado em períodos mais curtos. Em geral, a cada 3 meses o paciente deve ser reavaliado, exceto quando se verifica uma progressão acelerada da perda de função, quando os controles devem ser realizados mais precocemente.
3. Controlar a cada 3 meses:
   - Potássio plasmático: a redução significativa da função renal pode ser acompanhada de hipercalemia refratária, por redução da TFG e da capacidade tubular de secretar potássio (ver Capítulo 12). Isso é particularmente importante no estágio 4 da DRC, onde o uso de medicamentos para retardar a progressão da nefropatia pode levar à hipercalemia
   - Anemia: excluir causas não renais, como perda sanguínea e baixa ingesta alimentar; iniciar EPOrh se indicado
   - Cálcio e fósforo plasmático: está indicado o uso de quelantes orais de fósforo, por elevação do fósforo plasmático e hipocalcemia. Uma prescrição adequada para esta fase é o uso de carbonato de cálcio 500 mg a 1 g VO junto com as principais refeições do dia
     - Em casos com hipercalcemia, sugere-se uso de quelantes sem cálcio. Atualmente, no Brasil, está disponível apenas o cloridrato de sevelamer
   - Dislipidemia: o risco cardiovascular nessa fase é 2 a 3 vezes mais acentuado que a população geral. Deve ser considerado o uso de inibidores da HMG-CoA redutase (estatinas) em todos os pacientes
   - Morte súbita: especialmente em diabéticos, o uso de betabloqueadores lipofílicos (propranolol, metoprolol, bisoprolol ou carvedilol) está associado com redução de morte súbita. Considerar sua prescrição, levando-se em conta riscos e efeitos colaterais[19]
   - Recomendar universalmente vacinação contra a covid-19, pneumococo, influenza e hepatite B
   - A cada retorno ambulatorial, revisar exaustivamente a medicação em uso, sobretudo aquelas vendidas sem prescrição médica, para evitar o uso de substâncias nefrotóxicas e ajuste de doses de outros medicamentos para a TFG do paciente.

4. O controle da HAS é fundamental para reduzir o RCV e retardar a progressão da DRC. O uso do bloqueio da AII é fundamental, mas alguns cuidados são importantes:
   - Monitorar o potássio a cada modificação de dosagem de um iECA ou BRAII ou após a introdução de inibidores do SGLT2
   - Reduções da TFG maiores que 50% após o início do uso de iECA ou BRAII podem indicar um comprometimento grave da perfusão renal. A redução da dose ou até a suspensão da medicação deve ser avaliada, bem como a avaliação de outras causas de hipoperfusão renal: estenose de artéria renal, uso de substâncias nefrotóxicas (AINH, inibidores da calcineurina, entre outros), hipovolemia, uso de doses excessivas de diuréticos ou insuficiência cardíaca grave
   - Em casos de reconhecida hipovolemia, como quadros diarreicos, preparos para colonoscopia e cirurgias de grande porte com jejum prolongado, é aconselhável suspender a medicação por 24 a 48 h, até o restabelecimento da ingesta e do estado volêmico
   - Antecipar o uso concomitante de substâncias que reduzem a perfusão renal, como AINH, contrastes iodados e inibidores de calcineurina, para os devidos ajustes quando indicados
5. O risco para IRA é progressivamente maior, quanto menor a TFG
6. Os pacientes devem ser informados sobre a natureza progressiva da DRC e sobre as modalidades de TRS
   - A escolha da modalidade de TRS envolve diversos aspectos, desde expectativa de vida, reversibilidade da doença de base, escolha pessoal do paciente, disponibilidade de doador vivo, acesso a serviço com experiência, entre outros aspectos, detalhados no Capítulo 53
   - O transplante renal é uma opção adequada e, em grande número de pacientes, a sua realização antes do tratamento dialítico é a melhor modalidade de TRS (ver Capítulo 59)
   - O paciente e a equipe de atendimento do paciente devem ser alertados para evitar o uso de punções em veias dos membros superiores que possam ser utilizadas na confecção de fístula arteriovenosa (ver Capítulo 53).

> **⚠ PONTOS-CHAVE**
> - Praticamente todos os pacientes em estágio 4 vão evoluir para estágio 5 ou sofrer um evento cardiovascular
> - Todos os pacientes nesse estágio devem ser tratados para os fatores de RCV e as comorbidades associadas à DRC
> - O risco de IRA é maior nos estágios mais avançados da DRC
> - Os pacientes nesse estágio devem ser informados e preparados para a TRS
> - O transplante renal antes do início da diálise é a melhor modalidade de TRS.

Estágio 5 da doença renal crônica

Por definição, encontram-se em estágio 5 de DRC pacientes com TFG abaixo de 15 mℓ/min/1,73 m². Esse estágio já pode ser considerado doença renal crônica terminal, quando se iniciam os programas de TRS – diálise e transplante. Nesse ponto, a grande maioria dos pacientes apresenta sintomatologia típica, chamada "uremia" (ver Capítulo 44). É o momento em que se define a TRS, seja hemodiálise ou diálise peritoneal, ou o transplante renal, bem como o momento adequado de início dessas terapias. Porém, uma pequena parcela desses pacientes, em geral aqueles muito idosos, mantém-se oligossintomáticos e toleram o tratamento conservador, não dialítico. As evoluções possíveis são esquematizadas na Figura 52.5.

Manejo

Todas as medidas para tratamento das complicações associadas à DRC são mantidas ou intensificadas, pois há acentuação dessas complicações, por piora da função renal.

O estágio 5 da DRC deve levar em conta a etiologia e o prognóstico do paciente. Como já exposto, há situações em que se pode preferir o tratamento conservador ou mesmo o tratamento paliativo, em casos de doenças terminais, quando a uremia pode estar presente, acompanhando o final da vida do paciente. Nessa situação, a TRS pode não melhorar a qualidade de vida ou tampouco prolongar a sobrevida. Considerar os seguintes passos no manejo deste estágio:

- A condição clínica do paciente e a presença de doenças associadas, que deve ser abordada concomitantemente
- A velocidade de perda da função renal, com medidas sequenciais da creatinina plasmática; perdas rápidas demandam início precoce da TRS
- Causas reversíveis, como hipovolemia, infecção urinária, obstrução do trato urinário, descompensação de insuficiência cardíaca congestiva e uso de substâncias nefrotóxicas, devem ser afastadas
- A ureia plasmática é um marcador laboratorial frequentemente utilizado como sinônimo da uremia. De fato, o acúmulo da ureia é progressivamente maior quanto menor a TFG. Por outro lado, a ureia plasmática não é um marcador ideal da TFG, uma vez que sofre grande influência da volemia, de medicações concomitantes e da ingesta proteica. Em estágios muito avançados, pode haver redução da ureia simplesmente por falta da ingesta de proteínas. Em oposição, é frequente a elevação transitória da ureia quando há aumento da terapia diurética. Regra geral, valores persistentes de ureia plasmática acima de 200 mg/dℓ são muito mal tolerados, mesmo no paciente com DRC de evolução lenta
- Com a grave redução da TFG, a hipercalcemia é muito mais frequente e o monitoramento do potássio plasmático é fundamental, em especial se o paciente faz uso de medicamentos que reduzem sua excreção urinária, como diuréticos poupadores de potássio, iECA, BRAII, betabloqueadores e AINH

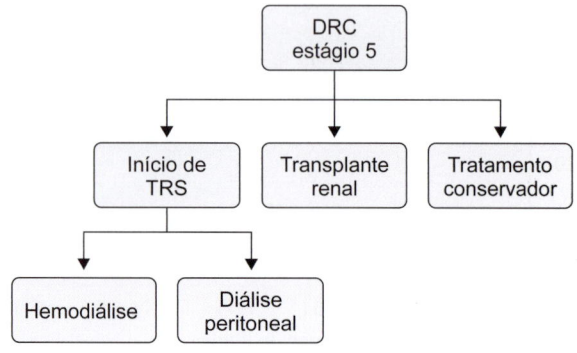

Figura 52.5 Evoluções possíveis para pacientes em estágio 5 da doença renal crônica (DRC). TRS: terapia renal substitutiva.

- A hiperfosfatemia ocorre em praticamente todos os pacientes. O uso de quelantes do fósforo será frequentemente necessário
- A redução da proteinúria continua sendo importante, porém é preciso atentar para a piora da TFG associada ao bloqueio da AII, bem como a hipercalemia, frequentemente associada a medicações com esse mecanismo
- Imunização: pacientes que iniciam TRS devem ser obrigatoriamente vacinados para hepatite B. Nessa população, há baixa resposta imune e o esquema preconizado é de 4 doses no total, com verificação da conversão sorológica para eventual repetição do ciclo de vacinas, até a positivação do anti-HBs. É aconselhável também a vacinação contra a covid-19, influenza e pneumococo
- Revisão frequente (ao menos trimestralmente) da medicação em uso, sobretudo medicações adquiridas sem orientação médica. Os AINHs são de risco potencial elevado para piora da função renal e efeitos colaterais. Ajustar a dose das medicações em uso para a TFG correspondente.

Manejo da anemia no estágio 5 da doença renal crônica

Os objetivos do tratamento da anemia na DRC são a melhora de sintomas e a redução da necessidade de transfusões.[12] Afastadas outras causas de anemia, o uso da EPOrh é fundamental para recompor os níveis de Hb nessa fase da DRC. Além disso, é frequente a necessidade de suplementação com doses generosas de ferro intravenoso, uma vez que a absorção gastrintestinal parece diminuir com a uremia. A via mais utilizada é a intravenosa. Algumas das recomendações atuais são apresentadas a seguir:

- Não há valor específico para hemoglobina que indique o início da EPOrh, mas valores < 10 g/dℓ costumam beneficiar-se desse tratamento. Muitos pacientes são assintomáticos com Hb até 9 g/dℓ e não devem ser tratados
- A presença de sintomatologia associada à anemia indica a necessidade de melhora dos níveis de Hb: fadiga fácil, redução do desempenho físico, dispneia ao esforço, piora da função miocárdica e da classe funcional do quadro clínico da insuficiência cardíaca congestiva, angina de peito em coronariopatas, piora da claudicação intermitente em pacientes com vasculopatias periféricas
- A complicação mais frequente é a elevação da pressão arterial, que demanda ajuste da medicação anti-hipertensiva. Raramente é necessário suspender a EPOrh
- Pacientes com neoplasia maligna em atividade, especialmente com perspectiva de cura, ou história de malignidade, devem ser avaliados para a possibilidade de evitar o uso de EPOrh, uma vez que há associação com risco aumentado de morte pela neoplasia[12]
- Pacientes com passado de acidente vascular cerebral isquêmico (AVCi) devem ter uso cauteloso de EPOrh, pois há aumento da incidência de novos eventos[12]
- O efeito colateral mais frequente é dor à injeção; o paciente deve ser alertado sobre isso.

Manejo do risco cardiovascular no estágio 5 da doença renal crônica

A população de pacientes em TRS tem sido estudada para manuseio dos fatores de RCV, mas, infelizmente, não há dados sugerindo que uma abordagem diferente da adotada para os demais estágios seja capaz de reduzir a grande mortalidade CV desse grupo de pacientes, no qual a DCV continua sendo a maior causa de morte.[49,50] Algumas recomendações específicas dessa fase merecem nota e podem ser comparadas com as recomendações para os estágios 3 e 4, como mostra o Quadro 52.9. Deve-se avaliar e tratar causas potencialmente reversíveis de dislipidemia: DM, síndrome nefrótica, doença hepática avançada, consumo excessivo de álcool, hipotireoidismo ou induzido por drogas. É necessário atentar para substâncias que podem piorar o perfil lipídico: isotretinoína, anticonvulsivantes, medicamentos antirretrovirais, diuréticos, betabloqueadores, andrógenos, anticoncepcionais orais, corticosteroides, ciclosporina e sirolimo.[51] As modificações de estilo de vida relacionadas com os fatores de RCV são mantidas. O tratamento farmacológico das dislipidemias com uso de estatinas isoladas ou associadas com ezetimiba, em pacientes com estágio 5 da DRC, é motivo de alguma controvérsia, mas deve-se priorizar a redução do RCV em pacientes com risco elevado, sobretudo casos com longa expectativa de vida ou possibilidade de transplante renal.[15]

INÍCIO DA TERAPIA RENAL SUBSTITUTIVA

O início da TRS é uma indicação clínica. São considerados o valor da TFG, a presença e a intensidade de sinais e sintomas de uremia, a disponibilidade de TRS e as preferências dos pacientes e familiares. Em geral, valores de TFG inferiores a 8 a 10 mℓ/min/1,73 m² são associados com edema, hipertensão arterial de difícil controle, anorexia, náuseas, vômitos, queda do estado nutricional, entre outras complicações. Porém, há situações clínicas em que há intensa sintomatologia mesmo com TFG acima de 15 mℓ/min/1,73 m². Isso é particularmente importante em diabéticos, que tendem a apresentar sintomas de uremia mais precocemente. Em estágios avançados da DRC, a desnutrição provoca diminuição da creatinina plasmática, limitando o uso das equações de estimativa da TFG.

Um grande percentual de pacientes com DRC somente tem o diagnóstico da sua doença firmado em situações emergenciais, de risco imediato à vida. Em geral, iniciam a TRS em caráter de urgência e, nesse ponto, inicia-se a investigação da etiologia. Esse cenário é altamente indesejável e deveria ser evitado. Pacientes que chegam à TRS sem acompanhamento nefrológico anterior apresentam maior mortalidade e um número maior de comorbidades.[48] As indicações para início emergencial de terapia dialítica são (ver Capítulo 53):

- Encefalopatia urêmica
- Edema pulmonar refratário à diuréticos
- Hipercalemia refratária ao manuseio clínico
- Acidose metabólica grave
- Pericardite urêmica
- Sangramentos atribuíveis à uremia.

O início planejado da TRS é desejável. Como regra geral, a indicação baseia-se na presença de um ou mais dos seguintes: sinais ou sintomas imputáveis à insuficiência renal, como distúrbios hidreletrolíticos e ácido-básicos (hipercalemia refratária, acidose metabólica); presença de serosites e prurido urêmicos; dificuldade no controle da volemia e hipertensão arterial sistêmica refratária; deterioração do estado nutricional; piora do estado cognitivo. Em geral, essas alterações são observadas com TFG entre 5 e 10 mℓ/min/1,73 m².

Quadro 52.9 Abordagem para os fatores de risco cardiovascular de acordo com o estágio da doença renal crônica.

Fator de risco	Estágios 3 e 4	Estágio 5
HAS	Alvo do tratamento: PA < 130/80 mmHg, observada a tolerância e o risco de piora da função e/ou hipercalemia Qualquer nefropatia com microalbuminúria ou proteinúria deve ser tratada com iECA ou ARAII O controle da PA em nefropatias não proteinúricas deve ser feito com qualquer dos seguintes: iECA, ARAII, diuréticos tiazídicos ou bloqueadores de canal de cálcio de longa ação	Alvo do tratamento: evitar níveis muito baixos e individualizar níveis de acordo com tolerância e RCV[50] Deve-se evitar uso de anti-hipertensivos não dialisáveis em casos de hipotensão intradialítica (ver Capítulo 53)
Dislipidemia	Todos os pacientes com DRC devem ser avaliados para a presença de dislipidemia A avaliação deve constar da mensuração do colesterol total, HDL-colesterol, LDL-colesterol e triglicerídios Os níveis de lipídios devem ser avaliados trimestralmente após medidas terapêuticas, ou anualmente se estáveis e no alvo Alvo do tratamento: LDL-colesterol < 100 mg/dℓ; triglicerídios < 150 mg/dℓ e HDL-colesterol > 45 mg/dℓ. Em pacientes com DCV estabelecida, pode-se optar por um LDL-colesterol < 70 mg/dℓ É recomendado o uso estatinas ou estatina combinada com ezetimiba É necessário atentar para risco elevado de rabdomiólise na associação de fibratos e estatina em renais crônicos e transplantados renais	Todos os pacientes em TRS devem ser avaliados para dislipidemia É fundamental avaliar causas reversíveis de dislipidemia em pacientes nesse estágio O início do uso de estatina ou estatina com ezetimiba deve levar em conta o RCV, o tempo estimado de vida e a possibilidade de transplante renal[15] Alvo do tratamento: desconhecido na população de pacientes em TRS
Diabetes melito	Alvo do tratamento: HbA1 c < 7% e glicemia de jejum 80 a 120 mg/dℓ O início de uso da metformina é limitado aos estágios 1-3A. Deve ser evitado se a TFG for < 30 mℓ/min/1,73 m² Há necessidade de ajuste de dose de insulina com a redução da TFG	Alvo do tratamento: a HbA1 c ideal é desconhecida nessa população Deve-se evitar a hipoglicemia Em geral, a sessão de hemodiálise promove consumo calórico e pode induzir hipoglicemia Contraindicado o uso de metformina
Obesidade	Manter IMC < 25 kg/m²; circunferência abdominal < 102 cm para homens e < 88 cm para mulheres	Da mesma forma que estágios 3 a 4
Ingesta de sódio	Mantenha ingesta de sódio < 2,4 g/dia	Em geral, manter a mesma recomendação dos estágios 3 e 4, mas pode ser mais rigorosa de acordo com o ganho de peso interdialítico
Tabagismo	Interrupção	O mesmo
Exercícios	Se possível, recomendar exercícios aeróbicos de intensidade moderada por 30 a 60 min., 4 a 7 dias/semana	O mesmo
Outros	Uso de ácido acetilsalicílico 81 a 150 mg/dia se RCV elevado e não houver contraindicação	O mesmo

DCV: doença cardiovascular; DRC: doença renal crônica; iECA: inibidores de enzima de conversão; IMS: índice de massa corpórea; RCV: risco cardiovascular; TFG: taxa de filtração glomerular; TRS: terapia renal substitutiva.

Muitas vezes, algumas dessas manifestações aparecem de forma isolada, antes mesmo do aparecimento de sinais clínicos maiores, como astenia e queda do estado geral. Na maioria desses pacientes, o início da TRS melhora o estado nutricional e reverte grande parte da sintomatologia (ver Capítulo 53).

INDICAÇÃO DE TRANSPLANTE RENAL

O transplante renal é, *a priori*, o tratamento de escolha para a DRC em estágio 5. Infelizmente, porém, nem todos podem ser transplantados. Há hoje um pequeno número de contraindicações absolutas, como incompatibilidade ABO, presença de hipersensibilização pré-transplante e doença neoplásica em atividade. Todavia, contraindicações temporárias são frequentes nessa população, como insuficiência cardíaca congestiva descompensada, insuficiência coronariana não controlada, DM descompensado, doenças hepáticas virais com sinais de atividade, infecções, doenças sistêmicas em atividade, entre outras. Nesses casos, o tratamento da contraindicação transitória é mandatório, e o transplante deve ser buscado, se possível.

Assim como a hemodiálise e a diálise peritoneal, o transplante renal deve ser apresentado ao paciente com DRC na fase 4 da DRC e já pode ser considerado em pacientes com TFG < 20 mℓ/min/1,73 m² em situações progressivas e irreversíveis.[1] Os riscos e as complicações de cada método devem ser explanados, e a preferência do paciente deve ser considerada. Há pacientes que preferem a terapia dialítica ao transplante renal. Este tema é abordado em detalhes nos capítulos da Parte 7.

IDOSOS COM DOENÇA RENAL CRÔNICA TERMINAL

O benefício para iniciar uma TRS deve ser avaliado como melhora da condição clínica, redução de sintomas e aumento da sobrevida, sem comprometer a qualidade de vida do paciente. Essas premissas nem sempre são preenchidas para pacientes idosos e com múltiplas comorbidades. Algumas sociedades recomendam o uso de ferramentas que possam estimar a sobrevida e o risco de progressão para TRS para auxílio de tomada de decisão.[46] Em particular, pacientes com mais de 80 anos de idade, portadores de insuficiência cardíaca congestiva grave, doenças vasculares e DM com complicações macrovasculares podem não ter um aumento da sobrevida com a TRS.[46] Nessa situação, deve ser avaliada a possibilidade de manter-se o tratamento conservador da DRC, que implica tratamento rigoroso das comorbidades, em especial da anemia, da acidose metabólica e da hipervolemia, além de orientações sobre a terminalidade da vida. Para diminuição dos sintomas urêmicos, frequentemente associados com níveis elevados da ureia plasmática, torna-se necessária a instituição de dietas restritas em proteínas, com suplementação de aminoácidos essenciais e vitaminas (ver Capítulo 51). Porém, ainda assim, grande parte desses pacientes pode não tolerar e optar pelo início da TRS.

> **⚠ PONTOS-CHAVE**
> - A modalidade da TRS adotada deve levar em conta a escolha do paciente
> - O transplante renal é a modalidade de escolha, se possível
> - A indicação para início da TRS é clínica
> - O início emergencial da TRS deve ser evitado
> - Há pacientes em estágio 5 da DRC que podem não se beneficiar da TRS

REFERÊNCIAS BIBLIOGRÁFICAS

1. Kidney Disease: Improving Global Outcomes (KDIGO) Group. KDIGO 2012 Clinical Practice Guideline for the evaluation and management of chronic kidney disease. Kidney Int Suppl. 2013;3(1):1-150.
2. Glassock RJ, Rule AD. Aging and the kidneys: anatomy, physiology and consequences for defining chronic kidney disease. Nephron. 2016;134(1):25-9.
3. Cockwell P, Fisher LA. The global burden of chronic kidney disease. The Lancet. 2020;395(10225):662-4.
4. Nerbass FB, Lima H do N, Thomé FS, Vieira Neto OM, Lugon JR, Sesso R. Brazilian Dialysis Survey 2020. Braz J Nephrol. 2022;44(3).
5. Cheung AK, Chang TI, Cushman WC, Furth SL, Hou FF, Ix JH et al. KDIGO 2021 Clinical Practice Guideline for the management of blood pressure in chronic kidney disease. Kidney Int. 2021;99(3S):S1-87.
6. Jankowski J, Floege J, Fliser D, Böhm M, Marx N. Cardiovascular disease in chronic kidney disease. Circulation. 2021;143(11):1157-72.
7. United States Renal Data System. 2022 USRDS Annual Data Report: Epidemiology of kidney disease in the United States. National Institutes of Health, National Institute of Diabetes and Digestive and Kidney Diseases, Bethesda, MD; 2022. Disponível em: https://usrds-adr.niddk.nih.gov/2022. Acesso em: 09 out. 2023.
8. Stauffer ME, Fan T. Prevalence of anemia in chronic kidney disease in the United States. PLoS One. 2014;9(1):e84943.
9. Babitt JL, Eisenga MF, Haase VH, Kshirsagar AV, Levin A, Locatelli F et al. Controversies in optimal anemia management: conclusions from a Kidney Disease: Improving Global Outcomes (KDIGO) Conference. Kidney Int. 2021;99(6):1280-95.
10. Hanna RM, Streja E, Kalantar-Zadeh K. Burden of anemia in chronic kidney disease: beyond erythropoietin. Adv Ther. 2021;38(1):52.
11. Ene-Iordache B, Perico N, Bikbov B, Carminati S, Remuzzi A, Perna A et al. Chronic kidney disease and cardiovascular risk in six regions of the world (ISN-KDDC): a cross-sectional study. Lancet Glob Health. 2016;4(5):e307-19.
12. Group KAW. KDIGO Clinical Practice Guideline for anemia in chronic kidney disease. Kidney Int Suppl. 2012;2(4):279-335.
13. Bucharles SGE, Barreto FC, Oliveira RB. Hipovitaminose D na doença renal crônica. J Bras Nefrol. 2021;43(4 Suppl 1):639-44.
14. Kidney Disease: Improving Global Outcomes (KDIGO) Group. KDIGO 2017 Clinical Practice Guideline update for the diagnosis, evaluation, prevention, and treatment of chronic kidney disease-mineral and bone disorder (CKD-MBD). Kidney Int Suppl. 2017;7(1):1-59.
15. Ferro CJ, Mark PB, Kanbay M, Sarafidis P, Heine GH, Rossignol P et al. Lipid management in patients with chronic kidney disease. Nat Rev Nephrol. 2018;14(12):727-49.
16. Wanner C, Tonelli M. KDIGO Clinical Practice Guideline for lipid management in CKD: summary of recommendation statements and clinical approach to the patient. Kidney Int. 2014;85(6):1303-9.
17. Horowitz B, Miskulin D, Zager P. Epidemiology of hypertension in CKD. Adv Chronic Kidney Dis. 2015;22(2):88-95.
18. Sakhuja A, Textor SC, Taler SJ. Uncontrolled hypertension by the 2014 evidence-based guideline: results from NHANES 2011-2012. J Hypertens. 2015;33(3):644-51; discussion 652.
19. National Institute for Health and Care Excellence (NICE). Chronic kidney disease: assessment and management. NICE; 2021. Disponível em: https://www.nice.org.uk/guidance/ng203. Acesso em: 09 out. 2023.
20. Mann JFE, Chang TI, Cushman WC, Furth SL, Ix JH, Hou FF et al. Commentary on the KDIGO 2021 Clinical Practice Guideline for the management of blood pressure in CKD. Curr Cardiol Rep. 2021;23(9).
21. SPRINT Research Group. A randomized trial of intensive *versus* standard blood-pressure control. N Engl J Med. 2015;373(22):2103.
22. Barroso WKS, Rodrigues CIS, Bortolotto LA, Mota-Gomes MA, Brandão AA, de Magalhães Feitosa AD et al. Brazilian guidelines of hypertension – 2020. Arq Bras Cardiol. 2021;116(3):516-658.
23. Alp Ikizler T, Burrowes JD, Byham-Gray LD, Campbell KL, Carrero JJ, Chan W et al. KDOQI clinical practice guideline for nutrition in CKD: 2020 update. AJKD. 2020;76(1):1.
24. Gansevoort RT, Correa-Rotter R, Hemmelgarn BR, Jafar TH, Heerspink HJL, Mann JF et al. Chronic kidney disease and cardiovascular risk: epidemiology, mechanisms, and prevention. The Lancet. 2013;382(9889):339-52.
25. Keith DS, Nichols GA, Gullion CM, Brown JB, Smith DH, Board NKF (NKF) KDOQI (K/DOQI) A et al. Longitudinal follow-up and outcomes among a population with chronic kidney disease in a large managed care organization. Arch Intern Med. 2004;164(6):659.
26. Delgado C, Baweja M, Crews DC, Eneanya ND, Gadegbeku CA, Inker LA et al. A unifying approach for GFR Estimation: recommendations of the NKF-ASN task force on reassessing the inclusion of race in diagnosing kidney disease. Journal of the American Society of Nephrology. 2021;32(12):2994-3015.
27. Inker LA, Eneanya ND, Coresh J, Tighiouart H, Wang D, Sang Y et al. New creatinine- and cystatin C-based equations to estimate GFR without race. New England Journal of Medicine. 2021;385(19):1737-49.
28. Hannan M, Ansari S, Meza N, Anderson AH, Srivastava A, Waikar S et al. Risk factors for CKD progression. Clinical Journal of the American Society of Nephrology. 2021;16(4):648-59.
29. Stenvinkel P, Zoccali C, Ikizler TA. Obesity in CKD: what should nephrologists know? J Am Soc Nephrol. 2013;24(11):1727-36.
30. American Diabetes Association Professional Practice (ADAPP) Committee. Prevention or delay of type 2 Diabetes and associated comorbidities: standards of medical care in diabetes–2022. Diabetes Care. 2022;45(Supplement_1):S39-45.
31. Chapman AB, Devuyst O, Eckardt KU, Gansevoort RT, Harris T, Horie S et al. Autosomal-dominant polycystic kidney disease (ADPKD): executive summary from a Kidney Disease: Improving Global Outcomes (KDIGO) controversies conference. Kidney Int. 2015;88(1):17-27.
32. Qaseem A, Hopkins RH, Sweet DE, Starkey M, Shekelle P, AS L et al. Screening, monitoring, and treatment of stage 1 to 3 chronic kidney disease: a clinical practice guideline from the Clinical Guidelines Committee of the American College of Physicians. Ann Intern Med. 2013;159(12):1-136.
33. Coresh J, Astor BC, Greene T, Eknoyan G, Levey AS. Prevalence of chronic kidney disease and decreased kidney function in the adult US population: Third National Health and Nutrition Examination Survey. American Journal of Kidney Diseases. 2003;41(1):1-12.
34. Kibria GM, Crispen R. Prevalence and trends of chronic kidney disease and its risk factors among US adults: an analysis of NHANES 2003-18. Prev Med Rep. 2020;20:101193.
35. Radhakrishnan J, Remuzzi G, Saran R, Williams DE, Rios-Burrows N, Powe N et al. Taming the chronic kidney disease epidemic: a global view of surveillance efforts. Kidney Int. 2014;86(2):246-50.
36. Lu J, Mu Y, Su Q, Shi L, Liu C, Zhao J et al. Reduced kidney function is associated with cardiometabolic risk factors, prevalent and predicted risk of cardiovascular disease in chinese adults: results from the REACTION Study. J Am Heart Assoc. 2016;5(7).
37. Rosansky SJ. Renal function trajectory is more important than chronic kidney disease stage for managing patients with chronic kidney disease. Am J Nephrol. 2012;36(1):1-10.

38. Jha V, Garcia-Garcia G, Iseki K, Li Z, Naicker S, Plattner B et al. Chronic kidney disease: global dimension and perspectives. The Lancet. 2013;382(9888):260-72.
39. Ricardo AC, Anderson CA, Yang W, Zhang X, Fischer MJ, Dember LM et al. Healthy lifestyle and risk of kidney disease progression, atherosclerotic events, and death in CKD: findings from the Chronic Renal Insufficiency Cohort (CRIC) Study. American Journal of Kidney Diseases. 2015;65(3):412-24.
40. Shlipak MG, Tummalapalli SL, Boulware LE, Grams ME, Ix JH, Jha V et al. The case for early identification and intervention of chronic kidney disease: conclusions from a Kidney Disease: Improving Global Outcomes (KDIGO) controversies conference. Kidney Int. 2021;99(1):34-47.
41. Goncalves ARR, Fujihara CK, Mattar AL, Malheiros DMAC, Noronha I de L, de Nucci G et al. Renal expression of COX-2, ANG II, and AT1 receptor in remnant kidney: strong renoprotection by therapy with losartana and a nonsteroidal anti-inflammatory. AJP: Renal Physiology. 2004;286(5):F945-54.
42. Glassock RJ, Rule AD. Aging and the kidneys: anatomy, physiology and consequences for defining chronic kidney disease. Nephron. 2016;134(1):25-9.
43. Coresh J, Heerspink HJL, Sang Y, Matsushita K, Arnlov J, Astor BC et al. Change in albuminuria and subsequent risk of end-stage kidney disease: an individual participant-level consortium meta-analysis of observational studies. Lancet Diabetes Endocrinol. 2019;7(2):115-27.
44. Manson JE, Brannon PM, Rosen CJ, Taylor CL. Vitamin D deficiency – Is there really a pandemic? New England Journal of Medicine. 2016;375(19):1817-20.
45. Gonçalves AR, El Nahas AM. High serum potassium levels after using losartan can reflect more severe renal disease. Diabetologia. 2011;54(11):2963-4.
46. Grams ME, Sang Y, Ballew SH, Carrero JJ, Djurdjev O, Heerspink HJL et al. Predicting timing of clinical outcomes in patients with chronic kidney disease and severely decreased glomerular filtration rate. Kidney Int. 2018;93(6):1442-51.
47. CKD Prognosis Consortium. Timing of clinical outcomes in CKD with severely decreased GFR. Disponível em: https://ckdpcrisk.org/lowgfrevents/. Acesso em 09 out. 2023.
48. Pfuetzenreiter F, Hammes JA, Braatz V, Gonçalves ARR. Morbidade e mortalidade em hemodiálise? Importância do seguimento pré-dialítico e da fonte de financiamento. J Bras Nefrol. 2007;29(1):25-8.
49. Bilo H, Coentrao L, Couchoud C, Covic A, de Sutter J, Drechsler C et al. Clinical Practice Guideline on management of patients with diabetes and chronic kidney disease stage 3b or higher (eGFR < 45 mℓ/min). Nephrology Dialysis Transplantation. 2015;30(suppl 2):ii1-ii142.
50. Flythe JE, Chang TI, Gallagher MP, Lindley E, Madero M, Sarafidis PA et al. Blood pressure and volume management in dialysis: conclusions from a Kidney Disease: Improving Global Outcomes (KDIGO) controversies conference. Kidney Int. 2020;97(5):861-76.
51. Kidney Disease: Improving Global Outcomes (KDIGO) Group. KDIGO Clinical Practice Guideline for lipid management in chronic kidney disease. Kidney Int Suppl (2011). 2013;3:259-305.

Endereços relevantes na internet

http://kdigo.org – Kidney Disease: Improving Global Outcomes (KDIGO), uma entidade que agrega referências internacionais sobre manejo da DRC de diversos países.

https://ukkidney.org/health-professionals/guidelines/guidelines-commentaries – UK Kidney Association com orientações e diretrizes para o manuseio da DRC nos seus diversos estágios.

https://www.kidney.org/professionals/kdoqi/gfr_calculator – Cálculo da estimativa da TFG utilizando a fórmula CKD-EPI 2021 (sem o fator racial).

https://www.sbn.org.br/profissional/utilidades/calculadoras-nefrologicas – Sociedade Brasileira de Nefrologia com equações úteis em nefrologia.

https://www.sbn.org.br/profissional/utilidades/diretrizes-de-nefrologia – Diretrizes brasileiras da doença renal crônica.

https://ckdpcrisk.org/lowgfrevents/ – Equação de 9 variáveis desenvolvida por Grams et al.[46] que fornece desfechos para pacientes com DRC em 2 ou 4 anos, entre eles o início de TRS ou morte.

PARTE **7**

Diálise

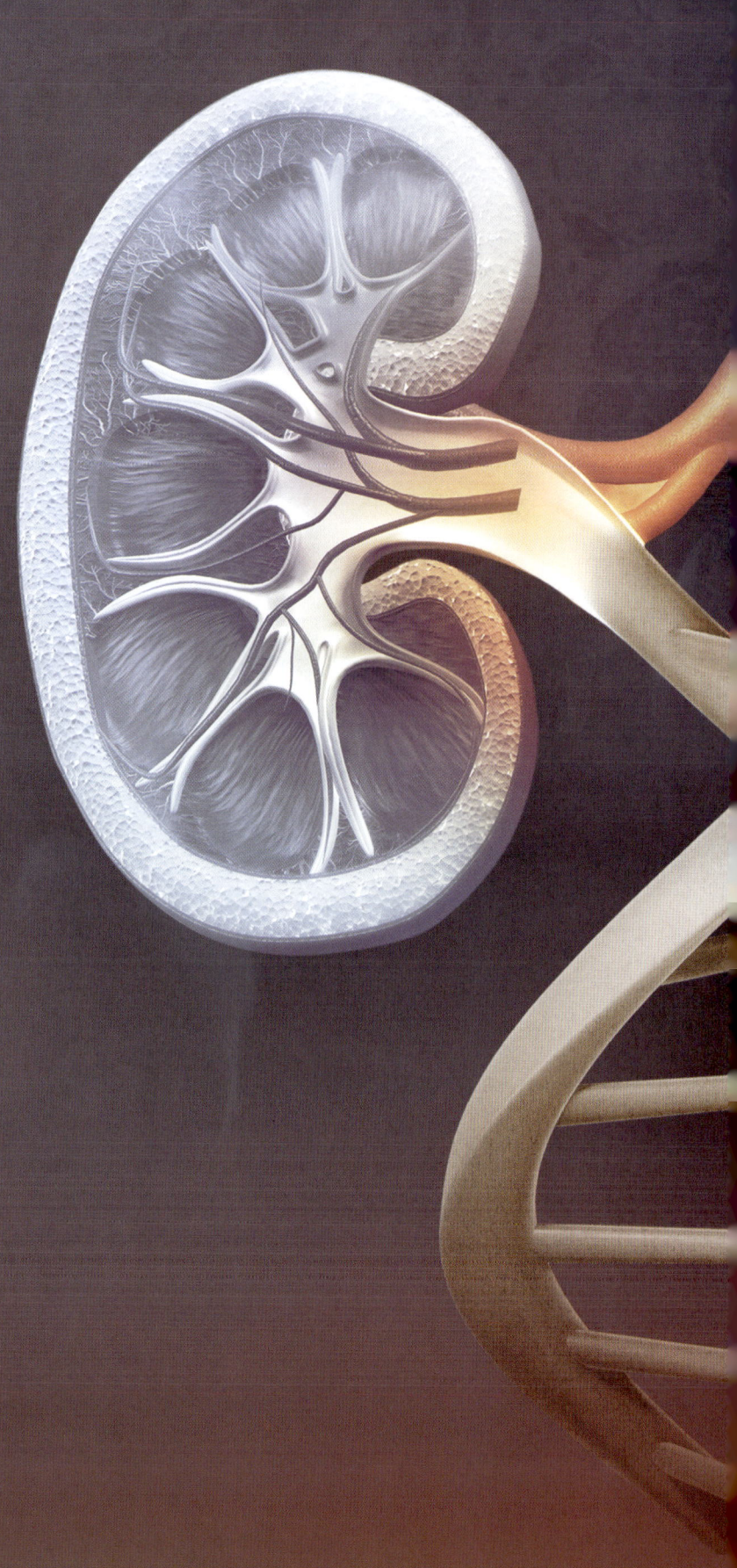

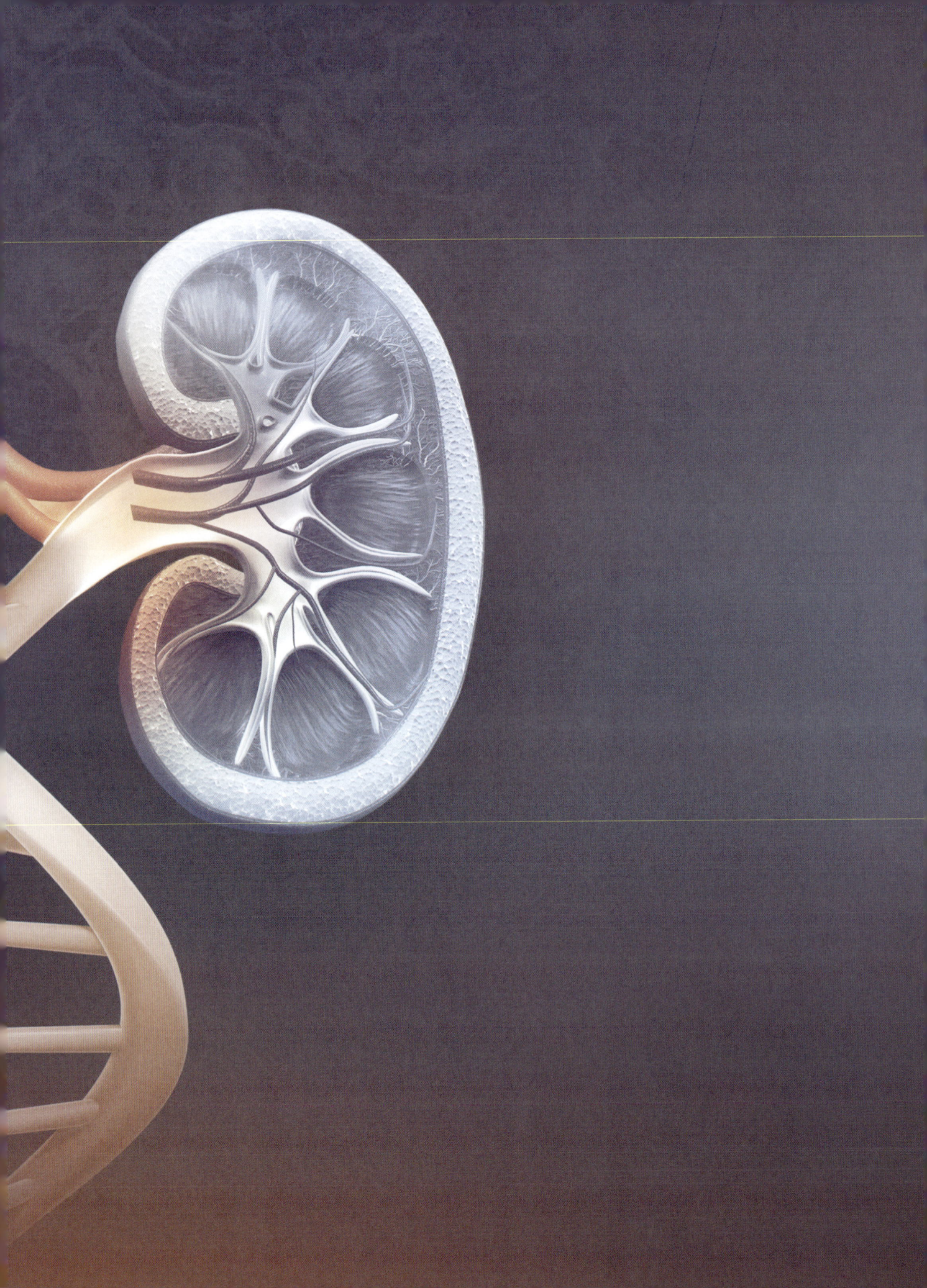

53 Hemodiálise

Jorge Paulo Strogoff de Matos • Elias A. Warrak • Jocemir R. Lugon

HISTÓRICO

Atribui-se ao químico escocês Thomas Graham (1805-1869) a criação do termo *diálise*, que ele utilizou para descrever o fenômeno que observou em 1854, pelo qual, utilizando uma membrana semipermeável constituída de material vegetal, demonstrou a separação de substâncias coloides e cristaloides. Mais de 50 anos se passaram até que, em 1913, John J. Abel (1857-1938) et al. descreveram suas experiências com um método em que o sangue retirado de um cachorro era submetido a uma sessão de diálise extracorpórea e, no final do procedimento, retornava à sua circulação, sem prejuízo ao animal. Utilizando um aparelho constituído por oito tubos de material similar ao empregado na fabricação de salsichas, no interior dos quais circulava o sangue anticoagulado com hirudina (extraída de sanguessugas), banhado por uma solução de troca dentro de um cilindro de vidro, os autores comprovaram a eficácia do método na remoção de solutos. Logo depois disso, perceberam a necessidade de aparelhos com maior superfície de troca, que pudessem ser viáveis para tratar seres humanos. No entanto, com a eclosão da Primeira Guerra Mundial, suas pesquisas foram interrompidas.[1,2]

Georg Haas (1886-1971) realizou em 1924, na Alemanha, o que é considerada a primeira sessão de hemodiálise (HD) em humanos. A partir de sua experiência com diálises em cães e utilizando novas membranas, ao ver-se impotente diante de um paciente com uremia terminal, submeteu-o a uma sessão de diálise, que teve duração de 15 minutos. Embora sem resultado prático, o procedimento transcorreu sem nenhuma anormalidade e demonstrou, pela primeira vez, ser possível a purificação do sangue de um ser humano. Nos anos seguintes, duas inovações viriam a contribuir significativamente para o futuro sucesso da HD: a descoberta da heparina e o início da fabricação em escala industrial do celofane, utilizado na confecção das membranas.[1,2]

Willem Kolff (1911-2009) – ainda um jovem médico iniciando seus trabalhos no Hospital de Groningen, na Holanda – assistiu, na década de 1930, a um paciente de 22 anos, urêmico, sem nenhuma perspectiva de tratamento, falecer. Desde então passou a se dedicar firmemente à ideia de descobrir um modo de substituir a função renal e, assim, prolongar a vida de pacientes naquela condição. Anos mais tarde, Kolff desenvolveu seu dialisador, um marco na história da HD.

Esse equipamento utilizava cilindros de celofane, em cujo interior circulava o sangue, enrolados de forma helicoidal em torno de um tambor rotatório que ficava mergulhado até metade de sua altura em um tanque banhado pela solução de troca, de cerca de 100 ℓ, que era renovada sempre que saturava. Em fevereiro de 1943, diante de um paciente em franca uremia, ele finalmente colocou em prática sua invenção, embora sem ter testemunhado um benefício claro naquela ocasião. Um mês depois, voltaria a utilizar seu dialisador, dessa vez em uma mulher de 29 anos com doença renal crônica (DRC) por nefrosclerose maligna. Após várias sessões e tendo esgotado todos os acessos vasculares, a paciente veio a falecer no 26º dia de tratamento em decorrência de falta de acesso vascular. Posteriormente, Kolff, com uma equipe de engenheiros do Hospital Peter Bent Brigham, de Boston, nos EUA, construíram uma nova versão desse rim artificial, que passou a ser conhecido como modelo Kolff-Brigham (Figura 53.1), utilizado pela primeira vez nos EUA em 1948.[1,2]

O primeiro rim artificial do modelo Kolff-Brigham a chegar ao Brasil foi utilizado no Hospital Pedro Ernesto, no Rio de Janeiro, em 1955. No entanto, a primeira sessão de HD no país foi realizada em maio de 1949 por Tito Ribeiro de Almeida (1913-1998), em São Paulo.[3] Após tomar conhecimento da técnica utilizada por Murray, no Canadá, que também

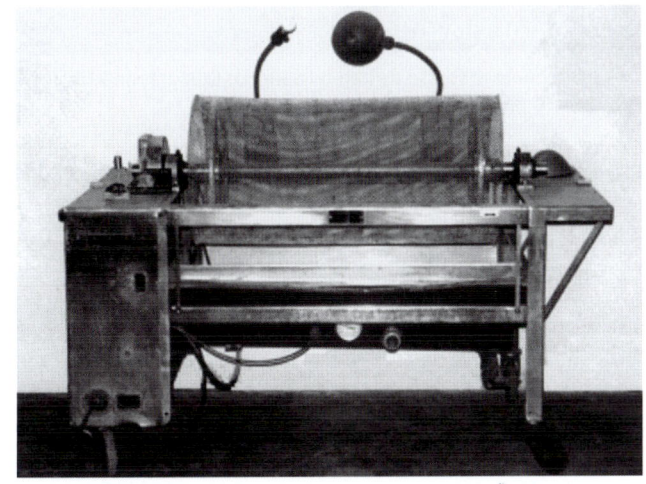

Figura 53.1 Máquina de hemodiálise modelo Kolff-Brigham, que também chegou ao Brasil em 1955 para o Hospital dos Servidores do Estado do Rio de Janeiro. (Imagem cedida pela Clínica de Doenças Renais, Niterói, RJ.)

desenvolvera um rim artificial, Tito desenvolveu um modelo semelhante, no qual o cilindro contendo os tubos de celofane era estacionário e colocado em posição vertical, enquanto a solução de troca era agitada – ao contrário do modelo de Kolff.[3,4]

O desenvolvimento de técnicas para a confecção de acessos vasculares permanentes teve um papel determinante para o início de um novo período no tratamento de pacientes com falência funcional renal. Até então, somente os pacientes com chances de recuperação da função renal eram submetidos à HD, por meio de sucessivas dissecções arteriais. Em 1960, em Seattle, Belding Scribner (1921-2003), com Dillard e Quinton, criou o *shunt* arteriovenoso externo, uma prótese com peças de *silastic* e *teflon* que permitiu prolongar o acesso à circulação.[5] Utilizando tal dispositivo, um maquinista de 39 anos tornou-se o primeiro paciente com uremia terminal a ser submetido à HD crônica,[1,2] e esse paciente viveu mais 11 anos em hemodiálise. A confecção de uma fístula arteriovenosa (FAV), por meio da anastomose de uma veia cefálica à artéria radial por Cimino et al.,[6] em 1966, estabeleceu definitivamente a hemodiálise como terapia de substituição da função renal na falência renal crônica.

Naquela época, entretanto, os recursos financeiros ainda eram escassos e o número de equipamentos disponíveis não atendia à demanda, ficando, portanto, o acesso a essa terapia restrito apenas a um pequeno grupo de pessoas.[7] Um marco na universalização do acesso à HD – inicialmente nos EUA, mas que posteriormente teve grande repercussão em vários outros países – foi a aprovação pelo Congresso Americano, em 1973, de uma lei que permitiu o livre acesso de todo cidadão norte-americano ao tratamento dialítico. Desde então, o número de centros de diálise e de pacientes em tratamento cresceu vertiginosamente em todo o mundo. Em 2021, havia cerca de 3,7 milhões de pessoas com DRC no mundo mantidas vivas graças à diálise, sendo aproximadamente 90% em HD e 10% em diálise peritoneal. Essa prevalência vem aumentando em um ritmo de aproximadamente 6% ao ano.[8] No Brasil, que tem a quarta maior população mundial em diálise, existem hoje mais 800 centros de tratamento, distribuídos por todas as unidades da Federação, atendendo a um número estimado em mais de 140 mil pacientes.[9]

> **PONTOS-CHAVE**
>
> - 1948: primeira sessão de hemodiálise nos EUA utilizando o dialisador de Kolff
> - 1949: primeira sessão de hemodiálise no Brasil, realizada por Tito Ribeiro de Almeida
> - 1960: Scribner, em Seattle, nos EUA, coloca o primeiro paciente em programa crônico de hemodiálise, até então restrita aos pacientes com IRA
> - 1966: Cimino e Brescia idealizam a fístula arteriovenosa primária
> - 1973: sancionada a lei que permitia o livre acesso de todo cidadão norte-americano à diálise.

INICIAÇÃO EM DIÁLISE

As indicações para iniciar a terapia substitutiva renal podem ser divididas entre *urgência* e *eletiva*. É possível determinar esta última pelo nível de função renal, por parâmetros nutricionais, pela presença de sintomas urêmicos ou por uma combinação desses critérios.

Urgência

As condições clínicas definidas como indicação para iniciar tratamento dialítico em caráter de urgência são bastante consensuais: hipercalemia ou hipervolemia refratárias às medidas clínicas prévias ou quando há risco iminente de vida, pericardite e encefalopatia urêmica.

Hipercalemia

A decisão para indicar tratamento dialítico de urgência por hipercalemia a um paciente com diagnóstico de doença renal crônica deve apoiar-se não apenas no exame laboratorial, mas também na análise das circunstâncias que propiciaram a elevação do potássio buscando identificar fatores reversíveis – principalmente se, com base nos demais exames laboratoriais e quadro clínico, ainda não houver indicação para diálise. Dois exemplos distintos para isso são:

- Um primeiro paciente com DRC recém-diagnosticada, com taxa de filtração glomerular (TFG) estimada de 18 mℓ/min/1,73 m^2 e K$^+$ 6,8 mEq/ℓ, fazia uso regular de inibidor da enzima conversora da angiotensina (IECA) e betabloqueador e ainda não recebia orientação nutricional
- Um segundo paciente fazia acompanhamento com nefrologista, teve sua FAV confeccionada em momento adequado, seguia fielmente as orientações nutricionais e para controlar sua pressão arterial usava apenas bloqueador de canal de cálcio e diuréticos, porém, na sua última avaliação laboratorial, apresentava TFG de 4 mℓ/min/1,73 m^2 e K$^+$ 6,3 mEq/ℓ.

Apesar de o K$^+$ sérico estar mais elevado no primeiro paciente, ele seria tratado mais apropriadamente com medidas conservadoras, uma vez que diversas medidas clínicas para tratar a hipercalemia ainda podem ser adotadas (beta-agonistas, resina de troca, diuréticos, orientação nutricional etc.) e não haveria, por ora, outra indicação para diálise. Para o segundo paciente, ao contrário, a melhor opção seria iniciar imediatamente o tratamento dialítico, considerando que medidas para evitar a hipercalemia já haviam sido adotadas. Ressalta-se ainda que, com acesso vascular confeccionado e TFG em níveis que *per se* constituiriam indicação eletiva para entrada em diálise, não haveria justificativa para tentar protelar tal decisão.

Hipervolemia

O surgimento de hipervolemia em um paciente com DRC caracteriza uma indicação para início imediato de tratamento dialítico. O início da diálise com ultrafiltração reverte prontamente os sintomas decorrentes do problema. Eventualmente, quando os sintomas são incipientes, apenas com desconforto ao decúbito, o aumento da dose de diuréticos e/ou o melhor controle da pressão arterial podem atenuar esse quadro. Destaca-se que não há uma correlação direta entre o quadro de hipervolemia e a percepção clínica de edema. Muitos pacientes apresentam franca anasarca e poucos sintomas respiratórios (acentuada hipoalbuminemia), enquanto outros têm discreto edema periférico e quadro respiratório exuberante (expansão do espaço extracelular).

Pericardite urêmica

Pelo risco de desenvolvimento de derrame pericárdico e consequente tamponamento cardíaco, a pericardite urêmica é considerada uma indicação de urgência para início do tratamento dialítico. Geralmente, essa complicação surge somente na fase terminal da doença renal, quando já coexistem outras indicações para iniciar a diálise. O paciente queixa-se frequentemente de desconforto precordial, às vezes acompanhado de febre, e o diagnóstico clínico dá-se pela constatação de atrito pericárdico à ausculta. Caracteristicamente, não ocorre elevação do segmento ST ao eletrocardiograma, o que é útil no diagnóstico diferencial com outras formas de pericardite. Esse quadro é rapidamente revertido à medida que o tratamento dialítico é iniciado. Pelo risco de precipitar ou agravar efusão hemorrágica no espaço pericárdico, deve-se evitar o uso de heparina durante a HD.[10-12]

Sinais e sintomas urêmicos

A presença de sinais e sintomas urêmicos, como desorientação, redução do nível de consciência, *flapping*, soluços persistentes, anorexia, náuseas e vômitos, caracteriza a falência funcional renal, sendo indicação para início imediato do tratamento dialítico. Não apenas esses sinais e sintomas são, por si sós, indicação para diálise, como também, nessa fase, torna-se provável o surgimento de outras complicações potencialmente fatais, como hipercalemia, pericardite e complicações hemorrágicas.

Eletiva

A definição do momento adequado para iniciar eletivamente a terapia substitutiva renal é mais controversa do que a indicação de urgência. Desde a publicação do estudo IDEAL (*Initiating Dialysis Early and Late*), em 2010, que apontou ausência de benefício para início precoce do tratamento dialítico, tem sido observada uma tendência a se iniciar mais tardiamente a diálise – baseando a decisão do momento apropriado mais em critérios clínicos e na habilidade de manejo das alterações metabólicas do que no nível de deterioração da função renal.[13] Assim, geralmente três critérios, que muitas vezes se sobrepõem, norteiam a decisão de instituir o tratamento dialítico:

- Possibilidade de manejo clínico das alterações metabólicas e da volemia
- Presença de sinais ou sintomas urêmicos
- Estado nutricional.

O surgimento de sinais e sintomas atribuíveis à falência renal, a impossibilidade de manejo seguro das alterações metabólicas, da volemia e do controle da pressão arterial, assim como a deterioração progressiva do estado nutricional, refratárias às intervenções clínicas e dietéticas, geralmente ocorrem quando a TFG está entre 10 mℓ/min/1,73 m² e 5 mℓ/min/1,73 m².

Taxa de filtração glomerular

Um grau muito acentuado de deterioração da função renal pode ser uma indicação para iniciar eletivamente a terapia renal substitutiva. Quando isso ocorre, não se justifica protelar a entrada em diálise, visto que o agravamento do quadro clínico é iminente. Mais prudente seria programar o início da diálise antes que surjam complicações associadas a um maior risco de morte após o início do tratamento, principalmente desnutrição.[14,15]

Na ausência de um método para a avaliação da TFG que possa ser usado rotineiramente na prática clínica e que tenha a precisão das técnicas consideradas padrão-ouro – como o *clearance* de inulina ou de outros marcadores exógenos como o Cr[51]-EDTA, iotalamato ou iohexol –, a estimativa da TFG a partir da creatinina sérica e/ou de outros marcadores endógenos, como a cistatina C, é o método mais apropriado para a avaliação da função renal na maioria dos pacientes (ver Capítulo 17).

Não há evidência de que a medida direta do *clearance* de creatinina pela coleta do volume urinário nas 24 horas possa ser superior à estimativa da TFG a partir de seu nível sérico. Ao contrário, à medida que a função renal se deteriora, o *clearance* de creatinina passa progressivamente a superestimar a TFG, por conta da secreção tubular desse composto, sem considerar o potencial de erro pela coleta inadequada do volume urinário no período.[16]

O nível sérico da creatinina depende, além da função renal, de outras variáveis, como a massa muscular (em geral menor nas mulheres e nos mais idosos). As equações para estimativa da TFG a partir da creatinina sérica evoluíram ao longo de décadas e, atualmente, as equações CKD-EPI (*Chronic Kidney Disease Epidemiology*) 2021,[17] com ajuste para sexo e idade, são as mais recomendadas para os adultos. O nível sérico da cistatina C também se mostrou um bom marcador endógeno da TFG, pois sofre menos influência do sexo e idade do que a creatinina, sendo uma alternativa interessante em algumas situações especiais.[18] A cistatina C pode ser usada em associação com a creatinina nas equações CKD-EPI 2021 ou isoladamente nas equações CKD-EPI 2012[17,19] (ver Capítulo 17). O ajuste pela raça, preconizado nas equações CKD-EPI 2009,[20] que já não parecia justificável na miscigenada população brasileir, piorando o desempenho dessas equações,[21,22] foi removido da equação CKD-EPI 2021. Por fim, o valor da creatinina sérica isolada, sem levar em conta as variáveis comentadas, tem interpretação mais difícil e não deve ser utilizada como um substituto da filtração glomerular estimada pelas equações mencionadas.

São raros os casos em que estaria indicada a avaliação da função renal por meio da coleta do volume urinário em pacientes com DRC avançada, por exemplo, naqueles com tetraplegia, paraplegia ou doença muscular degenerativa. Nessas situações, pode-se medir o *clearance* de creatinina em conjunto com o de ureia, uma vez que este tende a subestimar a TFG por ser parcialmente reabsorvido pelos túbulos (compensando o *clearance* de creatinina que estaria superestimado).[23] Assim, nesses casos, a estimativa da TFG será a média aritmética do *clearance* de ureia e de creatinina, ou seja:

$$TFG = (clearance\ de\ creatinina + clearance\ de\ ureia)/2$$

Alternativamente, a TFG pode ser estimada a partir da cistatina C sérica isolada usando a equação CKD-EPI 2012,[19] já que esse marcador endógeno da função renal é menos dependente da massa muscular.[19]

O início da diálise geralmente é indicado quando a TFG já está abaixo de 10 mℓ/min/1,73 m². Entretanto, como exposto anteriormente, tal decisão não deve ser tomada exclusivamente a partir da TFG, mas também de outros parâmetros, clínicos ou laboratoriais.

De acordo com as diretrizes da National Kidney Foundation/Kidney Disease Outcomes Quality Initiative (NKF/KDOQI) de 2015, a entrada pode ser retardada quando o paciente estiver livre de sintomas urêmicos e apresentar bom estado nutricional.[24] Nas diretrizes da NKF/DOQI de 2006, havia a recomendação de considerar o início da terapia renal substitutiva quando a TFG estivesse abaixo de 15 mℓ/min/1,73 m², ou mesmo quando estivesse acima de 15 mℓ/min/1,73 m², nos casos em que desnutrição ou sintomas urêmicos já estivessem presentes.[25] No entanto, os benefícios esperados com um início da terapia renal substitutiva relativamente precoce não se confirmaram no estudo IDEAL, conduzido na Austrália e Nova Zelândia, no qual 828 pacientes foram randomizados para iniciar diálise com TFG entre 10 e 14 mℓ/min/1,73 m² (início precoce) ou entre 5 e 7 mℓ/min/1,73 m² (início tardio). Muitos pacientes randomizados para início precoce retardaram o início do tratamento enquanto outros, randomizados para início tardio, tiveram que entrar antes do previsto por recomendação médica. De qualquer forma, o grupo randomizado para início tardio de diálise o fez cerca de 6 meses mais tarde, com TFG média de 7,2 mℓ/min/1,73 m², sem que isso tivesse aumentado o risco de morte ou de eventos adversos em comparação ao grupo designado para início precoce.[13]

Estado nutricional

Outro critério para iniciar o tratamento dialítico seria a piora do estado nutricional do paciente. Dados do estudo MDRD demonstraram uma relação inversa entre o nível de função renal e a ingestão de proteína já a partir de uma TFG de 50 mℓ/min/1,73 m².[26,27] Uma dieta com 0,6 a 0,75 g/kg/dia de proteína seria suficiente para evitar a desnutrição, desde que um consumo energético adequado fosse mantido (35 kcal/kg/dia para pacientes abaixo de 60 anos e 30 a 35 kcal/kg/dia para os mais idosos).[27-29] No entanto, é bastante comum que os pacientes com acentuada redução da função renal se encontrem desnutridos.[14] Os pacientes diabéticos são particularmente suscetíveis ao desenvolvimento precoce de desnutrição, quando a TFG ainda está acima de 10 mℓ/min/1,73 m².[30]

O estado nutricional ao início do tratamento dialítico é um dos principais determinantes da evolução clínica subsequente.[14,31] Assim, se surgir ou persistir desnutrição calórico-proteica apesar dos esforços para revertê-la por meio da dieta (uma vez excluídas outras causas, além da uremia, que possam justificar a desnutrição), o início do tratamento dialítico deve ser considerado.[25]

Quadro clínico

A decisão de encaminhar um paciente para início da terapia renal substitutiva apoia-se em critérios objetivos e subjetivos. Além do grau de deterioração da função renal e dos parâmetros nutricionais, devem-se considerar também os aspectos clínicos. Essa decisão pode também ser influenciada por outros fatores, como a presença de um acesso vascular já desenvolvido; por exemplo: diante de um paciente com TFG entre 5 e 10 mℓ/min/1,73 m², porém assintomático e com desnutrição leve, talvez a melhor alternativa fosse a imediata confecção de um acesso vascular (ou peritoneal) definitivo, retardando sua entrada em diálise por algumas semanas até a maturação do seu acesso. Já para um paciente que começa a apresentar sintomas urêmicos, como náuseas, perda de apetite, muitas vezes acompanhados de emagrecimento, ou que subjetivamente sente progressiva queda de seu bem-estar, não raro com a capacidade cognitiva comprometida, a melhor opção seria iniciar prontamente o tratamento dialítico.

Uma situação especial que deve ser considerada é a decisão acerca do melhor momento de iniciar terapia renal substitutiva nos pacientes muito idosos. A taxa de mortalidade é demasiadamente elevada nesse grupo, independentemente de se iniciar diálise ou postergar a decisão mantendo o paciente por mais tempo em tratamento conservador com medidas clínicas e dietéticas.[32] Para isso, deve ser considerada uma série de variáveis, por exemplo: se um paciente muito idoso tem TFG em torno de 5 mℓ/min/1,73 m², mas está com esse nível de função renal há meses, não apresenta sintomas urêmicos exuberantes ou desnutrição grave e consegue um controle adequado da volemia, da anemia e do potássio apenas com medidas clínicas, a decisão do melhor momento para iniciar a diálise deve ser compartilhada com o paciente e seus familiares. De qualquer maneira, o paciente deve ter seu acesso definitivo para diálise planejado e preparado com antecedência para evitar a eventual necessidade de uso de cateter venoso.

Enfim, apesar das indicações discutidas, dentro do contexto de cada caso, faz-se necessário ponderar a relação risco/benefício para definir da melhor maneira o momento de iniciação da diálise.

> **(!) PONTOS-CHAVE**
>
> - O momento para iniciar o tratamento dialítico é geralmente determinado mais pela impossibilidade de manejo clínico das alterações metabólicas e da volemia, estado nutricional ou aparecimento de sintomas urêmicos do que pela estimativa da TFG.

PRINCÍPIOS DE TROCA EM DIÁLISE

O processo da extração de solutos e solventes através de uma membrana semipermeável obedece a princípios físicos relativamente simples. No conceito químico estrito, a membrana semipermeável ideal permite a passagem exclusiva do solvente. Esse tipo de membrana está mais próximo das utilizadas em preparação de água purificada nos sistemas de osmose reversa. Nos filtros de HD, as membranas têm porosidade variável, mas que permitem passagem do solvente e, também, de solutos de peso molecular até 500 a 50 mil, na dependência do tipo empregado.[33]

Quando duas soluções estão separadas por membrana semipermeável do tipo empregada nos filtros de HD, há um movimento bidirecional, através da membrana, das partículas dos solutos capazes de atravessar seus poros. Se há diferença de concentração entre as soluções, o número de partículas oriundas do lado de concentração mais alta que atravessam a membrana é maior. O resultado é um saldo positivo de transferência de solutos a partir do lado de maior concentração no sentido do de menor concentração até o estabelecimento do equilíbrio das concentrações. Esse movimento de solutos é denominado "difusão" e sofre influência da diferença de concentração, mas também de diversos outros fatores, por exemplo, tamanho, forma e natureza elétrica dos solutos, da temperatura das soluções e da área e porosidade da membrana.[34] A presença de um soluto dotado de carga elétrica em uma das soluções cujo tamanho não permita sua passagem pela membrana pode alterar as concentrações finais de equilíbrio dos demais solutos, fenômeno conhecido como *efeito Gibbs-Donnan*.[35] No caso da HD, por exemplo, de um lado da membrana encontra-se o plasma, rico em proteínas carregadas negativamente, em concentração de aproximadamente 16 mEq/ℓ, que não atravessam a membrana.[36,37] Como resultado, a concentração de sódio de equilíbrio na solução de HD, à semelhança do que ocorre com a do fluido da cápsula de Bowman, seria aproximadamente 4% menor do que a concentração do sódio na água do plasma.[36]

Concomitante ao movimento dos solutos, há um movimento (também bilateral) do solvente (nos fluidos biológicos, a água) através da membrana. Nesse movimento, denominado "convecção", os solutos que atravessam a membrana são carreados pelo solvente, na mesma concentração em que se encontram na solução da qual são oriundos. Conclui-se que, quando lidando com membranas empregadas nos filtros de HD, o movimento convectivo também movimenta solutos, fenômeno em geral referido como **efeito de draga do solvente**. De modo semelhante ao que ocorre quando há gradiente osmolar entre duas soluções, a presença de diferenças de pressão hidráulica entre dois compartimentos separados por uma membrana semipermeável também determina movimento convectivo entre os compartimentos, princípio bastante utilizado no contexto clínico (no caso da HD, o transporte convectivo é determinado de forma muito mais relevante pela diferença de pressão hidráulica entre os compartimentos). A retirada de solutos por convecção é particularmente importante em duas modalidades de terapia substitutiva renal que são variantes da HD: a hemofiltração, cuja depuração se dá exclusivamente por convecção (retira-se grande quantidade de líquido carreando solutos enquanto se infunde uma solução de substituição); e a hemodiafiltração,[38] um híbrido de depuração por difusão e convecção, que será discutida adiante neste capítulo.

Em resumo, o maior determinante da difusão é o gradiente de concentração de solutos, e o da convecção, o gradiente de pressão hidráulica. Utiliza-se a denominação **diálise** para o processo em que predomina a difusão, e **ultrafiltração** para aquele em que predomina a convecção. A caracterização de um filtro de HD no presente, portanto, requer especificação não somente de sua capacidade convectiva, expressa pelo coeficiente de ultrafiltração (K_{UF}), mas também de sua capacidade de transferência de massa, que depende principalmente de sua capacidade difusiva. Em geral, o coeficiente de transferência de massa (KoA) é calculado *in vitro*, sob condições padronizadas, empregando a ureia como soluto-padrão.

Por fim, um comentário deve ser feito acerca de outro princípio de retirada de solutos pelos filtros de HD, a **adsorção**. Quando o sangue entra em contato com uma superfície não biológica, como a das membranas empregadas em HD, há uma aposição de macromoléculas – no caso, principalmente proteínas – em tal superfície.[39] Esse é um fenômeno autolimitado na medida em que o filme proteico depositado previne ulterior contato do sangue com a membrana do dialisador, sendo assim de pouca relevância clínica na HD.

> **PONTOS-CHAVE**
> - A **difusão** movimenta solutos principalmente na dependência de um gradiente de concentração
> - A **convecção** movimenta água e solutos sem alterar sua concentração. Seu principal determinante é um gradiente de pressão hidráulica, sendo essencial na hemofiltração e na hemodiafiltração
> - A **adsorção** retira moléculas maiores, mas é um mecanismo saturável, pouco relevante na HD.

ÁGUA PARA HEMODIÁLISE

O consumo habitual de água está em torno de 10 ℓ/semana. Em contraste com a população normal, os pacientes tratados por HD regular são expostos a um volume de água substancialmente maior. Considerando-se o esquema mais tradicional, 12 horas semanais de HD com um fluxo de solução da ordem de 500 mℓ/min, obtém-se um valor de 360 ℓ de água por semana. No início da prática da HD, a água utilizada era aquela idealizada para consumo oral, ou seja, potável. O grande inconveniente é que os recursos utilizados pelos sistemas públicos de tratamento de água para adequá-la ao consumo adicionam fatores potencialmente tóxicos aos pacientes em HD. Por exemplo, o sulfato de alumínio usado para floculação pode causar anemia, encefalopatia e osteomalácia; a cloramina, empregada como desinfetante, hemólise; e o flúor, usado na prevenção de cáries, osteomalácia e fluorose.[40-45]

A variação da composição da água utilizada para consumo depende de sua origem, e alguns dos seus componentes "normais" também podem ser tóxicos aos pacientes. Assim, uma água rica em cálcio e magnésio pode causar a **síndrome da água dura**, e concentrações elevadas de sódio, distúrbios osmolares.[46,47] Além disso, a presença de contaminantes eventuais, como os microrganismos e seus produtos, podem provocar febre, calafrios, mal-estar e, mais raramente, complicações mais graves, como choque, insuficiência hepática e óbito.[48] Mesmo a água que está dentro dos parâmetros aceitos pela legislação pode impactar negativamente sobre os pacientes, em decorrência da contínua liberação de fragmentos bacterianos (endotoxinas), contribuindo para a ativação do sistema imune e, consequentemente, perpetuação de um estado de inflamação crônica subclínica.[49]

Por todas essas razões, a água utilizada para HD deve ser novamente purificada por meio de um sistema de tratamento da própria clínica de diálise. A escolha do equipamento mais apropriado depende de uma análise prévia dessa água, que chega da rede pública. Os equipamentos fundamentais que compõem um tratamento de água adequado são:

- Um sistema inicial de eliminação de partículas (em geral, um filtro de membrana e um filtro de sedimentação com areia em granulação progressiva)
- Um filtro de carvão ativado, para a retirada de cloro
- Um sistema para remoção de íons (referido como abrandador, se efetivo exclusivamente para cátions, ou como deionizador, se misto, isto é, efetivo para cátions e ânions)
- Um sistema eliminador de partículas após passagem pelo carvão e resinas (para retenção de eventuais escapes desses materiais)
- Um equipamento de osmose reversa (Figura 53.2).

Este último componente, na maioria das vezes, representa o alicerce dos sistemas de tratamento de água para HD. O princípio de seu funcionamento consiste em aplicar uma pressão hidráulica em um compartimento cuja parede é uma membrana semipermeável, em um nível suficiente para superar a pressão osmótica da solução e induzir passagem de água pela membrana, a partir de uma solução mais concentrada na direção de uma menos concentrada – justificando a denominação **osmose reversa**.

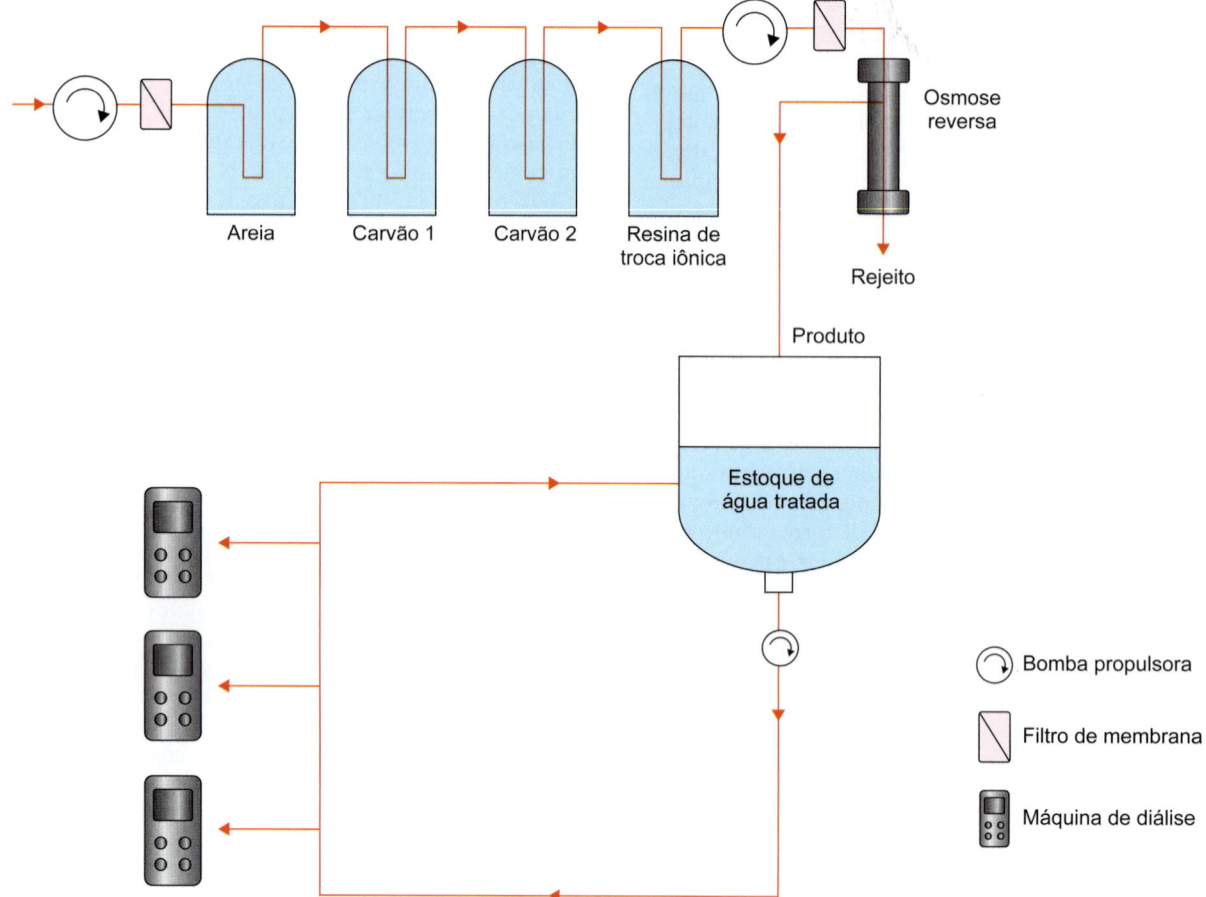

Figura 53.2 Modelo esquemático do tratamento de água para hemodiálise.

À semelhança do que ocorre nos filtros de HD, a solução que entra (no caso, a água) desdobra-se em dois componentes:

- A água que atravessou a membrana (aqui referida como produção ou permeado, correspondente ao ultrafiltrado da HD)
- A água que não foi filtrada e que teve a concentração de seus componentes aumentada (aqui referida como rejeito e que poderia ser comparada ao sangue que deixa o filtro em uma sessão de ultrafiltração isolada).

A produção é, em geral, referida como um percentual relativo à água de alimentação do sistema e, normalmente, deve ficar na ordem de 50 a 70%. Quanto maior for a produção, pior será a qualidade do permeado e menor será a durabilidade da membrana.

A água produzida é estocada em tanques limpos e enviada às máquinas de diálise por meio de um sistema de canalização em alça fechada e sem pontos mortos, que permite o retorno da água não usada ao tanque de estocagem, em um sistema de reciclagem constante. Tal estratégia visa prevenir a estagnação da água, o que favoreceria a proliferação de bactérias, especialmente em caso de água muito pura, isenta dos elementos defensivos adicionados durante o processo de produção de água potável.

As membranas utilizadas em osmose reversa são constituídas de celulose ou polímeros sintéticos e têm uma porosidade que, segundo os fabricantes, permite reduzir a carga iônica em 90 a 99%, além, naturalmente, de remover substâncias orgânicas, partículas e bactérias.[50] Sua eficiência deve ser monitorada por uma medida da condutividade da água produzida. Se os valores aumentarem para níveis inaceitáveis, as membranas devem ser limpas ou trocadas.

Para manter a qualidade da água, é importante o monitoramento microbiológico regular e a desinfecção química (geralmente cloro ou ácido peracético) do sistema do circuito, com periodicidade apropriada a fim de manter a contagem de bactérias dentro dos limites desejáveis. É importante evitar a formação de biofilme na parede do circuito, pois é muito difícil removê-lo.[51]

Novas estratégias têm sido incorporadas visando reduzir a proliferação bacteriana e a formação de biofilme no circuito de distribuição de água pós-tratamento, como: passagem da água por uma segunda filtração por osmose reversa (o que implica um consumo extra de água), irradiação ultravioleta (UV) e desinfecção com ozônio.[52] No tratamento de água para hemodiálise, o ozônio é produzido *online* a partir da conversão do O_2 puro canalizado em O_3 em um processo catalisado por eletrodos em alta voltagem. A descarga elétrica rompe moléculas de O_2 em dois átomos de oxigênio e cada um destes átomos se liga a uma molécula intacta de O_2, gerando O_3 que é misturado à água pós-osmose. A meia-vida do ozônio no ar é de aproximadamente 14 horas, mas muito mais instável quando diluído em água, onde a meia-vida é de cerca de 20 minutos à temperatura de 20°C, revertendo-o para sua forma mais estável, o O_2. Esse processo de reversão, que converte 2 moléculas de O_3 em 3 moléculas de O_2, pode ser acelerado pela passagem da água pelo tubo gerador de radiação UV após o término da desinfecção com ozônio. Além de acelerar a eliminação do ozônio, a radiação UV é útil no controle da proliferação bacteriana no *looping* por sua ação bactericida direta. Assim, os dois tipos de desinfecção são em geral utilizados concomitantemente.[53-55]

Outro recurso que tem sido cada vez mais usado para minimizar o risco de formação de biofilme é a substituição do PVC na construção da alça para a recirculação da água por materiais com propriedade antiaderente, refratárias à adesão de bactérias em sua superfície, como o polietileno reticulado (PEX).[56]

A água produzida para diálise deve ter suas propriedades organolépticas, físico-químicas e microbiológicas periodicamente monitoradas. No Brasil, a Resolução da Diretoria Colegiada (RDC) nº 11, da Agência Nacional de Vigilância Sanitária (Anvisa), de 13 de março de 2014, regulamenta essa periodicidade e informa os níveis aceitos para cada componente a ser dosado.[57] No que concerne à microbiologia, a água que chega a uma máquina de HD não deve ter mais do que 100 unidades formadoras de colônia (UFC) de bactérias heterotróficas por mℓ e menos de 0,25 unidade de endotoxinas (UE) por mℓ, com a ressalva de que medidas ativas devem ser tomadas (nível de ação) sempre que a contagem bacteriana estiver acima de 50 UFC/mℓ. Por essa resolução, a solução de diálise, coletada imediatamente antes do dialisador, pode ter até 200 UFC/mℓ, também com nível de ação quando acima de 50 UFC/mℓ.

Atualmente, muitas máquinas de HD têm um dispositivo para a filtração da solução de diálise que remove mais de 99% das bactérias, produzindo a chamada "água ultrapura" ou, mais apropriadamente, "solução de diálise ultrapura", com contagem bacteriana abaixo de 0,1 UFC/mℓ e menos de 0,03 UE/mℓ.[58]

> **⚠ PONTOS-CHAVE**
> - Filtro de areia remove partículas suspensas na água
> - Carvão retira cloro e substâncias orgânicas
> - Abrandador é um extrator de cátions
> - Deionizador é um extrator de cátions e ânions
> - Osmose reversa retira 90 a 99% da carga iônica, além de remover substâncias orgânicas, partículas e bactérias
> - O uso de ozônio e irradiação ultravioleta são medidas complementares para conter a proliferação bacteriana na água pós-tratamento
> - Algumas máquinas fazem uma filtração adicional da solução de diálise, produzindo água ultrapura.

MATERIAIS E EQUIPAMENTOS

Solução de diálise

Nas máquinas utilizadas hoje, a preparação da solução de diálise é feita continuamente, ao longo da sessão, por meio de um sistema de mistura proporcional.

No que concerne a solutos, procura-se, em uma sessão de HD, retirar aqueles acumulados em decorrência de uma função renal deficiente ao mesmo tempo em que se visa preservar e/ou restaurar os componentes normais do sangue. Conceitualmente, os solutos a serem retirados na solução de troca devem estar ausentes ou em concentração inferior à do plasma, enquanto aqueles que se quer preservar ou oferecer, em concentrações similares ou superiores.

Um dos pontos críticos na formulação de um banho de diálise ideal foi a escolha do tampão a ser utilizado para manter o equilíbrio ácido-básico. Em soluções com altas concentrações de cálcio e magnésio (como no concentrado para HD), a adição de bicarbonato poderia resultar em formação de carbonatos e precipitação. As dificuldades para utilização do bicarbonato foram contornadas pela preparação do concentrado de HD em duas frações separadas: uma dita básica, que contém o bicarbonato de sódio, e outra dita ácida, que contém os demais solutos, incluindo uma pequena quantidade de um ácido orgânico (acético, láctico ou cítrico), que acabará por ser convertido em bicarbonato, contribuindo para o equilíbrio ácido-básico. Durante a sessão de HD, essas duas frações são continuamente aspiradas e misturadas com a água tratada, constituindo a solução de diálise. O pH da solução é inicialmente mais baixo, mas é compensado pela síntese de bicarbonato a partir do metabolismo de ácidos presentes em pequena concentração na solução de diálise, como o ácido acético. O Quadro 53.1 ilustra a composição final mais comum de uma solução de HD.

No princípio da prática de HD, quando a duração das sessões era bem mais longa, utilizavam-se valores de sódio mais baixos (até 132 mEq/ℓ) na solução.[59] Se esses valores fossem utilizados na HD atual, de duração mais curta e resultado mais eficiente, provavelmente levariam a uma série de efeitos adversos, como náuseas, vômitos, câimbras, cefaleia, hipotensão e síndrome de desequilíbrio. Com a redução do tempo das sessões e, consequentemente, a necessidade de conseguir um maior volume de ultrafiltração sem causar hipotensão ou câimbras, passou-se a adotar concentrações de sódio bem mais altas, em torno de 138 a 142 mEq/ℓ e que, em máquinas mais modernas, podem ainda ser ajustadas para valores maiores ou menores, dependendo da necessidade clínica do paciente. No entanto, concentrações de sódio mais elevadas associam-se a maior ganho de peso no intervalo dialítico em razão de aumento da sede e, consequentemente, piora no controle da pressão arterial.[60,61] A tendência atual é tentar utilizar valores mais baixos para melhorar o ganho interdialítico e o controle da pressão arterial. Para proporcionar uma diálise pouco sintomática e, ao mesmo tempo, não estimular demasiadamente a sede, deve-se buscar uma concentração de sódio na solução de diálise que esteja em equilíbrio com a concentração do sódio na água do plasma, considerando-se o *efeito Gibbs-Donnan* (ver seção "Princípios de troca em diálise").

Quadro 53.1 Composição da solução de hemodiálise.

Componente	Concentração
Sódio	138 mEq/ℓ
Potássio	1,0 a 2,0 mEq/ℓ
Cálcio	2,5 a 3,5 mEq/ℓ
Magnésio	1,0 mEq/ℓ
Cloreto	107 mEq/ℓ
Acetato	4,0 mEq/ℓ
Bicarbonato	30 a 40 mEq/ℓ
Glicose	0 a 100 mg/dℓ

Assim, a concentração de equilíbrio da solução de diálise será aproximadamente 4% abaixo da concentração plasmática de sódio. Acreditamos que o sódio de 136 a 138 mEq/ℓ na solução de diálise seja apropriado para a maioria dos pacientes. A estratégia de individualizar o sódio da solução de diálise para equilibrá-lo ao valor do sódio de cada paciente tem sido associada a diálises menos sintomáticas.[62] Entretanto, as tentativas de personalização da prescrição dos pacientes em diálise esbarram em dificuldades logísticas, sendo, até o presente, de difícil implementação.

No que se refere às concentrações de potássio, os valores de 1 a 2 mEq/ℓ são, habitualmente, os mais utilizados. Solução de diálise sem potássio deve ser evitada pelo risco de causar arritmia cardíaca. Mesmo solução de diálise com potássio abaixo de 2 mEq/ℓ está associada a maior risco de morte súbita.[63] Para pacientes predispostos a arritmias ou para aqueles com hipocalemia pré-diálise, pode ser indicado o uso de solução de diálise com concentração mais elevada de potássio (3 mEq/ℓ), geralmente alcançado com adição de cloreto de potássio à fração ácida do concentrado.

O cálcio iônico no plasma de pacientes necessitando HD corresponde a aproximadamente 60% do cálcio total.[64] De um valor médio de 10 mg/dℓ no plasma, por exemplo, apenas 6 mg/dℓ (ou 3 mEq/ℓ) estão ionizados e representam o cálcio difusível. Isso significa que valores de cálcio de 3 mEq/ℓ na solução de diálise equilibram com o plasma na faixa de 10 mg/dℓ. Sessões de HD com soluções contendo 2,5 ou 3,0 mEq/ℓ de cálcio estão associadas com balanço de cálcio mais próximo ao neutro e seriam as mais adequadas para a maioria dos pacientes. Solução de diálise com cálcio de 2,5 mEq/ℓ tem sido recomendada principalmente quando se deseja maior liberdade no manuseio de sais de cálcio como quelantes de fósforo ou nos pacientes com níveis séricos de paratormônio (PTH) abaixo do desejável,[65] enquanto para aqueles com PTH na faixa desejável ou elevado, ou, ainda, para aqueles em uso de sevelamer como quelante de fósforo, a solução com concentração de 3,0 mEq/ℓ parece a mais adequada.[66] Quando se utilizam banhos com concentrações de cálcio da ordem de 3,5 mEq/ℓ (o correspondente a um cálcio sérico total de aproximadamente 12 mg/dℓ), o resultado é um balanço positivo de cálcio na maioria das sessões de HD. Por um longo período, solução de diálise com cálcio 3,5 mEq/ℓ foi usada como estratégia para evitar o desenvolvimento ou progressão do hiperparatireoidismo secundário.[67] Hoje, com a disponibilidade dos análogos da vitamina D e face às evidências de que a sobrecarga de cálcio estaria associada à calcificação vascular e ao aumento da mortalidade, não parece razoável o uso de soluções de diálise com cálcio em concentração tão elevada. A única situação em que ainda se justifica o uso de cálcio elevado seria na "síndrome do osso faminto", no pós-operatório de paratireoidectomia.

Considerando que a acidose metabólica de pacientes em diálise tem sido associada ao aumento do catabolismo proteico e desnutrição, o bicarbonato sérico alvo recomendado pela NKF/DOQI é de pelo menos 22 mEq/ℓ, imediatamente antes de uma sessão de hemodiálise.[25,68,69] Entretanto, essa recomendação não especifica se o número se refere à primeira sessão da semana ou à do meio da semana. Uma revisão recente sobre o assunto, com base em grande estudo observacional, comenta que a melhor sobrevida foi encontrada com bicarbonato antes da sessão do meio da semana entre 18 e 21 mEq/ℓ.[70,71] De modo interessante, outro estudo recente mostrou aumento de 8% na mortalidade geral de pacientes em diálise para cada aumento de 4 mEq/ℓ na concentração de bicarbonato do banho, porém, a preocupação com a chamada "maré alcalina pós-diálise" não encontrou eco em um estudo controlado anterior.[72,73] Surpreendentemente, a portaria que regulamenta a diálise no Brasil não menciona a necessidade de dosar a reserva alcalina (ou o bicarbonato) nas rotinas laboratoriais.[57]

A glicose tem sido um componente opcional (especialmente pelo seu custo) nos banhos de diálise. A diálise sem glicose está associada à sua perda e, consequentemente, estímulo à cetogênese e gliconeogênese, maior redução na osmolaridade plasmática durante a sessão e, eventualmente, sinais clínicos de hipoglicemia, especialmente nos diabéticos.[28,74,75] Assim, a diálise contra níveis de glicose próximos aos valores normais é intuitivamente mais fisiológica. A solução de diálise sem glicose tem sido abandonada na HD, não sendo permitida na hemodiafiltração.[38]

Por fim, deve ser comentado que hoje, com diversas opções de concentrados de diálise no mercado e a flexibilidade no controle dos parâmetros das máquinas que permitem a prescrição de concentrações bastante variadas de sódio e bicarbonato, já é possível viabilizar alguma individualização na prescrição da diálise oferecendo maior conforto e segurança aos pacientes.[76]

> **! PONTOS-CHAVE**
> - A solução de diálise com sódio de 136 a 138 mEq/ℓ seria apropriada para a maioria dos pacientes
> - A solução de cálcio de 2,5 ou 3,0 mEq/ℓ seria a mais adequada para a maioria dos pacientes
> - Solução de diálise contendo glicose é intuitivamente mais fisiológica e segura.

Membranas e dialisadores

Os dialisadores consistem em dois compartimentos divididos por uma membrana semipermeável. Em um dos compartimentos, flui o sangue, enquanto no outro, em contracorrente, passa a solução de diálise. Através da membrana ocorrem as trocas entre o sangue e o banho de diálise, propiciadas pelas diferenças de concentração e de pressão entre os dois compartimentos.

Esses dialisadores atuais são formados por milhares de fibras capilares – dispostas paralelamente – que, juntas, formam uma superfície interna, a qual, conforme o modelo do dialisador, pode ultrapassar 2 m². As fibras são separadas entre si para garantir o espaço por onde deve fluir a solução de diálise, em contracorrente ao sangue que flui na luz das fibras (Figura 53.3). As características funcionais dos dialisadores são estabelecidas pela determinação de sua capacidade convectiva (K_{UF}), de sua capacidade difusiva – avaliada por meio do seu *clearance* e do KoA – e da permeabilidade de suas membranas aos solutos de maior peso molecular.

Em analogia com a avaliação da TFG, a taxa de depuração da ureia de um dialisador representa o volume de sangue que está sendo depurado em um intervalo de tempo. Essa determinação é feita por meio da multiplicação do percentual de redução da concentração de ureia (diferença das concentrações plasmáticas na entrada e saída do dialisador) pelo fluxo de sangue que passa pelo dialisador. Por exemplo: um paciente está sendo submetido à HD com fluxo de sangue de 400 mℓ/min, e, em determinado momento, tem concentração

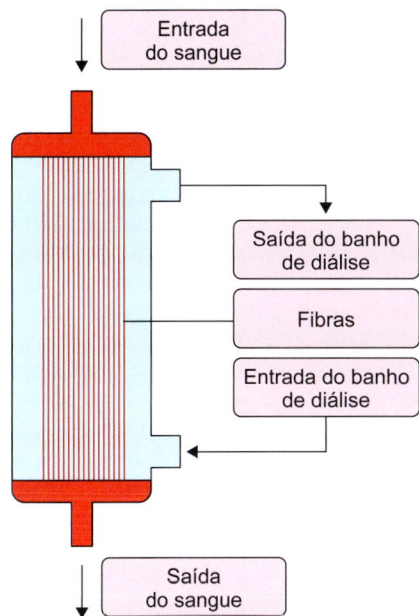

Figura 53.3 Desenho esquemático de um dialisador de fibras ocas. Os fluxos de sangue e banho de diálise estão em contracorrente. O sangue flui pela luz de milhares de fibras, enquanto a parede externa dessas fibras é banhada pela solução de troca.

plasmática de ureia de 200 mg/dℓ na linha arterial e de 60 mg/dℓ na linha venosa. Como, nessas circunstâncias, 70% do sangue que passa pelo dialisador está sendo depurado (e considerando-se a concentração plasmática da ureia igual à do sangue total, já que esse soluto cruza facilmente a membrana celular), sua taxa de depuração será 0,7 × 400 = 280 mℓ/min. Os fabricantes dos dialisadores geralmente informam sua taxa de depuração de ureia, mas muitas vezes baseando-se apenas em dados *in vitro*. Nesse caso, esses valores devem ser reduzidos em 20% para cálculos *in vivo*. O KoA de ureia seria o potencial de transporte difusivo, ou seja, o maior valor de depuração de ureia que poderia ser obtido com o dialisador se, hipoteticamente, este fosse submetido a uma diálise com fluxos máximos de sangue e banho de diálise. Assim, a taxa de depuração da ureia depende tanto do KoA do dialisador como dos fluxos de sangue e dialisado.

As membranas são classificadas em relação ao seu constituinte principal e à sua permeabilidade. Inicialmente, as membranas dos dialisadores de fibras ocas eram constituídas por celulose regenerada; no entanto, por conta dos radicais hidroxila na sua superfície, mostraram ter pouca biocompatibilidade.[77] Entende-se por **biocompatibilidade** a capacidade de uma membrana artificial ser biologicamente inerte.[78] A interação do sangue com membranas menos biocompatíveis pode desencadear agudamente uma série de manifestações clínicas e alterações laboratoriais durante a sessão e, a longo prazo, como consequência de um estado de inflamação subclínica crônica pela exposição continuada a essas membranas, pode estar associada a um aumento do risco de morbidade e de mortalidade.[79-82] Para contornar esse problema, novas membranas foram desenvolvidas: as sintéticas (polissulfona, poliacrilonitrila, polimetilmetacrilato, poliamida, policarbonato, entre outras) e as de celulose modificada (como acetato, diacetato e triacetato de celulose).

Embora essas novas membranas sejam habitualmente designadas como biocompatíveis, sabe-se que ficam longe do ideal de uma membrana *realmente* biocompatível, que seria representada pelo endotélio. Tanto as membranas sintéticas como as de celulose modificada parecem ter impacto positivo sobre a morbidade e a mortalidade, quando comparadas às de celulose regenerada.[81,82]

As membranas são classificadas também quanto à sua permeabilidade (também referida como fluxo) e, por conseguinte, ao desempenho. Na definição mais aceita, dialisador de alta permeabilidade seria aquele com um coeficiente de permeação para a beta-2-microglobulina ≥ 0,6 e com um $K_{UF} \geq 20$ mℓ/h/mmHg, enquanto os dialisadores de baixo fluxo teriam um coeficiente de permeação de beta-2-microglobulina próximo a zero e um $K_{UF} \leq 10$ mℓ/h/mmHg.[83]

Do ponto de vista clínico, a opção por membrana de alta permeabilidade é norteada pela sua capacidade de depuração de moléculas com maior peso molecular, na medida em que o K_{UF} passou a ser menos relevante a partir da adoção universal de máquinas com controle automatizado de ultrafiltração. Embora os dialisadores de alta permeabilidade sejam intuitivamente mais adequados por proporcionarem a depuração de moléculas de maior peso molecular, incluindo inúmeras toxinas urêmicas não mensuráveis, os benefícios clínicos de seu uso ainda não estão bem definidos. Já foi demonstrada a redução na incidência da síndrome do túnel do carpo, atribuída à maior depuração de beta-2-microglobulina.[84]

Em diversos estudos observacionais, o uso de dialisadores de alta permeabilidade foi associado a uma significativa redução no risco de mortalidade.[84-86] No entanto, estudos controlados posteriores foram incapazes de apontar um efeito favorável sobre a mortalidade na mesma magnitude. Resultados do estudo HEMO, no qual pacientes prevalentes em HD foram randomizados para tratamento com membranas de alta ou baixa permeabilidade, sugerem benefícios limitados da HD com membranas de alto fluxo, não tendo sido encontrada redução significativa no risco de morte, exceto entre os pacientes que estavam há mais de 3,7 anos em tratamento.[87] No MPO (*Membrane Permeability Outcomes*), um ensaio clínico envolvendo 738 pacientes incidentes em diálise, o uso de dialisadores de alto fluxo não reduziu significativamente o risco de morte, mas, analisando-se subgrupos, foi observada uma significativa redução nesse risco: da ordem de 37% entre os pacientes com albumina abaixo de 4 g/dℓ e de 38% entre os diabéticos.[83] Em outro ensaio clínico, o estudo CONTRAST (*Convective Transport Study*), no qual 714 pacientes em HD foram randomizados para seguir em HD convencional com dialisador de baixa permeabilidade, ou passar para o tratamento com dialisador de alta permeabilidade em hemodiafiltração, após um período médio de acompanhamento de 3 anos, não foi encontrada qualquer redução significativa no risco de morte ou de eventos cardiovasculares.[88] Ainda nesse estudo, também não foi observada diferença significativa na qualidade de vida entre os dois grupos.

> ⚠ **PONTOS-CHAVE**
> - As membranas sintéticas e as de celulose modificada são mais biocompatíveis do que aquelas de celulose não substituída
> - Não há evidência de que as membranas sintéticas sejam superiores às de celulose modificada, ou o contrário
> - Dialisadores de alta permeabilidade são provavelmente associados a um menor risco de mortalidade.

Máquinas

Paralelo ao grande avanço ocorrido no desenvolvimento dos acessos vasculares e dos dialisadores, o aprimoramento tecnológico nas máquinas de HD contribuiu substancialmente para tornar esse tratamento mais confortável e seguro.

Uma máquina de HD é constituída, basicamente, por uma bomba que promove a circulação sanguínea extracorpórea e por um sistema paralelo responsável pelo fluxo da solução de troca que banha as membranas do dialisador. Além disso, uma máquina deve ser capaz de promover e controlar a retirada de líquido do organismo, manter aquecido o sangue em circulação extracorpórea e ser dotada de sensores de segurança contra as falhas técnicas e intercorrências relacionadas ao procedimento.

O sangue passa pelo circuito extracorpóreo, sem contato direto com a máquina. Uma bomba do tipo *rolete* colocada antes do dialisador propicia a chegada do sangue até esse ponto por pressão negativa; daí em diante, ele segue por pressão positiva. Um segmento da linha arterial, geralmente com diâmetro de 1 a 1,5 cm e cerca de 30 cm de comprimento, é especialmente feito à mão para se adaptar à bomba *rolete*. O fluxo é proporcional ao diâmetro do segmento de linha comprimido pelo rolete e à velocidade de rotação da bomba.

No interior do dialisador, o sangue em circulação extracorpórea sofre passivamente as alterações que dependem do circuito paralelo. O circuito da solução de diálise e os aparatos agregados, além de proverem o banho que chega ao dialisador para que ocorram as trocas com o sangue, controlam ativamente os demais parâmetros da diálise, como a temperatura, a concentração de sódio e bicarbonato e a velocidade de ultrafiltração.[89]

As máquinas de HD como conhecidas hoje são denominadas "máquinas de proporção", porque preparam e liberam, constantemente e em tempo real, a solução de troca que passa pelo dialisador (Figura 53.4). Ao chegar à máquina, a água se mistura instantaneamente ao concentrado eletrolítico em partes proporcionais. Para que não haja precipitação de sais de cálcio no concentrado eletrolítico, ele é dividido em duas soluções distintas, uma contendo o tampão bicarbonato (fração básica) e a outra, o cálcio, demais eletrólitos e a glicose (fração ácida). No momento da diálise, partes de cada uma dessas frações são aspiradas e misturadas à água na proporção adequada. Mais recentemente, a solução básica tem sido substituída por cartuchos ou bolsas contendo bicarbonato de sódio granulado que, uma vez conectados à máquina, recebem automaticamente água tratada para preparação da fração básica em tempo real.

O monitoramento da condutividade na solução eletrolítica após a mistura e os mecanismos de salvaguarda contra possíveis falhas tornam essa técnica segura. Os concentrados eletrolíticos são, em geral, produzidos para criar uma solução de diálise padrão com concentração final de sódio de 138 mEq/ℓ, após a mistura com água e a fração básica (ver Quadro 53.1). A concentração final do sódio na solução de diálise pode ser individualizada por meio da variação da proporção de concentrado eletrolítico para o volume de água.

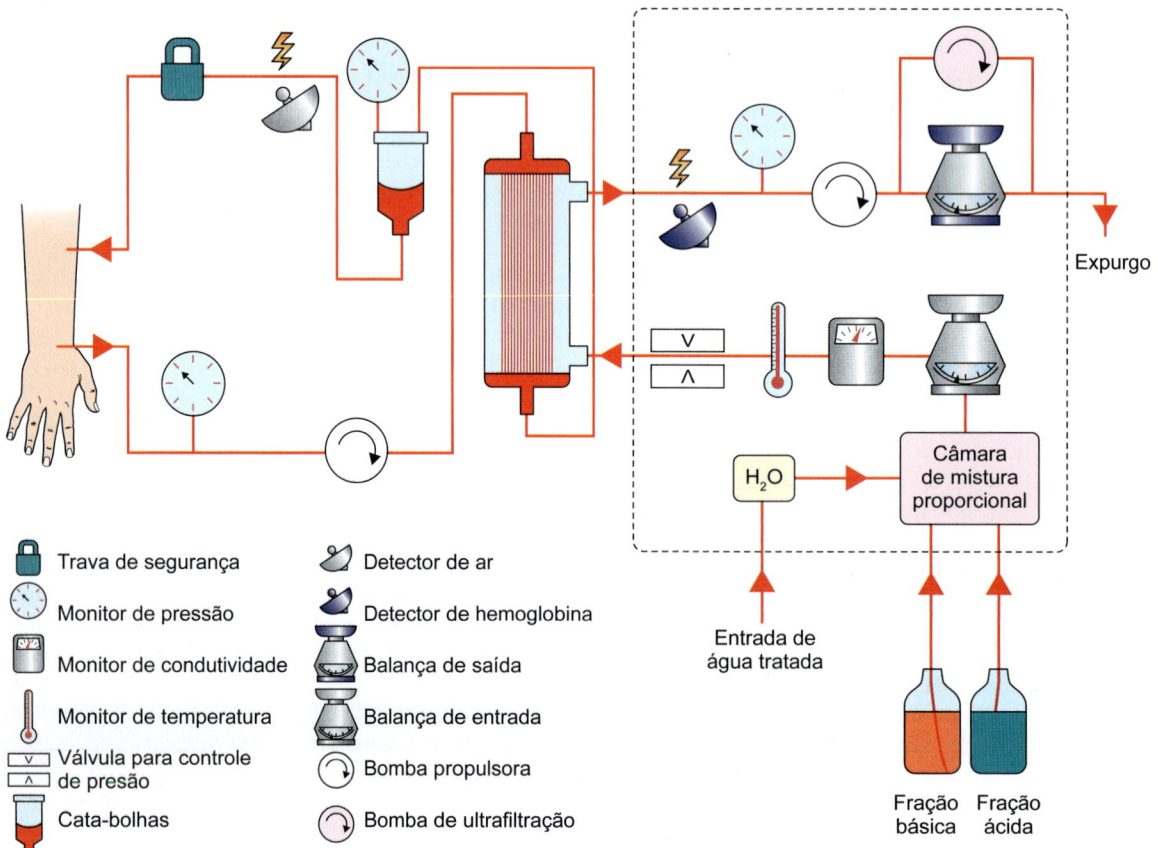

Figura 53.4 Esquematização simplificada do funcionamento de uma máquina de proporção. A *área pontilhada* corresponde às partes internas da máquina.

Nesse contexto, as concentrações de todos os demais eletrólitos da solução de diálise são alteradas na mesma magnitude, entretanto, modificações na concentração dos eletrólitos, na faixa de 2 ou 3% para mais ou para menos, são clinicamente relevantes apenas para o sódio.

O fluxo da solução de troca também depende de uma bomba. A solução chega ao dialisador por meio de um tubo plástico flexível que nele se encaixa. Por outro tubo, o banho de diálise que retorna do dialisador para a máquina é drenado como dejeto. Ao contrário do sistema por onde circula o sangue, esses tubos não são individuais, mas componentes da máquina. Por essa razão, as máquinas atuais são dotadas de um sistema de desinfecção desse circuito após o uso. Esse processo de limpeza, além de reduzir a proliferação bacteriana, minimiza a deposição de precipitados de sais de cálcio nos circuitos internos da máquina. As máquinas são habitualmente dotadas de controle ajustável do fluxo de solução, por exemplo, entre 300 e 800 mℓ/min.[90] A depender da tecnologia da máquina, o fluxo de solução de diálise pode ser fixo ou ajustado automaticamente de acordo com o fluxo de sangue alcançado, de forma a otimizar a eficiência e evitar desperdício.[91]

Para não causar hipotermia, a solução de diálise que chega ao dialisador deve estar pré-aquecida. As máquinas atuais permitem um ajuste bastante preciso da temperatura, sendo que a maioria dos pacientes sente-se confortável com a temperatura na faixa de 36 a 37°C. Temperaturas mais elevadas podem favorecer a vasodilatação e a queda da pressão arterial intradialítica; por outro lado, a redução da temperatura da solução de diálise, por exemplo, para 35,5°C, tem sido usada como uma estratégia para melhorar a estabilidade hemodinâmica durante a sessão em pacientes mais predispostos à hipotensão.[92,93]

O controle da ultrafiltração é feito pelo ajuste da pressão no compartimento da solução de diálise. Esse compartimento tem a pressão habitualmente negativa em relação à pressão no compartimento sanguíneo. O controle do gradiente de pressão entre os dois compartimentos determina a velocidade de ultrafiltração. Um sistema integrado, denominado "câmara de equilíbrio", por onde passam lado a lado a solução que vai e a que retorna do dialisador, assegura que os volumes na entrada e na saída sejam semelhantes, não considerando o volume de ultrafiltração programado. Garante-se a precisão da ultrafiltração por uma bomba que retira o volume programado a partir da solução de diálise que retorna do dialisador, antes da chegada à câmara de equilíbrio, em um circuito em *bypass*. Essa precisão certifica a previsibilidade do peso de saída do paciente e minimiza o risco de complicações intradialíticas, como hipotensão e cãibras.

Uma inovação tecnológica de relevância inestimável foi a incorporação dos sensores de segurança às máquinas. Por conta desses sensores, integrados a um sistema de interrupção automática da diálise em caso de anormalidades, as complicações graves relacionadas ao procedimento, como embolia gasosa e hemólise maciça, tornaram-se eventos raros. As máquinas geralmente dispõem de monitores para os seguintes parâmetros:[89]

- Condutividade na solução de diálise
- Temperatura
- Pressão sanguínea nas linhas arterial e venosa (os monitores de pressão são separados do sangue por isoladores descartáveis)
- Presença de ar no sangue que retorna ao paciente
- Indício de hemoglobina na solução de diálise pós-dialisador.

Outros recursos tecnológicos disponíveis nas máquinas mais modernas são:

- Capacidade de estimar a depuração da ureia removida durante a diálise. Com isso, pode-se determinar o Kt/V ao longo de sucessivas sessões, deixando de ser essa uma avaliação pontual
- Produção de água ultrapura, por meio da passagem da solução de diálise por um filtro semelhante a um dialisador acoplado à máquina
- Capacidade para realizar hemodiafiltração, com produção de solução de reposição a partir da dupla filtração *online* da solução de diálise.

> ⚠ **PONTOS-CHAVE**
> - Uma máquina de hemodiálise deve ser capaz de proporcionar as condições para a depuração do sangue, controlar a retirada de líquido, permitir a individualização da prescrição da diálise e ser tecnicamente segura.

ACESSO VASCULAR

A limitação das opções de acesso vascular tem representado motivo de grande preocupação desde o surgimento da HD (ver Capítulo 62). Hoje, com pacientes em tratamento por muito mais tempo e um contingente crescente de idosos e diabéticos ingressando em diálise, talvez a dificuldade em lidar com acesso vascular seja ainda maior. Apesar dos avanços no tratamento da falência funcional renal, com o aprimoramento de equipamentos e o desenvolvimento de novos fármacos, pouco se avançou no que concerne aos acessos vasculares.

Cimino e Brescia, na década de 1960, pela anastomose interna de uma artéria a uma veia, criaram a FAV primária ou nativa, considerada ainda hoje o melhor acesso vascular para pacientes em HD por apresentar uma sobrevida muito mais longa e estar associada a um índice muito menor de complicações do que qualquer alternativa disponível.[6,94] Em situações em que não é possível a anastomose a partir dos vasos do próprio paciente, a FAV interna pode ser confeccionada utilizando-se enxertos autólogos ou sintéticos.

Nos pacientes sem acesso vascular demandando diálise de urgência, faz-se necessário o uso de cateteres inseridos em veias profundas como acesso temporário até a confecção e maturação da FAV.[95]

Fístula arteriovenosa nativa

Realizada em ambiente cirúrgico, na maioria das vezes sob anestesia local, a FAV pode ser confeccionada pela anastomose lateroterminal da artéria radial com a veia cefálica, da braquial com a cefálica ou da braquial com a basílica (que, em geral, exige sua superficialização), preferencialmente no membro não dominante. Embora a FAV confeccionada no antebraço apresente um fluxo sanguíneo aproximadamente 25% menor do que no braço, o local recomendado inicialmente é o mais distal, poupando-se os vasos mais proximais.[96] Assim, em caso de falência, precoce ou tardia, a FAV poderá ser reconstruída mais acima.

A FAV, entretanto, requer um intervalo relativamente longo entre sua confecção e utilização, necessário à sua maturação (aumento do fluxo de sangue, do diâmetro e da espessura da parede da veia). Assim, o paciente com DRC em estágio 4

(TFG < 30 mℓ/min/1,73 m^2) deve receber orientação quanto às opções de terapia renal substitutiva e, caso opte pela HD, a FAV deve ser confeccionada no momento apropriado para que haja tempo suficiente de maturação e estar em condições de uso quando houver indicação para iniciar diálise. Essa decisão não deve ser protelada, considerando-se que, não raramente, a confecção da FAV não é bem-sucedida na primeira tentativa. É desejável aguardar pelo menos 4 semanas após a confecção para puncionar uma FAV pela primeira vez.[97] A punção entre 2 e 4 semanas após a confecção pode ser considerada, levando-se em conta as condições da FAV, a urgência de iniciar o tratamento dialítico e os riscos inerentes à outra alternativa, que seria a instalação de um cateter em veia profunda.[98]

Antes de encaminhar um paciente para a confecção da FAV, deve-se realizar um exame físico criterioso dos vasos nos membros superiores e levantar a história de uso prévio de cateteres e da ocorrência de trombose ou edema associados ao seu uso. A veia a ser anastomosada deve ter uma luz com diâmetro mínimo de 2 mm e apresentar boa distensibilidade após a aplicação de torniquete para haver chances razoáveis de sucesso na cirurgia.[99-101] Além da história clínica e do exame físico, sempre que possível, deve ser feito o estudo por imagem dos vasos, incluindo as veias centrais, antes de se decidir onde será confeccionada a FAV.

O risco de falência primária pode ser reduzido por meio do estudo prévio de artérias e veias pelo Doppler colorido, principalmente nos pacientes nos quais se suspeita, pelo exame físico, de que as condições dos vasos não sejam ideais. Outra medida importante é investigar alterações da coagulação que predispõem à trombose e tomar medidas preventivas junto aos pacientes com história de trombose precoce de uma FAV com bom fluxo inicial. Provavelmente, o fator modificável mais relevante para o êxito da confecção de uma FAV seja a escolha do cirurgião. O risco de falência primária (quando o mau funcionamento é detectado antes mesmo da sua utilização) ou precoce da FAV é cerca de três vezes maior quando o procedimento é realizado por um cirurgião vascular que apenas esporadicamente se dedica aos acessos vasculares em comparação com cirurgiões experientes nesse campo.[102]

As principais complicações da FAV nativa são a falência primária, a estenose e a trombose, todas levando à redução parcial ou total do fluxo de sangue.[103] Tanto a falência primária como a trombose tardia são observadas mais frequentemente em pacientes idosos e diabéticos. Mulheres, por terem vasos menos calibrosos, também apresentam maior risco de falência primária da FAV.[104] Outras complicações incluem hematoma, infecção, síndrome isquêmica e desenvolvimento de formações aneurismáticas.[97]

Estenose pode ocorrer na anastomose, sendo geralmente associada à técnica cirúrgica, principalmente nos acessos mais distais, e caracteriza-se pela falha da FAV em desenvolver-se adequadamente nas semanas seguintes à sua confecção. A estenose que se desenvolve em algum segmento da FAV, adiante da anastomose, pode caracterizar-se pelo baixo fluxo durante a diálise (na maior parte das vezes, quando a estenose é anterior ao local de inserção da agulha arterial), pelo desenvolvimento de circulação colateral para as veias tributárias ou pelo aumento da resistência venosa (sugerindo estenose após o local de inserção da agulha venosa). A presença de estenose, além de limitar a eficiência da diálise pelo baixo fluxo, aumenta significativamente o risco de que essa FAV venha a trombosar a qualquer momento e exigir intervenção de urgência para tentar recuperá-la. A causa mais comum de estenose é a hiperplasia intimal.[105] O diagnóstico de estenose deve ser confirmado pelo Doppler. Quando se detecta uma estenose significativa na anastomose (afetando o desempenho da diálise e com redução da luz > 50%), a solução geralmente é refazê-la alguns centímetros acima.[97] Para estenoses em segmentos da veia mais distantes da anastomose, a correção pode ser cirúrgica ou por angioplastia percutânea transluminal. A chance de êxito da angioplastia é maior para a correção de estenoses de pequeno segmento da veia, em geral menor do que 2 cm de extensão.[106,107] As intervenções endovasculares, através de angioplastia utilizando balões de alta pressão ou com a colocação de *stents*, têm sido cada vez mais comum, tanto para a correção como em casos de falência primária na maturação do acesso vascular, com resultados equivalentes ou superiores à correção cirúrgica.[108] Porém, a decisão acerca do tipo de abordagem deve ser baseada nos recursos disponíveis e na *expertise* da equipe médica com cada tipo de procedimento.[109]

O desenvolvimento de edema no membro onde foi confeccionada a FAV sugere estenose ou trombose de veias centrais e geralmente está associado ao uso prévio de cateteres, sobretudo na subclávia.[110] Quando não for possível a correção pela colocação de *stent*, normalmente haverá indicação para a ligadura da FAV, devendo o membro ser considerado definitivamente inviável para confecção de novos acessos.

Quando ocorre trombose de uma FAV até então com bom fluxo, a pronta intervenção do cirurgião vascular pode recuperar o acesso pela trombectomia ou refazendo a anastomose mais acima, aproveitando o leito vascular previamente dilatado, o que dispensaria o intervalo para maturação da FAV e a instalação de um acesso provisório.

Além da atenção ao diâmetro e integridade das veias, é preciso certificar-se de que a artéria escolhida para a FAV também esteja saudável, inclusive nos segmentos distais à anastomose, minimizando o risco de desenvolvimento de isquemia na extremidade do membro por roubo de sangue para a FAV.[111]

Formações aneurismáticas são complicações tardias associadas ao enfraquecimento da parede da FAV por punções repetidas. São facilmente identificáveis pela dilatação segmentar da FAV, muitas vezes com uma área de estenose adiante. Quando incipiente, a melhor medida é simplesmente abandonar a punção da área. Já para as formações maiores, o tratamento deve ser cirúrgico, por meio da ressecção de um segmento da parede e a correção da estenose; mas, dependendo do risco de ruptura, pode ser indicada a ligadura da FAV com necessidade de criar um novo acesso.[97] A punção da FAV pela técnica de *buttonhole* (punção sempre no mesmo local, criando um túnel para a inserção da agulha) é capaz de evitar essa complicação, além de reduzir o risco de hematomas e ser bem aceita pelos pacientes pela menor percepção de dor à punção.[112-114] Todavia, quando se adota essa técnica de punção da FAV, medidas adicionais devem implementadas visando reduzir o risco de complicações infecciosas.[115]

Infecção no local de punção é uma complicação incomum, desde que princípios básicos, como lavar adequadamente a FAV e limpar com álcool a 70% ou clorexidina alcoólica 2% imediatamente antes da inserção das agulhas, sejam seguidos. Um cuidado adicional deve ser tomado com a punção pela técnica de *buttonhole*, que exige a remoção da crosta residual da diálise anterior e nova limpeza com antisséptico tópico antes da introdução das agulhas.[113]

O *Staphylococcus aureus* é o agente etiológico mais frequente nas infecções de FAV.[116] Quando a infecção é apenas local, o tratamento inicial deve ser antibiótico por 2 semanas. Não há justificativa para o uso indiscriminado de vancomicina no tratamento de infecção de FAV. Uma boa opção é o uso das cefalosporinas de primeira geração, especialmente a cefazolina, por ter meia-vida longa na falência renal, podendo ser usada a intervalos de até 72 horas, após as sessões de HD.[117] Em caso de infecção com repercussão sistêmica, após coleta de sangue para hemocultura, deve-se imediatamente iniciar antibióticos com amplo espectro de ação.[118] Quando a hemocultura é positiva para *S. aureus*, o diagnóstico de endocardite deve ser excluído por ecocardiograma transesofágico, mesmo que o paciente já esteja clinicamente melhor, para se definir o tempo de tratamento. Nos casos de infecção local grave ou com repercussão sistêmica, o tratamento cirúrgico deve ser considerado, incluindo a ligadura da FAV.

Enxertos vasculares

A opção por um acesso vascular utilizando prótese deve ser reservada aos pacientes nos quais tentativas de confecção de uma FAV nativa foram malsucedidas ou quando esse insucesso é antecipado pela condição desfavorável das veias – o que é mais frequente em idosos e diabéticos.[119,120] Existem diversas opções de enxertos vasculares sintéticos, mas, no Brasil, usam-se invariavelmente as próteses de politetrafluoretileno (PTFE), que, geralmente, são implantadas no membro superior. Uma das opções cirúrgicas mais usadas é anastomosar o enxerto à artéria braquial, passar superficialmente no subcutâneo, ao longo da face interna do braço, e anastomosá-lo à veia basílica na região axilar. Outra opção frequente é a conexão da artéria radial à veia basílica. Em quase todos os casos, a própria prótese é utilizada como sítio de punção; já em circunstâncias especiais, um segmento de PTFE pode ser utilizado somente como ponte ligando dois vasos cuja distância não permite sua anastomose direta. Assim, a veia, uma vez desenvolvida, é que será puncionada. Excepcionalmente, o enxerto pode ser implantado no membro inferior, como uma alça, ligando a artéria à veia femoral.[121] Comparado com a FAV nativa, ele tem um custo muito maior, necessidade de mais intervenções para recuperar o acesso, menor sobrevida e maior risco de infecção.[122] O enxerto geralmente pode ser puncionado 2 semanas após sua colocação, se for necessário.[97] Esse tipo de acesso não deve ser puncionado pela técnica de *buttonhole*.

A estenose na anastomose venosa por hiperplasia intimal é a causa mais comum de disfunção e trombose do enxerto. Menos frequentemente, pode ocorrer estenose na anastomose arterial ou nos segmentos de punção do enxerto. Uma estenose acima de 50% do lúmen e causando queda significativa do fluxo de sangue é considerada indicação para intervenção.[87] Caso contrário, além de comprometer a eficácia da diálise, a presença de uma estenose significativa pode levar à trombose do enxerto. Um paciente com enxerto deve ter seu acesso vascular reavaliado periodicamente. Uma mudança gradual nos parâmetros de fluxo e pressão sinaliza que uma estenose pode estar se desenvolvendo; por exemplo, o aumento da resistência venosa durante a HD sugere a presença de estenose na anastomose venosa e deve ser confirmada por exames de imagem. A estenose pode ser corrigida por angioplastia com dilatação por balão ou colocação de *stent*, mas a tendência é recorrer.[25]

Trombose do enxerto exige a pronta intervenção para aumentar a chance de recuperação do acesso e permitir que o paciente possa usá-lo já na sessão seguinte, evitando a necessidade de colocar um cateter. A remoção do trombo pode ser feita mecanicamente, com trombolíticos ou a combinação de ambos.[123] Como já mencionado, quando ocorre trombose da prótese, em geral existe uma alteração de base que predispôs a isso, mais frequentemente a estenose por hiperplasia intimal na anastomose do enxerto à veia. Assim, é importante que, além de se remover o trombo, também se corrija, de preferência no mesmo procedimento, a causa de base, para evitar que um novo episódio de trombose ocorra novamente.

O risco de infecção nas próteses é duas ou três vezes maior do que nas fístulas nativas, além de ter um prognóstico bem pior, culminando, na maioria das vezes, na retirada da prótese.[124] Quando o tratamento clínico da infecção no enxerto é bem-sucedido, o uso de antibiótico deve se estender até completar 6 semanas.

Cateteres

Os cateteres de duplo lúmen (um ramo arterial e outro venoso) estão disponíveis em variados tamanhos e calibres e são feitos de um material que, embora pouco maleável, se molda à anatomia quando em contato com a temperatura corporal.[125] Há ainda a opção de cateteres mais longos e maleáveis, com um *cuff* (tecido sintético revestindo pequeno segmento do cateter) que estimula o desenvolvimento de fibrose ao seu redor, no subcutâneo, criando uma barreira à penetração de microrganismos a partir da pele. Cateteres sem *cuff* são conhecidos como **temporários**, enquanto aqueles com *cuff* são designados como **tunelizáveis** ou **de longa permanência**.

O uso de cateteres deve ser restrito aos casos com indicação de diálise em caráter de urgência, não havendo tempo suficiente para confecção e maturação do acesso definitivo (situação frequente entre os pacientes referenciados tardiamente ao nefrologista), a saber: àqueles já em programa de hemodiálise, mas temporariamente sem acesso por alguma complicação, aos pacientes em diálise peritoneal que necessitem ficar afastados provisoriamente do método ou aos casos nos quais todas as demais alternativas de acesso vascular definitivo foram esgotadas, incluindo os enxertos (nessa situação, um cateter tunelizável assume o papel de acesso definitivo).[126-128]

O uso de cateteres tunelizáveis é preferível pelo menor risco de infecção e por dispensar trocas periódicas. A colocação de cateteres temporários deveria ser restrita às situações de emergência, mas, lamentavelmente, eles ainda são os mais utilizados no Brasil. Apesar de a FAV ser considerada o acesso vascular padrão-ouro para a maioria dos pacientes, a opção do uso de cateter tunelizável para pacientes muito idosos ou para aqueles com baixa expectativa de vida parece razoável, e não está associada a um risco de morte significativamente maior.[129] Crianças ou pacientes sem acesso vascular definitivo e com perspectivas de transplante a curto prazo também podem configurar uma boa indicação para o uso desse tipo de cateter.[127]

Técnicas de inserção

Os cateteres podem ser implantados nas veias jugulares internas, subclávias e femorais, havendo ainda relatos de aplicação na veia cava inferior por acesso translombar na falta absoluta de outra opção.[130] Inicialmente, o acesso pela veia subclávia era o mais escolhido, mas seu uso diminuiu à medida que vários estudos o associaram à estenose e trombose de veias centrais.[131] Na atualidade, o acesso de eleição é a veia jugular interna, preferencialmente à direita.[97] Entre as razões que explicam essa escolha, encontram-se comodidade do executor, posição mais baixa da cúpula pleural, ausência de ductos linfáticos e menor risco de estenose ou trombose.[25] A jugular pode ser acessada por via anterior (cerca de 1 cm abaixo do cruzamento da jugular externa com a carótida), posterior (cerca de 1 cm abaixo do cruzamento da veia jugular externa com o esternocleidomastoideo) e central, no ângulo formado pelos ramos esternal e clavicular do esternocleidomastoideo. O acesso central, pela maior proximidade com a pleura, é o que apresenta o maior risco de complicações. A via posterior, embora tecnicamente mais difícil, é bastante útil nos pacientes obesos, brevilíneos ou com dificuldade de rotação do pescoço. Na experiência dos autores, a via anterior é a que melhor parece conciliar mais chances da punção venosa com menor risco. A experiência do médico com a técnica, entretanto, é que determina o acesso preferencial.

O acesso pela veia femoral, descrito como de curta permanência (até 1 semana) e reservado aos pacientes acamados, em razão da segurança e facilidade de punção que oferece, tem sido eventualmente utilizado em caráter ambulatorial e com tempo de permanência mais longo.[132,133] Ao se optar por essa via, devem-se empregar cateteres de maior comprimento (20 cm) para alcançar a cava inferior, na qual seu desempenho é melhor.

Os cateteres temporários podem ser implantados pelo próprio nefrologista à beira do leito, utilizando-se a técnica de Seldinger, sempre que possível, guiada por ultrassonografia.[134,135] Essa técnica consiste na punção de uma veia profunda com uma cânula que permita a passagem, por seu interior, de um fio metálico flexível que funcionará como guia. Uma vez puncionado o vaso e introduzido o fio-guia, retira-se a cânula. Após pequena dilatação do trajeto, a porção externa desse fio é introduzida no lúmen do ramo venoso do cateter a partir de sua ponta. O cateter é então introduzido seguindo o trajeto determinado pelo posicionamento do fio-guia até que esteja devidamente posicionado dentro do vaso para ser então fixado externamente. A punção venosa profunda guiada por ultrassonografia aumenta a taxa de êxito e minimiza o risco de complicações, sobretudo a punção acidental de artéria.[135]

Os cateteres tunelizados podem ser colocados tanto pelo cirurgião vascular como pelo nefrologista, preferencialmente no centro cirúrgico e sob fluoroscopia, para se certificar da localização correta do fio-guia e da ausência de dobras no cateter. O túnel subcutâneo tem aproximadamente 15 cm e estende-se do sítio da punção venosa até o local de saída do cateter na pele.[130] No caso dos cateteres colocados na veia jugular interna, o túnel tem um trajeto curvilíneo passando sobre a clavícula e emergindo no quadrante supralateral do peitoral. Atualmente, os cateteres tunelizáveis também são implantados pela técnica de Seldinger, utilizando-se um dilatador com uma bainha, denominado "casca de banana", o qual, uma vez dentro da veia, permite a passagem do cateter pela sua luz. A bainha é, em seguida, rasgada em duas metades longitudinais e retirada (sem esse recurso, não se conseguiria introduzir o cateter, por ser mais maleável e com extremidade não pontiaguda).[134]

Complicações e manuseio

As complicações relativas à instalação dos cateteres variam conforme seu local de inserção. Na veia jugular interna, por exemplo, pode ocorrer lesão do nervo laríngeo recorrente, da traqueia, da carótida e do ducto torácico (se à esquerda). Hematomas volumosos podem ocasionar desconforto respiratório. Na veia subclávia, pode haver pneumotórax, lesão de artéria subclávia causando hemotórax ou ambos. Em qualquer acesso venoso alto pode ocorrer perfuração do átrio ou tamponamento pericárdico quando o guia, o dilatador ou o cateter ultrapassam a câmara cardíaca. Na veia femoral, pode ocorrer dissecção do vaso, FAV ou formação de hematoma subcutâneo ou retroperitoneal. Qualquer que seja o sítio, a punção acompanhada por ultrassonografia está associada a um número de complicações substancialmente menor.[136]

Trombose venosa e desenvolvimento de estenose são frequentemente relacionados ao uso de cateteres. Muitas vezes, tais complicações são percebidas apenas tardiamente, quando surge edema no membro superior, após a confecção de uma FAV, no lado em que já foi usado um cateter. Esse risco é mais elevado nos casos de uso prévio de cateter na veia subclávia.[131]

Outra complicação frequente é o mau funcionamento do cateter por baixo fluxo, que pode ser precoce ou tardio. Quando ocorre precocemente, é sugestivo de mau posicionamento do cateter. Pode ser necessária sua troca com guia ou mudança do sítio de punção. O controle radiológico pode ser útil na avaliação do melhor posicionamento do cateter. Recomenda-se que sua ponta fique localizada dentro do átrio direito, no qual seu funcionamento é melhor.[137] Entretanto, trombos têm sido relatados em associação à presença de cateteres dentro da cavidade atrial.[138] Já o baixo fluxo de sangue pelo cateter tunelizável pode ser decorrente de seu mau posicionamento ou de algum acotovelamento no subcutâneo. Daí a importância do controle radiológico durante sua colocação, visto que a correção posterior é bem mais trabalhosa.

O mau funcionamento tardio, com queda do fluxo de sangue ou aumento da resistência venosa (em caso de comprometimento do lado arterial ou venoso do cateter, respectivamente), geralmente é causado por deposição de fibrina ocupando parcialmente a luz do cateter ou obstruindo seus orifícios.[139] A ausência de fluxo sugere trombose com completa obstrução da luz do cateter. Para corrigir a disfunção do cateter, deve-se usar trombolíticos, preferencialmente a alteplase (tPA) ou uroquinase.[140] Existem vários protocolos para o uso de trombolíticos na estenose ou trombose do cateter, com elevada taxa de restauração do fluxo de sangue. Uma sugestão é preencher a luz do cateter com o trombolítico aspirando o conteúdo após 3 a 6 horas. Caso o resultado não tenha sido satisfatório, pode-se repetir o processo. Em razão do alto custo dos trombolíticos, seu uso tem sido mais comum nas obstruções de cateteres tunelizáveis ou naqueles casos em que a troca do cateter é antecipada como problemática.[141] Quando não se tem êxito com o uso de trombolíticos, há a opção de trocar o cateter com auxílio de um guia metálico, aproveitando o local de inserção no vaso. É importante também estar sempre atento às medidas que podem minimizar o risco de disfunção do cateter, principalmente o preenchimento correto de seu lúmen com as soluções anticoagulantes (selo do cateter).

As infecções são a principal causa de morbidade nos pacientes dialisando através de cateter.[142] Todo evento infeccioso relacionado ao cateter deve ser encarado como potencialmente grave. As infecções são tratadas de forma diferente conforme o tipo do cateter, a evolução clínica e o agente etiológico.

No caso de cateter temporário, o surgimento de sinais de infecção no orifício de saída já é indicação para sua remoção e antibioticoterapia por 1 a 2 semanas. Na presença de febre associada ao cateter (ou na ausência de outro foco que permita excluir o cateter como causa da infecção), preconizam-se a realização de hemoculturas, a imediata retirada do cateter e o início da antibioticoterapia por 2 a 3 semanas, preferencialmente venosa, que inclua cobertura para *S. aureus*. Não se deve iniciar a diálise através de um cateter sabidamente infectado, principalmente na presença de manifestação sistêmica, para retirá-lo somente ao final da sessão. A troca do cateter, com mudança do sítio, deve ser feita antes da sessão de diálise.[143,144] Se o paciente tem uma FAV ainda em fase de maturação, é razoável, na dependência do julgamento clínico, antecipar sua utilização evitando a instalação de um novo cateter.

Já as infecções no cateter permanente podem ser tratadas inicialmente de forma conservadora, por antibioticoterapia.[145] Nos casos de suspeita de infecção relacionada ao cateter, é fundamental a realização de hemoculturas. Após a coleta das amostras de sangue para leucograma e hemoculturas, deve-se iniciar antibioticoterapia parenteral de amplo espectro até se obter o resultado das culturas e dar seguimento ao tratamento guiado pelo antibiograma. Uma medida que aumenta significativamente as chances de sucesso do tratamento é preencher a luz do cateter com parte do antibiótico que seria usado por via sistêmica (separa-se um pequeno volume diluindo-o na proporção 1:1 com heparina).[146] Com isso, o antibiótico em alta concentração na luz do cateter consegue penetrar o biofilme, reduzindo o risco de recorrência da infecção após o término do tratamento.

O tempo deste deve ser de 3 semanas; e nos casos de persistência de febre após 2 ou 3 dias de tratamento, não se deve insistir na tentativa de salvar o cateter, que deve ser removido prontamente.[147] Quando a hemocultura for positiva para *S. aureus*, a remoção também deverá ser feita, mesmo que a evolução inicial tenha sido favorável, pois as chances de recorrência após o término do tratamento são grandes, além de estar frequentemente associado a complicações graves, como endocardite, osteomielite, abscesso espinal e piomiosite.[145,147]

Uma medida de grande importância e fácil execução, associada à redução do risco de infecção de corrente sanguínea é o selo do cateter ao final de cada sessão com citrato trissódico hipertônico (30% ou mais), que, além de anticoagulante, em altas concentrações tem propriedade bactericida.[148] Há também outras opções de mistura de anticoagulantes com antibióticos, dentre elas a de heparina com gentamicina, de citrato 4% com gentamicina, de EDTA com minociclina, e de citrato 4% com taurolidina.[149-152] Outra alternativa que poderia melhorar o desempenho do cateter e adicionalmente reduzir o risco de infecção associada seria o uso preventivo regular de alteplase no selo do cateter 1 vez/semana, na sessão de diálise do meio da semana. Um ensaio clínico demonstrou que o selo com alteplase dessa forma reduziu significativamente tanto o risco de mau funcionamento do cateter como de ocorrência de bacteremia, quando comparado ao selo exclusivamente com heparina.[153]

Outro recurso associado à redução do risco de infecção relacionada ao cateter (e provavelmente redução do custo global do tratamento) é o uso de dispositivos para fechamento e conexão do cateter às linhas de sangue no momento da diálise.[154] Esses dispositivos mantêm a luz do cateter fechada o tempo todo, mesmo durante os processos de conexão e desconexão às linhas de sangue, devendo ser trocados a cada semana. Além de reduzir a exposição da luz do cateter ao ar ambiente, esses dispositivos mantêm a pressão neutra na luz do cateter, permitindo que possa ser preenchida com solução salina, sem a necessidade de soluções com propriedade anticoagulante. Um estudo retrospectivo com mais de 17 mil pacientes mostrou que o uso desses dispositivos, em comparação com o uso de tampas tradicionais de cateter e selo com heparina, reduziu significativamente o risco de infecção de corrente sanguínea e o uso de trombolíticos para restaurar o fluxo de sangue pelo cateter.[155]

> ⚠ **PONTOS-CHAVE**
>
> - O acesso vascular de escolha é a FAV nativa, confeccionada o mais distal possível
> - O implante de cateter guiado por ultrassonografia é mais seguro e, assim, deve ser feito sempre que disponível
> - Quando o uso de cateter é inevitável, deve-se preferir os tunelizáveis
> - O fechamento do cateter com soluções anticoagulantes com propriedade bactericida reduz o risco de infecção.

ANTICOAGULAÇÃO

A hemodiálise é um procedimento durante o qual há necessariamente um íntimo e contínuo contato do sangue com as paredes do circuito extracorpóreo. Embora sejam atribuídas qualidades à biocompatibilidade do material utilizado para a produção das linhas e dialisadores, eles ainda são trombogênicos – capazes, muitas vezes, de induzir a formação de coágulos dentro do circuito em questão de poucos minutos.[156] Assim, a anticoagulação, salvo contraindicações clínicas, deve ser prescrita a todos os pacientes submetidos à HD. Ela visa não apenas evitar a obstrução do circuito, mas também a reduzir a perda do volume interno das fibras dos dialisadores, ajudando a manter sua eficiência, mesmo após sucessivos reúsos.[157]

Quanto maior é o tempo de contato do sangue com as paredes do circuito, maior é a ativação da cascata de coagulação; por isso, o risco de coagulação é inversamente proporcional ao fluxo de sangue. Consequentemente, os pontos mais críticos do circuito são o interior das fibras dos dialisadores e o cata-bolhas, por onde o sangue passa mais lentamente em razão do maior diâmetro. Além disso, no interior do cata-bolhas o sangue entra em contato com o ar, favorecendo a coagulação.[158]

O anticoagulante mais utilizado na HD crônica é a heparina não fracionada. Suas vantagens são o baixo custo, a comodidade posológica, meia-vida curta e a possibilidade de ser neutralizada. Nas primeiras sessões, os pacientes geralmente usam doses padronizadas de heparina, mas que, posteriormente, devem ser individualizadas.[157,159]

Uma anticoagulação adequada deve ser capaz de manter o tempo parcial de tromboplastina ou o tempo de coagulação ativada entre 1,5 e 2 vezes o valor basal durante a maior parte da sessão.[157]

Existem diversos esquemas de heparinização, sendo os mais descritos na literatura a infusão contínua, após pequena dose inicial em *bolus*, e a administração em *bolus* repetida, isto é, uma dose maior inicialmente seguida de mais uma ou duas doses menores ao longo da sessão.[159] No esquema de infusão contínua, administra-se geralmente dose inicial de 2 mil U ou mais em *bolus*, seguida de manutenção, individualizada, que pode chegar a 3 mil U/h. A infusão deve ser encerrada entre 30 e 60 minutos antes do término da sessão, para facilitar a hemostasia após a retirada das agulhas. O tempo de coagulação deve retornar para próximo do normal no momento de encerramento da sessão. Esse método de infusão contínua parece o mais apropriado, pois o grau de anticoagulação é mais regular ao longo da sessão, evitando a alternância de períodos ora com anticoagulação excessiva, ora insuficiente, como ocorre com as técnicas de administração em *bolus*.[159] As máquinas atuais vêm dotadas de sistema de infusão contínua, e o aumento adicional do custo com esse tipo de heparinização é mínimo; portanto, não parece plausível a perpetuação dos esquemas antigos e menos seguros de administração em *bolus*.

Quando se opta pelo esquema de administração repetida da heparina em *bolus*, pode-se usar inicialmente dois terços da dose total, e o terço restante com 2 horas de HD; por exemplo, 4 mil U + 2 mil U. Outro método muito usado em diversos centros de diálise no Brasil há muitos anos, embora escassamente descrito na literatura, é a administração da heparina em *bolus*, dose única, no início da sessão.[160,161] A dose habitual é próxima a 80 a 100 U/kg, visando manter o tempo de coagulação acima de 20 minutos até a metade da sessão e abaixo de 10 minutos ao seu final. Para os pacientes que fazem uso único do dialisador, essa dose pode ser um pouco mais baixa.

Qualquer que seja o esquema de administração adotado, o tempo de coagulação deve ser reavaliado e a prescrição de heparina revista sempre que houver suspeita de que a anticoagulação esteja sendo insuficiente (excesso de sangue retido no circuito, redução do número de reúsos do dialisador etc.) ou excessiva (retardo na hemostasia após a retirada das agulhas, fenômenos hemorrágicos etc.).

Uma alternativa à heparina não fracionada é o emprego de heparina de baixo peso molecular, administrada em dose única no início da sessão.[162,163] A administração na linha arterial deve ser evitada, pois há uma perda significativa da droga na passagem pelo dialisador levando à necessidade de uma dose maior.[164] No entanto, seu elevado custo ainda limita o uso como rotina na HD crônica, pelo menos em nosso meio.

No Quadro 53.2 citamos as situações clínicas mais comuns, nas quais há contraindicação relativa ou absoluta para a heparinização. No contexto de cada caso, a prescrição da heparina poderá ser eventualmente mais conservadora ou flexível.

Em situações nas quais a contraindicação para a anticoagulação é apenas relativa, isto é, quando há baixo ou moderado risco de sangramento, pode-se empregar heparina de baixo peso molecular ou usar doses menores de heparina não fracionada.[165] Quando se pretende antagonizar seu efeito ao final de uma sessão de HD, a quantidade de sulfato de protamina a ser administrada deverá ser proporcionalmente menor do que a dose administrada de heparina por conta de sua metabolização

Quadro 53.2 Contraindicações para heparinização.

Contraindicações relativas (dose reduzida de heparina)
Pós-operatório recente de cirurgia de baixo risco
Pré-operatório imediato de cirurgia de baixo risco
Pericardite
Mulheres durante o período menstrual
Contraindicações absolutas (sem heparina)
Sangramento ativo
Discrasia sanguínea
Acidente vascular cerebral (diagnosticado ou suspeito)
Pós-operatório recente de cirurgia de grande porte
Pós-operatório recente de cirurgia oftalmológica
Pré-operatório imediato de cirurgia de alto risco

(sua meia-vida é de cerca de 2 horas). Alternativamente, há a opção da anticoagulação regional empregando-se o citrato de sódio como anticoagulante e o cálcio como antagonista.[166] O emprego dessa técnica é comum no tratamento dialítico da injúria renal aguda, porém, parece muito trabalhosa para justificar seu uso em HD regular.

Quando a contraindicação para anticoagulação for absoluta, isto é, há elevado risco de sangramento ou suas consequências são potencialmente catastróficas, a melhor opção seria dialisar sem heparina.[167] Nesse caso, o circuito deve ser lavado periodicamente com solução salina ao longo da sessão, por exemplo, 200 mℓ a cada 20 minutos. O volume total de solução salina a ser administrado deve ser estipulado e adicionado ao volume de ultrafiltração programado. Caso a resistência venosa aumente, sugerindo risco iminente de coagulação, o sistema deve ser inspecionado e volume extra de solução salina pode ser necessário. Nessa situação, deve-se considerar a troca do dialisador e linhas ou a interrupção da diálise antes do horário programado se o tratamento já estiver próximo do fim. O aumento do fluxo de sangue parece também reduzir o risco de coagulação.[158]

> **(!) PONTOS-CHAVE**
> - A heparinização deve ser prescrita para todo paciente em HD, salvo contraindicações clínicas
> - A heparinização reduz o risco de coagulação do circuito extracorpóreo e ajuda a preservar a eficiência dos dialisadores.

PRESCRIÇÃO E ADEQUAÇÃO DA DIÁLISE

A duração das sessões de HD e sua frequência semanal foram estabelecidas empiricamente, buscando-se conciliar a necessidade de reversão da uremia com um tratamento que fosse socialmente aceitável pelo paciente. O entendimento do que seria uma diálise adequada vem sofrendo mudanças ao longo dos anos. Se, nas origens da diálise, poderia ser razoável ter como objetivo evitar a morte por hipervolemia ou hipercalemia, hoje, o tratamento dialítico busca a reversão dos sintomas urêmicos, a redução das complicações a longo prazo, a diminuição do risco de mortalidade, a melhoria da qualidade de vida e a reintegração social do paciente.[168] Uma vez atingidos esses objetivos, a próxima meta seria a elevação da expectativa de vida desses pacientes para próximo daquela esperada para a população geral. Nessa direção, a diálise prescrita deve deixar de ser a mínima aceitável para tornar-se a melhor que se consegue atingir.

Hoje, a aplicação da diálise tende a ser vista como a de qualquer recurso terapêutico em que se busca a dose e o intervalo corretos de administração. Dentro dessa ótica, serão discutidos, a seguir, os esquemas de HD e o desenvolvimento do conceito de adequação de diálise até o modelo atual, baseado na cinética da ureia, e suas limitações.

Esquemas de hemodiálise

A maioria dos pacientes é tratada em unidades de HD, localizadas dentro de hospitais ou estabelecidas como clínicas independentes. Em geral, o tratamento obedece a uma prescrição relativamente fixa no que se refere à frequência e duração das sessões. Uma pequena porção de pacientes, entretanto, é tratada em sua residência e tem maior flexibilidade para programar as sessões de diálise segundo sua conveniência e necessidade.

A HD domiciliar, apesar de oferecer uma qualidade de vida superior, esbarra em dificuldades para sua expansão, especialmente relacionadas ao seu custo e à sua execução. Essa opção tem crescido nos últimos anos, sobretudo entre os pacientes que desejam ser dialisados mais frequentemente.

Atualmente, o nefrologista depara-se com diversas propostas de duração e frequência das sessões de HD.

Esquema convencional de 3 sessões por semana

A maior parte dos pacientes em programa regular de HD é habitualmente submetida a 3 sessões semanais com duração de aproximadamente 4 horas por tratamento. Para se compreender como esse esquema de diálise foi adotado quase universalmente, faz-se necessária uma breve revisão histórica das origens da HD como tratamento da falência renal.

Foi a partir de 1960 que pacientes com DRC passaram a ser colocados em HD de manutenção, inicialmente submetidos a sessões com duração de 20 a 24 horas a intervalos de 5 a 7 dias (esquema semelhante àquele usado para o tratamento da injúria renal aguda na época). Como nesse esquema eles ainda permaneciam muito sintomáticos, apresentando náuseas e vômitos, letargia, neuropatia periférica, hipercalemia e sinais de hipervolemia, sobretudo após alguns dias de procedimento, viu-se a necessidade de aumentar a frequência para 2 sessões/semana.[59] No entanto, dialisando por esse período, os pacientes acabavam desenvolvendo neuropatia periférica e calcificações articulares graves, o que foi atenuado quando, aproximadamente em 1964, a frequência foi aumentada para 3 vezes/semana, com sessões durando em torno de 10 horas.[59]

A partir da primeira metade da década de 1970, com a crescente universalização do acesso ao tratamento, a duração das sessões foi rapidamente reduzida para acomodar um aumento exponencial do número de pacientes. Resumindo, o esquema tradicional de HD, 3 sessões semanais durante cerca de 4 horas cada, foi estabelecido empiricamente há quase meio século.

Entre as dificuldades experimentadas por todos os esquemas de 3 sessões semanais de diálise, ressalta-se o fato de que sua distribuição nesse período é assimétrica, o que abre um intervalo sem diálise de aproximadamente 68 horas no fim de semana, quando o convívio social dos pacientes é maior e sua demanda por ingestão de fluidos, com frequência, aumentada. Em decorrência disso, o número de complicações nos dois primeiros dias da semana é substancialmente maior do que nos restantes.[169-171] Iniciativas (ainda não publicadas) no sentido de minimizar os riscos inerentes a esse esquema têm sido feitas pelo incremento de uma sessão a mais na semana, reduzindo, assim, o maior intervalo interdialítico.

Ao mesmo tempo em que o esquema de 3 sessões semanais representa a melhor alternativa para o tratamento hemodialítico regular, ele tem sido cada vez mais questionado; entretanto, continua como a prescrição de diálise mais empregada no mundo, sendo por vezes designado como esquema convencional ou regular de HD. Se se considerar um tratamento ideal como sendo aquele capaz de restaurar a expectativa de vida de um indivíduo para próxima àquela da população geral na mesma faixa etária, seria plausível concluir que esse tal esquema não se aproxima minimamente desse objetivo.

Hemodiálise diária de curta duração

Um dos esquemas propostos como alternativa ao tratamento de 3 sessões semanais é a **HD diária de curta duração**, idealizada por Buoncristiani (Perugia, Itália).[172] Trata-se de um procedimento simples e de implantação relativamente fácil, sendo exequível tanto nas unidades de diálise como no domicílio.[173-175] Os pacientes são dialisados diariamente por 2 a 3 horas, geralmente com folga aos domingos. Nesse esquema, utilizam-se material, equipamento e estratégia semelhantes aos da HD convencional. Sua aplicação tem sido associada a melhor controle da pressão arterial, reversão da hipertrofia ventricular esquerda, redução do índice de resistência à eritropoetina, melhor controle da fosfatemia, regressão de alterações à histologia óssea e melhor qualidade de vida.[172,173,176-178] Estudos observacionais também sugerem que esse esquema de tratamento aumentaria a expectativa de vida dos pacientes em comparação àqueles tratados com HD convencional.[177]

O estudo FHN (*Frequent Hemodialysis Network*), até o momento, foi o único ensaio clínico a comparar HD diária de curta duração *versus* HD convencional.[174] Nele, 125 pacientes foram randomizados para HD diária, 5 a 6 sessões por semana, e 120 pacientes para HD 3 vezes/semana e acompanhados por 1 ano. Os resultados foram favoráveis à HD diária, com redução de 39% no desfecho composto de morte mais aumento da massa do ventrículo esquerdo e redução de 30% no desfecho composto de morte e piora da saúde física. No período de acompanhamento, 5 pacientes do grupo de HD diária e 9 pacientes do grupo-controle foram ao óbito, sem alcançar diferença estatisticamente significante – mas, pelo pequeno número de participantes e o período relativamente curto de seguimento, o estudo não tinha poder estatístico para avaliar mortalidade como desfecho primário.

A HD diária domiciliar tem apresentado um crescimento consistente: somente no período de 2007 a 2010, mais de 4 mil pacientes iniciaram essa modalidade de tratamento nos EUA. Esses pacientes apresentaram uma redução significativa no risco de morte, de hospitalização e de falência da técnica em comparação àqueles em diálise peritoneal, que é a opção mais comum de tratamento dialítico domiciliar.[179,180]

Hemodiálise noturna prolongada

Outra modalidade de tratamento seria a **HD noturna prolongada**. Sua concepção inicial – por Pierratos, em Toronto, Canadá, a partir de 1994 –, foi de um método de HD que agregaria três benefícios: diálise domiciliar, diária e de longa duração.[181] Embora a prescrição seja variável, um esquema típico compreenderia 5 a 7 sessões semanais de 8 horas por noite, com fluxo de sangue e de solução de diálise mais lentos do que na HD convencional.

Os resultados dos primeiros estudos observacionais sobre esse esquema de tratamento foram bastante animadores. Os níveis de escórias nitrogenadas ficaram próximos ao normal e houve redução muito significativa dos níveis séricos de beta-2-microglobulina. Além disso, houve melhora da anemia; excelente controle da pressão arterial, com reversão da hipertrofia ventricular esquerda; melhora dos parâmetros nutricionais; e normalização da fosfatemia, havendo frequentemente necessidade de suspensão dos quelantes de fósforo e adição de sais de fósforo ao banho pelo aparecimento de hipofosfatemia e reversão das calcificações extraósseas.[181-183] Diante do grande interesse despertado por esse tratamento, o National Intitutes of Health (NIH), dos EUA, patrocinou um ensaio clínico, o *Frequent Hemodialysis Network Nocturnal Trial*, no qual 87 pacientes foram randomizados para receber HD noturna diária domiciliar 6 vezes/semana, ou HD domiciliar convencional 3 vezes/semana por um período de 1 ano.[184]

Contrariando a expectativa, os resultados foram decepcionantes, sem efeito favorável na sobrevida e na maioria dos desfechos secundários. Embora o número de pacientes arrolados tenha sido pequeno, os achados desse estudo jogaram dúvidas sobre essa modalidade de tratamento.

Esquema de 3 sessões prolongadas por semana

O grupo de Tassin, na França, que resistiu à tendência de reduzir a duração das sessões na década de 1970 e manteve parte de seus pacientes em esquema de 3 sessões/semana com duração de até 8 horas, relatou a taxa de mortalidade em diálise provavelmente mais baixa que se conhece. A sobrevida após 10 e 20 anos de diálise entre aqueles pacientes era de cerca de 70 e 50%, respectivamente. Quase todos se tornaram normotensos, apresentaram um excelente controle do fosfato sérico e tiveram baixa prevalência de anemia.[185]

Diante dessa experiência tão longa e de resultados tão favoráveis, recentemente, muitas unidades de diálise em diversos países passaram a se adaptar de forma a atender, no período noturno, a uma parcela de seus pacientes em esquema semelhante ao estabelecido inicialmente em Tassin.[186,187] Estudos observacionais demonstraram significativa redução no risco de morte, além de melhor controle da pressão arterial, do fósforo e da anemia, em comparação com aqueles mantidos no esquema convencional de HD.[188,189] No entanto, ainda faltam ensaios clínicos controlados para confirmar tais benefícios.

Hemodiálise incremental

É denominada "HD incremental" o tratamento com frequência e/ou tempo menor do que no esquema convencional, de 3 sessões semanais com duração de cerca de 4 horas cada, nos pacientes que apresentam função renal residual significativa. Esse esquema de diálise é mais usado nos pacientes recém-iniciados em terapia renal substitutiva fazendo uma transição do tratamento conservador da DRC para a terapia renal substitutiva plena que geralmente será necessária à medida que a função renal residual for se deteriorando. A entrada do paciente em HD incremental não está associada com o aumento do risco de morte ou hospitalização, além de reduzir os custos com o tratamento.[190,191] Os níveis de ansiedade e depressão são mitigados nos pacientes que iniciam em HD incremental em comparação ao início em HD convencional ou em diálise peritoneal.[192] No entanto, a maioria dos pacientes em HD incremental precisarão passar para o esquema convencional de HD em um período inferior a 1 ano após o início da terapia renal substitutiva.[191] Assim, para mitigar um estado de frustração, os pacientes devem ser bem esclarecidos acerca dessa provável, senão inevitável, necessidade de aumentar a frequência da HD em um futuro não muito distante em decorrência da perda da função renal residual. Não há um consenso sobre o que seria função renal residual significativa para manter um paciente em HD incremental, mas uma definição usada para fim de estudos clínicos seria um *clearance* renal de ureia > 2 mℓ/min/1,73 m^2 e diurese ≥ 500 mℓ/dia.[193] Porém, do ponto de vista prático, a decisão de passar da HD incremental para o esquema convencional de HD acaba sendo baseada na piora do controle volêmico ou na deterioração dos parâmetros laboratoriais.

Por fim, HD incremental não deve ser confundida com a HD com menor duração e/ou frequência do que a HD convencional, por motivos humanitários, nos pacientes sob cuidados paliativos, nos quais a otimização do tratamento dialítico provavelmente não trará benefícios clínicos.[194]

Hemodiafiltração

Pelo grande interesse que vem despertando com progressiva incorporação em diversas unidades de diálise no mundo, especialmente nos países mais desenvolvidos, essa modalidade de terapia renal substitutiva será detalhadamente descrita.

Na hemodiafiltração (HDF), cujos dialisadores têm sempre membrana de alta permeabilidade, a depuração do sangue se dá concomitantemente por difusão e convecção – sendo esta última responsável por grande parte da remoção das toxinas, sobretudo aquelas de maior peso molecular, como a beta-2-microglobulina. Como o volume de líquido a ser removido é muito maior do que o necessário para que o paciente alcance seu peso seco estimado ao final da diálise, é necessário que quase todo o líquido removido seja simultaneamente reposto por infusão ao longo da sessão.[195] Por exemplo, se um paciente de 70 kg inicia a HDF com 3 kg acima de seu peso seco e o objetivo é um volume de convecção de 24 ℓ, serão removidos 24 ℓ, com reposição de apenas 21 ℓ.

A HDF existe há décadas, mas até recentemente os equipamentos disponíveis usavam fluido de reposição produzido industrialmente e armazenado em bolsas. Essa forma de HDF, além de ter um custo muito elevado, apresenta uma capacidade limitada de remoção de toxinas urêmicas por conta do baixo volume de troca realizado. Nesse contexto, a HDF é reservada para pacientes com IRA, tratados no ambiente hospitalar.[196]

A limitação para se obter a baixo custo uma grande quantidade de fluido de reposição estéril e isento de pirógenos foi contornada pela tecnologia de produção *online* por dupla filtração da própria solução de diálise.[195] A Figura 53.5 apresenta uma esquematização simplificada do funcionamento da HDF.

A qualidade satisfatória da água é um pré-requisito para a implementação dessa modalidade. A solução de diálise, produzida após a mistura da água com as frações ácida e básica, passa pelo primeiro filtro transformando-se em solução de diálise ultrapura (< 0,1 UFC/mℓ e < 0,03 UE/mℓ). Esta passa, então, pelo segundo filtro. A parte que cruza essa segunda barreira é estéril e apirogênica, sendo segura para infusão parenteral (fluido de reposição), enquanto o restante da solução que não é filtrada nessa segunda etapa é aproveitado como solução de diálise ultrapura, sendo responsável pela remoção de solutos por difusão.

A infusão do fluido de reposição pode ser feita na linha de diálise, antes do dialisador (pré-diluição), após o dialisador (pós-diluição, como na Figura 53.5) ou parte antes e parte após o dialisador. Por otimizar a eficiência da remoção de solutos e a necessidade de menor volume de substituição, é mais usada a reposição pós-diluição. Na HDF, recomenda-se individualizar o uso de linhas e dialisadores, enquanto os filtros para produção da solução de diálise ultrapura e do fluido de reposição estéril são para múltiplos usos (até 100 tratamentos) e ficam acoplados à máquina, sendo compartilhados entre os pacientes.

Na HDF *online*, o volume de convecção recomendado é de pelo menos 23 ℓ por sessão no modo pós-diluição.[195,197,198] O ensaio clínico ESHOL (*Estudio de Supervivencia de Hemodiafiltración OnLine*), desenvolvido na região da Catalunha, Espanha, demonstrou que a hemodiafiltração com alto volume de convecção (média de 23 ℓ) foi associada a uma redução de 30% no risco de morte em comparação à HD convencional.[199] Em dois ensaios clínicos anteriores,[200,201] não havia sido observada uma redução significativa do risco de morte na HDF em comparação com a HD convencional.

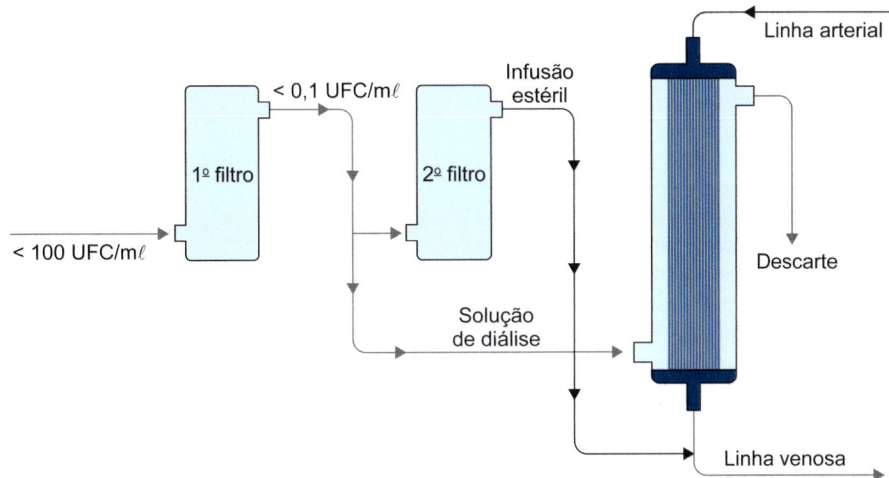

Figura 53.5 Esquematização simplificada da hemodiafiltração de alto volume *online* com infusão pós-dilucional do fluido de reposição.

Porém, o volume convectivo alcançado nesses estudos foi bem mais baixo do que no ESHOL. Espera-se que a partir da conclusão de dois grandes ensaios clínicos em curso, o *Comparison of high-dose haemodiafiltration with high-flux haemodialysis* (CONVINCE) e o *High-volume HDF versus High-flux HD Registry Trial* (H4RT),[202] os benefícios da HDF possam ser melhor conhecidos em breve. Para se alcançar um volume de convecção > 23 ℓ pós-diluição, é preciso pelo menos fluxo sanguíneo de 350 mℓ/min durante a diálise, preferencialmente > 400 mℓ/min, para que não ocorra hemoconcentração excessiva, limitando a ultrafiltração. Só é possível alcançar esse fluxo sanguíneo com acesso vascular adequado e agulhas com diâmetro de, ao menos, 15 G. Também há necessidade de anticoagulação adequada e deve-se evitar níveis de hematócrito excessivamente elevados.[203]

Com o advento da HDF de alto volume *online*, essa modalidade de hemodepuração tem se popularizado rapidamente. Em 2017, já havia mais de 280 mil pacientes em hemodiafiltração globalmente, com destaque para Europa e Japão.[204] Nos EUA, a hemodiafiltração *online* ainda não está comercialmente disponível por motivos regulatórios.[205] No Brasil, não há restrições ao seu emprego, mas seu uso ainda é bastante limitado, principalmente por não estar entre as terapias reembolsáveis pelo Sistema Único de Saúde.

Adequação de diálise e cinética da ureia

É antiga a preocupação com a avaliação do tratamento dialítico oferecido. No começo, o nível plasmático de ureia pré-dialítica norteava a avaliação da eficácia do tratamento; isto é, se estivesse baixa, a quantidade de diálise provavelmente era adequada; se alta, possivelmente o paciente estava subdialisado. Entretanto, a concentração de ureia depende não apenas de sua depuração, mas também de sua taxa de geração, que, por sua vez, é diretamente proporcional à ingestão proteica.[206,207] Assim, pacientes desnutridos, com baixa ingestão proteica, poderiam ter ureia pré-dialítica baixa, a despeito de uma diálise inadequada. Por outro lado, pacientes com alto consumo proteico poderiam ter ureia mais elevada, mesmo se dialisados satisfatoriamente.[208] Por essas limitações, a dosagem isolada da ureia pré-dialítica não se mostrou um parâmetro adequado, persistindo a necessidade de um índice que refletisse a real eficácia do tratamento e que tivesse correlação com o risco de complicações e de mortalidade.

O primeiro estudo clínico prospectivo visando correlacionar parâmetros laboratoriais da HD com a evolução clínica dos pacientes foi o *National Cooperative Dialysis Study* (NCDS).[209] Originalmente, esse estudo concentrou-se na avaliação da ureia média e na taxa de catabolismo proteico. Somente em 1985, Gotch e Sargent,[210] ao revisarem os dados do NCDS, observaram que os pacientes com menores taxas de redução da concentração de ureia durante a sessão de HD tinham elevado risco de mortalidade e desenvolveram o conceito de avaliação da cinética da ureia, em contraposição à avaliação estática pré-dialítica, prevalente até então. Essa avaliação cinética baseava-se em três variáveis, passando a ser denominada "Kt/V da ureia", em que:

- K = taxa de depuração da ureia (mℓ/min)
- t = duração da sessão (min)
- V = volume de distribuição da ureia (mℓ).

O volume de distribuição da ureia equivale aproximadamente ao volume total de água corporal, que pode ser calculado por diversas fórmulas a partir das medidas antropométricas, como a de Watson, ou simplesmente considerado como 58% do peso.[207,211] Por exemplo, um paciente de 60 kg (V = 34,8 ℓ) submetido à HD de 240 minutos, com depuração de ureia de 210 mℓ/min, terá um Kt/V estimado de 1,45. Em resumo, o Kt/V expressa quantas vezes o volume de distribuição da ureia foi depurado. Nesse caso, a depuração foi de quase uma vez e meia o volume de distribuição. Seria possível pensar que, se houve depuração de um volume maior que o próprio volume de distribuição da ureia, então a concentração plasmática desta seria desprezível. No entanto, o sangue já depurado volta à circulação, misturando-se ao sangue não depurado, criando uma curva de decaimento que não atinge zero.

Como dois dos três parâmetros que definem o Kt/V são apenas presumidos, a real dose de diálise recebida pode ser bem inferior àquela estimada. Diversos fatores contribuem para isso, como problemas relacionados ao acesso vascular, com fluxo de sangue baixo ou recirculação local, não cumprimento integral do tempo prescrito e redução da eficácia dos dialisadores pelo reúso.[212,213] Por isso, a medida direta do Kt/V, baseado na equação Kt/V = depuração × tempo/volume de distribuição, não podia ser aplicada para medir a eficácia da HD na prática clínica.

Daugirdas et al.[214–216] desenvolveram as fórmulas atuais de cálculo da cinética de ureia, baseadas na taxa de redução de ureia e em outros determinantes (Quadro 53.3). O percentual de redução da ureia (PRU), definido como PRU = (1–R) × 100, em que R = ureia pós-HD/ureia pré-HD, é uma medida direta da efetividade do tratamento, isto é, quanto maior for seu decaimento plasmático, mais eficaz terá sido a diálise.[208] Existe uma correlação exponencial entre R e o Kt/V, que é descrita como Kt/V = –ln(R). A coleta correta de sangue para dosagem da ureia pós-HD é essencial para uma avaliação mais fidedigna da adequação.[25] Os detalhes da técnica de coleta de sangue pós-HD estão descritos no Quadro 53.4.

Outros ajustes devem ser feitos para contemplar variáveis que interferem no Kt/V, como a ureia produzida no período intradialítico, o volume de ultrafiltração (transporte convectivo) e o rebote de ureia após a diálise.

A taxa de geração de ureia eleva sua concentração em aproximadamente 0,8% por hora. Por isso, após o ajuste, a fórmula passa a ser Kt/V = –ln(R – 0,008 × t), em que t = duração da sessão (horas).

Visto que o ultrafiltrado tem virtualmente a mesma concentração de ureia do plasma, todo esse volume deverá ser considerado como integralmente depurado de ureia, acrescentando-o ao Kt/V. Uma ultrafiltração elevada pode aumentar substancialmente o Kt/V, mesmo se o PRU for mantido inalterado (Figura 53.6). A fórmula, considerando a ultrafiltração, passa a ser Kt/V = –ln(R – 0,008 × t) + (4 a 3,5 × R) × UF/P, em que UF = volume ultrafiltrado (l) e P = peso pós-HD (kg). Essa equação leva em conta o volume de distribuição da ureia em compartimento único, sendo chamado "Kt/V unicompartimental", ou "spKt/V" (do inglês single-pool).[216]

O modelo unicompartimental superestima o Kt/V real, já que ocorre habitualmente uma súbita elevação da concentração plasmática de ureia após o término da diálise, mais acentuada nos primeiros 30 minutos – **fenômeno de rebote**.[217] Esse rebote se dá em três etapas:

1. Nos primeiros segundos após o encerramento da diálise, pode ocorrer uma rápida elevação da ureia por conta do fim da recirculação local.
2. Até os 2 minutos seguintes, a ureia continua a elevar-se na medida em que se atenua a aumentada recirculação cardiopulmonar presente durante a sessão de HD (em decorrência do retorno do volume de sangue depurado para o átrio direito, que volta a ser impulsionado para os pulmões sem ter passado pela circulação sistêmica).
3. Pelos 60 minutos seguintes, principalmente na primeira meia hora, a ureia plasmática continuará a elevar-se em decorrência do reequilíbrio da concentração de ureia entre os vários tecidos.

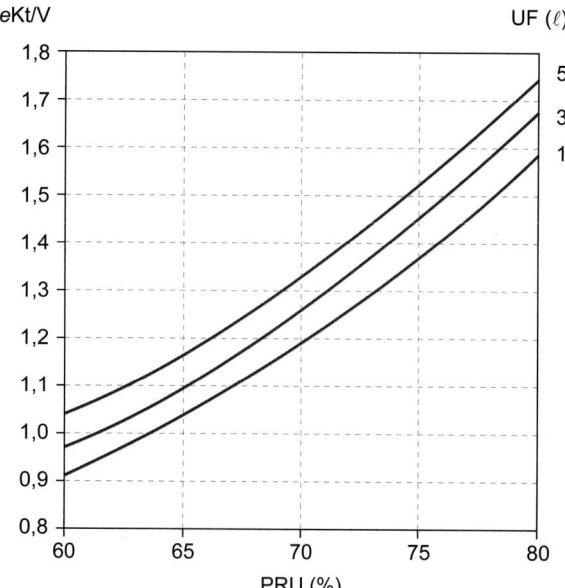

Figura 53.6 Influência do volume de ultrafiltração (UF) sobre o eKt/V. Neste exemplo, um paciente de 70 kg é submetido a 4 horas de diálise. O eKt/V correspondente ao percentual de redução da ureia (PRU) varia de acordo com o volume de UF. Os dados derivam da equação de Daugirdas (ver Equação 3 no Quadro 53.3).

Possivelmente, há uma má perfusão relativa dos músculos durante a diálise, fazendo com que a queda da concentração de ureia nesses tecidos seja retardada.[217-219] Esse é o modelo bicompartimental, e o cálculo do Kt/V, considerando essa característica, é chamado "Kt/V equilibrado" (eKt/V).[220] Do ponto de vista prático, é inviável aguardar rotineiramente o tempo de equilíbrio da ureia para a coleta da amostra de sangue pós-HD; por isso, o usual é calcular o spKt/V e convertê-lo para eKt/V, ajustando-se pela duração da sessão (t, em horas) pelas fórmulas: eKt/V = spKt/V – 0,6 × (spKt/V)/t + 0,03 (para o sangue arterial coletado da FAV ou PTFE) ou eKt/V = spKt/V – 0,47 × (spKt/V)/t + 0,02 (para o sangue venoso coletado do cateter, pois não considera a recirculação cardiopulmonar).[215,221] Quanto mais rápida for a queda da ureia, maior será o rebote; portanto, quanto mais prolongada for a sessão, menores serão as diferenças entre spKt/V e eKt/V. Na Figura 53.7, pode ser observado o impacto da duração da diálise sobre o eKt/V. Dentro de parâmetros habituais de diálise, o spKt/V superestima o valor absoluto do eKt/V em aproximadamente 0,2 (eKt/V = spKt/V – 0,2).[222]

O modelo da cinética de ureia, assim como a definição de dose mínima adequada, foi baseado no esquema convencional de HD 3 vezes/semana. Para comparar a dose de diálise entre esquemas com frequências distintas de tratamento, será necessário fazer ajustes. A diálise é bem mais eficiente em termos de depuração de toxinas nas primeiras horas do que ao final, pois a passagem de solutos para o banho de diálise vai decaindo por conta da redução progressiva do gradiente

Quadro 53.3 Equações para avaliação da adequação da hemodiálise desenvolvidas a partir da cinética da ureia.

Equação 1: PRU = (1–R) × 100
Equação 2: spKt/V = –ln(R – 0,008 × t) + (4 a 3,5 × R) × UF/P
Equação 3: eKt/V = spKt/V – 0,6 × (spKt/V)/t + 0,03
Equação 4: eKt/V = spKt/V – 0,47 × (spKt/V)/t + 0,02

Quadro 53.4 Técnicas para coleta de amostra de sangue pós-HD para dosagem da ureia.

Opção A: interromper o fluxo da solução de diálise e reduzir o fluxo de sangue para 100 mℓ/min. Coletar a amostra de sangue da linha arterial após 15 segundos.
Opção B: interromper o fluxo da solução de diálise, sem modificar o fluxo de sangue. Coletar a amostra de sangue da linha arterial após 3 minutos.

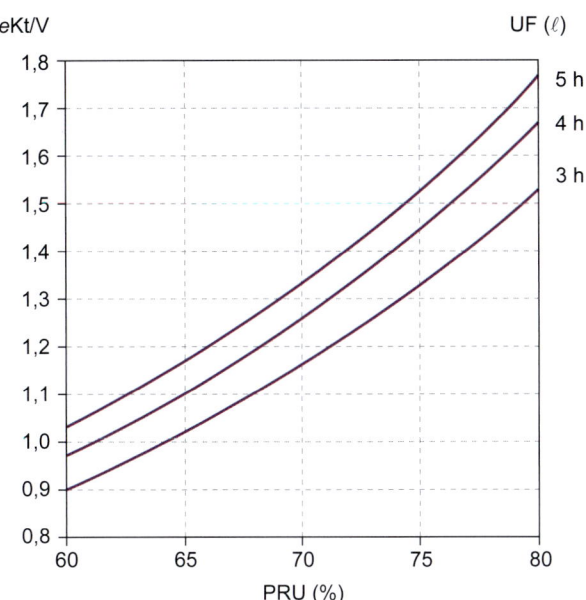

Figura 53.7 Influência do tempo de diálise sobre o *e*Kt/V. Neste exemplo, um paciente de 70 kg é submetido à diálise com 3 ℓ de ultrafiltração (UF). O *e*Kt/V correspondente ao percentual de redução da ureia (PRU) varia de acordo com a duração da sessão. Os dados derivam da equação de Daugirdas (ver Equação 3 no Quadro 53.2).

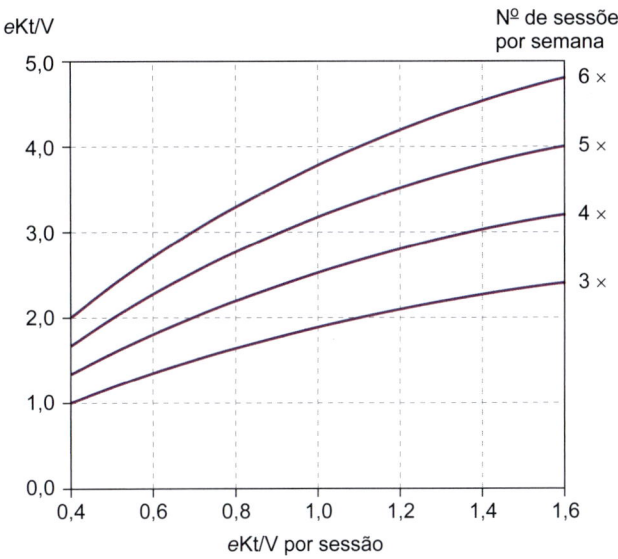

Figura 53.8 Pode-se estimar o Kt/V padrão semanal (ordenada) a partir de valores conhecidos do *e*Kt/V por sessão (abscissa) e da frequência de diálise na semana (retas). (Adaptada de Tordoir et al., 2007.)[97]

de concentração. Assim, por exemplo, um paciente que dialisa 2 horas, 6 vezes/semana, cujo Kt/V é de 0,6 por sessão, terá removido mais ureia na semana do que outro que dialisa 4 horas, 3 vezes/semana e atinge um Kt/V de 1,2 por sessão. Com o advento dos esquemas de diálise mais frequentes, foram desenvolvidas novas fórmulas que uniformizam a dose de diálise na semana considerando o Kt/V por tratamento e o número de sessões, cuja medida é o Kt/V padrão (*standard* Kt/V ou *std* Kt/V).[223] Na Figura 53.8 é possível observar como o *std* Kt/V varia de acordo com o Kt/V por sessão e o número de tratamento.

A medida laboratorial do Kt/V é realizada em geral apenas mensalmente por requerer medida da ureia pré e pós-HD. Atualmente, muitas máquinas de diálise são dotadas de dispositivos para mensuração da extração de solutos (dialisância iônica do sódio calculada pela diferença de condutividade na solução de diálise antes e depois do filtro de diálise), que permite estimar o Kt/V em cada tratamento.[224]

Com o desenvolvimento tecnológico, foram incorporados recursos às máquinas de diálise, tornando-as capazes de realizar a medida direta do KtV. Em tais equipamentos, o "K" pode ser determinado pela dialisância iônica do sódio ou pela absorbância ultravioleta da ureia no dialisato, na dependência da tecnologia empregada. Máquinas com medida baseada na dialisância iônica do sódio tendem a superestimar a depuração da ureia e o Kt/V medido é equivalente ao Kt/V *single-pool* estimado pelas equações, enquanto nas máquinas que usam a absorbância ultravioleta da ureia, o resultado equivale ao Kt/V equilibrado.[225] Ainda nessas máquinas, o "t" corresponde a todo o tempo efetivo de tratamento computado e o "V" pode ser estimado pela equação de Watson a partir das variáveis inseridas no equipamento. Alternativamente, pode-se inserir diretamente o valor do "V" medido previamente nas clínicas que utilizam a bioimpedância de rotina (V = volume da água corporal total). Uma principal vantagem dessa tecnologia é permitir a medida do Kt/V em todas as sessões, refletindo a dose efetiva de diálise ao longo de um período, além de permitir rapidamente identificar qualquer problema no acesso vascular levando à queda significativa na eficiência do tratamento. Já a estimativa do Kt/V a partir da cinética de ureia em uma única sessão de diálise, geralmente com periodicidade mensal, pode não ser representativo do tratamento recebido no dia a dia, incluindo o cumprimento do tempo de diálise prescrito nas demais sessões. De qualquer forma, as dosagens dos níveis séricos de ureia pré e pós-diálise mensalmente continuam sendo necessárias, tanto pela exigência legal,[57] quanto pela sua utilidade na avaliação nutricional, como será discutido a seguir.

Equivalente proteico do aparecimento de nitrogênio

Em um estado de equilíbrio, a taxa de geração de ureia em determinado intervalo de tempo, como produto de degradação das proteínas, é proporcional à ingestão proteica. Assim, o equivalente proteico do aparecimento de nitrogênio (PNA, do inglês *protein nitrogen appearance*) é considerado um importante parâmetro laboratorial na avaliação nutricional do paciente em HD.[101,226]

Pacientes com reduzido PNA são ou estão predispostos ao desenvolvimento de desnutrição e suas consequências, enquanto pacientes com PNA elevado são potencialmente mais bem nutridos.[227] Naturalmente, esse conceito não se aplica aos pacientes instáveis, na vigência de situações comórbidas, em que há um incremento do catabolismo proteico endógeno.

Em um paciente sem função renal residual, a taxa de geração de ureia (G) será determinada pela sua elevação no plasma e pelo seu volume de distribuição, podendo ser calculada pela fórmula:

$$G = [(V3 \times C3) - (V2 \times C2)]/t$$

Em que:

- V2: volume de distribuição no fim da diálise
- C2: concentração plasmática no fim da diálise

- V3 e C3: volume de distribuição e concentração plasmática antes da diálise seguinte, respectivamente
- t: intervalo de tempo desse período interdialítico.[209]

Por exemplo: um paciente de 40 anos de idade, 1,75 m de altura, pesando 72 kg e com concentração plasmática de ureia de 50 mg/dℓ (500 mg/ℓ) ao fim de uma diálise chega à diálise seguinte, 44 horas mais tarde, com 76 kg e concentração plasmática de 160 mg/dℓ (1.600 mg/ℓ). Considere como volume de distribuição da ureia 58% do peso. Sua taxa de geração de ureia será G = [(44 × 1.600) − (42 × 500)]/44, G = 1.120 mg/h, que, convertido para nitrogênio ureico (dividir por 2,14), G = 525 mg/h ou 12,6 g/dia. Conhecendo-se o percentual da proteína catabolizada que é convertida em nitrogênio ureico (cerca de 15,4%) e sabendo-se que aproximadamente 1,7 g desse nitrogênio ureico gerado é eliminado diariamente pelas fezes, pode-se, por meio de diversas fórmulas, estimar a taxa de aparecimento do nitrogênio proteico a partir da medida da ureia gerada. Borah et al.[206] validaram uma fórmula para cálculo do PNA, que se mostrou mais precisa na medida em que considera o volume de distribuição da ureia, sendo o resultado expresso em grama/kg de peso/dia, o que se denominou PNA normalizado (nPNA). Por essa fórmula, nPNA (g/kg/dia) = (6,49 G + 0,294 V) × 0,58/V, em que G seria o nitrogênio ureico formado (g/dia) e V o volume de distribuição da ureia (l) calculado a partir da fórmula de Watson. No exemplo anterior, se 12,6 g/dia de nitrogênio ureico são produzidos por um paciente com V estimado em 41,6 ℓ, então nPNA = 1,31 g/kg/dia [(6,49 × 12,6 + 0,294 × 41,6) × 0,58/41,6 = 1,31]. Usando o mesmo exemplo, porém empregando outra fórmula, de Cottini et al.,[207] (nPNA [g/kg/dia] = 5.420 G/V + 0,17), em que G seria expresso em mg/min e V estimado como 58% do peso corporal, em mℓ, teríamos: se 12,6 g/dia (8,74 mg/min) de nitrogênio ureico são produzidos por um paciente de 72 kg (V = 41.760 mℓ), então nPNA = 1,3 g/kg/dia (5.420 × 8,74/41.760 + 0,17 = 1,3).

Nos pacientes que ainda têm função renal residual, parte da ureia formada é eliminada pela urina, fazendo com que o real nPNA seja subestimado.[228] Assim, eventualmente, a quantificação da ureia urinária pode ser solicitada, principalmente quando um paciente apresenta nPNA e ureia média abaixo do esperado, de acordo com seu estado nutricional e o inquérito alimentar.

O inconveniente da medida direta do nPNA é a necessidade de coletar sangue em duas sessões consecutivas. No entanto, ele também pode ser estimado por diversas fórmulas, baseadas na cinética de ureia em uma única sessão.[229,230] Dessas, a desenvolvida por Depner e Daugirdas[229] mostrou ter uma estreita correlação com a medida direta do nPNA (com erro menor que 10%), sendo sugerida pela NKF/KDOQI.[25] Por essa fórmula (Quadro 53.4), o nPNA é calculado a partir do spKt/V, do valor do nitrogênio ureico pré-HD e do uso de constantes específicas para o dia da diálise, ou seja, se a primeira, segunda ou última sessão da semana. No mesmo Quadro 53.5, foram colocadas adicionalmente a fórmula de Daugirdas e Depner com as constantes modificadas para que o nPNA pudesse ser calculado utilizando diretamente a ureia pré-HD, que é o padrão brasileiro laboratorial, em substituição ao nitrogênio ureico. Alternativamente, pode-se estimar o nPNA cruzando-se valores conhecidos do spKt/V e da ureia pré-HD em gráficos desenvolvidos a partir dessas fórmulas (Figura 53.9).

Quadro 53.5 Cálculo do nPNA a partir dos valores do spKt/V e nitrogênio ureico (ou ureia) pré-HD considerando o dia da avaliação.

nPNA =	C_0 / [a + (b × spKt/V) + (c × spKt/V)]		+ 0,168
Primeira sessão da semana (segunda-feira ou terça-feira)			
a: 36,3	b: 5,48	c: 53,5	(nitrogênio ureico)
a: 77,8	b: 11,74	c: 114,6	(ureia)
Segunda sessão da semana (quarta-feira ou quinta-feira)			
a: 25,8	b: 1,15	c: 56,4	(nitrogênio ureico)
a: 55,3	b: 2,46	c: 120,9	(ureia)
Terceira sessão da semana (sexta-feira ou sábado)			
a: 16,3	b: 4,30	c: 56,6	(nitrogênio ureico)
a: 34,9	b: 9,21	c: 121,3	(ureia)

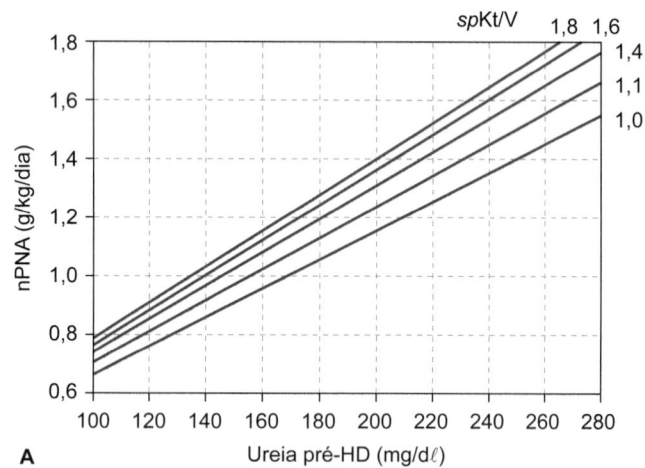

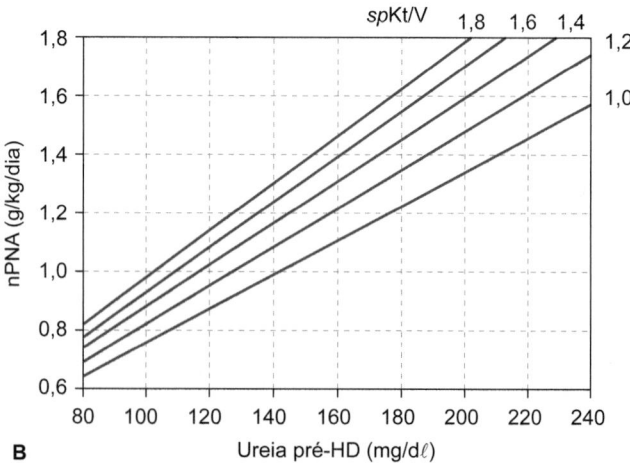

Figura 53.9 **A** e **B**. É possível estimar o nPNA (ordenada) a partir de valores conhecidos do spKt/V (retas) e da ureia pré-HD (abscissa), quando essa avaliação for realizada na primeira HD da semana. Esse gráfico foi elaborado a partir da equação descrita no Quadro 53.4, desenvolvida por Depner e Daugirdas, modificada para ureia em substituição ao nitrogênio ureico empregado na fórmula original.

Visando evitar a desnutrição, é recomendado manter o nPNA acima de 1,0 g/kg/dia.[25] Como ele oscila muito no dia a dia, refletindo o perfil dietético recente, deve-se analisar o conjunto de várias medidas. Valores discrepantes isolados devem ser vistos com reserva. Especialmente pelo natural vínculo matemático com o Kt/V (os dois parâmetros são determinados utilizando-se as mesmas variáveis), a relevância da medida do nPNA tem sido questionada. Outros parâmetros laboratoriais, como a creatinina ou a albumina sérica, parecem mais precisos no diagnóstico da desnutrição e na capacidade para antecipar desfechos clínicos.[231,232]

Implicações clínicas da adequação de diálise

Como mencionado, o primeiro estudo clínico prospectivo visando correlacionar parâmetros laboratoriais da HD com a evolução clínica dos pacientes foi o NCDS.[209] Nesse estudo, ureia média mais baixa, em pacientes que não tinham restrição proteica na dieta, antecipava menor risco de hospitalização. Naturalmente, pacientes que têm ureia média mais baixa, apesar de uma maior taxa de geração, devem ter uma depuração de ureia mais efetiva. Na revisão desses dados, Gotch e Sargent[210] observaram grande aumento no risco de mortalidade entre aqueles pacientes com Kt/V abaixo de 0,9. Diversos estudos observacionais posteriores apontaram uma correlação inversa entre os valores de Kt/V e o risco de mortalidade.[233,234] Nessas análises, os valores atingidos pelo Kt/V eram muito superiores àqueles observados no NCDS. Entretanto, em um grande estudo prospectivo e randomizado, o estudo HEMO, no qual 1.846 pacientes em HD regular foram randomizados para ter um eKt/V de cerca de 1,05 ou superior ou igual a 1,45, não foram encontrados benefícios com a intensificação da diálise, exceto nas mulheres, nas quais houve redução de 19% no risco de morte entre as que receberam dose mais elevada de diálise.[87] Independentemente disso, na prática, mulheres já recebem habitualmente dose de diálise, medida pelo Kt/V, bem mais alta do que os homens. Como a capacidade para atingir um Kt/V mais elevado é inversamente proporcional ao volume de distribuição da ureia, pacientes de maior peso corporal, principalmente adultos do sexo masculino, têm grande dificuldade para atingir metas mais altas.[235] Embora as razões pelas quais apenas as mulheres se beneficiaram em receber dose mais elevada de diálise ainda não estejam bem estabelecidas, acredita-se que seja pela maneira como a dose de diálise é indexada. Foi demonstrado posteriormente que tal dose mais alta, facilmente alcançada pelas mulheres no estudo HEMO, não mais existia quando o ajuste do Kt deixava de ser feito pelo V e passava a ser feito pela superfície corporal (a exemplo da medida da função renal pela TFG), sendo expresso em l/m².[236]

Dose mínima adequada de diálise

Com base nos dados do NCDS, inicialmente foi recomendado um Kt/V mínimo de 1,0 (PRU > 60%).[210] Firmando-se em estudos posteriores, as diretrizes atuais da NKF/KDOQI sugerem um $spKt/V > 1,2$ (PRU > 65%) como a quantidade mínima de diálise a ser atingida regularmente para pacientes em programa de três sessões por semana.[24] Para assegurar essa meta na maioria das sessões, foi recomendada a prescrição de um $spKt/V > 1,4$, já que a variação Kt/V no dia a dia para um mesmo paciente é de aproximadamente 0,1. As diretrizes europeias sugerem uma meta semelhante, mas com preferência pelo uso do Kt/V equilibrado ($eKt/V > 1,2$) e recomendam que seja assegurado um tempo mínimo de 12 horas de HD por semana.[97]

As diretrizes não preconizam a prescrição de doses mínimas distintas de diálise para homens e mulheres; no entanto, como já mencionado, elas provavelmente se beneficiam de dose mais elevada de diálise do que os homens, além de atingirem valores de Kt/V bem acima do mínimo desejável mais facilmente.

Limitações do método

O emprego da cinética de ureia como índice de adequação da retirada de solutos em diálise tem naturais limitações. A conclusão extraída a partir dos índices derivados desse conceito é inerentemente restrita à retirada de moléculas hidrossolúveis de baixo peso molecular. Mais de uma centena de toxinas urêmicas já foram isoladas, e não há uma correlação entre o Kt/V de ureia e a remoção, por exemplo, de toxinas ligadas às proteínas ou de solutos de maior peso molecular, como a beta-2-microglobulina.[237]

Os estudos epidemiológicos que estabelecem uma relação inversa entre Kt/V e mortalidade baseiam-se em dados anteriores ao paradigma atual de se buscar pelo menos um Kt/V mínimo. Assim, um Kt/V satisfatório pode, em parte, ser apenas um indicador de uma diálise adequada, em seu sentido mais amplo, com depuração de moléculas médias, de solutos predominantemente intracelulares, como o fosfato, e melhor controle do volume extracelular. Essas variáveis são, parcialmente, dependentes do tempo de diálise.[227,238] O real impacto de atingir uma meta de Kt/V por meio de estratégias que priorizem um aumento do K, muitas vezes em detrimento do t, sobre o risco de mortalidade ainda não foi bem estabelecido. Há evidências de que o maior tempo de tratamento, independentemente do Kt/V alcançado, está associado a um menor risco de morte.[98,239] Assim, provavelmente não se equiparariam a longo prazo, em termos de sobrevida, um paciente que fosse submetido a 3 sessões semanais de HD, com duração de 4 horas e 30 minutos cada, em relação a outro que dialisasse 3 horas, mas que utilizasse um dialisador de maior superfície e elevados fluxos de sangue e de solução de diálise para alcançar o mesmo Kt/V.

Foi o grupo de Tassin, na França, que, como mencionado anteriormente, dialisando seus pacientes por 6 a 8 horas, 3 vezes/semana, conseguiu uma das taxas de mortalidade mais baixas descritas na literatura.[240] O Kt/V médio daqueles pacientes era de 1,67. Isso acendeu a esperança de que manter o Kt/V próximo a esse valor, porém, em uma HD com duração mais curta, pudesse promover o aumento da sobrevida. Contudo, o resultado negativo do estudo HEMO demonstrou haver um limite para os benefícios clínicos do Kt/V de ureia.[87] Assim, é plausível supor que a maior sobrevida observada em Tassin se deva ao impacto favorável do esquema de diálise adotado sobre outros parâmetros clínicos e laboratoriais, como a normalização da pressão pela redução do volume extracelular ou o controle da hiperfosfatemia, que são mais facilmente alcançados com diálises mais prolongadas ou frequentes.[181,240]

> **PONTOS-CHAVE**
> - Kt/V corresponde a quanto do volume de distribuição da ureia foi depurado
> - A dose mínima a ser prescrita na HD 3 vezes/semana deve ser spKt/V > 1,4 para se assegurar que um spKt/V > 1,2 seja alcançado na maioria das sessões
> - Mulheres se beneficiam de Kt/V mais elevado do que os homens
> - Hemodiálise curta diária provavelmente reduz o risco de morte

REÚSO DOS DIALISADORES

O reúso de dialisadores foi descrito pela primeira vez há mais de 40 anos como uma medida para reduzir o custo da HD. Em seu início, os dialisadores eram extremamente onerosos, por isso, indiscutivelmente, o seu reprocessamento contribuiu muito para a viabilização do acesso universal ao tratamento.[59]

Inicialmente, as membranas dos dialisadores eram produzidas à base de celulose, com baixíssimo grau de biocompatibilidade, o que desencadeava uma série de reações adversas decorrentes da interação sangue-membrana, denominada "síndrome do primeiro uso". No entanto, seu revestimento por uma camada proteica, formada a partir do contato inicial com o sangue do paciente, reduzia a incidência e a intensidade de reações adversas nas diálises subsequentes.[241] Assim, no passado, a prática do reúso já proporcionava pelo menos um benefício clínico, ou seja, o aumento da biocompatibilidade dos dialisadores.

Posteriormente, foram desenvolvidos dialisadores bem mais eficazes, com milhares de fibras ocas de diâmetro capilar cujas paredes (membranas) eram feitas a partir de material mais biocompatível, como a celulose substituída ou os polímeros sintéticos. Assim, com o advento desses dialisadores mais modernos, o reúso já não era mais vantajoso. Contudo, em razão de seu custo elevado, os dialisadores somente puderam ser produzidos e comercializados em larga escala graças à economia obtida com o reúso.

Hoje, a única razão para ainda se reusar dialisadores é econômica. No entanto, até essa justificativa é questionável, já que o valor desses equipamentos tem caído significativamente ao longo do tempo. O impacto que o uso único de dialisadores tem sobre o custo total da HD é pequeno e parece justificar o fim do reúso ao afastar os riscos potencialmente graves dessa prática.

A prática do reúso varia significativamente entre os países, mesmo entre aqueles mais desenvolvidos. Nunca foi adotada no Japão e foi quase totalmente abandonada na Europa há muitos anos.[242] O reúso ainda é permitido nos EUA, mediante autorização expressa do paciente. A maioria dos pacientes tinha seu dialisador reusado até o final da década de 1990, mas essa prática foi virtualmente abandonada à medida que as grandes cadeias de provedores de serviço de diálise naquele país adotaram o uso único.[243] Até mesmo países menos afluentes, como Colômbia, Costa Rica, Equador, Panamá, República Dominicana e Venezuela já deixaram de reusar.[244] Assim, parece inevitável que o Brasil siga esse movimento global. Aqui, o reúso de dialisadores e linhas já é proibido para pacientes com sorologia positiva para HIV e hepatites B e C e, em breve, reusar linhas será proscrito para todos os pacientes.[57]

Os principais argumentos contra o reúso são de que seu emprego aumentaria as chances de contaminação bacteriana e de transmissão de doenças virais, levaria à exposição dos pacientes e funcionários ao esterilizante e reduziria a eficiência da diálise.[245-248]

Para o reprocessamento dos dialisadores, normas e parâmetros de segurança desenvolvidas pela Association for the Advancement of Medical Instrumentation (AAMI) devem ser seguidos.[249] As diretrizes da NKF/DOQI endossam todas as orientações da AAMI e, além disso, recomendam que o *priming* (volume do compartimento interno) de cada dialisador seja medido antes de seu primeiro uso.[25] A legislação brasileira que estabelece as normas para a prática do reúso se enquadra, com poucas exceções, dentro das normas da AAMI.

No Brasil, até recentemente, o reúso podia ser realizado manualmente ou de forma automatizada, em aparelhos desenvolvidos exclusivamente para isso. Entretanto, a legislação atual propõe o fim da prática do reprocessamento manual a partir de 2018. As máquinas para reprocessamento de dialisadores têm sensores para medir o *priming* e detectar ruptura na membrana. O número máximo de usos permitido para um dialisador submetido a reprocessamento automatizado é de 20 vezes, desde que seu *priming* não caia abaixo de 80% da medida inicial.[57]

O reprocessamento manual consiste basicamente na lavagem, na sala de reúso, do compartimento interno das fibras com solução salina no ato de encerramento da sessão de diálise, quando o sangue em circulação extracorpórea é devolvido ao paciente. Após a lavagem com água tratada para remoção de resíduos de sangue no interior das fibras, o dialisador é submetido aos testes automatizados de integridade e medida do *priming*. Se este ainda estiver adequado, realiza-se, então, o preenchimento de seu volume interno com esterilizante líquido, sendo mantido assim até o próximo uso. O esterilizante mais empregado é uma mistura de ácido acético, ácido peracético e peróxido de hidrogênio. O tempo mínimo de exposição recomendada para garantir esterilização é de 8 horas.[249]

Cada dialisador é identificado com o nome do paciente gravado com tinta não removível e armazenado isoladamente. Imediatamente antes do uso seguinte, já com o dialisador acoplado à máquina, o interior das fibras é lavado à exaustão com solução salina (simultaneamente à lavagem do compartimento externo com solução de troca), até não haver mais vestígios do germicida, ficando, enfim, em condições de ser usado novamente. O dialisador deve ser passar por inspeção minuciosa antes do próximo uso, e desprezado se houver alguma anormalidade visível. Deve-se também conferir se o nome gravado corresponde ao respectivo paciente.

Quando efetuado rigorosamente dentro de normas preestabelecidas, o reúso oferece segurança contra contaminação bacteriana, porém, esporadicamente, são descritos surtos de bacteremia e/ou reações pirogênicas relacionados a esse procedimento.[245,247,250,251] Por fim, a qualidade da água na sala de reúso (utilizada para o reprocessamento do dialisador e diluição do germicida) é fundamental para minimizar o risco desses problemas. Na maioria dos casos descritos de surto de bacteremia, atribuiu-se a causa à qualidade da água ou à concentração inadequada do germicida.[245] Outra potencial complicação é a exposição ao resíduo do esterilizante, quando a remoção não é realizada adequadamente.

Uma questão controversa a respeito do reúso é o risco de transmissão de doenças virais entre pacientes, sobretudo a hepatite C. A incidência dessa patologia é menor nas unidades que não reusam seus dialisadores ou naquelas que adotaram o reúso separado para pacientes soropositivos.[248] O Centers for Disease Control (CDC), de Atlanta, nos EUA, não obriga uso único nem mesmo reúso separado de dialisadores de pacientes com sorologias positivas para HCV ou HIV, desde que respeitados os princípios universais de assepsia. Recomenda, entretanto, não reusar dialisadores de pacientes com sorologia positiva para hepatite B, por conta de sua alta infectividade. Pela legislação brasileira, como mencionado anteriormente, não é permitido o reúso para pacientes com sorologia positiva para HIV e hepatites B e C.

No que concerne à capacidade de troca das membranas, as alterações relacionadas ao reúso descritas mais frequentemente são a redução do Kt/V de ureia, a diminuição da depuração de beta-2-microglobulina e a perda de proteína para o dialisado.

A prática é apontada como fator isolado para redução do Kt/V de ureia.[252] Além disso, o reúso repetido dos dialisadores com membranas de baixo fluxo pode levar à significativa queda da filtração de moléculas médias. Como exemplo, foi demonstrado que, após 12 reúsos, as membranas de polissulfona de baixo fluxo haviam se tornado praticamente impermeáveis à vitamina B12 (1.355 Da).[253] Já o reprocessamento das membranas de alto fluxo que parece não reduzir de forma significativa o Kt/V, mesmo após múltiplos reúsos, leva, entretanto, à queda da depuração de beta-2-microglobulina.[246,254,255]

O impacto do reúso sobre o risco de morte não está bem definido.[256-258] Cabe ressaltar que nunca houve um único estudo clínico prospectivo controlado testando o impacto do reúso sobre o risco de morte ou complicações. Sem uma avaliação desse tipo, a segurança dessa prática não pode ser estabelecida; e, como o reuso foi há muito tempo abandonado nos países mais afluentes, dificilmente se verá um ensaio clínico dessa natureza.

> **! PONTOS-CHAVE**
>
> - O reúso dos dialisadores já foi abandonado na maioria dos países mais desenvolvidos
> - Nos países onde ainda é permitido, como no Brasil, se dá exclusivamente por motivos econômicos
> - No Brasil é proibido reutilizar dialisadores de pacientes com HIV, hepatites B e C.

INTERCORRÊNCIAS DURANTE AS SESSÕES DE DIÁLISE

As sessões de HD podem ser acompanhadas de diversos tipos de intercorrências clínicas, sendo algumas relacionadas diretamente à "fisiologia" do tratamento, como desequilíbrio, hipotensão e cãibras. A gênese desses problemas está ligada a um trinômio que envolve, de um lado, os objetivos maiores de uma sessão de HD (retirada de solutos urêmicos, água e eletrólitos), de outro, a individualidade da resposta do paciente a essas modificações e, por último, um cortejo conhecido de fatores que podem influenciar tal resposta. Além dessas complicações, serão abordadas neste tópico outras menos frequentes e previsíveis, mas potencialmente mais graves.

Síndrome de desequilíbrio

A retirada de solutos por difusão durante uma sessão de HD tende a reduzir a osmolalidade plasmática.[259] A magnitude dessa redução é diretamente proporcional à concentração das escórias ao início da sessão e à eficiência da diálise, sendo inversamente proporcional à concentração de Na^+ na solução de diálise. Reduções significativas da osmolalidade podem ser acompanhadas de uma transferência intercompartimental de fluido determinada por gradiente osmolar que é mal adaptativa: a água move-se do intravascular para o intersticial e intracelular. Como resultado, pode haver redução da volemia e manifestações de edema cerebral, por exemplo, cefaleia e náuseas, além de, em casos mais graves, convulsões e coma.

A forma mais grave dessa complicação é conhecida como "síndrome do desequilíbrio da diálise" ou "síndrome inversa", podendo ocorrer durante ou após a sessão. Seu diagnóstico diferencial inclui afecções neurológicas primárias, como acidentes vasculares e hematomas intracranianos, que podem ocorrer durante as sessões de diálise e, até mesmo, epilepsia. Alterações no pH intracelular também foram implicadas, porém de forma menos consistente, na gênese dessa condição.[260] O risco de ocorrência de desequilíbrio é mais alto nos pacientes com DRC ingressando em HD. A prevenção do desequilíbrio em diálise requer a adoção de uma estratégia de retirada mais lenta de solutos (aumento gradativo do tempo de tratamento) e emprego de uma concentração de sódio mais elevada na solução de diálise nas primeiras sessões.[261] Uma sugestão é limitar o fluxo de sangue em 200 a 250 mℓ/min e dialisar em torno de 2 horas no primeiro dia, aumentando gradativamente o fluxo de sangue e o tempo de diálise em 30 minutos a cada sessão até atingir a duração desejada, geralmente de 4 horas. Da mesma forma, pode-se prescrever inicialmente uma solução de diálise com sódio de 138 mEq/ℓ ou mais e reduzi-la após algumas sessões para a concentração padronizada. Também é possível considerar o uso de manitol na dose de 1 g/kg na sessão inicial.[47]

Hipotensão

A retirada de água e de sódio, como discutida em sessões anteriores, é basicamente realizada por meio de ultrafiltração (convecção). O volume a ser retirado em uma sessão baseia-se em uma medida pouco precisa, o peso seco, que poderia ser definido como o menor peso com o qual o paciente em HD encontra-se livre de edema, sente-se bem, mantém-se normotenso antes da diálise e não tem hipotensão durante ou após o tratamento. Se o peso seco for superestimado, haverá hipotensão por retirada excessiva de líquido. Por outro lado, negligenciar a busca do peso seco ideal, deixando o paciente hipervolêmico, provoca uma piora no controle da pressão arterial, além de expor o indivíduo ao risco de complicações graves, como o edema pulmonar agudo. Definir o peso seco empiricamente, com base em tentativas e erros, é particularmente desafiador para pacientes hipotensos que estão simultaneamente com sobrecarga de líquido, como aqueles com insuficiência cardíaca. A falta de parâmetros objetivos para ajustar o peso seco estimulou o aparecimento de alternativas mais concretas para sua determinação, como a aplicação de métodos de bioimpedância multifrequencial,[262] para análise da composição corporal, incluindo o volume de água intra e extracelular, o uso da ultrassonografia para avaliação da volemia pela medida do diâmetro e variação com a respiração da veia cava supra-hepática[263] e a pesquisa das linhas B na ultrassonografia de pulmão, cuja presença sugere congestão pulmonar.[264] Destes, a bioimpedância multifrequencial, por ser um exame de fácil e rápida execução, tem sido incorporada como uma ferramenta auxiliar no controle do estado de hidratação no dia a dia em muitos centros de diálise, tornando a busca e ajustes periódicos no peso seco menos subjetivos.[265]

A retirada de água e eletrólitos do intravascular (mas não proteínas) por ultrafiltração resulta em redução da pressão hidráulica e elevação da pressão oncótica desse compartimento. Como resultado, há movimento de fluido do intracelular e intersticial para o intravascular, em um processo de reenchimento do intravascular. Se a velocidade de retirada for mais rápida do que a de reenchimento, pode haver redução crítica da volemia e hipotensão arterial sem que, no entanto, o peso seco tenha sido alcançado. Estudo observacional demonstrou que o risco de morte aumenta significativamente quando a taxa de ultrafiltração na HD convencional fica acima de 13 mℓ/h/kg de peso.[266]

A adaptação à diminuição da volemia envolve modificações hemodinâmicas que são dependentes do sistema nervoso autônomo, especialmente do ramo simpático e que compreendem, pelo menos, ajuste da complacência venosa, modificações do débito cardíaco e vasoconstrição periférica. Pacientes com doença cardiovascular (restrição sistólica ou diastólica) e neuropatia autonômica são potencialmente mais predispostos à hipotensão.[267,268] Uma maior produção de óxido nítrico durante a diálise também parece predispor ao aparecimento de hipotensão.[269]

Pacientes em HD frequentemente necessitam de anti-hipertensivos. Muitos dos medicamentos empregados podem perturbar a adaptação à retirada de volume e predispor à hipotensão. Além disso, a prescrição de temperatura mais elevada para a solução de diálise pode associar-se à vasodilatação e predispor à hipotensão, especialmente em alguns subgrupos de pacientes, cuja temperatura corporal é mais baixa.[270] Outros fatores que podem influenciar o aparecimento de hipotensão incluem refeição durante o procedimento e níveis baixos de cálcio na solução de diálise.[271,272] Com tantas variáveis envolvidas com seu aparecimento, não chega a surpreender que a hipotensão seja a complicação mais frequente na HD.

O tratamento da hipotensão na HD envolve a pronta intervenção no episódio hipotensivo e a prevenção de hipotensão recorrente em pacientes predispostos a essa complicação.

Excluídas outras possibilidades associadas a esse problema, como sepse, infarto agudo do miocárdio, hemorragia digestiva aguda ou tamponamento pericárdico, o tratamento do episódio hipotensivo, na maioria das vezes, é simples, mas exige pronta intervenção. As medidas consistem em:

- Reclinar a poltrona, deixando o paciente na horizontal ou mesmo colocando-o na posição de Trendelenburg, dependendo da gravidade da hipotensão
- Interromper a ultrafiltração e administrar salina isotônica, 200 mℓ ou mais. Nos casos mais graves, pode ser mais prudente antecipar o encerramento da sessão.

A ocorrência de hipotensão não deve ser negligenciada, devendo adotar-se uma política de redução do risco para essa complicação. Para isso, recomenda-se reavaliar frequentemente o peso seco, reduzir o uso de anti-hipertensivos imediatamente antes da sessão e trabalhar junto ao paciente e seus familiares para buscar reduzir o ganho de peso interdialítico. Simplesmente orientar o paciente a não ingerir líquido é uma atitude inócua se não for acompanhada da educação para restringir a ingestão de sódio, já que a sede, uma demanda fisiológica incontrolável, é determinada pela osmolalidade plasmática. O cloreto de sódio da dieta não deve exceder 5 g/dia, sendo importante a participação dos familiares para alcançar essa meta. Deve-se também evitar prescrever uma concentração de sódio elevada na solução de diálise, pois, apesar de ser uma medida eficiente para minimizar a ocorrência de hipotensão na sessão do dia, aumentará a sede e o ganho interdialítico, perpetuando um círculo vicioso. Como mencionado anteriormente, julga-se que uma concentração de sódio de 136 mEq/ℓ na solução de diálise seja apropriada para a maioria dos pacientes. Casos com hipotensão recorrente podem ainda ser manuseados com estratégias outras, como:

- Redução da temperatura da solução de diálise[92]
- Modulação da velocidade de ultrafiltração ao longo da sessão (maior retirada no início, quando o paciente ainda está hipervolêmico e mais baixa ao final, quando a redução da volemia está próxima de atingir o ponto crítico para ocorrência de hipotensão)[273]
- Uso de midodrina, uma catecolamina absorvida pela via oral (10 mg 15 a 30 minutos antes da sessão)[274]
- Elevação da concentração de cálcio na diálise (aplicável nos pacientes com instabilidade hemodinâmica dialisando com cálcio mais baixo).[272]

Indiscutivelmente, a medida isolada mais importante para reduzir o risco de hipotensão é limitar a taxa de ultrafiltração. Como já foi comentado, na HD convencional, uma retirada de líquido acima de 13 mℓ/h/kg de peso está associada ao aumento do risco de morte.[266] Esse limite equivale a uma retirada máxima de aproximadamente 5% do peso corporal em uma sessão típica de 4 horas. Tal limite de ultrafiltração é possível somente se o limite de ganho interdialítico for semelhante. Assim, indiretamente, a restrição na ingestão de sódio e água é uma medida de grande relevância na prevenção da hipotensão intradialítica. Quando essas medidas são insuficientes para reduzir a ocorrência de hipotensão, deve-se considerar aumentar a frequência semanal de diálise.

Cãibras

As cãibras em hemodiálise têm uma fisiopatologia semelhante à hipotensão na medida em que parecem decorrer, principalmente, de hipoperfusão da musculatura. Um volume mais elevado de remoção de líquido predispõe o surgimento de cãibras que, quase invariavelmente, ocorrem na última hora de tratamento ou mesmo em casa, nas horas que se seguem ao fim da diálise. As medidas para minimizar o risco de cãibras são comuns àquelas para evitar hipotensão, ou seja, menor ganho de peso interdialítico para não haver necessidade de uma elevada taxa de ultrafiltração. O aparecimento de cãibras em um paciente que não as apresentava antes, sem ter havido modificações significativas nos seus parâmetros de diálise, sugere que ele possa ter engordado e seu peso seco real possa estar acima do estimado. Os episódios de cãibras podem ser tratados com estiramento passivo da musculatura afetada e soluções hiperosmolares de glicose a 50% (50 mℓ), NaCl a 20% (10 mℓ) ou manitol 25% (100 mℓ).[275] O uso de glicose hipertônica é preferível ao NaCl por não estimular a sede e, consequentemente, o ganho de peso interdialítico. Quando em associação com hipotensão, a melhor opção pode ser salina isotônica, que é benéfica às duas condições.

Reação aos produtos

Uma gama variada de sinais e sintomas, incluindo mal-estar, rubor, prurido, cefaleia, náuseas, vômitos, dor lombar ou torácica, tosse, sibilos, dispneia, elevação ou redução da pressão arterial e até mesmo parada cardiorrespiratória podem acometer pacientes ao início da sessão de diálise. É possível que o quadro clínico decorra da ação tóxica direta de algum produto ou da ativação de mediadores plasmáticos em resposta a contato com substâncias estranhas.

Se o quadro se inicia imediatamente após o início da sessão e não se reveste de maior gravidade, especialmente se há sintomas no local da punção do acesso vascular, a maior possibilidade, apesar de frequentemente refutada pela equipe de saúde, é de que o esterilizante utilizado no reprocessamento dos dialisadores não tenha sido adequadamente removido. Nesse caso, a melhor conduta é a interrupção da sessão sem devolução, procedendo-se à limpeza adicional do dialisador com a solução de diálise, para que seja concluída a remoção do desinfetante, enquanto se mantém o sangue circulando em alça fechada.

No passado, uma intercorrência grave, que não raramente também ocorria logo no início da diálise, era uma reação anafilática ao uso de dialisadores novos esterilizados com óxido de etileno. Essa reação deixou de ser uma preocupação à medida que os dialisadores passaram a ser esterilizados com vapor d'água ou por raios gama.

Alguns pacientes podem apresentar, no primeiro uso dos dialisadores com membrana de celulose não substituída, um quadro de mal-estar, precordialgia, dispneia, sibilos e hipotensão, o que se denomina, como já mencionado, "síndrome do primeiro uso".[276,277] Sua fisiopatologia está ligada à ativação da via alternada do complemento por essas membranas, que são ricas em hidroxilas. Atualmente, com o uso predominante de membranas mais biocompatíveis, essa complicação tornou-se rara.

Embolia gasosa

A embolia gasosa era bem mais frequente quando as máquinas não tinham o dispositivo de detecção de ar, que hoje é um item obrigatório. A gravidade pode variar de acordo com o volume e a velocidade de entrada do ar na corrente sanguínea, apresentando-se desde reação como uma tosse seca de instalação súbita até um quadro dramático de insuficiência respiratória aguda, com cianose intensa e perda da consciência. No presente, essa complicação em geral ocorre por falha humana, por exemplo, ao se decidir desativar o detector de ar quando o fluxo de sangue pelo cateter está baixo, interrompendo frequentemente a diálise, ou durante a devolução do sangue do circuito extracorpóreo ao fim da sessão. A embolia gasosa também pode ocorrer durante a manipulação ou retirada de cateteres, especialmente quando a pressão venosa central se encontra muito baixa, como no fim da diálise.[278] Nesses casos, o evento é facilmente prevenido pelo clampeamento regular antes da abertura do cateter ou pela adoção de táticas que assegurem pressão venosa central positiva por ocasião da manipulação do cateter, como colocar o paciente em posição de Trendelenburg ou solicitar que execute uma manobra de Valsalva.

Hemólise

A hemólise durante a HD pode decorrer de superaquecimento do banho, distúrbios osmolares, problemas mecânicos e, ainda, da presença de compostos na água utilizada.[279] Os distúrbios osmolares eram mais frequentes quando as soluções de troca eram preparadas manualmente e as máquinas não contavam com medidor de condutividade *online*.

A hemólise mecânica, quase sempre, é ocasionada por estrangulamentos ou dobras nas linhas de sangue, não raramente adquiridos durante sua estocagem após o reúso ou por linhas de má qualidade.[280,281] Valores muito elevados do hematócrito também podem causar hemólise, sobretudo mais próximo do fim da sessão, por conta da hemoconcentração pela remoção de líquido. O contato do sangue com resíduo (por remoção inadequada) do esterilizante empregado no reprocessamento do dialisador e das linhas também é causa de hemólise. Entre os contaminantes da água que foram associados ao problema, encontram-se as cloraminas, o cobre e os nitratos.[177,282,283]

A apresentação típica é a alteração da coloração do sangue, que se torna subitamente escuro, assemelhando-se a vinho do porto. Nesses casos, deve-se interromper a diálise sem devolver o sangue hemolisado no circuito extracorpóreo para o paciente, coletar amostras de sangue para confirmação diagnóstica e inspecionar as linhas de sangue e equipamentos para identificar a causa da hemólise. Uma vez detectada e corrigida a causa, a HD deve ser reiniciada imediatamente para minimizar o risco do evento mais temido na hemólise, que é o óbito por hipercalcemia. Se a causa não for identificada, para se assegurar que o evento não venha a se repetir, procede-se à troca de máquina, dialisador e linhas. Além dos problemas relacionados ao evento hemolítico agudo (mal-estar, dor precordial, dispneia, hipotensão etc.), complicações, como pancreatite aguda, foram relatadas em médio prazo, após a resolução inicial do quadro.[284]

> **(!) PONTOS-CHAVE**
>
> - Pacientes ingressando em HD têm mais risco de desenvolver desequilíbrio, e a prevenção requer uma retirada mais lenta de solutos nas primeiras sessões
> - Hipotensão é a complicação mais frequente na HD, podendo ser minimizada com reavaliação frequente do peso seco, dieta hipossódica (para reduzir sede e ganho interdialítico) e evitando-se anti-hipertensivos antes da diálise
> - Reações aos dialisadores com membranas mais biocompatíveis e esterilizados com vapor d'água ou raios gama são infrequentes
> - Embolia gasosa e hemólise tornaram-se eventos raros a partir do aprimoramento dos equipamentos.

REFERÊNCIAS BIBLIOGRÁFICAS

1. Drukker W. Haemodialysis: a historical review. In: Drukker W, Parsons FM, Maher JF, editores. Replacement of renal function by dialysis: a textbook of dialysis. 2. ed. Norwell: Kluwer Academic Publisher; 1983. p. 3-52.
2. McBride P. The development of hemo- and peritoneal dialysis. In: Nissenson AR, Fine RN, Gentile DE, editors. Clinical dialysis. New Jersey: Prentice-Hall;1984. p. 1-28.
3. Romão Jr. JE, Mion Jr. D. Primórdios da hemodiálise no Brasil. J Bras Nefrol. 1994;16(4):192-4.
4. McKellar S. Gordon Murray and the artificial kidney in Canada. Nephrol Dial Transplant. 1999;14(11):2766-70.
5. Quinton W, Dillard D, Scribner BH. Cannulation of blood vessels for prolonged hemodialysis. Trans Am Soc Artif Intern Organs. 1960;6:104-13.
6. Brescia MJ, Cimino JE, Appel K, Hurwich BJ. Chronic hemodialysis using venipuncture and a surgical created arteriovenous fistula. N Engl J Med. 1966;275(20):1089-92.
7. Denker BM, Chertow GM, Owen Jr WF. Hemodialysis. In: Brenner BM, Levine AS, editors. 6. ed. Brenner & Rector's: The Kidney WB Saunders Company. 2000;2373-453.
8. Fresenius Medical Care. Annual Report 2021. Disponível em: http://www.freseniusmedicalcare.com. Acesso em: 23 ago. 2022.
9. Nerbass FB, Lima HDN, Thomé FS, Vieira Neto OM, Lugon JR, Sesso R. Brazilian Dialysis Survey 2020. J Bras Nefrol. 2022;44(3).
10. Baldwin JJ, Edwards JE. Uremic pericarditis as a cause of cardiac tamponade. Circulation. 1976;53(5):896-901.
11. Gunukula SR, Spodick DH. Pericardial disease in renal patients. Semin Nephrol. 2001;21(1):52-6.
12. Rustky EA, Rostand SG. Treatment of uremic pericarditis and pericardial effusion. Am J Kidney Dis. 1987;10(1):2-8.
13. Cooper BA, Branley P, Bulfone L, Collins JF, Craig JC, Fraenkel MB et al. A randomized, controlled trial of early *versus* late initiation of dialysis. N Engl J Med. 2010;363(7):609-19.
14. Barrett BJ, Parfrey PS, Morgan J, Barre P, Fine A, Goldstein MB et al. Prediction of early death in end-stage renal disease patients starting dialysis. Am J Kidney Dis. 1997;29(2):214-22.

15. Owen WF Jr. Patterns of care for patients with chronic kidney disease in the United States: dying for improvement. J Am Soc Nephrol. 2003;14(Suppl 2):S76-80.
16. Van acker BA, Koomen GC, Koopman MG, De Waart DR, Arisz L. Creatinine clearance during cimetidine administration for measurement of glomerular filtration rate. Lancet. 1992;340(8831):1326-9.
17. Inker LA, Eneanya ND, Coresh J, Tighiouart H, Wang D, Sang Y et al. New Creatinine- and Cystatin C-Based Equations to Estimate GFR without Race. N Engl J Med. 2021;385(19):1737-49.
18. Stevens LA, Schmid CH, Greene T, Li L, Beck GJ, Joffe MM et al. Factors other than glomerular filtration rate affect serum cystatin C levels. Kidney Int. 2009;75(6):652-60.
19. Inker LA, Schmid CH, Tighiouart H, Eckfeldt JH, Feldman HI, Greene T et al. Estimating glomerular filtration rate from serum creatinine and cystatin C. N Engl J Med. 2012;367(1):20-9.
20. Levey AS, Stevens LA, Schmid CH, Zhang YL, Castro AF, Feldman HI et al. CKD-EPI (Chronic Kidney Disease Epidemiology Collaboration). A new equation to estimate glomerular filtration rate. 3. ed. Ann Intern Med. 2009;150(9):604-12.
21. Rocha AD, Garcia S, Santos AB, Eduardo JCC, Mesquita CT, Lugon JR, Strogoff-de-Matos JP. No Race-Ethnicity Adjustment in CKD-EPI Equations Is Required for Estimating Glomerular Filtration Rate in the Brazilian Population. Int J Nephrol. 2020;2020:2141038.
22. Barcellos RC, Matos JP, Kang HC, Rosa ML, Lugon JR. Comparison of serum creatinine levels in different color/race categories in a Brazilian population. Cad Saude Publica. 2015;31(7):1565-9.
23. Bhatla B, Moore HL, Nolph KD. Modification of creatinine clearance by estimation of residual urinary creatinine and urea clearance in CAPD patients. Adv Perit Dial. 1995;11:101-5.
24. National Kidney Foundation. KDOQI clinical practice guideline for hemodialysis adequacy: 2015 update. Am J Kidney Dis. 2015;66(5):884-930.
25. National Kidney Foundation. NKF/DOQI Clinical Practice Guidelines and Clinical Practice Recommendations for 2006 Updates: Hemodialysis Adequacy. Peritoneal Dialysis Adequacy and Vascular Access. Am J Kidney Dis. 2006;48(Suppl 1):S1-S322.
26. Ikizler TA, Greene JH, Wingard RL, Parker RA, Hakim RM. Spontaneous dietary protein intake during progression of chronic renal failure. J Am Soc Nephrol. 1995;6(5):1386-91.
27. Kopple JD, Greene T, Chumlea WC, Hollinger D, Maroni BJ, Merrill D et al. Relationship between nutritional status and the glomerular filtration rate: results from the MDRD study. Kidney Int. 2000;57(4):1688-703.
28. Grajower MM, Walter L, Albin J. Hypoglycemia in chronic hemodialysis patients: Association with propranolol use. Nephron. 1980;26(3):126-9.
29. Klahr S, Levey AS Beck GJ, Caggiula AW, Hunsicker L, Kusek JW et al. The effects of dietary protein restriction and blood-pressure control on the progression of chronic renal disease. Modification of Diet in Renal Disease Study Group. N Engl J Med. 1994;330(13):877-84.
30. Obrador GT, Arora P, Kausz AT, Ruthazer R, Pereira BJ, Levey AS. Level of renal function at the initiation of dialysis in the U.S. end-stage renal disease population. Kidney Int. 1999;56(6):2227-35.
31. Leavey SF, Strawderman RL, Jones CA, Port FK, Held PJ. Simple nutritional indicators as independent predictors of mortality in hemodialysis patients. Am J Kidney Dis. 1998;31(6):997-1006.
32. Brunori G, Viola BF, Parrinello G, De Biase V, Como G, Franco V et al. Efficacy and safety of a very-low-protein diet when postponing dialysis in the elderly: a prospective randomized multicenter controlled study. Am J Kidney Dis. 2007;49(5):569-80.
33. Bowry SK. Dialysis membranes today. Int J Artif Organs. 2002 May;25(5):447-60.
34. Viganò SM, Di Filippo S, Manzoni C, Locatelli F. Membrane characteristics. Contrib Nephrol. 2008;161:162-7.
35. Hays RM. Dynamics of body water and electrolytes. In: Maxwell MH, Kleeman CR, editors. Clinical Disorder of fluid and electrolyte metabolism. 3. ed. New York: McGraw Hill, Inc.; 1980. p. 1-36.
36. Haljamae H, Linde A, Amundson B. Comparative analysis of capsular fluid and interstitial fluid. Am J Physiol. 1977;227(5):1199-205.
37. Martins OJF, Lugon JR. Estimativa dos ânions não medidos: inserção da albumina no cálculo do hiato aniônico. J Bras Nefrol. 1997;19:439-41.
38. Canaud B, Davenport A. Prescription of online hemodiafiltration (ol-HDF). Semin Dial. 2022 Sep;35(5):413-9.
39. Swinford RD, Baid S, Pascual M. Dialysis membrane adsorption during CRRT. Am J Kidney Dis. 1997;30(5 Suppl 4):S32-7.
40. Alfrey AC. Aluminum intoxication. N. Engl. J. Med. 1984; 310(17):1113-4.
41. Parkinson IS, Ward MK, Kerr DN. Dialysis encephalopathy, bone disease and anaemia: the aluminum intoxication syndrome during regular haemodialysis. J Clin Pathol. 1981;34(11):1285-94.
42. Salusky IB, Foley J, Nelson P, Goodman WG. Aluminum accumulation during treatment with aluminum hydroxide and dialysis in children and young adults with chronic renal disease. N Engl J Med. 1991;324(8):527-31.
43. Kjellstrand CM, Eaton JW, Yawata Y, Swofford H, Kolpin CF, Buselmeier TJ et al. Hemolysis in dialized patients caused by chloramines. Nephron. 1994;13(6):427-33.
44. Johnson WJ, Taves DR. Exposure to excessive fluoride during hemodialysis. Kidney Int. 1974;5(6):451-4.
45. Lough J, Noonan R, Gagnon R, Kaye M. Effects of fluoride on bone in chronic renal failure. Arch Pathol. 1975;99(9):484-7.
46. Freeman RM, Lawton RL, Chamberlain MA. Hard-water syndrome. N Engl J Med. 1967;276(20):1113-8.
47. Saha M, Allon M. Diagnosis, treatment, and prevention of hemodialysis emergencies. Clin J Am Soc Nephrol. 2017;12(2):357-69.
48. Jochimsen EM, Carmichael WW, An JS, Cardo DM, Cookson ST, Holmes CE et al. Liver failure and death after exposure to microcystins at a hemodialysis center in Brazil. N Engl J Med. 1998;338(13):873-8.
49. Thomé FS, Senger M, Garcez C, Garcez J, Chemello C, Manfro RC. Dialysis water treated by reverse osmosis decreases the levels of C-reactive protein in uremic patients. Braz J Med Biol Res. 2005;38(5):789-94.
50. Silva AMM, Martins CTB, Ferraboli R, Jorgetti V, Romão Jr JE. Água para hemodiálise. J Bras Nefrol. 1996;18:180-8.
51. Cappelli G, Riccardi M, Perrone S, Bondi M, Ligabue G, Albertazzi A. Water treatment and monitor disinfection. Hemodial Int. 2006;10(Suppl 1):S13-8.
52. Smeets E, Kooman J, Van der Sande F, Stobberingh E, Frederik P, Claessens P et al. Prevention of biofilm formation in dialysis water treatment systems. Kidney Int. 2003;63(4):1574-6.
53. Rakness KL. Ozone in Drinking Water Treatment: Process Design, Operation, and Optimization. American Water Works Association. Denver CO; 2005.
54. Tarrass F, Benjelloun M, Benjelloun O. Current understanding of ozone use for disinfecting hemodialysis water treatment systems. Blood Purif. 2010; 30(1):64-70.
55. Dusseau JY, Duroselle P, Freney J. Gaseous sterilization. In: Fraise AP, Lambert PA, Maillard JY (eds). Russell, Hugo & Ayliffe's – Principles and Practice of Disinfection, Preservation and Sterilization. 4. ed. Oxford: Blackwell; 2004. p. 401-435.
56. Coulliette AD, Arduino MJ. Hemodialysis and water quality. Semin Dial. 2013;26(4):427-38.
57. Brasil. Ministério da Saúde. Agência Nacional de Vigilância Sanitária. Resolução da Diretoria Colegiada – RDC nº 11, de 13 de março de 2014.
58. Ward RA. Ultrapure dialysate. Semin Dial. 2004;17(6):489-97.
59. Blagg CR. The early history of dialysis for chronic renal failure in the United States: a view from Seattle. Am J Kidney Dis. 2007;49(3):482-96.
60. Gelens M, Luik AJ, Kleffens M, Van der Sande FM, Kooman JP. A dialysate sodium concentration of 140 mmol/ℓ may lead to net diffusive sodium gain. Blood Purif. 2002;20:190.
61. Santos SF, Peixoto AJ. Revisiting the dialysate sodium prescription as a tool for better blood pressure and interdialytic weight gain management in hemodialysis patients. Clin J Am Soc Nephrol. 2008;3(2):522-30.
62. De Paula FM, Peixoto AJ, Pinto LV, Dorigo D, Patricio PJ, Santos SF. Clinical consequences of an individualized dialysate sodium prescription in hemodialysis patients. Kidney Int. 2004;66(3):1232-8.
63. Pun PH, Lehrich RW, Honeycutt EF, Herzog CA, Middleton JP. Modifiable risk factors associated with sudden cardiac arrest within hemodialysis clinics. Kidney Int. 2011;79(2):218-27.
64. Wing AJ. Optimum calcium concentration of dialysis fluid for hemodialysis. Br Med J. 1968;4(5624):145-9.

65. Toussaint N, Cooney P, Kerr PG. Review of dialysate calcium concentration in hemodialysis. Hemodial Int. 2006;10(4):326-37.
66. Karohl C, de Paiva Paschoal J, de Castro MC, Elias RM, Abensur H, Romão JE Jr et al. Effects of bone remodelling on calcium mass transfer during haemodialysis. Nephrol Dial Transplant. 2010;25(4):1244-51.
67. Hercz G, Pei Y, Greenwood C, Manuel A, Saiphoo C, Goodman WG et al. Aplastic osteodystrophy without aluminum: the role of "suppressed" parathyroid function. Kidney Int. 1993;44(4):860-6.
68. Franch HA, Mitch WE. Catabolism in uremia: the impact of metabolic acidosis. J Am Soc Nephrol. 1998;9(Suppl.):78-81.
69. Lugon JR. Efeitos adversos da acidose metabólica crônica em hemodialisados. J Bras Nefrol. 1997;19:95-7.
70. Kraut JA, Nagami GT. The use and interpretation of serum bicarbonate concentration in dialysis patients. Semin Dial. 2014;27(6):577-9.
71. Bommer J, Locatelli F, Satayathum S, Keen ML, Goodkin DA, Saito A et al. Association of predialysis serum bicarbonate levels with risk of mortality and hospitalization in the Dialysis Outcomes and Practice Patterns Study (DOPPS). Am J Kidney Dis. 2004;44(4):661-71.
72. Tentori F, Karaboyas A, Robinson BM, Morgenstern H, Zhang J, Sen A et al. Association of dialysate bicarbonate concentration with mortality in the Dialysis Outcomes and Practice Patterns Study (DOPPS). Am J Kidney Dis. 2013;62(4):738-46.
73. Harris DC, Yuill E, Chesher DW. Correcting acidosis in hemodialysis: effect on phosphate clearance and calcification risk. J Am Soc Nephrol. 1995;6(6):1607-12.
74. Bouffard Y, Tissot S, Delafosse B, Viale JP, Annat G, Bertrand O et al. Metabolic effects of hemodialysis with and without glucose in the dialysate. Kidney Int. 1993;43(5):1086-90.
75. Ramirez G, Bercaw BL, Butcher DE, Mathis HL, Brueggemeyer C, Newton JL. The role of glucose in hemodialysis: The effects of glucose-free dialysate. Am J Kidney Dis. 1986;7(5):413-20.
76. Palmer BF. Individualizing the dialysate in the hemodialysis patient. Semin Dial. 2001;14(1):41-9.
77. Paul D, Malsch G, Falkenhagen D. Chemical modification of cellulosic membranes and their blood compatibility. Artif Organs. 1990;14(2):122-5.
78. Lugon JR, Graciano ML. Insuficiência renal aguda na sepse. In: Homsi E, editor. Insuficiência Renal Aguda em UTI. São Paulo: Atheneu; 1998. p. 83-105.
79. Charoenpanich R, Pollak V.E, Kant KS, Robson MD, Cathey M. Effect of first and subsequent use of hemodialyzers on patient well-being: the rise and fall of a syndrome associated with new dialyzer use. Artif Organs. 1987;11(2):123-127.
80. Memoli B, Postiglione L, Cianciaruso B, Bisesti V, Cimmaruta C, Marzano L et al. Role of different dialysis membranes in the release of interleukin-6-soluble receptor in uremic patients. Kidney Int. 2000;58(1):417-24.
81. Hakim RM, Wingard RL, Husni L, Parker RA, Parker TF. The effect of membrane biocompatibility on plasma beta-2 microglobulin levels in chronic hemodialysis patients. 3. ed. J Am Soc Nephrol. 1996;7(3):472-8.
82. Parker TF, Wingard RL, Husni L, Ikzler TA, Parker RA, Hakim RM. Effect of the membrane biocompatibility on nutritional parameters in chronic hemodialysis patients. 3. ed. Kidney Int. 1996;49(2):551-6.
83. Locatelli F, Martin-Malo A, Hannedouche T, Loureiro A, Papadimitriou M, Wizemann V et al. Membrane Permeability Outcome (MPO) Study Group. Effect of membrane permeability on survival of hemodialysis patients. J Am Soc Nephrol. 2009;20(3):645-54.
84. Koda Y Nishi S, Miyazaki S, Haginoshita S, Sakurabayashi T, Suzuki M et al. Switch from conventional to high-flux membrane reduces the risk of carpal tunnel syndrome and mortality of hemodialysis patients. Kidney Int. 1995;52(4):1096-101.
85. Port FK, Wolfe RA, Hulbert-Shearon TE, Daugirdas JT, Agodoa LY, Jones C et al. Mortality risk by hemodialyzer reuse practice and dialyzer membrane characteristics: Results from the USRDS dialysis morbidity and mortality study. Am J Kidney Dis. 2001;37(2):276-86.
86. Woods HF, Nandakumar M. Improved outcome for haemodialysis patients treated with high-flux membranes. Nephrol Dial Transplant. 2000;15(Suppl 1):S36-42.
87. Eknoyan G, Beck GJ, Cheung AK, Daugirdas JT, Greene T, Kusek JW et al. Hemodialysis (HEMO) Study Group. Effect of dialysis dose and membrane flux in maintenance hemodialysis. N Engl J Med. 2002;347(25):2010-9.
88. Grooteman MP, van den Dorpel MA, Bots ML, Penne EL, van der Weerd NC, Mazairac AH et al. CONTRAST Investigators. Effect of online hemodiafiltration on all-cause mortality and cardiovascular outcomes. J Am Soc Nephrol. 2012;23(6):1087-96.
89. Parker TF. Technical advances in hemodialysis therapy. 3. ed. Semin Dial. 2000;13(6):372-7.
90. Hauk M, Kuhlmann MK, Riegel W, Kohler H. In vivo effects of dialysate flow rate on Kt/V in maintenance hemodialysis patients. Am J Kidney Dis. 2000;35(1):105-11.
91. Alayoud A, Benyahia M, Montassir D, Hamzi A, Zajjari Y, Bahadi A, El Kabbaj D, Maoujoud O, Aatif T, Hassani K, Oualim Z. A model to predict optimal dialysate flow. Ther Apher Dial. 2012;16(2):152-8.
92. Hoeben H, Abu-Alfa AK, Mahnensmith R, Perazella MA. Hemodynamics in patients with intradialytic hypotension treated with cool dialysate or midodrine. Am J Kidney Dis. 2002;39(1):102-7.
93. Odudu A, Eldehni MT, McCann GP, McIntyre CW. Randomized Controlled Trial of Individualized Dialysate Cooling for Cardiac Protection in Hemodialysis Patients. Clin J Am Soc Nephrol. 2015;10(8):1408-17.
94. Ethier J, Mendelssohn DC, Elder SJ, Hasegawa T, Akizawa T, Akiba T et al. Vascular access use and outcomes: an international perspective from the Dialysis Outcomes and Practice Patterns Study. Nephrol Dial Transplant. 2008;23(10):3219-26.
95. Uldall PR, Woods F, Bird M, Dyck R. Subclavian cannula for temporary hemodialysis. Proc Clin Dial Transplant Forum. 1979;9:268-72.
96. Dixon BS, Novak L, Fangman J. Hemodialysis vascular access survival: upper-arm native arteriovenous fistula. Am J Kidney Dis. 2002;39(1):92-101.
97. Tordoir J, Canaud B, Haage P, Konner K, Basci A, Fouque D et al. European Best Practices Guidelines on Vascular Access. Nephrol Dial Transplant. 2007;22(Suppl 2):ii88-117.
98. Rayner HC, Besarab A, Brown WW, Disney A, Saito A, Pisoni RL. Vascular access results from the Dialysis Outcomes and Practice Patterns Study (DOPPS): performance against Kidney Disease Outcomes Quality Initiative (K/DOQI) Clinical Practice Guidelines. Am J Kidney Dis. 2004;44(Suppl 2):22-6.
99. Brimble KS, Rabbat CG, Schiff D, Ingram AJ. The clinical utility of Doppler ultrasound prior to arteriovenous fistula creation. Semin Dial. 2001;14(5):314-7.
100. Silva MB Jr, Hobson RW, Pappas PJ, Jamil Z, Araki, CT, Goldberg MC et al. A strategy for increasing use of autogenous hemodialysis access procedures: impact of preoperative noninvasive evaluation. J Vasc Surg. 1998;27(2):302-7.
101. Shinzato T, Nakai S, Akiba T, Yamazaki C, Sasaki R, Kitaoka T et al. Survival in long-term haemodialysis patients: Results from the annual survey of the Japanese Society for Dialysis Therapy. Nephrol Dial Transplant. 1997;12(5):884-8.
102. Prischl FC, Kirchgatterer A, Brandstätter E, Wallner M, Baldinger C, Roithinger FX et al. Parameters of prognostic relevance to the patency of vascular access in hemodialysis patients. J Am Soc Nephrol. 1995;6(6):1613-8.
103. Beathard GA, Settle SM, Shields MW. Salvage of the nonfunctioning arteriovenous fistula. Am J Kidney Dis. 1999;33(5):910-6.
104. Tonelli M, Jindal K, Hirsch D, Taylor S, Kane C et al. Screening for subclinical stenosis in native vessel arteriovenous fistula. J Am Soc Nephrol. 2001;12(8):1729-33.
105. Turmel-Rodrigues L, Pengloan J, Baudin S, Testou D, Abaza M, Dahdah G et al. Treatment of stenosis and thrombosis in haemodialysis fistulas and grafts by interventional radiology. Nephrol Dial Transplant. 2000;15(12):2029-36.
106. Clark TW, Hirsch DA, Jindal KJ, Veugelers PJ, Leblanc J. Outcome and prognostic factors of restenosis after percutaneous treatment of native hemodialysis fistulas. J Vasc Interv Radiol. 2002;13(1):51-9.
107. Romann A, Beaulieu MC, Rhéaume P, Clement J, Sidhu R, Kiaii M. Risk factors associated with arteriovenous fistula failure after first radiologic intervention. J Vasc Access. 2016;17(2):167-74.
108. Lundström UH, Welander G, Carrero JJ, Hedin U, Evans M. Surgical *versus* endovascular intervention for vascular access thrombosis:

108. a nationwide observational cohort study. Nephrol Dial Transplant. 2022;37(9):1742-50.
109. Schmidli J, Widmer MK, Basile C, de Donato G, Gallieni M, Gibbons CP et al. Editor's Choice – Vascular Access: 2018 Clinical Practice Guidelines of the European Society for Vascular Surgery (ESVS). Eur J Vasc Endovasc Surg. 2018;55(6):757-818.
110. Yevzlin AS. Hemodialysis catheter-associated central venous stenosis. Semin Dial. 2008;21(6):522-7.
111. Asif A, Leon C, Merrill D, Bhimani B, Ellis R, Ladino M et al. Arterial steal syndrome: a modest proposal for an old paradigm. Am J Kidney Dis. 2006;48(1):88-97.
112. Staaf K, Fernström A, Uhlin F. Cannulation technique and complications in arteriovenous fistulas: a Swedish Renal Registry-based cohort study. BMC Nephrol. 2021;22(1):256.
113. Vaux E, King J, Lloyd S, Moore J, Bailey L, Reading I et al. Effect of buttonhole cannulation with a polycarbonate PEG on in-center hemodialysis fistula outcomes: a randomized controlled trial. Am J Kidney Dis. 2013;62(1):81-8.
114. Kim MK, Kim HS. Clinical effects of buttonhole cannulation method on hemodialysis patients. Hemodial Int. 2013;17(2):294-9.
115. Wang LP, Tsai LH, Huang HY, Okoli C, Guo SE. Effect of buttonhole cannulation versus rope-ladder cannulation in hemodialysis patients with vascular access: A systematic review and meta-analysis of randomized/clinical controlled trials. Medicine (Baltimore). 2022;101(29):e29597.
116. Lentino JR, Baddour LM, Wray M, Wong ES, Yu VL. Staphylococcus aureus and other bacteremias in hemodialysis patients: antibiotic therapy and surgical removal of access site. Infection. 2000;28(6):355-60.
117. Stryjewski ME, Szczech LA, Benjamin DK Jr, Inrig JK, Kanafani ZA, Engemann JJ et al. Use of vancomycin or first-generation cephalosporins for the treatment of hemodialysis-dependent patients with methicillin-susceptible Staphylococcus aureus bacteremia. Clin Infect Dis. 2007;44(2):190-6.
118. Nassar GM, Ayus KC. Infectious complications of the hemodialysis access. Kidney Int. 2001;60(1):1-13.
119. Allon M, Ornt DB, Schwab SJ, Rasmussen C, Delmez JA, Greene T et al. For the Hemodialysis (HEMO) Study Group. Factors associated with the prevalence of arteriovenous fistulas in hemodialysis patients in the HEMO Study. Kidney Int. 2000;58(5):2178-85.
120. Lee HW, Allon M. When should a patient receive an arteriovenous graft rather than a fistula? Semin Dial. 2013;26(1):6-10.
121. Korzets A, Ori Y, Baytner S, Zevin D, Chgnac A, Weinstein T et al. The femoral artery-femoral vein polytetrafluoroethylene graft: a 14-year retrospective study. Nephrol Dial Transplant. 1998;13(5):1215-20.
122. Minga TE, Flanagan KH, Allon M. Clinical consequences of infected arteriovenous grafts in hemodialysis patients. Am J Kidney Dis. 2001;38(5):975-78.
123. Beathard GA. Thrombolysis versus surgery for the treatment of thrombosed dialysis access grafts. J Am Soc Nephrol. 1995;6(6):1619-24.
124. Kessler M, Hoen B, Mayeux D, Hestin D, Fontenaille C. Bacteremia in patients on chronic hemodialysis. A multicenter prospective survey. Nephron. 1993;64(1):95-100.
125. Fan PY. Acute vascular access: New advances. Adv Renal Replace Ther. 1994;1(2):90-8.
126. Chow KM, Szeto CC, Leung CB, Wong TY, Li PK. Cuffed-tunneled femoral catheter for long term hemodialysis. Int J Artif Organs. 2001;24(7):443-6.
127. Lumsden AB, Macdonald MJ, Allen RC, Dodson TF. Hemodialysis access in the pediatric patient population. Am J Surg. 1994;168(2):197-201.
128. Rocklin MA, Dwight CA, Callen LJ, Bispham BZ, Spiegel DM. Comparison of cuffed tunneled hemodialysis catheter survival. Am J Kidney Dis. 2001;37(3):557-63.
129. Drew DA, Lok CE, Cohen JT, Wagner M, Tangri N, Weiner DE. Vascular access choice in incident hemodialysis patients: a decision analysis. J Am Soc Nephrol. 2015;26(1):183-91.
130. Work J. Chronic catheter placement. Semin Dial. 2001;14:436-40.
131. Hernandez D, Diaz F, Rufino M, Lorenzo V, Perez T, Rodriguez A et al. Subclavian vascular access stenosis in dialysis patients: Natural history and risk factors. J Am Soc Nephrol. 1998;9(8):1507-10.
132. Bertoli SV, Ciurlino D, Musetti C, Mazzullo T, Villa M, Traversi L et al. Experience of 70-cm-long femoral tunnelled twin Tesio catheters for chronic haemodialysis. Nephrol Dial Transplant. 2010;25(5):1584-8.
133. Pecorari M. The suitability of the femoral vein for permanent vascular access. J Vasc Access. 2004;5(3):116-8.
134. Pervez A, Abreo K. Techniques and tips for quick and safe temporary catheter placement. Semin Dial. 2007;20:621-5.
135. Oguzkurt L, Tercan F, Kara G, Torun D, Kizilkilic O, Yildirim T. US-guided placement of temporary internal jugular vein catheters: immediate technical success and complications in normal and high-risk patients. Eur J Radiol. 2005;55(1):125-9.
136. Rabindranath KS, Kumar E, Shail R, Vaux E. Use of real-time ultrasound guidance for the placement of hemodialysis catheters: a systematic review and meta-analysis of randomized controlled trials. Am J Kidney Dis. 2011;58(6):964-70.
137. Schwab SJ, Beathard G. The hemodialysis catheter conundrum: Hate living with them, can't live without them. Kidney Int. 1999; 56(1):1-17.
138. Kingdon EJ, Holt SG, Davar J, Pennell D, Baillod RA, Burns A et al. Atrial thrombus and central venous dialysis catheter. Am J Kidney Dis. 2001;38(3):631-9.
139. Crain MR, Mewissen MW, Ostrowski GJ, Paz-Fumagalli R, Beres RA, Wertz RA. Fibrina sleeve stripping for salvage of failing hemodialysis catheters: Technique and initial results. Radiology. 1996;198(1):41-44.
140. Pollo V, Dionízio D, Bucuvic EM, Castro JH, Ponce D. Alteplase vs. urokinase for occluded hemodialysis catheter: a randomized trial. Hemodial Int. 2016;20(3):378-84.
141. Beathard GA. Catheter thrombosis. Semin Dial. 2001;14(6):441-5.
142. Hoen B, Paul-Dauphin A, Hestin D, Kessler M. Epibacdial: a multicenter prospective study of risk factors for bacteremia in chronic hemodialysis patients. J. Am Soc Nephrol. 1998;9:869-76.
143. Butterly DW, Schwab SJ. Dialysis access infections. Curr Opin Nephrol Hypertens. 2000;9(6):631-5.
144. Saad TF. Central venous dialysis catheters: Catheter-associated infection. Semin Dial. 2001;14(6):446-51.
145. Sychev D, Maya ID, Allon M. Clinical management of dialysis catheter-related bacteriemia with concurrent exit-site infection. Semin Dial. 2011;24(2):239-41.
146. Peterson WJ, Maya ID, Carlton D, Estrada E, Allon M. Treatment of dialysis catheter-related Enterococcus bacteriemia with an antibiotic lock: a quality improvement report. Am J Kidney Dis. 2009;53(1):107-11.
147. Mermel LA, Allon M, Bouza E, Craven DE, Flynn P, O'Grady NP et al. Clinical practice guidelines for the diagnosis and management of intravascular catheter-related infection: 2009 Update by the Infectious Diseases Society of America. Clin Infect Dis. 2009;49(1):1-45.
148. Weijmer MC, van den Dorpel MA, Van de Ven PJ, ter Wee PM, van Geelen JA, Groeneveld JO et al. Randomized, clinical trial comparison of trisodium citrate 30% and heparin as catheter-locking solution in hemodialysis patients. J Am Soc Nephrol. 2005;16(9):2769-77.
149. Kim SH, Song KI, Chang JW, Kim SB, Sung SA, Jo SK et al. Prevention of uncuffed hemodialysis catheter-related bacteriemia using an antibiotic lock technique: a prospective, randomized clinical trial. Kidney Int. 2006;69(1):161-4.
150. Moore CL, Besarab A, Ajluni M, Soi V, Peterson EL, Johnson LE et al. Comparative effectiveness of two catheter locking solutions to reduce catheter-related bloodstream infection in hemodialysis patients. Clin J Am Soc Nephrol. 2014;9(7):1232-9.
151. Percival SL, Kite P, Eastwood K, Murga R, Carr J, Arduino MJ et al. Tetrasodium EDTA as a novel central venous catheter lock solution against biofilm. Infect. Control Hosp. Epidemiol. 2005;26(6):515-9.
152. Betjes MG, Van Agteren M. Prevention of dialysis catheter-related sepsis with a citrate-taurolidine-containing lock solution. Nephrol Dial Transplant. 2004;19:1546-51.
153. Hemmelgarn BR, Moist LM, Lok CE, Tonelli M, Manns BJ, Holden RM et al. Prevention of Dialysis Catheter Lumen Occlusion with

rt-PA *versus* Heparin Study Group. Prevention of dialysis catheter malfunction with recombinant tissue plasminogen activator. N Engl J Med. 2011;364(4):303-12.
154. Bonkain F, Racapé J, Goncalvez I, Moerman M, Denis O, Gammar N et al. Prevention of tunneled cuffed hemodialysis catheter-related dysfunction and bacteremia by a neutral-valve closed-system connector: a single-center randomized controlled trial. Am J Kidney Dis. 2013;61(3):459-65.
155. Brunelli SM, Njord L, Hunt AE, Sibbel SP. Use of the Tego needle-free connector is associated with reduced incidence of catheter-related bloodstream infections in hemodialysis patients. Int J Nephrol Renovasc Dis. 2014;7:131-9.
156. Lindhout T. Biocompatibility of extracorporeal blood treatment. Selection of haemostatic parameters. Nephrol. Dial Transplant. 1994;9(Suppl 2):83-9.
157. Ouseph R, Brier ME, Ward RA. Improved dialyzer reuse after use of a population pharmacodynamic model to determine heparin doses. Am J Kidney Dis. 2000;35:89-94.
158. Keller F, Seemann J, Preuschof L, Offermann G. Risk factors of system clotting in heparin-free haemodialysis. Nephrol Dial Transplant. 1990;5:802-7.
159. Ward RA. Heparinization for routine hemodialysis. Adv Ren Replace Ther. 1995;2(4):362-70.
160. Gunnarsson B, Asaba H, Dawidson S, Wilhelmsson S, Bergstrom J. The effects of three different heparin regimes on heparin concentrations in plasma and fibrin formation in dialyzers. Clin Nephrol. 1981;15:135-42.
161. Wilhelmsson S, Lins LE. Whole-blood activated coagulation time for evaluation of heparin activity during hemodialysis: A comparison of administration by single-dose and by infusion. Clin Nephrol. 1983;19(1):82-6.
162. Bernieh B, Boobes Y, Al Hakim MR, Abouchacra S, Dastoor H. Long-term use of low-molecular-weight heparin in hemodialysis patients: a 7-year experience. Blood Purif. 2009;27:242-5.
163. Davenport A. Low-molecular-weight heparin for routine hemodialysis. Hemodial Int. 2008;12(Suppl 2):S34-7.
164. Kurtkoti J, Bose B, Hiremagalur B, Sun J, Cochrane T. Arterial line *versus* venous line administration of low molecular weight heparin, enoxaparin for prevention of thrombosis in the extracorporeal blood circuit of patients on haemodialysis or haemodiafiltration: A randomized cross-over trial. Nephrology (Carlton). 2016;21(8):663-8.
165. Leu JG, Chiang SS, Lin SM, Pai JK, Jiang WW. Low molecular weight heparin in hemodialysis patients with a bleeding tendency. Nephron. 2000;86(4):499-501.
166. Schneider M, Thomas K, Liefeldt L, Kindgen-Milles D, Peters H, Neumayer HH et al. Efficacy and safety of intermittent hemodialysis using citrate as anticoagulant: a prospective study. Clin Nephrol. 2007;68:302-7.
167. Schwab SJ, Onorato JJ, Sharar LR, Dennis PA. Hemodialysis without anticoagulation. One-year prospective trial in hospitalized patients at risk for bleeding. Am J Med. 1987;83:405-10.
168. Hegstrom RM, Quinton WE, Dillard DH. One year's experience with the use of indwelling teflon cannulas and bypass. Trans Am Soc Artif Intern Organs. 1961;7:47.
169. Bleyer AJ, Hartman J, Brannon PC, Reeves-Daniel A, Satko SG, Russell G. Characteristics of sudden death in hemodialysis patients. Kidney Int. 2006;69(12):2268-73.
170. Bleyer AJ, Russell GB, Satko SG. Sudden and cardiac death rates in hemodialysis patients. Kidney Int. 1999;55:1553-9.
171. Karnik JA, Young BS, Lew NL, Herget M, Dubinsky C et al. Cardiac arrest and sudden death in dialysis units. Kidney Int. 2001;60:350-7.
172. Buoncristiani U, Quintaliani G, Cozzari M, Giombini L, Ragaiolo M. Daily dialysis: Long-term clinical metabolic results. Kidney Int. 1988;33(Suppl 1):137-40.
173. André MB, Rembold SM, Pereira CM, Lugon JR. Prospective evaluation of an in-center daily hemodialysis program: results of two years of treatment. Am J Nephrol. 2002;22:473-9.
174. FHN Trial Group, Chertow GM, Levin NW, Beck GJ, Depner TA, Eggers PW et al. In-center hemodialysis six times per week *versus* three times per week. N Engl J Med. 2010;363(24):2287-300.
175. Weinhandl ED, Nieman KM, Gilbertson DT, Collins AJ. Hospitalization in daily home hemodialysis and matched thrice-weekly in-center hemodialysis patients. Am J Kidney Dis. 2015;65(1):98-108.
176. Ayus JC, Mizani MR, Achinger SG, Thadhani R, Go AS, Lee S. Effects of short daily *versus* conventional hemodialysis on left ventricular hypertrophy and inflammatory markers: a prospective, controlled study. J Am Soc Nephrol. 2005;16(9):2778-88.
177. Kjellstrand CM, Buoncristiani U, Ting G, Traeger J, Piccoli GB, Sibai-Galland R et al. Short daily haemodialysis: survival in 415 patients treated for 1006 patient-years. Nephrol Dial Transplant. 2008;23:3283-9.
178. Lugon JR, André MB, Duarte ME, Rembold SM, Cruz E. Effects of in-center daily hemodialysis upon mineral metabolism and bone disease in end-stage renal disease patients. São Paulo Med J. 2001;119:105-9.
179. Mohr PE, Neumann PJ, Franco SJ, Marainen J, Lockridge R, Ting G. The case for daily dialysis: its impact on costs and quality of life. Am J Kidney Dis. 2001;37(4):777-89.
180. Weinhandl ED, Gilbertson DT, Collins AJ. Mortality, Hospitalization, and Technique Failure in Daily Home Hemodialysis and Matched Peritoneal Dialysis Patients: A Matched Cohort Study. Am J Kidney Dis. 2016;67(1):98-110.
181. Pierratos A, Ouwendyk M, Francoeur R, Vas S, Raj DS, Ecclestone AM et al. Nocturnal hemodialysis: three-year experience. J Am Soc Nephrol. 1998;9:859-68.
182. Chan CT, Liu PP, Arab S, Jamal N, Messner HA. Nocturnal hemodialysis improves erythropoietin responsiveness and growth of hematopoietic stem cells. J Am Soc Nephrol. 2009;20:665-71.
183. Culleton BF, Walsh M, Klarenbach SW, Mortis G, Scott-Douglas N, Quinn RR et al. Effect of frequent nocturnal hemodialysis vs conventional hemodialysis on left ventricular mass and quality of life: a randomized controlled trial. JAMA. 2007;298:1291-9.
184. Rocco MV, Lockridge RS Jr, Beck GJ, Eggers PW, Gassman JJ, Greene T et al. Frequent Hemodialysis Network (FHN) Trial Group. The effects of frequent nocturnal home hemodialysis: the Frequent Hemodialysis Network Nocturnal Trial. Kidney Int. 2011;80(10):1080-91.
185. Innes A, Charra B, Burden RP, Morgan AG, Laurent G. The effect of long, slow haemodialysis on patient survival. Nephrol Dial Transplant. 1999;14(4):919-22.
186. Bugeja A, Dacouris N, Thomas A, Marticorena R, Mcfarlane P, Donnelly S et al. In-center nocturnal hemodialysis: another option in the management of chronic kidney disease. Clin J Am Soc Nephrol. 2009;4:778-83.
187. Cravedi P, Ruggenenti P, Mingardi G, Sghirlanzoni MC, Remuzzi G. Thrice-weekly in-center nocturnal hemodialysis: an effective strategy to optimize chronic dialysis therapy. Int J Artif Organs. 2009;32:12-9.
188. Lacson E Jr, Xu J, Suri RS, Nesrallah G, Lindsay R, Garg AX et al. Survival with three-times weekly in-center nocturnal *versus* conventional hemodialysis. J Am Soc Nephrol. 2012;23(4):687-95.
189. Ok E, Duman S, Asci G, Tumukbu M, Onen Sertoz O, Kayikcioglu M et al. Long Dialysis Study Group. Comparison of 4- and 8-h dialysis sessions in thrice-weekly in-centre haemodialysis: a prospective, case-controlled study. Nephrol Dial Transplant. 2011;26(4):1287-96.
190. Caton E, Sharma S, Vilar E, Farrington K. Impact of incremental initiation of haemodialysis on mortality: a systematic review and meta-analysis. Nephrol Dial Transplant. 2022:gfac274. doi: 10.1093/ndt/gfac274. Epub ahead of print.
191. Jaques DA, Ponte B, Haidar F, Dufey A, Carballo S, De Seigneux S, Saudan P. Outcomes of incident patients treated with incremental haemodialysis as compared to standard haemodialysis and peritoneal dialysis. Nephrol Dial Transplant. 2022:gfac205. doi: 10.1093/ndt/gfac205. Epub ahead of print.
192. Murea M, Highland BR, Yang W, Dressler E, Russell GB. Patient-reported outcomes in a pilot clinical trial of twice-weekly hemodialysis start with adjuvant pharmacotherapy and transition to thrice-weekly hemodialysis vs conventional hemodialysis. BMC Nephrol. 2022;23(1):322.
193. Murea M, Moossavi S, Fletcher AJ, Jones DN, Sheikh HI, Russell G, Kalantar-Zadeh K. Renal replacement treatment initiation with twice-weekly *versus* thrice-weekly haemodialysis in patients with

193. incident dialysis-dependent kidney disease: rationale and design of the TWOPLUS pilot clinical trial. BMJ Open. 2021;11(5):e047596.
194. Grubbs V, Moss AH, Cohen LM, Fischer MJ, Germain MJ, Jassal SV et al. A palliative approach to dialysis care: a patient-centered transition to the end of life. Clin J Am Soc Nephrol. 2014;9(12):2203-9.
195. Ronco C. Hemodiafiltration: technical and clinical issues. Blood Purif. 2015;40(Suppl 1):2-11.
196. Villa G, Neri M, Bellomo R, Cerda J, De Gaudio AR, De Rosa S et al. Nomenclature Standardization Initiative (NSI) Alliance. Nomenclature for renal replacement therapy and blood purification techniques in critically ill patients: practical applications. Crit Care. 2016;20(1):283.
197. Mostovaya IM, Grooteman MP, Basile C, Davenport A, de Roij van Zuijdewijn CL, Wanner C et al. High convection volume in online post-dilution haemodiafiltration: relevance, safety, and costs. Clin Kidney J. 2015;8(4):368-73.
198. Blankestijn PJ, Grooteman MP, Nube MJ, Bots ML. Clinical evidence on haemodiafiltration. Nephrol Dial Transplant. 2018 Oct 1;33(suppl_3):iii53-iii58.
199. Maduell F, Moreso F, Pons M, Ramos R, Mora-Macià J, Carreras J et al. ESHOL Study Group. High efficiency postdilution online hemodiafiltration reduces all-cause mortality in hemodialysis patients. J Am Soc Nephrol. 2013;24(3):487-97.
200. Grooteman MPC, van den Dorpel MA, Bots ML et al. Effect of online hemodiafiltration on all-cause mortality and cardiovascular outcomes. J Am Soc Nephrol 2012;23:1087-96.
201. Ok E, Asci G, Toz H et al. Mortality and cardiovascular events in online haemodiafiltration (OL-HDF) compared with high-flux dialysis: results from the Turkish OL-HDF Study. Nephrol Dial Transplant 2013;28:192-202.
202. Vernooij RWM, Bots ML, Strippoli GFM, Canaud B, Cromm K, Woodward M, Blankestijn PJ; CONVINCE scientific committee. CONVINCE in the context of existing evidence on haemodiafiltration. Nephrol Dial Transplant. 2022;37(6):1006-13.
203. Chapdelaine I, de Roij van Zuijdewijn CL, Mostovaya IM, Lévesque R, Davenport A, Blankestijn PJ et al. Optimization of the convection volume in online post-dilution haemodiafiltration: practical and technical issues. Clin Kidney J. 2015;8(2):191-8.
204. Canaud B, Köhler K, Sichart JM, Möller S. Global prevalent use, trends, and practices in haemodiafiltration. Nephrol Dial Transplant. 2020;35(3):398-407.
205. Ward RA, Vienken J, Silverstein DM et al. Regulatory considerations for hemodiafiltration in the United States. Clin J Am Soc Nephrol. 2018;13:1444-9.
206. Borah MF, Schoenfeld PY, Gotch FA, Sargent JA, Wolfsen M, Humphreys MH. Nitrogen balance during intermittent dialysis therapy of uremia. Kidney Int. 1978;14(5):491-500.
207. Cottini EP, Gallina DL, Dominguez JM. Urea excretion in adult humans with varying degrees of kidney malfunction fed milk, egg, or an amino acid mixture: assessment of nitrogen balance. J Nutr. 1973;103:11-9.
208. Owen WF Jr, Lew NL, Liu Y, Lowrie EG, Lazarus JM. The urea reduction ratio and serum albumin concentration as predictors of mortality in patients undergoing hemodialysis. N Engl J Med. 1993;329:1001-6.
209. Lowrie EG, Laird NM, Parker TF, Sargent JA. Effect of the hemodialysis prescription of patient morbidity: report from the National Cooperative Dialysis Study. N Engl J Med. 1981;305(20):1176-81.
210. Gotch FA, Sargent JA. A mechanistic analysis of the National Cooperative Dialysis Study (NCDS). Kidney Int. 1985;28:526-34.
211. Watson PE, Watson ID, Batt RD. Total body water volumes for adult males and females estimated from simple anthropometric measurements. Am J Clin Nutr. 1980;33:27-39.
212. Garred LJ, Canaud B, Flavier JL, Poux C; Polito-Bouloux C, Mion C. Effect of reuse on dialyzer efficacy. Artif Organs. 1990;14(2):80-4.
213. Sehgal A, Snow RJ, Sinder ME, Amini SB, Deoreo PB, Silver MR et al. Barriers to adequate delivery of hemodialysis. Am J Kidney Dis. 1998;31:593-601.
214. Daugirdas JT, Depner TA. A nomogram approach to hemodialysis urea modeling. Am J Kidney Dis. 1994;23:33-40.
215. Daugirdas JT, Schneditz D. Overestimation of hemodialysis dose depends on dialysis efficiency by regional blood flow but not by conventional two pool urea kinetic analysis. ASAIO J. 1995;41:M719-24.
216. Daugirdas JT. Second generation logarithmic estimates of single-pool variable volume Kt/V: an analysis of error. J Am Soc Nephrol. 1993;4:1205-13.
217. Depner TA. Assessing the adequacy of hemodialysis: urea modeling. Kidney Int. 1994;45(5):1522-35.
218. Daugirdas JT, Burke MS, Balter P, Priester-Coary A, Majka T. Screening for extreme postdialysis urea rebound using the Smye method: patients with access recirculation identified when a slow flow method is not used to draw the postdialysis blood. Am J Kidney Dis. 1996;28:727-31.
219. Schneditz D, Kaufman AM, Polaschegg HD, Levin NW, Daugirdas JT. Cardiopulmonary recirculation during hemodialysis. Kidney Int. 1992;42:1450-6.
220. Daugirdas JT, Greene T, Depner TA, Gotch FA, Star RA. Relationship between apparent (single-pool) and true (double-pool) urea distribution volume. Kidney Int. 1999;56:1928-33.
221. Depner TA, Beck G, Daugirdas J, Kusek J, Eknoyan G. Lessons from the Hemodialysis (HEMO) Study: an improved measure of the actual hemodialysis dose. Am J Kidney Dis. 1999;33:142-9.
222. Daugirdas JT, Depner TA, Gotch FA, Greene T, Keshaviah P, Levin NW et al. Comparison of methods to predict equilibrated Kt/V in the HEMO Pilot Study. Kidney Int. 1997;52:1395-405.
223. Leypoldt JK. Urea standard Kt/V for assessing dialysis treatment adequacy. Hemodial Int. 2004;8(2):193-7.
224. Moret K, Beerenhout CH, van den Wall Bake AW, Gerlag PG, van der Sande FM, Leunissen KM et al. Ionic dialysance and the assessment of Kt/V: the influence of different estimates of V on method agreement. Nephrol Dial Transplant. 2007;22(8):2276-82.
225. Mohamed A, Davenport A. Comparison of methods to estimate haemodialysis urea clearance. Int J Artif Organs. 2018;41(7):371-77
226. Aparicio M, Cano N, Chauveau P, Azar R, Canaud B, Flory A et al. Nutritional status of haemodialysis patients: a French national cooperative study. French Study Group for Nutrition in Dialysis. Nephrol Dial Transplant. 1999;14(7):1679-86.
227. Raj DS, Charra B, Pierratos A, Work J. In search of ideal hemodialysis: is prolonged frequent dialysis the answer? Am J Kidney Dis. 1999;34:597-610.
228. Suda T, Hiroshige K, Ohta T, Watanabe Y, Iwamoto M, Kanegae K et al. The contribution of residual renal function to overall nutritional status in chronic haemodialysis patients. Nephrol Dial Transplant. 2000;15:396-401.
229. Depner TA, Daugirdas JT. Equations for normalized protein catabolic rate based on two-point modeling of hemodialysis urea kinetics. J Am Soc Nephrol. 1996;7:780-5.
230. Garred LJ, Barichello DL, Canaud BC, Mccready WG. Simple equations for protein catabolic rate determination from pre dialysis and post dialysis blood urea nitrogen. ASAIO J. 1995;41(4):889-95.
231. Lowrie EG, Lew NL. Death risk in hemodialysis patients: the predictive value of commonly measured variables and an evaluation of death rate differences between facilities. Am J Kidney Dis. 1990;15(5):458-82.
232. Combe C, Chauveau P, Laville M, Fouque D, Azar R, Cano N et al. Influence of nutritional factors and hemodialysis adequacy on the survival of 1,610 French patients. Am J Kidney Dis. 2001;37(Suppl 2):81-8.
233. Held PJ, Port FK, Wolfe RA, Stannard DC, Carroll CE, Daugirdas JT et al. The dose of hemodialysis and patient mortality. Kidney Int. 1996;50:550-6.
234. Wolfe RA, Hulbert-Shearon TE, Ashby VB, Mahadevan S, Port FK. Improvements in dialysis patient mortality are associated with improvements in urea reduction ratio and hematocrit, 1999 to 2002. Am J Kidney Dis. 2005;45:127-35.
235. Kuhlmann MK, Konig J, Riegel W, Kohler H. Gender-specific differences in dialysis quality (Kt/V): 'big men' are at risk of inadequate haemodialysis treatment. Nephrol Dial Transplant. 1999;14:147-53.
236. Daugirdas JT, Greene T, Chertow GM, Depner TA. Can rescaling dose of dialysis to body surface area in the HEMO study explain the different responses to dose in women *versus* men? Clin J Am Soc Nephrol. 2010;5(9):1628-36.

237. Vanholder R, Meert N, Schepers E, Glorieux G. Uremic toxins: do we know enough to explain uremia? Blood Purif. 2008;26(1):77-81.
238. Clark WR, Leypoldt JK, Henderson LW, Mueller BA, Scott MK, Vonesh EF. Quantifying the effect of changes in the hemodialysis prescription on effective solute removal with a mathematical model. J Am Soc Nephrol. 1999;10:601-9.
239. Flythe JE, Curhan GC, Brunelli SM. Shorter length dialysis sessions are associated with increased mortality, independent of body weight. Kidney Int. 2013;83(1):104-13.
240. Charra B, Calemard E, Ruffet M, Chazot C, Terrat JC, Vanel T et al. Survival as an index of adequacy of dialysis. Kidney Int. 1992;41(5):1286-91.
241. Dumler F, Zasuwa G, Levin NW. Effect of dialyzer reprocessing methods on complement activation and hemodialyzer-related symptoms. Artif Organs. 1987;11:128-31.
242. Grassmann A, Gioberge S, Moeller S, Brown G. ESRD patients in 2004: global overview of patient numbers, treatment modalities and associated trends. Nephrol Dial Transplant. 2005;20(12):2587-93.
243. Lacson E Jr, Lazarus JM. Dialyzer best practice: single use or reuse? Semin Dial. 2006;19(2):120-8.
244. Mazzuchi N et al. Registro Latinoamericano de Diálisis y Transplante. Informe del año 2001. Nefrologia Latinoamericana. 2002;9:190-243.
245. Gordon SM, Tipple M, Bland LA, Jarvis WR. Pyrogenic reactions associated with the reuse of disposable hollow-fiber hemodialyzers. JAMA. 1988;260:2077-81.
246. Ouseph R, Smith BP, Ward RA. Maintaining blood compartment volume in dialyzers reprocessed with peracetic acid maintains Kt/V but not beta 2-microglobulin removal. Am J Kidney Dis. 1997;30:501-6.
247. Rudnick,JR, Arduino MJ, Jarvis WR et al. An outbreak of pyrogenic reactions in chronic hemodialysis patients associated with hemodialyzer reuse. Artif Organs. 1995;19:289-94.
248. Santos JP, Loureiro A, Cendoroglo Neto M, Pereira BJ. Impact of dialysis room and reuse strategies on the incidence of hepatitis C virus in haemodialysis units. Nephrol Dial Transplant. 196;11:2017-22.
249. Association for the Advancement of Medical Instrumentation. AAMI Standards and Recommended Practices. Volume 3: Dialysis. Arlington, EUA: American National Standards Institute. 1993;1-332.
250. Edens C, Wong J, Lyman M, Rizzo K, Nguyen D, Blain M et al. Hemodialyzer Reuse and Gram-Negative Bloodstream Infections. Am J Kidney Dis. 2016;S0272-6386(16)30575-3.
251. Jackson BM, Beck-Sague CM, Bland LA, Arduino MJ, Meyer L, Jarvis WR. Outbreak of pyrogenic reactions and gram-negative bacteriemia in a hemodialysis center. Am J Nephrol. 1994;14:85-9.
252. Sherman RA, Cody RP, Rogers ME, Solanchick JC. The Effect of dialyzer reuse on dialysis delivery. Am J Kidney Dis. 1994;24:924-6.
253. Matos JP; Andre MB, Rembold SM, Caldeira FE, Lugon JR. Effects of dialyzer reuse on the permeability of low-flux membranes. Am J Kidney Dis. 2000;35:839-44.
254. Cheung AK, Agodoa LY, Daugirdas JT, Depner TA, Gotch FA, Greene T et al. Effects of hemodialyzer reuse on clearances of urea and beta-2-microglobulin. The Hemodialysis (HEMO) Study Group. J Am Soc Nephrol. 1999;10:117-27.
255. Leypoldt JK, Cheung AK, Deeter RB. Effects of hemodialyzer reuse: dissociation between clearances of small and large solutes. Am J Kidney Dis. 1998;32:295-301.
256. Bond TC, Nissenson AR, Krishnan M, Wilson SM, Mayne T. Dialyzer reuse with peracetic acid does not impact patient mortality. Clin J Am Soc Nephrol. 2011;6(6):1368-74.
257. Lacson E Jr, Wang W, Mooney A, Ofsthun N, Lazarus JM, Hakim RM. Abandoning peracetic acid-based dialyzer reuse is associated with improved survival. Clin J Am Soc Nephrol. 2011;6(2):297-302.
258. Lowrie EG, Li Z, Ofsthun N, Lazarus JM. Reprocessing dialysers for multiple uses: recent analysis of death risks for patients. Nephrol Dial Transplant. 2004;19:2823-30.
259. Silver SM, De Simone JA Jr, Smith DA, Sterns RH. Dialysis disequilibrium syndrome (DDS) in the rat: Role of the "reverse urea effect". Kidney Int. 1992;42:161-6.
260. Arieff AI. Dialysis disequilibrium syndrome: current concepts on pathogenesis and prevention. Kidney Int. 1994;45:629-35.
261. Port FK, Johnson WJ, Klass DW. Prevention of dialysis disequilibrium syndrome by use of high sodium concentration in the dialysate. Kidney Int. 1973;3:327-33.
262. Moissl U, Arias-Guillén M, Wabel P, Fontseré N, Carrera M, Campistol JM et al. Bioimpedance-guided fluid management in hemodialysis patients. Clin J Am Soc Nephrol. 2013;8(9):1575-82.
263. Katzarski KS, Nisell J, Randmaa I, Danielsson A, Freyschuss U, Bergstrom J. A critical evaluation of ultrasound measurement of inferior vena cava diameter in assessing dry weight in normotensive and hypertensive hemodialysis patients. Am J Kidney Dis. 1997;30:459-65.
264. Zoccali C, Torino C, Tripepi R, Tripepi G, D'Arrigo G, Postorino M et al. Lung US in CKD Working Group. Pulmonary congestion predicts cardiac events and mortality in ESRD. J Am Soc Nephrol. 2013;24(4):639-46.
265. Zoccali C, Moissl U, Chazot C, Mallamaci F, Tripepi G, Arkossy O et al. Chronic Fluid Overload and Mortality in ESRD. J Am Soc Nephrol. 2017; 28:2491-97.
266. Flythe JE, Kimmel SE, Brunelli SM. Rapid fluid removal during dialysis is associated with cardiovascular morbidity and mortality. Kidney Int. 2011;79(2):250-7.
267. Raine AE. The susceptible patient. Nephrol. Dial Transplant. 1996;11(Suppl 2):6-10.
268. Lugon JR, Warrak EA, Lugon AS, Salvador BA, Nobrega AC. Revisiting autonomic dysfunction in end-stage renal disease patients. Hemodial Int. 2003;7(3)n:198-203.
269. Erkan E, Devarajan P, Kaskel F. Role of nitric oxide, endothelin-1, and inflammatory cytokines in blood pressure regulation in hemodialysis patients. Am J Kidney Dis. 2002;40(1):76-81.
270. Fine A, Penner B. The protective effect of cool dialysate is dependent on patients' predialysis temperature. Am J Kidney Dis. 1996;28(2):262-5.
271. Barakat MM, Nawab ZM, Yu AW, Lau AH, Ing TS, Daugirdas JT. Hemodynamic effects of intradialytic food ingestion and the effects of caffeine. J Am Soc Nephrol. 1993;3(11):1813-18.
272. Alappan R, Cruz D, Abu-Alfa AK, Mahnensmith R, Perazella MA. Treatment of severe intradialytic hypotension with the addition of high dialysate calcium concentration to midodrine and/or cool dialysate. Am J Kidney Dis. 2001;3(2)7:294-9.
273. Donauer J, Kölblin D, Bek M, Krause A, Böhler J. Ultrafiltration profiling and measurement of relative blood volume as strategies to reduce hemodialysis-related side effects. Am J Kidney Dis. 2000;36(1):115-23.
274. Prakash S, Garg AX, Heidenheim AP, House AA. Midodrine appears to be safe and effective for dialysis-induced hypotension: a systematic review. Nephrol Dial Transplant. 2004;19(10):2553-8.
275. Canzanello VJ, Hylander-Rossner B, Sands RE, Morgan TM, Jordan J, Burkart JM. Comparison of 50% dextrose water, 25% mannitol, and 23.5% saline for the treatment of hemodialysis-associated muscle cramps. ASAIO J. 1991;37(4):649.
276. Craddock PR, Fehr J, Dalmasso AP, Brighan KL, Jacob HS. Hemodialysis leukopenia: Pulmonary vascular leukostasis resulting from complement activation by dialyzer cellophane membranes. J Clin Invest. 1977;59(5):879-88.
277. Hakim RM, Breillatt J, Lazarus JM, Port FK. Complement activation and hypersensitivity reactions to dialysis membranes. Engl J Med. 1984;311(14):878-82.
278. Ward MK, Shadforth M, Hill AVL, Ker DNS. Air embolism during haemodialysis. Br Med J. 1971;3(5766):74-8.
279. Berkes SL, Kahn IS, Chazen JA, Garella S. Prolonged hemolysis from overheated dialysate. Ann Intern Med. 1975;83(3):363-4.
280. Sweet SJ, Mccarthy S, Steingart R, Callahan T. Hemolytic reactions mechanically induced by kinked hemodialysis lines. Am J Kidney Dis. 1996;27(2):262-6.
281. Duffy R, Tomashek K, Spangenberg M, Spry L, Dwyer D, Safranek TJ et al. Multistate outbreak of hemolysis in hemodialysis patients traced to faulty blood tubing sets. Kidney Int. 2000;57(4):1668-74.

54 | Métodos Hemodialíticos Contínuos para Tratamento da Injúria Renal Aguda

Ligia Costa Battaini • Maristela Carvalho da Costa • Américo Lourenço Cuvello-Neto • Luis Yu

INTRODUÇÃO

Os estudos epidemiológicos sobre injúria renal aguda (IRA) revelam que a maioria dos casos ocorre nas unidades de terapia intensiva (UTI), onde a incidência varia de 5 a 30% (ver Capítulo 19). A condição mais comumente associada à IRA em UTI é a sepse, na qual a disfunção renal, muitas vezes, não é acompanhada das alterações características dos índices urinários, dificultando a diferenciação entre IRA pré-renal e renal. Utilizando-se o critério RIFLE (Figura 54.1), Hoste et al.[1] encontraram IRA em 67% de 5.383 pacientes internados em UTI. Esse critério surgiu da necessidade de padronizar o conceito de IRA, a fim de valorizar pequenas alterações da creatinina e possibilitar a comparação entre os diversos estudos.

Subsequentemente, o *Acute Kidney Injury Network* (AKIN) propôs uma modificação no critério RIFLE. Os critérios diagnósticos incluem um aumento abrupto (em 48 horas) e absoluto (0,3 mg/dℓ) ou um aumento percentual acima de 50% ou oligúria (débito urinário < 0,5 mℓ/kg/h) por mais de 6 horas.

O critério para IRA fica, então, definido por três estágios de progressiva gravidade, correspondentes a R (estágio 1), I (estágio 2) e F (estágio 3), conforme é demonstrado na Figura 54.2. As categorias L e E foram removidas do sistema de estratificação de gravidade e redefinidas como *evolução*, havendo relação direta com morbidade e mortalidade. Dessa forma, eventualmente todos os pacientes em UTI podem, em qualquer momento de sua evolução, apresentar algum grau de IRA.

Estudos compararam essas classificações e demonstraram uma boa correlação entre elas, sendo o critério AKIN mais sensível do que o RIFLE. Entretanto, muitos desses estudos apresentavam limitações, tais como a falta do critério de diurese ou a exclusão dos pacientes com alterações da função renal basal. Em 2012, o KDIGO (*Kidney Disease: Improving Global Outcomes*), levando em conta essas limitações, propôs uma nova classificação de IRA, passando a considerar tanto o aumento absoluto de creatinina de 0,3 mg/dℓ em um período de 48 horas, como um aumento relativo de 1,5 × da creatinina basal em um período de 7 dias, elevando a especificidade e a sensibilidade do diagnóstico de IRA (Quadro 54.1).[2]

Diversos estudos apresentaram a correspondência entre os diferentes estágios e a mortalidade hospitalar. Além disso, demonstrou-se claramente que mesmo pequenas alterações de função renal têm impacto na evolução e na mortalidade desses pacientes.

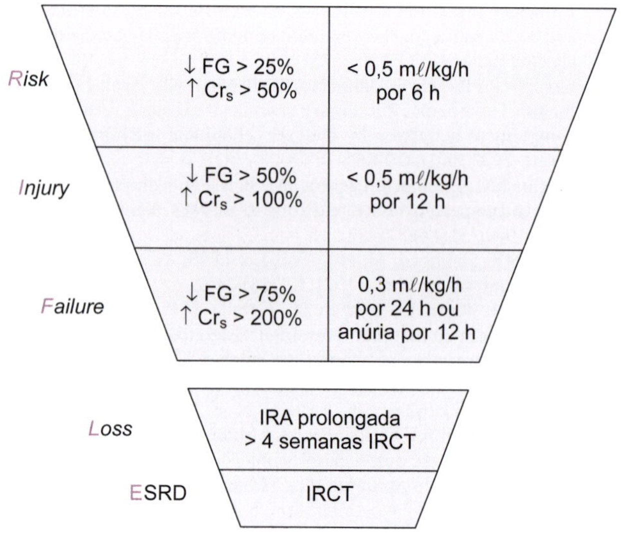

Figura 54.1 Critério RIFLE de injúria renal aguda.

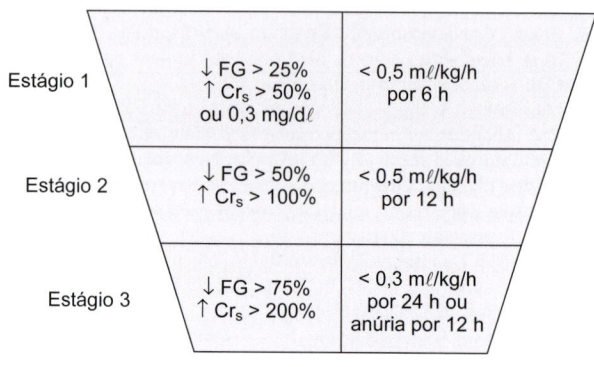

Figura 54.2 Critério AKIN de injúria renal aguda.

Quadro 54.1 Diagnóstico e estadiamento da injúria renal aguda segundo KDIGO.

Estágio	Creatinina sérica	Débito urinário
1	Aumento da creatinina sérica ≥ 0,3 mg/dℓ ou aumento ≥ 150% a 200% (1,5 a 2×) do valor basal	Menor que 0,5 mℓ/kg/h por mais de 6 h
2	Aumento da creatinina sérica ≥ 200% a 300% (2 a 3×) do valor basal	Menor que 0,5 mℓ/kg/h por mais de 12 h
3	Aumento da creatinina sérica ≥ 300% (3×) do valor basal, ou creatinina sérica ≥ 4 mg/dℓ com aumento agudo ≥ 0,5 mg/dℓ ou necessidade de TRS ou em pacientes < 18 anos, redução de RFG estimada < 35 mℓ/min/1,73 m²	Menor que 0,3 mℓ/kg/h por mais de 24 h ou anúria por 12 h

KDIGO: *Kidney Disease Improving Global Outcomes*; TFG: taxa de filtração glomerular; TRS: terapia renal substitutiva.

> **(!) PONTOS-CHAVE**
>
> - Estudos epidemiológicos ajudaram a validar as classificações demonstrando associação entre a gravidade da IRA e a necessidade de terapia renal substitutiva (TRS), aumento da morbimortalidade, do tempo de internação e dos custos hospitalares.

Ao se avaliarem os casos mais graves, constata-se que a IRA dialítica ocorre em aproximadamente 5% dos pacientes em UTI, variando de acordo com as características de cada unidade. A mortalidade desses pacientes permanece elevada, ao longo dos últimos anos, variando entre 40 e 90%, apesar dos enormes avanços nas terapêuticas intensiva e dialítica. Mais de 50% dos pacientes portadores de IRA em UTI necessitam de suporte dialítico.

O tratamento dialítico da IRA inclui os métodos convencionais – hemodiálise convencional (HD) e diálise peritoneal (DP) –, métodos híbridos – hemodiálise prolongada (EDD, do inglês *extended daily dialysis*) ou diálise sustentada de baixa eficiência (SLED, do inglês *sustained low-efficiency dialysis*) – e os métodos hemodialíticos contínuos, que serão abordados neste capítulo. A Figura 54.3 apresenta os métodos dialíticos mais utilizados no HCFMUSP para o tratamento dos pacientes com IRA hospitalizados.

> **(!) PONTOS-CHAVE**
>
> - Os métodos dialíticos para o tratamento da IRA incluem os métodos intermitentes, contínuos e híbridos.

HISTÓRICO

A primeira técnica a ser utilizada como método dialítico contínuo foi a hemofiltração arteriovenosa contínua (CAVH), descrita por Peter Kramer em 1977.

A CAVH foi rapidamente aceita como método de tratamento para a IRA em decorrência de sua simplicidade técnica; entretanto, a eficiência mostrou-se limitada quando comparada à HD, principalmente em pacientes hipercatabólicos. Além disso, o volume do ultrafiltrado, obtido apenas pela pressão arterial, era frequentemente insuficiente. O desenvolvimento de cateteres vasculares com duplo-lúmen e a colocação de uma bomba peristáltica no sistema permitiram obter

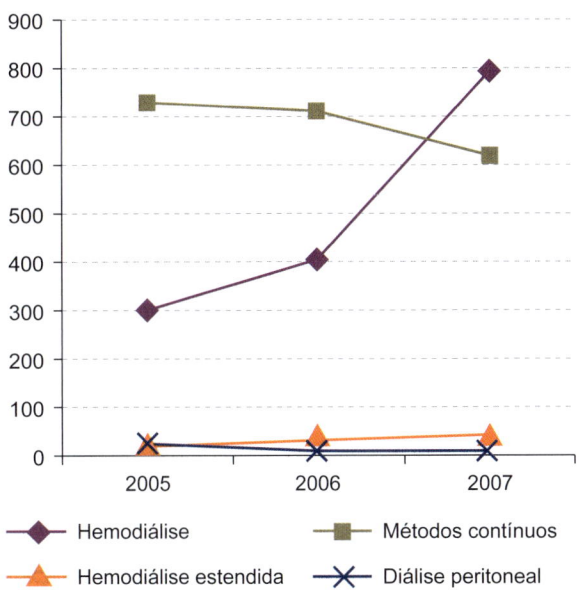

Figura 54.3 Métodos dialíticos realizados pelo Grupo IRA-HCFMUSP no período de 2005 a 2007.

controles volêmico e metabólico mais adequados por meio da hemofiltração venovenosa contínua (CVVH). Aumentou-se a eficácia do método a partir da criação de uma entrada adicional no hemofiltro, pela qual foi passado um banho de diálise (dialisato), a chamada "hemodiafiltração arteriovenosa contínua" (CAVHDF).

Tanto a experiência clínica como os recursos tecnológicos dos equipamentos evoluíram nos últimos anos. O conceito e os objetivos das TRS se desenvolveram paralelamente à síndrome da IRA, aumentando expressivamente o uso dos métodos contínuos nas UTI.

Na avaliação de tais métodos, dois aspectos devem ser destacados: a dose adequada de diálise para IRA e o potencial de terapias de altas doses para o tratamento da sepse.

MECANISMOS DE TRANSPORTE DE SOLUTOS

A fim de facilitar a compreensão sobre os métodos hemodialíticos contínuos, alguns conceitos sobre os princípios físicos que regem o transporte de solutos estão revisados a seguir:

- **Difusão:** corresponde à passagem de solutos através de uma membrana semipermeável por um gradiente de concentração. Além da diferença de concentração, depende diretamente da temperatura, da área da superfície de troca e da difusibilidade do soluto pela membrana, sendo inversamente proporcional à espessura desta
- **Convecção:** transporte de solutos por uma membrana semipermeável junto ao solvente e, portanto, subordinado ao gradiente de pressão transmembrana (PTM). Depende da taxa de ultrafiltração e da permeabilidade da membrana, bem como da concentração plasmática do soluto
- **Ultrafiltração:** separação de plasma do sangue total pela passagem por uma membrana semipermeável a favor de um gradiente pressórico
- **Adsorção:** separação do soluto em decorrência de sua ligação a sítios presentes na membrana semipermeável. Esses sítios de ligação tornam-se saturados durante o procedimento

- Plasmaférese terapêutica por membrana: princípio de purificação por meio de um dialisador tricompartimental que combina técnicas sequenciais, de convecção e adsorção do plasma, seguidas por um processo de difusão e ligação do plasma regenerado do próprio paciente, que é utilizado como dialisato em contracorrente.

NOMENCLATURA E ASPECTOS TÉCNICOS DOS MÉTODOS HEMODIALÍTICOS CONTÍNUOS

Os métodos hemodialíticos contínuos vêm sendo utilizados no tratamento de pacientes críticos com injúria renal há mais de 40 anos. Nesse período, muitas técnicas foram desenvolvidas e membranas foram aperfeiçoadas, permitindo a escolha entre diferentes tipos com diversas propriedades. A nomenclatura utilizada neste capítulo baseia-se nas características operacionais de cada método com ênfase nas forças primárias para a remoção de líquidos e solutos:

- Terapia renal substitutiva contínua: qualquer circuito extracorpóreo para substituir a função renal durante um período prolongado de tempo, normalmente em torno de 24 h/dia (Figura 54.4)
- Hemofiltração contínua: utiliza cateter venoso com duplo-lúmen, exigindo bomba-rolete para a circulação do sangue. O filtro tem alta permeabilidade e é necessário repor os fluidos. A retirada dos solutos ocorre por convecção
- Ultrafiltração contínua: a membrana normalmente tem alta permeabilidade e não há passagem de dialisato ou necessidade de reposição. O mecanismo básico é a convecção
- Hemodiafiltração contínua: o circuito é modificado pela adição de dialisato em contracorrente ao fluxo de sangue. A remoção de solutos é feita por convecção, difusão e adsorção, aumentando significativamente a eficácia do procedimento
- Hemodiálise contínua: é o método mais empregado por utilizar equipamentos simples. O filtro é de baixa permeabilidade hidráulica e não exige reposição. É possível aumentar a eficiência do método por meio de maiores volumes de dialisato
- Plasmaférese terapêutica por membrana: utiliza-se a hemofiltração através de membranas com filtro com polímero biocompatível (plasmafiltro) e solução de reposição com albumina humana, plasma fresco congelado ou crioprecipitado
- Hemoperfusão: uso da adsorção através de cartuchos com resinas ou microesferas; quando da utilização de equipamentos de hemodiálise ou hemofiltração, soluções eletrolíticas balanceadas são necessárias. Esta técnica pode contemplar a remoção de endotoxinas
- Suporte hepático artificial: realização através de sistema de recirculação para adsorção molecular (MARS) ou simples uso de solução de diálise com albumina (SPAD, do inglês *single pass albumin dialysis*)
- Hemodiálise prolongada: hemodiálise diária estendida ou hemodiálise sustentada de baixa eficiência. Apesar de não ser classificada como método contínuo, mas sim tratar-se de um método híbrido, vale ressaltar algumas características que o tornaram uma alternativa muito utilizada para o tratamento da IRA em UTI. Esse método foi, inicialmente, descrito em 1988, utilizando-se máquinas de hemodiálise intermitentes para realizar diálises mais extensas (6 a 12 horas) e com menores fluxos de sangue (cerca de 200 mℓ/min) e

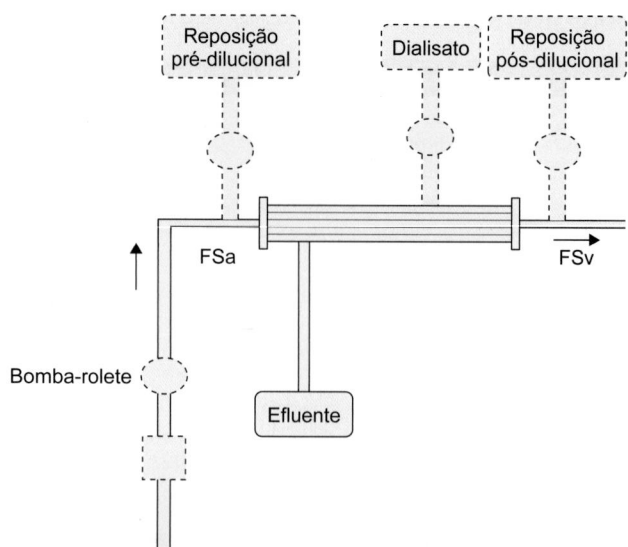

Figura 54.4 Representação esquemática de um circuito extracorpóreo de substituição renal contínua. As *linhas tracejadas* indicam componentes que variam de acordo com a modalidade escolhida. FSa: fluxo de sangue arterial; FSv: fluxo de sangue venoso.

de banho (100 a 300 mℓ/min). A hemodiálise prolongada, quando comparada à hemodiálise convencional, oferece maior depuração de solutos pequenos e menor risco de desequilíbrio. Modelos de cinética de ureia mostram que tanto a hemodiálise prolongada como os métodos hemodialíticos contínuos são efetivos no controle da uremia em pacientes hipercatabólicos, entretanto, ela é menos eficaz na retirada de solutos maiores. Existe uma variação do método denominada "diafiltração sustentada de baixa eficiência", que combina convecção e difusão, aumentando a depuração de moléculas maiores. Kumar et al.[3] estudaram 42 pacientes com IRA e compararam hemodiálise prolongada (n = 25) e hemofiltração contínua (n = 17). Os dois grupos não apresentaram diferenças quanto à gravidade, ao percentual de hipotensão arterial e ao volume de ultrafiltrado; no entanto, a dose de heparina foi menor nos pacientes submetidos à SLED, resultando em menor incidência de sangramentos.

ACESSO VASCULAR

Os métodos hemodialíticos contínuos necessitam obrigatoriamente de uma via de acesso vascular. Seguindo as orientações do KDIGO, o local de preferência para implante de cateter venoso para hemodiálise deve ser a veia jugular interna direita seguida pelas veias femorais e pela veia jugular interna esquerda, devendo-se evitar o implante em veias subclávias (maior risco de trombose e menor patência do cateter). A produção de cateteres é, preferencialmente, feita com material biocompatível, e eles são flexíveis, resistentes à invasão bacteriana e fáceis de manusear.

Para pacientes agudos, utilizam-se cateteres semirrígidos, sendo a maioria de poliuretano, material que tem sido referido como pouco trombogênico. A escolha do comprimento do cateter deve considerar o biotipo do paciente, o sítio a ser implantado e a experiência da equipe médica. Os cateteres de curta permanência, semi-implantáveis sem túnel subcutâneo, para inserção em veia subclávia direita ou jugular interna, não devem ter mais do que 16 cm, enquanto aqueles colocados no lado esquerdo devem ter de 18 a 20 cm, e os posicionados em veia femoral podem ter entre 20 e 24 cm; os cateteres mais curtos apresentam maior recirculação com menor eficiência dialítica.

As complicações decorrentes da colocação dos acessos vasculares podem ser imediatas ou tardias.

Imediatas

A principal complicação é o sangramento intenso. Os pacientes críticos comumente apresentam coagulopatias, plaquetopenia, alterações hepáticas e distúrbios de coagulação causados por medicamentos, o que resulta em maior risco para a passagem de cateteres. A inserção femoral é a mais indicada quando da existência dessas alterações, pois, em casos de acidentes de punção, o sangramento nessa região é mais fácil controlar. Entretanto, lesões graves na veia femoral podem causar grande sangramento, e é possível que a dissecção do hematoma alcance o espaço retroperitoneal, sendo necessária intervenção cirúrgica. A incidência de pneumotórax após punção de subclávia ou jugular é pequena (2%), mas depende, contudo, da experiência do profissional que realiza o procedimento. Para uma passagem de cateteres vasculares mais segura tem sido preconizada a ultrassonografia realizada à beira do leito, a qual é capaz de guiar corretamente a punção. Complicações imediatas mais raras são: embolia gasosa, fístula para a carótida comum, trombo em átrio direito, tamponamento pericárdico e arritmias.

Tardias

As principais complicações tardias são as infecções, e, nesses casos, a retirada do cateter é obrigatória. O uso de antibióticos após a retirada dependerá do estado clínico do paciente e da existência de hemoculturas positivas para crescimento bacteriano. A trombose venosa parcial ou completa é mais comum em cateteres implantados em veia subclávia. A obstrução das vias de acesso ganham importância quando não ocorre recuperação da função renal e o paciente necessita da confecção de acesso vascular definitivo.

Início da terapia renal substitutiva

A literatura é povoada por um grande número de trabalhos que procuram definir se existe o tempo mais adequado para o início da TRS. Esse questionamento pode ser visto em estudos publicados desde o final do século XX.

A partir de 2016, foram publicados cinco trabalhos importantes sobre o grande desafio que é determinar o momento certo para o tratamento dialítico.

Pode-se agrupar esses trabalhos didaticamente de acordo com três perguntas:

1. A diálise realizada mais cedo resulta em diminuição da mortalidade?
   - ELAIN, 2016: unicêntrico, Alemanha
   - STARRT-AKI, 2020: multicêntrico
2. É seguro esperar para iniciar a diálise?
   - AKIKI, 2016: multicêntrico, França
   - IDEAL-ICU, 2018: multicêntrico França
3. Quanto tempo pode-se esperar?
   - AKIKI 2, 2021: multicêntrico, França

Resumidamente, a despeito das diferentes circunstâncias de pesquisa, esses estudos demonstraram que não há benefícios na indicação precoce de diálise, antecipando-se às eventuais complicações clínicas, volêmicas, urêmicas, eletrolíticas e ácido-básicas, que requeiram diálise imediata. Por outro lado, o adiamento forçado pode aumentar o risco de morbimortalidade hospitalar.

É importante ressaltar que os critérios utilizados para a inclusão dos pacientes são critérios de definição de IRA e, portanto, nem sempre refletem a realidade à beira-leito. É preciso considerar as necessidades do paciente, o momento em que o conceito de demanda *versus* capacidade renal tem muito mais significado prático do que a utilização de marcadores laboratoriais.

Assim, ainda não existe consenso, por mais que os trabalhos tragam conclusões robustas sobre o melhor momento para iniciar a diálise. O momento da indicação de diálise deve ser determinado pela trajetória clínica em curso pelo paciente e a ocorrência de complicações clínicas indicativas de diálise. Identificar o grupo de pacientes criticamente enfermos com IRA é o principal desafio na indicação e adequação da diálise.

ANTICOAGULAÇÃO

A anticoagulação apresenta destacada importância na realização dos métodos hemodialíticos, interferindo diretamente na eficiência e durabilidade dessa terapêutica. Vários métodos de anticoagulação encontram-se disponíveis para uso em sistemas hemodialíticos (Quadro 54.2). Nas TRS realizadas no complexo HCFMUSP, a heparina é o método anticoagulante mais utilizado nas terapias intermitentes; entretanto, para os métodos contínuos, o anticoagulante de escolha é o citrato de sódio. A ação anticoagulante do citrato, utilizada no armazenamento de hemoderivados e nas sessões de plasmaférese há muitas décadas, tem sido preconizada em terapias hemodialíticas contínuas desde o trabalho pioneiro de Mehta et al.[4], no início da década de 1990. Eles utilizaram o citrato como agente anticoagulante em CAVHD e compararam sua eficácia com o uso da heparina, encontrando a mesma patência do circuito e menores taxas de complicações.

A principal vantagem desse método é o fato de ele ser regional, ou seja, somente o sistema extracorpóreo permanece anticoagulado, o que reduz as taxas de sangramento do paciente. O citrato age quelando os íons cálcio, interferindo negativamente tanto na via intrínseca como na extrínseca da cascata de coagulação. Na linha de devolução do sangue são adicionados sais de cálcio em concentrações elevadas, inativando o efeito do citrato para o paciente.

O método ideal de anticoagulação corresponde àquele que oferece melhor patência dos filtros dialisadores sem, no entanto, aumentar o risco de hemorragias nem comprometer o equilíbrio metabólico dos pacientes. A técnica de avaliação do efeito anticoagulante deve ser simples e segura, existindo, idealmente, um antídoto à disposição. Na seleção do melhor método, alguns fatores devem ser considerados: técnica hemodialítica utilizada, quadro clínico do paciente, familiaridade com o fármaco disponível e infraestrutura para o ajuste da dose.

A escolha do agente anticoagulante deve ser individualizada para cada paciente e relacionada ao caso clínico. Assim, em hepatopatas, em pacientes com coagulação intravascular disseminada e no pós-operatório de grandes cirurgias, é mandatória a investigação de possíveis sangramentos espontâneos, bem como a determinação do número de plaquetas e dos tempos de coagulação a fim de determinar o risco de anticoagulação (Quadro 54.3). Nesses grupos, os procedimentos sem anticoagulação ou com esquemas regionais trazem benefícios

Quadro 54.2 Métodos de anticoagulação para terapias renais substitutivas contínuas.

Método	Priming do filtro	Dose de ataque	Manutenção	Monitoramento
SF 0,9%	2 ℓ	150 a 250 ml pré-filtro	100 a 200 mℓ pré-filtro a cada 15 a 20 min	Visual
Heparina	1 ℓ SF + 2.500 a 5.000 UI heparina	10 a 15 UI/kg	3 a 12 UI/kg/h	TCA 180 a 220 s TTPA 1,5 a 2× o valor basal
Heparina BPM	1 ℓ SF 0,9%	40 mg	10 a 40 mg	Anti-FXa 0,2 a 0,4 UI/mℓ
Heparina regional	1 ℓ SF + 2.500 a 5.000 UI heparina	10 a 15 UI/kg heparina	3 a 12 UI/kg/h + protamina pós-filtro	TCA 180 a 220 s TTPA 1,5 a 2× pós-filtro
Citrato regional	1 ℓ SF + 2.500 a 5.000 UI heparina	ACD – A 2,2% ou citrato trissódico 4,0%	Concentração de citrato 3 a 5 mmol/ℓ de sangue tratado + reposição de cálcio conforme protocolo	Cálcio do paciente e do sistema extracorpóreo
Prostaciclina	1 ℓ SF + 2.500 a 5.000 UI heparina	Heparina 2 a 4 UI/kg 4 a 8 ng/min	4 a 8 ng/kg/min	Tromboelastograma, agregação plaquetária
Nafamostato	1 ℓ SF 0,9%	–	0,1 mg/kg/min	TCA 180 a 220 s
Hirudina	1 ℓ SF 0,9%	–	0,04 a 0,08 mg/kg/dia	TTPA 1,5 a 2× o valor basal

Quadro 54.3 Critérios de alto risco para anticoagulação.

Contagem de plaquetas < 60.000/mℓ
Tempo de tromboplastina parcial ativado (TTPa) > 60 s
International normalized ratio (INR) para protrombina > 2
Coagulação intravascular disseminada
Insuficiência hepática grave
Pós-operatório imediato

Quadro 54.4 Tabela de ajuste da infusão de citrato e de cloreto de cálcio ($CaCl_2$) de acordo com o cálcio iônico (Ca*i*) do filtro e do paciente.

Tabela de ajuste da infusão de citrato	
Ca*i* pós-filtro (mmol/ℓ)	
> 0,35 – aumentar citrato em 0,2 mmol/ℓ	
0,25 a 0,35 – citrato sem alteração	
< 0,25 – reduzir citrato em 0,2 mmol/ℓ	
Tabela de ajuste da infusão de cálcio ($CaCl_2$)	
Ca*i* do paciente (mmol/ℓ)	Infusão de $CaCl_2$ 10% (mℓ)
1,00 a 1,15	5
0,87 a 0,99	10
< 0,87	15

e menor incidência de complicações. O Grupo de Nefrologia do HCFMUSP utiliza, desde 2000, a anticoagulação regional com citrato de sódio, o que resulta em boa patência dos filtros e taxas reduzidas de sangramento. Segue o protocolo de anticoagulação com citrato utilizado no HCFMUSP, resultado de revisões da literatura sobre o tema e de adaptações decorrentes do uso regular desse método nos últimos anos:

- A infusão de citrato (em mℓ/h) é iniciada usando-se a meta de concentração de 3,0 mmol/ℓ de sangue tratado, sendo ajustada de acordo com o nível de cálcio ionizado do sistema extracorpóreo
- A reposição de cálcio é realizada continuamente. Em pacientes com níveis séricos normais de cálcio inicia-se a infusão de 3,0 mEq/ℓ da solução e ajusta-se por dosagens seriadas do cálcio do paciente de acordo com o protocolo adotado pela instituição (Quadro 54.4).

A anticoagulação pode interferir na eficiência dos métodos dialíticos, e a manutenção do sistema patente resulta em melhores taxas de redução da ureia. Para as membranas de alta permeabilidade hidráulica, pode-se usar a relação ureia do ultrafiltrado sobre a ureia plasmática. Valores menores do que 0,6 traduzem baixa eficiência dialítica, indicando a necessidade de troca do filtro. Nos procedimentos que utilizam membranas de baixa permeabilidade hidráulica, é possível realizar o controle pelo volume de ultrafiltrado: a diminuição deste por mais de 3 horas consecutivas e/ou a produção de volumes inferiores a 150 ou 200 mℓ/h, sem instabilidade hemodinâmica, podem significar coagulação do filtro e redução da eficiência. Entretanto, apesar de todo o monitoramento, existem pacientes que coagulam o sistema extracorpóreo em pouco tempo, podendo os estados de hipercoagulabilidade ser os responsáveis por essas intercorrências. Outros fatores, tais como número de plaquetas maior do que 250.000/mℓ, antitrombina III < 50% e fibrinogênio maior do que 600 mg/dℓ, estão relacionados à diminuição da patência dos filtros. O Quadro 54.5 resume as vantagens e desvantagens dos diferentes métodos de anticoagulação.

> **! PONTOS-CHAVE**
>
> - A anticoagulação é importante para o sucesso da TRS, especialmente os métodos contínuos. O método mais utilizado é a anticoagulação regional com citrato.

SOLUÇÃO PARA TERAPIA RENAL SUBSTITUTIVA

Nos métodos convectivos, o uso de membranas de alta permeabilidade e coeficiente de ultrafiltração elevado (acima de 25 mℓ/mmHg/h) resulta na retirada de 2.000 a 3.000 mℓ/h de água e solutos, principalmente bicarbonato, em pacientes submetidos a hemofiltração e hemodiafiltração. Parte desse volume deve ser reposto para evitar instabilidade hemodinâmica

Quadro 54.5 Vantagens e desvantagens dos métodos de anticoagulação.

Método	Vantagens	Desvantagens
Solução salina	Sem uso de anticoagulante	Pobre patência dos filtros
Heparina	Método mais bem estudado, fácil e barato	Risco de sangramento, trombocitopenia
Heparina BPM	Redução dos sangramentos e da trombocitopenia	Custo alto, monitoramento não disponível
Heparina regional	Redução dos sangramentos	Complexo, trombocitopenia e efeitos da protamina
Citrato regional	Redução dos sangramentos e da trombocitopenia, melhor patência dos filtros	Monitoramento complexo, hipernatremia e alcalose metabólica
Prostaciclina	Redução dos sangramentos e da trombocitopenia	Monitoramento complexo, hipotensão
Nafamostato	Sem uso de heparina	Pouca experiência
Hirudina	Redução dos sangramentos e da trombocitopenia	Pouca experiência

e distúrbios hidreletrolíticos e ácido-básicos. Nos métodos difusionais, as soluções de diálise devem conter eletrólitos em concentrações que permitam a homeostase sérica.

Nos últimos anos houve a substituição das soluções totalmente preparadas à beira do leito para uso em TRS contínuas por soluções semiprontas disponíveis no mercado brasileiro. As concentrações eletrolíticas finais são (mEq/ℓ): Na^+ 105; Cl^- 105; Mg^{++} 1,5. Adiciona-se a essa solução um agente alcalino, sódio, potássio, magnésio e fósforo, de acordo com as necessidades do paciente. Os sais mais utilizados no complexo HCFMUSP para complementação da solução são bicarbonato de sódio 8,4%, cloreto de sódio 20%, cloreto de potássio 19,1%, sulfato de magnésio 10% e fosfato de potássio ou Glycophos™. Outras modificações podem ser realizadas conforme as alterações eletrolíticas apresentadas pelo paciente.

A adição desses elementos à solução pré-fabricada exige procedimentos de manipulação, o que aumenta a chance de contaminação e até mesmo erro na preparação de pequenos volumes desses sais. Para minimizar esse problema já existem no mercado soluções balanceadas prontas para uso.

A reposição de cálcio se faz por outra IV através de infusão contínua de gluconato ou de cloreto de cálcio, ajustada de acordo com os níveis de cálcio iônico pré e pós-capilar coletado a cada 6 horas. Cada protocolo de anticoagulação com citrato usará uma reposição específica, mas que pode ser facilmente adaptada desde que conhecida a concentração de cálcio no sal e na diluição utilizada.

A reposição de fósforo é aplicada de acordo com o nível sérico e monitorada 1 vez/dia; todos os demais eletrólitos devem ser dosados pelo menos 3 vezes/dia. Com o uso crescente de anticoagulação com citrato, algumas modificações devem ser realizadas nas soluções de reposição. O citrato é convertido em bicarbonato pelo metabolismo hepático, na musculatura esquelética e tecido renal e libera moléculas de sódio; assim, as concentrações de bicarbonato e sódio devem ser reduzidas nas soluções de reposição/diálise, a fim de evitar alcalose metabólica e hipernatremia. As soluções de citrato disponíveis para uso são citrato trissódico 4%, ACD-A e citrato 0,5%.

A solução de reposição pode ser infundida antes do filtro (pré-diluicional) ou após o filtro (pós-diluicional). A reposição pré-diluicional apresenta como vantagem a maior patência dos hemofiltros, porém ocorre diminuição da depuração por difusão. Na reposição pós-diluicional, não há perda da eficiência da remoção de solutos; entretanto, a patência dos filtros é menor. Quando o método de escolha for hemofiltração contínua, preconiza-se a reposição combinada, em que a solução é infundida 1/3 pré e 2/3 pós-diluicional.

DOSE DE DIÁLISE

O resultado final do tratamento dialítico depende diretamente da eficiência do método utilizado. A adequação de diálise em pacientes portadores de IRA é de difícil avaliação e envolve uma série de fatores. A maior parte dos conhecimentos a respeito da dose de diálise foi extrapolada dos estudos em pacientes submetidos à hemodiálise crônica. Um dos índices mais utilizados é o Kt/V (K = *clearance* do dialisador, t = tempo de diálise e V = volume de distribuição da ureia). Nesses pacientes, foi estabelecido que o aumento da dose de diálise resulta em menor morbidade e maiores taxas de sobrevida em programas de hemodiálise. No entanto, a população para a qual são indicados os métodos contínuos difere bastante da dos pacientes renais crônicos. A taxa de catabolismo proteico e a produção de ureia são, em média, duas vezes maior nos pacientes em IRA do que nos portadores de doença renal crônica (DRC). Clark et al.[5] demonstraram que pacientes em IRA pesando 70 kg necessitavam de 25 mℓ/min de *clearance* de ureia durante a hemodiálise contínua para manter a ureia plasmática menor do que 100 mg/dℓ. Por outro lado, esses pacientes necessitavam de seis sessões de hemodiálise intermitente com 180 mℓ/min de *clearance* de ureia em 4 horas para manter níveis plasmáticos de ureia semelhantes. Os métodos contínuos, apesar da menor eficiência por unidade de tempo, resultam em níveis de controle de azotemia melhores do que o esquema clássico de HD de 3 vezes/semana.

As equações que deram origem ao Kt/V partem de duas premissas básicas: os pacientes analisados devem estar em equilíbrio metabólico e os volumes de distribuição da ureia e da água são iguais. Essas assertivas são de difícil aplicação nos pacientes críticos com injúria renal aguda que são hipercatabólicos, acidóticos e hipervolêmicos. Himmelfarb et al.[6] mediram, em 15 pacientes com IRA, o volume de distribuição de água por meio da marcação com deutério e o volume de ureia marcado com carbono 14. Os autores concluíram que, em pacientes com IRA, o volume de ureia é 20% maior do que o de água. Por isso, doses de diálise testadas em pacientes crônicos podem ser insuficientes em pacientes criticamente enfermos com IRA. Para esse grupo adotou-se então a descrição de dose em mℓ por quilograma de peso e uma unidade de tempo (mℓ/kg/h), o que possibilita uma medida mais objetiva da dose de diálise do que a mensuração dos solutos no efluente.

Outro fator importante para adequação da diálise é assegurar-se de que a dose prescrita esteja sendo efetivamente ofertada aos pacientes. Evanson et al.[7] observaram que o Kt/V oferecido aos pacientes em IRA era pelo menos 20%

menor do que o Kt/V prescrito. Essa diferença ocorreu principalmente nos pacientes com maior peso, nos mais jovens e naqueles com menor taxa de anticoagulação. Os pacientes com peso acima de 90 kg apresentavam volume de distribuição de ureia maior, o que reduzia o Kt/V. A diálise sem anticoagulação acarreta menor patência dos dialisadores, reduzindo a depuração de ureia. Little et al.[8] estudaram a taxa de recirculação do sangue em cateteres de duplo-lúmen para hemodiálise. Os cateteres na veia jugular interna apresentaram recirculação de 0,4%, interferindo muito pouco na eficiência da diálise; entretanto, cateteres com menos de 20 cm implantados na veia femoral apresentaram 26,3% de recirculação, comprometendo a dose ofertada.

A dose de diálise é fundamental para os controles hidreletrolítico, ácido-básico e metabólico. Entretanto, ainda não está determinado se a dose adequada de diálise realmente interfere na redução da mortalidade da IRA. Ronco et al.[9], estudando pacientes com IRA submetidos à hemofiltração, observaram que *clearances* convectivos maiores tiveram impacto favorável na sobrevida desses pacientes. Os autores estudaram três grupos de pacientes com volumes de ultrafiltrado de 20, 35 e 45 mℓ/kg/h e encontraram mortalidade menor nos dois últimos grupos após 15 dias do início do tratamento. Em contrapartida, o estudo *VA/NIH Acute Renal Failure Trial Network* não conseguiu identificar o efeito benéfico de dose maior de diálise na mortalidade e na recuperação da função renal. A estratégia intensiva incluía hemodiálise convencional ou prolongada 6 vezes/semana – ou hemodiafiltração contínua a 35 mℓ/kg/h, dependendo da condição hemodinâmica, ao passo que a estratégia menos intensiva incluía HD e hemodiálise prolongada 3 vezes/semana – ou hemodiafiltração a 20 mℓ/kg/h. Tolwani et al.[10], ainda em 2008, estudando o efeito da dose de diálise somente em método contínuo (hemodiafiltração contínua), não encontraram benefício comparando 20 mℓ/kg/h contra 35 mℓ/kg/h. O estudo *RENAL Replacement Therapy Study Investigators*, publicado no ano seguinte, comparou hemodiafiltração contínua com reposição pós-capilar nas doses de 40 mℓ/kg/h e 25 mℓ/kg/h. Não houve diferença entre os grupos em termos de mortalidade e dependência de TRS, contudo, houve maior incidência de hipofosfatemia nos pacientes que receberam tratamento mais intensivo.

Em 2013, o estudo *IVOIRE High Volume in Intensive Care* falhou em demonstrar a superioridade da hemofiltração com altos volumes (70 mℓ/kg/h) *versus* a dose padrão (35 mℓ/kg/h) em pacientes com choque séptico e IRA. No mesmo ano, Uchino et al.[11], utilizando dados de uma coorte de pacientes japoneses submetidos à TRS contínua, não encontrou pior desfecho clínico entre aqueles que dialisaram com menor dose, 14.3 mℓ/kg/h *versus* 20 a 25 mℓ/kg/h.

Atualmente não existem evidências precisas quanto à dose de diálise mais adequada para o paciente crítico com IRA. A recomendação é um Kt/V ofertado de 3,9 por semana para os métodos intermitentes e uma taxa de efluente efetiva de 20 a 25 mℓ/kg/h, o que requer uma dose prescrita de 25 a 30 mℓ/kg/h para os métodos contínuos.

> **! PONTOS-CHAVE**
> - Não há evidências científicas para o estabelecimento de uma dose ideal para a TRS; entretanto, deve-se oferecer a melhor técnica disponível, a mais eficiente e segura para o paciente.

ESCOLHA DO TRATAMENTO DIALÍTICO NA INJÚRIA RENAL AGUDA

Na escolha do método dialítico devem ser considerados os seguintes aspectos: eficiência dialítica, volume de ultrafiltração, vias de acesso, método de anticoagulação, experiência da equipe e disponibilidade de recursos. O Quadro 54.6 apresenta uma comparação dos principais parâmetros dialíticos dos métodos contínuos.

Além dessas características, a escolha deve levar em conta as condições clínicas dos pacientes portadores de IRA, sendo fundamentais o estado hemodinâmico e o grau de catabolismo. Embora não haja consenso sobre as indicações dos diferentes métodos dialíticos disponíveis para o tratamento da IRA, o Quadro 54.7 demonstra algumas das principais indicações dialíticas para essa condição.

Quadro 54.6 Valores médios dos métodos dialíticos contínuos.

Parâmetro	SCUF	CVVHF	CVVHD	CVVHDF
Ultrafiltrado (mℓ/h)	100	2.000	100	2.000
Ultrafiltrado (ℓ/dia)	2,4	48	2,4	48
Dialisato (mℓ/h)	0	0	2.000	2.000
Reposição (ℓ/dia)	0	46	0	46
Depuração ureia (mℓ/min)	1,7	32	36	56

Quadro 54.7 Indicações clínicas preferenciais dos métodos dialíticos.

Indicação	Condição clínica	Método preferencial
IRA não complicada	Nefrotoxicidade	DP, HD
Sobrecarga de volume	Choque cardiogênico	SCUF, CVVH, DP, CVVHD
Hipercatabolismo	Sepse, SDRA, grande queimado, rabdomiólise	Hemodiálise ou hemodiafiltração contínuas, hemodiálise convencional ou prolongada
Hipertensão intracraniana	CAVH, síndrome hepatorrenal	Hemofiltração contínua, hemodiálise contínua, DP, hemodiálise prolongada
Alterações eletrolíticas	Hipercalemia grave	Hemodiálise contínua, hemodiafiltração contínua, hemodiálise convencional
IRA na gravidez	Uremia	DP, hemodiálise convencional
Intoxicações	Barbitúricos, lítio, teofilina	Hemodiálise convencional, hemodiálise contínua, hemodiafiltração contínua

CAVH: hemofiltração arteriovenosa contínua; DP: diálise peritoneal; HD: hemodiálise convencional; SCUF: ultrafiltração lenta contínua; SDRA: síndrome de desconforto respiratório agudo.

MÉTODOS CONTÍNUOS *VERSUS* HEMODIÁLISE INTERMITENTE

Para eleger o melhor método para substituição renal, o mais adequado seria analisar a técnica capaz de mimetizar a função renal na fisiologia corpórea. Os rins, além de removerem água e solutos, metabolizam mediadores inflamatórios e são responsáveis pelo catabolismo e excreção de vários fármacos. A capacidade dos métodos dialíticos contínuos e intermitentes para desempenhar essas funções constitui um critério fundamental na escolha do método dialítico ideal para cada paciente no momento de sua evolução clínica:

- Hemodinâmica: a manutenção do estado hemodinâmico do paciente, durante a realização de qualquer procedimento dialítico, é de fundamental importância, principalmente para aqueles que já apresentam algum grau de comprometimento. Na HD, o fluxo de sangue adequado encontra-se ao redor de 300 a 350 mℓ/min, podendo causar instabilidade hemodinâmica ou agravar um quadro de choque sistêmico. Em oposição, nas técnicas contínuas, a utilização de fluxos sanguíneos menores (100 a 200 mℓ/min) e a retirada lenta e gradual de fluidos permitem a manutenção dos níveis pressóricos, mesmo quando quantidades significantes de aminas vasoativas estão sendo utilizadas. Assim, o estado hemodinâmico do paciente é um dos principais determinantes na escolha entre métodos contínuos e intermitentes
- Remoção de solutos: a eficiência dos métodos dialíticos contínuos em pacientes hipercatabólicos tem sido questionada, uma vez que são utilizados fluxos de sangue e de dialisato bem menores do que aqueles prescritos na hemodiálise clássica. Entretanto, as características dos métodos contínuos têm apresentado constantes mudanças, podendo-se obter *clearances* de solutos bastante satisfatórios, principalmente na hemodiafiltração (ver Quadro 54.6), suficientes para um controle metabólico e hidreletrolítico adequados
- Eliminação de fármacos: os rins, normalmente, são responsáveis pela eliminação de uma série de medicamentos não ligados a proteínas e seus metabólitos, sendo a posologia ajustada de acordo com a função renal. Em princípio, os métodos contínuos desempenham essa função de maneira mais semelhante ao estado fisiológico. Embora, até o momento, seja maior o número de informações a respeito da retirada de fármacos em pacientes portadores de DRC em programa de HD, diversos trabalhos foram realizados para determinar o *clearance* de medicamentos pelos métodos contínuos. Do ponto de vista prático, para os procedimentos intermitentes, as doses de antibióticos devem ser administradas após o término do tratamento dialítico. Para os métodos contínuos, os antibióticos devem ser ajustados como se o paciente tivesse disfunção renal moderada, ou seja, com depuração de creatinina entre 10 e 50 mℓ/min. Além do ajuste correto das medicações, fundamental para os pacientes críticos, a possibilidade de retirada dessas substâncias torna-se muito importante nos quadros de intoxicação exógena
- Remoção de mediadores inflamatórios: os estudos experimentais e humanos em sepse suportam a evidência de que esta representa uma forma de resposta inflamatória sistêmica grave, secundária aos efeitos locais e sistêmicos de mediadores pró-inflamatórios, produzidos em resposta a constituintes estruturais de bactérias gram-positivas e negativas e fungos. Muitos mediadores têm sido implicados na patogênese da síndrome de resposta sistêmica inflamatória (SIRS)/sepse. Estes incluem um grupo principal de moléculas de tamanho médio (5 a 30 kDa) denominadas "citocinas". Outros agentes também desempenham papel na fisiopatologia da SIRS/sepse, tais como: moléculas de adesão, cininas, trombina, substâncias depressoras do miocárdio, β-endorfinas e *heat shock proteins*. Inibidores da produção local de alguns desses mediadores são necessários para a adequação da resposta imunológica, como é o caso do sistema complemento, que aumenta a atividade fagocítica (opsonização), e do fator de necrose tumoral-α (TNF-α) e da interleucina-1β (IL-1β), que ativam células aferentes e eferentes do sistema imunológico. O uso de filtros com permeabilidades hidráulicas elevadas nas terapêuticas contínuas permite a remoção de quantidades mensuráveis de citocinas (Quadro 54.8). Assim, a retirada de TNF-α e IL-1, sabidamente implicados na fisiopatologia da sepse, pode ter impacto na sobrevida de pacientes sépticos. Demonstrou-se que a remoção de volumes de ultrafiltrado ao redor de 35 mℓ/kg/h pode diminuir a mortalidade desse grupo de pacientes.

Diversos estudos com objetivos que vão desde o impacto na mortalidade, recuperação da função renal, tempo de internação em UTI ou uso de ventilação mecânica até fármacos vasoativos compararam os métodos intermitentes aos métodos contínuos, obtendo resultados negativos. Dos estudos prospectivos que analisaram estratégias contínuas *versus* intermitentes, o de maior porte foi o HemoDiafe, que confrontou hemodiálise intermitente com hemodiafiltração em 360 pacientes com IRA e disfunção orgânica, não tendo identificado efeitos benéficos de redução de mortalidade e redução do tempo de evolução da IRA.[12] De forma semelhante, metanálises sucessivas também não conseguiram comprovar o efeito positivo de nenhuma das duas estratégias em termos de mortalidade ou de recuperação da função renal. Entretanto, estudos epidemiológicos atuais têm sugerido uma relação entre métodos dialíticos e recuperação da função renal com um aparente benefício do uso da terapia contínua em relação à recuperação.

Assim, hoje não existem evidências para uma indicação preferencial das modalidades dialíticas em pacientes com IRA grave, devendo ser consideradas técnicas complementares escolhidas de acordo com a disponibilidade, a familiaridade e o estado clínico do paciente.

CONSIDERAÇÕES FINAIS

Atualmente, dispõe-se de inúmeros métodos dialíticos para o tratamento da IRA. A determinação do tempo mais adequado para o início deve, obrigatoriamente, contemplar as necessidades do paciente, lembrando que a identificação do seu fenótipo é crucial e a estratégia de "esperar e ver" pode ser utilizada, mas

Quadro 54.8 Mecanismos de retirada por membranas de alta permeabilidade de mediadores na sepse/síndrome de resposta sistêmica inflamatória.

Mediador	Peso molecular (kDa)	Mecanismo de retirada
LPS	Cerca de 1	Adsorção
TNF-α	17	Adsorção/filtração
sTNFR I	55 a 60	Adsorção
sTNFR II	75 a 80	Adsorção
IL-1b	17	Adsorção/filtração
IL-6	22 a 29	Adsorção/filtração
IL-8	8 a 9	Adsorção/filtração
IL-10	18	Filtração
IL-1Ra	14	Filtração
C3a desArg	2,5	Adsorção/filtração
C5a desArg	2,8	Adsorção/filtração
PAF	0,55	Adsorção

TNF-α: necrose tumoral-α

a avaliação constante da trajetória do paciente é fundamental, uma vez que, quanto maior a gravidade do quadro, mais dinâmico será o comportamento do paciente. A escolha do melhor tratamento deve, necessariamente, levar em conta as condições clínicas do paciente no momento, a disponibilidade de equipamentos e a experiência da equipe médica e de enfermagem responsáveis pelo atendimento. Não existem, ainda, um consenso e uma padronização de condutas para pacientes portadores de IRA dialítica. No entanto, deve-se indicar o tratamento que ofereça a melhor eficácia, intensidade e os menores riscos de complicações, a fim de permitir o melhor controle metabólico e hidreletrolítico dos pacientes portadores de IRA, na tentativa de diminuir as altas taxas de mortalidade ainda causadas por essa síndrome.

REFERÊNCIAS BIBLIOGRÁFICAS

1. Hoste EA, Clermont G, Kersten A, Venkataraman R, Angus DC, De Bacquer D, et al. RIFLE criteria for acute kidney injury are associated with hospital mortality in critically ill patients: a cohort analysis. Crit. Care. 2006;10(3):R73.
2. Kidney Disease: Improving Global Outcomes (KDIGO) Acute Kidney Injury Work Group. KDIGO Clinical Practice Guideline for Acute Kidney Injury. Kidney Inter Suppl. 2012;2:1-138.
3. Kumar VA, Craig M, Depner TA, Yeun JY. Extended daily dialysis: a new approach to renal replacement for acute renal failure in the intensive care unit. Am. J. Kidney Dis. 2000;36(2):294-300.
4. Mehta RL, McDonald BR, Aguilar MM, Ward DM. Regional citrate anticoagulation for continuous arteriovenous hemodialysis in critically ill patients. Kidney Int. 1990;38(5):976-81.
5. Clark WR, Ronco C. CRRT efficiency and efficacy in relation to solute size. Kidney Int. 1999;56(suppl. 72):S3-7.
6. Himmelfarb J, Evanson J, Hakim RM, Freedman S, Shyr Y, Ikizler TA. Urea volume of distribution exceeds total body water in patients with acute renal failure. Kidney Int. 2002;61(1):317-23.
7. Evanson JA, Himmelfarb J, Wingard R, Knights S, Shyr Y, Schulman G, et al. Prescribed versus delivered dialysis in acute renal failure patients: retrospective study. Am J Kidney Dis. 1998;32(5):731-8.
8. Little MA, Conlon PJ, Walshe JJ. Access recirculation in temporary hemodialysis catheters as measured by saline dilution technique. Am J Kidney Dis. 2000;36(6):1135-9.
9. Ronco C, Bellomo R, Homel P, Brendolan A, Dan M, Piccinni P, et al. Effects of different doses in continuous veno-venous haemofiltration on outcome of acute renal failure: a prospective randomised trial. Lancet. 2000;356:26-30.
10. Tolwani AJ, Campbell RC, Stofan BS, Lai KR, Oster RA, Wille KM. Standard versus high-dose CVVHDF for ICU-related acute renal failure. J Am Soc Nephrol. 2008;19(6):1233-8.
11. Uchino S, Toki N, Takeda K, Ohnuma T, Namba Y, Katayama S, et al. Validity of low-intensity continuous renal replacement therapy*. Crit Care Med. 2013;41(11):2584-91.
12. Vinsonneau C, Camus C, Combes A, Costa DE, Beauregard MA, Klouche K, et al. Continuous venovenous haemodiafiltration versus intermittent haemodialysis for acute renal failure in patients with multiple-organ dysfunction syndrome: a multicentre randomised trial. Lancet. 2006;368(9533):379-85.

BIBLIOGRAFIA

Bagshaw SM, Berthiaume LR, Delaney A, Bellomo R. Continuous versus intermittent renal replacement therapy for critically ill patients with acute kidney injury: a meta-analysis. Crit. Care Med. 2008;36(2):610-7.

Barbar SD, Clere-Jehl R, Bourredjem A, Hernu R, et al., for the IDEAL-ICU Trial Investigators and the CRIC TRIGGERSEP Network. Timing of Renal-Replacement Therapy in Patients with Acute Kidney Injury and Sepsis. N Engl J Med. 2018;379: 1431-42.

Bellomo R, et al. The Second International Consensus Conference of the Acute Dialysis Quality Initiative (ADQI) Group. Crit. Care. 2004;8:R204-12.

Bellomo R, Cass A, Cole L, et al. Intensity of continuous renal-replacement therapy in critically ill patients. N Engl J Med. 2009;361(17):1627-38.

Brendolan A, D'Intini V, Ricci Z, Bonello M, Ratanarat R, Salvatori G, et al. Pulse high-volume hemofiltration. Int. J. Artif. Organs. 2004;27:0398-403.

Chertow GM. Acute Kidney Injury, Mortality, Length of Stay, and Costs in Hospitalized Patients. J. Am. Soc. Nephrol. 2005;16:3365-70.

Clark WR, Mueller BA, Kraus MA, Macias WL. Extracorporeal therapy requirements for patients with acute renal failure. J. Am. Soc. Nephrol. 1997;8(5):804-12.

Costa MC, Cuvello Neto AL, Ávila Mon, Monteiro JL, Abdulkader RCRM, Burdmann EA, et al. Medicina Intensiva Nefrológica: uma nova subespecialidade. In: Cruz J, Barros RT, Cruz HMM, editores. Atualidades em Nefrologia 6. São Paulo: Sarvier. p. 197-203.

Cuvello Neto AL, Yu L. Anticoagulação na terapia renal substitutiva contínua. In: Cruz J, Barros RT, Cruz HMM, editores. Atualidades em Nefrologia 6. São Paulo: Sarvier. p. 204-13.

D'Intini V, Bordoni V, Bolgan I, Bonello M, Brendolan A, Crepaldi C, et al. Monocyte apoptosis in uremia is normalized with continuous blood purification modalities. Blood Purif. 2004;22:9-12.

Gaudry S, Hajage D, Martin-Lefreve L, Lebbah S, Louis G, Moschietto S, et al. Comparison of two delayed strategies for renal replacement therapy initiation for severe acute kidney injury (AKIKI 2): a multi centre, open-label, randomised, controlled trial. The Lancet. 2021;397:1293-1300.

Gaudry, S, Hajage D, Schortgen F, Martin-Lefreve L, et al., for the AKIKI Study Group. Initiation Strategies for Renal-Replacement Therapy in the Intensive Care Unit. N Engl J Med. 2016;375:122-33.

Gupta M, Wadhwa NK, Bukovsky R. Regional citrate anticoagulation for continuous venovenous hemodiafiltration using calcium-containing dialysate. Am J Kidney Dis. 2004;43(1):67-73.

Ikizler TA, Sezer MT, Flakoll PJ, Hariachar S, Kanagasundaram NS, Gritter N, et al. (PICARD Study Group). Urea space and total body water measurements by stable isotopes in patients with acute renal failure. Kidney Int. 2004;65(2):725-32.

Joannes-Boyau O, Honoré PM, Perz P, Bagshaw SM, Grand H, Canivet JL, et al. High-volume versus standard-volume haemofiltration for septic shock patients with acute kidney injury (IVOIRE study): a multicentre randomized controlled trial. Intensive Care Med. 2013;39(9):1535-46.

Kielstein J, Kretschmer U, Ernst T, Hafer C, Bahr M, Haller H, Fliser D. Efficacy and cardiovascular tolerability of extended dialysis in critically ill patients: a randomized controlled study. Am. J. Kidney Dis. 2004;43:342-349.

Liao Z, Zhang W, Hardy PA, Poh CK, Huang Z, Kraus MA, et al. Kinetic comparison of different acute dialysis therapies. Artif Organs. 2003;27(9):802-7.

Marshall MR, Golper TA, Shaver MJ, Alam MG, Chatoth D. Sustained low-efficiency dialysis for critically ill patients requiring renal replacement therapy. Kidney Int. 2001;60:777-85.

Metha RL, McDonald B, Gabbai FB, Pahl M, Pascual MTA, Farkas A, et al. A randomized clinical trial of continuous versus intermittent dialysis for acute renal failure. Kidney Int. 2001;60:1154-63.

Pannu N, Klarenbach S, Wiebe N, Manns B, Tonelli M. Alberta Kidney Disease Network. Renal replacement therapy in patients with acute renal failure: a systematic review. JAMA. 2008;299(7):793-805.

Piccinni P, Dan M, Barbacini S, Carraro R, Lieta E, Marafon S, et al. Early isovolaemic haemofiltration in oliguric patients with septic shock. Intensive Care Med. 2006;32:80-6.

Reiter K, Bellomo R, Ronco C, Kellum J. Pro/con clinical debate: Is high-volume hemofiltration beneficial in the treatment of septic shock? Crit. Care. 2002;356:26-30.

Reiter K, D'Intini V, Bordoni V, Baldwin I, Bellomo R, Tetta C, et al. High-volume hemofiltration in sepsis. Nephron. 2002;92:251-58.

Ronco C, Bellomo R, editors. Critical care nephrology. Dordrecht/Boston/London: Kluwer Academic Publishers; 1998.

Ronco C, Bellomo R, Ricci Z. Continuous renal replacement therapy in critically ill patients. Nephrol Dial Transplant. 2001;16(suppl. 5):67-72.

Ronco C, Brendolan A, D'Intini V, Ricci Z, Wratten ML, Bellomo R. Coupled plasma filtration adsorption: rationale, technical development and early clinical experience. Blood Purif. 2003;21:409-16.

Ronco C, Tetta C, Mariano F, Wratten ML, Bonello M, Bordoni V, et al. Interpreting the mechanisms of continuous renal replacement therapy in sepsis: the peak concentration hypothesis. Artif Organs. 2003;27:792-801.

Schetz M. Non-renal indications for continuous renal replacement therapy. Kidney Int. 1999;56(suppl. 72):S88-S94.

Schiffl H, Lang SM, Fischer R. Daily hemodialysis and the outcome of acute renal failure. N. Engl. J. Med. 2002;346:305-10.

The STAART-AKI Investigators. Timing of Initiation of Renal Replacement Therapy in Acute Kidney Injury. N Engl J Med. 2020;383:240-51.

VA/NIH Acute Renal Failure Trial Network, Palevsky PM, Zhang JH, O'Connor TZ, Chertow GM, Crowley ST, et al. Intensity of renal support in critically ill patients with acute kidney injury. N. Engl. J. Med. 2008;359(1):7-20.

Waikar S.S, et al. Declining Mortality in Patients with Acute Renal Failure, 1988 to 2002. JASN. 2006;17:1143-51.

Zarbock A, Kellum JA, Schmidt C, et al. Effect of Early vs Delayed Initiation of Renal Replacement Therapy in Critically Ill Patients With Acute Kidney Injury - The ELAIN Randomized Trial. JAMA. 2016:315(20):2190-99.

55 Diálise Peritoneal

Thyago Proença de Moraes

INTRODUÇÃO

A diálise peritoneal (DP) é um método efetivo de diálise que utiliza o peritônio do paciente como membrana semipermeável para a depuração de toxinas urêmicas variadas e para a ultrafiltração necessária para mantê-lo euvolêmico. A membrana peritoneal, funcionando como um equivalente "natural" do capilar de hemodiálise, regula a troca de água e solutos entre os capilares do interstício peritoneal e o líquido de diálise infundido na cavidade peritoneal. Quando realizada adequadamente, mantém o paciente portador de doença renal crônica sem sintomas, por meio da reposição parcial da função renal.

A experiência pioneira de tratamento da uremia pela DP ocorreu em 1923 com a instilação, na cavidade peritoneal, de uma solução salina para manejo de um paciente com injúria renal aguda. No entanto, foi apenas em 1962 que Boen et al., em Seattle, relataram a tentativa no manejo da doença renal crônica.[1] Infortunadamente, peritonites e aderências que bloqueavam a via de introdução do cateter foram responsáveis pelo insucesso do programa. Mais tarde, em 1976, Popovich et al. submeteram à *American Society for Artificial and Internal Organs* um resumo da "diálise peritoneal equilibrada", denominação alterada em 1978 para "diálise peritoneal ambulatorial contínua", ou DPAC.[2] Nos EUA, a técnica foi inicialmente aplicada utilizando-se frascos de vidro, mas Oreopoulos et al., em 1978, aproveitando a disponibilidade da solução de diálise em bolsas plásticas no Canadá, tornaram a técnica mais fácil e com menor incidência de peritonites.[3]

A história da DP foi contata por Oreopoulos no final da década de 1990: foi depois de uma visita ao Serviço de Diálise Peritoneal de Oreopoulos que, em 1979, Miguel Riella trouxe a DP para o Brasil; em 1980, o primeiro paciente iniciou seu tratamento com DPAC, no Hospital Universitário Evangélico de Curitiba.[4,5]

A DP é hoje um método dialítico equivalente à hemodiálise, e estima-se que existam quase 200 mil pessoas se beneficiando desse tratamento no mundo.[6] O censo da Sociedade Brasileira de Nefrologia calcula que o número de pacientes em DP ultrapassa os 8 mil no Brasil, o que representa cerca de 6% da população em diálise no país.[7]

MEMBRANA PERITONEAL

Anatomia do peritônio

O peritônio é uma membrana serosa que recobre as vísceras, forma o mesentério que fixa as alças intestinais e estende-se pela parede abdominal, cobrindo-a totalmente. Delimita um espaço fechado que, em condições fisiológicas, contém 100 mℓ de um líquido lubrificador. No adulto, a membrana peritoneal apresenta uma área total equivalente à superfície cutânea. Histologicamente, sua estrutura é formada por uma monocamada de células mesoteliais recoberta por uma película de líquido estagnado, um interstício, a célula endotelial capilar e sua membrana basal e uma nova película de líquido estagnado que recobre o endotélio capilar peritoneal (Figura 55.1).

Fisiologia do peritônio durante a diálise peritoneal

O processo de DP inicia-se com a infusão do líquido de diálise, com as pequenas moléculas se difundindo mais rapidamente do as que moléculas maiores, como as proteínas. O transporte de líquidos e solutos por meio da membrana peritoneal envolve três processos que se desenvolvem concomitantemente: difusão, ultrafiltração e absorção de líquidos.[8]

A difusão é um processo fundamental no *clearance* peritoneal de solutos, induzido por um gradiente osmótico por meio de uma membrana semipermeável, que é o peritônio, no sentido capilar peritoneal-dialisato. Influenciam na difusão o gradiente de concentração, a área de superfície peritoneal efetiva, a resistência intrínseca da membrana e o peso molecular do soluto envolvido. Em geral, esse processo não depende do fluxo sanguíneo peritoneal.

A ultrafiltração é um método de transporte de solvente que resulta de um gradiente osmótico entre uma solução dialítica hipertônica e o sangue do capilar peritoneal hipotônico. É acompanhado pela convecção, ou "arraste", de solutos enquanto o solvente é transportado. A ultrafiltração depende: do gradiente de concentração osmótico; da área de superfície peritoneal efetiva; da condutância hidráulica da membrana peritoneal; do coeficiente de reflexão do gradiente osmótico (que reflete a difusão do agente osmótico para dentro dos capilares peritoneais); do gradiente de pressão hidrostática; e do gradiente de pressão oncótica.

A absorção de líquidos é um processo relativamente constante que ocorre pelo peritônio parietal e pelos vasos linfáticos peritoneais com um efeito contrário ao da difusão e da ultrafiltração. Depende da pressão hidrostática intraperitoneal e da efetividade dos linfáticos.

O transporte peritoneal e sua fisiologia é uma constante em todos os congressos da área, permanecendo o modelo de três poros como o mais difundido nas últimas décadas.

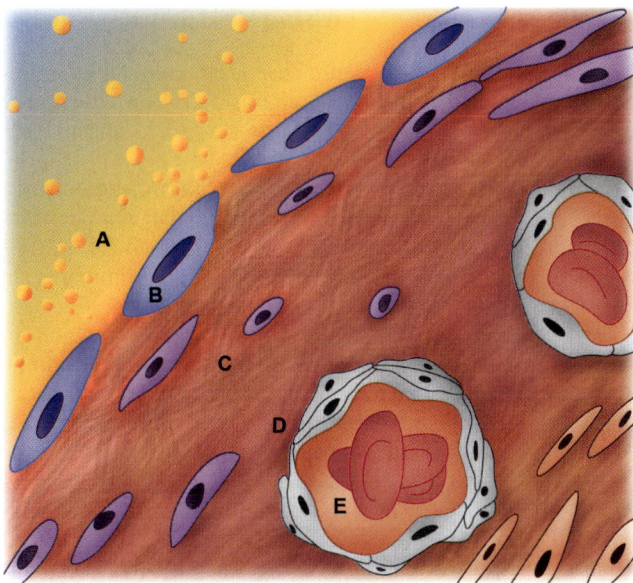

Figura 55.1 Representação da estrutura histológica da membrana peritoneal e as resistências que os solutos enfrentam até atingir a cavidade peritoneal. **A** e **E**. Película de líquido estagnado. **B**. Célula mesotelial. **C**. Insterstício. **D**. Endotélio e membrana basal endotelial.

Esse modelo sugere que o transporte pela membrana peritoneal ocorre por meio de poros de três diferentes tamanhos.[8] Os poros grandes (200 a 300 Å) são raros em número e representam menos de 0,01% dos poros, permitindo um fluxo unidirecional de macromoléculas (e fluido) do sangue para a cavidade peritoneal. Os poros pequenos (40 a 55 Å) representam a maioria dos poros, e são o principal caminho para a troca de solutos pequenos como ureia e creatinina. A teoria dos três poros prevê ainda a existência de poros ultrapequenos (3 a 5 Å), que permitem o transporte de água, mas não o de soluto. Na verdade, os poros ultrapequenos são os únicos atualmente caracterizados a nível molecular, e identificados como sendo as aquaporinas-1.[9,10] Nos últimos 15 anos, o conceito de poros grandes e pequenos tem sido substituído por uma barreira funcional localizada no espaço interendotelial, o chamado "glicocálix endotelial", que é constituído de uma camada delicada de polissacarídeos sensível a mediadores inflamatórios e à hiperglicemia, o que justificaria as alterações observadas a longo prazo na relação D/P dos pacientes em DP.[11]

Outro fator importante no transporte peritoneal é a área de superfície peritoneal efetiva, que corresponde ao espaço que se encontra próximo aos capilares peritoneais. Assim, a vascularização do peritônio é mais importante para o transporte do que a área peritoneal total, além de fator determinante do perfil de membrana característico de cada paciente.[12,13]

Teste de equilíbrio peritoneal

O teste de equilíbrio peritoneal (PET, do inglês *peritoneal equilibrium test*) é uma importante ferramenta de estudo do paciente em DP. Originalmente descrito por Twardowski em 1987, orienta a prescrição do paciente em DP classificando seu perfil de membrana de acordo com a permeabilidade (Quadro 55.1).[14]

Em razão de um período inicial de adaptação da membrana às soluções de DP, recomenda-se que esse teste seja realizado após 1 mês do início do tratamento, e que a prescrição seja ajustada a partir dos resultados.[15] O PET apresenta diversas outras aplicações na prática clínica diária:

- Escolher a modalidade dialítica ideal
- Monitorar o perfil da membrana peritoneal
- Diagnosticar lesões agudas da membrana
- Diagnosticar causas de ultrafiltração inadequada
- Diagnosticar causas de *clearance* de solutos inadequado
- Estimar a relação de um soluto em um tempo T no plasma e dialisato
- Contribuir na predição da dose de diálise.

O teste clássico desse método consiste em determinar a razão entre as concentrações de creatinina e glicose no plasma e no dialisato após 1, 2 e 4 horas de permanência da solução de diálise na cavidade peritoneal (Quadro 55.2).

Quadro 55.1 Classificação da permeabilidade da membrana peritoneal de acordo com o teste de equilíbrio peritoneal.

Classificação	Relação dialisato/plasma de creatinina	Glicose do dialisato em mg/dℓ	Volume drenado
Baixo	0,34 a 0,49	945 a 1.214	2.651 a 3.326
Médio-baixo	0,50 a 0,64	724 a 944	2.369 a 2.650
Médio	0,65	723	2.368
Médio-alto	0,66 a 0,81	502 a 722	2.085 a 2.367
Alto	0,82 a 1,03	230 a 501	1.580 a 2.084

Quadro 55.2 Teste de equilíbrio peritoneal.

1. Na noite anterior ao teste, a solução de diálise deverá permanecer na cavidade abdominal por um período de 8 a 12 h
2. A drenagem do líquido da noite não deverá exceder 25 min com o paciente em pé
3. Infundir 2 ℓ de solução de diálise em 10 min com o paciente na posição supina. Rolar o paciente para ambos os lados a cada 400 mℓ infundidos
4. Após a infusão dos 2 ℓ (tempo 0) e no tempo de 120 min, drenar 200 mℓ do dialisato. Desses 200 mℓ, retirar uma amostra de 10 mℓ e reinfundir os restantes 190 mℓ novamente para dentro da cavidade
5. Colocar o paciente em pé e estimular a deambulação quando possível
6. Coletar uma amostra sérica no tempo de 120 min
7. No final do estudo (tempo de 240 min), drenar o dialisato com o paciente na posição supina (o tempo de drenagem não pode exceder 20 min)
8. Medir o volume drenado e pegar 10 mℓ de amostra após tê-la misturado bem
9. Dosar as concentrações de glicose e creatinina nas amostras de sangue e dialisato
10. Corrigir as concentrações de creatinina no dialisato e no sangue para níveis elevados de glicose
11. Calcular a relação dialisato/plasma para creatinina e a relação glicose no tempo *t*/glicose no tempo 0
12. Colocar os resultados obtidos no gráfico para definir o perfil de membrana (Figura 55.2)

Correção dos níveis de creatinina
Creatinina corrigida (mg/dℓ) = Creatinina dosada (mg/dℓ) – (glicose (mg/dℓ) × fator de correção)

O ideal seria que todo paciente em DP realizasse um PET basal depois dos 30 dias iniciais de terapia, tanto para melhor definição da modalidade inicial quanto para referência futura. Entretanto, não existem recomendações amparadas em evidência sobre a cada quanto tempo um novo PET deveria ser repetido em pacientes sem sintomas ou intercorrências. A única sugestão é que, sempre que uma das sete situações anteriormente descritas estiver presente na prática clínica, o PET seja repetido e comparado ao valor anterior.

Em 1990, Twardowski elaborou uma adaptação do teste original de modo a torná-lo menos trabalhoso e mais acessível financeiramente. Trata-se de uma interessante alternativa para o Brasil, em que o PET não é custeado pelo sistema público de saúde.[16] Conhecido como "*fast PET*", esse teste requer somente uma amostra do sangue e dialisato e elimina as análises basais e da segunda hora (Quadro 55.3). Sua correlação com o PET tradicional é muito bem avaliada.

Quadro 55.3 *Fast PET.*

1. Na noite anterior ao teste, a solução de diálise deverá permanecer na cavidade abdominal por um período de 8 a 12 h
2. O paciente é instruído a drenar o líquido da noite em pé ou sentado, com um tempo de drenagem igual ou inferior a 20 min
3. Após a drenagem, o paciente infunde 2 ℓ de solução de diálise de glicose a 2,5% em 10 min e anota o tempo exato em que a infusão foi feita
4. O paciente deverá dirigir-se ao centro de diálise para que, exatas 4 h após a infusão, seja realizada a drenagem do líquido, estando ele sentado ou em pé, em tempo não superior a 20 min
5. O volume drenado é medido e uma parte é enviada para mensuração dos níveis de glicose e creatinina
6. Uma amostra de sangue é coletada para análise dos níveis de glicose e creatinina
7. A razão de creatinina dialisato/plasma é calculada
8. Os resultados são analisados em uma tabela (Quadro 55.1), e, se o teste foi corretamente realizado, espera-se que os valores de glicose, creatinina e volume drenado estejam dentro de uma mesma categoria

Correção dos níveis de creatinina:
Creatinina corrigida (mg/dℓ) = Creatinina dosada (mg/dℓ) − (glicose (mg/dℓ) × fator de correção)

Uma terceira alternativa interessante é o PET modificado, realizado com uma solução de glicose a 4,25%.[17] Essa modalidade, além de ter excelente correlação com o PET tradicional, permite ao nefrologista realizar no mesmo momento, e sem trabalho adicional, o teste de triagem de falência de ultrafiltração.

A definição do perfil de membrana permite predizer o método dialítico ideal para o paciente em DP. Os pacientes classificados como alto-transportadores apresentam melhores resultados clínicos quando prescrita a DP automatizada, com trocas mais frequentes e menor duração. Pacientes baixo-transportadores, por sua vez, têm uma evolução melhor em DPAC, com um tempo maior de permanência do líquido na cavidade peritoneal. Pacientes com perfil de membrana intermediário (médio-alto ou médio-baixo) podem ser manejados em ambas as modalidades, e nesse ponto deve-se, sempre que possível, procurar ajustar a modalidade ao estilo de vida do paciente. Não é impossível manejar um baixo transportador em diálise peritoneal automatizada, mas é necessário um grande cuidado para evitar ultrafiltração excessiva que possa comprometer a função renal residual e causar episódio de hipotensão arterial.

Fisiopatologia do peritônio durante a diálise peritoneal

A exposição crônica da membrana peritoneal às soluções de diálise atualmente disponíveis no mercado é responsável por alterações estruturais indesejáveis, o que representa um desafio para clínicos e pesquisadores. A monocamada de células mesoteliais da membrana peritoneal, que apresenta algumas características de células epiteliais, regula sua permeabilidade e ajuda na defesa imunológica.[18] Sua integridade é fundamental para o fornecimento adequado da DP.

As soluções de DP são consideradas bioincompatíveis em decorrência de fatores como a presença de altas concentrações e produtos de degradação da glicose, produtos finais da glicação avançada, baixo pH e alta osmolaridade. A exposição da membrana peritoneal a tais soluções provoca alterações morfológicas — denudação das células mesoteliais, fibrose e neovascularização —, que podem ser acentuadas na ocorrência de outros fatores como os episódios de peritonite.[19,20]

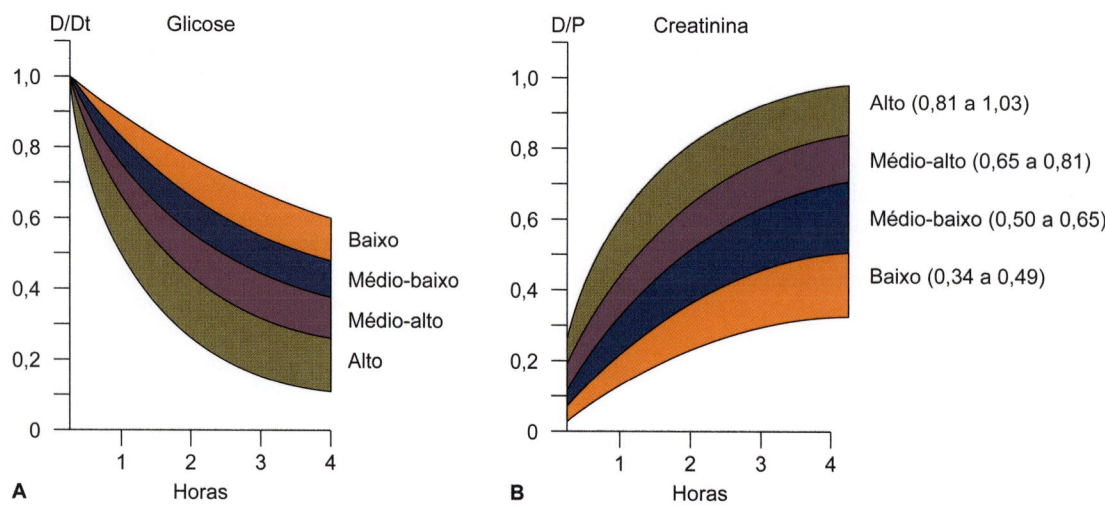

Figura 55.2 Gráfico para classificação do perfil de membrana peritoneal do paciente submetido ao teste de equilíbrio peritoneal.

Essas alterações estão diretamente envolvidas na falência de ultrafiltração, na deficiente remoção de solutos e no desenvolvimento de esclerose peritoneal encapsulante, fatores que habitualmente conduzem à descontinuação do método.[21,22] Essa perda funcional pode ser, ainda, acelerada por episódios recorrentes de infecção peritoneal.[23]

Laboratorialmente, os sinais dos efeitos deletérios na membrana peritoneal podem ser observados pelo PET. A alteração mais comum é um aumento dos valores da relação D/P, que, clinicamente, podem induzir a diversos distúrbios: aumento na absorção de glicose a partir da cavidade peritoneal, induzindo a obesidade, dislipidemia e resistência insulínica; maior perda de proteínas pelo dialisato, provocando hipoalbuminemia, diminuição da capacidade antioxidante e edema; e falência de ultrafiltração, causando sobrecarga de volume, hipertensão, hipertrofia de ventrículo esquerdo e ativação inflamatória. A associação de todos esses fatores conduz a um aumento do risco de eventos cardiovasculares. Em contrapartida, no caso da esclerose peritoneal encapsulante, a grande fibrose observada costuma se manifestar com uma redução do D/P de creatinina.

> **PONTOS-CHAVE**
> - O peritônio é uma membrana serosa que envolve as vísceras na cavidade abdominal
> - Durante a DP, o peritônio funciona como uma membrana semipermeável para a depuração de toxinas urêmicas por meio de difusão de solutos e ultrafiltração induzida por agentes osmóticos
> - A membrana peritoneal sofre alterações morfológicas e funcionais ao longo do tempo, que devem ser monitoradas para otimizar o tratamento e a identificação precoce de potenciais complicações.

SELEÇÃO, INDICAÇÕES E CONTRAINDICAÇÕES

A execução da DP demanda a dedicação do paciente e seus familiares ao método. Por isso, sua escolha como modalidade dialítica deve ser preferencialmente uma decisão conjunta entre essas pessoas e a equipe médica. Condições de educação, higiene e moradia devem ser avaliadas por equipe multiprofissional e serão determinantes no sucesso do tratamento.

A preparação para a DP deve ser feita precocemente, devendo o implante do cateter preceder o início do tratamento para propiciar boa cicatrização e adaptação do paciente. Respeito ao estilo de vida deste e seus familiares e condição de alcançar adequação dialítica fazem parte da decisão de tratar um paciente nessa modalidade. A distância entre a residência do paciente ao centro de diálise pode ser um fator determinante, e, em um país de dimensões como as do Brasil, representa vantagem da técnica para populações afastadas dos centros urbanos. O Quadro 55.4 mostra as principais indicações e contraindicações de DP.

CATETERES | IMPLANTE E PERÍODO DE ADAPTAÇÃO

Um bom acesso para a realização da DP é fundamental para o sucesso da terapia. As complicações relacionadas ao cateter e seu implante são uma importante causa de falência precoce da técnica, definida como mudança em definitivo

Quadro 55.4 Indicações e contraindicações de diálise peritoneal.

Indicações
Opção do paciente que prefere diálise peritoneal (DP) à hemodiálise (HD)
Pacientes com contraindicações absolutas ou relativas para HD (insuficiência cardíaca e coronariana, dificuldade de acesso vascular)
Contraindicações absolutas
Aderências que impeçam o implante do cateter ou o fluxo do dialisato
Ausência de cuidador em caso de incapacidade física ou mental do paciente para realizar trocas
Defeitos mecânicos não passíveis de correção que aumentem o risco de infecção ou impeçam DP efetiva (hérnia abdominal ou diafragmática irreparável, extrusão de bexiga)
Implante metastático peritoneal
Contraindicações relativas
Corpo estranho intra-abdominal implantado recentemente (prótese vascular, *shunt* ventriculoperitoneal)
Vazamentos peritoneais
Intolerância a volumes necessários para alcançar adequação
Doença intestinal inflamatória ou isquêmica
Infecção de pele ou parede abdominal
Obesidade mórbida
Desnutrição grave
Diverticulite frequente
Rins policísticos de grande volume
Enterostomias

para a hemodiálise. Assim, a escolha do cateter adequado, a experiência do médico que fará o procedimento e o cuidado pós-operatório são fundamentais para uma boa evolução da DP.

Atualmente há diversos tipos de cateteres de DP disponíveis. Cada modelo foi desenvolvido na tentativa de alcançar a cicatrização mais adequada do orifício de saída, reduzir os problemas com deslocamento da ponta do cateter, obstruções e vazamentos. Eles podem ser classificados de acordo com o material de confecção, com o número de manguitos e com o formato dos segmentos intra e extraperitoneal. Em relação ao material de confecção, o silicone é o que apresenta menor reação inflamatória, tendo boa resistência e durabilidade. Cateteres com dois manguitos têm maior sobrevida, com um intervalo maior entre o implante e o primeiro episódio de peritonite e menor taxa de infecção de saída. O formato do segmento extraperitoneal parece não ter importância na incidência de complicações. Quanto ao segmento intraperitoneal, o cateter reto é ainda hoje o mais utilizado, e uma metanálise recente sugere que esse formato está associado a um menor deslocamento do que o cateter *pig tail*.[24]

Implante do cateter

As técnicas de inserção variam de acordo com o centro em que são realizadas, e são influenciadas significativamente pela prática cirúrgica local. Um cirurgião experiente ou nefrologista com formação e especial interesse em implantação de cateter são grandes trunfos de um programa de DP. As técnicas de implante mais frequentemente utilizadas são o implante cirúrgico às cegas ou via laparoscópica e o implante às cegas pela técnica de Seldinger. Com a difusão dessa última técnica, o implante por trocater tem sido abandonado. Os detalhes do procedimento dessas técnicas são abordados no Capítulo 62, *Nefrologia Intervencionista*. Aqui, no entanto, é importante ressaltar que nenhuma técnica demonstrou ser significativamente superior à outra, e sua escolha deve basear-se na experiência de cada centro.[25] E, novamente, o envolvimento de um nefrologista no procedimento pode agilizar o implante e o controle de eventuais complicações que demandem qualquer tipo de intervenção.

Preparo pré-implante

Todo paciente selecionado para a DP deve, antes do implante, assinar um termo de consentimento no qual conste que foi informado das possíveis complicações decorrentes do procedimento e que concorda em ser submetido a ele.

As provas de coagulação devem ser sempre verificadas antes do implante. O paciente deve estar em jejum, com preparo intestinal adequado e bexiga vazia. O local de inserção e localização do túnel deve ser definido antes da cirurgia, considerando-se tamanho e forma do abdome, cicatrizes, linha da cintura e preferências de vestimenta do paciente, evitando assim traumas mecânicos por itens de vestuário. Hérnias devem ser reparadas antes ou mesmo no momento cirúrgico, se o início da diálise não for iminente. Antibioticoterapia profilática é mandatória, reduzindo as complicações infecciosas precoces.[26] O antibiótico de escolha depende da flora local, mas habitualmente administra-se uma cefalosporina de primeira ou segunda geração 1 hora antes do implante em uma única dose. Anestesia local, com ou sem benzodiazepínicos VO (para diminuir a ansiedade do paciente em relação ao procedimento, garantindo boa condição cirúrgica), é recomendada nos implantes realizados por nefrologista.

Período pós-implante

A permanência do paciente em ambiente hospitalar não é necessária na maioria dos casos. Em geral, um período de repouso de 14 dias até a utilização do cateter (*break-in*) é recomendado seguido por um período de treinamento não inferior a 15 horas distribuído ao longo de 1 semana.[27] Se o procedimento dialítico for necessário antes desse período, recomenda-se a infusão de volumes menores realizada sempre com o paciente em posição supina, para reduzir a pressão intra-abdominal. Não existem grandes estudos sobre o tempo que o curativo deve ser mantido fechado até a primeira troca. A sugestão atual é que, se não estiver úmido ou sanguinolento, deve ser mantido até o 7º dia, quando então é trocado por enfermeira com experiência em DP.

> **(!) PONTOS-CHAVE**
>
> - A seleção de pacientes para diferentes modalidades dialíticas deve ser realizada conforme a avaliação de vários parâmetros, como condições clínicas, socioeconômicas e de qualidade de vida
> - O implante do cateter de DP deve ser realizado de acordo com técnica padronizada e, sempre que possível, no mínimo 2 semanas antes do início do tratamento.

MODALIDADES DE DIÁLISE PERITONEAL

As técnicas atuais de DP utilizam infusão e, após períodos variados, drenagem da solução pelo cateter intraperitoneal. A prescrição de diálise propicia ao nefrologista uma ampla gama de opções, permitindo ajustar o tratamento dialítico conforme a necessidade individual de cada paciente. Entre essas opções, pode-se citar o método (manual ou automatizado), o regime (contínuo ou intermitente), o volume de infusão, o volume de drenagem, o tempo de permanência, o número de trocas diárias, além de características específicas das soluções de diálise, como concentração de glicose e eletrólitos.

A seguir, discorreremos resumidamente sobre os métodos mais prescritos na prática clínica diária (Figura 55.3).

Diálise peritoneal ambulatorial contínua

As trocas de bolsa (infusão e drenagem) são realizadas manualmente utilizando a força da gravidade. A prescrição mais frequente é de quatro trocas diárias, sendo possível iniciar o tratamento com três dessas trocas em pacientes selecionados que ainda apresentem excelente função renal residual, e incrementar a dose quando necessário. Deve-se evitar ao máximo efetuar cinco trocas diárias, pois essa prescrição habitualmente compromete a aderência do paciente ao tratamento. O tempo de permanência da solução na cavidade peritoneal é tipicamente mais longo, aumentando o *clearance* de solutos à custa da ultrafiltração. Pacientes com perfil de membrana classificados como baixo ou médio-baixo-transportadores são os que mais se beneficiam dessa modalidade.

Diálise peritoneal automatizada contínua

As infusões e drenagens são realizadas por uma máquina enquanto o paciente dorme. Embora o indivíduo passe o dia com a solução de diálise na cavidade peritoneal, esse método oferece mais qualidade de vida, com maior liberdade para que ele

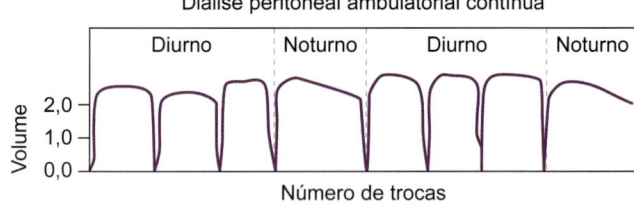

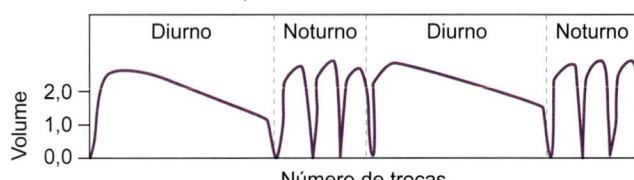

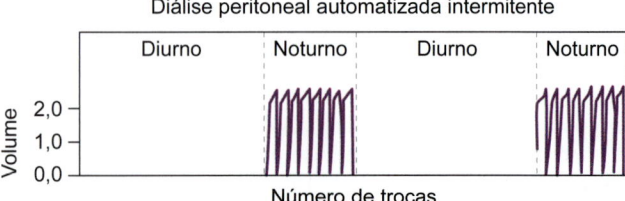

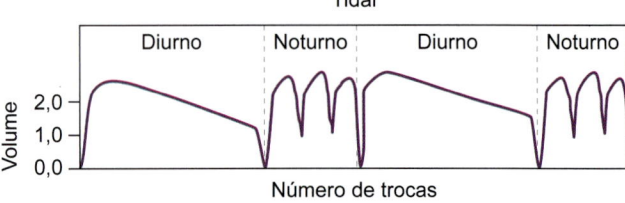

Figura 55.3 Representação das modalidades dialíticas mais comumente utilizadas na prática clínica diária.

exerça suas atividades durante o período diurno. O tempo de permanência da solução na cavidade peritoneal durante a noite é mais curto, favorecendo a ultrafiltração, enquanto o *clearance* de solutos é reduzido. É necessário cuidado na definição da concentração de glicose na longa permanência para reduzir a possibilidade de ultrafiltração negativa nessa fase. Pacientes com perfil de membrana classificados como alto e médio-transportadores são os maiores beneficiados com esse método de DP.

Diálise peritoneal automatizada intermitente

Trata-se de um procedimento semelhante à DP automatizada contínua, exceto pelo fato de que, durante o dia, o paciente permanece sem solução de diálise na cavidade abdominal. Por fornecer uma dose de diálise menor, é geralmente utilizada para pacientes que têm boa função renal residual, mas também para evitar que indivíduos com hérnias abdominais ou hidrocele apresentem uma piora do quadro com um possível aumento da pressão intra-abdominal durante o dia.

Tidal

É uma forma alternativa de DP automatizada em que, após a infusão de um volume inicial, somente uma parte do dialisato é drenado. Esse volume ciclado intermitentemente é chamado "volume tidal". Sua principal finalidade é aumentar o *clearance* de solutos ao reduzir o tempo gasto na infusão e na drenagem e, em alguns casos, como opção para o tratamento de dor relacionada ao final desta.

A escolha da modalidade ideal depende de diversos fatores, incluindo o perfil de transporte de membrana, a função renal residual, a estrutura corpórea do paciente e suas atividades sociais, entre outros. Detalhes sobre a prescrição de cada uma dessas modalidades serão discutidos na próxima seção.

ADEQUACIDADE

O principal objetivo da diálise deve ser fornecer um *clearance* adequado de solutos e, ao mesmo tempo, propiciar ao paciente uma boa qualidade de vida, livrando-o de sintomas e reduzindo também as complicações decorrentes da uremia. Durante as últimas décadas, a adequação dialítica tem se baseado no *clearance* de solutos pequenos; entretanto, essa abordagem vem sendo gradualmente substituída por uma visão mais holística, devendo o bem-estar do paciente constituir-se como seu propósito principal.[28] Todos os parâmetros resumidos no Quadro 55.5 devem ser regularmente avaliados pelo médico e pela equipe multiprofissional.

Em nossa última edição, ainda discutíamos adequacidade baseado na diretriz da Sociedade Internacional de Diálise Peritoneal (ISPD) sobre adequacidade e ultrafiltração publicada em 2006.[29] Em sintonia com o que foi abordado anteriormente neste capítulo, essa diretriz já sugeria que a adequacidade de diálise deveria ser interpretada com mais ênfase na parte clínica do que em valores de *clearance* de pequenos solutos e ultrafiltração. Em 2020, em uma série de documentos sobre a prescrição de DP de alta qualidade, essa posição foi reforçada pela ISPD.[28,30] Essa análise clínica inclui, além de *clearance* de pequenos solutos, qualidade de vida e bem-estar, exames laboratoriais, aspectos nutricionais e apetite, estado volêmico, valores de hemoglobina e resposta ao tratamento com agentes estimulantes de eritropoese, metabolismo de cálcio e fósforo e controle dos níveis pressóricos.

O *clearance* de pequenos solutos é quantificado por meio de um exame denominado "Kt/V". Para o cálculo desse exame, é preciso ter disponíveis a dosagem de ureia sérica, a ureia peritoneal, a água corporal total baseada na fórmula de Watson e o volume total do dialisato drenado em 24 horas (Quadro 55.6). O Kt/V deve ser corrigido para uma superfície corporal de 1,73 m^2. Os números recomendados atualmente sugerem um valor semanal superior a 1,7; valores maiores não refletem melhora na sobrevida do paciente.[31] Pacientes que apresentam boa diurese residual podem ser mantidos com um Kt/V ligeiramente inferior ao recomendado, porém um monitoramento regular da diurese residual é apropriado. Hoje não é mais recomendada a soma dos valores de Kt/V peritoneal com o renal, devendo-se considerar somente o primeiro. Não existem evidências na literatura que permitam definir um intervalo de tempo para a mensuração do Kt/V em pacientes assintomáticos; é importante lembrar que o Kt/V não deve ser medido no mês que se segue a um episódio de peritonite. A recomendação atual da ISPD reduziu significativamente a importância dado ao Kt/V.[28] Alguns centros ainda preferem e recomendam manter ao menos um Kt/V por ano e repeti-lo sempre que houver sinais clínicos de diálise inadequada, quando houver alguma alteração na prescrição do tratamento ou após um episódio de peritonite, respeitando um intervalo mínimo de 30 dias após a cura.

Na identificação de um Kt/V total abaixo de 1,7 com sinais e/ou sintomas de diálise inadequada, o *clearance* de moléculas pequenas pode ser melhorado tanto com o aumento do número de trocas (mas até um limite que não ultrapasse cinco a seis ciclos noturnos em média) e do volume de

Quadro 55.5 Índices clínicos e laboratoriais de adequacidade de diálise.

Clínicos
Paciente se sente bem
Pressão arterial controlada
Bom balanço hídrico
Ausência de perda de peso, apetite, sono, disposição
Laboratoriais
Cálcio, fósforo e paratormônio
Bicarbonato normal
Potássio normal
Albumina sérica normal
Índices de adequacidade
Clearance de creatinina peritoneal acima de 60 ℓ/sem
Kt/V total acima de 1,7

Quadro 55.6 Cálculo de um Kt/V peritoneal.

M.L.B. ♂ 42 anos
DPAC: 4 trocas de 2 ℓ
Ultrafiltração: 2,2 ℓ
Peso: 65 kg
Altura: 1,67 m
Água corporal total (Watson): 36,4 ℓ
Ureia sérica: 102
Ureia peritoneal: 90
Volume total do dialisato drenado: 10,2 ℓ
Fórmula: {[(Ureia peritoneal/Ureia sérica) × volume do dialisato drenado [em litros]/Água corporal total} × 7

infusão, enquanto o *clearance* de moléculas médias é mais dependente do tempo que a solução permanece em contato com a membrana peritoneal do que do aumento no número de trocas curtas. A melhor estratégia para melhorar a remoção de solutos é aumentar o volume de infusão, em vez de aumentar o número de trocas. O Quadro 55.7 resume as principais estratégias para melhorar a efetividade da diálise nas diferentes modalidades de diálise.

COMPLICAÇÕES

As complicações da DP podem ser classificadas como relacionadas ao implante do cateter, mecânicas, infecciosas, metabólicas e a falência de ultrafiltração.

Complicações relacionadas ao implante

Essas complicações incluem perfuração de alça, hemoperitônio, quiloperitônio, infecção da ferida operatória, infecção do sítio de saída e peritonite. As duas últimas são atribuídas ao implante quando ocorrem nas 2 semanas que sucedem sua introdução.

Complicações mecânicas

- Hérnias: causadas pelo aumento da pressão intra-abdominal. Os fatores de risco associados mais frequentes são o uso de grandes volumes de dialisato, cirurgia abdominal recente, obesidade, mau condicionamento muscular, multiparidade, entre outros. Sua frequência é de difícil avaliação, mas a necessidade do uso de volumes maiores para atingir os valores de adequacidade mínimos deve fazer aumentar a incidência. Hérnias diafragmáticas podem causar hidrotórax
- Dor abdominal: queixa frequente de pacientes em DP durante o início do tratamento. Pode ser causada por volume de infusão inadequado, pH ácido da solução de diálise ou no final da drenagem com a sucção do epíplon. O diagnóstico diferencial com peritonite é mandatório, tendo a característica da dor um papel importante nesse aspecto: quando é devida ao pH ou à hipertonicidade da solução, é mais comum nos 10 a 15 minutos que sucedem a infusão; quando ocorre no final da drenagem, é mais frequentemente associada à sucção do epíplon. Dor referida no ombro é frequente
- Drenagem inadequada: causa importante de falência da técnica. Existem diversas razões para o mau funcionamento de um cateter: obstrução do lúmen por fibrina, coágulo sanguíneo, omento além do deslocamento da ponta do cateter para fora da pelve, entre outras. O uso de laxativos pode, algumas vezes, recolocar o cateter em posição sem necessidade de procedimento cirúrgico. O manejo do paciente com obstrução do cateter por fibrina é feito com prescrição de heparina diluída na solução de diálise.

> **⚠ PONTOS-CHAVE**
>
> - Várias modalidades de DP estão disponíveis e devem ser escolhidas visando otimizar resultados clínicos, como adequada depuração de solutos e ultrafiltração necessária para evitar sobrecarga de volume, além de propiciar incremento na qualidade de vida do paciente
> - A adequacidade dialítica deve ser avaliada holisticamente, tendo como objetivos o alcance de índices baseados em depuração de pequenos solutos, parâmetros de estado nutricional, normalização do estado volêmico, correção de distúrbios metabólicos e hematológicos, sempre visando ao bem-estar do paciente.

Complicações infecciosas

Além de frequentes, são a principal causa de transferência definitiva para a hemodiálise. As infecções associadas à DP podem ser dividas em infecção do sítio de saída, infecção de túnel e peritonite.

Infecção do local de saída e túnel do cateter

As infecções do local de saída do cateter e túnel são frequentes nos pacientes em DP. Diferentemente das peritonites, os índices não mostraram uma mudança importante com o desenvolvimento de novos cateteres e técnicas.

A infecção de saída é identificada pela ocorrência de secreção purulenta com ou sem edema associado.[32] É importante mencionar que uma cultura positiva sem secreção é indicativa mais de colonização do que propriamente de infecção. Não mais recomendamos a realização de ferramentas/escalas que utilizam a presença ou não de edema, hiperemia, dor e crosta para o diagnóstico de infecção do sítio de saída.[33] As infecções de saída e túnel são relevantes na prática porque estão associadas a uma maior incidência de peritonite, e medidas profiláticas ajudam a reduzir a incidência dessa última e suas complicações; são elas:[34]

- Administração de uma dose única de antibiótico intravenoso na implantação do cateter, de acordo com o protocolo local
- Carreadores nasais de *Staphylococcus aureus* apresentam maiores riscos de infecções de túnel e local de saída pelo mesmo agente. Seu tratamento reduz o risco de peritonite
- Dar preferência para um cateter peritoneal com duplo *cuff*
- O cuidado pós-operatório do local de saída deve ser realizado com técnica estéril por um profissional de enfermagem treinado
- A aplicação de antibiótico tópico ao redor do local de saída reduz consideravelmente as infecções; os mais utilizados são a bacitracina (gentamicina tem sido descontinuada por receio do desenvolvimento de cepas resistentes).[35]

Quadro 55.7 Estratégias para melhorar a adequacidade de acordo com a modalidade de diálise peritoneal.

Diálise peritoneal ambulatorial contínua
Dê preferência sempre por aumentar o volume de infusão em vez de aumentar o número de trocas
Evite utilizar mais do que quatro trocas ao dia para não prejudicar a aderência do paciente ao tratamento
Diálise peritoneal automatizada contínua
Dê preferência sempre por aumentar o volume de infusão em vez de aumentar o número de trocas
Adicione uma troca manual no meio do dia
Evite mais do que cinco permanências noturnas, pois isso reduz drasticamente o tempo de contato em condições ideais da solução peritoneal com a membrana
Diálise peritoneal automatizada intermitente
A medida mais efetiva é mudar a prescrição do paciente para usar cavidade úmida
Dê preferência sempre por aumentar o volume de infusão em vez de aumentar o número de trocas
Evite mais do que cinco permanências noturnas, pois isso reduz drasticamente o tempo de contato em condições ideais da solução peritoneal com a membrana

O tratamento com antibiótico oral é tão efetivo quanto o via intraperitoneal, exceto nos casos relacionados a MRSA (*Staphylococcus aureus* resistente à meticilina).[36] Em geral, é possível aguardar o resultado da cultura para iniciar o tratamento, exceto em casos de infecção mais grave. As infecções por pseudomonas não são incomuns e estão associadas à alta morbidade; seu tratamento é particularmente difícil e requer a utilização de dois antibióticos por um período mínimo de 21 dias.[26] Em razão da interferência com sua absorção, as quinolonas devem ser administradas sempre 2 horas antes do uso de quelantes de fósforo (sevelamer, carbonato de cálcio e hidróxido de alumínio). Após o resultado da cultura, se necessário, o antibiótico é ajustado. Em caso de má resposta ao tratamento após 2 semanas, a troca do cateter deve ser considerada.

A infecção do túnel do cateter pode se apresentar como eritema, edema e dor na palpação do trajeto, porém não é infrequente a ausência de manifestações. Geralmente ocorre concomitantemente a infecções do local de saída, ainda que raramente possa ocorrer sozinha.[37]

Peritonite

É a mais comum das complicações infecciosas no paciente em DP e ainda a principal causa de falência da técnica (Figura 55.4). A suspeita de diagnóstico ocorre sempre que um paciente apresenta um dialisato turvo com ou sem dor abdominal, sendo confirmado quando a contagem de células do dialisato apresentar mais que 100 leucócitos/mℓ, com predomínio de, no mínimo, 50% de polimorfonucleares.[26] Assim, na suspeita de peritonite, deve-se sempre solicitar citologia diferencial do líquido de diálise, cultura e Gram. A cultura positiva é um dado que confirma o diagnóstico, porém não se deve aguardar o seu resultado para o início do tratamento, pois, quanto mais precoce seu início, melhor a sobrevida do paciente e da técnica. O exame microbiológico de Gram deve ser sempre realizado, e sua principal função é detectar precocemente uma possível infecção fúngica pela presença de hifas.

Demais sintomas e sinais que podem estar presentes são: febre, calafrios, mal-estar, diarreia, leucocitose e irritação peritoneal. Existem outras situações em que a presença de um líquido turvo não se relaciona com peritonite infecciosa; o Quadro 55.8 mostra quais são esses diagnósticos diferenciais.

A análise precisa do líquido dialítico é essencial para identificar o germe causador da infecção; o antibiograma ou a identificação de um fungo é indispensável para a orientação do tratamento. De acordo com as últimas recomendações da ISPD, a porcentagem de culturas negativas em um laboratório adequado não deve superar 15%.[26] A técnica correta para analisar o líquido dialítico é a seguinte:

- Centrifugue 50 mℓ do líquido de diálise a 3.000 g por 15 minutos. Quando a centrifugação de alto volume não estiver disponível, uma alternativa é deixar o líquido repousar por 8 horas e coletar o sedimento
- Ressuspenda o sedimento em 3 a 5 mℓ de solução salina estéril
- Inocule a solução em um meio de cultura sólido e em meio de hemocultura (a maior chance de crescimento é no frasco de hemocultura). Técnicas automatizadas, como o Bactec, podem aumentar a velocidade de recuperação de bactérias.

Tratamento e seguimento

Feito o diagnóstico, o tratamento deve ser iniciado o mais rapidamente possível, de preferência nas seis primeiras horas após os sintomas iniciais.[26] O espectro antibacteriano inicial deve cobrir germes gram-positivos e negativos. A via de escolha para administração dos antibióticos é a intraperitoneal, porém, na presença de sinais de sepse, a última diretriz da ISPD recomenda início concomitante de antibioticoterapia intravenosa.[26] A escolha dos primeiros antibióticos deve ser individualizada para cada centro de diálise conforme a sensibilidade da flora bacteriana local, e a sugestão é vancomicina ou cefalosporina de primeira geração para gram-positivos e cefalosporina de terceira geração ou aminoglicosídio para os gram-negativos.[38] O Quadro 55.9 resume os antibióticos e suas doses preconizadas.

A terminologia utilizada pela ISPD categoriza um episódio de peritonite em refratário, recidiva, recorrente ou repetida (Quadro 55.10). É fundamental que se conheçam essas definições, pois algumas delas demandam remoção imediata do cateter no intuito de salvar o peritônio para eventual retorno com sucesso para o paciente no futuro.

As recomendações para remoção do cateter são: (a) peritonite refratária, pois quando se identifica uma ausência de resposta completa ao tratamento no 5º dia de terapia com o uso de antibióticos adequados, torna-se improvável uma resposta com o prolongamento do tratamento. Entretanto, houve uma mudança na diretriz desde a edição anterior desde capítulo. Em um subgrupo específico de pacientes que no 5º dia ainda não obteve a cura, mas está obtendo uma redução significativa da contagem de leucócitos, é agora possível aguardar um pouco mais antes da retirada do cateter. Naqueles cuja resposta nunca foi boa, a insistência estende a já intensa inflamação do peritônio, podendo inviabilizar indefinidamente a terapia na sequência. Por sua vez, as (b) recidivas são habitualmente caracterizadas por apresentar uma resposta inferior ao tratamento, levar à maior falência de ultrafiltração e, consequentemente, falência da técnica. Quando (c) peritonite e infecção do sítio de saída ocorrem de maneira concomitante e pelo mesmo agente, existe uma grande possibilidade de que o cateter esteja contaminado com biofilme, recomendando-se sua remoção. Finalmente, (d) a peritonite por fungo está associada não somente a uma dificuldade enorme no tratamento, mas também a uma mortalidade bem mais elevada do que nas peritonites por bactérias.[39]

Peritonites por micobactérias são infrequentes, mas devem ser sempre suspeitadas quando o paciente persiste com sinais clínicos de peritonite a despeito do tratamento realizado em uma peritonite com cultura negativa. Algumas medidas podem ser tomadas com o intuito de reduzir os episódios infecciosos ou reduzir a falência da técnica:

- Em caso de contaminação do sistema durante o procedimento dialítico, um tratamento antibiótico profilático por 2 dias está indicado, embora não exista evidência para a abordagem ideal nessas circunstâncias
- Orientação dietética e até mesmo o uso de determinados laxativos podem prevenir a obstipação intestinal, que estaria relacionada a uma probabilidade de translocação bacteriana do intestino para a cavidade peritoneal
- Evite animais no cômodo no qual são realizadas as trocas de diálise
- Hipocalemia tem sido associada a um risco mais elevado de peritonite por enterobactérias e de mortalidade por causas infecciosas[40]
- Quando houver a necessidade de um procedimento dental, é possível administrar amoxicilina 2 g VO 2 horas antes do procedimento; e, no caso de um procedimento

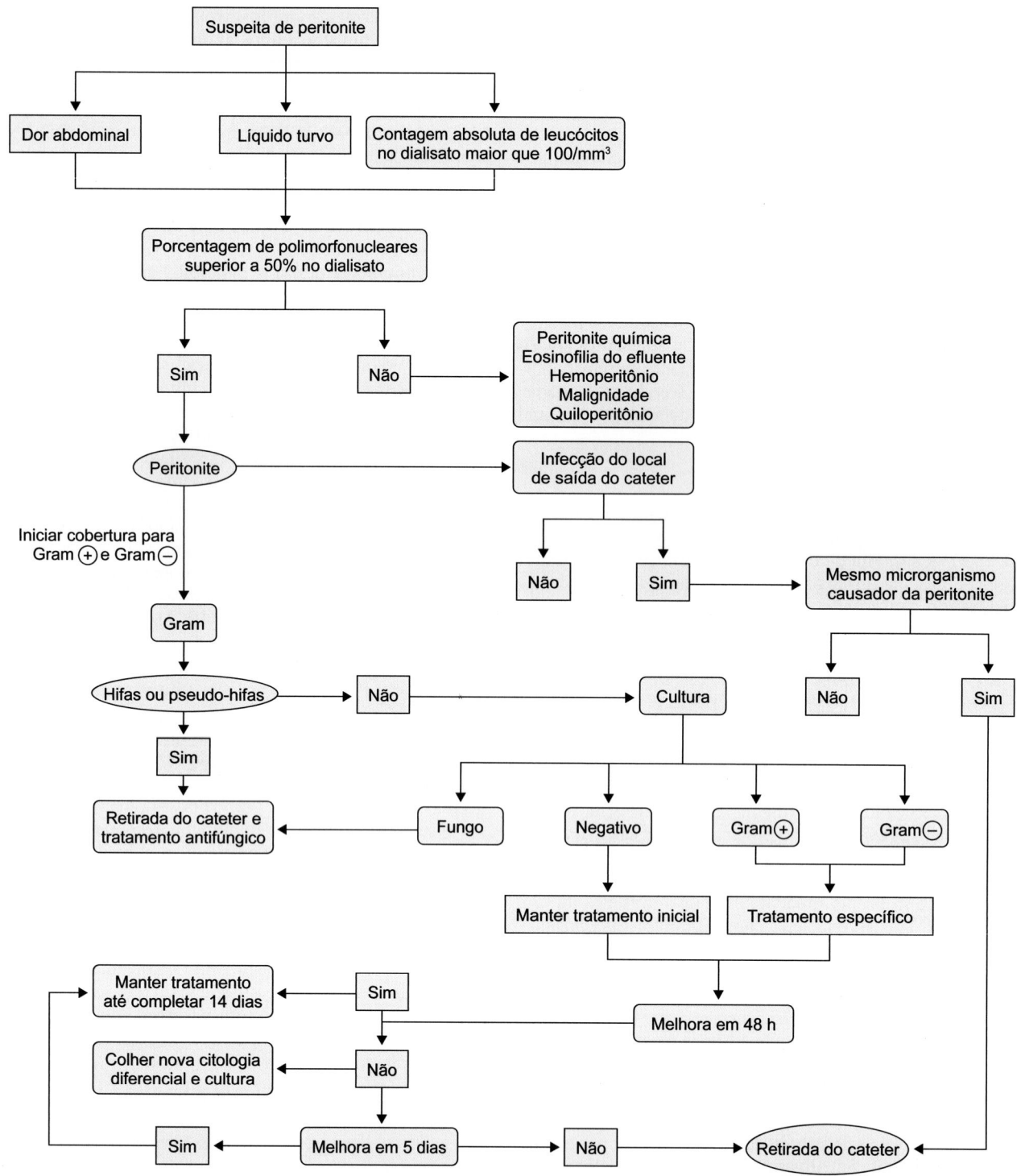

Figura 55.4 Algoritmo de abordagem e manejo da peritonite relacionada à diálise peritoneal.

intestinal como a colonoscopia, uma dose única de ampicilina com um aminoglicosídio, podendo ou não associar metronidazol
- Não é recomendado transferir um paciente em DP automatizada para DPAC durante o tratamento de um episódio de peritonite.[40] O risco de sobrecarga de volume com necessidade de transferência para hemodiálise nessas 2 a 3 semanas de tratamento é muito grande, principalmente se o paciente é um alto-transportador.

Quadro 55.8 Diagnóstico diferencial do efluente turvo.

Peritonite infecciosa com cultura positiva
Peritonite infecciosa com cultura negativa
Peritonite química
Eosinofilia do efluente
Hemoperitônio
Malignidade
Quiloperitônio

Quadro 55.9 Antibioticoterapia intraperitoneal nas peritonites.

Antibiótico	Intermitente (1 vez/dia)	Contínuo (mg/ℓ, todas as trocas)
Amicacina	2 mg/kg	Ataque 25 mg/ℓ, manutenção 12 mg/ℓ
Gentamicina	0,6 mg/kg	Ataque 8 mg/ℓ, manutenção 4 mg/ℓ
Cefazolina	15 a 20 mg/kg	Ataque 500 mg/ℓ, manutenção 125 mg/ℓ
Cefepima	1 g	Ataque 500 mg/ℓ, manutenção 125 mg/ℓ
Ceftazidima	1.000 a 1.500 mg	Ataque 500 mg/ℓ, manutenção 125 mg/ℓ
Ceftriaxona	1 g	Sem dados
Ampicilina	Sem dados	Manutenção 125 mg/ℓ
Ciprofloxacino	Sem dados	Ataque 50 mg/ℓ, manutenção 25 mg/ℓ
Vancomicina*	15 a 30 mg/kg a cada 5 a 7 dias	Ataque 30 mg/kg, manutenção 1,5 mg/kg/bolsa
Imipeném/cilastatina	500 mg em trocas alternadas	Ataque 250 mg/ℓ, manutenção 50 mg/ℓ
Meropeném	2 g	Sem dados
Fluconazol	200 mg a cada 24 a 48 h	Sem dados

*Doses suplementares para diálise peritoneal automatizada podem vir a ser necessárias.

Quadro 55.10 Terminologia para peritonites.

Refratária: ausência de resposta total ao tratamento no 5º dia de terapia com o antibiótico adequado

Recidiva: peritonite causada pelo mesmo agente causador da peritonite anterior no período de até 4 semanas do último episódio

Recorrente: peritonite causada por agente etiológico diferente do anterior dentro de um período de 4 semanas do primeiro episódio

Repetida: peritonite que ocorre após 4 semanas do tratamento do episódio anterior

Relacionada ao cateter: peritonite com infecção concomitante ao sítio de saída pelo agente etiológico ou um deles com cultura negativa

A última diretriz de 2022 mantém a recomendação de se realizar profilaxia antifúngica sempre que antibióticos forem prescritos para um paciente em DP.[26] Os estudos que levaram a ISPD a adotar a profilaxia antifúngica utilizaram nistatina 500.000 4 vezes/dia ou o fluconazol na dose de 200 mg a cada 48 horas.[41,42]

Controle de qualidade

Um bom centro de DP acompanha regularmente seus indicadores clínicos. As taxas de peritonite, infecção do sítio de saída e seus agentes com sensibilidade e resistência devem ser medidos no mínimo 1 vez ao ano. Para questões de uniformização, a recomendação é que as taxas de peritonites sejam em geral relatadas na forma de infecções por paciente-ano, enquanto as taxas específicas por agente bacteriano, em valores absolutos.[26] A incidência de peritonite deve ser, sempre que possível, inferior a 0,4 episódios por ano em risco.

> **PONTOS-CHAVE**
> - Peritonites representam ainda a principal complicação da DP em nosso meio
> - O tratamento deve ser precoce e baseado nas características microbiológicas de cada centro.

Complicações metabólicas

Metabolismo de carboidratos e lipídios

A principal complicação metabólica relacionada com a DP decorre da grande absorção de glicose a partir da cavidade abdominal. Além disso, esses pacientes com doença renal crônica (DRC) já apresentam distúrbios no metabolismo de carboidratos desde as fases iniciais da doença, incluindo redução da captação de glicose pelos tecidos em razão da diminuição da sensibilidade à insulina e alterações em sua secreção e degradação.[43] O início da DP, embora remova alguns dos fatores de risco que contribuem para o distúrbio do metabolismo de carboidratos (uremia, anemia, desnutrição, acidose metabólica), expõe o paciente a altas cargas de glicose, entre outras substâncias potencialmente lesivas à membrana peritoneal (Figura 55.5). Em alguns casos, os pacientes podem absorver mais de 350 g de glicose ao dia.[43] As complicações decorrentes dessa elevada absorção são:

- Hiperglicemia: complicação frequente, mesmo em indivíduos não diabéticos. É causada pelas soluções de diálise que usam glicose como agente osmótico e que levam também à maior resistência insulínica. A absorção de glicose a partir da cavidade peritoneal pode ultrapassar 350 g diários, principalmente em indivíduos com perfil de membrana de alto transporte. Episódios de peritonite aumentam a absorção de glicose ao causarem inflamação do peritônio. Em diabéticos, o controle glicêmico merece especial atenção ainda que o paciente já esteja em diálise, em razão do risco de piora da lesão de outros órgãos-alvo. A icodextrina é uma alternativa que, além de reduzir a absorção de glicose diária, é capaz de reduzir a resistência à insulina mesmo em não diabéticos[44]
- Obesidade: decorrente da grande absorção calórica do banho de diálise, é um achado comum entre os pacientes em DP. Apesar de ser um fator de risco cardiovascular bem reconhecido na população em geral, os dados em pacientes dialíticos são ainda controversos.[45] A presença de uma equipe multiprofissional que inclua nutricionistas para orientação dietética é essencial

- **Hipertrigliceridemia**: distúrbios no metabolismo de lipídios são frequentes na DRC, embora seu mecanismo não seja completamente compreendido. Possíveis mecanismos seriam o menor catabolismo de lipoproteínas contendo apoproteína-B, menor atividade de enzimas lipolíticas e alteração na composição de lipoproteínas.[46] Orientação dietética é fundamental, assim como qualquer medida que controle uma hipervolemia a qual inevitavelmente será tratada com aumento da tonicidade das bolsas
- **Osteodistrofia**: o impacto dos distúrbios do metabolismo mineral nos eventos cardiovasculares e na mortalidade dos pacientes em diálise tem tido papel de destaque. As concentrações de cálcio nas soluções de DP atualmente disponíveis continuam sendo de 2,5 e 3,5 mEq/ℓ. A concentração de cálcio nas soluções de diálise parece desempenhar um importante papel no enrijecimento arterial e maior calcificação vascular[47]
- **Hipocalemia**: as soluções de DP em comercialização não apresentam potássio em sua formulação. Assim, a prevalência de hipocalemia ($K^+ < 3,5$ mEq/ℓ) nessa população é muito superior que a de pacientes em hemodiálise. Além disso, a hipocalemia tem sido associada a maior mortalidade geral, cardiovascular e infecciosa, mesmo quando comparada a pacientes hipocalêmicos em hemodiálise.[40] Estudos isolados também têm associado a hipocalemia com um risco mais elevado de peritonite por enterobactérias, e as recomendações da ISPD a consideram um fator de risco modificável para peritonite.

Falência de ultrafiltração

A falência de ultrafiltração é causa importante de sobrecarga de volume, um fator de risco bem estabelecido para eventos cardiovasculares. Alterações nas características de transporte da membrana peritoneal podem ocorrer a qualquer tempo na DP, sendo muito mais frequentes após a exposição prolongada.[48] Na realidade, a frequência aumenta de 3% ao final do 1º ano de diálise para até 30% em 6 anos.[49] Com a redução das taxas de peritonite observadas nas últimas décadas, a falência de ultrafiltração como causa de falência da técnica e transferência para hemodiálise tem ocupado papel de destaque e motivo de

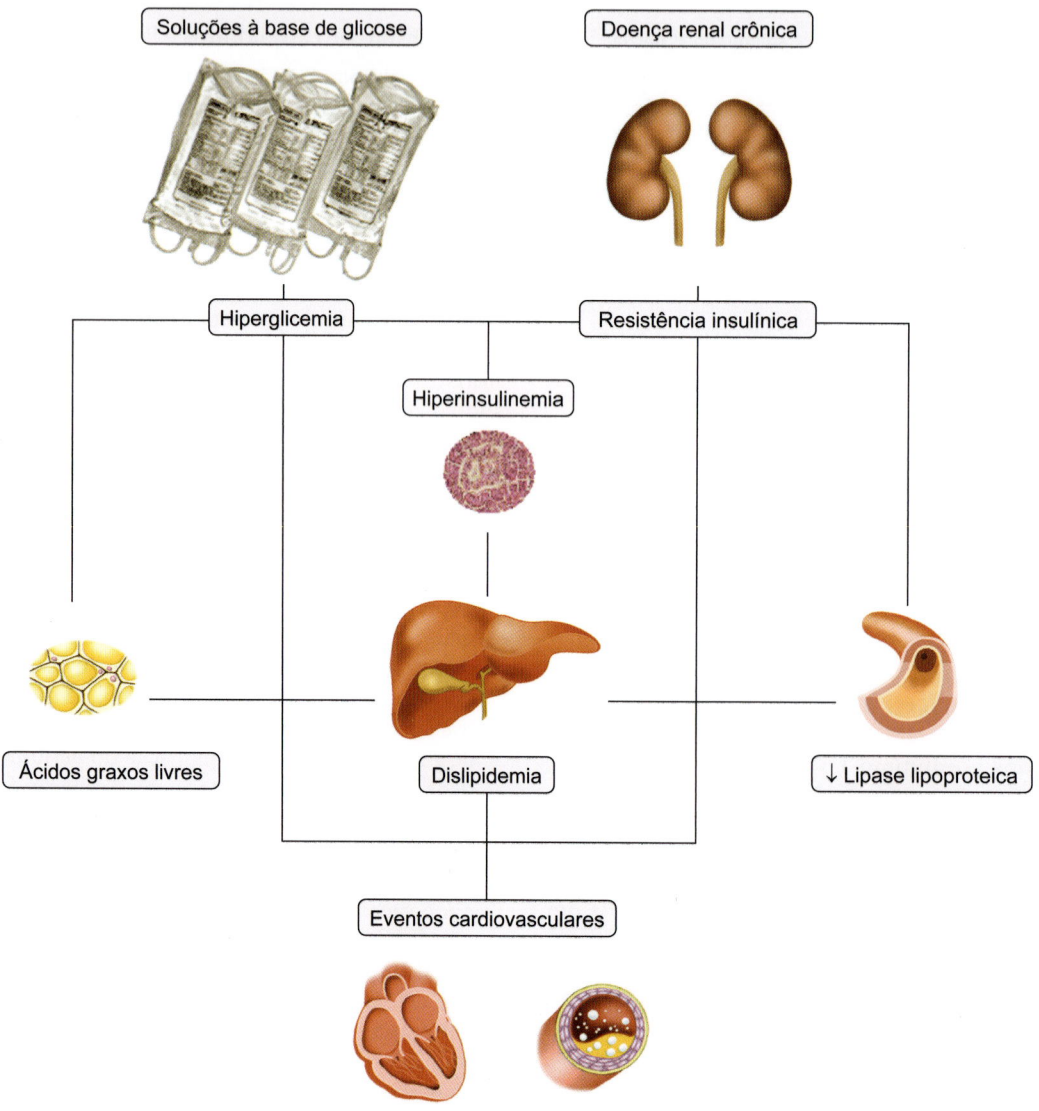

Figura 55.5 Representação simplificada das complicações do metabolismo de carboidratos em diálise peritoneal.

preocupação no meio nefrológico.[23] A ISPD define falência de ultrafiltração quando inferior a 400 mℓ após uma solução de glicose a 4,25% permanecer na cavidade por um período de 4 horas.

Essa falência pode ser, conforme o mecanismo envolvido em sua gênese, classificada em três tipos:

- Falência de ultrafiltração do tipo I: decorrente da dissipação do gradiente osmótico em razão da absorção da glicose a partir da cavidade peritoneal para a circulação. A condição que aumenta a permeabilidade ao agente osmótico é um aumento da superfície peritoneal efetiva. Caracteristicamente, encontra-se um baixo volume drenado após 4 horas com uma bolsa de 4,25% (normalmente inferior a 2.100 mℓ), uma baixa concentração de glicose no dialisato (inferior a 500 mg/dℓ) e uma relação D/P elevada (maior que 0,8)
- Falência de ultrafiltração do tipo II: menos frequente que a falência do tipo I, é ocasionada por uma redução importante na permeabilidade da membrana peritoneal à água, ou mesmo uma diminuição da superfície peritoneal efetiva. Ao contrário da falência do tipo I, aqui se observa uma relação D/P creatinina menor que 0,5, com nível de glicose no dialisato relativamente alto
- Falência de ultrafiltração do tipo III: caracteriza-se por uma reabsorção aumentada do dialisato a partir da cavidade peritoneal. Essa reabsorção pode acontecer em razão de um fluxo linfático aumentado, ou mesmo reabsorção do líquido de diálise para a parede abdominal. Seu mecanismo exato ainda não é bem definido. Diagnósticos diferenciais são a perda de função das aquaporinas e problemas mecânicos que levem a vazamentos ou mau funcionamento do cateter.

Um nefrologista que se depare com uma suspeita de falência de ultrafiltração deve sempre lembrar e avaliar: ingesta excessiva de sal e água, perda da função renal residual, vazamentos e não adesão ao tratamento dialítico prescrito.[50] Na tentativa de identificar essas situações, recomenda-se que o paciente traga para a consulta mensal dados da drenagem de 24 horas realizada durante o último mês. O exame físico é também ferramenta importante para detectar sinais de sobrecarga de volume, como edema e descontrole da pressão arterial. Se disponível, a avaliação por bioimpedância ou a análise do diâmetro de veia cava podem ser úteis, mas não são imprescindíveis. Na suspeita do problema, a realização de um PET é ferramenta preciosa. Um PET modificado informa, ainda sem resultados laboratoriais, se a falha de ultrafiltração é verdadeira. Se o volume for inferior a 2.400 mℓ, aguarda-se a análise do padrão de transporte de solutos.

> **PONTOS-CHAVE**
> - A falha de ultrafiltração é uma importante complicação tardia, sendo geralmente consequência de alterações estruturais da membrana peritoneal
> - A primeira ação ao se identificar uma falha de ultrafiltração é definir qual o tipo de falência de ultrafiltração, para que se possa implementar a terapêutica adequada
> - Deve-se evitar trocas longas com glicose nos pacientes alto-transportadores.

GRUPOS ESPECIAIS DE PACIENTES

Crianças

A DP é uma ótima opção para o tratamento de crianças com injúria renal aguda ou doença renal crônica, pela possibilidade de tratá-las em casa, sem a necessidade de punção venosa e com as vantagens de maior estabilidade cardiovascular e de eletrólitos. Em recém-natos, a possibilidade de confecção de um acesso venoso é problemática e a circulação extracorpórea é difícil, o que faz da DP o método de escolha. O volume de dialisato deve ser baseado no peso corporal, e 10 mℓ de solução/kg de peso geralmente são bem tolerados. Após alguns dias, o volume pode geralmente ser aumentado para 30 ou 40 mℓ/kg. O uso de métodos automatizados de DP aumenta as vantagens, propiciando aos familiares maior liberdade e, à criança, a possibilidade de adaptar-se sem problemas aos horários de atividades escolares, reduzindo o impacto sociopsicológico do tratamento. Na impossibilidade de alcançar adequação dialítica ou na presença de muitas complicações, a transferência para hemodiálise não deve ser postergada, a fim de evitar impacto negativo no crescimento e em resultados clínicos futuros. A dose de diálise ideal continua pouco estudada, e não está bem definida como em adultos. Entretanto, estudos sugerem que talvez seja necessário um Kt/V maior que o recomendado em adultos.[51]

Insuficiência cardíaca congestiva

Insuficiência cardíaca congestiva refratária ao tratamento convencional tem tido uma boa resposta quando tratada com DP para ultrafiltrar o excesso de volume desses indivíduos.[52] Nesses pacientes, a terapia substitutiva da função renal pode ser iniciada mais precocemente, oferecendo melhora dos sintomas relacionados à sobrecarga de volume. Pacientes na fila de transplante de coração podem beneficiar-se de DP, e, muitas vezes, apenas uma ou duas trocas ao dia podem ser suficientes. A ultrafiltração deve ser concentrada no período da noite, quando acontece a reabsorção do edema.

NOVAS SOLUÇÕES DE DIÁLISE PERITONEAL E PERSPECTIVAS FUTURAS

A partir do início dos anos 1990, os primeiros relatos clínicos de uso de uma nova geração de soluções de DP começaram a ser publicados. O objetivo era obter soluções alternativas com a expectativa de serem mais biocompatíveis, que reduzissem a exposição do peritônio a altas cargas de glicose, que apresentassem um pH mais próximo do fisiológico e que mantivessem a ultrafiltração de modo mais eficaz (maior coeficiente de reflexão).

A icodextrina é um polímero de glicose derivado do amido de milho por meio de complexos processos químicos. Há mais de duas décadas disponível em alguns países, somente em 2009 foi registrada no Brasil. A apresentação disponível é icodextrina a 7,5%. Embora isotônica em relação ao plasma, seu alto coeficiente de reflexão possibilita uma ultrafiltração adequada mesmo durante permanências prolongadas e em indivíduos alto-transportadores.[53] Sua absorção da cavidade abdominal ocorre principalmente pelos vasos linfáticos, e seus metabólitos primários mais encontrados na circulação são maltose, maltotriose e maltotetrose. Entretanto, apesar de suas vantagens na ultrafiltração e na redução da exposição do paciente à glicose das soluções tradicionais, ela ainda não está disponível no Sistema Único de Saúde (SUS) e nem mesmo na maioria dos convênios.

Soluções à base de aminoácidos permitem suplementação nutricional enquanto agem como agente osmótico alternativo.[54] Foi utilizada como agente osmótico pela primeira vez por Oreopoulos, ainda no final da década de 1970.[55] Não está disponível para comercialização no Brasil. Soluções contendo tampão bicarbonato/lactato propiciam o uso de soluções de glicose com pH neutro, mais próximo do fisiológico. É uma solução efetiva na correção da acidose urêmica, causa menor desconforto para o paciente durante a infusão e é também eficiente na ultrafiltração.[56]

Diversas tentativas para se obter um novo agente osmótico não tiveram sucesso, seja pelos efeitos colaterais desses agentes, seja pelo custo final da solução. As soluções já testadas até o momento incluíram albumina, glicerol, frutose, sorbitol, L-carnitina, entre outros.

REFERÊNCIAS BIBLIOGRÁFICAS

1. Boen S, Mulinari A, Dillard D, Scribner B. Periodic peritoneal dialysis in the management of chronic uremia. ASAIO Journal. 1962;8(1):256-62.
2. Popovich RP, Moncrief JW, Nolph KD, Ghods AJ, Twardowski ZJ, Pyle W. Continuous ambulatory peritoneal dialysis. Ann Intern Med. 1978;88(4):449-56.
3. Oreopoulos D, Robson M, Izatt S, Clayton S, De Veber G. A simple and safe technique for continuous ambulatory peritoneal dialysis (CAPD). ASAIO Journal. 1978;24(1):484-9.
4. Oreopoulos DG. Peritoneal dialysis in the past 20 years: an exciting journey. Perit Dial Int. 1999;19(3_suppl):6-8.
5. Moraes TP, Pecoits-Filho R, Ribeiro SC, Rigo M, Silva MM, Teixeira PS et al. Peritoneal dialysis in Brazil: twenty-five years of experience in a single center. Perit Dial Int. 2009;29(5):492-8.
6. Jain AK, Blake P, Cordy P, Garg AX. Global trends in rates of peritoneal dialysis. J Am Soc Nephrol. 2012;23(3):533-44.
7. Nerbass FB, Lima HdN, Thomé FS, Vieira Neto OM, Lugon JR, Sesso R. Brazilian Dialysis Survey 2020. J Bras Nephrol. 2022;44(3):349-57.
8. Khanna R, Nolph KD. The physiology of peritoneal dialysis. Am J Nephrol. 1989;9(6):504-12.
9. Rippe B, Simonsen O, Stelin G. Clinical implications of a three-pore model of peritoneal transport. Adv Perit Dial. 1991;7:3-9.
10. Ota T, Kuwahara M, Fan S, Terada Y, Akiba T, Sasaki S et al. Expression of aquaporin-1 in the peritoneal tissues: localization and regulation by hyperosmolality. Perit Dial Int. 2002;22(3):307-15.
11. Flessner MF. Endothelial glycocalyx and the peritoneal barrier. Perit Dial Int. 2008;28(1):6-12.
12. Waniewski J, Werynski A, Lindholm B. Effect of blood perfusion on diffusive transport in peritoneal dialysis. Kidney Int. 1999;56(2):707-13.
13. Krediet RT, Imholz AL, Zemel D, Struijk DG, Koomen GC. Clinical significance and detection of individual differences and changes in transperitoneal transport. Blood Purification. 1994;12(4 a 5):221-32.
14. Karl ZJT, Khanna ONR, Leonor BFP, Ryan P, Moore HL, Nielsen MP. Peritoneal equilibration test. Perit Dial Int. 1987;7(3):138-48.
15. Johnson DW, Mudge DW, Blizzard S, Arndt M, O'Shea A, Watt R et al. A comparison of peritoneal equilibration tests performed 1 and 4 weeks after PD commencement. Perit Dial Int. 2004;24(5):460-5.
16. Twardowski ZJ. PET – a simpler approach for determining prescriptions for adequate dialysis therapy. Adv Perit Dial. 1990;6:186-91.
17. Pride ET, Gustafson J, Graham A, Spainhour L, Mauck V, Brown P et al. Comparison of a 2.5% and a 4.25% dextrose peritoneal equilibration test. Perit Dial Int. 2002;22(3):365-70.
18. Yáñez-Mó M, Lara-Pezzi E, Selgas R, Ramírez-Huesca M, Domínguez-Jiménez C, Jiménez-Heffernan JA et al. Peritoneal dialysis and epithelial-to-mesenchymal transition of mesothelial cells. N Engl J Med. 2003;348(5):403-13.
19. Williams JD, Craig KJ, Topley N, Von Ruhland C, Fallon M, Newman GR et al. Morphologic changes in the peritoneal membrane of patients with renal disease. J Am Soc Nephrol. 2002;13(2):470-9.
20. Mateijsen MA, Van Der Wal AC, Hendriks PM, Zweers MM, Mulder J, Struijk DG et al. Vascular and interstitial changes in the peritônium of CAPD patients with peritoneal sclerosis. Perit Dial Int. 1999;19(6):517-25.
21. Krediet RT, Lindholm B, Rippe B. Pathophysiology of peritoneal membrane failure. Perit Dial Int. 2000;20(4_suppl):22-42.
22. Fußhöller A, Zur Nieden S, Grabensee B, Plum J. Peritoneal fluid and solute transport: influence of treatment time, peritoneal dialysis modality, and peritonitis incidence. J Am Soc Nephrol. 2002;13(4):1055-60.
23. Selgas R, Fernadez-Reyes M-J, Bosque E, Bajo MA, Borrego F, Jimenez C et al. Functional longevity of the human peritônium: how long is continuous peritoneal dialysis possible? Results of a prospective medium long-term study. Am J Kidney Dis. 1994;23(1):64-73.
24. Hagen SM, Lafranca JA, IJzermans JN, Dor FJ. A systematic review and meta-analysis of the influence of peritoneal dialysis catheter type on complication rate and catheter survival. Kidney Int. 2014;85(4):920-32.
25. de Moraes TP, Campos RP, de Alcântara MT, Chula D, Vieira MA, Riella MC et al. Similar outcomes of catheters implanted by nephrologists and surgeons: analysis of the Brazilian peritoneal dialysis multicentric study. Semin Dial. 2012;25(5):565-568.
26. Li PK-T, Chow KM, Cho Y, Fan S, Figueiredo AE, Harris T et al. ISPD peritonitis guideline recommendations: 2022 update on prevention and treatment. Perit Dial Int. 2022;42(2):110-53.
27. Figueiredo AE, de Moraes TP, Bernardini J, Poli-de-Figueiredo CE, Barretti P, Olandoski M et al. Impact of patient training patterns on peritonitis rates in a large national cohort study. Nephrol Dial Transplant. 2015;30(1):137-42.
28. Brown EA, Blake PG, Boudville N, Davies S, Arteaga J, Dong J et al. International Society for Peritoneal Dialysis practice recommendations: Prescribing high-quality goal-directed peritoneal dialysis. Perit Dial Int. 2020;40(3):244-53.
29. Group IAoPDW. Guideline on targets for solute and fluid removal in adult patients on chronic peritoneal dialysis. Perit Dial Int. 2006;26(5):520-2.
30. Boudville N, de Moraes TP. 2005 Guidelines on targets for solute and fluid removal in adults being treated with chronic peritoneal dialysis: 2019 update of the literature and revision of recommendations. Perit Dial Int. 2020;40(3):254-60.
31. Paniagua R, Amato D, Vonesh E, Correa-Rotter R, Ramos A, Moran J et al. Effects of increased peritoneal clearances on mortality rates in peritoneal dialysis: ADEMEX, a prospective, randomized, controlled trial. J Am Soc Nephrol. 2002;13(5):1307-20.
32. Szeto C-C, Li PK-T, Johnson DW, Bernardini J, Dong J, Figueiredo AE et al. ISPD catheter-related infection recommendations: 2017 update. Perit Dial Int. 2017;37(2):141-54.
33. Rigo M, Pecoits-Filho R, Lambie M, Tuon FF, Barretti P, de Moraes TP. Clinical utility of a traditional score system for the evaluation of the peritoneal dialysis exit-site infection in a national multicentric cohort study. Perit Dial Int. 2021;41(3):292-7.
34. Piraino B, Bernardini J, Sorkin M. The influence of peritoneal catheter exit-site infections on peritonitis, tunnel infections, and catheter loss in patients on continuous ambulatory peritoneal dialysis. Am J Kidney Dis. 1986;8(6):436-40.
35. Bernardini J, Bender F, Florio T, Sloand J, Palmmontalbano L, Fried L et al. Randomized, double-blind trial of antibiotic exit site cream for prevention of exit site infection in peritoneal dialysis patients. J Am Soc Nephrol. 2005;16(2):539-45.
36. Flanigan MJ, Hochstetler LA, Langholdt D, Lim VS. Continuous ambulatory peritoneal dialysis catheter infections: diagnosis and management. Perit Dial Int. 1994;14(3):248-54.
37. Plum J, Sudkamp S, Grabensee B. Results of ultrasound-assisted diagnosis of tunnel infections in continuous ambulatory peritoneal dialysis. Am J Kidney Dis. 1994;23(1):99-104.
38. Stinghen AE, Barretti P, Pecoits-Filho R. Factors contributing to the differences in peritonitis rates between centers and regions. Perit Dial Int. 2007;27(2_suppl):281-5.
39. Goldie SJ, Kiernan-Troidle L, Torres C, Gorban-Brennan N, Dunne D, Kliger AS et al. Fungal peritonitis in a large chronic peritoneal dialysis population: a report of 55 episodes. Am J Kidney Dis. 1996;28(1):86-91.

40. Ribeiro SC, Figueiredo AE, Barretti P, Pecoits-Filho R, de Moraes TP, study actcttBI. Low serum potassium levels increase the infectious-caused mortality in peritoneal dialysis patients: a propensity-matched score study. PloS One. 2015;10(6):e0127453.
41. Strippoli GF, Tong A, Johnson D, Schena FP, Craig JC. Antimicrobial agents to prevent peritonitis in peritoneal dialysis: a systematic review of randomized controlled trials. Am J Kidney Dis. 2004;44(4):591-603.
42. Lo W-K, Chan C-Y, Cheng S-W, Poon JF-M, Chan DT-M, Cheng IK-P. A prospective randomized control study of oral nystatin prophylaxis for Candida peritonitis complicating continuous ambulatory peritoneal dialysis. *Am J Kidney Dis.* 1996;28(4):549-52.
43. Grodstein GP, Blumenkrantz MJ, Kopple JD, Moran JK, Coburn JW. Glucose absorption during continuous ambulatory peritoneal dialysis. Kidney Int. 1981;19(4):564-7.
44. de Moraes TP, Andreoli MCC, Canziani ME, da Silva DR, Caramori JCT, Ponce D et al. Icodextrin reduces insulin resistance in non-diabetic patients undergoing automated peritoneal dialysis: results of a randomized controlled trial (STARCH). Nephrol Dial Transplant. 2015;30(11):1905-11.
45. Johnson DW, Herzig KA, Purdie DM, Chang W, Brown AM, Rigby RJ et al. Is obesity a favorable prognostic factor in peritoneal dialysis patients? Perit Dial Int. 2000;20(6):715-21.
46. Attman P-O, Samuelsson O, Alaupovic P. Lipoprotein metabolism and renal failure. Am J Kidney Dis. 1993;21(6):573-92.
47. Demirci MS, Ozkahya M, Asci G, Sevinc E, Yilmaz M, Demirci C et al. The influence of dialysate calcium on progression of arterial stiffness in peritoneal dialysis patients. Perit Dial Int. 2009;29(2_suppl):15-7.
48. Heimbürger O, Wang T, Lindholm B. Alterations in water and solute transport with time on peritoneal dialysis. Perit Dial Int. 1999;19(2_suppl):83-90.
49. Smit W, Parikova A, Struijk DG, Krediet RT. The difference in causes of early and late ultrafiltration failure in peritoneal dialysis. Perit Dial Int. 2005;25(3_suppl):41-5.
50. Pecoits-Filho R, Gonçalves S, Barberato SH, Bignelli A, Lindholm B, Riella MC et al. Impact of residual renal function on volume status in chronic renal failure. *Blood Purif.* 2004;22(3):285-92.
51. Aranda RA, Pecoits-Filho RF, Romão Jr JE, Kakehashi E, Sabbaga E, Marcondes M et al. Kt/V in children on CAPD: how much is enough? Perit Dial Int. 1999;19(6):588-90.
52. Querido S, Branco P, Sousa H, Adragão T, Aguiar C, Pereira S et al. Peritoneal dialysis as a successful treatment in patients with refractory congestive heart failure: a one-center experience. Clin Nephrol. 2016;85(5):260-5.
53. Davies SJ, Woodrow G, Donovan K, Plum J, Williams P, Johansson AC et al. Icodextrin improves the fluid status of peritoneal dialysis patients: results of a double-blind randomized controlled trial. J Am Soc Nephrol. 2003;14(9):2338-44.
54. Bruno M, Gabella P, Ramello A. Use of amino acids in peritoneal dialysis solutions. Perit Dial Int. 2000;20(2_suppl):166-71.
55. Oreopoulos D, Crassweller P, Katirtzoglou A. Aminoacids as an osmotic agent (instead of glucose) in continuous ambulatory peritoneal dialysis. Ed. Legrain, M. Excerpta Medica Publishers. Ist Int Symposium on CAPD, Paris; 1979.
56. Tranaeus A. A long-term study of a bicarbonate/lactate-based peritoneal dialysis solution--clinical benefits. The Bicarbonate/Lactate Study Group. *Perit Dial Int.* 2000;20(5):516-23.

PARTE 8

Transplante Renal

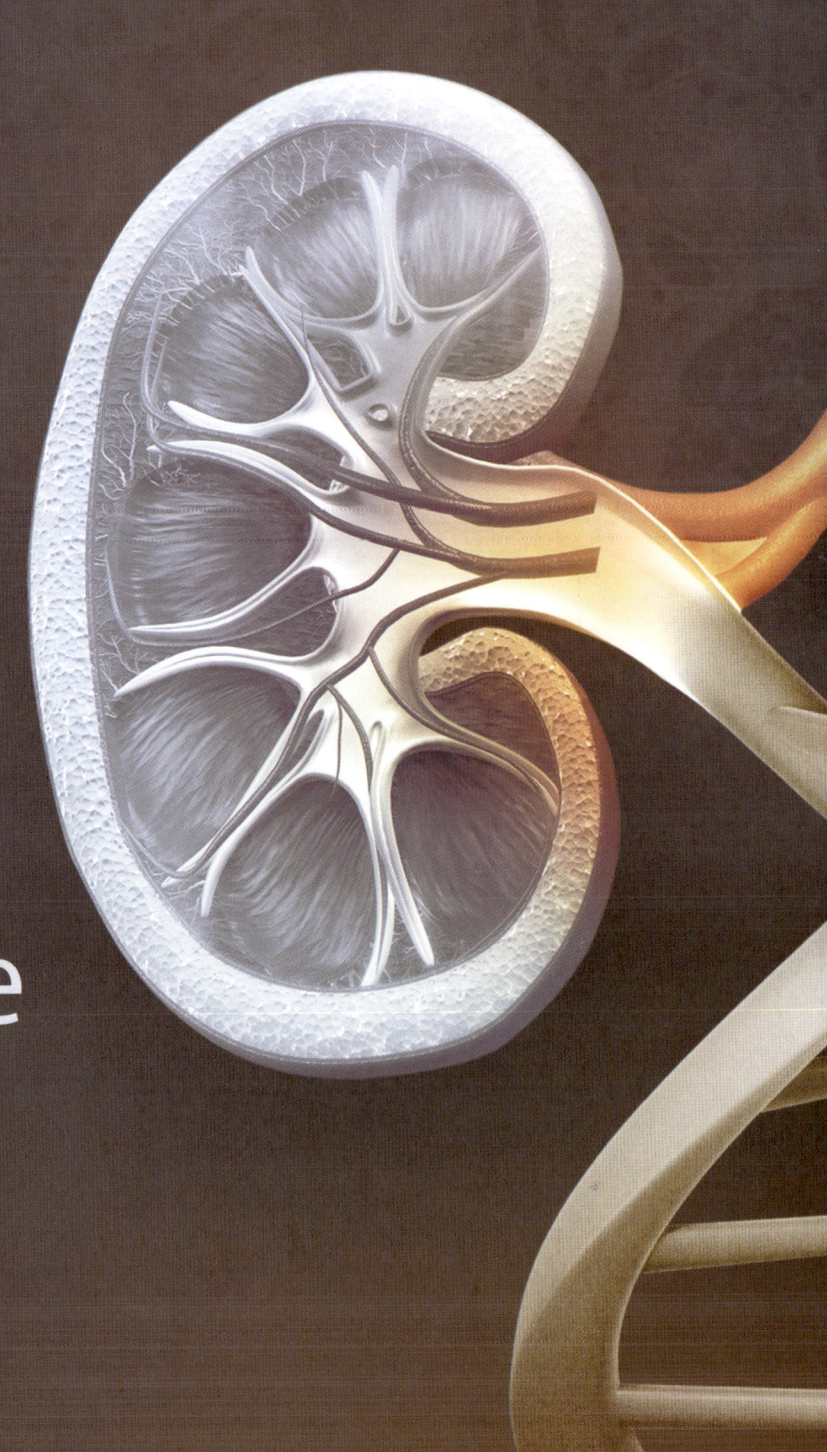

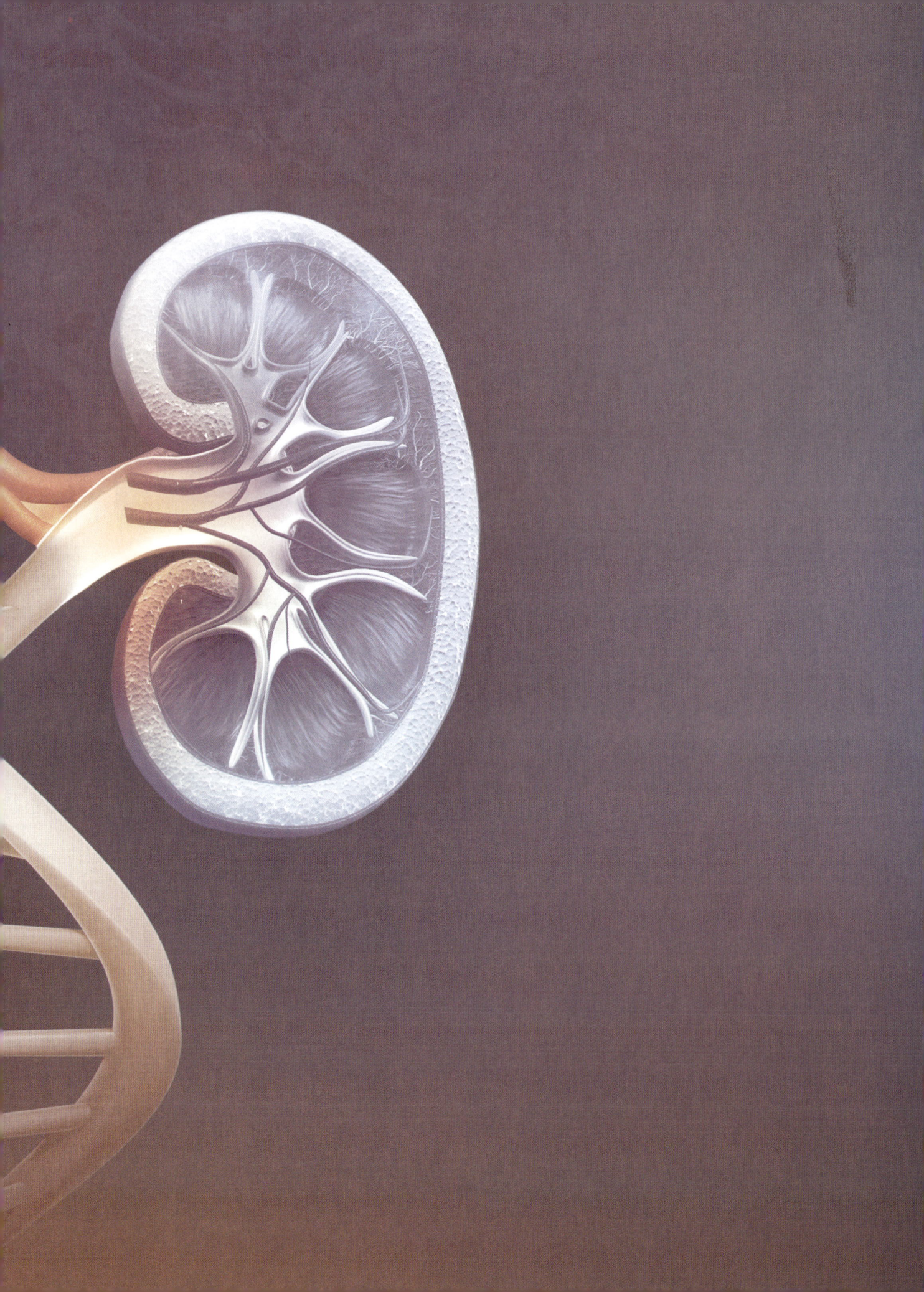

56 | Imunobiologia do Transplante Renal

Thiago J. Borges • Leonardo V. Riella

INTRODUÇÃO

O sistema imune é responsável por proteger o hospedeiro contra microrganismos patogênicos invasores e células próprias defeituosas, como as tumorais. Para isso, ele reconhece essas células alteradas e microrganismos como "estranhas", a partir da expressão de diferentes moléculas (antígenos). Do mesmo modo, quando ocorre transplante de órgãos entre indivíduos distintos geneticamente (alogênicos), o sistema imune de um reconhece e reage contra os antígenos estranhos do outro indivíduo (aloantígenos), provocando a rejeição.

A resposta imune a um órgão transplantado é consequência de uma interação complexa entre o sistema imune inato e o adaptativo. A lesão por isquemia/reperfusão (I/R) inicial do aloenxerto desencadeia uma resposta imune inata e contribui para a ativação das células T do receptor, as quais reconhecem aloantígenos de histocompatibilidade principais e menores do doador.[1] A resposta de rejeição aguda aos aloenxertos é mediada principalmente por células T. Depois de ativadas, as células T efetoras migram para o aloenxerto, onde exercem uma função citotóxica diretamente direcionada às células alogênicas; ou fornecem ajuda a outras células do sistema imune, como macrófagos, células *natural killer* (NK) e linfócitos B. Os linfócitos B ativados, por sua vez, diferenciam-se em células produtoras de anticorpos específicos. A combinação de células efetoras e as moléculas e/ou anticorpos produzidos por elas levam, consequentemente, ao dano do aloenxerto.[2]

O presente capítulo aborda os elementos das respostas imunes inata e adaptativa contra transplantes renais e os mecanismos envolvidos na rejeição, assim como as técnicas para avaliar a histocompatibilidade.

LESÃO POR ISQUEMIA/REPERFUSÃO | O INSULTO INICIAL QUE DESENCADEIA A RESPOSTA IMUNE

No transplante renal, a ativação imune inicia-se assim que o órgão é retirado do doador, por causa da interrupção da circulação do rim. Isso ocorre principalmente com rins provenientes de doadores cadavéricos que apresentam um grau de isquemia mais intenso, tanto por episódios de hipotensão frequentes pré-doação, como pela duração mais longa da isquemia após a retirada do órgão. Além disso, lesões cerebrais e pressão intracraniana aumentada nesse tipo de doador promovem a liberação de citocinas inflamatórias e fatores de crescimento que podem aumentar ainda mais a isquemia renal.[3,4]

Durante a remoção do enxerto, a isquemia quente, que ocorre após o clampeamento dos vasos renais, e a isquemia fria, que acontece após a refrigeração do órgão, também reduzem o aporte de oxigênio e nutrientes aos tecidos. A manipulação do rim durante o processo de remoção causa uma lesão mecânica adicional, e a reperfusão do rim isquêmico piora sobretudo o estado de oxidação e inflamação após o transplante (Quadro 56.1).

Todos esses processos desencadeiam a resposta imune, que se inicia com a resposta imune inata e leva à subsequente ativação da resposta imune adaptativa, gerando a resposta de rejeição.

Ativação da resposta imune inata

A imunidade inata é um sistema bastante antigo que fornece a primeira linha de defesa contra microrganismos invasores. Além disso, é considerada um sistema que contribui para a homeostase do organismo, estando envolvida em respostas de cicatrização de feridas e reciclagem do lixo celular. As células do sistema imune inato incluem as células dendríticas (DCs, do inglês *dendritic cells*), monócitos, macrófagos, neutrófilos, células NK e outras que, diferentemente das do sistema imune

Quadro 56.1 Mecanismos da lesão por isquemia/reperfusão.

Isquemia
Hipóxia → metabolismo anaeróbico → baixa concentração de ATP
Acidose
Desestabilização dos lisossomos
Inibição da Na^+-K^+-ATPase → hipernatremia intracelular
Hipercalcemia intracelular → ativação de proteases dependentes de cálcio (calpaínas)
Reperfusão
Normalização do oxigênio e pH
Aumento ainda maior na calcemia intracelular
Produção de ROS → dano à membrana celular e citoesqueleto
Abertura de mPTP → apoptose, necrose e autofagia

ATP: adenosina trifosfato; mPTP: poro de transição de permeabilidade mitocondrial; ROS: espécies reativas de oxigênio.

adaptativo, não dispõem de reorganização dos receptores, apresentam expansão clonal limitada e, em geral, não produzem memória. Proteínas do sistema complemento também participam do sistema imune inato como mediadores não celulares capazes de reconhecer microrganismos. A imunidade inata é importante para iniciar e amplificar a resposta aloimune (principalmente pela interação entre células apresentadoras de antígenos e as células T), mas também apresenta envolvimento direto na indução da lesão ao aloenxerto.

Durante uma infecção, padrões moleculares associados aos patógenos (PAMP, do inglês *pathogen-associated molecular patterns*) presentes em bactérias e vírus são reconhecidos por receptores de reconhecimento de padrões (PRR, do inglês *pattern recognition receptors*), como receptores do tipo Toll (TLR, do inglês *toll like receptors*), expressos por DC, monócitos, macrófagos e células NK. O reconhecimento dos PAMP ativa essas células inflamatórias e os mediadores humorais, como o complemento.[5] Além das PAMP, os TLR podem ser ativados por moléculas endógenas denominadas "padrões moleculares associados ao perigo" (DAMP, do inglês *danger-associated molecular patterns*), os quais são liberados por células danificadas ou mortas por um insulto, como a lesão por I/R.[6] Quando liberadas no espaço extracelular, as DAMP são reconhecidas como sinais de perigo e ativam os TLR de forma similar aos PAMP. A ligação dos DAMP aos TLR presentes em DC leva a ativação e maturação dessas células (por meio do aumento da expressão de moléculas coestimuladoras – como o CD80, CD86 e o CD40 –, cruciais para a ativação de células T e B), promove o processamento do aloantígeno adquirido e a migração aos linfonodos drenantes, onde apresentam os antígenos às células T.[6]

ALOANTÍGENOS | O SISTEMA HLA E O RECONHECIMENTO POR LINFÓCITOS T

O que é um aloantígeno? No sentido mais amplo, o antígeno não próprio ou alogênico é qualquer antígeno ou grupo de antígenos expressos por diferentes indivíduos da mesma espécie capazes de ativar o sistema imune, em particular as células T. No contexto do transplante renal, antígenos expressos pelo enxerto do doador, mas não pelo receptor, são aloantígenos que podem desencadear a resposta de rejeição ao órgão.[2]

Antígenos leucocitários humanos (HLA, do inglês *human leukocyte antigen*) são proteínas que ocupam uma posição central entre os aloantígenos por serem bastante polimórficos entre diferentes indivíduos, amplamente expressos em diferentes tecidos e capazes de induzir fortes respostas mediadas por células T policlonais.[7] Estima-se que a rejeição a transplantes envolva cerca de 5 a 10% de todos os clones de células T, o que representa uma magnitude muito maior do que respostas contra outros antígenos – como os de uma bactéria durante uma infecção, em que a frequência de linfócitos T com clones específicos contra uma bactéria é em torno de 0,1 a 1%.[8,9] Por isso, os antígenos tissulares que compõem o sistema HLA são os principais alvos moleculares da rejeição e promovem uma resposta imune muito mais intensa do que qualquer outra resposta imune, incluindo infecções.

O complexo principal da histocompatibilidade (MHC, do inglês *major hiscompatibility complex*) humano está localizado no cromossomo 6 p21.3 e contém aproximadamente 224 genes e pseudogenes funcionais. Os genes desse complexo codificam proteínas envolvidas em respostas imunes, incluindo os HLA.

A família dos genes HLA está dividida em três subgrupos: classes I, II e III. Existem três antígenos de classe I codificados por três *loci* distintos e expressos na membrana das células, os chamados "HLA-A", -B e -C". Eles são expressos por quase todas as células nucleadas e apresentam peptídios derivados de proteínas intracelulares (incluindo derivados de vírus e bactérias) ou que entraram na via de apresentação cruzada. Apenas as células T CD8+ podem reconhecer moléculas de HLA classe I. Os HLA classe II (DP, DM, DOA, DOB, DQ e DR) apresentam antígenos extracelulares para as células T CD4+, e sua distribuição é bem mais restrita do que a dos antígenos de classe I, pois estão presentes principalmente em células apresentadoras de antígenos e no endotélio ativado. A região denominada "classe III" está entre as de classe I e classe II, e seus genes codificam moléculas inflamatórias (TNF) e do complemento (C2 e C4). Desse modo, as moléculas de HLA direcionam qual tipo de linfócitos podem se ligar com alta afinidade a determinado antígeno, uma vez que diferentes linfócitos expressam diferentes correceptores do receptor das células T (TCR) (Figura 56.1).

As moléculas de HLA não são os únicos aloantígenos que provocam uma resposta imune contra o órgão transplantado: outras proteínas polimórficas, conhecidas como antígenos de histocompatibilidade menores (mHAg, do inglês *minor histocompatibility antigens*), também podem causar respostas imunes.[10] O número de mHAg potenciais é grande, sobretudo pela alta especificidade e pela notável sensibilidade discriminativa das células T. Mesmo quando um doador e um receptor do transplante são idênticos em relação aos principais genes do complexo HLA, as diferenças em aminoácidos de proteínas *menores* podem levar à rejeição do enxerto. Embora um único mHAg não próprio induza uma resposta de células T muito mais limitada do que um HLA não próprio, a presença de vários mHAg mutados (incompatíveis) também pode levar a uma rejeição rápida do enxerto.[11]

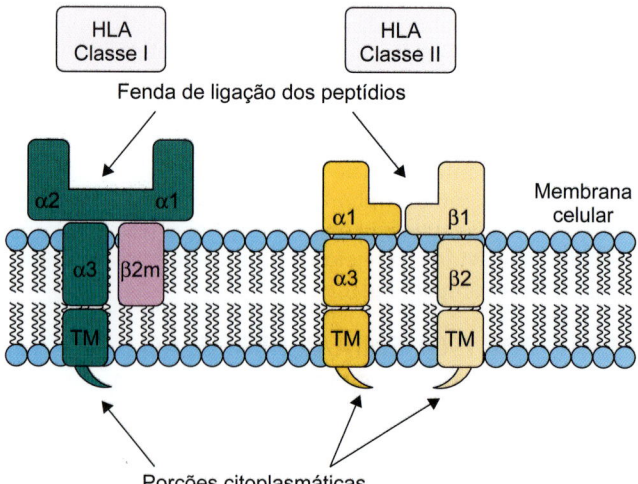

Figura 56.1 Estrutura das moléculas de HLA classe I e classe II. As moléculas de HLA classe I são formadas por cadeias pesadas constituídas por três domínios polipeptídicos (a1, a2, a3) e uma cadeia leve associada não covalentemente, b2-microglobulina. Já as moléculas HLA de classe II são heterodímeros de cadeias a e b com estrutura global muito semelhante e uma superfície (fenda) de ligação ao peptídio. TM: região transmembrana.

Ativação dos linfócitos T por aloantígenos HLA

Para evitar ativações errôneas dos linfócitos T diante da exposição de antígenos não próprios, o sistema imune evoluiu com o desenvolvimento de uma série de etapas necessárias para a completa ativação dos componentes efetores da resposta imune. Em particular, os linfócitos T requerem três sinais para serem ativados:

- Sinal 1: específico do antígeno (determina a especificidade da resposta)
- Sinal 2: coestimulação (determina o contexto da resposta)
- Sinal 3: citocinas e sinais adicionais (determina a magnitude da resposta).

Sinal antígeno-específico (sinal 1)

A primeira etapa para ativar células T é o reconhecimento de linfócitos T do aloantígeno, que ocorre na forma de peptídio ligado a moléculas de HLA. Diferentemente do que ocorre com os antígenos proteicos convencionais, no transplante, o reconhecimento de antígenos dos doadores por linfócitos T receptores pode ocorrer por três vias distintas: apresentação direta, indireta ou semidireta.

Apresentação direta de aloantígenos

No transplante, as células T do receptor podem reconhecer células que contenham moléculas estranhas de HLA intactas por meio do reconhecimento do HLA não próprio complexado com peptídios do doador (Figura 56.2).[7] Diversas teorias têm sido propostas para explicar essa via de alorreconhecimento que desafia o paradigma da seleção positiva de células T no timo, no qual apenas as células T que reconhecem o HLA próprio são selecionadas.[7] Recentemente, foi estabelecido que essas células fazem parte do repertório habitual de células T restritas ao HLA próprio, e que esse alorreconhecimento é resultado de uma reatividade cruzada de TCR que se ligam a complexos formados por HLA estranhos + peptídios do doador, em vez de complexos com HLA próprios + peptídios estranhos, sendo denominada "aloimunidade heteróloga".[1]

Estudos iniciais levaram à hipótese de que DCs dos doadores migram do enxerto para os órgãos linfoides secundários do receptor após o transplante e que são os principais iniciadores da resposta aloimune (hipótese dos leucócitos passageiros), porém, estudos posteriores demonstraram que as DCs dos doadores contribuem para o processo, mas não são essenciais para a rejeição.[12-15] Foi demonstrado que células NK do receptor rapidamente eliminam as DCs do doador nos órgãos linfoides secundários.[16] Em conjunto, esses e outros modelos de transplante cardíaco indicam que a apresentação direta de aloantígenos é de curta duração, enquanto o alorreconhecimento indireto eventualmente se torna o principal motivador do processo de rejeição.[17]

Em contrapartida, outros estudos demonstraram que as células T CD4+ ou CD8+ ativadas pela via direta de alorreconhecimento podem, individualmente, mediar a rejeição aguda de transplantes de pele alogênicos. Isso implica que a depleção de leucócitos passageiros do doador que servem como APC

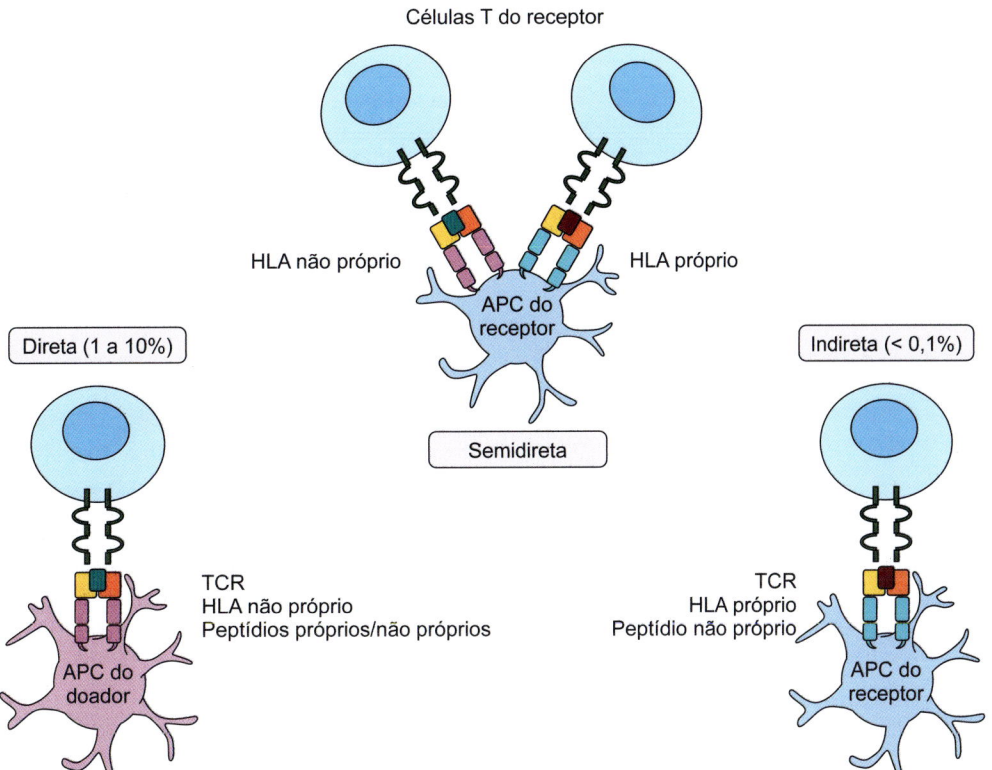

Figura 56.2 Vias de apresentação de aloantígenos no transplante. A ativação das células T dos receptores com antígenos doadores pode ocorrer por três vias distintas: apresentação direta, indireta ou semidireta. Na direta, as APC do doador são diretamente reconhecidas pelas células T do destinatário, enquanto o reconhecimento indireto requer que as APC do destinatário processem o antígeno HLA do doador e, em seguida, apresentem o peptídio do doador às células T do receptor. Na apresentação semidireta, o aloantígeno é internalizado pela APC do receptor e, em vez de processado, é apresentado intacto na superfície celular. APC: células apresentadoras de antígenos (*antigen presenting cells*).

no alorreconhecimento direto deve promover a sobrevivência do enxerto. De fato, enxertos de pele que não possuem um subtipo de DCs apresentam uma maior sobrevida quando transplantados em receptores geneticamente diferentes.[18] Esse efeito também foi observado em um modelo murino de transplante renal após o aloenxerto ser deixado em um primeiro receptor para permitir a migração das DCs do doador para fora do enxerto. Esses enxertos renais, agora desprovidos de DCs, foram então retirados dos primeiros receptores e transplantados em um segundo receptor, geneticamente idêntico ao primeiro. Essa manipulação resultou no prolongamento da sobrevivência do aloenxerto.[19,20]

Apresentação indireta de aloantígenos

Os linfócitos T são incapazes de reconhecer antígenos do órgão do doador liberados na circulação, mas reconhecem peptídios derivados deles e complexados a moléculas próprias de HLA presentes em APCs, em um fenômeno denominado "reconhecimento antigênico restrito ao HLA próprio".[21] Isso é resultado do rearranjo no gene do TCR que preferencialmente produz TCRs que se ligam a moléculas próprias de HLA, o que possibilita às células T sofrerem seleção positiva no timo.[7] Em transplantes, as APCs podem apresentar alopeptídios de HLA ligados a HLA próprio. Essa aloapresentação é chamada "via indireta do alorreconhecimento", pois necessita de um passo intermediário no processamento antigênico, ou seja, o antígeno adquirido não próprio (p. ex., do órgão transplantado) é internalizado, processado e apresentado em um HLA próprio na superfície da APC (ver Figura 56.2).[1] Embora as APCs do receptor sejam capazes de iniciar apenas uma resposta de rejeição mais lenta, elas são essenciais para a manutenção da resposta imune e provavelmente um dos fatores cruciais na rejeição crônica.[22-25] É possível que a via indireta também induza respostas mediadas por anticorpos. De fato, moléculas de HLA são facilmente ligadas por imunoglobulinas de superfície presentes em células B. Quando células B alorreativas internalizam uma molécula de HLA não própria e atuam como APC, apresentando antígenos a células T específicas, elas recebem sinais de proliferação que amplificam a resposta imune.[1]

Apresentação semidireta de aloantígenos

Recentemente, uma terceira via de apresentação de aloantígenos foi descrita, na qual APCs do receptor adquirem complexos intactos de HLA estranho + peptídios alogênicos das células do doador e os apresentam diretamente para células T reativas do receptor.[26,27] Essa apresentação é chamada "via semidireta" ou "*cross-dressing*", para diferenciá-la da apresentação direta realizada pelas APCs do doador.[1] O *cross-dressing* pelas APCs do receptor foi recentemente descrito em um modelo murino no qual as moléculas HLA intactas e outras moléculas, como moléculas coestimulatórias, provenientes de exossomos do doador, foram incorporadas na membrana das APCs do receptor, aumentando sua capacidade aloestimulatória (ver Figura 56.2).[27] A contribuição precisa dessa via para a rejeição do aloenxerto ainda está sendo melhor estudada.

Coestimulação e sinais adicionais na ativação dos linfócitos T (sinais 2 e 3)

Além do sinal antígeno-específico entre o receptor do linfócito T (TCR) e o complexo peptídio-HLA, a ativação dos linfócitos requer sinais adicionais provenientes principalmente de APCs, entre eles os sinais de coestimulação (sinal 2). Estes ocorrem quando moléculas como o CD80 e CD86 na superfície das APCs engajam o receptor CD28 das células T (Figura 56.3). Os sinais 1 e 2 resultam na ativação de três vias de transduções de sinais: a via cálcio-calcineurina, a via da proteinoquinase ativada por mitógeno (MAPK, do inglês *mitogen-activated protein kinase*) e a via do fator nuclear-kB (NF-kB, do inglês *nuclear factor-kB*).[28,29] Como resultado dessa ativação, as células T produzem fatores coestimulatórios e citocinas e aumentam a expressão dos seus receptores. Entre elas, a interleucina-2 (IL-2) – "sinal 3" – é um fator parácrino e autócrino fundamental para a ativação da via do mTOR, a qual estimula a síntese de nucleotídios e a proliferação celular. A proliferação de células T alorreativas e a sua diferenciação em células T efetoras levam à formação de um conjunto de células T especializadas e específicas aos aloantígenos que orquestram a resposta imune contra o enxerto (Figura 56.3).[29] Os agentes imunossupressores atualmente utilizados têm como alvo diferentes fases de ativação das células T (Figura 56.4).

A princípio, acreditava-se que a ativação de células T alorreativas pelas APCs do doador acontecia diretamente no enxerto. Depois, foi documentado que aloenxertos cardíacos são aceitos indefinidamente em camundongos que tiveram tecidos linfoides secundários removidos, sugerindo que os órgãos linfoides secundários são necessários para a ativação de células T alorreativas. Por outro lado, a transferência adotiva de células T previamente ativadas pelo antígeno proveniente do órgão doador leva a uma rejeição aguda. Embora órgãos linfoides secundários desempenhem um papel importante na iniciação da resposta aloimune em transplantes cardíacos, alguns estudos recentes utilizando modelos murinos de animais Aly/Aly em transplantes de pele vascularizados propuseram uma possível ativação de células T no órgão, levando à rejeição na ausência de órgãos linfoides secundários.[30]

Células T *naïve* do receptor expressam receptores de quimiocinas CCR7 e CXCR4 que facilitam a entrada de células T em áreas dependentes dessas células dos linfonodos

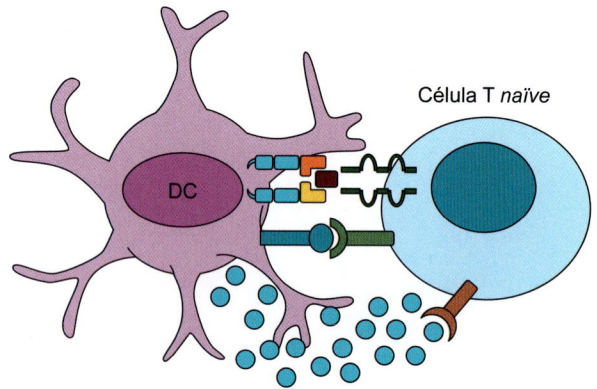

Figura 56.3 Sinais para a ativação de células T. Sinal 1: o receptor da célula T reconhece o antígeno complexado a uma molécula de HLA. Sinal 2: ativação de sinais coestimulatórios. Sinal 3: produção de citocinas que atuam de maneira parácrina e autócrina.

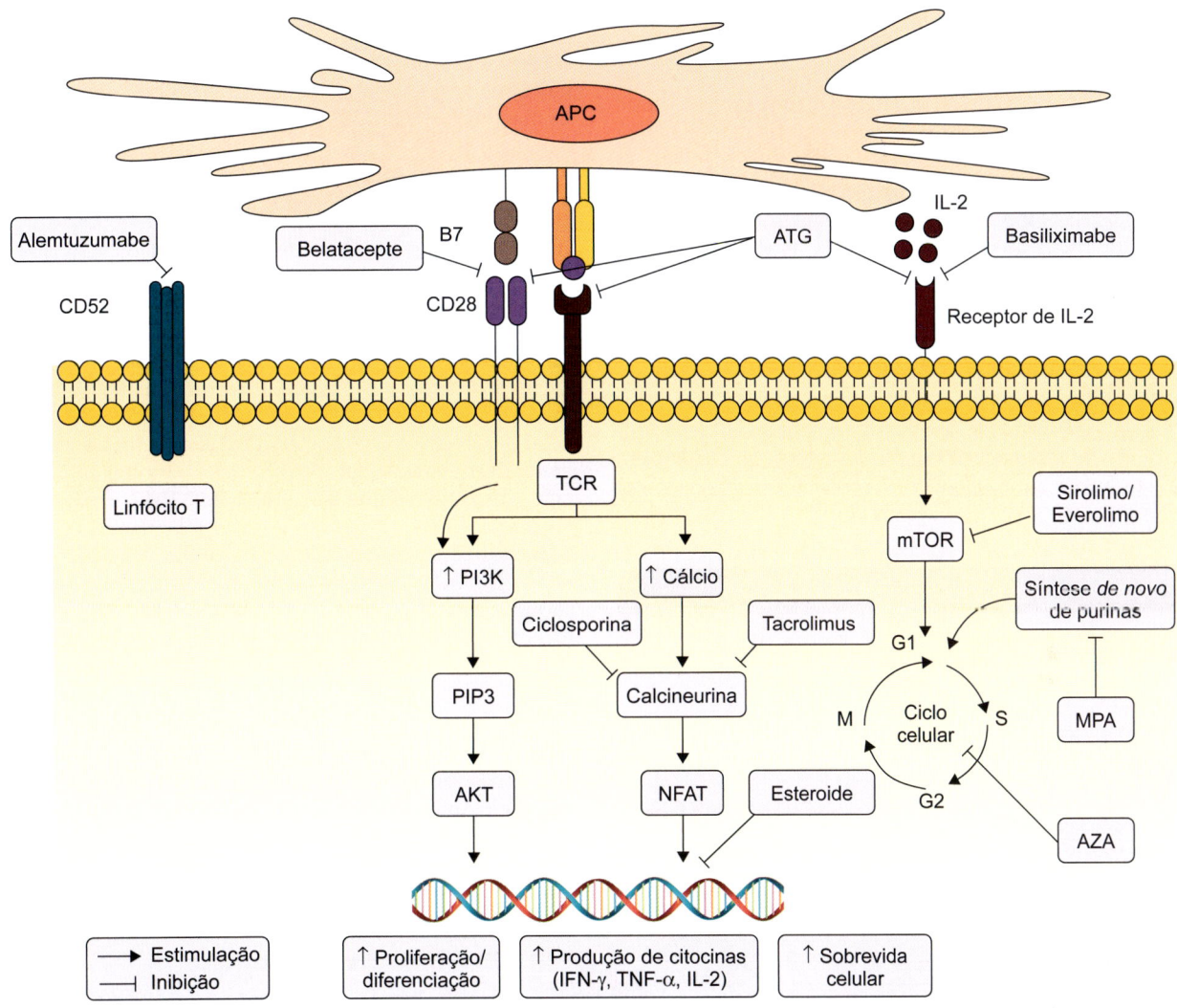

Figura 56.4 Rotas de ação dos medicamentos imunossupressores no modelo de ativação de células T por três sinais.

drenantes, através de vênulas endoteliais.[31] Uma vez que essas células são expostas aos aloantígenos apresentados pelas APCs, diminuem a expressão do receptor CCR7 e aumentam a expressão de receptores de quimiocinas inflamatórios como CCR1, CCR2, CCR5 e CXCR3, permitindo que as células T agora ativadas deixem os linfonodos drenantes e migrem pelo gradiente de quimiocinas apresentado pelo enxerto.[32]

RECRUTAMENTO DE LEUCÓCITOS

O recrutamento de leucócitos para o local do enxerto representa um passo crucial na rejeição aguda de um aloenxerto. Esse fenômeno é resultado de uma série bem combinada de eventos, mediada principalmente pela expressão de moléculas de adesão e citocinas quimioatraentes ou quimiocinas (Quadro 56.2).

A migração de leucócitos começa pela ativação de células endoteliais e o aumento da expressão de selectinas em sua superfície. Selectinas são glicoproteínas que iniciam as interações endotélio-leucócitos e, quando se reúnem aos seus ligantes oligossacarídios fucosilados presentes nos leucócitos, diminuem sua passagem pelos vasos sanguíneos.

Quadro 56.2 Moléculas que recrutam leucócitos.

Moléculas	Fonte	Efeito
Selectinas	Endotélio ativado	Ligações fracas, rolamento no endotélio
Quimiocinas	Células do parênquima e imunológicas	Recrutamento para o local da inflamação, maturação
Integrinas	Células endoteliais e mesenquimais	Adesão firme e subsequente extravasamento

Isso permite que os leucócitos rolem ao longo da superfície interior da parede do vaso. Durante esse movimento, as ligações transitórias são formadas e quebradas entre as selectinas e os seus ligantes, o que possibilita que as células circulantes respondam a quimiocinas produzidas pelo enxerto, atraindo mais leucócitos para o local da inflamação e levando a sua fixação firme ao endotélio. Essa forte adesão é mediada por integrinas que se ligam a moléculas de adesão intercelular (ICAM, do inglês *intercellular adhesion molecules*) nos leucócitos, expressas pelo endotélio ou pela matriz extracelular.

A última etapa do recrutamento é o extravasamento (migração transendotelial) dos leucócitos nos tecidos circundantes, um processo que pode envolver a digestão proteolítica da membrana, força mecânica ou ambos.[33] Uma vez no fluido intersticial, os leucócitos migram ao longo de um gradiente quimiotático para o local da inflamação.

Muitas das etapas envolvidas no recrutamento de leucócitos foram analisadas especificamente no contexto do transplante. A lesão por I/R desencadeia a produção de várias citocinas, incluindo IL-1, as quais aumentam a expressão de selectinas. As citocinas produzidas após o procedimento do transplante também induzem a expressão de muitas outras moléculas de adesão, como E-selectina, ICAM-1 e molécula de adesão celular vascular (VCAM, do inglês *vascular cell adhesion molecule*)-1.[34] Os monócitos também são capazes de reconhecer enxertos alogênicos: eles se diferenciam em DCs maduras que produzem IL-12, estimulam a proliferação e o recrutamento de células T pela produção de interferona-gama (INF-γ).[35]

> **PONTOS-CHAVE**
> - As moléculas de HLA são os principais alvos do sistema imune em um órgão transplantado
> - O sistema imunológico é dividido em inato e adaptativo, e ambos participam ativamente do processo de rejeição
> - A resposta imune inata ocorre durante a isquemia-reperfusão ou lesão de tecido por outras causas, facilitando o desencadeamento da resposta adaptativa
> - As células T organizam e comandam a resposta aloimune e são essenciais para a rejeição do enxerto
> - A ativação dos linfócitos T requer três sinais: antígeno-específico, coestimulação e resposta mediada por citocinas

RESPOSTA EFETORA

A resposta ao aloenxerto é provocada por vários componentes das imunidades adaptativa e inata, incluindo as células T e B, os macrófagos, as células NK e o sistema complemento.

Imunidade adaptativa

Células T

As células T são amplamente definidas pelos marcadores de superfície celular CD4 e CD8. Células T CD4+ são ativadas por moléculas HLA classe II expressas pelas APCs. Funcionalmente, as células T CD4+ são denominadas "células T *helper*" (Th) (auxiliares), pois ajudam a ativar outras células T, células B e macrófagos.[36] O sistema imune humano é ajustado de modo que o antígeno em questão estimula um ambiente particular de citocinas, que, por sua vez, ativa redes transcricionais precisas que induzem a diferenciação para um subtipo específico de Th, incluindo Th1, Th2, Th9, Th17, Th22, células T reguladoras (Treg) e células T *helper* foliculares (T_{FH}) (Figura 56.5 e Quadro 56.3). Como a função das células Th9 e Th22 na rejeição de aloenxertos ainda não está muito clara, esses subtipos de células não serão discutidos neste capítulo. As células T CD8+ têm atividade citotóxica e são, portanto, conhecidas como linfócitos T citotóxicos (CTL, do inglês *cytotoxic T lymphocytes*).[36]

Th1

As células Th1 têm um papel central na rejeição de transplantes.[37] Após o estímulo alogênico, elas expressam o fator de transcrição T-bet e produzem IL-2, que promove a proliferação de células T CD8+ alorreativas. Por outro lado, as células T CD8+ liberam INF-γ, que amplifica as respostas Th1,

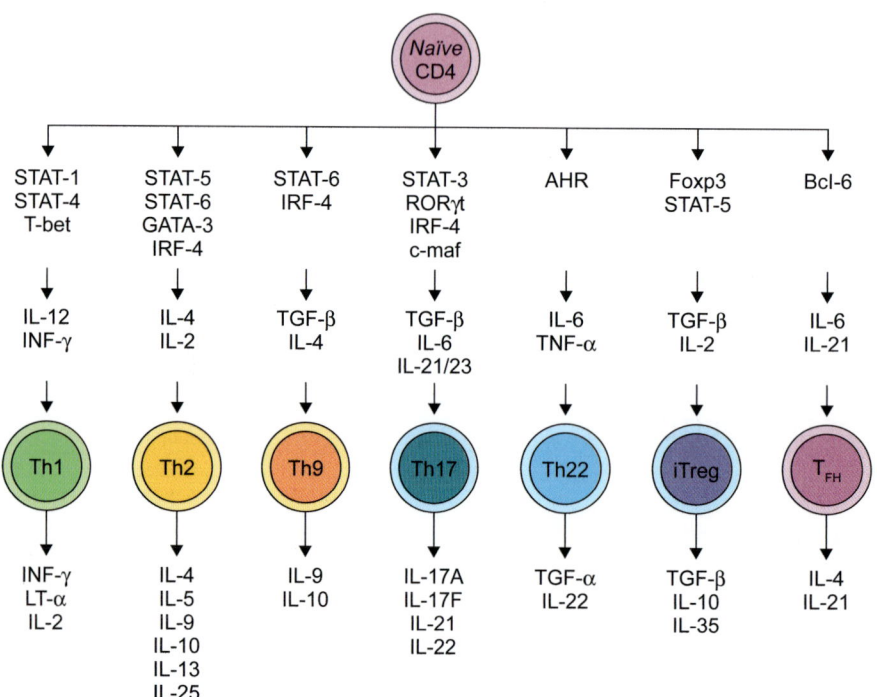

Figura 56.5 Diferenciação de células T CD4+ *naïve* em diferentes subtipos de células T *helper*. Após a ativação das células T pelas células dendríticas, dependendo do ambiente único de citocinas, as células T CD4+ *naïve* podem diferenciar-se em células Th1, Th2, Th9, Th17, Th22, T_{FH} e Treg controladas pelos seus respectivos fatores de transcrição.

Quadro 56.3 Imunidade adaptativa.

Células	Fatores produzidos	Função
Th1	IL-2	Ativação de células B, macrófagos, proliferação de células T CD8+, indução de DTH, citotoxicidade mediada por ligante de Fas
Th2	IL-4, IL-5, IL-6, IL-9, IL-10, IL-13	Ativação de células B e eosinófilos
Th17	IL-17, IL-21, IL-22	Recrutamento de neutrófilos
T_{FH}	IL-21	Ativação de células B, expansão e diferenciação de plasmócitos
T CD8+	Perforina, granzima B, INF-γ	Citotoxicidade mediada por proteases e via Fas
B	Ig	Produção de Ig, troca de classe de anticorpo, diferenciação em plasmócitos

DTH: hipersensibilidade do tipo tardia; IFN: interferona; Ig: imunoglobulinas; IL: interleucina; T_{FH}: células T *helper* foliculares; Th: células T *helper*.

atuando como um *feedback* positivo para aumentar a resposta alorreativa. Células Th1 alorreativas também podem recrutar macrófagos e induzir respostas de hipersensibilidade do tipo tardia (DTH, do inglês *delayed type hypersensitivity*), e são capazes de ativar células B, levando à produção de anticorpos alorreativos (Figura 56.6).

Os clones de células T CD4+ isolados de aloenxertos renais humanos que estavam sendo rejeitados produzem principalmente INF-γ, indicando que as células Th1 alorreativas estão envolvidas na rejeição aguda de aloenxertos.[38] O fator de transcrição de células Th1 T-bet e Fas-L está significativamente aumentado em aloenxertos renais de pacientes com rejeição aguda, mas não em pacientes sem rejeição.[39] Existem também dados que suportam um papel para as células Th1 na rejeição crônica, tal como mostrado em pacientes com transplante cardíaco com vasculopatia crônica.[40-42]

Th2

As células Th2 expressam o fator de transcrição GATA-3 e secretam IL-4, IL-5, IL-6, IL-9, IL-10 e IL-13, as quais ativam células B (induzindo a troca de classe de imunoglobulinas) e eosinófilos para promover a rejeição do enxerto por meio da resposta imune humoral.

Uma vez que as citocinas Th2, particularmente a IL-4 e IL-10, podem inibir as células Th1, pensava-se que as células Th2 poderiam retardar e mesmo impedir a rejeição de transplantes. No entanto, evidências mais recentes sugerem que essa simplificação não é correta, pois, dependendo do contexto, células Th2 podem tanto proteger o enxerto como participar da rejeição crônica.[43] De fato, o perfil de expressão gênica em biopsias de enxertos renais de pacientes com rejeição crônica é consistente com o perfil Th2.[44,45]

Th17

Células Th17 expressam o fator de transcrição RORgt e produzem IL-17, IL-21 e IL-22, as quais agem sozinhas ou sinergicamente com outras citocinas para promover o recrutamento de neutrófilos para o local da rejeição. Em modelos experimentais murinos, a neutralização da IL-17 melhorou a gravidade da rejeição de aloenxertos aórticos e prolongou a sobrevivência de aloenxertos cardíacos.[46,47] A evidência mais forte do papel das células Th17 na rejeição de transplantes em seres humanos vem de receptores de transplante de pulmão.[48,49] Em um estudo com biopsias renais de pacientes que receberam um rim de critério expandido, a expressão de IL-17 foi associada à rejeição aguda e a um pior prognóstico.[50] No entanto, a importância das células Th17 no processo de rejeição do transplante renal ainda não foi bem esclarecida.

Células T *helper* foliculares (T_{FH})

As T_{FH} são uma população de células T CD4+ importantes tanto para a sobrevivência das células B de memória como para sua diferenciação em células plasmáticas produtoras de imunoglobulina.[51] Células T_{FH} estão presentes principalmente nos órgãos linfoides secundários, mas podem ser encontradas também nos órgãos linfoides terciários dentro do aloenxerto e na circulação.[52] Ao contrário de outras células T, as células T_{FH} podem deixar as áreas de células T e se localizar no folículo de células B, em virtude da expressão concomitante do receptor de localização de zonas de células B CXCR5 e da baixa expressão do receptor de quimiocina de localização de zona de células T CCR7. Essa proximidade permite às células T_{FH} auxiliarem na ativação, expansão e diferenciação das células B.[53-55] Essa ajuda é fornecida pela expressão de moléculas, como o ligante de CD40 (CD40L), e citocinas, como a IL-21.

Recentemente, a participação das células T_{FH} aloespecíficas na mediação de respostas de aloanticorpos foi mais bem estabelecida. Em um modelo animal de transplante renal, a depleção de células T_{FH} no momento do transplante diminuiu a formação de aloanticorpos e induziu uma rejeição menos grave.[56] Quando transferidas de forma adotiva em camundongos receptores de transplante cardíaco, células T CD4+ com TCR transgênicos com aloespecificidade indireta, mas não direta, diferenciaram-se em células T_{FH} e induziram respostas duradouras de aloanticorpos IgG.[57]

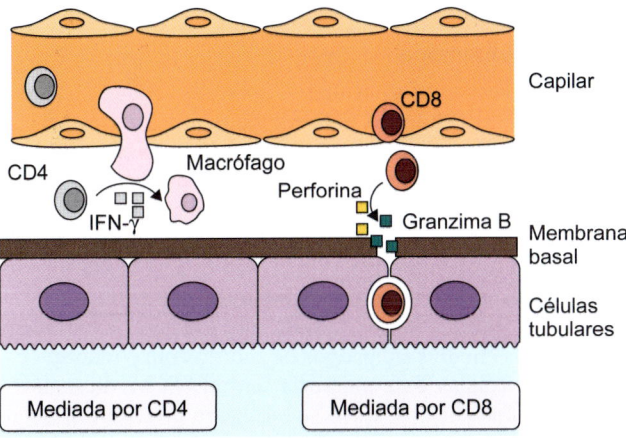

Figura 56.6 Mecanismo da rejeição aguda celular no rim transplantado.

Células T$_{FH}$ também atuam na resposta humoral aloimune em humanos. Em pacientes com transplante renal, o número de células T$_{FH}$ circulantes está relacionado com a formação de anticorpos específicos ao doador.[58]

Células T CD8+

Células T CD8+ atuam sobretudo na rejeição de transplantes e podem induzir diretamente a morte das células do aloenxerto. As células T CD8+ ativadas migram para o enxerto, onde podem identificar suas células-alvo pelo reconhecimento de moléculas alogênicas de HLA classe I. Quando a célula-alvo é localizada, elas liberam grânulos contendo moléculas citotóxicas como perforina e granzima B (ver Figura 56.6).

A perforina induz poros na membrana celular, permitindo que a granzima B entre nas células-alvo. A granzima B é uma protease de serinas que cliva e ativa a caspase-3, induzindo consequentemente dano no DNA e apoptose celular.[59]

O outro mecanismo pelo qual as células T CD8+ podem lesionar o aloenxerto é pela interação entre Fas e Fas-L, que leva à ativação de caspases e apoptose da célula-alvo. A expressão de genes de células T CD8+ no enxerto tem sido correlacionada com o diagnóstico patológico de rejeição aguda.[60] Níveis elevados dos mesmos genes são detectados em células mononucleares do sangue periférico e na urina de pacientes durante a rejeição aguda.[61,62]

Células T regulatórias (Treg)

Tregs representam um subtipo heterogêneo de células T que podem suprimir a ativação de outras dessas células.[63,64] É possível utilizar essa função não apenas para controlar as respostas imunes contra autoantígenos e assim prevenir doenças autoimunes, mas também para controlar as respostas a moléculas não próprias que são deliberadamente introduzidas no hospedeiro, como no contexto do transplante. Existem dois tipos de células Treg: Tregs derivadas do timo (nTreg), que são CD4$^+$CD25$^+$FoxP3$^+$, e Tregs induzíveis ou periféricas (iTreg), que se diferenciam na periferia a partir de células T *naïve* em condições tolerogênicas.[63] Foxp3 é o principal fator de transcrição que determina o destino, a identidade e a função das Treg,[65,66] no entanto, existem também subtipos de Treg que não expressam Foxp3, incluindo as células produtoras de TGF-β Th3 e as células secretoras de IL-10 – chamadas "Tr1" –, as quais são supressores importantes em alguns sistemas experimentais.[67] Acredita-se que estas sejam importantes para a manutenção da tolerância a antígenos, enquanto as Treg o sejam mais para a indução da tolerância.

As Treg podem ser encontradas no enxerto, em órgãos linfáticos e na circulação, onde exercem sua função supressora por meio de diferentes formas, de acordo com o microambiente onde se encontram, seja secretando citocinas como IL-10, IL-35 e TGF-β, ou expressando uma molécula de membrana inibitória, como CTLA-4 (do inglês *cytotoxic T-lymphocyte-associated protein 4*),[68-70] PD-1 (do inglês *programmed cell death protein-1*)[71] e ICOS[72]. Elas podem, ainda, contribuir para a tolerância a transplantes, como documentado em linhagens de camundongos que espontaneamente não rejeitam aloenxertos, e nas quais a depleção das Treg expõe seu potencial na inibição da rejeição.[73,74] Além disso, podem transferir a tolerância de aloenxertos cardíacos de animais tolerantes a animais *naïve*.[75]

Apesar de dados experimentais consistentes suportarem a importância das Treg na prevenção da rejeição aguda, delinear seu papel no transplante humano tem sido um desafio. Vários autores tentaram abordar essa questão analisando a expressão do Foxp3 em enxertos renais e na circulação, mas esses estudos são raros e heterogêneos em termos clínicos e metodológicos, além de terem fornecido resultados conflitantes. No entanto, estudos experimentais com Treg despertaram grande interesse na utilização dessas células para promover a tolerância em pacientes transplantados, seja pelo uso de Treg expandidas *ex vivo* ou pela estimulação seletiva *in vivo*.[74,76]

Sinais inibidores da ativação de células T

Além dos sinais de coestimulação (sinal 2), existem sinais coinibitórios que controlam a ativação das células T (Figura 56.7). Dentre eles, o PD-1 e o CTLA-4 são estruturalmente relacionados ao CD28 e ambos inibem a ativação das células T. O PD-1 se liga no PD-L1 expresso por APCs ou células do tecido, desencadeia uma via de sinalização inibitória e controla a produção de citocinas, proliferação/diferenciação e a sobrevida das células T. Já o CTLA4 se liga às moléculas CD80 e CD86 e compete por vias de sinalização com o CD28, inibindo o sinal 2 de ativação das células T. Acredita-se que o CTLA-4 tenha um papel mais importante na inibição da inflamação em órgãos linfoides secundários e que o PD-1 atue mais em tecidos periféricos. O balanço entre os sinais de coestimulação e os sinais coinibitórios determina o grau de ativação das células T.

O CTLA-4-Ig é uma proteína recombinante do domínio extracelular do CTLA-4 humano fusionado com a cauda da cadeia pesada de uma imunoglobulina. O belatacepte é uma versão do CTLA-4-Ig com alta afinidade ao CD80 e CD86, inibindo a ligação dessas moléculas ao CD28, e foi aprovada para uso em pacientes renais transplantados. Os resultados de estudo clínicos com belatacepte em receptores de rim mostrou uma melhor função renal (média 70 mℓ/min) 7 anos pós-transplante comparado com o grupo controle (média 45 mℓ/min).[77] No entanto, apesar da ausência de nefrotoxicidade, o uso de belatacepte na clínica foi limitado pelo alto grau de rejeição aguda, em torno de 40% dos pacientes, comparado com 10 a 15% dos pacientes com tacrolimus. A razão para essa taxa de rejeição aguda aumentada necessita mais investigação, mas duas hipóteses incluem o potencial efeito negativo do belatacepte nas células Treg e a ausência de bloqueio em células T de memória que não necessitam de um sinal 2 para completa ativação.

Células T de memória

Em comparação com as células T *naïve*, as células T de memória produzem citocinas mais rapidamente, em especial por causa de um limiar de ativação diminuído e pela função citolítica direta *in vivo* após o desafio com o antígeno.[78-80] Essas células também expressam um conjunto único de selectinas, integrinas e receptores de quimiocinas que permite acesso mais rápido ao tecido-alvo. Ainda não está bem claro se as células T de memória se diferenciam linearmente ou em paralelo com as células T *helper* e citotóxicas. Em geral, elas podem ser divididas em dois subgrupos de acordo com o fenótipo e a localização: células T de memória central (TCM, do inglês *T cells central memory*), as quais se localizam preferencialmente nos órgãos linfoides; e células T de memória efetora (TEM, do inglês *T cells effector memory*), que apresentam um tropismo para os tecidos periféricos.[81-84]

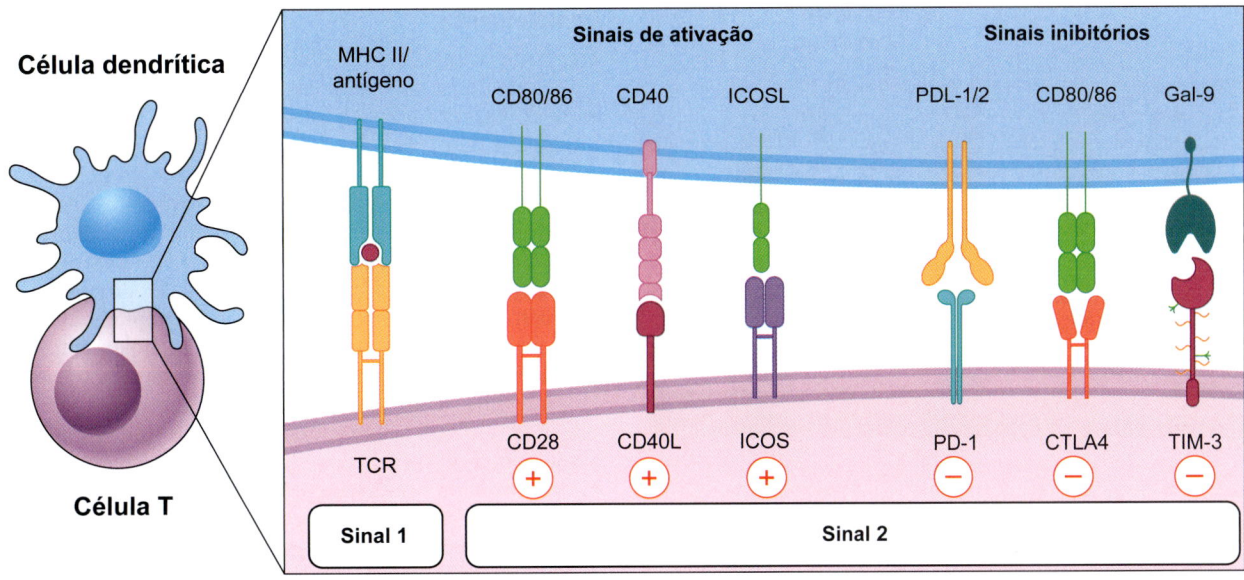

Figura 56.7 Sinais de coestimulação e inibição da ativação das células T.

Células T de memória reativas ao doador podem ser detectadas em receptores de transplantes não sensibilizados.[85] É possível que essas células sejam produzidas como consequência da reatividade cruzada entre um antígeno ambiental apresentado pelo HLA próprio (p. ex., infecção) e um aloantígeno apresentado por um HLA próprio ou estranho.[86] Além disso, episódios de linfopenia transitória, decorrentes de infecções por vírus ou fármacos como a timoglobulina, podem desencadear a proliferação homeostática de células T de memória. Como resultado, uma fração do conjunto de células T alorreativas *naïve* pode ser convertida estocasticamente em células T de memória alorreativas ao longo da vida, dando à maioria dos pacientes algum grau de memória alorretiva, embora eles não tenham sido expostos ao aloantígeno.[87-99] No contexto dos transplantes, as células T de memória podem levar a uma rejeição mais forte e rápida do que as células T *naïve*, além de serem resistentes à maioria dos fármacos imunossupressores.[90] Diversos estudos demonstraram que a medida pré-transplante da alorreatividade do receptor pelo ensaio de INF-γ por ELISPOT está correlacionada com a rejeição aguda e a função de enxerto aos 6 e 12 meses pós-transplante.[91-96]

Células B e aloanticorpos

Para serem ativadas, as células B precisam tanto da ligação do antígeno ao receptor das células B (BCR, do inglês *B cell receptor*) como da interação com células T *helper* reativas aos mesmos aloantígenos. Uma vez ativada, proliferam vigorosamente, começam a secretar IgM e diferenciam-se em células B de memória ou plasmócitos com anticorpos de maior afinidade e troca de classe para IgG.

Anticorpos anti-HLA estão presentes em 20 a 30% dos pacientes com rejeição aguda e em até 60% dos pacientes com disfunção crônica do aloenxerto.[97] Anticorpos contra moléculas de HLA do doador, antígenos do sistema ABO de grupos sanguíneos ou antígenos de células endoteliais podem ser produzidos durante a resposta imune ao aloenxerto ou, no caso dos anticorpos contra células endoteliais, podem ser preexistentes no momento do transplante. A presença de anticorpos anti-HLA contra o doador detectáveis no momento do transplante está associada à sobrevivência reduzida do enxerto, e o desenvolvimento de novos anticorpos anti-HLA em pacientes previamente não sensibilizados após o transplante é altamente preditivo da falha precoce do enxerto.

Anticorpos anti-HLA podem causar lesão direta ao endotélio capilar ou lesão indireta por meio da fixação do complemento ou do recrutamento de células inflamatórias com receptores Fc (Figura 56.8).[98] A presença de anticorpos anti-HLA está associada a três tipos de rejeição mediada por anticorpos (AMR, do inglês *antibody-mediated rejection*): hiperaguda, aguda e crônica. A AMR hiperaguda é rara atualmente, ocorrendo quando os receptores têm anticorpos pré-formados contra moléculas de HLA alogênicas ou isoaglutininas ABO expressas no endotélio do enxerto. É definida pela rejeição que ocorre dentro de 24 horas da reperfusão e caracterizada pela perda imediata, ou quase imediata, da função do enxerto secundária à trombose mediada pelo complemento dentro do aporte vascular do aloenxerto. Técnicas modernas de reatividade cruzada tornaram a rejeição hiperaguda extremamente rara, enquanto a AMR aguda e a AMR crônica permanecem problemáticas. A primeira é resultado de anticorpos anti-HLA do doador ou DSA (do inglês *donor-specific antibodies*), que podem ser pré-formados ou desenvolver-se após o transplante (*de novo*), podendo ainda ocorrer simultaneamente ou não à rejeição celular aguda.[99] Ela ocorre em cerca de 5 a 7% de todos os transplantes renais e representa 20 a 50% dos episódios de rejeição aguda entre os pacientes pré-sensibilizados.[100-101] A segunda é resultado de lesão contínua mediada por aloanticorpos, e cada vez mais considerada um contribuinte para a perda tardia do enxerto.

Do ponto de vista diagnóstico, a característica principal da AMR é a ativação do complemento e a formação de complexo de ataque à membrana (MAC, do inglês *membrane attack complex*), levando à lise da célula-alvo, como principal alvo as células endoteliais. A coloração histológica positiva para o complemento 4 d (C4 d) nas biopsias, um sinal de ativação da cascata de complemento, é sugestivo de AMR, embora AMR com C4 d negativo também possa ocorrer.[102]

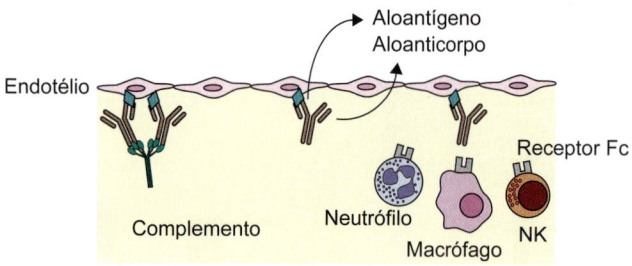

Figura 56.8 Mecanismo da rejeição aguda mediada por anticorpos no rim transplantado.

> **! PONTOS-CHAVE**
> - Os mecanismos efetores da lesão de enxerto incluem: citotoxicidade mediada por células T CD8+; reação de hipersensibilidade de tipo tardio mediada por células T CD4+; e lesão mediada por anticorpos
> - Células Treg que expressam Foxp3 são essenciais para o controle da resposta imune
> - As células T de memória têm um limiar mais baixo para ativação, e são mais resistentes aos fármacos imunossupressores
> - Enquanto a rejeição celular tem como principal alvo as células dos túbulos renais, a rejeição mediada por anticorpos afeta principalmente os capilares endoteliais do rim transplantado.

Imunidade inata

Cada vez mais se reconhece a importância da imunidade inata na rejeição, sobretudo após o relato de que receptores de transplantes renais podem rejeitar seu aloenxerto, mesmo após a quase depleção completa de células T e B com o anticorpo monoclonal alentuzumabe (anti-CD52).[103] É importante ressaltar que os infiltrados de enxerto nesses pacientes são principalmente caracterizados por monócitos.[104] Além disso, enxertos cardíacos alogênicos em camundongos que não apresentam imunidade adaptativa exibem grandes infiltrados de células imunes associadas à produção de citocinas pró-inflamatórias.[105] Portanto, as células imunes inatas são capazes de responder ao aloenxerto, mesmo na ausência de células T. Em razão da íntima relação entre as respostas das imunidades inata e adaptativa, muitos dos aspectos da primeira já foram discutidos. Esta seção aborda com mais detalhes os mecanismos de ação da cascata do complemento, dos monócitos e das células NK (Quadro 56.4).

Quadro 56.4 Imunidade inata.

Células e moléculas	Função
Complemento	Regula a lesão I/R, potencializa a imunidade humoral e celular, promove lesão tecidual mediada por anticorpos
Macrófagos	Produção de IL-12, IL-1β, TNF-α e INF-γ, atividade fagocítica, produção de ROS, reparo de lesões
Células NK	Produção de TNF-α e INF-γ, citólise mediada por granzima e Fas-L, produção de quimiocinas, citotoxicidade mediada por anticorpos

IL: interleucina; INF-γ: interferona-gama; I/R: isquemia/reperfusão; ROS: espécie reativa de oxigênio; TNF-α: fator de necrose tumoral alfa.

Complemento

Um componente importante da imunidade inata é o sistema complemento, o qual está envolvido na maioria das fases da lesão do enxerto: regula a lesão de I/R do rim, a aloimunidade humoral e de células T subjacentes à rejeição do transplante e a lesão renal progressiva que resulta em falência tardia do enxerto. Três vias bioquímicas podem ativar a cascata do complemento: a via clássica, a alternativa e a da lectina-manose. Cada uma delas pode ser ativada por mecanismos diferentes e modulam a resposta aloimune em diferentes direções.

Além das proteínas sistêmicas de complemento produzidas pelo fígado, os componentes do complemento podem ser liberados e ativados pelas células imunes de forma local. Durante interações cognatas entre células T e APC, ambos subtipos celulares secretam componentes do complemento e aumentam a expressão de seus receptores. Elementos do complemento são fatores antiapoptóticos e proliferativos para células T e amplificam a produção de citocinas e a expressão de moléculas coestimuladoras pelas APCs.

O sistema complemento facilita a apresentação de antígenos para células B, diminui seu limite de ativação e permite a troca de classe de Ig. O complemento também está envolvido no mecanismo de lesão tecidual induzido por anticorpos anti-HLA.[106] Em camundongos pré-sensibilizados, a inibição da C5 convertase, em combinação com ciclosporina e tratamento com ciclofosfamida em curto/longo prazo, evita a rejeição aguda e prolonga a sobrevivência do enxerto apesar da persistência de aloanticorpos.[107] Em humanos, a adição do anticorpo eculizumabe contra a C5 convertase ao tratamento de troca plasmática reduziu a incidência de rejeição mediada por anticorpos em receptores de transplantes renais sensibilizados, embora esse efeito protetor inicial não tenha se traduzido em uma sobrevida maior do enxerto.[108,109] O eculizumabe também foi utilizado com sucesso parcial para reverter rejeições mediadas por anticorpos já estabelecidas.[110]

Macrófagos

Macrófagos são agentes importantes da resposta imune inata e diferentes de células mononucleares periféricas circulantes que migram para os tecidos como residentes ou durante as respostas inflamatórias. Em geral, são classificados com base em seus diferentes fenótipos e funções, podendo ser denominados "M1", ou "macrófagos classicamente ativados", e "M2", ou "macrófagos ativados alternativamente". Macrófagos M1 são resultado da exposição de monócitos a uma combinação de INF-γ, fator de necrose tumoral alfa (TNF-α) e lipopolissacarídio (LPS).[111] Eles são dotados de propriedades pró-inflamatórias, incluindo produção de citocinas pró-inflamatórias (TNF-α, INF-γ, IL-12 e IL-1β), aumento da atividade fagocitária e da produção de espécies reativas de oxigênio (ROS) via o aumento da expressão da enzima óxido nítrico sintase induzível (iNOS, do inglês *inducible nitric oxide synthase*). Em contrapartida, macrófagos M2 estão envolvidos no reparo de lesões. Essas células abrangem vários fenótipos e ainda são classificadas em três subtipos: M2a, M2b e M2c, de acordo com a citocina envolvida na sua geração.[112]

A contribuição exata dos macrófagos M1 e M2 no transplante de órgãos não é totalmente conhecida. Além disso, não se sabe se a capacidade de polarizar a resposta em um sentido ou no outro pode trazer benefícios ao transplante.

Embora, em alguns modelos, os macrófagos possam ter algumas funções benéficas e reparadoras, eles têm sido associados, em geral, à lesão do enxerto. Macrófagos podem se acumular precocemente no enxerto após o transplante, e sua persistência está associada a um prognóstico pior.[113,114] Analisando-se 78 biopsias de enxertos renais com rejeição aguda, encontrou-se a presença tanto de monócitos como de infiltrados de células T, porém a disfunção do aloenxerto só foi quantitativamente associada à infiltração dos primeiros.[115] A presença de um infiltrado monocítico também foi relatada como discriminatória entre biopsias com rejeição clínica *versus* subclínica.[116] A depleção de macrófagos em modelos animais demonstrou a participação dessas células na mediação de danos teciduais;[117] no entanto, o benefício de tal estratégia e as implicações em doenças humanas não estão estabelecidos.

Células NK

Células NK são células efetoras do sistema imune inato com habilidade de eliminar células infectadas por vírus ou tumores, secretar citocinas e regular respostas das imunidades inata e adaptativa.[118] A ativação de células NK pode ocorrer por meio de múltiplos mecanismos, incluindo a detecção de moléculas próprias de HLA classe I alteradas ou ausentes nas células-alvo, o engajamento da porção Fc de anticorpos IgG, a detecção de moléculas alteradas em células estressadas ou por ambiente inflamatório rico em citocinas, incluindo a IL-12 liberada por DCs ativadas e a IL-2 e INF-γ de células T.[119] Todos esses cenários estão rotineiramente presentes após o transplante.

As células NK têm múltiplas características funcionais que podem modular a resposta a um aloenxerto. Foi demonstrado que elas produzem citocinas pró-inflamatórias INF-γ e TNF-α, as quais podem induzir hipersensibilidade de tipo tardio (DTH), causar dano tecidual direto e/ou aumentar a expressão de HLA de classe I e II. Células NK provenientes de aloenxertos que estão sofrendo um processo de rejeição produzem granzimas que induzem a citólise das células-alvo.[120] Células NK isoladas diretamente de enxertos que estão sendo rejeitados também expressam Fas-L, sugerindo que essas células podem induzir a morte celular mediada por Fas. Além disso, as células NK produzem quimiocinas, como a monocina induzida pelo INF-g que recruta células NK e células T ativadas.[121-127] Em um estudo recente de microarranjos, identificou-se que as células NK também estão envolvidas na amplificação da lesão tecidual de rejeição mediada por anticorpos pela ativação do receptor de Fc gama CD16a e da citotoxicidade dependente de anticorpo.[128]

Considerações

Os antígenos HLA são os principais alvos do sistema imunológico em um órgão transplantado. Apesar da separação entre imunidade inata e imunidade adaptativa, essas respostas em geral ocorrem simultaneamente no mesmo receptor de transplante. O controle do sistema imunológico pelo uso de medicamentos imunossupressores é fundamental para o sucesso do transplante de órgãos.

HISTOCOMPATIBILIDADE

Compatibilidade HLA

O desempenho da sobrevida do transplante renal e a compatibilidade HLA são tema de discussões há muitos anos. Apesar de fundamental para a realização do transplante de medula óssea, o uso de medicamentos imunossupressores mais potentes abriu a possibilidade de se fazer transplantes sem compatibilidade HLA. Incontestavelmente, o receptor de um doador vivo parente com HLA idêntico tem sobrevida de enxerto muito melhor do que qualquer outro tipo de relação doador-receptor. Doadores vivos haploidênticos vêm na sequência. Em relação a doadores cadavéricos, a diferença é menos importante no curto prazo em transplante renal, mas se observa com clareza passados 10 anos de procedimento (Figura 56.9).

Para se obter uma boa compatibilidade, são necessárias listas de espera de receptores extensas o bastante para possibilitar essa escolha. Assim, em um centro com 500 pacientes em lista de espera ativa, por exemplo, a probabilidade de se encontrar um receptor com seis antígenos HLA idênticos aos do doador é de apenas 2%.

Nesse ponto, surgem as controvérsias. A pesquisa de compatibilidade HLA é demorada e tem alto custo; assim, considerando que seu benefício é relevante somente quando receptor e doador compartilham os seis antígenos HLA, objetivo dificilmente alcançado, muitos pesquisadores questionam a aplicação de tal recurso como critério para a distribuição dos órgãos.

No Brasil, a compatibilidade do HLA é utilizada como regra na distribuição de órgãos; já nos EUA, ela não tem um papel importante – exceto em alguns casos infrequentes de compatibilidade total de seis antígenos HLA entre doador e receptor prioritário.

Prova cruzada

Independentemente do grau de sensibilização do receptor, o teste fundamental para verificar se a pessoa tem anticorpos pré-formados contra o doador é a prova

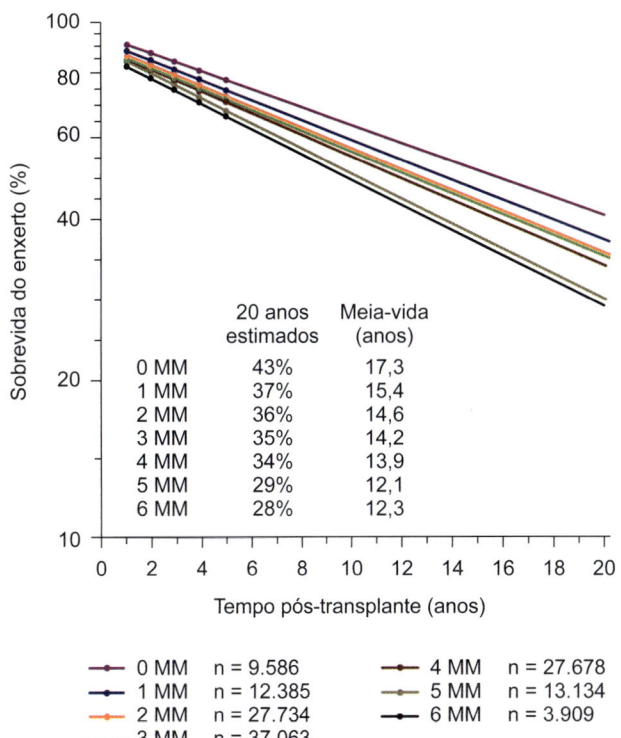

Figura 56.9 Sobrevida do enxerto renal de acordo com o grau de diferença dos antígenos HLA (HLA *mismatch*) entre doador e receptor. É evidente o ganho de sobrevida do enxerto com a melhor compatibilidade HLA. CTS: *Collaborative Transplant Study*. (Adaptada de Opelz e Döhler, 2013.)[129]

cruzada pré-transplante. Instituída por Terasaki nos anos de 1960, essa prova foi responsável pela drástica redução no número de rejeições hiperagudas. No início, era realizada com soro do receptor e linfócitos periféricos do doador. O teste utilizado é o da microlinfocitotoxicidade dependente de complemento; assim, nem toda prova cruzada positiva impede a realização de transplante, sendo necessário identificar a especificidade e o isótipo do anticorpo positivo.

Sabe-se hoje que a contraindicação formal para se fazer um transplante é a presença de IgG anti-HLA de classe I do doador no soro do receptor, enquanto os anticorpos contra HLA de classe II são mais associados à rejeição crônica.

Apesar dos avanços na prova cruzada, no entanto, a literatura e a experiência dos autores mostram que existe cerca de 6 a 7% de rejeições decorrentes de anticorpos não detectados por prova cruzada. Isso acontece em razão da reatividade específica a outros antígenos, como os do endotélio.

Nos últimos anos, o teste de citotoxicidade tem sido substituído por uma técnica que detecta anticorpos por citometria de fluxo. Esse tipo de prova é bastante sensível, mas diminui a especificidade na medida em que é possível que alguns anticorpos não deletérios ao enxerto sejam detectados. Ela pode, no entanto, ser útil em casos de pacientes de alto risco, por exemplo, os hipersensibilizados e os submetidos a retransplante.

Reatividade contra painel

A sensibilização contra antígenos HLA é detectada pelo chamado "painel de reatividade de anticorpos" (PRA, do inglês *panel of reactive antibodies*). Nesse exame, o soro do receptor é testado contra certo número de células de indivíduos normais que poderiam eventualmente ser doadores de órgãos. Esse painel é então selecionado para representar a distribuição dos antígenos HLA da população local, e, por conseguinte, a positividade contra esse painel reflete a reatividade contra a população. Definem-se os graus de sensibilização de um receptor, que será considerado não sensibilizado quando a reatividade estiver abaixo de 10%, sensibilizado quando de 10 a 50% e hipersensibilizado quando acima de 50%. Assim, reatividade contra painel define a chance de o receptor encontrar um doador compatível na população local.

> **! PONTOS-CHAVE**
>
> - Independentemente do grau de sensibilização do receptor, o teste fundamental para verificar se ele apresenta anticorpos pré-formados contra o doador é a prova cruzada pré-transplante. O teste aplicado é o da microlinfocitotoxicidade dependente de complemento
> - A contraindicação formal para a realização do transplante é a presença de IgG anti-HLA de classe I do doador no soro do receptor
> - É possível detectar reatividade antiendotélio em 80% dos soros de receptores com rejeição humoral e com prova cruzada negativa.

Nos últimos anos, foram introduzidos os ensaios de fase sólida na pesquisa de anticorpos anti-HLA (Quadro 56.5). Esses ensaios não utilizam células, mas moléculas HLA aderidas a microesferas usadas em uma plataforma *Luminex* – sendo este teste mais sensível que a citotoxicidade dependente de complemento e a citometria de fluxo na detecção de anticorpos anti-HLA. De acordo com a fixação das moléculas HLA nas microesferas, o êxito do teste é caracterizado quantitativa e qualitativamente. No entanto, dada a variabilidade de antígeno nas esferas, esse exame é considerado semiquantitativo com variabilidade maior que 50% entre diferentes laboratórios.

Utilizam-se basicamente três tipos de microesferas:

1. No primeiro, são utilizadas microesferas com grande número de moléculas HLA classe I e classe II, proporcionando um resultado positivo ou negativo
2. No segundo, cada microesfera representa uma célula com duas moléculas provenientes dos dois alelos de cada *locus* HLA, fornecendo, assim, o valor do PRA
3. No terceiro, uma única molécula HLA é fixada nas microesferas (em inglês, *single antigen beads*). Esse tipo é particularmente útil para caracterizar os anticorpos e para definir, após comparação com os antígenos HLA incompatíveis do doador, se um anticorpo é específico contra o próprio doador.

Quando um doador está disponível e após sua tipificação HLA, pode-se predizer o êxito da prova cruzada prospectiva: na ausência de anticorpos específicos para os antígenos incompatíveis do doador, a prova cruzada será negativa. Esse processo constitui a prova cruzada virtual. Mais recentemente, vários centros de transplante passaram a usar a prova cruzada virtual para a aceitação de órgãos em paciente não sensibilizado, sem a necessidade da realização da prova cruzada com células do doador.

Anticorpos anti-HLA na era do *Luminex*

A introdução da técnica *Luminex* redefiniu a sensibilização. Todos os dados publicados indicam que a sensibilidade desse teste é muito superior quando comparado com aqueles que usam células, inclusive com a citometria de fluxo. Além disso, ele detecta exclusivamente anticorpos anti-HLA e define com acurácia sua especificidade. Com o uso de *single antigen beads*, é possível caracterizar os anticorpos presentes nos pacientes sensibilizados em lista de espera e definir a presença ou a ausência de anticorpos contra o doador por meio da prova cruzada virtual imediatamente após a tipificação do HLA do doador, sem a realização de uma prova cruzada clássica. A aplicação desse procedimento na alocação de órgãos de doadores falecidos permitiria a redução do tempo da isquemia fria de algumas horas preciosas.

Como todas as técnicas, a do *Luminex* apresenta suas limitações. Apesar de detectar os anticorpos contra os (atuais) 150 mais importantes antígenos HLA, pode teoricamente não detectar anticorpos contra alelos raros. Esse é um risco,

Quadro 56.5 Ensaios para detecção de anticorpos anti-HLA.

Ensaio	Técnica	Potenciais alvos	IgM *versus* IgG	Ativação de complemento
Citotoxicidade	Células do doador	Antígenos HLA e não HLA	Ambas	Detectada
Citometria de fluxo	Células do doador	Antígenos HLA e não HLA	IgG apenas	Não
Luminex	Microesferas	Antígenos HLA	IgG apenas	Não (exceção: ensaio com C1q)

sobretudo em um país com tamanha diversidade étnica como o Brasil. Somente após uma exclusão cuidadosa de anticorpos contra todos os antígenos HLA incompatíveis do doador, uma prova cruzada virtual pode ser definida negativa com um mínimo risco de rejeição aguda mediada por anticorpo.

Por outro lado, nem todos os anticorpos detectados por *Luminex* são de fato clinicamente relevantes. Somente uma parte de pacientes transplantados com prova cruzada clássica negativa e virtual positiva desenvolveu rejeição humoral aguda. Sabe-se que o ensaio pode dar resultado falso-positivo porque, durante o processo da fixação nas microsferas, as moléculas HLA podem perder sua configuração e apresentar um novo epítopo, inexistente quando normalmente expressas nas células.

Mesmo no caso de resultados realmente positivos, o teste pode detectar anticorpos de escassa relevância clínica. Caracterizar os anticorpos detectados na prova cruzada virtual como clinicamente relevantes ou não é, na atualidade, objeto de estudos intensos.

A importância do *Luminex* no monitoramento imunológico pós-transplante é incontestável. Por sua alta sensibilidade, é capaz de detectar a produção de anticorpos anti-HLA previamente existentes ou *de novo* de baixo título, permitindo, assim, a rápida caracterização do componente humoral da rejeição e sua terapia, baseada no uso de plasmaférese e IVIg. Além disso, não necessita de células do doador, cuja indisponibilidade costuma ser uma limitação no estudo imunológico das rejeições.

A realização do monitoramento de anticorpos como rotina é uma questão de debate, em particular na ausência de terapias muito eficazes para esse subconjunto de pacientes. Em nosso centro, os pacientes são testados rotineiramente para DSA nos seguintes cenários: no momento da biopsia de transplante renal, em pacientes sensibilizados com disfunção do enxerto, após redução da imunossupressão (p. ex., na viremia por BK) ou se há uma história de não adesão aos fármacos imunossupressores. Alguns centros estão realizando monitoramento anual de DSA pós-transplante, embora ainda não esteja claro o benefício a longo prazo dessa abordagem de alto custo (cerca de 200 dólares/teste).

Um novo ensaio C1q-SAB *Luminex* foi desenvolvido para melhorar sua especificidade, buscando detectar apenas o complemento de fixação de anticorpos específicos para HLA. Nesse ensaio, o soro de doente inativado por calor é incubado com microesferas revestidas com HLA, com a adição de C1q humano purificado. O C1q ligado é então detectado pela adição de anticorpo de detecção C1q anti-humano conjugado fluorescente. Loupy et al.[130] descobriram que, entre os pacientes com DSA identificados no primeiro ano de transplante renal, aqueles com DSA de ligação a C1q mostraram uma sobrevivência de enxerto muito pior do que aqueles com DSA não ligante a C1q (54% *vs.* 93% de 5 anos de sobrevida do enxerto). Aproximadamente 25% dos anticorpos DSA foram C1q+. Mais recentemente, em um estudo de Schaub et al.,[131] altos níveis de IgG (intensidade de fluorescência mediana > 14.154) predisseram positividade C1q com 92% de sensibilidade e 96% de especificidade, sugerindo que a concentração plasmática de IgG está bastante associada à positividade da ligação a C1q.

Anticorpos não HLA

A incidência da rejeição aguda mediada por anticorpos é atualmente estimada em torno de 10%. Destes, 2 ou 3 pontos percentuais se devem a anticorpos não HLA dirigidos contra moléculas presentes exclusivamente nas células endoteliais do enxerto e, portanto, não detectáveis com as provas cruzadas. Nem mesmo o marcador C4 d é útil nesses casos, considerando que a maioria dos anticorpos não HLA não ativa o complemento.

O alvo desses anticorpos é praticamente desconhecido. Diversos estudos atuais têm avaliado o papel da molécula MICA na resposta imune ao transplante alogênico. Codificada no CPH, próximo ao gene *HLA-B*, a molécula MICA é altamente polimórfica e tem expressão constitutiva restrita às células endoteliais, epitélio gastrintestinal e fibroblastos. A caracterização molecular dos alelos MICA permitiu a padronização de testes de fase sólida, por meio dos quais foi detectado o envolvimento de anticorpos anti-MICA na rejeição humoral aguda e crônica. Anticorpos contra o receptor tipo 1 da angiotensina II (AT1R) também foram identificados em pacientes com rejeição e associados a patogenicidade.[132-136]

Infelizmente, apesar de mais de 30 anos de pesquisa, não foi possível caracterizar outros alvos dos anticorpos anticélula endotelial. As metodologias utilizadas não são padronizadas e os resultados oriundos de centros diferentes dificilmente são comparáveis entre si.

> **⚠ PONTOS-CHAVE**
> - Os anticorpos anti-HLA podem desenvolver-se após a exposição a produtos sanguíneos, gestações ou transplantes anteriores
> - O teste de anticorpos anti-HLA é realizado hoje principalmente por ensaios de fase sólida com a plataforma *Luminex*
> - A presença de anticorpos anti-HLA pré-formados contra o rim doador está associada a um maior risco de rejeição mediada por anticorpos (AMR)
> - Uma prova cruzada de citotoxicidade positiva para células T (CDC-XM) é uma contraindicação absoluta para o transplante de rim
> - O desenvolvimento de anticorpos específicos contra o doador (DSA) pós-transplante é uma das principais causas da perda tardia do enxerto.

Xenotransplante renal

O xenotransplante envolve a transplantação de órgãos de uma espécie diferente da humana para humanos. No contexto do transplante renal, rins de porcos geneticamente modificados estão sendo avaliados como potencial solução para a significativa escassez de órgãos humanos disponíveis. Serão abordadas aqui as complexidades do xenotransplante renal, seus mecanismos, desafios e benefícios potenciais perante a necessidade crítica de órgãos doadores.

Mecanismos do xenotransplante

Porcos geneticamente modificados foram desenvolvidos especificamente para aumentar a compatibilidade com o corpo humano. Esses porcos, designados como doadores de órgãos, são criados em condições controladas para evitar a exposição a infecções prejudiciais aos receptores humanos. As modificações genéticas tornam seus órgãos mais semelhantes aos órgãos humanos em tamanho, função e compatibilidade. Apesar das incompatibilidades inerentes entre o porco comum de fazenda e o corpo humano, avanços recentes em engenharia genética com o uso da plataforma CRISPR/Cas9 possibilitaram o desenvolvimento de órgãos de porco mais imunocompatíveis, especialmente rins. As principais alterações foram: 1) remoção de três açúcares do porco, dos quais temos anticorpos naturais; 2) inclusão de genes humanos para melhor controlar as vias de coagulação e ativação do complemento. Rins de porco geneticamente modificados demonstram capacidade de realizar funções renais essenciais, incluindo a manutenção do equilíbrio de fluidos e minerais e a excreção de produtos residuais.

Prevenção da rejeição

Assim como no transplante renal humano, medicamentos imunossupressores desempenham um papel crucial na prevenção da rejeição de xenotransplantes. O uso de agentes imunossupressores mais novos, como anticorpos monoclonais anti-CD154, em combinação com outros fármacos já utilizados no transplante renal humano, é fundamental para minimizar os riscos de rejeição. Essa escolha se baseou em experimentos realizados em modelos animais, apontando a necessidade do bloqueio da via CD154 para mitigar a rejeição em receptores de xenotransplantes.

Racional para o uso de porcos

Os porcos são preferidos em relação a outros animais doadores devido a sua rápida capacidade de reprodução e ao menor risco de transmissão de doenças infecciosas (quando comparados aos macacos, p. ex). Apesar de chimpanzés e gorilas oferecerem relativa biocompatibilidade, sua escassez e seu status de ameaçados de extinção limitam sua viabilidade como doadores de órgãos. Além disso, os porcos apresentam o tamanho dos órgãos muito semelhante aos dos humanos, capacidade de realização de mais manipulações genéticas para aumentar a compatibilidade e resistência a certas doenças que afetam os órgãos humanos. No mais, tecidos de porco, como válvulas cardíacas e cartilagem, já vêm sendo usados em humanos há muitos anos, reforçando ainda mais sua adequação para xenotransplante.

Progresso de pesquisa e garantia de segurança

Avanços significativos na pesquisa pré-clínica, incluindo transplantes de rim de porcos geneticamente modificados em primatas e humanos com morte cerebral, demonstraram resultados promissores quanto à função e à compatibilidade do órgão. Esses estudos indicam uma viabilidade prolongada do órgão sem rejeição imediata, fornecendo insights valiosos sobre a viabilidade do xenotransplante renal em humanos. Ademais, medidas rigorosas de segurança – incluindo diretrizes estritas de criação, modificações genéticas e protocolos abrangentes de triagem de infecções – mitigam o risco de transmissão de infecções específicas de porcos para receptores. O primeiro xenotransplante em humano com sucesso foi realizado em 2024 em um paciente em diálise, o qual foi usado um porco com 69 modificações genéticas (Figura 56.10). No entanto, o desfecho a longo prazo ainda não está disponível.

Conclusão

O xenotransplante surge como uma solução potencial para aliviar a crítica escassez de órgãos doadores, especialmente no transplante renal. Esforços contínuos de pesquisa, aliados a protocolos rigorosos de segurança e avanços em engenharia genética, prometem viabilidade e segurança do xenotransplante renal para indivíduos que necessitam de transplantes de órgãos salvadores de vidas.

REFERÊNCIAS BIBLIOGRÁFICAS

1. Lakkis FG, Lechler RI. Origin and biology of the allogeneic response. Cold Spring Harb Perspect Med. 2013;3(8):a014993.
2. Zhuang Q, Lakkis FG. Dendritic cells and innate immunity in kidney transplantation. Kidney Int. 2015;87(4):712-8.
3. Powner DJ, Hendrich A, Nyhuis A, Strate R. Changes in serum catecholamine levels in patients who are brain dead. J Heart Lung Transplant. 1992;11(6):1046-53.
4. Gramm HJ, Zimmermann J, Meinhold H, Dennhardt R, Voigt K. Hemodynamic responses to noxious stimuli in brain-dead organ donors. Intensive Care Med. 1992;18(8):493-5.
5. Harboe M, Garred P, Lindstad JK, Pharo A, Müller F, Stahl GL et al. The role of properdin in zymosan- and Escherichia coli-induced complement activation. J Immunol. 2012;189(5):2606-13.
6. Rosin DL, Okusa MD. Dangers within: DAMP responses to damage and cell death in kidney disease. J Am Soc Nephrol. 2011;22(3): 416-25.
7. Sherman LA, Chattopadhyay S, Biggs JA, Dick RF 2nd, Bluestone JA. Alloantibodies can discriminate class I major histocompatibility complex molecules associated with various endogenous peptides. Proc Natl Acad Sci U S A. 1993;90(15):6949-51.
8. Macedo C, Orkis EA, Popescu I, Elinoff BD, Zeevi A, Shapiro R et al. Contribution of naive and memory T-cell populations to the human alloimmune response. Am J Transplant. 2009;9(9):2057-66.
9. Suchin EJ, Langmuir PB, Palmer E, Sayegh MH, Wells AD, Turka LA. Quantifying the frequency of alloreactive T cells *in vivo*: new answers to an old question. J Immunol. 2001;166(2):973-81.
10. Dierselhuis M, Goulmy E. The relevance of minor histocompatibility antigens in solid organ transplantation. Curr Opin Organ Transplant. 2009;14(4):419-25.

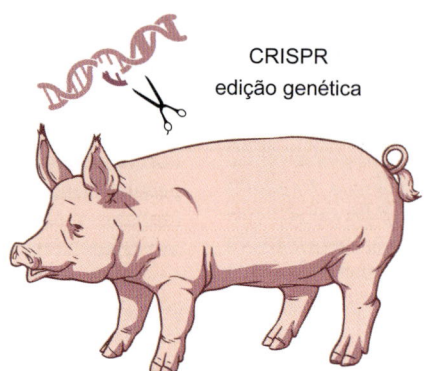

Figura 56.10 Suíno Yucatan.

11. Peugh WN, Superina RA, Wood KJ, Morris PJ. The role of H-2 and non-H-2 antigens and genes in the rejection of murine cardiac allografts. Immunogenetics. 1986;23(1):30-7.
12. Larsen CP, Morris PJ, Austyn JM. Migration of dendritic leukocytes from cardiac allografts into host spleens. A novel pathway for initiation of rejection. J Exp Med. 1990;171(1):307-14.
13. Mandelbrot DA, Furukawa Y, McAdam AJ, Alexander SI, Libby P, Mitchell RN et al. Expression of B7 molecules in recipient, not donor, mice determines the survival of cardiac allografts. J Immunol. 1999;163(7):3753-7.
14. Campos L, Naji A, Deli BC, Kern JH, Kim JI, Barker CF et al. Survival of MHC-deficient mouse heterotopic cardiac allografts. Transplantation. 1995;59(2):187-91.
15. Mannon RB, Griffiths R, Ruiz P, Platt JL, Coffman TM. Absence of donor MHC antigen expression ameliorates chronic kidney allograft rejection. Kidney Int. 2002;62(1):290-300.
16. Garrod KR, Liu FC, Forrest LE, Parker I, Kang SM, Cahalan MD. NK cell patrolling and elimination of donor-derived dendritic cells favor indirect alloreactivity. J Immunol. 2010;184(5):2329-36.
17. Brennan TV, Jaigirdar A, Hoang V, Hayden T, Liu FC, Zaid H et al. Preferential priming of alloreactive T cells with indirect reactivity. Am J Transplant. 2009;9(4):709-18.
18. Borges TJ, Murakami N, Machado FD, Murshid A, Lang BJ, Lopes RL et al. March1-dependent modulation of donor MHC II on CD103+ dendritic cells mitigates alloimmunity. Nat Commun. 2018;9(1):3482.
19. Lechler RI, Batchelor JR. Immunogenicity of retransplanted rat kidney allografts. Effect of inducing chimerism in the first recipient and quantitative studies on immunosuppression of the second recipient. J Exp Med. 1982;156(6):1835-41.
20. Lechler RI, Batchelor JR. Restoration of immunogenicity to passenger cell-depleted kidney allografts by the addition of donor strain dendritic cells. J Exp Med. 1982;155(1):31-41.
21. Yin L, Scott-Browne J, Kappler JW, Gapin L, Marrack P. T cells and their eons-old obsession with MHC. Immunol Rev. 2012;250(1):49-60.
22. Auchincloss H Jr, Lee R, Shea S, Markowitz JS, Grusby MJ, Glimcher LH. The role of "indirect" recognition in initiating rejection of skin grafts from major histocompatibility complex class II-deficient mice. Proc Natl Acad Sci U S A. 1993;90(8):3373-7.
23. Benham AM, Fabre JW. Elucidation of key peptide determinants involved in an indirect T-cell allorecognition pathway of rat kidney allograft rejection. Transplant Proc. 1995;27(1):547-8.
24. Valujskikh A, Matesic D, Gilliam A, Anthony D, Haqqi TM, Heeger PS. T cells reactive to a single immunodominant self-restricted allopeptide induce skin graft rejection in mice. J Clin Invest. 1998;101(6):1398-407.
25. Safinia N, Afzali B, Atalar K, Lombardi G, Lechler RI. T-cell alloimmunity and chronic allograft dysfunction. Kidney Int Suppl. 2010;(119):S2-12.
26. Herrera OB, Golshayan D, Tibbott R, Salcido Ochoa F, James MJ, Marelli-Berg FM et al. A novel pathway of alloantigen presentation by dendritic cells. J Immunol. 2004;173(8):4828-37.
27. Marino J, Babiker-Mohamed MH, Crosby-Bertorini P, Paster JT, LeGuern C, Germana S et al. Donor exosomes rather than passenger leukocytes initiate alloreactive T cell responses after transplantation. Sci Immunol. 2016;1(1):aaf8759.
28. Wang D, Matsumoto R, You Y, Che T, Lin XY, Gaffen SL et al. CD3/CD28 costimulation-induced NF-kappaB activation is mediated by recruitment of protein kinase C-theta, Bcl10, and IkappaB kinase beta to the immunological synapse through CARMA1. Mol Cell Biol. 2004;24(1):164-71.
29. Halloran PF. Immunosuppressive drugs for kidney transplantation. N Engl J Med. 2004;351(26):2715-29.
30. Kant CD, Akiyama Y, Tanaka K, Shea S, Yamada Y, Connolly SE et al. Both rejection and tolerance of allografts can occur in the absence of secondary lymphoid tissues. J Immunol. 2015;194(3):1364-71.
31. von Andrian UH, Mempel TR. Homing and cellular traffic in lymph nodes. Nat Rev Immunol. 2003;3(11):867-78.
32. Yopp AC, Krieger NR, Ochando JC, Bromberg JS. Therapeutic manipulation of T cell chemotaxis in transplantation. Curr Opin Immunol. 2004;16(5):571-7.
33. Yadav R, Larbi KY, Young RE, Nourshargh S et al. Migration of leukocytes through the vessel wall and beyond. Thromb Haemost. 2003;90(4):598-606.
34. Koskinen PK, Lemstrom KB. Adhesion molecule P-selectin and vascular cell adhesion molecule-1 in enhanced heart allograft arteriosclerosis in the rat. Circulation. 1997;95(1):191-6.
35. Oberbarnscheidt MH, Zeng Q, Li Q, Dai H, Williams AL, Shlomchik WD et al. Non-self recognition by monocytes initiates allograft rejection. J Clin Invest. 2014;124(8):3579-89.
36. Liu Z, Fan H, Jiang S. CD4(+) T-cell subsets in transplantation. Immunol Rev. 2013;252(1):183-91.
37. Jiang S, Herrera O, Lechler RI. New spectrum of allorecognition pathways: implications for graft rejection and transplantation tolerance. Curr Opin Immunol. 2004;16(5):550-7.
38. Koh KP, Wang Y, Yi T, Shiao SL, Lorber MI, Sessa WC et al. T cell-mediated vascular dysfunction of human allografts results from IFN-gamma dysregulation of NO synthase. J Clin Invest. 2004;114(6):846-56.
39. de Jonge N, van Wichen DF, van Kuik J, Kirkels H, Lahpor JR, Gmelig-Meyling FHJ et al. Cardiomyocyte death in patients with end-stage heart failure before and after support with a left ventricular assist device: low incidence of apoptosis despite ubiquitous mediators. J Heart Lung Transplant. 2003;22(9):1028-36.
40. van Loosdregt J, van Oosterhout MF, Bruggink AH, van Wichen DF, van Kuik J, de Koning E et al. The chemokine and chemokine receptor profile of infiltrating cells in the wall of arteries with cardiac allograft vasculopathy is indicative of a memory T-helper 1 response. Circulation. 2006;114(15):1599-607.
41. Kuo E, Maruyama T, Fernandez F, Mohanakumar T. Molecular mechanisms of chronic rejection following transplantation. Immunol Res. 2005;32(1-3):179-85.
42. Jin YP, Jindra PT, Gong KW, Lepin EJ, Reed EF. Anti-HLA class I antibodies activate endothelial cells and promote chronic rejection. Transplantation. 2005;79(3 Suppl):S19-21.
43. Illigens BM, Yamada A, Anosova N, Dong VM, Sayegh MH, Benichou G. Dual effects of the alloresponse by Th1 and Th2 cells on acute and chronic rejection of allotransplants. Eur J Immunol. 2009;39(11):3000-9.
44. Colvin RB. Antibody-mediated renal allograft rejection: diagnosis and pathogenesis. J Am Soc Nephrol. 2007;18(4):1046-56.
45. Uboldi de Capei M, Dametto E, Fasano ME, Messina M, Pratico' L, Rendine S et al. Cytokines and chronic rejection: a study in kidney transplant long-term survivors. Transplantation. 2004;77(4):548-52.
46. Tang JL, Subbotin VM, Antonysamy MA, Troutt AB, Rao AS, Thomson AW. Interleukin-17 antagonism inhibits acute but not chronic vascular rejection. Transplantation. 2001;72(2):348-50.
47. Li J, Simeoni E, Fleury S, Dudler J, Fiorini E, Kappenberger L et al. Gene transfer of soluble interleukin-17 receptor prolongs cardiac allograft survival in a rat model. Eur J Cardiothorac Surg. 2006;29(5):779-83.
48. Snell GI, Levvey BJ, Zheng L, Bailey M, Orsida B, Williams TJ et al. Interleukin-17 and airway inflammation: a longitudinal airway biopsy study after lung transplantation. J Heart Lung Transplant. 2007;26(7):669-74.
49. Vanaudenaerde BM, De Vleeschauwer SI, Vos R, Meyts I, Bullens DM, Reynders V et al. The role of the IL23/IL17 axis in bronchiolitis obliterans syndrome after lung transplantation. Am J Transplant. 2008;8(9):1911-20.
50. Matignon M, Aissat A, Canoui-Poitrine F, Grondin C, Pilon C, Desvaux D et al. Th-17 Alloimmune responses in renal allograft biopsies from recipients of kidney transplants using extended criteria donors during acute T cell-mediated rejection. Am J Transplant. 2015;15(10):2718-25.
51. King C. New insights into the differentiation and function of T follicular helper cells. Nat Rev Immunol. 2009;9(11):757-66.
52. Ma CS, Deenick EK, Batten M, Tangye SG. The origins, function, and regulation of T follicular helper cells. J Exp Med. 2012;209(7):1241-53.
53. Ansel KM, McHeyzer-Williams LJ, Ngo VN, McHeyzer-Williams MG, Cyster JG. *In vivo*-activated CD4 T cells upregulate CXC chemokine receptor 5 and reprogram their response to lymphoid chemokines. J Exp Med. 1999;190(8):1123-34.

54. Haynes NM, Allen CD, Lesley R, Ansel KM, Killeen N, Cyster JG. Role of CXCR5 and CCR7 in follicular Th cell positioning and appearance of a programmed cell death gene-1 high germinal center-associated subpopulation. J Immunol. 2007;179(8):5099-108.
55. Hardtke S, Ohl L, Foster R. Balanced expression of CXCR5 and CCR7 on follicular T helper cells determines their transient positioning to lymph node follicles and is essential for efficient B-cell help. Blood. 2005;106(6):1924-31.
56. Mohammed MT, Cai S, Hanson BL, Zhang H, Clement RL, Daccache J et al. Follicular T cells mediate donor-specific antibody and rejection after solid organ transplantation. Am J Transplant. 2021;21(5):1893-1901.
57. Conlon TM, Saeb-Parsy K, Cole JL, Motallebzadeh R, Qureshi MS, Rehakova S et al. Germinal center alloantibody responses are mediated exclusively by indirect-pathway CD4 T follicular helper cells. J Immunol. 2012;188(6):2643-52.
58. de Graav GN, Dieterich M, Hesselink DA, Boer K, Clahsen-van Groningen MC, Kraaijeveld R et al. Follicular T helper cells and humoral reactivity in kidney transplant patients. Clin Exp Immunol. 2015;180(2):329-40.
59. Smyth MJ, Trapani JA. Granzymes: exogenous proteinases that induce target cell apoptosis. Immunol Today. 1995;16(4):202-6.
60. Strehlau J, Pavlakis M, Lipman M, Shapiro M, Vasconcellos L, Harmon W et al. Quantitative detection of immune activation transcripts as a diagnostic tool in kidney transplantation. Proc Natl Acad Sci U S A. 1997;94(2):695-700.
61. Vasconcellos LM, Schachter AD, Zheng XX, Vasconcellos LH, Shapiro M, Harmon WE et al. Cytotoxic lymphocyte gene expression in peripheral blood leukocytes correlates with rejecting renal allografts. Transplantation. 1998;66(5):562-6.
62. Li B, Hartono C, Ding R, Sharma VK, Ramaswamy R, Qian B et al. Noninvasive diagnosis of renal-allograft rejection by measurement of messenger RNA for perforin and granzyme B in urine. N Engl J Med. 2001;344(13):947-54.
63. Josefowicz SZ, Rudensky A. Control of regulatory T cell lineage commitment and maintenance. Immunity. 2009;30(5):616-25.
64. Gorantla VS, Schneeberger S, Brandacher G, Sucher R, Zhang D, Lee WP et al. T regulatory cells and transplantation tolerance. Transplant Rev (Orlando). 2010;24(3):147-59.
65. Maynard CL, Harrington LE, Janowski KM, Oliver JR, Zindl CL, Rudensky AY et al. Regulatory T cells expressing interleukin 10 develop from Foxp3+ and Foxp3- precursor cells in the absence of interleukin 10. Nat Immunol. 2007;8(9):931-41.
66. Collison LW, Workman CJ, Kuo TT, Boyd K, Wang Y, Vignali KM et al. The inhibitory cytokine IL-35 contributes to regulatory T-cell function. Nature. 2007;450(7169):566-9.
67. Burrell BE, Nakayama Y, Xu J, Brinkman CC, Bromberg JS. Regulatory T cell induction, migration, and function in transplantation. J Immunol. 2012;189(10):4705-11.
68. Kingsley CI, Karim M, Bushell AR, Wood KJ. CD25+CD4+ regulatory T cells prevent graft rejection: CTLA-4- and IL-10-dependent immunoregulation of alloresponses. J Immunol. 2002;168(3):1080-6.
69. Karim M, Bushell AR, Wood KJ. Regulatory T cells in transplantation. Curr Opin Immunol. 2002;14(5):584-91.
70. Takahashi T, Tagami T, Yamazaki S, Uede T, Shimizu J, Sakaguchi N et al. Immunologic self-tolerance maintained by CD25(+)CD4(+) regulatory T cells constitutively expressing cytotoxic T lymphocyte-associated antigen 4. J Exp Med. 2000;192(2):303-10.
71. Riella LV, Paterson AM, Sharpe AH, Chandraker A. Role of the PD-1 Pathway in the Immune Response. American Journal of Transplantation 2012;12:2575–2587.
72. Borges TJ, Murakami N, Lape IT, Gassen RB, Liu, K, Cai S et al. Overexpression of PD-1 on T cells promotes tolerance in cardiac transplantation via ICOS-dependent mechanisms. JCI Insight. 2021;6(24):e142909.
73. Miyajima M, Chase CM, Alessandrini A, Farkash EA, Della Pelle P, Benichou G, et al. Early acceptance of renal allografts in mice is dependent on foxp3(+) cells. Am J Pathol. 2011;178(4):1635-45.
74. Tang Q, Bluestone JA. Regulatory T-cell therapy in transplantation: moving to the clinic. Cold Spring Harb Perspect Med. 2013;3(11).
75. Jun L, Kailun Z, Aini X, Lei X, Guohua W, Sihua W et al. Combined treatment with chemokine receptor 5 blocker and cyclosporine induces prolonged graft survival in a mouse model of cardiac transplantation. J Heart Lung Transplant. 2010;29(4):461-70.
76. Koreth J, Matsuoka K, Kim HT, McDonough SM, Bindra B, Alyea EP 3rd et al. Interleukin-2 and regulatory T cells in graft-versus-host disease. N Engl J Med. 2011;365(22):2055-66.
77. Vincenti F, Rostaing L, Grinyo J, Rice K, Steinberg S, Gaite L et al. Belatacept and long-term outcomes in kidney transplantation. N Engl J Med. 2016;374(4):333-43.
78. Farber DL. Biochemical signaling pathways for memory T cell recall. Semin Immunol. 2009;21(2):84-91.
79. Byers AM, Kemball CC, Moser JM, Lukacher AE. Cutting edge: rapid in vivo CTL activity by polyoma virus-specific effector and memory CD8+ T cells. J Immunol. 2003;171(1):17-21.
80. Barber DL, Wherry EJ, Ahmed R. Cutting edge: rapid in vivo killing by memory CD8 T cells. J Immunol. 2003;171(1):27-31.
81. Sallusto F, Lenig D, Förster R, Lipp M, Lanzavecchia A. Two subsets of memory T lymphocytes with distinct homing potentials and effector functions. Nature. 1999;401(6754):708-12.
82. Masopust D, Vezys V, Marzo AL, Lefrançois L. et al. Preferential localization of effector memory cells in nonlymphoid tissue. Science. 2001;291(5512):2413-7.
83. Woodland DL, Kohlmeier JE. Migration, maintenance and recall of memory T cells in peripheral tissues. Nat Rev Immunol. 2009;9(3):153-61.
84. von Andrian UH, Mackay CR. T-cell function and migration. Two sides of the same coin. N Engl J Med. 2000;343(14):1020-34.
85. Page AJ, Ford ML, Kirk AD. Memory T-cell-specific therapeutics in organ transplantation. Curr Opin Organ Transplant. 2009;14(6):643-9.
86. Morris GP, Allen PM. Cutting edge: highly alloreactive dual TCR T cells play a dominant role in graft-versus-host disease. J Immunol. 2009;182(11):6639-43.
87. Wu Z, Bensinger SJ, Zhang J, Chen C, Yuan X, Huang X et al. Homeostatic proliferation is a barrier to transplantation tolerance. Nat Med. 2004;10(1):87-92.
88. Taylor DK, Neujahr D, Turka LA. Heterologous immunity and homeostatic proliferation as barriers to tolerance. Curr Opin Immunol. 2004;16(5):558-64.
89. Ndejembi MP, Tang AL, Farber DL. Reshaping the past: strategies for modulating T-cell memory immune responses. Clin Immunol. 2007;122(1):1-12.
90. Pearl JP, Parris J, Hale DA, Hoffmann SC, Bernstein WB, McCoy KL et al. Immunocompetent T-cells with a memory-like phenotype are the dominant cell type following antibody-mediated T-cell depletion. Am J Transplant. 2005;5(3):465-74.
91. Heeger PS, Greenspan NS, Kuhlenschmidt S, Dejelo C, Hricik DE, Schulak JA et al. Pretransplant frequency of donor-specific, IFN-gamma-producing lymphocytes is a manifestation of immunologic memory and correlates with the risk of posttransplant rejection episodes. J Immunol. 1999;163(4):2267-75.
92. Augustine JJ, Siu DS, Clemente MJ, Schulak JA, Heeger PS, Hricik DE. Pre-transplant IFN-gamma ELISPOTs are associated with post-transplant renal function in African American renal transplant recipients. Am J Transplant. 2005;5(8):1971-5.
93. Augustine JJ, Poggio ED, Clemente M, Aeder MI, Bodziak KA, Schulak JA et al. Hemodialysis vintage, black ethnicity, and pretransplantation antidonor cellular immunity in kidney transplant recipients. J Am Soc Nephrol. 2007;18(5):1602-6.
94. Nickel P, Presber F, Bold G, Biti D, Schönemann C, Tullius SG et al. Enzyme-linked immunosorbent spot assay for donor-reactive interferon-gamma-producing cells identifies T-cell presensitization and correlates with graft function at 6 and 12 months in renal-transplant recipients. Transplantation. 2004;78(11):1640-6.
95. Hricik DE, Rodriguez V, Riley J, Bryan K, Tary-Lehmann M, Greenspan N et al. Enzyme linked immunosorbent spot (ELISPOT) assay for interferon-gamma independently predicts renal function in kidney transplant recipients. Am J Transplant. 2003;3(7):878-84.
96. Nather BJ, Nickel P, Bold G, Presber F, Schönemann C, Pratschke J et al. Modified ELISPOT technique--highly significant inverse correlation of post-Tx donor-reactive IFNgamma-producing cell frequencies with 6 and 12 months graft function in kidney transplant recipients. Transpl Immunol. 2006;16(3-4):232-7.

124. Kondo T, Morita K, Watarai Y, Auerbach MB, Taub DD, Novick AC et al. Early increased chemokine expression and production in murine allogeneic skin grafts is mediated by natural killer cells. Transplantation. 2000;69(5):969-77.
125. Hancock WW, Gao W, Csizmadia V, Faia KL, Shemmeri N, Luster AD. Donor-derived IP-10 initiates development of acute allograft rejection. J Exp Med. 2001;193(8):975-80.
126. Hancock WW, Gao W, Faia KL, Csizmadia V. Chemokines and their receptors in allograft rejection. Curr Opin Immunol. 2000; 12(5):511-6.
127. Fehniger TA, Herbein G, Yu H, Para MI, Bernstein ZP, O'Brien WA et al. Natural killer cells from HIV-1+ patients produce C-C chemokines and inhibit HIV-1 infection. J Immunol. 1998;161(11):6433-8.
128. Venner JM, Hidalgo LG, Famulski KS, Chang J, Halloran PF. The molecular landscape of antibody-mediated kidney transplant rejection: evidence for NK involvement through CD16a Fc receptors. Am J Transplant. 2015;15(5):1336-48.
129. Opelz G, Döhler B. HLA matching and kidney transplantation: beyond graft survival. Clin Transpl. 2013:121-6.
130. Loupy A, Lefaucheur C, Vernerey D, Prugger C, Duong van Huyen JP, Mooney N et al. Complement-binding anti-HLA antibodies and kidney-allograft survival. N Engl J Med. 2013;369(13):1215-26.
131. Schaub S, Hönger G, Amico P. The complexity of the humoral immune response against HLA antigens. Transpl Int. 2014;27(3)249-50.
132. Reinsmoen NL, Lai C-H, Heidecke H, Haas M, Cao K, Ong G et al. Anti-angiotensin type 1 receptor antibodies associated with antibody mediated rejection in donor HLA antibody negative patients. Transplantation. 2010;90:1473-1477.
133. Banasik M, Boratyńska M, Kościelska-Kasprzak K, Kamińska D, Bartoszek D, Zabińska M et al. The influence of non-HLA antibodies directed against angiotensin II type 1 receptor (AT1R) on early renal transplant outcomes. Transpl Int. 2014;27:1029-1038.
134. Giral M, Foucher Y, Dufay A, Duong Van Huyen JP, Renaudin K, Moreau A et al. Pretransplant sensitization against angiotensin II type 1 receptor is a risk factor for acute rejection and graft loss. Am J Transplant. 2013;13:2567-2576.
135. Taniguchi M, Rebellato LM, Cai J, Hopfield J, Briley KP, Haisch CE, et al. Higher risk of kidney graft failure in the presence of anti-angiotensin II type-1 receptor antibodies. Am J Transplant. 2013;13:2577-2589.
136. Lefaucheur C, Viglietti D, Bouatou Y, Philippe A, Pievani D, Aubert O et al. Non-HLA agonistic antiangiotensin II type 1 receptor antibodies induce a distinctive phenotype of antibody-mediated rejection in kidney transplant recipients. Kidney Int. 2019; 96:189-201.
137. Ganchiku Y, Riella LV. Pig-to-human kidney transplantation using brain-dead donors as recipients: one giant leap, or only one small step for transplantkind? Xenotransplantation. 2022;29(3):e12748.

57 Preparo do Doador e do Candidato a Receptor de Transplante Renal

Mario Abbud Filho • Valter Duro Garcia

INTRODUÇÃO

Desde a realização do primeiro transplante renal (Tx) bem-sucedido entre pessoas vivas aparentadas, em 1954, e do emprego de medicações supressoras para controle e modulação da resposta imune, a partir dos anos 1960, esse tipo de procedimento tornou-se o tratamento de escolha para a doença renal crônica, tanto em sua fase terminal (dialítica) como na fase pré-dialítica, com depuração de creatinina ≤ 10 a 20 mℓ/min/m^2, de acordo com normatizações de países e de situações especiais, como pacientes diabéticos e pediátricos. Além disso, ficou demonstrado que pacientes transplantados apresentam maior sobrevida e melhor qualidade de vida quando comparados aos pacientes que permanecem em lista de espera para o transplante.[1-3]

Os doadores de rim para Tx podem ser de diferentes tipos:

- Doadores vivos (DV):
  - Parentes (DVP): familiares até 4º grau de consanguinidade
  - Não parentes (DVNP): cônjuges, casais com relação estável comprovada e filhos/pais adotivos e casais com relação estável
- Doadores falecidos (DF):
  - Em morte encefálica (ME)
  - Em morte circulatória (MC).

Também, a doação em vida pode ser classificada como:
- Dirigida: o doador doa o rim para determinada pessoa de sua relação, como exige a legislação brasileira e de alguns países europeus
- Não dirigida: o doador doa o rim para alguém desconhecido (doador anônimo), que pode estar em lista de espera ou o rim pode ser utilizado para iniciar uma cadeia no intercâmbio de doadores
- Intercâmbio de doadores: iniciou no final dos anos 1990 na Coreia do Sul, com troca de rins entre pares ou trios de doadores e receptores incompatíveis por apresentarem prova cruzada positiva ou incompatibilidade ABO.

Preferencialmente, os transplantes renais deveriam ser realizados com órgãos obtidos de doadores falecidos (DF), reservando o Tx entre vivos para doadores com HLA idênticos ou gêmeos univitelinos. Entretanto, em razão do número insuficiente de doadores falecidos, incapaz de suprir a demanda para transplantes, os doadores vivos (DV) passaram a ser vistos como uma alternativa para reduzir a lista de espera por um rim.

Os dados mais recentes coletados pelo Observatório Global de Doação e Transplante indicam que mais de 150.000 transplantes de órgãos sólidos são realizados anualmente em todo o mundo, um aumento de 52% em relação aos dados coletados no ano de 2010.[4] Estima-se, no entanto, que esse valor representa menos de 10% da necessidade global. Além disso, a disparidade entre a oferta e a procura de órgãos humanos foi exacerbada pela pandemia de covid-19, cujo impacto resultou em um declínio de 18% no número de transplantes globais.[5]

Nos EUA, onde a maioria dos transplantes é realizada com DF, observou-se uma redução relativa na taxa de DV aparentados e crescimento das doações de pessoas biologicamente não aparentadas (DVNP). Dentro da modalidade de Tx com DV, a **doação pareada**, que passou de 1,6% para 12,8% em 2015 naquele país, foi introduzida visando aumentar a oferta de órgãos. Esse tipo de doação envolve pelo menos dois pares de doador-receptor (D/R) com provas cruzadas positivas ou tipagem ABO incompatível entre si, mas compatíveis com o par oposto. Pode ser feita em forma de "dominó", isto é, o doador de cada par D/R incompatível doa o rim para o receptor do próximo par, formando uma cadeia de doações entre os diferentes pares. Nesse contexto, um doador não direcionado anônimo pode ofertar um órgão para desencadear as trocas/doações subsequentes. A doação pareada considera que qualquer pessoa competente e autônoma, que deseja fazer a doação, livre de coerção e com condições clínica e psiquiátrica normais, pode ser aceita para doação de um rim para transplante.

Embora esse tipo de doação possa contribuir para reduzir a escassez de órgãos, ela requer a implantação de um protocolo extremamente criterioso para avaliação dos doadores anônimos altruístas. Além disso, o princípio bioético assumido da autonomia do indivíduo para a decisão de doação pode ser comprometido em estruturas sociais de países onde existem grandes desigualdades socioeconômicas.[6,7]

No Brasil, em 2019, pré-pandemia da covid-19, foram realizados 6.295 transplantes renais, ou 30,2 por milhão de população (pmp), e, embora tenha sido a maior taxa até aqui obtida, representou apenas 43% da necessidade estimada de 70 transplantes de rim pmp, para atender a demanda dos pacientes em lista de espera. Apenas 17% desses transplantes (5,2 pmp) foram com DV, sendo essa a menor taxa obtida nos últimos 20 anos. Deve ser assinalado que a taxa de Tx renal com DV cresceu progressivamente até 2011, quando atingiu seu ápice (10 pmp), e, desde então, essa taxa vem continuamente decrescendo. Em 2020 e 2021, durante a pandemia de covid-19, a taxa de transplantes com DV caiu 60% (2,1 pmp) e 50% (2,5 pmp), respectivamente, em razão da suspensão temporária dessa modalidade de transplante por muitas equipes; já no 1º semestre de 2022, notou-se um pequeno crescimento (3,2 pmp).[8]

O futuro dos Tx renais com DV ainda é incerto no Brasil, podendo retornar ou ultrapassar os níveis de 10 anos atrás (10 a 15 pmp), estabilizar (5 a 7,5 pmp) ou mesmo continuar caindo (menor que 5 pmp). A taxa de Tx renal com DV no Brasil não parece estar relacionada com a taxa de Tx com DVNP não cônjuge (3 a 7%), com os critérios de liberalização do doador vivo, mas parece correlacionar-se inversamente com a taxa de Tx com DF, pois à medida que esta aumenta, cai a taxa de Tx com DV.

A doação de rim é aceita por lei, pelas religiões e pela bioética.[8] No Brasil, a Lei nº 10.211, de 23 de março de 2001, em seu artigo 9º, permite a doação de órgãos até o quarto grau de consanguinidade e doação entre cônjuges e filhos ou pais adotivos. Nos demais casos de DVNP, são exigidas a avaliação dos comitês de ética hospitalares e do órgão estadual competente (Centrais Estaduais de Transplante/Câmaras Técnicas) e a autorização judicial para que o transplante seja realizado.

Em abril de 2004, a Sociedade Internacional de Transplantes elaborou um relatório estabelecendo cuidados básicos necessários para com o doador de rim, para ser implementado pela Organização Mundial da Saúde (OMS) e aplicado internacionalmente pela comunidade de transplantadores.[9,10]

DIRETRIZES ÉTICAS PARA DOAÇÃO ENTRE VIVOS

A falta de órgãos obtidos de doadores falecidos aumentou o interesse pela realização de transplante entre vivos. Contudo, esse tipo de doação tem alguns desafios que precisam ser bem esclarecidos: embora pequeno, existe o risco de morte na doação de um rim (0,03%) ou fígado (0,28%) e, portanto, torna-se imperativo proceder à criação de diretrizes éticas para avaliar a doação entre vivos.[11,12] Além disso, a OMS reconheceu a existência do comércio de órgãos para transplante em sua resolução WHA57.18, adotada em 2004, quando solicitou aos países que "tomassem medidas para proteger os grupos mais pobres e vulneráveis ao turismo para transplante e venda de tecidos e órgãos".[13]

Recentemente, o Escritório das Nações Unidas contra Drogas e Crimes (UNODOC) publicou uma diretriz para combater e criminalizar o tráfico de pessoas com propósito de remoção de órgãos para transplantes. Nessa diretriz, orienta, passo a passo, as iniciativas que cada país deve tomar para combater esse crime.[14]

Portanto, para evitar a compra e venda de órgãos, é fundamental que cada centro siga os princípios da OMS e implemente diretrizes éticas rigorosas para aceitar potenciais doadores vivos não aparentados.

TERMO DE CONSENTIMENTO INFORMADO EM TRANSPLANTE

O termo de consentimento informado, embora seja visto como um documento que confirma a capacidade de compreender e consentir com o procedimento proposto, tem restrições e pode ter sua validade questionada quando não utilizado corretamente. Ele requer, obrigatoriamente, discussão detalhada sobre os riscos e benefícios para o doador e receptor, informação e entendimento de prognósticos específicos e das possibilidades de tratamentos alternativos. É necessário que seja adequado ao nível educacional, à linguagem e ao conhecimento do doador, sempre oferecendo a ele a possibilidade de desistir do processo de doação.[15]

A proteção dos direitos do doador deve ser reforçada para se evitar a coerção de qualquer tipo, e isso deve ser entendido e claramente escrito no termo de consentimento. Alguns tópicos para avaliar a liberdade de escolha de um potencial doador vivo são:[13,16]

- Motivação para doar
- Situação social e familiar
- Situação econômica
- Relação com o potencial receptor
- Avaliação do processo para decisão de doação
- Evidência de solicitação para doação
- Avaliação do nível de liberdade para negar o pedido de doação
- Avaliação do nível de liberdade na presença da família ou outros envolvidos na doação proposta
- Evidência ou sugestão de recompensa material para doação.

DECLARAÇÃO DE ISTAMBUL

A Declaração de Istambul (DI) derivou da resolução WHA57.18 da OMS que, embora explícita no seu objetivo, não fazia uma descrição clara do turismo para transplante, tráfico e comércio de órgãos.[16]

Em abril de 2008, as Sociedades Internacionais de Nefrologia (ISN) e de Transplante (TTS) promoveram um encontro de profissionais da saúde ligados aos transplantes, eticistas, cientistas sociais, filósofos e advogados com o objetivo de definir "tráfico de órgãos, turismo e comércio de órgãos para transplantes".[17]

Segundo a DI, tráfico de órgãos é definido como sendo o "ato de recrutar, transportar, transferir, abrigar ou receber pessoas vivas ou falecidas ou seus órgãos por meio de ameaça ou uso de força ou outra forma de coerção, fraude, abuso de poder ou de uma posição de vulnerabilidade, ou de dar para, ou receber através de uma terceira parte pagamentos ou benefícios para conseguir controle sobre o potencial doador com o propósito de exploração através de remoção de órgãos para transplante".[17]

Comércio em transplante é a política em prática na qual o órgão é tratado como uma *commodity*, inclusive pelo ato de comprar ou vender, ou é usado para ganhos materiais.

Viagem para transplante é o movimento de órgãos, doadores, receptores ou profissionais de transplante através das fronteiras delimitadas pelos países com propósito de transplantes. A viagem se torna turismo para transplante quando: (1) envolve tráfico de órgãos e/ou comércio de transplante, ou (2) os recursos (órgãos, profissionais, centros de transplante) destinados a prover transplante para pacientes estrangeiros são consumidos e debilitam a capacidade do país para fornecer serviços de transplante para seus cidadãos.[17]

As implicações da DI são contundentes porque suas definições, princípios e recomendações pedem aos países membros da OMS a criação de estrutura profissional e legal que controle e governe a doação de órgãos e ofereça total transparência às atividades de transplante.

> **PONTOS-CHAVE**
> - Preferencialmente, os transplantes renais deveriam ser realizados com órgãos obtidos de doadores falecidos
> - Em 2019, o Brasil realizou 5,1 Tx por milhão de população (pmp) com doadores vivos e 25,1 Tx pmp com doadores falecidos
> - No Brasil, a lei permite a doação de órgãos até o quarto grau de consanguinidade, entre cônjuges, casais com relação estável conforme a lei e de filhos ou pais adotivos
> - Avaliação socioeconômica e psicológica rigorosa deve ser feita nas doações entre vivos aparentados e não aparentados, especialmente com doadores não residentes no país.

Quadro 57.1 Critérios de exclusão para o doador vivo.

Contraindicações absolutas	Contraindicações relativas
Incapacidade de dar consentimento informado	Idade acima de 70 anos
Evidência de coerção ou comércio	Prejuízo intelectual, mas com capacidade preservada para dar consentimento informado
Hipertensão arterial com lesão de órgão-alvo	Obesidade: IMC entre 30 e 35
IMC > 35	Tabagismo
Neoplasias	Mulher em idade fértil
Gravidez	Fatores de risco para diabetes melito
Uso de drogas injetáveis	Doença psiquiátrica
Infecção pelo HIV ou HTLV	Infecção pelos vírus das hepatites B e C
Diabetes melito ou intolerância à glicose	Hipertensão arterial
Trombofilia	Anomalia do trato urinário
Doença renal primária	Neoplasias com baixo risco (pele, colo do útero, SNC)
Doenças sistêmicas afetando rins	

HIV: vírus da imunodeficiência humana; HTLV: vírus linfotrópico de células T humanas; IMC: índice de massa corporal; SNC: sistema nervoso central.

AVALIAÇÃO DO DOADOR VIVO

O objetivo primário do processo de avaliação do doador vivo é tornar o transplante um procedimento o mais seguro possível, proteger o doador e apoiá-lo em suas decisões. Para isso, é fundamental identificar as contraindicações e os riscos médicos existentes que poderiam impedir ou prejudicar tanto o doador como o receptor. Os princípios básicos dessa proteção estão contidos em diferentes documentos legais internacionais: os Princípios Orientadores da OMS sobre Transplante de Células, Tecidos e Órgãos, a Convenção do Conselho da Europa sobre Direitos Humanos e Biomedicina, no Protocolo relativo ao Transplante de Órgãos e Tecidos de Humanos Origem e Diretiva 2010/53/UE do Parlamento Europeu e o Conselho, de 7 de julho de 2010, sobre as Normas de Qualidade e Segurança de Órgãos Humanos destinados a Transplante.[18-20]

Os critérios absolutos e relativos para exclusão de um doador vivo são listados no Quadro 57.1. Esses critérios foram modificados com o passar do tempo, variam de centro para centro e, na última década, tornaram-se menos excludentes. A idade é um exemplo dessas mudanças: alguns centros nos EUA excluem candidatos acima de 65 anos, mas outros passaram a aceitar doadores com até 70 anos.

Uma pesquisa sobre os critérios adotados na prática clínica de centros de transplantes norte-americanos para selecionar seus doadores mostrou que a maioria dos centros aceitam doadores com hipertensão leve tratada ou com história de litíase urinária e aboliram o limite superior de idade para doação. Ao contrário, há tendência de não aceitar doadores jovens (< 21 anos) ou com depuração da creatinina rebaixada (< 80 mℓ/min).[21]

Riscos para o doador vivo

Nos EUA, a mortalidade perioperatória varia de 0,03 a 0,06%, sendo as principais causas de óbito a embolia pulmonar, complicações cirúrgicas, como sangramento, e eventos cardíacos (arritmia e infarto). A pressão arterial sistólica aumenta 1,1 mmHg/década após doação e pode ocorrer proteinúria assintomática, geralmente menor que 0,05 g/24 h, em 33% dos doadores.[22]

A expectativa de vida do doador parece ser semelhante à do não doador, mas autores relataram casos de doadores que necessitaram ser colocados em lista de espera para Tx, reacendendo a dúvida sobre a segurança da doação de um rim a longo prazo. Recentemente, três estudos apresentaram evidências mostrando que o risco de progressão para a doença renal crônica (DRC) é maior após a doação, quando comparado ao risco de não doadores com características demográficas e estado de saúde semelhantes. Os dados sugerem um risco aproximado de 27 por 10.000 (0,03%) após 15 anos, mas existem incertezas sobre essa estimativa. Uma recente revisão sumarizou os principais estudos sobre mortalidade e progressão para DRC e trouxe uma perspectiva clara sobre os cuidados necessários para com o DV de rim.[23]

Essas informações, especialmente quando se trata de doadores vivos jovens, causa um importante dilema ético entre a necessidade de combater a escassez de "órgãos de qualidade" e a necessidade de preservar o ditado fundamental "antes de tudo, não prejudicar" (*primum non nocere*). Portanto, esses estudos fornecem importantes dados sobre as consequências da doação de rim e devem ser utilizados para informar o potencial doador antes de assinar o termo de consentimento.

Avaliação médica do doador vivo
Compatibilidade biológica

A **tipagem sanguínea** é o passo inicial na avaliação de um potencial doador, pois identifica quem não pode ser doador por incompatibilidade do grupo sanguíneo ABO. A decisão para o transplante segue o mesmo critério usado para transfusão de sangue, porém sem necessidade de compatibilidade do sistema Rh. Portanto, o indivíduo do tipo sanguíneo O é doador universal e o do tipo AB seria um receptor universal. É possível realizar o transplante em pares ABO incompatíveis, com bons resultados, por meio do pré-tratamento do receptor para diminuir os títulos de anticorpos ABO, mas o elevado custo torna esse procedimento inviável para o sistema público de saúde.[24]

Após testar a compatibilidade ABO, a etapa seguinte é a realização da **prova cruzada** (*cross match*) com pesquisa de anticorpos pré-formados (teste de reatividade contra painel – PRA), e, se necessário, a pesquisa de anticorpos específicos do doador (DSA). Em seguida, deve ser realizada a **tipagem dos antígenos de histocompatibilidade** de classes I e II (HLA A,

B, DR, DP, DQ). Quando existem vários candidatos aparentados, a escolha do doador deve sempre ser baseada na melhor compatibilidade biológica, mas deve-se considerar também a motivação do doador. A prova cruzada positiva geralmente contraindica o transplante com aquele doador específico, e outro doador deve ser avaliado.

Avaliação clínico-laboratorial

A história clínica e o exame físico devem ser detalhados visando excluir doenças sistêmicas agudas e crônicas, doenças infecciosas ou tumorais latentes (Quadro 57.2); os exames necessários para avaliar o doador são mostrados no Quadro 57.3.

Não há consenso sobre a necessidade de realizar testes para identificar ou mesmo excluir pacientes intolerantes à glicose, porém mais de 60% dos centros nos EUA realizam o teste de tolerância quando há história familiar de diabetes, diabetes gestacional ou glicemia de jejum elevada, enquanto 49% dos centros excluem doadores com base na glicemia de jejum elevada.[25]

A dislipidemia isolada pode não ser contraindicação para a doação, pois 34% dos centros norte-americanos não têm critério de aceitação, 58% aceitam candidatos com hiperlipidemia e apenas 8% excluem doadores dislipidêmicos.[26]

Atualmente, somente 4% dos centros excluem candidatos com importante história de doença cardiovascular na família, porém, nos últimos anos, o teste de esforço é indicado mais frequentemente pelos centros norte-americanos (2% fazem em todos os candidatos, 50% realizam naqueles com mais de 50 anos e 84% naqueles com riscos de doença cardiovascular). O ecocardiograma continua não sendo exame rotineiro, mas a maioria dos centros realiza em doadores acima de 50 anos, com alterações no eletrocardiograma ou com algum sintoma clínico.[26]

Avaliação nefrológica

Para avaliação da função renal, além da ureia e da creatinina sérica, deve ser realizada a depuração da creatinina e, na dúvida, realizar a mensuração da filtração glomerular por meio de método radioisotópico. Em nosso serviço, nos casos de doador vivo com dúvida sobre a filtração glomerular medida pela depuração, podem ser usados os métodos radioisotópicos com EDTA (ácido etilenodiamino tetra-acético) marcado com cromo-51, ou DTPA (ácido dietilenotriaminopentacético) marcado com tecnécio 99. O valor mínimo de depuração da creatinina aceito pela maioria dos centros de transplante para a doação é de 80 mℓ/min/m², porém alguns centros estabeleceram valor mínimo acima de 90 mℓ/min/m².[22]

A quantificação da proteinúria na urina de 24 horas ainda é considerada o padrão-ouro e valores até 200 mg/24 horas são aceitos como normais, embora alguns centros tenham limites mais rigorosos (proteinúria < 150 mg/dia e albuminúria < 30 mg/dia).[27] Candidatos com hematúria são excluídos ou necessitam de investigação uronefrológica para serem reconsiderados como possíveis doadores. História anterior de litíase

Quadro 57.2 Pontos relevantes na anamnese do potencial doador vivo.

Nefrolitíase
Hematúria, edema, infecção do trato urinário
Gota
Fatores de risco para doença cardiovascular
Hipertensão
Diabetes
Doença tromboembólica
Neoplasia prévia
Infecções crônicas (tuberculose)
Doenças sistêmicas que podem afetar o rim
História familiar de condições renais que podem afetar o doador
Dependência de álcool ou drogas
História psiquiátrica
História obstétrica
Residência estrangeira

Quadro 57.3 Exames de rotina do potencial doador.

Urina
Urina I
Urocultura
Proteinúria de 24 h
Albuminúria
Sangue
Hemograma
Coagulograma
Creatinina
Eletrólitos (cálcio, potássio, sódio)
Enzimas hepáticas
Ácido úrico
Proteína total e frações
Teste de tolerância à glicose (se história familiar de diabetes ou IMC elevado)
Teste de gravidez
PSA (homem acima de 45 anos)
Perfil lipídico
Perfil infeccioso
Hepatites B e C
Anti-HIV e HTLV
Citomegalovírus
Vírus Epstein-Barr
Toxoplasmose
Chagas
Sífilis
Parasitoses intestinais
Covid-19
Exames cardiorrespiratórios
MAPA (se dúvida)
Radiografia de tórax (ou tomografia de tórax, se necessário)
Eletrocardiograma
Ecocardiograma (se indicado)
Ergometria (se indicado)

Covid-19: doença infecciosa causada por coronavírus; HIV: vírus da imunodeficiência humana; HTLV: vírus linfotrópico de células T humanas; IMC: índice de massa corporal; MAPA: monitoramento ambulatorial da pressão arterial; PSA: antígeno prostático específico; SNC: sistema nervoso central.

renal na ausência de cálculos na época da avaliação não é contraindicação para maioria dos centros.

Ultrassonografia renal deve ser obrigatoriamente realizada para avaliar possíveis anormalidades morfológicas do trato urinário. Tomografia computadorizada (TC) e/ou ressonância magnética (RM) podem ser utilizadas em casos particulares.

Potenciais doadores com história familiar de doença renal policística autossômica dominante devem obrigatoriamente ser submetidos a TC ou RM do trato urinário. Doadores acima de 30 anos com exames radiológicos normais podem ser aceitos como candidatos, porém candidatos mais jovens precisam ser submetidos ao teste genético para identificação do gene da doença; é um teste de custo elevado e realizado apenas em 25% dos programas norte-americanos.

Arteriografia renal com cateterização seletiva das artérias renais foi o método considerado ideal ou padrão-ouro para avaliação da vasculatura renal e o último estágio do processo de investigação do doador vivo. Entretanto, por causa de complicações do procedimento, como hematoma e sangramentos (1 a 5%), a angiotomografia computadorizada (angio-TC) e a angiorressonância magnética (angio-RM) das vias urinárias substituíram a arteriografia, com a vantagem de eliminar a urografia excretora. Apenas 9% dos centros norte-americanos continuam realizando arteriografia renal, enquanto 73% realizam angio-TC. Múltiplas artérias são encontradas unilateralmente em cerca de 25% dos potenciais doadores e ocorrem em ambos os rins em 7% deles; na maioria dos casos, não contraindicam a doação do rim.

Avaliação psicossocial

Uma avaliação psicossocial abrangente deve ser realizada por uma equipe composta por profissionais de assistência social, psicologia e/ou psiquiatria, com treinamento e experiência na área de transplante renal e doação renal. A equipe deve buscar avaliar o voluntarismo do potencial doador pelo seu conhecimento e entendimento dos riscos e benefícios da doação, estado psicológico, motivação e expectativas, examinar o relacionamento entre doador-receptor, a situação social e estabilidade financeira do doador (Quadro 57.2).

É importante introduzir nesse processo um "defensor" (*advocate*), um profissional de saúde independente da equipe de transplante, que avalia o candidato a doador, analisa toda a investigação e discute com ele a indicação ou não da doação.[28]

> **PONTOS-CHAVE**
>
> - A maioria dos centros aceita doadores com hipertensão leve tratada ou com história de litíase urinária e aboliram o limite superior de idade para doação
> - Dados revelam que existe risco de morte para o doador (0,03% nos primeiros 90 dias após a nefrectomia) e de progressão para DRC após a doação do rim (risco estimado de 30,8 de 10.000 doadores/15 anos)
> - A compatibilidade sanguínea e a prova cruzada negativa são os passos iniciais para aceitação de um potencial doador
> - Quando existem vários candidatos aparentados, a escolha do doador deve sempre ser baseada na melhor compatibilidade biológica e na motivação do doador
> - Para avaliar a função renal, além da ureia e da creatinina sérica, deve-se evitar *métodos estimativos* da função renal e optar por métodos quantitativos de medidas da filtração glomerular, como a depuração da creatinina ou outro semelhante

AVALIAÇÃO MÉDICA DO DOADOR FALECIDO

Mais de 70% dos rins e a grande maioria dos órgãos sólidos transplantados são provenientes de doador falecido. Um potencial doador de órgãos deve preencher todos os critérios de morte encefálica, estar livre de infecções, não ter história de neoplasias (exceto tumor cerebral de baixo grau de invasividade ou de pele não melanoma), com função cardíaca e respiratória mantidas pela tecnologia da terapia intensiva para preservar sua homeostase.

A legislação brasileira exige que a retirada de órgãos de doador falecido obedeça às normas da lei vigente nº 10.211, de 23 de março de 2001, Diário Oficial nº 58 A-E, de 24 de março de 2001.[29] Todo e qualquer tipo de comércio de órgão é crime, e recentemente a Associação Brasileira de Transplante de Órgãos (ABTO) endossou a Declaração de Istambul repudiando o tráfico, o comércio de órgãos e o turismo para transplante.

A alocação dos rins para os pacientes na lista de espera obedece aos critérios estabelecidos pelo Sistema Nacional de Transplantes, mas pode ter variações conforme definições estaduais.

A taxa de doadores falecidos efetivos no Brasil em 2019 foi 18,1 por milhão de população (pmp), 18% abaixo da meta estabelecida pela ABTO, de 22 pmp, mas muito inferior a taxa de doadores de falecidos necessária para atender a demanda, entre 40 e 45 doadores pmp.

A taxa estimada de morte encefálica nos países desenvolvidos, nos anos 1990, era em torno de 50 a 60 pmp, mas vem decrescendo, estando entre 30 e 50 pmp, em virtude da diminuição dos acidentes de trânsito e da mortalidade do acidente vascular cerebral. Por esse motivo, retomaram com mais frequência o uso de doadores em morte circulatória para o transplante de órgãos. No Brasil, no entanto, a taxa de morte encefálica, que se estimava ser de 70 pmp, em alguns estados atingiu 100 pmp nos últimos 10 anos, sendo essa a nova estimativa para o país. A taxa de notificação desses potenciais doadores vem crescendo e, no primeiro semestre de 2022, atingiu 59,4 pmp (6.386), muito distante da taxa estimada de morte encefálica. Portanto, o obstáculo mais importante ao aumento do número de transplantes é a não notificação de 40% dos potenciais doadores (4.365/ em 2022).

Embora alguns estudos sobre atitudes da população brasileira com relação à doação de órgãos revelem que a grande maioria dos entrevistados são favoráveis à doação, a principal causa de não efetivação da doação dos potenciais doadores notificados no Brasil, nos últimos 10 anos, foi a recusa familiar, com 40 a 47% das famílias entrevistadas negando a doação. Também foram causas importantes de não efetivação a contraindicação médica (13 a 23%), problemas de manutenção com parada cardíaca (7 a 15%) e não confirmação da determinação de morte encefálica (6 a 8%).[8]

Portanto, em razão das altas taxas de não autorização familiar, não determinação de morte encefálica por falta de médicos capacitados para o diagnóstico, de exames de imagem que atestem a ausência de fluxo sanguíneo, de atividade elétrica cerebral, ou ainda por persistência de fluxo ou atividade nos exames de imagem, a taxa de efetivação dos potenciais doadores, que idealmente deveria ser superior a 50%, reduziu para 28% em 2013, 33% em 2019 e voltou a cair, chegando a 26% em 2021; seguiu caindo no 1º semestre de 2022, em decorrência do aumento da taxa de contraindicação médica, pelo risco de transmissão de covid-19, que, até o presente momento, parece não ser transmitida pelo transplante de órgãos abdominais.

Assim, além das campanhas de conscientização da população, é necessário manter um número suficiente de leitos nas unidades de terapia intensiva e habilitar coordenadores em transplantes nos principais hospitais do país. Outra frente de atuação seria o estabelecimento de programas de educação em doação de órgãos para médicos intensivistas e de atuação em emergências, com objetivo de reconhecer, notificar e manter os potenciais doadores com os órgãos viáveis até a doação. Essas intervenções incluiriam: suporte e fisioterapia respiratória, profilaxia contra infecção, suporte hemodinâmico e endocrinológico e manutenção da estabilidade hidreletrolítica.

Critérios de seleção e recusa de doador falecido

A avaliação dos potenciais doadores visa descartar doença transmissível, infecção ou neoplasia, e realizar estudo morfológico e funcional dos rins. Com essa abordagem, é possível classificá-los em quatro categorias:

1. **Doador ideal ou padrão (SCD):** é o doador previamente hígido, com histórias médica e social adequadas, sem antecedentes de doença renal, hipertensão e diabetes, com idade entre 10 e 55 anos, e morte por traumatismo craniano ou aneurisma intracerebral, com excelente função renal e sem hipotensão ou dependência de altas doses de fármacos vasopressores.
2. **Doador limítrofe ou com critério expandido (ECD):** como classificados pelo critério UNOS, seria o doador com idade igual ou superior a 60 anos ou entre 50 e 59 anos apresentando, na retirada dos rins, dois dos seguintes fatores: creatinina sérica > 1,5 mg/dℓ, hipertensão arterial ou história de acidente vascular cerebral.
3. **Doadores com perfil do índice do rim do doador (*kidney donor profile index* – KDPI) e índice de risco do doador de rim (*kidney donor risk index* – KDRI):** ambos derivam de uma métrica com dez variáveis de rins de doadores associadas à falha do aloenxerto, que forneceram aos médicos de transplantes nos EUA alguma clareza para avaliar a qualidade relativa dos rins de doadores.
4. **Doador de alto risco:** doador que apresenta risco maior de transmissão de doenças. A situação mais clássica é a do potencial doador que era usuário de drogas ilícitas por via endovenosa e tem sorologias, ou mesmo o teste do ácido nucleico (NAT), negativos para hepatite e HIV, podendo estar na janela imunológica. Também estão incluídos nessa classificação os doadores com risco de transmissão de neoplasias ou de doenças infecciosas, como infecção por germes multirresistentes, ou com sorologia positiva para Chagas ou hepatite. Os órgãos desses doadores podem ser utilizados com consentimento informado do paciente, pelo baixo risco de transmissão.

Embora o uso do doador limítrofe esteja aumentando nos EUA e na Europa, cerca de 40% dos órgãos desses doadores são descartados, porque, além do risco de menor sobrevida do paciente e do enxerto em relação aos dos doadores ideais, também foi relatado maior porcentagem de função tardia do enxerto, da taxa de rim primariamente sem função e menor depuração da creatinina nos receptores desse tipo de rim não ideal.

Visando reduzir a elevada taxa de descarte desses rins, a partir de 2012, nos EUA, foram introduzidos dois índices. O primeiro é o KDPI, que varia de zero a 100%. Um KDPI baixo (< 85%) significa que se espera que o rim funcione por mais tempo do que a maioria dos outros rins doados. Um rim com um KDPI mais alto (KDPI ≥ 85%), embora seja considerado de maior risco, ainda pode funcionar muito bem quando transplantado, mas espera-se que dure menos tempo do que a maioria dos outros rins doados. O segundo é o KDRI, dividido em quartis; transplantes de rins com KDRI mais alto (> 1,45) apresentam sobrevida ajustada de 5 anos do enxerto significativamente maior em comparação KDRI mais baixos (< 0,96).[30] Os dois índices estimam o risco relativo de perda do enxerto pós-transplante de um determinado doador comparado a um doador de referência e ambos foram introduzidos para substituir a classificação dualista de rim de doador ideal ou limítrofe (ECD/SCD).[31]

Na prática clínica, os benefícios da utilização do KDPI/KDRI até o momento também não são evidentes. Deve-se salientar que a comparação de sobrevida não deve ser feita apenas entre os receptores de doadores ideais e limítrofes, mas também com a sobrevida daqueles pacientes em lista de espera e que não conseguiram realizar o transplante. Entretanto, está comprovado que o receptores de rins não ideais têm maior sobrevida e mais anos de vida com qualidade do que os dos pacientes que permanecem em diálise aguardando o transplante.

Além do uso de doadores limítrofes e dos doadores de alto risco, há um crescente aumento na utilização de doadores em morte circulatória, que em 2020 foi responsável por 23% dos doadores de órgãos no mundo.[4]

Idade

A idade não é uma contraindicação absoluta para doação, sendo aceitos potenciais doadores pediátricos com peso superior a 5 kg, para transplante renal isolado em crianças com peso compatível ou de qualquer peso ou idade para o implante renal em bloco. Com relação a doadores idosos, os rins podem ser aceitos com até 85 ou mesmo 90 anos, dependendo da qualidade do órgão, para receptores com idade superior a 65 anos. De acordo com dados do UNOS, a sobrevida de 3 anos do enxerto renal de doadores acima de 65 anos é de 65%, comparada com 84% de doadores entre 18 e 34 anos. Doadores acima de 60 anos devem ser avaliados rigorosamente, e receptores desses rins devem ser orientados sobre o maior risco de complicações no perioperatório e da possibilidade de apresentarem menor função renal a longo prazo.

Infecção

Há necessidade de avaliação rigorosa dos antecedentes e hábitos sociais do potencial doador com objetivo de investigar a existência de infecção por vírus, bactérias, fungos, parasitas e príons. Além da realização de culturas do sangue, traqueia e urina, também são exigidos os resultados das sorologias apresentadas no Quadro 57.4. Embora não exigida, é recomendada a sorologia para EBV nos doadores, principalmente para receptores pediátricos, pelo risco do desenvolvimento de doença linfoproliferativa pós-transplante, em receptores com sorologia negativa e doadores com sorologia positiva.

De acordo com o regulamento dos transplantes, publicado em 2009, no Brasil são considerados contraindicações absolutas: sepse não controlada, tuberculose em atividade, doenças virais e fúngicas invasivas, exceto as hepatites B e C, e as sorologias positivas para HIV e HTLV1/2.

Quadro 57.4 Sorologias exigidas para o potencial doador.

Anti-HIV	(+) Exclusão
HTLV1/2	(+) Exclusão
HBsAg	(+) Pode não excluir: receptor imunizado ou portador com terapia antiviral
Anti-HBc	(+) Isolado; não exclui: receptor imunizado ou portador **ou** em receptor com marcadores (–) e profilaxia antiviral
Anti-HBs	(+) Isolado ou com antiHBc (+): não exclui
Anti-HCV	(+) Não exclui: em receptor anti-HCV (+)
Chagas	(+) Pode não excluir: monitoramento no receptor (manifestações clínicas + PCR semanal 3 a 6 meses)
Lues	(+) Não exclui: tratar o receptor
Toxoplasma	(+) Não exclui: profilaxia no receptor (SMT-TMP)
CMV	(+) Não exclui: profilaxia ou tratamento preemptivo
Covid-19	(+) Não exclui (até outubro de 2022)
Influenza H1N1	(+) Não exclui

PCR: reação em cadeia da polimerase (do inglês *polymerase chain reaction*); SMT-TMP: sulfametoxazol-trimetoprim.

A partir da experiência bem-sucedida na África do Sul, iniciada em 2009, utilizando rins de doadores anti-HIV (+) em receptores anti-HIV (+) recebendo terapia antiviral, vários países passaram a utilizar essa opção.

Outra estratégia, iniciada nos EUA em 2012, é o implante de rins de doadores anti-HCV (+) em receptores anti-HCV (–), tratando os receptores quando seus exames se tornassem positivos, e, mais recentemente e com excelentes resultados, fazendo a profilaxia antiviral desde o pré-transplante imediato e mantendo por alguns dias. Essas duas medidas, já consolidadas, devem ser contempladas no novo regulamento dos transplantes no Brasil.[32]

O doador deve estar livre de infecção ativa e ter culturas negativas caso esteja internado por mais de 72 horas; potenciais doadores com infecção identificada em culturas e passíveis de tratamento podem ter seus órgãos utilizados, desde que recebam terapia por mais de 48 horas, com antibióticos adequados aos microrganismos isolados nas culturas. Infecções por germes multirresistentes requerem especial atenção com adequada terapia e redobrado monitoramento pós-transplante. Infecção por germe panresistente e infecção urinária por germe multirresistente contraindicam a doação de rim, enquanto a colonização não exclui a doação.

Também não excluem a doação as meningites bacterianas (meningocócica, pneumocócica e enterocócica), enquanto a meningite por listéria e as meningoencefalites de causa não esclarecida são consideradas contraindicações. Também não excluem, para o transplante renal, as infecções respiratórias, como influenza H1N1 e covid-19.[32,33]

Outras situações raras, como a doença de Jakob-Creutzfeldt, ou infecções emergentes em áreas geográficas restritas, como febre amarela, raiva, vírus Chikungunya, vírus Zika, vírus Ebola e vírus West Nilo (WNV), contraindicam a doação na fase aguda da doença e poderiam ser usados na fase de recuperação, após 14 dias sem sintomas ou febre.

> **! PONTOS-CHAVE**
> - A idade não é uma contraindicação absoluta para doação
> - Rins de doadores acima de 60 anos ou com idade entre 50 e 59 anos com fatores de risco podem ser classificados de critérios estendidos (ECD) ou não ideais
> - Rins classificados pelo KDPI/KDRI são aqueles comparados aos doadores "de referência" (*standard* ou SCD); quando com KDPI ≥ 85%, são considerados como de maior risco
> - A maioria das infecções virais não é contraindicação absoluta para o transplante.

Neoplasias

O risco de transmissão acidental de neoplasias pelo doador, analisado pelos registros de neoplasia pós-transplante, é pequeno, menor que 0,1%, mas as consequências são graves, com elevada mortalidade, justificando a cuidadosa avaliação de todos os doadores para evitar essa complicação.

Nas neoplasias transmitidas pelo doador, há três situações:

- Neoplasia presente no doador
  - Já conhecida previamente
  - Descoberta na doação ou remoção:
    - Tumor do sistema nervoso central (SNC)
    - Tumor de rim
    - Outro tumor
- Neoplasia no passado
- Neoplasia descoberta no receptor após o transplante, sem história prévia, nem diagnóstico durante a doação ou remoção.

São considerados como riscos inaceitáveis para a transmissão de tumores (Diretriz do Conselho Europeu):

- Câncer de qualquer tipo histológico e em qualquer período pré-doação
  - Presença de metástases
  - Ausência de tratamento curativo
  - Perda de seguimento
  - Terapia paliativa para o câncer
- Câncer em qualquer período pré-doação
  - Mama
  - Ovário
  - Coriocarcinoma
  - Melanoma
  - Sarcoma
  - Leucemia crônica
- Todos os tumores localizados fora do SNC diagnosticados durante a doação, *exceto*:
  - Carcinoma renal: < 2,5 a 4 cm, grau I a II Furhman
  - Carcinoma de próstata, localizado e de baixo grau (Gleason< 6)
  - Tumor de pele localizado
- Tumor de SNC:
  - Grau IV OMS
  - Grau III OMS, com:
    - *Shunt* ventrículo-atrial ou ventrículo-peritoneal
    - Craniotomia
    - Quimioterapia sistêmica
    - Radioterapia.

Podem ser aceitos como doadores os pacientes que apresentam:

- Câncer de pele, não melanoma
- Câncer de útero *in situ*

- Tumor de rim pequeno e de baixo grau (< 2,5 a 4 cm e grau I a II Furhman)
- Tumores do SNC; graus I, II e alguns III da classificação OMS.

Com relação ao câncer no passado, embora alguns autores considerem para doação um acompanhamento de 10 anos sem recidiva do tumor, exceto câncer de mama, sarcoma e melanoma, que evoluem com metástases tardias. Porém, não há consenso, pois outros recomendam que pacientes com antecedentes de neoplasia não devem ser considerados para doação e, outros, mais recentemente, têm sugerido um período livre de doença de 3 a 5 anos para determinados tumores.

Como regra geral, **a aceitação de órgãos com risco de transmitir a neoplasia deve ser sempre avaliada no contexto do risco existente e da urgência do transplante**, mas é imprescindível que tanto o receptor como seus familiares sejam informados dos potenciais riscos e tomem a decisão de aceitar ou não o órgão para ser transplantado.[34]

AVALIAÇÃO DO POTENCIAL CANDIDATO A TRANSPLANTE RENAL

O transplante renal é considerado como o tratamento de escolha para os pacientes com doença renal crônica terminal por oferecer melhor expectativa e qualidade de vida que a terapêutica dialítica. Portanto, a opção para realizar o transplante renal deve ser oferecida a todos os pacientes com doença renal crônica ao discutir as modalidades de tratamento.

Em adultos, geralmente pode ser indicado quando a depuração da creatinina endógena está abaixo de 15 mℓ/min/m^2 ou de 20 mℓ/min/m^2 em pacientes diabéticos e em crianças. As crianças podem ter uma indicação ainda mais precoce (transplante preemptivo ou antecipado), em situações como déficit de crescimento em virtude de limitações na ingesta calórica, de atraso no desenvolvimento psicomotor e de doença óssea metabólica grave decorrente de osteodistrofia renal.

Idealmente, os pacientes que querem transplantar e não têm contraindicações conhecidas devem ser referenciados a um centro de transplante quando a sua taxa de filtração glomerular estimada estiver abaixo de 30 mℓ/min/1,73 m^2. Embora nenhuma forma de terapia de substituição da função renal esteja indicada no momento, esse encaminhamento precoce permite tempo suficiente para completar a avaliação e tomar as medidas necessárias para o ingresso adequado em lista, além de propiciar que o paciente converse com os familiares sobre a possibilidade de ter um doador vivo, o que lhe permitiria um transplante antes de ingressar em diálise.[35]

Informação para o receptor

Todos os candidatos a transplante renal devem receber informação adequada sobre a morbidade e mortalidade do procedimento e os resultados comparados com a diálise. Adicionalmente, eles devem ser informados sobre a possibilidade de transplante com doador vivo, a disponibilidade e a qualidade dos órgãos de doadores falecidos, os critérios de alocação, as taxas de sobrevida do paciente e do enxerto, os riscos cirúrgicos, imunológicos e de desenvolvimento de infecções e neoplasias, assim como o uso de medicações por tempo indefinido.

A investigação deve ser iniciada somente após o conhecimento e a aceitação, pelo paciente, dos riscos e benefícios do transplante, e a inclusão em lista de espera deve ser feita após o consentimento informado do paciente, ou de seus responsáveis, sobre todos os aspectos relacionados à seleção do doador, incluindo o uso de órgãos "limítrofes".

Avaliação do receptor

Os objetivos da avaliação do receptor, além de afastar contraindicações, são quantificar fatores de risco e identificar problemas médicos passíveis de correção no pré-transplante, visando prevenir complicações pós-operatórias. Os princípios gerais incluem o conceito de que o paciente tenha benefício com o transplante em relação à diálise, com a expectativa de melhor qualidade de vida de pelo menos 5 anos, e que seja capaz de tolerar a intervenção cirúrgica, o estresse pós-operatório e as complicações a longo prazo associadas à imunossupressão.

Na avaliação, além da história e do exame físico, o paciente é submetido a um conjunto de exames apresentados no Quadro 57.5. Nas avaliações de rotina, estão incluídas a odontológica, a ginecológica para as mulheres e a urológica para os homens com mais de 45 anos, incluindo PSA e avaliação da próstata. A avaliação psicológica ou psiquiátrica pode ser útil para avaliar candidatos com risco de não adesão ao futuro tratamento com imunossupressores. Outras avaliações especializadas são solicitadas conforme a necessidade clínica do receptor.

Algumas condições, como longo tempo em diálise, infecções crônicas e/ou recorrentes, história de câncer, doença cardiovascular, complicações gastrintestinais, hepatite viral, sorologia positiva para o HIV e arteriopatia de membros inferiores, não contraindicam o transplante, mas exigem uma investigação adicional, pois podem aumentar o risco de morbidade e mortalidade após o procedimento.

As contraindicações absolutas podem ser temporárias ou definitivas, e, além da recusa do paciente em realizar o transplante, incluem-se a presença de câncer, infecção sistêmica ativa e condições com expectativa de vida inferior a 2 anos.

Os pacientes com sepse, tuberculose ou qualquer outra infecção potencialmente grave devem ser excluídos do transplante, até a completa recuperação, dado o efeito deletério do tratamento imunossupressor.

Fatores de risco individuais

Idade

Quando comparadas com os adultos, as crianças apresentam algumas peculiaridades no transplante renal: maior incidência de uropatia obstrutiva e de glomerulosclerose segmentar e focal (GESF), aspectos cirúrgicos relacionados à desproporção entre tamanho do paciente e do rim, maior risco de trombose vascular, farmacocinética da medicação imunossupressora com metabolização mais rápida e resposta imunológica, com maior incidência de rejeição.

O transplante renal deve ser realizado o mais cedo possível em crianças urêmicas, e o ideal é realizá-lo antes do ingresso em diálise.

Não há uniformidade entre os centros de transplante pediátrico com relação a peso e/ou idade mínima para a realização do transplante renal. Muitos centros consideram a idade entre 12 e 24 meses e/ou peso de 10 kg como limites inferiores, mas lactentes mais jovens e com menor peso têm sido transplantados com sucesso. Alguns centros especializados no transplante de lactentes consideram 6 meses de idade ou

Quadro 57.5 Investigação básica do receptor.

Exames imunológicos
Tipagem sanguínea
Tipagem HLA
Reatividade ao painel/pesquisa de DSA
Hematologia
Hemograma com plaquetas
Coagulograma
Bioquímica
Glicemia de jejum
Colesterol total e frações, triglicerídios
TGO, TGP, Gama GT
Bilirrubinas, fosfatase alcalina
Cálcio iônico, fósforo
Albumina
Exame de urina
Exame qualitativo de urina
Urocultura
Proteinúria de 24 h
Depuração da creatinina endógena
Testes sorológicos
Anti-HIV
HTLV 1 e 2
Anti-HCV
HBsAg, anti-HBc (IgG e IgM), anti-HBs
CMV
HBV
VDRL
Chagas
Toxoplasmose
Exames de imagem
Eletrocardiograma
Radiografia de tórax
Ultrassonografia abdominal
Outros
Reação de Mantoux (PPD)
Anticorpos anti-covid (se viável)

CMV: citomegalovírus; DSA: anticorpo doador-específico (do inglês *donor-specific antibody*); Gama GT: gamaglutamiltransferase; HLA: antígeno leucocitário humano (do inglês *human leucocyte antigen*); PPD: teste tuberculínico (do inglês *purified protein derivative*); TGO: transaminase glutâmico oxalacética; TGP: transaminase glutâmico pirúvica; VDRL: estudo laboratorial de doenças venéreas (do inglês *venereal disease research laboratory*).

5 a 6 kg como limite mínimo para realizar o transplante. Crianças menores e lactentes exigem cuidados especiais e devem ser transplantadas em centros especializados, com equipe experiente no manejo das particularidades e complicações mais frequentes nesse grupo de receptores.

Não há uma idade limite para o transplante renal em idosos, e octogenários têm sido transplantados com resultados melhores do que permanecer em lista de espera. Entretanto, esses pacientes devem realizar avaliação cuidadosa do estado cardiovascular ao ingressarem na lista de espera para transplante. Em geral, devem receber imunossupressão menos intensa após o transplante porque toleram menos as drogas imunossupressoras e falecem mais frequentemente por doença cardiovascular e infecções. Como vantagem, esses receptores, com sistema imunológico com resposta menos intensa que os jovens, apresentam menor taxa e episódios menos graves de rejeição aguda.

Deficiência cognitiva

O déficit cognitivo não constitui necessariamente contraindicação para o transplante, e pacientes com déficit cognitivo podem apresentar boa qualidade de vida por muitos anos. Em geral, esses receptores são membros altamente valorizados por suas famílias e no seu ambiente social, e não parece razoável recusá-los como candidatos ao transplante. Mesmo pacientes com deficiência acentuada são capazes de integrar-se ao seu ambiente e, por isso, não está definido se o grau de deficiência cognitiva deve ser um fator para indicação do transplante.

Tabagismo

Além dos malefícios conhecidos do tabagismo, está estabelecido que a sobrevida do enxerto renal é maior nos pacientes que nunca fumaram, independentemente de outros fatores de risco. A sobrevida é menor entre os pacientes ex-fumantes, mas ainda pior nos fumantes ativos. Recomenda-se, portanto, que os tabagistas deixem de fumar, mas se persistirem fumando, não se contraindica o transplante. Alguns centros de transplante exigem um período de 6 meses de abstenção do fumo para realizar o transplante.[35]

Obesidade

Muitos programas de transplante renal costumam recusar candidatos a transplante obesos ou exigir a redução de peso. Estudo recente mostrou que os riscos do receptor com índice de massa corporal superior a 30 kg/m^2 são mínimos. Quando se comparam pacientes obesos e não obesos, atentando-se para os outros fatores de risco, observa-se que a função tardia do enxerto, os episódios de rejeição aguda e a sobrevida a longo prazo não foram diferentes, havendo apenas discreta maior ocorrência de infecção de ferida operatória e de deiscência de sutura, sem grandes consequências. A perda de peso é recomendada, mas não se justifica recusar um candidato a transplante apenas pela obesidade.

Alguns centros de transplante consideram pacientes com obesidade de classe 2 (IMC de 35 a < 40 kg/m^2) ou de classe 3 (IMC > ≥ 40 kg/m^2) como contraindicação relativa e os encaminham para algum tipo de cirurgia de correção de obesidade, pois em uma metanálise com 209.000 receptores de transplante renal, os obesos apresentaram maior risco de morte, infecção de ferida operatória, deiscência de sutura e de diabetes melito pós-transplante, mas quando comparados com os pacientes em diálise, houve maior sobrevida entre os obesos transplantados.[35-37]

Imunizações

O estado vacinal do paciente deve ser definido claramente antes do transplante, em virtude da taxa variável de conversão sorológica para algumas vacinas. A imunização é comprometida pelo emprego da imunossupressão e pode estimular o sistema imunológico, desencadeando rejeição aguda no enxerto. Consequentemente, todos os esforços devem ser empregados para imunização dos receptores antes do transplante, planejando a estratégia de vacinação de modo que, ao ingressar em lista, o estado de vacinação esteja completo.

Vacinas elaboradas com *vírus vivo atenuado* não devem ser administradas após o transplante. Recomendações e tipos de vacinas, antes e depois do transplante, para crianças e adultos, são apresentados nos Quadros 57.6 e 57.7.

As vacinas de vírus vivo, como MMR, poliomielite oral, febre amarela, BCG, antitífica oral e anticolérica, devem ser evitadas nas 6 semanas prévias e após o transplante, pelo risco aumentado de infecção.[38] É recomendável imunização contra varicela, já disponível no Brasil.

É fortemente recomendado que todos os pacientes que ingressem em lista de espera para transplante estejam vacinados para a covid-19, recebendo todas as doses preconizadas pelo sistema público de saúde. Pacientes em tratamento dialítico têm elevada mortalidade quando comparados à população geral e podem se beneficiar da imunização contra covid-19. Após o transplante, a mortalidade aumenta provavelmente em decorrência da imunossupressão, e a taxa de imunização é muito baixa, em torno de 20% após a 1ª dose, 40% após a 2ª, 60% após a 3ª e 80% após a 4ª dose.[39,40]

> **PONTOS-CHAVE**
> - A opção para realizar o transplante renal deve ser oferecida a todos os pacientes com doença renal crônica ao discutir as modalidades de tratamento
> - A avaliação psicológica ou psiquiátrica pode ser útil para avaliar candidatos com risco de não adesão ao futuro tratamento com imunossupressores
> - Quando comparadas com os adultos, as crianças apresentam algumas peculiaridades no transplante renal: maior incidência de uropatia obstrutiva e de GESF

Quadro 57.6 Vacinas recomendadas para crianças transplantadas ou candidatas a transplante renal.

Vacina	Vírus	Recomendada antes do Tx	Recomendada após o Tx	Monitorar a vacinação?
Influenza injetável	Inativado	Sim	Sim	Não
Hepatite B	Inativado	Sim	Sim	Sim
Hepatite A	Inativado	Sim	Sim	Sim
Tripla (difteria, tétano e coqueluche)	Inativado	Sim	Sim	Não
Pólio inativada	Inativado	Sim	Sim	Não
H. influenzae	Inativado	Sim	Sim	Sim
S. pneumoniae	Inativado	Sim	Sim	Sim
N. meningitidis	Inativado	Sim	Sim	Não
Raiva	Inativado	Sim	Sim	Não
Varicela	Vivo atenuado	Sim	Não	Sim
MMR (sarampo, caxumba e rubéola)	Vivo atenuado	Sim	Não	Sim
BCG	Vivo atenuado	Sim	Não	Não
Varíola	Vivo atenuado	Não	Não	Não
Covid-19	Inativado/mRNA/mod.	Sim	Sim	Sim (se viável)
Antraz	Inativado	Não	Não	Não

Quadro 57.7 Vacinas recomendadas para candidatos e para transplantados adultos.

Vacina	Vírus	Recomendada antes do Tx	Recomendada após o Tx	Monitorar a vacinação?
Influenza injetável	Inativado	Sim	Sim	Não
Hepatite B	Inativado	Sim	Sim	Sim
Hepatite A	Inativado	Sim	Sim	Sim
Tétano	Inativado	Sim	Sim	Não
Pólio inativada	Inativado	Sim	Sim	Não
S. pneumoniae	Inativado	Sim	Sim	Sim
N. meningitidis	Inativado	Sim	Sim	Não
Raiva	Inativado	Sim	Sim	Não
Varicela	Vivo atenuado	Sim	Não	Sim
BCG	Vivo atenuado	Sim	Não	Não
Varíola	Vivo atenuado	Não	Não	Não
Febre amarela	Vivo atenuado	Não	Não	Não
Covid-19	Inativado/mRNA/mod.	Sim	Sim	Sim (se viável)

Condições de comorbidades

Doença cardiovascular

A doença cardiovascular é a principal causa de morte após o transplante renal, e também a maior causa de morbidade e mortalidade nos pacientes em lista de espera.[35,39,40] As doenças diagnosticadas devem ser tratadas antes do transplante visando prevenir complicações perioperatórias e melhorar o prognóstico a longo prazo.

A investigação cardiológica inicia com história, exame físico, eletrocardiograma e radiografia de tórax. Além desses, a ecocardiografia transtorácica é rotineiramente utilizada em muitos centros para avaliar disfunção ventricular esquerda, doença valvular e hipertensão pulmonar.[35-37,39-43] Avaliação adicional depende do perfil de risco do paciente.

A maior dificuldade é encontrada na investigação da cardiopatia isquêmica, em que os testes de esforço são de pouco valor para detectar doença coronariana, pois esses pacientes apresentam capacidade ao exercício muito limitada. Lewis propôs que pacientes com menos de 50 anos, não diabéticos, sem história de angina ou insuficiência cardíaca e com eletrocardiograma normal não necessitam de outros exames complementares. Pacientes com história duvidosa, atividade física limitada ou de risco intermediário devem ser submetidos a testes não invasivos, como cintilografia com dipiridamol ou ultrassonografia com dobutamida.[44]

Os pacientes diabéticos constituem o grupo de maior risco para cardiopatia isquêmica, podendo apresentar doença coronariana mesmo quando assintomáticos. Alguns autores recomendam o uso de cintilografia com tálio para identificar pacientes com menor risco, sem realizar a cinecoronariografia, mas outros argumentam que apenas a história ou eletrocardiograma alterado seriam igualmente eficientes.

Uma revisão sistemática de 11 estudos mostrou que tanto a ecocardiografia de estresse com dobutamina quanto a cintilografia de perfusão miocárdica tiveram moderada sensibilidade e especificidade na detecção de doença coronariana grave em candidatos a transplante renal.[35,45] Em outra revisão sistemática de 52 estudos, ambos os exames foram tão adequados quanto a angiografia coronariana em predizer mortalidade cardiovascular e eventos adversos cardiológicos graves.[35] Não está claro se detecção e intervenção na doença coronariana antes do transplante ocasionam melhor resultado.

Diretriz da Sociedade Canadense de Transplante sugere que pacientes com doença coronariana sejam elegíveis para transplante renal, nas seguintes situações:[46]

- Pacientes assintomáticos de baixo risco
- Pacientes assintomáticos nos quais testes não invasivos foram negativos
- Pacientes em tratamento clínico adequado, com angiografia mostrando risco aceitável
- Pacientes que se submeteram, com sucesso, a cirurgia de revascularização.

Pacientes com miocardiopatia isquêmica grave devem ser submetidos à correção antes do transplante, e, se esta não for possível, ou se apresentarem fração de ejeção < 30%, poderiam ser recusados como candidatos ao transplante ou seriam avaliados para transplante duplo de rim e coração, sendo muito importante excluir a presença de alteração reversível em qualquer dos órgãos.[35]

Resultados de estudos observacionais não são uniformes, e nem todas publicações mostram aumento da sobrevida com revascularização quando comparada com não revascularização.[35] Alguns autores acreditam que avaliar pacientes de alto risco para doença coronariana auxilia na exclusão de pacientes de alto risco para o transplante. Entretanto, mesmo pacientes de alto risco para eventos cardíacos graves têm melhor sobrevida e qualidade de vida quando comparados com aqueles que permanecem em diálise. Portanto, excluir pacientes com base apenas na doença coronariana pode não ser do melhor interesse desses pacientes.[35]

Um algoritmo para investigação de doença cardiovascular em pacientes em lista de espera para transplante renal é apresentado na Figura 57.1.

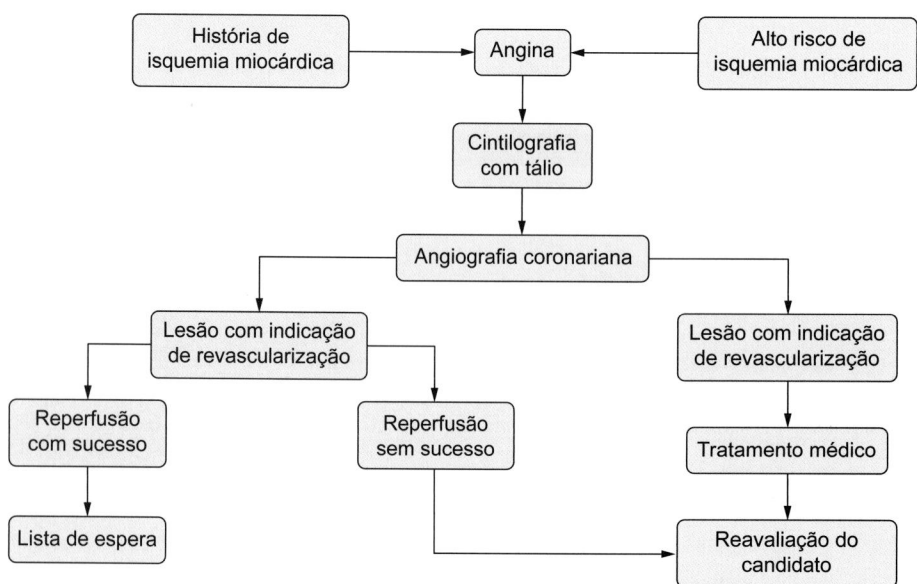

Figura 57.1 Algoritmo para avaliação cardiovascular de pacientes para a lista de espera.

Pacientes com miocardiopatia não isquêmica, sem outras comorbidades significativas, podem ser candidatos ao transplante renal isolado, após liberação do cardiologista, visto que a miocardiopatia pode reverter ou melhorar após o transplante renal.[35]

Disfunção diastólica do ventrículo esquerdo e dilatação do átrio esquerdo estão associados com piores resultados no transplante renal.[35,47] Esses fatores de risco são potencialmente modificáveis por estratégias que melhoram a complacência do ventrículo esquerdo, como ultrafiltração mais efetiva na diálise.

Pacientes com doença valvular significativa devem ser encaminhados ao cardiologista para avaliação e tratamento antes do ingresso em lista de espera.[35,48,49]

Pacientes com hipertensão pulmonar irreversível, moderada ou grave, podem não ser elegíveis para o transplante renal. Alguns autores recomendam que todos os candidatos ao transplante renal realizem ecocardiografia para avaliação de hipertensão pulmonar; se presente, devem realizar investigação adicional incluindo cateterismo cardíaco em cavidades direitas para confirmar o diagnóstico, elucidar a causa e planejar o tratamento. Pacientes podem tornar-se elegíveis ao transplante caso a hipertensão pulmonar seja controlada com sucesso por otimização hemodinâmica ou por terapêutica vasodilatadora pulmonar.[35,50]

Doença cerebrovascular e vascular periférica

Pacientes idosos com fatores de risco, como hipertensão, tabagismo e hipercolesterolemia, devem ser avaliados com ecodoppler de carótidas, assim como pacientes com história de acidente vascular cerebral (AVC) ou ataque isquêmico transitório (AIT); caso a cirurgia de carótida esteja indicada, deve ser realizada antes do transplante.[35]

O intervalo de tempo adequado entre um AVC ou AIT e o transplante é incerto. Algumas diretrizes sugerem que se deve esperar pelo menos 6 meses após o AVC e pelo menos 3 meses após o AIT.

A maioria dos centros de transplante indica angio-RM para os candidatos ao transplante com doença renal policística autossômica dominante (DRPAD) com história de cefaleia ou história familiar de aneurisma, enquanto outros centros indicam esse exame de imagem para todos os pacientes com DRPAD candidatos ao transplante, independentemente dos sintomas. Já aqueles com aneurisma > 7 a 10 mm de diâmetro devem realizar avaliação neurocirúrgica após o transplante.[35]

Os pacientes com sinais e sintomas de vasculopatia devem ser examinados com ecodoppler ou angio-TC de vasos ilíacos e femorais.

Doença gastrintestinal

A presença de doença péptica, colelitíase ou pólipos no cólon pode aumentar o risco de complicações no pós-transplante. Pacientes com doença péptica ativa devem ser adequadamente tratados antes do transplante, e aqueles com história prévia de doença péptica podem ser submetidos a endoscopia para excluir doença ativa.

Pacientes com sintomas de colecistite devem ser investigados para a presença de colelitíase, entretanto, colecistectomia profilática não é rotineiramente realizada nos pacientes com colelitíase.[35]

A presença de doença diverticular de cólon, doença inflamatória intestinal, assim como o alto risco de câncer de cólon (história familiar), não contraindica o transplante, mas esses pacientes devem ser avaliados com enema baritado e/ou colonoscopia. Como na população geral, pacientes com doença diverticular extensa e/ou doença diverticular sintomática recorrente devem ser considerados para ressecção parcial de cólon.[35]

Neoplasias

O paciente urêmico candidato a transplante renal tem maior incidência de carcinomas, principalmente de rim, bexiga e próstata, além dos tumores relacionados a infecções virais, e deve ser investigado rigorosamente (Quadro 57.8).

A presença de neoplasia ativa, com exceção do câncer de pele não melanoma, é uma contraindicação absoluta ao transplante.

Em pacientes com câncer prévio, o transplante só deve ser realizado se não houver evidências de persistência do câncer, e a maioria das diretrizes sugere um intervalo de tempo livre de recorrência de 2 a 5 anos, para minimizar o risco de recorrência em virtude do desenvolvimento acelerado de micrometástases pela medicação imunossupressora.[35,51,52] Há entretanto, marcada variabilidade na probabilidade de recorrência de acordo com o tipo de tumor, e esse é o fator que determina qual intervalo de tempo mínimo está recomendado entre o tratamento do tumor e o transplante. O risco de recorrência de acordo com o tipo de neoplasia (Quadro 57.9) é classificado como: praticamente nulo, de baixa (0 a 10%), intermediária (10 a 25%) e elevada (> 25%) taxa de recorrência.[53] O tempo de espera sugerido entre o tratamento e a realização do transplante depende do tipo de câncer e está apresentado no Quadro 57.10.

Doença pulmonar

A avaliação pré-transplante para doença pulmonar é similar à avaliação pré-operatória da população geral.[54]

Os fatores de risco para maior incidência de complicações pulmonares pós-operatórias são tabagismo, baixa capacidade de exercício, asma e doença pulmonar obstrutiva crônica (DPOC). Recomenda-se parar de fumar pelo menos 8 semanas antes da cirurgia. Os pacientes com asma ou DPOC necessitam de espirometria para melhor avaliação do risco.

O KDIGO 2020 sugere que não devem ser considerados para transplante renal os pacientes nas seguintes situações:

- Necessitando oxigenoterapia domiciliar
- Asma não controlada
- *Cor pulmonale* grave
- Hipertensão pulmonar irreversível, moderada ou grave
- DPOC grave/fibrose pulmonar/doença restritiva (VEF$_1$ < 25% do valor preditivo).[50]

Quadro 57.8 Avaliação para a detecção de neoplasias em candidatos a transplante renal.

História e exame físico
Exames radiológicos e ultrassonográficos de rotina
Pesquisa de sangue oculto nas fezes (todos os pacientes)
Exame ginecológico e Papanicolaou (todas as mulheres)
Mamografia (mulheres > 40 anos ou com história familiar de câncer de mama)
PSA + ultrassonografia de próstata (homens acima de 50 anos)
Ultrassonografia ou tomografia dos rins nativos (rins policísticos, nefropatia por analgésicos e longo tempo em diálise)

Quadro 57.9 Classificação dos tipos de neoplasias conforme o risco de recorrência do câncer após o transplante.

Praticamente sem risco de recorrência
Carcinoma basocelular não invasivo
Carcinoma epidermoide completamente excisado
Neoplasia *in situ* de bexiga
Baixa taxa de recorrência (0 a 10%)
Tumor renal incidentalmente descoberto
Linfomas
Carcinoma testicular, de colo do útero e de tireoide
Taxa de recorrência intermediária (10 a 25%)
Carcinoma de corpo uterino
Tumor de Wilms
Carcinoma de cólon, próstata e mama
Alta taxa de recorrência (> 26%)
Carcinomas de bexiga
Sarcomas
Câncer de pele (melanoma e não melanoma)
Carcinoma renal sintomático
Mielomas

Quadro 57.10 Intervalo sugerido entre o tratamento e a realização do transplante de acordo com o tipo de câncer.

Menos de 2 anos
Carcinoma renal incidentalmente descoberto
Carcinomas *in situ*
Pequenas neoplasias únicas focais
Câncer de bexiga de baixo grau
Câncer de pele basocelular
2 anos
Maioria das neoplasias
Mais de 2 anos
Melanoma maligno
Câncer de mama
Carcinoma colorretal
Carcinoma de útero não *in situ*

Complicações tromboembólicas

O risco de trombose venosa em receptores de transplante renal varia de 4 a 8% e é máximo nos primeiros 6 meses após o transplante. Avaliação específica para identificar risco de trombose deve ser realizada em candidatos a transplante com história prévia de trombose venosa, aterosclerose, tromboses de acesso vascular, em diálise peritoneal ambulatorial contínua (CAPD, do inglês *continuous ambulatory peritoneal dialysis*) em diabéticos, em pacientes com lúpus eritematoso sistêmico (LES), em mulheres com história de abortos recorrentes ou utilizando anticoncepcionais orais, ou em pacientes com tempo de protrombina (TP) ou tempo de tromboplastina parcialmente ativada (TTPa) anormais na ausência de medicações que interferem com esses testes; tais pacientes podem necessitar de terapia anticoagulante no período perioperatório.[35]

A presença de alterações trombolíticas, como deficiências de fator V mutação de Leiden, proteína C, proteína S e antitrombina, pode estar associada não apenas com complicações tromboembólicas, incluindo doença vascular cerebral ou coronariana, mas também com alta taxa de rejeição.

Medidas específicas para reduzir o risco de trombose vascular do enxerto após o transplante são recomendadas, especialmente em crianças, em pacientes em CAPD, em enxertos com múltiplas artérias e em pacientes com necrose tubular aguda.

Recente revisão aborda o uso dos novos anticoagulantes orais de ação direta (DOAC, do inglês *direct oral anticoagulants*) em comparação com a varfarina em candidatos a ou receptores de transplantes de órgãos sólidos.[55]

Diabetes melito

O transplante renal deve ser considerado como a terapêutica de primeira escolha para todos os pacientes com doença renal terminal decorrente de diabetes, pois melhora significativamente a sobrevida desses pacientes em comparação com a diálise. Os pacientes diabéticos com doença renal terminal (DRT) devem ser considerados para um transplante simultâneo de rim e pâncreas (TSRP) precoce e preemptivo, com rim de doador vivo ou doador falecido, quando a filtração glomerular for menor que 20 mℓ/min.

Pacientes com diabetes insulinodependente, baixa produção de insulina endógena e DRC avançada ou em estágio final podem ser potenciais candidatos ao TSRP.[35]

Todos os pacientes diabéticos, candidatos a transplante, devem ser avaliados para:

- Doença coronariana, para identificar condições cardíacas modificáveis e potencialmente reduzir a morbidade e/ou mortalidade enquanto em lista de espera ou após o transplante[35]
- Doença vascular periférica, tanto de membros inferiores quanto de vasos pélvicos, para assegurar a presença de vasos adequados para a anastomose do enxerto renal.

Além da avaliação dos vasos coronários, pélvicos e periféricos, deve-se também investigar a presença de gastroparesia, bexiga neurogênica e neuropatia periférica.

Fragilidade do receptor

A fragilidade é caraterizada por um declínio fisiológico manifestado por perda de peso, fadiga, fraqueza, marcha lenta e baixa atividade, que excede aquele que poderia ser esperado apenas pela idade. Em pacientes transplantados, a fragilidade está associada com risco aumentado de função tardia do enxerto, reinternação hospitalar precoce, internação mais prolongada e morte.[35,56,57] Apesar dessa forte associação com esses eventos, não há consenso sobre como devem ser avaliados os candidatos a transplante. No entanto, há sugestão de que uma avaliação funcional, com escore de fragilidade, deve ser usada nos candidatos a transplante com idade superior a 60 anos e naqueles com aparente fragilidade na avaliação para ingresso em lista de espera.[35,58]

A reabilitação deve ser considerada nos candidatos a transplante que apresentam baixo desempenho físico e níveis de atividade.[35]

Infecções

A presença de infecção ativa é contraindicação absoluta para a realização do transplante renal, sendo imperativo o tratamento do processo infeccioso antes da cirurgia.

Por esse motivo, nos candidatos a transplante renal, é necessária uma meticulosa busca por focos infecciosos nos rins nativos, nos dentes e nos acessos vasculares ou peritoneais. Recomenda-se que o paciente seja encaminhado precocemente para avaliação odontológica. Evidência de exposição prévia a micobactérias (reação de Mantoux) também deve ser investigada previamente.

Sorologia positiva para o HIV

A presença de anticorpos anti-HIV era considerada contraindicação absoluta para realização do transplante renal, porque, nos poucos relatos de casos retrospectivos, 25 a 30% dos receptores morreram de AIDS/SIDA entre 6 e 18 meses após o transplante, e as taxas de sobrevida do paciente (71%) e do enxerto (44%) foram baixas. A partir de 1996, o prognóstico de pacientes infectados pelo HIV melhorou drasticamente com a utilização de medicamentos antirretrovirais (HAART). A capacidade dos HAART em suprimir a replicação viral forneceu a motivação inicial para reconsiderar o transplante em pacientes HIV (+). Além disso, observou-se que os medicamentos imunossupressores, como ciclosporina, tacrolimus, micofenolato de mofetila e sirolimo, podem atenuar o curso da infecção pelo HIV em pacientes transplantados, inibindo diretamente a sua replicação ou aumentando a atividade dos HAART.

Assim, pacientes HIV (+) com baixo risco de progressão da doença durante pelo menos 6 meses com carga viral não detectável (menor que 50 a 200 cópias/mℓ) e contagem de células CD4 > 200 cel/microL, sob medicação antirretroviral por pelo menos 3 a 6 meses, podem receber um transplante renal. Infecções oportunísticas não são mais causa de exclusão, e o transplante oferece melhor sobrevida que o tratamento dialítico para esse grupo de pacientes.

Receptores infectados concomitantemente com HIV e HCV tinham piores resultados, e houve melhora da sobrevida com o advento dos antivirais de ação direta no tratamento do HCV. Os transplantados HIV (+) apresentam maior taxa de rejeição aguda, que poderia estar associada à dificuldade de manejo das interações entre os imunossupressores e os antirretrovirais.

Os resultados dos transplantes usando doadores HIV (+) para esses receptores, iniciados na África do Sul em 2008 e aprovado nos EUA em 2013 como pesquisa, são promissores.[59]

Sorologia positiva para o HTLV 1 e 2

Há dois tipos de vírus linfotrófico humano: o HTLV-1 que pode ocasionar paraparesia espástica/mielopatia ou leucemia/linfoma das células T adultas, e o HTLV-2 que parece não estar associado com doenças em seres humanos. É endêmico em algumas regiões, como o Caribe e partes da Ásia e da África. A distinção entre HTLV-1 e HTLV-2 não ocorre nos testes sorológicos, mas com *Western blot* NAT. Em razão da baixa incidência e da alta possibilidade de testes falsos (+), a triagem para o doador e o receptor deixou de ser mandatória nos EUA e na Inglaterra.

Menos de 5% dos carreadores desenvolvem a doença. Embora haja alguns relatos de doença por HTLV após o transplante renal, não existe consenso para recusar o transplante em pacientes anti-HTLV (+). A sorologia positiva do candidato a receptor, ao contrário da sorologia positiva do doador, não é considerada contraindicação ao transplante.

Sorologia para citomegalovírus pré-transplante

Avaliação pré-transplante da situação sorológica do receptor tem como objetivo avaliar o risco de complicações no período pós-transplante. A doença pelo citomegalovírus (CMV) constitui fator de risco para a sobrevida do enxerto, porque aumenta o risco para rejeição aguda e crônica, e para a sobrevida do paciente, porque facilita o aparecimento de infecções oportunistas e está associada com maior incidência de doença linfoproliferativa após o transplante.

Portanto, é necessário determinar o estado imune ao CMV tanto do doador quanto do receptor, uma vez que o último condiciona o risco de infecção ativa por CMV e doença pós-transplante. Para isso, um teste sorológico deve ser utilizado para detectar a presença de anticorpos da classe IgG. A presença de anticorpos IgM não adiciona sensibilidade e, ao contrário, pode produzir falsos-positivos ou valores incorretos. Receptores (R) com sorologia negativa (IgG) para CMV, que recebem rins de doadores (D) IgG soropositivos para CMV (D+/R-) são os grupos mais propensos a desenvolverem infecção por CMV. Assim, o conhecimento do estado sorológico (IgG) do doador e do receptor, antes do transplante, é importante para o planejamento da profilaxia ou do tratamento preemptivo. De acordo com as diretrizes criadas pela Sociedade Americana de Doenças Infecciosa em Transplantes, a profilaxia para CMV pode ser considerada para todos os pacientes com alto risco para CMV (D+/R-) e para aqueles pacientes recebendo agentes depletores de linfócitos que foram previamente expostos ao CMV, independentemente do estado de doador (D+/R+ ou D-/R+).[60]

Sorologia para vírus Epstein-Barr

Infecção primária pelo vírus Epstein-Barr (EBV) é o fator mais importante para o desenvolvimento de doença linfoproliferativa pós-transplante (PTLD, do inglês *post-transplantation lymphoproliferative disease*), aumentando sua incidência em 10 a 76 vezes. Visto que altas cargas virais antecedem a apresentação clínica da PTLD, seria possível tomar medidas preventivas, com monitoramento da carga viral quantitativa do EBV nos pacientes de risco elevado para desenvolvimento da doença (soronegativos recebendo rins de doadores soropositivos). Entretanto, pela falta de padronização do teste, sua utilidade clínica ainda não está comprovada.

Sorologia para vírus da hepatite C

A infecção por hepatite C (HCV) é causa importante de hepatopatia após transplante renal, e todos os candidatos ao transplante devem ser testados para detecção do HCV.[61] A prevalência de anti-HCV (+) em candidatos a transplante renal, que variava de 10 a 30%, e a grande maioria (70 a 95%) com níveis detectáveis de HCV-RNA no soro, diminuiu muito nos países que tratam todos os pacientes em programa de diálise com os novos antivirais de ação direta (AAD).

Hepatite C causa doença renal nos rins nativos e transplantados, e receptores de transplante renal com infecção pelo HCV não tratados têm pior sobrevida do paciente e do enxerto, quando comparados com os sem infecção. Pacientes que apresentaram desaparecimento da viremia tiveram um curso clínico da doença hepática mais favorável após o transplante.

Todos os pacientes com infecção por HCV com DRC ou transplantados devem ser tratados com os AAD, pois são eficazes e seguros. Antes do uso dos AAD, pacientes anti-HCV (+), mesmo aqueles sem resposta ao tratamento com interferona após cuidadosa avaliação e adequada informação, eram submetidos a transplante, pois tal procedimento estava associado, pelo menos na primeira década, à menor mortalidade quando comparada à dos pacientes anti-HCV (+) que permaneceram em diálise.

O motivo principal para o tratamento antiviral em pacientes com hepatite crônica por vírus C é prevenir a morbidade e a mortalidade relacionadas à doença hepática. Razões adicionais específicas para pacientes com alteração renal são prevenir as subsequentes complicações no enxerto em candidatos ao transplante renal e erradicar o estímulo imunológico para aqueles com vasculite ou glomerulonefrite relacionadas ao HCV.[62]

Pacientes sem evidências de replicação viral (HCV-RNA (–)) não têm indicação de investigação hepática adicional e podem ser liberados para o transplante renal, enquanto os pacientes com replicação viral devem ser avaliados para a presença de fibrose hepática e de cirrose.[61] Pacientes com cirrose hepática descompensada ou com hipertensão portal grave não devem ser considerados para o transplante renal isolado, mas para transplante conjugado de rim e fígado. Entretanto, pacientes com cirrose compensada, sem maiores complicações da hipertensão porta, que receberam AAD, podem realizar transplante renal isolado.[61]

Antes do uso dos AAD, os rins de doadores anti-HCV reagentes podiam ser oferecidos a pacientes HCV-RNA (+), com o seu consentimento e quando permitido pela legislação,[44] e não era permitido seu uso em receptores anti-HCV (–). Entretanto, com os excelentes resultados com os AAD, vários estudos clínicos investigaram o resultado do uso de rins de doadores HCV-RNA (+) em receptores HCV-RNA (–) seguido pelo emprego de AAD, e a maioria dos estudos reportou taxa de negativação do HCV-RNA em 100% e excelente sobrevida a curto prazo.[63,64] Essa estratégia está sendo utilizada em alguns países, mas ainda não está liberada no Brasil.

Sorologia para o vírus da hepatite B

A incidência e a prevalência de hepatite B (HBV) tem diminuído nas últimas décadas em virtude da triagem dos produtos do sangue para hepatite B (HBsAg e anti-HBc), medidas de controle de transmissão de infeção na diálise, menor necessidade de transfusão pelo uso da eritropoetina e vacina para hepatite B.

Todos os candidatos a transplante devem realizar os seguintes testes sorológicos para HBV: antígeno de superfície para hepatite B (HBsAg), anticorpo de superfície para hepatite B (anti-HBs) e anticorpo de núcleo da hepatite B (anti-HBc), que pode ser total ou IgG. O anti-HBc IgM não desempenha um papel importante na avaliação do risco de infecção *de novo* ou de reativação do HBV, devendo ser realizado apenas em casos em que há suspeita de infecção aguda.[38]

Pacientes com sorologia anti-HBs (+) e anti-HBc (–) são pacientes imunes ao HBV pela vacinação, ou quando com sorologia anti-HBs e anti-HBc (+), por infecção prévia. Esses pacientes devem repetir o anti-HBs anualmente, enquanto em lista de espera, e, quando o título for < 10 UI/mℓ, recomenda-se uma dose de reforço da vacina HBV. Para pacientes com sorologia mostrando anti-HBs (–), anti-HBc (–) e HBsAg (–), sem exposição prévia ao HBV, recomenda-se que sejam vacinados o mais breve possível, ou façam dose de reforço para HBV, se já estavam vacinados. Deve-se salientar que menos de 50% dos pacientes com doença renal crônica avançada desenvolvem anticorpos (anti-HBs) quando vacinados para HBV. Pacientes HBsAg (+), isolado ou com anti-HBc positivo, apresentam infecção por HBV e devem repetir anualmente o teste e métodos moleculares para detecção do DNA-HBV quando clinicamente indicado.[38]

Embora tenha sido relatada elevada mortalidade, em 10 anos, nos pacientes HbsAg (+), a infecção pelo HBV não é considerada contraindicação para transplante renal, mas requer cuidadoso monitoramento dos parâmetros virais e cuidados com a imunossupressão.

Rins de doadores infectados pelo HBV podem ser oferecidos a receptores HBV (+) ou protegidos (imunização ativa ou passiva), com o seu consentimento e quando permitido por lei, sendo recomendado o uso profilático de terapia antiviral (entecavir ou tenofovir, por talvez 1 ano), e possivelmente de imunoglobulina hepatite B (HBIG).[38]

Doença de Chagas

Na América Latina, a sorologia para a doença de Chagas deve ser pesquisada tanto no candidato a receptor quanto no doador de rim, pois a doença pode reativar com a imunossupressão ou pode ser transmitida pelo órgão transplantado ao receptor. Portanto, equipes que realizam transplante renal nessas condições devem estar alertas para a possibilidade de desenvolvimento precoce de doença de Chagas grave, avaliando cuidadosamente o aparecimento de manifestações clínicas e realizando PCR para doença de Chagas semanalmente nos primeiros 3 meses.

Tuberculose

Os receptores de transplante de órgãos sólidos têm um risco maior de desenvolver tuberculose (TB) ativa, estimado em 20 a 74 vezes o da população em geral, a maior parte da TB ativa ocorrendo no primeiro ano pós-transplante. Receptores de transplante que desenvolveram tuberculose apresentaram uma taxa de mortalidade de até 30%.[65,66] Assim, o KDIGO (*Kidney Disease: Improving Global Outcomes*) recentemente publicou sua Diretriz de Prática Clínica sobre Avaliação e Gestão de Candidatos a Transplante Renal, na qual recomenda que o tratamento completo de TB ativa deve ser feito antes do transplante renal, e de acordo com a OMS ou diretrizes locais. Recomenda-se, também, que, em áreas de baixa prevalência da doença, seja feita triagem para TB latente no candidato, por meio de uma radiografia de tórax associada a um teste com PPD ou ensaio de liberação de interferona-gama. Nessas áreas, o tratamento de TB latente deve ser feito antes ou imediatamente após o transplante renal. Em áreas de prevalência intermediária e alta de TB, deve ser realizada uma vigilância pós-transplante para TB ativa de acordo com as diretrizes locais.[50]

O teste de PPD (reação de Mantoux) deve ser realizado nos pacientes em lista de espera para transplante, e aqueles reativos ao teste devem ser investigados, pois podem ter tuberculose em fase ativa. A maioria dos centros de transplante indicam profilaxia com isoniazida após a realização da cirurgia nos pacientes reativos, quando houve conversão recente do PPD, ou para pacientes com história de tuberculose ou com lesão suspeita à radiografia de tórax.

Estrongiloidíase

A estrongiloidíase é uma parasitose de alto risco em pacientes imunossuprimidos, pois pode levar à infecção maciça pelo parasita. Assim, pelo menos um exame parasitológico de fezes é realizado no potencial receptor e indica-se administração profilática de ivermectina para todos os receptores de transplante.

Coronavírus

Doadores e receptores necessitam de cuidadosa avaliação para SARS-CoV-2, o vírus que causa a infecção por coronavírus (covid-19), antes do transplante. A medicação imunossupressora está associada com infecção por covid-19 mais grave e pode induzir uma profunda resposta inflamatória sistêmica, aumentado, assim, o risco de rejeição do enxerto.

Os doadores devem ser triados para covid-19 antes da remoção, embora testes positivos não contraindiquem a doação de órgãos, com exceção do pulmão.[67]

Todos os receptores devem ser vacinados para SARS-CoV-2 antes do transplante, pois a eficácia da vacina é significativamente reduzida após o transplante.[67] Não está claro se o transplante deve ser negado aos pacientes que recusaram a vacina. Trata-se de um dilema ético, e essa decisão depende de cada centro de transplante.[68]

Doença renal primária

A importância de considerar a etiologia da doença que levou à insuficiência renal na decisão de realizar o transplante decorre de:

- Risco de recorrência da doença original no enxerto
- Dificuldades técnicas que possam ocorrer
- Possibilidade de o rim ser foco de infecção
- Comprometimento de outros órgãos.

Recorrência da doença original

A recorrência da doença renal primária é arbitrariamente definida como o acometimento do enxerto renal pela mesma doença original que afetou os rins nativos do receptor e que resultou na necessidade de terapia de substituição da função renal. É reconhecida como importante causa de morbidade e perda de enxerto no transplante renal, sendo responsável por 2 a 5% das perdas.

Em geral, a recorrência não constitui contraindicação para o transplante. Mesmo as doenças que recorrem com mais frequência, como a hiperoxalúria tipo I e a GESF, não excluem de forma absoluta a possibilidade de transplante. As principais categorias de doenças que podem recorrer após o transplante estão apresentadas no Quadro 57.11.

Glomerulosclerose segmentar e focal

A glomerulosclerose segmentar e focal (GESF) é a mais frequente de todas as doenças que recorrem pós-transplante, em torno de 30 a 40% no primeiro transplante, levando à perda do enxerto em 7 a 12% dos casos.

A taxa de recorrência no segundo transplante, quando houve recorrência no primeiro, é mais alta, podendo atingir 85%. É difícil predizer quais pacientes terão recorrência, mas parece que o risco é maior em crianças com idade inferior a 15 anos, em pacientes com padrão histológico de proliferação mesangial na primeira biopsia, naqueles com rápida progressão para uremia e perda da função renal em menos de 3 anos após o diagnóstico e em receptores com melhor compatibilidade HLA.

Existem evidências de que o transplante com doador vivo, principalmente HLA idêntico, torna a recorrência mais frequente, mas não há recomendações proibindo ou restringindo o uso desse doador. Se o primeiro transplante foi perdido por doença recorrente, um retransplante com doador vivo deve ser evitado, pelo alto risco de recorrência, em torno de 80%. Em contraste, se o primeiro enxerto não foi perdido por

Quadro 57.11 Principais doenças que podem recorrer após o transplante renal.

Glomerulonefrites primárias
Glomerulosclerose segmentar e focal (GESF)
Glomerulonefrite membranoproliferativa
Nefropatia por IgA
Glomerulonefrites secundárias
Síndrome hemolítico-urêmica (SHU)
Nefrite lúpica
Púrpura de Henoch-Schönlein (PHS)
Nefrite crioglobulêmica mista
Vasculites
Granulomatose de Wegener
Poliangeíte necrosante
Glomerulonefrite necrosante crescêntica
Esclerose sistêmica
Doenças metabólicas hereditárias
Hiperoxalúria primária tipo 1 (HP1)
Doença de Fabry
Outras doenças
Paraproteinemias
Diabetes melito

recorrência, o risco de recorrência no segundo transplante é mínimo, e o rim de doador vivo pode ser utilizado. Recomenda-se não excluir candidatos com GESF primária de transplante renal; no entanto, o risco de recorrência deve ser considerado e discutido com o candidato.[50] Adultos com formas secundárias de GESF, relacionadas com estenose de artéria renal ou outras condições, não apresentam risco de recorrência.

Nefropatia membranosa

A nefropatia membranosa (NM) é causa frequente de glomerulonefrite *de novo* no enxerto, ocorrendo em 10 a 50% dos pacientes transplantados, fato que dificulta o diagnóstico de recorrência, estimada em 20 a 30% dos pacientes adultos. O efeito da recorrência da NM no resultado do aloenxerto não é claro, porque é difícil definir se a doença é detectada em protocolos ou em biopsia "por causa". Aproximadamente 70% dos pacientes com NM primária têm anticorpos anti-PLA2R e pacientes com anti-PLA2R positivos têm um risco maior de recorrência (60 a 83%) em comparação com os pacientes que são anticorpos negativos (28 a 53%).[69,70] A proteinúria pesada antes do transplante é também um fator de risco para recorrência. A NM não é contraindicação ao transplante renal, apesar de não haver tratamento efetivo para a NM recorrente.

Glomerulonefrite membranoproliferativa

Em virtude de recentes progressos na compreensão da patogênese da glomerulonefrite membranoproliferativa (GNMP), houve uma revisão da classificação: dependendo da presença de imunocomplexos contendo imunoglobulina (IC- GNMP) ou complemento C3 dominante (C3 G). A avaliação dos candidatos e o risco de doença recorrente depende do tipo de GNMP e, portanto, estudos que não diferenciam entre os diferentes tipos de GNMP devem ser interpretados com cautela.

Em geral, a taxa de recorrência é alta e está associada a resultados inferiores do enxerto.[71,73]

A GNMP dependente de complexos imunes geralmente resulta de infecções crônicas (HCV, HBV, HIV e infecções bacterianas) ou doenças autoimunes (LES, síndrome de Sjögren e esclerose sistêmica), e, em alguns, não há uma causa conhecida (GNMP idiopática). As publicações sobre a incidência da recorrência da GNMP após transplante renal e de seu impacto na sobrevida do enxerto, embora limitadas, sugerem que tanto a GNMP dependente de imunocomplexos, quanto a mediada por complemento, recorrem com alta frequência em biopsias de enxerto, e as recidivas estão associadas com aumento de risco de perda de enxerto. Entretanto, o diagnóstico da doença não é contraindicação ao transplante renal.

As GNMP secundárias a infecções ou desencadeadas por doenças autoimunes são menos propensas a recorrência após o transplante renal, enquanto as secundárias à gamopatia monoclonal e a GNMP idiopática apresentam alta taxa de recorrência.[74] A GNMP dependente de complexos imunes idiopática apresenta uma taxa de recorrência de 20 a 33%, sendo maior nos casos com doador HLA idêntico (75%) e no segundo transplante, quando o primeiro foi perdido por recorrência (80%). A glomerulopatia mediada por C3 tem alto índice de recorrência histológica, em torno de 88% dos casos, mas apenas 24% apresentam manifestações clínicas, com proteinúria e diminuição do complemento sérico.

Glomerulonefrite rapidamente progressiva com anticorpos antimembrana basal glomerular

Na glomerulonefrite rapidamente progressiva com anticorpos antimembrana basal glomerular (GNRP), recomenda-se aguardar um período de 6 meses a 1 ano até que os anticorpos circulantes anti-MBG tenham desaparecido para realizar o transplante. Com esse cuidado, o risco de recorrência é menor que 5%, e, quando ocorre, as manifestações clínicas são leves. Não há evidências de que a nefrectomia dos rins nativos ajude no desaparecimento dos anticorpos.

Nefropatia por IgA

A taxa de recorrência dos depósitos de IgA após o transplante é superior a 50%, mas a evolução clínica é indolente, ocasionando perda do enxerto em poucos casos e, por isso, não contraindica o transplante. A possibilidade de recorrência deve sempre ser considerada e discutida com o paciente.

Síndrome hemolítico-urêmica

O índice da recorrência varia de 10 a 50% dos casos, sendo mais frequente nos pacientes com síndrome hemolítico-urêmica (SHU) atípica do que naqueles com SHU associada a diarreia. A SHU também pode ser causada pelos inibidores da calcineurina, ciclosporina e tacrolimus ou terapia antilinfocitária, e o efeito dessas drogas na recorrência ainda não está claro. Embora a perda do enxerto possa ser frequente, a SHU não é considerada como contraindicação ao transplante renal. Pacientes com diagnóstico de SHU atípica têm prognóstico ruim, com 50% dos pacientes desenvolvendo disfunção crônica do enxerto e com elevado risco de recorrência e subsequente perda do enxerto. Pacientes com outras variantes de SHU com títulos elevados de anticorpos têm 80 a 90% de risco de recorrência e, sem tratamento com inibidor do complemento, a maioria dos enxertos é perdida após recorrência.

Pacientes com variantes com baixo título de anticorpos históricos podem ser considerados para transplante, pois o risco de recorrência é baixo. Candidatos nos quais nenhuma causa de SHU atípica é identificada têm um risco intermediário de doença recorrente. Os candidatos com risco de SHU atípica recorrente devem ser aconselhados sobre o uso preventivo de um inibidor do complemento ou a necessidade de iniciar o tratamento se a SHU atípica ocorrer após o transplante.[75-78]

Nefrite lúpica e anticorpos antifosfolipídios

A nefrite lúpica (NL) não é contraindicação ao transplante, porque o risco de recorrência é baixo, em torno de 1 a 4%, não afetando o prognóstico. Entretanto, alguns estudos sugerem uma taxa mais elevada.

Para diminuir o risco da recorrência, recomenda-se aguardar que os títulos de anticorpos estejam negativos e o complemento sérico normal por 6 a 12 meses, e que não haja sinais sistêmicos da doença para realizar o transplante.

A recomendação é para não excluir candidatos com LN de transplante renal, mas considerar o risco de recorrência e discutir com o candidato. A atividade da doença lúpica deve ser avaliada e estar completamente quiescente, sem nenhuma ou mínima imunossupressão. É importante avaliar a presença de anticorpos antifosfolipídios antes do transplante, para determinar a manutenção do perioperatório.[50]

Púrpura de Henoch-Schönlein

A frequência e os fatores de risco da recorrência clínica da púrpura de Henoch-Schönlein (PHS) após o transplante renal ainda são desconhecidos. A recorrência histológica é comum em até 50% dos casos, sendo mais frequente em crianças, mas com poucas manifestações clínicas, podendo, em alguns casos, levar à perda do enxerto. PHS não é considerada contraindicação para o transplante, mas recomenda-se esperar de 6 a 12 meses após a resolução das lesões de pele para realizá-lo.

Vasculites sistêmicas

Nesse grupo, incluem-se as chamadas "vasculites com ANCA positivo": granulomatose de Wegener, poliangeíte necrosante e glomerulonefrite necrosante crescêntica. A vasculite ANCA não constitui contraindicação ao transplante, mas há risco de recorrência, o qual independe da presença de ANCA ou do tipo da vasculite. Alguns autores postulam que a presença de ANCA circulante não contraindica a cirurgia, embora prefiram adiar o transplante até que

---

⚠ PONTOS-CHAVE

- A doença cardiovascular é a principal causa de morte dos pacientes em diálise ou transplantados renais
- O paciente urêmico candidato a transplante renal tem maior incidência de carcinomas
- Presença de infecção ativa é contraindicação absoluta para a realização do transplante renal
- A doença pelo CMV constitui fator de risco para a sobrevida do enxerto
- A infecção por HCV é a causa mais importante de hepatopatia após o transplante renal
- A estrongiloidíase é uma parasitose de alto risco em pacientes imunossuprimidos
- A GESF é a mais frequente de todas as doenças que recorrem pós-transplante.

haja remissão dos sintomas. Por outro lado, mesmo quando realizado na presença de sintomas de atividade da doença, há relatos de bons resultados.

Pacientes com esclerose sistêmica sem lesões graves em outros órgãos podem ser submetidos a transplante, podendo, entretanto, haver recorrência da doença.

Doenças metabólicas

Hiperoxalúria primária tipo 1

Em virtude de a hiperoxalúria primária tipo 1 (HP1) ser causada por uma deficiência enzimática e estar associada com depósito de cristais de oxalato de cálcio nos rins, o transplante renal deve preferencialmente ser associado ao transplante hepático para correção da deficiência enzimática. Mesmo com o uso de piridoxina e diálise intensiva no pré e no pós-transplante, a taxa de recorrência é elevada e a sobrevida do enxerto, após 3 anos, é de 15 a 25%.

O transplante hepático associado ao renal, além de efetivo na prevenção da recorrência da doença renal, pode reverter o acúmulo sistêmico do oxalato em ossos, coração, vasos e nervos, propiciando uma boa qualidade de vida. Há relato recente de uma série de transplantes hepáticos isolados, bem-sucedidos, em pacientes com insuficiência renal moderada.

Doença de Fabry

Embora haja informações limitadas a respeito da recorrência, o transplante renal é viável no paciente urêmico com doença de Fabry, e as taxas de sobrevida do paciente e do enxerto são aceitáveis.

Mieloma múltiplo e amiloidose

Pacientes com gamopatias monoclonais, inclusive mieloma múltiplo, submetidos a transplante renal apresentam recorrências e mortalidade aumentada por infecções, sendo necessária criteriosa avaliação do paciente. É recomendado que candidatos com mieloma múltiplo sejam excluídos para o transplante renal, a menos que tenham recebido um regime de tratamento potencialmente curativo e apresentem remissão estável. Da mesma maneira, candidatos a transplante renal com diagnóstico de doenças por deposição de imunoglobulina monoclonal como cadeias leves e de cadeias pesadas também devem ser excluídos para transplante, a menos que estejam curados ou em remissão estável.

Pacientes com diagnóstico de amiloidose AL devem ser excluídos para o transplante renal, a menos que tenham doença extrarrenal mínima (p. ex., amiloide cardíaco), receberam um tratamento potencialmente curativo e estejam em remissão estável. Casos de amiloidose AA não devem ser excluídos se tiverem tratamento adequado da doença de base e não têm envolvimento grave de órgão extrarrenal.[50]

Nefropatia diabética

A nefropatia diabética reproduz no enxerto sua história natural e, após 2 anos, o enxerto pode apresentar alterações histológicas do diabetes, mas sua evolução lenta, de 10 a 20 anos, não contraindica o transplante. Portanto, recomenda-se que candidatos com diabetes melito (DM) tipo 1 ou tipo 2 sejam considerados para o Tx renal. Candidatos com DRC terminal causada por DM tipo 1 são considerados para TSRP em regiões onde tal procedimento está disponível.[50]

Doenças renais primárias com complicações técnicas

Rins policísticos e doenças urológicas, como síndrome de Prune-Belly e bexiga neurogênica, podem apresentar dificuldades técnicas específicas. Pacientes com rins policísticos do adulto são excelentes candidatos para transplante. A nefrectomia do rim nativo só está indicada quando o órgão for muito volumoso, dificultar o implante, ou em casos raros de infecções ou hemorragias recorrentes. A nefrectomia bilateral pode estar associada a maior morbidade e mortalidade, sendo sua indicação restrita.

Crianças com doença renal policística autossômica recessiva podem requerer nefrectomia uni ou bilateral em decorrência de hipertensão grave, comprometimento respiratório ou gastrintestinal, ou para obter espaço para acomodar o enxerto renal. Os lactentes com síndrome nefrótica congênita normalmente requerem nefrectomia química ou cirúrgica associada à nutrição agressiva antes do transplante, em virtude da elevada perda proteica. Crianças com GESF também poderiam se beneficiar da nefrectomia química ou cirúrgica pré-transplante, para facilitar o diagnóstico e o tratamento precoce da recidiva da doença.

Pacientes com anormalidades do trato urinário inferior necessitam de investigação detalhada e, sempre que possível, correção cirúrgica no pré-transplante. Pacientes com bexiga neurogênica podem ser manejados com cateterismo intermitente ou ter a bexiga ampliada no pré-transplante. As anormalidades de bexiga não constituem impedimento para o transplante após sua correção.

REFERÊNCIAS BIBLIOGRÁFICAS

1. Vats AN, Donaldson L, Fine RN, Chavers BM. Pretransplant dialysis status and outcome of renal transplantation in North American Children: a NAPRTCS Study. North American Pediatric Renal Transplant Cooperative Study. Transplantation. 2000;69(7):1414-9.
2. Wolfe RA, Ashby VB, Milford EL, Ojo AO, Ettenger RE, Agodoa LY et al. Comparison of mortality in all patients on dialysis awaiting transplantation, and recipients of the first cadaveric transplant. N Engl J Med. 1999;341(23):1725-30.
3. Sacca E, Hazza I. Pre-emptive pediatric renal transplant. Saudi J Kidney Dis Transplant. 2006;17(4):549-58.
4. Global Observatory on Donation and Transplantation. International report on organ donation and transplantation activities; 2021. Disponível em: https://www.transplant-observatory.org/2021-global-report-5/.
5. Aubert O, Yoo D, Zielinski D, Cozzi E, Cardillo M, Dürr M et al. covid-19 pandemic and worldwide organ transplantation: a population-based study. Lancet Public Health. 2021;6(10):E709-19.
6. Abbud-Filho M, Garcia V. Kidney paired donation is necessary in Brazil? Transplant Int. 2021;34:1568.
7. Medina-Pestana J, Abbud-Filho M, Duro-Garcia V, Foresto RD, Requião-Moura LR. Paired kidney donation: are we going beyond reasonable limits in living-donor transplantation? Braz J Nephrol. 2022;44(3): 423-27.
8. Registro Brasileiro de Transplantes (RBT) 2011 a 2022. Disponível em: https://site.abto.org.br/rbt/.
9. Davies CL, Delmonico FL. Living-donor kidney transplantation: a review of the current practices for the live donor. J Am Soc Nephrol. 2005;16:2098-10.
10. Delmonico F; Council of the Transplantation Society. A report of the Amsterdam Forum on the Care of the Live Kidney Donor. Data and medical guidelines. Transplantation. 2005;79(6 Suppl):S53-66.
11. Najarian JS, Chavers BM, McHugh LE, Matas AJ. 20 years or more of follow-up of living kidney donors. Lancet. 1992;340(8823):807-10.
12. Trotter JF, Wachs M, Everson GT, Kam I. Adult-to-adult transplantation of the right hepatic lobe from a living donor. N Engl J Med. 2002;346(14):1074-82.

13. World Health Assembly. Human organ and tissue transplantation: WHA 57.18. 22 may 2004. Disponível em: http://www.who.int/gb/wha/pdf_files/WHA57/A57.
14. Toolkit on the investigation and prosecution of trafficking in persons for organ removal. 2022. Disponível em: https://www.unodc.org/unodc/en/human-trafficking/glo-act2/tip-for-or-toolkit/module-4.html.pdf.
15. Valapour M. The live organ donor's consent: is it informed and voluntary? Transplant Rev. 2008;22(3):196-9.
16. Wright L, Faith K, Richardson R, Grant D. Ethical guidelines for the evaluation of living organ donors. Can J Surg. 2004;47(6):408-13.
17. Steering Committee of the Istanbul Summit. Organ trafficking and transplant tourism and commercialism: the Declaration of Istanbul. Lancet. 2008;372:5-6.
18. World Health Organization (WHO). WHO guiding principles on human cell, tissue and organ transplantation. Transplantation. 2010;90:229-33.
19. Convention of human rights and biomedicine. Council of Europe website. The convention for the protection of human rights and dignity of the human being with regard to the application of biology and medicine. Disponível em: http://conventions.coe.int/treaty/EN/Treaties/Html/164.htm.
20. World Health Organization (WHO). Additional protocol to the convention on human rights and biomedicine concerning transplantation of organs and tissues of human origin. Disponível em: https://rm.coe.int/1680081562.
21. Bia MJ, Ramos EL, Danovitch GM, Gaston RS, Harmon WE, Leichtman AB et al. Evaluation of living renal donors. The current of US transplant centers. Transplantation. 1995;60(4):322-7.
22. Kasiske BL, Ravenscraft M, Ramos EL, Gaston RS, Bia MJ, Danovitch GM. The evaluation of living renal transplant donors: clinical practice guidelines. Ad Hoc Clinical Practice Guidelines Subcommittee of the Patient Care and Education Committee of the American Society of Transplant Physicians. J Am Soc Nephrol. 1996;7(11):2288-313.
23. Laham G, Ponti JP, Soler Pujol G. Assessing renal function for kidney donation. how low is too low? Front Med. 2022;8:784435.
24. Tanabe K, Tydén G. Overcoming ABO incompatibility. In: Gaston S, Wadstrom J. Living donor kidney transplantation. London: Taylor & Francis, 2005. p.119-129.
25. Mandelbrot DA, Pavlakis M, Danovitch GM, Johnson SR, Karp SJ, Khwaja K et al. The medical evaluation of living kidney donors: a survey of US transplant centers. Am J Transplant. 2007;7(10):2333-43.
26. Frutos MA, Crespo M, Valentín MLO, Alonso-Melgar Á, Alonso J, Fernández C et al. Recommendations for living donor kidney transplantation. Nefrologia (Engl Ed). 2022;42 Suppl 2:5-132.
27. Marson LP, Lumsdaine J, Forsythe J, Hartmann A. Selection and evaluation of potential living donos. In: Gaston S, Wadstrom J. Living donor kidney transplantation. London: Taylor & Francis; 2005. p. 33-54.
28. Baker TB, Spicer HG. The history of living donor advocacy in living donor transplantation. In: Steel J. Living donor advocacy. New York: Springer; 2014. p.103-117.
29. Sistema Nacional de Transplante. Lei Federal nº 10.211, de 23 de março de 2001.
30. A guide to calculating and interpreting the Kidney Donor Profle Index (KDPI). Disponível em: https://optn.transplant.hrsa.gov/media/1512/guide_to_calculating_interpreting_kdpi.pdf.
31. OPTN Policy Changes and Organ Allocation Guidelines – UNOS. Disponível em: unos.org/policy/.
32. Wolfe CR, Ison MG; AST Infectious Diseases Community of Practice. Donor-derived infections: guidelines from the American Society of Transplantation Infectious Diseases Community of Practice. Clin Transplantation. 2019;33(9):e13547.
33. Koval CE, Eltemamy M, Poggio ED, Schold JD, Wee AC. Comparative outcomes for over 100 deceased donor kidney transplants from SARS-CoV-2 positive donors: a single-center experience. Am J Transplant. 2022;22(12):2903-2911.
34. Greenhall GHB, Ibrahim M, Dutta U, Doree C, Brunskill SJ, Johnson RJ et al. Donor-transmitted cancer in orthotopic solid organ transplant recipients: a systematic review. Transpl Int. 2022:35:10092.
35. Rosssi AP, Cheng XS. Kidney transplantation in adults: Evaluation of the potential kidney transplant recipient. UpToDate. 2022. Disponível em: https://www.uptodate.com/contents/kidney-transplantation-in-adults-evaluation-of-the-potential-kidney-transplant-recipient#H1418360716.
36. Gill JS, Lan J, Dong J, Rose C, Hendren E, Johnston O et al. The survival benefit of kidney transplantation in obese patients. Am J Transplant. 2013;13(8):2083-90.
37. Krishnan N, Higgins R, Short A Zehnder D, Pitcher D, Hudson A et al. Kidney transplantation significantly improves patient and graft survival irrespective of BMI: a cohort study. Am J Transplant. 2015;15(9):2378-86.
38. Chan TM, Lok ASF. Kidney transplant in adults: hepatitis B virus infection in kidney transplantation recipients. UpToDate. 2022. Disponível em: https://www.uptodate.com/contents/kidney-transplantation-in-adults-hepatitis-b-virus-infection-in-kidney-transplant-recipients.
39. Garcia VD, Pêgo-Fernandes PM. Organ transplantation and covid-19. São Paulo Med J. 2021;139(4):301-304.
40. Gorayeb-Polacchini F, Caldas HC, Bottazzo AC, Abbud-Filho M. SARS-CoV-2 assessment in an outpatient dialysis facility of a single center in Brazil. Braz J Infect Dis. 2021;25(3):101595.
41. Kasiske BL, Maclean JR, Snyder JJ. Acute myocardial infarction and kidney transplantation. J Am Soc Nephrol. 2006;17(3):900-7.
42. Gill JS, Ma I, Landsberg D, Johnson N, Levin A. Cardiovascular events and investigation in patients who are awaiting cadaveric kidney transplantation. J Am Soc Nephrol. 2005;16(3):808-16.
43. Lentine KL, Costa SP, Weir MR, Robb JF, Fleisher LA, Kasiske BL et al. Cardiac disease evaluation and management among kidney and liver transplantation candidates: a scientific statement from the American Heart Association and the American College of Cardiology Foundation. J Am Coll Cardiol. 2012;60(5):434-80.
44. Lewis MS, Wilson RA, Walker KW, Wilson DJ, Norman DJ, Barry JM et al. Validation of an algorithm for predicting cardiac events in renal transplant candidates. Am J Cardiol. 2002;89(7):847-50.
45. Wang LW, Fahim MA, Hayen A, Mitchell RL, Baines L, Lord S et al. Cardiac testing for coronary artery disease in potential kidney transplant recipients. Cochrane Database Syst Rev. 2011;2011(12):CD008691.
46. Knoll G, Cockfield S, Blydt-Hansen T, Baran D, Kiberd B, Landsberg D et al. Canadian Society of Transplantation consensus guidelines on eligibility for kidney transplantation. CMAJ. 2005;173(10):1181-4.
47. Kainz A, Goliasch G, Wiesbauer F, Binder T, Maurer G, Nesser HJ et al. Left atrial diameter and survival among renal allograft recipients. Clin J Am Soc Nephrol. 2013;8(12):2100-5.
48. Marwick TH, Amann K, Bangalore S, Cavalcante JL, Charytan DM, Craig JC et al. Chronic kidney disease and valvular heart disease: conclusions from a Kidney Disease: Improving Global Outcomes (KDIGO) Controversies Conference. Kidney Int. 2019;96(4):836-849.
49. Ouahmi H, Moceri P, Zorzi K, Albano L, Durand M, Karimi F et al. Cohort study: "Outcomes of kidney transplantation in patients with prosthetic heart valves". Transpl Int. 2021;34(11):2297-2304.
50. Chadban SJ, Ahn C, Axelrod DA, Foster BJ, Kasiske BL, Kher V et al. KDIGO Clinical Practice Guideline on the Evaluation and Management of Candidates for Kidney Transplantation. Transplantation. 2020;104(4S1 Suppl 1):S11-S103.
51. Al-Adra DP, Hammel L, Roberts J, Woodle ES, Levine D, Mandelbrot D et al. Pretransplant solid organ malignancy and organ transplant candidacy: a consensus expert opinion statement. Am J Transplant. 2021;21(2):460-474.
52. Al-Adra DP, Hammel L, Roberts J, Woodle ES, Levine D, Mandelbrot D et al. Preexisting melanoma and hematological malignancies, prognosis, and timing to solid organ transplantation: a consensus expert opinion statement. Am J Transplant. 2021;21(2):475-483.
53. Al-Adra D, Al-Qaoud T, Fowler K, Wong G. De Novo malignancies after kidney transplantation. CJASN. 2022;17(3):434-443.
54. Sahni S, Molmenti E, Bhaskaran MC, Ali N, Basu A, Talwar A. Presurgical pulmonary evaluation in renal transplant patients. N Am J Med Sci. 2014;6(12):605-12.
55. Rimsans J, Sylvester K, Kim M, Connors JM, Gabardi S. A review of direct-acting oral anticoagulants and their use in solid organ transplantation. Transplantation. 2022;106(11):2143-2154.

56. Garonzik-Wang JM, Govindan P, Grinnan JW, Liu M, Ali HM, Chakraborty A et al. Frailty and delayed graft function in kidney transplant recipients. Arch Surg. 2012;147(2):190-3.
57. McAdams-DeMarco MA, Law A, King E, Orandi B, Salter M, Gupta N et al. Frailty and mortality in kidney transplant recipients. Am J Transplant. 2015;15(1):149-54.
58. Lorenz EC, Kennedy CC, Rule AD, LeBrasseur NK, Kirkland JL, Hickson LJ. Frailty in CKD and transplantation. Kidney Int Rep. 2021;6(9):2270-2280.
59. Muller E, Kahn D, Mendelson M. Renal transplantation between HIV-positive donors and receptors. New Engl J Med. 2010;362(24):2336-2337.
60. Kotton CN, Kumar DK, Caliendo AM, Huprikar S, Chou S, Danziger-Isakov L et al. The third international consensus guidelines on the management of cytomegalovirus in solid-organ transplantation. Transplantation. 2018;102(6):900-931.
61. Kidney Disease: Improving Global Outcomes (KDIGO) Hepatitis C Work Group. KDIGO 2018 clinical practice guideline for the prevention, diagnosis, evaluation, and treatment of hepatitis C virus in chronic kidney disease. Kidney Int Suppl. 2018;8(3):91-165.
62. Much M, Baid-Agrawal B. Hepatitis C vírus infection in kidney transplant candidates and recipients. UpToDate. 2022. Disponível em: https://www.uptodate.com/contents/hepatitis-c-infection-in-transplant-candidates-and-recipients.
63. Goldberg DS, Abt PL, Blumberg EA, Van Deerlin VM, Levine M, Reddy KR et al. Trial of transplantation of HCV-infected kidneys into uninfected recipients. N Engl J Med. 2017;376(24):2394-2395.
64. Schaubel DE, Tran AH, Abt PL, Potluri VS, Goldberg DS, Reese PP. Five-year allograft survival for recipients of kidney transplants from hepatitis C virus infected vs uninfected deceased donors in the direct-acting antiviral therapy era. JAMA. 2022;328(11):1102-1104.
65. Lopez de Castilla D, Schluger NW. Tuberculosis following solid organ transplantation. Transpl Infect Dis. 2010;12:106-112.
66. Subramanian AK, Morris MI, Practice AIDCo. Mycobacterium tuberculosis infections in solid organ transplantation. Am J Transplant. 2013;13(Suppl 4):68-76.
67. Fishman J. Evaluation for infection before organ transplantation. UpToDate. 2022. Disponível em: https://www.uptodate.com/contents/evaluation-for-infection-before-solid-organ-transplantation?source=related_link#H1.
68. Hippen B. Mandating covid-19 vaccination prior to kidney transplantation in the United States: no solutions, only decisions. Am J Transplant. 2022;22(2):381-385.
69. Kattah A, Ayalon R, Beck Jr. LH, Sethi S, Sandor DG, Cosio FG et al. Anti-phospholipase A_2 receptor antibodies in recurrent membranous nephropathy. Am J Transplant. 2015;15(5):1349-59.
70. Quintana LF, Blasco M, Seras M, Pérez NS, López-Hoyos M, Villarroel P et al. Antiphospholipase A2 receptor antibody levels predict the risk of posttransplantation recurrence of membranous nephropathy. Transplantation. 2015;99(8):1709-14.
71. Lorenz EC, Sethi S, Leung N, Dispenzieri A, Fervenza FC, Cosio FG et al. Recurrent membranoproliferative glomerulonephritis after kidney transplantation. Kidney Int. 2010;77(8):721-728.
72. Angelo JR, Bell CS, Braun MC. Allograft failure in kidney transplant recipients with membranoproliferative glomerulonephritis. Am J Kidney Dis. 2011;57:291-299.
73. Nasr SH, Sethi S, Cornell LD, Fidler ME, Boelkins M, Fervenza FC et al. Proliferative glomerulonephritis with monoclonal IgG deposits recurs in the allograft. Clin J Am Soc Nephrol. 2011;6(1):122-32.
74. Zand L, Lorenz EC, Cosio FG, Fervenza FC, Nasr SH, Gandhi MJ et al. Clinical findings, pathology and outcomes of C3 GN after kidney transplantation. J Am Soc Nephrol. 2014;25(5):1110-7.
75. Bresin E, Daina E, Noris M, Castelletti F, Stefanov R, Hill P, et al. Outcome of renal transplantation in patients with non-Shiga toxin-associated hemolytic uremic syndrome: prognostic significance of genetic background. Clin J Am Soc Nephrol. 2006;1(1):88-99.
76. Noris M, Remuzzi G. Thrombotic microangiopathy after kidney transplantation. Am J Transplant. 2010;10:1517-23.
77. Le Quintrec M, Zuber J, Moulin B, Kamar N, Jablonski M, Lionet A et al. Complement genes strongly predict recurrence and graft outcome in adult renal transplant recipients with atypical hemolytic and uremic syndrome. Am J Transplant. 2013;13(3):663-75.
78. Zuber J, Fakhouri F, Roumenina LT, Loirat C, Frémeaux-Bacchi V. French Study Group for aHUS/C3G. Use of eculizumab for atypical haemolytic uraemic syndrome and C3 glomerulopathies. Nat Rev Nephrol. 2012;8(11):643-57.

Endereços relevantes na internet

www.abto.com.br
www.bts.org.uk/
www.esot.org/ELPAT
www.ont.es
www.optn.org
www.transplantation-soc.org/policy.php
www.uktransplant.org.uk
www.unos.org
www.uptodate.com
www.who.int/patientsafety/en/

58 | Uso de Medicamentos Imunossupressores e seus Mecanismos de Ação

Leonardo V. Riella • Elias David-Neto

INTRODUÇÃO

A imunossupressão é a principal forma de prevenção e manejo do processo de rejeição no transplante de órgãos. A rejeição, por sua vez, consiste na resposta imune do receptor contra o tecido do doador, cujo principal alvo são as moléculas do complexo maior de histocompatibilidade (MHC) expressas em suas células. Os linfócitos apresentam papel fundamental nessa resposta, auxiliados por outras células no reconhecimento das células não próprias e orquestrando a resposta aloimune.

Os medicamentos imunossupressores têm como principal alvo os linfócitos T (CD3), interferindo em sua ativação, proliferação e síntese de citocinas.[1] Simplificando, define-se que a ativação dos linfócitos T necessita de 3 sinais: o sinal 1, antígeno-específico, depende da ligação do complexo MHC-peptídio com o receptor específico na célula T; o sinal 2, não antígeno específico, consiste na ligação de receptores coestimulatórios, essenciais para que ocorra a proliferação celular (p. ex., B7/CD28); e, finalmente, o sinal 3, que depende da interleucina-2 (IL-2) – entre outras citocinas capazes de se ligar a seus receptores (p. ex., CD25), que ativam uma cadeia de reações cujo alvo é a proteína mTOR, essencial para o início da divisão celular. Consequentemente, os imunossupressores atuam em várias etapas da ativação linfocitária (Figura 58.1), promovendo uma adaptação do sistema imune à presença de antígenos e permitindo a preservação do órgão.

As características de cada medicamento imunossupressor serão discutidas em detalhe ao longo deste capítulo, mas, para mais detalhes sobre a resposta aloimune, recomenda-se a leitura do Capítulo 56, sobre a imunologia do transplante renal.

HISTÓRICO

Os transplantes de órgãos sólidos tiveram início na década de 1960, quando o primeiro transplante entre gêmeos univitelinos foi realizado nos EUA. Foi a descoberta do primeiro medicamento imunossupressor, a azatioprina (AZA), combinada com um corticosteroide, que permitiu o sucesso desse procedimento entre indivíduos geneticamente distintos, apesar da ainda alta taxa de rejeição observada após o transplante (aproximadamente 50%). Na década de 1970, apareceram os anticorpos antilinfocitários, mas foi a partir dos anos 1980, com o aparecimento do primeiro inibidor de calcineurina, a ciclosporina A (CSA), que ocorreu a grande evolução da imunossupressão em transplantes. Isso resultou em um significativo aumento da sobrevida do órgão – para mais de 80% – ao fim do primeiro ano. A maior parte dos medicamentos disponíveis atualmente possibilita inúmeros regimes de imunossupressão e produz um grande volume de estudos comparativos, os quais indicam o procedimento específico para determinada fase do transplante e para o manuseio da rejeição crônica. Apesar disso, atualmente não há consenso sobre a melhor combinação de medicamentos imunossupressores para uso no transplante de órgãos.

CLASSIFICAÇÃO

Para facilitar o entendimento, costuma-se classificar os medicamentos imunossupressores conforme seu mecanismo de ação (Quadro 58.1). Normalmente, os esquemas de imunossupressão atual constituem-se de duas fases: uma denominada "indução", em que se tenta acentuar o bloqueio à resposta aguda aos aloantígenos; e outra denominada "manutenção", na qual é utilizada uma combinação de dois a três medicamentos com o objetivo de bloquear o sistema imune em vários estágios e minimizar a dose de cada um frente à imensa quantidade de eventos adversos possíveis. Durante a fase de indução, os fármacos mais utilizados são os anticorpos poli ou monoclonais associados a altas doses de corticosteroide (Quadro 58.2). Já na fase de manutenção, a maioria dos centros de transplante usa atualmente a imunossupressão tripla – um inibidor da calcineurina (tacrolimus [TAC] ou ciclosporina), um agente antiproliferativo (AZA ou micofenolato de mofetila [MMF]) e um corticosteroide –, com resultados de mais de 90% de sobrevida do órgão no primeiro ano e menos de 20% de rejeições agudas.

Os medicamentos imunossupressores apresentam duas características comuns: têm grande variabilidade interindividual (e até intraindividual) e uma janela terapêutica estreita (nível em que ocorre o efeito desejado), acima da qual se atinge uma concentração em que ocorrem efeitos colaterais e abaixo da qual se está em níveis subterapêuticos. Por esses motivos, os imunossupressores são usados em associação a outros fármacos e alguns têm sua concentração sanguínea monitorada com determinada frequência.

A escolha da combinação ideal de imunossupressores depende sobretudo das características do paciente. Fatores que aumentam o risco de rejeição e exigem uma imunossupressão mais intensiva incluem: alto grau de sensibilização

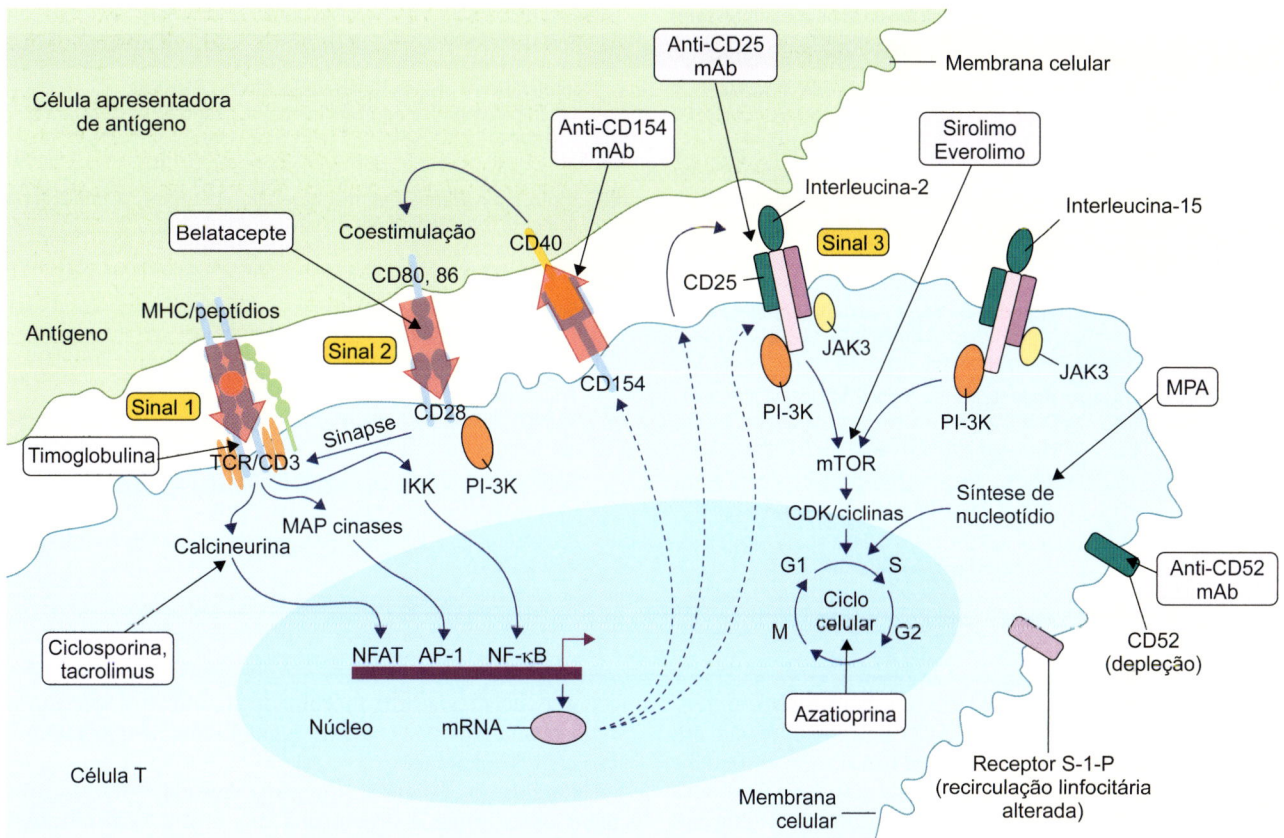

Figura 58.1 Etapas de atuação dos imunossupressores na ativação linfocitária.

Quadro 58.1 Esquema de imunossupressão.

Indução	Manutenção
1. Anticorpos poli ou monoclonais 　Timoglobulina 　Basiliximabe 　Daclizumabe 　Alentuzumabe 2. Corticosteroides (alta dose)	1. Inibidores da calcineurina 　Tacrolimus 　Ciclosporina 2. Antiproliferativos 　Micofenolato de mofetila 　Azatioprina 3. Corticosteroides (baixa dose) 4. Inibidores da TOR

a antígenos HLA, retransplante, origem do órgão (cadavérico), elevado grau de incompatibilidade do HLA e risco de recorrência da doença renal primária. Em virtude dos efeitos colaterais desses medicamentos, outros fatores importantes na escolha incluem comorbidades, como diabetes, hiperlipidemia, osteoporose e obesidade. Além disso, pacientes idosos geralmente apresentam uma diminuição da intensidade da resposta imune, necessitando de uma imunossupressão também menos intensa. Pacientes mais jovens e pediátricos normalmente têm um sistema imune mais responsivo.

Os efeitos colaterais mais temidos dos imunossupressores são as infecções e os cânceres. Ambos estão diretamente relacionados ao grau de imunossupressão e, por isso, é costume diminuir a dose após 6 a 12 meses do transplante.

Além disso, cada um desses medicamentos também apresenta efeitos adversos específicos de seu mecanismo de ação, incluindo nefrotoxicidade, hiperlipidemia, hipertensão e diabetes. Esses fármacos estão descritos com mais detalhes nas seções seguintes.

> **⚠ PONTOS-CHAVE**
>
> - Os medicamentos imunossupressores têm como principal alvo os linfócitos T
> - Os inibidores da calcineurina aumentaram significativamente a sobrevida dos transplantes renais
> - A combinação de imunossupressores tem o objetivo de bloquear a resposta imune em vários níveis e minimizar a toxicidade. A escolha deve ser individualizada de acordo com as características do paciente, principalmente em relação ao risco imunológico.

CORTICOSTEROIDES

Os corticosteroides têm efeitos inibidores em várias células do sistema imune, dentre elas: células T, células B, monócitos e neutrófilos. Eles agem pela interação com receptores intracelulares, os quais são capazes de se ligar ao DNA e regular a expressão de vários genes importantes na resposta imune, por exemplo, o aumento da síntese do gene anti-inflamatório *I-kappa-B (IkBa)* e a inibição da síntese de várias citocinas pró-inflamatórias (interleucina-2 [IL-2], fator de necrose tumoral alfa [TNF-α] e interferona-gama [IFN-γ]).

Quadro 58.2 Mecanismo de ação dos medicamentos imunossupressores.

Medicamentos	Mecanismo de ação	Efeitos colaterais
Glicocorticosteroide	Bloqueia transcrição de genes de citocinas	Intolerância à glicose, hipertensão, úlceras gástricas, hiperlipidemia, osteoporose, miopatia, ganho de peso, catarata e insônia
Ciclosporina	Inibidor da calcineurina após formação do complexo com ciclofilina, diminuindo expressão de várias citocinas (p. ex., IL-2) importantes na ativação e proliferação dos linfócitos	Nefrotoxicidade (aguda e crônica), hipertensão, retenção de sódio, hipercalemia, hipomagnesemia, hiperuricemia, intolerância à glicose e hiperlipidemia. Alterações cosméticas (hirsutismo, hiperplasia gengival, ginecomastia) e neurotoxicidade (tremor, insônia e cefaleia)
Tacrolimus	Inibidor da calcineurina após formação do complexo com FKBP (mecanismo similar à CSA)	Similar à CSA, exceto: diabetes mais comum; menos hiperlipidemia e alterações cosméticas. GI (náuseas, vômitos e diarreia)
Azatioprina	Análogo da purina, metabólito (6-TG) que se incorpora ao DNA e inibe a síntese de nucleotídios, essencial para a proliferação dos linfócitos e promielócitos	Principalmente mielossupressão (citopenias). Raramente, disfunção hepática
Micofenolato de mofetila	Inibidor da enzima IMPDH, essencial para síntese *de novo* de purinas durante a proliferação de linfócitos	GI (diarreia, náuseas e dor abdominal) e citopenias
Sirolimo	Inibidor da TOR, quinase reguladora da proliferação celular, após ligação com FKBP	Proteinúria, hiperlipidemia, pneumonite, inibição da cicatrização e citopenias

CSA: ciclosporina A; FKBP: proteínas de ligação FK506 (em inglês, *FK506-binding protein*); GI: gastrintestinal; IL: interleucina; IMPDH: inosina-5'-monofosfato desidrogenase (em inglês, *inosine monophosphate dehydrogenase*).

A prednisona é o esteroide utilizado com mais frequência em nosso meio nos esquemas de imunossupressão em transplantes de órgãos. Sua dose inicial (oral) varia entre 0,5 e 1 mg/kg/dia em uma única tomada diária matutina. Essa dose é progressivamente diminuída até níveis de 0,1 a 0,15 mg/kg/dia, atingidos em torno do primeiro mês pós-transplante, mas varia de acordo com o órgão transplantado e com eventuais comorbidades do paciente.

Em altas doses intravenosas (15 a 30 mg/kg), ofertadas em pulsos diários (de 3 a 5 dias), a prednisolona é utilizada no tratamento das rejeições agudas. Nessas concentrações, ela produz uma rápida depleção linfocitária de células infiltrando os enxertos durante o processo de rejeição aguda.[2] Pode-se observar, após um pulso de corticosteroide, um aumento do nível de células brancas e uma linfopenia, esta resultante da redistribuição dos linfócitos do compartimento vascular para o tecido linfoide.

Os corticosteroides têm vários efeitos colaterais conhecidos, como gastrites e úlceras. Eles também podem promover quadros psicóticos agudos, afetar o sono, precipitar a ansiedade, alterar o metabolismo da glicose e produzir ganho de peso excessivo (ver Quadro 58.2). Seu uso prolongado dificulta o crescimento de crianças transplantadas, induz à concentração centrípeta de gordura corpórea e pode induzir osteoporose, cataratas e necrose asséptica da cabeça do fêmur. Esses eventos adversos parecem aumentar razoavelmente o custo dos transplantes a longo prazo.[3] Portanto, vários esquemas têm sido propostos para tentar a remoção completa desses medicamentos dos esquemas de manutenção no pós-transplante ou a diminuição rápida a 5 mg/dia. Alguns resultados promissores foram obtidos, pelo menos em pacientes de baixo risco imunológico.[4]

Retirada de esteroides

Antes dos anos 2000, a maioria dos protocolos imunossupressores para receptores de transplante de rim incorporava grandes doses de prednisona (até 2 mg/kg no transplante com uma redução lenta de 0,1 a 0,15 mg/kg/ano). Esses protocolos foram associados a uma morbidade significativa relacionada à substância e os pacientes frequentemente se queixaram de seus efeitos colaterais.

Nos últimos 20 anos, inúmeros ensaios tentaram minimizar ou eliminar a prednisona dos protocolos imunossupressores pós-transplante. A não utilização de esteroides no momento do transplante levou a maiores taxas de rejeição, e o regime preferido foi a retirada rápida de prednisona no final da primeira semana após a cirurgia.[5] Em comparação com aqueles mantidos em prednisona, a descontinuação foi associada a uma sobrevida semelhante do paciente e do enxerto, porém houve maior taxa de rejeição aguda (cerca de 15 a 30%, maior no grupo basiliximabe). Os grupos imunológicos de alto risco não devem ser considerados para a retirada de esteroides. Os benefícios potenciais relatados incluem redução na taxa de diabetes pós-transplante, catarata, necrose avascular e citomegalovírus (CMV). Os resultados a longo prazo também foram relatados recentemente e são tranquilizadores.[6] Em geral, pacientes considerados para retirada de esteroides incluem os submetidos a um primeiro transplante de rim com baixo painel reativo de anticorpos (PRA) < 20% e aqueles com contraindicações relativas a esteroides, incluindo doença óssea grave e alto risco de diabetes. Os afro-americanos e os pacientes jovens que não estavam em terapia com MMF apresentaram piores resultados após a retirada da substância.[7] O risco de diabetes no 5º ano após o transplante, comparando a retirada precoce de esteroides com 5 mg/dia de prednisona, foi relatado como sendo semelhante.[8] No entanto, um estudo randomizado recente (*Harmony Trial*) demonstrou menor incidência de diabetes em 1 ano no grupo que retirou os esteroides (24%) em comparação com sua manutenção (39%).[9] A retirada tardia (> 3 meses) foi associada a maior risco de rejeição (30% vs. 9%), em particular nos afro-americanos, embora os pacientes estivessem em ciclosporina (em vez de TAC) com MMF.[10] Portanto, é difícil tirar conclusões sobre o risco real de retirada tardia de prednisona com regimes imunossupressores contemporâneos.

ANTIPROLIFERATIVOS

Os medicamentos antiproliferativos têm como alvo a síntese de nucleotídios, componentes essenciais para formação de DNA e RNA na proliferação celular (ver Figura 58.1). Os dois principais agentes dessa classe são a AZA e o MMF.

Azatioprina

A AZA é, com os corticosteroides, o imunossupressor mais antigo em uso em transplantes de órgãos. É metabolizada em 6-mercaptopurina (6-MP) e, posteriormente, em 6-tioguanina (6-TG). A 6-TG incorpora-se à síntese de DNA e RNA, inibindo a síntese de nucleotídios essenciais para proliferação celular, em especial a dos linfócitos e promielócitos. A 6-MP é metabolizada pelas enzimas tiopurinametiltransferase (TPMT) e pela xantinoxidase (XO), limitando a sua metabolização em 6-TG. O alopurinol, que bloqueia a xantinoxidase, aumenta a concentração de 6-TG e pode levar a mielodepressão grave (Quadro 58.3). Existe um polimorfismo da expressão de genes da enzima TPMT. Os indivíduos que têm atividade da TPMT elevada (cerca de 10% da população) podem não se beneficiar das doses usuais de AZA, pois elas acarretam concentrações baixas de 6-TG. Nesses pacientes, o uso de doses baixas de alopurinol pode elevar os níveis de 6-TG. Ao contrário, os que têm atividade baixa de TPMT (12%) podem apresentar mielotoxicidade grave com a AZA e alguns centros de transplantes avaliam a deficiência em TPMT antes de iniciar a AZA.[11] A frequência dos diferentes fenótipos varia com as raças e precisa ser definido em cada população.[12] A concentração de 6-TG parece demorar aproximadamente 6 meses para atingir uma estabilidade, mas reflete bem a atividade da enzima TPMT. O monitoramento terapêutico de 6-TG poderia facilitar o renascimento desse imunossupressor, mas essa técnica não se encontra amplamente disponível.[13-15]

A AZA é apresentada em comprimidos de 50 mg e geralmente utilizada na dose de 2 a 3 mg/kg/dia, em uma única tomada diária. O efeito colateral mais frequente é mielotoxicidade (ver Quadro 58.2). O monitoramento das células sanguíneas é essencial, em particular das células brancas e plaquetas. A AZA também pode ser hepatotóxica, mas tais efeitos parecem somente ser vistos clinicamente em pacientes com hepatite crônica viral. Esses pacientes em geral necessitam de doses menores e podem ter uma aceleração do seu processo hepático para cirrose quando mantidos sob AZA.[16] O uso concomitante do alopurinol deve ser evitado ou realizado com extrema cautela. Caso essa combinação seja necessária, a dose de AZA deve ser reduzida de 25 a 50%, e os leucócitos devem ser monitorados frequentemente.

Micofenolato de mofetila

O MMF foi introduzido no transplante em 1995, quando estudos clínicos demonstraram maior eficácia na prevenção da rejeição aguda em comparação à AZA. Tanto o MMF como o micofenolato sódico (MFS) são pró-medicamentos que, após a ingestão, se transformam em ácido micofenólico (MPA). O MPA bloqueia reversivelmente a atividade da enzima inosina-monofosfato-desidrogenase (IMPDH), essencial na síntese *de novo* de purinas. Essa via é especialmente importante para os linfócitos, que não apresentam nenhuma via alternativa para síntese desses nucleotídios e explica a maior seletividade desse fármaco nessa população celular.[17,18] Além de sua ação predominante no bloqueio da proliferação linfocitária, o MPA inibe intensamente a produção de anticorpos e a proliferação de células musculares lisas na parede arteriolar, ambos importantes componentes da rejeição crônica.[18-21]

O MPA é absorvido e metabolizado ao glicuronídio MPA (MPAG) e ao metabólito acil-MPAG. Este parece ser ativo contra a enzima IMPDH.[22] O MPAG é excretado pela urina e pela bile. Após sua excreção, ele sofre ação bacteriana na luz intestinal, liberando novamente o MPA, que é reabsorvido e causa um segundo pico de concentração do medicamento no sangue, em torno da 10ª hora. A meia-vida é de aproximadamente 12 horas e apresenta alta ligação com proteínas do sangue, não sendo eliminado durante a diálise.

A diferença entre as duas formulações, MMF e MFS, é sua farmacocinética. Enquanto a primeira se transforma em MPA já no estômago e nas primeiras porções do delgado, a segunda tem comprimidos revestidos com proteção gástrica, com liberação intestinal tardia. Isso promove uma diferença no tempo máximo de absorção, que é mais tardio no MFS (2 horas e meia) do que no MMF (1 hora), e uma concentração máxima ($C_{máx}$) menor; por esses motivos, ambos não podem ser considerados bioequivalentes. Apesar disso, a exposição total de MPA, medida pela área sob a curva de concentração-tempo, é semelhante para os dois.[22,23]

As duas formulações apresentam uma grande variabilidade interindividual, e, assim, doses fixas não proporcionam a mesma exposição ao medicamento para todos os indivíduos. A absorção do MPA aumenta com sua administração ao longo do tempo e a metabolização diminui, de tal forma que a exposição a ele aumenta progressivamente durante o primeiro ano de uso. A ciclosporina diminui a concentração do MPA pela diminuição de sua recirculação êntero-hepática (ver Quadro 58.3). Por esse motivo, vários autores administram doses maiores de MMF/MFS quando associado à ciclosporina do que quando ao TAC ou sirolimo.[24-26]

Existe uma grande discussão na literatura sobre a necessidade de monitoramento de MPA no sangue. Um ensaio comercial (MPA-EMIT-Dade Behring) está disponível para

Quadro 58.3 Interações dos medicamentos imunossupressores.

Medicamentos	Interações importantes
Glicocorticosteroide	Anti-inflamatórios (aumento do risco de úlcera), inibidores da calcineurina, em especial tacrolimus (aumento do risco de diabetes)
Ciclosporina/Tacrolimus	Medicamentos indutores do P450 (diminuem nível): rifampicina, isoniazida, barbitúricos, fenitoína, carbamazepina, alguns antibióticos (nafcilina, imipeném e cefalosporinas) Medicamentos inibidores do P450 (aumentam nível): bloqueadores dos canais de cálcio, antifúngicos, antibióticos (macrolídios e ciprofloxacino), metoclopramida e antirretrovirais Risco de rabdomiólise em associação com certas estatinas
Azatioprina	Alopurinol (inibe metabolismo, aumentando a toxicidade)
Micofenolato de mofetila	Ciclosporina (diminui nível de MMF via inibição da circulação êntero-hepática), sulfato de ferro e antiácido (diminui absorção intestinal)
Sirolimo	Medicamentos indutores e inibidores do P450 (ver ciclosporina) Ciclosporina (aumenta concentração sanguínea do sirolimo)

a realização dessas dosagens. Os resultados obtidos com esse estudo correlacionam-se com os da cromatografia líquida de alta *performance* (HPLC), considerado o exame-padrão, mas produzem resultados 8 a 10% maiores porque detectam também o metabólito acil-MPAG.[27] Valores de MPA AUC_{0-12} entre 35 e 60 ng/mℓ estão geralmente associados a uma menor incidência de rejeição aguda, mas não existem dados sobre níveis necessários para diminuir a incidência de rejeição crônica.[28]

O MMF é apresentado em comprimidos de 500 mg, e, em geral, é administrado em duas doses diárias de 1 a 2 g/dia. A administração de doses menores de MMF nos períodos iniciais do transplante pode levar à subexposição, porque a maioria dos pacientes (70 a 80%) demora mais de 1 semana para atingir o intervalo terapêutico. Assim, sugere-se o monitoramento das concentrações de MPA no sangue ou, como alternativa, uma dose maior na primeira semana seguida de uma redução daí por diante. Atualmente, existem no Brasil – e também em outros países – formulações genéricas de MMF que demonstraram bioequivalência quando comparadas à original. O MMF não é recomendado durante a gravidez em razão do risco de teratogenicidade.

O MFS (Myfortic – Novartis Pharma, Basileia, Suíça) é apresentado em comprimidos revestidos de 180 e 360 mg. A dose de 360 mg equivale à de 500 mg de MMF em termos farmacológicos, e a troca de uma formulação por outra, para uso contínuo e não ocasional, nessa proporção, foi demonstrada como segura e eficaz em populações de transplantados.[29]

A utilização de MMF/MFS é geralmente bem tolerada, mas eventos adversos ocorrem em cerca de 20 a 30% dos pacientes. Os mais frequentes são os eventos gastrintestinais, como diarreia, náuseas, cólicas e aumento do meteorismo intestinal (ver Quadro 58.2). Pode ocorrer, ainda, depressão medular, com leucopenia, plaquetopenia e anemia. Em casos de infecção grave com sepse, a dose de MMF/MFS é reduzida ou interrompida completamente até que ocorra uma melhora do quadro infeccioso. Embora o MFS tenha sido desenhado para diminuir os eventos adversos relacionados ao MMF, nenhum dos estudos que os compararam mostrou diferença na ocorrência de eventos adversos entre eles.[30,31] Clinicamente, há pacientes que melhoram os efeitos colaterais gastrintestinais quando convertem de MMF para MFS.

INIBIDORES DA CALCINEURINA

Os inibidores da calcineurina abrangem duas medicações que formam a base da imunossupressão do transplante nos últimos 20 anos: a CSA e o TAC. Apesar da diferença bioquímica, ambas apresentam mecanismos de ação e eficácia clínica similares. A grande diferença entre essa classe de imunossupressores e seus predecessores está em sua inibição seletiva da resposta imune, especificamente das células T. A seguir, serão discutidas separadamente as características desses dois imunossupressores.

Ciclosporina A

Em 1976, a descoberta das propriedades imunossupressoras da CSA por Borel et al.[32] revolucionou o campo do transplante de órgãos e tecidos. A CSA é um polipeptídio imunomodulador cujos efeitos primários são a inibição de síntese de IL-2 e IFN-γ e efeitos menores em outras citocinas (IL-3, 4 e 5, IFN-α e β e outras), as quais são fundamentais para a ativação e proliferação das células T. Em nível molecular, a CSA forma um complexo com uma proteína ligadora denominada "ciclofilina". O complexo CSA-ciclofilina liga-se então à calcineurina – uma fosfatase com função crítica na ativação cálcio-dependente do linfócito T –, impedindo-a de ativar o componente citosólico do fator nuclear de linfócitos T ativados (NFAT). Na ausência dessa ativação, o componente citosólico do NFAT é incapaz de entrar no núcleo, o que culmina na inibição da transcrição do mRNA da IL-2, entre outras citocinas. A inibição máxima da calcineurina ocorre em 1 a 2 horas após a administração oral de CSA, e é reversível com concentrações diminuídas. Além disso, há evidências de que os inibidores de calcineurina provocam apoptose de linfócitos T CD4+. A CSA aumenta ainda a expressão de TGF-β, que inibe a geração de linfócitos T citotóxicos, porém tem importante papel no desenvolvimento de fibrose intersticial, uma das características na nefrotoxicidade dos inibidores de calcineurina. O TGF-β também está implicado na proliferação de células tumorais, podendo ser um dos responsáveis pelo aparecimento de neoplasias pós-transplante.[33]

A CSA é absorvida lenta e incompletamente pelo intestino delgado superior após a administração oral, com biodisponibilidade média de aproximadamente 33%. Portanto, a conversão da VO para a intravenosa requer uma razão 3:1. A absorção oral é dependente da bile, e condições como colestase, derivação biliar, gastroparesia, ressecção intestinal, diarreia e má absorção diminuem sua biodisponibilidade. A formulação de microemulsão é mais bem absorvida e independente de bile, o que torna sua farmacocinética mais estável, sendo a formulação mais utilizada atualmente no mundo.[34]

Um terço da CSA se liga a lipoproteínas, fato importante para a transferência do medicamento pelas membranas plasmáticas. Agentes lipofílicos como a CSA, de alta afinidade por tecidos, têm volume de distribuição maior do que o da água corpórea total. Baixos níveis de colesterol podem exagerar a toxicidade do fármaco, e a hipercolesterolemia pode diminuir seu efeito terapêutico. Os dois terços restantes estão ligados às hemácias, levando a concentração em sangue total a ser o triplo da plasmática.

A CSA tem meia-vida de cerca de 8 horas e é metabolizada pelo citocromo P450 (CYP3A), presente no trato gastrintestinal (responsável por 50% do processo) e no sistema enzimático microsomal do fígado (outros 50%) (ver Quadro 58.3). O metabolismo gastrintestinal pela CYP3A (metabolização pré-sistêmica) e p-glicoproteína (transportador que carrega o medicamento de volta do enterócito para a luz intestinal) é conhecido como *metabolismo de primeira passagem*, e a heterogeneidade na expressão do gene da CYP3A pode explicar a variabilidade interpessoal da cinética desses fármacos, cujas consequências clínicas são relevantes. Os inibidores de calcineurina são excretados pela bile, com mínima excreção renal, motivo pelo qual não é necessário ajustar suas doses nos pacientes com disfunção renal. Além disso, a CSA não é eliminada durante a diálise, não alterando seu nível plasmático. O suco de *grapefruit* (toranja), quando administrado junto com CSA, aumenta sua biodisponibilidade e altera sua farmacocinética, possivelmente em virtude da inibição da CYP3A4 e da p-glicoproteína intestinais.[34]

A dose de CSA utilizada no início da imunossupressão varia entre 8 e 12 mg/kg/dia em doses iguais divididas a cada 12 horas, e ajustes são feitos de acordo com a concentração sanguínea total. Doses de 4 a 6 mg/kg/dia são frequentemente usadas em pacientes transplantados estáveis a longo prazo.

Na prática clínica, a CSA é dosada no sangue por imunoensaios de polarização fluorescente (TDx Abbott Laboratories, Abbott Park, Illinois, EUA) ou enzimática competitiva (EMIT 2000-Dade Behring), ambas provendo boa correlação entre si e com a HPLC (teste padrão-ouro).[35]

A área sob a curva de concentração/tempo de 12 horas (AUC_{0-12}) é o método que melhor avalia a exposição sistêmica à CSA, e essa exposição tem mostrado correlacionar-se bem com a ocorrência da rejeição aguda após transplante renal.[36-38] Esse método, porém, é trabalhoso e dispendioso, o que limita seu uso na prática clínica. Em vista disso, inúmeras publicações surgiram correlacionando concentrações sanguíneas isoladas ou AUC abreviadas com a exposição total ao fármaco, visando a simplificar o monitoramento. Durante muito tempo, usou-se a concentração sanguínea pré-dose (basal ou *through level*, C0), com bons resultados de evolução do enxerto.[39,40]

Mais recentemente, a concentração sanguínea na segunda hora (C2) tem mostrado maior correlação com AUC da CSA do que C0, além de ser de mais fácil obtenção do que AUC abreviada, e tem sido empregada em estudos tanto em adultos como em transplante renal pediátrico.[41-59] Pescovitz e Barbeito[50] observaram que valores de C2 acima de 1.500 ng/mℓ estão associados a menor incidência de rejeição celular aguda (RCA). Em nosso meio, valores semelhantes foram encontrados.[60] Apesar dessas evidências, a determinação de uma concentração sanguínea isolada (C0, C2) de CSA que possa predizer a ocorrência de rejeição aguda ainda precisa ser definida, pois os estudos com maior impacto mostram AUC abreviada como o melhor preditor de RCA.[58,61] Seu uso pode unificar o monitoramento de todos os imunossupressores, pois cada medicamento apresenta correlação com uma concentração isolada diferente. É cada vez mais claro que os níveis sanguíneos de imunossupressores devem ser determinados para cada população, pois a miscigenação étnica tem importante impacto sobre o intervalo terapêutico dos fármacos. Além disso, tal monitoramento, além de extremar a eficiência terapêutica, pode reduzir a presença de eventos adversos.[38,62] Em nosso meio, formulações de CSA em microemulsão genéricas estão disponíveis e apresentam a mesma biodisponibilidade que o produto original.[62]

A CSA apresenta vários efeitos colaterais, mas os mais importantes são nefrotoxicidade, hipertensão arterial, neurotoxicidade e eventos cosméticos, como hirsutismo e hiperplasia de gengiva (ver Quadros 58.2 e 58.4). A ciclosporina promove uma vasoconstrição da arteríola aferente do glomérulo, levando a uma diminuição do fluxo plasmático renal e da filtração glomerular, que pode diminuir em até 50% em relação ao basal.[63] Esse efeito ocorre, no máximo, 2 horas após cada dose, quando a concentração da CSA atinge seu pico. Esse efeito é concentração-dependente e reversível quando a concentração de CSA sanguínea diminui. Essa noção é necessária quando se deseja medir a taxa de filtração glomerular (TFG) de um paciente sob CSA. A lesão intersticial renal está provavelmente relacionada a um aumento de endotelina-1, RANTES, e à proteína quimioatrativa de monócitos (MCP-1), liberadas pelas células tubulares quando expostas a longo prazo à CSA.[64] A nefrotoxicidade crônica da CSA é expressa em biopsias particularmente pelo achado de hialinose da parede arteriolar, fibrose intersticial e atrofia tubular, sendo esta uma causa frequente de necessidade de retransplante.[65,66]

Quadro 58.4 Nefrotoxicidade dos inibidores da calcineurina.

Aguda
Vasoconstrição da arteríola aferente (diminuição da filtração glomerular; reversível e dose-dependente)
Vacuolização tubular (distúrbios eletrolíticos)
Microangiopatia trombótica (aumento da agregação plaquetária e atividade protrombótica)
Crônica
Hialinose arteriolar medial
Fibrose intersticial e atrofia tubular
Glomerulosclerose

A neurotoxicidade é frequentemente caracterizada por tremores finos das mãos; e o hirsutismo dificulta a administração desse medicamento em algumas mulheres. Esses dois efeitos colaterais podem ser diminuídos ou revertidos com a diminuição da exposição à CSA.[67] A hiperplasia de gengiva ocorre com frequência, particularmente em pacientes também tratados com bloqueadores de canais de cálcio. Esse efeito parece estar relacionado ao próprio uso de CSA, e não à intensidade desse uso.[67]

Tacrolimus

O TAC (Prograf, Astellas, EUA) é um macrolídio derivado do fungo *Streptomyces tsukobaensis* e, à semelhança da CSA, inibe a primeira fase da ativação de linfócitos T por meio da inibição da calcineurina. Ele é cerca de 100 vezes mais potente na inibição da ativação de linfócitos T quando comparado à CSA em mg/mg. Atualmente, é o medicamento mais utilizado em transplante em combinação com um corticosteroide e um agente antiproliferativo (MMF ou AZA).

Por sua ação na calcineurina similar à da CSA, bloqueia a ativação e a proliferação de linfócitos T e, consequentemente, também afeta os linfócitos B. No citoplasma celular, o TAC se liga à proteína ligadora do FK (*FK-binding protein*) formando o complexo FK-BP12, e esse complexo inibe a atividade fosfatase da calcineurina, prevenindo as reações críticas de desfosforilação necessárias para a transcrição de genes de citocinas, particularmente da interleucina 2 e IFN-γ, assim como de outros genes, a exemplo de TNF-α, IL-3, IL-4, IL-5 e GM-CSF.

Após a ingestão, o TAC é rapidamente absorvido, tendo uma concentração máxima atingida em torno de 30 minutos a 1 hora após a ingestão; no entanto, sua biodisponibilidade é baixa (18%). No sangue, ele se liga em altas concentrações às proteínas plasmáticas, particularmente à alfa-1-glicoproteína ácida, e aos eritrócitos, atingindo também grandes concentrações no interior dos órgãos sólidos, como coração, fígado, rins e cérebro. Após sua absorção, é metabolizado no fígado pelo sistema do citocromo P450 (CYP3A4), e é um substrato para a bomba de efluxo p-glicoproteína presente no fígado e no intestino delgado (ver Quadro 58.3). Mais de 90% do TAC absorvido é excretado na bile sob a forma de metabólitos, dos quais os mais importantes são o 13-O-desmetil e o 15-O-desmetil-tacrolimus. Isso implica que sua metabolização diminui nos casos de disfunção hepática, mas não parece modificar-se na insuficiência renal.

Após uma dose fixa de TAC, existe uma grande variabilidade interindividual, o que exige um monitoramento terapêutico do fármaco. A análise de sua farmacocinética, avaliada pela área sob a curva de concentração/tempo, indica um aumento da biodisponibilidade ao longo da utilização do TAC com a AUC, aumentando a necessidade de progressivas diminuições de doses para obter-se a mesma concentração sanguínea.

O TAC é apresentado em solução injetável e cápsulas de 1 e 5 mg, assim como uma formação para absorção sublingual. A dose oral inicia-se normalmente com 0,1 a 0,2 mg/kg/dia, dividida em 2 doses iguais a cada 12 horas. No entanto, a longo prazo, doses muito menores são em geral necessárias para manter os níveis terapêuticos desejados. Formulações mais recentes com meia-vida mais longa (LCP-tacrolimus e ER-tacrolimus) podem melhorar a biodisponibilidade e reduzir o nível máximo, além de melhorar a adesão ao tratamento.[68] Em particular, o LCP-tacrolimus mostrou ter menor concentração de pico e maior biodisponibilidade, exigindo uma redução de dose de 30% ao converter de formulação de liberação imediata (2 vezes/dia) para formulação diária LCP-tacrolimus.[69] Como a prevenção de rejeição aguda e a toxicidade ao TAC estão relacionadas à AUC, e não ao $C_{máx}$, espera-se uma mesma eficácia e segurança dessa nova formulação. Corroborando essa hipótese, o estudo realizado por Alloway et al.[70] mostrou que a conversão é segura em pacientes estáveis e com resultados similares após 2 anos de acompanhamento. Em alguns pacientes, a ausência do pico de concentração minimiza alguns efeitos colaterais do TAC.

Até o presente momento, o monitoramento do TAC é feito pelos seus níveis basais (C0). Tedesco-Silva et al.[22] demonstraram que pacientes não brancos apresentam menor exposição ao medicamento, maior variabilidade intra e interpaciente e maior porcentagem de pacientes em subnível terapêutico, indicando necessidade de monitoramento frequente do TAC nessa população.

O monitoramento da AUC é de difícil execução clínica e muitos autores têm sugerido que a concentração pré-dose (*trough level*) tem uma boa correlação com a exposição total ao fármaco (AUC). O nível de *trough level* terapêutico varia de acordo com a época do transplante e tem sido recomendado ser entre 10 e 12 durante o primeiro mês da cirurgia, seguido de níveis que variam entre 6 e 8 e entre 6 e 12 meses pós-transplante e níveis entre 5 e 6 após o primeiro ano (na ausência de rejeições). Não existe um nível estabelecido para pacientes seguidos a longo prazo, e, aparentemente, níveis menores talvez sejam suficientes para a obtenção de bons resultados; no entanto, isso ainda não foi determinado. No *Symphony trial*, FK com níveis em média de 6,4 ng/mℓ em combinação com MMF e esteroides, proporcionou melhor TFG e sobrevivência do enxerto. O *Symphony trial* foi um grande ensaio clínico randomizado que envolveu 1.645 pacientes acompanhados por 1 ano, comparando TAC com dose baixa a CSA e TAC com dose-padrão a sirolimo.[71] O seguimento de 3 anos confirmou o desfecho favorável no grupo do FK de baixa dose.[72]

Similar à CSA, o TAC produz uma série de efeitos colaterais, sendo os mais importantes a nefrotoxicidade, seu efeito diabetogênico e os distúrbios neurológicos (ver Quadro 58.2). Ele leva a hipertensão por meio de seu efeito vasocontritor e a inibição do cotransportador de cloreto de sódio sensível a tiazidas em túbulos contorcidos distal.[73,74]

A longo prazo, a utilização desse medicamento está relacionada a redução da filtração glomerular, fibrose intersticial renal e vasoconstrição da arteríola aferente do glomérulo com hialinização de sua parede (ver Quadro 58.2). Os achados histológicos assemelham-se àqueles encontrados na nefrotoxicidade crônica da ciclosporina. A nefrotoxicidade aguda é documentada quando reduções de níveis elevados de TAC são seguidas por melhora da filtração glomerular sem que existam outros mecanismos para explicar tal melhora. Apesar disso, o TAC é menos nefrotóxico do que a ciclosporina e não está associado a alterações cosméticas. A tendência atual a longo prazo é de diminuir ao máximo a dose dos inibidores da calcineurina para minimizar a nefrotoxicidade.[75] Alternativas seriam a conversão a um inibidor da mTOR, mas, como se verá a seguir, seus efeitos colaterais também são uma limitação,[76] ou a conversão ao belatacepte que parece ter benefícios significativos na função renal, em particular em pacientes com lesões vasculares crônicas na biopsia renal.[77,78] A retirada do FK a longo prazo tem sido associada a uma piora da sobrevida do enxerto e maior desenvolvimento de anticorpos específicos do doador (DSA).[79,80] Um recente estudo randomizado com retirada do TAC precisou ser interrompido prematuramente por causa de taxas inaceitáveis de rejeição e do desenvolvimento de novos DSA no grupo que interrompeu o uso do medicamento (5 dos 14 pacientes).[81] Mesmo em um subgrupo altamente selecionado de pacientes com função de enxerto estável e mais de 4 anos após o transplante, a retirada foi associada a um risco significativo de rejeição.[82] Em resumo, a minimização do TAC parece ser a melhor estratégia para pacientes a longo prazo.

A maioria dos estudos comparando a ciclosporina ao TAC demonstra maior incidência de diabetes melito pós-transplante em pacientes que recebem o fármaco. O mecanismo pelo qual ele aumenta a incidência dessa doença não está totalmente esclarecido, mas parece decorrer da diminuição da secreção de insulina das células beta, e não de um aumento da resistência à insulina. Esse efeito é reversível quando se subtrai o medicamento da imunossupressão. Embora a ocorrência de diabetes melito seja multifatorial, em nossa experiência, ela está associada a níveis elevados do TAC (C0 > 10 mg/mℓ).

INIBIDORES DA mTOR

Os imunossupressores sirolimo e everolimo são bloqueadores da proliferação celular, conhecidos como inibidores da mTOR (do inglês *mammalian target of rapamycin*). Esses medicamentos têm mecanismos de ação semelhantes, mas diferem na farmacocinética. A mTOR é uma proteína reguladora do citoplasma, cuja ativação transmite um sinal por meio de uma cascata de mecanismos que resultam na proliferação e na diferenciação celular, tanto das células T como das células B. Com isso, ocorre uma amplificação da resposta aloimune celular e humoral. Além de influenciar os linfócitos, a ativação da mTOR também desempenha importante papel na proliferação de células endoteliais e das células musculares lisas após um estímulo da resposta imune não imunológica. Essa estimulação leva à proliferação miointimal da parede dos vasos e dos brônquios, cujo achado é muito frequente na denominada "rejeição crônica dos órgãos sólidos".

Os inibidores da mTOR ligam-se ao FK-BP12 (*FK biding protein 12*) de maneira similar ao TAC. Entretanto, o complexo sirolimo-FK-BP12, em vez de bloquear a calcineurina, inibe a mTOR, interrompendo o estímulo necessário à proliferação dos linfócitos T e detendo o ciclo celular da fase G1 à S. Outra função importante dos inibidores da TOR é sua ação sobre a célula B. A ativação dessa célula ocorre nos estágios mais tardios da fase G1 do ciclo celular.

O sirolimo inibe a ativação das células B e a sua diferenciação em células produtoras de anticorpos durante a fase S do ciclo celular. Enquanto os inibidores de calcineurina bloqueiam a proliferação da célula B de forma indireta, pela inibição da proliferação da célula T, os inibidores da mTOR o fazem diretamente no ciclo celular da célula B.

Em resumo, enquanto o complexo TAC-FK-BP12 inibe a ativação da célula pelo bloqueio da síntese de IL-2, o complexo sirolimo-FK-BP12 inibe a proliferação da célula T em resposta a IL-2 (ver Figura 58.1). Essas ações complementares sugerem a possibilidade de uma sinergia na imunossupressão quando se combina o inibidor da mTOR sirolimo com um inibidor de calcineurina (TAC ou ciclosporina).

Os inibidores da mTOR são metabolizados pelo sistema da bomba de efluxo P-glicoproteína e do citocromo P450 (3A4, 3A5 e 2C8). Outros medicamentos que afetam esse sistema, assim como a disfunção hepática, interferem com a metabolização dos inibidores da mTOR. A eliminação renal é mínima, sendo desnecessário o ajuste de dose na insuficiência renal.

O sirolimo é encontrado naturalmente como uma lactona macrocíclica produzida por *Streptomyces igroscopiccus*, e foi primeiramente isolado no solo da Ilha de Páscoa (Rapa Nui) em 1969. Está disponível em cápsulas de 1 mg e em solução oral (1 mg/mℓ). Em geral, é administrado em doses únicas de 2 a 5 mg/dia, pois apresenta meia-vida de 62 horas. Seu monitoramento terapêutico é necessário e normalmente realizado pela técnica de HPLC em sangue total. Em razão de sua longa vida média, é necessário um período de 7 dias para que os níveis sanguíneos após cada mudança de dose sejam estabilizados. A concentração basal (C0) correlaciona-se bem com a exposição total ao fármaco (AUC), e a concentração em geral utilizada varia de 5 a 10 ng/mℓ. Por ter metabolização similar, os inibidores da calcineurina são capazes de elevar o nível do sirolimo em até 200%, sendo sua administração recomendada 4 horas após a da CSA.

Everolimo é um imunossupressor macrolídio que tem uma cadeia 2-hidroxietil na posição 40 da molécula do sirolimo.[83] Os resultados de 3 anos de um estudo multicêntrico e randomizado comparando everolimo 1,5 mg e 3 mg com MMF, todos associados com CSA e corticosteroides, demonstraram não inferioridade ao MMF.[84] O everolimo é apresentado em formulação de cápsulas contendo 0,25; 0,5; 0,75 e 1 mg, e é utilizado em 2 doses iguais diárias a cada 12 horas, por seu *clearance* elevado.[84] A dose inicial é em geral 0,75 mg a cada 12 horas. O everolimo também apresenta uma vida média longa, e sua estabilização no sangue, após mudanças, leva 7 dias;[84] no entanto, alguns centros fazem monitoramentos após 3 dias da mudança de doses. Até o momento, os níveis sanguíneos basais recomendáveis para evitar rejeição e toxicidade são de 3 a 8 ng/mℓ, quando associado a doses baixas de CSA.[85] A farmacocinética do everolimo é afetada pela ingestão concomitante de alimentos, quando a concentração máxima ($C_{máx}$) é bastante reduzida. Assim, recomenda-se o seu uso longe das refeições. Ao se converter de inibidor de calcineurina (CNI) para sirolimo, recomenda-se que se sobreponha ao sirolimo uma dose total de CNI por 3 dias, seguido de CNI de meia dose durante 3 dias e descontinuação da CNI no dia 7 (com base na meia-vida longa do sirolimo). Isso não é necessário com o everolimo.

Sirolimo e everolimo estão associados com elevações de lipídios séricos, colesterol e triglicerídios, e frequentemente essa elevação requer a associação com estatinas e/ou fibratos (ver Quadro 58.2).[86-91] A associação com inibidores de calcineurina, particularmente usados em níveis habituais, pode acarretar nefrotoxicidade grave e mais frequente do que com os CNI usados isoladamente. O sirolimo também está associado a processos pulmonares, úlceras de mucosa, edema e à mielotoxicidade.[92,93] Em pacientes com nefropatia crônica do transplante convertidos a sirolimo, a mudança pode acarretar o aparecimento de proteinúria em até 30% deles.[23,94,95] Acredita-se que isso seja resultado do efeito do sirolimo na produção de VEGF, essencial para a homeostase dos podócitos. Em alguns casos, o desenvolvimento de glomerulosclerose foi observado.[96] Nos receptores de doadores cadavéricos com função tardia do enxerto, o sirolimo pode prolongar o tempo de recuperação da função renal.[97,98] Além disso, pode estender o fechamento das feridas cirúrgicas e está associado a uma incidência maior de linfoceles.[99-105] Seu uso está indicado para pacientes transplantados com história pregressa de câncer ou para transplantados que desenvolvem neoplasia, por seu efeito antiproliferativo, em particular câncer de pele e sarcoma de Kaposi). Da mesma forma, a incidência de neoplasias é menor em pacientes sob sirolimo.[106] Resultados de um estudo retrospectivo indicaram que a conversão do CNI para o inibidor mTOR foi associada a um risco 2,4 vezes maior de desenvolvimento de DSA *de novo* (2,4; IC 95% 1,06 a 5,41, p = 0,036), em particular em pacientes com maior incompatibilidade no HLA DQ.[107] Por fim, os inibidores de mTOR são contraindicados em pacientes com TFG < 40 mℓ/min ou proteinúria > 0,5 g/dia, em virtude da associação com pior sobrevida do enxerto. Em geral, por causa dos efeitos colaterais, apenas um em cada quatro pacientes toleram os inibidores de mTOR.

> **⚠ PONTOS-CHAVE**
> - As drogas antiproliferativas podem levar a mielotoxicidade e, nos casos de infecção aguda, geralmente são administradas em doses reduzidas
> - Os níveis dos inibidores da calcineurina devem ser monitorados frequentemente, e atenção especial deve ser tomada com possíveis interações medicamentosas
> - Os inibidores da mTOR apresentam efeitos antiproliferativos favoráveis em casos de câncer, mas podem causar aumento da proteinúria em até 30% dos pacientes

TERAPIA DE INDUÇÃO POR ANTICORPOS

Os medicamentos antilinfocitários são preparações de anticorpos de caráter policlonal (anticorpos contra especificidades antigênicas presentes em diferentes células) ou monoclonal (preparações com especificidade para um único antígeno) que depletam as células linfocitárias do sangue periférico ou imunomodulam a sua atividade.

Essas preparações são geralmente utilizadas para indução de imunossupressão, particularmente em pacientes hipersensibilizados (que apresentam atividade imunológica aumentada), ou são utilizadas para o tratamento de rejeições agudas graves, em especial aquelas resistentes ou pouco sensíveis à ação de corticosteroides (corticorresistentes).[108,109]

Esses fármacos produzem uma imunossupressão intensa e, por esse motivo, estão associados a maior incidência de infecções, particularmente as virais, como no caso daquelas por citomegalovírus e poliomavírus, e devem ser acompanhadas da utilização de antibióticos e antivirais profiláticos (mais detalhes estão na seção sobre profilaxia, mais adiante neste capítulo).[110]

Em transplantes renais, a indução de imunossupressão com agentes antilinfocitários foi usada para retardar a utilização dos inibidores de calcineurina em pacientes com função tardia do enxerto, o que facilitaria a recuperação da necrose tubular aguda das células renais.[111] No entanto, estudo préclínicos sugerem que o uso exclusivo de anticorpos para depleção de linfócitos T sem calcineurina pode levar a um maior risco de rejeição mediada por anticorpo.[112] Na última década, houve um aumento significativo do uso desses medicamentos indutores, sendo atualmente utilizados em mais de 75% dos transplantes renais. A maior ocorrência é a timoglobulina, em 40% dos casos, seguida dos anticorpos contra o receptor da IL-2, principalmente basiliximabe.

O monitoramento desses agentes antilinfocitários é realizado em geral pelo controle da contagem de células CD3 positivas (marcadores de linfócitos T), e frequentemente é possível alterar a quantidade da dose na dependência da contagem dessas células.[113] Em sua maior parte, os centros transplantadores mantêm a contagem dessas células abaixo de 50 a 100 células/mm³. No entanto, não existe evidência científica conclusiva da eficácia desse monitoramento.

A administração de agentes que depletam os linfócitos, como a timoglobulina, é muitas vezes acompanhada de uma síndrome de liberação de citocinas produzida pela lise aguda de células linfocitárias, caracterizada por febre elevada, tremores e calafrios – correntemente necessitando de intervenção médica. Por isso, a administração desses fármacos na sua primeira dose é, em geral, precedida da utilização de anti-histamínicos, corticosteroides e paracetamol. A seguir, são apresentados os principais fármacos antilinfocitários em uso no transplante renal.

Timoglobulina

As globulinas anti-T-linfocitárias – timoglobulina e ATGAM – são soluções de anticorpos policlonais produzidos após a infusão de células humanas do timo em coelhos e cavalos, respectivamente. Sua ação citotóxica é complemento-dependente e tem como principal alvo os linfócitos T (anti-CD3), mas contêm ainda títulos altos de anticorpos contra outras especificidades antigênicas presentes em outras células (CD2, CD4, CD8, CD11a, CD25, CD40), como células NK e linfócitos B. Pela presença de anticorpos contra múltiplas células em níveis elevados, essa preparação tem sido mais frequentemente utilizada do que a preparação monoclonal no tratamento das rejeições agudas graves e também na indução de imunossupressão. A timoglobulina é em geral administrada em doses de 1,5 mg/kg (3 a 4 doses diárias) infundidas em veia de grande calibre; a aplicação deve ser realizada no centro cirúrgico, antes da reperfusão do órgão e após a administração de corticosteroide. Ela é normalmente diluída em solução salina ou glicosada e administrada na primeira dose em 2 horas ou menos, e doses seguintes em 4 horas.

A infusão de ATG causa depressão profunda em várias subpopulações linfocitárias, efeito que se estende por 3 a 6 meses, quando elas começam a se recuperar e retornar ao nível anterior. Aparentemente, a primeira a retomar os valores normais é a população de células supressoras, seguida pelas células citotóxicas – o que pode explicar, a longo prazo, o benefício contra as rejeições, mas também a maior incidência de infecções.[114]

Como qualquer outra preparação policlonal de anticorpos produzidos em animais, a doença do soro pode ocorrer como efeito adverso à infusão dessa preparação, embora a frequência dos episódios seja bem rara. Os sintomas mais comuns incluem calafrios, febre e artralgia. Em casos de trombocitopenia e/ou leucopenia grave, a dose é frequentemente reduzida ou interrompida até que a contagem celular melhore – conforme os parâmetros descritos no Quadro 58.5.

Ensaios clínicos comparando a eficácia da timoglobulina e do ATG mostraram que a primeira apresenta menor taxa de rejeição aguda (4 vs. 25%), maior sobrevida do enxerto (98 vs. 83%) e menor risco de câncer (8 vs. 21%).[115,116] Além disso, a timoglobulina parece ser mais eficaz na reversão da rejeição aguda.[117] Um estudo randomizado (*Harmony trial*) recentemente publicado demonstrou que basiliximabe ou timoglobulina com retirada precoce do corticosteroide são igualmente eficazes em pacientes de baixo risco imunológico com semelhante sobrevida de 1 ano (96%) e frequência de rejeição de 10%.[10] Esse estudo é importante porque foi o único ensaio randomizado que avaliou diferentes combinações de imunossupressores com a retirada precoce do corticosteroide em pacientes de baixo risco imunológico. Finalmente, em um estudo-piloto, observou-se que uma dose menor de ATG (2,25 mg/kg) foi eficaz na prevenção da rejeição celular aguda em receptores de rim não sensibilizados, além de ter sido associada a uma menor taxa de complicações infecciosas.[118] Um estudo maior é necessário para confirmar esses resultados.

Basiliximabe e daclizumabe (bloqueadores do receptor de IL-2)

Os bloqueadores do receptor da interleucina-2 (IL-2R) são anticorpos monoclonais humanizados que se ligam à cadeia alfa do receptor de IL-2 competindo com e bloqueando a ação da IL-2, essencial à proliferação celular. Os receptores de IL-2 estão expressos nos linfócitos ativados, o que ocorre após o segundo sinal (coestimulação) de proliferação celular (ver Figura 58.1). No entanto, é possível demonstrar a expressão dos receptores de IL-2 em linfócitos infiltrando o enxerto, porém sem o diagnóstico histológico de rejeição aguda, indicando a precedência da expressão desse receptor nos linfócitos antes que ocorra o mecanismo de proliferação.[119] Por esses e outros motivos, esses medicamentos são eficientes na prevenção de episódios de rejeição aguda, particularmente em pacientes com função tardia do enxerto em virtude de necrose tubular aguda que se segue a um período prolongado de isquemia fria. Esses agentes são, em geral, utilizados como terapia de indução de imunossupressão, em conjunto com esquemas de imunossupressão de manutenção, principalmente em pacientes com baixo risco de rejeição.[120] Entretanto, não são eficazes no

Quadro 58.5 Ajustes recomendados na dose de timoglobulina de acordo com os níveis das células brancas e plaquetas.

Parâmetros laboratoriais	Valor	Dose recomendada
Células brancas	> 3.000	Dose completa
	2.000 a 3.000	Reduzir dose por 50%
	< 2.000	Interromper
Plaquetas	> 75.000	Dose completa
	50.000 a 75.000	Reduzir dose por 50%
	< 50.000	Interromper

tratamento da rejeição aguda. Com 2 doses de 50 mg de daclizumabe, 2 doses de 25 mg de daclizumabe ou 2 doses de 20 mg de basiliximabe, a expressão de células CD3⁺CD25⁺ é completamente suprimida em 12 semanas após o transplante.[121]

Esses anticorpos parecem não estar associados a um aumento da incidência de eventos adversos quando comparados com placebo. Aparentemente, eles também não aumentam a ocorrência de infecções bacterianas e virais, como o CMV. Além disso, a síndrome de liberação de citocinas não é observada quando eles são usados, por causa da substituição da maior parte da imunoglobulina murínica por IgG humana. Os poucos casos de choque anafilático estão relacionados ao uso de basiliximabe.

Basiliximabe é um anticorpo monoclonal quimérico (origem 75% humana e 25% murínica). Quando utilizado em comparação a um grupo placebo, ele reduz a incidência de rejeição aguda comprovada por biopsia em cerca de 30%.[122,123] O basiliximabe é usado e disponibilizado em ampolas contendo 20 mg, em geral utilizadas por via IV nos dias 0 e 4 após o transplante. Embora tenha um custo elevado, os anticorpos bloqueadores do receptor de IL-2 acabam reduzindo o custo do transplante no primeiro ano.[124] Após uma dose única de 40 mg, uma fraca correlação foi encontrada entre o peso corpóreo e o volume de distribuição, sugerindo que não existe necessidade de ajuste de dose pelo peso, com exceção de crianças abaixo de 35 kg.[125] Após a administração de 40 mg, a concentração sérica em excesso daquela necessária para saturar todos os receptores de IL-2 permanece acima desse nível por aproximadamente 26 ± 8 dias, variando de 16 a 46 em transplantes de rim e de fígado, sugerindo que essa dose é suficiente para a cobertura do receptor de IL-2 ou sua saturação total durante o primeiro mês. Além disso, alguns centros utilizam, com bons resultados, uma única dose de basiliximabe (20 mg) no dia do transplante para prevenir a rejeição aguda.[126,127] Por fim, ele está associado a menos infecções e malignidades em comparação com timoglobulina.[128]

Daclizumabe é um anticorpo monoclonal humanizado (origem 90% humana e 10% murínica) também contra o receptor alfa da IL-2. Sua utilização tem o mesmo perfil de eficácia e segurança de basiliximabe, diferindo apenas na sua farmacodinâmica.[129] O daclizumabe foi primariamente desenhado para ser administrado em 5 doses fornecidas a cada 15 dias. Quando utilizado em regime de 1 mg/kg a intervalos de 15 dias, leva a uma saturação dos receptores da IL-2 nos linfócitos circulantes até 120 dias após o transplante. Quando um regime de dose única de 2 mg/kg é administrado, a saturação dos receptores se prolonga até 43 ± 7 dias depois da cirurgia. A diminuição de 5 para somente 2 doses torna o regime mais barato, sem prejuízos na sua eficiência.[130,131] O daclizumabe foi retirado da maioria dos mercados em razão do uso mais difundido do basiliximabe.

> **⚠ PONTOS-CHAVE**
> - O objetivo da terapia de indução é diminuir a incidência de rejeição aguda imediata pós-transplante e permitir o uso de doses mais baixas de inibidores da calcineurina
> - A timoglobulina causa uma imunossupressão mais intensa quando comparada aos bloqueadores do receptor de IL-2, e é utilizada preferencialmente na indução de pacientes hipersensibilizados e também no tratamento da rejeição celular aguda
> - Apesar da diminuição da rejeição aguda, não há evidência que a terapia de indução melhore a sobrevida do enxerto
> - A terapia de indução está associada a um maior risco de infecção e câncer.

Alentuzumabe

O alentuzumabe é um anticorpo monoclonal (geneticamente modificado com inclusão de IgG humana) que interage com as glicoproteínas CD52 da superfície celular, as quais estão predominantemente expressas nos linfócitos sanguíneos periféricos, monócitos e macrófagos. Essa terapia é considerada depletora de linfócitos, assim como a timoglobulina.

Inicialmente aprovado para uso na leucemia linfocítica crônica, o alentuzumabe tem sido utilizado como componente da indução de imunossupressão.[132] Em geral, é administrado em dose única de 30 mg no dia do transplante. Há vários casos de indução de doenças autoimunes após seu uso, como doença tireoidiana. Mais estudos serão necessários para definir o papel desse anticorpo monoclonal em transplantes de órgãos sólidos.

Em sua maior parte, pacientes com baixo risco imunológico terão bons resultados sem indução ou com basiliximabe, enquanto os de alto risco terão menor taxa de rejeição com timoglobulina ou alentuzumabe.[133-135] Os resultados a longo prazo parecem ser semelhantes.

Embora o alentuzumabe seja capaz de reduzir as taxas de rejeição em uma extensão semelhante à da timoglobulina, o desenvolvimento da rejeição tardia e potenciais anticorpos específicos do doador após o transplante foram documentados com seu uso. Estes devem ser considerados ao se decidir sobre a terapia de indução e sobre como monitorar o paciente pós-cirurgia.

Imunoglobulinas intravenosas

As preparações de imunoglobulinas policlonais humanas coletadas pela mistura do plasma de um *pool* de doadores de sangue se tornaram muito úteis no transplante, principalmente no tratamento da rejeição humoral e na preparação de pacientes hipersensibilizados para a cirurgia. Essa combinação de imunoglobulinas não selecionadas apresenta um mecanismo de ação complexo, incluindo o bloqueio de anticorpos anti-HLA, a supressão de células T reativas ao HLA e a inibição dos receptores das células T.[136] Apesar de classificada entre os medicamentos imunossupressores, a imunoglobulina intravenosa (IVIG) deve ser vista mais como um fármaco imunomodulador da resposta imune.

A dose varia de acordo com a indicação, sendo em geral administrados 2 g/kg em dose única ou em doses de 100 mg/kg após a plasmaférese. Reações adversas ocorrem em apenas 5% dos pacientes e incluem calafrios, cefaleia, náuseas, mialgias e artralgias. Atenção deve ser dada ao risco de injúria renal aguda em algumas preparações da IVIG, as quais contêm aditivos de carboidrato (sacarose ou sorbitol) capazes de induzir uma lesão osmótica nos túbulos proximais. Geralmente autolimitada, é possível evitar essa complicação por meio de hidratação do paciente, por infusão lenta da droga e pela escolha de formulação de menor osmolalidade em relação ao plasma. Na maior parte das vezes, a dose de 2 g/kg deve ser infundida em 24 a 48 horas para evitar qualquer complicação renal.

NOVOS IMUNOSSUPRESSORES

Belatacepte

Belatacepte é uma proteína quimérica composta pelo segmento extracelular do receptor CTLA4 humano unido a um fragmento Fc de uma imunoglobulina humana.[137]

Ela compõe uma nova modalidade de imunossupressores cuja ação principal é bloquear o sinal coestimulatório fundamental à ativação da célula T, especificamente afetando a interação CD28-B7, estando as moléculas B7 presentes na superfície das células apresentadoras de antígenos, e a molécula CD28, na superfície das células T.[138] O mecanismo de ação resulta do fenômeno de anergia ou hiporresponsividade imunológica, que ocorre quando se estimula o primeiro sinal de ativação do linfócito T, mas bloqueia-se o sinal coestimulatório.

Quatro estudos em seres humanos de fase I (voluntários sadios), fase II (receptores de transplante e pacientes com artrite reumatoide) e fase III (receptores de transplante com baixo risco imunológico) foram realizados para determinar a eficácia, a segurança, a farmacocinética e a imunogenicidade do belatacepte. Esses estudos mostraram que nenhum paciente desenvolveu resposta de anticorpo a esse fármaco. O primeiro ensaio clínico de fase II que utilizou belatacepte em transplante renal foi publicado no NEJM em 2005, demonstrando eficácia similar quando comparado à ciclosporina na prevenção de rejeição aguda com benefício significativo na função renal aos 12 meses pós-transplante (n = 218).[139] Um teste subsequente mostrou que a dose mais intensa do belatacepte estava associada a maior taxa de rejeição (22%), e apenas a dose moderada foi aprovada pela Food and Drug Administration (FDA) (dose com base em peso, sem nível de fármaco necessário). Em comparação à ciclosporina, mesmo o belatacepte de intensidade moderada apresentava ainda maior taxa de rejeição aguda em um novo estudo comparativo com o mesmo medicamento (17% vs. 7%).[140] Observação semelhante de maior taxa de rejeição também foi observada em um ensaio de fase 2 com belatacepte em receptores de transplante de fígado, levando ao término precoce.[141] Apesar disso, seu uso no transplante demonstrou uma sobrevida do enxerto e dos pacientes semelhantes a longo prazo e melhora da função renal em até 7 anos de seguimento do ensaio BENEFIT (receptores de rins de doentes vivos ou critérios padrão) e ensaios BENEFIT-EXT (receptores de rins com critérios prolongados ou tempo de isquemia fria > rins de 24 horas).[142-144]

Uma observação interessante foi a redução significativa nos anticorpos específicos de doadores nos grupos tratados com belatacepte.[144] Os mecanismos potenciais que explicam a maior taxa de rejeição a ele incluem: inibição de células T reguladoras, bloqueio de sinais coinibitórios (CTLA4), promoção de células Th17 e falta de efeito nas células T de memória (ativação de células T coestimuladoras independentes). Esse tópico é revisado em Riella et al.[145,146] A principal limitação dos ensaios com belatacepte está relacionada à comparação com a ciclosporina.[147] TAC tem sido padrão do manejo de pacientes pós-transplante por mais de 10 anos, com base nos resultados do ensaio *Symphony*, que demonstrou sua superioridade sobre a ciclosporina na sobrevida e função do enxerto.[71] Por fim, um estudo randomizado de conversão do TAC ao belatacepte entre 6 e 60 meses pós-transplante (n = 446) mostrou uma significativa melhora da função renal de 7 mℓ/min e sobrevida do enxerto similar.[78] Outras estratégias foram propostas para minimizar a alta taxa de rejeição aguda, incluindo a utilização de TAC por 9 a 12 meses pós-transplante em combinação com o belatacepte (Figura 58.2).

Rituximabe

O rituximabe é um anticorpo monoclonal humanizado cujo alvo é o receptor CD20 expresso na maioria das células B. Uma rápida depleção de células B, tanto das circulantes como das teciduais, é observada após sua administração.

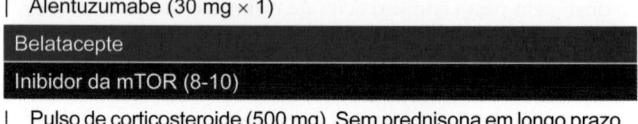
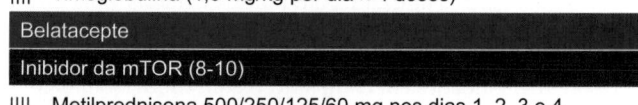
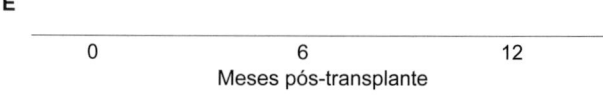

Figura 58.2 Regimes imunossupressores tradicionais e alternativos com belatacepte. **A.** Regime original proposto no BENEFIT trial. **B.** Regime modificado, adicionando tacrolimus no ano inicial para diminuir a taxa de rejeição aguda do grupo da Emory. **C.** Regime modificado com terapia de indução com depleção de linfócitos (timoglobulina) e tacrolimus no ano inicial pós-transplante. **D.** Regime modificado com alentuzumabe e esteroide com substituição do MMF pelo inibidor de mTOR. **E.** Regime modificado com timoglobulina e retirada de esteroides com substituição do MMF pelo inibidor de mTOR.

Inicialmente aprovado para uso no tratamento de cânceres hematológicos, tem sido utilizado com sucesso em casos de alta hipersensibilidade pré-transplante e em combinação com outros fármacos no tratamento da rejeição humoral refratária.[148,149] Apesar disso, o rituximabe parece não afetar diretamente os plasmócitos (células produtoras de anticorpos), pela ausência de receptores CD20. A dose usual é de 375 mg/m^2 por 2 doses, 1 ou 2 semanas de intervalo entre as doses, mas a dosagem ideal nas várias possíveis indicações no transplante ainda não foram determinadas. Importante notar que a inflamação pode encurtar a meia-vida do rituximabe e reduzir a eficácia da depleção de células B.[150] Extrapolando dados de modelos animais, pode-se sugerir uma maior dose de rituximabe (1 g/m²) para tratamento da rejeição humoral com mais uma dose após 1 mês.

Os efeitos colaterais mais comuns resultam da síndrome de liberação de citocinas, que consiste em febre, calafrios, náuseas, prurido e hipotensão. Em um estudo prospectivo multicêntrico duplo-cego, Sautenet et al.[151] testaram os benefícios de adicionar rituximabe (375 mg/m²) no dia 5 do tratamento da rejeição humoral em comparação com placebo. Um total de 38 pacientes foram randomizados para receber plasmaférese com IVIG em combinação com rituximabe ou placebo (o número de participantes foi pequeno, afetando o poder estatístico). O desfecho composto da perda de enxerto ou ausência de melhora da função renal no dia 12 foi semelhante entre os grupos. Houve uma tendência para menor inflamação e cicatrização em biopsias de 6 meses no grupo tratado com rituximabe.

Bortezomibe

Esse inibidor de proteossoma foi desenvolvido para o tratamento de mieloma múltiplo, mas recentemente tem apresentado resultados satisfatórios como terapia na rejeição humoral aguda em alguns casos.[152] Seu uso ainda não foi aprovado, e ensaios randomizados ainda precisam ser concluídos antes de sua utilização mais difundida, mas faz sentido usar essa classe de medicações pela sua capacidade única de afetar os plasmócitos. Seus principais efeitos colaterais incluem: anorexia, náuseas, vômitos, neuropatia periférica e citopenias.[153] Novas medicações, como inibidores da interleucina-6, inibidores de complemento e anticorpos contra CD38 presente em plasmócitos, estão sendo testados no tratamento da rejeição mediada por anticorpo.

Em resumo, uma combinação de imunosupressores é usada para prevenir a rejeição, com variações conforme as características do paciente, principalmente o risco imunológico (Figura 58.3).

PROFILAXIA

O uso de antibióticos e antivirais profiláticos é essencial, sobretudo nos primeiros 3 a 6 meses do transplante, quando a imunossupressão é mais intensa, e o risco de infecções oportunísticas, maior. Além disso, devem ser utilizados em pacientes em tratamento de rejeição aguda, os quais também são considerados de alto risco a infecções. Os principais agentes incluem sulfametoxazol/trimetoprima, para profilaxia contra *Pneumocystis carinii*, e valganciclovir ou outro antiviral com atividade contra o CMV, dependendo do estado de imunização prévia do paciente e do doador. Para mais detalhes, ver Capítulo 59, sobre manejo clínico do paciente transplantado. Um estudo retrospectivo recente mostrou que o everolimo em associação com TAC de baixa dose estava relacionado a menor taxa de infecção por CMV pós-transplante na ausência de profilaxia, quando comparado a micofenolato e TAC de dose-padrão.[155] Essa seria uma solução em um seleto grupo de pacientes de baixo risco imunológico, mas com alto risco de infecção por CMV.

IMUNOSSUPRESSORES NA GRAVIDEZ

A maioria dos medicamentos imunossupressores não foi avaliada em detalhes durante a gravidez, e é classificada como categoria C (os riscos não podem ser excluídos). O MFS e os inibidores da mTOR são considerados teratogênicos e devem ser interrompidos 6 semanas antes de a concepção ser planejada. A combinação mais comum em pacientes grávidas inclui um inibidor da calcineurina, a AZA e os corticosteroides. O risco de complicações ao bebê com a amamentação é baixo e, mais recentemente, recomendada na maioria dos casos. Atualmente, não há informações suficientes sobre os novos imunossupressores disponíveis no mercado, sendo estes, de preferência, evitados durante a gravidez.

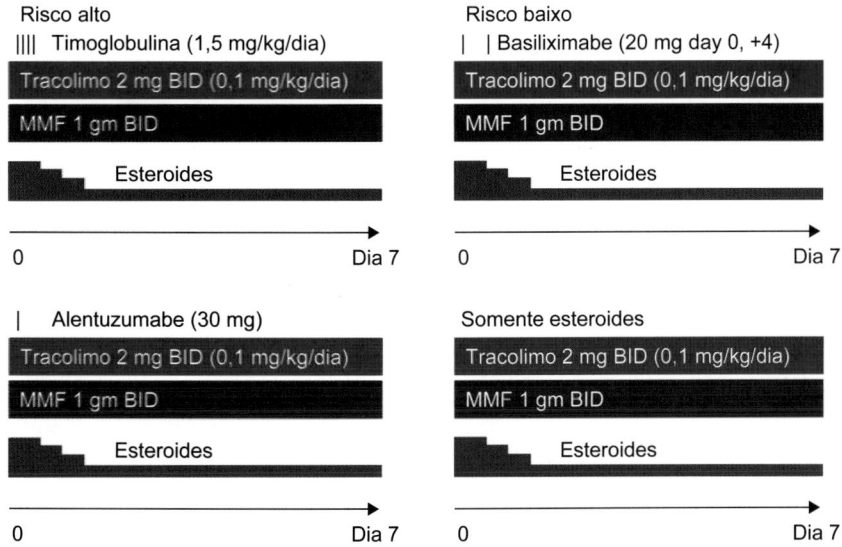

Figura 58.3 Terapia de indução de acordo com o risco imunológico do paciente. *High risk* (alto risco); *low risk* (baixo risco). (Adaptada de Riella, 2015.)[154]

Exercícios

1. Um homem de 45 anos com nefropatia por IgA recebeu um transplante de rim há aproximadamente 12 anos. Sua imunossupressão atual consiste em: ciclosporina 100 mg 2 vezes/dia (nível *trough* 120 ng/mℓ), AZA 100 mg/dia e prednisona 5 mg/dia. Nos últimos 2 anos, sua função renal vem declinando, com um aumento da creatinina de 1,5 a 2,5 mg/dℓ associada a proteinúria de 1,8 g/dia. Biopsia renal mostra nefropatia crônica com hialinose arterial. Em relação à imunossupressão, qual a melhor alternativa frente à progressiva deterioração do enxerto?
2. Um paciente de 54 anos que recebeu um transplante de sua esposa há 8 anos apresenta-se ao consultório com novas lesões de pele caracterizadas por pápulas com coloração avermelhada e saliência em localização pré-tibial, com biopsia sugestiva de sarcoma de Kaposi. Seus imunossupressores são TAC, AZA e prednisona. Qual a melhor alternativa de imunossupressão frente a essa comorbidade?
3. Um paciente de 35 anos com diabetes melito grave de difícil controle de glicemia agora está sendo avaliado para um transplante renal em razão de insuficiência renal terminal secundária à doença. Qual seria a melhor combinação de imunossupressores de manutenção após o transplante para minimizar uma piora de seu diabetes?

Respostas

1. Esse paciente apresenta a segunda principal causa de perda de transplante renal: a nefropatia crônica. Sua causa é multifatorial, incluindo fatores imunológicos e não imunológicos. Entre os não imunológicos, a nefrotoxicidade crônica por ciclosporina é um dos principais fatores. Para esse paciente, deve-se considerar a redução da dose ou a remoção completa da ciclosporina com substituição da AZA pelo MMF, por sua maior potência imunossupressora. O paciente deve continuar o tratamento com a prednisona e, possivelmente, considerar a adição de um inibidor da ECA, frente à significativa proteinúria atual. O sirolimo não deve ser considerado nesse caso por causa da disfunção renal e da proteinúria presentes, as quais podem piorar na presença de um inibidor da TOR. Infelizmente, não existem tratamentos para reverter a nefropatia crônica.
2. O câncer é uma das principais complicações de longo prazo em pacientes transplantados, e sua ocorrência está diretamente relacionada à quantidade de imunossupressão recebida. Entre os medicamentos imunossupressores, o único que apresenta proteção contra o desenvolvimento de certos cânceres é o sirolimo. Por conseguinte, esse paciente deve ter a ciclosporina substituída pelo sirolimo, com especial monitoramento da função renal e proteinúria após a mudança.
3. A minimização de esteroides é fundamental nesses pacientes, assim como, se possível, evitar o uso de TAC, dado o seu alto índice de piora do controle da glicemia pós-transplante. Esse paciente deve receber indução com a timoglobulina como tentativa de remoção rápida do corticosteroide no primeiro mês. Seus medicamentos imunossupressores a longo prazo incluiriam sirolimo, belatacepte ou ciclosporina – associados ao MMF.

REFERÊNCIAS BIBLIOGRÁFICAS

1. Halloran PF. Immunosuppressive drugs for kidney transplantation. N Engl J Med. 2004;351(26):2715-29.
2. Mazzucchi E, Lucon AM, Nahas WC, Neto ED, Saldanha LB, Sabbaga E et al. Histological outcome of acute cellular rejection in kidney transplantation after treatment with methylprednisolone. Transplantation. 1999;67(3):430-4.
3. Veenstra DL, Best JH, Hornberger J, Sullivan SD, Hricik DE. Incidence and long-term cost of steroid-related side effects after renal transplantation. Am J Kidney Dis. 1999;33(5):829-39.
4. Woodle ES, Vincenti F, Lorber MI, Gritsch HA, Hricik D, Washburn K et al. A multicenter pilot study of early (4-day) steroid cessation in renal transplant recipients under simulect, tacrolimus and sirolimus. Am J Transplant. 2005;5(1):157-66.
5. Woodle ES, First MR, Pirsch J, Shihab F, Gaber AO, Van Veldhuisen P. Astellas Corticosteroid Withdrawal Study Group. A prospective, randomized, double-blind, placebo-controlled multicenter trial comparing early (7 day) corticosteroid cessation *versus* long-term, low-dose corticosteroid therapy. Ann Surg. 2008;248(4):564-77.
6. Rizzari MD, Suszynski TM, Gillingham KJ, Dunn TB, Ibrahim HN, Payne WD et al. Ten-year outcome after rapid discontinuation of prednisone in adult primary kidney transplantation. Clin J Am Soc Nephrol. 2012;7(3):494-503.
7. Laouad I, Halimi JM, Büchler M, Al-Najjar A, Chatelet V, Nivet H et al. Recipient age and mycophenolate mofetil as the main determinants of outcome after steroid withdrawal: analysis of long-term follow-up in renal transplantation. Transplantation. 2005;80(6):872-4.
8. Pirsch JD, Henning AK, First MR, Fitzsimmons W, Gaber AO, Reisfield R et al. New-onset diabetes after transplantation: results from a double-blind early corticosteroid withdrawal trial. Am J Transplant. 2015;15(7):1982-90.
9. Thomusch O, Wiesener M, Opgenoorth M, Pascher A, Woitas RP, Witzke O et al. Rabbit-ATG or basiliximabe induction for rapid steroid withdrawal after renal transplantation (Harmony): an open-label, multicentre, randomised controlled trial. Lancet. 2016;388(10063):3006-16.
10. Ahsan N, Hricik D, Matas A, Rose S, Tomlanovich S, Wilkinson A et al. Prednisone withdrawal in kidney transplant recipients on cyclosporine and mycophenolate mofetila: a prospective randomized study. Steroid Withdrawal Study Group. Transplantation. 1999;68(12):1865-74.
11. Chocair PR, Duley JA, Simmonds HA, Cameron JS. The importance of thiopurine methyltransferase activity for the use of azathioprine in transplant recipients. Transplantation. 1992;53(5):1051-6.
12. Mcleod HL, Pritchard SC, Githang'A J, Indalo A, Ameyaw MM, Powrie RH et al. Ethnic differences in thiopurine methyltransferase pharmacogenetics: evidence for allele specificity in Caucasian and Kenyan individuals. Pharmacogenetics. 1999;9(6):773-6.
13. Chrzanowska M, Krzymanski M. Determination of 6-thioguanine and 6-methylmercaptopurine metabolites in renal transplantation recipients and patients with glomerulonephritis treated with azathioprine. Ther Drug Monit. 1999;21(2):231-7.
14. Bergan S, Rugstad HE, Bentdal O, Sodal G, Hartmann A, Leivestad T et al. Monitored high-dose azathioprine treatment reduces acute rejection episodes after renal transplantation. Transplantation. 1998;66(3):334-9.
15. Dervieux T, Boulieu R. Simultaneous determination of 6-thioguanine and methyl 6-mercaptopurine nucleotides of azathioprine in red blood cells by HPLC. Clin Chem. 1998;44(3):551-5.
16. David-Neto E, Americo da Fonseca J, Jota de Paula F, Nahas WC, Sabbaga E, Ianhez LE. The impact of azathioprine on chronic viral hepatitis in renal transplantation: a long-term, single-center, prospective study on azathioprine withdrawal. Transplantation. 1999;68(7):976-80.
17. Brunet M, Martorell J, Oppenheimer F, Vilardell J, Millan O, Carrillo M et al. Pharmacokinetics and pharmacodynamics of mycophenolic acid in stable renal transplant recipients treated with low doses of mycophenolate mofetil. Transpl Int. 2000;13(suppl. 1):S301-5.

18. Jonsson CA, Carlsten H. Mycophenolic acid inhibits inosine 5'-monophosphate dehydrogenase and suppresses immunoglobulin and cytokine production of B cells. Int Immunopharmacol. 2003;3(1):31-7.
19. Raab M, Daxecker H, Karimi A, Markovic S, Cichna M, Markl P et al. In vitro effects of mycophenolic acid on the nucleotide pool and on the expression of adhesion molecules of human umbilical vein endothelial cells. Clin Chim Acta. 2001;310(1):89-98.
20. Rentenaar RJ, Van Diepen FN, Meijer RT, Surachno S, Wilmink JM, Schellekens PT et al. Immune responsiveness in renal transplant recipients: mycophenolic acid severely depresses humoral immunity in vivo. Kidney Int. 2002;62(1):319-28.
21. Park J, Ha H, Seo J, Kim MS, Kim HJ, Huh KH et al. Mycophenolic acid inhibits platelet-derived growth factor-induced reactive oxygen species and mitogen-activated protein kinase activation in rat vascular smooth muscle cells. Am J Transplant. 2004;4(12):1982-90.
22. Tedesco-Silva H, Bastien MC, Choi L, Felipe C, Campestrini J, Picard F et al. Mycophenolic acid metabolite profile in renal transplant patients receiving enteric-coated mycophenolate sodium or mycophenolate mofetil. Transplant Proc. 2005;37(2):852-5.
23. Budde K, Glander P, Diekmann F, Waiser J, Fritsche L, Dragun D et al. Review of the immunosuppressant enteric-coated mycophenolate sodium. Expert Opin Pharmacother. 2004;5(6):1333-45.
24. Van Gelder T, Smak Gregoor PJ, Weimar W. Drug interaction between mycophenolate mofetil and tacrolimus detectable within therapeutic mycophenolic acid monitoring in renal transplant patients. Ther Drug Monit. 2000;22(5):639.
25. Zucker K, Rosen A, Tsaroucha A, de Faria L, Roth D, Ciancio G et al. Unexpected augmentation of mycophenolic acid pharmacokinetics in renal transplant patients receiving tacrolimus and mycophenolate mofetil in combination therapy, and analogous in vitro findings. Transpl Immunol. 1997;5(3):225-32.
26. Hesselink DA, Van Hest RM, Mathot RA, Bonthuis F, Weimar W, de Bruin RW et al. Cyclosporine interacts with mycophenolic acid by inhibiting the multidrug resistance-associated protein 2. Am J Transplant. 2005;5(5):987-94.
27. Weber LT, Shipkova M, Armstrong VW, Wagner N, Schutz E, Mehls O et al. Comparison of the Emit immunoassay with HPLC for therapeutic drug monitoring of mycophenolic acid in pediatric renal-transplant recipients on mycophenolate mofetil therapy. Clin Chem. 2002;48(3):517-25.
28. Weber LT, Shipkova M, Armstrong VW, Wagner N, Schutz E, Mehls O et al. The pharmacokinetic-pharmacodynamic relationship for total and free mycophenolic acid in pediatric renal transplant recipients: a report of the german study group on mycophenolate mofetil therapy. J Am Soc Nephrol. 2002;13(3):759-68.
29. Massari P, Duro-Garcia V, Giron F, Hernandez E, Juarez F, Castro C et al. Safety assessment of the conversion from mycophenolate mofetil to enteric-coated mycophenolate sodium in stable renal transplant recipients. Transplant Proc. 2005;37(2):916-9.
30. Budde K, Curtis J, Knoll G, Chan L, Neumayer HH, Seifu Y et al. Enteric-coated mycophenolate sodium can be safely administered in maintenance renal transplant patients: results of a 1-year study. Am J Transplant. 2004;4(2):237-43.
31. Salvadori M, Holzer H, de Mattos A, Sollinger H, Arns W, Oppenheimer F et al. Enteric-coated mycophenolate sodium is therapeutically equivalent to mycophenolate mofetil in de novo renal transplant patients. Am J Transplant. 2004;4(2):231-6.
32. Borel JF, Feurer C, Gubler HU, Stahelin H. Biological effects of cyclosporin A: a new antilymphocytic agent. Agents Actions. 1976;6(4):468-75.
33. Hojo M, Morimoto T, Maluccio M, Asano T, Morimoto K, Lagman M et al. Cyclosporine induces cancer progression by a cell-autonomous mechanism. Nature. 1999;397(6719):530-4.
34. Kapturczak MH, Meier-Kriesche HU, Kaplan B. Pharmacology of calcineurin antagonists. Transplant Proc. 2004;36(suppl. 2):25S-32S.
35. David-Neto E, Ballarati CA, Freitas OJ, Lemos FC, Nahas WC, Arap S et al. Comparison of the fluorescent polarization (TDx) and the enzymatic competitive (EMIT 2000) immune assays for the measurement of cyclosporin A blood concentration. Rev Hosp Clin Fac Med São Paulo. 2000;55(6):207-12.
36. Grevel J, Welsh MS, Kahan BD. Cyclosporine monitoring in renal transplantation: area under the curve monitoring is superior to trough-level monitoring. Ther Drug Monit. 1989;11(3):246-8.
37. Mahalati K, Belitsky P, Sketris I, West K, Panek R. Neoral monitoring by simplified sparse sampling area under the concentration-time curve: its relationship to acute rejection and cyclosporine nephrotoxicity early after kidney transplantation. Transplantation. 1999;68(1):55-62.
38. Mahalati K, Belitsky P, West K, Kiberd B, Fraser A, Sketris I et al. Approaching the therapeutic window for cyclosporine in kidney transplantation: a prospective study. J Am Soc Nephrol. 2001;12(4):828-33.
39. Lake JR, Gorman KJ, Esquivel CO, Wiesner RH, Klintmalm GB, Miller CM et al. The impact of immunosuppressive regimens on the cost of liver transplantation – results from the U.S. FK506 multicenter trial. Transplantation. 1995;60(10):1089-95.
40. Rayes N, Seehofer D, Schmidt CA, Oettle H, Muller AR, Steinmuller T et al. Prospective randomized trial to assess the value of preemptive oral therapy for CMV infection following liver transplantation. Transplantation. 2001;72(5):881-5.
41. David-Neto E, Araujo LM, Brito ZM, Alves CF, Lemos FC, Yagyu EM et al. Sampling strategy to calculate the cyclosporin-A area under the time-concentration curve. Am J Transplant. 2002;2(6):546-50.
42. David-Neto E, Araujo LP, Feres Alves C, Sumita N, Romano P, Yagyu EM et al. A strategy to calculate cyclosporin A area under the time-concentration curve in pediatric renal transplantation. Pediatr Transplant. 2002;6(4):313-8.
43. Wacke R, Rohde B, Engel G, Kundt G, Hehl EM, Bast R et al. Comparison of several approaches of therapeutic drug monitoring of cyclosporin A based on individual pharmacokinetics. Eur J Clin Pharmacol. 2000;56(1):43-8.
44. Cantarovich M, Elstein E, de Varennes B, Barkun JS. Clinical benefit of neoral dose monitoring with cyclosporine 2-hr post-dose levels compared with trough levels in stable heart transplant patients. Transplantation. 1999;68(12):1839-42.
45. Dello Strologo L, Campagnano P, Federici G, Rizzoni G. Cyclosporine A monitoring in children: abbreviated area under curve formulas and C2 level. Pediatr Nephrol. 1999;13(2):95-7.
46. Cantarovich M, Besner JG, Barkun JS, Elstein E, Loertscher R. Two-hour cyclosporine level determination is the appropriate tool to monitor Neoral therapy. Clin Transplant. 1998;12(3):243-9.
47. Group CNRTS. Absorption profiling of cyclosporine microemulsion (neoral) during the first 2 weeks after renal transplantation. Transplantation. 2001;72(6):1024-32.
48. Cantarovich M, Barkun JS, Tchervenkov JI, Besner JG, Aspeslet L, Metrakos P. Comparison of neoral dose monitoring with cyclosporine through levels versus 2-hr postdose levels in stable liver transplant patients. Transplantation. 1998;66(12):1621-7.
49. Morris RG, Ilett KF, Tett SE, Ray JE, Fullinfaw RO, Cooke R et al. Cyclosporin monitoring in Australasia: 2002 update of consensus guidelines. Ther Drug Monit. 2002;24(6):677-88.
50. Pescovitz MD, Barbeito R. Two-hour post-dose cyclosporine level is a better predictor than trough level of acute rejection of renal allografts. Clin Transplant. 2002;16(5):378-82.
51. Morris RG, Russ GR, Cervelli MJ, Juneja R, Mcdonald SP, Mathew TH. Comparison of trough, 2-hour, and limited AUC blood sampling for monitoring cyclosporin (Neoral) at day 7 post-renal transplantation and incidence of rejection in the first month. Ther Drug Monit. 2002;24(4):479-86.
52. International Neoral Renal Transplantation Study Group. Randomized, international study of cyclosporine microemulsion absorption profiling in renal transplantation with basiliximab immunoprophylaxis. Am J Transplant. 2002;2(2):157-66.
53. International Neoral Renal Transplantation Study Group. Cyclosporine microemulsion (Neoral) absorption profiling and sparse-sample predictors during the first 3 months after renal transplantation. Am J Transplant. 2002;2(2):148-56.
54. Holt DW. Cyclosporin monitoring based on C2 sampling. Transplantation. 2002;73(6):840-1.
55. Oellerich M, Armstrong VW. Two-hour cyclosporine concentration determination: an appropriate tool to monitor neoral therapy? Ther Drug Monit. 2002;24(1):40-6.

56. Citterio F, Scata MC, Borzi MT, Pozzetto U, Castagneto M. C2 single-point sampling to evaluate cyclosporine exposure in long-term renal transplant recipients. Transplant Proc. 2001;33(7-8):3133-6.
57. Canadian Neoral Renal Transplantation Study Group. Absorption profiling of cyclosporine microemulsion (Neoral) during the first 2 weeks after renal transplantation. Transplantation. 2001;72(6):1024-32.
58. Levy GA. C2 monitoring strategy for optimising cyclosporin immunosuppression from the Neoral formulation. BioDrugs. 2001;15(5):279-90.
59. Wang XH, Tang XD, Xu D. Sparse-sampling algorithms and C2 monitoring are beneficial to optimize clinical outcomes for neoral. Transplant Proc. 2001;33(1-2):1059-60.
60. Britto ZM, David-Neto E, Lemos FC, Pereira LM, Castro MC, Fonseca JA et al. Identifying cyclosporine blood levels associated with the prevention of renal transplant rejection: a single-center, randomized prospective study. Transplant Proc. 2004;36(9):2649-55.
61. Clase CM, Mahalati K, Kiberd BA, Lawen JG, West KA, Fraser AD et al. Adequate early cyclosporin exposure is critical to prevent renal allograft rejection: patients monitored by absorption profiling. Am J Transplant. 2002;2(8):789-95.
62. David-Neto E, Kakehashi E, Alves CF, Pereira LM, de Castro MC, de Mattos RM et al. Bioequivalence of a new cyclosporine a formulation to Neoral. Ther Drug Monit. 2004;26(1):53-7.
63. Klein IH, Abrahams A, Van Ede T, Hene RJ, Koomans HA, Ligtenberg G. Different effects of tacrolimus and cyclosporine on renal hemodynamics and blood pressure in healthy subjects. Transplantation. 2002;73(5):732-6.
64. Benigni A, Bruzzi I, Mister M, Azzollini N, Gaspari F, Perico N et al. Nature and mediators of renal lesions in kidney transplant patients given cyclosporine for more than one year. Kidney Int. 1999;55(2):674-85.
65. Parry G, Meiser B, Rabago G. The clinical impact of cyclosporine nephrotoxicity in heart transplantation. Transplantation. 2000; 69(12 suppl.):SS23-6.
66. Fisher NC, Malag M, Gonzlez-Pinto I. The clinical impact of nephrotoxicity in liver transplantation. Transplantation. 2000; 69(12 suppl.):SS18-22.
67. David-Neto E, Lemos FB, Furusawa EA, Schwartzman BS, Cavalcante JS, Yagyu EM et al. Impact of cyclosporin A pharmacokinetics on the presence of side effects in pediatric renal transplantation. J Am Soc Nephrol. 2000;11(2):343-9.
68. Rostaing L, Bunnapradist S, Grinyó JM, Ciechanowski K, Denny JE, Silva Jr. HT et al. Novel once-daily extended-release tacrolimus versus twice-daily tacrolimus in de novo kidney transplant recipients: two-year results of phase 3, double-blind, randomized trial. Am J Kidney Dis. 2016;67(4):648-59.
69. Tremblay S, Nigro V, Weinberg J, Woodle ES, Alloway RR. A steady-state head-to-head pharmacokinetic comparison of all FK-506 (tacrolimus) formulations (ASTCOFF): an open-label, prospective, randomized, two-arm, three-period crossover study. Am J Transplant. 2017;17(2):432-42.
70. Alloway R, Steinberg S, Khalil K, Gourishankar S, Miller J, Norman D et al. Two years postconversion from a prograf-based regimen to a once-daily tacrolimus extended-release formulation in stable kidney transplant recipients. Transplantation. 2007;83(12):1648-51.
71. Ekberg H, Bernasconi C, Tedesco-Silva H, Vítko S, Hugo C, Demirbas A et al. Calcineurin inhibitor minimization in the Symphony study: observational results 3 years after transplantation. Am J Transplant 2009;9(8):1876-85.
72. Ekberg H, Tedesco-Silva H, Demirbas A, Vítko S, Nashan B, Gürkan A et al. Reduced exposure to calcineurin inhibitors in renal transplantation. N Engl J Med. 2007;357(25):2562-75.
73. Hoorn EJ, Walsh SB, McCormick JA, Fürstenberg A, Yang CL, Roeschel T et al. The calcineurin inhibitor tacrolimus activates the renal sodium chloride cotransporter to cause hypertension. Nat Med. 2011;17(10):1304-9.
74. Lazelle RA, McCully BH, Terker AS, Himmerkus N, Blankenstein KI, Mutig K et al. Renal deletion of 12 kDa FK506-binding protein attenuates tacrolimus-induced hypertension. J Am Soc Nephrol. 2016;27(5):1456-64.
75. Kaplan B, Budde K. Lessons from the CAESAR Study: calcineurin inhibitors–can't live with them and can't live without them. Am J Transplant. 2007;7(3):495-6.
76. Mulay AV, Cockfield S, Stryker R, Fergusson D, Knoll GA. Conversion from calcineurin inhibitors to sirolimus for chronic renal allograft dysfunction: a systematic review of the evidence. Transplantation. 2006;82(9):1153-62. Review.
77. Pérez-Sáez MJ, Yu B, Uffing A, Murakami N, Borges TJ, Azzi J et al. Conversion from tacrolimus to belatacept improves renal function in kidney transplant patients with chronic vascular lesions in allograft biopsy. Clin Kidney J. 2018;12(4):586-91.
78. Budde K, Prashar R, Haller H, Rial MC, Kamar N, Agarwal A et al. Conversion from calcineurin inhibitor- to belatacept-based maintenance immunosuppression in renal transplant recipients: a randomized phase 3b Trial. J Am Soc Nephrol. 2021;32(12):3252-3264.
79. Opelz G, Döhler B. Effect on kidney graft survival of reducing or discontinuing maintenance immunosuppression after the first year posttransplant. Transplantation. 2008;86(3):371-6.
80. Hoshino J, Kaneku H, Everly MJ, Greenland S, Terasaki PI. Using donor-specific antibodies to monitor the need for immunosuppression. Transplantation. 2012;93(11):1173-8.
81. Hricik DE, Formica RN, Nickerson P, Rush D, Fairchild RL, Poggio ED et al. Adverse outcomes of tacrolimus withdrawal in immune-quiescent kidney transplant recipients. J Am Soc Nephrol. 2015;26(12):3114-22.
82. Dugas E, Soulilou JP, Foucher Y, Papuchon E, Guerif P, Paul C et al. Failure of calcineurin inhibitor (tacrolimus) weaning randomized trial in long-term stable kidney transplant recipients. Am J Transplant. 2016;16(11):3255-61.
83. Kirchner GI, Meier-Wiedenbach I, Manns MP. Clinical pharmacokinetics of everolimus. Clin Pharmacokinet. 2004;43(2):83-95.
84. Vitko S, Margreiter R, Weimar W, Dantal J, Kuypers D, Winkler M et al. Three-year efficacy and safety results from a study of everolimus versus mycophenolate mofetil in de novo renal transplant patients. Am J Transplant. 2005;5(10):2521-30.
85. Kovarik JM, Tedesco H, Pascual J, Civati G, Bizot MN, Geissler J et al. Everolimus therapeutic concentration range defined from a prospective trial with reduced-exposure cyclosporine in de novo kidney transplantation. Ther Drug Monit. 2004;26(5):499-505.
86. Kniepeiss D, Iberer F, Schaffellner S, Jakoby E, Duller D, Tscheliessnigg K. Dyslipidemia during sirolimus therapy in patients after liver transplantation. Clin Transplant. 2004;18(6):642-6.
87. Bilchick KC, Henrikson CA, Skojec D, Kasper EK, Blumenthal RS. Treatment of hyperlipidemia in cardiac transplant recipients. Am Heart J. 2004;148(2):200-10.
88. Mathis AS, Dave N, Knipp GT, Friedman GS. Drug-related dyslipidemia after renal transplantation. Am J Health Syst Pharm. 2004;61(6):565-85;86-7.
89. Kirklin JK, Benza RL, Rayburn BK, Mcgiffin DC. Strategies for minimizing hyperlipidemia after cardiac transplantation. Am J Cardiovasc Drugs. 2002;2(6):377-87.
90. Chueh SC, Kahan BD. Dyslipidemia in renal transplant recipients treated with a sirolimus and cyclosporine-based immunosuppressive regimen: incidence, risk factors, progression, and prognosis. Transplantation. 2003;76(2):375-82.
91. Morrisett JD, Abdel-Fattah G, Kahan BD. Sirolimus changes lipid concentrations and lipoprotein metabolism in kidney transplant recipients. Transplant Proc. 2003;35(3 suppl.):143S-50S.
92. Lindenfeld JA, Simon SF, Zamora MR, Cool CD, Wolfel EE, Lowes BD et al. Boop is common in cardiac transplant recipients switched from a calcineurin inhibitor to sirolimus. Am J Transplant. 2005;5(6):1392-6.
93. Pham PT, Pham PC, Danovitch GM, Ross DJ, Gritsch HA, Kendrick EA et al. Sirolimus-associated pulmonary toxicity. Transplantation. 2004;77(8):1215-20.
94. Ruiz JC, Diekmann F, Campistol JM, Sanchez-Fructuoso A, Rivera C, Oliver J et al. Evolution of proteinuria after conversion from calcineurin inhibitors (CNI) to sirolimus (SRL) in renal transplant patients: a multicenter study. Transplant. Proc. 2005;37(9):3833-5.
95. Letavernier E, Pe'raldi MN, Pariente A, Morelon E, Legendre C. Proteinuria following a switch from calcineurin inhibitors to sirolimus. Transplantation. 2005;80(9):1198-203.

96. Letavernier E, Bruneval P, Mandet C, Van Huyen J-PD, Péraldi M-N, Helal I et al. High sirolimus levels may induce focal segmental glomerulosclerosis De Novo. Clin J Am Soc Nephrol. 2007;2:326.
97. Mctaggart RA, Tomlanovich S, Bostrom A, Roberts JP, Feng S. Comparison of outcomes after delayed graft function: sirolimus-based *versus* other calcineurin-inhibitor sparing induction immunosuppression regimens. Transplantation. 2004;78(3):475-80.
98. Simon JF, Swanson SJ, Agodoa LY, Cruess DF, Bohen EM, Abbott KC. Induction sirolimus and delayed graft function after deceased donor kidney transplantation in the United States. Am J Nephrol. 2004;24(4):393-401.
99. Rogers CC, Hanaway M, Alloway RR, Alexander JW, Boardman RE, Trofe J et al. Corticosteroid avoidance ameliorates lymphocele formation and wound healing complications associated with sirolimus therapy. Transplant Proc. 2005;37(2):795-7.
100. Goel M, Flechner SM, Zhou L, Mastroianni, B, Savas K, Derweesh I et al. The influence of various maintenance immunosuppressive drugs on lymphocele formation and treatment after kidney transplantation. J Urol. 2004;171(5):1788-92.
101. Ciancio G, Burke GW, Gaynor JJ, Mattiazzi A, Roth D, Kupin W et al. A randomized long-term trial of tacrolimus/sirolimus *versus* tacrolimus/mycophenolate mofetil *versus* cyclosporine (NEORAL)/sirolimus in renal transplantation. II. Survival, function, and protocol compliance at 1 year. Transplantation. 2004;77(2):252-8.
102. Valente JF, Hricik D, Weigel K, Seaman D, Knauss T, Siegel CT et al. Comparison of sirolimus vs. mycophenolate mofetil on surgical complications and wound healing in adult kidney transplantation. Am J Transplant. 2003;3(9):1128-34.
103. Giessing M, Budde K. Sirolimus and lymphocele formation after kidney transplantation: an immunosuppressive medication as co-factor for a surgical problem? Nephrol Dial Transplant. 2003;18(2):448-9.
104. Langer RM, Kahan BD. Incidence, therapy, and consequences of lymphocele after sirolimus-cyclosporine-prednisone immunosuppression in renal transplant recipients. Transplantation. 2002;74(6):804-8.
105. Giessing M, Fischer TJ, Deger S, Turk I, Schonberger B, Fritsche L et al. Increased frequency of lymphoceles under treatment with sirolimus following renal transplantation: a single center experience. Transplant Proc. 2002;34(5):1815-6.
106. Campistol JM, Eris J, Oberbauer R, Friend P, Hutchison B, Morales JM et al. Sirolimus therapy after early cyclosporine withdrawal reduces the risk for cancer in adult renal transplantation. J Am Soc Nephrol. 2006;17(2):581-9.
107. Croze LE, Tetaz R, Roustit M, Malvezzi P, Janbon B, Jouve T et al. Conversion to mammalian target of rapamycin inhibitors increases risk of de novo donor-specific antibodies. Transpl Int. 2014;27(8):775-83.
108. Charpentier B, Rostaing L, Berthoux F, Lang P, Civati G, Touraine JL et al. A three-arm study comparing immediate tacrolimus therapy with antithymocyte globulin induction therapy followed by tacrolimus or cyclosporine A in adult renal transplant recipients. Transplantation. 2003;75(6):844-51.
109. Castro MC, Araujo LM, Nahas WC, Arap S, David-Neto E, Ianhez LE. Induction *versus* noninduction therapy in kidney transplantation: considering different PRA levels and different induction therapies. Transplant Proc. 2004;36(4):874-6.
110. Mourad G, Garrigue V, Squifflet JP, Besse T, Berthoux F, Alamartine E et al. Induction *versus* noninduction in renal transplant recipients with tacrolimus-based immunosuppression. Transplantation. 2001;72(6):1050-5.
111. Charpentier B. A three arm study comparing immediate tacrolimus therapy with ATG induction therapy followed by either tacrolimus or cyclosporine in adult renal transplant recipients. Transplant Proc. 2002;34(5):1625-6.
112. Gassen RB, Borges TJ, Pérez-Sáez MJ, Zhang H, Jurdi AA, Llinàs-Mallol L et al. T cell depletion increases humoral response by favoring T follicular helper cells expansion. Am J Transplant. 2022;22(7):1766-78.
113. Koch A, Daniel V, Dengler TJ, Schnabel PA, Hagl S, Sack FU. Effectivity of a T-cell-adapted induction therapy with antithymocyte globulin (Sangstat). J Heart Lung Transplant. 2005;24(6):708-13.
114. Weimer R, Staak A, Susal C, Streller S, Yildiz S, Pelzl S et al. ATG induction therapy: long-term effects on Th1 but not on Th2 responses. Transpl Int. 2005;18(2):226-36.
115. Brennan DC, Flavin K, Lowell JA, Howard TK, Shenoy S, Burgess S et al. A randomized double-blinded comparison of Thymoglobulin *versus* Atgam for induction immunosuppressive therapy in adult renal transplant recipients. Transplantation. 1999;67(7):1011-8.
116. Hardinger KL, Schnitzler MA, Miller B, Lowell JA, Shenoy S, Koch MJ et al. Five-year follow up of thymoglobulin *versus* ATGAM induction in adult renal transplantation. Transplantation. 2004;78(1):136-41.
117. Gaber AO, First MR, Tesi RJ, Gaston RS, Mendez R, Mulloy LL et al. Results of the double-blind, randomized, multicenter, phase III clinical trial of thymoglobulin *versus* atgam in the treatment of acute graft rejection episodes after renal transplantation. Transplantation. 1998;66(1):29-37.
118. Grafals M, Smith B, Murakami N, Trabucco A, Hamill K, Marangos E et al. Immunophenotyping and efficacy of low dose ATG in non-sensitized kidney recipients undergoing early steroid withdrawal: a randomized pilot study. PLoS One. 2014;9(8):e104408.
119. Ribeiro-David DS, David-Neto E, Castro MC, Souza NA, Reis MM, Saldanha LB et al. Contribution of the expression of ICAM-1, HLA-DR and IL-2R to the diagnosis of acute rejection in renal allograft aspirative cytology. Transpl Int. 1998;11(suppl. 1):S19-25.
120. Mourad G, Rostaing L, Legendre C, Garrigue V, Thervet E, Durand D. Sequential protocols using basiliximab versus antithymocyte globulins in renal-transplant patients receiving mycophenolate mofetil and steroids. Transplantation. 2004;78(4):584-90.
121. Praditpornsilpa K, Avihingsanon Y, Kupatawintu P, Songpanich S, Pisitkul T, Kansanabuch T et al. Monitoring of T-cell subsets in patients treated with anti-CD 25 antibody. Transplant Proc. 2004;36(2 suppl.):487S-91S.
122. Nashan B, Moore R, Amlot P, Schmidt AG, Abeywickrama K, Soulillou JP. Randomised trial of basiliximab *versus* placebo for control of acute cellular rejection in renal allograft recipients. CHIB 201 International Study Group. Lancet. 1997;350(9086):1193-8.
123. Ponticelli C, Yussim A, Cambi V, Legendre C, Rizzo G, Salvadori M et al. A randomized, double-blind trial of basiliximab immunoprophylaxis plus triple therapy in kidney transplant recipients. Transplantation. 2001;72(7):1261-7.
124. Keown P, Balshaw R, Khorasheh S, Chong M, Marra C, Kalo Z et al. Meta-analysis of basiliximab for immunoprophylaxis in renal transplantation. BioDrugs. 2003;17(4):271-9.
125. Kovarik JM, Offner G, Broyer M, Niaudet P, Loirat C, Mentser M et al. A rational dosing algorithm for basiliximab (Simulect) in pediatric renal transplantation based on pharmacokinetic-dynamic evaluations. Transplantation. 2002;74(7):966-71.
126. Pereira L, Castro M, Ventura C, Reis F, Sumita N, Sato MI et al. The modify study in renal transplantation (modification of doses to improve function through the years). Am J Transplant. 2005;11(suppl. 5):466.
127. Ahsan N, Holman MJ, Jarowenko MV, Razzaque MS, Yang HC. Limited dose monoclonal IL-2R antibody induction protocol after primary kidney transplantation. Am J Transplant. 2002;2(6):568-73.
128. Webster AC, Ruster LP, McGee R, Matheson SL, Higgins GY, Willis NS et al. Interleukin 2 receptor antagonists for kidney transplant recipients. Cochrane Database Syst Rev. 2010;(1):CD003897. Review.
129. Bumgardner GL, Hardie I, Johnson RW, Lin A, Nashan B, Pescovitz MD et al. Results of 3-year phase III clinical trials with daclizumab prophylaxis for prevention of acute rejection after renal transplantation. Transplantation. 2001;72(5):839-45.
130. Stratta RJ, Alloway RR, Hodge E, Lo A. A multicenter, open-label, comparative trial of two daclizumab dosing strategies vs. no antibody induction in combination with tacrolimus, mycophenolate mofetil, and steroids for the prevention of acute rejection in simultaneous kidney-pancreas transplant recipients: interim analysis Clin Transplant. 2002;16(1):60-8.
131. Soltero L, Carbajal H, Sarkissian N, Khan AJ, Brennan S, Gonzalez JM et al. A truncated-dose regimen of daclizumab for prevention of acute rejection in kidney transplant recipients: a single-center experience. Transplantation. 2004;78(10):1560-3.

132. Ciancio G, Burke GW, Gaynor JJ, Mattiazzi A, Roohipour R, Carreno MR et al. The use of Campath-1 H as induction therapy in renal transplantation: preliminary results. Transplantation. 2004;78(3):426-33.
133. Brennan DC, Daller JA, Lake KD, Cibrik D, Del Castillo D; Thymoglobulin Induction Study Group. Rabbit antithymocyte globulin *versus* basiliximabe in renal transplantation. N Engl J Med. 2006;355(19):1967-77.
134. Noël C, Abramowicz D, Durand D, Mourad G, Lang P, Kessler M et al. Daclizumab *versus* antithymocyte globulin in high-immunological-risk renal transplant recipients. J Am Soc Nephrol. 2009;20(6):1385-92.
135. Hanaway MJ, Woodle ES, Mulgaonkar S, Peddi VR, Kaufman DB, First MR et al. Alemtuzumab induction in renal transplantation. N Engl J Med. 2011;364(20):1909-19.
136. Kazatchkine MD, Kaveri SV. Immunomodulation of autoimmune and inflammatory diseases with intravenous immune globulin. N Engl J Med. 2001 6;345(10):747-55.
137. Vanhove B, Soulillou JP. Technology evaluation: belatacept, Bristol-Myers Squibb. Curr Opin Mol Ther. 2005;7(4):384-93.
138. Larsen CP, Pearson TC, Adams AB, Tso P, Shirasugi N, Strobertm E et al. Rational development of LEA29Y (belatacept), a high-affinity variant of CTLA4-Ig with potent immunosuppressive properties. Am J Transplant. 2005;5(3):443-53.
139. Vincenti F, Larsen C, Durrbach A, Wekerle T, Nashan B, Blancho G et al. Costimulation blockade with belatacept in renal transplantation. N Engl J Med. 2005;353(8):770-81.
140. Vincenti F, Charpentier B, Vanrenterghem Y, Rostaing L, Bresnahan B, Darji P et al. A phase III study of belatacept-based immunosuppression regimens *versus* cyclosporine in renal transplant recipients (BENEFIT study). Am J Transplant. 2010;10(3):535-46.
141. Klintmalm GB, Feng S, Lake JR, Vargas HE, Wekerle T, Agnes S et al. Belatacept-based immunosuppression in de novo liver transplant recipients: 1-year experience from a phase II randomized study. Am J Transplant. 2014;14(8):1817-27.
142. Rostaing L, Vincenti F, Grinyó J, Rice KM, Bresnahan B, Steinberg S et al. Long-term belatacept exposure maintains efficacy and safety at 5 years: results from the long-term extension of the BENEFIT study. Am J Transplant. 2013;13(11):2875-83.
143. Charpentier B, Medina Pestana JO, Del C, Rial M, Rostaing L, Grinyó J et al. Long-term exposure to belatacept in recipients of extended criteria donor kidneys. Am J Transplant. 2013;13(11):2884-91.
144. Vincenti F. Belatacept and long-term outcomes in kidney transplantation. N Engl J Med. 2016;374(26):2600-1.
145. Riella LV, Sayegh MH. T-cell co-stimulatory blockade in transplantation: two steps forward one step back! Expert Opin Biol Ther. 2013;13(11):1557-68. Review.
146. Riella LV, Sayegh MH. T-cell co-stimulatory blockade in kidney transplantation: back to the bench. Kidney Int Suppl. 2011;1(2):25-30.
147. Riella LV, Gabardi S, Azzi J. Belatacept and long-term outcomes in kidney transplantation. N Engl J Med. 2016;374(26):2599-600.
148. Vo AA, Lukovsky M, Toyoda M, Wang J, Reinsmoen NL, Lai C-H et al. Rituximab and intravenous immune globulin for desensitization during renal transplantation. N Engl J Med. 2008;359(3):242-51.
149. Becker YT, Becker BN, Pirsch JD, Sollinger HW. Rituximabe as treatment for refractory kidney transplant rejection. Am J Transplant. 2004;4:996.
150. Laws LH, Parker CE, Cherala G, Koguchi Y, Waisman A, Slifka MK et al. Inflammation causes resistance to anti-CD20-mediated B cell depletion. Am J Transplant. 2016;16(11):3139-49.
151. Sautenet B, Blancho G, Büchler M, Morelon E, Toupance O, Barrou B et al. One-year results of the effects of rituximab on acute antibody-mediated rejection in renal transplantation: RITUX ERAH, a multicenter double-blind randomized placebo-controlled trial. Transplantation. 2016;100(2):391-9.
152. Everly MJ, Everly JJ, Susskind B, Brailey P, Arend LJ, Alloway RR et al. Bortezomib provides effective therapy for antibody- and cell-mediated acute rejection. Transplantation. 2008;86(12):1754-61.
153. Kaplan MJ. FK-778 Astellas. Curr Opin Investig Drugs. 2005;6(5):526-36.
154. Riella LV. Kidney transplant. iBook: 2015.
155. Tedesco-Silva H, Felipe C, Ferreira A, Cristelli M, Oliveira N, Sandes-Freitas T et al. Reduced incidence of cytomegalovirus infection in kidney transplant recipients receiving everolimus and reduced tacrolimus doses. Am J Transplant. 2015;15(10):2655-64.

BIBLIOGRAFIA

Abdallah KA, David-Neto E, Centeno JR, Nahas WC, Arap S. Reversal of the OKT3-related shivering and chest tightness by intravenous meperidine [letter]. Transplantation. 1996;62(1):145-6.

Borie DC, Larson MJ, Flores MG, Campbell A, Rousvoal G, Zhang S et al. Combined use of the JAK3 inhibitor CP-690,550 with mycophenolate mofetil to prevent kidney allograft rejection in nonhuman primates. Transplantation. 2005;80(12):1756-64.

Borie DC, O'Shea JJ, Changelian PS. JAK3 inhibition, a viable new modality of immunosuppression for solid organ transplants. Trends Mol Med. 2004;10(11):532-41.

Carey G, Lisi PJ, Schroeder TJ. The incidence of antibody formation to OKT3 consequent to its use in organ transplantation. Transplantation. 1995;60(2):151-8

David-Neto E, Araujo LM, Sumita NM, Mendes ME, Ribeiro Castro MC, Alves CF et al. Mycophenolic acid pharmacokinetics in stable pediatric renal transplantation. Pediatr Nephrol. 2003;18(3):266-72.

David-Neto E, Pereira LM, Kakehashi E, Sumita NM, Mendes ME, Castro MC et al. The need of mycophenolic acid monitoring in long-term renal transplants. Clin Transplant. 2005;19(1):19-25.

Jorgensen K, Povlsen J, Madsen S, Madsen M, Hansen H, Pedersen A et al. C2 (2-h) levels are not superior to trough levels as estimates of the area under the curve in tacrolimus-treated renal-transplant patients. Nephrol Dial Transplant. 2002;17(8):1487-90.

Kirk AD, Guasch A, Xu H, Cheeseman J, Mead SI, Ghali A et al. Renal transplantation using belatacepte without maintenance steroids or calcineurin inhibitors. Am J Transplant. 2014;14(5):1142-51.

Knechtle SJ, Fernandez LA, Pirsch JD, Becker BN, Chin LT, Becker YT et al. Campath-1 H in renal transplantation: The University of Wisconsin experience. Surgery. 2004;136(4):754-60.

Knechtle SJ, Pirsch JDH, Fechner JJ, Becker BN, Friedl A, Colvin RB et al. Campath-1 H induction plus rapamycin monotherapy for renal transplantation: results of a pilot study. Am J Transplant. 2003;3(6):722-30.

Kuypers DR, Claes K, Evenepoel P, Maes B, Coosemans W, Pirenne J et al. Time-related clinical determinants of long-term tacrolimus pharmacokinetics in combination therapy with mycophenolic acid and corticosteroids: a prospective study in one hundred de novo renal transplant recipients. Clin Pharmacokinet. 2004;43(11):741-62.

Midtvedt K, Fauchald P, Lien B, Hartmann A, Albrechtsen D, Bjerkely BL et al. Individualized T cell monitored administration of ATG *versus* OKT3 in steroid-resistant kidney graft rejection. Clin Transplant. 2003;17(1):69-74.

Shapiro R, Basu A, Tan H, Gray E, Kahn A, Randhawa P et al. Kidney transplantation under minimal immunosuppression after pretransplant lymphoid depletion with Thymoglobulin or Campath. J Am Coll Surg. 2005;200(4):505-15; quiz A59-61.

59 Manejo Clínico do Transplante Renal

Gustavo Fernandes Ferreira • Leonardo V. Riella • David J. B. Machado • Luiz Estevam Ianhez

INTRODUÇÃO

O transplante renal continua sendo o tratamento de escolha para a doença renal crônica avançada.[1] A melhora da qualidade de vida e a redução de mortalidade para a maioria dos pacientes consolidaram esse procedimento como a melhor terapêutica há mais de 60 anos. No entanto, a quantidade ainda insuficiente de órgãos doados, ao lado de uma crescente lista de espera, aumenta o tempo que o paciente aguarda por um órgão.[2] Observa-se hoje um número cada vez maior de pacientes idosos e de pacientes hipersensibilizados nas listas para transplante renal em todo o mundo. Por isso, é muito importante que os potenciais beneficiários sejam cuidadosamente avaliados, a fim de que doenças coexistentes que possam afetar sua sobrevivência após a cirurgia sejam detectadas e tratadas precocemente (ver Capítulo 57, *Preparo do Doador e do Candidato a Receptor de Transplante Renal*).[3]

O seguimento clínico do paciente transplantado renal é longo e complexo, sujeito a várias intercorrências. Aqui, para ilustrar sua importância, devemos mencionar uma frase frequentemente usada entre os médicos responsáveis por esse procedimento: "O transplante começa quando termina a cirurgia". Assim, neste capítulo, abordaremos o manejo clínico do paciente transplantado renal a partir do momento em que ele inicia sua caminhada à sala de cirurgia, destacando as principais complicações.[4]

MANUSEIO DO DOADOR E DO RECEPTOR NO ATO CIRÚRGICO

O nefrologista deve participar ativamente de todas as fases do transplante renal, inclusive do momento em que o paciente dá entrada no centro cirúrgico, pois é onde tem início seu longo seguimento clínico. Devemos estar atentos às medidas clínicas como volemia, tanto do receptor como do doador, no caso de transplante renal intervivos.

O doador vivo deve ser hidratado no pré-operatório imediato. Nas 2 horas que antecedem a cirurgia, aplicamos 500 mℓ de solução fisiológica associada a 500 mℓ de solução glicosada 5%. Durante o ato cirúrgico, usamos solução fisiológica ou Ringer com lactato, para manter a diurese elevada. A utilização de laxante para o doador no dia que antecede a nefrotomia pode trazer mais conforto no pós-operatório, evitando assim a constipação intestinal prolongada.

Após a nefrectomia, o rim deve ser perfundido – sendo as soluções de perfusão mais usadas a Euro Colins, a solução de Belzer e a IGL-1 –, evitando pressões elevadas na infusão da solução. Após esse procedimento, ele deve ser mantido em temperatura de 0 a 4°C.

O receptor deve seguir para o centro cirúrgico na melhor condição clínica possível. Atenção especial deve ser dada ao risco de hipercalemia no intraoperatório. A volemia do paciente também deve ser bem avaliada no pré-operatório imediato, visto que tanto hipervolemia como hipovolemia podem trazer complicações danosas no pós-operatório imediato. Sendo assim, optamos por dialisar os pacientes submetidos ao transplante renal intervivos 1 dia antes do transplante; já para aqueles submetidos ao transplante com doador falecido, deve-se observar a necessidade de diálise no pré-operatório. Alguns exames, como sódio, potássio, pH e bicarbonato venoso, são fundamentais no pré-operatório imediato, devendo estar dentro da normalidade (Quadro 59.1). O hematócrito deve também ser bem avaliado nesse período: níveis abaixo de 25% devem ser seguidos de perto pelo risco de sangramento no intraoperatório. Caso o sangramento seja superior ao esperado, o paciente deve ser transfundido com hemácias lavadas e irradiadas durante o ato cirúrgico. Hematócrito acima de 50% predispõe a trombose renal (arterial ou venosa); por sua vez, a creatinina sérica pré-operatória imediata é importante para a avaliação da função renal no pós-operatório.

Durante o ato cirúrgico, o paciente deve ser expandido com solução fisiológica, o que evita a hipotensão principalmente no momento do desclampeamento arterial. É muito importante que o receptor criança tenha uma veia para infusão rápida de volume nesse momento.

CUIDADOS PÓS-OPERATÓRIOS IMEDIATOS

O pós-operatório imediato deve ser cercado de cuidados específicos, de acordo com a ocorrência de função retardada do enxerto (FRE). Nos casos de doador vivo, a incidência de FRE é de 5%, muito inferior quando comparada a transplante com doador falecido. A diurese deve ocorrer entre 5 e

Quadro 59.1 Exames laboratoriais do pré-operatório imediato.

Sódio
Creatinina
Potássio
pH
Bicarbonato
Hematócrito

30 minutos após o desclampeamento dos vasos, com elevado nível nas primeiras 12 horas pós-transplante, geralmente superior a 200 a 300 ml/h. A expansão volêmica, o uso de diurético, a carta osmótica (ureia plasmática elevada) e uma possível disfunção tubular são responsáveis por esse volume elevado. A reposição deve ser feita com base em dados clínicos usuais, como frequência cardíaca, pressão arterial, cãibras e sede, e não no volume urinário. Utilizamos, na prática, a hidratação intravenosa com solução fisiológica, 1.000 ml a cada 6 horas, e o paciente passa a tomar água ou sucos após 4 horas do término da cirurgia. Em algumas ocasiões de diurese extremamente elevada, é necessária a infusão rápida de solução fisiológica, 500 ml ou 1.000 ml, de acordo com os critérios clínicos supracitados. É importante evitar hipotensão secundária a hipovolemia, devido ao risco de trombose do enxerto.

O uso de antibióticos profiláticos é iniciado 1 hora antes da cirurgia. Não se observa mais benefício em manter a profilaxia por tempo superior ao da indução anestésica como se fazia no passado, quando se mantinha o antibiótico durante a utilização da sonda vesical. Atualmente utilizamos a cefazolina na dose de 2 g na indução anestésica. Devemos lembrar que, para os pacientes que necessitam de reabordagem cirúrgica durante a internação, ampliamos o espectro para vancomicina em associação com uma cefalosporina de terceira geração. Já os pacientes com FRE devem receber a hidratação intravenosa com parcimônia, prestando atenção à hipercalemia no pós-operatório imediato.

O controle da dor não costuma ser um grande problema. Analgésicos simples, como dipirona de horário, na maioria das vezes é o suficiente. Caso o paciente ainda refira dor, sempre devemos prosseguir com investigação, na tentativa de afastar outras causas, como hematoma, fístula urinária e até mesmo ruptura renal.

Os inibidores da bomba de prótons utilizados para prevenção de úlcera gástrica por estresse cirúrgico e associada aos corticosteroides vêm sofrendo críticas em trabalhos recentes da literatura, devido ao seu risco de nefrite intersticial. Devemos, portanto, separá-los para pacientes de alto risco: idosos, antecedentes de sangramento gastrintestinal ou aqueles submetidos a grande estresse cirúrgico que não apenas o transplante. Com doses cada vez menores de corticosteroides nos atuais protocolos de imunossupressão, o uso de diazepínicos ou hipnóticos passa a ocorrer poucas vezes na prática clínica. Raramente observamos pacientes com quadros de agitação psicomotora intensa.

A única avaliação laboratorial que fazemos no pós-operatório imediato é hematócrito, sódio, potássio e gasometria venosa (Quadro 59.2). Nos casos de doador vivo em que não exista FRE, raramente há necessidade de realizar a correção dos distúrbios hidreletrolíticos. No entanto, naqueles que desenvolvem FRE, a avaliação do nível de potássio é fundamental, pois pode haver hipercalemia grave, o que exige terapêutica urgente.

A creatinina sérica é o grande marcador de evolução do enxerto no primeiro dia pós-operatório; esperamos que, nos casos de doador vivo sem FRE, ela caia para valores inferiores a 50% daquele avaliado no pré-operatório imediato. O volume urinário se normaliza nos segundo e terceiro dias do pós-operatório, podendo haver hematúria nas primeiras 24 ou 48 horas, levando, até mesmo, à obstrução da sonda vesical. Por isso, a observação do fluxo urinário pela enfermagem é importante, principalmente quando existe hematúria macroscópica.

> **⚠ PONTOS-CHAVE**
> - Hidratação: solução fisiológica baseada em dados de ordem clínica – aproximadamente 1.000 ml, 6/6 h
> - Avaliar potássio em paciente sem diurese no pós-operatório imediato
> - US Doppler nos casos de anúria ou oligúria no pós-operatório imediato.

MEDICAÇÃO IMUNOSSUPRESSORA

Medicamentos de indução

Prevenir crises de rejeição aguda é um dos objetivos fundamentais para se garantir a boa evolução do enxerto em longo prazo. A terapêutica de indução tem permitido aos protocolos atuais reduzir a incidência de rejeição a valores inferiores a 10% no primeiro ano pós-transplante. Revisões sistemáticas realizadas nos últimos anos demonstraram claramente o benefício das medicações de indução das quais dispomos hoje na prática clínica no Brasil. Os critérios de indicação para o seu uso foram ampliados mais recentemente, tendo ficado mantidas as indicações clássicas, como crianças, retransplantes e hipersensibilizados. Receptores de rim de doador falecido com critério expandido e aqueles com tempo de isquemia longo, acima de 24 horas, também são candidatos a receber indução;[5] no entanto, temos utilizado indução em pacientes com baixo risco imunológico – a depender dos imunossupressores de manutenção que serão mantidos após o transplante.

Os principais medicamentos utilizados na prática clínica são: a imunoglobulina antitimócito (ATG), os anticorpos bloqueadores de receptores de interleucina-2 – basiliximabe – e o alentuzumabe.

Imunoglobulina antitimócito

A dose indicada para o uso de indução da ATG é tema de ampla discussão na literatura. Nas últimas décadas, as quantidades de ATG utilizadas reduziram expressivamente. Não se observam na atualidade doses superiores a 6 mg/kg, e já observamos protocolos com quantidades de 2,25 mg/kg.[6] Deve ser dissolvida em solução fisiológica e administrada em veia central ou periférica no espaço de 6 horas. A dose por infusão poder ser de 0,75 mg/kg a 3 mg/kg.

Um crescimento nos últimos 10 anos fez com que mais de 50% dos centros transplantadores dos EUA empregassem o ATG como fármaco de indução, sendo ele hoje o mais utilizado nesse país.

Bloqueadores do receptor de interleucina

Basiliximabe

É um anticorpo monoclonal quimérico que atua bloqueando os receptores de interleucina-2. É dado na dose de 20 mg (1 ampola) intravenosa no pré-transplante imediato, ou até mesmo no pós-operatório imediato, sendo repetido no 4º dia

Quadro 59.2 Avaliação laboratorial no pós-operatório imediato.

Hematócrito
Sódio
Potássio
Gasometria
Venosa

de pós-operatório. Esse medicamento é de fácil infusão, com raros efeitos adversos relacionados a sua administração, podendo ser feita em *bolus*.

Apesar da revisão sistemática realizada recentemente pela Cochrane, que demonstrou o benefício do basiliximabe quando comparado com placebo e até mesmo com ATG, sua utilização nos centros norte-americanos vem sendo reduzida nos últimos anos, sendo a segunda dose mais utilizada em pelo menos 20% dos centros de transplante dos EUA.

O Quadro 59.3 resume as indicações profiláticas dos quatro tipos de anticorpos disponíveis.

Alentuzumabe

É um anticorpo antilinfocitário potente que produz linfopenia profunda e duradoura. Trabalhos recentes demonstram eficácia semelhante à do ATG.[7,8]

Recomenda-se utilizar 30 mg, em dose única pré-transplante, intravenosa, no pós-operatório; se administrado no pré-operatório, aumenta o risco de sangramento.

Medicamentos de manutenção

Inibidores de calcineurina

Dos dois fármacos inibidores da calcineurina existentes na prática clínica, a ciclosporina microemulsão e o tacrolimus, está provado que este é mais eficiente do que aquela (Quadro 59.4).

A ciclosporina pode ser utilizada na dose inicial de 8 a 10 mg/kg, e, após 3 a 5 dias, seu nível sérico é dosado. Essa dosagem pode ser realizada depois de 2 horas da administração da dose (C2) ou 12 horas após a tomada (C0). Nos primeiros 3 meses, deve-se manter nível basal (C0) entre 250 e 300 ng/mℓ e nível de C2 = 1.700 ng/mℓ. Nos pacientes que receberam medicamento de indução, esses valores devem ser menores (C0 = 200 a 250 ng/mℓ e C2 = 1.200 ng/mℓ). Uma vez acertado o nível sanguíneo, é perfeitamente possível acompanhar apenas com nível basal e avaliação dos efeitos colaterais (tremores, hipertricose, hipertrofia gengival e aumento da creatinina sérica).

Quadro 59.3 Indicação dos anticorpos profiláticos.

Indicação do basiliximabe
Crianças
Tempo de isquemia não > 24 h
Retransplante não sensibilizado
Baixo grau de sensibilização
Indicação da imunoglobulina antitimócito ou alentuzumabe
Pacientes hipersensibilizados (> 50%)
Retransplante + hipersensibilizados (> 50%)
Tempo de isquemia > 24 h
Doador acima de 50 anos + óbito AVC
Doador com parada cardíaca
Seis incompatibilidades HLA
Doador com NTA + dose alta de inotrópicos

AVC: acidente vascular cerebral; HLA: antígeno leucocitário humano; NTA: necrose tubular aguda.

Quadro 59.4 Medicamentos de manutenção.

Ciclosporina
Tacrolimus
Azatioprina
Micofenolato mofetila
Micofenolato de sódio
Sirolimo
Everolimo

O tacrolimus é utilizado na dose inicial de 0,2 mg/kg em 2 tomadas; após 3 a 5 dias, avalia-se o nível sanguíneo. Os níveis séricos a serem seguidos dependerão de vários fatores, como risco imunológico, uso de indução e associação com mTOR. Em geral, níveis séricos 12 horas após a tomada (C0) devem ser em torno de 8 a 10 ng/mℓ.

A escolha do melhor momento para iniciar os inibidores de calcineurina nos casos de função retardada do enxerto é um tema muito discutido na literatura. Quando o paciente recebe ATG, pode-se tardar a introdução da calcineurina até um dia após a cirurgia, mas prolongar mais que isso não é recomendado, devido ao risco de expansão de linfócitos foliculares e rejeição mediada por anticorpos.[9]

Com relação aos efeitos colaterais dos inibidores de calcineurina, comparamos dois grupos de pacientes semelhantes quanto a idade, sexo, cor, peso, doença primária e mesmo medicamento imunossupressor adjuvante. Houve maiores complicações relacionadas à dislipidemia e à hipertensão arterial sistêmica naqueles que receberam ciclosporina, porém a incidência de diabetes pós-transplante foi maior no grupo tacrolimus. Observamos, ainda, que a creatinina sérica no terceiro mês pós-transplante foi significativamente menor nesse último grupo. O estudo randomizado Symphony também confirmou resultados melhores do tacrolimus comparado à ciclosporina e ao inibidor de mTOR.[10]

Apesar de maior incidência de diabetes pós-transplante quando comparado com ciclosporina, o tacrolimus é o imunossupressor de eleição no transplante renal.

> **PONTOS-CHAVE**
>
> Benefícios do tacrolimus* sobre a ciclosporina:
> - Melhor sobrevida do enxerto em 10 anos
> - Melhor função renal em curto e longo prazos
> - Menor incidência de rejeição
> - Menor incidência de HAS
> - Menor incidência de dislipidemia.

*Existe maior incidência de diabetes pós-transplante com tacrolimus.

O mercado brasileiro recebeu recentemente o tacrolimus de liberação prolongada, que oferece o benefício de ser tomado apenas 1 vez/dia. Além disso, por apresentar menor pico sanguíneo, pode estar associado a menos efeitos colaterais como tremores. Trabalhos de fase III demonstraram que essa formulação pode aumentar a adesão com as mesmas doses e os mesmos níveis sanguíneos da formulação usual.

Azatioprina

A azatioprina tem hoje uso restrito, raramente sendo indicada como imunossupressor inicial, dada a alta incidência de tumores no seu uso em longo prazo. Devemos aplicá-la principalmente em casos de intolerância gastrintestinal ao micofenolato. A dose deve ser de aproximadamente 2 mg/kg.

Micofenolato

Atualmente, o mercado brasileiro dispõe de duas apresentações: micofenolato mofetila e micofenolato sódico.

Hoje iniciamos com 25 a 30 mg/kg de micofenolato mofetila e dose 28% inferior quando da utilização do micofenolato sódico. A dose de manutenção dependerá da tolerabilidade dos pacientes, e a maioria deles estará com a dose de 18 a 20 mg/kg como manutenção. No futuro, o monitoramento dos níveis sanguíneos do medicamento poderá ser útil, embora os dados da literatura até o momento sejam divergentes quanto ao real benefício desse recurso.[11,12] No Brasil, a dosagem sérica dos níveis de micofenolatos estão disponíveis apenas para pesquisa.

Inibidores da mTOR

Dois medicamentos disponíveis no mercado hoje são o sirolimo e o everolimo.

O sirolimo é apresentado em comprimidos de 1 e 2 mg, e a dose recomendada é de 3 mg/dia. A dosagem do nível sanguíneo é necessária e deve ser mantida entre 3 e 8 ng/mℓ, o que é muito importante para aumentar a sua eficiência e diminuir os efeitos colaterais. Isso porque, no início do uso desse fármaco, níveis superiores a 10 ng/mℓ eram acompanhados de diversos efeitos colaterais.

O everolimo é apresentado em comprimidos de 0,5, 0,75 e 1 mg, e a dose recomendada é de 1,5 mg 2 vezes/dia. O nível sanguíneo deve ser mantido entre 3 e 8 ng/mℓ.

Em seu início, o uso dessa classe de medicamentos tinha o objetivo de substituir os inibidores de calcineurina, evitando assim a nefrotoxicidade, complicação enormemente discutida na literatura médica como uma das principais causas de perda do enxerto em longo prazo. No entanto, essa estratégia apresentou pouco sucesso, pois a retirada dos inibidores de calcineurina foi associada a elevada taxa de rejeição aguda, maior desenvolvimento de anticorpos anti-doador e níveis pouco aceitáveis de eventos adversos.

Estudos recentes realizados no Brasil demonstraram que a associação de mTOR com tacrolimus apresentou resultados positivos na incidência de rejeição aguda quando induzida com ATG, acrescida do benefício de reduzir drasticamente a incidência de citomegalovirose.

Muito importante para o "transplantador", com todos esses medicamentos disponíveis, é proceder à conversão de um para outro, quer por efeitos colaterais, quer por ineficiência. As mudanças para outros esquemas também podem ser feitas em razão de efeitos colaterais, quase sempre com sucesso.

Assunto muito debatido hoje é o uso de esquema de imunossupressão sem corticosteroide. O uso de indução com ATG, o uso de tacrolimus, do rapamune e do micofenolato mofetila podem tornar a imunossupressão sem corticosteroide possível.

> **⚠ PONTOS-CHAVE**
> - Azatioprina em desuso em todo o mundo
> - Inibidores da mTOR têm benefício nos pacientes com neoplasia de pele recorrente
> - Esquema principal: micofenolato + prednisona + tacrolimus.

MANEJO DAS COMPLICAÇÕES IMEDIATAS DO TRANSPLANTE RENAL

Consideramos complicações imediatas pós-transplante renal aquelas que ocorrem após o término do ato cirúrgico até a alta hospitalar. Pode-se dividir essas complicações em clínicas e cirúrgicas (Quadro 59.5).

Função retardada do enxerto

Das complicações clínicas, a mais frequente é a FRE por necrose tubular aguda (NTA), que deveria ocorrer unicamente após transplante com doador falecido; no entanto, observamos – com uma incidência muito menor – em transplante com doador vivo.

Na vigência de FRE com doador vivo, deve-se procurar saber como foi o preparo do doador e como ocorreu o ato cirúrgico no doador e no receptor – doador obeso, hidratação inadequada, não uso do manitol, dificuldade na perfusão, anastomose difícil, necessidade de reclampeamento da artéria renal. Essas são situações que podem explicar a ocorrência dessa complicação no doador vivo. A incidência é de aproximadamente 5%.

A FRE pós-transplante no falecido ocorre em cerca de 50% dos casos em nosso meio. Fatores implicados: causa da morte do doador, condições hemodinâmicas, uso de medicamentos vasoativos, creatinina sérica pré-remoção do órgão, tempo de perfusão e tempo de isquemia quente e fria (Quadro 59.6).

A FRE pode apresentar-se sob a forma oligúrica ou não oligúrica. Nesta, não ocorre queda da creatinina sérica maior do que 50% no primeiro dia pós-transplante. Os níveis séricos da desidrogenase lática (DHL) estão moderadamente aumentados em cerca de 70 a 80% dos casos, embora em alguns possam atingir números superiores a 1.500 U.

O diagnóstico diferencial (Quadro 59.7) deve ser feito com rejeição mediada por anticorpo, obstrução urinária, trombose vascular, estenose da artéria renal e rim inviável. O ecodoppler é ferramenta fundamental para o diagnóstico diferencial. Os índices de pulsatilidade e de resistividade podem estar normais ou aumentados, com fluxos arterial e venoso presentes. O aumento da velocidade de fluxo da anastomose arterial pode estar presente sem nenhum significado clínico.

A presença de FRE aumenta a incidência de rejeição celular aguda (RCA) e, consequentemente, também a mortalidade e a morbidade por infecção. A RCA está diretamente relacionada à disfunção do enxerto em longo prazo.[13]

Quadro 59.5 Complicações clínicas e cirúrgicas.

Complicações clínicas	Complicações cirúrgicas
Função retardada do enxerto	Fístula urinária
Rejeição celular aguda	Obstrução urinária
Rejeição mediada por anticorpo	Trombose da artéria renal
	Estenose da artéria renal
	Ruptura da anastomose arterial
	Hematoma de loja
	Ruptura renal
	Trombose venosa renal
	Litíase renal

Quadro 59.6 Fatores predisponentes à função retardada do enxerto.

Doador idoso
Tempo de isquemia fria > 24 h
Condições hemodinâmicas do doador
Causa de morte do doador
Qualidade de preservação do órgão
Grau de sensibilização do receptor
Hemodinâmica do receptor

Quadro 59.7 Diagnóstico diferencial de função retardada do enxerto.

Rejeição mediada por anticorpo
Obstrução urinária
Trombose vascular
Estenose de artéria renal
Hematoma de loja

O uso de máquina de perfusão pulsátil é um procedimento que tem demonstrado, em trabalhos recentes, diminuição da incidência de FRE.[14] O grande limitante do seu uso é o custo elevado.

Trombose de artéria renal

Essa complicação tornou-se rara à medida que aumentou a experiência e melhorou o treinamento técnico dos cirurgiões. Sua incidência é inferior a 2%. As principais causas relacionadas à trombose arterial podem ser devidas a problemas técnicos, rejeições mediadas por anticorpo ou, não raramente, por trombofilias (heterozigose do fator V de Leiden). Anúria súbita, febre alta, grande aumento da DHL sérica (acima de 2.000 u), diminuição do tamanho do rim à palpação e ausência de fluxo arterial renal à ultrassonografia (US) Doppler são dados para o diagnóstico.

A reoperação precoce (antes de 12 horas da instalação do quadro) pode salvar o enxerto. A profilaxia consiste na anastomose em artéria com boas condições, podendo-se usar a ilíaca comum, com anastomose terminolateral, quando a artéria hipogástrica estiver muito comprometida. O uso de *patch* da artéria aorta, quando o doador é falecido, reduz a incidência de trombose.

Pacientes portadores de trombofilia devem receber heparina profilática no pós-operatório imediato. Em casos mais graves, devemos, até mesmo, realizar a anticoagulação plena, apesar do risco de sangramento.

Trombose de veia renal

Trombose aguda de veia renal é uma ocorrência rara e de difícil diagnóstico. Aumento do rim e presença de proteinúria são dados sugestivos. No entanto determinadas situações, como compressão da veia por hematoma ou linfocele, ou falta de espaço adequado para colocação do enxerto, quando o doador é adulto e o receptor criança de baixo peso, podem simular esses achados. No US Doppler, observamos grande aumento dos índices de resistência, com ausência de fluxo diastólico. Quando a exploração cirúrgica é precoce, o enxerto pode ser salvo.

Fístula urinária

O extravasamento urinário, quando ocorre por meio da incisão cirúrgica, não oferece dificuldade diagnóstica. Contudo, quando para o retroperitônio, ou mesmo para a cavidade peritoneal consequente a lesão do peritônio durante o ato cirúrgico, ou caso se colete em volta do enxerto, cria dificuldade diagnóstica. Quando o extravasamento pela incisão é pequeno, pode ser confundido com linfa, situação em que a dosagem de ureia, creatinina, potássio e sódio nesse líquido faz o diagnóstico diferencial entre linfa e urina.

A fístula urinária pode ocorrer por dificuldade na implantação ureterovesical ou por necrose do ureter distal. No primeiro caso, a manifestação é geralmente mais precoce na primeira semana, enquanto, na perfuração do ureter secundária a necrose, costuma ocorrer na segunda ou terceira semana. O diagnóstico é confirmado pela urotomografia com contraste.

Quando o diagnóstico é confirmado, o tratamento inclui a passagem de uma sonda vesical (para a diminuição da pressão intravesical) e o planejamento de cirurgia, com reimplante do ureter preservado ou ligadura do ureter e anastomose do coto ureteral do rim transplantado na pelve do rim primitivo ou no ureter deste. Nessa situação, a utilização do duplo J é procedimento imperioso. Nas fístulas pequenas, a manutenção de sonda vesical por longo tempo pode resolver a complicação sem necessidade de cirurgia.

Obstrução urinária

Obstrução urinária por coágulos, torção do ureter, estenose na implantação por erro técnico ou por edema local são ocorrências raras e de difícil diagnóstico precoce. Deve ser feito diagnóstico diferencial com FRE e rejeição mediada por anticorpo. A US é o elemento fundamental no diagnóstico, embora os dados sugestivos de obstrução só apareçam após 48 ou 60 horas da instalação do processo.

Hematoma de loja renal

O hematoma de loja costuma ocorrer quase sempre nas primeiras horas do pós-operatório e não é de difícil diagnóstico. Dor local muito intensa é um dado muito importante, pois a cirurgia do transplante é pouco dolorosa. Aumento da loja, anúria ou oligúria, sinais periféricos de sangramento e queda do hematócrito são os dados clínicos e laboratoriais mais importantes. A US confirma o diagnóstico. Faz-se o diagnóstico diferencial com ruptura renal ou ruptura parcial da anastomose arterial. O hematoma deve ser imediatamente drenado quando ocorrer compressão de veia renal ou ureter; NTA por mecanismos provavelmente de vasospasmo e infecção secundária. Nos casos de hematoma sem repercussão clínica evidente, pode ser adotada a conduta conservadora.

A profilaxia do hematoma deve ser feita no ato cirúrgico, por meio da revisão cuidadosa dos vasos com o paciente em níveis pressóricos adequados. Nos casos em que o sangramento contínuo não consegue ser resolvido cirurgicamente, o uso de crioprecipitado de plasma sistêmico e a aplicação local do ácido aminocaproico estão indicados.

A queda da hemoglobina no pós-transplante imediato por volta de 2 g/dℓ é frequente, sem a formação de nenhuma coleção perienxerto.

Ruptura renal

Complicação extremamente rara, produzindo um quadro muito semelhante ao do hematoma de loja, mas que surge mais tardiamente, após a primeira semana; costuma associar-se com rejeição mediada por anticorpo, NTA, trombose venosa ou obstrução urinária. O diagnóstico, suspeitado clinicamente e por US, deve ser confirmado por cirurgia de urgência. Deve-se procurar preservar o rim, exceto quando, durante a abordagem cirúrgica, o paciente apresentar um rim não viável.

Ruptura da anastomose arterial

Complicação muito rara e extremamente grave, ocorre por infecção na zona da anastomose arterial consequente a fístula urinária, hematoma infectado, ou, menos frequentemente, por localização, na zona da sutura arterial, de agente infeccioso da corrente sanguínea.

O quadro clínico é dramático: sinais de choque hemorrágico associados a aumento da loja renal ou sangramento da incisão cirúrgica. Os casos menos graves podem ser confundidos com hematoma de loja ou ruptura renal. A indicação é cirurgia imediata, e a remoção do enxerto é quase sempre necessária. As complicações da loja após a cirurgia são frequentes, dadas as condições da cirurgia de emergência.

Estenose da artéria renal

A estenose da artéria renal é causa de hipertensão arterial e/ou perda funcional do enxerto. As causas são múltiplas: trauma da íntima no ato cirúrgico, erro técnico, artéria do receptor com grau elevado de arteriosclerose, desproporção entre os calibres da artéria do doador e do receptor.

A incidência varia de 1 a 10% nos diferentes centros, e o diagnóstico é suspeitado pelo aumento da velocidade do fluxo sanguíneo no US Doppler e confirmado pela angiotomografia, ou mesmo por arteriografia. A conduta terapêutica proposta atualmente é a dilatação da lesão com balão, e consideração de colocação de *stent*. Nos casos de diagnóstico nos primeiros 30 dias, a realização de angioplastia deve ser evitada pelo risco de ruptura da anastomose, sendo indicado, portanto, o tratamento cirúrgico.[15]

Linfocele

Coleção de linfa junto ao enxerto renal é uma complicação extremamente rara, que costuma ocorrer algumas semanas após a alta hospitalar, ou mesmo mais raramente, anos após o transplante. No entanto, com a introdução dos inibidores da mTOR, a incidência tem aumentado significativamente.

A manifestação clínica pode ocorrer por obstrução do ureter ou da pelve, por dificuldade de retorno linfático, levando a edema do membro inferior do lado do transplante, ou por infecção da coleção, às vezes associada a infecção urinária concomitante.

A US e a tomografia fazem parte da propedêutica. Os diagnósticos são confirmados pela análise bioquímica da coleção, obtida por meio da punção com o auxílio da US. Os níveis de sódio, potássio, creatinina e ureia na linfa são iguais aos do plasma. Nos casos de pequena coleção sem repercussão clínica importante, devemos optar por tratamento conservador. Naqueles casos em que a coleção é grande, com repercussão clínica e sem infecção secundária, a melhor conduta é a marsupialização do peritônio por videolaparoscopia.

Litíase renal

A litíase renal após o transplante renal é um evento raro, podendo ocorrer tanto *de novo* como já estar presente no rim doado. A sua incidência varia de 0,2 a 3%. Os pacientes são em geral assintomáticos, pois o rim transplantado é denervado. Normalmente ocorre no primeiro ano pós-transplante. O tratamento depende do tamanho, da localização e da experiência do urologista.

> **! PONTOS-CHAVE**
> - Trombose vascular do enxerto apresenta baixa incidência de trombofilia e ↑HB
> - Fístula e obstrução urinária exigem intervenção cirúrgica precoce
> - Ruptura renal e ruptura de anastomose são complicações graves
> - Estenose de artéria renal requer correção cirúrgica no pós-operatório recente e angioplastia após 1 mês

COMPLICAÇÕES CLÍNICAS NÃO INFECCIOSAS DO TRANSPLANTE RENAL

Muitas são as complicações que ocorrem na fase tardia do transplante renal. Hipertensão arterial, dislipidemia, catarata, distúrbio do crescimento e obesidade são as mais frequentes (Quadro 59.8).

Quadro 59.8 Complicações clínicas não infecciosas.

Hipertensão arterial	Anemia
Dislipidemia	Hiperparatireoidismo
Diabetes	Osteodistrofia
Catarata	Pancreatite
Distúrbio do crescimento	Úlcera gastroduodenal
Obesidade	Hiperuricemia
Poliglobulia	Recidiva da doença primária
Depressão medular	

Hipertensão arterial

A hipertensão arterial ocorre em mais da metade dos pacientes transplantados, e as causas são múltiplas: presença dos rins primitivos, hipertensão maligna prévia, estenose da artéria renal, rejeição crônica, recidiva da doença renal primária, obesidade, corticosteroide e inibidores de calcineurina.

A remoção dos rins primitivos deve ser feita se houver suspeita de hipertensão maligna primária ou secundária como doença de base. Um teste útil para avaliar a importância do rim primitivo como causa de hipertensão arterial pós-transplante é o teste do captopril com dosagem de renina, seguindo os critérios de Laragh.[16] Quando esse teste for positivo, a probabilidade de que a presença dos rins primitivos seja a causa da hipertensão arterial é grande. No entanto, com os novos hipotensores, raramente devemos recorrer à nefrectomia de tais rins para tratar hipertensão no pós-transplante.

O controle da hipertensão arterial pós-transplante renal é muito importante, pois sabe-se que ela favorece a progressão para insuficiência renal e aumenta o risco de doença cardiovascular.

O uso dos bloqueadores de canal de cálcio é uma das drogas mais usadas para hipertensão pós-transplante. Deve-se tomar cuidado no uso do diltiazen, pois ele aumenta os níveis sanguíneos da ciclosporina ou tacrolimus; na presença de edema, os diuréticos são os mais indicados. Betabloqueadores também são frequentemente utilizados; e bloqueadores de enzima de conversão (IECA) ou bloqueadores do receptor de angiotensina II são indicados quando a hipertensão estiver associada à disfunção crônica do enxerto, principalmente na presença de proteinúria.

Dislipidemia

Dislipidemia ocorre com grande frequência. Observamos aumento de triglicerídios, colesterol, LDL colesterol (esses dois últimos, os mais importantes) e diminuição do HDL colesterol, em menor número dos casos.

Os fatores etiológicos são múltiplos: dieta, corticosteroide, inibidores de calcineurina, inibidores da mTOR, diuréticos e predisposição individual. A terapêutica deve ser primariamente dietética, e a atividade física, programada. Devido à implicação desses distúrbios com doença cardiovascular e piora da evolução da disfunção crônica do enxerto, indicamos o tratamento com as estatinas, que têm efeito terapêutico eficiente sem interferência na função renal e nos níveis dos inibidores de calcineurina. O uso da sinvastatina, na dose de 10 a 20 mg/dia, tomada à noite, é eficiente na maioria dos casos. Naqueles casos resistentes à sinvastatina ou com níveis mais elevados de LDL, a atorvastatina ou rosuvastatina, na dose de 10 a 40 mg/dia, é eficiente na quase totalidade dos casos. Nos casos resistentes às estatinas, podemos associar a genfibrozila, na dose 600 a 900 mg e única. O uso de fibratos em transplantados renais deve ser desencorajado pelo risco de piora da função renal e rabdomiólise.

A ocorrência de alterações hepáticas e musculares com o uso de estatinas é extremamente rara. Nessas situações, o ezetimibe tem seu espaço bem definido com bons resultados.[17]

Catarata

Catarata causada pelo corticosteroide é bastante frequente, chegando a até 33% dos casos, quando pesquisada eletivamente. Tende a diminuir com a redução da dose do corticosteroide, e muitos casos necessitam de cirurgia.

Distúrbio do crescimento

Crianças transplantadas com idade óssea acima de 12 anos que requerem dose alta de corticosteroide ou que tenham comprometimento da função renal têm o crescimento prejudicado, o que provoca grande distúrbio emocional. Quando o transplante é feito em idade inferior, se a função renal é normal e se consegue usar dose pequena de corticosteroide ou não usá-lo, o crescimento pode ser normal. O uso de hormônio de crescimento deverá contornar esse problema. Hoje, com o emprego do tacrolimus e do micofenolato mofetila, o corticosteroide pode ser suspenso ou administrado em dose pequena com maior segurança, evitando essa importante complicação a crianças e adolescentes que recebem transplante.

Obesidade

A obesidade é atualmente o grave problema em pacientes transplantados renais. Na experiência dos autores, a prevalência foi de 55,7%, sendo 39,3% sobrepeso e 16,4% obesidade. Em muitos casos, a obesidade pode ser de difícil controle, sendo um fator agravante da hipertensão arterial, da necrose asséptica da cabeça do fêmur, de distúrbios emocionais e piora da sobrevida do enxerto. Seu manuseio já é um problema importante na população normal, e, no transplantado, ainda mais difícil.

A cirurgia bariátrica pode ser indicada nos casos de obesidade mórbida, sem complicações maiores na absorção dos imunossupressores.[18] Mais recentemente, o uso de novas drogas como os agonistas GLP-1 podem ser opções de tratamento medicamentoso da obesidade pós-transplante.

Diabetes melito

O diabetes melito ocorre em aproximadamente 8 a 30% dos pacientes transplantados. Cerca de 26% dos casos surgem nos primeiros 6 meses pós-transplante, e 29%, após 2 anos da cirurgia. Em torno de um terço dos pacientes necessita de insulina em algum momento do tratamento; outros são controlados só com dieta ou dieta associada aos hipoglicemiantes orais.

O surgimento de diabetes tem diversas causas: corticosteroide, tacrolimus, diurético, pancreatite, predisposição individual, raça negra, idade avançada, ou então, mais raramente, destruição das ilhotas de Langerhans pelo citomegalovírus (CMV). O uso do tacrolimus aumenta a incidência do diabetes pós-transplante.[19-21] Em cerca da metade dos doentes, há remissão com o tempo pós-transplante. O controle não adequado do diabetes pode levar ao desenvolvimento de glomerulosclerose diabética no enxerto. O surgimento de diabetes melito pós-transplante renal traz uma significativa interferência na morbidade e mortalidade desses pacientes. Recomendamos o monitoramento de glicemia de jejum, teste de tolerância a glicose ou HbA1c. O monitoramento deve ser semanal no primeiro mês, depois trimestral no primeiro ano e, posteriormente, anual. Deve-se considerar modificar o regime de imunossupressão para reverter ou melhorar o controle da doença, levando em conta o risco de rejeição e outros potenciais efeitos adversos. Deve ser feito todo o necessário para manter os níveis de glicemia sob controle, seja com insulina ou com hipoglicemiantes orais.

Poliglobulia

A poliglobulia é definida como o aumento dos níveis de hemoglobina acima de 17 g/dℓ ou hematócrito acima de 51%. É observada em aproximadamente 10 a 15% dos pacientes.[22] Demonstramos que a taxa de hemoglobina é maior nos pacientes transplantados que têm o rim primitivo *in situ*, quando comparados com aqueles sem os rins primitivos.[23] Deve-se fazer o diagnóstico correto da poliglobulia, pois o aumento dos níveis de hemoglobina e hematócrito podem ser consequentes ao uso de diurético. Esse diagnóstico correto é realizado com a determinação da massa eritrocitária total, que está aumentada. O controle da poliglobulia pode ser medicamentoso, sendo os medicamentos mais eficientes e mais bem tolerados os IECA (25 a 100 mg de captopril ou 10 a 20 mg de enalapril).[24] Podem também ser usados os bloqueadores da angiotensina II.[25] Deve ser mantida uma hemoglobina abaixo de 17,5 g/dℓ em pacientes normotensos.[26] A sangria pode ser uma medida útil, quando não for possível usar medicamentos, ou pode ser mesmo a primeira conduta empregada. Poliglobulia pode levar à trombose venosa e, em pacientes idosos, à isquemia cerebral ou miocárdica.

Trombose venosa profunda

Trombose venosa profunda, principalmente de membros inferiores, ocorre mais frequentemente no primeiro ano pós-transplante. Sua causa está relacionada ao uso do corticosteroide, que aumenta o número de plaquetas e exacerba a coagulação e a presença de proteinúria nefrótica.[27] O tratamento é o habitual: heparina seguida de varfarina sódica via oral. Raramente pode levar a quadro de embolia pulmonar grave. A trombose venosa pode atingir o rim transplantado, surgindo dificuldade no diagnóstico com outras causas de síndrome nefrótica ou proteinúria.

Anemia

A anemia é definida como nível de hemoglobina inferior a 13 g/dℓ e hematócrito menor que 42%, no homem, e hemoglobina inferior a 12 mg/dℓ e hematócrito menor que 37%, na mulher. A incidência pode ser de aproximadamente 40% no primeiro ano pós-transplante, e a etiologia é multifatorial.[28] Medicamentos imunossupressores, como mTOR, micofenolato e azatioprina, são os principais responsáveis pela anemia no pós-transplante. O sirolimo responde pela anemia microcítica, e a azatioprina, pela macrocítica. Outras causas importantes são: deficiência de ferro, hemólise, insuficiência renal, uso de IECA e bloqueadores do receptor de angiotensina II, uso de ganciclovir ou valganciclovir e infecção por CMV e eritrovírus B19 (diagnóstico sugerido quando o percentual de reticulócitos está extremamente baixo).

Leucopenia

A leucopenia não relacionada a quadros infecciosos bacterianos é de etiologia medicamentosa ou deve-se à infecção por CMV. Os dois medicamentos mais importantes que provocam o problema são o micofenolato e o ganciclovir ou valganciclovir os quais, quando associados, levam a leucopenia importante. Em casos esporádicos, o micofenolato necessita ser suspenso devido a leucopenia grave. Essencial excluir infecção por CMV através da mensuração da sua carga viral no sangue.

O rituximabe, medicamento de uso recente, pode levar a leucopenia/neutropenia grave e tardia.

Plaquetopenia

Das três séries hematológicas, a plaquetopenia tem a ocorrência mais rara. Ocorre principalmente nos casos de síndrome hemolítico-urêmica de novo ou recidiva. Pode ainda ser de causa secundária às medicações imunossupressoras e, nesse caso, devemos sempre estar atentos ao uso do mTOR (sirolimo ou everolimo).

O uso de anticorpos policlonais (ATG) leva sempre a depressão medular em níveis variáveis, sendo dose-dependente; com frequência, observamos plaquetopenia.

Hiperparatireoidismo pós-transplante

A ocorrência de hipofosfatemia é frequente no pós-transplante, principalmente nos primeiros meses; hipercalcemia esporádica pode ocorrer em qualquer fase, mais frequentemente na precoce, às vezes acompanhada de hipercalciúria.

Altos níveis de paratormônio (PTH) está presente nos primeiros meses pós-transplante, tendendo a normalizar-se com o passar do tempo. Assim, o quadro de hiperfunção das paratireoides decorrente da uremia tende a desaparecer espontaneamente com o tempo pós-transplante.[29]

O nível de PTH no pré-transplante renal é fundamental para predizer sua evolução. Níveis superiores a 800 mcg/dℓ diminuem a possibilidade de correção do PTH no pós-transplante.

Naqueles casos de doença óssea grave pré-transplante, na ocorrência de hipercalcemia e hipofosfatemia, está indicada a administração de carbonato de cálcio e calcitriol. O aumento da fosfatase alcalina (fração óssea) no adulto traduz formação óssea nesses pacientes. Naqueles casos de hipercalcemia importante acompanhada de hipofosfatemia, hipercalciúria e níveis aumentados de PTH, com ou sem piora das lesões ósseas preexistentes, está indicada a avaliação das glândulas paratireoides com US, tomografia ou mapeamento com radioisótopo específico.

Podem ser encontrados dois tipos de patologia: hiperplasia difusa das quatro glândulas ou formação adenomatosa de uma delas. E os procedimentos cirúrgicos também são dois: paratireoidectomia subtotal, deixando in situ o fragmento de uma glândula, ou paratireoidectomia total e reimplante de parte de uma das glândulas no músculo do antebraço, conservando os demais em nitrogênio líquido para possível uso posterior, se necessário.[30] O uso de um novo medicamento calcimimético (cinalcalcet) pode ser útil no tratamento do hiperparatireoidismo hipercalcêmico no pós-transplante renal.[31]

Necrose asséptica

Hoje, a necrose asséptica, principalmente da cabeça de fêmur, é uma ocorrência rara. Sua causa é o corticosteroide associado à lesão da osteodistrofia renal da fase de uremia. Outras articulações acometidas são a cabeça da tíbia e o úmero; as manifestações clínicas são o quadro doloroso e a limitação funcional da articulação; e o aspecto radiológico é típico. O tratamento pode ser sintomático, além do repouso da articulação; em muitos casos está indicada a troca da cabeça do fêmur por prótese, que apresenta bom resultado.

Osteoporose

O uso prolongado de corticosteroide, principalmente em pacientes idosos e com outros fatores predisponentes, leva a quadros graves de osteoporose, com fraturas patológicas e desabamento de vértebras, com implicações clínicas importantes.

Na experiência dos autores, baseada em avaliação por densitometria óssea, um terço dos pacientes evolui com osteoporose, um terço com osteopenia e um terço sem alterações.

Além de se procurar usar a dose menor de prednisona, ou mesmo suspendê-la em alguns casos, deve-se usar as medidas habituais do tratamento da osteoporose: sais de cálcio, calcitriol, alendronato e até mesmo reposição de estrógenos após a menopausa. A profilaxia com vitamina D, calcitonina e alendronato, sempre associados a sais de cálcio, é eficiente na redução da perda de massa óssea no pós-transplante recente; no entanto, a literatura ainda não demonstrou redução na incidência de fraturas com essa medida.[32]

Vitamina D

A deficiência de vitamina D3 tem apresentado incidência elevada com múltiplas implicações clínicas. Distúrbios do metabolismo ósseo e da função cognitiva, neoplasias e metabolismo da glicemia são algumas delas.[33]

Em pacientes transplantados, esse problema não é diferente. Na análise de 85 pacientes de nossa casuística, somente 25% apresentavam níveis normais de 25-hidroxivitamina D (25-OH-D3). Dados da literatura confirmam a prevalência aumentada da deficiência de vitamina D na população de transplantados renais.[34-36] Recomenda-se vitamina D3 1.000 UI/dia. Com essa conduta, a correção dos níveis de 25-OH-D3 ocorre de forma segura em todos os casos, sem apresentar hipercalcemia. Dados da literatura internacional comprovam a segurança do procedimento.[37]

Doença cardiovascular

Essa é principal causa de morte em transplantados renais adultos. Tanto a insuficiência cardíaca quanto o infarto agudo do miocárdio têm elevada morbimortalidade em pacientes transplantados quando comparados com a população geral; a causa predisponente mais importante é a coronariopatia grave do período urêmico, tendo a hipertensão arterial como fator principal. A dislipidemia, a hipertensão arterial, a hipertrofia ventricular esquerda e o aumento da homocisteína são outros fatores implicados na fase pós-transplante (Quadro 59.9).

Na investigação da angina nesse período, o teste ergométrico pode dar alta incidência de resultados falso-positivos, e os exames mais adequados são a cintilografia miocárdica com esforço MIBI ou cintilografia com MIBI dipiridamol ou a cinecoronariografia. Nesses pacientes é frequente o achado de coronárias normais, sempre associado à hipertrofia miocárdica. Nos casos de coronariopatia de indicação cirúrgica, o risco operatório não está aumentado na maioria dos pacientes, embora atualmente a angioplastia com colocação de stent seja um método menos agressivo e eficiente.

Quadro 59.9 Fatores predisponentes a doença cardiovascular.

Hipertensão arterial
Hipertrofia do ventrículo esquerdo
Dislipidemia
Diabetes melito
Homocisteína
Tabagismo
Hiperfosfatemia
Creatinina elevada
Obesidade

Acidente vascular cerebral (AVC) é menos frequente do que infarto do miocárdio e tem as mesmas etiologias, com o adendo de que pacientes portadores de doença renal policística têm maior frequência de malformações vasculares cerebrais.

Vasculopatia periférica ocorre em diabéticos transplantados, levando com frequência à necessidade de amputação de membros. O acompanhamento desses pacientes por médico vascular é muito importante, pois, em muitas situações, pode-se indicar cirurgia vascular antes do aparecimento de lesões isquêmicas.

A avaliação criteriosa da irrigação dos membros inferiores, por meio de angiografia, leva à indicação de cirurgias de revascularização com alto índice de sucesso, evitando as amputações.

É importante que as medidas profiláticas sejam bastante enfatizadas nesses pacientes: evitar o fumo, uso de ácido acetilsalicílico, controle dos níveis de colesterol e triglicerídios, controle adequado do diabetes, perda de peso, exercício físico programado e controle dos níveis de homocisteína, que podem estar aumentados, com a prescrição da associação de ácido fólico 5 mg, vitamina B6 50 mg e vitamina B12 0,5 mg.

O tratamento agressivo com medicamentos da doença cardiovascular levou a uma melhora significativa da sobrevida mesmo na ausência de intervenções coronarianas em pacientes assintomáticos com lesão identificada por imagem.

Pancreatite

Pancreatite aguda pós-transplante ocorre em aproximadamente 2% dos casos, sendo a medicação corticosteroide a principal causa desencadeante. Pode variar de simples pancreatite edematosa até quadros graves de pancreatite necro-hemorrágica. Além do corticosteroide, a azatioprina tem provável efeito maléfico no pâncreas, e a infecção por CMV também está implicada.

A evolução dos casos de pancreatite edematosa é boa, mas casos de pancreatite necro-hemorrágica levam ao óbito com grande frequência. Diabetes melito como consequência de pancreatite já foi comentado, e formação de cisto pancreático também pode ocorrer.

Complicações gastrintestinais

Atualmente, com as facilidades diagnósticas e o uso de medicamentos inibidores de secreção gástrica, como o omeprazol, a importância dessas complicações foi reduzida. Não usamos rotineiramente a investigação por endoscopia digestiva alta em pacientes assintomáticos, nem aplicamos inibidores de secreção gástrica e/ou antiácidos profilaticamente. Nos casos sintomáticos, os métodos diagnósticos e terapêuticos são os habituais.

Lesões esofágicas graves podem ser decorrentes de infecções virais ou fúngicas e úlceras cólicas, gástricas ou duodenais por CMV, ou de herpes simples, cujo diagnóstico é dado pela biopsia e antigenemia ou reação em cadeia da polimerase (PCR).

A diarreia é uma frequente complicação pós-transplante e está relacionada com o micofenolato. A redução da dose ou a conversão a azatioprina podem ser realizadas em casos refratários. Por último, diarreias crônicas podem ser causadas por vírus como o norovírus, e seu diagnóstico é importante, pois pode requerer redução adicional da imunossupressão.

Hiperuricemia

Hiperuricemia, definida como acima de 6,5 mg/dℓ na mulher e 7 mg/dℓ no homem, é uma ocorrência frequente no pós-transplante renal. Sua prevalência encontra-se por volta de 50%, no entanto, a incidência de gota nessa população é de 5 a 10%.[38] Na casuística dos autores, a incidência de hiperuricemia foi de 64%, e a de gota, 4,5%.

O uso de diuréticos e a perda da função renal são dois fatores importantes na gênese da hiperuricemia, embora o tacrolimus e a ciclosporina sejam os principais responsáveis.

O tratamento deve estar indicado somente nos casos em que existe complicação clínica, como gota e/ou perda de função renal. Nos casos isolados de hiperuricemia, sem complicações clínicas, não devemos instituir nenhuma terapêutica. Nos pacientes que fazem uso da azatioprina como imunossupressor, o alopurinol está contraindicado, devendo-se fazer a substituição da azatioprina por micofenolato antes da sua introdução, pelo risco de aplasia de medula.

Recidiva da doença primária

A real incidência da recidiva da doença renal primária é de difícil avaliação, pois nem sempre se tem o diagnóstico da doença primária. Em 1.000 transplantes, observamos 42 casos de recidiva. As que mais frequentemente recidivam são as glomerulopatias, em particular a glomerulosclerose segmentar e focal (GESF), a glomerulonefrite membranoproliferativa, membranosa e nefropatia por IgA.

Outras patologias em que se observa o problema são oxalose, amiloidose, nefropatia diabética, síndrome hemolítico-urêmica e nefropatia lúpica.

A doença recidivada pode ter as mais variadas expressões clínicas, com ou sem perda funcional importante; a proteinúria está sempre presente e, às vezes, a síndrome nefrótica pode ocorrer com tamanha intensidade que exige a remoção do rim transplantado. O diagnóstico deve ser feito pela biopsia renal e diferenciado de rejeição crônica e glomerulonefrite *de novo*, nos casos de recidiva de glomerulonefrite. A forma mais frequente de recidiva, na qual se pode adotar algumas medidas terapêuticas, é a GESF. A terapêutica mais indicada é a associação de plasmaférese com altas doses de ciclosporina (até 20 mg/kg/dia); o número de sessões de plasmaférese é variável, sendo seis o número mínimo.[39,40] A plasmaférese pode ser feita também no pré-transplante, como profilaxia. Atualmente, o rituxumabe pode ser empregado com a plasmaférese na recidiva da GESF.[39] Outras medidas que agem diminuindo a proteinúria podem ser aplicadas, como o uso de IECA. No entanto, quase 40% dos pacientes não apresentam resposta satisfatória ao tratamento e acabam perdendo o enxerto.[41] O grande desafio está no desconhecimento do fator circulante que leva à recidiva da GESF.[42]

Nas demais formas de glomerulonefrites primárias, os únicos cuidados são aqueles empregados para diminuição da progressão da doença renal crônica.

O uso de IECA está indicado na nefropatia diabética. Na síndrome hemolítico-urêmica, pode haver indicação de inibidor do complemento, dependendo da sua etiopatogenia.

Importante na escolha do doador vivo parente, em casos de GESF, é a verificação da existência de outros membros da família com a doença, pois ela pode ocorrer após a doação do rim.[43] Nos casos em que houve perda do enxerto por recidiva da GESF com doador vivo parente, está contraindicado o uso desse tipo de doador no retransplante. A caracterização genética da GESF pode ajudar na estratificação do risco de recidiva pós-transplante e tornar-se de rotina à medida que o custo do teste genético diminua.

> **PONTOS-CHAVE**
> - Doença cardiovascular é a principal causa de morte no pós-transplante
> - Doença óssea pós-transplante deve ter tratamento individualizado
> - Diabetes, dislipidemia e hipertensão arterial merecem tratamento intensivo
> - Recidiva da doença primária de difícil manuseio.

REJEIÇÃO

Passadas mais de seis décadas do início da prática de transplante renal, a rejeição continua sendo um problema importante. A incidência de rejeição aguda é aproximadamente 10 a 15% – dependendo do centro transplantador –, e cerca de 30 a 35% delas são rejeições agudas mediadas por anticorpos (RAMA). Com a abordagem terapêutica atual, a sobrevida do enxerto pode ser de 95% no primeiro ano.[44]

Rejeição hiperaguda

A rejeição hiperaguda ocorre devido à presença de anticorpos anti-HLA doador-específicos pré-formados em altos títulos. Já no intraoperatório, o cirurgião percebe o rim violáceo e túrgido, e pode ocorrer até mesmo ruptura renal. A lesão endotelial grave é observada microscopicamente, com arterite e necrose de coagulação, edema intersticial e necrose cortical. Geralmente é necessária a nefrectomia. Atualmente esse tipo de rejeição é raro, graças ao emprego universal da tipificação ABO e das provas cruzadas pré-transplante.

Rejeição aguda mediada por anticorpo

Com o advento da coloração C4d na avaliação de biopsias de rins transplantados, o desenvolvimento de novas técnicas imunológicas na detecção de anticorpos específicos contra o doador e a descrição de alterações anatomopatológicas decorrentes da rejeição mediada por anticorpos, a rejeição mediada por anticorpo passou a ser uma entidade de diagnóstico bem definido.[45,46]

Os critérios para diagnóstico da rejeição aguda mediada por anticorpo se baseiam na presença de três das seguintes alterações:[47]

1. Disfunção do enxerto.
2. Alterações histológicas envolvendo inflamação da microcirculação: NTA/glomerulite/capilarite peritubular/inflamação transmural arterial com ou sem alterações fibrinoides.
3. Presença de C4d por imunofluorescência ou imuno-histoquímica em capilar peritubular.
4. Detecção de anticorpo específico contra o doador, anti-HLA ou anticorpos não HLA.

Conforme definido na Classificação de Banff (2013), casos de RAMA C4d negativa são diagnosticados quando há evidência da presença de glomerulite e/ou pericapilarite (g + PTC > 2) em pacientes com detecção de anticorpos anti-HLA doador-específicos circulantes. As RAMA podem ser classificadas histologicamente em 3 tipos:

- Tipo I: NTA C4d+, com inflamação intersticial mínima
- Tipo II: lesão microvascular em glomérulo e/ou capilar peritubular; arterite intimal e/ou trombose
- Tipo III: arterite transmural.

Tratamento

O manuseio da RAMA ainda não está bem estabelecido,[48-51] visto que não existem estudos multicêntricos e randomizados definindo qual é a melhor abordagem terapêutica. Nosso protocolo inclui metilprednisolona na dose de 8 mg/kg por 3 dias consecutivos, ATG em dose de 6,0 mg/kg, seguida de plasmaférese, com trocas de 1 a 1,5 vezes da volemia, no mínimo 6 sessões ou até desaparecerem os anticorpos anti-doador-específicos, seguida de imunoglobulina humana na dose de 0,2 a 2 g/kg. Não empregamos a dose de rituximabe recomendada de 375 mg/m^2 de superfície corpórea, e sim uma dose menor, de 100 a 200 mg, e mostramos que, com essa dose, a depleção de linfócitos CD20 é intensa e duradoura. Outra opção seria bortezomibe na dose de 1,3 mg/m^2 nos dias D1, D4, D8 e D11, ou terapias complementares com eculizumabe ou tocilizumabe.[52]

Rejeição celular aguda

Com o advento de novos medicamentos imunossupressores, a incidência de RCA foi reduzida para valores próximos de 10%.

Podemos encontrar os seguintes quadros histológicos, resumidamente:[53]

1. Quadro de rejeição tipos IA e IB, em que o acometimento é somente tubulointersticial.
2. Rejeição tipos IIA e IIB, em que a lesão é arteriolar, podendo também ser acompanhada por lesões tubulointersticiais.
3. Rejeição tipo III, em que existe necrose da arteríola, com infiltrado e hemorragia intersticial; é o grau mais grave.

A classificação histológica pode ser vista com mais detalhes no Quadro 59.10.

Os episódios de RCA podem ser únicos ou múltiplos, e fazer essa diferenciação não é simples. Somente o acompanhamento com biopsia renal pós-tratamento faz o diagnóstico correto.

Quadro 59.10 Rejeição aguda mediada por células.

Tipo IA	Infiltrado intersticial moderado (> 25% da amostra) etubulite leve a moderada
Tipo IB	Infiltrado intersticial moderado (> 25% da amostra) etubulite a moderada a grave
Tipo IIA	Arterite intimal leve a moderada
Tipo IIB	Arterite intimal grave (comprometimento > 25% do lúmen vascular)
Tipo III	Arterite transmural, com ou sem necrose fibrinoide

O diagnóstico de RCA deve ser suspeitado no paciente que apresenta novo aumento do nível de creatinina acima de 15% do valor basal, sem outras causas (Figura 59.1).

O quadro clínico é frusto, manifestando-se raramente por algum sinal ou sintoma: dor no local do enxerto, aumento de peso, elevação dos níveis pressóricos e queda da diurese. No entanto, o diagnóstico de certeza é realizado somente com estudo anatomopatológico.

O tratamento é feito com metilprednisolona na dose de 8 mg/kg por 3 dias consecutivos em casos de rejeição Banff I e ATG, em dose de 6,0 mg/kg, dividas em doses de 1,0 a 1,5 mg/kg/dia, em casos mais avançados.

Nos raros casos em que ocorrem oligúria e perda importante da função renal, o diagnóstico diferencial deve ser feito com rejeição tardia mediada por anticorpo, obstrução urinária ou trombose vascular (arterial ou venosa). Nesses casos, a US Doppler pode ser útil, e a biopsia renal é o método diagnóstico imprescindível. Outra situação em que a biopsia é fundamental no diagnóstico da rejeição é quando existe queda lenta da creatinina, consequente à NTA. Nesses casos está indicada biopsia na segunda semana pós-transplante, mesmo sem nenhum outro dado sugestivo de rejeição.

Após o tratamento da primeira crise de rejeição, que sempre deve ser feito com metilprednisolona, três situações podem ocorrer. A mais frequente é a queda da creatinina 1 a 3 dias após o término da terapêutica, com desaparecimento das manifestações clínicas (ausência de febre, perda de peso, aumento de diurese, desaparecimento da dor no enxerto). A segunda possibilidade é a queda mais lenta da creatinina ou sua estabilização por alguns dias em nível não muito alto, com diurese, redução de peso e ausência de febre; nessa situação, a persistência da perda funcional pode ser decorrente da NTA associada à rejeição ou a nível elevado de ciclosporina ou tacrolimus, ou decorrer da RAMA; após 1 semana do término do tratamento, se essa situação persistir, está indicada biopsia renal. A terceira hipótese é a falta de resposta ao tratamento inicial.

Outra entidade importante na prática clínica é a rejeição mista com a presença de rejeição celular em associação com a rejeição mediada por anticorpo. Esse tipo tem prognóstico desfavorável e o tratamento deve ser feito para ambos os componentes.

Rejeição subclínica

Rejeição subclínica é definida histologicamente com achados de rejeição sem deterioriação da função renal, e só foi descrita com biopsias protocolares.

A presença da rejeição subclínica vai interferir na evolução em longo prazo do enxerto.

Muito bem demonstrado por Nankivell et al.[54] foi o efeito do esquema de imunossupressão nas alterações histológicas agudas (3 meses) e tardias (1 ano). No melhor esquema imunossupressor, com micofenolato e tacrolimus, são quase nulas as alterações histológicas, ao contrário da associação ciclosporina neo e azatioprina, fazendo com que a comparação entre aquela associação fosse melhor do que esta.

Pacientes com alterações histológicas tiveram pior função renal (avaliada por método radioisotópico) no primeiro e no segundo ano pós-transplante.[55]

É provável que pacientes tratados com o melhor esquema imunossupressor desde o início terão melhor sobrevida em longo prazo, inclusive do enxerto.

Lesão crônica do enxerto

A 8ª Conferência do Banff sobre patologia do enxerto, realizada no Canadá em julho de 2005, retirou o termo "nefropatia crônica do enxerto", que denominava diversas lesões histológicas crônicas do enxerto pertencentes a diversas etiologias e de diferentes fisiopatologias.[53]

Devem-se distinguir as lesões histológicas de caráter imunológico e as de caráter não imunológico. No Quadro 59.11 resumimos a morfologia das doenças crônicas do enxerto de caráter não imunológico.

Lesão crônica por mecanismo aloimune pode se manifestar com glomerulopatia do transplante, infiltrado/fibrose intersticial e atrofia tubular no enxerto – bem caracterizada nas reuniões do Banff. Os pacientes podem ser assintomáticos ou apresentar graus de proteinúria, hipertensão associada à piora lenta e progressiva da função renal.

Quadro 59.11 Morfologia das doenças crônicas do enxerto de caráter não imunológico.

Etiologia	Causas de infiltrado intersticial e atrofia tubular não rejeição
Hipertensão crônica	Espessamento arterial fibrointimal com reduplicação da elástica, em geral com alterações hialinas de artérias pequenas e arteríolas
Toxicidade por inibidores da calcineurina	Hialinose arteriolar com nódulos hialinos periféricos e/ou progressivo aumento, na ausência de hipertensão e diabetes. Lesão de células tubulares com vacuolização isométrica
Obstrução crônica	Dilatação tubular acentuada. Cilindros hialinos grandes com proteína de Tamm-Horsfall, com extravasamento para o interstício e/ou linfáticos
Pielonefrite bacteriana	Neutrófilos intratubulares ou peritubulares Formação de folículos linfonoides
Infecção viral	Inclusão viral na histologia e imuno-histoquímica e/ou na microscopia eletrônica

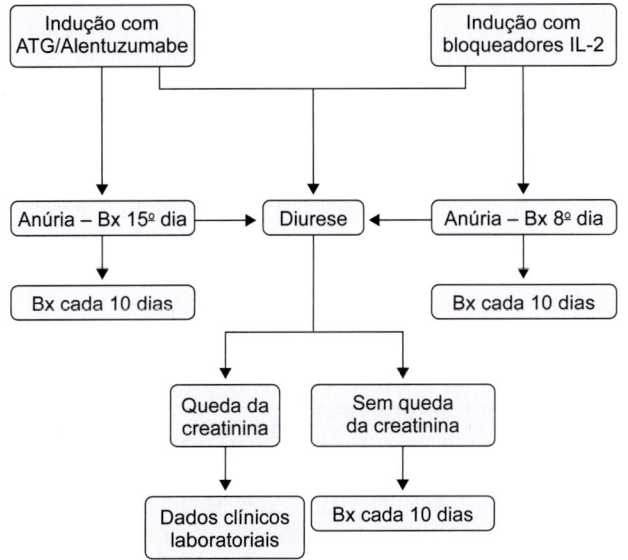

Figura 59.1 Rejeição e função retardada do enxerto (necessidade de diálise na 1ª semana). Bx: biopsia.

Tríade da rejeição crônica mediada por anticorpo

A rejeição crônica mediada por anticorpo é uma entidade que necessita de três critérios:

1. Alterações morfológicas – glomerulopatia do transplante, caracterizada por: duplicação da membrana basal glomerular de duplo contorno (escore Banff cg1-3); desdobramento da membrana basal do capilar peritubular; e infiltrado intersticial e/ou atrofia tubular com ou sem espessamento fibrointimal do capilar peritubular e/ou espessamento fibroso intimal em artérias sem duplicação da camada elástica interna, vistos na microscopia ótica e/ou como multilaminação da membrana basal glomerular (e dos capilares peritubulares) na microscopia eletrônica.
2. Deposição difusa de C4d em capilares peritubulares (pode estar ausente em torno de 50% dos casos).
3. Presença de anticorpo doador-específico no soro do receptor.

Outras alterações morfológicas podem acompanhar o quadro de rejeição crônica mediada por anticorpo: infiltrado de células mononucleares nos capilares peritubulares, glomerulite e infiltrado intersticial por plasmócitos.

Manuseio da lesão crônica do enxerto

O acerto da medicação imunossupressora é de fundamental importância, fazendo uso dos mais variados imunossupressores.

Nos pacientes que estão recebendo ciclosporina com azatioprina e o dado histológico sugere nefrotoxicidade ou lesões da hipertensão arterial, a conduta adotada por nós e comprovada pela literatura é substituir a azatioprina por micofenolato e diminuir a dose ou mesmo suspender a ciclosporina; com isso há melhora da função e da sobrevida do enxerto.[55]

Quando os dados histológicos sugerem rejeição crônica, substituímos a ciclosporina pelo tacrolimus. Devemos parar a ciclosporina e iniciar o tacrolimus no mesmo dia. A dose inicial deve ser de 0,1 mg/kg, com avaliação dos níveis sanguíneos semanalmente. Pode haver aumento dos efeitos colaterais do micofenolato (diarreia), devendo sua dose ser reduzida. A troca de inibidores da calcineurina por inibidores da mTOR (sirolimo ou everolimo) tem sido feita, mas com resultados incertos.[57-59] Deve-se lembrar ainda dos inúmeros efeitos colaterais dos inibidores da mTOR, chamando a atenção para proteinúria, dislipidemia e perda da função renal em longo prazo. Uma outra alternativa (ainda não disponível no Brasil) é a troca do inibidor de calcineurina pelo belatacepte, o qual não apresenta vasoconstrição ou nefrotoxicidade.

Nos casos de rejeição crônica e a presença de anticorpo doador-específico, tem sido feito tratamento similar ao comentado para tratamento de RAMA: imunoglobulina, plasmaférese e rituximabe, com resultados incertos e custo muito alto.

> **⚠ PONTOS-CHAVE**
> - Incidência de rejeição aguda celular ± 10 a 15%; rejeição mediada por anticorpo ± 4 a 6%
> - Rejeição mediada por anticorpo: C4d positivo ± presença de anticorpo antidoador + alteração histológica + disfunção do enxerto; ou C4d negativo + presença de anticorpo antidoador + alteração histológica + disfunção do enxerto
> - Tratamento da rejeição mediada por anticorpo: plasmaférese + ATG e IVIg.[56]

MANUSEIO DAS LESÕES CRÔNICAS NÃO IMUNOLÓGICAS

A orientação dietética, particularmente a ingestão proteica, depende da taxa de filtração glomerular (TFG).[60] A pressão arterial deve ser medida em cada consulta e o seu tratamento deve ser rigoroso, com a meta de pressão arterial sistólica < 130 mmHg, e diastólica ≤ 80 mmHg. Deve-se sempre procurar corrigir as causas secundárias da hipertensão. A escolha de medicamentos deve basear-se na existência de proteinúria, quando se prefere o uso de IECA ou bloqueadores de receptor de angiotensina, e pelo grau de disfunção renal, quando se evita o uso de IECA ou bloqueadores de receptor de angiotensina se a creatinina estiver superior a 3 mg/mℓ. O monitoramento de eventos adversos e interação de medicamento-medicamento é necessário. O tratamento da dislipidemia deve ser rigoroso, e as estatinas são muito eficientes, conforme já comentamos.

Naqueles pacientes com diabetes melito, seja como doença primária ou secundária ao transplante, o controle adequado dos níveis glicêmicos é de fundamental importância. Em muitas situações de rejeição crônica, o mais importante são essas medidas terapêuticas, e não o aumento dos medicamentos imunossupressores, que podem estar contribuindo para a perda da função renal e para os diversos efeitos metabólicos.

NOVAS CONDUTAS PARA DESSENSIBILIZAÇÃO PRÉ-TRANSPLANTE

O número de pacientes sensibilizados na lista de espera hoje está próximo de 30%, e de pacientes hipersensibilizados (PRA > 80%), em torno de 10%. As causas de sensibilização anti-HLA são basicamente três: transplante prévio, gravidez e transfusão de hemoderivados. As chances de esses pacientes encontrarem um doador compatível são mais remotas, na dependência de grau/especificidade de sensibilização. Alternativas para tornar esses pacientes transplantáveis começaram a ser estudadas.

Na Unidade de Transplante Renal do Hospital das Clínicas de São Paulo, utilizamos o seguinte esquema com doador vivo: globulina hiperimune na dose de 2 g/kg dividida em 2 dias, por 3 meses, repetindo a prova cruzada por citotoxicidade (CDC) após 90 dias, podendo haver necessidade de repetir o procedimento várias vezes. Uma vez atingido o objetivo de negativar a prova cruzada por citometria, o transplante é realizado usando como indução a timoglobulina, além de plasmaférese (se há anticorpo anti-HLA doador-específico circulante), IV Ig e rituximabe. A imunossupressão de manutenção é feita com micofenolato, tacrolimus e prednisona.

Assunto importante para o sucesso de dessensibilização é o título de anticorpo, fato ainda nebuloso de avaliação.

Alternativas incluem ainda transplante renal ABO incompatível, programa de *mismatch* aceitável e doação pareada, ainda não empregados em nosso meio.

Infecção por poliomavírus

Os poliomavírus humanos são vírus DNA da família Papovaviridae de alta prevalência, sendo seus dois tipos mais importantes no âmbito do transplante renal o vírus JC (John Cunningham) e o vírus BK ou polioma. A infecção pelo vírus JC pode levar a leucoencefalopatia progressiva multifocal, uma doença desmielinizante fatal. O vírus BK (BKPyV) está associado a cistite hemorrágica e nefropatia em transplantados renais.

A perda do aloenxerto renal, secundária a BKPyVAN, varia de 10 a 100% dos casos acometidos, e o prognóstico depende da intensidade de infiltrados inflamatórios e da tubulite ativa no momento do diagnóstico. Uma vez que não existe uma terapia antiviral eficaz para o BKPyV, faz-se imperativa a identificação precoce de doentes com replicação BKPyV, pois isso permite a elaboração de estratégias para redução da imunossupressão, para interromper ou retardar a progressão da inflamação causada pelo vírus. Diretrizes internacionais recomendam a triagem da replicação do BKPyV, avaliando-se, preferencialmente, o plasma a cada mês nos primeiros 3 a 6 meses e pelo menos a cada 3 meses durante o restante do primeiro ano após o transplante. Em seguida, anualmente durante 5 anos, e sempre que houver um aumento inexplicável da creatinina sérica pós-tratamento ou após o tratamento de rejeição aguda.[61]

NEOPLASIAS MALIGNAS

As neoplasias malignas constituem uma das mais importantes complicações no pós-transplante renal. Com uma incidência muito maior do que na população não transplantada, acabam por acarretar uma série de implicações de ordem clínica, diagnóstica e de conduta.

A literatura mundial descreve como alta e significativa a incidência dessa complicação no pós-transplante renal, observando uma incidência variável entre 1 e 16% nos diferentes relatos.[62-64] Na nossa experiência com um grupo de 1.511 pacientes com transplante renal, observamos 105 casos de neoplasias malignas (6,9%) em 94 deles (6,2%), ocorrendo em 11 duas neoplasias diferentes. A ocorrência no primeiro ano pós-cirurgia renal é de apenas 1,05%, e superior a 6% após o 10º ano de transplante.[5] A prevalência de tumores malignos em pacientes com transplante renal é cerca de 3,4 vezes maior se comparada com a população normal, sendo variável de acordo com o tipo de tumor.

Entre os vários fatores responsáveis por essa variabilidade, acreditamos que o tempo da análise pós-transplante seja um dos mais importantes. Outro fator a ser considerado que atua diretamente na maior ou menor incidência desse tipo de complicação no paciente transplantado, como também na população normal, é a intensidade de exposição aos raios ultravioleta.[65] Quanto maior a exposição ao sol, maior a incidência de neoplasias cutâneas, o que torna os países de clima tropical os de maior incidência. Entre os muitos fatores presentes na fase pós-transplante capazes de provocar maior incidência dessa complicação, estão as alterações da imunidade induzidas pelo uso crônico de agentes imunossupressores, que acarretam distúrbios da vigilância imunológica, da estimulação antigênica crônica e da imunorregulação.[66-68]

Neoplasia maligna pré-transplante renal

Em razão das diversas alterações imunológicas induzidas pela uremia, existe maior prevalência de neoplasia maligna em pacientes urêmicos, que devem receber o diagnóstico na fase pré-cirurgia, pois, caso contrário, apresentarão maior incidência de neoplasia maligna pós-transplante renal.[67-69]

Neoplasia maligna transplantada com o enxerto

Essa situação, embora rara, pode ser uma causa de neoplasia. O transplante de um rim com tumor maligno não diagnosticado previamente pode acarretar a disseminação do tumor no pós-transplante, a qual poderá ser controlada com a retirada do enxerto e da imunossupressão.[70-71] Os únicos doadores com tumor maligno que podem ser usados são aqueles com tumor de pele localizado e de baixa morbidade ou com tumores primários do sistema nervoso central, não meduloblastoma ou glioblastoma e não operados.[72]

Neoplasia maligna *de novo* pós-transplante

Esse é o grande problema do paciente com transplante, sendo sua incidência relatada na literatura como muito variável e com fundamental dependência do tempo pós-transplante, da região geográfica e da intensidade da imunossupressão, variando entre 1,6 e 16%.[73]

Sugere-se que os pacientes minimizem a exposição ao sol, usem bloqueadores de raio ultravioleta e façam avaliação dermatológica rotineiramente.

Retirada do enxerto não funcionante

A maior parte dos pacientes que apresentam perda total da função do rim transplantado, principalmente por rejeição, pode permanecer com o enxerto *in situ* sem apresentar problemas. Em alguns casos, entretanto, isso não procede, ocorrendo complicações, como infecção ou rejeição hiperaguda, o que coincide com a suspensão da medicação imunossupressora, sendo necessário recorrer à remoção do enxerto.[74]

No entanto, a transplantectomia (retirada do enxerto) não está isenta de risco. Existe alta incidência da necessidade de transfusão sanguínea e complicações da ferida operatória.[74] Uma análise retrospectiva da evolução do enxerto no retransplante não demonstrou nenhum benefício na realização da transplantectomia.[75]

GRAVIDEZ PÓS-TRANSPLANTE RENAL

Esse é um tema de elevada importância para pacientes mulheres em idade fértil.

Acreditamos que pacientes após o primeiro ano de transplante bem-sucedido com função renal normal, sem proteinúria ou hipertensão, podem ter uma gestação com relativa segurança. Contudo, mesmo nessa situação, devemos alertar a paciente sobre o maior risco de aborto, prematuridade, malformação fetal e perda de função renal.

Os medicamentos imunossupressores que podem ser usados na gravidez com menor risco de complicação são ciclosporina, tacrolimus, azatioprina e corticosteroide. Fármacos como micofenolato e inibidores da mTOR devem ser suspensos semanas antes da concepção, devido ao risco de teratogenicidade.[76] Relato de casos com belatacepte não indicaram nenhum risco aumentado durante a gravidez.

NÃO ADESÃO AOS IMUNOSSUPRESSORES

A não adesão em 569 estudos foi de 24,8%. Uma metanálise demonstrou uma taxa de 22,6 casos por 100 pessoas por ano. Adolescentes representam a faixa de maior exposição ao risco.[77]

O impacto da não adesão aos imunossupressores está diretamente ligado à evolução do enxerto, com maior ocorrência de rejeição e pior função. Outra metanálise demonstrou que 36% das perdas do enxerto estavam relacionadas a não adesão, sendo sete vezes maior do que a situação em que os pacientes faziam uso correto da medicação.[78] Deve-se ainda avaliar o impacto econômico e social relacionado à não adesão.

A não adesão é mais prevalente do que acreditamos. No estudo ADERE Brasil ela foi evidenciada em 39% dos pacientes.

É de difícil avaliação, traz pior evolução do enxerto e está relacionada a vários fatores intrínsecos do paciente, como nível cultural, econômico e social. Intervenções como implantação de escalas de avaliação de não adesão, como a BAASIS (Escala Basel para Avaliação de Aderência a Medicamentos Imunossupressores), treinamento de equipe multiprofissional sobre o tema e para educação do paciente, simplificação do tratamento, reforço da prescrição, realização de mudanças somente por escrito e aconselhamento psicológico/comportamental podem contribuir para maior adesão do paciente.

FÍSTULA ARTERIOVENOSA

Em muitos pacientes pós-transplante imediato ocorre a oclusão espontânea do acesso vascular para hemodiálise. Quando o doador é vivo e a função renal é normal no pós-operatório imediato, isso não traz nenhum problema. Contudo, quando o doador é falecido e na ausência de função inicial do enxerto, é necessária a correção imediata da trombose da fístula arteriovenosa. Na grande maioria dos casos, a anastomose da artéria à veia mais proximal ao local da primeira leva à recuperação imediata da fístula, permitindo o uso imediato. Nos casos em que há normalização da função renal do enxerto e a fístula permanece funcionando, a nossa conduta é mantê-la, pois, especialmente se o doador for falecido, a sobrevida do enxerto é limitada. Além disso, estudo da repercussão da persistência da fístula arteriovenosa não mostrou malefício para a função cardiovascular em nossa experiência.[79]

> **PONTOS-CHAVE**
> - Neoplasia maligna está aumentada em transplantados, sendo importante causa de óbito tardio
> - A gravidez no pós-transplante não deve ser estimulada; no entanto, é permitida em casos com boa função do enxerto
> - A não adesão aos imunossupressores é importante causa de perda do enxerto e de difícil avaliação.

CONSIDERAÇÕES GERAIS

O seguimento de um paciente transplantado exige algumas rotinas que foram estabelecidas após muitos anos de experiência. No período de pós-operatório recente, o paciente necessita de dosagem diária da creatinina sérica até que ela atinja seu valor normal, pois a primeira crise de rejeição ocorre por volta do sexto dia pós-transplante. Em pacientes que recebem micofenolato, é necessário acompanhar hemograma e plaquetas a cada 3 dias. Uma vez/semana, durante o período de internação, são necessários os seguintes exames: TGP, gama GT, cálcio, fósforo, glicemia, urina I e tempo de protrombina. A dosagem de ciclosporina ou tacrolimus é realizada 2 ou 3 vezes/semana. Antes da alta hospitalar, são necessários um ecodoppler do rim transplantado. Pacientes sem rejeição na fase inicial estão em condições de alta por volta do 4º dia de pós-operatório.

Os pacientes que evoluem com função retardada do enxerto e diálise-dependente não necessitam de controle da creatinina diária, mas apenas de dosagem de sódio, potássio e ureia 1 ou 2 vezes/semana para avaliação da quantidade de diálise. Para os outros exames, o mesmo esquema deve ser mantido. Determinação de DHL é útil, pois, na presença de FRE isquêmica, raramente os valores ultrapassam 1.500 a 2.000 U.

O paciente que não urina no pós-transplante é o que apresenta controle mais difícil. Tem indicação absoluta de realização de ecodoppler. Se mostrar fluxo presente, mesmo com os índices aumentados, é indicativo de FRE; se observarmos velocidade de fluxo aumentada, quando a anastomose arterial é do tipo termino-terminal, isso indica estenose da artéria renal. O diagnóstico de rejeição é bastante difícil, devendo basear-se nos métodos auxiliares, sendo a fundamental a biopsia renal.

Após a alta hospitalar, o paciente deve ser visto nos próximos 2 meses 1 vez/semana, sendo necessária a avaliação de creatinina sérica, potássio, glicemia, urina I e hemograma e dosagem de ciclosporina ou tacrolimus semanal. Nessa fase, pelo menos 1 vez por mês é necessário determinar TGP e gama GT, PTH, 25-OH vitamina D, cálcio e fósforo. Do 3º ao 6º mês pós-transplante, as consultas devem ser feitas duas vezes por mês e, após esse período, mensalmente. Após 1 ano, podemos controlar os pacientes a cada 3 meses e, após 2 anos, a cada 4 a 6 meses. Na fase tardia pós-transplante, pode ocorrer rejeição, e, nessas situações, é comum a não aderência à imunossupressão, principalmente em jovens e pessoas de classe socioeconômica baixa. Esse é um fator importante de perda do enxerto em longo prazo, e todo esforço deve ser feito para evitá-lo: além das orientações (pela enfermagem e pelos médicos), os pacientes, durante a fase de internação, devem receber um manual de orientações em que, em termos simples e compreensíveis, se procure passar todos os cuidados e condutas que ele deve observar.

No seguimento do paciente em longo prazo pós-transplante, ele deve ser visto de uma maneira global, pois existem problemas que exigem medidas terapêuticas profiláticas. A avaliação cardiológica deve ser feita pelo ecocardiodoppler, e a hipertrofia miocárdica, se presente, deve ser tratada. A avaliação dos níveis de triglicerídios, colesterol e frações e da glicemia é importante, pois, além da implicação na gênese da arteriosclerose, esses níveis estão também relacionados à perda crônica do enxerto. As US dos rins transplantados e dos rins primitivos são necessárias, pois podemos diagnosticar obstrução sem comprometimento funcional, e ainda existe possibilidade de surgir tumor maligno nos rins primitivos. Avaliação óssea por densitometria é necessária.

REFERÊNCIAS BIBLIOGRÁFICAS

1. Suthanthiran M, Strom, TB. Renal transplantation. N Engl J Med. 1994;331(6):365-376.
2. Xue JL, Ma JZ, Louis TA, Collins AJ. Forecast of the number of patients with end-stage renal disease in the United States to theyear 2010. J Am Soc Nephrol. 2001;12(12):2753-2758.
3. Kasiske BL, Cangro CB, Hariharan S, Hricik DE, Kerman RH, Roth D, et al. The evaluation of renal transplantation candidates: clinical practice guidelines. Am J Transplant. 2001;1(suppl.):23-95.
4. Kasiske BL, Zeier MG, Chapman JR, et al. Kdigo clinical practice guideline for the care of kidney transplant recipients: a summary. Kidney Int. 2010;77(4):299-311.
5. Ianhez LE. Transplante Renal: Aspectos clínicos e práticos. São Paulo, Produtos Roche, 2002.
6. Grafals M, Smith B, Murakami N, Trabucco A, Hanill K, Marangos E, et al. Immunophenotyping and eficacy o low dose ATG in non sensitized kidney recipients undergoing early steroid withdrawal: A randomaized pilot study. Plos One. 9(8) e104408.
7. Pascual J, Pirsch JD, Odorico JS, Torrealba JR, Djamali A, Becker YT, et al. Alemtuzumab induction and antibody-mediated kidney rejection after simultaneous pancreas-kidney transplantation. Transplantation. 2009;87(1):125-32.
8. Morris PJ, Russell NK. Alemtuzumab (Campath-1 H): a systematic review in organ transplantation. Transplantation. 2006;81(10):1361-7.

9. Gassen RB, Borges TJ, Pérez-Sáez MJ, Zhang H et al. T cell depletion increases humoral response by favoring T follicular helper cells expansion. Am J Transpl. 2022;22(7):1766-78.
10. Ekberg H, Tedesco-Silva H, Demirbas A et al. Reduced Exposure to Calcineurin Inhibitors in Renal Transplantation. N Engl J Med. 2007;357:2562-75.
11. Le Meur Y, Büchler M, Thierry A, Caillard S, Villemain F, Lavaud S, et al. Individualized mycophenolate mofetildosing based on drug exposure significantly improves patient outcomes after renal transplantation. Am J Transplant. 2007;7(11):2496-2503.
12. Van Gelder T, Silva HT, de Fijter JW, Budde K, Kuypers D, Tyden G, et al. Comparing mycophenolate mofetil regimens for de novo renal transplant recipients: the fixed-dose concentration-controlled trial. Transplantation. 2008;86(8):1043-1051.
13. Meier-Kriesche HU, Ojo AO, Hanson JA, Cibrik DM, Punch JD, Leichtman AB, et al. Increased impact of acute rejection on chronic allograft failure in recent era. Transplantation. 2000;70(7):1098-1100.
14. Moers C, Smits JM, Maathuis MJ, Treckmann J, Van Gelder F, Napieralski BP, et al. Machine perfusion or cold storage in deceased-donor kidney transplantation. N Engl J Med. 2009;360(1):7-19.
15. Hagen G, Wadström J, Magnusson M, Magnusson A. Outcome after percutaneous transluminal angioplasty of arterialstenosis in renal transplant patients. Acta Radiol. 2009;50(3):270-5.
16. Teixeira MC, Nahas WC, Mazucchi E, Ianhez LE, David-Neto E. Role of the peripheral renin profile in predicting blood pressure control after bilateral nephrectomy in renal-transplanted patients. Nephrol Dial Transplant. 1998;13(8):2092-97.
17. Türk TR, Voropaeva E, Kohnle M, Nürnberger J, Philipp T, Kribben A, et al. Ezetimibe treatment in hypercholesterolemic kidney transplant patients is safe and effective and reduces the decline of renal allograft function: a pilot study. Nephrol Dial Transplant. 2008;23(1):369-73.
18. Modanlou KA, Muthyala U, Xiao H, Schnitzler MA, Salvalaggio PR, Brennan DC, et al. Bariatric surgery among kidney transplant candidates and recipients: analysis of the United States renal data system and literature review. Transplantation. 2009;87(8):1167-73.
19. Heisel O, Heisel R, Balshaw R, Keown P. New onset diabetes mellitus in patients receiving calcineurin inhibitors: a systematicreview and meta-analysis. Am J Transpl. 2004;4(4):583-95.
20. Ekberg H, Tedesco-Silva H, Demirbas A, Vítko S, Nashan B, Gürkan A, et al. Reduced exposure to calcineurin inhibitors in renal transplantation. N Engl J Med. 2007;357(25):2562-75.
21. Vincenti F, Friman S, Scheuermann E, Rostaing L, Jenssen T, Campistol JM, et al. Results of an international, randomized trial comparing glucose metabolism disorders and outcome with cyclosporine versus tacrolimus. Am J Transpl. 2007;7(6):1506-14.
22. Vlahakos DV, Marathias KP, Agroyannis B, Madias NE. Posttransplant erythrocytosis. Kidney Int. 2003;63(4):1187-94.
23. Ianhez LE, Chocair PR, Américo Fonseca J, Maspes V, Sabagga E, Menezes de Góes G. Polycythemia after kidney transplantation. The effect of the primary kidneys in the production of hemoglobin. Rev Hosp Clin Fac Med São Paulo. 1975;30(5):436-42.
24. Islam MS, Bourbigot B, Codet JP, Songy B, Fournier G, Cledes J. Captopril induces correction of postrenal transplanterythremia. Transpl Int. 1990;3(4):222-5.
25. Navarro JF, García J, Macía M, Mora C, Chahin J, Gallego E, et al. Effects of losartan on the treatment of posttransplant erythrocytosis. Clin Nephrol. 1998;49(6):370-2.
26. Abbud-Filho M, Adams PL, Alberú J, Cardella C, Chapman J, Cochat P, et al. A report of the Lisbon Conference on the care of the kidney transplant recipient. Transplantation. 2007;83(8 Suppl):S1-22.
27. Biesenbach G, Janko O, Hubmann R, Gross C, Brücke P. The incidence of thrombovenous and thromboembolic complications in kidney transplant patients with recurrent glomerulonephritis is dependent on the occurrence of severe proteinuria. Clin Nephrol. 2000;54(5):382-7.
28. Vanrenterghem Y, Ponticelli C, Morales JM, Abramowicz D, Baboolal K, Eklund B, et al. Prevalence and management of anemia in renal transplant recipients: an European survey. Am J Transpl. 2003;3(7):835-45.
29. Julian BA, Quarles LD, Niemann KM. Musculoskeletal complications after renal transplantation: pathogenesis and treatment. Am J Kidney Dis. 1992;19(2):99-120.
30. D'Alessandro AM, Melzer JS, Pirsch JD, SOllinger HW, Kalayoglu M, Vernon WB, et al. Tertiary hyperparathyroidism after renal transplantation: operative indications. Surgery. 1989;106(6):1049-55.
31. Borchhardt KA, Heinzl H, Mayerwöger E, Hörl WH, Haas M, Sunder-Plassmann G. Cinacalcet increases calcium excretion in hypercalcemic hyperparathyroidism after kidney transplantation. Transplantation. 2008;86(7):919-24.
32. El-Agroudy AE, El-Husseini AA, El-Sayed M, Mohsen T, Ghoneim MA. A prospective randomized study for prevention of postrenal transplantation bone loss. Kidney Int. 2005;67(5):2039-45.
33. Holick MF. Vitamin D deficiency. N Engl J Med. 2007;357(3):266-81.
34. Ewers B, Gasbjerg A, Moelgaard C, Frederiksen AM, Marckmann P. Vitamin D status in kidney transplant patients:need for intensified routine supplementation. Am J Clin Nutr. 87(2):431-7.
35. Tripathi SS, Gibney EM, Gehr TWB, King AL, Beckman MJ. High prevalence of vitamin D deficiency in African American kidney transplant recipients. Transplantation. 2008;85(5):767-70.
36. Ducloux D, Courivaud C, Bamoulid J, Kazory A, Dumoulin G, Chalopin J. Pretransplant serum vitamin D levelsand risk of cancer after renal transplantation. Transplantation. 2008;85(12):1755-59.
37. Courbebaisse M, Thervet E, Souberbielle JC, Zuber J, Eladari D, Martinez F, et al. Effects of vitamin D supplementation on the calcium-phosphate balance in renal transplant patients. Kidney Int. 2009;75(6):646-51.
38. Lin HY, Rocher LL, Mcquillan MA, Schmaltz S, Palella TD, Fox IH. Cyclosporine-induced hyperuricemia and gout. N Engl J Med. 1989;321(5):287-92.
39. Hickson LJ, Gera M, Amer H, Iqbal CW, Moore TB, Milliner DS, et al. Kidney transplantation for primary focal segmental glomerulosclerosis: outcomes and response to therapy for recurrence. Transplantation. 2009;87(8):1232-9.
40. Ingulli E, Tejani A, Butt KM, Rajpoot D, Gonzalez R, Pomrantz A, et al. High-dose cyclosporine therapy in recurrent nephrotic syndrome following renal transplantation. Transplantation. 1990;49(1):219-21.
41. Uffing A, Pérez-Sáez MJ, Mazzali M et al. Recurrence of FSGS after Kidney Transplantation in Adults. Clin J Am Soc Nephrol. 2020;15(2):247-56.
42. Uffing A, Hullekes F, Riella LV, Hogan JJ. Recurrent Glomerular Disease after Kidney Transplantation. Diagnostic and Management Dilemmas. Clin J Am Soc Nephrol. 2021;16(11):1730-42.
43. Winn MP, Alkhunaizi AM, Bennett WM, Garber RL, Howell DN, Butterly DW, et al. Focal segmental glomerulosclerosis: a need for caution in live-related renal transplantation. Am J Kidney Dis. 1999;33(5):970-4.
44. Meier-Kriesche HU, Schold JD, Srinivas TR, et al. Lack of improvement in renal allograft survival despite a marked decrease in acute rejection rates over the most recent era. Am J Transpl. 2004;4:378-83.
45. Sellares J, de Freitas DG, Mengelm, et al. Understanding the causes of kidney transplant failure: the dominant role of antibody-mediated rejection and nonadherence. Am J Transpl. 2012;12:388-99.
46. Gaston RS, Cecka JM, Kasiske BL, et al. Evidence for antibody-mediated injury as a major determinant of late kidney allograftfailure. Transplantation. 2010;90:6874.
47. Racusen LC, Colvin RB, Solez K, Mihatsch MJ, Halloran PF, Campbell PM, et al. Antibody-mediated rejection criteria – an addition to the Banff 97 classification of renal allograft rejection. Am J Transpl. 2003;3(6):708-14.
48. Rowshani AT, Bemelman FJ, Lardy NM, Ten Berge IJM. Humoral immunity in renal transplantation: clinical significanceand therapeutic approach. Clin Transplant. 2008;22(6):689-99.
49. Lefaucheur C, Nochy D, Andrade J, Verine J, Gautreau C, Charron D, et al. Comparison of combination Plasmapheresis/IVIg/anti-CD20 versus high-dose IVIg in the treatment of antibody-mediated rejection. Am J Transpl. 2009;9(5):1099-107.
50. Rostaing L, Guilbeau-Frugier C, Kamar N. Rituximab for humoral rejection after kidney transplantation: an update. Transplantation. 2009;87(8):1261.

51. Kaposztas Z, Podder H, Mauiyyedi S, Illoh O, Kerman R, Reyes M, et al. Impact of rituximab therapy for treatment of acute humoral rejection. Clin Transplant. 2009;23(1):63-73.
52. Djamali A, Kaufman BD, Ellis TM, et al. Diagnosis and Management of Antibody-Mediated Rejection: Current Status and Novel Approaches. Am J of Transplantation. 2014;14:25571.
53. Solez K, Colvin RB, Racusen LC, Sis B, Halloran PF, Birk PE, et al. Banff '05 Meeting Report: differential diagnosis of chronic allograft injury and elimination of chronic allograft nephropathy ('CAN'). Am J Transplant. 2007;7(3):518-26.
54. Nankivell BJ, Borrows RJ, Fung CL, O'Connell PJ, Allen RDM, Chapman JR. Natural history, risk factors, and impact of subclinical rejection in kidney transplantation. Transplantation. 2004;78(2):242-9.
55. Moore J, Middleton L, Cockwell P, Adu D, Ball S, Little MA, et al. Calcineurin inhibitor sparing with mycophenolate in kidney transplantation: a systematic review and meta-analysis. Transplantation. 2009;87(4):591-605.
56. Ribeiro AR, Berdichevski RH, Silva DM et al. Tratamento da rejeição humoral aguda em receptores de transplante renal. J Bras Transpl. 2009;12:1092-1095.
57. Shihab FS, Waid TH, Conti DJ, Yang H, Holman MJ, Mulloy LC, et al. Conversion from cyclosporine to tacrolimus in patients at risk for chronic renal allograft failure: 60-month results of the CRAF Study. Transplantation. 2008;85(9):1261-9.
58. Birnbaum LM, Lipman M, Paraskevas S, Chaudhury P, Tchervenkov J, Baran D, et al. Management of chronic allograft nephropathy: a systematic review. Clin J Am Soc Nephrol. 2009;4(4):860-5.
59. Aliabadi AZ, Pohanka E, Seebacher G, Dunkler D, Kammerstätter D, Wolner E, et al. Development of proteinuria after switch to sirolimus-based immunosuppression in long-term cardiac transplant patients. Am J Transplant. 2008;8(4):854-61.
60. Kasiske BL, Lakatua JD, Ma JZ, Louis TA. A meta-analysis of the effects of dietary protein restriction on the rate of decline in renal function. Am J Kidney Dis. 1998;31(6):954-61.
61. Hirsch HH, Randhawa P. BK Polyomavirus in solid organ transplantation. Am J Transplant. 2013;13:179-88.
62. Birkeland SA, Kemp E, Hauge M. Renal transplantation and cancer in the Scandiatransplant material. Scand J Urol Nephrol 1980;5411-15.
63. Ianhez LE. Pacientes com mais de dez anos de transplante renal: uma análise clínica, laboratorial e histológica. 1987.
64. Webster AC, Wong G, Craig JC, Chapman JR. Managing cancer risk and decision making after kidney transplantation. Am J Transplant. 2008;8(11):2185-91.
65. Boyle J, Mackie RM, Briggs JD, Junor BJ, Aitchison TC. Cancer, warts, and sunshine in renal transplant patients. A case-control study. Lancet. 1984;1(8379):702-5.
66. Penn I. Malignancies associated with immunosuppressive or cytotoxic therapy. Surgery. 1978;83(5):492-502
67. Wong G, Chapman JR. Cancers after renal transplantation. Transplant Rev. Orlando. 2008;22(2):141-9.
68. Cowlrick I, Delventhal H, Kaipainen K, Krcmar C, Petan J, Schleibner S. Three-year follow-up of malignanciesin tacrolimus-treated renal recipients – an analysis of European multicentre studies. Clin Transplant. 2008;22(3):372-7.
69. Sutherland GA, Glass J, Gabriel R. Increased incidence of malignancy in chronic renal failure. Nephron. 1977;18(3):182-4.
70. Wilson RE, Hager EB, Hampers CL, Corson JM, Merrill JP, Murray JE. Immunologic rejection of human cancer transplanted with a renal allograft. N Engl J Med. 1968;278(9):479-83.
71. Colquhoun SD, Robert ME, Shaked A, Rosenthal JT, Millis TM, Farmer, DG, et al. Transmission of CNS malignancy by organ transplantation. Transplantation. 1994;57(6):970-4.
72. Detry O, Honoré P, Meurisse M, Bonnet P, Jacquet N. Malignancy transplantation with graft: do patients with primary central nervous system tumors have to be excluded from the donor pool? Transpl Int. 1997;10(1):83-4.
73. Birkeland SA, Løkkegaard H, Storm HH. Cancer risk in patients on dialysis and after renal transplantation. Lancet. 2000;355(9218):1886-7.
74. Mazzucchi E, Nahas WC, Antonopoulos IM, Piovesan AC, Ianhez LE, Arap S. Surgical complications of graft nephrectomy in the modern transplant era. J Urol. 2003;170(3):734-7.
75. Ahmad N, Ahmed K, Mamode N. Does nephrectomy of failed allograft influence graft survival after re-transplantation? Nephrol Dial Transplant. 2009;24(2):639-42.
76. Armenti VT, Constantinescu S, Moritz MJ, Davison JM. Pregnancy after transplantation. Transplant Rev. Orlando. 2008; 22(4):223-40.
77. Fine RN, Becker Y, de Geest S, Eisen H, Ettenger R, Evans R, et al. Nonadherence consensus conference summary report. Am J Transplant. 2009;9(1):35-41.
78. Butler JA, Peveler RC, Roderick P, Horne R, Mason JC. Measuring compliance with drug regimens after renaltransplantation: comparison of self-report and clinician rating with electronic monitoring. Transplantation. 2004;77(5):786-9.
79. de Lima JJ, Vieira ML, Molnar LJ, Medeiros CJ, Ianhez LE, Krieger EM. Cardiac effects of persistent hemodialysis arteriovenous access in recipients of renal allograft. Cardiology. 1999;92(4):236-9.

60 Transplante para o Paciente Diabético

Irene L. Noronha • Adriano Miziara Gonzalez • La Salete Martins

INTRODUÇÃO

O diabetes melito (DM) é uma doença de alta prevalência, com 537 milhões de adultos com DM no mundo em 2021, cuja incidência vem aumentando progressivamente nos últimos anos. As principais complicações tardias do DM, que incluem retinopatia, nefropatia, neuropatia e vasculopatia, comprometem de forma significativa a qualidade de vida desses pacientes, sendo consideradas importantes causas de morbidade e mortalidade.

A melhor opção de transplante para o paciente diabético com doença renal crônica (DRC) avançada depende de uma série de fatores, como idade, tipo de DM, tempo de doença e condição clínica no momento do transplante. A seguir, serão descritas as alternativas de transplante e suas implicações para os pacientes diabéticos.

TRANSPLANTE DE RIM PARA O PACIENTE DIABÉTICO

O transplante de rim para pacientes diabéticos vem sendo realizado há mais de seis décadas. O transplante de rim oferece melhor sobrevida para o paciente diabético em comparação à diálise. O transplante renal preemptivo tem sido particularmente recomendado para pacientes portadores de nefropatia diabética com DRC avançada.

No primeiro ano pós-transplante, a sobrevida do enxerto e do paciente diabético é semelhante à de pacientes não diabéticos (Quadro 60.1). No entanto, a sobrevida tardia do paciente diabético submetido a transplante renal isolado é menor comparado a pacientes não diabéticos, provavelmente decorrente das complicações do DM, com aumento de mortalidade cardiovascular e cerebrovascular.

O controle metabólico do DM após o transplante renal oferece menor dificuldade do que na fase pré-dialítica ou dialítica. Na fase de DRC avançada ou na fase dialítica, a necessidade de insulina diminui de forma marcante, devido à diminuição da degradação renal da insulina pelas células tubulares. No entanto, imediatamente após o transplante renal com enxerto funcionante, a necessidade de insulina passa a ser duas a três vezes maior do que no período de hemodiálise, como resultado da boa função renal e do uso de corticoides.

A recidiva da nefropatia diabética pode ocorrer no rim transplantado, porém não constitui uma importante causa de falência do enxerto. A perda do enxerto em razão da recidiva da doença é observada em menos de 5% dos pacientes. Após o transplante de rim-pâncreas simultâneo não é observado recidiva da nefropatia diabética no rim transplantado, comprovando que a normalização metabólica (com glicemia e hemoglobina glicada normais) previne a ocorrência e a progressão da nefropatia diabética no enxerto renal. Recomenda-se que o transplante renal isolado em pacientes diabéticos seja feito na fossa ilíaca esquerda, deixando intacta a fossa ilíaca direita para eventual transplante de pâncreas futuro.

> **⚠ PONTOS-CHAVE**
> - O transplante de rim oferece melhor sobrevida para o paciente diabético do que a diálise
> - A recidiva da nefropatia diabética pode ocorrer no rim transplantado, porém não constitui uma importante causa de falência do enxerto.

Transplante de rim para diabetes melito tipo 1

É o tipo de transplante mais comumente indicado para pacientes diabéticos com doença renal crônica terminal. Diversos estudos que se baseiam na análise da sobrevida do paciente e do enxerto, assim como dados do registro SRTR/OPTN, mostraram que, em pacientes com DM tipo 1 (DM1), o transplante de rim isolado com doador vivo oferece melhores resultados do que o transplante renal com doador-falecido (Quadro 60.2). No entanto, a análise da sobrevida tardia do paciente revela a superioridade do transplante de rim isolado com doador vivo e do transplante de rim-pâncreas simultâneo sobre o transplante de rim isolado com doador falecido.

Em resumo, para pacientes com DM1, os resultados do transplante de rim isolado com doador vivo são comparáveis aos de transplante de rim-pâncreas simultâneo, estando esse último particularmente indicado nos casos que não há doador vivo disponível.

Transplante de rim para diabetes melito tipo 2

A evolução clínica do transplante de rim para pacientes portadores de DM tipo 2 (DM2) é menos favorável do que para os pacientes com DM1. Dentre as causas para os piores desfechos, estão: a idade dos pacientes; a presença de outras complicações clínicas, principalmente cardiovasculares;

Quadro 60.1 Sobrevida atual do paciente e do enxerto após diversas modalidades de transplante em pacientes portadores de diabetes melito.

Modalidade de transplante	Paciente		Enxerto – Rim		Enxerto – Pâncreas	
Grafit Survival	1 ano	5 anos	1 ano	5 anos	1 ano	5 anos
Tx rim (doador vivo)	98%	90,3%	95,1%	80,2%	–	–
Tx rim em diabéticos (doador vivo)	96,7%	83,2%	94%	75,9%	–	–
Tx rim (doador falecido)	95,8%	82,8%	91,3%	69,8%	–	–
Tx rim em diabéticos (doador falecido)	93,3%	72,1%	89,5%	64,6%	–	–
Tx rim-pâncreas simultâneo	95%	86,1%	92,9%	77,9%	85%	73%
Tx pâncreas após rim	96%	82%	–	–	82%	65%
Tx pâncreas isolado	96,7%	88,1%	–	–	76%	53%

Tx: transplante. (Fonte: SRTR, 2017; OPTN, 2017.)

Quadro 60.2 Sobrevida atuarial do paciente e do enxerto em diferentes modalidades de transplante em pacientes portadores de diabetes melito.

Modalidade de transplante	Paciente		Enxerto – rim		Enxerto – pâncreas	
	1 ano	5 anos	1 ano	5 anos	1 ano	5 anos
Tx rim (doador vivo)	98,8 %	92,6 %	97,5 %	88,8%	–	–
Tx rim em diabéticos (doador vivo)	98,1 %	87,7 %	97,1 %	84,4 %	–	–
Tx rim (doador falecido)	96,2 %	84,9 %	93,6 %	77,6 %	–	–
Tx rim em diabéticos (doador falecido)	94,9%	79,5 %	92,6 %	73,7 %	–	–
Tx rim-pâncreas simultâneo	97,4%	91,7 %	95,6 %	nd	–	–
Tx pâncreas após rim	96,7 %	88,7 %	–	–	–	–
Tx pâncreas isolado	99,4 %	94,9 %	–	–	–	–

Tx: transplante. nd: não disponível. (Fonte: Scientific Registry of Transplant Recipients (SRTR); Organ Procurement and Transplantation Network (OPTN). Disponível em: https://srtr.transplant.hrsa.gov; http://optn.transplant.hrsa.gov/. Acesso em: 16 out. 2023.)

maior suscetibilidade a infecções e neoplasias. A evolução do transplante renal no DM2 com doador vivo é melhor do que com doador falecido.

TRANSPLANTE DE PÂNCREAS PARA O PACIENTE DIABÉTICO

O transplante de pâncreas (TP) é considerado uma modalidade estabelecida e efetiva de tratamento de pacientes com DM1, capaz de estabelecer um estado permanente de normoglicemia e de normalização dos níveis da hemoglobina glicada. Seu principal objetivo é melhorar a qualidade de vida (pois elimina a necessidade de: insulina exógena, medidas frequentes e diárias de glicemia, restrição dietética), aumentar a sobrevida do paciente a longo prazo, eliminar complicações agudas do DM (hipoglicemia e hiperglicemia), além de um potencial sucesso em reverter ou estacionar complicações crônicas secundárias do DM.

O primeiro TP em seres humanos foi realizado em 1966 por Kelly, Lillehei na Universidade de Minnesota e até o momento mais de 63 mil TPs foram registrados no mundo.

> ⚠ **PONTOS-CHAVE**
> - Em pacientes com DM1, o transplante de rim isolado com doador vivo oferece melhores resultados do que o transplante renal com doador falecido
> - Transplante de rim com doador vivo apresenta os melhores resultados, seguido pelo transplante de rim-pâncreas simultâneo.

Modalidades e indicações de transplante de pâncreas

Transplante de rim-pâncreas simultâneo

Transplante de rim-pâncreas simultâneo (TRPS) é a modalidade mais comum de TP. Indicado para pacientes com DM1 com doença renal crônica terminal (em diálise ou em fase pré-diálise com taxa de filtração glomerular [TFG] < 15 mℓ/min/1,73 m^2). Nessa situação, o paciente já tem indicação de transplante de rim e realiza-se, simultaneamente, os dois transplantes (de rim e de pâncreas provenientes do mesmo doador falecido). Alguns centros consideram o TP também para casos selecionados de pacientes com DM tipo 2 (insulinodependentes, com índice de massa corpórea menor e idade < 60 anos).

O TRPS está bem indicado em casos de pacientes com DM1 que não têm doador vivo disponível para realizar o transplante de rim isolado ou como primeira opção para realizar o transplante dos dois órgãos (rim e pâncreas) simultaneamente. Outro aspecto positivo relacionado com o TRPS é o efeito benéfico do controle metabólico nas complicações secundárias do DM, como será discutido mais adiante.

Transplante de pâncreas solitário

O transplante de pâncreas solitário (*solitary pancreas transplantation*) é o termo utilizado nas situações nas quais apenas o TP é realizado. Inclui duas situações distintas: o transplante de pâncreas após-rim (TPAR) e o transplante de pâncreas isolado (TPI). Os resultados do **transplante de pâncreas solitário**, embora tenham apresentado uma significativa melhora nos últimos anos, são inferiores ao TRPS (ver Quadro 60.2). Enquanto o TRPS se estabeleceu como clara alternativa de transplante para o paciente diabético, os reais benefícios do transplante de pâncreas solitário (tanto do TPAR como do TPI) ainda são controversos e difíceis de avaliar.

Transplante de pâncreas após-rim

O transplante de pâncreas após-rim (TPAR) está indicado para pacientes com DM1 que já tenham sido submetidos a transplante renal (portanto, já sob imunossupressão), com o objetivo de obter os potenciais benefícios da normoglicemia mantida. Para a indicação desse tipo de transplante, o paciente deve apresentar enxerto renal com função normal. Pode ser realizado precocemente (4 a 6 meses após o transplante de rim ou, preferencialmente, de modo mais tardio).

Transplante de pâncreas isolado

É a modalidade menos frequente de TP. Indicado para portadores de DM1 de forma hiperlábil, devidamente caracterizado por endocrinologista, manifestado por difícil controle metabólico e/ou hipoglicemia assintomática. Com relação à função renal, para a indicação de TPI, o paciente deve apresentar TFG ≥ 60 mℓ/min/1,73 m^2, uma vez que a nefrotoxicidade causada pelos inibidores de calcineurina, associada ao caráter progressivo da nefropatia diabética instalada, poderá comprometer ainda mais a função renal, acelerando a progressão para doença renal crônica terminal.

A polêmica quanto à indicação do TPI envolve a necessidade de uso crônico de imunossupressão, a significante morbidade relacionada com o procedimento e a mortalidade, que não pode ser negligenciada. A expectativa de que a realização precoce desse tipo de transplante, com normalização metabólica, pudesse ter impacto clínico positivo nas complicações secundárias da doença teve pouca comprovação clínica (Figura 60.1).

Transplante de ilhotas pancreáticas

Considerando-se que a função exócrina do pâncreas de um paciente diabético encontra-se íntegra, a ideia de se transplantar apenas as ilhotas produtoras de insulina sempre fascinou os pesquisadores. Os resultados iniciais de alotransplantes de ilhotas pancreáticas humanas foram desalentadores. O interesse foi renovado quando no ano 2000 o grupo de Shapiro et al. da Universidade de Alberta publicou os resultados em sete pacientes com DM1, não urêmicos. As principais indicações ficaram restritas a pacientes DM1 de difícil controle e sem percepção de episódios de hipoglicemia.

Os resultados animadores com o Protocolo de Edmonton, mostrando uma independência de insulina de 80% dos pacientes no 1º ano pós-transplante levou a um entusiasmo e à proliferação de laboratórios de isolamento de ilhotas em todo o mundo. No Brasil, o primeiro transplante de ilhotas pancreáticas humanas foi realizado, com sucesso, em São Paulo em 2004.

No entanto, o acompanhamento desses pacientes submetidos a transplante de ilhotas pancreáticas humanas revelou um progressivo declínio na produção de insulina: menos de 20% dos pacientes continuavam insulinoindependentes após 5 anos. Esse insucesso, aliado à pouca disponibilidade de órgãos para isolamento de ilhotas e face aos bons resultados do transplante de pâncreas, reduziu, o entusiasmo do transplante de ilhotas pancreáticas humanas.

> **PONTOS-CHAVE**
> - Transplante de rim-pâncreas simultâneo: indicado para pacientes com DM1 que não têm doador vivo disponível para realizar o transplante de rim isolado ou como primeira opção de realizar o transplante dos dois órgãos simultaneamente
> - Os resultados do transplante de pâncreas solitário ainda são inferiores ao TRPS
> - Transplante de pâncreas isolado: indicado para portadores de DM1 de forma hiperlábil; o paciente deve apresentar depuração de creatinina superior a 60 mℓ/min/1,73 m^2.

Receptor de transplante de pâncreas

O TP está indicado para pacientes com DM1, com idade entre 18 e 55 anos. Nos EUA, 10% dos TP são realizados em pacientes com idade > 55 anos. Alguns centros consideram o TP também para pacientes com DM2. A eventual indicação de TP para pacientes com DM2 inclui pacientes insulinodependentes, não obesos e idade < 60 anos.

A avaliação pré-transplante (estudo do receptor) para TP é muito semelhante à realizada para transplante de rim. Porém, levando-se em consideração que os pacientes diabéticos têm uma maior propensão para o desenvolvimento precoce de arteriosclerose, é importante a avaliação criteriosa da doença arterial coronariana (Figura 60.2), assim como da doença cerebrovascular e da doença vascular periférica.

Cerca de um terço dos pacientes diabéticos que têm indicação de transplante apresentam importante doença arterial coronariana. A maioria desses pacientes é assintomática (em razão da neuropatia). Por esse motivo, recomenda-se a avaliação criteriosa do comprometimento coronariano antes do transplante. Testes de estresse são preferencialmente indicados para definir quais pacientes devem ser submetidos a cateterismo cardíaco. Dentre os testes utilizados para *screening*, incluem-se: ecocardiografia sob estresse ou cintilografia miocárdica com sestamibi ou com tálio. Como a maioria dos pacientes apresenta uma capacidade física limitada para o teste de esforço, utilizam-se preferencialmente testes de estresse com dipiradamol ou ecocardiograma sob estresse com dobutamina, para simular o efeito do exercício no coração. A sensibilidade e especificidade desses testes variam de 50 a 75%. Pacientes com lesão significativa devem ser tratados antes do transplante. Pacientes que ficam muito tempo em lista devem ser reavaliados após 1 a 2 anos.

Os critérios de exclusão para TP são semelhantes aos de transplante de rim.

Doador para transplante de pâncreas

Doadores para TP devem ter idade entre 10 e 50 anos e peso preferencialmente maior que 30 kg. Devem ser excluídos pacientes com antecedentes pessoais de DM, história de pancreatite e/ou história de alcoolismo crônico. Doadores que já foram submetidos à esplenectomia e/ou cirurgia abdominal prévia em andar superior do abdome, próximo ao pâncreas, também não são aproveitados. Além disso, devem ser considerados todos os outros critérios de exclusão para doadores de transplante, como presença de neoplasia (exceto tumor cerebral primário), hepatite e outras infecções. A decisão final de considerar o pâncreas adequado para TP é feita no momento da retirada do órgão. Se o pâncreas se apresentar endurecido, com calcificações ou muito gorduroso, não deve ser utilizado.

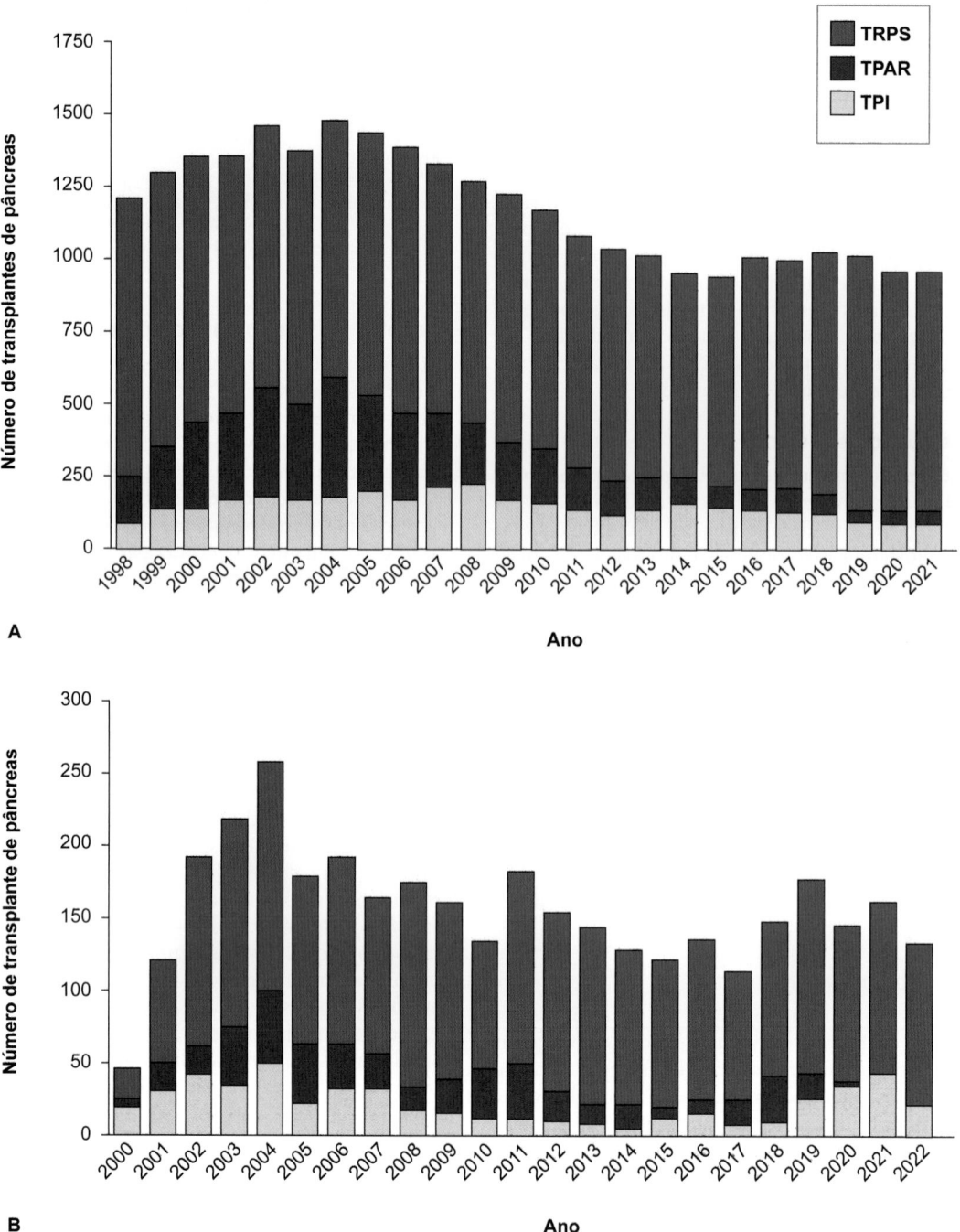

Figura 60.1 Número e modalidades de transplante de pâncreas realizados nos EUA (**A**) e no Brasil (**B**). TPAR: transplante de pâncreas após rim; TPI: transplante de pâncreas isolado. TRPS: transplante de rim-pâncreas simultâneo. (Fonte: **A**, *Scientific Registry of Transplant Recipients* [SRTR]. Disponível em: https://srtr.transplant.hrsa.gov. Acesso em: mar. 2023; **B**, Associação Brasileira de Transplantes de Órgãos [ABTO].)

O doador de pâncreas é, em geral, doador de múltiplos órgãos. Faz-se necessário, portanto, uma harmonia logística entre as equipes responsáveis pelos outros órgãos. A retirada do pâncreas é feita após a do coração, do pulmão e do fígado. Um cuidado fundamental na cirurgia do doador é evitar ao máximo a manipulação direta do pâncreas, por meio de manobra de luxação medial do baço, usado como apoio para evitar-se a manipulação direta do pâncreas. O pâncreas preservado de forma adequada tolera isquemia fria de até, no máximo, 20 horas. Após esse período, a incidência de

> ⚠ **PONTOS-CHAVE**
> - O transplante de pâncreas está indicado para pacientes com DM1, com idade entre 18 e 55 anos
> - Cerca de um terço dos pacientes diabéticos que têm indicação de transplante apresentam importante doença arterial coronariana
> - Doadores para TP devem ter idade entre 10 e 50 anos e peso maior que 30 kg.

A cirurgia do transplante de pâncreas pode ser realizada por laparotomia mediana ou dupla incisão lateral. A incisão mediana é preferida pela aparente menor incidência de infecção de ferida. Como os vasos ilíacos à direita são mais superficiais, esse é o local preferencial para o implante pancreático. Portanto, para os doentes diabéticos que forem submetidos a transplante renal, recomenda-se, conforme indicado anteriormente, utilizar a fossa esquerda, deixando a direita livre para possível implante pancreático posterior.

Inicia-se pelo implante venoso. A drenagem venosa pode ser feita de duas formas distintas: **drenagem venosa sistêmica** (cuja anastomose venosa é feita entre a veia porta do enxerto com as veias ilíacas ou com a veia cava do receptor) ou **drenagem venosa portal** (cuja anastomose é realizada entre a veia porta do enxerto e a veia mesentérica superior do receptor). Na drenagem venosa sistêmica, a insulina produzida e secretada pelo enxerto pancreático cai direto na circulação sistêmica, sem ser extraída pelo fígado. Consequentemente, as concentrações sistêmicas de insulina são mais elevadas (hiperinsulinemia). Quando o enxerto é colocado na circulação portal, a insulina produzida é secretada para o sistema porta, com uma primeira passagem obrigatória da insulina pelo fígado; só depois a insulina atinge a circulação sistêmica, já em níveis mais fisiológicos. No entanto, a drenagem venosa sistêmica permanece como a opção preferencial, principalmente pela facilidade técnica.

O pedículo arterial é colocado geralmente na artéria ilíaca comum ou externa direita do receptor. Terminadas as anastomoses vasculares, o pâncreas é perfundido e em seguida, realiza-se a drenagem exócrina. O tempo médio cirúrgico é de aproximadamente 3 horas.

A drenagem da secreção pancreática exócrina pode ser feita por via vesical ou por via entérica. A **drenagem vesical** consiste em drenar a secreção exócrina pancreática para a bexiga com anastomose do duodeno na bexiga. Nos casos de drenagem vesical, a sonda vesical deve ser mantida por um período mais longo (7 a 10 dias). Na **drenagem entérica**, é realizada a anastomose entre o duodeno do enxerto com uma alça de intestino delgado, em geral a menos de 1 m da válvula ileocecal. Uma das principais vantagens da drenagem vesical é a possibilidade de monitoramento da amilasúria, importante marcador da função pancreática e, portanto, da função do enxerto. No entanto, várias complicações estão relacionadas com a drenagem vesical, como desidratação e acidose metabólica, frequentemente necessitando hospitalização. Essas complicações são relacionadas com a perda do suco pancreático, rico em sal e bicarbonato. Outras complicações incluem, hematúria, cistite química, infecção urinária frequente, cálculos vesicais e estenose de uretra, além de fístula vesical e pancreatite de refluxo.

A **drenagem exócrina entérica** constitui um método mais fisiológico, já que o suco pancreático é drenado para o intestino, podendo ser reabsorvido, sem causar perda expressiva de sódio e bicarbonato. Por isso, apesar da drenagem vesical ter permanecido como técnica preferencial durante a década de 1990, ela foi sendo substituída pela drenagem entérica pela maioria dos centros, principalmente nos transplantes simultâneos de rim e pâncreas, em que o controle de rejeição pode ser feito pela função renal. Nos casos de TP com drenagem vesical que evoluem com incidência e gravidade das complicações significativas, quer pela frequência, quer pela gravidade, pode ser feita a conversão entérica. As principais causas para

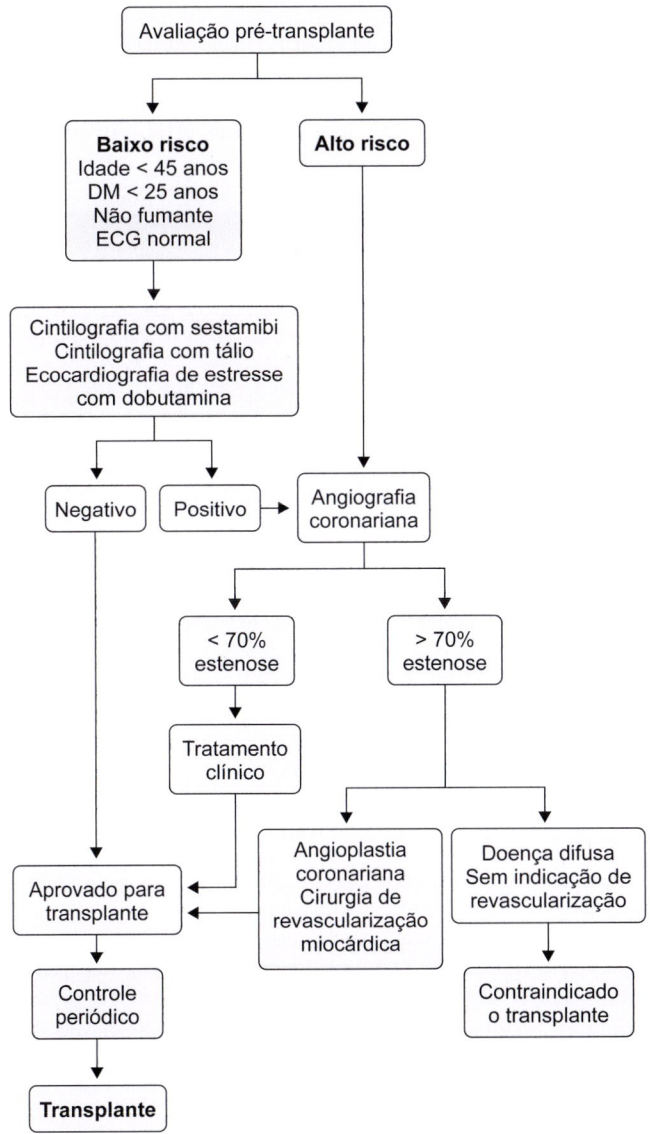

Figura 60.2 Algoritmo para *screening* de doença arterial coronariana de pacientes DM1 candidatos para transplante de pâncreas.

disfunção do enxerto e a de complicações técnicas aumentam. Como todo transplante, quanto menor o tempo de isquemia, melhores os resultados, e a tendência da maioria dos grupos é de diminuir esse tempo para próximo de 10 horas.

Cirurgia do transplante de pâncreas

Antes da cirurgia do TP, é realizado o preparo do pâncreas na mesa, denominado *back table*. Esse preparo do pâncreas em cirurgia de mesa leva de 2 a 3 horas e é um tempo fundamental para o sucesso do transplante, pois é realizada a reconstrução do pedículo arterial, além de inúmeras ligaduras hemostáticas que evitam hemorragias na reperfusão. Para a reconstrução vascular das artérias mesentérica superior e esplênica, utilizam-se os ramos interno e externo da artéria ilíaca do doador. Desse modo, o enxerto pancreático necessita de apenas uma anastomose arterial durante o seu implante no receptor. A veia porta deve ser dissecada até a confluência com a veia esplênica, tornando-a mais solta e longa.

conversão são: episódios frequentes e graves de desidratação, acidose metabólica e complicações urológicas.

A anestesia do paciente diabético submetido a TP tem uma duração média de 6 a 8 horas em casos de TRPS e de 4 a 6 horas em casos de transplante de pâncreas solitário. Durante a cirurgia, a glicemia deve ser monitorada frequentemente, pelo menos a cada 30 minutos e mantida entre 100 e 150 mg/dℓ. Para tanto, é utilizada insulina de ação rápida, que pode ser administrada por via intravenosa de forma contínua (utilizando bomba de infusão) ou com doses intermitentes. Antes da reperfusão do enxerto pancreático, é recomendada a infusão de albumina humana para prevenir o edema celular do pâncreas.

Imunossupressão em transplante de pâncreas

Atualmente, vários esquemas imunossupressores são utilizados na prática do TP, de acordo com a rotina e a experiência de cada centro. À semelhança do transplante de outros órgãos, a indução da imunossupressão no TP pode ser realizada com anticorpos depletadores (anticorpos policlonais anti-CD3 – ATG, globulina antitimocítica [Timoglobulina®]) ou com anticorpos não depletadores (anticorpos anti-IL2R – basiliximabe).

A terapia de indução é utilizada com maior frequência em TP do que em outros tipos de transplante, por causa da maior incidência de rejeição aguda nessa modalidade de transplante. Cerca de 80% dos pacientes submetidos a TP recebem indução com anticorpos policlonais anti-CD3.

A manutenção da imunossupressão em TP baseia-se no uso de esquema tríplice formado por inibidor de calcineurina associado a um fármaco antimetabólico e corticoide.

Com relação aos inibidores de calcineurina, praticamente só o tacrolimus é utilizado. Ciclosporina e tacrolimus podem causar hiperglicemia no TP, principalmente quando em concentrações mais elevadas. Esses medicamentos inibem diretamente o mRNA de insulina e consequentemente diminuem a produção e a secreção de insulina pelas ilhotas pancreáticas. Nesse contexto, o efeito diabetogênico do tacrolimus é maior do que o da ciclosporina. Vale a pena ressaltar que concentrações sanguíneas elevadas de tacrolimus também podem ser responsáveis pela maior incidência de diarreia nos pacientes diabéticos submetidos a TP. Por outro lado, durante episódios de diarreia, os níveis sanguíneos de tacrolimus tendem a elevar-se.

Com relação aos medicamentos antimetabólicos, a mudança do uso de azatioprina para micofenolato mofetila representou um marco no TP, diminuindo de forma marcante a incidência de episódios de rejeição, com impacto nos resultados de sobrevida do enxerto. Dessa forma, não há espaço para a azatioprina em TP. No entanto, o uso de micofenolato mofetila ou micofenolato sódico, usado em 92% dos casos, está frequentemente associado ao desenvolvimento de diarreia nos pacientes diabéticos submetidos a TP.

Os inibidores da mTOR (ou *proliferation signal inhibitors* [PSI] – sirolimus e everolimus) têm sido utilizados principalmente em esquemas de conversão, substituindo inibidores de calcineurina (em casos de toxicidade a esses agentes) ou substituindo micofenolato mofetil (MMF) ou micofenolato sódico (em casos de intolerância ao fármaco, principalmente diarreia). Resultados a longo prazo com uso de sirolimus associado com tacrolimus e corticoide em TRPS mostraram boa eficácia e tolerabilidade.

Apesar dos resultados animadores de relatos de TP sem o uso de corticoide, a maioria dos centros continua incluindo corticoide como parte do esquema de imunossupressão de manutenção. Dados do registro SRTR mostram que depois de 1 ano, 70% dos pacientes estão em uso de corticoide.

> **! PONTOS-CHAVE**
> - Terapia de indução é utilizada com maior frequência em TP do que em outros tipos de transplante
> - Os inibidores de calcineurina podem causar hiperglicemia no TP
> - O efeito diabetogênico do tacrolimus é maior do que o da ciclosporina

Complicações do transplante de pâncreas

O TP associa-se a um maior número de complicações pós-transplante do que o transplante de rim isolado; consequentemente, ocorre maior número de reoperações após o TP. A maior morbidade do TP está relacionada com as características do órgão, particularmente pela secreção exócrina, rica em enzimas proteolíticas. As complicações podem ser divididas em complicações técnicas, imunológicas, metabólicas, urológicas e infecciosas, além disso, podem ser precoces ou tardias.

Complicações técnicas

Trombose

A trombose é a mais temida das complicações técnicas. A trombose arterial é rara, porém a trombose venosa é a mais comum das complicações, com incidência que varia de 2 a 5% dos casos. A principal causa de trombose é a técnica cirúrgica, mas pode estar relacionada com diversos outros fatores, desde condições relacionadas com o doador até preservação do órgão e aspectos intrínsecos do receptor (aterosclerose precoce e alterações da coagulação). Além disso, o pâncreas apresenta baixo fluxo sanguíneo em sua microcirculação, que piora após a esplenectomia.

A maioria das tromboses ocorre primariamente no sistema venoso e manifesta-se clinicamente com hiperglicemia e hematúria negra (observada na drenagem vesical), podendo apresentar dor no enxerto, distensão abdominal e hiperamilasemia. O diagnóstico é confirmado por ultrassonografia com doppler que acusa ausência de fluxo na maioria das vezes ou inversão da onda diastólica.

Em casos de dúvida, outros meios diagnósticos podem ser utilizados, como angiorressonância magnética, angiotomografia ou arteriografia digital, mas recomenda-se abordagem cirúrgica precoce nessa situação. Em raras situações, principalmente quando há diagnóstico precoce, pode ser realizada a trombectomia e/ou o uso de agentes trombolíticos. No entanto, nos casos de trombose vascular, a pancreatectomia é a conduta de eleição.

Para a profilaxia da trombose vascular são utilizados diversos protocolos de anticoagulação e antiagregantes plaquetários, que, como efeito colateral, podem aumentar a incidência de sangramento pós-operatório.

Pancreatite do enxerto

A pancreatite do enxerto é uma complicação comum após o TP. Nos primeiros dias após o TP, a maioria dos pacientes apresenta sinais e sintomas de pancreatite, caracterizados por certa dor no local do enxerto, aumento das enzimas pancreáticas e aumento da amilase no dreno. Esses episódios costumam ser leves e transitórios, sem maiores consequências clínicas. A pancreatite precoce decorre de fatores relacionados com a captação, como: efeito do manuseio do pâncreas, efeito da perfusão e tempo de isquemia fria.

Em casos de derivação vesical da secreção exócrina do pâncreas, pode ocorrer a **pancreatite de refluxo** devido ao refluxo do conteúdo vesical para o enxerto pancreático. É mais comum em pacientes com bexiga neurogênica. Trata-se de uma inflamação aguda do enxerto pancreático que se manifesta clinicamente por quadro de dor no enxerto, associado à disfunção do enxerto pancreático e elevação maciça das enzimas pancreáticas séricas. Uma das formas de confirmação do diagnóstico e de simultaneamente iniciar o tratamento é a passagem de sonda vesical de demora. Com esse procedimento, a sintomatologia e o quadro laboratorial são revertidos rapidamente. A biopsia pancreática nesses casos mostra um quadro de inflamação pancreática à custa de neutrófilos, o que ajuda a fazer o diagnóstico diferencial com rejeição aguda. A continuação do tratamento geralmente é feita com cateterismo intermitente para evitar alto resíduo urinário. Episódios repetidos de pancreatite de refluxo constituem uma das indicações para realizar a conversão da drenagem vesical para drenagem entérica.

Fístulas

Fístula entérica. É uma complicação pouco frequente, porém grave. As fístulas entéricas geralmente ocorrem por deiscência da sutura da borda duodenal. O quadro clínico caracteriza-se por dor abdominal súbita, aumento dos níveis séricos de amilase e lipase e febre. Esse tipo de fístula é particularmente perigosa pelo desenvolvimento de peritonite e sepse. O diagnóstico deve ser rápido, e a intervenção cirúrgica de urgência é necessária. Frente a uma fístula entérica, podem ser utilizadas técnicas para tentar preservar o pâncreas, como o desvio do trânsito intestinal em Y de Roux ou mesmo transformar em derivação vesical. No entanto, a alternativa mais segura é realizar a pancreatectomia.

Fístula vesical. Ocorre em casos de derivação vesical do suco pancreático. A fístula vesical através de perfuração do segmento do duodeno promove extravasamento de urina e suco pancreático para a cavidade abdominal. É mais frequente nos primeiros 3 meses pós-transplante e geralmente de causa técnica ou isquêmica. Os pacientes se apresentam com quadro de dor abdominal e elevação dos níveis séricos das enzimas pancreáticas. O diagnóstico é feito por cistografia. O tratamento é, em geral, cirúrgico, com fechamento da fístula e drenagem vesical prolongada ou conversão entérica.

Coleções e abscessos

Infecções e abscessos intra-abdominais são mais frequentes no TP do que no transplante de rim isolado. A complicação mais temida é a formação de abscessos intra-abdominais ou coleções infectadas de líquido peripancreático. Os sintomas incluem dor local, febre e leucocitose. Tomografia computadorizada do abdome é importante para avaliação e seguimento. Em muitos casos, o tratamento pode ser só conservador com punção percutânea da coleção e uso de antibióticos de amplo espectro, visto que a flora é geralmente mista. No entanto, se o paciente não responde a esse tratamento, a exploração abdominal é necessária e muitas vezes deve ser considerada a pancreatectomia. Uma complicação mais tardia, e mais rara, da infecção peripancreática é o desenvolvimento de aneurisma micótico no local da anastomose arterial, resultando em choque hemorrágico com risco de morte.

> **PONTOS-CHAVE**
> - A trombose venosa é a mais comum e a mais temida complicação
> - Fístula entérica é uma complicação pouco frequente, porém grave e geralmente ocorre por deiscência da sutura da borda duodenal
> - Outra complicação temida é a formação de abscessos intra-abdominais ou coleções infectadas de líquido peripancreático

Complicações imunológicas

Rejeição ao enxerto

O pâncreas é considerado um órgão imunogênico. A incidência de rejeição aguda em TRPS é maior do que em casos de transplante renal isolado. Além disso, é significativa a incidência de rejeição aguda nos casos de TPI, sendo a perda imunológica uma causa importante de insucesso desse tipo de transplante. Os mecanismos que conferem maior imunogenicidade ao enxerto pancreático ainda não foram totalmente elucidados.

Rejeição aguda

O monitoramento da rejeição aguda ao enxerto pancreático no TRPS baseia-se nos indicadores de rejeição ao enxerto renal, uma vez que a grande maioria das rejeições ocorre simultaneamente nos dois órgãos, por esse motivo o enxerto renal é considerado espelho do evento imunológico no outro órgão. A rejeição ao enxerto renal geralmente precede a manifestação da rejeição ao enxerto pancreático. Entretanto, podem ocorrer rejeições isoladas: rejeição isolada de rim em transplantes duplos e rejeição isolada de pâncreas, em raros casos.

A base para a suspeita do diagnóstico de rejeição ao enxerto pancreático é a detecção de alterações da função acinar.

O **quadro clínico** da rejeição ao enxerto pancreático é frustro. As alterações laboratoriais incluem: aumento das enzimas pancreáticas séricas (principalmente lipase) e diminuição de 40 a 50% dos níveis de amilasúria (nos casos cuja drenagem exócrina do pâncreas ocorre por via vesical). A alteração endócrina representada pela hiperglicemia é mais tardia e considerada de pior prognóstico, pois reflete um estágio avançado da rejeição no qual as ilhotas de Langerhans foram acometidas pelo processo de rejeição com perda da massa de células beta e geralmente irreversível ao tratamento antirrejeição.

O **diagnóstico** definitivo de rejeição ao enxerto pancreático é fornecido pela biopsia percutânea. Nos casos de TRPS, a biopsia do pâncreas tem como principal função confirmar o diagnóstico, além de fornecer dados sobre a gravidade da rejeição, orientando o tratamento adequado. Já nos casos de transplante de pâncreas solitário (TPAR e TPI), principalmente nos casos com drenagem entérica, em que o parâmetro da amilasúria não está disponível, a biopsia do enxerto tem papel crucial no manuseio clínico pós-transplante.

Os critérios de rejeição ao enxerto pancreático incluem a tríade formada por inflamação septal, venulite e inflamação acinar. Com o progressivo envolvimento de ácinos ocorre aumento das enzimas pancreáticas séricas.

O processo inflamatório é composto principalmente de linfócitos e macrófagos, com sinais de imunoativação. Nos casos mais graves, há comprometimento vascular com endotelite arterial e vasculite. Nas fases iniciais da rejeição, as ilhotas são poupadas (assim, os níveis de glicemia mantêm-se dentro da faixa de normalidade). Apenas em estágios mais avançados da rejeição ocorre comprometimento das ilhotas pancreáticas, com inflamação e destruição de sua arquitetura (com manifestação clínica de hiperglicemia). Nessa fase, a rejeição é geralmente irreversível, conforme comentado anteriormente. Segundo os critérios diagnósticos, as biopsias são classificadas em rejeição leve, moderada e grave (Quadro 60.3).

O **tratamento da rejeição** depende da gravidade da rejeição, sendo indicada a pulsoterapia com corticoide (geralmente 500 mg de metilprednisolona por via intravenosa por 3 dias consecutivos) em casos de rejeições mínima e leve. A partir da graduação de rejeição moderada, deve ser indicado tratamento com drogas antilinfocitárias (anticorpos policlonais anti-CD3).

Rejeição crônica

A rejeição crônica do pâncreas manifesta-se por uma deterioração progressiva da função do enxerto associada a alterações morfológicas vasculares e intersticiais. A rejeição crônica é o resultado final da agressão imunológica ao enxerto, após episódios recorrentes e/ou graves de rejeição aguda.

Clinicamente, ocorre o reaparecimento de hiperglicemia, com aumento das taxas de hemoglobina glicada e diminuição dos níveis de peptídio C circulante, indicando a destruição progressiva da capacidade endócrina. Os níveis das enzimas pancreáticas encontram-se normais ou poucos alterados.

Histologicamente, caracteriza-se por uma progressiva perda de parênquima acinar, à custa de fibrose intersticial, além da alteração vascular típica de rejeição crônica, que é a endarterite obliterante. A endarterite obliterante caracteriza-se por espessamento fibroso concêntrico da íntima, o que leva ao estreitamento significativo da luz das artérias e, consequentemente, acarreta isquemia e falência do órgão transplantado. As artérias apresentam, além da fibrose da íntima, *foam cells* subendoteliais e moderado grau de infiltração de macrófagos e linfócitos na parede do vaso, caracterizando um quadro de arteriosclerose. No entanto, as amostras de biopsia de enxerto com rejeição crônica frequentemente mostram somente tecido fibroso com inflamação esparsa composta de processo inflamatório linfoplasmocitário, sem representação de vasos na amostra (Quadro 60.3).

As ilhotas de Langerhans não são afetadas na rejeição crônica até que extensiva fibrose tenha comprometido todo o parênquima glandular. Quando acometidas, as ilhotas apresentam hiperplasia e/ou desarranjo de sua arquitetura.

Quadro 60.3 Classificação de Banff 2015 para biopsias de enxerto pancreático.

Categoria 1. Normal
Parênquima pancreático sem anormalidades, sem infiltrado inflamatório. O componente fibroso limita-se aos septos normais.
Categoria 2. Indeterminado
Infiltrado inflamatório mononuclear esparso, restrito aos septos conjuntivos
Categoria 3. Rejeição aguda mediada por linfócitos T
Grau I   **Rejeição aguda leve** Inflamação septal ativa (linfócitos ativados e/ou eosinófilos), com venulite (acúmulo subendotelial de células inflamatórias agredindo o endotélio das veias), ductite (inflamação epitelial e dano de ductos) e/ou Inflamação acinar focal
Grau II   **Rejeição aguda moderada** Inflamação acinar multifocal com lesão de células acinares e/ou Arterite intimal mínima
Grau III   **Rejeição aguda grave** Inflamação acinar difusa, com necrose de células acinares e/ou Arterite intimal moderada a grave e/ou Arterite necrosante transmural
Categoria 4. Rejeição aguda mediada por anticorpos (RAMA)
Três componentes de diagnóstico: **1) Evidência histológica de lesão tecidual aguda**:<ul><li>**Grau I (RAMA leve)**: arquitetura preservada, infiltrados interacinares de macrófagos ou mistos (com neutrofílicos) com raros danos às células acinares (edema, necrose)</li><li>**Grau II (RAMA moderada)**: arquitetura preservada, infiltrados interacinares de macrófagos ou mistos (com neutrofílicos), dilatação capilar, capilarite interacinar, arterite intimal, congestão, lesão de células acinares multicelulares e extravasamento de hemácias</li><li>**Grau III (RAMA grave)**: arquitetura comprometida, infiltrados inflamatórios em um fundo de hemorragia intersticial, necrose do parênquima multifocal e confluente, necrose da parede de artérias e veias, arterite necrosante transmural e trombose (na ausência de outra causa aparente)</li></ul>**2) C4 d+ em capilares interacinares** ($\geq$ 1% da superfície lobular acinar por IHQ)

(continua)

Quadro 60.3 Classificação de Banff 2015 para biopsias de enxerto pancreático. (*Continuação*)

3) Evidência sorológica de DSA, HLA ou outros antígenos
   A presença de:
      Três dos 3 componentes de diagnóstico: faz diagnóstico definitivo de RAMA
      Dois dos 3 componentes de diagnóstico: considerar RAMA
      Um dos 3 componentes de diagnóstico: requer exclusão de RAMA

Categoria 5. Rejeição mediada por anticorpos crônica ativa

Características combinadas da categoria 3 e/ou 4 com arteriopatia crônica ativa e/ou categoria 6
Especificar se rejeição aguda mediada por linfócitos T, rejeição mediada por anticorpos ou mista

Categoria 6. Arteriopatia crônica

Espessamento arterial fibrointimal com estreitamento da luz do vaso
- Inativo: espessamento arterial fibrointimal com estreitamento da luz
- Ativo: infiltração subintimal da camada fibrosa por células mononucleares (linfócitos T e macrófagos)

Graduação (considerando a artéria mais afetada):
- Grau 0 (negativo): sem estreitamento da luz
- Grau 1 (leve): ≤ 25% de estreitamento da luz
- Grau 2 (moderado): 26-50% de estreitamento da luz
- Grau 3 (grave): ≥ 50% de estreitamento da luz

Categoria 7. Fibrose crônica do enxerto

Grau I Fibrose do enxerto leve	Expansão de septos fibrosos. A fibrose ocupa < 30% da área. Os lóbulos acinares apresentam contornos irregulares. As áreas lobulares centrais são normais
Grau II Fibrose do enxerto moderada	A fibrose ocupa 30 a 60% da área. A atrofia exócrina afeta a maioria dos lóbulos
Grau III Fibrose do enxerto grave	As áreas fibróticas predominam e ocupam > 60% da área. Áreas isoladas de tecido acinar residual e/ou ilhotas presentes

Categoria 8. Patologia das ilhotas

- Recidiva do diabetes melito autoimune (insulite e/ou perda seletiva de células β)
- Deposição de amiloide (amilina) em ilhotas
- Toxicidade pelo inibidor de calcineurina nas células das ilhotas

Categoria 9. Outros diagnósticos histológicos

Alterações patológicas não consideradas causadas por rejeição aguda e/ou crônica. Por exemplo: pancreatite por citomegalovírus, doença linfoproliferativa pós-transplante

DSA: anticorpo doador-específico (do inglês *donor specific antibodies*); HLA: antígeno leucocitário humano; IHQ: imuno-histoquímica. RAMA: rejeição aguda mediada por anticorpos.

A angioressonância magnética ou a angiotomografia do enxerto pancreático podem ser úteis no diagnóstico de rejeição crônica do pâncreas, pois mostram a ausência de fluxo sanguíneo no órgão.

> **⚠ PONTOS-CHAVE**
>
> - A base para a suspeita do diagnóstico de rejeição aguda ao enxerto pancreático é a detecção de alterações da função acinar
> - A rejeição ao enxerto renal geralmente precede a manifestação da rejeição ao enxerto pancreático
> - Na rejeição crônica ocorre o reaparecimento de hiperglicemia, com aumento das taxas de hemoglobina glicada e diminuição dos níveis de peptídio C circulante.

Recidiva da doença de base

A recidiva do DM, embora pouco frequente, pode ocorrer após o TP. O diagnóstico da recidiva nem sempre é fácil de ser comprovado. De maneira geral, ocorre diminuição gradual da função de células beta, que acontece em geral de 6 a 12 meses após detecção da recidiva. Ao contrário da rejeição aguda, que é mais frequente nos primeiros meses após o transplante, a recidiva da autoimunidade e do DM é mais frequente alguns anos após o transplante. Além do aparecimento de hiperglicemia, o primeiro sinal de deterioração é a diminuição dos níveis séricos do peptídio C.

A biopsia do enxerto mostra pâncreas exócrino normal sem infiltrado, sem sinais de rejeição. A inflamação acomete exclusivamente as ilhotas (*isletitis* ou *insulitis*) com infiltrado composto principalmente de linfócitos e de macrófagos que permeiam as células das ilhotas. Com a evolução da destruição autoimune, a imuno-histoquímica pode ser muito tênue ou mesmo negativa para insulina, mas detecta células positivas para glucagon e cromogranina, indicando a seletividade do ataque às células produtoras de insulina.

A relevância clínica da presença de autoanticorpos anti-GAD-65 e anti-ilhotas (anti-ICA512/IA-2), e mais recentemente do antitransportador 8 do Zinco (anti-ZnT8), no pós-transplante tem ganhado consistência. A detecção desses anticorpos após o TP não é infrequente, ocorrendo em aproximadamente metade dos pacientes. O seu aparecimento *de novo* – descrito em mais de 20% dos doentes – e a existência de múltiplos anticorpos são fatores de risco para a recidiva do DM. O anticorpo anti-ZnT8 tem uma relação temporal mais próxima com a recidiva da DM, sugerindo maior especificidade. Pela fácil rastreabilidade desses anticorpos e dada sua associação à recidiva do DM, recomenda-se o seu monitoramento após o TP. O diagnóstico definitivo da recidiva deve basear-se na biopsia do enxerto, que tem permitido estabelecer o diagnóstico em cerca de 5% dos pacientes. Assim, a imunossupressão usada no TP não previne a recidiva da DM em todos os doentes. Uma vez identificada a recidiva, as opções terapêuticas tentadas para travar a destruição autoimune das ilhotas também se têm revelado desapontadoras.

Complicações metabólicas

Desidratação e acidose metabólica

Esse tipo de complicação ocorre frequentemente nos casos de TP com drenagem da secreção exócrina via vesical. A produção de suco pancreático é de cerca de 800 a 1.000 mℓ/dia de líquido rico em bicarbonato de sódio e enzimas pancreáticas. Com a derivação vesical da secreção exócrina do pâncreas, todos esses componentes são eliminados com a urina, promovendo uma espoliação importante de água, sal e bicarbonato, com consequente repercussão no equilíbrio hidreletrolítico e ácido-básico. Apesar da orientação de ingestão de grande quantidade de líquidos e da reposição de bicarbonato de sódio, muitas vezes são observados quadros graves de desidratação, hipotensão arterial e acidose metabólica, requerendo reinternação hospitalar para as respectivas reposições. Citrato de sódio pode ser utilizado como alternativa para o tratamento da acidose metabólica. Pacientes que já apresentam hipotensão postural decorrente de neuropatia autonômica podem se tornar sintomáticos com desconforto importante para as atividades diárias. Nesses casos, está indicado o uso de fludrocortisona para promover retenção de sal e água, ou o uso de cloreto de sódio em comprimidos.

Em muitos casos, essas complicações tendem a desaparecer com os meses, porém, em casos nos quais essa complicação persiste e dependendo da morbidade, a conversão para drenagem entérica deve ser considerada.

Hiperglicemia

Em geral, normoglicemia é alcançada em poucas horas após o TP. No entanto, alguns pacientes mantêm hiperglicemia dias ou mesmo semanas após o TP. O retardo na normalização da glicemia pode ser decorrente de lesão tecidual no doador no momento da captação ou devido à trombose arterial ou venosa, rejeição ao enxerto ou pancreatite, além do uso de altas doses de corticoides. Por esse motivo, é essencial o monitoramento frequente da glicemia capilar. É extremamente importante a correção adequada e imediata das hiperglicemias, pois a alta concentração de glicose no sangue é tóxica para as ilhotas pancreáticas.

Hiperglicemia transitória também pode ocorrer relacionada com efeitos de medicamentos imunossupressores e resistência à insulina. Nesses casos, observa-se boa resposta com a redução dos níveis desses medicamentos. Ganho de peso após o transplante pode também ser uma causa de resistência à insulina, causando o aparecimento de hiperglicemia, aumento dos níveis de hemoglobina glicada, porém com elevados níveis séricos de peptídio C. Nesses casos, o tratamento indicado é a redução de peso. Alternativamente, fármacos antidiabetogênicos podem ser utilizados, desde que não haja contraindicação.

Hiperinsulinemia

A hiperinsulinemia sistêmica ocorre nos casos em que a drenagem venosa é feita nas veias ilíacas ou na veia porta, e não na forma mais fisiológica, que é a drenagem venosa portal. Nos casos de drenagem portal, a passagem direta do sangue venoso do pâncreas pelo fígado promove uma primeira extração da insulina, mantendo a insulinemia em níveis fisiológicos. Na drenagem venosa sistêmica, as concentrações de insulina são em geral duas a três vezes mais altas, caracterizando um estado de hiperinsulinemia.

Existe a preocupação com o estado de hiperinsulinemia crônica após a drenagem venosa sistêmica, principalmente relacionado como aumento do risco vascular. De fato, existem vários estudos que correlacionam o estado de hiperinsulinemia com aumento do risco vascular. A grande dificuldade de interpretação desses estudos é que na maioria deles a hiperinsulinemia é o marcador de um estado de resistência à insulina, a qual por si só está associada a fatores que contribuem para a aterogênese e, portanto, para o maior risco vascular. Nesse contexto, é importante ressaltar que alguns estudos têm demonstrado que a progressão da arteriosclerose diminui em TRPS apesar de hiperinsulinemia.

Complicações infecciosas

As complicações infecciosas, pela sua alta frequência, constituem importante complicação no TP. Apesar desse quadro, não há justificativa para esquema de antibiótico-profilaxia mais duradouro. Como profilaxia, os antibióticos devem ser iniciados antes do ato cirúrgico e mantidos por 24 a 48 horas.

A incidência mais alta de complicações infecciosas pós-TP é resultado de um estado de maior imunossupressão (emprego frequente de medicamentos antilinfocitários) associado à manipulação de alça intestinal (duodeno do enxerto e alças intestinais do receptor em casos de drenagem entérica), além de episódios de pancreatite e fístulas com aparecimento de coleções peripancreáticas.

A infecção mais frequente após o TP é a infecção do trato urinário, que pode acometer 80 a 100% dos pacientes com drenagem exócrina vesical e 30 a 40% nos casos de drenagem entérica. A alta frequência de infecções urinárias nos casos com drenagem exócrina vesical, assim como sua recorrência, decorre da associação de vários fatores, como: quebra da barreira mucosa pela irritação química do suco pancreático, alcalinização do meio, desidratação, imunossupressão e inadequado esvaziamento da bexiga por disfunção crônica pela bexiga neurogênica, geralmente presentes nos candidatos para TP. A maioria dos episódios de infecção do trato urinário é causada pelos agentes *Enterococos faecalis*, *Pseudomonas aeruginosa*, *Klebsiella pneumoniae* e *Escherichia coli*.

A infecção da ferida operatória também constitui evento comum, geralmente de fácil manuseio, acometendo planos superficiais.

A incidência de infecção por citomegalovírus após TP é mais elevada do que em transplante de outros órgãos, possivelmente relacionada com imunossupressão mais agressiva.

Complicações urológicas

As complicações urológicas são mais comuns com a drenagem vesical da secreção exócrina do pâncreas. Essas complicações são decorrentes da irritação química local causada pelo suco pancreático, agravadas pelo estado de desidratação. Além da infecção urinária, uma das complicações mais comuns é a hematúria macroscópica, que pode ocorrer com diferentes graus de intensidade e recorrência. O manuseio desses episódios de hematúria é habitualmente clínico, por meio de aumento de hidratação, cateterismo e irrigação vesical, além de suspensão de anticoagulantes e/ou antiagregantes plaquetários.

Eventualmente, pode haver necessidade de cistoscopia para remoção de coágulos e cauterização e, raramente, de exploração cirúrgica para hemostasia.

O efeito irritante das enzimas pancreáticas na mucosa do trato urinário baixo pode causar também cistite, uretrite com disúria e balanite química, podendo levar a estenoses de uretra. A incidência de cálculos vesicais, que varia de 3 a 5%, também é significativamente maior após TP (com drenagem vesical) do que em transplante de rim isolado.

Efeito do transplante de pâncreas nas complicações secundárias do DM

Efeitos metabólicos

O TP com sucesso resulta em independência da insulina exógena, com normoglicemia mantida e normalização dos níveis de hemoglobina glicada. A grande maioria dos pacientes apresenta resposta normal ao teste de tolerância oral à glicose, assim como resposta normal à arginina. Além disso, graças à normalização do quadro metabólico, os pacientes não mais apresentam hipoglicemia. A secreção de glucagon e a produção de glicose hepática em resposta à hipoglicemia normalizam após o TP com sucesso.

Retinopatia

O impacto do TP na retinopatia diabética é limitado, talvez pelo fato de muitos pacientes já apresentarem doença avançada no momento do transplante. A grande maioria dos candidatos para TP já apresenta retinopatia e já se submeteu à fotocoagulação com *laser* ou a alguma cirurgia para retinopatia, com comprometimento grave da acuidade visual ou mesmo amaurose.

O TP não tem um imediato efeito benéfico marcante na retinopatia diabética preestabelecida. Logo após o TP com sucesso, com a normalização da glicemia, pode inclusive ocorrer piora da retinopatia, semelhante ao observado no estudo *Diabetes Control and Complications Trial* (DCCT) com insulinoterapia intensiva e rigoroso controle metabólico. No entanto, estudos mais a longo prazo que acompanharam TPRS por mais de 3 anos demonstraram a estabilização da retinopatia com melhoras mais consistentes: menor progressão de retinopatia instalada, menor frequência de hemorragias vítreas, menor necessidade de laserterapia. Além do impacto do controle metabólico na progressão da retinopatia, é fundamental o controle da pressão arterial. O uso de corticoides também pode ser considerado agravante nesse processo, pois está associado ao desenvolvimento de catarata, que é a doença ocular mais comum a longo prazo pós-transplante, podendo acometer até 40% dos pacientes.

Nefropatia

Como já comentado anteriormente, ocorre recidiva histológica da nefropatia diabética após o transplante de rim isolado, porém raramente leva à perda de função. A recidiva da nefropatia diabética no rim transplantado nunca foi descrita em TRPS com pâncreas funcionante. Assim, o benefício do TRPS com respeito à nefropatia diabética é mais evidente histologicamente do que clinicamente.

A evidência mais importante do efeito benéfico da normalização da glicemia sobre a progressão da nefropatia diabética em fases iniciais foi apresentada por Fioretto et al. A reversão histológica da nefropatia diabética foi demonstrada a longo prazo após a normalização da glicemia obtida por meio do TPI, em oito pacientes com DM. Biopsias renais realizadas 5 e 10 anos após o TPI com sucesso documentaram a diminuição da expansão mesangial, assim como a diminuição do espessamento da membrana basal glomerular e tubular. Vale a pena ressaltar que os pacientes no momento do TPI apresentavam *clearance* de creatinina de 108 ± 20 mℓ/min/1,73 m^2, havendo queda do *clearance* após 5 anos para 74 ± 16 mℓ/min/1,73 m^2, mantendo-se estável em 74 ± 14 mℓ/min na avaliação após 10 anos.

Neuropatia

Neuropatias motora e sensitiva estão presentes na grande maioria dos pacientes diabéticos com doença renal crônica causada pelo DM e pela uremia. Sintomas de neuropatia são encontrados em 86% desses pacientes e exame neurológico anormal em 94%. A neuropatia periférica motora e sensitiva melhora tanto após o transplante de rim isolado como após o TRPS, porém a melhora é mais acentuada nos casos de TRPS. Diabéticos com neuropatia muito avançada dificilmente terão benefício marcante com o TP, ao passo que aqueles com neuropatia em fase mais inicial apresentam melhora significativa na reversão da neuropatia.

Microangiopatia

A microangiopatia representa o efeito de DM de longa data no endotélio vascular. O risco de complicações microvasculares está associado à concentração sanguínea de glicose, como demonstrado nos estudos do DCCT, em que o melhor controle glicêmico correlaciona-se com menor índice de complicações secundárias. Por outro lado, fármacos como ciclosporina e tacrolimus podem causar microangiopatia e, assim, outros fatores pós-transplante podem minimizar os benefícios do controle metabólico. Diversos testes específicos demonstraram que o TRPS apresenta um efeito benéfico na microcirculação que é maior do que o obtido após transplante de rim isolado, confirmando que a recuperação metabólica com normoglicemia mantida pode melhorar a reatividade vascular e a integridade microvascular.

Macroangiopatia

A doença macrovascular é uma das principais causas de óbito do paciente diabético e de pacientes transplantados. A normoglicemia mantida aparentemente não é suficiente para melhorar a doença macrovascular, visto que outros fatores como fármacos imunossupressores, ganho de peso, dislipidemias, hipertensão arterial e resistência à insulina pós-transplante podem ter impacto nesse tipo de lesão. Provavelmente, por esses motivos o TRPS tem limitado efeito na doença vascular periférica, como será discutido a seguir. Por outro lado, o TP apresenta efeitos benéficos na doença coronariana. O TRPS reduz a progressão da doença arterial coronariana. Após o TRPS, a taxa de óbito por causa cardiovascular é significativamente menor do que em pacientes diabéticos submetidos a transplante de rim isolado ou em diálise.

Doença vascular periférica

A doença vascular periférica do diabético caracteriza-se por uma associação de doença microvascular e macrovascular, associada à neuropatia. Nesse contexto, após o transplante e o uso de fármacos imunossupressores, o risco de infecção aumenta, resultando em dramáticos casos de amputação.

A doença vascular periférica continua a progredir após o transplante de rim isolado. Um dos estudos demonstrou que 30% dos pacientes tiveram pelo menos 1 episódio de amputação pós-transplante. No entanto, o TP, apesar de promover normalização metabólica, também não reduz o risco da doença vascular periférica.

Assim, o cuidado meticuloso com os pés é fundamental para prevenir amputações. Orientação para inspeção diária dos pés, o uso de palmilhas e sapatos adequados, assim como tratamento imediato de qualquer lesão nos pés é fundamental para a prevenção dessa grave complicação. Angiografia deve ser usada quando indicada para identificar as lesões vasculares passíveis de tratamento.

Qualidade de vida

A qualidade de vida de pacientes submetidos a TP com sucesso melhora de forma significativa. A satisfação dos pacientes decorre não apenas da melhora da capacidade física como também de aspectos psicossociais e profissionais.

As análises de qualidade de vida relacionadas com diabetes demonstram melhora da qualidade de vida em TRPS comparado a transplante de rim isolado. Além da importância da independência da diálise, da melhora do estado geral e da liberação da dieta e de líquidos, obtidos com o transplante renal, a independência da insulina exógena e do intensivo monitoramento da glicemia, associado ao fato de não mais apresentar episódios de hipoglicemias assintomáticas, são fatores importantes para a melhora da qualidade de vida do paciente com o TP. Pacientes que receberam TRPS queixam-se de que a estadia na UTI e no hospital são mais prolongadas além da morbidade pós-transplante que, em geral, é maior em TRPS, sendo responsável por um maior número de reinternações. Os estudos mais recentes têm demonstrado que a análise da qualidade de vida depende da expectativa do paciente para um determinado procedimento, ou seja, se o objetivo desejado foi alcançado. Quando os pacientes recebem o procedimento que estavam esperando, a melhora da qualidade de vida é semelhante com TRPS e transplante de rim isolado.

BIBLIOGRAFIA

Ciancio G, Sageshima J, Chen L, Gaynor JJ, Hanson L, Tueros L et al. Advantage of rapamycin over mycophenolate mofetil when used with tacrolimus for simultaneous pancreas kidney transplants: randomized, single-center trial at 10 years. Am J Transplant. 2012;12(12):3363-76.

Fioretto P, Steffes M, Sutherland DE, Goetz F, Mauer M. Reversal of lesions of diabetic nephropathy after pancreas transplantation. N Engl J Med. 1998;339:69.

Gonzalez AM, Lopes Filho GJ, Triviño T, Messetti F, Rangel EB, Melaragno C. Opções técnicas utilizadas no transplante pancreático em centros brasileiros. CBC 2005;32(1):18-22.

Larsen JL. Pancreas transplantation: indications and consequences. Endocrine Reviews. 2004;25(6):919-46.

Loupy A, Haas M, Solez K, Racusen L, Glotz D, Seron D et al. The Banff 2015 Kidney Meeting Report: Current Challenges in Rejection Classification and Prospects for Adopting Molecular Pathology. Am J Transplant. 2017;17(1):28-41.

Martins LS, Henriques AC, Fonseca IM, Rodrigues AS, Oliverira JC, Dores JM et al. Pancreatic autoantibodies after pancreas-kidney transplantation – do they matter? Clin Transplant. 2014;28(4):462-9.

Martins S, Outerelo C, Malheiro J, Fonseca IM, Henriques AC, Dias LS et al. Health-related quality of life may improve after transplantation in pancreas-kidney recipients. Clin Transplant. 2015;29(3):242-51.

Nath DS, Gruessner AC, Kandaswamy R, Gruessner RW, Sutherland DER, Humar A. Outcomes of pancreas transplants for patients with type 2 diabetes mellitus. Clin Transplant. 2005;19:792-7.

Pirsch JD, Sollinger HW, Smith C. Kidney and pancreas transplantation in diabetic patients. In: Danovitch GM (editor). Handbook of kidney transplantation. 4 rd. Lippincott Williams & Wilkins, Philadelphia; 2004. p. 390-413.

Shapiro AMJ, Lakey JRT, Ryan EA et al. Islet transplantation in seven patients with type 1 diabetes mellitus using a glucocorticoid-free immunosuppressive regimen. N Engl J Med. 2000;343:230-8.

The Diabetes Control and Complications Trial Research Group. The effect of intensive treatment of diabetes on the development and progression of long-term complications in insulin-dependent diabetes melllitus. N Engl J Med. 1993;29:977-86.

Tyden G, Bolinder J, Solders G et al. Improved survival in patients with insulin-dependent diabetes mellitus and end-stage diabetic nephropathy 10 years after combined pancreas and kidney transplantation. Transplantation. 1999;67:645-8.

Vendrame F, Hopfner YY, Diamantopoulos S, Virdi SK, Allende G, Snowhite IV et al. Risk Factors for Type 1 Diabetes Recurrence in Immunosuppressed Recipients of Simultaneous Pancreas-Kidney Transplants. Am J Transplant. 2016;16(1):235-45.

Venstrom JM, McBride MA, Rother KI, Hirshberg B, Orchard TJ, Harlan DM. Survival after pancreas transplantation in patients with diabetes and preserved kidney function. JAMA. 2003;290(21):2817-23.

Young BY, Gill J, Huang E, Takemoto SK, Anastasi B, Shah T et al. Living donor kidney *versus* simultaneous pancreas-kidney transplant in type I diabetics: an analysis of the OPTN/UNOS database. Clin J Am Soc Nephrol. 2009;4: 845–852.

White AS, Nicholson ML, London NJM. Vascularized pancreas allotransplantation – clinical indications and outcome. Diabetic Medicine. 1999;16:533-43.

61 | Infecções Pós-Transplante

Jessica M. Stempel • Sophia Koo • Nicolas C. Issa • Leonardo V. Riella

INTRODUÇÃO

As infecções pós-transplante renal são uma causa importante de morbidade e mortalidade durante todo esse período. Os pacientes tornam-se mais propensos a contrair uma variedade de infecções após o transplante devido à imunossupressão em curso, e podem apresentar manifestações clínicas atípicas.

Neste capítulo será fornecida uma visão geral das complicações infecciosas comuns após o transplante renal, incluindo diagnóstico e abordagens terapêuticas. A avaliação pré-transplante de riscos infecciosos em potenciais candidatos à cirurgia continua a ser uma parte essencial da avaliação geral do procedimento e permite a estratificação de risco e a implementação de estratégias preventivas, como imunizações adequadas pré-transplante e estratégias profiláticas pós-transplante para minimizar possíveis complicações infecciosas nesse período, especificamente.

Uma rápida investigação microbiológica e um manejo apropriado são essenciais para assegurar o diagnóstico oportuno e o início rápido de terapia específica.

Variáveis importantes podem auxiliar no diagnóstico diferencial da causa mais provável da infecção:[1]

- Tempo após o transplante
- História epidemiológica
- Sorologias de pré-transplante de doadores e receptores
- Estado de imunossupressão.

O risco de infecção é maior durante os primeiros 180 dias após o transplante e está intimamente relacionado ao grau de imunossupressão. Alterações na imunossupressão podem levar à rejeição aguda do aloenxerto. Os clínicos devem considerar essa relação durante uma infecção ou se forem necessárias mudanças nesse procedimento. Os pacientes são suscetíveis não apenas aos patógenos comuns nosocomiais e adquiridos na comunidade, mas também aos organismos oportunistas que raramente afetam os pacientes imunocompetentes.[2] O estado da imunossupressão depende da presença de variáveis, incluindo: regime imunossupressor (dose, tempo e sequência desses medicamentos), condições subjacentes e comorbidades (hipogamaglobulinemia, desnutrição), interrupção das barreiras mucocutâneas (cateteres) e infecções virais imunomoduladoras latentes – citomegalovírus (CMV), vírus Epstein-Barr (EBV) e vírus da hepatite C (HCV).[3]

> **PONTOS-CHAVE**
> - Uso de análises de reação em cadeia da polimerase (PCR) para diagnóstico rápido de infecções virais respiratórias
> - Uso de análises de PCR *multiplex* para detecção de infecções virais, toxinas e patógenos gastrintestinais
> - A padronização do teste de carga viral CMV (IU/mℓ) facilita o monitoramento das cargas virais de CMV, mesmo quando realizado em diferentes laboratórios
> - O uso de testes de ácido nucleico (NAT) para avaliar o risco infeccioso para certos vírus em doadores de alto risco possibilitou maior uso de órgãos
> - Medicamentos antimicóticos mais novos e menos tóxicos para o tratamento de infecções fúngicas invasivas.

AVALIAÇÃO DE INFECÇÃO PRÉ-TRANSPLANTE

Antes do transplante, os doadores e receptores devem ser examinados para detectar possíveis infecções ativas e latentes. Uma minuciosa avaliação de infecção diminui a morbidade e mortalidade dos receptores de transplante.[4]

O Quadro 61.1 apresenta o que é necessário para avaliar infecção pré-transplante.

IMUNIZAÇÕES EM RECEPTORES DE TRANSPLANTE RENAL

É importante garantir que todos os receptores potenciais de transplante sejam totalmente imunizados pelo menos 4 semanas antes da imunossupressão.[5] Os contatos domésticos e de pessoas próximas, bem como o pessoal hospitalar, devem receber todas as vacinas recomendadas para proteger o paciente contra infecções evitáveis por esse método. As vacinas recomendadas em pacientes transplantados estão apresentadas na Quadro 61.2.[5-7]

IMUNOSSUPRESSÃO E RISCO DE INFECÇÃO

Novos imunossupressores e o uso de profilaxia antimicrobiana modificaram o padrão de infecções oportunistas após o transplante renal. A globulina antitimocitária (ATG), comumente utilizada para indução, está associada a um maior risco de infecção bacteriana [infecções do trato urinário (ITU), pneumonia, bacteremia] e reativação viral latente logo após o transplante.[8-10] Anticorpos monoclonais contra o receptor da interleucina-2 (basiliximabe, daclizumabe) geralmente são associados com menos complicações infecciosas, em parte devido à falta de efeito de

Quadro 61.1 Investigação de doenças infecciosas no pré-transplante.

História social extensa (incluindo exposições ocupacionais e ambientais, contato com animais, história sexual, histórico de viagens)
Revisão dos registros de imunização
Recentes exposições antibacterianas
Exame físico completo
Exames laboratoriais: • Herpes-vírus (sorologia para CMV, EBV, HSV, VZV) • Hepatite B (antígeno de superfície, anticorpo de superfície, anticorpo central) • Hepatite C (anticorpo, carga viral) • HIV (ELISA; considere o teste de carga viral em pacientes com exposições de alto risco recentes que podem estar no período da janela antes da soroconversão) • *Toxoplasma* (sorologia) • Sífilis (RPR/VDRL) • Teste de tuberculose (ensaios de liberação PPD/ELISPOT de interferona-gama) • Outros testes específicos com base em fatores de risco endêmicos específicos de doadores e receptores: histoplasmose, coccidioidomicose, *Strongyloides* (deve ser verificado em pacientes com história de residência prolongada em regiões tropicais e subtropicais, incluindo áreas endêmicas no sudeste dos EUA e Appalachia), malária
Análise de urina (parcial) e cultura de urina
Radiografia de tórax

CMV: citomegalovírus; EBV: vírus Epstein-Barr; HSV: herpes-vírus simples; VZV: varicela-zóster.

depleção de células T intrínseco ao ATG.[11] O efeito do agente de indução sobre o risco de reativação subsequente do CMV é menos claro em alguns estudos que mostram menor incidência de reativação do CMV com inibidores do receptor anti-interleucina-2, e outros que apresentam o mesmo resultado ou aumento da incidência.[12-14] A rejeição aguda com necessidade subsequente de imunossupressão aumentada e o tipo e duração da profilaxia anti-CMV utilizada podem ter influenciado a incidência de infecção por CMV relatada nesses estudos.[11-14] Os regimes imunossupressores que poupam esteroides também diminuíram a incidência de pneumonia por *Pneumocystis jirovecii* (PCP) e reativação viral em pacientes transplantados.[3,15]

> **PONTOS-CHAVE**
>
> Na avaliação da causa mais provável de infecção pós-transplante, considerar:
> • Tempo após o transplante
> • História epidemiológica
> • Sorologias de pré-transplante de doadores e receptores
> • Estado de imunossupressão.

MOMENTO DE INFECÇÕES APÓS O TRANSPLANTE

O risco de infecções específicas após o transplante renal varia de acordo com o período após o transplante.[15] Além disso, a cronologia da infecção está em constante mudança devido ao uso e ao tipo de agentes profiláticos específicos e medicamentos imunossupressores. No período inicial pós-transplante (primeiros 30 dias), predominam as infecções do local cirúrgico, as oriundas do doador e aquelas adquiridas no hospital. O período pós-transplante intermediário (entre 30 e 180 dias) tem o maior risco de reativação e doença por CMV e outras infecções virais latentes.

Os pacientes estão tipicamente em sua fase de máxima imunossupressão durante esse período. As infecções que ocorrem no pós-período tardio (após 180 dias) variam conforme as exposições comunitárias e a terapia imunossupressora crônica, assim como a necessidade de maior imunossupressão para o tratamento de rejeições.

PREVENÇÃO DE COMPLICAÇÕES INFECCIOSAS

A profilaxia antimicrobiana, especificamente contra *Pneumocystis* e CMV, reduz morbidade e mortalidade em receptores de transplante (ver seções posteriores sobre síndromes pneumônicas e CMV). As imunizações de rotina administradas antes do transplante também diminuem o risco de infecções evitáveis por vacina (ver seção anterior sobre imunizações).

INFECÇÕES COMUNS APÓS O TRANSPLANTE RENAL

Os sinais e sintomas clássicos de uma infecção específica são ocasionalmente diminuídos pelo grau de imunossupressão. Por essa razão, confiar apenas nas manifestações clínicas pode configurar um equívoco. Uma revisão detalhada de fatores de risco epidemiológicos, história de exposição, presença ou ausência e tipo de profilaxia e regime de medicação imunossupressora podem ajudar a reduzir as possibilidades no diagnóstico diferencial. Além das culturas regulares, o uso de PCR para possíveis infecções virais e de marcadores de fungos podem ajudar a estabelecer um diagnóstico. Todas as tentativas, incluindo a obtenção de biopsias de tecido – quando necessário (lesões cutâneas, nódulos pulmonares, nódulos linfáticos, massa de etiologia pouco clara) – devem ser feitas para alcançar um diagnóstico definitivo, uma vez que a detecção precoce e a terapia adequada são fundamentais para melhorar os resultados. O período após o transplante em que a infecção está ocorrendo pode servir como guia para considerar os agentes patogênicos mais prováveis.

INFECÇÕES NO LOCAL CIRÚRGICO

O risco de complicações cirúrgicas infecciosas é maior em pacientes imunocomprometidos, com incidência de 5 a 7% em receptores de transplante renal.[16,17]

Os fatores de risco incluem idade avançada, aumento do índice de massa corpórea (IMC), tempo prolongado de cirurgia, permanência hospitalar estendida, fístula urinária e desenvolvimento de linfocele.[18,19]

O manejo envolve a rápida drenagem cirúrgica de coleções infectadas e abscessos. Além disso, a terapia antimicrobiana deve ser orientada com base nos resultados da cultura, idealmente a partir de espécimes obtidos antes da administração de antibióticos e perfis de suscetibilidade antimicrobiana. Alguns patógenos como MRSA (do inglês *Methicillin-resistant Staphylococcus aureus*), bactérias gram-negativas resistentes a vários medicamentos (MDR, do inglês *multidrug resistant*) e fungos são cada vez mais reconhecidos como patógenos comuns após o transplante.[20]

Os antibióticos intraoperatórios e o tratamento perioperatório da ferida cirúrgica são estratégias recomendadas para ajudar a prevenir infecções dessas feridas.

INFECÇÕES DO TRATO URINÁRIO

As ITU são as infecções mais comuns no período inicial pós-transplante, com incidência entre 25 e 72%, causando sepse em aproximadamente 30% dos casos.[21-23]

Quadro 61.2 Sugestões de imunização pré-transplante.

Vacina	Momento da vacinação	Notas
S. pneumoniae	Todos os pacientes antes do transplante se nunca foram vacinados; ou se > 5 anos desde a vacinação prévia	Duas vacinas: primeira dose com vacina conjugada (PCV15), seguida em 8 semanas por uma dose de vacina pneumocócica de polissacarídios (PPSV23), uma dose da PCV20 Pode monitorar títulos sorológicos anualmente[7]
Influenza	Todos os pacientes pré-transplante anualmente	A vacina viva atenuada não é recomendada após o transplante. Os pacientes pós-transplante devem receber a vacina inativada contra a gripe
Tétano/difteria/tosse convulsa (Tdap)	Todos os pacientes pré-transplante Tdap se o último reforço > 10 anos Td *booster* a cada 10 anos	Vacina inativada: • Uma única dose de Tdap deve ser administrada, seguida de um reforço Td regular a cada 10 anos
HAV	Pré ou pós-transplante Possibilidade de exposição (viagens potenciais a países endêmicos, homens que fazem sexo com homens, pacientes com doença hepática crônica)	Vacina inativada: • Duas doses: aos 0 e 6 a 12 meses
HBV	Recomenda-se regime completo pré-transplante Receptores negativos HBsAg, HBsAb e HBcAb	Vacina inativada: • Três doses: a 0, 1 e 4 a 6 meses • Verifique HBsAb 1 a 2 meses após a vacinação para confirmar a seroconversão; os pacientes podem precisar de uma segunda série de vacinas HBV se o HBsAb continuar negativo após uma série inicial • A vacina HAV e HBV combinada está disponível (0, 1 e 6 meses)
HPV	Todos os pacientes pré-transplante com Idade entre 9 e 26 anos	Vacina recombinante quadrivalente e 9-valente* estão disponíveis: • Três doses: aos 0, 2 e 6 meses
Varicela	Todos os pacientes soronegativos VZV antes do transplante (contraindicado após o transplante)	Vacina viva atenuada: • Duas doses: às 0 e 4 a 8 semanas • Programação completa pelo menos 4 semanas antes do transplante • Verifique os títulos sorológicos para confirmar a seroconversão
Varicela-zóster (ZVL)	Pacientes pré-transplante de 50 anos ou mais (contraindicada após o transplante)	Vacina viva atenuada: • Dose única pelo menos 2 semanas antes do transplante
Varicela-zóster (Shingrix, RZV)	Pacientes pré-transplante de 50 anos ou mais ou pós-transplante	Vacina inativada: • Duas doses separadas de 2 a 6 meses

*No Brasil, estão disponíveis dois tipos de vacina: a bivalente (ação contra tipos 6 e 18 de HPV), disponível na iniciativa privada para administração em meninas e mulheres a partir de 9 anos de idade; e a quadrivalente (ação contra tipos 6, 11, 16 e 18 de HPV), disponível no Sistema Único de Saúde (SUS) – por meio do Programa Nacional de Imunização (PNI) –, para meninas entre 9 e 13 anos, e na iniciativa privada – conforme a Sociedade Brasileira de Pediatria (SBP), a Sociedade Brasileira de Imunizações (SBIm) e a Federação Brasileira das Associações de Ginecologia e Obstetrícia (Febrasgo) –, para mulheres de 9 a 45 anos e homens de 9 a 26 anos. Nos EUA, em dezembro de 2014, foi aprovada uma vacina nonavalente, chamada "Gardasil® 9" (*Human Papilomavirus 9-valente Vaccine*, recombinante), que pode ser destinada a mulheres com idade entre 9 e 26 anos e homens entre 9 e 15 anos. A vacina oferece proteção mais ampla na prevenção das infecções cervicais, vulvar, vaginal e câncer anal causadas por HPV tipos 16, 18, 31, 33, 45, 52 e 58, e para a prevenção de verrugas genitais provocadas pelo HPV tipos 6 ou 11, resultando em um potencial de 90% de prevenção.

Os fatores de risco incluem sexo feminino, uropatia de refluxo e duração da permanência do cateter urinário. As espécies de *E. coli* e *Enterococcus* são os organismos bacterianos causadores mais recorrentes.[21] As espécies de *Candida* são a principal causa de ITU fúngicas, frequentemente afetando pacientes com diabetes melito.[24] A disfunção do enxerto tem sido associada à ocorrência de ITU.[25]

Enquanto a disúria, a frequência urinária e/ou a febre são sintomas típicos dessas infecções, a imunossupressão pode ocultar sua apresentação clínica. A rejeição aguda desencadeada por infecção pode ocorrer nessa configuração e deve ser suspeitada em pacientes com ITU e uma creatinina elevada que não melhora com hidratação e terapia antimicrobiana.

O teste de diagnóstico inclui uma análise de urina e cultura de urina, idealmente a partir de uma amostra obtida antes do início da antibioticoterapia empírica. A piúria, em conjunto com o crescimento de um patógeno urinário em cultura, indica ITU. Recomenda-se o reexame se a cultura de urina produzir flora mista. Os clínicos também devem considerar testar o vírus CMV e BK (BKV) no sangue, devido à alta taxa de coinfecção.

O tratamento inclui a remoção do cateter urinário (se presente) e o início da terapia empírica com ajuste subsequente de antimicrobianos, conforme guiado por dados microbiológicos.[22]

Os pacientes que sofrem ITU recorrentes devem ser submetidos a uma avaliação extensiva com ultrassonografia, estudos urodinâmicos e/ou cistoscopia para excluir problemas anatômicos ou mecânicos.[26] As recorrências múltiplas devem desencadear a reavaliação da imunossupressão geral. A profilaxia pode ser considerada em casos selecionados de ITU refratária e recorrente.

A remoção oportuna de cateteres urinários e antibióticos perioperatórios diminui o risco de infecção. O sulfametoxazol-trimetoprima, administrado principalmente para profilaxia PCP, também reduz o risco de ITU.[27]

INFECÇÕES DERIVADAS DE DOADORES

A lista de possíveis infecções oriundas do doador é extensa, incluindo: infecções bacterianas (de bacteremia não detectada ou inadequadamente tratada), HIV não diagnosticado, CMV (taxas mais elevadas em receptores seronegativos de CMV), BKV, toxoplasmose e *Strongyloides*, entre outros. A escassez de órgãos levou, em alguns casos, a considerar a seleção de órgãos de doadores menos ideais.[28,29] O uso de NAT para detectar HIV, HBV e HCV em doadores de alto risco e o rápido tempo de resposta permitiu o uso de mais órgãos; no entanto, o uso de órgãos de doadores com febre inexplicável e estado mental alterado geralmente deve ser evitado, exceto se uma etiologia bacteriana for identificada e o doador tenha recebido terapia efetiva. Dependendo do tipo de doador, as infecções ativas podem ser tratadas antes da doação. Os doadores vivos podem potencialmente receber tratamento e, após a resolução, retomar o planejamento do transplante. Infelizmente, esse não é o caso dos doadores falecidos, uma vez que o tempo é um fator limitante. Deve-se suspeitar de uma infecção transmitida por doador se o paciente apresentar febre ou sinais inexplicáveis de infecção, disfunção do aloenxerto ou estado mental alterado no início (nos primeiros meses) após o transplante. Uma investigação microbiológica minuciosa, uma revisão das sorologias dos doadores e uma notificação oportuna às organizações corretas são essenciais para alertar os outros receptores de tecidos do risco potencial de infecção do mesmo doador infectado.[29] Triagem para o vírus do Nilo Ocidental (VNO), raiva e vírus da coriomeningite linfocítica (LCMV) não é realizada rotineiramente em doadores ou receptores; no entanto, casos esporádicos rastreados a um único doador foram relatados.[30]

As infecções latentes no receptor podem se reativar após o transplante. BKV, tuberculose, *Strongyloides* e histoplasmose estão entre algumas possíveis infecções que podem ressurgir em circunstâncias de imunossupressão prolongada.[31,32]

> **! PONTOS-CHAVE**
> - Período inicial: 0 a 30 dias – infecções da ferida operatória, oriundas do doador e adquiridas no hospital
> - Período intermediário: 30 a 180 dias – CMV e outras infecções virais latentes
> - Período tardio: > 180 dias – infecções variam com as exposições na comunidade e terapia imunossupressora.

DIARREIA APÓS TRANSPLANTE DE RIM

A diarreia na configuração pós-transplante pode ter múltiplas etiologias, como os imunossupressores, o uso excessivo de antibióticos e os agentes infecciosos (Quadro 61.3).[33] O *Clostridium difficile* é uma causa infecciosa comum, no entanto, não está limitada ao período imediato após o transplante.[34]

Os fatores de risco e exposições são úteis na identificação de uma causa infecciosa específica. Os pacientes transplantados são vulneráveis a patógenos gastrintestinais que causam doenças diarreicas, com apresentações e complicações por vezes graves (colite, colite pseudomembranosa, perfuração intestinal). A desidratação resultante e a absorção intestinal aumentada de tacrolimus levam a níveis elevados de fármaco no soro, o que pode prejudicar a função do enxerto.[33,35]

O micofenolato mofetila (MMF) é uma das principais causas de diarreia pós-transplante. O MMF promove a inflamação gastrintestinal, via TNF-α, e reduz a regeneração das células epiteliais intestinais.[36]

A idade avançada, a administração recente de antibióticos de amplo espectro, a supressão do ácido gástrico e a hospitalização prolongada são fatores de risco para a infecção por *C. difficile*.[37] Ela pode apresentar diarreia aquosa significativa com ou sem febre, dor abdominal e leucocitose. Íleo é indicativo de colite grave.

O diagnóstico de diarreia pode incluir:

- Testes de fezes para toxina de *C. difficile*
- Cultivo de fezes para *Salmonella, E. coli* patogênica, *Campylobacter* e outros patógenos bacterianos entéricos
- Exames de fezes para ovos e parasitas, incluindo colorações especiais ou testes de antígenos para *Cryptosporidia* e *Microsporidia*, que muitas vezes são perdidos no exame padrão para ovos e parasitas
- Carga viral de sangue CMV e EBV
- Cultivo de fezes para CMV e adenovírus (ADV), PCR de enterovírus e norovírus, teste de antígeno rotavírus
- Testes de PCR *multiplex* para detecção de patógenos gastrintestinais (FilmArray®, Luminex®) que visam a diversas bactérias/toxinas, vírus e parasitas estão atualmente disponíveis e podem ser realizados em uma única amostra de fezes com tempo de resposta rápido
- Colonoscopia ou sigmoidoscopia flexível com biopsia, se diarreia de etiologia não identificada, para avaliar para colite de CMV, que muitas vezes apresenta uma carga viral [*viral load*, (VL)] de CMV indetectável no plasma, em colite induzida por distúrbio linfoproliferativo pós-transplante (PTLD) ou por MMF.

O tratamento depende da etiologia específica da diarreia. Frequentemente em pacientes tomando MMF após uma investigação infecciosa negativa, a redução da dose de MMF é realizada em torno de 25%. O metronidazol oral e a descontinuação de antibióticos (se possível) são a primeira escolha para infecção leve a moderada de *C. difficile*. A vancomicina oral é preferida para casos moderados a graves.[38] Se uma etiologia

Quadro 61.3 Causas de diarreia pós-transplante.

Não infecciosas
Medicamento imunossupressor (micofenolato mofetila, tacrolimus)

Bacterianas
Crescimento excessivo bacteriano: motilidade da GI reduzida, imunossupressão
Clostridium difficile: exposição antibiótica prévia, configurações nosocomiais
Doenças transmitidas por alimentos: *B. cereus*, toxinas estafilocócicas
Escherichia coli: surtos, diarreia sanguinolenta
Salmonella spp.: associado a exposição a ovos e a frangos
Campylobacter jejuni: exposição a animais domésticos infectados, frangos contaminados, carnes
Listeria monocytogenes: leite não pasteurizado, carnes e saladas de *delicatessen*, frutas e vegetais contaminados

Viral
CMV: maior risco em receptores soronegativos de CMV com um doador soropositivo para CMV
Adenovírus, enterovírus: surtos em crianças
Norovírus: principalmente na forma crônica
Rotavírus: surtos em crianças
EBV: o distúrbio linfoproliferativo pós-transplante (PTLD) frequentemente tem comprometimento gastrintestinal

Parasitoses
Microsporidia, Cryptosporidia: período pós-transplante tardio
Giardia lamblia: fontes de água contaminada
Strongyloides stercoralis: em pacientes de regiões tropicais e subtropicais, incluindo áreas endêmicas no sudeste dos EUA e Appalachia

CMV: citomegalovírus; EBV: vírus Epstein-Barr.

infecciosa não for encontrada, deve-se prosseguir com uma colonoscopia ou sigmoidoscopia flexível com biopsia. Se a diarreia for causada por MMF, a dosagem pode ser dividida em 3 a 4 vezes/dia e potencialmente reduzida, com precaução para evitar a rejeição aguda. Em casos de infecções virais como o norovírus, é recomendada a diminuição dos medicamentos imunossupressores. Se essas intervenções não forem suficientes para melhorar a diarreia, a mudança para a azatioprina pode diminuir a gravidade dos sintomas.[39]

Manejo

O estado de hidratação e os níveis de inibidores da calcineurina devem ser cuidadosamente monitorados e ajustados, se necessário. A implementação de precauções de contato com o paciente e a aplicação da higiene das mãos para a equipe hospitalar e contatos próximos são importantes para prevenir maior disseminação de muitas infecções diarreicas, particularmente *C. difficile*.[38]

SÍNDROMES PNEUMÔNICAS

Os organismos bacterianos, virais, fúngicos e protozoários podem causar doenças respiratórias na população de transplante;[40] no entanto, um contato detalhado e histórico de exposição pode reduzir as possibilidades no diagnóstico diferencial. Testes microbiológicos e imagens de tórax são os pilares da investigação infecciosa, e a aspiração e a pneumonia nosocomial são comumente observadas logo após o transplante. *Pseudomonas aeruginosa* e *Streptococcus pneumoniae* são as mais comuns pneumonias nosocomiais e adquiridas pela comunidade, respectivamente.[40] Os organismos MDR devem ser considerados no ambiente hospitalar.[41]

Muitos vírus respiratórios são sazonais [*influenza*, *parainfluenza*, vírus respiratório sincicial (RSV), metapneumovírus humano [hMPV]), embora possam causar infecção fora das estações típicas em pacientes imunocomprometidos. As infecções virais respiratórias são cada vez mais comuns no período de transplante tardio devido ao aumento da exposição na comunidade. A superinfecção bacteriana pode complicar a pneumonia viral.

As etiologias não infecciosas também devem ser consideradas em pacientes transplantados com pneumonia, incluindo pneumonite induzida por medicamentos (sirolimo, everolimo), embolia pulmonar, edema pulmonar e câncer.[42]

A avaliação diagnóstica para uma síndrome respiratória pode incluir:

- Trato respiratório (cultivo de escarro/indução de escarro/ lavagem broncoalveolar [BAL]): o BAL apresenta maior rendimento diagnóstico do que culturas de escarro regulares ou induzidas; cultivo de Gram, culturas aeróbicas e anaeróbicas, mancha e cultura de bacilos ácidos rápidos (AFB), mancha e cultura de fungos, coloração de AFB modificada e cultura de *Nocardia*, cultura de *Legionella*, coloração com PCP
- Esfregas nasofaríngeas (NP) ou espécimes do trato respiratório inferior: para testes de *influenza* A e B, *parainfluenza*, RSV, ADV, hMPV – os ensaios de ácidos nucleicos são superiores aos testes rápidos em seu desempenho diagnóstico; CMV e outras culturas de herpes-vírus (HPV). Dois ensaios de PCR *mutiplex* (FilmArray® e Luminex®) estão atualmente disponíveis e podem detectar até 20 patógenos respiratórios em uma corrida e com tempo de resposta rápido.

Os ensaios de PCR *multiplex* podem ser realizados em esfregaços BAL ou NP
- Teste de antígenos de urina para *Legionella* e *S. pneumoniae*
- Teste de antígenos fúngicos: ensaios de soro $(1 \rightarrow 3)$ -β-D-glucano e galactomanano são úteis para a identificação de pacientes com PCP e micoses invasivas; o galactomanano fluido BAL também pode ser útil na identificação de pacientes com aspergilose pulmonar invasiva
- Testes específicos para fungos endêmicos (*Cryptococcus*, infecções por *Histoplasma*, *Coccidioidomyces* e *Blastomyces*) se epidemiologicamente relevante.

A incidência de infecção por *Pneumocystis* diminuiu com a implementação rotineira da profilaxia com sulfametoxazol-trimetoprima.[43] Os fatores de risco incluem maior grau de imunossupressão e infecção por CMV.[44] PCP deve ser suspeitada em pacientes que apresentam hipoxemia intensa e desproporcional a outros achados clínicos. A imagem do tórax geralmente revela infiltrados bilaterais difusos, no entanto, essas descobertas não são específicas. As amostras de escarro induzido ou BAL devem ser enviadas para coloração com imunoperoxidase ou anticorpos imunofluorescentes para PCP, juntamente com os testes de outros agentes causais potenciais.[45] O sulfametoxazol-trimetoprima é o tratamento de primeira linha para PCP. Recomenda-se glicocorticoides em pacientes com hipoxemia (PaO_2 < 60 mmHg no ar ambiente) como terapia adjuvante. A profilaxia com sulfametoxazol-trimetoprima nos primeiros 6 meses após o transplante renal é uma prática padrão para prevenir a infecção por *Pneumocystis* e é superior a outros regimes profiláticos (Quadro 61.4).[44]

CITOMEGALOVÍRUS

Os receptores de transplante renal correm alto risco de reativação do CMV, infecção e acometimento de órgãos-alvo, especialmente após a descontinuação planejada da profilaxia antiviral de rotina – em geral, cerca de 6 meses depois da cirurgia – ou durante episódios de rejeição aguda.

O CMV é a infecção viral mais comum após o transplante renal. Felizmente, a incidência diminuiu com o uso de profilaxia antiviral, porém, o acesso a essa alternativa ainda é limitado no Brasil.[46] Após uma infecção inicial por CMV, esse vírus hereditário permanece latente em células mieloides e pode reativar-se com a depressão da função imune.

Quadro 61.4 Profilaxia de *Pneumocystis jirovecii*.

Sulfametoxazol-trimetoprima oral com dose única diária (*single strength*) ou a cada 2 dias (*double strength*)
Agente de primeira linha
Profilaxia para toxoplasmose e infecções do trato urinário
Reações adversas potenciais: erupção cutânea, supressão da medula, nefrite intersticial, hipercalemia, creatinina elevada
Dapsona 100 mg/dia durante 6 meses (com pirimetamina para profilaxia de *Toxoplasma* em pacientes sorotipos de *Toxoplasma*)
Contraindicado em caso de deficiência de G6PD e em pacientes alérgicos a sulfa
Reações adversas: hemólise, erupção cutânea, *methemoglobulinemia*
Atovaquona 1.500 mg/dia
Diarreia e vômitos diminuirão a absorção de medicamentos
Menos eficaz do que o sulfametoxazol-trimetoprima
Reações adversas: erupção cutânea, desconforto gastrintestinal

A infecção primária por CMV geralmente resulta em síndrome clínica mais grave. Os receptores serologicamente CMV negativos que recebem aloenxerto de doador soropositivo (D+/R−) têm o maior risco de desenvolver doença de CMV, enquanto os receptores D−/R+ têm o menor risco.[47,48] Esses pacientes CMV negativos devem receber produtos de sangue CMV negativos ou produtos sanguíneos com redução de leucócitos para prevenir a aquisição da infecção primária. Outros fatores de risco significativos incluem grau de imunossupressão, interrupção da profilaxia e maior número de comorbidades.[47]

A infecção por CMV é definida pelo isolamento de CMV ou detecção de proteínas virais ou ácido nucleico em qualquer fluido corporal ou amostra de tecido.[49] A doença de CMV indica a presença de sinais e sintomas que podem ser uma síndrome de CMV não específica, com febre, leucopenia e trombocitopenia ou doença em órgãos-alvo, incluindo doença gastrintestinal (esofagite, gastrite, colite), pneumonite, nefrite ou retinite, por exemplo.

A infecção é confirmada por ensaios moleculares (PCR), ensaios de antigenemia CMV pp65, histopatologia (biopsia, imunocoloração) e cultura viral.[48] O teste sorológico é realizado somente para a estratificação de risco de CMV pré-transplante. Em alguns casos de doença de CMV, a carga viral pode ser baixa ou até mesmo indetectável – como no envolvimento do sistema nervoso central ou gastrintestinal.[50] Por esse motivo, a infecção por CMV não deve ser descartada com base em um resultado negativo de PCR.

O CMV é capaz de modular o sistema imunológico e provocar "efeitos indiretos" – rejeição aguda, imunossupressão e aumento do risco de mortalidade.[51-53] As infecções oportunistas podem resultar da imunossupressão induzida por medicação e infecção por CMV, e incluem pneumonia, PCP, BKV e infecções fúngicas invasivas (IFI), entre outras.[54]

O tratamento inclui valganciclovir oral para doença leve a moderada ou ganciclovir intravenoso para doença grave, que deve ser administrado prontamente (Quadro 61.5).[55] O ganciclovir intravenoso pode ser mudado para valganciclovir oral após melhoras virológicas e/ou clínicas. O ganciclovir oral não é recomendado, pois é pouco biodisponível e pode levar à resistência a medicamentos.[56] A terapia antiviral deve continuar até a supressão viral completa – DNAemia CMV negativa – ou por, pelo menos, 2 a 3 semanas. Posteriormente, a profilaxia secundária com valganciclovir pode ser administrada por mais 6 semanas.[48]

A profilaxia antiviral universal é a estratégia preferida para a prevenção após o transplante renal.[57] Para pacientes de alto risco (CMV D+/R−) e para pacientes com risco moderado de reativação do CMV (CMV D−/R+, D+/R+), o valganciclovir oral é o fármaco de preferência. Os receptores de transplante renal de baixo risco (D−/R−) podem receber valaciclovir para profilaxia com HSV e varicela-zóster (VZV). A terapia preventiva consiste na detecção precoce da viremia do CMV e no início da terapia precoce (com valganciclovir). O limite de carga viral para o início do valganciclovir preemptivo varia de acordo com a instituição. A padronização do teste de PCR de carga viral CMV (IU/mℓ) permitiu uma comparação e um monitoramento mais fáceis das cargas virais mesmo quando realizadas em diferentes laboratórios. As estratégias profiláticas e preventivas diminuem o risco de rejeição do enxerto.[58] Embora a profilaxia diminua o risco de infecções oportunistas, os pacientes ainda estão sob risco de doença de CMV de início tardio após a descontinuação.[59] Aqueles considerados de alto risco para a reativação do CMV devem ser educados sobre os sinais e sintomas associados à doença para garantir uma investigação rápida.[60] Para a prevenção tardia de infecção por CMV tem sido utilizada uma estratégia híbrida, por meio de profilaxia e monitoramento virológico (8 semanas), depois de o regime de profilaxia ter sido finalizado.[61]

Mais da metade dos episódios de reativação do CMV ocorreram após as 8 semanas de vigilância, o que sugere a necessidade de estender esse período.

A terapia preventiva reduz o risco de mielossupressão induzida por drogas e interações medicamentosas adversas, no entanto, requer um monitoramento próximo do CMV. A supressão da medula óssea é um efeito colateral comum de valganciclovir e ganciclovir. G-CSF pode ser usado para suportar contagens de neutrófilos se o passo inicial de eliminar outros medicamentos supressores da medula óssea não tiver sido bem-sucedido. Deve-se evitar reduzir a dose de valganciclovir em resposta à mielossupressão, uma vez que frequentemente isso leva ao desenvolvimento da resistência ao ganciclovir na configuração da replicação viral.[62]

A recaída de CMV é comum em pacientes de alto risco. Os fatores de risco incluem infecção primária por CMV, alta carga viral inicial, rejeição aguda e DNAemia persistente de CMV após 3 semanas de tratamento antiviral adequado.[63,64]

As mutações que ocorrem no gene *UL97* (responsável pela fosforilação do fármaco) e pelo gene *UL54* (DNA polimerase CMV) representam a maioria dos casos de resistência antiviral. A administração de antivirais de doses subótimas e prolongada e doença grave são fatores de risco importantes para resistência.[65,66] Suspeita-se da resistência se a DNAemia persistir por mais de 2 a 3 semanas ou quando a carga viral do CMV aumenta apesar da terapia antiviral adequada. Nessas situações deve ser realizado um teste de genótipos para determinar a presença ou ausência de mutações associadas à resistência ao medicamento e fornecer orientação terapêutica. As abordagens potenciais em caso de

Quadro 61.5 Terapia para citomegalovírus.

Profilaxia
Valganciclovir oral 450-900 mg/dia durante 6 meses (D+/R−)
Valaciclovir oral 1.000 mg 2 vezes/dia ou aciclovir 400 mg 3 vezes/dia durante 6 meses (D−/R−, D−/R+, D+/R+)[62]
Leucopenia/trombocitopenia são possíveis eventos adversos associados ao valganciclovir

Preemptivo
Monitoramento semanal com reação quantitativa em cadeia da polimerase para citomegalovírus (PCR CMV) (por 12 semanas pós-transplante)
Se a viremia CMV for detectada: começar com valganciclovir oral preventivo 900 mg 2 vezes/dia e continuar com o tratamento até que a VL não seja mais detectada, com a retomada do monitoramento semanal CMV PCR

Tratamento para doença de citomegalovírus
Recomenda-se redução de dose imunossupressora, se possível, mais
Ganciclovir IV 5 mg/kg a cada 12 horas, ou valganciclovir oral 900 mg 2 vezes/dia (ajuste por função renal)
Por um período mínimo de 2 a 3 semanas, com monitoramento regular de cargas virais de CMV, seguido de valganciclovir oral 450 mg 2 vezes/dia para terapia de manutenção Ajuste de acordo com a função renal é necessário

resistência ao ganciclovir incluem a mudança para foscarnet ou cidofovir (com risco de nefrotoxicidade). A vigilância dependente da função renal deve ocorrer em qualquer das opções terapêuticas mencionadas.[67]

EPSTEIN-BARR E DISTÚRBIO LINFO-PROLIFERATIVO PÓS-TRANSPLANTE

O PTLD ocorre secundariamente à proliferação não controlada de células B durante a imunossupressão, mais comumente devido às propriedades oncogênicas do EBV.

Mesmo que a infecção por EBV ocorra com frequência no período intermediário após o transplante, o PTLD tem tipicamente um aparecimento posterior.[68] A infecção por EBV pode ser adquirida na comunidade, derivada ou reativada por células B. Os fatores de risco para PTLD precoce (< 12 meses após o transplante renal) são infecção por EBV primária depois da cirurgia e altas doses de imunossupressores que destroem células T. Para o PTLD tardio (> 12 meses), a infecção por CMV, estado de imunossupressão e idade avançada são fatores contribuintes.[69] O PTLD negativo para EBV foi relatado para ocorrer em aproximadamente 23% dos casos.[70]

As manifestações clínicas da infecção por EBV variam de mononucleose autolimitante a malignidade manifesta e rapidamente progressiva. A apresentação do PTLD varia de acordo com o site envolvido.

A investigação diagnóstica requer avaliação do estado serológico de EBV e de uma carga viral EBV. O exame histopatológico de espécimes de biopsia é necessário para o diagnóstico definitivo de PTLD, e deve incluir imunofenotipagem.[69] O diagnóstico de PTLD negativo em EBV depende do diagnóstico de tecido, uma vez que os testes virológicos podem ser enganadores. O CMV pode ser um cofator para o desenvolvimento de PTLD, e requer uma identificação rápida e uma terapia imediata.[47]

É necessária uma abordagem multidisciplinar para o manejo da PTLD, uma das complicações mais graves após o transplante. Não há tratamento específico para o PTLD causado por EBV – enquanto o aciclovir e o ganciclovir têm atividade contra o EBV lítico, o EBV em geral está latente em EBV + PTLD.[69] O passo inicial no gerenciamento de PTLD é reduzir a imunossupressão. Devem ser consideradas opções terapêuticas adicionais, incluindo rituximabe (anticorpo monoclonal anti-CD20) e quimioterapia sistêmica.[69,71] As diretrizes atuais recomendam o rastreio de rotina de pacientes de alto risco (EBV D +/R-) durante o primeiro ano pós-transplante por PCR quantitativa.[68] O manejo da viremia do EBV na ausência de PTLD é um desafio, sendo a redução da imunossupressão a abordagem recomendada.[72] São necessários mais estudos para determinar o benefício da implementação de terapia preventiva com esses agentes em receptores de transplante renal.

> **PONTOS-CHAVE**
> - Os fatores de risco para PTLD precoce (< 12 meses após o transplante renal) são infecção por EBV primária após transplante e altas doses de imunossupressores
> - Para o PTLD tardio (> 12 meses), a infecção por CMV, estado de imunossupressão e idade avançada são fatores contribuintes
> - O passo inicial no manejo de PTLD é a redução da imunossupressão

VÍRUS BK

A reativação de BKV e a nefropatia são complicações comuns entre 1 e 6 meses após o transplante renal. BK virúria, se não tratada, pode levar ao desenvolvimento de viremia e nefropatia, com disfunção de enxerto subsequente.[73]

A apresentação clínica geralmente é assintomática e detectada apenas por triagem. Evidências de disfunção do enxerto, BK virúria ou viremia devem ser seguidas por uma biopsia de enxerto renal para descartar a nefropatia associada ao BKV.

O passo inicial preferido no tratamento da infecção por BKV é a redução da dose de medicamentos imunossupressores atuais. Os testes de infecção pelo CMV devem ser realizados para excluir a coinfecção. Duas abordagens potenciais foram descritas para prevenção de nefropatia, uma vez que a viremia de BKV seja detectada: uma redução inicial de 25 a 50% dos inibidores da calcineurina seguida por uma redução de 50% dos agentes antiproliferativos, ou vice-versa.[74] Se a viremia do BKV persistir apesar dos esforços iniciais, podem ser administrados agentes antivirais (leflunomida, cidofovir). Contudo, o benefício consistente da leflunomida ou do cidofovir não foi provado.[75,76] O monitoramento regular da creatinina sérica e das cargas virais do BK são importantes enquanto em doses menores de imunossupressão.

As diretrizes atuais recomendam a triagem para a replicação de BKV a cada 1 a 3 meses nos primeiros 2 anos após o transplante, e uma vez por ano durante os 3 anos seguintes.[74]

HERPES-VÍRUS SIMPLES E VARICELA-ZÓSTER

A maioria dos episódios de herpes-vírus simples (HSV) e VZV são secundários à reativação viral, em vez de infecção primária. As infecções por HSV e VZV são mais comuns durante o período intermediário e tardio, durante a imunossupressão máxima e após a conclusão da profilaxia antiviral padrão para CMV: valganciclovir e valaciclovir apresentam atividade adequada para HSV/VZV.[77,78]

O HSV apresenta tipicamente úlceras dolorosas orais ou genitais clássicas, no entanto, podem ocorrer apresentações viscerais e disseminadas. Na suspeita de pneumonia, deve-se proceder ao diagnóstico rápido e início da terapia antiviral empírica. A reativação de VZV pode ser atípica, com doença vesicular disseminada em vez de uma distribuição dermatomal delineada.[79] Por essa razão, a infecção por VZV deve ser considerada no diagnóstico diferencial de lesões cutâneas ou erupções cutâneas em receptores de transplante. Embora incomum, o envolvimento visceral também pode ocorrer. A investigação clínica inclui testes de anticorpos fluorescentes diretos (DFA) em amostras (úlceras, BAL) para diagnóstico rápido. O PCR é preferido para diagnosticar doenças disseminadas. Quando da encefalite de HSV, a PCR de CSF é o melhor teste de diagnóstico.[80] A imagem cerebral com envolvimento do lobo temporal é altamente sugestiva de encefalite de HSV, e a terapia antiviral empírica intravenosa deve ser iniciada enquanto se aguarda confirmação. O aciclovir é o tratamento de escolha para HSV e VZV.[81] O aciclovir oral/valaciclovir/fanciclovir pode ser utilizado para doença mucocutânea localizada. O aciclovir intravenoso é recomendado para doença visceral ou disseminada grave, e deve ser continuado até que a melhora clínica seja aparente.[82]

> **PONTOS-CHAVE**
> - A apresentação clínica da viremia do BKV é geralmente assintomática com disfunção do enxerto
> - A maioria dos episódios de HSV e VZV são secundários à reativação viral, em vez de infecção primária
> - O HSV apresenta tipicamente úlceras dolorosas orais ou genitais clássicas.

INFECÇÕES FÚNGICAS IMPORTANTES

Os receptores de transplante renal têm baixa incidência de IFI em comparação a outros transplantes de órgãos sólidos.[83] *Candida* e *Aspergillus* são as infecções fúngicas mais comuns e ambas podem ocorrer no período inicial pós-transplante, bem como anos depois (durante a rejeição crônica).[84] Também podem ocorrer infecções fúngicas emergentes e endêmicas, porém, elas dependem dos fatores de risco individuais do paciente, como localização, exposições ambientais e estado de imunossupressão.[85-87] O conhecimento de áreas endêmicas, fatores de risco e manifestações clínicas podem levar a um diagnóstico e tratamento mais rápidos. A infecção por CMV pode contribuir para o risco de IFI.[47] O fluconazol é o agente antimicótico de primeira linha para infecções suscetíveis por *Candida*. A resistência ao fluconazol é comum nas espécies de *Candida glabrata*, especialmente em centros onde o fluconazol é fortemente utilizado.[88] A identificação de espécies e as suscetibilidades antifúngicas são essenciais para orientar a terapia antifúngica e prevenir a falha no tratamento. Os azoles mais recentes ativos contra os fungos invasivos – voriconazol, posaconóleos, sulfato de isavuconazônio – são utilizados no tratamento de aspergilose invasiva, mucormicose e outras infecções por mofo. A redução da dose imunossupressora em aproximadamente 50% e 75% para ciclosporina e tacrolimus, respectivamente, e um monitoramento dos níveis de fármacos de ciclosporina e tacrolimus são recomendados após o início desses medicamentos devido à interação com o metabolismo hepático pela enzima P450.[89] As formulações de anfotericina devem ser usadas com cautela, pois apresentam risco significativo de nefrotoxicidade.

COVID-19

Receptores de transplante renal têm risco aumentado para infecção grave por covid-19. Estudos demonstraram que os receptores de transplante renal que contraem o covid-19 têm maior probabilidade de sofrer doenças graves, exigir hospitalização e desenvolver complicações, como síndrome do desconforto respiratório agudo e injúria renal aguda, em comparação com a população em geral. No início da pandemia, a mortalidade dos pacientes transplantados hospitalizados devido à infecção por SARS-Cov2 chegou a 30%.[90] Houve uma mudança significativa com a expansão das vacinas e mudanças epidemiológicas da infecção por SARS-Cov2, com a maioria dos pacientes tendo sintomas leves de covid-19.

É importante que os receptores de transplantes de rim tomem precauções extras para prevenir a infecção por covid-19, como usar máscaras, lavar as mãos com frequência e manter atualizada a vacinação contra as novas variantes de SARS-Cov2. A vacinação com mRNA contra o SARS-Cov2 mostrou-se menos eficaz do que na população em geral, com apenas 35% dos pacientes transplantados desenvolvendo anticorpos contra o *spike* do vírus.[91] Apesar da forte reação inflamatória causada pela vacina com mRNA, não observou-se aumento da taxa de rejeição dos pacientes transplantados após a vacinação. Pacientes recebendo belatacept parecem ter uma resposta ainda menor contra a vacina,[92] no entanto, não se observou mortalidade significativamente aumentada quando comparado a pacientes recebendo tacrolimus. A diminuição da imunossupressão para melhorar a resposta a vacinação não é recomendada, pois não se mostrou eficaz em estudo randomizado.[93] Anticorpos monoclonais profiláticos como tixagevimab-cilgavimab mostraram resultados positivos inicialmente na prevenção de infecções em pacientes transplantados e vacinados,[94] mas com as mutações das variantes tiveram sua eficácia diminuída.

O tratamento do covid-19 continua sendo modificado rapidamente, em parte devido a novas variantes de SARS-Cov2 que surgem. Em geral, são utilizados anticorpos monoclonais contra o SARS-Cov2, ou antivirais, como o remdesivir, molnupiravir e nirmatrelvir/ritonavir. Este último requer cuidado devido a interações medicamentosas com imunossupressores como o tacrolimus. A redução da imunossupressão só deve ser realizada em casos graves de covid-19 ou na presença de leucopenia, e após discussão do potencial risco de rejeição. A primeira droga a ser reduzida ou interrompida no caso de infecção grave são os agentes antiproliferativos, como MMF ou azatioprina. Além disso, dexametasona e bloqueador do receptor de IL-6 têm sido usados como agentes anti-inflamatórios em pacientes hipoxêmicos com covid-19.

OUTRAS INFECÇÕES

A infecção por parvovírus deve ser suspeitada em pacientes imunossuprimidos com anemia isolada e inexplicada com baixa contagem de reticulócitos ou pancitopenia. A apresentação típica – febre, erupção cutânea e dor nas articulações – não é tão comum como na população em geral. O diagnóstico requer a detecção de DNA de parvovírus no plasma por PCR.[95] Recomenda-se o tratamento com imunoglobulinas intravenosas, pois elas contêm anticorpos específicos para parvovírus, além de reduzirem a imunossupressão. Uma vez que os pacientes podem permanecer virêmicos por meses, o monitoramento da contagem de reticulócitos pode ajudar a avaliar a resposta à terapia. É possível que o ADV se apresente como viremia assintomática, doença localizada (cistite hemorrágica, gastrenterite, pneumonia) ou doença disseminada. As infecções por ADV podem, muitas vezes, ser identificadas por PCR plasmático para DNA de ADV. A terapia antiviral específica do ADV não está disponível, no entanto, o cidofovir é eficaz na redução da DNAemia de ADV.[96]

A infecção pelo *Strongyloides stercoralis* é comum em áreas endêmicas e a eosinofilia pode ser o único achado positivo. Uma taxa de mortalidade elevada (até 87%) foi relatada após o início da imunossupressão em pacientes não diagnosticados, levando a hiperinfecção e doença disseminada.[92] A triagem sorológica pré-transplante é crucial em pacientes que viajaram ou viveram em áreas endêmicas. A ivermectina é o tratamento de escolha para o paciente com teste serológico positivo.[97]

REFERÊNCIAS BIBLIOGRÁFICAS

1. Green M. Introduction: Infections in solid organ transplantation. Am J Transplant. 2013;13(Suppl 4):3-8. doi:10.1111/ajt.12093.
2. Huprikar S, Shoham S. Emerging fungal infections in solid

organ transplantation. Am J Transplant. 2013;13(Suppl 4):262-71. doi:10.1111/ajt.12118.
3. Fishman JA, Issa NC. Infection in organ transplantation: risk factors and evolving patterns of infection. Infect Dis Clin North Am. 2010;24(2):273-83. doi:10.1016/j.idc.2010.01.005.
4. Fischer SA, Lu K. Screening of donor and recipient in solid organ transplantation. Am J Transplant. 2013;13(6):9-21. doi:10.1111/ajt.12094.
5. Rubin LG, Levin MJ, Ljungman P, et al. 2013 IDSA clinical practice guideline for vaccination of the immunocompromised host. Clin Infect Dis. 2014;58(3):e44-e100. doi:10.1093/cid/cit684.
6. Danziger-Isakov L, Kumar D. Vaccination in solid organ transplantation. Am J Transplant. 2013;13(Suppl 4):311-17. doi:10.1111/ajt.12122.
7. Kumar D, Welsh B, Siegal D, Chen MH, Humar A. Immunogenicity of pneumococcal vaccine in renal transplant recipients–three year follow-up of a randomized trial. Am J Transplant. 2007;7(3):633-8. doi:10.1111/j.1600-6143.2007.01668.x.
8. Bunn D, Lea CK, Bevan DJ, Higgins RM, Hendry BM. The pharmacokinetics of anti-thymocyte globulin (ATG) following intravenous infusion in man. Clin Nephrol. 1996;45(1):29-32.
9. Kovarik JM, Kahan BD, Rajagopalan PR, et al. Population pharmacokineticsand exposure-response relationships for basiliximab in kidney transplantation. Transplantation. 1999;68(9):1288-94.
10. Issa NC, Fishman JA. Infectious complications of antilymphocyte therapies in solid organ transplantation. Clin Infect Dis. 2009;48(6):772-86. doi:10.1086/597089.
11. Lebranchu Y, Bridoux F, Büchler M, et al. Immunoprophylaxis with basiliximab compared with antithymocyte globulin in renal transplant patients receiving MMF-containing triple therapy. Am J Transplant. 2002;2(1):48-56. doi:10.1034/j.1600-6143.2002.020109.x.
12. Luan FL, Samaniego M, Kommareddi M, Park JM, Ojo AO. Choice of induction regimens on the risk of cytomegalovirus infection in donor-positive and recipient-negative kidney transplant recipients. Transpl Infect Dis. 2010;12(6):473-9. doi:10.1111/j.1399-3062.2010.00532.x.
13. Mourad G, Rostaing L, Legendre C, Garrigue V, Thervet E, Durand D. Sequential protocols using basiliximab versus antithymocyte globulins in renal-transplant patients receiving mycophenolate mofetil and steroids. Transplantation. 2004;78(4):584-90. doi:10.1097/01.TP.0000129812.68794.CC.
14. Brennan DC, Daller JA, Lake KD, Cibrik D, Del Castillo D. Rabbit antithymocyte globulin versus basiliximab in renal transplantation. N Engl J Med. 2006;355(19):1967-77. doi:10.1056/NEJMoa060068.
15. Fishman JA. Infection in solid-organ transplant recipients. NEJM. 2007;357(25):2601-14.
16. Wszola M, Kwiatkowski A, Ostaszewska A, et al. Surgical site infections after kidney transplantation-where do we stand now? Transplantation. 2013;95(6):878-82. doi:10.1097/TP.0b013e318281b953.
17. Ak O, Yildirim M, Kucuk HF, Gencer S, Demir T. Infections in renal transplant patients: risk factors and infectious agents. Transplant Proc. 2013;45(3):944-8. doi:10.1016/j.transproceed.2013.02.080.
18. Matthijs Fockens M, Alberts VP, Bemelman FJ, van der Pant KAMI, Idu MM. Wound morbidity after kidney transplant. Prog Transplant. 2015;25(1):45-9. doi:10.7182/pit2015812.
19. Dorschner P, McElroy LM, Ison MG. Nosocomial infections within the first month of solid organ transplantation. Transpl Infect Dis. 2014;16(2):171-87. doi:10.1111/tid.12203.
20. Garzoni C, Vergidis P. Methicillin-resistant, vancomycin-intermediate and vancomycin-resistant staphylococcus aureus infections in solid organ transplantation. Am J Transplant. 2013;13(Suppl 4):50-8. doi:10.1111/ajt.12098.
21. Valera B, Gentil MA, Cabello V, Fijo J, Cordero E, Cisneros JM. Epidemiology of urinary infections in renal transplant recipients. Transplant Proc. 2006;38(8):2414-15. doi:10.1016/j.transproceed.2006.08.018.
22. Parasuraman R, Julian K. Urinary tract infections in solid organ transplant. Am J Transplant. 2013;13:327-36. doi:10.111/ajt.12124.
23. Castañeda DA, León K, Martín R, López L, Pérez H, Lozano E. Urinary tract infection and kidney transplantation: a review of diagnosis, causes, and current clinical approach. Transplant Proc. 2013;45(4):1590-2. doi:10.1016/j.transproceed.2013.01.014.
24. Safdar N, Slattery WR, Knasinski V, et al. Predictors and outcomes of candiduria in renal transplant recipients. Clin Infect Dis. 2005;40(10):1413-21. doi:10.1086/429620.
25. Ariza-Heredia EJ, Beam EN, Lesnick TG, Cosio FG, Kremers WK, Razonable RR. Impact of urinary tract infection on allograft function after kidney transplantation. Clin Transplant. 2014;28(6):683-90. doi:10.1111/ctr.12366.
26. Mitra S, Alangaden GJ. Recurrent urinary tract infections in kidney transplant recipients. Curr Infect Dis Rep. 2011;13(6):579-87. doi:10.1007/s11908-011-0210-z.
27. Fox BC, Sollinger HW, Belzer FO, Maki DG. A prospective, randomized, double-blind study of trimethoprim-sulfamethoxazole for prophylaxis of infection in renal transplantation: Clinical efficacy, absorption of trimethoprim-sulfamethoxazole, effects on the microflora, and the cost-benefit of prophy. Am J Med. 1990;89(3):255-74. doi:10.1016/0002-9343(90)90337-D.
28. Morris MI, Fischer SA, Ison MG. Infections transmitted by transplantation. Infect Dis Clin North Am. 2010;24(2):497-514. doi:10.1016/j.idc.2010.02.002.
29. Ison MG, Grossi P. Donor-derived infections in solid organ transplantation. Am J Transplant. 2013;13(Suppl 4):22-30. doi:10.1111/ajt.12095.
30. Kaul DR. Donor-derived infections with central nervous system pathogens after solid organ transplantation. JAMA. 2011;310(1):378-9. doi:10.1001/jama.2013.7986.9.
31. Muñoz P, Rodriguez C, Bouza E. Mycobacterium tuberculosis infection in recipients of solid organ transplants. Clin Infect Dis. 2005;40(4):581-7. doi:10.1086/427692.
32. Schwartz BS, Mawhorter SD. Parasitic infections in solid organ transplantation. Am J Transplant. 2013;13(Suppl 4):280-303. doi:10.1111/ajt.12120.
33. Aulagnon F, Scemla A, DeWolf S, Legendre C, Zuber J. Diarrhea after kidney transplantation: a new look at a frequent symptom. Transplantation. 2014;98(8):806-16. doi:10.1097/TP.0000000000000335.
34. Boutros M, Al-Shaibi M, Chan G, et al. Clostridium difficile colitis. Transplant J. 2012;93(10):1051-7. doi:10.1097/TP.0b013e31824d34de.
35. Lemahieu W, Maes B, Verbeke K, Rutgeerts P, Geboes K, Vanrenterghem Y. Cytochrome P450 3A4 and P-glycoprotein activity and assimilation of tacrolimus in transplant patients with persistent diarrhea. Am J Transplant. 2005;5(6):1383-91. doi:10.1111/j.1600-6143.2005.00844.x.
36. Bouhbouh S, Rookmaaker MB. Rapid resolution of persistent mycophenolate mofetil-induced diarrhoea with a single dose of infliximab. Nephrol Dial Transplant. 2010;25(10):3437-38. doi:10.1093/ndt/gfq379.
37. Niemczyk M, Leszczyński P, Wyzga J, Pączek L, Krawczyk M, Łuczak M. Infections caused by clostridium difficile in kidney or liver graft recipients. Ann Transplant. 2005;10(2):70-4.
38. Dubberke ER, Burdette SD. Clostridium difficile infections in solid organ transplantation. Am J Transplant. 2013;13(Suppl 4):42-9. doi:10.1111/ajt.12097.
39. Savvidaki E, Papachristou E, Kazakopoulos P, Papasotiriou M, Vardoulaki M, Goumenos DS. Gastrointestinal disorders after renal transplantation. Transplant Proc. 2014;46(9):3183-6. doi:10.1016/j.transproceed.2014.09.155.
40. Hoyo I, Linares L, Cervera C, et al. Epidemiology of pneumonia in kidney transplantation. Transplant Proc. 2010;42(8):2938-40. doi:10.1016/j.transproceed.2010.07.082.
41. van Duin D, van Delden C. Multidrug-resistant gram-negative bacteria infections in solid organ transplantation. Am J Transplant. 2013;13(Suppl 4):31-41. doi:10.1111/ajt.12096.
42. Weiner SM, Sellin L, Vonend O, et al. Pneumonitis associated with sirolimus: clinical characteristics, risk factors and outcome–a single-centre experience and review of the literature. Nephrol Dial Transplant. 2007;22(12):3631-7. doi:10.1093/ndt/gfm420.
43. Ioannidis JPA, Cappelleri JC, Skolnik PR, Lau J, Sacks HS. A meta-analysis of the relative efficacy and toxicity of Pnuemocystis carinii prophylactic regimens. Arch Intern Med. 1996;156(2):177-88.
44. Martin SI, Fishman JA. Pneumocystis pneumonia in solid organ transplantation. Am J Transplant. 2013;13(12):272-9. doi:10.1111/ajt.12119.
45. LaRocque RC, Katz JT, Perruzzi P, Baden LR. The utility of sputum induction for diagnosis of Pneumocystis pneumonia in immunocompromised patients without human immunodeficiency virus. Clin Infect Dis. 2003;37(10):1380-3. doi:10.1086/379071.
46. Hodson EM, Jones CA, Webster AC, et al. Antiviral medications to prevent cytomegalovirus disease and early death in recipients of

46. solid-organ transplants: a systematic review of randomised controlled trials. Lancet. 2005;365(9477):2105-15. doi:10.1016/S0140-6736(05)66553-1.
47. Eid AJ, Razonable RR. New developments in the management of cytomegalovirus infection after solid organ transplantation. Drugs. 2010;70(8):965-81. doi:10.2165/10898540-000000000-00000.
48. Razonable RR, Humar A. Cytomegalovirus in solid organ transplantation. Am J Transplant. 2013;13(3):93-106. doi:10.1111/ajt.12103.
49. Ljungman P, Griffiths P, Paya C. Definitions of cytomegalovirus infection and disease in transplant recipients. Clin Infect Dis. 2002;34(8):1094-7. doi:10.1086/339329.
50. Grim SA, Pereira E, Guzman G, Clark NM. CMV PCR as a diagnostic tool for CMV gastrointestinal disease after solid organ transplantation. Transplantation. 2010;90(7):799-801. doi:10.1097/TP.0b013e3181eceac9.
51. Sagedal S, Nordal KP, Hartmann A, et al. The impact of cytomegalovirus infection and disease on rejection episodes in renal allograft recipients. Am J Transplant. 2002;2(9):850-6. doi:10.1016/S1201-9712(02)90251-1.
52. Helanterä I, Koskinen P, Finne P, et al. Persistent cytomegalovirus infection in kidney allografts is associated with inferior graft function and survival. Transpl Int. 2006;19(11):893-900. doi:10.1111/j.1432-2277.2006.00364.x.
53. Roman A, Manito N, Campistol JM, et al. The impact of the prevention strategies on the indirect effects of CMV infection in solid organ transplant recipients. Transplant Rev. 2014;28(2):84-91. doi:10.1016/j.trre.2014.01.001.
54. Fishman JA, Emery V, Freeman R, et al. Cytomegalovirus in transplantation – challenging the status quo. Clin Transplant. 2007;21(2):149-58. doi:10.1111/j.1399-0012.2006.00618.x.
55. Åsberg A, Humar A, Rollag H, et al. Oral valganciclovir is noninferior to intravenous ganciclovir for the treatment of cytomegalovirus disease in solid organ transplant recipients. Am J Transplant. 2007;7(9):2106-13. doi:10.1111/j.1600-6143.2007.01910.x.
56. Paya C, Humar A, Dominguez E, et al. Efficacy and safety of valganciclovir vs. oral ganciclovir for prevention of cytomegalovirus disease in solid organ transplant recipients. Am J Transplant. 2004;4(4):611-20. doi:10.1111/j.1600-6143.2004.00382.x.
57. Fernández-Ruiz M, Arias M, Campistol JM, et al. Cytomegalovirus prevention strategies in seropositive kidney transplant recipients: an insight into current clinical practice. Transpl Int. 2015. doi:10.1111/tri.12586. [Epub ahead of print].
58. Kalil AC, Levitsky J, Lyden E, Stoner J, Freifeld AG. Meta-analysis: the efficacy of strategies to prevent organ disease by cytomegalovirus in solid organ transplant recipients. Ann Intern Med. 2005;143(12):870-80. doi:10.7326/0003-4819-143-12-200512200-00005.
59. Humar A, Lebranchu Y, Vincenti F, et al. The efficacy and safety of 200 days valganciclovir cytomegalovirus prophylaxis in high-risk kidney transplant recipients. Am J Transplant. 2010;10(5):1228-37. doi:10.1111/j.1600-6143.2010.03074.x.
60. Ramanan P, Razonable RR. Cytomegalovirus infections in solid organ transplantation: a review. Infect Chemother. 2013;45(3):260-71. doi:10.3947/ic.2013.45.3.260.
61. Lisboa LF, Preiksaitis JK, Humar A, Kumar D. Clinical utility of molecular surveillance for cytomegalovirus after antiviral prophylaxis in high-risk solid organ transplant recipients. Transplantation. 2011;92(9):1063-68. doi:10.1097/TP.0b013e31822fa4b7.
62. Lowance D, Neumayer H, Legendre CM, et al. Valacyclovir for the prevention of cytomegalovirus disease after renal transplantation. NEJM. 1999;40(19):1462-70. doi:10.3109/08860220903367510.
63. Helanterä I, Lautenschlager I, Koskinen P. The risk of cytomegalovirus recurrence after kidney transplantation. Transpl Int. 2011;24(12):1170-8. doi:10.1111/j.1432-2277.2011.01321.x.
64. Åsberg A, Humar A, Jardine AG, et al. Long-term outcomes of CMV disease treatment with valganciclovir versus IV ganciclovir in solid organ transplant recipients. Am J Transplant. 2009;9(5):1205-13. doi:10.1111/j.1600-6143.2009.02617.x.
65. Lurain NS, Chou S. Antiviral drug resistance of human cytomegalovirus. Clin Microbiol Rev. 2010;23(4):689-712. doi:10.1128/CMR.00009-10.
66. Limaye AP. Ganciclovir-resistant cytomegalovirus in organ transplant recipients. Clin Infect Dis. 2002;35(7):866-72. doi:10.1086/342385.
67. Myhre H-A, Haug Dorenberg D, Kristiansen KI, et al. Incidence and outcomes of ganciclovir-resistant cytomegalovirus infections in 1244 kidney transplant recipients. Transplantation. 2011;92(2):217-23. doi:10.1097/TP.0b013e31821fad25.
68. Morton M, Coupes B, Roberts SA, et al. Epstein – Barr virus infection in adult renal transplant recipients. Am J Transplant. 2014;14(7):1619-29. doi:10.1111/ajt.12703.
69. Allen UD, Preiksaitis JK. Epstein-Barr virus and posttransplant lymphoproliferative disorder in solid organ transplantation. Am J Transplant. 2013;13(Suppl 4):107-20. doi:10.1111/ajt.12104.
70. Nelson BP, Nalesnik MA, Bahler DW, Locker J, Fung JJ, Swerdlow SH. Epstein-Barr virus-negative post-transplant lymphoproliferative disorders: a distinct entity? Am J Surg Pathol. 2000;24(3):375-85.
71. Evens AM, David KA, Helenowski I, et al. Multicenter analysis of 80 solid organ transplantation recipients with post-transplantation lymphoproliferative disease: outcomes and prognostic factors in the modern era. J Clin Oncol. 2010;28(6):1038-46. doi:10.1200/JCO.2009.25.4961.
72. Chiereghin A, Prete A, Belotti T, et al. Prospective Epstein-Barr virus-related post-transplant lymphoproliferative disorder prevention program in pediatric allogeneic hematopoietic stem cell transplant: Virological monitoring and first-line treatment. Transpl Infect Dis. 2016;18(1):44-54. doi:10.1111/tid.12485.
73. Wadei HM, Rule AD, Lewin M, et al. Kidney transplant function and histological clearance of virus following diagnosis of polyomavirus-associated nephropathy (PVAN). Am J Transplant. 2006;6:1025-32. doi:10.1111/j.1600-6143.2006.01296.x.
74. Hirsch HH, Randhawa P. BK polyomavirus in solid organ transplantation. Am J Transplant. 2013;13(Suppl 4):179-188. doi:10.1111/ajt.12110.
75. Kuten SA, Patel SJ, Knight RJ, Gaber LW, DeVos JM, Gaber AO. Observations on the use of cidofovir for BK virus infection in renal transplantation. Transpl Infect Dis. 2014;16(6):975-83. doi:10.1111/tid.12313.
76. Josephson MA, Gillen D, Javaid B, et al. Treatment of renal allograft polyoma BK virus infection with leflunomide. Transplantation. 2006;81(5):704-10. doi:10.1097/01.tp.0000181149.76113.50.
77. Humar A. Reactivation of viruses in solid organ transplant patients receiving cytomegalovirus prophylaxis. Transplantation. 2006;82(Suppl 2):S9-14. doi:10.1097/01.tp.0000230432.39447.8b.
78. Arness T, Pedersen R, Dierkhising R, Kremers W, Patel R. Varicella zoster virus-associated disease in adult kidney transplant recipients: Incidence and risk-factor analysis. Transpl Infect Dis. 2008;10(4):260-68. doi:10.1111/j.1399-3062.2007.00289.x.
79. Geel AL, Landman TS, Kal JA, van Doomum GJ, Weimar W. Varicella zoster virus serostatus before and after kidney transplantation, and vaccination of adult kidney transplant candidates. Transplant Proc. 2006;38(10):3418-19. doi:10.1016/j.transproceed.2006.10.090.
80. Lakeman FD, Whitley RJ. Diagnosis of herpes simplex encephalitis: application of polymerase chain reaction to cerebrospinal fluid from brain-biopsied patients and correlation with disease. J Infect Dis. 1995;171(4):857-63.
81. Zuckerman RA, Limaye AP. Varicella zoster virus (VZV) and herpes simplex virus (HSV) in solid organ transplant recipients. Am J Transplant. 2013;13(Suppl 3):55-66. doi:10.1111/ajt.12003.
82. Wilck MB, Zuckerman RA. Herpes simplex virus in solid organ transplantation. Am J Transplant. 2013;13(Suppl 4):121-7. doi:10.1111/ajt.12105.
83. Patterson JE. Epidemiology of fungal infections in solid organ transplant patients. Transpl Infect Dis. 1999;1(4):229-36.
84. Gavalda J, Len O, San Juan R, et al. Risk factors for invasive aspergillosis in solid-organ transplant recipients: a case-control study. Clin Infect Dis. 2005;41(1):52-9. doi:10.1086/430602.
85. Miller R, Assi M. Endemic fungal infections in solid organ transplantation. Am J Transplant. 2013;13(Suppl 4):250-61. doi:10.1111/ajt.12117.
86. Richardson M, Lass-Flörl C. Changing epidemiology of systemic fungal infections. Clin Microbiol Infect. 2008;14(Suppl 4):5-24. doi:10.1111/j.1469-0691.2008.01978.x.
87. Baddley JW, Forrest GN. Cryptococcosis in solid organ transplantation. Am J Transplant. 2013;13(Suppl 4):242-49. doi:10.1111/ajt.12116.

88. Lockhart SR, Wagner D, Iqbal N, et al. Comparison of in vitro susceptibility characteristics of Candida species from cases of invasive candidiasis in solid organ and stem cell transplant recipients: Transplant-Associated Infections Surveillance Network (TRANSNET), 2001 to 2006. J Clin Microbiol. 2011;49(7):2404-10. doi:10.1128/JCM.02474-10.
89. Singh NM, Husain S. Aspergillosis in solid organ transplantation. Am J Transplant. 2013;13(Suppl 4):228-41. doi:10.1111/ajt.12115.
90. Cravedi P, Mothi SS, Azzi Y et al. COVID-19 and kidney transplantation: Results from the TANGO International Transplant ConsortiumAm J Transplant. 2020;20(11):3140-8.
91. Jordi AA, Gassen B, Borges TJ et al. Non-Invasive Monitoring for Rejection in Kidney Transplant Recipients After SARS-CoV-2 mRNA Vaccination. Front Immunol. 2022;13:838985.
92. Morena L, Jurdi AA, Azzi J, Fishman J, Riella LV. Factors Associated With Reduced Anti-SARS-CoV-2 Antibody Responses After mRNA Vaccination in Kidney Transplant Recipients on Belatacept. Kidney Int Rep. 2022;7(11):2513-16.
93. Kho MML, Messechendoro AL, Frölke SC. Alternative strategies to increase the immunogenicity of COVID-19 vaccines in kidney transplant recipients not responding to two or three doses of an mRNA vaccine (RECOVAC): a randomised clinical trial. Lancet Infect Dis. 2023;23(3): 307–19.
94. Jordi AA, Morena L, Cote M, Betheq E, Azzi J, Riella LV. Tixagevimab/cilgavimab pre-exposure prophylaxis is associated with lower breakthrough infection risk in vaccinated solid organ transplant recipients during the omicron wave. Am J Transplant. 2022;22(12):3130-6.
95. Eid AJ, Chen SF. Human parvovirus B19 in solid organ transplantation. Am J Transplant. 2013;13(Suppl 4):201-5. doi:10.1111/ajt.12111.
96. Leruez-Ville M, Minard V, Lacaille F, et al. Real-time blood plasma polymerase chain reaction for management of disseminated adenovirus infection. Clin Infect Dis. 2004;38(1):45-52. doi:10.1086/380450.
97. Siddiqui AA, Berk SL. Diagnosis of Strongyloides stercoralis infection. Clin Infect Dis. 2001;33(7):1040-7. doi:10.1086/322707

PARTE **9**

Novas Perspectivas em Nefrologia

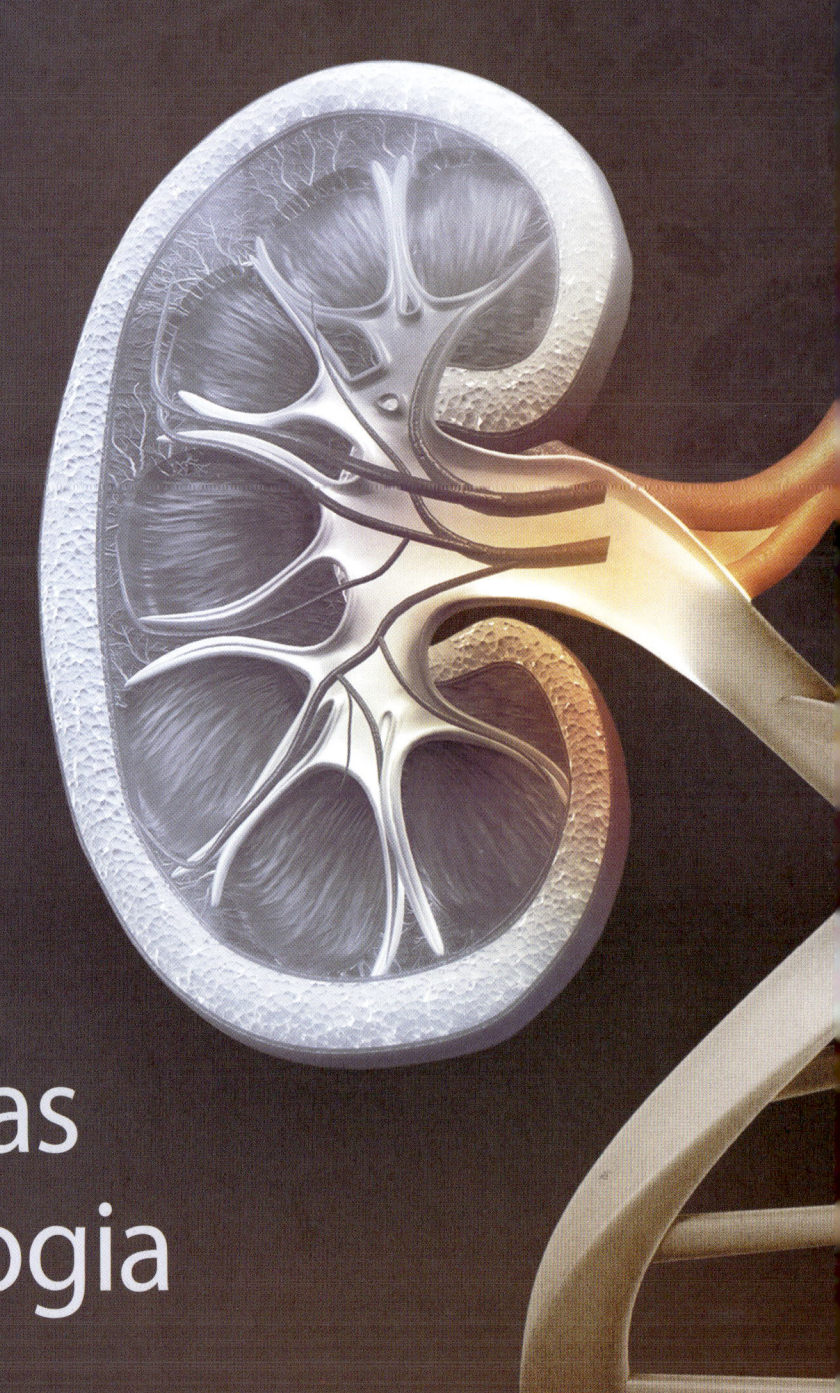

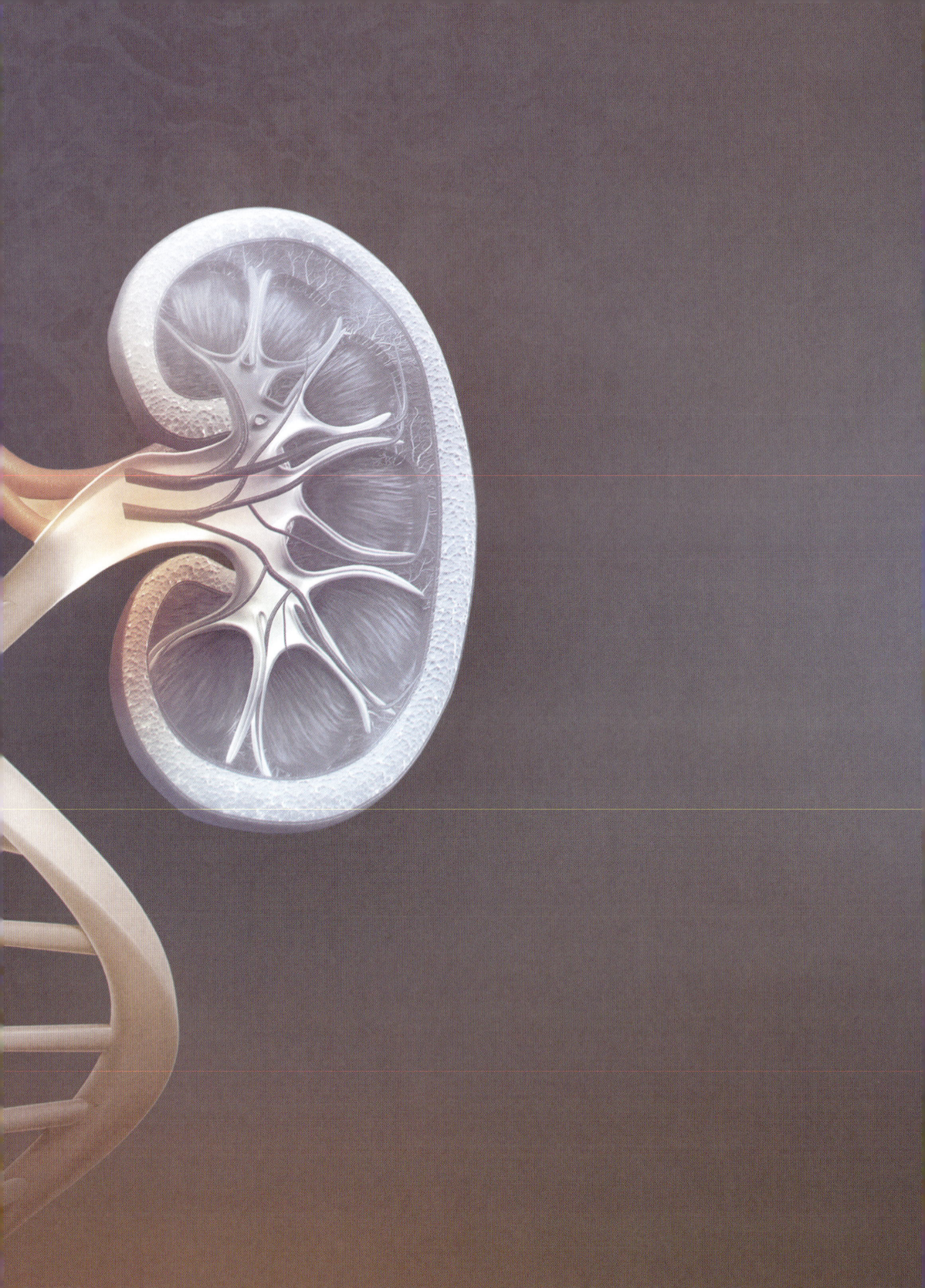

62 | Nefrologia Intervencionista

Domingos Candiota Chula • Ricardo Portiolli Franco • Rodrigo Peixoto Campos • Miguel Carlos Riella

INTRODUÇÃO

A história de nefrologia intervencionista (NI) teve seu início no ano 2000, com a criação da American Society of Diagnostic and Interventional Nephrology (ASDIN) seguida, mais tarde, pela International Society of Nephrology (ISN), que criou seu Comitê de NI em 2004. No Brasil, a Fundação Pró-Renal em Curitiba, Paraná, foi pioneira na criação de um programa de treinamento para nefrologistas, iniciado em 2005 e que se mantém em atividade crescente desde então. O despertar do interesse dos jovens nefrologistas pela área, bem como a consciência da necessidade de oferecer aos portadores de doenças renais um atendimento completo e célere, com impacto direto na sobrevida, já é uma realidade no mundo. Nesse cenário, a Sociedade Brasileira de Nefrologia, em 2016, encontrou a motivação para criar também seu próprio comitê, que trabalha para vencer as dificuldades inerentes ao desenvolvimento de uma nova área de atuação, ainda pouco regulamentada em nosso país.

Desde a concepção da NI, as atividades relacionadas concentraram-se principalmente em alguns procedimentos como: ultrassonografia (US) dos rins e vias urinárias, ecodoppler vascular, implante de cateter tunelizado para hemodiálise (HD), implante de cateter para diálise peritoneal (DP), biopsia renal e procedimentos endovasculares em acessos venosos para HD. Desde o início, a ASDIN formou comitês para a elaboração de critérios para treinamento e certificação de nefrologistas em cada uma dessas áreas, com a posterior elaboração de guias formais, os quais encontram-se publicados e divulgados no *site* da instituição.[1]

Em pesquisa idealizada pelo Centro de Nefrologia Intervencionista da Fundação Pró-Renal Brasil de Curitiba, no ano de 2006, por meio do envio de questionários para nefrologistas brasileiros, evidenciou-se que o interesse pessoal desses profissionais na área de intervenção era expressivo.[2] Entre os 239 especialistas que responderam ao questionário, 87% informaram que gostariam de receber treinamento para a realização de procedimentos e a maioria deles (80%) demonstrou ainda interesse em, futuramente, criar um centro de NI. Quando questionados sobre os procedimentos para os quais eram capacitados, 44% informaram saber implantar cateteres peritoneais; 23%, cateteres tunelizados para HD; 49%, biopsias renais sem o auxílio de um radiologista; 15%, US renal. Na ocasião, nenhum deles informou ser habilitado para realizar procedimentos endovasculares. Mais recentemente, em rápida pesquisa realizada *online*, respondida até o momento por 103 nefrologistas de todo o Brasil e ainda não publicada, 32% informaram já ter realizado treinamento em NI, enquanto o interesse em receber treinamento caiu para 72%. Quanto aos procedimentos realizados, 35,9% informaram que se encontram aptos para o implante de cateter para DP, 28,2% realizam implante de cateter tunelizado para HD, 25,2% realizam biopsias renais e somente dois nefrologistas informaram realizar procedimentos endovasculares. Dessa forma, pode-se presumir que os desafios para estimular e amplificar a atuação do nefrologista intervencionista ainda são enormes em nosso país.

No mundo, inúmeras publicações e avanços na NI podem ser observados ao longo dessa trajetória de mais de 20 anos. Alguns nefrologistas têm oferecido grandes contribuições, como: Beathard[3] e Ash[4,5] na área de acesso vascular, Asif[6] nos implantes peritoneais, e Rasmussen[7] na criação de centros de treinamento em intervenção. Trabalhos como o de Asif et al.[8,9] já evidenciam sucesso na implantação de programas de acreditação e treinamento em NI. Esses trabalhos consideram que a atuação do nefrologista na realização de procedimentos pode aprimorar a qualidade e oferecer agilidade no atendimento ao doente renal.

De forma geral, a formação do nefrologista intervencionista deve contar com um treinamento formal, por meio de planejamento curricular. Esse treinamento deve incluir procedimentos vasculares, como fistulografias, trombectomias e angioplastias de fístulas arteriovenosas, implantes de cateteres tunelizados para HD, implantes de cateteres peritoneais, diagnóstico em US e ecodoppler, bem como realização de biopsias renais e ósseas. Durante esse treinamento, devem existir a enumeração e a documentação dos procedimentos realizados, seguidas sempre da comparação dos resultados obtidos com a literatura disponível.

ACESSO PERITONEAL

De acordo com o censo de 2021, estima-se que, no Brasil, aproximadamente 148.000 pacientes estão em programa de diálise, sendo 5,8% destes (pouco mais de 8.600 pacientes) em DP. Comparando-se este censo com outros realizados na última década, pode-se observar que a proporção de pacientes em DP apresenta uma tendência de queda progressiva;[10] nesse cenário, é de suma importância procurar esclarecer os motivos que levam a tal condição. Uma das razões que justificam esta condição diz respeito às dificuldades técnicas e logísticas para realizar os implantes dos cateteres peritoneais; o tempo de espera necessário entre a admissão do paciente e o implante cirúrgico também contribui para a proporção significativamente menor do método. Outrossim, uma característica marcante dos pacientes com doença renal crônica estágio 5, admitidos em diálise, é a baixa prevalência da confecção de um acesso adequado antes da indicação da terapia de substituição renal. Quando um portador de doença renal crônica é admitido, muitas vezes já se encontra em necessidade imediata de diálise; esta situação, quase emergencial, dificulta a espera por um implante peritoneal, levando à consequente decisão pela HD como terapia de escolha.[8,11] Nesse contexto, deve-se ainda ressaltar que complicações relacionadas ao cateter e sua implantação são responsáveis pela transferência de 5 a 10% dos pacientes para HD, muitas vezes de maneira definitiva.[12,13]

Dentre as principais técnicas para instalação do cateter de DP destacam-se: o implante cirúrgico, a inserção percutânea por trocarte, a peritonioscopia, a videolaparoscopia e a inserção pela técnica de Seldinger.[14] O implante por punção percutânea (seja por trocarte ou pela técnica de Seldinger) pode ser realizado pelo próprio nefrologista em uma sala de procedimentos, ou mesmo à beira do leito. A adoção de tal técnica como rotina visa reduzir o prazo de espera entre a admissão do paciente e o procedimento, podendo diminuir custos com internação e até mesmo provocar um consequente aumento da utilização da DP como tratamento de escolha.[9,15] Outro aspecto que corrobora a importância do envolvimento dos nefrologistas nesses procedimentos é a possibilidade de realizar implantes em caráter emergencial, quando muitas vezes não há tempo para a programação de um procedimento eletivo.[16] Em estudo publicado em 2003, Asif et al.[8] avaliaram o impacto da realização do acesso peritoneal pelo nefrologista. Em 71 procedimentos realizados em 46 pacientes, os autores evidenciaram que a atuação do nefrologista proporcionou crescimento significativo no número de ingressos na DP, sendo a incidência de complicações comparável à técnica cirúrgica convencional.

Idealmente, o acesso peritoneal deve ser realizado em área dedicada para tal fim, sendo esta preferencialmente uma sala cirúrgica, equipada com aspirador, oxigênio e monitoramento multiparamétrico, contando também com equipe treinada.[17] Na literatura, já existe evidência da segurança na realização do procedimento em regime ambulatorial, sem a necessidade de internação; o retorno de pacientes ao setor de emergência na primeira semana do pós-operatório, em virtude de complicações relacionadas, ocorre em menos de 3% dos casos.[18,19]

Após a avaliação por equipe multiprofissional, o primeiro passo para a instalação do cateter de DP é a avaliação pré-operatória, quando devem ser analisadas as características físicas do paciente, como peso, altura e volume abdominal. Os hábitos de vestuário do paciente também devem ser considerados, já que podem influenciar no planejamento de detalhes técnicos, como a localização do sítio de saída.[20] Um período de jejum de 8 horas antes do procedimento, um preparo intestinal nas 48 horas que antecedem o implante e o esvaziamento da bexiga momentos antes devem ser realizados, de acordo com as recomendações mais recentes da International Society of Peritoneal Dialysis.[21] Existem evidências de que uma dose de antimicrobiano pode reduzir significativamente a incidência de infecções precoces relacionadas ao cateter; uma única aplicação intravenosa de cefalosporina de primeira ou segunda geração parece ser suficiente. A tricotomia pode ser necessária em alguns pacientes, devendo ser realizada momentos antes do implante, já na sala cirúrgica.[21-23]

Quanto à analgesia e sedação, o uso de anestesia local com lidocaína 1 ou 2% é suficiente, podendo também ser realizada sedação leve com midazolam (3 a 10 mg) e/ou analgesia mais intensa com fentanila (50 a 100 µg). Entretanto, deve-se tomar grande cuidado com o efeito neurodepressor desses medicamentos, especialmente quando associados, além do risco de depressão respiratória e rigidez muscular com o uso do fentanila.[24] Todo paciente submetido à sedação deve ser adequadamente monitorado.[24,25]

Quanto aos principais detalhes técnicos, independentemente da modalidade de implantação utilizada, a recomendação de preferência é que o cateter seja introduzido através do músculo reto abdominal, na linha paramediana, evitando-se implantes na linha média, o que pode oferecer maior fixação, menor chance de extravasamento do dialisato e menor possibilidade de formação de hérnias. Historicamente, recomenda-se ainda que o manguito interno seja posicionado dentro do músculo ou logo acima de sua fáscia interna, evitando a introdução deste na cavidade peritoneal e a consequente formação de aderências.[21,26,27] Mais recentemente, a instalação de ambos os manguitos em tecido subcutâneo, sem a introdução na camada muscular, vem sendo utilizada, permitindo até mesmo o uso precoce do cateter com baixas taxas de complicações.[28] Com relação ao túnel subcutâneo, alguns autores recomendam seu direcionamento no sentido caudal e lateral ao local de fixação do manguito interno, objetivando redução na incidência de complicações infecciosas.[29] Em um estudo retrospectivo com 1.930 pacientes, Golper et al. mostraram uma redução de 38% na taxa de complicações infecciosas com o túnel direcionado caudalmente em relação à direção horizontal, enquanto o direcionamento cranial aumentou essa taxa em 50%.[30] A despeito disto, as recomendações mais atuais preconizam que a conformação do túnel subcutâneo deve variar de acordo com o modelo do cateter utilizado, podendo o sítio de saída estar localizado acima do ponto de entrada do cateter na cavidade peritoneal quando são utilizados cateteres retos, por exemplo.[21,31] Outra recomendação importante é o posicionamento do manguito externo a uma distância de aproximadamente 2 cm do orifício de saída, o que pode favorecer a epitelização do segmento distal do túnel e reduzir o risco de infecções, bem como reduzir o risco de extrusão acidental do manguito externo.[32]

No período pós-operatório, a permanência do paciente em ambiente hospitalar não é necessária, o que pode reduzir os custos do procedimento.[15] De acordo com as diretrizes recentes, ainda se recomenda que o período de repouso (*break-in*) para a utilização do cateter após a implantação seja de 2 semanas, durante o qual o orifício de saída e a ferida operatória devem ser mantidos com curativo seco, evitando traumatismo local.[21] Entretanto, o uso precoce do cateter ganhou bastante espaço nos últimos anos, sendo a diálise peritoneal de início urgente uma tendência em muitos locais, servindo como excelente alternativa para que seja evitado o emprego da HD, como ponte para o início da DP, em pacientes admitidos em urgência dialítica.[33] A lavagem periódica da cavidade com solução salina no período de *break-in* pode promover irritação peritoneal e aumentar a chance de deslocamento, devendo ser evitada. Não existe recomendação formal quanto à necessidade de infusões de dialisato nas primeiras semanas após o implante.

As complicações relacionadas ao implante e à manutenção do cateter de DP podem ser divididas em mecânicas (ou não infecciosas) e infecciosas. As principais complicações mecânicas são: perfuração de vísceras (< 1%), sangramento (< 1%), deslocamento ou obstrução do cateter (< 20%), extravasamento de dialisato (incidência variável de acordo com a técnica de implantação), extrusão do manguito externo e formação de hérnias (< 1%). As principais complicações infecciosas são peritonite (< 5% nas primeiras 4 semanas após o implante), infecção da ferida operatória (< 1%) e infecção do sítio de saída ou do túnel subcutâneo (< 5% nas primeiras 4 semanas).[21-23]

Implante percutâneo por trocarte

Originalmente descrito por Tenckhoff e Schechter em 1968, é possível considerar esse tipo de procedimento de fácil execução, podendo ser realizado por nefrologistas com uma pequena taxa de complicações.[34] O instrumental necessário é também bastante simples, utilizando-se apenas um trocarte e um estilete-guia (Figura 62.1). Como não exige incisão no músculo e no peritônio (apenas uma punção), o cateter implantado desse modo pode ser útil em situações emergenciais e usado precocemente, com baixa incidência de extravasamento de dialisato.[35,36] Em estudo publicado em 2014, o grupo de Nefrologia Intervencionista da Fundação Pró-Renal Brasil de Curitiba comparou 79 implantes realizados por meio de punção percutânea por trocarte com 42 realizados pela técnica cirúrgica convencional. Os autores não encontraram diferenças significativas nas taxas de complicações mecânicas, complicações infecciosas ou sobrevida do cateter entre as técnicas.[37]

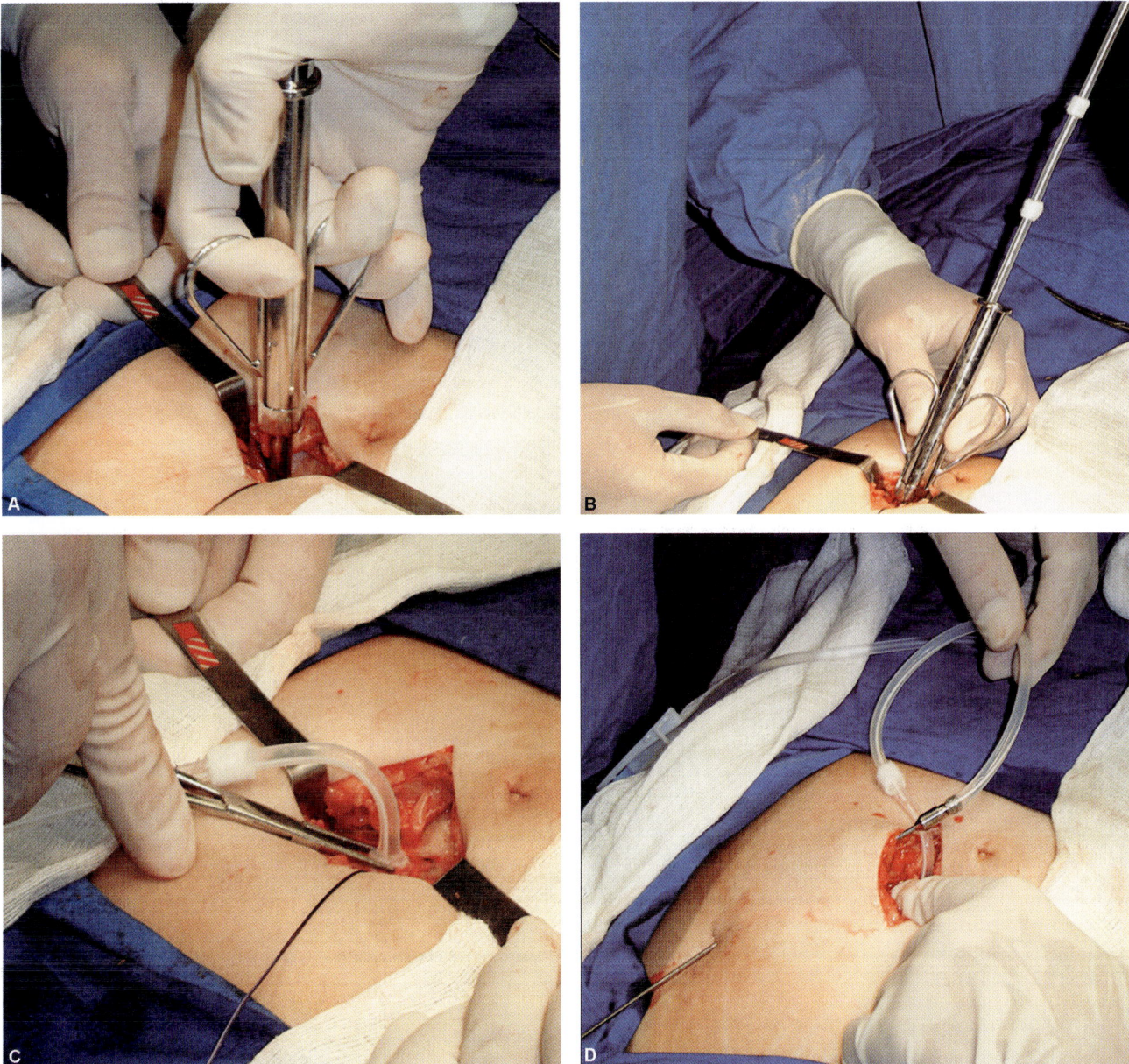

Figura 62.1 Implante do cateter de diálise peritoneal por trocarte. **A.** Perfuração da parede abdominal com o trocarte. **B.** Passagem do cateter com o estilete-guia pelo trocarte. **C.** Introdução do manguito interno do cateter para dentro do músculo reto abdominal. **D.** Criação do túnel subcutâneo com o próprio estilete-guia.

No entanto, é importante observar que, por causa do calibre do equipamento utilizado e da punção realizada "às cegas", acidentes ocorridos durante implantes por trocarte (como perfuração de alças intestinais) tendem a ser mais graves do que os observados em outras técnicas. Os autores abandonaram o implante por trocarte desde 2012, passando a utilizar somente os implantes percutâneos por Seldinger, por minilaparotomia e, mais recentemente, por técnica minimamente invasiva. Os autores consideram que o implante percutâneo por esse instrumento deve ser realizado apenas em situações de urgência, nas quais não haja a disponibilidade de insumos, equipamentos ou conhecimento para a aplicação de outras técnicas.

Implante cirúrgico (minilaparotomia)

Essa técnica exige a realização de uma incisão com abertura direta da cavidade peritoneal. Amplamente utilizada em todo o mundo, tem alguns aspectos que podem ser considerados vantajosos, como a possibilidade de realizar omentectomia durante o ato operatório e a visualização de vísceras e estruturas intracavitárias.[38] Isso pode minimizar a chance de perfuração ou mesmo favorecer sua correção imediata, caso ocorra. Entretanto, na maioria das vezes, faz-se apenas uma pequena incisão do peritônio, menor que 1 cm, apenas para a passagem do cateter (Figura 62.2). Assim, é possível realizar o procedimento apenas com anestesia local, já que, para uma maior abertura com visualização direta das alças, é necessária uma anestesia regional. A minilaparotomia mostra-se bastante segura em pacientes com abdome complexo, ou seja, aqueles com cicatrizes extensas de procedimentos prévios (quando o risco de aderências é maior), ou mesmo em pacientes muito magros, nos quais a visualização direta da cavidade peritoneal pode evitar a punção inadvertida de vísceras. O instrumental utilizado nesse tipo de implante é bastante simples.

Em estudo publicado no final de 2016, Jin et al.[39] demonstraram os resultados de 96 pacientes admitidos com DRCT e que necessitavam de início urgente de diálise. Todos tiveram o cateter peritoneal implantado por nefrologistas, por meio de minilaparotomia, sendo que os cateteres foram utilizados para diálise antes mesmo de completados 14 dias da implantação. Nos primeiros 30 dias após o procedimento, os autores não observaram nenhum caso de sangramento significativo, extravasamento de dialisato ou perfuração de vísceras; nesse período, foram registrados dois casos de peritonite e três casos (3,1%) de deslocamentos do cateter. Outro interessante estudo de Restrepo et al.,[40] publicado em 2014, comparou 157 cateteres implantados por nefrologistas a 185 implantados por cirurgiões, todos por minilaparotomia. Os autores observaram 7 casos (4,46%) de disfunção do cateter no primeiro grupo e 12 casos (6,49%) no segundo, além de 3 casos de extravasamento do dialisato contra 4 casos, respectivamente. Ocorreram ainda dois episódios de punção acidental de vísceras nos procedimentos realizados pelos nefrologistas e somente um naqueles realizados por cirurgiões. Na opinião dos autores, o nefrologista intervencionista deve ter a habilidade para, além das técnicas percutâneas, realizar implantes por minilaparotomia.

Implante percutâneo pela técnica de Seldinger

Essa modalidade tem sido, provavelmente, a mais empregada por nefrologistas e radiologistas na última década. Por tratar-se de procedimento mais delicado, de fácil realização, no qual a punção peritoneal é feita por agulha de fino calibre (Figura 62.3),

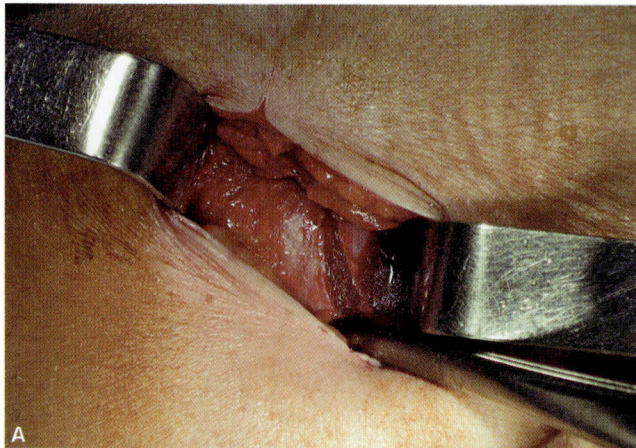
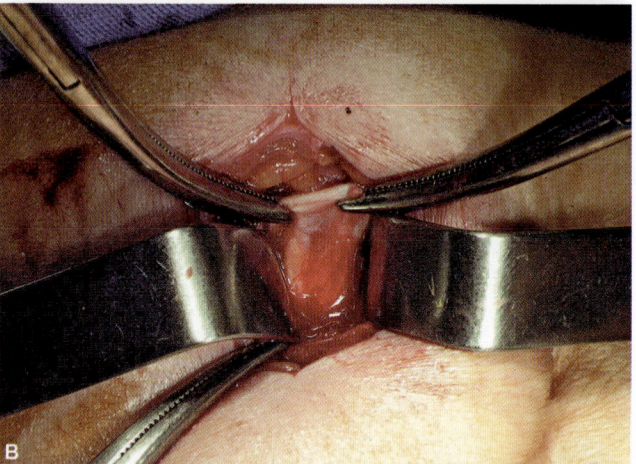
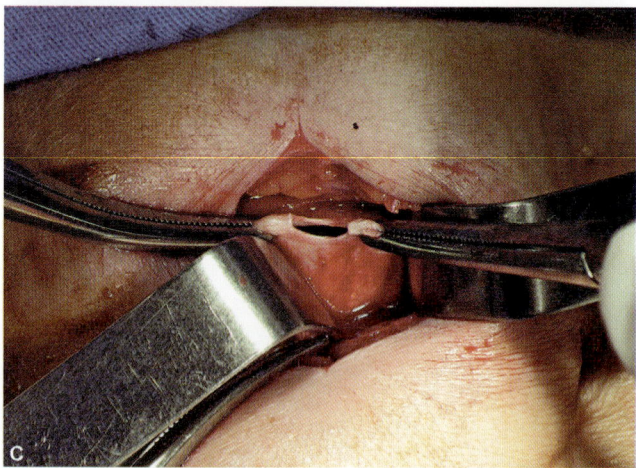

Figura 62.2 Implante do cateter de diálise peritoneal por cirurgia aberta (minilaparotomia) com pequena abertura do peritônio. **A.** Dissecção do subcutâneo até a aponeurose, abertura e exposição do músculo reto abdominal. **B.** Após o afastamento da musculatura, é localizado o peritônio parietal, que é pinçado. **C.** Pequena abertura feita no peritônio para a introdução do cateter com o uso do estilete-guia.

o desfecho no caso de acidentes de punção é habitualmente melhor. Em 2016, Sivaramakrishnan et al.[41] compararam retrospectivamente 55 cateteres de Tenckhoff implantados pela técnica de Seldinger a outros 88 realizados por minilaparotomia. Entretanto, pacientes com cirurgias abdominais de

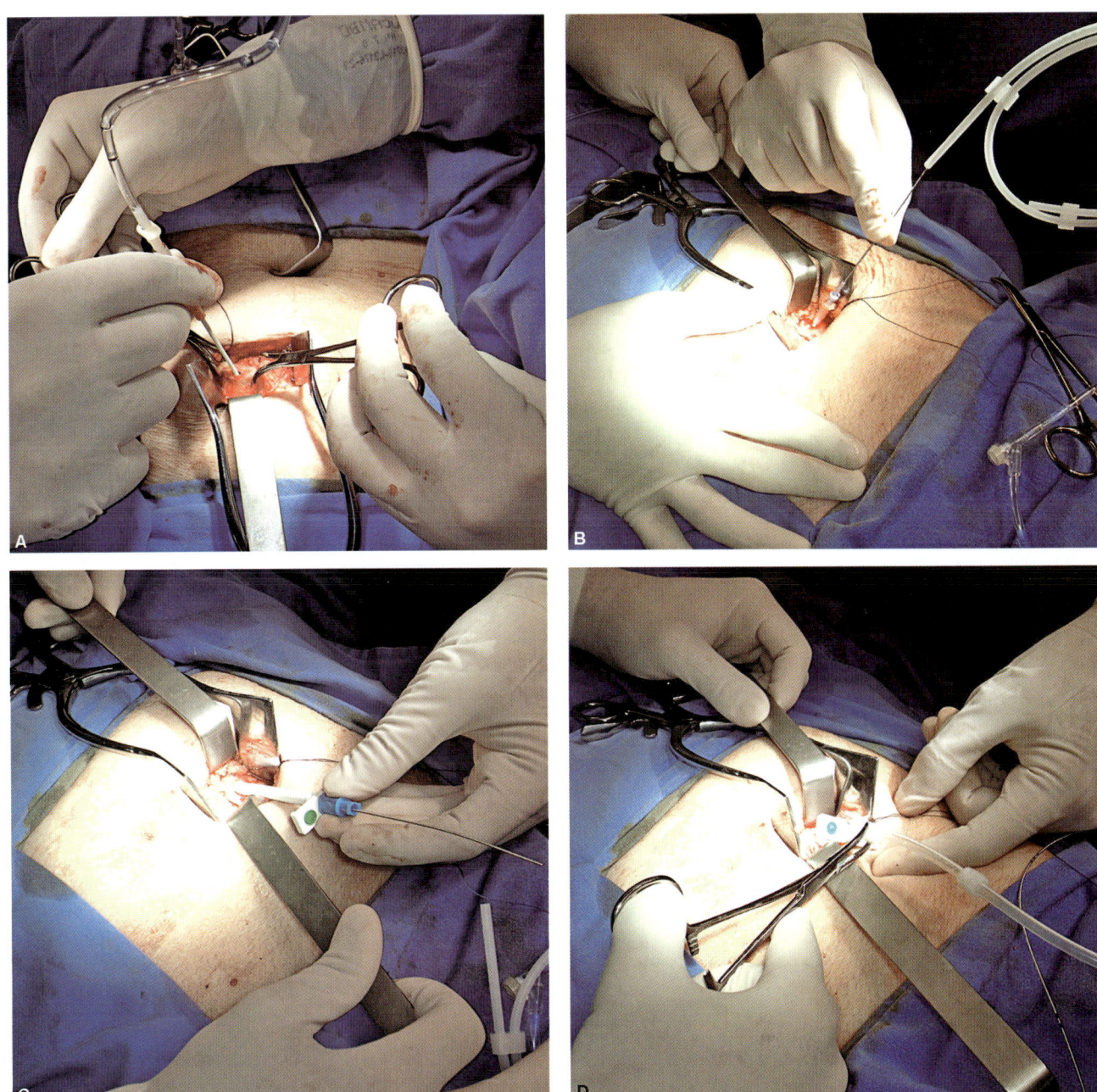

Figura 62.3 Implante de cateter peritoneal pela técnica de Seldinger. **A.** Punção da cavidade peritoneal com Abocath. **B.** Passagem do fio-guia teflonado flexível. **C.** Passagem do dilatador e bainha introdutora. **D.** Passagem do cateter pela bainha introdutora.

grande porte prévias, história prévia de peritonite ou com índice de massa corpórea (IMC) maior que 30 kg/m² foram excluídos do estudo. As taxas de disfunção foram numericamente maiores no implante percutâneo (18,2% contra 7,3% no grupo cirúrgico), mas sem significado estatístico (p = 0,08). A sobrevida cumulativa do cateter em 12 e 24 meses também foi menor, mas sem significância estatística, no procedimento percutâneo (38,6% contra 55,1% e 24,4% contra 33,5%, respectivamente; p = 0,3).

Outro estudo retrospectivo analisou implantes realizados em dois centros do Reino Unido, entre os anos de 2000 e 2010, comparando um total de 613 implantes, sendo 244 cirúrgicos e 369 por Seldinger. Episódios de infecção relacionada foram a principal causa de retirada do cateter em ambos os grupos, com taxas de um episódio para cada 14,7 pacientes/mês e um em 16,7 pacientes/mês, respectivamente (p = 0,05). No mesmo estudo, complicações mecânicas levaram à retirada do cateter em 19% (46 casos) dos pacientes cirúrgicos e 16% (59 casos) dos implantes percutâneos. A sobrevida do cateter foi semelhante entre os dois grupos quando consideradas as complicações mecânicas, mas menor nos pacientes cirúrgicos quando consideradas as complicações infecciosas. Nesse estudo, porém, os pacientes com história prévia de cirurgia abdominal tiveram o cateter implantado cirurgicamente.[42]

Em um estudo brasileiro publicado em 2014, Ponce et al.[43] compararam retrospectivamente 99 implantes realizados pela técnica de Seldinger com 349 por trocarte. Os autores observaram, com a técnica de Seldinger, menores taxas de extravasamento de dialisato (3% contra 16,3%, p = 0,03) e menores taxas de disfunção por migração (10,1% contra 22,6%, p = 0,04), além de uma maior sobrevida do cateter (p = 0,031). As taxas de complicações infecciosas foram semelhantes entre os grupos.

Técnicas avançadas

O emprego de técnicas avançadas para o implante do cateter de DP mostra-se de extrema utilidade para a abordagem em pacientes com abdome complexo, obesos mórbidos ou com aderências peritoneais comprovadas por exames de imagem.[44] São também bastante úteis em pacientes que apresentaram disfunção de cateter implantado previamente ou quando há suspeita de aderência por omento. São compreendidos nesse grupo de procedimentos os implantes por videolaparoscopia (VL), a omentopexia e a omentectomia. Para o emprego de tais técnicas, entretanto, são necessários internamento do paciente, anestesia geral ou regional, a presença de um cirurgião treinado e equipamentos apropriados, como videolaparoscópio e torre de vídeo, o que aumenta os custos relacionados. Esses não são, portanto, procedimentos realizados por nefrologistas.

Diversos estudos apontam para resultados extremamente satisfatórios com o emprego da VL para o implante do cateter de DP. Em sua metanálise, que englobou 16 estudos, Qiao et al.[45] demonstraram menor taxa de migração do cateter (OR 0,17, p < 0,00001) e sua maior sobrevida em 1 e 2 anos (OR 3,05, p < 0,0001 e OR 2,07, p < 0,0001, respectivamente) em implantes realizados por VL, em comparação à técnica cirúrgica convencional. Entretanto, os autores evidenciaram um aumento nas taxas de sangramento com essa técnica (OR 2,13, p < 0,03). Chen et al.,[46] em outra metanálise, avaliaram 2.323 pacientes submetidos a VL. Eles evidenciaram que o emprego da VL aumentou significativamente a sobrevida do cateter em 1 e 2 anos (RR 1,23 e RR 1,35, respectivamente), além de reduzir a necessidade de novas intervenções (RR 0,32) e o risco de migração ou obstrução do dispositivo (RR 0,31 e RR 0,43, respectivamente), em comparação aos implantes realizados por minilaparotomia.

A omentopexia, muitas vezes de grande utilidade, é um procedimento realizado durante implantes videolaparoscópicos, para fixação do omento na altura do ligamento falciforme, promovendo o deslocamento deste para a porção superior da cavidade peritoneal e reduzindo, assim, as chances de obstrução do cateter. Crabtree et al.[47] demostraram taxas de disfunção de 0,7% em 153 pacientes com omento volumoso (com extensão até o espaço retrovesical) submetidos à omentopexia profilática.

Já a omentectomia, mais estudada em crianças, pode ser realizada tanto na cirurgia videolaparoscópica como na minilaparotomia, sendo mais demorada e menos custo-efetiva do que a omentopexia. Ladd et al.[48] demonstraram uma redução de 23 para 15% na taxa de disfunção do cateter de DP em 53 crianças submetidas à ressecção do omento durante o implante peritoneal (p = 0,0054).

Em outra publicação de Crabtree et al.,[49] em 2009, foram inseridos 428 implantes peritoneais por VL, com realização simultânea de ressecção de aderências e apêndices epiploicos, além de omentectomias ou omentopexias. Em 21,6 meses de acompanhamento, ocorreram obstrução mecânica ou extravasamento de dialisato apenas em 3,7% e 2,6% dos casos, respectivamente; nenhuma outra complicação foi descrita pelos autores, e a sobrevida do cateter livre de complicações mecânicas foi de 96% em 5 anos.

Implante minimamente invasivo

Recentemente, Chula et al.[50] demonstraram os resultados de uma série de 73 cateteres peritoneais implantados de forma minimamente invasiva, com o auxílio de ultrassonografia e fluoroscopia, por meio de uma incisão puntiforme, não maior do que 1 cm de extensão (Figura 62.4). Os autores demonstraram uma taxa de sucesso de 98,6%, com uma sobrevida do cateter de 95% em 1 ano e uma incidência de disfunção com necessidade de nova manipulação cirúrgica de somente 6,8%. Também em 2022, Swinenn et al.,[51] utilizando técnica semelhante, encontraram resultados bastante interessantes em termos de complicações mecânicas, evidenciando que os implantes minimamente invasivos parecem ser uma tendência para as próximas décadas.

Emprego de recursos tecnológicos durante o implante peritoneal

O sistema de implantação por peritonioscopia chamado Y-TEC®, que consiste basicamente em uma ótica para visualização direta da cavidade peritoneal, após a insuflação de ar, também pode ser empregado, possibilitando a identificação de aderências (mas não sua correção) durante os implantes peritoneais. Al Azzi et al. compararam 62 implantes realizados com o uso desse dispositivo e observaram melhor sobrevida do cateter em 2 anos, quando comparados a 93 implantes por minilaparotomia.[52]

Outra ferramenta de grande utilidade é a fluoroscopia, cujo objetivo principal é reduzir a incidência de complicações mecânicas, oferecendo visualização indireta da cavidade peritoneal.[53,54] Quando essa modalidade é realizada por operador experiente, pode ser de fácil execução, permitindo identificar o posicionamento do cateter durante o procedimento (Figura 62.5). No entanto, sua realização exige o emprego de equipamento específico, o que pode onerar o procedimento ou mesmo torná-lo inviável em alguns centros menos estruturados. Nessa modalidade, o cateter é inserido pela técnica minimamente invasiva ou de Seldinger, podendo ser realizada a injeção de contraste; dessa forma, além de identificar se a cavidade peritoneal foi atingida, também é possível identificar possíveis aderências ou punções acidentais de vísceras.

A US também pode ser de grande utilidade para o implante peritoneal.[55,56] Além de permitir identificar vasos de maior calibre ao longo do trajeto de dissecção, permite identificar, com certa facilidade, a presença de alças intestinais e até mesmo de aderências peritoneais abaixo do sítio de implantação (Figura 62.6). Com isso, o operador pode escolher previamente a localização e a técnica mais seguras a serem utilizadas, com taxas de sucesso elevadas mesmo em pacientes com abdome complexo. Na opinião dos autores, considerando os potenciais benefícios e a redução do risco de complicações que podem oferecer, o uso de recursos tecnológicos durante o preparo e a realização do implante de cateter de DP deve ser estimulado.

Com relação ao período de treinamento, de acordo com as recomendações da ASDIN, os requerimentos mínimos para habilitar um nefrologista para o implante peritoneal são: a realização de dois procedimentos em modelos animais ou bonecos, a participação como observador em dois procedimentos em pacientes com DRCT e a realização de implantes

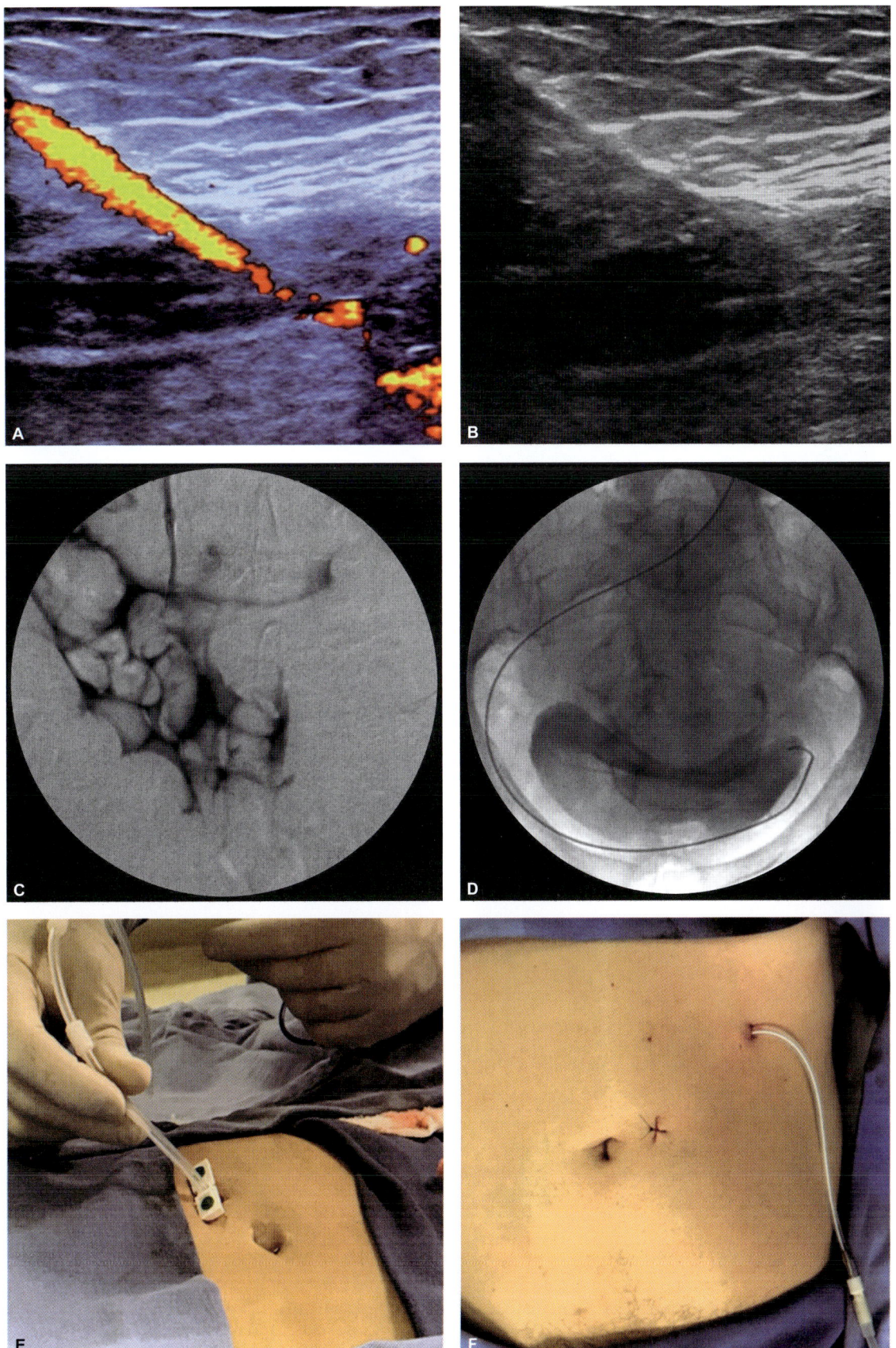

Figura 62.4 Implante minimamente invasivo do cateter de diálise peritoneal. **A.** Anestesia do músculo reto abdominal e punção da cavidade peritoneal. **B.** Uso do Power Doppler para conformar o acesso à cavidade. **C.** Injeção de 10 mℓ de contraste iodado. **D.** Passagem do fio-guia teflonado. **E.** Introdução da bainha. **F.** Resultado.

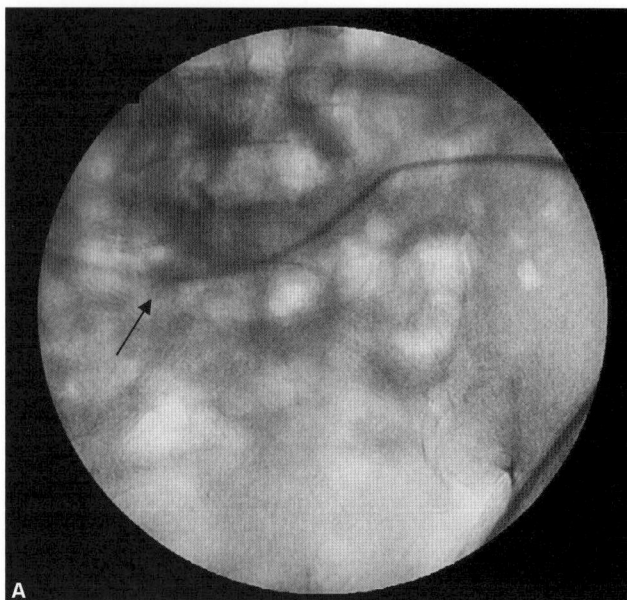 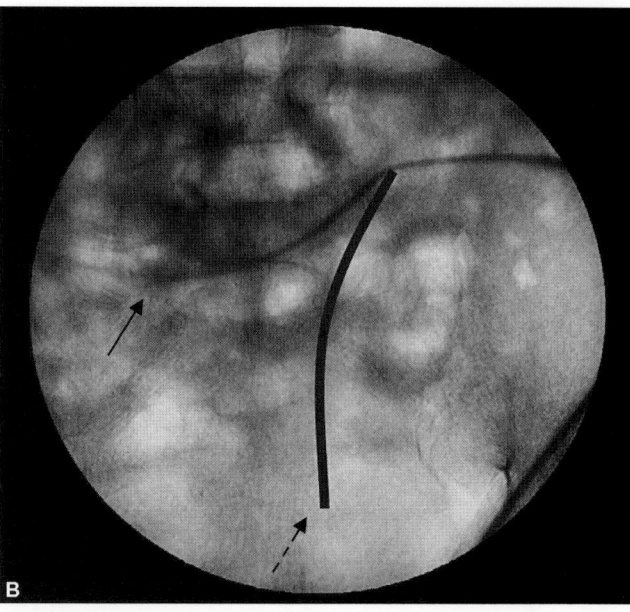

Figura 62.5 Uso da radioscopia para auxílio do implante de cateter peritoneal. **A.** Seta contínua mostrando que a ponta do cateter se encontra deslocada para a fossa ilíaca esquerda. **B.** Seta pontilhada demonstrando a introdução do estilete-guia para a correção do posicionamento do cateter.

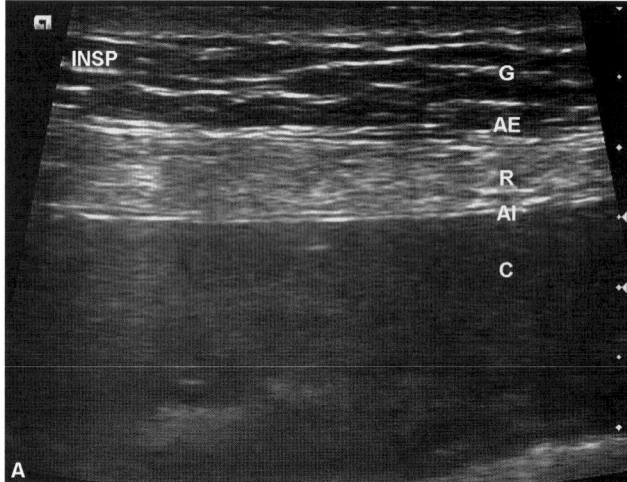 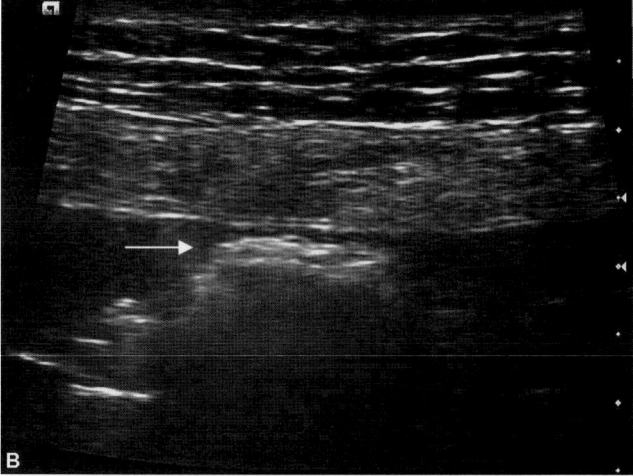

Figura 62.6 A. Com o uso de ultrassonografia, pode-se observar gordura subcutânea (G), aponeurose externa (AE), músculo reto abdominal (R), aponeurose interna (AI) e cavidade peritoneal (C), sem a presença de alças intestinais. **B.** Observa-se a presença de alças intestinais (imagem hiperecogênica – *seta*) logo abaixo da aponeurose interna.

em outros seis pacientes, sob supervisão de um operador experiente.[1] Ainda na opinião dos autores, o implante realizado pelo nefrologista oferece, como vantagem adicional, um maior envolvimento do médico operador, já que ele será o responsável direto pelo tratamento do paciente a longo prazo. Entretanto, deve-se ressaltar que a presença de uma equipe multiprofissional experiente é imprescindível para o bom funcionamento de qualquer centro de diálise. Além disso, em diversas situações complexas, como na presença de múltiplas cicatrizes abdominais, estomas, coagulopatias graves, entre outras, a presença do cirurgião pode ser essencial para a realização de um implante seguro e, principalmente, para o tratamento das eventuais complicações.

ACESSO VASCULAR

O acesso vascular é considerado a linha da vida do paciente em HD, e suas complicações são uma importante fonte de morbidade, mortalidade e custos relacionados ao tratamento. O nefrologista é o especialista que mais confronta essas complicações na prática clínica, apesar de a confecção dos acessos definitivos, como fístulas arteriovenosas e próteses, ser quase exclusivamente confiada aos cirurgiões vasculares. Portanto, o treinamento em todos os aspectos de manejo, cuidado e avaliação dos acessos vasculares deve fazer parte da formação do nefrologista geral, e não somente do intervencionista.

Existem basicamente três tipos de acessos vasculares para a HD: os cateteres venosos centrais, que podem ser de curta ou longa permanência; a prótese vascular de politetrafluoretileno (PTFE), também chamada prótese arteriovenosa; e a fístula arteriovenosa nativa (FAV), que é o acesso vascular mais prevalente no Brasil. Cada um desses tipos apresenta peculiaridades e determinadas vantagens e desvantagens. Hoje é conhecido que a FAV é o acesso mais próximo ao ideal, por ter uma patência superior e uma menor incidência de complicações em relação aos cateteres venosos e às próteses.[57] Entretanto, nem sempre é possível instituir uma FAV como acesso inicial, em razão de diagnóstico tardio de doença renal crônica (DRC), falta de acompanhamento com nefrologista ou necessidade de início da HD em caráter emergencial. Já os cateteres venosos podem ser usados imediatamente após sua colocação, e as próteses, dentro de 7 a 15 dias após seu implante. Isso mostra que todos esses tipos de acesso devem fazer parte do arsenal terapêutico de qualquer serviço de HD; que todo nefrologista deve ter conhecimento sobre suas implicações, características e rápido reconhecimento de suas complicações; e que, no mínimo, o nefrologista seja capacitado para implantar cateteres venosos.

Com o aumento gradativo da população em diálise e sendo esses pacientes cada vez mais idosos e com maior prevalência de diabetes melito e doença vascular periférica, o correto desenvolvimento e manutenção desses acessos tornaram-se um desafio para a prática atual da nefrologia. Associado a isso, a criação e os cuidados com esses acessos foram sendo esquecidos pelos nefrologistas e tornaram-se dependentes de diversos outros profissionais médicos, como cirurgiões vasculares, cirurgiões gerais e radiologistas intervencionistas. É de conhecimento que essa desintegração do cuidado do paciente em diálise retarda o adequado tratamento dialítico e tem impacto no aumento da morbidade e da mortalidade. Nos últimos anos, os nefrologistas perceberam a importância de um adequado acesso para diálise, voltando a fazer parte integral desse cuidado desde a confecção até o aperfeiçoamento das técnicas de tratamento das complicações. Como citado anteriormente, na década de 2000, foi criada a ASDIN nos EUA e o Comitê de Nefrologia Intervencionista da ISN, que vêm incentivando os jovens nefrologistas a receberem treinamento em centros de NI e a realizarem pesquisa nessa área. Grande parte dos serviços de residência em nefrologia nos EUA já oferecem treinamento em NI.

No relatório *United States Renal Data System* (USRDS) de 2016, 62% dos pacientes iniciaram HD com cateteres venosos como único acesso, 18,2% com cateter e FAV ou prótese em maturação e apenas 19,5% com um acesso definitivo em uso e sem cateteres. Cabe ressaltar que 75% desses pacientes estavam em acompanhamento com um nefrologista.[58] A importância do encaminhamento precoce ao nefrologista e a consequente confecção pontual de um acesso definitivo ficou evidente em relatórios anteriores. Dos pacientes em acompanhamento com nefrologista por mais de 1 ano antes do início da HD, 52% iniciaram a terapia com FAV ou prótese, contra apenas 16% dos pacientes sem acompanhamento nefrológico prévio.[59] A conclusão é que o encaminhamento precoce ao especialista reduz a morbidade relacionada aos acessos vasculares. Avaliando os pacientes prevalentes em HD com mais de 90 dias de terapia, 18,8% ainda estão em uso de cateteres nos EUA, número igual ao do Censo Brasileiro em Diálise do mesmo período.[60,61] Na última década, foi constatada nos EUA uma redução de 71% das hospitalizações relacionadas a infecções de acessos vasculares. No mesmo período, houve aumento do uso de FAV, de 32% para 63%, e queda na proporção de cateteres, de 27% para 18%. Segundo o censo de 2008 da Sociedade Brasileira de Nefrologia, quase um terço das internações de pacientes em diálise decorreu de problemas com acessos vasculares.[61]

Por esses motivos, os acessos nos pacientes em diálise são chamados "linha da vida". Portanto, é necessário que os nefrologistas sejam capacitados no campo dos acessos vasculares, desde o planejamento até o tratamento das suas complicações, e participem ativamente de todas as etapas.

Nos últimos anos, nefrologistas publicaram suas experiências em relação ao manejo dos acessos vasculares demonstrando excelentes resultados, tendo como exemplo o implante de cateteres venosos tunelizados e também os chamados "Port-Catheters", a confecção de fístula arteriovenosa e os procedimentos endovasculares, como fistulografia, angioplastia e trombectomia em FAV e próteses.[39-42,62]

Anatomia direcionada aos acessos vasculares

A compreensão da anatomia vascular é fundamental para o intervencionista envolvido com os acessos vasculares para HD. O entendimento da anatomia venosa e arterial permite um entendimento maior das alterações no exame físico e realização de exames complementares, como Doppler e angiografia dos acessos.

Anatomia venosa do membro superior

O sistema venoso dos membros superiores e inferiores é dividido em superficial e profundo. Nos membros superiores, ao contrário dos inferiores, o sistema superficial é o principal responsável pela drenagem venosa. As veias profundas geralmente acompanham as artérias homônimas (p. ex., artérias e veias braquiais), enquanto as veias superficiais seguem seu trajeto sozinhas no subcutâneo (veias cefálica e basílica) – geralmente separadas dos compartimentos profundos por fáscias e outras estruturas. As veias comunicantes são responsáveis pela comunicação de veias do mesmo compartimento, por exemplo, veias comunicantes entre as veias cefálica e basílica do antebraço. As veias perfurantes comunicam os sistemas profundo e superficial. A Figura 62.7 mostra um esquema da drenagem venosa do membro superior.

O sistema venoso superficial dos membros superiores é composto principalmente pelas veias cefálica e basílica, que se originam da rede venosa dorsal da mão. A veia cefálica localiza-se na face anterolateral do antebraço e é a principal veia utilizada na criação de fístulas arteriovenosas. Inicia-se na tabaqueira anatômica e, no terço proximal do antebraço, comunica-se com a veia intermédia do cotovelo (ou veia mediana), que liga a veia cefálica à veia basílica.[63] Em sentido cranial, a veia cefálica segue pela face anterior do braço, sobre o sulco deltopeitoral, entra no trígono clavipeitoral, atravessa a fáscia clavipeitoral e une-se à veia axilar.

A veia basílica tem posição dorsomedial na porção distal do antebraço, tornando-se mais medial em sentido cranial. Na região medial da prega cubital, passa superficialmente a artéria braquial, da qual é separada pela fáscia do bíceps braquial.

As veias profundas do antebraço originam-se do arco venoso profundo da mão, apresentam diversas comunicantes entre si e acompanham as artérias profundas, das quais recebem suas denominações (veias radiais e ulnares). Na fossa cubital,

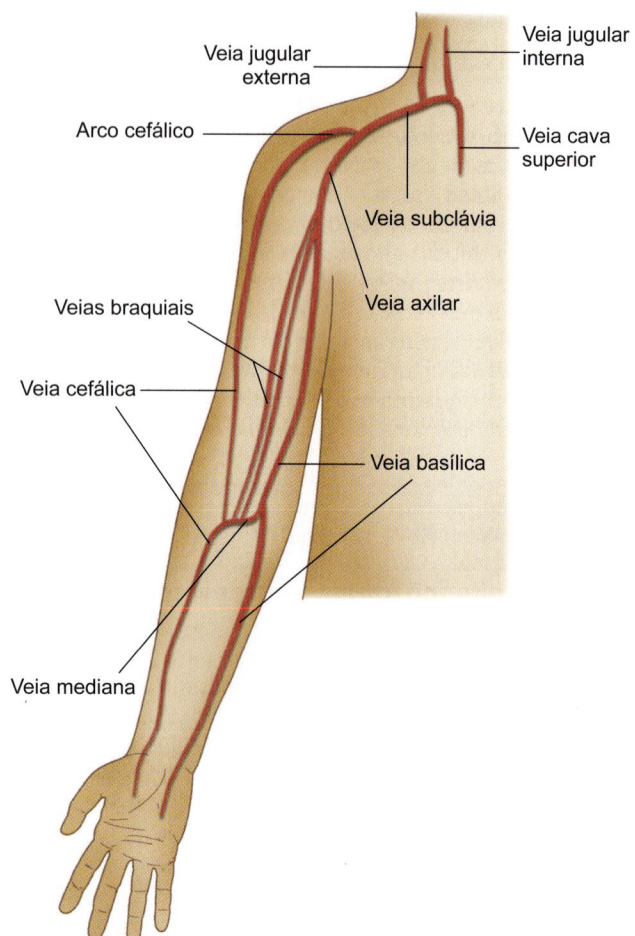

Figura 62.7 Demonstração esquemática da drenagem venosa do membro superior direito.

há uma importante comunicação dos sistemas profundo e superficial por meio de veias perfurantes. Depois dessa comunicação, as veias radiais e ulnares se unem e tornam-se veias braquiais, acompanhando a artéria homônima até unirem-se e receberem a veia basílica, tornando-se a veia axilar.

A veia basílica une-se às veias braquiais para formar a veia axilar na margem inferior do músculo redondo menor. A veia axilar localiza-se em posição anteroinferior em relação à artéria axilar. Essa correlação é importante para localizá-la na avaliação ultrassonográfica.

Ao atingir a borda lateral da primeira costela, a veia axilar torna-se veia subclávia, estrutura de extrema importância no campo dos acessos vasculares. Ela é a principal rota de drenagem venosa do membro superior e une-se à veia jugular interna para formar a veia braquiocefálica, posterior à extremidade medial da clavícula.

A veia jugular externa começa próximo ao ângulo da mandíbula e cruza o esternocleidomastóideo obliquamente, depois, aprofunda-se perfurando a fáscia cervical em direção à parte inferior do trígono cervical para terminar na veia subclávia, com a veia jugular anterior.

Anatomia arterial do membro superior

A artéria axilar estende-se da borda lateral da primeira costela até a borda do músculo peitoral maior. Seu trajeto cruza a axila, onde é acompanhada pelo plexo braquial e pela veia axilar. O terço distal da artéria axilar é superficial e coberto apenas por pele e fáscia profunda.

A artéria braquial inicia-se caudal à borda inferior do peitoral maior e é contínua com a artéria axilar. Tem trajeto sentido caudal na borda medial do braço e bifurca-se nas artérias radial e ulnar a poucos centímetros distal à prega cubital. A artéria braquial pode ter uma bifurcação alta em até 15% dos indivíduos, podendo ocorrer ao nível da axila ou em diferentes porções do braço. A artéria braquial é acompanhada por um par de veias braquiais.

A artéria ulnar é a maior do antebraço, inicia-se como ramo da artéria braquial distal à prega cubital e ocupa a superfície ulnar do antebraço em seu terço médio. É acompanhada por um par de veias ulnares e termina no arco palmar, onde comunica-se com a artéria radial.

A artéria radial inicia-se na bifurcação da artéria braquial no cotovelo, percorre a face anterior do antebraço inferolateralmente ao músculo braquiorradial. Na porção distal do antebraço, deixa de ser posterior à musculatura, localizando-se anterior ao rádio em posição superficial, recoberta apenas por fáscia e pele. O trajeto da artéria radial no antebraço percorre a linha que une o ponto médio da fossa cubital até o ponto medial do processo estiloide do rádio.[63] A artéria radial cruza a prega do punho lateroposteriormente e atinge a tabaqueira anatômica. A partir de então, forma o arco palmar profundo ao unir-se ao ramo profundo da artéria ulnar.

O arco palmar profundo resulta da junção da artéria radial e do ramo profundo da artéria ulnar. É mais proximal que o arco palmar superficial e dele se originam as artérias metacarpais palmares.

O arco palmar superficial é formado pela união da artéria ulnar e do ramo superficial da artéria radial. Trata-se de estrutura mais sujeita à variação que o arco palmar profundo, podendo ser completa ou incompleta. Arcos incompletos não têm comunicação entre os ramos radiais e ulnares. A integridade do arco palmar superficial pode apresentar significância clínica na confecção dos acessos para HD, principalmente nos pacientes que desenvolvem sintomas de roubo, e deve ser avaliada no pré-operatório pelo teste de Allen ao exame físico ou Doppler.

Cateteres venosos

Os cateteres venosos são essenciais para os pacientes que necessitam de HD. Apesar de serem conhecidos os problemas relacionados ao seu uso, como infecção e disfunção, eles são de grande importância por possibilitarem início imediato de HD após sua implantação. Existem dois tipos de cateteres para HD: os de curta permanência, que ficam exteriorizados na pele no mesmo local de punção da veia (Figura 62.8 A), e os tunelizados de longa permanência, que apresentam um trajeto subcutâneo a partir do ponto de inserção na veia e possuem um *cuff* na sua porção tunelizada para fixar e impedir a progressão bacteriana da pele até a porção do cateter em contato direto com a circulação sanguínea (Figura 62.8 B).

Cateteres de curta permanência

Os cateteres de curta permanência são utilizados para pacientes com injúria renal aguda (IRA) que necessitam de HD ou para aqueles com DRC que necessitam de HD imediata, seja por falta de um acesso permanente, como uma FAV ou uma

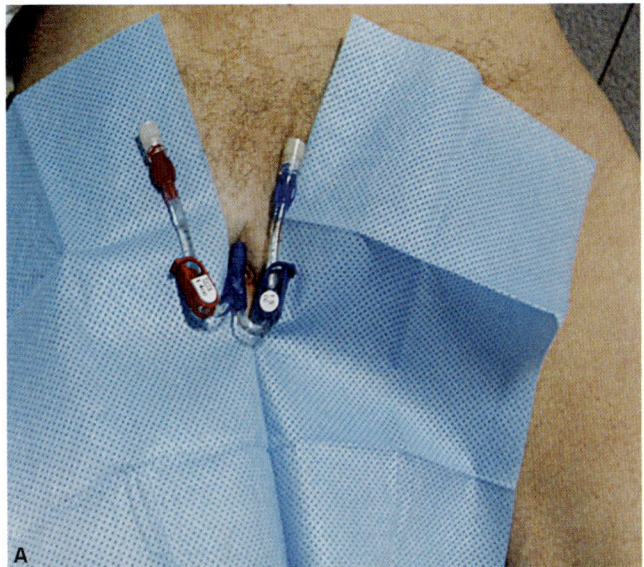

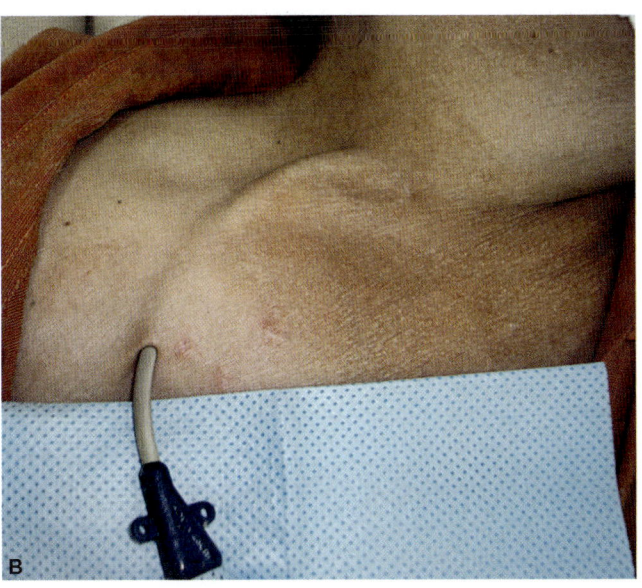

Figura 62.8 A. Cateter de curta permanência em veia femoral direita. **B.** Cateter tunelizado em veia jugular interna direita, demonstrando o túnel subcutâneo desde a entrada na veia até a via de saída em localização infraclavicular.

prótese, por disfunção ou por trombose deles. Também podem ser utilizados para outros métodos de depuração, como plasmaférese ou hemoperfusão. De forma geral, esses cateteres são um único dispositivo apresentando dois lumens separados no seu interior, as chamadas vias venosa e arterial. Também podem apresentar três vias, sendo duas para HD e uma terceira para infusão de medicamentos ou nutrição parenteral. Esse último tipo é geralmente utilizado em pacientes críticos.

As diretrizes da National Kidney Foundation Disease Outcomes Quality Initiative (NKF KDOQI) para acesso vascular recomendam que um cateter de curta permanência seja utilizado apenas para pacientes que necessitam de HD em caráter de urgência ou pacientes hospitalizados por um período curto, por aumentar o risco de infecção conforme o tempo de permanência.[57] Além disso, recomenda que, após esse período,

os cateteres de curta permanência sejam convertidos em um cateter tunelizado de longa permanência e que uma FAV ou prótese seja confeccionada logo que possível. Entretanto, no Brasil, ainda são utilizados poucos cateteres tunelizados, porque grande parte dos nefrologistas não são treinados para realizar esse tipo de procedimento. No último censo da Sociedade Brasileira de Nefrologia, aproximadamente 18,9% dos pacientes dialisavam por meio de um cateter, e esse número vem aumentando ao longo dos anos. Essa prevalência do uso geral de cateteres é semelhante em países europeus e nos EUA.[61,64] No Brasil, 9,7% dos pacientes em HD estão usando um cateter de curta permanência.[61] Esse aumento traz uma série de implicações, pois sabe-se que os pacientes em HD por um cateter apresentam maior morbidade e mortalidade em relação àqueles que possuem uma prótese, e estes em relação aos que possuem uma FAV.[65-67]

O método de passagem desse tipo de cateter é semelhante ao de inserção de qualquer cateter venoso central, ou seja, a técnica de Seldinger. Em 1953, Sven-Ivar Seldinger[68] descreveu a técnica que influenciou toda a medicina moderna. Simplificando, uma veia central é puncionada no seu sítio anatômico, podendo ser as veias jugulares internas, subclávias ou femorais; um fio-guia é inserido pela agulha de punção até a veia; o trajeto subcutâneo até a veia é dilatado e, em seguida, introduzido o cateter através do fio-guia. Preferencialmente, a veia jugular interna direita deve ser a primeira opção, já que a presença de um cateter em veia subclávia ou na jugular interna esquerda aumenta o risco de estenose central e consequente disfunção e edema no membro que venha a ter uma FAV ou prótese. A veia femoral deve ser a última opção, dado o risco elevado de infecção, entretanto, já existe evidência de que essa via pode ser utilizada em pacientes críticos que necessitam de diálise sem aumentar a taxa de infecção, quando comparado aos cateteres em veias jugulares internas.[69] Inclusive, as diretrizes do KDIGO Clinical Practice Guideline for Acute Kidney Injury recomendam a punção da veia femoral como segunda escolha após a veia jugular interna direita em paciente críticos.[70] Recentemente, em uma análise de 753 cateteres implantados em nosso serviço, tanto em pacientes com IRA como naqueles com DRC, demonstrou-se que a veia jugular é o sítio de implante com menor taxa de complicações em 30 dias. Contudo, na primeira semana de uso, as taxas de complicações como disfunção e infecção são semelhantes entre todos os sítios de punção.[71] Todo residente de nefrologia em formação deve ser treinado para a inserção de cateteres venosos de curta permanência e preparado para o imediato reconhecimento de suas complicações. Com o intuito de reduzir a punção arterial inadvertida e o risco de pneumotórax e hemotórax, é recomendado o uso de US para localização e punção da veia em tempo real (Figura 62.9).[72]

Cateteres tunelizados

Independentemente do cateter tunelizado a ser inserido, a técnica de localização e punção da veia é semelhante à de implantação de um cateter de curta permanência. A diferença é a criação de um túnel subcutâneo para alojar o cateter. Nesse implante, necessita-se idealmente do uso de um aparelho de radioscopia para auxiliar o direcionamento do fio-guia, dilatadores e da bainha por meio da veia cava superior, para confirmar que a ponta do cateter ficará localizada dentro do átrio direito e, finalmente, para visualizar o trajeto do cateter no túnel criado, já que ele pode dobrar-se e diminuir consideravelmente

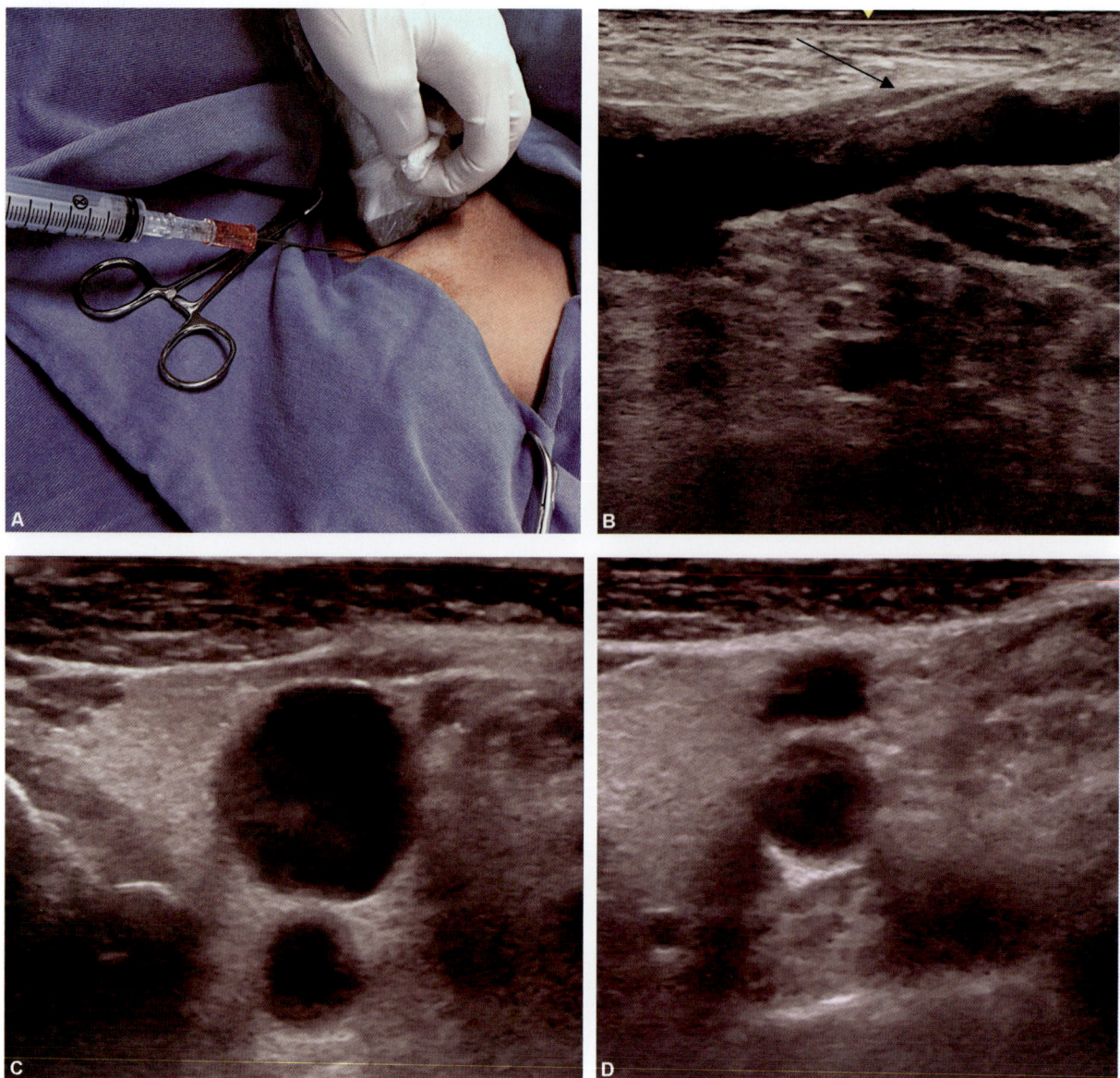

Figura 62.9 Uso de ultrassonografia para punção de acessos venosos centrais. **A.** Transdutor do aparelho com cobertura estéril utilizado para punção em tempo real de veia jugular externa em eixo longitudinal. **B.** Imagem de ultrassonografia em modo B demonstrando veia jugular externa direita em eixo longitudinal, confirmando a ponta da agulha de punção em seu interior (*seta*). **C.** Segundo paciente mostrando relação da veia jugular interna anterior a artéria carótida. **D.** A veia jugular interna pode ser comprimida facilmente com o transdutor, confirmando sua posição em relação à artéria, não compressível.

o fluxo sanguíneo (Figura 62.10). Deve-se também imaginar que muitos pacientes já receberam cateteres anteriormente e que podem ter desenvolvido estenoses centrais, as quais irão dificultar a passagem do fio-guia, razão pela qual o aparelho de radioscopia auxiliará em seu caminho até o átrio direito. Existem diversos modelos de cateteres tunelizados (Figura 62.11), passando por aqueles que são um dispositivo único com dois lumens, como o QuintonPermcath® e o Split Cath® e, mais recentemente, o Palindrome® e o Centros®. Também existem os cateteres de lúmen único, sendo cada um deles separado para via arterial e via venosa. Nesse caso, são necessárias duas punções, podendo ser na mesma veia ou em veias distintas – é o chamado TesioCatheter®. Há também os cateteres totalmente sepultados no subcutâneo, com as agulhas das linhas arterial e venosa da HD sendo inseridas no compartimento subcutâneo do cateter – são os chamados "PortCatheters". Tem-se como exemplo o LifeSite® e o Dialock®. Todos esses cateteres podem ter diversas conformações, passando por modelos redondos, ovalados e até retangulares.[5] Vale ressaltar que a maioria deles foi criada e desenvolvida por nefrologistas.

Em um questionário, já citado anteriormente, delineado aos nefrologistas do Brasil, apenas 23% mencionavam que eram capacitados para realizar um implante de cateter tunelizado. Acredita-se que esse número possa ser menor, já que apenas 10% dos nefrologistas responderam às perguntas.[2] Além disso, 87% tinham interesse em ser treinados para esses procedimentos. Isso demonstra a necessidade e o interesse de treinamento por parte dos nefrologistas. Beathard e Litchfield[62] publicaram a experiência de um centro de NI, onde mais de 3.550 procedimentos com cateteres tunelizados

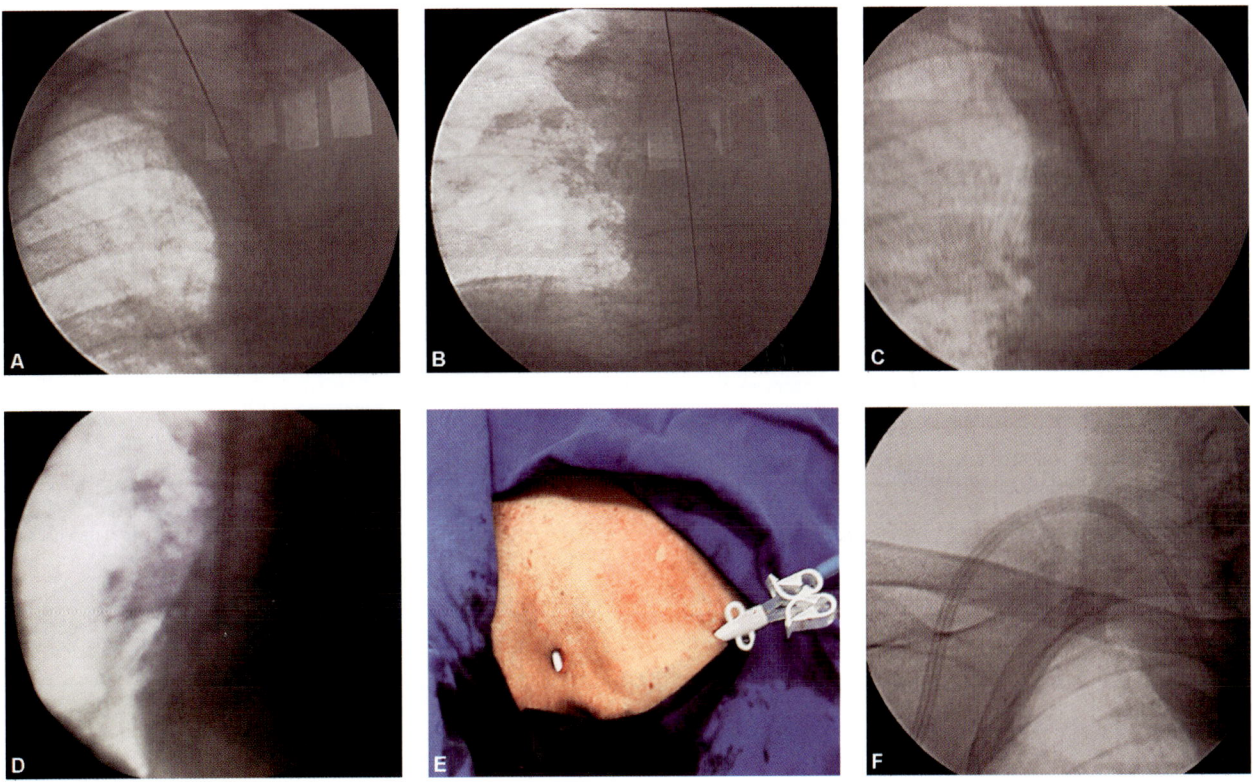

Figura 62.10 Uso da radioscopia para auxiliar o implante do cateter tunelizado para hemodiálise. **A.** Passagem do fio-guia pela veia jugular interna direita. **B.** Direcionamento até o átrio direito. **C.** Introdução do dilatador e do *peel-away* através do fio-guia. **D.** Localização da ponta do cateter dentro do átrio, com a via arterial voltada para dentro. **E.** Cateter tunelizado no subcutâneo. **F.** Radioscopia demonstrando suave curvatura do cateter por meio do túnel, sem a presença de dobras.

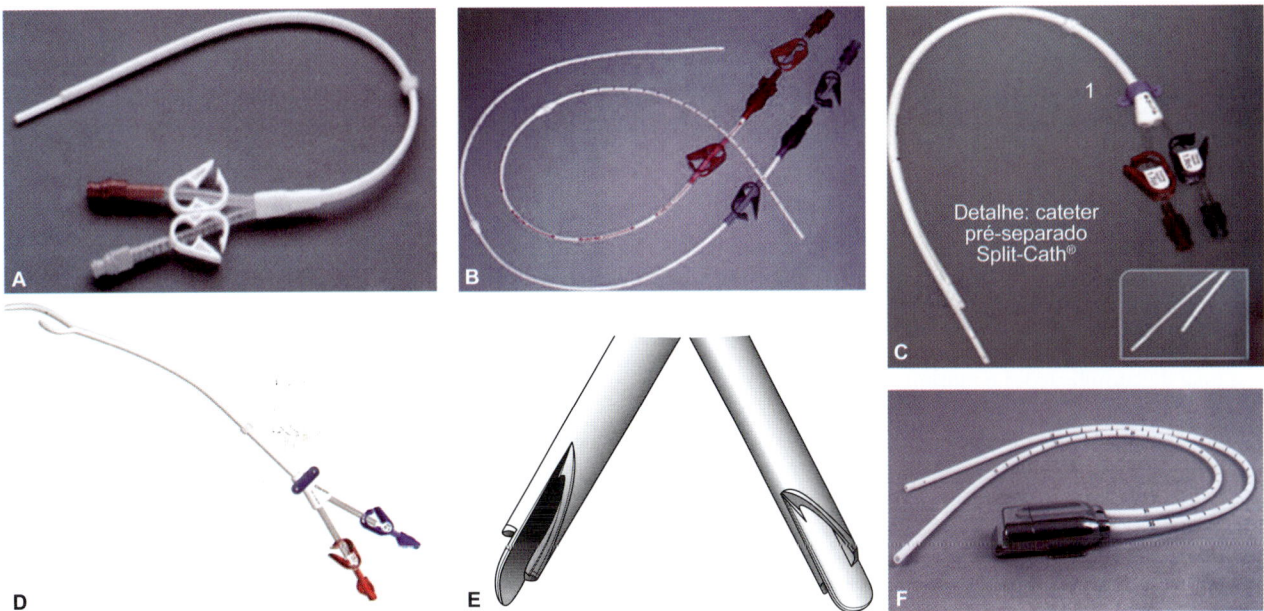

Figura 62.11 Modelos de cateteres tunelizados. **A.** Permcath®. **B.** Tesio Catheter®. **C.** Split Cath®. **D.** Centros®. **E.** Palindrome®. **F.** Dialock Port Catheter®.

foram realizados, incluindo implante e troca do cateter, além de ablação da bainha de fibrina dos cateteres com disfunção. O sucesso do procedimento atingiu mais de 98%, e a taxa de complicações maiores foi menor que 0,5%, demonstrando que nefrologistas treinados nessa área são capazes de realizar esse tipo de procedimento com alta efetividade e de forma segura. A ASDIN recomenda treinamento de 1 ano que ofereça: parte teórica em anatomia, técnicas de implante, diagnóstico e manejo das complicações, monitoramento dos acessos, segurança radiológica e conhecimento sobre os equipamentos e que permita realizar pelo menos 25 implantes de cateteres tunelizados supervisionados, sendo no mínimo 13 novos implantes e, o restante, troca de cateter.[73] Esse período de 1 ano está relacionado a um treinamento para todos os procedimentos de NI, e não especificamente para implante de cateteres tunelizados.

> **PONTOS-CHAVE**
> - O nefrologista deve ser treinado para o implante de cateteres venosos para HD, tanto os de curta permanência como os tunelizados
> - Independentemente do cateter a ser inserido, a técnica de punção da veia é semelhante. Apenas para o cateter tunelizado é necessário o uso da radioscopia para auxiliar na introdução e na passagem de fio-guia, dilatadores e bainha, a fim de indicar a posição correta da ponta dentro do átrio direito e para visualizar o cateter dentro do túnel subcutâneo.

Conceitos em FAV e próteses

As publicações e *guidelines* de acessos vasculares trazem diversas definições que podem parecer confusas em um primeiro momento.[57,74,75] As definições de sobrevida após a criação do acesso ou após uma intervenção cirúrgica ou endovascular podem parecer muito semelhantes, por exemplo: qual a diferença entre patência primária assistida e patência secundária? A seguir, serão apresentadas as definições adotadas como padrão (Quadro 62.1).

Fístulas arteriovenosas

A grande mudança que possibilitou a disseminação da HD crônica foi a criação de um acesso vascular duradouro, partindo do *shunt* de Scribner em 1960. Belding Scribner foi nefrologista em Seattle e, desde a criação do seu *shunt* (Figura 62.12), o interesse dos nefrologistas pelos acessos vasculares cresceu e muitos receberam treinamento para implantar, confeccionar os *shunts* e realizar as trombectomias, quando necessário. Em 1966, Brescia e Cimino, também nefrologistas, desenvolveram a técnica para realização da fístula arteriovenosa como atualmente é conhecida.

A manutenção do paciente em HD depende de um acesso vascular adequado. O acesso vascular ideal deve ser de fácil implantação, baixo custo, fornecer um bom fluxo sanguíneo, permitir fácil acesso a circulação, ter longa durabilidade e baixa taxa de complicações e morbidade associada. Dentre as modalidades de acesso vascular disponíveis hoje, a que atende melhor a essas expectativas é a FAV.

A FAV consiste da anastomose de uma veia ao sistema arterial, criando um vaso de alto fluxo em razão da passagem de sangue de um sistema de alta pressão (arterial) para um sistema de baixa pressão (venoso). Em geral, as FAV são confeccionadas no membro superior, utilizando-se veias do sistema superficial (mais comumente veias cefálica e basílica) e uma anastomose terminolateral com a artéria. As FAV apresentam maior tempo de sobrevida, menor necessidade de procedimentos (angioplastias e intervenções por trombose) e menores taxas de complicações e morbidade se comparadas aos cateteres venosos centrais e às próteses de PTFE. Os pacientes que iniciam HD crônica por FAV têm mortalidade geral e por infecção significativamente menores dos que iniciam por cateteres venosos ou próteses, além de despenderem menores custos.[57,76-78]

Quadro 62.1 Terminologia de acessos e procedimentos vasculares.

Fístula arteriovenosa (FAV):[75] acesso vascular autólogo criado pela anastomose de uma veia com uma artéria. A veia serve como conduto para a canulação do acesso

FAV primária: são os tipos mais comuns, com anastomose arteriovenosa com vasos nunca utilizados. Exemplos: fístulas radiocefálica e braquiocefálicas e transposições (ou superficializações) de veia basílica (braquiobasílica)

FAV secundária: são FAV criadas após a falência de uma FAV ou prótese prévia, utilizando-se o conduto venoso já arterializado para nova anastomose

Prótese: acesso vascular protético criado com substituto vascular de PTFE utilizados para criação de acessos para hemodiálise. As próteses têm duas anastomoses, uma arterial e uma venosa, e as punções são realizadas no corpo da prótese

Angioplastia: técnica de dilatação percutânea de estenoses venosas ou arteriais com uso de cateteres balão não complacentes por via endovascular

Salvamento: na maioria das FAV e próteses, o evento final da vida do acesso é a trombose. Os procedimentos cirúrgicos ou endovasculares cujo objetivo é restaurar a função do acesso após um episódio de trombose são considerados procedimentos de salvamento dos acessos

Proximal (ou central): porção do acesso mais próxima à circulação central

Distal (ou periférica): porção do acesso mais próxima à anastomose arteriovenosa

Falência primária (precoce ou de maturação): acesso sem condição de uso ou falência em até 3 meses da confecção. Pode ocorrer por trombose do acesso, fluxo muito baixo para hemodiálise, grande profundidade da pele ou outras situações que impeçam a punção e o uso do acesso

Falência tardia: falência do acesso depois do período de uso normal para hemodiálise após maturação

Tempos de sobrevida do acesso

Patência primária: tempo decorrido de uma intervenção endovascular até a necessidade de uma nova intervenção ou trombose do acesso

Patência primária assistida: tempo decorrido entre uma intervenção endovascular até trombose do acesso ou abordagem cirúrgica da lesão previamente tratada. Novos procedimentos endovasculares não encerram esse período, fazendo-o trombólises ou trombectomia

Patência secundária (ou assistida): tempo decorrido após intervenção endovascular até a necessidade de intervenção cirúrgica para salvamento ou revisão ou abandono por impossibilidade de uso, transplante e perda de seguimento. Procedimentos de salvamento endovascular são compatíveis com esse período[57]

PTFE: politetrafluoretileno.

Segundo o USRDS de 2008, o custo total, por paciente/ano, foi de US$ 77.093 para pacientes com cateteres e US$ 59.347 para pacientes com FAV. Se considerados somente os gastos relacionados aos acessos, o custo de pacientes com FAV foi de US$ 3.284 por paciente/ano, enquanto pacientes com cateteres e próteses tiveram custo de US$ 6.828 e US$ 7.377, respectivamente.[79] A grande importância dos acessos vasculares para a qualidade do tratamento hemodialítico levou o ESRD National Coordinating Center (NCC) norte-americano a criar, em 2005, o programa atualmente denominado *Fistula First Catheter Last*, com a missão de aumentar a incidência de pacientes com FAV para 68% e a de cateteres para menos de 10%, visando a melhorar os desfechos clínicos e econômicos. No entanto, apesar de todas as vantagens das FAV, existe uma incidência de 20 a 50% de falência precoce, impedindo que muitos acessos sejam utilizados.[80-83]

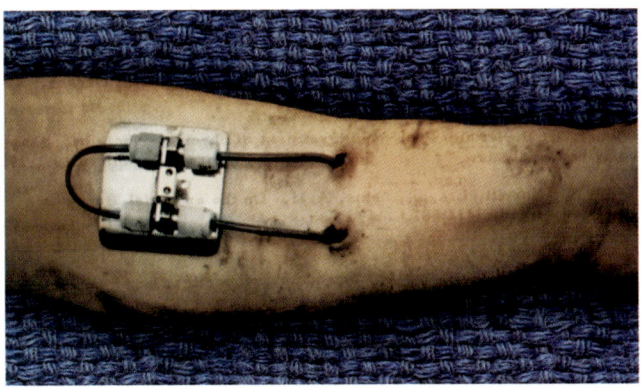

Figura 62.12 *Shunt* de Scribner. Acesso vascular que permitiu o início da hemodiálise crônica. Era composto por uma alça de Teflon® que ligava uma veia a uma artéria com local para conexão à máquina de hemodiálise. Ao final da sessão, as alças eram reconectadas uma a outra, reestabelecendo o fluxo arteriovenoso.

Além disso, muitos pacientes não têm veias com os diâmetros mínimos para anastomoses arteriovenosas ou esgotam as possibilidades com o decorrer dos anos de tratamento. Essas situações tornam-se cada vez mais comuns com o envelhecimento da população em diálise.

Consideram-se diâmetros venosos de 0,25 cm e arteriais de 0,20 cm como adequados para uma boa anastomose arteriovenosa.[57]

Além de diâmetros venosos mínimos, o fator essencial para a maturação e a maior sobrevida das FAV é a experiência do cirurgião.[84]

Após a confecção da FAV, é necessário um período de maturação da veia que recebe o fluxo arterializado. Esse processo envolve remodelamento extrínseco e espessamento da parede do vaso, o que resulta em aumento do diâmetro intraluminal e maturação da FAV, com possibilidade de punção e bom fluxo para HD.[80] Em geral, esse processo leva de 4 a 6 semanas, período que deve ser respeitado antes da primeira punção. No entanto, até 50% das FAV sofrem remodelamento intrínseco e hiperplasia neointimal, que leva à redução do diâmetro intraluminal do vaso e à falência precoce do acesso, principalmente na região justa-anastomótica. A falência precoce é um dos principais obstáculos para manter uma alta prevalência de FAV nos serviços de HD.[81]

Após o uso inicial da FAV, pode ocorrer disfunção tardia, mais comumente por estenoses venosas. Isso também decorre da hiperplasia neointimal secundária ao estresse de cisalhamento na parede das veias pelo fluxo sanguíneo turbilhonado, lesões em áreas de punção e estresse oxidativo. As estenoses venosas e lesões arteriais adquiridas após a confecção da FAV são a principal causa de trombose e de perda do acesso vascular.

Próteses de politetrafluoretileno

As próteses de PTFE são substitutos vasculares que podem ser utilizados para criar anastomoses arteriovenosas para acessos vasculares para HD. Existem diversas configurações possíveis nos membros superiores e inferiores. As próteses têm melhores resultados que os cateteres nos quesitos de morbidade, principalmente infecciosa, e sobrevida do acesso. Contudo, têm menor tempo de patência primária e secundária do que as FAV e necessitam de quatro vezes mais intervenções (angioplastias, trombólises e trombectomias) para manterem-se pérvias a longo prazo, justificando seu alto custo durante o tratamento.[57,81] Seguindo-se uma abordagem escalonada dos acessos vasculares, as próteses são indicadas para os pacientes sem possibilidade de FAV, no entanto, é importante individualizar cada paciente. As próteses têm menores taxas de falência primária e podem ser utilizadas para HD mais precocemente que as FAV, que, em geral, exigem de 4 a 6 semanas para maturação contra 15 dias nas próteses, reduzindo inicialmente o número de dias de cateteres.[81,85] Essas vantagens podem favorecer pacientes muito idosos ou com baixa expectativa de vida, que provavelmente não se beneficiarão da longevidade de uma FAV, mas sim da menor falência primária das próteses e da retirada precoce dos cateteres, o que pode prevenir infecções e internações.[86,87]

Graças a essas vantagens, as próteses foram o acesso para HD mais comum nas décadas de 1980 e 1990 nos EUA, utilizadas em até 80% dos pacientes. Isso levou a um aumento do número de internações e necessidade de procedimentos endovasculares, culminando com campanhas como o *Fistula First Initiative* para aumentar a prevalência da FAV.

Apesar de apresentarem menor falência primária, as próteses sofrem mais trombose que as FAV. Geralmente a disfunção desses acessos é causada por hiperplasia neotimal e estenose na anastomose venosa. Essas lesões devem ser tratadas com angioplastia quando associadas a disfunção.

O KDOQI 2019 enfatiza a necessidade do planejamento dos acessos vasculares de uma maneira individualizada, levando-se em conta características clínicas, objetivos de vida e opção do paciente.[88] Apesar de as FAV nativas ainda serem o acesso preferível para a maioria dos pacientes, a diretriz reforça que as vantagens de uma FAV nativa sobre as próteses somente são tangíveis quando se atinge uma FAV funcionante. Um estudo retrospectivo avaliou o impacto das falências primárias na patência secundária de FAV *versus* próteses.[89] A taxa de falência primária foi duas vezes maior nas FAV (40% *vs.* 19%, P < 0,001). A patência secundária dos acessos não diferiu entre os grupos quando incluídos os acessos com falência primária. No entanto, quando excluídas as falências primárias, as FAV tiveram uma sobrevida maior. No mesmo estudo, as próteses tiveram uma significante maior necessidade de intervenções para manter a patência. Estes conceitos sugerem que pode não ser vantajosa a busca de uma FAV funcionante em paciente com más condições vasculares e, portanto, alto risco de falência de maturação. Estes pacientes podem ser submetidos a maiores tempos de cateter se submetidos a tentativas repetidas de confecção e maturação de uma FAV. A FAV ainda é o acesso mais vantajoso para aqueles com boas condições para maturação de provável permanência longa na HD, porém, em casos selecionados, as próteses podem ser uma alternativa para retirada precoce dos cateteres, por sua maior taxa de maturação. Outros grupos de pacientes que podem se beneficiar dessa estratégia são pacientes muito idosos ou com baixa expectativa de permanência em HD. O KODQI 2019 sugere que a maioria dos pacientes deve se beneficiar da conversão de um cateter tunelizado para uma FAV ou prótese, pela menor taxa de infecção e hospitalização desses acessos. No entanto, é importante lembrar que as próteses apresentam uma alta taxa de estenose e necessitam de intervenções endovasculares. Portanto, em regiões com pouco acesso a angioplastia e trombectomias, o uso das próteses deve ser cuidadosamente avaliado.

O desenvolvimento de novos materiais levou à criação de prótese de punção precoce, acesso que pode ser utilizado para HD em até 24 horas após a implantação cirúrgica. As próteses de punção precoce foram avaliadas em um estudo prospectivo randomizado com 121 pacientes iniciando hemodiálise urgente não planejada. Os pacientes foram randomizados para receber uma prótese de punção precoce ou um cateter tunelizado. O grupo das próteses de punção precoce mostrou menos bacteremias, tempo de hospitalização e mortalidade em relação aos cateteres tunelizados, sem diferença nos custos totais.[90]

Monitoramento e vigilância

Monitoramento e vigilância são conceitos aplicados aos métodos de seguimento dos acessos vasculares com o objetivo de identificar precocemente sinais de estenoses significativas e prevenir a perda do acesso por trombose.

O monitoramento, por definição, é composto de exame físico seriado e avaliação de características clínicas (sangramento prolongado, alteração de exame físico, má adequação dialítica etc.) do acesso. O exame físico consiste em observação, palpação, ausculta e manobras específicas, e deve ser realizado por um profissional treinado e experiente em acessos vasculares. Essa modalidade é obviamente a maneira mais econômica e disponível para diagnóstico de disfunção, e recomendada mensalmente pelas diretrizes do KDOQI 2006, principalmente nas FAV.[57] O monitoramento deve começar logo após a confecção do acesso.

A vigilância dos acessos consiste em aplicação de métodos diagnósticos seriados para identificar precocemente as estenoses que levam à disfunção. Existem diversos métodos de vigilância, como avaliações diretas de recirculação, fluxo intra-acesso, pressão intra-acesso e US com Doppler seriados.

A atualização mais recente do KDOQI 2019[88] reforça a importância do exame físico regular dos acessos arteriovenosos para HD por um examinador experiente e considera que a equipe multiprofissional envolvida nos cuidados desses acessos deve receber treinamento adequado.

Os métodos de monitoramento e vigilância devem ser usados em conjunto, e é necessário basear-se mais nas tendências das avaliações sequenciais do que em medidas únicas. O uso racional de monitoramento e vigilância visa detectar estenoses antes de um episódio de trombose, com encaminhamento para um método diagnóstico, geralmente angiografia ou Doppler, e posterior tratamento da lesão com angioplastia. O acompanhamento e a intervenção nos acessos em maturação pode identificar e tratar precocemente falências que venham a ocorrer. Nos acessos já em uso, o monitoramento e a vigilância permitem manter o tratamento do paciente sem interrupções relacionadas às complicações de acesso ou trombose e com boa adequação da diálise.

Apesar de diversos estudos menores terem mostrado redução das taxas de trombose com vigilância dos acessos, metanálises mais recentes não conseguiram confirmar esses dados, principalmente nas próteses.[91-96] Esses resultados podem advir do fato de o monitoramento com exame físico dos grupos-controle ser tão eficiente quanto a vigilância ou de um efeito lesivo da angioplastia induzindo mais hiperplasia neointimal.[97] É importante notar que não se deve confundir a presente dúvida na literatura quanto ao papel da vigilância seguida de angioplastia precoce de estenoses significativas com o tratamento endovascular de acessos disfuncionais. A angioplastia tem papel importante em restaurar a função e a usabilidade dos acessos que apresentam dificuldades de punção, baixo fluxo, sangramento prolongado e outros sinais de disfunção estabelecida.

O KDOQI 2019[88] considera que não há evidência suficiente de que a vigilância, com medidas de fluxo intra-acesso, pressões ou métodos de imagem, melhore a patência dos acessos arteriovenosos e não recomenda o tratamento de estenoses não associadas a indicadores clínicos. Em linha com o que foi discutido anteriormente, a diretriz sugere que os pacientes com indicadores clínicos persistentes associados a estenoses do acesso vascular sejam submetidos a angioplastia preemptiva, para reduzir a chance de trombose e perda do acesso. Os Quadros 62.2 e 62.3 trazem um guia resumido para o exame físico dos acessos e indicadores de estenoses clinicamente significativas sugeridos pelos KDOQI.

Quadro 62.2 Exame físico dos acessos arteriovenosos.

Etapa do exame	Fístula normal	Fístula com disfunção ou falência de maturação
Inspeção	Conduto venoso bem desenvolvido, sem dilatações ou aneurismas, áreas retas adequadas para canulação. Vaso colaba à elevação do membro	Estenoses podem ocorrer na artéria ou qualquer área do trajeto venoso. Avaliar áreas de estreitamento, pulsação anormal ou aneurismas. Nas falências de maturação: múltiplas drenagem por veias acessórias e áreas de canulação mal definidas
Ausculta	Sopro contínuo, de baixa frequência, sistodiastólico	Sopro descontínuo, apenas sistólico, de alta frequência
Palpação	Frêmito na anastomose e por todo trajeto do acesso. Facilmente compressível	Pulso no local de estenose, seguido de frêmito agudo

Adaptado de Lok et al., 2020.[88]

Quadro 62.3 Sinais e sintomas de estenoses sugestivo de estenoses clinicamente significativas.

Exame físico	Edema de extremidade no membro do acesso
	Alterações no pulso do acesso, com pulso muito fraco ou hiperpulsátil
	Frêmito anormal (fraco e/ou descontínuo) apenas com componente sistólico em regiões de estenose
	Sopro anormal (agudo, sistólico em áreas de estenose)
	Falta de colabamento do acesso à elevação do membro (estenose de influxo) ou de aumento do pulso à compressão distal (estenose de efluxo)
	Colabamento excessivo do acesso à elevação
Diálise	Dificuldade de canulação não previamente presente
	Aspiração de coágulos
	Incapacidade de manter fluxo prescrito na diálise
	Sangramento prolongado além do usual após retiradas das agulhas em três sessões consecutivas
	Queda (> 0,2) no Kt/V com prescrição de diálise constante sem prolongamento da duração da sessão

Adaptado de Lok et al., 2020.[88]

Exame físico e disfunção de acessos vasculares

Após a maturação, o acesso vascular definitivo (FAV ou prótese) deve garantir bom fluxo durante a HD (Qb 300 a 400 mℓ/min), facilidade nas punções, boa adequação dialítica e baixa morbidade.

Considerando-se que o acesso é um circuito vascular que se inicia no coração, passa por artérias, anastomose arteriovenosa, conduto venoso (ou prótese), veias centrais e retorna às câmaras cardíacas à direita, diferentes alterações nessas estruturas podem prejudicar sua função. Outras patologias associadas ao acesso, como síndrome do roubo fistular, hipertensão venosa e infecções, podem impedir seu uso, apesar de fluxo e maturação adequados.

A causa mais comum de disfunção dos acessos vasculares são as estenoses venosas, levando a falências precoces e tardias.[83,98,99] O diagnóstico da disfunção dos acessos tem como objetivo tratar essas lesões antes de um episódio de trombose e falência do acesso, reduzir a exposição à diálise inadequada por meio da manutenção de um fluxo sanguíneo adequado e potencialmente prolongar a vida útil do acesso. Ainda existe discussão sobre o melhor método e frequência para a vigilância dos acessos, no entanto, o monitoramento com exame físico e identificação dos acessos disfuncionais, principalmente aqueles com dificuldade de punção e baixo fluxo, permite tratamento das estenoses associadas, com retorno do uso adequado do acesso com menor sofrimento do paciente, melhor adequacidade da diálise e preservação do leito venoso.

O exame físico dos acessos vasculares é especialmente útil nas fístulas arteriovenosas. Os três componentes principais da avaliação desses acessos são inspeção, palpação e ausculta. O exame físico da FAV normal consiste em um acesso visível, mas sem aneurismas volumosos evidentes, edema do membro ou circulação colateral. A pele deve ser inspecionada quanto a sinais de infecção e adelgaçamento, principalmente nas regiões de aneurismas. À palpação, nota-se um frêmito constante, presente na sístole e na diástole, e pulso facilmente compressível, sem tensão excessiva no vaso. O frêmito é a sensação tátil causada pelo fluxo turbulento, de alta velocidade e baixa pressão característico do deságue da FAV no átrio direito. É normal a palpação de frêmito mais intenso na região justa-anastomótica em virtude do aumento da velocidade do sangue nessa região pela passagem do fluxo do sistema arterial para o sistema venoso, de baixa pressão. A manobra de elevação do membro também auxilia na identificação de estenoses. O acesso normal deve se tornar flácido e facilmente compressível quando se eleva o membro acima da altura do coração (Figura 62.13). A tensão no acesso à palpação deve ser uniforme em todo o conduto venoso.

Para facilitar o entendimento, o estudo dos sinais de disfunção e exame físico nas estenoses será dividido entre influxo e efluxo (Figura 62.14).

Estenoses de influxo

As estenoses de influxo são representadas geralmente pelas lesões justa-anastomóticas, que ocorrem nos primeiros 4 cm após a anastomose arteriovenosa na veia da FAV. Como mencionado anteriormente, o frêmito sistodiastólico representa o fluxo turbulento e de baixa resistência. Estenoses da veia da FAV geram um obstáculo ao deságue do fluxo fistular no sistema de baixa resistência do átrio direito. Portanto, ocorre um aumento da tensão no acesso no trajeto da anastomose até a estenose.

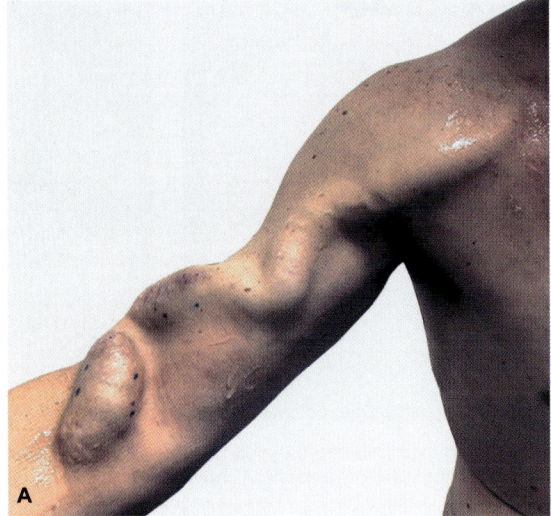
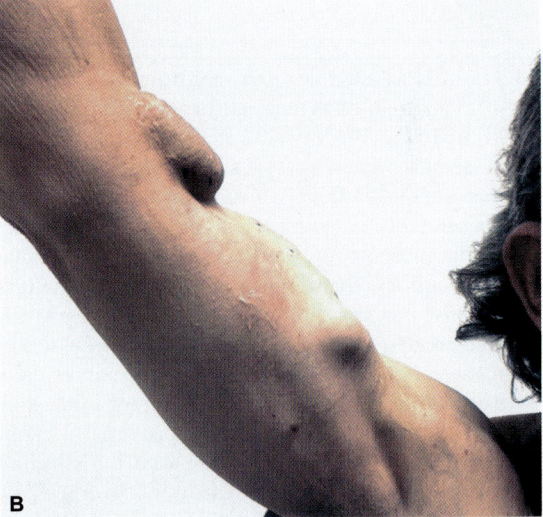
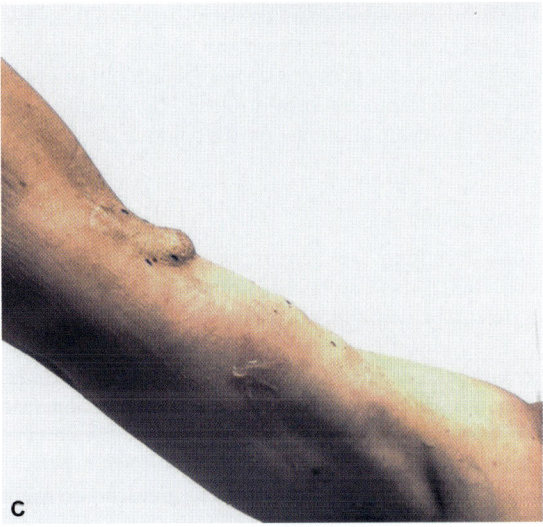

Figura 62.13 Teste de elevação do membro. **A.** Fístula braquiocefálica aneurismática, com membro abaixado. **B.** Colabamento inicial dos aneurismas imediatamente após elevação do membro. **C.** Colabamento completo do acesso após poucos segundos. O colabamento do vaso à elevação é normal e é um sinal negativo para estenoses clinicamente significativas no efluxo. A presença de aneurismas neste acesso devia-se ao alto fluxo sanguíneo da fístula.

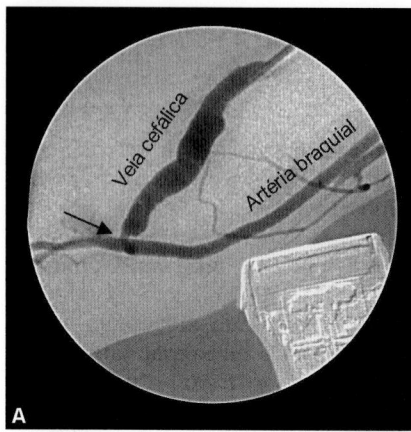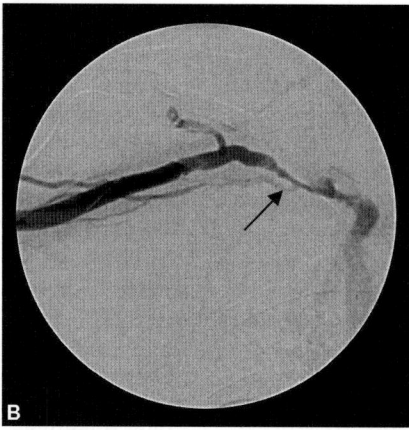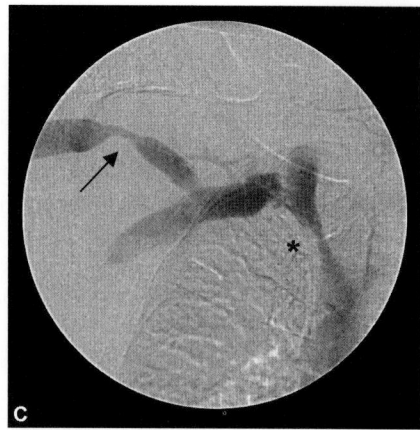

Figura 62.14 A. Estenose de influxo: angiografia mostrando estenose justa-anastomótica (*seta*) em fístula braquiocefálica em prega cubital. Essas lesões comumente causam falência de maturação, dificuldade de punção e baixo fluxo. **B** e **C.** Estenoses de efluxo: angiografias mostrando estenose de arco cefálico (*setas*) e de veia inominada direita em dois pacientes (*asterisco*). Lesões nessa topografia podem causar aumento de pressão venosa, queda do Kt/V e sangramento prolongado. Pode ocorrer edema, principalmente nas estenoses venosas centrais.

Considerando-se as estenoses justa-anastomóticas, a palpação evidencia uma região mais tensa entre a anastomose e a estenose, se comparada com a porção mais proximal do conduto venoso. O frêmito pode ser palpável somente na sístole e, conforme a progressão da lesão e a redução do lúmen residual, pode haver somente pulso na região entre a anastomose e a estenose, com ausência do frêmito. O pulso forte associado a ausência de frêmito na região justa-anastomótica caracteriza o achado de pulso em martelo d'água. É importante a avaliação minuciosa da região justa-anastomótica, utilizando-se a polpa digital, pois as estenoses podem ser muito próximas da anastomose e as alterações semiológicas podem ter uma extensão de poucos milímetros. Imediatamente proximal à estenose, nota-se um frêmito mais agudo à palpação e o conduto do acesso até a circulação central apresenta pulso fraco. A ausculta mostra um sopro sistólico de alta frequência.[100] Nas estenoses de influxo, predominam os sinais de baixo fluxo fistular durante a HD. Pode ocorrer impossibilidade de aumento de fluxo sanguíneo, com pressões de bomba arterial muito negativas ou colabamento do vaso durante HD. Frequentemente essas lesões causam aumento na dificuldade de punção das FAV.

Estenoses de efluxo

As lesões de efluxo são bem representadas pelas estenoses de arco cefálico das fístulas braquiocefálicas. Nessas estenoses, ocorrem principalmente sinais de aumento da pressão intra-acesso, levando a sangramento prolongado e podendo ocorrer elevação da pressão venosa durante a sessão de HD. À palpação, o frêmito é apenas sistólico ou ausente, dependendo do grau da estenose do efluxo. Como a lesão é proximal, todo o conduto venoso torna-se tenso, hiperpulsátil à palpação e sem colabamento do vaso à manobra de elevação do membro. Pode ocorrer aumento difuso do calibre do vaso e aneurismas. Ao palpar-se a região da estenose, nota-se aumento local da intensidade do frêmito em razão do aumento da velocidade do fluxo ao cruzar a área de estenose. Nas estenoses de arco cefálico, pode ser difícil identificar o local exato da estenose à palpação, por causa da profundidade da estrutura e da localização próxima à clavícula, predominando os sintomas de sangramento prolongado e aumento de pressão venosa. As estenoses centrais, geralmente secundárias ao uso de cateteres, também são estenoses de efluxo e causam esses sinais, frequentemente acompanhados de edema importante do membro e circulação colateral em tórax e região cervical.

Quando as estenoses venosas se localizam no conduto venoso, entre os sítios de punção das agulhas arterial e venosa, ocorrem diferentes sinais e sintomas nas regiões entre a anastomose e a estenose e entre esta e a circulação central. Entre a anastomose e a estenose pode ocorrer redução do frêmito (apenas sistólico ou ausente), além de hiperpulsatilidade. A agulha arterial, se alocada nessa região, pode apresentar sangramento prolongado após retirada, pois está em uma área de alta pressão. Entre a estenose e a circulação central, o acesso está em um regime de baixa pressão, com pulso fraco e frêmito geralmente presente, causando, por vezes, dificuldade de punção do retorno venoso. Na região da estenose, nota-se o frêmito agudo, com ausculta de sopro sistólico de alta frequência. À manobra de elevação do membro, ocorre colabamento do vaso entre a estenose e a circulação central, permanecendo a área entre a anastomose e a estenose tensa. Muitos acessos apresentam mais de uma estenose, o que pode dificultar a classificação dos achados do exame físico em um desses quadros.

Procedimentos endovasculares

A primeira angiografia de fístula foi publicada por Hurwic, nefrologista e coautor da publicação original de Brescia e Cimino em 1968, 2 anos após a publicação original sobre a criação cirúrgica da FAV para HD.[101,102] Na década de 1960, os médicos atuantes nas *Renal Units*, precursores da nefrologia moderna, eram responsáveis pela criação e manutenção dos acessos vasculares dos pacientes em HD. Na década de 1980, Gerald Beathard, nefrologista em Austin, Texas, e com grande experiência nas intervenções em acessos vasculares, disseminou a sua realização por nefrologistas e moldou o que viria se tornar a ASDIN, fundada em 2000. Essas etapas ocorreram, em boa parte, pela necessidade de tratamento da crescente população em diálise, que já não conseguia ser absorvida por outras especialidades, como radiologistas e cirurgiões vasculares.

O tratamento endovascular das complicações de acessos vasculares para HD é indicado pelo KDOQI nos acessos com disfunção quando associados a alterações clínicas. Apesar de ainda haver discussão sobre a melhor janela de oportunidade para intervenção e a validade dos métodos de vigilância dos acessos, sabe-se que a abordagem endovascular reduz o número de cateteres centrais e complicações relacionadas, hospitalizações e trombose dos acessos, além de reestabelecer a adequação dialítica nos acessos com baixo fluxo e aliviar os sintomas nos pacientes com estenoses centrais.[103-105] Além disso, é reconhecido que um acesso com disfunção oferece uma baixa qualidade de tratamento dialítico, acarretando um aumento da morbidade e da mortalidade nessa população.[91]

O envolvimento do nefrologista permite maior agilidade na identificação de disfunções e seu tratamento, no entanto, no Brasil, são raros os serviços que incluem a NI durante a residência médica.

Entre os procedimentos endovasculares estão as angiografias arteriais e venosas, úteis no pré-operatório de acessos vasculares; as fistulografias, para diagnóstico de disfunções; as angioplastias das estenoses dos vasos, que compõem os acessos vasculares (artérias, veias periféricas e centrais), com ou sem colocação de *stents*; oclusões de veias acessórias; e as trombectomias e trombólises, para salvamento dos acessos.[83,99,106,107] O treinamento em procedimentos endovasculares e angiografias ainda pode auxiliar no implante de cateteres tunelizados e no manejo das suas complicações.

Angioplastias

A angioplastia é considerada o tratamento de escolha para as disfunções de acessos vasculares causadas por estenoses.[57] O objetivo da angioplastia é tratar essas estenoses por meio da dilatação com balão, restaurando fluxo adequado no acesso, com redução dos sintomas de hipertensão venosa, se presentes, e possivelmente prolongando a vida útil do acesso (Figura 62.15). O KDOQI 2019 orienta que pacientes com indicadores clínicos persistentes associados a estenoses do acesso vascular sejam submetidos a angioplastia preemptiva, para reduzir a chance de trombose e perda do acesso.[88]

Antes do início do procedimento, o acesso é examinado para localização das estenoses e seleção do sítio de punção para introdução do material. O exame físico e a história clínica são suficientes para identificar os sítios de estenose na maioria dos casos, e o uso de US pode acrescentar informações importantes. Em geral, as lesões de influxo (*i. e.* justa-anastomóticas) são abordadas com punção em sentido retrógrado (Figura 62.16), e as de efluxo (conduto venoso ou centrais), em sentido anterógrado ao fluxo do acesso. É realizada uma punção com agulha 18 G e introduzido um introdutor vascular no conduto venoso do acesso pela técnica de Seldinger. Pelo introdutor, realiza-se a injeção de contraste para localização das lesões na angiografia, e pelo canal de trabalho, é introduzido um guia que ultrapassa a lesão. Sobre o guia, balões de diversos diâmetros podem ser utilizados para dilatação das estenoses.

Nos acessos com falência precoce, as lesões mais comumente encontradas são as da região justa-anastomótica, principalmente nas FAV de punho.[83,108] Em um estudo com tratamento agressivo das falências precoces com angioplastia e embolização de veias colaterais, Beathard mostrou que foi possível iniciar a HD em 92% dos casos e que 68% dos acessos permaneceram funcionantes em 1 ano.[83] Em contrapartida, existem evidências de que acessos que necessitam de angioplastia nesse período têm sobrevida menor em relação

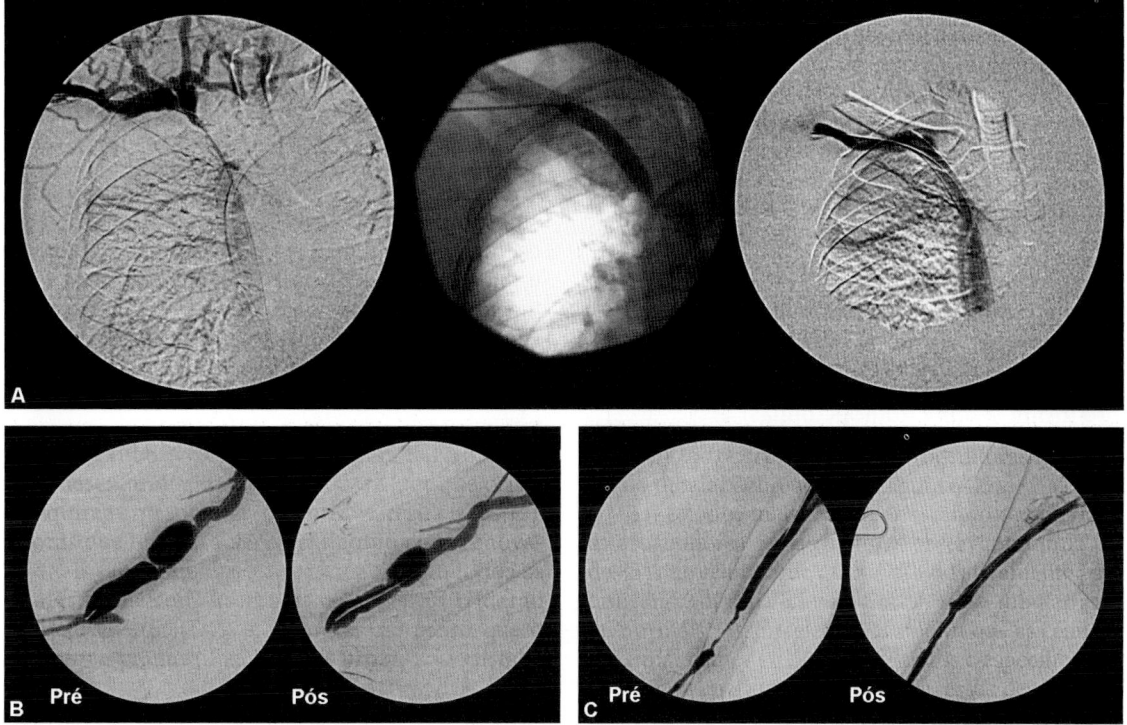

Figura 62.15 A. Estenose de veia inominada esquerda (*esq.*) submetida a angioplastia com balão (*centro*) e implante de *stent* com resultado radiológico satisfatório (*dir.*). **B.** Estenose justa-anastomótica de FAV braquiocefálica no pré e pós-operatório imediato de angioplastia. **C.** Estenose de conduto venoso de veia de FAV braquiocefálica no pré e pós-operatório imediato de angioplastia.

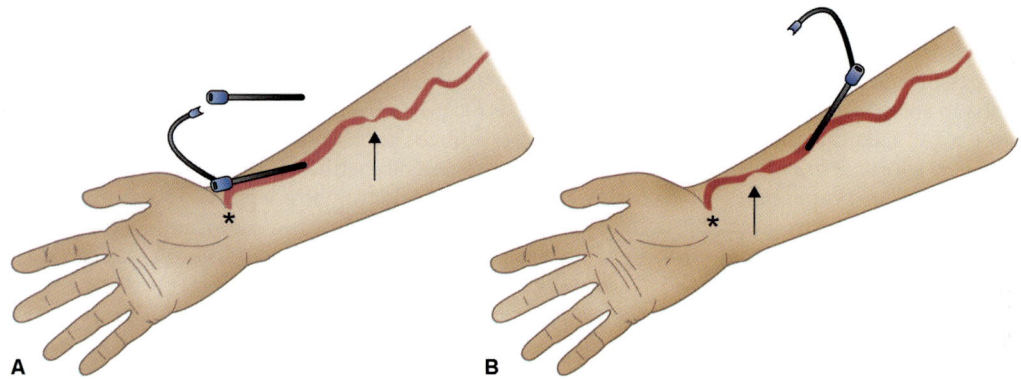

Figura 62.16 Abordagem de estenoses de influxo e efluxo. **A.** As estenoses justa-anastomóticas (*seta*) são abordadas com o introdutor voltado para a anastomose (*asterisco*). **B.** As estenoses de efluxo (*seta*) são abordadas com o introdutor voltado para a circulação central.

aos que atingem maturação adequada sem necessidade de procedimentos.[109] No entanto, esses acessos com falência de maturação não poderiam ser utilizados sem o auxílio de angioplastia, levando à necessidade de confecção de novo acesso e esgotamento do território vascular.

As falências tardias podem decorrer de estenoses justa-anastomóticas ou em conduto venoso, sendo estas mais comuns nas fístulas proximais (braquiocefálicas), especialmente as que envolvem o arco cefálico.[110] Nesses casos, a angioplastia é o tratamento de escolha, ficando as abordagens cirúrgicas reservadas para casos selecionados de estenoses resistentes ou intratáveis.

Apesar de ser o tratamento de escolha para as estenoses venosas, a angioplastia convencional não é um tratamento duradouro, apresentando altas taxas de recidiva das estenoses e de necessidade de reintervenções. A recidiva de estenoses em um acesso submetido a angioplastia convencional é em torno de 60% em 6 meses.[111] O uso de balões farmacológicos, impregnados com medicações antiproliferativas, como o paclitaxel, tem apresentado resultados animadores na redução de reintervenções e aumento da patência primária das angioplastias. Esses balões tratam o endotélio durante a dilatação e, em teoria, reduziriam a recidiva por proliferação intimal da estenose alvo. Um ensaio randomizado com 230 pacientes mostrou uma patência primária dos acessos de 72,5% no grupo do balão farmacológico *versus* 48% no grupo dos balões convencionais em 6 meses (p < 0,001).[111] Estes dispositivos já são utilizados rotineiramente na prática clínica, porém ainda são necessárias avaliações de custo-efetividade.

Salvamento (trombólises e trombectomias)

A trombose de uma fístula arteriovenosa é uma complicação aguda, geralmente resultante de estenoses venosas, que leva muitos casos à perda do acesso vascular. A perda de um acesso em uso e a necessidade de cateteres são situações que causam grande ansiedade e aumentam a morbidade do paciente. Quando não tratada, a trombose é o evento final na vida do acesso, com necessidade de confecção de nova fístula ou prótese para manutenção de um acesso definitivo.

Para salvamento do acesso trombosado, existem opções endovasculares e cirúrgicas. Os tratamentos endovasculares consistem basicamente em remoção do trombo por método farmacológico (uroquinase, rTPA) ou mecânico (trombectomia com balão, AngioJet), associado a angioplastia da(s) estenose(s) associada(s). Os diversos métodos têm taxas de sucesso semelhantes na literatura.[112] As opções cirúrgicas consistem em trombectomia do acesso, nova anastomose ou abandono do acesso atual e confecção de um novo. O abandono do acesso atual reduz o número de sítios disponíveis para novos acessos e deve ser reservado para casos intratáveis ou com baixa chance de sucesso do salvamento.

Um estudo comparando abordagem intervencionista com trombectomia percutânea e angioplastia dos acessos trombosados (n = 35) contra conduta conservadora (n = 24), consistindo de confecção de novo acesso, mostrou redução significativa nos custos e hospitalizações relacionadas a acesso. Após os 6 meses de seguimento, 91% dos pacientes do grupo intervenção realizavam HD por uma FAV, contra apenas 33% do grupo conservador (p < 0,0001).[104]

Em experiência de um centro brasileiro, a taxa de sucesso de salvamento de acesso utilizando-se apenas trombólise farmacológica com alteplase e angioplastia convencional foi de 60%, com patência primária de 30% e secundária de 52% em 1 ano.[113]

Confecção de fístulas arteriovenosas por nefrologistas

A confecção de fístula arteriovenosa passou a ser um procedimento envolvendo apenas o cirurgião vascular. Desde a publicação de Brescia et al.[101] sobre a criação cirúrgica de uma fístula arteriovenosa para HD, esse procedimento passou a ser realizado quase que exclusivamente pelos cirurgiões. Independentemente de qual profissional irá realizar esse procedimento, o nefrologista deve sempre estar envolvido no processo.

Em alguns relatos de países da Europa, como em um inquérito feito na Itália, quase 50% dos nefrologistas realizavam a confecção da FAV sem a ajuda do cirurgião vascular.[114] Um relato de um outro grupo de nefrologistas italianos demonstrou resultados satisfatórios de quase 1.400 acessos arteriovenosos entre FAV e próteses.[115] Dados do DOPPS (*Dialysis Outcome and Practice Patterns Study*) revelam que, em outros países da Europa, como França, Alemanha e Reino Unido, e até mesmo nos EUA, os nefrologistas estão realizando a confecção de FAV. Um dado importante é que, se o nefrologista era o especialista a fazer o primeiro acesso permanente, os pacientes iniciavam HD com uma FAV em 100% das vezes.[116] É possível que um nefrologista venha a realizar esse tipo de cirurgia após um treinamento adequado; entretanto, é indispensável o trabalho integrado com o cirurgião vascular, principalmente nos casos mais complicados.

Ultrassonografia e acesso vascular

A US é um método diagnóstico cada vez mais presente na prática médica, não somente como exame de imagem realizado pelo radiologista, mas também no modelo *point-of-care*, quando se utiliza esse recurso para responder às perguntas clínicas e à beira do leito. Na nefrologia, em especial, o uso da US vem sendo disseminado. No campo dos acessos vasculares, a US é útil do pré-operatório, na avaliação dos diâmetros venosos e na seleção do melhor sítio para confecção das FAV e próteses, até o pós-operatório tardio, na vigilância de acessos e diagnóstico de estenoses e outras complicações. Em comparação com outros métodos de vigilância, a US é a única que fornece informações hemodinâmicas e anatômicas de maneira não invasiva.[117]

Mapeamento venoso pré-operatório

A avaliação pré-operatória para confecção dos acessos vasculares pode ser feita por exame físico, US com Doppler e angiografia em casos selecionados. O exame clínico das veias dos membros superiores por examinador experiente pode ser utilizado para definir qual será o acesso no pré-operatório, porém pacientes obesos, com veias de fino calibre, como idosos e diabéticos, ou com múltiplos acessos prévios apresentam dificuldade nessa avaliação. Principalmente nesses casos, o mapeamento com Doppler auxilia na definição do melhor sítio para acesso.[118]

A avaliação com Doppler pré-operatório é recomendada pelo KDOQI por seus aparentes benefícios no aumento do uso de FAV e redução de uso de próteses, menos falências imediatas (ausência de veias com diâmetro inadequado) no intraoperatório, menor taxa de falências e tromboses precoces, assim como maior patência assistida em relação ao uso do exame físico como método de mapeamento.[57,82,119] Uma metanálise incluindo 574 pacientes sugere que o mapeamento pré-operatório de rotina deve ser realizado em todos os pacientes com indicação de confecção de FAV por reduzir as explorações cirúrgicas negativas e falências precoces, com pequeno benefício em médio prazo na usabilidade dos acessos.[120] Em nossa experiência, o mapeamento pode ser realizado pelo nefrologista ambulatoriamente ou na clínica de HD após treinamento básico em US.

Protocolo de exame pré-operatório

A avaliação venosa deve ser realizada com torniquete proximal e manobra de percussão do conduto venoso por 2 minutos para que haja dilatação das veias. A avaliação inicia-se no antebraço com a veia cefálica não dominante até a prega cubital, com documentação do diâmetro mínimo de 0,25 cm, compressibilidade e ausência de trombos. Anormalidades como espessamento de paredes devem ser descritas com o diâmetro intraluminal. A profundidade das veias com diâmetro adequado em relação à pele deve ser anotada. Caso a veia cefálica não seja de diâmetro adequado, devem-se buscar outras veias no antebraço antes de avaliar o braço. No braço, avaliam-se os mesmos critérios para as veias cefálica e basílica. A extensão da veia basílica no braço deve ser descrita, considerando-se uma extensão de 10 cm o mínimo adequado para os procedimentos de transposição. O diâmetro venoso mínimo para implante de uma prótese de PTFE é de 0,40 cm.[121]

A avaliação termina com a documentação da perviedade da circulação venosa central (veia subclávia e tronco braquiocefálico) por meio da presença de fasicidade e transmissibilidade da pulsação cardíaca das veias subclávia e jugular interna, avaliadas com Doppler espectral. Ondas afásicas e de baixa velocidade são anormais e podem sugerir estenose do tronco braquiocefálico ou porção proximal da veia subclávia.[122]

Avaliação dos acessos no pós-operatório

O principal papel da US após a confecção dos acessos é o diagnóstico das estenoses venosas e a aferição de fluxo intra-acesso para vigilância. No entanto, a US permite avaliar outras alterações, como sinais indiretos de estenoses centrais, vasos muito profundos ou trombos parietais que dificultam as punções, veias colaterais que causem roubo de fluxo, pseudoaneurismas e tromboses.[117] O exame de um acesso confeccionado, em maturação ou não, começa com uma varredura no modo B no plano transversal, compreendendo todo o circuito dos acessos, da anastomose até o deságue na circulação central. Devem-se procurar áreas de redução de diâmetro que sugiram estenoses e imagens ecogênicas intraluminais que sugiram trombose. Uma redução de diâmetro de 50% é considerada uma estenose significativa (Figura 62.17). As áreas suspeitas devem ser avaliadas na incidência longitudinal, e as velocidades de pico sistólico (VPS) pré e pós-lesão devem ser medidas para o cálculo do índice sistólico (IS = V2/V1, sendo V2 a VPS pós-estenose e V1 a VPS pré-estenose). Um aumento acima de 2 vezes na velocidade pós-lesão, ou seja, um IS > 2, é diagnóstico de estenose significativa (Figura 62.18). Esse critério é válido para o conduto venoso, no entanto, na anastomose e na região justa-anastomótica, são considerados estenoses significativas aquelas com um IS > 3. O critério diagnóstico é diferente nessa região, pois, na anastomose, sempre ocorre um aumento da VPS em virtude da passagem do sangue do sistema arterial (alta pressão) para o sistema venoso (baixa pressão). A avaliação do fluxo, em geral, é calculada pelo *software* utilizando as médias das velocidades de um ciclo cardíaco e o diâmetro do vaso. Deve-se escolher a amostra para aferição do fluxo com cuidado, pois esta deve ser distante das estenoses e da anastomose, que causam aumento da VPS, podendo gerar um erro de medida. O KDOQI considera baixo fluxo valores abaixo de 400 a 500 mℓ/min para fístulas e de 600 mℓ/min para próteses, no entanto, esse conceito varia conforme o protocolo de vigilância adotado.[57] Como critério de maturação das FAV, utiliza-se a "regra dos 6": fluxo de 600 mℓ/min, diâmetro de 6 mm e profundidade menor de 0,6 cm. Acessos com baixo fluxo nos quais não foram identificadas estenoses devem ser avaliados novamente, incluindo a artéria que participa da anastomose, pois a maioria dos acessos com baixo fluxo apresenta lesões anatômicas, principalmente aqueles com falência de maturação. Caso o resultado da reavaliação com US seja negativo, deve-se realizar uma angiografia. Como mencionado previamente, deve-se realizar tratamento de estenoses anatomicamente significativas (> 50%) associadas a alterações clínicas ou hemodinâmicas.

Procedimentos guiados por ultrassonografia

O uso do US para guiar as punções venosas centrais, principalmente das veias jugulares internas, aumenta o sucesso do procedimento e reduz consideravelmente os riscos de punção

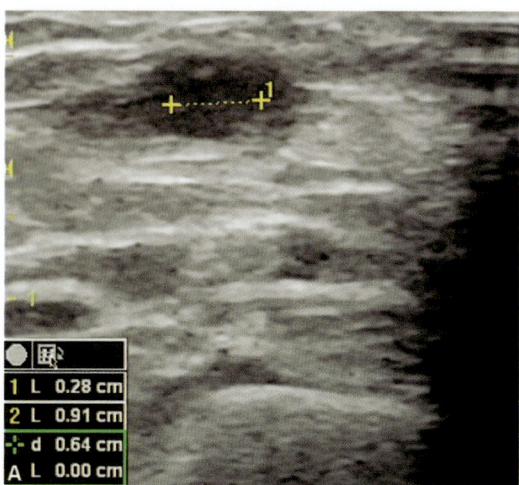 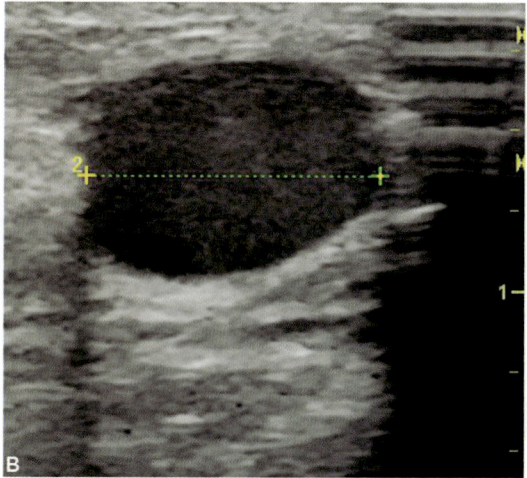

Figura 62.17 Redução de diâmetro em estenose de conduto venoso. A região da estenose tem diâmetro de 0,28 cm (**A**), enquanto o conduto venoso normal da FAV apresenta diâmetro interno de 0,91 cm (**B**), caracterizando uma estenose significativa, ou seja, > 50%.

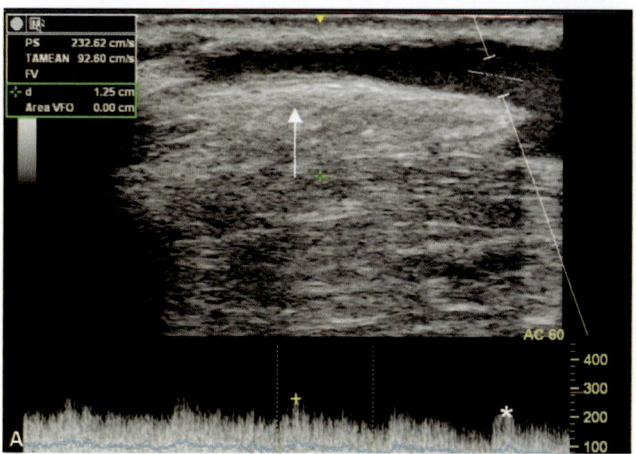 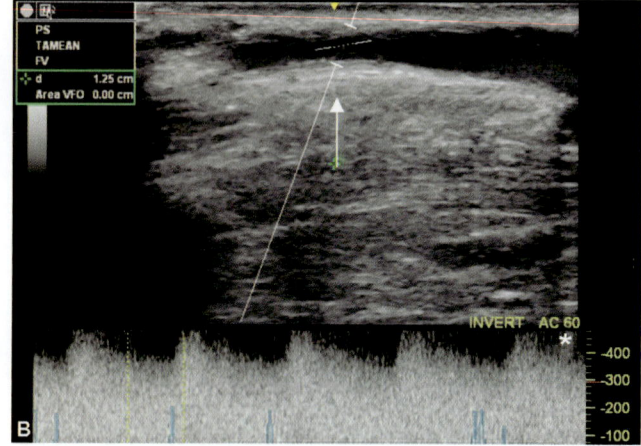

Figura 62.18 Aumento de velocidade de pico sistólico (VPS) ao Doppler espectral maior de 2 vezes na avaliação (**A**) pré-estenose (VPS = 232 cm/s) em relação a área de (**B**) estenose (*setas*), onde se encontra acima de 500 cm/s, segundo escala (*asterisco*).

arterial, pneumotórax e hemotórax.[72] A veia jugular interna e a artéria carótida comum são de fácil localização, e o nefrologista não precisa de um treinamento específico para manipular o aparelho com esse intuito. A veia jugular interna é geralmente superior e mais lateral que a artéria carótida comum e colapsa com uma pequena compressão da pele, ao contrário da artéria.

Mais recentemente, o uso da US vem sendo descrito para guiar a realização de angioplastia de estenoses de FAV de próteses.[123-126] A localização superficial e periférica desses vasos facilita o uso da US para diagnóstico das estenoses, com possibilidade de visualização direta do material de angioplastia e complicações (Figura 62.19). A disseminação do uso da US nesses procedimentos mais avançados pode ter um impacto importante em difundir os procedimentos endovasculares e a NI.

ULTRASSONOGRAFIA DIAGNÓSTICA

A ultrassonografia é uma ótima ferramenta para identificar fluidos e, no trato urinário, permite a fácil detecção de cistos, hidronefrose e coleções. Além disso, esse exame oferece informações de toda a estrutura renal, sendo útil para analisar as dimensões renais (altura, largura e diâmetro anteroposterior), volume renal, definição e ecogenicidade do parênquima, diferenciação corticomedular, entre outras medidas e estimativas. É capaz ainda de identificar com precisão a presença de massas e cálculos renais. A sua principal limitação é o fato de ser um exame operador-dependente, isto é, sua precisão e eficácia dependem da experiência de quem o utiliza. A rapidez do diagnóstico com o uso da US facilita muito a definição da conduta nefrológica à beira do leito, o que tornou a sua disponibilidade indispensável em qualquer centro de nefrologia.[127]

Como parâmetros básicos, o maior diâmetro de um rim normal deve estar entre 9 e 12 cm, a ecogenicidade do parênquima deve ser menor que a do fígado e do baço, e a espessura cortical deve ser maior que 7 mm.[128] Na insuficiência renal, a US é de extrema utilidade, permitindo, muitas vezes, a rápida diferenciação entre IRA e DRC. Em pacientes com hematúria, o exame pode ser usado para identificar a presença de cálculo renal ou vesical, além de tumores. Entretanto, pode haver certa limitação para identificar pequenos cálculos renais ou tumores em estágio inicial, quando a complementação com

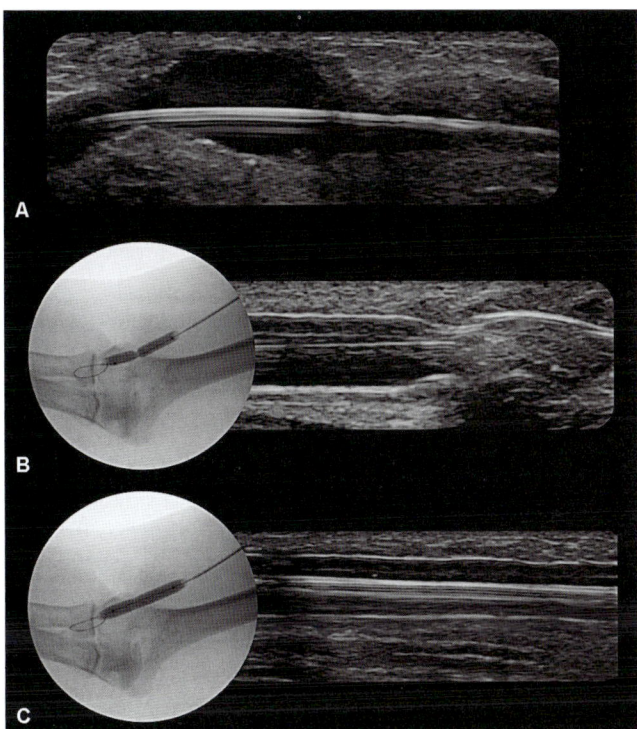

Figura 62.19 Angioplastia de conduto venoso de FAV guiada por US. **A.** Visualização de fio-guia metálico no interior da veia. **B.** Balão de angioplastia durante insuflação, comparado à imagem com fluoroscopia (*círculo à esquerda*), e após insuflação completa (**C**).

tomografia computadorizada, ressonância magnética ou mesmo cistoscopia pode ser necessária.

A ultrassonografia *point of care* (POCUS), empregada para permitir a rápida resposta a perguntas clínicas do dia a dia, ganha cada vez mais entusiastas em todas as áreas da medicina, passando a fazer parte do arsenal propedêutico básico, complementando sobremaneira o exame físico. Na nefrologia, a POCUS é muito relevante na avaliação da volemia (por meio das medidas de calibre de veia cava inferior e veia porta), no diagnóstico da congestão pulmonar, no ecocardiograma à beira do leito, além de auxiliar nas punções venosas centrais e punções de acessos arteriovenosos para HD. Conforme já descrito, o uso da US pode ser de grande utilidade também no implante do cateter para DP.

Para que um nefrologista seja considerado apto para a utilização da US a ASDIN recomenda um treinamento de, no mínimo, 6 semanas, com a interpretação de 125 exames, sendo no mínimo 80 destes supervisionados.[1] No Brasil, diversas escolas de ultrassonografia oferecem cursos para médicos não radiologistas.

BIOPSIA RENAL PERCUTÂNEA

A biopsia renal é um procedimento que faz parte do cotidiano do nefrologista. O primeiro relato registrado de uma biopsia percutânea data de 1950 e foi realizado por Perez, na Espanha.[129] Mais recentemente, o uso do aparelho de US passou a ser um grande aliado na realização desse procedimento, porque o tornou mais seguro e de mais fácil execução. A biopsia renal realizada às cegas já não é justificável nos dias atuais, e o emprego de US em tempo real parece ser a técnica com melhores resultados e menor taxa de complicações. Nessa técnica, localiza-se o polo inferior com a US e, após anestesia local, a agulha, preferencialmente de calibre 16 G,[130] é inserida até o rim sob visualização direta do aparelho (Figura 62.20). Pode-se usar uma agulha já acoplada ao transdutor ou em separado. Um estudo recente com 130 biopsias renais evidenciou que a amostra coletada tinha uma maior representatividade do tecido e maior número de glomérulos quando a punção foi realizada com US em tempo real, além de uma menor queda do hematócrito e menor risco de hematomas volumosos, quando comparada a procedimentos realizados às cegas.[131] Outro estudo com 448 pacientes também identificou menos complicações hemorrágicas em biopsias tanto de rins nativos quanto de transplantados, com a US em tempo real.[132]

Para minimizar os riscos de complicações hemorrágicas durante e após a punção renal, é necessário sempre se certificar de que o paciente não apresenta nenhuma coagulopatia. Também é prudente evitar biopsias em pacientes com doença renal avançada, especialmente com rins atróficos, pelo risco de sangramento por uremia. As principais contraindicações à biopsia renal percutânea são: rins pequenos, presença de múltiplos cistos bilaterais, distúrbios de coagulação, hipertensão

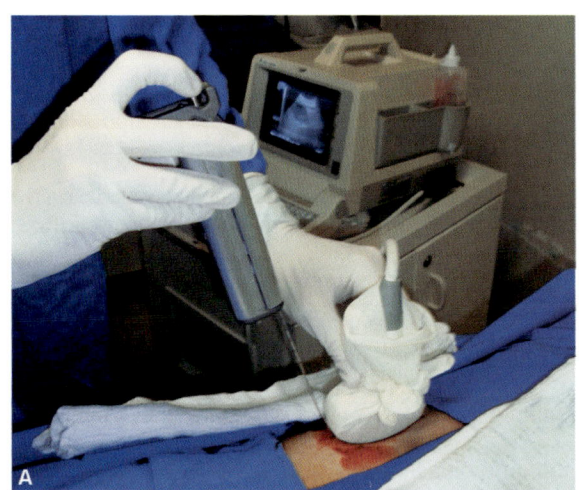

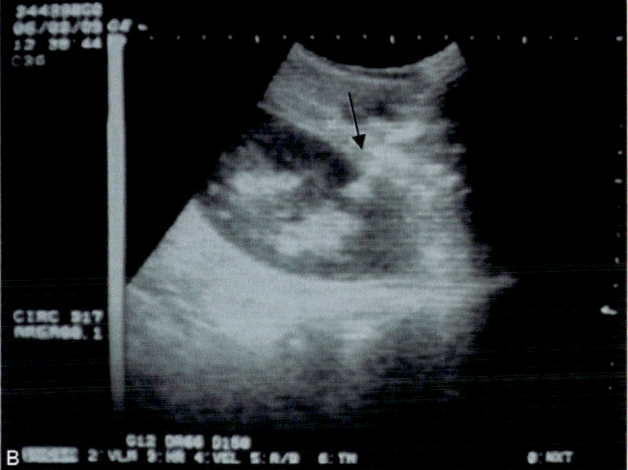

Figura 62.20 Biopsia renal percutânea em tempo real guiada por ultrassonografia. **A.** Mostra o mesmo operador manipulando o transdutor e guiando a agulha de biopsia. **B.** O momento exato em que a agulha penetra o córtex renal após disparo da pistola de biopsia.

grave não controlada, hidronefrose, infecção do trato urinário e rins em ferradura. Quanto à hipertensão, uma pressão arterial maior do que 140 × 90 mmHg aumenta em 10 vezes o risco de sangramento, enquanto uma pressão arterial sistólica acima de 170 mmHg aumenta essa chance em 23 vezes.[133]

Outro ponto importante é que o paciente deve, idealmente, permanecer ao menos 8 horas em observação após a biopsia, para então ser liberado.[134] Durante esse intervalo, a pressão arterial deve ser medida constantemente, e o aspecto da diurese deve ser observado. As principais complicações relacionadas à biopsia renal percutânea são: hematúria macroscópica, hematoma retroperitoneal, fístula arteriovenosa e infecção local. As complicações maiores, com necessidade de transfusão sanguínea, internação e até procedimentos invasivos (como nefrectomia e embolização renal, por exemplo), não têm incidência desprezível e podem acontecer em até 5,1% dos procedimentos.[135] Assim como na hematúria macroscópica e nos hematomas retroperitoneais, que são autolimitados na vasta maioria dos casos, as fístulas arteriovenosas após biopsia devem ser manejadas de forma conservadora, já que 50% apresentam remissão espontânea em 30 dias e 95% em 90 dias.[136] São fatores considerados de risco para complicações hemorrágicas: uso de agulhas com 14 G de calibre, creatinina sérica maior que 2 mg/dℓ, pacientes do sexo feminino, IRA e hemoglobina abaixo de 12 g/dℓ.

REFERÊNCIAS BIBLIOGRÁFICAS

1. American Society of Diagnostic and Interventional Nephrology [homepage]. Acesso em 1 out 2022. Disponível em: http://www.asdin.org.
2. Nascimento MM, Chula D, Campos R, Nascimento D, Riella MC. Interventional nephrology in Brazil: current and future status. Semin Dial. 2006;19(2):172-5.
3. Beathard GA, Litchfield T; Physician Operators Forum of RMS Lifeline, Inc. Effectiveness and safety of dialysis vascular access procedures performed by interventional nephrologists. Kidney Int. 2004;66(4):1622-32.
4. Ash SR. The evolution and function of central venous catheters for dialysis. Semin Dial. 2001;14(6):416-24.
5. Ash SR. Advances in tunneled central venous catheters for dialysis: design and performance. Semin Dial. 2008;21(6):504-15.
6. Asif A. Peritoneal dialysis access-related procedures by nephrologists. Semin Dial. 2004;17(5):398-406.
7. Rasmussen RL. Establishing an interventional nephrology suite. Semin Nephrol. 2002;22(3):237-41.
8. Asif A, Byers P, Gadalean F, Roth D. Peritoneal dialysis underutilization: the impact of an interventional nephrology peritoneal dialysis access program. Semin Dial. 2003;16(4):266-71.
9. Asif A, Pflederer TA, Vieira CF, Diego J, Roth D, Agarwal A. Does catheter insertion by nephrologists improve peritoneal dialysis utilization? A multicenter analysis. Semin Dial. 2005;18(2):157-60.
10. Sociedade Brasileira de Nefrologia. Censo 2021. Acesso em: 1 out 2022. Disponível em: https://sbn.org.br.
11. Troidle L, Kliger A, Finkelstein F. Barriers to utilization of chronic peritoneal dialysis in network #1, New England. Perit Dial Int. 2006;26(4):452-7.
12. Ortiz AM, Fernandez MA, Troncoso PA, Guzmán S, Campo FD, Morales RA. Outcome of peritoneal dialysis: Tenckhoff catheter survival in a prospective study. Adv Perit Dial. 2004;20:145-9.
13. Nodaira Y, Ikeda N, Kobayashi K, Watanabe Y, Inoue T, Gen S et al. Risk factors and cause of removal of peritoneal dialysis catheter in patients on continuous ambulatory peritoneal dialysis. Adv Perit Dial. 2008;24:65-8.
14. Cruz C. Implantation techniques for peritoneal dialysis catheters. Perit Dial Int. 1996;16 Suppl 1:S319-21.
15. Salonen TE, Saha H. Structured outpatient peritoneal dialysis catheter insertion is safe and cost-saving. Perit Dial Int. 2014;34(6):612-7.
16. Gabriel DP, Nascimento GVR, Caramori JT, Martim LC, Barretti P, Balbi AL. Peritoneal dialysis in acute renal failure. Ren Fail. 2006;28(6):451-6.
17. Figueiredo A, Goh B-L, Jenkins S, Johnson DW, Mactier R, Ramalakshmi S et al. Clinical practice guidelines for peritoneal access. Perit Dial Int. 2010;30(4):424-9.
18. Verrelli M, Fontaine B, Kraushar M et al. Hospitalization is not necessary for peritoneal dialysis catheter insertion. Perit Dial Int. 2002;22(5):614-6.
19. Chang H, Bernardini J, Piraino B. Placement of peritoneal dialysis catheters on an outpatient basis. Perit Dial Int. 2002;22(5):616-8.
20. Crabtree JH, Burchette RJ, Siddiqi NA. Optimal peritoneal dialysis catheter type and exit site location: an anthropometric analysis. ASAIO J. 2005;51(6):743-7.
21. Crabtree JH, Shrestha BM, Chow K-M, Figueiredo AE, Povlsen JV, Wilkie M et al. Creating and maintaining optimal peritoneal dialysis access in the adult patient: 2019 update. Perit Dial Int. 2019;39(5):414-436.
22. Campos RP, Chula DC, Riella MC. Complications of the peritoneal access and their management. In: Peritoneal dialysis – From basic concepts to clinical excellence. Basel: Karger, 2009. p. 183-97.
23. Riella MC, Chula DC. Peritoneal dialysis access: what's the best approach? In: Contributions to nephrology. Basel: Karger, 2012. p. 221-7.
24. Tobias JD, Leder M. Procedural sedation: a review of sedative agents, monitoring, and management of complications. Saudi J Anaesth. 2011;5(4):395-410.
25. Becker DE, Haas DA. Management of complications during moderate and deep sedation: respiratory and cardiovascular considerations. Anesth Prog. 2007; 54(2):59-68; quiz 69.
26. Helfrich B GB, Pechan W, Alijani MR, Barnard WF, Rakowski TA, Winchester JF. Reduction of catheter complications with lateral placement. Perit Dial Int. 1983;3(4_suppl):2-4.
27. Gokal R, Alexander S, Ash S, Chen TW, Danielson A, Holmes C et al. Peritoneal catheters and exit-site practices toward optimum peritoneal access: 1998 update. (Official report from the International Society for Peritoneal Dialysis). Perit Dial Int. 1998;18(1):11-33.
28. Müller JVC, Ponce D. Infectious and mechanical complications in planned-start vs. urgent-start peritoneal dialysis: a cohort study. J Bras Nefrol. 2023;45(1):27-35.
29. Crabtree JH, Burchette RJ. Prospective comparison of downward and lateral peritoneal dialysis catheter tunnel-tract and exit-site directions. Perit Dial Int. 2006;26(6):677-83.
30. Golper TA, Brier ME, Bunke M et al. Risk factors for peritonitis in long-term peritoneal dialysis: The Network 9 peritonitis and catheter survival studies. Am J Kidney Dis. 1996;28(3):428-36.
31. Crabtree JH. Selected best demonstrated practices in peritoneal dialysis access. Kidney Int. 2006;(103):S27-37.
32. Twardowski ZJ, Nichols WK. Peritoneal dialysis access and exit-site care including surgical aspects. In: Gokal R, Khanna R, Krediet RT, Nolph KD. (Eds.). Textbook of peritoneal dialysis. 2. ed. Dordrecht: Springer Netherlands, 2000. p. 307-61.
33. Bittencourt Dias D, Mendes ML, Alves CA, Caramori JT, Ponce D. Peritoneal dialysis as an urgent-start option for incident patients on chronic renal replacement therapy: world experience and review of literature. Blood Purif. 2020;49(6):652-7.
34. Tenckhoff H, Schechter H. A bacteriologically safe peritoneal access device. Trans Am Soc Artif Intern Organs. 1968;14:181-7.
35. Dequidt C, Vijt D, Veys N, Biesen WV. Bed-side blind insertion of peritoneal dialysis catheters. EDTNA-ERCA J. 2003;29(3):137-9.
36. Özener Ç, Bihorac A, Akoglu E. Technical survival of CAPD catheters: comparison between percutaneous and conventional surgical placement techniques. Nephrol Dial Transplant. 2001;16(9):1893-9.
37. Chula DC, Campos RP, de Alcântara MT, Riella MC, do Nascimento MM. Percutaneous and surgical insertion of peritoneal catheter in patients starting in chronic dialysis therapy: a comparative study. Semin Dial. 2014;27(3):E32-7.
38. Caramori JCT, Lopes AA, Bartoli LD, Redondo AP, Kawano PR, Fellippe MJDB et al. Sobrevida de 172 cateteres de Tenckhoff implantados cirurgicamente para diálise peritoneal crônica. J Bras Nefrol. 1997;19(1):11-5.

39. Jin H, Fang W, Zhu M, Yu Z, Fang Y, Yan H et al. Urgent-start peritoneal dialysis and hemodialysis in esrd patients: complications and outcomes. PLoS One. 2016;11(11):e0166181.
40. Restrepo CA, Buitrago CA, Holguin C. Implantation of peritoneal catheters by laparotomy: nephrologists obtained similar results to general surgeons. Int J Nephrol Renovasc Dis. 2014;7:383-90.
41. Sivaramakrishnan R, Gupta S, Agarwal SK, Bhowmik D, Mahajan S. Comparison of outcomes between surgically placed and percutaneously placed peritoneal dialysis catheters: a retrospective study. Indian J Nephrol. 2016;26(4):268-74.
42. Nicholas J, Thomas M, Adkins R, Sandhu K, Smith S, Odum J et al. Percutaneous and surgical peritoneal dialysis catheter placements have comparable outcomes in the modern era. Perit Dial Int. 2014;34(5):552-6.
43. Ponce D, Banin VB, Bueloni TN, Barretti P, Caramori J, Balbi AL. Different outcomes of peritoneal catheter percutaneous placement by nephrologists using a trocar versus the Seldinger technique: the experience of two Brazilian centers. Int Urol Nephrol. 2014;46(10):2029-34.
44. Jalandhara N, Balamuthusamy S, Shah B, Souraty P. Percutaneous peritoneal dialysis catheter placement in patients with complex abdomen. Semin Dial. 2015;28(6):680-6.
45. Qiao Q, Zhou L, Hu K, Xu D, Lin L et al. Laparoscopic versus traditional peritoneal dialysis catheter insertion: a meta analysis. Ren Fail. 2016;38(5):838-48.
46. Chen Y, Shao Y, Xu J. The survival and complication rates of laparoscopic versus open catheter placement in peritoneal dialysis patients: a meta-analysis. Surg Laparosc Endosc Percutaneous Tech. 2015;25(5):440-3.
47. Crabtree JH, Fishman A. Selective performance of prophylactic omentopexy during laparoscopic implantation of peritoneal dialysis catheters. Surg Laparosc Endosc Percutaneous Tech. 2003;13(3):180-4.
48. Ladd AP, Breckler FD, Novotny NM. Impact of primary omentectomy on longevity of peritoneal dialysis catheters in children. Am J Surg. 2011;201(3):401-4; discussion 404-5.
49. Crabtree JH, Burchette RJ. Effective use of laparoscopy for long-term peritoneal dialysis access. Am J Surg. 2009;198(1):135-41.
50. Chula DC, Riella MC, Portiolli Franco R, Alcântara MT, Campos RP, Gordon GM et al. Minimally invasive peritoneal access: A new approach of catheter placement for peritoneal dialysis. J Vasc Access. 2022;11299298221127756.
51. Swinnen JJ, Baker L, Burgess D, Allen A, O'Grady A, Chau K. Changing the peritoneal dialysis access algorithm with a precise technique of percutaneous Seldinger PD catheter placement. J Vasc Access. 2022;23(4):615-23.
52. Al Azzi Y, Zeldis E, Nadkarni GN, Schanzer H, Uribarri J. Outcomes of dialysis catheters placed by the Y-TEC peritoneoscopic technique: a single-center surgical experience. Clin Kidney J. 2016;9(1):158-61.
53. Vaux EC, Torrie PH, Barker LC, Naik RB, Gibson MR. Percutaneous fluoroscopically guided placement of peritoneal dialysis catheters – A 10-year experience. Semin Dial. 2008;21(5):459-65.
54. Maya ID. Ultrasound/fluoroscopy-assisted placement of peritoneal dialysis catheters. Semin Dial. 2007;20(6):611-5.
55. Shemesh D, Goldin I, Cytter-Kuint R, Zaghal I, Berelowitz D, Olsha O. Ultrasound-guided direct basilic-axillary approach in preoperative venography for hemodialysis access. J Vasc Access. 2008;9(2):137-41.
56. Abdel-Aal AK, Joshi AK, Saddekni S, Maya ID. Fluoroscopic and sonographic guidance to place peritoneal catheters: how we do it. Am J Roentgenol. 2009;192(4):1085-9.
57. Vascular Access 2006 Work Group. Clinical practice guidelines for vascular access. Am J Kidney Dis. 2006;48 Suppl 1:S176-247.
58. United States Renal Data System (USRDS). Incident and prevalent counts by quarter. Acesso em 9 nov 2017. Disponível em: https://www.usrds.org/qtr/default.aspx
59. United States Renal Data System (USRDS). Incidence, prevalence, patient characteristics, and treatment modalities. Am J Kidney Dis. 2012;59:e183–e194.
60. United States Renal Data System (USRDS). 2015 USRDS Annual Data Report Volume 2: Epidemiology of Kidney Disease in the United States. United States Ren Data Syst. 2016;2:1-274.
61. Sociedade Brasileira de Nefrologia. Censo 2015. Acesso em: 13 jan 2018. Disponível em: https://sbn.org.br/o-censo-2015-ja-esta-disponivel/.
62. Asif A, Beathard GA. Effectiveness and safety of dialysis vascular access procedures performed by interventional nephrologists [1] (multiple letters). Kidney Int. 2005;67:1634.
63. Moore K, Dalley A. Clinically oriented anatomy. 4. ed. Philadelphia: Lippincott Williams & Wilkins, 1999.
64. Pisoni RL, Zepel L, Port FK, Robinson BM. Trends in us vascular access use, patient preferences, and related practices: an update from the US DOPPS practice monitor with international comparisons. Am J Kidney Dis. 2015;65(6):905-15.
65. Schon D, Blume SW, Niebauer K, Hollenbeak CS, Lissovoy G et al. Increasing the use of arteriovenous fistula in hemodialysis: economic benefits and economic barriers. Clin J Am Soc Nephrol. 2007;2(2):268-76.
66. Pisoni RL, Arrington CJ, Albert JM, Ethier J, Kimata N, Krishnan M et al. Facility hemodialysis vascular access use and mortality in countries participating in DOPPS: an instrumental variable analysis. Am J Kidney Dis. 2009;53(3):475-91.
67. Drew DA, Lok CE, Cohen JT, Wagner M, Tangri N, Weiner DE. Vascular access choice in incident hemodialysis patients: a decision analysis. J Am Soc Nephrol. 2015;26(1):183-91.
68. Seldinger SI. Catheter replacement of the needle in percutaneous arteriography: a new technique. Acta radiol. 1953;39(5):368-76.
69. Parienti JJ, Thirion M, Mégarbane B, Souweine B, Ouchikhe A, Polito A et al. Femoral vs jugular venous catheterization and risk of nosocomial events in adults. a randomized controlled trial. JAMA. 2008;299(20):2413-22.
70. Kellum JA, Lameire N, Aspelin P et al. KDIGO Clinical Practice Guideline for Acute Kidney Injury. Kidney Int Suppl. 2012;2:1.
71. França NPA de, Leitao EF, Campos AF et al. Superioridade da sobrevida dos cateteres em veias jugulares; análise de 753 cateteres. J Bras Nefrol. 2016;38:1-262.
72. Randolph AG, Cook DJ, Gonzales CA, Pribble CG. Ultrasound guidance for placement of central venous catheters: a meta- analysis of the literature. Crit Care Med. 1996;24(12):2053-8.
73. American Society of Diagnostic and Interventional Nephrology [homepage]. Acesso em 9 nov 2017. Disponível em: http://www.asdin.org/.
74. Gray RJ, Sacks D, Martin LG, Trerotola SO; Society of Interventional Radiology Technology Assessment Committee. Reporting standards for percutaneous interventions in dialysis access. J Vasc Interv Radiol. 2003; 14(9 Pt 2):S433-42.
75. Lee T, Mokrzycki M, Moist L, Maya I, Vazquez M, Lok CE et al. Standardized definitions for hemodialysis vascular access. Semin Dial. 2011;24(5):515-24.
76. Almasri J, Alsawas M, Mainou M, Mustafa RA, Wang Z, Woo K et al. Outcomes of vascular access for hemodialysis: a systematic review and meta-analysis. J Vasc Surg. 2016;64(1):236-43.
77. Ravani P, Palmer SC, Oliver MJ, Quinn RR, MacRae JM, Tai DJ et al. Associations between hemodialysis access type and clinical outcomes: a systematic review. J Am Soc Nephrol. 2013;24(3):465-73.
78. Manns B, Tonelli M, Yilmaz S, Lee H, Laupland K, Klarenbach S et al. Establishment and maintenance of vascular access in incident hemodialysis patients: a prospective cost analysis. J Am Soc Nephrol. 2005;16(1):201-9.
79. U.S. Renal Data System. USRDS 2008 Annual Data Report: Atlas of End-Stage Renal Disease in the United States, 2008.
80. Asif A, Beathard G, Agarwal A. Interventional nephrology. New York: Mcgraw-Hill Education/Medical, 2011.
81. Allon M. Current management of vascular access. Clin J Am Soc Nephrol. 2007;2:786-800.
82. Silva J, Hobson RW, Pappas PJ, Jamil Z, Araki CT, Goldberg MC et al. A strategy for increasing use of autogenous hemodialysis access procedures: impact of preoperative noninvasive evaluation. J Vasc Surg. 1998;27(2):302-7; discussion 307-8.
83. Beathard GA, Arnold P, Jackson J, Litchfield T; Physician Operators Forum of RMS Lifeline. Aggressive treatment of early fistula failure. Kidney Int. 2003;64(4):1487-94.
84. Choi KL, Salman L, Krishnamurthy G, Mercado C, Merrill D, Thomas I et al. Impact of surgeon selection on access placement and survival following preoperative mapping in the 'fistula first' era. Semin Dial. 2008;21(4):341-5.

85. Lee T, Barker J, Allon M. Comparison of survival of upper arm arteriovenous fistulas and grafts after failed forearm fistula. J Am Soc Nephrol. 2007;18:1936-41.
86. Vachharajani TJ, Moossavi S, Jordan JR, Vachharajani V, Freedman BI, Burkart JM. Re-evaluating the fistula first initiative in octogenarians on hemodialysis. Clin J Am Soc Nephrol. 2011;6(7):1663-7.
87. Lee T, Thamer M, Zhang Y, Zhang Q, Allon M. Outcomes of elderly patients after predialysis vascular access creation. J Am Soc Nephrol. 2015;26(12):3133-40.
88. Lok CE, Huber TS, Lee T, Shenoy S, Yevzlin AS, Abreo K et al. KDOQI Clinical Practice Guideline for Vascular Access: 2019 Update. Am J Kidney Dis. 2020;75(4 Suppl 2):S1-S164.
89. Lok CE, Sontrop JM, Tomlinson G, Rajan D, Cattral M, Oreopoulos G et al. Cumulative patency of contemporary fistulas versus grafts (2000-2010). Clin J Am Soc Nephrol. 2013;8(5):810-8.
90. Aitken E, Thomson P, Bainbridge L, Kasthuri R, Mohr B, Kingsmore D. A randomized controlled trial and cost-effectiveness analysis of early cannulation arteriovenous grafts versus tunneled central venous catheters in patients requiring urgent vascular access for hemodialysis. J Vasc Surg. 2017;65(3):766-74.
91. McCarley P, Wingard RL, Shyr Y, Pettus W, Hakim RM, Ikizler TA. Vascular access blood flow monitoring reduces access morbidity and costs. Kidney Int. 2001;60(3):1164-72.
92. Tessitore N, Mansueto G, Bedogna V, Lipari G, Poli A, Gammaro L et al. A prospective controlled trial on effect of percutaneous transluminal angioplasty on functioning arteriovenous fistulae survival. J Am Soc Nephrol. 2003;14(6):1623-7.
93. Tessitore N, Bedogna V, Poli A, Lipari G, Pertile P, Baggio E et al. Should current criteria for detecting and repairing arteriovenous fistula stenosis be reconsidered? Interim analysis of a randomized controlled trial. Nephrol Dial Transplant. 2014;29(1):179-87.
94. Tessitore N, Bedogna V, Poli A, Mantovani W, Lipari G, Baggio E et al. Adding access blood flow surveillance to clinical monitoring reduces thrombosis rates and costs, and improves fistula patency in the short term: a controlled cohort study. Nephrol Dial Transplant. 2008;23(11):3578-84.
95. Tonelli M, James M, Wiebe N, Jindal K, Hemmelgarn B; Alberta Kidney Disease Network. Ultrasound monitoring to detect access stenosis in hemodialysis patients: a systematic review. Am J Kidney Dis. 2008;51(4):630-40.
96. Ravani P, James MT, MacRae JM et al. Pre-emptive correction for haemodialysis arteriovenous access stenosis. In: Ravani P (ed.). Cochrane Database of Systematic Reviews. Chichester: John Wiley & Sons. Epub ahead of print 19 August 2013.
97. Riella MC, Roy-Chaudhury P. Vascular access in haemodialysis: Strengthening the Achilles' heel. Nat Rev Nephrol. 2013;9(6):348-57.
98. Turmel-Rodrigues L, Pengloan J, Rodrigue H, Brillet G, Lataste A, Pierre D et al. Treatment of failed native arteriovenous fistulae for hemodialysis by interventional radiology. Kidney Int. 2000;57(3):1124-40.
99. Natário A, Turmel-Rodrigues L, Fodil-Cherif M, Brillet G, Girault-Lataste A, Dumont G et al. Endovascular treatment of immature, dysfunctional and thrombosed forearm autogenous ulnar-basilic and radial-basilic fistulas for haemodialysis. Nephrol Dial Transplant. 2010;25(2):532-8.
100. Salman L, Beathard G. Interventional nephrology: physical examination as a tool for surveillance for the hemodialysis arteriovenous access. Clin J Am Soc Nephrol. 2013;8:1220-7.
101. Brescia MJ, Cimino JE, Appel K, Hurwich BJ. Chronic hemodialysis using venipuncture and a surgically created arteriovenous fistula. N Engl J Med. 1966;275(20):1089-92.
102. Hurwich BJ. Brachial arteriography of the surgically created radial arteriovenous fistula in patients undergoing chronic intermittent hemodialysis by venipuncture technique. Am J Roentgenol. 1968;104:394-402.
103. Mishler R, Sands JJ, Ofsthun NJ, Teng M, Schon D, Lazarus JM. Dedicated outpatient vascular access center decreases hospitalization and missed outpatient dialysis treatments. Kidney Int. 2006;69(2):393-8.
104. Coentrão L, Bizarro P, Ribeiro C, Neto R, Pestana M. Percutaneous treatment of thrombosed arteriovenous fistulas: clinical and economic implications. Clin J Am Soc Nephrol. 2010;5(12):2245-50.
105. Scaffaro LA, Bettio JA, Cavazzola SA, Campos BT, Burmeister JE, Pereira RM et al. Maintenance of hemodialysis arteriovenous fistulas by an interventional strategy. J Ultrasound Med. 2009;28(9):1159-65.
106. Asif A, Merrill D, Briones P, Roth D, Beathard GA. Hemodialysis vascular access: Percutaneous interventions by nephrologists. Semin Dial. 2004;17(6):528-34.
107. Kian K, Takesian K, Wyatt C, Vassalotti J, Mishler R, Schon D. Efficiency and outcomes of emergent vascular access procedures performed at a dedicated outpatient vascular access center. Semin Dial. 2007;20(4):346-50.
108. Asif A, Roy-Chaudhury P, Beathard GA. Early arteriovenous fistula failure: a logical proposal for when and how to intervene. Clin J Soc Nephrol. 2006;1:332-9.
109. Lee T, Ullah A, Allon M, Succop P, El-Khatib M, Munda R et al. Decreased cumulative access survival in arteriovenous fistulas requiring interventions to promote maturation. Clin J Am Soc Nephrol. 2011;6(3):575-81.
110. Quencer KB, Arici M. Arteriovenous fistulas and their characteristic sites of stenosis. Am J Roentgenol. 2015;205:726-34.
111. Lookstein RA, Haruguchi H, Ouriel K, Weinberg I, Lei L, Cihlar S et al. Drug-coated balloons for dysfunctional dialysis arteriovenous fistulas. N Engl J Med. 2020;383(8):733-42.
112. Tordoir JHM, Bode AS, Peppelenbosch N, van der Sande FM, de Haan MW. Surgical or endovascular repair of thrombosed dialysis vascular access: is there any evidence? J Vasc Surg. 2009;50(4):953-6.
113. Franco RP, Chula DC, Alcantara MT de, Rebolho EC, Melani ARA, Riella MC et al. Salvage of thrombosed arteriovenous fistulae of patients on hemodialysis: report on the experience of a Brazilian center. J Bras Nefrol. 2018;40(4):351-359.
114. Bonucchi D, D'Amelio A, Capelli G, Albertazzi A. Management of vascular access for dialysis: an Italian survey. Nephrol Dial Transplant. 1999;14(9):2116-8.
115. Stanziale R, Lodi M, D'Andrea E, D'Andrea T. Vascular access for hemodialysis: experience of a team of nephrologists. Hemodial Int. 2008;12(3):328-30.
116. Pisoni RL, Young EW, Dykstra DM, Greenwood RN, Hecking E, Gillespie B et al. Vascular access use in Europe and the United States: results from the DOPPS. Kidney Int. 2002;61(1):305-16.
117. Guedes Marques M, Ibeas J, Botelho C, Maia P, Ponce P. Doppler ultrasound: a powerful tool for vascular access surveillance. Semin Dial. 2015;28(2):206-10.
118. Malovrh M. Native arteriovenous fistula: preoperative evaluation. Am J Kidney Dis. 2002;39:1218-25.
119. Ferring M, Claridge M, Smith SA, Wilmink T. Routine preoperative vascular ultrasound improves patency and use of arteriovenous fistulas for hemodialysis: a randomized trial. Clin J Am Soc Nephrol. 2010;5(12):2236-44.
120. Georgiadis GS, Charalampidis DG, Argyriou C, Georgakarakos EI, Lazarides MK. The necessity for routine pre-operative ultrasound mapping before arteriovenous fistula creation: a meta-analysis. Eur J Vasc Endovasc Surg. 2015;49(5):600-5.
121. Lockhart ME, Scoutt LM, Robbin ML, Bertino RE, Needleman L, Pellerito J et al. Ultrasound vascular mapping for preoperative planning of dialysis access. J Ultrasound Med. 2006;25:1541-5.
122. Patel MC, Berman LW, Moss HA, McPherson SJ. Subclavian and internal jugular veins at Doppler US: abnormal cardiac pulsatility and respiratory phasicity as a predictor of complete central occlusion. Radiology. 1999;211(2):579-83.
123. Gorin DR, Perrino L, Potter DM, Ali TZ. Ultrasound-guided angioplasty of autogenous arteriovenous fistulas in the office setting. J Vasc Surg. 2012;55(6):1701-5.
124. Bojakowski K, Góra R, Szewczyk D, Andziak P. Ultrasound-guided angioplasty of dialysis fistula – Technique description. Polish J Radiol. 2013;78(4):56-61.
125. García-Medina J, García-Alfonso JJ. Ultrasound-guided angioplasty of dysfunctional vascular access for haemodialysis. The pros and cons. Cardiovasc Intervent Radiol. 2017;40:750-4.

126. Kumar S, Mahajan N, Patil SS, Singh N, Dasgupta S, Tejavath S et al. Ultrasound-guided angioplasty for treatment of peripheral stenosis of arteriovenous fistula – A single-center experience. J Vasc Access. 2017;18(1):52-6.
127. O'Neill WC. Sonographic evaluation of renal failure. Am J Kidney Dis. 2000;35:1021-38.
128. O'Neill WC, Baumgarten DA. Imaging. Am J Kidney Dis. 2003;42:601-4.
129. García Nieto V, Luis Yanes MI, Ruiz Pons M. En el cincuentenario de las primeras biopsias renales percutáneas realizadas en España. Nefrologia. 2009;29:71-6.
130. Corapi KM, Chen JLT, Balk EM, Gordon CE. Bleeding complications of native kidney biopsy: a systematic review and meta-analysis. Am J Kidney Dis. 2012;60(1):62-73.
131. Nyman RS, Cappelen-Smith J, Al Suhaibani H, Alfurayh O, Shakweer W, Akhtar M. Yield and complications in percutaneous renal biopsy: a comparison between ultrasound-guided gun-biopsy and manual techniques in native and transplant kidneys. Acta Radiol. 1997;38(3):431-6.
132. Ali H, Murtaza A, Anderton J, Ahmed A. Post renal biopsy complication rate and diagnostic yield comparing hands free (ultrasound-assisted) and ultrasound-guided biopsy techniques of renal allografts and native kidneys. Springerplus. 2015;4(1):491.
133. Luciano RL, Moeckel GW. Update on the Native Kidney Biopsy: Core Curriculum 2019. Am J Kidney Dis. 2019;73:404-15.
134. Maya ID, Allon M. Percutaneous renal biopsy: outpatient observation without hospitalization is safe. Semin Dial. 2009;22:458-61.
135. Andrulli S, Rossini M, Gigliotti G, La Manna G, Feriozzi S, Aucella F et al. The risks associated with percutaneous native kidney biopsies: a prospective study. Nephrol Dial Transplant. 2023;38(3):655-63.
136. Sosa-Barrios RH, Burguera V, Rodriguez-Mendiola N, Galeano C, Elias S, Ruiz-Roso G et al. Arteriovenous fistulae after renal biopsy: diagnosis and outcomes using Doppler ultrasound assessment. BMC Nephrol. 2017;18(1):365.

63 | Pesquisa Clínica em Nefrologia

Verônica Torres da Costa e Silva • Dirce Maria T. Zanetta • Luis Yu

INTRODUÇÃO

A epidemiologia clínica utiliza conhecimento, raciocínio e métodos epidemiológicos para estudar assuntos clínicos e melhorar o cuidado do paciente. Estuda as relações entre fatores de risco ou exposições e eventos relacionados à saúde em grupos de indivíduos ou populações e avalia fatores etiológicos, mecanísticos, diagnósticos, terapêuticos e prognósticos. É uma ciência que busca medir as associações ou relações de causa e efeito entre um fator em estudo e um desfecho clínico, podendo o primeiro ser um sintoma, um teste laboratorial ou um tratamento. O desfecho pode ser um diagnóstico ou um evento como cura ou óbito.

Nos últimos anos, houve um grande crescimento no campo da estatística aplicada à epidemiologia clínica, com o desenvolvimento de métodos mais refinados, incorporando novos modelos matemáticos a fim de atender à demanda de estudos clínicos cada vez mais complexos e abrangentes. O conhecimento da epidemiologia clínica tornou-se fundamental para uma compreensão adequada dos ensaios clínicos e recomendações terapêuticas. Nos tópicos a seguir, serão apresentados os principais tipos de estudos clínicos mais utilizados na literatura e as medidas de associação.

TIPOS DE ESTUDO

O tipo de estudo deve ser adequado ao enfoque da pesquisa, devendo o pesquisador considerar os possíveis vieses inerentes à metodologia. Assim, no planejamento do estudo deve-se identificar as possíveis associações que serão avaliadas entre os fatores de risco ou exposições e desfechos, e, quando possível, controlar as variáveis que possam ser confundidoras para o resultado. O planejamento adequado e a condução do estudo definirão a sua validade e possibilidade de generalização dos resultados.

A validade interna do estudo depende da sua capacidade para realmente responder às questões propostas inicialmente. Ela representa o quanto os resultados de uma pesquisa são válidos para a população em estudo (população-alvo), e depende, portanto, da adequada seleção das variáveis a serem analisadas e da acurácia na obtenção de suas medidas em tal estudo. A validade interna pode ser prejudicada pelo acaso ou por erros sistemáticos. Erros que dependem do acaso são contornados, aumentando-se o tamanho da amostra; erros sistemáticos são causados por falhas no delineamento, na metodologia ou na condução do estudo, sendo chamados "vieses". Os dois principais tipos de viés estão relacionados à seleção dos indivíduos estudados e às informações obtidas durante o estudo. Outro tipo de erro sistemático é quando não se considera o efeito de um fator de confusão na interpretação dos resultados de um estudo, o que pode introduzir um erro na sua conclusão.

A validade externa do estudo mede até que ponto os resultados obtidos podem ser generalizados para outras situações com indivíduos de diferentes populações.

Na descrição dos principais tipos de estudo, serão mencionados os tipos de viés e variáveis confundidoras mais frequentemente encontrados (Quadro 63.1). Os tipos de estudo podem ser classificados de acordo com a presença de intervenção, de grupo-controle e do tempo de seguimento dos pacientes (Figura 63.1).

Estudos observacionais

Nos estudos observacionais não há intervenção do pesquisador. A avaliação pode ser realizada no presente, no caso de estudos transversais, ou ser iniciada no presente e continuar o seguimento dos pacientes por determinado período de tempo, como nos estudos de coorte. Nos estudos de coorte retrospectiva, dados clínicos do passado (dados de exposição) são coletados e os pacientes são seguidos na direção da história natural da doença investigada desde o momento da coleta de

Quadro 63.1 Vieses e variáveis confundidoras.

Tipos de viés de seleção
Voluntários (mais preocupados com saúde/doença)
Respondedores/não respondedores (características inerentes aos indivíduos que respondem ou não a determinadas pesquisas)
Funcionários da saúde
Efeito de coorte
Trabalhador saudável

Tipos de viés de informação
Suspeita do diagnóstico (informação sobre a exposição acarreta mais testes para o diagnóstico)
Viés do entrevistador
Rememorização (lembrança)
Informação advinda de familiares
Perda de seguimento
Classificação errônea dos indivíduos em estudo
Fadiga (cansaço do indivíduo em responder questionários ou submeter-se a exames)

dados da exposição até o presente. Os estudos de caso-controle são iniciados no presente, selecionando grupos para a obtenção de informações passadas (Figura 63.2).

> **! PONTOS-CHAVE**
> - Ao se planejar um estudo, deve-se considerar que a sua validade interna dependerá da adequada seleção das variáveis e da acurácia na obtenção de suas medidas
> - Erros sistemáticos são decorrentes de falhas metodológicas
> - Para reduzir os erros que dependem do acaso, deve-se aumentar o tamanho da amostra.

Relatos de caso e séries de casos são estudos descritivos nos quais não há grupo-controle. Esse tipo de estudo é importante para a formulação de hipóteses, para o reconhecimento e descrição de novas doenças e para o relato de manifestações raras de determinadas doenças.

Um exemplo da importância desse tipo de estudo é o caso da síndrome de fibrose sistêmica nefrogênica, recentemente descrita em pacientes com doença renal crônica (DRC). Após o primeiro relato de uma série de casos – na qual foram descritos 15 pacientes com DRC terminal apresentando uma síndrome caracterizada pelo aparecimento de fibrose sistêmica, envolvendo pele, articulações e órgãos internos –, vários centros relataram casos semelhantes em pacientes dialíticos, sugerindo fortemente a associação com o uso de gadolínio (contraste utilizado para a realização de ressonância nuclear magnética).

Estudos ecológicos

O estudo ecológico é definido como "um estudo em que as unidades da análise são populações ou grupos, e não indivíduos". É um dos tipos mais frequentemente usados para a descrição da situação da saúde nas populações. Sua principal limitação é o conceito conhecido como "falácia ecológica", definido como "o viés que pode ocorrer devido ao fato de a associação observada entre as variáveis no nível populacional não representar necessariamente a associação que existe em nível individual".

Um exemplo, no entanto, da importância desse tipo de estudo como formulador de hipóteses é o da relação entre exposição solar, vitamina D e câncer. Vários estudos ecológicos observaram menor mortalidade geral associada a câncer em áreas de maior exposição solar. Epidemiologistas levantaram a hipótese de que exposição mais acentuada à luz ultravioleta poderia estar associada ao menor risco de desenvolvimento de câncer. É fácil compreender que essa relação está sujeita à falácia ecológica: vários fatores relacionados à maior exposição à luz ultravioleta podem estar indiretamente relacionados à incidência de câncer, como tipo de alimentação, peso, renda *per capita* etc. Também não se pode concluir que o indivíduo que vive em uma região de maior irradiação solar necessariamente será mais exposto a essa irradiação. Apesar das críticas e possíveis vieses, essa hipótese direcionou vários estudos que fundamentaram a associação entre irradiação solar, níveis de 25-hidroxivitamina D e redução de risco de desenvolvimento de alguns tipos de câncer (bexiga, cólon, linfoma de Hodgkin, mieloma, próstata, reto, estômago, útero e vulva).

Estudos transversais

Estudos transversais são geralmente descritivos, nos quais causa e efeito são detectados simultaneamente. Esses estudos demonstram associações e contribuem para a formação de hipóteses; no entanto, não é possível determinar o que ocorreu primeiro, se a exposição ou a doença, o que limita a interpretação dos resultados. A principal vantagem dos estudos transversais é o baixo custo e o seu alto potencial descritivo, além de poder ser rapidamente realizado, devido à relativa facilidade de coleta de dados e simplicidade analítica.

Esse tipo de estudo é geralmente utilizado para avaliar a prevalência da doença na população, bem como dimensionar o seu impacto em termos de custo e morbimortalidade.

Os estudos transversais, contudo, não são adequados para doenças agudas ou com baixa prevalência, pois necessitariam de uma amostra muito grande. São também inadequados para testar hipóteses causais, visto que apresentam vários possíveis vieses, sendo os principais aqueles relacionados à seleção da amostra, à dificuldade em acessar exposições passadas e em determinar uma relação cronológica entre exposição e efeito. Como se desconhece a temporalidade dos eventos, pode-se incorrer na causalidade reversa, ou seja, quando o efeito ocorre antes do que está sendo chamado "exposição" (ver Quadro 63.2 mais adiante).

Estudos de caso-controle

Em estudos de caso-controle, primeiramente são selecionados os indivíduos com a doença (casos) e, para comparação, indivíduos sem a doença (controles), oriundos da mesma população que originou os casos. Isso significa que, se o controle tivesse ficado doente, ele poderia ter sido amostrado no grupo de casos. A análise compara os grupos de caso e controle em relação a determinados fatores de risco. Trata-se, portanto, de uma pesquisa etiológica em geral retrospectiva, tendo como objetivo quantificar a proporção de expostos aos fatores de risco nos grupos de casos e de controles. Nesse tipo de estudo não é possível determinar incidência.

Estudos de caso-controle apresentam custo relativamente baixo e alto potencial analítico, sendo particularmente adequados para a análise de doenças raras. A maior dificuldade é a formação adequada do grupo-controle, vulnerável a inúmeros vieses.

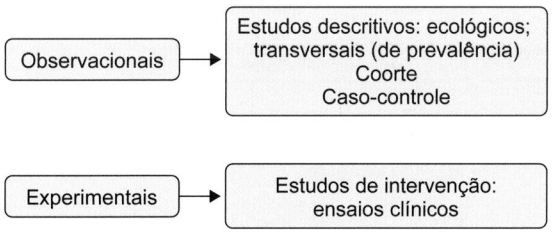

Figura 63.1 Tipos de estudo epidemiológico.

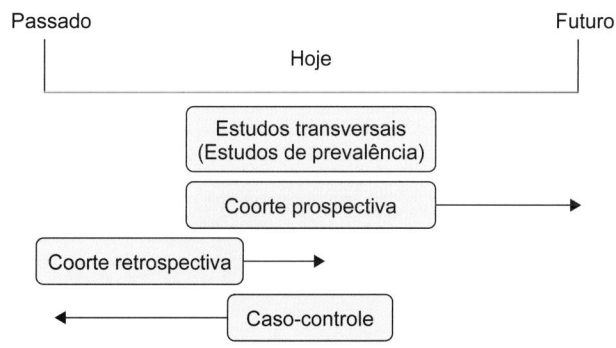

Figura 63.2 Tipos de estudo e o tempo em relação à exposição e evento final.

O estudo de Ibanez et al.[1] verificou a associação entre o uso crônico de anti-inflamatório não hormonal (AINH) e a ocorrência de DRC. Obteve-se uma *odds ratio* (OR) de 1,74, que estima que o risco de exposição a AINH foi 74% maior em indivíduos com DRC do que naqueles sem a doença. Nesse estudo, a seleção dos indivíduos foi realizada apropriadamente, sendo a dos indivíduos-caso efetuada sem prévio conhecimento sobre o fator exposição. Se, por algum motivo, o pesquisador tiver conhecimento prévio da exposição no grupo de casos e, mesmo que inconscientemente, aumentar a seleção de expostos nesse grupo, a OR estimada seria falsamente aumentada, o que superestima a associação. Nesse caso, teria havido um tipo de viés de seleção, que é comum em estudos de caso-controle (ver Quadro 63.2 mais adiante).

Estudos de coorte

Nessa modalidade, a população em estudo ou os participantes são classificados em expostos e não expostos (controle) a determinado fator de interesse. Os indivíduos são, então, acompanhados ao longo do tempo para verificar a incidência da doença entre os expostos e os não expostos. Se a exposição estiver associada à doença, espera-se que a incidência entre expostos seja maior do que entre não expostos, além da variação esperada devida ao acaso. Nos estudos de coorte, a determinação da exposição antecede o desenvolvimento da doença, não estando sujeita a vieses de memória como nos estudos de caso-controle. Além disso, os indivíduos que desenvolveram e não desenvolveram a doença não são selecionados, mas sim identificados dentro das coortes de expostos e não expostos, o que diminui muito a possibilidade de vieses de seleção. É possível, então, determinar a incidência da doença entre expostos e não expostos e conhecer a sua história natural. Apesar de não apresentar o mesmo poder de associação causal dos estudos de intervenção, nos quais a exposição a outras variáveis confundidoras são controladas (quando os grupos são selecionados por alocação aleatória), vários estudos de coorte mostraram medidas de associação comparáveis às encontradas nesses estudos. Outra importância está relacionada ao planejamento de ensaios clínicos. Para planejar adequadamente um ensaio clínico, principalmente em relação ao cálculo da amostra, é necessário o conhecimento prévio da incidência de determinado evento na população.

A principal limitação dos estudos de coorte é o seu custo financeiro relativamente elevado, sendo inadequado para doenças de baixa incidência, nas quais um grande número de indivíduos necessitaria acompanhamento. Outra importante limitação é a perda de participantes ao longo do seguimento. Além disso, a mudança de critérios diagnósticos, administrativos e de hábitos de indivíduos nos grupos também pode afetar o resultado em estudos prolongados.

Considere-se um estudo hipotético para exemplificar as implicações do viés de perda de seguimento nos estudos de coorte. Em um estudo prospectivo para avaliar a evolução para DRC em pacientes que apresentaram ou não um episódio de injúria renal aguda (IRA), sabe-se que o tempo de seguimento deve ser prolongado o suficiente para a ocorrência do desfecho. Os pacientes com episódio prévio de IRA podem ser mais propensos a continuar no estudo, pois é possível que estejam mais preocupados com a função renal do que aqueles que não apresentaram perda aguda da função renal. A perda de seguimento dos pacientes sem episodio prévio de IRA pode aumentar a associação encontrada no estudo entre episódio de IRA e evolução para DRC.

Outra importante fonte de erro sistemático nos estudos de coorte são as variáveis confundidoras e o não controle dessas variáveis. Uma variável confundidora é, ao mesmo tempo, um preditor da ocorrência da doença entre não expostos e um fator associado à exposição na população de controles. Dessa forma, pode alterar a comparabilidade entre expostos e não expostos quanto ao risco da doença e, portanto, modificar a associação verdadeira entre exposição e desfecho (Figura 63.3).

Critérios para variável confundidora
- Deve ser um fator de risco conhecido para o desfecho estudado
- Deve estar associada à exposição em estudo, mas não é causada por ela
- Altera a relação entre exposição e desfecho.

Tomando como exemplo o estudo de Couchoud et al.[2], é possível entender como as variáveis confundidoras podem alterar o resultado de um estudo. A associação entre modalidade de início para diálise e mortalidade em 2 anos foi avaliada em uma coorte de 3.512 pacientes idosos. Após ajuste para filtração glomerular estimada e outros fatores de risco, o início do tratamento dialítico por hemodiálise não planejada foi associado a um aumento de 50% no risco de óbito, enquanto o início por diálise peritoneal não planejada aumentou o risco de óbito em 30% em relação à hemodiálise planejada. O ajuste para a filtração glomerular foi adequado, pois esse é um fator que influencia a sobrevida em pacientes incidentes em diálise, como também tende a ser mais elevada nos pacientes que iniciam o tratamento com diálise peritoneal. A filtração glomerular no início da diálise, no entanto, não é afetada pela modalidade de diálise. Dessa forma, pode-se concluir que a filtração glomerular no início da diálise é uma variável confundidora entre a modalidade de diálise escolhida e o desfecho, e a associação entre essas duas variáveis deve ser avaliada, controlando para a filtração glomerular dos indivíduos no início da diálise.

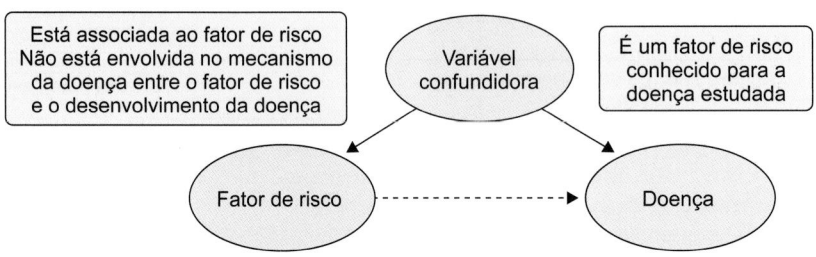

Figura 63.3 Variáveis confundidoras.

> **PONTOS-CHAVE**
>
> - Estudos de caso-controle são adequados para doenças raras e muito sujeitos a vieses
> - Não é possível calcular incidência ou risco relativo em estudos de caso-controle (Quadro 63.2)
> - Ao planejar um estudo, deve-se controlar as principais variáveis confundidoras.

Quadro 63.2 Comparação entre tipos de estudos observacionais.

Transversal
Vantagens
• Curta duração
• Baixo custo
• Levantamento de hipóteses e associações diagnósticas
Desvantagens
• Não é possível estabelecer relações de causa e efeito
• Não é possível calcular incidência
• Não é adequado para doenças raras
• Passível a vieses de seleção
Coorte
Vantagens
• Os fatores de risco são conhecidos antes do desenvolvimento da doença
• Pode-se calcular incidência e risco relativo
• Múltiplos desfechos podem ser observados
• Adequado para exposições raras
Desvantagens
• Longa duração e alto custo
• Requer grande número de indivíduos envolvidos
• Perda de indivíduos
• Mudança de critérios diagnósticos
Caso-controle
Vantagens
• Requer baixo número de indivíduos
• Baixo custo
• Uso de prontuários
• Curto período de tempo para completar o estudo
• Permite a avaliação de mais de um fator de risco
• Adequado para estudo de doenças raras
Desvantagens
• Qualidade depende de informações de prontuários e memória do paciente
• Dificuldade de selecionar o grupo-controle
• Não é possível calcular incidência

Estudos de intervenção | Ensaios clínicos

Os ensaios clínicos são utilizados para avaliar o impacto de uma intervenção, terapêutica ou preventiva, sobre a incidência ou evolução de uma doença.

Randomização

Na maioria dos estudos de intervenção, a alocação aleatória ou randomização é a solução encontrada para evitar vieses de seleção. A alocação aleatória dos indivíduos nos diferentes grupos de um ensaio clínico garante que os participantes tenham probabilidade conhecida *a priori* de serem selecionados em qualquer um dos grupos de estudo. A randomização é realizada por meio de sorteios por tabela de números aleatórios ou programas de computador. A alocação pode também ser feita de forma sequencial (não aleatória, para manter o mesmo número de participantes nos grupos) ou, ainda, estratificada (pode ser aleatória dentro de cada estrato, mas não é aleatória pura, para garantir que determinadas características dos participantes serão iguais). Os estudos clínicos chamados "pseudorrandomizados" ou "quase randomizados" caracterizam-se pela alocação dos participantes em dias da semana, ou em sequência de prontuário etc. A pseudorrandomização possibilita ocorrência de viés na seleção, uma vez que pode direcionar um paciente mais grave para ser atendido no dia de alocação do tratamento, por exemplo.

A randomização reduz o risco de interferência das variáveis conhecidas e desconhecidas nos resultados, reduzindo a probabilidade dos erros sistemáticos. Apesar de o processo de randomização geralmente resultar na distribuição semelhante de variáveis conhecidas e não conhecidas, quando envolve número suficiente de indivíduos, é improvável que todas as possíveis variáveis estejam adequadamente balanceadas entre os grupos. No entanto, tem-se a certeza de que o desbalanço não foi devido à interferência do pesquisador, mas devido ao acaso.

Ensaios clínicos importantes em nefrologia, tais como HEMO, ADEMEX, CREATE e ATN, incluíram um grande número de pacientes, de forma que o processo de randomização assegurou uma distribuição igual de variáveis confundidoras entre os grupos. Na maioria dos estudos com número menor de indivíduos, contudo, são necessárias outras medidas para diminuir o efeito das variáveis confundidoras, e as principais incluem: restrição (na fase de planejamento do estudo), estratificação e análise multivariada (na fase de análise dos dados). Usando um exemplo hipotético, pode-se verificar como essas medidas diminuem o efeito das variáveis confundidoras. Em um estudo para avaliar o efeito de uma droga para diminuir o risco de IRA após cirurgia cardiovascular, pode-se considerar que idade seja uma variável confundidora. Nesse caso, é possível utilizar duas estratégias: restringir a população em estudo para somente pacientes maiores de 50 anos, ou planejar a análise estratificada por idade após o término do estudo. A primeira opção apresenta a desvantagem de impedir que o resultado do estudo seja extrapolado para a população geral. Na segunda opção, o tamanho da amostra necessário para obter significância estatística dentro dos grupos é maior. Outra maneira de controlar as variáveis confundidoras é a análise multivariada, na qual se considera o efeito de diversas variáveis para o desfecho, sem reduzir o poder estatístico da análise.

Mascaramento ou cegamento

Quando os indivíduos participantes e o pesquisador têm conhecimento da intervenção, ou sabem para qual grupo foram alocados, o estudo é chamado "aberto". O mascaramento (cegamento) é a estratégia utilizada para evitar o viés do observador, ou seja, manter as pessoas envolvidas no estudo sem informá-las sobre em qual grupo estão alocadas, tanto durante o estudo como na fase de avaliação dos resultados. O mascaramento pode ser chamado "cego", se apenas o indivíduo participante (ou o pesquisador) é mascarado, ou "duplo-cego", quando a pessoa responsável pela avaliação do paciente e o próprio paciente não têm conhecimento de quem está no grupo-intervenção ou controle. Quando os responsáveis pela coleta e análise dos resultados também são mascarados, o estudo é chamado "triplo-cego", por exemplo: o radiologista/patologista que analisará os exames realizados.

A importância do mascaramento varia de acordo com o estudo em questão. O mascaramento de pacientes em estudos terapêuticos é particularmente importante quando será avaliado algum critério subjetivo, como alívio da dor, e menos importante quando o desfecho avaliado é objetivo, como óbito ou necessidade de diálise. Da mesma forma, os pesquisadores envolvidos no estudo devem ser mascarados para evitar a seleção de pacientes para determinados grupos, e evitar vieses quando avaliam pacientes e definem condutas durante o estudo. Por exemplo, a decisão de retirar um paciente do estudo ou ajustar a dose de um medicamento pode ser influenciada pelo conhecimento prévio do grupo no qual o paciente está alocado. Em alguns estudos, como aqueles para avaliação do desempenho de testes diagnósticos, a importância do mascaramento é óbvia. No entanto, mesmo em estudos nos quais a importância do mascaramento não é tão evidente, sabe-se que estudos de intervenção não mascarados estão mais sujeitos a apresentar importantes vieses de seleção e tratamento.

Alguns estudos desafiam o pesquisador a conseguir o mascaramento adequado. Estudos envolvendo diferentes medicamentos, que apresentam cores, textura, odor, efeitos colaterais ou modo de administração diferente, são difíceis de mascarar tanto o paciente como o observador. Por isso, nem sempre é possível o mascaramento de uma ou de ambas as partes.

A complexidade dos ensaios clínicos acarreta possíveis falhas em diversas fases do estudo, desde a randomização até a análise estatística. Erros no delineamento do estudo, particularmente na definição dos critérios de inclusão e exclusão dos pacientes, que muitas vezes não são suficientemente claros e precisos, podem levar a conclusões equivocadas, não em consequência da intervenção realizada, mas devido ao erro na seleção dos pacientes (Quadro 63.3). Se a coleta de dados não for ampla e abrangente, variáveis influenciadas pela intervenção podem não ser avaliadas, interferindo no resultado observado. Muitas vezes, o ensaio clínico é prejudicado devido à não aderência dos pacientes às intervenções propostas, bem como pela perda de seguimento dos pacientes, principalmente se for necessário acompanhamento por período prolongado. Uma análise estatística mal planejada ou executada de maneira inadequada também pode levar a conclusões errôneas ou falsas. Um dos aspectos que se destaca é a análise dos dados dos pacientes respeitando o braço (intervenção ou placebo) em que o paciente foi inicialmente alocado ou que se teve intenção de tratar no início do estudo (*intention to treat*), e não no braço do tratamento recebido, uma vez que pode ocorrer e ocorre frequentemente mudança entre os braços ao longo do estudo, devido à ocorrência de efeitos colaterais, por exemplo. Isso porque, com a mudança de grupos, o pareamento aleatório de variáveis promovido pela aleatorização pode ser perdido ou prejudicado, incluindo possíveis vieses que motivaram a mudança de braço, como maior gravidade ou fragilidade dos pacientes que favoreceram a ocorrência de efeitos colaterais.

> **! PONTOS-CHAVE**
>
> - A randomização garante que os participantes tenham a mesma probabilidade de serem selecionados em qualquer um dos grupos de estudo e reduz o risco de interferência das variáveis conhecidas e desconhecidas nos resultados, reduzindo a probabilidade dos erros sistemáticos
> - A importância do mascaramento varia de acordo com o tipo de estudo, sendo fundamental naqueles que avaliam critérios subjetivos.

Revisão sistemática e metanálise

Nas últimas décadas, houve uma explosão na pesquisa biomédica, com mais de 700 mil artigos sendo publicados anualmente. Hoje existem mais de 27 milhões de citações no MEDLINE, e milhares de novas citações são adicionadas semanalmente. Uma mesma intervenção é frequentemente avaliada em diferentes estudos, com conclusões muitas vezes divergentes, o que impossibilita a assimilação de um novo tratamento ou droga, baseando-se no resultado de apenas um estudo. Dessa forma, nos últimos anos, houve um grande crescimento dos estudos com metodologia direcionada em concentrar e resumir os achados de diversos estudos clínicos prévios (que avaliam determinada questão), facilitando o acesso da informação aos profissionais da área de saúde. Os dois tipos principais de estudo com esse objetivo são as revisões sistemáticas e os estudos de metanálise. O interesse crescente nesse tipo de estudo resultou no desenvolvimento de grandes bancos de dados, como o Cochrane e o EMBASE (com mais de 300 mil ensaios clínicos controlados cadastrados em cada um), elaborados de modo a facilitar a realização dessas revisões. Uma metodologia detalhada para o processo de estruturação foi proposta e seguida pelos diversos autores, melhorando a qualidade e aumentando drasticamente o número de estudos de revisão publicados nos últimos anos.

Uma revisão sistemática da literatura é a aplicação de uma estratégia científica para reunir, avaliar de forma crítica e sintetizar todos os estudos relevantes que abordaram um tópico específico. O que caracteriza a revisão sistemática é a sua metodologia padronizada e a prévia definição da questão a ser avaliada, os subgrupos de interesse e os métodos e critérios usados para identificar e selecionar os estudos relevantes incluídos, bem como a forma de extração e análise da informação coletada. A sua maior força potencial está na clareza de cada fase desse processo de síntese, permitindo ao leitor perceber os méritos das decisões tomadas para resumir a informação. Assim, a revisão sistemática avalia os métodos dos diferentes estudos, sumariza os resultados, apresenta os achados principais, identifica as razões para os resultados diferentes nos diversos estudos e sintetiza as limitações do conhecimento em questão. As revisões sistemáticas apresentam diversas vantagens em relação aos estudos isolados. O processo é capaz de detectar variações terapêuticas, estabelecer se os achados científicos são consistentes e aplicáveis a diversas populações e contextos e avaliar a existência de modificações significativas

Quadro 63.3 Principais falhas encontradas no delineamento de ensaios clínicos.

Seleção dos indivíduos mal definida ou estritamente seguida
Randomização inadequada
Coleta de dados mal estruturada
Mascaramento mal planejado
Mudança de grupo não intencional (contaminação)
Não cooperação por parte dos indivíduos participantes do estudo (aderência ao tratamento)
Perda de pacientes durante o período de intervenção ou observação
Erros relativos à análise estatística
Não utilização da análise por intenção de tratamento

em subgrupos específicos. Além disso, as equipes de revisão podem solicitar aos autores informações que não foram descritas nos artigos originais, esclarecendo questões relevantes. Os resultados de uma revisão sistemática podem ser apresentados na forma de texto ou de gráfico.

Metanálise é um tipo especial de revisão sistemática que utiliza métodos estatísticos que, matematicamente, combinam e sintetizam os resultados de um conjunto de estudos independentes. A unidade primária de observação é o resultado de cada estudo, que, avaliados em conjunto, melhoram o poder estatístico da análise, levando a uma estimativa mais estável dos efeitos estudados e fornecendo uma medida mais precisa que resume os vários resultados dos estudos avaliados. Nessa análise estatística, é considerado o tamanho de cada estudo, ponderado para dar maior influência aos estudos com estimativas mais precisas, que, em geral, são os de maior tamanho. Algumas vezes, quando ensaios clínicos pequenos, que mostram uma tendência de eficácia não significativa, são analisados em conjunto, pode-se estabelecer o benefício de uma terapia. Por exemplo, 10 ensaios clínicos avaliaram se o uso de inibidores da enzima conversora da angiotensina (IECA) era mais efetivo que o de outras drogas anti-hipertensivas na prevenção de insuficiência renal não diabética, sem demonstrar um efeito positivo. No entanto, a análise em conjunto estabeleceu o benefício dos IECA. Assim, os estudos de metanálise são considerados um dos mais altos níveis de evidência científica disponível, desde que os estudos originais tenham sido conduzidos de forma metodologicamente adequada. Os resultados de uma metanálise são apresentados na forma de gráfico, chamado "gráfico da floresta", no qual, em geral, são colocados o número de eventos, o tamanho do grupo e o valor obtido pela análise, que é a síntese da agregação dos diversos estudos, geralmente chamado "total".

O gráfico da Figura 63.4 ilustra o resultado de uma metanálise de ensaios clínicos comparando uma intervenção terapêutica em relação ao placebo (controle). Na primeira coluna à esquerda, são listados os estudos dos quais os dados foram coletados. Na segunda coluna, dados do grupo-intervenção de cada estudo primário. Os valores indicam o número de eventos (n) e o tamanho do grupo (N). A coluna seguinte contém dados do grupo-controle indicando o número de eventos (n) e o tamanho do grupo (N). As linhas horizontais representam os intervalos de confiança (IC). Se a linha horizontal tocar ou cruzar a linha vertical central do gráfico (OR = 1), isso indica que não há diferença estatística entre os grupos. A linha que terminar com uma seta indica que o IC se estende além da escala do gráfico. O ponto central de cada linha horizontal representa a OR de cada estudo, ou seja, o tamanho ou a mensuração do efeito. O tamanho do ponto central indica o peso relativo de cada estudo no resultado final, baseado no número de participantes e no número de eventos. Grandes estudos têm maior peso. A qualidade dos estudos não contribui para o peso. O losango localizado na parte inferior do gráfico indica o resultado final da combinação dos estudos. O ponto central representa a razão de chances (OR) da metanálise, e seu tamanho representa o IC.

As revisões sistemáticas e os estudos de metanálise também estão sujeitos a vieses, sendo os mais comuns aqueles formados pela aplicação inadequada da metodologia exigida e pela escolha de estudos com qualidade metodológica insuficiente. As limitações de desenho e execução dos estudos primários não podem ser resolvidas. Particularmente no caso das metanálises, a análise de estudos metodologicamente muito distintos (populações diferentes, critérios de inclusão e exclusão muito distintos) impossibilita conclusões confiáveis. Outra fonte de viés é o que se definiu como o viés de publicação, ou a maior tendência, tanto por parte dos autores como dos editores e revisores, em publicar os resultados positivos de determinado estudo (como o efeito benéfico de um novo tratamento) em relação aos achados negativos. Também existe controvérsia quanto à interpretação dos resultados sintetizados, sobretudo em metanálises incluindo estudos com resultados discordantes. O processo de revisão inevitavelmente identifica estudos metodologicamente distintos (desenho do estudo, intervenção realizada, tipo de paciente estudado), e algum grau de subjetividade existe na decisão do nível de similaridade entre eles. Outro aspecto é que o fato de um estudo ser chamado "metanálise" ou "revisão sistemática" não garante que a revisão tenha sido realizada com o devido rigor. Apesar de normas direcionadas para condução e estruturação das revisões sistemáticas terem sido recentemente propostas, muitas vezes as revisões publicadas apresentam falhas metodológicas importantes. Das 86 revisões sistemáticas publicadas em 2005 na área da nefrologia, a maioria (58%) tinha falhas metodológicas relevantes, sendo a mais comum a avaliação inadequada da qualidade dos estudos primários incluídos.

Por isso, antes de considerar o resultado de uma revisão sistemática ou metanálise, algumas questões devem ser avaliadas em uma leitura crítica. É preciso checar se a revisão foi guiada por um protocolo preestabelecido de realização, se a questão a ser respondida foi bem formulada e detalhada com clareza, especificando o tipo de paciente, a intervenção ou exposição de interesse, desfechos primários e secundários e se os tipos de estudo escolhidos (ensaios clínicos, estudos observacionais) são adequados para responder às questões formuladas.

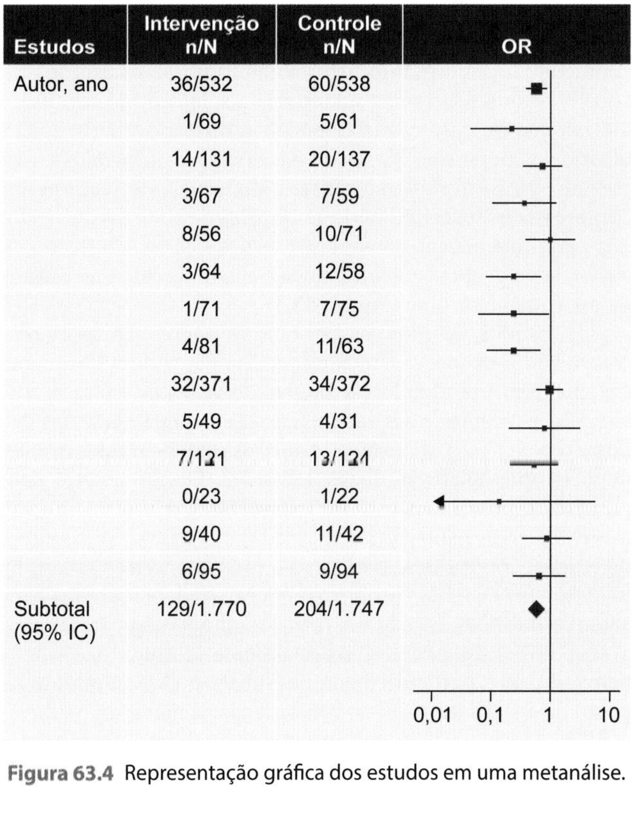

Estudos	Intervenção n/N	Controle n/N	OR
Autor, ano	36/532	60/538	
	1/69	5/61	
	14/131	20/137	
	3/67	7/59	
	8/56	10/71	
	3/64	12/58	
	1/71	7/75	
	4/81	11/63	
	32/371	34/372	
	5/49	4/31	
	7/121	13/124	
	0/23	1/22	
	9/40	11/42	
	6/95	9/94	
Subtotal (95% IC)	129/1.770	204/1.747	

0,01   0,1   1   10

Figura 63.4 Representação gráfica dos estudos em uma metanálise.

O método para identificação de todos os dados relevantes deve ser avaliado, levando-se em consideração o viés de publicação (recomenda-se avaliar os bancos de dados MEDLINE, EMBASE, Cochrane, bem como bancos relacionados a temas específicos, além de resumos de congressos, livros e exposições de especialistas no assunto). Também é preciso saber se a extração dos dados de cada estudo foi adequada. Habitualmente, dois revisores extraem as informações mais importantes de cada estudo. Tradutores podem ser necessários, e os autores primários devem ser contatados para confirmar a acurácia dos dados e fornecer informações adicionais. Deve ser avaliado se cada estudo foi desenhado, conduzido e analisado de modo a diminuir ou evitar a presença de viés nos resultados. Em estudos controlados, por exemplo, a ausência de cegamento pode superestimar o efeito de um tratamento, e a extração desse dado pode ajudar a explicar diferenças encontradas nos estudos primários. Por último, é preciso verificar como a informação foi resumida. Em uma metanálise, deve haver um grau mínimo de similaridade entre os estudos para que os dados dos estudos primários sejam agrupados.

As revisões sistemáticas e estudos de metanálise, quando bem conduzidos, estão entre os instrumentos mais importantes de consolidação e difusão do conhecimento científico, devendo adquirir relevância cada vez maior nos próximos anos. No entanto, é preciso atentar-se às limitações inerentes a esse tipo de estudo.

NÍVEL DE EVIDÊNCIA E HIERARQUIA DOS ESTUDOS

O grau de credibilidade advindo de determinado estudo, ou seja, a sua força de evidência, é inerente ao seu delineamento. A hierarquia do nível de evidência científica é determinada pela suscetibilidade aos vieses decorrentes do tipo de estudo. A presença de intervenção, grupo-controle e randomização confere ao ensaio clínico randomizado a maior força de evidência científica (desde que o estudo tenha sido bem conduzido). Em segundo lugar, encontram-se os estudos de coorte, os quais são mais suscetíveis aos fatores de confusão. Os estudos de caso-controle encontram-se no quarto lugar, devido aos potenciais vieses de memória nas informações do passado. Nos estudos transversais, a ausência de seguimento confere maior suscetibilidade aos fatores de confusão, além de não garantir a relação causal entre a exposição e o desfecho. A ausência do grupo-controle coloca o relato de casos no quinto patamar da hierarquia (Figura 63.5).

Os estudos de intervenção randomizados são, portanto, considerados os mais adequados para basear condutas e alterar tratamentos. A randomização previne os vieses de seleção e tratamento, e o controle das variáveis assegura a qualidade dos dados e o poder estatístico. No entanto, os estudos randomizados também apresentam inúmeras limitações. Devido ao crescente número de novas intervenções e tratamentos, é praticamente impossível pensar que todas serão testadas e avaliadas em contexto de estudos controlados. Não só os custos financeiros seriam limitantes, mas também problemas éticos impõem barreiras para algumas questões. É cada vez mais difícil obter aprovação para avaliar novos tratamentos, especialmente se ainda não muito bem estudados, particularmente em situações clínicas que já dispõem de opções terapêuticas consagradas na literatura médica.

Dessa forma, os estudos observacionais, além de serem geralmente o primeiro passo para o levantamento de hipóteses,

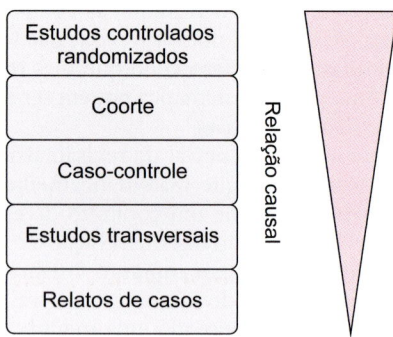

Figura 63.5 Nível de hierarquia dos estudos clínicos.

também são válidos para avaliar questões relacionadas a etiologia, diagnósticos, efeitos adversos e prognósticos, áreas nas quais os estudos controlados não são possíveis.

A dificuldade na reprodução dos achados encontrados nos ensaios controlados e randomizados na prática clínica é mais uma das críticas aos ensaios clínicos. No contexto de um ensaio clínico, diversas variáveis são controladas, e a infraestrutura do tratamento não é a mesma encontrada na prática clínica. Além disso, muitos pacientes não são candidatos a participar desses estudos, nos quais os critérios de inclusão e exclusão delimitam um grupo muito estrito para o tratamento. Por essa razão, a generalização dos resultados encontrados muitas vezes não é possível.

Pode-se, então, entender a diferença entre eficácia, efetividade e eficiência. A eficácia de uma intervenção ou de um medicamento é o resultado obtido nos estudos de intervenção, nos quais as condições ideais, ou seja, a administração do remédio e aderência ao protocolo de pesquisa, estão sob controle. Uma vez à disposição no mundo real, a efetividade da intervenção ou medicamento – ou seja, como funciona no mundo real – será avaliada. Um tratamento pode ser não efetivo por falta de eficácia, de adesão ou de ambos. O conceito de eficiência refere-se à associação entre efetividade e custo financeiro, quando determinado tratamento, além de efetivo, é economicamente vantajoso.

Outro problema decorre do tempo limitado de seguimento nos ensaios clínicos e o consequente uso de marcadores intermediários substituindo desfechos clínicos. O desfecho ou *outcome* é o reconhecimento da doença, cura, morte, limitação funcional ou complicação. Marcadores de imagem e marcadores biológicos de doença não são incluídos nessa definição. A definição da doença pressupõe a presença de outras manifestações, além dos marcadores intermediários; por exemplo, a presença do fator reumatoide não significa a presença da doença reumatoide, a elevação do colesterol sérico não diagnostica doença coronariana, ou a contagem de CD4 não significa infecção por vírus HIV. A interpretação de marcadores intermediários como desfechos clínicos é um erro básico de interpretação, tendo sido causa de várias condutas errôneas na prática clínica. Um exemplo derivado da cardiologia foi o uso profilático de lidocaína pós-infarto do miocárdio. Apesar de esse medicamento reduzir o risco de arritmia ventricular, estudos posteriores mostraram aumento da mortalidade associada ao seu uso no pós-infarto. Apesar da redução do tempo de seguimento e, portanto, do custo da pesquisa, fatores induzidos pelo uso de marcadores biológicos intermediários devem ser considerados exclusivamente como fatores preditivos, abstendo-se de utilizá-los como desfechos clínicos.

> **PONTOS-CHAVE**
>
> - Metanálise é o tipo de delineamento capaz de fornecer o melhor nível de evidência entre os estudos observacionais. Para tal, é importante que os estudos incluídos sejam homogêneos e apresentem boa validade interna
> - O nível de evidência científica de um estudo é determinado pelo seu delineamento, desde que haja boa validade interna

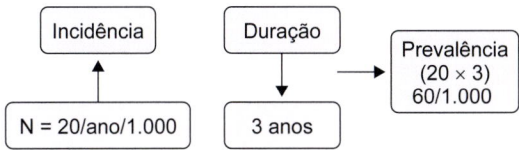

Figura 63.6 Incidência *versus* prevalência.

MEDIDAS EM EPIDEMIOLOGIA CLÍNICA

Prevalência versus incidência

O tipo de medida de ocorrência da doença ou evento mais apropriado depende do tipo de delineamento e do objetivo do estudo. Em estudos de prevenção, nos quais o objetivo é determinar a etiologia e os fatores associados ao desenvolvimento da doença, é apropriada a identificação de casos novos no período de estudo. Por outro lado, em estudos nos quais o intuito é identificar a sobrecarga social da doença, como custos e recursos consumidos, o número total de pessoas afetadas pela doença, ou seja, a prevalência da doença, é de maior relevância (Figura 63.6).

Prevalência

Prevalência é a medida do número de casos existentes da doença em determinada população dividido pelo número de pessoas presentes nessa população. A prevalência da doença reflete seu efeito geral na população, em termos de custo, expectativa de vida e outros indicadores, conhecimento fundamental para determinar investimentos e auxiliar no planejamento de ações na área da saúde. Frequentemente se usa a prevalência pontual ou a proporção de indivíduos na população, em determinado momento, apresentando a doença. Também é possível calcular a prevalência por períodos, incluindo todos os casos presentes (ou existentes) nesse período, isto é, consideram-se os que estavam previamente doentes e os casos novos que ocorreram durante a observação (todas as pessoas incluídas no numerador tiveram a doença em algum momento durante o período especificado, sejam as saudáveis que ficaram doentes ou as doentes antes do início do período, que permaneceram doentes, que se curaram ou morreram – contam todos os casos observados no período).

Em doenças com situação estável, em que a incidência não está mudando e imigração é igual à emigração, a prevalência pode ser calculada por meio do produto da incidência pelo período médio de duração da doença.

Incidência

Incidência acumulada ou risco é o número de indivíduos que desenvolvem a doença em determinado período de tempo dividido pelo número total de indivíduos observados nesse período que não estavam doentes no início do período, ou seja, a população em risco no intervalo de tempo observado. Para determinar a incidência acumulada, é sempre necessário definir o período de tempo de seguimento e seguir todos os indivíduos durante esse período. Quando o acompanhamento de todos os participantes não é completo, por mudança, desistência ou qualquer outro motivo, para não perder a informação daqueles sem seguimento completo, calcula-se a densidade ou taxa de incidência. Para o cálculo da densidade de incidência, usa-se no denominador o somatório do período de tempo em que cada indivíduo esteve presente na população em estudo sem a doença e, portanto, em risco de tornar-se um caso novo da doença. O período de tempo pode ser pessoa-dias, pessoa-meses ou anos, dependendo do tempo necessário para o desenvolvimento da doença em estudo. É especialmente útil em longos períodos de acompanhamento, quando é mais difícil conseguir o seguimento completo dos indivíduos. Quando o período de observação é curto, e há baixa probabilidade de perda de indivíduos durante o estudo, a densidade de incidência será semelhante à incidência acumulada, por exemplo, na determinação da mortalidade hospitalar anual. No entanto, quando o período de observação é longo, como aquele para o cálculo da mortalidade nos pacientes em diálise, deve-se usar a densidade de incidência.

Variáveis

O instrumento de trabalho em estatística são as informações ou dados coletados que se referem às variáveis, as quais podem ser qualitativas ou quantitativas. Variáveis qualitativas podem ser também chamadas "variáveis categóricas" ou "nominais". Variáveis categóricas que se dividem em duas categorias (sim/não, vivo/morto, presente/ausente, homem/mulher) são chamadas "dicotômicas" ou "binárias". Variáveis categóricas que se dividem em mais de duas categorias são chamadas "multinomiais", como cor de pele (branco, negro, pardo), tipo sanguíneo (A positivo, A negativo, O positivo, B negativo) e causa de morte (causa natural, morte violenta, suicídio).

Variáveis quantitativas, também chamadas "numéricas", são aquelas expressas por números, como idade, estatura e peso. As variáveis são quantitativas contínuas, quando podem assumir qualquer valor em uma escala contínua, por exemplo, temperatura e peso; e variáveis descontínuas ou discretas, quando podem assumir apenas valores específicos, como número de gestações (não é possível ter 1,2 ou 1,5 gestações, apenas uma, duas, três, nenhuma).

Essa classificação é importante porque os testes estatísticos diferem de acordo com o tipo de variável analisada.

Tamanho da amostra

Antes de iniciar uma pesquisa, é preciso saber qual o tamanho da amostra necessário para determinar com significância estatística determinada diferença entre os grupos. Dessa forma, o poder de um estudo está diretamente relacionado ao tamanho da amostra. Essa informação é particularmente relevante quando os resultados da pesquisa são negativos ou não apresentam significado estatístico, porque os resultados poderiam ser significativos se o tamanho da amostra fosse maior. Resultados não significantes podem ocorrer por não haver diferença ou por não ter tido tamanho adequado para detectar uma diferença que existe. A significância estatística avalia a possibilidade de a diferença observada ser diferente de zero. O tamanho amostral é calculado para que o teste estatístico tenha o poder de detectar um tamanho de diferença que se considera de relevância clínica, a partir de um julgamento realizado.

Cada vez mais os editores de publicação, os conselhos de revisão e as agências de financiamento de pesquisa exigem que os autores forneçam informação sobre o tamanho esperado da amostra.

Diversas fórmulas podem determinar qual o tamanho necessário para as amostras, e vários programas estatísticos dispõem de cálculos rápidos e eficientes em uma ampla gama de delineamentos de estudos. Para estudos de delineamento complexo, recomenda-se consultar um estatístico. O cálculo exato do tamanho de amostra foge ao intuito deste capítulo, e as considerações necessárias ao entendimento dos princípios usados para esse fim serão expostas sucintamente.

Alguns aspectos principais devem ser avaliados no cálculo do tamanho de uma amostra, cada um desses fatores impactando no seu resultado.

O primeiro aspecto é estabelecer as margens de erro do estudo, definindo o valor de α (ou erro tipo I) e o poder do estudo, que está relacionado ao erro tipo II ou β. O erro α quantifica a chance em formar uma associação que não existe de fato, o que leva a concluir uma diferença que não é real ou que equivale a um achado falso-positivo. Em um ensaio clínico, um erro α de 0,1 equivale a dizer que a chance máxima de erro se dá quando se conclui que existe diferença estatística (p. ex., o benefício de um novo tratamento) em um estudo de 10%. A ocorrência desse erro é de extrema relevância, pois pode levar a recomendações falsas sobre o benefício de um tratamento experimental em relação a um tratamento convencional, por exemplo. Por isso, tal probabilidade deve ser pequena e costuma-se limitar o valor de α em até 5%. Um valor de α de 5% será considerado como diferença estatística na comparação de grupos quando o valor p de um teste estatístico for menor que 0,05. O erro β ou tipo II quantifica a chance em não detectar uma associação que de fato existe. Convencionou-se que o valor de β não deve ultrapassar 0,20 ou 20%, indicando que a chance de obter uma conclusão falso-negativa é inferior a 20%. O poder do estudo é calculado como $(1 - \beta)$ ou (1 - a probabilidade de um erro tipo II), e um alto poder de estudo é um valioso atributo, pois o que se deseja é detectar um resultado significativo caso ele realmente exista. Exemplificando: em um ensaio clínico, um poder de estudo de 80% significa que este tem uma chance de 80% de identificar uma diferença entre dois tratamentos se uma diferença real de fato existir na população. Os achados negativos em um estudo podem refletir que ele não teve poder suficiente para detectar a diferença, e um cálculo de poder deve ser realizado antes de se conduzir um estudo, a fim de que se tenha certeza de que existe um número suficiente de observações para detectar o grau de diferença desejado.

Outro importante aspecto no cálculo do tamanho da amostra é a magnitude ou o tamanho do efeito a ser detectado. O tamanho do efeito também é conhecido como "diferença mínima de importância clínica" e representa a menor alteração no desfecho primário percebida como significativa entre os grupos. Nos ensaios clínicos, a magnitude do efeito de, por exemplo, um novo anti-hipertensivo comparado com uma medicação padrão pode ser uma diferença mínima de 15% na redução da pressão arterial quando os grupos são comparados. Quanto menor a magnitude de diferença mínima estabelecida, maior o número de indivíduos necessários para detectá-la, mantendo o mesmo poder de estudo. A magnitude do efeito deve ser cuidadosamente escolhida, com base na avaliação clínica e em estudos prévios semelhantes. É possível que, em vários estudos publicados, os resultados negativos na avaliação de diferenças de mortalidade teriam demonstrado de fato um efeito do tratamento, se uma menor magnitude de efeito tivesse sido escolhida e um número maior de pacientes tivesse sido selecionado. Várias magnitudes de efeito são relatadas na literatura, variando entre 10 e 20% na maioria dos estudos relacionados à terapia intensiva, observando-se, no entanto, variações de 5 a 40%. Como exemplo, o estudo conhecido como *Global Utilization of Streptokinase and Tissue Plasminogen Activator for Occluded Coronary Arteries Trial*, que demonstrou a superioridade do ativador do plasminogênio tecidual sobre a estreptoquinase no tratamento do infarto agudo do miocárdio, foi delineado para demonstrar uma magnitude de efeito com importância clínica apenas de 1%. Como os erros tipo α e β já são padronizados, a magnitude do efeito é tipicamente o componente do cálculo de tamanho da amostra que mais sofre variação entre os estudos.

Outros aspectos a serem considerados são a frequência de evento nos grupos em estudo e o desfecho a ser analisado. Quanto menor a frequência do evento na população, maior será o tamanho da amostra em estudo necessário para detectar a diferença entre os grupos. Nesse aspecto, é preciso, frequentemente, recorrer aos dados prévios de literatura para checar a taxa de incidência relatada para os controles em estudos anteriores (se não houver o dado, considerar fazer um estudo piloto que permita estimá-lo). Estudos clínicos devem ser delineados de modo a oferecer a maior probabilidade de responder a uma pergunta, demonstrando uma diferença em um desfecho primário, seja mortalidade, resposta a um tratamento etc.

Vale ressaltar que o cálculo do tamanho da amostra é baseado no número total de indivíduos necessários para a análise final do estudo. Na prática, mesmo nos estudos mais bem conduzidos e delineados, dificilmente é possível concluir o estudo com todos os dados da amostra inicial de todos os indivíduos inicialmente alocados. Algum grau de perda ocorre em consequência de recusa em dar informações, perda de exames ou aferições e em estudos envolvendo seguimento, perdas por óbito, por desistência, perda de contato, mudança etc. Além disso, modelos estatísticos são estimativas, e algum grau de variação pode ocorrer. Assim, recomenda-se aumentar em 20% o tamanho da amostra calculado, para se trabalhar com uma margem de segurança.

> **(!) PONTOS-CHAVE**
> - O tamanho da amostra deve ser grande o suficiente para detectar diferenças importantes
> - Amostras exageradamente grandes elevam o custo do estudo, e podem tornar diferenças irrelevantes em estatisticamente significativas.

MEDIDAS DE ASSOCIAÇÃO

Os estudos epidemiológicos não procuram somente estabelecer a presença da associação entre a exposição ou tratamento e o desfecho, mas também mensurar a magnitude dessa associação por meio de medidas de associação. O efeito da associação pode ser medido em termos absoluto e relativo. O risco relativo (RR) e a OR são medidas relativas dessa associação, enquanto a diferença absoluta de risco é a medida absoluta do efeito da exposição ou tratamento (Quadro 63.4).

Quadro 63.4 Tipos de estudo e possíveis análises.

Transversais	Coorte	Caso-controle	Ensaios clínicos
Coeficiente de correlação	Densidade de incidência	*Odds ratio* (estimativa do risco relativo)	Risco relativo
t-teste	Risco relativo e intervalos de confiança		Eficácia
Análise categórica	Incidência acumulada		Número necessário para tratar/prevenir
Análise descritiva	Risco atribuível		
	Percentual de risco atribuível populacional		

Risco relativo

RR é a medida mais utilizada na investigação clínica, pois fornece a ideia direta da força de associação causal. A estimativa da magnitude da associação causal equivale à probabilidade de o desfecho ocorrer em pessoas expostas em comparação a pessoas não expostas. Pode ser calculado em estudos de coorte e ensaios clínicos.

Cálculo do risco relativo em ensaios clínicos

Nos ensaios clínicos, o RR é a razão entre a incidência do desfecho no grupo-intervenção sobre a incidência no grupo-controle. Utilizando como exemplo o estudo HOPE (do inglês *Heart Outcome Prevention Evaluation*), o efeito do medicamento ramipril no risco do desenvolvimento de eventos cardiovasculares (CV) foi calculado como exposto a seguir (Quadro 63.5):

- Proporção de pacientes com eventos CV no Grupo-Ramipril:

    651/4.645 = 0,14 (14%)

- Proporção de pacientes com eventos CV no Grupo-Placebo:

    826/4.652 = 0,18 (18%)

    RR: 0,14/0,18 = 0,78

O RR de 0,78 indica que os pacientes tratados com ramipril apresentam menor risco de desenvolver eventos CV e que o uso do medicamento está associado a uma redução de 22% (1 a 0,78) no risco de desenvolvimento de eventos CV.

O RR é geralmente acompanhado por uma medida da estimativa da precisão, como IC. O nível de confiança do IC em geral é estimado em 95%. Trata-se da frequência com que o parâmetro real de interesse (nesse caso, o RR), isto é, o verdadeiro valor da população, estará contido no intervalo estimado em amostras de mesmo tamanho dessa população, se o estudo for repetido inúmeras vezes. Pode-se pensar que, em cada 100 estudos, o verdadeiro valor estará contido no intervalo estimado em 95 deles, o que permite supor que o verdadeiro valor está contido no IC que se está avaliando, com 95% de confiança. Para ter significância estatística, com $p < 0,05$, o IC não deve conter o número 1, uma vez que, em uma razão, o número 1 é a ausência de efeito (incidência no grupo de expostos é igual à de controles) e esse poderia ser o verdadeiro valor populacional que está sendo estimado. No estudo HOPE, o IC apresentado foi de 0,70 a 0,86; não contém o número 1, sendo, portanto, significativo.

Assim, quanto maior o tamanho do IC, maior é a margem de erro da medida e menor a precisão do valor estimado.

Quadro 63.5 Efeito do medicamento ramipril no desenvolvimento de eventos cardiovasculares.

Grupo	Eventos CV	Sem eventos CV
Grupo-Ramipril (n = 4.645)	651	3.994
Grupo-Placebo (n = 4.652)	826	3.826

CV: cardiovasculares.

O comprimento do IC é função do tamanho da amostra e do desvio padrão da população, ou seja, depende do grau de heterogeneidade da população. Quanto maior o tamanho da amostra, mais estreito o IC, e quanto maior o desvio padrão da população, mais largo o IC.

Risco relativo em estudos de coorte

Em estudos de coorte, calcula-se a incidência acumulada ou a densidade de incidência no grupo exposto e no grupo não exposto. O RR é calculado dividindo-se a incidência nos expostos sobre incidência em não expostos. Toma-se como exemplo um estudo hipotético, avaliando a taxa de risco de insucesso de transplante de rim em relação à história prévia de tabagismo. O RR foi calculado pela razão entre a densidade de incidência em indivíduos fumantes e não fumantes

- Densidade de incidência de eventos vasculares:
  - Fumantes: 82,6 eventos (falha no transplante)/1.000 pessoas-ano
  - Não fumantes negros: 55,3 eventos (falha no transplante)/1.000 pessoas-ano

O RR encontrado foi: 82,6/55,3 = 1,49 (95% IC: 1,09 a 1,99). Dessa forma, pacientes com história de tabagismo apresentam incidência de insucesso de transplante de rim 49% maior do que pacientes sem história de tabagismo.

Odds ratio

A OR é uma aproximação estimada do RR. Na maioria dos estudos de caso-controle, não se sabe qual é a população total exposta que deu origem aos desfechos; portanto, não se podem calcular os riscos absolutos. O risco em indivíduos-caso é estimado pela *odds*, que é a razão de probabilidades complementares. Nesse caso, é a probabilidade de os doentes serem expostos dividida pela probabilidade de os doentes não serem expostos. Como os denominadores são iguais nessas probabilidades, o valor final é a divisão do número de expostos pelo de não expostos. O risco em indivíduos-controle é estimado da mesma forma. Sabendo-se a *odds* de exposição em cada grupo, pode-se calcular a OR, a razão entre a possibilidade de exposição nos casos sobre a possibilidade de exposição nos controles. A OR e o seu IC são interpretados da mesma forma que para o RR. OR igual a 1 ocorre quando exposição não está associada a desfecho. Caso esse valor não esteja contido no IC, se a OR é menor que 1,0, o risco do desfecho no grupo-exposição é menor que no grupo-controle, e a exposição é proteção para o desfecho. Se a OR é maior que 1, a exposição é fator de risco para ocorrência do desfecho.

No estudo de Knoll et al.[3], 107 pacientes com trombose de fístula arteriovenosa (AV) (casos) e 312 controles foram investigados em relação à presença de trombofilia e risco de trombose. Entre os pacientes com trombose, 59 apresentavam evidência de trombofilia, o que foi encontrado apenas em 122 dos pacientes sem trombose. Dessa forma:

- *Odds* de trombofilia nos pacientes com trombose do acesso vascular:

$$59/48 = 1,229$$

- *Odds* de trombofilia nos pacientes sem trombose do acesso vascular:

$$122/190 = 0,642$$

$$OR: 1,229/0,642 = 1,91$$

A OR de 1,91 significa que a possibilidade de trombofilia é 91% mais alta em pacientes que apresentaram trombose do acesso vascular do que naqueles que não tiveram essa complicação. O IC apresentado foi de 1,23 a 2,98, não inclui o número 1 e é estreito. Dessa forma, os autores concluíram que a presença de trombofilia está associada à trombose do acesso vascular em pacientes dialíticos.

Diferença absoluta de risco ou risco atribuível

O efeito associado a um tratamento específico pode ser calculado pela diferença absoluta de risco. O cálculo é a simples diferença entre a incidência da doença ou evento no grupo-controle e no grupo-caso. O benefício absoluto da intervenção ou o risco atribuído à exposição ao fator de risco é de maior relevância quando a questão está relacionada à saúde pública, ou seja, avaliar o impacto de uma intervenção ou da diminuição da exposição ao fator de risco na população.

No cálculo do risco atribuível (RA), o risco da doença no grupo exposto menos o risco no grupo-controle corresponde ao efeito do fator de risco no desenvolvimento da doença, ou seja, a quantidade de doença em expostos que pode ser prevenida se esse fator de risco puder ser eliminado.

Diferença absoluta ou risco atribuível = inc. nos expostos – inc. nos não expostos

Risco atribuível populacional percentual

O RA pode ser utilizado para calcular o RA populacional percentual:

$$\frac{\text{Incidência (população total)} - \text{Incidência (não expostos)}}{\text{Incidência (população total)}} \times 100$$

A redução da incidência da doença na população que pode ser esperada se o fator de risco for eliminado. Esse valor é dependente da força da associação entre o fator de risco e a doença, assim como a frequência do fator de risco (Figura 63.7).

Número necessário para tratar/prevenir

O número necessário para tratar (NNT) ou prevenir é uma forma fácil para compreender o benefício de um tratamento. Pode ser usado tanto em um contexto de ensaio clínico como para auxiliar na decisão médica.

O NNT é o inverso do benefício da intervenção, ou seja, a diferença entre a proporção de eventos no grupo-controle e grupo-intervenção (diferença absoluta de risco).

NNT = 1/incidência grupo-controle – incidência grupo-intervenção

Voltando ao exemplo do estudo HOPE, o número necessário de pacientes tratados para prevenir a ocorrência de um único evento CV em um período de 5 anos, tempo total do estudo, pode ser calculado:

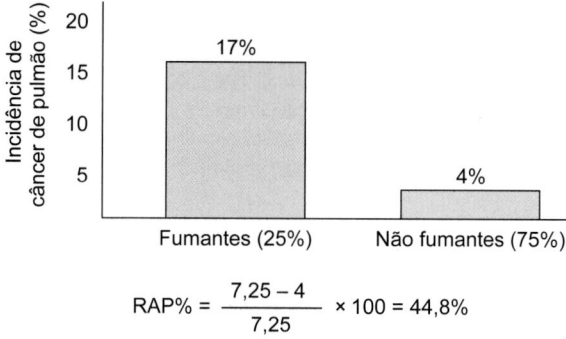

$$RAP\% = \frac{7,25 - 4}{7,25} \times 100 = 44,8\%$$

A incidência de câncer de pulmão pode ser reduzida em 44,8% se o tabagismo for eliminado da população.

Figura 63.7 Risco atribuível populacional.

- Eventos CV no Grupo-Ramipril: 651/4.645 = 0,14
- Eventos CV no Grupo-Placebo: 826/4.652 = 0,18

$$0,18 \text{ a } 0,14 = 0,04$$

$$NNT = 1/0,04 = 25$$

Ou seja, é preciso tratar 25 pacientes por 5 anos para prevenir a ocorrência de um único evento CV. Se o número de eventos CV fosse menor, por exemplo, no Grupo-Ramipril 65 e no Grupo-Placebo 83, o NNT seria 250, enquanto o RR continuaria o mesmo. Assim, o NNT é uma boa medida da relevância clínica do efeito do tratamento.

- Eventos CV no Grupo-Ramipril: 65/4.645 = 0,014
- Eventos CV no Grupo-Placebo: 83/4.652 = 0,018

$$RR = 0,014/0,018 = 0,78$$

- Diferença absoluta de risco = 0,018 a 0,014 = 0,004

$$NNT = 1/0,004 = 250$$

Apesar de o cálculo ser complicado para ser realizado à beira do leito, quando não é apresentada a incidência nos dois grupos, mas apenas o RR, um nomograma permite a conversão rápida entre os valores e é útil para ser utilizado nesse local (Figura 63.8).

Testes diagnósticos

Sensibilidade e especificidade

A avaliação das características dos testes diagnósticos é um aspecto importante e cada vez mais utilizado em Medicina na tomada de decisões na prática médica. Um teste diagnóstico frequentemente é um exame laboratorial, como os marcadores de lesão miocárdica (troponina, creatinofosfoquinase), mas também pode ser um exame radiológico, como uma tomografia, uma radiografia, ou mesmo um conjunto de parâmetros clínicos, como os critérios de lúpus eritematoso sistêmico ou artrite reumatoide.

Um modo simples de enquadrar as relações entre os resultados de um teste e o diagnóstico verdadeiro está apresentado no Quadro 63.6. O teste é considerado positivo (anormal) ou negativo (normal), e a doença, presente ou ausente. Assim, há quatro interpretações possíveis para o resultado do teste: duas em que o teste está correto e duas em que está incorreto. O teste está correto quando é positivo na presença da doença (verdadeiro-positivo), ou negativo na ausência da doença (verdadeiro-negativo). Por sua vez, o teste está incorreto quando é positivo na ausência da doença (falso-positivo) ou negativo na presença da doença (falso-negativo). As relações entre esses parâmetros definem dois conceitos relacionados à precisão de um teste diagnóstico: sensibilidade e especificidade.

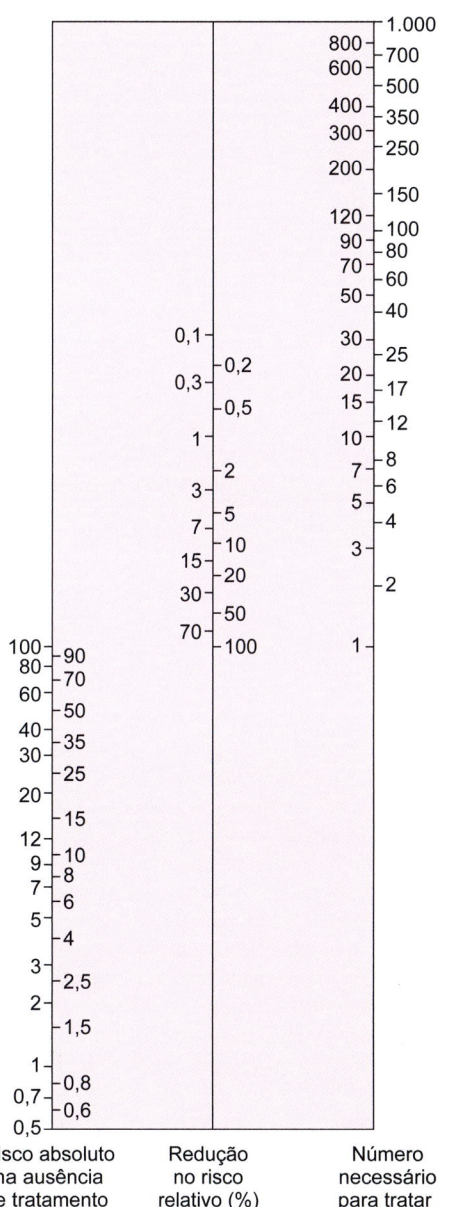

Figura 63.8 Nomograma para calcular o número necessário para tratar/prevenir.

Quadro 63.6 Tabela 2 × 2.

Teste	Doença	
	Positivo D+	Negativo D−
Positivo T+	VP (verdadeiro-positivo) A	FP (falso-positivo) B
Negativo T−	FN (falso-negativo) C	VN (verdadeiro-negativo) D

Sensibilidade é a capacidade de um exame para detectar a condição que está sendo investigada, sendo definida como a proporção dos indivíduos com a doença que têm um teste positivo para a doença, ou seja, a proporção de resultados verdadeiro-positivos entre os doentes. Consequentemente, se um exame apresentar sensibilidade alta, a proporção de resultados falso-negativos será pequena.

No Quadro 63.6, a sensibilidade (S) é expressa pela fórmula:

$$S = A/A + C \text{ ou}$$

$$\text{Sensibilidade} = VP/(VP + FN)$$

Outro aspecto da precisão de um teste diagnóstico é a especificidade, definida como a capacidade do exame para identificar os pacientes que não têm a condição investigada, ou a proporção de indivíduos sem a doença que apresentam um teste negativo. Se a especificidade de um exame for alta, a proporção de resultados falso-positivos será baixa.

No Quadro 63.6, a especificidade (E) é expressa pela fórmula:

$$E = D/(B + D) \text{ ou}$$

$$\text{Especificidade} = VN/(VN + FP)$$

Inversamente, a probabilidade de resultados falso-positivos, ou seja, o contrário da especificidade, pode ser expressa como 1 − especificidade.

Ao selecionar um teste diagnóstico, é necessário considerar sua sensibilidade e especificidade quanto à doença em questão. Um teste muito sensível é preferido quando o risco de deixar de diagnosticar uma doença é muito grave, principalmente se ela for tratável, como o HIV (vírus da imunodeficiência humana), a sífilis ou a hepatite C. Mesmo que a especificidade não seja elevada, o objetivo inicial é excluir o risco de doença [identificar todos os doentes, isto é, ter o mínimo de resultados falso-negativos, mesmo que identifique inicialmente casos-controle com resultados positivos (falso-positivos)], utilizando em sequência exames mais específicos para confirmá-la [para excluir os não doentes, identificados como positivos no primeiro teste]. Testes com elevada sensibilidade são, portanto, os escolhidos para fazer *screening* ou rastreamento visando identificar os pacientes com maior risco de apresentar determinada enfermidade, sendo muito utilizados pelo governo em campanhas de saúde pública.

Curva ROC

O ideal seria dispor de testes altamente sensíveis e altamente específicos, o que, na prática médica, frequentemente é impossível. Em vez disso, existe um contrabalanço entre sensibilidade e especificidade, o que leva ao desenvolvimento de alguns métodos de avaliação em conjunto dessas características. O método mais comumente utilizado é a construção de uma curva chamada *receiver operator characteristic* (ROC) *curve* ou "curva ROC" (usada para testes com resultados contínuos, para a escolha do ponto de corte que vai separar o resultado normal do anormal). A curva ROC é construída plotando-se a probabilidade de resultados verdadeiro-positivos (sensibilidade, no eixo X) contra a probabilidade de resultados falso-positivos (1 − especificidade, no eixo Y) ao longo de uma faixa de pontos de corte. Os valores dos eixos vão de 0 a 1 (ou de 0 a 100%). A curva mostra o melhor ponto de corte ou o ponto de inflexão da curva, localizado na região mais próxima ao canto superior esquerdo. Nesse setor, localizam-se os testes de bom poder discriminatório, ou seja, à medida que aumenta a sensibilidade (o deslocamento anda na direção de 0 para 1 no eixo X), há pouca perda na especificidade (a probabilidade de resultados falso-positivos aumenta pouco e observa-se pouco deslocamento de 0 para 1 no eixo Y). Testes de pouco poder discriminatório têm curvas mais próximas à linha diagonal, que vai do canto esquerdo inferior ao direito superior (Figura 63.9).

A acurácia do teste é definida pela área calculada sob a curva ROC, expressa em uma escala de 0 a 1, acompanhada da significância, que é em geral um valor de p e/ou um IC (o resultado inclui o teste de hipóteses, considerando que a área sob a curva é maior que 0,50). Se a área sob a curva ROC for igual a 1,0, a discriminação do teste é perfeita, e o modelo é capaz de separar perfeitamente os dois desfechos possíveis (presença ou ausência de doença). No gráfico, a probabilidade de resultados verdadeiro-positivos é de 100% e de falso-negativos é de 0%. Como modelos perfeitos não existem na prática clínica, considera-se como aceitável quando a área sob a curva ROC é igual ou superior a 0,70; como boa quando igual ou superior a 0,80; e excelente quando igual ou superior a 0,90. Se a área sob a curva for igual ou inferior a 0,50, considera-se que o teste não traz informação diagnóstica e seria semelhante a se jogar uma moeda ao acaso.

Outra forma de interpretar a área sob a curva ROC é considerá-la como a proporção de pares em que o teste identificou corretamente o paciente que apresenta a doença. Exemplo: considerando a radiografia de tórax como o teste diagnóstico e pneumonia como a doença a ser avaliada, uma área sob a curva ROC de 0,80 significa que, em 80% de um conjunto de 100 pares de pacientes (um com pneumonia e outro sem), a radiografia de tórax é capaz de diferenciar os pacientes doentes dos saudáveis.

Vale ressaltar que a curva ROC é usada para testes diagnósticos que assumem valores em uma escala contínua, na qual se pode construir um gráfico a partir de tais valores. A habilidade de dois ou mais testes pode ser comparada usando testes estatísticos que determinam se há diferença estatística entre as áreas sob as curvas.

As curvas ROC foram usadas durante muitos anos, primariamente para avaliação do desempenho de testes diagnósticos. No entanto, o modelo da curva ROC também pode ser usado para avaliar o desempenho de modelos preditores, como índices prognósticos e modelos de regressão logística.

Valor preditivo

A sensibilidade e especificidade são características dos testes e utilizadas para a escolha do teste a ser realizado. Com o resultado de um exame presente, seja positivo ou negativo, a sensibilidade e a especificidade já não têm tanta relevância, e o mais importante é determinar se o paciente tem a doença. Assim, a probabilidade de doença conforme os resultados de um teste é chamada "valor preditivo do teste". O valor preditivo positivo (VPP) de um teste é a probabilidade de doença em um paciente com resultado positivo (anormal). O valor preditivo negativo (VPN) é a probabilidade de não ter a doença quando o resultado é negativo (normal) em contraste com a especificidade, que é a probabilidade de o paciente ter um teste negativo uma vez que não tenha a doença. O valor preditivo é uma resposta à questão: "Se o resultado do exame é positivo (ou negativo), qual a probabilidade de que ele tenha (ou não tenha) a doença?". O valor preditivo também é chamado "probabilidade posterior" (ou "pós-teste") ou a probabilidade da doença após o conhecimento do resultado do teste. No Quadro 63.7, o VPP é expresso pela fórmula VPP = A/A + B e o VPN é expresso pela fórmula VPN = D/C + D.

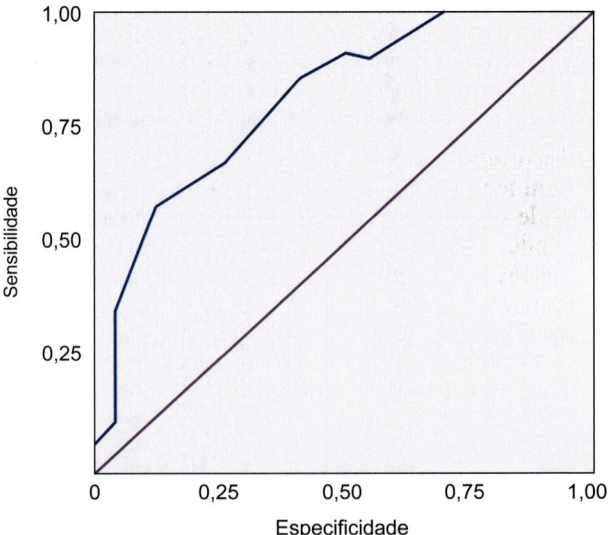

Figura 63.9 Curva ROC.

Quadro 63.7 Cálculo do valor preditivo positivo e negativo.

Teste	Doença	
	Positivo D+	**Negativo D−**
Positivo T+	VP (verdadeiro-positivo) A	FP (falso-positivo) B
Negativo T−	FN (falso-negativo) C	VN (verdadeiro-negativo) D

Sensibilidade e especificidade são as características de um teste que não são afetadas pela prevalência da doença. No entanto, apesar de VPP e VPN fornecerem uma avaliação direta da utilidade de um teste, eles são afetados pela prevalência da doença. Quanto mais sensível for um teste, menor a proporção de resultados falso-negativos e, portanto, melhor será seu VPN; e, quanto maior a especificidade, menor a proporção de resultados falso-positivos e, portanto, maior será seu VPP. Contudo, como o valor preditivo também depende da prevalência, resultados positivos, mesmo de um teste muito específico, quando se referem a pacientes com baixa probabilidade de doença, serão em grande parte falso-positivos. Assim, o aumento da prevalência de uma doença aumenta o VPP e diminui o VPN de um teste diagnóstico, enquanto uma redução na prevalência da doença tem o efeito oposto.

Exemplo: a sorologia para o HIV é usada para triar doadores de sangue. Em um dado ponto de corte, a sensibilidade é de 97,8% e a especificidade é de 90,4%. Em 1985, o VPP do teste foi estimado com base na prevalência das unidades de sangue infectadas como sendo em torno de 1/9.250 testes. Com o aumento da prevalência do vírus na população, novos dados demonstraram uma prevalência de 25/10.000 testes, o que, com níveis semelhantes de sensibilidade e especificidade, produziu um VPP de 2,5%, muito mais alto do que em 1985, que era de 0,1%.

Da mesma forma, a interpretação do resultado de um teste para determinada doença realizado em pacientes atendidos em uma unidade básica de saúde (onde a prevalência da doença é pequena) é diferente do mesmo resultado obtido em pacientes atendidos em um hospital de referência (onde a prevalência é maior). O VPP no centro de referência é maior do que na unidade básica de saúde para o mesmo teste.

Razão de verossimilhança

Sensibilidade e especificidade também podem ser combinadas para descrever o desempenho de um teste diagnóstico de uma forma alternativa no termo conhecido como "razão de probabilidades" ou "razão de verossimilhança" (RV), ou, ainda, *likelihood ratio*, definida como a probabilidade de resultado de um teste em pessoas com a doença dividida pela probabilidade do mesmo resultado em pessoas sem a doença. Resumindo, a RV expressa quantas vezes mais (ou menos) é provável encontrar o resultado de um teste em pessoas doentes comparadas com pessoas não doentes. A magnitude dessa discrepância tem importância clínica e é estimada pela RV.

A RV para um teste positivo (RV+) é a razão entre a probabilidade de um resultado positivo nas pessoas doentes (verdadeiro-positivos) e a probabilidade de um resultado positivo nas pessoas não doentes (falso-positivos) e pode ser entendida pela fórmula: RV+ = sensibilidade/1 − especificidade, ou seja, o aumento na chance favorecendo o desfecho (no caso, a presença de doença) dado um resultado positivo. Assim, quanto maior o valor da RV, mais forte é a associação entre ter um resultado positivo e ser doente. Diferentemente das probabilidades que se expressam em percentual, a RV é uma razão expressa em valores absolutos. Assim, uma RV+ de 1,36 significa que um resultado positivo do teste tem uma chance de ocorrer em um paciente com a doença 36% maior do que se ocorresse em um paciente sem a doença (Quadro 63.8).

De forma semelhante, a RV para um teste negativo (RV−) é a razão entre a probabilidade de um resultado negativo nas pessoas doentes (falso-negativos) e a probabilidade de um resultado negativo nas pessoas não doentes (verdadeiro-negativos), e pode ser expressa pela fórmula: RV− = 1 − sensibilidade/especificidade. A RV− representa o aumento na chance favorecendo o desfecho (no caso, a ausência de doença) dado um resultado negativo. Uma RV− de 0,68 significa que um resultado negativo do teste tem uma chance de ocorrer em um paciente com a doença 0,68 vezes o que ocorre em um paciente sem a doença. Quanto menor o valor, mais forte é a associação de ter resultado negativo e não ser doente.

A magnitude da RV tem importância clínica. Se o valor da RV for igual a 1, o teste não tem significado: o percentual de pessoas doentes e saudáveis com o resultado do teste é o mesmo. Como todas as razões, o valor da RV tem seu valor nulo na unidade e varia para baixo até o zero e para cima até o infinito. Para valores acima de 1, quanto maior o valor da RV acima de 1,0, maior o seu efeito na probabilidade de doença. Considera-se que valores de RV entre 2 e 5 apresentam baixo efeito, de 5 a 10, efeito moderado, e acima de 10, um grande efeito na probabilidade de doença. Para valores inferiores a 1,0, quanto menor o valor, maior a redução na probabilidade de doença.

Em geral, quanto maior a RV (principalmente para valores acima de 10), melhor o resultado do teste para considerar o diagnóstico, e quanto mais próximo de 0 (principalmente para valores abaixo de 0,1), melhor o resultado para descartar a possibilidade de doença.

Pode-se perceber que a RV se assemelha ao conceito de sensibilidade e especificidade, mas apresenta algumas vantagens em relação a esses parâmetros. Primeiramente, na RV, a informação é resumida em um número, e não em dois. Um exemplo da utilização da RV está detalhado no Quadro 63.9, mostrando a associação entre o valor do PSA em uma população de homens com mais de 40 anos com a biopsia de próstata. Quando estratificado em faixas, o menor valor (< 2 µg/ℓ) teve uma RV de 0,3 (o que quase exclui o diagnóstico de câncer de próstata) e o valor mais alto (> 20 µg/ℓ) teve uma RV de 6,3. A fim de facilitar a aplicação da RV na prática clínica, foram desenvolvidos nomogramas relacionando a RV e a mudança aproximada de probabilidade pós-teste (como a presença de doença), considerando-se probabilidades pré-teste conhecidas entre 10 e 90%. Para facilitar, sugere-se memorizar três valores principais, múltiplos de 15: a RV de 2,0 aumenta a probabilidade pré-teste em 15%, a RV de 5 em 30% e a RV de 10 em 45%. Assim, com uma probabilidade pré-teste de 40% e uma RV de 2, a probabilidade pós-teste é de 55%.

Por esses motivos, a RV é muito utilizada na prática clínica, tendo um amplo espectro de aplicações, incluindo sintomas, achados de exame físico, exames laboratoriais, exames de imagem e índices prognósticos.

AVALIAÇÃO DE ENSAIO CLÍNICO

Na leitura de um ensaio clínico, deve-se primeiramente identificar a hipótese levantada no estudo e o processo utilizado para a avaliação da questão. Uma das formas de sistematizar a leitura e a avaliação do estudo é a utilização do acrônimo PICO:

Quadro 63.8 Nomograma de razão de verossimilhança (RV) e estimativa de mudança na probabilidade pré-teste.

RV entre 0 e 1: reduz a probabilidade de doença	Mudança aproximada na probabilidade (%)
0,1	−45
0,2	−30
0,3	−25
0,4	−20
0,5	−15
1,0	0

RV > 1: aumenta a probabilidade de doença	Mudança aproximada na probabilidade (%)
2	+15
3	+20
4	+25
5	+30
6	+35
7	−
8	+40
9	−
10	+45

Quadro 63.9 Razão de verossimilhança (RV) do PSA no diagnóstico do câncer de próstata.

PSA	N° de homens testados	RV (95% IC)
< 2 µg/ℓ	378	0,3 (0,2 a 0,3)
≥ 2 a 4 mg/ℓ	313	0,7 (0,6 a 0,9)
> 4 a 10 µg/ℓ	1.302	1,0 (0,9 a 1,0)
> 10 a 20 µg/ℓ	421	1,5 (1,2 a 1,8)
> 20 µg/ℓ	206	6,3 (4,6 a 8,7)

- P: paciente ou população
- I: intervenção
- C: comparação ou controle
- O: *outcome* ou desfecho.

Na leitura inicial do resumo ou introdução, deve-se identificar a população estudada ou o tipo de paciente, qual a intervenção proposta pelo estudo, a comparação realizada ou se o grupo-controle é adequado, e, finalmente, se o desfecho é relevante. Assim, pode-se sistematizar a avaliação e identificar em cada etapa do PICO os aspectos positivos e negativos do estudo. Se, com essa primeira avaliação, o estudo parece interessante, deve-se ler a metodologia, para verificar se foi adequada para o objetivo do estudo e se foram tomados os cuidados necessários para que tivesse resultados válidos.

Estudos terapêuticos

A avaliação de um único ensaio clínico não é a melhor evidência para confirmar a eficácia de uma terapêutica. As revisões sistemáticas, que incluem estudos com metodologia adequada, fornecem melhor nível de evidência. No entanto, para avaliar individualmente um estudo, devem-se analisar os itens a seguir.

P – Pacientes | A seleção dos pacientes foi aleatória e com cegamento?

A randomização dos grupos a serem comparados permite que tanto o grupo tratado como o controle tenham a mesma chance de ocorrência do evento que se espera prevenir. Além disso, promove um equilíbrio nas variáveis conhecidas e não conhecidas tanto de bom como de mau prognóstico, evitando-se super ou subestimar o efeito real da terapia. O mascaramento (cegamento) busca impedir que o pesquisador, consciente ou inconscientemente, exerça influência no tratamento (na avaliação das respostas, na coleta de informações etc.) dos pacientes ao saber a que grupo pertencem. O sorteio faz a distribuição aleatória, a análise por intenção de tratar garante a manutenção da distribuição aleatória e o mascaramento não interfere nela, mas diminui possibilidade de viés de observação e de informação.

I – Intervenção | O tempo de seguimento dos pacientes foi suficientemente longo e completo?

Perdas de seguimento dos pacientes ao longo do estudo podem afetar as conclusões, uma vez que a resposta desconhecida desses pacientes ao tratamento poderia mudar os resultados da comparação. Trabalhos com perda de pacientes acima de 20% devem ser avaliados com cautela, e considerados apenas quando a perda for aleatória e ainda houver número adequado para as análises. Mesmo perdas menores, se associadas ao tratamento ou ao desfecho, podem modificar o resultado do estudo. O efeito do tratamento, na dependência da história natural da doença, só pode ser avaliado após um período adequado de tempo de seguimento. O curto período de acompanhamento associado ao uso de desfechos intermediários pode levar a conclusões inadequadas sobre a eficácia do tratamento.

I – Intervenção | Todos os pacientes foram analisados dentro do grupo no qual foram inicialmente alocados de forma aleatória?

A fim de preservar a aleatorização, deve-se utilizar a análise por intenção de tratamento. Todos os pacientes que completam o estudo são analisados nos grupos em que foram inicialmente alocados, independentemente do tipo de tratamento que tenham de fato recebido.

Estudos diagnósticos

Quando se considera um estudo para avaliação de um diagnóstico, considerando o acrônimo PICO, é fundamental analisar três questões básicas, apresentadas a seguir.

P – População | O teste diagnóstico foi avaliado em uma amostra apropriada de pacientes semelhante àquela encontrada na prática clínica?

Os pacientes envolvidos no estudo devem apresentar as características clínicas gerais e da doença comumente encontradas na população. Estudos avaliando testes diagnósticos, comparando pacientes muito específicos ou atípicos, não podem ser generalizados para a população geral.

C – Comparação | Como foi realizada a comparação do teste diagnóstico com o "padrão-ouro" usado no reconhecimento da doença?

Os pacientes devem ter sido submetidos aos dois procedimentos diagnósticos: aquele que está sendo testado e o "padrão-ouro" de referência. Nesse tipo de estudo, é importante que o investigador que aplica ou interpreta o teste não tenha conhecimento dos resultados dos testes anteriores. O mascaramento é fundamental para que sejam evitados os vícios de interpretação, conscientes ou inconscientes, dos investigadores.

C – Comparação | O teste diagnóstico foi validado em um segundo grupo de pacientes?

Após a avaliação da acurácia do teste diagnóstico, a confirmação de desempenho deve ser experimentada em uma segunda amostra (independente) de pacientes para estimar sua real acurácia.

Estudos prognósticos

Estudos prognósticos são relevantes para os pacientes, ao predizerem tempo de vida e resposta ao tratamento, e fundamentais para os médicos que, a partir desses dados, podem decidir a melhor conduta clínica. Por esses motivos, é necessária uma avaliação cuidadosa antes de aceitar as conclusões obtidas.

P – População | A população avaliada encontra-se no mesmo estágio da doença?

O ideal seria incluir pacientes a partir do diagnóstico da doença estudada. Como isso é impossível em um estudo clínico, é preciso atentar-se para os dados de definição da doença e alocação para tratamento. A amostra de pacientes selecionados deve representar as características da doença encontrada na prática clínica.

O – *Outcome* | Os pacientes foram acompanhados durante um tempo suficientemente longo para avaliação do prognóstico?

O desfecho de interesse do estudo nem sempre é obtido por meio de um longo tempo de seguimento. No entanto, desfechos prognósticos devem ser avaliados de maneira que todos os pacientes tenham seguimento suficiente e completo para que possam manifestar tal desfecho. Os resultados de um estudo podem ser inválidos caso o seguimento dos doentes seja menor que o tempo necessário para o evento adverso se manifestar. Como já mencionado, não é possível estabelecer conclusões prognósticas baseadas em estudos cujo desfecho é analisado por um marcador intermediário.

Quanto maior o tempo de seguimento dos pacientes no estudo, maior será o número de pacientes com perda do seguimento. O motivo da perda pode não estar relacionado ao desfecho, por exemplo, mudança de cidade ou de país, mas não é possível descartar perdas diretamente relacionadas ao evento adverso. Perdas inferiores a 5% em geral não invalidam as conclusões do estudo. Contudo, perdas maiores que 20% podem alterar as conclusões, uma vez que é mais provável que somente os pacientes de melhor condição clínica terminem o estudo, embora seja difícil determinar os fatores associados a essa perda. Ao avaliar-se o número de perdas, deve-se sempre considerar que o desfecho, por exemplo, morte, pode estar presente em todos os pacientes com seguimento perdido. É possível realizar uma segunda análise tendo em conta todas as perdas sofridas pelo desfecho estudado. Nesse caso, é estimado o pior resultado possível para o estudo, que pode auxiliar a interpretação de seu resultado.

O – Outcome | O critério de aferição do desfecho é objetivo e foi aplicado de maneira mascarada?

Os desfechos extremos, como morte e cura total, são de simples avaliação, e dificilmente ocorrerão vieses dependentes do pesquisador na determinação desses resultados. No entanto, quando os desfechos estão relacionados às causas de óbito ou a sintomas subjetivos, os vieses podem alterar o resultado do estudo. Por isso, os critérios de aferição do desfecho devem ser objetivos e claramente definidos no início da análise. É importante que o investigador que afere o desfecho seja mascarado, ou seja, não conheça previamente as características clínicas e os fatores prognósticos dos pacientes, uma vez que o conhecimento desses dados pode interferir inconscientemente na observação do desfecho.

Havendo análise de subgrupos, é importante avaliar se os resultados foram ajustados com relação aos fatores prognósticos principais. Em alguns casos, pode haver subgrupos com diferentes prognósticos, o que nem sempre é claramente definido; por exemplo, o risco de peritonite em pacientes em diálise peritoneal pode variar em função do tempo em diálise peritoneal. É necessário considerar a possível interação com outros fatores prognósticos relevantes, que, nesse exemplo, poderiam ser o tempo em diálise e episódios prévios de peritonite. Na análise de subgrupos, é essencial verificar também se há número suficiente de indivíduos para poder avaliar o que se pretende. Em geral, as análises de subgrupos devem se restringir a formular hipóteses a serem testadas em outros estudos.

REFERÊNCIAS BIBLIOGRÁFICAS

1. Ibanez L, Morlans M, Vidal X, Martinez MJ, Laporte JR. Case-control study of regular analgesic and nonsteroidal anti-inflammatory use and end-stage renal disease. Kidney Int. 2005;67:2393-8.
2. Couchoud C, Moranne O, Frimat L, Labeeuw M, Allot V, Stengel B. Associations between comorbidities, treatment choice and outcome in the elderly with end-stage renal disease. Nephrol Dial Transplant. 2007;22:3246-54.
3. Knoll GA, Wells PS, Young D, et al. Thrombophilia and the risk for hemodialysis vascular access thrombosis. J Am Soc Nephrol. 2005;16:1108-14.

BIBLIOGRAFIA

Bewick V, Cheek L, Ball J. Receiver operating characteristics curves. Crit Care. 2004;8:112-6.
Bewick V, Cheek L., Ball J. Statistics review 13: receiver operating characteristic curves. Crit Care. 2004;8:508-12.
Cowper SE, Robin HS, Steinberg SM, Su LD, Gupta S, Leboit PE. Scleromyxoedema-like cutaneous diseases in renal-dialysis patients. Lancet. 2000;356:1000-1.
Damon C, Scales GR. Estimating sample size in critical care clinical trials. Journal Crit Care. 2005;20:6-11.
David AG, Kenneth FS. Refining clinical diagnosis with likelihood ratios. Lance. 2005;365:1500-05.
Drueke TB, Locatelli F, Clyne N, et al. Normalization of hemoglobin level in patients with chronic kidney disease and anemia. N Engl J Med. 2006;355:2071-84.
Eknoyan G, Beck GJ, Cheung AK, et al. Effect of dialysis dose and membrane flux in maintenance hemodialysis. N Engl J Med. 2002;347:2010-9.
Fouque D, Kalantar-Zadeh K, Kopple J, et al. A proposed nomenclature and diagnostic criteria for protein-energy wasting in acute and chronic kidney disease. Kidney Int. 2008;73:391-8.
Fouque D, Laville M, Haugh M, Boissel JP. Systematic reviews and their roles in promoting evidence-based medicine in renal disease. Nephrol Dial Transplant. 1996;11: 2398-401.
Garg AX, Hackam D, Tonelli M. Systematic review and meta-analysis: when one study is just not enough. Clin J Am Soc Nephrol. 2008;3:253-60.
Grimes DA, Schulz KF. Refining clinical diagnosis with likelihood ratios. Lancet. 2005;365:1500-5.
Intensity of Renal Support in Critically Ill Patients with Acute Kidney Injury. N Engl J Med. 2008.
Jager KJ, Zoccali C, Macleod A, Dekker FW. Confounding: what it is and how to deal with it. Kidney Int. 2008;73:256-60.
Last J. Redefining the unacceptable. Lancet. 1995;346:1642-3.
Paniagua R, Amato D, Vonesh E, et al. Effects of increased peritoneal clearances on mortality rates in peritoneal dialysis: ADEMEX, a prospective, randomized, controlled trial. J Am Soc Nephrol. 2002;13:1307-20.
Parekh RS, Zhang L, Fivush BA, Klag MJ. Incidence of atherosclerosis by race in the dialysis morbidity and mortality study: a sample of the US ESRD population. J Am Soc Nephrol. 2005;16:1420-6.
Scales DC, Rubenfeld GD. Estimating sample size in critical care clinical trials. J Crit Care, 2005;20:6-11.
Tripepi G, Jager KJ, Dekker FW, Wanner C, Zoccali C. Bias in clinical research. Kidney Int. 2008;73:148-53.
Tripepi G., Jager KJ, Dekker FW, Wanner C, Zoccali C. Measures of effect: relative risks, odds ratios, risk difference, and 'number needed to treat'. Kidney Int. 2007;72:789-91.

64 | Células-Tronco em Nefrologia

Jéssica Suller Garcia • Luciana Aparecida Reis • Fernanda Teixeira Borges • Nayda Parisio Poldiak • Nestor Schor (*in memoriam*)

INTRODUÇÃO

Historicamente, o estudo da Nefrologia pode ser dividido em cinco fases. A primeira fase, a farmacológica, foi caracterizada pelo uso de medicamentos anti-hipertensivos e diuréticos. A seguinte baseou-se na busca pela substituição da função renal, quando tiveram início os procedimentos de diálise, que representaram o marco de uma nova era. A terceira fase ficou marcada pela prática dos transplantes renais, que contribuíram para o aumento da sobrevida dos pacientes. Atualmente, porém, o estudo está focado em duas novas perspectivas: transplante de células-tronco (CT) e organogênese renal.

Em uma população cada vez mais geriátrica, na qual os idosos frequentemente enfrentam doenças crônicas e condições degenerativas, as terapias celulares, como parte de novas abordagens de medicina regenerativa, são de grande interesse.

As CT são conhecidas por sua grande capacidade de autorrenovação, proliferação e diferenciação em células maduras. Elas são classificadas em totipotentes quando, em condições propícias (suporte materno), diferenciam-se nas membranas e nos tecidos extraembrionários, no embrião e em todos os tecidos e órgãos fetais, ou seja, originam um novo indivíduo. Já as pluripotentes, com a sua capacidade de crescer indefinidamente e se diferenciar nos tipos celulares desejados, têm a habilidade de originar as células dos três folhetos embrionários (ectoderma, endoderma e mesoderma), ou seja, qualquer célula do organismo, mas são incapazes de produzir um novo indivíduo. As multipotentes, por sua vez, criam quatro ou mais linhagens celulares. As CT também podem ser tri, bi ou unipotentes se originarem três, dois ou apenas um tipo celular, respectivamente. Classicamente, as células toti ou pluripotentes são de origem embrionária, enquanto as células multi ou unipotentes são encontradas no feto, na criança e no adulto (Quadro 64.1).

No desenvolvimento biológico clássico, a pluripotencialidade – diferenciação em diversos tipos celulares – e a plasticidade – termo que se refere à nova habilidade descoberta das CT derivadas da medula óssea (MO) em transpor barreiras de linhagem e adotar arquivos de expressão e fenótipos funcionais de células únicas de outros tecidos (Figura 64.1) – são consideradas propriedades de células-tronco embrionárias (CTE). Já as células-tronco adultas (CTA) apresentam sua diferenciação potencial, tradicionalmente, restrita à progenia do

Quadro 64.1 Origem das células-tronco.

CT embrionárias
Apresentam dificuldades técnicas e questões éticas
CT adultas
De tecidos de alta renovação: sistema hematopoiético, intestino e pele. Apresentam alta plasticidade, formando diferentes tecidos
De tecidos de baixa renovação: rim, pulmão, músculo esquelético e fígado. Em geral, originam células diferenciadas

tecido no qual residem. Nos vertebrados mais desenvolvidos, a maioria dos tecidos adultos e órgãos contém CTA com capacidade de autorrenovação, proliferação e diferenciação em uma progenia funcional e madura. Elas são abundantes em tecidos com alta taxa de renovação, como o sangue ou o epitélio, e menos abundantes em tecidos e órgãos com pequena capacidade de renovação, como o músculo miocárdio ou o sistema nervoso central.

A Figura 64.1 apresenta a proposta de mecanismos para a plasticidade da célula adulta. Os quatro modelos representam mecanismos de diferenciação de CT da MO em um fenótipo alternativo não hematopoiético (verde):

- A: as células saem de um estado menos diferenciado para um mais diferenciado. Esse modelo mostra uma célula pluripotente (vermelha) que pode se diferenciar em uma célula da linhagem hematopoiética, mas que mantém sua habilidade de se diferenciar em diversos outros tipos celulares
- B: por meio de uma transdiferenciação indireta, ocorre uma mudança na expressão gênica padrão da célula-tronco hematopoiética (CTH) em um tipo celular alternativo, por um ensaio de diferenciação/rediferenciação com a presença de uma célula intermediária desconhecida (branca)
- C: por uma transdiferenciação direta, em que uma CTH pode sofrer uma mudança direta na expressão gênica para um tipo celular alternativo
- D: por meio de fusão, onde um macrófago (azul) derivado da MO funde-se a uma célula não hematopoiética (amarela) e o núcleo da célula derivada da MO adquire um padrão de expressão gênica de um tipo celular não hematopoiético. Esses modelos também podem ser aplicados a células estromais mesenquimais (CEM) e células progenitoras endoteliais (CPE).

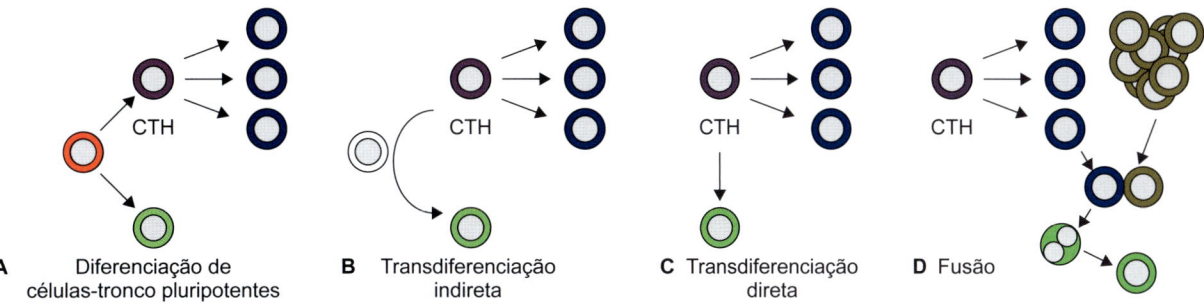

Figura 64.1 Mecanismos para a plasticidade da célula adulta. CTH: célula-tronco hematopoiética. (Adaptada de Herzog et al., 2003.)

Sabe-se que a MO adulta é o principal reservatório para CTH, CEM e CPE, ou que elas são requeridas para a regeneração de um órgão específico, como a dos tecidos vascular, neuronal e muscular. A lesão em um órgão pode ser sensibilizada pelas CT da MO, que migram para o local da lesão, por meio de diferenciação, e promovem reparo estrutural e funcional. Essa capacidade das células propõe uma investigação do seu potencial na injúria renal aguda (IRA).

CÉLULAS DA MEDULA ÓSSEA

As CTH são conhecidas por serem indiferenciadas e terem a capacidade de se autorrenovar e diferenciar em células especializadas do sangue.

As CEM têm origem no mesoderma e são definidas como células progenitoras, multipotentes e autorrenovadoras, com a capacidade de se diferenciar em diversas linhagens mesenquimais, sendo uma importante fonte para a terapia celular na medicina regenerativa. As CEM de múltiplas espécies de vertebrados adultos têm demonstrado sua diferenciação em células de linhagens específicas de ossos, cartilagem, gordura, tendão e tecido muscular. Em adição à diferenciação dentro de derivados naturais, elas apresentam o potencial de diferenciação em outros tipos celulares formadores de tecidos como o hepático, o renal, o cardíaco e o neuronal. Desempenham ainda papel em processos não imunogênicos e imunossupressivos, bem como são úteis na inflamação e nas doenças imunomediadas.

As CPE habitam a MO, podendo ser mobilizadas para a circulação sanguínea e assim contribuir para o processo de neoangiogênese. As CPE derivadas da MO foram encontradas no sangue periférico de animais adultos, apresentando propriedades similares às de angioblastos embrionários. Logo, essas células precursoras têm a capacidade de se diferenciar em células endoteliais maduras (re-endotelização). Na circulação, elas são denominadas "células progenitoras endoteliais circulantes" (CPEC) e encontradas depois de uma lesão vascular (neovascularização) ou durante o crescimento de um tumor (Quadro 64.2).

Quadro 64.2 Células da medula óssea: três principais populações.

CTH: células indiferenciadas com autorrenovação e diferenciação em células especializadas do sangue
CEM: origem mesoderma com potencial diferenciação em tecidos conectivos (ossos, gordura, cartilagem e músculo); papel em processos não imunogênicos e imunossupressivos, útil na inflamação, doenças imunomediadas e regeneração
CPE: ações de re-endotelização e neovascularização

PESQUISA COM CÉLULAS-TRONCO E RIM

Atualmente, as principais áreas para pesquisa científica com CT na Nefrologia estão relacionadas com reparação de tecido, ações parácrinas e endócrinas e organogênese. São elas:

- IRA
- Doença renal crônica (DRC)
- Nefropatia diabética
- Reparo glomerular e lesão tubular
- Enxertos celulares em néfrons
- Organogênese renal

Nos estudos em tecido renal podem-se citar reparo glomerular e lesão tubular, enxerto em néfrons lesionados e uso de modelos animais em IRA e doenças crônicas degenerativas, como DRC e nefropatia diabética. Com relação às ações parácrinas e endócrinas, pesquisas recentes apontam para o efeito em longo prazo das CT no tecido renal e a possível contribuição das CT residentes do próprio rim. A organogênese renal é caracterizada pela reconstrução de um novo rim por meio de CTE, porém, pesquisadores estão enfrentando barreiras éticas para o uso dessas células. Na pesquisa clínica, trabalhos inovadores avaliaram as CT e seus subprodutos no controle das complicações do transplante de órgãos. Atualmente temos 1.860 estudos em CT registrados no clinicaltrials.gov, sendo 43 deles em terapias renais.

USO DE CÉLULAS-TRONCO NA INJÚRIA RENAL AGUDA

A designação "IRA" é atualmente reconhecida como a nomenclatura preferencial para a complexa síndrome clínica anteriormente conhecida como "insuficiência renal aguda" (ver Capítulo 19, *Injúria Renal Aguda*). Essa mudança de terminologia convém para ressaltar que o espectro da doença é muito mais amplo do que o subgrupo de pacientes que sofrem de insuficiência renal e requerem tratamento dialítico, bem como inclui o conceito de que discretas alterações agudas da função renal devem ser observadas cuidadosamente antes que o quadro clínico da alteração esteja completo. Resultados de uma série de estudos têm indicado que a IRA é comum, está associada com morbidade e mortalidade e sua incidência tem aumentado. Taxas de IRA em pacientes hospitalizados têm sido relatadas entre 3,2 e 20%, e as taxas dessa doença em unidades de terapia intensiva (UTI), entre 22 e 67%.

Por ser uma doença renal de destaque, as pesquisas iniciais com CT foram destinadas a encontrar novos tratamentos às lesões presentes nessa síndrome.

As CEM apresentam propriedades renotrópicas e potencial regenerativo tubular; logo, o recrutamento dessas células para os locais de lesão em um órgão promove uma participação ativa na reconstituição da linhagem epitelial diferenciada. Primeiramente ocorre o direcionamento ao local da lesão, em seguida, três mecanismos são propostos para o efeito protetor das CEM: diferenciação em células residentes e repopulação do tecido, fusão com células residentes ou liberação de fatores parácrinos. Dessas três hipóteses, a mais observada nos estudos envolvendo doenças renais e CEM é o efeito parácrino.

As CEM apresentam a secreção parácrina angiogênica, trófica, anti-inflamatória e de fatores imunomoduladores, podendo secretar fatores de crescimento proteicos, como VEGF, IGF-1 e HGF, além de citocinas anti-inflamatórias, como IL-4 e IL-10. Por conseguinte, as terapias à base de CEM estão sendo avaliadas para o tratamento de perturbações isquêmicas, inflamatórias e imunológicas. Estudos anteriores indicaram que a injeção de CEM tanto melhora a lesão renal como acelera a reparação nos casos de isquemia-reperfusão (I/R), obstrução unilateral do ureter (OUU) ou dano induzido pela cisplatina ou pela gentamicina.

Além de fatores solúveis como proteínas e RNA, o secretoma ou o meio condicionado (MC) de CT contêm vesículas extracelulares (VE) que têm sido descritas como um novo mecanismo de comunicação entre as células.

VESÍCULAS EXTRACELULARES

O termo "vesícula extracelular" denomina um grupo de nano ou microestruturas participantes do mecanismo de comunicação celular. As principais populações de VE são as microvesículas, os exossomos e os corpos apoptóticos, sendo os dois primeiros os principais.

As VE diferem quanto ao tamanho, conteúdo e mecanismo de produção. As microvesículas apresentam diâmetro entre 150 e 1000 nm e são secretadas para o espaço extracelular por brotamento a partir da membrana celular. Já os exossomos apresentam diâmetro variando entre 30 e 150 nm e são produzidos por um sistema mais complexo, a partir da invaginação da membrana plasmática, formando os chamados "endossomas". Os endossomas primários dão origem aos endossomas secundários, também chamados "corpos multivesiculares", (CMV) onde são formados os exossomos. São reconhecidos dois tipos de CMV, um envolvido na via de degradação de proteínas, por meio da interação com os lisossomos, e outro na via de exocitose ou reciclagem.

A formação dos endossomas primários e dos CMV é estimulada pela ativação de receptores para fatores de crescimento, sugerindo que a célula é capaz de regular a produção de exossomos de acordo com as alterações do microambiente. Por esse motivo, os exossomos expressam proteínas conservadas evolutivamente, incluindo as tetraspaninas (CD63, CD9 e CD81), Alix e Tsg101, além de proteínas específicas que parecem refletir a sua origem celular. As microvesículas apresentam como marcadores flotillina-2, selectinas, integrinas e metaloproteinases e uma elevada quantidade de fosfatidilserina (Figura 64.2), mas ambas podem apresentar marcadores em comum.

A liberação da microvesícula segue outro caminho, fazendo-o por brotamento a partir da membrana plasmática.

Ambas as microvesículas e os exossomos são transportadores de proteínas, lipídios, RNA, principalmente microRNA (miRNA), lncRNAs e DNA mitocondrial. Exossomos e microvesículas são secretados por todos os tipos celulares;

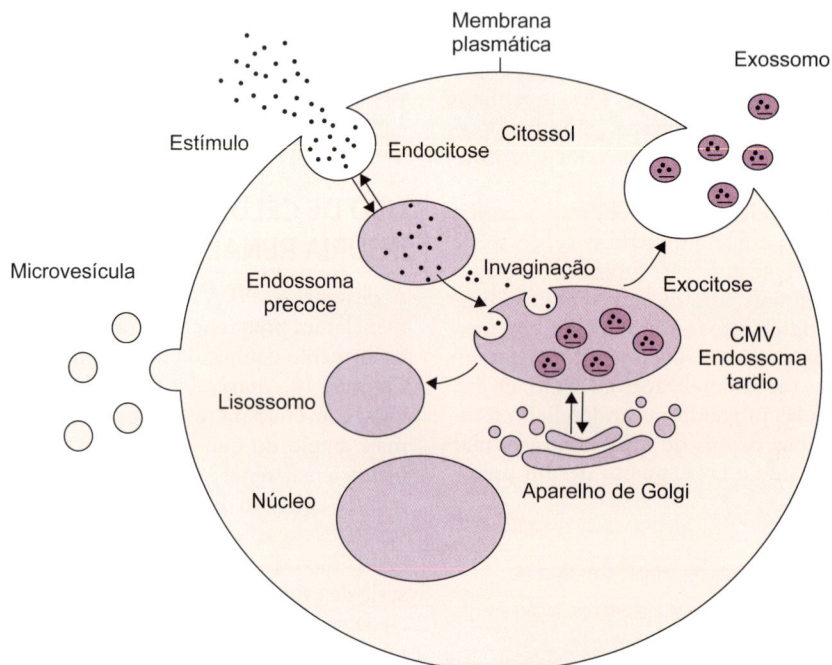

Figura 64.2 Em resposta a modificações do microambiente, o endossoma precoce (EP) é formado por endocitose e sofre maturação, formando o endossoma tardio (ET) ou corpo multivesicular (MVB). Durante esse processo, o EP se comunica com o aparelho de Golgi por meio da troca de vesícula bidirecional e da invaginação para formar as vesículas intraluminais, que serão lançadas para o espaço extracelular como exossomos ou irão fundir-se com lisossomos, direcionando o processo de degradação. A liberação de microvesículas decorre da invaginação da membrana plasmática. CMV: corpos multivesiculares. (Adaptado de Borges et al., 2013.)

e foram isolados a partir de vários fluidos biológicos, como esperma, urina, plasma e secreções brônquicas.

Os RNA e as proteínas contidos nos exossomos e nas microvesículas não necessariamente refletem os mesmos observados nas células de origem, pelo menos em proporção, o que sugere que podem ser especificamente produzidos para transporte por vesículas. Entretanto, proteínas específicas das células de origem também podem ser encontradas nos exossomos extraídos de fluidos biológicos, e isso pode ser explorado para identificar precocemente um sítio de lesão renal. Assim, os exossomos são considerados possíveis candidatos a biomarcadores para diagnóstico de doenças renais.

Uma função importante das VE é o seu papel no mecanismo reparador parácrino das CEM ou CPE. Já foi demonstrada a função das VE derivadas de diferentes tipos de CT nas lesões renais induzidas por glicerol, cisplatina, isquemia e reperfusão e gentamicina.

Um dos possíveis mecanismos das VE parece ser o de mediar a comunicação intercelular e o reparo por meio da transferência horizontal de material genético. O RNA carregado pelas VE pode ser captado e traduzido na célula receptora, reprogramando, desse modo, a célula recipiente. Entre os efeitos mediados pelas VE de CT estão o estímulo à proliferação de células tubulares, a produção de citocinas anti-inflamatórias e a supressão das pró-inflamatórias, provocando imunomodulação e inibição da morte celular.

Assim, as VE podem mediar, pelo menos parcialmente, o efeito parácrino das CT, mediando a reprogramação da célula receptora em resposta às modificações no microambiente.

Além disso, o efeito do microambiente na produção e na nefroproteção das VE de CEM também tem sido avaliado. Estudos recentes sugerem que as características do doador influenciam no potencial de reparo das células, bem como na produção e no efeito dos seus subprodutos, como VE. Dessa forma, os trabalhos que seguem essa linha avaliam formas de potencializar a ação dessas células e seu secretoma.

CÉLULAS PROGENITORAS RENAIS OU CÉLULAS-TRONCO RESIDENTES RENAIS

O rim humano se origina de três diferentes órgãos excretores embrionários durante o período de desenvolvimento, como pronefro, mesonefro e metanefro (ver Capítulo 1, *Anatomia Renal*). Assim, o rim humano definitivo deriva do mesênquima metanéfrico, o primeiro componente do sistema urogenital mesenquimal, em um processo conhecido como "transição epitélio mesenquimal", o qual leva todos os componentes epiteliais para o néfron proximal.

O metanefro tem origem em dois componentes: o broto ureteral (BU), um tubo epitelial que invagina para o ducto Wolffian, e o mesênquima metanéfrico (MM), que se origina do mesênquima intermediário. No MM residem as CT ou progenitoras que têm características como autorrenovação, e pelas quais são induzidas a se diferenciar em todos os tipos de células do néfron. Assim, as células do BU darão origem ao ducto coletor (DC) e ao ureter, ao passo que o MM dará origem a glomérulos, túbulos proximal e distal e alça de Henle.

Enquanto os cordões epiteliais originários do BU estão se ramificando sobre o MM, algumas células do MM, como as CT ou as progenitoras, se condensam e se agregam ao redor dos ramos epiteliais, diferenciando-se em cápsula de células mesenquimais, as quais, em seguida, sofrem progressivamente uma transição epitélio-mesenquimal, subindo do epitélio para o néfron proximal.

Dessa forma, durante o desenvolvimento renal, as CT ou as progenitoras de um único MM podem se regenerar e dar origem a todos os tipos celulares do néfron (excluindo aqueles do DC, os quais se derivaram do BU); entretanto, ainda muito se discute sobre a persistência dessas células na vida adulta.

Desde que, em 1950, Grobstein demonstrou que fragmentos de um único MM poderiam criar estruturas renais, e, se esses fragmentos fossem cocultivados com determinados tecidos indutivos, como a medula espinal embrionária, poderiam induzir a formação do BU, muitos estudos vêm tentando demonstrar a presença das CT ou das progenitoras no tecido renal e seu potencial terapêutico.

Já foi demonstrado que muitos órgãos adultos contêm CT cuja habilidade de diferenciação é mais restrita, ou seja, se diferenciam somente em algumas células de origem do tecido intrínseco. Portanto, as células-tronco residentes renais (CTRR) ou as células progenitoras renais (CPR), assim definidas, são consideradas multipotentes, além de ter uma habilidade de replicação limitada. Oliver et al. foram pioneiros em encontrar e isolar essas células na região da medula interna, além de observarem características como baixo ciclo celular.

Embora estudos que busquem caracterizar e identificar o potencial reparativo das células progenitoras sejam fascinantes e de grande relevância fisiológica e clínica, torna-se fundamental a importância da utilização de métodos que possam identificar a presença dessas células em rins humanos e em animais roedores. Para tanto, são utilizados alguns critérios para a caracterização dessas células, como:

- Detecção de marcadores retidos ou acumulados, o que sugere baixa atividade proliferativa das CT
- Detecção do corante de extrusão Hoechst via transportadores ligados ao ATP pela análise de um *cell sorting* ativado por fluorescência
- Condições de cultura seletiva
- Análises de expressão de marcadores para CT, como CD133, CD24 e CD106, e fatores de transcrição específicos de CT, como Bml-1 e Oct-4
- Sistema gene-repórter.

Em estudos anteriores, autores marcaram com 5-bromo-2'-deoxyuridine (BrdU) células que apresentavam baixo ciclo celular e investigaram sua localização nos túbulos lesados após dano por I/R em camundongos. Eles detectaram algumas dessas células intrarrenais, mas não puderam distinguir se a regeneração ocorreu pelas CT/progenitoras renais ou por uma célula tubular sobrevivente (Figura 64.3).

Em estudos mais recentes buscando caracterizar as CT ou as progenitoras renais, autores observaram uma proliferação de 85% de células que marcavam positivamente para o CD24, utilizando biopsia de rins com necrose tubular aguda (NTA) ou normais. Assim, eles descreveram que as células do túbulo proximal contêm fenótipos distintos e específicos para CD24, CD133 e vimentina. Dessa forma, essas descobertas sugerem que existem células com características de CT ou progenitoras renais intratubulares, as quais poderiam ser ativadas pelo próprio rim lesado, além de participar do processo de regeneração tubular.

Muitas dessas populações de CT ou progenitoras renais também expressam marcadores de CT adultas e/ou antígeno 1 de CT (Sca-1), além da expressão do gene *PAX2* que está altamente expresso no MM e no BU durante a organogênese renal. Contudo, esse gene é pouco regulado em rim adulto.

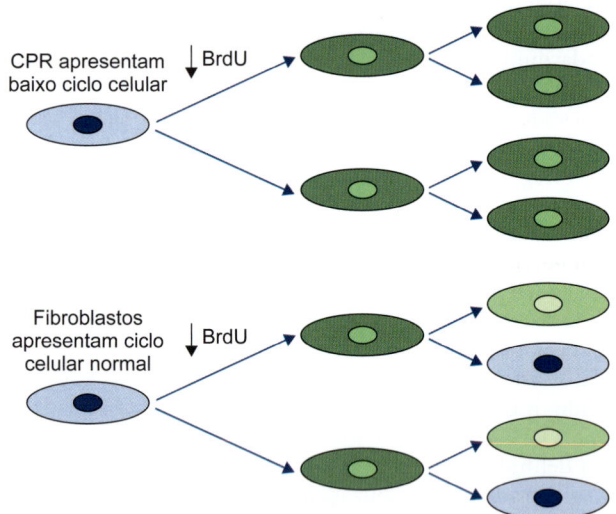

Figura 64.3 Esquema marcado com BrdU, representando sucessivas mitoses das CPR e fibroblastos (em *azul*). As células (em *verde-escuro*) representam as células-clones das progenitoras renais e dos fibroblastos, respectivamente com a incorporação do marcador BrdU. Observa-se que nas CPR o marcador BrdU se mantém após sucessivas mitoses das células progenitoras, sugerindo baixo ciclo celular. Em contraponto, os clones de fibroblastos (em *verde-escuro*) não retêm o BrdU para seus clones seguintes, como demonstrado pelas células-filhas (em *verde-claro* e *azul*), sugerindo ciclo celular normal. BrdU: 5-bromo-2'-deoxyuridine; CPR: células progenitoras renais.

Estudos sugerem que, no rim, as CPR ou CTRR permanecem em estado quiescente e, quando ativadas por algum estímulo, iniciam sua proliferação e começam a migrar para o sítio de lesão, repopulando as células epiteliais tubulares proximais (TEC).

Também já está estabelecido na literatura um tipo de célula derivada do tecido renal positiva para CD133, a qual possui uma capacidade limitada de autorregeneração e diferenciação. Nesse estudo, os autores demonstraram que, após injeções intravenosas em camundongos com NTA induzida por glicerol, as células CD133+ foram encontradas em rins lesados interagindo com os túbulos lesados.

Posteriormente, surgiram vários estudos que confirmaram a existência de CTRR que expressam marcadores CD24 e CD133 nos rins de humanos adultos. Essas células foram localizadas no polo urinário da cápsula de Bowman, exibindo um potencial de multidiferenciação e capacidade *in vitro* de se diferenciar ao longo do tempo. Elas podem crescer e ser manipuladas fenotipicamente em cultura, enquanto mantêm a capacidade de formar novos túbulos renais. As células CD133+ estão presentes no córtex e na medula renal. No glomérulo, foram encontradas na capsula de Bowman, túbulo contorcido proximal (TCP); na medula, foram encontradas na alça de Henle (Figura 64.4).

Adicionalmente, observou-se que as células CD133+ foram expressas durante a reparação renal, sugerindo sua contribuição na regeneração renal em diferentes condições patológicas como toxicidade por glicerol, nefropatia por adriamicina, I/R, nefrectomia 5/6 e glomerulonefrite membranosa por anticorpo citotóxico antipodócito.

Assim, são considerados marcadores de superfície universal para as CTRR ou CPR o CD133, CD24, Sca-1 e c-Kit; além dos fatores de transcrição considerados marcadores precoces de CPR como os genes progenitores do néfron ou genes parálogos

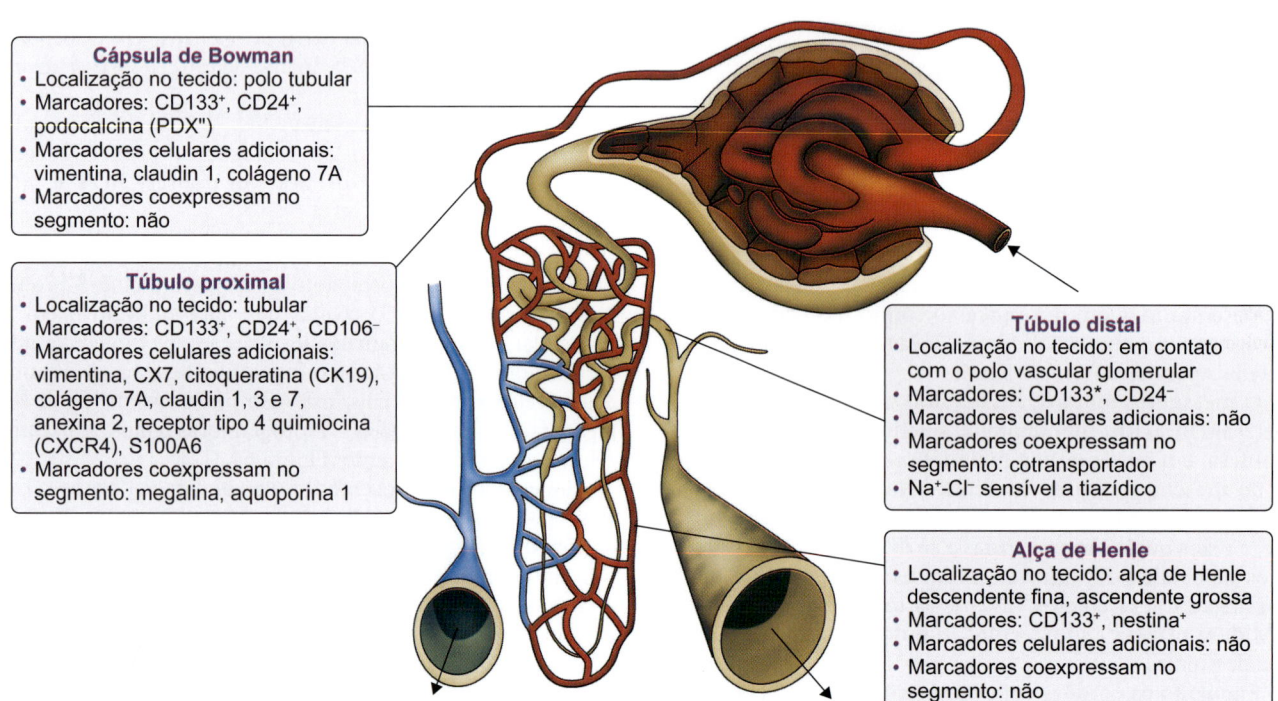

Figura 64.4 Localização das células renais progenitoras CD133+ e a coexpressão de marcadores em diferentes estruturas do rim. (Adaptada de Bussolati e Camussi, 2015.)

(HOX11, OSR1, OCT4, PAX2, EYA1, WT1, SIX2, Sall1, CITED1); entre outros marcadores de CEM como CD29, CD73 e CD90, os quais têm sido encontrados em diferentes modelos experimentais, além de essas células terem habilidade de se diferenciar em célula epitelial renal. Pesquisas que analisam o isolamento e a caracterização dessas células em rins de camundongos neonatos, bem como seu potencial terapêutico, vêm se tornando frequentes. Assim, estudos utilizando transplante de células obtidas da cápsula renal de rim de feto no 11,5º ao 17,5º dia de gestação mostraram-se eficazes na reparação e regeneração do tecido renal em modelos de fibrose renal por nefrectomia 5/6 e em camundongos imunodeficientes.

Frente a essa gama de estudos inovadores envolvendo CPR, é notória e expressiva a sua importância para o desenvolvimento de terapias futuras em diferentes modelos de doença renal. Além disso, aprofundar a compreensão dos mecanismos pelos quais essas células atuam na repopulação e regulação dos fatores que atuam na sobrevivência das TEC durante diferentes insultos é fundamental. Isso poderá levar a uma abordagem terapêutica que ative e potencialize uma resposta benéfica nos pacientes com doença renal. A escolha das células corretas considera quatro fontes:

- Células-tronco da medula óssea
- Células-tronco renais adultas
- Células-tronco embrionárias
- Células-tronco pluripotentes induzidas

Esses dados mostram que as perspectivas de utilização das CT no reparo de lesões renais têm evoluído consideravelmente nos últimos anos, em especial o uso do secretoma dessas células, visto sua facilidade de obtenção e manipulação. Muitos experimentos ainda deverão ser realizados para verificar sua real contribuição e a correta escolha por determinado tipo, bem como seu efeito nos reparos lesionais. O futuro promete grandes avanços nesse caminho.

BIBLIOGRAFIA

Admyre C, Grunewald J, Thyberg J, et al. Exosomes with major histocompatibility complex class II and co-stimulatory molecules are present in human BAL fluid. Eur. Respir. J. Off. J. Eur. Soc. Clin. Respir. Physiol. 2003;22:578-83.

Alhadlaq, A, Mao J.J. Mesenchymal stem cells: isolation and therapeutics. Stem Cells and Development. 2004(13):436-48.

Bagul A, Frost J.H, Drage M. Stem cells and their role in renal ischaemia reperfusion injury. Am J Nephrol. 2013;37:16-29.

Becherucci F, Mazzinghi B, Ronconi E, Peired A, Lazzeri E, Sagrinati C, et al. The role of endothelial progenitor cells in acute kidney injury. Blood Purif. 2009;(27):261-70.

Bi B, Schimitt R, Israilova M, Nishio H, Cantley LG. Stromal cells protect against acute tubular injury via an endocrine effect. J Am Soc Nephrol. 2007;18:2486-96.

Borges FT, Convento MB, Schor N. Bone marrow-derived mesenchymal stromal cell: what next? Stem Cells Cloning. 2018;11:77-83.

Borges FT, Reis LA, Schor N. Extracellular vesicles: structure, function, and potential clinical uses in renal diseases. Braz J Med Biol Res. 2013;46(10):824-30.

Borges FT, Schor N. Regenerative medicine in kidney disease: where we stand and where to go. Pediatr Nephrol. 2018;33(9):1457-65.

Boyle S, Misfeldt A, Chandler KJ, Deal KK, Southard-Smith EM, Mortlock DP, et al. Fate mapping using Cited1-CreERT2 mice demonstrates that the cap mesenchyme contains self-renewing progenitor cells and gives rise exclusively to nephronic epithelia. Dev Biol. 2008;313(1):234-45.

Bruno S, Grange C, Collino F, Deregibus MC, Cantaluppi V, Biancone L, et al. Microvesicles derived from mesenchymal stem cells enhance survival in a lethal model of acute kidney injury. PLoS One. 2012;7:e33115.

Bruno S, Grange C, Deregibus MC, et al. Mesenchymal stem cell-derived microvesicles protect against acute tubular injury. J. Am. Soc. Nephrol. 2009;20:1053–67.

Burst V, Pütsch F, Kubachi T, Völker LA, Bartram MP, Müller R, et al. Survival and distribution of injected haematopoietic stem cells in acute kidney injury. Nephrol Dial Transplant. 2013;28:1131-39.

Bussolati B, Bruno S, Grange C, Buttiglieri S, Deregibus MC, Cantino D, et al. Isolation of renal progenitor cells from adult human kidney. Am J Pathol. 2005;166(2):545–55.

Bussolati B, Camussi G. Therapeutic use of human renal progenitor cells for kidney regeneration. Nature Reviews Nephrology. 2015;11:695-706.

Bussolati B, Collino F, Camussi G. CD133+ cells as a therapeutic target for kidney diseases. Expert Opin. Ther. Targets. 2012;16:157–65.

Bussolati B, Moggio A, Collino F, et al. Hypoxia modulates the undifferentiated phenotype of human renal inner medullary CD133+ progenitors through Oct4/miR-145 balance. Am J Physiol Renal Physiol. 2012;302:F116-28.

Caby M-P, Lankar D, Vincendeau-Scherrer C, et al. Exosomal-like vesicles are present in human blood plasma. Int. Immunol. 2005;17:879-87.

Camussi G, Deregibus M.C, Tetta C. Paracrine/endocrine mechanism of stem cells on kidney repair: role of microvesicle-mediated transfer of genetic information. Current Opinion in Nephrology and Hypertension. 2010;19:7-12.

Challen GA, Bertoncello I, Deane JA, Ricardo SD, Little MH. Kidney side population reveals multilineage potential and renal functional capacity but also cellular heterogeneity. J Am Soc Nephrol. 2006;17(7):1896-912.

Cheng K, Rai P, Plagov A, Lan X, Kumar D, Salhan D, et al. Transplantation of bone marrow-derived MSC improves cisplatinum-induced renal injury through paracrine mechanisms. Experimental and Molecular Pathology. 2013;94:466-73.

Chen Cl, Chu KJ, Fang HC, Hsu CY, Huang CW, Huang CK, et al. Progenitor-like cells derived from mouse kidney protect against renal fibrosis in a remnant kidney model via decreased endothelial mesenchymal transition. Stem Cell Research and Therapy. 2005;6:239.

Da Silva AF, Silva K, Reis LA, Teixeira VP, Schor N. Bone marrow-derived mesenchymal stem cells and their conditioned medium attenuate fibrosis in an irreversible model of unilateral ureteral obstruction. Cell Transplant. 2015;24(12):2657-66.

Dekel B, Burakova T, Arditti FD, Reich-Zeliger S, Milstein O, Aviel-Ronen S, et al. Human and porcine early kidney precursors as a new source for transplantation. Nat Med. 2003;9(1):53-60.

Faa G, Gerosa C, Fanni D, Monga G, Zaffanello M, Van Eyken P, et al. Morphogenesis and molecular mechanisms involved in human kidney development. J Cell Physiol. 2012;227(3):1257-68.

Fevrier B, Vilette D, Archer F, et al. Cells release prions in association with exosomes. Proc. Natl. Acad. Sci. U. S. A. 2004;101:9683-88.

Fu X, Liu G, Halim A, Ju Y, Luo Q, Song G. Mesenchymal stemcell migration and tissue repair. Cells. 2019;8(8):784.

Gatti S, Bruno S, Deregibus MC, et al. Microvesicles derived from human adult mesenchymal stem cells protect against ischaemia-reperfusion-induced acute and chronic kidney injury. Nephrol. Dial. Transplant. 2011;26:1474-83.

Gonzales PA, Pisitkun T, Hoffert JD, et al. Large-Scale Proteomics and Phosphoproteomics of Urinary Exosomes. J. Am. Soc. Nephrol. 2009;20: 363-79.

Grange C, Moggio A, Tapparo M, Porta S, Camussi G, Bussolati B. Protective effect and localization by optical imaging of human renal CD133+ progenitor cells in an acute kidney injury model. Physiol Rep. 2014;2(5):e12009.

Grobstein C. Trans-filter induction of tubules in mouse metanephrogenic mesenchyme. Exp Cell Res. 1956;10(2):424-40.

Guescini M, Genedani S, Stocchi V, et al. Astrocytes and Glioblastoma cells release exosomes carrying mtDNA. J. Neural Transm. 2010;117:1-4.

Gupta S, Verfaillie C, Chmielewski D, Kren S, Eidman K, Connaire J, et al. Isolation and characterization of kidney-derived stem cells. J Am Soc Nephrol. 2006;17(11):3028-40.

Heijnen HF, Schiel AE, Fijnheer R, et al. Activated platelets release two types of membrane vesicles: microvesicles by surface shedding and exosomes derived from exocytosis of multivesicular bodies and alpha-granules. Blood. 1999;94:3791-99.

Herzlinger D, Koseki C, Mikawa T, al-Awqati Q. Metanephric mesenchyme contains multipotent stem cells whose fate is restricted after induction. Development. 1992;114(3):565-72.

Herzog EL, Chai L, Krause DS. Plasticity of marrow-derived stem cells. Blood. 2003;102:3483-93.

Hristov M, Erl W, Linder S WP. Apoptotic bodies from endothelial cells enhance the number and initiate the differentiation of human endothelial progenitor cells in vitro. Blood. 2004;104:2761-66.

Hu J, Liu S, Jia P, Xu X, Song N, Zhang T, et al. Protection of remote ischemic preconditioning against acute kidney injury: a systematic review and meta-analysis. Critical Care. 2016;20:111.

Jayachandran M, Miller VM, Heit JA OW. Methodology for isolation, identification and characterization of microvesicles in peripheral blood. J Immunol Methods. 2012;375:207-14.

Kim J, Kim JI, Na YK, Park KM. Intra-renal slow cell cycle cells contribute to the restoration of kidney tubules injured by ischemia/reperfusion. Anat Cell Biol. 2011;44(3):186-93.

Kim SS, Gwak SJ, Han J et al. Kidney tissue reconstruction by fetal kidney cell transplantation: Effect of gestation stage of fetal kidney cells. Stem Cells. 2007;25:1393-1401.

Kim SS, Gwak SJ, Han J, et al. Regeneration of kidney tissue using in vitro cultured fetal kidney cells. Exp Mol Med. 2008;40:361-69.

Krause D, Cantley LG. Bone marrow plasticity revisited: protection or differentiation in the kidney tubule? J Clin Invest. 2005;115(7):1705-08.

Langworthy M, Zhou B, de Caestecker M, Moeckel G, Baldwin HS. NFA-Tc1 identifies a population of proximal tubule cell progenitors. J Am Soc Nephrol. 2009;20(2):311-21.

Lazzeri E, Crescioli C, Ronconi E, Mazzinghi B, Sagrinati C, et al. Regenerative potential of embryonic renal multipotent progenitors in acute renal failure. J Am Soc Nephrol. 2007(18):3128-338.

Lemoli RM, Bertolini F, Cancedda R, Luca M, Santo AD, Ferrari G, et al. Stem cell plasticity: time for a reappraisal? Haematologica. 2005(90):360-81.

Lin F, Moran A, Igarashi P. Intrarenal cells, not bone marrow-derived cells, are the major source for regeneration in postischemic kidney. J Clin Invest. 2005(115):1756-64.

Little MH. Regrow or repair: potential regenerative therapies for the kidney. J Am Soc Nephrol. 2006(17):2390-2401.

Maeshima A, Yamashita S, Nojima Y. Identification of renal progenitor-like tubular cells that participate in the regeneration processes of the kidney. J. Am. Soc. Nephrol. 2003;14:3138-46.

Magnasco A, Corselli M, Bertelli R, Ibatici A, Peresi M, Gaggero G, et al. Mesenchymal stem cells protective effect in adriamycin model of nephropathy. Cell Transplant. 2008;17(10-11):1157-67.

Mathivanan S, Fahner CJ, Reid GE SR. ExoCarta 2012: database of exosomal proteins, RNA and lipids. Nucleic Acids Res. 2012; 40

Mathivanan S, Ji H, Simpson RJ. Exosomes: extracellular organelles important in intercellular communication. J. Proteomics. 2010;73:1907-20.

Mathivanan S, Simpson RJ. ExoCarta: A compendium of exosomal proteins and RNA. Proteomics. 2009;9:4997-5000.

Moghadasali R, Mutsaers HAM, Azarnia M, Aghdami N, Baharvand H, Torensma R, et al. Mesenchymal stem cell-conditioned medium accelerates regeneration of human renal proximal tubule epithelial cells after Gentamicin toxicity. Experimental and Toxicologic Pathology. 2013;65:595-600.

Morigi M, Benigni A, Remuzzi G, Imberti B. The regenerative potential of stem cells in acute renal failure. Cell Transplantation. 2006(15):S111-7.

Morigi M, Imbuti B, Zoja C, Corna D, Tomasoni S, Abbate M, et al. Mesenchymal stem cells are renotropic, helping to repair the kidney and improve function in acute renal failure. J. Am. Soc. Nephrol. 2004(15):1794-1804.

Morigi M, Introna M, Imberti B, Corna D, Abbate M, Rota C, et al. Human bone marrow mesenchymal stem cells accelerate recovery of acute renal injury and prolong survival in mice. Stem Cells. 2008;26:2075-82.

Murugan R, Kellum JA. Acute kidney injury: what's the prognosis? Nat. Rev. Nephrol. 2011;7:209-17.

Nassar W, El-Ansary M, Sabry D, et al. Umbilical cord mesenchymal stem cells derived extracellular vesicles can safely ameliorate the progression of chronic kidney diseases. Biomater. Res. 2016;20:21.

Oliver JA, Maarouf O, Cheema FH, Martens TP, Al-Awqati Q. The renal papilla is a niche for adult kidney stem cells. J Clin Invest. 2004;114(6):795-804.

Parolini I, Federici C, Raggi C, et al. Microenvironmental pH Is a Key Factor for Exosome Traffic in Tumor Cells. J. Biol. Chem. 2009;284:34211–22.

Patschan D, Plotkin M, Goligorsky MS. Therapeutic use of stem and endothelial progenitor cells in acute renal injury: ça ira. Current Opinion in Pharmacology. 2006(6):1-8.

Pippin JW, Sparks MA, Glenn ST, Buitrago S, Coffman TM, Duffield JS, et al. Cells of renin lineage are progenitors of podocytes and parietal epithelial cells in experimental glomerular disease. Am J Pathol. 2013;183(2):542-57.

Pisitkun T, Shen R-F, Knepper MA. Identification and proteomic profiling of exosomes in human urine. Proc. Natl. Acad. Sci. U. S. A. 2004;101:13368-73.

Rafil S, Lyden D. Therapeutic stem and progenitor cell transplantation for organ vascularization and regeneration. Nature Medicine. 2003;(9):702-12.

Reis LA, Borges FT, Simões MJ, Borges AA, Sinigaglia-Coimbra R SN. Bone marrow-derived mesenchymal stem cells repaired but did not prevent gentamicin-induced acute kidney injury through paracrine effects in rats. PLoS One. 2012;7:e44092.

Ricci Z, Cruz DN, Ronco C. Classification and staging of acute kidney injury: beyond the RIFLE and AKIN criteria. Nat. Rev. Nephrol. 2011;7:201-08.

Rosenblum ND. Developmental biology of the human kidney. Semin Fetal Neonatal Med. 2008;13(3):125-32.

Sagrinati C, Netti GS, Mazzinghi B, Lazzeri E, Liotta F, Frosali F, et al. Isolation and characterization of multipotent progenitor cells from the Bowman's capsule of adult human kidneys. J Am Soc Nephrol. 2006;17(9): 2443-56.

Sagrinati C, Ronconi E, Lazzeri E, Lasagni L, Romagnani P. Stem-cell approaches for kidney repair: choosing the right cells. Trends Mol Med. 2008;14(7):277-85.

Sariola H. Nephron induction revisited: from caps to condensates. Curr Opin Nephrol Hypertens. 2002;11(1):17-21.

Schroeder I S. Pluripotent stem cells for cell therapy. Methods Mol Bio. 2021; 2269:25-33.

Semedo P, Palasio C, Oliveira CD, Feitoza CQ, Gonçalves GM, Cenezede MA, et al. Early modulation of inflammation by mesenchymal stem cell after acute kidney injury. International Immunopharmacology. 2009;9:677-82.

Semedo P, Wang PM, Andreucci TH, Cenedeze MA, Teixeira VP, Reis MA, et al. Mesenchymal stem cells ameliorate tissue damages triggered by renal ischemia and reperfusion injury. Transplant Proc. 2007;39(2):421-3.

Sonoda H, Yokota-Ikeda N, Oshikawa S, et al. Decreased abundance of urinary exosomal aquaporin-1 in renal ischemia-reperfusion injury. Am. J. Physiol. Ren. Physiol. 2009;297:F1006-16.

Srisawat N, Hoste EEA, Kellum JA. Modern classification of acute kidney injury. Blood Purification. 2010;29:300-7.

Sullivan R, Saez F, Girouard J, et al. Role of exosomes in sperm maturation during the transit along the male reproductive tract. Blood cells Mol. Dis. 2005;35:1-10.

Tögel F, Hu Z, Weiss K, Isaac J, Lange C, Westenfelder C. Administered mesenchymal stem cells protect against ischemic acute renal failure through differentiation-independent mechanisms. Am J Physiol Renal Physiol. 2005 (289):F31-F42.

Tomasoni S, Longaretti L, Rota C, Morigi M, Conti S, Gotti E, et al. Transfer of growth factor receptor mRNA via exosomes unravels the regenerative effect of mesenchymal stem cells. Stem Cells Dev. 2013; 22:772-80.

Uchimura H, Marumo T, Takase O, Kawachi H, Shimizu F, Hayashi M, et al. Intrarenal injection of bone marrow-derived angiogenic cells reduces endothelial injury and mesangial cell activation in experimental glomerulonephritis. J Am Soc Nephrol. 2005(16):997-1004.

Verfaillie CM, Pera MF, Lansdorp PM. Stem cells: hype and reality. Hematology (Am. Soc. Hematol. Educ. Program.). 2002:369-91.

White IJ, Bailey LM, Aghakhani MR, et al. EGF stimulates annexin 1-dependent inward vesiculation in a multivesicular endosome subpopulation. Eur. Mol. Biol. Organ. J. 2006;25:1-12.

Wolfers J, Lozier A, Raposo G, et al. Tumor-derived exosomes are a source of shared tumor rejection antigens for CTL cross-priming. Nat. Med. 2001;7:297-303.

Yokoo T, Kawamura T, Kobayashi E. Kidney organogenesis and regeneration: a new era in the treatment of chronic renal failure? Clin Exp Nephrol. 2008(12):326-31.

Young HE, Black AC Jr. Adult stem cells. Ana Rec A Discov Mol Cell Evol Biol. 2004;276(1):75-102.

Zhang G, Wang D, Miao S, Zou X, Liu G, Zhu Y. Extracellular vesicles derived from mesenchymal stromal cells may possess increased therapeutic potential for acute kidney injury compared with conditioned medium in rodent models: A meta-analysis. Experimental and therapeutic medicine. 2016;11:1519-25.

Zhang G, Zou X, Huang Y, Wang F, Miao S, Liu G, et al. Mesenchymal stromal cell-derived extracellular vesicles protect against acute kidney injury through anti-oxidation by enhancing Nrf2/ARE activation in rats – Kidney Blood Press Res. 2016;41:119-28.

Zhou H, Pisitkun T, Aponte A, et al. Exosomal Fetuin-A identified by proteomics: a novel urinary biomarker for detecting acute kidney injury. Kidney Int. 2006;70:1847-57.

Zou X, Zhang G, Cheng Z, et al. Microvesicles derived from human Wharton's Jelly mesenchymal stromal cells ameliorate renal ischemia-reperfusion injury in rats by suppressing CX3CL1. Stem Cell Res. Ther. 2014;5:40.

65 Um Futuro para a Nefrologia?

Richard J. Glassock

INTRODUÇÃO

Há várias décadas, o tema provocativo "O Futuro da Nefrologia para o Século XXI"[1,2] estimulou meu interesse pelo futurismo da Nefrologia. Este livro-texto e muitas conversas com seu editor ofereceram oportunidades para expandir e repensar esse exercício altamente especulativo. Atualmente, algumas das previsões feitas podem agora ser julgadas pela precisão devido à passagem do tempo. Não surpreendentemente, algumas se tornaram realidade e outras não, mas também o julgamento ainda está em aberto para muitas delas.

As previsões nesta terceira versão de minhas visões "Nostradamianas" são tingidas pela considerável incerteza que cerca o mundo nos últimos anos do primeiro trimestre do século XXI – explicando assim o enigmático ponto de interrogação (?) no título deste capítulo. Essa pergunta inicial não pretende ser abertamente pessimista sobre o futuro de nossa nobre disciplina, mas sim destacar os muitos desafios que temos pela frente. Em momentos de grande ansiedade pelo futuro, é sempre melhor ouvir as palavras do grande ensaísta, poeta, romancista e filósofo espanhol George Satayana, que nos disse que "aqueles que não conseguem lembrar o passado estão condenados a repeti-lo".[3] Nesse contexto, desejo lembrar todos sobre o passado glorioso da Nefrologia, para que sua grandeza possa sempre se repetir.

De fato, em muitos aspectos, a Nefrologia está à beira de uma segunda "Idade de Ouro". Acontecimentos históricos básicos, como o desvendamento da maravilhosa fisiologia do néfron, a dissecção da imunopatologia da doença glomerular, os grandes avanços na compreensão da biologia podocitária e a descoberta da anatomia molecular nas propriedades de transporte do túbulo e da transformação e do impacto da genética molecular no diagnóstico, são facilmente e com carinho lembrados. Não se pode, porém, ignorar o enorme impacto de descobertas translacionais como biopsia renal, diálise e transplante no desenvolvimento de nossa disciplina e no bem-estar dos pacientes sob nossos cuidados. De muitas maneiras, a Nefrologia surgiu e foi nutrida pela descoberta e pela audácia de pensamento e ação. Além disso, a pesquisa usando novos métodos desempenhou um papel importante em sua origem e evolução. Pense em microscopia eletrônica, microscopia de imunofluorescência, micropunção de túbulos e microperfusão, cultura de tecidos, agulhas de biopsia renal, estudos de equilíbrio metabólico, imagem, inovação cirúrgica, tecnologia de diálise, análise e modificação genética, ensaios clínicos randomizados e pesquisas *in-silico* (realizadas no computador ou via simulação computacional) usando grandes bancos de dados, para citar apenas alguns exemplos. Essas descobertas metodológicas, e muitas não mencionadas, moldaram nossa profissão de maneira crucial. Precisamos nos lembrar dessas conquistas e como influenciaram e continuam influenciando, particularmente a disciplina de Nefrologia.

Esses fatores desempenharam um papel imenso em sua atratividade inicial para os cientistas e clínicos recém-formados de cada geração sucessiva. Enquanto deliberamos sobre o futuro da Nefrologia, precisamos lembrar essas realizações que influenciaram a especialidade, tornando-a atrativa para cientistas e clínicos de cada nova geração.

No esforço para delinear um possível futuro para a Nefrologia, será utilizada a subdivisão das especulações empregadas na seção anterior desta obra: Academia e Prática Clínica. Muito tem sido escrito sobre este tópico,[4] mas as opiniões expressas aqui são minhas e assumo total responsabilidade por elas.

ACADEMIA

O ramo acadêmico da Nefrologia tem uma longa história de realizações nos três domínios que caracterizam suas contribuições: pesquisa criativa, ensino (formação) e cuidados clínicos inovadores. É provável que a Academia continue a se destacar nessas atividades no futuro. As perspectivas de pesquisa parecem brilhantes com novas ferramentas poderosas, como a tecnologia CRISPR/Cas9 para edição de genoma, transcriptômica de célula única, imagens sofisticadas, recursos computacionais em expansão (inteligência artificial), biologia estrutural, nanotecnologia, modelos animais precisos ou modelos *in vitro* de doenças humanas, novas entidades biológicas para tratamento de doenças (incluindo terapia CAR-T) e medicina regenerativa (o "rim sintético"). Quando essas ferramentas forem engenhosamente aplicadas a questões cruciais na biologia do rim e suas doenças, o ritmo de descoberta provavelmente se acelerará, se forem disponibilizados investimentos dos governos e da indústria proporcionais à expansão do arsenal diagnóstico e terapêutico – e estes investimentos parecem estar em perigo neste momento. Pesquisas de ponta e as novas abordagens de assistência médica que elas geram se tornarão cada vez mais caras. Parece muito provável que haja um déficit nos fundos disponíveis para pesquisa, levando a uma exigência de priorização e uma forte competição contínua por apoio com base em um rigoroso sistema de revisão por pares. Também parece claro que a colaboração multi-institucional será o mantra orientador, pois a pesquisa básica realizada por pequenos grupos de pesquisa ou indivíduos será pressionada a manter um esforço criativo independente. A pesquisa de ensaios clínicos (translacionais), uma área em que a Nefrologia ficou muito atrás em relação a outras disciplinas,[5] já viu um renascimento, que esperamos que continue. Mas isso exigirá um alto nível contínuo de cooperação nacional e internacional, que apenas começou a surgir. Existe claramente a necessidade de um esforço global ainda mais organizado (e apoiado) para realizar ensaios clínicos em Nefrologia. Os países de baixa e média rendas não podem ser ignorados nesse processo. Os líderes acadêmicos precisam se concentrar em catalisar esse esforço colaborativo no futuro, em estreita colaboração com a indústria farmacêutica, filantropia e entidades públicas (como os Institutos Nacionais de Saúde dos EUA e seus homólogos em outros países).

Renovar a experiência acadêmica por meio do treinamento de futuros líderes é atualmente uma área muito problemática, principalmente nos EUA. O interesse pelas carreiras de Nefrologia, tanto acadêmica quanto clínica, vem diminuindo nos EUA há vários anos,[6] e tendências semelhantes existem em alguns países, mas não em todos. Felizmente, esforços organizados para reverter essa tendência empreendidos pelas Sociedades Nacionais podem ser recompensados pelo retorno da popularidade da Nefrologia como destino de carreira. Estou um pouco cético quanto a isso acontecer em breve, pois muitos dos fatores que contribuem para o declínio do interesse em Nefrologia estão em grande parte além do controle das sociedades nacionais (p. ex., pagamento por atendimento clínico, investimento em pesquisa pelo governo ou pela indústria, desafios na obtenção de emprego seguro, dívida estudantil). Na minha opinião, uma das maiores quedas no treinamento contemporâneo da Nefrologia decorre da relativa falta de modelos inspiradores. Para remediar essa deficiência, será necessário um esforço concertado para identificar, orientar e recompensar esses indivíduos. Assim, parece provável que um período, esperançosamente de curta duração, de um número constante ou decrescente de estagiários de Nefrologia seja inevitável. Programas para incentivar pessoas talentosas a buscar o treinamento de MD-PhD, como médicos e cientistas, podem mitigar essa visão pessimista, mas somente se forem encontradas maneiras de tornar essas carreiras estáveis e produtivas com fontes adequadas de fundos de pesquisa, remuneração segura e oportunidades de avanço acadêmico.

Se as condições forem adequadas (financiamento suficiente e um fluxo constante de indivíduos talentosos entusiasmados), o futuro parece muito brilhante para pesquisa e treinamento em Nefrologia acadêmica.

Pesquisas futuras podem encontrar maneiras de: eliminar muitas doenças renais monogenéticas por edição de genes; criar órgãos xenogênicos imunologicamente privilegiados (humanizados) para transplante; construir órgãos a partir de células progenitoras programadas enxertadas em um arcabouço acelular; fabricar nanotecnologia de unidades renais sintéticas totalmente implantáveis; regenerar néfrons danificados; modular especificamente reações auto e aloimunes por nanopartículas carregadas de antígeno. Esses são apenas alguns dos caminhos excitantes da pesquisa de alto impacto para o futuro. Para aproveitar ao máximo o enorme progresso na metodologia de pesquisa, os indivíduos que seguem carreiras acadêmicas em laboratório e pesquisa clínica precisarão estar familiarizados com métodos de análise e edição de genes, biologia celular, bioquímica estrutural e nanotecnologia e estar preparados para funcionar de forma cooperativa e sinérgica dentro de um ambiente multi-institucional e geograficamente disperso. Os ensaios clínicos se concentrarão em distúrbios "profundos" fenotipicamente e geneticamente definidos, identificando pacientes potencialmente responsivos ao agente ou a estratégia em estudo. As classificações de doenças serão drasticamente alteradas em decorrência de descobertas em genômica, transcriptômica, proteômica e metabolômica – novo nome para doenças antigas e novas doenças identificadas. A biopsia de tecido evoluirá para uma interpretação mecanicista e não morfológica (padrão de lesão). A velha dicotomia de doenças renais primárias e secundárias dará lugar a uma classificação fisiopatológica, em muitos casos definida por sistemas únicos de antígenos e anticorpos. A pesquisa epidemiológica ampliará o escopo e ajudará a identificar novos caminhos causadores de doenças. Os avanços na ciência computacional e na bioinformática permitirão que experimentos sejam realizados inteiramente *in-silico*. Todas essas mudanças previstas na Nefrologia fornecerão um ambiente rico para o desenvolvimento das próximas gerações de estudiosos e ajudará a aliviar o fardo da doença renal na sociedade. Caberá à profissão em geral garantir que as oportunidades sejam oferecidas aos futuros nefrologistas de forma equitativa.

PRÁTICA CLÍNICA

Em minhas especulações anteriores sobre o futuro, postulava que a prática clínica da Nefrologia mudaria lenta e gradualmente. Essa posição não é mais sustentável. Prevejo mudanças dramáticas na prática da Nefrologia em um futuro próximo, ocorrendo primeiro em países desenvolvidos e depois em nações menos desenvolvidas. Essas mudanças provavelmente serão impulsionadas pelas seguintes forças:

- Declínio gradual na carga social da obesidade, diabetes e hipertensão devido a uma melhor prevenção e manejo desses distúrbios
- Declínio gradual nas taxas e na progressão das doenças glomerulares e vasculares dos rins, devido a diagnóstico e tratamento adequados
- Mudança para cuidados não médicos para tratamento ambulatorial de muitas doenças crônicas, incluindo doença renal em estágio final (DRT)
- Maior utilização do cuidado do hospitalista não nefrológico para pacientes internados
- Maior aplicação de cuidados conservadores (sem diálise) para DRT em idosos frágeis
- Aumento do uso da telemedicina (consultas pela internet)
- Melhor acesso ao transplante e melhores resultados a longo prazo para pacientes que receberam transplantes renais.

Uma avaliação imparcial sobre o impacto potencial dessas mudanças na prática da Nefrologia leva à conclusão de que a incidência de pacientes recém-tratados com DRT provavelmente diminuirá, pelo menos em países bem desenvolvidos. Se a taxa de mortalidade entre os pacientes com insuficiência renal terminal tratados com diálise se estabilizar, a taxa de prevalência geral também deve diminuir. Menos pacientes em diálise significa maior capacidade para instalações de tratamento. O aumento do uso de terapias domiciliares, como hemodiálise domiciliar e diálise peritoneal, o potencial para a aplicação de um rim artificial portátil e uma menor taxa de retorno à diálise para transplantes renais fracassados colocarão ainda mais pressão para enfrentar uma situação de excesso de capacidade em instalações de hemodiálise ambulatorial. A menos que as abordagens bem-sucedidas para prevenir ou tratar a injúria renal aguda (IRA) grave não evoluam, é improvável que a carga das unidades de diálise hospitalares mude muito.

Apesar dessas mudanças antecipadas, o atendimento a pacientes com formas avançadas de doença renal crônica (DRC) (estágios 4 e 5) e pacientes dependentes de diálise/transplante continuará a dominar a prática da Nefrologia, ocupando 70 a 75% do tempo total de atendimento ao paciente. As forças que contrariam essas tendências precisam ser reconhecidas. Um melhor manejo da hipertensão e da doença cardiovascular aterosclerótica durante os estágios iniciais da DRC progressiva provavelmente reduziria o número de pacientes idosos que morrem com (não de) DRC antes de atingir a DRC terminal. Isso pode, paradoxalmente, aumentar a necessidade de tratamento da DRC terminal com diálise ou transplante. Para países menos desenvolvidos, a carga de DRC pode aumentar a curto prazo, em parte por causa de fatores ambientais (agentes tóxicos, clima), surtos de doenças infecciosas ou uma prevalência consistentemente alta de IRA. O impacto da covid-19 está diminuindo, mas as perspectivas de outra pandemia permanecem altas, e devemos permanecer vigilantes e preparados para uma próxima onda de doença infecciosa, que pode afetar preferencialmente pacientes com doença renal. Felizmente, melhores formas serão encontradas para avaliar a incidência e prevalência de formas de DRC que estão destinadas a progredir. As abordagens atuais para esse desafio epidemiológico têm muitas falhas e armadilhas.[7]

É improvável que a triagem populacional generalizada de indivíduos aparentemente saudáveis diminua substancialmente a carga de DRC avançada, mas essa triagem entre pessoas com risco aumentado de DRC (diabéticos, obesos, hipertensos, pessoas com histórico familiar de doença renal e populações indígenas) pode eventualmente provar ser rentável e não prejudicial. Essa triagem também pode contribuir para a redução da incidência de DRC terminal, mas neste momento tal benefício é mais conjectura do que fato. Um dos riscos da adoção excessiva do rastreamento para DRC é a "medicalização" do saudável, o que afetaria amplamente a população idosa.

Outros aspectos da prática da Nefrologia provavelmente mudarão. O desempenho da biopsia renal está a caminho de se tornar uma arte perdida entre os profissionais de Nefrologia, pelo menos nos EUA. A força-tarefa da Sociedade Americana de Nefrologia sobre o futuro da Nefrologia sugeriu que a competência no desempenho em biopsia renal não seja mais exigida rotineiramente de estagiários de nefrologia.[8] Centros de Nefrologia intervencionista de emergência, clínicas de gestão de DRC e centros glomerulares e/ou de doenças renais genéticas estão mudando o panorama da prática e se unindo aos centros de diálise e transplantes no contexto dos locais onde os cuidados são prestados. Os pedidos de consultas sobre distúrbios hidreletrolíticos e ácido-básicos continuam sendo compartilhados com internistas e intensivistas.

A caixa de ferramentas de diagnóstico e terapêutica para um nefrologista quase certamente crescerá exponencialmente, exigindo uma abordagem sistemática para aprender e usar programas educacionais *online* para se manter atualizado. Análise genômica, testes sorológicos avançados, imagens sofisticadas se tornarão uma parte rotineira da prática. Biomarcadores urinários e séricos, revelados por proteômica, metabolômica e tecnologia de micro-RNA, serão comuns como auxiliares de diagnóstico e prognóstico. A biopsia renal (em grande parte realizada por radiologistas intervencionistas) continuará sendo um componente vital do diagnóstico de Nefrologia, mas será interpretada de forma mais mecanicista do que como um *snapshot* ("visão instantânea") morfológico puro de um processo dinâmico. Espera-se que a taxa de filtração glomerular seja medida com precisão, economia e rapidez, tornando obsoletas as equações de estimativa. Novos agentes que atuam em alvos bem-definidos estarão disponíveis para estados de doença específicos – a era da "medicina de precisão" substituirá o regime empírico ultrapassado ("tamanho único") em uso comum atualmente. Muitas doenças renais "incuráveis" se tornarão curáveis, ou pelo menos controláveis. Pode até ser possível desenvolver tratamentos que sejam eficazes na reversão da IRA quando detectadas nos estágios iniciais. O campo do transplante renal será revigorado pelo desenvolvimento de animais humanizados como novas fontes de doadores de órgãos e tolerância imunológica duradoura sem a necessidade de continuar a imunossupressão.

As consultas pela internet, incluindo sessões interativas ao vivo/em tempo real, se tornarão mais predominantes. A mídia social se tornará uma ferramenta proeminente para gerenciamento de casos e educação. O acesso à literatura por telefone celular substituirá os livros didáticos e os jornais impressos. É até possível que dilemas diagnósticos ou terapêuticos sejam resolvidos por meio de interações eletrônicas com algoritmos de *smartphones* ativados por voz produzidos em massa pela indústria de computadores: "Alexa,[a] me ajude com este caso, por favor!".

A equipe de Nefrologia será expandida para consistir em um ou mais nefrologistas "generalistas", especialistas em nefrologia CKD/ESRD (do inglês *chronic kidney disease* [doença renal crônica] e *end-stage renal disease* [doença renal terminal]), nefrologistas de transplantes, nefrologistas intervencionistas, conselheiros genéticos, médicos-assistentes para cuidados de ESRD, nutricionistas, assistentes sociais e especialistas em informática. Muitos centros de excelência desenvolverão centros especializados adicionais em doenças glomerulares, diabetes, hipertensão, oncologia, obstetrícia, doenças genéticas e outras.

Alguns desses desenvolvimentos já foram previstos por pronunciamento oficial das Sociedades Nacionais de Nefrologia.[9] Deve-se reconhecer que, em conjunto, todos eles provavelmente preveem uma redução gradual no crescimento da DRC e uma menor carga de ESRD na sociedade, mas não afetarão todas as populações do mundo igualmente ou com a mesma velocidade. O foco do cuidado mudará para a prevenção primária, eliminando terapias ineficazes e indo além das diretrizes da prática clínica para cuidados "personalizados" (medicina de precisão). Para conseguir isso, grupos de várias especialidades surgirão fornecendo todo o espectro de cuidados, principalmente em uma base pré-paga, *per capita*, sistema baseado em contrato, em vez de reembolso pelo serviço após o atendimento.

O maior desafio será garantir que o que pode ser feito para aliviar o sofrimento e a morte prematura por doença renal seja feito de forma econômica e que todos os pacientes com doença renal, independentemente da condição econômica ou ascendência, tenham acesso razoável, equitativo e oportuno aos cuidados da doença. Enfrentar esses desafios não será fácil, mas as recompensas serão muito valiosas. Os nefrologistas que estiverem em prática a partir da segunda metade do século XXI e além estarão orgulhosos, e com razão, de sua área, assim como seus antecessores estão neste momento.

---

[a] Alexa é uma assistente pessoal inteligente desenvolvida pela Amazon.

REFERÊNCIAS BIBLIOGRÁFICAS

1. Glassock RJ. Nephrology in the 21st Century: revolutionary changes. Am J Kidney Dis. 2000;35(Suppl 1):s90-s92.
2. Glassock RJ. American nephrology in 2010: perspectives for its 50th anniversary. Am J Kidney Dis. 1997;29:633-40.
3. Satayana G. The life of reason. New York: Prometheus Books; 1998.
4. Rosner MH, Berns JS. Transforming Nephrology. Clin J Am Soc Nephrol. 2018;7;13(2):331-4.
5. Inrig JK, Califf RM, Tasneem A, Vegunta RK, Molina C, Stanifer JW et al. The landscape of clinical trials in nephrology: a systematic review of Clinicaltrials.gov. Am J Kidney Dis. 2014;63:771-80.
6. Kalloo SD, Mathew RO, Asif A. Is nephrology specialty at risk? Kidney Int. 2016;90:31-3.
7. Glassock RJ, Warnock DG, Delanaye P. The global burden of chronic kidney disease: estimates, variability and pitfalls. Nat Rev Nephrol. 2017;13:104-14.
8. Rosenberg M. Update on the Task Force on the Futue of Nephrology. ASN Kidney News. 2022;14:1.
9. Ibrahim T. Top 10 Predictions about US Nephrologists in 2035. ASN Kidney News. 2022;14:8-9.

Índice Alfabético

A

α-1 bloqueadores, 670
Abdome, 330
Abscesso(s), 1093
- renal, 468
Abstinência alcoólica aguda, 225
Ação(ões)
- da aldosterona, 193
- da endotelina no rim, 81
- da insulina, 195
- do sistema calicreína-cinina, 77
Acesso
- peritoneal, 1113
- vascular, 967, 992, 1120
Acetazolamida, 202, 880
Aciclovir, 431
Acidemia, 161
Acidente vascular
- cerebral, 1045
- encefálico, 511
- - hemorrágico, 659
Acidez titulável, 54
Acidificação, 49, 52, 566
- no túbulo proximal, 52
- urinária, 49, 566
Ácido(s), 49, 159, 217, 625
- acético, 269
- etilenodiaminotetracético, 217
- furampropiônico, 818
- sulfossalicílico, 269
- titulável, 54
- úrico, 121, 236, 237, 245
- - e risco cardiovascular, 245
- - excreção de, 237
- - síntese do, 236
Ácido-básico, 625
Acidose
- associada a ácidos
- - minerais, 192
- - orgânicos, 192
- com ânion gap normal, 170
- hiperclorêmica, 170
- láctica, 167, 172
  metabólica, 52, 161, 808, 1096
- - aguda, 167
- - crônica, 167
- - manifestações clínicas e efeitos sistêmicos, 169
- - tratamento, 171, 172
- - respiratória, 161, 178, 179, 204
- - causas, 179
- - consequências
- - - clínicas, 179

- - - fisiológicas, 179
- - tratamento, 179
- tubular renal, 767, 769, 771, 885
- - tipo 1, 769
- - tipo 2, 767
- - tipo 3, 771
- - tipo 4, 771
Aconselhamento genético, 723, 732, 750
Acromegalia, 228
Adaptação
- a níveis elevados de potássio, 193
- extrarrenal ao potássio, 193
- renal ao potássio, 193
Adenocarcinoma renal, 574
Adenoma, 323
- cortical, 573
Adequação da ingesta de sal e água, 156
Adição
- de água, 97
- de bicarbonato ao líquido extracelular, 175
- de solução
- - hipertônica de NaCl, 98
- - isotônica de NaCl, 98
Adipocinas, 635
Adiponectina, 636
Adrenomedulina, 82
Adsorção, 961
Agenesia renal, 330
Agente(s)
- adrenérgicos, 187
- antibacterianos, 426
- antifúngicos, 430
- antivirais, 431
- etiológicos das infecções do trato urinário, 462
Agonistas
- alfa-adrenérgicos, 516
- beta-adrenérgicos, 208
- liberados ou sintetizados pelo endotélio, 27
Água, 252
- ingerida, 65
- livre, 102
- para hemodiálise, 961
- total do organismo, 94
Ajuste de doses de fármacos na insuficiência renal, 894
Albumina, 256, 363, 378
Albuminúria, 270, 294, 295, 534
Alça de Henle, 15, 41, 52, 59, 141, 189, 1160
- porção espessa da, 52
- ramo
- - ascendente da, 189

- - descendente da, 189
- segmento(s)
- - ascendente espesso, 141
- - delgados da, 141
Alcaçuz, 197
Alcalemia, 161
Alcalose
- metabólica, 52, 161
- - causas, 173
- - dados laboratoriais, 177
- - manifestações clínicas, 177
- - manutenção da, 176
- - mecanismos de defesa do pH na, 176
- - origem renal, 174
- - promoção da, 174
- - resistente ao cloro, 178
- - responsiva ao cloro, 177
- - tratamento, 177
- respiratória, 161, 180, 226
- - causas, 180
- - consequências
- - - clínicas, 180
- - - fisiológicas, 180
- - tratamento, 180
Álcool, 232
Alcoolismo, 225
Aldosterona, 143, 187, 191, 639
Alentuzumabe, 1063, 1073
Alfabloqueadores, 671
Aloantígenos, 1018
Alogliptina, 533
Alopurinol, 244, 557
Alteração(ões)
- do estado ácido-básico, 195
- do volume extracelular, 136
- eletrolíticas, 436
- genéticas, 197
- hemodinâmicas renais relacionadas com a idade, 622
- metabólicas, 378
- minerais e ósseas na doença renal crônica, 809
- na cor da urina, 264
- na função
- - renal com o envelhecimento, 623
- - tubular renal, 154
- na micção, 263
- no volume urinário, 263
- nos cruzamentos arteriovenosos, 266
- renais, estruturais e relacionadas com a idade, 621
- tubulares, 197
Amicacina, 426

Amiloidose, 415, 416, 1051
- renal, 596, 707
- - primária, 707
Amiloride, 760
Aminoacidúria catiônica, 755
Aminofilina, 221
Aminoglicosídeos, 232, 426, 427
Analgésicos, 446
Análise
- da curva de pulso arterial, 359
- histomorfométrica, 851
Análogos do GLP-1, 531
Anatomia
- arterial do membro superior, 1122
- direcionada aos acessos vasculares, 1121
- do peritônio, 1000
- renal, 3, 5, 7, 20
- - circulação linfática, 7
- - embriologia, 7
- - inervação, 7
- - macroscopia, 3
- - vascular, 5, 20
- - vascularização, 5
- venosa do membro superior, 1121
Anemia, 809, 951, 1077
- associada à doença renal crônica, 941
- falciforme, 448
- na doença renal crônica, 826, 827, 828
- consequências clínicas da, 827
- fisiopatologia da, 826
- prevalência de, 827
- tratamento da, 828
Aneurismas, 745
- das artérias renais, 317, 486
Anfotericina B, 430
Angiografia
- por ressonância magnética, 682
- por tomografia (angiotomografia), 683
Angiomiolipoma, 322, 571, 572
Angioplastia, 1126, 1131
Angiotensina, 74
- II, 73, 74, 101, 143
- III, 74
- IV, 75
Angiotensinases, 74
Angiotensinogênio, 71, 637
Anidalofungina, 431
Anidrase carbônica, 164
Ânions
- não absorvíveis na luz tubular, 191
- não reabsorvíveis, 197
Anomalia(s)
- congênitas do trato urinário, 330
- do desenvolvimento, 8
- do trato urinário, 330
- do úraco, 335
- renais, 330
Anormalidades
- do metabolismo da vitamina D, 226
- hidreletrolíticas no idoso, 624
- urinárias assintomáticas, 284
Antagonistas do(s) receptor(es)

- da vasopressina, 129
- mineralocorticoides, 535
Anticoagulação, 971, 993
Anticorpo(s)
- anti-HLA, 1028
- anti-PLA2R, 397
- não HLA, 1029
- P-ANCA, 410
Antifúngicos, 431
Antígenos nefritogênicos dos estreptococos, 382
Anti-hipertensivo, 666, 692
Anti-inflamatórios não hormonais, 116, 117
Antiproliferativos, 1057
Anti-VEGF, 697
Anúria, 264
Aorta, 330
Aparelho
- cardiopulmonar, 266
- justaglomerular, 13, 71
Apolipoproteina-1, 747
Aporte
- de sódio aos segmentos distais, 190
- dietético insuficiente, 196
Apresentação de aloantígenos
- direta, 1019
- indireta, 1020
- semidireta, 1020
Aquaporina(s), 103, 104
- 1 e 6, 104
- 2, 104
- 3 e 4, 104
Arco palmar
- profundo, 1122
- superficial, 1122
Arginina, 66, 102, 103
Arginina-vasopressina, 66, 102, 103
Artéria
- axilar, 1122
- braquial, 1122
- radial, 1122
- ulnar, 1122
Arteriografia renal, 683
Arteríola eferente, 13, 21
Arterionefrosclerose, 489
Arterite de Takayasu, 316, 681
Ativação
- da resposta imune inata, 1017
- do complemento, 352
- do sistema renina-angiotensina-aldosterona, 691
- dos linfócitos T por aloantígenos HLA, 1019
Ativador do receptor de vitamina D, 854
Atividade beta-adrenérgica, 196
Aumento
- da excreção urinária, 226
- da ingestão líquida, 554
- do aporte de fósforo, 228
- do aporte de magnésio, 234
Ausculta dos rins, 267
Autoimunidade, 382
Autorregulação

- do fluxo sanguíneo renal, 26
- renal, 137
Avaliação
- clínica e laboratorial
- - da função renal, 263
- - do paciente hipertenso, 661
- clínico-laboratorial, 1037
- da calcificação vascular, 850
- da função
- - glomerular, 275
- - renal em pacientes com câncer, 704
- - tubular, 278
- da proteinúria, 295
- das alterações ósseas, 850
- das paratireoides, 850
- de ensaio clínico, 1153
- de infecção pré-transplante, 1099
- de volemia na doença crítica, 354
- do débito cardíaco, 357
- do doador vivo, 319, 1036
- do enxerto, 319
- do potencial candidato a transplante renal, 1041
- do receptor, 1041
- do transplante renal, 319
- dos acessos no pós-operatório, 1133
- hemodinâmica na unidade de terapia intensiva, 356
- médica do doador
- - falecido, 1038
- - vivo, 1036
- nefrológica, 1037
- por imagem das patologias do trato urinário
- - na criança, 330
- - no adulto, 307
- psicossocial, 1038
Azatioprina, 1056, 1057, 1073

B

Bacteriúria assintomática, 469
Baixa ingestão de solutos, 125
Baixo volume urinário, 545
Balanço(s)
- ácido-básico, 194, 800
- de água, 799
- de cálcio e de fósforo, 800
- de sódio, 134, 797
- do potássio, 188, 800
- glomerulotubular, 40, 137, 138
- hídrico, 65
- interno de potássio, 191
Barorreceptores, 101
Barreira glomerular, 294
Base, 49, 159
Basiliximabe, 1062, 1072
Belatacepte, 1063
Beta-2-microglobulina, 818
Betabloqueadores, 203, 516, 670, 671
Bevacizumabe, 695
Bicarbonato de sódio, 208, 257
Biguanidas, 529
Bilirrubina, 267
Biocompatibilidade, 965

Biodisponibilidade, 891
Biologia molecular, 575
Biomarcadores para pré-eclâmpsia, 513
Biopsia
- óssea, 851
- renal, 281, 346, 379, 1135
- - glomerulopatias, 379
- - injúria renal aguda, 346
- - percutânea, 1135
Biossíntese da renina, 71
Bloqueadores
- de canais de cálcio, 517
- do receptor
- - AT1 da angiotensina II, 673
- - de IL-2, 1062
- - de interleucina, 1072
- do sistema renina-angiotensina-
    aldosterona, 517
- dos canais de cálcio, 671
Bloqueio do sistema renina-angiotensina-
    aldosterona, 534, 838
Bortezomibe, 695, 1065
Bradicinina, 78
Burosumabe, 760

C

Cádmio, 447
Cãibras, 982
Calazar, 602
Calcificação vascular, 228, 846, 847
Calcifilaxia, 847, 856
Calcimiméticos, 855
Calcinose tumoral, 228
Cálcio, 207, 625, 928, 929, 932, 933
- distribuição do, 211
- excreção renal de, 212
- homeostase do, 211
- ingestão e absorção intestinal do, 211
- metabolismo ósseo do, 212
- no distúrbio mineral e ósseo da doença
    renal crônica, 842
Calcitonina, 215, 222
Calcitriol no distúrbio mineral e ósseo
    da doença renal crônica, 844
Cálculo(s)
- alternativo do déficit de sódio, 257
- da necessidade básica, 249
- da velocidade de filtração glomerular, 894
- das correções, 250
- de ácido úrico, 545
- de cálcio, 544
- de cistina, 545
- de estruvita, 545
- do déficit
- - de água, 118
- - de potássio, 201
- do excesso de água, 128
- do risco relativo em ensaios clínicos, 1149
- renal, 546, 553
- tipos de, 544
- urinários, 307
Calculose urinária, 543

Calicreínas, 77
Canal(is)
- de cloro, 65
- de potássio, 65, 188
- de sódio amiloride-sensível, 65
Câncer
- após o transplante renal, 713
- renal
- - avançado, 582
- - e lesão renal após nefrectomia, 706
- - tratamento molecular do, 582
Candidato a receptor de transplante renal, 1034
Capacidade total do potássio, 186
Capilar(es)
- glomerulares, 31
- peritubular, 138
Cápsula de Bowman, 1160
Caracterização
- dos cromossomos humanos, 726
- dos genes humanos, 726
Carboidratos, 927, 929, 931, 933, 934
Carbonato
- de bário, 196
- de cálcio, 229
- de lantânio, 229
- de lítio, 220
Carboplatina, 442
Carcinoma
- de bexiga, 327
- de células renais, 323, 574
- de pelve renal, 584
- de urotélio, 323
- medular, 325
- papilar, 575
- renal, 578
Carfilzomibe, 695
Caspofungina, 431
Catabolismo tissular aumentado, 203
Catarata, 1077
Catecolaminas, 104, 191
Cateter(es), 969, 1003
- de curta permanência, 1122
- de Swan-Ganz, 357
- tunelizados, 1123
- venosos, 1122
Causas dependentes de paratormônio, 215
Cefalosporinas, 428
Cegamento, 1143
Célula(s)
- B e aloanticorpos, 1025
- da medula óssea, 1157
- endoteliais, 9, 10
- epiteliais
- - parietais, 12
- - viscerais, 12
- mesangiais, 12
- NK, 1026, 1027
- peripolares, 14
- progenitoras renais, 1159
- T, 1022, 1023, 1024
- - CD8+, 1024
- - de memória, 1024
- - *helper* foliculares, 1023
- - regulatórias, 1024
- - Th1, 1022, 1023

- Th2, 1023
- Th17, 1023
Células-tronco, 1156, 1157, 1159
- adultas, 1156
- embrionárias, 1156
- na injúria renal aguda, 1157
- residentes renais, 1159
Cetoacidose, 168
- alcoólica, 172
- diabética, 226
Cetoprofeno, 436
Cetuximabe, 695
Chikungunya, 589
Choque
- distributivo, 353
- séptico, 84, 350
Chumbo, 446
Cicatrizes
- congênitas, 475
- renais, 474, 478
- - primárias ou congênitas, 474
- - secundárias ou adquiridas, 474
Ciclosporina, 438, 1056, 1058
Ciclossilicato de zircônio sódico
    hidratado, 208, 810
Cidofovir, 431
Cilindro(s), 272, 273
- epitelial, 273
- gorduroso, 273
- hemáticos, 273
- hialino, 273
- largos, 273
- leucocitário, 273
Cílio apical primário, 775
Cininas, 77
Cininases, 77
Cininogênios, 75
Cintilografia renal
- com ácido dimercaptossuccínico, 477
- dinâmica, 565
Circulação renal, 20
Cirrose, 85, 124, 151
- hepática, 151
Cirurgia
- bariátrica/metabólica, 640
- do transplante de pâncreas, 1091
Cisplatina, 441, 695, 696
Cistatina C, 278, 290
Cistinose, 447, 754
- I e II, 754
Cistinúria, 549, 753
Cistite
- aguda
- - em adultos saudáveis, 466
- - não complicada
- - - na criança, 464
- - - na mulher jovem, 464
- - recorrente em mulheres, 465
- intersticial, 466
Cisto(s)
- complexos, 321
- multiloculados solitários, 789
- renais, 321, 469, 570, 774, 788, 789
- - adquiridos, 788, 789
- - infectados, 469
- - simples, 321, 570, 788
Citocinas, 352
Citomegalovírus, 1103

Citrato, 556
Citratúria, 549
Classes de anti-hipertensivos, 516
Classificação dos fármacos quanto
  à eliminação, 893
Clearance
- corporal dos fármacos, 893
- da creatinina, 275, 894
- da ureia, 277
- de água livre, 110
- dialítico, 893
- do ácido paramino-hipúrico, 23
- hepático, 893
- osmolar, 110
- renal, 893
Clofibrato, 116
Clonidina, 516, 669
Cloreto
- de potássio, 257
- de sódio, 360, 361, 363
Cloridrato de cinacalcete, 855
Cloro, 250
Clorpropamida, 116
Clostridium tetani, 612
Código genético, 731
Coeficiente de ultrafiltração, 154
Coestimulação e sinais adicionais na
  ativação dos linfócitos T, 1020
Colágeno tipo IV, 9
Colchicina, 244
Colecalciferol, 854
Coleções, 1093
Cólica renal, 552
Coloides, 257, 363, 364
- semissintéticos, 257
Compartimentos líquidos, 93, 95
Compatibilidade
- biológica, 1036
- HLA, 1027
Compensação respiratória, 176
Competição, 753
Complemento, 1026
Complexo
- epispádia, 334
- esclerose tuberosa, 785
Complicações
- do transplante de pâncreas, 1092
- gastrintestinais, 1079
- renais nas neoplasias hematológicas, 706
- tromboembólicas, 1046
Composição
- das soluções para reposição volêmica, 360
- eletrolítica dos compartimentos líquidos, 96
Compostos pequenos
- hidrossolúveis, 816
- ligados a proteínas, 817
Comprometimento
- arterial periférico, 661
- cardíaco da hipertensão arterial, 660
- cerebral da hipertensão arterial, 658
- do coeficiente de ultrafiltração, 154
- renal da hipertensão arterial, 660
Concentração urinária, 59, 106, 279, 566
Congestão venosa sistêmica, 356
Conivaptana, 130
Constante fracional de eliminação, 893

Contracepção oral, 513
Contraste
- iodados, 305
- para ressonância magnética, 305
- radiológicos, 288
Contraturas musculares, 745
Controle
- da glicemia, 807
- da hipertensão na menopausa, 516
- da pressão arterial, 534, 806
- da secreção de renina, 71
- do foco infeccioso, 368
- renal do equilíbrio ácido-básico, 163
- respiratório da PCO_2, 163
Controvérsia do cloro, 362
Copeptina, 102, 103
Coronavírus 2019 (covid-19), 344, 1049, 1106
Corpos
- cetônicos, 267
- citoides, 266
Correção(ões)
- da acidose metabólica, 808
- para a água, 250
- para o sódio, 251
- rápida da hipernatremia, 119
- renal, 176
Corticosteroides, 1055
Cotransportador NaCl⁻, 65
Covid-19, 344, 1049, 1106
CPAP em pacientes com síndrome da apneia
  hipopneia obstrutiva do sono e hipertensão
  arterial, 692
Creatinina, 1072
- endógena, 288
- plasmática, 275
- sérica, 289
Crioglobulinemia, 418
- tipo I, 418
- tipo II e tipo III, 418
Crise(s)
- hipercalcêmica, 222
- hipertensivas, 663
Cristais, 273
Cristaloides, 360, 363, 364
Critérios de seleção e recusa de doador
  falecido, 1039
Critérios qSOFA, 350
Crizotinibe, 695
Cromossomos humanos, 726
Crosstalk entre o túbulo de conexão
  e a arteríola aferente, 27
Cuidado paliativo em oncologia, 714
Curva ROC, 1151

D

Dabrafenibe, 695
Daclizumabe, 1062
Dados
- objetivos, 265
- subjetivos, 263
Débito
- cardíaco, 357

- urinário, 117
Declaração de Istambul, 1035
Deficiência
- cognitiva, 1042
- de 25 e 1α-hidroxilação, 217
- de arginina-vasopressina, 113, 115, 116
- - tratamento da, 116
- de cloro, 176
- de glicocorticoide, 125
- de hidroxilação, 217
- de insulina, hiperglicemia e
  hiperosmolalidade, 203
- de proteínas inibidoras da cristalização, 549
- na produção ou absorção de
  vitamina D, 217
- na secreção de paratormônio, 216
Déficit de água, 111
Dengue, 590
Densidade urinária, 268
Depleção
- de potássio, 176, 194, 195, 448
- de sódio, 145
- do volume extracelular, 144, 145
- - consequências da, 146
- tratamento da, 147
Deposição tecidual, 217
Depuração
- de contrastes radiológicos, 288
- de creatinina endógena, 288
- de inulina, 287
- plasmática de isótopos radioativos, 288
Desatinibe, 695
Desenvolvimento deficiente das paratireoides, 216
Desferroxamina, 856
Desidratação, 111, 144, 1096
Desmielinização osmótica, 129
Desmopressina, 116
Desnutrição, 942
Dessensibilização pré-transplante, 1082
Destruição das paratireoides, 215
Desvio transcelular ou redistribuição, 195
- de fósforo, 228
Determinação
- da água corporal total, 94
- da pressão arterial, 644
Diabetes
- descontrolado, 202, 203
- insípido
- - central, 115, 116
- - - tratamento do, 116
- - nefrogênico, 114, 115, 116, 117, 765, 885
- - - tratamento do, 117
- - pituitário ou central, 113
- melito, 527, 528, 535, 868, 952, 1046, 1077
- - tipo 1, 535
- - tipo 2, 535
Diagnóstico da deficiência ou da resistência
  à arginina-vasopressina, 115
Dialisadores, 964
Diálise
- adequação de diálise e cinética da ureia, 975
- de eletiva, 959

- de urgência, 958
- intercorrências durante as sessões de, 981
- máquinas, 966
- materiais e equipamentos, 963
- peritoneal, 538, 626, 870, 930, 1000, 1003
- - adequacidade, 1005
- - ambulatorial contínua, 1004
- - automatizada
- - - contínua, 1004
- - - intermitente, 1005
- - complicações, 1006
- - grupos especiais de pacientes, 1011
- - modalidades de, 1004
- - novas soluções e perspectivas futuras, 1011
- - seleção, indicações e contraindicações, 1003
- prescrição e adequação da, 972
- princípios de troca em, 960
Diarreia, 196
- após transplante de rim, 1102
Diazóxido, 675
Diclofenaco, 436
Dieta
- à base de plantas, 812
- hipoproteica convencional, 927
Diferença absoluta de risco, 1150
Difusão, 94, 166
- não iônica, 166
Diluição urinária, 59, 109, 110, 279
Diretrizes éticas para doação entre vivos, 1035
Discrasia de células plasmáticas, 448
Disfunção(ões)
- cardiocirculatória, 353
- da coagulação, 354
- de acessos vasculares, 1129
- de múltiplos órgãos e sistemas, 349, 368
- do sistema nervoso central, 353
- gastrintestinal, 353
- generalizada do túbulo proximal, 756
- miccional, 476
- no transporte
- - de fosfato, 758
- - renal de sódio, potássio, magnésio e cálcio, 763
- orgânicas, 353
- pulmonar, 353
- renal, 353, 439
- - reversível, 439
Dislipidemia, 380, 534, 536, 635, 810, 942, 952, 1076
- tratamento, 534, 536
Displasia, 475, 681
- fibromuscular, 681
Disproteinemias, 415
Dissecção das artérias renais, 485
Distribuição
- da água entre compartimentos, 97
- de Gibbs-Donnan, 97
- de magnésio, 229
- do cálcio, 211
- do fósforo, 223
- do potássio, 186
- intrarrenal do fluxo sanguíneo, 25

Distúrbio
- ácido-básico, 180, 192, 252
- - misto, 180
- bioquímicos, 265
- clínicos do, 110, 144, 166, 195
- - do metabolismo
- - - ácido-básico, 166
- - - da água, 110
- - - do potássio, 195, 625
- do balanço de sódio, 625
- do crescimento, 1077
- gastrintestinais, 174
- hidreletrolíticos, 91
- linfo-proliferativo pós-transplante, 1105
- metabólicos, 754
- mineral, 800, 842
- - ósseo da doença renal crônica, 800, 842
- no balanço de água, 624
Disúria, 263
Diurese, 101, 144, 567
- pós-obstrutiva, 567
- pressórica, 144
Diuréticos, 174, 195, 196, 232, 517, 639, 879
- controvérsias no uso de, 888
- de ação prolongada, 887
- de alça, 207, 666, 668, 880, 887
- desenvolvimentos recentes, 889
- e câncer, 888
- efeitos colaterais e reações adversas, 886
- farmacocinética, 880
- interações com outros fármacos, 887
- mecanismos de ação, 879
- osmóticos, 380, 667
- poupadores de potássio, 204, 668, 880, 885, 887
- resistência e tolerância ao uso de, 887
- tiazídicos, 666
- uso clínico, 881
Divertículo calicial, 336
Divisões funcionais do néfron em relação às tubulopatias, 752
DNA, 731
Doação pareada, 1034
Doador(es)
- com perfil do índice do rim do doador, 1039
- de alto risco, 1039
- de transplante renal, 1034
- falecidos, 1034
- ideal ou padrão, 1039
- limítrofe ou com critério expandido, 1039
- para transplante de pâncreas, 1089
- vivos, 1034
Doença(s)
- arterial
- - coronariana, 511, 838
- - oclusiva, 315
- aterosclerótica, 681
- autoimune poliglandular, 216
- cardiovascular, 834, 1044, 1078
- cerebrovascular e vascular periférica, 1045
- cística renal, 335
- congênita, 727

- da membrana fina, 744
- da microcirculação, 503
- das arteríolas, 487
- de Alport
- - autossômica recessiva, 725
- - ligada ao cromossomo X, 725
- de Anderson-Fabry, 748
- de cadeia
- - leve, 416
- - pesada, 418
- de Chagas, 592, 1048
- de Dent, 762
- de depósitos
- - de imunoglobulina monoclonal, 708
- - densos, 390
- de Erdheim-Chester, 329
- de Fabry, 748, 749, 1051
- de Hartnup, 755
- de von Gierke, 754
- de von Hippel-Lindau, 787
- de Wilson, 754
- do espectro do colágeno tipo 4a, 725
- do sono, 724
- dos grandes vasos, 485
- dos processos podálicos, 392
- edematosas, 881
- familial, 727
- gastrintestinal, 1045
- genética, 723, 726, 727
- gênicas na nefrologia, 732
- granulomatosas, 221, 449
- hematopoiéticas, 448
- hepáticas, 421
- hereditária, 204, 727
- hipertensiva da gravidez, 512
- imunológicas, 449
- linfoproliferativas, 449
- litiásica, 554
- metabólicas, 447, 1051
- não edematosas, 884
- óssea na doença renal crônica, 845
- ósseo-mineral associada à doença renal crônica, 941
- policística renal
- - dominante, 336
- - recessiva, 335
- pulmonar, 1045
- relacionada ao MYH9, 743
- renal(is)
- - aguda e crônica, 124
- - ateroembólica, 487, 488
- - cística(s), 774, 775, 785, 787
- - - adquirida, 788
- - - associadas a alterações de desenvolvimento, 787
- - - associadas a tumores, 785
- - - hereditárias, 775
- - crônica
- - - abordagem ao paciente com nefropatia, 943
- - - alterações minerais e ósseas na, 809
- - - anemia na, 826
- - - apresentação clínica, 940

- - - balanço(s)
- - - - de água, 799
- - - - de potássio e de ácido na, 800
- - - - de sódio, 797
- - - calcificação vascular na, 846
- - - cálcio no distúrbio mineral e ósseo da, 842
- - - calcitriol no distúrbio mineral e ósseo da, 844
- - - complicações associadas, 941
- - - distúrbio mineral ósseo da, 800, 842
- - - doença óssea na, 845
- - - e câncer, 703
- - - e doença arterial coronariana, 838
- - - e insuficiência cardíaca, 838
- - - estágio(s)
- - - - 1 e 2 da, 945
- - - - 3a e 3b da, 947
- - - - 4 da, 949
- - - - 5 da, 950
- - - etiologia, 940
- - - fator 23 de crescimento de fibroblasto nos distúrbios minerais e ósseos da, 845
- - - fósforo no distúrbio mineral e ósseo da, 843
- - - hepatites virais e, 860
- - - idosos com, 952
- - - manifestações a se considerar na, 810
- - - métodos diagnósticos, 848
- - - não dialítica, 926
- - - natureza progressiva da, 801
- - - paratormônio no distúrbio mineral e ósseo da, 844
- - - patogênese e fisiopatologia da, 795
- - - prevenção da, 804
- - - - primária da, 804
- - - - secundária da, 806
- - - - terciária da, 812
- - - proteinúrica, 83
- - - quadro clínico-laboratorial, 848
- - - tratamento
- - - - da hepatite em portadores de, 871
- - - - da osteoporose, 856
- - do diabetes, 521-525, 527, 529, 534, 536
- - - definição, 521
- - - diagnóstico
- - - - diferencial, 524
- - - - e classificação, 522
- - - epidemiologia, 522
- - - história natural, 524
- - - manejo no paciente com
- - - - albuminúria ou proteinúria estabelecidas, 534
- - - - DRC estágios 3, 4, 5 e 5D, 536
- - - patogênese da, 525
- - - patologia na, 523
- - - prevenção da, 534
- - - quadro clínico, 524
- - - tratamento da, 527
- - - - farmacológico, 529
- - hipertensiva, 678, 679
- - - aspectos clínicos e laboratoriais, 679
- - - patologia renal da, 679
- - mediada por variantes patogênicas na apolipoproteína L-1, 723
- - no transplante de medula óssea, 709
- - parenquimatosa, 678
- - - policísticas, 775
- - - autossômica
- - - - dominante, 775
- - - - recessiva, 784
- - primária, 1049
- - - com complicações técnicas, 1051
- - tubulointersticial autossômica dominante, 789, 790
- - - DRTAD-HNF1B, 790
- - - DRTAD-MUC1, 790
- - - DRTAD-REN, 790
- - - DRTAD-UMOD, 789
- - renovascular, 680, 681, 683
- - aterosclerótica, 681
- - avaliação diagnóstica, 681
- - fisiopatologia, 681
- - subtipos de, 681
- - tratamento da, 683
- sistêmicas, 265
- vascular(es), 315, 485
- - dos rins, 485
- - periférica, 1097
Doppler, 24
- esofágico, 358
Dor
- abdominal, 1006
- renal, 264
Dose
- de diálise, 995
- - mínima adequada, 979
Drenagem
- entérica, 1091
- exócrina entérica, 1091
- venosa
- - portal, 1091
- - sistêmica, 1091
- vesical, 1091
Ducto(s)
- coletor(es), 16, 46, 53, 142
- - corticais, 105
- - papilares, 105
Duplicidade ureteral, 330

E

Ecocardiografia, 359
Edema(s), 144, 366, 379
- cardíaco, 882
- causas diversas de, 155
- cíclico idiopático, 155
- da doença renal crônica, 883
- da gravidez, 154
- de papila, 266
- em mulheres, 154
- em situações clínicas específicas, 150
- fisiopatologia do, 148
- generalizado, 148, 149, 264
- hepático, 884
- idiopático, 888
- localizado, 148
- pré-menstrual, 155
- princípios gerais no tratamento do, 155
- pulmonar, 366
- renal, 882
Edição de DNA, 735
Efeito(s)
- celulares, 70
- de draga do solvente, 961
- tóxico das proteínas que atravessam a barreira glomerular, 802
Eicosanoides, 78
Eletrólitos, 250
Eletroneutralidade, 160
Eliminação, 370, 892, 997
- de fármacos, 997
- de líquidos, 370
Embolia, 485
- gasosa, 983
Emergências hipertensivas, 663
Encéfalo, 330
Encefalopatia, 353
Endocitose-exocitose, 39
Endocrinopatias, 67
Endotelina, 27, 80, 81, 653
Endotélio, 144, 653
Energia, 926, 932, 934
Ensaios clínicos, 1143
Envelhecimento, genética e, 620
Envenenamento
- por bário, 196
- por paracetamol, 198
Envolvimento sistêmico em doenças do aparelho urinário, 329
Enxertos vasculares, 969
Enzima conversora de angiotensina, 73
Episódio isquêmico transitório, 659
Equação(ões)
- BIS-1 e BIS-2, 293
- CKD-EPI, 292
- de Cockroft-Gault, 292
- de Henderson-Hasselbalch, 160
- *full age spectrum*, 293
- MDRD, 292
Equivalente
- eletroquímico, 93
- proteico do aparecimento de nitrogênio, 977
Ergocalciferol, 854
Eritropoese, 826
Eritropoetina, 704
Esclerodermia renal, 498
Esclerose
- mesangial difusa isolada, 748
- segmentar e focal hereditárias, 746
- sistêmica progressiva, 498
Espasmo vascular, 266
Especificidade, 1150, 1152
Estado
- ácido-básico, 187
- da microcirculação, 354
- hiperosmolar, 111

- hipo-osmolar, 119
- nutricional, 960

Estatinas, 639

Estenose(s)
- aterosclerótica da artéria renal, 681
- da artéria renal, 680, 1076
- da junção
- - ureteropélvica, 317, 332
- - ureteropiélica, 561
- de efluxo, 1130
- de influxo, 1129

Esterase leucocitária e nitrito, 267

Estilo de vida e dieta, 637

Estimativa da taxa de filtração glomerular, 277

Estímulo(s)
- não osmóticos, 102
- osmótico, 102

Estiramento
- de células endoteliais e mesangiais, 802
- e lesão de podócitos, 802

Estrógenos, 221

Estrongiloidíase, 1048

Estrutura
- do DNA, 731
- do gene, 732
- e função renal, 1

Estudo(s)
- de caso-controle, 1141
- de coorte, 1142
- de imagem, 470
- de intervenção, 1143
- diagnósticos, 1154
- ecológicos, 1141
- observacionais, 1140
- prognósticos, 1154
- radioscópico, 301
- terapêuticos, 1154
- transversais, 1141

Everolimus, 695

Exame
- de DNA, 733
- de urina, 267, 295
- - em amostra isolada, 295
- do fundo de olho, 659
- dos rins, 267
- microscópico da urina, 273

Excesso
- de água, 119
- de potássio, 194, 202
- de sódio e volume, 648
- de volume extracelular, 148

Excreção
- de acidez titulável, 165
- de ácido úrico, 237
- de amônio, 165
- de eletrólitos, 280
- de sódio, 78, 142
- - e água, 78
- - fatores que regulam, 142
- gastrintestinal de potássio, 195
- renal, 892

- - de cálcio, 212
- - de fósforo, 224
- - de magnésio, 230
- - de potássio, 188

Exercício, 203, 952

Expansão mesangial, 526

Exsudatos duros, 266

Extrofia vesical, 334

F

Falência
- de ultrafiltração, 1010
- - do tipo I, 1011
- - do tipo II, 1011
- - do tipo III, 1011
- primária, 1126
- tardia, 1126

Falha de resposta terapêutica, 831

Farmacocinética
- de ordem zero, 892
- de primeira ordem, 892

Fármacos aquaporéticos, 889

Fase
- da doença renal, 939
- de estabilização, 370
- de otimização, 370
- de ressuscitação, 369

Fator(es)
- cinéticos, 38
- de crescimento fibroblástico, 23, 224, 819, 845
- de necrose tumoral alfa, 637
- derivados do endotélio, 144
- físicos e volume do espaço extracelular, 143
- hiperpolarizante derivado do endotélio, 27
- humorais intrarrenais, 138
- metabólicos e obesidade, 691
- não osmóticos, 67
- natriurético atrial, 151, 653
- osmótico, 67
- relaxante derivado do endotélio, 653
- temporal, 39
- volêmico, 67

Febre amarela, 593

Feedback tubuloglomerular, 40

Fenilbutazona, 436

Fenômeno de Raynaud, 745

Fenoprofeno, 436

Feocromocitoma, 688, 689
- diagnóstico, 688, 689
- - diferencial, 689
- exames
- - laboratoriais, 689
- - radiológicos, 689
- - manifestações clínicas, 688
- tratamento, 689

Fibronectina, 748

Fibrose intersticial, 567

Fígado, 330

Filtração
- glomerular, 29, 34, 137, 238, 286, 378
- - do cálcio, 212
- - medida da, 33
- - por néfron, 30
- - regulação hormonal da, 30
- renal

- - de fósforo, 224
- - de magnésio, 230

Fisiopatologia do edema, 134

Fístula(s)
- arteriovenosa, 317, 967, 1084, 1126, 1132
- - nativa, 967
- - por nefrologistas, 1132
- - primária, 1126
- - secundária, 1126
- entérica, 1093
- urinária, 1075
- vesical, 1093

Fluxo
- de líquido tubular distal e concentração intracelular, 190
- plasmático renal efetivo, 623
- sanguíneo
- - cortical, 25
- - medular, 25, 107

Fluxômetro eletromagnético, 24

Fome óssea, 855

Formação
- da medula hipertônica, 59
- de complexos, 217
- de nódulos, 526

Fórmula(s), 895
- BIS-1 e BIS-2, 895
- Cistatina-C (Larsson), 895
- CKD-EPI, 278, 895
- de Cockcroft-Gault, 277, 895
- função renal instável (Brater), 895
- *modified diet in renal disease* (MDRD), 277
- - simplificada, 895
- Sanaka, 895
- Schwartz, 895

Formulações industrializadas de nutrição via sonda e parenteral, 937

Foscarnet, 431

Fosfatoninas, 225

Fosfoglicoproteína da matriz extracelular, 225

Fósforo, 222, 625, 816, 928, 929, 932, 933
- distribuição do, 223
- homeostase do, 223
- ingestão e absorção intestinal de, 223
- metabolismo ósseo do, 223
- no distúrbio mineral e ósseo da doença renal crônica, 843

Fragilidade do receptor, 1046

Fraturas nos idosos, 624

Função
- renal na cirrose hepática, 152
- retardada do enxerto renal, 438, 1074
- tubular, 34, 566
- - renal, 154

Fundo de olho, 266

Furosemida, 196

G

Galactosemia, 754

Gamopatia de significado renal, 419
- monoclonal, 707

Ganciclovir, 431

Gencitabina, 443, 695, 696

Gene(s)
- *CD2AP*, 747
- *COL4A1*, 725
- *COL4A3*, 725
- *COL4A4*, 725

- *COL4A5*, 725
- humanos, 726
- *INF2*, 747
- *Klotho* e receptores FGF, 225
- *TRPC6*, 747

Genética
- das nefropatias, 721
- e o envelhecimento, 620
- humana, 722

Genome-wide association studies (GWAS), 736
Gentamicina, 426
Geração de CAMP-segundo mensageiro, 65
Gestação, 480
Glicocorticosteroide, 1056
Glicogenose I, 754
Glicoglicinúria, 754
Glicopeptídios, 429
Glicoproteína de Tamm-Horsfall, 244
Glicose, 94, 117, 267
Glicosúria renal primária, 758
Gliflozinas, 557
Glinidas, 531
Glitazonas, 531
Glomérulo, 9
Glomeruloesclerose segmentar e focal, 376, 395, 746, 864
- e transplante, 395
- familial, 746
- monoclonal, 707
Glomerulonefrite(s), 377
- aguda, 154
- antimembrana basal glomerular, 413
- associada
- - a crioglobulinemias tipo I ou II, 419
- - a infecções, 383
- com depósito de Ig monoclonal, 419
- com padrão membranoproliferativa mediada por imunocomplexos, 391
- crescêntica, 383, 384, 385
- - e transplante, 385
- crioglobulinêmica tipo 1, 708
- difusa
- - aguda pós-estreptocócica, 380
- - associada a infecções, 380
- do C3, 419
- esclerosante avançada, 405
- fibrilar ou imunotactoide, 419
- lúpica
- - difusa, 404
- - focal, 404
- - membranosa, 405
- membranoproliferativa, 711, 864, 1049
- - e transplante renal, 391
- membranosa, 396
- - do LES, 406
- mesangial mínima, 403
- padrão membranoproliferativo mediada por imunocomplexos, 388
- pós-infecciosa, 421
- primárias, 376
- proliferativa(s)
- - com depósitos de imunoglobulina monoclonal, 708
- - extracapilar, 383
- - focal e difusa, 407
- - mesangial, 403

- - progressiva, 383
- - - com anticorpos antimembrana basal glomerular, 1050

Glomerulopatia(s), 376, 378, 389, 419, 708, 709, 711, 748
- de lesões mínimas, 392
- do C3, 391, 419
- - associada à gamopatia monoclonal, 708
- do colágeno tipo III, 745
- em doenças hepáticas, 420
- fibrilar, 416, 418
- - e imunotactoide, 416
- mediada por complemento, 389
- hereditárias, 740, 741, 749
- mediadas por imunocomplexo, 423
- paraneoplásica, 709
- por fibronectina, 748
- por lesões mínimas, 711
- primária, 376
- relacionada com a obesidade, 632
- secundárias, 402

Glomerulosclerose segmentar e focal, 393, 1049
Glucagon, 192
Gordura(s), 927, 929, 931, 933, 934
- perirrenal, 635
Gota, 238, 239, 241, 242
Gradiente
- intersticial corticopapilar, 166
- osmótico, 109
Gravidez pós-transplante renal, 1083
Guanidinas, 816
Guanilina, 83

H

Hálito, 265
Hamartomas, 571
Hanseníase, 595
Hantavirose, 598
Hematoma de loja renal, 1075
Hematopoese extramedular, 323
Hematúria, 264, 377, 744
- familial benigna, 744
- macroscópica, 264
Hemodiafiltração contínua, 992
Hemodiálise, 537, 626, 870, 928, 957, 974, 996
- contínua, 992
- diária de curta duração, 973
- incremental, 974
- intermitente, 996
- noturna prolongada, 973
- prolongada, 992
Hemodinâmica, 78, 80, 82, 565, 997
- glomerular, 565
- renal, 78, 80
- - e vasopressina, 82
Hemofiltração, 893
- contínua, 992
Hemoglobina, 162, 268
Hemoglobinúria paroxística noturna, 449
Hemólise, 983
Hemoperfusão, 893, 992

Hemorragia pulmonar, 414
Hepatite(s)
- B, 861, 864
- C, 866, 868, 870, 872
- virais e doença renal crônica, 860
Herança
- mendeliana, 727
- multifatorial e doenças poligênicas, 730
Hérnias, 1006
Herpes-vírus simples, 1105
Hidralazina, 675
Hidroclorotiazida, 760
Hidróxido de alumínio, 229
Hierarquia dos estudos, 1146
Hiperaldosteronismo, 196
- primário, 684, 685, 686, 687
- - diagnóstico, 685
- - epidemiologia, 684
- - fisiopatogênese, 685
- - quadro clínico, 685
- - rastreamento, 686
- - teste confirmatório, 687
- - tratamento, 687
Hiperaminoacidúria
- acídica, 756
- dibásica tipo II, 755
- dicarboxílica, 756
Hiperaminoacidúrias, 752
- catiônicas, 753
- dibásicas, 753
- neutras, 755
Hiperargininemia, 754
Hipercalcemia(s), 219, 448, 699, 885
- da malignidade, 699
- hipocalciúrica familiar, 220
- humoral da malignidade, 220
- osteolítica local, 220
- tratamento da, 222
Hipercalciúria, 545
- idiopática, 761, 885
Hipercalemia, 202, 205, 206, 625, 810, 958
- diagnóstico diferencial, 205
- manifestações clínicas, 205
- tratamento, 206
Hipercapnia, 176
Hiperfiltração glomerular, 32
Hiperfosfatemia
- causas de, 227
- quadro clínico, 228
- tratamento, 229
Hiperglicemia, 528, 1009, 1096
- e doença renal do diabetes, 526
Hiperinsulinemia, 1096
Hiperlipidemia associada à esclerose glomerular, 635
Hipermagnesemia, 216, 233, 234
- causas de, 233
- quadro clínico, 234
- tratamento, 234
Hipernatremia, 111, 625
- com hipervolemia, 113
- com hipovolemia, 112

- com volemia aparentemente normal, 113
- manejo do paciente com, 118
- manifestações clínicas de, 117
Hiperoxalúria, 547, 548, 1051
- primária tipo 1, 1051
Hiperparatireoidismo, 219, 220, 221, 226, 1078
- ectópico, 220
- pós-transplante, 1078
- primário, 219
- secundário grave, 221
- terciário, 221
Hipertensão
- arterial
- - e contracepção oral, 513
- - e diabetes, 634
- - e gravidez, 512
- - e terapia hormonal, 515
- - na mulher, 511
- - na síndrome da apneia-hipopneia obstrutiva do sono, 690, 691
- - primária, 648
- - - classificação e estratificação de risco global, 661
- - - conceito e definição, 644
- - - consequências da, 658
- - - etiologia da, 655
- - - fatores de risco da, 655
- - - fisiopatologia da, 648
- - - prevalência e significado, 646
- - - prevenção primária e, 663
- - - tratamento
- - - - farmacológico da, 665
- - - - não farmacológico da, 664
- - secundária, 656, 678
- - sistêmica, 83, 884, 942
- crônica, 512
- de consultório, 644
- e câncer, 705
- gestacional, 512
- grave, 512
- lábil, 644
- maligna, 491
- na gravidez, 512
- ou efeito do avental branco, 644
- pulmonar, 85
- renovascular, 316, 680
- sistólica isolada, 644
Hipertireoidismo, 221, 228
Hipertirosinemia tipo I, 754
Hipertrigliceridemia, 1010
Hipertrofia
- renal, 526
- ventricular esquerda, 660
Hiperuricemia, 238, 239, 811, 1079
- assintomática, 240
- e condições clínicas associadas, 240
- e progressão de doença renal crônica, 241
Hiperuricosúria, 548
Hipervolemia, 958
Hipocalcemia, 215, 218, 228
- aguda, 219
- crônica, 219
- do paciente criticamente enfermo, 217
- familiar com hipercalciúria, 216
Hipocalemia, 195, 202, 625, 1010
- crônica, 155
- diagnóstico diferencial, 199

- e elevada atividade mineralocorticoide primária, 175
- manifestações clínicas, 198
- na alcalose metabólica, 175
- tratamento da, 199
Hipocitratúria, 548
Hipodipsia, 102
Hipofosfatemia(s), 225, 227, 759
- diagnóstico, 227
- hereditárias associadas
- - a nefrolitíase ou a osteoporose, 226
- - a raquitismo, 226
- ligada ao X, 759
- tratamento, 227
Hipomagnesemia, 197, 216
- causas de, 231
- quadro clínico, 233
- tratamento, 233
Hiponatremia, 119, 122, 624
- aguda, 120
- - grave, 120
- associada ao exercício, 125
- causas de, 121
- com sódio corporal
- - aparentemente normal, 124
- - total aumentado, 123
- - total diminuído, 124
- complicações do tratamento, 130
- conceito e classificação de, 120
- crônica, 120, 123, 129
- - tratamento da, 129
- diagnóstico de, 127
- dilucional ou hipotônica, 121
- discreta, 120
- e mortalidade, 126
- e quedas, 624
- e risco de fraturas, 126
- euvolêmica, 124
- hiperosmolar ou hipertônica, 121
- hipervolêmica, 123
- hipovolêmica, 124
- isosmolar ou isotônica, 121
- isotônica ou hipertônica, 122
- manifestações clínicas de, 126
- moderada, 120
- profunda, 120
- real, 121
- sintomática, tratamento da, 128
- tratamento da, 127
Hipoparatireoidismo, 216, 228
- familiar isolado, 216
Hipospadia, 335
Hipotensão, 981
Hipotireoidismo, 125
Hipouricemia, 238, 239
Hipoventilação, 176
Histidinúria, 756
Histocompatibilidade, 1027
Histomorfometria óssea, 851
Histoplasmose, 600
História
- familiar, 265

- pregressa, 265
Homeostase
- do cálcio, 211, 213
- - fatores que regulam a, 213
- do fósforo, 223, 224
- - fatores que regulam a, 224
- do magnésio, 229, 231
- - fatores que regulam, 231
- do potássio na doença renal, 194
Homocisteína, 817
Hormônio(s)
- adrenocorticais, 104, 192
- antidiurético, 62, 102, 134, 653
- - mecanismo de ação do, 103
- natriurético, 143
- tireoidiano, 104

I

Ibrutinibe, 695
Ibuprofeno, 116, 436
IFN-α, 695
IFN-β, 695
IFN-γ, 695
Ifosfamida, 443, 694, 695
Imatinibe, 695
Iminoglicinúria, 756
Imobilização, 221
Impaludismo, 608
Implante
- cirúrgico, 1116
- do cateter, 1003
- e período de adaptação, 1003
- minimamente invasivo, 1118
- percutâneo
- - pela técnica de Seldinger, 1116
- - por trocarte, 1115
- peritoneal, 1118
Imunidade
- adaptativa, 1022
- inata, 1017, 1026
Imunizações, 1042, 1099
- em receptores de transplante renal, 1099
Imunobiologia do transplante renal, 1017
Imunoglobulina(s)
- antitimócito, 1072
- intravenosas, 1063
Imunologia, 575
Imunossupressão, 712, 1054, 1092, 1099
- e risco de infecção, 1099
- em pacientes com câncer, 712
- em transplante de pâncreas, 1092
Imunossupressores na gravidez, 1065
Imunoterapia no câncer, 697
Incidência, 1147
Incontinência urinária, 263
Indels, 727
Índice(s)
- de atividade e cronicidade, 405
- de risco do doador de rim, 1039
Indometacina, 436
Indoxil sulfato, 817

Indução
- de balanço negativo de sódio, 156
- de natriurese, 80
Inervação renal, 25
Infecção(ões), 265, 349, 350, 449, 549, 1006, 1046, 1082, 1099
- associadas ao cateter, 467
- complicadas, 467
- comuns após o transplante renal, 1100
- derivadas de doadores, 1101
- do local de saída e túnel do cateter, 1006
- do trato urinário, 337, 473, 1100
- - acompanhamento do paciente com, 470
- - agentes etiológicos das, 462
- - complicações tardias, 470
- - conceitos e terminologia, 459
- - diagnóstico, 461
- - epidemiologia, 459
- - exames
- - - complementares, 461
- - - de localização da infecção urinária, 463
- - fatores
- - - bacterianos, 461
- - - biológicos, 461
- - - do hospedeiro, 461
- - - genéticos, 461
- - na infância, 337
- - normas para o manejo da, 463
- - patogênese, 460
- - quadro clínico, 464
- - síndromes clínicas, 464
- - tratamento, 464
- e cálculos, 549
- fúngicas, 314, 1106
- no local cirúrgico, 1100
- pelo *Strongyloides stercoralis*, 1106
- por parvovírus, 1106
- por poliomavírus, 1082
- pós-transplante, 1099
- urinária, 284, 311, 475
Infiltração
- das paratireoides, 216
- linfomatosa do parênquima renal, 709
Infiltrado intersticial, 411
Inflamação renal, 802
Infusão
- de glicose, 196, 207
- de glicose-insulina, 207
Ingestão
- de cálcio, sal e proteína, 554
- de potássio, 190
- de sódio, 952
- de toxinas, 168
- e absorção intestinal
- - de fósforo, 223
- - de magnésio, 230
- - do cálcio, 211
Inibição da transferência do substrato, 753
Inibidor(es)
- adrenérgicos, 669
- da angiotensina II, 639
- da calcineurina, 1058

- da cristalização urinária, 544
- da DPP-4, 533
- da enzima conversora da angiotensina, 672
- da mTOR, 1060, 1074
- de calcineurina, 1073
- de protease, 432
- de renina, 674
- de SGLT2, 675
- de tirosinoquinase, 713
- do ativador do plasminogênio-1, 637
- do *checkpoint imune* (imunoterapia), 443
- do cotransportador de sódio-glicose, 529, 530, 557, 837, 838, 889
- do fator
- - de crescimento endotelial vascular, 443
- - de necrose tumoral, 441
Injúria
- pulmonar induzida pela ventilação mecânica, 364
- renal aguda, 85, 204, 283, 305, 318, 694, 700, 883, 934, 990
- - apresentação clínica, 343
- - biopsia renal, 346
- - com dor lombar e hematúria, 436
- - como fator de risco para doença renal crônica, 811
- - diagnóstico, 345, 346
- - - laboratorial, 346
- - - por imagem, 346
- - escolha do tratamento dialítico na, 996
- - etiologia, 342
- - fisiopatologia, 343
- - hemodinamicamente mediada, 435
- - induzida pelo contraste, 305
- - manifestações
- - - extrarrenais, 344
- - - renais, 344
- - por necrose cortical, 436
- - por nefrite intersticial aguda com síndrome nefrótica, 435
- - tratamento, 346
Inserção da AQP2 na membrana luminal, 65
Insuficiência
- adrenal, 104
- cardíaca, 154, 511, 838
- - congestiva, 84, 123, 150, 1011
- renal, 221, 228, 233, 318, 380, 891, 894
- - ajuste de doses de fármacos na, 894
- - medicamentos na, 891
Insulina, 187, 191, 533, 534
- degludeca, 534
Integrinas, 1021
Interferona
- A, 441
- peguilado, 865
Interleucina-2, 441
Interleucina-6, 637
Interpretação do potássio plasmático, 186
Interstício renal, 17
Intervenção em nutrição, 935
Intolerância
- hereditária à frutose, 754
- lisinúrica proteica, 755
- proteica familial, 755
Intoxicação
- aguda por água, 122

- por vitamina
- - A, 221
- - D, 220
Inulina, 278, 287
Investigação por imagem
- do aparelho urinário, 299
- nas infecções, 314
Ipilimumabe, 695
Irradiação cervical, 216
Isótopos radioativos, 288

J

Jejum, 203
- prolongado, 226

L

Labetalol, 517
Lei de ação das massas, 160
Leiomioma, 323
Leiomiomatose difusa, 743
Leishmaniose
- tegumentar americana, 605
- visceral, 602
Lenalidomida, 695
Leptina, 636
Leptospirose, 232, 605
Lesão(ões)
- com depósitos
- - imunes, 708
- - não organizados, 708
- crônica(s)
- - do enxerto, 1081, 1082
- - não imunológicas, 1082
- da medula espinal, 467
- glomerular aguda, 154
- neoplásicas
- - benignas, 322
- - de bexiga e ureteres, 327
- - malignas, 323
- por contraste, 699
- por isquemia/reperfusão, 1017
- renal, 425, 473, 678
- - associada à infecção do trato urinário, 473
- - nefrotóxica, 425
- retinianas, 660
- tubular, 343, 567
- - irreversível, 567
- tubulointersticial, 444
- tumorais renais, 321
- vascular renal, 411
Letramento em saúde, 812
Leucemia aguda, 226
Leucócitos, 1021
Leucopenia, 1078
Leucoplaquia, 314
Limiar osmótico, 102
Linagliptina, 533
Linfangiomatose renal, 788
Linfocele, 1076
Linfócitos T, 1018
Linfoma renal, 325
Lisina vasopressina, 66

Litíase, 543, 1076
Lítio, 446
Lúpus eritematoso sistêmico, 316, 405

M

Má
- absorção intestinal, 226
- rotação, 330

Macroangiopatia, 1097
Macrófagos, 475, 1026
- M1, 475
- M2, 475

Mácula densa, 13, 105
Magnésio, 229, 230, 625
- homeostase do, 229
- ingestão e absorção intestinal, 230
- metabolismo ósseo do, 230

Malacoplaquia, 314, 468
Malária, 608
Malformações congênitas renais, 317
Manitol, 380
Mapeamento venoso pré-operatório, 1133
Marcadores
- da taxa de filtração glomerular e de proteinúria, 286
- endógenos para estimar a taxa de filtração glomerular, 289

Mascaramento, 1143
Matriz mesangial, 9
Mecanismo(s)
- da sede, 67, 101
- de ação
- - celular, 81
- - do hormônio antidiurético, 103
- de acidificação no túbulo proximal, 52
- de adaptação do néfron à perda progressiva de massa renal, 797
- de ativação em resposta a estímulo, 28
- de concentração e diluição urinária, 59, 108
- de contracorrente, 106
- de controle neural da pressão arterial, 690
- de defesa do pH na alcalose metabólica, 176
- de formação de crescentes, 385
- de Frank-Starling, 357
- de lesão
- - renal pela hipertensão arterial, 678
- - tubulointersticial, 444
- de *overflow*, 377
- de *trade-off*, 798
- de transporte de solutos, 991
- de *underfill*, 377
- reguladores da pressão arterial, 648
- renal de regulação da água, 104

Média dos *clearance* de creatinina e ureia, 277
Mediadores
- inflamatórios e doença renal do diabetes, 526
- purinérgicos, 27

Mediastino, 329
Medicação(ões), 217
- imunossupressora, 1072

Medicamentos
- anti-hipertensivos, 639
- antilipêmicos, 639
- de indução, 1072
- estimuladores da eritropoese, 828
- hipoglicemiantes, 638
- imunossupressores, 1054
- classificação, 1054
- histórico, 1054
- na insuficiência renal, 891
- nefrotóxicos, 808

Medicina
- de precisão, 723, 737
- intensiva, 349
- nuclear, 303
- personalizada, 737, 738

Medida(s)
- da filtração glomerular, 33
- da função renal no idoso, 623
- de associação, 1148
- do fluxo sanguíneo renal, 23
- em epidemiologia clínica, 1147
- estáticas de pré-carga, 356

Medula
- hipertônica, 59
- renal, 105

Megaureter, 332
Meia-vida biológica, 893
Meio-regional proatrial peptídio natriurético, 102
Meios de contraste, 278, 304
Membrana(s), 964
- peritoneal, 1000

Mesonefro, 7
Metabolismo(s)
- ácido-básico, 159, 160, 166
- - distúrbios clínicos do, 166
- da água, 101
- das purinas, 236
- de carboidratos e lipídios, 1009
- do ácido úrico, 236
- do cálcio, 211
- do fósforo, 211
- do magnésio, 211
- do potássio, 186
- - distúrbios clínicos do, 195
- do sódio, 134
- - distúrbios clínicos do, 144
- ósseo
- - do cálcio, 212
- - do fósforo, 223
- - do magnésio, 230
- renal, 566

Metabólitos do ácido araquidônico, 27
Metabolização hepática, 892
Metais pesados, 446
Metanálise, 1145
Metanefro, 7
Metas do controle glicêmico, 529
Metastasectomia, 582
Metástases para os rins, 325
Metformina, 529
Metildopa, 516, 669
Metioninúria, 756

Método(s)
- contínuos, 996
- das microesferas marcadas com isótopos radioativos, 25
- de depuração renal, 287
- de medida, 23
- hemodialíticos contínuos, 990, 992

Metotrexato, 442, 695, 697
Micofenolato, 1056, 1057, 1073
Microangiopatia(s), 1097
- capilar do diabetes melito, 155
- trombótica, 405, 492, 495, 708, 711
- - associada à gamopatia monoclonal, 708
- - secundárias e relacionadas à gestação e puerpério, 495

Microesferas
- fluorescentes, 24
- radioativas, 24

Mieloma múltiplo, 419, 706, 1051
Miliosmol, 93, 94
Minerais, 934
Minilaparotomia, 1116
Minoxidil, 675
Mioglobina, 268
Mitomicina C, 443
Mobilização do edema, 156
Modificação
- do transportador, 753
- agudas no estado ácido-básico, 191

Moléculas médias, 818
Momento de infecções após o transplante, 1100
Monitorização residencial da pressão arterial (MRPA), 646
Mutação
- afetando o receptor extracelular sensível ao cálcio, 764
- de larga escala, alterações cromossômicas, 727
- *frameshift*, 727
- germinativas, 727
- *missense*, 727
- no gene
- - *CD2AP*, 747
- - *INF2*, 747
- - *TRPC6*, 747
- *nonsense*, 727
- silenciosa, 727
- somáticas, 727

Mycobacterium tuberculosis, 613

N

Não adesão aos imunossupressores, 1083
Necrose
- asséptica, 1078
- de papila renal, 436, 468

Nefrectomia citorredutora, 582
Nefrite
- de radiação, 450
- intersticial, 444, 445, 449
- - aguda, 444
- - induzida pelo ácido aristolóquico, 449

- lúpica, 402, 1050
- - e anticorpos antifosfolipídios, 1050
Nefroblastoma maligno, 338
Nefroblastomatose, 339
Nefrocalcinose, 308, 309, 448
- cortical, 309
- medular, 309
Nefroesclerose
- hipertensiva, 679, 680
- - tratamento da, 680
- maligna, 679
Nefrolitíase, 285
- apresentação clínica, 550
- epidemiologia, 543
- fatores de risco, 545
- investigação diagnóstica, 550
- patogênese, 543
- por ácido úrico, 245
- tratamento, 552
Nefrologia
- futuro da, 1163
- intervencionista, 1113
- pesquisa clínica em, 1140
Nefroma
- cístico multilocular, 336
- mesoblástico, 339
Néfron, 8, 105
Nefronoftises, 785
Nefropatia(s)
- aguda
- - pelo fosfato, 228
- - por ácido úrico, 244
- da anemia falciforme, 503
- da membrana basal fina, 744
- de Berger, 386
- diabética, 521, 1051
- do cilindro, 416
- do HIV, 422
- do refluxo, 473
- do vírus da imunodeficiência humana, 422
- endêmica dos Bálcãs, 449
- hiperuricêmica familiar juvenil, 244
- induzida pelo ouro, 447
- isquêmica, 680
- lúpica, 403
- membranosa, 376, 396, 398, 710, 864, 1049
- - e transplante, 398
- mesangial primária, 386
- mesoamericana, 103, 449
- nas doenças tropicais, 589
- pelo estresse do calor, 103
- por cilindro, 706
- por imunoglobulina A, 386, 388, 1050
- - e transplante, 388
- por radiação, 497
- tóxica, 425
- - por medicamentos, 425
- tubulointersticial, 425, 443, 445, 446
- - crônica, 445, 446
Nefroproteção, 83
Nefrosclerose hipertensiva arteriolar benigna, 489
Nefrose lipoídica, 392

Nefrotoxicidade
- aguda, 438
- crônica, 440
- de agentes
- - anticancerígenos, 441
- - anti-infecciosos, 426
- - imunossupressores e imunomoduladores, 438
- do meio de contraste radiológico, 432
- dos anti-inflamatórios não hormonais, 434
- dos bloqueadores do sistema renina-angiotensina-aldosterona, 437
- induzida pela cisplatina, 441
- por fármacos antitumorais, 694
Nefrotoxinas, 232
Neoplasia(s), 317, 1040, 1045
- maligna, 1083
- - de novo pós-transplante, 1083
- - pré-transplante renal, 1083
- - transplantada com o enxerto, 1083
- prostática, 328
- renais, 317
Netilmicina, 426
Neurofisina, 102
Neuropatias motora e sensitiva, 1097
Neutrófilos, 475
Nictúria, 263
Nitroprussiato de sódio, 675
Nível de evidência, 1146
Nivolumabe, 695
Novas resinas de troca, 208
Novos imunossupressores, 1063
N-óxido-trimetilamina, 816
Número necessário para tratar/prevenir, 1150
Nutrição do paciente com doença renal crônica e injúria renal aguda, 926
Nutrientes, 926

O

Obesidade, 631, 632, 952, 1009, 1042, 1077
Obstrução
- do trato urinário, 284, 310
- - baixo, 310
- e anormalidades do desenvolvimento, 449
- urinária, 1075
Odds ratio, 1149
OKT3, 441
Oligúria, 263
Oncocitoma, 323, 573
Onconefrologia, 694
Onicosteodisplasia, 745
Orvalho urêmico, 266
Osmol, 93, 94
Osmolalidade, 94
- plasmática, 97
Osmose, 94, 961
- reversa, 961
Osteodistrofia, 1010
Osteomalácia
- hipofosfatêmica oncogênica, 761
- induzida por tumor ou oncogênica, 226
Osteoporose, 856, 1078
- na doença renal crônica, 856

Ouro, 447
Oxalato, 448
Óxido nítrico, 27, 79, 653

P

Padrão de herança
- autossômica
- - dominante, 728
- - recessiva, 729
- das doenças gênicas, 728
- dominante ligada ao X, 729
- ligada ao sexo, 729
- mitocondrial, 729
- recessiva ligada ao X, 729
Palpação dos rins, 267
Pancreatite, 1079
- de refluxo, 1093
- do enxerto, 1092
Panitumumabe, 695
Paradoxo da aldosterona, 193
Paralisia periódica
- familiar
- - hipocalêmica, 197
- hipercalêmica, 205
- hipocalêmica, 196
- hipocalêmica tireotóxica, 197, 202
Parâmetros
- farmacocinéticos, 891
- histomorfométricos, 851
Paraproteinemias, 415
Paratireoidectomia, 855
Paratormônio, 214, 224, 818
- no distúrbio mineral e ósseo da doença renal crônica, 844
Patência
- primária, 1126
- - assistida, 1126
- secundária, 1126
Patiromer, 208, 810
P-cresil sulfato, 817
Pele, 265
Pelve, 330
Pembrolizumabe, 695
Pemetrexede, 695
Pendrina, 53
Penicilina, 198
Pentamidina, 205, 430
Pentraxina 3, 476
Peptídio(s)
- derivados das angiotensinas, 74
- natriurético(s), 79, 84, 144, 653
- - atrial, 79, 653
- - cerebral, 80
- - do tipo C, 80
- relacionado com o gene da calcitonina, 82
- vasoativos, 69, 81, 83
- - em situações patológicas selecionadas, 83
Percussão dos rins, 267
Perda
- de bicarbonato, 168
- de peso, 691
- gastrintestinais, 196, 250

- hídricas, 65
- renais, 196
- urinárias, 249
Perfil laboratorial, 848
Perfusão, 69
Pericardite urêmica, 958
Peritônio durante a diálise peritoneal, 1000, 1002
Peritonite, 1007
Permeabilidade seletiva glomerular, 31
Peso
- atômico, 93
- molecular, 93
Pesquisa
- clínica, 1140
- com células-tronco e rim, 1157
pH, 159, 267
Pielografia, 301
Pielonefrite
- aguda, 378
- - não complicada em mulheres, 466
- bacteriana aguda, 311
- crônica, 312
- enfisematosa, 312, 468
- xantogranulomatosa, 313, 469
Pionefrose, 313
Piroxicam, 436
Plano
- de administração, 252
- parenteral, 248, 252
- - diário, 248
Plaquetopenia, 1078
Plasma, 96, 362
Plasmaférese terapêutica por membrana, 992
Plasma-Lyte, 362
Pneumocystis carinii, 430
Podócitos, 12, 344
Polaciúria, 263
Poliarterite nodosa, 864
Polidipsia primária, 125
Poliestirenossulfonato de cálcio ou de sódio, 810
Poliglobulia, 1077
Polimixinas, 429
Poliúria, 115, 263
Porção
- espessa da alça de Henle, 52
- terminal da arteríola aferente, 13
Pós-hipercapnia, 175
Potássio, 164, 186, 250, 252, 254, 927, 929, 933
Prática clínica, 1164
Prebióticos, 928
Prednisona, 1056
Pré-eclâmpsia, 512
Prescrição
- e adequação da diálise, 972
- médica do plano parenteral, 253
Pressão
- arterial, 266, 511
- coloidosmótica ou oncótica, 98
- de oclusão de artéria pulmonar, 357
- de pulso, 358
- de ultrafiltração, 29
- hidrostática, 98, 137
- - no capilar peritubular, 137

- intraglomerular, 379
- intravesical, 476
- oncótica peritubular, 137
- osmótica, 93
- venosa central, 356
Prevalência, 1147
Prevenção
- da doença renal crônica, 804
- da IRA associada ao contraste, 434
Princípio(s)
- da genética humana, 722
- de troca em diálise, 960
- iso-hídrico, 161
Probióticos, 928
Procedência do paciente, 265
Procedimentos
- diagnósticos, 470
- endovasculares, 1130
- guiados por ultrassonografia, 1133
Processos reguladores do transporte através das membranas epiteliais, 38
Produção
- aumentada de ácido, 167
- proximal e secreção de NH4+, 166
Produtos
- de glicosilação avançada, 526
- finais de glicação avançada, 818
Projeto Genoma Humano, 722
Pronefro, 7
Prostaglandinas, 144, 150, 152, 436
Prostatite, 467
Proteases, 291
Proteína(s), 162, 926, 929, 931, 933, 934
- C
- - quinase, 526
- - reativa, 352
- /creatinina em amostra isolada de urina, 295
- plasmáticas e intracelulares, 162
Proteinúria, 286, 294, 377, 379, 480, 534, 806
- de 24 horas, 295
- funcional, 268
- persistente, 268
- postural (ortostática), 268
Prótese(s), 1126
- de politetrafluoretileno, 1127
Prova(s)
- cruzada, 1027, 1036
- de acidificação urinária, 279
- de função renal, 275
Pseudo-hipercalemia, 203
Pseudo-hiperfosfatemia, 228
Pseudo-hipoaldosteronismo, 204
- tipo 1, clássico, 763, 771
- tipo 2, 763, 771
Pseudo-hiponatremia, 122
Pseudo-hipoparatireoidismo, 216, 762
Pseudotrombo, 419
Pseudotumores renais, 320
Pulmão, 329
Púrpura
- de Henoch-Schönlein, 385, 412, 1050
- trombocitopênica trombótica, 493

Q

Qualidade
- de vida, 1098
- - em diálise, 627
- ruim do sono, 691
Quantificação da atividade da renina, 73
Queda da filtração glomerular, 378
Quelantes de fósforo, 854
Quimiocinas, 1021

R

Radiofármacos para medicina nuclear, 306
Radiografia simples, 300
- do abdome, 564
Radioisótopos, 278
- e o rim, 283
Radiologia
- contrastada, 300
- vascular e intervencionista, 304
Radioscopia, 301
Ramo
- ascendente da alça de Henle, 189
- - espesso, 105
- descendente da alça de Henle, 189
Randomização, 1143
Raquitismo
- dependente da vitamina D
- - tipo I, 761
- - tipo II, 217
- hereditário resistente à vitamina D, 217
- hipofosfatêmico
- - autossômico dominante, 761
- - dominante ligado ao sexo, 759
- - hereditário com hipercalciúria, 759
- tipo II, 761
Rastreamento
- de câncer em pacientes com glomerulopatias, 711
- de receptores após o transplante, 712
Razão
- albumina/creatinina em amostra isolada de urina, 270
- de verossimilhança, 1153
Reabsorção
- de fósforo, cálcio e magnésio, 566
- de sódio e água, 566
- dependente
- - da velocidade do fluxo de líquido tubular, 138
- - do volume do túbulo proximal, 138
- do bicarbonato filtrado, 164
- e propriedades físicas no capilar peritubular, 137
- nos diferentes segmentos do néfron, 139
- tubular, 34
- - do bicarbonato filtrado, 163
- - do cálcio, 213
Reação(ões)
- agudas, 305
- anafilactoides, 305
- aos produtos, 982
- imune cruzada, 382

- quimiotóxicas ao contraste intravenoso, 305
Reajuste do osmostato, 125
Reatividade contra painel, 1028
Receptor(es)
- de renina, 72
- de transplante de pâncreas, 1089
- para angiotensina II, 74
- para cininas, 77
- para endotelina, 81
- para o peptídio natriurético atrial, 79
- sensor de cálcio, 215
- *toll-like*, 475
- V2-membrana basolateral, 65
Reciclagem medular de potássio, 190
Recirculação medular da ureia, 108
Reconhecimento por linfócitos T, 1018
Recrutamento de leucócitos, 1021
Redistribuição
- de água, 122
- do filtrado glomerular, 142
- transcelular, 232
Redução
- da carga pressórica, 680
- da transmissão da pressão arterial para a microvasculatura renal, 680
- do consumo de álcool, 691
- na excreção
- - renal de ácido, 168
- - urinária de potássio, 204
Reflexo dorsal da arteríola, 266
Refluxo
- intrarrenal, 475
- vesicoureteral, 473
- - primário, 337
Região mesangial extraglomerular, 13
Regulação
- da acidificação urinária, 56
- da circulação renal, 25
- da ingesta, 67
- da perfusão, 69
- da secreção do peptídio natriurético atrial, 79
- da volemia, 69
- hormonal da filtração glomerular, 30
- intrarrenal da excreção de sódio, 137
- parácrina, 27
Rejeição
- aguda, 1093
- - mediada por anticorpo, 1080
- ao enxerto, 1093
- celular aguda, 1080
- crônica, 1094
- -mediada por anticorpo, 1082
- hiperaguda, 1080
- subclínica, 1081
Remanejamento ósseo, 221
Remoção
- de mediadores inflamatórios, 997
- de potássio do organismo, 207
- de solutos, 997
Renina, 71, 152
Reninoma, 323
Renografia com mercapto-acetil-triglicina, 478
Renograma
- com captopril, 682
- com diurético, 565
Replicação do DNA, 731
Reposição
- de ferro, 829
- de potássio, 202, 888

- - em situações especiais, 202
- hidreletrolítica, 248
- parenteral de líquidos em pacientes graves, 255
Resinas de troca, 207
Resistência
- à ação do paratormônio, 216
- à arginina-vasopressina, 114, 115, 116
- - tratamento da, 117
- e tolerância ao uso de diuréticos, 887
- em órgão-alvo, 217
- insulínica, 653
Resistina, 636
Resolução ou persistência da sepse, 354
Responsividade, 356
Resposta(s)
- de fase aguda, 352
- do rim às alterações na ingestão de sódio, 135
- efetora, 1022
- fisiológica à infecção, 351
- imune, 1017
- imunológica e inflamatória, 475
- reduzida (resistência) à aldosterona, 204
- renal a sobrecargas ácidas ou alcalinas, 57
- sistêmica à infecção, 352
Ressonância magnética, 302, 478, 565
- associada à marcação do fluxo por *spin labelling* arterial, 24
Ressuscitação volêmica, 356
Retenção
- de sal, 379
- de sódio, edema e hipertensão, 377
- urinária, 263
Retinopatia, 660, 1097
- hipertensiva, 660
Retirada
- de esteroides, 1056
- do enxerto não funcionante, 1083
Retroperitônio, 330
Reúso dos dialisadores, 980
Revisão sistemática e metanálise, 1144
Ribavirina, 871
Rilmenidina, 669
Rim(ns)
- da esclerodermia, 500
- displásico multicístico, 335
- e envelhecimento, 620
- e obesidade, 631
- em ferradura, 330
- em panqueca, 330
- esponja medular, 788
- manutenção do balanço de ácidos fixos, 51
- multicístico displásico, 787
- na eritropoese, 826
- na retenção de sódio, 150
Risco(s)
- atribuível, 1150
- cardiovascular, 942, 951
- relativo, 1149
- - em estudos de coorte, 1149
- para o doador vivo, 1036
Ritmo de correção, 119, 129
Rituximabe, 393, 1064
Ruptura
- da anastomose arterial, 1075
- renal, 1075

S

Salvamento, 1126, 1132
- do acesso trombosado, 1132
Sangue e plasma, 252
Sarcoidose, 449
Sarcomas, 583
Saturação, 753
Saxagliptina, 533
Schistosoma mansoni, 383
Secreção
- de aldosterona reduzida, 204
- de amônia nos ductos coletores, 166
- de HAD, 65
- de potássio, 566
- tubular, 34, 163
Sede, 101
Sedimento urinário, 270, 274
- em nefropatias, 274
Segmento(s)
- ascendente espesso da alça de Henle, 141
- de conexão, 53
- delgados da alça de Henle, 141
- distal, 105
- espesso ascendente, 41
- fino
- - ascendente, 41
- - descendente, 41
- proximal, 105
Segundos mensageiros, 39
Selectinas, 1021
Sensibilidade, 1150, 1152
Sepse, 84, 349, 350, 368
- conceito atual de, 351
Sequenciamento de próxima geração, 736
Sevelamer, 229
Shunt renal do cloreto, 771
Simbióticos, 928
Simpatolíticos de ação
- central, 669
- periférica, 670
Sinal(is)
- antígeno-específico, 1019
- de cacifo, 149
- de Giordano, 550
- de Godet, 149
- inibidores da ativação de células T, 1024
Síndrome(s)
- cardiorrenal
- - tipo I, 834, 835
- - tipo II, 835
- - tipo III, 835
- - tipo IV, 835
- - tipo V, 837
- cerebral perdedora de sal, 124
- compressivas vasculares, 318
- da água dura, 961
- da angústia respiratória aguda, 364
- da apneia-hipopneia obstrutiva do sono, 690, 691, 692
- - e a hipertensão arterial, 690
- da bexiga dolorosa, 466
- da permeabilidade capilar elevada, 155
- de Alport, 385, 725, 741

- - autossômica dominante, 725
- - digênica, 725
- de angiopatia hereditária com nefropatia, 745
- de Bartter, 175, 197, 763
- de Churg-Strauss, 410
- de Denys-Drash, 747
- de desconforto respiratório agudo, 364
- de desequilíbrio, 981
- de DiGeorge, 216
- de Fanconi, 226, 756, 757
- de Frasier, 747
- de Galloway-Mowat, 745
- de Gitelman, 175, 197
- de Goodpasture, 413
- de Gordon, 204, 771
- de Hanac, 725
- de Liddle, 197, 764
- de lise tumoral, 229, 700
- de Luder-Sheldon, 754
- de Pierson, 747
- de Prune-Belly, 334
- de realimentação, 226
- de resistência insulínica, 654
- de Rowley-Rosenberg, 754
- de Schimke, 747
- de secreção inapropriada de hormônio antidiurético, 67, 124, 886
- de Sjögren, 329
- de Toni-Debré-Fanconi, 756
- do anticorpo antifosfolipídio, 501
- do cálcio ou do leite alcalino, 221
- do osso faminto, 217, 226
- EAST/seSAME, 765
- glomerulares associadas à infecção pelo vírus da hepatite B, 864
- hemolítico-urêmica, 440, 494, 1050
- - atípica, 494
- - típica, 494
- hepatorrenal, 85
- hereditárias de câncer renal, 574
- hipercalêmica do adolescente, 771
- metabólica, 631, 653, 654
- nefrítica, 284, 376
- - aguda, 284
- nefrótica, 124, 153, 284, 882
- - autossômica recessiva com resistência ao corticosteroide, 746
- - do tipo finlandês, 746
- - sem injúria renal aguda, 436
- - tipo 3, 746
- oculocerebrorrenal de Lowe, 754
- pneumônicas, 1103
- renais tubulares, 284
- unha-patela, 745
- uretral, 466
- velocardiofacial, 216
Síntese do ácido úrico, 236
Sirolimo, 1056
Sistema(s)
- amônia/amônio, 55
- atuantes na homeostasia do potássio, 191
- calicreína-cinina, 77, 78, 651
- - ações do, 77

- - localização renal dos componentes do, 77
- - relações entre outros sistemas, 78
- CRISPR-CAS9, 735
- das prostaglandinas, 652
- de contracorrente multiplicador, 106
- de filtração glomerular, 11
- HCO_3^-/CO_2, 50
- HLA, 1018
- musculoesquelético, 329
- nervoso
- - autônomo, 649
- - central, 73
- - simpático, 144
- renal calicreína-cinina, 75
- renina-angiotensina intrarrenal, 27, 75
- renina-angiotensina-aldosterona, 70, 78, 80, 84, 150, 195, 650, 806
- tampão, 159, 161, 162, 176
- - ácido carbônico-bicarbonato, 162
- venoso superficial, 1121
Sitagliptina, 533
SNP, 727
SNV, 727
Sobrevida em diálise, 627
Sódio, 117, 249, 252, 254, 927, 929, 933
- depleção de, 145
- excreção de, 137, 142
- metabolismo do, 134
- transporte de, 138
Solução(ões)
- balanceadas, 147
- coloidais hiperoncóticas, 147
- coloides, 147, 256
- cristaloides, 255, 360
- de diálise, 963
- de Ringer com lactato, 147
- eletrolíticas balanceadas, 362
- glicosada, 147
- hiperosmóticas, 94
- hipertônica(s), 94
- - de NaCl, 98
- hiposmóticas, 94
- hipotônica, 94, 97
- isosmóticas, 94
- isotônicas, 94
- - de NaCl, 98
- para terapia renal substitutiva, 994
- Ringer com lactato, 362
- salina(s), 361
- - isotônica, 147
Sorafenibe, 695
Soro
- fisiológico, 255
- glicosado a 5%, 256
Sorologia
- para citomegalovírus pré-transplante, 1047
- para vírus
- - da hepatite B, 1048
- - da hepatite C, 1047
- - Epstein-Barr, 1047
- positiva para
- - o HIV, 1047
- - o HTLV 1 e 2, 1047
Staphylococcus aureus, 383
Sulfadiazina, 430
Sulfametoxazol/trimetoprima, 430
Sulfonamidas, 430

Sulfonilureias, 531
Sulindaco, 436
Sunitinibe, 695
Suplementação com vitamina D nutricional, 854
Suporte hepático artificial, 992
Suprarrenal, 73
Surdez neurossensorial progressiva, 742
Symporter, 140

T

Tabagismo, 811, 952, 1042
Tacrolimus, 440, 1056, 1059
Tamanho da amostra, 1147
Tampões fixos, 49, 54
- na urina, 54
Tamponamento nos ossos, 162
Taxa de filtração glomerular, 286, 289, 292, 622, 959
- equações abreviadas para estimar a, 292
- marcadores endógenos para estimar a, 289
Técnica
- da biopsia renal percutânea, 282
- de diluição, 94
- dos gases inertes, 25
- para determinação do *clearance* de creatinina, 276
- *patch-clamp*, 139
Tecnologias
- minimamente invasivas, 358
- não invasivas, 359
Teicoplanina, 429
Temsirolimus, 695
Teoria
- da autorregulação mediada por metabólitos, 27
- do *feedback* tubuloglomerular, 26, 27
- do néfron intacto, 795
- miogênica, 26
Terapia
- adjuvante, 830
- antimicrobiana, 368
- antitrombótica em portadores de doença renal crônica, 837
- baseadas em incretinas, 531, 533
- de indução por anticorpos, 1061
- de substituição renal, 706
- parenteral, 248
- renal substitutiva, 537, 626, 951, 992, 993
- - contínua, 992
- - no idoso, 626
Terceiro espaço, 95
Termo de consentimento informado em transplante, 1035
Termodinâmica, 108
Teste(s)
- de elevação passiva das pernas, 358
- de equilíbrio peritoneal, 1001
- de expansão de volume com soro fisiológico, 121
- diagnósticos, 1150
- sanguíneos para diagnóstico de infecção aguda por HCV, 867

Tetania, 228
Tétano, 612
Tiazídicos, 221, 556
Tidal, 1005
Tight junction, 15, 139
Timoglobulina, 1062
Tipagem
- dos antígenos de histocompatibilidade, 1036
- sanguínea, 1036
Tipo(s)
- de estudo, 1140
- de fluido, 119
Titulação da urina, 54
Tobramicina, 426
Tolerância
- a volume, 356
- celular ao potássio, 195
Tolmetina, 436
Tolvaptana, 130
Tomografia computadorizada, 302, 564
Tonicidade, 94
- plasmática, 67, 187, 192
Tórax, 329
Toxemia gravídica, 155
Toxicidade urêmica, 819
Toxinas urêmicas, 815
Transcrição e tradução do DNA, 732
Transplante(s)
- de ilhotas pancreáticas, 1089
- de medula óssea, 709
- de órgãos, 871
- de pâncreas
- - após-rim, 1089
- - isolado, 1089
- - nas complicações secundárias do DM, 1097
- - para o paciente diabético, 1088
- - solitário, 1088
- de rim-pâncreas simultâneo, 1088
- para o paciente diabético, 1087
- renal(is)
- - avaliação do potencial candidato a, 1041
- - candidato a receptor de, 1034
- - complicações clínicas não infecciosas do, 1076
- - cuidados pós-operatórios imediatos, 1071
- - doador de, 1034
- - imunobiologia do, 1017
- - infecções comuns após o, 1100
- - manejo
- - - clínico, 1071
- - - das complicações imediatas, 1074
- - - manuseio do doador e do receptor no ato cirúrgico, 1071
- - medicação imunossupressora, 1072
- - e câncer, 711
- - para DM
- - - tipo 1, 1087
- - - tipo 2, 1087
Transporte
- ativo, 35
- através da membrana epitelial, 35
- de sódio, 138

- de substâncias e/ou íons ao longo dos diferentes segmentos do néfron, 39
- passivo, 35
- tubular de ácido úrico, 238
- tubular renal de potássio, 188
Tratamento
- anti-hipertensivo, 535
- de anemias graves, 196
Trauma renal, 317
Traumatismo e cirurgia prévia, 265
Trimetoprima, 205
Tripanossomíase americana, 592
Trocador, 107
Trocas líquidas entre plasma e interstício, 98
Trombectomias, 1132
Trombólises, 1132
Trombose, 317, 485, 487, 1075, 1077, 1092
- da veia renal, 317, 487, 1075
- de artéria renal, 1075
- venosa profunda, 1077
Tuberculose, 314, 1048
- renal, 613
Túbulo(s)
- contorcido
- - distal, 43, 44, 105, 142
- - proximal, 35, 39, 139
- convoluto distal, 53
- de conexão, 43, 142
- distal, 16, 189, 1160
- proximal, 14, 189, 1160
- renal, 34
Tubulopatia(s), 751
- hereditárias, 751
- proximal de cadeia leve, 708
Tumor(es)
- de células justaglomerulares, 323
- de Wilms, 338, 584
- fibroso solitário, 323
- metastáticos, 583
- no aparelho urinário, 320
- renais, 570, 574, 583
- - benignos, 570
- - malignos, 574

U

Ultrafiltração, 961, 992
- contínua, 992
Ultrassonografia, 299, 564
- à beira do leito, 359
- com Doppler, 682
- convencional, 359
- diagnóstica, 1134
- e acesso vascular, 1133
- renal, 477
Unhas, 266
Unidades de medida de água e de eletrólitos, 93
Uratos, 447
Ureia, 108, 109, 117, 130, 816
- plasmática, 277
Ureterocele, 332
Ureterojejunostomia, 204
Ureterossigmoidostomia, 196

Uretrocistografia
- miccional, 300
- retrógrada e miccional, 564
Urgência(s)
- hipertensivas, 663
- miccional, 263
Urina
- avermelhada, 264
- turva, 264
Urinálise, 267
Urobilinogênio, 267
Urodilatina, 81
Urografia
- excretora, 300, 477, 564
- por ressonância magnética, 478
Uroguanilina, 83
Uropatia obstrutiva, 309, 473
- aspectos
- - clínicos, 563
- - laboratoriais, 563
- diagnóstico, 564
- etiologia, 561
- extrarrenal, 702
- fisiopatologia, 565
- incidência, 561
- tratamento, 567
Urotensina, 83

V

Vacinação para hepatite B, 863
Valor preditivo, 1152
Válvula de uretra posterior, 334
Vancomicina, 429
Variação na pressão de pulso, 358
Variantes/mutações, 727
Variáveis, 1147
- confundidora, 1142
Varicela-zóster, 1105
Vasa recta, 106
Vascularização da medula renal, 105
Vasculites, 316, 408, 1050
- por IgA, 412
- renais, 408
- sistêmicas, 408, 1050
Vasoconstrição intrarrenal, 343
Vasoconstritores, 70
Vasodilatador(es)
- de ação direta, 674
- direto, 517
Vasopressina, 78, 80, 82, 84, 134, 653
Vasos
- pulmonares, 329
- sanguíneos, 80
Veia(s)
- basílica, 1121, 1122
- cava, 330
- jugular externa, 1122
- profundas do antebraço, 1121
Velocidade
- de administração da solução salina, 147
- de filtração, 894
Vemurafenibe, 695

Venetoclax, 695
Ventilação pulmonar, 51
Vesículas extracelulares, 1158
Via
- oral, 935
- parenteral, 936
- sonda, 936
Viés
- de informação, 1140
- de seleção, 1140
Vildagliptina, 533
Vírus
- BK, 1105
- da hepatite
- - B, 421, 861
- - C, 420, 866, 870
- Epstein-Barr, 1105
Visfatina, 636
Vitamina(s), 934
- A, 221
- D, 213, 217, 224, 928, 929, 932, 933, 1078
Volemia, 67, 69, 354
Volume
- aparente de distribuição, 892
- dos líquidos transcelulares, 96
- dos subcompartimentos extracelulares, 96
- extracelular, 95, 136, 147, 176
- - elementos reguladores de alterações do, 136
- - grau de depleção do, 147
- intersticial-linfático, 96
- intracelular, 96
- sanguíneo arterial efetivo, 134, 150
- urinário, 249
- virtuais, 109
Vômitos, 196
Voriconazol, 431
Vulnerabilidade do rim no idoso, 621

W

Whole Exome Sequencing (WES), 737
Whole Genome Sequencing (WGS), 737

X

Xenotransplante renal, 1029

Z

Zonula occludens, 15, 139

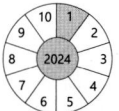